Paul & Juhl
Interpretação Radiológica
Sétima Edição

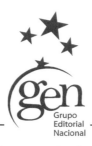

O GEN | Grupo Editorial Nacional – maior plataforma editorial brasileira no segmento científico, técnico e profissional – publica conteúdos nas áreas de ciências da saúde, exatas, humanas, jurídicas e sociais aplicadas, além de prover serviços direcionados à educação continuada e à preparação para concursos.

As editoras que integram o GEN, das mais respeitadas no mercado editorial, construíram catálogos inigualáveis, com obras decisivas para a formação acadêmica e o aperfeiçoamento de várias gerações de profissionais e estudantes, tendo se tornado sinônimo de qualidade e seriedade.

A missão do GEN e dos núcleos de conteúdo que o compõem é prover a melhor informação científica e distribuí-la de maneira flexível e conveniente, a preços justos, gerando benefícios e servindo a autores, docentes, livreiros, funcionários, colaboradores e acionistas.

Nosso comportamento ético incondicional e nossa responsabilidade social e ambiental são reforçados pela natureza educacional de nossa atividade e dão sustentabilidade ao crescimento contínuo e à rentabilidade do grupo.

Paul & Juhl
Interpretação Radiológica
Sétima Edição

Editoria de

John H. Juhl, M.D.
Emeritus Professor
Department of Radiology
University of Wisconsin Medical School
Madison, Wisconsin

Andrew B. Crummy, M.D.
Emeritus Professor
Cardiovascular and Interventional Radiology
University of Wisconsin Medical School
Madison, Wisconsin

e

Janet E. Kuhlman, M.D.
Professor of Radiology
Chief of Thoracic Imaging
Department of Radiology
University of Wisconsin Medical School
Madison, Wisconsin

Com 26 Colaboradores

Esta obra é uma tradução de
Paul and Juhl's Essentials of Radiologic Imaging

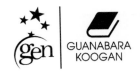

- Os autores deste livro e a editora empenharam seus melhores esforços para assegurar que as informações e os procedimentos apresentados no texto estejam em acordo com os padrões aceitos à época da publicação, *e todos os dados foram atualizados pelos autores até a data da entrega dos originais à editora.* Entretanto, tendo em conta a evolução das ciências, as atualizações legislativas, as mudanças regulamentares governamentais e o constante fluxo de novas informações sobre os temas que constam do livro, recomendamos enfaticamente que os leitores consultem sempre outras fontes fidedignas, de modo a se certificarem de que as informações contidas no texto estão corretas e de que não houve alterações nas recomendações ou na legislação regulamentadora.

- Os autores e a editora se empenharam para citar adequadamente e dar o devido crédito a todos os detentores de direitos autorais de qualquer material utilizado neste livro, dispondo-se a possíveis acertos posteriores caso, inadvertida e involuntariamente, a identificação de algum deles tenha sido omitida.

- **Atendimento ao cliente: (11) 5080-0751 | faleconosco@grupogen.com.br**

- Traduzido de
Paul and Juhl's Essentials of Radiologic Imaging, 7th Edition
Copyright © 1998 by Lippincott-Raven Publishers
All rights reserved.
This edition of *Paul and Juhl's Essentials of Radiologic Imaging*, 7th Edition, by John H. Juhl, Andrew B. Crummy, and Janet E. Kuhlman, is published by arrangement with Lippincott, Williams & Wilkins, USA
ISBN: 978-85-352-8650-2
Esta edição de *Paul and Juhl's Essentials of Radiologic Imaging*, 7th Edition, de John H. Juhl, Andrew B. Crummy e Janet E. Kuhlman, é publicada por acordo com a Lippincott, Williams & Wilkins, USA.

O material apresentado neste livro, preparado por funcionários do governo norte-americano como parte de seus deveres oficiais, não é coberto pelo direito de copyright acima mencionado.

- Direitos exclusivos para a língua portuguesa
Copyright © 2000 by
Guanabara Koogan Ltda.
Uma editora integrante do GEN | Grupo Editorial Nacional
Travessa do Ouvidor, 11
Rio de Janeiro – RJ – 20040-040
www.grupogen.com.br

- Reservados todos os direitos. É proibida a duplicação ou reprodução deste volume, no todo ou em parte, em quaisquer formas ou por quaisquer meios (eletrônico, mecânico, gravação, fotocópia, distribuição pela Internet ou outros), sem permissão, por escrito, da Editora Guanabara Koogan Ltda.

- Ficha catalográfica

CIP-BRASIL. CATALOGAÇÃO NA PUBLICAÇÃO
SINDICATO NACIONAL DOS EDITORES DE LIVROS, RJ

P346i

Paul, Lester W.
Paul & Juhl Interpretação radiológica; editoria de John H. Juhl, Andrew B. Crummy e Janet E. Kuhlman; [tradutores Fernando Diniz Mundim, Maria de Fátima Azevedo, Telma Lúcia de Azevedo Hennemann; revisores técnicos Antonio Carlos Martins Maia Junior... et al.]. - [Reimpr.]. - Rio de Janeiro : Guanabara Koogan, 2022.

Tradução de: Paul and Juhl's essentials of radiologic imaging (7. ed.)
Inclui índice
ISBN 978-85-277-0604-9

1. Diagnóstico por imagem. 2. Diagnóstico radioscópico. I. Juhl, John H. II. Crummy, Andrew B. III. Kuhlman, Janet E. IV. Título.

08-2365.

CDD: 616.0754
CDU: 616-073

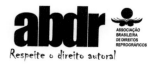

Revisores Técnicos

Antonio Carlos Martins Maia Junior
Estagiário da Neurorradiologia da Universidade Federal de São Paulo
Caps. 5 e 8

Antonio José da Rocha
Mestrando do Departamento de Diagnóstico por Imagem da Universidade Federal de São Paulo
Introdução

Dario Ariel Tiferes
Doutor em Medicina do Departamento de Diagnóstico por Imagem da Universidade Federal de São Paulo
Cap. 18

Denise Tokechi Amaral
Doutora em Medicina do Departamento de Diagnóstico por Imagem da Universidade Federal de São Paulo
Caps. 1 e 2

Gervásio Mikami
Médico Especializando do Departamento de Diagnóstico por Imagem da Universidade Federal de São Paulo
Caps. 7, 36 a 39

Gilberto Szarf
Médico Colaborador do Departamento de Diagnóstico por Imagem da Universidade Federal de São Paulo
Caps. 26, 29, 31 e 33

Henrique Manoel Lederman
Professor Titular e Chefe do Departamento de Diagnóstico por Imagem da Universidade Federal de São Paulo
Caps. 21, 22 e 28

José Marcelo Amatuzzi de Oliveira
Doutor em Medicina e Médico Contratado do Departamento de Diagnóstico por Imagem da Universidade Federal de São Paulo
Caps. 13, 15 e 20

Lisa Suzuki
Médica Radiologista do Laboratório Fleury
Cap. 6

Patrícia Gírio Matos
Mestranda do Departamento de Diagnóstico por Imagem da Universidade Federal de São Paulo
Caps. 4, 14, 32, 34 e 35

Rogério Pedreschi Caldana
Mestrando do Departamento de Diagnóstico por Imagem da Universidade Federal de São Paulo
Caps. 3, 10, 23, 24 e 27

Waldinei Merces Rodrigues
Médico Contratado da Universidade Federal de São Paulo Lotado no Departamento de Diagnóstico por Imagem
Caps. 9, 11, 12, 16, 17, 19, 25 e 30

Tradutores

Fernando Diniz Mundim
Caps. 6 a 10, 22 a 39

Maria de Fátima Azevedo
Introdução, Caps. 1, 2, 12, 13, 15 e 18

Telma Lúcia de Azevedo Hennemann
Caps. 3, 4, 5, 11, 14, 16, 17, 19, 20 e 21

Conteúdo

Introdução: Física, 1
Charles A. Kelsey

Seção I: O Sistema Ósseo

1. Introdução à Radiologia Óssea e ao Crescimento Ósseo, 17
   Lee F. Rogers

2. Lesões Traumáticas dos Ossos e das Articulações, 27
   Lee F. Rogers

3. Doenças das Articulações, 72
   Lee F. Rogers

4. Tumores Ósseos e Condições Relacionadas, 109
   Lee F. Rogers e Martha A. Norris

5. Infecções e Inflamações Ósseas, 146
   Lee F. Rogers e Martha A. Norris

6. Doenças Metabólicas, Endócrinas e Relacionadas ao Osso, 167
   Lee F. Rogers e Leon Lenchik

7. Condições Diversas, 200
   Lee F. Rogers

8. Variantes Anatômicas Normais e Anomalias Ósseas Diversas, 226
   Lee F. Rogers

9. As Síndromes de Má-formação Congênita: Osteocondrodisplasias, Disostoses e Distúrbios Cromossômicos, 246
   Lee F. Rogers e Sam T. Auringer

10. Os Tecidos Moles Superficiais, 277
    Lee F. Rogers, Carol A. Boles e Pamela A. Propeck

Seção II: O Cérebro e a Medula Espinhal

11. Doenças Intracranianas, 315
    W. Douglas Brown, Charles M. Strother, Patrick A. Turski e Lindell R. Gentry

12. A Medula Espinhal e a Coluna Vertebral, 373
    Mark C. Hollister e Arthur A. De Smet

Seção III: O Abdome e o Trato Gastrintestinal

13. O Abdome, 415
    Michael Davis

14. O Fígado, o Sistema Biliar e o Pâncreas, 433
    Lisa M. Sullivan

15. Radiologia Gastrintestinal Intervencionista, 464
    Loren Ketai

16. A Faringe e o Esôfago, 469
    Michael Davis

17. O Estômago e o Duodeno, 487
    Michael Davis

18. O Intestino Delgado, 511
    Michael Davis

19. O Cólon, 526
    Michael Davis

Seção IV: Os Tratos Urinário e Genital Feminino

20. O Trato Urinário, 543
    Fred T. Lee, Jr. e John R. Thornbury

21. Diagnóstico por Imagem em Obstetrícia e Ginecologia, 625
    Edward A. Lyons

Seção V: O Tórax

22. Métodos de Exame, Técnicas e Anatomia do Tórax, 663
    John H. Juhl e Janet E. Kuhlman

23. Problemas Pulmonares e das Vias Aéreas em Pacientes Pediátricos, 693
    Mary Ellen Peters

24. Infecções do Tórax, 719
    John H. Juhl e Janet E. Kuhlman

25. Doenças do Tórax em Pacientes Imunologicamente Comprometidos, 769
    Janet E. Kuhlman e John H. Juhl

26. Doenças das Vias Aéreas, 797
    Jannette Collins

27. Doenças de Origem Ocupacional, Química e Física, 812
    John H. Juhl e Janet E. Kuhlman

28. Distúrbios Circulatórios, 839
    John H. Juhl e Janet E. Kuhlman

29. Tumores dos Pulmões e Brônquios, 859
    John H. Juhl e Janet E. Kuhlman

30. Condições Pulmonares Diversas: Inflamatórias, Auto-imunes e Doenças de Causa Desconhecida ou Multifatorial, 888
    John H. Juhl e Janet E. Kuhlman

31. O Tórax em Traumatismo, no Período Pós-operatório e Tratamento Intensivo, 925
    Jannette Collins

32. O Mediastino, 950
    Srinivas Tummala e Janet E. Kuhlman

33. Doenças da Pleura, 967
    Barbara L. Knisely

34. Doenças da Parede Torácica e Diafragma, 993
    Janet E. Kuhlman e John H. Juhl

35. O Sistema Cardiovascular, 1015
    Andrew B. Crummy, John C. McDermott e Murray G. Baron

Seção VI: A Face, Boca e Mandíbula

36. Os Seios Paranasais, 1075
    Lindell R. Gentry

37. Traumatismos Faciais, 1088
    Lindell R. Gentry

38. O Osso Temporal, 1098
    Lindell R. Gentry

39. Os Dentes, Maxilares e Glândulas Salivares, 1109
    J. Shannon Swan

Índice Alfabético, 1127

Autores Colaboradores

Sam T. Auringer Associate Professor, Departments of Radiology and Pediatrics, Wake Forest University School of Medicine, Winston-Salem, North Carolina 27157

Murray G. Baron, M.D., Ph.D. Professor of Radiology, Department of Radiology, Emory University School of Medicine, Atlanta, Georgia 30322

Carol A. Boles Assistant Professor, Department of Radiology, Wake Forest University School of Medicine, Winston-Salem, North Carolina 27157

W. Douglas Brown, M.D. Assistant Professor of Radiology, Department of Radiology, University of Wisconsin Hospital and Clinics, 600 Highland Avenue, Madison, Wisconsin 53792-3252

Jannette Collins, M.D. Associate Professor of Radiology, Department of Radiology, University of Wisconsin Medical School, E3/311 Clinical Science Center, 600 Highland Avenue, Madison, Wisconsin 53792-3252

Andrew B. Crummy, M.D. Emeritus Professor of Radiology, Department of Radiology, University of Wisconsin Medical School, 600 Highland Avenue, Madison, Wisconsin 53792-3252

Michael Davis, M.D. Professor of Radiology, Department of Radiology, University of New Mexico Health Sciences Center, 915 Camino de Salud NE, Albuquerque, New Mexico 87131-5336

Arthur A. De Smet, M.D. Professor of Radiology, Department of Radiology, University of Wisconsin Hospital and Clinics, 600 Highland Avenue, Madison, Wisconsin 53792-3252

Lindell R. Gentry, M.D. Professor of Radiology, Department of Radiology, University of Wisconsin Hospital and Clinics, 600 Highland Avenue, E3/311 CSC, Madison, Wisconsin 53792-3252

Mark C. Hollister, M.D. Assistant Professor of Radiology, Department of Radiology, University of Wisconsin Hospital and Clinics, 600 Highland Avenue, E3/311 CSC, Madison, Wisconsin 53792-3252

John H. Juhl, M.D. Emeritus Professor of Radiology, Department of Radiology, University of Wisconsin Medical School, Madison, Wisconsin, 53792-3252

Charles A. Kelsey, M.D. Professor of Radiology, Department of Radiology and Physics, University of New Mexico School of Medicine, 915 Camino de Salud, Albuquerque, New Mexico 87111

Loren Ketai, M.D. Assistant Professor of Radiology, Department of Radiology, University of New Mexico Health Sciences Center, Albuquerque, New Mexico 87131

Barbara L. Knisely, M.D. Assistant Professor of Radiology, Department of Radiology, University of Wisconsin Hospital and Clinics, 600 Highland Avenue, E3/311 CSC, Madison, Wisconsin 53792-3252

Janet E. Kuhlman, M.D. Professor of Radiology, Chief of Thoracic Imaging, Department of Radiology, University of Wisconsin Medical School, D4/346 Clinical Science Center, 600 Highland Avenue, CSC, Madison, Wisconsin 53792-3252

Fred T. Lee, Jr., M.D. Associate Professor of Radiology, Department of Radiology, University of Wisconsin Hospital and Clinics, 600 Highland Avenue, Madison, Wisconsin 53792-3252

Leon Lenchick, M.D. Assistant Professor, Department of Radiology, Wake Forest University School of Medicine, Winston-Salem, North Carolina 27157

Edward A. Lyons, M.D., F.R.C.P.(C), F.A.C.R. *Chairman, Department of Radiology, University of Manitoba, Health Sciences Centre, On104-820 Sherbrook Street, Winnipeg, Manitoba R3A IR9, Canada*

John C. McDermott, M.D. *Professor of Radiology, Department of Radiology, Angio-Interventional Section, University of Wisconsin Hospital and Clinics, 600 Highland Avenue, Madison, Wisconsin 53792-3252*

Martha A. Norris, M.D. *Associate Professor of Radiology, Department of Radiology, University of Wisconsin Hospital and Clinics, 600 Highland Avenue, Madison, Wisconsin 53792-3252*

Mary Ellen Peters, M.D. *Professor of Radiology, Department of Radiology, University of Wisconsin Hospital and Clinics, 600 Highland Avenue, Madison, Wisconsin 53792-3252*

Pamela A. Propeck, M.D. *Associate Professor of Radiology, Department of Radiology, University of Wisconsin Hospital and Clinics, 600 Highland Avenue, Room E3/3-3272, Madison, Wisconsin, 53792-3252*

Lee F. Rogers, M.D. *Isadore Meschan Distinguished Professor of Radiology, Department of Radiology, Wake Forest University School of Medicine, Winston-Salem, North Carolina 27157*

Charles M. Strother, M.D. *Professor of Radiology, Neurology, and Neuroradiology, Department of Radiology, University of Wisconsin Clinical Science Center, 600 Highland Avenue, Madison, Wisconsin 53792-3252*

Lisa M. Sullivan, M.D. *Assistant Professor of Radiology, Department of Radiology, University of New Mexico Health Sciences Center, Albuquerque, New Mexico 87131*

J. Shannon Swan, M.D. *Associate Professor of Radiology, Department of Radiology, University of Wisconsin Clinical Science Center, E3/311 Clinical Science Center, 600 Highland Avenue, Madison, Wisconsin 53792-3252*

John R. Thornbury *Emeritus Professor of Radiology, Department of Radiology, University of Wisconsin Hospital and Clinics, 600 Highland Avenue, Madison, Wisconsin 53792-3252*

Srinivas Tummala, M.D. *Chief Resident, Diagnostic Radiology, Department of Radiology, University of Wisconsin Hospital and Clinics, 600 Highland Avenue, E3/3, Madison, Wisconsin 53792/3252*

Patrick A. Turski, M.D. *Professor and Chairman, Department of Radiology, University of Wisconsin Hospital and Clinics, 600 Highland Avenue, Madison, Wisconsin 53792-3252*

Prefácio

Ao planejarmos a sétima edição deste livro, nosso objetivo era apresentar os elementos básicos do diagnóstico por imagem de forma concisa e clara. Tendo em vista a crescente importância das novas modalidades de imagem, como tomografia computadorizada (TC), ressonância magnética (RM), angiorressonância magnética (Angio-RM), ultra-sonografia e técnicas intervencionistas, expor esse dinâmico assunto em um único volume tornou-se um desafio. Revisões significativas então foram feitas de forma a incluir técnicas mais recentes e atualizar procedimentos radiológicos já consagrados pelo tempo. Os capítulos sobre o sistema ósseo foram revisados para enfatizar o uso da tomografia computadorizada e da ressonância magnética, além da cintigrafia óssea. Na seção sobre o sistema nervoso central, a angiorressonância magnética está apresentada e é discutido o valor da RM e da TC em condições que afetam o cérebro e a medula espinhal. O capítulo sobre as vias urinárias foi atualizado de forma a refletir a importância atual da RM, da TC e da ultra-sonografia (US) no estudo dos rins, ureteres, bexiga e próstata.

Desde a última edição, o uso dessas novas modalidades evoluiu consideravelmente, a ponto de necessitar de uma padronização adequada. Por exemplo, a seção de tórax, que foi minuciosamente revisada, inclui o uso atual de TC de alta resolução e cortes tomográficos finos para o estudo das doenças do parênquima pulmonar. O uso da TC espiral é discutido sempre que apropriado. Atualizações semelhantes no estudo do sistema cardiovascular, inclusive RM do coração, também são apresentadas. Além disso, é apresentado o uso das modalidades mais recentes no estudo do osso temporal, da articulação temporomandibular (ATM), dos ossos faciais e dos seios paranasais.

A especialização encontrada em centros médicos acadêmicos incrementou a aplicação da TC, RM, US e radiologia intervencionista no atendimento do paciente. Por conseguinte, aumentamos o número de nossos colaboradores e agradecemos a todos eles por seus esforços. Alguns acrescentaram, ainda, novas ilustrações ao livro. Como no passado, as referências foram atualizadas com numerosos acréscimos em alguns capítulos. Devemos muito aos autores desses livros e artigos por suas excelentes contribuições.

Desejamos também reconhecer e agradecer a colaboração de nossos digitadores, programadores e secretárias, sem os quais este texto não teria sido possível. Somos reconhecidos aos nossos colegas, que nos ofereceram valiosas sugestões. Em especial, desejamos externar nossa gratidão à equipe da Lippincott-Raven Publishers, sobretudo a Delois Patterson, que foi extremamente paciente e prestativa durante toda a preparação deste livro.

John H. Juhl, M.D.
Andrew B. Crummy, M.D.
Janet E. Kuhlman, M.D.

Do Prefácio da Primeira Edição

Na preparação deste volume, nosso propósito foi organizar e estabelecer, da forma mais concisa possível, aquilo que consideramos os dados essenciais à interpretação radiológica. Elaborado para preencher o hiato entre os livros elementares e os trabalhos de referência com múltiplos volumes, este livro atenderá, acreditamos, como fonte de revisão aos clínicos e cirurgiões, assim como aos pós-graduandos em várias especialidades e aos estudantes em nível de graduação.

Apresentamos um breve comentário sobre a anatomia radiológica das várias divisões do corpo. As descrições dos processos mórbidos são concisas, com as discussões dos aspectos clínicos e patológicos sendo limitadas às informações necessárias para elucidar as observações radiológicas. Obviamente, nossa ênfase restringe-se ao diagnóstico radiológico. Aqui foram incluídas todas as condições comuns e a maioria das incomuns, ao lado das doenças com achados radiológicos positivos. O diagnóstico diferencial radiológico tem sido enfatizado nas doenças mais comuns. São descritos os métodos de exame radiológico, sobretudo aqueles relativos aos procedimentos diagnósticos mais complicados, como broncografia e mielografia. O atendimento ao paciente antes e depois dessas investigações é importante, e o médico assistente deve conceber alguma idéia do que o exame exige e da forma como é conduzido. Os métodos técnicos provavelmente variam um pouco de uma instituição para outra — aqui descrevemos os métodos por nós utilizados nos Hospitais Universitários e fornecemos um conceito geral dos procedimentos e de suas exigências. Evitamos discutir assuntos polêmicos, indicando apenas as controvérsias ou a ausência atual de conhecimento sobre alguns assuntos.

Por causa dos padrões variáveis e do caráter mutável dos processos mórbidos, muitas vezes de modo repentino, é possível mostrar apenas os sinais mais freqüentes. As ilustrações foram selecionadas para oferecer o maior número possível de aspectos; contudo, o leitor deve estar consciente de que só raras vezes uma única radiografia revela todas as variantes possíveis.

As referências foram selecionadas de modo a fornecer ao leitor uma ampla gama de opções; os livros e artigos escolhidos foram aqueles com as maiores bibliografias, suprindo assim nossa carência de espaço para listar um grande número de obras.

Fomos muito felizes em poder contar com um grupo de colaboradores que abdicaram de seu tempo para nos dispensar sua prestimosa ajuda. O Dr. Edgar S. Gordon revisou dois capítulos (sobre sistema ósseo e trato gastrintestinal e abdome) e ofereceu-nos valiosas sugestões. O Dr. D. Murray Angevine empreendeu a revisão do capítulo sobre doenças articulares; o Dr. Theodore C. Erickson, dois capítulos sobre doenças do cérebro e da medula espinhal; a Dra. Helen Dickie, os capítulos sobre doenças pulmonares; e o Dr. Richard H. Wasserburger ficou responsável pelo capítulo sobre o sistema cardiovascular. A esses colaboradores e a muitos outros que nos aconselharam e incentivaram, nossos mais sinceros agradecimentos.

A Dra. Margaret Winston preparou vários desenhos, e o Dr. Arthur Chandler, Jr. foi o autor das ilustrações encontradas nos capítulos sobre o sistema cardiovascular e os pulmões. Dentre os membros de nossa equipe que se empenharam de várias formas durante a preparação do original e escolha do material ilustrativo, mencionamos os Drs. Charles Benkendorf, Robert F. Douglas, Joyce Kline, Lee A. Krystosek, M. Pinson Neal, Jr. e John F. Siegrist. A supervisão do trabalho fotográfico coube a Homer Montague, que preparou pessoalmente a maioria das ilustrações, e para ele vai o crédito da reprodução fiel das radiografias. O trabalho tipográfico foi realizado por Lorena Carmichael, auxiliada por Charlotte Helgeson. O elogiável esmero dessas duas profissionais tornou mais fácil a nossa tarefa.

Lester W. Paul, M.D.
John H. Juhl, M.D.

Paul & Juhl
Interpretação Radiológica
Sétima Edição

INTRODUÇÃO

Física

Charles A. Kelsey

PROPRIEDADES DOS RAIOS X

Os raios X, uma forma de radiação eletromagnética, viajam com a velocidade da luz: 3×10^8 metros por segundo. A Fig. I.1 mostra a localização dos raios X no espectro eletromagnético. Apenas os raios X e os raios gama têm energia suficiente para produzir um par de íons mediante a separação de um elétron orbital do seu átomo original. A radiação presente é medida pela detecção dessa ionização. A exposição é medida em unidades de coulombs por quilograma (C/kg) ou roentgens (1 R = 258 μC/kg). Embora o roentgen não seja mais uma unidade científica oficial, ainda é muito empregado na radiologia.

UNIDADES DE RADIAÇÃO

Quando um paciente se submete a um exame radiológico diagnóstico, a maior parte da radiação atravessa o corpo do paciente e atinge o filme. O roentgen (ou coulombs por quilograma) mede quantos raios X existem. Do ponto de vista do paciente, a quantidade que mais interessa consiste no número de raios X que "ficam" no corpo e quanto de energia é depositada por esses raios X. A dose de radiação é uma medida da energia depositada. A nova unidade de dose do Système International d'Unités (SI) é o gray (Gy): 1 Gy é definido como 1 joule por quilograma (J/kg). A antiga unidade de dose era o rad: 1 rad representa uma deposição de 100 ergs por grama. Um gray equivale a 100 rads.

Alguns outros tipos de radiação encontrados perto de reatores nucleares ou em laboratórios de física produzem efeitos biológicos de magnitudes diferentes. As diferenças na efetividade biológica são incluídas nas unidades equivalentes de dose: o sievert (Sv), a unidade do SI de equivalente de dose, e o rem. O Quadro I.1 ilustra as relações entre exposição, dose e unidades equivalentes de dose.

Dose Efetiva

A dose efetiva é a que tem a mesma probabilidade de detrimento (perda) seja qual for a porção do corpo irradiada (ou mesmo todo o corpo). Diferentes órgãos recebem diferentes fatores de ponderação. A contribuição de cada órgão é obtida multiplicando o fator de ponderação do órgão (W_T) pela dose aplicada ao órgão. A dose efetiva é a soma das contribuições de todos os órgãos. O Quadro I.2 arrola os órgãos e seus fatores de ponderação usados no cálculo da dose efetiva.

O GERADOR DE RAIOS X

A Fig. I.2 apresenta uma visão esquemática de um gerador de raios X. O circuito do gerador de raios X consiste em um transformador de alta voltagem, retificadores para transformar a corrente alternada em corrente contínua e uma fonte de filamento para controlar a temperatura do filamento, que produz a corrente na ampola de raios X. A eficiência da produção de raios X e a penetração dos raios X dependem muito da onda de voltagem usada para produzir os raios X.

A Fig. I.3A ilustra uma onda de fase única (monofásica), sendo a voltagem plotada como uma função de tempo. Quando um circuito retificador é acrescentado, obtém-se uma forma de onda monofásica (pulso duplo) retificada de onda completa (Fig. I.3B). O valor médio da voltagem aplicada é 71% da voltagem máxima ($V_{máx}$).

Quando mais duas formas de onda são acrescentadas, cada qual 180° fora de fase, uma forma de onda trifásica (seis pulsos) é obtida (Fig. I.4). O valor médio da voltagem, em um circuito trifásico com seis pulsos, é de 95% do $V_{máx}$.

Os circuitos trifásicos (seis pulsos) têm voltagem mais alta e valores médios de corrente mais altos do que os circuitos monofásicos (dois pulsos). A produção de raios X é mais eficiente em voltagens mais altas. A voltagem média mais alta do circuito trifásico produz mais raios X por miliampère (mA) que podem ser obtidos com um circuito monofásico com a mesma corrente média. Os circuitos trifásicos são mais complexos, mais dispendiosos e mais difíceis de reparar que os circuitos monofásicos.

Transformador de Alta Voltagem

O transformador de alta voltagem consiste em bobinas de arame primárias e secundárias, enroladas em torno de um núcleo de ferro. A bobina secundária tem muito mais espirais que a bobina primária. A diferença no número de espirais produz uma voltagem secundária mais elevada, porém uma corrente secundária mais baixa. Os transformadores de alta voltagem modernos são vedados em um tanque de óleo, para propiciar isolamento adicional e resfriamento. O pico de quilovolt (kVp) mede a voltagem através da ampola dos raios X. O aumento do kVp aumenta a produção de raios X (número de raios X) e a energia máxima, bem como a energia média, e, portanto, aumenta a penetração do feixe de raios X. A corrente do tubo é medida em mA; e a duração da corrente, medida em segundos (s). Os diferentes valores de mA e tempo (s) que resultam no mesmo produto (miliampèressegundos ou mAs) produzem o mesmo número de raios X (ou seja, a mesma exposição).

Alta energia	Raios gama
	Raios X
	Ultravioleta
	LUZ VISÍVEL
	Infravermelho
	Microondas
	Radar
Baixa energia	Rádio

FIG. I.1 O espectro eletromagnético.

---

*C. A. Kelsey: Department of Radiology and Physics, University of New Mexico School of Medicine. Albuquerque, New Mexico 87111.

QUADRO I.1 Unidades de Radiação

Quantidade	Unidade Convencional	Unidade SI	Fator de Conversão
Quantidade de exposição	Roentgen (R)	Coulomb por quilograma (C/kg)	1 R = 2,6 × 10⁻⁴ C/kg
Dose	Rad	Gray (Gy)	1 Gy = 100 rad
Equivalente de dose	Rem	Sievert (Sv)	1 Sv = 100 rem
Atividade	Curie (Ci)	Becquerel (Bq)	1 Ci = 3,7 × 10¹⁰ Bq

QUADRO I.2 Órgãos e seus Fatores de Ponderação Usados no Cálculo da Dose Efetiva

Órgão	Fator de Ponderação (W_T)
Gônadas	0,20
Medula óssea	0,12
Cólon	0,12
Pulmão	0,12
Estômago	0,12
Bexiga	0,05
Mama	0,05
Fígado	0,05
Esôfago	0,05
Tireóide	0,05
Superfície óssea	0,01
Pele	0,01
Restante	0,05

Os geradores de raios X são conectados a um terra central, de modo que os cabos de alta voltagem para o ânodo e o cátodo precisam suportar apenas metade da voltagem total através da ampola de raios X. Por exemplo, um gerador com terra central consegue aplicar 100 kVp através de uma ampola de raios X pela colocação de +50 kV no ânodo e −50 kV no cátodo.

Por convenção, a homologação de potência de um gerador é o produto do kVp por mA máxima permitida a 0,1 s em 100 kV. Por exemplo, um gerador, capaz de liberar 500 mA a 0,1 s e 100 kV, seria classificado (homologado) como um gerador de 50 quilowatts (kW):

500 mA × 100 kVp = 50.000 watts ou 50 kW

Transformador do Filamento

O transformador do filamento proporciona isolamento para a grande voltagem negativa aplicada ao cátodo e, também, controla a corrente

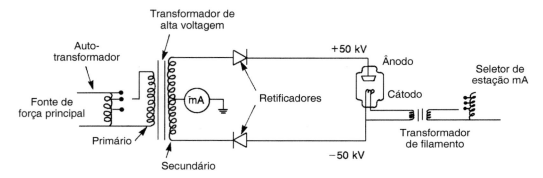

FIG. I.2 Diagrama esquemático do gerador de raios X com 100 kV aplicados através da ampola de raios X.

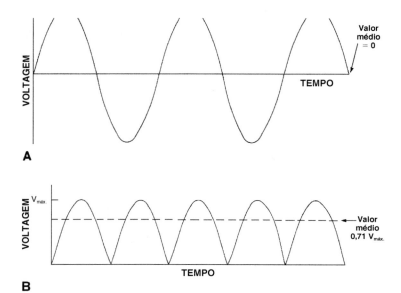

FIG. I.3 A: Onda de voltagem monofásica, não-retificada. **B:** Onda de voltagem retificada com onda plena.

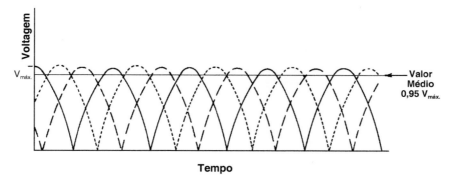

FIG. I.4 Onda de voltagem trifásica.

através do filamento. A temperatura do filamento e a corrente de elétrons são controladas pela corrente do filamento.

Interrupção Automática da Exposição

Um circuito de interrupção automática da exposição é integrado ao sistema, de forma a interromper a produção de raios X, quando o número apropriado de raios X já atravessou o paciente e atingiu o chassi com o filme. Existe um detector de radiação entre o paciente e o chassi, ligado a um interruptor. A exposição apropriada da combinação filme-*écran* em uso sempre é atingida. Se um paciente mais gordo estiver sendo examinado, o feixe de raios X será mantido por mais tempo.

TUBOS DE RAIOS X

A Fig. I.5 mostra um esquema da operação de uma moderna ampola de raios X. Os elétrons "em ebulição" no filamento aquecido são acelerados para o ânodo, e uma pequena porcentagem da energia do elétron é convertida em energia de raios X.

O cátodo mostrado na Fig. I.6 dá forma ao campo elétrico, para focalizar o feixe de elétrons no ponto focal do ânodo. Alguns tubos têm a concha do cátodo isolada do resto do tubo. A aplicação de uma voltagem negativa à concha de focalização isolada (não-condutora) evita que os elétrons "viajem" do cátodo para o ânodo. Esse tipo de ampola de raios X com grade é utilizado em angiografia e em outras aplicações, quando se torna necessária uma exposição muito breve ou é preciso sincronizar os pulsos de raios X com uma câmera cinematográfica.

O ânodo é inclinado cerca de 15° na direção do feixe de raios X, como se vê na Fig. I.7. O calor produzido pela parada do feixe de elétrons no ânodo é espalhado por uma área maior que aquela projetada sobre o paciente. O ponto focal aparente ou efetivo sempre é menor que o ponto focal verdadeiro.

Os modernos tubos de raios X apresentam ânodos rotatórios, para espalhar o calor sobre a circunferência do ânodo. A capacidade de calor do tubo coloca um limite na corrente máxima do tubo, bem como o tempo e o número de exposições aos raios X. Uma corrente do tubo muito elevada ou uma exposição breve demais podem danificar o ponto focal. Muitas exposições em um período muito curto de tempo podem danificar o ânodo ou toda a ampola de raios X. A capacidade térmica de um tubo é medida em unidades de calor (UC). No caso de um gerador monofásico, 1 UC equivale a kVp vezes mAs. Por causa da diferença nas formas das ondas, os geradores trifásicos depositam 1,35 vez mais unidades de calor que as unidades monofásicas com os mesmos kVp e mAs. As unidades de calor de uma unidade trifásica são calculadas pela seguinte equação:

$$UC (3\phi) = 1,35 \times kVp \times mAs$$

PRODUÇÃO DE RAIOS X

Quando o feixe de elétrons de alta energia atinge o ânodo rotatório, os raios X são produzidos seja por *bremsstrahlung* (radiação de frenagem),

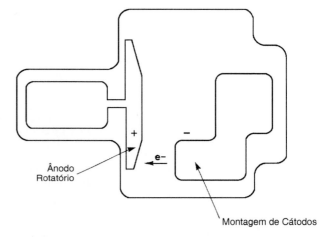

FIG. I.5 Esquema de ampola de raios X com um ânodo rotatório e montagem de cátodo contendo os filamentos e a cápsula de focalização.

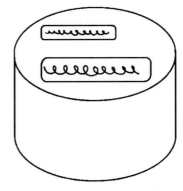

FIG. I.6 Montagem de cátodo com filamentos encaixados em superfícies de focalização.

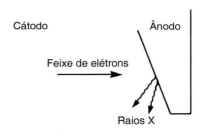

FIG. I.7 A superfície inclinada do ânodo difunde o calor sobre uma área maior.

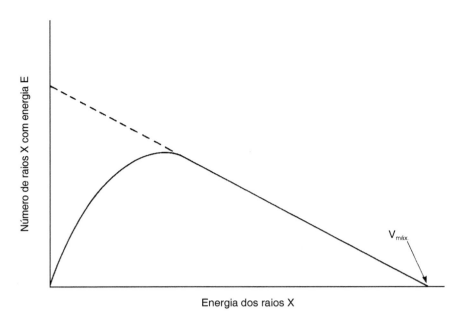

FIG. I.8 Produção de raios X para uma voltagem V$_{máx.}$ aplicada. A linha pontilhada representa os raios produzidos no interior da ampola de raios X, mas filtrados para fora do feixe pelas paredes da ampola.

seja por radiação característica. Cerca de 95% da energia dos elétrons são depositados como calor no ânodo, e apenas aproximadamente 5% são gastos na produção de raios X. A Fig. I.8 mostra um típico espectro de raios X plotado como intensidade (número) de fótons de raios X que têm uma determinada energia de raios X (E) *versus* energia de um tubo que tem um alvo de tungstênio e uma voltagem aplicada de 110 kVp. Muitos raios X de baixa energia produzidos na ampola de raios X não conseguem penetrar o invólucro da ampola de raios X e, por isso, não têm importância clínica. Os picos na produção de raios X resultam na produção da radiação característica.

Variação na Produção de Raios X

As alterações na mA (corrente do tubo) provocam alterações no número de raios X, mas não na forma do espectro de energia. Em outras palavras, nem a distribuição de energia, a energia máxima, nem a penetração dos raios X mudam. A Fig. I.9 mostra alterações no espectro de raios X resultantes de alterações na mA. O aumento da mA apenas aumenta o número de raios X.

Alterações nos Espectros de Raios X com Alterações da Filtração

O acréscimo de um filtro ao feixe de raios X elimina mais raios X de baixa energia do feixe que raios X de alta energia, o que tende a aumentar a energia média e, portanto, a penetração do feixe de raios X. A Fig. I.10 mostra o efeito do acréscimo de um filtro ao feixe de raios X. A energia média do feixe de raios X aumenta, porque os fótons de baixa energia são seletivamente removidos. A energia máxima dos raios X não muda com as alterações na filtração. Pelo menos 2,5 mm de filtro de alumínio são necessários para feixes de raios X cuja energia é superior a 90 kVp.

Variação de Intensidade com Alterações na kVp

A alteração da kVp leva a mudanças na intensidade do feixe de raios X e tanto a energia média como a energia máxima do feixe de raios X são modificadas. A Fig. I.11 mostra o efeito da mudança da kVp no espectro de raios X. A energia média do feixe de raios X é cerca de um terço da voltagem aplicada. A variação de intensidade com a kVp

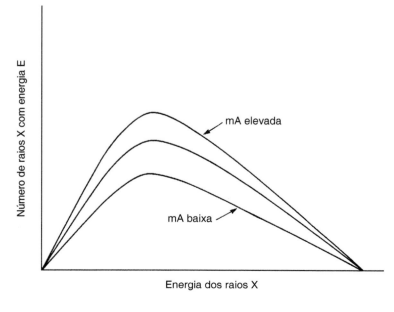

FIG. I.9 Variação do espectro de raios X com alterações na corrente da ampola (mA).

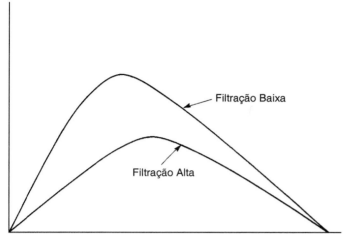

FIG. I.10 Variação do espectro de raios X com alterações na filtração.

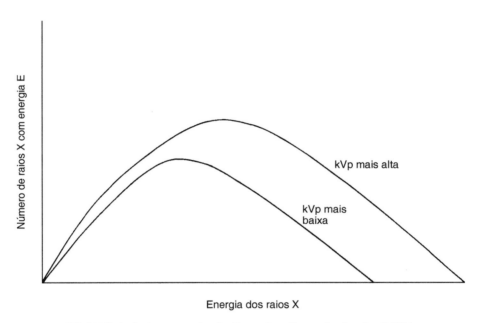

FIG. I.11 Variação do espectro de raios X com alterações no pico de quilovolt (kVp).

depende da filtração e da kVp. Uma alteração de 15% na kVp produz o mesmo efeito de uma mudança de mAs em um fator de 2.

Camada da Metade do Valor (Meia Espessura)

A camada da metade do valor (meia espessura) é a espessura de um material que reduz um feixe de raios X à metade da sua intensidade original. A Fig. I.12 mostra os resultados de uma experiência na qual camadas de um material atenuador são acrescidas ao feixe de raios X. A curva resultante não é uma linha reta, porque o feixe de raios X heterogêneo contém muitas energias. O acréscimo do material atenuador remove seletivamente os raios X de energia mais baixa e menos penetrantes. O feixe resultante é feito de raios X com alta energia e mais penetrantes. Por este motivo, a segunda camada da metade do valor sempre tem uma intensidade maior que a primeira. Os feixes de raios X diagnósticos típicos têm meia espessura em tecidos de cerca de 5 cm. Apenas aproximadamente 1% dos raios X incidentes emerge de um paciente com 30 cm de espessura.

INTERAÇÕES DOS RAIOS X NO INTERIOR DO CORPO

Os raios X que atravessam um paciente são atenuados por absorção e dispersão, como se vê na Fig. I.13. A intensidade de um feixe (I), após haver transcorrido uma distância (d) dentro de um material, é dada pela seguinte equação:

$$I = I_o \exp - (\mu d)$$

onde I_o é a intensidade original, e μ é o coeficiente de atenuação linear. O coeficiente de atenuação linear relaciona-se com o coeficiente de atenuação da massa (μ_m) pela equação:

$$\mu_m = \mu/\rho$$

onde ρ é a densidade de massa do material em gramas por centímetro cúbico. Os coeficientes de atenuação de massa são úteis, porque o efeito da densidade foi removido. Como exemplo, o coeficiente de atenuação de massa (μ/ρ) da água tem um valor único para uma energia específica,

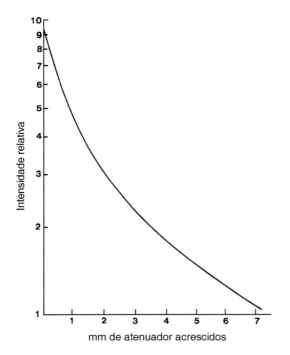

FIG. I.12 Intensidade transmitida como função de material adicionado de absorção.

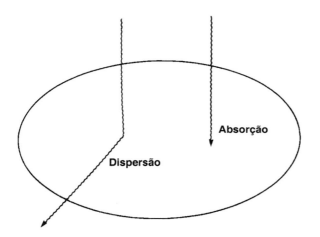

FIG. I.13 Interações (dispersão e absorção) em um paciente.

contudo o coeficiente de atenuação linear, μ, é diferente para o vapor, o gelo e a água na mesma energia.

No interior do corpo do paciente, os raios X conseguem interagir através da absorção fotoelétrica ou da dispersão de Compton.

Absorção Fotoelétrica

A absorção fotoelétrica, mostrada de forma esquemática na Fig. I.14, envolve a interação completa e a absorção do fóton dos raios X incidentes pelo átomo. A energia fotônica de entrada (aferente) é dada a um dos elétrons orbitais, ejetado como um fotoelétron. O elétron ejetado deixa um espaço vago em uma das órbitas internas, e este espaço vago é imediatamente preenchido por um elétron de uma órbita externa. A diferença nas energias de ligação entre as órbitas externa e interna é liberada como radiação característica. A energia ($h\upsilon$) do fóton incidente é compartilhada entre a energia da radiação

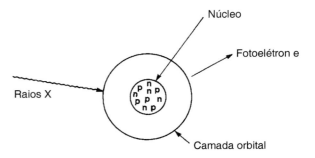

FIG. I.14 Absorção fotoelétrica.

característica ($E_{raios\,X}$) e a energia do fotoelétron ($E_{elétron}$), como se vê na seguinte equação:

$$h\upsilon = E_{raios\,X} + E_{elétron}$$

O coeficiente de atenuação de massa do efeito fotoelétrico $(\mu/\rho)_{PE}$ depende do número atômico (Z) e da energia (E) de acordo com a seguinte equação:

$$(\mu/\rho)_{PE} = Z^3/E^3$$

A interação fotoelétrica diminui rapidamente com o aumento progressivo da energia e aumenta rapidamente com o aumento do número atômico, motivo por que o chumbo é um escudo tão efetivo em aventais protetores, e por que os ossos absorvem mais raios X do que os tecidos moles.

Efeito Compton

No efeito Compton, os raios X incidentes deslocam um elétron de uma órbita externa, produzindo raios X dispersos e um elétron também disperso. O fóton incidente dá parte de sua energia ao elétron disperso, que apresenta uma variação de menos de 1 mm nos tecidos.

Nos fótons de baixa energia (menos de aproximadamente 60 kVp) predomina o efeito fotoelétrico; em cerca de 140 kV, os efeitos Compton e fotoelétrico transferem energia igual para os tecidos, e acima de aproximadamente 200 kVp a maior parte da transferência de energia para os tecidos ocorre mediante o efeito Compton.

EXIBIÇÃO E DETECÇÃO DE IMAGENS

Estatística da Formação de Imagens

A detecção de fótons de raios X, em um sistema de imagem digital, em um *scanner* de tomografia computadorizada (TC) ou em um tubo intensificador de imagem, é um processo aleatório. O número de fótons coletados numa determinada área de 1 mm² de um intensificador de imagem não é o mesmo de segundo para segundo. A Fig. I.15 mostra a distribuição aleatória de fótons coletados em 1 segundo. Na maioria das vezes, o número de fótons coletados em 1 segundo é bastante próximo do número médio de fótons, $\bar{N}$. O desvio padrão é uma medida da diferença entre o valor médio e os valores medidos. O desvio padrão (σ) pode ser calculado por meio da seguinte equação:

$$\sigma = \sqrt{\bar{N}} \qquad (1)$$

A forma da curva de distribuição é descrita por σ. A porcentagem de desvio padrão (% σ) é fornecida pela equação:

$$\% \, \sigma = \frac{\sigma}{\bar{N}} \times 100 \qquad (2)$$

$$\% \, \sigma = \sqrt{\bar{N}}/\bar{N} \times 100$$

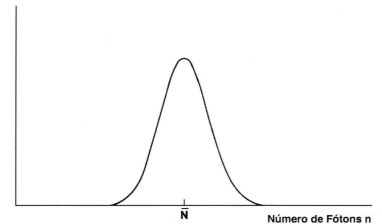

FIG. I.15 Distribuição aleatória dos raios X.

A porcentagem de desvio padrão é uma medida do ruído estatístico ou ruído quântico de um sistema de imagem. Como exemplo, o nível de ruído estatístico de um sistema de imagem que coleta uma média de 2.000 contagens por elementos do quadro (pixel) por exposição é calculado da seguinte forma:

$$\sigma = \sqrt{2.000}$$
$$\sigma = 44,7$$
$$\% \sigma = \frac{44,7}{2.000} \times 100 \quad (3)$$
$$\% \sigma = 2,2\%$$

À medida que mais contagens por pixel são coletadas, a porcentagem de desvio padrão (ruído estatístico) diminui, e as flutuações da imagem também diminuem, o que é verdadeiro em todos os sistemas de imagem digital, inclusive a TC e ressonância magnética (RM).

Qualidade da Imagem

Uma imagem radiológica é formada como resultado de diferenças na transmissão de raios X através de várias partes do corpo. As variações na espessura ou na densidade do corpo do paciente dão origem a diferenças na transmissão dos raios X, denominadas contraste individual.

O contraste (C) do objeto é definido da seguinte forma:

$$C = \frac{N_o - N_s}{N_s} \quad (4)$$

onde N_o é o número de fótons transmitidos através do objeto, e N_s é o número de fótons transmitidos pelo tecido circundante. O contraste individual depende da espessura, da densidade e da composição do material, bem como da kVp e da filtração do feixe.

Porções do corpo com densidade ou espessura aumentadas têm maior contraste que as áreas mais finas ou as áreas com menor densidade. Materiais com números atômicos (Z) elevados apresentam maior contraste por causa do efeito fotoelétrico. A diferença na transmissão depende da filtração e da kVp do feixe de raios X. Os materiais de contraste utilizam seus componentes com Z elevado, para aumentar a absorção de raios X e melhorar o contraste.

Valores mais elevados de kVp resultam em menor contraste individual, porque existe menos diferença entre áreas de densidade semelhante. Exames com kVp baixa são, intrinsecamente, de maior contraste que os estudos com kVp mais elevada.

Resolução Espacial

A resolução espacial mede a separação mínima entre dois objetos, quando podem ser diferenciados como objetos distintos em vez de um único objeto. A resolução espacial é medida em pares de linhas por milímetro (pl/mm) e se relaciona com o tamanho do pixel na imagem digital, na TC e na RM. Um par de linhas é constituído por uma linha escura e uma linha clara. Dois objetos separados por uma distância igual à metade da recíproca da resolução em pl/mm podem ser resolvidos como dois objetos.

Em todos os sistemas de imagem radiológica, o borramento ou a falta de nitidez fazem com que um ponto seja visibilizado como uma mancha. Há quatro causas principais de falta de nitidez em radiologia: penumbra do ponto focal, borramento de absorção, borramento de movimento e borramento de detector.

A penumbra do ponto focal é provocada pelo tamanho finito do ponto focal. Pontos focais menores produzem penumbras menores e podem ser utilizados para visibilizar objetos menores.

O borramento de absorção ocorre, porque a maioria dos objetos *in vivo* tem bordas curvas em vez de retas. As diferenças na absorção perto da borda provocam um borramento gradual da borda em lugar de uma borda bem-definida.

O borramento de movimento ocorre, quando o objeto se move durante a exposição aos raios X. Pode o borramento de movimento ser atenuado pela redução do tempo de exposição. À medida que o tempo de exposição é reduzido, aumenta a carga no ponto focal do ânodo, de modo que existe um limite para a redução do tempo de exposição nos sistemas clínicos reais.

O borramento de detector é produzido por uma propagação da luz no cassete do *écran* ou pelo tamanho finito dos detectores de radiação em sistemas de imagem digital.

Medidas da Qualidade de Imagem

A função de transferência de modulação (FTM) mede quão confiavelmente o sinal de entrada é reproduzido na tela de exposição. A FTM é medida em termos de freqüência espacial. Uma FTM de 100% significa que o sinal exibido reproduz, de forma fidedigna, o sinal de entrada. A FTM de um sistema de imagem complexo é constituída pelo produto das FTMs dos sistemas individuais. Por conseguinte, a FTM de todo um sistema intensificador de imagem pode ser calculada a partir das FTMs do fósforo aferente, dos eletrodos de focalização, do fósforo eferente, das lentes de focalização e do sistema de TV. Cada um desses elementos pode ser aferido individualmente e combinado para produzir uma FTM global do sistema. A Fig. I.16 mostra os valores individuais de FTM dos componentes de um sistema de imagem.

Testes de Avaliação das Características de Operação do Receptor

Os testes das características de operação do receptor (COR) avaliam o desempenho do observador e, portanto, a efetividade de diferentes sistemas de imagem. Os testes de COR medem a curva característica de cada observador para um dado sistema de imagem. O Quadro I.3

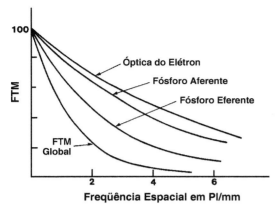

FIG. I.16 Função de transferência de modulação (FTM) de sistema intensificador de imagem.

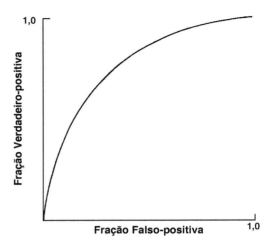

FIG. I.17 Curva característica de operação de receptor (COR).

QUADRO I.3 Respostas Possíveis

Resposta do Observador	Condição do Paciente	
	Existe Doença	Não Existe Doença
Sim — existe doença	Verdadeiro-positivo (VP)	Falso-positivo (FP)
Não — não existe doença	Falso-negativo (FN)	Verdadeiro-negativo (VN)

apresenta todas as possíveis respostas do observador de acordo com a existência ou não de doença.

A *sensibilidade*, ou fração verdadeiro-positiva (FVP), é dada pela seguinte equação:

$$\text{Sensibilidade} = \frac{\text{VP}}{\text{VP} + \text{FN}} \quad (5)$$

onde VP é o número de respostas verdadeiro-positivas e FN é o número de respostas falso-negativas. A FVP é igual ao número de respostas verdadeiro-positivas dividido pelo número de casos positivos (VP + FN).

A *especificidade*, ou fração verdadeiro-negativa (FVN), é calculada da seguinte maneira:

$$\text{FVN} = \frac{\text{VN}}{\text{FP} + \text{VN}} \quad (6)$$

onde VN é o número de respostas verdadeiro-negativas e FP é o número de respostas falso-positivas. A FVN é o número de respostas verdadeiro-negativas dividido pelo número de casos normais ou negativos (FP + VN).

A *acurácia*, ou fração de respostas corretas, é fornecida pela seguinte equação:

$$\text{Acurácia} = \frac{\text{VP} + \text{VN}}{\text{VP} + \text{FP} + \text{VN} + \text{FN}} \quad (7)$$

onde VP, VN, FP e FN são definidos como já foi dito, e sua soma constitui o número total de casos.

A curva COR apresenta as respostas verdadeiro-positivas como função das respostas falso-positivas. A fração verdadeiro-positiva consiste no número de respostas verdadeiro-positivas dividido pelo número de casos positivos. A fração falso-positiva consiste no número de respostas falso-positivas dividido pelo número de casos negativos. A Fig. I.17 mostra uma curva COR de um observador típico. As teorias sobre percepção da imagem prevêem que cada observador apresente uma curva característica individual que não se modifica sem treinamento adicional e experiência. O observador consegue modificar a forma da curva. Por exemplo, um observador pode decidir reduzir o número de respostas falso-positivas, mas isso só pode ser feito, enquanto se reduz simultaneamente o número de respostas verdadeiro-positivas. A curva mostra que, se o observador deseja reduzir a FFN, a FVP também diminui. Se o observador pretende aumentar a FVP, a FFN inevitavelmente aumenta. Da mesma forma, qualquer aumento do número de respostas verdadeiro-positivas resulta em um aumento correspondente do número de respostas falso-positivas.

O FILME RADIOLÓGICO

O filme radiológico é o meio detector e de exibição mais usado em radiologia hoje em dia. Na radiografia com filme, o meio detector e o meio de exibição são idênticos. Quando se deseja modificar as características de exibição, é preciso usar um tipo diferente de filme. O filme radiológico consiste numa emulsão que contém cristais de prata halóide recobertos por uma base plástica de cor azul. Após a revelação, as áreas que foram expostas aos raios X parecem mais escuras do que aquelas que não foram expostas aos raios X. O enegrecimento do filme radiológico é medido em unidades de densidade óptica (DO), sendo a densidade óptica definida como o logaritmo da relação entre a intensidade da luz visível incidente (I_o) e a transmitida (I):

$$\text{DO} = \log (I_o/I)$$

De modo geral, as radiografias têm densidades ópticas que variam entre 0,3 e 2,5. A resposta do filme às diferentes exposições produz uma curva característica. Uma curva típica que plota a densidade óptica do filme contra o logaritmo da exposição relativa é mostrada na Fig. I.18. A inclinação gama (Γ) da curva característica é dada por:

$$\Gamma = \frac{D_2 - D_1}{\log E_2 - \log E_1}$$

onde D_2 é a densidade óptica em exposição E_2 e D_1 é a densidade óptica em exposição E_1. A *velocidade do filme* é definida como a recíproca da exposição em roentgens necessária para produzir uma DO de 1,0 acima da base log. A *latitude do filme* descreve a faixa de exposições nas quais se pode obter uma radiografia aceitável. Os filmes com baixo contraste e gama baixo têm amplitude aumentada.

Telas Intensificadoras

Nos sistemas modernos de filme-*écran*, cerca de 98% da densidade óptica do filme resultam da luz visível produzida em *écrans* intensifica-

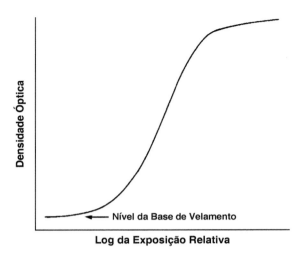

FIG. I.18 Curva característica de combinação filme-*écran*.

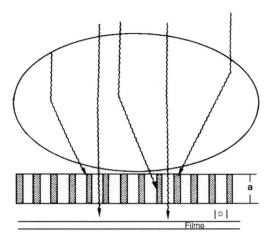

FIG. I.20 Uso de uma grade para reduzir a dispersão.

dores localizados nos dois lados do filme. Os outros 2% são produzidos por exposição direta do filme aos raios X. Em um *écran* intensificador, os cristais fluorescentes apresentam-se uniformemente misturados em massa plástica transparente sobre uma camada refletora. A quantidade de intensificação de luz é descrita pela *velocidade do écran*. *Écrans* mais espessos têm maior velocidade, contudo, como a luz do *écran* pode difundir-se lateralmente, a resolução é menos satisfatória. Os *écrans* intensificadores são constituídos por tungstato de cálcio ($CaWO_4$) ou de materiais de terras raras. Estes últimos têm maior eficiência de absorção ou de conversão. Os compostos com maior eficiência de absorção são mais eficientes na absorção dos raios X. Os compostos com maior eficiência de conversão são mais eficientes na conversão dos raios X em energia luminosa. Os *écrans* de terras raras podem ser manufaturados, de modo a ser duas a 10 vezes mais rápidos que os *écrans* convencionais de $CaWO_4$, o que resulta na redução da carga do tubo e exposições mais breves, de forma que o borramento de movimento do paciente diminui. Muitos *écrans* de terras raras emitem uma luz verde de baixa energia e, por isso, exigem filmes com sensibilidades diferentes.

Dispersão

Os fótons que sofrem efeito Compton mudam de direção, mas perdem apenas uma pequena fração de sua energia. Por conseguinte, muitos fótons submetidos ao efeito Compton atingem o sistema detector após sofrerem apenas uma mudança na direção. Esses fótons dispersos não carreiam informações diagnósticas e apenas reduzem o contraste. A Fig. I.19 ilustra o efeito da dispersão sobre o contraste. A magnitude da dispersão é diretamente proporcional ao tamanho do campo, e reduções significativas da dispersão podem ser obtidas pela redução do tamanho do campo. Grades são também usadas para reduzir a dispersão, sendo

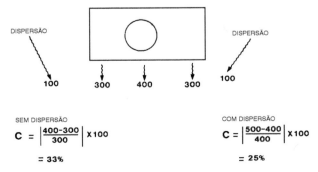

FIG. I.19 O acréscimo de dispersão reduz o contraste.

lâminas finas constituídas por finas tiras de chumbo e plástico. A alternância de faixas de chumbo e plástico permite que a radiação não-dispersa atravesse, enquanto atenua a radiação dispersa. A Fig. I.20 ilustra o uso de uma grade para reduzir a dispersão. A relação da grade é a relação entre a altura da grade (a) e a distância entre as tiras de chumbo (D):

$$RG = a/D$$

As grades *bucky* movem-se para borrar as suas linhas. Com 100 ou mais linhas por polegada, as linhas da grade são tão finas que mal são perceptíveis, e o movimento das grades não é mais tão necessário.

FLUOROSCOPIA

A Fig. I.21 mostra, esquematicamente, a operação de uma unidade de fluoroscopia com intensificador de imagem. Após atravessar o paciente, os raios X interagem com o fósforo aferente do tubo intensificador de imagem. O fósforo aferente converte os raios X incidentes em luz visível, que faz com que o fotocátodo emita elétrons, acelerados e focalizados por eletrodos do intensificador de imagem no fósforo eferente, para produzir luz visível. A luz produzida pode ser visibilizada diretamente mediante um sistema óptico ou por um sistema de televisão (TV). A imagem produzida é consideravelmente mais brilhante do que o sinal de entrada, porque a aceleração de alta voltagem dos elétrons e a atenuação da imagem produzida resultam em um ganho de brilho.

Intensificadores de Imagem de Modo Duplo

Os intensificadores de imagem de modo duplo podem mudar as propriedades focais do tubo intensificador, de modo que apenas a porção central do sinal aferente é visibilizada no sinal eferente, o que produz uma imagem ampliada de um campo de visão menor, mas exige que o paciente receba uma dose maior de radiação.

Registro da Imagem Fluoroscópica

As imagens fluoroscópicas podem ser registradas tanto em filme como em videoteipe. As cinerradiografias registradas em filmes têm maior resolução espacial, mas precisam ser processadas antes de ser visibilizadas, tornando-se necessária maior dose de radiação do que no registro com videoteipe.

Registro em Televisão

As imagens de TV são obtidas pela conexão do produto do intensificador de imagem a um sistema de TV que usa tubos de TV *vidicon*

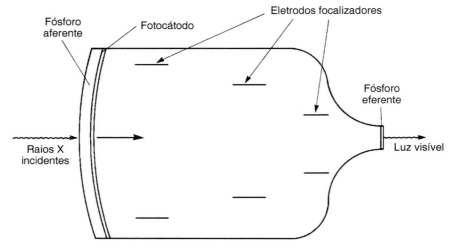

FIG. I.21 Intensificador de imagem.

ou *plumbicon*. Os sistemas *plumbicon* são mais desejáveis que os tubos *vidicon*, porque apresentam um menor retardo de imagem quando os níveis de luz mudam rapidamente.

IMAGEM DIGITAL

Os conversores analógico-digitais produzem sinais digitais por meio da amostragem de voltagem (analógica tempo-variável) em intervalos regulares, denominados *intervalos de amostragem*. Freqüências de amostragem mais elevadas (*i. e.*, intervalos de amostragem mais curtos) são necessárias para digitalizar os sinais de freqüência mais elevada. A Fig. I.22 mostra um sinal analógico e o sinal digital resultante dos conversores analógico-digitais.

Resolução na Imagem Digital

Dois tipos de resolução são importantes em imageamento digital: resolução espacial e resolução de contraste (escala cinza).

Resolução Espacial

A resolução espacial descreve a distância entre dois objetos, em que estes se fundem na imagem de um sinal. A resolução espacial depende do tamanho do pixel, medido em milímetros. A resolução espacial é expressa em pl/mm. Um par de linhas (pl) consiste em uma linha escura e uma linha clara. Pelo menos dois pixels são necessários para representar um par de linhas. O tamanho do pixel é calculado dividindo o comprimento do lado de uma imagem (em mm) pelo número de pixels ao longo desse lado.

Resolução de Contraste

A resolução mede o valor da diferença de contraste que precisa existir entre duas áreas, para que estas possam ser, com fidedignidade, percebidas como áreas distintas. O número de tons de cinza e o ruído global do sistema determinam a resolução de contraste.

Diferença Apenas Perceptível de Contraste

Em um sistema sem ruído, o contraste detectável mínimo, ou diferença apenas perceptível (DAP), é um nível da escala de cinza. A magnitude de contraste, representada por um tom de cinza, depende do número de níveis de cinza, o qual depende do número de *bits* utilizado para representar o contraste no computador. Um *bit* pode ser considerado um comutador (interruptor) ou uma potência de dois. Oito *bits* combinam-se, para formar um *bite*. Uma "palavra" (*word*) no computador representa o número máximo de *bits* utilizado por vez; palavras com oito, 16 e 32 *bits* são comuns. O Quadro I.4 apresenta o número de *bits*, o número de tons de cinza e o contraste detectável mínimo para cada seleção de *bits*. Para obter uma resolução de contraste adequada, é preciso dedicar pelo menos oito *bits* ao contraste de sinal.

Ruído do Sistema

O ruído total de um sistema de imagem digital consiste em um ruído de quantização proveniente do conversor analógico-digital, ruído eletrônico na cadeia eletrônica de TV e ruído quântico causado pelas

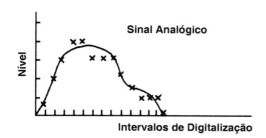

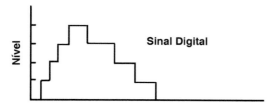

FIG. I.22 Sinal analógico, níveis de digitalização e sinal digital resultante.

QUADRO I.4 Bits, Tons de Cinza e Níveis de Contraste Detectáveis Mínimos

Bits	Tons de Cinza	Contraste Detectável Mínimo
4	16	6,25%
5	32	3,1%
6	64	1,6%
7	128	0,8%
8	256	0,4%

flutuações na entrada de raios X. O ruído eletrônico é expressado em termos da relação sinal:ruído, que é a relação entre o contraste do objeto e o ruído de fundo. Relações sinal:ruído de 500:1 ou 1.000:1 são típicas, o que significa que o ruído é, respectivamente, 0,002 ou 0,001 vez o sinal de entrada pleno.

Os erros de digitalização ocorrem porque o conversor analógico-digital atribui o valor de um sinal a um de dois tons de cinza adjacentes. O conversor analógico-digital não arredonda o valor analógico. O ruído quântico depende do número de fótons por pixel na entrada do intensificador de imagem, estando diretamente relacionado com a dose de radiação aplicada ao paciente. Em um sistema de imagem bem-projetado, o ruído de imagem é dominado pelo ruído quântico, o que assegura o uso mais eficiente da radiação, porque, se alguma outra parte do sistema de imagem for o principal fator contribuinte para o ruído, isso poderá significar que a dose aplicada ao paciente poderá ser reduzida sem modificação do ruído final.

Ruído, Dose Aplicada ao Paciente e Número de Tons de Cinza

Se o número de fótons por pixel não se modificar (ou seja, a dose aplicada ao paciente for constante), um aumento do número de tons de cinza resultará em redução da relação sinal:ruído, porque o mesmo número de fótons será espalhado por um número maior de tons de cinza. Para que a relação sinal:ruído se mantenha igual, a dose aplicada ao paciente deverá ser aumentada, quando o número de tons de cinza for aumentado.

Média Temporal

A média temporal reduz o ruído e melhora a relação sinal:ruído mediante a combinação dos sinais de vários quadros de TV usando a média dos sinais. O ruído diminui segundo a raiz quadrada do número de quadros usados na média. Embora a média temporal reduza o ruído quântico, esse método introduz incertezas por causa do movimento do paciente. A média temporal de vários quadros resulta em melhor resolução de contraste por causa da redução do ruído; todavia, haverá perda da resolução espacial, se o paciente se movimentar durante o intervalo de tempo em que se fizer a média.

Compressão de Dados

Os dados digitais podem ser transmitidos e armazenados em sua forma original ou comprimidos, para reduzir o tempo de transmissão e o espaço necessário ao seu armazenamento. A magnitude da compressão é expressa como uma relação entre o tamanho do arquivo de dados antes e depois da compressão. Por exemplo, uma relação de compressão de 30:1 resulta em um arquivo de dados 30 vezes menor que o original.

As técnicas de compressão sem perda (recuperável) não conseguem comprimir os dados mais que aproximadamente 3:1. As técnicas modernas de compressão de dados conseguem proporcionar relações de compressão de 30:1 sem perda de informações clinicamente significativas. A compressão recuperável ou sem perda consegue restaurar os dados originais; contudo, em muitos casos, informações não-importantes do ponto de vista diagnóstico são perdidas.

TOMOGRAFIA COMPUTADORIZADA

A TC produz imagens transversais do paciente em vez das sombras convencionais das imagens da radiografia simples. A Fig. I.23 mostra, de forma esquemática, o funcionamento de um *scanner* de TC. Estruturas sobrepostas, que podem gerar confusão e desvios, são eliminadas. Na TC, um feixe de raios X em leque, oriundo de uma fonte que gira em torno e atravessa o paciente, e a intensidade da transmissão de saída são monitorizados por uma série de detectores. Os *scanners* de TC espirais movem o paciente através do feixe de raios X, enquanto a ampola gira de forma contínua em torno do paciente. O feixe de raios X "corta uma fatia" de aproximadamente 10 mm de

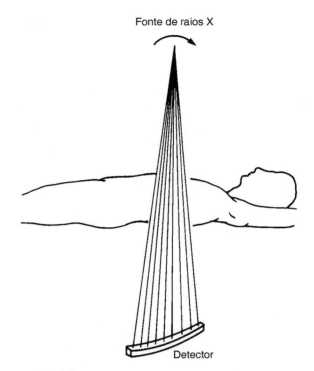

FIG. I.23 Visão esquemática da geometria da tomografia computadorizada.

espessura do paciente. A transmissão em qualquer ângulo pode ser utilizada para calcular o coeficiente de atenuação médio ao longo do comprimento do feixe de raios X. Por meio da medida da transmissão em muitos ângulos em torno do paciente, um complexo grupo de equações matemáticas pode ser usado para calcular e determinar o coeficiente de atenuação de massa de pequenos (cerca de $1 \times 1 \times 10$ mm) elementos de volume (voxel). A imagem transversal final é, então, formada por um valor da escala de cinza de cada voxel. Por motivos históricos e por conveniência, os coeficientes de atenuação são descritos em termos de unidades Hounsfield. Nessas unidades, os ossos e outros materiais densos são $+1.000$, enquanto a água é igual a 0, e o ar é igual a -1.000. A TC, como a radiografia digital, consegue separar a resolução espacial da resolução de contraste.

A matriz, ou o tamanho da memória, avalia o tamanho da memória do computador e quantos pixels podem ser armazenados nessa memória. Para um dado tamanho de quadro, o tamanho da memória e dos pixels é inversamente relacionado. Quando se armazena uma imagem de um determinado diâmetro, uma matriz maior consegue armazenar mais pixels, e cada pixel representa uma área menor do objeto. Da mesma forma, um campo de exploração de diâmetro menor resulta no mesmo número de pixels de imagem de um campo menor. Por conseguinte, um pixel representa uma área menor, com uma resolução correspondentemente melhor. A densidade, ou a resolução de contraste, depende diretamente do número de contagens feitas por pixel. A diferença das contagens por pixel entre duas áreas tem de ser maior do que as flutuações estatísticas (ruído quântico) das duas áreas, para que possam ser reconhecidas como distintas. De modo geral, o sinal precisa ser aproximadamente cinco vezes maior que o ruído de fundo ou circundante, para que um observador humano reconheça, de forma confiável, a diferença como real.

A densidade, ou a resolução de contraste, depende da dose de radiação e do tempo de exploração. À medida que aumenta a dose de radiação ou o tempo de exploração, o número de fótons coletados em cada pixel aumenta, e o ruído estatístico diminui, o que resulta em uma relação sinal:ruído aumentada ou em redução do sinal necessário para atingir a relação sinal:ruído apenas visível. Um aumento, do tamanho do pixel ou do tamanho do voxel (maior espessura do corte), resulta em mais contagens por pixel coletado e uma redução correspondente do ruído estatístico, o que resulta em melhor relação sinal:ruído, assim como em melhor resolução de contraste.

MAMOGRAFIA

Os sistemas mamográficos são empregados para visibilizar tecidos conjuntivos glandulares e fibrosos de baixo contraste individual e microcalcificações de até 0,1 mm de diâmetro. É necessária excelente resolução espacial e de contraste. A mamografia usa voltagens aplicadas na faixa de 25 a 40 kVp, e nessa faixa a maioria das interações é fotoelétrica, resultando em uma técnica de imagem de contraste muito elevado. Uma ampola de raios X com ânodo de molibdênio (Mo) e um filtro de Mo de 0,03 mm, operado a cerca de 30 kVp, produz um feixe de raios X cuja energia é discretamente menor que 20 quiloelétron-volts (keV). Algumas unidades têm a capacidade de gerar raios X com ânodos de Mo e ródio (Rh). O ânodo de Rh produz um feixe de energia discretamente mais elevado.

Os sistemas mamográficos modernos empregam um chassi a vácuo, para manter um *écran* intensificando os raios X contra o filme radiológico de emulsão única. As mamas sempre devem ser comprimidas durante a mamografia, porque isso reduz a espessura delas próximo à parede torácica, bem como a sua espessura global. A redução da espessura resulta em menos dispersão e melhor contraste. Grades especiais com baixa relação têm sido utilizadas com combinações de *écran*-filmes de alta velocidade, para produzir uma imagem com menos dispersão, melhor contraste e uma dose de radiação aceitável para o paciente. As doses típicas de radiação para os modernos sistemas mamográficos de *écran*-filme são 200 mrem por filme.

ULTRA-SONOGRAFIA DIAGNÓSTICA

A ultra-sonografia é constituída de aumentos e reduções da pressão com freqüência superior a 20.000 Hz (ciclos por segundo). Um transdutor converte a energia elétrica em energia ultra-sônica. A Fig. I.24 mostra um diagrama da pressão como função da distância em frente do transdutor. O comprimento de onda (λ) é a distância entre duas máximas ou mínimas correspondentes na onda de ultra-som. A freqüência (f) de uma onda de ultra-som consiste no número de ciclos que passam por um determinado ponto a cada segundo. O período de uma onda é o tempo necessário para um ciclo passar por um determinado ponto. A velocidade (v) de uma onda de ultra-som relaciona-se com sua freqüência e seu comprimento de onda de acordo com a seguinte equação:

$$v = f\lambda$$

Na ultra-sonografia em pulsos, um pulso ultra-sônico é enviado para o corpo, e o tempo de retorno de cada eco é medido. Esse tempo de retorno relaciona-se com a distância até a superfície refletora. Os reflexos ultra-sônicos são produzidos sempre que existe uma alteração na impedância acústica, Z, definida como

$$Z = \rho V$$

onde ρ é a densidade física em gramas por centímetro cúbico, e V é a velocidade do som em um determinado material em centímetros por segundo. A impedância acústica, Z, é medida em rayls.

A intensidade refletida (I_r) é igual à intensidade incidente (I_o) vezes o coeficiente de reflexão (R), calculada pela seguinte equação:

$$R = \left| \frac{Z_1 - Z_2}{Z_1 + Z_2} \right|^2 \qquad (9)$$

Os tecidos com grandes diferenças na impedância acústica (ou seja, densidade física ou velocidade) produzem reflexos de quase 100%. As interfaces tecido-ar e músculo-osso sempre proporcionam grandes reflexos. Um líquido de ligação precisa ser utilizado entre o transdutor ultra-sônico e a pele do paciente, para evitar 100% de reflexo a partir da interface transdutor-ar.

ULTRA-SONOGRAFIA DOPPLER

A ultra-sonografia Doppler usa o desvio de freqüência no feixe ultra-sônico refletido, para detectar e monitorar superfícies móveis e líquidos no corpo.

RESSONÂNCIA MAGNÉTICA

A Fig. I.25 apresenta os componentes essenciais de um sistema de RM. Um magneto cilíndrico com um diâmetro interno grande o suficiente para aceitar o corpo humano forma um campo magnético externo ao longo do eixo do corpo. As bobinas de gradiente adicionam um menor campo de identificação. O campo magnético externo, juntamente com o campo de gradiente, forma um campo magnético externo final, B_o. A bobina de radiofreqüência (RF) fornece potência suficiente para girar os *spins*, afastando-os do campo magnético externo. À medida que os *spins* recuam em direção ao campo magnético externo, emitem sinais de RF, que podem ser combinados para formar uma imagem. Dependendo das seqüências de pulso, a imagem consegue formar mapas da densidade dos prótons ou pode fornecer informações sobre os campos magnéticos locais dos *spins* nucleares. T1 é conhecido como o tempo de relaxamento da

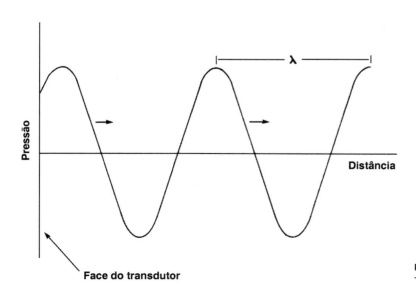

FIG. I.24 Distribuição de pressão na frente do transdutor de ultra--sonografia.

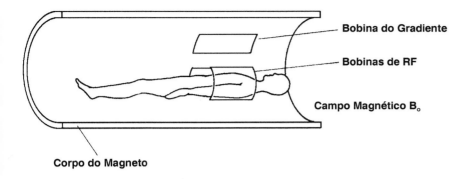

FIG. I.25 Ressonância magnética: visão esquemática de um paciente no interior de bobinas de campo magnético. B_o = campo magnético externo; bobina de RF = bobina de radiofreqüência.

rede de *spins*. De modo geral, nas imagens ponderadas em T1 os tecidos mostram-se mais escuros. Tecidos diferentes têm tempos diferentes em T1 e T2. As imagens formadas com informações T1 são mais ponderadas em direção à densidade dos prótons. T2 é denominada interação *spin-spin*. Mediante a variação da seqüência de pulso de RF, a imagem pode ser formada predominantemente por informações T1 ou por informações T2.

PROTEÇÃO CONTRA RADIAÇÃO

Existem três maneiras de reduzir a exposição à radiação:
1. reduzir o tempo de exposição;
2. aumentar a distância da fonte de radiação;
3. colocar blindagem contra radiação entre o indivíduo e a fonte de radiação.

A dose permissível máxima para profissionais que lidam com radiação é apresentada no Quadro I.5 tanto em unidades do SI como em unidades convencionais. Todas as instituições médicas precisam obedecer aos princípios de ALARA (*as low as reasonably achievable*, ou seja, tão baixo quanto for razoavelmente exeqüível). Os valores no Quadro I.5 devem ser considerados valores máximos, e a exposição à radiação deve ser reduzida ao nível mais baixo possível (ALARA). Os valores no Quadro I.5 são para exposições outras que não as relacionadas a intervenções médicas e ambientais. As doses de radiação para profissionais que não lidam com radiação são limitadas a menos de 5 mSv/ano (500 mrem/ano). A recomendação para as gestantes é limitar a dose fetal durante a gestação para não mais de 5 mSv (500 mrem).

Detectores de Radiação

Os detectores preenchidos por gás aplicam uma voltagem através de um espaço preenchido por gás e coletam todos os íons formados pela radiação na região. Em energias aplicadas de algumas centenas de volts, todos os íons podem ser coletados em uma câmara de ionização. Em um contador Geiger-Müller, que utiliza uma voltagem mais alta (aproximadamente 1.500 V), os elétrons ganham energia suficiente para produzir ionizações secundárias e um sinal de saída maior. Esse tipo de contador tem sensibilidade muito elevada e pode ser empregado para inspecionar as regiões à procura de material radioativo perdido ou extravasado.

Dosímetros Termoluminescentes

Os dosímetros termoluminescentes sofrem modificações em suas estruturas cristalinas, quando irradiados. Os elétrons forma-dos pela radiação ionizante são capturados em "armadilhas" no cristal e ali mantidos até o cristal estar aquecido a mais de 200°C. O aquecimento do cristal libera a energia aprisionada, que aparece como luz visível. A quantidade de luz liberada é uma medida da dose de radiação.

Detectores de Cintilação

Os detectores de cintilação liberam luz imediatamente, quando atingidos por fótons de raios X, não precisando estar aquecidos. Iodeto de sódio (NaI), iodeto de césio (CsI) e germinato de bismuto (BGO) são os cristais de cintilação comumente utilizados. O cristal de cintilação é conectado a um tubo fotomultiplicador, que converte a luz proveniente do cristal em um sinal elétrico. Os cristais de cintilação são utilizados em *scanners* de TC.

Fatores de Risco em Radiologia Diagnóstica

A radiação provoca tanto efeitos somáticos como genéticos. Os efeitos somáticos a longo prazo incluem a indução de câncer ou leucemia e a produção de catarata. Os dados a respeito dos efeitos de baixas doses de radiação foram obtidos a partir da extrapolação das estimativas de dados sobre doses altas de radiação. Existe alguma controvérsia em relação à melhor maneira de extrapolar os dados referentes a doses altas de radiação para a região de interesse que recebe doses baixas de radiação em radiologia diagnóstica. O método quadrático linear parece ser melhor para os dados de animais, porém a hipótese linear é mais conservadora e tem sido utilizada para estabelecer limites e fazer estimativas dos efeitos da radiação. A extrapolação linear provavelmente superestima o número de cânceres e leucemias induzidos por rad. O Quadro I.6 apresenta os valores típicos das doses efetivas de alguns exames radiológicos comuns.

Quadro I.6 Valores Típicos de Doses Efetivas em Exames Diagnósticos Comuns

Exame	Dose Efetiva (mrem)
Odontológico	2
Tórax	10
Crânio	40
Coluna cervical	50
Colecistograma	70
Urografia excretora	120
Coluna lombar	130
TC da cabeça	200
Coluna torácica	240
Radiografia simples do abdome	450
Mamografia	450
Seriografia esôfago-estômago-duodeno (SEED)	750
Enema baritado (clister opaco)[a]	1.100

[a]Inclui a fluoroscopia.

Quadro I.5 Doses Máximas Permissíveis para Profissionais que Lidam com Radiação

Parte do Corpo	Limite Anual
Corpo inteiro	50 mSv (5 rem)
Olhos	500 mSv (50 rem)
Mãos ou pés	150 mSv (15 rem)

LEITURAS SELECIONADAS

Bushong SC: Radiologic Science for Technologists: Physics, Biology, and Protection, 6th ed. St. Louis, Mosby–Year Book, 1997

Curry TS, Dowdy JE, Murry RC: Christensen's Introduction to the Physics of Diagnostic Radiology. Philadelphia, Lea & Febiger, 1984

Hendy WR: Medical Radiation Physics. Chicago, Year Book Medical Publishers, 1979

Johns HE, Cunningham JR: The Physics of Radiology. Springfield, IL, Charles C Thomas, 1978

Mettler FA, Moseley RD: Medical Effects of Ionizing Radiation. New York, Grune & Stratton, 1985

SEÇÃO I
O Sistema Ósseo

CAPÍTULO 1

Introdução à Radiologia Óssea e ao Crescimento Ósseo

Lee F. Rogers

O exame radiológico é fundamental para o diagnóstico de muitas anormalidades esqueléticas. É essencial que cada osso seja totalmente examinado, inclusive o córtex, o canal medular (osso esponjoso) e as extremidades articulares. A posição e o alinhamento das articulações devem ser determinados. Nas crianças, é preciso examinar a epífise e a linha epifisária (fise), assim como os tecidos moles.

A obliteração das linhas normais dos tecidos moles e a existência de derrame articular são muito importantes. Numa afecção, é necessário determinar se o processo se limita a um único osso, à articulação, ou se múltiplos ossos ou articulações estão envolvidos. Também deve-se considerar a distribuição da afecção. A existência e o tipo de destruição e remodelação óssea, o aspecto das bordas ou margens da lesão, bem como a existência ou não de lesão cortical e reação periosteal também são aspectos importantes. Os achados radiológicos devem ser correlacionados com a história clínica, a idade e o sexo do paciente, de modo a se chegar a um diagnóstico lógico. Algumas vezes, o diagnóstico é imediato, mas, em outros casos, pode-se apenas levantar um diagnóstico diferencial.

CINTIGRAFIA ÓSSEA

A cintigrafia óssea é um exame complementar valioso da radiografia simples (Fig. 1.1).[1] Os radionuclídeos com afinidade pelos ossos são captados por áreas com aumento da remodelação óssea, o que ocorre normalmente na placa de crescimento de crianças e em locais anormais em tumores, processos infecciosos e fraturas; em locais de formação óssea reativa na artrite e na periostite de qualquer etiologia. Os polifosfatos marcados com tecnécio 99m (Tc^{99m}) são os radiofármacos mais empregados, sobretudo o metildifosfonato de tecnécio 99m (MDP-Tc^{99m}). Quinze a 20 milicuries (mCi) são injetados por via intravenosa, e uma cintigrafia é tirada duas horas depois. Como a dose corporal total é de 0,009 rad/mCi, a dose absorvida de radiação é muito baixa. O agente é excretado pelos rins e fica coletado na bexiga. O órgão-alvo (ou seja, o órgão que recebe a maior dose) é a parede vesical, exposta a aproximadamente 0,275 rad/mCi. A cintigrafia óssea é mais sensível para áreas de renovação e destruição ósseas aumentadas do que as radiografias simples ou a tomografia. A cintigrafia óssea pode ser positiva apesar das radiografias normais (ou seja, muito antes de as radiografias se tornarem anormais). Não obstante, a cintigrafia óssea é menos específica que as radiografias. Áreas de atividade aumentada são detectadas; contudo, a causa desse aumento não pode, freqüentemente, ser estabelecida com certeza, tornando-se necessária a correlação entre as radiografias simples, a tomografia computadorizada (TC) ou a ressonância magnética (RM), para estabelecer o diagnóstico correto.

TOMOGRAFIA COMPUTADORIZADA

A TC é vantajosa na avaliação do esqueleto: permite a visibilização das estruturas adjacentes dos tecidos moles, além da medular óssea. As posições das estruturas vasculares podem ser determinadas pelo uso de meios de contraste. A TC tem a vantagem adicional de ser mais sensível na detecção de lesão osteolítica do que as radiografias simples ou a tomografia convencional. As imagens da TC são adquiridas no plano axial ou, até mesmo, nos planos coronal e sagital, com reconstrução da imagem. Todavia, a reconstrução da imagem degrada a imagem. A janela das partes moles permite a visibilização das partes moles circundantes, mas é inadequada para o esqueleto ósseo (Fig. 1.2A). A janela óssea é que permite a avaliação dos ossos, tanto da medular como da cortical (Fig. 1.2B).

RESSONÂNCIA MAGNÉTICA

A RM é muito útil na avaliação do esqueleto, sobretudo para a detecção e avaliação dos distúrbios articulares, tumores, processos infecciosos, infarto ósseo e necrose isquêmica.[2,9] Como a imagem depende da presença de hidrogênio, abundante na gordura medular, a RM visibiliza muito bem a medular óssea. Todavia, o teor de hidrogênio do osso cortical é muito baixo e, por isso, a RM não é tão sensível como a TC na avaliação da cortical óssea. A cortical óssea apresenta hipossinal, contrastando com o hipersinal da medular. Da mesma forma, ligamentos, meniscos e tendões também têm hipossinal e são visibilizados como estruturas com hipossinal, estando, com freqüência, circundados por uma camada de gordura que os torna facilmente evidentes. A RM tem a vantagem adicional de mostrar a anatomia em qualquer plano, inclusive nos planos coronal e sagital, obviamente vantajosos para a avaliação das anormalidades ósseas e suas correlações com os tecidos moles circundantes (Fig. 1.3). A discriminação entre diferentes afecções e tecidos pode ser otimizada pela variação dos parâmetros técnicos usados no exame. Além disso, as estruturas vasculares são visibilizadas claramente sem injeção de meio de contraste.

MATURAÇÃO E CRESCIMENTO DO ESQUELETO

Ossificação do Esqueleto

O processo de formação óssea na cartilagem, conhecido como *ossificação endocondral*, promove o crescimento longitudinal dos ossos, alguns dos quais formados na membrana por um processo conhecido

---

L. F. Rogers: Department of Radiology, Wake Forest University School of Medicine, Winston-Salem, North Carolina 27157.

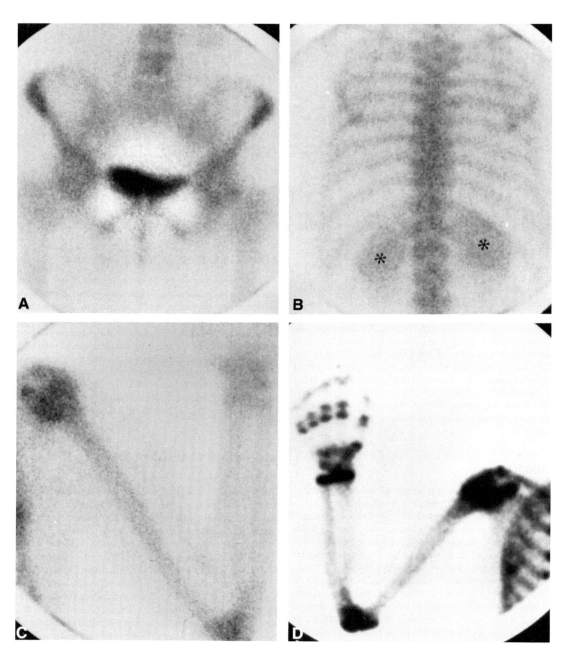

FIG. 1.1 Cintigrafia óssea normal. **A:** Cintigrafia óssea normal de uma mulher de 23 anos de idade. Visão anterior da pelve. Os ossos da pelve, da coluna lombar e das porções proximais dos fêmures são visibilizados, embora maldefinidos. A hiperconcentração encontra-se na bexiga. **B:** Visão posterior da coluna toracolombar. As escápulas, as vértebras e os arcos costais são visibilizados. A hiperconcentração é identificada nos rins (*asterisco*). **C:** Visão anterior do membro superior esquerdo. O úmero, a ulna, o rádio e os ossos das mãos são identificados com hiperconcentração difusa no carpo. **D:** Cintigrafia óssea normal do membro superior direito de uma menina de 10 anos de idade. Observe a faixa de hiperconcentração na região das placas de crescimento, especialmente na porção distal do rádio e da ulna, nos metacarpos e nas falanges proximais.

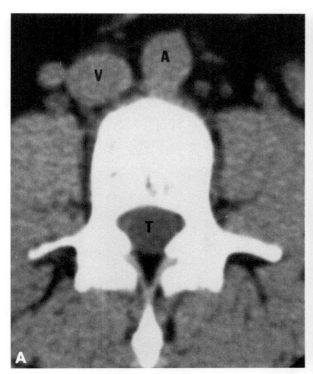 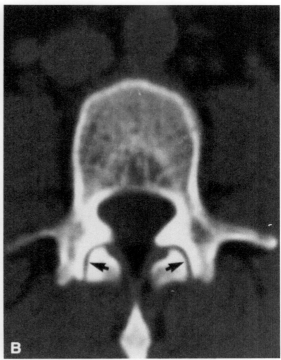

FIG. 1.2 TC da terceira vértebra lombar. **A:** A janela das partes moles define os músculos paravertebrais, a aorta (A), a veia cava (V) e o saco dural (T), bem como o seu conteúdo. **B:** Janela óssea. Trata-se do mesmo corte mostrado na Fig. 1.2A. A cortical e a porção medular do corpo vertebral são facilmente identificadas. Observe a cortical dos pedículos e dos processos transversos. Na janela óssea, as articulações interapofisárias (setas) são identificadas, o que não era possível na janela das partes moles mostrada na Fig. 1.2A.

como *formação óssea membranosa*. Os ossos da abóbada craniana são o principal exemplo desse tipo de processo. A ossificação ocorre tanto na cartilagem como na membrana na mandíbula e na clavícula. Os ossos longos crescem no diâmetro transverso pela formação óssea nas células osteogênicas da camada interna do periósteo, o que pode ser considerado um tipo de formação óssea membranosa.

Por ocasião do nascimento, as diáfises dos ossos longos apresentam-se ossificadas; contudo, as epífises, com algumas exceções, consistem em massas de cartilagem, a qual é relativamente radiotransparente em comparação com o osso e tem a mesma densidade dos tecidos moles nas radiografias convencionais. Assim, por ocasião do nascimento, as extremidades dos ossos são separadas por espaços radiotransparentes que representam as epífises cartilaginosas. Em épocas variáveis após o nascimento, um ou mais centros de ossificação surgem nas epífises (os centros de ossificação). Existem exceções nas epífises da porção distal do fêmur e da porção proximal da tíbia, onde os centros de ossificação surgem durante os últimos dois meses de vida intra-uterina. Os ossos tubulares curtos são semelhantes aos ossos longos, exceto pelo fato de que apresentam epífise em uma única extremidade. Os ossos carpianos são cartilaginosos por ocasião do nascimento. No tarso, os centros de ossificação são encontrados no calcâneo, no cubóide e no tálus. Os outros ossos do tarso são cartilaginosos. Três centros de ossificação são encontrados em cada vértebra, um no corpo e dois no arco. Pouco depois do nascimento, as duas metades das lâminas se fundem. A união dos arcos com os corpos das vértebras começa aos três anos de idade e se completa em torno dos sete anos de idade. Os ossos cranianos mostram-se ossificados por ocasião do nascimento, embora permaneçam separados por suturas de tecido fibroso. Os ossos da pelve são presentes, mas se encontram separados por placas cartilaginosas, a cartilagem em forma de Y do acetábulo.

Os centros epifisários de ossificação, na porção distal do fêmur e na porção proximal da tíbia, podem ser utilizados como indicadores da maturidade fetal. Antes eram tiradas radiografias do abdome da mãe para a visibilização desses centros de ossificação que forneciam evidências de maturidade fetal durante o último mês de gestação, antes da indução do trabalho de parto ou da realização de uma cesárea. Atualmente, a maturidade fetal é determinada por ultra-sonografias (US).[7,10] Como a ultra-sonografia não utiliza radiação ionizante, pode ser realizada durante toda a gravidez, tratando-se de um método seguro, acurado e isento de efeitos colaterais.

Após o aparecimento de um centro epifisário de ossificação no centro (ou perto do centro) de uma epífise, este aumenta gradativamente e adota a forma característica para o osso em questão (Fig. 1.4). Em algumas áreas, há mais de um centro de ossificação, como, por exemplo, na porção distal do úmero, aparecendo em épocas diferentes e acabando por se fundir. A epífise ossificada permanece separada da diáfise por uma placa ou disco de cartilagem conhecido como placa epifisária, placa de crescimento ou fise. A placa epifisária torna-se cada vez mais fina, à medida que o crescimento prossegue, até que finalmente se ossifica, a epífise funde-se com a diáfise, e o crescimento no sentido longitudinal se completa.

A época em que os vários centros epifisários de ossificação aparecem constitui um bom indicador da idade esquelética durante os primeiros anos de vida.[1,5,9] Da mesma forma, a época da fusão das epífises pode ser utilizada como indicador da idade esquelética durante o final da adolescência.

A extremidade alargada de um osso é denominada metáfise, e a porção média tubular do osso, diáfise (Fig. 1.5). Entre a metáfise e a epífise, fica a fise ou placa de crescimento cartilaginoso, que consiste em quatro zonas distintas: a zona de repouso, a zona proliferativa, a zona hipertrófica e a zona de calcificação provisória. Na zona de calcificação provisória, os sais minerais são temporariamente depositados em torno das células de cartilagem em degeneração. Subseqüentemente, os vasos sangüíneos crescem para dentro das lacunas deixadas pelas células degeneradas, trazendo com eles osteo-blastos — células especializadas do tecido conjuntivo cuja principal função é a produção de osteóide, matriz orgânica na qual os sais minerais são depositados, para formar os ossos. O osteóide é relativamente radiotransparente e, quando presente em grande quantidade, o osso parece mais radiotransparente que o normal. À medida que o osteóide é formado, a zona de calcificação provisória é substituída por osso trabecular.

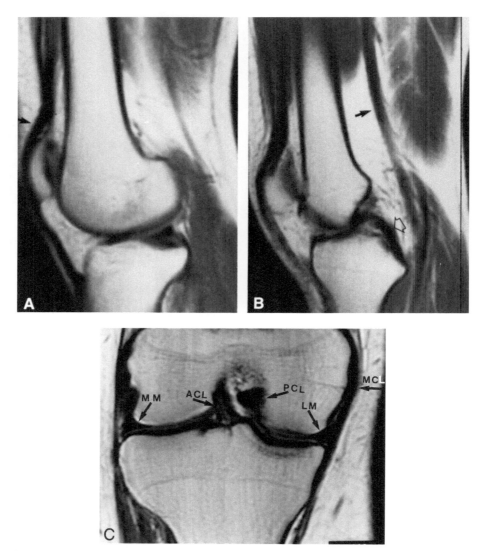

FIG. 1.3 Ressonância magnética do joelho. **A** e **B** no plano sagital, **C** no plano coronal. **A:** Observe as linhas de hipossinal da cortical e o hipersinal da medular óssea. O músculo é definido como uma densidade intermediária estriada. A gordura subcutânea e o coxim infrapatelar exibem um hipersinal por causa do alto teor de hidrogênio na gordura. O tendão do quadríceps é facilmente identificado (*seta*). **B:** Corte sagital obtido mais medialmente revela a artéria poplítea (*seta*) e o ligamento cruzado posterior (*seta aberta*). **C**: Corte coronal (imagem com densidade de prótons) mostrando os meniscos medial (MM) e lateral (LM), o ligamento colateral medial (MCL) e os ligamentos cruzados anterior (ACL) e posterior (PCL).

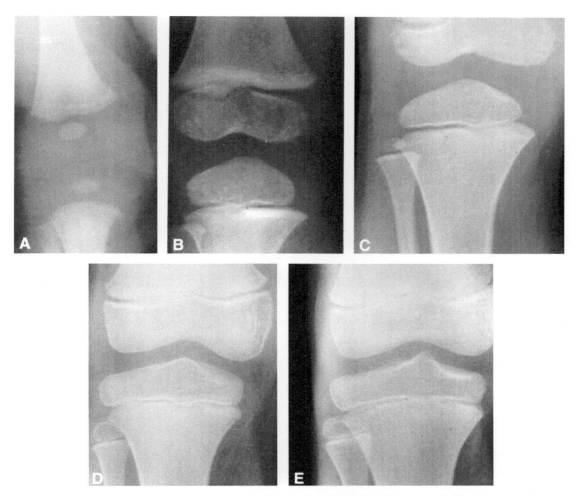

FIG. 1.4 Seqüência de ossificação normal do joelho. **A:** Criança com um ano de vida. As epífises são basicamente cartilaginosas, embora existam pequenos centros de ossificação no fêmur e na tíbia. **B:** Criança de dois anos de idade. Os centros de ossificação aumentaram bastante. A zona de calcificação provisória produz as largas linhas transversais nas metáfises. Observe a irregularidade normal da borda medial da epífise distal do fêmur. **C:** Criança de cinco anos de idade. As epífises desenvolveram-se até o ponto em que as extremidades dos ossos se assemelham às de um adulto. Ainda existe uma placa cartilaginosa (denominada *fise, linha epifisária* ou *placa de crescimento*) entre a epífise e a metáfise. **D:** Criança de oito anos de idade. A linha epifisária ainda é visível, e os côndilos femorais têm uma configuração semelhante à do adulto. **E:** Criança de 10 anos de idade. Existe ossificação adicional na fise (linha epifisária). O crescimento longitudinal continua até a epífise fundir-se com a metáfise e a fise desaparecer.

É comum o achado de uma ou mais linhas finas opacas cruzando a diáfise próximo de suas extremidades, sendo denominadas comumente "linhas do crescimento" e, embora existam outras causas para o seu aparecimento, na maioria dos casos elas representam, provavelmente, uma interrupção temporária da ossificação apropriada, desencadeada por um ou mais episódios de doença sistêmica.

Maturação Esquelética

A determinação radiológica da idade óssea é valiosa na determinação da idade fisiológica e do potencial de crescimento, bem como na previsão da altura, quando adulto.[4,11] As discrepâncias entre a idade fisiológica (segundo a maturidade do esqueleto) e a idade cronológica são importantes do ponto de vista clínico. As moléstias da infância e os distúrbios que provocam anormalidades do crescimento provocam diferenças entre a idade óssea e a idade cronológica. A deficiência de hormônio do crescimento (GH) e de hormônios tireóideos causa o retardo da idade óssea mais grave. Condições, como tireotoxicose, puberdade precoce e, até mesmo, a obesidade, avançam a idade óssea.

O método mais conhecido e aceito de determinar a idade óssea esquelética ou a maturação esquelética é o de Greulich e Pyle, descrito em seu livro *Radiographic Atlas of Skeletal Development of the Hand and Wrist*.[5] Esse método é valioso sobretudo para pacientes com mais de dois anos de idade. A acurácia do referido método para a população norte-americana é tal que sua utilização como único método de avaliação é suficiente na maioria dos casos. A determinação da idade óssea baseia-se na comparação de radiografias padronizadas para a faixa etária e o sexo.[3,6,8] A estimativa da idade óssea fundamenta-se na existência ou não de centros de ossificação e na configuração deles

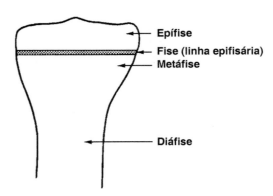

FIG. 1.5 Divisões anatômicas normais da extremidade de um típico osso em crescimento.

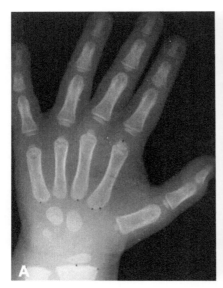 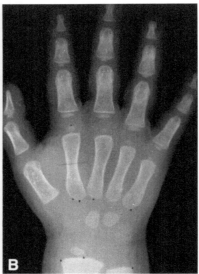

FIG. 1.6 A: Mão de uma menina normal com dois anos de idade. **B**: Mão de um menino normal com dois anos de idade. As diferenças no aspecto dos ossos são sutis nessa idade. Observe que os centros de ossificação epifisários nas falanges proximais e na porção distal da menina (**A**) são maiores que os da epífise correspondente do menino (**B**). Os centros de ossificação epifisários são visibilizados na falange distal do terceiro e do quarto quirodáctilos da menina, mas não no menino.

(Figs. 1.6 e 1.7). A acurácia do método pode ser incrementada pelo exame meticuloso dos detalhes. Como regra geral, os centros metacarpianos e metatársicos correlacionam-se com a idade cronológica de forma mais acurada do que o fazem os centros de ossificação do carpo. O aspecto dos centros do carpo é mais variável do que o dos metacarpos ou das falanges, sendo aqueles mais afetados por distúrbios congênitos.[11]

O aparecimento e a época da fusão dos vários centros de ossificação na mão, no punho e em outros ossos são descritos nos Quadros 1.1 e 1.2.

A maturação esquelética é determinada, em parte, pela idade cronológica e o sexo do indivíduo. Como as meninas tendem a amadurecer mais rápido que os meninos, é obrigatória a utilização de parâmetros apropriados ao sexo. Além disso, existem diferenças étnicas e raciais claras na maturação esquelética. Os parâmetros desenvolvidos para as crianças norte-americanas não são aplicáveis a crianças inglesas ou européias. De modo geral, a maturação esquelética das crianças norte-americanas negras supera a das crianças norte-americanas brancas em aproximadamente 0,5 desvio padrão em cada local investigado. Essa diferença racial é encontrada tanto em meninos como em meninas.

Antes dos nove anos de idade, as alterações no aspecto dos centros de ossificação da mão são mínimas, sendo difícil a determinação, com acurácia suficiente, da idade esquelética pelo método de Greulich e Pyle. Os padrões descritos por Garn e colaboradores[4] são valiosos em lactentes e crianças pequenas. Esses parâmetros são fundamentados nas épocas de aparecimento dos vários centros de ossificação. A Fig. 1.8 mostra

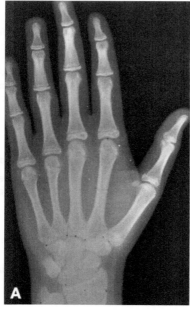 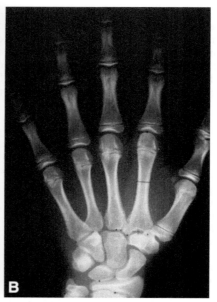

FIG. 1.7 A: Mão de uma menina normal com 13 anos e meio de idade. **B**: Mão de um menino normal com 13 anos e meio de idade. As principais diferenças estão na largura das placas epifisárias, no tamanho relativo dos centros de ossificação nos carpos, bem como na configuração das epífises. Observe que em **A** existe fusão quase completa da epífise proximal do primeiro metacarpo e da epífise distal do segundo e do terceiro metacarpos. Compare com a epífise correspondente do menino (**B**).

INTRODUÇÃO À RADIOLOGIA ÓSSEA E AO CRESCIMENTO ÓSSEO   23

QUADRO 1.1 Época de Ossificação (Mulheres)

Centros Existentes	Mão e Punho	Fusão (em anos)	Outros Ossos	Fusão (em anos)
Ao nascimento	Capitato (do nascimento ao terceiro mês de vida)		Porção distal do fêmur	17
	Hamato (do nascimento ao terceiro mês de vida)		Porção proximal da tíbia	16 a 17
			Porção proximal do úmero (ocasionalmente)	17½ a 20
			Calcâneo	
			Tálus	
			Cubóide	
Final do primeiro ano de vida	Falanges proximais II, III, IV	15	Coracóide, escápula	14 a 16
	Metacarpos II, III	15	Capítulo	14 a 15
	Porção distal do rádio (nove a 12 meses)	17	Porção proximal do fêmur (um a seis meses)	16 a 17
			Porção distal da tíbia (um a sete meses)	16 a 17
			Porção distal da fíbula (um a sete meses)	15½ a 17
			Cuneiforme III (três meses)	
Final do segundo ano de vida	Piramidal (18 a 24 meses)*		Metatarsos	17 a 20
	Falanges proximais I, V	15	Falanges proximais, pododáctilos (um a dois anos e meio)	18
	Falanges médias II, III, IV	14½	Falanges médias, pododáctilos (meio a dois anos e meio)	18
	Falanges distais I, III, IV, V	13½		
	Metacarpos I, IV, V	15		
Final do terceiro ano de vida	Falange distal II	13½	Porção proximal da fíbula (dois a quatro anos)	17½ a 20
	Falange média V	15	Cuneiforme I, II (meio a dois anos e meio)	
	Semilunar (30 a 36 meses)		Navicular (um a três anos)	
			Falanges distais, pododáctilos (um e meio a quatro anos)	18
			Trocânter maior (um e meio a três anos)	16
Final do quarto ano de vida	Trapézio (36 a 42 meses)*		Epicôndilo medial do úmero (dois a cinco anos)	20
	Trapezóide (42 a 50 meses)*			
	Escafóide (42 a 50 meses)*		Patela (dois a três anos e meio)	
Final do sexto ano de vida	Porção distal da ulna	16½	Porção proximal do rádio (três a cinco anos e meio)	14 a 15
Final do oitavo ano de vida	Pisiforme (variável e não-confiável)		Tróclea do úmero (sete a nove anos)	14
			Apófise do calcâneo (cinco a 12 anos)	12 a 22
Final do 10.° ano de vida			Trocânter menor (nove a 14 anos)	16
			Tuberosidade da tíbia (10 a 13 anos)	19
			Olécrano (oito a 11 anos)	14 a 15
Final do 13.° ano de vida			Epicôndilo lateral, úmero (11 a 14 anos)	20
Final do 15.° ano de vida			Borda interna da escápula	20
			Centros secundários da pelve	21+
Final do 17.° ano de vida			Extremidade medial da clavícula	25

Os números entre parênteses indicam a faixa de variação normal no período de surgimento.
*Faixa habitual, embora bastante variável.

os centros de valor preditivo máximo e classifica-os segundo o maior valor de correlação (meninos e meninas).

O método de Kuhns e Finnstrom é valioso para os prematuros e recém-nascidos.[9]

Previsão da Altura do Adulto

De modo geral, o fator mais importante na determinação da altura de uma pessoa na vida adulta é a altura dos seus genitores (altura parental). A maturidade de um indivíduo não deve ser confundida com o tamanho ou altura deste indivíduo. O grau relativo de depressão ou aceleração da maturação esquelética é comparado com a altura atual, para prever a altura final. Se a maturação esquelética estiver avançada, e a altura atual for normal, o indivíduo acabará sendo baixo. Se a maturação for retardada, e a altura atual for normal, o indivíduo acabará sendo mais alto que o normal.

Muitos métodos já foram desenvolvidos, para prever a altura de um adulto.[5,12] Os parâmetros foram fundamentados, sobretudo, no crescimento de crianças normais cujas alturas recaem na faixa relativamente restrita de cada lado da estatura normal ou média. Na prática clínica, a criança muito alta ou muito baixa é a que precisa, mais freqüentemente, de uma previsão. Nesses casos, tais parâmetros mostram ter confiabilidade limitada. Quanto maior a idade cronológica, mais acurada é a previsão. Em algumas situações, não é possível prever, com a acurácia desejada, a provável altura que uma criança pequena deverá atingir na vida adulta.

Greulich e Pyle reproduziram as tabelas de Bayley e Pinneau para a previsão da altura adulta, usando a idade esquelética (conforme os parâmetros de Greulich e Pyle Hand), bem como a altura e a idade cronológica,[5] que é razoavelmente considerado como padrão norte-americano.

Distúrbios do Crescimento e da Maturação do Esqueleto

A relação entre as glândulas endócrinas e o crescimento e a maturação do esqueleto é muito importante. O exame radiológico do esqueleto

QUADRO 1.2 Época de Ossificação (Homens)

Centros Existentes	Mão e Punho	Fusão (em anos)	Outros Ossos	Fusão (em anos)
No nascimento	Capitato (do nascimento ao terceiro mês de vida)		Porção distal do fêmur	18 a 19
	Hamato (do nascimento ao terceiro mês de vida)		Porção proximal da tíbia	18 a 19
			Porção proximal do úmero (ocasionalmente)	21
			Calcâneo	
			Tálus	
			Cubóide	
Final do primeiro ano de vida	Porção distal do rádio (12 a 15 meses)	18	Coracóide, escápula	14 a 16
			Capítulo, úmero	14 a 15
			Porção proximal do fêmur (dois a oito meses)	18
			Porção distal da tíbia (um a sete meses)	17½ a 19
			Porção distal da fíbula (um a sete meses)	17½ a 19
			Cuneiforme III (seis meses)	
Final do segundo ano de vida	Falanges proximais II, III, IV, V	17	Falanges proximais, pododáctilos (um a dois anos e meio)	17 a 18
	Falanges médias III, IV	16 a 17		
	Falange distal I	15		
	Falanges distais III, IV	15½		
	Metacarpos II, III, IV	17		
Final do terceiro ano de vida	Piramidal (24 a 36 meses)*		Metatarsos	18 a 20
	Falange média II	16	Falanges médias, pododáctilos (um a quatro anos)	18
	Falange proximal I	17	Cuneiforme I, II (um a três anos e meio)	
	Metacarpo I	15½		
	Metacarpo V	17		
	Semilunar (24 a 36 meses)			
Final do quarto ano de vida	Falange média V	16	Trocânter maior (dois e meio a quatro anos)	16
	Falanges distais II, V	15½	Porção proximal da fíbula (dois e meio a cinco anos)	19
	Trapézio (40 a 48 meses)*		Navicular (um e meio a cinco anos e meio)	
Final do sexto ano de vida	Trapezóide (60 a 66 meses)*		Epicôndilo medial (cinco a sete anos)	20
	Escafóide (60 a 66 meses)*		Patela (dois e meio a seis anos)	
	Porção distal da ulna (60 a 66 meses)	17½	Falanges distais, artelhos (três e meio a seis anos e meio)	18
			Porção proximal do rádio (três a cinco anos e meio)	15
Final do oitavo ano de vida	Pisiforme (variável e não-confiável)		Tróclea do úmero (sete a nove anos)	14
Final do 10.º ano de vida			Trocânter menor (nove a 13 anos)	16
			Olécrano (oito a 11 anos)	14 a 15
			Apófise do calcâneo (cinco a 12 anos)	12 a 22
Final do 13.º ano de vida			Tuberosidade da tíbia (10 a 13 anos)	19
			Epicôndilo lateral, úmero (11 a 14 anos)	20
Final do 15.º ano de vida			Centros secundários da pelve	21 +
			Borda interna da escápula	18 a 20
Final do 17.º ano de vida			Extremidade medial da clavícula	25

Os números entre parênteses indicam a faixa de variação normal no período de surgimento.
*Faixa habitual, contudo bastante variável.

em crescimento pode fornecer informações valiosas a respeito dos distúrbios tiroideanos, hipofisários e gonadais. O retardo do aparecimento ou a fusão ou o retardo dos centros epifisários podem resultar de deficiência da secreção de uma ou mais dessas glândulas, enquanto a hipersecreção pode acelerar tais processos. O Cap. 6 descreve outros achados radiológicos além das alterações na maturidade do esqueleto em cada uma das referidas condições.

A aceleração ou a desaceleração do crescimento podem ser generalizadas e envolver todos os centros de ossificação, ou ser focais e limitadas a um centro de ossificação.

A aceleração generalizada da maturação esquelética é, em geral, associada a desenvolvimento e puberdade precoces. Entre as condições nas quais isso ocorre, encontram-se a síndrome de Albright, o tumor das células da camada granulosa do ovário e a hiperfunção do córtex supra-renal na infância.

Síndrome de Albright. Consiste em lesões ósseas generalizadas de displasia fibrosa e áreas pigmentadas (manchas café-com-leite). Nas meninas, ocorrem desenvolvimento sexual precoce, crescimento esquelético rápido e fusão precoce das epífises. Como conseqüência, as meninas costumam apresentar um certo nanismo. De modo geral, essas alterações não ocorrem nos meninos.

Tumor das Células da Camada Granulosa do Ovário. O tumor das células da camada granulosa do ovário promove puberdade precoce, e o esqueleto responde com o fechamento precoce das epífises.

Hiperfunção do Córtex Supra-renal na Infância. A hiperfunção do córtex supra-renal pode afetar os meninos, assim como as meninas. Nas

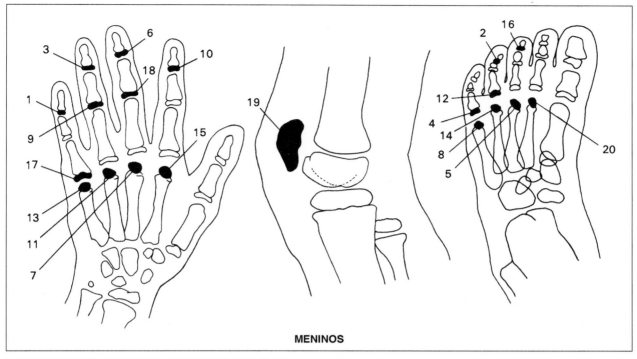

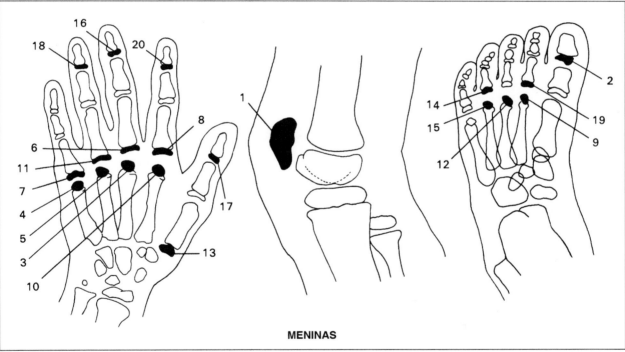

FIG. 1.8 Valores preditivos de vários centros de ossificação. Os centros em preto têm o valor preditivo mais alto. Os números representam a ordem de valor preditivo desses centros.[4] (Garn SM: *Medical Radiography and Photography. Radiography Markets.* Rochester, New York, Eastman Kodak Company, 1967. Com permissão de Stanley M. Garn, Ph.D.)

meninas, provoca virilismo, enquanto nos garotos promove a intensificação das características sexuais secundárias e puberdade precoce. As epífises fundem-se prematuramente, e os pacientes tendem a ser anões.

Além disso, já foram descritas várias síndromes raras nas quais ocorre a maturação acelerada do esqueleto. A maioria das pessoas afetadas apresenta múltiplos defeitos, tais como anormalidades faciais, inadequação motora e deficiência mental.

O retardo generalizado da maturação do esqueleto pode ser decorrente da hipofunção das gônadas, da hipófise ou da tiróide. O retardo da maturação também ocorre em associação com graves cardiopatias cianóticas, deficiências nutricionais e numerosas enfermidades crônicas, inclusive doenças renais e doença celíaca.

De modo geral, são os aumentos focais da maturação causados pelo aumento do suprimento sangüíneo ou hiperemia local, associado a artrite reumatóide, artrite tuberculosa, hemofilia ou fraturas em fase de consolidação adjacentes a articulações. Reduções focais da maturação podem ocorrer após processos infecciosos, hipotermia, radioterapia ou traumatismo, e, sobretudo, separações epifisárias. Todos esses processos comprometem o potencial de crescimento da fise, seja pela destruição das células em repouso, seja pelo comprometimento do suprimento sangüíneo, e a conseqüência é a interrupção do crescimento. O fechamento precoce da epífise também pode ser decorrente de infartos ósseos, sobretudo na doença falciforme.

REFERÊNCIAS

1. Buckler JHM: How to make the most of bone ages. Arch Dis Child 58:761, 1983
2. Ehman RL, Berquist TH, McLeod RA: MR imaging of the musculoskeletal system: A 5-year appraisal. Radiology 166:313, 1988
3. Frisch H, Riedl S, Waldhoer T: Computer aided estimation of skeletal age evaluations by the method of Greulich-Pyle and Tanner-Whitehouse. Pediatr Radiol 26:226, 1996
4. Garn SM: Neuhauser lecture: Contributions of the radiographic image to our knowledge of human growth. AJR Am J Roentgenol 137:321, 1981
5. Greulich WW, Pyle SI: Radiographic Atlas of Skeletal Development of the Hand and Wrist, 2nd ed. Stanford, CA, Stanford University Press, 1959
6. Gross GW, Boone JM, Bishop DM: Pediatric skeletal age: Determination with neural networks. Radiology 195:689, 1995
7. Jeanty P, Romero R: Estimation of the gestational age. Semin Ultrasound CT MR 5:121, 1984
8. King DG, Stenton DM, O'Sullivan MP, et al: Reproducibility of bone ages when performed by radiology registrars: Audit of Tanner and Whitehouse II versus Greulich and Pyle methods. Br J Radiol 67:848, 1994
9. Kuhns LR, Finnstrom O: New standards of ossification of the newborn. Radiology 119:655, 1976
10. Lange IR, Manning FA: Fetal biophysical assessment: An ultrasound approach. Semin Ultrasound CT MR 5:269, 1984
11. Poznanski AK: The Hand in Radiologic Diagnosis, 2nd ed. Philadelphia, WB Saunders, 1984
12. Tanner JM, Landt KW, Cameron N, et al: Prediction of adult height from height and bone age in childhood. Arch Dis Child 58:767, 1983

CAPÍTULO 2

Lesões Traumáticas dos Ossos e das Articulações

Lee F. Rogers

Embora uma fratura possa ser evidente ao exame clínico, as radiografias são essenciais para definir, com precisão, a natureza e a gravidade da lesão. Em muitos casos, os achados clínicos dão margem a dúvidas, e uma radiografia é fundamental para determinar se realmente existe uma fratura. Como regra geral, dever-se-á solicitar uma radiografia, sempre que houver a menor dúvida quanto à possibilidade de uma fratura ou luxação. Após a redução de uma fratura, radiografias são necessárias para avaliar a acurácia da redução e, posteriormente, para acompanhar a evolução da consolidação. Não há regras fixas a respeito da freqüência dos exames de acompanhamento, porque as indicações variam bastante, dependendo do tipo de fratura, do osso envolvido, do método de tratamento empregado e da idade do paciente. Uma fratura reduzida por tração esquelética pode exigir exames diários, enquanto uma fratura reduzida satisfatoriamente e imobilizada com aparelho gessado pode ser examinada logo após a colocação do gesso e em intervalos de várias semanas, até que a consolidação se complete.

MÉTODOS DE EXAME

Radiografias

Uma avaliação adequada exige pelo menos duas incidências ortogonais, geralmente uma ântero-posterior (AP) e outra em perfil. Às vezes, a linha de fratura é visível em apenas uma de várias incidências (Fig. 2.1). A possibilidade de fratura não pode ser descartada com base em uma única incidência. Além disso, duas incidências são necessárias para obter uma perspectiva verdadeira das relações espaciais dos fragmentos (Fig. 2.2). De modo geral, é necessária uma incidência oblíqua adicio-nal, para avaliar, convenientemente, o traumatismo na região de uma articulação. Por causa da superposição, não é possível obter incidências em perfil absoluto tecnicamente satisfatórias do quadril ou do ombro, tornando-se obrigatória alguma forma de incidência oblíqua. O exame radiológico de um osso longo deve incluir todo o comprimento do osso, desde a articulação acima até a articulação abaixo. Embora isso nem sempre seja necessário no caso de lesões nas extremidades dos ossos, passa a ser conduta obrigatória nas lesões diafisárias. As fraturas diafisárias podem-se acompanhar de lesões em uma articulação adjacente e, se esta não foi incluída na radiografia, tais lesões poderão não ser detectadas.

De modo geral, uma fratura de difícil visualização inicial torna-se mais evidente em uma a duas semanas por causa da reabsorção ao longo das bordas da fratura (veja a Fig. 2.5).

Cintigrafia Óssea

O tecnécio 99m (Tc^{99m}) pode ser utilizado na análise de traumatismos do esqueleto, sendo o exame realizado duas horas após a injeção intravenosa do isótopo, o qual se localiza em áreas de remodelação óssea aumentada e, por isso, concentra-se nas bordas da fratura. A cintigrafia óssea é mais sensível, porém menos específica, do que as radiografias do sistema esquelético. Assim, o exame com radioisótopos pode revelar fraturas que não foram visibilizadas nas radiografias (Fig. 2.3). A cintigrafia é solicitada nas seguintes circunstâncias: (1) diagnóstico de fraturas de estresse,[29] nas quais a cintigrafia pode ser positiva até seis semanas antes de a fratura ser evidente nas radiografias; (2) diagnóstico de outras lesões pós-traumáticas ocultas, sobretudo na avaliação de lesões no osso escafóide e em outros ossos do carpo; (3) confirmação do diagnóstico de síndrome da criança espancada; e (4) avaliação da magnitude das lesões em pacientes politraumatizados. O objetivo principal da cintigrafia é a identificação de fraturas que não tenham sido detectadas nas radiografias. Se não houver sinais de aumento da radioatividade, poder-se-á, então, descartar, com segurança, a possibilidade de fratura, exceto em pessoas idosas, porque apresentam remodelação óssea lenta (baixa taxa metabólica). No idoso, pode ser necessário repetir a cintigrafia até 72 horas após a injeção de isótopo, para identificar o local da fratura. A cintigrafia óssea é inespecífica, ou seja, áreas de aumento da atividade também podem ser causadas por tumores, artrite e doença óssea metabólica. Tais possibilidades precisam ser descartadas, antes de se fazer o diagnóstico de fratura.

Tomografia Computadorizada

A tomografia computadorizada (TC) possui vantagens evidentes quanto à avaliação dos traumatismos do esqueleto em determinados locais.[9,14] Por causa da singular apresentação da anatomia na projeção axial, em geral é difícil analisar esses locais através de radiografias simples. A TC é valiosa sobretudo na avaliação de fraturas da face, vértebras (veja a Fig. 2.32), pelve e acetábulo, porque evidencia vários componentes isoladamente, sem a superposição das estruturas circundantes (ou seja, bordas ósseas de seios paranasais, canal vertebral, articulação sacroilíaca, asa sacral, articulação coxofemoral, assim como bordas anterior e posterior do acetábulo). A TC também é útil na avaliação da articulação esternoclavicular e ossos do carpo e tarso[9] (veja a Fig. 2.69). A maior limitação da TC consiste na dificuldade de determinar a correlação entre uma imagem axial e outra imagem nos planos sagital ou coronal. Esse problema pode ser superado pela reconstrução da imagem no plano apropriado, e, para fazê-lo, são necessários cortes finos e ausência de movimento do paciente entre os cortes. Muitas vezes, não é possível manter imóveis pacientes com ferimentos graves. A TC helicoidal é melhor, porque o tempo de exame é menor, o que, portanto, diminui a probabilidade de movimento do paciente.

Ressonância Magnética

A ressonância magnética (RM)[6,8,12] proporciona a visibilização direta das estruturas das partes moles, inclusive ligamentos, tendões, cápsulas articulares, meniscos e cartilagens articulares. Não é

L. F. Rogers: Department of Radiology, Wake Forest University School of Medicine, Winston-Salem, North Carolina 27157.

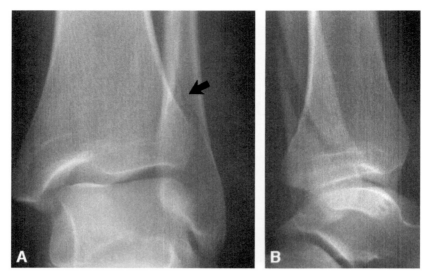

FIG. 2.1 Fratura de maléolo lateral identificada com certeza em apenas uma de duas incidências. **A:** Incidência ântero-posterior do tornozelo revela edema dos tecidos moles em torno do maléolo lateral e uma delicada linha de fratura (*seta*). **B:** Incidência lateral que mostra uma evidente fratura oblíqua ao longo do maléolo lateral.

possível visibilizar essas estruturas nas radiografias simples e, com freqüência, elas não são visibilizadas nitidamente na TC (Fig. 2.4). Existe a vantagem adicional de exibir tais estruturas em qualquer plano longitudinal (ou seja, sagital, parassagital, coronal ou oblíquo) além do plano axial.

A RM, como a cintigrafia óssea, é mais sensível que a radiografia e consegue detectar lesões intra-ósseas que não são visíveis nas radiografias simples[5] (Fig. 2.6). É valiosa a RM na detecção de fraturas de estresse,[11] fraturas de insuficiência e outras fraturas ocultas do colo do fêmur e de outros locais.

A RM é solicitada na avaliação das lesões dos meniscos e ligamentos do joelho, do manguito rotador do ombro e lábrum da glenóide, assim como de distúrbios traumáticos de outras articulações, inclusive punho, coluna vertebral e tornozelo. Além disso, é comum a solicitação de RM para avaliar os tendões, sobretudo os tendões de Aquiles, quadríceps e patelar.

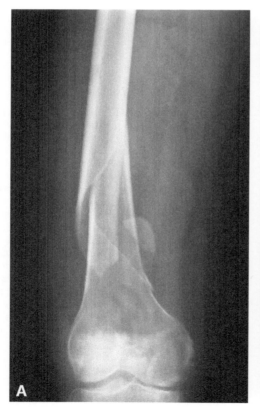
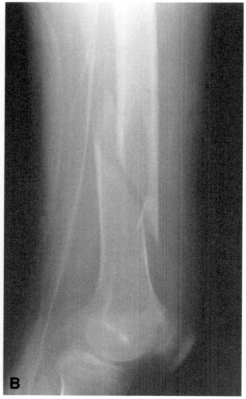

FIG. 2.2 Fratura em espiral do fêmur. **A:** Incidência AP. **B:** Incidência lateral. O fragmento distal é angulado medialmente e deslocado para trás. Existe um pequeno fragmento ósseo distal (fratura cominutiva). A correlação entre os fragmentos da fratura é visibilizada melhor olhando a fratura em planos ortogonais.

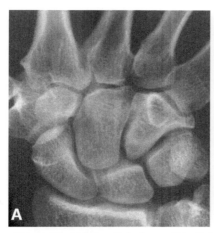 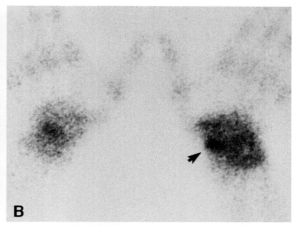

FIG. 2.3 Fratura do escafóide. **A:** Não há fratura óbvia do escafóide. **B:** A cintigrafia óssea com tecnécio revela um foco de hipercaptação na região do escafóide (*seta*) e um aumento difuso nas articulações do carpo como resultado de sinovite traumática. (Cortesia de Khalil Shirazi, M.D., Ann Arbor, Michigan.)

TIPOS DE FRATURAS

Existem várias maneiras de classificar as fraturas. As fraturas são facilmente divididas em dois grupos principais: fraturas expostas (abertas) e fechadas. Uma fratura exposta, antes denominada fratura composta, implica uma fratura associada a perfuração, laceração ou avulsão da pele e dos tecidos moles sobrejacentes. A importância da fratura exposta consiste na possibilidade de infecção devido a contaminação por ocasião do ferimento. Essa possibilidade tem de ser levada em conta, quando da avaliação das radiografias de acompanhamento de uma fratura exposta. Uma fratura fechada, ou seja, com integridade da pele e tecidos sobrejacentes, pode-se converter em uma fratura exposta pela necessidade de redução cirúrgica a céu aberto e fixação interna com placas metálicas, enxertos ósseos ou outros dispositivos de fixação. Embora a infecção não seja comum, se utilizada uma técnica cirúrgica adequada, sempre existe tal possibilidade após os referidos procedimentos.

Terminologia

Quando se descreve o deslocamento dos fragmentos de uma fratura, costuma-se relatar o deslocamento do fragmento distal em relação ao proximal, sendo este último considerado a parte fixa. Por conseguinte, fala-se de um deslocamento posterior do fragmento distal da tíbia em relação ao fragmento proximal em vez do deslocamento anterior do fragmento proximal em relação ao distal. O mesmo método é empregado para descrever luxações, sendo a porção distal do membro considerada a porção que sofreu a luxação. Por exemplo, todas as luxações do cotovelo consistem em deslocamentos dos ossos do antebraço sobre o úmero. Ao descrever a deformidade angular, o fragmento distal deve ser considerado como estando angulado em relação ao fragmento proximal. Por conseguinte, uma fratura da porção distal da tíbia com deslocamento lateral do pé deve ser descrita como angulação lateral do fragmento distal. Como alternativa, a angulação pode ser definida

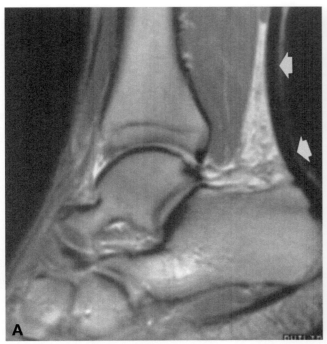 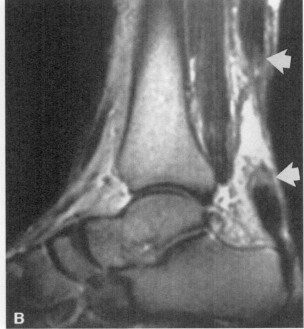

FIG. 2.4 Ressonância magnética do tendão de Aquiles. **A:** Imagem ponderada em T1 que mostra o tendão de Aquiles com hipossinal homogêneo (*setas*). Anteriormente, tem-se a gordura de Kager. **B:** Imagem ponderada em T2 de um tendão de Aquiles roto que mostra uma área de hipersinal entre as duas extremidades do tendão roto (*setas*). O hipersinal é determinado por um hematoma. As bordas do tendão são espessadas e apresentam sinal heterogêneo compatível com hemorragia.

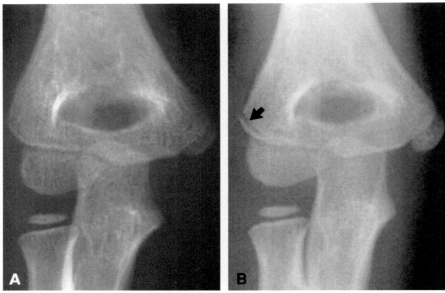

FIG. 2.5 Fratura oculta do côndilo lateral do úmero de uma menina de quatro anos. **A:** Incidência AP não revela nenhuma fratura definida. **B:** A repetição do exame oito dias depois revela uma fratura linear, em fio de cabelo, do côndilo lateral (seta), classificada como uma lesão epifisária tipo IV de Salter-Harris.

no local da fratura. No caso descrito com deslocamento lateral do pé, pode haver uma angulação medial no local da fratura. O método mais comum consiste em descrever a angulação do fragmento distal. Aposição, superposição ou cavalgamento e número de fragmentos são outras observações importantes.

Os seguintes grupos de fraturas são úteis para fins descritivos, sendo os termos os empregados nas avaliações clínicas e radiológicas. Algumas fraturas não se encaixam em um grupo específico, porque apresentam características mistas. Por exemplo, uma fratura por compressão também pode revelar sinais de cominuição; a linha de demarcação entre uma fratura impactada e uma fratura por compressão não é bem definida, e uma fratura de Colles no punho é, em geral, cominutiva além de impactada. Torna-se preciso ter em mente tais limitações, quando se tenta classificar uma fratura específica.

Fraturas Completas e Incompletas

O termo *completo* é empregado para designar uma fratura que provocou uma descontinuidade completa ou a rotura do osso com separação em dois ou mais fragmentos. Uma fratura *incompleta* não se estende através de toda a largura do osso.

Fraturas Ocultas

Uma fratura oculta é uma fratura fortemente suspeitada no exame físico, mas não visibilizada nas radiografias por ocasião da avaliação inicial. Tais fraturas podem ser evidenciadas em radiografias subseqüentes, porque a osteopenia ocorre ao longo da borda da linha da fratura (Fig. 2.5) e torna mais visível a fratura. As referidas fraturas podem ser detectadas por cintigrafia óssea ou RM, antes que possam ser identificadas nas radiografias (veja a Fig. 2.3).

Contusão Óssea

A avaliação por RM de suspeita das lesões dos meniscos ou ligamentos do joelho tem revelado anormalidades intra-ósseas eventuais, que foram denominadas fraturas intra-ósseas ocultas,[12,26] mas são popularmente chamadas de contusões ósseas. Essas lesões são visibilizadas como áreas irregulares de hipersinal em imagens ponderadas em T2 na medula óssea subcondral. As imagens ponderadas em T1 e densidade protônica (Fig. 2.6) mostram áreas pontilhadas e maldefinidas de hi-

possinal nessas mesmas áreas. Às vezes, uma faixa linear ou geográfica de ausência de sinal é identificada nessa mesma área. As cintigrafias ósseas podem revelar aumento da atividade. Tais anormalidades podem ser identificadas tanto nos côndilos femorais laterais como mediais e no platô tibial.

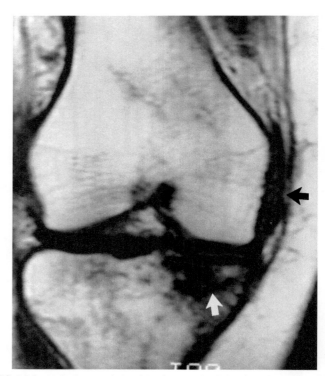

FIG. 2.6 Contusão óssea ou fratura intra-óssea oculta. A área irregular de hipossinal no platô medial da tíbia, nessa imagem ponderada em T1, indica a presença de uma hemorragia intra-óssea ou contusão óssea. Compare o referido sinal com aquele do platô lateral e dos côndilos femorais. Observe, também, a densidade linear irregular no meio das densidades irregulares circundantes (*seta branca*). Essa densidade representa uma fissura ou uma fratura sem deslocamento de fragmento. Tal lesão acompanhou-se de rotura completa do ligamento colateral medial (*seta preta*). Compare com a Fig. 2.63B.

LESÕES TRAUMÁTICAS DOS OSSOS E DAS ARTICULAÇÕES   31

Fraturas Cominutivas

Uma fratura cominutiva é constituída de mais de dois fragmentos. Algumas vezes, o osso encontra-se bastante fragmentado; contudo, mais freqüentemente, a cominuição é menos importante, e a fratura tem um padrão razoavelmente característico. Por exemplo, um fragmento triangular, em uma borda de uma fratura diafisária, é denominado fragmento em asa de borboleta (Fig. 2.7A). As fraturas localizadas na extremidade de um osso e que se estendem intra-articularmente costumam fazê-lo em um padrão em T, V ou Y, sendo tais letras empregadas para descrever a natureza da cominuição. Uma fratura em T, por exemplo, na extremidade inferior do fêmur, consiste em uma fratura transversa que se estende através da largura do osso na área supracondilar e de uma extensão vertical para a articulação do joelho entre os dois côndilos (Fig. 2.7B).

Fraturas por Avulsão e Fragmentadas

Em uma fratura por avulsão, um fragmento de osso é tracionado (sofre avulsão) de uma tuberosidade ou processo ósseo na extremidade de um osso em um local de ligamento ou inserção de tendão (Fig. 2.8A). Quando o fragmento é muito pequeno, a fratura pode ser denominada fratura por arrancamento. Essas pequenas avulsões corticais, também conhecidas como fraturas em lascas, freqüentemente ocorrem no tornozelo como resultado de entorses tibiotarsais (Fig. 2.8B), sendo ainda comuns nos dedos das mãos, onde os fragmentos costumam ser minúsculos (veja a Fig. 2.34).

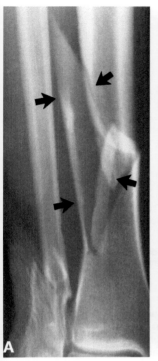
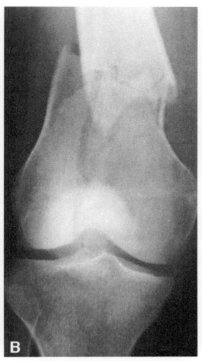

FIG. 2.7 A: Fratura cominutiva da porção distal da tíbia com grande fragmento em asa de borboleta (*setas*) e uma fratura associada do maléolo lateral. **B:** Fratura cominutiva em T da extremidade distal do fêmur. Além da fratura transversa irregular através da diáfise, existe uma fratura vertical que se estende para a superfície articular na incisura intercondilar.

Fraturas Segmentares

Duas ou mais fraturas completas podem ocorrer na diáfise de um único osso. Tais fraturas diferem um pouco da forma mais comum de fratura cominutiva pelo fato de que cada fratura é completa, existindo um segmento de diáfise íntegro entre elas. Estas são as chamadas fraturas segmentares. Na fratura cominutiva comum, um ou mais segmentos pequenos são separados ao longo da linha de uma fratura significativa, contudo esses fragmentos não incluem, como regra geral, toda a largura do osso.

Fraturas Impactadas

Em uma fratura impactada, os fragmentos são imbricados uns nos outros, ao longo de toda a linha de fratura ou apenas ao longo de um lado. Uma linha de fratura radiotransparente pode não ser visualizada, porque a impactação a obscurece completamente. Em vez disso, a linha de impactação é mais densa que o normal devido às trabéculas ósseas condensadas em seu interior. Além disso, uma fratura impactada pode ser reconhecida em virtude da rotura das trabéculas ósseas normais no

Acredita-se que as contusões ósseas representem hemorragia e edema associados a microfraturas trabeculares resultantes de forças de compressão ou impactação aplicadas às superfícies articulares. Muitas vezes, estão associadas a lesões dos meniscos ou dos ligamentos, embora possam constituir achados isolados. Lesões semelhantes podem ocorrer nas bordas articulares de outros ossos.

Fraturas em Fio de Cabelo (Traço de Fratura)

O traço de fratura consiste em uma fratura com separação mínima dos fragmentos da fratura. A linha de fratura é tão fina que se compara à largura de um fio de cabelo (veja a Fig. 2.37).

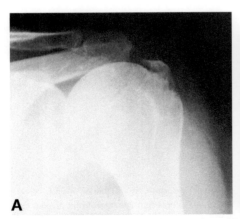
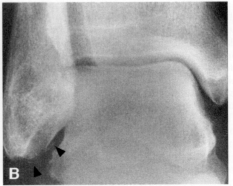

FIG. 2.8 A: Fratura por avulsão do tubérculo maior do úmero. **B:** O edema dos tecidos moles sobre o maléolo lateral é associado a pequenas fraturas por avulsão (*setas*) desde a ponta do maléolo lateral, conhecidas como fraturas por arrancamento.

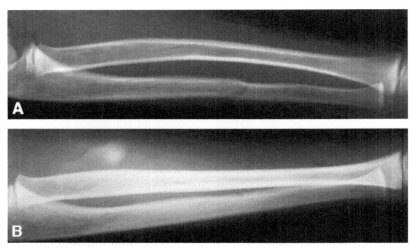

FIG. 2.9 Fraturas em arco e em galho verde da porção distal do rádio e da ulna. **A:** A incidência lateral mostra o arqueamento anterior do rádio sem uma linha de fratura óbvia associado a uma fratura em galho verde da porção média da diáfise da ulna. **B:** Incidência lateral do lado oposto normal para fins de comparação.

local da impactação e pela angulação acentuada da borda cortical em pelo menos um dos lados da fratura. Duas das fraturas impactadas mais comuns são a fratura de Colles da porção distal do rádio (veja a Fig. 2.36) e a fratura subcapital do colo do fêmur (veja a Fig. 2.57A). As fraturas impactadas também são comuns nos corpos vertebrais (veja a Fig. 2.26) e no calcâneo (veja a Fig. 2.68), onde costumam ser denominadas fraturas por compressão.

Fraturas em Galho Verde

As fraturas em galho verde ocorrem quase exclusivamente em lactentes e crianças. O aspecto dessa fratura é semelhante ao obtido quando se tenta quebrar um galho verde. Há três formas básicas de fraturas em galho verde.[22,23] No primeiro tipo, uma fratura transversa ocorre na camada cortical, estende-se para a porção média do osso e, em seguida, fica orientada ao longo do eixo longitudinal do osso, sem romper a camada cortical oposta (Fig. 2.9). O segundo tipo consiste em uma fratura com abaulamento localizado (Fig. 2.10). Esse tipo é causado por impactação. A camada cortical mostra-se abaulada e superposta, mas não há rotura bem-definida da camada cortical. O terceiro tipo é uma fratura em arco, na qual o osso se torna curvo ao longo de seu eixo longitudinal, mas não há abaulamento localizado distinto nem rotura da camada cortical (Fig. 2.9). A fratura em arco é mais comumente encontrada no antebraço, menos comumente na fíbula e raramente no fêmur, na clavícula e no úmero.

Fraturas Epifisárias

Durante a infância, uma fratura pode-se estender parcial ou completamente através da placa epifisária na extremidade de um osso longo, levando ao deslocamento da epífise sobre a diáfise. Esse tipo de fratura é mais comum dos 10 aos 16 anos de idade, sendo ela encontrada mais comumente na extremidade distal do rádio, nas falanges e na extremidade inferior da tíbia.[23,24] Se a linha de fratura estiver limitada à cartilagem, esta não será diretamente visível, e sua detecção dependerá das evidências de deslocamento epifisário ou na largura da linha epifisária. Quando não há deslocamento, a detecção de uma fratura da placa epifisária é difícil, sendo a comparação com o outro membro valiosa nos casos de dúvida. Na maioria dos casos, a fratura não permanece limitada à placa cartilaginosa, formando ângulos agudos no osso, de tal forma que um fragmento angular da metáfise permanece fixado à epífise e deslocado com ela. Se não houver deslocamento, a linha de fratura oblíqua na metáfise indicará a natureza da lesão.

Como a epífise é responsável pelo crescimento ósseo, as lesões que envolvem a placa de crescimento epifisária podem resultar na alteração do comprimento do osso envolvido. Luxações e lacerações ligamentares são incomuns em crianças. As agressões que provocam essas condições nos adultos causam separações epifisárias nas crianças. A magnitude da agressão é importante na análise da probabilidade das alterações do crescimento. O prognóstico depende do grau de lesão vascular, acompanhando o distúrbio do crescimento o grau de comprometimento arterial. A classificação de Salter-Harris costuma ser empregada para descrever lesões da placa epifisária (Fig. 2.11A).[24,25] Os achados radiológicos são distintos para cada tipo, e o prognóstico varia, habitualmente, conforme o tipo de lesão. De modo geral, as lesões que envolvem os membros inferiores têm um prognóstico muito mais sombrio do que o das lesões dos membros superiores, independentemente do tipo. A classificação é a seguinte:

— *tipo I.* Trata-se de uma separação epifisária pura. A linha de divisão é limitada à zona das células hipertróficas na placa epifisária.

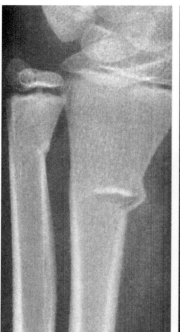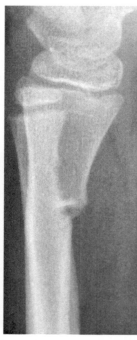

FIG. 2.10 Fraturas com abaulamento das porções distais do rádio e da ulna (cúbito). Existe abaulamento ântero-lateral tanto do rádio como da ulna; contudo, apesar da discreta angulação dos fragmentos distais, a linha de fratura não se estende através da largura da diáfise.

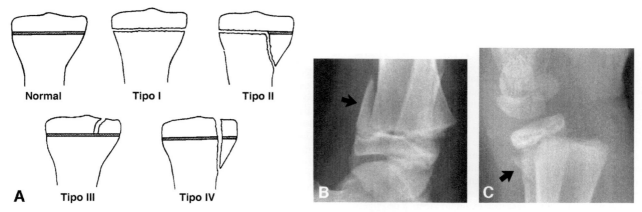

FIG. 2.11 Fraturas da epífise. **A:** Diagrama da classificação de Salter-Harris de fraturas epifisárias. A lesão do tipo V não foi incluída, porque não se verificam anormalidades radiológicas por ocasião da lesão inicial. **B** e **C:** Fratura de Salter-Harris do tipo II das porções distais da tíbia e do rádio. Observe o grande fragmento metafisário triangular, o assim chamado "sinal do ângulo" (*seta*). Existe uma fratura associada da porção distal da fíbula (**B**). Deslocamento dorsal da epífise distal do rádio, acompanhado por um pequeno fragmento triangular (*seta*) oriundo da superfície dorsal da metáfise (**C**).

Como a linha de fratura se situa na cartilagem, não é visualizada nas radiografias. O deslocamento do centro de ossificação epifisária é o único sinal radiológico positivo. O prognóstico costuma ser favorável, sem alterações do crescimento na maioria dos casos;

— *tipo II*. Um fragmento da metáfise acompanha a epífise deslocada, separando um segmento de osso sobre o lado metafisário (Fig. 2.11). Essa é, sem dúvida, a lesão mais comum, constituindo cerca de 75% dos casos. O local mais comum é a porção distal do rádio, que representa até metade das lesões epifisárias. A porção distal da tíbia, a porção distal da fíbula, a porção distal do fêmur e a ulna são envolvidas em ordem decrescente de freqüência. O prognóstico é, em geral, favorável, exceto no tornozelo e no joelho;

— *tipo III*. A fratura corre verticalmente através da epífise e da placa de crescimento. Uma porção da epífise é "arrancada" e deslocada. Habitualmente, o deslocamento é mínimo, sem fratura associada da metáfise. O local mais comum é a porção distal da tíbia. O prognóstico será bom, se o fragmento for reduzido de forma apropriada, ou seja, a superfície articular não se tornar irregular;

— *tipo IV*. Trata-se de uma fratura de orientação vertical que se estende através da epífise e da placa de crescimento para a metáfise. O fragmento da fratura consiste em uma porção de metáfise, placa de crescimento e epífise. Os locais mais comuns são o côndilo lateral do úmero em pacientes com menos de 10 anos de idade e a porção distal da tíbia em pacientes com mais de 10 anos de idade. Parada do crescimento e deformidades articulares são o principal risco desse tipo de lesão, embora a incidência seja diminuída pela redução apropriada e fixação cirúrgica;

— *tipo V*. Lesão rara que resulta de uma força do tipo esmagamento, geralmente dirigida para os centros epifisários proximais ou distais da tíbia. Mais comumente, decorre fraturas da diáfise do fêmur ou da tíbia. Não se verificam alterações radiológicas imediatas no complexo epifisário. Posteriormente, ocorre algum encurtamento ou angulação. O fechamento prematuro de uma linha epifisária e a lentificação do crescimento são os fatores responsáveis pela ocorrência de deformidades. Os pacientes devem ser observados durante pelo menos dois anos, antes de se poder descartar tais complicações.

Fraturas Patológicas

Uma fratura patológica é aquela que ocorre no osso doente, tipicamente resultando de uma injúria relativamente trivial. A maioria ocorre em adultos, estando associada a focos de carcinoma metastático (Fig. 2.12*A*) ou, bem menos amiúde, a uma condição benigna, como a doença de Paget ou um tumor benigno, sobretudo um encondroma nas falanges (Fig. 2.12*B*). As lesões responsáveis pela maioria das fraturas patológicas na infância são benignas. Os pacientes com cistos ósseos simples da porção proximal do úmero ou de outros locais amiúde manifestam-se com uma fratura patológica. Os indivíduos com osteogênese imperfeita são propensos a fraturas freqüentes.

As fraturas patológicas apresentam, com freqüência, orientação transversa em ângulos retos com os eixos longitudinais dos ossos longos. As extremidades dos fragmentos costumam ser lisas ou discretamente irregulares. Cominuição é incomum. Nesses casos, o fragmento deve ser observado cuidadosamente à procura de sinais de destruição óssea, erosão endosteal ou neosteogênese periosteal indicando uma lesão preexistente.

Pseudofraturas

As pseudofraturas são defeitos transversos, semelhantes a fissuras, que se estendem parcial ou completamente através do osso. São encontradas com freqüência em pacientes com osteomalacia e, algumas

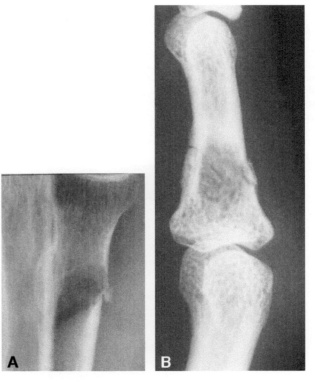

FIG. 2.12 Fraturas patológicas. **A:** Carcinoma do pulmão com metástase para a porção proximal do rádio. Uma fratura transversa ocorreu através de um foco lítico da doença metastática. Observe a erosão endosteal. **B:** Fratura patológica através de um encondroma na falange média.

vezes, são denominadas *zonas de Looser* ou *umbauzonen*. Consistem em defeitos ósseos, nos quais osteóide é formado, mas sem deposição de cálcio. A consolidação é demorada, e a fissura persiste como um defeito visível nas radiografias. Múltiplas pseudofraturas desse tipo foram descritas por Milkman em 1930, sendo, algumas vezes, a condição denominada síndrome de Milkman. Atualmente, a maioria dos pesquisadores acredita que ela representa osteomalacia, na qual as pseudofraturas são uma parte especialmente proeminente da doença (veja Osteomalacia no Cap. 6).

Um tipo semelhante de fratura transversa é encontrado na doença de Paget, na displasia fibrosa e na osteogênese imperfeita. Algumas autoridades no assunto argumentam que tais fraturas transversas são diferentes das pseudofraturas da osteomalacia, por constituírem fraturas verdadeiras que consolidaram por união fibrosa ou cartilaginosa. As imagens radiológicas são semelhantes às pseudofraturas da osteomalacia, mas a modificação básica da doença óssea subjacente (por exemplo, doença de Paget) é diferente e deve levar ao diagnóstico correto. Uma pseudofratura pode-se tornar completa após uma agressão, podendo levar ao deslocamento de fragmentos, bem como a sinais e sintomas clínicos de fratura.

Tocotraumatismos

Algumas vezes, fraturas do esqueleto fetal ocorrem ao nascimento, sobretudo durante partos difíceis.[23] O local mais comum de fratura é a clavícula (Fig. 2.13). A diáfise de um osso longo pode, às vezes, ser fraturada. Além disso, podem ocorrer separações epifisárias, denominadas *pseudoluxações* por serem confundidas clinicamente com luxações. A dificuldade aumenta quando são tiradas radiografias. As fraturas ocorrem mais comumente na porção proximal do úmero, a porção proximal do fêmur e a porção distal do úmero. Como nenhuma das epífises se encontra ossificada por ocasião do nascimento, o diagnóstico radiológico pode ser trabalhoso. Todavia, luxações verdadeiras em recém-nascidos são incomuns. Ultra-sonografia, RM ou artrografia podem ser necessárias para confirmar o diagnóstico. De modo geral, as lesões ocorrem em bebês grandes para a idade gestacional (GIG) cujas mães são diabéticas, os quais se apresentam em posição anormal (por exemplo, apresentação pélvica) e cujo parto foi trabalhoso.

Lesões Apofisárias

As apófises são os centros de crescimento para tuberosidades e projeções ósseas, servindo como pontos de fixação para os músculos, tendões e ligamentos. Podem as apófises sofrer avulsão pela tração do músculo inserido ou do tendão. Essas lesões ocorrem mais comumente em torno da pelve, sobretudo na tuberosidade isquiática e no epicôndilo medial do cotovelo.

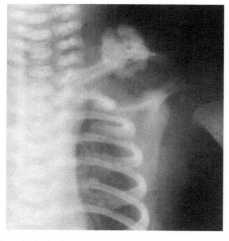

FIG. 2.13 Fratura da clavícula esquerda que ocorreu durante o nascimento. O exame, feito às duas semanas de vida, mostra um grande calo ósseo no local da fratura.

Fraturas de Estresse

Fraturas de fadiga ou estresse ocorrem em ossos normais em pessoas saudáveis como resposta ao estresse de atividades repetidas. Foram descritas pela primeira vez em recrutas com dor nos pés, tendo sido denominadas *fraturas da marcha*. A maioria dessas fraturas tem sido descrita em recrutas,[10] embora, mais recentemente, tenha-se constatado sua ocorrência em atletas e em indivíduos que gostam de praticar atividades desportivas.[1,29] A princípio, as radiografias situam-se dentro dos limites da normalidade e, em geral, nenhum sinal de fratura é identificado até 10 a 20 dias após o aparecimento dos sintomas. Uma fratura pode ser visibilizada como uma fina linha de radiotransparência transversa ou oblíqua, como calo periosteal tênue ou compacto sem uma fratura subjacente óbvia (Fig. 2.14), ou como uma faixa de aumento da densidade que indica a consolidação e, possivelmente, a compressão do osso medular (Fig. 2.15). Os locais mais comuns de ocorrência são a porção distal da diáfise dos metatarsos (Fig. 2.14A, B), a tuberosidade do calcâneo (Fig. 2.15), as diáfises da tíbia (Fig. 2.14C) e da fíbula, o colo do fêmur e os ramos púbicos.[10,29]

A cintigrafia óssea e a RM são valiosas no diagnóstico das fraturas de estresse (veja a Fig. 2.15).[1] As duas técnicas podem ser positivas antes do aparecimento de alterações radiológicas.

Se existe considerável formação de calo periosteal, a lesão pode facilmente ser confundida com um tumor — sobretudo um osteoma osteóide ou, até mesmo, um osteossarcoma — ou com sinais de um processo infeccioso. Quando esse tipo de lesão é encontrado, torna-se necessário pesquisar a prática de atividades desportivas ou atividade incomum, para evitar um erro diagnóstico.

Fraturas de Insuficiência

As fraturas de insuficiência resultam de atividade normal em um osso enfraquecido, ao contrário das fraturas de fadiga ou estresse, que resultam de atividade incomum em osso normal.[8] A variedade mais distinta ocorre na pelve de mulheres idosas com osteoporose.[7] Fraturas semelhantes ocorrem na artrite reumatóide, osteodistrofia renal, com o uso de esteróides e após irradiação pélvica. Os pacientes queixam-se de dor, e as alterações nas radiografias simples não são, com freqüência, específicas. Algumas vezes, são visibilizadas escleroses maldefinidas nas asas do sacro ou uma evidente fratura em fase de consolidação do ramo púbico (veja a Fig. 2.55A). O corpo do púbis pode exibir áreas difusas de radiotransparência e esclerose e, às vezes, perda evidente de volume ósseo. O diagnóstico pode ser confirmado por TC, que revela esclerose difusa, muitas vezes com fraturas semelhantes a fissuras e sem massa de tecidos moles associada (veja a Fig. 2.55C). A ausência de massa de tecidos moles ajuda a diferenciar a fratura de insuficiência da doença metastática, uma consideração clínica nesses pacientes.[13] As fraturas de insuficiência não costumam ser evidentes e não podem ser detectadas em radiografias simples. Cintigrafia óssea ou RM podem ser necessárias para revelar essas lesões.

Formas peculiares de fraturas são identificadas nos membros inferiores, resultando de atividade normal, sobretudo em pacientes com artrite reumatóide, independente do uso ou não de esteróides. Algumas vezes, essas fraturas ocorrem com a retomada da deambulação após períodos prolongados de repouso no leito. Elas costumam ser visibilizadas como densidades lineares, semelhantes a faixas, na metáfise que acompanha a superfície articular, e seu aspecto é análogo às fraturas de estresse nos mesmos locais.

Fraturas semelhantes também já foram descritas após artroplastia devido a osteoartrite em indivíduos com osteoporose. Tais fraturas ocorrem igualmente em pacientes tratados com fluoretos por causa de osteoporose. As fraturas de insuficiência do esterno ocorrem em pessoas com osteoporose e acentuada cifose dorsal.

CONSOLIDAÇÃO DAS FRATURAS

União das Fraturas

Quando ocorre uma fratura, os tecidos moles são lacerados, o periósteo é rompido, e os canais vasculares nos tecidos moles adjacentes

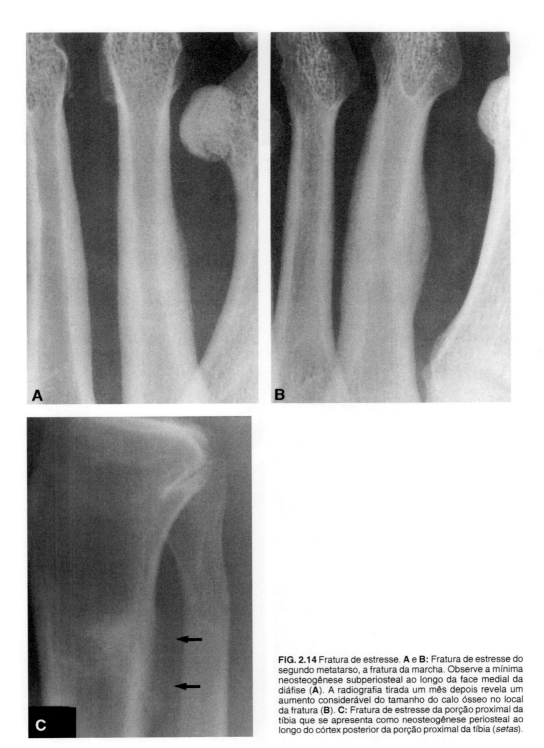

FIG. 2.14 Fratura de estresse. **A** e **B**: Fratura de estresse do segundo metatarso, a fratura da marcha. Observe a mínima neosteogênese subperiosteal ao longo da face medial da diáfise (**A**). A radiografia tirada um mês depois revela um aumento considerável do tamanho do calo ósseo no local da fratura (**B**). **C**: Fratura de estresse da porção proximal da tíbia que se apresenta como neosteogênese periosteal ao longo do córtex posterior da porção proximal da tíbia (*setas*).

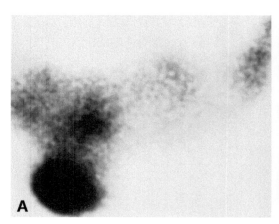
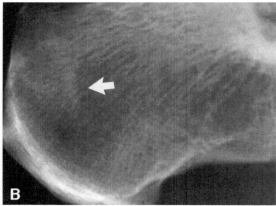

FIG. 2.15 Fratura de estresse do calcâneo. **A:** A cintigrafia com tecnécio revela hipercaptação na borda posterior da tuberosidade do calcâneo. **B:** A incidência lateral revela uma área de aumento da densidade causada pela formação de calo endosteal no local do estresse (*seta*). (Cortesia de Joseph Norfray, M.D., Springfield, Illinois.)

são abertos.[22,23] Um hematoma forma-se em torno do local da fratura. Osteóide é depositado, e existe uma neosteogênese entre o periósteo e a cortical antiga; uma sólida camada de osso também substitui o tecido medular. O calo ósseo estende-se através da linha de fratura, formando uma ponte com o lado oposto da fratura.

Posteriormente, o volume do calo ósseo diminui, à medida que osso adulto mais forte substitui o osso reticulado mais fraco. A consolidação é retardada, quando existe destruição significativa do periósteo. O movimento das bordas da fratura tende a adiar o processo de consolidação. O movimento do local da fratura também aumenta o tamanho do calo ósseo.

Evidências Radiológicas da União Óssea

Osteóide não-calcificado não é visível nas radiografias; portanto, a não-visibilização de calo ósseo calcificado não indica necessariamente que os fragmentos não estão unidos. O calo ósseo acaba se tornando mais denso e compacto. Na consolidação normal, o calo ósseo, crescendo de cada lado da fratura, acaba se juntando e obliterando a linha de fratura. A união clínica ocorre antes da obliteração completa da linha de fratura (Fig. 2.16), sendo determinada pela ausência de dor e a capacidade de sustentar peso e usar o membro.

A quantidade de calo periosteal visível varia bastante nas diferentes fraturas. É maior quando existe deslocamento de fragmentos do que na re-

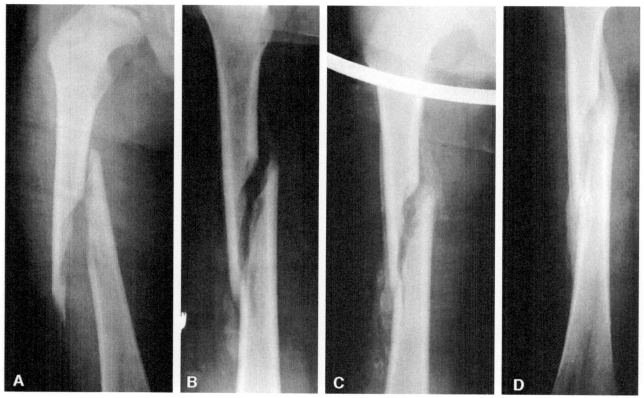

FIG. 2.16 Fraturas em fase de consolidação. **A:** A radiografia mostra fratura oblíqua longa da porção média da diáfise do fêmur. **B:** Em duas semanas, identifica-se a formação de algum calo ósseo nas bordas da fratura. **C:** Em quatro semanas, é evidente um calo ósseo considerável. **D:** Três meses após o traumatismo, existe uma sólida ponte de calo ósseo entre os fragmentos ao longo das superfícies externas. A linha de fratura está desaparecendo, indicando a existência de calo endosteal. (Cortesia de Ralph C. Frank, M.D., Eau Claire, Wisconsin.)

dução com congruência dos fragmentos. É mais proeminente sob grandes massas musculares. Nos ossos recobertos por pouco ou nenhum músculo, o calo periosteal é discreto, o que se observa nas fraturas das falanges, as quais amiúde se unem com poucas evidências de calo periosteal. Isso é constatado nas fraturas da diáfise da tíbia em que um exuberante calo ósseo pode-se formar ao longo das faces posterior e lateral da fratura, mas o calo ósseo é mínimo sobre a superfície anterior. A porção intra-articular do osso não é recoberta por periósteo e, portanto, fraturas intra-articulares, como as do colo do fêmur, não formam calo ósseo.

Os achados radiológicos precisam ser interpretados levando em consideração os dados clínicos. A ausência de dor e a motricidade do membro acometido são excelentes indicadores de consolidação satisfatória. Em geral, há evidências clínicas de consolidação antes mesmo da obliteração completa da linha de fratura na radiografia.

Consolidação Tardia e Não-consolidação

Aspectos Gerais

As fraturas consolidam-se mais lentamente nos idosos do que nos adultos jovens, da mesma forma acontece nos adultos em relação aos lactentes e crianças. A velocidade de formação do calo ósseo e a consolidação nas fraturas, que ocorrem durante o nascimento (tocotraumatismo), é notável. Uma fratura de clavícula, por exemplo, que ocorreu durante o trabalho de parto pode desenvolver uma área fusiforme de calo ósseo (de fácil visualização nas radiografias) cinco a sete dias após o tocotraumatismo (veja a Fig. 2.13).

O termo *não-consolidação* descreve a ausência de união óssea. Quando a velocidade de consolidação de uma fratura é inferior à normal para a idade do paciente e o tipo de fratura, diz-se que há um *retardo na consolidação*. Algumas causas de não-consolidação também podem ser responsáveis por retardo da união. A principal diferença entre as duas é que, na consolidação tardia, a união acaba ocorrendo.

Fraturas em determinadas áreas são notórias pela freqüência de consolidação tardia ou não-consolidação. Estas incluem as fraturas da junção dos terços médio e inferior da tíbia, do escafóide do carpo, do terço médio da diáfise do úmero e do terço distal da ulna.

As causas de consolidação tardia e não-consolidação incluem: (1) infecção; (2) afastamento dos fragmentos (separação dos fragmentos que deixa uma lacuna entre eles, geralmente causada por tração excessiva); (3) lesão da vascularização de um ou ambos os fragmentos; (4) fixação inadequada; e (5) interposição de tecidos moles entre as extremidades do fragmento.

Observações Radiológicas

A não-consolidação é sugerida por um ou mais dos achados que se seguem (Figs. 2.17 e 2.18).[22,23]

A princípio, as extremidades dos fragmentos da fratura são irregulares e anfractuosas. Uma fratura que não evolui bem exibe, muitas vezes, como primeira evidência, o desenvolvimento de regularidade das bordas da fratura. A ausência de calo ósseo periférico, em um intervalo de tempo previsto normal para o local da fratura, constitui uma indicação de consolidação tardia. Na não-consolidação atrófica, pouco ou nenhum calo periférico se forma. Mais comumente, contudo, a formação do calo ósseo ocorre ao longo das bordas periféricas dos fragmentos, mas esse não cruza a linha de fratura. Uma linha radiotransparente irregular persiste e parece ser uma extensão da linha de fratura.

As extremidades do fragmento podem sofrer esclerose progressiva, quando a consolidação não ocorre. Quanto mais prolongada a não-consolidação, mais escleróticos os fragmentos se tornam.

Quando não ocorre a consolidação, o movimento pode ser evidenciado, ao serem feitas radiografias com e sem carga. Esse é um método excelente para evidenciar a ausência de consolidação em pacientes cujo exame clínico não é definitivo.

Com o arredondamento, a esclerose dos fragmentos e o movimento contínuo no local da fratura, uma articulação falsa pode-se formar na linha da fratura, que é preenchida por tecido fibroso, e, se houver movimento suficiente, uma fenda pode surgir no tecido fibroso, simulando uma cavidade articular (veja a Fig. 2.18), o que se denomina pseudo-artrose.

FRATURAS DO CRÂNIO

As lesões intracranianas — encéfalo, vasos e meninges — são muito mais importantes do que qualquer agressão aos ossos cranianos. A demonstração de uma fratura de crânio não implica lesão

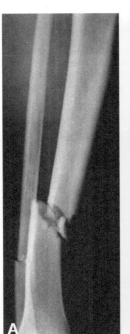
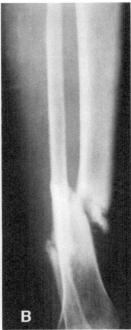
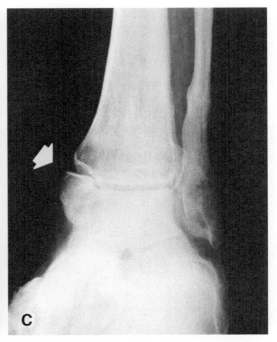

FIG. 2.17 Ausência de consolidação de fratura. **A:** Fratura cominutiva de tíbia e fratura transversa da fíbula três semanas após agressão sem formação de calo. **B:** Oito meses depois, observa-se consolidação parcial da fíbula, mas sem pontes definidas de calo ósseo na fratura de tíbia. Esclerose das bordas no local da fratura da tíbia. **C:** Fratura antiga não-consolidada do maléolo medial (*seta*).

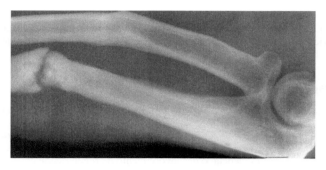

FIG. 2.18 Ausência de consolidação do rádio com acentuada angulação volar no local da fratura associada à pseudo-artrose de uma fratura da porção média da ulna. Observe a esclerose óssea no local da fratura e a formação de uma pseudo-articulação.

intracraniana, nem a sua ausência descarta a possibilidade de lesão intracraniana. Os únicos achados nas radiografias simples que indicam a possibilidade de uma lesão intracraniana associada consistem no desvio da pineal calcificada e fratura de crânio com afundamento. Se houver uma preocupação séria com a possibilidade de lesão intracraniana, baseada nos achados no exame físico, uma TC deverá ser solicitada. Trata-se de um método extremamente sensível de identificação dos hematomas intracranianos, fraturas do crânio com afundamento e fraturas que envolvem a base do crânio. Apenas cerca de 20% das fraturas lineares de crânio são detectadas pela TC; contudo, na ausência de lesão intracerebral, essas fraturas têm pouca ou nenhuma importância clínica. Assim, a incapacidade da TC de detectá-las não constitui uma limitação significativa.

A porcentagem de exames de crânio pós-traumatismo que revelam uma fratura depende bastante dos achados no exame físico.[23] Se houve perda da consciência ou outros sinais e sintomas neurológicos, a porcentagem aproxima-se de 40% ou mais. Quando não há sinais e sintomas neurológicos, ou achados positivos no exame físico, e o médico assistente tem dúvida quanto à existência de uma fratura, essa é identificada em bem menos de 5% dos pacientes.

Tipos de Fraturas do Crânio

Fraturas Lineares

Uma fratura é visibilizada como uma linha radiotransparente e bem-definida, muitas vezes irregular e, às vezes, ramificada (Fig. 2.19). As fraturas lineares costumam se estender para a base do crânio, e suas terminações tornam-se invisíveis. Uma fratura linear tem de ser diferenciada das linhas de sutura e dos sulcos vasculares. De modo geral, um sulco vascular apresenta um trajeto uniforme e sem interrupções, não sendo tão bem-definido como uma linha de fratura. As linhas de sutura costumam ter bordas serrilhadas. Habitualmente, as fraturas lineares sem afundamento e sem sinais clínicos de comprometimento sensório ou achados neurológicos têm pouca importância.

Fraturas com Afundamento

Após um traumatismo mais grave, sobretudo se a força foi focalizada em uma área pequena do crânio, um ou mais fragmentos ósseos podem separar-se e afundar. Essas fraturas costumam ser estreladas, com múltiplas linhas de fratura irradiando-se de um ponto central e com um ou mais fragmentos cominutivos. Quando observada *de frente*, a linha de fratura pode parecer mais densa que o osso normal por causa da sobreposição ou da inclinação dos fragmentos (Fig. 2.20), o que aumenta efetivamente a espessura do osso e, por isso, aumenta sua densidade radiológica. Incidências tangenciais são essenciais para determinar a magnitude da depressão. Se a dura-máter subjacente for rompida, será indicada cirurgia. Quanto maior o afundamento, mais provável será a ocorrência de uma laceração associada da dura-máter. Todavia, a magnitude exata do afundamento que indica a necessidade de cirurgia é objeto de controvérsia. As fraturas com afundamento são avaliadas de forma mais fácil e vantajosa por TC (Fig. 2.20C).

Fraturas com Diástase

Uma fratura linear pode-se estender para uma sutura e aumentar sua largura ao longo de pelo menos parte do seu trajeto (Fig. 2.21). Menos amiúde, ocorre a separação da sutura sem uma fratura linear associada. Esse tipo de fratura é encontrado mais freqüentemente em lactentes e crianças, envolvendo geralmente as suturas lambdóide ou sagital. A separação de uma sutura provoca o alargamento dela, de tal forma que se torna mais bem visibilizada do que o normal. Algumas vezes, uma sutura lambdóide ou coronal normal parece discretamente mais larga do que seu par devido a uma discreta inclinação da cabeça em relação ao plano AP verdadeiro. Suturas separadas por 1 a 2 mm e que são mais largas do que seu par indicam fratura.

Fraturas da Base do Crânio

As fraturas limitadas à base do crânio são muito difíceis de visibilizar nas radiografias, inclusive na incidência basilar do crânio. Embora a base do crânio possa ser visibilizada em várias projeções radiológicas, os detalhes são mínimos, e as estruturas anatômicas que compõem a

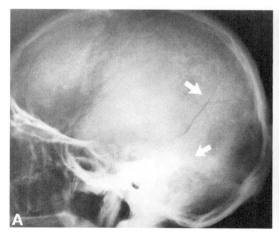
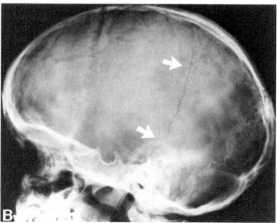

FIG. 2.19 Fratura do crânio. **A:** Fratura linear do osso parietal que se estende para trás em direção ao osso occipital (*setas*). **B:** Nesse paciente, uma linha de fratura linear estende-se até a porção posterior do osso temporal desde a área parietal (*setas*).

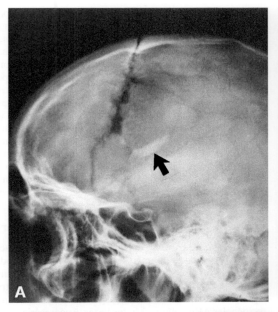
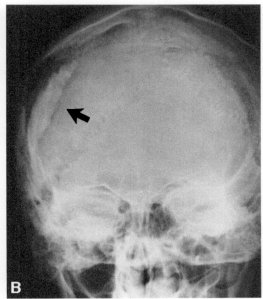
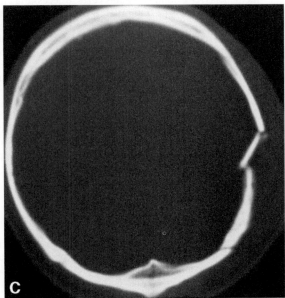

FIG. 2.20 Fratura de crânio cominutiva com afundamento. **A:** Incidência em perfil mostra uma linha de fratura irregular com superposição que resulta em aumento da densidade (*seta*). **B:** Incidência AP que mostra a extensão da depressão. Observe o deslocamento para dentro do grande fragmento ósseo (*seta*). **C:** TC de outro paciente revela os achados típicos de uma fratura com afundamento.

base dificultam ainda mais o reconhecimento de uma linha de fratura. Muitas fraturas da base do crânio estendem-se para a abóbada, pelo menos por uma curta distância, e parte da fratura pode ser visibilizada. Uma fratura da base do crânio envolve, com freqüência, o seio esfenóide, e, quando as radiografias são tiradas usando um feixe horizontal, um nível hidroaéreo ou a opacificação completa do seio esfenóide podem ser evidenciados. As fraturas da base do crânio podem ser evidenciadas de modo muito mais fácil e satisfatório pela TC; por isso, sempre que houver dúvida séria quanto à existência de uma fratura da base do crânio, uma TC deverá ser solicitada (Fig. 2.22).

Interpretação das Radiografias do Crânio Solicitadas por Causa de Traumatismo

As principais características radiológicas, a serem determinadas quando se avalia um traumatismo cranioencefálico (TCE), são: (1) existência ou não de fratura; (2) existência de fratura com afundamento e o grau de afundamento, que exigiria uma incidência tangencial; e (3) existência de pneumocéfalo.

Pneumocéfalo

Se uma fratura se estendeu através dos seios frontal, etmóides ou esfenóide, ou das mastóides, o ar pode penetrar na cavidade craniana. O ar é identificado mais comumente nas cisternas subaracnóides ou em torno da sela turca, embora possa ser encontrado sobre a convexidade ou dentro do sistema ventricular. Essa condição é conhecida como *pneumocéfalo pós-traumático* (veja a Fig. 2.22). Trata-se de uma complicação incomum, embora grave, e pode ser reconhecida facilmente nas TC e nas radiografias por causa da radiotransparência do ar em comparação com a densidade do encéfalo circundante e do líquido cefalorraquidiano.

Céfalo-hematoma

O céfalo-hematoma é encontrado em recém-nascidos como resultado de tocotraumatismo, geralmente causado pela aplicação de fórceps. A agressão ao tecido fibroso externo que recobre o crânio é seguida pela formação de um hematoma nele, o que forma massa localizada que depois sofre calcificação. Quando o céfalo-hematoma típico é visibilizado

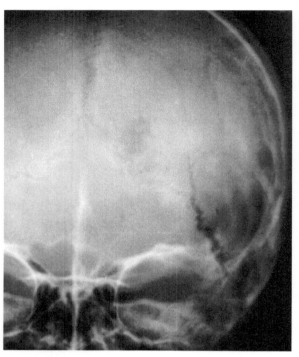

FIG. 2.21 Fratura-diástase. Uma fratura linear do osso parietal que se estende para a sutura lambdóide com um alargamento evidente da linha de sutura.

tangencialmente, aparece como uma imagem homogênea com a densidade dos tecidos moles, borda externa convexa bem-delimitada, que, com o passar do tempo, é margeada por uma fina borda de calcificação, fundindo-se as margens uniformemente com o osso normal (Fig. 2.23). O osso sob a área de calcificação costuma ser normal. Com o passar do tempo, um céfalo-hematoma tenderá a sofrer uma redução gradativa do tamanho e desaparecer completamente, se for pequeno, ou, no máximo, deixar uma área de osso discretamente espessada.

Complicações das Fraturas do Crânio

Cisto Leptomeníngeo

Se a dura-máter for rompida sob uma área de fratura, poderá aderir ao osso ao longo das bordas da fratura e deixar que o córtex cerebral entre em contato com o osso. Nesse espaço, poderá ocorrer o acúmulo de líquido cefalorraquidiano (LCR) e evoluir para um cisto leptomeníngeo. Em outros casos, tanto o córtex cerebral como a dura-máter poderão aderir ao osso. As duas condições predispõem à erosão gradativa do osso sobrejacente ao cisto ou a cicatriz (gliose isomorfa) cerebral, causada aparentemente pela pressão pulsátil dos vasos sangüíneos ao longo da superfície do córtex. Essa condição é encontrada mais freqüentemente em lactentes e crianças pequenas. É mais comum na área parietal após uma fratura com diástase. A fratura pode consolidar de forma satisfatória inicialmente; entretanto, após alguns meses, a erosão do osso ao longo da linha de fratura torna-se evidente (Fig. 2.24). Muitas vezes, a erosão do osso permite que massa de tecidos moles se projete através do defeito ósseo e se torne evidente à inspeção e à palpação.

LESÕES DA COLUNA VERTEBRAL

Fraturas e luxações da coluna vertebral são mais comuns na região cervical inferior de C4 a C7, na junção toracolombar entre a 10.ª vértebra torácica e a segunda vértebra lombar, e na junção craniovertebral.[23] Habitualmente, as fraturas envolvem o corpo vertebral com ou sem fraturas associadas dos elementos posteriores das vértebras afetadas. As observações diagnósticas significativas, no traumatismo vertebral, são a manutenção ou não da altura dos corpos vertebrais; o alinhamento da coluna vertebral; os espaços dos discos intervertebrais, as articulações interapofisárias e processos espinhosos; assim como o paralelismo das superfícies articulares e platôs vertebrais.[23] As fraturas e luxações manifestam-se como perda da altura dos corpos vertebrais, comprometimento das bordas corticais dos elementos posteriores, mau alinhamento da coluna vertebral e perda do paralelismo das superfícies ósseas corticais apostas na altura das articulações interapofisárias ou dos espaços dos discos intervertebrais. Fraturas limitadas ao corpo vertebral ou aos elementos posteriores são consideradas estáveis, enquanto aquelas que envolvem tanto o corpo da vértebra quanto os elementos posteriores são tidas como instáveis. Hematomas paravertebrais podem ser um indício de fratura ou luxação oculta na coluna cervical ou torácica. Os hematomas são visibilizados como massas retrofaríngeas na coluna cervical e massas paravertebrais na projeção frontal na coluna torácica.

Exame Radiológico no Traumatismo Raquimedular

É necessário extremo cuidado no manuseio dos pacientes, quando existe a suspeita de traumatismo raquimedular, de modo a não provocar uma lesão maior do que a já existente. Por conseguinte, é prudente solicitar uma incidência lateral, antes de solicitar outras incidências. Após verificar que não há subluxação ou luxação, podem ser solicitadas incidências AP e oblíqua. Muitas vezes, é necessária uma TC, para comprovar a existência de fraturas.[9,17] A TC é valiosa sobretudo na detecção de fragmentos ósseos que se projetem para o canal vertebral, comprimindo a medula espinhal e as raízes nervosas. Além disso, vale a pena pesquisar fraturas dos elementos posteriores. Fraturas horizontais — no plano paralelo à incidência do feixe — podem não ser detectadas por esse método por causa do volume parcial. É necessária a reconstrução no plano sagital ou coronal.

A RM tem outras vantagens, inclusive a aquisição nos planos sagital e coronal, que revela a relação entre os segmentos vertebrais, a visibilização dos discos intervertebrais e ligamentos espinhosos e, mais importante, permite a avaliação direta das lesões raquimedulares e dos fragmentos ósseos e hematomas que podem comprometer o canal vertebral (Fig. 2.25).

Fraturas Vertebrais

Fraturas por Compressão

Uma fratura por compressão caracteriza-se por um acunhamento anterior do corpo vertebral ou uma depressão limitada ao planalto vertebral, geralmente o superior. A fratura é provocada pela flexão da coluna vertebral. O grau de deformidade depende da intensidade das forças envolvidas. Uma depressão mínima pode ser difícil de visibilizar, por apresentar uma discreta depressão do planalto vertebral superior associada à protrusão da borda ântero-superior das vértebras (incidência lateral). Uma tênue faixa de esclerose é identificada logo abaixo do planalto vertebral, indicando a existência de uma zona de impactação óssea. Quando o mecanismo de lesão for maior, existirá um acunhamento franco da altura anterior das vértebras (Fig. 2.26). Em raras ocasiões, a fratura limita-se ao planalto inferior do corpo vertebral. No caso das lesões compressivas graves, uma porção do corpo vertebral pode ser deslocada para o canal vertebral, comprometendo a medula espinhal ou as raízes nervosas. A forma mais comum é uma fratura em lágrima na coluna cervical ou fraturas cominutivas na junção toracolombar.[1,23] Sempre que for encontrada uma fratura por compressão grave, será preciso pensar na retropulsão de um fragmento do corpo vertebral.

Fraturas-luxações

Fraturas-luxações ocorrem mais comumente na coluna cervical inferior e na junção toracolombar. De modo geral, o corpo vertebral superior está deslocado para a frente em relação ao corpo vertebral inferior. Com freqüência, existe uma fratura compressiva em cunha anterior no corpo vertebral inferior e fraturas que envolvem as lâminas, as facetas articulares ou os processos espinhosos. Além disso, pode

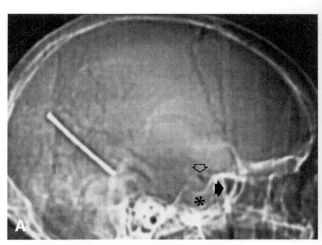
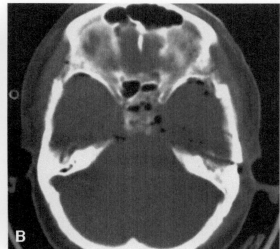
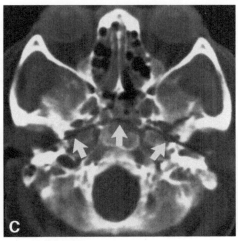

FIG. 2.22 Fratura da base do crânio com pneumocéfalo. **A:** Uma radiografia digital do crânio mostra opacificação do seio esfenóide (*asterisco*), nível hidroaéreo nos seios etmoidais posteriores (*seta fechada*) e pneumocéfalo nas cisternas basais (*seta aberta*). A densidade metálica linear é um grampo de cabelo que foi esquecido no paciente por ocasião da radiografia. **B:** TC mostra pequenas bolhas de ar no espaço subaracnóide da fossa craniana média e opacificação dos seios etmoidais posteriores e esfenóide com níveis hidroaéreos. **C:** Uma fratura transversa e arqueada da base do crânio (*setas*).

ocorrer a rotura da cápsula articular das facetas articulares e do ligamento interespinhoso sem fraturas associadas. Por outro lado, pode não haver uma fratura significativa associada a luxação, ficando a lesão limitada ao disco intervertebral, às cápsulas das articulações interapofisárias e ligamentos interespinhosos, o que ocorre mais comumente na coluna cervical, sendo o grau de deslocamento variável. Se o deslocamento é mínimo, costuma ser denominado *subluxação,* enquanto o termo *luxação* é atribuído freqüentemente a um deslocamento maior ou completo de uma vértebra em relação à outra. Não é comum o achado de deslocamento completo, ou seja, deslocamento total de um segmento da coluna vertebral em relação ao outro.

Fraturas dos Elementos Posteriores

Fraturas dos elementos posteriores não ocorrem comumente sem fraturas associadas dos corpos vertebrais, exceto por fraturas dos processos transversos da coluna lombar, dos elementos posteriores das primeira e segunda vértebras cervicais, e dos processos espinhosos na junção cervicotorácica. Fraturas isoladas das vértebras em outros locais são, freqüentemente, difíceis de diagnosticar e exigem TC[3,9,14] ou RM para a confirmação.

Lesões da Coluna Cervical

Nos pacientes com possíveis lesões raquimedulares, é importante assegurar que as sete vértebras cervicais sejam incluídas na radiografia (Fig. 2.27).[23] A ausência de visibilização da sétima vértebra cervical é o erro mais comumente cometido na avaliação radiológica de possível lesão da coluna cervical. O achado de hematomas retrofaríngeos sugere a existência de luxações ou fraturas subjacentes da coluna cervical. Nos adultos, os tecidos moles paravertebrais anteriores ao arco de C1 medem aproximadamente 10 mm; os anteriores a C4, 4 a 7 mm; e os anteriores a C6, 16 a 20 mm. O achado de tecidos moles

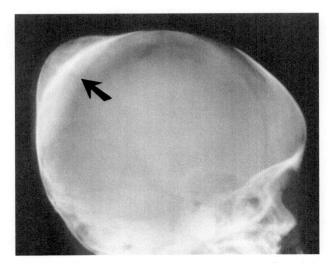

FIG. 2.23 Céfalo-hematoma calcificado (*seta*) após tocotraumatismo. A densa massa calcificada, mostrada aqui, diminuiu gradativamente de tamanho e acabou desaparecendo.

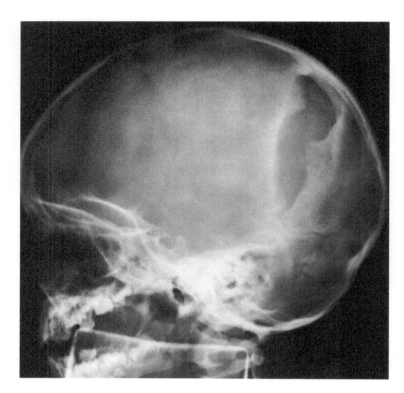

FIG. 2.24 Um cisto leptomeníngeo, ou uma fratura em crescimento, causado por aderências meníngeas às bordas internas de uma antiga fratura linear. Uma tumefação foi observada sobre a região da fratura prévia alguns meses após a lesão. A radiotransparência, alongada e discretamente elíptica com bordas minimamente escleróticas, é típica de um cisto leptomeníngeo.

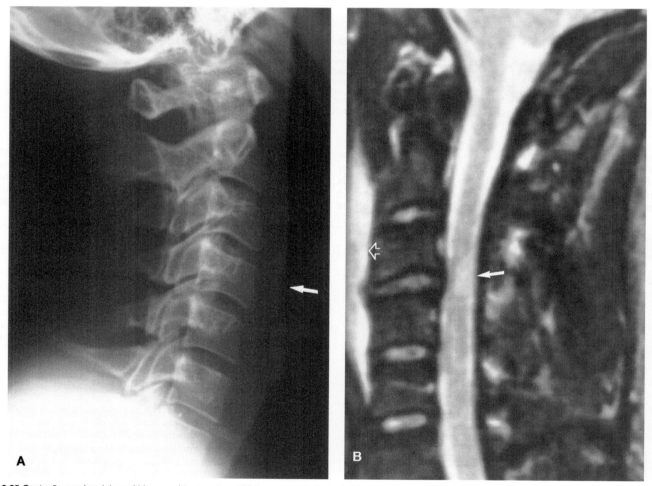

FIG. 2.25 Contusão raquimedular sofrida em acidente automobilístico como resultado de hiperextensão do pescoço. **A:** Radiografia simples (perfil) que mostra edema dos tecidos moles retrofaríngeos (medindo 10 mm) anterior a C4 (*seta*). Nenhuma fratura ou luxação evidente são visibilizadas. **B:** RM, corte sagital, imagem ponderada em T2, revela contusão medular (*seta*), edema e hemorragia pré-vertebrais (*seta aberta*).

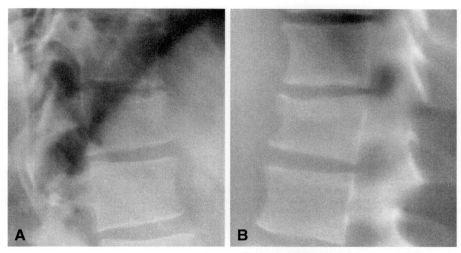

FIG. 2.26 Fratura por compressão da 12ª vértebra torácica. **A:** Incidência lateral mostra compressão anterior em cunha do corpo da 12ª vértebra. A borda ântero-superior dessa vértebra é irregular. A parede posterior da vértebra mantém-se íntegra. **B:** A tomografia planar mostra as alterações com clareza. Observe a zona de aumento da radiodensidade na porção superior do corpo vertebral, caracterizando impactação óssea.

com valores superiores a estes deve alertar o médico para a possibilidade de luxação ou fratura subjacente (veja a Fig. 2.25A). As medidas feitas no pronto-socorro dos tecidos moles anteriores à porção média da coluna cervical são variáveis, sendo comuns valores de até 7 mm. Se o valor medido for muito superior a 7 mm, será provável a existência de fratura, e o pescoço deverá ser imobilizado até a identificação da fratura ou a elucidação da situação. Nessas circunstâncias, a lesão encontrada costuma estar localizada na junção craniocervical ou na junção cervicotorácica.

A TC, sobretudo a TC helicoidal, é especialmente vantajosa na análise do paciente politraumatizado e imobilizado, ou do paciente com sintomas significativos pós-traumatismo cujas radiografias simples não são diagnósticas. Nessas circunstâncias, a TC pode revelar fraturas ocultas, sobretudo das massas laterais e dos elementos posteriores.

As fraturas da primeira vértebra cervical ou atlas são relativamente incomuns. O tipo mais comum consiste em uma fratura que envolve o arco neural posterior, causada pela hiperextensão da cabeça em relação ao pescoço. Essas fraturas costumam ser bilaterais e sem luxação associada. É preciso ter o cuidado de diferenciar essas fraturas de lacunas no arco neural que ocorrem como variações normais. Forças diretas aplicadas na direção axial podem fraturar as vértebras tanto anterior como posteriormente, com o conseqüente deslocamento lateral dos dois fragmentos, no que se denomina *fratura de Jefferson ou cominutiva* (Fig. 2.28). Caracteristicamente, tal fratura é identificada por um deslocamento bilateral das massas laterais de C1 em relação a C2 na projeção frontal. A inclinação ou a rotação da cabeça podem causar um deslocamento unilateral, porém devem estar associadas a um deslocamento medial das massas laterais do outro lado. Se houver desvio bilateral, isso poderá

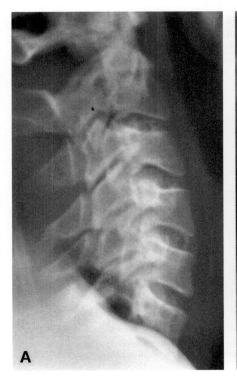
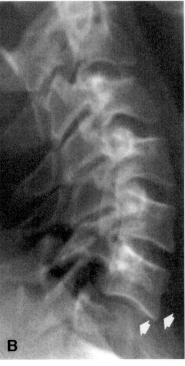

FIG. 2.27 As sete vértebras cervicais devem ser identificadas na radiografia. **A:** Incidência lateral com raios horizontais que mostra apenas seis vértebras cervicais sem lesão evidente. **B:** Incidência lateral repetida, enquanto se puxam para baixo os braços, revela uma fratura-luxação de C6-C7 (*setas*).

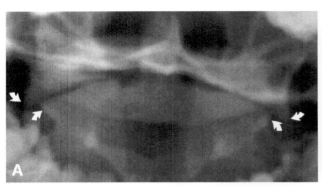 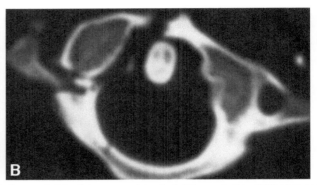

FIG. 2.28 Fratura de Jefferson de C1. **A:** A incidência com a boca aberta revela o deslocamento lateral das massas laterais de C1 em relação a C2 (*setas*); contudo, não existem fraturas. Normalmente, as massas laterais de C1 devem estar alinhadas com as massas laterais de C2. **B:** TC revela uma fratura do arco anterior de C1 e da junção do arco posterior com a massa lateral, bem como uma fratura incompleta do arco posterior.

sugerir uma fratura de Jefferson. Muitas vezes, as fraturas do arco AP não podem ser identificadas nas radiografias simples — a TC é a melhor maneira de visibilizar os locais de fratura.

Fraturas do áxis (vértebra odontóide, C2) são provocadas por uma força de hiperextensão como aquela experimentada quando a cabeça ou a face atingem o pára-brisas ou o volante em um acidente automobilístico, o que pode resultar em fraturas bilaterais do arco neural anterior às facetas inferiores. Trata-se da mesma fratura provocada pelo enforcamento judicial e, por conseguinte, costuma ser denominada *fratura do enforcado* (Fig. 2.29A).[23] As linhas de fratura costumam ser oblíquas, tendendo a ser relativamente simétricas e, muitas vezes, associadas a deslocamento de C2 sobre C3. Pode existir uma fratura por avulsão da borda ântero-inferior de C2. Fraturas do processo odontóide também são muito comuns. Tais fraturas costumam ter orientação transversa e localizar-se na base do processo odontóide (Fig. 2.29B), ou podem-se estender para o corpo de C2. Esse último tipo é identificado pela rotura do "anel" de C2 na projeção lateral. Pode haver deslocamento anterior ou posterior, dependendo do mecanismo da lesão.[23]

No restante da coluna cervical, as lesões por flexão costumam provocar fraturas anteriores por compressão, facilmente visibilizadas nas incidências laterais. As fraturas graves por compressão com deslocamento para trás da coluna vertebral superior e um característico fragmento triangular ou quadrilátero oriundo da superfície ântero-inferior do corpo vertebral costumam ser denominadas *fraturas em lágrima* (Fig. 2.30B). De modo geral, acompanham-se de lesão raquimedular e amiúde resultam de mergulho em águas rasas.

As lesões por flexão podem romper o disco intervertebral, as articulações interapofisárias e os ligamentos interespinhosos com mínima ou nenhuma fratura dos corpos vertebrais. Essas lesões resultam de hiperflexão sem compressão axial e costumam ser denominadas *distensões por hiperflexão* (Fig. 2.30A). Tipicamente, a distância interespinhosa apresenta-se aumentada, as articulações interapofisárias estão subluxadas e o disco intervertebral mostra-se diminuído anteriormente com a angulação da coluna no mesmo nível. Algumas vezes, existem subluxação ou, até mesmo, deslocamento completo (veja a Fig. 2.27). Se as facetas articulares superiores passam a se localizar anteriormente às facetas inferiores, isso é denominado *cavalgamento bilateral das facetas articulares* (Fig. 2.31A). O *cavalgamento unilateral* das facetas articulares pode dever-se a traumatismo com rotação e flexão (Fig. 2.31B), o que pode constituir um problema diagnóstico. Tipicamente, uma vértebra é deslocada em 25% de sua largura sobre a vértebra inferior. Os corpos vertebrais abaixo desse nível visibilizados em perfil, enquanto aqueles acima se encontram em posição oblíqua. A distância entre a cortical posterior da massa lateral e a junção espinolaminar acima do deslocamento diminui ou existe uma superposição dessas estruturas. O exame meticuloso revela que uma das facetas articulares acima se encontra à frente da faceta articular abaixo, enquanto a faceta articular oposta permanece em alinhamento normal.

Algumas vezes, as fraturas limitam-se aos elementos posteriores. Uma fratura do processo espinhoso de C7 ou de T1 pode ocorrer devido a traumatismo rotacional — a conhecida *fratura do escavador de argila*. Fraturas da massa lateral também podem ocorrer e costumam reorientar a faceta articular de tal forma que a superfície articular da faceta é visibilizada na incidência AP.

Pacientes idosos com espondilose da coluna cervical podem sofrer uma lesão raquimedular em conseqüência de uma queda simples.[23] A

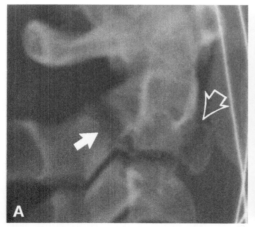 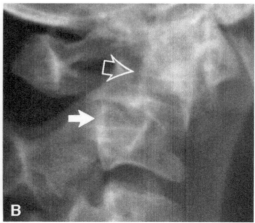

FIG. 2.29 Fraturas de C2. **A:** Fratura do enforcado de C2. Observe as fraturas do arco neural (*seta*) associadas à fratura da borda inferior do corpo vertebral (*seta aberta*) e edema dos tecidos moles subjacentes. **B:** Fratura do processo odontóide com deslocamento anterior. Note a correlação entre a borda cortical posterior do processo odontóide (*seta aberta*) e a borda cortical posterior do corpo vertebral (*seta*).

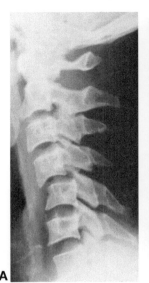
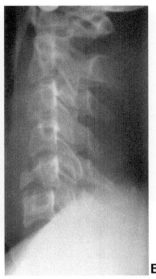

FIG. 2.30 Fraturas da coluna cervical inferior. **A:** Distensão por hiperflexão da quarta vértebra cervical sobre a quinta. A quarta vértebra cervical está deslocada anteriormente em relação à quinta, e as articulações interapofisárias estão lesadas. **B:** Fratura em lágrima de C5. Observe o característico fragmento anterior triangular e o deslocamento posterior de C5 em relação a C6.

hiperextensão da cabeça em relação ao pescoço provoca o pinçamento da medula espinhal entre os osteófitos vertebrais posteriores e o ligamento amarelo hipertrofiado, resultando em lesão raquimedular. Muitas vezes, isso se acompanha de hematoma retrofaríngeo secundário à rotura do ligamento longitudinal anterior (veja a Fig. 2.25). Às vezes, é visibilizada uma pequena fratura da superfície ântero-inferior da vértebra, decorrente de uma fratura por avulsão no local da laceração no ligamento longitudinal anterior.

Mecanismo de Lesão em Chicote

A assim chamada lesão em chicote da coluna cervical é extremamente importante por causa de suas implicações legais. A lesão é causada por uma súbita desaceleração do corpo, quando um automóvel é parado abruptamente por colisão ou, quando parado, é atingido por trás por um veículo em movimento. A cabeça é jogada para trás e para a frente — como um chicote. Existe uma considerável controvérsia a respeito da importância da lesão em chicote como causa de queixas clínicas e incapacidade. Quando existe uma subluxação ou fratura por compressão definida, as evidências de lesão são claras. Se não há fratura, mas os ligamentos de sustentação foram lesados, o diagnóstico torna-se mais problemático, podendo ser impossível dizer se existe lesão apenas com o laudo das radiografias. A coluna cervical pode ser retificada ou a curva da coluna vertebral ser revertida devido ao espasmo da musculatura cervical. Graus mínimos de reversão da coluna cervical podem ser encontrados em pessoas normais. Nesses casos, é necessária uma análise meticulosa das imagens radiológicas, levando em conta a idade do paciente, a duração da lesão e o caráter dos achados clínicos. Na experiência do autor, graus mínimos de reversão da curva cervical e protrusão mínima de uma vértebra cervical sobre a outra podem ser provocados por espasmo muscular secundário à dor sem lesão ligamentar real da coluna cervical, o que dificulta ainda mais a avaliação da importância de variações mínimas na coluna cervical. Deve-se ter cuidado para não dar ênfase excessiva a tais variações.

Fraturas da Coluna Toracolombar

A maioria das fraturas das vértebras torácicas e lombares tende a ser conseqüente a compressões anteriores, habitualmente observadas com facilidade nas incidências laterais (veja a Fig. 2.26), podendo ser evidentes na projeção frontal em virtude da perda da altura ou obliteração do planalto superior da vértebra envolvida. Comumente, as fraturas da coluna torácica superior encontram-se associadas a violenta ação muscular, como as que ocorrem em crises convulsivas ou acidentes automobilísticos de alto impacto. Se não houver essas lesões, a compressão de uma das quatro vértebras torácicas superiores deverá levantar a suspeita de condição patológica subjacente, como tumor ou doença metabólica. Por outro lado, as fraturas da coluna lombar superior e da coluna torácica inferior são causadas por lesões em flexão.

As *fraturas cominutivas* são comuns na junção toracolombar.[2] Nessas lesões, um fragmento oriundo da borda súpero-posterior do corpo vertebral é deslocado para dentro do canal vertebral (Fig. 2.32) e pode causar uma lesão neurológica da medula espinhal, do cone medular ou das raízes nervosas. Todas as fraturas por compressão devem ser examinadas meticulosamente à procura de retropulsão de

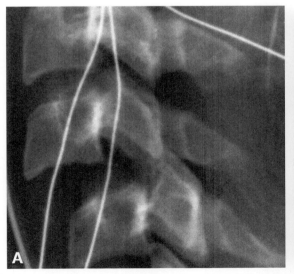
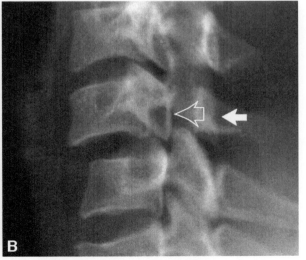

FIG. 2.31 Cavalgamento das facetas articulares da coluna cervical. **A:** Cavalgamento bilateral das facetas articulares. Deslocamento anterior de C4 sobre C5 superior a 50% da largura do corpo vertebral. As facetas articulares de C4 passaram a ficar à frente das facetas articulares de C5. **B:** Cavalgamento unilateral das facetas articulares. Há deslocamento anterior de C5 sobre C6 aproximando-se de 25% da largura do corpo vertebral. Os corpos vertebrais abaixo do deslocamento apresentam-se em perfil, enquanto os corpos vertebrais acima do deslocamento encontram-se em posição oblíqua. A *seta fechada* aponta para a interapofisária não-deslocada, e a *seta aberta* aponta para a interapofisária rodada e que sofreu cavalgamento.

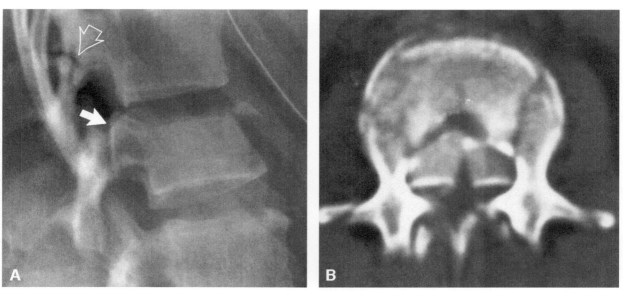

FIG. 2.32 Fratura cominutiva da segunda vértebra lombar. **A:** Incidência lateral que mostra o acunhamento anterior do corpo de L2. Observe a borda póstero-superior do corpo vertebral (*seta*) projetando-se para o canal vertebral. Além disso, também existe uma fratura horizontal através da lâmina de L1 (*seta aberta*). **B:** Fragmento que se projeta no canal vertebral com redução significativa do seu diâmetro. Há também uma fratura da lâmina esquerda. Fratura cominutiva do planalto superior do corpo vertebral. Fraturas dos processos transversos.

um fragmento. A TC constitui um excelente método para visibilizar esses fragmentos.

Fraturas horizontais podem ocorrer com pouca ou nenhuma compressão do corpo vertebral — as chamadas *fraturas de Chance* ou *do cinto de segurança*, porque associadas comumente ao uso de cintos de segurança. Uma fratura horizontal dos elementos posteriores pode estar associada a uma fratura horizontal através do corpo vertebral ou pode haver uma rotura dos ligamentos e dos discos intervertebrais sem fratura (Fig. 2.33A). A causa dessas lesões é a flexão do tronco por sobre um objeto que atua como fulcro (ponto de apoio de uma alavanca), como o cinto de segurança. Dado que o fulcro das forças de flexão se encontra deslocado para a frente até o objeto sobre o qual o corpo é flexionado, as forças compressivas são retiradas do corpo vertebral, e nenhuma fratura por compressão significativa ocorre em decorrência dessas lesões.

Fraturas-luxações são comumente encontradas na junção toracolombar associadas a fraturas pela compressão dos elementos posteriores, inclusive a faceta superior e as lâminas, bem como a rotura das articulações interapofisárias (Fig. 2.33B). A avaliação completa dessas lesões exige a solicitação de TC.

Fraturas dos processos transversos podem ocorrer, quando há lesões graves em outros pontos da coluna vertebral; contudo, na área lombar, pode ser encontrada uma lesão isolada causada por traumatismo loca-

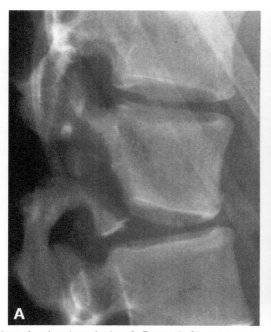
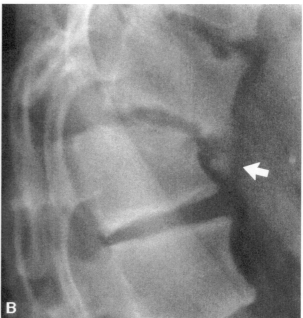

FIG. 2.33 Fraturas da coluna toracolombar. **A:** Fratura de Chance da segunda vértebra lombar. Observe a ausência de compressão do corpo vertebral. Uma fratura horizontal estendeu-se através da lâmina, a base dos pedículos e a borda ínfero-posterior do corpo vertebral. O disco L2-L3 está comprometido. **B:** Fratura-luxação de T11-T12. Existe deslocamento anterior de T12, e um pequeno fragmento triangular está deslocado da margem ântero-superior de T12 (*seta*).

lizado, tanto por tração muscular como por lesão local direta. Linhas radiotransparentes que simulam fraturas dos processos transversos podem ser produzidas pelo músculo psoas, por gás intra-abdominal ou por centros de ossificação não-consolidados.

FRATURAS E LUXAÇÕES EM LOCAIS ESPECIAIS

A maioria das fraturas e luxações é facilmente reconhecida nas radiografias e não cria dificuldades diagnósticas. Se o leitor desejar uma análise detalhada dos vários tipos de fraturas e luxações, os princípios mecânicos envolvidos, as complicações, os métodos de tratamento e os processos de reparo, deverá consultar um dos livros-texto que tratam especificamente dos referidos assuntos.[22,23] Nesta seção, comentaremos apenas sobre os aspectos importantes do ponto de vista do exame e do diagnóstico radiológicos.

A Mão

As Falanges

Lesões pelo esmagamento das pontas dos dedos das mãos podem resultar em fraturas por compressão do tofo ungueal. Luxações das articulações interfalangianas (IF) e metacarpofalangianas (MCF) são comuns e resultam de hiperextensão. Com freqüência, estão associadas a pequenas fraturas por avulsão da superfície volar da borda articular da falange que sofreu luxação. A lesão por hiperextensão de uma articulação IF, mais comumente a proximal do que a distal, também pode causar uma avulsão sem luxação associada (Fig. 2.34A). Tais fraturas são denominadas avulsões da placa volar. O fragmento da fratura é, com freqüência, muito pequeno, até minúsculo. As fraturas por avulsão ocorrem na superfície dorsal da base da falange distal com ou sem deformidades na flexão da articulação interfalangiana distal (IFD) (Fig. 2.34B). São os conhecidos *dedos em martelo* ou *dedos de beisebol*.

Os Metacarpos

As fraturas do colo do quarto ou do quinto metacarpo são denominadas *fraturas do boxeador.* Tipicamente, existe angulação volar do fragmento distal (Fig. 2.34C). Fraturas também são comuns na base do primeiro metacarpo, onde podem atravessar toda a largura da diáfise ou se estender para a articulação com luxação associada do metacarpo. Essas últimas lesões são denominadas *fraturas de Bennett* (Fig. 2.35).

O Punho

A maioria das lesões da porção distal do antebraço e do carpo é causada por queda sobre a mão espalmada. A idade do paciente é um excelente indicador do local da lesão resultante. Antes dos 10 anos de idade, é comum a ocorrência de fraturas transversas ou em galho verde das porções distais do rádio e do cúbito; entre os 11 e os 16 anos de idade, ocorrem separações da epífise distal do rádio; entre os 14 e 40 anos, verificam-se fraturas do escafóide; e, após os 40 anos de idade, as fraturas de Colles da porção distal do rádio são mais comuns. Fraturas dos ossos do carpo são incomuns antes dos 12 anos e após os 45 anos de idade. De modo geral, as fraturas dos ossos do antebraço são 10 vezes mais comuns do que as dos ossos do carpo.

O plano fascial do músculo pronador quadrado, visibilizado na incidência lateral à frente das diáfises distais, é um indicador sensível de fratura subjacente da porção distal do antebraço. O plano fascial pode projetar-se para fora ou ser obliterado parcial ou totalmente por hemorragia resultante da fratura subjacente.

Fratura de Colles

A fratura de Colles envolve os 2 ou 3 cm distais do rádio, com angulação dorsal do fragmento distal (Fig. 2.36). Habitualmente, a deformidade é evidente ao exame clínico e tem sido descrita como *deformidade em garfo de prata.* A fratura é, em geral, impactada, com cominuição ao longo de sua face dorsal. Muitas vezes, existe uma fratura por avulsão associada do processo estilóide da ulna.

Algumas vezes, uma fratura é encontrada com o deslocamento anterior do fragmento distal. Trata-se de uma fratura de Colles invertida ou fratura de Smith. Em raras ocasiões, a fratura limita-se à borda anterior ou posterior da porção distal do rádio. Fraturas transversas sem luxação ocorrem, e sua identificação pode ser difícil. Alterações no plano fascial do músculo pronador quadrado constituem indícios diagnósticos importantes dessas lesões.

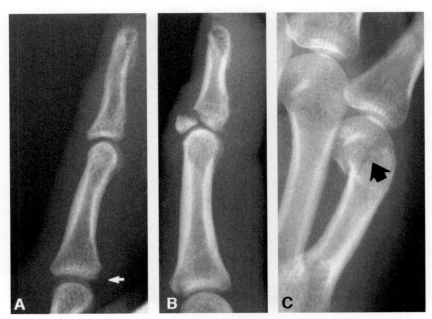

FIG. 2.34 Fraturas das falanges. **A:** Avulsão da placa volar da base da falange média (*seta*). O fragmento é bem pequeno. **B:** Dedo em martelo (de beisebol) com característica fratura da superfície dorsal na base da falange distal. **C:** Fratura do boxeador do colo do quinto metacarpo (*seta*) com típico deslocamento volar do fragmento distal.

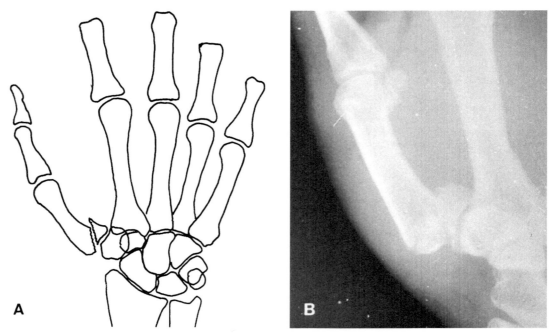

FIG. 2.35 Fratura de Bennett do primeiro metacarpo. **A:** Diagrama que ilustra a deformidade característica. **B:** Radiografia que mostra o deslocamento lateral da diáfise e típica fratura oblíqua da base do metacarpo.

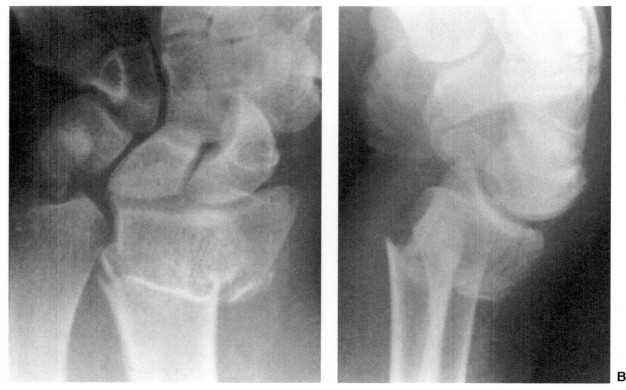

FIG. 2.36 Fratura de Colles. **A:** Observe a cominuição e a impactação póstero-lateral. O processo estilóide ulnar sofreu avulsão, sendo visualizado como uma imagem tênue lateralmente à sua posição normal. **B:** Note a característica angulação posterior do fragmento distal.

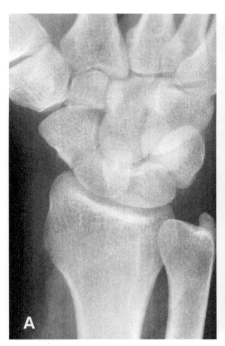 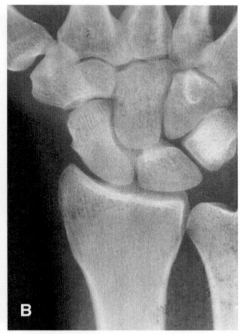

FIG. 2.37 Fratura da porção central do osso escafóide. Note que a linha de fratura é observada na incidência oblíqua (**A**), mas não na incidência póstero-anterior (**B**).

O Carpo

Três quartos das fraturas do carpo envolvem o osso escafóide e 15% o osso piramidal. A maioria das outras fraturas envolve o osso trapézio ou o hamato. Fraturas dos outros ossos do carpo são raras.

Fraturas do Escafóide. O osso escafóide é o osso do carpo mais comumente fraturado. A maioria dessas fraturas tem orientação transversa e ocorre na parte central do escafóide. Como o deslocamento é mínimo, a visualização da linha de fratura pode ser difícil (Fig. 2.37; veja, também, a Fig. 2.3). A melhor incidência para visualizar a fratura é a PA com o maior desvio ulnar possível da mão. O escafóide é visibilizado em perfil. As outras fraturas do escafóide ocorrem no pólo proximal ou no distal. Após uma fratura do escafóide, o fragmento proximal pode-se tornar avascular, porque o suprimento sangüíneo principal penetra através da superfície dorsal do fragmento distal. A necrose isquêmica do fragmento proximal torna-se evidente, à medida que a osteoporose por desuso se desenvolve nos ossos em torno dele. O fragmento proximal, sem irrigação sangüínea, mantém sua densidade normal e, por isso, mostra-se mais denso que o osso circundante viável.

Fratura do Osso Piramidal. A fratura comum do osso piramidal consiste em uma pequena avulsão de sua superfície dorsal visibilizada na incidência lateral da radiografia do punho (Fig. 2.38). De modo geral, não é evidenciada na incidência PA.

Outras Fraturas do Carpo. Fraturas isoladas do trapézio ocorrem comumente por causa de abdução do polegar, o que resulta em uma fratura vertical através da borda lateral do trapézio. Fraturas da superfície dorsal do hamato são comuns, sendo visibilizadas na incidência lateral da radiografia do punho. Com freqüência, estão associadas a luxação da articulação metacarpo-hamato. Algumas vezes, são encontradas necrose asséptica pós-traumática do osso semilunar, lunatomalacia ou doença de Kienböck. O osso semilunar é pequeno, sendo suas fraturas comumente identificadas pela tomografia.

Traumatismos graves podem provocar combinações de fraturas do carpo. A mais comum é a associação de fraturas do escafóide com fraturas do capitato, a assim chamada síndrome do escafocapitato. Múltiplas fraturas ou fraturas-luxações são, com freqüência, prenunciadas por fraturas com angulação ou deslocamento do escafóide (Fig. 2.40).

Luxações

As luxações do punho costumam envolver o osso semilunar, o qual pode ser deslocado para a frente do rádio e dos ossos do carpo circundantes, no que se denomina *luxação anterior do semilunar*, mais evidente na incidência lateral (Fig. 2.39). Mais comumente, existe deslocamento para trás do carpo distal em relação ao semilunar — uma *luxação perissemilunar*. De modo geral, o deslocamento (luxação) é dorsal, sendo o osso capitato deslocado posteriormente ao osso semilunar, o qual permanece em sua posição normal. Por conseguinte, uma denominação mais precisa pode ser *luxação perissemilunar posterior* (Fig. 2.40). Essas luxações costumam se acompanhar de fraturas transversas da porção central do escafóide, sendo também mais bem visibilizadas na incidência lateral da radiografia do punho.

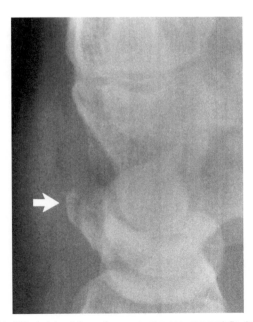

FIG. 2.38 Incidência lateral do punho que mostra pequena avulsão da superfície dorsal do osso piramidal (*seta*) e edema das partes moles adjacentes.

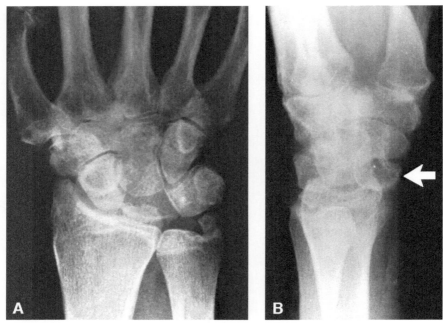

FIG. 2.39 Luxação anterior do osso semilunar. Na incidência póstero-anterior (**A**), observa-se a redução do espaço articular entre as fileiras proximal e distal do carpo. Na incidência lateral (**B**), o osso semilunar encontra-se deslocado anteriormente (*seta*) e tem o aspecto de lua crescente.

As luxações das articulações metacarpofalangianas envolvem mais comumente o quarto e o quinto metacarpos. O deslocamento pode ser dorsal ou volar. A articulação radioulnar distal também pode sofrer deslocamento, o que é mais freqüente nos casos de fratura com angulação ou cavalgamento da porção distal do rádio.

O Antebraço e o Cotovelo

Fraturas da Porção Média da Diáfise

Quando uma fratura ou luxação envolve um osso de um par, geralmente existe fratura ou luxação do outro, mais comumente fraturas das diáfises dos dois ossos. Menos amiúde, ocorre a fratura de um osso associada à luxação do outro. Um exemplo comum desse princípio é a fratura de Monteggia. Trata-se de uma fratura da porção proximal da ulna associada à luxação da porção proximal do rádio na articulação do cotovelo. A fratura da ulna é angulada ou cavalgada, e imediatamente evidente; contudo, se o examinador não tiver aventado a possibilidade de fratura de Monteggia, a luxação associada da cabeça do rádio poderá facilmente passar despercebida (Fig. 2.41). Fraturas anguladas da diáfise radioulnar distal são associadas a luxações da articulação radioulnar distal, na conhecida fratura de Galeazzi.

A fratura isolada de um osso de um par pode ocorrer como conseqüência de um golpe direto. A forma mais comum é a fratura do cassetete do terço distal da ulna, que resulta de um golpe direto aplicado ao antebraço. Essas fraturas são tipicamente transversas e sem luxação ou angulação do fragmento da fratura. Uma fratura semelhante pode ser conseqüente a um golpe direto no rádio.

Coxins Gordurosos do Cotovelo

As agressões às extremidades dos ossos que formam a articulação do cotovelo acompanham-se de derrame articular. Normalmente, existe um pequeno acúmulo de gordura adjacente à superfície anterior da extremidade inferior do úmero. Se a cápsula articular estiver distendida por líquido, esse coxim gorduroso deslocar-se-á para a frente e para cima. Existe um coxim gorduroso semelhante ao longo da superfície poste-rior do úmero, mas, na pessoa normal, localiza-se basicamente

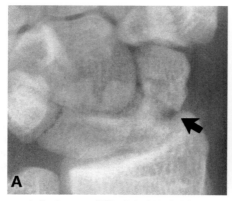 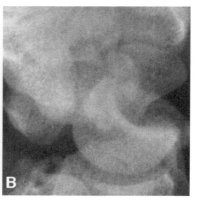

FIG. 2.40 Luxação perissemilunar posterior, transescafóide. **A:** Incidência PA do punho que mostra uma fratura do escafóide com grande deslocamento (*seta*) e uma aparente superposição das fileiras proximal e distal dos ossos do carpo. **B:** Incidência lateral que mostra o deslocamento posterior da fileira distal do carpo em relação à fileira proximal do carpo com discreta inclinação do osso semilunar.

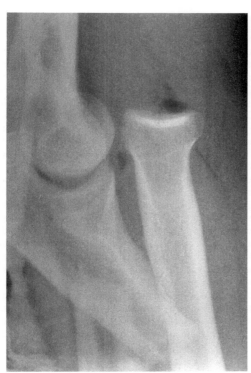

FIG. 2.41 Fratura-luxação de Monteggia do cotovelo. Existe uma fratura angulada do terço proximal da ulna, com cavalgamento dos fragmentos da fratura associado ao deslocamento anterior do rádio. Há uma fratura exposta, evidenciada por imagens gasosas no interior das articulações e dos tecidos moles.

na fossa olecraniana e não é visibilizado nas incidências laterais das radiografias do cotovelo. Se a cápsula articular estiver distendida por líquido, o coxim ficará levantado e deslocado para trás e passará a ser visibilizado (Fig. 2.42). O reconhecimento da posição anormal do coxim gorduroso deverá levar a uma pesquisa meticulosa de lesão óssea, se ela não for evidente. Coxins gordurosos deslocados constituem um sinal de distensão articular e também podem ocorrer em qualquer moléstia ou condição associada a sinovite (por exemplo, artrite reumatóide).

Quando não há doença articular, não são visibilizados, habitualmente, coxins gordurosos anormais. Por conseguinte, um sinal do coxim gorduroso positivo quase sempre indica traumatismo e, na experiência do autor, fratura da cabeça do rádio ou da porção proximal da ulna em quase todos os pacientes. Solicitamos incidências oblíquas, quando não existe fratura nas incidências AP e perfil em pacientes com sinal do coxim gorduroso positivo, e sugerimos a repetição da radiografia duas a três semanas depois, quando não houver sido evidenciada uma fratura.

Fraturas do Cotovelo — Adultos

A fratura do cotovelo mais comum em adultos envolve a cabeça ou o colo do rádio. Com freqüência, a fratura consiste em uma fratura vertical simples que se estende através da borda externa da superfície articular e, em geral, é mais bem visibilizada nas incidências AP ou oblíqua (Fig. 2.43). As fraturas que envolvem o colo do rádio são do tipo por impactação, manifestando-se por um discreto abaulamento ou angulação na junção cortical da cabeça e do colo do rádio (veja a Fig. 2.42). Este pode ser visibilizado tanto na incidência AP como no perfil. Incidências oblíquas do cotovelo são, com freqüência, solicitadas para visibilizar fraturas sutis da cabeça e do colo do rádio.

As fraturas olecranianas estendem-se da articulação para a camada cortical posterior da ulna, com graus variáveis de separação dos fragmentos da fratura. Fraturas menos comuns são as avulsões dos processos coronóide ou olecraniano da ulna. Forças significativas podem resultar em fraturas dos côndilos e da porção distal da diáfise do úmero, que amiúde se estendem para a superfície articular.

Fraturas do Cotovelo — Crianças

O conhecimento da seqüência de imagens dos vários centros de ossificação nas crianças é fundamental para evitar erros diagnósticos. Se o médico não estiver familiarizado com o processo de desenvolvimento, deverão ser consultados gráficos padronizados.[23] Quando houver dúvidas, será necessário solicitar uma radiografia do outro cotovelo (normal) para fins de comparação. O elemento-chave consiste na pesquisa da apófise epicondilar medial, o centro de ossificação mais freqüentemente separado e deslocado, ou que fica retido na articulação após traumatismos no cotovelo da criança.

A fratura mais comum na infância é a fratura supracondilar do úmero. De modo geral, ela resulta de queda sobre a mão espalmada com o cotovelo parcialmente flexionado. Tipicamente, existe deslocamento para trás ou angulação do fragmento condilar em relação à diáfise umeral (Fig. 2.44). As fraturas com deslocamento são facilmente diagnosticadas, entretanto constituem um problema terapêutico potencial. É preciso ter cuidado para não comprimir a artéria braquial contra o fragmento proximal, pois isso pode comprometer a circulação arterial para o an-

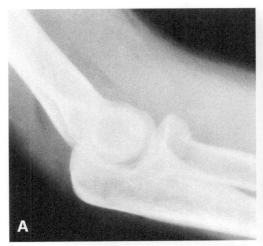
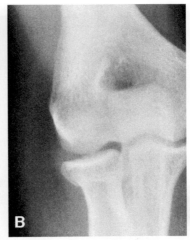

FIG. 2.42 Fratura impactada da cabeça do rádio com hemartrose. **A:** Os coxins gordurosos são identificados como áreas radiotransparentes anteriores e posteriores à porção inferior da diáfise do úmero. Quando não existe derrame articular, o coxim gorduroso posterior não deve ser visibilizado; o seu achado é referido como *sinal do coxim gorduroso positivo*. **B:** Uma fratura impactada do colo do rádio é identificada como uma faixa linear radiodensa na junção da cabeça e do colo do rádio.

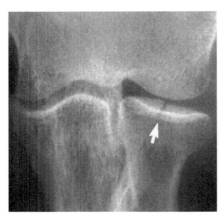

FIG. 2.43 Uma típica fratura linear da cabeça do rádio (*seta*).

tebraço e levar à temida complicação da contratura de Volkmann. Às vezes, as fraturas são incompletas. Normalmente, a superfície distal do úmero forma um ângulo de aproximadamente 140° com a diáfise da ulna. Uma linha traçada para baixo, a partir da superfície anterior do úmero (a linha umeral anterior), deve atravessar o terço médio do capítulo.[23] Quando existe uma fratura supracondilar incompleta e sutil, essa linha atravessa o terço anterior ou, até mesmo, passa anteriormente ao centro do capítulo.

As fraturas freqüentemente envolvem o epicôndilo lateral (veja a Fig. 2.5). São as lesões de Salter-Harris do tipo IV, em que a linha de fratura corre através da borda lateral da metáfise e se estende para o sulco troclear. Como os músculos extensores do antebraço se inserem no epicôndilo lateral que inclui o capítulo, esse fragmento, muitas vezes, é deslocado para o lado e para trás. De modo geral, a redução a céu aberto e a fixação com pinos são necessárias para evitar a deformidade ou instabilidade do cotovelo.

O epicôndilo medial sofre, muitas vezes, avulsão devido à tração do tendão dos flexores. Se o deslocamento for grande, tornar-se-ão necessárias a redução a céu aberto e a fixação com pinos. Como resulta de uma lesão em valgo do cotovelo, o centro de ossificação do epicôndilo medial fica encarcerado no espaço articular medial. Deve-se pesquisar a existência e a localização do centro de ossificação do epicôndilo medial de todas as crianças. De modo geral, esse centro aparece por volta dos cinco anos de idade e sempre é encontrado aos sete anos de idade. O encarceramento de tal centro também pode ocorrer após a redução de luxações do cotovelo nas crianças.

Luxações da Articulação do Cotovelo

A luxação completa da articulação do cotovelo quase sempre consiste na luxação posterior ou póstero-lateral do rádio e da ulna sobre o úmero. Essas luxações podem ser associadas a pequenas fraturas por avulsão, sobretudo do processo coronóide, em adultos. Luxações completas da articulação também são comuns em crianças e, com freqüência, são associadas a uma avulsão do centro de ossificação do epicôndilo medial. À medida que a articulação é reduzida, o centro de ossificação epicondilar pode ficar encarcerado no interior da articulação. Por conseguinte, é importante identificar o centro de ossificação do epicôndilo medial tanto nas radiografias pré-redução como pós-redução das luxações do cotovelo em crianças.

As luxações do cotovelo podem ser complicadas pela ocorrência subseqüente de calcificação na articulação do cotovelo e em torno dela — uma ossificação periarticular ou miosite ossificante pós-traumática —, que pode levar a um comprometimento funcional considerável, mesmo que tenham sido restauradas as relações anatômicas dos ossos.

Luxações isoladas da cabeça do rádio são descritas em lactentes e crianças. É preciso ter o cuidado de descartar a possibilidade de luxação-fratura de Monteggia, antes de adotar esse diagnóstico. Às vezes, a fratura associada da ulna é uma fratura em arco simples sem a rotura da camada cortical. Luxações isoladas da cabeça do rádio são extremamente raras em adultos. A maioria consiste em luxações congênitas. Quando for encontrada uma luxação da cabeça do rádio, toda a diáfise da ulna deve ser examinada, para descartar a existência de uma fratura.

O Ombro

Luxações

As luxações do ombro são de dois tipos principais: anterior e posterior. A luxação anterior é, sem dúvida, a mais comum, sendo responsável por 95% das luxações. O deslocamento posterior constitui apenas 2% a 4%, mas é importante, porque o diagnóstico é difícil, e tais luxações passam despercebidas em 50% a 60% dos casos.

Na luxação anterior, a cabeça do úmero é deslocada para a frente, anteriormente à glenóide, e passa a localizar-se sob o processo coracóide da escápula (Fig. 2.45). Essa lesão também é conhecida como *luxação subcoracóide*. O diagnóstico radiológico não é difícil por causa da localização característica da cabeça do úmero. Trata-se da luxação mais comum do corpo. Luxações anteriores recorrentes são bastante comuns, sobretudo em pessoas mais jovens, podendo ser associadas ao defeito de Hill-Sachs, uma fratura por impactação com uma imagem de indentação ou sulco na face póstero-lateral da cabeça do úmero (Fig. 2.45).[23] Menos amiúde, ocorre a fratura da borda anterior da glenóide.

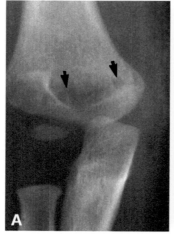
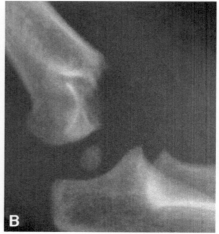

FIG. 2.44 Fratura supracondilar ou transcondilar do úmero em uma criança com 19 meses de vida. **A:** Incidência AP que mostra linha de fratura transversa (*setas*). **B:** Incidência lateral: fratura em galho verde incompleta, com deslocamento posterior da borda articular.

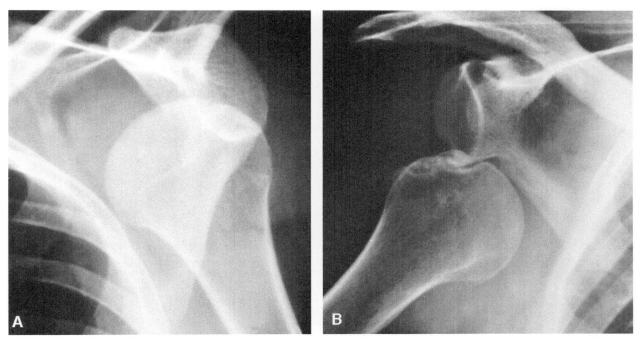

FIG. 2.45 Luxações anteriores do ombro. **A:** Luxação anterior subcoracóide com típico deslocamento da cabeça do úmero. A cabeça localiza-se anteriormente à glenóide e sob o processo coracóide da escápula. **B:** Luxação anterior crônica do ombro. Observe a indentação da cabeça do úmero (Hill-Sachs) causada por impactação na borda da glenóide.

Cerca de 50% das luxações posteriores resultam de crises convulsivas epilépticas, e o restante é decorrente de golpes diretos contra a face anterior do ombro. Sempre que for encontrada uma luxação posterior, será preciso aventar a possibilidade de epilepsia. Na luxação posterior, a cabeça do úmero fica "travada" em rotação interna com a superfície articular virada para trás. Como os achados são muito sutis, o principal problema consiste no reconhecimento da possibilidade de uma luxação posterior nas incidências AP (Fig. 2.46).[23] Normalmente, duas incidências do ombro são solicitadas, uma em rotação interna e outra em rotação externa. Sempre que um ombro estiver fixado em rotação interna, será preciso pensar na possibilidade de luxação posterior. O segundo sinal mais comum de luxação posterior consiste na fratura pela impactação da superfície articular medial, representada por uma linha vertical de osso cortical que acompanha a camada cortical medial do úmero. Essa é a *linha da canaleta*. O terceiro sinal é o alargamento da articulação, o chamado *sinal da borda positivo*. Normalmente, o espaço entre a borda anterior da glenóide e a face medial da cabeça do úmero mede 6 mm ou menos. Nas luxações posteriores, tal espaço encontra-se freqüentemente alargado. Quando se suspeita de luxação posterior, devem ser solicitadas incidências axilar (Fig. 2.46) e oblíqua anterior do ombro, para confirmar o diagnóstico. A incidência oblíqua anterior (60°) do ombro é facilmente obtida, sendo bastante útil. Algumas vezes, é conhecida como incidência Y, porque a escápula parece um Y na referida incidência. O acrômio é o ramo posterior; o processo coracóide é o ramo anterior; e o corpo da escápula é o ramo vertical do Y. A glenóide é representada como uma densidade circular na junção dos ramos sobreposta pela cabeça do úmero. Na luxação posterior, a cabeça do úmero encontra-se

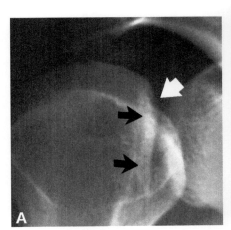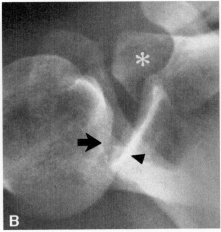

FIG. 2.46 Luxação posterior do ombro. **A:** Incidência AP que mostra que a cabeça do úmero é mantida em rotação interna, típica de uma luxação posterior. Observe a fratura por impactação que se manifesta como uma incisura na borda medial da cabeça do úmero (*seta branca*) e a "linha da canaleta" (*seta preta*). **B:** Incidência axilar que mostra a fratura por impactação da cabeça do úmero (*seta*) e o deslocamento para trás da cabeça do úmero em relação à borda posterior da glenóide (*cabeça de seta*). Um *asterisco* assinala a borda lateral da clavícula.

54 LESÕES TRAUMÁTICAS DOS OSSOS E DAS ARTICULAÇÕES

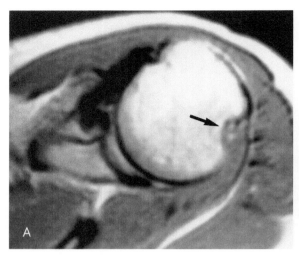
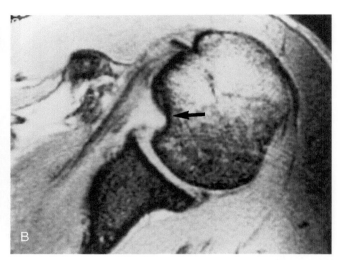

FIG. 2.47 RM, plano axial do ombro esquerdo de dois pacientes diferentes com história pregressa de luxação glenoumeral. **A:** Luxação anterior prévia, agora reduzida. Observe o defeito de Hill-Sachs (*seta*) em localização característica, face póstero-lateral da cabeça do úmero. **B:** História pregressa de luxação posterior. Note o característico defeito localizado ântero-medialmente na cabeça do úmero (*seta*).

virada para trás e sob o acrômio, enquanto na luxação anterior fica numa posição subcoracóide. As luxações posteriores são mostradas, de forma notável, pela TC; entretanto, o problema básico consiste em aventar esse diagnóstico.

Aproximadamente 20% das luxações do ombro acompanham-se de fratura. Uma avulsão do tubérculo maior ou lesão da lábio anterior da glenóide comumente acompanham uma luxação anterior, enquanto uma avulsão do tubérculo menor é comum nas luxações posteriores.

A TC constitui um exame excelente para detectar as luxações do ombro. É realizada após a redução de algumas luxações anteriores, sendo, contudo, solicitada mais comumente para confirmar o diagnóstico e após a redução de uma luxação posterior. A TC revela fraturas associadas da borda anterior da glenóide e do tubérculo maior após luxações anteriores, assim como fraturas do tubérculo menor e (raramente) da borda posterior do glenóide após luxações posteriores. Mais importante ainda é o fato de que a TC e a RM, devido à visibilização no plano axial, são excelentes para a análise de fraturas por compressão associadas da cabeça do úmero. O defeito de Hill-Sachs da luxação anterior é encontrado numa posição póstero-lateral (Fig. 2.47A), e o defeito em canaleta, numa posição ântero-medial (Fig. 2.47B). Quando o ombro com luxação é examinado, o defeito de Hill-Sachs encaixa-se na borda anterior da glenóide nas luxações anteriores, enquanto o defeito em canaleta da cabeça do úmero nas luxações posteriores encaixa-se na borda posterior da glenóide.

Fraturas cominutivas da cabeça e do colo do úmero provocam grandes hemartroses. Quando existe um grande derrame articular, a cabeça do úmero muitas vezes é deslocada para baixo e para o lado, com o alargamento do espaço articular e evidente incongruência das superfícies articulares. A articulação parece deslocada, mas não se trata de uma luxação verdadeira (Fig. 2.48), e sim de uma *pseudoluxação*. Após o esvaziamento da articulação, as relações normais são restauradas. Uma pseudoluxação do ombro também pode ocorrer em pacientes com hemofilia e artrite supurativa aguda.

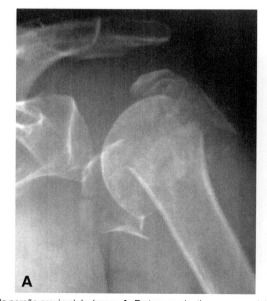
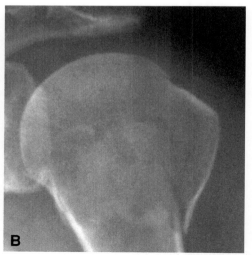

FIG. 2.48 Fraturas da porção proximal do úmero. **A:** Fratura cominutiva com pseudoluxação. Observe que há fraturas do colo cirúrgico e avulsões dos tubérculos maior e menor. A cabeça do úmero está deslocada lateral e inferiormente por causa de uma volumosa hemartrose, o que dá o falso aspecto de luxação, sendo, portanto, denominada pseudoluxação. **B:** Fratura impactada do colo cirúrgico do úmero, com avulsão do tubérculo maior.

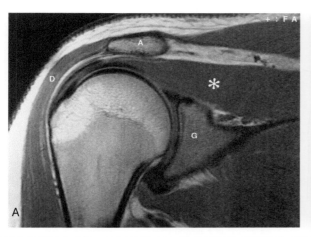 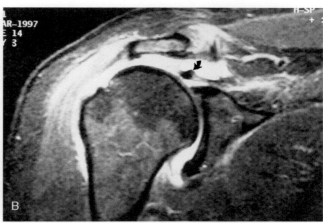

FIG. 2.49 A: Incidência oblíqua coronal, imagem em densidade protônica do ombro que mostra o músculo (*asterisco*) e o tendão do supra-espinhal íntegros. *A*, acrômio; *D*, músculo deltóide; *G*, glenóide. **B:** Rotura completa do tendão supra-espinhal, imagem ponderada em T2, com saturação de gordura. O tendão (*seta*) está retraído medialmente. Existe líquido na articulação contígua com a *bursa* subacromial.

A RM é solicitada para avaliar as anormalidades dos tendões, do lábio da glenóide e de outras estruturas da articulação do ombro. O exame sempre é feito em três planos: coronal oblíquo (paralelo ao eixo horizontal da escápula), sagital oblíquo (perpendicular ao eixo horizontal da escápula) e axial.

As duas principais indicações são a avaliação do manguito rotador e das lacerações do lábio da glenóide. Lacerações completas (toda a espessura) do manguito rotador costumam ocorrer no tendão supra-espinhal, sendo visibilizadas melhor nos planos coronal oblíquo e sagital oblíquo (Fig. 2.49). Elas são identificadas melhor nas imagens ponderadas em T2, que revelam uma faixa de hipersinal em toda a espessura do tendão contíguo ao espaço articular inferiormente e à *bursa* subacromial superiormente. Lacerações parciais consistem em descontinuidade do tendão que envolve apenas a superfície articular ou da *bursa*.

As lacerações do lábrum da glenóide são visibilizadas melhor no plano axial, principalmente após a injeção intra-articular de meio de contraste (artro-RM).[30] O perfil normal do lábrum da glenóide é triangular, embora seja algo variável. As lacerações podem ser visibilizadas *in situ*, embora sejam identificadas melhor quando o fragmento roto se encontra deslocado.

Fraturas do Úmero

As fraturas da extremidade proximal do úmero são comuns nos idosos e envolvem o colo anatômico, o colo cirúrgico, o tubérculo maior e menor, tanto isoladamente como em várias combinações. O tipo mais comum é fratura do colo cirúrgico, muitas vezes acompanhada pela avulsão do tubérculo maior (Fig. 2.48). Todos os tipos de fratura ocorrem na diáfise do úmero. Uma fratura patológica constitui uma apresentação comum de um cisto ósseo unicameral na metáfise proximal do úmero em crianças.

Fraturas da Clavícula

As fraturas do terço médio da clavícula são muito comuns e podem ser do tipo galho verde nas crianças. As fraturas na extremidade lateral são menos comuns, podendo ser associadas à rotura dos ligamentos coracoclaviculares ou se estender para a articulação acromioclavicular.

Fraturas da Escápula

Fraturas isoladas da escápula não são comuns, mas elas, em geral, não são difíceis de reconhecer nas radiografias do ombro. Com freqüência, são associadas a lesões por esmagamento do tórax, podendo passar despercebidas no exame inicial. De modo geral, as fraturas ocorrem no colo ou no corpo da escápula, e, menos comumente, envolvem o ângulo inferior, o acrômio ou a glenóide. As fraturas na base do processo coracóide são difíceis de detectar. Essas fraturas podem ser associadas a lesões acromioclaviculares, sobretudo em adolescentes. Uma incidência AP com angulação cefálica acentuada do feixe de raios X (maior ou igual a 40°) é necessária para evidenciar tais fraturas. Fraturas de estresse na base do coracóide são descritas em atiradores.

Lesões da Articulação Acromioclavicular

Luxações completas ou subluxações da articulação acromioclavicular são lesões comuns, sobretudo em atletas, sendo causadas por queda sobre o ombro. Algumas vezes, essas lesões são denominadas diástases acromioclaviculares. A luxação pode ser incompleta, e, nesses casos, a lesão é denominada *subluxação*.

Há duas considerações principais na avaliação das lesões acromioclaviculares: as condições da articulação acromioclavicular e as condições dos ligamentos coracoclaviculares que se estendem entre a borda látero-inferior da clavícula e o processo coracóide da escápula (Fig. 2.50). Normalmente, a distância entre as duas estruturas é inferior a 1,2 cm, quando os ligamentos se apresentam íntegros. Se tal distância se mostra aumentada, os ligamentos coracoclaviculares encontram-se rompidos. As condições de tais ligamentos devem ser determinadas em todos os casos de possível lesão da articulação acromioclavicular. Separações acromioclaviculares podem não ser evidentes nas radiografias de rotina, sendo, muitas vezes, necessária a comparação com incidências AP com o paciente de pé e segurando pesos de 7 a 9 kg em cada mão. As radiografias de esforço são necessárias em todos os casos de suspeita de lesão da articulação acromioclavicular, a menos que uma rotura completa da articulação acromioclavicular e dos ligamentos coracoclaviculares seja evidenciada na radiografia inicial. Lesões incompletas alargam a articulação, entretanto há pouco ou nenhum deslocamento para cima da clavícula sobre o processo acromial. A articulação normal tem 3 a 5 mm de largura. Quando a luxação é completa, a clavícula mostra-se deslocada para cima sobre o acrômio, e os ligamentos coracoclaviculares estão rompidos. Na avaliação da existência ou não de subluxação, é importante a correlação entre a superfície inferior da clavícula com a do acrômio. As espessuras relativas do acrômio e da clavícula variam em pessoas diferentes, e as bordas superiores desses ossos não indicam, de forma confiável, se as correlações são normais ou não. As superfícies inferiores, entretanto, costumam se situar no mesmo plano. Como em muitas outras lesões, a comparação com o outro ombro pode ajudar bastante na determinação da existência ou não de uma deformidade mínima.

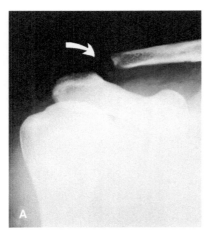
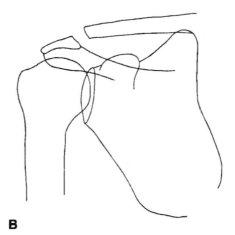

FIG. 2.50 Separação acromioclavicular do terceiro grau. **A:** A articulação mostra-se alargada (*seta*), e a clavícula apresenta-se deslocada para cima. Além disso, existe uma separação anormal entre a clavícula e o processo coracóide, indicando a rotura dos ligamentos coracoclaviculares. **B:** Esquema dessa lesão.

Luxações das Articulações Esternoclaviculares

A luxação da articulação esternoclavicular é incomum e pode ser de difícil diagnóstico nas radiografias simples. A luxação retroesternal da clavícula é menos comum, mas o diagnóstico imediato é importante, porque a clavícula deslocada para trás pode comprimir a traquéia e as estruturas vasculares, com uma conseqüente morbidade significativa, inclusive tosse, dispnéia e disfagia, mudança de voz e comprometimento vascular. Por outro lado, a luxação anterior não compromete as estruturas mediastinais, sendo, em geral, diagnosticada com facilidade clinicamente pelo achado de massa palpável que circunda a clavícula deslocada para a frente. O diagnóstico é difícil na radiografia simples. A TC define, com precisão, a anatomia e revela anormalidades com certeza (Fig. 2.51). A TC constitui a melhor maneira de avaliar a articulação esternoclavicular, devendo ser solicitada sempre que há dúvida clínica quanto a lesões ou outras anormalidades da articulação esternoclavicular.

Esterno e Arcos Costais

Fraturas do Esterno

De modo geral, as fraturas do esterno são transversas, com freqüência apresentam-se relativamente sem deslocamento e são evidenciadas melhor na incidência lateral. Um hematoma circundante pode levar ao reconhecimento de uma fratura oculta. Muitas dessas lesões resultam de acidentes automobilísticos nos quais o motorista é jogado contra o volante e freqüentemente são associadas a contusões miocárdicas.

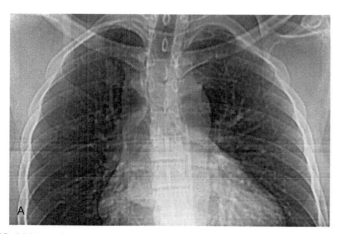
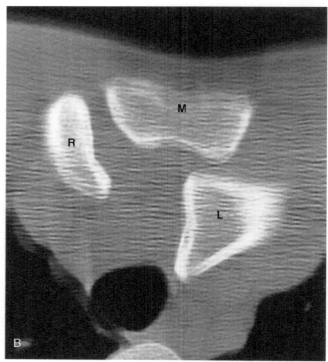

FIG. 2.51 Luxação posterior da articulação esternoclavicular esquerda. **A:** Radiografia digital que mostra que a clavícula esquerda está um pouco mais baixa que a clavícula direita. **B:** TC: a cabeça da clavícula esquerda (*L*) posterior ao manúbrio esternal (*M*). A cabeça da clavícula direita (*R*) encontra-se na posição normal.

Fraturas dos Arcos Costais

Fraturas completas e com luxação dos arcos costais podem, em geral, ser identificadas sem dificuldade nas radiografias solicitadas para revelar os detalhes dos arcos costais. Fraturas incompletas ou sem luxação são mais difíceis de reconhecer. O hematoma circundante, um sinal extrapleural, muitas vezes constitui um sinal de fratura subjacente. Fraturas em fio de cabelo são muito difíceis de visibilizar e, em alguns casos, podem não ser evidentes por alguns dias após a lesão, tornando-se evidentes à medida que a fratura é reabsorvida e os fragmentos deslocados pela ação muscular da respiração. Outras fraturas só se tornam evidentes, quando uma segunda radiografia, feita bem mais tarde, revela a formação de calo ósseo. A visibilização das fraturas sem luxação associada é facilitada pelo conhecimento do local da possível lesão, local este orientado tangencialmente na borda das radiografias, de modo que o hematoma circundante é revelado, e, assim, a fratura subjacente é detectada.

Uma ou mais fraturas de fadiga podem ocorrer nos arcos costais inferiores como resultado de crises repetidas e violentas de tosse. De modo geral, essas fraturas ocorrem nos arcos axilares do sétimo, oitavo e nono arcos costais, podendo ou não provocar dor. Tais fraturas são descobertas em radiografias do tórax feitas em pacientes sem queixas atribuíveis à fratura. Como nas fraturas de fadiga em outros locais, a linha de fratura pode não ser bem-definida inicialmente e só se tornar evidente após algumas semanas, quando o calo ósseo começa a se formar. Essas são denominadas *fraturas da tosse*.

Fraturas de estresse ocorrem na borda lateral do primeiro arco costal e são encontradas em recrutas após longas caminhadas carregando mochilas pesadas, em andarilhos e jogadores (lançadores) de beisebol. O esforço de lançar repetidas vezes ou de carregar uma mochila pesada pode levar a uma fratura de fadiga ou estresse na porção média do osso. Nas radiografias, tais fraturas são evidenciadas pela formação do calo ósseo e uma linha de fratura radiotransparente.

Fraturas da Pelve

As fraturas da pelve podem ser convenientemente divididas em lesões estáveis e instáveis.[22,23] De modo geral, as lesões estáveis resultam de traumatismo moderado, como uma queda ou lesão desportiva, enquanto as lesões instáveis resultam de forças mais intensas, como as que ocorrem durante acidentes automobilísticos. Dado que a pelve é basicamente um anel ósseo, a fratura em uma área deve alertar o observador para a possibilidade de uma segunda fratura associada ou uma subluxação da sínfise púbica ou das articulações sacroilíacas. O anel da pelve é convenientemente dividido em um arco anterior, que se estende através dos ossos púbicos de um acetábulo ao outro, e um arco posterior, que se estende de um acetábulo até o outro, passando pelas articulações sacroilíacas e pelo sacro. As fraturas estáveis envolvem uma porção do anel ou as bordas da pelve óssea. De modo geral, as fraturas instáveis envolvem tanto o anel anterior como o posterior, habitualmente uma fratura através dos ramos púbicos e uma fratura do sacro ou luxação da articulação sacroilíaca do mesmo lado da pelve.[19] Algumas vezes, as lesões envolvendo os dois anéis situam-se em lados opostos da pelve.

A fratura estável da pelve mais comum envolve o anel pélvico, podendo envolver um ou os dois ramos, ou o corpo do púbis (Fig. 2.52). As fraturas transversas do sacro e do cóccix, bem como as fraturas da asa ilíaca ou as avulsões apofisárias são incomuns.

As fraturas instáveis consistem em fraturas que envolvem tanto o arco anterior como o posterior da pelve. Essas fraturas podem ser causadas por compressão anterior, lateral ou por cisalhamento vertical.[16] A clássica fratura da pelve, descrita por Malgaigne, consiste em uma fratura dos dois ramos púbicos e uma fratura oblíqua do sacro do mesmo lado com o deslocamento vertical da hemipelve (Fig. 2.53). A compressão anterior provoca a abertura da sínfise púbica e das articulações sacroilíacas — a chamada *lesão em livro aberto*. A compressão lateral não provoca deslocamentos significativos, podendo causar fraturas bilaterais dos ossos púbicos, e o componente sacral da lesão é, com freqüência, obscuro. A deformidade da fratura sacral manifesta-se, muitas vezes, como uma irregularidade de um ou mais forames sacrais.

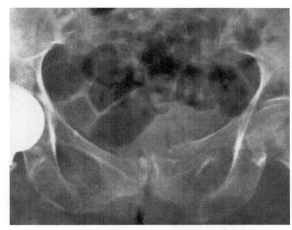

FIG. 2.52 Fraturas dos ramos púbicos superior e inferior. A fratura do ramo púbico inferior encontra-se impactada.

Com freqüência, as fraturas pélvicas envolvem o acetábulo,[18] com ou sem luxação associada do quadril. As considerações importantes são as posições dos fragmentos da fratura, a localização da cabeça do fêmur e a possibilidade de fragmentos ósseos ou cartilaginosos na articulação coxofemoral. O fragmento intra-articular é, com freqüência, de difícil visibilização nas radiografias simples, mas facilmente identificado na TC, que também é valiosa na definição de lesões em torno da articulação sacroilíaca (Fig. 2.54).[13] Se houver quaisquer dúvidas a respeito das lesões nas radiografias simples, a TC deverá ser solicitada.[23] A TC revela a lesão da articulação sacroilíaca e fraturas das bordas adjacentes do sacro ou do osso ilíaco.

Várias lesões por avulsão na região da pelve e nos quadris ocorrem mais comumente como resultado de tração muscular, sobretudo em jovens atletas de pista (por exemplo, corredor de velocidade, corredores de obstáculos) e até chefes de torcida. Avulsões ântero-superiores da espinha ilíaca resultam da tração do músculo sartório, e avulsões ântero-inferiores da ilíaca, da tração do músculo reto femoral, enquanto os músculos abdominais podem "arrancar" fragmentos da crista ilíaca. Os tendões isquiotibiais causam avulsão da tuberosidade isquiática,

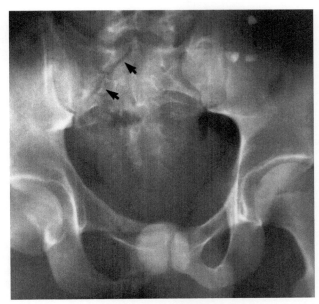

FIG. 2.53 Fratura de Malgaigne da pelve. Fraturas do púbis e uma fratura oblíqua estendendo-se através da asa direita do sacro (*setas*) através dos forames sacrais. Observe os forames sacrais à esquerda.

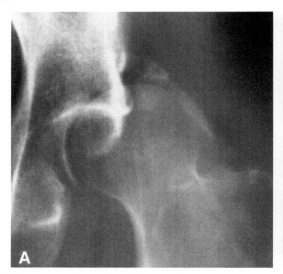 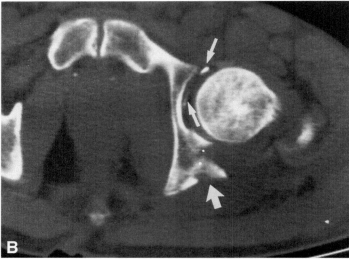

FIG. 2.54 Luxação coxofemoral posterior. **A:** Incidência AP que mostra o deslocamento típico póstero-superior da cabeça do fêmur, com numerosos fragmentos circundantes provenientes da parede posterior do acetábulo. **B:** TC, feita após a redução da fratura, mostra fraturas da borda posterior do acetábulo (*seta grande*) e pequenos fragmentos retidos na articulação (*setas pequenas*).

enquanto a tração dos músculos adutores pode provocar lesões na região da sínfise púbica e ao longo da face medial do ramo isquiático inferior. Avulsões do pequeno trocânter resultam de tração do músculo iliopsoas.

Fraturas de estresse ocorrem na face medial do ramo púbico inferior e manifestam-se como uma faixa transversa de esclerose.

As fraturas transversas do sacro e do cóccix resultam de quedas sobre as nádegas e, em geral, podem ser identificadas sem grande dificuldade na incidência lateral. Em algumas pessoas, o cóccix aponta diretamente para a frente, formando um ângulo reto ou, às vezes, até um ângulo agudo com o sacro. Trata-se de uma variante normal do desenvolvimento, a qual não deve ser confundida com deslocamento traumático.

Fraturas da pelve por insuficiência ocorrem em pessoas idosas, sobretudo em mulheres após a menopausa.[7,15] Tipicamente, os pacientes queixam-se de dor há vários meses, localizada no sacro, na região lombar ou na região inguinal. O paciente nega traumatismo ou informa traumatismo mínimo. A maioria das fraturas é associada a osteoporose, mas algumas foram relacionadas a hiperparatireoidismo, osteíte por radiação ou osteoporose complicada pela administração de esteróides. A osteoporose complicada pelo uso de esteróides é, mais provavelmente, a causa em homens e em pacientes com artrite reumatóide. As fraturas localizam-se mais comumente no púbis ou no sacro, embora já tenham sido descritas logo acima do acetábulo e no osso ilíaco. De modo geral, existem múltiplos locais de envolvimento.

Os achados radiológicos são, muitas vezes, sutis e passam facilmente despercebidos, sendo detectados retrospectivamente após a identificação das lesões na cintigrafia óssea. Essas lesões manifestam-se como esclerose difusa e maldefinida no lado afetado (Fig. 2.55).

Fraturas podem ocorrer no corpo do púbis na sínfise ou nos ramos púbicos.[7] As fraturas são mais comuns no corpo do púbis e, com freqüência, são bilaterais. Nas radiografias, são visibilizadas como lise irregular e esclerose difusa (veja a Fig. 2.55A). Existe, habitualmente, uma perda perceptível de volume ósseo, que pode ser evidenciada comparando um lado com o outro ou por comparações com radiografias prévias, se os dois lados estiverem afetados. O púbis pode ser afetado isoladamente.

As fraturas por insuficiência podem ser identificadas nas cintigrafias ósseas, antes de serem evidentes nas radiografias.[7] Múltiplos focos de aumento da atividade são a regra e tendem a sugerir doença metastática. Não obstante, a localização e o aspecto são distintos o suficiente para permitir um diagnóstico correto. No sacro, o padrão clássico consiste em uma larga faixa de aumento da captação nas duas asas do sacro, conectadas por uma faixa transversa linear através do corpo do sacro (veja a Fig. 2.55B), no que foi denominado tipo H, padrão em asa de borboleta ou sinal de Honda, esse último porque se assemelha ao logo-tipo dos automóveis Honda. Algumas vezes, existe apenas uma faixa vertical única ou dupla sem o componente transverso. No púbis, ocorre o aumento da atividade no corpo, unilateral ou bilateralmente, a qual é facilmente obscurecida pela atividade na bexiga.

As fraturas podem ser confirmadas por TC ou RM[15] (veja a Fig. 2.55C), o que é valioso sobretudo quando existe história pregressa de processo maligno e suspeita-se de doença metastática. Uma fratura por insuficiência é confirmada pela identificação de esclerose na localização apropriada e pela visibilização das fraturas, quando existentes. A distribuição característica, a ausência de massa dos tecidos moles e a rotura cortical, além da fratura e da perda do volume ósseo algumas vezes identificada com consolidação, diferenciam as fraturas por insuficiência dos focos metastáticos.

Luxações da Articulação Coxofemoral

As luxações coxofemorais podem ser posteriores ou anteriores. As luxações posteriores são mais comuns e, com freqüência, são associadas a fraturas da borda posterior do acetábulo (veja a Fig. 2.54). Um ou mais fragmentos podem ficar retidos na articulação coxofemoral. O alargamento do espaço articular ou a incongruência das superfícies da articulação coxofemoral devem sugerir a possibilidade de um fragmento intra-articular e justificam a solicitação de uma TC. A cabeça do fêmur é deslocada para cima na luxação posterior e para baixo (para dentro do forame obturador) na luxação anterior. Em geral, o deslocamento da luxação anterior é evidente; contudo, algumas vezes, o deslocamento em uma luxação posterior pode ser subjacente ao acetábulo e manifestar-se apenas por uma discreta incongruência das superfícies articulares. A rotação interna da cabeça e do colo do fêmur, bem como a adução da diáfise femoral são indícios diagnósticos. A TC é justificada após a redução de qualquer luxação coxofemoral, para revelar ou descartar a possibilidade de fragmentos intra-articulares, bem como para identificar qualquer fratura associada da cabeça do fêmur.

Fraturas da Porção Proximal do Fêmur

As fraturas da porção proximal do fêmur são muito comuns nos idosos, mas raras antes dos 50 anos de idade. A resistência do osso é consideravelmente diminuída pela osteoporose, e a maioria das fraturas resulta de quedas simples. Quando fraturas do fêmur ocorrem em pessoas mais jovens, resultam de forças significativas, decorrentes de acidentes automobilísticos ou quedas de grandes alturas. Os vários tipos de fratura que afetam a porção proximal do fêmur são mostrados na Fig.

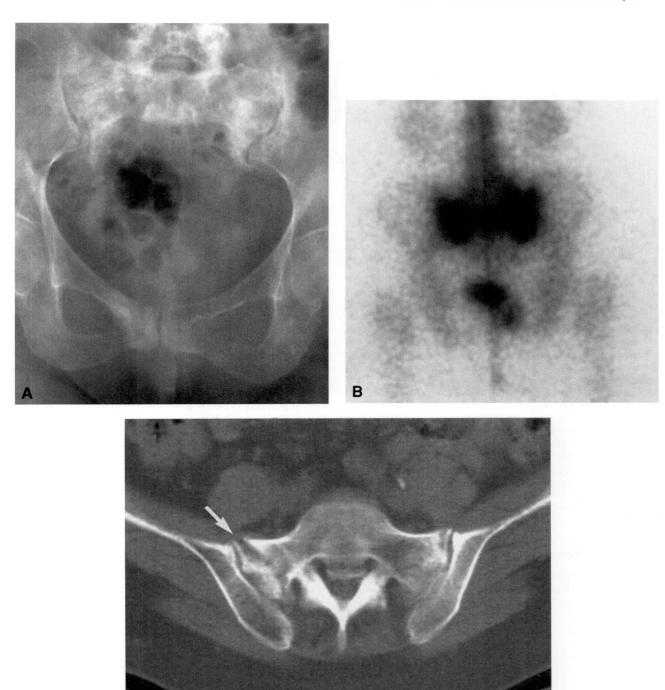

FIG. 2.55 Fraturas por insuficiência da pelve. **A e B:** Caso 1: uma mulher de 82 anos de idade com osteoporose e lombalgia. A incidência AP (**A**) revela esclerose moteada do sacro e do corpo do púbis direito. A cintigrafia óssea (**B**) mostra um típico padrão em H no sacro e hipercaptação do púbis direito sob a bexiga. **C:** Caso 2: TC de fratura por insuficiência do sacro em uma mulher de 71 anos de idade com osteoporose. Uma fratura linear e radiotransparente na asa direita do sacro (*seta*) é circundada por esclerose. Observe a ausência de massa dos tecidos moles. Há também uma pequena fratura por insuficiência na porção anterior da asa esquerda do sacro.

2.56. As fraturas subcapitais e intertrocantéricas são as mais comuns. A fratura subcapital pode ser impactada ou associada a luxação (Fig. 2.57). Quando há luxação, a perna é mantida em rotação externa. Com freqüência, as fraturas intertrocantéricas são cominutivas, envolvendo os trocânteres maior e/ou menor (Fig. 2.58). Fraturas transcervicais e basicervicais são raras. As fraturas subtrocantéricas transversas são, com freqüência, patológicas, através de um foco de doença metastática ou em associação com a doença de Paget.

O diagnóstico radiológico da maioria das fraturas é feito sem dificuldade, exceto pela fratura subcapital impactada (veja a Fig. 2.53). Nesse tipo de fratura, não existe uma linha de fratura distinta, e o diagnóstico depende do reconhecimento de uma linha de esclerose ao longo da zona de impactação e uma deformidade em valgo da cabeça do fêmur em relação ao colo. As fraturas de estresse que envolvem o colo do fêmur costumam aparecer como uma faixa de esclerose que atravessa a face medial da base do colo do fêmur.

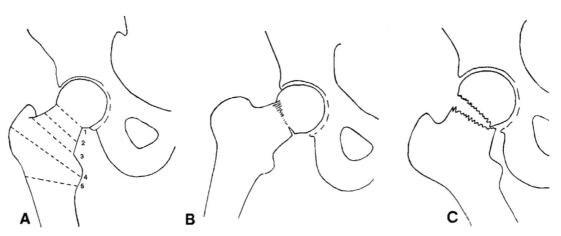

FIG. 2.56 Diagramas de fraturas da porção proximal do fêmur. **A:** Os locais habituais de fratura são: *1*, subcapital; *2*, transcervical; *3*, basicervical; *4*, intertrocantérico; e *5*, subtrocantérico. **B:** Fratura subcapital impactada. **C:** Fratura subcapital com luxação.

O suprimento sangüíneo principal da cabeça do fêmur penetra na borda lateral da junção da cabeça e colo do fêmur. As fraturas subcapitais com luxação comprometem o suprimento sangüíneo, e a não-consolidação é uma conseqüência inevitável. As fraturas impactadas, por outro lado, costumam deixar o suprimento sangüíneo íntegro. Por conseguinte, as fraturas impactadas são tratadas pela colocação de múltiplos pinos, enquanto as fraturas com luxação são tratadas com a substituição da cabeça do fêmur por uma prótese. Fraturas intertrocantéricas deixam o suprimento sangüíneo íntegro, porém precisam ser estabilizadas por fixação interna, para permitir a mobilização do paciente. Comumente implanta-se um parafuso fixo a uma placa colocada ao longo da borda lateral da diáfise do fêmur.

As fraturas do quadril no idoso são, com freqüência, associadas a fraturas simultâneas da porção distal do antebraço e da porção proximal do úmero. Sempre que uma fratura é identificada em um desses locais, os outros locais devem ser cuidadosamente examinados à procura de sinais de lesão.

Fraturas da Diáfise Femoral

Todas as formas de fraturas ocorrem ao longo da diáfise do fêmur (veja as Figs. 2.2 e 2.16). Com freqüência, resultam de traumatismo grave e amiúde ocorrem em pessoas jovens. Fraturas subtrocantéricas devem sugerir a possibilidade de doença metastática, devendo o local da fratura ser cuidadosamente examinado.

A principal dificuldade diagnóstica em relação às fraturas da diáfise femoral consiste na sua freqüente associação com as lesões do quadril, como fraturas simultâneas do colo femoral ou fraturas-luxações posteriores do quadril. Da mesma forma, são freqüentemente associadas a fraturas da porção proximal da tíbia e da patela, bem como a lesões ligamentares no joelho. Para evitar erros diagnósticos, é essencial que todo o comprimento do fêmur, inclusive o quadril e o joelho, seja incluído no exame radiológico inicial.

Fraturas e Luxações do Joelho

As fraturas que envolvem a metáfise distal do fêmur são denominadas *fraturas supracondilares*, devendo ser cuidadosamente examinadas à procura de componentes verticais que se estendam para a articulação do joelho (veja a Fig. 2.7*B*). De modo geral, elas se localizam entre os côndilos. Da mesma forma, as fraturas que envolvem a porção proximal da tíbia devem ser avaliadas à procura de extensões intra-articulares verticais ou oblíquas que envolvem o platô tibial.

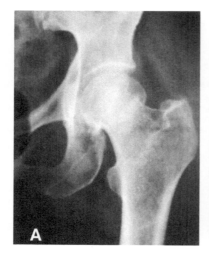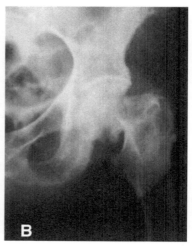

FIG. 2.57 Duas fraturas do colo do fêmur. **A:** Fratura subcapital impactada. Observe a típica distorção da borda súpero-lateral, da junção da cabeça e do colo do fêmur, com uma tênue área de aumento da densidade por impactação ao longo da fratura subcapital. **B:** Fratura subcapital não-impactada. A diáfise encontra-se deslocada proximalmente e rodada externamente. As bordas da fratura não se mostram apostas.

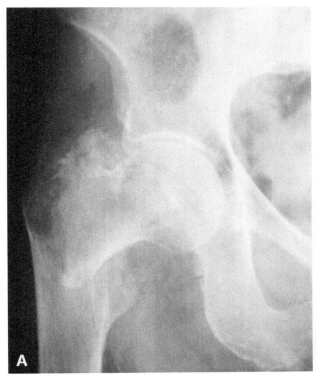 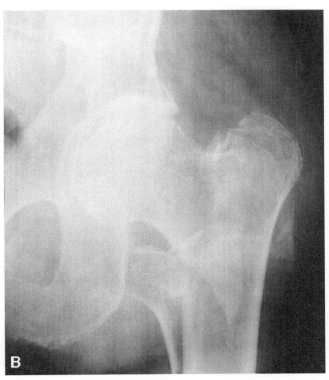

FIG. 2.58 Duas fraturas intertrocantéricas. **A:** Existe cominuição do trocânter maior. **B:** Essa fratura envolve o trocânter menor, sendo extremamente instável.

A articulação do joelho pode sofrer luxação anterior ou posterior. As fraturas da porção distal do fêmur e da porção proximal da tíbia, bem como as luxações do joelho são freqüentemente associadas a lesões e oclusões da artéria poplítea. Pode ser necessária angiografia.

Lipoemartrose

A maioria das fraturas e luxações é facilmente identificada nas incidências padronizadas AP, lateral (perfil) e oblíqua do joelho. A lipoemartrose é um indício de fraturas ocultas que envolvem as superfícies articulares.[23] As fraturas intra-articulares permitem que a gordura da medula saia do espaço articular. Quando a articulação é aspirada, a gordura no aspirado flutua no sangue. Nas radiografias, isso pode ser identificado usando um feixe horizontal, enquanto se faz uma radiografia (incidência lateral) do joelho. O nível hidrolipídico é identificado na *bursa* suprapatelar (Fig. 2.59). A gordura radiotransparente flutua no sangue na articulação, sendo visibilizada como uma imagem relativamente radiotransparente. A lipoemartrose também pode ser identificada em outras articulações, quando há fratura intra-articular, sobretudo no ombro e no cotovelo, embora seja identificada mais comumente no joelho. Quando um nível hidrolipídico é identificado, isso costuma indicar que existe uma fratura se estendendo até a articulação. Todavia, algumas vezes, um nível hidrolipídico é associado a grave lesão dos tecidos moles sem fratura associada.

Ressonância Magnética do Joelho

A RM propicia uma excelente visibilização dos meniscos, dos ligamentos cruzados e colaterais, assim como da cartilagem articular.[8,26,27] Nas imagens ponderadas em T1, o menisco tem hipossinal homogêneo (Fig. 2.60). A gordura subcutânea e a medula óssea são visibilizadas como estruturas com hipersinal. A cartilagem articular tem sinal intermediário.

Os meniscos são triângulos discretamente alongados no perfil e têm hipossinal homogêneo (veja a Fig. 2.60). Com o envelhecimento, é comum o aparecimento de um grau variável de sinal no interior do menisco. Apenas o achado de um sinal que se estende para e através da superfície do menisco (ou seja, um hipersinal intrameniscal que indubitavelmente se estende para a superfície articular do menisco) representa uma rotura. Modificações no contorno ou na forma dos meniscos também são importantes. A amputação e o aspecto irregular levantam suspeitas.

Um menisco roto e deslocado é conhecido, em geral, como *rotura em alça de balde*. O menisco medial é o mais comumente afetado. A borda interna deslocada do menisco forma a "alça", e a periferia não-deslocada do menisco roto é o "balde". Nos cortes coronais da RM, o perfil do menisco apresenta-se amputado mas, com freqüência, isso é difícil de visibilizar. Todavia, nódulos ou faixas irregulares e de hipossinal podem ser definidos na incisura intercondilar — constituem

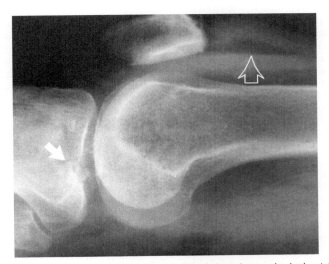

FIG. 2.59 Lipoemartrose do joelho. Uma incidência lateral com raios horizontais revela um nível hidrolipídico na *bursa* suprapatelar (*seta aberta*), causado por uma fratura do platô lateral da tíbia (*seta*).

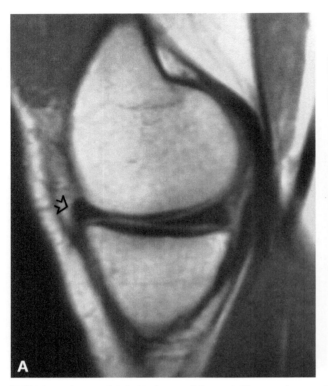 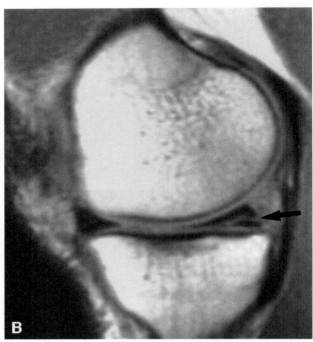

FIG. 2.60 RM do menisco medial. **A:** Menisco medial normal. Observe o formato triangular típico dos cornos anterior (*seta*) e posterior do menisco medial. Existe um sinal intermediário no menisco medial que não se estende até a superfície articular. Este é um achado normal. Observe o sinal intermediário da cartilagem articular e o hipersinal da medular óssea. **B:** Rotura do corno posterior do menisco medial. Hipersinal linear que se estende através da substância do menisco até a superfície articular (*seta*). A porção inferior do menisco é de difícil visibilização na artroscopia, e essa rotura poderia facilmente não ter sido diagnosticada.

a porção deslocada do menisco. Na projeção sagital, o fragmento deslocado localiza-se, com freqüência, abaixo e paralelo ao ligamento cruzado posterior (LCP), dando origem ao sinal de "LCP duplo" das roturas meniscais em alça de balde. As roturas em alça de balde do menisco lateral são muito menos comuns. Quando presentes, todavia, dão origem ao sinal do "menisco deslocado", enquanto o corno posterior roto do menisco se desloca ou inverte-se anteriormente, localizando-se sobre o corno anterior normal. Quando esse sinal é encontrado, dois triângulos sobrepostos são visibilizados anteriormente, mas nenhum posteriormente. Algumas vezes, as roturas em alça de balde do menisco medial têm uma imagem semelhante.

O ligamento cruzado anterior (LCA) e o LCP são distintos não apenas em sua localização e seu trajeto, mas também nas características do sinal. O LCA é visibilizado melhor no plano sagital com 10° a 20° de rotação externa do joelho. O LCA normal apresenta aspecto estriado, com bandas de hipo- e hipersinal, como dois ou três feixes separados, que se estendem do platô tibial anterior até a superfície medial do côndilo lateral do fêmur (Fig. 2.61). O LCA é o ligamento do joelho que mais comumente sofre rotura. Entre os pacientes que apresentam hemartrose pós-trauma, 70% sofrem uma rotura do LCA. Na RM de uma rotura aguda, o LCA é descontínuo ou sua borda anterior é ondulada ou côncava (Fig. 2.61).

De modo geral, o LCP é facilmente identificado na RM como uma faixa de hipossinal homogêneo que se estende na forma de um arco convexo uniforme que vai da superfície posterior do côndilo medial do fêmur até a superfície intercondilar posterior da tíbia (Fig. 2.62). As roturas são visibilizadas como focos de hipersinal, muitas vezes associados a espessamento do ligamento (Fig. 2.62B). Roturas completas, que se manifestam como descontinuidade das bordas do ligamento, são menos comuns.

Os ligamentos colaterais são visibilizados como finas faixas lineares, com hipossinal tanto nas imagens ponderadas em T1 como nas ponderadas em T2 (Fig. 2.63A). O ligamento colateral medial (LCM) consiste em uma porção superficial e uma porção profunda. Roturas completas são visibilizadas como descontinuidade e irregularidade serpiginosa.[26] Essa imagem é acompanhada por edema e hemorragia circunjacentes

com sinal intermediário em T1 e hipersinal em T2 (Fig. 2.63B). É comum a ocorrência de contusão óssea associada do côndilo lateral do fêmur e rotura do LCA e dos meniscos. A distensão do ligamento sem laceração deixa o ligamento íntegro, mas suas bordas são "borradas" por edema e hemorragia circunjacentes.

O ligamento colateral lateral (LCL) é menos lesado. Trata-se de uma fina faixa linear com hipossinal. O LCL estende-se da superfície lateral do côndilo femoral e se insere na cabeça da fíbula. O trajeto é oblíquo, de ântero-superior para póstero-inferior, e, por isso, todo o ligamento não pode ser visibilizado em uma única imagem como o LCM. O aspecto das distensões e das roturas é semelhante ao das lesões correspondentes no LCM.

Os tendões patelar e quadríceps (veja a Fig. 2.61A) têm intensidade semelhante à do LCP, LCM e LCL. Roturas completas manifestam-se como retração e contornos ondulados das bordas separadas, massa de sinal intermediário em T1 e hipersinal nas imagens ponderadas em T2 circundando o local da rotura.[4,27]

Existem dois achados relativamente específicos nas radiografias simples que sugerem fortemente a existência de rotura associada do LCA: o sinal da "incisura profunda" e a *fratura de Segond*. O sinal da "incisura profunda" é visibilizado na borda ínfero-anterior do côndilo lateral do fêmur na incidência lateral do joelho. Uma incisura rasa e simétrica com menos de 1,5 mm de profundidade é normalmente visibilizada nesse local; contudo, quando é mais profunda (> 1,5 mm), é simétrica ou tem bordas escleróticas e angulares, torna-se o sinal da "incisura profunda", tratando-se do prenúncio de uma rotura associada do LCA. Da mesma forma, um pequeno fragmento ósseo, oriundo da borda lateral do platô lateral da tíbia (visibilizado na incidência AP do joelho), é conhecido como fratura de Segond e quase sempre se acompanha de uma laceração de LCA.

Fraturas do Platô Tibial

Uma lesão em valgo pode resultar em uma fratura do platô lateral da tíbia. Algumas vezes, essas fraturas são difíceis de identificar, sendo

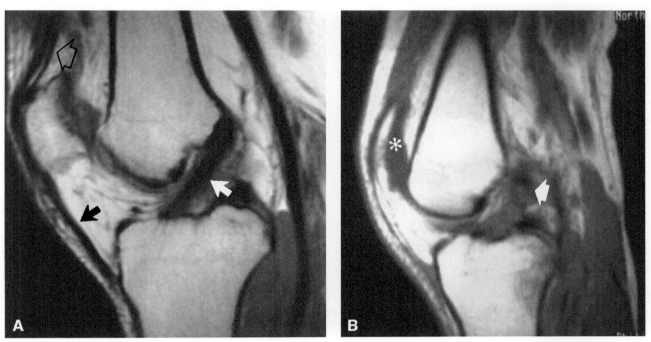

FIG. 2.61 RM do ligamento cruzado anterior. **A:** Imagem ponderada em T1 que mostra ligamento normal (*seta branca*). Observe o ligamento patelar (*seta preta*) e o tendão quadríceps (*seta aberta*). **B:** Ligamento cruzado anterior roto. O sinal normal do tendão foi substituído por um sinal intermediário (*seta*). Além disso, existe derrame articular na *bursa* suprapatelar (*asterisco*).

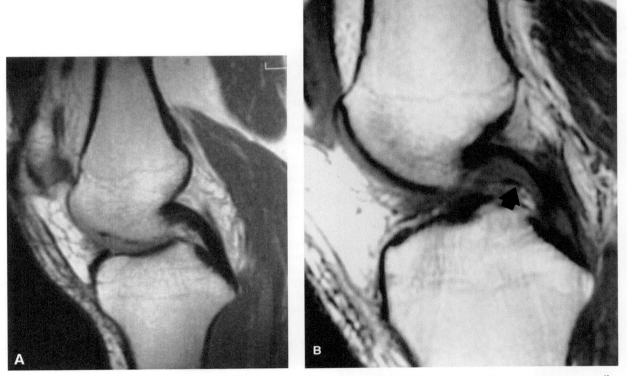

FIG. 2.62 A: Ligamento cruzado posterior (LCP) normal, identificado como uma faixa de hipossinal homogêneo que se estende em um arco convexo uniforme desde a superfície posterior do côndilo medial do fêmur até a superfície intercondilar posterior da tíbia. **B:** Imagem coronal, ponderada em T1, que mostra extensa área de hipersinal no LCP (*seta*), indicativa de rotura parcial.

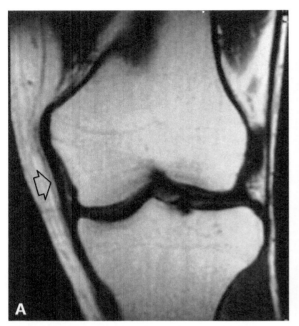 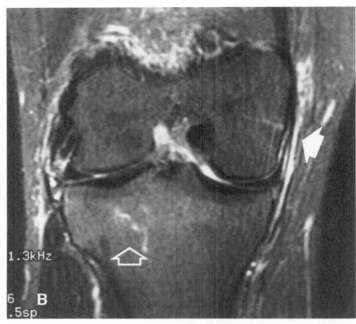

FIG. 2.63 A: Ligamento colateral medial (LCM) normal visibilizado como uma delgada faixa linear de hipossinal que se estende desde o côndilo femoral medial até a superfície medial do platô tibial (*seta*). **B:** Imagem coronal, ponderada em T2, com a supressão da gordura, que mostra edema e hemorragia em torno do LCM (*seta*) roto e contusão óssea no platô tibial (*seta aberta*).

visibilizadas apenas em incidências oblíquas. As fraturas consistem em uma fenda vertical através da superfície articular ou em depressão de uma porção da superfície articular (Fig. 2.64). Pode existir uma fratura associada do colo da fíbula. Quando a fratura envolve a borda lateral do platô ou se acompanha de uma fratura do colo da fíbula, é provável a ocorrência de rotura associada do LCM.

Fraturas da Eminência Tibial

O LCA é inserido anterior às eminências intercondilianas. Às vezes, é identificada uma fratura através da base da espinha tibial. Essa fratura pode ser incompleta e sem luxação associada, ou pode ser completa com a elevação e, às vezes, até mesmo a reversão do fragmento avulsionado. Quando há deslocamento ou reversão, torna-se necessária uma intervenção cirúrgica para nova inserção do LCA.

Fraturas da Patela

A maioria das fraturas da patela é transversa, podendo a separação dos fragmentos ser substancial devido à tração do músculo quadríceps sobre o fragmento superior. Incomumente, a linha da fratura é vertical e pode ser visibilizada com dificuldade, a menos que sejam solicitadas incidências oblíquas ou tangenciais. Ao lidar com as lesões de patela, é preciso ter cuidado para não confundir uma patela bipartida ou tripartida com uma fratura (Fig. 2.65). Essa anomalia consiste em um ou vários centros de ossificação não-fundidos que persistem ao longo do quadrante súpero-lateral da patela. Os ângulos arredondados de um centro anômalo e as bordas corticais habitualmente lisas contrastam com as bordas irregulares de um fragmento de fratura. A condição é bilateral em cerca de 80% dos casos.

A patela pode sofrer luxação lateral. A luxação pode ser transitória ou completa. Em ambos os casos, a luxação costuma ter sido reduzida antes da realização de um exame radiológico. A importância desse diagnóstico fundamenta-se no reconhecimento de que a luxação é, muitas vezes, associada a uma fratura osteocondral da superfície articular (como descrito na próxima seção).

Evidências de luxações agudas prévias da patela podem ser identificadas pela RM. Durante uma luxação (deslocamento) lateral, o pólo medial da patela é impactado contra a borda lateral do côndilo lateral do fêmur, dando origem a contusões ósseas dos dois lados. Uma laceração do retináculo medial da patela e uma hemartrose substancial também são comumente encontradas. Os achados são visibilizados melhor na incidência axial.

Fraturas Osteocondrais

As lesões podem ser limitadas à superfície da articulação, resultando em fragmentos que contêm cartilagem e uma pequena porção do osso subcondral. Fragmentos puros de cartilagem não podem ser identificados nas radiografias simples; contudo, os fragmentos que contêm osso subcondral podem ser visibilizados. Muitas vezes, o fragmento ósseo é muito pequeno.

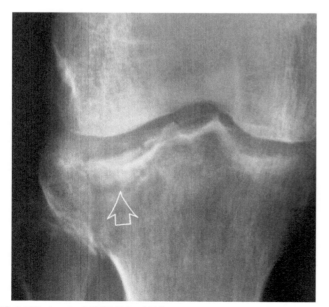

FIG. 2.64 Fratura do platô tibial lateral. Existem um componente vertical lateralmente e uma depressão da superfície articular (*seta*).

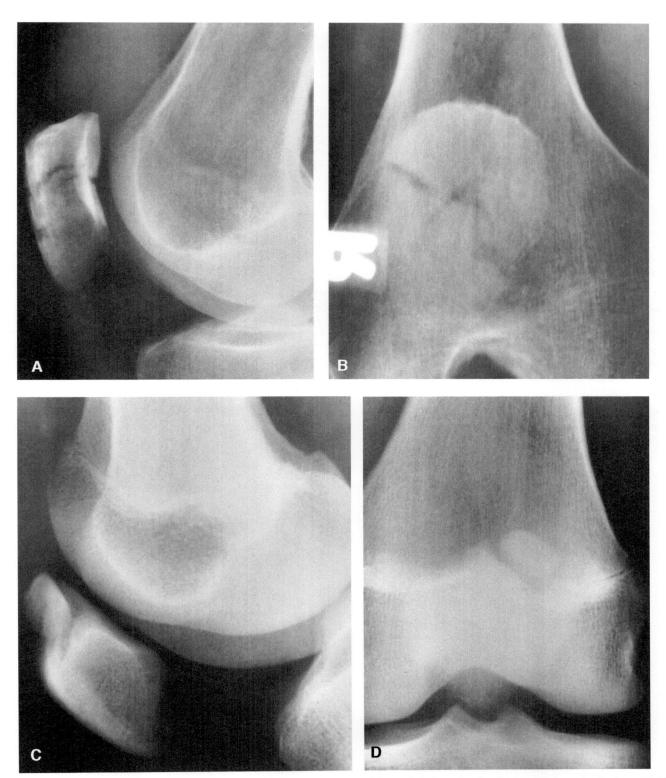

FIG. 2.65 A e B: Fratura sem luxação da patela. **C e D:** Patela bipartida que mostra superfícies corticais lisas e localização característica na borda súpero-lateral da patela. As bordas não são tão bem-definidas como na fratura.

A maioria das fraturas osteocondrais é causada por uma luxação transitória ou completa da patela. A faceta medial da patela sofre impactação contra o côndilo lateral do fêmur, quando a patela sofre luxação. Uma fratura osteocondral pode resultar de qualquer uma dessas duas superfícies. De modo geral, uma incidência axial é necessária, para que a fratura seja evidenciada. Embora o fragmento possa ser visibilizado, é difícil, se não impossível, identificar seu local de origem.

A cartilagem articular e suas lesões podem ser identificadas na RM. As lesões osteocondrais são evidenciadas melhor nas imagens ponderadas em T2 ou de gradiente de eco, que resultam em hipersinal do líquido articular contrastando com o sinal intermediário da cartilagem, permitindo a visibilização dos defeitos na superfície articular. Além disso, podem ser descobertos fragmentos osteocondrais flutuando livremente no derrame articular associado.

Quando suspeita de lesão do joelho, mas ela não é prontamente identificada nas radiografias simples, o médico deve pesquisar cuidadosamente sinais de pequenos fragmentos ósseos indicativos de uma fratura osteocondral, observar atentamente o platô lateral da tíbia à procura de sinais de fratura, e pesquisar, na base da eminência tibial, sinais de fratura. Obviamente, não há evidências nas radiografias simples das lesões meniscais e dos ligamentos colaterais.

Nos adolescentes, podem ocorrer todos os tipos de separação epifisária da porção distal do fêmur ou da porção proximal da tíbia, embora as lesões de Salter-Harris do tipo II sejam as mais comuns.

O Tornozelo e o Pé

Lesões do Tendão de Aquiles

Pode surgir a suspeita de lesões do tendão de Aquiles, quando as radiografias simples revelam o alargamento do tendão, obliteração da gordura de Kager e alteração algo abrupta do contorno do tendão. Todavia, essas lesões são muito bem evidenciadas e confirmadas pela RM nos planos sagital e axial.[4] A rotura no tendão, que habitualmente apresenta hipossinal, é individualizada como hipersinal caracterizando o hematoma, no interior e em torno do tendão roto (veja a Fig. 2.4).

Fraturas e Luxações do Tornozelo

O tornozelo é uma combinação de ossos e ligamentos, e, tipicamente, as lesões envolvem tanto uns como outros. As fraturas costumam ocorrer no maléolo lateral da porção distal da fíbula, no maléolo medial e no maléolo posterior da tíbia (Fig. 2.66).[22,23] A fratura mais comum consiste em uma fratura oblíqua ou em espiral do maléolo lateral (veja a Fig. 2.1). A maioria das lesões do tornozelo é atribuída à rotação externa do pé em relação à perna. Na prática, a perna é, provavelmente, rodada internamente em relação ao pé fixo, quando ocorre a lesão.

As fraturas da superfície articular da porção distal da tíbia, as fraturas em pilão, devem ser diferenciadas daquelas que envolvem os maléolos. As fraturas em pilão são causadas por forças de compressão que determinam fraturas cominutivas da metáfise distal da tíbia que se estendem para a superfície articular do tornozelo, muitas vezes associadas a fraturas da porção distal da tíbia.

Derrames no tornozelo, inclusive hemartroses, podem ser detectados nas incidências laterais do tornozelo pela observação de uma densidade em formato de lágrima que se estende anteriormente da articulação do tornozelo sobre o colo do tálus. Esses derrames podem ser decorrentes de lesões ósseas ou ligamentares.

Como não há evidências diretas de lesão ligamentar, ela tem de ser inferida a partir da posição relativa das estruturas ósseas adjacentes. O encaixe do tornozelo mede 3 a 4 mm em toda a sua superfície. A separação da borda medial do tálus da superfície lateral do maléolo medial superior a 6 mm indica a existência de rotura de ligamento deltóide. Normalmente, a sindesmose que se estende entre a tíbia inferior e a fíbula não mede mais de 5,5 mm. O achado de valores superiores a 5,5 mm indica a rotura da sindesmose. De modo geral, a sindesmose é rompida no ponto mais baixo da fratura da fíbula. Comumente, nas fraturas que se localizam mais de 1 cm proximalmente à borda articular, existe algum grau de rotura da sindesmose.

Fraturas por Arrancamento

Nas radiografias, os entorses do tornozelo são visibilizados como edema das partes moles. De modo geral, o ligamento é rompido em sua

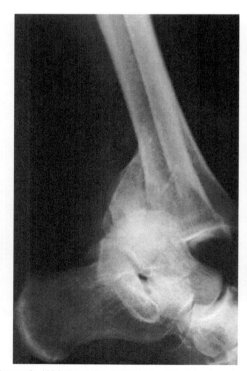
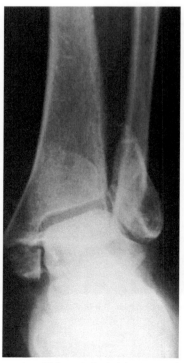

FIG. 2.66 Fratura-luxação do tornozelo. Há fraturas dos maléolos medial e lateral, assim como do maléolo posterior (tubérculo posterior) da tíbia. Os fragmentos maleolares são tipicamente deslocados posteriormente, acompanhando o pé.

porção média e, por isso, não há alterações radiológicas no osso adjacente. Algumas vezes, o ligamento é rompido em sua origem ou inserção, e arranca um pequeno fragmento de osso (Fig. 2.8B). Essa fratura por avulsão é, algumas vezes, denominada *fratura por arrancamento*. Tais fraturas ocorrem nas pontas dos maléolos medial e lateral, bem como nas superfícies adjacentes do tálus e do calcâneo.

Existem muitos ossículos acessórios no tornozelo e no pé, os quais podem facilmente ser confundidos com fraturas. De modo geral, um ossículo acessório tem bordas arredondadas, é delimitado por camada cortical em toda a sua periferia, sendo separado da porção principal do osso por um espaço de largura relativamente uniforme. Uma fratura, por outro lado, exibe borda irregular sem camada cortical discernível. Centros acessórios de ossificação ocorrem em locais bastante previsíveis, sobretudo nas pontas dos dois maléolos, na borda lateral do osso cubóide, na superfície dorsal da porção distal do tálus e do navicular, assim como no pólo proximal do osso navicular, entre outros (veja o Cap. 8).

Crianças e adolescentes podem sofrer diástases epifisárias tanto na epífise fibular distal como na tibial distal.[28] Essas diástases são evidenciadas pelo alargamento da placa de crescimento ou por fraturas associadas da borda da metáfise; contudo, poderá ser difícil reconhecê-las, se houver um deslocamento mínimo ou não ocorrer deslocamento. Todos os tipos de separação epifisária ocorrem na tíbia distal (veja a Fig. 2.11B), sendo as mais comuns as de Salter-Harris dos tipos II ou III. A separação de Salter-Harris do tipo III pode envolver a borda medial ou a borda lateral da epífise. As lesões de Salter-Harris do tipo IV envolvem o maléolo medial. As lesões da epífise distal da tíbia são o equivalente, no adolescente, do entorse do tornozelo. São lesões de Salter-Harris dos tipos I ou II.

Fraturas do Calcâneo

As fraturas pela compressão do calcâneo ocorrem como resultado da queda de uma certa altura, aterrissando o paciente sobre os pés. As lesões mais graves são identificadas sem dificuldade nas radiografias laterais por causa do substancial esmagamento e da cominuição. O reconhecimento de graus menores de compressão pode ser difícil, a menos que o médico esteja bem familiarizado com o aspecto normal. Pode ser necessário comparar o pé com lesão com o pé normal. O ângulo de Böhler é importante na determinação das fraturas do calcâneo (Figs. 2.67 e 2.68). Esse ângulo é formado traçando duas linhas: uma partindo da borda ântero-superior do osso e a outra da borda póstero-superior até o ponto mais elevado da superfície articular. Em uma pessoa normal, o

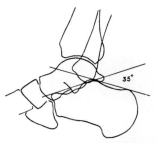

FIG. 2.67 Ângulo de Böhler, o ângulo tuberosidade-articulação do calcâneo. O diagrama ilustra o método de mensuração desse ângulo, normalmente variando de 20° a 40°.

complemento de tal ângulo é 20° a 40°. Quando existe impactação, esse ângulo é reduzido e pode chegar a zero ou, até mesmo, ser invertido. Em muitas fraturas, há lesão da articulação subtalar. A extensão da fratura até a faceta posterior dessa articulação pode ser demonstrada em uma incidência axial. A TC nos planos coronal e longitudinal define, com precisão, o grau de cominuição, o envolvimento da superfície articular e o deslocamento dos fragmentos da fratura (Fig. 2.69).[11] Vários tipos de fraturas por avulsão ocorrem nas bordas do calcâneo, sem afetar o ângulo de Böhler. Essas fraturas podem envolver a tuberosidade, o processo anterior ou a borda lateral do calcâneo, sendo visibilizadas nas incidências lateral e axial do calcâneo, bem como nas incidências AP e oblíqua do pé.

Fraturas do Tálus

Fraturas simples por avulsão ocorrem desde a superfície dorsal da cabeça do tálus até o colo e precisam ser diferenciadas dos centros de ossificação acessórios. Fraturas verticais ocorrem através do colo do tálus distalmente à superfície articular tibial. Como o suprimento sangüíneo principal do osso penetra através do colo, essas fraturas são, muitas vezes, seguidas pela necrose isquêmica dos fragmentos articulares (veja a Fig. 7.23 no Cap. 7).

Em uma luxação subtalar, o tálus permanece no lugar (no encaixe do tornozelo), mas a articulação subtalar é comprometida, e os ossos do pé costumam ser desviados medialmente. Com freqüência, essas luxações acompanham-se de fraturas do colo do tálus ou dos maléolos.

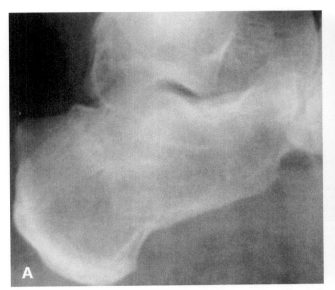
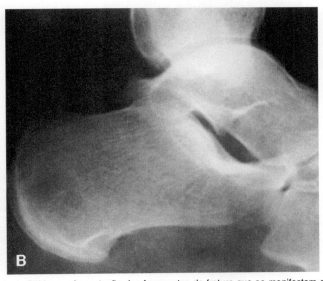

FIG. 2.68 Fratura por compressão do calcâneo. **A:** Observe a perda típica do ângulo de Böhler e a impactação dos fragmentos da fratura que se manifestam como aumento da densidade sem uma linha óbvia de fratura. **B:** Calcâneo normal para fins de comparação.

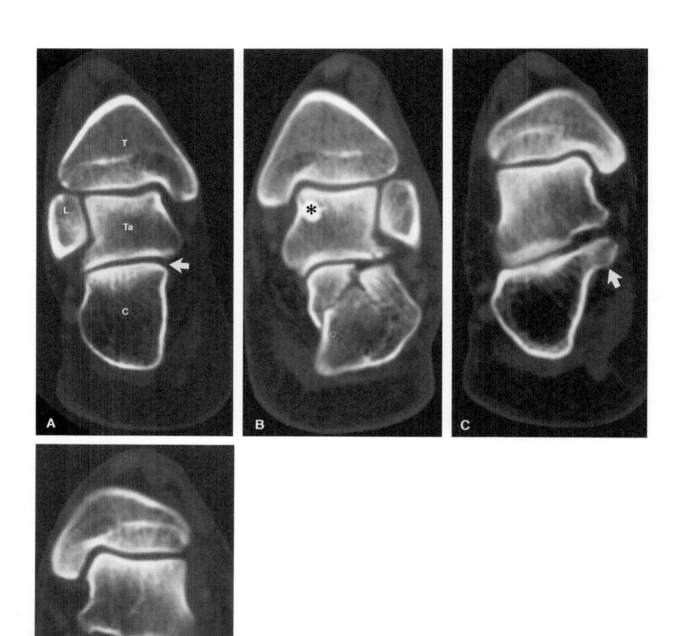

FIG. 2.69 TC, plano axial, de fratura cominutiva do calcâneo esquerdo. **A:** Calcâneo direito normal ao nível da faceta posterior da articulação subtalar (*seta*). **B:** Cominuição do calcâneo esquerdo que se estende para a faceta posterior. Existe uma pequena ilhota óssea no tálus (*asterisco*). **C:** No nível do sustentáculo do tálus direito normal (*seta*). **D:** Imagem correspondente à esquerda que evidencia uma fratura separando o sustentáculo do tálus do corpo do calcâneo. Além disso, existe uma fratura cominutiva da parede lateral do calcâneo. *T*, tíbia; *L*, maléolo lateral da fíbula; *Ta*, tálus; *C*, calcâneo.

Fraturas do Navicular

As fraturas do navicular são relativamente incomuns e, em geral, não há luxação associada. A fratura pode ser vertical ou horizontal através do corpo do osso, ou pode envolver o pólo proximal situado na face medial do pé. Esse último tipo precisa ser diferenciado de um centro de ossificação acessório, o osso tibial externo.

Fraturas isoladas dos ossos cuneiforme e cubóide são raras. A fíbula localiza-se na borda lateral do cubóide e não deve ser confundida com uma fratura.

Fraturas dos Metatarsos e das Falanges

Todos os tipos de fraturas ocorrem nos metatarsos e falanges, com ou sem luxação das articulações adjacentes. Essas fraturas resultam comumente de esmagamento ou arrancamento dos pododáctilos.

As fraturas que envolvem a base do quinto metatarso são freqüentes e, em geral, causadas por uma lesão com inversão do pé (Fig. 2.70). Essas fraturas podem mascarar-se clinicamente como lesões do tornozelo, sendo essencial que a base do quinto metatarso seja incluída em todas as radiografias laterais do tornozelo, para descartar a possibilidade dessas lesões comuns. Tipicamente, a linha da fratura estende-se transversalmente através da extremidade proximal do osso, com separação de um fragmento triangular. É importante que tal fratura, com orientação transversal, não seja confundida com a apófise normal, encontrada na borda externa da tuberosidade e orientada com o eixo longo do osso (veja o Cap. 8).

As fraturas por fadiga ou estresse envolvem o colo ou a diáfise do segundo, do terceiro ou do quarto metatarsos. Essas fraturas manifestam-se como uma linha de fratura transversa sem luxação ou por formação de calo ósseo (veja a Fig. 2.14). As fraturas por fadiga ou estresse são comuns em recrutas, corredores e, menos amiúde, após cirurgias do pé.

Luxações do Pé

Qualquer articulação do pé pode sofrer luxação, embora algumas sejam mais comumente envolvidas que outras. O diagnóstico radiológico não é, em geral, difícil. Muitas vezes, as luxações acompanham-se de avulsões ou de outros tipos de fratura dos ossos adjacentes.

As luxações das articulações tarsometatársicas são conhecidas como *fraturas-luxações de Lisfranc*. De modo geral, a luxação envolve dois ou mais metatarsos. A mais comum consiste no deslocamento lateral dos cinco metatarsos ou no deslocamento lateral do segundo ao quinto metatarsos e deslocamento medial do primeiro metatarso. A melhor forma de identificar essa deformidade é através de incidên-

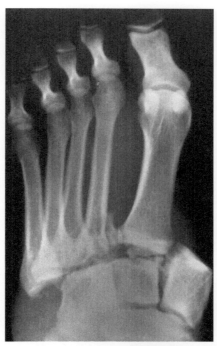

FIG. 2.71 Fratura-luxação de Lisfranc das articulações tarsometatársicas, com o deslocamento lateral de todos os metatarsos e numerosas pequenas fraturas nas bordas das articulações, inclusive na base do segundo metatarso.

cias AP e oblíqua do pé (Fig. 2.71). Uma fratura da base retraída do segundo metatarso e outras fraturas menores nas bordas da articulação são comuns. Normalmente, o primeiro metatarso é alinhado com o osso cuneiforme medial; o segundo metatarso, com o osso cuneiforme intermédio; o terceiro metatarso, com o osso cuneiforme lateral; e a borda medial do quarto metatarso, com a borda medial do osso cubóide. Essas correlações são mais bem determinadas por incidências AP e oblíqua do pé.

As luxações das articulações metatarsofalangianas (MTF) e interfalangianas são comuns e, com freqüência, estão associadas a fraturas das superfícies articulares apostas.

As fraturas-luxações de Lisfranc e outras fraturas-luxações do tarso são manifestação comum da neuroartropatia em diabéticos (veja a Fig. 3.43 no Cap. 3). Fraturas ou luxações incomuns do tornozelo ou do tarso, bem como aquelas sem relato de traumatismo devem sugerir essa possibilidade.

A SÍNDROME DA CRIANÇA ESPANCADA

A característica da síndrome da criança espancada consiste em evidências clínicas e radiológicas de agressões repetidas a crianças, freqüentemente com menos de dois anos de idade e, em geral, com menos de seis anos de idade.[20] As alterações esqueléticas podem ser substanciais e algo bizarras. Com freqüência, essas alterações são descobertas, enquanto a criança está sendo examinada por causa de alguma outra condição não-relacionada, e não é obtido um relato de ferimento por parte dos pais. Em alguns casos, os pais mentem a respeito da ocorrência, enquanto, em outros, o episódio de traumatismo não foi percebido por outros membros da família. A possibilidade de maus-tratos deliberados do lactente por um genitor ou responsável tem de ser lembrada. Essa condição é denominada *síndrome da criança espancada*.

O esqueleto do lactente responde ao traumatismo de forma mais fácil e rápida do que o de uma criança maior ou de um adulto. As imagens radiológicas associadas às lesões variam bastante (Fig. 2.72).[20] Um ou vários pequenos fragmentos são separados do ângulo de uma metáfise. Tipicamente, a borda metafisária de um ou mais ossos é irregular ou serrilhada, provavelmente constituindo os efeitos

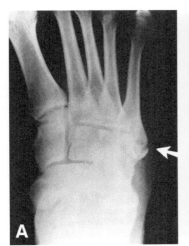 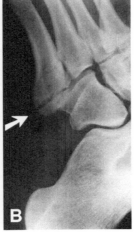

FIG. 2.70 Fratura da base do quinto metatarso. As setas indicam uma fratura transversa típica sem deslocamento significativo.

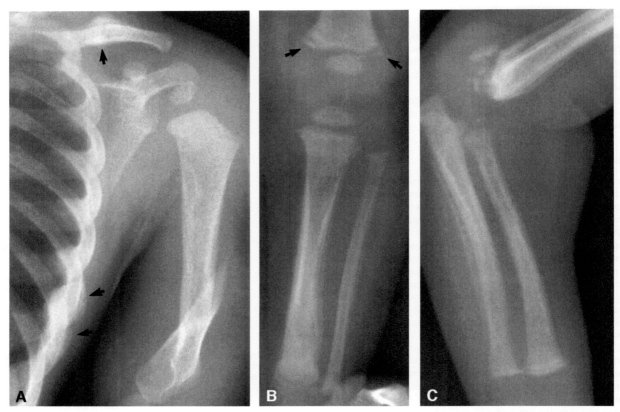

FIG. 2.72 A criança espancada — três casos. **A:** Fratura aguda do úmero associada a fraturas em fase de consolidação do sexto e do sétimo arcos costais e da clavícula (*setas*) em uma menina com 19 meses de vida. (Cortesia de Mary Ann Radkowski, M.D., Chicago, Illinois.) **B:** Fraturas angulares da epífise distal do fêmur (*setas*), neosteogênese periosteal ao longo das diáfises da tíbia e da fíbula, bem como uma fratura em alça de balde da metáfise distal da tíbia em uma menina com oito meses de vida. **C:** Fratura angular metafisária da porção distal do úmero e neosteogênese periosteal ao longo das diáfises do úmero, do rádio e da ulna em um menino com 10 meses de vida.

das agressões metafisárias prévias. Fraturas de crânio são encontradas em alguns pacientes, sendo, com freqüência, complicadas por hematoma subdural. Contusões e lacerações pulmonares podem ser encontradas associadas a fraturas dos arcos costais. Alguns pacientes podem apresentar subluxação de uma ou mais epífises, exuberante calo ósseo e fratura diafisária. Embora as fraturas metafisárias e separações epifisárias sejam manifestações clássicas da síndrome da criança espancada, fraturas diafisárias e fraturas de crânio são mais comuns. Tipicamente, as lesões são encontradas em múltiplos ossos, embora não exista uma simetria especial em relação à distribuição, e a gravidade das lesões pode variar de uma área para outra. É característico o achado de evidências de politraumatismos de idade variada — uns recentes, outros antigos e já consolidados. O diagnóstico apropriado, na ausência de história clínica, baseia-se na distribuição irregular das lesões no esqueleto, na densidade e textura normais dos ossos envolvidos, bem como na ausência de sinais clínicos de infecção ou de outra doença grave. Quando se suspeita do diagnóstico de síndrome da criança espancada com base em sinais clínicos ou radiológicos, a cintigrafia óssea pode ajudar a revelar outros locais de lesão esquelética mais obscura. A vida da criança pode depender da confirmação desse diagnóstico, ou seja, da sua retirada do local onde vive e da proteção contra agressões futuras.

INDIFERENÇA CONGÊNITA À DOR

Distúrbio raro, caracterizado por insensibilidade congênita à dor. As lesões esqueléticas são um reflexo de tal insensibilidade e consistem em fraturas evidentes ou em fase de consolidação, várias formas de osteocondrose ou necrose isquêmica aparentemente causadas por microtraumatismos repetitivos ou osteomielite em suas várias fases. Em alguns casos, as evidências radiológicas de traumatismo são semelhantes às observadas em crianças espancadas, com agressões metafisárias ou fraturas angulares e formação de calo periosteal.

REFERÊNCIAS

1. Anderson MW, Greenspan A: Stress fractures. Radiology 199:1, 1996
2. Atlas SW, Regenbogen V, Rogers LF, Kim KS: The radiographic characterization of burst fractures of the spine. AJR Am J Roentgenol 147: 575, 1985
3. Blacksin MF, Lee HJ: Frequency and significance of fractures of the upper cervical spine. AJR Am J Roentgenol 165:1201, 1995
4. Brandser EA, El-Khoury Y, Saltzman CL: Tendon injuries: Application of magnetic resonance imaging. Can Assoc Radiol J 46:9, 1995
5. Cooper KL, Beabout JW, Swee RG: Insufficiency fractures of the sacrum. Radiology 156:15, 1985
6. Dalinka MK: MR imaging of the wrist. AJR Am J Roentgenol 164:1, 1995
7. DeSmet AA, Neff JR: Pubic and sacral insufficiency fractures: Clinical course and radiologic findings. AJR Am J Roentgenol 145:601, 1985
8. Deutsch AL, Mink JH: MRI of the musculoskeletal system: A teaching file, 2nd ed. Philadelphia, Lippincott-Raven, 1996
9. El-Khoury GY, Kathol MH, Daniel WW: Imaging of acute injuries of the cervical spine: Value of plain radiography, CT, and MR imaging. AJR Am J Roentgenol 164:43, 1995
10. Greaney RB, Gerber FH, Laughlin RL, et al: Distribution and natural history of stress fractures in U.S. Marine recruits. Radiology 146:339, 1983
11. Guyer BH, Levinsohn EM, Frederickson BE, Bailey GL, Formikell M: Computed tomography of calcaneal fractures: Anatomy, pathology, dosimetry, and clinical relevance. AJR Am J Roentgenol 145:911, 1985
12. Lee JK, Yao L: Occult intraosseous fracture: Magnetic resonance appearance versus age of injury. Am J Sports Med 17:620, 1989
13. Montana MA, Richardson ML, Kilcoyne RF, Harley JD, Shuman WP, Mack LA: CT of sacral injury. Radiology 161:499, 1986

14. Nunez DB Jr, Zuluaga A, Fentes-Bernardo DA, Rivas LA, Becerra JL: Cervical spine trauma: How much more do we learn by routinely using helical CT? Radiographics 16:1307, 1996
15. Peh WCG, Khong P-L, Yin Y, et al: Imaging of pelvic insufficiency fractures. Radiographics 16:335, 1996
16. Pennal GF, Tile M, Waddell JP, et al: Pelvis disruption: Assessment and classification. Clin Orthop 151:12, 1980
17. Post MJD, Green BA: The use of computed tomography in spinal trauma. Radiol Clin North Am 21:327, 1983
18. Potok PA, Hopper KD: Fractures of the acetabulum: Imaging, classification, and understanding. Radiographics 15:7, 1995
19. Quinn SF, Sheley RC, Demlow TA, Szumowski J: Rotator cuff tendon tears: Evaluation with fat-suppressed MR imaging with arthroscopic correlation in 100 patients. Radiology 195:497, 1995
20. Radkowski MA, Merten DF, Leonidas JC: The abused child: Criteria for the radiologic diagnosis. Radiographics 3:262, 1983
21. Robertson PL, Schweitzer ME, Bartolozzi AR, Ugoni A: Anterior cruciate ligament tears: Evaluation of multiple signs with MR imaging. Radiology 193:829, 1994
22. Rockwood CA Jr, Green DP: Fractures, 3rd ed, Vols 1, 2, 3. Philadelphia, JB Lippincott, 1991
23. Rogers LF: Radiology of Skeletal Trauma, 2nd ed. New York, Churchill-Livingstone, 1992
24. Rogers LF: The radiography of epiphyseal injuries. Radiology 96:289, 1970
25. Rogers LF, Poznanski AK: Imaging of epiphyseal injuries. Radiology 191:297, 1994
26. Schweitzer ME, Tran D, Deely DM, Hume EL: Medial collateral ligament injuries: Evaluation of multiple signs, prevalence and location of associated bone bruises, and assessment with MR imaging. Radiology 194:825, 1995
27. Sonin, AH, Fitzgerald SW, Bresler ME, et al: MR imaging appearance of the extensor mechanism of the knee: Functional anatomy and injury patterns. Radiographics 15:367, 1995
28. Spiegel PG, Mast JW, Cooperman DR, et al: Triplane fractures of the distal tibial epiphysis. Clin Orthop 188:74, 1984
29. Sullivan D, Warren RF, Pavlov H, et al: Stress fractures in 51 runners. Clin Orthop 187:188, 1984
30. Tuite MJ, DeSmeet AA, Norris MA, et al: MR diagnosis of labral tears of the shoulder: Value of T2-weighted gradient-recalled echo images made in external rotation. AJR Am J Roentgenol 164:941, 1995

CAPÍTULO 3

Doenças das Articulações

Lee F. Rogers

As extremidades dos ossos apostos, conforme mostrado nas radiografias, são separadas por um espaço comumente denominado *espaço articular*. Esse espaço é ocupado por cartilagem articular e por pequeno volume de líquido sinovial, que possuem a mesma radiodensidade e, por isso, são indistinguíveis entre si. A perda da cartilagem articular manifesta-se, radiologicamente, como redução na largura do espaço articular. A cápsula articular da articulação normal tem a mesma densidade do tecido mole circundante e, em geral, é de difícil visualização. Entretanto, quando a articulação está distendida pelo líquido, é possível visualizar seus limites externos, se houver gordura suficiente nos tecidos periarticulares para produzir contraste (veja as Figs. 3.15, 3.16A e 3.18), o que é particularmente verdadeiro nas articulações periféricas: as articulações interfalangianas (IF) e metacarpofalangianas (MCF) da mão, tornozelo, punho, cotovelo e bursa suprapatelar do joelho. Entretanto, é difícil identificar a distensão das grandes articulações proximais — ombro, quadril e esqueleto axial. A hemorragia ou o edema periarticular tendem a obliterar a gordura e os planos teciduais. A observação minuciosa dos tecidos moles periarticulares, amiúde, permite a detecção dos sinais precoces de doença inflamatória na articulação ou nas estruturas adjacentes.

As radiografias são utilizadas nas doenças articulares, para confirmar o diagnóstico clínico de doença articular, determinar o tipo de doença articular e avaliar a magnitude da doença clinicamente conhecida.[9] Os achados radiológicos podem ser consistentes ou não com o diagnóstico clínico. Se não forem compatíveis, dever-se-á realizar um diagnóstico alternativo com base no aspecto radiológico do processo mórbido. Em outras ocasiões, a doença articular é observada na radiografia solicitada por algum outro motivo (por exemplo, traumatismo periférico), em uma radiografia do tórax que revela alterações da coluna vertebral ou da cintura escapular, ou nas radiografias do abdome e da pelve que mostram anormalidades da coluna vertebral, articulações sacroilíacas ou quadril. Nesses casos, a doença articular deve ser classificada e incluída no relato radiológico.

Há quatro sinais radiológicos principais de anormalidades articulares ou doença articular: (1) anormalidades das margens apostas de ambos os ossos em uma articulação; (2) alteração da largura do espaço articular (em geral, estreitamento, mas, às vezes, alargamento devido a aumento no líquido sinovial); (3) mau alinhamento da articulação (sub-luxação ou luxação com margens articulares não mais em aposição); e (4) edema periarticular causado pela distensão da cápsula articular. Os achados mais comuns consistem no estreitamento do espaço articular e nas anormalidades das margens articulares apostas do osso.

Cada doença articular possui um padrão mais ou menos específico de anormalidades radiológicas, o qual se baseia nas características radiológicas em cada articulação, na distribuição do envolvimento articular e na presença ou ausência de outros achados radiológicos complementares.[13] Quando o padrão característico é associado a anamnese, a achados físicos e a exames laboratoriais, o diagnóstico correto pode ser estabelecido com razoável certeza.

A distribuição do envolvimento articular é extremamente importante. No início de uma avaliação diagnóstica, deve-se determinar se o processo é limitado a uma articulação (monoarticular) ou se envolve múltiplas articulações (poliarticular). Cada doença articular apresenta uma distribuição característica de comprometimento articular (Fig. 3.1), sendo mais provável que envolva determinadas articulações do que outras, e que o envolvimento seja simétrico (envolvimento simultâneo de articulações semelhantes dos dois membros) ou assimétrico (envolvimento de uma articulação em um lado sem o comprometimento simultâneo da articulação correspondente do lado oposto).

As características radiológicas específicas, importantes no estabelecimento ou na confirmação do diagnóstico, amiúde são as seguintes: (1) se o estreitamento do espaço articular é simétrico ou assimétrico; (2) se há edema dos tecidos moles e se é simétrico (indicando derrame articular) ou assimétrico (indicando massa periarticular); e a presença ou ausência de (3) osteoporose periarticular, (4) erosões periarticulares e (5) formação de esporão.

Os achados radiológicos complementares incluem a presença ou ausência de reação periosteal dos ossos adjacentes à articulação envolvida e o caráter da calcificação ou ossificação das inserções dos ligamentos ou tendinosas ao redor da articulação. Essas calcificações e ossificações são denominadas *enteses*, e sua presença difusa no sistema esquelético é conhecida como *entesopatia*. Finalmente, deve-se observar a presença ou ausência de calcificação na cartilagem articular (*condrocalcinose*). Tal achado é característico de determinados distúrbios articulares.

Os achados clínicos importantes são a idade e o sexo do paciente, história de traumatismo prévio, o aspecto clínico da articulação ou articulações envolvidas, a presença ou ausência de doenças associadas (sobretudo, doença cutânea, uveíte, uretrite e diarréia), e depósitos tofáceos identificáveis. Os índices laboratoriais relevantes são a VHS, a presença ou ausência do fator reumatóide sérico, a leucometria e os níveis séricos de cálcio, fósforo, fosfatase alcalina e ácido úrico. O diagnóstico radiológico é muito auxiliado pelo conhecimento dos achados clínicos e laboratoriais, e o oposto também é verdadeiro. O diagnóstico radiológico de doença articular pode ser muito prejudicado, quando não se conhecem os resultados dos exames clínicos e laboratoriais.

As doenças articulares são classificadas no Quadro 3.1.

ARTRITE INFECCIOSA

Artrite Piogênica Aguda e Crônica das Articulações Periféricas

A fonte de infecção que resulta em artrite piogênica pode ser hematogênica, proveniente de outras infecções cutâneas, vias aéreas ou sistema urinário; pode ser uma extensão direta de um foco de osteomielite adjacente; ou pode ser conseqüência da contaminação bacteriana resultante de procedimentos cirúrgicos ou de lesões abertas da articulação. A evolução da doença varia de modo considerável. Em

---

L. F. Rogers: Department of Radiology, Wake Forest University School of Medicine, Winston-Salem, North Carolina 27157.

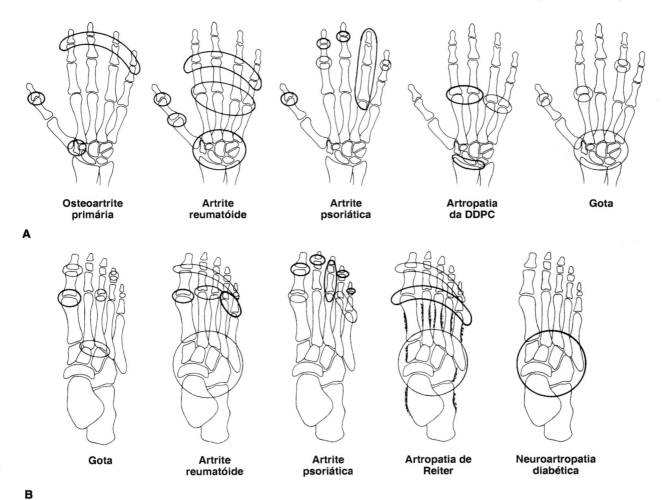

FIG. 3.1 Locais e distribuições das artrites comuns da mão **(A)** e do pé **(B)**. Os locais mais freqüentes estão marcados com linhas grossas, e os menos freqüentes com linhas mais finas. Observe a reação periosteal ou neosteogênese, classicamente identificada na doença de Reiter e na psoríase. Observe também o potencial para a distribuição de dedo em salsicha na psoríase. Quando as articulações são identificadas por círculo isoladamente, a distribuição é aleatória e pode ser isolada em qualquer articulação.

alguns casos, é relativamente branda e desaparece sem seqüelas. Em outros, ocorre uma infecção purulenta que provoca pioartrose com rápida destruição das superfícies articulares. Existem, ainda, outros casos, nos quais a doença segue uma evolução comparativamente indolente e crônica desde o início.

Nas crianças, a infecção envolve mais comumente as principais articulações periféricas, sendo muito provável que a fonte de infecção seja uma infecção cutânea, das vias aéreas superiores ou dos pulmões. Nos adultos, é mais provável que a fonte da infecção seja traumatismo ou cirurgia secundária a vasculopatia, sobretudo nos pés dos pacientes diabéticos. A espondilite bacteriana é mais comum nos adultos do que nas crianças, sendo, amiúde, associada à infecção do trato urinário, ou ocorrendo após cateterização ou outros procedimentos de manipulação da bexiga e uretra.

Locais incomuns de infecção piogênica são observados em toxicômanos (substâncias IV), incluindo as articulações esternoclavicular e sacroilíaca, e, freqüentemente, as infecções são causadas por microrganismos Gram-negativos. A artrite séptica também pode complicar a injeção intra-articular de esteróides.

Observações Radiológicas

Os achados radiológicos descritos aqui ocorrem na infecção virulenta não-tratada ou tratada de forma inadequada.[13] Com as medidas terapêuticas atuais, a maioria dos casos de infecção articular piogênica aguda pode ser controlada, antes que ocorra lesão considerável na articulação.

Edema dos Tecidos Moles

As únicas alterações radiológicas, nos primeiros dias de infecção, consistem em edema dos tecidos moles e distensão da cápsula articular por líquido (Fig. 3.2), o que provoca o aumento da densidade dos tecidos moles ao redor da articulação (Fig. 3.3). O edema periarticular tende a obliterar os planos teciduais ao redor da articulação e, comumente, estende-se para a gordura subcutânea. Quando não há traumatismo, tais achados, sobretudo na criança febril com dor ou sensibilidade na área, sugerem fortemente o diagnóstico de artrite séptica. As alterações desse tipo nos tecidos moles são inespecíficas, e, no referido estágio da doença, deve-se realizar, de imediato, aspiração por agulha, para estabelecer o diagnóstico ou descartar a possibilidade de artrite infecciosa. O diagnóstico de artrite infecciosa não deve aguardar o aparecimento de alterações radiológicas.

Estreitamento do Espaço Articular

Os microrganismos purulentos produzem enzimas proteolíticas que destroem a cartilagem articular (Fig. 3.4), resultando na redução da largura do espaço articular. Na infecção virulenta, tal processo torna-se evidente sete a 10 dias após o início da doença. Se a infecção não for tratada ou o for de forma inadequada, o estreitamento evoluirá rapidamente, e o espaço articular poderá desaparecer por completo em várias semanas. No início da evolução da infecção aguda, os ossos ao redor da articulação preservam a densidade normal; entretanto, se a infecção

QUADRO 3.1 Classificação da Doença Articular

I. Artrite infecciosa
   A. Artrite infecciosa aguda (artrite piogênica ou séptica)
   B. Artrite infecciosa crônica
      1. Piogênica
      2. Tuberculosa
      3. Outras
II. Artrite da colagenose
   A. Artrite reumatóide
      1. Adulto
      2. Tipo juvenil (doença de Still)
   B. Variantes reumatóides (espondiloartropatias soronegativas)
      1. Espondilite anquilosante
      2. Artrite psoriática
      3. Síndrome de Reiter
      4. Artrite relacionada a colite
   C. Doença do tecido conjuntivo
      1. Lúpus eritematoso sistêmico (LES)
      2. Dermatomiosite e poliomiosite
      3. Esclerodermia
      4. Doença mista do tecido conjuntivo
      5. Artropatia de Jaccoud (artrite crônica pós-febre reumática)
III. Doença articular degenerativa (osteoartrite, osteoartrose)
   A. Osteoartrite primária
   B. Osteoartrite secundária
      1. Traumatismo anterior
      2. Infecção anterior
      3. Artrite preexistente
   C. Hiperostose esquelética idiopática difusa (HEID, doença de Forestier)
IV. Doença articular neuropática (neuroartropatia)
   A. Doença neurológica primária
   B. Diabete
V. Doença metabólica
   A. Gota
   B. Pseudogota (doença de deposição do pirofosfato de cálcio, DDPC)
   C. Hemocromatose
   D. Hiperparatireoidismo
   E. Ocronose
   F. Doença de Wilson
VI. Doença sinovial primária
   A. Sinovite vilonodular pigmentada
   B. Osteocondromatose sinovial
   C. Sinovite idiopática
VII. Outras
   A. Amiloidose
   B. Hemofilia
   C. Dermatoartrite lipóide (retículo-histiocitose)
   D. Condrólise idiopática
   E. Policondrite recidivante
   F. Osteoartropatia hipertrófica

se tornar subaguda ou crônica, a osteoporose tornar-se-á evidente. O estreitamento e a destruição articular na ausência de osteoporose são indicativos de infecção altamente virulenta.

Destruição Óssea

A destruição óssea manifesta-se pela irregularidade do osso subcondral nas margens apostas da articulação (veja as Figs. 3.3 e 3.4B). Inicialmente, a infecção pode ser focal, mas, por fim, se estende através de toda a superfície articular. Como a destruição óssea não ocorre por oito a 10 dias, esse sinal não é importante no diagnóstico precoce de infecção articular.

Anquilose

Em geral, ocorrerá anquilose óssea, se as cartilagens articulares forem completamente destruídas. Por fim, formar-se-ão trabéculas ósseas através das extremidades ósseas, e, com o tempo, todas as evidências da articulação poderão desaparecer.

Se a antibioticoterapia não for efetiva ou for interrompida precocemente, a infecção aguda poderá transformar-se em um processo indolente crônico com evolução lentamente progressiva, que se estende por meses. Nesse caso, ocorrerá uma redução gradual no espaço articular, as extremidades articulares tornar-se-ão rugosas e poderá ocorrer a formação de seqüestros. À medida que a infecção desaparecer, os ossos recuperarão gradualmente a densidade, e poderá ocorrer anquilose óssea, resultando em pouco ou nenhum movimento articular (Fig. 3.4C).

Infecções Neonatais

A artrite séptica, com freqüência, ocorre como uma complicação da osteomielite neonatal. Essas infecções manifestam-se nos lactentes prematuros e a termo submetidos à cateterização dos vasos umbilicais. No neonato, o suprimento sanguíneo da epífise é contíguo com o da metáfise e, por isso, é muito provável que ocorra a extensão do processo infeccioso para as articulações (Fig. 3.5). Via de regra, existem múltiplos locais de infecção, e a artrite séptica é comum. O comprometimento do quadril ocorre em 45% dos casos, e do joelho em 35%, sendo os outros locais acometidos o ombro, cotovelo e tornozelo. Se houver o envolvimento do quadril, a distensão articular poderá ser suficiente para resultar em luxação associada a uma grande massa de tecidos moles adjacente (Fig. 3.6).

A osteomielite neonatal também pode ocorrer naqueles que não foram submetidos à cateterização umbilical. Nessas circunstâncias, amiú-de, os sinais são vagos e só há um foco de doença.

TUBERCULOSE DAS ARTICULAÇÕES PERIFÉRICAS

A tuberculose articular é uma infecção indolente crônica com início insidioso e evolução lentamente progressiva. Em geral, afeta apenas uma articulação (monoarticular). A doença articular pode ser resultado de disseminação hematogênica para a membrana sinovial, ou pode ser secundária a um abscesso tuberculoso no osso adjacente, o que é comum na infância. Patologicamente, a tuberculose, em geral, começa como sinovite. A proliferação do tecido de granulação inflamatório, conhecido como *pannus*, começa no pericôndrio e dissemina-se sobre as superfícies articulares. Interfere com a nutrição da cartilagem, resultando em degeneração e destruição. Nas articulações de sustentação de peso e, em menor grau, nas articulações que não sustentam peso, existe uma tendência à preservação das cartilagens articulares nos locais de sustentação máxima de peso ou íntima aposição da cartilagem, o que é o contrário do que ocorre nas infecções piogênicas, nas quais o exsudato articular contém enzimas proteolíticas que destroem rapidamente toda a superfície articular cartilaginosa.

Observações Radiológicas
Artrite Tuberculosa

A evidência mais precoce de artrite tuberculosa de uma articulação periférica é o derrame articular. Com o tempo, comumente após vários meses, os ossos adjacentes à articulação tornam-se osteoporóticos. Muitas vezes, a osteoporose é grave e provavelmente causada por uma combinação de hiperemia e desuso (Fig. 3.7). Por fim, a destruição da cartilagem articular manifesta-se pelo estreitamento da articulação e erosão do osso. Nas articulações que sustentam peso, há uma tendência à preservação da cartilagem no ponto de sustentação máxima de peso (Fig. 3.8). A evidência mais precoce de destruição óssea é o aparecimento de erosões nas margens da articulação. Esses defeitos marginais são bem-circunscritos e se assemelham muito às erosões encontradas na artrite reumatóide. As erosões marginais estendem-se gradualmente através da superfície articular. Com a evolução, pode ocorrer a desorganização macroscópica da articulação. A cartilagem articular desaparece, ocorre destruição desigual das extremidades

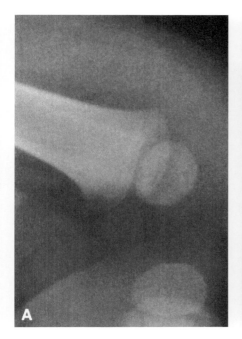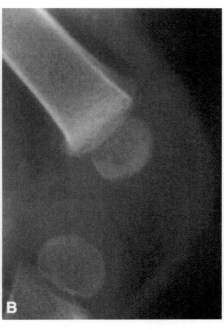

FIG. 3.2 Artrite piogênica aguda do joelho esquerdo em um menino com 18 meses de vida. **A:** Radiografia, incidência lateral do joelho esquerdo. Edema de tecidos moles, distensão articular e obliteração dos planos fasciais são evidentes. Não existem anormalidades ósseas. Compare com a incidência lateral do joelho direito normal **(B)**.

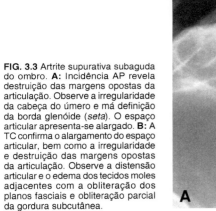

FIG. 3.3 Artrite supurativa subaguda do ombro. **A:** Incidência AP revela destruição das margens opostas da articulação. Observe a irregularidade da cabeça do úmero e má definição da borda glenóide (*seta*). O espaço articular apresenta-se alargado. **B:** A TC confirma o alargamento do espaço articular, bem como a irregularidade e destruição das margens opostas da articulação. Observe a distensão articular e o edema dos tecidos moles adjacentes com a obliteração dos planos fasciais e obliteração parcial da gordura subcutânea.

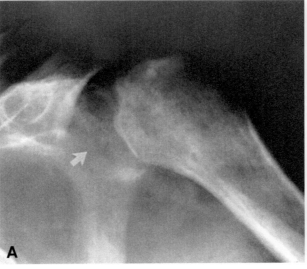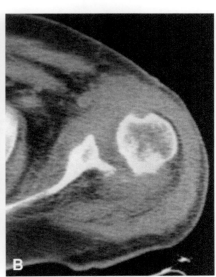

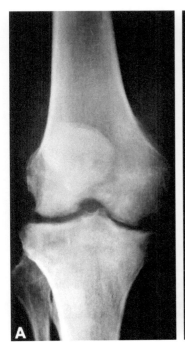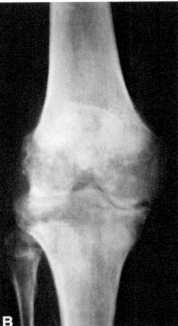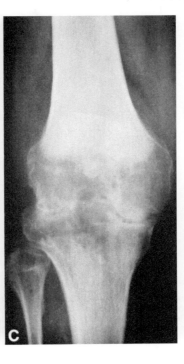

FIG. 3.4 Artrite infecciosa crônica do joelho. **A:** No exame inicial, identifica-se medialmente a erosão das superfícies articulares ósseas associada ao estreitamento do espaço articular, medial e lateralmente. **B:** Em quatro meses, são evidenciadas destruição óssea adicional e ausência virtual do espaço articular, indicando a destruição da cartilagem articular. **C:** Nove meses após o início, a infecção desapareceu e observa-se anquilose óssea precoce. Observe que a osteoporose periarticular persistiu.

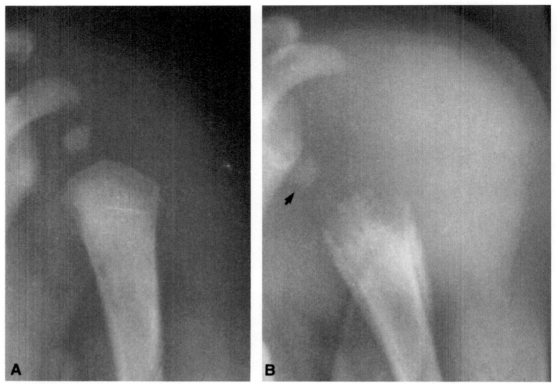

FIG. 3.5 Osteomielite neonatal e artrite séptica em um lactente com duas semanas de vida. **A:** O exame inicial revela apenas edema dos tecidos moles ao redor dos ombros. **B:** A repetição do exame 13 dias depois revelou destruição maldefinida na metáfise, com reação periosteal circundante e distensão acentuada da articulação do ombro associada a pseudoluxação. Observe o deslocamento inferior da epífise (*seta*).

articulares do osso e observa-se a separação dos fragmentos mortos (seqüestros) (Fig. 3.8C). Verifica-se muito pouca esclerose reativa na tuberculose não-tratada.

A *caries sicca* (cavidade seca) é uma forma relativamente rara de tuberculose, caracterizada por evolução crônica e indolente, bem como pela ausência de derrame articular. Os achados radiológicos nesse tipo de doença, exceto pela ausência de líquido e de edema associado dos tecidos moles, diferem pouco daqueles previamente descritos. Tal tipo ocorre com mais freqüência no ombro.

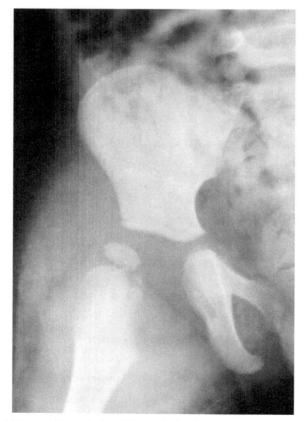

FIG. 3.6 Osteomielite aguda da metáfise proximal do fêmur, com o comprometimento secundário da articulação coxofemoral. Observe o pequeno foco de destruição óssea na margem medial da metáfise. O fêmur é deslocado lateralmente pelo grande derrame articular. Observe o edema acentuado dos tecidos moles na porção superior da coxa.

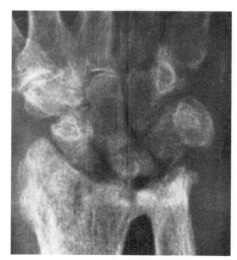

FIG. 3.7 Artrite tuberculosa do carpo em uma mulher de 82 anos de idade. Há osteoporose difusa com o estreitamento das articulações radiocarpais e mesocarpais, erosão e destruição de suas margens opostas. A articulação metacarpo-hamato também se mostra envolvida. Observe a erosão na margem distal da ulna, incluindo o processo estilóide.

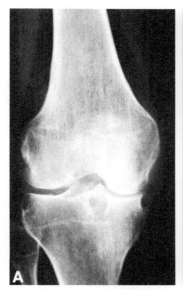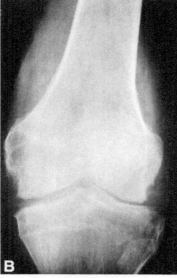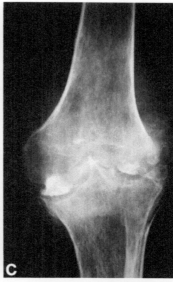

FIG. 3.8 Tuberculose do joelho em três pacientes diferentes. **A:** O espaço articular apresenta-se íntegro, porém existem erosões marginais na margem medial da tíbia e fíbula, havendo uma radiotransparência subcondral na tíbia logo abaixo da espinha tibial. **B:** A doença mostra-se mais disseminada do que em **A**, manifestando-se pelo maior estreitamento do espaço articular e erosões marginais. **C:** A doença em estágio avançado manifesta-se através de múltiplos seqüestros que produzem os fragmentos ósseos brancos densos e considerável destruição do osso, sobretudo no platô tibial lateral.

As anormalidades unilaterais da articulação sacroilíaca devem sugerir a possibilidade de tuberculose. Infecções bacterianas dessa articulação também são encontradas nos toxicômanos. Os achados radiológicos consistem na destruição das margens articulares com algum grau de esclerose reativa.

Na tuberculose, há pouca tendência à consolidação espontânea, e a anquilose óssea raramente ocorre sem intervenção cirúrgica.

O diagnóstico diferencial de artrite tuberculosa inclui, principalmente, a artrite piogênica aguda e crônica, bem como a artrite reumatóide. Na artrite piogênica, ocorrem a destruição precoce do espaço articular e a ausência de osteoporose. Os achados na artrite piogênica crônica são muito semelhantes. A anquilose óssea é muito mais provável na infecção piogênica do que na tuberculose. Em uma determinada articulação, pode ser difícil diferenciar a tuberculose da artrite reumatóide. Entretanto, a natureza poliarticular e a distribuição da artrite reumatóide devem diferenciá-la da tuberculose, quase sempre monoarticular.

Infecções Fúngicas

O envolvimento articular é raro nas infecções fúngicas. Entretanto, ocasionalmente observam-se infecções articulares na blastomicose, histoplasmose, actinomicose, coccidioidomicose e criptococose. Seu aspecto é semelhante ao da tuberculose. O diagnóstico precisa ser baseado no isolamento do microrganismo causador.

ESPONDILITE INFECCIOSA

As infecções da coluna vertebral iniciam-se pela disseminação hematogênica dos microrganismos, que podem ter origem arterial ou no plexo venoso paravertebral. Este último provavelmente é a fonte de infecções da coluna vertebral associadas a infecções do trato urinário, ou ocorrem após manipulações do trato urinário. As bactérias alojam-se sob a placa terminal de uma vértebra, em geral anteriormente, e rapidamente estendem-se para o disco intervertebral adjacente, e, a seguir, para a placa terminal inferior do corpo vertebral adjacente (Fig. 3.9).[13] A partir daí, a infecção pode sair da vértebra, estendendo-se ao longo da coluna vertebral, sob o ligamento paravertebral, formando abscessos e massas de tecidos moles.

Os achados radiológicos indicativos de espondilite infecciosa são: (1) estreitamento do espaço discal; (2) erosão e destruição das placas terminais vertebrais adjacentes; e (3) massa de tecidos moles paravertebral (Figs. 3.10 e 3.11). Na coluna cervical, a massa de tecidos moles é identificada na incidência lateral da radiografia como um aumento dos tecidos moles retrofaríngeos e, na coluna torácica, é a massa de tecidos moles paravertebral mais bem visibilizada na incidência AP do tórax ou da coluna torácica (Fig. 3.11A). A massa de tecidos moles, associada à infecção dos corpos vertebrais lombares, é geralmente muito difícil de visibilizar na incidência AP das radiografias da coluna lombar. Em todas as localizações, tanto a massa de tecidos moles paravertebral quanto o grau de destruição do

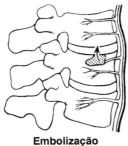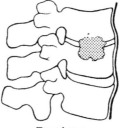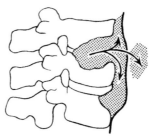

Embolização bacteriana · Envolve o disco e as vértebras adjacentes · Extensão subligamentar

FIG. 3.9 Diagrama da espondilite infecciosa.

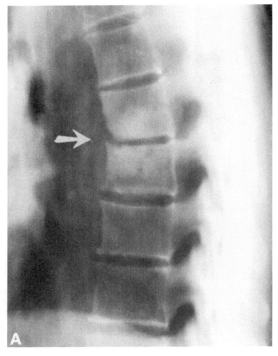
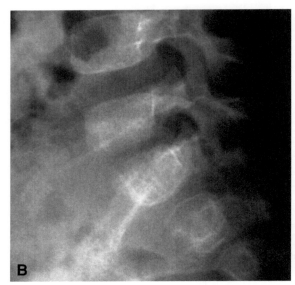
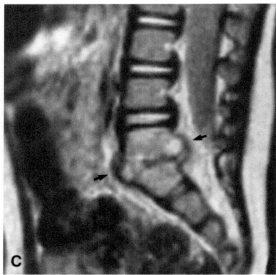

FIG. 3.10 A: Espondilite infecciosa. A tomografia revela a erosão das margens opostas dos corpos vertebrais adjacentes anteriormente (*seta*), com alguma esclerose óssea subjacente. Observe o estreitamento mínimo do espaço discal. **B e C:** Incidências AP e lateral da espondilite infecciosa de L5-S1 em uma menina com 10 meses de vida, mais avançada do que em **A**, conforme manifestada pela maior destruição de margens opostas dos corpos vertebrais. O espaço discal apresenta-se quase obliterado. O espaço entre os discos intervertebrais **(B)** encontra-se estreitado com a destruição das margens opostas das vértebras. RM, ponderada em T2, na qual o corte sagital **(C)** revela a destruição do disco intervertebral e das margens opostas das vértebras com massa de tecido mole circundante com intensidade de sinal aumentada (*setas*). (Cortesia de Andrew Poznanski, M.D., Chicago, Illinois.)

corpo vertebral são facilmente identificados pela tomografia computadorizada (TC) (Fig. 3.12). Nos casos em que há dúvida, a politomografia é o melhor método de avaliação, porque mostra claramente as placas terminais dos corpos vertebrais adjacentes. A ressonância magnética (RM) revela todos os achados de forma muito satisfatória, incluindo qualquer invasão ou compressão da medula espinhal (Figs. 3.10 e 3.11). Raramente, um processo infeccioso é limitado ao corpo vertebral ou aos elementos ósseos posteriores, e aparece como um foco de destruição. Em geral, os elementos posteriores não são envolvidos pelo processo infeccioso.

Espondilite Piogênica

A espondilite infecciosa causada por microrganismos piogênicos tende a ser confinada a um espaço intervertebral, e as massas de tecido moles paravertebrais não são tão grandes quanto as visibilizadas na tuberculose (veja as Figs. 3.11 e 3.12). O sinal radiológico mais precoce é uma redução da altura do espaço discal. A TC ou a politomografia podem ser necessárias para confirmar a destruição das placas terminais adjacentes. As infecções tendem a ser subagudas e, amiúde, o foco destrutivo tem margem esclerótica.

Espondiloartrite Juvenil

A calcificação de um ou mais discos intervertebrais na infância é um distúrbio raro. As crianças afetadas têm, em geral, entre dois e 11 anos de idade, com predominância masculina. Habitualmente, os pacientes queixam-se de dor, com limitação do movimento, espasmo muscular, dor à palpação e torcicolo. As radiografias revelam calcificação em um ou mais discos intervertebrais, comumente na área cervical. A doença tende a ser autolimitada, e as calcificações desaparecem de forma gradual, em um período de vários meses. Embora essa condição tenha sido considerada uma infecção por alguns observadores, existem evidências que indicam que a origem de alguns casos é traumática. A calcificação do

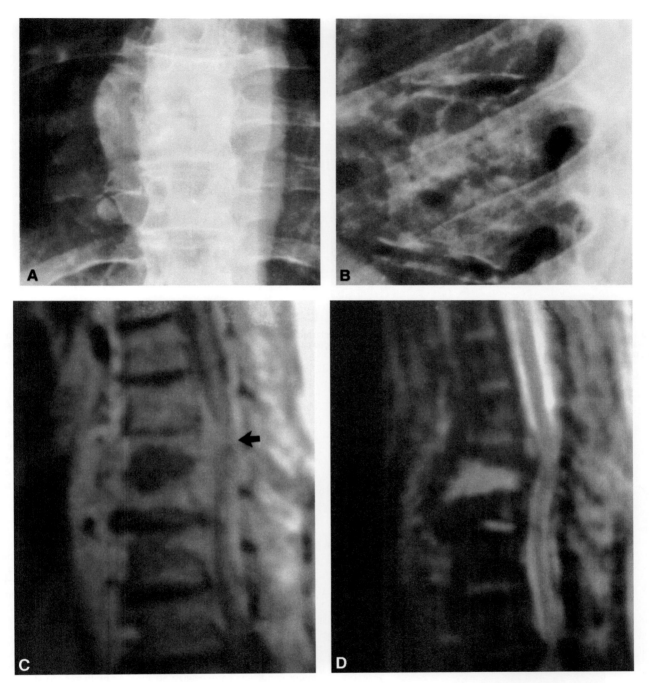

FIG. 3.11 A e B: Tuberculose da coluna vertebral. Observe que a massa paravertebral **(A)** se encontra mais localizada à direita do que à esquerda. Há perda de espaço discal. Incidência lateral em **B**. Obliteração do espaço articular e destruição das placas terminais vertebrais adjacentes são mostradas. **C e D:** Outro caso demonstrado pela RM. As imagens ponderadas em T1 **(C)** revelam a destruição uniforme de duas vértebras com massa de tecidos moles adjacente que se projeta anteriormente e estende-se posteriormente, para comprimir a medula espinhal (*seta*). Há uma área de sinal reduzido na região do disco intervertebral destruído entre as duas vértebras envolvidas. Na imagem ponderada em T2, **(D)** a área no meio da massa de tecidos moles agora emite um hipersinal. A compressão da medula espinhal mostra-se claramente delineada.

disco nos adultos é, em geral, encontrada na coluna torácica, condição comum e que parece ser uma alteração degenerativa relacionada ao processo de envelhecimento.

Espondilite Tuberculosa

A espondilite tuberculosa apresenta tendência maior do que a espondilite infecciosa para disseminar-se ao longo da coluna vertebral (Fig. 3.13; veja, também, a Fig. 3.11). A disseminação ocorre sob os ligamentos paravertebrais, tanto acima quanto abaixo do local inicial de infecção. Essa disseminação forma massa alongada de tecidos moles paravertebrais. Radiologicamente, a massa de tecidos moles pode ser associada a erosões irregulares ou a defeitos do tipo pires lisos ou recorte das bordas anteriores de vários corpos vertebrais adjacentes. Em outras ocasiões, existem evidências radiológicas mínimas de doença do disco, porém há massas significativas de tecidos moles paravertebrais, pouco ou nenhum colapso vertebral, e os discos intervertebrais parecem estar preservados. Nos casos crônicos, pode ocorrer calcificação nos abscessos paravertebrais. Tais abscessos calcificados ou parcialmente calcificados permanecem por toda a vida. Com a quiescência e a cura

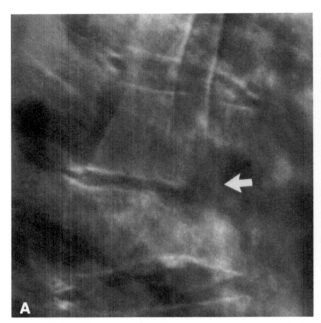
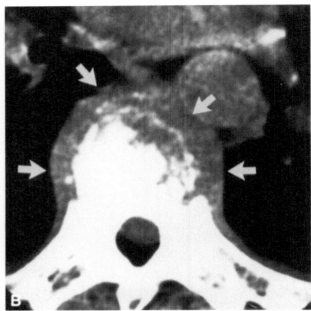

FIG. 3.12 Espondilite infecciosa de T6-T7. **A:** A incidência lateral revela o óbvio estreitamento do espaço discal e destruição das margens adjacentes dos corpos vertebrais anteriormente (*seta*). **B:** A TC revela massa paravertebral (*setas*) e destruição da margem anterior do corpo vertebral. Observe que o processo não se estende para o canal medular.

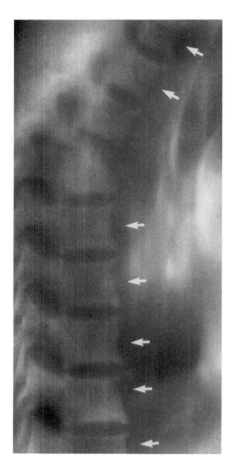

FIG. 3.13 Espondilite tuberculosa com extensão subligamentar. Há obliteração do espaço discal e destruição das placas terminais das vértebras adjacentes na coluna mesodorsal. Observe a extensão subligamentar superior e inferior manifestada por erosões da margem anterior dos corpos vertebrais (*setas*).

da doença, os ossos recuperam uma densidade mais próxima do normal e pode ocorrer anquilose óssea através do disco envolvido. Nos casos muito antigos de espondilite tuberculosa, várias vértebras contíguas podem ter sido destruídas em tal extensão que seus contornos individuais não são mais reconhecíveis, e todas as evidências dos espaços discais podem ter desaparecido. A deformidade angulada resultante da coluna vertebral é conhecida como *giba*, proveniente da palavra latina que significa "corcunda".

Espondilite Fúngica

Ocasionalmente, a coluna vertebral é envolvida na actinomicose, blastomicose e coccidioidomicose. A maioria das lesões simula as da tuberculose. A coccidioidomicose tende a envolver as protuberâncias ósseas e pode manifestar-se como focos destrutivos isolados nos elementos posteriores.

ARTRITE REUMATÓIDE

A artrite reumatóide afeta os adultos entre 20 e 60 anos de idade, com maior incidência entre os 40 e 50 anos. As mulheres são afetadas com freqüência muito maior que os homens. A evolução clínica da doença é variada. Na maioria dos casos, começa de forma insidiosa e, a seguir, assume um curso lento e progressivo, ou sofre remissões de duração variável. Em geral, a doença finalmente provoca um grau variado de deformidade nas articulações afetadas. No caso típico, ela começa nas articulações periféricas, comumente as articulações interfalangianas proximais (IFP) e MCF da mão e das articulações cárpicas do punho. Existe uma tendência ao envolvimento simétrico das articulações nos lados direito e esquerdo, tendência mais forte nas mulheres do que nos homens. À medida que a doença evolui, acomete articulações mais proximais, avançando em direção ao tronco em todos os membros, até que finalmente quase todas as articulações do corpo são envolvidas. A doença pode ser interrompida em qualquer estágio.

Patologicamente, a artrite reumatóide começa como sinovite. Nos estágios iniciais, há edema e inflamação da sinóvia e dos tecidos subsinoviais. O derrame articular acompanha as alterações sinoviais. Se a doença evolui, a sinóvia torna-se muito espessada como aumento das vilosidades sinoviais. Depois disso, ocorre a proliferação do tecido

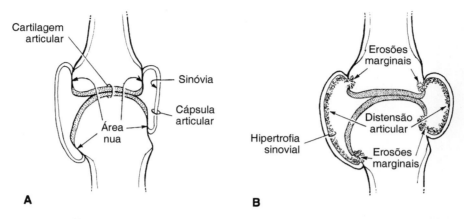

FIG. 3.14 Erosões marginais na artrite reumatóide. **A:** A articulação metacarpofalangiana normal. Observe a denominada área nua entre o local de inserção da cápsula articular e a margem periférica da cartilagem articular. **B:** A hipertrofia sinovial resulta no aumento do líquido articular, distensão articular e edema dos tecidos moles, e, por fim, provoca erosões marginais entre as áreas nuas, o primeiro local de destruição óssea na artrite reumatóide.

conjuntivo fibrovascular, conhecido como *pannus*, responsável pelas erosões marginais características que ocorrem primeiro nas denominadas áreas nuas entre a borda periférica da cartilagem articular e a inserção da cápsula articular (Fig. 3.14). Finalmente, o *pannus* cresce sobre a superfície da cartilagem articular, interferindo com a nutrição normal, que resulta na degeneração da cartilagem, e destruindo focos de osso articular subjacente. Nos casos em estágio avançado, a articulação é preenchida por *pannus*, a cartilagem articular desaparece e ocorre anquilose fibrosa, freqüentemente seguida por anquilose óssea. À medida que essas alterações ocorrem na articulação, o osso adjacente sofre osteoporose, e os músculos atrofiam devido ao desuso.

Observações Radiológicas

Os achados radiológicos variam de acordo com o estágio da doença. As manifestações iniciais são o edema dos tecidos moles, estreitamento simétrico das articulações, osteoporose periarticular e erosões marginais (Fig. 3.15). As manifestações radiológicas da doença ocorrem, em 66% dos pacientes, três a seis meses após o início da doença, e, em 85%, após um ano. A distribuição do envolvimento articular é característica. A doença começa nas articulações IFP, MCF e do carpo (veja a Fig. 3.1A) com distribuição mais ou menos simétrica nos membros direito e esquerdo. Em alguns casos, as articulações da mão e do punho são igualmente afetadas, mas, em outros, o processo destrutivo pode ser muito mais grave na mão do que no carpo (Fig. 3.16). Existem, ainda, outros casos nos quais o envolvimento é mais grave no carpo do que na mão, até mesmo significativo no carpo e mínimo nas articulações MCF e IF (Fig. 3.17). Nos pés (veja a Fig. 3.1B), as articulações metatarsofalangianas (MTF), sobretudo do quarto e quinto artelhos, são, muitas vezes, envolvidas no estágio inicial do processo mórbido. Na verdade, alterações características de erosão podem ser observadas nas cabeças do quarto e quinto metatarso, quando as alterações radiológicas da mão são mínimas ou não-diagnósticas (Fig. 3.18). Por isso, na avaliação inicial do paciente com artrite reumatóide, é importante examinar não apenas as mãos mas também os pés.

Edema de Tecidos Moles

A evidência radiológica mais precoce da doença é o edema de tecidos moles periarticular, caracteristicamente simétrico e fusiforme (veja a Fig. 3.15). Esse edema é facilmente identificável nas articulações IFP e, em menor grau, nas articulações MCF e MTF. A distensão articular também pode ser identificada no joelho, tornozelo e punho. O derrame articular é causado pela sinovite.

Osteoporose Periarticular

A desmineralização local do osso ocorre adjacente à articulação envolvida. Nos metacarpos e falanges, envolve a base e as cabeças do osso, mas poupa a diáfise (veja a Fig. 3.15). No punho, todos os ossos do carpo são envolvidos, assim como as margens distais do rádio e da ulna, bem como as bases dos metacarpos. Os ossos na área afetada são mais radiotransparentes devido à perda de mineral ósseo. Esse achado nos estágios iniciais é, comumente, surpreendente devido à simetria do processo.

Na doença em estágio avançado, ocorre osteoporose generalizada, que envolve todas as porções do esqueleto, o que é causado, em parte, pelo processo mórbido e, em parte, pelo desuso, podendo ser complicado pelo uso de esteróides.

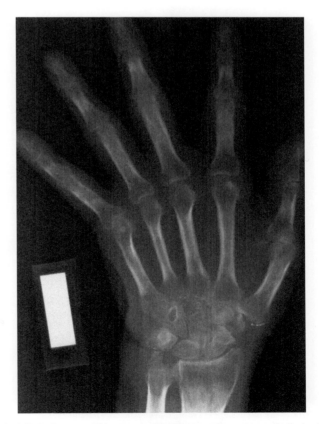

FIG. 3.15 Artrite reumatóide precoce. Identifica-se osteoporose periarticular. Há edema dos tecidos moles ao redor das articulações IFP e MCF proximal. Observam-se pequenas erosões no lado radial da base da falange proximal do dedo indicador.

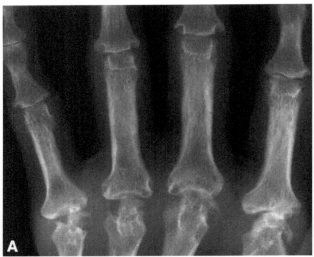 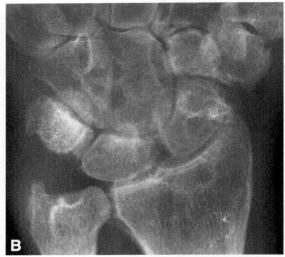

FIG. 3.16 Artrite reumatóide em estágio avançado. **A:** A distensão articular é evidenciada pelo edema capsular nas articulações MCF. Há erosões significativas das cabeças dos metacarpos e pequenas erosões das margens de oposição da base das falanges proximais. As articulações IF proximais apresentam estreitamento simétrico, e observam-se erosões marginais distintas. **B:** Estreitamento das articulações radiocarpais e mesocarpais, com erosões das margens opostas, sobretudo do processo estilóide ulnar com edema dos tecidos moles sobrejacentes.

Estreitamento Simétrico do Espaço Articular

O estreitamento do espaço articular é resultado da degeneração das cartilagens articulares, à medida que o *pannus* se dissemina através das superfícies articulares (veja a Fig. 3.15). Tipicamente, essa redução na articulação é uniforme, e o espaço articular apresenta estreitamento simétrico, ao contrário do estreitamento assimétrico característico da osteoartrite. O estreitamento pode evoluir de modo gradual, até que as extremidades ósseas praticamente se toquem.

No quadril, o adelgaçamento da região central do espaço articular provoca o deslocamento da cabeça femoral no sentido axial — isto é, move-se para cima e para dentro (Fig. 3.19). Caracteristicamente, o espaço articular apresenta estreitamento simétrico. O acetábulo pode tornar-se aprofundado, provocando, finalmente, as alterações características de protrusão acetabular (pelve de Otto) (Fig. 3.19). A artrite reumatóide do joelho envolve, de modo característico, todos os compartimentos — medial, lateral e patelofemoral. Quando o joelho é envolvido, há um estreitamento uniforme ou simétrico do espaço articular em todos os compartimentos, sobretudo medial e lateral.

O estreitamento do espaço articular também ocorre na osteoartrite, mas difere de algumas formas (veja as Figs. 3.34 a 3.36). Na osteoartrite, o estreitamento do espaço articular é caracteristicamente assimétrico. No

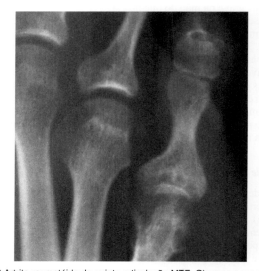

FIG. 3.17 Artrite reumatóide em estágio avançado com predominância do carpo. Observe que o processo destrutivo é muito mais acentuado nas articulações do carpo do que nas articulações periféricas da mão. A deformidade em hiperextensão da articulação interfalangiana do polegar é típica da artrite reumatóide, sendo denominada polegar do caroneiro.

FIG. 3.18 Artrite reumatóide da quinta articulação MTF. Observe o processo erosivo que envolve a cabeça do quinto metatarso e a falange proximal oposta. Há pouca ou nenhuma destruição identificável da terceira ou quarta articulações MTF. Ocasionalmente, as erosões são mais óbvias nas cabeças dos metatarsos do que nas mãos, como neste caso.

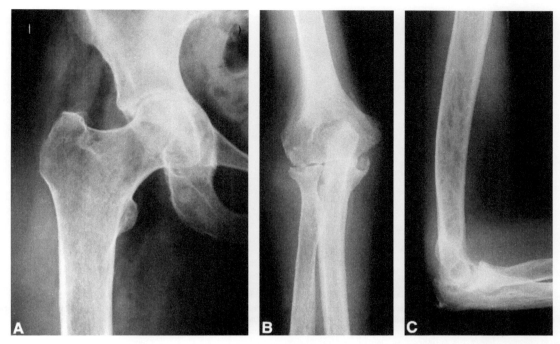

FIG. 3.19 Artrite reumatóide. **A:** Há adelgaçamento uniforme do espaço articular e aprofundamento da cavidade acetabular, provocando grau moderado de protrusão acetabular. **B e C:** Observe as lesões destrutivas das superfícies articulares do rádio e da ulna, o estreitamento simétrico do espaço articular e o edema dos tecidos moles periarticulares. Os ossos apresentam osteoporose.

quadril, o estreitamento é mais acentuado superiormente, e, no joelho, comumente limita-se ao compartimento medial. Esses e outros achados, como a ausência de osteoporose e presença de esclerose subcondral do osso, cisto subcondral e formação de esporão marginal, devem facilitar a diferenciação entre a artrite reumatóide e a osteoartrite.

Erosões Marginais

As erosões ósseas ocorrem, após um intervalo variável, como resultado do desenvolvimento de tecido de granulação (*pannus*) na margem periférica da cartilagem articular (veja as Figs. 3.15 a 3.18). As erosões aparecem como pequenos focos de destruição ao longo das margens das extremidades articulares dos ossos. Podem ser minúsculas, mas constituem uma das observações radiológicas mais importantes da doença inicial. O uso de lentes de aumento é útil para pesquisar as menores erosões. Os locais mais comuns são as faces radiais das cabeças do primeiro, segundo e terceiro metacarpos, as cabeças do quarto e quinto metatarsos, as margens da articulação radiocárpica, as extremidades distais da terceira e quarta falanges proximais e o processo estilóide ulnar, bem como as margens adjacentes da articulação radioulnar distal. A manifestação inicial da erosão pode ser simplesmente a perda ou interrupção da margem articular, a qual, contínua e uniforme, pode ser rompida de forma intermitente, causando um padrão de ponto e traço, ou pode ser completamente reabsorvida, dando origem à aparência nua das trabéculas subarticulares subjacentes. A RM é mais sensível que a radiografia simples na detecção das erosões ósseas precoces.[15] Caracteristicamente, as articulações interfalangianas distais (IFD) são poupadas. As erosões ocorrem em locais de inserções tendinosas, como o tendão de Aquiles no calcâneo e a inserção fascial plantar na superfície plantar do calcâneo.

Mau Alinhamento Articular

O grau de mau alinhamento varia de acordo com a magnitude da doença — quanto mais grave a doença, maior o mau alinhamento. O desvio ulnar das falanges, com ou sem subluxação, ou luxação associada, é característico. A falange distal do polegar é tipicamente hiperestendida, dando origem à deformidade do "polegar do carona" (veja a Fig. 3.17). O carpo encontra-se, de forma própria, rodado em direção à ulna. Outras subluxações do carpo podem ocorrer, como a luxação escafossemilunar. Na doença em estágio avançado, o carpo mostra-se acentuadamente encurtado devido a uma combinação de deslocamento rotacional e erosões ósseas (veja a Fig. 3.17).

Destruição Articular

As erosões marginais e a destruição articular são mais comuns nas articulações periféricas menores do que nas grandes articulações proximais. Na verdade, pode ser difícil identificar as erosões marginais no quadril e no joelho, apesar do grave envolvimento articular manifestado pelo estreitamento e osteoporose acentuada. Nas articulações menores, podem ocorrer escavações profundas, particularmente comuns na base da falange proximal e, amiúde, associadas à destruição da cabeça do metacarpo, dando origem à deformidade do "lápis na xícara". As extremidades dos metatarsos, metacarpos e falanges podem ser afiladas, até quase formar uma ponta, como um lápis. A destruição significativa das extremidades articulares dos ossos nas mãos, punhos e pés costuma ser denominada *artrite mutilante*.

A reabsorção da extremidade distal da clavícula é comum na artrite reumatóide grave a moderadamente grave. Muitas vezes, essa condição pode ser detectada na radiografia do tórax, podendo confirmar ou sugerir o diagnóstico. Outras causas de absorção da porção distal das clavículas incluem hiperparatireoidismo, esclerodermia, gota e osteólise pós-traumática.

Anquilose Óssea

A destruição das cartilagens articulares pode levar ao desenvolvimento de anquilose óssea, o que é particularmente comum nas articulações intercárpicas e radiocárpicas do punho. Após a destruição de toda a cartilagem, formam-se trabéculas ósseas através do espaço articular prévio, e o resultado final é a completa obliteração da articulação e formação de uma fusão óssea sólida.

84   Doenças das Articulações

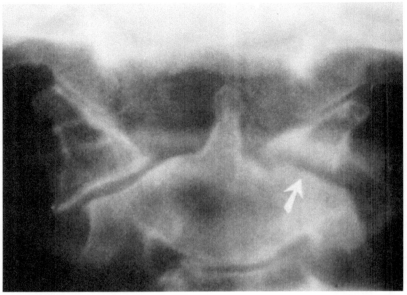

FIG. 3.20 Artrite reumatóide da coluna cervical superior que revela erosão e adelgaçamento do processo odontóide, bem como subluxação lateral de C1 sobre C2. Existem erosões marginais das articulações zigoapofisárias de C1 sobre C2 à esquerda (seta).

Comprometimento da Coluna Vertebral

O comprometimento da coluna vertebral na artrite reumatóide é, em geral, limitado à coluna cervical e, mais particularmente, à junção craniovertebral. Uma das alterações características é a erosão do processo odontóide da segunda vértebra cervical (Fig. 3.20). Algumas vezes, o dente apresenta-se quase completamente destruído. Na artrite reumatóide, pode ocorrer subluxação atlantoaxial (Fig. 3.21). Normalmente, a distância entre o aspecto posterior de C1 e o dente não é superior a 2,5 mm nos adultos, permanecendo constante em flexão. A subluxação ocorre devido à frouxidão do ligamento transverso, que mantém o processo odontóide em posição, e a presença de *pannus* ao redor do dente. Nos pacientes, a distância é maior, mas pode ser necessária uma incidência lateral em flexão, para revelar a referida anormalidade. A distância pode ser reduzida em extensão. Também pode haver deslocamento para cima de C2 ou, mais especificamente, assentamento do crânio e de C1 sobre C2. Na radiografia, isto é identificado por uma posição anormalmente baixa do arco anterior de C1 em relação à base do corpo vertebral de C2. Qualquer dos processos pode dar origem a sintomas neurológicos por causa da compressão da medula cervical alta ou da medula oblonga, o que é mais provável quando a subluxação mede 9 mm ou mais, ou quando o arco anterior de C1 parece articular-se com a metade inferior do processo odontóide ou do corpo de C2. Todo o espectro de anormalidades é bem revelado pela RM.[11,12] As articulações zigoapofisárias da coluna cervical também podem estar envolvidas, o que é mais comumente evidenciado pelas pequenas erosões, mas, em alguns casos, o envolvimento provoca a anquilose das articulações zigoapofisárias (veja a Fig. 3.24), muito mais freqüentemente na forma juvenil da artrite reumatóide. Nos adultos, o estreitamento do espaço discal pode ser identificado com ou sem subluxação associada. O estreitamento do espaço discal não é associado, de forma característica, à esclerose subcondral ou à formação de esporão, ao contrário da osteoartrite ou espondilose.

Manifestações Incomuns da Artrite Reumatóide

Cistos Ósseos Gigantes. Os "cistos" ósseos subarticulares, ou geodes, são incomuns, mas não raros. Seu diâmetro pode atingir 8 a 10 cm ou mais, ocorrendo, geralmente, em posição subarticular e podendo expandir a camada cortical e provocar fratura patológica. Tais cistos podem ser causados pelo líquido sinovial que se encontra sob pressão e que se estende para o osso subarticular através de um defeito na superfície articular, sobretudo na porção superior da tíbia. Alguns autores registraram que os geodes contêm tecido de granulação reumatóide, os quais podem ser uma extensão do *pannus* através de um defeito na superfície articular, e, em determinados casos, os geodes podem ser causados por nódulos reumatóides intramedulares.

Cistos Sinoviais Reumatóides. O aumento da pressão intra-articular pode distender a cápsula articular e produzir extensões císticas. Uma alteração no tecido conjuntivo da cápsula também pode ser um fator, o que foi verificado adjacente a várias articulações diferentes na artrite

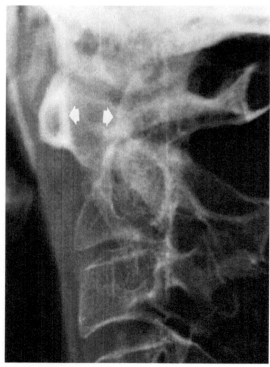

FIG. 3.21 Subluxação atlantoaxial na artrite reumatóide. Observe o aumento da distância entre a margem posterior e o arco anterior de C1 e a margem anterior do dente (setas). O processo odontóide apresenta erosão.

DOENÇAS DAS ARTICULAÇÕES   85

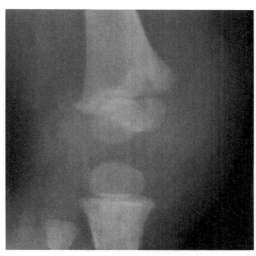

FIG. 3.22 Artrite reumatóide juvenil. A radiografia em incidência lateral do joelho revela edema dos tecidos moles com derrame articular, sem evidências de destruição óssea (compare com a Fig. 3.2). Nesse estágio, o diagnóstico correto depende da aspiração articular.

reumatóide. Cistos ao redor do joelho são os mais comuns. Os cistos poplíteos podem dissecar para a panturrilha, onde podem exibir sinais clínicos que simulam os da trombose venosa profunda. A artrografia e a ultra-sonografia são utilizadas para definir o diagnóstico. Os referidos cistos podem ocorrer em várias outras doenças associadas a derrame articular. São raros em crianças com doença de Still.

Artrite Reumatóide "Robusta". Trata-se de uma forma observada nos indivíduos que permanecem caracteristicamente ativos apesar da artrite grave. Incomum, ocorre com mais freqüência nos homens do que nas mulheres, e caracteristicamente não há osteoporose. É mais provável que as erosões marginais sejam assimétricas e piores no lado dominante.

Artrite Reumatóide "Unilateral". Os déficits neurológicos centrais ou periféricos nos pacientes com artrite reumatóide podem preservar o lado paralisado. O grau de proteção tende a ser diretamente proporcional ao grau de paraplegia. A causa é obscura.

Artrite Reumatóide Juvenil

A terminologia para a artrite crônica em crianças é confusa. O termo *doença de Still* é utilizado por algumas autoridades no assunto, para indicar todas as formas de artrite reumatóide nas crianças, mas outros reservam tal denominação para a forma que começa na lactância com sintomas sistêmicos de febre e erupção, bem como achados de hepatoesplenomegalia e linfadenopatia, freqüentemente com pericardite, desgaste muscular e, por fim, nanismo. Via de regra, as manifestações sistêmicas são mais graves na forma juvenil do que na forma adulta da artrite reumatóide. Muitas vezes, existe um período de dois anos ou mais, no qual os sintomas sistêmicos surgem antes das características radiológicas de estreitamento do espaço articular e serem observadas erosões marginais.

Em geral, quanto mais novo o paciente, maior a probabilidade de a doença ser monoarticular, sobretudo envolvendo uma grande articulação, como o joelho (Fig. 3.22), tornozelo ou punho. A doença pode ser limitada a algumas articulações importantes. Se a doença começar em uma criança maior, o envolvimento das menores articulações periféricas provavelmente será simétrico, como no adulto. A doença manifesta-se, mais freqüentemente, por derrames articulares, edema de tecidos moles e osteoporose periarticular.[13] O estreitamento e a erosão do espaço articular podem não ser visibilizados durante muitos meses. A reação periosteal dos pequenos ossos da mão é muito mais comum na forma adulta da doença. Há interferência com a maturação óssea, geralmente manifestada como aceleração da maturação, provavelmente secundária a hiperemia com fusão prematura dos centros de ossificação. A fusão prematura provoca o encurtamento dos ossos envolvidos (Fig. 3.23), manifestando-se clinicamente como encurtamento dos dedos. O retardo significativo do crescimento pode levar a uma baixa estatura. O envolvimento da coluna vertebral é muito mais comum nas crianças do que

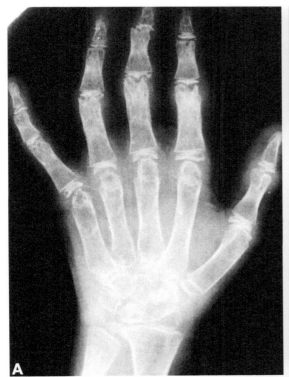
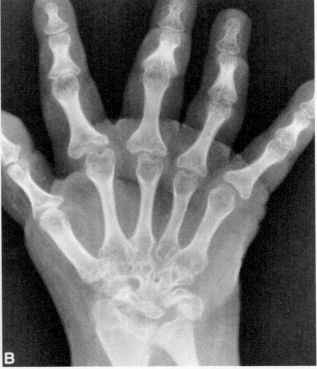

FIG. 3.23 Doença de Still. **A:** Observe a erosão das superfícies articulares na maioria das articulações da mão e punho, bem como osteoporose grave. **B:** Neste paciente mais idoso, a doença de Still resultou em acentuado encurtamento dos dedos, deformidade dos ossos do carpo e erosões das cabeças dos metacarpos.

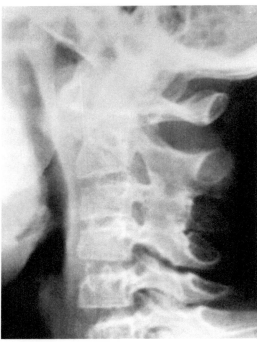

FIG. 3.24 Doença de Still da coluna cervical. Observe a anquilose das articulações apofisárias em C2-C3 e C3-C4.

nos adultos. O comprometimento pode manifestar-se por subluxação atlantoaxial e erosões, e, por fim, pela anquilose óssea das articulações zigoapofisárias (Fig. 3.24).

Variantes Reumatóides (Espondiloartropatias Soronegativas)

O termo *variantes reumatóides* refere-se a um grupo de artrites inflamatórias que diferem imunológica, clínica e radiologicamente da artrite reumatóide. As doenças são a espondilite anquilosante, artrite psoriática, doença de Reiter e artrite colítica. Os indivíduos acometidos geralmente possuem um fator reumatóide negativo, mas um percentual significativo apresenta o antígeno HLA-B27. As doenças são mais comuns nos homens e, em geral, provocam sintomas no esqueleto axial, o que contrasta com a artrite reumatóide, mais comum nas mulheres e que envolve o esqueleto apendicular distal. Radiologicamente, essas doenças diferem da artrite reumatóide na ausência ou natureza branda da osteoporose ou desmineralização periarticular, na ocorrência freqüente de periostite ou neosteogênese periosteal, bem como no envolvimento assimétrico do esqueleto periférico.[13]

Espondilite Anquilosante

A espondilite anquilosante é tipicamente uma doença de homens jovens, com relação homem:mulher de cerca de 15:1. Nas mulheres, o início da doença ocorre mais tarde. A manifestação clínica mais precoce costuma ser a lombalgia de início insidioso. Inicialmente, a doença envolve as articulações sacroilíacas e, a seguir, a coluna vertebral, de forma progressiva a partir da área lombar para a cervical. A doença pode permanecer limitada à coluna vertebral, mas em 30% dos pacientes ocorrem manifestações nas articulações periféricas, principalmente nas principais articulações proximais dos quadris, ombros e joelhos.

A espondilite anquilosante de início juvenil é um tanto diferente da forma habitual no adulto. As queixas iniciais da maioria dos pacientes consistem em dor nas articulações apendiculares (isto é, quadris, joelhos ou ombros), sendo as articulações mais distais afetadas com freqüência decrescente. Nas radiografias, as alterações nas articulações periféricas predominam no início da doença. Por fim, ocorrem as típicas manifestações axiais da sacroileíte e espondilite.

Observações Radiológicas. A manifestação inicial ocorre nas articulações sacroilíacas. Todos os pacientes com essa doença apresentam comprometimento sacroilíaco. A ausência de doença sacroilíaca descarta a possibilidade do referido diagnóstico. O processo é caracteristicamente simétrico e manifesta-se por borramento e irregularidade das margens articulares (Fig. 3.25). O processo envolve as faces ilíaca e sacral da articulação, embora possa parecer mais grave em um lado que no outro. As articulações podem parecer irregularmente alargadas. Finalmente, ocorrem esclerose e obliteração completa da articulação. Noventa por

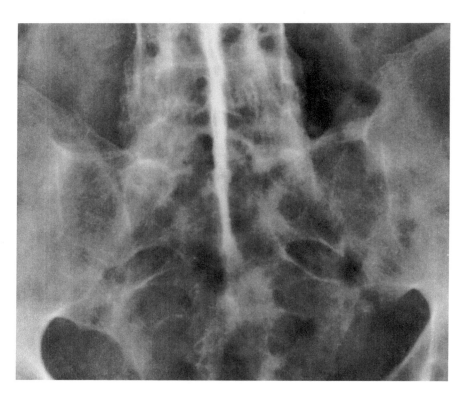

FIG. 3.25 Espondilite anquilosante. Há anquilose óssea completa das articulações sacroilíacas, bem como calcificação e ossificação dos ligamentos interespinhosos na porção baixa da coluna lombar.

cento dos pacientes revelam alterações na articulação sacroilíaca por ocasião da manifestação inicial. A sacroiliíte precoce é mais bem visualizada pela RM.[3,10] Embora, no início, o processo possa ser unilateral, caracteristicamente é bilateral e simétrico. Todo homem jovem com lombalgia deve ser minuciosamente examinado à procura de evidências radiológicas de doença sacroilíaca.

A irregularidade óssea das margens da pelve é comum. Essa irregularidade é causada por inflamação e periostite nas fixações dos tendões, as quais ocorrem nas tuberosidades isquiáticas, nos trocanteres femorais e nas asas do ilíaco. Alterações erosivas também podem ocorrer na sínfise púbica.

A manifestação radiológica inicial do comprometimento da coluna vertebral é a forma quadrangular dos corpos vertebrais, um termo que se refere ao aspecto do corpo vertebral na incidência lateral (Fig. 3.26). Os ângulos superior e inferior das vértebras são quase quadrados, sem a concavidade normal, o que é causado por um processo erosivo subligamentar que envolve as margens ântero-superior e ântero-inferior dos corpos vertebrais. Mais tarde, formam-se sindesmófitos por ossificação nas camadas externas do anel fibroso do disco intervertebral. Os sindesmófitos tendem a ser finos, orientados verticalmente e simétricos, originados na margem periférica do corpo vertebral imediatamente adjacente à placa terminal (Fig. 3.27). Quando extensos, são responsáveis pelo típico aspecto da coluna em "bambu" nesta doença. As articulações apofisárias tornam-se anquilosadas, e os ligamentos interespinhosos e paraespinhosos ossificam-se. Na espondilite anquilosante, também podem ocorrer erosões e subluxação atlantoaxial do dente.

À medida que as articulações se fundem, a coluna vertebral e a pelve tornam-se osteoporóticas. A coluna torna-se, então, suscetível a fraturas, que ocorrem através do disco intervertebral anquilosado e elementos posteriores. Luxações e lesões da medula espinhal são comuns.

Ocasionalmente, identifica-se um processo destrutivo no espaço discal que se manifesta pelo estreitamento do espaço discal e erosão das margens adjacentes das vértebras, simulando uma espondilite infecciosa. O processo erosivo pode ter uma borda esclerótica maldefinida. Esse processo pode ser focal, envolvendo apenas a margem central anterior da placa terminal, ou difuso através de todo o espaço discal. É mais provável que tal processo seja iniciado por traumatismo, possivelmente resultante de uma fratura de estresse. O movimento do local provoca a formação de pseudo-artrose. Apesar do seu aspecto semelhante a uma espondilite infecciosa, não existem evidências de crescimento bacteriano na cultura dos tecidos.

O envolvimento dos membros é incomum e, quando ocorre, tende a ser limitado às grandes articulações proximais — coxofemoral, ombro e joelho. As pequenas articulações periféricas raramente são envolvidas; quando isso ocorre, o processo é isolado e transitório, sem destruição. A doença periférica raramente é simétrica e não está associada a osteoporose, mas, com freqüência, exibe evidências de erosão e periostite. Erosões e periostite das superfícies plantar e posterior do calcâneo são comuns na espondilite anquilosante, assim como em outras variantes reumatóides.

Artrite Psoriática

Menos de 10% dos pacientes com psoríase desenvolvem uma forma peculiar de artrite, um percentual menor desenvolve artrite reumatóide clássica e um número ainda menor de pacientes desenvolve alguma combinação das duas. A artrite psoriática é uma variante reumatóide na qual o soro é negativo para o fator reumatóide. A magnitude da artrite não se relaciona ao grau de doença cutânea. Em alguns casos, a artrite pode, até mesmo, preceder as manifestações cutâneas por vários anos.

A artrite psoriática tende a envolver as articulações pequenas das mãos e dos pés (Figs. 3.28 e 3.29; veja, também, a Fig. 3.1). O processo é caracteristicamente assimétrico e não está associado a osteoporose periarticular. O envolvimento mais típico ocorre nas articulações IFD das mãos e artelhos, geralmente associado a alterações psoriáticas das unhas. Algumas vezes, o comprometimento assimétrico limita-se a um único dedo, às vezes denominado dedo em salsicha, com o envolvimento de ambas as articulações IF e, ocasionalmente, da articulação MCF de um dedo de uma mão. A anquilose das articulações IF também é comum (Figs. 3.28 e 3.29), o que é raramente observado nas outras variantes reumatóides ou na artrite reumatóide. Também característica é a destruição peculiar das articulações IF que resulta no alargamento do espaço articular, com margens ósseas bem-demarcadas. Tal processo não é observado nas outras formas de artrite. Periostite com reação periosteal é freqüente nos pequenos ossos da mão e na superfície plantar do calcâneo, bem como nas outras variantes reumatóides. Pode ocorrer a reabsorção dos tufos das falanges terminais. Nos casos em estágio avançado, a reabsorção e destruição ósseas resultam em artrite mutilante.

Sacroileíte é comum e simula a observada na espondilite anquilosante, exceto pelo fato de que freqüentemente é assimétrica (Fig. 3.30).[13] Alterações espondilíticas são menos comuns. Na espondilite psoriática, os sindesmófitos são tipicamente amplos, grosseiros e assimétricos (Fig. 3.30). O formato quadrangular das vértebras e as anquiloses das articulações apofisárias são menos comuns do que na espondilite anquilosante.

Síndrome de Reiter

A síndrome de Reiter caracteriza-se por uretrite, conjuntivite e lesões mucocutâneas na orofaringe, língua, glande do pênis e pele, bem como artrite. É provável que esta seja uma síndrome pós-infecciosa que ocorre após determinadas infecções entéricas ou venéreas. Artrite ocorre em 50% dos casos. O comprometimento articular, com freqüência, é assimétrico, quando se comparam os dois lados. Em geral, as manifestações radiológicas são semelhantes àquelas da artrite psoriática, exceto que o esqueleto axial comumente não é envolvido, e as alterações nos membros superiores são raras.[13] O principal envolvimento articular ocorre nos membros inferiores, sobretudo os pés (Fig. 3.31; veja, também, a Fig. 3.1*B*). As alterações na articulação sacroilíaca tendem a ser assimétricas.

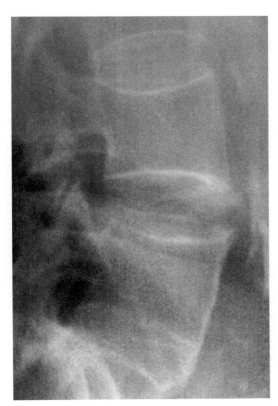

FIG. 3.26 Espondilite anquilosante. A incidência lateral da coluna lombar revela a forma quadrangular dos corpos vertebrais, característica dessa doença. Observe a perda da concavidade da margem anterior das vértebras. Além disso, há um sindesmófito no espaço discal entre L5-S1.

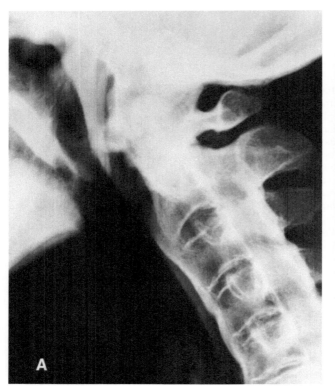
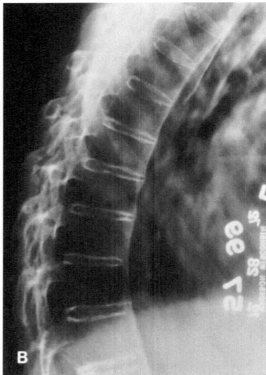
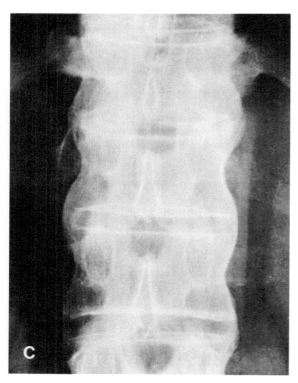

FIG. 3.27 Espondilite anquilosante. **A:** Observe a anquilose completa das articulações apofisárias e a densa ossificação do ligamento espinhal anterior. **B:** Ossificação subligamentar típica e formação de sindesmófitos na coluna torácica. **C:** Alterações semelhantes, observadas nessa incidência AP da coluna torácica inferior e lombar superior, são algumas vezes denominadas coluna de bambu.

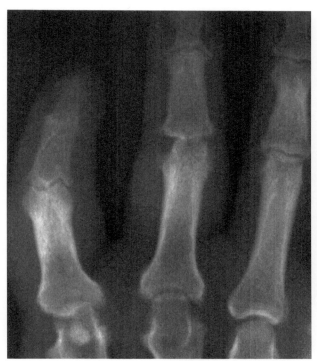

FIG. 3.28 Artrite psoriática. Há erosões e neosteogênese periosteal fina nas margens de várias articulações. Observe o comprometimento das articulações IF distais dos dedos indicador e médio, bem como a anquilose óssea da articulação IFD do dedo indicador. A articulação IFD do dedo médio aparece um tanto alargada.

O envolvimento vertebral é muito menos comum do que na artrite psoriática. O achado radiológico mais significativo costuma ser periostite, sobretudo a periostite exuberante, lanuginosa ou irregular no local das inserções tendinosas, mais freqüentemente na fixação da fáscia plantar, que forma um esporão maldefinido na superfície plantar do calcâneo (Fig. 3.31C). O processo destrutivo pode envolver as articulações IF,

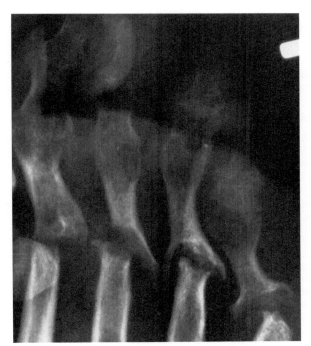

FIG. 3.29 Artrite psoriática. Existe destruição mutilante das articulações MTF e anquilose das articulações IFP.

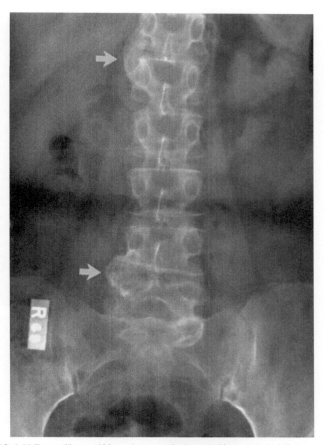

FIG. 3.30 Espondilite psoriática e doença articular sacroilíaca. A destruição irregular de ambas as margens das articulações sacroilíacas e discreto alargamento do espaço articular são evidentes. Observe, também, os sindesmófitos característicos (*setas*), que nessa doença são largos, grosseiros e assimétricos.

MTF e do tarso. O envolvimento do tornozelo e joelho é menos comum. A reação periosteal também é observada nas diáfises dos metatarsos (Fig. 3.31B) e nas superfícies dos ossos do tarso na tíbia e fíbula. Algumas vezes, observa-se osteoporose periarticular, em contraste com outras variantes reumatóides.

Artrite Associada a Colite

A artrite ocorre em cerca de 10% dos pacientes com doença intestinal inflamatória crônica,[2] mais comumente na colite ulcerativa do que na doença de Crohn. A manifestação mais freqüente é a sacroileíte, semelhante, mas não tão disseminada quanto na espondilite anquilosante e, em geral, simétrica. Raramente, os pacientes são sintomáticos, e os achados radiológicos da sacroileíte costumam ser encontrados acidentalmente nas radiografias do abdome solicitadas como parte do exame do intestino delgado ou do cólon (Fig. 3.32). Ocasionalmente, derrames articulares e edema dos tecidos moles são encontrados nas grandes articulações proximais como resultado de sinovite transitória, mas a artrite deformante é rara. A doença do esqueleto axial não se relaciona à atividade do processo subjacente. A artrite periférica, quando presente, tende a acompanhar a atividade da doença intestinal inflamatória.

ARTRITE ASSOCIADA A DOENÇAS DO TECIDO CONJUNTIVO

Dermatomiosite e Polimiosite

O achado radiológico mais característico na dermatomiosite e na polimiosite é a calcificação dos tecidos moles nos tecidos subcutâneos

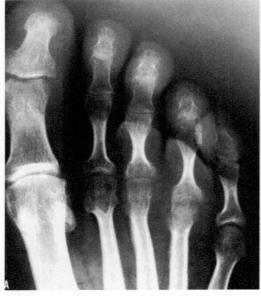
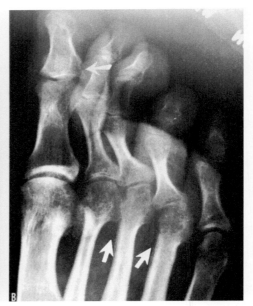
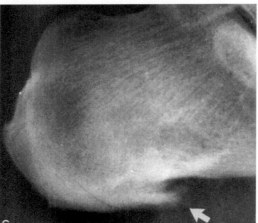

FIG. 3.31 Síndrome de Reiter. **A** e **B:** Incidências anterior e oblíqua da parte anterior do pé. Observe a osteoporose periarticular e as erosões de várias articulações MTF e IF. Neosteogênese periosteal fina é mostrada nas margens distais do terceiro e quarto metatarsos (*setas*). **C:** Incidência lateral do calcâneo revela um esporão plantar (*seta*) típico, maldefinido e lanuginoso, característico dessa doença.

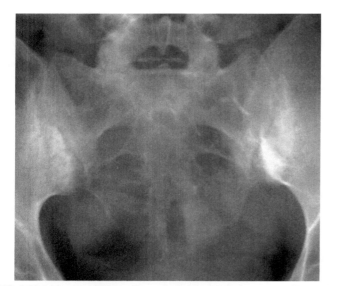

FIG. 3.32 Artrite associada a colite que envolve as articulações sacroilíacas. As erosões marginais e esclerose das articulações sacroilíacas foram um achado acidental nas radiografias do abdome solicitadas para possível obstrução intestinal nesse paciente com longa história de doença de Crohn.

e planos fasciais. Alterações ósseas e articulares são raras. Graves contraturas de flexão ocorrem nos estágios tardios da doença, sendo comum a osteoporose secundária a desuso e a terapia com esteróides.

Lúpus Eritematoso Sistêmico

Artralgia é uma queixa muito comum no lúpus eritematoso sistêmico (LES), mas os achados radiológicos ocorrem apenas em um terço dos casos, consistindo geralmente em alterações inespecíficas de atrofia dos tecidos moles e osteoporose. O achado radiológico mais característico é uma anormalidade do alinhamento articular sem erosões articulares. O comprometimento das articulações IF resulta em uma deformidade do tipo "pescoço de cisne" do dedo, que consiste na extensão das articulações IFP e flexão das articulações IFD. O envolvimento das articulações MCF e da articulação IF do polegar provoca o desvio ulnar do dedo. Muitos pacientes são capazes de corrigir suas deformidades voluntariamente. Anormalidades semelhantes no alinhamento ocorrem nos pacientes com artrite de Jaccoud. Necrose avascular do osso é comum, sendo, porém, mais provável que esteja relacionada ao tratamento com esteróides do que com o próprio LES.

Esclerodermia

A esclerodermia comumente é associada a alterações radiológicas características na mão. Tais alterações são a atrofia dos tecidos moles

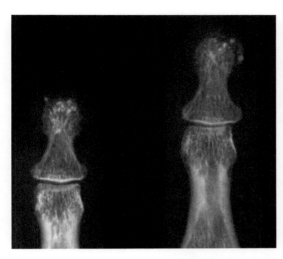

FIG. 3.33 Esclerodermia. Há um afilamento mínimo dos tecidos moles distais e calcificações pontilhadas dos tecidos moles, alterações características da esclerodermia.

nas pontas dos dedos, conferindo-lhes aspecto afilado, reabsorção óssea nos tufos terminais, que resulta em aspecto afilado da falange (denominado *acroosteólise*), e pequenos depósitos calcificados pontilhados nos tecidos moles, sobretudo nas pontas dos dedos (Fig. 3.33). Tais alterações podem estar associadas a um grau variado de osteoporose. Ocasionalmente, ocorre o estreitamento do espaço articular nas articulações intercárpicas e radiocárpicas, e, raramente, há calcificação intra-articular. Existe uma tendência peculiar para o envolvimento da primeira articulação metacarpocarpal com erosões e luxação significativas da articulação.[13]

Doença Mista do Tecido Conjuntivo

A doença mista do tecido conjuntivo combina características da esclerodermia, LES, polimiosite e artrite reumatóide. Os achados radiológicos são variados: osteoporose difusa e periarticular, edema de tecidos moles, alterações erosivas, estreitamento do espaço articular, reabsorção do tufo terminal, atrofia dos tecidos moles e, às vezes, subluxações. Há uma diversificação clínica que varia da ausência de sintomas a características de esclerodermia ou artrite reumatóide.

Artropatia de Jaccoud (Artrite Crônica Pós-febre Reumática)

Essa é uma poliartrite migratória na qual ocorre início insidioso e indolor da deformidade articular após a resolução da poliartrite ativa da febre reumática aguda. Os pacientes apresentam valvulopatia cardíaca de origem reumática. As deformidades articulares consistem em desvio ulnar, deformidade em flexão ou subluxações das articulações MCF que podem ser resolvidas no início, porém que mais tarde se tornam fixas. As articulações IFP apresentam-se hiperestendidas. Os artelhos podem ser envolvidos com hálux valgo e subluxação do hálux. As radiografias que revelam alterações de deformidade grave com destruição óssea mínima, se houver, devem sugerir o diagnóstico no paciente com história de febre reumática.

DOENÇA ARTICULAR DEGENERATIVA (OSTEOARTRITE)

A doença articular patologicamente degenerativa caracteriza-se pela degeneração e retalhamento da cartilagem articular. Não é uma lesão inflamatória e, por isso, o termo *artrite* é errôneo. Algumas autoridades no assunto preferem o termo *osteoartrose*, que elimina a referência a inflamação.[1, 7] É principalmente uma doença de indivíduos idosos que afeta as articulações IF dos dedos, sobretudo as articulações IFD (veja a Fig. 3.1*A*), e as articulações sustentadoras de peso da coluna vertebral, coxofemoral e dos joelhos. A doença articular degenerativa ocorre em duas formas principais: primária e secundária. A forma primária pode ser uma doença generalizada que acomete todas as articulações antes mencionadas. A causa é desconhecida, mas parece ser resultado do envelhecimento, isto é, os efeitos do desgaste. A forma secundária ocorre nas articulações rompidas por traumatismo intra-articular prévio ou outra doença articular. Mais comumente, ocorre após fratura intra-articular ou fratura-luxação. No quadril, pode ocorrer após, ou complicar, a displasia do acetábulo ou a doença de Legg-Perthes ou epifisiólise. Os sinais radiológicos e as alterações patológicas são semelhantes nas duas formas. A forma primária pode ser simétrica, enquanto a secundária é limitada à articulação ou articulações afetadas por traumatismo ou outro processo mórbido primário.

Observações Radiológicas

As principais características radiológicas da osteoartrite consistem no estreitamento assimétrico do espaço articular, esclerose subcondral do osso, osteófitos marginais e cistos subcondrais (Figs. 3.34 a 3.36).

Estreitamento Assimétrico do Espaço Articular

Uma das principais características da osteoartrite é o estreitamento assimétrico do espaço articular. Ao contrário do que ocorre na artrite reumatóide, o estreitamento do espaço articular na osteoartrite é quase invariavelmente desigual e mais pronunciado na porção da articulação onde a tensão de suporte de peso é maior. Nos casos extremos, a cartilagem pode ser completamente destruída, formando as extremidades articulares do osso as superfícies opostas da articulação. Em geral, quanto maior o grau de estreitamento, mais graves os achados associados de esclerose subcondral e formação de esporão.

Formação de Osteófitos

Uma das alterações mais precoces é o desenvolvimento de pequenos esporões ósseos ou osteófitos nas superfícies apostas de osso nas margens periféricas da articulação. Os osteófitos na coluna vertebral podem tornar-se particularmente grandes (veja a Fig. 3.38).

Esclerose Subcondral

A esclerose subcondral ou eburnação refere-se ao aumento da densidade da superfície subcondral do osso. Nos ossos de sustentação de peso, costuma ser significativa.

Cistos Subcondrais

A formação de cistos subcondrais é muito mais pronunciada nas articulações maiores, sendo, com freqüência, mais proeminente em um lado da articulação do que no outro. Os cistos estendem-se para a superfície articular e podem comunicar-se com a articulação (veja a Fig. 3.34). O diâmetro dos cistos na margem superior do acetábulo é comumente menor ou igual a 1 cm, mas, em alguns casos, podem atingir até vários centímetros. Os cistos possuem uma borda esclerótica.

Corpos Livres

Fragmentos calcificados ou ossificados de osso, denominados *corpos livres*, podem ser identificados na articulação, porém são particularmente comuns no joelho. Esses corpos constituem fragmentos de cartilagem destacados calcificados ou ossificados. Em alguns casos, podem ser formados por fragmentos de sinóvia hipertrofiada.

Osteoartrite de Articulações Específicas

Os Dedos

A osteoartrite primária envolve principalmente as articulações IFD dos dedos e a primeira articulação metacarpocarpal do polegar (veja

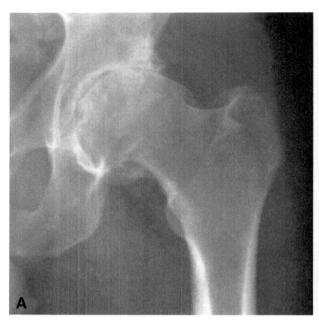 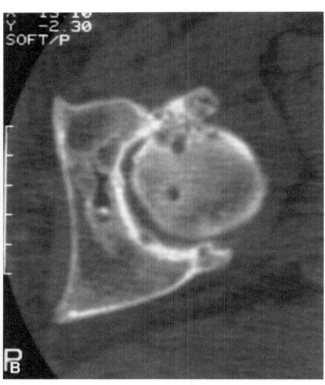

FIG. 3.34 Osteoartrite do quadril. **A:** As alterações articulares características consistem no estreitamento assimétrico do espaço articular, esporões marginais, esclerose subcondral e formação de cisto subcondral. **B:** A TC revela, de forma mais clara, a formação de cisto subcondral e os esporões marginais nas bordas anterior e posterior do acetábulo. Observe, também, a esclerose subcondral e o estreitamento assimétrico do espaço articular.

a Fig. 3.35). As articulações IFP também podem ser envolvidas, mas nunca de forma tão grave quanto as articulações IFD. Os achados mais precoces consistem no estreitamento assimétrico do espaço articular, com pequenos osteófitos marginais, os quais aumentam gradualmente, para formar protuberâncias ósseas bem-definidas que causam um espessamento arredondado, irregular, visível e palpável, conhecido como nódulos de Heberden, a característica diagnóstica clínica mais importante da doença. Os maiores esporões formam-se nas bordas dorsais da falange terminal e são mais bem mostrados em incidência lateral. Por fim, as superfícies articulares tornam-se irregulares e apresentam desalinhamento mínimo, mas a eburnação óssea nunca é acentuada. A primeira articulação metacarpocarpal na base do polegar é caracteristicamente estreitada, com esclerose subcondral e formação de esporão, com ou sem subluxação articular. Em alguns casos, as alterações são mais graves aqui do que nas articulações IFD. A articulação escafotrapezóide é envolvida, em alguns casos com ou sem comprometimento da primeira articulação metacarpocarpal.

Osteoartrite Erosiva. Trata-se de uma forma inflamatória de osteoartrite que ocorre após a menopausa. Em geral, limita-se às articulações IF da mão. Ao nível clínico, as articulações apresentam inflamação aguda, as erosões marginais são proeminentes e superpostas nas características radiológicas padrões da osteoartrite. Muitas vezes, as erosões são mais pronunciadas nas articulações IFP. O aspecto radiológico pode simular a artrite reumatóide em qualquer articulação, mas o comprometimento das articulações IFD é raro na artrite reumatóide, um fato que permite a diferenciação entre os dois processos. As articulações envolvidas podem finalmente sofrer anquilose óssea, o que raramente ocorre na forma mais comum da osteoartrite primária. Essa condição deve ser diferenciada da anquilose que ocorre nas articulações IF dos pacientes com artrite psoriática.

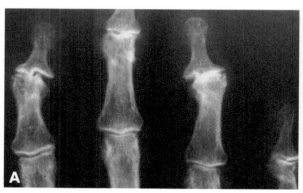 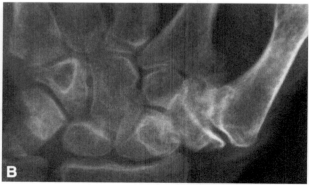

FIG. 3.35 Osteoartrite das mãos. **A:** As alterações características das articulações IFD consistem em estreitamento assimétrico, esclerose subcondral e formação de esporão marginal, com subluxação mínima. Observe a relativa preservação da articulação IFP. **B:** Osteoartrite da primeira articulação metacarpocarpal. Observe a subluxação, a esclerose subcondral e a formação de esporão.

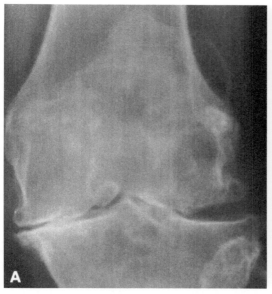
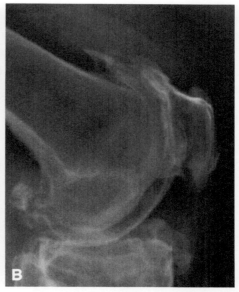

FIG. 3.36 Osteoartrite do joelho. **A:** O compartimento medial mostra-se estreitado, com a formação de esporão marginal. Há uma deformidade do tipo *genu varum* ("perna curva") do joelho. **B:** A incidência lateral revela a formação de esporão proeminente da articulação patelofemoral e da margem posterior dos côndilos femorais. O espaço articular encontra-se estreitado, com esclerose subcondral.

O Quadril

Os sinais iniciais e clássicos da osteoartrite do quadril consistem em estreitamento do espaço articular superior, esclerose subcondral do osso e formação de esporão proximal (veja a Fig. 3.34). Ao contrário do que ocorre na artrite reumatóide, a redução no espaço articular, na doença degenerativa do quadril, caracteriza-se por sua assimetria, e, em virtude da sustentação de peso, está restrita à porção superior da articulação na maioria dos casos. Por fim, o espaço articular pode ser completamente obliterado. Nos casos em estágio muito avançado, a cabeça do fêmur parece achatada, e o quadril apresenta subluxação superior e lateralmente. À medida que a cabeça do fêmur migra, o acetábulo aumenta e há deposição de osso ao redor das margens medial e inferior da cabeça do fêmur. A camada cortical medial do colo do fêmur apresenta-se espessada. As superfícies articulares apostas mostram eburnação acentuada. Um osteófito proeminente forma-se na margem súpero-lateral do acetábulo, e um esporão menor margeia toda a cabeça do fêmur, mas é mais bem visualizado em perfil, em suas margens medial e lateral. Os cistos subcondrais desenvolvem-se nas duas margens da articulação e podem ser muito grandes na face acetabular da articulação. Menos comumente, o quadril migra medialmente ou no sentido axial, e, em alguns casos, pode formar uma protrusão acetabular.[13]

O Joelho

A doença articular degenerativa é o tipo mais comum de artrite encontrada no joelho. Essa condição pode ser secundária a traumatismo anterior, sobretudo de alguma combinação dos meniscos e ligamentos cruzados e colaterais. O sinal mais precoce é o estreitamento do compartimento medial da articulação (veja a Fig. 3.36), seguido por esclerose subcondral das margens apostas desse compartimento, o côndilo femoral medial e o platô tibial medial. A formação de esporão marginal ocorre na margem medial da articulação, também podendo ocorrer na espinha tibial. Caracteristicamente, o compartimento lateral, composto do côndilo femoral lateral e pelo platô tibial lateral, não é envolvido, e o espaço articular lateral permanece normal. A superfície patelofemoral da articulação, com freqüência, apresenta grau variado de envolvimento. As alterações no compartimento patelofemoral são mais bem visibilizadas na incidência lateral da radiografia e manifestam-se pelo estreitamento do espaço articular e a formação de esporão marginal nas margens articulares superior e inferior da patela.

Por fim, ocorre uma deformidade em varo. O estreitamento do compartimento medial e a deformidade em varo podem ser mais bem visibilizados nas incidências AP da radiografia, obtidas com o paciente em pé ou levantando peso.

Os derrames articulares são freqüentes. O líquido é mostrado na bursa suprapatelar, visibilizada na incidência lateral da radiografia à frente da

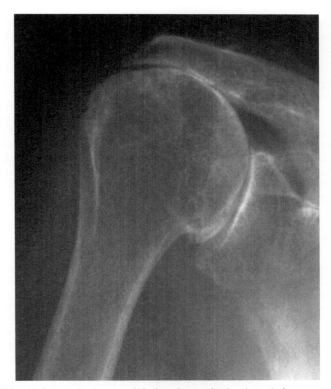

FIG. 3.37 Osteoartrite do ombro. Há migração superior da cabeça do úmero que se articula com a superfície inferior do acrômio. A articulação glenoumeral apresenta estreitamento assimétrico. Verificam-se esclerose subcondral discreta e formação de esporão marginal no lado inferior da cabeça do úmero. A migração superior da cabeça do úmero evidencia laceração do manguito rotatório.

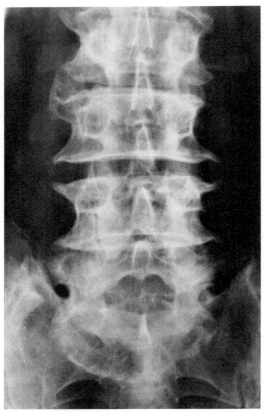

FIG. 3.38 Doença articular degenerativa da coluna vertebral manifestada por osteó-fitos marginais dos corpos vertebrais.

mente envolvidos pela doença degenerativa (Fig. 3.39), denominado "disco-fantasma" ou "fenômeno do vácuo" (veja adiante). Na escoliose, os esporões osteofíticos e o estreitamento do espaço discal são mais acentuados ao longo do lado côncavo da curvatura.

As articulações apofisárias podem ou não apresentar-se envolvidas no processo. Quando envolvidas, as alterações consistem no adelgaçamento do espaço articular, na formação de esporão marginal e na hipertrofia óssea. Essas alterações são mais bem identificadas em TC axiais. A subluxação da vértebra pode ser resultado de alterações degenerativas graves nas articulações zigoapofisárias. Na doença da articulação zigoapofisária, a vértebra superior desliza para a frente sobre a vértebra inferior, processo que se denomina *espondilolistese*, sendo manifestação comum da doença degenerativa na coluna vertebral. A espondilolistese ocorre mais comumente na coluna lombar, mas pode se verificar também na coluna cervical (veja a Fig. 3.40*A*). A retrolistese, deslocamento posterior da vértebra superior em relação à vértebra inferior, pode ocorrer associada a um estreitamento acentuado do disco. Esse estreitamento é, em geral, mínimo, não atingindo mais de 2 ou 3 mm.

Na coluna cervical, os esporões na margem posterior da vértebra podem ser de tamanho suficiente para comprimir a medula espinhal ou as raízes nervosas, dando origem a sintomas neurológicos. A formação de esporão na articulação de Luschka ou na articulação uncovertebral pode originar sintomas referentes à raiz nervosa (veja a Fig. 3.40*B*). Essa articulação localiza-se na margem póstero-lateral do disco intervertebral, e os esporões estendem-se para o forame intervertebral adjacente, atingindo a saída da raiz nervosa. Tais alterações são mais bem visibilizadas na incidência oblíqua da radiografia da coluna cervical.

Fenômeno do Vácuo. Em determinadas circunstâncias, o exame radiológico de uma articulação revela um espaço ou fina linha escura e translúcida entre as cartilagens articulares (veja as Figs. 3.39 e 3.57), o que ocorre mais comumente na coluna lombar, associado à doença degenerativa grave de um ou mais discos intervertebrais. Esse fenômeno foi denominado disco-fantasma ou disco de vácuo. Um aspecto semelhante foi observado na sínfise púbica das gestantes. Em outras ocasiões, o fenômeno do vácuo é produzido pela tração da articulação,

diáfise distal do fêmur logo proximal à patela. Cistos subcondrais são incomuns. Os corpos livres são uma característica comum da doença nessa articulação.

O Ombro

A artrite degenerativa é uma ocorrência comum nos pacientes idosos, sobretudo associada a lacerações do manguito rotatório. Poucos pacientes parecem ser francamente sintomáticos, sendo a maioria dos casos encontrada como achados acidentais nas radiografias do tórax. Os achados característicos consistem no deslocamento superior da cabeça do úmero, de modo que este se articula com a superfície inferior do acrômio, esclerose subcondral, estreitamento do espaço articular glenoumeral e formação de esporão marginal na cabeça do úmero (Fig. 3.37).

A Coluna Vertebral

Um achado quase universal nos pacientes após a meia-idade é a formação hipertrófica de esporão ao longo das margens anterior e lateral dos corpos vertebrais (Fig. 3.38), a manifestação mais comum da artrite degenerativa ou da osteoartrite (osteoartrose) da coluna vertebral. Tais osteófitos marginais são particularmente propensos a desenvolver-se na porção baixa da coluna cervical e na porção baixa da coluna lombar. Além dos esporões, pequenos depósitos calcificados ou ósseos podem formar-se nos ligamentos espinhosos do anel fibroso, com ou sem fixações às vértebras adjacentes. Em todas as formas da doença, exceto nas mais brandas, há algum grau de adelgaçamento do espaço discal intervertebral, em particular na porção baixa da coluna cervical e na porção baixa da coluna lombar, comumemente, ainda, envolvendo a articulação lombossacra. O estreitamento do espaço discal é, em geral, uniforme (Figs. 3.39 e 3.40). Ocasionalmente, visibiliza-se um fino espaço translúcido semelhante a hóstia em um ou mais discos intensa-

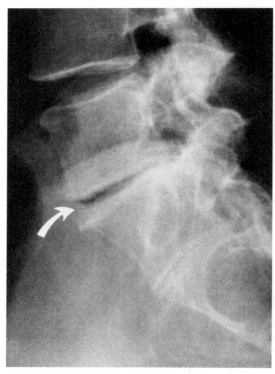

FIG. 3.39 Doença degenerativa do disco na coluna lombar. O espaço L5-S1 apresenta um estreitamento acentuado, com esclerose subcondral do osso e formação de esporão marginal. Observe o disco de vácuo, manifestado por uma transparência fina e escura no espaço discal (*seta*).

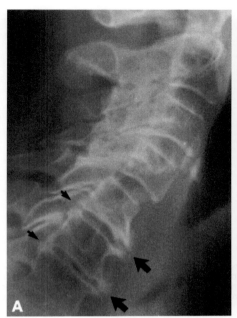
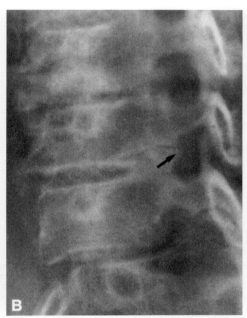

FIG. 3.40 Osteoartrite (espondilose) da coluna cervical. **A:** Artrite degenerativa da coluna cervical. Os espaços C5-C6 e C6-C7 estão estreitados, com esclerose subcondral do osso e formação de esporão marginal anterior e posteriormente (*setas*). Além disso, há subluxação anterior mínima ou espondilolistese de C4 sobre C5 secundária à doença degenerativa nas articulações zigoapofisárias. Observe o estreitamento e a esclerose subcondral das articulações zigoapofisárias da coluna cervical alta. **B:** Incidência oblíqua da coluna cervical revela a formação de esporão osteofítico na articulação de Luschka ou nas articulações uncovertebrais em C6-C7 (*seta*), com invasão do forame intervertebral adjacente.

sendo observado, com maior freqüência, no ombro e particularmente comum nas radiografias do tórax de crianças. Não é totalmente claro se tal espaço constitui um vácuo ou se é preenchido pelo gás liberado do sangue e dos tecidos circundantes. A maioria acredita que seja nitrogênio.

Artrite Traumática

O termo *artrite traumática* deve ser reservado para definir a forma de doença articular degenerativa secundária iniciada por traumatismo, tanto como episódio único como por lesões repetidas. A artrite traumática pode ocorrer após luxação ou fratura que se estenda para a articulação, ou pode ocorrer após entorse grave ou lesões recorrentes das estruturas de sustentação da articulação. Em geral, os achados radiológicos são semelhantes aos observados na doença articular degenerativa ou osteoartrite, sendo a diferença que o processo artrítico é limitado a uma única articulação anteriormente afetada por traumatismo. Como o diag-nóstico de artrite traumática pode ter implicações médico-legais, não é aconselhável utilizar esse termo, a menos que seja possível estabelecer, com certeza razoável, que a articulação era normal antes do traumatismo.

HIPEROSTOSE ESQUELÉTICA IDIOPÁTICA DIFUSA (HEID, DOENÇA DE FORESTIER)

A hiperostose esquelética idiopática difusa (HEID) é uma doença de indivíduos idosos caracterizada por hiperostose significativa ou ossificação maciça dos ligamentos paraespinhais anterior e laterais, unindo os espaços discais intercalados (Fig. 3.41). Essa condição tende a ser mais acentuada na coluna cervical inferior e torácica do que em qualquer outro local. Expressões mínimas do referido distúrbio são comuns, geralmente identificadas na coluna mesodorsal nas incidências laterais das radiografias do tórax. A união óssea pode ser contínua ou descontínua. A camada cortical anterior do corpo vertebral pode ser visibilizada na ossificação. A hiperostose esquelética também é caracterizada pela tendência à ossificação dos ligamentos ou inserções tendinosas, formando enteses em outros locais do corpo.[13] Apresentam-se como excrescência regular ou "penugem" da crista ilíaca, tuberosidades isquiáticas, grandes trocanteres e margens do acetábulo, articulação sacroilíaca e sínfise púbica.[13] Também podem ser observadas ao redor da patela e superfícies posterior e plantar do calcâneo. A ossificação pode ocorrer nos ligamentos iliolombares e sacrotuberosos, e, na verdade, em qualquer inserção ligamentar muscular no osso.

O aspecto radiológico possui semelhança superficial com a espondilite anquilosante. O aspecto da ossificação espinhal é muito irregular e diferente do aspecto dos delgados sindesmófitos verticais visibilizados na espondilite anquilosante.[13] A ausência relativa de alterações na coluna lombossacra e a ausência de alterações na articulação sacroilíaca devem diferenciar a HEID da espondilite anquilosante. A HEID é observada

FIG. 3.41 Hiperostose esquelética idiopática difusa da porção baixa da coluna torácica. Observe a ossificação típica do ligamento longitudinal anterior aplicado à superfície anterior dos corpos vertebrais. O córtex anterior subjacente da vértebra ainda pode ser diferenciado. Esporões mínimos são encontrados nas margens anteriores da vértebra, sob ossificação ligamentar.

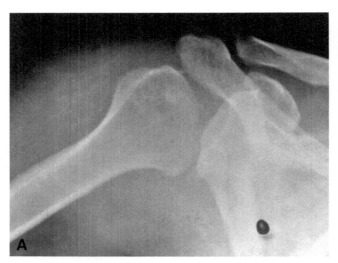
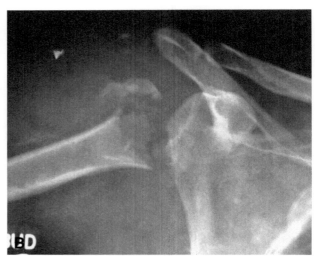

FIG. 3.42 Artropatia neurotrófica do ombro secundária a siringomielia. **A:** Há desintegração da articulação. Observe os numerosos pequenos fragmentos ósseos na articulação e nos tecidos moles laterais à cabeça do úmero, que se encontra achatada, e a articulação apresenta subluxação inferior. **B:** A repetição do exame, uma semana depois, revela a desintegração completa da cabeça do úmero com múltiplos fragmentos ósseos na articulação do ombro e ao seu redor. Os fragmentos ósseos estão mais amplamente dispersos do que no exame anterior. Rápida dissolução da articulação pode ocorrer nas artropatias neuropáticas. (Cortesia de Jerome Wiot, M.D., Cincinnati, Ohio.)

em indivíduos idosos de ambos os sexos, enquanto a espondilite anquilosante é caracteristicamente uma doença de homens jovens.

ARTROPATIA NEUROTRÓFICA

Tabes dorsalis, siringomielia, neuropatia diabética, hanseníase, transecção da medula espinhal e lesão dos nervos periféricos comprometem a sensibilidade das articulações, tornando-as suscetíveis a traumatismos repetidos que podem provocar grave desorganização da articulação. A artropatia resultante é conhecida como articulação de Charcot. As articulações de sustentação de peso dos membros inferiores são as afetadas com mais freqüência na *tabes dorsalis*. Menos comumente, ocorre o comprometimento da coluna lombar inferior. A artropatia neuropática nos membros superiores é muito menos comum, mas, quando encontrada, é geralmente resultado de siringomielia. A identificação de alterações características de uma articulação neuropática em um membro superior

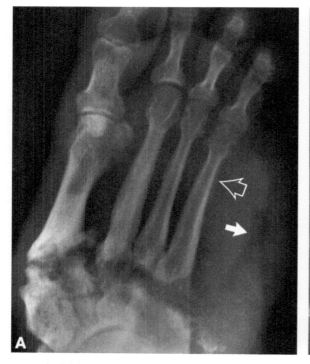
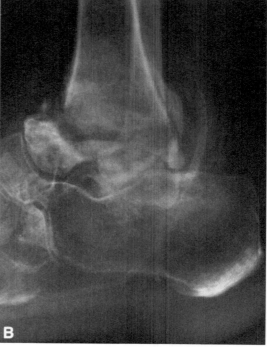

FIG. 3.43 Neuroartropatia diabética. **A:** Observe a fragmentação desorganizada e a esclerose ao redor das articulações metatarsotarsais. O quinto artelho e o metatarso foram amputados. Há edema dos tecidos moles, com radiotransparência em seu interior, indicando a presença de uma úlcera nos tecidos moles (*seta cheia*). Neosteogênese periosteal também foi identificada ao longo da margem lateral distal do quarto metatarso (*seta aberta*). **B:** A articulação do tornozelo está quase completamente destruída. Observe a destruição acentuada e quase completa do tálus, a esclerose subcondral do osso, a fragmentação e a neosteogênese periosteal ao redor da porção distal da tíbia. Há calcificação da artéria tibial posterior, característica do diabete.

deve sugerir esse diagnóstico (Fig. 3.42). As articulações neuropáticas diabéticas ocorrem nos pés e tornozelos.

Patologicamente, a artropatia parece originar-se de repetidos traumatismos, freqüentemente de menor grau, mas que finalmente resultam na fragmentação das cartilagens articulares e da margem aposta do osso. Observa-se hemorragia para a articulação e tecidos moles circundantes.

As principais características radiológicas da artropatia neuropática são edema de tecidos moles, fragmentação óssea e esclerose do osso nas margens da articulação (veja a Fig. 3.42). Nos estágios iniciais, os achados radiológicos são, em geral, limitados a edema de tecidos moles decorrente de derrames articulares. As margens apostas do osso podem sofrer eburnação e fragmentação. Essas alterações são seguidas pela deterioração generalizada das estruturas articulares, o que finalmente resulta em desorganização considerável (Fig. 3.43; veja, também, a Fig. 3.42). A evolução pode ser muito rápida (veja a Fig. 3.42). Múltiplos fragmentos ossificados são encontrados na articulação e ao seu redor, e, em alguns casos, são reabsorvidos muito rapidamente. Os fragmentos podem ser tão pequenos que sugerem a calcificação dos tecidos moles. Os fragmentos podem soltar-se e estender-se para fora da cápsula articular por dissecção ao longo dos planos fasciais. Subluxação é freqüente e pode ocorrer precocemente. A velocidade do desenvolvimento dessas alterações é variável, mas, em alguns casos, pode ocorrer doença em estágio relativamente avançado uma a seis semanas depois que as radiografias exibiram uma articulação normal. Na coluna vertebral, a densidade dos corpos vertebrais aumenta de forma acentuada, tendendo eles a sofrer algum grau de compressão e fragmentação, bem como alterações no alinhamento. O adelgaçamento ou o desaparecimento do disco intervertebral são associados a tais alterações.

OSTEOARTROPATIA DIABÉTICA

A osteoartropatia diabética é um tanto diferente das outras artropatias neurotróficas. Essa condição limita-se quase exclusivamente ao tornozelo e ao pé (Fig. 3.43), raramente envolvendo as mãos, fêmur e tíbia. As principais características radiológicas são as fraturas e luxações, fragmentação, esclerose, osteólise e reação periosteal.[8] A calcificação das artérias menores do pé é um indício freqüente e significativo da existência de diabete subjacente, embora nem sempre seja evidente. Às vezes, as alterações destrutivas são significativas e provocam a absorção das extremidades distais dos metatarsos, com estreitamento do tipo ponta de lápis e artrite mutilante. O papel da infecção não é claro, mas, em alguns casos, os dois processos podem coexistir, o que é discutido em Osteomielite no Pé Diabético, Cap. 5.

As fraturas ou fraturas-luxações dos ossos do tarso ou metatarso são manifestações particularmente comuns das articulações neuropáticas diabéticas (veja as Figs. 3.1B e 3.43B). Amiúde, essas fraturas ou luxações constituem achados radiológicos acidentais solicitados para a avaliação de infecções do pé ou devido a queixas de edema sem história de traumatismo. Menos comumente, o processo neuropático parece ser iniciado por um evento traumático que resulta em fratura ou luxação. As radiografias posteriores podem revelar ausência de consolidação normal, fragmentação significativa, esclerose e outras alterações associadas a doença articular neuropática.

DOENÇA ARTICULAR METABÓLICA

Gota

A gota é uma anormalidade metabólica de causa desconhecida que afeta predominantemente os homens. Essa condição caracteriza-se por ataques agudos intermitentes de artrite, aumento do nível sérico de ácido úrico e pela deposição de urato de sódio nas articulações, ossos e tecidos periarticulares. Por fim, surgem massas irregulares e superficiais de tecido mole de tamanho variado. Conhecidas como tofos, constituem o acúmulo de cristais de monoidrato de urato monossódico. Os depósitos tofáceos ocorrem nas cartilagens articulares e nas inserções tendinosas e capsulares ao redor da articulação e nos ossos adjacentes às articulações. À medida que aumentam, criam defeitos localizados em saca-bocado nas margens das articulações e nas extremidades ósseas.

Classicamente, a primeira articulação MTF é a articulação afetada com maior freqüência (veja a Fig. 3.1B). A manifestação clínica da doença nessa localização é conhecida como *podagra*. Outras articulações dos pés são freqüentemente afetadas. As mãos (veja a Fig. 3.1A), punhos, cotovelos, tornozelos, joelhos e, até mesmo, a coluna vertebral podem ser envolvidos. O comprometimento das articulações metatarsotarsais

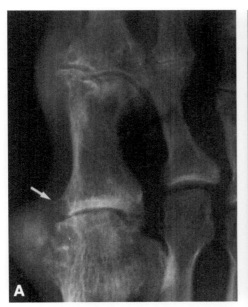
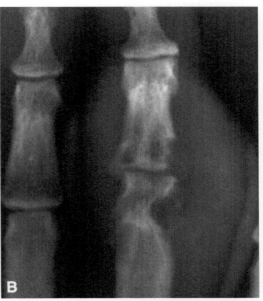

FIG. 3.44 A: Gota. Massas de tecidos moles assimétricas que contêm calcificação são identificadas nas margens periféricas das articulações MTF e IF do hálux. Esses achados são típicos de gota. Existem erosões nas margens das articulações envolvidas. Observe a típica borda saliente na base da falange proximal (*seta*). Alterações artríticas degenerativas associadas são observadas na articulação MTF, mas o espaço articular IF foi preservado. Observe, também, a ausência de osteoporose. **B:** Gota da articulação IFP do dedo médio. Há uma grande massa assimétrica de tecidos moles. Erosões são encontradas nas margens da articulação, mas o espaço articular se encontra bem preservado. As margens das erosões apresentam esclerose discreta e são salientes, tendo havido um processo monoarticular. As outras articulações da mão encontravam-se normais.

98   Doenças das Articulações

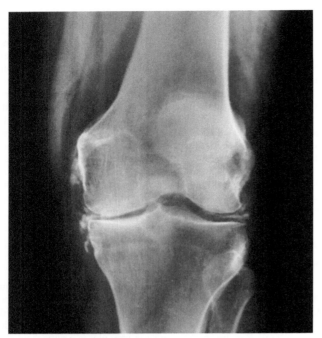

FIG. 3.45 Condrocalcinose do joelho. Observe a calcificação significativa dos meniscos.

e metacarpocárpicas ocorre com freqüência. O envolvimento articular é caracteristicamente assimétrico, tanto em uma determinada articulação quanto em comparação com o lado oposto do corpo.

As características radiológicas da gota não ocorrem até que a doença esteja presente por seis a oito anos. Por isso, uma radiografia negativa não descarta a possibilidade de gota. As principais características radiológicas da doença consistem em erosões marginais periarticulares, massas de tecidos moles periarticulares assimétricas com ou sem calcificação, preservação do espaço articular e ausência de osteoporose (Fig. 3.44).

As margens da erosão são tipicamente bem-definidas, de tamanho variável, assimétricas e amiúde definidas por margem esclerótica com uma borda saliente ou gancho de osso na periferia. Se o depósito estiver localizado totalmente no interior do osso, poderá ter o aspecto de um cisto. Se o depósito ocorrer na margem da articulação, haverá reação periosteal mínima, que forma uma projeção característica em gancho ou semelhante a um esporão de osso cortical na margem periférica da erosão.

As massas de tecidos moles, ou tofos, são caracteristicamente assimétricas e costumam conter flocos de calcificação. Tais massas de tecido mole surgem nas margens das articulações do pé e mão, bem como nas bursas, sobretudo a bursa do olécrano, onde podem estar associadas à erosão subjacente do olécrano.

Caracteristicamente, os ossos mantêm a densidade normal sem evidências de osteoporose. Não ocorre osteoporose por desuso, porque as articulações são relativamente desprovidas de sintomas entre as exacerbações agudas.

O espaço articular costuma ser bem-preservado apesar da presença de erosões consideráveis. Devido à deposição de cristais de urato na cartilagem articular, finalmente ocorrem algum adelgaçamento ou degeneração da cartilagem articular, resultando no estreitamento do espaço articular. Entretanto, isso não ocorre precocemente nem é particularmente grave.

O diagnóstico de artrite gotosa é, em grande parte, clínico nos estágios iniciais da doença. Quando a doença se encontra em estágio bem mais avançado, pode ser confundida na radiografia com artrite reumatóide devido às erosões marginais e ao edema de tecidos moles. A diferença na distribuição das erosões marginais e o aparecimento de edema de tecidos moles fornecem a base para o diagnóstico diferencial. Caracteristicamente, na artrite reumatóide há osteoporose periarticular e envolvimento simétrico das articulações IFP, MCF e radiocárpicas, e o edema de tecidos moles ao redor das articulações é simétrico. Em contrapartida, a artrite gotosa inicialmente envolve os pés, especificamente as articulações MTF ou IF do hálux, depósitos tofáceos aparecem como massas assimétricas de tecido mole e não existem evidências de osteoporose.

Condrocalcinose

A *condrocalcinose* é um termo descritivo que define a presença intra-articular de sais que contêm cálcio na cartilagem hialina e na fibrocartilagem. Esse é um termo genérico, e não um diagnóstico específico. O cálcio na fibrocartilagem é caracteristicamente um tanto irregular, conforme visibilizado nos meniscos do joelho (Fig. 3.45) ou na fibrocartilagem triangular do punho (Fig. 3.46). A superfície articular é composta de cartilagem hialina e, quando calcificada, apresenta-se como uma radiodensidade linear e fina paralela às margens ósseas da articulação. A condrocalcinose é observada mais comumente na doença de deposição do pirofosfato de cálcio (DDPC), ou pseudogota, sendo característica desta, mas também pode ocorrer no hiperparatireoidismo,

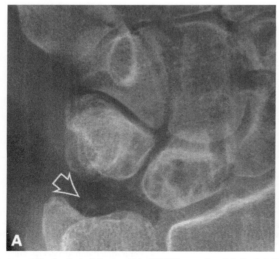 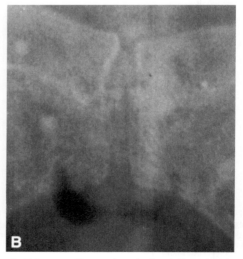

FIG. 3.46 Doença de deposição do pirofosfato de cálcio (DDPC, pseudogota). **A:** Calcificação típica na cartilagem triangular (*seta*). Também há um cisto no semilunar.
B: A condrocalcinose envolve a fibrocartilagem da sínfise púbica.

hemocromatose, ocronose, doença de Wilson e, às vezes, na gota e na artrite degenerativa.[13]

Doença de Deposição de Pirofosfato de Cálcio (DDPC, Pseudogota)

A deposição de cristais de diidrato de pirofosfato de cálcio na cartilagem articular e nos tecidos periarticulares ocorre nos idosos e, em geral, manifesta-se na sexta e sétima décadas de vida pela demonstração radiológica de condrocalcinose, calcificações na fibrocartilagem e cartilagem hialina dos joelhos e punhos. Muitos indivíduos acometidos são assintomáticos, mas, em outros, observa-se um espectro de manifestações clínicas,[13] tais como: (1) ataques agudos intermitentes de dor artrítica associada a derrame articular resultante de sinovite aguda causada pela presença de cristais nas articulações; (2) ataques agudos contínuos de dor artrítica, (3) dor artrítica crônica progressiva com exacerbações agudas e (4) dor crônica progressiva sem episódios agudos. A forma aguda da doença predomina nos homens, e a forma crônica nas mulheres. Ataques agudos e alterações degenerativas superpostas podem ocorrer sem calcificação radiologicamente visível na cartilagem articular. O diagnóstico correto é estabelecido pela identificação de típicos cristais de pirofosfato de cálcio no líquido sinovial.

As articulações mais comumente envolvidas são as do joelho, as articulações radiocárpicas do punho, as articulações MCF da mão, do ombro e coxofemoral.

A condrocalcinose surge caracteristicamente no ligamento triangular do punho (veja a Fig. 3.46A), nos meniscos do joelho, na sínfise púbica (veja a Fig. 3.46B) e na cartilagem hialina da articulação coxofemoral e do ombro. A calcificação também pode surgir nos tendões periarticulares e na bursa. Calcificação linear também pode ocorrer nas cápsulas das pequenas articulações da mão.

Por fim, surgem as alterações da osteoartrite secundária, que incluem o estreitamento da articulação, esclerose subcondral dos ossos e formação de esporão marginal. O envolvimento das articulações MCF, sobretudo das segunda e terceira articulações MCF, é típico desse distúrbio (Fig. 3.1A).[13] As características radiológicas são o estreitamento da articulação, esclerose subcondral do osso e osteófitos peculiares de base ampla originados nas margens das cabeças dos metacarpos. A hemocromatose também afeta as referidas articulações de forma semelhante. A osteoartrite primária é incomum nas articulações freqüentemente envolvidas na DDPC. Por isso, a possibilidade de DDPC precisa ser considerada, sempre que forem encontradas alterações radiológicas de artrite degenerativa em localizações incomuns, tais como as articulações radiocárpicas (veja a Fig. 3.1A),[13] do ombro, do cotovelo ou patelofemoral.

A formação de cisto subcondral ocasionalmente é tão grave que provoca colapso e fragmentação óssea, com a formação de corpos livres. Tais alterações são observadas mais comumente no quadril, podendo ser tão graves que se assemelham à artropatia neuropática.

Hemocromatose

A hemocromatose caracteriza-se pelos sinais de cirrose, diabete e pigmentação acastanhada da pele. A doença costuma ser associada a uma artropatia, que pode anteceder os outros sinais da doença. O envolvimento articular é muito semelhante, se não idêntico, ao observado na DDPC.[13] A osteopenia é característica. A condrocalcinose é comum, sobretudo nos joelhos e punhos, sendo causada pela deposição de pirofosfato de cálcio.

Hiperparatireoidismo

Algumas vezes, além da reabsorção subperiosteal característica da face radial das falanges e das alterações erosivas nos tufos ungueais, o hiperparatireoidismo primário e secundário é acompanhado por manifestações radiológicas de artrite. Essas alterações incluem condrocalcinose e calcificações capsulares semelhantes às observadas na DDPC, junto com erosão subcondral do osso nas articulações sacroilíaca, esternoclavicular e acromioclavicular, na sínfise púbica e articulações discovertebrais, bem como, em menor grau, nas articulações MCF da mão.[13] Rupturas ou avulsões espontâneas dos tendões podem ocorrer, geralmente envolvendo os tendões do quadríceps e infrapatelares.

Ocronose

A ocronose é um distúrbio raro do metabolismo, no qual há um acúmulo anormal de ácido homogentísico no sangue e na urina devido à ausência de homogentísico-oxidase. Em geral, passa despercebida até a quarta ou quinta décadas de vida, quando surge a artropatia. A urina é muito escura, ao ser eliminada, ou se torna negra, após repousar ou ser alcalinizada. A deposição de ácido homogentísico resulta na degeneração de cartilagens articulares. A observação radiológica mais significativa é a calcificação disseminada dos discos intervertebrais, em especial na região toracolombar.[13] A calcificação disseminada de múltiplos discos intervertebrais deve levantar a suspeita de ocronose. Além disso, o disco intervertebral degenera, e o espaço discal torna-se muito delgado, freqüentemente acompanhado pelo fenômeno do vácuo. Esclerose subcondral ocorre nas placas terminais das vértebras, mas a formação de esporão é tipicamente mínima apesar do acentuado adelgaçamento do disco. Calcificações, destruição subcondral e fusão da sínfise púbica podem ser observadas. Alterações destrutivas também são encontradas no joelho, ombros e quadril, porém são raras nas articulações mais periféricas. Esse processo destrutivo pode ser rápido e ocorre, de forma característica, nos ombros.

Doença de Wilson (Degeneração Hepatolenticular)

A doença de Wilson é um distúrbio autossômico recessivo caracterizado pela retenção de volumes excessivos de cobre. Osteoporose, ou desmineralização, ocorre em cerca de 50% dos indivíduos afetados. O envolvimento ósseo e articular é, de outra forma, raro. As manifestações articulares incluem os cistos subarticulares e fragmentação dos ossos subcondrais, principalmente nas mãos, pés, punhos e tornozelos.[13] Os fragmentos são pequenos e simulam ossificações acessórias. Os cistos são pequenos e ocorrem principalmente nas pequenas articulações das mãos, punhos, pés e tornozelos. Outros achados são a osteocondrite dissecante, irregularidade das placas terminais das vértebras, retificação dos corpos vertebrais e encunhamento vertebral. A calcificação periarticular pode ocorrer na inserção dos tendões e ligamentos. As alterações articulares mais precoces ocorrem, em geral, nas articulações MCF, principalmente a segunda e terceira, manifestadas pelo estreitamento do espaço articular, pequenos cistos subcondrais e formação de osteófitos de base larga — achados semelhantes aos observados na condrocalcinose idiopática ou na DDPC. Formação de cisto, erosões e osteófitos também podem ocorrer na articulação do carpo e, menos comumente, em outros locais. Osteopenia generalizada pode ser observada.

DOENÇA SINOVIAL PRIMÁRIA

Sinovite Vilonodular Pigmentada

A sinovite vilonodular pigmentada (SVNP) é uma doença de origem desconhecida que ocorre em adultos jovens, caracterizada por hiperplasia vilosa e nodular da sinóvia nas articulações ou nas bainhas tendinosas. É monoarticular, envolvendo o joelho em 80% dos casos. As outras articulações afetadas, em ordem descrescente de freqüência, são a coxofemoral, do tornozelo, as pequenas articulações das mãos e pés, do ombro e do cotovelo. A queixa clínica é dor. O aspirado de material articular é caracteristicamente serossanguíneo. O edema de tecidos moles é o achado radiológico mais comum, que se manifesta no joelho através de distensão da bursa suprapatelar. A osteoporose não é característica dessa doença, e o espaço articular é preservado. Erosões subcondrais e corticais bem-definidas ocorrem, na maioria dos casos, nas articulações com cápsulas firmes, como a coxofemoral[4-6, 13] (Fig. 3.47A), mas são relativamente incomuns no joelho (menos de 25% dos casos). A TC pode revelar erosões e massas de tecido mole nodulares na articulação (Fig. 3.47B). A RM é um método sofisticado de estabelecer o diagnóstico.[8] As proliferações sinoviais emitem, de

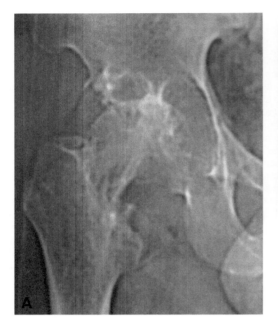
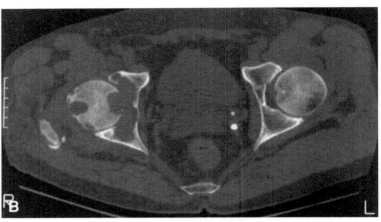
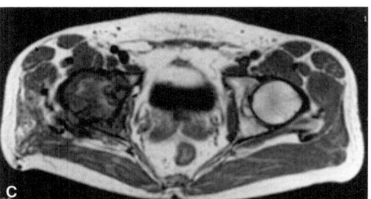
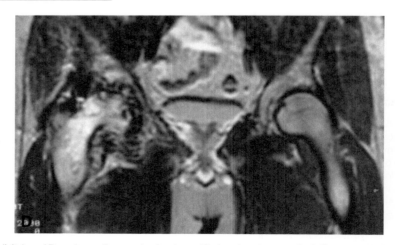

FIG. 3.47 Sinovite vilonodular pigmentada (SVNP). **A:** A radiografia digital em AP revela erosões acentuadas do acetábulo e da cabeça e colo do fêmur. A maioria das erosões apresenta uma fina borda esclerótica. Não existem evidências de osteoporose. **B:** A TC confirma a presença de erosões com uma fina borda esclerótica. O espaço articular parece normal. A própria articulação encontra-se distendida. **C:** RM, ponderada em T1, que mostra esclerose marginal com áreas variadas de hipossinal que preenchem e distendem o espaço articular. **D:** Imagem ponderada em T2, corte coronal, que revela hipossinal variado das massas que preenchem o espaço articular. Os achados de hipossinal em T1 e T2 são causados pela deposição de hemossiderina nas vilosidades sinoviais hipertrofiadas, sendo característicos de SVNP.

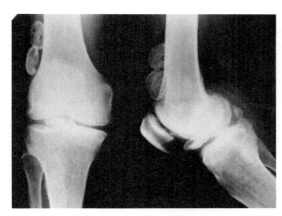

FIG. 3.48 Osteocondromatose do joelho. Há densidades calcificadas laminadas típicas na bursa suprapatelar, bem como anterior e posteriormente no espaço articular.

forma característica, hipossinal a sinal médio nas imagens ponderadas em T1 e T2 (Fig. 3.47C, D) devido ao teor de hemossiderina. Em contrapartida, outras doenças sinoviais emitem hipersinal em T2, sendo a osteocondromatose sinovial a única exceção, que também é hipointensa, mas, na maioria dos casos, facilmente diferenciada pela calcificação característica dos corpos livres nas radiografias simples, um achado contrário ao diagnóstico de SVNP.

Condromatose Sinovial (Osteocondromatose)

A condromatose sinovial é um distúrbio raro da articulação, bainha tendinosa ou bursa, caracterizado pela proliferação de vilosidades sinoviais e cartilagem formada pela condrometaplasia do tecido conjuntivo subsinovial.[6,13] Tais massas podem destacar-se e situar-se livres na articulação, formando corpos livres. Nas maiores articulações, seu diâmetro mede cerca de 1 cm; nas articulações menores, o diâmetro é menor. A doença é observada, com mais freqüência, no joelho e cotovelo, e, às vezes, no ombro e nas pequenas articulações periféricas. Calcificação ou ossificação das massas é comum e produz tipicamente um aspecto laminado (Figs. 3.48 e 3.49). Em geral, existem múltiplos corpos, mas, às vezes, verificam-se apenas alguns, ou, menos comumente, um ou dois corpos. Muitas vezes, observa-se derrame articular associado, podendo ocorrer artrite degenerativa. Os corpos livres podem causar erosões compressivas do osso nas margens da articulação. Em um terço dos casos, não há calcificação, e o diagnóstico pode ser estabelecido por artrografia ou RM, que revela as vilosidades hipertrofiadas como massas irregulares na articulação.

Corpos Livres

Os corpos livres intra-articulares podem ter várias causas, entre as quais (1) condromatose sinovial, como anteriormente mencionado, (2) doença articular degenerativa, (3) fratura osteocondral, uma fratura intra-articular com separação de um fragmento de cartilagem com ou sem osso subjacente, (4) fragmentação da cartilagem do menisco no joelho e (5) osteocondrite dissecante. As lesões são responsáveis pela maioria dos corpos livres, ocorrendo com mais freqüência no joelho. A visibilização do fragmento não é possível na radiografia, se ele for composto apenas de cartilagem, mas é possível observá-lo na artrografia ou RM. Os corpos cartilaginosos tornam-se radiopacos, à medida que calcificam, sendo, então, facilmente visibilizados. O aspecto de um corpo livre na RM é variável (veja a Fig. 3.55A). Se o corpo livre for composto puramente de cartilagem, emitirá um sinal com a mesma intensidade do líquido articular nas imagens T1-pesadas, mas seu sinal será mais fraco do que o do líquido articular em T2. Se o corpo livre estiver calcificado ou for composto de osso cortical, seu sinal será fraco em T1 e T2, e, se for composto de osso intramedular, emitirá um sinal semelhante ao da gordura, com sinal mais forte em T1 do que em T2. A maioria dos corpos livres apresenta características mistas. Os corpos livres calcificados são formados na doença articular degenerativa como resultado da fragmentação da cartilagem articular. Corpos articulares também são observados nas articulações neuropáticas.

Sinovite Transitória do Quadril

A sinovite transitória do quadril ocorre caracteristicamente em crianças com menos de 10 anos de idade. As principais manifestações clínicas são a dor e a claudicação. A coxa é mantida em flexão. A doença é autolimitada e não deixa seqüelas. Um derrame articular pode ser evidente, manifestado pelo alargamento do espaço articular. Sinovite secundária é associada a osteomas osteóides intra-articulares.

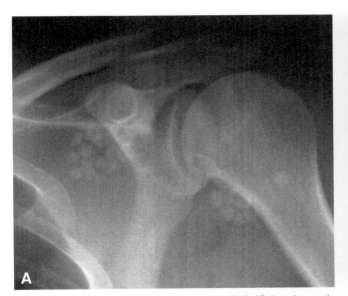
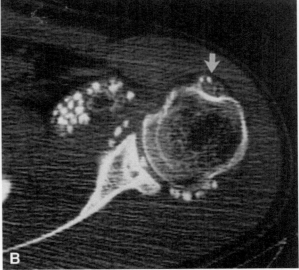

FIG. 3.49 Osteocondromatose sinovial do ombro. **A:** A incidência AP do ombro revela numerosas radiodensidades ossificadas irregulares abaixo do processo coracóide, localizadas na bolsa axilar do espaço articular. Outras densidades semelhantes situam-se inferiormente ao aspecto medial da cabeça do úmero. **B:** TC em um segundo caso que mostra radiodensidades ossificadas irregulares no espaço articular e ao seu redor. Observe, também, que algumas densidades se situam na bainha tendinosa da cabeça longa do músculo bíceps (seta). (Cortesia de Col. David K. Shelton, M.D., Travis Air Force Base, California.)

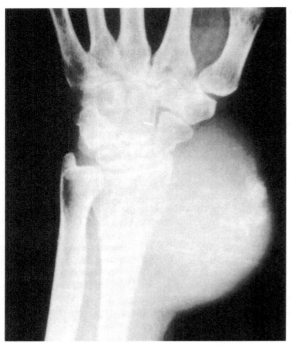

FIG. 3.50 Sarcoma sinovial. A grande massa de tecidos moles adjacente à porção distal do rádio contém placas irregulares de calcificação. Observe a ausência de envolvimento ósseo.

Nesse caso, a dor é prolongada, pode haver contraturas articulares, e osteoporose periarticular e derrame articular são comuns (veja Osteoma Osteóide, Cap. 4).

Sinovioma

O sinovioma é um tumor incomum, originado, com mais freqüência, em adultos jovens, geralmente adjacente a uma grande articulação, nos tecidos moles periarticulares imediatamente além dos limites da cápsula articular, mais comumente ao redor do joelho e do pé. Pode ser encontrado a alguma distância da articulação, sendo rara a sua origem em uma articulação. O grau do processo maligno é variável. Na radiografia, a lesão é visibilizada como massa de densidade de tecidos moles adjacente a uma articulação (Fig. 3.50). As margens externas da massa são, em geral, bem-demarcadas dos tecidos moles adjacentes. Depósitos opacos ou estrias lineares de calcificação são observados, com freqüência, no interior do tumor. Inicialmente, o osso subjacente pode ser normal, mas, à medida que o tumor aumenta de tamanho, o osso subjacente pode sofrer erosão ou ser verdadeiramente invadido, com destruição irregular.

OUTRAS ARTRITES

Amiloidose

A amiloidose é uma doença rara, caracterizada pela deposição de amilóide em vários órgãos, como os ossos e as articulações. A artropatia da amiloidose ocorre, em geral, nos indivíduos idosos. Essa condição envolve, com mais freqüência, os ombros e quadris, e, menos amiúde,

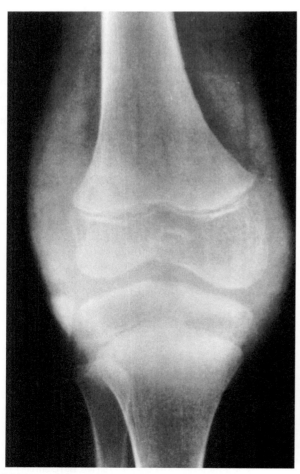 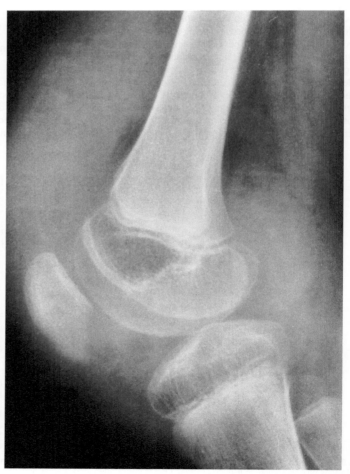

FIG. 3.51 Artropatia hemofílica. Essa criança foi vítima de episódios repetidos de hemartrose. Observe o derrame articular denso e maciço causado pelo acúmulo de ferro nos tecidos moles, perda mínima do espaço articular e discreta irregularidade da superfície articular.

os punhos e cotovelos, tendendo a ser bilateral. Os pacientes relatam articulações dolorosas e aumento significativo dos tecidos moles periarticulares. O edema dos ombros faz com que pareça que o paciente está usando ombreiras.[13] A síndrome do túnel do carpo bilateral freqüentemente é associada ao envolvimento do punho. O aspecto radiológico caracteriza-se por osteoporose justa-articular, edema dos tecidos moles, cistos subcondrais bem-definidos (amiúde, grandes) e erosões compressivas decorrentes da hipertrofia sinovial. Os espaços articulares são preservados até uma fase tardia da doença. Fraturas patológicas podem ocorrer através de grandes cistos subcondrais no colo do fêmur.

Dermatoartrite Lipóide (Retículo-histiocitose Multicêntrica)

A dermatoartrite lipóide é um distúrbio raro que acomete a pele e a sinóvia, provocando poliartrite erosiva. Os achados radiológicos são: notável simetria de alterações erosivas bem-definidas, propagando-se das margens articulares para as superfícies articulares; predomínio nas articulações IF; doença atlantoaxial precoce e grave; reação periosteal mínima ou ausente; osteoporose mínima; e nódulos de tecidos moles na pele, tecidos subcutâneos e bainhas tendinosas.[6, 13]

Condrólise Idiopática do Quadril

A condrólise idiopática do quadril é uma condição rara que ocorre na adolescência, sendo as meninas afetadas com mais freqüência do que os meninos. A evolução clínica é variável. Há um início insidioso de dor no quadril, que nos casos brandos dura de seis a 12 meses. As manifestações radiológicas consistem em osteoporose periarticular e estreitamento progressivo do espaço articular do quadril.[13] A recuperação espontânea pode ocorrer em seis a 12 meses. Em outros casos, a doença evolui, com cistos subcondrais, formação de osteófitos, irregularidade articular e, por fim, anquilose. O fator reumatóide é negativo, e a etiologia desconhecida.

Policondrite Recidivante

A policondrite recidivante é um processo inflamatório e degenerativo intenso que pode ser resultante de imunidade alterada ou de hipersensibilidade. As articulações das mãos, punhos e pés são envolvidas pela erosão das superfícies articulares acompanhada por edema de tecidos moles.[13] As articulações sacroilíacas também podem revelar alteração erosiva, resultando na irregularidade do espaço articular e obliteração parcial do espaço em algumas áreas. Além disso, as placas terminais ósseas dos corpos vertebrais podem revelar áreas de erosão com esclerose do osso adjacente. Dissolução da cartilagem na orelha, nariz, traquéia e brônquios também pode ocorrer, provocando um nariz em sela, doença respiratória e morte. Calcificações podem surgir na cartilagem da orelha.

Artropatia Hemofílica

Hemorragia recorrente para as articulações ocorre em mais de 50% dos indivíduos afetados pela hemofilia. O joelho, cotovelo e tornozelo são mais comumente afetados, mas qualquer articulação pode ser envolvida. O comprometimento articular é geralmente assimétrico. Em conseqüência das hemorragias repetidas e do efeito irritante do sangue, ocorre sinovite, que, por fim, resulta na degeneração da cartilagem articular e na erosão das superfícies ósseas.

O achado radiológico inicial é o derrame articular. Finalmente, após hemorragias repetidas, os tecidos moles tornam-se espessados (Fig. 3.51). Nos casos crônicos, a deposição de pigmento férrico nos tecidos provoca o aumento turvo da densidade. A hemorragia para as extremidades articulares dos ossos forma cistos subcondrais. As margens articulares sofrem erosão e são irregulares (Fig. 3.52). No joelho, o aumento da incisura intercondilar do fêmur é característico (Fig. 3.52): o distúrbio articular é bem-definido pela RM.[16] A hipertrofia sinovial é mostrada como áreas de sinal com intensidade fraca a intermediária nas imagens ponderadas em T1 e T2, com ocasionais focos de sinal aumentado em T2.

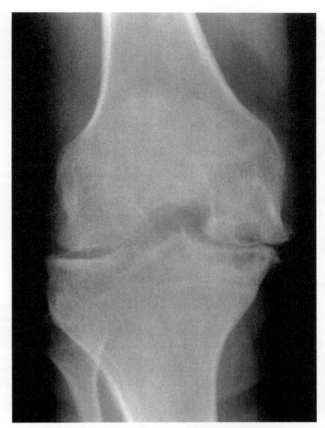

FIG. 3.52 Artropatia hemofílica em um homem de 25 anos de idade. As superfícies articulares são irregulares com a formação de osteófito marginal e de cistos subcondrais, mas não há esclerose subcondral distinta. É importante observar o alargamento da incisura intercondilar do fêmur distal, característico da artropatia hemofílica.

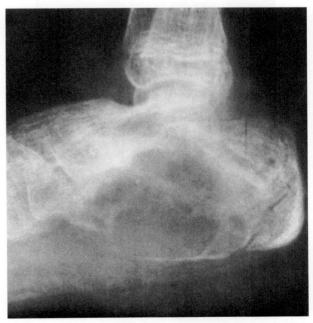

FIG. 3.53 Pseudotumor hemofílico. Observe a grande cavidade expansiva semelhante a um cisto no calcâneo.

A aceleração do crescimento epifisário, decorrente da irritação crônica, provoca o aumento das extremidades ósseas, processo semelhante ao observado em outras doenças inflamatórias crônicas com hiperemia, como a artrite reumatóide juvenil e tuberculose. Ocasionalmente, pode ocorrer hemorragia em um osso situado a alguma distância de uma articulação, o que resulta na formação de uma cavidade expansiva, radiotransparente e semelhante a um cisto, denominada *pseudotumor da hemofilia* (Fig. 3.53). O ílio e o calcâneo são locais que, com freqüência, apresentam tal lesão.

Hiperostose Esternocostoclavicular

Esse distúrbio caracteriza-se por hiperostose e ossificação dos tecidos moles entre as clavículas e as costelas anteriores e o manúbrio adjacentes.[13, 14] A maioria dos casos é bilateral. Os homens são mais comumente afetados do que as mulheres e têm tipicamente entre 30 e 50 anos de idade. As manifestações iniciais consistem em dor e edema na área afetada. A condição pode ser associada a espondilite anquilosante ou a HEID.

Osteoartropatia Hipertrófica

Ocasionalmente, ocorre reação periosteal nos ossos tubulares longos em associação ou como resultado de doença dos pulmões ou outras condições. A reação periosteal pode ser uma fonte de dor e artralgia. Tal condição é conhecida como osteoartropatia hipertrófica. Mais amiúde, a osteoartropatia ocorre associada a neoplasias intratorácicas, em especial carcinoma broncogênico e mesoteliomas da pleura. Por esse motivo, a condição era conhecida como osteoartropatia pulmonar hipertrófica. Entretanto, hoje em dia reconhece-se que também pode ocorrer associada a doenças GI, sobretudo colite ulcerativa e doença de Crohn.

A osteoartropatia hipertrófica apresenta-se radiologicamente como uma reação periosteal fina e linear ao longo da superfície externa dos ossos longos.[13] Na maioria dos casos, múltiplos ossos são envolvidos. O rádio e a ulna, bem como a tíbia e a fíbula, são os ossos afetados com mais freqüência, e menos comumente os metacarpos, metatarsos e falanges proximais e médias. À medida que a osteoartropatia evolui, a reação periosteal torna-se espessa e densa, e sua superfície externa desenvolve um contorno ondulado (Fig. 3.54). O processo estende-se, amiúde, ao longo de toda a extensão da diáfise e metáfise, mas, em outros casos, pode haver o envolvimento de segmentos ósseos mais curtos. Caracteristicamente, o osso intramedular e cortical é normal sob outros aspectos. Nenhuma outra condição nos adultos tende a causar reação periosteal envolvendo múltiplos ossos longos dos membros superiores e inferiores com osso cortical e medular subjacente totalmente normal. O principal diagnóstico diferencial nos adultos é a reação periosteal secundária a estase venosa, que, é claro, só é identificada nos membros inferiores, sendo limitada à tíbia e à fíbula. Entretanto, a natureza compacta e ondulada da reação periosteal tem aspecto muito semelhante ao associado à osteoartropatia hipertrófica. Cintigrafias ósseas, geralmente obtidas para avaliar a possibilidade de doença metastática em um paciente com carcinoma pulmonar, podem revelar áreas lineares de atividade aumentada paralelas às camadas corticais dos ossos afetados, espelhando os achados radiológicos da reação periosteal.

A *paquidermoperiostose* é uma doença rara, uma condição transmitida como um traço autossômico dominante com penetrância variável. É essencialmente um tipo idiopático de osteoartropatia hipertrófica. Em alguns pacientes, observa-se espessamento associado da pele da fronte e da face, com rugas e dobras proeminentes. Essa forma idiopática revela praticamente as mesmas características radiológicas descritas para a osteoartropatia hipertrófica, entretanto a cintigrafia óssea é caracteristicamente normal apesar da presença de reação periosteal no exame radiológico.

O *baqueteamento* dos dedos é uma condição relacionada, mais comum que a osteoartropatia hipertrófica. O baqueteamento consiste no espessamento dos tecidos moles das extremidades dos dedos. Em geral, é associado a doença pulmonar crônica, sobretudo lesões supurativas, como a bronquiectasia e abscesso pulmonar, ou a doenças cardiovasculares congênitas. As radiografias das mãos e dos pés revelam o aumento dos tecidos moles, mas os ossos se mostram completamente normais. Às vezes, o baqueteamento pode coexistir com a osteoartropatia hipertrófica.

OUTRAS CONDIÇÕES

Cistos Poplíteos

Os cistos poplíteos, ou cistos de Baker, manifestam-se clinicamente como massa posterior ao joelho (Fig. 3.55A). São cistos sinoviais formados em associação com qualquer anormalidade articular do joelho que resulta em distensão da articulação, e, mais comumente, ocorrem na osteoartrite e na artrite reumatóide. Um cisto poplíteo verdadeiro comunica-se com a articulação e tem localização constante, originando-se entre os tendões da cabeça medial dos músculos gastrocnêmio e semimembranoso (Fig. 3.55B). Tais cistos podem conter corpos livres (Fig. 3.55A) ou *pannus*. Os cistos poplíteos precisam ser diferenciados dos aneurismas da artéria poplítea, uma distinção facilmente realizada pela ultra-sonografia.

Osteíte Condensante do Ílio

A osteíte condensante do ílio é encontrada quase exclusivamente nas mulheres, e quase sempre ocorre após uma ou mais gestações. Essa condição surge como uma zona de esclerose densa no ílio ao longo da face ilíaca da articulação sacroilíaca. Em geral, é bilateral e simétrica, embora seja possível observar alguma variação na densidade entre os dois lados (Fig. 3.56). O espaço articular não é afetado, e o sacro é normal. As áreas de esclerose podem ser discretas, sem limites precisos do osso normal, ou podem ter vários centímetros de largura e ser nitidamente

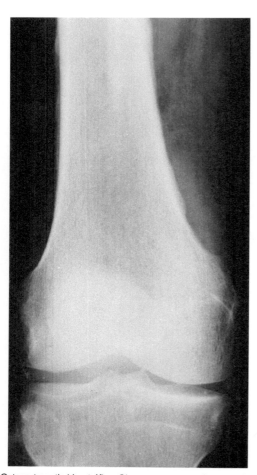

FIG. 3.54 Osteoartropatia hipertrófica. Observe a neosteogênese periosteal ondulada e irregular da porção distal do fêmur.

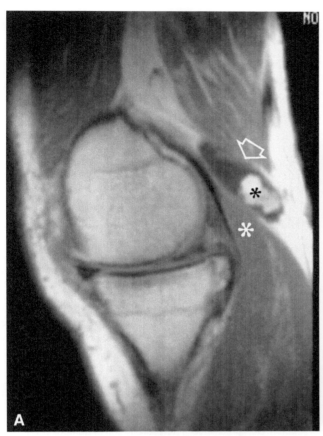
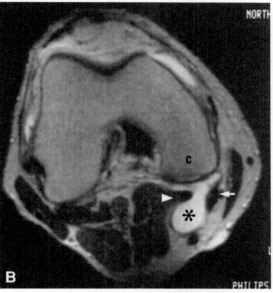

FIG. 3.55 Dois cistos poplíteos. **A:** Imagem ponderada em T1, corte sagital, em um homem com osteoartrite. Observe a área ovóide de hipossinal (*seta*) sobre a cabeça medial do músculo gastrocnêmio (*asterisco branco*). O cisto contém corpos livres de sinal mais forte, marginados por uma fina borda de hipossinal (*asterisco preto*). Há artrite degenerativa, manifestada pelo estreitamento da cartilagem articular e formação de esporão marginal. Observe a laceração do corno posterior do menisco medial. **B:** Imagem ponderada em T2, corte axial, em um caso separado, revela a protrusão posterior de um cisto poplíteo (*asterisco*), situado, de forma característica, entre o tendão semimembranoso (*seta*) e a cabeça medial do gastrocnêmio (*ponta da seta*). O cisto de Baker é contíguo ao espaço articular sobre o côndilo medial do fêmur (C).

demarcadas do osso normal adjacente. Sua etiologia é desconhecida, mas parece estar relacionada à gravidez, podendo constituir a reação óssea ao estresse anormal que ocorre durante a gravidez e o parto. A osteíte condensante do ílio é descoberta acidentalmente, quando se solicita um exame radiológico para avaliar os órgãos abdominais ou pélvicos. Na maioria dos casos, é provável que a lesão desapareça espontaneamente, porque as alterações escleróticas desse tipo são encontradas muito raramente em mulheres idosas.

A osteíte condensante do ílio precisa ser diferenciada da sacroileíte associada a artrite, sobretudo espondilite anquilosante e a outras espondiloartropatias. A sacroileíte afeta o espaço articular e as super-

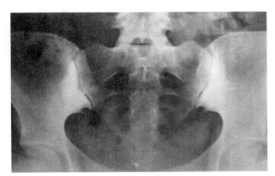

FIG. 3.56 Osteíte condensante do ílio. Há esclerose nas faces ilíacas da articulação sacroilíaca. O espaço articular e as margens da articulação estão normais. Não há esclerose no sacro.

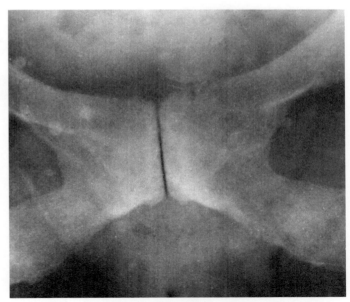

FIG. 3.57 Osteíte púbica. A sínfise encontra-se estreitada, com esclerose subcondral do osso nas margens apostas e uma delgada radiotransparência indicativa de um fenômeno de vácuo na sínfise. Embora não seja mostrado aqui, alguns casos apresentam erosões das margens apostas do púbis.

106 Doenças das Articulações

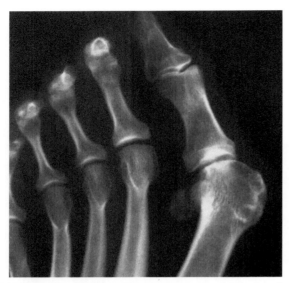

FIG. 3.58 Hálux valgo. Observe a deformidade em valgo da primeira articulação MCF. A falange proximal apresenta subluxação lateral. Há osteoartrite associada mínima, se houver. A separação das cabeças dos primeiro e segundo metatarsos é característica.

fícies articulares dos ossos apostos nos dois lados das articulações. Caracteristicamente, as margens articulares tornam-se borradas e, por fim, anquilosadas. A osteíte condensante do ílio é limitada ao ílio, e a articulação sacroilíaca permanece normal.

Um tipo semelhante de reação esclerótica é observada nos ossos púbicos adjacentes à sínfise (Fig. 3.57), também observada quase exclusivamente em mulheres que tiveram filhos, podendo-se encontrar esclerose púbica e ilíaca no mesmo indivíduo.

Hálux Valgo

O hálux valgo é uma deformidade do hálux que consiste no desvio lateral das falanges e espessamento proeminente sobre a superfície medial da cabeça do primeiro metatarso, comumente denominada "joanete" (Fig. 3.58). Amiúde, é bilateral. A deformidade ocorre, em geral, após os 35 anos de idade. As alterações osteoartríticas da primeira articulação MTF só ocorrem após a presença da deformidade por algum tempo. Muitas vezes, há o alargamento associado da parte anterior do pé, visibilizado na radiografia como aumento nos tecidos moles entre as cabeças dos metatarsos.

Hálux Rígido

O hálux rígido define, como o nome indica, a perda da flexibilidade do hálux resultante de alterações osteoartríticas ou degenerativas na primeira articulação MTF (Fig. 3.59). Em geral, é unilateral e diferenciado do hálux valgo pela ausência de deformidade angular (o alinhamento permanece normal) e pela proeminência de alterações osteoartríticas na superfície dorsal da articulação, estreitamento assimétrico do espaço articular, esclerose subcondral, esporões marginais e, às vezes, cistos subcondrais bastante grandes.

ARTROGRAFIA

A artrografia é o exame radiológico das estruturas internas das articulações, realizado injetando contraste na articulação e obtendo múltiplas incidências radiológicas sob controle fluoroscópico. O exame radiológico precisa ser realizado de imediato após a injeção, porque

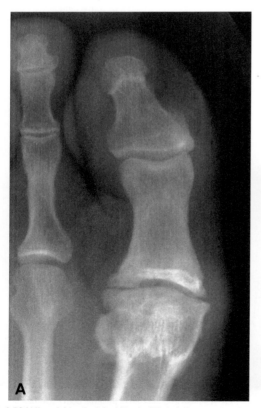
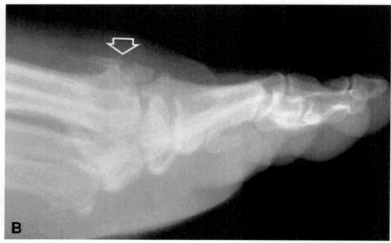

FIG. 3.59 Hálux rígido. **A:** A incidência AP do hálux revela a formação de esporão marginal, esclerose subcondral e estreitamento assimétrico da primeira articulação MTF. A articulação não apresenta nenhuma deformidade angular. **B:** A incidência lateral revela grandes osteófitos dorsais característicos nas margens da articulação (*seta*). Houve uma fratura na base do esporão originado da falange proximal.

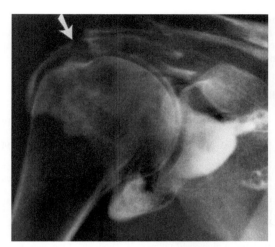

FIG. 3.60 Artrografia do ombro. Observe que o contraste se estende superiormente, para repousar logo abaixo do acrômio (*seta*), indicativo de uma laceração no manguito rotatório.

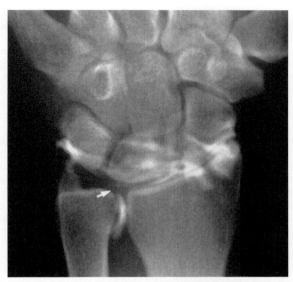

FIG. 3.61 Artrografia do punho. O contraste injetado na articulação radiocárpica extravasou através de uma rotura da fibrocartilagem triangular (*seta*) para a articulação radioulnar distal.

a absorção do contraste é rápida. Utiliza-se meio hidrossolúvel e ar como contraste. O uso isolado de contraste hidrossolúvel é denominado artrografia com contraste único. Os exames com contraste único são utilizados no quadril, punho, tornozelo e cotovelo. A artrografia com duplo contraste utiliza contraste hidrossolúvel e ar, sendo a preferida por muitas autoridades no assunto na avaliação do joelho ou ombro. A artrografia do joelho foi praticamente substituída pela RM.

A artrografia do ombro é comumente utilizada para detectar lacerações do manguito rotatório (Fig. 3.60) e rupturas do tendão do bíceps, bem como para verificar reduções na capacidade da articulação. A artrografia do quadril é utilizada para avaliar próteses nos adultos e para verificar a posição da cabeça do fêmur nas crianças. A artrografia do punho é utilizada na avaliação da integridade do ligamento triangular e dos compartimentos do carpo (Fig. 3.61).

AVALIAÇÃO RADIOLÓGICA DAS PRÓTESES ARTICULARES

A radiografia é essencial na avaliação das próteses. As próteses articulares são comumente utilizadas no tratamento das formas graves de artrite do quadril e joelho, e, menos comumente, nas articulações

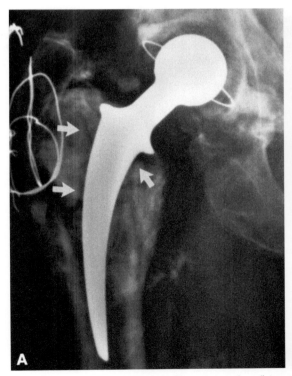
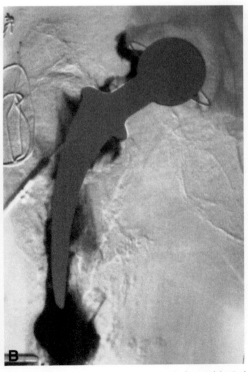

FIG. 3.62 Afrouxamento de uma prótese coxofemoral. **A:** Observe a ampla radiotransparência limitando o tronco do componente femoral (*setas*). A radiodensidade homogênea que circunda o componente metálico é o metacrilato de metila. Há suturas com fio no trocanter maior. **B:** Uma radiografia de subtração de uma artrografia coxofemoral revela o contraste extravasado do espaço articular ao redor do tronco da prótese, indicando afrouxamento.

MCF e IF proximais, bem como outras. As próteses são constituídas de alguma combinação de polietileno de alta densidade radiotransparente e de uma liga metálica não-ferrosa.

A articulação coxofemoral é a mais comumente substituída por prótese. As indicações para substituição são uma artrite degenerativa grave, artrite reumatóide, necrose avascular e fraturas do colo do fêmur com deslocamento. As complicações da prótese são as fraturas da prótese, do cimento ósseo circundante ou da diáfise femoral adjacente, luxações da prótese articular, ossificação heterotópica ao redor da articulação e, mais comumente, afrouxamento e infecção.

O afrouxamento ou a infecção, em geral, manifestam-se clinicamente pelo início da dor. A avaliação radiológica consiste em radiografias simples, cintigrafia e artrografia. Os achados radiológicos de afrouxamento e infecção são muito semelhantes e não podem ser diferenciados com certeza. Nas radiografias simples, na interface entre o cimento e o osso, normalmente existe uma linha transparente fina que não mede mais de 1 mm. Uma linha de 2 mm ou mais sugere fortemente infecção ou afrouxamento (Fig. 3.62A). A neosteogênese periosteal ao longo da camada cortical é mais indicativa de infecção, entretanto este é um achado incomum.

O afrouxamento e a infecção podem ser observados na ausência de aumento nessa radiotransparência ao longo da interface cimento-osso. Em tais situações, pode ser necessário solicitar uma cintigrafia óssea e uma artrografia. O aumento da atividade é normalmente observado na cintigrafia realizada seis a oito meses após o implante cirúrgico. Depois desse período, a imagem deve retornar ao normal. Aumento difuso da atividade e aumento focal da atividade adjacente à extremidade do tronco femoral são os padrões mais comuns associados ao afrouxamento. A cintigrafia com gálio pode ser útil para diferenciar a infecção do afrouxamento.

A artrografia da prótese articular começa com a aspiração do material articular e cultura do líquido, para diagnosticar ou descartar a possibilidade de infecção. A seguir, realiza-se a artrografia. Normalmente, o contraste deve ser confinado à pseudocápsula articular. A artrografia anormal do quadril revela o extravasamento de contraste entre o metacrilato e o osso dos componentes acetabular ou femoral, ou entre o metal e o metacrilato do componente femoral (veja a Fig. 3.62B). Cavidades abscedadas ou fístulas podem ocorrer com a infecção, podendo ser exibidas na artrografia.

A avaliação das complicações dos implantes protéticos em outras articulações é semelhante à da articulação coxofemoral. Afrouxamento e infecção são sugeridos pela presença de uma linha radiotransparente nas margens da prótese na interface cimento-osso ou implante-cimento. Outros achados nas radiografias simples, sugestivos de afrouxamento ou infecção, consistem na migração do componente ou na alteração no alinhamento do componente.

REFERÊNCIAS

1. Alexander CJ: Osteoarthritis: A review of old myths and current concepts. Skeletal Radiol 19:327, 1990
2. Bjorkengren AG, Resnick D, Sartoris DJ: Enteropathic arthropathies. Radiol Clin North Am 25:189, 1987
3. Bollow M, Braun J, Hamm B, et al: Early sacroiliitis in patients with spondyloarthropathy: Evaluation with dynamic gadolinium-enhanced MR imaging. Radiology 194:529, 1995
4. Cotten A, Flipo R, Chastanet P, et al: Pigmented villonodular synovitis of the hip: Review of radiographic features in 58 patients. Skeletal Radiol 24:1, 1995
5. Flandry F, McCann SB, Hughston JC, Kurtz DM: Roentgenographic findings in pigmented villonodular synovitis of the knee. Clin Orthop 247:208, 1989
6. Forrester DM, Brown JC: The radiology of joint disease, 3rd ed, Vol 2. Philadelphia, WB Saunders. 1987
7. Hamerman D: The biology of osteoarthritis. N Engl J Med 320:1322, 1989
8. Hughes TH, Sartoris DJ, Schweitzer ME, Resnick DL: Pigmented villonodular synovitis: MRI characteristics. Skeletal Radiol 24:7, 1995
9. Kaye JJ: Arthritis: Roles of radiography and other imaging techniques in evaluation. Radiology 177:601, 1990
10. Murphey MD, Wetzel LH, Banble JM, et al: Sacroiliitis: MR imaging findings. Radiology 180:239, 1991
11. Pettersson H, Larsson EM, Holtas S, et al: MR imaging of the cervical spine in rheumatoid arthritis. AJNR Am J Neuroradiol 9:573, 1988
12. Reijnierse M, Bloem J, Dijkmans BAC, et al: The cervical spine in rheumatoid arthritis: Relationship between neurologic signs and morphology on MR imaging and radiographs. Skeletal Radiol 25:113, 1996
13. Resnick D, Niwayama G: Diagnosis of bone and joint disorders with emphasis on articular abnormalities, 3rd ed. Philadelphia, WB Saunders, 1995
14. Sartoris DJ, Schreiman JS, Kerr R, et al: Sternocostoclavicular hyperostosis: A review and report of 11 cases. Radiology 158:125, 1986.
15. Sugimoto H, Takeda A, Masuyama J, Furuse M: Early-stage rheumatoid arthritis: Diagnostic accuracy of MR imaging. Radiology 198:185, 1996
16. Yulish BS, Lieberman JM, Strandjord SE, et al: Hemophilic arthropathy: Assessment with MR imaging. Radiology 164:759, 1987

CAPÍTULO 4

Tumores Ósseos e Condições Relacionadas

Lee F. Rogers e Martha A. Norris

Os tumores ósseos primários são relativamente incomuns, ao passo que a doença óssea metastática é observada diariamente. Devido à raridade desses tumores os médicos, amiúde, não estão familiarizados com eles e sentem-se inseguros sobre seu diagnóstico e tratamento. Na maioria dos casos, a aplicação de alguns princípios básicos deve permitir o diagnóstico correto ou, pelo menos, um diagnóstico diferencial razoável.

A classificação dos tumores ósseos não é fácil. As classificações em uso comum são mais relacionadas às características microscópicas do tumor e de seu suposto tecido de origem, do que ao aspecto radiológico da lesão.[4,5,9] O diagnóstico patológico inicial costuma basear-se em uma pequena porção de tecido que pode sugerir o tecido de origem, porém as manifestações radiológicas do processo, amiúde, fornecem melhores indícios sobre a agressividade da lesão. Por isso, o diagnóstico final da maioria dos tumores ósseos deve basear-se na combinação das características microscópicas e radiológicas. O desenvolvimento das classificações também é prejudicado pelo fato de que as lesões benignas não têm necessariamente um equivalente maligno. As lesões são benignas e permanecem benignas, ou são malignas desde seu início. Pouquíssimas lesões ósseas primárias benignas tornam-se malignas. A classificação dos tumores relacionada no Quadro 4.1 serve como um guia para as características radiológicas das lesões.

ANÁLISE RADIOLÓGICA DOS TUMORES ÓSSEOS

A função do radiologista é a identificação e classificação da lesão.[9] Alguns tumores ósseos benignos têm aspecto bem característico e não necessitam de tratamento. Esses tumores são conhecidos como do tipo "não me toque", lesões encontradas tão comumente e com aspecto tão característico, que o diagnóstico pode ser realizado com certeza absoluta apenas com base nas características radiológicas. Tais lesões são o osteoma, a ilhota óssea e o fibroma não-ossificante. Em outros casos, as manifestações radiológicas são características o suficiente para permitir um diagnóstico com alto grau de probabilidade. Nos outros casos, pode ser difícil estabelecer um diagnóstico tecidual com certeza. Nessas situações, deve-se tentar determinar se a lesão é benigna ou maligna, e diferenciar os tumores dos processos infecciosos, metabólicos ou displásicos.

A extensão ou os limites da lesão precisam ser determinados. Em geral, o diagnóstico da lesão baseia-se na radiografia simples, sendo posteriormente mais bem-definido pela planigrafia. Ocasionalmente, a tomografia computadorizada (TC) e a ressonância magnética nuclear (RM) auxiliam na classificação tecidual da lesão, mas são utilizadas basicamente na avaliação da extensão da lesão, determinando a presença ou ausência de extensão para os tecidos moles fora do osso, bem como a extensão intramedular no interior do osso.

O melhor local para biópsia deve ser determinado com base nas características radiológicas. A porção mais ativa ou agressiva da lesão pode, em geral, ser identificada, sendo provável que o tecido que mais bem caracteriza a lesão seja encontrado nesse local.

Em termos gerais, a lesão benigna é bem-definida, o córtex sobrejacente está íntegro e não há massa de tecidos moles associada. Por outro lado, a lesão maligna é maldefinida, o córtex sobrejacente não se encontra intacto, e existe massa de tecidos moles associada.

CRITÉRIOS DIAGNÓSTICOS

As características úteis na determinação de um diagnóstico específico são a idade do paciente,[5] se a lesão é única ou múltipla, a localização da lesão em relação ao eixo longo e ao eixo central do osso, o osso no qual a lesão está localizada, as características das margens internas da lesão,[15] a presença ou ausência de reação periosteal e suas características,[20] a presença ou ausência de calcificação da matriz tumoral e suas características,[23] bem como a existência ou não de história prévia de processo maligno (sobretudo nos pacientes com mais de 40 anos de idade).

Idade

A idade do paciente isoladamente constitui um excelente indicador do tipo de tumor encontrado.[5] O neuroblastoma metastático, por exemplo, é o tumor maligno mais comum antes de um ano de vida, enquanto o tumor de Ewing é encontrado entre um e 20 anos de idade nos ossos tubulares. O osteossarcoma e o tumor de Ewing são encontrados nos ossos chatos entre 10 e 30 anos de idade. Após os 40 anos de idade, os tumores mais prováveis são o carcinoma metastático, o mieloma múltiplo e o condrossarcoma.

Localização

Diferentes tipos de tumores ocorrem em locais relativamente característicos no sistema esquelético (Fig. 4.1). A localização em relação ao eixo longo do osso tem fundamental importância.[11] Determinados tumores originam-se na metáfise, outros na diáfise ou na epífise. A localização em relação ao eixo central também é importante. Certos tumores têm origem central, no eixo central; outros originam-se excentricamente, fora do eixo central; enquanto outros, ainda, surgem na camada cortical ou na sua superfície, sendo denominados paraosteais. Quando as lesões dos ossos tubulares longos, caracteristicamente excêntricas, ocorrem em ossos tubulares menores, como a fíbula ou os metacarpos, podem facilmente envolver toda a largura da diáfise e promover um aspecto insuflativo do osso envolvido (veja a Fig. 4.16), o que é particularmente verdadeiro nos fibromas não-ossificantes, tumores das células gigantes e cistos ósseos aneurismáticos.

Osso Específico

Em menor grau, o osso no qual o tumor se localiza também é importante. Alguns tumores apresentam maior probabilidade de surgir em um osso específico do que outros.[11] O local mais comum de um osteo-

---

L. F. Rogers: Department of Radiology, Wake Forest University School of Medicine, Winston-Salem, North Carolina 27157. M. A. Norris: Department of Radiology, University of Wisconsin Hospital and Clinics, Madison, Wisconsin 53792-3252.

QUADRO 4.1 Classificação dos Tumores Ósseos Primários

I. Cartilaginosos
   A. Benignos
      1. Osteocondroma (exostose)
      2. Condroma (encondroma)
      3. Condroma paraosteal (justacortical)
      4. Condroblastoma
      5. Fibroma condromixóide
   B. Malignos
      1. Condrossarcoma
         a. Primário
         b. Secundário
II. Ósseos
   A. Benignos
      1. Osteoma
      2. Ilhota óssea
      3. Osteoma osteóide
      4. Osteoblastoma (osteoma osteóide gigante)
   B. Malignos
      1. Osteossarcoma
      2. Osteossarcoma paraosteal (justacortical)
      3. Osteossarcoma periosteal
      4. Osteossarcomatose
III. Fibrosos (fibrogênicos, histiocíticos)
   A. Benignos
      1. Fibroma não-ossificante (defeito cortical fibroso, xantoma)
      2. Fibroma desmoplásico
      3. Fibroma ossificante
   B. Malignos
      1. Fibrossarcoma
      2. Histiocitoma fibroso maligno
IV. Císticos
   A. Benignos
      1. Cisto ósseo simples (cisto ósseo unicameral)
      2. Tumor das células gigantes
      3. Cisto ósseo aneurismático
         a. Isolado
         b. Associado a outros tumores
      4. Gânglion intra-ósseo
      5. Cisto sinovial
      6. Cisto epidermóide
      7. "Tumor marrom" do hiperparatireoidismo
   B. Malignos
      1. Tumor das células gigantes
V. Mielógenos (células redondas)
   A. Malignos
      1. Mieloma
         a. Mieloma múltiplo
         b. Mieloma solitário
      2. Sarcoma das células reticuladas (linfoma maligno)
      3. Tumor de Ewing
VI. Diversos
   A. Benignos
      1. Hemangioma
      2. Lipoma
      3. Sinovioma
   B. Malignos
      1. Cordoma
      2. Adamantinoma
      3. Sarcoma sinovial
      4. Hemangiossarcoma

blastoma, por exemplo, é nos elementos posteriores do corpo vertebral, enquanto os adamantinomas se originam na tíbia.

Margens Internas

A margem interna de uma lesão relaciona-se ao aspecto radiológico da interface tumor-osso, a interface entre o tumor e o osso do qual se origina,[15] o que depende da natureza do distúrbio da superfície endosteal da camada cortical e do padrão de destruição medular.

A destruição medular pode ser geográfica, confinada a uma área relativamente específica definida com relativa facilidade; moteada, com placas irregulares de destruição medular; ou permeativa, com áreas maldefinidas de destruição medular (Fig. 4.2).

A margem da lesão pode ser bem-definida por uma parede fina ou espessa de osso esclerótico (Fig. 4.2). Algumas lesões, embora bem-definidas, não apresentam osteogênese reativa ao seu redor, sendo denominadas em saca-bocado. Outras são maldelimitadas e menos bem-definidas, fundindo-se a margem da lesão de forma mais ou menos imperceptível no osso intramedular circundante.

A *zona de transição* refere-se à borda entre a lesão e o osso circundante normal. As lesões bem-definidas são consideradas como tendo uma zona de transição nítida, e aquelas maldefinidas, tidas como possuindo uma zona de transição ampla.

A agressividade de uma lesão óssea manifesta-se, radiologicamente, pela interface tumor-osso. Os tumores indolentes ou de crescimento lento são delimitados por osso esclerótico, enquanto aqueles de crescimento mais rápido não possuem margem esclerótica. A margem tornar-se-á progressivamente menos bem-definida, se o crescimento for ainda mais agressivo. As lesões benignas e as malignas podem apresentar taxa de crescimento rápido, e o oposto também é verdadeiro — ou seja, algumas lesões malignas têm crescimento lento e possuem margens bem-definidas. Por isso, embora o aspecto radiológico da interface tumor-osso indique a agressividade e a taxa de crescimento de uma lesão óssea, a interface, por si só, não revela processo benigno ou maligno. O granuloma eosinofílico, o cisto ósseo aneurismático, a maioria dos tumores das células gigantes e o fibroma condromixóide podem apresentar aspecto radiológico agressivo e, ainda assim, ser benignos. Por outro lado, o mieloma solitário, o adamantinoma e o sarcoma osteogênico justacortical têm crescimento lento, sendo radiologicamente não-agressivos, embora, na verdade, malignos.

Uma lesão pode afetar a camada cortical de várias formas (Fig. 4.3). Pode expandir a camada cortical para fora, distorcendo o contorno normal do osso e permanecendo íntegra a camada cortical, no tipo de lesão denominada expansiva ou insuflativa. Essa lesão pode erodir e escavar a superfície endosteal, processo que se chama recorte endosteal. Algumas lesões têm margem periférica invisível de osso cortical. Nesses casos, a margem periférica é tão fina que não pode ser identificada na radiografia simples, mas pode ser visualizada na planigrafia ou na TC, o que é característico de cisto ósseo aneurismático, fibroma condromixóide e granuloma eosinofílico, sobretudo nas crianças pequenas. Os tumores malignos e infecções provocam destruição cortical manifestada pela perda irregular de osso cortical. As lesões originadas no periósteo ou adjacentes à camada cortical causam erosão superficial da camada cortical, denominada "escavação em pires". Entretanto, esta também pode ocorrer no tumor de Ewing e no osteossarcoma periosteal.

A lesão pode, ainda, ser caracterizada pela presença ou ausência de septação (Fig. 4.4). Determinadas lesões são, ou parecem ser, divididas por paredes finas ou septos de osso cortical. Uma lesão sem quaisquer evidências de septos internos é denominada não-septada, o que é característico de um cisto ósseo unicameral. Outras lesões parecem conter múltiplos septos, sendo denominadas multisseptadas. Em algumas, isto ocorre porque os septos verdadeiros se estendem por toda a lesão; em outras, a septação é, na verdade, causada pela erosão ou recorte da superfície endosteal, dando as cristas ósseas entre as escavações o falso aspecto de septos, quando observadas em radiografias.

Neosteogênese Periosteal

A presença e as características da neosteogênese periosteal ou reação periosteal fornecem indícios importantes sobre a natureza da lesão subjacente (Fig. 4.5).

Uma única camada de reação periosteal (lamelar) constitui uma tênue linha radiodensa com 1 a 2 mm de largura, paralela à superfície cortical, sendo a característica de um processo benigno, geralmente observada na osteomielite aguda e raramente encontrada nas neoplasias.

A reação periosteal sólida ou ondulada é uma reação sólida com margem externa ondulante, típica da vasculopatia periférica crônica (varicosidades) dos membros inferiores e da osteoartropatia pulmonar.

TUMORES ÓSSEOS E CONDIÇÕES RELACIONADAS   111

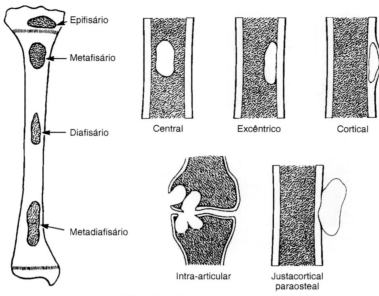

FIG. 4.1 Localização dos tumores.

A reação periosteal sólida, compacta ou espessa, representa múltiplas camadas sucessivas de novo osso aplicadas à camada cortical sobrejacente à lesão. Esse processo pode ser denominado espessamento cortical ou hiperostose, condição observada nos osteomas osteóides, na osteomielite crônica, nos granulomas eosinofílicos e nos condrossarcomas centrais dos ossos longos.

A combinação de reação periosteal lamelar e nodular é típica de um processo benigno, sendo amiúde, associada a abscessos ósseos corticais.

A reação periosteal em camadas ou lamelada, criada pelas várias camadas ou lamelas concêntricas paralelas de novo osso periosteal, costuma ser denominada reação em bulbo de cebola, o que implica um processo mais agressivo, porém observado na doença benigna e na maligna. Essa condição é mais característica do tumor de Ewing (sarcoma de Ewing), mas pode ser encontrada no osteossarcoma, osteomielite aguda, fraturas de estresse e granuloma eosinofílico nos pacientes muitos jovens.

Imagens lineares uniformes, finas e paralelas, perpendiculares à camada cortical, formam o padrão espiculado paralelo, característico do tumor de Ewing. Uma reação periosteal espiculada em raios de sol ou divergente é característica do osteossarcoma. As espículas do osso são mais irregulares e grosseiras do que as encontradas no padrão espiculado paralelo. A reação periosteal irregular e, de outra forma, não-classificável é típica do sarcoma ósseo, sendo, amiúde, observada no osteossarcoma.

A neosteogênese periosteal pode ser interrompida ou cobrir incompletamente a superfície de uma lesão, como ocorre com freqüência nos osteossarcomas. Um triângulo formado por várias camadas de reação periosteal pode formar-se na margem da lesão,

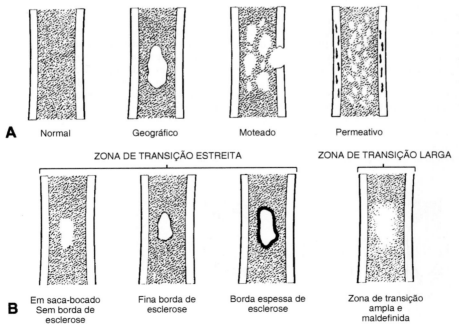

FIG. 4.2 A: Padrão de destruição medular. B: Margens das lesões.

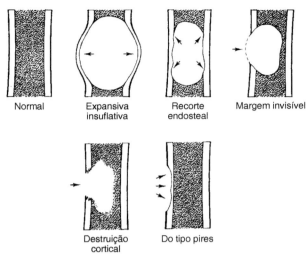

FIG. 4.3 Padrões de comprometimento cortical.

sendo conhecido como triângulo de Codman, que já foi considerado patognomônico dos sarcomas ósseos, mas que também pode ser encontrado na osteomielite. O triângulo é composto inteiramente de reação periosteal e, em geral, é desprovido de tumor; por isso, deve ser evitado como local para biópsia.

A neosteogênese periosteal, associada a lesões de crescimento lento, pode resultar em um triângulo um tanto semelhante de osso mais compacto e, algumas vezes, sólido na margem da lesão, num processo conhecido como esporão subperiosteal, característico das lesões benignas. Nos pacientes jovens, a formação do esporão subperiosteal é, amiúde, associada a lesões com margem cortical invisível, como o cisto ósseo aneurismático, o fibroma condromixóide (veja a Fig. 4.11) e o granuloma eosinofílico.

Osteogênese Tumoral (Calcificação da Matriz)

A calcificação que ocorre na matriz de um tumor, sobretudo os tumores osteóide e condróide, ocorre em padrões que são característicos[23] do tecido de origem (Fig. 4.6).

A calcificação do osteóide cria, de forma característica, uma opacidade nebulosa, amorfa e homogênea (veja Figs. 4.44 e 4.45). Na radiografia, a calcificação aparece como se fosse pintada ou caiada.

As densidades calcificadas, características da matriz condróide em pequenos tumores, são pontilhadas, enquanto nos tumores maiores se observam nódulos, anéis floculentos (aspecto em pipoca) e arcos de densidade calcificada (Figs. 4.7 a 4.9).

A osteogênese reativa ocorre em alguns tumores e nas margens de infecções. O novo osso forma-se nas trabéculas normais existentes nas bordas dos abscessos ósseos crônicos e na presença de certas células malignas, sobretudo nos processos malignos metastáticos da mama e dos pulmões (veja as Figs. 4.33 e 4.34). Nesses tumores, a resposta osteoblástica não é causada pela ossificação do tumor, mas pela neosteogênese reativa que circunda o tumor. A neosteogênese reativa é caracteristicamente homogênea e amorfa.

TÉCNICAS DE IMAGEM NOS TUMORES ÓSSEOS

Planigrafia

A planigrafia é utilizada para complementar a radiografia simples e, em casos selecionados, fornece informações úteis. Delineia e define, de forma mais clara, a lesão do que as radiografias simples, e pode ser útil na demonstração da calcificação da matriz e da destruição cortical.

Tomografia Computadorizada

Na maioria dos casos, a TC tem pouca utilidade no diagnóstico histológico específico de um tumor ósseo além da radiografia simples, mas fornece melhor indicação sobre a extensão da lesão, tanto no canal medular quanto nos tecidos moles circundantes, bem como sobre sua relação com as estruturas vasculares adjacentes (veja a Fig. 4.43).[20] As janelas ósseas e das partes moles mostram a extensão da destruição cortical, mas a janela das partes moles revela melhor a extensão da doença dos tecidos moles e o envolvimento da medula óssea. A densidade da medula óssea normal é igual à da gordura, que, em geral, é de −20 a −40 unidades Hounsfield. Quando o tumor envolve a medula óssea, sua densidade aumenta, atingindo a dos tecidos moles, bem na faixa positiva. Como a TC é mais sensível que as radiografias simples, a TC pode delinear as lesões indicadas por uma cintigrafia óssea positiva, porém inaparentes na radiografia (veja as Figs. 4.27 e 4.28), o que é particularmente útil na revelação de lesões metastáticas na coluna vertebral e na pelve, e, menos comumente, no esqueleto periférico. A TC também pode identificar finas margens ósseas de uma lesão inaparentes nas radiografias simples (veja a Fig. 4.20). A TC revela matriz calcificada e óssea nas lesões muito melhor que a RM.

Ressonância Magnética

A RM revela a extensão do envolvimento dos tecidos moles e da medula óssea, bem como define a relação entre o tumor e os vasos circundantes.[18,20,21] As imagens sagital e coronal da RM fornecem uma avaliação mais precisa da relação entre o tumor e as estruturas normais adjacentes ao longo do eixo longitudinal do osso, sobretudo as estruturas neurovasculares, medula espinhal, articulações e fises.[7,14,19]

A maioria dos tumores ósseos malignos é heterogênea nas imagens ponderadas em T1 e T2. O grau de heterogenicidade varia com o tipo de matriz tumoral e com a magnitude da hemorragia e necrose. As imagens ponderadas em T1 são melhores para determinar a extensão do envolvimento medular (veja a Fig. 4.45B), e as imagens ponderadas em T2 são mais úteis para a avaliação da destruição do osso cortical e da extensão dos tecidos moles (ver Fig. 4.45C). A RM não é tão útil na avaliação do osso cortical devido à ausência de sinal. A calcificação da matriz e marginal, assim como as sutis alterações corticais podem ser mais óbvias na TC. O teor de hidrogênio do osso cortical é muito baixo e, por isso, não emite sinal na RM, enquanto a gordura na medula óssea contém alto teor de hidrogênio e emite um hipersinal nas imagens ponderadas em T1. A substituição de gordura da medula por tumor,

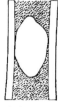
Unicameral não-septado

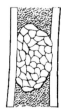
Multisseptada do tipo favo de Mel

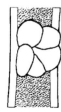
Do tipo bolha de sabão

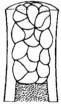
Septação verdadeira

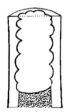
Em cristais

FIG. 4.4 Septação nas lesões ósseas.

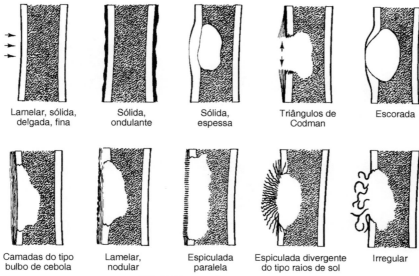

FIG. 4.5 Neosteogênese periosteal.

infecção ou hemorragia reduz a intensidade do sinal. A RM assegura um contraste superior dos tecidos moles, permitindo melhor delineação e diferenciação dos tecidos moles do que a possível com a TC (veja a Fig. 4.45). Por esses motivos, a RM substituiu amplamente a TC na avaliação dos tumores ósseos e dos tecidos moles.

Cintigrafia

A cintigrafia óssea é realizada com compostos de fosfato marcados com tecnécio-^{99m}, mais comumente metildifosfato (Tc^{99m}-MDP). Administram-se 15 a 20 milicuries (mCi) IV, e duas horas mais tarde realiza-se uma cintigrafia de todo o sistema esquelético. O radiofármaco é captado em todos os locais de renovação óssea ativa, independente da causa — tumor, infecção, fratura ou metabólica. A maior radioatividade que ocorre nesses locais é denominada cintigrafia óssea positiva. A cintigrafia óssea é várias vezes mais sensível que a radiografia simples, e, por isso, a atividade pode ser mostrada na cintigrafia óssea, na presença de achados radiológicos normais (veja Figs. 4.27 e 4.28). Afirma-se ser necessária a remoção de aproximadamente 50% de osso trabecular de um determinado local, antes que seja evidente na radiografia, enquanto apenas 5% a 15% podem ser removidos, antes de poder ser identificado na cintigrafia óssea.

A radioatividade aumentada ocorre em praticamente todos os locais de tumores ósseos primários ou metastáticos, com exceção do mieloma múltiplo. A cintigrafia óssea não constitui um procedimento ósseo confiável na avaliação dos pacientes com mieloma múltiplo, porque a avidez do tumor pelo radiofármaco é imprevisível e, amiúde, inexistente. Cintigrafias ósseas negativas podem ser obtidas em até 40% dos locais de mieloma múltiplo. As cintigrafias ósseas são particularmente úteis na detecção de doença metastática esquelética de tumores originados fora do sistema esquelético, como os cânceres do pulmão, mama e próstata (veja a Fig. 4.33). A cintigrafia óssea é menos útil nos tumores primários, mas deve ser utilizada na avaliação dos tumores de Ewing e dos osteossarcomas, que tendem a produzir metástase para outros ossos. A metástase de osso para osso nos outros tumores ósseos primários é menos provável.

Angiografia

A angiografia é necessária em casos selecionados, para determinar a vascularidade da lesão e a posição das estruturas vasculares adjacentes, a fim de auxiliar o cirurgião a planejar a abordagem cirúrgica a ser utilizada. Entretanto, geralmente isso pode ser realizado com a TC ou RM.

Biópsia por Agulha

A biópsia por agulha percutânea é utilizada para estabelecer o diagnóstico de doença metastática ou infecção. Seu uso no diagnóstico dos tumores ósseos primários permanece controverso, sendo a taxa de sucesso um tanto menor que a dos tumores metastáticos.

Os tumores ósseos que são obviamente benignos e de aspecto característico, amiúde, só precisam ser avaliados através da radiografia simples. Quando se considera cirurgia, pode ser necessária a solicitação de TC ou RM para uma avaliação adicional da extensão da lesão.

Nos processos ósseos malignos primários, é preciso determinar a extensão da lesão. Em geral, isso exige TC ou RM (veja a Fig. 4.46). Nos tumores ósseos primários, nos quais se considera a possibilidade de amputação, deve-se solicitar a TC torácica, para descartar a possibilidade de metástase pulmonar. A TC é muito mais sensível à presença de nódulos pulmonares do que a radiografia simples ou a planigrafia. A amputação não é realizada, quando há doença metastática nos pulmões, exceto em circunstâncias incomuns.

TUMORES ÓSSEOS BENIGNOS

Tumores Cartilaginosos Benignos

Encondroma

Um encondroma é um tumor cartilaginoso benigno, originado de células cartilaginosas situadas na cavidade medular. Trata-se do tumor

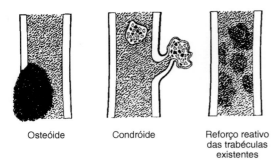

FIG. 4.6 Osteogênese tumoral, calcificação da matriz.

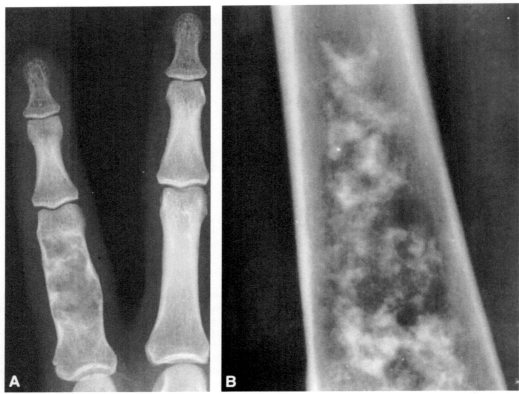

FIG. 4.7 A: Encondroma da falange proximal do quinto dedo. Observe as pequenas calcificações distais, típicas dos tumores cartilaginosos. **B:** *Close-up* da porção inferior do fêmur que mostra calcificação condróide característica no canal medular. Observe a ausência de borda limitante e as pequenas áreas arredondadas de transparência que representam ilhotas de cartilagem não-calcificada. Note, também, a ausência de erosão endosteal e espessamento cortical (compare com a Fig. 4.49, condrossarcoma, e a Fig. 7.24, infarto ósseo).

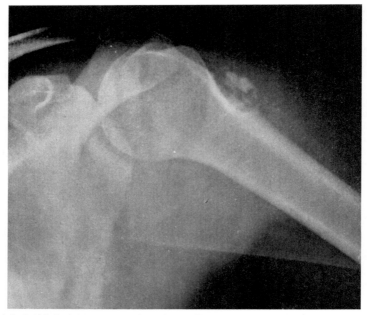

FIG. 4.8 Condroma paraosteal. A base da lesão é limitada por uma zona de esclerose. Observe o esporão subperiosteal na margem distal da lesão, o recorte da camada cortical e a calcificação condróide na lesão.

TUMORES ÓSSEOS E CONDIÇÕES RELACIONADAS 115

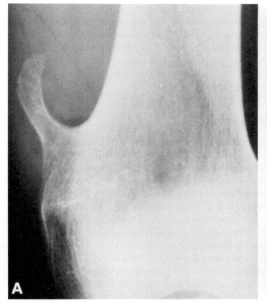
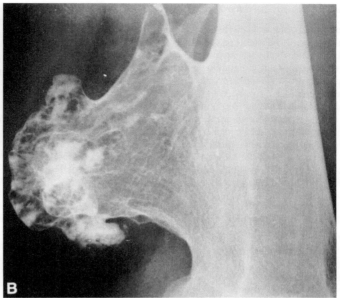
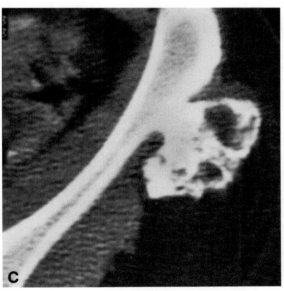

FIG. 4.9 A: Osteocondroma (exostose) originado no aspecto medial da porção distal do fêmur. O pedículo é composto de osso cortical que se funde e é contíguo à camada cortical normal do fêmur. O osso medular no pedículo da lesão é, da mesma forma, contínuo ao canal medular do fêmur. **B:** Osteocondroma de base ampla, originado na camada cortical posterior da porção inferior do fêmur. A periferia do tumor é composta por uma mistura de cartilagem, cartilagem calcificada e osso. Observe a calcificação condróide característica na porção distal da lesão. **C:** Tomografia computadorizada do osteocondroma originado no osso ilíaco. A lesão é bem-definida sem massa de tecido mole sobrejacente. A camada cortical da lesão é contígua à camada cortical do osso ilíaco (compare com a Fig. 4.50).

mais comum encontrado nos ossos da mão, sua localização habitual. O encondroma também ocorre nas costelas, na pelve e, ocasionalmente, nos ossos longos.

Aspectos Radiológicos. Um encondroma é uma lesão central, originada na cavidade medular, geralmente na epífise ou próximo a ela. A massa é radiotransparente e costuma conter calcificação característica de matriz condróide (veja as Figs. 4.6 e 4.7). É pontilhada ou nodular nos ossos pequenos; nos ossos chatos e tubulares longos, é nodular e floculenta, com anéis e arcos de ossificação.

O tumor cresce lentamente nos pequenos ossos da mão. À medida que aumenta, expande-se e adelgaça a camada cortical (veja a Fig. 4.7A). A superfície endosteal da camada cortical é recortada. A lesão é geográfica, sendo comumente bem-definida e marginada por uma fina borda de osso esclerótico. Podem ocorrer fraturas patológicas.

Os encondromas encontrados nos ossos longos originam-se na cavidade medular e, em geral, são a ela limitados e contêm calcificação condróide típica (veja a Fig. 4.7B). Muitos manifestam-se apenas pela calcificação condróide sem transparência circundante aparente ou borda esclerótica. Os encondromas precisam ser diferenciados dos infartos ósseos. A principal distinção é a natureza característica da calcificação condróide. A calcificação no infarto ósseo ocorre em placas e na superfície do infarto (veja a Fig. 7.24A, Cap. 7), enquanto a calcificação da matriz condróide se dá na porção central da lesão.

O tumor raramente é maligno, quando ocorre nas mãos ou nos pés, mas, nos ossos chatos (por exemplo, costelas, ílio) e nos ossos longos dos membros, os processos malignos sempre são uma possibilidade. As alterações que indicam processo maligno são perda da definição marginal, ruptura cortical, reação periosteal sobrejacente e crescimento de encondroma anteriormente identificado. Normalmente, o encondroma benigno não provoca dor. Quando há dor na área, sempre é preciso considerar a possibilidade de processo maligno. Nos ossos longos, geralmente, o encondroma confina-se à cavidade medular, sem afetar a camada cortical circundante. Por isso, a presença de recorte ou espessamento endosteal do osso sobrejacente sugere a possibilidade de processo maligno.

A doença de Ollier é uma displasia óssea maligna, caracterizada pela ocorrência de múltiplos encondromas nas extremidades dos ossos longos, muito comumente nas mãos, amiúde em apenas um membro ou nos membros de um lado do corpo. Quando essa condição é associada a múltiplos hemangiomas cavernosos, a rara combinação é denominada *síndrome de Maffucci* (veja o Cap. 9).

Condroma Paraosteal (Justacortical)

O condroma paraosteal desenvolve-se no periósteo ou nos tecidos moles imediatamente adjacentes à superfície externa da camada cortical. Em geral, a lesão é relativamente pequena. O local mais comum é nas falanges da mão, mas a lesão pode ocorrer nas extremidades dos ossos longos dos membros ou, raramente, nos ossos do carpo. A lesão provoca uma pequena erosão em forma de pires da camada cortical subjacente, com borda bastante densa de osso reativo sob a erosão (veja a Fig. 4.8). Uma ou ambas as margens podem mostrar esporão subperiosteal do osso compacto. O tumor não invade a cavidade medular. A calcificação condróide típica pode ser encontrada no interior da massa de tecidos moles. A margem externa da massa não é definida por uma borda de osso. Em algumas lesões, não há calcificação condróide, mas o defeito cortical é típico o suficiente para sugerir o diagnóstico.

Osteocondroma (Exostose)

O osteocondroma é um tumor benigno, composto por cartilagem, cartilagem calcificada e osso em quantidades variáveis. O termo *exostose* é sinônimo de osteocondroma, sendo mais provável que a lesão constitua uma displasia local da cartilagem na placa de crescimento epifisária. Ele mantém uma capa de cartilagem que não pode ser reconhecida radiologicamente, exceto pela presença de calcificação condróide em seu interior. Esses tumores começam no início da infância, crescem lentamente e param de crescer, quando o esqueleto amadurece na puberdade. Com freqüência, ocorrem nas extremidades distais dos ossos tubulares longos, sobretudo na extremidade inferior do fêmur e nas extremidades superior e inferior da tíbia, podendo, porém, ocorrer em qualquer parte do esqueleto pré-formado em cartilagem. A condição é conhecida como osteocondromatose ou exostose múltipla hereditária, quando praticamente todos os ossos são envolvidos (veja o Cap. 9).

Aspectos Radiológicos. O tumor origina-se na camada cortical e cresce para fora, afastando-se da articulação mais próxima. Em geral, é pedunculado e em forma de couve-flor, fundindo-se o pedículo suavemente com a camada cortical normal do osso (veja a Fig. 4.9). O osso cortical e esponjoso do pedículo da lesão é contíguo ao do osso de origem. Ocasionalmente, a lesão é plana e larga, mas possui as outras características do osteocondroma. A ponta do pedículo ósseo contém elementos condróides e, na ausência de calcificação condróide, pode ser invisível. Quando a lesão se encontra madura, sua margem periférica é distinta e limitada por uma fina borda de osso. Via de regra, as lesões isoladas são assintomáticas, a menos que a massa cresça o suficiente para interferir com a função. Qualquer osteocondroma é capaz de tornar-se maligno, transformando-se em um condrossarcoma. Deve-se suspeitar de degeneração maligna, quando um osteocondroma começa a aumentar ou se torna doloroso após um período de tamanho estacionário, o que foi registrado em cerca de 5% dos casos. A dor também pode ser resultado de fratura do pedículo de um osteocondroma ou de inflamação na bursa sobre a superfície da lesão.

Condroblastoma

O condroblastoma é uma variedade benigna e rara de tumor cartilaginoso originado na epífise.[4,22] A placa de crescimento pode ter fechado por ocasião da descoberta do tumor. O tumor é encontrado, em geral, entre os 10 e 20 anos de idade, com casos ocasionais na primeira, terceira e quarta décadas de vida. As localizações habituais são as epífises da porção proximal do úmero, porção distal do fêmur, porção proximal da tíbia e porção proximal do fêmur, e alguns casos foram registrados nos ossos do tarso, ao redor do acetábulo e em outras partes.

Aspectos Radiológicos. Um condroblastoma (Fig. 4.10) apresenta-se como uma área geográfica bem-definida de destruição óssea que pode conter pontilhado ou pequenos nódulos de calcificação condróide. A localização característica da lesão é na epífise, mas, à medida que aumenta, pode estender-se até a metáfise. Em geral, o tumor estende-se para a superfície articular, mas raramente até a articulação. A lesão costuma ser pequena e de localização excêntrica, e, às vezes, tem aspecto recortado. Pode ocorrer discreta expansão da camada cortical e, algumas vezes, observa-se reação periosteal (Fig. 4.10B). A margem da lesão é, em geral, bem-definida por uma fina borda de esclerose, mas o aspecto depende da agressividade da lesão. Quando a lesão é indolente, apresenta uma borda bem-definida de esclerose; mas, quando agressiva, pode expandir o osso com margens menos bem-definidas e reação periosteal sobrejacente.

Fibroma Condromixóide

O fibroma condromixóide é um tumor ósseo benigno relativamente raro, encontrado, com mais freqüência, na metáfise dos ossos longos.[24] Em geral, ocorre nos pacientes na segunda e terceira décadas de vida, mas ocasionalmente pode ocorrer naqueles com menos de 10 ou com mais de 30 anos de idade. A porção proximal da tíbia é o local mais comum, seguido pela porção distal do fêmur e porção distal da tíbia, local de cerca de um terço dos casos. Dois terços dos casos ocorrem nos ossos tubulares longos, mas o tumor também pode originar-se nos

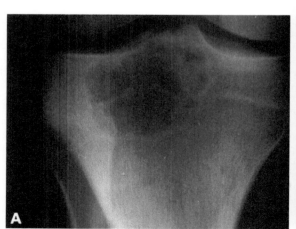 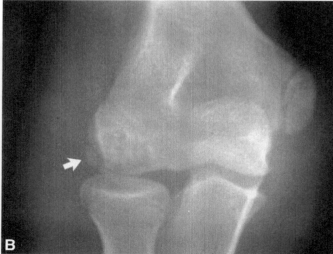

FIG. 4.10 Dois casos de condroblastoma em adolescentes de 14 anos de idade. **A:** Lesão lobulada bem-definida, localizada na epífise proximal da tíbia. A lesão é margeada por uma fina borda de esclerose. **B:** Lesão discretamente lobulada com margem esclerótica de localização excêntrica na epífise distal do úmero. Contém calcificação condróide pontilhada e observa-se reação periosteal (*seta*) na margem lateral.

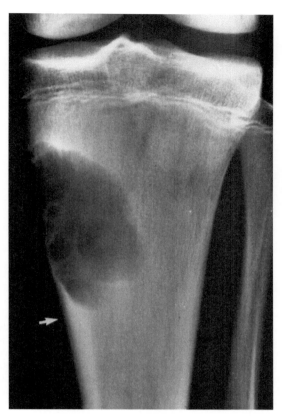

FIG. 4.11 Fibroma condromixóide em um menino de 11 anos de idade. Uma lesão excêntrica bem-definida, originada na metáfise proximal da tíbia, é parcialmente margeada por uma fina borda de esclerose. Observe o esporão subperiosteal inferiormente (*seta*). A borda medial da camada cortical mostra-se completamente destruída, e a margem medial da lesão é invisível. (Cortesia de Arthur Newburg, M.D., Boston, Massachusetts.)

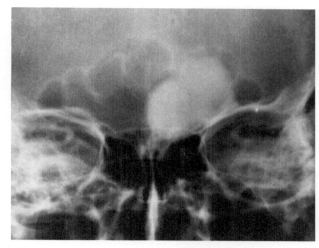

FIG. 4.12 Osteoma do seio frontal. Massa discretamente lobulada, com bordas bem-definidas e homogeneamente densa, situada no seio frontal esquerdo. A localização, a densidade e a configuração são típicas do osteoma. Essa lesão é maior que a média.

pequenos ossos das mãos e pés, bem como na pelve, com exemplos esporádicos nas vértebras, costelas, escápula e crânio.

Aspectos Radiológicos. A lesão clássica origina-se excentricamente na metáfise como uma zona bem-circunscrita de rarefação que ocasionalmente provoca a expansão do osso (Fig. 4.11). Pode a lesão limitar-se à placa de crescimento ou situar-se numa distância variável. Amiúde, é alongada, tendo seu eixo longitudinal orientado com o eixo longitudinal do osso. Sua margem é recortada, e a espessura da esclerose pode variar um pouco em áreas diferentes da lesão. Nos ossos menores, a lesão localiza-se mais centralmente e se expande para o osso. No osso longo, a lesão geralmente provoca adelgaçamento local e expansão da camada cortical sobrejacente. Em alguns pacientes, a camada cortical externa é invisível e parece estar completamente destruída; entretanto, uma delgada camada de osso sobrejacente é evidente patologicamente. Um esporão subperiosteal de osso novo pode ser encontrado na margem da lesão. Embora a calcificação possa ser evidente microscopicamente, raramente é visível na radiografia.

Tumores Ósseos Benignos

Osteoma

Os osteomas são pequenos crescimentos planos de osso cortical que se acredita sejam exageros localizados de ossificação intramembranosa. Apresentam-se como massas pequenas e densas sem estrutura e, em geral, são encontrados no crânio e, mais amiúde, no seio frontal ou etmóide (Fig. 4.12), porém ocasionalmente na superfície da tábua externa. Com menor freqüência, originam-se da tábua interna, mas, nessa posição, sugerem a possibilidade de enostoses secundárias a um meningioma subjacente. Os tumores apresentam pouca tendência a aumentar e raramente têm importância clínica. Raramente, um osteoma nos seios paranasais aumenta o suficiente para causar a protrusão das paredes dos seios ou obstruir o orifício e provocar a retenção das secreções e sinusite. Ocasionalmente, os osteomas surgem na superfície dos ossos longos ou costelas.

Quando são encontrados múltiplos osteomas ou um único osteoma é encontrado em um local incomum, justifica-se o exame do cólon devido à possibilidade de síndrome de Gardner. A síndrome consiste em nódulos cutâneos, tumores desmóides, osteomas e pólipos colônicos, que possuem alto potencial para degeneração maligna. As lesões ósseas freqüentemente precedem o aparecimento de evidências clínicas e radiológicas de pólipos intestinais.

Ilhotas Ósseas

As ilhotas ósseas, ou enostoses, são nódulos radiodensos assintomáticos e benignos de osso cortical compacto, com pouca importância clínica, além da necessidade de serem diferenciadas de outros processos patológicos. Provavelmente, não são neoplasias verdadeiras. Surgem as ilhotas ósseas nas radiografias como áreas escleróticas ovóides, arredondadas ou oblongas, de tamanho variado, mas amiúde têm menos de 1,5 cm de diâmetro, com margens distintas (Fig. 4.13).[8] Espículas ósseas estendem-se da periferia da lesão, emaranhadas com as trabéculas circundantes. As lesões não se protraem da superfície cortical do osso envolvido. Mais comumente, são encontradas na pelve, porção proximal do fêmur e costelas, e, ocasionalmente, nos corpos vertebrais.[20] Quando encontradas nos ossos longos, geralmente, ocorrem na epífise. A maioria parece ser estática, ocasionalmente crescem e, algumas vezes, regridem e desaparecem. Na maior parte dos casos, a cintigrafia óssea é normal — ou seja, sem captação aumentada na região da anormalidade radiológica. A principal consideração diagnóstica é um foco metastático esclerótico. O aspecto radiológico típico de ilhota óssea, a falta de crescimento e a cintigrafia óssea normal são úteis no diagnóstico diferencial. Múltiplos nódulos pequenos de osso esclerótico são característicos da osteopoiquilose, discutida no Cap. 9.

Osteoma Osteóide

O osteoma osteóide é uma lesão benigna, formadora de osteóide, que, sob muitos aspectos, simula um abscesso ósseo crônico de baixo grau. Hoje em dia, a maioria dos pesquisadores considera-o um processo reativo, possivelmente de origem inflamatória, mas sua patogenia é desconhecida. Cerca de 75% dos casos ocorrem entre os 11 e 26 anos de idade. É duas vezes mais comum nos homens jovens do que nas

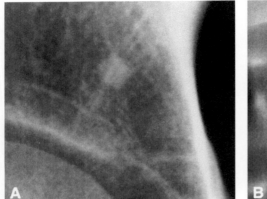
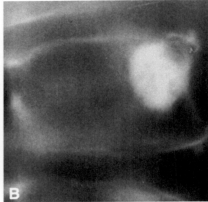

FIG. 4.13 Ilhota óssea. **A:** Um típico nódulo denso e pequeno acima do acetábulo direito. **B:** Planigrafia que mostra um nódulo radiodenso de osso cortical com margem periférica bem-definida, embora levemente irregular no corpo da segunda vértebra lombar.

mulheres dessa faixa etária. A tíbia e o fêmur são locais freqüentes de envolvimento, mas a lesão pode ser encontrada em qualquer osso tubular, bem como na pelve e nas vértebras. O paciente queixa-se de dor, geralmente branda e intermitente, que piora à noite, sendo caracteristicamente aliviada com aspirina. Em alguns pacientes, a dor é grave e praticamente intratável.

O nicho central do tumor tem diâmetro ≤ 1,5 cm, sendo constituído de massas irregulares de osteóide em matriz fibrosa vascular, que pode calcificar. O aspecto histológico é muito semelhante ao de um osteoblastoma benigno (osteoma osteóide gigante).[4] A diferenciação é realizada com base no maior diâmetro da lesão: se <1,5 cm, a lesão é um osteoma osteóide; se for maior, é um osteoblastoma. A maioria dos osteomas osteóides origina-se na camada cortical, mas, algumas vezes, ocorrem no periósteo ou na cavidade medular no interior de uma articulação ou próximo a ela.

Aspectos Radiológicos. O osteoma osteóide cortical é visibilizado como uma pequena área transparente, circundada por esclerose densa e compacta (Fig. 4.14A). A transparência, ou cavidade, amiúde não tem mais de alguns milímetros de diâmetro, e sua identificação pode ser difícil, se não impossível, nas radiografias simples. Em geral, a reação esclerótica é intensa podendo ser suficiente para obscurecer a cavidade. A área transparente central pode conter um nicho de calcificação (Fig. 4.14C). A reação periosteal, a parede esclerótica e a camada cortical normal tendem a fundir-se sem demarcação nítida. A visibilização da transparência central característica pode exigir a realização de planigrafia ou de TC. Nos ossos chatos, como a pelve, uma zona difusa de esclerose de largura variável circunda a cavidade.

A identificação radiológica dos osteomas osteóides originados no canal medular adjacentes às articulações é difícil, porque o nicho não possui osso reativo circundante.[5] O nicho pode ser identificado como

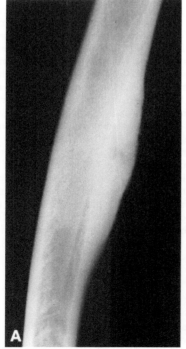
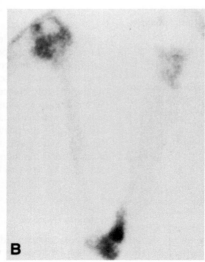
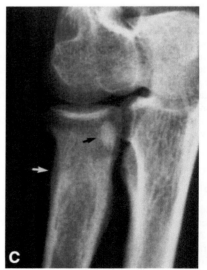

FIG. 4.14 Osteoma osteóide. **A:** Osteoma osteóide do úmero. Uma pequena transparência na camada cortical anterior é circundada por um volume considerável de osso reativo, resultando no espessamento da camada cortical. **B e C:** Osteoma da porção proximal do rádio. Na cintigrafia óssea **(B)**, um foco de maior radioatividade é identificado logo distal à articulação do cotovelo. Em **C**, identifica-se uma calcificação ovóide distinta (*seta preta*), circundada por uma zona de radiotransparência. Observe, também, a neosteogênese periosteal sobrejacente (*seta branca*).

uma captação focal intensa na cintigrafia óssea (ver Fig. 4.14B), podendo ser visibilizado na planigrafia ou na TC como uma pequena transparência distinta. Derrames articulares, contraturas e osteoporose periarticular podem estar associadas a um osteoma osteóide intra-articular.

Os osteomas osteóides subperiosteais são pequenas massas arredondadas de tecido mole com cerca de 1 a 2 cm de diâmetro, encontradas imediatamente adjacentes ao osso. Mais comumente, ocorrem ao redor do colo do fêmur e nas mãos e pés. As massas provocam atrofia compressiva da camada cortical adjacente, que radiologicamente se apresenta como uma erosão em pires ou mais profunda, margeada por uma borda de esclerose. Essas lesões podem causar derrame na articulação vizinha e osteoporose periarticular semelhante à do osteoma osteóide intramedular intra-articular.

Os osteomas osteóides podem-se localizar nos elementos posteriores da coluna vertebral, onde tipicamente provocam escoliose dolorosa. O osso reativo circundante pode ser mínimo, mas, com freqüência, o nicho está calcificado, quando o osteoma osteóide se encontra nessa localização. A cintigrafia óssea e a planigrafia ou a TC são úteis.

A parte essencial do tumor localiza-se na transparência central. Essa parte precisa ser completamente removida por ocasião da excisão cirúrgica, ou a lesão recorrerá. Não é necessário remover o osso cortical reativo circundante, embora ele possa formar a principal parte da lesão. A cintigrafia óssea é útil para identificar o nicho, sendo particularmente útil por ocasião da cirurgia, a fim de assegurar que o nicho foi removido.

Osteoblastoma (Osteoma Osteóide Gigante)

O osteoma osteóide gigante, ou osteoblastoma, tem aspecto histológico semelhante ao do nicho de um osteoma osteóide arbitrariamente dividido por tamanho, conforme anteriormente descrito. Esse é um tumor relativamente raro, que ocorre principalmente em indivíduos entre os 10 e 20 anos de idade. É observado, com mais freqüência, na coluna vertebral, envolvendo o arco neural e os pedículos, ocasionalmente no fêmur e na tíbia, e raramente nas costelas, mãos, pés, ossos da face, crânio, rótula, escápula ou ílio. Quando o tumor ocorre nos elementos posteriores da coluna vertebral, é caracteristicamente lítico e expansivo, com esclerose marginal mínima. Muitas vezes, há calcificação pontilhada ou placas de ossificação osteóide na lesão. As áreas líticas nos ossos longos tendem a expandir a camada cortical sobrejacente e são limitadas por margem esclerótica. Os osteoblastomas da coluna vertebral precisam ser diferenciados dos tumores das células gigantes e dos cistos ósseos aneurismáticos.

Tumores Fibrosos Benignos

Fibromas Não-ossificantes e Defeitos Corticais Fibrosos Benignos

Os defeitos corticais fibrosos e os fibromas não-ossificantes não constituem neoplasias verdadeiras, e sim um defeito localizado do crescimento ósseo. No passado, essas lesões eram conhecidas como xantomas, fibroxantomas ou xantofibromas, sendo observadas em crianças e adolescentes. Calcula-se que 30% a 40% das crianças venham a desenvolver um ou mais defeitos corticais fibrosos. As lesões raramente são identificadas antes dos dois anos de idade, são mais freqüentes por volta dos 10 anos de idade e começam a involuir aos 14 anos de idade. Raramente são observadas em adultos. Informações adicionais sobre as lesões ósseas fibrosas podem ser encontradas no trabalho realizado por Kumar e colaboradores.[12]

A única diferença entre um fibroma não-ossificante e um defeito cortical benigno é o tamanho. As características patológicas das duas lesões são essencialmente as mesmas. Se a lesão for > 1,5 a 2 cm, costuma ser denominada fibroma não-ossificante.

Em geral, não existem sintomas relacionados às lesões, sendo elas encontradas acidentalmente durante exames realizados por outros motivos, comumente traumatismo. Tais lesões são observadas nos membros inferiores e geralmente nas metáfises. Os locais comuns são a porção distal do fêmur, as porções proximal e distal da tíbia, assim como as porções proximal e distal da fíbula. Podem ser únicas ou múltiplas.

Aspectos Radiológicos. O aspecto radiológico desses tumores é tão característico que a maioria pode ser diagnosticada, com certeza absoluta, com base em tal aspecto, sem ser necessários a solicitação de biópsia ou tratamento.

O defeito cortical benigno é uma pequena área de rarefação, bem-marginada e limitada por uma fina borda de esclerose (Fig. 4.15). Muitas vezes, apresenta uma borda recortada e pode parecer multisseptada. É encontrado na camada cortical, ou diretamente abaixo desta, e pode provocar uma discreta protrusão localizada ou adelgaçamento da camada cortical sobrejacente.

O fibroma não-ossificante é uma lesão maior, que mede mais de 2 cm em sua maior dimensão. Essa lesão também se apresenta como uma área bem-marginada, de radiotransparência limitada por uma delgada cápsula esclerótica (Fig. 4.16). Muitas vezes, ocorre a expansão ou protrusão da camada cortical, mas não reação periosteal. As lesões são excêntricas e raramente estendem-se por completo através da diáfise, podendo, porém, ocupar a largura dos ossos menores, como a fíbula, e podem expandi-las. Fraturas patológicas podem ocorrer nas lesões maiores.

Essas lesões raramente persistem até a vida adulta, mas ocasionalmente, nos adultos mais jovens, pode-se identificar algum remanescente de lesão fibrosa em involução, amiúde através de uma área de ossificação amorfa no aspecto endosteal da camada cortical na metáfise.

Fibroma Desmoplásico

Os tumores desmoplásicos são tumores benignos raros, compostos por uma matriz de fibras colágenas, precisando ser diferenciados histologicamente dos fibrossarcomas de baixo grau.[12] Os fibromas desmoplásicos são lesões localmente agressivas que tendem a recorrer após ressecção. A idade média por ocasião da apresentação é de 25 anos

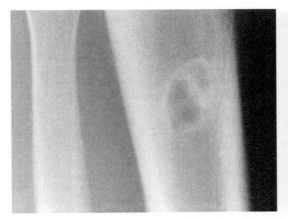
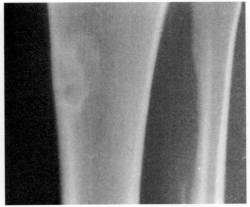

FIG. 4.15 Defeito cortical fibroso benigno da tíbia. A lesão é radiotransparente, mas limitada por uma borda esclerótica fina, discretamente lobulada, de osso. Esse foi um achado eventual em uma radiografia solicitada por causa de traumatismo.

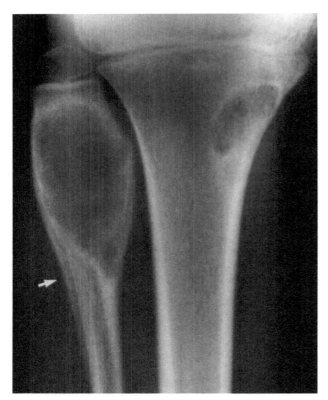

FIG. 4.16 Dois fibromas não-ossificantes em um menino de 11 anos de idade. Existem um fibroma não-ossificante típico de localização excêntrica e uma fina borda de esclerose na porção proximal da tíbia. A lesão da porção proximal da fíbula aumentou e expandiu a camada cortical, porém observe que esta permanece íntegra. Há um esporão subperiosteal formado inferior e lateralmente (seta). (Cortesia de Theodore Keats, M.D., Charlottesville, Virginia.)

de idade. Ao nível radiológico, manifestam-se como lesões puramente líticas, em favo de mel, amiúde expansivas da metáfise, geralmente circundadas por uma borda esclerótica.

Fibroma Ossificante

O fibroma ossificante é um tumor incomum que ocorre na diáfise da tíbia e da fíbula, na mandíbula e nos ossos da face. A lesão na tíbia e na fíbula ocorre, em geral, na primeira década de vida e manifesta-se pelo aumento e arqueamento da diáfise. Os achados radiológicos característicos são uma radiotransparência excêntrica, que pode ser solitária ou insuflativa.[12] A superfície externa da camada cortical encontra-se expandida e fina. O osteóide ocorre na lesão, resultando na opacificação amorfa e homogênea do tumor.

Na mandíbula, a lesão é expansiva e radiotransparente; nos seios paranasais, também é expansiva, mas os opacifica. A lesão contém, amiúde, calcificação osteóide nebulosa e, por isso, pode aparecer homogeneamente densa.

Tumores Ósseos Císticos

As lesões descritas como tumores ósseos císticos não possuem o mesmo tecido de origem. A maioria é composta de lesões císticas verdadeiras cheias de líquido, mas outras são sólidas. Todas possuem em comum o aspecto radiológico de um cisto, com cavidades radiotransparentes mais ou menos bem-delineadas no osso.

Cisto Ósseo Unicameral (Cisto Ósseo Simples ou Solitário)

O cisto ósseo unicameral ou solitário é uma lesão de origem desconhecida que surge na infância ou adolescência, sendo encontrado, mais comumente, na porção proximal do úmero e na porção proximal do fêmur.[16] Também pode ocorrer na tíbia, fíbula ou nos ossos menores, como o calcâneo, e nos ossos chatos, incluindo as costelas e a pelve. Essa condição é duas vezes mais comum nos meninos. As lesões são geralmente assintomáticas e descobertas acidentalmente em radiografias solicitadas por outros motivos. Muitos pacientes abrem o quadro com fratura patológica. Após a fratura, alguns cistos cicatrizam por ossificação. Entretanto, a maioria não cicatriza, e finalmente requer intervenção cirúrgica e enxerto ósseo. Mais recentemente, os cistos unicamerais têm sido tratados com sucesso, com injeção percutânea direta de esteróides no cisto.

Aspectos Radiológicos. Um cisto ósseo unicameral é uma lesão expansiva, radiotransparente, de localização central, com uma borda esclerótica fina e bem-definida (Fig. 4.17). A lesão origina-se caracteristicamente na metáfise, sendo limitada pela fise ou pela placa de crescimento. Na sua localização mais comum, a porção proximal do úmero, é realmente limitada pela placa de crescimento (Fig. 4.17A), mas, na porção proximal do fêmur, a lesão encontra-se geralmente localizada na região intertrocantérica e raramente estende-se para o colo do fêmur (Fig. 4.17B). Não atravessa a placa de crescimento, para envolver a epífise. A camada cortical apresenta-se freqüentemente adelgaçada pela expansão. A maioria dos cistos não é septada, mas composta de uma única câmara — daí o termo *unicameral*. Alguns cistos têm aspecto multilocular como se fossem compostos de múltiplas cavidades comunicantes, mas essas são resultado da formação de cristas ao longo da camada cortical, e não de verdadeiros septos ósseos no interior da lesão.

Os cistos ósseos com fratura patológica contêm uma espícula ou fragmento de osso na porção inferior da lesão, o que é denominado *sinal do fragmento caído*, e que, embora não seja comum, é bastante característico de um cisto ósseo unicameral.

Durante sua fase ativa, o cisto localiza-se próximo ou adjacente à placa epifisária. Quando se torna inativo, pode haver a formação de osso metafisário normal na placa de crescimento, a lesão parece migrar em direção à diáfise e pode ser encontrada a alguma distância da placa de crescimento. Esses cistos têm uma fina borda esclerótica e podem ser discretamente expansivos. Raramente, um cisto simples localiza-se na diáfise, e, quando se encontra uma lesão com essa descrição, também deve-se considerar um tumor marrom do hiperparatireoidismo e displasia fibrosa.

Tumor das Células Gigantes

O tumor das células gigantes é uma lesão destrutiva e expansiva, encontrada geralmente nas extremidades dos ossos longos após o fechamento epifisário, sendo, por isso, raramente encontrado em indivíduos com menos de 17 anos de idade.[3] É essencialmente uma lesão do início da vida adulta, incomum após os 35 anos de idade. Sua localização mais comum é a porção distal do fêmur, a porção proximal da tíbia e a extremidade distal do rádio (Fig. 4.18). Esse tumor pode surgir no ílio e em outros ossos pélvicos, nas costelas, na coluna vertebral, na clavícula, nos metacarpos, nos metatarsos e ossos do tarso.

Aspectos Radiológicos. A lesão é radiotransparente e origina-se no local da cicatriz epifisária, estendendo-se para a metáfise e para a epífise. Muitas vezes, a lesão é inicialmente excêntrica, mas, à medida que aumenta, pode envolver toda a largura do osso. Nos ossos menores, como o metacarpo ou a fíbula, os tumores das células gigantes expandem-se e tornam o osso insuflado. A lesão estende-se de forma característica para o osso subarticular ou superfície articular, mas não envolve a articulação. A lesão tem geralmente uma zona de transição nítida, sendo muito bem-demarcada do osso normal, mas não existe zona esclerótica. Algumas vezes, a zona de transição é mais larga, e a extensão medular da lesão não é tão bem-definida (Fig. 4.19). As lesões parecem possuir finos septos ósseos, mas, na verdade, são cristas na superfície interna da camada cortical, e não septações verdadeiras. Não ocorre neosteogênese periosteal, a menos que tenha havido uma fratura patológica. Grandes lesões podem destruir porções da camada cortical.

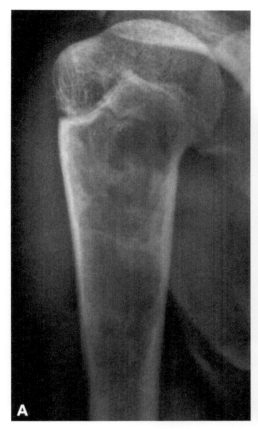
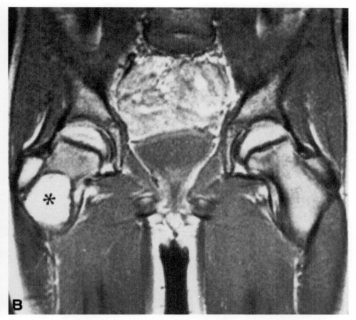

FIG. 4.17 Cistos ósseos unicamerais. **A:** Cisto ósseo simples da porção proximal do úmero em um adolescente de 13 anos de idade. A lesão é bem-definida, discretamente expansiva com erosão endosteal e limitada pela fise. **B:** RM de um cisto ósseo unicameral (*asterisco*) da região intertrocantérica da porção proximal do fêmur em um menino de 10 anos de idade. A lesão é bem-definida por uma fina borda de osso cortical.

Os tumores benignos das células gigantes têm um equivalente maligno. As recorrências após terapia cirúrgica são sugestivas de processo maligno. As lesões que parecem agressivas, com a destruição da camada cortical e com uma zona de transição mais larga, também sugerem processo maligno. A recorrência local após a curetagem é comum. As metástases pulmonares são muito raras e tendem a ser indolentes.

Granuloma Regenerativo das Células Gigantes

O granuloma regenerativo das células gigantes é uma lesão lítica incomum que, em geral, envolve a mandíbula, mas recentemente foi encontrada nos metacarpos, metatarsos e falanges. Tipicamente, manifesta-se como uma lesão acentuadamente expansiva e insuflativa nos ossos pequenos.

Cisto Ósseo Aneurismático

O cisto ósseo aneurismático pode surgir como uma lesão nova ou associada a várias lesões benignas, como o tumor das células gigantes, condroblastoma, fibroma condromixóide e displasia fibrosa, ou a tumores malignos, incluindo o osteossarcoma e o condrossarcoma.[4] É preciso estar alerta quanto a essa possibilidade, quando se faz o diagnóstico de cisto ósseo aneurismático. Pequenas amostras para biópsia ou biópsias de apenas uma porção do referido tumor podem levar a erro. Em geral, o cisto ósseo aneurismático que ocorre em um indivíduo com menos de 20 anos de idade é primário, enquanto um percentual cada vez maior das lesões que ocorrem mais tarde é secundário e associado a outros tumores.

Cerca de 50% dessas lesões são encontradas nos principais ossos longos, e o restante ocorre no esqueleto axial, sobretudo a coluna vertebral,[1] sacro e pelve.[16] Os elementos posteriores das vértebras, em vez de o corpo vertebral, são os locais habituais de origem ou de comprometimento máximo.

Pode ser difícil distinguir a lesão do tumor de células gigantes. A idade do paciente é útil. Oitenta e cinco por cento dos tumores das células gigantes ocorrem nos pacientes com mais de 20 anos de idade, enquanto 78% dos cistos ósseos aneurismáticos, em pacientes mais jovens.

Aspectos Radiológicos. Os cistos ósseos aneurismáticos têm, amiúde, um aspecto radiológico característico (Figs. 4.20 e 4.21).[2] Tipicamente, a lesão consiste em uma radiotransparência excêntrica, insuflativa ou aneurismática, expansiva, originada na metáfise. A margem é geralmente bem-circunscrita, com ou sem uma borda esclerótica. Algumas vezes, observa-se trabeculação na lesão, porém não há calcificação ou mineralização significativas. A extensão para os tecidos moles é provocada pela protrusão do periósteo, resultando em uma fina camada de osso novo que delineia a periferia do tumor, podendo ou não ser visível. A elevação periosteal pode resultar em um esporão subperiosteal ou em um triângulo de Codman na periferia da lesão. Na TC e na RM, os cistos ósseos aneurismáticos revelam nível hemato-hídrico (veja a Fig. 4.20C). Embora os níveis hemato-hídricos sejam altamente sugestivos de cisto ósseo aneurismático, também foram relatados em casos de tumores das células gigantes, osteossarcoma telangiectásico, metástase e condroblastoma.

A lesão vertebral típica[1] consiste em um processo puramente lítico dos elementos posteriores e do corpo. Menos comumente, a lesão limita-se aos elementos vertebrais posteriores (veja a Fig. 4.21); o envolvimento somente do corpo é raro. Uma característica incomum do cisto ósseo aneurismático é a sua capacidade de atravessar o espaço discal e envolver as vértebras adjacentes. Assim como nos ossos longos, a incapacidade de visibilizar a fina camada cortical externa pode sugerir um processo maligno. A principal consideração

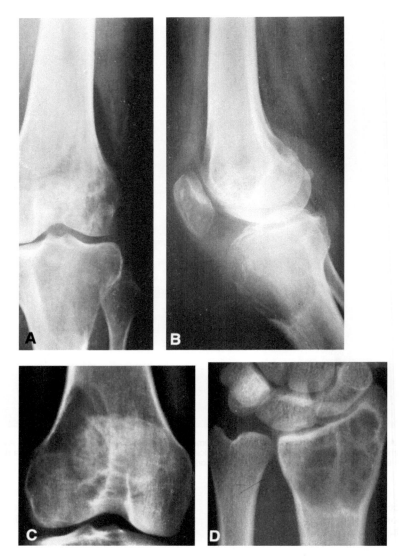

FIG. 4.18 A e B: Incidências AP e lateral de um tumor das células gigantes da porção proximal da tíbia. C: Tumor das células gigantes da porção distal do fêmur. D: Tumor das células gigantes da porção distal do rádio. As lesões são radiotransparentes, excêntricas e bem-definidas, estendendo-se, de forma característica, para a superfície articular.

do diagnóstico diferencial dessa lesão expansiva da coluna vertebral é um osteoblastoma.

Gânglion Intra-ósseo

O gânglion intra-ósseo surge comumente na epífise ou na metáfise adjacente, sobretudo na região do maléolo medial da tíbia distal, bem como nos ossos do carpo e do tarso. Ao nível radiológico, aparece como uma transparência bem-definida e solitária, com uma fina borda de esclerose. A pequena lesão cística arredondada, comum no colo do fêmur, embora sugestiva de gânglion intra-ósseo, é, na verdade, uma variante normal — a denominada herniação sinovial (Cap. 8).

Cisto Ósseo Pós-traumático

Pequenas áreas císticas, amiúde encontradas nos ossos do punho e da mão, podem ser causadas por traumatismo, sendo, possivelmente, formadas como resultado de hemorragia localizada no interior do osso. Lesões císticas semelhantes também foram encontradas em indivíduos sem história de lesão prévia. Algumas dessas lesões podem ser ilhotas de cartilagem que não ossificaram durante o crescimento esquelético.

Os *cistos sinoviais* são discutidos no Cap. 3.

O *tumor marrom do hiperparatireoidismo* é discutido no Cap. 6.

Cisto Epidermóide (Colesteatoma)

Um tumor bem-delimitado e de aspecto cístico ocasionalmente é encontrado nos ossos do crânio, geralmente em crianças ou adultos jovens. Patologicamente, é um cisto revestido por epitélio escamoso e preenchido com material amolecido e perolado, composto de colesterol e fragmentos celulares. Esses tumores são conhecidos como colesteatomas, epidermoidomas ou cistos epidermóides. Quando o cisto tem essas características, é denominado *cisto epidermóide*. Se estruturas dérmicas (por exemplo, cabelo, dentes) também estão incluídas, a lesão é conhecida como *cisto dermóide*. Os cistos dermóides costumam ser estruturas da linha média, encontradas no occipício ou anteriormente na região do násio, enquanto os elementos epidermóides são encontrados em todo o crânio. Ocasionalmente, observam-se colesteatomas primários no osso temporal.

No crânio, os cistos epidermóides são congênitos, originados de inclusões epidermóides por ocasião do fechamento do sulco neural. A lesão origina-se no espaço diplóico e expande as tábuas interna e externa (Fig. 4.22). Em incidência *frontal*, surge caracteristicamente como uma área arredondada ou ovóide bem-delineada, de defeito ósseo,

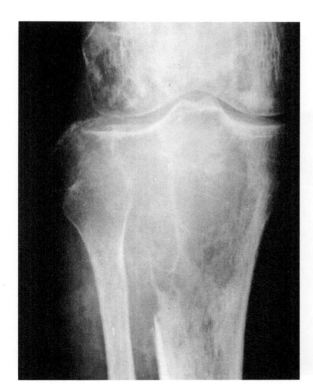

FIG. 4.19 Tumor das células gigantes da tíbia. Um tumor lítico que expandiu e aparentemente destruiu a camada cortical lateral da tíbia. A borda é menos bem-definida do que a da Fig. 4.18, sugerindo a possibilidade de um processo maligno, embora essa lesão fosse benigna.

com uma zona circundante delgada de esclerose. A margem do defeito amiúde apresenta recortes discretos em alguns locais. Em incidência tangencial, é aparente a expansão simétrica das tábuas. O crescimento tumoral é muito lento e pode ser assintomático, exceto pela deformidade causada pela massa.

Cisto de Inclusão Epidermóide

Uma lesão patologicamente semelhante ao cisto epidermóide é encontrada na falange terminal. Essas lesões são adquiridas pela implantação de células epidérmicas resultantes de lesão, como um ferimento perfurante provocado por uma agulha de costura. Na radiografia, a lesão manifesta-se como uma lesão destrutiva, arredondada ou oval, bem-circunscrita, amiúde com uma margem esclerótica fina e muito bem-definida, marcando a borda entre ela e o osso adjacente.[5] Um tumor glômico pode ter aspecto semelhante na falange distal.

Hemangioma Ósseo

Os hemangiomas ósseos são tumores raros, exceto na abóbada craniana e nas vértebras. Múltiplas lesões são comuns na coluna vertebral, mas não em outros locais. Os hemangiomas ósseos são lesões benignas, que histologicamente correspondem aos hemangiomas mais comuns da pele e dos tecidos subcutâneos. Os hemangiomas ósseos são relativamente comuns nos adultos, porém raros em crianças. No crânio, a lesão parece uma pequena massa palpável; costuma ser encontrada acidentalmente em uma vértebra. Raramente, o tumor pode causar o colapso de um corpo vertebral e resultar em sinais e sintomas clínicos de compressão vertebral. Os raros tumores dos ossos tubulares longos podem provocar sintomas devido ao crescimento da massa tumoral.

Aspectos Radiológicos. No crânio, a lesão consiste em uma área arredondada transparente, com cerca de 1 a 2 cm de diâmetro, amiúde no osso frontal. Em incidência *frontal*, apresenta um aspecto finamente granular. Quando em incidência lateral, a lesão é massa óssea suavemente convexa que se projeta da tábua externa, contendo estriações características em raios de sol verticais e finas (Fig. 4.23*A*, *B*). Hemangiomas raros, originados na camada cortical dos ossos tubulares ou nos ossos chatos, como a escápula ou pelve, têm aspecto semelhante ao dos hemangiomas cranianos. Nas localizações extracranianas, isso pode sugerir um sarcoma osteogênico; entretanto, a margem do hemangioma é nítida e distinta, sem massa associada de tecidos moles. Os sinais e sintomas clínicos são mínimos ou inexistentes.

Na coluna vertebral, os hemangiomas provocam estriações verticais grosseiras no corpo vertebral (Fig. 4.23*C*). A arquitetura trabecular normal é quase completamente substituída por essas trabeculações verticais alternantes e pelos claros espaços entre elas. Estriações horizontais curtas podem estender-se entre duas ou mais trabeculações verticais, para produzir uma imagem em favo de mel. Em alguns indivíduos, muitos corpos vertebrais exibem algumas características de tal padrão, talvez apenas em pequeno grau. As alterações nessas pessoas dificilmente constituem mais do que uma variação anatômica. Raramente, os processos vertebrais são afetados, e incomumente o osso sofre erosão, produzindo a extensão para os tecidos moles uma massa de tecidos moles paravertebral.

Os hemangiomas são comumente encontrados como achados acidentais, quando se pesquisa a coluna vertebral com RM. Manifestam-se como áreas de intensidade de sinal mista, intermediária e alta, no corpo vertebral nas imagens ponderadas em T1, que se torna forte e brilhante em T2 (Fig. 4.23*E*, *F*). Os hemangiomas no corpo vertebral são entremeados com gordura, responsável pelo aumento do sinal nas imagens ponderadas em T1. O próprio componente vascular emite sinal intermediário em T1. Os focos de gordura são comumente encontrados nos corpos vertebrais na RM. São facilmente identificados pelo hipersinal em T1, mas hipossinal em T2, o que os diferencia dos hemangiomas vertebrais.

Os hemangiomas raramente ocorrem na porção intramedular dos ossos longos e, quando isso ocorre, são expansivos e trabeculados de forma um tanto semelhante à observada no corpo vertebral.

Ocasionalmente, os hemangiomas dos tecidos moles e as más-formações arteriovenosas invadem o osso, provocando erosões. Flebólitos são observados com frequência nos tecidos moles, devendo sugerir o diagnóstico.

Angiomatose Cística Difusa (Hemangiomatose e Linfangiomatose)

A angiomatose cística difusa, uma condição rara, é uma má-formação congênita que envolve os vasos revestidos por endotélio que podem conter sangue ou linfa. O envolvimento ósseo disseminado, incluindo o crânio, vértebras, costelas e ossos longos, provoca numerosas lesões transparentes de tamanho e forma variados. A camada cortical pode sofrer erosão e expansão. A condição é descoberta geralmente na adolescência após uma fratura patológica. As lesões individuais são claramente bem-definidas, e muitas apresentam uma fina margem esclerótica. O prognóstico costuma ser bom, a menos que a condição esteja associada a um envolvimento visceral. A arteriografia é útil para estabelecer a presença de lesões viscerais. Um processo maligno sempre é uma possibilidade, e o hemangiossarcoma costuma ser rapidamente fatal.

Osteólise Espontânea (Desaparecimento Ósseo)

Existem várias síndromes associadas a osteólise que podem ser diferenciadas clínica e radiologicamente.[5] Tais síndromes são descritas a seguir.

1. Osteólise hereditária idiopática. Essa condição é herdada como um traço autossômico dominante, manifesta-se no início da infância por dor que pode simular artrite. Os ossos do carpo e do tarso são envolvidos primeiro, e a destruição óssea pode estender-se para envolver os ossos longos adjacentes. Não há angiomatose, doença renal nem risco de vida.

2. Osteólise autossômica recessiva do carpo e do tarso. Foram descritas várias síndromes que apresentam destruição progressiva e

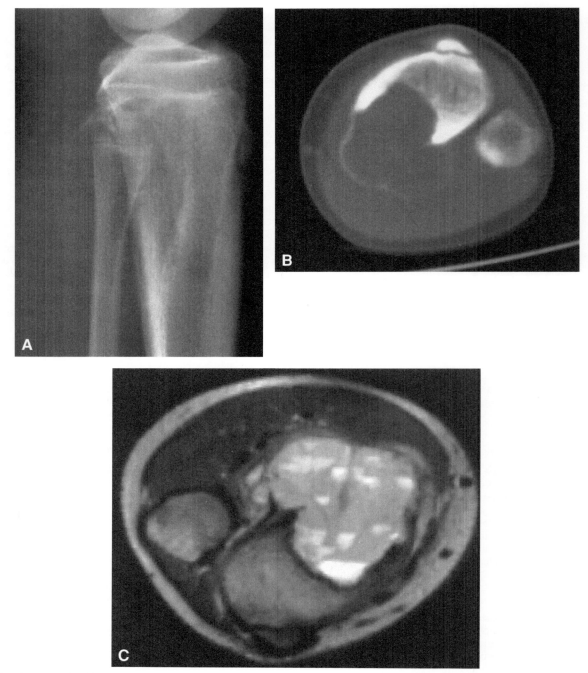

FIG. 4.20 Cisto ósseo aneurismático da porção proximal da tíbia em um adolescente de 15 anos de idade. **A:** Uma lesão excêntrica, acentuadamente expansiva da metáfise distal da tíbia é limitada posteriormente por uma borda muito fina de osso. A lesão, maldefinida anterior e superiormente, não tem matriz. **B:** A tomografia computadorizada (TC) revela a fina borda bem-definida de esclerose e a natureza excêntrica da lesão. Existe uma variação na densidade da lesão, sugerindo níveis hemato-hídricos. **C:** Imagem ponderada em T2 (axial) confirma a presença de níveis hemato-hídricos na lesão. O exame foi realizado com o paciente em decúbito dorsal. Observe que a fina borda de esclerose não é tão bem-definida pela RM quanto pela TC. (Cortesia de W. Michael Hensley, M.D., Parkersburg, West Virginia.)

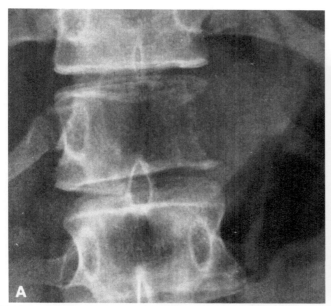
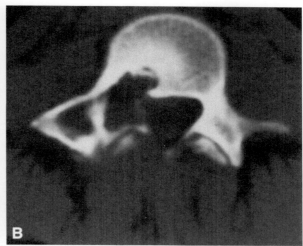

FIG. 4.21 Dois casos de cisto ósseo aneurismático da coluna vertebral. **A:** Essa lesão envolve o lado esquerdo do corpo e o arco de T12 e a porção adjacente da 12.ª costela. Observe a ausência do pedículo esquerdo. A lesão é puramente destrutiva. **B:** TC de um cisto ósseo aneurismático de L4 que mostra uma lesão expansiva envolvendo o pedículo, processo transverso e a faceta articular com extensão para o corpo vertebral. A lesão é obviamente expansiva e puramente lítica.

significativa dos ossos do carpo e do tarso. Os cotovelos também podem ser comprometidos.

3. Osteólise idiopática com nefropatia. Também envolve os ossos do carpo, tarso e tubulares adjacentes em crianças pequenas. Os pacientes desenvolvem azotemia e geralmente morrem no início da vida adulta.

4. Osteólise maciça de Gorham. Trata-se de uma condição indolor que comumente acomete a porção proximal do esqueleto, sendo geralmente unifocal. Ocorre a destruição completa de todo ou de parte do osso envolvido pelo tecido angiomatoso, que pode-se disseminar para os ossos e tecidos moles adjacentes. Tal síndrome ocorre em crianças e adultos jovens, e não é potencialmente fatal, a menos que as estruturas vitais sejam invadidas. Alguns dos pacientes apresentam recuperação espontânea, amiúde com alguma deformidade residual.

5. Osteólise pós-traumática. Fenômeno relativamente raro que ocorre principalmente na margem externa da clavícula após lesão repetida da articulação acromioclavicular. Um processo semelhante também foi registrado após lesão da porção distal da ulna.

As características radiológicas dessas síndromes osteolíticas são aquelas da destruição óssea sem evidências de formação de calo, esclerose ou de massa de tecidos moles associada.

Lipoma

O lipoma é uma lesão óssea extremamente rara, geralmente observada no calcâneo ou na porção proximal do fêmur. É visibilizado como uma lesão transparente com margem esclerótica caracteristicamente fina no calcâneo, porém mais larga na porção proximal do fêmur. Ocasionalmente, a calcificação preenche a maior parte da lesão. Os lipomas comumente originam-se na região intertrocantérica da porção proximal do fêmur (Fig. 4.24) ou no calcâneo. Essas lesões são bem-definidas, raramente expansivas e características o suficiente para permitir o estabelecimento do diagnóstico, com confiança, através dos critérios radiológicos e da TC, o que é importante porque praticamente todos os pacientes são assintomáticos, e a lesão só é encontrada por acidente em

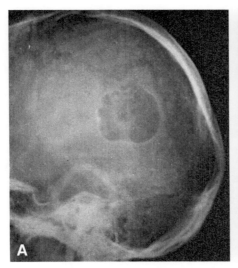
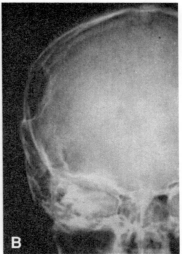

FIG. 4.22 Cisto epidermóide do crânio. Uma área de radiotransparência é circundada por uma fina borda de esclerose. A lesão é recortada.

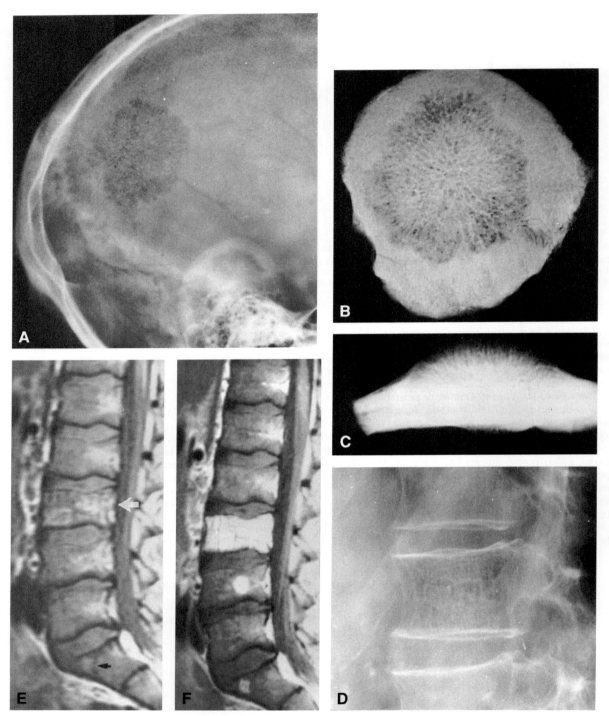

FIG. 4.23 Hemangioma ósseo. A: Hemangioma do crânio. Observe o aspecto um tanto granular no osso parietal. B e C: Amostra obtida de um hemangioma benigno do crânio mostrada em duas projeções. Observa-se estriação linear característica na incidência tangencial. (Cortesia de Radiological Registry of the Armed Forces Institute of Pathology, Washington, D.C.). D: Hemangioma de um corpo vertebral. Note as características estriações verticais em paliçada. E e F: RM de múltiplos hemangiomas vertebrais em um homem de 33 anos de idade. A imagem ponderada em T1 (E) exibe estriações verticais óbvias através de todo o corpo da vértebra L3 (seta branca). O sinal nessa vértebra é misto, com alguns focos de hipersinal. Existem focos de hipossinal na porção média da quarta vértebra lombar e no primeiro segmento sacral (seta preta). A imagem ponderada em T1 (F), obtida após a administração de gadolínio, mostra um sinal extremamente brilhante em todo o corpo da terceira vértebra lombar e pequenos focos semelhantes arredondados em L4 e no primeiro segmento sacral. Esses achados são típicos do hemangioma. As imagens ponderadas em T2 podem fornecer um hipersinal semelhante, embora menos intenso.

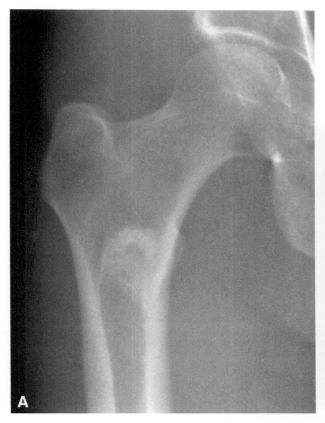
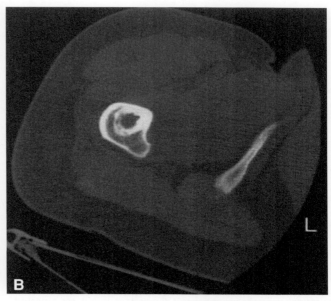

FIG. 4.24 Lipoma intramedular em uma mulher assintomática de 47 anos de idade. **A:** Observe a lesão bem-definida, discretamente excêntrica com margem espessa, espiralada, intensamente calcificada ao nível do trocanter menor. A camada cortical sobrejacente mostra-se íntegra. **B:** A TC confirma a nítida definição da lesão com uma borda irregular e espessa contígua à camada cortical anterior e medialmente. A densidade do centro da lesão é igual à da gordura e confirma o diagnóstico de lipoma.

radiografias solicitadas devido a traumatismo ou por outros motivos. Os lipomas não têm potencial maligno e raramente constituem o foco de uma fratura patológica; por isso, assim que a verdadeira natureza da lesão é reconhecida, não se faz necessária intervenção cirúrgica. Os lipomas constituem outro bom exemplo da lesão do tipo "não me toque".

Sinovioma

O sinovioma é discutido no Cap. 3.

Neurofibroma

A neurofibromatose, ou doença de von Recklinghausen, é discutida no Cap. 9. O neurofibroma, que ocorre como uma lesão solitária, sem os outros estigmas da doença de von Recklinghausen, é uma lesão moderadamente comum. Um neurofibroma de um nervo intercostal produz massa de tecidos moles extrapleural, amiúde associada à erosão compressiva da camada cortical inferior adjacente da costela. Se a massa é grande, o espaço intercostal pode-se encontrar localmente alargado. Os tumores originados na raiz de um nervo espinhal são do tipo "em halteres" com extensões intra-espinhal e extra-espinhal. Tais tumores são mais bem avaliados pela TC. A erosão dos pedículos vertebrais e o alargamento do forame intervertebral são comuns, e o componente intra-espinhal pode causar a erosão côncava da superfície posterior do corpo vertebral (Fig. 4.25). O componente extra-espinhal pode ser visibilizado como massa arredondada de tecidos moles adjacente à coluna vertebral na região torácica. Na coluna lombar, a massa extra-espinhal geralmente não pode ser visibilizada na radiografia simples, a menos que seja muito grande, quando pode provocar abaulamento lateral do músculo psoas. O neurofibroma de um osso tubular longo pode causar transparência cística localizada na diáfise. Ocasionalmente, é observada como uma pequena escavação na camada cortical do osso, quando é descrita como uma "depressão" ou "fossa". Muitas vezes, os neurofibromas dos nervos cranianos causam o aumento do forame correspondente. O nervo acústico é o local mais comum do tumor no crânio.

Teratoma

O teratoma é um tumor que contém todos os tecidos germinativos — ectoderma, mesoderma e endoderma. Um tumor maligno — carcinoma ou sarcoma — pode desenvolver-se dentro de um teratoma, sendo a lesão, então, denominada teratoma maligno. As más-formações teratomatosas externas são encontradas com mais freqüência no maxilar e na área sacrococcígea. Quase todos os teratomas contêm osso ou cartilagem calcificada. A estrutura normal, maxilar ou sacro, à qual o teratoma está fixado, amiúde exibe ossificação anormal e pode-se mostrar grosseiramente distorcida. As localizações características, a presença de massa por ocasião do nascimento e o achado de osso ou de calcificação em seu interior são sinais diagnósticos confiáveis (Fig. 4.26).

Outras massas sacrococcígeas são a meningocele e a mielomeningocele, cordoma e neurofibroma.[11]

TUMORES ÓSSEOS MALIGNOS

Processos Malignos Ósseos Secundários (Carcinoma Metastático)

Os processos malignos ósseos primários são relativamente raros. Já os processos malignos ósseos secundários são tão comuns quanto raros os processos malignos ósseos primários. Via de regra, quando uma lesão óssea é observada em um paciente com mais de 45 anos de idade, as considerações primárias precisam ser carcinoma metastático e mieloma múltiplo.

Os cânceres de mama e de próstata são responsáveis pela maioria das metástases ósseas, sendo os pulmões, os rins e a tireóide origens

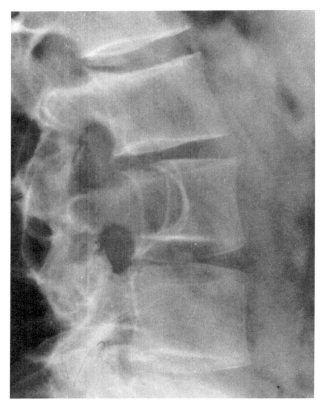

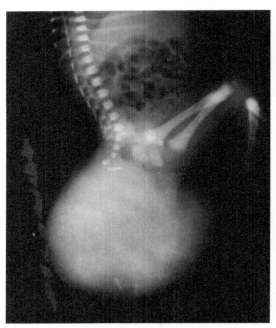

FIG. 4.25 Neurofibroma. Um grande neurofibroma, originado na raiz de um nervo lombar, resultou em erosão pela compressão do aspecto posterior do corpo vertebral e dos elementos posteriores adjacentes da coluna vertebral.

FIG. 4.26 Teratoma sacrococcígeo. Essa grande massa, encontrada em um recém-nascido, contém áreas dispersas de calcificação e osso. A porção inferior do sacro e o cóccix apresentam-se deformados.

relativamente freqüentes. A doença óssea metastática ocorre em dois terços dos carcinomas da mama e em 50% dos carcinomas da próstata. Vinte e cinco por cento dos tumores nos pulmões e nos rins provocam metástases esqueléticas, mas essas metástases não ocorrem em mais de 10% dos outros processos malignos. Os carcinomas do trato GI (esôfago, estômago, pâncreas e cólon) e do trato genital (ovários, útero, colo uterino e testículos), embora comuns, raramente metastatizam para os ossos. Da mesma forma, os sarcomas raramente sofrem metástase para os ossos.

Os locais mais comuns de metástase são o esqueleto axial (coluna vertebral, pelve, costelas e crânio) e o esqueleto apendicular nas extremidades proximais do úmero e do fêmur. Todos são locais de persistência da medula óssea vermelha.[11] Metástases distais ao cotovelo e joelhos são raras, mas podem ocorrer.

Algumas vezes, as metástases ósseas exibem uma fratura patológica por ocasião da abertura do quadro, mas, na maioria dos casos, existe história de dor no local do depósito metastático. Alguns tumores são ocultos e podem ser descobertos acidentalmente no exame radiológico de rotina ou na cintigrafia óssea, a qual é muito mais sensível que a radiografia na detecção da destruição óssea.

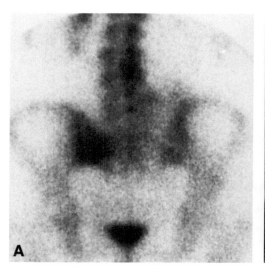

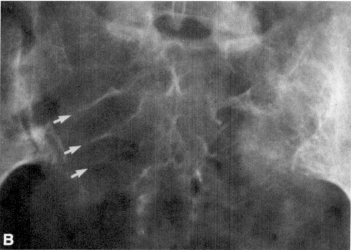

FIG. 4.27 Carcinoma metastático da mama para o sacro. **A:** Incidência posterior de uma cintigrafia óssea que mostra captação aumentada na asa sacral esquerda. Também há um foco na vértebra lombar inferior. **B:** Uma lesão destrutiva lítica e sutil, existente na asa sacral esquerda, manifesta-se pela destruição das linhas dos forames sacrais. As linhas normais do forame sacral à direita são identificadas por *setas*. Observe que a cintigrafia óssea é, na verdade, uma imagem em espelho da radiografia, pois foi obtida e é exibida como se observada por trás, enquanto a radiografia foi obtida e apresentada olhando-se o indivíduo de frente.

Tc^{99m}-MDP é o nuclídeo mais comumente utilizado na cintigrafia óssea. Devido à sua sensibilidade, a cintigrafia óssea deve ser o exame inicial para a detecção da doença óssea metastática.[10] Apenas 3% dos pacientes com documentação radiológica de metástase não apresentam evidências de captação aumentada na cintigrafia óssea. Todos os locais de atividade que sugerem doença metastática podem ser radiografados para uma avaliação adicional (Figs. 4.27 e 4.28). Nos pacientes sintomáticos, amiúde utiliza-se a ordem inversa de exame — isto é, os locais de dor são avaliados pela radiografia e, nos casos em que os resultados são negativos ou duvidosos, solicita-se uma cintigrafia óssea.

A TC e, possivelmente, a RM são mais sensíveis do que a radiografia na detecção de metástases, sobretudo na coluna vertebral e na pelve. Por isso, nos pacientes com cintigrafia óssea positiva na coluna vertebral e exame radiológico negativo, deve-se considerar o exame com TC ou RM (veja as Figs. 4.28 e 4.32B).

A RM apresenta vantagens claras nos pacientes com achados neurológicos ou colapso significativo dos corpos vertebrais nas radiografias simples, porque visibiliza diretamente a extensão da doença a partir da vértebra que limita, circunda ou comprime a medula espinhal (Fig. 4.32B).

Aspectos Radiológicos. A maioria das metástases é osteolítica e puramente destrutiva; um número menor é osteoblástico e produz áreas bem-definidas de densidade aumentada. Existem outras, ainda, que são do tipo misto, combinando os tipos osteolítico e osteoblástico.

Tipo Osteolítico. A lesão começa no canal medular, sendo maldelimitada, amiúde com uma zona de transição moderada a grande. As margens são algo "desgastadas" e raramente nítidas e lisas, e, em quase todos os casos, não há uma borda esclerótica (Fig. 4.29). À medida que a lesão cresce, sofre erosão e adelgaça a camada cortical, levando, possivelmente, a fratura patológica. Em geral, não ocorre neosteogênese periosteal. As origens mais comuns das metástases osteolíticas são a mama, os pulmões, os rins e a tireóide.

Os tumores renais e tireóideos são propensos a ter um foco metastático único, enquanto as metástases do carcinoma da mama ou dos pulmões são, mais amiúde, múltiplas, quando observadas pela primeira vez. Ocasionalmente, os focos metastáticos provenientes dos carcinomas renais e tireóideos são expansivos e grosseiramente trabeculados, resultando em um aspecto de bolha de sabão (Fig. 4.30). Um mieloma solitário pode ter aspecto semelhante (veja a Fig. 4.41).

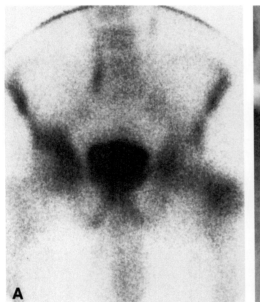
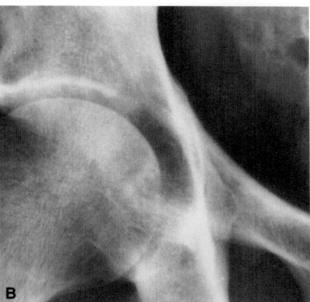
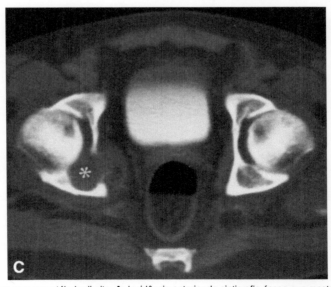

FIG. 4.28 Metástase de carcinoma pulmonar para o acetábulo direito. **A:** Incidência anterior da cintigrafia óssea que mostra captação aumentada no acetábulo direito e no trocanter maior esquerdo. **B:** *Close up* do acetábulo direito que revela uma leve radiotransparência medialmente. **C:** A TC revela destruição óssea no acetábulo medial posteriormente (*asterisco*), com massa dos tecidos moles adjacente.

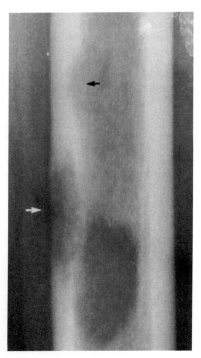

FIG. 4.29 Metástase de carcinoma da mama para a diáfise femoral. Distalmente, há uma lesão lítica e maldefinida no canal medular. A *seta branca* mostra uma lesão lítica e maldefinida na camada cortical. A *seta preta* indica uma lesão intramedular maldefinida, identificada pela presença de erosão endosteal.

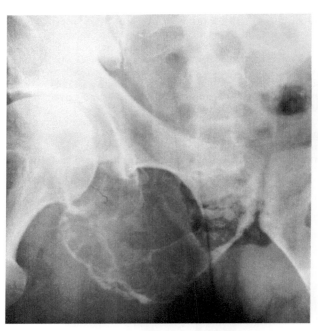

FIG. 4.30 Metástase expansiva osteolítica do carcinoma da tireóide. A metástase destrói e expande o ramo isquiopúbico inferior.

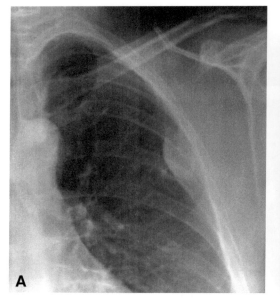
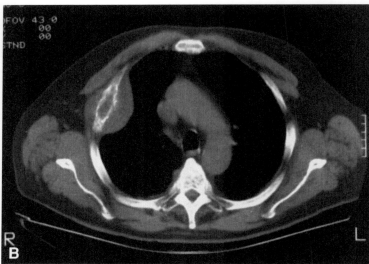

FIG. 4.31 Dois casos de sinal extrapleural. **A:** Carcinoma das células escamosas metastático da faringe que envolve a face ântero-lateral da terceira costela esquerda. A lesão possui uma interface lisa e bem-definida com o pulmão, sendo mais ampla em sua base do que na altura. Os ângulos formados com a parede do tórax são obtusos. Uma inspeção minuciosa revela a destruição da costela subjacente. **B:** Mieloma múltiplo na margem ântero-lateral da terceira costela direita em um homem de 66 anos de idade. A costela apresenta-se expandida e a camada cortical destruída. A lesão mostra interface definida e lisa com o pulmão subjacente, sendo caracteristicamente mais ampla em sua base do que em sua altura.

Ocasionalmente, as metástases são limitadas à camada cortical, originando-se, comumente, de um carcinoma broncogênico primário dos pulmões e raramente de outras fontes (veja a Fig. 4.29). É provável que isso seja resultado das características únicas do suprimento sanguíneo cortical (veja Abscesso Ósseo Cortical, Cap. 5). As lesões, quando pequenas, manifestam-se como radiotransparências bem-definidas na camada cortical. Quando maiores, a camada cortical sobrejacente encontra-se destruída, deixando um defeito alongado semelhante a um pires, na margem externa da camada cortical.

As metástases osteolíticas nas costelas são comumente identificadas nas radiografias do tórax pelo "sinal extrapleural" (Fig. 4.31), criado quando um foco metastático cresce, destrói e expande-se além da costela, levantando a pleura subjacente e projetando-se para o pulmão. Esse sinal é observado, na radiografia do tórax em perfil, como uma elevação na parede torácica, mais ampla em sua base do que na sua altura, formando ângulos obtusos com a parede torácica. A superfície da lesão é lisa e bem-definida contra o pulmão subjacente. O mieloma múltiplo (Fig. 4.31B) e os tumores benignos podem manifestar-se de forma semelhante. As fraturas das costelas também podem ser reconhecidas por um sinal extrapleural provocado pelo hematoma circundante.

O principal sinal de envolvimento da coluna é um colapso do corpo vertebral com destruição cortical e, com freqüência, uma pequena massa de tecidos moles circundante. A doença costuma expandir-se para os pedículos e, ocasionalmente, para os arcos neurais. Raramente, a doença metastática é limitada aos elementos posteriores. O comprometimento do pedículo pode ser evidenciado nas incidências AP das radiografias da coluna vertebral pela destruição de alguma porção de seu contorno cortical oval, o "sinal do pedículo" (Fig. 4.32A). Na verdade, a destruição de qualquer porção do osso cortical na coluna vertebral, e não apenas do pedículo, é sugestiva de doença metastática. A TC e a RM são mais sensíveis do que a radiografia simples padrão na detecção da doença metastática na coluna vertebral e em outros locais (Fig. 4.32B). Nos pacientes com cintigrafia óssea positiva e radiografia negativa, deve-se considerar o exame com TC ou RM, pois revelam áreas de destruição cortical e trabecular, antes de tornarem-se evidentes na radiografia. Quando há depósito metastático, o sinal de intensidade alta normal da gordura medular encontrado na RM, ponderada em T1, é substituído por um sinal mais fraco de um depósito metastático. A destruição cortical é mais bem visibilizada pela TC do que pela RM.

A doença que precisa ser considerada no diagnóstico diferencial é o mieloma múltiplo. Na coluna vertebral, o mieloma apresenta menor probabilidade de envolver o pedículo do que o carcinoma metastático, porém é mais provável que produza uma grande massa de tecidos moles. No crânio e nos ossos longos, os depósitos de mieloma tendem a ser múltiplos e mais bem-definidos.

Tipo Osteoblástico (Esclerótico). As metástases osteoblásticas caracterizam-se por sua pronunciada densidade. Cerca de 10% dos carcinomas da mama e 90% dos carcinomas da próstata são osteoblásticos, podendo ocorrer como densidades escleróticas arredondadas mais ou menos isoladas, ou como esclerose difusa que envolve uma grande área do osso, como um corpo vertebral inteiro, ou múltiplos ossos (Figs. 4.33 e 4.34). A densidade na lesão é razoavelmente uniforme, amorfa e homogênea, semelhante à do osso cortical. A arquitetura trabecular normal é perdida. A densidade do osso intramedular envolvido

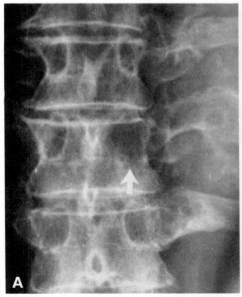
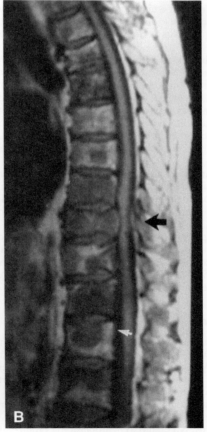

FIG. 4.32 Dois casos de metástase para a coluna vertebral. **A:** Metástase de carcinoma da mama para o pedículo esquerdo (*seta*) de uma vértebra torácica inferior. Observe a ausência de imagem em "anel" ovóide normal do pedículo. Também existem lesões destrutivas nas costelas. **B:** RM ponderada em T1. As metástases das vértebras torácicas e lombares do carcinoma pulmonar são identificadas por áreas de hipossinal em T1. Alguns corpos vertebrais estão quase completamente preenchidos por doença metastática. Uma vértebra torácica inferior é comprimida, e a parede posterior projeta-se para o canal vertebral, comprimindo a medula espinhal (*seta preta*). Em uma vértebra lombar média, a placa terminal sofreu colapso (*seta branca*), e o disco intervertebral projetou-se para o depósito metastático localizado centralmente no corpo vertebral subjacente.

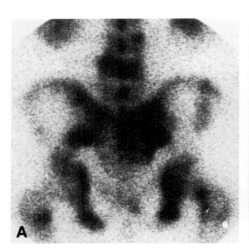
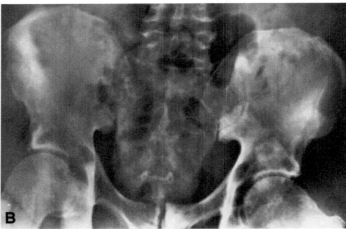

FIG. 4.33 Metástase blástica de carcinoma da próstata. **A:** A cintigrafia óssea revela múltiplas áreas de maior captação na porção baixa da coluna lombar e na pelve. **B:** Incidência AP da pelve. As múltiplas lesões escleróticas correspondem a áreas de hipercaptação na cintigrafia óssea.

aproxima-se da do osso cortical; por isso, por exemplo, não é possível diferenciar a camada cortical da porção medular do osso onde toda a largura da costela é envolvida.

A principal tarefa do diagnóstico diferencial é distinguir as metástases blásticas da doença de Paget. Nessa última, a camada cortical encontra-se espessada, e a largura total do osso apresenta-se aumentada, com padrão trabecular grosseiro do osso intramedular. Na doença metastática, os segmentos densos são amorfos, mas sem o padrão trabecular grosseiro, e a largura da camada cortical e o tamanho do osso permanecem normais. No comprometimento difuso de todo o esqueleto, como, às vezes, ocorre no carcinoma da próstata, pode haver semelhança superficial com a osteopetrose.

Nos homens, as metástases escleróticas costumam ser secundárias ao carcinoma da próstata, amiúde associadas ao aumento da fosfatase ácida sérica. Nas mulheres, as metástases escleróticas são, em geral, secundárias ao carcinoma da mama. Também se observam metástases escleróticas do carcinoma das pequenas células do pulmão, tumores uroepiteliais (carcinoma das células transicionais) e, menos comumente, carcinomas GI (estômago, pâncreas e cólon) e tumores carcinóides. O linfoma e a doença de Hodgkin também induzem a uma reação esclerótica no osso.

Algumas vezes, o carcinoma metastático da próstata causa uma reação periosteal em raios de sol, que fornece ao foco metastático o aspecto de sarcoma osteogênico primário. As lesões desse tipo também são raramente decorrentes de lesões primárias do reto e do cólon.

Tipo Misto. Nesse tipo, existe uma combinação de destruição e esclerose, geralmente com destruição predominante. O osso afetado possui aspecto moteado, com áreas entremeadas de rarefação e densidade aumentada. Cerca de 10% dos carcinomas da mama e um percentual semelhante de carcinomas da próstata são desse tipo.

Neuroblastoma Metastático

O neuroblastoma é um tumor altamente maligno, encontrado nos lactentes e nas crianças. Origina-se do tecido nervoso simpático, amiúde na glândula supra-renal. Massa palpável no abdome pode ser a primeira evidência da doença, ou o tumor pode surgir como massa paravertebral no tórax. A calcificação costuma ser visível no tumor primário. O tumor revela uma tendência pronunciada de metástase para o sistema esquelético.

Aspectos Radiológicos. No crânio, o neuroblastoma produz alterações bem características (Fig. 4.35). As suturas cranianas são afastadas devido às placas de tecido tumoral que crescem nas meninges na superfície do encéfalo. Existem áreas maldefinidas de rarefação segmentar que criam uma destruição difusa no crânio. Calcificações finas, semelhantes a fios, freqüentemente estendem-se para fora e para dentro das tábuas do crânio. A combinação desses achados é altamente sugestiva de neuroblastoma metastático.

Nos ossos tubulares longos, os focos metastáticos são, mais amiúde, do tipo permeativo moteado, e a camada cortical, com freqüência, sofre erosão (Fig. 4.36). Podem ocorrer focos bilaterais e simétricos. A neosteogênese periosteal pode acompanhar a camada cortical ou, como no crânio, formar delgadas espículas em ângulos retos com a camada cortical.

Todos os denominados tumores das células redondas da infância, o tumor de Ewing, o neuroblastoma e a leucemia podem ter aspecto radiológico semelhante, sobretudo nos ossos longos.

Lesões Ósseas Mielopoéticas

Mieloma Múltiplo (Mieloma das Células Plasmáticas)

O mieloma múltiplo é composto de células plasmáticas, que parecem ser originadas de células do interior da medula óssea, mas a sua origem precisa é obscura. É o tumor ósseo primário mais comum e, ocasionalmente, surge em tecidos extra-ósseos. É associado a gamaglobulinas anormais e a uma proteína anormal, a proteína de Bence Jones, na urina. O mieloma múltiplo pode ser associado a amiloidose.

O mieloma é encontrado principalmente em indivíduos entre 40 e 70 anos de idade, sendo um tanto mais comum nos homens do que nas mulheres. Os ossos envolvidos pelo mieloma são os mesmos que no carcinoma metastático — a coluna vertebral, as costelas, a pelve, o crânio e as extremidades proximais do úmero e fêmur.

Aspectos Radiológicos. As lesões do mieloma são tipicamente áreas múltiplas, arredondadas, em saca-bocado e bem-definidas, de destruição sem esclerose circundante. Nos ossos chatos, como a pelve e o crânio, as lesões individuais podem ser mais bem observadas, apresentando-se como numerosos pequenos defeitos em saca-bocado (Fig. 4.37). Via de regra, as lesões líticas no crânio são menores e mais bem definidas do que as do carcinoma metastático, mas, ocasionalmente, observam-se lesões grandes e menos bem-definidas. Em alguns pacientes, as lesões no crânio são muito pequenas e produzem um aspecto poroso de sal e pimenta um tanto semelhante ao observado no hiperparatireoidismo.

Nos ossos longos, as lesões tendem a aparecer como áreas distintas pequenas ou coalescentes de destruição lítica, freqüentemente associadas a recorte endosteal (Fig. 4.38). As lesões podem aumentar ou coalescer e provocar fraturas patológicas. As fraturas patológicas são particularmente comuns nas costelas. Às vezes, as lesões têm aspecto de moteado ou são, até mesmo, permeativas. Ocasionalmente, o mieloma pode causar expansão da camada cortical e parecer trabeculado ou do tipo favo de mel (veja a Fig. 4.41). A extensão para os tecidos circundantes é comum. Massas de tecidos

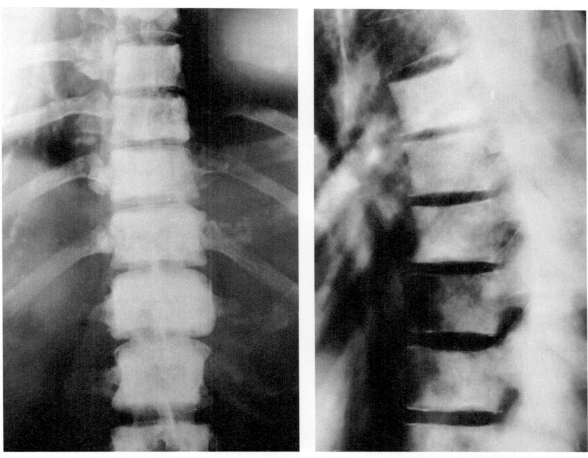

FIG. 4.34 Metástases blásticas no carcinoma da próstata. As áreas comprometidas manifestam-se por esclerose densa que tende a obliterar a arquitetura normal. Todas as vértebras mostram algum grau de envolvimento.

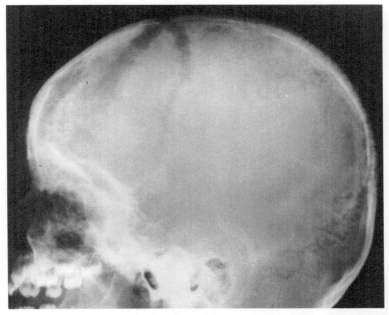

FIG. 4.35 Metástase de neuroblastoma para o crânio. Observa-se uma área de envolvimento esclerótico e lítico misto no osso frontal. A sutura coronal apresenta-se alargada, indicando hipertensão intracraniana secundária ao envolvimento metastático das meninges. Placas de destruição óssea também são mostradas no osso parietal.

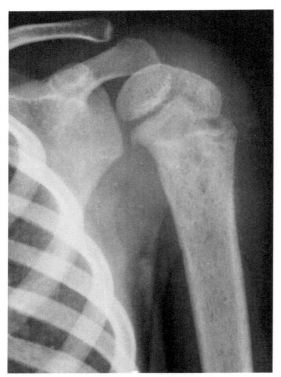

FIG. 4.36 Metástase de neuroblastoma para a porção proximal do úmero. Observe o processo destrutivo difuso maldefinido (compare com as Figs. 4.51 e 4.52, tumor de Ewing). Os tumores ósseos de células redondas têm aspecto radiológico muito semelhante.

moles são mais comuns no mieloma do que no carcinoma metastático. Algumas vezes, o mieloma pode atravessar as articulações, para envolver os ossos adjacentes (Fig. 4.39). Esse processo é extremamente raro nas metástases e em outros processos malignos, podendo ser considerado característico do mieloma. Nas costelas, tais tumores podem produzir grandes massas extrapleurais que se projetam para o tórax (veja a Fig. 4.31B).

Em talvez 25% dos casos, não há defeitos circunscritos típicos nas fases iniciais da doença. Em alguns pacientes, os ossos podem parecer normais ou simplesmente osteoporóticos, o que é particularmente verdadeiro no envolvimento da coluna vertebral ou das costelas, em que é incomum a identificação de focos distintos da doença. O comprometimento dos pedículos no mieloma múltiplo é menos comum, e as massas dos tecidos moles paravertebrais tendem a ser maiores do que as observadas no carcinoma metastático. O envolvimento da coluna vertebral provoca fraturas compressivas dos corpos vertebrais semelhantes às observadas na osteoporose senil ou na doença metastática (Fig. 4.40). O colapso de vários corpos vertebrais não-contíguos deve sugerir a possibilidade de mieloma múltiplo.

Foram registrados exemplos raros de mieloma nos quais os focos da doença eram escleróticos em vez de líticos. As lesões escleróticas podem ser solitárias ou difusas, simulando essas últimas as metástases osteoblásticas observadas na doença metastática da próstata. Além disso, ocasionalmente as lesões osteolíticas podem apresentar delgadas margens escleróticas.

A cintigrafia óssea não é tão sensível no mieloma múltiplo quanto no carcinoma metastático ou em outras doenças ósseas primárias. Na verdade, 40% a 50% dos pacientes com focos de mieloma múltiplo não exibem evidências de aumento da atividade do radionuclídeo. Uma cintigrafia óssea negativa não descarta a possibilidade de focos de mieloma, e uma cintigrafia óssea positiva pode não detectar um número significativo de lesões em um determinado paciente. Por isso, a cintigrafia óssea tem um papel secundário ao da radiografia simples na avaliação do mieloma múltiplo.

Assim como ocorre na doença metastática, a TC e a RM podem ser úteis na exibição dos focos da doença que não são evidentes nos exames radiológicos padrões.

Mieloma Solitário (Plasmocitoma)

Raramente, o mieloma ocorre como uma lesão aparentemente solitária, e alguns deles podem ter evolução relativamente benigna, permanecendo como uma única lesão durante anos. Entretanto, na maioria dos casos, o tumor desenvolve-se em um mieloma múltiplo típico e, por fim, dissemina. A idade média da detecção do mieloma é 45 anos. O tumor é mais comum nos homens do que nas mulheres. Os locais favoritos são a coluna vertebral, as costelas, a porção superior do fêmur, a pelve (veja a Fig. 4.39) e a porção superior do úmero.

Aspectos Radiológicos. Nos ossos longos, o mieloma solitário causa uma área central de destruição, geralmente na diáfise. A expansão e a trabeculação são comuns, com pouca ou nenhuma reação periosteal. Na pelve, escápula e costelas, podem ser observados tumores acentuadamente expansivos e trabeculados que simulam bolhas de sabão (Fig. 4.41). As lesões expansivas também são comuns na coluna vertebral, enquanto outras são puramente destrutivas e provocam o colapso do corpo vertebral. É comum uma massa de tecidos moles envolvendo a vértebra. Algumas vezes, observa-se extensão para os processos vertebrais.

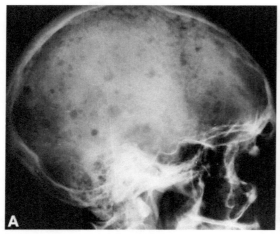 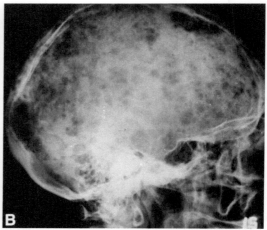

FIG. 4.37 A e B: Mieloma múltiplo em dois pacientes. As múltiplas áreas líticas são dispersas por toda a calota craniana. Observe que as lesões tendem a coalescer, quando disseminadas.

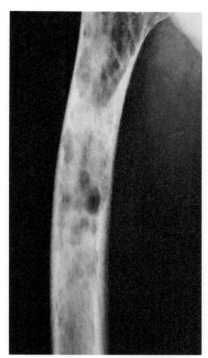

FIG. 4.38 Mieloma múltiplo. A porção média da diáfise femoral é envolvida por diversas lesões líticas. Observe a erosão endosteal por várias das lesões.

Leucemia Aguda

O envolvimento ósseo com achados radiológicos é bem comum nas leucemias agudas dos lactentes e crianças. Ocasionalmente, as lesões ósseas precedem os achados típicos no sangue periférico, e o exame radiológico pode sugerir o diagnóstico. Os achados iniciais consistem em uma zona transversa de transparência que cruza a largura das metáfises dos ossos longos. Esses achados são semelhantes à zona transparente visibilizada no escorbuto infantil. As fraturas podem ocorrer através dessa área enfraquecida, devendo sugerir a possibilidade de leucemia, sobretudo nos pacientes com menos de dois anos de idade. Em outros, há placas metafisárias ou diafisárias de destruição óssea do tipo moteado ou permeativo, e neosteogênese periosteal laminada (Fig. 4.42). Essas placas podem ser encontradas em qualquer osso e amiúde são simétricas. Áreas maiores de destruição podem ser encontradas.

Leucemia Mielogênica Crônica

Não se espera que o exame radiológico do esqueleto forneça quaisquer informações importantes na maioria dos pacientes com leucemia mielogênica crônica. Embora o envolvimento da medula óssea seja comum, a doença raramente provoca outras alterações radiológicas distintas além de, possivelmente, osteoporose inespecífica. Embora tenha sido observada osteoesclerose, é provável que a maioria dos casos seja exemplos de mielofibrose que termina com um quadro hematológico leucemóide (veja o Cap. 7).

Linfoma Ósseo

O envolvimento do osso por linfoma não é comum, mas, quando ocorre, as lesões são geralmente destrutivas e osteolíticas, simulando as do carcinoma metastático (Fig. 4.43). Raramente, as lesões ósseas são escleróticas e, ocasionalmente, apresentam densidade mista.

Essa condição ocorre principalmente nos indivíduos idosos, mais comumente após os 50 anos de idade, mas, algumas vezes, entre os 20 e 50 anos de idade.

O linfoma pode ocorrer em ambas as extremidades e na diáfise dos ossos longos podendo, também, surgir nos ossos chatos, como o ílio, a escápula e as costelas, e, ocasionalmente, nas vértebras e no sacro.

A lesão é tipicamente difusa e maldefinida, originando-se na cavidade medular e logo envolvendo a camada cortical. Com freqüência, observa-se neosteogênese periosteal, mas, em alguns casos, isso não ocorre. Em certos casos, o tumor induz à osteogênese reativa e, por isso, é possível identificar placas de esclerose. Muitas vezes, é associado a grandes massas de tecidos moles. Fratura patológica ocorre em até 25% dos casos.

Nos indivíduos idosos, o linfoma tem aspecto semelhante ao do fibrossarcoma, histiocitoma fibroso maligno e osteossarcoma osteolítico, bem como ao da doença metastática. As diferenciações entre esses tumores não podem ser realizadas, com qualquer grau de certeza, tendo por base o aspecto radiológico.

Doença de Hodgkin

A doença de Hodgkin acomete os ossos com mais freqüência do que o linfossarcoma. Em muitos casos, as lesões simulam muito as do

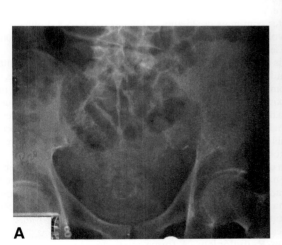
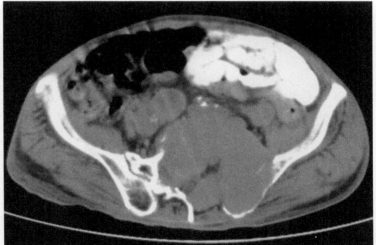

FIG. 4.39 Plasmocitoma do sacro em um homem de 72 anos de idade. **A:** Incidência AP da pelve revela uma lesão destrutiva de todo o corpo do sacro, que se estende através do disco intervertebral L5-S1, para destruir o aspecto inferior esquerdo do corpo da quinta vértebra lombar, e através da articulação sacroilíaca esquerda, para destruir o osso ilíaco adjacente. **B:** A TC confirma uma grande massa destrutiva, originada no sacro e que se estende para o osso ilíaco. Não há matriz no interior da lesão. A borda anterior da lesão é discretamente lobulada.

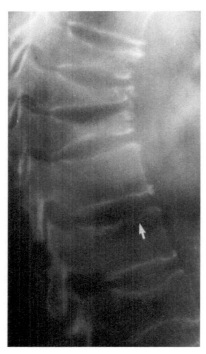

FIG. 4.40 Mieloma múltiplo da coluna vertebral. Existem múltiplas fraturas pela compressão das vértebras torácicas inferiores e de uma vértebra lombar bicôncava. No mieloma múltiplo, raramente identificam-se focos distintos da doença na coluna vertebral. Observe que a planigrafia revela uma única área de destruição em uma placa terminal da vértebra (*seta*).

carcinoma metastático, e o diagnóstico de doença de Hodgkin não pode ser realizado com base no aspecto radiológico. Em cerca de dois terços dos casos, as lesões são do tipo misto lítico e esclerótico, algumas são líticas, e o percentual remanescente (10% a 15%) é do tipo esclerótico. Na pelve, as lesões são do tipo misto osteolítico e osteoblástico.

As lesões escleróticas tendem a ser confinadas às vértebras ("vértebras em marfim"), locais relativamente comuns da doença. Em alguns casos, ocorre a erosão das superfícies anteriores de um ou de vários corpos vertebrais contíguos, sugerindo que o tumor invadiu o osso através da extensão direta dos linfonodos adjacentes. Algumas vezes, pode haver a preservação da camada cortical, sugerindo uma forma de

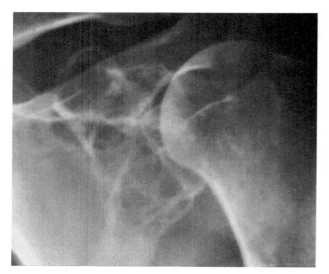

FIG. 4.41 Plasmocitoma da escápula. Observe o processo discretamente expansivo do tipo bolha de sabão no colo da escápula.

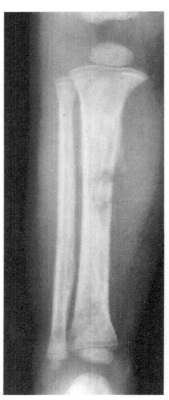

FIG. 4.42 Leucemia que envolve a tíbia. Existem áreas maldefinidas de destruição, bem como reação periosteal que forma um triângulo de Codman sobre o aspecto medial da tíbia. Observe a fina faixa translúcida que cruza as metáfises superior e inferior da tíbia, e, em menor grau, da fíbula (compare com as Figs. 4.51 e 4.52).

atrofia por compressão em decorrência de linfadenopatia adjacente em vez de invasão das vértebras. Como seria de esperar, a maior incidência ocorre nas regiões lombar superior e torácica inferior, que correspondem aos locais de linfonodos paravertebrais.

Processos Malignos Ósseos Primários

Osteossarcoma

O osteossarcoma é o tumor ósseo maligno primário mais comum. É mais freqüente nos homens do que nas mulheres, com maior incidência entre os 10 e 25 anos de idade. Menos amiúde, o osteossarcoma ocorre nos pacientes com mais de 25 anos. Algumas das lesões originam-se no osso envolvido pela doença de Paget, sobretudo nos indivíduos com mais de 50 anos.[17]

Os locais mais comuns de origem são a extremidade distal do fêmur e as extremidades proximais da tíbia e do úmero. Menos comumente, o osteossarcoma surge nos ossos da pelve, em particular nas asas ilíacas, na porção proximal do fêmur, na mandíbula, na porção proximal da fíbula e na porção distal da tíbia. Ocasionalmente, os osteossarcomas podem ser encontrados em quase qualquer osso do corpo. Dor e edema local são os sinais e sintomas iniciais comuns. A osteogênese pode ocorrer nos depósitos metastáticos e pode ter densidade homogênea.

Existem quatro tipos histológicos de osteossarcoma: osteoblástico (o mais comum), condroblástico, fibroblástico e telangiectásico.[6] Para fins radiológicos, podem ser reconhecidas três formas de osteossarcoma, de acordo com a presença ou ausência de ossificação da matriz tumoral. As três formas são: osteolítica; esclerosante ou osteoblástica; e mista.

Aspectos Radiológicos. A forma mista do osteossarcoma é a mais comum, caracterizando-se por uma mistura de destruição óssea e produção osteóide (Figs. 4.44 e 4.45).[6] Uma forma ou outra pode predominar, mas, na maioria dos casos, o aspecto destrutivo supera o

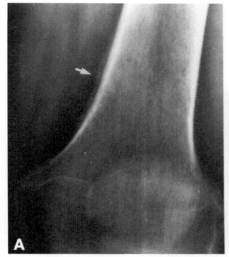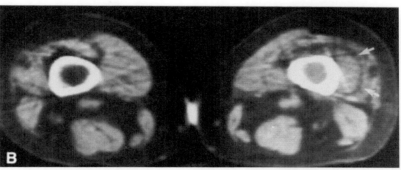

FIG. 4.43 Linfoma ósseo primário. **A:** Um processo permeativo maldefinido é observado na metáfise femoral distal e sobreposto por neosteogênese periosteal (*seta*). **B:** A TC revela densidade dos tecidos moles na cavidade medular e a presença de massa dos tecidos moles circundante (*setas*). O canal medular normal possui densidade igual à da gordura, enquanto o canal medular infiltrado por infecção ou tumor apresenta densidade dos tecidos moles.

produtivo. A destruição óssea é caracteristicamente irregular, desigual e maldefinida, com uma zona de transição larga. O tumor rompe a camada cortical e estende-se para os tecidos moles. Os triângulos de Codman são observados, com freqüência, nas bordas do tumor (Fig. 4.44A). A neosteogênese periosteal é irregular, com aspecto de raios de sol ou composta de espiculações irradiadas grosseiras, dispostas em arco ao redor da massa. Placas de osteóide amorfas e de densidade homogênea estão dispersas por toda a lesão, e podem ocorrer no componente dos tecidos moles da massa (Figs. 4.44 e 4.45).

A forma osteoblástica (esclerosante) do osteossarcoma origina-se no canal vertebral e manifesta-se por obscurecimento amorfo de esclerose moteada, indicativa da formação de osteóide (Fig. 4.45). O volume e a densidade do osso formados pelo tumor são característicos desse tipo de osteossarcoma. À medida que ocorre o envolvimento da camada

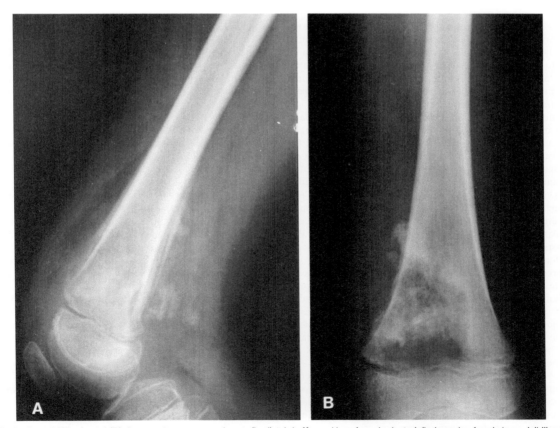

FIG. 4.44 Incidências lateral **(A)** e frontal **(B)** de um osteossarcoma da porção distal do fêmur. Uma área de destruição irregular é mais bem visibilizada na incidência frontal. A reação periosteal lamelada ou em camadas é observada posteriormente; verifica-se osteogênese tumoral, osteóide, no canal medular, estendendo-se para os tecidos moles da porção inferior da coxa.

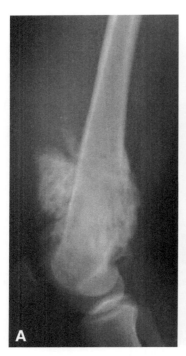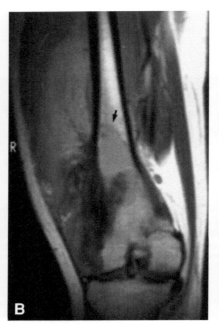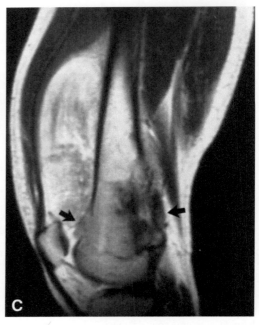

FIG. 4.45 Osteossarcoma da porção distal do fêmur em um adolescente de 19 anos de idade. **A:** Incidência lateral revela padrão em raios de sol da neosteogênese periosteal densa anteriormente, osteóide densa na cavidade medular e destruição cortical com expansão da lesão posteriormente. A lesão é maldefinida proximalmente. **B:** RM, ponderada em T1, corte coronal, que revela extensão medular proximal da lesão (*seta*). Toda a cavidade medular distal é preenchida pelo tumor. O osteóide denso fornece um hipossinal. A camada cortical medial apresenta-se destruída. Observe que a massa de tecidos moles associada é menos bem-definida do que na imagem ponderada em T2. **C:** RM, ponderada em T2, corte sagital, que revela claramente a massa de tecidos moles de hipersinal que desloca o músculo quadríceps anteriormente. Há um hipossinal na lesão, representando áreas de formação osteóide. A camada cortical do fêmur é perfurada pelo tumor tanto anterior quanto posteriormente (*setas*).

cortical, seu contorno é perdido dentro do tumor esclerótico. A lesão logo rompe a camada cortical e estende-se para os tecidos moles, formando, amiúde, espículas densas e placas irregulares de osso. Embora sempre haja um aspecto patologicamente destrutivo, este é, em grande parte, obscurecido pela reação proliferativa e pelo osteóide denso. Existe uma tendência à formação de metástase para outros ossos, assim como para os pulmões, formando densas massas de tumor metastático.

A forma osteolítica começa caracteristicamente na extremidade metafisária de um osso longo como uma área central de destruição maldelimitada, com pouca ou nenhuma neosteogênese (Fig. 4.46B). Os triângulos de Codman podem ser identificados nas margens do tumor. As margens da lesão são maldefinidas e irregulares, e a camada cortical é envolvida precocemente e destruída. O tumor estende-se para os tecidos moles, amiúde com massa de tecido mole bem grande (Fig. 4.46C). A diferenciação entre a forma osteolítica do osteossarcoma, fibrossarcoma, sarcoma das células reticulares e o histiocitoma fibroso maligno com base em seu aspecto radiológico pode ser difícil ou impossível. Em geral, o osteossarcoma tende a ocorrer mais nos indivíduos jovens do que os outros tumores.

O osteossarcoma revela grande tendência a metastatizar para os pulmões. As lesões pulmonares são visibilizadas como múltiplos nódulos arredondados, geralmente distintos, de tamanho variado, algumas vezes parcial ou completamente ossificados. As metástases pulmonares podem desenvolver-se precocemente, sendo necessária a solicitação de radiografias do tórax, para descartar a possibilidade de metástases. A TC é mais sensível que a radiografia do tórax na detecção das metástases.

As metástases também podem ocorrer para outros locais do sistema esquelético, como o crânio, coluna vertebral e porção distal dos ossos longos, sobretudo na forma osteoblástica. A cintigrafia óssea é necessária para descartar essa possibilidade. Tais metástases podem ser identificadas na abertura do quadro ou podem ocorrer posteriormente, tendo o mesmo aspecto do tumor primário. Em alguns casos, há um retardo prolongado entre o aparecimento da lesão primária e o surgimento do segundo local do osteossarcoma. Surge, então, a dúvida para saber se tal constitui uma metástase ou a origem metacrônica de um segundo tumor primário. Essa questão exige debate e não é de fácil resolução.

Nas crianças pequenas, o sarcoma osteogênico raramente ocorre em múltiplos locais nas metáfises dos ossos longos, sendo todos osteoblásticos e com aspecto e tamanho semelhantes, sugerindo que sua origem é sincrônica ou simultânea. Tal condição é conhecida como *osteossarcomatose*.

Osteossarcoma Paraosteal e Periosteal. Existem dois tipos adicionais distintos de sarcoma osteogênico: paraosteal e periosteal. Cada tipo possui prognóstico e aspecto radiológico e patológico distintos, o que permite diferenciá-los do sarcoma osteogênico mais comum, originado na porção medular do osso.[4] O osteossarcoma paraosteal é responsável por 4% dos sarcomas osteogênicos, e o osteossarcoma periosteal é ainda menos comum, sendo responsável por cerca de 1% dos casos. O prognóstico é mais favorável nesses dois tipos de osteossarcoma do que no sarcoma osteogênico clássico. Os dois tipos podem ser tratados com sucesso, através de ampla excisão local.

Osteossarcoma Paraosteal (Osteossarcoma Justacortical). O osteossarcoma paraosteal é um tumor raro, encontrado em um grupo etário um pouco mais avançado do que o osteossarcoma, numa ampla faixa etária entre 15 e 55 anos, sendo mais comum nas mulheres do que nos homens. A localização clássica é a metáfise distal posterior do fêmur na região do espaço poplíteo (Fig. 4.47). Menos comumente, origina-se na metáfise posterior da porção proximal da tíbia e na metáfise proximal do úmero, e raramente em outros locais. A lesão possui crescimento lento, mas tende a recorrer após uma excisão inadequada, podendo sofrer metástase.

Ao nível radiológico, manifesta-se como massa densamente ossificada de base ampla e justacortical, cuja periferia é um tanto menos densa que a base.[13] Amiúde, a lesão é composta de três camadas: na superfície cortical, a lesão é densa e compacta; tem uma camada média de osso denso, amorfo e nebuloso; e, na camada externa, existem espículas densas e compactas que se estendem para a periferia

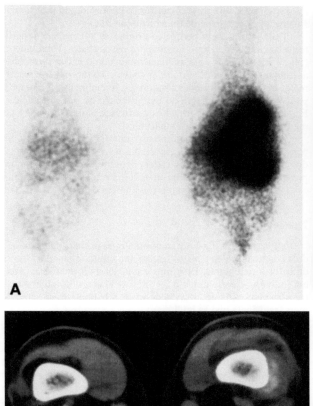
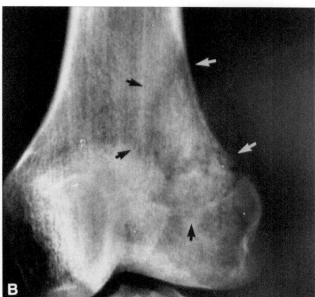
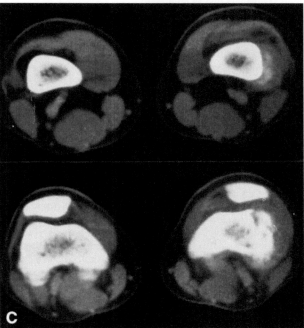

FIG. 4.46 Osteossarcoma osteolítico da porção distal do fêmur. **A:** A cintigrafia óssea mostra uma grande área de maior radioatividade na porção distal do fêmur. **B:** Incidência AP da radiografia revela uma área maldefinida de destruição na metáfise que envolve o osso medular e a camada cortical sobrejacente (*setas*). **C:** TC mostra destruição cortical, possivelmente formação osteóide e massa circundante de tecidos moles.

da massa. A massa é geralmente bem-demarcada do tecido mole e amiúde lobulada. Está fixada à camada cortical em alguma porção da base e tende a circundar a diáfise, deixando uma estreita zona clara entre o tumor e a camada cortical. Por fim, a lesão pode evoluir para a destruição cortical e invasão medular, mas geralmente, isso não é visibilizado na radiografia simples (Fig. 4.48). Torna-se necessário solicitar TC ou RM, para determinar a extensão medular da lesão e a presença ou ausência de rotura cortical.

A lesão possui uma semelhança superficial com a miosite ossificante. Entretanto, essa última é mais densamente calcificada em sua periferia e, em geral, não envolve a camada cortical adjacente. O osteocondroma é uma outra consideração diagnóstica, mas o pedículo de uma exostose é contíguo com a camada cortical do osso do qual se origina, e o osso medular no interior do pedículo também é contíguo com aquele do osso adjacente. A calcificação condróide na capa cartilaginosa pode ocorrer, sendo, também, distinta.

Osteossarcoma Periosteal. Os sarcomas periosteais ocorrem nas segunda e terceira décadas de vida, originando-se caracteristicamente na porção média da diáfise dos ossos longos, sobretudo a tíbia, o fêmur e o úmero. São caracterizados, radiologicamente, como um espessamento excêntrico da camada cortical que tem um defeito central, em forma de pires, do qual se irradiam espículas de reação periosteal. A localização e a erosão superficial da camada cortical são altamente sugestivas de osteossarcoma periosteal. Em geral, a cavidade medular não é envolvida.

Condrossarcoma

O condrossarcoma é quase 50% tão comum quanto o sarcoma osteogênico, ocorre em idade mais avançada, seu crescimento é mais lento e metastatiza mais tarde. É mais comum nos homens do que nas mulheres. A maioria dos pacientes tem mais de 40 anos de idade, e a incidência máxima ocorre entre 50 e 60 anos de idade.

O condrossarcoma pode ser primário ou secundário. A forma primária origina-se sem uma lesão preexistente, enquanto o tipo secundário

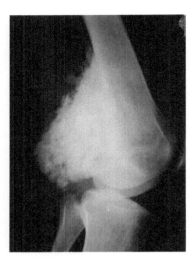

FIG. 4.47 Osteossarcoma paraosteal. Uma grande massa densa projeta-se da face posterior da porção inferior do fêmur. Não existem evidências de extensão para o canal medular. Essa é a localização e o aspecto típicos do referido tumor.

desenvolve-se em um encondroma ou osteocondroma preexistente (exostose). O condrossarcoma ocorre em cerca de 10% dos pacientes com exostose múltipla hereditária. A incidência de condrossarcoma na exostose solitária é < 5%. Pode ser difícil reconhecer a mudança do condroma benigno em maligno. Deve-se suspeitar de degeneração maligna em qualquer encondroma ou osteocondroma que se tornou doloroso ou que começa a aumentar.

O condrossarcoma também pode ser classificado como central ou periférico, dependendo de sua localização no osso de origem. Os condrossarcomas ocorrem, com mais freqüência, em torno do quadril, no osso ilíaco ou púbis, e na porção proximal do fêmur, bem como, menos comumente, na porção proximal do úmero e ao redor do joelho. Também podem ocorrer nas costelas e, menos amiúde, na coluna vertebral e no sacro. Apesar da freqüência dos condromas benignos nos ossos pequenos das mãos e dos pés, os condrossarcomas são extremamente raros em tais localizações.

Condrossarcoma Central. Os encondromas solitários podem tornar-se malignos, com esse potencial diminuindo do quadril ou ombro distalmente para os dedos ou artelhos. O condrossarcoma central de um osso tubular manifesta-se como uma área de radiotransparência geográfica de destruição óssea no osso esponjoso da diáfise ou metáfise; é maldelimitado. O condrossarcoma central é associado à erosão endosteal da camada cortical e, às vezes, à neosteogênese periosteal compacta, que resulta no aparecimento de espessamento e expansão local da camada cortical (Fig. 4.49). O tumor contém, geralmente, calcificação condróide característica, nódulos ou flóculos de calcificação densa, os mesmos visibilizados nos tumores benignos. Em alguns casos, encontram-se ausentes, mas as alterações corticais, a idade do paciente e outros aspectos radiológicos do tumor devem sugerir o diagnóstico. Finalmente, o tumor eclode através da camada cortical e forma massa de tecidos moles adjacente à lesão.

Os encondromas benignos dos ossos longos costumam manifestar-se apenas pela presença de calcificação condróide típica (veja a Fig. 4.7B). Como a lesão é confinada ao osso esponjoso, geralmente é maldefinida. É preciso considerar a possibilidade de condrossarcoma, sempre que se encontra erosão endosteal ou espessamento cortical associado a calcificação condróide. Nessas circunstâncias, é mais provável que a lesão seja um condrossarcoma do que um encondroma benigno. Os encondromas benignos não são associados a dor; por isso, a presença de dor sugere condrossarcoma. Da mesma forma, qualquer alteração no aspecto radiológico de um encondroma anteriormente identificado precisa ser vista com suspeita.

Condrossarcoma Periférico. Esse tipo de condrossarcoma surge em um osteocondroma ou exostose preexistente. A presença de dor ou massa ao redor de exostose periférica conhecida ou preexistente deve sugerir a possibilidade de transformação maligna.

O condrossarcoma periférico origina-se adjacente à superfície externa do osso, sendo mais comum nos ossos chatos, sobretudo na pelve (Fig. 4.50). As lesões que se manifestam como massa de tecidos moles adjacentes ao osso são, amiúde, grandes e volumosas, e caracteristicamente contêm calcificações condróides. Inicialmente, a camada cortical pode-se apresentar íntegra ou exibir erosão de sua superfície externa. Finalmente, a camada cortical é destruída, e o tumor invade a cavidade medular e os tecidos moles adjacentes.

Os condrossarcomas também podem originar-se nos condromas paraosteais. Tais lesões são associadas à erosão em pires das metáfises dos ossos longos e, muitas vezes, contêm calcificação condróide. A presença de massa crescente de tecidos moles ou a má definição do osso adjacente devem sugerir a possibilidade de degeneração maligna.

Tumor de Ewing

O tumor de Ewing é um tumor maligno primário, originado na medula óssea vermelha e histologicamente muito relacionado ao sarcoma de células reticulares. Esse tumor é encontrado com mais freqüência em indivíduos entre cinco e 25 anos de idade, e raramente ocorre em pessoas com mais de 30 anos de idade. Os homens são afetados com mais freqüência que as mulheres.

Os locais mais comuns de envolvimento são os ossos longos dos membros, sobretudo o fêmur. Classicamente, diz-se que a lesão ocorre na diáfise dos ossos longos, porém, na verdade, surge mais amiúde na metáfise. O tumor também ocorre, com bastante freqüência, nos ossos chatos da pelve, escápula e costelas. A incidência nos pacientes com mais de 20 anos de idade é mais alta nos ossos chatos do que nos ossos longos. O tumor também pode ocorrer nas vértebras e nos ossos do tarso. Esse tumor exibe uma tendência distinta de produzir metástase para outros ossos, e múltiplas lesões podem ser encontradas por ocasião do estudo inicial.

Os sintomas clínicos de dor e edema são amiúde acompanhados de febre e leucocitose, sugerindo osteomielite. Em algumas ocasiões, particularmente quando tais lesões são localizadas na metáfise, a distinção radiológica entre essas duas condições não é fácil.

Aspectos Radiológicos. Nos ossos longos, a lesão envolve uma extensão considerável da diáfise (Figs. 4.51 e 4.52). Embora se acredite que seja originada na diáfise, mais amiúde é limitada à metáfise ou localizada na metadiáfise. Caracteristicamente, observa-se uma lesão difusa, maldelimitada e destrutiva que perfura a camada cortical e é sobreposta por uma reação periosteal laminada do tipo bulbo de cebola. Em outros casos, os triângulos de Codman estão presentes nas margens da lesão, e a reação periosteal é rompida. Em outros casos, identificam-se espículas finas, e em outros, ainda, a reação periosteal é irregular e interrompida. Algumas vezes, a lesão parece originar-se periostealmente, e, nesse caso, a diáfise ou metáfise apresentam uma forma de pires característica, com triângulos de Codman nas margens da lesão. Nos ossos longos, pode ser difícil diferenciar o tumor de Ewing da osteomielite. Nos pacientes jovens, o tumor de Ewing simula o aspecto radiológico de outros tumores das células redondas, leucemia e neuroblastoma metastático. As lesões que ocorrem nos ossos chatos também são difusas e maldefinidas — mas, nos ossos longos, o tumor de Ewing amiúde estimula a formação de osteóide e, por isso, existem placas de osteosclerose (Fig. 4.53). Placas de esclerose semelhantes são muito menos comuns, mas, algumas vezes, são encontradas nos ossos longos.

O aspecto do envolvimento vertebral varia de lise pura a esclerose. Em geral, existem massas de tecidos moles. O tumor tem prognóstico extremamente sombrio, que pode melhorar com o uso combinado de radioterapia e quimioterapia. Fraturas patológicas são comuns nas áreas tratadas.

Fibrossarcoma

O fibrossarcoma é uma lesão óssea maligna originada de células fusiformes que não produzem osteóide, o equivalente maligno do

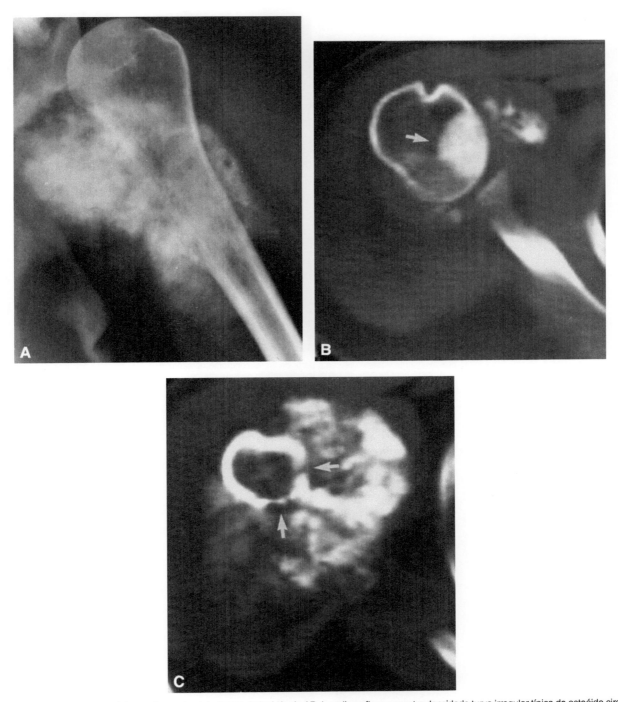

FIG. 4.48 Osteossarcoma paraosteal da porção proximal do úmero. **A:** Incidência AP da radiografia que mostra densidade turva irregular típica de osteóide circundando a porção proximal do úmero. Não há extensão intramedular óbvia nem evidências de destruição da camada cortical. **B:** TC proximal que mostra a extensão do processo patológico para a cabeça do úmero (*seta*). **C:** TC mais inferior que revela áreas de destruição cortical (*setas*).

142 Tumores Ósseos e Condições Relacionadas

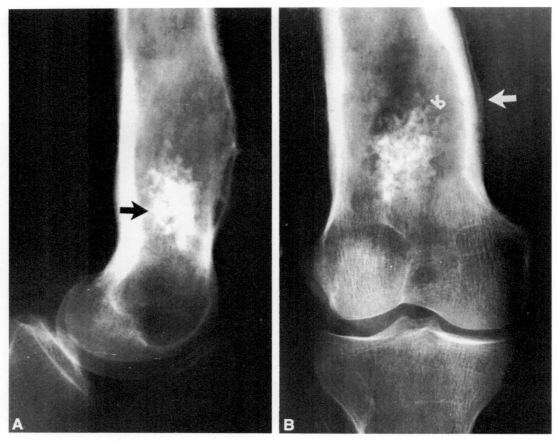

FIG. 4.49 Condrossarcoma central. Essa lesão provavelmente desenvolveu-se a partir de um encondroma no canal medular, indicado por uma *seta* em **A**. Observe a expansão e o adelgaçamento da camada cortical, com neosteogênese periosteal sobrejacente indicada por uma *seta branca* em **B** (compare com a Fig. 4.7B, encondroma benigno).

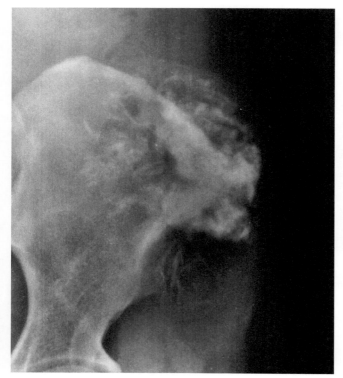

FIG. 4.50 Condrossarcoma periférico. Presume-se que esse condrossarcoma tenha-se originado de uma exostose do osso ilíaco. Observe a calcificação condróide. Degeneração maligna é revelada pela presença de calcificações não-contíguas que se estendem para a grande massa de tecido mole.

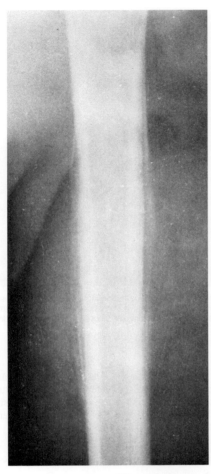

FIG. 4.51 Tumor de Ewing que envolve a diáfise do fêmur em um adulto jovem. A neosteogênese periosteal laminada, do tipo bulbo de cebola, que se estende sobre uma porção considerável da diáfise. A destruição medular é difusa e maldefinida.

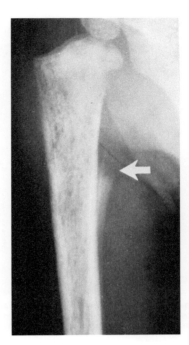

FIG. 4.52 Tumor de Ewing que envolve a metáfise e a porção proximal da diáfise do úmero. Há destruição difusa e um triângulo de Codman laminado (*seta*) bem-definido na borda distal.

fibroma desmoplásico. Essa condição ocorre em uma ampla faixa etária, da segunda à oitava décadas de vida e, em geral, é mais comum após os 40 anos de idade. Muitas vezes, homens e mulheres são igualmente afetados. É mais comum nas extremidades distais dos ossos ao redor do joelho, mas podem ser encontrados em qualquer osso longo e, ocasionalmente, surgem na porção média da diáfise. A lesão também ocorre nos ossos chatos, no sacro e, às vezes, na coluna vertebral e costelas. O fibrossarcoma é uma complicação conhecida da doença de Paget, podendo ocorrer após irradiação para lesões ósseas benignas ou tumores não-ósseos.

Não existem características radiológicas que diferenciem o fibrossarcoma ósseo do osteossarcoma osteolítico. A lesão comumente tem bordas maldefinidas. Às vezes, é um tanto geográfica, porém mais amiúde apresenta-se com um aspecto moteado, ou ambos, moteado ou permeativo. Quando a camada cortical é perfurada, costuma ocorrer neosteogênese periosteal e massas de tecidos moles. O diagnóstico diferencial precisa incluir o sarcoma das células reticulares, histiocitoma fibroso maligno, osteossarcoma e sarcoma de Ewing em uma faixa etária adequada.

Histiocitoma Fibroso Maligno

O histiocitoma fibroso maligno é um tumor ósseo raro, recentemente reconhecido, que tem sido encontrado com freqüência cada vez maior. Mais comumente, surge ao redor das extremidades distal e proximal do fêmur, porção proximal da tíbia e pelve, mas tem sido encontrado aleatoriamente na maioria dos ossos longos. Ocorre em uma ampla faixa etária, começando aos 10 anos de idade. A lesão ocorre com freqüência discretamente maior nos homens do que nas mulheres. Aqui, mais uma vez, os aspectos radiológicos são os da lesão osteolítica, que pode ser geográfica com margens maldefinidas ou, às vezes, francamente permeativa ou moteada, com destruição cortical e massa de tecidos moles. Ocasionalmente, a lesão é expansiva, sobretudo nas costelas. Reação periosteal pode ocorrer após fratura patológica.

Cordoma

O cordoma é um tumor raro, originado de remanescentes da notocorda fetal. Existem três locais comuns de origem. O mais comum é o sacro; o segundo, a região do clívus; e o terceiro, a área da coluna cervical alta. Os tumores são mais comuns nos homens do que nas mulheres, e a maioria ocorre após os 40 anos de idade. Têm crescimento bem lento e com baixa ordem de malignidade, disseminando por infiltração e metástase apenas nos estágios finais da doença.

Radiologicamente, o cordoma manifesta-se como uma destruição óssea localizada com massa de tecidos moles associada que contém áreas floculentas de calcificação (Fig. 4.54). Nas lesões cervicooccipitais, observa-se a destruição do clívus, das margens do forame magno ou de porções das vértebras cervicais superiores. A massa pode projetar-se para o espaço retrofaríngeo e causar espessamento demonstrável dos tecidos moles. Na região do sacro, a lesão geralmente provoca uma área bem-delimitada de destruição, envolvendo, amiúde, grande parte do sacro. A massa desloca o reto para a frente. Em geral, o aspecto da lesão fornece poucos dados para estabelecer o diagnóstico apenas com base nos aspectos radiológicos, mas, sempre que é encontrada destruição óssea localizada em uma dessas duas regiões características — e, particularmente, quando associada a calcificações dos tecidos moles —, deve-se considerar a possibilidade de cordoma.

Sarcoma Sinovial

Essa doença é discutida no Cap. 3.

Adamantinoma

O adamantinoma dos ossos longos é uma neoplasia peculiar, com base em seu aspecto radiológico. Esses tumores receberam a deno-

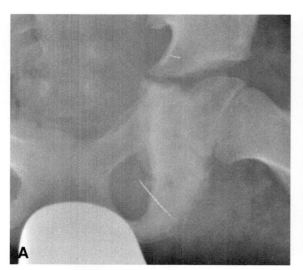
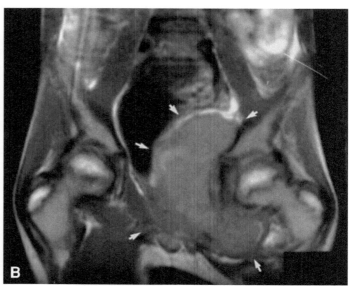

FIG. 4.53 Sarcoma de Ewing do ísquio em um menino de 10 anos de idade. **A:** A incidência AP revela lesão esclerótica maldefinida do ísquio com destruição cortical e massa de tecidos moles circundante. Há neosteogênese periosteal nas margens da lesão. **B:** RM, ponderada em T1, corte coronal anterior ao ramo inferior, que mostra uma grande massa de tecidos moles (setas), maldefinida medial e inferiormente. A lesão apresenta sinal intermediário homogêneo. (Cortesia de Martin Gross, M.D., Detroit, Michigan.)

minação *adamantinoma* devido à sua semelhança histológica com o adamantinoma comum (ameloblastoma) da mandíbula. A lesão é rara e ocorre igualmente em homens e mulheres após os 20 anos de idade. O local clássico é a porção média da diáfise da tíbia. Ocasionalmente, o tumor surge na fíbula e, em raras ocasiões, surge simultaneamente na tíbia e na fíbula. Radiologicamente, o aspecto mais típico consiste em múltiplos defeitos transparentes e bem-circunscritos com osso esclerótico entremeado entre, acima e abaixo da zona de transparência. Algumas zonas de transparência são totalmente corticais. Tipicamente, a área lítica na porção média da diáfise é mais larga e mais destrutiva, parecendo expandir-se para a camada cortical sobrejacente.

Hemangioendotelioma Ósseo Maligno (Angiossarcoma)

Esse é um outro tumor ósseo raro que se revela principalmente como uma lesão destrutiva localizada. Em geral, não é possível realizar um diagnóstico com base em evidências radiográficas. Múltiplos locais de envolvimento em vários ossos são comuns, como na lesão benigna da angiomatose cística do osso. Não há tendência para produzir esclerose ou calcificação. A periferia das áreas individuais da destruição óssea provocada pelo tumor é maldefinida. Neosteogênese periosteal pode ocorrer, quando a lesão rompe a camada cortical.

DIAGNÓSTICO DIFERENCIAL DAS LESÕES ÓSSEAS SOLITÁRIAS

A lesão solitária mais comum é um defeito cortical ou um fibroma não-ossificante. Essas condições ocorrem, de forma característica, em crianças antes do fechamento epifisário, surgem nas metáfises dos ossos longos dos membros inferiores e são radiotransparentes e bem-definidas por uma borda de osso esclerótico. As lesões são excêntricas e tendem a expandir-se sobre a camada cortical sobrejacente. Os osteocondromas originam-se nas extremidades dos ossos longos, projetam-se além do osso e não devem apresentar dificuldades diagnósticas. Os encondro-

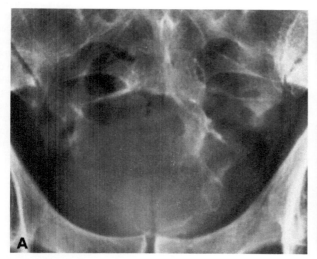
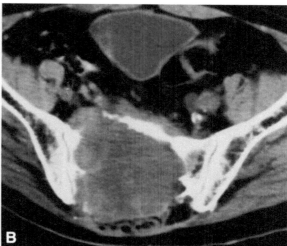

FIG. 4.54 Dois casos de cordoma do sacro. **A:** Incidência AP do sacro que revela destruição, com massa de tecidos moles contendo calcificação, achados típicos do cordoma. **B:** A TC mostra muito melhor a destruição significativa e a massa de tecidos moles.

mas são lesões radiotransparentes caracteristicamente encontradas nas falanges. Podem conter pequenas áreas de calcificação pontilhada. Os cistos ósseos simples são lesões bem-definidas nas crianças, surgem nas metáfises, em particular na porção proximal do úmero e na região intertrocantérica do fêmur. Possuem uma fina borda de osso esclerótico. Os tumores das células gigantes originam-se após o fechamento epifisário e estendem-se para a superfície articular. Localizam-se caracteristicamente na extremidade do osso, são discretamente expansivos e radiotransparentes, e não possuem borda esclerótica, embora geralmente sejam bem-definidos. Os cistos ósseos aneurismáticos também se originam na extremidade do osso, mas não se estendem, de forma característica, para a superfície articular. As lesões são acentuadamente expansivas e radiotransparentes insuflativas. A borda periférica da camada cortical pode não ser visível. Os condroblastomas originam-se na epífise das crianças antes do fechamento da placa de crescimento. Podem conter áreas pontilhadas de calcificação e, às vezes, observa-se reação periosteal. Os fibromas condromixóides são lesões excêntricas, originadas na metáfise e, em geral, são bem-marginadas por uma fina borda de osso esclerótico. Podem estender-se através da camada cortical, e a margem periférica do osso cortical pode ser tão fina que é invisível na radiografia. Os granulomas eosinofílicos originam-se em qualquer ponto no interior do osso, como a diáfise, são radiotransparentes nos ossos longos e causam o espessamento ou expansão da camada cortical, amiúde com reação periosteal sobrejacente.

As lesões malignas costumam ser maldefinidas, associadas a destruição cortical e, amiúde, acompanhadas por massa de tecidos moles. As lesões metastáticas são, sem dúvida, as mais comuns. O tumor de Ewing ocorre na infância, tipicamente na diáfise, mas é provável que ocorra com mais freqüência na metáfise. Provoca uma destruição do tipo moteada ou permeativa, com neosteogênese periosteal sobrejacente que apresenta caracteristicamente o aspecto de bulbo de cebola. Outras lesões de células redondas, neuroblastoma metastático e leucemia têm o mesmo aspecto. As metástases para os ossos longos geralmente aparecem como lesões geográficas, um tanto maldefinidas, na porção medular do osso. Os osteossarcomas ocorrem na metáfise ou na porção média da diáfise dos ossos longos e, caracteristicamente, contêm calcificação da matriz, homogênea, amorfa e nebulosa. Podem ser puramente blásticas, líticas ou mistas (blásticas e líticas). O condrossarcoma ocorre nos indivíduos com mais de 40 anos de idade, sendo tipicamente encontrado na pelve ou na porção proximal do fêmur, mas pode surgir em qualquer local. Manifesta-se por uma lesão destrutiva maldefinida que contém nódulos ou flóculos de calcificação condróide. Nos ossos longos, pode ser menos agressivo e simplesmente resultar em espessamento cortical e recorte endosteal. O mieloma múltiplo produz áreas líticas distintas em saca-bocado com recorte endosteal nos ossos longos e crânio. Fibrossarcoma, histiocitoma fibroso maligno, sarcoma das células reticulares e osteossarcoma osteolítico têm aspecto semelhante, se não indiferenciável. Essas lesões destrutivas são geográficas ou do tipo moteado com graus variados de reação periosteal sobrejacente. Embora a diferenciação entre uma e outra possa ser difícil ou impossível, elas definitivamente parecem malignas.

O tumor mais comum da coluna vertebral é a metástase, que geralmente envolve a medula vermelha no corpo vertebral e pedículo, resultando na destruição cortical e no colapso do corpo vertebral. O mieloma múltiplo tem aspecto semelhante, mas pode poupar a camada cortical dos pedículos e, às vezes, é expansivo. O osteoblastoma e o cisto ósseo aneurismático surgem nos elementos posteriores da coluna vertebral, sendo caracteristicamente expansivos. Os tumores podem ser diferenciados das infecções, porque poupam o espaço entre os discos intervertebrais, enquanto as infecções resultam, de forma característica, no estreitamento do espaço entre os discos e na destruição das placas terminais vertebrais adjacentes.

REFERÊNCIAS

1. Capanna R, Albisinni U, Picci P, et al: Aneurysmal bone cyst of the spine. J Bone Joint Surg Am 67:527, 1985
2. Cory DA, Fritsch SA, Cohen MD, et al: Aneurysmal bone cysts: Imaging findings and embolotherapy. AJR Am J Roentgenol 153:369, 1989
3. Dahlin DC: Giant cell tumor of bone: Highlights of 407 cases. Caldwell Lecture. AJR Am J Roentgenol 144:955, 1985
4. Dahlin DC: Bone tumors: General Aspects and Data on 8,542 cases, 4th ed. Springfield, Illinois, Charles C Thomas, 1986
5. Edeiken J, Dalinka M, Karasick D: Roentgen diagnosis of diseases of bone, 4th ed, Vol 1. Baltimore, Williams & Wilkins, 1991
6. Edeiken-Monroe B, Edeiken J, Jacobson HG: Osteosarcoma. Semin Roentgenol 24:153, 1989
7. Fletcher BD, Reddick WE, Taylor JS: Dynamic MR imaging of musculoskeletal neoplasms. Radiology 21:299, 1996
8. Greenspan A, Steiner G, Knutzon R: Bone island (enostosis): Clinical significance and radiologic and pathologic correlations. Skeletal Radiol 20:85, 1991
9. Hudson TM: Radiologic-pathologic correlation of musculoskeletal lesions. Baltimore, Williams & Wilkins, 1987
10. Jacobson AR, Stomper PC, Cronin EB, et al: Bone scans with one or two new abnormalities in cancer patients with no known metastases: Reliability of interpretation of initial correlative radiographs. Radiology 174:503, 1990
11. Kricun ME. Imaging of bone tumors. Philadelphia, WB Saunders, 1993
12. Kumar R, Madewell JE, Lindell MM, et al: Fibrous lesions of bones. Radiographics 10:237, 1990
13. Levine E, Desmet AA, Huntrakoon M: Juxtacortical osteosarcoma: A radiologic and histologic spectrum. Skeletal Radiol 14:38, 1985
14. Ma LD, Frassica FJ, Scott WW Jr, Fishman ES, Zerhouni EA: Differentiation of benign and malignant musculoskeletal tumors: Potential pitfalls with MR imaging. Radiographics 15:349–366, 1995
15. Madewell JE, Ragsdale BD, Sweet DE: Radiologic and pathologic analysis of solitary bone lesions: I. Internal Margins. Radiol Clin North Am 19:715, 1981
16. Mario C, Rodolfo C, Piero P: Unicameral and aneurysmal bone cysts. Clin Orthop 204:25, 1986
17. Moore TE, King AR, Kathol MH, et al: Sarcoma in Paget disease of bone: Clinical, radiologic, and pathologic features in 22 cases. AJR Am J Roentgenol 156:1199, 1991
18. Munk PL: Recent advances in magnetic resonance imaging of musculoskeletal tumors. J Can Assoc Radiol 42:39, 1991
19. Olson PN, Everson LI, Griffiths HS: Staging of musculoskeletal tumors. Radiol Clin North Am 32:151, 1994
20. Ragsdale BD, Madewell JE, Sweet DE: Radiologic and pathologic analysis of solitary bone lesions: II. Periosteal reactions. Radiol Clin North Am 19:749, 1981
21. Seeger LL, Eckardt JJ, Bassett LW: Cross-sectional imaging in the evaluation of osteogenic sarcoma: MRI and CT. Semin Roentgenol 24:174, 1989
22. Springfield DS, Capanna R, Gherlinzoni F, et al: Chondroblastoma. J Bone Joint Surg Am 67:748, 1985
23. Sweet DE, Madewell JE, Ragsdale BD: Radiologic and pathologic analysis of solitary bone lesions: III. Matrix patterns. Radiol Clin North Am 19:785, 1981
24. Wilson AJ, Kyriakos M, Ackerman LV: Chondromyxoid fibroma: Radiographic appearance in 38 cases and in a review of the literature. Radiology 179:513, 1991

CAPÍTULO 5

Infecções e Inflamações Ósseas

Lee F. Rogers e Martha A. Norris

OSTEOMIELITE

A osteomielite já foi uma doença comum, devastadora, muito temida e amiúde mutilante. No entanto, desde o advento dos antibióticos, tornou-se tratável, menos comum e muito menos grave. A melhora geral na higiene pessoal, os grandes avanços na anti-sepsia e o tratamento antibiótico precoce das lesões que predispõem à septicemia resultaram em uma redução significativa na incidência da osteomielite.

As infecções ósseas são divididas, de forma conveniente, em três categorias, que refletem a fonte da infecção[14]: (1) osteomielite hematogênica; (2) osteomielite de implantação causada por bactérias implantadas ou introduzidas por uma fratura exposta, ferimento penetrante ou procedimento cirúrgico; e (3) osteomielite conseqüente a comprometimento ósseo decorrente de um foco contíguo de infecção dos tecidos moles relacionado a vasculopatia periférica. A osteomielite também pode ser dividida nas formas aguda, subaguda e crônica, dependendo da virulência do microrganismo, da resposta do hospedeiro e da eficácia do tratamento antibiótico.

O *Staphylococcus aureus* é o microrganismo ofensor identificado com maior freqüência. Em crianças, nas quais a infecção hematogênica é a regra, múltiplos focos de doença são relativamente comuns, enquanto nos adultos a infecção é, em geral, limitada a um único foco. A causa costuma ser estabelecida por uma hemocultura positiva, cultura de material aspirado da articulação adjacente ou pela aspiração direta do osso envolvido ou dos tecidos moles sobrejacentes. O reconhecimento precoce e o tratamento com antibióticos podem minimizar os achados radiológicos da osteomielite.

Patogenia

Osteomielite Hematogênica

A fonte de bactérias na forma hematogênica é geralmente representada por infecções cutâneas, furúnculos ou carbúnculos, picadas de insetos, abrasões infectadas ou, menos comumente, infecções das vias respiratórias. O microrganismo ofensor costuma ser *S. aureus*, menos comumente *Streptococcus*, *Haemophilus influenzae* ou pneumococos. Os microrganismos penetram na corrente sangüínea e são aprisionados nas redes vasculares dos ossos longos; o local e as conseqüências dependem da idade do paciente (Fig. 5.1). Na infância, tais redes localizam-se na metáfise logo abaixo da fise, e, por isso, as infecções da infância são, mais amiúde, localizadas e limitadas às extremidades metafisárias dos ossos longos, sobretudo o fêmur e a tíbia[14,21] (Figs. 5.4 e 5.5). O comprometimento das articulações adjacentes é raro. As redes vasculares terminais também se localizam na epífise, mas as infecções isoladas da epífise são muito menos comuns do que aquelas na metáfise.[17] Por outro lado, nos lactentes com menos de um ano de vida, a rede vascular comumente cruza a placa de crescimento da metáfise para a epífise; por isso, as infecções na lactância têm maior probabilidade de originarem-se na epífise ou de estenderem-se rapidamente da metáfise para a epífise e daí para a articulação adjacente.[14,21] A extensão da infecção para a articulação adjacente é muito menos provável após os 18 meses de vida, exceto no quadril, onde a metáfise se localiza na cápsula articular. Após o fechamento da epífise, o suprimento sangüíneo terminal localiza-se na extremidade do osso. Por isso, nos adultos as infecções hematogênicas ocorrem na extremidade do osso e podem estender-se até o espaço articular adjacente. Entretanto, a osteomielite hematogênica primária dos ossos longos é incomum nos adultos. Os adultos têm maior probabilidade de apresentar osteomielite vertebral ou espondilite supurativa, amiúde secundária à infecção ou à manipulação das vias urinárias.

O processo infeccioso começa na porção intramedular do osso, causando, finalmente, a destruição das trabéculas, penetração da camada cortical sobrejacente através dos forames vasculares, elevação do periósteo e extensão para os tecidos moles sobrejacentes (Fig. 5.2).

O periósteo é facilmente elevado pela extensão de pus através da camada cortical. Como o periósteo se encontra firmemente ligado ao pericôndrio da fise ou placa de crescimento, o periósteo é preferencialmente arrancado ou elevado da metáfise em direção à diáfise, amiúde bem além da extensão do comprometimento do osso intramedular ou da medula. A forte ligação entre o periósteo e o pericôndrio na fise evita a extensão de pus para a epífise ou articulação adjacente, exceto no quadril, onde a metáfise se situa dentro da articulação. Ao contrário das crianças, o periósteo nos adultos é fortemente aderido à camada cortical, sendo arrancado com menos facilidade. Por isso, nos adultos, a elevação periosteal não é tão acentuada, a extensão do arrancamento periósteo é mais limitada, e a formação de invólucro é rara.

Osteomielite por Implantação

A osteomielite por implantação é causada pelas bactérias introduzidas nos tecidos moles e osso por um ferimento penetrante, procedimento cirúrgico ou fraturas expostas e luxações (veja a Fig. 5.8). Coágulo sangüíneo, medula óssea necrosada, músculo e outros tecidos moles fornecem um excelente meio de cultura para a localização e colonização das bactérias patogênicas. O *S. aureus* é um microrganismo ofensor comum, mas outros microrganismos Gram-positivos, como *Streptococcus*, e microrganismos Gram-negativos, como *Pseudomonas*, *Proteus* ou *Escherichia coli*, podem ser envolvidos.

Osteomielite Secundária

A osteomielite associada a insuficiência vascular é quase sempre observada no paciente diabético e localiza-se no pé, acometendo as falanges e os metatarsos (veja a Fig. 5.16). A infecção óssea sempre é secundária a celulite sobrejacente ou uma úlcera penetrante profunda da pele. O microrganismo ofensor mais comum é o *S. aureus* ou *Streptococcus*, embora também sejam encontradas infecções por bactérias Gram-negativas.

L.F. Rogers: Department of Radiology, Wake Forest University School of Medicine, Winston-Salem, North Carolina 27157. M.A. Norris: Department of Radiology, University of Wisconsin Hospital and Clinics, Madison, Wisconsin 53792-3252.

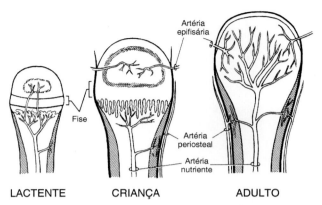

FIG. 5.1 Suprimento vascular do osso. O principal suprimento sanguíneo da extremidade do osso é derivado da artéria nutriente no canal medular. No lactente e até os 18 meses de vida, pequenos vasos perfuram a fise, para penetrar na epífise. Após 18 meses de vida, o suprimento vascular assume o padrão da infância, e os vasos perfurantes involuem. A epífise e a metáfise têm, então, suprimentos sanguíneos separados. No adulto, após o fechamento da fise, os ramos da artéria nutriente estendem-se até a extremidade do osso. Observe o suprimento sanguíneo para a camada cortical. Os ramos da artéria periosteal suprem a camada cortical externa, e os ramos da artéria nutriente suprem a camada cortical interna.

As infecções ósseas são discutidas neste capítulo. As infecções das articulações e espondilite infecciosa são detalhadas no Cap. 3.

ACHADOS RADIOLÓGICOS NA OSTEOMIELITE AGUDA

Na osteomielite aguda, há um período de latência de 10 a 12 dias entre o início dos sintomas clínicos e o desenvolvimento das alterações radiológicas definitivas no osso.[14] Como é essencial que a terapia adequada seja instituída o mais cedo possível, não se deve aguardar o desenvolvimento de evidências radiológicas da doença, para iniciar o tratamento adequado. A cintigrafia óssea é muito sensível às alterações da osteomielite, revelando áreas de radioatividade aumentada nos locais de infecção bem antes que se verifique qualquer sinal radiológico de doença na radiografia simples (Fig. 5.3). A solicitação de cintigrafia óssea é justificada em todos os casos em que há suspeita clínica de osteomielite, nos quais as radiografias não são reveladoras.

A primeira evidência radiológica da doença é o edema dos tecidos moles, caracteristicamente profundo e adjacente ao osso (Fig. 5.4; veja, também, a Fig. 5.3A). O edema precoce é reconhecido pelo deslocamento ou pela obliteração dos planos adiposos normais adjacente e sob os feixes musculares profundos. No início,

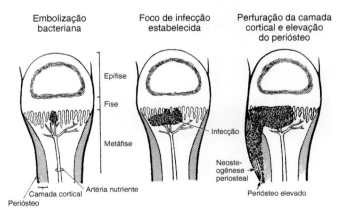

FIG. 5.2 Fisiopatogenia da osteomielite hematogênica. A embolização bacteriana ocorre através da artéria nutriente, e as bactérias alojam-se no suprimento sanguíneo terminal na metáfise. Após o estabelecimento da infecção, expande-se para o canal medular em direção à camada cortical e à diáfise. A fise é uma barreira efetiva. A seguir, a infecção estende-se através dos canais vasculares na camada cortical, para elevar e arrancar o periósteo da camada cortical. Ocorre neosteogênese periosteal. Observe que a ligação entre o periósteo e o pericôndrio na fise evita a extensão da infecção para a articulação.

a camada adiposa superficial não é afetada. Ao contrário, na infecção cutânea o edema dos tecidos moles é superficial e não envolve os tecidos mais profundos adjacentes ao osso. A primeira evidência de doença óssea costuma ser uma área de rarefação indefinida ou de destruição na metáfise (Figs. 5.5 e 5.6). A área de destruição é maldefinida e tem um aspecto fino, granular ou discretamente moteado. Associado a essas alterações ou, até mesmo, às vezes, precedendo-as, há um volume mínimo de neosteogênese periosteal paralela à margem externa da camada cortical. Os limites da destruição óssea permanecem maldefinidos durante todo o estágio agudo. O processo mórbido real costuma ser muito mais disseminado do que o demonstrado pela radiografia.

Em um curto período, a destruição óssea torna-se mais proeminente, fornecendo ao osso medular aspecto irregular do tipo roído de traça, com focos de destruição entremeados com áreas de osso que apresentam aspecto mais ou menos normal. A neosteogênese óssea é mais pronunciada, e a reação periosteal e a destruição intramedular estendem-se até a diáfise (veja a Fig. 5.6). No neonato, a infecção comumente estende-se para a articulação sobrejacente, formando artrite supurativa (Fig. 5.7; veja, também, as Figs. 3.5 e 3.6).

Nas falanges e nos outros ossos pequenos, há pouca ou nenhuma reação periosteal. O osso é simplesmente dissolvido (veja a Fig. 5.16). Às vezes, tal processo prossegue internamente com a escavação do osso através da destruição das trabéculas intramedulares, deixando apenas uma fina margem de camada cortical (Fig. 5.8).

Cintigrafia Óssea

O radiofosfato de tecnécio-99m (veja as Figs. 5.3 e 5.8), o citrato de gálio-67 e os leucócitos marcados com índio-111 têm sido utilizados para diagnosticar a osteomielite e diferenciar as infecções ósseas daquelas limitadas aos tecidos moles (por exemplo, celulite).[15,16] Para diferenciar a infecção óssea da infecção dos tecidos moles, realiza-se uma cintigrafia trifásica com radiofosfato de Tc^{99m} (veja a Fig. 5.17). As três fases da cintigrafia são a perfusão, o acúmulo de sangue e as imagens tardias. A osteomielite aguda caracteriza-se pela maior atividade no acúmulo sanguíneo e pelas imagens ósseas tardias, enquanto a artrite séptica e a celulite exibem atividade aumentada na fase de acúmulo de sangue ou captação apenas discretamente aumentada na imagem tardia. A cintigrafia seqüencial com radiofosfato e gálio também pode ser utilizada, porque a captação aumentada de radiofosfato é inespecífica, ocorrendo em áreas de elevada renovação óssea de qualquer causa — fratura, infecção, metabólica ou tumor. A captação de gálio-67 é mais específica para infecção. Os leucócitos marcados com índio-111 depositam-se sempre que há migração ativa de leucócitos e, por isso, tal exame também é mais específico para infecção.[16]

Tomografia Computadorizada

A tomografia computadorizada (TC) é um exame complementar útil na avaliação da osteomielite.[5,7] Atenuação aumentada ocorre na medula óssea no início da doença, antes que haja alterações na radiografia simples e, simultaneamente, com a atividade aumentada dos radioisótopos. A maior atenuação é causada pela presença de edema e pus, que substituem a gordura na medula óssea. A atenuação da gordura da medula óssea normal é da ordem de -80 a -100 unidades Hounsfield, aumentando na presença de infecção para -10 unidades Hounsfield, a maior, na faixa positiva. O aspecto desse processo é semelhante à infiltração por tumores (veja a Fig. 4.43, Cap. 4). Pequenas bolhas de gás intra-ósseo podem ser visibilizadas no canal intramedular como resultado de infecção por microrganismos produtores de gás. A TC revela a destruição cortical e as alterações associadas dos tecidos moles (Fig. 5.9). Níveis hidroadiposos (pus) têm sido registrados no canal intramedular e na bursa adjacente. A TC também apresenta vantagens na avaliação da osteomielite crônica,[5] permitindo a detecção e localização dos seqüestros ósseos, a exibição de defeitos corticais que provocam fístulas subcutâneas e a identificação de abscessos dos tecidos moles subjacentes. Os abscessos aparecem

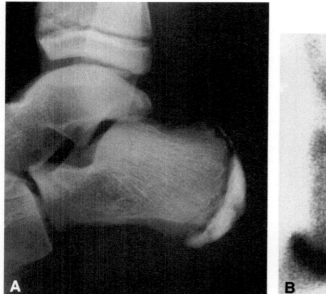
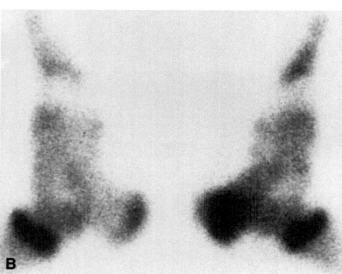

FIG. 5.3 Osteomielite aguda do calcâneo esquerdo de uma criança. **A**: A radiografia, incidência lateral, não revela anormalidade óssea. Observa-se edema profundo dos tecidos moles adjacente às superfícies posterior e inferior do calcâneo. **B**: Cintigrafia óssea com tecnécio-99m revela foco de maior atividade no calcâneo esquerdo. A atividade bilateral aumentada na epífise da porção distal da tíbia é normal. (Cortesia de James Conway, M.D., Chicago, Illinois.)

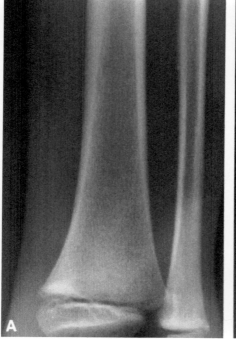
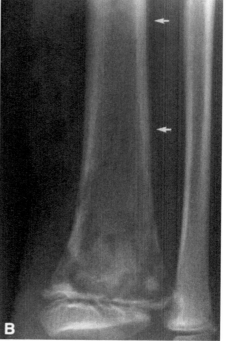

FIG. 5.4 Osteomielite aguda na porção distal da tíbia. **A**: O osso é completamente normal, entretanto se observam edema e tumefação dos tecidos moles adjacentes à superfície medial da tíbia, com obliteração de porções da gordura subcutânea. Esse é o sinal radiológico mais precoce de osteomielite. **B**: A repetição do exame 11 dias depois revela destruição difusa irregular e moteada na metáfise, com perfuração e destruição em várias áreas da camada cortical. Elevação periosteal é identificada proximalmente (setas).

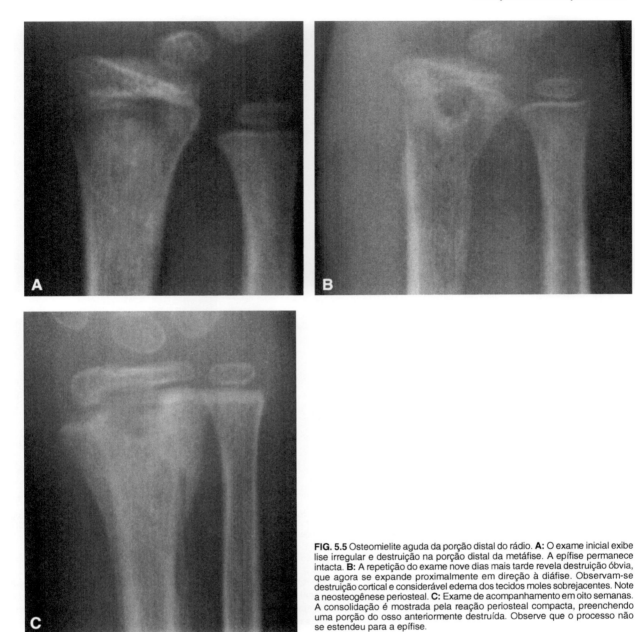

FIG. 5.5 Osteomielite aguda da porção distal do rádio. **A:** O exame inicial exibe lise irregular e destruição na porção distal da metáfise. A epífise permanece intacta. **B:** A repetição do exame nove dias mais tarde revela destruição óbvia, que agora se expande proximalmente em direção à diáfise. Observam-se destruição cortical e considerável edema dos tecidos moles sobrejacentes. Note a neosteogênese periosteal. **C:** Exame de acompanhamento em oito semanas. A consolidação é mostrada pela reação periosteal compacta, preenchendo uma porção do osso anteriormente destruída. Observe que o processo não se estendeu para a epífise.

como áreas bem-definidas de densidade baixa no músculo ou tecido subcutâneo adjacente.

Ressonância Magnética

A ressonância magnética (RM) provou ser mais sensível que a radiografia simples, tomografia convencional ou TC na avaliação da osteomielite.[3, 6, 11, 19, 22] A RM revela alterações na medula óssea, antes que sejam evidentes na radiografia. A manifestação inicial da doença consiste na redução do sinal da gordura na medula óssea, visibilizada como um sinal reduzido na imagem ponderada em T1. Na imagem ponderada em T2, o sinal da área infectada é mais forte do que o da gordura na medula óssea, e a magnitude do processo infeccioso nos tecidos moles pode ser revelada (veja as Figs. 5.14 e 5.15). A RM pode diferenciar a osteomielite da infecção dos tecidos moles adjacentes através da exibição de sinais normais do osso intramedular subjacente, que indica claramente a ausência de infecção óssea. Entretanto, a RM não distingue, de forma confiável, a osteomielite do edema da medula óssea. Como praticamente o osso cortical não emite sinal, tal método não é sensível às alterações na camada cortical.

Ultra-sonografia

Nas crianças com osteomielite aguda, a presença de coleções de pus ou líquido subperiosteal sobrejacente às metáfises infectadas dos ossos longos pode ser identificada ou confirmada através da ultra-sonografia de alta-resolução,[1, 9, 23] o que se aplica particularmente aos pacientes cujo edema profundo é identificado nas radiografias. No osso normal, o periósteo é visibilizado como uma estrutura ecogênica em contato imediato com a camada cortical. Na presença de líquido subperiosteal, o periósteo apresenta-se elevado, formando uma estrutura linear convexa sobre a camada cortical, e o espaço intermediário é preenchido com líquido de ecogenicidade variável.[1, 9] Essas coleções de líquido nos ossos chatos (ou seja, a pelve) são mais difíceis de identificar através da ultra-sonografia, sendo mais prontamente visualizadas pela RM. A ultra-sonografia não é útil nos adultos devido ao grau de elevação periosteal.

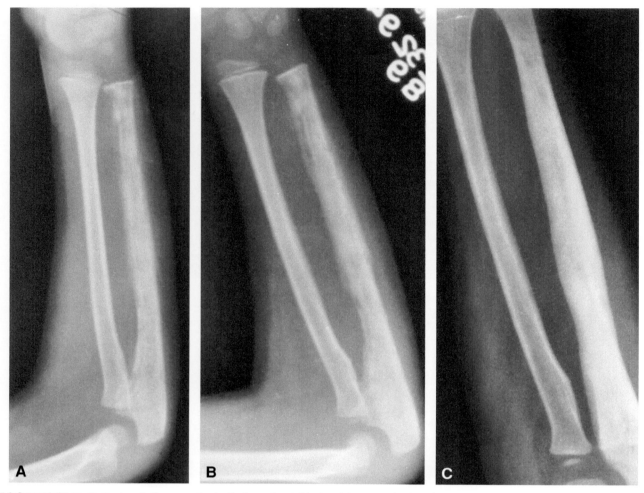

FIG. 5.6 Osteomielite aguda da ulna. **A:** Exame realizado 10 dias após o início dos sintomas revela destruição difusa da maior parte da ulna, com neosteogênese periosteal circundando a diáfise distal e a metáfise. **B:** Exame repetido uma semana mais tarde mostra o aumento do volume da neosteogênese subperiosteal. **C:** Exame realizado seis meses mais tarde revela espessamento cortical residual, mas sem áreas definitivas de destruição óssea.

OSTEOMIELITE SUBAGUDA E CRÔNICA

A osteomielite, a menos que tratada, evolui gradualmente para os estágios subagudo e crônico, com variação considerável no período de tempo necessário para esses desenvolvimentos. Entre os fatores envolvidos, encontram-se a virulência do microrganismo, a resistência do hospedeiro e o tratamento com antibióticos. Sugeriu-se que a forma subaguda da osteomielite tenha-se tornado mais prevalente, sem relação com o uso de antibióticos[8] na supressão da osteomielite aguda.

Abscesso Ósseo

A infecção é gradualmente circunscrita pela osteogênese reativa, formando um abscesso ósseo (Figs. 5.10 e 5.11). Os abscessos ósseos crônicos, amiúde denominados *abscessos de Brodie*,[18] caracterizam-se por áreas bem-delineadas de rarefação ou transparência de tamanho variável, localizadas na metáfise e circundadas por uma zona irregular de esclerose densa. A camada cortical sobrejacente apresenta-se, em geral, espessada pela neosteogênese periosteal.

Na osteomielite subaguda da infância, os abscessos costumam ser transparências serpiginosas alongadas, com uma borda esclerótica e orientadas no eixo longo do osso (veja a Fig. 5.10). Os abscessos ficam confinados à placa de crescimento e podem, às vezes, estender-se através da fise para envolver a epífise adjacente. Quando examinados no plano axial pela TC ou RM, pode-se constatar que romperam a camada cortical sobrejacente e são contíguos ao abscesso de tecidos moles bem-definido.

Os abscessos intra-ósseos examinados pela RM emitem hipossinal ou sinal intermediário em T1, mais brilhante que a medula normal em T2 (veja a Fig. 5.15), e são circundados por uma borda de baixa intensidade nas imagens ponderadas em T1 e T2.[19, 22]

Formação de Invólucro e Seqüestro

Os segmentos do osso cortical isolados no meio de uma infecção e desprovidos de suprimento sanguíneo são conhecidos como *seqüestros*, os quais se tornam avasculares devido à perda do seu suprimento periosteal, quando o periósteo é destacado e elevado da camada cortical e do suprimento intramedular, visto que a infecção da medula causa trombose vascular. Os seqüestros são evidentes, na radiografia, como áreas de osso denso circundadas por zonas de rarefação ou transparência (Fig. 5.12). Permanecem tão densos quanto o osso normal, destacando-se claramente do osso desmineralizado circundante. Um *invólucro* é uma camada óssea formada por periósteo que circunda e recobre um seqüestro. A formação de invólucro e seqüestro é mais comum na osteomielite em crianças do que em adultos, embora os seqüestros, muitas vezes, ocorram nas formas secundárias da osteomielite, sobretudo aquelas associadas a fraturas expostas.

O resultado final da osteomielite crônica, após o desaparecimento da infecção, é um osso espessado com camada cortical esclerótica e margem externa ondulada, intercalada com áreas transparentes onde o seqüestro foi absorvido ou cirurgicamente removido (Fig. 5.13). A camada cortical pode tornar-se tão densa e espessada que a cavidade medular não é apa-

INFECÇÕES E INFLAMAÇÕES ÓSSEAS   151

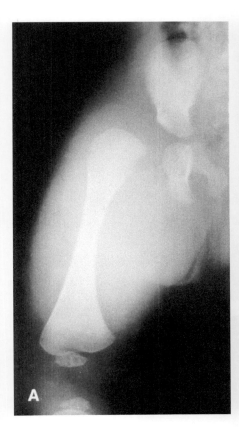
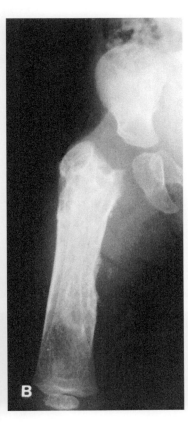

FIG. 5.7 Osteomielite aguda do fêmur associada a artrite supurativa do quadril em um lactente. **A:** Exame realizado sete dias após o início da febre e do edema da coxa. Observe o edema maciço dos tecidos moles e a luxação lateral do fêmur, indicando derrame articular associado. Destruição cortical mínima é evidente no aspecto medial da metáfise. **B:** Exame realizado três meses mais tarde revela neosteogênese disseminada circundando grande parte da diáfise. Várias radiotransparências arredondadas ou ovais são observadas na porção proximal do fêmur, provavelmente representando focos residuais de infecção. A articulação coxofemoral não apresenta mais luxação.

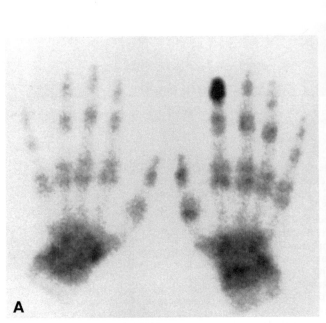
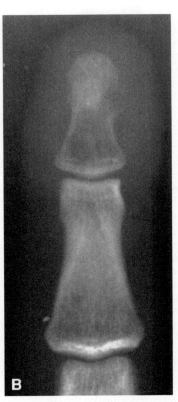

FIG. 5.8 Mordedura humana com osteomielite. Há duas semanas, esse homem foi mordido por um ser humano na extremidade do dedo indicador. Ele manifestou edema evidente e eritema sobre a falange distal. A questão clínica era diferenciar entre celulite e osteomielite. **A:** Cintigrafia óssea com tecnécio-99m, duas horas depois, revela atividade aumentada na falange distal. **B:** Radiografia, incidência AP, revela ruptura na camada cortical lateral abaixo do tufo ungueal e escavação das trabéculas na falange distal. Não existe reação periosteal. Os achados são indicativos de osteomielite.

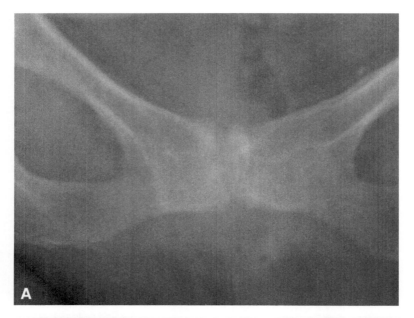
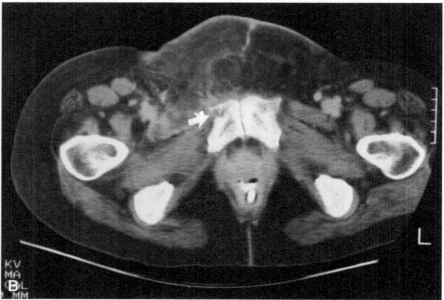

FIG. 5.9 Osteomielite do osso púbico direito. **A:** A incidência AP não revela anormalidade definitiva. **B:** A TC mostra alterações significativas dos tecidos moles anteriores ao púbis e ruptura na camada cortical (*seta*) compatível com osteomielite e celulite sobrejacente.

rente. A osteomielite crônica é sujeita a reativação recorrente. Devido à densidade irregular e à esclerose acentuada, amiúde é impossível determinar com certeza se há uma infecção ativa. A TC e a RM são utilizadas para visibilizar o interior do osso (Fig. 5.14). Se a infecção for reativada, geralmente manifesta-se por edema dos tecidos moles, por novas áreas de neosteogênese periosteal e pelo desenvolvimento de cavidades radiotransparentes bem-definidas no osso. A comparação com exames anteriores é muito útil. A cintigrafia óssea costuma permanecer positiva durante toda a evolução da doença e, por isso, não pode ser utilizada para determinar a presença ou ausência de reativação.

A RM é útil na avaliação da osteomielite crônica[3, 19] devido à sua capacidade de detectar focos de infecção persistente ou recorrente. Cicatrizes e fístulas emitem hipossinal ou sinal intermediário nas imagens ponderadas em T1 e T2, enquanto um foco de infecção ativa é semelhante ao de um abscesso ósseo, fraco em T1, maior que a medula em T2, circundado por uma borda de baixa intensidade em ambas, e possivelmente contendo um seqüestro de hipossinal por ambas as técnicas.

SITUAÇÕES ESPECIAIS

Osteomielite Neonatal

A osteomielite no neonato, no primeiro mês de vida, é distinta o suficiente para justificar consideração diferente da osteomielite em crianças maiores.[10] As manifestações sistêmicas de febre, mal-estar e intoxicação são muito menos pronunciadas, ou mesmo ausentes, no neonato. Os pais costumam procurar assistência médica em virtude das manifestações focais da doença — edema, dor à palpação e movimento reduzido de um membro, uma pseudoparalisia, o que ocorre comumente nas duas primeiras semanas de vida, podendo afetar os lactentes a termo ou os prematuros. A maioria teve uma doença anterior, que freqüentemente exigiu a cateterização umbilical ou outro procedimento potencialmente infeccioso, ou foi exposta à doença em membros da família ou outros contatos íntimos. O *S. aureus* é o microrganismo causador mais comum. Múltiplos locais de envolvimento são comuns. A infecção envolve, com maior freqüência, as extremidades do fêmur (sobretudo o quadril), tíbia

INFECÇÕES E INFLAMAÇÕES ÓSSEAS 153

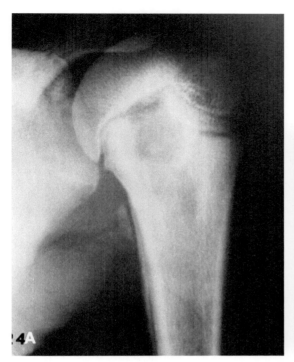
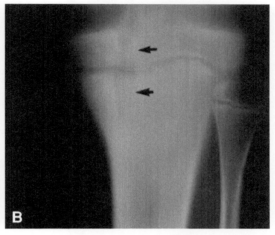

FIG. 5.10 Dois casos de abscesso ósseo subagudo em crianças. **A:** Radiotransparência alongada na porção proximal do úmero, circundada por esclerose com neosteogênese periosteal sobrejacente, estende-se por alguma distância pela diáfise do úmero. Proximalmente, limita a placa de crescimento. **B:** Transparência serpiginosa na metáfise proximal da tíbia estende-se através da placa de crescimento para a epífise (*setas*). Observe que essa fina radiotransparência possui uma fina borda esclerótica. (Cortesia de Andrew K. Poznanski, M.D., Chicago, Illinois.)

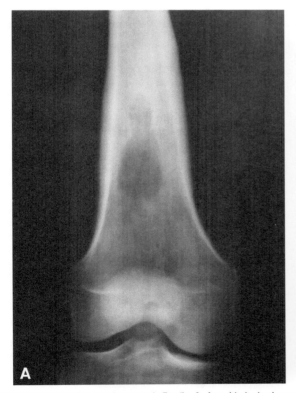
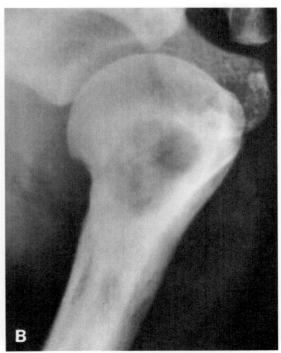

FIG. 5.11 Abscesso ósseo crônico, ou abscesso de Brodie. **A:** A cavidade do abscesso é visibilizada como uma área bem-demarcada de radiotransparência circundada por osso esclerótico. A camada cortical sobrejacente é espessada pela neosteogênese periosteal compacta. **B:** Abscesso ósseo crônico da porção proximal do úmero. Uma radiotransparência arredondada é circundada por uma parede relativamente espessada de esclerose. Ocorre neosteogênese periosteal na metáfise.

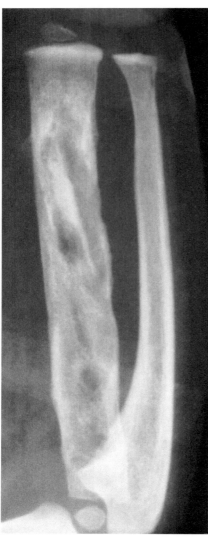

FIG. 5.12 Osteomielite crônica. Houve o comprometimento de todo o rádio. Existem cavidades irregulares que representam abscessos crônicos, e observa-se um grande seqüestro denso, circundado por invólucro no interior da cavidade na extremidade distal da diáfise. A camada cortical original foi completamente substituída.

e úmero, com artrite séptica das articulações adjacentes do quadril, joelho e ombro em até 50% dos casos (veja as Figs. 5.7 e 3.5). Déficits residuais significativos são comuns.

Cerca de 80% dos neonatos afetados apresentam manifestações radiológicas por ocasião da abertura do quadro. O achado mais comum consiste no edema profundo dos tecidos moles, e metade apresenta destruição óssea definitiva ou anormalidades articulares. No neonato, os achados radiológicos de luxação articular associada a massa de tecidos moles adjacente são característicos de artrite séptica (veja a Fig. 5.7). A cintigrafia óssea com tecnécio é útil nos casos em que existem dúvidas, podendo revelar outros focos da doença naqueles com evidências radiológicas francas de doença em um único local.

Abscesso Ósseo Cortical

O osso cortical tem duplo suprimento sanguíneo, originado externamente dos vasos sanguíneos periosteais e centralmente da artéria nutriente no canal medular. Esses dois sistemas unem-se no meio da camada cortical, formando uma rede anastomótica (veja a Fig. 5.1). Ocasionalmente, focos de bactérias são aprisionados e implantam-se, dando origem a uma infecção, manifestada radiologicamente como radiotransparências excêntricas, circulares, ovóides ou alongadas

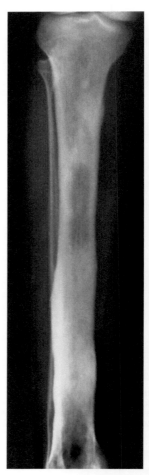

FIG. 5.13 Osteomielite crônica. O espessamento da cortical e a esclerose envolvem toda a diáfise, sobretudo distalmente. Algumas radiotransparências ovóides podem ser visibilizadas no interior do espessamento.

na camada cortical da diáfise.[20] A camada cortical externa costuma encontrar-se acentuadamente delgada ou completamente rompida, e o abscesso circundado por osteogênese periosteal (Fig. 5.15). Algumas vezes, a resposta periosteal é tão acentuada que se torna necessária a tomografia ou a TC, para revelar, com certeza, a transparência. A TC e a RM também revelam edema dos tecidos moles circundantes (Fig. 5.15B, C). Pode ser difícil diferenciar a lesão do osteoma osteóide apenas com base nos achados radiológicos. Entretanto, os sinais clínicos de infecção ou o padrão característico de dor noturna aliviada por aspirina, indicando osteoma osteóide, são úteis no estabelecimento do diagnóstico correto. Uma lesão semelhante pode resultar da deposição cortical de doença metastática (veja a Fig. 4.29). Entretanto, a resposta periosteal costuma ser menos proeminente que a observada no abscesso cortical. A doença metastática intracortical é encontrada mais comumente no carcinoma pulmonar, mas ocasionalmente pode ser observada em outros carcinomas primários.

Osteomielite dos Ossos Chatos (Crânio, Pelve)

Os ossos chatos e irregulares possuem subdivisões anatômicas comparáveis às dos ossos longos. As apófises, como as encontradas na pelve, são equivalentes às metáfises nos ossos longos. Antes da maturação do esqueleto, a anatomia vascular do tipo metafisário predispõe esses locais ao envolvimento por osteomielite hematogênica, relativamente comum nesses locais e que, amiúde, constitui problema diagnóstico. A TC é útil na avaliação de lesões suspeitas da pelve (veja a Fig. 5.9).

Os sintomas iniciais mais comuns nas crianças consistem em distúrbio da marcha e dor no quadril, com limitação apenas discreta dos

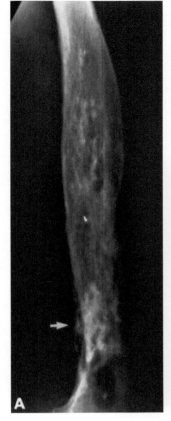
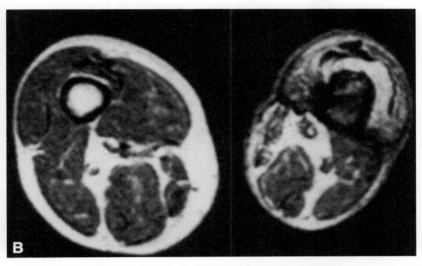

FIG. 5.14 Osteomielite crônica do fêmur com drenagem intermitente durante um período de 40 anos. **A:** Ocorreu a expansão da camada cortical. Placas irregulares de esclerose e transparência são observadas por toda a diáfise. Distalmente, existe uma grande radiotransparência. Há neosteogênese periosteal (*seta*). **B:** RM, ponderada em T1. Observe a atrofia evidente da extremidade envolvida. A camada cortical apresenta-se maldefinida, expandida e fina. A cavidade intramedular emite um hipossinal comparado ao lado oposto, indicativo de infecção persistente.

movimentos. Os pacientes podem não apresentar febre, e a leucocitose é variável, embora a VHS seja quase uniformemente elevada.[13] As radiografias iniciais costumam ser normais. As cintigrafias com Tc^{99m} e Ga^{67} são anormais. O diagnóstico pode, em geral, ser fundamentado pela TC ou RM, revelando focos de destruição óssea com alterações dos tecidos moles adjacentes. Problemas e achados semelhantes podem ser observados nas infecções da articulação sacroilíaca em crianças[19] e adultos.

A osteomielite dos ossos chatos caracteriza-se pela destruição desordenada, sem demarcação nítida. No crânio, não há reação periosteal, mas pode haver uma certa quantidade de esclerose. Na pelve, ocorre periostite, mas não tão proeminente quanto nos ossos longos.

Osteomielite no Pé Diabético

Pé diabético é o termo utilizado para descrever a peculiar combinação de alterações circulatórias, infecciosas, neuropáticas e degenerativas que acometem os indivíduos com diabete de longa duração. A alteração radiológica característica do pé diabético é a presença de calcificações nas pequenas artérias do pé e do tornozelo, sobretudo nas artérias dos metatarsos. As alterações neuropáticas e degenerativas são descritas sob o título Osteoartropatia Diabética, Cap. 3. Celulite e úlceras da pele e dos tecidos subcutâneos dos artelhos e superfície plantar, sob a cabeça dos metatarsos e sobre o calcâneo, são comuns (Fig. 5.16*A*). Essas infecções superficiais podem, finalmente, envolver as falanges, os metatarsos e o calcâneo subjacentes, resultando em osteomielite secundária. No início, tal processo manifesta-se por desmineralização ou rarefação e, posteriormente, pela destruição do osso trabecular e da camada cortical associada a neosteogênese periosteal, freqüentemente subjacente ou adjacente a uma úlcera dos tecidos moles evidente (Fig. 5.16*B*).[14] O problema consiste em determinar se existe osteomielite, quando os achados radiológicos são mínimos ou inexistentes, como ocorre com freqüência (Fig. 5.17). Um pouco menos comuns, mas igualmente difíceis de diferenciar, são as alterações causadas pela osteomielite daquelas provocadas pela artropatia neuropática diabética, o que é ainda mais complicado pela ocorrência simultânea relativamente freqüente dos dois processos. Em geral, a osteomielite tem maior probabilidade de ser um processo destrutivo lítico que envolve as falanges e os metatarsos distais, enquanto a neuropatia é mais provavelmente esclerótica, envolvendo os ossos do tarso, as articulações tarsometatarsais e os metatarsos proximais. O edema dos tecidos moles pode ocorrer em ambas as condições, sendo, amiúde, resultado de celulite concomitante. Fraturas patológicas podem ocorrer nos dois processos — na osteomielite, em geral, através de focos líticos nas falanges; na neuropatia, como fragmentação dos ossos escleróticos do tarso. A combinação de cintigrafia óssea trifásica com radiofosfato e cintigrafia com citrato-Ga^{67} é útil nessa determinação (veja a Fig. 5.17). A cintigrafia trifásica com radiofosfato é utilizada para diferenciar a celulite da osteomielite, conforme anteriormente discutido. Captação aumentada na cintigrafia com radiofosfato pode ocorrer na neuropatia e na infecção; entretanto, o Ga^{67} é captado avidamente na osteomielite, enquanto o osso neuropático não revela captação ou, no máximo, apenas captação discreta de Ga^{67}.

Osteomielite nos Toxicômanos

A osteomielite aguda e a artrite séptica são comuns nos dependentes químicos devido à injeção IV de substâncias que utilizam equipamento não-esterilizado. Os dependentes químicos são particularmente propensos à osteomielite vertebral (espondilite supurativa) e a infecções articulares incomuns, como as infecções da articulação sacroilíaca ou esternoclavicular.[4] A infecção pode ser secundária a um abscesso dos tecidos moles adjacente, porém mais freqüentemente é hematogênica. Pode haver múltiplos locais de envolvimento ósseo.

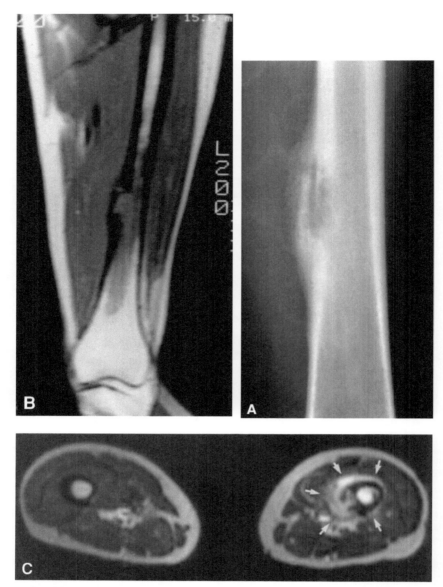

FIG. 5.15 Abscesso cortical da porção média da diáfise femoral de paciente usuário de drogas injetáveis. **A:** Incidência AP revela reação periosteal linear e nodular considerável (às vezes, conhecida como lamelo-nodular) sobre um defeito lítico transparente na camada cortical medial. Esse tipo de reação periosteal é geralmente indicativo de infecção. **B:** RM, ponderada em T1, em corte coronal, mostra hipossinal no interior da medula que circunda a lesão na camada cortical medial. A massa de tecidos moles sobrejacente não é bem-definida. **C:** Imagem ponderada em T2 (axial). Essa imagem revela o hiperssinal da massa dos tecidos moles que circunda a lesão e a camada cortical (*setas*). Observe que o sinal que emana do espaço intramedular é mais forte do que aquele da medula óssea normal do lado oposto, o que é indicativo de infecção ativa. A anormalidade cortical é bem mostrada. (Cortesia de Alfred L. Horowitz, M.D., Chicago, Illinois.)

Osteomielite na Doença Falciforme

A doença falciforme freqüentemente é complicada pela osteomielite aguda. A infecção é não-usual, visto que comumente envolve a diáfise em vez da metáfise (Fig. 5.18), e o microrganismo causador é a *Salmonella* em cerca de 80% dos pacientes. Ocasionalmente, observam-se múltiplas lesões, amiúde simétricas. As lesões podem ser extensas, envolvendo toda a diáfise. Podem ocorrer grandes seqüestros e extensa formação de invólucro, assim como fraturas patológicas. O diagnóstico diferencial com infarto ósseo, também comum na doença falciforme, pode ser difícil (veja o Cap. 7).

Síndrome da Imunodeficiência Adquirida (AIDS)

Surpreendentemente, as infecções ósseas e articulares são raras nos pacientes com infecções pelo vírus da imunodeficiência humana (HIV). A angiomatose bacilar é uma doença bacteriana multissistêmica recentemente reconhecida, que parece ser uma exceção.[1] A doença consiste em lesões vasculares cutâneas que contêm uma bactéria semelhante ao bacilo da doença da arranhadura do gato. Trinta e cinco por cento dos pacientes têm múltiplas lesões ósseas líticas.[2] A presença dessas lesões ajuda a diferenciar a angiomatose bacilar do sarcoma de Kaposi, que provoca anormalidades cutâneas semelhantes, mas sem lesões ósseas associadas.[1]

Doença Granulomatosa Crônica da Infância

A doença granulomatosa crônica da infância caracteriza-se por infecção, supuração e formação de granuloma nos ossos e pulmões. O problema básico é um defeito dos leucócitos polimorfonucleares: são capazes de ingerir as bactérias, mas não podem destruí-las. Todos os outros mecanismos imunológicos, incluindo as imunoglobulinas plasmáticas, são normais. Quando os neutrófilos morrem, são liberados bactérias vivas e seus produtos tóxicos. A infecção óssea é muito

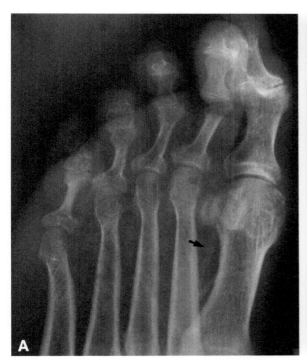 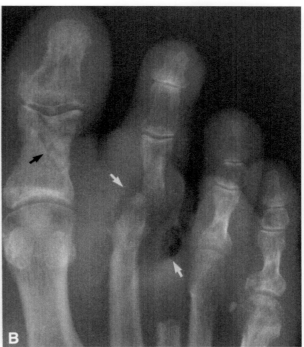

FIG. 5.16 Infecções no pé diabético. **A:** Existem múltiplas pequenas radiotransparências nos tecidos moles do pé sobrepostas aos metatarsos, identificando o local da infecção dos tecidos moles. Não há anormalidades ósseas e, por isso, não existem evidências radiológicas de osteomielite. Observe a calcificação arterial (*seta*), indicativa de diabete. **B:** Amputação do terceiro artelho foi anteriormente realizada. Uma grande coleção de ar (*setas brancas*) identifica o local de uma úlcera na superfície plantar do pé. Observe a destruição lítica das superfícies apostas da segunda articulação metatarsofalangiana, com subluxação associada indicativa de osteomielite e artrite supurativa. O exame mais minucioso também revela a destruição lítica do aspecto medial da cabeça do quarto metatarso. Também há uma fratura da falange proximal do hálux (*seta preta*) sem história de traumatismo, indicativa de artropatia neurotrófica.

comum e, em geral, envolve os ossos pequenos das mãos e dos pés. Inicialmente, é semelhante à osteomielite aguda, mas não consolida e prossegue para uma fase crônica, caracterizada por lesões destrutivas, expansivas e razoavelmente bem-marginadas que induzem a muito pouca neosteogênese periosteal, comumente não rompendo através da camada cortical nem formando seqüestros. Pode haver uma zona de rarefação proximal à placa de crescimento semelhante à observada nas crianças com leucemia.

Osteomielite Simétrica Crônica

A osteomielite simétrica crônica é uma doença rara da infância, sendo um processo muito indolente, com tendência a envolver as metáfises, geralmente no fêmur e tíbia na altura do joelho. As lesões são osteolíticas, arredondadas ou ovóides, e circundadas por uma fina borda esclerótica. Pode ocorrer o rompimento da camada cortical com resultante reação periosteal, embora incomum. As metáfises distais da tíbia e as extremidades distais das clavículas também podem ser envolvidas. Sintomas generalizados são mínimos, mas podem ocorrer curtos episódios febris. A VHS é moderadamente elevada, e, muitas vezes, ocorre o aumento dos leucócitos. Os achados histológicos são aqueles da inflamação crônica, mas os microrganismos costumam não ser isolados. Alguns autores acreditam que tal condição tenha origem viral. A evolução é prolongada, e a consolidação pode não ser completa por vários anos. Entretanto, geralmente não existem resíduos significativos.

Osteíte Esclerosante de Garré

Conforme originalmente descrito por Garré, a osteíte esclerosante era um tipo peculiar de osteomielite que, após um início agudo e virulento, desaparecia sem drenagem ou formação de seqüestros, deixando apenas um osso esclerótico e espessado. Hoje em dia, o termo *osteíte esclerosante de Garré* raramente é utilizado. Essa é uma condição rara, e muitas lesões assim inicialmente diagnosticadas mostraram ser de outro tipo. Sendo viável descartar a possibilidade de outras entidades, a doença pode ser denominada *osteíte esclerosante crônica*.

TUBERCULOSE

A osteomielite tuberculosa é rara, quando comparada à tuberculose da coluna vertebral ou das articulações. Pode ocorrer como um abscesso ósseo localizado ou, menos comumente, como uma doença difusa. O início clínico é insidioso. A infecção tem origem hematogênica e, amiúde, revela-se doença pulmonar simultânea.

A doença óssea tuberculosa disseminada costuma ocorrer nos dependentes de heroína e, em geral, é associada a tuberculose pulmonar. As costelas e a coluna vertebral são os locais mais freqüentemente envolvidos. Quando existem seios de drenagem, pode ocorrer infecção secundária, e o aparecimento pode ser semelhante ao da osteomielite piogênica.

Pode ser difícil diferenciar a osteomielite tuberculosa da osteomielite piogênica através do exame radiológico. A lesão é, em grande parte, destrutiva, e a neosteogênese periosteal é mínima. Os achados radiológicos são aqueles da infecção não-virulenta crônica.[14]

Durante a lactância ou infância, a infecção tuberculosa pode envolver uma ou mais falanges (dactilite tuberculosa) (Fig. 5.19). Possui aspecto cístico expandido característico, denominado *spina ventosa*, com destruição irregular, expansão e ausência de neosteogênese periosteal. Nas crianças e nos adultos, pode haver o comprometimento dos ossos tubulares longos, caracteristicamente como uma lesão cística localizada na metáfise, com esclerose marginal e reação periosteal sobrejacente. Em alguns casos, é expansiva. Em geral, não há formação de seqüestro (Fig. 5.20).

A tuberculose óssea pode ocorrer em crianças como uma complicação da vacinação intradérmica com bacilos de Calmette-Guérin (BCG). O intervalo entre a vacinação e o aparecimento de lesões ósseas detectáveis varia de duas semanas a dois meses. As lesões são, em geral, isoladas e ocorrem próximas ao joelho, na metáfise do fêmur ou tíbia. Observa-se uma área de destruição excentricamente localizada, amiúde com erosão cortical, bem como inflamação e edema dos tecidos moles associados. Neosteogênese periosteal é discreta ou ausente. Há uma tendência muito

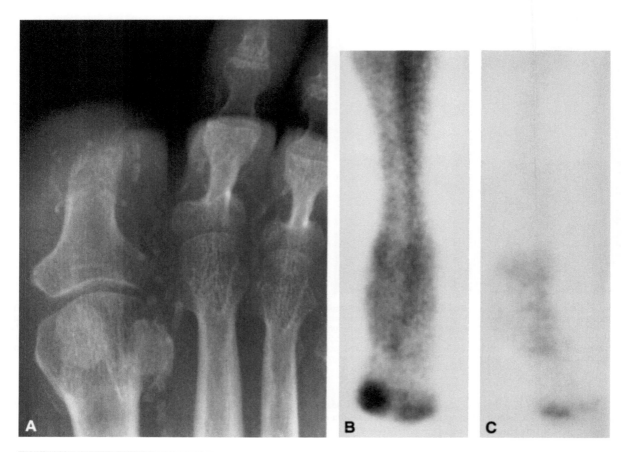
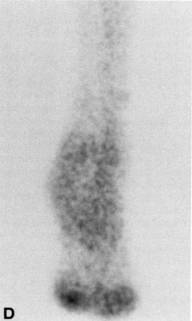

FIG. 5.17 Paciente diabético com infecção dos tecidos moles. O tufo ungueal do hálux foi anteriormente amputado devido a osteomielite. Agora existem evidências de infecção cutânea e dúvida sobre a presença de osteomielite recorrente. **A:** Observa-se calcificação vascular. A margem da amputação da falange distal do hálux é maldefinida. **B e C:** Duas imagens de uma cintigrafia óssea trifásica com tecnécio-99m. A imagem estática imediata (**B**) revela atividade aumentada na região do hálux, a qual diminuiu na radiografia tardia de duas horas (**C**), sugerindo que a infecção consiste em celulite sem osteomielite. **D:** Cintigrafia com gálio-67 foi realizada para confirmação. A atividade não é maior do que a observada na cintigrafia com Tc^{99m} e confirma a ausência de osteomielite.

INFECÇÕES E INFLAMAÇÕES ÓSSEAS   159

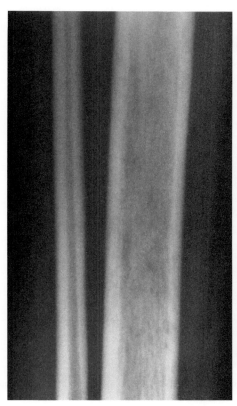

FIG. 5.18 Osteomielite na anemia falciforme. Observa-se um processo difuso em toda a mesodiáfise, com a formação de túnel na camada cortical, mas sem reação periosteal sobrejacente. Embora, nesses casos, a *Salmonella* seja o microrganismo ofensor mais comum, aqui se isolou *Escherichia coli*.

pequena de propagação pela diáfise, mas o envolvimento da epífise adjacente ocorre em cerca de um terço dos pacientes.

Micobactérias atípicas também podem provocar osteomielite, e a maioria dos casos registrados ocorreu em crianças. As manifestações variam de uma lesão óssea local crônica indolente a disseminação difusa com evolução fulminante. Pode ser difícil isolar o microrganismo. As lesões ósseas geralmente respondem, de forma satisfatória, à terapia antituberculosa.

OSTEOMIELITE FÚNGICA

As infecções fúngicas são raras, sendo as mais comuns a blastomicose e a coccidioidomicose. É difícil diferenciar uma lesão causada por um fungo de outras infecções ósseas. As infecções fúngicas são caracteristicamente infecções crônicas de baixo grau com a formação de um abscesso ósseo crônico e, provavelmente, um seio com drenagem.[14] O abscesso simula aqueles observados na tuberculose, pois costuma ser encontrado no osso esponjoso, induz a pouca neosteogênese periosteal e apresenta, de maneira característica, margem esclerótica relativamente fina. Os achados sugestivos de doença micótica são: (1) lesões originadas em pontos de proeminência óssea, como as bordas da patela, o acrômio ou o processo coracóide da escápula, o processo do olécrano, os processos estilóides do rádio e da ulna, os côndilos dos úmeros ou extremidades das clavículas, os maléolos e as tuberosidades das tíbias; (2) lesões marginais solitárias das costelas; (3) lesões destrutivas localizadas da tábua externa do crânio; e (4) lesões destrutivas focais das vértebras que envolvem o arco neural ou processos espinhosos ou transversos.

Coccidioidomicose

A coccidioidomicose é endêmica no Vale de São Joaquim na Califórnia e nas zonas áridas do sudoeste dos EUA. A disseminação hematogênica é rara nessa doença, mas, quando ocorre, a incidência do comprometimento ósseo é de cerca de 20%. A disseminação da

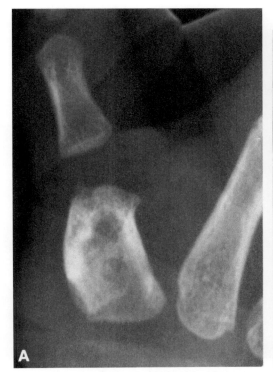
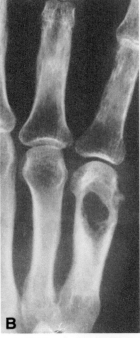

FIG. 5.19 Dactilite tuberculosa em uma criança. **A:** Uma radiotransparência expansiva com borda discretamente esclerótica envolve o primeiro metacarpo. A natureza expansiva desse processo é característica da dactilite tuberculosa. Tecnicamente, o termo deve referir-se a uma infecção com alterações semelhantes nas falanges. **B:** Abscesso tuberculoso na extremidade distal do quinto metacarpo de um adulto. A cavidade é bem-definida e discretamente expandida, apresentando uma margem esclerótica e alguma esclerose do osso próximo ao abscesso.

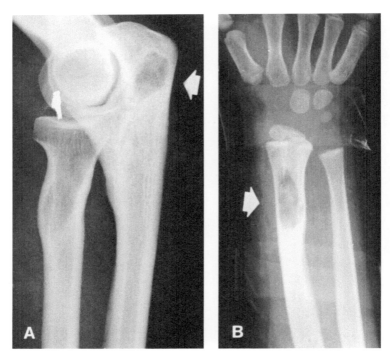

FIG. 5.20 Abscesso tuberculoso. **A:** A *seta* indica uma cavidade radiotransparente no processo olecrânio da ulna, com reação óssea adjacente muito pequena. **B:** Um foco radiotransparente na porção distal do rádio (*seta*) expandiu discretamente o osso.

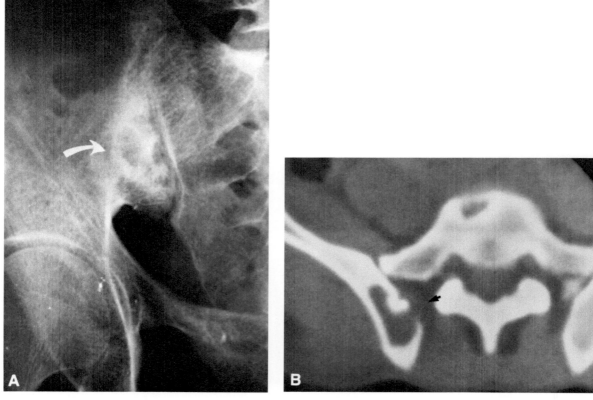

FIG. 5.21 Dois casos de coccidioidomicose no ílio. **A:** Pequenas radiotransparências irregulares foram identificadas adjacentes à articulação sacroilíaca (*seta*), com esclerose circundante do osso. **B:** A TC revela radiotransparência no aspecto posterior do ílio, com perfuração da camada cortical medial (*seta*). Observe, também, um processo semelhante no corpo do sacro. A coccidioidomicose envolve caracteristicamente as projeções e protuberâncias ósseas.

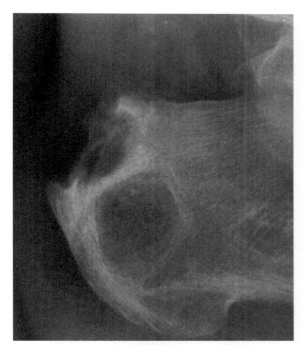

FIG. 5.22 Blastomicose. Uma radiotransparência lítica com destruição da camada cortical sobrejacente é encontrada na margem posterior à tuberosidade do calcâneo. Esse paciente também teve uma lesão no metacarpo com aspecto bastante semelhante à mostrada na Fig. 5.19B, e apresentou um abscesso no lobo médio causado pela blastomicose.

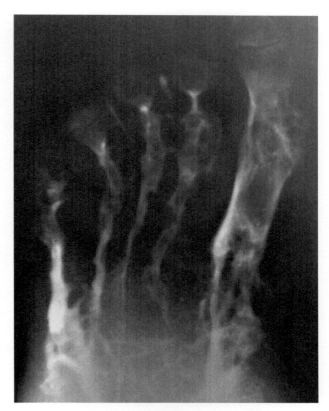

FIG. 5.23 Maduromicose. Todos os metatarsos foram envolvidos por um processo lítico. O aspecto é patognomônico dessa condição.

doença é mais provável nos negros e nos hispânicos. Um indício para a disseminação é a presença de adenopatia hilar associada a doença pulmonar. Múltiplas lesões ósseas são a regra, e a coluna vertebral é o local mais comum. As tuberosidades ósseas e o arco neural podem ser envolvidos sem o comprometimento do corpo das vértebras.[14] O disco é amiúde poupado ou envolvido tardiamente na evolução da doença. O envolvimento epifisário dos ossos longos é comum, mas existe uma tendência muito pequena a estender-se para a articulação adjacente. O principal achado radiológico é um foco de destruição óssea com margem esclerótica moderada (Fig. 5.21). Neosteogênese periosteal é rara. Massas paravertebrais são comuns na doença vertebral e freqüentemente são associadas ao envolvimento das costelas, pedículos e processos transversos. O isolamento do microrganismo é necessário, para confirmar o diagnóstico.

Blastomicose

A blastomicose é endêmica no leste do vale do rio Mississippi, sobretudo Tennessee e Mississippi. Ocorre comprometimento ósseo em 25% a 50% dos casos da forma disseminada da doença. A blastomicose comumente acomete a pele e os pulmões, o que serve como um importante indício para o processo de doença esquelética. Dos pacientes com envolvimento esquelético, 75% apresentam doença pulmonar associada. Quando se encontra uma lesão óssea associada a doença cutânea ou pulmonar, é necessário considerar a possibilidade de blastomicose, sobretudo quando o processo ósseo é distal aos joelhos ou cotovelos. Os locais mais comuns afetados são os ossos longos, as costelas, os ossos tubulares curtos das mãos e dos pés, assim como as vértebras. Os ossos da face podem ser envolvidos, mas o crânio raramente é afetado. As lesões ósseas são múltiplas em cerca de um terço dos pacientes. O envolvimento epifisário é comum, com rápida extensão para a articulação adjacente e formação de fístulas. Na coluna vertebral, a doença geralmente começa no espaço entre os discos e envolve as vértebras adjacentes e costelas contíguas na formação de um abscesso paravertebral. As lesões ósseas costumam ser indolentes, de expansão lenta e desenvolvem margem esclerótica (Fig. 5.22). Na forma invasiva, a destruição óssea é rápida, induzindo a muito pouca neosteogênese periosteal ou esclerose.

Actinomicose

A actinomicose acomete mais comumente a mandíbula e forma fístulas. O envolvimento das costelas é caracteristicamente associado a pneumonia subjacente e tipicamente manifesta-se como neosteogênese periosteal acentuada ao longo das margens da costela. Na actinomicose, o envolvimento ósseo ocorre, com mais freqüência, secundário à invasão de doença dos tecidos moles adjacentes, resultando em um processo osteolítico e esclerótico misto.

Criptococose

Na criptococose, o envolvimento ósseo não é comum e, em geral, ocorre nos pacientes imunodeprimidos. Os locais afetados com maior freqüência são a pelve, costelas e crânio. A lesão tende a ser lítica, com margens razoavelmente distintas e pouca ou nenhuma reação periosteal.

Aspergilose

A aspergilose óssea também é encontrada nos pacientes imunossuprimidos. O microrganismo é comumente um saprófita, mas pode causar osteomielite, com destruição óssea e disseminação a partir de uma infecção adjacente. Essa condição costuma acometer as costelas ou a coluna vertebral, secundária a aspergilose pulmonar. O envolvimento da coluna vertebral é bastante indolente e envolve os espaços entre os discos adjacentes, com destruição óssea mínima ou massa paravertebral.

Maduromicose

A maduromicose é uma infecção crônica do pé, causada por um grupo misto de fungos endêmicos no México e nas Américas Central e

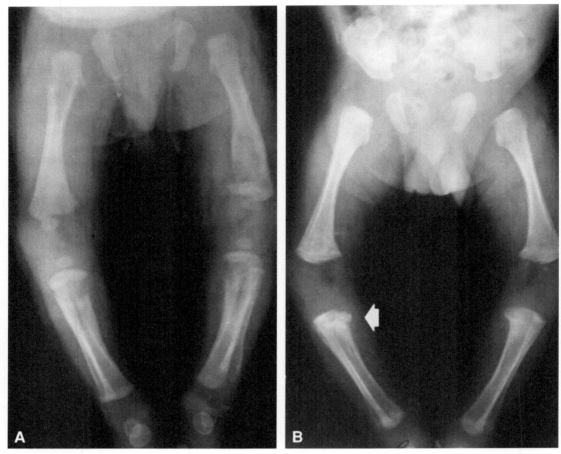

FIG. 5.24 Sífilis congênita. **A:** Uma fina linha de neosteogênese periosteal segue paralela à diáfise dos ossos longos, e áreas focais de destruição são observadas nos aspectos mediais das metáfises da porção proximal da tíbia, porção distal do fêmur e porção distal da tíbia bilateralmente — características de sífilis congênita. **B:** Neste lactente recém-nascido, observa-se neosteogênese periosteal linear que envolve os fêmures. Há uma área focal de destruição óssea na margem medial da metáfise proximal da tíbia (*seta*). Um foco semelhante e menos disseminado é observado na porção distal do fêmur.

do Sul. Essa condição envolve os tecidos moles, provocando a formação de fístulas, e pode resultar em um processo destrutivo significativo dos ossos pequenos dos pés (Fig. 5.23).

EQUINOCOCOSE

A equinococose é endêmica nos países dos Bálcãs, Islândia, Austrália, África do Sul e Argentina. Os cistos hidátidos formam-se caracteristicamente no fígado ou pulmões. As lesões ósseas localizam-se principalmente na coluna vertebral e na pelve.[20] A lesão típica é um defeito osteolítico redondo ou oval, amiúde múltiplo e confluente com margens nítidas discretamente escleróticas.[20] Ocasionalmente, há o envolvimento das costelas, que pode estender-se para o corpo vertebral adjacente. O envolvimento dos ossos longos é raro. A doença tende a destruir o osso e pode invadir o canal medular e a medula, quando envolve o corpo vertebral.

SÍFILIS

Existem três tipos de sífilis óssea: (1) sífilis congênita, que se manifesta no nascimento ou no início da lactância; (2) sífilis congênita tardia, que aparece mais tarde na infância, na adolescência ou no início da vida adulta, e tem características radiológicas e patológicas da sífilis terciária; e (3) sífilis adquirida, que ocorre nos adultos, surgindo lesão óssea algum tempo após a infecção primária.

A sífilis congênita caracteriza-se pelo envolvimento simétrico de múltiplos ossos longos, enquanto a sífilis terciária, ou formação de goma, caracteriza-se pela proliferação significativa de novo osso. Achados semelhantes podem ocorrer na mandíbula.

Sífilis Congênita

As principais características radiológicas da sífilis congênita[12] são a neosteogênese periosteal linear, difusa, que envolve simetricamente as diáfises de múltiplos ossos longos e faixas transversais de radiotransparência com largura variável na metáfise, localizadas logo abaixo da zona de calcificação provisória (Fig. 5.24). Na porção proximal da tíbia, tais faixas são associadas a erosões da camada cortical no aspecto medial da metáfise. As lesões da tíbia são características da referida doença, sendo conhecidas como sinal de Wimberger. Pode haver lesões semelhantes da metáfise medial da porção distal do fêmur. Fraturas patológicas podem ocorrer através desses focos de doença metafisária. Quando a doença é disseminada, a destruição focal pode ser demonstrada em toda a diáfise. As epífises são caracteristicamente preservadas.

A reação periosteal difusa precisa ser diferenciada do crescimento periosteal do osso novo encontrado no lactente prematuro. A neosteogênese periosteal também pode sugerir o diagnóstico de doença de Caffey (hiperostose cortical infantil). Essa doença envolve caracteristicamente a mandíbula, rádio, ulna ou tíbia, sendo assimétrica e limitada a alguns ossos longos (veja as Figs. 5.30 e 5.31).

Sífilis Congênita Latente

Embora a infecção primária ocorra *in utero* ou no nascimento, na sífilis congênita tardia a doença não se manifesta antes da infância, adolescência ou início da vida adulta. As lesões ósseas são manifestações da sífilis terciária causadas pela formação de goma. O osso é destruído, mas a destruição é obscurecida pela neosteogênese significativa. A doença envolve, de forma característica, a tíbia. O osso afetado torna-se

INFECÇÕES E INFLAMAÇÕES ÓSSEAS   163

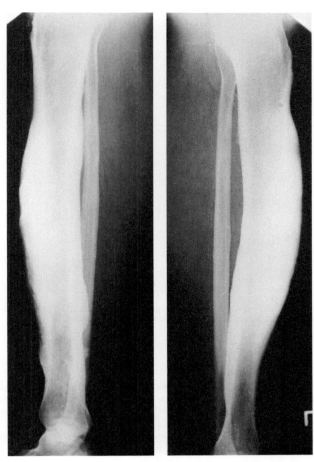

FIG. 5.25 Osteoperiostite sifilítica crônica da tíbia que causa uma deformidade bilateral em sabre característica da sífilis terciária.

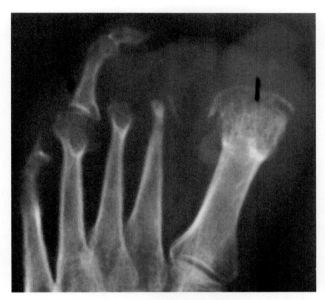

FIG. 5.26 Hanseníase. Todas as falanges dos pés foram reabsorvidas, exceto a do quarto artelho e da base do hálux. O afunilamento das extremidades distais dos metatarsos é evidente.

espessado como resultado da periostite crônica e da neosteogênese. Na tíbia, esse processo é mais intenso no aspecto anterior e provoca uma deformidade em forma de sabre característica da sífilis congênita latente (Fig. 5.25). As gomas aparecem como pequenas rarefações na diáfise densa e espessada do osso.

Sífilis Adquirida (Terciária)

A esclerose densa do osso, uma característica dominante da sífilis terciária, envolve os ossos longos e o crânio. Nos ossos longos, o osso novo é depositado sobre as faces interna e externa da camada cortical, e a cavidade medular é estreitada (veja a Fig. 5.25). O segmento afetado é denso e fusiforme, com superfície externa rugosa. A lesão é caracteristicamente alongada; pode envolver toda a circunferência da diáfise ou estar limitada apenas a uma porção da camada cortical. Evidências de destruição irregular na superfície da neosteogênese podem ser observadas, conferindo um aspecto rugoso ou grosseiro. Pequenos focos de rarefação ou destruição podem ser identificados no osso espessado, constituindo áreas de formação de goma. Quando o crânio é afetado, a destruição óssea é amiúde encontrada, mas, em geral, limitada à tábua externa. Tipicamente, o processo destrutivo é circundado pela proliferação considerável de novo osso em tal grau que a lesão simula displasia fibrosa.

Tabes dorsalis é uma outra manifestação da sífilis terciária, que pode resultar em artrite neurotrófica, caracterizada radiologicamente por edema articular e fragmentação, esclerose e reabsorção óssea (veja o Cap. 3).

HANSENÍASE

Existem duas formas principais de hanseníase: a cutânea (lepromatosa ou nodular) e a neural. A forma cutânea não costuma ser associada a doença do sistema ósseo, mas alterações ósseas são encontradas com freqüência na hanseníase neural.

As alterações neurotrópicas da hanseníase neural são observadas nas mãos e nos pés.[14] Tais alterações começam nas falanges distais com absorção óssea lentamente progressiva. Os tufos terminais desaparecem, conferindo o aspecto de "botão de colarinho", o que é seguido pelo desaparecimento gradual do osso. As falanges proximais são as últimas a desaparecer. Raramente, os metacarpos são afetados, mas o processo não ascende além desse ponto. Nos pés, a absorção óssea começa nas cabeças dos metatarsos ou nas falanges proximais (Fig. 5.26). Ocorre o adelgaçamento gradual das diáfises, e as extremidades tornam-se afiladas. Por fim, o osso envolvido pode desaparecer por completo. Em alguns casos, ocorre artropatia indolor que simula uma articulação de Charcot, com desorganização grosseira das extremidades articulares dos ossos. As lesões da hanseníase neural são semelhantes às de várias outras doenças, como a esclerodermia, siringomielia, *tabes dorsalis* e pé diabético.

As lesões granulomatosas ocorrem nas mãos e nos pés, produzindo áreas focais de destruição; quando consolidam, aparecem como pequenos cistos rarefeitos em saca-bocado com margens escleróticas, cujo diâmetro varia de 2 a 6 mm. Essas lesões produzem um aspecto em favo de mel ou semelhante a um cisto associado a edema dos tecidos moles. A periostite pode envolver a tíbia e a fíbula.

A SÍNDROME DA RUBÉOLA

Durante uma epidemia de rubéola virulenta nos EUA, em 1964, constatou-se que os lactentes nascidos de mães que haviam tido a doença durante o primeiro trimestre de gestação apresentavam uma síndrome de cardiopatia congênita, hepatoesplenomegalia e anormalidades do sistema ósseo. A lesão cardíaca mais freqüente é a persistência do canal arterial, seguida pela estenose de ramo da artéria pulmonar. As anormalidades adicionais são retardo do crescimento, púrpura trombocitopênica, defeitos oculares e surdez.

Ocorrem alterações nas metáfises dos ossos longos, mais bem demonstradas nos joelhos. A característica mais surpreendente é a presença de estriações transparentes e escleróticas alternadas que se estendem perpendicularmente à placa epifisária e paralelamente ao eixo longo do osso (Fig. 5.27), fundindo-se com osso de aspecto normal na diáfise. Tal processo foi denominado *talo de aipo*. As zonas de calcificação provisórias são maldefinidas e irregulares. Fai-

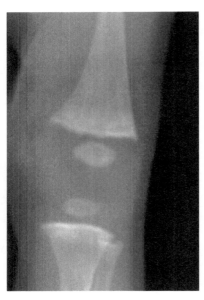

FIG. 5.27 Síndrome da rubéola. Observe as estriações lineares verticais na metáfise distal do fêmur e, em menor grau, na porção proximal da tíbia. Tais marcas são denominadas "talo de aipo", sendo características desse distúrbio.

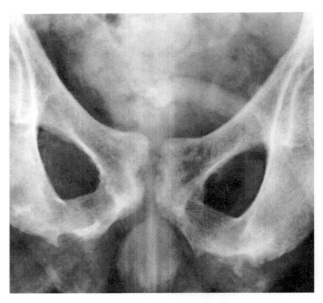

FIG. 5.28 Osteíte púbica após ressecção prostática suprapúbica. A sínfise pubiana apresenta-se alargada, e as margens mostram erosão irregular.

xas metafisárias transparentes transversais também são visibilizadas. As alterações ósseas melhoram rapidamente nos lactentes que se recuperam bem. Nos pacientes com evolução insatisfatória, o padrão trabecular anormal persiste, e a densidade das zonas de calcificação provisória aumenta.

Alterações ósseas semelhantes foram relatadas nos pacientes com doença de inclusão citomegálica ou com outras infecções adquiridas no útero; por isso, tais alterações podem constituir uma resposta inespecífica a infecções virais intra-uterinas. A ausência de calcificações intracranianas na síndrome da rubéola tende a diferenciar essa síndrome da doença de inclusão citomegálica, mas as calcificações intracranianas também foram observadas nos pacientes com a síndrome da rubéola.

OSTEÍTE PÚBICA

Osteíte púbica é a denominação dada a uma condição inflamatória que envolve os ossos do púbis e que parece ocorrer principalmente após cirurgias no trato urinário inferior, geralmente prostatectomias suprapúbicas ou retropúbicas. A doença começa algumas semanas após a cirurgia, com dor intensa na região do púbis agravada pelo movimento. Algumas semanas mais tarde, as radiografias revelam a rarefação das margens dos ossos púbicos. No início, o osso afetado apresenta o aspecto de lavado; mais tarde, ocorre dissolução completa na região da sínfise (Fig. 5.28). O processo pode permanecer confinado ou disseminar-se para os ramos púbicos. Após um período variado, geralmente menos de três ou quatro meses, ocorre a reossificação gradual do osso rarefeito ou destruído. Nos pacientes com envolvimento mínimo, o osso pode, finalmente, retornar ao normal; em outros casos, a consolidação é mostrada pelo desenvolvimento de esclerose; e, naqueles com envolvimento mais grave, ocorre perda óssea permanente no corpo do púbis adjacente à sínfise, com a margem do defeito limitada por uma zona de esclerose (Fig. 5.28). A causa da osteíte púbica é desconhecida, mas a teoria infecciosa recebeu apoio considerável.

As lesões escleróticas do púbis com estreitamento da sínfise são razoavelmente comuns nas mulheres que já tiveram filhos. Em geral, essas mulheres são assintomáticas, e as lesões são encontradas por acaso. A osteíte púbica é semelhante à osteíte condensante ilíaca, que também ocorre nas mulheres que já tiveram filhos (veja o Cap. 3). O mesmo indivíduo pode apresentar lesões púbicas e ilíacas. É mais provável que as lesões constituam uma reação do osso ao estresse crônico.

SARCOIDOSE

A sarcoidose é uma doença crônica, freqüentemente disseminada, cuja causa permanece desconhecida. Embora originalmente considerada como uma forma de tuberculose de baixa virulência, a natureza tuberculosa da doença nunca foi estabelecida.

A incidência de lesões ósseas nos pacientes com sarcoidose cutânea ou visceral é difícil de determinar, mas as lesões foram registradas em cerca de 5% dos casos.[14] Em geral, as lesões ósseas são associadas a envolvimento cutâneo, mas isso não constitui um pré-requisito. A sarcoidose costuma ser uma doença mais grave nos negros do que nos brancos, e a incidência de comprometimento ósseo nos negros é maior.

Embora as lesões tenham sido encontradas em praticamente todas as partes do esqueleto, os ossos das mãos e dos pés são envolvidos com maior freqüência. As falanges são comumente afetadas (Fig. 5.29). Em geral, as lesões nos dedos são assintomáticas e encontradas nos exames rotineiros de rastreamento ou por acaso nas radiografias obtidas para avaliação de traumatismo. O envolvimento varia de radiotransparências císticas bem-definidas a um padrão reticulado ou em favo de mel no canal medular. Ocasionalmente, observam-se artropatia destrutiva e fraturas patológicas.

As lesões escleróticas podem, às vezes, ser encontradas nos corpos vertebrais e raramente em outros locais. Não parece haver o comprometimento dos discos, mas algumas lesões destrutivas podem estender-se, para produzir massa de tecidos moles na área paravertebral. Os elementos posteriores das vértebras raramente são envolvidos.

HIPEROSTOSE CORTICAL INFANTIL (DOENÇA DE CAFFEY)

A hiperostose cortical infantil é uma doença rara do início da lactância, e sua causa não é conhecida. Embora, sob vários aspectos, comporte-se como uma infecção, provocando febre, irritabilidade e aumento da VHS, não existem provas de etiologia infecciosa. A doença começa nas primeiras semanas de vida, quase sempre antes dos seis meses, mas ocasionalmente ocorre em crianças maiores com até quatro anos e meio. Há um início súbito de um processo inflamatório que envolve alguns ossos selecionados. O lactente encontra-se febril e irritável, ocorre edema dos tecidos moles, doloroso e de consistência dura ao redor do osso afetado. Os locais favoritos são a mandíbula, as clavículas, a ulna e, menos amiúde, o rádio, costelas, tíbia e fíbula. A mandíbula quase sempre é afetada, constituindo a característica principal da doença (Fig. 5.30). O diagnóstico deve ser seriamente

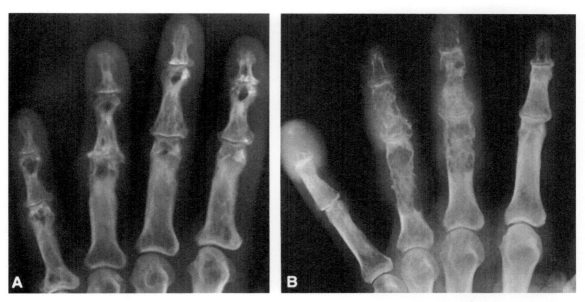

FIG. 5.29 Sarcoidose. **A:** Radiotransparências císticas em saca-bocado características são observadas nas extremidades das falanges. Há artropatia erosiva destrutiva que envolve a articulação interfalangiana proximal do dedo anular. Há um padrão reticulado das trabéculas nas falanges médias. **B:** A doença encontra-se em estágio mais avançado do que a mostrada em **A**. As áreas císticas são maiores, e o padrão reticulado das trabéculas é mais acentuado. As falanges terminais do terceiro e quinto dedos apresentam-se quase completamente destruídas.

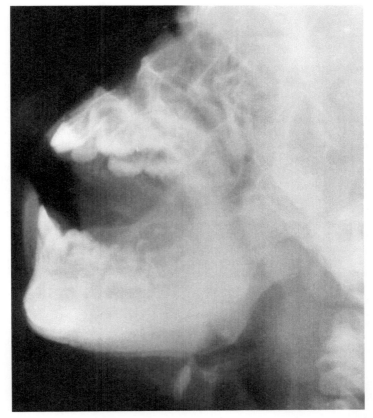

FIG. 5.30 Hiperostose cortical infantil (doença de Caffey). Esse lactente de cinco meses de vida do sexo masculino apresentou sintomas durante três meses. A mandíbula é espessa e densa, com uma delgada camada de neosteogênese periosteal ao longo da margem inferior do ramo, característica da doença de Caffey.

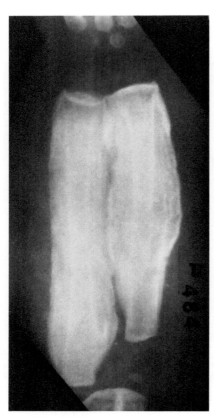

FIG. 5.31 Hiperostose cortical infantil (doença de Caffey) do rádio e ulna. Há neosteogênese periosteal significativa que circunda as diáfises dos dois ossos. A camada cortical original é de difícil visibilização.

questionado, quando não há envolvimento mandibular. A doença foi descrita em todos os ossos, exceto as falanges e os corpos vertebrais. Pode ocorrer comprometimento significativo da ulna sem envolvimento do rádio adjacente. Lesões da escápula podem ser erroneamente interpretadas como tumores malignos, mas as neoplasias ósseas malignas nessa faixa etária são extremamente raras. A doença tende a apresentar remissões e exacerbações, ocorrendo a recuperação em semanas a meses. Em geral, observa-se uma resposta clínica imediata aos corticosteróides; os antibióticos não têm efeito.

Os achados radiológicos consistem numa combinação de edema dos tecidos moles e neosteogênese significativa ao longo de toda a extensão do osso envolvido (Fig. 5.31). O envolvimento inicial pode limitar-se a um curto segmento da diáfise, mas finalmente o processo se estende por toda a extensão do osso. A maior parte da mandíbula é afetada. Nem todos os ossos são afetados simultaneamente; alguns parecem estar consolidando ou melhorando, enquanto outros locais se tornam ativos ou são reativados. No início, a neosteogênese subperiosteal é menos densa do que a camada cortical sob ele, mas finalmente a densidade aumenta. A margem externa pode ser bastante irregular e ondulada ou lisa. À medida que ocorre a consolidação, dá-se a reabsorção gradual da neosteogênese periosteal, e, por fim, o osso retorna ao normal.

A hiperostose cortical infantil deve ser diferenciada da sífilis congênita e da hipervitaminose A. Na sífilis congênita, o envolvimento simétrico difuso de múltiplos ossos, o processo destrutivo na metáfise e a ausência de edema dos tecidos moles devem permitir a distinção (veja a Fig. 5.24). Na hipervitaminose A, o processo é novamente mais extenso e simétrico, sem edema dos tecidos moles sobrejacente, e as crianças afetadas são geralmente maiores.

REFERÊNCIAS

1. Abiri MM, Kirpekar M, Ablow RC: Osteomyelitis: Detection with US. Radiology 172:509, 1989
2. Baron AI, Steinbach LS, LeBoit PE, et al: Osteolytic lesions and bacillary angiomatosis in HIV infection: Radiologic differentiation from AIDS-related Kaposi sarcoma. Radiology 177:77, 1990
3. Erdman WA, Tamburro F, Jayson HT, et al: Osteomyelitis: Characteristics and pitfalls of diagnosis with MR imaging. Radiology 180:533, 1991
4. Guyot DR, Manoli A II, King GA: Pyogenic sacroiliitis in IV drug abusers. AJR Am J Roentgenol 149:1209, 1987
5. Helms CA, Jeffrey RB, Wing VW: Computed tomography and plain film appearance of a bony sequestration: Significance and differential diagnosis. Skeletal Radiol 16:117, 1987
6. Hopkins KL, Li KCP, Bergman G: Gadolinium-DTPA-enhanced magnetic resonance imaging of musculoskeletal infectious processes. Skeletal Radiol 24:325, 1995
7. Jaramillo D, Treves ST, Kasser JR, et al: Osteomyelitis and septic arthritis in children: Appropriate use of imaging to guide treatment. AJR Am J Roentgenol 165:399, 1995
8. Jones NS, Anderson DJ, Stiles PJ: Osteomyelitis in a general hospital: A five-year study showing an increase in subacute osteomyelitis. J Bone Joint Surg Br 69:779, 1987
9. Kaiser S, Rosenborg M: Early detection of subperiosteal abscesses by ultrasonography: Means for further successful treatment in pediatric osteomyelitis. Pediatr Radiol 24:336, 1994
10. Knudsen CJM, Hoffman EB: Neonatal osteomyelitis. J Bone Joint Surg Br 72:846, 1990
11. Munk PL, Vellet AD, Hilborn MD, et al: Musculoskeletal infection: Findings on magnetic resonance imaging. Can Assoc Radiol J 45:355, 1994
12. Rasool MN, Govender S: The skeletal manifestations of congenital syphilis: A review of 197 cases. J Bone Joint Surg Br 71:752, 1989
13. Reilly JP, Gross RH, Emans JB: Disorders of the sacroiliac joint in children. J Bone Joint Surg Am 70:31, 1988
14. Resnick D, Niwayama G: Diagnosis of bone and joint disorders, 3rd ed. Philadelphia, WB Saunders, 1991
15. Scheidler J, Leinsinger G, Pfahler M, et al: Diagnosis of osteomyelitis: Accuracy and limitations of antigranulocyte antibody imaging compared to three-phase bone scan. Clin Nucl Med 19:731, 1994
16. Schauwecker DS: Osteomyelitis: Diagnosis with In-111-labeled leukocytes. Radiology 171:141, 1989
17. Sorensen TS, Hedeboe J, Christensen ER: Primary epiphyseal osteomyelitis in children: Report of three cases and review of the literature. J Bone Joint Surg Br 70:818, 1988
18. Stephens MM, MaCauley P: Brodie's abscess: A long-term review. Clin Orthop 234:211, 1988
19. Tang JSH, Gold RH, Bassett LW, et al: Musculoskeletal infection of the extremities: Evaluation with MR imaging. Radiology 166:205, 1988
20. Torricelli P, Martinelli C, Biagini R, et al: Radiographic and computed tomographic findings in hydatid disease of bone. Skeletal Radiol 19:435, 1990
21. Trueta J: The three types of acute haematogenous osteomyelitis: A clinical and vascular study. J Bone Joint Surg Br 41:671, 1959
22. Unger E, Moldofsky P, Gatenby R, et al: Diagnosis of osteomyelitis by MR imaging. AJR Am J Roentgenol 150:605, 1988
23. Wrignt NB, Abbott GT, Carty HML: Ultrasound in children with osteomyelitis. Clin Radiol 50:623, 1995

CAPÍTULO 6

Doenças Metabólicas, Endócrinas e Relacionadas ao Osso

Lee F. Rogers e Leon Lenchik

O esqueleto é o arcabouço ósseo rígido do corpo. É difícil imaginar sua mobilidade, suas propriedades mecânicas e sua participação fundamental no metabolismo e na hematopoiese, ao estudá-lo em estado ressecado no laboratório de anatomia. Uma radiografia do osso é uma imagem estática, principalmente dos sais inorgânicos que ele contém, e não reflete, portanto, de modo adequado a qualidade viva do esqueleto.

Em seu estado vivo, o osso é uma combinação de sais inorgânicos rígidos e componentes orgânicos elásticos. O tecido ósseo consiste numa substância base ou matriz impregnada de sais inorgânicos. Cálcio e fósforo são os principais sais minerais, sendo 99% do cálcio corporal concentrados nos ossos. Os sais inorgânicos constituem um reservatório mineral essencial às vias metabólicas do corpo. A matriz orgânica não-calcificada é designada como *osteóide*; seu componente principal (90% a 95%) é o colágeno. No osso maduro, a água constitui aproximadamente 20% do peso da matriz. O osso é um tecido vivo, e o osso antigo é constantemente removido por osteoclastos e substituído por osso novo pelos osteoblastos. Normalmente, essa troca se faz em equilíbrio, e o conteúdo mineral permanece relativamente constante. Tal equilíbrio, porém, pode ser alterado em conseqüência de algumas doenças metabólicas e endócrinas.

As doenças ósseas metabólicas compreendem um grupo heterogêneo de doenças associadas a alterações da homeostase do cálcio e do fósforo. Os termos *osteomalacia* e *osteoporose* descrevem duas condições metabólicas comuns, porém distintas. Osteomalacia é um depósito insuficiente de sais de cálcio na matriz óssea, enquanto a osteoporose é uma deficiência da matriz orgânica dos ossos. Infelizmente, o último termo é, por vezes, usado de modo inespecífico, para designar uma perda geral da substância óssea.

Muitas das doenças ósseas metabólicas, como a osteomalacia e a osteoporose, produzem achados de diminuição da densidade radiográfica. Vários termos são usados para descrever uma perda dos minerais ósseos e diminuição da densidade radiográfica, tais como *desossificação*, *desmineralização*, *osteólise*, *osteoporose*, *rarefação* e *radiotransparência*. Embora os termos, muitas vezes, sejam usados de modo intercambiável, o termo descritivo, referido para designar diminuições gerais ou regionais na densidade óssea às radiografias convencionais, é *osteopenia*. A perda de sais minerais que faz os ossos apresentarem osteopenia pode decorrer de insuficiência de mineralização, ausência de matriz óssea ou maior razão de remoção óssea. O termo *osteopenia* é certamente preferível ao termo *osteoporose*, especialmente por ser difícil distinguir as diversas causas de diminuição da densidade óssea e pelas implicações patogênicas específicas associadas a este último termo.

O achado radiológico de radiopacidade aumentada, ou aumento da densidade óssea, é muito mais raro. A radiopacidade aumentada pode ser conseqüente à maior formação de osso novo, permanecendo normal a remoção óssea, ou à interferência na remoção normal do osso, com uma razão de formação óssea normal.

MEDIDA DA DENSIDADE MINERAL ÓSSEA

Os minerais ósseos devem ser considerados em dois compartimentos separados: o osso cortical compacto e o osso intramedular trabeculado. A área de superfície do osso trabeculado é o quádruplo daquela do osso cortical, e a razão de reciclagem (*turnover*) do osso trabeculado é oito vezes aquela do osso cortical. Em muitas doenças metabólicas, a perda mineral óssea ocorre mais rapidamente no osso trabeculado do que no cortical.

A estimativa da densidade mineral óssea (DMO) com base nas radiografias convencionais é muito subjetiva e depende demais dos parâmetros de exposição, o que impede uma avaliação precisa. Mais especificamente, radiografias com exposição excessiva dão a falsa impressão de diminuição da densidade óssea. Em geral, 30% a 50% do conteúdo mineral ósseo têm de ser removidos, para que isso se evidencie às radiografias.

Devido às dificuldades na avaliação subjetiva da DMO, foram elaborados vários métodos, para medir o conteúdo mineral dos ossos com precisão maior que pela observação das radiografias. Designadas coletivamente como *densitometria óssea*, essas técnicas não-invasivas são a radiogrametria, técnica de medição de absorção radiográfica, técnica de medição de absorção de fótons de energia única (SPA), técnica de medição de absorção de fótons de dupla energia (DPA), técnica de medição de absorção de raios X de dupla energia (DXA) e tomografia computadorizada quantitativa (QCT).

Como muitas doenças metabólicas e endócrinas acarretam uma redução da massa óssea, técnicas densitométricas que possibilitam medidas precisas e reprodutíveis da DMO são ideais para o diagnóstico precoce. A aplicação mais importante da densitometria óssea é em mulheres pós-menopausa, nas quais ela é usada para diagnosticar a osteoporose, determinar a suscetibilidade a fraturas e monitorar o efeito da terapia.[22,23,32,33] Outras indicações clínicas da densitometria óssea são a terapia esteróide prolongada, osteopenia radiológica, hiperparatireoidismo primário e a avaliação de pacientes antes de um transplante de órgãos.[5,13]

Radiogrametria

A radiogrametria é o método mais simples de avaliação quantitativa da DMO. É obtida uma radiografia convencional de um osso longo,

---

L. F. Rogers e L. Lenchik: Departamento de Radiologia, Wake Forest University School of Medicine, Winston-Salem, North Carolina, EUA, 27157.

e a espessura cortical de ambos os lados do espaço medular é medida e expressa como uma espessura cortical combinada (ECC). A parte média da diáfise do segundo metacarpo é mais comumente medida (Fig. 6.1). Numa pessoa normal, a ECC do segundo metacarpo constitui pelo menos 50% da largura da diáfise. Essa razão é uma excelente regra prática, sendo, porém, por demais imprecisa para ser usada no controle clínico.

Técnica de Medição de Absorção Radiográfica

Outra aplicação da radiografia convencional que se tornou popular no diagnóstico da osteoporose é conhecida como técnica de medição de absorção radiográfica. Neste procedimento, obtém-se uma radiografia da mão junto a uma cunha de alumínio, a qual é, em seguida, enviada a uma unidade de processamento central, onde a massa óssea é determinada a partir da densidade óptica da radiografia.[41] Dados preliminares mostram que esse método tem boa correção e precisão, e que a baixa massa óssea, determinada pela técnica de medição de absorção radiográfica, produz o risco de fraturas osteoporóticas.[41] Caso pesquisas adicionais apóiem tais achados, a técnica de medição de absorção radiográfica poderá se mostrar uma alternativa de baixo custo para o diagnóstico da osteoporose.

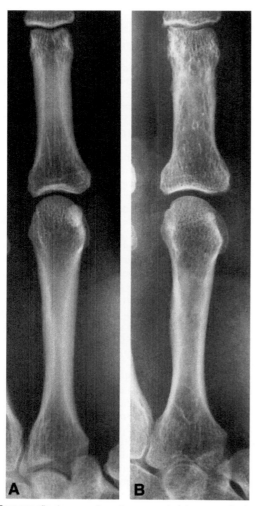

FIG. 6.1 Comparação do segundo metacarpo e da falange proximal num rapaz de 19 anos (**A**) e numa mulher de 82 anos (**B**). Note a espessura do córtex e a ausência de trabéculas ósseas identificáveis na parte média da diáfise dos ossos de **A**, em comparação ao córtex delgado e ao padrão trabecular grosseiro em **B**. A espessura cortical combinada da parte média da diáfise do segundo metacarpo é de 6 mm em **A** e de 3 mm em **B**.

Técnica de Medição de Absorção de Fótons de Energia Única

A SPA requer uma fonte de iodo-125, um detector cintilográfico de iodeto de sódio e um equipamento eletrônico interposto, para medir a atenuação do feixe através da diáfise radial.[11] Durante este exame, o antebraço é banhado em água, a fonte de raios γ e o detector são passados sobre o antebraço, e são medidas as alterações na intensidade do feixe.[11] Devido a considerações dosimétricas e estatísticas, a fonte de I[125] de baixa energia não pode ser usada em partes do corpo de espessura maior que o antebraço. Essa técnica foi substituída pela DXA na maioria dos contextos clínicos.

Técnica de Medição de Absorção de Fótons de Dupla Energia

A vantagem da DPA em relação à SPA é o uso de raios γ de energia mais elevada, possibilitando que partes maiores do corpo sejam examinadas sem a necessidade de imersão em água.[34] A fonte habitual é o gadolínio-153, que emite fótons de 42-keV e de 100-keV. Esse método possibilita a estimativa precisa e clinicamente válida do conteúdo mineral do osso trabeculado.[11] Contudo, o advento da DXA, mais precisa, tornou obsoletas a SPA e a DPA.

Técnica de Medição de Absorção de Raios X de Dupla Energia

A DXA difere da DPA, porque um tubo de raios X entra em lugar do isótopo como fonte de prótons, o que aumenta muito a rapidez e a precisão da DXA em comparação à DPA. São produzidos raios X que têm dois picos máximos de energia, possibilitando a absorção diferencial da radiação pelos ossos e os tecidos moles, calculando-se, a partir daí, a DMO.[11] Por ter a melhor precisão (coeficiente de variação, 0,5% a 3%) e a menor dose de radiação (1 Sv) em comparação a outros métodos, a DXA é considerada, atualmente, como o padrão ouro para a medida clínica da DMO.[17]

Um exame de DXA consiste tipicamente na medida da DMO em dois locais: a coluna lombar póstero-anterior e o fêmur proximal (Fig. 6.2). Essa técnica possibilita a medida da soma de todos os minerais no trajeto escaneado. Na coluna, são medidos não apenas o osso predominantemente trabeculado dos corpos vertebrais como também as placas terminais e os elementos posteriores das vértebras, que contêm uma percentagem maior de osso compacto. Fraturas compressivas vertebrais, escoliose, hipertrofias ósseas e calcificações extra-ósseas também são incluídas na medida e podem ocasionar erros de medida.[11] Pode, pois, ser necessária a medida de outros locais, como o fêmur proximal, a coluna lombar lateral, o rádio distal ou o corpo inteiro.[10]

Por ser a DXA uma técnica de projeção que integra o osso cortical e trabeculado no trajeto do feixe de raios X, as medidas da DMO são expressas em gramas por centímetro quadrado. A QCT, em contraste, é uma técnica volumétrica, em que a DMO é expressa em gramas por centímetro cúbico. Num impresso de um aparelho de DXA, as medidas da DMO são expressas como percentagens dos valores médios para uma população-referência adulta jovem e para uma população-referência de idade equivalente (veja a Fig. 6.2).[10,13] As medidas da DMO também são expressas como o número de desvios padrões (DPs) em relação à média em adultos jovens (escore T) ou à média na população de idade equivalente (escore Z).[10,13] O escore T (também designado como escore Z adulto jovem) é o valor clinicamente mais relevante, pois é usado para o diagnóstico da osteoporose e a estimativa do risco de fraturas (veja a Fig. 6.2).[10,13,21]

Tomografia Computadorizada Quantitativa

Medidas ósseas quantitativas podem ser feitas num aparelho de aquisição de imagens TC com o uso de um conjunto de programas de computador e um fantasma de calibragem, sendo este último examinado separadamente ou simultaneamente com o paciente.[28,33,34]

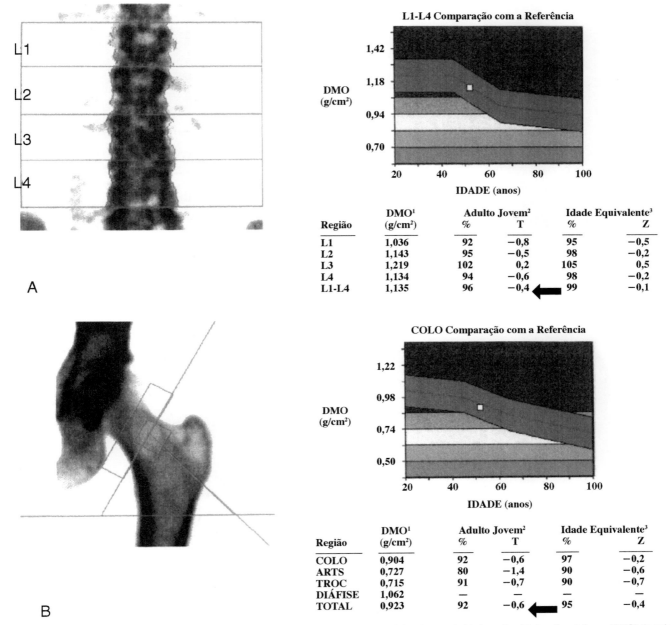

FIG. 6.2 Técnica de medição de absorção de raios X de dupla energia. **A:** Nesta mulher normal de 52 anos de idade, a densidade mineral óssea (DMO) da coluna lombar é 96% da média em adultos jovens, e o escore T é de −0,4 (seta). **B:** Na mesma mulher, a DMO do fêmur proximal é 92% da média em adultos jovens, e o escore T é −0,6 (seta). (continua)

Os exames QCT são tipicamente realizados na coluna lombar. Cortes axiais são obtidos através do plano médio de dois a quatro corpos vertebrais (Fig. 6.3). Obtêm-se leituras quantitativas de uma região de interesse sobre o osso trabeculado, compreendendo 3 a 4 cc de cada corpo vertebral, e de diferentes soluções-referência no fantasma. Tira-se a média das leituras e usa-se isso para calcular a DMO (Fig. 6.4).

Entre todos os métodos disponíveis para a medida da massa óssea, a QCT tem a vantagem peculiar de medir seletivamente o osso trabeculado. Como esse tem uma atividade metabólica mais intensa que o osso cortical, a QCT é considerada o método mais sensível de detecção de alterações na DMO.[8] A detecção de pequenas alterações na DMO é particularmente importante em mulheres pós-menopausa com perda óssea inicial. Uma outra vantagem da QCT em relação à DXA é que as medidas obtidas por QCT não são influenciadas pelo tamanho do paciente ou pela presença de uma doença degenerativa.[8,11]

Apesar dessas vantagens, a QCT não é tão amplamente usada como a DXA devido à sua incapacidade de medir outros locais além da coluna e à sua maior dose de radiação e menor precisão em comparação com a DXA.

OSTEOPOROSE

Os distúrbios ósseos associados à osteoporose podem ser convenientemente subdivididos naqueles associados à osteoporose generalizada de todo o esqueleto e os associados a uma osteoporose regional, limitada geralmente a uma extremidade única ou a uma parte desta (Quadro 6.1).

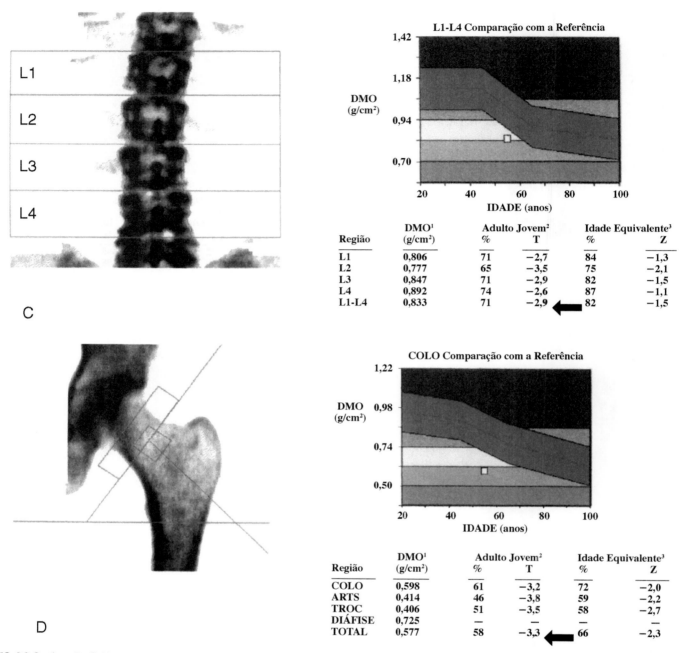

FIG. 6.2 *Continuação.* **C:** Nesta mulher de 55 anos com osteoporose, a DMO da coluna lombar é 71% da média em adultos jovens, e o escore T é −2,9 (*seta*). **D:** Na mesma mulher, a DMO do fêmur proximal é 58% da média em adultos jovens, e o escore T é −3,3 (*seta*).

Osteoporose Generalizada

A osteoporose não só é a doença metabólica óssea mais comum como também é uma das condições mais prevalentes associadas ao envelhecimento.[14] Nos EUA, como em muitas outras partes do mundo, ela constitui um grave problema de saúde pública.[14] Avanços terapêuticos recentes, como os bisfosfatos e moduladores seletivos dos receptores estrogênicos, estão se mostrando promissores no que concerne à redução da prevalência da osteoporose.[10,17]

A osteoporose generalizada costuma ser classificada como primária ou secundária. A forma primária (idiopática) é a mais comum, sendo subdividida adicionalmente nos tipo 1 (pós-menopausa) e 2 (relacionada à idade ou senil).[17] A osteoporose pós-menopausa é encontrada em mulheres que atingiram a menopausa e, embora a etiologia seja multifacetada, não há dúvida quanto ao papel da deficiência de estrógeno.[22] A osteoporose senil é encontrada em mulheres e homens de idade avançada, sendo provavelmente causada por uma disfunção dos osteoblastos. A osteoporose secundária tem muitas causas, como aquelas relacionadas à função endócrina (hiperparatireoidismo, hipertireoidismo, acromegalia, hipercorticismo, hipogonadismo, diabetes melito), fatores congênitos (osteogênese imperfeita, homocistinúria, mastocitose, ocronose), nutricionais (desnutrição, alcoolismo, escorbuto) e uso de drogas (corticosteróides, heparina).[10,17]

As alterações histológicas observadas na osteoporose são predominantemente quantitativas; as alterações qualitativas são consideradas como tendo importância muito menor. A reabsorção do osso ocorre em três locais (Fig. 6.5): na superfície endosteal, acarretando o adelgaçamento do córtex; nos canais de Havers, dando origem à porosidade do córtex; e nas trabéculas do osso intramedular, reduzindo significativamente a sustentação estrutural interna.

O principal efeito da perda óssea na osteoporose é o aumento na fragilidade óssea; com a diminuição da massa óssea, os ossos

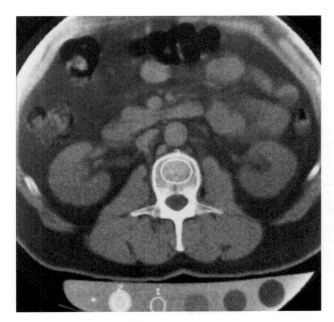

FIG. 6.3 Tomografia computadorizada quantitativa. Um computador compara a densidade numa região de interesse do osso trabeculado a um fantasma calibrado por K₂HPO₄. O fantasma contém vários tubos de concentração variável. A densidade do osso trabeculado é calculada comparando com a densidade no fantasma.

tornam-se mais suscetíveis a fraturas.[23,29,30,32] Muitas fraturas ocorrem em conseqüência de quedas pela posição de pé, por escorregões ou tropeços. A extremidade proximal do fêmur, a extremidade distal do rádio, a extremidade proximal do úmero, a coluna toracolombar e a pelve são locais comuns de fratura em pessoas de idade (veja o Cap. 2). A cada ano, nos EUA, há um milhão e meio de fraturas por osteoporose, incluindo aproximadamente 500.000 fraturas vertebrais, 250.000 fraturas do colo do fêmur e 240.000 fraturas do rádio distal.[17] A prevalência cumulativa de todas essas fraturas em mulheres é de cerca de 7% por volta dos 60 anos e aumenta para cerca de 25% em torno dos 80 anos. Após uma fratura do quadril, aproximadamente 20% dos pacientes morrem em um ano, 25% a 40% dos quais apresentam morbidade significativa. Nos EUA, o custo direto anual da osteoporose é superior a US$10 bilhões.[17]

Entre os fatores de risco relatados para a osteoporose e as fraturas osteoporóticas, estão idade avançada, sexo feminino, deficiência de estrógeno, deficiência de cálcio, deficiência de vitamina D, baixo peso corporal, vida sedentária, alcoolismo e tabagismo.[10,17] Como muitos desses fatores de risco se encontram fortemente associados à baixa DMO, ela é considerada o principal fator de risco para osteoporose e o mais forte fator preditivo do risco de fratura.[3,19,21,32]

Em pessoas normais, a DMO atinge um pico máximo entre os 30 e os 35 anos de idade e depois declina progressivamente. Em mulheres, a perda da DMO aumenta drasticamente com a menopausa. Nos homens, a maior parte da perda se dá após os 65 anos de idade. A perda cumulativa de minerais pelas vértebras entre a idade adulta jovem e a idade avançada extrema aproxima-se dos 50% para as mulheres e de cerca de 15% para os homens. Em geral, cada desvio padrão de redução da DMO abaixo da média em adultos jovens aumenta em duas a três vezes o risco de fratura.[3,14,19]

A associação entre a DMO e o risco de fratura é análoga à relação entre o colesterol sérico elevado e o risco de infarto do miocárdio ou àquela entre a pressão arterial elevada e o risco de acidente vascular cerebral. Assim como se tornaram comuns as medidas da pressão arterial e do colesterol sérico, a determinação da DMO está se tornando rapidamente um padrão de atendimento na prática médica moderna.

Em 1994, a Organização Mundial de Saúde elaborou uma definição de osteoporose com base na densitometria óssea. A osteoporose foi definida como uma medida da DMO 2,5 DPs ou mais abaixo da média para adultos jovens (Quadro 6.2).[14] A osteopenia (baixa massa óssea) foi definida como uma DMO menos de 1 ou mais de 2,5 DPs abaixo da média para adultos jovens.[14] Essa definição da osteoporose é útil para os clínicos, porque possibilita o diagnóstico antes da ocorrência de fraturas e permite a avaliação quantitativa da gravidade da doença.[10] Como uma fratura preexistente aumenta consideravelmente o risco futuro de fraturas, o objetivo clínico é fazer o diagnóstico da osteoporose antes que ocorra a primeira fratura.[10] Atualmente, o único meio de conseguir esse objetivo é pela densitometria óssea.

Embora não se devam usar as radiografias convencionais, para diagnosticar a osteoporose, devido à disponibilidade de métodos mais precisos, como a DXA, deve-se estar familiarizado com as manifestações radiológicas da osteoporose. As radiografias convencionais em pacientes com osteoporose inicial comumente são normais. Em pacientes com doença avançada, as radiografias podem mostrar osteopenia ou fraturas. O córtex dos ossos afetados mostra-se delgado e o padrão trabecular mais grosseiro (veja a Fig. 6.1). O padrão trabecular mais grosseiro é causado por uma reabsorção seletiva de trabéculas menores; ao serem removidas as trabéculas menores, as trabéculas maiores tornam-se mais evidentes e mais nitidamente definidas. Em pacientes com osteopenia, é importante não só avaliar a densidade global do osso como também determinar as características específicas tanto do córtex como do osso trabecular. As radiografias convencionais podem ajudar a diferenciar a osteoporose da osteomalacia, hiperparatireoidismo e mieloma múltiplo — pela demonstração das zonas de Looser em pacientes com osteomalacia, da reabsorção subperiosteal em pacientes portadores de hiperparatireoidismo e de lesões líticas múltiplas em pacientes com mieloma múltiplo.

As consequências da osteoporose são particularmente bem demonstradas na coluna pela presença de deformidades anteriores em cunha, tipo "bacalhau", ou de fraturas francas dos corpos vertebrais (Fig. 6.6). O número de fraturas da coluna correlaciona-se bem à DMO; quanto mais fraturas, maior o grau de perda mineral óssea. Os corpos vertebrais torácicos médios, torácicos inferiores e lombares superiores são os mais comumente afetados. A anormalidade mais característica é uma deformidade em bacalhau do corpo vertebral, assim denominada porque as placas terminais tornam-se profundamente côncavas, de modo semelhante aos corpos vertebrais daquele peixe. Tal condição é causada por uma expansão do disco intervertebral ou pela invaginação do disco num corpo vertebral enfraquecido pela perda de trabéculas. Múltiplos corpos vertebrais que assumem a forma de cunha acarretam uma cifose da coluna dorsal média. Essa deformidade evidencia-se clinicamente, sendo conhecida como corcova de viúva. As mulheres idosas podem perder até 15 cm de altura devido à perda de altura das vértebras. A diferenciação das fraturas osteoporóticas relativamente às fraturas agudas é descrita no Cap. 2. A aquisição de imagens por ressonância magnética (RM) pode ser útil para diferenciar as fraturas osteoporóticas das fraturas patológicas pela demonstração da intensificação da medula óssea pelo contraste nas fraturas patológicas (Fig. 6.7).

Osteoporose Idiopática dos Homens

As pessoas que apresentam alcoolismo e cirrose têm uma redução da massa óssea e uma incidência maior de fraturas dos corpos vertebrais, quadril, antebraço distal e úmero proximal em comparação aos controles. Embora tal condição fosse descrita inicialmente em homens, tanto homens quanto mulheres podem ser afetados. O início precoce da osteoporose em homens associa-se geralmente a alcoolismo e cirrose. A causa da perda óssea não é conhecida, mas há, sem sombra de dúvida, uma relação entre a massa óssea, a nutrição e outras variáveis, como atividade física e cirurgia gástrica devido à doença de úlcera péptica, em indivíduos alcoólatras. A doença geralmente manifesta-se radiograficamente por deformidades dos corpos vertebrais torácicos e lombares típicas da osteoporose (veja a Fig. 6.6) e por uma osteopenia generalizada no esqueleto periférico, revelada por um córtex mais delgado e por um padrão trabecular mais grosseiro. A perda óssea pode ser verificada e quantificada pela densitometria óssea.

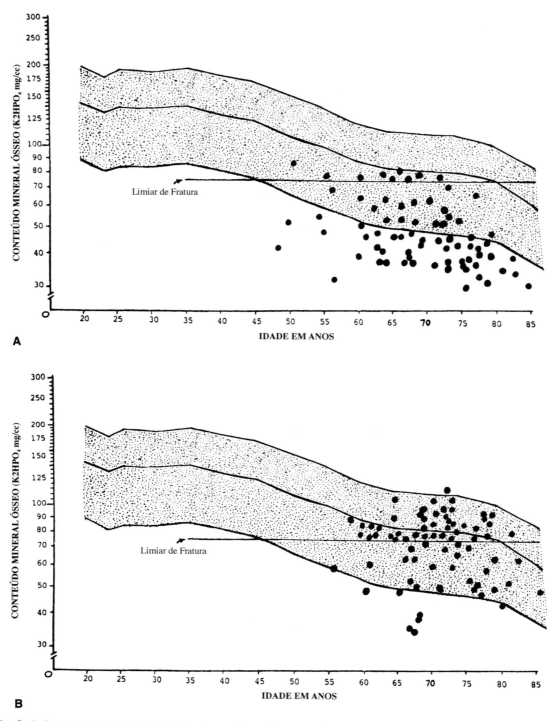

FIG. 6.4 Determinação da densidade mineral óssea (DMO) da coluna por tomografia computadorizada quantitativa em mulheres osteoporóticas com fraturas vertebrais **(A)** e fraturas do quadril **(B)**. A linha central nas áreas pontilhadas mostra o osso trabeculado espinhal médio em 419 mulheres normais no limite de confiança de 90%. **A:** Este diagrama representa o conteúdo mineral ósseo (*pontinhos*) em 74 mulheres osteoporóticas com fraturas vertebrais. O limiar de fratura selecionado foi o quinto percentil dos valores de DMO espinhal de mulheres pós-menopausa sadias de 45 anos de idade. Cerca de 85% das mulheres com fraturas vertebrais osteoporóticas tinham medidas da DMO espinhal abaixo desse valor. Além disso, 64% possuíam valores de DMO abaixo do quinto percentil para indivíduos-controle de idade equivalente. **B:** DMO da coluna de 83 mulheres osteoporóticas com fraturas do quadril. Apenas 38% das pacientes com fraturas do quadril tinham valores de DMO espinhal abaixo do quinto percentil para mulheres pós-menopausa sadias, e apenas 9% tinham valores de DMO abaixo do quinto percentil para indivíduos-controle de idade equivalente. (De Firooznia H, Rafii M, Golimbu C *et al*.: Trabecular mineral content of the spine in women with hip fracture: Ct measurement. *Radiology* 159:737, 1986.)

QUADRO 6.1 Classificação da Osteoporose

Generalizada
  Pós-menopausa
  Senil (relacionada à idade)
  Osteoporose idiopática dos homens (alcoolismo, cirrose)
  Osteoporose juvenil idiopática
  Doença de Cushing e esteróides exógenos
  Desnutrição
  Escorbuto (deficiência de vitamina C)
  Osteogênese imperfeita
  Hiperparatireoidismo
  Hipertireoidismo
  Acromegalia
  Mieloma múltiplo
Regional
  Osteoporose por desuso
  Síndrome da distrofia simpática reflexa (atrofia de Sudeck)
  Osteoporose transitória do quadril
  Osteoporose migratória regional
  Osteoporose periarticular associada à artrite

Osteoporose Juvenil Idiopática

A osteoporose juvenil idiopática é uma doença rara e autolimitada da infância.[36] As crianças afetadas apresentam, cerca de dois anos antes da puberdade, sintomas espinhais e extra-espinhais que podem simular aqueles da artrite: dor nos tornozelos, lentidão ao andar e marcha anormal são características. As radiografias mostram múltiplas vértebras comprimidas ou bicôncavas, e, com freqüência, fraturas da metáfise de ossos longos. Os níveis séricos de cálcio, fósforo e fosfatase alcalina mostram-se normais.

O diagnóstico diferencial inclui síndrome de Cushing, doença celíaca, homocistinúria, osteogênese imperfeita, leucemia e doença metastática. O principal problema diagnóstico é afastar uma leve osteogênese imperfeita e uma doença metastática ou leucemia. Na osteoporose idiopática, a largura dos ossos longos é normal, ainda que o córtex se mostre delgado e sejam comuns as fraturas da metáfise. Na osteogênese imperfeita, os ossos podem-se mostrar anormalmente delgados, e muitas das fraturas ocorrem na diáfise; são raras as fraturas da metáfise. Os pacientes portadores de osteogênese imperfeita também apresentam escleras azuis e deformidades progressivas do crânio, face e pelve. Em contraste com a anormalidade qualitativa dos ossos observada ao exame histológico na osteogênese imperfeita, as biópsias na osteoporose juvenil idiopática não revelam alterações qualitativas dos ossos.

Síndrome de Cushing e Esteróides Endógenos

A osteopenia é a principal manifestação óssea do hiperesteroidismo, quer por fontes endógenas, quer exógenas. A excessiva produção endógena de esteróides que ocasiona a síndrome de Cushing é causada geralmente pela hiperplasia cortical supra-renal bilateral ou, mais raramente, por um adenoma ou carcinoma cortical supra-renal.

Os esteróides em excesso acarretam uma desmineralização óssea, especialmente nas vértebras, que se mostram susceptíveis a colabar devido a múltiplas fraturas compressivas, manifestadas por deformidades anteriores em cunha e por deformidades bicôncavas dos corpos vertebrais (Fig. 6.8). Uma condensação marginal das placas terminais das vértebras comprimidas é vista mais comumente que nas compressões vertebrais decorrentes de outras causas (Fig. 6.9). Sugeriu-se que este achado é uma manifestação da tentativa de reparo, com excessiva formação de calo ósseo. Também são comuns as fraturas das costelas. Ocorrem igualmente fraturas dos ramos pubiano e isquial. As fraturas costais e pubianas apresentam, com freqüência, uma exuberante formação de calo ósseo.

A necrose isquêmica da cabeça do fêmur (Fig. 6.10) e da cabeça do úmero é outra complicação comum do hiperesteroidismo.[27] Sua causa exata não foi estabelecida. Os achados radiográficos característicos são um aumento na radiodensidade ou esclerose, por vezes designado como "cobertura de neve", colabamento do osso com perda de volume e radiotransparências subcorticais lineares, o assim chamado sinal do crescente lunar (veja o Cap. 7). À RM, regiões serpiginosas lineares de baixa intensidade de sinal, freqüentemente acompanhadas paralelamente por um sinal de alta intensidade, são praticamente diagnósticas da osteonecrose (Fig. 6.11). Além de envolver as epífises, a osteonecrose acomete comumente a diáfise dos ossos longos e pode ser observada em praticamente todos os ossos do corpo. Embora, em seus estágios mais avançados, a osteonecrose evidencie-se às radiografias convencionais, o diagnóstico ao início da evolução exige o uso da RM (Fig. 6.12).

Os achados não-ósseos do hiperesteroidismo aos estudos de imagens incluem excessivo depósito adiposo subcutâneo e intra-abdominal e alargamento do mediastino. Também podem ser vistos coxins adiposos extrapleurais e acúmulo de gordura no epicárdio.

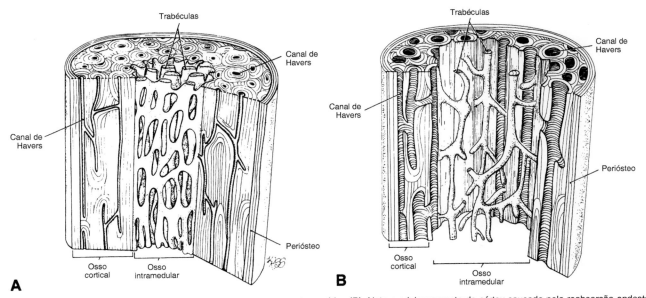

FIG. 6.5 Corte transversal do osso normal **(A)** em comparação com osso osteoporótico **(B)**. Note o adelgaçamento do córtex causado pela reabsorção endosteal, o alargamento dos sistemas de Havers e a redução no tamanho e no número das trabéculas intramedulares no osso osteoporótico.

QUADRO 6.2 Critérios da Organização Mundial de Saúde para a Osteoporose

Categoria Diagnóstica	Escore T*
Normal	> −1
Osteopenia	< −1 e > −2,5
Osteoporose	< −2,5 (sem fraturas)
Osteoporose estabelecida	< −2,5 (com fraturas)

*Escore T = Desvios padrões da média em adultos jovens.

Desnutrição e Causas Relacionadas

A desnutrição grave e a deficiência de proteínas ou o metabolismo anormal das proteínas causam osteoporose. Tanto a osteoporose como a osteomalacia podem ocorrer após períodos de inanição. A osteoporose pode-se manifestar na nefrose ou na doença celíaca em conseqüência da perda de proteínas; em casos de diabetes malcontrolado; e no hipertireoidismo, provavelmente devido à destruição catabólica dos aminoácidos.

Escorbuto

A vitamina C é necessária à atividade normal dos osteoblastos. A matriz orgânica dos ossos não pode ser depositada sem ela. O escorbuto infantil é causado por uma deficiência da vitamina C. O escorbuto não é uma doença do período pós-natal imediato, sendo encontrada em crianças entre seis meses e dois anos de idade. Não há casos autênticos de escorbuto sintomático ou radiográfico em lactentes com menos de três meses. Essa é uma doença rara na América do Norte, hoje em dia. A fervura do leite de vaca com a finalidade de pasteurização destrói a vitamina C em quantidade suficiente para ocasionar um escorbuto clínico. Nessas circunstâncias, a adição de suco de laranja ou ácido ascórbico à dieta evita, de modo efetivo e fácil, o escorbuto.

As manifestações clínicas são irritabilidade, distúrbios digestivos, perda de apetite e áreas doloridas, sensíveis e inchadas, especialmente nas extremidades inferiores. Gengivas inchadas também são características. Em casos bem-avançados, ocorrem hemorragias na pele, membranas mucosas e tecidos moles devido à perda de substância intercelular nos capilares.

Em virtude da menor atividade dos osteoblastos, o nível sérico da fosfatase alcalina geralmente apresenta-se baixo ou, ocasionalmente, normal. O cálcio e o fósforo séricos mostram-se normais.

Achados Radiográficos

O diagnóstico do escorbuto baseia-se geralmente nos achados radiográficos dos ossos longos, especialmente em suas extremidades distais. Via de regra, os achados são mais acentuados em torno do joelho (Fig. 6.13).

Uma desmineralização difusa de todo o esqueleto dá origem a uma aparência de vidro fosco. A arquitetura trabecular normal desorganiza-se, e as regiões corticais se adelgaçam.

Há, caracteristicamente, duas zonas de maior densidade. A primeira delas forma-se nas margens dos centros epifisários. Quando o osso revogável central se torna mais transparente que o normal, a orla externa densa tem a aparência de um anel, designado como sinal do anel de Wimberger. A segunda forma-se na zona de calcificação provisória na metáfise dos ossos longos. Designada como a linha branca do escorbuto, essa zona de radiodensidade constitui uma zona de calcificação provisória anormalmente larga, causada por uma insuficiência da proliferação normal das células cartilaginosas, de modo que a transformação da cartilagem em osso deixa de ocorrer.

Há também duas zonas distintas de radiotransparência. Uma pequena área radiotransparente envolve o córtex e trabéculas imediatamente proximais à metáfise, sendo designada como o sinal do canto do escorbuto. É um achado precoce e característico e constitui o início da formação da zona de escorbuto. Constitui uma faixa transversal de radiotransparência que cruza a diáfise logo abaixo da linha branca do escorbuto, a qual consiste em uma área em que a formação ativa de

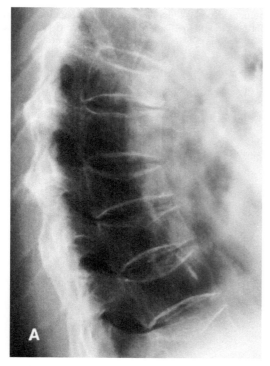
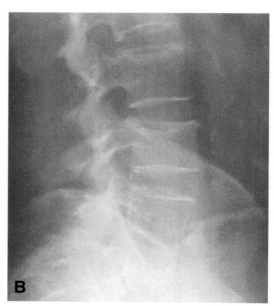

FIG. 6.6 Osteoporose pós-menopausa. **A:** Há múltiplas deformidades dos corpos vertebrais torácicos. As margens corticais são finas, os corpos vertebrais têm a forma de cunha anteriormente, e as placas terminais são côncavas. Os corpos vertebrais bicôncavos são designados como vértebras de "bacalhau". **B:** Na coluna lombar, não há corpos vertebrais em forma de cunha, mas veja a deformidade bicôncava dos platôs terminais superiores.

DOENÇAS METABÓLICAS, ENDÓCRINAS E RELACIONADAS AO OSSO   175

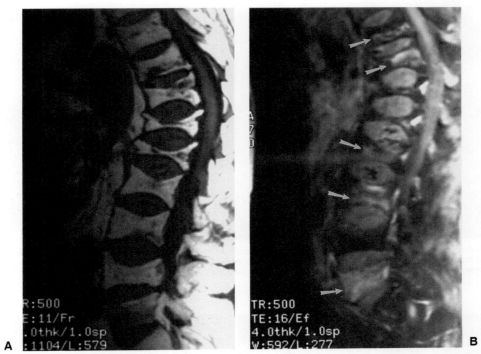

FIG. 6.7 Um homem de 87 anos com múltiplas fraturas compressivas espinhais. **A:** Imagem de ressonância magnética (RM) no corte sagital ponderado em T1 que mostra múltiplas fraturas compressivas espinhais. **B:** RM sagital ponderada em T1, obtida após a administração de gadolínio, evidenciando o realce das vértebras T10, T11, L1, L2, L3 e L5, sugerindo que as fraturas são patológicas. A biópsia revelou um linfoma.

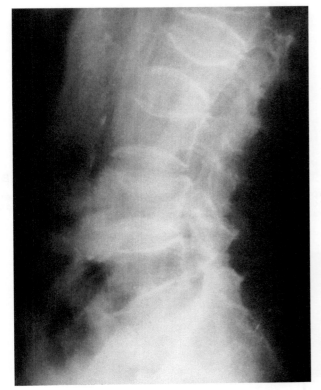

FIG. 6.8 Síndrome de Cushing. Há uma deformidade em "bacalhau" dos corpos vertebrais lombares. A expansão dos discos intervertebrais nos corpos vertebrais amolecidos causa esta característica biconcavidade dos platôs terminais superiores e inferiores.

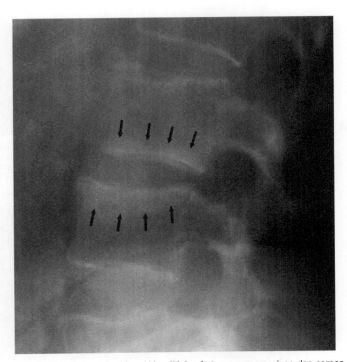

FIG. 6.9 Síndrome de Cushing. Há múltiplas fraturas compressivas dos corpos vertebrais lombares. Note a esclerose marginal dos platôs vertebrais (*setas*).

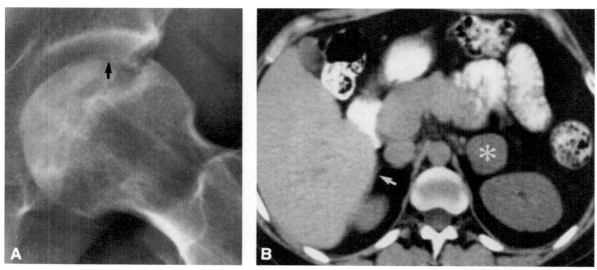

FIG. 6.10 Síndrome de Cushing num paciente com queixa principal de dor no quadril. **A:** Alterações características de necrose avascular da cabeça do fêmur, manifestadas por densidades e transparências aumentadas, bem como ligeiro colabamento da cabeça do fêmur. Note a fratura subcondral (*seta*). **B:** Exame tomográfico computadorizado do abdome que demonstra um adenoma supra-renal esquerdo (*asterisco*). Note a glândula supra-renal direita de aspecto normal, linear e fina (*seta*).

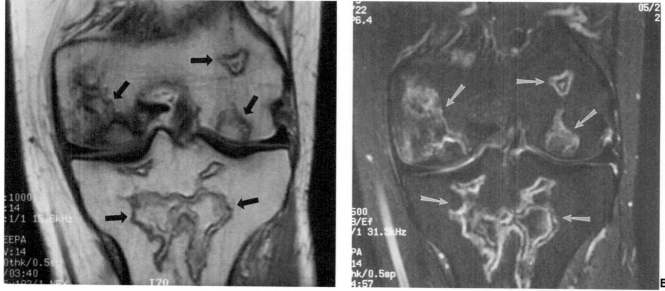

FIG. 6.11 Síndrome de Cushing num homem de 30 anos com dor no joelho. **A:** Imagem por ressonância magnética (RM) ponderada em T1, no corte coronal do joelho que mostra múltiplas áreas serpiginosas de hipossinal (*setas*) na tíbia proximal e fêmur distal. **B:** Imagem RM ponderada em T2 no corte coronal com a supressão de gordura do mesmo joelho, mostrando áreas serpiginosas de hipo- a hipersinal (*setas*) nas mesmas regiões, consistente com o diagnóstico de osteonecrose.

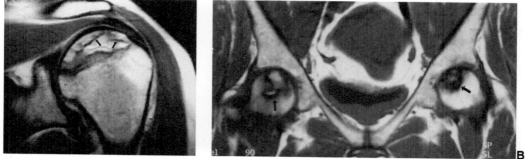

FIG. 6.12 Dois casos de síndrome de Cushing e osteonecrose. **A:** Imagem por ressonância magnética (RM) ponderada em T1 no corte coronal do ombro de uma mulher de 38 anos com queixa de dores, mostrando áreas serpiginosas de hipossinal (*seta*) na cabeça do úmero, com osteonecrose. **B:** Imagem RM ponderada em T1 no corte coronal da pelve numa mulher de 39 anos, com dores no quadril esquerdo, mostrando áreas serpiginosas de hipossinal (*seta*) na cabeça de ambos os fêmures, com osteonecrose. As radiografias convencionais foram normais em ambos os casos.

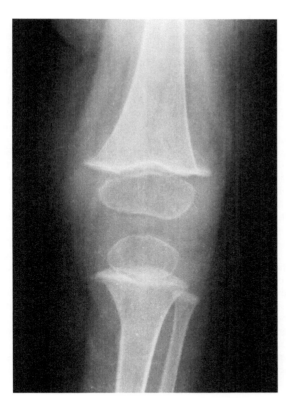

FIG. 6.13 Escorbuto infantil. A linha branca de escorbuto é particularmente nítida na metáfise do fêmur. Note a projeção semelhante a um esporão na zona de calcificação provisória lateralmente. A zona transparente do escorbuto não é visível devido à impactação da diáfise na zona de calcificação provisória. Observe o nítido contorno anular das epífises.

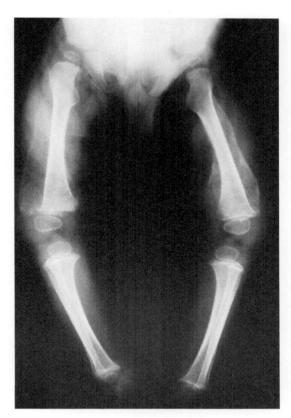

FIG. 6.14 Escorbuto infantil. O exame foi obtido logo depois do início do tratamento do paciente. Houve uma fratura epifisária, com o deslocamento lateral da epífise femoral inferior direita. Grandes hematomas subperiósteos em calcificação são presentes bilateralmente em torno dos fêmures. Observe o nítido contorno anular das epífises.

osso estaria normalmente ocorrendo, se não houvesse deficiência de vitamina C. Essa é uma parte mais fraca do osso, susceptível a fraturas, com ou sem deslocamento da diáfise, produzindo a aparência de uma separação da epífise (Fig. 6.14). A zona de escorbuto, muitas vezes, desaparece quando a epífise é impactada na diáfise junto com a zona de calcificação provisória.

Durante a fase ativa da doença, podem-se formar hemorragias extensas sob o periósteo. Durante o período neonatal e a infância, o periósteo fixa-se mais ou menos frouxamente ao córtex do osso, sendo facilmente elevado por uma hemorragia formada embaixo dele. Entretanto, como ele se encontra firmemente fixado à extremidade da diáfise, a hemorragia é limitada a esse ponto e não se estende sobre a epífise. É a hemorragia subperióstea responsável pelas extremidades inchadas.

A cura é demonstrada, inicialmente, pela formação de osso novo sob o periósteo elevado (veja a Fig. 6.14). Em conseqüência de um tratamento adequado, há o depósito de osso por toda a área de hemorragia circundando a diáfise, as zonas de escorbuto recalcificam-se, o esqueleto remineraliza-se gradualmente, e as regiões corticais recuperam sua espessura normal. Com a continuação do crescimento, a zona de calcificação provisória mais espessa parece migrar para a diáfise, onde permanece por um período variável como uma linha branca, fina e densa (uma linha de parada do crescimento). De maneira semelhante, um anel de densidade pode ser visível no centro epifisário devido à formação de osso normal em torno da borda do antigo centro (epífise-fantasma ou osso dentro de um osso). As hemorragias subperiósteas calcificadas são gradualmente absorvidas.

Osteogênese Imperfeita

A osteogênese imperfeita, uma forma congênita de osteoporose secundária, causada por um defeito ou deficiência dos osteoblastos, é discutida no Cap. 9.

Outras Causas

A homocistinúria constitui um erro inato do metabolismo que acarreta osteopenia. É transmitida como um traço autossômico recessivo e pode simular a síndrome de Marfan. A aracnodactilia é encontrada apenas ocasionalmente.[27]

Em pessoas idosas, o mieloma múltiplo pode causar a osteopenia da coluna, com ou sem fraturas vertebrais associadas, e deve ser sempre considerado no diagnóstico diferencial de uma osteopenia generalizada.

OSTEOPOROSE REGIONAL

As causas da osteoporose regional são a imobilização e o desuso, síndrome de distrofia simpática reflexa, osteoporose regional transitória e artrite inflamatória.

Osteoporose por Desuso

A *osteopenia por desuso* ou *osteoporose por desuso* é uma forma aguda de osteopenia que ocorre numa extremidade devido à falta de uso. Ocorre geralmente após a imobilização de uma fratura, mas é ocasionalmente observada após outras causas de inatividade forçada. Há, por exemplo, uma osteoporose por desuso generalizada que ocorre em astronautas devido à ausência de gravidade.

O processo consiste em uma reabsorção do osso trabecular e cortical, iniciando-se abruptamente numa fratura ou imediatamente proximal a ela, e estendendo-se distalmente, até envolver todos os ossos além do local de fratura (Fig. 6.15). À retomada da atividade, o processo é revertido, e o osso é restaurado. Por ser um fenômeno local e não generalizado, a osteoporose por desuso geralmente pode ser diferenciada da osteoporose pós-menopausa ou senil. Há duas características

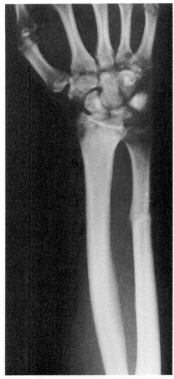
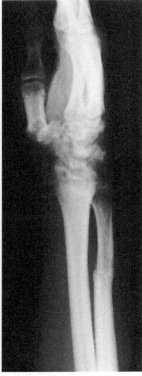

FIG. 6.15 Osteoporose por desuso. Tais radiografias foram obtidas seis semanas após uma fratura da ulna distal. Note a perda de densidade óssea distalmente à fratura nos ossos do carpo e metacarpo, especialmente proeminente em torno das juntas do carpo.

radiográficas[12,30] peculiares à osteoporose por desuso: (1) uma reabsorção pronunciada da superfície endosteal das margens corticais das articulações, que ocasiona uma característica linha radiotransparente fina por sob o córtex articular; e (2) a tendência à formação de uma faixa transversa larga de reabsorção acentuada na região da cicatriz fiseal em adultos. Os outros achados radiográficos característicos são a osteoporose generalizada, osteoporose em flocos ou placas, bem como alterações no córtex. A osteoporose generalizada consiste numa perda das trabéculas mais finas, o que acarreta uma aparência mais grosseira do osso intramedular. A osteoporose em flocos ou em placas consiste em pequenas transparências arredondadas ou ovais, encontradas mais comumente nos ossos do carpo e do tarso, assim como nas bases dos metacarpos e metatarsos. As alterações corticais consistem na formação de túneis (finas radiotransparências corticais longitudinais lineares, causadas pelo alargamento dos canais de Havers) e em margens externas do córtex em forma de concha.

É importante perceber as semelhanças entre os achados no referido processo e aqueles associados à síndrome da distrofia simpática reflexa (Fig. 6.16). Evidências radiográficas de osteoporose por desuso são presentes na maioria dos pacientes após cinco semanas de imobilização.

A osteoporose por desuso crônica pode evoluir gradualmente, quando decorre da limitação parcial da atividade, ou ser a continuação de um processo agudo (num membro paralisado, por exemplo). Os ossos envolvidos apresentam uma osteopenia uniforme, adelgaçamento do córtex e uma estrutura trabecular maldefinida. A osteopenia limita-se à extremidade paralisada.

Síndrome da Distrofia Simpática Reflexa (Atrofia de Sudeck)

A síndrome da distrofia simpática reflexa, também designada como atrofia de Sudeck, é uma forma grave de osteopenia local que ocorre geralmente após um traumatismo, com ou sem fratura. Pode sobrevir após uma infecção, neuropatia periférica, anormalidade do sistema nervoso central ou osteoartrite cervical. Em cerca de 25% dos portadores da condição, não é reconhecida nenhuma doença predisponente. A causa não foi estabelecida claramente, mas reflexos neurais anormais que levam à atrofia muscular e, por vezes, a uma hipervascularização acentuada foram apontados como responsáveis. As manifestações clínicas consistem em dor, freqüentemente intensa, que acarreta uma incapacidade maior do que seria de esperar após uma lesão de gravidade relativamente pequena. Há alterações atróficas na pele, tornando-a lisa e brilhante. A dor costuma ser agravada pela imobilização.

A característica radiográfica típica da síndrome da distrofia simpática reflexa é a osteopenia,[7] que, porém, pode estar ausente em até um terço dos casos de etiologia não-traumática, especialmente no início da evolução do processo mórbido. A osteopenia, em forma de placas ou esparsa, na realidade difere pouco da osteoporose por desuso grave (discutida anteriormente). Manifesta-se por áreas corticais mais delgadas, perda das trabéculas mais finas e formação de túneis no córtex (veja a Fig. 6.16).[7] Na síndrome da distrofia simpática reflexa, porém, a osteopenia tem geralmente uma progressão mais rápida. Um edema periarticular é notado. Podem estar presentes erosões justaarticulares e subcondrais.

O diagnóstico da síndrome da distrofia simpática reflexa não pode ser feito com base tão-somente na osteopenia. O diagnóstico exige que a osteopenia se associe a dor, alterações tróficas ou ambas.

A evolução da doença pode ser prolongada ou ela pode-se reverter a qualquer estágio, embora, quanto mais tempo dure o processo, menor seja a probabilidade de uma remissão subseqüente. Não há nenhum tratamento eficaz.

Osteoporose Regional Transitória

Há dois padrões gerais de osteoporose regional transitória[27] — osteoporose transitória do quadril e osteoporose regional migratória.

A *osteoporose transitória do quadril* é geralmente observada em homens jovens e de meia-idade. Qualquer dos quadris pode ser afetado. Contudo, a doença foi reconhecida originalmente em mulheres grávidas, ocorrendo o início no terceiro trimestre e envolvendo o processo quase invariavelmente o quadril esquerdo.[2] Clinicamente, há o início gradual de dores no quadril, sem nenhuma história de lesão anterior.

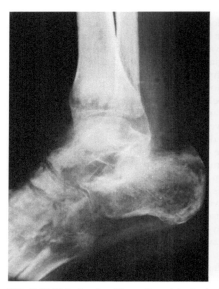
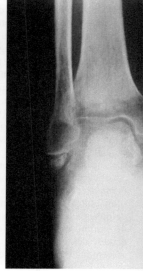

FIG. 6.16 Distrofia simpática reflexa (atrofia de Sudeck). Há uma osteopenia grave, que se seguiu à fratura da extremidade do maléolo lateral. A osteoporose envolve os ossos do tarso, e uma zona de radiotransparência atravessa a diáfise tanto da tíbia como da fíbula. As margens corticais são mais finas, porém intactas. É característica a natureza esparsa e moteada da perda óssea. Note, também, a reabsorção subcondral, que deixa o córtex articular dos ossos do tarso como linhas finas e bem-definidas de osso cortical.

Pode haver um derrame articular e, à biópsia, pode-se observar uma sinovite crônica leve. A recuperação costuma ocorrer espontaneamente em seis meses ou menos. Os achados radiográficos consistem numa osteopenia grave da cabeça do fêmur e, em escala menor, do colo do fêmur e do acetábulo (Fig. 6.17). Não há caracteristicamente nenhum estreitamento do espaço articular. À RM, o diagnóstico é feito, com freqüência, na ausência de uma osteopenia radiograficamente evidente, hipótese em que a designação de *edema transitório da medula óssea* é mais adequada.

A *osteoporose regional migratória* é uma osteoporose transitória dolorosa das extremidades inferiores, em que o joelho, o tornozelo e o pé são mais comumente acometidos que o quadril. As mulheres são mais freqüentemente afetadas que os homens. Há o início gradual de dor e edema regionais, acompanhados de uma osteopenia que se desenvolve rapidamente, localizada na área dolorida. A dor, muitas vezes, pode durar até nove meses, podendo haver o envolvimento subseqüente de outras áreas da mesma extremidade ou da extremidade oposta. Tipicamente são afetadas juntas contíguas. As radiografias convencionais mostram uma osteopenia semelhante àquela encontrada na síndrome da distrofia simpática reflexa (veja a Fig. 6.16). O padrão trabecular é grosseiro e tende a modificar-se lentamente, retornando gradualmente ao normal num período de alguns anos. Não há alterações nos níveis de cálcio, fósforo ou fosfatase alcalina. A causa não é conhecida.

Em ambas as formas de osteoporose regional transitória, as cintilografias ósseas mostram um aumento difuso na atividade dos dois lados da articulação (veja a Fig. 6.17*A*). Quando o processo envolve o quadril, a atividade geralmente é maior na cabeça e no colo do fêmur que no acetábulo.

Em ambas as condições, os exames de RM[1,39] mostram edema da medula óssea e derrames articulares (veja a Fig. 6.17*C, D*). Embora mais sensível que as radiografias convencionais, a RM tem dificuldade em estabelecer o diagnóstico da osteoporose regional transitória. Um sinal menor às imagens ponderadas em T1 e um aumento do sinal às imagens ponderadas em T2 são achados inespecíficos, podendo ser observados em qualquer processo que acarrete edema da medula óssea, como as infecções e neoplasias.

Além disso, a relação entre a osteoporose transitória do quadril e o edema transitório da medula óssea é algo controvertida, e alguns investigadores questionam se as duas condições constituem de fato a mesma entidade.[39,40] Há uma outra controvérsia a respeito da relação entre o edema transitório da medula óssea e a osteonecrose. Essas condições coexistem, com freqüência, em pacientes individuais,

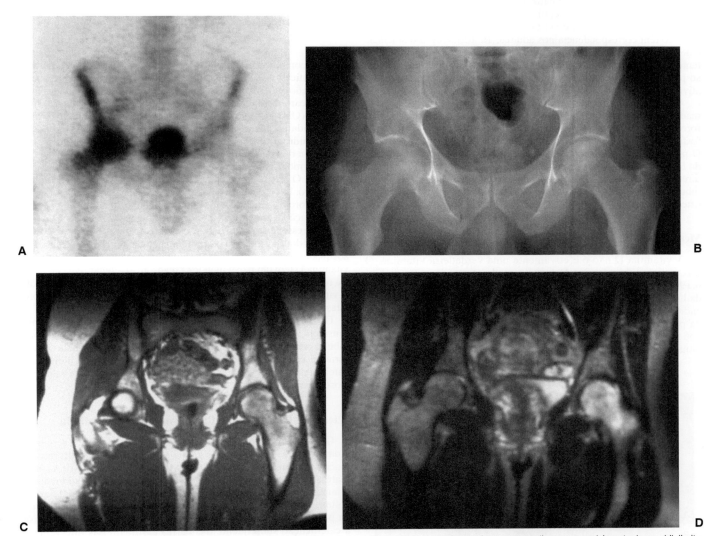

FIG. 6.17 Dois casos de osteoporose transitória do quadril. **A:** Cintilografia óssea com tecnécio-99m de um jovem do sexo masculino com envolvimento do quadril direito. Aumento da atividade na cabeça e colo do fêmur. **B:** Tomada ântero-posterior da pelve no mesmo paciente. Note a acentuada redução na densidade da cabeça e colo do fêmur direito e, em menor escala, do acetábulo. A margem cortical da cabeça do fêmur foi quase inteiramente perdida. O espaço articular apresenta-se normal. **C:** Exame por ressonância magnética (RM) ponderada em T1 do quadril esquerdo de uma mulher de 38 anos (TR 500, TE 40). Note o sinal reduzido do osso intermedular na cabeça, colo e região intertrocantérica do fêmur esquerdo. O osso cortical apresenta-se intacto. **D:** RM ponderada em T2 (TR 2000, TE 120) que demonstra um sinal aumentado da mesma área. Há um pequeno derrame articular associado, identificado pela imagem linear de hipersinal nas margens inferior e lateral da cabeça do fêmur.

embora não se tenha estabelecido uma relação de causa e efeito entre elas (Fig. 6.18).[39,40]

Osteoporose Periarticular

A osteoporose periarticular designa um padrão de osteoporose focal em extremidades ósseas justapostas numa articulação, geralmente associado à artrite. É um achado particularmente comum na artrite reumatóide, mas também é encontrado, em menor escala, em outras artrites, como a síndrome de Reiter, a artrite séptica aguda e a artrite infecciosa crônica (veja o Cap. 3).

FORMAS PRIMÁRIAS DE OSTEOMALACIA E RAQUITISMO

Normalmente, o processo de remoção e formação de osso fica em equilíbrio. Se não se dispuser de cálcio e fósforo em níveis adequados, não poderá haver a mineralização apropriada do osteóide, e o processo de formação óssea será suspenso; a remoção óssea continuará, e o equilíbrio será alterado no sentido da desmineralização. Quando acontece num adulto, isso acarreta uma condição designada como *osteomalacia*. Durante a infância, o efeito tem dois aspectos: afeta o osso já formado da mesma maneira que nos adultos e afeta o osso novo no complexo epifisário — metáfise, fise e epífise. Com isso, o processo de crescimento é muito alterado, sendo vistas alterações no complexo epifisário que não têm correspondência nos adultos. Tal forma de osteomalacia é designada como *raquitismo*. A osteomalacia e o raquitismo são, portanto, basicamente a mesma doença. Os achados radiográficos diferem só pela presença do complexo epifisário e dos ossos em crescimento ativo na infância.

As causas da osteomalacia são variadas e incluem uma ingestão inadequada de vitamina D e a absorção insuficiente do cálcio e do fósforo, individualmente ou em combinação. A importância do cálcio e do fósforo na mineralização apropriada dos ossos já foi bem estabelecida. O principal efeito da vitamina D é aumentar a absorção do cálcio e do fósforo a partir do trato intestinal. Ela pode, também, ter um efeito direto sobre os ossos. Algumas doenças renais, em que há insuficiência tubular e deficiência da reabsorção de potássio, também podem causar osteomalacia.

Metabolismo da Vitamina D

A vitamina D não é efetivamente uma verdadeira vitamina. O metabolismo da vitamina D é apresentado resumidamente na Fig. 6.19.[27] O composto químico vitamina D_3 é produzido pela interação da luz ultravioleta com um derivado natural do colesterol produzido endogenamente, o 7-desidrocolesterol, nas camadas mais profundas da pele. Pequenas quantidades de vitamina D_3 exógena podem ser obtidas na dieta a partir de laticínios, peixe e óleos de fígado. A vitamina D_2 é preparada artificialmente a partir de leveduras ou fungos,

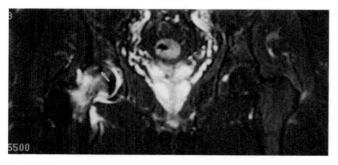

FIG. 6.18 Osteonecrose e edema da medula óssea num homem de 47 anos com dores no quadril direito. Imagem por ressonância magnética ponderada em T2, em corte coronal da pelve, que mostra hipersinal na cabeça e colo do fêmur direito, com edema da medula óssea. Há uma pequena região de hipossinal (*seta*) na cabeça do fêmur direito, com osteonecrose.

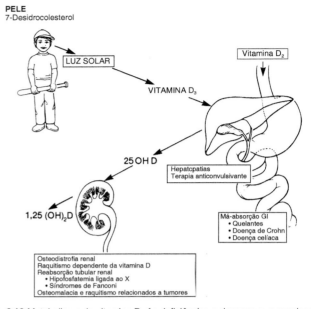

FIG. 6.19 Metabolismo da vitamina D. As deficiências e doenças que ocasionam raquitismo e osteomalacia são identificadas nos quadros.

sendo o composto usado em suplementos alimentares e preparações farmacêuticas. As vitaminas D_2 e D_3 são bastante semelhantes em sua constituição química e ação fisiológica. Ambas são hidroxiladas na posição do carbono 25 no fígado, formando, respectivamente, 25-(OH)-D_2 e 25-(OH)-D_3. A 25-hidroxivitamina D_3 (ou D_2) é adicionalmente hidroxilada na posição do carbono 1, formando 1,25-(OH)$_2$-D_3 (ou -D_2). A hidroxilação nesta posição ocorre no rim e produz a forma mais ativa de vitamina D.

O hormônio age sobre três órgãos-alvo principais: ossos, rins e intestino. O efeito sobre o intestino é aumentar a absorção do cálcio e do fósforo. No esqueleto, ele tem duas ações: a mobilização do cálcio e do fósforo a partir de ossos anteriormente formados, e a promoção da maturação e mineralização da matriz orgânica. A presença da vitamina D é essencial para o depósito adequado dos minerais ósseos. São possíveis dois papéis para o hormônio: a manutenção de níveis séricos adequados de cálcio e fósforo, e um efeito direto sobre o tecido ósseo. A vitamina D tem um papel menor na reabsorção tubular renal do fosfato e a regulação da excreção do paratormônio pela glândula paratireóide. A vitamina D é excretada diretamente na bile, onde facilita a absorção intestinal tanto do cálcio como do fósforo.

O nível sérico de cálcio e o depósito de cálcio nos ossos são muito sensíveis à excreção tubular renal de fósforo. Quando a reabsorção tubular renal de fósforo é excessiva, há uma perda associada de cálcio sérico e uma mobilização de cálcio a partir dos ossos. Por isso, as patologias tubulares renais são uma fonte importante de raquitismo e osteomalacia.

Alterações Patológicas no Raquitismo e na Osteomalacia

O raquitismo causa uma desorganização da placa de crescimento e da metáfise subjacente. As zonas em repouso ou proliferativa da placa de crescimento não se alteram de modo significativo. A zona de maturação ou hipertrofia, porém, mostra-se claramente anormal, com o aumento desorganizado do número de células e perda do arranjo colunar normal, ocasionando o aumento do comprimento e largura da placa de crescimento. A intrusão vascular a partir da metáfise e a calcificação subseqüente das barras cartilaginosas intervenientes mostram-se diminuídas e visivelmente alteradas. A mineralização da metáfise é deficiente, e as lamelas ósseas e sistemas de Havers não se formam de modo adequado.

A osteomalacia caracteriza-se por quantidades anormais de osteóide (matriz óssea inadequadamente mineralizada) que recobrem as

QUADRO 6.3 Síndromes Clínicas do Raquitismo e da Osteomalacia

Formas primárias
 Adultos
  Osteomalacia em adultos
  Osteomalacia axial atípica
 Crianças
  Deficiências de vitamina D
  Raquitismo nutricional
  Raquitismo resistente à vitamina D (distúrbios tubulares renais)
  Raquitismo dependente da vitamina D hereditário
  Hipofosfatasia
  Condrodisplasia metafisária (tipo Schmid)
Formas secundárias
 Má-absorção gastrintestinal
 Hepatopatias (atresia biliar primária)
 Raquitismo e osteomalacia ligados a drogas anticonvulsivantes
 Raquitismo e osteomalacia relacionados a tumores

superfícies das trabéculas e revestem os canais de Havers no córtex. Um acúmulo excessivo de osteóide também pode-se depositar sob o periósteo. As trabéculas ósseas tornam-se delgadas e reduzidas em número. No córtex, os sistemas de Havers tornam-se irregulares e grandes. Junções osteóides, designadas como zonas de Looser ou pseudofraturas, formam-se em áreas de grande reciclagem (*turnover*) óssea no córtex. Considerados fraturas por insuficiência, esses acúmulos focais de osteóide constituem as características radiológicas típicas da osteomalacia.

As diversas síndromes clínicas do raquitismo e da osteomalacia são relacionadas nos Quadros 6.3 e 6.4.

Osteomalacia em Adultos

A doença osteomalacia é a mesma que o raquitismo infantil, mas ocorre após ter cessado o crescimento ósseo. Nos EUA, a osteomalacia é provavelmente causada mais comumente pela absorção deficiente da vitamina D lipossolúvel e outras substâncias a partir do trato intestinal devido à esteatorréia das síndromes de má-absorção, a mais comum das quais é o espru idiopático. A osteomalacia secundária à disfunção dos túbulos proximais renais (osteomalacia renal) é encontrada mais raramente, e a deficiência da dieta, a causa mais comum do raquitismo infantil, é pouco freqüente nos EUA. Muitos dos casos identificados em adultos, nos EUA, mostram-se idiopáticos. Alguns pacientes apresentam dores ósseas, e, em outros, a condição é reconhecida por acaso em radiografias ou por ocasião da avaliação inicial de uma fratura.

Achados Radiográficos

As pseudofraturas, ou zonas de Looser, são comuns na osteomalacia, constituindo seus achados característicos, embora possam ser encontradas em algumas outras condições. Constituem defeitos ou fendas transversais semelhantes a fissuras, estendendo-se parcial ou totalmente através do córtex (Figs. 6.20 e 6.21). As pseudofraturas são comumente encontradas ao longo da borda axilar da escápula, nas margens internas do colo do fêmur, nas costelas, ramos isquial e pubiano, assim como nos ossos do antebraço. Fraturas completas podem ocorrer nessas áreas enfraquecidas. Descrita por Milkman[20] e designada como síndrome de Milkman, a condição é considerada como constituindo uma forma leve de osteomalacia em que as pseudofraturas são particularmente numerosas.

A anormalidade radiográfica básica é uma osteopenia generalizada. A textura dos ossos mostra-se grosseira e maldefinida, o que é causado por uma absorção irregular das trabéculas; o número de trabéculas diminui, e as trabéculas primárias que permanecem ficam mais proeminentes. Ao contrário do que ocorre na osteoporose, as margens corticais não são muito nítidas, e a junção corticomedular é indistinta. Apesar dessa distinção, pode ser difícil diferenciar a osteoporose da osteomalacia com base na aparência radiográfica. Por já ter cessado o crescimento ósseo, não são observadas as alterações da metáfise e da epífise que fazem parte dos achados do raquitismo.

Como a osteomalacia causa o amolecimento dos ossos, esses podem arquear-se em conseqüência da sustentação de peso. Na pelve, pode haver um arqueamento interno das paredes laterais pélvicas, com o aprofundamento das cavidades acetabulares (*protrusio acetabuli*). No crânio, o amolecimento dos ossos pode ocasionar uma modelagem descendente do crânio sobre a primeira e segunda vértebras cervicais. O ângulo basal do crânio se achata, condição denominada platibasia.

Osteomalacia Axial Atípica

A osteomalacia axial atípica é uma condição rara, em que o envolvimento ósseo se limita ao esqueleto axial, poupando as extremidades. Um padrão trabecular grosseiro e denso envolve principalmente a coluna cervical, mas a coluna lombar, a pelve e as costelas são afetadas em menor escala. Não são encontradas zonas de Looser. Todos os pacientes relatados têm sido homens adultos.

Raquitismo por Deficiência de Vitamina D

O raquitismo por deficiência de vitamina D clássico é raro nos EUA devido à adição generalizada de vitamina D sintética aos laticínios e ao pão, assim como à administração rotineira de suplementos vitamínicos aos lactentes. Em todo o mundo, porém, o raquitismo é um significativo problema de saúde. Nos climas temperados do norte, a causa mais comum é a exposição insuficiente à luz solar, o que tende mais a ocorrer durante os meses de inverno, em centros urbanos populosos, e unicamente na ausência de suplementação da dieta. O raquitismo por deficiência de vitamina D também ocorre em países mais tropicais devido a tradições étnicas ou culturais. Em algumas culturas, as crianças são envoltas em mantas, sendo evitada a exposição à luz solar. Componentes básicos da dieta, especialmente os grãos, contêm fitatos que agem como queladores e fixam cálcio no intestino, ocasionando uma perda fecal de cálcio tão grande que causa raquitismo e osteomalacia.

O raquitismo da dieta manifesta-se geralmente entre os quatro e os 18 meses de idade. A idade de início é uma indicação importante quanto à causa do raquitismo (veja o Quadro 6.4). O sinal mais precoce é o craniotabes, manifestada como um amolecimento dos ossos occipital e parietal posterior. No tórax, há um aumento tanto visível quanto palpável das junções costocondrais, ocasionando extremidades costais em forma de contas de colar e a formação de uma fila de botões ou contas (rosário raquítico). Nas extremidades, o aumento das extremidades dos ossos pode-se mostrar doloroso à palpação. Pode ser visto o arqueamento dos ossos longos, mais pronunciado nas extremidades inferiores que nas superiores. O arqueamento é produzido pela gravidade e pelo empuxo muscular sobre os ossos amolecidos. Em casos graves, isso acarreta uma diminuição da altura (nanismo raquítico).

QUADRO 6.4 Raquitismo: Causa Potencial por Idade de Início

Início com menos de seis meses de idade
 Atresia biliar
 Raquitismo dependente da vitamina D
 Hipofosfatasia
 Raquitismo neonatal
Início dos seis aos 18 meses de idade
 Deficiência de vitamina D
Início tardio com mais de dois anos de idade
 (Raquitismo resistente às doses habituais de vitamina é sugerido)
 Distúrbios tubulares renais
 Hipofosfatasia
 Condrodisplasia metafisária
 Associado a tumores

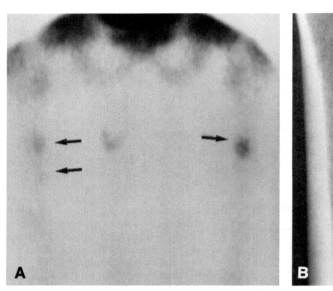

FIG. 6.20 Osteomalacia. Este homem de 35 anos queixava-se de dores ósseas difusas. **A:** Cintilografia óssea com tecnécio que demonstra três pequenos focos de maior captação na diáfise proximal dos fêmures (*setas*). **B:** Radiografia ântero-posterior do fêmur direito proximal que revela duas radiotransparências curtas no córtex medial, típicas de pseudofraturas.

Achados Radiográficos

As alterações do raquitismo são mais evidentes em regiões de crescimento ativo. Em conseqüência disso, a doença afeta, por ordem decrescente de freqüência, as junções costocondrais das costelas médias, o fêmur distal, o fêmur proximal, o úmero proximal, ambas as extremidades das costelas e a parte distal do rádio e da ulna (Fig. 6.22). A zona de calcificação provisória, que marca a extensão distal da metáfise, desaparece, e a metáfise passa a apresentar uma aparência grosseira e desorganizada, muito irregular, o que é característico do raquitismo. Tipicamente, as metáfises tornam-se côncavas (em forma de xícara). As margens dos centros epifisários ossificados tornam-se indistintas e, em casos graves, pode ser difícil visibilizar os centros ou eles podem, até mesmo, desaparecer devido à desmineralização pronunciada. No raquitismo grave, sombras delgadas em forma de listras correm freqüentemente paralelas às margens corticais externas dos ossos longos. Assemelham-se à formação de osso novo periosteal, mas constituem efetivamente zonas de osteóide insuficientemente calcificado depositado pelo periósteo, que normalmente acarretariam o crescimento transverso do osso.

As características radiográficas inespecíficas do raquitismo incluem o retardo geral do crescimento e osteopenia generalizada, dando aos ossos uma textura grosseira. As trabéculas menores são reabsorvidas, e as trabéculas maiores e mais grosseiras permanecem. Devido aos efeitos enfraquecedores da desmineralização, o arqueamento dos ossos que sustentam peso ocorre quando o lactente começa a ficar de pé ou a andar (Fig. 6.23). Pode haver fraturas em galho verde, as quais tendem mais a ocorrer em crianças maiores que em lactentes muito jovens. As crianças com casos graves da doença podem vir a apresentar pseudofraturas ou zonas de Looser, de modo semelhante àquelas observadas na osteomalacia em adultos.

Há a desmineralização dos ossos cranianos, e, em lactentes pequenos, as margens das suturas tornam-se indistintas. Os ossos mostram-se moles, e o crânio é facilmente moldado por pressão. A tendência ao empilhamento de ossos insuficientemente calcificados leva à formação de proeminências ou bossas no crânio, especialmente no osso frontal, particularmente evidentes após ter início a cura. As alterações notadas na metáfise dos ossos tubulares longos ocorrem também nas extremidades esternais das costelas e levam ao sinal clínico do rosário raquítico.

A cura do raquitismo evidencia-se pela remineralização da zona de calcificação provisória (veja a Fig. 6.23), o que é visto inicialmente como uma larga faixa de densidade uniforme estendendo-se através da extremidade da diáfise. A remineralização do esqueleto é um processo lento, podendo demorar alguns meses ou até mais que isso. Os centros epifisários recuperam gradualmente a densidade e a nitidez de contorno normais. O osteóide subperiósteo insuficientemente calcificado é transformado em osso, e as listras periósteas desaparecem. Se os ossos tiverem-se arqueado ou deformado de algum outro modo durante o

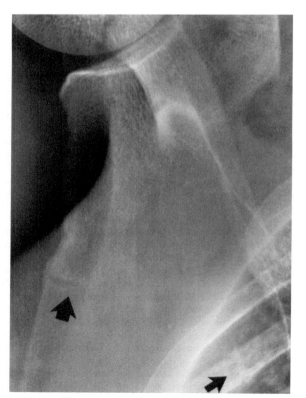

FIG. 6.21 Osteomalacia numa mulher de 35 anos que recebe difenilidantoína sódica (Dilantin) por um longo período, e que se queixava de dores ósseas difusas. São identificadas uma pseudofratura da borda lateral da escápula e a fratura de uma costela (*setas*).

Doenças Metabólicas, Endócrinas e Relacionadas ao Osso   183

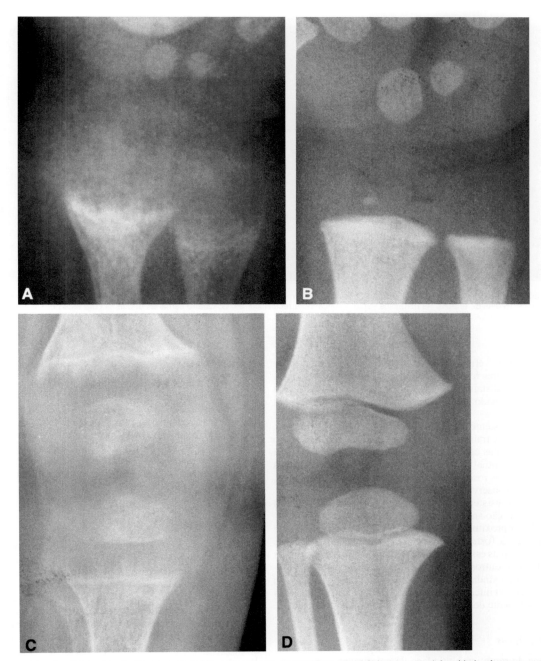

FIG. 6.22 Raquitismo nutricional numa menina de 10 meses. **A:** Rádio e ulna distais. As metáfises são mais largas, com deformidade côncava ou em xícara. A zona de calcificação provisória tem densidade diminuída, é mais larga e assemelha-se a uma escova. **B:** Punho normal de uma menina de 10 meses para comparação. **C:** Tomada ântero-posterior do joelho que demonstra metáfise alargada com uma larga zona de calcificação provisória semelhante a uma escova. Note o alargamento da placa de crescimento e a definição insuficiente da epífise. **D:** Joelho de uma menina normal de 10 meses para comparação.

estágio ativo da doença, as deformidades poderão persistir. Quando o raquitismo se cura inteiramente, permanecem como evidências da doença unicamente as deformidades por arqueamento ou fratura (veja a Fig. 6.23).

Raquitismo Neonatal

O raquitismo neonatal ocorre em lactentes prematuros de muito baixo peso ao nascimento.[26] As necessidades de fosfato de cálcio e vitamina D em bebês prematuros são maiores que aquelas de bebês nascidos a termo. O raquitismo pode-se manifestar em lactentes que apresentaram enterocolite necrotizante ou a síndrome do desconforto respiratório neonatal. O diagnóstico radiográfico pode ser feito com base nas alterações no úmero proximal e nas costelas. A possibilidade de raquitismo nessas crianças tem sido reconhecida, e a condição é eficazmente tratada pela administração oral de vitamina D. Atualmente é raro identificar evidências radiográficas de raquitismo na referida população.

Raquitismo Resistente (Refratário) à Vitamina D

O raquitismo refratário também foi denominado *rachitis tarda* ou *raquitismo tardio*, por ser encontrado em crianças maiores (além da idade de dois anos e meio). Era considerado como sendo causado por um elevado limiar tecidual aos efeitos da vitamina D, pois doses maciças da vitamina são necessárias para efetuar sua cura. Sabe-se,

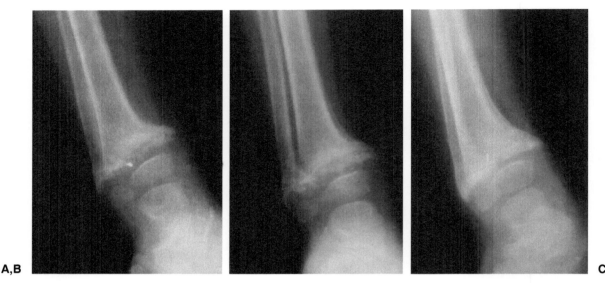

FIG. 6.23 Resultados da terapia do raquitismo infantil. **A:** O exame inicial mostra alterações típicas do raquitismo. Note a deformidade em varo do tornozelo. **B:** O mesmo paciente após 18 dias de terapia. As metáfises estão começando a recalcificar-se. **C:** Quatro semanas depois, a cura está bem avançada. O arqueamento é presente, porque a criança começou a andar antes de iniciar a terapia. Veja que a placa de crescimento diminuiu consideravelmente de diâmetro no período observado.

agora, que o raquitismo refratário pode ocorrer em conseqüência de vários distúrbios tubulares renais. As doenças podem afetar os túbulos proximais, os túbulos distais ou ambos, o que acarreta a perda renal de fósforo, sendo designado como *raquitismo hipofosfatêmico*. Foram relatados quatro tipos:

1. O raquitismo resistente à vitamina D (hipofosfatêmico) clássico, ou diabetes do fosfato, é transmitido como um traço dominante ligado ao cromossoma X. Muitas crianças com esse tipo de raquitismo ficam abaixo do terceiro percentual para a altura na idade de dois anos. Punhos e tornozelos aumentados, rosário raquítico, bossas frontais e, por vezes, craniossinostoses são observados.

2. No raquitismo resistente à vitamina D com glicosúria, há um mecanismo de reabsorção anormal de glicose e fosfatos inorgânicos.

3. No tipo tubular proximal (síndrome de Fanconi), verifica-se uma reabsorção deficiente de fosfato, glicose e vários aminoácidos. As lesões raquíticas são graves, mas esse tipo parece ser menos refratário à terapia por vitamina D que os outros.

4. Um tipo raro de síndrome hipofosfatêmica só se evidencia ao final da adolescência ou início da idade adulta, podendo ser uma lesão adquirida, provavelmente de origem tóxica.

Achados Radiográficos

As alterações do raquitismo na placa de crescimento geralmente são apenas leves a moderadas, de gravidade muito menor que aquelas encontradas no raquitismo dietético franco. Caracteristicamente as alterações metafisárias persistem inalteradas mesmo após um tratamento prolongado com altas doses de vitamina D (Figs. 6.24 e 6.25). Pode haver o arqueamento dos ossos longos das extremidades inferiores, mas a deformidade, muitas vezes, é mínima.

O padrão trabecular torna-se mais grosseiro, à medida que os pacientes envelhecem, e, na idade adulta, é característico um aumento generalizado na densidade óssea, especialmente no esqueleto axial. Ocorrem calcificações ectópicas tanto no esqueleto axial como no apendicular. As alterações espinhais podem assemelhar-se àquelas da espondilite anquilosante. Há calcificações no ligamento paravertebral, anel fibroso e cápsula das juntas apofisárias. Na pelve, a calcificação pode envolver os ligamentos e as cápsulas articulares do acetábulo, bem como os ligamentos sacroilíacos, obscurecendo parcialmente as juntas sacroilíacas. Enteses (esporões ósseos) formam-se nas fixações de músculos e ligamentos. Pequenos ossículos separados podem formar-se em torno de diversas juntas, especialmente o carpo.

Raquitismo Dependente da Vitamina D Hereditário

O raquitismo dependente da vitamina D hereditário constitui um erro inato do metabolismo da vitamina D. As características clínicas e bioquímicas assemelham-se àquelas do raquitismo nutricional avançado. Os sintomas podem estar presentes já aos três meses de idade, em contraste com o raquitismo nutricional, e muitos pacientes são identificados por volta de um ano de idade. As alterações ósseas raquíticas podem ser graves e rapidamente progressivas, com fraturas por insuficiência. Em contraste com o raquitismo resistente à vitamina D, altas doses de vitamina D levam à cura total.

Hipofosfatasia

A hipofosfatasia é um erro inato do metabolismo, caracterizado por um baixo nível sérico de fosfatase alcalina e pela presença de fosfoetanolamina na urina e no soro. É provavelmente transmitida hereditariamente como um traço autossômico recessivo. A ausência de uma quantidade adequada de fosfatase alcalina causa a mineralização insuficiente do osteóide e acarreta uma aparência análoga à do raquitismo ou da osteomalacia. A doença pode estar presente ao nascimento. Quanto mais cedo se detectar a doença, mais grave ela tende a ser, e os lactentes que nascem com ela raramente sobrevivem por mais que um ou dois anos. Em sua forma mais leve, a hipofosfatasia manifesta-se principalmente por maior tendência dos ossos à fratura e por um baixo nível sérico de fosfatase alcalina. A doença é muito rara em adultos. A característica histológica essencial é a presença de uma quantidade anormal do osteóide.

As radiografias de pacientes com hipofosfatasia mostram uma grave insuficiência da mineralização das metáfises. As extremidades das metáfises têm uma aparência grosseira e desorganizada, semelhante àquela do raquitismo. Em contraste com o raquitismo, porém, a forma de xícara das metáfises é profunda e irregular, contendo, freqüentemente, tiras lineares irregulares de calcificação. Os ossos longos nos recém-nascidos tendem a ser curtos e finos, apresentando uma textura grosseira. Os ossos da abóbada craniana mostram-se, em grande parte, não-ossificados e há a protrusão da fontanela anterior. Podem ocorrer fraturas dos ossos longos. Em crianças maiores, as alterações são semelhantes, porém de menor gravidade, e assemelham-se àquelas do raquitismo infantil (Fig. 6.26). Se o paciente sobreviver e os ossos cranianos se ossificarem, a craniossinostose evidenciar-se-á com freqüência. O nanismo também se torna uma característica, sendo comum uma deformidade tipo *genu valgum*. O arqueamento anterior e lateral do fêmur, perda precoce de dentes, pseudofraturas e fraturas por trauma mínimo são comuns.

DOENÇAS METABÓLICAS, ENDÓCRINAS E RELACIONADAS AO OSSO   185

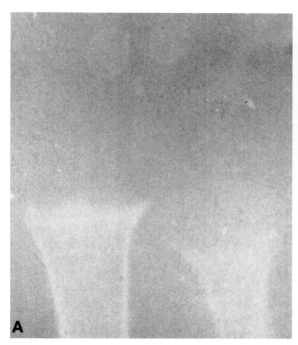
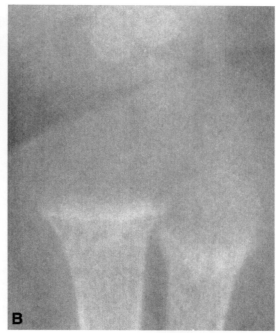

FIG. 6.24 Síndrome de Fanconi com raquitismo resistente à vitamina D. **A:** Rádio e ulna distais, com leves alterações de raquitismo manifestadas por mínimo alargamento e ligeiro formato em xícara das metáfises. **B:** Exame repetido após 10 meses de terapia com vitamina D em altas doses que demonstra pouca alteração na aparência radiográfica do raquitismo.

Condrodisplasia Metafisária (Tipo Schmid)

A condrodisplasia metafisária compreende vários distúrbios, que têm em comum um distúrbio generalizado e simétrico da formação óssea endocondral, principalmente na metáfise. O tipo Schmid é o mais comum, possuindo características radiológicas muito semelhantes àquelas do raquitismo resistente à vitamina D (veja a Fig. 9.12). Níveis séricos normais de fósforo, fosfatase alcalina e cálcio diferenciam esses distúrbios de outras síndromes de raquitismo. A doença é transmitida num padrão autossômico dominante e manifesta-se na infância por baixa estatura e arqueamento dos ossos longos. Numa criança, as radiografias mostram o alargamento das placas de crescimento, assim como no

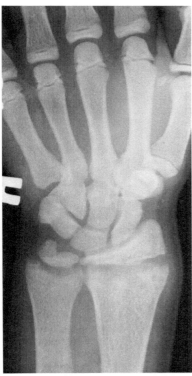

FIG. 6.25 Raquitismo resistente à vitamina D num adolescente. A placa de crescimento é mais larga, e a metáfise encontra-se ligeiramente alargada e em forma de xícara.

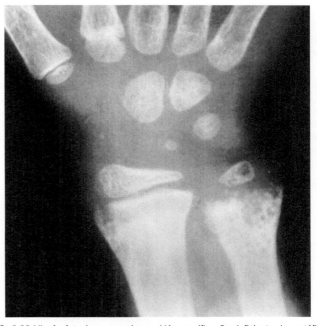

FIG. 6.26 Hipofosfatasia numa criança. Há a ossificação deficiente da metáfise da ulna. Note a aparência mais grosseira e desorganizada das metáfises, mais acentuada na ulna que no rádio. As alterações assemelham-se um pouco às do raquitismo, mas a profundidade da deformidade caliciforme e sua irregularidade são características da hipofosfatasia.

raquitismo. Em contraste com o raquitismo, as metáfises mostram-se bem-mineralizadas e podem demonstrar, efetivamente, uma densidade aumentada. Em contraste com o raquitismo e a osteomalacia, o crânio mostra-se normal e não há zonas de Looser.

FORMAS SECUNDÁRIAS DE RAQUITISMO E OSTEOMALACIA

Má-absorção Gastrintestinal

Raquitismo e osteomalacia podem ocorrer em estados de má-absorção do intestino delgado, como o espru, doença celíaca, enterite regional, escleroderma, múltiplos divertículos jejunais e síndrome da alça estagnada. Contribuem para esses estados a menor absorção no intestino delgado e a excessiva perda fecal de vitamina D e cálcio. Cirurgias de *bypass* do intestino delgado e gastrectomias parciais também têm sido associadas à osteomalacia.

Hepatopatias

A doença óssea metabólica é uma complicação de patologias hepatocelulares e biliares crônicas. Tanto a osteoporose como, mais raramente, a osteomalacia são encontradas histologicamente. Quando presentes, os achados radiológicos são geralmente aqueles de uma osteopenia inespecífica. Pseudofraturas indicam a presença da osteomalacia.

A atresia biliar congênita é uma anomalia rara que se manifesta por uma icterícia obstrutiva progressiva (iniciando-se nos dois primeiros meses de vida), hipercolesterolemia e deterioração gradual do fígado.[15] A elevação acentuada dos lípides séricos leva à formação de xantomas cutâneos. O esqueleto mostra-se normal ao nascimento, mas, depois disso, aparecem linhas de estresse nas metáfises, e os ossos apresentam osteopenia, o que se associa à ausência de tubulação das diáfises e, por vezes, à expansão das metáfises. O córtex dos ossos longos e curtos torna-se bastante fino. Não há alterações no calvário. Massas tumorais de tecido mole aparecem sobre as superfícies extensoras das extremidades. As epífises e placas de crescimento mostram-se relativamente normais, exceto durante períodos de crescimento rápido, especialmente ao final do primeiro ano de vida, quando as alterações do raquitismo podem-se evidenciar. São comuns as fraturas por insuficiência.

Raquitismo e Osteomalacia Relacionados a Drogas Anticonvulsivantes

Têm sido notados achados radiográficos de raquitismo e osteomalacia em decorrência da farmacoterapia anticonvulsivante e, especialmente, do uso de fenobarbital ou difenilidantoína (Hidantal). Os achados são inespecíficos e não podem ser diferenciados daqueles do raquitismo ou osteomalacia decorrentes de outras causas. Os achados de osteomalacia podem ser bastante graves em pacientes que não deambulam e estão institucionalizados há um longo período.

Raquitismo e Osteomalacia Associados a Tumores

O raquitismo resistente à vitamina D e a osteomalacia têm-se associado a diversas neoplasias dos tecidos moles ou ossos que ocorrem tanto em crianças como em adultos. A hipofosfatemia é a característica bioquímica predominante, sendo secundária a uma deficiência da reabsorção tubular renal, cuja causa ainda não foi identificada. O mais comum dos tumores dos tecidos moles tem sido o hemangiopericitoma. As lesões ósseas têm incluído fibromas não-ossificantes, tumor das células gigantes, osteoblastoma e displasia fibrosa. Os pacientes apresentam uma fraqueza muscular generalizada. Os achados radiográficos de raquitismo e osteomalacia podem ser avançados. Deve-se fazer uma investigação cuidadosa quanto às neoplasias dos tecidos moles e ossos nos pacientes que apresentam um raquitismo resistente à vitamina D, nos quais não foram identificadas as causas mais comuns. A retirada do tumor responsável é curativa.

DOENÇAS DA PARATIREÓIDE

Hiperparatireoidismo

O hiperparatireoidismo é classificado em tipos primário e secundário.[27] No hiperparatireoidismo primário, o aumento da secreção do hormônio paratireóide é conseqüente a um tumor da paratireóide — geralmente um adenoma único, ocasionalmente múltiplos adenomas e, em raros casos, um carcinoma. Em 10% dos casos, a secreção excessiva é causada pela hiperplasia difusa de múltiplas glândulas. O hiperparatireoidismo secundário é induzido por alterações na função renal que causam uma hiperplasia de todas as glândulas paratireóides. A combinação de insuficiência renal e hiperparatireoidismo secundário acarreta um espectro de anormalidades tanto dos tecidos moles como dos ossos, designadas comumente como *osteodistrofia renal*.[38]

Um excesso de hormônio paratireóide produz uma excessiva reabsorção óssea, ocasionando a elevação do cálcio sérico e a redução do fósforo sérico. O hormônio paratireóide age aumentando o número de osteoclastos, com a conseqüente desossificação do esqueleto. Pode, também, diminuir a reabsorção do fosfato pelos túbulos proximais renais. Ao ser superado o limiar renal, o cálcio é excretado em maior quantidade. Acabam por formar-se cálculos renais, e ocorre a calcificação no rim (nefrocalcinose). Essas alterações podem levar a um distúrbio da função renal, agravando ainda mais a retenção de fosfato e a perda de cálcio.

Os pacientes com hiperparatireoidismo podem apresentar cálculos do trato urinário, doença de úlcera péptica ou pancreatite. Uma pequena percentagem dos pacientes queixa-se de dor e áreas doloridas e sensíveis nas articulações periféricas ou na coluna vertebral. O diagnóstico é comprovado pelos característicos achados bioquímicos de hipercalcemia, hipofosfatemia, aumento da excreção urinária de cálcio e fósforo, bem como elevação da fosfatase alcalina sérica. De fato, o diagnóstico é freqüentemente feito com base nessas anormalidades bioquímicas, antes que os sintomas apareçam e, o que é mais relevante, os achados radiográficos sejam evidentes.

Achados Radiográficos

As principais características radiográficas do hiperparatireoidismo são evidências de reabsorção óssea (especialmente a reabsorção óssea subperiosteal), osteopenia difusa, lesões cistiformes dos ossos e condrocalcinose.[6]

Reabsorção Óssea. A reabsorção subperiosteal do osso cortical é praticamente diagnóstica do hiperparatireoidismo, sendo mais comum ao longo da borda radial das falanges médias dos dedos indicador e médio (Figs. 6.27 e 6.28), embora achados semelhantes possam estar presentes em muitos outros locais do esqueleto. Normalmente, as margens periféricas do córtex são lisas. Na presença da reabsorção subperiosteal, há uma irregularidade fina ao longo das margens externas do córtex. A reabsorção dos tufos terminais (ungueais) ocorre nas falanges distais (Fig. 6.28). Esses achados constituem os primeiros e mais sensíveis achados radiográficos do hiperparatireoidismo. Achados semelhantes ocorrem ao longo das superfícies metafisárias proximais mediais da tíbia, úmero e fêmur, bem como das margens superiores e inferiores das costelas. A reabsorção da lâmina dura, a fina linha esclerótica localizada em torno de cada dente, é equivalente à reabsorção subperiosteal, o que é, porém, inespecífico, pois pode ocorrer em conseqüência de infecções e de várias outras patologias dentárias.

A reabsorção subcondral dos ossos também é comum e pode ocorrer nas juntas acromioclavicular, esternoclavicular, sínfise púbica e sacroilíaca (Figs. 6.29 e 6.30), o que causa irregularidade e alargamento dessas juntas, bem como um afilamento ou destruição da extremidade externa da clavícula. Ocasionalmente, a reabsorção subcondral ocorre em torno das margens das juntas menores das mãos e dos pés, de maneira algo sugestiva de artrite reumatóide.[9,27] O espaço articular é, porém, preservado. Uma espondiloartropatia não-infecciosa destrutiva é, por vezes, encontrada no hiperparatireoidismo secundário.[24]

A reabsorção óssea subligamentosa pode ocorrer em locais de fixação dos tendões e ligamentos aos ossos, o que é particularmente comum nos trocanteres, nas tuberosidades isquiáticas e umerais, na superfície

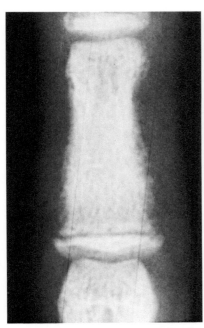

FIG. 6.27 Hiperparatireoidismo. Esta criança com osteodistrofia renal demonstra a característica reabsorção cortical subperiosteal da falange média. Note a aparência rendilhada da margem periférica do córtex, típica da reabsorção subperiosteal.

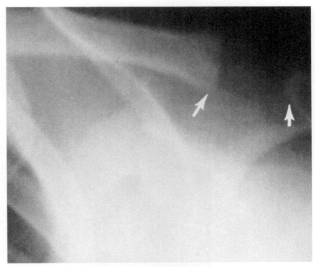

FIG. 6.29 Hiperparatireoidismo. Houve uma perda óssea na extremidade distal da clavícula. As setas indicam a clavícula distal e o acrômio medial. A reabsorção acarreta um alargamento aparente da junta acromioclavicular.

inferior do calcâneo e na borda inferior da clavícula distal. Além disso, a reabsorção óssea intracortical pode ocorrer nos canais de Havers, podendo ser radiograficamente detectável como túneis corticais. A reabsorção óssea endosteal pode dar à superfície endosteal a forma de uma concha. A reabsorção trabecular pode causar uma aparência granulada, com perda dos detalhes trabeculares.

Osteopenia. Uma osteopenia generalizada acompanha, com freqüência, o hiperparatireoidismo, um achado radiográfico subjetivo, sendo difícil identificá-lo até que 30% a 50% do conteúdo mineral ósseo sejam perdidos. O grau de perda óssea pode ser quantificado pela densitometria óssea. A manifestação mais característica da osteopenia é uma aparência de sal e pimenta do crânio (Fig. 6.31), causada pela reabsorção endosteal das tábuas ósseas.

Tumores de Brown. Lesões cistiformes destrutivas localizadas, de diversos tamanhos, designadas como tumores de Brown, são comuns no hiperparatireoidismo e são características deste. Elas contêm tecido fibroso, células gigantes, osteoclastos e sangue em decomposição, que apresentam necrose e liquefação. Ocorrem como lesões individuais ou múltiplas, bem-definidas, freqüentemente excêntricas ou corticais, comumente na mandíbula, pelve (Fig. 6.32) e fêmur, mas podem ser encontradas em qualquer parte do esqueleto. Os tumores brownianos podem-se curar à retirada do adenoma paratireóide lesivo, com maior radiodensidade.

Condrocalcinose. Evidências radiográficas de calcificação nas articulações e em torno destas são identificadas em menos de 50% dos pacientes com hiperparatireoidismo primário, sendo encontradas muito raramente no hiperparatireoidismo secundário. Tal calcificação ocorre geralmente na cartilagem articular (condrocalcinose) e tem aparência semelhante à calcificação associada ao depósito de cristais de pirofosfato diidrato de cálcio (CPPD), descrito no Cap. 3.

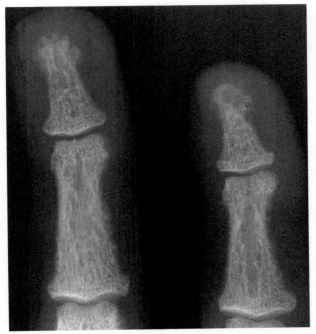

FIG. 6.28 Hiperparatireoidismo. A reabsorção subperiosteal não é tão acentuada como no paciente da Fig. 6.27. Note, também, a reabsorção dos tufos ungueais neste paciente com hiperparatireoidismo secundário.

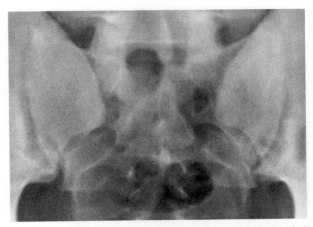

FIG. 6.30 Hiperparatireoidismo secundário, com erosão das margens da articulação sacroilíaca que causa um alargamento aparente do espaço articular.

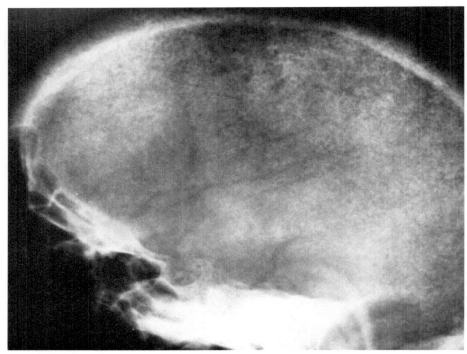

FIG. 6.31 Hiperparatireoidismo. Note a aparência granular, tipo "sal e pimenta" da abóbada craniana, associada a uma diminuição da densidade óssea global.

A calcificação se dá mais raramente na cápsula articular, ligamentos e tendões.

O CPPD é uma causa muito mais comum de condrocalcinose que o hiperparatireoidismo. O mais precoce achado radiográfico do hiperparatireoidismo é a reabsorção subperiosteal e, por isso, a condrocalcinose, na ausência de reabsorção subperiosteal, tem pouca probabilidade de ser indicativa de hiperparatireoidismo, sendo reveladora de CPPD ou alguma outra causa de condrocalcinose (veja o Cap. 3).

Osteoesclerose. É um achado raro no hiperparatireoidismo primário, mas constitui uma característica típica do hiperparatireoidismo secundário ou osteodistrofia renal. É observada, mais freqüentemente, nas regiões metafisárias subcondrais, sendo encontrada, caracteristicamente, nas margens superiores e inferiores dos corpos vertebrais, como faixas largas de margens indistintas e radiodensidade aumentada, ocasionando a característica aparência de camiseta de jogador de futebol americano da coluna (Fig. 6.33).

Hiperparatireoidismo em Lactentes e Crianças

Um hiperparatireoidismo primário é encontrado, por vezes, em lactentes e crianças. Em lactentes, as radiografias revelam um grave

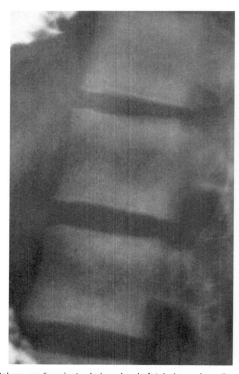

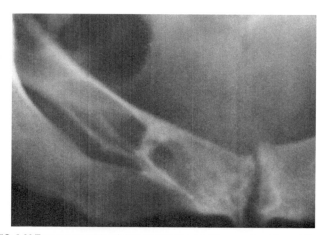

FIG. 6.32 Tumor marrom do púbis num paciente com hiperparatireoidismo. Há uma lesão lítica, ligeiramente expansiva, que envolve o ramo púbico superior.

FIG. 6.33 Coluna em "camiseta de jogador de futebol americano" no hiperparatireoidismo secundário. A esclerose é presente tanto nas partes superiores como inferiores dos corpos vertebrais, dando origem a uma aparência listrada de "camiseta de jogador de futebol americano" dos corpos vertebrais, característica do hiperparatireoidismo secundário.

acometimento ósseo, com reabsorção óssea subperiosteal, formação de osso no periósteo, redução das trabéculas, extensas erosões dos ossos tubulares e fraturas patológicas. O grau de periostite pode ser tão grande que simula uma sífilis congênita. Em crianças maiores, o hiperparatireoidismo caracteriza-se por osteopenia, *genu valgum*, lesões císticas dos ossos e dedos em baqueta de tambor. Podem ser observadas alterações raquitiformes da metáfise.

Hiperparatireoidismo Secundário

A insuficiência renal crônica acarreta a hiperplasia das glândulas paratireóides, presumivelmente devido à retenção de fosfato e à conseqüente redução do cálcio sérico. Os achados radiográficos associados ao hiperparatireoidismo secundário são muito semelhantes àqueles do hiperparatireoidismo primário, diferindo apenas em grau. A característica típica do hiperparatireoidismo secundário, assim como no primário, é a reabsorção óssea subperiosteal, especialmente das falanges da mão, conforme descrito anteriormente. Também há a reabsorção óssea intracortical, endosteal, trabecular, subcondral[9] e subligamentosa. A formação de osso novo no periósteo ocorre nos metatarsos, fêmur e ramos púbicos, embora possa ser visibilizada em qualquer osso longo. Designada como *neostose perióstea*, ela aparece como uma fina camada de formação de osso novo periosteal paralelamente ao córtex, do qual ela é freqüentemente separada por uma fina linha de radiotransparência.

A presença da osteoesclerose tende a separar o hiperparatireoidismo secundário do primário. A osteoesclerose é uma característica proeminente do hiperparatireoidismo secundário. É encontrada predominantemente no esqueleto axial e, mais particularmente, nas margens superiores e inferiores dos corpos vertebrais (coluna em camiseta de jogador de futebol americano; veja a Fig. 6.33). A osteoesclerose é muito mais rara e de gravidade muito menor, quando encontrada no hiperparatireoidismo primário. Em contraste, a incidência de tumores brownianos e de condrocalcinose é muito menor no hiperparatireoidismo secundário que no primário.

Lesões líticas dos ossos são encontradas em pacientes com insuficiência renal crônica que estão recebendo terapia prolongada

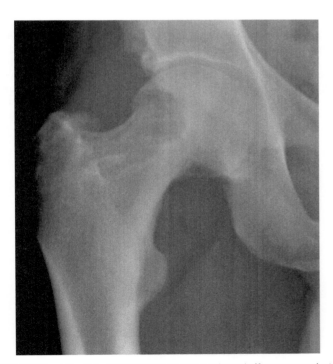

FIG. 6.34 Depósito de β_2-microglobulina no colo e cabeça do fêmur num paciente em insuficiência renal crônica. A área lítica é bem margeada, superior e medialmente, por uma fina orla de esclerose. Essas áreas servem de foco para fraturas patológicas.

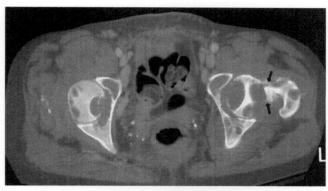

FIG. 6.35 Osteodistrofia renal numa mulher de 56 anos. Imagem tomográfica computadorizada axial da pelve que mostra múltiplas lesões líticas causadas pelo depósito de amilóide. Note a fratura patológica do colo do fêmur esquerdo (*seta*).

por diálise.[31] Elas são lesões líticas justaarticulares individuais ou múltiplas, freqüentemente pequenas, sem calcificação da matriz (Fig. 6.34). Fraturas patológicas podem ocorrer através dessas lesões, especialmente no quadril (Fig. 6.35). À biópsia, verifica-se que elas contêm β_2-microglobulina, um tipo de material amilóide, e uma proteína sérica de baixo peso que não é filtrada pelas membranas de diálise padrão. A biópsia das espondiloartropatias em pacientes de hemodiálise revelou a mesma substância.[24]

Podem ocorrer rupturas espontâneas dos tendões patelares, manifestadas clinicamente por uma incapacidade de estender o joelho e, radiograficamente, por uma patela alta, bem como alargamento e definição insuficiente do tendão (Fig. 6.36).[16] Mais raramente, podem ser vistas rupturas de outros tendões, como o tendão do quadríceps. As rupturas são facilmente diagnosticadas pela RM (Fig. 6.36). Rupturas desses tendões também foram observadas em pacientes com insuficiência renal, lúpus eritematoso sistêmico e, em raros casos, hiperparatireoidismo primário.

Osteodistrofia Renal

A presença de uma insuficiência renal crônica tem um efeito profundo sobre o sistema ósseo.[4,38] Na infância ou na adolescência, o distúrbio subjacente é, com freqüência, alguma anormalidade estrutural congênita do trato urinário, como doença policística, hipogenesia ou obstruções congênitas dos ureteres, da via de saída vesical ou da uretra. Em adultos, a anormalidade renal subjacente é geralmente uma doença primária do parênquima, como a nefrite glomerular ou a pielonefrite crônica.

Os achados radiográficos são uma combinação de hiperparatireoidismo secundário a raquitismo em crianças e osteomalacia em adultos. Além disso, há características calcificações dos tecidos moles. Alterações de raquitismo são identificadas nas placas de crescimento (Fig. 6.37). As características radiográficas do raquitismo incluem a osteopenia, o alargamento irregular da placa de crescimento e a definição insuficiente da epífise.

O deslizamento das epífises e separações espontâneas da epífise são complicações freqüentes da osteodistrofia renal. A epífise da cabeça do fêmur é a mais comumente afetada (Fig. 6.38), seguida do úmero proximal, ulna distal, fêmur distal e, em raros casos, os pequenos ossos das mãos e pés. É comum o envolvimento bilateral. O deslizamento da epífise da cabeça do fêmur pode ser precedido de evidências de erosão subperiosteal da face medial do colo do fêmur, um aumento no diâmetro da placa de crescimento cartilaginosa e coxa vara bilateral.

A osteomalacia manifesta-se por osteopenia e definição insuficiente das trabéculas e do córtex. São raras as zonas de Looser, em contraste com a osteomalacia primária em adultos.

Calcificações dos tecidos moles e vasos são freqüentemente observadas em pacientes com osteodistrofia renal. Os depósitos periarticulares podem atingir um tamanho considerável, aparecendo como massas tumorais e radiodensas

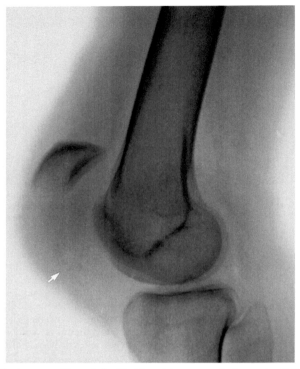
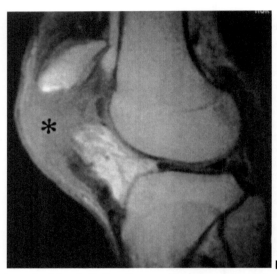

FIG. 6.36 Ruptura espontânea do tendão infrapatelar num paciente com insuficiência renal crônica. **A:** Radiografia em perfil que demonstra patela acentuadamente elevada, com definição insuficiente de sua margem cortical inferior. Há algumas densidades ósseas pequenas e irregulares, localizadas inferiormente (*seta*), constituindo avulsões do pólo inferior da patela. **B:** Imagem por ressonância magnética, em corte sagital, ponderada em T1 (TR 616, TE 20), que demonstra patela elevada com hematoma (*asterisco*) anterior e inferiormente. O tendão infrapatelar mostra-se enrugado e permanece fixado à tuberosidade tibial. Observe a variação na intensidade do sinal no interior do tendão.

em torno dos quadris, joelhos, ombros ou costelas. Ocasionalmente, há depósitos bilaterais e simétricos. Calcificações arteriais são mais comumente identificadas nas artérias menores da mão e do pé como radiodensidades lineares paralelas ao longo do trajeto da artéria (Fig. 6.39).

As alterações ósseas da osteodistrofia renal resolvem-se parcialmente em muitos pacientes, após iniciar-se a hemodiálise. Septicemia, osteomielite e artrite séptica são complicações conhecidas da hemodiálise. A ocorrência de osteonecrose após transplantes renais é particularmente comum e pode ser, em parte, causada pela administração de esteróides. O local mais comum de osteonecrose é a cabeça do fêmur. A osteonecrose também é freqüentemente identificada na cabeça do úmero e, em menor escala, no fêmur distal, tálus e outros locais. As manifestações radiográficas e patológicas da

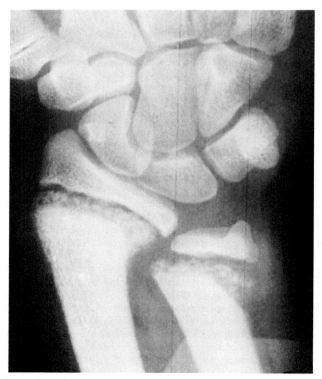

FIG. 6.37 Osteodistrofia renal. Há alterações graves na metáfise do rádio e ulna, com alguma subluxação medial da epífise.

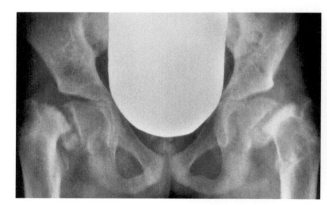

FIG. 6.38 Osteodistrofia renal, com deslizamento bilateral da epífise da cabeça do fêmur. Note a placa de crescimento alargada e a aparência erosiva ou semelhante a uma escova da metáfise. Um grande tumor marrom encontra-se presente no colo do fêmur esquerdo. (Cortesia de Sandra Fernbach, M.D., Chicago, Illinois, EUA.)

Doenças Metabólicas, Endócrinas e Relacionadas ao Osso   191

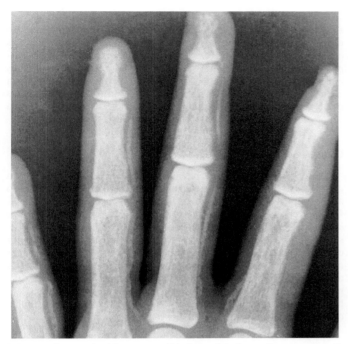

FIG. 6.39 Hiperparatireoidismo secundário (osteodistrofia renal) numa mulher de 21 anos com insuficiência renal crônica. Pode-se notar a reabsorção subperiosteal, particularmente ao longo das bordas radiais das falanges médias do segundo e terceiro dedos. A textura óssea é grosseira, com trabéculas proeminentes. São presentes calcificações nas artérias digitais.

osteonecrose são descritas no Cap. 7. As alterações predominantes são de esclerose, com graus variáveis de transparência, resultando, por fim, no colabamento do osso afetado. Um achado característico da osteonecrose é uma transparência subcondral sob o córtex articular (o sinal do crescente lunar), que freqüentemente precede o colabamento do osso.

Hipoparatireoidismo

O hipoparatireoidismo geralmente decorre de uma lesão ou da remoção acidental das glândulas durante a tireoidectomia. O hipoparatireoidismo idiopático espontâneo ocorre, mas é raro. Os sintomas clínicos são aqueles que decorrem da hipocalcemia (tetania paratireóidea). O cálcio sérico apresenta-se baixo; e o fósforo sérico, elevado. As alterações radiográficas são relativamente poucas, e, em alguns casos, o sistema ósseo mostra-se normal. Em outros casos, os ossos evidenciam um aumento da densidade, com alargamento do córtex dos ossos longos, e os ossos do calvário mostram-se mais espessos. Em alguns pacientes, aparecem no cérebro áreas moteadas de calcificação. Estas tendem a situar-se simetricamente nos gânglios da base. Essas calcificações também são observadas no pseudo-hipoparatireoidismo (PH), sendo ocasionalmente idiopáticas. Em raros casos, a ossificação paraespinhal tem aparência semelhante àquela encontrada na hiperostose óssea idiopática difusa (HOID). Podem ser igualmente encontradas calcificações dos tecidos moles.

Pseudo-hipoparatireoidismo e Pseudopseudo-hipoparatireoidismo

O PH é um distúrbio congênito caracterizado pela ausência da resposta normal ao hormônio paratireóide. Hipocalcemia e hiperfosfatemia estão presentes, como no hipoparatireoidismo, e há pouca ou nenhuma resposta à administração do hormônio paratireóide. Muitos pacientes são obesos e de baixa estatura, com fácies arredondada, opacidades da córnea ou do cristalino, braquidactilia e retardo mental.

Em geral, todos os ossos tubulares das mãos e pés são curtos, mas alguns deles, especialmente o quarto e quinto metacarpos (Fig. 6.40), são mais curtos que os outros. O encurtamento dos metacarpos pode ocasionar um sinal do metacarpo positivo. Normalmente, uma linha traçada tangencialmente às cabeças do quarto e quinto metacarpos não faz interseção com o terceiro metacarpo ou só faz contato com seu aspecto distal. No PH e no pseudopseudo-hipoparatireoidismo (PPH), esta linha pode fazer interseção com o terceiro metacarpo, indicando um encurtamento desproporcional do quarto ou do quarto e quinto metacarpos. O referido sinal não é específico; pode estar presente em outras síndromes congênitas, como a síndrome do nevo das células basais, síndrome de Turner, displasia epifisária múltipla e outras condições. Não é um sinal fidedigno, porque o terceiro metacarpo também pode ser mais curto, e os metacarpos e metatarsos curtos também podem ocorrer como defeitos isolados.

Depósitos calcificados ou ossificados podem ser encontrados na pele ou em tecidos subcutâneos. Calcificações moteadas são freqüentemente encontradas nos gânglios da base ou em outras partes do cérebro, como no hipoparatireoidismo. Em alguns pacientes, os ossos cranianos mostram-se mais espessos, e o crânio tem uma forma braquicefálica. As distâncias interpediculares na coluna lombar podem diminuir de cima para baixo, em vez de apresentar o aumento normal. A densidade óssea geral diminui, aparentemente devido à osteoporose, e a estrutura trabecular pode mostrar-se grosseira. Entretanto, uma densidade maior foi relatada em alguns pacientes. As alterações do hiperparatireoidismo secundário podem-se evidenciar devido à hipocalcemia. Em alguns lactentes, as mãos e os pés mostram-se, inicialmente, normais, porém se tornam anormais com o crescimento da criança.

A dentição é, com freqüência, anormal, incluindo defeitos da dentina, cáries em excesso, erupção retardada e canais radiculares largos. Outros achados foram observados em alguns pacientes, como a coxa vara ou valga, arqueamento dos ossos longos e, ocasionalmente, exostoses. As exostoses têm, com freqüência, uma localização na diáfise e projetam-se em ângulo reto em relação ao osso, diferindo daquelas observadas na exostose hereditária múltipla, geralmente na extremidade da metáfise e em direção oposta à articulação.

A natureza hereditária do PH já foi estabelecida. É possível que alguns membros da família apresentem achados radiográficos característicos da doença com estudos químicos sanguíneos normais e sem nenhuma evidência de tetania. Essa entidade foi denominada PPH, sendo considerada a expressão parcial do PH.[27] Já foram relatadas famílias que apresentavam apenas as características do PPH, e, em alguns membros,

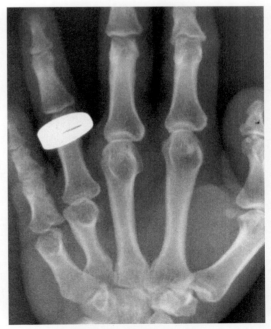

FIG. 6.40 Pseudopseudo-hipoparatireoidismo numa mulher de 33 anos, manifestado por encurtamento tanto do quarto como do quinto metacarpos. (Cortesia de Ronald Hendrix, M.D., Chicago, Illinois, EUA.)

as alterações mostraram-se mínimas (por exemplo, o encurtamento de um ou mais metacarpos). Há, também, uma incidência menor de calcificações intracranianas no PPH que no PH.

Entre as condições que devem ser consideradas no diagnóstico diferencial, encontram-se: (1) a disostose periférica; (2) displasia condroectodérmica; (3) exostose hereditária múltipla; e (4) síndrome de Turner.[27] Essas condições têm outros achados radiográficos, clínicos e genéticos, que possibilitam o diagnóstico preciso (veja o Cap. 9).

Hiperfosfatasia

A hiperfosfatasia é uma doença familiar hereditária, transmitida de maneira autossômica recessiva. É uma doença rara, caracterizada pela elevação da fosfatase alcalina sérica e por um espessamento generalizado dos ossos. As deformidades ósseas são o alargamento e o arqueamento dos ossos longos, bem como o aumento dos ossos do crânio. A aparência radiográfica é sugestiva da doença de Paget, e, por isso, a hiperfosfatasia é também designada como doença de Paget juvenil, embora as duas condições não sejam relacionadas.

O achado característico é um espessamento acentuado do córtex da diáfise de todos os ossos tubulares, tanto curtos como longos. Embora o córtex se mostre mais espesso, há uma osteopenia generalizada. O arqueamento dos ossos longos é uma característica proeminente. Os ossos da abóbada craniana encontram-se espessados. Placas de esclerose aparecem nos ossos membranosos, especialmente no crânio e na pelve. Os ossos do carpo e do tarso mostram-se normais, e as vértebras apresentam apenas uma esclerose mínima.

Hiperfosfatasemia Crônica Tardia (Doença de Van Buchem)

A hiperfosfatasemia crônica tardia é, muito provavelmente, uma displasia distinta e separada da hiperfosfatasia familiar. A idade de início é posterior à da hiperfosfatasia, variando de 23 a 52 anos. A doença é assintomática. O principal achado radiográfico é um espessamento cortical simétrico das diáfises dos ossos tubulares longos, especialmente sobre suas superfícies internas. Os ossos tubulares curtos também são envolvidos de maneira semelhante. Os fêmures não se arqueiam, e as epífises são poupadas. Os ossos cranianos apresentam um espessamento acentuado tanto na abóbada como na base. Os seios maxilares e os mastóides apresentam-se densamente esclerosados. A mandíbula e a clavícula podem ser afetadas. Há uma esclerose difusa dos ossos pélvicos e das costelas. As vértebras são poupadas. A fosfatase alcalina sérica mostra-se elevada, e os níveis de cálcio e fósforo são normais.

Oxalose do Cálcio

A oxalose do cálcio é uma rara doença metabólica hereditária,[27] em que cristais de oxalato de cálcio causam extensos danos renais, levando à insuficiência renal. São observados cálculos renais, bem como calcificações renais extensas e difusas. As alterações ósseas assemelham-se àquelas do hiperparatireoidismo secundário. Podem ser vistas a reabsorção subperiosteal nas falanges e alterações em camiseta de jogador de futebol americano na coluna. Achados notáveis são observados nas mãos e joelhos, achados que consistem em faixas transversas irregulares de esclerose na metáfise do fêmur distal, assim como da tíbia e fíbula proximais, além de no rádio e ulna distais. Há uma configuração em baqueta de tambor dos metacarpos, evidentemente conseqüente a uma combinação de estreitamento da diáfise e alargamento da metáfise.

DISTÚRBIOS ENDÓCRINOS

Hipofunção da Glândula Tireóide

Cretinismo

O hipotireoidismo congênito, designado como cretinismo, produz achados radiográficos característicos. O aparecimento dos centros de ossificação é muito retardado, e, depois que eles aparecem, seu crescimento

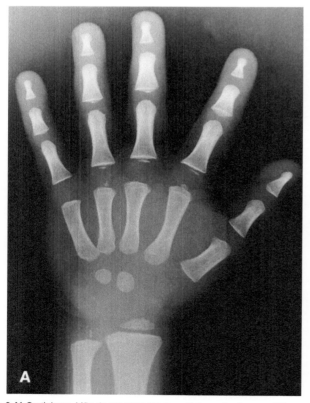
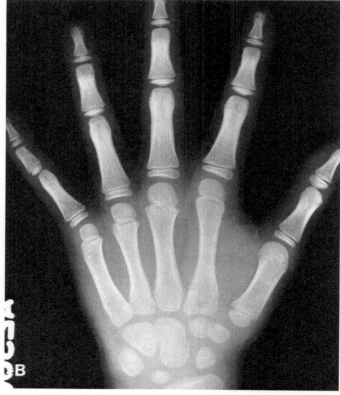

FIG. 6.41 Cretinismo. Mão de um portador de cretinismo de oito anos **(A)** que mostra retardo da ossificação em comparação com a mão de uma criança normal de oito anos **(B)**.

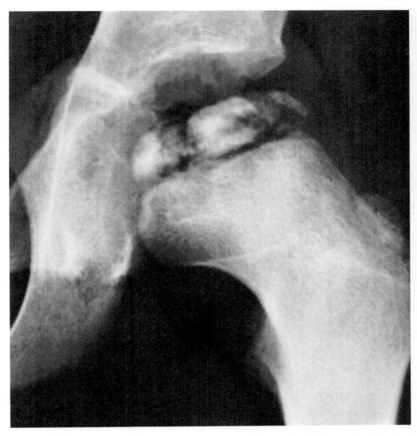

FIG. 6.42 Alterações epifisárias num cretino. A epífise femoral proximal origina-se de múltiplos centros. O colo do fêmur é largo.

é lento. Nenhum outro distúrbio causa um retardo tão grave da ossificação (Fig. 6.41). Os centros que efetivamente se ossificam são, com freqüência, malformados e de forma irregular. Certas epífises, notadamente aquelas das extremidades proximais dos fêmures, têm uma tendência a ossificar a partir de numerosos pequenos centros irregulares, e não de um único, como deveriam fazer normalmente; as epífises não crescem de modo apropriado, e a cabeça do fêmur vem a apresentar uma forma achatada (Fig. 6.42). A cabeça do fêmur pode assemelhar-se à epífise achatada e fragmentada observada na doença de Legg-Perthes (veja o Cap. 7), doença de Morquio ou displasia epifisária múltipla (veja o Cap. 9).

O prejuízo do crescimento pode não ser muito evidente durante o período de lactância, mas, quando a criança fica maior, a deficiência da tireóide acarreta nanismo. O exame radiográfico é útil para os estudos de acompanhamento dos pacientes que estão se submetendo ao tratamento. A progressão do desenvolvimento ósseo é um bom indicador da eficácia da terapia.

Os defeitos dos dentes — retardo do desenvolvimento e da erupção dos dentes — acompanham paralelamente o retardo da ossificação do esqueleto. Os dentes que vêm, de fato, a emergir são estruturalmente anormais e sujeitos a cáries. Outros achados são: (1) a maior espessura dos ossos da abóbada craniana, um espaço diplóico estreito e uma forma braquicefálica; (2) ossos vormianos, que ocorrem caracteristicamente nas suturas cranianas; (3) algum grau de achatamento dos corpos vertebrais (formato de bala) e uma gibosidade toracolombar, com deslizamento anterior de uma vértebra sobre a outra, e espaços discais alargados; e (4) deslizamento da epífise da cabeça do fêmur.

Ossos vormianos podem estar presentes no crânio ao início do desenvolvimento ósseo, mas geralmente desaparecem quando a idade óssea se aproxima dos cinco anos. Densas linhas metafisárias podem estar presentes logo ao início da vida, mas tendem a desaparecer em uma idade óssea de aproximadamente seis meses. Os distúrbios epifisários, especialmente na cabeça do fêmur, persistem além da idade óssea de oito anos. Em muitos pacientes adultos, há pouca ou nenhuma deformidade óssea residual, mesmo que tenha sido dado um tratamento insuficiente ou não tenha sido feito nenhum tratamento.

Hipotireoidismo Juvenil

Quando a deficiência da tireóide é adquirida após o nascimento, os achados são geralmente de menor gravidade que no cretinismo. O termo *hipotireoidismo juvenil* é usado para designar essa forma da doença. Os achados radiográficos limitam-se geralmente ao retardo da ossificação. Ao determinar o valor das alterações na idade óssea, deve-se recordar que há uma faixa de variação normal e uma diferença de acordo com o sexo, sendo a maturação das mulheres mais rápida que a dos homens. É uma boa prática admitir uma variação de três meses, para mais ou para menos, durante o primeiro ano de vida, e de até um ano ao final da puberdade, antes de considerar anormal a idade óssea, o que evita o tratamento desnecessário da criança devido a uma suposta deficiência hormonal que, na verdade, não existe.

Nos casos crônicos, as metáfises podem aparecer irregulares, algo sugestivas de um raquitismo. Tem sido observado o deslizamento da epífise da cabeça do fêmur. Nos casos mais graves, os achados radiográficos podem ser semelhantes aos do cretinismo.

Hiperfunção da Glândula Tireóide

O hipertireoidismo que ocorre durante a infância causa alguma aceleração do desenvolvimento ósseo, mas, freqüentemente, a idade óssea permanece dentro dos limites normais ou próximo a eles. Nos casos crônicos, especialmente em crianças maiores, há, com freqüência, a desmineralização generalizada do esqueleto. A perda do conteúdo mineral é diretamente proporcional à duração do hipertireoidismo não-tratado.

A *acropatia tireóidea* é uma rara manifestação de hipertireoidismo, que ocorre geralmente alguns anos após uma tireoidectomia parcial,

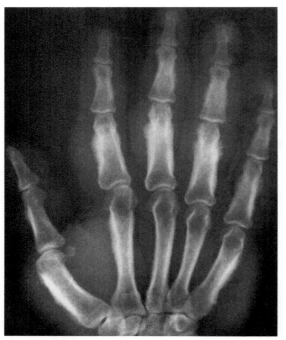

FIG. 6.43 Acropatia tireóidea com reação periosteal peculiar, ligeiramente lobulada e irregular em sua margem externa. Os achados são patognomônicos. (Cortesia de Col. Albert Hale, M.D., San Antonio, Texas, EUA.)

não sendo a causa conhecida. Clinicamente, há edema dos dedos das mãos e pés, exoftalmia e mixedema pré-tibial. As radiografias revelam a formação de osso novo no periósteo[18] envolvendo os metacarpos e as falanges (Fig. 6.43), a qual pode ser bastante extensa e ter uma aparência espiculada. É mais intensa na área de maior edema dos tecidos moles.

Hipofunção da Glândula Hipofisária

A hipófise é responsável pelo crescimento apropriado dos ossos, tanto diretamente como indiretamente, através da glândula tireóide e das gônadas. A diminuição da função da hipófise durante a infância leva a um distúrbio generalizado do crescimento e da maturação dos ossos. Os centros epifisários demoram a aparecer e a se unir; por vezes, a união não chega a ocorrer. Como o fechamento da fise é intimamente relacionado à função das gônadas, isso é geralmente considerado indicação de hipogonadismo secundário. Dado que os ossos não crescem normalmente em comprimento e largura, as pessoas afetadas têm estatura baixa, mas geralmente são bem-proporcionadas, sendo mentalmente normais, porém sexualmente imaturas. Em muitos pacientes, há um retardo na erupção dos dentes, que tendem a ficar impactados.

Hiperfunção da Hipófise

O aumento da secreção das células eosinofílicas do lobo anterior da hipófise, em consequência de um tumor adenomatoso ou de uma hiperplasia simples, leva à aceleração do crescimento ósseo, condição que acarreta gigantismo, se se manifesta antes de o crescimento ter cessado, ocasionando acromegalia, quando se inicia após o indivíduo ter chegado à idade adulta.

Acromegalia

Não ocorre aumento no comprimento dos ossos na acromegalia. Algumas alterações ósseas bem-definidas são, porém, características da doença.

Crânio. Os achados característicos da acromegalia nos ossos cranianos são mostrados na Fig. 6.44. Em muitos pacientes, observa-se algum aumento da sela túrcica, causado pela pressão do adenoma hipofisário. Os ossos cranianos tornam-se mais espessos e aumentam de densidade. O espaço diplóico pode ser obliterado, e os ossos cranianos têm a densidade e a aparência de ossos corticais. Um espessamento hiperostótico, hiperostose frontal interna, pode manifestar-se na tábua interna, fazendo

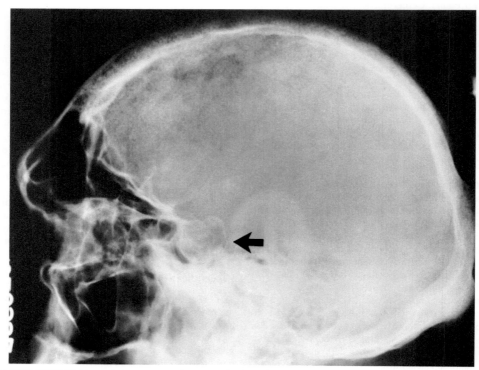

FIG. 6.44 Acromegalia. Os ossos cranianos apresentam-se espessados, e os seios frontais encontram-se muito aumentados. A sela túrcica mostra-se moderadamente aumentada por um adenoma eosinofílico da hipófise (*seta*).

a superfície interna da abóbada parecer irregular. Os seios paranasais acessórios tornam-se alargados e as mastóides mostram-se excessivamente pneumatizadas. Pode-se evidenciar o queixo prognata, uma das características clínicas óbvias da acromegalia. Também pode haver um aumento da protuberância occipital externa.

Ossos Longos. Os tufos terminais das falanges distais aumentam de tamanho, formando grossos tufos ósseos com margens laterais pontudas (Fig. 6.45). Eles se curvam proximalmente e podem até fazer pressão contra as diáfises das falanges. Pode-se visibilizar a hipertrofia dos tecidos moles, levando à típica mão quadrada em forma de pá. Em alguns pacientes, verifica-se o alargamento dos espaços articulares devido à hipertrofia da cartilagem articular, demonstrado melhor nas juntas metacarpofalangianas. Alterações degenerativas das juntas, como osteófitos marginais e esclerose das margens articulares, podem ser vistas mesmo em pacientes relativamente jovens. A medida da espessura do coxim do calcanhar tem sido usada como um indicador do aumento dos tecidos moles. Essa distância é medida da superfície inferior do calcâneo até a superfície cutânea mais próxima. Em pessoas normais, tal medida não deve ultrapassar 25 mm.

Coluna. Os corpos vertebrais podem até aumentar seu diâmetro ântero-posterior, especialmente na região torácica (Fig. 6.46). Uma forma de concha ou maior concavidade da face posterior dos corpos vertebrais ocorre em alguns pacientes, sendo mais proeminente na coluna lombar.

Gigantismo

As características radiográficas do gigantismo são basicamente aquelas de um esqueleto excessivamente grande, o que ocorre devido ao crescimento acelerado do osso antes do fechamento da fise. Além disso,

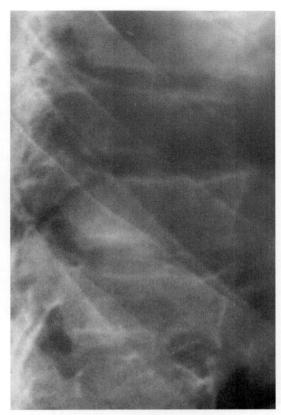

FIG. 6.46 Acromegalia. Note o aumento no diâmetro ântero-posterior dos corpos vertebrais da coluna dorsal inferior.

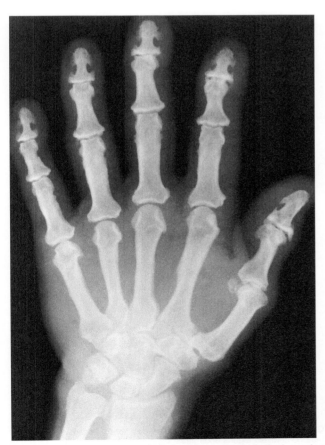

FIG. 6.45 Acromegalia. Os tufos terminais das falanges terminais têm forma de pá, com projeções ósseas em forma de esporões. Os tecidos moles são mais espessos e os espaços articulares apresentam-se ligeiramente alargados, o que é percebido melhor nas juntas metacarpofalangianas.

há geralmente os sinais de acromegalia, e, quando a doença continua após a maturidade óssea, as características acromegálicas tornam-se proeminentes.

Hipogonadismo

A deficiência dos hormônios das gônadas, antes de ter cessado o crescimento ósseo, acarreta o retardo do fechamento da fise; em conseqüência, os ossos longos tornam-se alongados e finos. A condição sobrevém após a retirada cirúrgica das gônadas ou sua atrofia devido a uma doença, sendo conhecida como eunucoidismo. A fusão das epífises é retardada.

INTOXICAÇÕES QUÍMICAS

Intoxicação por Chumbo

Em adultos, a intoxicação por chumbo não produz alterações do sistema ósseo reconhecíveis radiograficamente. Entretanto, se a intoxicação por chumbo ocorrer antes de se completar o crescimento do osso endocondral, ocorrerão achados radiográficos que podem ter valor considerável para chegar ao diagnóstico correto.

O achado significativo é o aparecimento de densas faixas transversais (linhas do chumbo) estendendo-se através das metáfises dos ossos longos (Fig. 6.47) e ao longo das margens dos ossos chatos, como a crista ilíaca. A largura da linha de chumbo varia, dependendo da quantidade de chumbo ingerida e do tempo que isso levou. A densidade aumentada não é causada somente pelo chumbo mas também pelo maior conteúdo de cálcio em consequência da reabsorção insuficiente do cálcio pelas zonas de calcificação provisória. Aproximadamente três meses após a inalação do chumbo e seis meses após a ingestão dele, pode-se observar a linha de chumbo no osso em crescimento. Exceto pelo aparecimento de tais zonas densas transversais, os ossos permanecem normais.

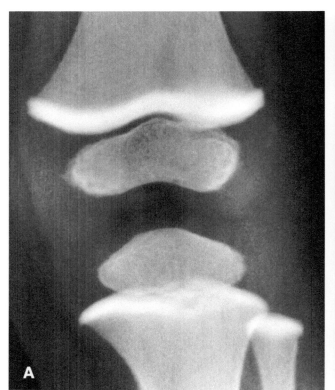
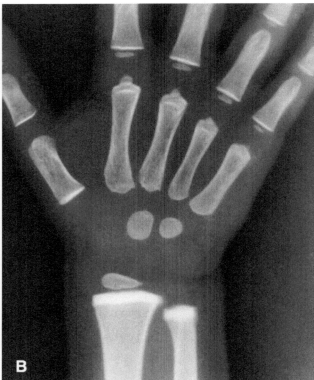

FIG. 6.47 Intoxicação por chumbo. **A:** A densa faixa transversal na metáfise é característica da intoxicação por chumbo, sendo freqüentemente designada como "linha do chumbo". A linha geralmente é mais evidente nos joelhos. **B:** Densidades semelhantes são vistas no rádio e ulna distais, bem como, em escala menor, na metáfise das falanges.

Como o chumbo ingerido pode causar intoxicação, devem-se obter chapas abdominais como parte da investigação em pessoas suspeitas. Numa criança com sintomas cerebrais inexplicados que podem ser causados pela intoxicação por chumbo, é indicada uma radiografia do joelho, porque quase todas as crianças com encefalopatia por chumbo apresentam linhas do chumbo.

Após ter sido suspensa a ingestão de chumbo, forma-se um osso normal do lado epifisário da metáfise, e a linha do chumbo parece migrar para a diáfise, tornando-se mais larga e menos densa, e desaparecendo gradualmente.

Em lactentes normais, a zona de calcificação provisória na metáfise dos ossos longos, especialmente o fêmur distal, apresenta, muitas vezes, um tom branco incomum, parecendo mais larga que o esperado. Não se deve confundir isso com a intoxicação por chumbo.

Artropatia por Chumbo

As balas de chumbo retidas são geralmente consideradas quimicamente inertes e sem conseqüências, desde que não fiquem adjacentes a estruturas vasculares importantes, através das quais possam apresentar erosão e embolia até locais remotos. Entretanto, balas retidas dentro de articulações constituem exceções. As balas banhadas no líquido articular dissolvem-se gradualmente, e o chumbo é absorvido e desencadeia uma artropatia proliferativa destrutiva e dolorosa.[35] O mais precoce achado radiográfico é um fino depósito puntiforme de chumbo radiopaco sobre a cartilagem articular e a sinóvia. Esse depósito torna-se maior, mais grosseiro e mais confluente com o tempo (Fig. 6.48). A reabsorção pode ser suficiente para causar a intoxicação sistêmica por chumbo.[37] Por essa razão, as balas em articulações devem ser removidas.

Intoxicação por Flúor

A intoxicação por flúor é uma rara causa de osteoesclerose, encontrada principalmente em adultos, em conseqüência de uma

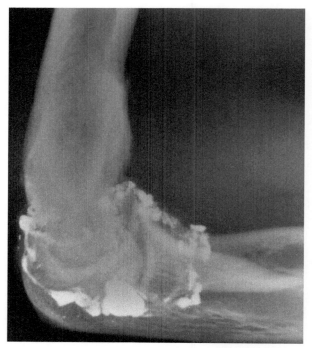

FIG. 6.48 Artropatia por chumbo. Este homem de 41 anos havia sofrido um ferimento à bala no cotovelo alguns anos atrás, ocasionando uma fratura do úmero distal que cicatrizou subseqüentemente. A bala alojou-se na articulação e dissolveu-se parcialmente. Partículas densas, grosseiras e irregulares de chumbo recobrem as superfícies sinoviais da junta. (Cortesia de Stephan I. Schabel, M.D., Charleston, South Carolina, EUA.)

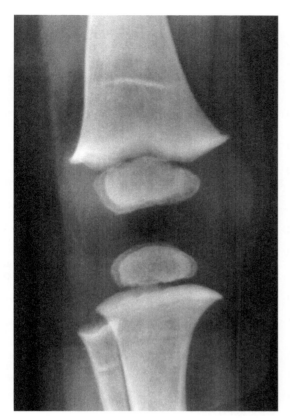

FIG. 6.49 Hipercalcemia idiopática. Note as zonas densas maldemarcadas que se estendem através das metáfises e a aparência de "osso dentro de osso" das epífises. As alterações assemelham-se àquelas da intoxicação por metais pesados, sendo análogas às alterações observadas na hipervitaminose D.

exposição ocupacional a concentrações elevadas de fluoretos ou a uma alta concentração de flúor na água potável. As radiografias mostram trabéculas mais grosseiras e um córtex espessado. Uma esclerose grosseira da coluna e da pelve encontra-se geralmente presente. Esporões (enteses) podem formar-se em locais de fixação de ligamentos, podendo-se observar calcificações na membrana interóssea do antebraço. Apesar das alterações bem-acentuadas nos ossos, as pessoas afetadas mostram-se assintomáticas e surpreendentemente saudáveis.

Hipervitaminose D

A ingestão excessiva de vitamina D pode ocasionar alterações demonstráveis ao exame radiográfico. Em adultos, a hipervitaminose D é encontrada em pacientes portadores de artrite reumatóide tratados com doses altas de vitamina D. O cálcio sérico mostra-se elevado, e o cálcio urinário encontra-se alto. As radiografias de adultos podem mostrar depósitos de cálcio nos tecidos moles, especialmente em torno das articulações, sendo comum a osteopenia. Os depósitos de cálcio têm uma aparência amorfa, semelhante a massa de vidraceiro. Pode-se observar a calcificação das artérias mesmo em jovens. Há, com freqüência, calcificações renais. Como muitos desses pacientes têm artrite reumatóide, comumente acompanhada de osteopenia, tal achado é inespecífico.

No período neonatal, a hipervitaminose D é geralmente conseqüente a erros de dose. Podem ser vistas calcificações metastáticas na média dos vasos sanguíneos, rins, coração, parede gástrica, foice do cérebro, tentório e glândulas supra-renais. Nos ossos tubulares, há um alargamento das zonas de calcificação provisória que causa densas faixas estendendo-se através das metáfises, semelhantes àquelas notadas na intoxicação por chumbo. Posteriormente, pode haver um espessamento cortical. Nos estágios mais avançados, faixas alternadas de densidade maior e menor podem cruzar as extremidades da diáfise, bem como pode haver uma osteopenia global.

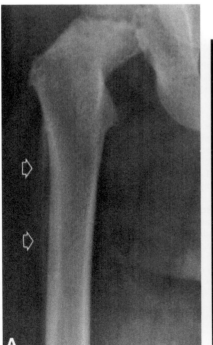
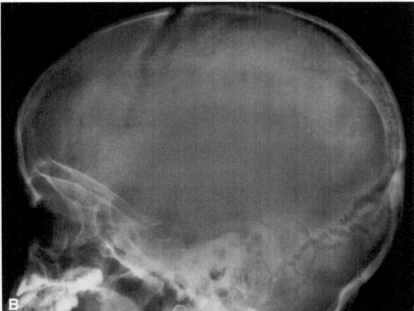

FIG. 6.50 Hipervitaminose A num menino de dois anos. **A:** A neoformação óssea no periósteo encontra-se presente ao longo da face lateral da diáfise do fêmur proximal (*setas*). Achados semelhantes eram presentes no lado oposto. **B:** O aumento da pressão intracraniana causou a separação ou diástase das suturas cranianas.

Hipercalcemia Idiopática

A hipercalcemia idiopática é uma doença rara, na qual há um elevado nível sérico de cálcio e osteoesclerose. Esta última é semelhante àquela observada em alguns pacientes com osteopetrose (doença dos ossos de mármore) e em lactentes com hipervitaminose D. A causa é obscura, mas se sugeriu que a doença constitua uma sensibilidade fora do comum à vitamina D.

A doença tem sido mais prevalente na Inglaterra que nos EUA, e, em épocas anteriores, a quantidade de suplemento de vitamina D nos alimentos não era bem-regulada na Inglaterra. Sugeriu-se que alguns lactentes podem ter ingerido uma quantidade excessiva da vitamina nos alimentos, apresentando intoxicação por vitamina D. Mais recentemente, foram colocados em prática controles e limites mais rígidos, e a incidência da doença diminuiu consideravelmente.

As observações clínicas refletem os efeitos da hipercalcemia, constituindo-se em fraqueza e hipotonia musculares, anorexia, vômito e falha no crescimento e desenvolvimento apropriado por parte da criança. Há retardo tanto mental como físico. Os achados radiográficos (Fig. 6.49) são basicamente os mesmos observados na hipervitaminose D. O sinal mais específico, em ambas as condições, é a demonstração de cálcio na foice, tentório e parede gástrica durante o período de lactância.

Hipervitaminose A

A intoxicação por vitamina A é observada, mais freqüentemente, em lactentes pequenos, em conseqüência de erros de dose. As manifestações clínicas são anorexia, falta de ganho de peso, prurido, dor e edema sobre os ossos longos, hepatomegalia e esplenomegalia. O nível sérico da fosfatase alcalina pode-se apresentar aumentado, e as proteínas séricas diminuídas. O nível sérico de vitamina A é alto. Ao exame radiográfico, pode ser encontrada a neoformação óssea linear no periósteo, envolvendo principalmente a diáfise dos ossos longos (Fig. 6.50A). Os ossos mais freqüentemente afetados são a ulna e a clavícula; seguem-se, pela ordem de freqüência, o fêmur e a tíbia. Suturas fendidas podem ser identificadas no crânio (Fig. 6.50B).

A hipervitaminose A deve ser diferenciada da hiperostose cortical infantil (veja o Cap. 5). Nesta última doença, a mandíbula é quase sempre afetada, sendo geralmente o primeiro osso a ser acometido. Ambas as doenças acompanham-se de febre e outros sinais de infecção. A hiperostose cortical infantil desenvolve-se bem no início da vida, nas primeiras semanas ou meses; a intoxicação por vitamina A geralmente ocorre um pouco depois, raramente antes de um ano de idade. O diagnóstico final baseia-se na história de administração de quantidades excessivas de vitamina A e na determinação do nível sérico dessa vitamina.

Hiperostose dos Retinóides

A terapia prolongada com drogas retinóides (por exemplo, ácido 13-cis-retinóico, quimicamente semelhante à vitamina A) para doenças dermatológicas, como a ictiose e a acne cística, pode ocasionar uma hiperostose óssea semelhante àquela que ocorre na HOID.[25] As hiperostoses são, com freqüência, sutis, puntiformes ou cônicas, tendendo a ocorrer nos cantos e promontórios dos ossos, particularmente na margem anterior dos corpos vertebrais da coluna cervical. Enteses (esporões) também são relatadas no calcâneo.[25]

REFERÊNCIAS

1. Alarcon GS, Sanders C, Daniel WW: Transient osteoporosis of the hip: Magnetic resonance imaging. J Rheumatol 14:1184, 1987
2. Brodell JD, Burns JE Jr, Heiple KG: Transient osteoporosis of the hip of pregnancy. J Bone Joint Surg Am 71:1252, 1989
3. Cummings SR, Black DM, Nevitt MC, et al: Bone density at various sites for prediction of hip fractures. Lancet 341:72, 1993
4. Elmstedt E: Skeletal complications in the renal transplant recipient: A clinical study. Acta Orthop Scand 52:7, 1981
5. Genant HK, Block JE, Steiger P, et al: Appropriate use of bone densitometry. Radiology 170:817, 1989
6. Genant HK, Heck LL, Lanzl LH, et al: Primary hyperparathyroidism. Radiology 109:513, 1973
7. Genant HK, Kozin F, Bekerman C, et al: The reflex sympathetic dystrophy syndrome: A comprehensive analysis using fine detail radiography, photon absorptiometry and bone and joint scintigraphy. Radiology 117:21, 1975
8. Gluer CC, Engelke K, Lang TF, et al: Quantitative computed tomography (QCT) of the lumbar spine and appendicular skeleton. Eur J Radiol 20:173, 1995
9. Griffin CN Jr: Severe erosive arthritis of large joints in chronic renal failure. Skeletal Radiol 12:29, 1984
10. Hodgson SF, Johnston CC: AACE clinical practice guidelines for the prevention and treatment of postmenopausal osteoporosis. Endocrine Practice 2:155–171, 1996
11. Jergas M, Genant HK: Current methods and recent advances in the diagnosis of osteoporosis. Arthritis Rheum 36:1649, 1993
12. Jones G: Radiological appearance of disuse osteoporosis. Clin Radiol 20:345, 1969
13. Kanis JA, Devogelaer J-P, Gennari C: Practical guide for the use of bone mineral measurements in the assessment of treatment of osteoporosis: A position paper of the European Foundation for Osteoporosis and Bone Disease. Osteoporos Int 6:256, 1996
14. Kanis JA, Melton LJ III, Christiansen C, et al: The diagnosis of osteoporosis. J Bone Miner Res 9:1137, 1994
15. Katayama H, Suruga K, Kurashige T, et al: Bone changes in congenital biliary atresia: Radiologic observation of 8 cases. AJR Am J Roentgenol 124:107, 1975
16. Kricun R, Kricun ME, Arangio GA, et al: Patellar tendon rupture with underlying systemic disease. AJR Am J Roentgenol 135:803, 1980
17. Lenchik L, Sartoris DJ: Current concepts in osteoporosis. AJR Am J Roentgenol 168:905, 1997
18. McCarthy J, Twersky J, Lion M: Thyroid acropachy. J Can Assoc Radiol 26:199, 1975
19. Melton LJ III, Atkinson EJ, O'Fallon WM, et al: Long-term fracture prediction by bone mineral assessed at different skeletal sites. J Bone Miner Res 8:1227, 1993
20. Milkman LA: Pseudofractures (hunger osteopathy, late rickets, osteomalacia). AJR Am J Roentgenol 24:29, 1930
21. Miller PD, Bonnick SL, Rosen CJ: Consensus of an international panel on the clinical utility of bone mass measurement in the detection of low bone mass in the adult population. Calcif Tissue Int 58:207, 1996
22. Nilas L, Christiansen C: Bone mass and its relationship to age and the menopause. J Clin Endocrinol Metab 65:697, 1987
23. Nilas L, Podenphant J, Riis BJ, et al: Usefulness of regional bone measurements in patients with osteoporotic fractures of the spine and distal forearm. J Nucl Med 28:960, 1987
24. Orzincolo C, Bedani PL, Scutellari PN, et al: Destructive spondyloarthropathy and radiographic follow-up in hemodialysis patients. Skeletal Radiol 19:483, 1990
25. Pennes DR, Martel W, Ellis CN, et al: Evolution of skeletal hyperostoses caused by 13-cis-retinoic acid therapy. AJR Am J Roentgenol 151:967, 1988
26. Poznanski AK, Kuhns LR, Guire KE: New standards of cortical mass in the humerus of neonates: A means of evaluating bone loss in the premature infant. Radiology 134:639, 1980
27. Resnick D, Niwayama G (eds): Diagnosis of Bone and Joint Disorders, 3rd ed. Philadelphia, WB Saunders, 1991
28. Richardson ML, Genant HK, Cann CE, et al: Assessment of metabolic bone diseases by quantitative computed tomography. Clin Orthop 195:224, 1985
29. Rogers LF: Skeletal trauma in the elderly: Diagnostic and epidemiologic considerations. Arch Clin Imag 1:122, 1985
30. Rogers LF: Radiology of Skeletal Trauma, 2nd ed. New York, Churchill-Livingstone, 1992
31. Ross LV, Ross GJ, Mesgarzadeh M, et al: Hemodialysis-related amyloidomas of bone. Radiology 178:263, 1991
32. Ross PD, Davis JW, Vogel JM, et al: A critical review of bone mass and the risk of fractures in osteoporosis. Calcif Tissue Int 46:149, 1990
33. Ruegsegger P, Dambacher MA, Ruegsegger E, et al: Bone loss in premenopausal and postmenopausal women. J Bone Joint Surg Am 66:1015, 1984
34. Sambrook PN, Bartless C, Evans R, et al: Measurement of lumbar spine bone mineral: A comparison of dual photon absorptiometry and computed tomography. Br J Radiol 58:621, 1985
35. Sclafani SJA, Vuletin JC, Twersky J: Lead arthropathy: Arthritis caused

by retained intra-articular bullets. Radiology 156:299, 1985
36. Smith R: Idiopathic osteoporosis in the young. J Bone Joint Surg Br 62:417, 1980
37. Stromberg BV: Symptomatic lead toxicity secondary to retained shotgun pellets: Case report. J Trauma 30:356, 1990
38. Sundaram M: Renal osteodystrophy. Skeletal Radiol 18:415, 1989
39. Vande Berg BE, Malghem JJ, Labaisse MA, et al: MR imaging of avascular necrosis and transient marrow edema of the femoral head. Radiographics 13:501, 1993
40. Wilson AJ, Murphy WA, Hardy DC, et al: Transient osteoporosis: Transient bone marrow edema? Radiology 167:757, 1988
41. Yang S-O, Hagiwara S, Engelke K, et al: Radiographic absorptiometry for bone mineral measurement of the phalanges: Precision and accuracy study. Radiology 192:857, 1994

CAPÍTULO 7

Condições Diversas

Lee F. Rogers

DOENÇA DE PAGET (OSTEÍTE DEFORMANTE)

A doença de Paget é predominantemente uma doença de indivíduos caucasianos. Ocorre freqüentemente na Inglaterra, Austrália, Nova Zelândia, Escandinávia, Canadá e no norte dos EUA, sendo raramente encontrada na Ásia.[21] A média da idade de início é entre 50 e 55 anos, e raramente antes de 40 anos. É duas vezes mais comum em homens do que em mulheres. A causa é desconhecida.[22]

A doença de Paget pode envolver qualquer osso do corpo. Pode comprometer um osso único e nunca se estender para outros sítios; pode iniciar em um osso, com o envolvimento dos demais em uma fase mais tardia; e, ocasionalmente, pode ser disseminada por todo o esqueleto ao diagnóstico.[22] Os seguintes ossos são acometidos por ordem de freqüência: bacia, vértebra, fêmur, crânio, tíbia, clavícula, úmero, costelas e, raramente, o esterno, calcâneo, tálus, falanges, metatarsos, mandíbula, patela e outros ossos sesamóides.[22]

Somente 20% dos pacientes são sintomáticos, queixando-se usualmente de dores vagas no local do envolvimento. A maioria dos casos é descoberta incidentalmente, durante um exame radiográfico do abdome ou uma cintilografia obtida para avaliar a possibilidade de doença metastática. É característica a elevação da fosfatase alcalina sérica, da ordem de 15 a 20 vezes do valor normal. O cálcio e fósforo séricos apresentam-se geralmente normais; entretanto, o cálcio pode--se encontrar bastante elevado em pacientes com doença de Paget que permanecem imobilizados. Cálculos renais ou nefrocalcinoses podem ser decorrentes de hipercalciúria sob as referidas condições.

A patologia da doença de Paget é caracterizada pela destruição do osso (lise), seguida de tentativa de reparação. Há, geralmente, uma combinação de destruição e reparação, mas a fase destrutiva pode predominar em alguns sítios.

Características Radiográficas. A aparência radiográfica depende da fase da doença: lítica, reparativa ou mista. Os principais achados radiográficos são o espessamento do córtex, trabeculado grosseiro, alargamento do osso, áreas radiotransparentes, focos de osso denso, descrito como "lanugem" ou "bola de algodão", e evidências de amolecimento dos ossos.[16,17] Nos ossos longos, o processo envolve, quase sempre, a extremidade do osso, estendendo-se para a diáfise. Na pelve, há o envolvimento freqüente de alguma parte do acetábulo. A cura da fase lítica tem sido alcançada com tratamento que utiliza difosfonatos e calcitonina.[7,8]

O osso acometido pela doença capta intensamente todos os agentes radioisotópicos cintilográficos mais do que qualquer outro processo. O diagnóstico da doença de Paget pode ser feito com base na cintilografia óssea devido a essa atividade intensa e ao padrão de comprometimento ósseo — envolvimento da epífise, com extensão variável para a diáfise, e freqüente evidência de amolecimento, manifestada pelo arqueamento dos ossos longos e achatamento das vértebras (Fig. 7.1).

A tomografia computadorizada (TC) (veja as Figs. 7.3 e 7.7B) reflete os achados da radiografia simples na doença de Paget; expansão, com espessamento cortical, trabeculado grosseiro e focos de esclerose óssea intramedular, o equivalente das "bolas de algodão". A fase osteolítica demonstra um afilamento significativo do córtex dos ossos longos e da calota craniana.[12]

A ressonância magnética (RM) revela alterações do sinal ósseo nas imagens ponderadas em T1 e T2.[23] O sinal da medula óssea, nos espaços intramedular e diplóico, é variável, com focos de hipersinal da gordura vista em T1 (veja a Fig. 7.9) e focos de hipersinal da medula óssea fibrovascular, nas imagens ponderadas em T2.

A TC e a RM são úteis na análise das complicações da doença de Paget (ou seja, a compressão da medula espinhal ou neural, invaginação basilar e degeneração sarcomatosa). É provável, entretanto, que a doença de Paget constitua uma descoberta incidental, quando tais métodos são utilizados para a avaliação de outras doenças. A correlação com a radiografia simples é aconselhável, para evitar confusões.

Crânio. A expressão clássica da fase lítica da doença de Paget no crânio é conhecida como *osteoporose circunscrita* (Fig. 7.2A). Essa é uma área radiotransparente bem-delimitada, na qual a arquitetura óssea é maldefinida. A lesão envolve geralmente os ossos frontal ou parietal, podendo aumentar lentamente. Caracteristicamente, a junção entre a área radiotransparente e o osso normal é muito nítida. Quando tem início o reparo, aparecem ilhotas ou focos de esclerose que se assemelham a lanugem ou bolas de algodão. Os ossos da calota craniana tornam-se espessados, geralmente apenas na parte mais externa, e podem vir a apresentar espessura de 3 cm ou mais (Figs. 7.2B e 7.3). A margem mais externa da lesão é vista melhor com uma luz forte. A base do crânio pode ser afetada, podendo haver uma invaginação basilar (Fig. 7.2B), em que o crânio assenta sobre a coluna cervical, e pode haver a protrusão da junção craniovertebral na base do crânio devido ao amolecimento ósseo.

Ossos Longos. Nestes ossos, a doença de Paget quase invariavelmente se estende para o osso subarticular imediatamente adjacente à articulação com seu envolvimento (Figs. 7.4 e 7.5). A extensão do envolvimento é variável, mas, em alguns casos, todo o osso é afetado. O córtex torna-se espessado, e o diâmetro total do osso aumenta. A cavidade intramedular é mantida. As trabéculas mostram-se grosseiras e mais espessas, e, por isso, radiograficamente proeminentes, mas permanecem na mesma direção e posição relativa que apresenta no osso normal. Entre o trabeculado ósseo grosseiro, são identificados, com freqüência, focos radiotransparentes semelhantes a cistos. O espessamento cortical sugere maior resistência, mas, na realidade, o osso torna-se enfraquecido, manifestando-se pelo arqueamento dos ossos longos, mais acentuado nas extremidades inferiores do que nas superiores. Caracteristicamente, o fêmur arqueia-se externamente e a tíbia anteriormente.

A fase osteolítica é menos comumente encontrada nos ossos longos do que na forma mista que acabamos de descrever. A inatividade (por exemplo, repouso no leito, imobilização) tende a acentuar a destruição óssea. A fase osteolítica caracteriza-se por uma região claramente delimitada de radiotransparência que se estende por uma distância variável da

---

L. F. Rogers: Departamento de Radiologia, Wake Forest University School of Medicine, Winston-Salem, North Carolina, EUA, 27157.

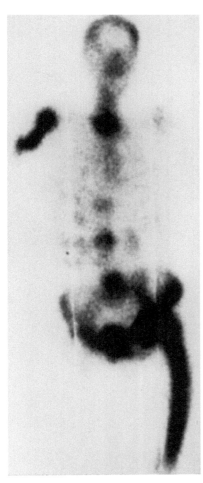

FIG. 7.1 Cintilografia óssea com tecnécio na doença de Paget que envolve o úmero direito proximal, fêmur esquerdo, pelve, diversos corpos vertebrais e o crânio. Observe a atividade intensa, o arqueamento lateral do fêmur e o envolvimento das extremidades dos ossos longos, com extensão variável para a diáfise.

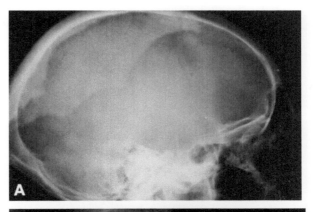

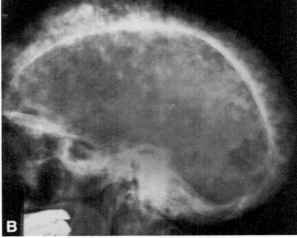

FIG. 7.2 Doença de Paget do crânio. **A:** Osteoporose circunscrita representada por uma grande área de radiotransparência bem-delimitada do osso normal acima. **B:** Doença de Paget do crânio avançada. Note o espessamento do crânio e as áreas entremeadas de transparência e radiodensidade, a aparência de "novelo de lã" ou "bola de algodão". Neste caso, o processo também envolve a base do crânio e associa-se a uma invaginação basilar. A base do crânio é achatada (platibasia), e o odontóide projeta-se acima das linhas de Chamberlain e de MacGregor. Esta última é traçada da extremidade posterior do palato duro até o córtex inferior do osso occipital. Já a linha de Chamberlain é traçada do palato duro à margem anterior do forame magno.

extremidade à diáfise dos ossos. O processo é freqüentemente designado como uma "folha de grama" (Fig. 7.6), porque a lesão é alongada e envolve apenas um segmento do córtex, a periferia da lesão é claramente delimitada, e sua margem distal tem a forma de chama ou de um V, assemelhando-se, assim, a uma folha de grama.

São comuns as fraturas patológicas, caracteristicamente transversas, e não oblíquas ou espirais como nos ossos normais. Elas têm sido designadas como "fraturas de banana". As fissuras transversas incompletas radiotransparentes, denominadas pseudofraturas, são comuns no córtex ao longo da face convexa do córtex dos ossos gravemente envolvidos (veja a Fig. 7.4). São freqüentemente múltiplas. Fraturas patológicas podem ter início no local de uma pseudofratura.

Pelve. As apresentações mais comuns da doença de Paget na pelve são o espessamento cortical, percebido melhor nos ossos do púbis, e um padrão trabecular mais grosseiro, reconhecido mais facilmente em torno do acetábulo e das margens da articulação sacroilíaca (Fig. 7.7). Áreas císticas radiotransparentes podem ser encontradas. Áreas maiores de radiotransparência são comuns na região central dos ossos ilíacos. O sacro pode ser o primeiro ou o único osso afetado, apresentando um espessamento do córtex percebido melhor nas linhas foraminais do sacro. A trabeculação grosseira causa um padrão *hachurado* típico no corpo do sacro. Menos comumente, podem ocorrer focos de esclerose de tamanho variável, os quais podem assemelhar-se a metástases osteoblásticas, mas uma observação cuidadosa revela geralmente que se associam a uma trabeculação grosseira e um espessamento cortical típicos não encontrados em metástases (Fig. 7.7). Muitas vezes, isso pode ser feito simplesmente comparando com o lado oposto, mas a dificuldade é maior, quando ambos os lados são afetados. Devido ao amolecimento ósseo, pode haver a protrusão intrapélvica do acetábulo, denominada *protrusão acetabular*.

Em casos de envolvimento da pelve e do fêmur, pode haver alterações características no quadril, constituídas pelo estreitamento concêntrico ou medial da articulação do quadril, diferente do estreitamento superior comumente observado na osteoartrite. Esporões hipertróficos são comuns na doença de Paget do quadril.

Coluna. A doença geralmente afeta múltiplas vértebras, sendo ocasionalmente solitária, mas raramente universal. O envolvimento do corpo vertebral é significativo, porém um exame mais atento geralmente revela o acometimento dos elementos posteriores, as lâminas, os pedículos e os processos transversos e espinhosos. O principal padrão de envolvimento é o espessamento cortical, que dá um aspecto alargado e algo borrado. Devido ao espessamento cortical, as vértebras parecem estar enquadradas nas radiografias em perfil, sendo conhecidas como vértebras em moldura de quadro (Figs. 7.8 e 7.9). Alterações semelhantes podem ser vistas nos pedículos e nos processos espinhosos, e, ocasionalmente, nos processos transversos na incidência frontal. As trabéculas no corpo vertebral mostram-se mais grosseiras. Ocasionalmente, as vértebras encontram-se difusamente densas, com trabéculas grosseiras num padrão semelhante àquele observado nos pequenos ossos das mãos e dos pés. O tamanho total das vértebras é maior, e o amolecimento resulta em compressão. Os corpos vertebrais aparecem, então, achatados e

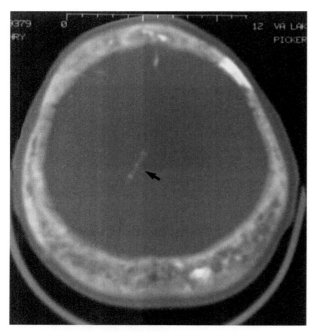

FIG. 7.3 Exame de tomografia computadorizada da doença de Paget do crânio num caso com radiografia simples do crânio semelhante à da Fig. 7.2B. O crânio tem uma espessura muito aumentada, com trabeculado grosseiro e espessamento das tábuas interna e externa, bem como alargamento da díploe. Um padrão trabecular mais grosseiro na díploe e pequenos focos de maior densidade dão origem à aparência de "flocos de algodão" no crânio. Os focos de esclerose alternam-se a focos de transparência no espaço diplóico. Uma derivação ventriculoperitoneal (*seta*) foi necessária devido à platibasia que causa hidrocefalia.

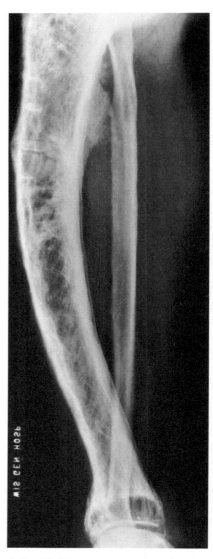

FIG. 7.4 Doença de Paget da tíbia que mostra arqueamento anterior, espessamento cortical, padrão trabecular grosseiro e linhas radiotransparentes na cortical anterior, indicativas de pseudofraturas.

ligeiramente expandidos. A expansão óssea na doença de Paget pode comprometer o canal vertebral, causando a compressão da medula óssea e sintomas neurológicos.

Ossos Chatos. Os ossos das costelas e clavícula apresentam-se espessados e há um aumento geral da densidade em todo o seu diâmetro. O padrão trabecular é tipicamente mais grosseiro. Uma ou mais costelas podem ser afetadas. A lesão quase sempre se estende a uma ou outra extremidade do osso.

Ossos Pequenos. O envolvimento dos pequenos ossos das mãos e pés é incomum e quase invariavelmente afeta todo o osso. Existem dois padrões principais. No calcâneo, há trabéculas mais espessas e proeminentes, e ocorre espessamento cortical, ao passo que nas falanges, metacarpos e metatarsos todo o osso é alargado e difusamente mais denso, e o padrão trabecular é grosseiro.

Complicações. A complicação mais comum é fratura, tipicamente transversa e que freqüentemente se inicia no local de uma pseudofratura (veja a Fig. 7.4).

A compressão da medula espinhal pode ocorrer em conseqüência da expansão dos corpos vertebrais.[1] Tem sido descrita a hematopoiese extramedular, que aparece como massa tumoral adjacente aos corpos vertebrais afetados e leva, possivelmente, à compressão da medula espinhal.[22] Hematomas epidurais espinhais também são relatados em associação à doença de Paget da coluna.[13]

A expansão do osso na base do crânio pode diminuir o tamanho dos forames neurais e dos canais neurais, ocasionando déficits neurais, como surdez.

A insuficiência cardíaca é considerada por muitos como uma complicação, supostamente causada por fístulas arteriovenosas no osso acometido. Argumenta-se, porém, que muitos pacientes são idosos e que a insuficiência cardíaca congestiva se relaciona basicamente à arterioesclerose concomitante. A fístula arteriovenosa óssea da doença de Paget raramente é responsável por insuficiência cardíaca.

Tumores malignos primários podem desenvolver-se em áreas de osso com doença de Paget.[18] A degeneração sarcomatosa ocasiona, em muitos casos, sarcomas osteogênicos (Fig. 7.10) e, mais raramente, fibrossarcomas. A incidência é de aproximadamente 1%. Ainda assim, a doença de Paget é responsável pela maioria dos sarcomas osteogênicos primários após a idade de 50 anos. Também têm sido relatados tumores das células gigantes, mais freqüentes na pelve e ossos longos, e que ocorrem raramente nas vértebras. A manifestação mais comum é uma área de destruição óssea maldefinida, com a destruição da cortical adjacente associada à massa de tecido mole. A reação periosteal é infreqüente. Os fibrossarcomas são lesões líticas, e os osteossarcomas contêm focos de neoformação óssea blástica, esclerótica, especialmente na pelve. A doença metastática também ocorre no osso afetado pela doença de Paget e não pode ser diferenciada dos tumores líticos primários. Fraturas patológicas são complicações freqüentes das condições malignas, e todas as fraturas patológicas que surgem nos ossos acometidos pela doença de Paget devem ser vistas com atenção na busca de evidências de uma condição maligna associada.

HISTIOCITOSE X (RETICULOENDOTELIOSE)

O termo *histiocitose X* é a designação geral para as três condições que variam do granuloma eosinofílico, geralmente solitário e passível de cura, à variedade, fulminante e rapidamente fatal, denominada doença de Letterer-Siwe, passando pelo processo disseminado

CONDIÇÕES DIVERSAS 203

radiográficas presentes, ainda que a medula óssea esteja extensamente acometida.

A doença de Hand-Schüller-Christian é um processo mais benigno, caracterizado por lesões destrutivas do crânio. Desenvolve-se geralmente durante a infância e, como manifestação inicial, pode-se observar a tríade clássica de diabetes insípido, exoftalmia e lesões do crânio. Entretanto, a apresentação como tríade clássica ocorre numa minoria dos casos, geralmente antes dos cinco anos de idade. A evolução clínica pode abranger um período de anos. Os ossos chatos (crânio, pelve, escápula, costelas e mandíbula) são os mais freqüentemente envolvidos; os ossos longos menos comumente.

O granuloma eosinofílico é a mais benigna dessas condições; ocorre geralmente como um processo solitário em crianças ou adultos jovens. As lesões podem responder bem à curetagem, injeção de esteróides ou radioterapia. Pode haver a regressão espontânea. A condição distribui-se amplamente por todo o esqueleto, mas é encontrada mais freqüentemente no crânio, pelve, fêmur e costelas. São raras as lesões distais aos joelhos e cotovelos.

Características Radiográficas. Embora disseminada, a doença de Letterer-Siwe raramente demonstra achados radiográficos. Os achados radiográficos na doença de Hand-Schüller-Christian e no granuloma eosinofílico são basicamente os mesmos e diferem apenas quanto ao número de lesões. O granuloma eosinofílico tende a ser mais solitário e ocorre no final da infância, adolescência ou idade adulta jovem. A doença

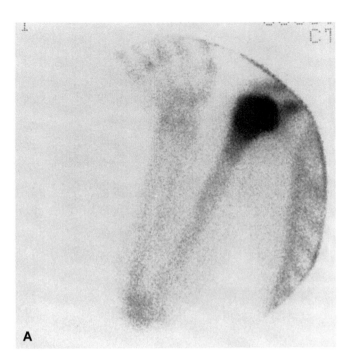

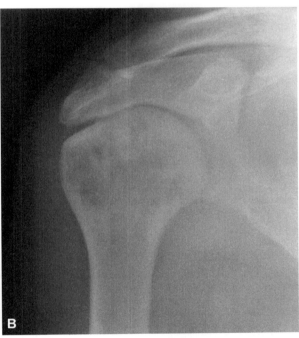

FIG. 7.5 Doença de Paget do úmero proximal. **A:** Cintilografia óssea com tecnécio-99m que demonstra uma hipercaptação homogênea na cabeça e colo do úmero. A hiperatividade é indicativa de doença de Paget. **B:** Incidência ântero-posterior do úmero que confirma a presença da doença de Paget. Note a maior espessura da cortical articular e o padrão trabecular mais grosseiro na cabeça do úmero. Uma leve radiotransparência estende-se além do colo do úmero até a diáfise proximal, de maneira compatível com a fase lítica da doença de Paget.

da doença de Hand-Schüller-Christian. As manifestações clínicas iniciais das três síndromes são distintas, mas têm características microscópicas comuns que não podem ser distinguidas histologicamente por patologistas.

Na doença de Letterer-Siwe, as lesões disseminam-se amplamente por todo o corpo. É uma doença de lactentes e crianças pequenas, que apresentam esplenomegalia, hepatomegalia, linfadenopatia generalizada, uma tendência à hemorragia e uma anemia secundária. A evolução é rápida, e a morte ocorre tão rápido que, muitas vezes, não há alterações

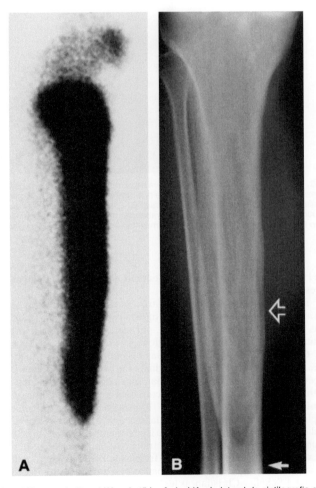

FIG. 7.6 Doença de Paget lítica da tíbia. **A:** Incidência lateral da cintilografia que demonstra uma hiperatividade a envolver toda a tíbia proximal, com margem distal em forma de chama de vela. **B:** Uma radiografia ântero-posterior que revela expansão e lise da tíbia proximal, com adelgaçamento cortical. O processo termina distalmente com aspecto de chama de vela, além do qual há osso normal. Compare a natureza do córtex do osso normal (*seta fechada*) com aquela do córtex na área lítica (*seta aberta*). O processo lítico alongado, com a margem distal típica em ponta, levou à designação de aparência de "folha de grama".

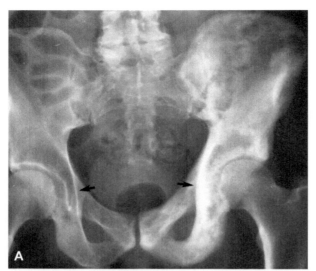
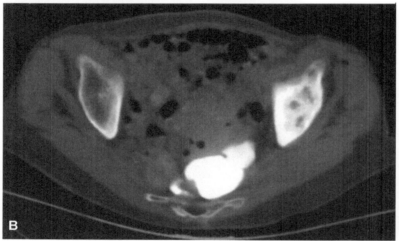

FIG. 7.7 A: Doença de Paget da hemipelve esquerda, manifestada por espessamento cortical, trabeculado grosseiro e expansão do osso. Há, também, várias pequenas áreas radiotransparentes, especialmente nos ramos púbicos. O espessamento cortical é percebido melhor, comparando a cortical dos dois lados — note, por exemplo, o alargamento da linha ilioisquiática (*setas*). **B:** Tomograma computadorizado da pelve. Exame logo acima do acetábulo que demonstra o acentuado espessamento cortical do osso ilíaco, com um padrão trabecular mais grosseiro e vários focos de radiotransparência na cavidade medular. Compare com o lado oposto. Os achados são típicos da doença de Paget. Há um material de contraste residual no reto.

de Hand-Schüller-Christian ocorre durante a infância, e geralmente são presentes múltiplas lesões.

Em geral, a cintilografia óssea não é tão sensível quanto a radiografia na avaliação da histiocitose. A cintilografia pode evidenciar apenas 50% das lesões ou menos, devendo-se, por isso, efetuar controles radiográficos, para descobrir lesões adicionais.

Crânio. Existem áreas solitárias ou múltiplas de destruição óssea. As margens das lesões individuais são nítidas, tendo uma forma ligeiramente em concha ou irregular, mas não apresentam uma zona transicional de esclerose. É característica a ausência de uma zona limítrofe de esclerose (Fig. 7.11). Tipicamente, a lesão origina-se na díploe e envolve uma ou ambas as tábuas ósseas, causando um defeito radiotransparente bem-delimitado e ligeiramente irregular. A lesão tem margem em bisel, causada pela destruição desigual das tábuas interna e externa. Raramente, um pequeno fragmento ósseo permanece dentro da área radiotransparente, assemelhando-se a um seqüestro. Na doença de Hand-Schüller-Christian, as lesões podem tornar-se muito grandes e semelhantes a um mapa (Fig. 7.11*A*). As lesões do granuloma eosinofílico tendem a ser menores, da ordem de 1 a 2 cm.

Na mandíbula, as lesões da histiocitose causam a destruição do osso sem reação esclerótica. O osso pode desaparecer completamente, em torno de um ou mais dentes, dando um aspecto de que estejam soltos (Fig. 7.12). Essa é uma característica da histiocitose.

Os pacientes podem apresentar secreções que drenam pelos ouvidos, secundárias à histiocitose do processo mastóide. A radiografia revela um foco radiotransparente de destruição no osso temporal.

Ossos Chatos. Na pelve e escápula, as lesões aparecem como áreas radiotransparentes que podem ser limitadas por uma borda de esclerose. Nas costelas, as lesões são freqüentemente expansivas e podem ter uma reação periosteal circundante.

Coluna. A histiocitose X causa uma destruição extensa do corpo vertebral, ocasionando um colabamento total e uniforme, de modo que o corpo se torna fino como uma bolacha, sendo designado freqüentemente como *vértebra plana* (Fig. 7.13). Massas nas partes moles paravertebrais podem ser identificadas em associação às lesões vertebrais. Uma vértebra plana num adulto deve sugerir a possibilidade de mieloma múltiplo, doença de Gaucher ou doença de Paget.

Ossos Longos. Nos ossos tubulares longos, a aparência da histiocitose X é um pouco diferente daquela do crânio e assemelha-se àquela dos ossos chatos. Uma área de destruição óssea pode ser vista em qualquer ponto ao longo da extensão do osso. Ela geralmente se origina centralmente, mas pode ser excêntrica. As lesões podem destruir ou expandir a cortical, e geralmente é presente reação periosteal adjacente (Fig. 7.14), geralmente do tipo compacta, mas que pode ser laminada em crianças menores. Em crianças pequenas, a lesão, por vezes, pode não ter uma margem externa ou periférica visível. Uma

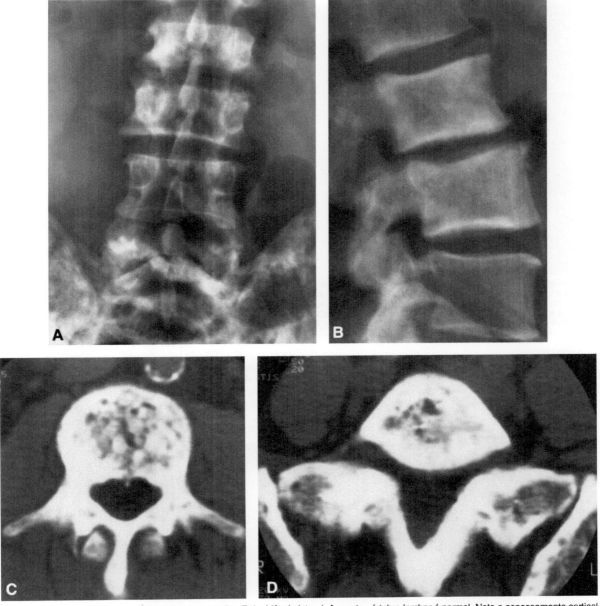

FIG. 7.8 Doença de Paget da coluna. **A:** Incidência ântero-posterior. **B:** Incidência lateral. A quarta vértebra lombar é normal. Note o espessamento cortical e a expansão das vértebras envolvidas. Compare a espessura dos platôs vertebrais, margens corticais dos pedículos e processo espinhoso da quarta vértebra lombar com as partes correspondentes das vértebras envolvidas. **C:** Tomografia computadorizada (TC) da terceira vértebra lombar. **D:** TC do quinto corpo vertebral lombar e porções adjacentes do sacro. O padrão característico da doença de Paget manifesta-se pelo espessamento cortical e o padrão trabecular grosseiro entremeado com áreas de radiotransparência.

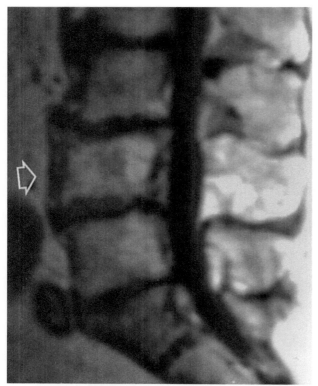

FIG. 7.9 Imagem por ressonância magnética da doença de Paget do quarto corpo vertebral lombar. A imagem ponderada em T1 demonstra a expansão do quarto corpo vertebral lombar (*seta*). Note o sinal intermediário do osso cortical mais espessado, que dá a aparência de "moldura de quadro". O sinal do osso medular encontra-se discretamente aumentado, especialmente na região posterior, de acordo com os achados na doença de Paget.

reação periosteal compacta é típica da histiocitose X, mas também é vista em infecções crônicas. Em crianças menores, as lesões podem sugerir um tumor de Ewing, mas a área geográfica de destruição óssea e a natureza compacta da reação periosteal mostram-se mais de acordo com a histiocitose.

DOENÇA DE GAUCHER E DOENÇA DE NIEMANN-PICK

A doença de Gaucher não é um tumor, mas sim um distúrbio metabólico, caracterizado pelo depósito anormal de cerebrosídeos nas células reticuloendoteliais do baço, fígado e medula óssea. Tais células têm uma aparência histológica típica, sendo designadas células de Gaucher. Baço muito grande e um fígado moderadamente aumentado são características clínicas da doença, e são presentes evidências radiográficas, especialmente da esplenomegalia.

Há um amplo espectro de achados radiográficos na doença de Gaucher.[19,25] A infiltração da medula óssea pelas referidas células pode originar focos esparsos de destruição cortical, semelhantes àquelas observadas no mieloma. Em alguns casos, há apenas uma desmineralização generalizada (Fig. 7.15A). Caso a doença exista há algum tempo, pode ocorrer a expansão da extremidade inferior do fêmur, ocasionando uma aparência de "frasco Erlenmeyer" (Fig. 7.15B), o que é sugestivo de doença de Gaucher, porém não diagnóstico.

O envolvimento das vértebras pode ocasionar o colabamento de um ou mais corpos vertebrais, que, por vezes, podem-se encontrar muito comprimidos, finos e semelhantes a uma bolacha, como na vértebra plana. Nos ossos longos, pode haver numerosos defeitos osteolíticos nitidamente circunscritos, assemelhando-se, até certo ponto, às lesões de um carcinoma metastático ou mieloma múltiplo. A cortical é afilada e em forma de concha internamente, podendo haver reação periosteal sobre a área afetada. Podem ocorrer fraturas patológicas do colo do fêmur (Fig. 7.16). Ocasionalmente, pode haver áreas de esclerose. O crânio e os ossos das mãos e pés raramente são afetados.

A infiltração da medula óssea pode comprimir e comprometer o suprimento arterial à extremidade de um osso longo, resultando em necrose avascular, o que é encontrado mais comumente na cabeça do fêmur (veja a Fig. 7.16) e do úmero. As características radiográficas da necrose avascular são descritas mais adiante. A extensão do envolvimento da medula óssea pode ser avaliada pela cintilografia da medula óssea com colóide sulfuroso de tecnécio-99m (CS-Tc^{99m}).[13]

A doença de Niemann-Pick é aparentemente uma variante muito rara da doença de Gaucher que ocorre em famílias, cerca de 50% das quais

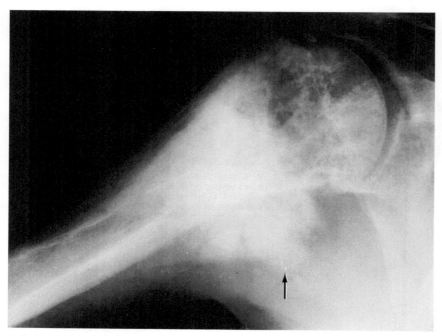

FIG. 7.10 Osteossarcoma num paciente com doença de Paget do úmero. Note a cortical mais espessa do úmero proximal, indicativa da doença de Paget. O tumor mostra-se ligeiramente esclerosado e estende-se até os tecidos moles (*seta*). A natureza homogênea da densidade indica matriz osteóide.

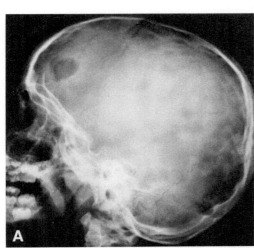 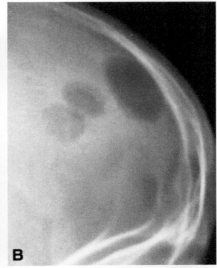

FIG. 7.11 A: Doença de Hand-Schüller-Christian. A radiografia em perfil do crânio de uma criança revela uma grande área de radiotransparência na região parietal póstero-inferior. As margens da lesão são boceladas e bem-delimitadas, sem esclerose reativa. **B:** Três focos líticos encontram-se presentes no osso frontal, sendo bem-delimitados, com margens em bisel causadas pelo envolvimento desigual das tábuas interna e externa.

judias. Ela também constitui uma forma de reticulose lipídica, sendo a esfingomielina o lípide que falta. O efeito sobre os ossos é semelhante ao da doença de Gaucher, mas ela ocorre em lactentes (com menos de 18 meses de idade) e geralmente é fatal dentro de um ano de seu início.

HIPERLIPOPROTEINEMIAS

As hiperlipoproteinemias familiares primárias são um grupo de doenças hereditárias, decorrentes de um aumento na concentração de colesterol ou triglicerídeos no plasma. São subdivididas em cinco tipos principais, I a V, de acordo com o padrão de lipoproteínas plasmáticas.

Xantomas podem estar presentes em todos os cinco tipos. Depósitos localizados ocorrem nos tendões da palma e do dorso da mão, tendão patelar, tendão calcâneo, aponeurose plantar e tendões fibulares; em torno do cotovelo; e na fáscia e periósteo adjacentes à extremidade distal da tíbia. Os xantomas tendinosos produzem massas nodulares nos tendões (Fig. 7.17), características desse distúrbio. Elas raramente se calcificam. Os xantomas subperiosteais associam-se a uma superfície cortical externa em forma de concha. Os depósitos lipídicos intramedulares são bem-definidos, com nítidas zonas de transição entre o osso normal e o anormal. Eles têm distribuição simétrica nas mãos e pés.

AMILOIDOSE

As lesões ósseas são ocasionalmente encontradas na amiloidose primária. As regiões proximais do úmero e do fêmur são os locais mais comuns. As lesões amilóides podem ocorrer de duas formas. No primeiro tipo, ocorrem grandes depósitos de amilóide nas grandes articulações e

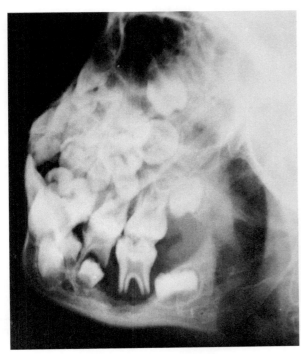

FIG. 7.12 Doença de Hand-Schüller-Christian. Uma lesão lítica na mandíbula esquerda circunda um dente, o dente dito "flutuante".

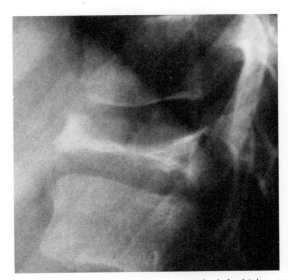

FIG. 7.13 Granuloma eosinofílico de um corpo vertebral. A vértebra mostra-se nitidamente comprimida, sendo semelhante a uma hóstia, o que a leva a ser denominada *vértebra plana*.

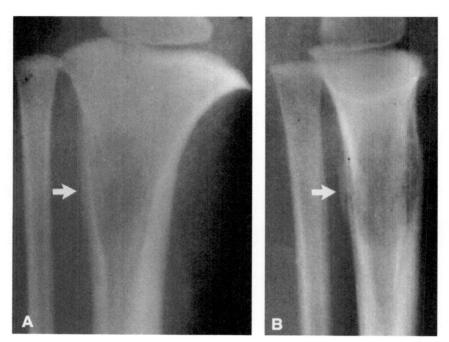

FIG. 7.14 Histiocitose X da tíbia. **A:** Incidência ântero-posterior. **B:** Incidência lateral. Uma lesão radiotransparente bem-definida encontra-se presente no osso medular, com expansão cortical adjacente (*seta*). Na incidência lateral, a reação periosteal está presente posteriormente (*seta*).

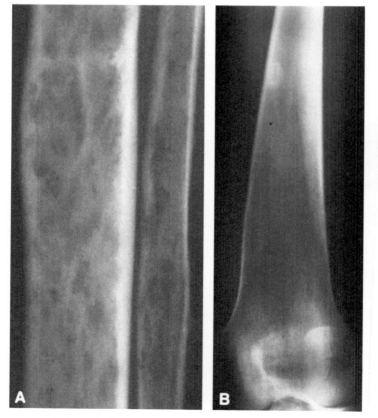

FIG. 7.15 Doença de Gaucher. **A:** Áreas esparsas de destruição óssea, em forma de concha, da região endosteal estão presentes no terço médio da tíbia. **B:** Deformidade típica do fêmur distal em "frasco de Erlenmeyer". A deformidade foi causada pela falta de constrição da metáfise em conseqüência da infiltração da medula pelas células histiocitárias na doença de Gaucher.

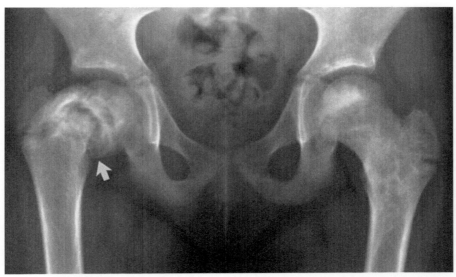

FIG. 7.16 Doença de Gaucher do fêmur proximal numa menina de oito anos. Note a fratura patológica do colo do fêmur direito (*seta*). A porção medial da epífise femoral proximal apresenta-se esclerótica, indicando uma necrose avascular. Há um padrão grosseiro e em redemoinho das trabéculas na região intertrocantérica do fêmur esquerdo, consistente com a presença de depósitos de Gaucher no espaço intramedular.

em torno delas; são visibilizados, na radiografia, como edema de tecidos moles. As massas tumorais podem invadir ossos contíguos, causando múltiplas pequenas erosões. Na segunda forma, há uma infiltração difusa da medula óssea, causando desmineralização generalizada e colabamento de corpos vertebrais, de modo semelhante ao mieloma múltiplo e outras doenças que causam desmineralização difusa, ou pode haver áreas mais localizadas de lise óssea.

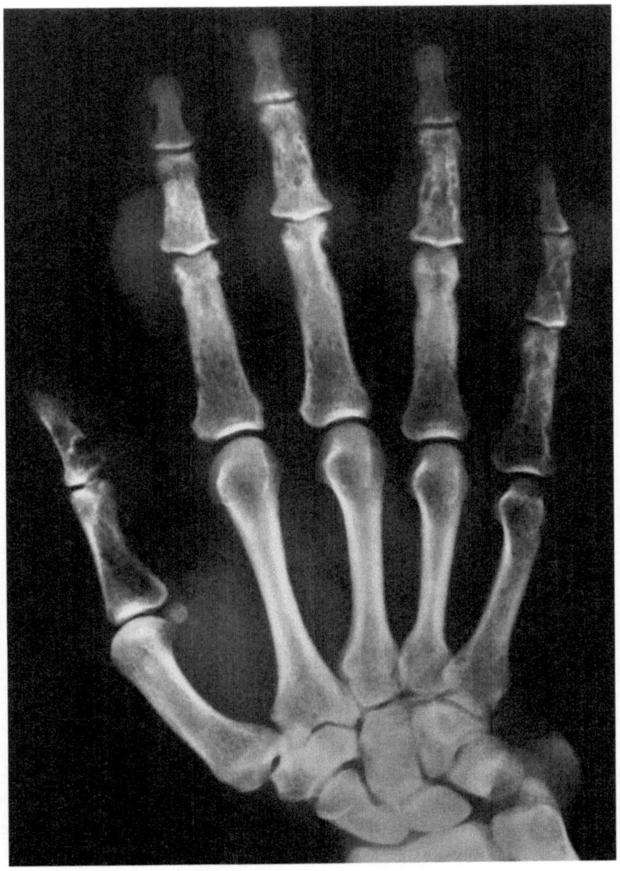

Os achados mais característicos são massas de tecido mole em torno do ombro e do quadril, com erosão do osso adjacente (Fig. 7.18). As lesões são causadas pela substituição do osso por grandes depósitos de material amilóide e aparecem às radiografias como áreas osteolíticas bem-delimitadas.

NECROSE AVASCULAR E INFARTO ÓSSEO

Traumatismos, várias doenças sistêmicas e uso de esteróides associam-se, com freqüência, à necrose avascular das extremidades dos ossos. Os infartos ósseos envolvem a diáfise, geralmente em áreas metadiafisárias. Algumas doenças, como a doença do

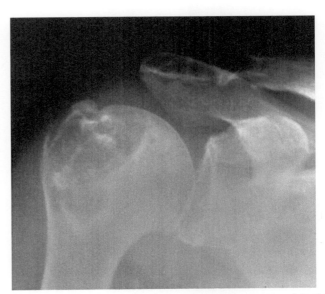

FIG. 7.17 Esta é uma hiperlipoproteinemia tipo II. Note os múltiplos nódulos assimétricos de tecido mole não-calcificados nos dedos. Nas falanges, há múltiplas radiotransparências bem-delimitadas. O espaço intramedular das falanges médias apresenta-se rendilhado e discretamente alargado. A outra mão estava igualmente acometida.

FIG. 7.18 Amiloidose do ombro. Observe a grande erosão na margem lateral da cabeça e no tubérculo maior do úmero, limitada, medialmente, por uma margem grosseira de esclerose. (Cortesia de Theodore E. Keats, M.D., Charlottesville, Virginia, EUA.)

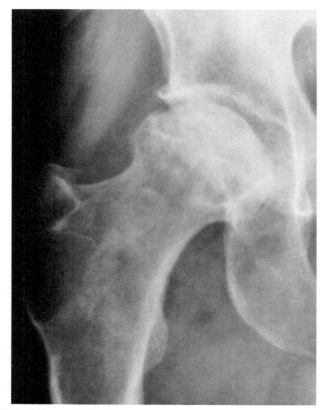

FIG. 7.19 Necrose isquêmica da cabeça femoral num adulto. Há perda de volume da cabeça femoral com impactação da superfície articular. A cabeça apresenta focos de aumento da densidade entremeados por áreas de radiotransparência. A margem distal da lesão é delimitada por uma zona de esclerose óssea.

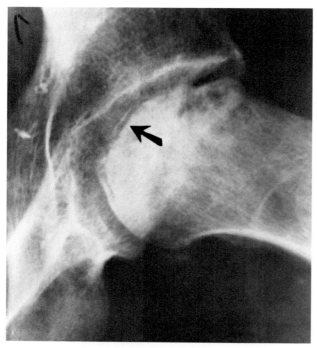

FIG. 7.20 Necrose isquêmica da cabeça femoral após terapia corticosteróide. Note a fina radiotransparência "em crescente" que separa o delgado fragmento do osso subcondral (*seta*), o "sinal do crescente" da necrose isquêmica. A cabeça é achatada e esclerótica, e contém algumas áreas radiotransparentes. O espaço articular e o acetábulo não são envolvidos.

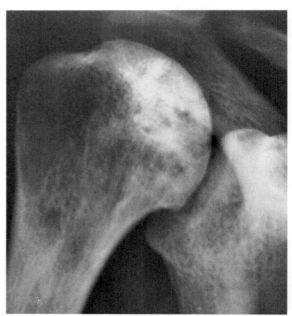

FIG. 7.21 Necrose avascular da cabeça do úmero na anemia falciforme. A maior densidade homogênea da cabeça do úmero é, por vezes, designada "cobertura de neve".

mergulhador e a anemia falciforme, são associadas tanto à necrose avascular como aos infartos ósseos. Em muitas doenças, porém, o distúrbio vascular é a necrose avascular da extremidade do osso ou um infarto diafisário.

Necrose Avascular (Necrose Isquêmica ou Osteonecrose)

A necrose isquêmica das extremidades ósseas em adultos é relativamente comum. A cabeça do fêmur e o úmero proximal são as regiões mais freqüentemente afetadas. Nos traumatismos, a necrose isquêmica limita-se a um local, mas múltiplos locais envolvidos costumam ser encontrados em conseqüência de doenças sistêmicas. As principais causas de necrose isquêmica são as seguintes:

1. traumatismos agudos (fraturas ou luxações);
2. corticoterapia;
3. alcoolismo;
4. pancreatite;
5. anemia falciforme;
6. doença de Cushing;
7. doenças vasculares do colágeno (especialmente o lúpus eritematoso sistêmico);
8. doença do mergulhador;
9. doença de Gaucher;
10. radioterapia.

A patogênese da necrose isquêmica envolve um déficit do suprimento sanguíneo. Rupturas traumáticas ocorrem em associação a fraturas ou luxações da articulação. Na anemia falciforme, a trombose é considerada a causa. Na doença de Gaucher, os espaços medulares são preenchidos pelas células de Gaucher, causando a compressão e oclusão dos vasos. Em outras condições, o mecanismo do comprometimento vascular não foi esclarecido.

Características Radiográficas. Do ponto de vista patológico, a necrose avascular consiste em dois estágios principais: (1) oclusão vascular com morte celular; e (2) revascularização subseqüente e reparo do osso envolvido. Os achados radiográficos refletem as alterações patológicas. O primeiro sinal da necrose avascular da cabeça do fêmur é o aparecimento de uma linha radiotransparente bem fina imediatamente abaixo do córtex articular, o que é designado "sinal do crescente" (veja as Figs. 7.20 e 7.25). No fêmur, ela é, com freqüência, visibilizada melhor na projeção do quadril em rã, podendo ser vista nesta projeção, em casos em que não se evidencia na incidência ântero-

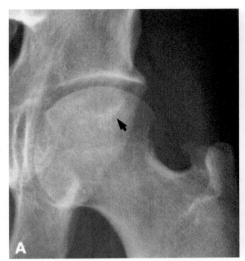 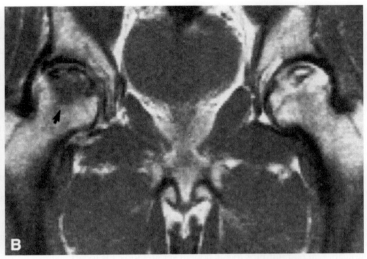

FIG. 7.22 Necrose avascular da cabeça femoral no traço falciforme. **A:** Incidência magnificada que não demonstra evidências de anormalidade, exceto por aparente faixa de esclerose (*seta*). **B:** Imagem por ressonância magnética ponderada em T1, que revela necrose avascular bilateral à direita, mostrando uma área em forma de cunha com hipossinal (*seta*). À esquerda, há uma lesão na cabeça femoral limitada por uma zona de hipossinal que corresponde ao local de esclerose em **A**.

posterior. Depois disso, há geralmente colabamento e perda de volume, com impactação do osso que leva a um aumento da radiodensidade (Figs. 7.19 e 7.20). A combinação de reparação e impactação causa esclerose óssea. Essas áreas podem entremear-se a áreas menores de radiotransparência. Mais raramente, pode haver um aumento difuso e homogêneo da densidade, que constitui um depósito de tecido ósseo reparativo, o que é visto sem o sinal do crescente ou colabamento, sendo designado como "cobertura de neve", observado mais comumente na cabeça do úmero (Fig. 7.21). Os achados radiográficos são semelhantes, independentemente da causa.

A cintilografia óssea é mais sensível que as radiografias nas alterações da necrose isquêmica, tendo um papel importante na avaliação da necrose isquêmica ou avascular. O metildifosfonato de tecnécio-99m (MDP-Tc^{99m}) é o agente de escolha. Nos estágios iniciais de um infarto, a área envolvida é desprovida de radioatividade (veja a Fig. 7.27). Posteriormente, essa área de menor atividade pode ser margeada por uma zona de maior atividade em consequência do processo reparativo.

A RM é considerada o método de escolha na avaliação da necrose avascular (Fig. 7.22).[2,9] Um infarto da extremidade óssea causa alterações na medula óssea amarela, reduzindo o sinal T1 normal da medula. Por essa razão, nas imagens ponderadas em T1, o hipersinal normal do tecido adiposo da medula óssea diminui sensivelmente e torna-se cinza a preto na imagem. A área de hipossinal tende a estender-se até a metáfise. A borda do infarto é, com freqüência, bem-delimitada por uma margem de hipossinal, o "sinal do anel", que constitui a margem da revascularização e neoformação óssea na periferia do infarto (Fig. 7.22B; veja, também, a Fig. 7.24B).

Traumatismos

Após lesões agudas, pode haver uma ruptura suficiente do suprimento sanguíneo, para ocasionar a necrose avascular de um ou mais dos fragmentos, o que ocorre mais comumente na cabeça do fêmur após uma fratura do colo do fêmur ou uma luxação ou fratura-luxação do quadril. Tais lesões podem causar uma desorganização do suprimento sanguíneo da cabeça femoral. Reciprocamente, as fraturas intertrocantéricas do fêmur raramente se associam à necrose avascular, porque o suprimento sanguíneo da cabeça femoral permanece intacto. Outros locais comuns de necrose isquêmica após traumatismos são o pólo proximal do escafóide, o corpo do tálus em conseqüência de uma fratura do colo do tálus (Fig. 7.23) ou da cabeça do segundo ou terceiro metatarso (osteocondrite de Freiberg) (veja a Fig. 7.31), bem como todo o semilunar (doença de Keinböck) após lesões do carpo.

Durante o estágio inicial, o osso desvitalizado geralmente parece mais denso que o osso viável adjacente, podendo ser separado deste por uma fina zona transparente. Sendo avascularizado e não tendo qualquer suprimento sanguíneo, o osso morto não pode alterar sua densidade e mantém, por isso, a aparência de osso normal, enquanto o osso normal vascularizado circunvizinho apresenta osteoporose e torna-se, assim, mais radiotransparente. Posteriormente, o fragmento desvascularizado é comprimido, com perda de volume e achatamento da superfície articular. A zona transparente que separa o osso desvascularizado do vascularizado torna-se mais nítida, e uma densa reação esclerótica evidencia-se no osso viável adjacente ao fragmento morto (veja as Figs. 7.19 e 7.20). O

FIG. 7.23 Necrose isquêmica do corpo do tálus quatro semanas após a redução aberta de uma fratura do colo do tálus. O corpo do tálus é homogeneamente denso, indicativo de isquemia.

processo de cura é lento, sendo a revascularização seguida pela retirada do osso morto e pelo depósito de osso novo, bem como uma restauração, no mínimo, parcial do osso afetado. Quanto maior o fragmento, menor a probabilidade de que esta seja completa, mas pequenos fragmentos podem ser integralmente restaurados.

Esteróides Exógenos

As complicações musculoesqueléticas potenciais da terapia corticosteróide são a osteoporose, osteonecrose, destruição articular do tipo neuropático, osteomielite, artrite séptica e ruptura de tendões.

A ocorrência de uma osteoporose generalizada é bem-reconhecida e manifesta-se pelo colabamento de um ou múltiplos corpos vertebrais e fraturas das costelas. Há, com freqüência, uma condensação peculiar do osso ou a esclerose dos planaltos vertebrais afetados.

A osteonecrose pode sobrevir após a administração oral, parenteral, tópica ou intra-articular de esteróides. O início dos sinais e sintomas geralmente se dá dois a três anos após a administração da droga, mas, ocasionalmente, os sintomas podem ocorrer logo, até seis meses após a administração. Um ou múltiplos locais podem ser afetados. Os locais mais comuns são a cabeça do fêmur, a cabeça do úmero, os côndilos femorais distais e a tíbia proximal — por ordem decrescente de freqüência. Trinta por cento a 50% dos pacientes que apresentam a osteonecrose da cabeça do fêmur induzida por esteróides vêm a apresentar, subseqüentemente, alterações do lado contralateral. A patogênese não foi estabelecida. As manifestações radiográficas são as mesmas que as produzidas por outras causas e consistem numa osteoesclerose em placas, o sinal do crescente, colabamento ósseo e fragmentação. A osteonecrose induzida por esteróides é particularmente comum em associação ao lúpus eritematoso sistêmico e a transplantes renais, sendo mais rara com a administração de esteróides para outras condições.

A destruição articular do tipo neuropático tende mais a ocorrer após a injeção intra-articular da droga, mas não se tem certeza quanto à patogênese do processo. O quadril e o joelho são os locais mais freqüentemente envolvidos, e o início e a progressão da doença costumam ser rápidos. Os achados radiográficos consistem em fragmentação, esclerose, redução do espaço articular e uma irregularidade das margens justapostas da articulação.

Uma infecção articular pode complicar todos os tipos de administração de esteróides. Uma ou múltiplas articulações podem ser afetadas.

Também são encontradas rupturas dos tendões patelar e do quadríceps, especialmente em associação ao lúpus eritematoso sistêmico.

Alcoolismo e Pancreatite

A patogênese da necrose isquêmica que ocorre em associação ao alcoolismo e à pancreatite crônica não foi estabelecida, embora várias teorias tenham sido propostas, como a embolia gordurosa. É, porém, bem conhecida a elevada incidência de traumatismos em alcoólatras crônicos, freqüentemente sem recordação deles. Muitos pacientes portadores de pancreatite crônica também são alcoólatras crônicos, e a relação pode ser significativa. Na pancreatite aguda, têm sido relatadas múltiplas lesões ósseas líticas, as quais progridem rapidamente (num período de aproximadamente 10 dias), destruindo o osso cortical e esponjoso com pouca ou nenhuma reação periosteal, o que é causado, supostamente, por necrose gordurosa metastática.

Doença do Mergulhador

A *doença do mergulhador* afeta as pessoas que trabalham sob maior pressão atmosférica, sendo causada por uma descompressão muito rá-

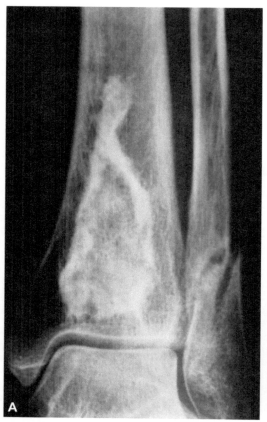 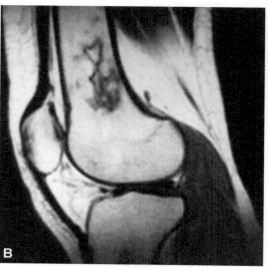

FIG. 7.24 Infartos ósseos na diáfise. **A:** Infarto ósseo. O infarto residual permanece como uma área triangular de esclerose limitada por uma borda esclerótica. Esse foi um achado incidental numa radiografia feita para avaliar a fratura do maléolo lateral. **B:** Imagem por ressonância magnética ponderada em T1 num segundo caso. A lesão na região metafisária distal do fêmur tem margem de hipossinal característica. Note a lesão menor semelhante na tíbia proximal. Esses foram achados acidentais num estudo para avaliar as estruturas internas do joelho.

pida. Mais familiarmente conhecida como "as *flexões*", é conseqüente à liberação de bolhas de nitrogênio pelo sangue, depois de o corpo ter absorvido um excesso de gás, quando sob compressão. Em aviadores, uma subida rápida a altitudes elevadas pode causar embolias gasosas semelhantes àquelas encontradas na *doença do mergulhador*. Nesse caso, a condição é causada por uma redução rápida na pressão atmosférica. As alterações ósseas e articulares que podem vir a ocorrer são conseqüentes a um infarto. Uma necrose isquêmica ocorre, quando o infarto envolve as extremidades articulares do osso. As articulações mais freqüentemente afetadas são aquelas das extremidades inferiores e do ombro. A aparência radiográfica dessas alterações é semelhante às vistas em outras causas. Também ocorrem infartos ósseos em tal condição; a combinação de necrose avascular das extremidades articulares dos ossos e infartos ósseos na diáfise deve, por isso, sugerir a possibilidade de *doença do mergulhador*. Alterações análogas podem-se verificar na anemia falciforme. A necrose isquêmica do osso acaba por levar a uma artrite degenerativa na articulação.

Outras Áreas

Tem sido relatada a necrose isquêmica espontânea do côndilo femoral medial,[2,15] que ocorre em idosos e não se associa a traumatismos anteriores. A dor precede as evidências radiográficas da doença, muitas vezes por meses. Nota-se finalmente, na radiografia, achatamento e irregularidade do côndilo femoral medial, seguidos de uma ruptura semilunar na margem condilar, circundada por uma esclerose irregular. O seqüestro ósseo formado geralmente não se desprende, e as lesões tendem a ser maiores que aquelas observadas na osteocondrite dissecante. A RM é mais sensível e pode demonstrar achados conclusivos de necrose isquêmica em casos em que os achados radiográficos são questionáveis. Às imagens ponderadas em T1, é encontrada uma área cuneiforme de hipossinal com base na superfície articular. A área permanece com hipossinal a sinal intermediário nas imagens ponderadas em T2, mas pode ser circundada por uma coroa de hipersinal na referida seqüência. Também foi descrita a necrose isquêmica do platô tibial medial.[15]

Doença de Kümmell

A doença de Kümmell é considerada uma necrose avascular de um corpo vertebral que se desenvolve após uma lesão, sem nenhuma evidência radiográfica de fratura imediatamente após a lesão. Todavia, a lesão pode ser uma fratura não-reconhecida, com a compressão do corpo vertebral que ocorre posteriormente devido à sustentação contínua de peso. Ela raramente se manifesta, e alguns autores expressam dúvida quanto à sua existência. O colabamento progressivo de vértebras obviamente fraturadas ocorre com alguma freqüência e leva a uma cifose progressiva no local da fratura. Tais alterações produzem-se, provavelmente, em conseqüência da combinação de necrose avascular e sustentação contínua de peso.

INFARTOS ÓSSEOS DIAFISÁRIOS

Podem ocorrer infartos na diáfise óssea, geralmente na região metadiafisária, tendo uma aparência radiográfica típica. Em algumas doenças, como a anemia falciforme e a *doença do mergulhador*, podem ocorrer infartos em ambas as áreas. Também na anemia falciforme, pode haver o infarto de um ou mais dos ossos tubulares curtos (isto é, a síndrome mão-pé). Em outras ocasiões, é visto apenas um infarto da diáfise. Não raro, o infarto ósseo é inteiramente assintomático, e as alterações radiográficas são encontradas por acaso num exame por uma outra razão. A causa do referido infarto não foi determinada.

Durante o estágio agudo de um infarto diafisário, não há achados radiográficos, e o osso infartado não apresenta alterações da densidade. A densidade do infarto apenas se altera após a revascularização. A margem da área de infarto calcifica-se gradual e irregularmente. Há geralmente uma fina borda de esclerose que margeia a lesão (Fig. 7.24A), a qual permanece pelo resto da vida do indivíduo. Essa mesma borda é vista à RM (Fig. 7.24B).

A principal consideração no diagnóstico diferencial é o encondroma. A calcificação num encondroma é tipicamente condróide, nodular ou malhada, localizada mais centralmente, e que não apresenta a borda de calcificação típica de um infarto (veja a Fig. 4.7B no Cap. 4). A calcificação incompleta da margem de um infarto dificulta, por vezes, tal distinção, embora isso raramente seja importante. Em pacientes assintomáticos, não é necessário um diagnóstico absoluto, porque nem uma nem outra requerem tratamento.

Em contraste, o infarto diafisário dos ossos longos e tubulares curtos na anemia falciforme geralmente é sintomático e tem uma aparência radiográfica diferente, assemelhando-se àquela da osteomielite, com destruição cortical e região periosteal. Em alguns casos, ocorrem, simultaneamente, tanto infarto como infecção. A distinção costuma ser feita

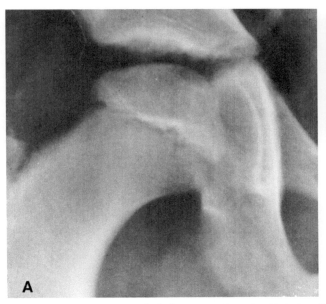
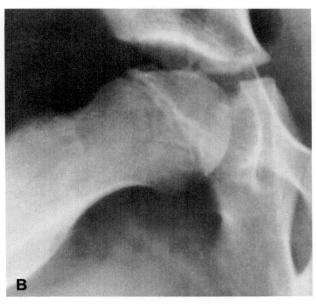

FIG. 7.25 Doença de Perthes. **A:** Na projeção ântero-posterior, a densidade da epífise da cabeça femoral é normal, embora a cabeça possa-se encontrar ligeiramente achatada. **B:** Na projeção de rã, nota-se uma fina zona radiotransparente abaixo do osso subcondral superiormente, o sinal do crescente. Constitui uma fratura subcondral através do osso avascular. Esse é o sinal radiográfico mais precoce da doença de Perthes.

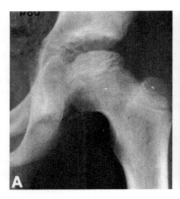 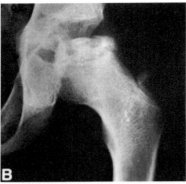 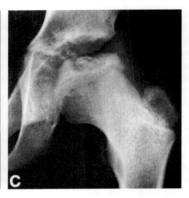

FIG. 7.26 Doença de Perthes. **A:** Radiografia inicial que mostra um pequeno aumento uniforme na densidade da cabeça femoral e várias tênues fissuras radiotransparentes no interior. O espaço articular encontrava-se alargado em comparação com o contratual normal. **B:** Exame 10 meses depois que mostra maior achatamento, esclerose e duas áreas radiotransparentes na cabeça femoral. **C:** Cinco meses depois, o fragmento central parece situar-se dentro de uma cavidade e apresenta-se fragmentado. A densidade voltou ao normal, mas persiste o achatamento.

com base na clínica, mas, em casos graves, o infarto pode assemelhar-se muito à osteomielite, clínica e radiograficamente. A combinação de MDP-Tc^{99m} e cintilografia com gálio pode ajudar no diagnóstico diferencial. Nos infartos, a atividade do Tc^{99m} deve ser maior que a do gálio, ocorrendo o contrário nas infecções.

Osteossarcomas e histiocitomas fibrosos malignos têm sido relatados como ocorrendo em associação a infartos ósseos, o que é raro.

OSTEOCONDROSE E NECROSE ISQUÊMICA

A osteocondrose e a necrose isquêmica constituem dois grupos distintos de lesões, envolvendo ambos um centro de ossificação epifisária num dos pequenos ossos da mão ou do pé de uma criança ou um adolescente. No entanto, os termos não são intercambiáveis. Na necrose isquêmica, a oclusão dos vasos sanguíneos leva à morte do osso. Na osteocondrose, ainda não se tem certeza quanto à patogênese, e alguns casos podem não constituir nada mais que variações normais da ossificação. Em alguns casos, suspeita-se que um traumatismo tenha um papel causal, quer uma lesão por avulsão, quer um estresse repetitivo crônico. Numa ou noutra ocasião, praticamente todos os centros de ossificação epifisários do corpo já foram descritos como sendo local de osteocondrose ou necrose isquêmica, e tiveram um epônimo ligado a eles. Alguns desses epônimos mostraram-se difíceis de ser eliminados.

Epífise da Cabeça do Fêmur (Doença de Perthes)

A necrose isquêmica da epífise da cabeça do fêmur é conhecida, mais comumente, como doença de Perthes ou doença de Legg-Calvé-Perthes. Outras designações, dadas à referida doença, são *osteocondrite deformante* e *coxa plana*. A causa da doença de Perthes é motivo de controvérsia. Alguns autores classificaram-na como um tipo idiopático de necrose isquêmica, embora, muitas vezes, não se consiga demonstrar a oclusão das grandes artérias. Traumatismos ou microtraumatismos repetidos, com lesão dos vasos que suprem a epífise, têm sido, com freqüência, sugeridos como causa.

A doença de Perthes é uma condição benigna com uma evolução autolimitada, e, eventualmente, ocorre cura. A patologia é de degeneração e necrose, seguidas, por fim, da substituição do osso necrosado, ao ocorrer a revascularização. Essa é uma doença da infância, com a maior incidência aproximadamente aos cinco anos de idade. É mais comum em meninos que em meninas, sendo bilateral em cerca de 10% dos casos. As queixas iniciais mais comuns são o *coxear* e as dores, por vezes referidas no joelho.

Características Radiográficas. Os achados radiográficos iniciais da doença de Perthes ocorrem principalmente nos tecidos moles periarticulares. A cápsula articular é distendida por líquido, e o espaço articular pode-se encontrar ligeiramente alargado, com um pequeno deslocamento lateral da cabeça do fêmur. O derrame articular e o deslocamento são causados pela hiperemia da sinóvia e dos tecidos subsinoviais. Tais alterações são, muitas vezes, sutis, e torna-se necessária a comparação com o lado contralateral para a sua detecção. Alterações semelhantes são, também, observadas na condição denominada sinovite transitória do quadril. Somente cerca de 6% dos pacientes com tal condição evoluem para a doença de Perthes. Como há uma relação entre as duas doenças, os pacientes com a sinovite transitória do quadril devem ser cuidadosamente monitorados.

A primeira alteração na cabeça do fêmur é uma fina zona radiotransparente linear, em forma de arco, que se evidencia no osso subcondral imediatamente abaixo da superfície articular, ao longo da região ântero-superior do centro de ossificação epifisária. Essa transparência é o sinal do crescente, sendo observada melhor na projeção de rã (Fig. 7.25), o que é seguido de um ligeiro achatamento e irregularidade da superfície articular superior do centro de ossificação. Durante os estágios iniciais da doença de Perthes, todo o centro de ossificação pode evidenciar um aumento pequeno e uniforme da densidade (Fig. 7.26A), mais aparente que real, causado pela osteoporose de desuso no osso viável imediatamente adjacente ao acetábulo e colo do fêmur. Tendo perdido seu suprimento sanguíneo, a cabeça do fêmur mantém a densidade do osso normal, até ser revascularizada.

O próximo estágio bem-definido é constituído pelo esmagamento e fragmentação da epífise (Fig. 7.26B, C). A extensão do envolvimento varia; em alguns casos, todo o centro é afetado, enquanto, em outros, as alterações limitam-se a uma área de osso subcondral ao longo da região superior da cabeça. O osso necrótico pode ser removido, depois de haver a revascularização. Em alguns pacientes, isso ocorre antes mesmo que tenha havido neoformação óssea, e grandes áreas da epífise são absorvidas. Em outros, a reossificação se dá antes de o osso necrótico ter sido removido, sendo o osso novo depositado sobre o arcabouço formado pelas trabéculas mortas. Essa é a principal causa da maior densidade da cabeça ou seus fragmentos no referido estágio da doença. A compressão do osso faz as trabéculas ficarem impactadas e pode aumentar ainda mais a densidade. Nesse estágio, o processo de revascularização já se encontra bem avançado, e a reossificação vem ocorrendo. As trabéculas mortas são, finalmente, removidas, e o centro volta a ter uma densidade normal. Em alguns casos, porém, as trabéculas antigas nunca são removidas, e a maior opacidade da cabeça persiste, após ter havido a cura. A reossificação inicia-se adjacente à placa epifisária, e o osso subcondral junto à superfície articular é o último a se ossificar. A cura é um processo lento, o qual pode demorar alguns anos ou mais.

Durante o estágio ativo da doença, há, com freqüência, um ligeiro alargamento da linha epifisária. (A cartilagem epifisária recebe suprimento sanguíneo dos mesmos vasos que nutrem a cabeça.) A superfície da metáfise torna-se irregular, por vezes com pequenas áreas císticas, e o colo do fêmur fica alargado e mais curto (Fig. 7.25B). O acetábulo não é envolvido na doença de Perthes.

Cintilografia Óssea. A cintilografia óssea com tecnécio é usada para demonstrar a isquemia epifisária (Fig. 7.27). Imagens de alta resolução com um colimador convergente ou *pinhole* são essenciais para magnificar as estruturas do quadril, objetivando a avaliação detalhada da distribuição do radioisótopo. A sensibilidade diagnóstica aproxima-se dos 100%. A cintilografia óssea é muito mais sensível que a radiografia tanto nos estágios de necrose inicial como reparativa da doença.

O achado inicial é uma área deficiente em fótons que envolve parte ou toda a epífise (veja a Fig. 7.27). O processo reparativo é visto como uma zona reativa de hiperconcentração ou atividade aumentada que circunda a área necrótica. Eventualmente, com a revascularização, é demonstrada radioatividade na área de deficiência prévia de fótons. Nos estágios iniciais, a deficiência de fótons pode ser demonstrada, apesar de a radiografia ser normal (veja a Fig. 7.27). Igualmente, sinais cintilográficos de reparação, observados como atividade em áreas anteriormente deficientes, são demonstrados mesmo antes da obtenção de quaisquer evidências radiográficas do referido processo.

A principal complicação tardia da necrose isquêmica é a doença degenerativa prematura da articulação do quadril, diretamente proporcional ao grau de deformidade residual da cabeça femoral. Outra complicação tardia é um aumento na incidência de osteocondrite dissecante da cabeça do femoral. O desconforto num quadril afetado pela doença de Perthes deve sugerir tal possibilidade. Num estudo, o intervalo médio entre o diagnóstico de necrose isquêmica e o aparecimento da osteocondrite foi verificado como sendo de oito anos e oito meses. O local é geralmente na região súpero-lateral da cabeça do femoral. É incomum a separação do fragmento ósseo do seu leito.

Imagens por Ressonância Magnética. As anormalidades da epífise, fise e metáfise na doença de Legg-Calvé-Perthes são facilmente vistas na RM. Na epífise da cabeça femoral, são encontradas comumente uma perda uniforme do sinal nas imagens ponderadas em T1, áreas de hipersinal nas imagens ponderadas em T2 e ausência de impregnação pelo gadolínio. Podem-se identificar a extensão metafisária da cartilagem da fise e pontes ósseas que atravessam a fise, ambas são comumente associadas à subseqüente regressão.[10,11]

Outras Osteocondroses

Alguns dos locais mais comuns de ocorrência da osteocondrose são descritos nos parágrafos subseqüentes. Conforme observado anteriormente, alguns casos são atualmente reconhecidos como sendo fraturas por avulsão ou fraturas por fadiga crônica, e não uma necrose isquêmica primária. Outros podem constituir simplesmente um desenvolvimento normal.

Navicular do Tarso (Doença de Köhler)

Em raras ocasiões, o navicular do tarso pode ser envolvido por um processo semelhante à doença de Perthes (Fig. 7.28), o que ocorre durante a infância, e os achados radiográficos consistem em achatamento, aumento da densidade e uma tendência à fragmentação do osso. Em alguns pacientes, a lesão é assintomática.

Tuberosidade Tibial (Doença de Osgood-Schlatter)

A tuberosidade tibial desenvolve-se como uma extensão em forma de língua da região anterior da epífise tibial proximal. Embora a maior

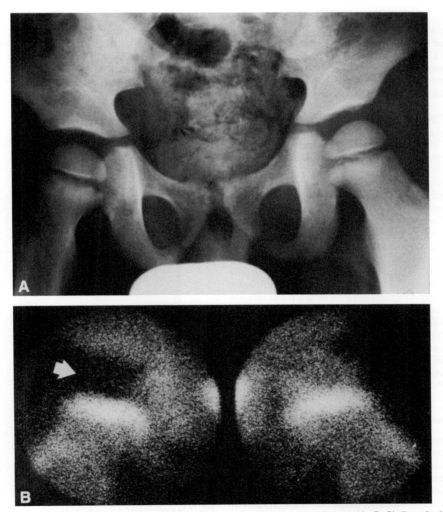

FIG. 7.27 Doença de Perthes num menino de seis anos com dores no quadril direito. **A:** Radiografia normal dos quadris. **B:** Cintilografia óssea que revela hipercaptação na epífise femoral direita (*seta*), consistente com a doença de Perthes. (Cortesia de James J. Conway, M.D., Chicago, Illinois, EUA.)

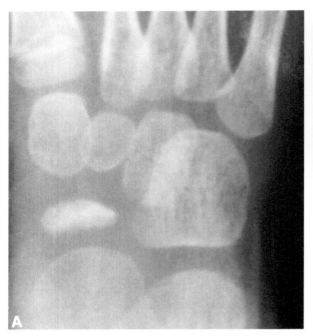 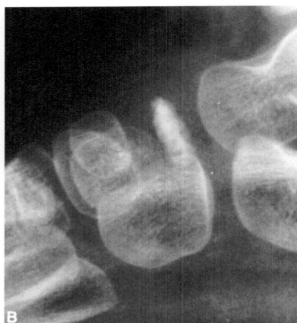

FIG. 7.28 Osteocondrose do navicular nas incidências frontal (**A**) e lateral (**B**). Note o osso denso, achatado e ligeiramente irregular, característico da lesão conhecida como doença de Köhler.

parte dessa epífise comece a ossificar-se ao nascimento ou pouco antes, a tuberosidade permanece cartilaginosa até uma etapa avançada da infância. Quando começa a se ossificar, ocorre freqüentemente a partir de um ou mais centros, os quais se fundem à parte principal da epífise num período relativamente curto, e, posteriormente, toda a epífise funde-se à diáfise. A tuberosidade serve para a fixação do tendão patelar e é muito sujeita a lesões.

A doença de Osgood-Schlatter é mais freqüentemente vista em meninos que em meninas, sendo mais comum durante a adolescência (isto é, 13 aos 15 anos). Muitos investigadores acham que tal lesão constitui uma fratura de estresse ou fadiga da tuberosidade, e não uma necrose isquêmica.

Os achados radiográficos são irregularidade, fragmentação e um aumento na densidade da tuberosidade tibial (Fig. 7.29). A parte inferior é, muitas vezes, ligeiramente elevada em relação à sua posição normal. Pode ser visto edema localizado dos tecidos moles sobre a tuberosidade; de fato, o diagnóstico é suspeito na ausência deste sinal.

O diagnóstico radiográfico da osteocondrose da tuberosidade tibial deve ser feito com cautela, devendo os achados ser correlacionados aos sinais e sintomas clínicos, porque há uma variação considerável na aparência da tuberosidade normal durante o processo de ossificação. Ela pode ossificar-se a partir de vários centros, e sua parte inferior pode-se mostrar elevada. A aparência pode assemelhar-se muito àquela vista na osteocondrose. A presença do edema de tecidos moles sobre a tuberosidade mais os sintomas de dor e áreas sensíveis devem estar presentes, para ser feito o diagnóstico da doença de Osgood-Schlatter. Como uma seqüela da cura, algumas das partes fragmentadas podem não se unir e permanecer como pequenos ossículos separados, redondos ou ovais.

Epífises Anulares Vertebrais (Doença de Scheuermann)

Aos 13 a 15 anos de idade, aparecem delgados centros de ossificação anulares ao longo das margens superior e inferior dos corpos vertebrais, os quais podem ser acometidos por uma osteocondrose que se manifesta clinicamente por dores, especialmente na coluna torácica média. As placas epifisárias perdem, então, seu contorno, tornando-se irregulares e escleróticas, e, freqüentemente, fragmentando-se. As vértebras envolvidas tendem à redução da sua altura e a adquirir a forma de cunha, porque a redução é mais acentuada anteriormente, o que leva, por sua vez, a uma cifose dorsal (Fig. 7.30). Embora o envolvimento de vários corpos vertebrais seja a regra, ocasionalmente a doença pode limitar-se a apenas um ou dois corpos. Depois da cura da doença, podem persistir irregularidade das superfícies discais, acunhamento anterior e cifose por toda a vida. A

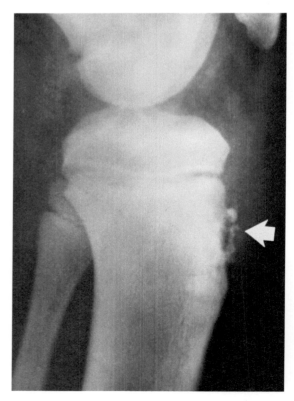

FIG. 7.29 Doença de Osgood-Schlatter da tuberosidade tibial. A apófise apresenta-se fragmentada (*seta*), e encontra-se presente edema das partes moles adjacente.

deficiência das porções anteriores dos platôs vertebrais podem causar um defeito tipo incisura ao longo dos ângulos anteriores dos corpos vertebrais, visto em perfil.

Também são comuns nódulos de Schmorl, os quais consistem em pequenos defeitos côncavos dos platôs vertebrais de uma ou mais vértebras, vistos melhor em perfil, e que são causados por um defeito na ossificação do platô vertebral, que possibilita a herniação ou protrusão do núcleo pulposo do disco para o corpo vertebral. A protrusão é circundada por um fino bordo de esclerose. Os nódulos de Schmorl constituem variantes da normalidade, quando ocorrem isoladamente ou se espalham por diversas vértebras. Na doença de Scheuermann, porém, múltiplos nódulos ocorrem na área afetada pelo processo patológico.

Cabeça do Metatarso (Osteocondrite de Freiberg)

A doença de Freiberg é encontrada na cabeça do segundo metatarso, mais raramente no terceiro ou no primeiro metatarsos. Embora considerada, originalmente, como uma forma de necrose asséptica, é atualmente tida, geralmente, como constituindo uma infração ou um tipo de fratura de estresse que envolve a cabeça do metatarso. É encontrada durante a adolescência. A extremidade articular do osso torna-se achatada, por vezes côncava, e irregular. Com a cura, o colo do metatarso torna-se mais espesso e esclerosado (Fig. 7.31). Diminutos fragmentos ósseos podem-se separar da superfície articular e permanecer como pequenos ossículos após a cura completa. A doença degenerativa articular é, com freqüência, uma complicação tardia.

Apófise do Os Calcis (Doença de Sever)

A apófise do *os calcis* é uma placa epifisária que se desenvolve ao longo da borda posterior do osso, sendo relatada como o local de uma osteocondrose, em que a apófise se torna densa e esclerosada, e se fragmenta. Tal apófise normalmente varia muito quanto à densidade. Em muitas crianças normais, tem uma aparência branco-giz uniforme, podendo ossificar-se a partir de vários centros. O diagnóstico de osteocondrose que envolve o *os calcis* deve ser feito com cautela, raramente se justificando com base unicamente em dados radiográficos.

Além desses, muitos outros centros epifisários têm sido relatados como locais de osteocondrose. Devido à possibilidade de desenvolvimento irregular e normal dos centros epifisários, nunca é demais ressaltar a necessidade de cautela, quando o diagnóstico de osteocondrose for considerado do ponto de vista clínico ou radiográfico. Deve-se consultar um atlas de variações de normalidade.

Osteocondrite Dissecante

Essa lesão é uma forma de necrose isquêmica, mas que envolve apenas uma pequena parte do osso, geralmente a superfície articular do côndilo medial do fêmur. Ocorre em adultos jovens após o fechamento das epífises, principalmente em homens, e caracteriza-se pela separação gradual da superfície condilar de um fragmento ósseo em forma de um botão (Fig. 7.32A, B). É bilateral em cerca de 20% dos casos. Não foi esclarecido por que a doença envolve esse local específico. O fragmento pode-se separar totalmente do leito e tornar-se um corpo livre dentro da articulação, deixando um defeito na superfície articular do fêmur. Quando não se separa inteiramente, o fragmento ósseo pode permanecer na cavidade ou ser absorvido ou acabar desenvolvendo um novo suprimento sanguíneo, tornando-se

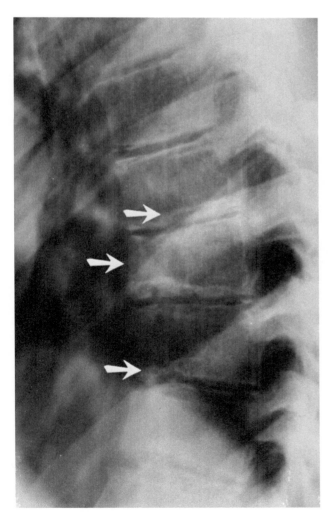

FIG. 7.30 Doença de Scheuermann da coluna torácica. Uma das vértebras (*seta central*) é acunhada, e seu platô vertebral é irregular em conseqüência da fragmentação da apófise anular. Há um envolvimento menos intenso em vários dos outros corpos vertebrais, com nódulos de Schmorl (*setas*). O acunhamento anterior de várias vértebras torácicas médias acarreta uma deformidade cifótica.

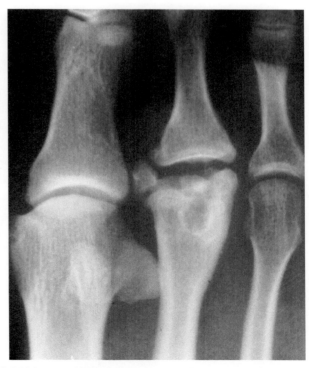

FIG. 7.31 Osteocondrite de Freiberg da cabeça do segundo metatarso. A extremidade distal do metatarso é irregular, a superfície articular apresenta-se côncava, e a cabeça e o colo mostram-se espessados. O espaço articular parece ligeiramente aumentado, e a base da falange proximal correspondente encontra-se normal.

revitalizado. O tratamento da osteocondrite dissecante é determinado, em parte, pela estabilidade do fragmento ósseo no defeito, o que é avaliado melhor pela RM.[6]

A osteocondrite dissecante deve ser diferenciada de uma ossificação irregular normal, em forma de flocos dos côndilos femorais, o que é observado, tipicamente, entre os 10 e os 13 anos de idade, e situa-se na superfície posterior dos côndilos, enquanto a osteocondrite dissecante ocorre anteriormente e margeia a incisura condilar.

Menos freqüentemente, a osteocondrite dissecante é encontrada em algumas outras áreas, especialmente na cabeça do fêmur, a margem medial ou lateral do dômus do tálus (veja a Fig. 7.32C), o capítulo do cotovelo, a cabeça do rádio e a patela. Os achados radiográficos são semelhantes àqueles encontrados nos côndilos femorais: um defeito raso, margeado por esclerose, geralmente com um fragmento de osso articular em forma de flocos ou de botão adjacente. Por vezes, o fragmento articular desloca-se ou é inteiramente absorvido, deixando apenas o defeito.

Epifisiólise (Deslizamento da Epífise da Cabeça do Fêmur)

Essa lesão foi classificada por alguns autores como uma necrose isquêmica que afeta a placa epifisária da extremidade proximal do fêmur, embora a cabeça do fêmur não se torne avascular. Muitos autores acham, porém, que a lesão é provavelmente causada por traumatismos, seja uma lesão aguda, seja um estresse repetitivo crônico. A lesão evidencia-se durante a adolescência (10 aos 15 anos de idade), sendo mais comum em meninos com excesso de peso do tipo Fröhlich. (Há uma incidência maior de epifisiólise na osteodistrofia renal no quadril e em outros locais; veja o Cap. 6.)

A lesão é um deslizamento gradual da cabeça do fêmur sobre o colo ou, mais corretamente, do colo sobre a cabeça. Esta última permanece no acetábulo. Há deslocamento superior, rotação externa e adução do colo em relação à cabeça, a qual se desloca posterior, inferior e medialmente. O deslocamento inicial é visto melhor na incidência em rã (Fig. 7.33) e pode não ser imediatamente evidente na incidência ântero-posterior. Na incidência em AP, uma linha traçada ao longo da superfície superior do colo do fêmur deve passar pela margem lateral da epífise femoral. Quando a epífise é deslocada, a linha passa tangencialmente ou não atravessa nenhuma parte da epífise. O deslocamento é acompanhado pelo alargamento da fise ou da linha epifisária, bem como irregularidade da superfície da metáfise. O tratamento requer a colocação de pinos no quadril, com múltiplos pinos fixos uns aos outros.

Ambos os quadris são afetados em 20% a 40% dos casos, de modo que é essencial observar atentamente o quadril oposto. Procede-se, ocasionalmente, à colocação profilática de pinos no lado oposto.

Quando a epífise se funde, a progressão da lesão cessa, mas qualquer deformidade que tenha ocorrido se torna permanente. O colo do fêmur é remodelado até certo ponto e apresenta uma superfície superior convexa em vez da concavidade normal; a aparência característica é vista em

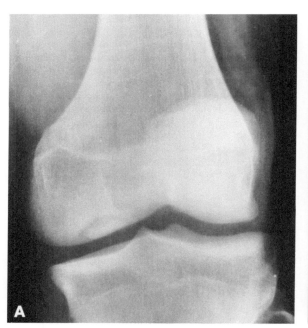
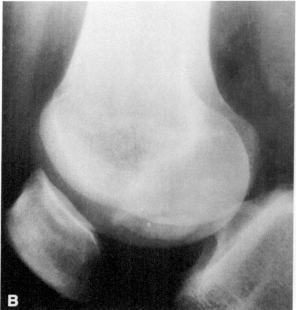
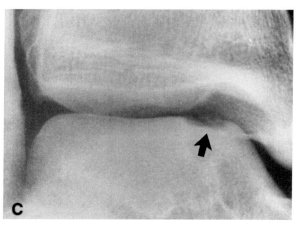

FIG. 7.32 A e B: Osteocondrite dissecante do côndilo femoral medial. Em **A**, o fragmento ósseo denso, semelhante a um botão, é circundado por uma área de radiotransparência. Na incidência lateral (**B**), o fragmento é bem-delimitado ao longo da superfície do côndilo femoral medial. **C:** Osteocondrite dissecante do tálus. Note o defeito da superfície cortical da porção medial do dômus do tálus (seta). Há alguns finos fragmentos de radiodensidade no interior.

CONDIÇÕES DIVERSAS 219

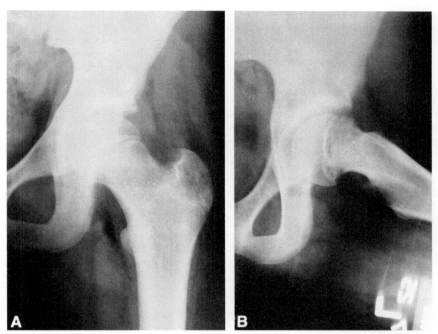

FIG. 7.33 Epifisiólise. **A:** Na projeção ântero-posterior, não é observada qualquer anormalidade definida. **B:** Uma projeção oblíqua em rã revela um deslocamento medial da epífise e irregularidade da metáfise características, achados não-evidentes na projeção frontal. As projeções oblíquas em rã são necessárias para afastar esse diagnóstico.

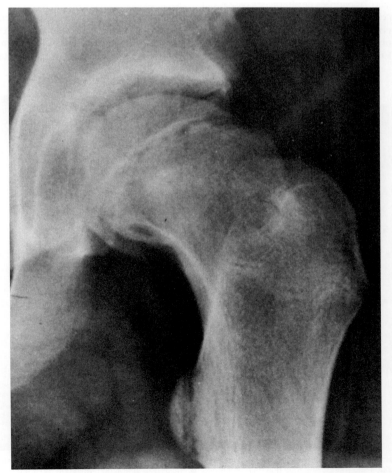

FIG. 7.34 Epifisiólise. O deslocamento póstero-medial da epífise da cabeça femoral e a irregularidade da metáfise são evidentes neste caso.

incidências ântero-posteriores (Fig. 7.34). Tal como ocorre na doença de Perthes, a ocorrência precoce de doença degenerativa articular no quadril é uma complicação freqüente.

ANEMIAS

As alterações ósseas das anemias hemolíticas congênitas são causadas pela hiperplasia eritróide da medula óssea, que preenche e expande o osso esponjoso e desorganiza a arquitetura trabecular. Os três tipos de anemias mais conhecidas são a talassemia, anemia falciforme e esferocitose hereditária (anemia hemolítica familiar). Além disso, variantes dessas três formas e outras anemias hemolíticas raras podem causar alterações semelhantes, ainda que muito mais leves. Igualmente, alterações do crânio semelhantes àquelas causadas pelas anemias congênitas foram encontradas na anemia ferropriva crônica, cardiopatias congênitas cianóticas e policitemia vera na infância.

Talassemia (Anemia de Cooley)

Também designada como anemia de Cooley ou anemia mediterrânea, a talassemia ocorre predominantemente em gregos e italianos, e, ocasionalmente, em pessoas de outra nacionalidade. A anemia de Cooley é a forma homozigótica da talassemia, herdada de ambos os pais. A forma heterozigótica, talassemia *minor,* é transmitida hereditariamente por um dos pais. As pessoas portadoras da forma heterozigótica apresentam, geralmente, apenas uma anemia leve e estigmas ósseos. Em adultos, pode haver osteoporose vertebral e leve alargamento diplóico no crânio.

As alterações radiográficas são observadas nos ossos que contêm medula vermelha, e, por essa razão, os padrões de alterações ósseas em crianças e adultos diferem. Em crianças pequenas, a medula vermelha é presente em todos os ossos, como os pequenos ossos das mãos; em adultos, a medula vermelha é substituída por medula amarela na maior parte do esqueleto apendicular. Em adultos, a medula vermelha limita-se ao esqueleto axial — coluna, pelve, crânio, assim como a parte mais proximal do fêmur e do úmero.

Numa criança portadora de anemia de Cooley, o esqueleto apendicular é afetado. Os ossos pequenos (por exemplo, metacarpos, metatarsos, falanges) têm uma aparência retangular, a concavidade normal da diáfise é perdida, e o córtex torna-se afilado. Os espaços medulares têm uma aparência esponjosa e moteada. O padrão trabecular do osso é grosseiro (Fig. 7.35A). Por vezes, podem-se ver faixas finas transversais de maior densidade ou linhas de crescimento que atravessam a diáfise. Em casos graves, há o retardo do crescimento ósseo.

No crânio, a díploe é tipicamente alargada, especialmente nos ossos frontal e parietais (veja a Fig. 7.35B). A porção escamosa do osso occipital geralmente não é afetada. A tábua interna fica mais delgada, podendo tornar-se deficiente em algumas áreas, de modo que a medula pode fazer protrusão no espaço subperiosteal. Há, com freqüência, trabéculas ósseas que se estendem em ângulo reto como raios até a tábua interna, dando a aparência de "cabelos arrepiados".

Os seios paranasais podem desenvolver-se insuficientemente, sobretudo os seios maxilares. A compressão do espaço aéreo dos seios é causada por um espessamento das paredes ósseas conseqüente à hiperplasia da medula óssea. Devido à ausência de medula vermelha, as células etmoidais não são afetadas. O aumento da maxila pode ocasionar má-oclusão.

Em pacientes idosos, alterações nos pequenos ossos das mãos e pés tornam-se menos evidentes e podem desaparecer completamente na puberdade. As alterações podem tornar-se mais evidentes após a puberdade no crânio, coluna e pelve, locais em que a medula vermelha persiste.

Ocasionalmente, são vistas, no mediastino posterior, massas de hematopoiese extramedular, as quais aparecem como múltiplas massas das partes moles bilaterais de contornos regulares, projetando-se lateralmente no mediastino posterior. Originam-se, aparentemente, da medula óssea, sendo extensas através da cortical das costelas e das vértebras após a lise do osso cortical pela massa de tecido hematopoiético em expansão.

Fraturas patológicas podem ocorrer através do osso enfraquecido, embora isso não seja comum. Também ocorrem cálculos biliares, muitas vezes em pacientes jovens, como uma complicação da talassemia.

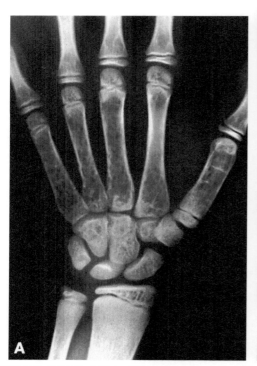
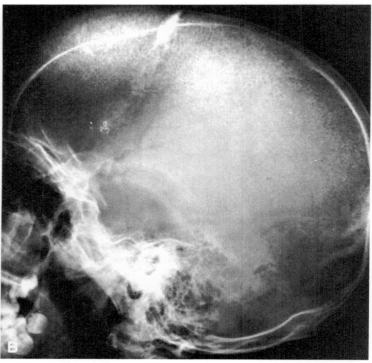

FIG. 7.35 Anemia de Cooley (talassemia). **A:** Há um afilamento cortical, com redução da constrição normal das diáfises. Existe perda do trabeculado normal na área de radiotransparência moteada. As falanges são menos afetadas que os metacarpos. **B:** Incidência lateral do crânio que mostra um espessamento acentuado do osso na região frontal, com estriações verticais características. (Cortesia de M. P. Neal, Jr., M.D., e T. R. Howell, M.D., Richmond, Virginia, EUA.)

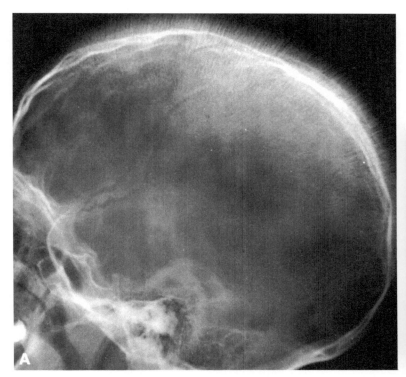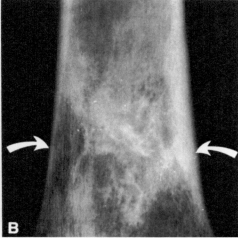

FIG. 7.36 Anemia falciforme. **A:** Incidência lateral do crânio que mostra o espessamento dos ossos da calota craniana na região frontoparietal apresentando estriações perpendiculares. A tábua interna é indefinida em algumas áreas e ausente em outras. Note a fusão prematura das suturas. **B:** Um infarto da diáfise femoral distal é observado como um aumento esparso e irregular da radiodensidade. Havia uma lesão semelhante no fêmur contralateral. (Cortesia de M. P. Neal, Jr., M.D., e T. R. Howell, M.D., Richmond, Virginia, EUA.)

Anemia Falciforme

A anemia falciforme é uma doença hereditária, transmitida por um gene dominante entre indivíduos negros, que resulta em uma hemoglobina anormal (hemoglobina S). Os heterozigotos para o gene da hemoglobina S têm o que é designado como traço falciforme. Aqueles que são homozigotos, herdando um gene de cada um dos pais, vêm a apresentar a anemia falciforme. A β-talassemia falciforme é uma condição heterozigótica dupla, em que o gene da hemoglobina S é herdado de um dos pais, e o gene da β-talassemia do outro. As alterações ósseas são semelhantes às da anemia falciforme.

Em geral, os achados radiográficos são semelhantes àqueles encontrados na anemia de Cooley (Fig. 7.36). A perda óssea devido à hiperplasia da medula óssea, o achado mais comum, resulta em diminuição da densidade óssea. O padrão trabecular é freqüentemente esparso, ocasionando uma separação ampla, um padrão de cerca de arame. Além disso, são comuns os infartos ósseos (Fig. 7.36B). Durante o período de lactência, os infartos tendem a envolver os pequenos ossos das mãos e dos pés, determinando uma dactilite (a síndrome mão-pé), o que é visualizado como uma destruição irregular, permeativa ou moteada, com reação óssea periosteal adjacente, e que se assemelha muito a um processo inflamatório. Realmente, infarto e infecção podem estar presentes simultaneamente, e sua diferenciação é extremamente difícil, porque ambos causam rarefação, reação periosteal e, ocasionalmente, seqüestros ósseos. Em crianças maiores, os infartos ósseos são mais comuns nas epífises, podendo causar uma aparência bastante semelhante àquela da doença de Perthes.

Infartos ósseos graves ocorrem, ocasionalmente, na diáfise em adultos. Normalmente, não há nenhum sinal radiográfico de um infarto agudo, mas, em casos graves, evidencia-se uma destruição permeativa ou moteada com rotura cortical e reação periosteal adjacente, lamelada ou em camadas.[4] A incidência de infartos nos ossos longos tende a aumentar com a idade. Em conseqüência do infarto, aparecem finas densidades ósseas no canal intramedular, paralelamente à superfície endosteal da cortical, o que produz a aparência de um "osso dentro de um osso" (Fig. 7.37).

A hiperplasia da medula hematopoiética é uma ocorrência universal na anemia falciforme. À RM, isso resulta em hipossinal da medula tanto nas imagens ponderadas em T1 como em T2.[20, 24] Infartos agudos e crônicos resultam, ainda, em áreas de hipossinal em T1. Quando o infarto é agudo, são vistos focos de hipersinal em T2, mas, se o infarto for crônico, o hipossinal manter-se-á também em T2.

A osteomielite é uma complicação freqüente da anemia falciforme, podendo ocorrer em qualquer osso.[4] Ela difere da osteomielite hematogênica, por ocorrer freqüentemente na diáfise, e não na metáfise, e porque o organismo envolvido costuma ser a *Salmonella* (veja a Fig. 5.18 no Cap. 5). As manifestações radiográficas da osteomielite são uma rarefação irregular, com padrão permeativo, e um tipo de reação periosteal lamelar ou em "casca de cebola" (Fig. 7.38). Os achados são idênticos àqueles de um infarto acentuado. A diferenciação de um infarto da osteomielite é difícil com base somente nos achados radiográficos. Pode ser possível a diferenciação dos dois processos por cintilografia combinada com tecnécio e gálio. As infecções apresentam hipercaptação com o gálio, e, nessa condição, ocorre captação maior do que com o tecnécio, enquanto que nos infartos a atividade do exame com tecnécio é maior do que a com gálio. Podem ocorrer fraturas patológicas em ossos adelgaçados tanto por infartos como por infecções.

Nas vértebras, a osteoporose pode ser bastante acentuada, ocasionando deformidades por compressão. Os platôs vertebrais tornam-se côncavos com a expansão do disco sobre as vértebras. O contorno vertebral na anemia falciforme é característico, consistindo em uma depressão central localizada dos platôs vertebrais e num padrão vertebral tipo "Lincoln log" ou em H (Fig. 7.39), o que contrasta com o contorno bicôncavo ou em forma de "espinha de bacalhau" visto em pessoas com osteoporose e naquelas que fazem uso de esteróides. Em adultos, pode-se encontrar uma esclerose difusa semelhante à verificada na mielofibrose. Apesar de uma aparência de esclerose, as vértebras encontram-se mais amolecidas que o normal e apresentam platôs vertebrais bicôncavos, o que, associado ao padrão esclerótico, é característico da anemia falciforme em crianças maiores ou adultos. Uma aparência "em escova" do crânio é infreqüente, mas pode haver o alargamento da díploe.

222 CONDIÇÕES DIVERSAS

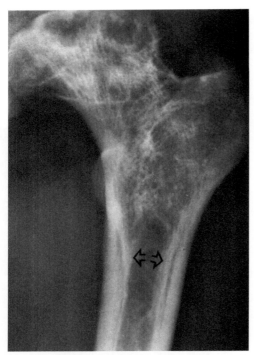

FIG. 7.37 Anemia falciforme num adulto. Necrose avascular da cabeça femoral representada por achatamento, irregularidade e áreas irregulares de radiotransparência e esclerose. O infarto diafisário determinou a aparência característica de "osso dentro do osso" da diáfise proximal (setas).

Quando os infartos ocorrem durante a infância, pode haver distúrbios de crescimento, os quais consistem em metáfises em forma de taça e epífises triangulares, podendo ocorrer um alargamento da diáfise próximo à metáfise, geralmente na extremidade inferior do fêmur, em conseqüência da perda de modelagem óssea. Pode existir uma inclinação tibiotalar unilateral ou bilateral, a qual consiste em uma inclinação da articulação tibiotalar de cima para baixo lateral e medialmente, sendo provavelmente um distúrbio do crescimento decorrente da alteração do suprimento sanguíneo. A inclinação tibiotalar também tem sido relatada em associação à hemofilia, doença de Still e displasia epifisária múltipla. Além das alterações ósseas, são freqüentes a cardiomegalia, hepatomegalia e esplenomegalia. A colelitíase é bastante comum, podendo ser encontrada em pacientes jovens.

Anemia Ferropriva Crônica

A anemia ferropriva tem sido relatada como causando o alargamento da díploe craniana e trabeculação perpendicular nas regiões frontal e parietal, achados semelhantes aos da anemia de Cooley. Em outros ossos, as alterações não são tão evidentes e parecem, em geral, ser praticamente normais ou, no máximo, haver uma ligeira osteoporose, mesmo quando presentes alterações cranianas bastante significativas.

Mielofibrose com Osteoesclerose

A mielofibrose tem uma evolução relativamente benigna, e a osteoesclerose manifesta-se em aproximadamente metade dos indivíduos afetados. A doença é também conhecida como mielose não-leucêmica, metaplasia mielóide agnogênica, anemia osteosclerótica e anemia leucoeritroblástica, para citar apenas algumas denominações. É geralmente idiopática, mas, por vezes, pode ser secundária a uma outra doença, como a policitemia vera. Estima-se que de 10% a 20% dos pacientes portadores de policitemia vera podem desenvolver a mielofibrose. As manifestações clínicas são: anemia; contagem de leucócitos normal, diminuída ou moderadamente aumentada; presença constante de hemácias e leucócitos imaturos no sangue periférico; e aumento significativo do fígado e do baço.

A osteoesclerose tem, muitas vezes, distribuição ampla pelo esqueleto axial e alguns ossos apendiculares, especialmente o úmero e o fêmur. Em ossos menores, como nas costelas, pode haver um aumento uniforme da

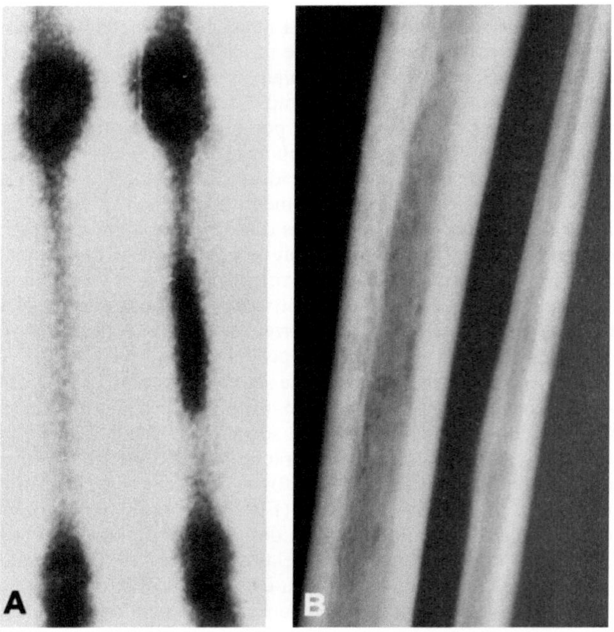

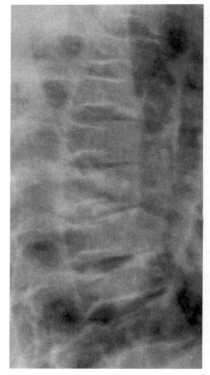

FIG. 7.38 Osteomielite por *Salmonella* da tíbia numa mulher negra de 25 anos com anemia falciforme. A: Cintilografia óssea com tecnécio que demonstra uma área de maior captação na diáfise da tíbia esquerda. B: Note a destruição permeativa do osso intramedular, associada à formação de canais na cortical e edema das partes moles adjacentes.

FIG. 7.39 Anemia falciforme da coluna. As deformidades características dos platôs vertebrais manifestam-se por uma depressão central, por vezes designada vértebra "em H" ou de "Lincoln log".

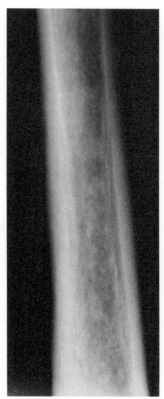

FIG. 7.40 Mielofibrose com osteosclerose. Uma radiografia ântero-posterior de uma região da diáfise femoral revela aumento da densidade com padrão moteado, distribuído por todo o canal medular. A cortical é espessada e há imagens lineares em forma de faixas de maior densidade ao longo das margens corticais endosteais.

geralmente se evidenciam tardiamente, de seis meses a anos após a lesão. Há, com freqüência, a atrofia das partes moles, seguida pelo aparecimento de pequenas áreas de maior densidade nas extremidades dos ossos envolvidos, geralmente mais acentuada nas falanges distais do que nas proximais. Presume-se que tais áreas correspondam a pequenos infartos ósseos.

A reação periosteal pode ocorrer ao longo da diáfise dos ossos afetados. Em alguns casos, seguem pequenas áreas líticas nas superfícies articulares (Fig. 7.41). Pode ocorrer anquilose em casos de acometimento grave das superfícies articulares, o que é mais comum em crianças do que em adultos. Pode haver a acrosteólise, reabsorção dos tufos ungueais e das porções distais das falanges.

As alterações mais típicas da queimadura pelo frio ocorrem em crianças. O congelamento pode levar à morte de parte ou todo o núcleo de crescimento epifisário, ocasionando deformidades e a fusão prematura de parte ou todo o núcleo de crescimento acometido (Fig. 7.42). Geralmente é mais grave nas falanges distais, limitando-se a elas, mas pode ocorrer nas falanges médias e, menos comumente, nas falanges proximais. Os núcleos de crescimento proximais não são afetados, a não ser que haja um envolvimento mais distal. O polegar geralmente é poupado, porque, quando submetidos a um frio intenso, os polegares são dobrados e cobertos pelos dedos, sendo, assim, protegidos da queimadura pelo frio.

Queimaduras Térmicas e Elétricas

O calor ocasiona uma necrose óssea, que se manifesta, inicialmente, por osteólise e, finalmente, por reabsorção óssea (Fig. 7.43), reação periosteal e, possivelmente, formação de seqüestros ósseos. São comuns a osteoporose regional, assim como a osteomielite secundária. Pode ocorrer, por fim, a calcificação dos tecidos moles.[8] É particularmente comum a calcificação periarticular no cotovelo. Podem ocorrer a destruição da superfície articular e, finalmente, a anquilose óssea.

densidade, com perda de grande parte da arquitetura trabecular. Em ossos maiores, como o fêmur, a esclerose tem um padrão moteado e esparso (Fig. 7.40). No fêmur, as primeiras alterações podem, freqüentemente, ser reconhecidas na extremidade distal.

Ao encontrar, num adulto, um aumento difuso da densidade óssea, deve-se pensar primeiro na possibilidade dessa doença. Metástases osteoblásticas raramente distribuem-se de maneira tão uniforme. A osteopetrose (ossos de mármore) é basicamente uma doença dos jovens.

Mastocitose Sistêmica

A mastocitose sistêmica é uma causa rara de osteoesclerose. Essa última pode consistir em um aumento generalizado da densidade que envolve o crânio, tórax, coluna e pelve, e assemelha-se muito à mielofibrose. Em outros casos, as alterações são focos de esclerose bem-definidas e esparsas. Em outros, ainda, zonas radiotransparentes têm sido encontradas dentro de áreas de maior densidade, semelhantes às metástases mistas osteolíticas e blásticas, das quais pode ser difícil diferenciar a mastocitose sistêmica.

ALTERAÇÕES ÓSSEAS CAUSADAS POR AGENTES FÍSICOS

Queimadura pelo Frio

As manifestações radiográficas iniciais da queimadura pelo frio são o edema dos tecidos moles da parte afetada, geralmente a região distal dos pés ou das mãos, especialmente os dedos do pé ou da mão. Há, com freqüência, uma infecção concomitante, podendo ser necessária a amputação. A primeira alteração óssea é a osteoporose, que pode ser observada dentro de quatro a 10 semanas do incidente, podendo persistir por meses. Outras alterações ósseas

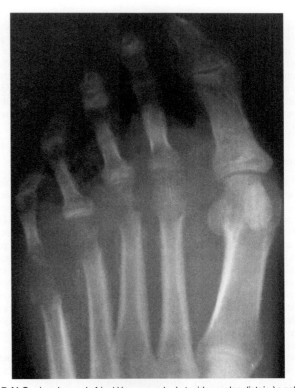

FIG. 7.41 Queimadura pelo frio. Há uma perda de tecidos moles distais às cabeças dos metatarsos. As falanges são osteogênicas. Erosões marginais estão presentes nas cabeças do segundo ao quinto metatarsos, e a reação periosteal é identificada ao longo das margens dos metatarsos. A densidade óssea é normal, proximal às cabeças dos metatarsos.

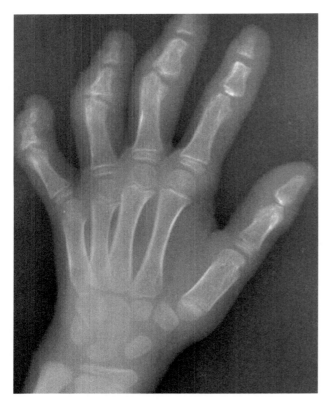

FIG. 7.42 Alterações de queimadura pelo frio numa criança pequena. As epífises das falanges distais e proximais de todos os dedos foram destruídas. Há uma irregularidade visível das margens tanto das articulações interfalangianas distais como proximais. As epífises das falanges proximais, metacarpos e porção distal do rádio estão normais. O polegar é freqüentemente poupado, mas não neste caso.

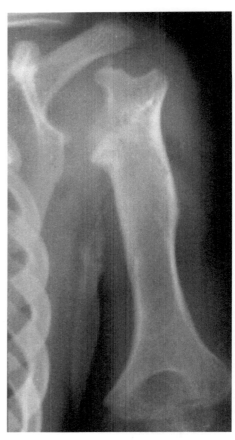

FIG. 7.43 Efeito de queimaduras numa criança de seis anos. Queimaduras de terceiro grau em torno do ombro destruíram a epífise do úmero proximal, causando encurtamento e uma deformidade evidente macroscopicamente.

As alterações das queimaduras elétricas podem limitar-se à parte do corpo em contato íntimo com o fio elétrico. Se o paciente pisou num fio elétrico com corrente, as alterações podem limitar-se a uma estreita faixa através da base de todos os metatarsos. As lesões são características, por serem lineares. As áreas que apresentaram osteólise acabam por se curar e ficam margeadas por um fino bordo de esclerose. A lesão articular por uma queimadura elétrica é basicamente uma atrofia destrutiva, com alterações semelhantes àquelas causadas pelas lesões térmicas.

Lesões Ósseas por Radiação

O efeito da radiação sobre os ossos é freqüentemente denominado *osteíte por radiação*, um termo criado por Ewing em 1926. As lesões por radiação limitam-se aos ossos no campo irradiado. A dose mínima é de pelo menos 1.500 rad; a dose média situa-se na faixa de 4.000 a 5.000 rad.[3, 14] Essas doses são obtidas no tratamento do carcinoma do colo uterino e da próstata, ocasionando alterações na pelve; do carcinoma da mama, afetando a cintura peitoral e as costelas; dos tumores orbitais, especialmente o retinoblastoma, atingindo o crânio e os ossos da face; e do neuroblastoma e do tumor de Wilms, acometendo a coluna toracolombar e a pelve. A dose absorvida pelos ossos com as técnicas de tratamento por ortovoltagem, usadas em épocas anteriores, era provavelmente o dobro daquela recebida com as técnicas atuais usando megavoltagem, sendo provável, por isso, que a incidência de lesões ósseas por radiação venha a diminuir.

Do ponto de vista patológico, a radiação causa uma inflamação e necrose dos elementos formadores de sangue no espaço medular (os osteoblastos, osteócitos e osteoclastos), os quais se recuperam num período prolongado. Uma endarterite obliterante reduz o suprimento sanguíneo ao osso afetado.

Essas alterações manifestam-se radiograficamente, um a dois anos após a irradiação, por uma osteoporose mínima e súbita na área do tratamento. Dentro de dois anos, um osso novo é depositado na área de tratamento, manifestando-se como um padrão trabecular mais grosseiro e placas de esclerose pequenas e irregulares. Tais placas de esclerose são entremeadas a pequenas áreas líticas, geralmente de não mais de 5 mm.

Fraturas patológicas ocorrem principalmente nas costelas e clavículas, sendo freqüentemente assintomáticas (Fig. 7.44). Tais fraturas podem ser diferenciadas da doença metastática pela ausência de sintomas e, radiograficamente, pela ausência de massa de tecido mole adjacente. No passado, eram observadas fraturas do quadril após a irradiação da pelve, o que é muito menos comum atualmente, porque as cabeças e os colos femorais raramente são irradiados, quando se usam equipamentos e técnicas mais modernas.

A osteíte por radiação deve ser distinguida da destruição óssea infiltrativa ou metastática. A osteíte por radiação ocorre anos, e não meses, após o término da radioterapia. As alterações ósseas restringem-se ao local da irradiação. A presença simultânea de alterações em vários ossos adjacentes, como o úmero, escápula, clavícula e costelas, e em nenhum outro local — como se vê após a radioterapia para o carcinoma da mama —, aponta fortemente para uma lesão por irradiação, e não uma doença metastática. Em muitos casos, a osteíte por irradiação é apenas oligossintomática, enquanto a doença metastática é bastante sintomática.

Na presença de múltiplas áreas líticas ou de calcificações distróficas, deve-se, sempre, levantar a possibilidade de um sarcoma induzido por irradiação. Qualquer alteração numa osteíte por radiação também deve fazer com que se considere a possibilidade de transformação sarcomatosa. Via de regra, a ausência de crescimento, a destruição ou massa de tecido mole associada favorecem a osteíte por radiação.

As lesões pós-radioterapia em crianças diferem daquelas dos adultos devido à presença dos núcleos de crescimento.[5] A irradiação dos núcleos

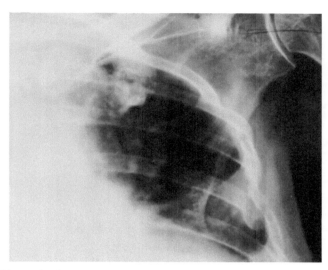

FIG. 7.44 Osteíte por radiação das costelas. A paciente havia recebido radioterapia na parede torácica por um carcinoma da mama alguns anos antes. Note uma área de absorção na margem axilar da quinta costela, com fraturas patológicas de várias costelas, algumas das quais já consolidadas.

de crescimento pode destruir ou desorganizar gravemente a zona de crescimento, ocasionando distúrbios de crescimento. Em geral, são necessárias uma dose mínima de 1.000 rad e uma dose média entre 3.000 e 3.500 rad, para que se evidencie a lesão. As lesões são encontradas mais comumente na coluna após o tratamento de tumores de Wilms ou neuroblastomas. Comumente, transcorrem vários anos depois da radioterapia, até aparecerem as alterações radiográficas da lesão. Na coluna, as evidências radiográficas da lesão consistem em irregularidade dos platôs vertebrais, um padrão trabeculado alterado, um osteólito no corpo vertebral e assimetria do desenvolvimento do corpo vertebral, muitas vezes com margens laterais das vértebras acunhadas, o que acaba por levar a uma escoliose.[5] Pode haver uma hipoplasia do osso ilíaco, caso a crista ilíaca tenha sido incluída no campo de tratamento original. O acetábulo poderá se encontrar raso e hipoplásico, se estiver no campo de irradiação.

A radioterapia das extremidades não é tão comum, mas é usada no tratamento do tumor de Ewing. Se o núcleo de crescimento for incluído no campo de tratamento, poderá haver a parada do crescimento, com a redução do comprimento e deformidades angulares da articulação.

A lesão por irradiação pode acabar por induzir a neoplasias ósseas.[3, 5, 14] Os tumores decorrentes disso são os osteossarcomas, fibrossarcomas e, em raros casos, condrossarcomas. A dose média é superior a 4.000 rad, e o tumor geralmente só aparece oito anos ou mais após a irradiação. A maioria dos casos aparece como uma destruição lítica numa área de osteíte por irradiação, sendo, freqüentemente, vista massa de tecidos moles associada a evidências de destruição. Uma franca neoformação óssea ocorre numa área de alteração destrutiva rápida no campo irradiado. O condrossarcoma pode produzir matriz cartilaginosa com calcificação condróide. O sarcoma induzido pela irradiação deve ser considerado, ao notar-se qualquer alteração na região de uma osteíte por irradiação estável, o que deve ser diferenciado da doença metastática. Tumores recidivados aparecem geralmente muito antes dos sarcomas induzidos por radiação.

Osteocondromas (exostoses cartilaginosas benignas) foram observados como ocorrendo após a radioterapia em crianças.[3, 5, 14] Eles têm aparência radiográfica semelhante à dos osteocondromas em outros locais. São geralmente achados acidentais, descobertos por exames de seguimento, sendo raramente sintomáticos. Os osteocondromas tendem mais a ocorrer, se o paciente tiver sido irradiado antes dos dois anos de idade. Originam-se comumente de partes da pelve ou dos elementos posteriores da coluna vertebral.

REFERÊNCIAS

1. Awwad EE, Sundaram M: Vertebral Paget's disease causing paraparesis. Orthopedics 10:531, 1987
2. Bjorkengren AG, Airowaih A, Lindstrand A, et al: Spontaneous osteonecrosis of the knee: Value of MR imaging in determining prognosis. AJR Am J Roentgenol 154:331, 1990
3. Bluemke DA, Fishman EK, Scott WW Jr: Skeletal complications of radiation therapy. Radiographics 14:111, 1994
4. Bohrer SP: Bone changes in the extremities in sickle cell anemia. Semin Roentgenol 22:176, 1987
5. Butler MS, Robertson WW, Rate W, et al: Skeletal sequelae of radiation therapy for malignant childhood tumors. Clin Orthop 251:235, 1990
6. DeSmet AA, Fisher DR, Graf BK, Lange RH: Osteochondritis dissecans of the knee: Value of MR imaging in determining lesion stability and the presence of articular cartilage defects. AJR Am J Roentgenol 155:549, 1990
7. Dodd GW, Ibbertson HK, Fraser TRC, et al: Radiological assessment of Paget's disease of bone after treatment with the bisphosphonates EHDP and APD. Br J Radiol 60:849, 1987
8. Evans EB: Heterotopic bone formation in thermal burns. Clin Orthop 263:94, 1991
9. Frogberg PK, Ethan M, Braunstein, Buckwalter KA: Osteonecrosis, transient osteoporosis, and transient bone marrow edema. Radiol Clin North Am 34:273, 1996
10. Kaniklides C, Lönnerholm T, Moberg A, et al: Legg-Calvé-Perthes disease: Comparison of conventional radiography, MR imaging, bone scintigraphy and arthrography. Acta Radiol 36:434, 1995
11. Kasser JD Jr, Villegas-Medina OL, Gaary E, Zurakowski D: Cartilaginous abnormalities and growth disturbances in Legg-Calvé-Perthes disease: Evaluation with MR imaging. Radiology 197:767, 1995
12. Kelly JK, Denier JE, Wilner HI, et al: MR imaging of lytic changes in Paget disease of the calvarium. J Comput Assist Tomogr 13:27, 1989
13. Lee KS, McWhorter JM, Angelo JN: Spinal epidural hematoma associated with Paget's disease. Surg Neurol 30:131, 1988
14. Libshitz HI: Radiation changes in bone. Semin Roentgenol 29:15, 1994
15. Lotke PA, Ecker ML: Osteonecrosis of the knee. J Bone Joint Surg Am 70:470, 1988
16. Mirra I, Brien EW, Tehranzadeh J: Paget's disease of bone: Review with emphasis on radiologic features. Part I. Skeletal Radiol 24:163, 1995
17. Mirra JM, Brien EW, Tehranzadeh J: Paget's disease of bone: Review with emphasis on radiologic features. Part II. Skeletal Radiol 24:173, 1995
18. Moore TE, King AR, Kathol MH: Sarcoma in Paget disease of bone: Clinical, radiologic, and pathologic features in 22 cases. AJR Am J Roentgenol 156:1199, 1991
19. Pastakia B, Brower AC, Chang VH: Skeletal manifestations of Gaucher's disease. Semin Roentgenol 21:264, 1986
20. Rao VM, Fishman M, Mitchell DG: Painful sickle cell crisis: Bone marrow patterns observed with MR imaging. Radiology 161:211, 1986
21. Renier JC, Leroy E, Audran M: The initial site of bone lesions in Paget's disease: A review of two hundred cases. Rev Rhum Engl Ed 63:823–829, 1996
22. Resnick D: Paget disease of bone: Current status and a look back to 1943 and earlier. AJR Am J Roentgenol 150:249, 1988
23. Roberts MC, Kressel HY, Fallon MD, et al: Paget disease: MR imaging findings. Radiology 173:341, 1989
24. Smith SR, Williams CE, Davies JM, et al: Bone marrow disorders: Characterization with quantitative MR imaging. Radiology 172:805, 1989
25. Terk MR, Esplin J, Lee K, et al: MR imaging of patients with type 1 Gaucher's disease: Relationship between bone and visceral changes. AJR Am J Roentgenol 165:599, 1995

CAPÍTULO 8

Variantes Anatômicas Normais e Anomalias Ósseas Diversas

Lee F. Rogers

Ao contrário dos distúrbios congênitos e genéticos descritos no Cap. 9, as variantes anatômicas e anomalias ósseas diversas aqui descritas são encontradas diariamente na prática da radiologia. Um conhecimento geral dessas estruturas e suas variantes é necessário para aliviar preocupações, diminuir a confusão e aumentar a precisão e confiança da interpretação radiográfica. Sua importância reside no fato de que podem facilmente ser interpretadas, incorretamente, como condições patológicas pelos que são pouco familiarizados com elas, quando, de fato, têm pouca ou nenhuma significação clínica. Tomadas por uma anormalidade, elas podem ocasionar exames adicionais caros e desnecessários. Uma das principais diferenças entre um radiologista diagnóstico experiente e bem-treinado e outros médicos é a capacidade do radiologista em reconhecer e descartar as variações normais, evitando, assim, uma investigação adicional potencialmente dispendiosa para o paciente. Os textos de Keats[9] e de Kohler, assim como de Zimmer[11] constituem referências excelentes e completas, dedicadas ao referido tema. É difícil conceber a prática da radiologia sem um deles ou ambos bem à mão. Neste capítulo, são descritas apenas as variantes mais comuns do esqueleto periférico, muitas das quais encontradas no crânio e na coluna, sendo tratadas, respectivamente, nos Caps. 11 e 12.

As anomalias ósseas diversas constituem desenvolvimentos anômalos isolados. Em muitos casos, são esporádicas e não-familiares. Podem ser consideradas como (1) desenvolvimentos supranumerários, (2) uma insuficiência do desenvolvimento ou (3) defeitos da segmentação.

O desenvolvimento supranumerário é visto, geralmente nas mãos e nos pés, como o desenvolvimento de um dedo extra (polidactilia) de qualquer dos lados da mão ou do pé (Fig. 8.1). Ele pode ser esporádico ou geneticamente determinado e, por vezes, associa-se às síndromes de má-formação.

A insuficiência do desenvolvimento é uma hipoplasia da estrutura ou, mais raramente, aplasia. A hipoplasia é identificada mais comumente na falange média do quinto dedo, sendo designada como clinodactilia (Fig. 8.2), condição que pode ser esporádica, familiar ou associar-se a toda uma gama de doenças congênitas. A hipoplasia e a aplasia costumam ser mais encontradas nos elementos posteriores da coluna, especialmente no pedículo e processo transverso.

Os defeitos da segmentação são comuns e podem consistir em uma fusão de segmentos, encontrada comumente nas vértebras como a fusão total ou parcial de dois ou mais corpos vertebrais, sendo descrita no Cap. 12. A fusão ocorre mais raramente nos ossos do carpo (Fig. 8.3) e do tarso. A fusão dos ossos do tarso é freqüentemente sintomática (veja as Figs. 8.39 e 8.40).

A não-fusão de segmentos costuma ser encontrada na coluna, envolvendo lâminas e processos espinhosos. Essa fusão deficiente é designada como espinha bífida, sendo designada como espinha bífida oculta, quando vista como anormalidade radiográfica isolada. Pode associar-se a outras anormalidades congênitas da coluna, como é descrito no Cap. 12.

Também ocorrem estruturas bífidas em conseqüência de um crescimento natural, como a margem anterior bífida das costelas (Fig. 8.4), ou pela não-fusão de estruturas que se originam de mais de um centro, mais comumente nos ossos sesamóides do dedo grande do pé (veja a Fig. 8.36). Algumas apófises e epífises originam-se de múltiplos centros de ossificação, que acabam por fundir-se em muitos casos. Múltiplos centros de ossificação são encontrados no úmero proximal e no cotovelo. O centro de ossificação troclear do próprio cotovelo pode originar-se de centros distintos, assim como as epífises da falange proximal do dedo grande do pé. Mais raramente, ossos individuais do carpo ou do tarso originam-se de centros de ossificação separados.

Centros de ossificação acessórios e ossos acessórios são encontrados mais freqüentemente no esqueleto (Figs. 8.5 e 8.6). Um osso acessório constitui um ossículo supranumerário, não encontrado normalmente no esqueleto, ou um centro secundário de ossificação que não se funde e permanece como uma estrutura distinta (Fig. 8.7). Ocasionalmente, eles podem predispor a lesões ou alterações degenerativas e causar sintomas,[13, 15, 23] o que se associa, com freqüência, a uma cintilografia positiva na região da anormalidade. Os ossos sesamóides (Fig. 8.8) originam-se de tendões, especialmente aqueles dos pés, e têm aparência muito semelhante à de centros acessórios de ossificação. Esses pequenos ossos acessórios e sesamóides podem ser tomados por condições patológicas, especialmente fraturas, sendo, pois, importante conhecer a sua distribuição e freqüência.

DIFERENCIAÇÃO ENTRE OS OSSOS ANÔMALOS E AS FRATURAS

Uma linha de fratura tem arestas ao longo de sua margem, é irregular e insuficientemente definida; sesamóides e centros de ossificação anômalos caracterizam-se por margens corticais lisas (Figs. 8.5, 8.7 e 8.8). Uma avulsão ou uma pequena fratura tem uma superfície irregular e descorticada na linha de fratura, bem como um defeito no osso adjacente que corresponde ao fragmento que sofreu avulsão. Fraturas recentes são acompanhadas de edema do tecido mole adjacente, que não deve estar presente em torno de um centro acessório de ossificação. Centros acessórios e ossos anômalos são comumente bilaterais. O exame da parte correspondente da extremidade oposta é útil em casos de dúvida, sendo, porém, geralmente desnecessário. Comumente se pode chegar ao diagnóstico correto, fazendo referência a gráficos e diagramas padrões (veja as Figs. 8.6 e 8.23).[4]

L.F. Rogers: Departamento de Radiologia, Wake Forest University School of Medicine, Winston-Salem, North Carolina, EUA, 27157.

Variantes Anatômicas Normais e Anomalias Ósseas Diversas   227

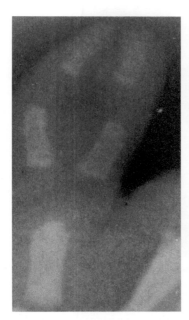

FIG. 8.1 Duplicação do polegar num recém-nascido. Note as duas falanges distais e proximais separadas e distintas, com a fusão dos tecidos moles adjacentes.

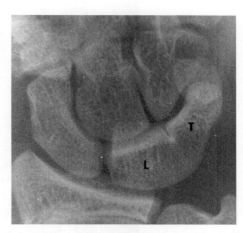

FIG. 8.3 Fusão lunatotriquetral numa menina de 13 anos. O lunato (L) e o triquetro (T) estão fundidos, e há uma pequena fenda incompleta entre eles distalmente.

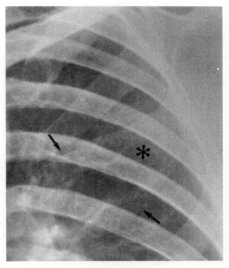

FIG. 8.4 Terceira costela anterior esquerda bífida anteriormente (*asterisco* e *setas*).

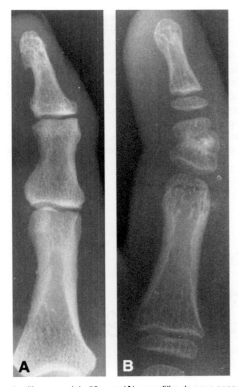

FIG. 8.2 Clinodactilia num pai de 53 anos (**A**) e seu filho de nove anos (**B**), um caso de hipoplasia familiar. A deformidade era bilateral tanto no pai como no filho. **A:** A falange média do quinto dedo é um pouco mais curta e curvada internamente. **B:** A falange média do quinto dedo mostra-se curta e curvada internamente em sua parte distal. A epífise proximal da falange já começa a se fechar. Compare com as epífises das falanges distal e proximal.

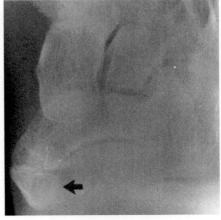

FIG. 8.5 O osso tibial externo (*seta*), adjacente ao pólo proximal do navicular.

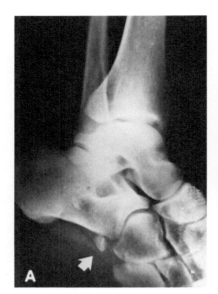
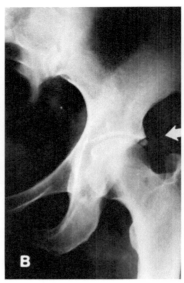

FIG. 8.6 Dois ossículos acessórios. **A:** Osso fibular. **B:** Osso acetabular.

Achados Radiográficos Normais Tomados por Patologias

Canais e Forames Nutrientes. Os canais nutrientes estão presentes em todos os ossos tubulares, longos e curtos. Consistem em radiotransparências finas, com margens nítidas, que se estendem obliquamente pelo córtex, não devendo ser tomadas erroneamente por uma fratura (Fig. 8.9). Os canais nutrientes têm radiotransparência menor que uma fratura e trajeto característico. Os forames nutrientes ocorrem geralmente nas extremidades dos ossos, aparecem como uma pequena radiotransparência circular e são observados mais comumente na incisura intercondilar do joelho.

Cristas Interósseas. A ossificação das membranas interósseas ocorre entre a tíbia e a fíbula e entre o rádio e a ulna. São geralmente saliências ósseas finas, ligeiramente onduladas e lisas, que podem ser tomadas por uma periostite ou neoformação óssea periosteal (veja a Fig. 8.34). Localizam-se caracteristicamente nas margens justapostas dos ossos, embora possam ser mais pronunciadas num osso que no outro. A ossificação é mais comum na diáfise da ulna e fíbula, assim como na metáfise proximal da tíbia.

Há numerosas cristas e incisuras ósseas em locais de fixação de músculos e ligamentos. Muitas dessas proeminências ósseas são comumente encontradas na prática diária e descartadas de forma correta, como a eminência deltóide do úmero e a linha áspera do fêmur (veja a Fig. 8.29).

Epífises Irregulares e Bífidas. Alguns centros de ossificação têm, com freqüência, um contorno irregular em algum ponto de seu desenvolvimento, o que ocorre particularmente nas epífises femorais distais (veja a Fig. 1.4B) em crianças de menos de cinco anos de idade. O centro de ossificação troclear no cotovelo apresenta-se igualmente irregular. Fendas podem ser vistas na epífise.[9] A epífise basal da falange proximal do dedo grande do pé é o local mais comum, mas, ocasionalmente, podem ser vistas fendas em outros locais, não devendo ser confundidas com fraturas. São caracteristicamente bem-marginadas, sem deslocamento e sem edema dos tecidos moles circundantes, possibilitando que se faça a distinção com segurança.

Esporões Metafisários. Pequenas projeções semelhantes a esporões são encontradas com freqüência na periferia da metáfise tanto de ossos

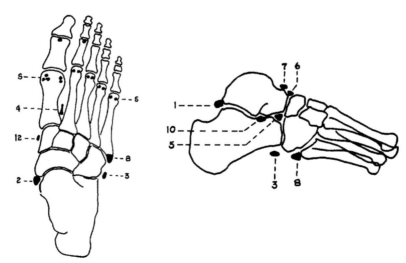

FIG. 8.7 Ossículos acessórios comuns no pé. 1, Osso trígono; 2, osso tibial externo; 3, osso fibular; 4, osso intermetatarso; 5, calcâneo secundário; 6, supranavicular; 7, tálus secundário; 8, osso vesaliano; 10, osso sustentacular; 12, sesamóide tibial anterior; S, ossos sesamóides. Os pequenos pontos pretos sobre a cabeça dos metatarsos e as falanges proximais do primeiro e segundo dedos do pé constituem os locais, mais freqüentemente observados, de ossos sesamóides, mas podem ocorrer em outros locais. Não há, no diagrama, os números 9 e 11.

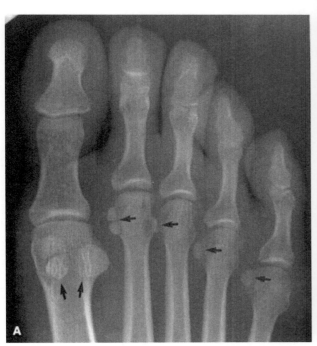
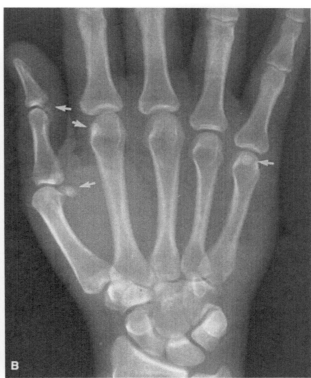

FIG. 8.8 Ossos sesamóides. **A:** Pé. Existem ossos sesamóides subjacentes à base de cada metatarso (*setas*). Há dois sesamóides sobre o dedo grande do pé, um sesamóide medial (tibial) e um sesamóide lateral (fibular). O sesamóide tibial e aquele do segundo metatarso são bífidos, uma variante normal comum. Os ossos sesamóides são sempre presentes no dedo grande e mais no quinto dedo do pé, sendo encontrados, em raras ocasiões, no segundo, terceiro e quarto dedos. Embora sejam incomuns, os achados, nesses casos, não têm nenhuma significação clínica. **B:** Mãos. Ossos sesamóides são encontrados em relação à cabeça do primeiro, segundo e quinto metacarpos (*setas*). Também há um sesamóide na base da falange distal do polegar (*seta*). Há dois sesamóides na cabeça do primeiro metacarpo. Os ossos sesamóides da mão e do pé situam-se na cápsula articular anterior.

longos como curtos em lactentes.[10] Elas são normais, mas podem ser tomadas por evidências sutis de lesão ou, até mesmo, espancamento de crianças pelos desavisados.

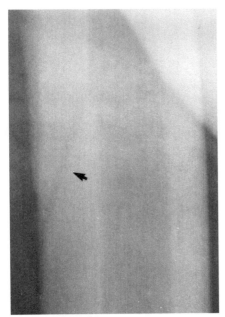

FIG. 8.9 Tomada lateral do fêmur proximal que demonstra um sulco vascular no córtex posterior (*seta*). Note a superfície posterior do córtex ligeiramente mais áspera, porém normal, o que é designado como linha áspera e constitui o local de inserção dos músculos abdutores.

Cicatrizes Epifisárias. Por períodos variáveis após o fechamento de uma fise, uma fina linha radiotransparente fica presente no local, sendo designada como uma cicatriz epifisária (veja a Fig. 8.39). Ela é afinal reabsorvida e geralmente não é mais evidente após a idade de 40 anos. Imediatamente após o fechamento de uma fise, pode haver uma margem ligeiramente irregular na periferia da epífise, sugerindo possivelmente uma fratura, o que é encontrado mais comumente na margem lateral da porção distal do rádio.

Barras Ósseas. Em pessoas mais idosas, após o início da osteoporose e ocasionalmente antes disso, podem-se encontrar grupos de grandes trabéculas ósseas horizontalmente orientadas. Quando vistas de lado, geralmente na tomada ântero-posterior, elas aparecem como uma coleção de densidades puntiformes ou aumentadas, mas quando observadas de perfil na tomada lateral, podem ser vistas como constituindo trabéculas ósseas horizontais alongadas (Fig. 8.10). São encontradas nas falanges, úmero distal, diáfise femoral, tíbia proximal e, ocasionalmente, em outras partes,[12] sendo designadas como barras ósseas. Sua significação não foi estabelecida.

ANOMALIAS E VARIANTES NORMAIS ESPECÍFICAS

Costelas

Costelas Bífidas. A extremidade esternal de uma costela pode ser bífida ou bifurcada. A terceira e a quarta costelas são afetadas mais freqüentemente (veja a Fig. 8.4).

Primeira Costela Fenestrada. A fenestração da primeira costela consiste numa abertura arredondada lisa na extremidade anterior da costela. A significação dessa deformidade reside no fato de ela poder ser confundida com uma cavidade no pulmão aos raios X do tórax.

Tumor do Estudante. A margem condral anterior da primeira costela muitas vezes se calcifica de maneira irregular, sendo facilmente confundida com um nódulo ou massa tumoral no interior do pulmão (Fig. 8.11). Em caso de dúvida, deve-se obter uma radiografia apical do tórax em

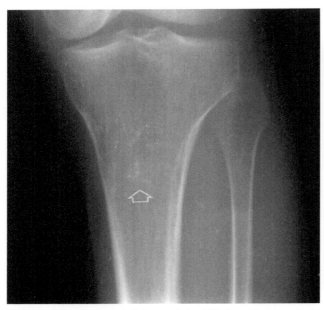 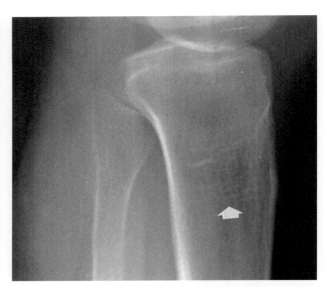

FIG. 8.10 Barras ósseas **A:** Tomada ântero-posterior (AP). Os pontos claros (*seta*) de osso trabecular são ainda mais densos que o córtex. Esse é um achado normal, não devendo ser confundido com uma evidência de infarto ósseo ou calcificação condróide associada a um endocondroma. **B:** Tomada lateral. Os pontos claros na tomada AP são essas trabéculas grosseiras horizontais alongadas, vistas na extremidade (*seta*). São encontradas mais comumente em idosos portadores de osteopenia nesse local, no úmero distal e em outros locais.

lordose, para afastar a possibilidade de um efetivo tumor pulmonar. É irônico que pequenos cânceres do pulmão subjacentes sejam, por vezes, obscurecidos pela calcificação da primeira costela.

Costelas Cervicais. Uma pequena costela origina-se, às vezes, da sétima vértebra cervical, sendo denominada costela cervical (Fig. 8.12). Ela pode, ocasionalmente, dar origem a uma síndrome da via de saída torácica e ser, assim, importante.

Hipoplasia das Costelas. A hipoplasia de toda a extensão de uma costela é, às vezes, encontrada (Fig. 8.13), sendo mais comum na primeira ou na 12ª. costela, mas podendo ser encontrada em outro local.

Costelas Fundidas. Ocasionalmente, a primeira e a segunda costelas fundem-se anteriormente (Fig. 8.14), o que raramente tem significação clínica.

Não-união da Apófise do Processo Transverso da Primeira Vértebra Lombar

Ocasionalmente, a apófise do processo transverso da primeira vértebra lombar deixa de unir-se (Fig. 8.15), o que pode ocorrer unilateral ou bilateralmente, e, raramente, em outros níveis, podendo isso ser facilmente confundido com uma fratura ou uma costela abortiva.

Ombro

Deformidade de Sprengel. Também chamada de escápula alta congênita ou elevação congênita da escápula. A escápula mostra-se

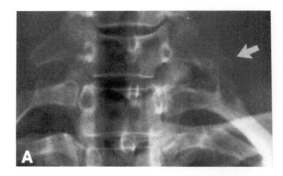
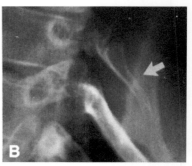
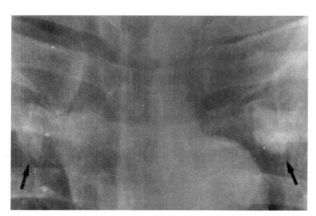

FIG. 8.11 Tumor do estudante. Ossificação proeminente nas extremidades cartilaginosas das primeiras costelas (*setas*), facilmente interpretadas erroneamente como tumores no pulmão subjacente.

FIG. 8.12 Costela cervical. **A:** O processo transverso de C7 geralmente é proeminente, como se vê neste caso à direita. A costela cervical estende-se a partir deste processo transverso de modo semelhante às costelas torácicas, como se observa à esquerda (*seta*). **B:** A costela cervical é vista melhor na tomada oblíqua (*seta*).

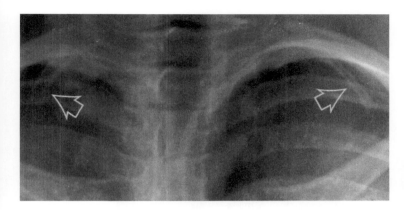

FIG. 8.13 Primeiras costelas hipoplásicas. A primeira costela mostra-se hipoplásica bilateralmente (*setas*). Muitas vezes, é difícil determinar se há uma primeira costela hipoplásica ou uma costela cervical. A distinção é feita simplesmente contando as costelas dos dois lados.

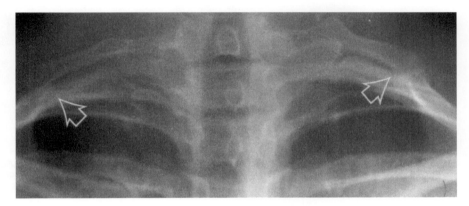

FIG. 8.14 Fusão da primeira e segunda costelas bilateralmente (*setas*).

pequena, em posição alta e numa rotação tal que a borda inferior aponta para a coluna. A deformidade pode ser unilateral ou bilateral. Uma fusão das vértebras cervicais às torácicas superiores, a síndrome de Klippel-Feil, encontra-se presente em quase todos os casos (Fig. 8.16). Essa anomalia por fusão pode, porém, existir sem a elevação da escápula. Em alguns casos, há uma conexão óssea entre a escápula elevada e a quinta ou a sexta vértebra cervical. Tal conexão óssea denomina-se osso omovertebral, podendo unir a escápula e as vértebras por união fibrosa ou óssea (Fig. 8.17).

Pseudocisto da Cabeça do Úmero. Uma área normal de rarefação ou transparência pode localizar-se no aspecto lateral do úmero proximal, na tuberosidade maior (Fig. 8.18),[20] podendo, às vezes, ser proeminente, bem como ser confundida com um local de doença metastática ou outra anormalidade.

Tubérculo Deltóide. A inserção do músculo deltóide na superfície lateral do úmero proximal projeta-se normalmente como uma elevação cortical plana.

Linha Epifisária Umeral. A epífise do úmero proximal origina-se de dois centros, que geralmente se fundem por volta dos seis anos de idade. Quando visto na projeção frontal com o ombro em rotação externa, o aspecto anterior da placa de crescimento tem a forma de divisa militar, enquanto a parte posterior da linha é transversa e pode ser tomada por uma fratura (Fig. 8.19).

Apófises do Coracóide e do Acrômio. No início da adolescência, um centro de ossificação em forma de um floco aparece no aspecto superior do coracóide e na margem lateral do acrômio. Esses são centros de ossificação normais que podem ser considerados fraturas.

Fossa Rombóide. A inserção do peitoral sobre a margem inferior medial da clavícula associa-se, ocasionalmente, a um defeito marginal raso, por vezes irregular, conhecido como fossa rombóide (Fig. 8.20), sendo, com freqüência, bilateral.

Forame do Nervo Supraclavicular. Uma radiotransparência pequena é vista, às vezes, no córtex superior da parte média da clavícula (Fig. 8.21).

Cotovelo

Processo Supracondilar do Úmero. Uma projeção óssea em forma de gancho pode originar-se da metáfise da superfície medial do úmero distal, curvando-se inferiormente (Fig. 8.22). A projeção pode ser tida por um osteocondroma. Supostamente um traço atávico, foi relatada como sendo encontrada em 2% dos escandinavos.

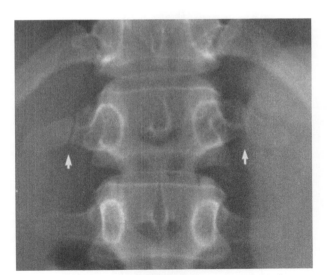

FIG. 8.15 Não-união das apófises dos processos transversos de L1. Os processos transversos não estão unidos ao corpo principal da vértebra (*setas*). Note que as bordas mediais dos processos transversos mostram-se ligeiramente arredondadas e esclerosadas, assim como as margens opostas da base dos processos transversos. A margem esclerosada distingue essa condição de uma fratura, podendo ser unilateral ou bilateral.

232 Variantes Anatômicas Normais e Anomalias Ósseas Diversas

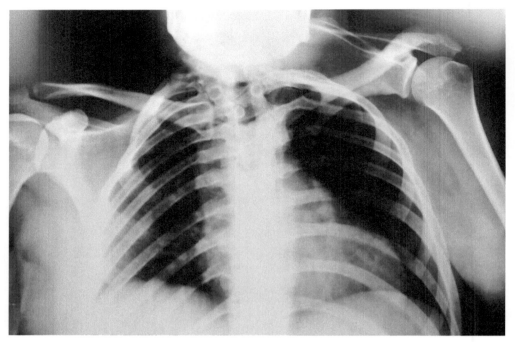

FIG. 8.16 Deformidade de Sprengel. O ombro esquerdo é afetado. Há uma anormalidade associada na ossificação das vértebras cervicais e torácicas superiores, com segmentos irregulares fundidos (deformidade de Klippel-Feil). Essas deformidades coexistem com freqüência.

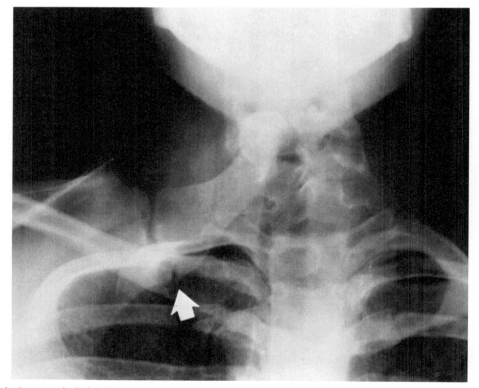

FIG. 8.17 O osso omovertebral em associação à deformidade de Sprengel. O osso forma uma articulação com a escápula (*seta*) e o arco de uma das vértebras cervicais.

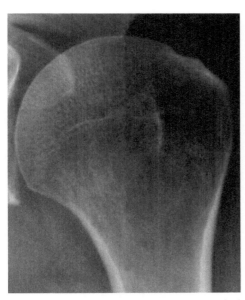

FIG. 8.18 Pseudocisto da cabeça do úmero. Uma radiotransparência é presente na tuberosidade maior devido à ausência relativa de trabéculas ósseas. Esse é um achado normal freqüente, facilmente tomado por uma evidência de doença metastática ou outra anormalidade (veja a Fig. 8.34).

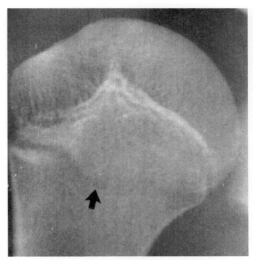

FIG. 8.19 Epífise umeral proximal. Anteriormente, a placa de crescimento tem a forma de divisas militares, enquanto, posteriormente, é transversa (seta), podendo ser erroneamente considerada uma fratura.

Mão e Punho

Centros Acessórios de Ossificação. Há vários centros acessórios de ossificação relatados no punho e na mão, porém muito mais raros que aqueles do pé. Os mais importantes são mostrados na Fig. 8.23.

Pseudo-epífises dos Metacarpos e Metatarsos. Fendas cartilaginosas parciais podem aparecer nas extremidades proximais de um ou mais dos quatro metacarpos laterais ou na extremidade distal do primeiro metacarpo ou metatarso, em que normalmente não são encontradas epífises.[16,19] Mais raramente, as fendas são completas, caso em que se denominam epífises supranumerárias (Fig. 8.24).

Clinodactilia. O termo clinodactilia designa a curvatura de um dedo no plano da mão. Pode envolver qualquer dedo, mas o padrão habitual é um desvio radial do quinto dedo na junta interfalangiana distal, associado a uma falange média curta, mais curta de seu lado radial que do seu lado ulnar (veja a Fig. 8.2). Muitas das pessoas afetadas mostram-se, fora isso, normais; todavia, a clinodactilia também é encontrada numa grande variedade de distúrbios, como a síndrome de Down.[19]

Deformidade de Madelung. Trata-se da condrodisplasia da extremidade distal do rádio. Alguns investigadores acham que essa deformidade constitui uma forma mínima da displasia, designada como discondrosteose (veja o Cap. 9); outros consideram que pode ocorrer como uma deformidade isolada, sem outros estigmas ósseos.

Ela produz uma curvatura da diáfise do rádio, ocasionando uma deformidade da mão no punho e a aparência de uma luxação anterior da mão. O tipo inverso também é observado, sendo, porém, raro. A lesão geralmente é bilateral, sendo reconhecida originalmente em torno do início da adolescência.

Os achados radiográficos característicos são o encurtamento do rádio em comparação à extensão da ulna e uma curvatura dorsal e lateral do rádio (Fig. 8.25). Ocorre a fusão precoce da epífise radial do lado interno ou ulnar, o que acarreta uma inclinação interna e anterior da superfície articular radial. A epífise passa a apresentar uma forma radial. Como o rádio não cresce de modo apropriado, a articulação radioulnar distal deforma-se, e a extremidade inferior da ulna projeta-se posteriormente ao rádio. A deformidade da superfície articular radial leva a um distúrbio do alinhamento dos ossos do carpo. O carpo assume uma configuração triangular, apontando o ápice para o rádio e a ulna, e sendo a base formada pelas articulações carpometacárpicas.

Fusão Lunatotriquetral. A fusão do lunato e do triquetro é encontrada em aproximadamente 2% dos africanos, e mais raramente, em indivíduos caucasianos (veja a Fig. 8.3),[19] constituindo a fusão do carpo mais comum, e não tendo significação clínica, quando isolada.

Osso Estilóide. Consiste num centro acessório de ossificação com origem na base do segundo metacarpo; é visibilizado na tomada lateral (veja a Fig. 8.26). Ocasionalmente, uma protuberância óssea fixa é localizada do dorso do punho, bem como na base do segundo e terceiro metacarpos, adjacente aos ossos capitato e trapezóide, o que tem sido denominado "bossa do carpo", a qual pode constituir uma formação

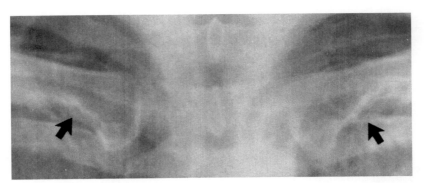

FIG. 8.20 Fossa rombóide. A margem inferior em concha da clavícula medial (setas) constitui o local de inserção dos músculos peitorais. Ela está presente bilateralmente neste caso, mas pode ser unilateral.

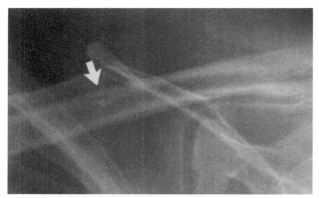

FIG. 8.21 Forame do nervo supraclavicular. A pequena transparência no córtex superior do terço médio da clavícula (seta) constitui um forame do nervo supraclavicular.

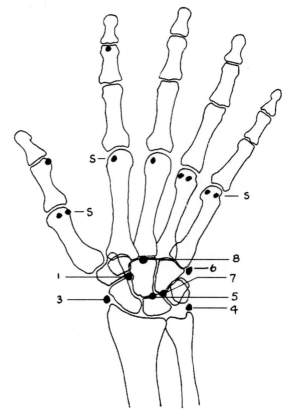

FIG. 8.23 Os ossículos acessórios mais freqüentes na mão e no punho. 1, Osso central; 3, osso radial externo; 4, osso triangular; 5, epilunato; 6, osso vesaliano da mão; 7, epipirâmide; 8, osso estilóide; S, os locais mais comuns de ossos sesamóides na mão. Não há o número 2.

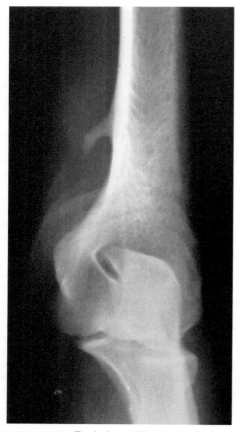

FIG. 8.22 Processo supracondilar do úmero. Há uma projeção de osso cortical em forma de gancho que se origina da superfície medial da diáfise distal do úmero. Essa é a localização e posição característica do processo supracondilar, que não deve ser tomado por uma exostose.

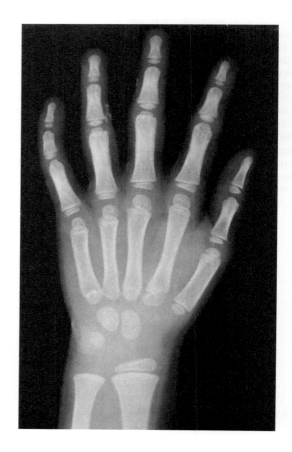

FIG. 8.24 Pseudo-epífises e epífises supranumerárias. As primeiras são constituídas por fendas incompletas nas extremidades distais das falanges proximais e na extremidade proximal do quinto metacarpo. As últimas são presentes na extremidade proximal do segundo e quinto metacarpos, assim como na extremidade distal do primeiro metacarpo.

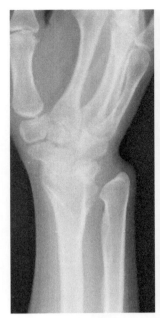
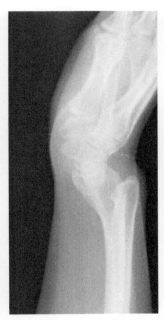
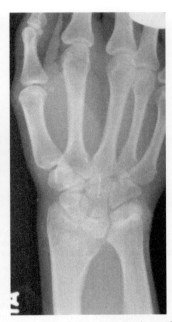

FIG. 8.25 Deformidade de Madelung. Projeções **A:** oblíqua, **B:** lateral e **C:** em PA demonstram achados característicos. O rádio é encurvado e mais curto em comparação à ulna. A superfície articular radial apresenta-se inclinada em direção ulnar e anteriormente. A mão encontra-se deslocada anteriormente ao eixo longo do antebraço (**B**). O corpo assume uma configuração triangular (**C**).

osteofítica degenerativa na articulação do metacarpo ou a presença de um osso estilóide (Fig. 8.26). Os pacientes podem queixar-se de dor e limitação dos movimentos da mão.

Pelve e Quadril

Osso Acetabular. Constitui-se num ossículo redondo ou oval, situado ao longo da margem superior do acetábulo (veja a Fig. 8.5*B*). Há, normalmente, um ou mais centros apofisários para a margem superior do acetábulo, os quais aparecem por volta dos 13 anos de idade e fundem-se ao acetábulo num período muito curto. A não-união leva à formação de um osso acetabular. Em outros casos, um pequeno osso sesamóide pode ser encontrado nessa área, situado, em geral, mais lateralmente, mas recebendo a mesma denominação.

Diástase dos Ossos do Púbis. Encontrada normalmente em associação à exostrofia vesical, epispadia e outras anomalias do trato urinário inferior. Pode, também, associar-se à disostose cleidocraniana (veja o Cap. 9). Entretanto, também já foi relatada numa família sem nenhuma outra anomalia.

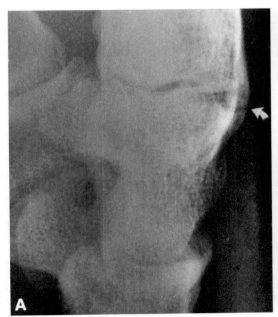
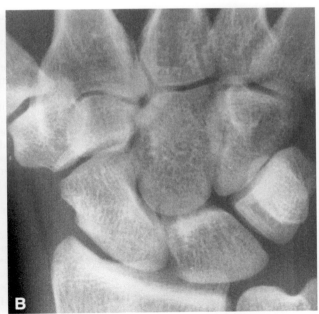

FIG. 8.26 Bossa do carpo com osso estilóide (*seta*). **A:** Tomada lateral. **B:** Tomada póstero-anterior (PA). A proeminência óssea dorsal na base do segundo metacarpo, observada no dorso do punho (*seta*), não é identificada facilmente na tomada PA. Muitas vezes, é difícil determinar, nas chapas simples, se ela é tão-somente uma protuberância óssea ou um ossículo separado, o osso estilóide.

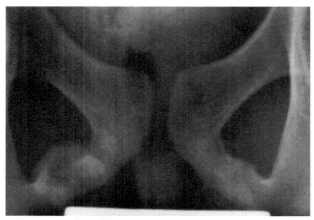

FIG. 8.27 Sincondrose do púbis numa criança de 12 anos. Isso constitui a junção dos ramos isquial inferior e pubiano. O padrão de ossificação é extremamente variável, freqüentemente assimétrico e facilmente interpretado incorretamente.

Sincondrose do Púbis. É o local de fusão do ramo inferior do púbis ao ísquio e localiza-se medialmente no forame obturador (Fig. 8.27). Com freqüência, expansiva, pode ser considerada erroneamente uma condição patológica. Geralmente, é mais proeminente por volta dos 10 anos de idade.

Fossa Herniária do Colo do Fêmur. Uma radiotransparência redonda ou oval, circundada por uma fina orla de esclerose, é identificada freqüentemente no aspecto superior proximal do colo do fêmur em adultos (Fig. 8.28).[18] A radiotransparência constitui uma depressão ou cavidade cortical, formada pela herniação de tecidos moles capsulares através de defeitos no córtex. Tal "fossa herniária" constitui um achado normal.

Complexo Linha Áspera–Pilastra Femoral. As radiografias frontais do fêmur demonstram, comumente, duas linhas paralelas finas, orientadas longitudinalmente, projetando-se sobre o terço médio da diáfise (Fig. 8.29).[17] Chamadas de "sinal do trilho", essas linhas constituem o local de inserção dos fortes músculos adutores e extensores da coxa. Quando vista na tomada lateral, a superfície da linha áspera mostra-se, com freqüência, rugosa, ondulada e irregular, o que pode sugerir uma reação perióstea, mas é efetivamente um achado normal.

Joelho

Patela Bipartida. A patela pode ser dividida em dois ou até mais segmentos (veja a Fig. 2.65C, D no Cap. 2). O segmento ou segmentos

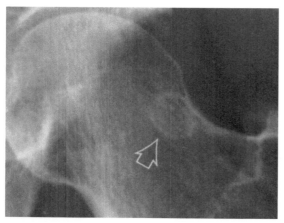

FIG. 8.28 Fossa herniária do colo do fêmur. Note a radiodensidade esclerótica circular sobre a margem lateral do colo do fêmur (seta). Em alguns casos, a fossa pode ser menor e a orla de esclerose mais espessa.

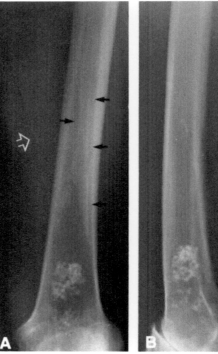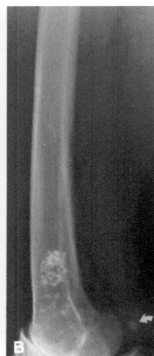

FIG. 8.29 Complexo linha áspera–pilastra. **A:** As duas linhas longas, mais ou menos paralelas (setas), constituem as margens do complexo da pilastra na superfície posterior do fêmur. Esse é o local de inserção dos músculos adutores da coxa. Há uma calcificação presente na artéria femoral (seta aberta) e, distalmente, há um aglomerado de cálcio, que constitui um encondroma ou o resíduo de um infarto ósseo anterior. **B:** Tomada lateral. Note a superfície mais áspera do córtex femoral posterior. Essa é a aparência do complexo da pilastra ou linha áspera, quando visto de perfil. Ela é normal, mas pode ser erroneamente interpretada como evidência de neosteogênese periosteal. Note a fabela (seta).

de menor tamanho localizam-se geralmente ao longo do quadrante superior externo da patela, podendo ser considerados fraturas. Em aproximadamente 80% dos casos, a anomalia é bilateral. Centros de ossificação semelhantes a flocos também aparecem na superfície anterior da patela e, ocasionalmente, na sua superfície inferior, sendo igualmente normais.

Fabela. É pequeno osso sesamóide, encontrado, com grande freqüência, no tendão da cabeça lateral do músculo gastrocnêmio ao nível da articulação do joelho (Fig. 8.29B). A fabela pode tornar-se maior e mais áspera na presença de uma doença degenerativa da articulação do joelho.

Arqueamento Fisiológico das Pernas nos Lactentes. Durante o início do período de lactência, um grau leve de deformidade das pernas em arco é fisiológico, tendo-se sugerido ser esse arqueamento conseqüente à torção tibial interna que ocorre normalmente durante a vida intra-uterina. Tal tipo de deformidade de arqueamento das pernas tende a corrigir-se por si só, e, em geral, as pernas já se tornaram perfeitamente retas, quando a criança chega aos quatro ou cinco anos de idade (Fig. 8.30).

Ocasionalmente, o arqueamento acentua-se até o ponto de poder ser considerado anormal (Fig. 8.31) e conseqüente a uma doença, especialmente um raquitismo ou a tíbia vara de Blount. Em muitos casos, pode-se fazer a diferenciação relativamente ao raquitismo com segurança, porque as metáfises apresentam-se bem-ossificadas, e nenhum dos outros achados observados no raquitismo ativo está presente. Pode não ser possível afastar um raquitismo que já se curou, mas, como esse tipo de arqueamento geralmente chama a atenção dos médicos durante os primeiros meses ou o primeiro ano de vida, dificilmente o raquitismo terá tido tempo para ter-se manifestado e sofrido uma cura completa. A diferenciação relativamente à tíbia vara de Blount pode ser mais difícil.

Tíbia Vara, Doença de Blount (Osteocondrose Deformante da Tíbia). A doença de Blount é uma causa rara de arqueamento das pernas

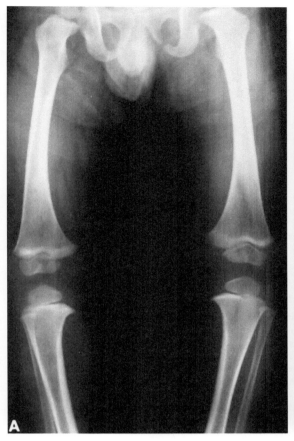
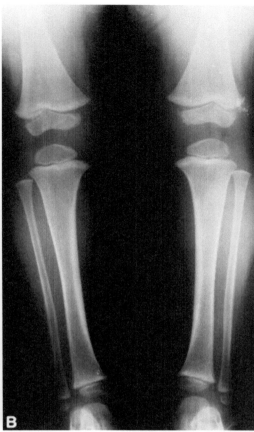

FIG. 8.30 Arqueamento fisiológico das pernas. **A:** Tomadas iniciais que demonstram moderada deformidade por arqueamento das pernas. **B:** Cerca de um ano depois, o arqueamento praticamente desapareceu. Veja que o arqueamento envolve tanto o fêmur como a tíbia.

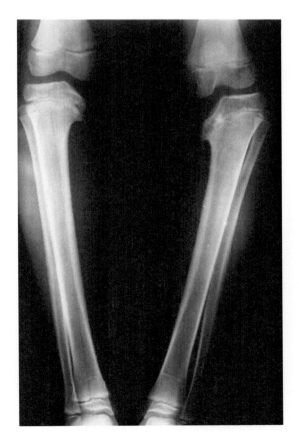

FIG. 8.31 Doença de Blount. Há um envolvimento bilateral, com uma deformidade angular da fise. As diáfises tibiais são retas, e os fêmures não foram afetados.

durante o período neonatal e a infância. Sua causa não foi estabelecida com certeza, mas ela é, freqüentemente, classificada juntamente com as displasias ósseas. A possibilidade da necrose isquêmica como fator causal tem sido considerada por alguns investigadores. Um arqueamento externo não-raquítico progressivo das pernas é o achado clínico característico. O aspecto medial da metáfise tibial superior é, evidentemente, o local da suspensão parcial do crescimento, ocasionando tanto alargamento medial da metáfise em forma de flange como encurtamento, o que causa uma inclinação póstero-medial bastante aguda do platô tibial medial. O grau de deformidade em varo depende do ângulo dessa inclinação.

A deformidade é, efetivamente, um arqueamento angular, e não em curva, tendo seu centro na junção da epífise tibial proximal à metáfise (Fig. 8.31).[6] A tíbia vara deve ser diferenciada do arqueamento fisiológico das pernas. Na tíbia vara, a deformidade angular tem seu centro na junção da metáfise e epífise proximais da tíbia. Há uma larga projeção em forma de bico do lado interno da metáfise, na qual se encontram ilhotas de cartilagem, e a epífise tibial tende a ser triangular, com o ápice apontado medialmente. No arqueamento fisiológico, tanto a tíbia como o fêmur são afetados, demonstrando o fêmur, com freqüência, uma deformidade maior que a da tíbia.

Ossificação Irregular das Epífises Femorais Distais. Antes dos cinco anos de idade, o centro de ossificação femoral distal tem, com freqüência, um contorno irregular (veja a Fig. 1.4*B*), constituindo uma variante normal. Em etapas mais tardias da adolescência, aparece, com freqüência, um centro de ossificação irregular na margem posterior de ambos os côndilos, sendo igualmente normal, mas facilmente considerado uma osteocondrite dissecante, a qual ocorre, todavia, na margem lateral do côndilo femoral medial anteriormente.

Doença de Pellegrini-Stieda. É uma calcificação irregular que aparece na margem superior do côndilo femoral medial, provavelmente relacionada à lesão anterior do ligamento colateral medial (Fig. 8.32).

Desmóide Cortical. O grande adutor e a cabeça medial do gastrocnêmio inserem-se sobre a junção posterior superior dos côndilos e a

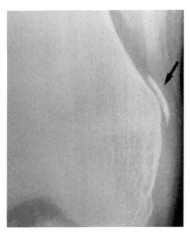

FIG. 8.32 Doença de Pellegrini-Stieda. Uma fina calcificação em concha é vista na margem superior do côndilo femoral medial (seta).

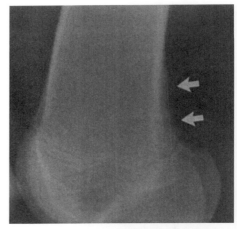

FIG. 8.33 Desmóide cortical. Note a irregularidade da superfície do córtex do fêmur distal (setas) no local de inserção dos músculos grande adutor e gastrocnêmio.

metáfise do fêmur distal, acompanhados, freqüentemente, de evidências radiográficas de irregularidade cortical (Fig. 8.33).[21] Essa é uma variante normal que pode facilmente ser interpretada como algo sinistro, como uma condição maligna ou uma infecção.

A Linha Solear. Uma proeminente saliência óssea ao longo da origem do músculo solear na tíbia proximal, como se vê na projeção lateral, pode imitar uma reação periosteal ao longo da margem posterior da diáfise tibial proximal.[18] O osso cortical subjacente mostra-se normal. Na projeção frontal, ele é visto como uma faixa vertical de esclerose, fina e orientada obliquamente, atravessando a tíbia anterior (Fig. 8.34).

Tubérculo Tibial. Sobre a metáfise tibial proximal, há comumente uma delgada e bem-definida crista óssea que se projeta no espaço interósseo (veja a Fig. 8.34A), o que pode ser tomado pela neosteogênese periosteal, mas constitui, efetivamente, a ossificação da base da membrana interóssea.

Tornozelo e Pé

O pé é um local comum de ossos acessórios e sesamóides (veja a Fig. 8.7). Como dito anteriormente, não se deve confundi-los com fraturas. Os mais comuns deles são descritos nos parágrafos a seguir.

Osso Trígono. O ossículo acessório, denominado osso trígono, ocorre em cerca de 10% da população geral, constituindo um centro distinto para o processo posterior do tálus, ao qual se fixa o ligamento tibiofibular. Sua forma varia de um pequeno fragmento triangular a um fragmento mais arredondado ou oval. A separação do tálus pode não ser completa. Uma fratura do processo posterior do tálus pode assemelhar-se a um osso trígono.

Osso Tibial Externo. A não-fusão da tuberosidade do lado proximal do navicular do tarso (escafóide) é denominada osso tibial externo (veja a Fig. 8.5), este último chamado, às vezes, de escafóide

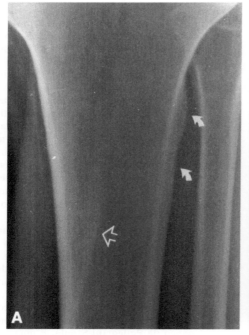
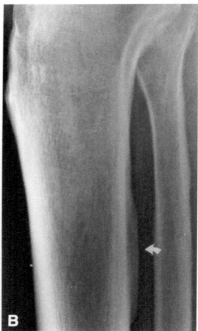

FIG. 8.34 Tubérculo tibial e linha solear. **A:** Tomada ântero-posterior. A proeminente ossificação da membrana interóssea sobre a superfície lateral da tíbia (setas) é designada como tubérculo tibial, sendo comumente presente, mas de tamanho variável. Uma ossificação semelhante é presente na margem justaposta da fíbula. A linha solear é vista de lado como uma linha oblíqua que se projeta no canal medular (seta aberta). **B:** Tomada lateral. A linha solear é vista sobre a superfície posterior do córtex tibial (seta). Ela pode ser erroneamente interpretada como evidência de formação de reação periosteal, associada a uma infecção ou fratura de estresse. O tubérculo tibial não pode ser visto na projeção lateral.

dividido ou escafóide acessório. Essa é uma variação comum, geralmente bilateral.

Osso Fibular (Sesamóide Fibular). Trata-se de um ossículo encontrado no tendão do fibular longo ou adjacente a ele, imediatamente lateral e abaixo do calcâneo e do cubóide (veja a Fig. 8.6A). Ocorre em cerca de 8% das pessoas e, ocasionalmente, pode haver dois ou, mesmo, três ossículos distintos, constituindo um sesamóide bipartido ou tripartido.

Calcâneo Secundário. Massa óssea pequena e irregular, encontrada na extremidade do processo anterior do calcâneo, onde ele se articula com o navicular, sendo vista melhor em radiografias oblíquas do pé. Sua freqüência é de cerca de 2%.

Supranavicular. Pequeno osso triangular que ocorre na margem superior proximal do navicular e articula-se com o tálus e o navicular, sendo relativamente comum e podendo ser facilmente considerado uma fratura.

Tálus Secundário. Trata-se de um pequeno osso arredondado, encontrado imediatamente acima do tálus, observado apenas nas tomadas laterais do tálus, não devendo ser confundido com o supranavicular, que se situa entre o tálus e o navicular.

Apófise da Base do Quinto Metatarso. Uma apófise que aparece por volta dos 13 anos de idade e se une pouco depois disso é um centro ósseo chato encontrado ao longo da parte lateral da extremidade proximal do quinto metatarso (Fig. 8.35). Ela apresenta, com freqüência, uma forma irregular, mas seu eixo longo é paralelo ao eixo longo do metatarso. Uma fratura nesse local também é comum (Fig. 8.35), porém a linha de fratura invariavelmente se estende transversalmente pelo eixo longo da diáfise. As superfícies de fratura são irregulares, os tecidos moles sobrejacentes à área mostram-se edemaciados, e o fragmento proximal, muitas vezes, encontra-se deslocado ou em rotação.

Osso Subtibial. Centro de ossificação separado da extremidade do maléolo medial.

Osso Subfibular. Correspondendo ao subtibial, o osso subfibular é um centro distinto da extremidade do maléolo lateral, variando de um diminuto ossículo arredondado a um fragmento triangular bem grande. É observado melhor nas tomadas ântero-posteriores da articulação do tornozelo.

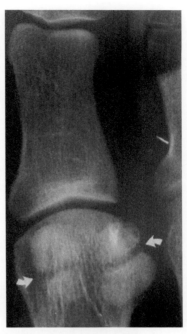

FIG. 8.36 Sesamóides bífidos. Tanto o sesamóide medial quanto o lateral no dedo grande do pé são bífidos (setas).

Alguns desses ossículos acessórios aparentes em torno da articulação do tornozelo podem ser antigos fragmentos de fratura que perderam as arestas e se uniram por união fibrosa, e não óssea. Outros podem constituir focos de ossificação que se formaram em consequência de uma lesão dos tecidos moles. Muitas vezes, é impossível determinar sua origem exata por um único exame radiográfico.

Sesamóides Bífidos. Os sesamóides do dedo grande do pé são comumente bipartidos, especialmente o sesamóide tibial ou medial, bífido em 10% dos casos. O sesamóide fibular ou lateral é bífido em aproximadamente 3% (Fig. 8.36).

Pseudocisto do Calcâneo. Uma transparência é freqüentemente encontrada no corpo do calcâneo, imediatamente sob o ângulo do tubérculo, nas radiografias laterais do pé (Fig. 8.37), sendo simplesmente uma área relativamente desprovida de trabéculas e não tendo nenhuma significação clínica. Em raros casos, ocorre, nessa região, um lipoma, um cisto ósseo simples ou um outro tumor. Em contraste com um pseudocisto normal, porém, eles em geral são nitidamente definidos por uma orla de osso esclerosado.

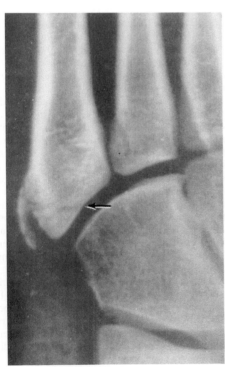

FIG. 8.35 Apófise da base do quinto metatarso. O centro de ossificação secundária e paralelo ao aspecto lateral da extremidade proximal do metatarso. Nesse caso, há também uma fratura transversa não-deslocada (seta) na base do quinto metacarpo.

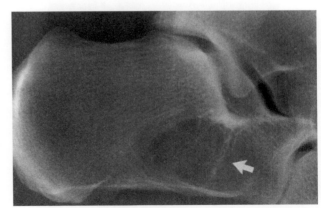

FIG. 8.37 Pseudocisto do calcâneo. A radiotransparência relativa, debaixo do ângulo tuberal (seta) constitui uma área desprovida de trabéculas. Esse é um achado normal, sendo semelhante ao pseudocisto da cabeça do úmero visto na Fig. 8.18.

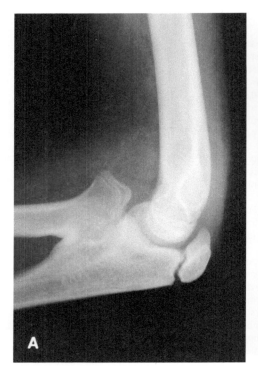
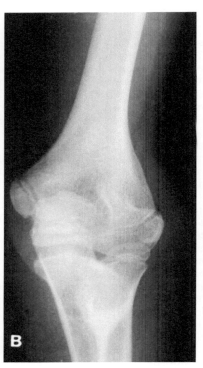

FIG. 8.38 Sinostose radioulnar congênita com luxação congênita da cabeça do rádio. Há uma fusão óssea entre o rádio proximal e a ulna.

SINOSTOSE CONGÊNITA

Uma sinostose congênita consiste em uma fusão de dois ou mais ossos, sendo uma anomalia freqüente no tórax, onde pode haver uma fusão parcial de várias costelas. Ela pode afetar qualquer parte da costela, porém é mais comum nas partes laterais e nas extremidades vertebrais (veja a Fig. 8.14).

As extremidades proximais da tíbia e fíbula ocasionalmente se fundem. Outro local pouco comum de fusão é nas extremidades proximais do rádio e da ulna, acarretando uma incapacidade de supinação do antebraço. Em alguns casos, há uma luxação associada da cabeça do rádio (Fig. 8.38).

Fusões do Carpo e do Tarso. Têm sido encontradas fusões em praticamente todas as combinações nas regiões do carpo e metacarpo, bem como na parte correspondente do pé. As fusões podem ser fibrosas, cartilaginosas ou ósseas.

As fusões do carpo podem ser esporádicas ou hereditárias, a mais comum das quais é a fusão lunatotriquetral (veja a Fig. 8.3). Em geral, as fusões entre ossos na mesma fileira do carpo têm significação menor que aquelas que ocorrem entre as fileiras do carpo. Essas últimas associam-se, freqüentemente, a outras anormalidades congênitas, muitas vezes clinicamente significativas, sendo encontradas nas síndromes de má-formação congênita.[19]

A fusão congênita dos ossos do tarso é comumente denominada coalizão do tarso. A rigidez incomum das juntas fundidas pode causar dor. A condição é freqüentemente designada como "pé chato espástico peroneal" ou "pé chato rígido". O último termo é o preferido, porque a rigidez do tarso é conseqüente à fixação óssea, e não a um espasmo. Em muitos casos, as manifestações clínicas iniciais sugerem o diagnóstico correto. A fusão pode ocorrer em qualquer ponto entre dois ossos, sendo, porém, mais comum entre o calcâneo e o navicular.

É importante a verificação radiográfica. A coalizão calcaneonavicular pode, com freqüência, ser reconhecida nas radiografias convencionais do pé (Fig. 8.39). A demonstração radiográfica da coalizão talocalcânea, porém, costuma ser difícil, e tomadas especiais suplementadas pela cintilografia óssea e a TC podem ser necessárias para demonstrar o local da coalizão (Fig. 8.40B).[14]

A fusão talocalcânea associa-se, com freqüência, a um bico proeminente sobre a margem anterior superior da cabeça do tálus (Fig. 8.40A). Irregularidade e ausência de definição da junta subtalar posterior são sinais indiretos da coalizão talocalcânea. A coalizão ocorre quase invariavelmente na faceta medial, entre o tálus e o sustentáculo talar do calcâneo, uma junta não demonstrada facilmente pelas radiografias de rotina. Os pacientes que apresentam sinais clínicos e achados radiográficos sugestivos da coalizão devem ser submetidos a um exame TC. A cintilografia óssea pode revelar um aumento focal na atividade dos radioisótopos na região da coalizão ou no bico talar e na faceta posterior da junta subtalar. A TC coronal no plano axial revela bastante satisfato-

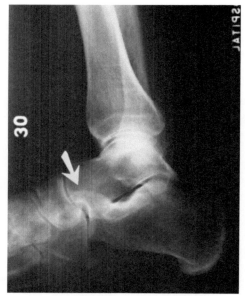

FIG. 8.39 Coalizão do tarso, barra calcaneonavicular (seta). Note, também, a fina linha branca paralela à superfície articular tibial distal. Essa é uma cicatriz epifisária, os resíduos ósseos da fise.

VARIANTES ANATÔMICAS NORMAIS E ANOMALIAS ÓSSEAS DIVERSAS 241

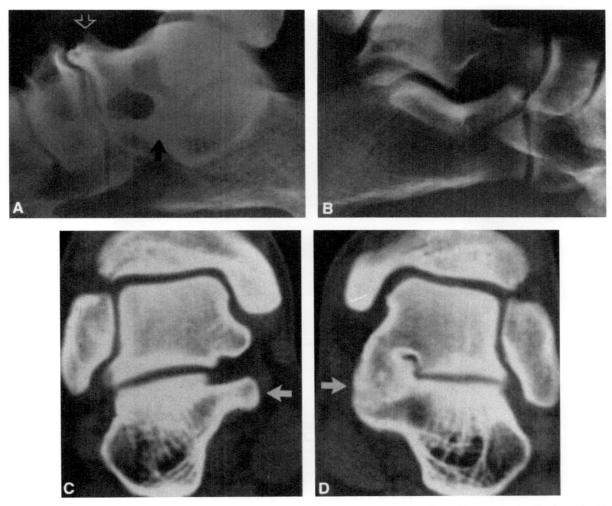

FIG. 8.40 Coalizão do tarso, fusão talocalcânea. **A:** Tomada lateral do pé que demonstra pé plano, um proeminente bico anterior do tálus (*seta aberta*) e definição insuficiente da faceta posterior da junta talocalcânea. Há uma sugestão de fusão da faceta medial na região do sustentáculo do tálus (*seta*). **B:** Lado normal para comparação. **C** e **D:** Tomogramas computadorizados axiais. O lado normal (**C**) demonstra a aparência normal do sustentáculo do tálus (*seta*). O lado afetado (**D**) revela a fusão da faceta medial da junta talocalcânea (*seta*).

riamente o local e a natureza da fusão, e, ao mesmo tempo, possibilita a comparação com o lado oposto (Fig. 8.40C, D).

LUXAÇÃO DO DESENVOLVIMENTO DO QUADRIL (LDQ)

O quadril é o local mais freqüente de luxação congênita, a qual é seis a 10 vezes mais comum nas meninas que nos meninos, sendo o quadril esquerdo mais freqüentemente afetado que o direito na razão de 3:2, e a condição é muito mais comum em indivíduos brancos que nos negros. É raro que a luxação esteja presente ao nascimento, ocorrendo o deslocamento gradualmente, durante o primeiro ano de vida. Acreditava-se, anteriormente, que o desenvolvimento deficiente da articulação do quadril e estruturas associadas era responsável pela luxação, designada como "displasia acetabular". Muitos investigadores consideram, atualmente, que a deficiência é dos tecidos moles de sustentação da articulação do quadril, sendo a anormalidade primária um relaxamento da cápsula articular. Outros consideram como a causa primária um encurtamento ou retesamento dos músculos que cruzam a articulação.

É importante o diagnóstico do estágio pré-luxação durante o período neonatal, pois o tratamento precoce impede a luxação efetiva e leva a uma articulação do quadril normal. A manobra de Ortolani de 45° de abdução e rotação interna da perna é útil para detectar quadris suscetíveis à luxação. Com essa manobra, o examinador ouve um "estalido", quando o quadril se desloca.

Características Radiográficas. O exame radiográfico dos quadris, em caso de suspeita de luxação do quadril, deve incluir uma radiografia ântero-posterior da pelve (Fig. 8.41), obtida com as pernas do paciente estendidas ou ligeiramente fletidas no joelho, e com os dedos do pé apontando para a frente. Deve-se incluir, também, a tomada dita de "pernas de rã" (Fig. 8.42). Nessa posição, as coxas encontram-se em flexão, rotação externa e abdução máxima, com os pés juntos na linha média. É necessário ter certeza de que os quadris se encontram simétricos, de modo que se possa comparar um lado ao outro.

Ângulo Acetabular Aumentado. O ângulo acetabular é uma medida da inclinação da metade superior da parede acetabular. O método de medida é mostrado na Fig. 8.41. Os ângulos normais variam muito, e o limite superior do normal deve ficar próximo dos 40°. O ângulo acetabular do quadril esquerdo geralmente é um pouco maior que o do direito. O ângulo normal diminui consideravelmente entre o nascimento e os seis meses de idade e, em menor escala, entre os seis meses e um ano de idade. Tais observações indicam que se deve ter um cuidado considerável no diagnóstico da displasia da articulação do quadril com base unicamente no achado de um ângulo acetabular de mais de 30°. O ângulo acetabular constitui um indicador mais útil, quando um dos quadris é afetado, do que quando ambos o estão, sendo uma discrepância clara nos ângulos dos dois lados um achado importante.

Deslocamento Lateral do Fêmur. O deslocamento lateral do fêmur em relação ao acetábulo é um achado importante. Como o

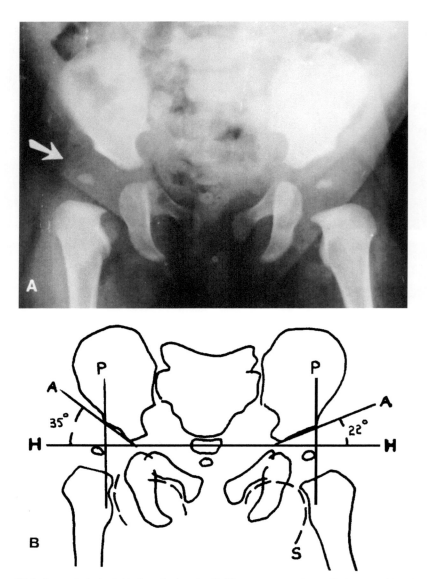

FIG. 8.41 Luxação congênita do quadril direito num lactente. A: Radiografia da pelve. B: Diagrama que mostra o método para a determinação da linha acetabular. Traçada ao longo da margem superior do acetábulo, a linha A indica o teto ósseo da fossa, embora, num lactente, o acetábulo seja constituído principalmente de cartilagem. A linha H é traçada através dos centros das cartilagens trirradiadas das fossas acetabulares. As linhas verticais, P, ou linhas de Perkin, são traçadas através dos limites mais externos da margem óssea do teto acetabular de cada lado, perpendicularmente à linha H. O ângulo acetabular é maior à direita que à esquerda; todavia, essa diferença não é inteiramente diagnóstica. A epífise da cabeça do fêmur direito é deslocada lateralmente e, em escala muito pequena, superiormente. A linha S curva interrompida, ou linha de Shenton, mostra-se interrompida à direita e normal à esquerda.

centro de ossificação da cabeça do fêmur não está presente ao nascimento e não aparece normalmente senão dos três aos seis meses de idade, deve-se usar o colo do fêmur para tal determinação nos recém-nascidos. Como é mostrado na Fig. 8.41, a linha de Perkin é útil, quando um dos quadris ou ambos são afetados. Ela consiste em uma linha vertical traçada da margem superior externa da parte ilíaca do acetábulo, até fazer interseção em ângulo reto com a linha transversa traçada através do centro de ambos os acetábulos. O bico do colo do fêmur normalmente se situa medialmente a esta linha em praticamente todos os casos, enquanto na maior parte dos quadris anormais (60%), o colo do fêmur é situado lateralmente à referida linha.[13]

Ruptura da Linha de Shenton. Essa é uma linha imaginária regular curva, formada pela margem interna do colo do fêmur e a superfície interna do forame obturador, como é mostrado na Fig. 8.41. O deslocamento lateral do fêmur altera a regularidade da curva. Algum grau de deslocamento superior é geralmente necessário para observar uma ruptura significativa da curva.

Ossificação Retardada da Epífise Femoral. O centro de ossificação da cabeça do fêmur aparece normalmente entre os três e os seis meses de idade. Na presença de uma subluxação ou luxação da articulação do quadril, o centro pode ter seu aparecimento retardado, e seu crescimento fica aquém do normal, quando ele vem efetivamente a aparecer (veja a Fig. 8.42).

Estágios Mais Avançados. Em crianças maiores e adultos, um deslocamento macroscopicamente evidente geralmente é presente, sendo o diagnóstico feito sem dificuldade (Fig. 8.43). Em indivíduos não-tratados, a cabeça e o colo do fêmur não se desenvolvem de modo apropriado, permanecendo pequenos e hipoplásicos. A fossa acetabular é muito rasa, nunca tendo acomodado a cabeça do fêmur. A cabeça freqüentemente faz pressão contra a parede pélvica externa acima e atrás do acetábulo raso, formando uma cavidade pseudo-acetabular rasa.

Reconhecimento em Recém-nascidos. O diagnóstico da luxação do desenvolvimento do quadril baseia-se principalmente em achados clínicos. Em recém-nascidos, as características radiográficas padrões, descritas anteriormente para os lactentes maiores, não se aplicam. Nesse

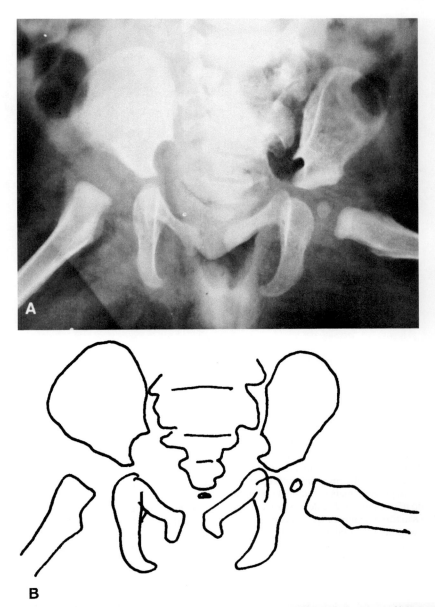

FIG. 8.42 Luxação congênita do quadril mostrada na posição de perna de rã, com as coxas em abdução e rotação externa. Note a ausência de um centro ossificado para a epífise da cabeça do fêmur direito, o teto acetabular insuficientemente desenvolvido do lado direito e o maior ângulo acetabular. A posição do colo do fêmur indica a subluxação, ainda que a cabeça do fêmur não seja visível. O paciente apresentava, também, uma espinha bífida extensa na coluna lombar inferior e sacra. **A:** Radiografia da pelve. **B:** Diagrama da radiografia.

estágio, é necessário obter um exame ântero-posterior da pelve e dos quadris com as pernas na posição de Ortolani — ou seja, abduzidas em 45° e em rotação interna. Em tal posição, uma linha que seccione a diáfise femoral deve passar através do acetábulo e da articulação lombossacra. Na presença de uma luxação, a linha passa lateralmente a ambas as estruturas. Deve-se tomar cuidado para a linha seccionar a diáfise, e não o colo do fêmur, porque isso ocasiona uma leitura falsa.

Ultra-sonografia. Tem uma vantagem clara, por não utilizar radiação ionizante. O exame em tempo real, em projeção lateral, possibilita a visibilização da parte cartilaginosa não-ossificada do acetábulo e da cabeça cartilaginosa do fêmur, para determinar a presença ou ausência de uma luxação (Fig. 8.44).[1,22] A ultra-sonografia é particularmente útil na avaliação de recém-nascidos e lactentes pequenos quanto à luxação do desenvolvimento do quadril.[5,8]

Tomografia Computadorizada. Técnica útil no estudo da luxação do desenvolvimento do quadril, especialmente nos casos em que não se conseguiu obter ou manter uma redução da luxação do quadril.[2,11] Nesses casos, o tendão do iliopsoas pode interpor-se entre a cabeça do fêmur e o acetábulo, produzindo uma invaginação da cápsula e do labro. Em outros casos, pode haver uma hipertrofia da pulvinar, uma coleção de tecido fibroadiposo no centro do acetábulo que diminui a capacidade do acetábulo e impede a reposição da cabeça do fêmur no lugar certo. A TC pode ser combinada à artrografia do quadril, para a melhor visibilização da epífise femoral não-ossificada.

Imagens por Ressonância Magnética. A RM mostrou-se um coadjuvante muito útil na avaliação da luxação congênita do quadril devido à sua visibilização superior da cartilagem e dos tecidos moles.[9] É particularmente útil na demonstração da posição do quadril e da origem da obstrução ao reposicionamento.

OUTRAS LUXAÇÕES CONGÊNITAS

As luxações congênitas que possam afetar outras articulações além do quadril são raras. A luxação da cabeça do rádio é observada, ocasio-

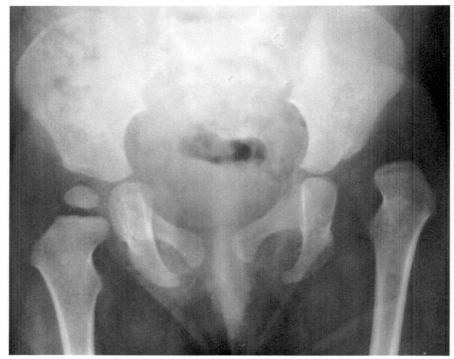

FIG. 8.43 Luxação congênita do quadril esquerdo numa criança maior. A epífise da cabeça do fêmur não desenvolveu um centro de ossificação. O acetábulo esquerdo apresenta hipoplasia, com um aumento acentuado no ângulo acetabular.

nalmente, na articulação do cotovelo. Nesses casos, a cabeça do rádio desloca-se para a frente sobre o úmero. Em alguns casos, há uma fusão congênita associada do rádio deslocado à parte proximal da ulna, mantendo esse último osso uma relação normal com o úmero (veja a Fig. 8.38). Tal lesão pode ser unilateral, porém é mais comumente bilateral. Com o tempo, a cabeça do rádio não se desenvolve de modo adequado, e a extremidade proximal do osso torna-se menor que o normal.

As luxações traumáticas causadas por traumatismos de parto são efetivamente raras. Muitas se mostram como separações das epífises, tendendo a ocorrer mais em bebês de alto peso, filhos de mães diabéticas, no decorrer de um parto difícil. Os locais mais comuns de lesão são o fêmur proximal, bem como o úmero proximal e distal.

PÉ TORTO (PÉ EQÜINOVARO)

O pé torto é um dos defeitos congênitos mais comuns, podendo ser esporádico, e sendo possivelmente causado por anormalidades intrauterinas, como um oligoidrâmnio grave, uma constrição no útero ou a síndrome da faixa amniótica. Há, também, uma incidência maior em algumas famílias, e o defeito pode associar-se a outras anormalidades

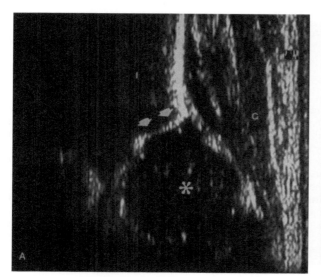
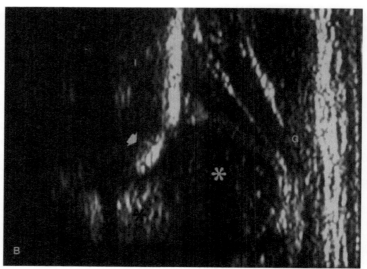

FIG. 8.44 Ultra-sonogramas de dois quadris no plano coronal. O transdutor apresenta-se posicionado lateralmente ao quadril, em ambos os casos. **A:** Quadril normal. A cabeça cartilaginosa do fêmur (*asterisco branco*) situa-se no acetábulo, com mais de 50% da cabeça cobertos pelo teto acetabular (*setas*). **B:** LCQ. A cabeça do fêmur (*asterisco branco*) apresenta-se subluxada e situa-se superior e lateralmente a um acetábulo raso (*seta*). Note a pulvinar hipertrofiada, ecogênica, cheia de tecido adiposo (*asterisco negro*). I = Osso ilíaco, G = músculos glúteos. (Cortesia de T. David Cox, MD, Winston-Salem, NC, EUA.)

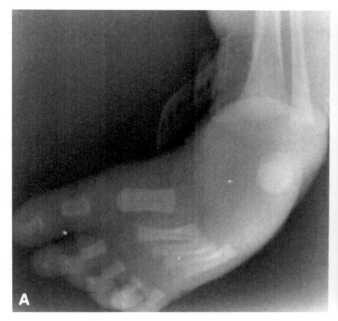 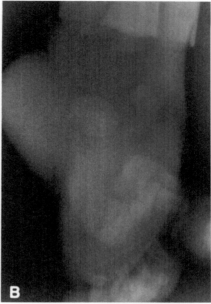

FIG. 8.45 Pé torto, pé eqüinovaro num recém-nascido. **A:** Tomada ântero-posterior do pé que demonstra a inversão do pé. A deformidade varo do pé é evidente. A inversão deslocou o calcâneo para baixo do tálus nesta projeção. **B:** Tomada lateral que demonstra a deformidade eqüina associada, com grave flexão plantar do pé.

congênitas, como o palato fendido e cardiopatias congênitas. O pé torto também é uma das características de algumas síndromes de má-formação (por exemplo, síndromes de Gordon e de Pierre Robin).

Os três componentes principais do pé torto são a adução da parte anterior do pé, inversão e pé cavo. Em muitos casos, a condição é bilateral. Tudo que é demonstrado radiograficamente é observado e avaliado melhor por métodos clínicos. Os achados radiográficos são confirmatórios e secundários. Não são necessários procedimentos radiográficos mais complicados.

Na radiografia, há a angulação medial da parte anterior do pé, revelada pelo deslocamento medial do navicular e do cubóide em relação ao tálus e ao calcâneo (Fig. 8.45). A deformidade de inversão é demonstrada por uma rotação interna do calcâneo sob o tálus. O pé cavo associa-se ao deslocamento posterior do calcâneo. A superfície superior do segmento posterior do calcâneo situa-se próximo à tíbia. O tálus fica pendente sobre o calcâneo, projetando-se bem além dele, anteriormente. Uma hipoplasia regional do osso do tarso e dos tecidos moles do pé acompanha, com freqüência, a deformidade.

O diagnóstico tem sido feito, no período intra-uterino, pela ultra-sonografia.[2,3] Quando diagnosticado intra-uterinamente, o defeito deve sugerir a possibilidade de outras anormalidades e síndromes relacionadas, conforme citado anteriormente.

O diagnóstico deve ser feito clinicamente em recém-nascidos. É imperativo diferenciar o pé torto rígido do flexível, que requer um mínimo de tratamento ou nem mesmo isso. Tal diferenciação pode ser feita pela avaliação clínica do pé. A demonstração radiográfica de uma espinha bífida, luxação do quadril ou amiotonia congênita (artrogripose) indica um mau prognóstico.

REFERÊNCIAS

1. Bearcroft PWP, Berman LH, Robinson AHN, Butler GJ: Vascularity of the neonatal femoral head: In vivo demonstration with power Doppler US. Radiology 200:209, 1996
2. Benacerraf BR, Frigoletto FD: Prenatal ultrasound diagnosis of clubfoot. Radiology 155:213, 1985
3. Chami M, Daoud A, Maestro M, et al: Ultrasound contribution in the analysis of the newborn and infant normal and clubfoot: Preliminary study. Pediatr Radiol 26:298, 1996
4. Daffner RH: Skeletal pseudofractures. Emergency Radiology 2:96, 1995
5. Donaldson JS: Use of sonography in screening for developmental dysplasia of the hip. AJR Am J Roentgenol 162:39, 1994
6. Ducou le PH, Mousselard H, Rudelli A, et al: Blount's disease: Magnetic resonance imaging. Pediatr Radiol 25:12, 1995
7. Guidera KJ, Einbecker ME, Berman CG, et al: Magnetic resonance imaging evaluation of congenital dislocation of the hips. Clin Orthop 261:96, 1990
8. Harcke HT: Screening newborns for developmental dysplasia of the hip: Role of sonography. AJR Am J Roentgenol 162:395, 1994
9. Keats T: Atlas of Normal Roentgen Variants That May Simulate Disease, 5th ed. Chicago, Year Book Medical Publishers, 1992
10. Kleinman PK, Belanger PL, Karellas A, et al: Normal metaphyseal radiologic variants not be confused with findings of infant abuse. AJR Am J Roentgenol 156:781, 1991
11. Kohler A, Zimmer EA: Borderlands of the Normal and Early Pathologic in Skeletal Roentgenology, 11th ed. New York, Grune & Stratton, 1968
12. Kursunoglu S, Pate D, Resnick D, et al: Bone reinforcement lines in chronic adult osteopenia: A hypothesis. Radiology 158:409, 1986
13. Lawson JP: Symptomatic radiographic variants in extremities. Radiology 157:625, 1985
14. Lee MS, Harcke HT, Kumar SJ, et al: Subtalar joint coalition in children: New observations. Radiology 172:635, 1989
15. Miller TT, Staron RB, Feldman F, et al: Symptomatic accessory tarsal navicular bone: Assessment with MR imaging. Radiology 195:849, 1995
16. Ogden JA, Ganey TM, Light TR, et al: Ossification and pseudoepiphysis formation in the nonepiphyseal end of bones of the hands and feet. Skeletal Radiol 23:3, 1994
17. Pitt MJ: Radiology of the femoral linea aspera-pilaster complex: The track sign. Radiology 142:66, 1982
18. Pitt MJ, Graham AR, Shipman JH, et al: Herniation pit of the femoral neck. AJR Am J Roentgenol 138:1115, 1982
19. Poznanski A: The Hand in Radiologic Diagnosis with Gamuts. Philadelphia, WB Saunders, 1984
20. Resnick D, Cone RO III: The nature of humeral pseudocysts. Radiology 150:27, 1984
21. Resnick D, Greenway G: Distal femoral cortical defects, irregularities, and excavations. Radiology 143:345, 1982
22. Terjesen T, Runden TO, Johnsen HM: Ultrasound in the diagnosis of congenital dysplasia and dislocation of the hip joints in children older than two years. Clin Orthop 262:159, 1991
23. Wakeley CJ, Johnson DP, Watt I: Value of MR imaging in the diagnosis of the os trigonum syndrome. Skeletal Radiol 25:133, 1996

CAPÍTULO 9

As Síndromes de Má-formação Congênita: Osteocondrodisplasias, Disostoses e Distúrbios Cromossômicos

Lee F. Rogers e Sam T. Auringer

As anormalidades congênitas dos ossos são relativamente comuns. Estima-se que aproximadamente 3% dos recém-nascidos tenham más-formações, 1% dos quais apresenta múltiplas más-formações.[26] Algumas anormalidades são tão comuns que podem ser consideradas variações do normal. Tais anormalidades e as anomalias congênitas de menor gravidade são tratadas no Cap. 8. Neste capítulo, são descritas as síndromes de má-formação congênita. O termo *síndrome de má-formação* designa uma constelação de anormalidades que freqüentemente ocorrem juntas.[26] As síndromes costumam ser denominadas por um epônimo, homenageando aqueles que descreveram originalmente a anormalidade (por exemplo, síndrome de Hurler). Como alternativa, elas podem ser designadas por uma série de expressões gregas ou latinas que incluem os principais locais da anormalidade. Um exemplo é a síndrome de acrocefalossindactilia (síndrome de Apert), a qual consiste em anormalidades craniofaciais, da mão e do pé. Como ocorre com freqüência, tal síndrome é conhecida por ambos os tipos de designações.

Não se conhece a causa exata de muitas das síndromes de má-formação.[20,24,26] Algumas, como as mucopolissacaridoses (isto é, síndrome de Hurler), decorrem reconhecidamente de anormalidades metabólicas específicas, e uma pequena proporção delas foi relacionada a anormalidades cromossômicas como a trissomia 21 (síndrome de Down). Avanços na ciência genética revelaram várias anormalidades cromossômicas, e outras são esperadas.

As osteocondrodisplasias caracterizam-se por serem anormalidades generalizadas do crescimento da cartilagem ou dos ossos.[25] Disostoses são más-formações de ossos individuais que podem ocorrer isoladamente ou em combinação, diferindo das osteocondrodisplasias por serem focais, e não generalizadas.

Embora as más-formações constituam uma gama complexa, complicada e bastante surpreendente de variações aparentemente intermináveis, é possível elaborar uma abordagem sistemática que, em muitas circunstâncias, pode levar ao diagnóstico correto. Há uma noção errônea comum de que muitas dessas síndromes podem ser diagnosticadas pela análise química de enzimas ou por estudos cromossômicos. Na verdade, diversos diagnósticos baseiam-se na morfologia — ou seja, a aparência clínica do paciente individual — ou na aparência radiográfica do sistema ósseo. Em muitos casos, a aparência radiográfica do esqueleto é essencial para o diagnóstico correto.

Um diagnóstico preciso é essencial para determinar o prognóstico, dar aconselhamento genético e avisar o médico quanto à presença de anormalidades viscerais associadas. Algumas anormalidades são letais, no período neonatal ou logo depois disso. Muitas associam-se ao nanismo ou ao retardo mental. Várias síndromes de má-formação óssea associam-se a anormalidades congênitas do coração, geralmente defeitos septais, e algumas delas a anormalidades do cristalino ou da retina que afetam a visão. O aconselhamento genético é necessário para os pais que tiveram um filho com uma síndrome de má-formação ou que têm uma história familiar de síndromes de má-formação.

Em geral, a avaliação das síndromes de má-formação exige uma análise completa da história clínica e dos achados clínicos, bem como um levantamento ósseo completo.[20] O diagnóstico de muitas síndromes de má-formação pode ser estabelecido intra-útero pela ultra-sonografia.[11,13] O exame radiográfico de pacientes com suspeita de uma síndrome de má-formação deve incluir chapas ântero-posteriores (AP) e laterais do crânio e de toda a coluna; chapas AP do tronco, incluindo a pelve e ambas as extremidades, e um exame AP separado das mãos e pés, o que possibilita a avaliação do comprimento dos ossos e outras características importantes. É importante saber que nem todos os achados estão presentes em cada caso. Da mesma forma, na hipótese de se estar tentando confirmar um diagnóstico clínico e serem identificados achados radiográficos significativos que não estejam incluídos na descrição da condição considerada, será muito provável que o diagnóstico clínico seja errado e que se esteja lidando com uma síndrome diferente.

CARACTERÍSTICAS RADIOGRÁFICAS DAS SÍNDROMES DE MÁ-FORMAÇÃO

Segue-se uma lista das considerações importantes na avaliação radiográfica das síndromes de má-formação:

1. *Comprimento relativo de diversos ossos.* Os ossos são demasiado curtos ou demasiado longos? Há alguma forma de nanismo? Em caso afirmativo, o tronco é normal com as extremidades afetadas ou vice-versa? Se as extremidades estão afetadas, os ossos distais são mais atingidos que os ossos proximais ou vice-versa? As displasias ósseas podem ser identificadas intra-útero pela detecção ultra-sonográfica dos membros curtos e outras características típicas, tanto morfológicas quanto ósseas (Fig. 9.1).[19,22]

2. *Envolvimento da coluna.* Há um grupo importante de anomalias associadas a anormalidades das vértebras.

3. *Idade de início.* As anormalidades vistas no início do período de lactência podem ser distinguidas daquelas observadas em etapas posteriores da vida.

4. *Fusão de ossos.* A fusão de vários ossos pode ser diagnóstica em algumas condições. A fusão dos ossos do carpo ou do tarso pode ocorrer como uma anomalia esporádica ou em associação a diversas

---

L. F. Rogers: Departamento de Radiologia, Wake Forest University School of Medicine, Winston-Salem, North Carolina, EUA, 27157. S. T. Auringer, Departamento de Radiologia e Pediatria, Wake Forest University School of Medicine, Winston-Salem, North Carolina, EUA, 27157.

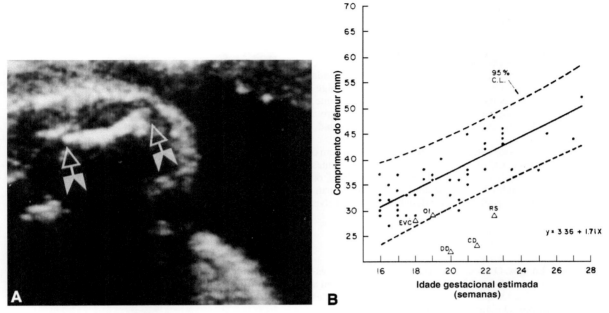

FIG. 9.1 A: Detecção ultra-sonográfica intra-útero de membros curtos. O fêmur (*setas*) mediu dois desvios padrões abaixo do comprimento esperado para a idade. O feto mostrou ser portador de displasia tanatofórica. **B:** Comprimento do fêmur de fetos normais, medido intra-útero pela ultra-sonografia. Valores de fetos com displasia óssea representados sobre a curva normal. EVC, displasia condroectodérmica ou síndrome de Ellis-van Creveld; OI, osteogênese imperfeita; DD, displasia diastrófica; CD, displasia camptomélica; RS, síndrome de Robert. (De Hobbins JC, Bracken MB e Mahoney MJ: Diagnosis of fetal skeletal dysplasias with ultrasound. *Am J Obstet Gynecol* 142:306, 1982, com permissão.)

síndromes. Pessoas normais podem ter fusões na mão, envolvendo geralmente ossos do carpo na mesma fileira proximal ou distal (veja a Fig. 8.3 no Cap. 8), enquanto a fusão de ossos do carpo entre fileiras geralmente se associa a uma síndrome de má-formação. Entretanto, as fusões em síndromes de má-formação congênita também podem envolver ossos do carpo na mesma fileira. No pé, as fusões associadas a síndromes envolvem geralmente as partes distais da região anterior do pé, que podem-se fundir umas às outras ou aos metatarsos. Esse tipo de fusão quase nunca ocorre como uma anomalia isolada. A fusão de ossos do tarso proximais, como o calcâneo e o navicular (veja a Fig. 8.40 no Cap. 8), é freqüentemente isolada, e não associada a uma síndrome, mas também pode ocorrer em síndromes.

5. *Aparência do complexo epifisário: epífise, fise e metáfise.* As alterações no complexo epifisário são extremamente importantes na caracterização de diversas anormalidades. Na vida adulta, muitos desses achados desaparecem, e o diagnóstico é mais difícil. Em neonatos, o diagnóstico dos distúrbios que afetam as epífises pode ser difícil, porque poucas se encontram ossificadas.

6. *Aparência da diáfise.* A diáfise é grossa ou fina? O córtex é anormal? Existe algum arqueamento?

7. *Anormalidades no número de dedos.* Polidactilia ou diminuição do número de dedos podem ser vistas em várias condições, podendo constituir uma indicação quanto ao diagnóstico.

8. *Simetria das anormalidades.* Anomalias simétricas (por exemplo, polidactilia, ausência de dedos) geralmente se associam a uma transmissão hereditária familiar, enquanto alterações unilaterais tendem mais a ser esporádicas e a não fazer parte de síndromes mais significativas.

9. *Anormalidades da densidade.* Os ossos estão demasiado densos ou demasiado transparentes?

10. *Maturação óssea.* Na maioria das síndromes, a maturação óssea é retardada de tal modo que isto, por si só, tem pouco valor diagnóstico. A maturação óssea avançada, porém, pode ser uma indicação importante para o diagnóstico.

11. *Padrão das anomalias.* Muitas das más-formações individuais são inespecíficas. Quando associadas a outras anomalias, porém, elas sugerem um diagnóstico. A triangulação é importante para estabelecer o diagnóstico. Observa-se, por exemplo, que uma criança apresenta múltiplos ossos do carpo e uma luxação do quadril. Examinando uma relação das síndromes associadas a múltiplos ossos do carpo e uma relação distinta das luxações múltiplas, observa-se que cada uma dessas condições é presente em várias doenças, mas que a combinação das duas só é encontrada na síndrome de Larsen. Tais relações são disponíveis nos textos de Poznanski[15] e de Taybi e Lachman.[26] Vários textos incluem descrições completas das síndromes de má-formação, constituindo referências excelentes, tais como as obras de Spranger e colaboradores[24] sobre as displasias ósseas, de Taybi e Lachman[26] sobre as síndromes radiológicas e distúrbios metabólicos, e de Poznanski[15] sobre a mão no diagnóstico radiológico.

12. *Alteração com o tempo.* A aparência radiográfica de muitas síndromes de displasia varia com a idade. A dependência da idade do fenótipo radiológico é uma fonte potencial de considerável dificuldade diagnóstica; características tipo figura de livro numa fase da vida podem ser totalmente ausentes em outra. O atlas de Spranger e colaboradores[24] é um grande auxílio neste particular, por demonstrar as alterações patológicas em muitas condições.

NOMENCLATURA DAS SÍNDROMES DE MÁ-FORMAÇÃO CONGÊNITA

As designações das síndromes de má-formação congênita usadas aqui são aquelas adotadas pelo Committee for the International Nomenclature of Constitutional Diseases of Bone (1992).[23] A nomenclatura foi adotada para diminuir os problemas decorrentes da descrição de muitas síndromes sob várias designações, sendo revista periodicamente, para unificar a terminologia usada em diferentes partes do mundo. Ela não visa a ser uma classificação das doenças ósseas.

OSTEOCONDRODISPLASIAS

As osteocondrodisplasias são anormalidades generalizadas do crescimento e desenvolvimento da cartilagem ou dos ossos.[8] Elas são subdivididas naquelas identificáveis ao nascimento e as que podem ser identificadas em etapas posteriores da vida. As duas outras categorias principais são: (1) distúrbios com desenvolvimento desorganizado da cartilagem e dos componentes fibrosos do esqueleto; e (2) anormalidades da densidade da estrutura óssea cortical ou diafisária.

Defeitos do Crescimento dos Ossos Tubulares ou da Coluna Identificáveis ao Nascimento

Acondroplasia

A acondroplasia é a mais comum das formas de nanismo, sendo reconhecida desde a Antiguidade, e tendo sido comumente identificada com os bobos da corte e os palhaços de circo. É um distúrbio congênito hereditário, transmitido como um traço autossômico dominante, que causa uma formação óssea endocondral inadequada e acarreta nanismo. A formação de osso membranoso não é afetada. O estado mental é normal.

Caracteristicamente, os ossos curtos dos membros contrastam com o comprimento normal do tronco. O rosto caracteriza-se por proeminentes bossas frontais no crânio, nariz em sela e queixo prognata. Todos os indivíduos portadores de acondroplasia apresentam uma forte semelhança uns com os outros. Os parágrafos a seguir descrevem as alterações ósseas mais típicas.[18,24]

Achados Radiográficos

Ossos Tubulares Longos. O encurtamento dos ossos longos é responsável pelo nanismo (Figs. 9.2 e 9.3). O úmero e o fêmur tendem a ser relativamente mais afetados que os ossos distais das extremidades (encurtamento rizomélico). O diâmetro geralmente é normal, mas os ossos parecem grossos, por serem curtos. As extremidades das diáfises alargam-se em forma de sino. A zona de calcificação provisória pode ser lisa ou irregular. Por vezes, há uma incisura em V de tamanho considerável nas metáfises, e os centros epifisários podem ser parcialmente enterrados nas metáfises, o que é designado como junção epifisiometa-

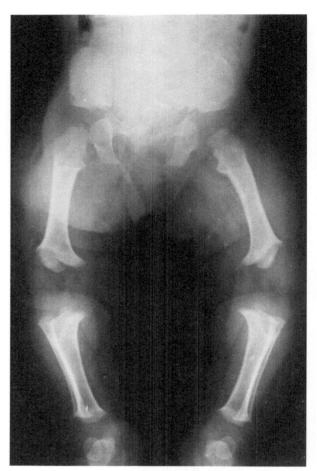

FIG. 9.3 Acondroplasia num lactente. O encurtamento do fêmur é mais pronunciado que aquele da tíbia. Note que o comprimento da fíbula é proporcionalmente maior que o da tíbia. As metáfises femorais distais inclinam-se superior e lateralmente, com epífises lateralmente situadas. Alterações típicas são presentes na pelve.

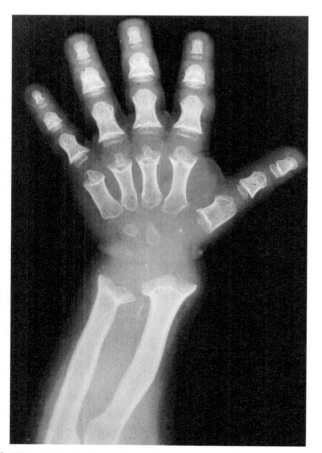

FIG. 9.2 Acondroplasia numa criança. Os ossos da mão são curtos e largos: há junções epifisiometafisárias articuladas nas extremidades distais dos metacarpos. Note as metáfises alargando-se em forma de sino, especialmente no rádio e na ulna.

fisária tipo articulada (veja a Fig. 9.2). A fíbula é, com freqüência, mais longa que a tíbia, causando uma inversão do pé (Fig. 9.3). É comum o arqueamento dos ossos longos. O diagnóstico pode ser estabelecido intra-útero pela ultra-sonografia.[11,13]

Ossos Tubulares Curtos. Tais ossos apresentam alterações semelhantes àquelas observadas nos ossos longos, sendo curtos, parecendo grossos, e tendendo os dedos a ter um comprimento semelhante, a denominada mão em tridente (veja a Fig. 9.2).

Pelve. Alterações características ocorrem na pelve. Os ossos ilíacos são curtos e quadrados, e a incisura sacrociática é pequena. Os ossos do ísquio e do púbis também são curtos e largos. Os ângulos acetabulares encontram-se reduzidos no lactente. O sacro articula-se num ponto bem baixo dos ilíacos (Fig. 9.4).

Coluna. O comprimento da coluna vertebral pode ser normal ou quase isso, mas o desenvolvimento vertebral é afetado. Uma ou mais vértebras na junção toracolombar (T12 a L3) podem ter forma arredondada ou de cunha anteriormente. Na área lombar, as distâncias interpediculares caracteristicamente diminuem progressivamente de cima para baixo (veja a Fig. 9.4), o contrário do normal. Os pedículos mostram-se curtos e grossos, e a superfície posterior dos corpos vertebrais é côncava (Fig. 9.5). O efeito final é um canal espinhal em estenose, o que, em adultos, pode ocasionar graves sintomas neurológicos, especialmente se vier a ocorrer uma hérnia de disco, doença degenerativa articular ou cifose (Fig. 9.6). A lordose lombar aumenta, e o ângulo lombossacro torna-se mais agudo que o normal (Fig. 9.5). O eixo longo do sacro tende a ser horizontal.

Crânio. O crânio é braquicefálico, porque a base do crânio é pré-formada em cartilagem e, por isso, mostra-se hipoplásica. A abóbada

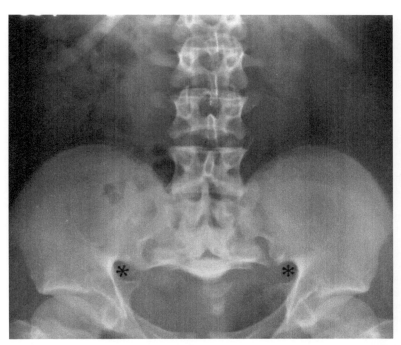

FIG. 9.4 Acondroplasia num adolescente. Os ossos ilíacos são curtos e quadrados, e os ângulos acetabulares planos. A pelve apresenta um encurtamento na direção ântero-posterior e há deformidades características das incisuras sacrociáticas (*asteriscos*). O sacro é horizontal e projeta-se sobre a extremidade. A distância interpedicular diminui progressivamente da coluna lombar superior para a inferior, o contrário do normal.

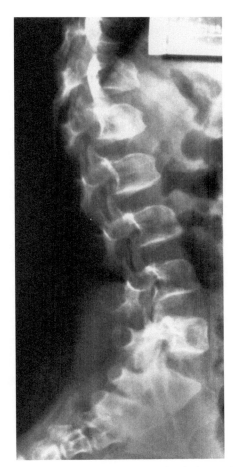

FIG. 9.5 Acondroplasia numa criança de seis anos. As vértebras na junção toracolombar mostram-se arredondadas e em forma de cunha anteriormente e côncavas posteriormente. Os pedículos são curtos. O ângulo lombossacro é acentuado pela orientação horizontal do eixo longo do sacro.

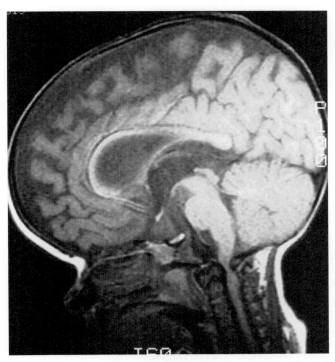

FIG. 9.6 Acondroplasia. Imagem por ressonância magnética sagital que demonstra uma estenose grave do forame magno, com a compressão do cone medular.

é relativamente grande, com ossos frontais salientes. Ela tem origem membranosa e, por isso, não é afetada. O crescimento da mandíbula é relativamente normal, aparecendo ela, pois, prognata.

Outros Ossos. Os ossos do carpo e do tarso mostram-se normais. A escápula é curta, e o esterno pode ser grosso e curto. As costelas são curtas, causando um menor diâmetro AP do tórax.

Displasia Tanatofórica

A displasia tanatofórica era anteriormente considerada erroneamente um tipo grave de acondroplasia devido às suas muitas características semelhantes, tais como o nanismo dos ossos tubulares longos, com um tronco relativamente longo; uma testa proeminente, com uma base do crânio curta e depressão da raiz nasal; asas ilíacas pequenas e quadradas, com tetos acetabulares horizontais; um tórax estreito, com costelas curtas; e uma diminuição de cima para baixo na distância interpedicular na coluna lombar. A displasia tanatofórica é a mais comum displasia óssea neonatal letal. As características típicas são *Kleeblattschädel* ou crânio em forma de trevo; platiespondilia grave ou ossificação dos corpos vertebrais em forma de bolachas extremamente finas, com espaços intervertebrais mais largos; ossos dos membros mais curtos, com arqueamento, especialmente nas extremidades (também conhecidos como fêmures em receptor de telefone francês); e ausência de história de uma condição semelhante em outros membros da família (Fig. 9.7).

Os lactentes afetados nascem mortos ou morrem logo após o nascimento, possivelmente por insuficiência respiratória devido às costelas curtas e ao tórax estreito.

Costelas curtas, com um tórax estreito, ocorrem em três displasias principais — displasia tanatofórica, distrofia torácica asfixiante e acondroplasia. Outras alterações comuns à acondroplasia podem ser igualmente vistas nas outras duas anormalidades. Um tórax pequeno também é uma das características das síndromes das costelas curtas-polidactilia.[26]

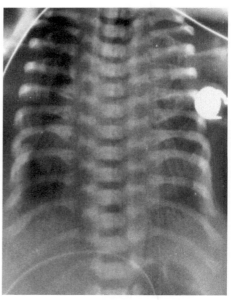

FIG. 9.8 Distrofia torácica asfixiante. O tórax é extremamente pequeno, e as costelas bastante curtas. A silhueta cardíaca parece grande, porque o tórax é pequeno. Os corpos vertebrais são maiores, e os espaços intervertebrais menores que na displasia tanatofórica.

Distrofia Torácica Asfixiante

A distrofia torácica asfixiante foi relatada pela primeira vez por Jeune, em 1955, em dois irmãos neonatos que morreram por dificuldade respiratória associada a um tórax pequeno e relativamente imóvel. As principais anormalidades identificáveis na radiografia consistem em costelas muito curtas e um grau variável de encurtamento dos ossos tubulares longos, com incisura metafisária.

As costelas projetam-se horizontalmente e podem ser tão curtas que apenas atingem a linha axilar anterior (Fig. 9.8). As costelas mais curtas reduzem o volume do tórax e são responsáveis pela dificuldade respiratória. A silhueta cardíaca parece, muitas vezes, grande, mas isso é provavelmente uma ilusão devido ao pequeno tamanho do tórax. Na pelve, o ílio é mais curto em seu diâmetro ínfero-superior, o teto acetabular é largo e pode haver uma profunda incisura em forma de V nele. A doença pode ser fatal, morrendo o lactente devido às complicações respiratórias. Patologias renais associadas também já foram relatadas, e a insuficiência renal pode ser a causa da morte em pacientes com alterações ósseas de menor gravidade.

Displasia Diastrófica

A displasia diastrófica é transmitida hereditariamente como um traço autossômico recessivo. A síndrome caracteriza-se pela combinação de escoliose e pé torto. Há também um retardo no aparecimento dos centros epifisários e a subluxação de várias articulações (especialmente os quadris).

Os ossos longos são curtos e grossos, com metáfises mais largas, simulando uma acondroplasia. Nas mãos, os ossos são curtos, especialmente o polegar, que pode-se projetar em ângulo reto em relação aos outros dedos, o assim chamado polegar do caroneiro (Fig. 9.9). O metacarpo do polegar também pode ter uma forma ovóide. Os ossos dos pés apresentam alterações semelhantes àquelas nas mãos. Há também uma deformidade de pé torto bilateral.

Os centros epifisários demoram a aparecer e, quando o fazem, tendem a ser chatos e anormais quanto à forma. Na mão, os centros epifisários

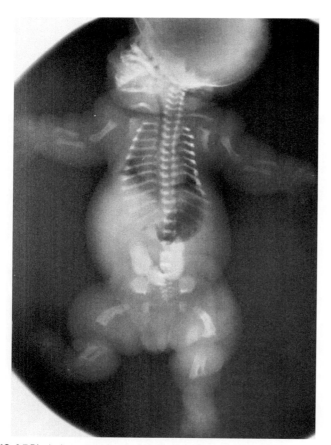

FIG. 9.7 Displasia tanatofórica. O encurtamento dos membros é mais pronunciado proximal que distalmente. Note o tórax estreito, com costelas curtas, e o característico achatamento dos corpos vertebrais. A pelve mostra-se deformada no padrão característico. Os fêmures são curtos e arqueados.

As Síndromes de Má-formação Congênita: Osteocondrodisplasias, Disostoses e Distúrbios Cromossômicos 251

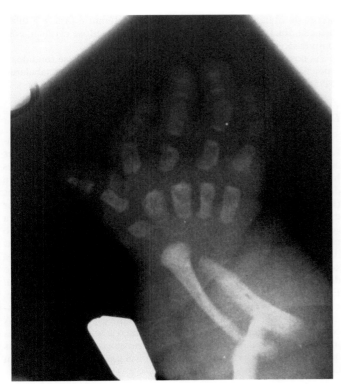

FIG. 9.9 Displasia diastrófica. É demonstrado o "polegar do caroneiro", com seu primeiro metacarpo curto e oval. Note as falanges proximais e metacarpos curtos.

do carpo e do tarso podem ser normais ou apresentar alguma irregularidade de forma.

Uma calcificação epifisária pontilhada também tem sido notada na síndrome cerebroepatorrenal ou de Zellweger, outras formas de condrodisplasia puntiforme, embriopatias por warfarin e por álcool.[14]

Displasia Condroectodérmica (Síndrome de Ellis-van Creveld)

A displasia condroectodérmica foi descrita originalmente entre os Old Order Amish People da Pensilvânia, EUA. A doença é transmitida como um traço autossômico recessivo. Anomalias cardíacas (sendo as mais freqüentes comunicações interatriais) foram encontradas em cerca de 60% dos afetados. O componente ectodérmico da síndrome manifesta-se por unhas pequenas e quebradiças; dentição defeituosa; e, em alguns casos, alopecia.

As alterações ósseas geralmente são características. Polidactilia e sindactilia são praticamente universais. Um sexto metacarpo parcial ou totalmente formado pode-se encontrar fundido ao quinto (Fig. 9.11). É freqüentemente presente a fusão dos ossos lunato e capitato no punho. Epífises cônicas são comuns durante a infância. O encurtamento dos ossos tubulares longos caracteristicamente torna-se mais grave mais

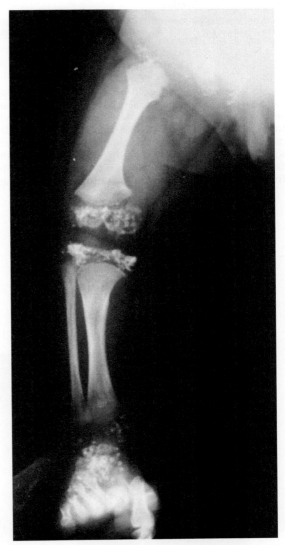

FIG. 9.10 Epífises pontilhadas. Numerosos focos densos diminutos foram notados por toda a cartilagem do esqueleto. Eles eram mais numerosos na extremidade inferior direita. Os ossos são mais curtos que o normal. (De Paul LW: Punctate epiphyseal dysplasia (Chondrodystrophica calcificans congenita). *Am J Roentgenol* 71:941, 1954. *Copyright*, 1954, American Roentgen Ray Society, com permissão.)

podem ter uma orientação paralela, e não perpendicular ao eixo longo das falanges; ou seja, a altura é maior que a largura, o inverso da proporção normal. Em muitos pacientes, o relaxamento de ligamentos e tendões causa a subluxação das articulações. As subluxações não ocorrem ao nascimento, manifestando-se apenas depois que a criança começa a andar. A escoliose e a cifose também aparecem aproximadamente na mesma época. Uma cifose grave na região cervical pode ser fatal no período de lactência. Outros ossos, como as vértebras, o crânio e a pelve, são normais. Os ossos do tarso podem ser distorcidos devido à deformidade eqüinovaro, mas, fora isso, são normais.

A diferenciação relativamente à acondroplasia, na média dos pacientes, não é difícil, se se levar em consideração todos os achados. A aparência normal do crânio, das vértebras e da pelve, bem como a presença de pés tortos são observações úteis nesse particular.

Condrodisplasia Puntiforme (Epífises Pontilhadas)

Há 15 tipos descritos de condrodisplasia puntiforme,[14] e a doença é transmitida geneticamente tanto em formas dominantes como recessivas ou rizomélicas. Os lactentes portadores de formas rizomélicas ou recessivas freqüentemente nascem mortos ou morrem no primeiro ano de vida por anormalidades associadas ou doenças intercorrentes.

O achado radiográfico característico é a presença de numerosas pequenas opacidades arredondadas nas cartilagens epifisárias não-ossificadas (Fig. 9.10). Em alguns pacientes, as opacidades parecem estender-se aos tecidos moles adjacentes. Elas também já foram encontradas em outras cartilagens, como o septo nasal, a laringe e a traquéia. Cartilagens vertebrais pontilhadas são comuns nos casos mais graves. As extremidades podem ser muito pequenas, podendo ser igualmente presentes deformidades por flexão. O fêmur e o úmero tendem a ser mais curtos nos casos recessivos. Muitos pacientes apresentam cataratas congênitas, nariz em sela, dermatoses hiperceratóticas e insuficiência do desenvolvimento mental e físico. Os focos podem ossificar-se, caso o lactente sobreviva, fundindo-se, em seguida, para formar um centro epifisário razoavelmente normal em alguns casos. Os dedos das mãos e dos pés podem ser curtos e grossos. Os ossos

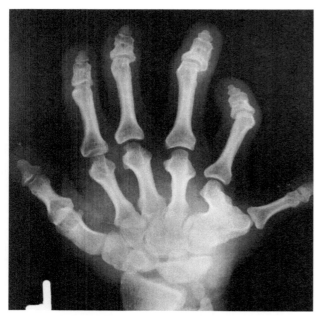

FIG. 9.11 Doença de Ellis-van Creveld. Há um encurtamento progressivo dos ossos distalmente ao punho, com polidactilia, sindactilia e fusões do carpo. (Cortesia de M. Pinson Neal, Jr., M.D., Richmond, Virginia, EUA.)

distalmente, o contrário da situação encontrada na acondroplasia. A tíbia e a fíbula são, por isso, muito mais curtas, e o fêmur (encurtamento mesomélico) e as falanges distais muito menores que as proximais. A extremidade distal do rádio e a extremidade proximal da ulna mostram-se algo dilatadas. A cabeça do rádio também pode ter forma de sino e, com freqüência, sofre luxação. A extremidade proximal da tíbia também é mais larga, e a epífise é deslocada medialmente. Há, com freqüência, uma pequena exostose presente no córtex superior interno da tíbia. A incisura intercondilar do fêmur é rasa; e a tuberosidade tibial, pequena. Pode haver uma grave cifose cervical, com compressão medular espinhal.

As costelas são curtas. Os ossos ilíacos apresentam-se fundidos e hipoplásicos, com uma deformidade em tridente dos tetos acetabulares. O crânio e a coluna geralmente são normais.

Displasia Metatrófica

A displasia metatrófica é outra forma de nanismo que pode ser confundida com a acondroplasia. As alterações radiográficas são evidentes ao nascimento, com encurtamento dos ossos tubulares longos e metáfises hiperplásicas e muito alargadas em sino. Há uma constrição excessiva das diáfises médias, de modo que os ossos têm a forma de halteres (Fig. 9.12). Os centros de ossificação das epífises demoram a aparecer e, quando o fazem, apresentam-se deformados. As costelas tendem a ser curtas e o tórax estreito. Ocorrem uma cifoescoliose, assim como platiespondilia (isto é, achatamento das vértebras). Na pelve, as asas ilíacas são curtas, as incisuras sacroilíacas são curtas e profundas, e os acetábulos horizontais. À medida que a criança cresce, há o alongamento dos ossos longos, em grau maior que o observado na acondroplasia. Entretanto, a platiespondilia e a curvatura cifoesciótica agravam-se, e a criança passa clinicamente de uma aparência semelhante à da acondroplasia a outra que se assemelha à da displasia espondiloepifisária. A base do crânio não apresenta um encurtamento anterior, e as distâncias interpediculares na coluna geralmente permanecem normais, achados que ajudam a diferenciar essa forma de displasia da acondroplasia em lactentes.

Disostose Espondilocostal

A disostose espondilocostal[17] é uma forma de nanismo do tronco causado por anormalidades segmentares de toda a coluna (Fig. 9.13). As extremidades mostram-se normais. Quando grave, ela pode levar à morte dos recém-nascidos. O canal espinhal mostra-se normal, mas a segmentação dos corpos vertebrais é totalmente anormal. As costelas são finas e freqüentemente fundidas medialmente, dando uma aparência

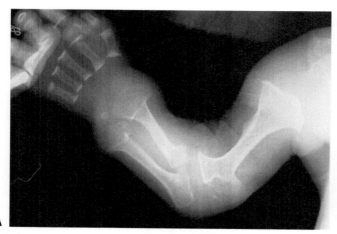
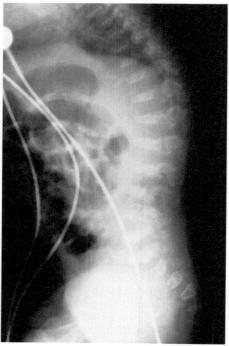

FIG. 9.12 Displasia metatrófica. **A:** Os ossos tubulares longos são curtos, com metáfises muito alargadas em forma de sino, em "haltere". **B:** A coluna apresenta cifose e platiespondilia.

de leque. A síndrome ocorre tanto nas formas autossômica dominante como autossômica recessiva, sendo comum em porto-riquenhos.

Defeitos do Crescimento dos Ossos Tubulares ou da Coluna Identificáveis em Etapas Posteriores da Vida

Displasia Epifisária Múltipla

O achado característico na displasia epifisária múltipla é a presença de múltiplos centros de ossificação para as epífises afetadas, dando-lhes uma aparência fragmentada. A condição é considerada como sendo transmitida como um traço autossômico dominante, com penetrância completa, porém expressividade variável. As epífises geralmente são chatas, e as extremidades dos ossos longos podem-se mostrar alargadas em forma de sino. O envolvimento pode limitar-se a um par de epífises, ou todas as epífises em todo o corpo podem ser afetadas. É comum o envolvimento simétrico das epífises da cabeça do fêmur. Podem ser presentes deformidades de flexão na articulação dos joelhos ou de arqueamento das pernas. Uma fenda coronal na patela (patela em camada dupla) foi descrita como um achado bastante consistente e característico na forma tardia.

As vértebras podem estar achatadas na coluna torácica, com placas terminais irregulares. O crânio mostra-se normal. Os ossos longos parecem curtos e grossos; a maior espessura é uma ilusão ocasionada pelo encurtamento. Os ossos do carpo e do tarso são freqüentemente irregulares, e os dedos curtos e grossos. Em muitos pacientes, porém, as mãos são normais.

As manifestações clínicas iniciais incluem geralmente claudicação, dor ou rigidez nas extremidades inferiores no final da infância ou na adolescência. A irregularidade das placas articulares costuma persistir (Fig. 9.14), levando ao aparecimento precoce da doença degenerativa

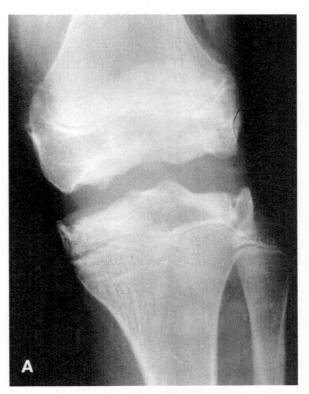

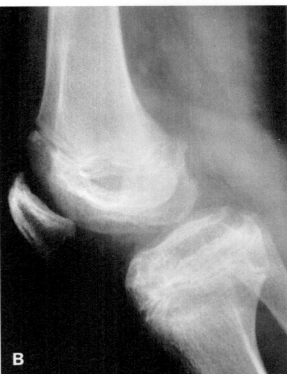

FIG. 9.14 Displasia epifisária múltipla num adolescente. As superfícies articulares mostram-se irregulares tanto na projeção frontal (**A**) como na lateral (**B**). A anormalidade articular leva, com freqüência, ao aparecimento precoce da doença degenerativa articular.

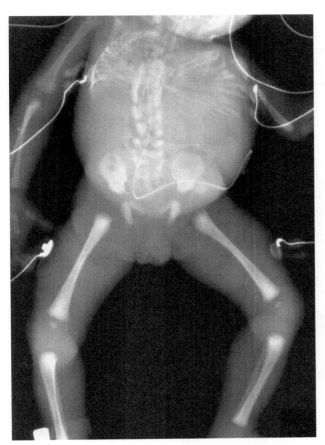

FIG. 9.13 Disostose espondilocostal. O tronco é mais curto devido a defeitos segmentares por toda a coluna. Os membros são normais. Veja as costelas finas com múltiplas fusões interósseas.

articular, especialmente nos quadris. Nesse estágio, geralmente é impossível determinar qual era o distúrbio primário, porque as outras displasias epifisárias também podem ocasionar um acometimento degenerativo articular precoce.

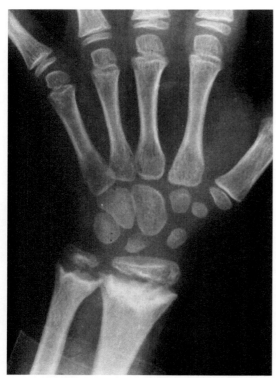

FIG. 9.15 Condrodisplasia metafisária (disostose) do tipo Schmid. A metáfise do rádio e a da ulna mostram-se côncavas e irregulares. Alterações semelhantes estavam presentes nas metáfises dos outros ossos tubulares longos. As epífises são normais. Os ossos da mão não foram afetados.

mico dominante. A irregularidade das zonas de calcificação provisória assemelha-se ao raquitismo, causada pela extensão da cartilagem às metáfises (Fig. 9.15). A coluna e o crânio não são afetados. As alterações ósseas não estão presentes ao nascimento, mas aparecem dos três aos cinco anos de idade. O arqueamento das pernas é acentuado, tendo os pacientes marcha anserina. Há uma coxa vara bilateral. As placas epifisárias são mais largas. Aqui, também, a aparência pode assemelhar-se ao raquitismo resistente à vitamina D. A diferenciação pode depender de exames bioquímicos do sangue e da urina. Ao contrário do raquitismo, a zona de calcificação provisória e o colarinho metafisário são preservados, embora sejam irregulares.[12]

Disostose Cleidocraniana

A disostose cleidocraniana é transmitida como um traço autossômico dominante. Em muitos pacientes, as clavículas e o crânio são afetados, mas outras estruturas também podem sê-lo. A anormalidade principal e mais evidente é uma deficiência ou ausência das clavículas (Fig. 9.16). Há muitas variações na aparência, porque a clavícula se ossifica a partir de três centros, e qualquer parte pode ser ausente. Clinicamente, a deficiência das clavículas possibilita ao paciente aproximar anteriormente os ombros, uma característica significativa da doença. As suturas cranianas ficam abertas e há inúmeros ossos wormianos presentes no crânio. Fontanelas permanentemente pérvias são geralmente encontradas. Em muitos casos, a fontanela anterior é bem grande e estende-se para a frente entre os ossos frontais, deixando a sutura metópica de fechar-se (Fig. 9.17). A mandíbula é prognata em conseqüência da hipoplasia do maxilar e outros ossos faciais.

Na pelve, os ossos, muitas vezes, não se desenvolvem de maneira suficiente, e a sínfise pubiana pode ser extraordinariamente larga. O sacro e o cóccix podem apresentar más-formações ou pode haver a ausência do cóccix.

Quando só as cabeças femorais são afetadas, tem-se de considerar uma doença de Perthes bilateral e a disgenesia epifisária do cretinismo.

Condrodisplasia Metafisária, Tipo Schmid

Em 1949, Schmid relatou uma forma leve de condrodisplasia metafisária relativamente comum, transmitida como um traço autossô-

Síndromes de Má-formação Associadas ao Desenvolvimento Desorganizado da Cartilagem e dos Componentes Fibrosos do Esqueleto

Exostoses Hereditárias Múltiplas (Osteocondromatose; Condrodisplasia Deformante Hereditária)

A anomalia designada como exostoses hereditárias múltiplas caracteriza-se pela presença de numerosos osteocondromas nas

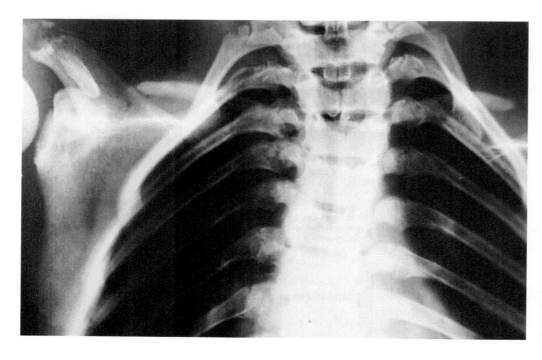

FIG. 9.16 Disostose cleidocraniana. Note os defeitos da ossificação nas clavículas e a espinha bífida oculta na linha média que envolve as três vértebras torácicas superiores.

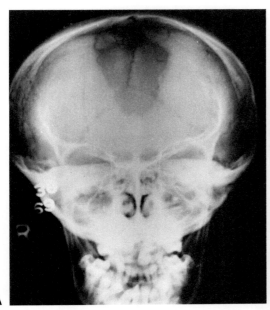 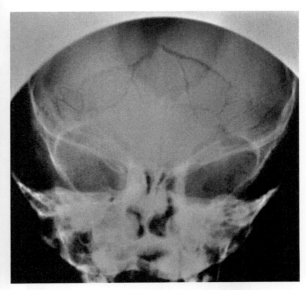

FIG. 9.17 Disostose cleidocraniana. A fontanela anterior encontra-se aberta e muito aumentada. Há numerosos ossos wormianos adjacentes à sutura lambdóide.

extremidades da diáfise dos ossos tubulares e outros ossos pré--formados em cartilagem. Também há lesões nos ossos pélvicos, costelas, escápulas, vértebras e, muito raramente, na base do crânio. A condição é herdada como um traço autossômico dominante com penetrância completa nos indivíduos masculinos e penetrância reduzida nas mulheres, de modo que passa freqüentemente de um pai para seus filhos. Os homens são mais comumente afetados que as mulheres numa proporção de cerca de três para um. As lesões não são presentes ao nascimento, mas são geralmente descobertas durante a infância, sendo, via de regra, assintomáticas, a não ser que causem a compressão de outras estruturas. São mais comuns nos locais de maior crescimento (isto é, joelho, ombro e punho). Seu número pode variar de umas poucas a centenas, mas geralmente são bilateralmente simétricas. Pequenas lesões nas mãos e nos pés são notadas em alguns pacientes, e os metacarpos e metatarsos podem ser mais curtos; em outros, as mãos e os pés apresentam-se normais. As lesões da coluna são raras, mas podem causar a compressão de nervos ou da medula espinhal.

A lesão característica é uma excrescência óssea de base ampla, apontando o ápice em direção oposta à da articulação mais próxima (Fig. 9.18). Consiste em uma concha cortical que circunda um núcleo de osso canceloso. O córtex da lesão funde-se de maneira regular ao córtex ósseo normal, e a saliência é recoberta por uma camada cartilaginosa que age como placa epifisária, o que não é visível às radiografias. Ocasionalmente, a lesão é mais pedunculada, com uma base estreita e uma extremidade externa bulbosa que contém áreas transparentes de cartilagem e áreas pontilhadas de calcificação, de maneira semelhante a um osteocondroma solitário. Os osteocondromas originam-se da região metafisária dos ossos tubulares longos e tornam as extremidades das diáfises mais espessas e com forma de baqueta de tambor.

Em cerca de um terço dos pacientes afetados, há uma deformidade característica (análoga à de Madelung) do antebraço, causada pelo encurtamento e arqueamento da ulna, que não se estende distalmente o suficiente para participar da formação da articulação do punho. Outra deformidade característica ocorre no colo dos fêmures. O colo mostra-se visivelmente mais espesso, especialmente na superfície inferior, em conseqüência de uma saliência óssea irregular comparada, às vezes, a pingos de vela derretida (Fig. 9.19), mas também descritos como parecendo-se com a cabeça e pescoço de um touro indiano. A fíbula pode ser mais curta, e uma insuficiência do crescimento de outros ossos ocorre nos casos mais graves.

O crescimento dos osteocondromas continua por toda a infância e cessa geralmente quando a epífise mais próxima se funde. A degeneração maligna é apontada como tendo uma incidência de cerca de 1%. Deve-se suspeitar de uma degeneração sarcomatosa, quando um osteocondroma num adulto começa a aumentar de tamanho ou a tornar-se doloroso. A aquisição de imagens por ressonância magnética é usada para a determinação da espessura da cartilagem e a avaliação de uma possível degeneração maligna.

Encondromatose (Doença de Ollier)

A lesão básica na encondromatose é o encondroma, uma proliferação de massas cartilaginosas nos ossos, que ocorre nas extremidades diafisárias e causa uma dilatação irregular em baqueta de tambor. Essas lesões são radiotransparentes e contêm áreas esparsas de calcificação características. Em alguns casos, as lesões limitam-se a uma extremidade ou às extremidades de um lado do corpo. A designação de doença de Ollier foi aplicada à forma disseminada. Mesmo quando é amplamente disseminado, o envolvimento pode ser mais grave de um lado do corpo que do outro. O fêmur e a tíbia são os ossos mais freqüentes ou mais gravemente afetados. É comum a insuficiência do crescimento do membro afetado e, às vezes, um encurtamento unilateral de uma das pernas é que traz o paciente a um médico. As epífises não são afetadas. A coluna e o crânio geralmente são normais. A crista ilíaca e a borda vertebral da escápula podem ser afetadas nos casos mais graves.

Nos ossos longos, as lesões podem aparecer como tiras alongadas radiotransparentes, estendendo-se na direção do eixo longo dos ossos e envolvendo a metáfise e a diáfise adjacente. Nas mãos e nos pés, as lesões tendem a ser globulares e a causar uma expansão considerável do osso (Fig. 9.20). Em outros casos, a lesão envolve toda a diáfise de um desses ossos tubulares curtos. Com o crescimento, as lesões parecem migrar para a diáfise, acabando por se ossificar, mas uma deformidade residual persiste. Pode haver a transformação maligna de um encondroma em um condrossarcoma, especialmente nas lesões dos ossos tubulares longos.

Uma combinação de encondromatose e hemangiomas cavernosos múltiplos que pode disseminar-se amplamente por todo o corpo é designada como síndrome de Maffucci. A presença de trombos calcificados (flebólitos) pode permitir o reconhecimento radiográfico das lesões vasculares. A doença é rara, mas o potencial de degeneração maligna do tumor cartilaginoso é muito maior que em outros encondromas.

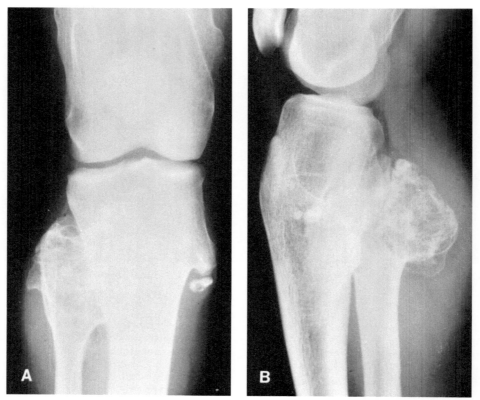

FIG. 9.18 Exostoses múltiplas. **A:** Note a deformidade característica de todos os ossos longos, uma excrescência de base ampla com o ápice apontando em direção oposta à articulação mais próxima. **B:** O córtex das lesões é contíguo ao córtex ósseo adjacente.

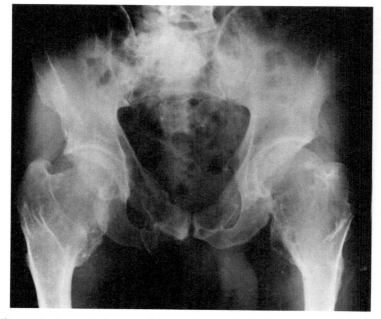

FIG. 9.19 Exostoses múltiplas num adulto, mostrando a aparência característica das extremidades superiores dos fêmures nesta doença. O colo largo, com excrescências ósseas irregulares ao longo da superfície inferior, é típico. Há, também, um grande osteocondroma envolvendo a parte superior do sacro, manifestado por calcificações condróides, e outro que se origina do púbis.

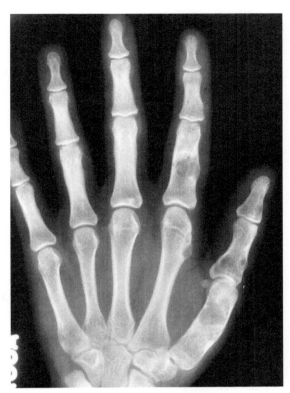

FIG. 9.20 Encondromatose múltipla que envolve a mão. Note as lesões transparentes com a expansão das diáfises das falanges proximais e metacarpos do primeiro e segundo dedos.

Displasia Fibrosa

A displasia fibrosa geralmente se inicia durante a infância e se caracteriza patologicamente pela substituição do osso normal por uma proliferação anormal de tecido fibroso. A doença pode envolver um único osso (monostótica) ou os ossos de uma extremidade, ou pode-se distribuir amplamente por todo o esqueleto (poliostótica). Há alguma predileção pelos ossos longos das extremidades, mas qualquer osso pode ser afetado.

Na forma monostótica, os locais mais comuns são o fêmur, a tíbia e as costelas. As lesões são geralmente na diáfise, mas podem estender-se até a metáfise. Muitas são descobertas acidentalmente num exame radiográfico obtido devido a um traumatismo ou alguma outra razão. Ocasionalmente, há fraturas patológicas.

A forma poliostótica é muito mais rara que a monostótica e geralmente se associa a manchas café-com-leite na pele. A precocidade sexual (síndrome de Albright) ocorre em um terço das mulheres com a forma poliostótica, mas é rara nos homens. Outras anormalidades endócrinas são presentes em alguns dos pacientes. A aceleração do crescimento e maturação dos ossos é bastante comum, e um aumento da tireóide (tóxico e não-tóxico) é encontrado em cerca de um quarto dos pacientes. Acromegalia e hiperplasia da paratireóide são condições associadas em raros casos.

Achados Radiográficos. As lesões individuais variam, e algumas aparecem como áreas transparentes ou cistos bem-definidos.[6,10] A cavidade encontra-se cheia de tecido fibroso, e não de líquido, não constituindo, pois, um cisto verdadeiro. As margens são, com freqüência, indistintas, mas na variedade cística uma fina orla de esclerose pode limitar a lesão (Fig. 9.21). O osso afetado pode ter uma aparência leitosa ou de vidro fosco, podendo não apresentar a trabeculação normal (Fig. 9.22). Pode haver a erosão interna do córtex, e o osso pode expandir-se localmente, predispondo a fraturas. As fraturas curam-se com um amplo calo periósteo. Um seqüestro ósseo pode ser encontrado numa cavidade aparente num osso longo.

Em casos graves e prolongados da doença, os ossos podem-se mostrar arqueados ou deformados. Parte da deformidade pode ser conseqüente a uma fratura anterior. A extremidade superior tem, caracteristicamente, uma deformidade "de cajado de pastor" e coxa vara, com o arqueamento lateral e anterior da diáfise (Fig. 9.23). As lesões das costelas têm uma aparência de vidro fosco, são geralmente bem-marginadas, sendo, às vezes, acentuadamente expansivas (Fig. 9.24). Uma lesão muito expandida numa costela numa pessoa jovem deve sugerir uma displasia fibrosa, enquanto, num paciente de idade mais avançada, um plasmocitoma é a consideração mais provavelmente correta.

No crânio, a lesão aparece como uma área cistiforme algo multiloculada, envolvendo o espaço diplóico e expandindo as tábuas (Fig. 9.25). As margens mostram alguma esclerose, mas não são nitidamente definidas.

A aparência é diferente nos casos em que a displasia fibrosa envolve a base do crânio e os ossos faciais. Ela causa um grau acentuado de esclerose e espessamento. É característico da displasia fibrosa o espessamento da parede orbital superior, dando origem ao sinal do "olho piscando" nas tomadas AP do crânio e da face (Fig. 9.26). Os seios faciais podem ser obliterados. A tomografia computadorizada é útil nos casos difíceis.[5] O envolvimento dos ossos faciais é semelhante ao da base do crânio, com espessamento e esclerose. Essa aparência é designada como *leontíase óssea*.

Quando é extenso o envolvimento ósseo, a incapacidade e a deformidade podem ser graves. Lesões solitárias ou de menor gravidade podem parar de progredir, ao cessar o crescimento ósseo, e causar pouca ou nenhuma incapacidade ou deformidade permanente. A degeneração sarcomatosa já foi relatada como uma complicação da displasia fibrosa, mas parece ser muito rara.

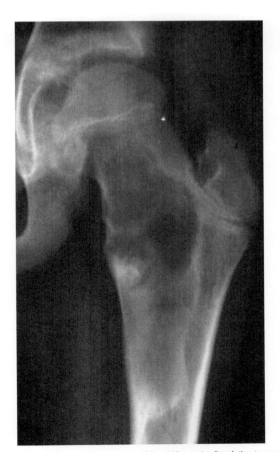

FIG. 9.21 Displasia fibrosa, forma monostótica. Há uma lesão cística transparente, marginada por uma orla de esclerose, no colo do fêmur, estendendo-se até a região trocantérica e a diáfise proximal do fêmur. (Com a permissão dos Archives of the Armed Forces Institute of Pathology, Washington, DC, EUA.)

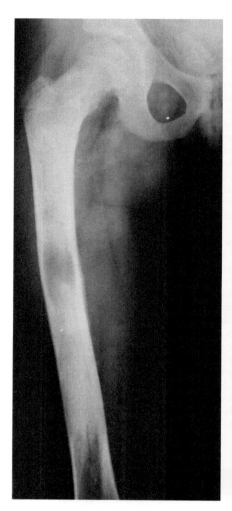
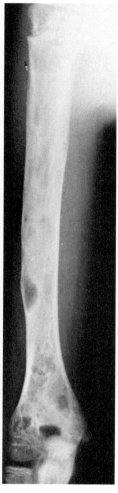
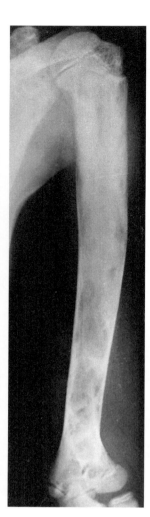

FIG. 9.22 Displasia fibrosa poliostótica. O envolvimento ósseo generalizado manifesta-se pela expansão do osso, com áreas de aparência de vidro fosco entremeadas a lesões semelhantes a cistos.

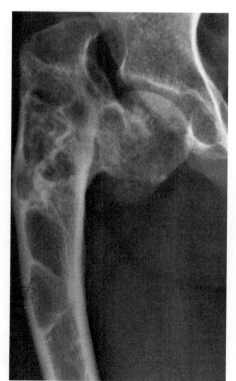

FIG. 9.23 Displasia fibrosa do fêmur proximal. É presente uma deformidade do fêmur em cajado de pastor, com uma considerável migração proximal da diáfise associada a uma lesão lítica expansiva que se estende do trocanter maior até a diáfise femoral proximal. O fêmur também é arqueado.

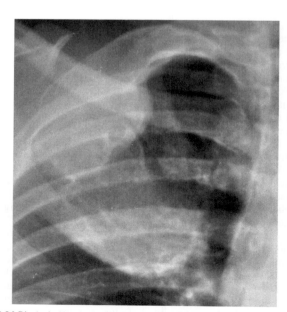

FIG. 9.24 Displasia fibrosa de uma costela. A segunda costela encontra-se muito expandida, mas o córtex permanece intacto. O osso tem uma aparência de vidro fosco. (Cortesia de Harold Jacobson, M.D., Bronx, New York, EUA.)

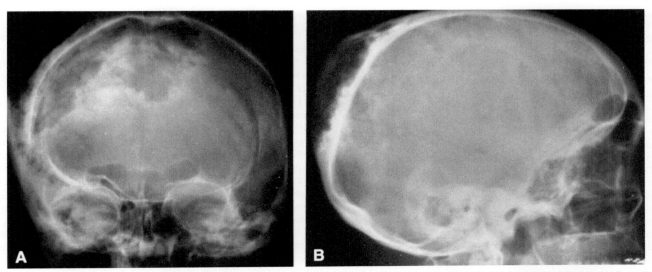

FIG. 9.25 Displasia fibrosa do crânio. **A:** Tomada póstero-anterior. **B:** Tomada lateral do crânio. A lesão expansiva irregular envolve o osso parietal e estende-se através da linha média. A margem da lesão é ligeiramente irregular e esclerosada. O processo estende-se anteriormente e envolve o osso frontal. As tábuas interna e externa encontram-se intactas, como é demonstrado na projeção lateral.

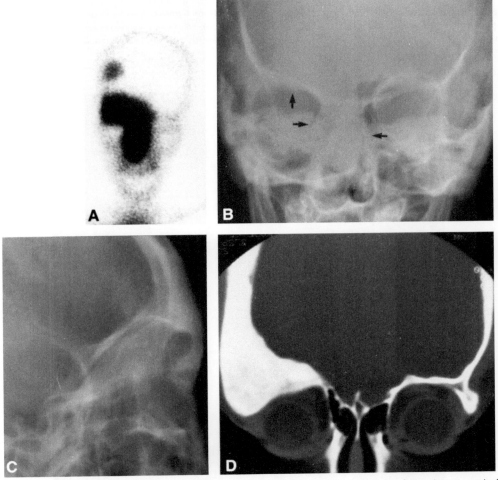

FIG. 9.26 Displasia fibrosa dos ossos frontal, esfenoidal e etmoidal numa menina de 15 anos. **A:** A cintilografia óssea demonstra uma captação muito aumentada na órbita e na fossa nasal direitas, com um foco separado no osso frontal direito. **B:** Tomada ântero-posterior do crânio que revela densidade esclerótica homogênea envolvendo a fossa nasal e a região etmoidal, estendendo-se e envolvendo o processo a margem superior da órbita (*setas*), dando origem à aparência de "olho piscando". **C:** Tomada lateral da face que demonstra um espessamento homogêneo do teto da órbita estendendo-se até a base do osso frontal. (Cortesia de John Ralsten, M.D., Parkensburg, West Virginia, EUA.) **D:** Exame tomográfico computadorizado na projeção coronal numa menina de 11 anos que revela uma displasia fibrosa envolvendo os ossos esfenóide e frontal. Observe a característica aparência pontilhada de esclerose do osso afetado. Embora expandido, o córtex permanece intacto; há pequenos focos de transparência entremeados ao osso esclerosado. (Cortesia de Thomas Naidich, M.D., Miami, Flórida, EUA.)

Síndromes Associadas a Anormalidades da Densidade dos Ossos Corticais, da Estrutura da Diáfise ou da Modelagem da Metáfise

Osteogênese Imperfeita

A osteogênese imperfeita é uma doença hereditária que se caracteriza por uma fragilidade óssea fora do comum, ocasionando múltiplas fraturas, muitas vezes devido a uma causa banal. A anormalidade subjacente é um distúrbio do colágeno, o qual acarreta ossos frágeis, pele fina, escleróticas azuladas, dentes ruins e uma hipermobilidade das articulações.

Há quatro tipos principais. As duas formas principais são os tipos I e IV, designados anteriormente como osteogênese imperfeita tardia, e os tipos II e III, antes denominados como osteogênese imperfeita congênita. A herança varia de tipo para tipo; alguns são autossômicos dominantes, outros recessivos.

Na forma congênita, a doença desenvolve-se intra-útero, e a criança nasce com múltiplas fraturas (Fig. 9.27). O diagnóstico tem sido estabelecido intra-útero pela ultra-sonografia, pelo reconhecimento das deformidades angulares dos ossos longos.[1] Esse é o diagnóstico dos membros curtos e curvados mais comum no segundo trimestre.[1] A mortalidade é alta e decorre de hemorragias intracranianas ao nascimento ou de infecções respiratórias recorrentes nos dois primeiros anos de vida.

A forma tardia da doença é notada pela primeira vez durante a infância devido à extraordinária tendência a fraturas. As articulações são frouxas, são freqüentes as luxações, a surdez decorrente da otoesclerose evidencia-se, e os dentes são sem cor, frágeis e quebram-se com facilidade. As escleróticas azuis também aparecem mais, evidentemente devido ao pigmento intra-ocular, que pode ser visto através das escleróticas finas.

Achados Radiográficos

Crânio. No tipo congênito, os ossos cranianos ao nascimento são preponderantemente membranosos. Quando a criança sobrevive, a ossificação progride lentamente, deixando suturas largas e múltiplos ossos wormianos (crânio em mosaico). Mais tarde, as suturas passam a ter largura normal.

Ossos Tubulares. Na forma congênita, o lactente geralmente nasce com múltiplas fraturas dos ossos longos (veja a Fig. 9.27). As diáfises são largas e parecem curtas devido às múltiplas fraturas e à largura dos ossos. As fraturas curam-se facilmente, ocasionalmente com a formação de um calo exuberante,[2] tão extenso que pode-se suspeitar de um tumor maligno (Fig. 9.28). O córtex dos ossos é caracteristicamente fino. No tipo tardio, os ossos longos parecem finos e alongados (Fig. 9.29). As extremidades parecem largas, e as zonas de calcificação provisória podem-se mostrar mais densas que o normal. As trabéculas mostram-se diminuídas de tamanho. Há, com freqüência, uma deformidade extensa pelas fraturas recentes e fraturas anteriores já cicatrizadas. As epífises são normais. Fraturas envolvendo os ossos curtos são mais raras, porém, fora isso, têm alterações semelhantes.

Coluna. O crescimento das vértebras é normal, mas elas apresentam osteoporose e têm margens corticais finas. São freqüentes as fraturas compressivas, e múltiplos corpos vertebrais podem apresentar superfícies discais bicôncavas (vértebras de bacalhau). Os espaços dos discos intervertebrais podem ser mais largos. É freqüente a escoliose.[21]

Ossos Chatos. A pelve pode apresentar alterações de forma secundárias à osteoporose, sendo comum a protrusão acetabular. Também são freqüentes as fraturas das costelas.

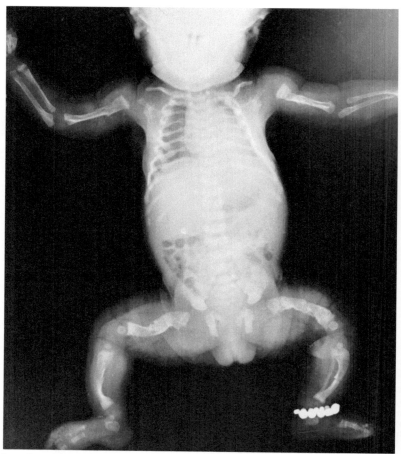

FIG. 9.27 Osteogênese imperfeita num recém-nascido. Note as múltiplas fraturas e deformidades de todos os ossos do esqueleto.

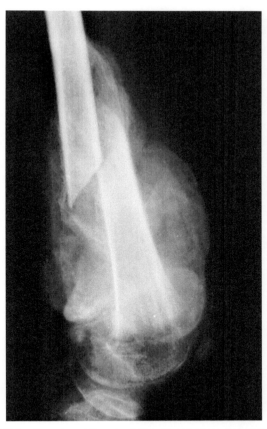

FIG. 9.28 Osteogênese imperfeita num adolescente. Um calo exuberante é presente em torno da fratura em espiral, formando uma enorme massa em volta e embaixo do local da fratura. Esse tipo de calo ósseo pode ser tomado por um tumor maligno.

Osteopetrose (Doença de Albers-Schönberg; Osteoesclerose Frágil; Ossos de Mármore)

A osteopetrose caracteriza-se por uma densidade ou radiopacidade óssea fora do comum.[8] Embora densos, os ossos podem-se mostrar frágeis e fraturar facilmente. A doença pode ser descoberta ao nascimento, logo depois disso ou somente à idade adulta. Como ocorre em muitas displasias, quanto mais precocemente a doença é encontrada, maior gravidade ela tende a ter.

O crescimento é freqüentemente insuficiente na forma infantil; a anemia mielotísica pode tornar-se grave e levar à morte. Icterícia, hepatoesplenomegalia e paralisias dos nervos cranianos são comuns. A morte ocorre, com freqüência, no primeiro ano de vida. Essa forma da doença tem sido tratada com êxito pelo transplante de medula óssea. Na forma infantil (congênita), a doença tem sido encontrada intra-útero, e o bebê pode nascer morto. Tal forma é transmitida como um traço autossômico recessivo, enquanto a forma adulta pode ser autossômica dominante (maioria dos casos) ou recessiva.

Na forma adulta, a doença pode despertar a atenção de um médico devido a uma fratura de um osso longo.[3] Tais fraturas são caracteristicamente do tipo transverso. Pode haver uma história de fraturas repetidas durante a infância. Outro sintoma inicial pode ser uma anemia sem explicação. Os pacientes freqüentemente apresentam cáries dentárias e infecções dos dentes ou da mandíbula.

Achados Radiográficos

Ossos Tubulares. Em lactentes, todos os ossos podem ser afetados, tendo uma aparência uniforme, densa, desorganizada, com obliteração total da arquitetura trabecular normal (Fig. 9.30). O canal medular é obliterado por uma esclerose densa e funde-se ao córtex. A densidade dos ossos decorre supostamente da não-ocorrência da remoção normal do osso antigo, enquanto o osso novo continua a ser formado. A esclerose geralmente é uniforme na forma infantil. Ocasionalmente, pode haver faixas alternadas de osso esclerosado e normal nas extremidades diafisárias. O padrão trabecular é inteiramente obliterado. O comprimento dos ossos costuma ser normal, mas, ocasionalmente, é menor. Os ossos têm, caracteristicamente, a forma de baqueta de tambor devido à não-ocorrência da modelagem normal. Os centros de ossificação das epífises mostram-se densos, mas apresentam maturação normal. Em adultos, a maior densidade limita-se a faixas de esclerose nas extremidades ósseas, por vezes alternando-se a faixas de densidade normal. Os ossos das mãos e pés são envolvidos da mesma maneira que os ossos tubulares longos. As extremidades esternais das clavículas podem-se encontrar alargadas.

Coluna. As vértebras são uniformemente afetadas pela esclerose, podendo haver o pinçamento dos nervos espinhais. No tipo adulto, a esclerose pode limitar-se às margens superiores e inferiores das vértebras, produzindo uma vértebra em "sanduíche" ou em "camiseta de jogador de futebol americano" (Fig. 9.31), de aparência semelhante àquela observada na osteodistrofia renal ou no hiperparatireoidismo secundário, mas a esclerose na osteopetrose é muito mais nítida que no hiperparatireoidismo secundário. Outros casos têm uma aparência densa de "osso dentro do osso".

Crânio. A base do crânio apresenta a esclerose mais acentuada, porém todos os ossos cranianos podem ser afetados. Os seios faciais e os processos mastóides podem evidenciar uma ausência total de pneumatização. Os forames cranianos encontram-se comprimidos, ocasionando diversas paralisias dos nervos cranianos, como a cegueira e surdez. Os dentes demoram a aflorar e apresentam cáries logo. A infecção dos dentes pode levar à osteomielite da mandíbula. A lâmina dura, a margem cortical do alvéolo dentário, pode mostrar-se extraordinariamente espessa e densa, podendo-se suspeitar da doença por radiogra-fias dos dentes.

Picnodisostose

A picnodisostose é facilmente confundida com a osteopetrose devido à aparência de esclerose densa generalizada dos ossos; entretanto, ela é distinta, tendo características radiográficas peculiares que possibilitam a diferenciação relativamente à osteopetrose, mais comum.

No crânio, as suturas cranianas não se fecham, e são presentes fontanelas e numerosos ossos wormianos (Fig. 9.32*A*). Os ramos mandibulares mostram-se hipoplásicos, com uma característica perda do ângulo mandibular normal. A esclerose e o espessamento dos ossos cranianos e faciais podem ser graves. Os seios faciais podem não se desenvolver, especialmente os frontais, e os processos mastóides freqüentemente não estão pneumatizados. As mãos são curtas e grossas, com acroosteólise das falanges terminais (Fig. 9.32*B*). As vértebras apresentam-se esclerosadas e há uma ausência de fusão dos arcos neurais em algumas delas. As fraturas são extremamente comuns, sendo, com freqüência, do tipo transverso. A estatura é reduzida, e a deformidade produzida por antigas fraturas pode ocasionar um encurtamento ainda maior dos ossos tubulares longos. Henri Toulouse-Lautrec, o litógrafo e pintor francês do fim do século XIX, era muito provavelmente portador de picnodisostose.

Osteopoiquilose (Ossos Manchados)

A osteopoiquilose é uma condição assintomática que se caracteriza pelo aparecimento de numerosas pequenas densidades, redondas ou ovais, nas extremidades dos ossos longos (Fig. 9.33), nos pequenos ossos das mãos e pés, bem como em torno dos acetábulos. As lesões são constituídas de osso compacto denso, sendo descobertas por acaso nos exames radiográficos obtidos devido a um traumatismo ou alguma outra condição. O distúrbio é transmitido como um traço autossômico dominante e tem sido descoberto tanto em recém-nascidos como intra-útero em fetos. As lesões podem aumentar ou diminuir de tamanho e número durante o período de crescimento ósseo ativo

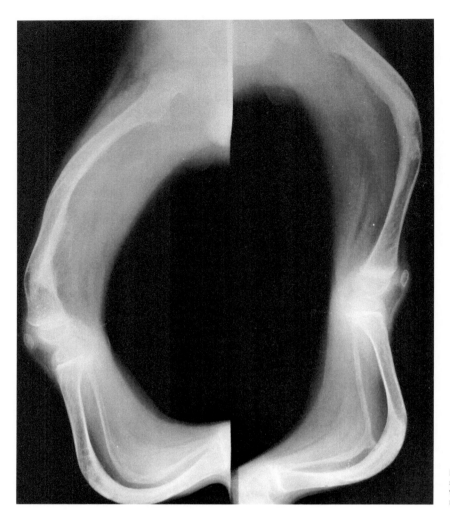

FIG. 9.29 Osteogênese imperfeita tardia. Os ossos disformes são causados por múltiplas fraturas consolidadas e pela estrutura anormalmente mole do osso. Note o córtex e o osso relativamente fino, por vezes descrito como grácil.

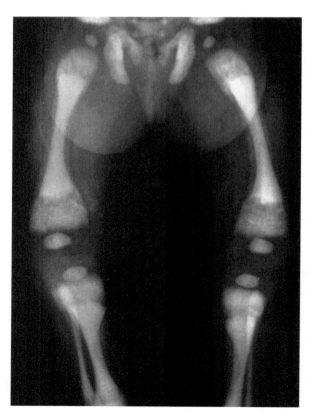

FIG. 9.30 Osteopetrose num lactente. Os ossos por todo o esqueleto são de um branco-giz, e não é visível nenhuma arquitetura trabecular. Faixas radiotransparentes cruzam as extremidades da diáfise, indicando períodos de ossificação normal. As metáfises são grandes e têm forma de baqueta de tambor devido à não-ocorrência da modelagem com o aumento do comprimento dos ossos.

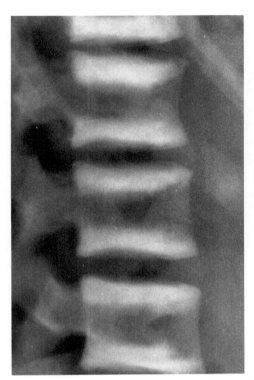

FIG. 9.31 Osteopetrose da coluna num homem de 34 anos de idade. Note a aparência característica de "sanduíche" ou de "camiseta de jogador de futebol americano" das vértebras, causada pela esclerose das placas terminais vertebrais.

e já foram observadas desaparecendo totalmente. Elas apresentam captação normal nas cintilografias ósseas.

Focos solitários de esclerose da mesma natureza são comuns por todo o esqueleto apendicular, sendo designados como ilhotas ósseas (veja o Cap. 4).

Osteopatia Estriada

A osteopatia estriada assemelha-se, em muitos aspectos, à osteopoiquilose, mas, em vez de focos arredondados, são encontradas estrias de osso denso estendendo-se em direção à articulação mais próxima.[8] Em crianças, as estrias começam na linha epifisária e estendem-se por uma curta distância pela diáfise. No acetábulo, as estrias têm uma aparência de "explosão solar" abrindo-se externamente em leque em direção à crista ilíaca. Qualquer um dos ossos longos ou todos eles e a pelve podem ser afetados. As lesões são assintomáticas, sendo descobertas por acaso.

Esclerose Tuberosa

A esclerose tuberosa é uma rara doença familiar, que se manifesta pela tríade clássica de adenoma sebáceo da face, epilepsia e deficiência mental. São identificados hamartomas no rim (angiomiolipomas) e nos tecidos subependimais do cérebro (veja o Cap. 11).

O achado característico no sistema ósseo é uma osteoesclerose puntiforme (Fig. 9.34). Tais lesões podem ser redondas, ovais ou de contorno irregular, podendo variar de tamanho de alguns milímetros a vários centímetros. A esclerose também pode ocorrer nas costelas e na coluna. Pode-se ver a formação de osso novo periósteo ao longo da diáfise dos ossos tubulares grandes e pequenos. Pequenas lesões em forma de cistos ocorrem nos pequenos ossos das mãos e pés.

Além disso, pode haver um padrão reticular ou de favo de mel no pulmão e calcificações intracerebrais difusas.

Melorreostose

A melorreostose aparece como um espessamento irregular do córtex lateralmente a um ou mais ossos de uma das extremidades. O espessamento pode ser externo, interno ou em ambas as superfícies (Fig. 9.35). A aparência foi comparada àquela de cera derretida descendo pelos lados de uma vela. Quando uma extremidade é afetada, a pelve (ou a cintura escapular) do lado afetado tende a apresentar um espessamento semelhante. Massas fibrolipomatosas, que contêm, ocasionalmente, calcificações amorfas, são, às vezes, encontradas adjacentes às lesões ósseas.

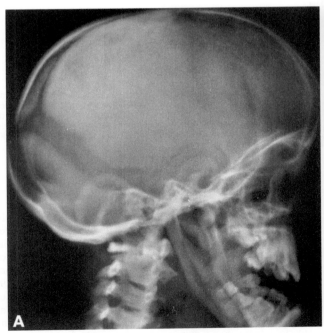

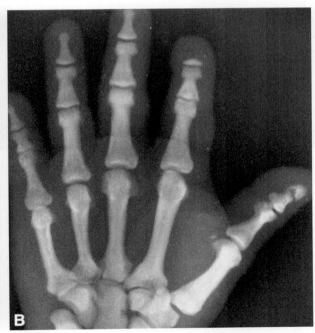

FIG. 9.32 Picnodisostose. **A:** Crânio. As suturas cranianas não se fecharam. Note a sutura lambdóide muito mais larga. O crânio apresenta encurtamento anterior. Há uma deformidade característica da mandíbula, causada por uma hipoplasia dos ramos mandibulares. Observe a perda do ângulo mandibular normal, característica desse distúrbio. **B:** Mão. Os ossos mostram-se bastante densos, e a mão é curta, com dedos curtos e grossos. As falanges terminais são hipoplásicas. Note a acroosteólise das falanges terminais.

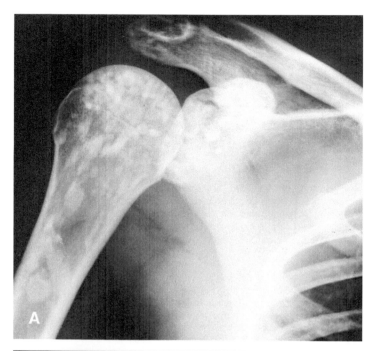
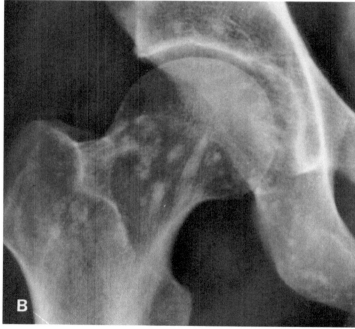

FIG. 9.33 Osteopoiquilose. **A:** Ombro. Há focos densos, arredondados e ligeiramente alongados de ambos os lados da articulação, mas eles são visibilizados melhor na cabeça e na diáfise proximal do úmero. **B:** O quadril num outro paciente. Os focos de esclerose nessa chapa não são tão densos nem tão grandes quanto aqueles em **A**, mas são vistos de ambos os lados da articulação.

O início pode ser no período de lactência ou somente no final da adolescência, até os 20 anos de idade. O sintoma inicial é a dor, que pode ser intensa. A doença não parece ser hereditária. Quando ela começa bem ao início da vida, as epífises podem fundir-se prematuramente, causando o encurtamento da extremidade afetada. As lesões geralmente cessam progressivamente, quando o crescimento ósseo termina. Não tem sido observada a regressão.

Doença de Engelmann (Displasia Diafisária, Esclerose Progressiva da Diáfise)

As principais manifestações da doença de Engelmann consistem num espessamento cortical simétrico na parte média da diáfise, especialmente do fêmur e da tíbia.[9] A lesão tende a evoluir e acaba por envolver a maior parte da diáfise. As epífises e as metáfises são poupadas. A doença pode começar no início da infância, com dificuldade de andar e marcha arrastada ou anserina. O espessamento cortical começa subperiosteamente, mas o canal medular pode ser comprimido devido à ausência de reabsorção, ocasionando anemia e hepatoesplenomegalia (Fig. 9.36). A doença também progride de modo a acometer outros ossos e, em alguns pacientes, pode envolver os ossos curtos das mãos e pés, assim como os ossos do tronco, crânio e face. A base do crânio pode tornar-se espessa e densa, com a compressão subseqüente de nervos cranianos. A abóbada craniana raramente é afetada, exceto por bossas frontais e occipitais. Os músculos tendem a ser flácidos e fracos. Cáries dentárias são freqüentemente presentes. A mente não é afetada.

As Síndromes de Má-formação Congênita: Osteocondrodisplasias, Disostoses e Distúrbios Cromossômicos   265

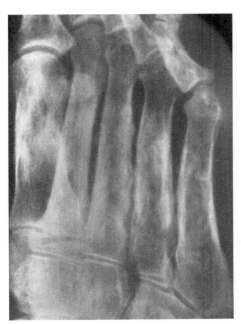

FIG. 9.34 Esclerose tuberosa. Note as placas irregulares de esclerose e reação periosteal. (Cortesia de James C. Reed, M.D., Lexington, KY, EUA.)

DISOSTOSES

As disostoses são más-formações de ossos individuais, quer isoladamente, quer em combinação. Algumas associam-se a um envolvimento craniofacial, enquanto, em outras, o acometimento predominante é da coluna e, em outras, ainda, das extremidades.

Disostoses com Envolvimento Craniano e Facial

Acrocefalossindactilia (Síndrome de Apert)

Os pacientes portadores da síndrome de Apert têm deformidades faciais características que incluem uma face achatada, órbitas rasas, hipertelorismo e sindactilia óssea e cutânea, com mãos e pés que parecem estar usando luvas ou meias. Os polegares são geralmente largos e freqüentemente curtos. Os indivíduos afetados apresentam, com freqüência, retardo mental. A condição é transmitida hereditariamente como um traço autossômico dominante, e muitos casos constituem novas mutações.

Os achados radiográficos mais importantes são no crânio, nas mãos e nos pés. No crânio, há a fusão prematura da sutura coronal, o que acarreta um menor diâmetro AP do crânio, ou braquicefalia. Na mão, ocorrem sindactilia óssea e cutânea, sinfalangia e um polegar muito largo (Fig. 9.37). Em algumas formas, as alterações são mais leves na mão, sem sindactilia, porém com alterações características do polegar.

A síndrome de Klippel-Feil é discutida no Cap. 12. A anomalia de Sprengel é descrita no Cap. 8. A disostose espondilocostal foi discutida na seção relativa às condições identificáveis ao nascimento (veja também a Fig. 9.13).

Disostoses com Envolvimento Predominante das Extremidades

Braquidactilia

Várias síndromes associadas ao encurtamento de diversos ossos na mão já foram identificadas, sendo caracterizadas geralmente pelas

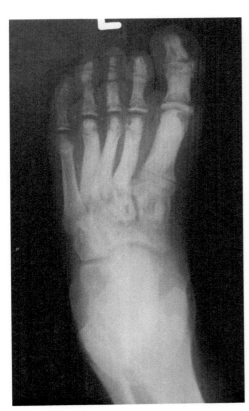

FIG. 9.35 Melorreostose. É evidente uma esclerose densa do primeiro ao quarto metatarsos e das falanges do dedo grande do pé esquerdo. Alterações semelhantes estavam presentes ao longo do córtex interno dos ossos longos da perna e da hemipelve esquerdas.

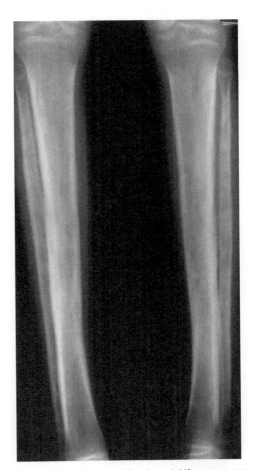

FIG. 9.36 Displasia diafisária (doença de Engelmann). Há um espessamento cortical difuso que envolve a diáfise de ambas as tíbias e fíbulas. O processo estende-se até a metáfise, mas não envolve o osso adjacente às placas de crescimento.

falanges envolvidas (Fig. 9.38A). A classificação de braquidactilia mais comumente usada é aquela de Bell.[15] A maioria das condições que produzem braquidactilia é herdada como traços autossômicos dominantes.

Há também várias síndromes associadas a polidactilia e clinodactilia, ou curvatura dos dedos, podendo ocorrer como anormalidades esporádicas ou associar-se a doenças familiares.

O sinfalangismo caracteriza-se pela fusão de uma falange a outra no mesmo dedo. Muitas dessas anormalidades são herdadas como traços autossômicos dominantes. Algumas relacionam-se a síndromes, como a síndrome de Apert. A incidência de envolvimento diminui do quinto para o segundo dedo (Fig. 9.38B). O polegar geralmente não é afetado. São comuns as fusões associadas de ossos do carpo e do tarso.[15]

Síndrome Cardiomélica (de Holt-Oram)

A síndrome de Holt-Oram é uma condição hereditária autossômica dominante, consistindo em anormalidades características dos membros superiores, e sendo associada a cardiopatias congênitas, geralmente uma comunicação interatrial. Os achados radiográficos mais característicos são na mão, em que pode haver um polegar trifalangiano, tendo configuração semelhante a um dedo (Fig. 9.39). Essa anomalia é rara em outras doenças, devendo sugerir a síndrome de Holt-Oram, quando associada a uma cardiopatia congênita. Em alguns casos, porém, pode haver a hiperplasia ou a ausência do polegar. Podem ocorrer fusões associadas do carpo e dos ossos acessórios do carpo.

DISTÚRBIOS CONGÊNITOS DIVERSOS COM ENVOLVIMENTO ÓSSEO

Síndrome de Marfan (Aracnodactilia)

A síndrome de Marfan é uma doença do tecido conectivo causada pela formação anormal de colágeno. Ela acomete o coração e a aorta, e uma de suas manifestações comuns é a formação de aneurismas, geralmente da aorta ascendente, complicados por dissecação. As pessoas afetadas são altas e magras, geralmente com mais de 1,80 m de altura. Os músculos são insuficientemente desenvolvidos e têm tônus baixo. Em conseqüência disso, as articulações podem apresentar hipermobilidade, e podem estar presentes luxações dos quadris, joelho recurvado, luxação patelar e pé chato. É comum a ectopia do cristalino.

Os ossos têm densidade normal, mas são longos e delgados. Sua espessura é normal, porém o maior comprimento dá uma impressão ilusória de que eles são mais finos. Nas mãos, o alongamento dos ossos leva a uma aparência característica, aracnodactilia, descrita como dedos "tipo pernas de aranha" (Fig. 9.40). É comum a escoliose. O crânio tem, com freqüência, uma forma dolicocefálica devido ao maior comprimento da base. Há uma diminuição do tecido adiposo subcutâneo, de modo que as pessoas afetadas parecem emagrecidas. Um peito escavado é freqüentemente presente. A doença é transmitida como um traço autossômico dominante.

Síndrome do Nevo das Células Basais (Síndrome de Gorlin)

A síndrome do nevo das células basais consiste em uma combinação de múltiplos epiteliomas de células basais, anomalias das costelas (por exemplo, bífidas, fundidas), cistos odontogênicos do maxilar e da mandíbula, lesões císticas nos ossos longos e curtos (Fig. 9.41A) e uma extensa calcificação da foice cerebral (Fig. 9.41B).[16]

Neurofibromatose (Doença de Von Recklinghausen)

A neurofibromatose foi descrita originalmente por Von Reckling- hausen em 1882. É uma doença dos tecidos de sustentação do sistema nervoso. Embora os tumores cutâneos sejam a característica mais proeminente, a doença pode envolver outros sistemas, como o endócrino, gastrintestinal e ósseo. Áreas pigmentadas de cor castanha (manchas café-com-leite) ocorrem freqüentemente na pele. A extensão da doença pode variar consideravelmente. Há

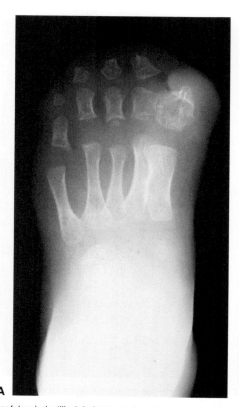
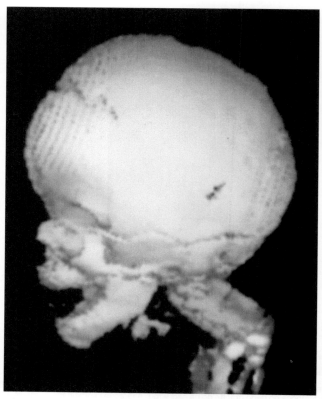

FIG. 9.37 Acrocefalossindactilia (síndrome de Apert). **A:** A sindactilia do tecido mole e a tentativa de sindactilia óssea produzem a aparência de "pé calçado de meia". **B:** Reconstrução tomográfica computadorizada tridimensional que demonstra crânio braquicefálico e sinostose coronal.

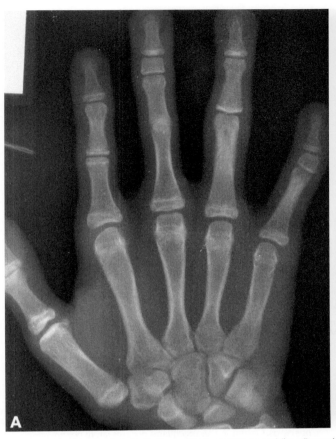 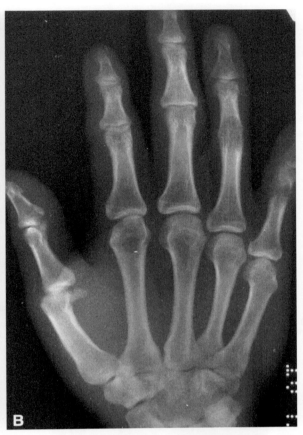

FIG. 9.38 A: Braquidactilia (tipo C de Bell). Nessa forma, as falanges médias são predominantemente envolvidas e pode haver centros epifisários ou defeitos da segmentação peculiares, como se vê aqui na falange proximal do terceiro dedo. O dedo anular é caracteristicamente poupado, como nesse caso. **B:** Sinfalangismo. Há a fusão congênita das juntas interfalangianas proximais do quarto e quinto dedos, bem como um encurtamento relativo das falanges. Há, também, uma fusão dos ossos capitato e lunato.

uma tendência a que a progressão se torne mais lenta ou cesse, ao completar-se o crescimento ósseo. Uma pequena percentagem das lesões pode tornar-se maligna, indicando um neurofibrossarcoma. Há uma freqüência maior de meningiomas.

É comum a cifoescoliose da coluna.[4] A escoliose é geralmente nítida e angular, e sua causa é, muitas vezes, obscura, porque não são encontrados neurofibromas associados (Fig. 9.42). As vértebras têm, com freqüência, uma forma de cunha na curvatura máxima.

As costelas costumam ser delgadas e foram comparadas a uma fita torcida (veja a Fig. 9.42). Nos ossos longos, a pressão de um tumor adjacente pode causar uma pequena escavação local no córtex, o defeito em "fossa" ou "caverna". Um neurofibroma pode ocorrer no osso, causando uma área radiotransparente nitidamente delineada.

Uma manifestação peculiar da doença é um aumento localizado de uma parte do corpo, como um dedo ou uma extremidade (gigantismo focal). Exceto por estarem aumentados de tamanho, os ossos parecem normais.

No crânio, a ausência de parte da parede orbital pode causar uma exoftalmia unilateral, freqüentemente pulsátil. Os processos clinóides da sela túrcica podem estar ausentes do lado afetado. Como ocorre com algumas das outras alterações ósseas, não é necessário que esteja presente um tumor associado, e a perda óssea não é causada pela erosão por pressão. Já foi relatado o alargamento localizado da sutura lambdóide. Um neurofibroma pode afetar um nervo craniano, especialmente o acústico, causando a dilatação do forame correspondente. Neuromas acústicos bilaterais são característicos da neurofibromatose.

Uma meningocele intratorácica lateral é encontrada com alguma freqüência na neurofibromatose, aparecendo como uma massa paraespinhal arredondada que se projeta na cavidade torácica e associa-se geralmente a deformidades das vértebras contíguas, como a cifose, escoliose e erosões dos corpos vertebrais, arcos e costelas. É comum as superfícies posteriores de um ou mais corpos vertebrais apresentarem forma de concha. Mostrou-se que o corpo vertebral posterior em concha pode ocorrer na neurofibromatose na ausência de qualquer tumor associado.

Um neurofibroma de uma raiz nervosa espinhal tem, com freqüência, a forma de um haltere, possuindo componentes tanto intra- como extra-espinhais. Esse tipo de tumor tende a acarretar a erosão dos pedículos vertebrais adjacentes, e massa paraespinhal pode ser vista na área torácica. Um neurofibroma de um nervo intercostal causa uma densidade de massa tumoral ao longo da parede torácica e há, com freqüência, a erosão por pressão da costela adjacente e um alargamento localizado dos espaços intercostais. Deve-se notar que um neurofibroma solitário pode ocorrer em muitas áreas diferentes do corpo sem os outros estigmas da doença de Von Recklinghausen.

Durante o período neonatal (ocasionalmente notado ao nascimento), pode haver um arqueamento ântero-lateral ou uma fratura patológica num osso longo, geralmente o terço distal da tíbia. A fratura não se consolida, as extremidades dos fragmentos tornam-se pontudas ou arredondadas e lisas, e há, em conseqüência disso, uma pseudo-artrose (Fig. 9.43).[4] Estigmas da neurofibromatose, como as manchas café-com-leite, são presentes em cerca de metade desses pacientes. Quando observada precocemente, a lesão aparece como uma lise local gradativa do osso. Em alguns casos, a fratura consolida-se temporariamente, mas se rompe de novo, ao tentar-se a sustentação de peso. É muito difícil tratar essa condição. Alguns autores afirmam que um neurilemoma intra-ósseo é responsável pela lesão, mas muitos investigadores acham que ela constitui um defeito mesenquimal ou, talvez, relacionado ao periósteo anormal, às vezes, presente na neurofibromatose.

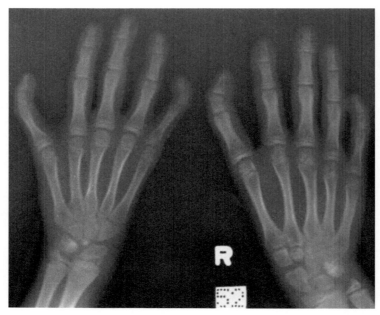

FIG. 9.39 Síndrome de Holt-Oram. Note o característico polegar com três falanges bilateralmente. À primeira vista, o paciente não parece ter nenhum polegar. São igualmente presentes anomalias do carpo. (Cortesia de Andrew K. Poznanski, M.D., Chicago, Illinois, EUA.)

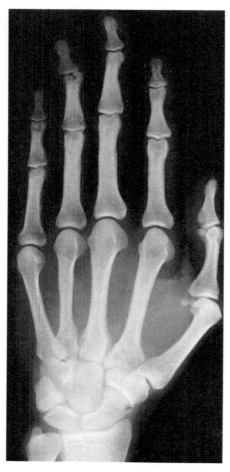

FIG. 9.40 Aracnodactilia (síndrome de Marfan). Os ossos são alongados e mais finos, característicos dessa doença. A deformidade do quarto dedo é secundária a um traumatismo antigo.

Fibromatose Congênita

A fibromatose congênita é uma condição caracterizada por tumores fibrosos benignos progressivos, notados ao nascimento ou logo depois dele nos ossos. Os tumores são peculiares por crescerem por um período limitado e depois regredirem gradualmente, num período de dois anos. As lesões ósseas são líticas ou císticas, com margens lisas e bem-definidas, e, ocasionalmente, há uma ruptura do córtex sobrejacente (Fig. 9.44). Podem ocorrer fraturas patológicas. Antes de regredir, as lesões aumentam de tamanho e expandem o osso. As anormalidades residuais após a regressão são mínimas. Numa pequena percentagem dos casos, pode haver o envolvimento dos órgãos vitais e vísceras, e o paciente pode não sobreviver. Os pacientes sobrevivem, porém, quando as lesões são encontradas predominantemente no sistema ósseo ou há pouco ou nenhum envolvimento das vísceras.

AS MUCOPOLISSACARIDOSES

As mucopolissacaridoses são um grupo de distúrbios metabólicos que se caracterizam pela excreção de uma quantidade anormal de um ou mais mucopolissacarídeos na urina, bem como uma anormalidade na elaboração e no armazenamento dessas substâncias. Os tipos a seguir foram definidos de acordo com o mucopolissacarídeo envolvido, o modo de transmissão genética e as características clínicas e radiográficas.[26]

Tipo I-H	Síndrome de Hurler
Tipo I-S	Síndrome de Scheie
Tipo II	Síndrome de Hunter
Tipo III	Síndrome de Sanfilippo
Tipo IV	Síndrome de Morquio
Tipo V	Vago
Tipo VI	Síndrome de Maroteaux-Lamy
Tipo VII	Deficiência de glucuronidase

Do ponto de vista radiográfico, as mais importantes são a doença de Hurler, a doença de Morquio e a síndrome de Maroteaux-Lamy. As outras diferem principalmente em suas manifestações radiográficas.

Doença de Morquio (Mucopolissacaridose Tipo IV)

A doença de Morquio é causada por uma anormalidade da elaboração e do armazenamento do mucopolissacarídeo queratan sulfato. A doença é rara,

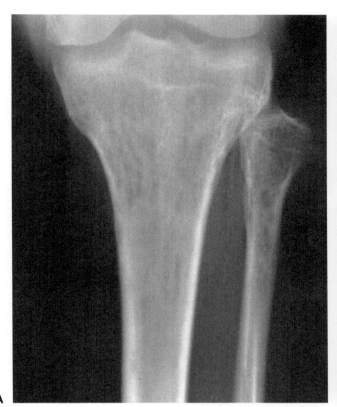 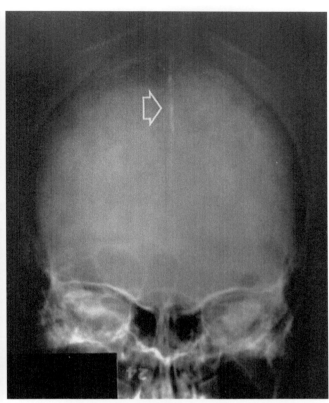

FIG. 9.41 Síndrome do nevo das células basais. **A:** Um padrão radiotransparente oval, alongado e maldefinido aparece na metáfise tanto da tíbia como da fíbula. Achados semelhantes eram evidentes nas metáfises de todos os ossos longos, e estavam presentes transparências nas falanges de ambas as mãos. **B:** A calcificação intensa da foice cerebral (*seta*) é característica dessa doença. (Cortesia de Martin Gross, M.D., Detroit, Michigan, EUA.)

caracterizando-se por nanismo, cifose, incapacidade grave e inteligência normal. O nanismo é causado principalmente pela coluna mais curta, embora seja comum algum encurtamento dos ossos tubulares longos. Ambos os sexos são afetados em igual freqüência. A doença é hereditária e familiar, e a transmissão genética é autossômica recessiva. A consangüinidade foi observada em alguns pacientes. Os primeiros sintomas ocorrem geralmente quando a criança começa a sentar, ficar de pé ou andar.

Achados Radiográficos[26]

Coluna. A alteração mais característica é a platiespondilia universal, um achatamento dos corpos vertebrais. As margens dos discos são irregulares e mais ásperas, e uma projeção anterior central em forma de língua é vista na região toracolombar (Fig. 9.45). Uma cifose angular aguda na junção toracolombar é uma das observações

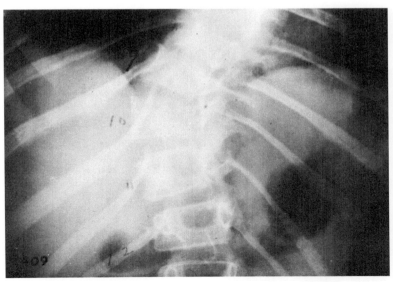

FIG. 9.42 Neurofibromatose. Há uma escoliose aguda da coluna torácica inferior, as vértebras apresentam más-formações, e as costelas inferiores mostram-se finas, especialmente do lado esquerdo.

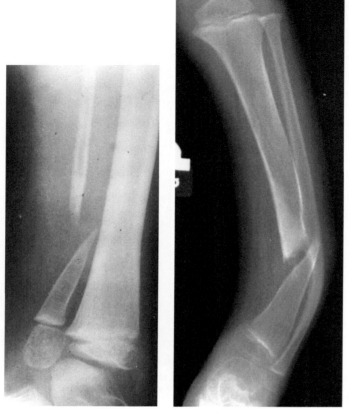

FIG. 9.43 A: Pseudo-artrose da fíbula num paciente com neurofibromatose. **B:** Pseudo-artrose da tíbia numa criança de cinco anos de idade sem evidências de neurofibromatose.

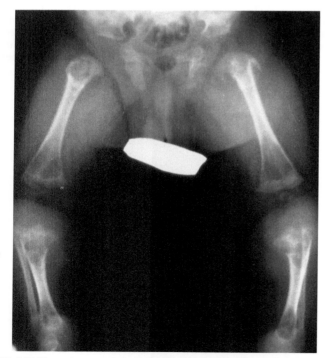

FIG. 9.44 Fibromatose congênita. Há lesões transparentes nas metáfises de todos os ossos longos e na pelve. O córtex sobrejacente apresenta erosão na tíbia proximal. As lesões caracteristicamente regridem com o tempo. (Cortesia de Leonard O. Langer, M.D., Minneapolis, Minnesota, EUA.)

clínicas significativas. Os discos intervertebrais podem mostrar-se grossos ao início da vida, mas, posteriormente, têm sua altura reduzida. Tais pacientes encontram-se em risco de subluxação atlantoaxial. A hipoplasia ou ausência do processo odontóide é notada em muitos pacientes.

Pelve e Ossos Tubulares. Os ossos ilíacos abrem-se em forma de sino lateralmente e contraem-se inferiormente, e as cavidades acetabulares são aumentadas e têm margens ásperas (Fig. 9.46). São comuns o retardo no aparecimento das epífises da cabeça do fêmur, fragmentação, alargamento em forma de sino e irregularidade da metáfise e subluxação do quadril. Os centros de ossificação metafisários podem ser múltiplos e são, com freqüência, irregulares, demorando a aparecer, mas tendo maturação normal. O grau de encurtamento dos ossos longos é variável. As zonas de calcificação provisória são irregulares, e as metáfises largas. O fêmur proximal é, com freqüência, o mais gravemente afetado. A presença da coxa valga ajuda a distinguir a doença de Morquio da maior parte das displasias espondiloepifisárias, em que a coxa vara é mais comum.

Ossos Tubulares Curtos. Esses ossos são, com freqüência, curtos e têm centros de ossificação epifisária irregulares. O segundo, terceiro, quarto e quinto metacarpos costumam afinar-se gradativamente em sua extremidade proximal. Os metatarsos são igualmente afetados (Fig. 9.47). Os ossos do carpo e do tarso demoram a aparecer e mostram-se, então, irregulares ou angulados.

Doença de Hurler

A doença de Hurler geralmente é notada pela primeira vez depois do primeiro ano de vida. As características clínicas são uma cabeça grande e saliente, hipertelorismo e opacidades da córnea que levam à cegueira. Os lábios são grossos, e a língua é grande. Os dentes são malformados.

AS SÍNDROMES DE MÁ-FORMAÇÃO CONGÊNITA: OSTEOCONDRODISPLASIAS, DISOSTOSES E DISTÚRBIOS CROMOSSÔMICOS 271

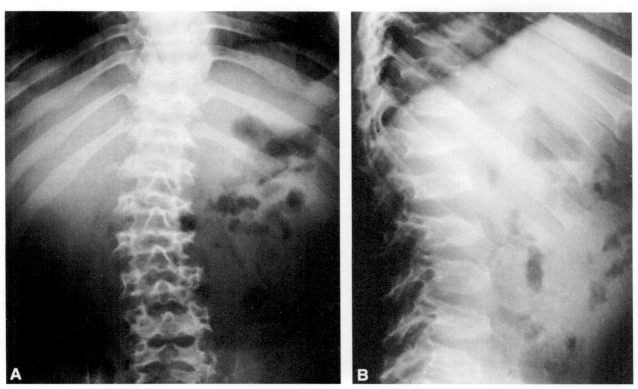

FIG. 9.45 Doença de Morquio. Tomadas ântero-posterior (**A**) e lateral (**B**) da coluna torácica inferior e lombar. As vértebras são achatadas e irregulares. O bico central anterior é demonstrado melhor nas vértebras torácicas inferiores, na projeção lateral. As costelas são largas perifericamente, mas se estreitam em suas extremidades vertebrais.

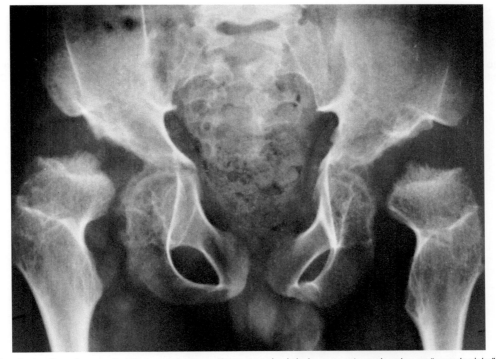

FIG. 9.46 Doença de Morquio. As alterações características na pelve e nos fêmures proximais incluem o contorno da pelve em "copo de vinho"; os acetábulos grandes e irregulares; e as epífises femorais pequenas e disformes, assim como o largo colo dos fêmures. Os ossos ilíacos alargam-se em forma de sino, e a articulação do quadril apresenta uma subluxação parcial.

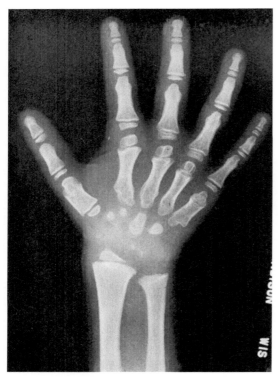

FIG. 9.47 Doença de Morquio. Há um afinamento moderado das extremidades proximais do segundo, terceiro, quarto e quinto metacarpos.

A aparência facial foi comparada à de um gárgula. A hepatoesplenomegalia é presente, muitas vezes em grau considerável. A estatura é de um anão. A transmissão genética é autossômica recessiva. Há uma excessiva excreção urinária de dermatan sulfato e heparan sulfato.

Achados Radiográficos

Crânio. O crânio é, com freqüência, escafocefálico (alongado) devido ao fechamento prematuro das suturas sagital e metópica. O diâmetro AP da sela túrcica é aumentado e apresenta uma depressão anterior, descrita como em forma de J (Fig. 9.48). Os seios paranasais e os processos mastóides encontram-se pouco pneumatizados. A mandíbula é curta e grossa, e as superfícies articulares dos côndilos são freqüentemente côncavas, um dos achados característicos. Pode haver o espessamento hiperostótico da área frontal e occipital, mas a base não se torna esclerosada.

Costelas. As costelas, especialmente as costelas inferiores, são largas e chatas.

Ossos Tubulares Longos. As extremidades superiores são mais afetadas que as inferiores, que podem-se mostrar normais. O úmero é curto, e a diáfise mais larga, podendo ocorrer uma constrição com uma deformidade em varo do colo umeral (Fig. 9.49). O rádio e a ulna apresentam alterações semelhantes, e as superfícies metafisárias distais tendem a se inclinar uma em direção à outra (Fig. 9.50). O colo do fêmur é estreitado e há uma deformidade de coxa valga nos quadris (Fig. 9.51). Os centros de ossificação epifisários apresentam-se, com freqüência, achatados e irregulares.

Ossos Tubulares Curtos. A aparência das mãos geralmente é característica. Os ossos têm uma textura grosseira e diáfises largas, e os metacarpos mais especificamente apresentam extremidades proximais cônicas ou afiladas (Fig. 9.50). Alterações semelhantes podem ser encontradas nos pés.

Ossos Chatos. A pelve pode assemelhar-se àquela vista na acondroplasia no início do período neonatal, mas nos indivíduos que sobrevivem sua aparência passa a assemelhar-se àquela da doença de Morquio (veja a Fig. 9.51).

Coluna. Há uma cifose angular ou corcova na junção toracolombar; um ou mais corpos vertebrais mostram-se hipoplásicos e têm um bico ântero-inferior (Fig. 9.52). Um deslocamento posterior de uma vértebra sobre a vértebra de cima ou de baixo é freqüentemente presente ao nível de T12 ou L1. Os espaços dos discos intervertebrais são intactos.

Outros Ossos. Os ossos do carpo e do tarso podem demorar a aparecer e apresentam, então, um contorno irregular ou angulado. A clavícula pode estar mais espessa. Os dentes desenvolvem-se mal.

ABERRAÇÕES CROMOSSÔMICAS

Síndromes de Trissomia

A célula humana normal contém 22 pares de cromossomas somáticos (denominados autossomas e numerados de 1 a 22) e dois cromosso-

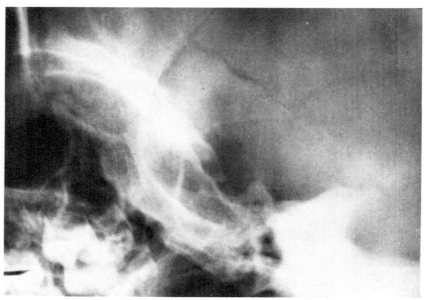

FIG. 9.48 Doença de Hurler. Tomada lateral do crânio que mostra a depressão anterior do tubérculo selar, dando origem à sela túrcica em forma de J.

As Síndromes de Má-formação Congênita: Osteocondrodisplasias, Disostoses e Distúrbios Cromossômicos   273

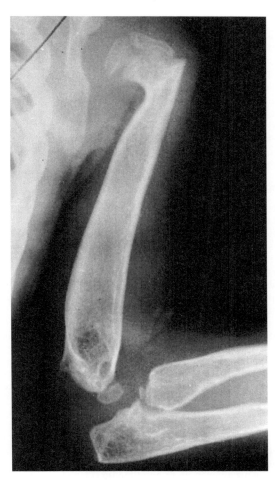

FIG. 9.49 Doença de Hurler. A metáfise umeral proximal apresenta uma constrição característica e uma deformidade em varo. Há a expansão da diáfise média e distal.

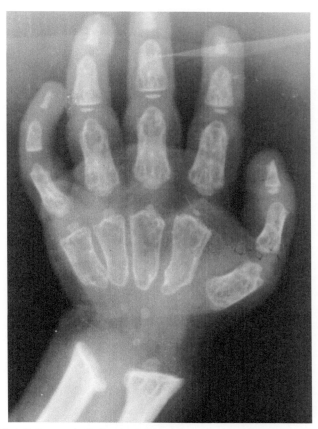

FIG. 9.50 Doença de Hurler. A mão e o punho mostram alterações típicas. As metáfises distais do rádio e da ulna são inclinadas uma em direção à outra. Os ossos da mão encontram-se mais largos, o córtex mais fino, o padrão trabecular é mais grosseiro e há uma característica deformidade cônica das extremidades proximais dos metacarpos.

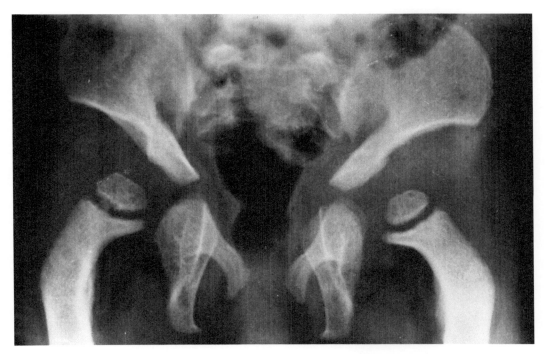

FIG. 9.51 Doença de Hurler. O contorno da pelve assemelha-se àquele na doença de Morquio (veja a Fig. 9.46). Na doença de Hurler, as epífises femorais são mais desenvolvidas, o acetábulo é raso e há uma constrição moderada do colo femoral.

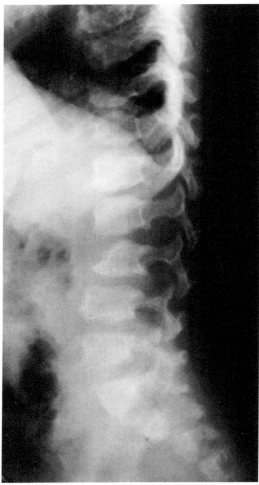

FIG. 9.52 Doença de Hurler. A coluna lombar mostra um bico ântero-inferior em L3, uma cifose angular moderada e o desvio do alinhamento de L2 em relação a L3. As vértebras apresentam-se ligeiramente achatadas. Compare com a doença de Morquio, Fig. 9.45.

mas sexuais (XX nas mulheres e XY nos homens), num total de 46. A adição de um cromossoma a um dos grupos de autossomas leva a uma das síndromes de trissomia. As localizações mais comuns são as trissomias 13, 18 e 21.

Muitos dos sinais radiológicos dos distúrbios cromossômicos podem ocorrer, também, como variantes anatômicas isoladas em indivíduos fora isso normais. Entretanto, sua freqüência em pessoas normais é consideravelmente menor do que em indivíduos com distúrbios cromossômicos. O diagnóstico de um distúrbio cromossômico pode ser sugerido na presença de vários desses sinais conjuntamente.[20,26]

Trissomia 21 (Síndrome de Down)

A trissomia 21 (síndrome de Down) é conseqüente à trissomia autossômica do cromossoma 21, sendo, sem sombra de dúvida, o distúrbio cromossômico mais comum que ocorre em um em cada 660 nascimentos. Foram descritos vários estigmas ósseos, alguns dos quais bastante específicos e que auxiliam no reconhecimento da doença em casos em que os achados clínicos são duvidosos durante os primeiros meses de vida.

Na pelve, durante o período de lactência, os ângulos acetabulares apresentam-se achatados, os ossos ilíacos grandes e em forma de sino, e os ísquios alongados e afinando-se progressivamente (Fig. 9.53). O índice ilíaco diminui. Esse índice é apontado como sendo mais significativo que o ângulo acetabular no diagnóstico da síndrome de Down. Tal índice consiste na soma dos ângulos acetabular e ilíaco de ambos os lados, dividida por dois. O método para a determinação do índice é mostrado nas Figs. 9.54 e 9.55. Em recém-nascidos, o índice ilíaco normal tem um valor médio de 81°, com uma variação de 68° a 97°. Na trissomia 21, o índice tem um valor médio de 62°, com uma variação de 49° a 87°. A trissomia 21 será muito provável, se o índice estiver abaixo de 60°; a criança será provavelmente normal, se ele estiver acima de 78°. Essas alterações são mais significativas durante os seis a 12 primeiros meses de vida.

Há o encurtamento da falange média (clinodactilia) do quinto dedo. O manúbrio esternal pode ossificar-se a partir de dois ou três centros em vez de um, como é normal, o que é identificado numa tomada lateral do tórax. Pode haver apenas 11 pares de costelas. As anormalidades da coluna cervical incluem instabilidades atlantooccipitais e atlantoaxiais (Fig. 9.56). As vértebras lombares podem ter um pequeno diâmetro AP e altura aumentada. É comum o relaxamento das articulações, podendo os pacientes apresentar luxações dos quadris, cotovelos e patela.

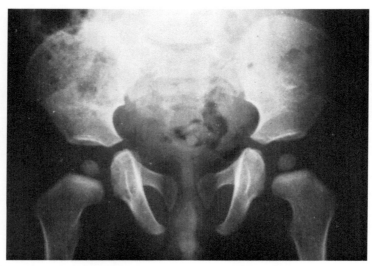

FIG. 9.53 Síndrome de Down (trissomia 21). Há um alargamento em forma de sino dos ossos ilíacos, bem como alongamento e afinamento dos ísquios, com o achatamento dos ângulos acetabulares, dando origem à deformidade da pelve em "orelhas do camundongo Mickey".

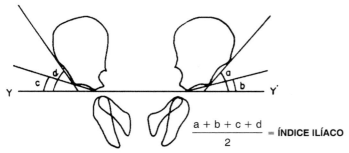

$$\frac{a+b+c+d}{2} = \text{ÍNDICE ILÍACO}$$

FIG. 9.54 Método para a determinação dos ângulos acetabular e ilíaco, assim como do índice ilíaco. Tal índice é a soma dos ângulos acetabulares (b e c) e dos ângulos ilíacos (a e d), dividida por 2. O diagrama mostra a colocação apropriada das linhas necessárias para a determinação dos diversos ângulos. (Tong ECK: The iliac index angle: A simplified method for measuring the iliac index. *Radiology* 91:376, 1968.)

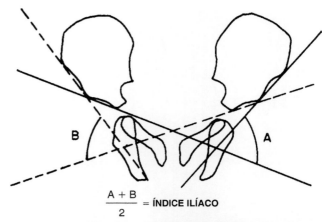

$$\frac{A+B}{2} = \text{ÍNDICE ILÍACO}$$

FIG. 9.55 Método de Tong para a determinação do índice ilíaco (A mais B, dividido por 2). A medida dos ângulos maiores propicia menos chance de erro do que o método mostrado na Fig. 9.54. (Tong ECK: The iliac index angle: A simplified method for measuring the iliac index. *Radiology* 91:376, 1968.)

As alterações cranianas incluem a microcefalia braquicefálica, seios paranasais hipoplásicos e diminuição da distância interorbital (hipotelorismo).[7]

As anomalias viscerais são as cardiopatias congênitas (geralmente uma comunicação atrioventricular e uma freqüência maior de uma artéria subclávia direita aberrante) e obstrução duodenal (atresia duodenal ou pâncreas anular).

Síndrome de Turner

Das síndromes associadas ao desenvolvimento anormal das gônadas, aquela que pode apresentar achados radiográficos significativos é a síndrome de Turner ou disgenesia gonádica. O mais comum é um encurtamento relativo do quarto metacarpo em relação ao terceiro e ao quinto, o assim chamado sinal do metacarpo (Fig. 9.57), o que é determinado traçando uma linha reta tangencialmente à cabeça do quarto e quinto metacarpos. Se esta linha passar através da cabeça do terceiro metacarpo, o sinal deverá ser considerado positivo. Normalmente, a linha passa distalmente à cabeça do terceiro metacarpo. Entretanto, um sinal positivo ocorre em algumas pessoas normais e em pessoas com outros distúrbios, como pseudo-hipoparatireoidismo, e não é patognomônico (veja o Cap. 6).

O aparecimento dos centros de ossificação das epífises se dá na ocasião apropriada, mas a fusão ocasionalmente é retardada. A fileira proximal dos ossos do carpo assume uma configuração angular, algo semelhante àquela vista na deformidade de Madelung, apontando o ápice proximalmente. Também já foram descritas diversas outras anormalidades dos ossos das mãos. No joelho, o côndilo femoral medial apresenta-se aumentado, e o platô tibial justaposto achatado ou deprimido. A parte medial da epífise tibial proximal pode ficar pendente sobre a metáfise, e, em alguns casos, foi notada uma aparência semelhante à da doença de Blount. Pode haver escoliose e hipoplasia do arco posterior de C1. Também já foi descrita uma irregularidade dos corpos vertebrais semelhante àquela observada na doença de Scheuermann. Um aumento do ângulo de movimento no cotovelo (cúbito valgo), um dos sinais clínicos significativos, também pode ser demonstrado radiograficamente. Outras associações significativas são a coarctação da aorta, rins em ferradura e higromas císticos da nuca pré-natais.

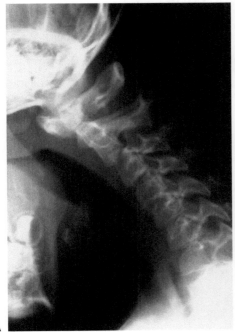
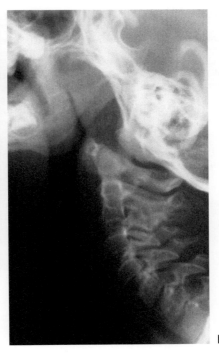

FIG. 9.56 Síndrome de Down (trissomia 21). Tomadas em flexão (**A**) e em extensão (**B**) da coluna cervical que demonstram o deslocamento posterior da região occipital sobre C1 em extensão nessa criança com instabilidade occipitoatlântica.

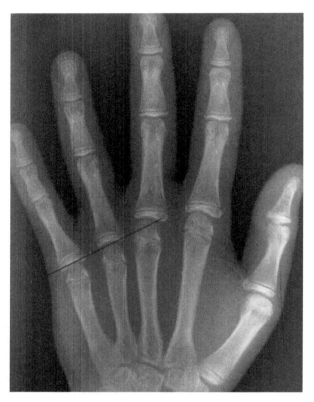

FIG. 9.57 Síndrome de Turner. O encurtamento característico do quarto metacarpo produz o sinal do metacarpo positivo. Uma linha traçada tangencialmente à cabeça do quarto e quinto metacarpos passa através da cabeça do terceiro metacarpo. Normalmente, ela deveria passar tangencial ou distalmente à cabeça do terceiro metacarpo. (Cortesia de Andrew K. Poznanski, M.D., Chicago, Illinois, EUA.)

REFERÊNCIAS

1. Bulas DI, Stern HJ, Rosenbaum KN: Variable prenatal appearance of osteogenesis imperfecta. J Ultrasound Med 13(6):419–427, 1994
2. Burchardt A-J, Wagner AA, Basse P: Hyperplastic callus formation in osteogenesis imperfecta: Case report. Acta Radiol 35:426, 1994
3. Caluser C, Scott A, Macapinlac HA, et al: Patient with osteopetrosis. Clin Nucl Med 20:75, 1995
4. Crawford AH Jr, Bagamery N: Osseous manifestations of neurofibromatosis in childhood. J Pediatr Orthop 6:72, 1986
5. Daffner RH, Kirks DR, Gehweiler JA Jr, et al: Computed tomography of fibrous dysplasia. AJR Am J Roentgenol 139:943, 1982
6. Fisher AJ, Totty WG, Kyriakos M: MR appearance of cystic fibrous dysplasia. JCAT 18:315, 1996
7. Gabriel KR, Mason D, Garango P: Occipito-atlantal translation in Down's syndrome. Spine 15:997, 1990
8. Gorlin RJ: Craniotubular bone disorders. Pediatr Radiol 24:392, 1994
9. Kaftori JK, Kleinhaus U, Naveh Y: Progressive diaphyseal dysplasia (Camurati-Engelmann): Radiographic follow-up and CT findings. Radiology 164:777, 1987
10. Kransdorf KJ, Moser RP Jr, Gilkey FW: From the archives of the AFIP: Fibrous dysplasia. Radiographics 10:519, 1990
11. Lachman RS: Fetal imaging in the skeletal dysplasias: Overview and experience. Pediatr Radiol 24:413, 1994
12. Oestreich AE, Ahmad BS: The periphysis and its effect on the metaphysis: Part II. Applications to rickets and other abnormalities. Skeletal Radiol 22:115, 1993
13. Patel MD, Filly RA: Homozygous achondroplasia: US distinction between homozygous, heterozygous, and unaffected fetuses in the second trimester. Radiology 196:541, 1995
14. Poznanski AK: Punctate epiphyses: Radiological sign not a disease. Pediatr Radiol 24:418, 1994
15. Poznanski AK. The Hand in Radiologic Diagnosis, 2nd ed. Philadelphia, WB Saunders, 1984
16. Ratcliffe JF, Shanley S, Chenevix-Trench G: Prevalence of cervical and thoracic congenital skeletal abnormalities in basal cell naevus syndrome: Review of cervical and chest radiographs in 80 patients with BCNS. Br J Radiol 68:596, 1995
17. Roberts AP, Conner AN, Tolmie JL, Connor JM: Spondylothoracic and spondylocostal dysostosis: Hereditary forms of spinal deformity. J Bone Joint Surg Br 70:126, 1988
18. Rubin P: Dynamic Classification of Bone Dysplasias. Chicago, Year Book Medical Publishers, 1964
19. Sanders RC, Blakemore K: Lethal fetal anomalies: Sonographic demonstration. Radiology 172:1, 1989
20. Scott CI Jr: Dwarfism. Clinical Symposia (CIBA-Geigy) 40, 1988
21. Sillence DO: Craniocervical abnormalities in osteogenesis imperfecta: Genetic and molecular correlation. Pediatr Radiol 24:427, 1994
22. Spirt BA, Oliphant M, Gottlieb RH, Gordon LP: Prenatal sonographic evaluation of shortlimbed dwarfism: An algorithmic approach. Radiographics 10:217, 1990
23. Spranger J: International classification of osteochondrodysplasias: The international working group on constitutional diseases of bone. Eur J Pediatr 151:407–415, 1992
24. Spranger JW, Langer LO Jr, Wiedemann HR: Bone Dysplasias: An Atlas of Constitutional Disorders of Skeletal Development. Philadelphia, WB Saunders, 1974
25. Stanescu V, Stanescu R, Maroteaux P: Pathogenic mechanisms in osteochondrodysplasias. J Bone Joint Surg Am 66:817, 1984
26. Taybi H, Lachman RS: Radiology of Syndromes, Metabolic Disorders and Skeletal Dysplasia, 4th ed. St. Louis, Mosby, 1996

LEITURAS SELECIONADAS

Frater CJ, Murray IPC, Calligeros D: Multiple flexion-stress vertebral endplate fractures: Osteogenesis imperfecta presentation. Clin Nucl Med 20: 1055, 1995
Giedion A: Weight of the fourth dimension for the diagnosis of genetic bone disease. Pediatr Radiol 24:387, 1994
Kaplan FS, August CS, Fallon MD, DaLinka M, Axel L, Haddad JG: Successful treatment of infantile malignant osteopetrosis by bone-marrow transplantation: A case report. J Bone Joint Surg Am 76:617, 1988

CAPÍTULO 10

Os Tecidos Moles Superficiais

Lee F. Rogers, Carol A. Boles e Pamela A. Propeck

CONSIDERAÇÕES GERAIS

Lee F. Rogers e Carol A. Boles

Os tecidos moles podem ser observados em todas as radiografias, até mesmo naquelas que tiveram uma grande exposição, vendo-se a chapa sob um foco de luz forte, além da iluminação habitual. Deve-se dispor sempre de algum tipo de foco de luz para o exame de radiografias com grande exposição e, especialmente, para o estudo dos tecidos moles de superfície.

Embora a densidade dos tecidos moles como um todo se aproxime daquela da água, a diferença entre o tecido adiposo e os outros tecidos é suficiente para tornar o tecido adiposo subcutâneo claramente visível às radiografias como uma área mais transparente sob a pele (Fig. 10.1). O tecido adiposo também faz com que se destaque mais claramente a superfície externa dos músculos. Acúmulos localizados de tecido adiposo próximo às articulações auxiliam no reconhecimento de derrames articulares, por se deslocarem à distensão da cápsula articular. Caso tenha havido um adelgaçamento devido a uma doença, com uma conseqüente perda de tecido adiposo, as partes moles apresentarão densidade muito homogênea.

Quando especificamente indicada, uma seleção adequada de fatores de exposição (26 a 40 kVp) com filtração relativamente baixa (por exemplo, 0,5 mm de alumínio) produz uma radiografia de alta qualidade, em que o contorno dos tecidos moles é preservado, sendo obtida uma boa diferenciação das densidades dos tecidos moles. Esse tipo de radiografia é útil, quando o exame é feito principalmente para a avaliação dos tecidos moles. Tais fatores têm sido usados na mamografia.

Uma pequena dilatação localizada dos tecidos moles, como uma verruga ou uma pinta em estreito contato com o suporte da chapa ou a mesa de radiografia, pode ocasionar um aumento da densidade com margens nítidas, que pode ser confundido com um processo patológico nos tecidos. Ela pode ser observada por contrastar com o ar que a circunda. Massa semelhante que estiver situada no interior do abdome não pode ser visibilizada separadamente dos tecidos moles circunvizinhos, de densidade análoga. Por exemplo, uma pinta na superfície da parede torácica pode produzir uma densidade arredondada que pode ser confundida com um nódulo no pulmão, e uma lesão semelhante dos tecidos moles da região inferior das costas pode sugerir um cálculo renal ou da vesícula biliar (Fig. 10.2). Os mamilos são uma fonte comum de dificuldade na interpretação das radiografias do tórax. Se uma das mamas for pressionada mais firmemente contra o suporte da chapa que a outra, o mamilo de um lado poderá formar uma densidade arredondada de contorno nítido, enquanto o outro não será visível. A ausência de uma das mamas após a mastectomia radical torna um pulmão mais transparente que o outro.

O contraste entre os tecidos moles pode ser obtido pela injeção de material de contraste (isto é, angiografia), que possibilita a visibilização da luz das artérias dos órgãos sólidos por perfusão (veja a Fig. 10.12). A tomografia computadorizada (TC) demonstra os tecidos moles com maior clareza que as radiografias simples, por revelar claramente o tecido adiposo nos planos fasciais em torno

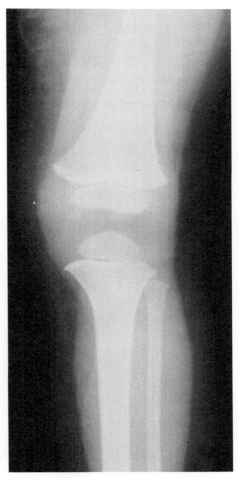

FIG. 10.1 Tecidos moles normais. A chapa mostra a diferença na densidade dos músculos e do tecido adiposo. O tecido adiposo subcutâneo, mais radiotransparente, faz o músculo destacar-se claramente.

L. F. Rogers e C. A. Boles: Departamento de Radiologia, Wake Forest University School of Medicine, Winston-Salem, North Carolina, EUA, 27157. P. A. Propeck: University of Wisconsin Hospital and Clinics, Madison, Wisconsin, EUA, 53792-3252.

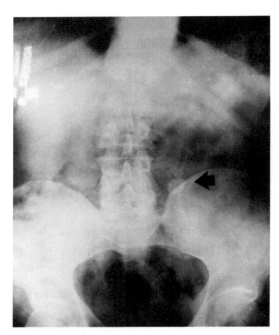

FIG. 10.2 Uma pinta na pele das costas foi responsável pela densidade arredondada (seta) vista nessa chapa do abdome.

DOENÇAS DOS MÚSCULOS

Miosite Ossificante e Formação Óssea Heterotópica

A calcificação, com ossificação subseqüente, costuma seguir-se a traumatismos nos tecidos moles das extremidades, sendo denominada miosite ossificante traumática. Em cerca de um terço dos casos, não se consegue obter uma história de traumatismo. A miosite ossificante pode sobrevir após qualquer lesão local suficiente para causar contusões musculares ou uma hemorragia franca no interior deles. O reto femoral e o braquial são os dois músculos do corpo mais freqüentemente afetados. O envolvimento dos músculos da coxa é observado, com freqüência em atletas, especialmente jogadores de futebol. Uma lesão de gravidade suficiente para causar uma contusão muscular profunda traumatiza, comumente, também o periósteo, que pode ser elevado pela hemorragia. Esta se calcifica à maturação ao longo do tempo.

Um traumatismo acarreta um reparo proliferativo no tecido conectivo, sem inflamação franca. Células osteoprogenitoras, que dão origem ao osso heterotópico, são induzidas durante esse período de reparo. Clinicamente, observam-se no local eritema, calor, dor e perda de função. O primeiro achado é o edema dos tecidos moles. Calcificações periféricas podem tornar-se visíveis como uma sombra indistinta de maior densidade algumas semanas após o traumatismo desencadeador do quadro. A calcificação desenvolve-se subseqüentemente num padrão centrífugo, inicialmente floculado. Num período de algumas semanas, ela se torna gradativamente mais e mais densa, acabando por apresentar a aparência de um osso. A massa tem uma estrutura laminada ou zonal, mostrando-se, caracteristicamente, mais densamente calcificada em sua periferia que no centro (Fig. 10.4). A aparência exata da lesão é intimamente relacionada à sua idade, sendo paralela ao estágio de maturação. Em geral, após um período de cerca de seis meses, a ossificação diminui gradualmente de tamanho; massas menores podem desaparecer totalmente.

A natureza ativa do processo acarreta a captação de agentes radioativos com avidez pelo osso. Comumente, as radiografias simples são suficientes para o diagnóstico, especialmente se houver uma história de traumatismo. Exames de TC poderão ser úteis para demonstrar calcificações periféricas, se as lesões tiverem aparência atípica nas radiografias convencionais.[64, 79]

Cirurgias. Um osso novo heterotópico pode formar-se após cirurgias em torno das articulações, especialmente após uma artroplastia total do quadril. Este osso novo pode ser maldefinido inicialmente, mas, com a maturação, vem a ter a aparência característica de um osso (Fig. 10.5).

de músculos e estruturas vasculares (Fig. 10.3); a densidade dessas estruturas é, todavia, semelhante, tornando necessário o uso de meios de contraste para a identificação das estruturas vasculares. A aquisição de imagens por ressonância magnética (RM) distingue as diversas estruturas de tecido mole por sua diferente intensidade de sinal (veja a Fig. 10.29). Essas podem variar, alterando-se os parâmetros do exame, para explorar ou modificar as intensidades de sinal relativas de diferentes tecidos. As estruturas vasculares são identificadas diretamente pela ausência ou variações do sinal decorrentes do fluxo sanguíneo. O uso da ultra-sonografia na avaliação dos tecidos moles continua a avançar além de sua tarefa inicial de diferenciar estruturas císticas e sólidas. A ultra-sonografia pode ser usada para a avaliação de interfaces teciduais e o exame de lesões dos tendões. Essas novas tecnologias liberaram os tecidos moles das sombras radiográficas.

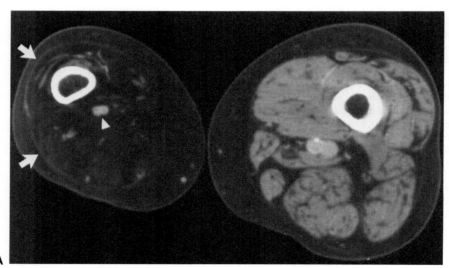

FIG. 10.3 Dois casos de atrofia muscular secundária a uma poliomielite de longa duração. **A:** A tomografia computadorizada mostra a atrofia total dos músculos à direita, substituídos por tecido adiposo. A fáscia permanece intacta na periferia (setas). A artéria e veia femorais ocupam uma posição central (ponta de seta). O tamanho global e a espessura cortical do fêmur são reduzidos em comparação com o lado oposto normal (continua).

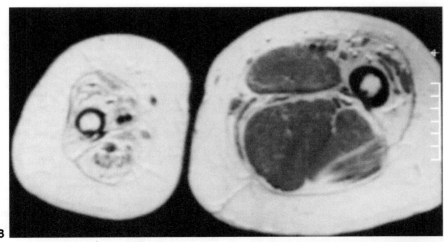

FIG. 10.3 Continuação. **B:** Imagem por ressonância magnética de um outro paciente. Há uma atrofia completa à direita, semelhante àquela vista em **A**. À esquerda, os adutores e a cabeça medial do gastrocnêmio não foram afetados. Os quadríceps remanescentes, porém, apresentam-se gravemente afetados.

Queimaduras. Calcificações heterotópicas dos tecidos moles ocorrem em cerca de um quarto dos pacientes com queimaduras graves, tendendo a ser floculadas e ocorrendo mais comumente em crianças que em adultos. Geralmente, há alguma regressão espontânea, a não ser que sejam afetados tecidos adjacentes e circunvizinhos a uma articulação. Nesse caso, pode formar-se uma ponte óssea, ocasionando a imobilização da articulação.

Lesões da Medula Espinhal. A ossificação dos músculos também é encontrada em 30% dos pacientes após uma lesão da medula espinhal ou outra patologia do sistema nervoso central que possa ocasionar uma paralisia. A formação óssea heterotópica se dá, com freqüência, distalmente à lesão medular espinhal, e pode ocasionar a fusão em articulações. A ossificação heterotópica ocorre mais freqüentemente em torno do quadril, embora possa ocorrer em qualquer articulação (Fig. 10.6). Geralmente, não há história de traumatismo ou inflamação na região afetada. O processo inicia-se já três a quatro semanas após a

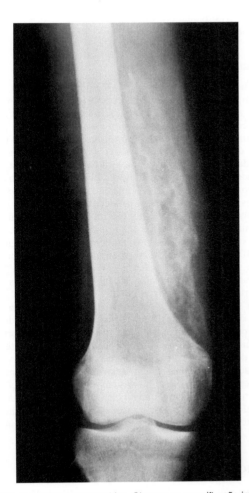

FIG. 10.4 Miosite ossificante traumática. Observa-se a ossificação intramuscular ao longo da face interna da coxa. Note que a lesão é mais calcificada na periferia do que centralmente. A calcificação marginal é característica da miosite ossificante.

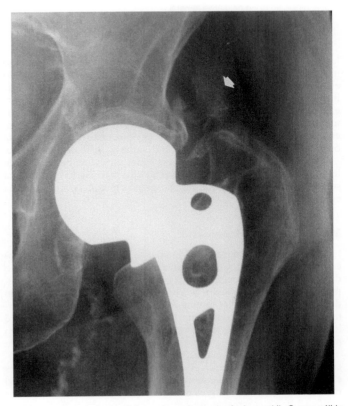

FIG. 10.5 Ossificação heterotópica após uma artroplastia do quadril. O osso sólido adjacente à artroplastia unipolar do quadril esquerdo (seta) não estava presente imediatamente após a cirurgia.

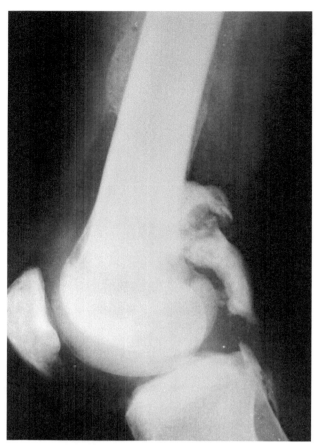

FIG. 10.6 Ossificação paraarticular heterotópica num paciente paraplégico. Grandes massas de cálcio se formaram na área poplítea e existe alguma calcificação subperiosteal ao longo da diáfise femoral.

lesão e continua ativamente por dois a três anos, até formar um osso maduro. No início do processo, a calcificação é filamentosa. Quando está madura, as radiografias demonstram folhetos, faixas e placas irregulares de osso. Ocasionalmente, é necessária uma cirurgia, para excisar um segmento da ossificação e liberar uma articulação inteiramente imobilizada. A ossificação poderá ocorrer, se a cirurgia for feita, enquanto o processo encontra-se ativo; pode-se recorrer à cintilografia óssea, antes de a cirurgia ser feita, para avaliar a atividade do processo.

Lesões Cranioencefálicas. Os pacientes em coma devido a uma lesão cranioencefálica podem apresentar uma ossificação heterotópica semelhante àquela observada em pacientes com uma lesão da medula espinhal.

Miosite Ossificante Progressiva

A miosite ossificante progressiva é uma doença rara, de causa desconhecida, parecendo ser uma displasia congênita. Inicia-se no início da infância com o aparecimento de edemas freqüentemente dolorosos, principalmente nos músculos do pescoço e das costas. Com a remissão desses edemas, evidencia-se uma fibrose difusa, seguida pelo aparecimento de massas ósseas em forma de placas (Fig. 10.7). A progressão é lenta. As ossificações anormais são, com freqüência, observadas primeiro nos músculos do pescoço e das costas. Inicialmente, tais centros de ossificação mostram-se relativamente maldefinidos, e há alguma dificuldade em sua identificação. Com o tempo, placas ósseas irregulares e alongadas são observadas estendendo-se ao longo do maior eixo do músculo afetado. Em estágios mais avançados, numerosos músculos ossificam-se extensamente, e as articulações tornam-se praticamente imóveis. Anomalias associadas dos pequenos ossos das mãos e dos pés são encontradas em quase todos os pacientes.

Distrofias Musculares

A substituição dos músculos por tecido adiposo nas distrofias musculares acarreta uma aparência bastante característica nas radiografias das extremidades. Os músculos não diminuem de tamanho de maneira apreciável, mas o extenso acúmulo de tecido adiposo nos feixes musculares remanescentes confere uma aparência finamente estriada ou listrada. Nos estágios mais avançados, a maior parte do tecido muscular é substituída por tecido adiposo, e a bainha fascial em torno do músculo destaca-se claramente como uma fina linha de maior densidade, por ser visibilizada lateralmente (Fig. 10.8). Um dos subgrupos clínicos é designado como distrofia muscular pseudo-hipertrófica (síndrome de Duchenne), caracterizando-se pelo aumento de certos grupos musculares, geralmente aqueles das panturrilhas e cinturas escapulares. A aparência clínica é a de um indivíduo muito musculoso, mas a força é efetivamente muito diminuída. Além da extensa substituição por tecido adiposo em tal tipo de distrofia, os músculos mostram-se aumentados, única condição em que há a combinação de músculos aumentados, entremeados a tecido adiposo (Fig. 10.8).

Atrofias Musculares

Em pacientes com uma paralisia prolongada de uma ou mais extremidades — incluindo condições, tais como poliomielite (veja a Fig. 10.3), lesões medulares espinhais e acidentes vasculares cerebrais — os músculos podem conter faixas de tecido adiposo. Os grupos musculares afetados encontram-se diminuídos de tamanho, mas a camada adiposa subcutânea pode estar espessa. Os feixes musculares são quase que totalmente ausentes nos casos em que a paralisia completa de uma extremidade persiste há algum tempo, e o tecido adiposo subcutâneo constitui a maior parte dos tecidos moles que circundam os ossos.

Lesões Musculares

A avaliação das lesões musculares pós-traumáticas é, muitas vezes, simples, e os tratamentos conservadores eliminam a necessidade da aquisição de imagens. Em muitos casos, porém, não se pode determinar a extensão da lesão pelo exame físico, porque os grupos musculares agem em conjunto, com compensação por outros músculos do grupo à lesão de um deles. Atletas de grande desempenho podem necessitar das técnicas de aquisição de imagens, para delinear melhor o local e a extensão da lesão, bem como ajudar no tratamento e no prognóstico. A aquisição de imagens pode, também, ser útil nos casos em que o exame físico dá margem a dúvida. A RM é o método mais útil para a avaliação da extensão de hemorragias e edemas num músculo ou grupo de músculos (Fig. 10.9). Avulsões parciais e completas dos tendões também podem ser diagnosticadas (Fig. 10.10). O edema e a hemorragia no músculo lesado e ao seu redor têm sinal aumentado nas imagens T2 ponderadas.[64] A RM é, mais comumente, usada na avaliação das lesões dos tecidos moles em torno de articulações (veja o Cap. 2).

A ultra-sonografia tem tido um papel cada vez maior na avaliação das lesões dos tecidos moles. Uma ruptura de um tendão pode ser diagnosticada pela demonstração de áreas císticas no tendão normalmente de ecogenicidade uniforme, o que é usado mais freqüentemente na avaliação dos tendões da bainha rotatória e do tendão de Aquiles. As más-formações vasculares podem ser avaliadas pela demonstração do fluxo característico. Massas tumorais em torno das articulações podem ser confirmadas como gânglions ou cistos poplíteos, quando são anecóicas, maldefinidas e têm boa transmissão transversa. Os hematomas tipicamente são relativamente anecóicos, com septações variáveis (Fig. 10.11).[31]

CALCIFICAÇÕES NOS TECIDOS MOLES

As calcificações nos tecidos moles podem ocorrer por várias causas. Podem ser *distróficas*, em tecidos necrosados, como em infecções ou tumores; *metabólicas*, em consequência do depósito

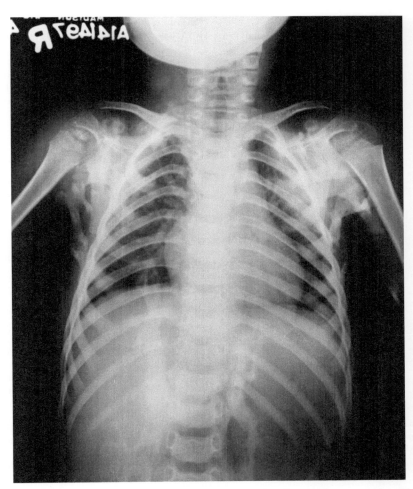

FIG. 10.7 Miosite ossificante. Ossificações extensas e progressivas dos músculos do dorso e ombro são evidentes nessa criança. Placas ósseas irregulares podem ser vistas ao longo da coluna torácica inferior e lombar superior, bem como em torno dos ombros.

devido a concentrações anormais de sais de cálcio, como na insuficiência renal crônica ou na doença por depósito de cálcio; ou podem constituir uma *ossificação*, o que ocorre em alguns tumores condrais dos tecidos moles.

Calcificações Arteriais

A calcificação nas paredes das grandes artérias do abdome e das extremidades é uma observação freqüente nas radiografias de indivíduos de meia-idade ou de idade mais avançada. A arterioesclerose da íntima caracteriza-se patologicamente pela formação de placas ateromatosas na camada íntima espessada das artérias. As placas ateromatosas podem ou não calcificar-se. Quando se calcificam, são vistas como placas irregulares de tamanho variável, de flocos pequenos a áreas maiores de 1 cm de comprimento ou mais. Podem ser alongadas ou algo triangulares, com uma variação considerável quanto à forma. Em raros casos, circundam toda a luz do vaso e distribuem-se irregularmente ao longo do trajeto percorrido pelo vaso (Fig. 10.12). A quantidade de calcificações visíveis não tem nenhuma relação com a gravidade da oclusão vascular; pode haver uma obstrução total sem calcificação visível.

A arterioesclerose medial de Mönckeberg caracteriza-se pelo depósito de cálcio na média do vaso. Esses depósitos não estreitam a luz do vaso nem interferem no fluxo. A arterioesclerose de Mönckeberg é um achado praticamente constante em pessoas idosas, sendo freqüentemente encontrada naquelas entre 35 e 50 anos, especialmente em diabéticos. Os vasos mais comumente afetados são as artérias femoral, poplítea e radial. A calcificação ocorre sob a forma de anéis concêntricos finos, a uma curta distância uns dos outros. Eles podem ser completos ou incompletos, mas o processo geralmente é difuso, envolvendo longos segmentos de múltiplos vasos (veja a Fig. 10.12C).

A calcificação das pequenas artérias dos pés é característica do diabetes (veja as Figs. 5.16 e 5.17, no Cap. 5). A calcificação dos pequenos vasos tanto nas mãos como nos pés ocorre em pacientes com insuficiência renal crônica (veja a Fig. 6.39 no Cap. 6).

Calcificação das Veias

Flebólitos

Um flebólito é um trombo calcificado numa veia. Os flebólitos são encontrados, com grande freqüência, nas veias pélvicas, e muitos adultos têm alguns deles. Ocorrem sob a forma de pequenas sombras calcificadas, redondas ou ligeiramente ovais, de tamanho variável, desde as muito pequenas a outras de até cerca de 0,5 cm de diâmetro (Fig. 10.13). Podem ter densidade homogênea, ser laminados ou ter uma aparência anular. Os flebólitos são comuns em veias varicosas das extremidades inferiores. Formam, com freqüência, nos espaços venosos dilatados de um hemangioma cavernoso e acarretam um dos sinais radiográficos típicos da lesão. Se forem observadas várias pequenas calcificações arredondadas numa área localizada dos tecidos moles, dever-se-á considerar a possibilidade de um hemangioma cavernoso (Fig. 10.14). Os flebólitos de um hemangioma apresentam, muito freqüentemente, uma aparência anular.

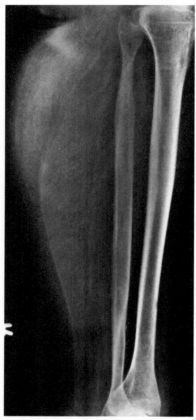

FIG. 10.8 Distrofia muscular pseudo-hipertrófica. O músculo da panturrilha é muito grande, mas contém tecido adiposo, produzindo faixas radiotransparentes. Observe a larga diáfise fibular.

Calcificações Associadas à Estase Venosa

Na presença de estase venosa de longa duração, geralmente secundária a varicosidades e tromboses, finas sombras de calcificação em forma de faixas podem ser vistas nos tecidos subcutâneos, as quais geralmente aparecem como faixas duplas paralelas ou com características nitidamente tubulares e ramificadas. Além disso, calcificações em forma de placas são freqüentemente presentes nos tecidos subcutâneos por toda a extensão das pernas (Fig. 10.15*A*), ou como um processo mais localizado nas vizinhanças de uma úlcera varicosa. A calcificação, em alguns desses pacientes, assemelha-se muito àquela observada em pacientes portadores de esclerodermia difusa ou dermatomiosite, exceto por se localizar na perna. Flebólitos são vistos, com freqüência, em associação às placas. É comum uma reação periosteal ondulada regular ao longo da diáfise da tíbia e da fíbula (Fig. 10.15*B*). As úlceras de estase, freqüentemente presentes, podem ser observadas como defeitos nos tecidos moles, quando se vê a chapa com uma luz bem forte.

Calcificação de Linfonodos

Os linfonodos periféricos podem calcificar-se após serem afetados por uma infecção, geralmente tuberculose ou histoplasmose. O local mais comum é a cadeia cervical (Fig. 10.16), sendo o segundo local em freqüência os linfonodos axilares. A calcificação de outros linfonodos periféricos é muito rara. As calcificações são visibilizadas como áreas pontilhadas de densidade cálcica, geralmente múltiplas, que se distribuem ao longo do trajeto das cadeias de linfonodos cervicais ou axilares.

Calcificações Parasitárias

Cisticercose. As larvas da tênia do porco (*Taenia solium*), designadas como *Cysticercus cellulosae*, podem alojar-se no cérebro, meninges, músculos e outras estruturas, e se encistarem. O porco, em geral, é o hospedeiro intermediário, e a infestação dos seres humanos ocorre pela ingestão de carne de porco malcozida. Ingeridos os ovos, a conseqüência é a auto-infecção, quando as larvas penetram em vários tecidos e se encistam. Por isso, os seres humanos também agem como hospedeiros intermediários. Os parasitas encistados podem calcificar-se o suficiente para serem visibilizados radiograficamente como massas pequenas ou ligeiramente alongadas de um a vários milímetros de diâmetro ou comprimento. O pequeno tamanho das calcificações e sua ampla disseminação, especialmente no cérebro, meninges e músculos, são muito sugestivos do diagnóstico (Fig. 10.17).

Triquinose. Os embriões encistados de *Trichinella spiralis* são apontados como apresentando calcificação com freqüência, mas o parasita é tão pequeno que não pode ser visto facilmente nas radiografias. Por essa razão, o diagnóstico da triquinose geralmente não pode ser feito por exames radiográficos.

Doença Hidática. A doença hidática é causada pela infestação por cistos hidáticos, as formas larvárias de uma tênia equinocócica. Os cistos são geralmente encontrados em órgãos viscerais do tórax e do abdome. Em raros casos, ocorrem nos tecidos moles das extremidades

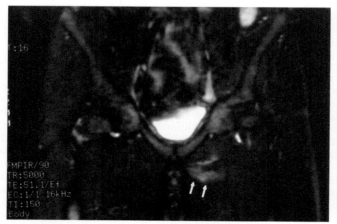
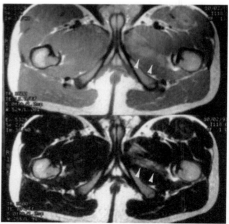

FIG. 10.9 Distensão muscular. **A:** Imagem por ressonância magnética em seqüência STIR coronal revela maior intensidade de sinal nos adutores (*setas*). **B:** Seqüências axiais por densidade de prótons e ponderadas em T2 também revelam a maior intensidade do sinal nos músculos adutor curto e magno esquerdos, consistente com uma distensão ou ruptura parcial (*pontas de seta*).

Os Tecidos Moles Superficiais 283

Não é tão raro serem encontrados depósitos de cálcio em torno do ombro em pacientes que não têm queixas ou, pelo menos, nenhuma por ocasião do exame. Por isso, a simples presença de cálcio demonstrável não indica a existência de um processo inflamatório agudo.

Além de sua presença no ombro, calcificações de natureza semelhante são, por vezes, encontradas na bolsa trocantérica, sobrejacente ao trocanter maior do fêmur. Elas também são encontradas nos tecidos periarticulares em torno do cotovelo, mão (Fig. 10.19) ou punho; em torno da bolsa pré-patelar do joelho; e nos tecidos retrofaríngeos da coluna cervical superior.[37]

Doença por Depósito de Hidroxiapatita Cálcica

A hidroxiapatita cálcica foi identificada como o cristal mais comumente responsável por depósitos de cálcio em tendões e bolsas. Esse e outros cristais de fosfato de cálcio relacionados podem ocorrer em associação a alterações tanto periarticulares como intra-articulares, envolvendo uma ou muitas articulações. A combinação de condrocalcinose e depósitos de cálcio nos tecidos moles periarticulares é designada como doença mista do depósito de fosfato de cálcio.[42, 70] Os cristais de hidroxiapatita cálcica são tão pequenos (75 a 250 nm) que não são individualmente visíveis ao microscópio ótico, só em agregados. Por essa razão, o diagnóstico geralmente é presuntivo e baseado nos achados radiográficos.

Doença por Depósito de Pirofosfato de Cálcio

O principal achado nessa doença é a condrocalcinose — sais de cálcio depositados na cartilagem articular e, mais raramente, nos tecidos periarticulares. Tal condição e o diagnóstico diferencial da condrocalcinose são descritos no Cap. 3.

Calcinose Intersticial

A calcinose intersticial é uma condição rara em que há depósitos de cálcio localizados ou amplamente disseminados na pele, tecidos subcutâneos, músculos e tendões. A calcinose associa-se freqüentemente a doenças do colágeno, esclerodermia e dermatomiosite. Ela pode, porém,

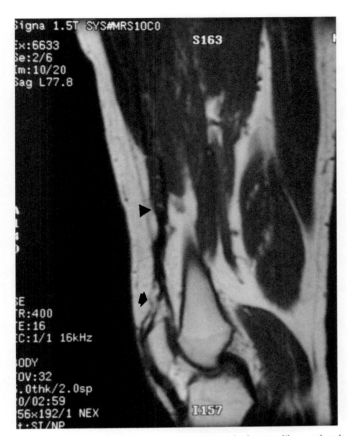

FIG. 10.10 Ruptura do quadríceps. Imagem por ressonância magnética ponderada em T1 sagital do joelho esquerdo, revelando a ruptura da fixação do tendão do quadríceps à patela (*seta*) e a retração do músculo (*ponta de seta*). Não há edema circundante, e o tendão mostra-se irregular secundariamente à cicatrização. A lesão ocorreu alguns meses antes de a imagem ser obtida.

e tendem a ser pequenos e fragmentados, em contraste com os grandes cistos viscerais. A aparência não é, pois, característica, e as calcificações podem ocorrer em diversos padrões bizarros.

Dracunculíase (Infestação pela Tênia da Guiné). A infestação pela tênia da Guiné pode evidenciar-se nas radiografias, ao ocorrer uma fibrosite ou miosite em torno de uma tênia fêmea morta que migrou pelos tecidos subcutâneos, antes de pôr os ovos. A tênia pode calcificar-se, especialmente se permanecer profundamente nos tecidos. Ela aparece como uma calcificação longa, em forma de barbante, de até 10 a 12 cm, geralmente nos membros inferiores.

Calcificações Articulares e Periarticulares

Bursites e Tendinites Calcáreas

São comuns as alterações inflamatórias nos tendões e bolsas, especialmente no ombro, o que acarreta dor e limitação dos movimentos, sendo a causa mais freqüente de incapacidade do ombro. São designadas, de modo variável, como bursite, tendinite, tendinite calcárea ou, mais obscuramente, como peritendinite calcárea. Radiograficamente, podem ser identificados depósitos de cálcio nos tendões da bainha rotatória, os quais geralmente ocorrem no tendão do supra-espinhal e são encontrados diretamente acima da tuberosidade maior do úmero (Fig. 10.18). Depósitos semelhantes nos tendões dos componentes infra-espinhal, subescapular e redondo menor da bainha são mais raros. Esses depósitos nos tendões associam-se, com freqüência, à inflamação de uma bolsa sobrejacente daí a designação de bursite ou bursite subacromial. A massa de cálcio pode irromper na bolsa ou o cálcio pode ser reabsorvido espontaneamente.

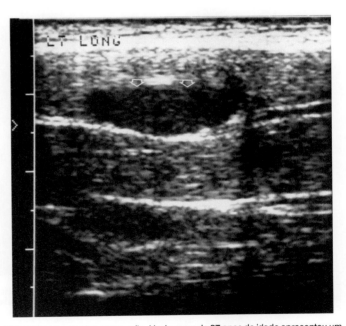

FIG. 10.11 Uso da ultra-sonografia. Um homem de 37 anos de idade apresentou um pequeno nódulo em sua coxa direita, percebido duas semanas após lesão numa partida de futebol de fim de semana. A ultra-sonografia demonstra massa hipoecóica bem-definida (*setas abertas*). Não há componente cístico, como seria esperado no caso de um hematoma. A massa sólida foi removida e mostrou ser um neuroma.

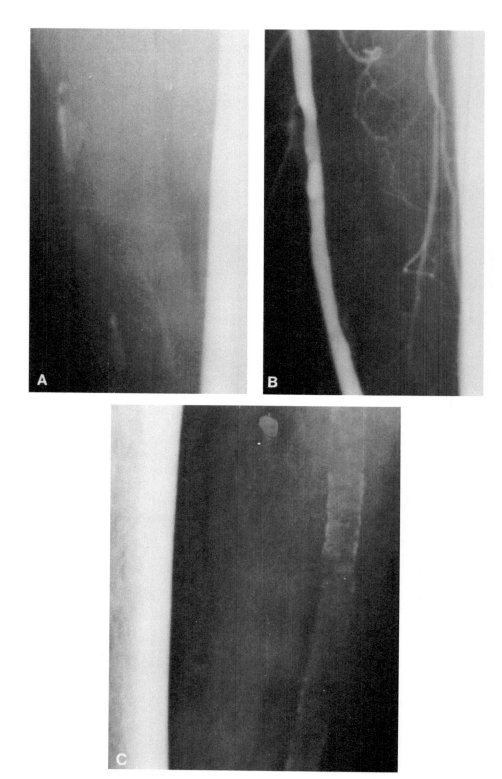

FIG. 10.12 A: Várias placas irregulares são visíveis na artéria femoral superficial da coxa. O fêmur encontra-se à direita. **B:** A placa mais superior causou o estreitamento da luz arterial e um estreitamento menor distalmente nesse arteriograma. **C:** Nesse paciente, há uma calcificação da artéria femoral, do tipo geralmente encontrado em associação ao envolvimento da média.

Os Tecidos Moles Superficiais 285

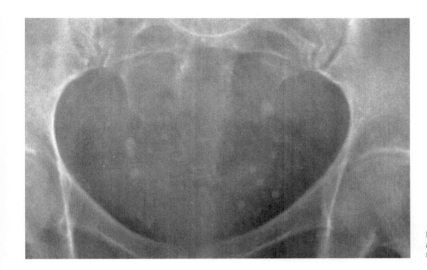

FIG. 10.13 Flebólitos na pelve. As numerosas densidades cálcicas arredondadas na pelve são típicas dos flebólitos. Observe que muitas são ligeiramente mais densas em sua periferia que em sua parte central.

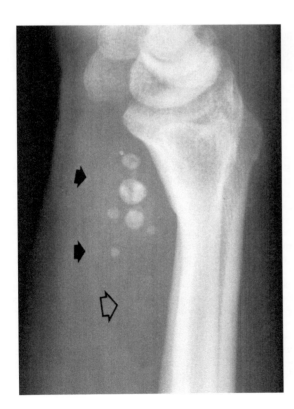

FIG. 10.14 Hemangioma na superfície volar do antebraço distal, originando-se do músculo pronador quadrado. Observe a saliência do plano fascial (*setas*). Além dos flebólitos distalmente, há uma transparência de aspecto moteado proximalmente (*seta aberta*), indicativa do tecido adiposo freqüentemente encontrado no hemangioma. A superfície volar do rádio adjacente apresenta erosão.

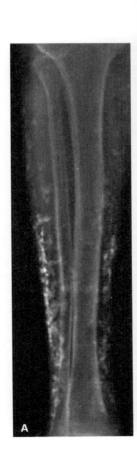 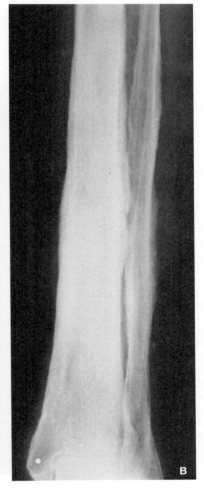

FIG. 10.15 A: Calcificação subcutânea num paciente com estase venosa prolongada. **B:** Reação perióstea associada à estase venosa crônica. Note a característica formação perióstea ondulada e irregular ao longo da diáfise da tíbia e da fíbula.

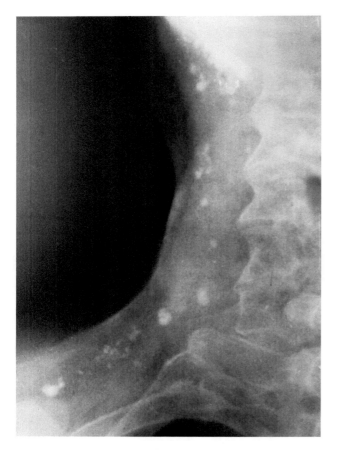

FIG. 10.16 Linfonodos cervicais calcificados. Múltiplas calcificações, de diversos tamanhos e formas, são observadas nos linfonodos cervicais.

existir numa forma relativamente assintomática, sem sinal de alguma doença associada.

Calcinose Universal (Calcinose Difusa)

A calcinose universal caracteriza-se pela disseminação ampla de finas placas cálcicas de tamanhos variados por todos os tecidos moles, especialmente na camada subcutânea, e ocasionalmente nos músculos e tendões. Do ponto de vista clínico, há vários tipos de calcinose difusa. (1) Uma forma assintomática já foi relatada, mas é rara. (2) A calcinose difusa associada à esclerodermia generalizada (Fig. 10.20) inclui a síndrome CREST (*c*alcinose, fenômenos de *R*aynaud, hipomotilidade *e*sofágica, *e*sclerodactilia e *t*elangiectasias) e a síndrome de Thibierge-Weissenbach (calcinose e acrosclerose). (3) A calcinose difusa é associada à dermatomiosite (Fig. 10.21).

Na esclerodermia e na dermatomiosite, a calcificação ocorre sob a forma de placas finas. Na esclerodermia, elas se limitam à pele e aos tecidos subcutâneos imediatos; na dermatomiosite, há calcificações também nos músculos. As calcificações aparecem em quatro padrões distintos: massas superficiais, massas profundas, depósitos lineares profundos e um depósito subcutâneo reticular que envolve o tronco. Esse último padrão é particularmente importante, por se associar a uma deterioração constantemente progressiva e ter, por isso, significação prognóstica. Além das placas, há uma perda geral da diferenciação dos tecidos moles, tornando-se a camada adiposa subcutânea muito escassa ou desaparecendo totalmente.

Calcinose Circunscrita

No tipo localizado de calcinose, a calcificação ocorre sob a forma de pequenos focos arredondados que têm uma aparência amorfa. Esses

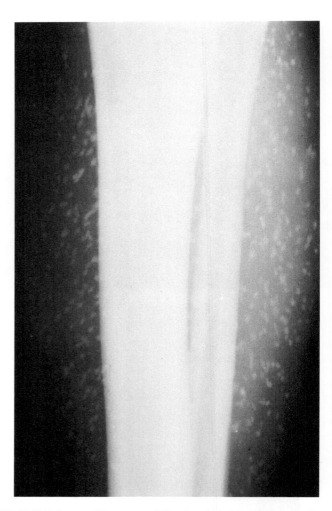

FIG. 10.17 Cisticercose. Numerosas calcificações, diminutas, redondas e ovais, são vistas nos músculos da perna. O paciente comeu uma quantidade considerável de carne de porco crua, enquanto era prisioneiro dos japoneses durante a Segunda Guerra Mundial. (Cortesia de Margaret Winston, M.D., Madison, WI, EUA.)

focos são encontrados principalmente nas pontas dos dedos e ao longo das margens das articulações das mãos e pés. As alterações são notadas, mais freqüentemente, nas mãos que nos pés e, quando presentes em ambas as áreas, geralmente são mais intensas nas mãos. Como ocorre na forma difusa de calcinose, o tipo localizado apresenta várias manifestações clínicas diferentes.

Sem Fenômenos Cutâneos ou Vasoespásticos Associados. Essas lesões aparecem mais freqüentemente em pessoas idosas e são mais comuns em mulheres que em homens. Pode haver dores nas articulações nas áreas afetadas. Os focos podem ser numerosos, e alguns deles podem ser suficientemente grandes para causar edemas visíveis. A ulceração da pele ocorre sobre os acúmulos maiores em alguns desses pacientes, sendo seguida pela extrusão de um material cremoso esbranquiçado e a cura subseqüente.

Com Esclerodermia Associada. A calcinose é comum em pacientes portadores de esclerodermia que afeta os dedos e as mãos. As calcificações podem aparecer como alguns diminutos nódulos subcutâneos arredondados ou como massas maiores. Estas são comumente encontradas nas falanges terminais ou ao longo das margens de articulações. Outros sinais radiográficos de esclerodermia são freqüentemente presentes, tais como: (1) a redução dos tecidos moles nas pontas dos dedos, de modo que esses dedos passam a ter uma aparência afilada ou quase pontiaguda; e (2) absorção do osso, a qual se inicia nos tufos terminais das falanges distais dos dedos afetados, de modo que os tufos desaparecem e a diáfise das falanges

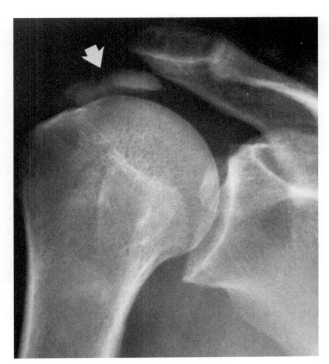

FIG. 10.18 Tendinite calcárea do músculo supra-espinhoso. Há um aglomerado de calcificações alongado, ovóide e homogêneo, semelhante a uma nuvem, projetado (*seta*) entre a cabeça do úmero e o acrômio, típico da tendinite calcárea.

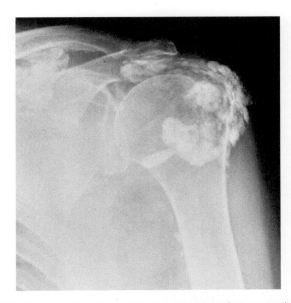

FIG. 10.20 Extensa calcificação em torno do ombro num paciente com esclerodermia. Grande parte da calcificação localiza-se no interior e em torno do manguito rotador. (Cortesia de Harry Genant, M.D., San Francisco, Califórnia, EUA.)

torna-se afilada. A absorção pode estender-se, envolver a diáfise e ser grave o bastante para fazer a maior parte do osso desaparecer ou se fragmentar (Fig. 10.22).

Calcinose Tumoral

Condição rara, caracterizada pela ocorrência de uma grande massa calcificada, geralmente próxima a uma das articulações maiores, especialmente o quadril.[16, 58] A característica típica é a presença de grandes massas cálcicas para-articulares multiglobulares (Fig. 10.23), geralmente relacionadas à superfície extensora das articulações afetadas. Por ordem decrescente de freqüência, são afetados os quadris (Fig. 10.24), cotove-

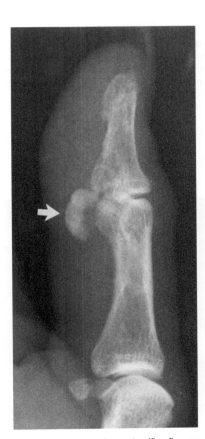

FIG. 10.19 Tendinite calcáreo que envolve os tendões flexores do polegar. Note a calcificação homogênea em crescente (*seta*). As densidades ósseas menores subjacentes constituem ossos sesamóides.

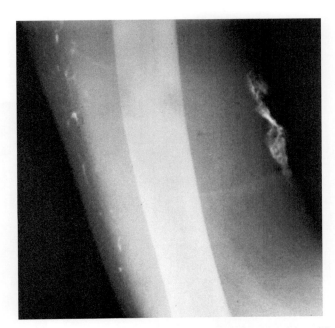

FIG. 10.21 Dermatomiosite. Calcificação subcutânea do braço em dois padrões distintos: anteriormente em placa e posteriormente num padrão reticular, semelhante a uma teia de aranha. A calcificação na dermatomiosite localiza-se tipicamente nos tecidos subcutâneos.

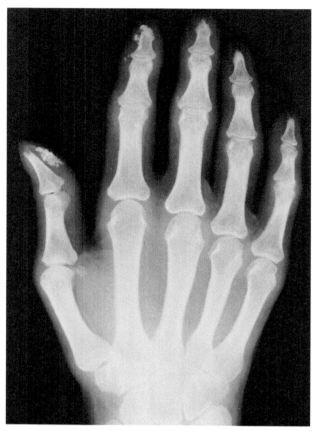

FIG. 10.22 Esclerodermia com calcinose intersticial associada. Note as calcificações puntiformes nos tecidos moles do polegar e do dedo indicador. Há absorção dos tufos terminais, dando às falanges uma forma pontiaguda. Há também alguma diminuição na quantidade de tecido mole das pontas dos dedos. Os dois últimos achados são particularmente evidentes no quarto e quinto dedos.

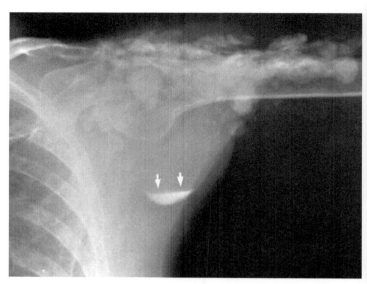

FIG. 10.23 Calcinose tumoral. Há múltiplas calcificações globulares, contíguas, mas separadas por septos. Essa radiografia foi obtida com o paciente na posição ereta. Note o nível líquido (*setas*) delineando uma grande coleção cística. (Cortesia de Theodore Keats, M.D., Charlottesville, Virgínia, EUA.)

los, ombros e pés. Múltiplas massas podem estar presentes. Em geral, o osso adjacente não é afetado. Clinicamente, há dor e edema localizado. A condição é benigna, mas costuma recidivar após a remoção cirúrgica. Os achados radiográficos são aqueles de massa de cálcio redonda ou oval, bem-circunscrita, que pode ser lobulada. Ela aparece nos tecidos moles periarticulares e consiste em múltiplas opacidades menores separadas por linhas radiotransparentes que constituem septos de tecido fibroso (Figs. 10.23 e 10.24*A*). Ocasionalmente, podem ser observados níveis líquidos nas chapas com a posição ereta (Fig. 10.23). Os níveis líquidos também são demonstrados pela TC, que mostra igualmente que as coleções calcificadas originam-se dos planos fasciais entre músculos. A TC demonstra muito bem esse fenômeno, com camadas de cálcio pendentes ou, mais raramente, cálcio revestindo uma estrutura em forma de cisto (Fig. 10.24B).[2]

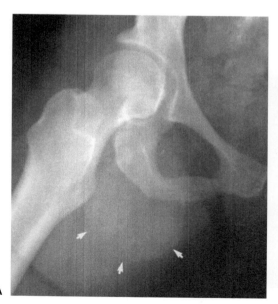
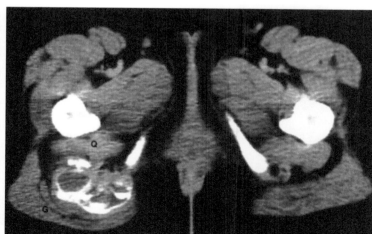

FIG. 10.24 Calcinose tumoral. **A:** Uma radiodensidade vaga, de grande tamanho, é presente nos tecidos moles da parte superior da coxa (*setas*). O osso mostra-se intacto. **B:** O exame por TC demonstra coleções císticas multiloculares que contêm diversos níveis líquidos. Note que a coleção se situa entre os músculos glúteo maior (G) e quadrado femoral (Q). (Cortesia de Ginteras E. Degesys, M.D., St. Petersburg, Flórida, EUA.)

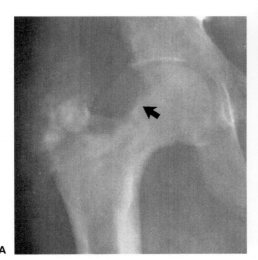
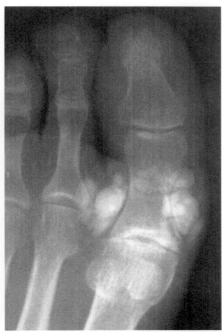

FIG. 10.25 Calcinose tumoral em dois pacientes com insuficiência renal crônica. **A:** Grande calcificação amorfa na bolsa trocantérica de um indivíduo de 30 anos. Note a erosão subperiosteal da cortical superior do colo do fêmur (*seta*), compatível com o hiperparatireoidismo secundário. **B:** Calcificação tumoral em torno do hálux num segundo paciente. Observe, também, a artrite degenerativa da articulação metatarsofalangiana.

Os depósitos de pirofosfato de cálcio no espaço medular de ossos longos nessa condição ocasionam uma resposta inflamatória dolorosa, uma diafisite, manifestada por uma reação perióstea circundante e alterações no sinal da medula óssea na RM.[58]

Anormalidades bioquímicas específicas foram identificadas na calcinose tumoral, estabelecendo-a como uma doença metabólica, tais como hiperfosfatemia, elevação da 1,25 diidroxivitamina D sérica e elevação do limiar renal para a reabsorção de fosfato. Os resultados do cálcio sérico, hormônio paratireóide, função renal e fosfatase alcalina mostram-se normais.

Massas de cálcio semelhantes têm sido encontradas em associação ao pseudoxantoma elástico, uma rara doença hereditária caracterizada pela degeneração do tecido elástico. Os achados mais comuns são as lesões xantomatosas de pele. Calcificações arteriais são freqüentes. Massas multiglobulares de cálcio, indistinguíveis daquelas da calcinose tumoral, podem ser encontradas em pacientes com insuficiência renal crônica que estão se submetendo à hemodiálise (Fig. 10.25).

FORMAS DIVERSAS DE CALCIFICAÇÃO DOS TECIDOS MOLES

Calcificações Subcutâneas e Intramusculares nos Pacientes em Terapia com Gluconato de Cálcio

Uma reação tecidual ocorre ao administrar-se gluconato de cálcio por via intramuscular a lactentes, ou quando este extravasa durante aplicações endovenosas, ocasionando uma calcificação amorfa e indistinta nos músculos e tecidos subcutâneos, a qual não é produzida pelo cálcio administrado, porque, inicialmente, não estão presentes achados radiográficos. Ocorrem eritema e induração dos tecidos, causando massa dura que começa a calcificar-se em alguns dias e depois torna-se visível radiograficamente (Fig. 10.26). A massa pode continuar a aumentar de tamanho por cerca de duas semanas. Verificam-se, em seguida, uma diminuição gradual do tamanho e, finalmente, o desaparecimento total do cálcio. Ulceração e extrusão do cálcio podem ocorrer, caso sejam administradas doses elevadas por via subcutânea. Também podem ser observadas calcificações nos vasos na área do extravasamento.

Síndrome de Ehlers-Danlos

Distrofia congênita com aspectos hereditários e familiares, a síndrome de Ehlers-Danlos é uma rara causa de calcificações subcutâneas disseminadas. Caracteriza-se por hiperelasticidade e fragilidade extraordinárias da pele e dos vasos sanguíneos, hipermobilidade das articulações, pseudotumores sobre as proeminências ósseas e nódulos subcutâneos móveis disseminados. Os nódulos subcutâneos podem calcificar-se; aparecem como densidades arredondadas discretas, geralmente de forma anular, com uma zona central de transparência que varia de 2 a 10 mm de diâmetro. Ocorrem mais freqüentemente sobre as proeminências ósseas dos antebraços e pernas. Outros achados incluem diversas deformidades torácicas, entre as quais a escoliose, cifose, peito escavado e subluxação das articulações esternoclaviculares.

Calcificações em Tumores

A calcificação não é um achado específico de um tipo individual de tumor dos tecidos moles, com exceção do hemangioma. Calcificações sob a forma de flebólitos constituem um achado freqüente no hemangioma cavernoso, sendo, muitas vezes, diagnósticas (veja a Fig. 10.14). Em outros tumores, a calcificação

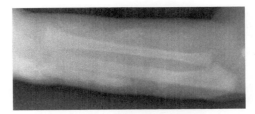

FIG. 10.26 A perfusão de gluconato de cálcio ocorreu aproximadamente seis dias antes de essa radiografia ser feita. Depois da perfusão, ocorreram edema e eritema. Note a calcificação em folhetos no antebraço e no punho. Os achados clínicos haviam sugerido osteomielite.

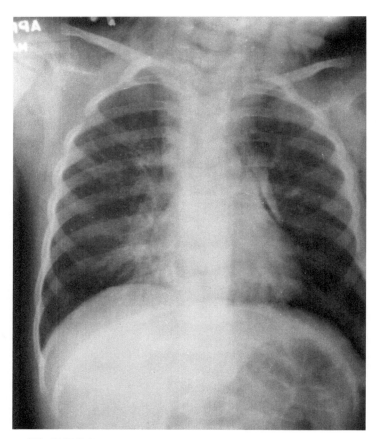

FIG. 10.27 Enfisema subcutâneo e mediastinal. Existe ar nos tecidos moles do pescoço, axila esquerda e lado esquerdo do mediastino, notado como faixas radiotransparentes lineares nessas áreas. Tal condição ocorreu após uma lesão na parte superior do tórax.

Enfisema Subcutâneo

Pequenas bolhas ou faixas de ar são vistas, com freqüência, na região de feridas em tecidos moles de natureza penetrante. As sombras de ar podem persistir por algumas horas ou mais após a lesão, mas geralmente desaparecem depois de um ou dois dias. O enfisema subcutâneo pode ocorrer após lesões do tórax, geralmente fraturas das costelas (Fig. 10.27). Pode ou não haver um pneumotórax associado. Ocasionalmente, o enfisema subcutâneo torna-se muito extenso após esse tipo de lesão, e o ar estende-se amplamente através dos planos fasciais do corpo. Após procedimentos cirúrgicos torácicos, um enfisema subcutâneo em volume razoavelmente grande pode ocorrer por vários dias. A ruptura traumática da traquéia, da laringe ou do esôfago também pode ocasionar enfisema subcutâneo. Devido à comunicação livre entre os espaços fasciais do corpo, o ar pode disseminar-se até bem distante de seu ponto de origem. O reconhecimento do enfisema subcutâneo não é difícil, a não ser que a quantidade de gás seja pequena.

Gangrena Gasosa

A infecção por organismos produtores de gás pode acarretar a visibilização radiográfica de bolhas ou faixas de gás nos tecidos subcutâneos ou nos tecidos mais profundos, o que pode ocorrer após lesões penetrantes, por esmagamento ou procedimentos cirúrgicos. O organismo mais freqüentemente encontrado é o *Bacillus welchii (Clostridium perfringens)*. Não é possível distinguir o gás formado por bactérias anaeróbicas do ar que foi introduzido de fora, e, por isso, o diagnóstico da gangrena gasosa não pode ser feito com base em evidências radiográficas durante seu estágio inicial. Poder-se-á suspeitar de uma infecção, se as sombras gasosas se estenderem por uma distância considerável a partir do local conhecido da ferida dos tecidos moles. Quando exames seriados, num período de algumas horas ou vários dias, mostram evidências claras de uma quantidade crescente de gás e de disseminação das sombras gasosas,

geralmente ocorre devido a um deficiente suprimento sanguíneo, com a necrose subseqüente no interior de uma neoplasia sólida de crescimento demorado. Os depósitos de cálcio podem ser vistos mais comumente nos lipomas, lipossarcomas, fibrossarcomas e sarcomas sinoviais (veja a Fig. 3.50 no Cap. 3). Calcificações condrais são vistas nos condromas paraosteais (veja o Cap. 4) e nos tumores cartilaginosos dos tecidos moles, mais raros. Em casos raros, foram encontrados osteossarcomas originando-se dos tecidos moles em conseqüência de uma metaplasia celular.

GASES NOS TECIDOS MOLES

Acúmulo de gás nos tecidos moles pode ser reconhecido facilmente às radiografias devido à extrema radiotransparência do gás em comparação à opacidade dos tecidos moles circundantes. Ocasionalmente, um depósito localizado de material adiposo (um lipoma, por exemplo) pode parecer suficientemente transparente nas radiografias com contraste muito alto para sugerir a presença de um bolsão local de gás. Entretanto, um acúmulo de ar ou outros gases de tamanho semelhante àquele de um depósito de material adiposo pode parecer consideravelmente mais escuro, e geralmente não é necessária muita experiência para diferenciar os dois. Dois tipos principais de gases podem ser encontrados nos tecidos moles. Um deles é o ar que pode ter penetrado por uma ferida ou um procedimento cirúrgico. O outro é o gás que se forma em conseqüência da ação de bactérias anaeróbicas. Ocasionalmente, em pacientes com um pneumomediastino maciço, o gás disseca para o peritônio e os tecidos moles da face, pescoço, tórax e abdome. A presença de uma quantidade considerável de ar nos tecidos subcutâneos é designada como *enfisema subcutâneo*.

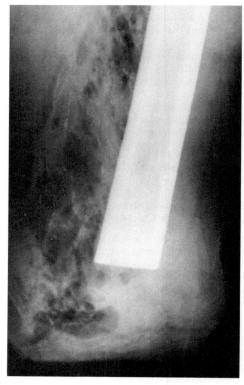

FIG. 10.28 Gangrena gasosa da coxa após uma amputação. O gás forma faixas irregulares e áreas transparentes arredondadas no tecido mole da coxa.

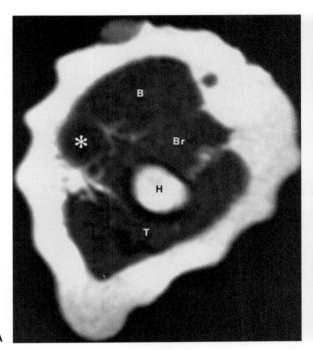
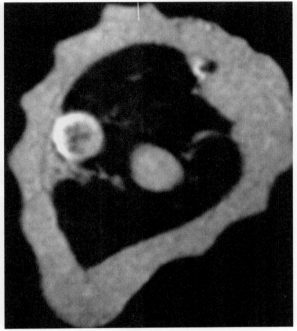

FIG. 10.29 Imagens por ressonância magnética de um neuroma da parte superior do braço. **A:** A imagem ponderada em T1 mostra que a massa (*asterisco*) é isodensa em relação ao músculo adjacente. **B:** Na imagem ponderada em T2, pode-se ver o aspecto característico de alvo de tiro de um tumor da bainha do nervo. H, úmero; B, músculo bíceps; BR, músculo braquial; e T, músculo tríceps.

as evidências de infecção por bacilos produtores de gás são mais conclusivas (Fig. 10.28).

Na gangrena diabética que envolve o pé, é comum encontrar pequenas bolhas de gás na região do tecido gangrenado e, ocasionalmente, até mais extensamente por todos os tecidos moles do pé ou na parte distal da perna (veja a Fig. 5.16 no Cap. 5).

TUMORES DOS TECIDOS MOLES

RM dos Tumores dos Tecidos Moles

A RM é a técnica de escolha para a avaliação das neoplasias dos tecidos moles devido ao seu superior contraste dos tecidos moles, capacidade de aquisição de imagens em múltiplos planos e ausência de artefatos por endurecimento do feixe, como aqueles encontrados na TC.[7, 50, 66, 79] Ainda assim, muitas vezes é difícil distinguir os processos benignos dos malignos. Muitos tumores têm um sinal de baixa intensidade nas imagens ponderadas em T1, mas um sinal de elevada intensidade nas imagens ponderadas em T2. Uma cirurgia ou biópsia com agulha recente tornam mais difícil a avaliação por RM. A hemorragia e a inflamação ocasionadas por essa intervenção acarretam um sinal de intensidade não-homogênea na lesão.

Os tumores benignos tendem a ter intensidade de sinal homogênea, são bem-definidos, não invadem ossos nem envolvem feixes neurovasculares, bem como não apresentam um edema circundante (Fig. 10.29). As lesões malignas geralmente são o contrário. Muitas neoplasias malignas dos tecidos moles têm intensidade de sinal não-homogênea tanto nas seqüências ponderadas em T1 como em T2, geralmente mais evidente nessas últimas (Fig. 10.30). As margens de muitas lesões malignas são irregulares, embora algumas sejam bem-marginadas. As margens irregulares podem ser causadas por uma inflamação, e não por extensão maligna. Um sinal mais intenso, circundando massas tumorais nas imagens ponderadas em T2, é encontrado comumente nas condições malignas, mas também pode ser visto em infecções ou hemorragias. O circundamento de estruturas neurovasculares e a invasão do osso adjacente são mais comuns nas lesões malignas. São, porém, numerosas as exceções a tal generalização (Fig. 10.31). Os tempos de relaxamento T1 e T2 das lesões benignas e malignas superpõem-se consideravelmente e, por isso, não ajudam a estabelecer uma distinção entre elas.

Muitos tumores que envolvem os tecidos moles periféricos do corpo não causam sinais radiográficos além de um aumento difuso da densidade. O diagnóstico do tipo do tumor pode ser difícil ou impossível, mas a diferenciação entre um tumor e uma inflamação e entre tumores benignos e malignos deve constituir o objetivo do estudo das massas de tecido mole. Características, tais como a densidade relativa, homogeneidade, a presença de calcificações ou ossificação, a interface entre um tumor e os tecidos adjacentes, alterações nos ossos ou tecidos moles adjacentes, e a rapidez de crescimento podem ajudar no diagnóstico diferencial. As radiografias simples têm um valor limitado, exceto nos lipomas (Fig. 10.32A) e hemangiomas (veja a Fig. 10.14). A TC é mais útil, especialmente nos lipomas (Fig. 10.32B e C), mas o exame definitivo para a avaliação das massas de tecido mole é a RM (veja as Figs. 10.29, 10.30 e 10.31), que pode identificar a presença e a extensão de massas de tecido mole com maior precisão. Mas, ainda é difícil determinar o diagnóstico histológico exato pela RM. Os lipomas, gânglions e alguns tumores podem ser diagnosticados especificamente. A presença de tecido adiposo pode ser confirmada por técnicas seletivas de supressão adiposa. O gadolínio endovenoso pode demonstrar a intensificação de massa que tem sinal uniformemente fraco nas seqüências ponderadas em T1 e uniformemente intenso nas seqüências ponderadas em T2, o que é característico de massa sólida. Os cistos apresentam apenas uma leve intensificação da parede fina após a aplicação de gadolínio.

Cistos *Bursais* e Gânglions Císticos

Qualquer bolsa adjacente a uma articulação pode ser distendida por líquido e vir a apresentar a aparência de massa cística, o que é particularmente comum na bolsa pré-patelar do joelho e na bolsa do olécrano, sobrejacente ao processo do olécrano ulnar. Traumatismos podem ocasionar hemorragias nessas bolsas. A bursite do olécrano é uma complicação freqüente da gota. Uma distensão excessiva da bolsa do iliopsoas, associada à articulação do quadril, tem sido encontrada na

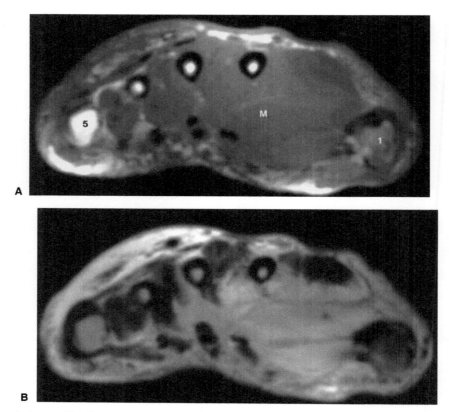

FIG. 10.30 Imagens por ressonância magnética de sarcoma pouco diferenciado da mão. **A:** A imagem ponderada em T1 revela massa maldefinida na palma da mão e eminência tenar, isointensa em relação ao músculo circundante. É impossível separar a massa dos músculos adutores do polegar. 1, Primeiro metacarpo; 5, quinto metacarpo; M, massa. **B:** A imagem ponderada em T2 mostra massa com sinal de intensidade alta e heterogênea, com margens pouco definidas.

artrite reumatóide. A bolsa distendida faz saliência na pelve e aparece como massa que desloca tanto o reto como a bexiga. Bolsas semelhantes, grandes e distendidas por líquido, podem ser encontradas próximo a outras grandes articulações na artrite reumatóide. Tais bolsas distendidas raramente apresentam calcificações.

Os gânglions císticos formam-se adjacentes a bainhas ou articulações, sendo geralmente encontrados em áreas periarticulares, especialmente o punho. Costumam ser encontrados em adultos jovens e são assintomáticos. Tais lesões podem mudar de tamanho ou resolver-se espontaneamente, sendo facilmente detectadas tanto pela ultra-sonografia como pela RM. A ultra-sonografia revela uma estrutura anecóica, com ou sem septações, com reforço posterior do feixe acústico e uma parede lisa. Na RM, os gânglions císticos típicos mostram-se bem-definidos, com um sinal homogeneamente fraco nas imagens ponderadas em T1 e um sinal uniformemente forte nas imagens ponderadas em T2. As septações são comuns nos gânglions e mais raras nas bolsas. Embora as septações possam apresentar leve realce, o mesmo não ocorre com a massa tumoral.[12]

Lipomas e Lipossarcomas

Os lipomas maiores, mais profundos, geralmente podem ser identificados sem dificuldade devido à transparência do tecido adiposo em comparação com os músculos.[5] Somente quando o lipoma é pequeno e superficialmente localizado, tal achado é ausente. A margem do tumor geralmente é bem-definida. As lesões são claramente visibilizadas na TC. Septos de tecido fibroso são

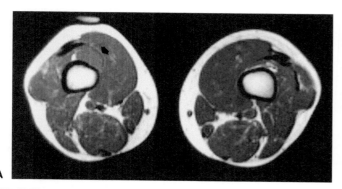 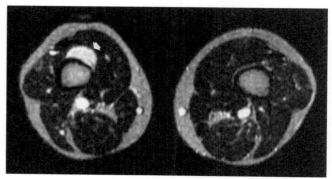

FIG. 10.31 Imagens por ressonância magnética de um sarcoma de Ewing primário do tecido mole. Uma pequena massa de tecido mole, bem-definida e homogênea, adjacente ao fêmur direito, tem intensidade de sinal intermediária a baixa nas imagens axiais ponderadas em T1 (**A**) e T2 (**B**) (*setas*). Embora as características de massa bem-definida, pequena e homogênea possam sugerir um tumor benigno, esse era um raro sarcoma de Ewing dos tecidos moles.

ocasionalmente vistos no lipoma e produzem um certo grau de estriação da sombra adiposa (veja a Fig. 10.32). Depósitos de cálcio são ocasionalmente encontrados num lipoma. A calcificação ocorre após uma necrose isquêmica na parte central da massa tumoral. Na RM, a intensidade do sinal de um lipoma é a mesma do tecido adiposo subcutâneo, elevada tanto nas imagens ponderadas em T1 como em T2. A supressão seletiva da gordura confirma a natureza adiposa da massa. Septações fibrosas de sinal pouco intenso são freqüentemente notadas. A simples demonstração de material adiposo numa lesão não estabelece o diagnóstico de um lipoma. O material adiposo também é encontrado em vários outros tumores, como os lipossarcomas, lipoblastomas, hibernomas, hemangiomas (veja a Fig. 10.14) e fibrolipomas neurais.[11]

Os lipossarcomas ocasionam achados radiográficos semelhantes aos de seus correspondentes benignos, exceto pela indefinição dos limites da massa e porque pode haver a extensão irregular do material adiposo ao músculo adjacente.[5] Entretanto, em muitos casos, pode-se reconhecer radiograficamente muito pouco material adiposo num lipossarcoma, também podendo ocasionar a erosão do osso adjacente. Os lipossarcomas tendem a ocorrer em planos intermusculares profundos ou periarticulares, em contraste com os lipomas benignos, mais superficiais. Calcificações no interior do tumor são um pouco mais comuns que nos lipomas. Na RM, dever-se-á considerar um lipossarcoma, se uma lesão adiposa não se mostrar homogênea ou tiver margens maldefinidas e irregulares. Pode não haver nenhum material adiposo identificável na lesão.[51]

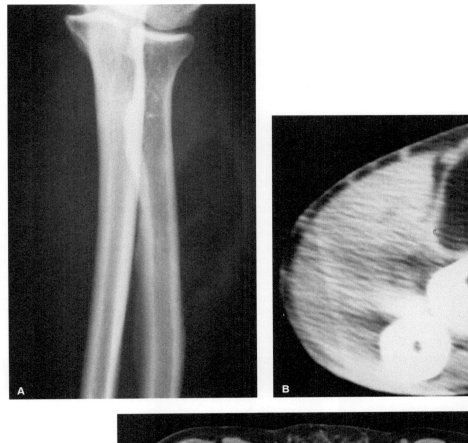
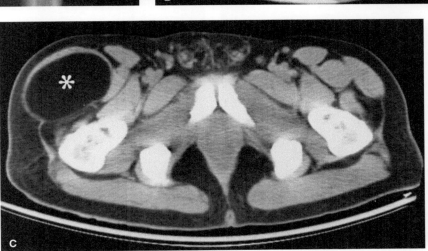

FIG. 10.32 Dois lipomas num homem de 59 anos. **A e B:** Lipoma do antebraço. Uma radiotransparência está presente nos tecidos moles laterais da parte proximal do antebraço esquerdo (**A**). A transparência é bem-definida e contém algumas septações. A tomografia computadorizada (**B**) demonstra, de modo conclusivo, que esse é um lipoma benigno. A lesão é nítida, homogênea e com a densidade caracteristicamente baixa do tecido adiposo. **C:** Exame tomográfico computadorizado de um segundo lipoma com origem no músculo tensor da *fascia lata* (*asterisco*). Esse é igualmente típico quanto à densidade, nitidamente definido e regular, indicando um lipoma benigno.

Fibromas e Fibromatose

O *fibroma benigno* é um tumor superficial de pequena significação radiográfica. O *fibroma fascial ou aponeurótico juvenil* origina-se dos tecidos aponeuróticos do antebraço, mão, perna ou pé. Calcificações ocorrem com freqüência no interior da massa, o que é também denominado *fibromatose fascial*. Esta massa pode ser muito grande e causar alterações por compressão sobre a diáfise dos ossos adjacentes. Uma *fasciite nodular* tende a desenvolver-se nos tecidos moles superficiais das extremidades superiores, aparecendo como massa subcutânea redonda ou oval, claramente definida. Pode haver alguma dificuldade na diferenciação histológica da fasciite nodular em relação ao sarcoma.

Neurofibromas e Schwannomas

Na neurofibromatose de von Recklinghausen, os nódulos cutâneos disseminam-se amplamente. Eles são vistos como sombras arredondadas de maior densidade às radiografias. Esses nódulos tumorais podem causar sombras arredondadas sobrejacentes aos pulmões nas radiografias do tórax, as quais, à inspeção desatenta, podem simular nódulos no interior do pulmão. Se o exame consistir em mais de uma incidência, a localização superficial dos nódulos de tecido mole poderá ser evidenciada. Sombras nodulares ao longo das margens da parede torácica podem indicar claramente que as lesões são extrapulmonares e sugerir a natureza da doença.

Neurofibromas solitários e schwannomas podem ser identificados na RM, notando-se que o tumor se situa no eixo do trajeto de um nervo e intimamente relacionado a esse trajeto (veja a Fig. 10.29). Os schwannomas mais tipicamente têm situação excêntrica em relação ao nervo.

Histiocitoma Fibroso Maligno

É o mais comum dos sarcomas dos tecidos moles em adultos, com incidência máxima na quinta década. Ocorrem mais freqüentemente nas extremidades inferiores e mais raramente nas extremidades superiores e retroperitônio (Fig. 10.33). É geralmente intramuscular. Tais massas mostram-se tipicamente não-homogêneas na RM, com múltiplas áreas de hemorragia e necrose. Um halo de hipossinal de uma pseudocápsula pode ser visto na RM.[63]

Sarcoma das Células Sinoviais

O sarcoma sinovial, encontrado tipicamente em adultos jovens, constitui 5% a 10% das neoplasias dos tecidos moles. A massa tumoral pode crescer devagar, mas dores são presentes com freqüência. Mais de 80% ocorrem nas extremidades, a maioria nos membros inferiores. Até um terço dos casos pode apresentar calcificações dos tecidos moles. A TC é útil na identificação das calcificações dos tecidos moles, podendo confirmar a erosão de um osso adjacente. O envolvimento neurovascular é avaliado melhor pela RM. As lesões geralmente são muito pouco homogêneas e podem evidenciar níveis hidroídricos. Os tumores podem ser predominantemente císticos (Fig. 10.34).[53, 82]

Outros Tumores

Numerosos outros tumores mesenquimais originam-se dos tecidos moles, como as más-formações arteriovenosas, linfangioma, mixoma intramuscular, tumores desmóides, fibrossarcoma, hemangiopericitoma e rabdomiossarcoma.

Os tumores desmóides, embora benignos, apresentam freqüentemente sinal de intensidade heterogênea e margens irregulares na RM. Hemangiomas e más-formações vasculares costumam ser irregulares e apresentam sinal de intensidade mista ou variável na RM (Fig. 10.35). Os vasos que os nutrem podem ser evidentes.

MAMOGRAFIA

Pamela A. Propeck

A mamografia continua a ser o principal elemento de aquisição de imagens da mama para a detecção de lesões cancerosas, tendo a ultra-sonografia e a RM papéis auxiliares fundamentais. O câncer da mama é um problema de saúde pública extremamente importante. A American Cancer Society estimou que aproximadamente 182.000 casos de câncer da mama invasivo seriam diagnosticados em 1995.[3] Os dados de incidência e mortalidade indicam que uma em cada oito mulheres vai ser diagnosticada como portadora de câncer da mama em seu período de vida e que uma em cada 30 deverá falecer

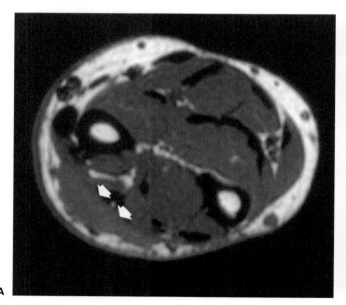
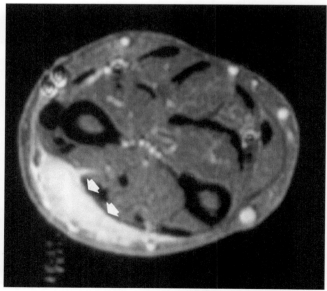

FIG. 10.33 Imagens por ressonância magnética de um histiocitoma fibroso maligno. As imagens axiais do antebraço demonstram massa de tecido mole maldefinida e superficial na face dorsal do antebraço. Ela é homogênea e de sinal intermediário na imagem ponderada em T1 (**A**) e apresenta intensificação uniforme pelo contraste na imagem ponderada em T1 com supressão adiposa (**B**) (*setas*). As massas na mão e no antebraço aparecem, muitas vezes, mais precocemente como massas palpáveis e podem não apresentar as típicas áreas de necrose encontradas nas lesões maiores da coxa e do retroperitônio.

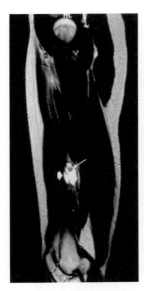

FIG. 10.34 Imagem por ressonância magnética de um sarcoma sinovial. Este sarcoma sinovial numa menina de 14 anos é predominantemente cístico, com sinal uniformemente aumentado na imagem sagital ponderada em T2 da coxa direita (*seta*). Note o pequeno componente de tecido mole nodular superiormente (*seta longa*).

por causa disso.[71] Também, o não-diagnóstico do câncer da mama tornou-se a causa mais comum de ações judiciais por imperícia médica.[20] O único método de que se dispõe no momento, para lidar com o câncer da mama, é a detecção e o tratamento precoces, porque não foram estabelecidos métodos eficazes de prevenção. A mamografia de triagem possibilita a detecção de cânceres de tamanho pequeno e em estágio inicial de sua evolução, o que pode determinar a redução das mortes por câncer.[13, 17, 30, 81] A American Cancer Society recomenda, atualmente, o seguinte esquema de avaliação de triagem: a cada um a dois anos, entre os 40 e 49 anos de idade, e, anualmente, após os 50 anos. Tais orientações estão, porém, sendo revistas e podem vir a ser modificadas no futuro.

Os fatores de risco do câncer da mama são a história de doença maligna mamária prévia, história familiar de câncer da mama em parentes em primeiro grau, exposição a doses altas de radiação, idade precoce da menarca, idade tardia da menopausa, nuliparidade ou idade mais avançada ao nascimento do primeiro filho, obesidade e nenhuma história anterior de amamentação.[76] Apesar disso, só uma pequena percentagem dos casos de câncer de mama foi ligada a análises epidemiológicas.[74]

A mamografia nos EUA passou por grandes mudanças com a implantação do Mammography Quality Standards Act de 1992, lei que torna obrigatória a revisão de cada instituição pela US Food and Drug Administration todos os anos. Tal processo inclui a revisão das imagens clínicas, qualificações e registros de educação médica continuada de todos os técnicos, radiologistas e biomédicos, controle de qualidade do processador; dados dos resultados finais dos registros médicos; registros operacionais dos equipamentos; e inspeções locais. Devido a essa maior regulamentação e padronização do exame mamográfico, a qualidade das mamografias em todo o país melhorou consideravelmente.

Um conhecimento básico da anatomia da mama é essencial para compreender os achados da mamografia. A mama é uma glândula sudorípara apócrina modificada, que se divide em 15 a 20 lobos. Cada lobo é drenado por um ducto coletor com múltiplos ramos e uma unidade ductal terminal lobular (UDTL). A UDTL consiste em um ducto terminal extralobular e um lóbulo, a menor unidade estrutural. O lóbulo consiste em um ducto terminal intralobular, dúctulos que têm a aparência de sacos e o tecido conectivo circunvizinho.[83] É no ducto terminal extralobular que ocorrem os carcinomas ductais infiltrativos; os carcinomas lobulares ocorrem nos lóbulos. A UDTL é também o local de alterações proliferativas e epiteliais benignas, sendo a área em que se desenvolvem os cistos. O tecido mamário pode estender-se até a axila e ao longo da linha láctea na parede abdominal anterior (Fig. 10.36). Mamilos acessórios também podem estar presentes ao longo da linha láctea.

As incidências oblíqua médio-lateral e craniocaudal são as incidências padrões utilizadas para uma mamografia de triagem. Algumas pacientes necessitam de um exame diagnóstico especificamente planejado, durante o qual pode-se executar uma grande variedade de outras incidências. Incidências de compressão em cone são usadas para definir melhor as massas tumorais. Incidências com ampliação possibilitam visibilizar as bordas das massas e as características das microcalcificações. A incidência a 90° ajuda a determinar se as densidades são massas tumorais ou sombras somadas, bem como a determinar a localização da lesão, caso esta só seja vista na incidência oblíqua médio-lateral. Incidências com rotação do tecido mamário são usadas para separar as sombras somadas, e incidências com deslocamento de implantes são usadas para a avaliação do tecido mamário em pacientes com próteses mamárias. Uma lente de aumento e uma luz forte devem ser usadas para análise dos filmes, detecção das calcificações e avaliação da pele. Apesar desse arsenal de outras incidências, por vezes torna-se necessário recorrer a outras modalidades de aquisição de imagens, como a ultra-sonografia ou a ressonância magnética (RM).

A ultra-sonografia não constitui uma modalidade de avaliação de triagem, mas deve ser o primeiro exame realizado numa mulher com menos de 30 anos com massa palpável no seio, sendo muito útil em outras situações específicas, como a avaliação de massas detectadas na mamografia, massas palpáveis e implantes.[36, 46] A ultra-sonografia possibilita determinar se uma massa é cística ou sólida. Se a massa preencher todos os critérios de um cisto simples — anecóica, paredes imperceptíveis e reforço acústico posterior —, não será necessária investigação adicional por técnicas de aquisição de imagens. A ultra-sonografia é muito útil para o estudo da mama em amamentação, com a finalidade de detectar abscessos mamários, podendo ser usada para orientar a drenagem por agulha do abscesso.[36] Ela também pode ser utilizada para guiar a coleta das amostras de massas sólidas por aspiração com agulha fina (AAF) ou biópsias centrais, bem como para a drenagem de cistos em casos de cistos sintomáticos ou complexos. Alguns autores consideram a ultra-sonografia muito útil na avaliação quanto à possibilidade de ruptura do implante, com especificidade de 55% a 79% e sensibilidade de 59% a 85%. Outros, porém, afirmaram ser a RM mais precisa na detecção da ruptura de implantes.[6, 26, 44, 72, 77] Em nossa experiência, a RM tem sido a mais útil na avaliação das complicações de implantes.

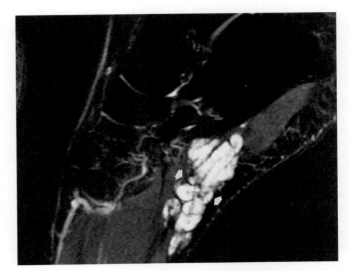

FIG. 10.35 Imagem por ressonância magnética de má-formação vascular no pé. A imagem em seqüência STIR sagital do pé revela as estruturas tubulares tortuosas típicas de veias dilatadas (*setas*).

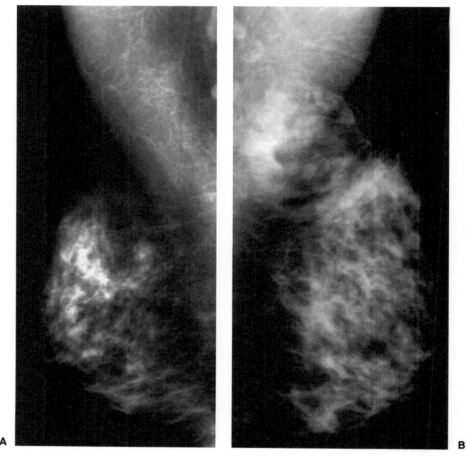

FIG. 10.36 A e B: Incidências oblíquas médio-laterais bilaterais que mostram a assimetria do tecido fibroglandular, estendendo-se o tecido mamário superiormente até a axila à direita (**B**).

A RM não é usada como modalidade de avaliação de triagem atualmente. Ela tem vários fatores limitantes intrínsecos: tempo de duração e custo do exame, necessidade de meios de contraste endovenosos, incapacidade de visibilizar calcificações e realce inespecífico do parênquima mamário em mulheres na segunda metade de seu ciclo menstrual.[77] Em algumas situações clínicas, a RM pode ser bastante útil, tais como: a avaliação da extensão dos tumores na mama pré-operatória para o planejamento do tratamento; pesquisa de um tumor primário que não pôde ser visibilizado nas duas incidências mamográficas, especialmente em pacientes com mamas densas; avaliação de implantes; monitoramento de recidivas em mulheres já submetidas à nodulectomia; e resolução de resultados contraditórios em estudos de imagem.[77]

As novas técnicas disponíveis de aquisição de imagem incluem imagens cintilográficas que usam tecnécio-99m sestamíbi, tomografia por emissão de pósitrons (PET) e a mamografia tomográfica computadorizada a *laser* (CTLM). As imagens cintilográficas são as mais desenvolvidas, embora todas ainda sejam experimentais. Os dados relatados mostram uma sensibilidade de 96% e especificidade de 85% na determinação de se uma lesão é benigna ou maligna.[47] O agente concentra-se nas lesões mamárias com base em dois fatores: fluxo sangüíneo (concentração em áreas de neovascularização) e captação ativa por mitocôndrias nas células cancerosas.[49] Os estudos iniciais estão sendo realizados na tentativa de distinguir massas benignas das malignas de maneira não-invasiva. Tais estudos não têm sido feitos como modalidade de avaliação de triagem no momento.

A PET tem uma utilidade clínica limitada, sendo usada para determinar se a massa é benigna ou maligna, bem como para obter parâmetros metabólicos que possam ter significação prognóstica.[49] As desvantagens dessa técnica são a dificuldade de obtenção dos agentes (eles têm de ser produzidos em cíclotrons) e a necessidade da injeção de um material radioativo.

Algumas investigações preliminares estão sendo feitas com a CTLM, que usa TC e *lasers*, para produzir imagens bidimensionais da mama. O *laser* projeta uma energia de transmissão e difusão na mama, a qual é, em seguida, captada por detectores. Esse processo é usado para o exame de toda a mama.[68]

MASSAS TUMORAIS NA MAMA

Os sinais mamográficos de malignidade distribuem-se por dois grupos: primários e secundários. Os sinais primários são: (1) massa tumoral; (2) calcificações; e (3) densidade em desenvolvimento. Os sinais secundários são: (1) distorção da arquitetura; (2) espessamento ou retração da pele; (3) espessamento do mamilo e da aréola; (4) ductos de padrão anormal; e (5) linfadenopatia.

São muitas as origens possíveis da "massa na mama" vista na mamografia. A tarefa do radiologista é determinar o tipo de lesão que está causando a massa tumoral. O diagnóstico diferencial de massa tumoral na mama inclui cistos; fibroadenomas; tumores benignos (papilomas, hamartomas); hematomas; abscessos; lesões da pele; cistos sebáceos; linfonodos; lipomas; cistos oleosos; carcinomas; metástases; e uma fibrose focal.

Devem-se avaliar as margens, a forma, a densidade, a localização e o número das massas tumorais.[1] O mais importante desses fatores descritivos é a margem. Incidências magnificadas podem ser necessárias para otimizar a avaliação das margens. A margem deve ser inserida numa de cinco categorias: nitidamente definida ou circunscrita (geralmente benigna); microlobulada; obscurecida (caso o tecido mamário adjacente impeça a visibilização integral); indistinta (levantando a possibilidade

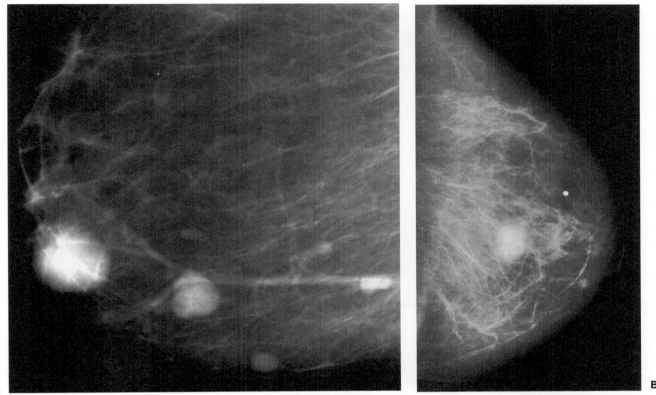

FIG. 10.37 Massas arredondadas na mama. À esquerda (**A**), há cistos, e, à direita (**B**), a maior delas é um carcinoma da mama. A ultra-sonografia ajuda na distinção entre os processos benignos e malignos.

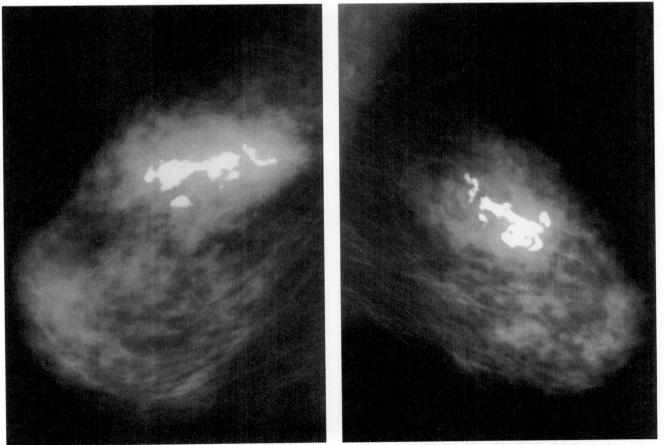

FIG. 10.38 Incidências craniocaudal (**A**) e oblíqua médio-lateral (**B**) que demonstram calcificações distróficas de um fibroadenoma em degeneração.

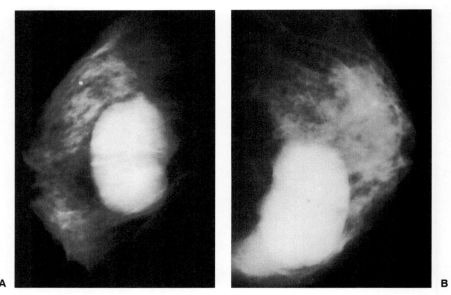

FIG. 10.39 Incidências oblíqua médio-lateral (A) e craniocaudal (B) de um tumor filodes que demonstram a massa lobulada e bem-definida.

de uma infiltração); e espiculada (suspeita de uma condição maligna).[1] Alguns autores acham que as características da margem são tão importantes que a massa totalmente circunscrita, sem nenhuma calcificação associada e não-palpável, deve ser monitorada pela mamografia independentemente do seu tamanho.[75]

As descrições da forma variam de redonda ou oval a irregular ou com distorções da arquitetura.

A densidade da massa também pode ser útil para diferenciar as massas benignas das malignas. Tipicamente, se a massa for de densidade menor, sugerindo um conteúdo adiposo, será muito provável

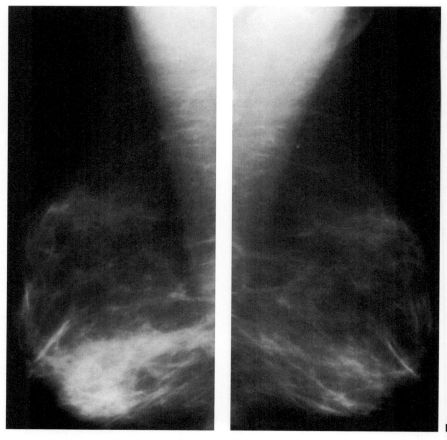

FIG. 10.40 Incidências oblíquas médio-laterais imediatamente após um traumatismo da mama (A) e três meses depois (B). Note a acentuada diminuição da densidade na região inferior do parênquima mamário com o tempo.

Os Tecidos Moles Superficiais   299

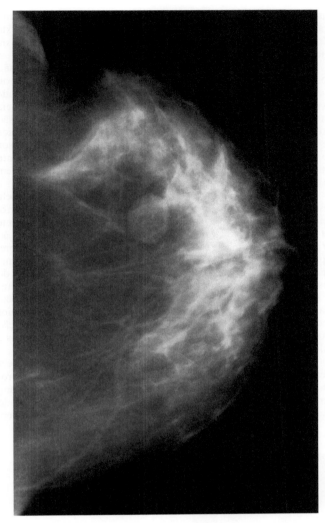

FIG. 10.41 Lesão cutânea. Note a transparência em torno da margem dessa lesão, causada pelo ar aprisionado entre a periferia da lesão e a pá compressiva.

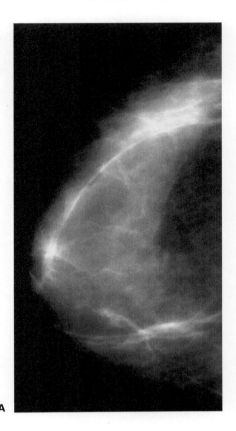

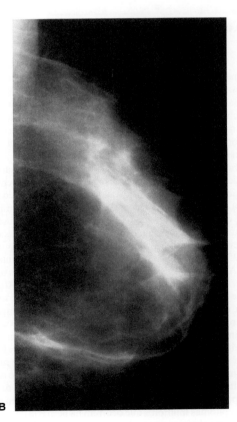

FIG. 10.42 Incidências craniocaudal (**A**) e oblíqua médio-lateral (**B**) que revelam uma grande massa transparente tomando a região média da mama, compatível com um lipoma.

que ela seja benigna (cisto oleoso ou hamartoma), embora se deva, pelo menos, considerar a possibilidade de um raro lipossarcoma.[67] Entretanto, esse sinal não é tão útil em mulheres de seios grandes que apresentam massas muito pequenas, parecendo ser de densidade baixa, ainda que sejam malignas.

A localização é importante. Evidentemente, as lesões da pele e os cistos sebáceos devem-se localizar nos tecidos subcutâneos. Os linfonodos intramamários situam-se tipicamente no quadrante superior externo, mas podem, em raros casos, ocorrer em outras localizações.[61] Deve-se tomar cuidado quanto a qualquer massa medialmente localizada, pois essa parte da mama costuma apresentar maior substituição por tecido adiposo. Por essa razão, uma densidade em tal área tem pouca probabilidade de constituir uma ilhota de tecido glandular, devendo-se excluir uma condição maligna.[32]

A multiplicidade também é útil, pois geralmente indica uma causa benigna (por exemplo, cisto, fibroadenoma). Um carcinoma multifocal pode, porém, ocorrer, devendo a doença metastática também ser considerada no contexto clínico apropriado.

Os cistos são as massas mamárias mais comuns identificadas pela mamografia. Originam-se da unidade ductal terminal lobular da mama e são mais prevalentes na faixa etária de 30 a 50 anos de idade. Se ocorrerem numa paciente mais idosa fora de terapia de reposição hormonal, dever-se-á considerar a possibilidade de um câncer obstruindo um ducto e ocasionando a formação de um cisto.[62] Os cistos podem ser múltiplos e bilaterais. Seu tamanho varia consideravelmente. A calcificação pode

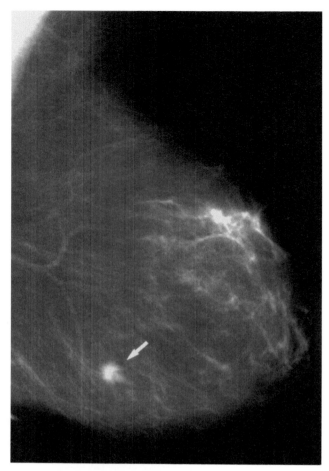

FIG. 10.43 Aspecto mamográfico clássico de um carcinoma ductal infiltrativo.

nas, mas são conhecidos por atingir rapidamente um tamanho muito grande (até 30 cm). Esses tumores são descobertos na quinta e sexta décadas de vida.[67] Na mamografia, aparecem como massas redondas ou multilobuladas (Fig. 10.39).

Os hematomas variam de tamanho, dependendo da extensão do traumatismo, e podem aparecer como massas circunscritas ou massas maldefinidas com suspeita de uma condição maligna. Pode haver espessamento da pele associado. A história tem importância vital nesses casos, assim como qualquer evidência de uma contusão externa. Embora geralmente sejam iatrogênicos, já houve casos de hematomas da mama causados por cintos de segurança presos ao ombro[22] (Fig. 10.40). Os hematomas resolvem-se geralmente em quatro a seis semanas, mas as alterações da arquitetura podem perdurar indefinidamente.

Os abscessos são avaliados melhor pela ultra-sonografia, e não pela mamografia. Se houver uma suspeita clínica de um abscesso mamário, com a história apropriada (por exemplo, amamentação, cirurgia recente ou uso de instrumentos, como perfuração do mamilo para a colocação de pingentes), juntamente com mama eritematosa e a presença de febre, a paciente deverá ser submetida ao exame ultra-sonográfico da mama. Não só se pode verificar, com certeza, o tamanho e a profundidade do abscesso e coleções líquidas associadas, como também pode-se efetuar a orientação para a drenagem diagnóstica e terapêutica. O aspecto mamográfico de um abscesso é de uma massa maldefinida, com maior densidade e, possivelmente, um espessamento da pele. A avaliação ultra-sonográfica revela massas hipoecóicas, geralmente associadas a coleções líquidas complexas.

As lesões da pele e os cistos sebáceos devem ser anotados pelo técnico na folha de dados da paciente. Pintas, verrugas e neurofibromas podem ser visíveis na mamografia. As lesões da pele apresentam, caracteristicamente, um halo transparente devido ao ar aprisionado que circunda a lesão (Fig. 10.41). Se forem poucas, o técnico poderá

ocorrer na parede do cisto ou, internamente, como leite de cálcio. A ultra-sonografia é fundamental para o tratamento, por possibilitar a diferenciação das lesões císticas e sólidas, bem como a avaliação das massas císticas complexas (Fig. 10.37). Além disso, ela é usada para orientar a aspiração de tais cistos complexos. Aspiramos de rotina os cistos complexos, porque os raros carcinomas intracísticos podem manifestar-se dessa maneira.

Os fibroadenomas são as massas sólidas mamárias mais comuns em clínicas de estudo por imagem da mama. Ocorrem geralmente em mulheres mais jovens, com um pico de incidência na terceira década de vida.[67] Devido à idade mais baixa das pacientes, um grande número dessas massas é detectado no exame físico e, em seguida, avaliado pela ultra-sonografia. Na mamografia, elas são geralmente massas circunscritas que podem variar muito quanto ao tamanho. Costumam ser solitárias, mas até 25% das mulheres com um fibroadenoma apresentam múltiplas lesões.[67] A aparência clássica é de calcificações grosseiras tipo "pipoca", vistas em fibroadenomas em degeneração (Fig. 10.38). Alguns radiologistas que usam a ultra-sonografia afirmam que uma lesão mais larga que alta tende mais a ser benigna e vice-versa.[32] Razões de comprimento para o diâmetro AP de mais de 1,4 são sugestivas de um processo benigno, mas há uma superposição entre as massas benignas e malignas ao uso desses critérios.[39] Por serem sensíveis a hormônios, tais lesões podem aumentar durante a gravidez e tendem a involuir após a menopausa.

Os tumores benignos são os papilomas intraductais e a maioria dos tumores filodes. Papilomas solitários ocorrem na região retroareolar da mama e podem vir a apresentar a clássica calcificação em amora. Diferem dos papilomas múltiplos que ocorrem na periferia da mama. Embora os papilomas solitários não tenham nenhum potencial maligno, há uma incidência maior de carcinoma em mulheres com papilomas múltiplos. Os tumores filodes variam de variedades benignas às altamente malig-

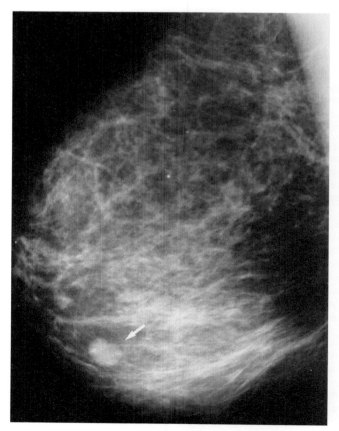

FIG. 10.44 Incidência oblíqua médio-lateral de massa bem-circunscrita, a qual era um carcinoma ductal infiltrativo que causou metástases para os linfonodos axilares ipsilaterais.

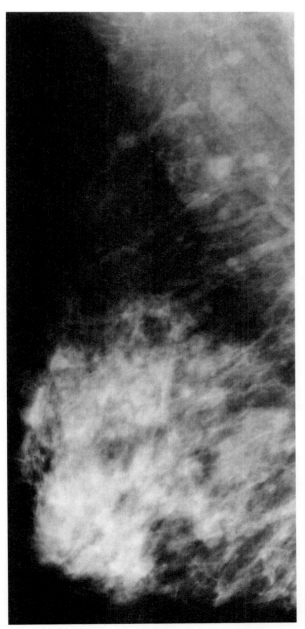

FIG. 10.45 As múltiplas pequenas densidades espalhadas por toda essa mama são depósitos metastáticos de melanoma.

demarcá-las com um marcador antes de as chapas serem obtidas, para evitar qualquer confusão na interpretação.

Os linfonodos intramamários ocorrem classicamente no quadrante superior externo, têm menos de 1 cm de diâmetro e forma reniforme, e seu hilo contém material adiposo. A ultra-sonografia com estudo Doppler em cores pode ajudar na avaliação dessas massas; o tecido adiposo central pode ser identificado, bem como o fluxo sanguíneo no hilo, onde os vasos penetram no linfonodo. Os linfonodos são tipicamente hipoecóicos, com um foco central hiperecóico. Um linfonodo que tiver mais de 1 cm, houver perdido o hilo com material adiposo ou não estiver no quadrante superior externo deverá ser adicionalmente avaliado quanto à possibilidade de envolvimento maligno.

Lipomas, cistos oleosos e hamartomas (lipofibroadenomas) são lesões que contêm material adiposo, as quais se manifestam na mamografia como massas transparentes (lipomas) ou massas com uma parte central de radiotransparência, radiodensidade mista e uma periferia transparente (hamartomas) (Fig. 10.42). São todos benignos e sem conseqüências graves. As pacientes podem, todavia, apresentar massas palpáveis causadas por essas lesões. Os hamartomas podem atingir 10 centímetros de tamanho.[67] Os lipomas e hamartomas são primários, enquanto os cistos oleosos constituem seqüelas de traumatismos na mama, freqüentemente iatrogênicos, constituindo uma forma de necrose adiposa.

Os carcinomas também aparecem freqüentemente como massas tumorais, sendo a aparência clássica aquela de massa espiculada (Fig. 10.43). Todavia, alguns carcinomas podem aparecer como massas circunscritas, a maior parte constituída de carcinomas ductais infiltrativos, ainda que esta seja a aparência típica dos carcinomas mucinosos, papilares e medulares, mais raros. Essa discrepância decorre da maior incidência global dos carcinomas ductais infiltrativos em comparação com os carcinomas bem-circunscritos clássicos (isto é, carcinomas mucinosos, papilares e medulares) (Fig. 10.44).

O acometimento metastático pode afetar a mama. As lesões aparecem tipicamente como múltiplas densidades circunscritas, vistas por toda a extensão de ambas as mamas, podendo-se, porém, ver uma aparência semelhante àquela de um câncer inflamatório da mama. A metástase mais comum é à mama contralateral.[67] Outros tumores podem, porém, dar metástases à mama, como o melanoma, câncer do pulmão, sarcoma e carcinoma do ovário (Fig. 10.45). Deve-se levar em conta a história clínica da paciente.

Um linfoma pode afetar a mama de diversas maneiras. Múltiplas massas bilaterais podem ser circunscritas ou espiculadas, podendo haver, também, mama densa unilateral. A adenopatia axilar pode acompanhar qualquer das manifestações iniciais (Fig. 10.46).

Outras condições que se manifestam como massas tumorais são os corpos estranhos e estruturas anatômicas normais. Remanescentes de manguitos de Hickman, fragmentos de vidro, agulhas e outros objetos metálicos podem ser vistos na mamografia (Fig. 10.47). Num passado distante, nos EUA, e, atualmente, em outros países, algumas mulheres submetiam-se a injeções de silicone livre nos seios como método para aumentá-los. Tal silicone formava granulomas que se calcificavam posteriormente. Embora não haja dados sugestivos de que tal procedimento aumente o risco de câncer da mama na mulher, ele efetivamente prejudica, significativamente, o exame físico, porque os granulomas de silicone podem causar nodularidade. O silicone de alta densidade torna imprevisíveis os fatores de exposição da mamografia, alterando, às vezes, as imagens mamográficas. Os cânceres podem ser facilmente obscurecidos por todos os granulomas calcificados de alta densidade (Fig. 10.48).

Uma variante anatômica que pode causar confusão é a inserção esternal medial do músculo peitoral maior, aparecendo como densidade em forma de chama ou triangular sobre o aspecto medial da mama, posteriormente na incidência craniocaudal, enquanto não há nenhuma anormalidade visível na incidência oblíqua médio-lateral (Fig. 10.49). Ela pode ser vista bilateralmente, mas sendo, porém, com freqüência, observada apenas de um lado.[10]

Na outra extremidade do espectro de margens encontra-se a densidade espiculada. O diagnóstico diferencial desta categoria é mais curto, incluindo carcinomas, alterações pós-operatórias, cicatrizes radiais e seqüelas de uma necrose adiposa ou abscesso anteriormente presentes.[1]

O carcinoma ductal invasivo constitui a maioria (65% a 80%) dos carcinomas da mama.[73] A aparência clássica desse tumor é de massa espiculada (Fig. 10.50). O segundo mais prevalente carcinoma ductal invasivo é o carcinoma lobular, que constitui de 3% a 14% dos cânceres da mama; 26% a 63% dessas lesões aparecem como massas espiculadas.[73] É muito mais difícil detectar o carcinoma lobular na mamografia e no exame físico; o tumor tende a só desorganizar as estruturas adjacentes tardiamente, na evolução da doença, por causa de sua propensão a infiltrar-se num padrão frouxamente disperso por toda a matriz fibrosa da mama. A RM tem-se mostrado útil na detecção do carcinoma lobular invasivo. O terceiro maior grupo que pode-se manifestar como massa espiculada é o carcinoma tubular, um subtipo de carcinoma ductal bem-diferenciado, formando túbulos no estroma fibroso, num padrão organizado. A freqüência situa-se entre 2% e 8%, mas alguns autores afirmam que ele pode chegar a

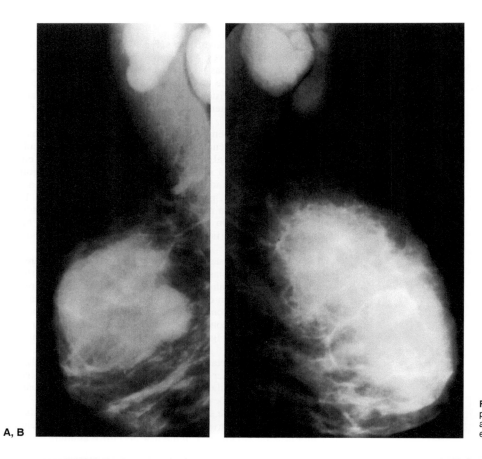

FIG. 10.46 Tomadas oblíquas médio-laterais numa paciente com linfoma. Note a significativa adenopatia axilar bilateral. A massa na mama à esquerda (**A**) era um cisto.

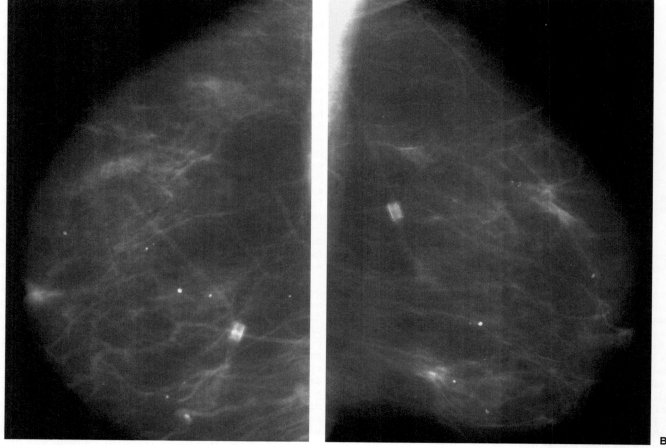

FIG. 10.47 Tomadas craniocaudal (**A**) e oblíqua médio-lateral (**B**) que revelam o remanescente do manguito de Hickman pelo uso anterior de um cateter Hickman.

Os Tecidos Moles Superficiais   303

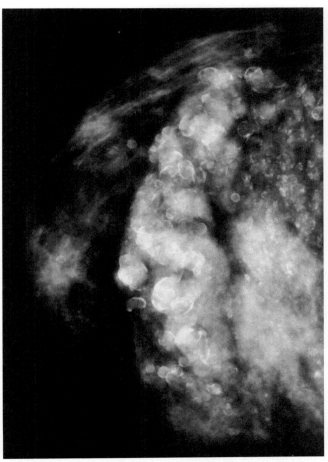

FIG. 10.48 Granulomas de silicone calcificados numa paciente que se submetera à injeção de silicone livre anteriormente.

19%.[56, 73] Esses carcinomas apresentam um bom prognóstico, por terem menor propensão à disseminação metastática em comparação com outros cânceres.

As cicatrizes dérmicas pós-operatórias podem simular carcinomas, por apresentar o aspecto mamográfico de massa espiculada. A história clínica e a correlação com a cicatriz cirúrgica têm uma importância fundamental nesses casos. Tais lesões geralmente mudam de aspecto entre as duas incidências, por constituir um tecido fibroso planar, e não massas efetivamente tumorais.

As cicatrizes radiais também podem aparecer como lesões espiculadas, sendo benignas, mas não podendo ser diferenciadas das condições malignas pela mamografia, devendo, por isso, ser biopsiadas. A aparência clássica dessa lesão é de uma região central radiotransparente com espiculações longas.[80] Todavia, ocasionalmente são encontradas cicatrizes radiais com centros densos e que apresentam calcificações. Essas lesões geralmente não se evidenciam clinicamente e, dependendo do seu tipo epitelial, não são consideradas pré-malignas.[1]

A necrose adiposa é conseqüente a algum tipo de traumatismo na mama, iatrogênico, infeccioso ou traumático. Os três achados mamográficos constituem cistos oleosos, massas espiculadas e calcificações. Os cistos podem ser transparentes devido ao seu conteúdo adiposo. A massa espiculada pode causar distorções do parênquima, porém a massa permanece a mesma ou diminui de tamanho com o tempo. As calcificações também podem ocorrer, geralmente nos três primeiros anos, freqüentemente distróficas ou esféricas (Fig. 10.51). Quando elas ocorrem numa ocasião posterior, deve-se avaliar quanto a uma condição maligna subjacente.

CALCIFICAÇÕES DA MAMA

As calcificações da mama têm uma grande variedade de causas, de benignas (associadas a alterações vasculares, necrose adiposa ou cutâneas) a malignas. Há, porém, muita superposição entre o aspecto das calcificações benignas e malignas na categoria "indeterminada". Entre 30% e 50% dos carcinomas não-palpáveis são identificados somente pela presença de microcalcificações.[9, 28, 29, 33, 85]

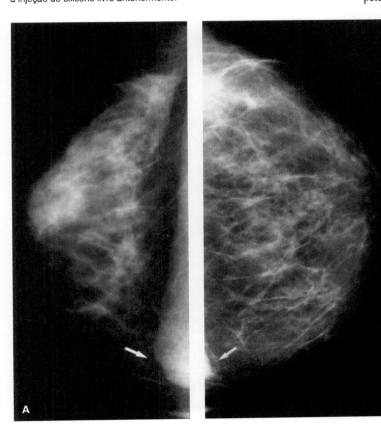

FIG. 10.49 Duas incidências diferentes da inserção esternal do músculo peitoral maior. À esquerda (A), a imagem do músculo é mais completa que à direita (B), onde o músculo aparece como massa focal.

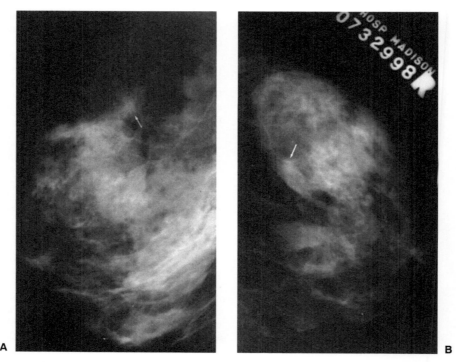

FIG. 10.50 Massa espiculada que constitui um carcinoma ductal infiltrativo. Incidências oblíqua médio-lateral (A) e craniocaudal (B). Note a pequena massa espiculada (seta).

As calcificações benignas incluem as formas de casca de ovo e esféricas, freqüentemente seqüelas de uma necrose adiposa, intervenção cirúrgica anterior ou doença secretora. Essas calcificações são lisas e geralmente redondas ou ovais. Na doença secretora, podem ser igualmente vistas grandes calcificações em forma de bastonete, geralmente bilaterais e que aparecem como centros sólidos e lisos ou cilindros ocos. Ocasionalmente, os ductos podem vazar, permitindo que o material inflamatório escoe para o tecido adjacente, causando mastite química com infiltração de plasmócitos — daí a designação de mastite plasmocitária (Fig. 10.52), o que é seguido pelo aparecimento de calcificações periductais. O termo adenose esclerosante descreve um tipo de hipertrofia e hiperplasia benigna do epitélio da mama,

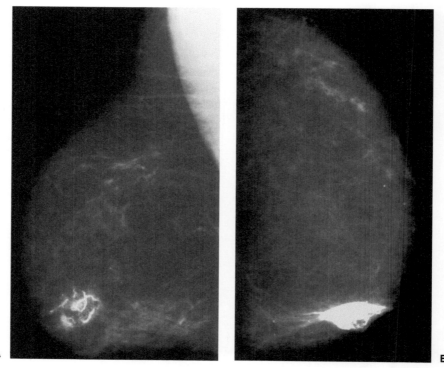

FIG. 10.51 Incidências oblíqua médio-lateral (A) e craniocaudal (B) de uma necrose adiposa com calcificação após uma mamoplastia de redução. A incisão foi feita na região infra-areolar, onde se localiza a maior parte dos achados mamográficos.

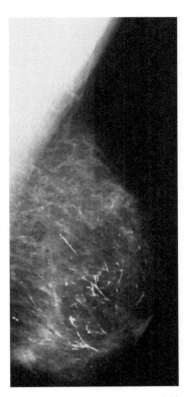

FIG. 10.52 Calcificações em mastite secretora e plasmocitária. Incidência oblíqua médio-lateral. Note as calcificações ovóides, lineares, ramificadas.

juntamente com uma proliferação de tecido conectivo. As secreções nos ácinos podem calcificar-se, ocasionando o aparecimento de calcificações homogêneas, arredondadas, em aglomerados, geralmente difusas e bilaterais. Tal processo também pode aparecer como massa. A hiperplasia cística lobular é uma forma de adenose em que os ácinos se dilatam, formando microcistos. O leite de cálcio que se forma em tais cistos tem uma aparência de xícara de chá devido ao menisco do cálcio líquido que se deposita em camadas, na incidência medial lateral a 90°. Quando vistas de frente, as calcificações dificilmente podem ser visíveis. Essa condição é geralmente bilateral. As calcificações vasculares apresentam o aspecto típico de trilho de trem e delineiam o trajeto dos vasos. No entanto, no início do seu desenvolvimento, as calcificações vasculares podem imitar calcificações malignas. Fibroadenomas em involução podem apresentar as clássicas calcificações em pipoca. As calcificações distróficas decorrem geralmente de alterações produzidas por uma cirurgia ou radioterapia, as quais constituem calcificações grosseiras, de forma bizarra ou em placa[44] (Fig. 10.53). Outras calcificações benignas são aquelas na pele (que ocorrem nas glândulas sebáceas), com a aparência de uma esfera sólida ou transparente. Ocasionalmente, podem fazer suspeitar de uma condição maligna; deve-se efetuar uma incidência tangencial, para determinar se estão localizadas na pele. Desodorantes, cremes para a pele e tatuagens contêm sais metálicos que podem imitar calcificações na mamografia. Por essa razão, as pacientes devem remover todas as substâncias tópicas da pele, e as tatuagens devem ser marcadas, para evitar interpretações errôneas.

As calcificações malignas geralmente se distinguem das benignas pela forma, distribuição, tamanho e contorno[44] (Fig. 10.54). Calcificações pleomórficas, especialmente com formas ramificadas, suscitam preocupação quanto a uma condição maligna, assim como aquelas com uma forma linear que sugere restos celulares recobrindo um ducto. Contudo, as formas benignas e malignas lineares se superpõem.

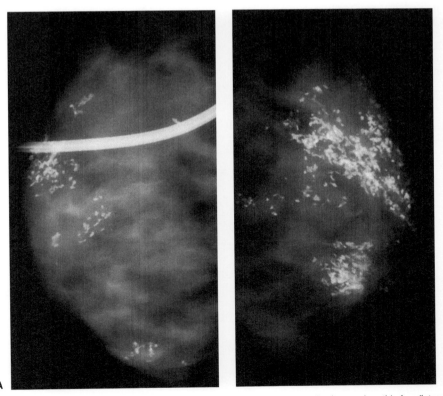

FIG. 10.53 A e B: Calcificações bilaterais bizarras em placa nas mamas de uma mulher de 20 anos que havia-se submetido à radioterapia para a doença de Hodgkin. Observe o cateter Hickman (**A**).

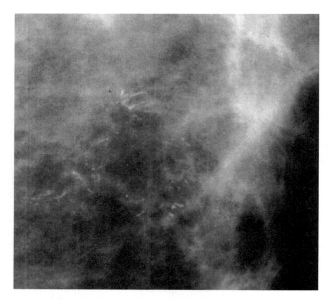

FIG. 10.54 Calcificações malignas. Calcificações lineares, ramificadas e puntiformes. Com magnificação.

Calcificações que se agrupam em apenas uma área da mama também são suspeitas, afirmando alguns peritos que quatro ou mais calcificações num único grupo (sem outros aglomerados na mama) devem ser submetidas à biópsia.[45] A distribuição segmentar das calcificações num só quadrante da mama e calcificações unilaterais também são preocupantes; recomenda-se a biópsia dessas áreas. O termo *carcinoma ductal in situ* (CDIS) cobre uma ampla gama de doenças, de carcinomas bem-diferenciados a outros pouco diferenciados. A manifestação mamográfica mais comum é aquela de microcalcificações, embora o CDIS também possa aparecer como massa tumoral. As calcificações ocorrem em meio a um epitélio ductal proliferativo, o que explica a ampla gama de aparências das calcificações. O CDIS também pode ser multifocal. A área de envolvimento do CDIS é igualmente importante. Se tiver mais de 2,5 cm, ele terá maior probabilidade de ser multicêntrico.[21] Além disso, um carcinoma invasivo com um extenso componente intraductal tem maior probabilidade de recidivar.

Devido à superposição entre as calcificações benignas e malignas, há uma freqüência de positividade de 35% nas biópsias de calcificações da mama em vários centros importantes de mamografia.[28] Radiografias do espécime devem ser sempre feitas, para assegurar-se de que foram colhidas amostras da área apropriada e que as calcificações foram retiradas. Algumas instituições marcam a área das calcificações no espécime para o patologista, a fim de certificar-se de ser seccionada a região correta. Se as calcificações não estiverem na radiografia do espécime original, o cirurgião deverá remover mais tecido. Se, depois, disso, as calcificações ainda não tiverem sido removidas, dever-se-á marcar para a paciente uma mamografia de seguimento em seis semanas.[28]

Pode haver a estabilização das calcificações malignas. Certo estudo relatou uma série de 26 pacientes portadoras de calcificações que se encontravam estáveis há mais de cinco anos e eram malignas,[54] o que, porém, é raro; microcalcificações novas ou em número crescente levantam mais suspeitas. O acompanhamento por um período curto (menos de três anos) que não revela nenhuma alteração não exclui uma condição maligna. Entretanto, às vezes, as calcificações vêm a apresentar características benignas durante o período de seguimento, tais como a calcificação da orla ou a clássica aparência vascular de trilhos de trem.

APARÊNCIAS MAMOGRÁFICAS ANORMAIS DIVERSAS

A aparência mamográfica habitual do carcinoma da mama é de massa focal ou de calcificações suspeitas. Todavia, ele pode, também, aparecer como mama unilateralmente densa, com espessamento da pele, causada por um câncer inflamatório da mama (Fig. 10.55), ocasionado pela invasão dos vasos linfáticos dérmicos pelo carcinoma. Geralmente, não está presente massa definida, mas pode haver uma adenopatia axilar associada. A imagem mamográfica é semelhante àquela vista na mastite, e as manifestações clínicas iniciais também podem ser semelhantes. A pele da mama mostra-se eritematosa, e o processo pode evoluir muito rapidamente, sugerindo uma infecção. A resposta clínica a um período de antibióticos pode ser usada para diferenciar as duas entidades, mas uma biópsia dérmica faz o diagnóstico. Uma outra consideração a ser feita com uma densidade crescente do tecido fibroglandular da mama, especialmente se for bilateral e não se associar a um espessamento da pele, é o uso de hormônios exógenos.

Outra aparência do carcinoma de mama é a densidade assimétrica (Fig. 10.56). Aproximadamente 3% das mulheres têm uma assimetria

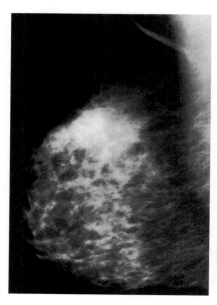
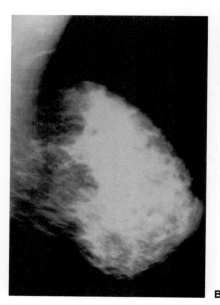

FIG. 10.55 A e B: Incidências oblíquas médio-laterais bilaterais que demonstram a mama unilateralmente densa (**B**) numa mulher com carcinoma inflamatório da mama.

normal em seu padrão fibroglandular mamário.[48] Entretanto, ocasionalmente esse é o único sinal de um carcinoma da mama. Se uma densidade assimétrica for um achado recente, dever-se-á considerar a biópsia da área. Se ela estiver presente no estudo inicial da paciente, justificar-se-á, então, um acompanhamento atento, para documentar a estabilidade.

Uma distorção da arquitetura pode ser a única indicação de uma condição maligna subjacente no início da evolução, o que se manifesta pela desorganização do padrão glandular normal. Podem-se ver a formação de traves e a retração do contorno normal da periferia do tecido glandular, bem como a retração do mamilo e da pele (Fig. 10.57). Além de um carcinoma, biópsias e infecções anteriores podem causar tal aparência.

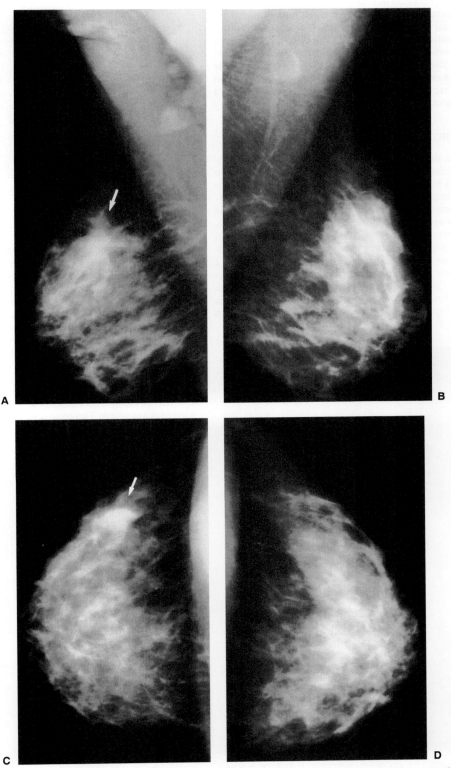

FIG. 10.56 Incidências oblíqua médio-lateral (**A** e **B**) e craniocaudal (**C** e **D**) bilaterais que demonstram uma densidade assimétrica no quadrante superior externo da mama esquerda (**A** e **C**). Tal densidade constituía um carcinoma ductal infiltrativo.

MAMA MASCULINA

O carcinoma da mama ocorre também em homens, numa freqüência muito menor: menos de um caso por 100.000 homens.[18] As manifestações clínicas iniciais são geralmente aquelas de massa palpável. Na mamografia, são observados achados semelhantes àqueles do câncer da mama em mulheres, ou seja, massa espiculada (Fig. 10.58). Microcalcificações suspeitas são raras no carcinoma da mama masculina.[14] A causa mais comum de nódulo na mama é a ginecomastia, o desenvolvimento excessivo da glândula mamária masculina (Fig. 10.59). As causas de tal condição são numerosas, tais como algumas medicações — digitálicos, antidepressivos tricíclicos, cetoconazol e cimetidina, bem como androgênios e esteróides anabólicos. Os pacientes portadores de cirrose alcoólica e carcinoma hepatocelular também costumam apresentar esta condição.[18] O aspecto mamográfico da ginecomastia é de tecido glandular mamário num padrão em forma de chama posteriormente ao mamilo.

MAMA PÓS-CIRÚRGICA E IRRADIADA

A conservação da mama é determinada por dois fatores: a presença de apenas um carcinoma dominante e um resultado estético satisfatório. Usa-se a mamografia pré-operatória para determinar o tamanho do carcinoma, detectar a presença de um carcinoma multifocal e avaliar a mama contralateral.[65] Mamografias pós-operatórias são necessárias logo após o procedimento e antes da radioterapia, caso o câncer contenha microcalcificações. Muitos dos pacientes têm calcificações residuais que constituem carcinomas residuais. Se houver apenas um pequeno número de tais lesões, a radioterapia deverá esterilizar o tumor, mas, se existir um grande número de calcificações residuais, o que sugere um tumor residual significativo, será necessária a reexcisão do leito tumoral. Muitos peritos concordam, pois, que devem-se obter mamografias de seguimento seis a 12 meses após a

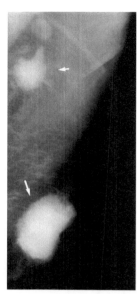

FIG. 10.58 Carcinoma da mama num homem. O câncer apareceu como massa com adenopatia axilar associada.

cirurgia. As recomendações de seguimento depois disso variam. Alguns recomendam mamografias anuais, enquanto outros preconizam exames em intervalos de seis meses, até que as alterações do parênquima da mama se estabilizem (dois a três anos).[60]

Os achados nos exames de seguimento iniciais são o edema dos tecidos fibroglandulares e da pele. As alterações edematosas são mais evidentes na região areolar e nas áreas da mama com maior influência da gravidade. Muitas pacientes apresentam a resolução do edema em dois anos.[55] Coleções líquidas, como hematomas e linfoceles, são comuns no local em que foi retirado um nódulo, sendo geralmente ovais e bastante densas. Essas áreas passam a regiões de distorção da arquitetura, geralmente dentro de 18 meses após a cirurgia. Como pode ser difícil diferenciar tal distorção de uma recorrência, é essencial rever os estudos anteriores. Dever-se-á suspeitar de um carcinoma, se a área

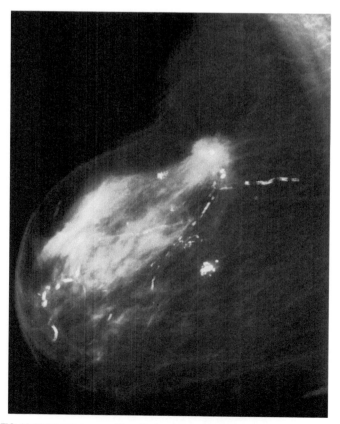

FIG. 10.57 Aspecto mamográfico clássico de um carcinoma ductal infiltrativo. Note o englobamento de calcificações benignas vizinhas à massa espiculada e a retração da pele, juntamente com a distorção da arquitetura.

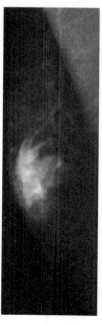

FIG. 10.59 Ginecomastia. Incidência oblíqua médio-lateral. Note a densidade homogênea na área retroareolar.

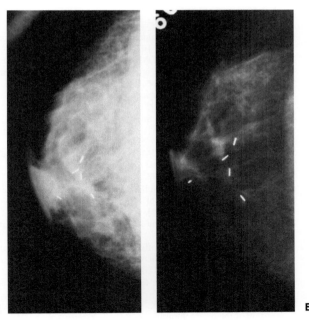

FIG. 10.60 Mamografia pós-radioterapia. Incidência craniocaudal aos seis meses (**A**) que mostra a maior densidade do parênquima, bem como trabéculas e pele espessadas. Grampos cirúrgicos são visíveis no local da cirurgia. **B:** Resolução significativa na tomada craniocaudal, vista em um ano.

de cicatrização permanecer estável quanto ao tamanho por dois estudos sucessivos e, depois, mudar de aparência ou aumentar de tamanho.[59] As calcificações podem constituir um tumor novo ou recorrente, bem como uma necrose adiposa. Quando ocorrem precocemente (dentro de seis a 18 meses), as calcificações constituem, muito provavelmente, seqüelas de traumatismos iatrogênicos (cirurgia ou radioterapia). Depois desse período, deve-se levar em consideração a recorrência do câncer. A radiação causa o edema de toda a mama, manifestando-se por um aumento generalizado da densidade, com espessamento trabecular e cutâneo.[52, 55] O edema causado pela radioterapia é mais extenso e mais grave que aquele produzido pela cirurgia (Fig. 10.60). As alterações são maiores seis meses após o início da terapia. Geralmente, a maioria das alterações resolve-se dentro de um ano, embora os achados possam persistir.

As manifestações mamográficas de uma recorrência incluem o aparecimento de calcificações com características malignas ou de uma nova densidade, aumento no tamanho de uma densidade preexistente, um aumento indevido no edema e um aumento no espessamento da pele.[21, 41, 67, 69, 78] A freqüência de recidiva em mamas tratadas de modo conservador varia de 3% a 19% em oito anos.[21] Cerca de 65% dessas recorrências localizam-se a alguns centímetros do leito do tumor.[60]

O maior desafio para os radiologistas na avaliação das mamas pós-cirúrgicas e irradiadas é decidir se as alterações mamográficas são conseqüentes a uma necrose adiposa, distorção da arquitetura, hematoma ou edema secundário à cirurgia ou radioterapia — ou se constituem uma recorrência ou um carcinoma residual. Somente 67% dos carcinomas se evidenciam ao exame mamográfico após a terapia para a conservação da mama.[21] Por isso, exames de seguimento com técnica meticulosa, a revisão de todos os estudos anteriores e, também, da radiografia do espécime são essenciais na avaliação desse grupo de pacientes.

IMPLANTES DE MAMA

A colocação de implantes na mama tornou-se um procedimento relativamente comum nos EUA, com aproximadamente dois milhões de mulheres tendo-se submetido ao procedimento para fins de aumento ou reconstrução.[59] Nosso desafio, como mamografistas, é

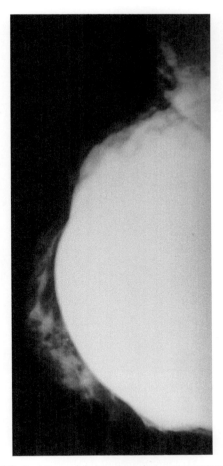

FIG. 10.61 Incidência oblíqua médio-lateral que demonstra a ruptura extracapsular de um implante de silicone, estendendo-se o extravasamento do silicone superiormente em direção à axila.

avaliar efetivamente essas mulheres não só quanto a um câncer da mama como também quanto a complicações do implante. A avaliação padrão das pacientes que aumentaram os seios inclui as incidências oblíqua médio-lateral e craniocaudal, bem como as incidências com o deslocamento do implante em ambas as projeções, conforme descrito por Eklund e colaboradores.[23]

As complicações do implante são a ruptura, calcificação capsular e contração capsular. A ruptura do implante de silicone pode ter localização extra- ou intracapsular. A ruptura extracapsular é diagnosticada pela identificação de silicone livre fora do contorno do implante e, muitas vezes, dirigindo-se superiormente até a axila (Fig. 10.61). A ruptura intracapsular de implantes de silicone não é um diagnóstico mamográfico, mas pode ser diagnosticada pela RM. Na ruptura intracapsular, a cápsula em torno do implante permanece intacta, mas a membrana do implante colaba, o que é demonstrado, na RM, como o sinal do *linguine*[35] (Fig. 10.62). Esse mesmo processo pode ser identificado, na ultra-sonografia, como o sinal da "escada de degraus", causado pela visibilização do implante colabado.[19] Calcificações capsulares podem ser facilmente identificadas na mamografia, enquanto a contração capsular é diagnosticada no exame físico e manifesta-se como dificuldade na realização das incidências com o deslocamento do implante, causada por implantes fixos e imóveis.

PROCEDIMENTOS DE INTERVENÇÃO

Embora a mamografia, a ultra-sonografia e a RM possibilitem ao radiologista propor um diagnóstico, a coleta de amostras de tecido é necessária para confirmá-lo. O padrão ouro tem sido a biópsia excisional cirúrgica com a localização da agulha proporcionada pelo

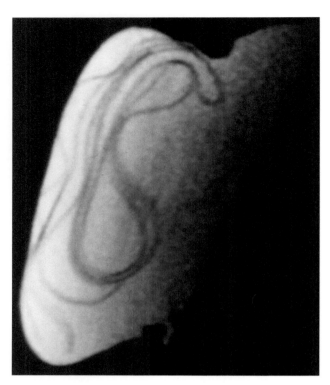

FIG. 10.62 Imagem por ressonância magnética que demonstra o sinal do *linguine* de uma ruptura intracapsular de um implante, com a cápsula intacta. O *linguine* constitui o envoltório colabado do implante. (Cortesia de Frederick Kelcz, M.D.)

radiologista, geralmente sob orientação mamográfica. Recentemente, têm-se usado a AAF e procedimentos de biópsia central, sob orientação ultra-sonográfica ou mamográfica, como alternativas às biópsias excisionais padrões.

A AAF é feita com o uso de uma agulha calibre 21 ou 23, fazendo múltiplas passagens em diversas áreas da lesão. O material celular é, então, esfregado numa lâmina e enviado ao citopatologista. As limitações de tal procedimento incluem uma percentagem elevada de amostras inadequadas e a dificuldade do citopatologista em identificar as lesões benignas. Os requisitos essenciais para a instituição de um programa de AAF são um citopatologista e um mamografista experientes, bem como um método para correlacionar o diagnóstico de cada aspirado ao diagnóstico esperado pelos exames de imagem. Se for encontrada uma discrepância, a paciente deverá ser submetida a uma avaliação adicional, porque a sensibilidade e a especificidade do método variam muito em diferentes estudos, respectivamente de 65% a 99% e de 64% a 100%.[4, 15, 24, 27, 34, 38, 43, 54, 62] Além disso, a paciente deve aderir aos protocolos de acompanhamento, porque pacientes com aspirados benignos devem ser acompanhadas atentamente por até três anos.

A biópsia central estereotáxica é mais invasiva e demorada, porém produz resultados melhores que a AAF, com sensibilidade de 95%.[25] Além disso, é raro obter amostras inadequadas com tal método. Esse procedimento é realizado com uma arma de biópsia e uma agulha calibre 14, usando o princípio da triangulação das três coordenadas numa unidade estereotáxica.[25] Múltiplas passagens são efetuadas, e, se forem colhidas amostras de calcificações, as regiões centrais deverão ser examinadas radiograficamente, para assegurar-se de que as calcificações sejam incluídas na biópsia. Biópsias centrais de massas tumorais também podem ser obtidas sob orientação ultra--sonográfica. Quando o procedimento é feito corretamente, ocorrem poucas complicações, tais como sangramentos, infecções, pseudo--aneurismas e o evento improvável da semeadura tumoral no trajeto da agulha.[40, 84] Os benefícios do procedimento são os menores custos médicos, maior conveniência para as pacientes e menor deformidade do tecido mamário.

REFERÊNCIAS

1. Adler D: Mammographic evaluation of masses. RSNA Categorical Course in Breast Imaging, pp 107-116. 1995
2. Adler DD, Helvie MA, Ikeda DM: Perspective, nonpalpable, probably benign breast lesions: Follow-up strategies after initial detection on mammography. AJR Am J Roentgenol 155:1195, 1990
3. American Cancer Society: Cancer facts and figures: 1995. Atlanta: American Cancer Society, 1995
4. Azavedo E, Auer G, Svane G. Stereotactic fine-needle biopsy in 2,594 mammographically detected nonpalpable lesions. Lancet 1: 1033-1035, 1989
5. Bassett LW, Gold RH, Mirra JM: Non-neoplastic breast calcifications in lipid cysts: Development after excision and primary irradiation. AJR Am J Roentgenol 138:335, 1982
6. Berg WA, Caskey CI, Kuhlman JE, Hamper UM, Chang BW, Anderson ND: Comparative evaluation of MR imaging and US in determining breast implant failure [abstract]. Radiology 193(P):318, 1994
7. Berquist TH: MRI of the Musculoskeletal System, 3rd ed. Philadelphia, Lippincott-Raven, 1996
8. Beyer GA, Thorsen MK, Shaffer KA, Walker AP: Mammographic appearance of the retained Dacron cuff of a Hickman catheter. AJR Am J Roentgenol 155:1203-1204, 1990
9. Bjurstam N: Radiology of the female breast and axilla. Acta Radiol Suppl 357:1-131, 1978
10. Britton C, Baratz A, Harris K: Carcinoma mimicked by the sternal insertion of the pectoral muscle. AJR Am J Roentgenol 153:955-956, 1989
11. Buck JL: Fat-containing soft-tissue masses of the extremities. From the Archives of the AFIP. Radiographics 11:81, 1991
12. Cardinal E, Buckwalter KA, Braunstein EM, Mih AD. Occult dorsal carpal ganglion: Comparison of US and MR imaging. Radiology 193: 259-262, 1994
13. Carter CL, Allen C, Henson DE: Relations of tumor size, lymph node status, and survival in 24,740 breast cancer cases. Cancer 63:181-187, 1989
14. Chantra PK, So GJ, Wolman JS, Bassett LW: Mammography of the male breast. AJR Am J Roentgenol 164:853-858, 1995
15. Ciatto S, Catarzi S, Morrone D, Del Turco M: Fine-needle aspiration cytology of nonpalpable breast lesions: US versus stereotaxic guidance. Radiology 173:53-56, 1989
16. Clarke E, Swischuk LE, Hayden CK: Tumoral calcinosis, diaphysitis, and hyperphosphatemia. Radiology 151:643, 1984
17. Clay MG, Hiskop G, Kan L, Olivotto IA, Burhenne LJW: Screening Mammography in British Columbia 1988-1993. Am J Surg 167: 490-492, 1994
18. Cooper RA, Gunter BA, Ramanurthy L: Mammography in men. Radiology 191:651-656, 1994
19. DeBruhl N, Gorczyca, Ahn C, Shaw W, Bassett L: Silicone breast implants: US evaluation. Radiology 189:95-98, 1993
20. Dempsey PJ: Applied Radiology 31-35, 1996
21. Dershaw DD: Mammography central to treatment planning. Diagn Imaging :33-37, 1996
22. Dipiro PJ, Meyer JE, Frenna TH, Denison CM: Seat belt injuries of the breast: Findings on mammography and sonography. AJR Am J Roentgenol 164:317-20, 1995
23. Eklund GW, Busby RC, Miller SH, Job JS: Improved imaging of the augmented breast. AJR Am J Roentgenol 151:469-73, 1988
24. Evan W, Cade S: Needle localization and fine-needle aspiration biopsy of nonpalpable breast lesions with use of standard and stereotactic equipment. Radiology 173:53-56, 1989
25. Evans WP: Stereotaxic fine-needle aspiration and core biopsy: RSNA Categorical Course in Breast Imaging 1995, pp 151-160. 1995
26. Eversen LI, Parantainen H, Detlie T, et al: Diagnosis of breast implant rupture: Imaging findings and relative efficacies of imaging techniques. AJR Am J Roentgenol 163:57-60, 1994
27. Fajardo L, Davis J, Wiens J, Trego D: Mammography-guided stereotaxic fine-needle aspiration cytology of nonpalpable breast lesions: Prospective comparison with surgical biopsy results. AJR Am J Roentgenol 155:977-981, 1990
28. Feig S: Mammographic evaluation of calcifications. RSNA Categorical Course in Breast Imaging 1995, pp 93-105. 1995
29. Feig SA, Galkin BM, Muir HD: Evaluation of breast microcalcification by means of optically magnified tissue specimen radiographs. Recent Results Cancer Res 105:111-124, 1987
30. Fletcher SW, Black W, Harris R, Rimer BK, Shapiro S: Report of the International Workshop on Screening for Breast Cancer. J Natl Cancer

Inst 85:1644–1656, 1993
31. Fornage BD: Muscular trauma. In Fornage BD (ed): Musculoskeletal Ultrasound. New York, Churchill-Livingstone, 1995
32. Fornage BD, Lorigan JG, Andrey E: Fibroadenoma of the breast: Sonographic appearance. Radiology 172:671–675, 1989
33. Frankl G, Ackerman N: Xeromammography and 1,200 breast cancers. Radiol Clin North Am 21:81–91, 1983
34. Franquet T, Cozcollaul R, DeMiguel C: Stereotaxic fine-needle aspiration of low suspicion, nonpalpable breast nodules: Valid alternative to follow-up mammography. Radiology 183:635–637, 1992
35. Gorczyca D, DeBruhl N, Mund D, Bassett L: Linguine sign at MR imaging: Does it represent the collapsed silicone implant shell? Radiology 191:576–577, 1994
36. Gordon PB: US for problem solving in breast imaging: Tricks of the trade. RSNA Categorical Course in Breast Imaging, pp 121–131. 1995
37. Hall FM, Cocken WP, Hayes CW: Calcific tendinitis of the longus coli: Diagnosis by CT. AJR Am J Roentgenol 147:742, 1986
38. Hann L, Ducatman B, Wang H, Fein V, McIntire J: Nonpalpable breast lesions: Evaluation by means of fine-needle aspiration cytology. Radiology 171:373–376, 1989
39. Haris KM, Ilkhanipour ZS, Ganott MA: Vertically oriented solid breast mass: A predictor of malignancy at sonography [abstract]. Radiology 185(P):112, 1992
40. Harter LP, Curtes JS, Ponto G, et al: Malignant seeding of the needle track during stereotaxic core needle breast biopsy. Radiology 185:713–714, 1992
41. Hassell PR, Olivolto IA, Mueller HA, et al: Early breast cancer: Detection of recurrence after conservative and radiation therapy. Radiology 176:731, 1990
42. Hayes CW, Conway WF: Calcium hydroxyapatite deposition disease. Radiographics 10:1031, 1990
43. Helvie M, Baker D, Adler D, Anersson I, Naylor B, Buckwalter K: Radiographically guided fine-needle aspirations of nonpalpable breast lesions. Radiology 174:657–661, 1990
44. Herzog PM, Exner K, Holtermueller KH, Quayson J, Lemperle G: Detection with US of implant rupture and siliconomas [abstract]. Radiology 189(P):155, 1993
45. Homer M: Mammographic Interpretation: A Practical Approach. New York, McGraw-Hill, 1991
46. Huynh PT, De Paredes ES, Smith D: The role of ultrasound. Administrative Radiology March:13–16, 1995
47. Khalkhali I, Mena I, Jouanne E, et al: Prone scintimammography in patients with suspicion of breast cancer. J Am Coll Surg 178:491–497, 1994
48. Kopans D: Breast Imaging. Philadelphia, Lippincott-Raven, 1998
49. Kopans D: Other breast imaging techniques. RSNA Categorical Course in Breast Imaging, pp 209–215. 1995
50. Kransdorf MJ, Jelinek JS, Moser RP Jr, et al: Soft-tissue masses: Diagnosis using MR imaging. AJR Am J Roentgenol 153:541, 1989
51. Kransdorf MJ, Murphey MD. Lipomatous Tumors. In Kransdorf MJ, Murphey MD (eds): Imaging of Soft Tissue Tumors. Philadelphia, WB Saunders, 1997
52. Kushner LN: Hodgkin's disease simulating inflammatory breast carcinoma on mammography. Radiology 92:350, 1969
53. Jones BC, Sundaram M, Kransdorf MJ: Synovial sarcoma: MR imaging findings in 34 patients. AJR Am J Roentgenol 161:827–830, 1993
54. Lev-Toaff AS, Feig SA, Saitas VL, Finkel GC, Schwartz GF: Stability of malignant breast microcalcifications. Radiology 192:153–156, 1994
55. Libshitz HI, Mentague ED, Paulus DD: Skin thickness in the therapeutically irradiated breast. AJR Am J Roentgenol 130:345–347, 1978
56. Linell F, Ljungberg O, Andersson I: Breast carcinoma: Aspects of early stages, progression and related problems. Acta Pathol Microbiol Immunol Scand 272(suppl):1–233, 1980
57. Lofgren M, Andersson I, Lindholm K: Stereotactic fine-needle aspiration for cytologic diagnosis of nonpalpable breast lesions. AJR Am J Roentgenol 174:657–661, 1990
58. Martinez S, Vogler JB III, Harrelson JM, Lyles KW: Imaging of tumoral calcinosis: New observations. Radiology 174:215, 1990
59. Mendelson EB: Evaluation of the postoperative breast. Radiol Clin North Am 30:107–138, 1992
60. Mendelson DB, Tobin CE: Imaging the breast after surgery and radiation therapy. RSNA Categorical Course Breast Imaging, pp 175–184. 1995
61. Meyer J, Ferraro F, Frenna T, DiPiro P, Dennison C: Mammographic appearance of normal intramammary lymph nodes in an atypical location. AJR Am J Roentgenol 161:779–780, 1993
62. Mitnick J, Vazquez M, Plessa K, et al: Distinction between postsurgical changes and carcinoma by means of stereotaxic fine needle aspiration biopsy after reduction mammoplasty. Radiology 188:457–462, 1993
63. Murphey MD, Gross TM, Rosenthal HG: Musculoskeletal malignant fibrous histiocytoma: Radiologic-pathologic correlation. Radiographics 14:807–826, 1994
64. Nägle M, Hamann M, Koch W: Myositis ossificans. In Fleckenstein JL, Crues JV III, Reimers CD, eds. Muscle Imaging in Health and Disease. New York, Springer-Verlag, 1996
65. Paulus DD: Conservative treatment of breast cancer: Mammography in patient selection and follow-up. AJR Am J Roentgenol 143:483, 1984
66. Petasnick JP, Turner DA, Charters RJ, et al: Soft-tissue masses of the locomotor system: Comparison of MR imaging with CT. Radiology 160:125, 1986
67. Peters ME, Voegeli DR, Scanlan KA: Breast Imaging. New York, Churchill-Livingstone, 1989
68. Preston DF: Alternatives to mammography show promise. Diagn Imaging 43, 1996
69. Rebner N, Pennes DR, Adler DD, et al: Breast microcalcifications after lumpectomy and radiation therapy. Radiology 170:691, 1989
70. Resnick D: Calcium hydroxyapatite crystal deposition disease. In: Resnick D, ed. Diagnosis of Bone and Joint Disorders, 3rd ed. Philadelphia, WB Saunders, 1995
71. Ries LAG, Miller BA, Homkey BF, Kosary CL, Harras A, Edwards BK: Cancer statistics review 1973–1991: Tables and graphs. National Institutes of Health Publication No. 94-2789, Bethesda, MD, National Cancer Institute, 1994
72. Rosculet KA, Ikeda DM, Forrest ME, et al: Ruptured gel-filled silicone breast implants: Sonographic findings in 19 cases. AJR Am J Roentgenol 159:711–716, 1992
73. Rosen PP, Oberman HA: Tumors of the mammary gland. Bethesda, MD: Armed Forces Institute of Pathology, 1993
74. Seidman H, Stellman S, Mushiaski MH: A different perspective on breast cancer risk factors: Some implications of the nonattributable risk. CA Cancer J Clin 32:301–313, 1982
75. Sickles EA: Nonpalpable, circumscribed, noncalcified solid breast masses: Likelihood of malignancy basis on lesion size and age of patient. Radiology 192:439–442, 1994
76. Smith R: The epidemiology of breast cancer. RSNA Categorical Course in Breast Imaging, pp 7–20. 1995
77. Stelling C, Hazle J: MR imaging of the breast. RSNA Categorical Course in Breast Imaging, pp 185–197. 1995
78. Stomper PC, Recht A, Berenber AL, et al: Mammographic detection of recurrent cancer in the irradiated breast. AJR Am J Roentgenol 148:39, 1987
79. Sundaram M, McGuire MH, Herboid DR: Magnetic resonance imaging of soft tissue masses: An evaluation of fifty-three histologically proven tumors. Magn Reson Imaging 6:237, 1988
80. Tabar L, Dean PB (eds): Teaching atlas of mammography. New York, George Thieme Verlag, 1983
81. Tabar L, Duffy SW, Krusemo UB: Detection method, tumor size and node metastases in breast cancers diagnosed during a trial of breast cancer screening. Eur J Cancer Clin Oncol 23:959–962, 1987
82. Treu EBWM, deSlegte RGA, Golding RP, et al: CT findings in paravertebral synovial sarcoma. J Computed Assist Tomogr 10:460–462, 1986
83. Wellings ST, Wolfe JN: Correlative studies of the histological and radiographic appearance of the breast parenchyma. Radiology 129:299, 1978
84. Wilkes AN, Needleman L, Rosenberg AL: Pseudoaneurysm of the breast. AJR Am J Roentgenol 167:625–626, 1996
85. Wolfe JN: Analysis of 462 breast carcinomas. AJR Am J Roentgenol 121:846–853, 1974

LEITURAS SELECIONADAS

Abrams HL (ed): Vascular and Interventional Radiology, 3rd ed, vol 1. Boston, Little, Brown, 1983
Achram M, Issa S, Rizk G: Osteogenic sarcoma of the breast: Some radiological aspects. Br J Radiol 58:264, 1985
Adler DD, Helvie MA, Oberman HA, et al: Radial sclerosing lesion of the breast: Mammographic features. Radiology 176:737, 1990
Adler DD, Rebner M, Pennes DR: Accessory breast tissue in the axilla: Mammographic appearance. Radiology 163:709, 1987

Azzopardi JG: Problems in Breast Pathology. Philadelphia, WB Saunders, 1979

Bassett LW, Gold RH, Core HC: Mammographic spectrum of traumatic fat necrosis: The fallibility of "pathognomonic" signs of carcinoma. AJR Am J Roentgenol 130:119, 1978

Berkowitz JE, Gatewood OMB, Goldblum LE, et al: Hormonal replacement therapy: Mammographic manifestations. Radiology 174:199, 1990

Bjurstam N: The radiographic appearance of normal and metastatic axillary lymph nodes. Recent Results Cancer Res 90:49, 1984

Bohman LG, Bassett LW, Gold RH, et al: Breast metastases from extramammary malignancies. Radiology 144:309, 1982

Brenner RJ, Sickles EA: Acceptability of periodic follow-up as an alternative to biopsy for mammographically detected lesions interpreted as probably benign. Radiology 171:645, 1989

Brown RC, Zuehlke RL, Ehrhardt JC, et al: Tattoos simulating calcifications on xerographs of the breast. Radiology 138:583, 1981

Bruwer A, Nelson GW, Spark RP: Punctate intranodal gold deposits simulating microcalcifications on mammograms. Radiology 163:87, 1987

Buckley JH, Roebuck EJ: Mammographic changes following radiotherapy. Br J Radiol 59:337, 1986

Cederlund CG, Gustavsson S, Linell F, et al: Fibromatosis of breast mimicking carcinoma at mammography. Br J Radiol 57:98, 1984

Cole-Beuglet C, Sariano R, Kutz AB, et al: Ultrasound, x-ray mammography, and histopathology of cystosarcoma phylloides. Radiology 146:481, 1983

Consensus Meeting (convened by the Cancer Committee of the College of American Pathologists): Is "fibrocystic disease" of the breast precancerous? Arch Pathol Lab Med 110:171, 1986

Crothers JG, Butler NF, Fortt RW, et al: Fibroadenolipoma of the breast. Br J Radiol 58:191, 1985

D'Orsi CJ, Feldhaus L, Sonnenfeld M: Unusual lesions of the breast. Radiol Clin North Am 21:67, 1983

Davis SP, Stomper PC, Weidner N, et al: Suture calcification mimicking recurrence in the irradiated breast: A potential pitfall in mammographic evaluation. Radiology 172:247, 1989

Dershaw DD: Evaluation of the breast undergoing lumpectomy and radiation therapy. Radiol Clin North Am 33:1147–1160, 1995

Dershaw DD, McCormick B, Cox L, et al: Differentiation of benign and malignant local tumor recurrence after lumpectomy. AJR Am J Roentgenol 155:35, 1990

El-Khoury GY, Brandser EA, Kathol MH, Tearse DS, Callaghan JJ. Imaging of muscle injuries. Skeletal Radiol 25:3–11, 1996

Epstein EE: Fibrosarcoma of the breast: A case report. South Afr Med J 57:288, 1980

Evers K, Troupin RH: Pictorial essay: Lipid cyst. Classic and atypical appearances. AJR Am J Roentgenol 157:271, 1991

Feig SA, Shaber GS, Patchefsky A: Analysis of clinically occult and mammographically occult breast tumors. AJR Am J Roentgenol 128:403–408, 1977

Fritz RC, Crues JV III: The role of muscle imaging in orthopaedics. In Fleckenstein JL, Crues JV III, Reimers CD (eds): Muscle Imaging in Health and Disease. New York, Springer-Verlag, 1996

Gold RH, Montgomery CK, Minagi H, et al: The significance of mammary skin thickening in disorders other than primary carcinoma: A roentgenologic-pathologic correlation. AJR Am J Roentgenol 112:613, 1971

Gomez A, Mata JM, Donoso L, et al: Galactocele: Three distinctive radiographic appearances. Radiology 158:43, 1986

Gordon LF, Arger PH, Dalinka MK, et al: Computed tomography in soft tissue calcification layering. J Comput Assist Tomogr 8:71, 1984

Grant EG, Holt RW, Chun B, et al: Angiosarcoma of the breast: Sonographic, xeromammographic and pathologic appearance. AJR Am J Roentgenol 141:691, 1983

Gump FE, Sterschein MJ, Wolff M: Fibromatosis of the breast. Surg Gynecol Obstet 153:57, 1981

Helvie MA, Adler DD, Rebner M, et al: Breast hamartomas: Variable mammographic appearance. Radiology 170:417, 1989

Helvie MA, Rebner M, Sickles EA, et al: Calcifications in metastatic breast carcinoma in axillary lymph nodes. AJR Am J Roentgenol 151:921, 1988

Homer MJ: Mammary skin thickening. Contemp Diagn Radiol 4:1, 1981

Homer MJ: Nonpalpable mammographic abnormalities: Timing the follow-up studies. AJR Am J Roentgenol 136:923, 1981

Homer MJ: Mammographic Interpretation: A Practical Approach. New York, McGraw-Hill, 1991

Homer MJ, Schmidt-Ullrich R, Safaii H, et al: Residual breast carcinoma after biopsy: Role of mammography in evaluation. Radiology 170:75, 1989

Jackson VP, Dines KA, Bassett LW, et al: Diagnostic importance of the radiographic density of noncalcified breast masses: Analysis of 91 lesions. AJR Am J Roentgenol 157:25, 1991

Kopans DB, Meyer JE, Homer MJ, et al: Dermal deposits mistaken for breast calcifications. Radiology 149:592, 1983

Kopans DB, Swann CA, White G, et al: Asymmetric breast tissue. Radiology 171:639, 1989

Lindfors KK, Kopans DB, McCarthy KA, et al: Breast cancer metastasis to intramammary lymph nodes. AJR Am J Roentgenol 146:133, 1986

Marsteller LP, deParedes ES: Well defined masses in the breast. Radiographics 9:13, 1989

McCrea ES, Johnston C, Haney PJ: Metastases to the breast. AJR Am J Roentgenol 141:685, 1983

Mendelson EB: Silicone implants present mammographic challenge. Diagn Imaging 14:70–76, 1992

Mendelson EB, Harris KM, Doshi N, et al: Infiltrating lobular carcinoma: Mammographic patterns with pathologic correlation. AJR Am J Roentgenol 153:265, 1989

Meyer JE, Kopans DB, Lawrence WD: Normal intramammary lymph nodes presenting as occult breast masses. Breast 40:30, 1982

Meyer JE, Kopans DB, Long JC: Mammographic appearance of lymphoma of the breast. Radiology 135:31, 1974

Millis RR: Atlas of Breast Pathology. Lancaster, England, MTP Press, 1984

Millis RR, Atkinson MK, Tonge KA: The xerographic appearances of some uncommon malignant mammary neoplasms. Clin Radiol 27:463, 1976

Mitnick JS, Roses DF, Harris MN, et al: Circumscribed intraductal carcinoma of the breast. Radiology 170:423, 1989

Mitnick JS, Vazquez MF, Harris NM, et al: Invasive papillary carcinoma of the breast: Mammographic appearance. Radiology 177:803, 1990

Moncado R, Cooper RA, Garces M, et al: Calcified metastases from malignant ovarian neoplasm. Radiology 113:31, 1974

Parker SH, Lovin JD, Jobe WE, et al: Nonpalpable breast lesions: Stereotactic automated large-core biopsies. Radiology 180:403, 1991

Paulus DD: Lymphoma of the breast. Radiol Clin North Am 28:833, 1990

Peters ME, Fagerholm MI, Scanlan KA, et al: Mammographic evaluation of the postsurgical and irradiated breast. Radiographics 8:873, 1988

Pope TL, Read ME, Medsker T, et al: Breast skin thickness: Normal range and causes of thickening shown on film-screen mammography. J Can Assoc Radiol 35:365, 1984

Scheider JA: Invasive papillary breast carcinoma: Mammographic and sonographic appearance. Radiology 171:377–379, 1989

Sickles EA: Periodic mammographic follow-up of probably benign lesions: Results in 3,184 consecutive cases. Radiology 179:463, 1991

Sickles EA, Herzog KA: Intramammary scar tissue: A mimic of the mammographic appearance of a carcinoma. AJR Am J Roentgenol 135:349, 1980

Sickles EA, Herzog KA: Mammography of the post-surgical breast. AJR Am J Roentgenol 136:585, 1981

Stomper PC, VanVoorhis BJ, Ravniker VA, et al: Mammographic changes associated with postmenopausal hormone replacement therapy: A longitudinal study. Radiology 174:487, 1990

Strasser W, Heim K, Muller E, et al: Phylloides tumor: Findings on mammography, sonography and aspiration cytology in 10 cases. AJR Am J Roentgenol 157:715, 1991

Swann CA, Kopans DB, Koerner FC, et al: The halo sign and malignant breast lesions. AJR Am J Roentgenol 149:1145, 1987

Toombs BD, Kalisher L: Metastatic disease to the breast: Clinical, pathologic, and radiographic features. AJR Am J Roentgenol 129:679, 1977

Watt AC, Haggar AM, Krasicky GA: Extraosseous osteogenic sarcoma of the breast: Mammographic and pathologic findings. Radiology 150:34, 1984

Willson SA, Adam EJ, Tucker AK: Patterns of breast skin thickness in normal mammograms. Clin Radiol 33:691, 1982

SEÇÃO II
O Cérebro e a Medula Espinhal

CAPÍTULO 11

Doenças Intracranianas

W. Douglas Brown, Charles M. Strother, Patrick A. Turski e Lindell R. Gentry

A avaliação radiológica bem-sucedida do cérebro e de outros conteúdos cranianos exige conhecimento meticuloso de anatomia, histopatologia e das tecnologias disponíveis. Embora este capítulo siga o formato descritivo habitual de um livro-texto de radiologia, o leitor deve estar sempre consciente de que muitos casos vistos na prática clínica não se encaixam, com precisão, nas imagens e descrições clássicas. Apenas o pensamento crítico, com sólidas bases de neuroanatomia e neuropatologia, pode levar ao diagnóstico correto dos casos difíceis.

Ao contrário da maioria dos órgãos do corpo, o cérebro não é constituído somente por um ou alguns tipos de tecido, e sim por numerosos tecidos, cada um dos quais com importância funcional e suscetibilidade diferente a vários processos mórbidos. Do ponto de vista clínico, a compreensão plena das três camadas meníngeas também é importante. Até alguns anos atrás, só o neurocirurgião conseguia ver essa anatomia detalhada em seres humanos vivos. No entanto, a situação começou a mudar com o advento da TC. Com o aperfeiçoamento da RM de alta resolução, o radiologista confronta-se constantemente com imagens tomográficas que têm muito mais detalhes do que ele jamais viu antes em um paciente vivo. Muitas escolas de medicina ainda não ensinam neuroanatomia seccional detalhada, de tal forma que o profissional que está começando seu treinamento em neurorradiologia precisa aprender ou reaprender muita anatomia. Tais informações encontram-se, obviamente, além dos propósitos deste capítulo, devendo o leitor procurar outras fontes.[21,22,25,70] Da mesma forma, devem-se ter conhecimentos de neuropatologia que ultrapassam o ensinado na maioria das escolas de medicina. Em geral, os radiologistas lêem pouco a respeito de anatomopatologia. Todavia, a familiaridade com os assuntos básicos de neuropatologia,[113] o conhecimento dos principais livros de referência,[62,133] o comparecimento a necropsias de cérebros e uma interação positiva com os neuropatologistas locais podem fazer um melhor neurorradiologista.

TÉCNICAS DIAGNÓSTICAS

O conhecimento das tecnologias de neuroimageamento é útil em três aspectos relevantes. Um radiologista clínico enfrenta, com freqüência, o dilema de escolher o melhor ou o primeiro procedimento de imageamento para a avaliação de um paciente com determinada história, sinais e sintomas. O radiologista precisa ajustar qualquer exame a melhor demonstração de anatomopatologia. Além disso, deve conhecer os pontos fracos e fortes, e, especialmente, os artefatos de cada tecnologia, a fim de interpretar corretamente os achados. Tendo em vista o grande número (sempre em expansão) e a complexidade das tecnologias — ultra-sonografia, TC, angiografia, cintilografia e, sobretudo, novas técnicas de RM —, o parecer de um especialista em neurorradiologia é, com freqüência, bastante valioso.

Ressonância Magnética e Tomografia Computadorizada

A excepcional resolução de contraste, a capacidade multiplanar, a possibilidade de ajustar o exame, para enfatizar as diferentes características teciduais, e a falta de efeitos prejudiciais tornam a RM a técnica preferida para a avaliação diagnóstica da maioria dos pacientes com doença neurológica. Exceções importantes, em que a TC continua a ser a técnica de escolha para o exame inicial, são: (a) a avaliação dos pacientes após traumatismo agudo; (b) daqueles com suspeita de hemorragia intracraniana aguda; (c) dos pacientes com doenças que afetam basicamente a base do crânio e a calota craniana; e (d) daqueles com contra-indicações à RM, a qual continua a ser um instrumento diagnóstico importante e extremamente útil por causa de sua velocidade, disponibilidade e alta resolução.

A gama de técnicas da RM atualmente disponíveis é muito grande e complexa para ser discutida neste capítulo. Entretanto, para maximizar as informações obtidas de um determinado exame, é necessário não apenas compreender as alterações que ocorrem nos vários processos mórbidos, mas também entender como são obtidas as imagens dos tecidos alterados através das várias seqüências de pulso pela RM.[162] Em geral, o uso de uma seqüência curta TR/curta TE e de seqüências de pulso longa TR/curta e longa TE (*spin echo* ou *fast spin echo*) oferece um quadro de imagens que fornece uma revisão das características das imagens ponderadas em T1, com densidade de prótons e ponderadas em T2 do tecido que está sendo estudado (Fig. 11.1), o qual é, em geral, o grupo mínimo de imagens para um exame diagnóstico. Outras seqüências e, às vezes, contraste IV são adicionados de acordo com a patologia suspeita. Além disso, é necessário escolher os planos de imagens. Em quase todos os casos, o protocolo de imageamento deve conter, pelo menos, dois planos; os planos ideais dependem da natureza e da localização das lesões.

Existem muitas formas diferentes de realizar uma TC, e, como na RM, cada exame deve ser ajustado para otimizar as informações clínicas de um determinado caso. Os parâmetros que variam são a espessura do corte, plano de imageamento, técnica radiológica (corrente do tubo e tempo de corte), filtro de reconstrução, uso de contraste, utilização de imageamento espiral e as janelas usadas para a impressão das imagens. Boas informações clínicas e decisões cuidadosas são necessárias para planejar o imageamento, a fim de obter o tratamento ideal para o paciente.

O motivo básico para utilizar o contraste IV no imageamento do cérebro é diferente do utilizado no resto do corpo. Os agentes empregados (contraste iodado na TC, meio paramagnético, geralmente contendo gadolínio na RM) não cruzam a barreira hematoencefálica (BHE). Como muitas lesões podem provocar o rompimento dessa barreira, o contraste IV localiza especificamente, no tecido cerebral, os locais dessas patologias, o que pode ajudar a sensibilidade e a especificidade do exame. A administração de contraste IV na TC também melhora a definição das estruturas vasculares e durais (Fig. 11.2). A situação é mais complexa na RM, em que o realce vascular depende muito da velocidade do fluxo sangüíneo e da seqüência específica utilizada (Fig. 11.3);

W. D. Brown e L. R. Gentry: Department of Radiology, University of Wisconsin Hospital and Clinics, Madison, Wisconsin 53792-3252.
C. M. Strother e P. A. Turski: Department of Radiology, University of Wisconsin Clinical Science Center, Madison, Wisconsin 53792-3252.

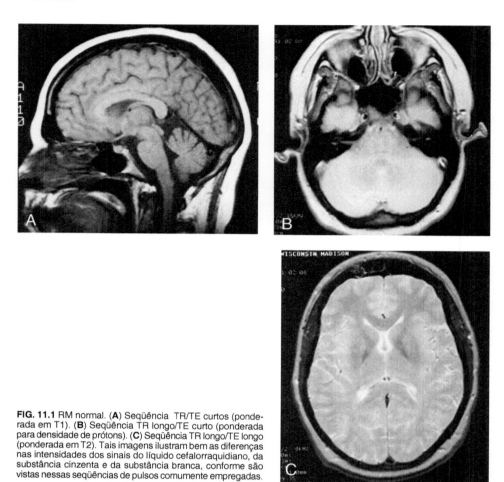

FIG. 11.1 RM normal. (**A**) Seqüência TR/TE curtos (ponderada em T1). (**B**) Seqüência TR longo/TE curto (ponderada para densidade de prótons). (**C**) Seqüência TR longo/TE longo (ponderada em T2). Tais imagens ilustram bem as diferenças nas intensidades dos sinais do líquido cefalorraquidiano, da substância cinzenta e da substância branca, conforme são vistas nessas seqüências de pulsos comumente empregadas.

por isso, na RM o contraste é necessário com menos freqüência nas avaliações vasculares.

Embora muitas lesões sejam mais bem visibilizadas após a infusão de contraste IV, as informações adicionais obtidas são amiúde triviais, quando comparadas com o custo adicional e maior tempo de exame, não sendo clinicamente importantes. Em geral, não é necessária a utilização de contraste IV na TC ou na RM realizadas para avaliar a maioria dos casos de malformação congênita, demência, traumatismo, hidrocefalia, suspeita de AVC ou hemorragia, ou nos casos de epilepsia crônica. A administração de contraste é indicada na TC de muitos, mas não de todos, os pacientes com anormalidades vasculares, bem como na TC e RM realizadas em virtude de suspeita de distúrbios neoplásicos,

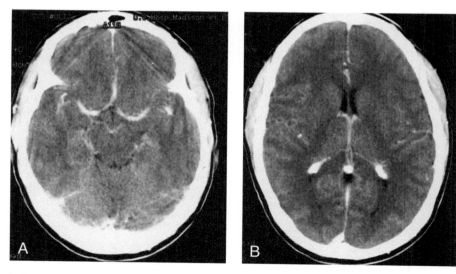

FIG. 11.2 TC normal realizada (**A** e **B**) após administração intravenosa de contraste iodado. As estruturas arteriais e venosas na base do crânio aparecem de forma proeminente nas imagens. Além disso, há o realce da foice cerebral e do plexo coróide dos ventrículos laterais.

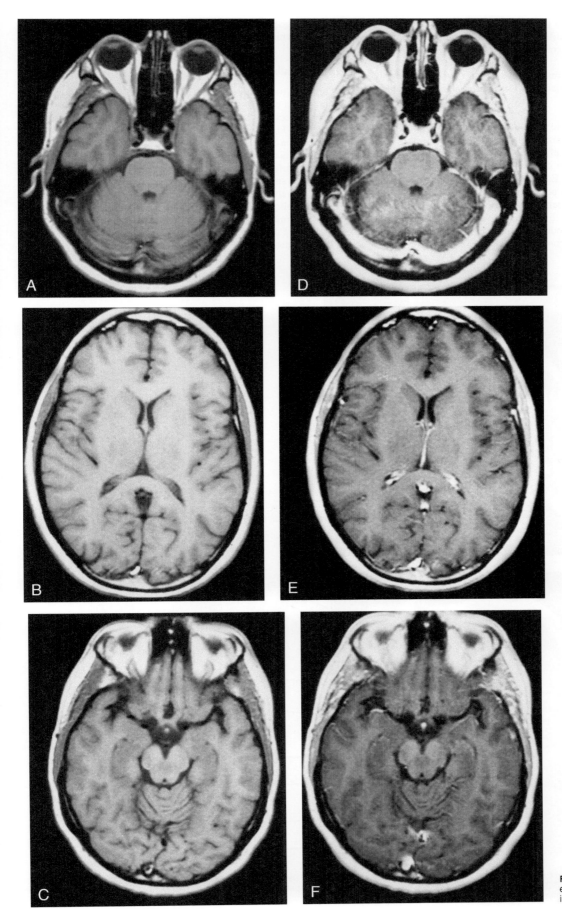

FIG. 11.3 RM normal (ponderada em T1). **A, B, C, D, E, F** contraste intravenoso.

infecciosos ou inflamatórios. O uso rotineiro de TC não-contrastada antes da TC contrastada tem utilidade limitada, e esse procedimento só é recomendado para lesões consideradas como tendo componentes hemorrágicos ou calcificados.

A dosagem habitual de contraste IV é de 30 a 45 g de iodo, que podem ser administrados por gotejamento IV ou como injeção IV rápida, dependendo da situação clínica.[71] Na RM, a dose de gadolínio é de 0,1 a 0,3 mmol/kg.

Ocasionalmente, o contraste intratecal também pode ser útil na TC do crânio. As imagens realizadas logo após a injeção de baixas doses de contraste hidrossolúvel (na faixa de 1 g de iodo) no espaço subaracnóide lombar fornecem excelente descrição dos espaços das cisternas ao redor do cérebro. Essa técnica pode ser indicada em alguns casos, quando a RM não pode ser realizada ou são necessárias informações sobre extravasamento de liquor ou comunicação entre os vários espaços que contêm liquor[37] (Fig. 11.4). Pequenos volumes de ar subaracnóide também podem ser utilizados, de forma efetiva, como contraste na TC,[122] mas, com pouquíssimas exceções, o contraste natural fornecido pelo liquor na RM elimina a necessidade da TC com contraste subaracnóide.

Ultra-sonografia

O uso da ultra-sonografia na avaliação das estruturas intracranianas é limitado pela espessa calota craniana no adulto. Entretanto, existem situações específicas nas quais essa modalidade é muito valiosa. O imageamento do cérebro nos neonatos e nos lactentes é excelente com a ultra-sonografia de alta freqüência graças às fontanelas, ainda abertas. A ultra-sonografia é, em geral, a modalidade de escolha para os pacientes nessa faixa etária. Sondas Doppler transcranianas são otimizadas para avaliar o fluxo sangüíneo intracraniano nos adultos através de uma porção escamosa relativamente fina da porção lateral do crânio. Tais exames podem ser muito úteis no quadro de possível vasoespasmo e durante alguns procedimentos angiográficos. Fora do crânio, a ultra-sonografia com Doppler é um método não-invasivo importante na avaliação das artérias carótidas.

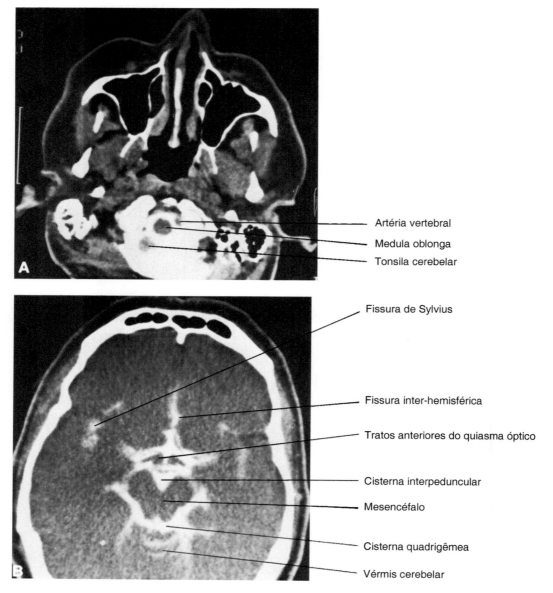

FIG. 11.4 (A) TC axial no nível do forame magno. O contraste hidrossolúvel no espaço subaracnóideo delineia as margens das artérias vertebrais, as tonsilas (amígdalas) cerebelares e a medula oblonga. **(B)** TC axial no nível do mesencéfalo. O contraste hidrossolúvel opacifica o espaço subaracnóideo e permite uma definição clara do mesencéfalo e das estruturas adjacentes.

Radiografias do Crânio

A radiografia do crânio não tem mais qualquer papel importante na avaliação diagnóstica dos pacientes com suspeita de doença neurológica. A técnica é insensível, inespecífica e redundante, porque, mesmo quando são visibilizadas anormalidades nas radiografias do crânio, raramente esses achados fornecem informações suficientes para fundamentar o tratamento do paciente.[152] Da mesma forma, a avaliação da sela turca na radiografia simples tem utilidade muito limitada.[155,156] As radiografias do crânio foram substituídas pela RM no diagnóstico das lesões hipofisárias. Embora a radiografia do crânio não seja mais importante na prática clínica, o conhecimento da anatomia do crânio é essencial para a interpretação adequada da TC e da RM da cabeça. E esse conhecimento pode ser facilitado estudando as múltiplas projeções das radiografias do crânio, que permitem apreciar as relações espaciais das estruturas visibilizadas nas imagens transversais. Para a discussão das alterações que ocorrem no crânio em decorrência da doença intracraniana, ver Yock[165] e Newton e Potts.[111]

Angiografia

A arteriografia com cateter continua a ser um instrumento importante na neurorradiologia. Entretanto, como foi o caso nas radiografias simples do crânio e, mais recentemente, com a TC, muitas das indicações para a angiografia cerebral foram eliminadas pelas informações fornecidas pela RM e pela angiorressonância. Nas últimas duas décadas, a angiografia cerebral evoluiu de uma técnica amplamente utilizada para detectar a presença de lesões estruturais para uma técnica realizada basicamente para adicionar especificidade aos achados ambíguos da TC, ultra-sonografia com Doppler ou da RM, ou para ajudar no planejamento dos procedimentos radiológicos intervencionistas ou neurocirúrgicos em virtude de doença vascular. No futuro, essas indicações diminuirão ainda mais graças ao aumento da capacidade da angiorressonância. Atualmente, a angiorressonância é um procedimento bem-adequado em muitos casos, como no exame de rastreamento e diagnóstico de doenças intracranianas e extracranianas que envolvam basicamente os grandes vasos do pescoço, da base do crânio ou das coberturas durais (Fig. 11.5).[119]

A principal indicação para a solicitação de angiografia cerebral é a avaliação dos pacientes com doença vascular (aterosclerose, aneurismas, fístulas e malformações arteriovenosas, arterite e lesões vasculares pós-traumáticas) intra- ou extracraniana. Raramente, a angiografia é necessária como parte da avaliação diagnóstica de neoplasias ou de outras doenças neurológicas.

A angiografia convencional com filme é realizada injetando rapidamente contraste que contenha iodo em uma das artérias que irrigam o cérebro ou seus revestimentos, e, a seguir, obtendo uma série de radiografias em seqüência rápida. O local da injeção, o volume de contraste e a seqüência de filme utilizada dependem do problema específico que está sendo avaliado. Atualmente, quase todas as angiografias cerebrais convencionais utilizam a técnica de Seldinger, na qual um cateter é inserido por via percutânea em uma das artérias femorais e orientado por fluoroscopia para o local adequado. Punção direta da carótida ou injeções na artéria braquial raramente são necessárias ou indicadas. Os riscos da angiografia convencional realizada por uma equipe experiente são pequenos, mas significativos, pois incluem AVC e lesão no local da punção arterial. A idade e a condição clínica geral do paciente são fatores importantes que influenciam a magnitude desses riscos.

A aplicação de técnicas eletrônicas digitais ao equipamento angiográfico eliminou muito da necessidade das técnicas de filme-*écran* na neuroangiografia. As técnicas de subtração digital permitem a realização de angiografia após injeção IV ou intra-arterial de menor volume e concentração de contraste do que é possível com as técnicas de filme-*écran*. A angiografia de subtração digital intra-arterial é menos demorada e dispendiosa que os métodos convencionais, na maioria dos casos com perda insignificante da resolução espacial.

ABORDAGEM DO ESTUDO NEURORRADIOLÓGICO

Como em qualquer tipo de estudo radiológico (ou anamnese e exame físico, a propósito), o método mais confiável de assegurar a obtenção e o registro de informações importantes é ter um padrão habitual para avaliar as imagens e reportar os resultados, o qual deve ser ajustado individualmente e ser bem apreciado, de modo que o indivíduo que o interprete tenha a maior probabilidade de encontrar todas as anormalidades significativas. Por isso, o estudante de neurorradiologia deve tentar desenvolver padrões de busca explícitos, para visibilizar as imagens do cérebro que aproveitem seu conhecimento de neuroanatomia e neuropatologia em geral, a técnica utilizada e as informações clínicas específicas disponíveis para o paciente. Ao registrar os achados, o neurorradiologista deve tentar ser o mais preciso possível. Por exemplo, nunca deve utilizar o termo "realce meníngeo". O realce da dura-máter e o realce da pia têm aspectos claramente diferentes e importância clínica totalmente diversa. Da mesma forma, localizações vagas, como "frontoparietal", podem, amiúde, ser acentuadamente melhoradas simplesmente anotando a localização da lesão em relação ao sulco central. O radiologista também deve evitar equívocos desnecessários. Por exemplo, a hemorragia subaracnóide possui um aspecto patognomônico; seu registro não precisa começar com uma descrição do tipo "material de alta atenuação que circunda o cérebro". As seções a seguir tratam de tópicos gerais de neuroimageamento do cálcio e edema.

Calcificação e Ossificação Intracraniana

Determinadas estruturas no crânio calcificam normalmente, enquanto outras calcificações visibilizadas na TC ou em outros exames têm importância patológica. O Quadro 11.1 fornece uma lista das causas de calcificação intracraniana normal e anormal. Algumas áreas de calcificação normal são brevemente discutidas.

Nos adultos, quase sempre há calcificação pineal e, em geral, calcificação das comissuras habenulares imediatamente adjacentes. Entretanto, na TC a visibilização de calcificação no corpo pineal é rara em indivíduos com menos de seis anos de idade. Calcificação pineal ocorre, em geral, na forma de um agrupamento de densidades irregulares amorfas ou pode ser solitária. A pineal calcificada normal varia até 10 ou 12 mm em seu maior diâmetro, mas costuma medir entre 3 e 5 mm. Quando existem calcificações com mais de 1 cm de diâmetro, deve-se suspeitar de uma anormalidade, como pineocitoma ou malformação arteriovenosa.

Calcificação de porções do plexo coróide visibilizada na TC ocorre em quase todos os adultos e, com freqüência, está presente em crianças. A calcificação é, mais amiúde, visibilizada no *glomus* (nos átrios dos ventrículos laterais), mas pode ocorrer em qualquer outro ponto. Deve-se observar que o plexo coróide do quarto ventrículo estende-se através do forame ventricular lateral (de Luschka) e, por isso, pode ser visibilizado como "massa" calcificada ou realçada no ângulo cerebelopontino.

Áreas de calcificação e ossificação semelhantes a placas são comuns na dura-máter, sobretudo na foice e ao longo das bordas livres e inseridas do tentório. As bordas livres do tentório posteriores à sela (os denominados ligamentos petroclinóides) são particularmente propensas a calcificação densa. Calcificação maciça da foice e, com menor freqüência, do tentório é registrada como um componente da síndrome do nevo basocelular; de outra forma, essas placas calcificadas não têm importância clínica.

Hiperostose frontal interna define o crescimento excessivo da tábua interna do osso frontal com aspecto muito característico, sendo, em geral, simétrico e encontrado principalmente em mulheres idosas. O espaço diplóico e a tábua externa não são afetados. É importante diferenciar a hiperostose frontal interna da hipertrofia óssea resultante de meningioma ou de displasia óssea, mas, exceto pelo raro meningioma *em placa*, essa diferenciação não é muito problemática.

Edema

Um aumento do volume de água nos tecidos cerebrais (edema) é sinal de muitos estados patológicos. Em geral, o líquido em excesso é basicamente intracelular (por causa de alguma agressão à célula) ou extracelular (em geral, relacionado à perda da barreira hematoencefálica e resultantes desvios de proteína e água do espaço intravascular para

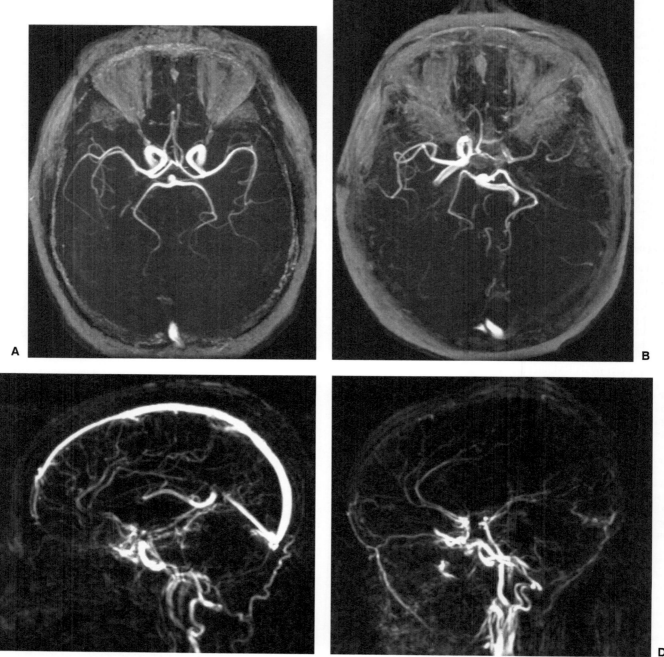

FIG. 11.5 Angiorressonância magnética. **(A)** Angiorressonância magnética normal (bidimensional), imagem axial, através do polígono de Willis. **(B)** Arteriorressonância magnética de outro paciente no mesmo nível, revelando uma diminuição acentuada do fluxo na artéria cerebral média esquerda como conseqüência de oclusão da artéria carótida interna. **(C)** Venorressonância magnética normal (contraste de fase bidimensional), imagem mediana sagital. **(D)** Venorressonância magnética de outro paciente na mesma localização, mostrando ausência de fluxo nos seios reto e sagital superior por causa de tromboses do seio dural.

os espaços teciduais intercelulares). Por conseguinte, o primeiro foi denominado edema citotóxico, sendo encontrado nos casos de AVC, lesões hipoxêmicas, como quase afogamento, cerebrite viral e edema cortical resultante de estado de mal epiléptico. O aumento de líquido extracelular denomina-se edema vasogênico e é, mais amiúde, associado a neoplasias metastáticas ou primárias, bem como a infecção. Esses tipos de edema, em suas formas puras, são facilmente identificáveis. O edema citotóxico é visibilizado basicamente nos corpos das células neuronais (daí, substância cinzenta). Na TC, isso provoca a redução da densidade da substância cinzenta e, por esse motivo, borramento ou perda da distinção visível entre a substância cinzenta e a substância branca. Na RM, observa-se hipossinal nas imagens ponderadas em T1 e hipersinal nas imagens ponderadas em T2, como em outros processos mórbidos que têm teor de água mais alto que o cérebro normal. Em contrapartida, o edema vasogênico é basicamente um fenômeno na substância branca, porque os espaços intercelulares são maiores na substância branca. Uma exceção notável é o corpo caloso, acondicionado de forma tão "apertada" que há pouco espaço extracelular e, por isso, o edema vasogênico não se dissemina por ele facilmente.

Edema significativo, em um volume expressivo do cérebro, também pode causar problemas graves em decorrência do aumento resultante no volume do cérebro *versus* os volumes fixos dos compartimentos intra-

QUADRO 11.1 Causas de Mineralização e Calcificação Intracranianas

I. Locais fisiológicos
   A. Glândula pineal
   B. Comissura habenular
   C. Plexo coróide
   D. Dura-máter
   E. Corpúsculos de Pacchioni
   F. Gânglios da base e núcleo denteado
II. Causas anormais
   A. Lesões traumáticas
      1. Hematoma subdural
      2. Hematoma epidural
      3. Hematoma intracerebral
   B. Lesões parasitárias
      1. Cisticercose
      2. Triquinose
      3. Toxoplasmose
      4. Equinococose
   C. Lesões vasculares
      1. Arteriosclerose
      2. Aneurismas
      3. Malformações arteriovenosas
      4. Angiomas capilares e venosos (síndrome de Sturge-Weber)
   D. Esclerose tuberosa
   E. Lesões inflamatórias e de outros tipos
      1. Tuberculose
      2. Virais (doença de inclusão citomegálica)
      3. Outras infecções
         a. Abscessos antigos
         b. Granulomas não-tuberculosos
         c. Torulose
   F. Lesões degenerativas e atróficas
      1. Hipoplasia ou atrofia congênitas (lissencefalia)
   G. Calcificação simétrica dos gânglios da base
      1. Hipoparatireoidismo
      2. Pseudo-hipoparatireoidismo
   H. Neoplasia
      1. Glioma
      2. Craniofaringioma
      3. Dermóide, teratoma e epidermóide
      4. Meningioma
      5. Lipoma
      6. Adenoma hipofisário (raramente)
      7. Tumores metastáticos (raramente, exceto por tumores ósseos primários)
   I. Toxicose
      1. Hipervitaminose D
      2. Hipercalcemia idiopática
   J. Outras causas
      1. Intoxicação por chumbo
      2. Doença de Fahr
      3. Doença de Cockayne (progeria)

cranianos. Uma área localizada de volume aumentado, como resultado de uma patologia primária ou do edema que ele provoca, pode causar a deformação do tecido cerebral ou sua herniação de um compartimento para o outro. Herniação cerebral envolve a deformação física direta do parênquima cerebral, lesão do cérebro ao longo das bordas das reflexões da dura-máter através das quais está apertado, compressão de outras porções do cérebro (em especial do mesencéfalo e da medula oblonga) e, amiúde, comprometimento de sua irrigação vascular. Além disso, pode comprometer outras estruturas, como os nervos cranianos, tal como na midríase total clássica causada pela herniação transtentorial do *uncus* e do giro paraipocampal do lobo temporal medial. Herniações cerebrais podem levar à morte, sobretudo nos casos de herniação do tronco cerebral para baixo ou herniação das amígdalas cerebelares, que compromete a medula oblonga. O aumento do volume cerebral dentro do volume fixo da calota craniana também pode provocar a morte pelo efeito compressivo geral. O cérebro torna-se isquêmico e morre quando a pressão intracraniana se aproxima e excede a pressão de perfusão arterial; nenhum sangue para o cérebro consegue penetrar no crânio. Por esses motivos, a avaliação do volume cerebral e outras fontes de efeito expansivo é uma parte importante da avaliação neurorradiológica dos pacientes com uma grande variedade de patologias primárias.

ESTADOS MÓRBIDOS ESPECÍFICOS

Neoplasias

As neoplasias intracranianas são classificadas de acordo com vários métodos, sendo a sua localização anatômica e células de origem as bases para as classificações mais comuns. A localização anatômica precisa de uma neoplasia intracraniana é de fundamental importância, pois essa informação ajuda a ser específico no diagnóstico e prognóstico da lesão.

A ampla disponibilidade, a sensibilidade aumentada do contraste e as capacidades multiplanares da RM tornaram essa técnica o procedimento de escolha na avaliação inicial dos pacientes com suspeita de tumor intracraniano. Não existe um método de RM de rotina que otimize as habilidades da tecnologia, para detectar todos os tumores. A maioria dos protocolos inclui imagens ponderadas em T1, com densidade de prótons e imagens ponderadas em T2 mais imagens ponderadas em T1 com realce do contraste. Tais exames são mais bem realizados com e sem contraste IV. A RM, se utilizada de forma adequada, é bastante sensível e pode detectar a grande maioria das lesões, podendo, também, fornecer informações que, em muitos casos, permitem a identificação acurada do local de origem do tumor e a localização mais precisa de sua extensão anatômica.

Alguns tumores do sistema nervoso central (SNC) tendem a ter predileção por determinados locais anatômicos, enquanto outros ocorrem em todo o espaço intracraniano. Por isso, é importante identificar a localização da lesão e definir se ela se encontra dentro (intra-axial) ou fora (extra-axial) do cérebro. Quase 70% dos tumores nos adultos são supratentoriais, mas nas crianças ocorre o contrário. Os tumores primários mais comuns no adulto são os astrocitomas e glioblastomas. Nas crianças, pelo menos a metade de todas essas lesões é constituída de astrocitomas do cerebelo ou do tronco cerebral. Em geral, a neoplasia de localização extra-axial tem prognóstico mais favorável do que aquela com localização intraparenquimatosa.[133] A incidência de vários tumores intracranianos, conforme relacionado por Potts,[125] é a seguinte: gliomas, 43%; meningiomas, 15%; adenomas hipofisários, 13%; neuromas acústicos, 6,5%; tumores congênitos, 4%; tumores dos vasos sanguíneos, 3%; e diversos, 9%. Esses percentuais variam um pouco, dependendo da fonte (isto é, séries cirúrgicas *versus* necropsia).[24]

Tumores Supratentoriais

Gliomas

Os gliomas são graduados histologicamente em uma escala numérica, de 1 a 4, indicando o número mais elevado um tumor mais maligno. Os tumores de grau 4 são denominados glioblastomas multiformes; os tumores de grau 3, astrocitomas anaplásicos; e os de graus 1 e 2, os astrocitomas mais benignos.[85] É importante compreender que, em muitos casos, ocorrem variações de grau em um determinado tumor; por isso, as amostras submetidas a biópsia são sujeitas a erros consideráveis. A classificação desses tumores também pode ser baseada na morfologia celular (fibrilar ou pilocítica) e no seu local de origem (supra- ou infratentorial). Tais dados fornecem informações adicionais sobre o seu comportamento biológico e prognóstico final. Como ocorre na escala de classificação numérica, as referidas classificações não são isentas de erro, e os gliomas raramente apresentam tipo histológico puro. Exceto pelo astrocitoma pilocítico juvenil, que quase uniformemente tem excelente prognóstico, é difícil fornecer parâmetros sobre o comportamento histológico desses tumores com base nos estudos de imageamento.[113]

Glioblastoma Multiforme e Astrocitoma Anaplásico

O glioblastoma multiforme, um tumor maligno invasivo de origem astrocitária, é o mais comum dos gliomas que ocorrem acima do tentório, constituindo 40% de todos esses tumores. O tumor ocorre com mais freqüência entre os 40 e 60 anos de idade. A duração dos sintomas é, em geral, curta, sendo o período entre o início e o exame inicial de cerca de seis meses. O glioblastoma pode ocorrer em qualquer parte do cérebro, caracteriza-se por sua natureza infiltrativa e a capacidade de rápida disseminação. O comprometimento dos dois hemisférios cerebrais por disseminação através do corpo caloso é comum. O tumor também pode disseminar-se através do sistema ventricular ou espaço subaracnóide. Tumores multicêntricos verdadeiros dessa natureza são raros.

As RMs não-contrastadas mostram, classicamente, a margem do tumor como tendo sinal de baixa intensidade nas imagens ponderadas em T1 e sinal de intensidade muito maior que o cérebro circundante nas imagens ponderadas em T2, sendo a intensidade aumentada do sinal relacionada a edema vasogênico. A grande maioria desses tumores exibe realce acentuado após administração de contraste IV. Tal realce ocorre por causa da neovascularidade do tumor e do aumento resultante na permeabilidade da barreira hematoencefálica. Nos exames contrastados com gadolínio, as margens do tumor são, em geral, irregulares e o padrão de realce heterogêneo. Algum deslocamento do sistema ventricular para longe da lesão é típico, havendo, amiúde, distorção evidente do ventrículo no lado da lesão. Quando o tumor envolve os lobos frontal ou parietal, é propenso a estender-se pela linha mediana através do corpo caloso, de forma que também é possível visibilizar uma deformidade do ventrículo oposto. As áreas centrais desses tumores costumam ser necróticas. Grandes cistos ocorrem algumas vezes, sendo, porém, relativamente raros nos tumores não-tratados (Fig. 11.6).[160]

As RMs dos glioblastomas refletem, de forma mais fiel, as alterações patológicas de hipercelularidade, hemorragia, necrose e hipervascularidade do que as TCs. Por isso, esses exames exibem, mais comumente, áreas de alteração cística, hemorragia e neovascularidade do que a TC. A RM também permite o reconhecimento mais preciso da massa tumoral do que a TC. Entretanto, constatou-se que é impossível diferenciar, de forma acurada, entre a margem infiltrante dos referidos tumores e o tecido cerebral normal adjacente.

Nos glioblastomas, os achados angiográficos variam um pouco, mas tipicamente o tumor é muito vascular e observa-se um padrão bizarro de neovascularidade com artérias irregularmente dilatadas e enchimento precoce das veias dilatadas. Na angiografia, esses tumores podem aparecer bem-circunscritos, e a magnitude da neovascularidade pode variar muito de uma área para outra. Áreas avasculares no interior de um glioblastoma são, em geral, resultado de necrose ou formação de cisto. Deslocamentos vasculares em direção oposta à área da lesão, com estiramento e retificação dos ramos, são comuns. Em alguns casos, observa-se mancha ou rubor difuso durante a fase arterial tardia ou capilar. Hoje em dia, a angiografia raramente é necessária para o diagnóstico ou tratamento desses tumores desse tipo.

Os astrocitomas anaplásicos são o segundo tipo mais comum de glioma que ocorre acima do tentório. Esse grau constitui cerca de 32% de todos esses tumores (Fig. 11.7).

Astrocitoma de Baixo Grau

A duração dos sintomas, por ocasião do diagnóstico, é de cerca de três anos. Tais tumores podem envolver qualquer parte do cérebro. Os achados radiológicos desses tumores variam muito, dependendo de sua topografia e comportamento biológico. Esta seção discute os astrocitomas que ocorrem acima do tentório; os outros serão discutidos posteriormente. É comum a formação de grandes cistos nos astrocitomas, sobretudo naqueles do tipo pilocítico, e o elemento cístico pode predominar no aspecto patológico e radiológico da lesão. Calcificação ocorre na minoria desses tumores. O grau de realce do contraste varia, dependendo da agressividade e estrutura celular do tumor. É importante reconhecer que em tais tumores, bem como em outras neoplasias do SNC, o grau de realce tende a ser mais intenso e mais significativo nos tumores malignos do que nos benignos, embora esse achado não forneça, de forma confiável, o grau de malignidade de um determinado tumor.[127]

A TC contrastada, dependendo do tamanho da lesão, pode ser normal ou revelar apenas um efeito expansivo, com deslocamento, distorção ou compressão do sistema ventricular. Em algumas lesões pequenas ou de baixo grau, há muito pouco efeito expansivo e pode ser difícil ou impossível detectá-lo na TC (Fig. 11.8). Por causa de seu contraste tecidual aumentado, a RM é mais precisa que a TC para mostrar as bordas bem-definidas desses tumores. A maioria dos astrocitomas é discretamente hipointensa nas imagens T1 e hiperintensa em T2. O grau de homogeneidade varia. As lesões mais benignas tendem a ser homogêneas e as mais malignas heterogêneas. O grau de edema adjacente também varia, sendo os tumores malignos associados a edema considerável. A maioria não exibe realce.

O astrocitoma pilocítico juvenil, uma variedade do tumor que ocorre predominantemente em crianças, apresenta características que, em geral, permitem o diagnóstico preciso na RM. A grande maioria desses tumores ocorre nas vias visuais ou adjacentes a elas ou na fossa posterior, são bem-definidos e apresentam realce acentuado na TC e na RM. Formação de cisto é comum. Independente de sua localização, tais tumores são de baixo grau e apenas ocasionalmente recorrem após ressecção completa.[92] Os referidos tumores são discutidos nas seções sobre tumores justasselares e tumores da fossa posterior.

As características angiográficas dos astrocitomas dependem da natureza histológica do tumor; lesões com achados malignos exibem anormalidades bastante semelhantes às dos glioblastomas; os tumores com características benignas e malignas revelam alterações intermediárias; e as lesões de natureza benigna mostram apenas evidências de efeito expansivo avascular ou nenhuma alteração. Na fase capilar da arteriografia, pode haver rubor tumoral, às vezes em um componente nodular da lesão ou, se toda a massa for sólida, em todo o tumor. A angiografia é necessária apenas raramente para o diagnóstico ou tratamento desses tumores.

Oligodendroglioma

Os oligodendrogliomas são responsáveis por cerca de 7% dos gliomas supratentoriais, sendo a maioria encontrada nos adultos, e a idade média, por ocasião do diagnóstico, é de 45 anos. O crescimento desses tumores é, em geral, lento, e a duração média dos sintomas antes do diagnóstico é de 11 anos. Tais tumores ocorrem quase exclusivamente nos hemisférios cerebrais, e existe uma predileção definitiva pelos lobos frontais. A calcificação no interior do tumor ocorre com muita freqüência devido ao seu crescimento lento, estando o cálcio geralmente distribuído na forma de feixes grosseiros e irregulares. Assim como ocorre no astrocitoma, também podem ocorrer outros tipos de calcificação, e o seu padrão não permite o diagnóstico histológico específico.[91]

Os achados na RM são semelhantes aos observados nas outras neoplasias gliais, como os astrocitomas. Devido à ausência de neovascularidade e à ruptura mínima da BHE, o realce após a administração de contraste IV é, em geral, apenas discreto. A presença de calcificação intensa pode fornecer indícios sobre a natureza da lesão, mas, como já mencionado, é um sinal inespecífico. As calcificações nesses tumores são visibilizadas, nas seqüências *spin-echo*, como áreas de sinal de baixa intensidade que podem ser confundidas com o vácuo de sinal dos vasos anormais.[93] Alterações císticas ou necróticas são raras, a menos que a lesão tenha sofrido degeneração maligna (Fig. 11.9).[160]

A arteriografia revela o deslocamento dos vasos em direção oposta à da massa, com o estiramento dos pequenos ramos adjacentes. Raramente há neovascularidade significativa; o interior do tumor não costuma desenvolver borramento tumoral durante a fase capilar da angiografia.

Outros Tumores Supratentoriais Primários

Gangliogliomas são neoplasias de baixo grau que se manifestam em crianças e em adultos jovens. Com freqüência, a lesão é detectada como resultado do início recente de convulsões. As lesões contêm, amiúde, cistos (Fig. 11.10) e podem ser predominantemente císticas com um nódulo mural. O cisto é bem-delineado, e o nódulo pode conter calcificação. As localizações comuns são os lobos temporal e frontal.[35,65,121]

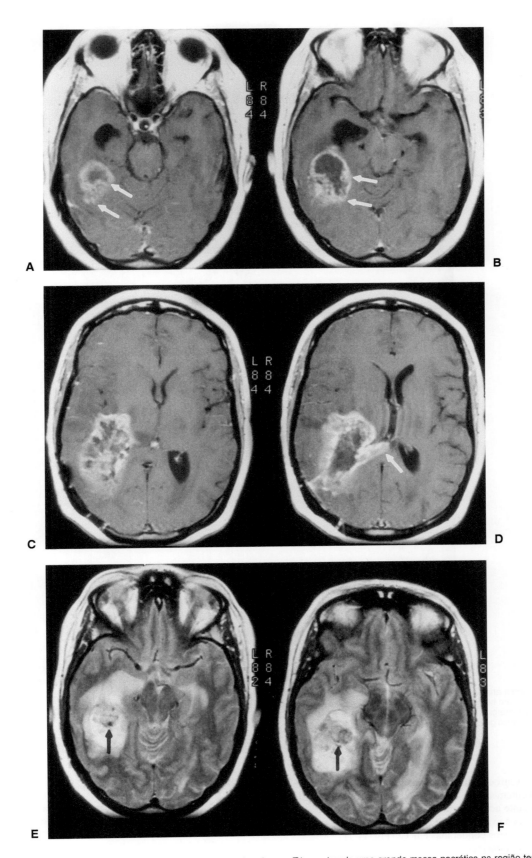

FIG. 11.6 Glioblastoma multiforme. (A e B) RM axial contrastada, imagens ponderadas em T1, mostrando uma grande massa necrótica na região temporal posterior direita que se estende para o lobo parietal direito (*setas*). O corno temporal direito está dilatado, e a porção distal do corno temporal encontra-se "presa" devido à compressão do átrio. (C e D) Imagens ponderadas em T1, axiais, com contraste em um nível mais alto, revelando a extensão da neoplasia para o esplênio do corpo caloso (*seta*); (E e F) Imagens ponderadas em T2, axiais, mostrando hipersinal associado a neoplasia e ao edema vasogênico adjacente. As áreas centrais heterogêneas com intensidade de sinal menor indicam regiões de microemorragia e calcificação (*setas*).

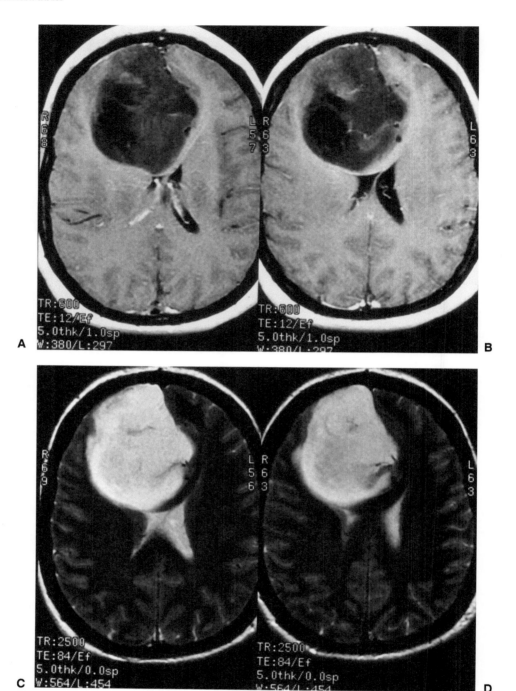

FIG. 11.7 Astrocitoma anaplásico. (**A** e **B**) RM axial contrastada, imagens ponderadas em T1, mostrando uma grande massa frontal à direita comprimindo o corpo caloso e resultando em herniação sob a foice. (**C** e **D**) RM axial, imagens ponderadas em T2, revelando hipersinal na neoplasia com discreto edema circundante. A análise da amostra cirúrgica revelou um espectro de alterações histológicas. Partes do tumor eram características de astrocitoma anaplásico e outras mais indicativas de astrocitoma de baixo grau.

Os tumores neuroepiteliais disembrioplásicos (TNED) são lesões benignas freqüentemente associadas a displasia cortical e na RM têm aspecto semelhante ao do astrocitoma de baixo grau. A lesão é corticalmente baseada e exibe hipossinal nas imagens ponderadas em T1 e hipersinal nas imagens ponderadas em T2 (Fig. 11.11).[90,116]

O xantoastrocitoma pleomórfico é um subtipo incomum distinto do astrocitoma. O crescimento desse tumor é lento, sendo, comumente, considerado benigno com a evolução lenta dos sintomas relacionados ao efeito expansivo em crescimento. Um nódulo realçado com um cisto tumoral circundante é o aspecto mais típico.[95,120]

Ependimoma

Os ependimomas compreendem cerca de 5% dos gliomas supratentoriais. A duração dos sintomas por ocasião do diagnóstico é, em geral, relativamente curta, sendo, em muitos casos, inferior a um ano. A idade média do paciente, por ocasião do diagnóstico dos ependimomas supratentoriais, é de 30 anos. Os ependimomas infratentoriais ocorrem, com mais freqüência, em crianças e adolescentes, sendo mais comuns do que os do tipo supratentorial.

Muitos ependimomas supratentoriais provavelmente originam-se de nichos de células ependimárias situadas ao redor das margens dos

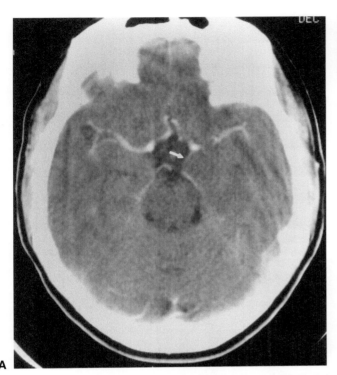

FIG. 11.8 Astrocitoma de baixo grau. O paciente apresentava convulsões de início recente. (**A**) A TC axial contrastada não evidenciou a neoplasia na porção medial do lobo temporal esquerdo. Um discreto efeito expansivo associado ao úncus do hipocampo pode ser visto (*seta*). (**B** e **C**) RM axial, imagens ponderadas em T2, indicando claramente uma neoplasia com hipersinal estendendo-se ao longo do giro hipocampal (*setas*).

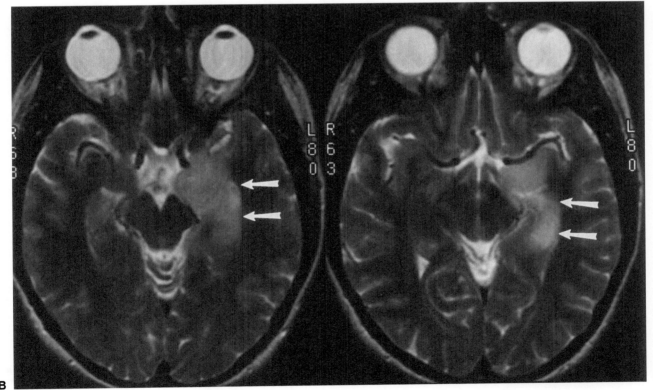

326 DOENÇAS INTRACRANIANAS

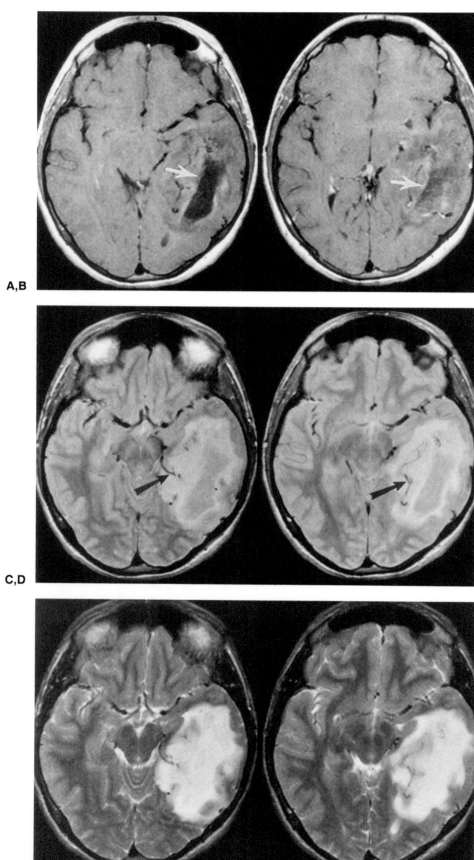

FIG. 11.9 Oligodendroglioma anaplásico. (A e B) RM axial, imagens ponderadas em T1, revelando realce heterogêneo mínimo. As áreas centrais de hipossinal indicam necrose (setas); (C e D) as imagens spin delineiam melhor a magnitude do edema vasogênico dentro e próximo à neoplasia (setas); (E e F) RM axial, imagens ponderadas em T2, mostrando grandes porções do lobo temporal esquerdo envolvidas pelo processo neoplásico.

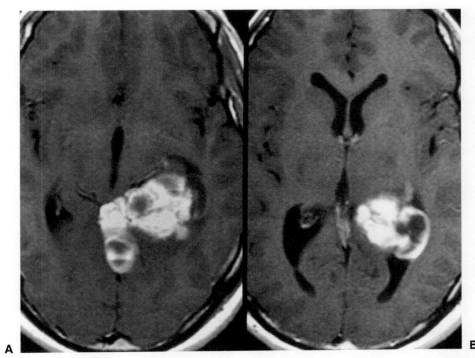

FIG. 11.10 Ganglioglioma exofítico de lobo temporal. (**A e B**) RM axial contrastada, imagens ponderadas em T1, identificando uma grande massa oriunda da face medial do lobo temporal esquerdo. A lesão tem elementos sólidos e císticos. Um grande elemento exofítico estende-se através da incisura tentorial até a cisterna cerebelar superior. O tumor também comprimiu o átrio do ventrículo lateral esquerdo.

ventrículos laterais, correndo, com freqüência, próximo ao átrio do ventrículo lateral. Ependimomas contêm, amiúde, depósitos de cálcio pequenos ou puntiformes escassos, que podem ser visibilizados na TC não-contrastada. Nesses exames, os ependimomas são, mais amiúde, isodensos ou discretamente hiperdensos, quando comparados ao cérebro normal adjacente. Alterações císticas ocorrem com freqüência, e, às vezes, a lesão pode parecer quase inteiramente cística. A maioria dos ependimomas apresenta algum grau de realce após a administração de contraste IV. Essas neoplasias não têm sinal de características específicas na RM, mas as capacidades multiplanares da RM são vantajosas para revelar a localização e a via de disseminação de tais tumores.[143]

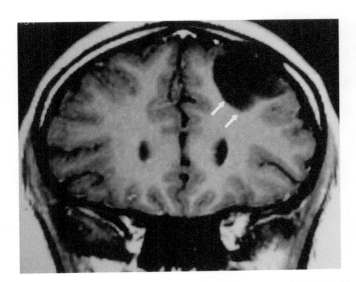

FIG. 11.11 Tumor neuroepitelial disembrioplásico. As imagens ponderadas em T1 indicam que se trata de uma neoplasia bem-circunscrita na região cortical (*setas*). A tábua interna do crânio foi remodelada em resposta à massa, sugerindo uma neoplasia de crescimento lento.

Meningiomas

Os meningiomas são tumores extra-axiais originados da aracnóide, sendo a grande maioria benigna. Localizações comuns dos meningiomas são os locais ao longo do seio sagital superior, sobretudo nas áreas frontal posterior e parietal, e superpondo-se às convexidades dos hemisférios cerebrais, bem como a uma curta distância oposta da linha mediana. Outros locais freqüentes de desenvolvimento desses tumores são a região do tubérculo selar ou logo anterior ao tubérculo ao longo do sulco olfatório, ao longo das margens do sulco esfenoidal, e, com freqüência um tanto menor, ao longo das margens da foice cerebral e tentório. Macroscopicamente, a forma dos meningiomas varia de uma configuração globular a um tipo achatado de crescimento, o denominado meningioma *em placa*.

Os meningiomas costumam receber uma porção importante de sua irrigação sangüínea das artérias que irrigam a dura-máter normal no local onde se originam. Os tipos agressivos ou malignos desse tumor também podem parasitar a vasculatura da porção adjacente do cérebro. Os meningiomas originados, ou adjacentes, dos seios durais podem invadir e obstruir essas estruturas. A maioria dos meningiomas originados próximo a um osso evoca algum tipo de resposta óssea,[58] mais amiúde hiperostose (hipertrofia). Podem invadir o osso e, ocasionalmente, estendem-se através dele, para formar uma densidade hiperostótica ao longo da tábua externa do crânio. Em outros casos, a destruição óssea significativa é evidente; raramente o osso sobrejacente a um meningioma é completamente destruído, ocorrendo protrusão externa da massa de tecido mole.

Os tumores que causam um tipo hiperostótico puro de reação óssea raramente tendem a recorrer, enquanto aqueles que provocam uma reação óssea destrutiva ou mista recorrem com muito mais freqüência. Em 60% a 65% dos pacientes com meningiomas, as alterações visibilizadas nas radiografias simples do crânio sugerem fortemente o diagnóstico e a localização do tumor; não obstante, tais estudos não são indicados, porque não permitem avaliar as dimensões do tumor e, por isso, não são úteis na decisão do tratamento. A angiografia, da mesma forma, fornece achados típicos, mas, hoje em dia, raramente é utilizada com propósitos diagnósticos. A angiografia, dependendo das dimensões, da localização

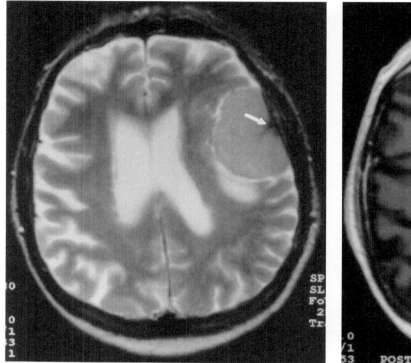
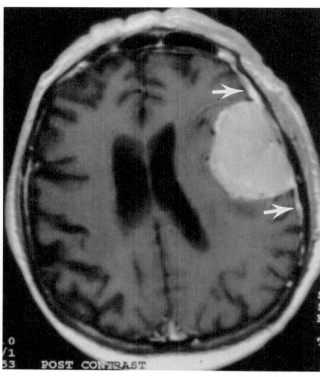

FIG. 11.12 Meningioma de convexidade. **(A)** Imagens ponderadas em T2 mostrando um tumor relativamente isointenso em comparação com o tecido cerebral normal. As estruturas centrais com hipossinal (*seta*) são vasos meníngeos hipertrofiados que suprem o meningioma. **(B)** RM axial contrastada, imagens ponderadas em T1, revelando uma neoplasia de realce homogêneo e base dural. Observe a dura-máter espessada adjacente ao meningioma; uma "cauda" dural contrastada é comumente observada em associação com os meningiomas (*setas*).

e da provável vascularidade do tumor, pode ser indicada, para decidir se a remoção será facilitada pela embolização pré-operatória. A avaliação inicial de todos esses achados é mais bem realizada pela RM,[28,57] que permite uma avaliação mais precisa da magnitude, localização e vascularidade de tais tumores do que a TC.

Calcificação no interior dos meningiomas é observada em 15% a 20% dos casos. Tipicamente, os depósitos de cálcio apresentam a forma de pequenas densidades puntiformes que se distribuem de modo bastante uniforme por toda a massa tumoral.[138] Tais depósitos "arenosos" são conhecidos como corpos psamomatosos, sendo responsáveis, em parte,

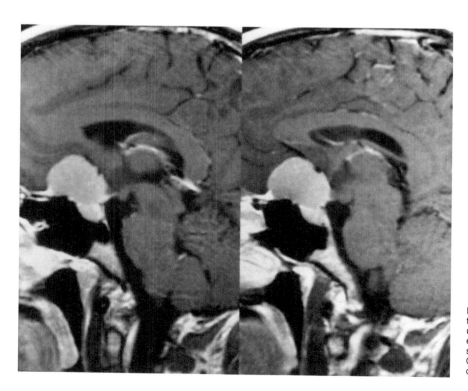

FIG. 11.13 Meningioma do plano esfenóide. RM contrastada, imagens ponderadas em T1, corte sagital, revelando uma neoplasia de base dural que se origina do plano esfenóide. A lesão estende-se posteriormente até a região supra-selar, resultando na compressão do quiasma óptico. Observe a "cauda" dural que se estende da borda anterior do meningioma.

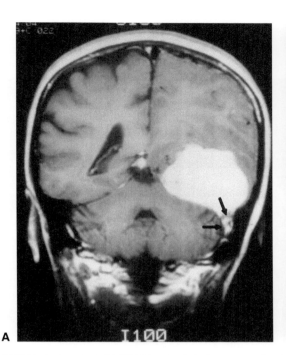
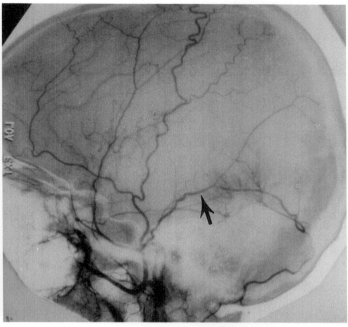

FIG. 11.14 Meningioma tentorial. **(A)** RM contrastada, imagem ponderada em T1, mostrando um meningioma homogeneamente contrastado, grande e de base dural. O seio transverso direito também está contrastado, sugerindo que o fluxo foi alterado no interior do seio dural (*setas*). **(B)** Incidência lateral da arteriografia de carótida externa esquerda que indica hipertrofia do ramo posterior da artéria média (*seta*). Observe o padrão em explosão estelar do aumento da vascularidade relacionado à irrigação arterial do meningioma.

pelo aumento homogêneo na atenuação típica do aspecto dessas lesões na TC não-contrastada. Alguns meningiomas de crescimento muito lento formam massas densamente calcificadas, que podem ter pouco, se houver, componente de tecido mole.[11]

A maioria dos meningiomas na TC não-contrastada é homogênea e exibe atenuação discretamente aumentada. O grau de edema que circunda os meningiomas varia muito; algumas lesões provocam edema acentuado da porção adjacente do cérebro, e outras, não. Essa característica depende de sua velocidade de crescimento. Os exames exibem, em geral, uma relação entre o tumor e a dura-máter. Após a administração de contraste IV, o meningioma típico exibe realce homogêneo, apresenta margens muito bem-definidas (Fig. 11.12) e, com freqüência, manifesta uma cauda dural adjacente. As lesões intensamente calcificadas de crescimento lento podem não exibir qualquer realce; amiúde, as lesões agressivas ou malignas revelam realce heterogêneo.[110,134]

Os meningiomas na RM são tipicamente isointensos a discretamente hipointensos em relação à substância cinzenta, nas imagens ponderadas em T1, e isointensos a hiperintensos com densidade de prótons e nas imagens ponderadas em T2.[168] A maioria desses tumores tem margens nitidamente definidas e sinal de intensidade homogênea.[33] A capacidade de realizar imageamento cerebral em múltiplas projeções sem a presença de um artefato criado pelo osso da calota craniana melhora muito a capacidade de definir a magnitude total dessas lesões, sobretudo quando envolvem a base do crânio (Fig. 11.13).[157] A maioria dos meningiomas apresenta realce significativo após a administração de contraste paramagnético.[23] O realce da dura-máter adjacente ao volume da massa tumoral é um sinal diagnóstico útil (Figs. 11.14 e 11.15).

Os achados angiográficos do meningioma típico são bastante característicos: o principal suprimento arterial é proveniente das artérias durais; os vasos do tumor são, em geral, uniformes, de modo que a opacificação é relativamente constante por todo o tumor; as ramificações arteriais que circundam o tumor em forma de arco enviam pequenas tributárias em direção ao centro da massa; e a coloração do parênquima é densa. Não obstante, a angiografia não é necessária na avaliação diagnóstica dos meningiomas, a menos que haja preocupação quanto à cirurgia no controle da irrigação arterial devido à localização do tumor. Nesses casos, pode ser necessária embolização pré-operatória (Fig. 11.16).

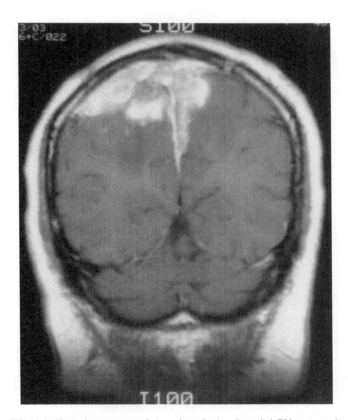

FIG. 11.15 Meningioma parassagital com invasão do seio sagital. RM contrastada, coronal, imagem ponderada em T1, revelando um meningioma *en plaque* que se estende ao longo da convexidade parietal direita, obliterando o seio sagital e estendendo-se ao longo da face superior do lobo parietal. Observe a ausência do "vácuo de fluxo" na região do seio sagital.

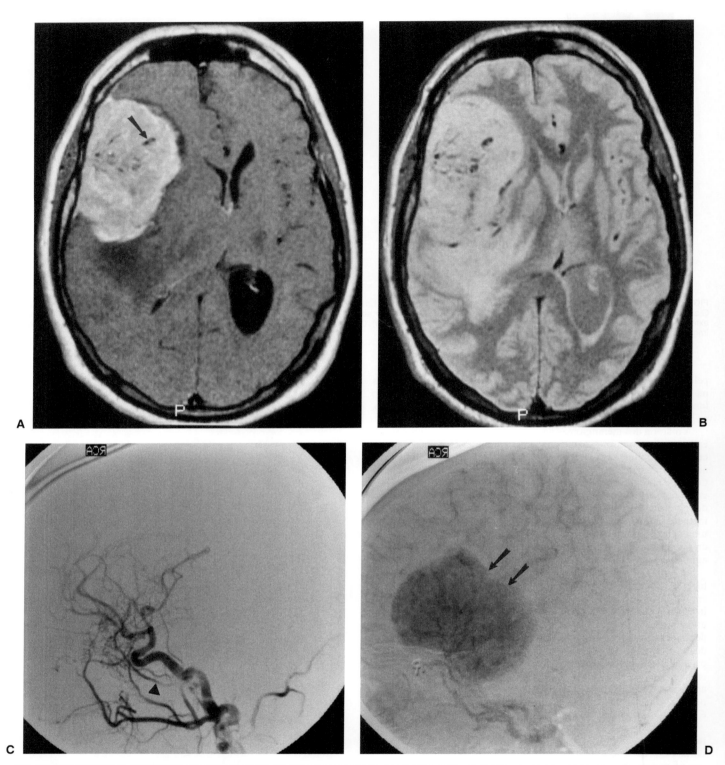

FIG. 11.16 Meningioma de convexidade que surge do ptério. (A) RM axial contrastada, ponderada em T1, revelando uma grande massa expansiva de base dural e contrastada homogênea. Existem múltiplos vácuos de fluxo centrais que indicam estruturas vasculares hipertrofiadas (seta). (B) RM axial, spin, mostrando substancial edema que envolve estruturas dos gânglios da base direita e substância branca do lobo temporal direito. (C e D) Arteriografia da carótida comum direita indicando massa hipervascular irrigada por ramos da artéria meníngea média direita (cabeça de seta). Observe a intensa coloração tumoral (setas).

Tumores Justasselares

Adenoma Hipofisário

A classificação dos adenomas hipofisários divide essas lesões em dois grupos principais: aqueles hormonalmente ativos e os hormonalmente inativos. Os ativos são subdivididos de acordo com o hormônio que secretam. Os adenomas hipofisários, de acordo com seu tamanho, são classificados como macroadenomas (> 1 cm) ou microadenomas (< 1 cm). A maioria dos tumores hormonalmente inativos é formada de macroadenomas e manifesta-se clinicamente como resultado do seu tamanho, provocando a compressão das estruturas neurais adjacentes, sobretudo do quiasma óptico. Os pacientes com microadenomas geralmente procuram assistência médica devido à secreção anormal de hormônio. Tipos específicos de adenomas hipofisários são os adenomas secretores de prolactina, de hormônio do crescimento e de ACTH. Os prolactinomas nas mulheres são associados a galactorréia e a amenorréia; nos homens, mais amiúde, provocam hipogonadismo. Os adenomas secretores de hormônio do crescimento que ocorrem antes da cessação do crescimento ósseo provocam gigantismo, enquanto aqueles que ocorrem mais tarde resultam em acromegalia. Os tumores secretores de ACTH são associados a doença de Cushing. A maioria dos adenomas hipofisários ocorre nos adultos.[8]

A RM é a técnica de escolha na avaliação da área justasselar.[36,40] Nas imagens ponderadas em T1 obtidas imediatamente após a administração IV de gadolínio, a maioria dos microadenomas é visibilizada como uma área de intensidade de sinal reduzida no interior da glândula hipofisária realçada.[137] Entretanto, esse padrão é variável, ocorrendo exceções como resultado de hemorragia, com diferenças na histologia tumoral e como uma função do tempo transcorrido entre a administração do contraste e a realização do exame. Outros achados da RM visibilizados nos microadenomas são o aumento do tamanho da glândula (normalmente < 10 mm), alteração no contorno da margem superior da glândula de côncava ou reta para convexa, erosão do assoalho da sela turca adjacente à área de hipointensidade e deslocamento do pedúnculo hipofisário normalmente na linha média para longe de uma área de realce reduzida na glândula (Fig. 11.17). Variações consideráveis ocorrem no tamanho e na configuração da glândula hipofisária normal, sobretudo nas mulheres em idade fértil, sendo preciso muito cuidado na realização do diagnóstico de microadenomas hipofisários com base nas RMs realizadas sem evidências associadas de anormalidade hormonal.[131,147]

Os macroadenomas hipofisários, dependendo do tamanho e do padrão de crescimento, apresentam aspecto variado na RM. Na RM não-contrastada, a maioria é hipointensa ou isointensa nas imagens ponderadas em T1; o realce homogêneo, acentuado após a administração IV de gadolínio, é típico (Fig. 11.18). Áreas císticas ou necróticas ocorrem com freqüência nos adenomas hipofisários muito grandes; na RM, aparecem como áreas de hipossinal nas imagens ponderadas em T1. Muitos macroadenomas têm áreas de hipersinal nas imagens ponderadas em T1, o que refletem a presença de hemorragia anterior (Fig. 11.19).

Os macroadenomas são mais bem visibilizados na RM, porque essa técnica fornece o melhor método para observar a relação entre tais tumores e as estruturas neurais e vasculares adjacentes. A magnitude de um tumor supra-selar é facilmente demonstrada nos cortes coronal e sagital, sendo mais difícil ter certeza quanto à extensão lateral desses tumores. Deslocamentos dos segmentos cavernosos das artérias carótidas internas podem ocorrer sem invasão tumoral do seio cavernoso (Fig. 11.20). Entretanto, intensidade de sinal anormal lateral a esse segmento da artéria geralmente indica a extensão do tumor para o seio cavernoso.

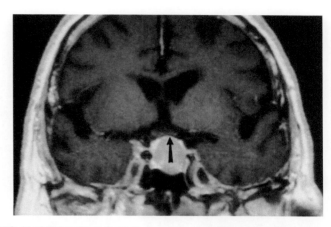

FIG. 11.18 RM contrastada, corte coronal, imagem ponderada em T1, revelando uma grande massa intra-selar. A lesão tem mais de 1 cm de diâmetro, indicando um macroadenoma hipofisário. Observe a expansão do tumor para o seio esfenóide. Além disso, há extensão para a cisterna supra-selar com a compressão parcial do quiasma óptico (*seta*).

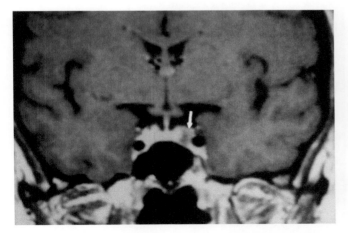

FIG. 11.17 Microadenoma hipofisário secretor de prolactina. RM contrastada, imagem ponderada em T1, revelando a lesão com hipossinal do lobo esquerdo da hipófise. Existe uma borda convexa do lobo esquerdo da glândula que indica expansão focal (*seta*).

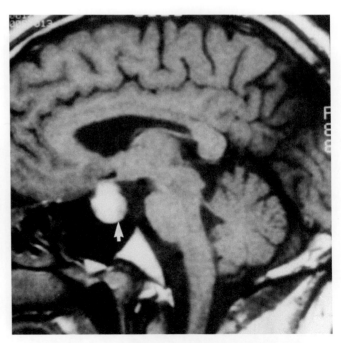

FIG. 11.19 Macroadenoma hipofisário hemorrágico. RM contrastada, corte sagital, imagens ponderadas em T1, indicando massa intra-selar com hipersinal. A inspeção cuidadosa indica um nível líquido no interior dessa lesão (*seta*). A fossa hipofisária foi expandida e existe extensão supra-selar. A cirurgia transesfenoidal revelou líquido hemorrágico no interior de um macroadenoma.

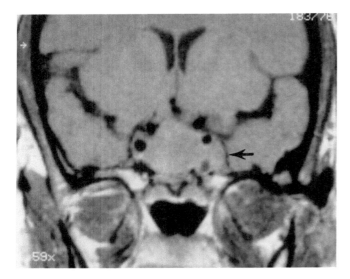

FIG. 11.20 Macroadenoma hipofisário secretor de hormônio do crescimento com invasão do seio cavernoso esquerdo. RM não-contrastada, corte coronal, imagens ponderadas em T1, indicando uma borda convexa para fora do seio cavernoso esquerdo (*seta*). A artéria carótida esquerda está elevada, e o paciente apresentava disfunção dos nervos cranianos à esquerda.

Os macroadenomas hipofisários precisam ser diferenciados de outras lesões expansivas que ocorrem na área justasselar, como os meningiomas (Fig. 11.21), aneurismas gigantes da carótida (Fig. 11.22) e gliomas ópticos (Fig. 11.23).[73,80] Na maioria dos casos, o uso de cortes sagital e coronal, assim como de contraste IV, permite essa diferenciação sem dificuldade, porque a relação entre a massa e as estruturas adjacentes bem como a presença ou ausência de qualquer anormalidade óssea associada podem ser bem avaliadas. A angiografia só é necessária ocasionalmente como parte da avaliação diagnóstica nos casos de suspeita de macroadenoma hipofisário.

Glioma Óptico

Os gliomas que envolvem as vias ópticas são tumores de crescimento lento que ocorrem, mais amiúde, em crianças com neurofibromatose tipo 1. Podem envolver um ou ambos os nervos ópticos, o quiasma, os tratos ópticos ou as radiações ópticas. Como sua ocorrência é precoce e seu crescimento lento, os gliomas ópticos freqüentemente são associados a um aumento do forame óptico e alteração na configuração da fossa hipofisária. Muitas vezes, é impossível diferenciar tais tumores, por seu comportamento ou localização, do glioma primário do hipotálamo.[135]

A RM é a técnica de escolha para a avaliação do paciente com suspeita de glioma óptico. Esses tumores são, em geral, isointensos nas imagens ponderadas em T1 e hiperintensos nas imagens ponderadas em T2. Ocasionalmente, realçam após administração IV de contraste.[175]

Craniofaringioma

Esse tumor congênito origina-se de remanescentes da bolsa de Rathke, sendo, em grande parte, um tumor da infância e adolescência; entretanto, sua ocorrência em adultos não é rara. Nas crianças pequenas, a queixa inicial é amiúde relacionada a hipertensão intracraniana; nas crianças maiores e nos adultos, os sintomas são, com mais freqüência, de natureza visual ou endócrina. Crescimento demorado é o sintoma endócrino mais comum associado ao craniofaringioma.[77]

Calcificação ocorre em até 80% das crianças com esse tumor, sendo muito menos comum nos adultos. A localização da maioria dos craniofaringiomas é supra-selar, mas pelo menos 10% a 15% são confinados apenas à fossa hipofisária. Alterações císticas de natureza unilocular ou multilocular ocorrem com muita freqüência. Na TC, o aspecto desses tumores varia de acordo com o volume de calcificação e a alteração cística existente no tumor.[46] Os tumores com alteração cística significativa aparecem, mais amiúde, como áreas bem-definidas de atenuação reduzida com áreas de calcificação ao redor de sua periferia (Fig. 11.24). Os tumores principalmente sólidos, geralmente apresentam atenuação aumentada nos exames não-contrastados.

Assim como ocorre na avaliação dos adenomas hipofisários, a RM é a técnica de escolha na avaliação dos craniofaringiomas. As imagens

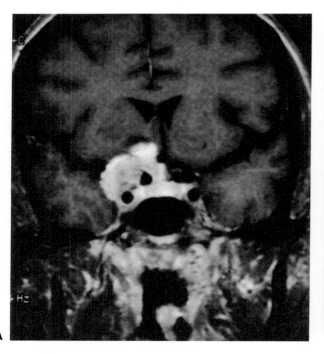
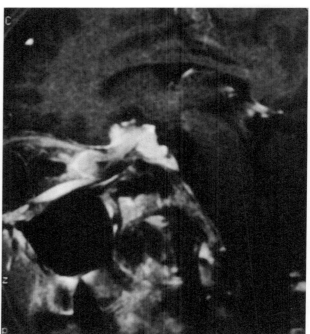

FIG. 11.21 Meningioma justasselar. (**A** e **B**) A lesão homogeneamente contrastada envolveu a artéria carótida supraclinóide e se estende ao longo da dura-máter do seio cavernoso direito. O envolvimento da artéria carótida e a extensão dural são comuns em associação com os meningiomas justasselares.

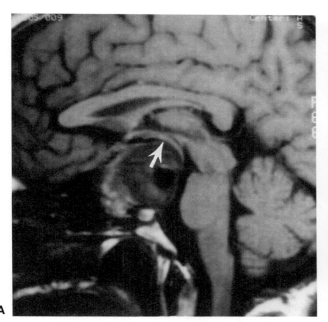
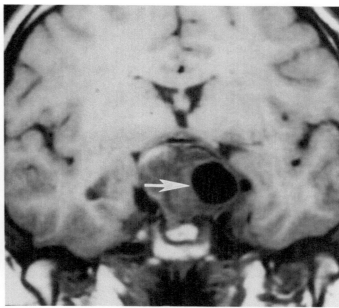

FIG. 11.22 Aneurisma gigante estendendo-se para a região supra-selar. **(A)** Imagens ponderadas em T1, corte sagital, mostrando massa heterogênea que resulta em compressão para cima do assoalho do terceiro ventrículo (*seta*). **(B)** RM, corte coronal, imagem ponderada em T1, revelando um grande vácuo de fluxo (*seta*) no interior da lesão que indica um aneurisma supra-selar gigante parcialmente trombosado.

coronais e sagitais ponderadas em T1 em cortes finos são particularmente úteis. Os craniofaringiomas têm aspecto variável na RM, dependendo do grau de calcificação e da magnitude das alterações císticas no tumor. Porções sólidas dos craniofaringiomas são, em geral, heterogêneas, aparecendo calcificações como imagens ponderadas em T1 e T2 de baixa intensidade, enquanto as porções não-calcificadas são isointensas ou hipointensas nas imagens T1 e hiperintensas nas imagens T2. Porções císticas desse tumor mostram-se, amiúde, cheias de líquido do tipo lipídico ou hemorragia antiga, que apresenta sinal de alta intensidade nas imagens ponderadas em T1 e T2 (Fig. 11.25).[1] A cápsula dos tumores císticos revela realce na TC e na RM após administração IV de contraste. Porções sólidas desses tumores costumam realçar de forma homogênea.

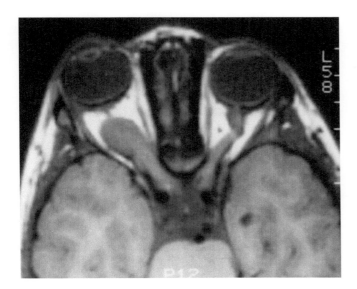

FIG. 11.23 Glioma de nervo óptico em um paciente com neurofibromatose do tipo 1. Observe a acentuada expansão do nervo óptico direito como resultado do astrocitoma pilocítico difuso.

Outros Tumores Supratentoriais

Tumores da Glândula Pineal

Os tumores da glândula pineal são raros, contribuindo com 0,5% a 1% dos tumores intracranianos, e geralmente manifestando-se durante as primeiras três décadas de vida. As neoplasias da região pineal originam-se de células do parênquima pineal (pineoblastoma e pineocitoma), células germinativas (germinomas, teratomas, carcinoma embrionário, coriocarcinoma) ou de células gliais, um local também comum para os lipomas. Os tumores das células germinativas constituem o tipo mais comum e ocorrem com muito mais freqüência nos homens. Germinomas sincrônicos podem originar-se na região pineal e no infundíbulo (Fig. 11.26).[146] Tumores originados das células do parênquima pineal ocorrem igualmente em homens e mulheres. Vários tumores gliais também se verificam na região pineal. Como muitos desses tumores tendem a infiltrar-se de forma difusa, freqüentemente é impossível determinar, a partir de estudos de imageamento, se a lesão se origina na glândula pineal ou no parênquima neural adjacente (em especial, placa tectal mesencefálica).

Os teratomas e a maioria dos tumores do parênquima pineal (pineocitomas e pineoblastomas) exibem algum grau de calcificação. O achado de calcificação na região da glândula pineal, em uma criança com menos de sete anos de idade, é, por isso, um tanto sugestivo de neoplasia, porque a glândula pineal normal geralmente não calcifica nessa idade.[169] Em um estudo realizado, menos de 11% das crianças entre 11 e 14 anos de idade apresentaram calcificação na TC.[170]

A capacidade da RM de fornecer cortes coronal e sagital de alta qualidade tornou-a superior à TC na avaliação dos pacientes com tumores na região pineal.[167] As imagens multiplanares ajudam muito na localização do centro aparente de massa e, por isso, são úteis para determinar a natureza de sua origem. Entretanto, os vários tipos de tumores da pineal e da região pineal não podem ser diferenciados, de forma precisa, com base apenas nos achados na RM, exceto os teratomas, quase sempre parcialmente císticos e que apresentam intensidade de sinal acentuadamente heterogênea devido à presença de cabelos, ossos e, em especial, dentes.[141] Germinomas e pineoblastomas são, amiúde, isointensos com a substância cinzenta nas imagens ponderadas em T1 e T2. Todos podem apresentar calcificação, e a maioria exibe realce significativo após administração IV de contraste.[56] O padrão de realce

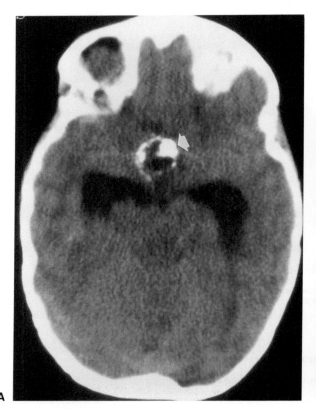
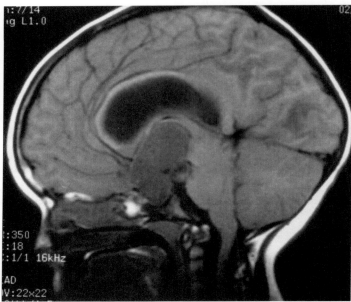
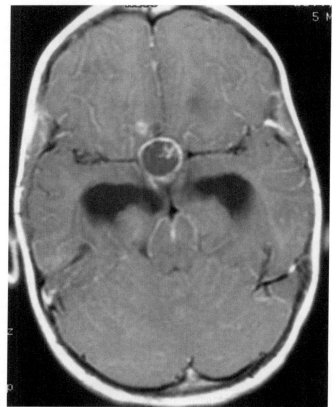

FIG. 11.24 Craniofaringioma supra-selar. **(A)** TC axial feita sem contraste intravenoso. Existe densa calcificação na parede da neoplasia (*seta*). Observe a dilatação do corno temporal secundária a hidrocefalia obstrutiva. **(B)** Imagem ponderada em T1, corte sagital, mostrando uma grande neoplasia supra-selar que expande a fossa hipofisária e comprime o terceiro ventrículo. A intensidade de sinal da lesão é relativamente homogênea. **(C)** RM contrastada axial, imagem ponderada em T1, mostrando o realce da parede do cisto. Existe um realce mínimo que envolve o assoalho adjacente do terceiro ventrículo. Mais uma vez é observada uma dilatação do corno temporal secundária à hidrocefalia obstrutiva.

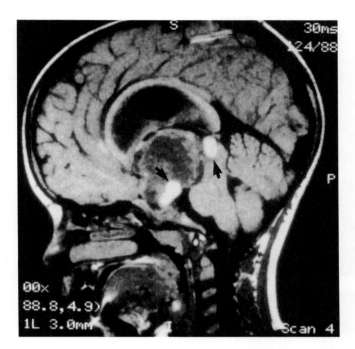

FIG. 11.25 Craniofaringioma. RM não-contrastada, corte sagital, imagem ponderada em T1, revelando uma grande neoplasia supra-selar com duas regiões de hipersinal (*setas*). Os craniofaringiomas freqüentemente contêm regiões de hipersinal nas imagens ponderadas em T1 secundárias ao material lipídico no cisto tumoral. Porções da lesão também apresentam hipersinal secundário a produtos de degradação sangüíneos oriundos de hemorragia intratumoral anterior.

varia: alguns são homogêneos, outros, não; alguns possuem margens bem-definidas, mas outros têm margens indefinidas. Edema do cérebro adjacente a um tumor pineal é incomum. Muitos desses tumores são associados a hidrocefalia por causa de sua relação com o aqueducto de Sylvius.[49]

Cisto Colóide

Os cistos colóides desenvolvem-se na porção anterior do terceiro ventrículo, originando-se geralmente no seu teto. A lesão, devido à sua localização, pode bloquear um ou, como ocorre com mais freqüência, ambos os forames interventriculares, causando, por isso, hidrocefalia. Em alguns casos, a obstrução é intermitente. Esse tumor não exibe predileção por nenhum dos sexos e, em geral, manifesta-se durante a vida adulta.[88]

Conforme observado na TC não-contrastada, um cisto colóide aparece caracteristicamente como massa na linha média, simétrica e bem-demarcada de densidade aumentada, localizada ao nível do forame interventricular. Registrou-se um cisto colóide ocasional isodenso com o cérebro adjacente. Nos exames com contraste, a margem externa da massa pode apresentar realce discreto (Fig. 11.27).[48] Como o diagnóstico de cisto colóide depende basicamente do reconhecimento de sua localização e da capacidade de discernir que a porção adjacente do cérebro é normal, a natureza multiplanar da RM torna-a a técnica de escolha para a avaliação dessas lesões. O conteúdo dos cistos colóides é variável, por isso as características do seu sinal são inespecíficas.[151]

Como os cistos colóides são lesões benignas que só provocam sintomas como resultado da hidrocefalia que provocam, é importante que sejam reconhecidos, de forma que o tratamento adequado possa ser realizado. O tratamento pode consistir na remoção do cisto ou na descompressão da hidrocefalia sem remoção do cisto.[161]

Astrocitomas originados do tecido ao redor do forame interventricular podem, em geral, ser diferenciados dos cistos colóides, por serem tipicamente maldefinidos, apresentarem margens indistintas e mostrarem-se isodensos ou hipodensos na TC não-contrastada.

Tumor Epidermóide

Os tumores epidermóides são lesões congênitas derivadas do ectoderma, sendo encontrados, com mais freqüência, como lesões intradiplóicas nos ossos do crânio do que como lesões intracranianas, ambas raras. Não há predileção por sexo ou idade. A descamação de fragmentos que contêm colesterol proveniente do revestimento desse tumor é responsável por seu crescimento lento. Os sintomas ocorrem, em geral, como resultado da compressão das estruturas neurais adjacentes. A localização mais comum para um epidermóide é a cisterna do ângulo cerebelopontino.[50] Outros locais de ocorrência são a área justasselar ou em um dos ventrículos laterais ou no quarto ventrículo.[150]

A densidade na TC de um epidermóide é a mesma ou discretamente menor que a do liquor. Calcificação das margens do tumor é rara, mas, quando ocorre, constitui um achado que ajuda a diferenciar os epidermóides dos cistos na TC. Caracteristicamente, a superfície de um epidermóide é áspera e nodular, sendo alguns semelhantes a couve-flor com fendas profundas. Os cistos aracnóides são lisos, diferença que tem sido utilizada para o diagnóstico definitivo utilizando contraste intratecal. Os epidermóides não apresentam realce após a administração IV de contraste. Na RM, os epidermóides tendem a ter sinais de intensidade semelhantes ao do liquor em todas as seqüências de pulso; às vezes, pode-se observar intensidade de sinal interno heterogêneo.

Tumor Dermóide

Dermóides são tumores congênitos raros derivados do ectoderma e mesoderma. Quase todos os dermóides ocorrem na linha média e, como os epidermóides, a maioria desses tumores provoca sintomas devido à compressão das estruturas neurais adjacentes. Às vezes, um dermóide pode romper espontaneamente no sistema ventricular ou nas cisternas subaracnóides, causando meningite ou ventriculite química intensas. O revestimento dessas lesões contêm folículos pilosos e elementos glandulares, bem como epitélio escamoso. Na TC, a densidade dos dermóides é variável, mas tipicamente semelhante à da gordura. Calcificação densa que representa elementos dentários parcialmente formados é visibilizada no interior de alguns dermóides, e comumente observa-se calcificação de uma porção da margem externa.[100]

As típicas intensidades de sinal semelhantes à gordura das secreções desses tumores permitem, amiúde, o diagnóstico preciso pela RM. Na TC e na RM, níveis hídricos lipídicos são, às vezes, observados no interior de alguns dermóides, e sua presença no sistema ventricular indica ruptura.[32] Dermóides não realçam após administração IV de contraste (Fig. 11.28).

Lipoma

Os lipomas, lesões derivadas do mesoderma, ocorrem raramente. Assim como os dermóides, geralmente ocorrem na linha média, sendo as localizações mais comuns o corpo caloso, o vérmis e a cisterna quadrigêmea. A maioria dos lipomas é um achado acidental. Quando ocorrem no corpo caloso, freqüentemente são associados à disgenesia do corpo caloso. A densidade adiposa ou sinal dessas lesões confere-lhes aspecto característico na TC e na RM. Calcificação na periferia é freqüente, sobretudo nos lipomas que ocorrem no corpo caloso.

Tumores Infratentoriais

Astrocitoma

Astrocitoma é o tumor infratentorial primário mais comum. Em algumas séries, os astrocitomas do tronco cerebral e do cerebelo são responsáveis por até 50% dos tumores da infância. O comportamento biológico desses tumores varia de nódulos de crescimento muito lento a lesões difusamente infiltrantes. Seu aspecto radiológico depende de sua natureza histológica, mas também é influenciado por sua localização.[64]

Os astrocitomas do tronco cerebral ocorrem com mais freqüência nas crianças, mas não são raros nos adultos, sendo responsáveis por cerca de um terço dos tumores infratentoriais. Podem originar-se em qualquer nível do tronco cerebral, porém são mais comuns na ponte.

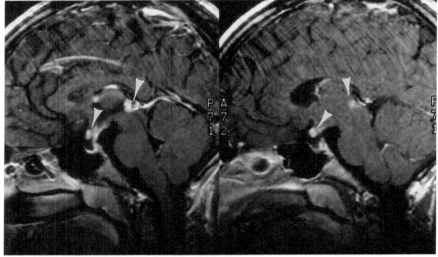

FIG. 11.26 Germinomas sincrônicos que envolvem o assoalho do terceiro ventrículo e a região pineal. (**A** e **B**) RM contrastada, corte sagital, imagens ponderadas em T1, mostrando realce anormal que envolve a região pineal (*cabeças de seta*). Além disso, vê-se realce que envolve os recessos óptico e infundibular do terceiro ventrículo com envolvimento do quiasma óptico (*cabeça de seta*). (**C** e **D**) RM contrastada, corte coronal, imagens ponderadas em T1, confirmando a existência de envolvimento do quiasma óptico. O quiasma mostra-se aumentado e difusamente contrastado (*cabeça de seta*). O paciente apresentava diabete insípido.

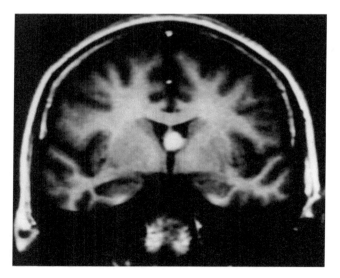

FIG. 11.27 Cisto colóide em porção anterior do terceiro ventrículo. RM não-contrastada, corte coronal, imagem ponderada em T1, revelando uma lesão com hipersinal adjacente ao forame de Monro. As bordas bem-circunscritas da lesão e a localização apóiam o diagnóstico de cisto colóide.

Tumores difusamente infiltrantes de crescimento rápido (astrocitoma fibrilar) são mais comuns que as variedades de crescimento lento.[44] Grandes segmentos do tronco cerebral são, em geral, anormais devido à infiltração difusa desses tumores. Por ocasião do diagnóstico, os sinais e sintomas clínicos provocados pelos astrocitomas do tronco cerebral costumam ser brandos em relação às grandes dimensões do tumor. Não é raro observar um astrocitoma de baixo grau envolvendo todo o tronco cerebral e, até mesmo, estendendo-se para a porção cervical da medula espinhal e o cerebelo. Os astrocitomas comumente formam extensões exofíticas ao longo da superfície do tronco cerebral e, ocasionalmente, podem simular uma lesão expansiva extra-axial. Nas lesões de grau muito baixo, a única indicação da presença de anormalidade pode ser a distorção da forma e o aumento das dimensões do segmento envolvido do tronco cerebral (Fig. 11.29).[145] Calcificação nos astrocitomas do tronco cerebral não é observada tão freqüentemente quanto nos tumores supratentoriais semelhantes. Após administração IV de gadolínio, há um padrão variável: os tumores de grau mais alto ou malignos tendem a apresentar realce intenso, enquanto os menos agressivos apresentam realce discreto ou nenhum realce.[9]

A RM é mais sensível que a TC na detecção da presença e da magnitude desses tumores. Nas imagens ponderadas em T1, a maioria das referidas lesões é hipointensa; nas imagens ponderadas em T2, hiperintensa. Pequenas alterações císticas não são raras.

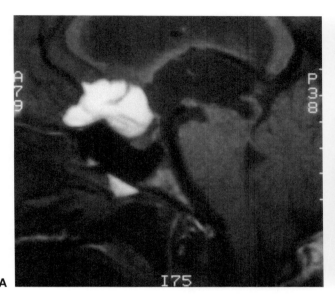 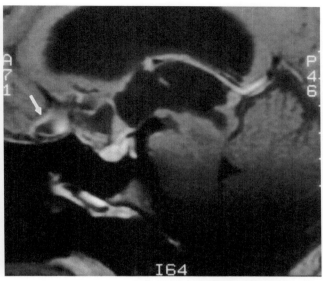

FIG. 11.28 Dermóide supra-selar. (**A**) RM não-contrastada, corte sagital, imagem ponderada em T1, revelando massa supra-selar com hipersinal que se estende ao longo do plano esfenóide. (**B**) Após administração intravenosa de contraste e saturação da gordura, nota-se um discreto realce ao longo das faces periféricas da lesão (*seta*). A maior parte da massa é suprimida com a saturação de gordura. Um dermóide foi encontrado na cirurgia.

Astrocitomas originados no cerebelo são tumores do SNC comuns na infância. Existem dois tipos principais de astrocitoma cerebelar, sendo o tipo mais freqüente o pilocítico, bem-demarcado, benigno e, amiúde, cístico. Menos comum é a variedade difusamente infiltrativa (fibrilar), maldefinida e geralmente maligna. Calcificação é incomum na variedade sólida ou cística desse tumor.[108] A maioria das lesões, de um ou de outro tipo, surge nos hemisférios cerebelares.[69]

O astrocitoma pilocítico cístico na RM é visibilizado como massa bem-circunscrita com características de sinal semelhantes às do liquor. Amiúde, existe um nódulo mural; o nódulo e a borda do cisto realçam após administração IV de contraste. As variedades sólidas desses tumores são hipointensas nas imagens ponderadas em T1 e hiperintensas nas imagens ponderadas em T2 (Fig. 11.30).[5]

Na RM, a variedade infiltrativa do astrocitoma cerebelar (astrocitoma fibrilar) tem aspecto semelhante à da sua contraparte no tronco cerebral.

Hemangioblastoma

Esses tumores benignos, encontrados principalmente em adultos, ocorrem com mais freqüência no cerebelo. Entretanto, também se

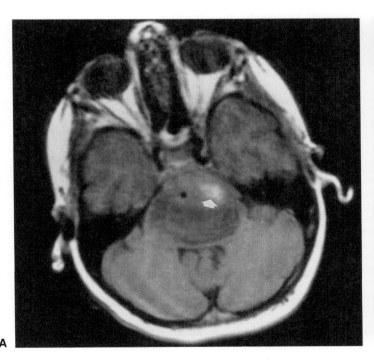 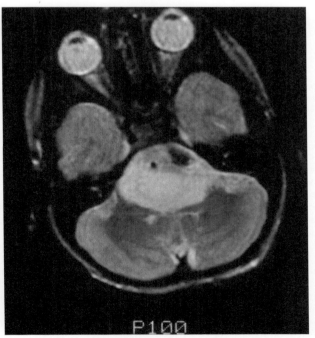

FIG. 11.29 Glioma do tronco cerebral. (**A**) RM não-contrastada axial, imagem ponderada em T1, revelando uma expansão acentuada da ponte. A artéria basilar foi envolvida pela neoplasia. Existe hemorragia mínima ao longo da face lateral esquerda da neoplasia (*seta*). O quarto ventrículo também está comprimido pela lesão. (**B**) RM axial, imagem ponderada em T2, confirmando a significativa expansão do tronco cerebral. Na região da hemorragia, existe hipossinal, indicando metemoglobina intracelular.

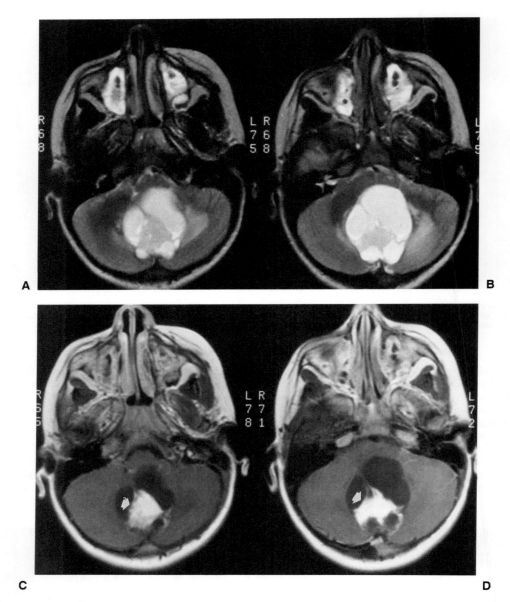

FIG. 11.30 Astrocitoma pilocítico. (A e B) RM axial contrastada, ponderada em T1, revelando um nódulo de forma irregular ao longo da face posterior do cisto tumoral (seta). (C e D) RM axial, imagens ponderadas em T2, confirmando a existência de um grande cisto tumoral que comprime o quarto ventrículo. O nódulo conecta-se com várias septações nas porções císticas da neoplasia.

verificam, com regularidade, no tronco cerebral e na medula espinhal, sendo raras as ocorrências supratentoriais. Às vezes, tais neoplasias são associadas à doença de von Hippel-Lindau; nesse quadro, a chance de serem múltiplas aumenta significativamente (Fig. 11.31). Até 50% dos hemangioblastomas são principalmente císticos, sendo o percentual remanescente dividido entre os parcialmente císticos e aqueles inteiramente sólidos. Os hemangioblastomas, independente de serem císticos ou sólidos, têm vascularidade significativa (Fig. 11.32).[75] Tipicamente, a variedade cística possui um nódulo mural bem-definido que recebe sua irrigação sangüínea dos vasos da pia-máter adjacentes. Às vezes, a vascularidade desses tumores é tão significativa que as massas podem simular malformações arteriovenosas. Em geral, calcificação não é visibilizada.[10]

O aspecto desses tumores varia basicamente em função de serem císticos ou sólidos. Na TC não-contrastada, as lesões, em grande parte, císticas aparecem como massas bem-definidas com atenuação semelhante à do liquor; em geral, o exame minucioso revela um nódulo mural isodenso. Hemangioblastomas sólidos são, mais amiúde, isodensos. Da mesma forma, na RM a porção cística do hemangioblastoma tem tipicamente um sinal de características semelhantes às do liquor. As porções sólidas desses tumores são, em geral, hipointensas em relação ao cérebro adjacente nas imagens ponderadas em T1 e hiperintensas nas imagens ponderadas em T2. Após administração IV de contraste, a porção sólida de um hemangioblastoma apresenta realce intenso na TC e na RM (imagens ponderadas em T1). Pode ser difícil diferenciar um hemangioblastoma cerebelar cístico de um astrocitoma cerebelar cístico apenas com base nos achados da RM. A angiografia costuma permitir tal diferenciação, porque o nódulo mural de um hemangioblastoma cístico apresenta tipicamente artérias nutrientes e veias de drenagem aumentadas, um achado incomum nos astrocitomas dessa natureza.[144]

Tumores Neuroectodérmicos Primitivos (Meduloblastoma)

Esses tumores malignos, tradicionalmente denominados meduloblastomas, quando originados no cerebelo, são os tumores mais comuns da fossa posterior na infância e raros nos adultos.[87] Sua disseminação ocorre por expansão direta e por extensão das células tumorais por todo

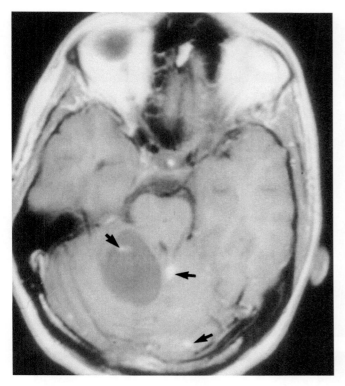

FIG. 11.31 Múltiplos hemangioblastomas em um paciente com a doença de von Hippel-Lindau. RM axial, imagem ponderada em T1, revelando múltiplos hemangioblastomas (*setas*). Existe um grande cisto associado ao hemangioblastoma cerebelar direito.

é proeminente. Com o aumento da sobrevida dos pacientes com esses e com outros tumores do SNC, registram-se mais relatos de metástases extraneurais, sobretudo para os linfonodos e ossos. Metástases ósseas provenientes de meduloblastomas ocorrem principalmente no esqueleto axial e podem ser do tipo osteolítico, osteoblástico ou misto.[118] Como a maioria dos meduloblastomas origina-se no vérmis cerebelar e cresce no quarto ventrículo, a hidrocefalia é comum, sendo, freqüentemente, a causa da queixa inicial.[132]

Na RM, o aspecto mais típico de um meduloblastoma é massa tumoral na linha média do vérmis. Como ocorre com outros tumores da fossa posterior, a RM é superior à TC, para delinear a origem e a total magnitude dessas lesões.[97] Provavelmente devido à sua densa celularidade e citoplasma escasso, a maioria dos meduloblastomas tem um sinal de intensidade um pouco menor nas imagens ponderadas em T2 do que a maior parte dos outros tumores cerebrais primários.[105] A lesão primária e o seu parênquima, assim como as metástases subaracnóides, apresentam realce acentuado após a administração de contraste paramagnético (Fig. 11.33). Exceto por sua localização, os tumores originados nos hemisférios cerebelares têm aspecto semelhante. Na TC contrastada, os meduloblastomas exibem aumento intenso em sua densidade e apresentam margens nitidamente bem-definidas. As metástases subaracnóide e subependimária desses tumores realçam após administração IV de contraste.[108,173]

Ependimoma

Sessenta por cento a setenta e cinco por cento dos ependimomas ocorrem na fossa posterior e, em geral, originam-se ao longo do assoalho do quarto ventrículo. Exceto pela localização, têm aspecto semelhante aos ependimomas supratentoriais, já descritos. Sua tendência para disseminar-se ao longo das vias de saída do quarto ventrículo e até o canal espinhal cervical superior, junto com a ocorrência freqüente de calcificações proeminentes, ajuda a diferenciar alguns casos dos meduloblastomas (Fig. 11.34). Como outro aspecto diferencial, o realce visibilizado nesses tumores tende a ser menos intenso e mais heterogêneo do que o observado nos meduloblastomas.[115]

Schwannoma

Os schwannomas são tumores benignos que ocorrem ao longo do trajeto dos nervos cranianos, espinhais e periféricos. A denominação

o espaço subaracnóide.[129] A grande maioria dos meduloblastomas da infância ocorre no vérmis ao longo do teto do quarto ventrículo. Nos adultos, a maioria dos meduloblastomas origina-se, mais lateralmente, em um dos hemisférios cerebelares. Raramente, o meduloblastoma tem um componente cístico significativo, sendo a maioria composta de tecido densamente celular, e, da mesma forma, calcificação nesses tumores não

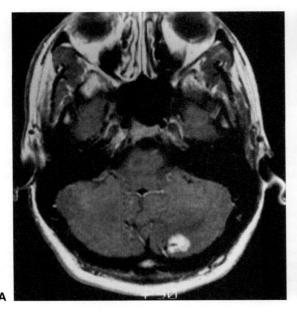
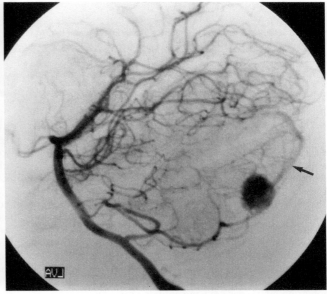

FIG. 11.32 Hemangioblastoma solitário. (**A**) Existe uma lesão contrastada solitária localizada no hemisfério cerebelar esquerdo posterior. (**B**) Arteriografia vertebral esquerda mostrando uma lesão hipervascularizada com *shunting* arteriovenoso. Observe a veia com enchimento precoce (*seta*) indicativa de um hemangioblastoma.

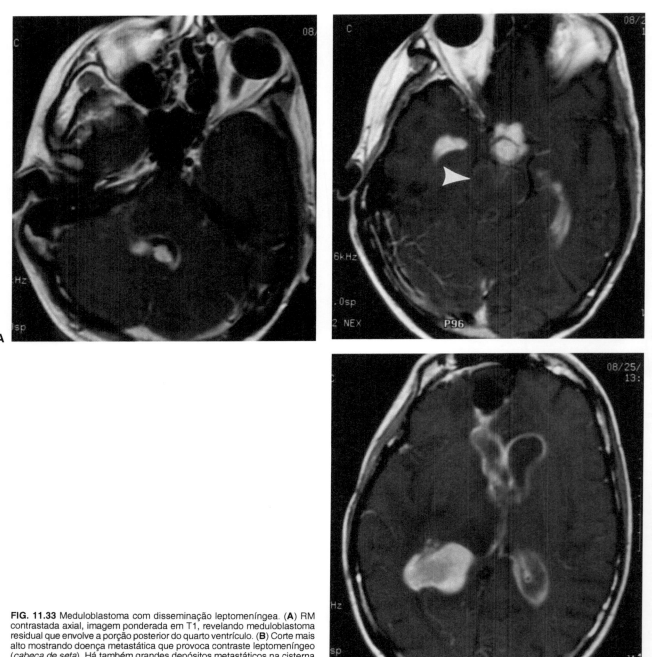

FIG. 11.33 Meduloblastoma com disseminação leptomeníngea. **(A)** RM contrastada axial, imagem ponderada em T1, revelando meduloblastoma residual que envolve a porção posterior do quarto ventrículo. **(B)** Corte mais alto mostrando doença metastática que provoca contraste leptomeníngeo (*cabeça de seta*). Há também grandes depósitos metastáticos na cisterna supra-selar e no sistema ventricular. **(C)** Corte um pouco mais alto confirmando a existência de doença extensa que envolve os ventrículos laterais.

anterior desses tumores como neuromas ou neurilemomas é errônea e não deve ser utilizada. A discussão a seguir limita-se aos tumores que envolvem os nervos cranianos.[102]

Os schwannomas são basicamente tumores dos adultos e ocorrem com frequência consideravelmente maior nas mulheres do que nos homens, registrando algumas séries a razão de 2:1. O oitavo nervo craniano é o mais frequentemente envolvido, ocorrendo a maioria dos outros tumores no quinto nervo craniano. Não há explicação para a tendência que esses tumores apresentam para ocorrer quase exclusivamente nos nervos sensoriais. Dos schwannomas originados no oitavo nervo craniano, cerca de 75% envolvem a divisão vestibular, geralmente em sua porção intracanalicular. Devido à localização, os schwannomas do oitavo par craniano amiúde provocam sinais e sintomas, quando ainda bem pequenos. Esses sinais e sintomas incluem perda auditiva característica, zumbido e, com menor frequência, vertigem e tontura.[107] Grandes lesões no oitavo nervo craniano também podem causar disfunção do quinto e sétimo nervos cranianos. Os schwannomas são responsáveis pela grande maioria dos tumores que ocorrem no ângulo cerebelopontino.

O aspecto de um schwannoma do oitavo nervo craniano na TC não-contrastada depende basicamente do seu tamanho. Lesões grandes são visíveis por causa da obliteração da cisterna do ângulo cerebelopontino ipsolateral, do deslocamento do tronco cerebral e quarto ventrículo, assim como do alargamento da cisterna do ângulo cerebelopontino contralateral. Lesões pequenas podem ser ocultas ou manifestar-se apenas pelo aumento do canal auditivo interno ipsolateral. Após administração IV de contraste, os schwannomas apresentam realce significativo. Entretanto, tumores muito pequenos confinados ao canal auditivo interno podem não ser visibilizados até mesmo nas melhores TCs de rotina. A RM é, por isso, recomendada como a técnica de

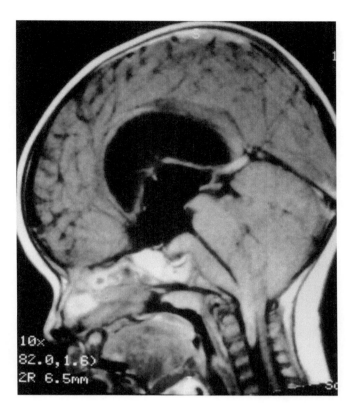

FIG. 11.34 Extensão extraventricular de ependimoma do quarto ventrículo. RM não-contrastada, corte sagital, imagem ponderada em T1, revelando uma grande neoplasia que enclausura a artéria basilar e se estende caudalmente ao longo da cisterna pré-bulbar até o espaço subaracnóide cervical superior. A extensão do tumor para fora do quarto ventrículo e através do forame magno é típica de ependimoma.

escolha para avaliação dos pacientes com suspeita de lesão do ângulo cerebelopontino.[96]

A maioria dos schwannomas é bem visibilizada nas imagens ponderadas em T1, corte fino (3 mm), em projeção axial ou coronal (Fig. 11.35). Nas imagens ponderadas em T2, esses tumores apresentam sinal de intensidade reduzida comparado ao liquor e, por isso, podem ser visibilizados nas imagens ponderadas em T2 em corte fino. Essa técnica, por causa do realce intenso quase constante após a administração de gadolínio, permite a visibilização de muitos tumores pequenos na cisterna do ângulo cerebelopontino e no próprio canal auditivo interno.

Exceto pela localização, os schwannomas dos outros nervos cranianos parecem semelhantes, na RM e na TC, àqueles do oitavo nervo. A RM também é a técnica de escolha para a avaliação dessas lesões.

Outros Tumores Intracranianos

Papiloma do Plexo Coróide

Esse raro tumor benigno, que ocorre geralmente em crianças, pode originar-se em qualquer ponto em que o plexo coróide esteja presente, porém é encontrado, com mais freqüência, no quarto ventrículo ou em um dos ventrículos laterais. Amiúde, é pedunculado, o que lhe confere alguma mobilidade. Com freqüência, é associado a hidrocefalia, cuja causa pode ser a obstrução da circulação do liquor ou a produção excessiva de liquor. Como esses tumores se localizam no plexo coróide e, por isso, fora da BHE, o realce do contraste é acentuado.[171]

Os papilomas do plexo coróide têm tipicamente múltiplas áreas de calcificação e alterações císticas. Sua vascularidade costuma ser proeminente, e áreas de hemorragia são comuns. O aspecto de tais lesões na RM reflete essas características, de modo que os referidos tumores têm tipicamente intensidade de sinal heterogênea nas imagens ponderadas em T1 e em T2. Em muitos casos, existem áreas proeminentes de hipointensidade causadas por calcificação ou vascularidade. O realce do contraste é proeminente. Às vezes, indica-se a realização de angiografia antes da remoção cirúrgica desses tumores, para delinear sua significativa irrigação sangüínea, derivada das artérias coroidais (Fig. 11.36).[30]

Cordoma

Os cordomas são tumores benignos, porém localmente invasivos, originados dos restos intra-ósseos do notocórdio. Suas localizações mais comuns são em qualquer das extremidades da coluna vertebral — o corpo do osso esfenóide e o clivo, assim como a área sacrococcígea. Seu crescimento é lento, mas provoca destruição óssea significativa. Sinais e sintomas neurológicos ocorrem devido à compressão das estruturas neurais locais. Na TC não-contrastada, os cordomas do clivo e do osso esfenóide aparecem como áreas de destruição óssea associada a massa irregular de tecido mole, que pode estender-se para as cisternas basilares e nasofaringe. Em geral, ocorre calcificação no componente de tecido mole do tumor. A maioria dos cordomas apresenta algum realce após administração IV de contraste. Às vezes, esses tumores podem invaginar o tronco cerebral adjacente e, com base apenas na TC axial, pode ser difícil diferenciá-los de massa intra-axial. Algumas vezes, podem simular um meningioma do clivo.

Embora a RM seja inferior à TC na demonstração de destruição óssea associada a tais tumores, é superior na definição da magnitude da lesão e, em geral, permite obter um diagnóstico acurado. Tipicamente, essas lesões são hipointensas nas imagens ponderadas em T1 e hiperintensas nas imagens ponderadas em T2.

Tumores Metastáticos

Metástase de um tumor primário remoto para o cérebro, suas meninges e crânio é comum. A maioria dos tumores metastáticos resulta de disseminação hematogênica, tendendo os primeiros implantes tumorais a ocorrer na distribuição das artérias terminais, isto é, na junção da substância branco-acinzentada e na distribuição das artérias perfurantes profundas. Fontes primárias comuns são o melanoma e os tumores dos pulmões, mama, cólon e rins. Os carcinomas da mama

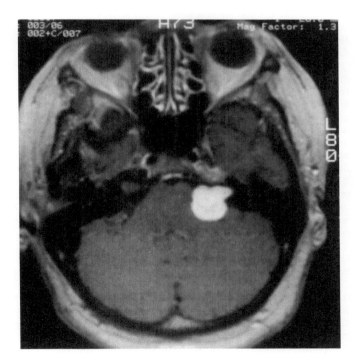

FIG. 11.35 Schwannoma do oitavo nervo esquerdo. RM contrastada axial, imagem ponderada em T1, revelando massa no ângulo cerebelopontino esquerdo no canal auditivo interno esquerdo. O canal auditivo interno encontra-se expandido secundariamente a neoplasia.

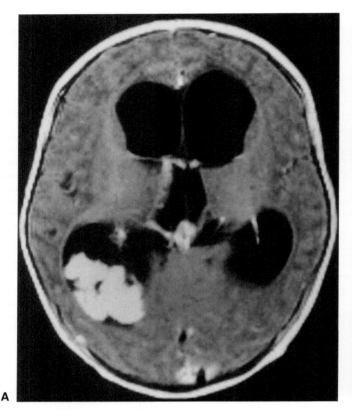 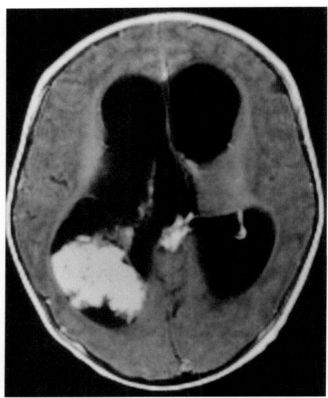

FIG. 11.36 Papiloma no plexo coróide. **(A e B)** RM contrastada axial, imagem ponderada em T1, revelando uma grande massa irregularmente lobulada no interior do ventrículo lateral direito. O sistema ventricular encontra-se dilatado, possivelmente por causa de produção excessiva de liquor.

e dos pulmões são responsáveis por mais da metade dos tumores cerebrais metastáticos. O aspecto dos tumores cerebrais metastáticos é muito variado na TC e na RM. Entre os fatores que influenciam essa variação, encontram-se a fonte primária do tumor (isto é, sua celularidade), vascularidade e comportamento biológico, número e localização do(s) tumor(es) no cérebro, e se o tratamento anterior foi direcionado para a área do tumor.

Na TC não-contrastada, os tumores metastáticos são, mais amiúde, visibilizados como múltiplas áreas (metástases solitárias também ocorrem comumente; até 40%) razoavelmente distintas de isodensidade ou hiperdensidade discreta, circundadas por edema de baixa densidade que se estende ao longo e através da substância branca. Na maioria dos tumores metastáticos, o edema é substancial. Entretanto, por motivos que não foram esclarecidos, algumas metástases não provocam quase nenhum edema e, quando isodensas com o cérebro adjacente, podem ficar ocultas nos exames realizados com contraste IV. Calcificação é incomum nos tumores cerebrais metastáticos não-tratados, exceto pelas metástases dos tumores ósseos primários (em especial, sarcomas osteogênicos). Alguns tumores metastáticos apresentam tendência à hemorragia espontaneamente, tais como o melanoma, hipernefroma e coriocarcinoma.

Como ocorre nas TCs não-contrastadas, o aspecto dos tumores cerebrais metastáticos nos exames realizados após administração IV de contraste varia. A maioria das metástases apresenta algum grau de realce, mas o padrão que exibem é muito variável, podendo o realce ser anular ou difuso (homogêneo ou heterogêneo). Tumores em indivíduos que estão sendo tratados com corticosteróides podem não realçar tão intensamente por causa do efeito estabilizador do medicamento na BHE. Metástases para o cérebro podem envolver o espaço subaracnóide por causa do envolvimento da pia-máter (Fig. 11.37),[139] o que pode ocorrer como um fenômeno isolado ou ser associado a tumores do parênquima. Na TC contrastada, esses implantes na pia-máter aparecem como áreas de alta densidade nodular ou como realce generalizado ocorrendo ao longo das cisternas subaracnóides, fissuras e sulcos.[148,149] O melanoma é um tumor particularmente propenso a esse tipo de envolvimento.[126]

A RM é mais sensível que a TC na detecção dos tumores metastáticos do SNC, sendo, por isso, a técnica de escolha na avaliação dos pacientes com suspeita dessa doença.[166] Embora muitos tumores metastáticos possam ser reconhecidos nos exames sem contraste, o uso de contraste IV aumenta a detecção dos depósitos tumorais pequenos e periféricos.[72] Como ocorre na TC, o aspecto dos tumores metastáticos na RM varia. Entretanto, tipicamente o tumor é visibilizado como uma área de hipointensidade nas imagens ponderadas em T1 e de hiperintensidade heterogênea nas imagens ponderadas em T2. Circundando a maioria dos tumores, observa-se edema, que apresenta menor variação de sinal (ou seja, é mais homogêneo que o próprio tumor). Hemorragia, alteração cística e necrose são comuns nos tumores metastáticos e responsáveis pela variável intensidade do sinal nessas lesões. A maioria das metástases apresenta realce após administração IV de contraste, e, assim como na TC, o padrão de realce é variável.

Com base apenas nos achados na TC ou na RM, é impossível predizer, com precisão, a fonte primária de um tumor metastático, da mesma forma que não é possível diferenciar com confiança metástase solitária de neoplasia primária do cérebro (Fig. 11.38).

Linfoma

Na ausência de evidências clínicas ou radiológicas de doença sistêmica, o envolvimento do SNC pelo linfoma não-Hodgkin é denominado linfoma primário do SNC, lesão anteriormente incomum que constitui menos de 2% dos tumores cerebrais e que ocorre com freqüência cada vez maior devido à epidemia de AIDS/SIDA. Os pacientes imunossuprimidos correm maior risco de linfoma sistêmico e primário do SNC. Muitos desses tumores são multicêntricos por ocasião do diagnóstico. Embora alguns linfomas primários do SNC respondam ao tratamento, o prognóstico total é pior do que o dos tumores com histologia semelhante que ocorrem fora do SNC.[18]

DOENÇAS INTRACRANIANAS 343

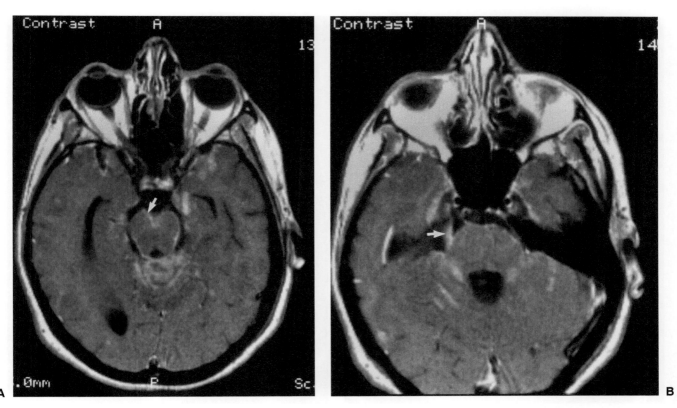

FIG. 11.37 Carcinomatose leptomeníngea a partir de carcinoma da mama metastático. (**A e B**) RM contrastada axial, imagem ponderada em T1, revelando substancial contraste leptomeníngeo. Observe o realce da superfície da pia-máter no mesencéfalo e o realce do quinto nervo craniano (setas). A punção lombar confirmou o diagnóstico de carcinomatose leptomeníngea.

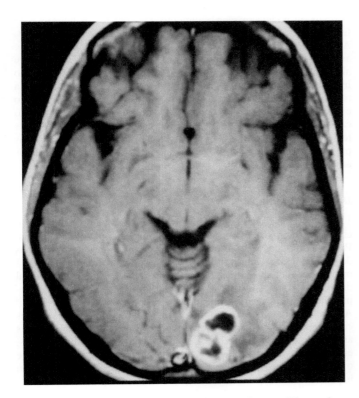

FIG. 11.38 Metástase solitária para o lobo occipital esquerdo secundária a carcinoma da mama. Observe o realce relativamente bem-circunscrito e o edema vasogênico circundante. A lesão está localizada na junção da substância cinzenta com a branca, uma localização comum da doença metastática.

O linfoma não-Hodgkin que ocorre no SNC, como resultado de disseminação de doença sistêmica, também é raro. Esse tipo de envolvimento verifica-se, mais amiúde, com tumores de histologia difusa e em pacientes com a doença em estágio avançado. A doença de Hodgkin raramente envolve o cérebro ou as meninges, porém é mais freqüente nesse último local.[81]

Todos os tipos de linfoma são encontrados, com mais freqüência, nos hemisférios, sendo os gânglios basais, corpo caloso e substância branca periventricular as áreas particularmente propensas a serem afetadas.[130] Nas TCs não-contrastadas, esses tumores são isodensos ou hipodensos. Após administração IV de contraste, eles apresentam realce significativo (Fig. 11.39). O padrão de realce varia, mas, em geral, é acentuado e (exceto nos pacientes com AIDS/SIDA) geralmente homogêneo. Na TC, alguns linfomas primários podem simular muito um meningioma.[29,104]

Na RM, os linfomas tendem a exibir hipointensidade nas imagens ponderadas em T1 e hiperintensidade nas imagens ponderadas em T2. Quase todos os linfomas realçam após administração IV de contraste paramagnético. Não existem sinais específicos que permitam a diferenciação dos linfomas do SNC de outras neoplasias do cérebro na RM.[31]

Leucemia

Com o aumento da sobrevida dos pacientes com muitos tipos de leucemia, a incidência e a importância das complicações do SNC têm aumentado. As principais complicações da leucemia são as infecções, hemorragias, infiltrações leucêmicas do parênquima e subaracnóide, bem como anormalidades relacionadas à terapia. Hidrocefalia branda é comum. As TCs são efetivas para revelar a maioria dessas complicações, e a técnica é importante no tratamento dos pacientes.[67,117] Entretanto, a RM é superior à TC na demonstração de infiltrações parenquimatosas ou subaracnóides, sendo menos eficiente na detecção das pequenas hemorragias recentes.

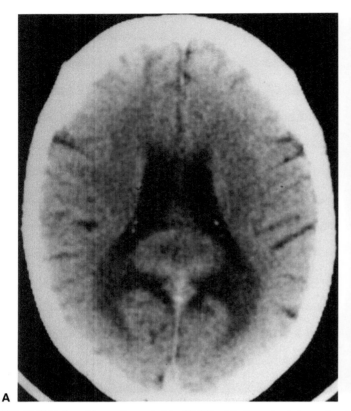 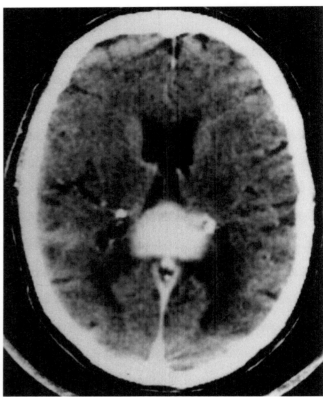

FIG. 11.39 Linfoma intracraniano primário. **(A)** TC axial não-contrastada mostrando a expansão do esplênio do corpo caloso. A lesão é hiperdensa no exame não--contrastado. **(B)** Após administração de contraste, existe um realce muito intenso da lesão com edema estendendo-se para a substância branca adjacente.

Cistos Aracnóides

Os cistos aracnóides intracranianos são encontrados em várias localizações, sendo as mais comuns a fossa craniana média e a fissura de Sylvius. Outros locais de comprometimento são as cisternas do ângulo cerebelopontino, a região supra-selar e fissuras coroidais, a área pericolicular e a fissura inter-hemisférica. A maioria dos cistos aracnóides é congênita. Os sintomas dependem da localização e das dimensões do cisto, sendo pela compressão das estruturas neurais adjacentes que eles provocam disfunção neurológica. Na TC, surgem como massas bem--demarcadas de parede fina com os mesmos valores de atenuação do liquor. Não contêm cálcio ou gordura, e suas margens não realçam após administração IV de contraste. Grandes cistos aracnóides podem causar deformidade da calota craniana adjacente. Alguns cistos aracnóides comunicam-se livremente com o espaço subaracnóide e com o sistema ventricular, enquanto outros são, pelo menos, parcialmente isolados. A TC com baixas doses de contraste hidrossolúvel, realizada no espaço subaracnóide intracraniano, é útil para determinar a dinâmica liquórica associada a essas lesões.[52,94] Os cistos aracnóides, em grande parte devido à sua natureza multiplanar, são mostrados mais claramente na RM do que na TC, equivalendo as características do seu sinal às do liquor em todas as seqüências de pulso (Fig. 11.40).

Demência

Doença de Alzheimer

A doença de Alzheimer é a causa mais comum de demência pré-senil (início antes dos 60 anos de idade) e senil. Clinicamente, caracteriza-se pela evolução gradual e inexorável de comprometimento cognitivo; no estágio terminal da doença, os pacientes encontram-se totalmente dependentes. No exame histológico, as diferenças entre os achados na demência do tipo Alzheimer e aqueles que ocorrem com o envelhecimento normal são quantitativamente diferentes, mas qualitativamente as mesmas (emaranhados neurofibrilares e placas senis).

A TC e a RM dos pacientes com doença de Alzheimer são, amiúde, normais ou podem revelar o aumento dos ventrículos laterais e do terceiro ventrículo, assim como a proeminência dos sulcos corticais. A gravidade dessas alterações varia muito, podendo elas sobrepor-se às que ocorrem no envelhecimento. Estudos recentes indicam que alterações estruturais (isto é, atróficas) no lobo temporal, sobretudo no hipocampo, ocorrem na doença de Alzheimer. A RM coronal de alta resolução permite obter medidas do volume do hipocampo. Perfusão e imageamento metabólico com PET e SPECT exibem um padrão característico de comprometimento precoce da associação dos córtices temporoparietais com um envolvimento grave mais tardio das áreas pré-frontais.[27,89] Nos estágios mais iniciais, não existem correlatos anatômicos para os déficits fisiológicos.

Demência Isquêmica

A doença vascular cerebral aterosclerótica, sobretudo quando associada à hipertensão crônica, é um fator etiológico comum na demência. Perda da capacidade intelectual é observada, com freqüência, nas vítimas de grandes infartos bilaterais; disfunção cognitiva é, amiúde, gradual, à medida que aumentam os infartos distintos. Lesão isquêmica subcortical difusa sem grandes AVCs corticais também podem causar doença demenciante lentamente progressiva, denominada doença de Binswanger.[98] As duas doenças podem ocorrer juntas.[19] Na TC e na RM, os pacientes com demência isquêmica têm sinal ou densidade anormais em grandes áreas dos hemisférios cerebrais. Na demência por múltiplos infartos, essas áreas de infarto podem envolver o córtex, a substância branca e os gânglios basais. Na doença de Binswanger clássica, as áreas de lesão isquêmica são confinadas aos territórios dos vasos perfurantes (isto é, os gânglios basais e a substância branca profunda com a preservação do tecido subcortical imediato). O imageamento fisiológico dos pacientes com demência isquêmica tende a exibir um padrão variado que corresponde ao grande número de lesões isquêmicas.[55,89]

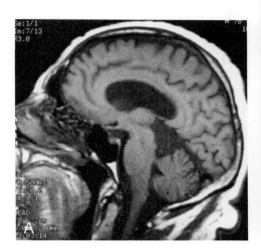
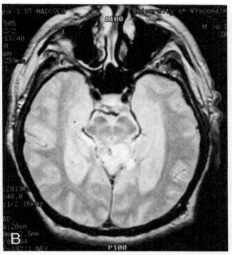
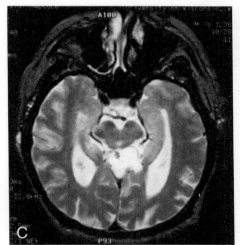

FIG. 11.40 (A) Imagens ponderadas em T1, corte sagital, **(B)** com densidade de prótons, RM axial, e **(C)** ponderadas em T2, RM axial, de um paciente com cisto aracnóide em cisterna quadrigeminal. As características de sinal da lesão acompanham as do liquor. O sinal oriundo das estruturas durais e vasculares adjacentes é responsável pelas áreas com hipossinal em torno da borda anterior da lesão nas imagens axiais.

Outras Causas de Demência

Deve-se enfatizar que existe uma sobreposição acentuada nos achados visibilizados nos estudos de imageamento de muitos pacientes com a doença de Alzheimer, demência por múltiplos infartos e doença de Binswanger. Os processos patológicos costumam coexistir nos idosos, e muitos casos de demência são aparentemente de etiologia mista. Raramente, o diagnóstico preciso pode ser realizado apenas com base nos estudos de imageamento anatômico.[14]

Existem muitas outras causas de perda aguda ou crônica da memória e da função cognitiva. Algumas, como a doença de Huntington (com atrofia grave do núcleo caudado), doença de Pick (com atrofia extrema das áreas pré-frontal e temporal anterior), ocasionam grandes neoplasias do lobo frontal e hematomas subdurais, e outras lesões traumáticas resultam em alterações no cérebro reconhecíveis nas TCs e RMs de rotina. Outras causas de demência, como a doença de Parkinson ou doenças virais crônicas, ou a demência ou delírio causados por muitos distúrbios metabólicos, podem não provocar achados anatômicos ou apenas perda inespecífica de volume. A pseudodemência da depressão também não apresenta achados no neuroimageamento de rotina.

Patologias da Substância Branca

Esclerose Múltipla

A esclerose múltipla é a doença desmielinizante mais comum. A idade do início clínico dos sintomas é, mais amiúde, entre os 20 e 50 anos, sendo as mulheres mais afetadas do que os homens. A doença caracteriza-se clinicamente por exacerbações e remissões, e, do ponto de vista patológico, por múltiplas placas que representam áreas de desmielinização e atividade inflamatória variável. Embora a distribuição da desmielinização observada na esclerose múltipla seja um tanto aleatória, existe uma tendência para o envolvimento da substância branca periventricular, o corpo caloso e o sistema visual dos nervos ópticos aos lobos occipitais. A medula espinhal também é um local de envolvimento freqüente. Pode ocorrer o envolvimento sintomático da medula espinhal com lesões cerebrais assintomáticas, para o que geralmente se indica o imageamento do cérebro nos casos de suspeita de esclerose múltipla. As lesões da esclerose múltipla tendem a ser simétricas.

As antigas técnicas de imageamento tinham pouca utilidade na avaliação dos pacientes com suspeita de esclerose múltipla, mas a RM se mostrou sensível na detecção das placas da esclerose múltipla como auxílio para o diagnóstico e também é útil no acompanhamento dos pacientes em terapias experimentais para essa doença. As placas da esclerose múltipla são bem visibilizadas como lesões com hipersinal nas imagens TR longo (Fig. 11.41), sendo especialmente bem mostradas pelas seqüências *flair*. As placas agudas (áreas de desmielinização ativa) amiúde realçam após administração IV de contraste. O número e a distribuição das áreas de desmielinização não são precisamente relacionados à gravidade clínica da doença. Às vezes, placas solitárias de esclerose múltipla podem manifestar-se como uma grande lesão expansiva. Enfatizamos que não existem achados específicos na RM da esclerose múltipla, e várias outras doenças da substância branca podem simular essa condição.[51]

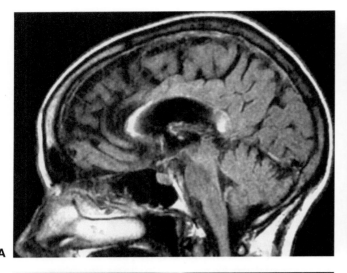
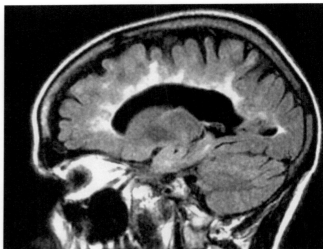
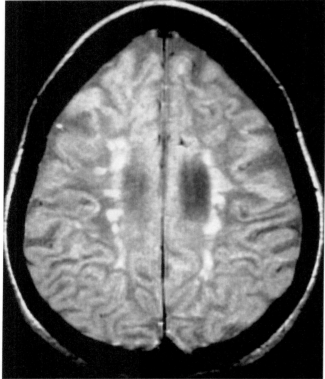

FIG. 11.41 Esclerose múltipla. (**A**) Imagem da linha média, corte sagital, usando uma seqüência de abertura. As placas de esclerose múltipla são visíveis no joelho e no esplênio do corpo caloso. (**B**) Corte sagital através do ventrículo lateral mostrando o padrão típico de placas que se irradia para fora a partir da superfície ventricular. (**C**) Imagem *spin-echo* rápida, com densidade de prótons, logo acima dos ventrículos, mostrando o aspecto axial típico das placas.

Leucoencefalopatia Necrotizante

A leucoencefalopatia necrotizante é uma doença que ocorre basicamente nas crianças que têm leucemia, sendo observada, com maior freqüência, naquelas tratadas com uma combinação de irradiação craniana e meto-trexato. O desfecho da doença é variável. Na TC, a leucoencefalopatia necrotizante caracteriza-se por áreas difusas de hipodensidade na substância branca; à medida que a doença evolui, calcificações da substância branca tornam-se comuns. Durante a fase ativa da doença, o realce é típico, mas o padrão é variável.[67,84] Como se aplica às outras doenças da substância branca, a RM é mais sensível que a TC na detecção da leucoencefalopatia necrotizante. As lesões iniciais apresentam hipersinal nas imagens ponderadas em T2.

Desmielinização Tóxica/Metabólica

Várias anormalidades tóxicas e metabólicas, em especial grandes desvios de eletrólitos, podem causar lesão às bainhas de mielina no SNC. O exemplo mais bem conhecido é a mielinólise pontina central (MPC), que originalmente era uma doença dos alcoólatras tratados com desvios maciços de sódio[76] e, nos últimos anos, nos pacientes submetidos a transplante de fígado. Mielinólise também é observada em circunstâncias semelhantes.[76,86]

Outras Doenças da Substância Branca

Muitas outras doenças envolvem a substância branca, seja pela destruição da mielina normal (doenças mielinoclásticas ou desmielinizantes), seja devido à formação ou manutenção inadequada da mielina (doenças desmielinizantes). As lesões na substância branca da leucoencefalopatia multifocal progressiva (LMP) e da AIDS/SIDA são discutidas na seção sobre as infecções do cérebro, e as doenças desmielinizantes são discutidas na seção relativa às doenças congênitas. Uma discussão completa acerca das doenças da substância branca encontra-se além do escopo deste capítulo, e suas manifestações radiológicas são discutidas em outra seção.[38,39,114,158,163]

Traumatismo

Até recentemente, a TC tinha suplantado todas as outras técnicas radiológicas como método para a avaliação diagnóstica dos pacientes com traumatismo craniano agudo ou crônico. Entretanto, a RM gradualmente suplantou esse papel. Apesar da superioridade da RM sobre a TC na detecção das lesões pós-traumáticas, a TC continua a ser a técnica de escolha na avaliação inicial dos pacientes com traumatismo cranianoencefálico grave, o que constitui verdade, porque a TC é mais rápida que a RM e permite o reconhecimento mais preciso dos pacientes que necessitam de intervenção neurocirúrgica aguda (isto é, evacuação do hematoma). Após a estabilização, as vítimas de traumatismo cranianoencefálico significativo ou que apresentam déficits neurológicos inexplicados podem ser beneficiadas com a RM, porque essa técnica delineia a magnitude completa da lesão no cérebro de forma mais efetiva que a TC.[53]

Hoje em dia, é possível visibilizar claramente os efeitos diretos e indiretos do traumatismo no cérebro com as técnicas atuais da TC e da RM. Hemorragias subaracnóides, intraparenquimatosas e extra-axiais (subdural e epidural) podem ocorrer como resultado de traumatismo cranianoencefálico sem fratura exposta e traumatismo penetrante. Esses tipos de lesão são, em geral, mais bem visibilizados pela TC. Contusões, lesões axonais difusas por cisalhamento e edema difuso do cérebro também podem ocorrer comumente após traumatismo significativo. Tais tipos de lesões são, amiúde, mostrados mais claramente na RM do que na TC.

Hematomas parenquimatosos traumáticos aparecem como áreas claramente definidas de densidade aumentada na TC. No estágio agudo, suas margens são, em geral, irregulares, mas bem distintas, e costuma haver edema circundante. Os hematomas agudos são tipicamente homogêneos, a menos que haja o comprometimento do mecanismo de coagulação. Os hematomas intraparenquimatosos traumáticos ocorrem com mais freqüência nos aspectos inferiores dos lobos frontal e temporal, assim como nos gânglios de base. Traumatismos cranianoencefálicos significativos podem ser associados a desenvolvimento de hidrocefalia obstrutiva extraventricular por causa da formação de cicatrizes aracnóides que provocam o bloqueio das vias de absorção do liquor.

As lesões por cisalhamento resultam de estresse grave nos axônios provocados pela aceleração/desaceleração rotacional do cérebro.[172] Os axônios e os pequenos vasos penetrantes são suscetíveis a lesão por cisalhamento, à medida que o cérebro é subitamente rodado durante o traumatismo por alta velocidade. O resultado desse tipo de lesão consiste em múltiplas pequenas áreas bem-definidas de edema e hemorragias petequiais. As áreas do cérebro suscetíveis a lesão tendem a ocorrer nas junções corticomedulares, no corpo caloso e no tronco cerebral superior. Lesões por cisalhamento geralmente refletem lesão grave e significativa no cérebro, e, com freqüência, são associadas a déficits neurológicos graves (Fig. 11.42).

Contusões no cérebro são, amiúde, observadas nas vítimas de traumatismo cranianoencefálico significativo. Essas lesões podem não ser visibilizadas nas TCs realizadas logo após uma lesão, a menos que sejam muito grandes ou estejam associadas a hemorragia significativa. Após uma a duas horas, elas tornam-se mais aparentes, aparecendo como massas de densidade mista baixa e alta por causa da presença de pequenas hemorragias com edema circundante. Essas lesões tendem a ser superficiais e ocorrem adjacentes a proeminências ósseas. São especialmente freqüentes nas porções dos lobos frontal e temporal situadas próximo à calota craniana (Fig. 11.42). O aumento de um hematoma na área de contusão, 24 a 72 horas após uma lesão inicial, é uma das complicações associadas a traumatismo cranianoencefálico sem fratura exposta.

A TC fornece excelente detecção e avaliação dos corpos estranhos intracranianos e fraturas do crânio deprimidas, tornando as outras técnicas radiológicas raramente necessárias nessas condições.

Hematoma Subdural

Sangramento para o espaço subdural é uma complicação freqüente do traumatismo cranianoencefálico, resultando na formação de um hematoma subdural. Essas lesões são mais comuns sobre a convexidade do hemisfério cerebral, mas podem desenvolver-se em qualquer local sobre a superfície do cérebro. Entretanto, sua ocorrência na fossa posterior é rara. Hematomas subdurais bilaterais não são incomuns, ocorrendo em cerca de 20% dos pacientes. O uso precoce da TC nas vítimas de traumatismo cranianoencefálico agudo diminuiu significativamente a taxa de mortalidade anteriormente alta, associada aos hematomas subdurais agudos.

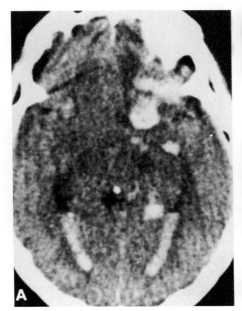 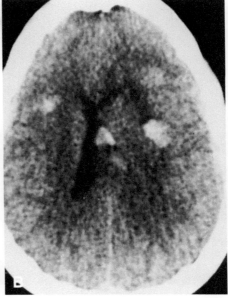

FIG. 11.42 (A) TC axial, não-contrastada, de uma vítima de traumatismo cranianoencefálico grave. Existe uma contusão hemorrágica no lobo frontal esquerdo adjacente ao teto da órbita. Há dois pequenos hematomas no lobo temporal esquerdo, além de sangue nas porções posteriores dos ventrículos laterais. **(B)** Corte mais alto na TC mostrando múltiplas hemorragias na substância branca.

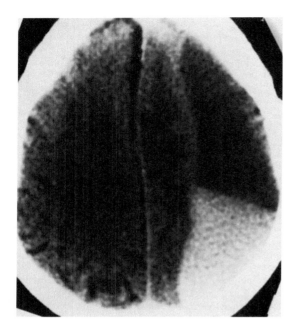

FIG. 11.43 TC axial, não-contrastada, mostrando um grande hematoma subdural que se estende sobre toda a superfície lateral do hemisfério cerebral esquerdo. Um nível de sedimentação é visto nesse hematoma subdural agudo de um paciente com comprometimento funcional da coagulação.

O aspecto de um hematoma subdural na TC depende de vários fatores importantes: há quanto tempo ocorreu o sangramento, se houve episódios repetidos de sangramento, se a lesão é unilateral ou bilateral, e o nível do hematócrito do paciente por ocasião da lesão. A TC é mais útil para dividir os hematomas subdurais em hiperdensos, isodensos e hipodensos em relação à área adjacente do cérebro.[61] O sangue no espaço subdural é hiperdenso em seu estágio inicial (um a 10 dias). Em um período de uma a três semanas, o sangue subdural torna-se isodenso. Após um mês, aparece hipodenso em comparação com o tecido cerebral. A seqüência dos eventos apresenta uma significativa variação devido a ocasionais novos sangramentos para o hematoma subdural. O hematoma também pode exibir diferenças nos valores de atenuação do sangue causadas pela variação nos níveis do hematócrito.

Às vezes é difícil classificar, de forma precisa, os hematomas subdurais como agudos, subagudos ou crônicos, utilizando os critérios da TC. Entretanto, na maioria dos casos, as coleções subdurais hiperdensas ocorreram recentemente, as lesões isodensas estão presentes, pelo menos, há alguns dias, e as lesões hipodensas provavelmente são de natureza crônica.

Com exceção dos casos em que os níveis do hematócrito do paciente estão muito baixos, os hematomas subdurais estudados pela TC logo após a sua ocorrência aparecem como coleções hiperdensas de configuração em crescente. O grau de lesão expansiva existente, associada a essas lesões, é quase sempre superior ao que pode ser atribuído ao tamanho do hematoma, uma reflexão do edema cerebral subjacente e da lesão que acompanha essas lesões. A margem medial das lesões muito grandes pode, algumas vezes, ser reta ou, até mesmo, convexa, simulando, assim, uma coleção epidural. Se os exames forem realizados logo após a lesão ou se houver distúrbios do sistema de coagulação, a coleção subdural poderá ser heterogênea, um fenômeno que se acredita seja devido à presença de coagulação incompleta no interior do hematoma (Fig. 11.43).

Embora raramente sejam encontrados, é importante estar alerta quanto à existência de hematomas subdurais isodensos, porque eles podem ser ocultos até mesmo em imagens de alta qualidade na TC. Apagamento unilateral dos sulcos corticais, assimetrias na junção da substância branco-acinzentada, assimetrias ventriculares e lesão expansiva unilateral são sinais que servem para alertar quanto à presença de um hematoma subdural, unilateral, isodenso (Fig. 11.44).[60] Lesões bilaterais dessa natureza podem ser mais difíceis de reconhecer. Nos idosos, a presença de um exame com resultado supernormal (isto é, em exame em que os sulcos corticais e o sistema ventricular têm aspecto semelhante ao exame de um indivíduo muito mais jovem) é indício de que essas lesões podem estar presentes. A administração IV de contraste é benéfica, pois resulta na opacificação dos vasos corticais, permitindo, assim, uma boa definição das margens do cérebro. Hoje em dia, a RM é o estudo de escolha para a avaliação dos casos suspeitos de hematomas subdurais isodensos.

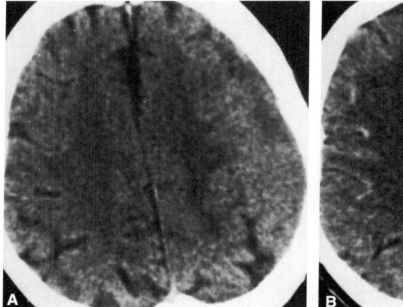
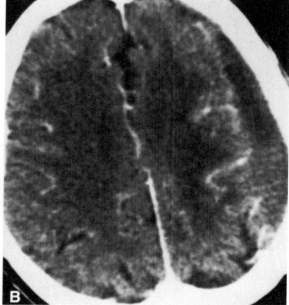

FIG. 11.44 (A) TC axial, não-contrastada, mostrando deslocamento para dentro da junção da substância cinzenta com a branca no hemisfério cerebral esquerdo. Embora a maior parte desse hematoma subdural crônico seja isodensa, um pequeno nível de sedimentação é visto em sua porção posterior. **(B)** TC, corte ao mesmo nível de **A** após administração de contraste intravenoso. Agora existe uma boa visualização da borda lateral do hemisfério cerebral esquerdo, assinalada pelas veias corticais opacificadas.

Em geral, os hematomas subdurais crônicos aparecem na TC como coleções bem-definidas em crescentes. Essas lesões são hipodensas, quando comparadas com aquelas da área cerebral adjacente. Como ocorre nas lesões agudas, um hematoma subdural crônico muito grande pode ter uma margem medial reta ou, até mesmo, côncava. Determinados hematomas subdurais encapsulados por tecido fibroso, em particular, aumentam de tamanho devido às forças osmóticas, à medida que o sangue desce, provocando uma coleção biconvexa com a mesma forma de um hematoma epidural, embora com a densidade da água. Compartimentalização e sinal ou densidade heterogêneos no hematoma podem indicar episódios de novo sangramento. Às vezes, observam-se níveis de sedimentação nas porções inferiores dessas lesões. Calcificação das margens de tais lesões ocorre com freqüência.

Na RM, os hematomas subdurais que aparecem hipodensos na TC apresentam hipersinal nas imagens ponderadas em T1 por causa da metemoglobina que eles contêm. A RM, devido à sua sensibilidade na detecção dos produtos da degradação do sangue de idades diferentes, é mais sensível que a TC na identificação dos hematomas subdurais que sofreram múltiplos episódios de sangramento. Essas lesões são visibilizadas como múltiplos focos com intensidades de sinal diferentes, características de produtos de degradação da hemoglobina de idades diversas. As membranas que separam essas áreas têm intensidades de sinal baixas nas imagens realizadas com todas as seqüências de pulso.

Higroma Subdural

Um higroma subdural constitui o acúmulo de líquido claro no espaço subdural, sendo observado em até 10% dos pacientes após traumatismo cranianoencefálico. Na TC, pode ser difícil diferenciar essa condição do hematoma subdural crônico. A avaliação de tais lesões é muito mais fácil na RM. Acredita-se que sua etiologia seja decorrente da laceração traumática da membrana aracnóide, que permite o acúmulo de liquor no espaço subdural. Os mecanismos causadores naqueles observados na ausência de traumatismo são mal compreendidos, mas podem incluir lesão no nascimento, lesão congênita ou traumatismo mínimo não-reconhecido. Os higromas subdurais são geralmente, assintomáticos e, com o passar do tempo, apresentam resolução espontânea. Exceto por suas dimensões, na TC os higromas subdurais parecem semelhantes aos hematomas subdurais crônicos. Essas lesões não devem ser confundidas com alterações atróficas, porque o aspecto das duas condições na TC é bem diferente (Fig. 11.45). A atrofia

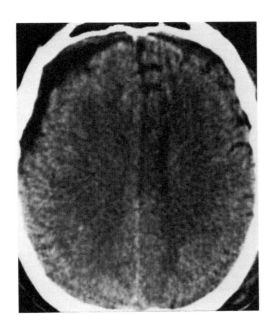

FIG. 11.45 TC axial, não-contrastada, mostrando uma pequena coleção extra-axial de baixa densidade sobre o lobo frontal direito. Existe um efeito expansivo mínimo, e os sulcos adjacentes apresentam-se comprimidos.

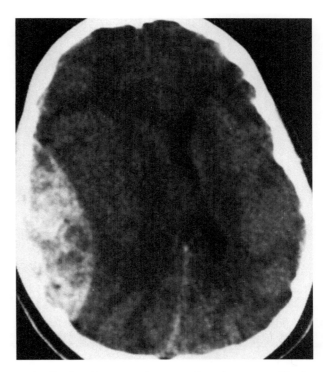

FIG. 11.46 TC axial, não-contrastada, mostrando um hematoma epidural agudo sobre a superfície do hemisfério cerebral direito. Os níveis de atenuação heterogêneos no seu interior resultam de coagulação incompleta.

provoca o alargamento dos sulcos corticais, e os giros envolvidos não sofrem deslocamentos significativos para longe da margem da calota craniana. Ocasionalmente, os higromas subdurais podem provocar lesão expansiva, deslocar o cérebro para longe da margem do crânio e obliterar os sulcos adjacentes.

Hematoma Epidural

Os hematomas epidurais resultam de lesão aos vasos meníngeos e, mais amiúde, de rupturas arteriais em vez de venosas. A localização mais comum de um hematoma epidural é sobre a superfície lateral dos hemisférios cerebrais, mas, assim como os hematomas subdurais, podem ocorrer também em outros locais.

A TC realizada na primeira hora após uma lesão pode revelar porções de sangue de baixa densidade, denotando que o hematoma ainda não coagulou ou continua sangrando (hematoma hiperagudo) (Fig. 11.46), achado que indica uma emergência cirúrgica. Após uma a duas horas, um hematoma epidural torna-se principalmente hiperdenso (hematoma agudo) na TC. Os hematomas epidurais agudos na TC raramente podem ser hipodensos nos pacientes com anemia grave ou coagulação intravascular disseminada. Como podem ocorrer entre a dura-máter e a calota craniana, os hematomas epidurais são mais delimitados do que as coleções subdurais, o que explica a sua típica configuração biconvexa e, também, o fato de que, algumas vezes, ultrapassam a linha média, porque podem cruzar externamente à reflexão da foice. Os hematomas epidurais geralmente não cruzam as suturas, a menos que a artéria meníngea tenha sido lesada em outro ponto. A angiografia não é mais realizada na avaliação dos pacientes com hematomas subdurais ou epidurais.

Fístula Cavernosa Carotídea

A artéria carótida interna está situada de forma que uma fratura nas paredes do canal carotídeo pode facilmente resultar na laceração da artéria carótida interna intracavernosa, o que permite que o sangue arterial sob alta pressão seja desviado para o seio cavernoso de baixa

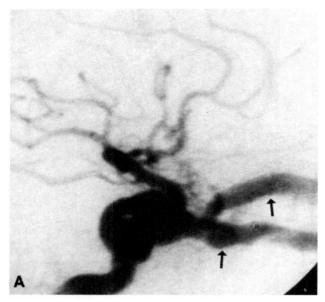
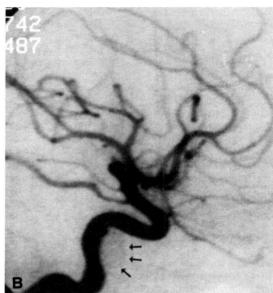

FIG. 11.47 (A) Arteriografia de subtração digital lateral da carótida interna esquerda mostrando rápida opacificação do seio cavernoso e das veias oftálmicas superior e inferior (*setas*). Existe uma laceração no segmento cavernoso da artéria carótida interna. **(B)** Arteriografia de subtração digital lateral da carótida interna esquerda realizada após o descolamento de um balão no seio cavernoso. A fístula está ocluída, e a artéria carótida interna agora parece normal. As bordas do balão são bem claras (*setas*).

pressão, criando uma fístula entre a artéria carótida e o seio cavernoso (fístula cavernosa carotídea). Em geral, os pacientes com fístulas carotideocavernosas foram vítimas de traumatismo cranianoencefálico grave. Comunicações anormais também podem ocorrer entre os ramos meníngeos das artérias carótidas externas e o seio cavernoso, entretanto essas fístulas geralmente não se relacionam a traumatismo e, em geral, seu nível tensional é mais baixo. Fístulas entre a artéria carótida interna e o seio cavernoso costumam ser lesões de alto fluxo que produzem sinais e sintomas oculares significativos.[34] Técnicas intravasculares constituem o tratamento de escolha em relação às fístulas do seio cavernoso para a carótida (Fig. 11.47).

Os achados na TC e na RM de uma fístula de alto fluxo, entre a artéria carótida interna e o seio cavernoso, incluem o aumento do seio cavernoso e da veia oftálmica superior ipsolateral; também pode ocorrer proptose. As fístulas durais ou indiretas, dependendo do seu tamanho, podem revelar achados semelhantes ou estar ocultas na TC e na RM. A angiografia fornece o diagnóstico definitivo das duas condições.

Maus-tratos na Infância

O traumatismo não-acidental em crianças pequenas pode assumir muitas formas. Um dos achados neurorradiológicos mais específicos é uma hemorragia subdural, em especial entre os hemisférios, sem a ocorrência de traumatismo explicatório grave, como acidente em veículo automotor (Fig. 11.48). As lesões causadas por asfixia, aperto e lançamento encontram-se, amiúde, associadas. O radiologista precisa ser cuidadoso para identificar outras lesões cerebrais resultantes, porque elas podem ter impacto significativo no prognóstico.

Doenças Infecciosas

As principais classes de infecção são bem conhecidas do médico: piogênica, bacteriana atípica, fúngica, viral e parasitária, todas afetando o cérebro e suas meninges, bem como as doenças causadas por príons (anteriormente denominadas vírus lento). Essas doenças não causam achados radiológicos específicos e não são discutidas neste capítulo. Infecções *in utero* e perinatais são discutidas na seção sobre as doenças congênitas. Como as manifestações no imageamento da infecção do SNC têm número limitado, as informações fornecidas pelo neuroimageamento diagnóstico só podem ser otimizadas no quadro clínico no qual uma doença infecciosa ocorre e é conhecida. O papel das técnicas de imageamento no diagnóstico e no tratamento dos pacientes com infecções do SNC é discutido em outro local.[7,41,74,114,164]

Meningite, como o termo é geralmente aplicado, refere-se à infecção no espaço subaracnóide, envolvendo, pois, basicamente as leptomeninges. O parênquima cerebral, a dura-máter e os espaços subdural e epidu-

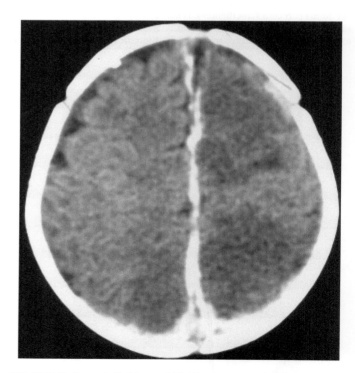

FIG. 11.48 Síndrome do "bebê sacudido". TC axial, não-contrastada, mostrando grande hemorragia subdural aguda tanto entre os hemisférios como sobre as convexidades. Além disso, há uma diminuição da densidade e perda da diferenciação entre a substância cinzenta e a branca no hemisfério esquerdo por causa da lesão hipoxicoisquêmica associada.

ral podem ser secundariamente acometidos. Dependendo da virulência de uma determinada infecção, os achados no imageamento são muito variáveis. Em seu extremo mais grave, pode haver um realce notável da pia-máter e do epêndima, sinal ou densidade anormal no liquor causados pelo alto teor de proteína ou pus franco ou AVC decorrentes de vasoespasmo causado pela infecção liquórica (Fig. 11.49). No outro extremo, encontra-se a meningite fúngica crônica, como a criptocócica, que pode não causar achados no imageamento ou simplesmente aumento ventricular mínimo. Os achados causados por agentes infecciosos específicos são discutidos adiante.

Empiemas Subdural e Epidural

Embora infecções supurativas do espaço subdural ou epidural sejam incomuns, é importante reconhecê-las, porque são associadas a uma alta taxa de mortalidade, quando não tratadas. Infecções dessa natureza podem ocorrer associadas à osteomielite do crânio, sinusite, meningite ou traumatismo penetrante. Em geral, na TC e na RM, essas lesões aparecem como coleções de líquido extra-axial, podendo, no espaço subdural, estender-se para a fissura inter-hemisférica ou ao longo das margens do tentório. Após administração IV de contraste, observa-se realce variável ao redor das margens dos empiemas subdural e epidural. Sinal ou densidade anormais são, amiúde, presentes no cérebro adjacente.[99,174] Os empiemas subdurais, como os hematomas subdurais, são limitados pelas inserções da dura-máter, o que pode ser a única forma de diferenciar um processo supurativo epidural do subdural.

Cerebrite ou Abscesso Cerebral

Cerebrite primária ou (mais geralmente) encefalite também são observadas em infecções com vários patógenos, ou meningoencefalite combinada pode estar presente por ocasião do imageamento. Dependendo do agente infeccioso, pode haver o envolvimento primário da substância branca ou da substância cinzenta, grande ou pequeno volume de edema e presença ou ausência de realce ou necrose. Vários exemplos específicos são discutidos adiante.

Abscesso cerebral ocorre com mais freqüência por causa da disseminação hematogênica dos agentes infecciosos, amiúde dos pulmões. Também pode ser resultado da disseminação direta de uma infecção proveniente de um local, como um seio paranasal ou ouvido médio. Os abscessos que se desenvolvem a partir da disseminação hematogênica de microrganismos ocorrem com mais freqüência nos hemisférios cerebrais, ao longo da junção corticomedular e nos gânglios da base. Vários microrganismos são associados aos abscessos cerebrais, nenhum dos quais produz achados radiológicos totalmente característicos. Imunossupressão, cardiopatia cianótica e fístulas arteriovenosas pulmonares são condições que predispõem os pacientes ao desenvolvimento de abscesso cerebral. A capacidade de definir a magnitude e as características de um abscesso cerebral com a TC, RM e ultra-sonografia, bem como o uso desses métodos como parâmetros para o tratamento cirúrgico dos abscessos diminuíram substancialmente as altas taxas de morbidade e mortalidade decorrentes dessas lesões.

Um abscesso cerebral, durante a evolução do seu desenvolvimento, passa por vários estágios.[15] Inicialmente é uma área pouco definida composta de pequenos focos esparsos de cerebrite; quando maduro, constitui uma lesão encapsulada bem-demarcada, cuja porção central consiste em material supurativo e fragmentos teciduais. O aspecto de um abscesso cerebral na TC, RM ou ultra-sonografia depende basicamente do estágio do seu desenvolvimento durante a realização do estudo.[42]

Na TC, a infecção em fase inicial pode ser visibilizada apenas como áreas de hipodensidade com pouco, se houver, realce após administração IV de contraste. Com o passar do tempo, à medida que ocorrem neovascularidade e desenvolvimento de uma cápsula de colágeno, torna-se evidente um padrão anular de realce. A margem de um abscesso incompletamente encapsulado torna-se mais espessa e exibe intensidade

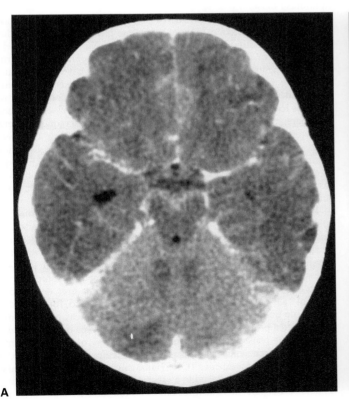
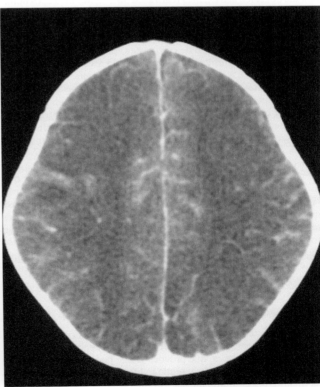

FIG. 11.49 Meningite piogênica. (**A** e **B**) TC axial pós-contraste. Embora esse caso extremo se assemelhe superficialmente à hemorragia subaracnóide, o aspecto de alta atenuação das superfícies piais e o preenchimento dos espaços subaracnóides consistem em realce anormal causado pela meningite, não existindo nas imagens não-contrastadas. A diminuição variegada da densidade no parênquima cerebral pode representar encefalite ou lesões isquêmicas decorrentes de vasoespasmo causado pela infecção subaracnóide.

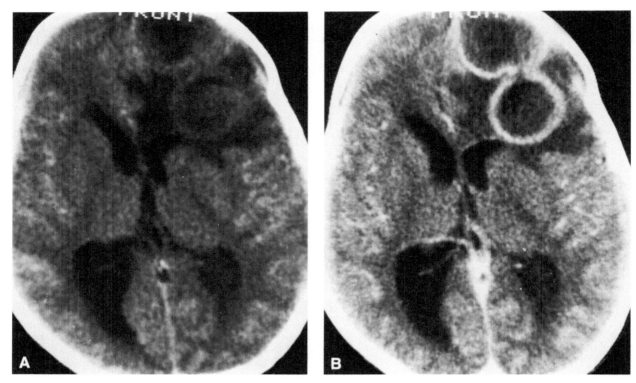

FIG. 11.50 (A) TC axial, não-contrastada, mostrando significativo efeito expansivo no lobo frontal esquerdo. Áreas anulares de tecido isodenso são circundadas por edema de baixa densidade. (B) TC axial, corte feito ao mesmo nível após administração de contraste intravenoso, mostrando o realce da periferia de uma cavidade de abscesso multiloculada. O paciente apresenta *shunt* cardíaco direita-esquerda.

aumentada de realce nos exames realizados 30 a 45 minutos após administração IV de contraste. A margem do abscesso maduro não apresenta esse padrão temporal e, amiúde, pode até mesmo diminuir de intensidade nos exames tardios. Os exames realizados antes do início do tratamento, exceto nos indivíduos em uso de corticosteróides, geralmente revelam edema vasogênico significativo circundando a área de um abscesso cerebral (Fig. 11.50). A ocorrência de múltiplos abscessos é rara, exceto no paciente imunossuprimido.

A RM é superior à TC na avaliação dos pacientes com abscessos cerebrais por causa de sua sensibilidade aumentada ao contraste (isto é, melhor detecção do edema e classificação dos vários elementos de um abscesso) e sua capacidade superior para detectar uma lesão expansiva sutil.[66] A cápsula do abscesso é sua característica, o que é mais evidenciado nos exames com contraste ou na RM (imagens ponderadas em T2). A cápsula fina relativamente lisa tende a ser discretamente mais espessa em sua periferia e apresenta realce uniforme. Nas imagens ponderadas em T2, a cápsula costuma ser hipointensa comparada à substância cinzenta. Amiúde, existem cápsulas satélites menores adjacentes, sobretudo ao longo da margem de um abscesso em frente a um dos ventrículos laterais. A cicatrização de um abscesso é indicada pela redução do seu tamanho. É importante enfatizar que o realce da cápsula na RM e na TC pode persistir por algum tempo apesar do tratamento adequado.

Bactérias Atípicas, Fungos e Parasitas

Como em outros locais do corpo, as micobactérias podem infestar o cérebro e suas meninges de várias formas, a mais comum das quais é a meningite granulomatosa, que provoca realce pial nodular, sobretudo nas cisternas na base do cérebro, sendo indiferenciável da sarcoidose ou outras meningites granulomatosas. As micobactérias também podem causar encefalite ou um abscesso macroscópico no parênquima cerebral ou em uma localização extra-axial, que pode calcificar quando cicatrizado.

Vários fungos apresentam padrões patológicos diferentes e, por isso, aspectos radiológicos diversos. Os abscessos microscópicos da candidíase disseminada são, em geral, radiologicamente ocultos. A meningite criptocócica também não costuma apresentar achados dignos de nota radiologicamente, embora raramente possam ser visibilizados pseudocistos gelatinosos no espaço perivascular. Mucormicose do seio paranasal é bem conhecida como uma lesão macroscopicamente destrutiva, comumente nos diabéticos, que pode invadir a cavidade craniana localmente. Embora o *Aspergillus* esteja, em geral, presente nos seios paranasais como um saprófito, quando é invasivo pode comportar-se de forma localmente destrutiva, como mucormicose. O *Aspergillus* nos seios paranasais apresenta sinal caracteristicamente baixo nas imagens ponderadas em T2 devido à sua tendência a acumular ferro. O *Aspergillus* angioinvasivo do pulmão é associado à embolização sistêmica do microrganismo. Embora isso possa causar cerebrite ou abscesso cerebral, o caráter angioinvasivo do microrganismo predispõe à invasão das paredes do vaso e manifesta-se como AVC ou hemorragias primárias que não têm etiologia obviamente infecciosa (Fig. 11.51).[20]

Das infecções parasitárias, três das encontradas com alguma freqüência nos EUA têm aspectos característicos aqui mencionados. O parasita cerebral mais comumente encontrado no momento é o *Toxoplasma gondii*. Um percentual muito elevado da população adulta é soropositivo para o *Toxoplasma*; o parasita intracelular latente torna-se agressivamente ativo no sistema imune comprometido, sobretudo na AIDS/SIDA. A infecção rapidamente provoca uma área de necrose com um halo de realce e substancial edema vasogênico, fornecendo o aspecto de um abscesso. Como as infecções piogênicas não são uma característica primária da AIDS/SIDA, recrudescência do *Toxoplasma* e linfoma são considerações diagnósticas primárias, quando o paciente HIV-positivo apresenta massa cerebral com realce anular. *In utero*, o *Toxoplasma* é um dos agentes TORCH que causam destruição cerebral e calcificação, conforme discutido na seção sobre as doenças congênitas. Os dois outros parasitas que infestam o cérebro são o *Echinococcus* e a *Taenia solium*. A infecção equinocócica (doença hidática) afeta o cérebro em uma minoria dos casos, mas a larva cística com realce anular (geralmente solitária) tem um aspecto característico. A infestação tecidual pela *Taenia solium* é a causa da condição denominada cisticercose. As

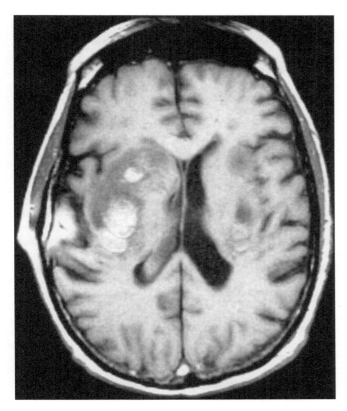

FIG. 11.51 *Aspergillus*. Infarto bilateral e hemorragia nos territórios das artérias perfurantes lenticuloestriadas causados por envolvimento cerebrovascular por *Aspergillus* angioinvasivo, que se propagou por via hematogênica a partir dos pulmões.

pequenas larvas (comumente múltiplas) que atingem o cérebro podem permanecer assintomáticas enquanto vivas, mas, quando as larvas encistadas morrem, ocorre uma reação inflamatória que pode provocar convulsões e lesões cerebrais com realce anular. Calcificações puntiformes finais constituem radiologicamente o último estágio.

Infecções Virais

As meningites virais inespecíficas brandas são comuns, mas determinados vírus podem apresentar o envolvimento grave ou característico das meninges e/ou cérebro. A leucoencefalopatia multifocal progressiva (LMP) é uma doença desmielinizante implacável que ocorre nos pacientes imunocomprometidos. Originalmente encontrada nos pacientes tratados para leucemia e linfoma, a seguir nos pacientes imunossuprimidos por transplante de órgãos, hoje em dia é comumente observada nos pacientes com AIDS/SIDA. A destruição da mielina é resultado da infecção das oligodendróglias pelo papovavírus, geralmente o vírus JC. Na TC e na RM, as lesões da LMP são visibilizadas como áreas de hipodensidade ou de sinal anormal na substância branca imediatamente subcortical, com tendência à simetria. Iniciando como múltiplas lesões distintas, crescem, tornando-se uma anormalidade confluente com uma borda periférica recortada que representa simplesmente a extensão para a substância branca dos giros. Lesão expansiva é geralmente ausente, e realce é raro.[26,39,101]

Vírus da Imunodeficiência Humana. Recentemente, revisou-se o neuroimageamento na AIDS/SIDA.[123,124] O HIV infecta diretamente o cérebro, o que provoca perda do volume global e, amiúde, hipersinal nebuloso difuso na substância branca cerebral nas imagens ponderadas em T2, sem contraste ou edema. O correlato clínico é o complexo de demência da AIDS/SIDA. O envolvimento neurológico clinicamente manifesto ocorre em bem mais de 50% dos indivíduos HIV-positivos; anormalidades no SNC são ainda mais comuns nas necropsias. Muitos processos infecciosos secundários são comumente encontrados intracranialmente nos indivíduos com AIDS/SIDA; em muitos casos, múltiplos processos infecciosos e doenças neoplásicas podem existir simultaneamente. Meningite criptocócica, infecção pelo *Toxoplasma* e LMP já foram discutidas. Os pacientes com AIDS/SIDA ou comprometimento imunológico por outros motivos também são propensos à infecção pelo citomegalovírus (CMV), que afeta especialmente a retina, as meninges e o epêndima. Essa infecção é, amiúde, radiologicamente oculta ou pode causar perda do volume cerebral indiferenciável daquela causada diretamente pelo HIV. Em alguns casos, pode ocorrer realce difuso, mas, em geral, brando do epêndima ou da pia, para indicar a presença de meningite ou ventriculite por CMV. Muitas outras infecções secundárias mostram-se aumentadas nos pacientes com AIDS/SIDA, mas, em geral, fornecem poucos, ou nenhum, achados radiológicos específicos.

O sistema imunológico também participa na prevenção e no controle das neoplasias, sendo duas neoplasias comuns na AIDS/SIDA o sarcoma de Kaposi e o linfoma. O primeiro raramente afeta o conteúdo craniano. Os linfomas na AIDS/SIDA podem ser sistêmicos ou primários ao SNC. O linfoma do SNC, na AIDS/SIDA, comporta-se de forma um tanto diferente que nos pacientes sem AIDS/SIDA, possivelmente porque o sistema imune não controla o seu crescimento. Em geral, mostra necrose central (raramente encontrada no linfoma cerebral, quando não há AIDS/SIDA) e tende a evocar grande volume de edema. Por isso, essa lesão tem aspecto essencialmente idêntico ao da outra lesão expansiva comum na AIDS/SIDA, *Toxoplasma*.

Herpes Simples. O vírus do herpes simples tipo 1, em geral, provoca encefalite necrotizante grave que pode ocorrer em qualquer idade, mas é encontrada com mais freqüência nos adultos. A encefalite herpética tem uma distribuição anatômica perissylviana característica que envolve os lobos temporais, as superfícies orbitais dos lobos frontais e o córtex insular, enquanto poupa os núcleos de base. Essa condição, se não tratada, é amiúde fatal. Os indivíduos que sobrevivem apresentam, com freqüência, déficits neurológicos graves. A instituição de terapia antiviral é, por isso, indicada, assim que se suspeita clinicamente dessa entidade, embora a biópsia do cérebro possa ser necessária para o diagnóstico definitivo. A maioria dos adultos na população geral tem anticorpos contra o vírus do herpes simples do tipo 1. Esse microrganismo existe, na forma latente, nos gânglios do trigêmeo de muitos indivíduos assintomáticos, e a disseminação a partir desse local foi proposta como explicação para o padrão anatômico típico da referida infecção.[41]

A TC é insensível como exame inicial; a RM apresenta resultados um tanto melhores.[74,82] Pequenas áreas de hemorragia são típicas, um pouco mais tarde, na evolução da doença. Em um curto período de tempo, o edema no tecido infectado provoca anormalidades na densidade e no sinal assim como lesão expansiva local. Na fase inicial da infecção, o realce é mínimo, se houver; mais tarde, costuma ser notável. Uma configuração dos giros de realce anormal é considerada característica,[43,63] embora isso seja uma resposta inespecífica da cicatrização no córtex lesado, como comumente se observa após AVC.

Encefalite por herpes simples tipo 2 é encontrada mais comumente nos neonatos como parte de uma infecção sistêmica, freqüentemente associada à infecção genital materna do tipo 2. Essa encefalite herpética afeta globalmente o cérebro, sem a distribuição geográfica característica da infecção pelo herpes tipo 1. Esse é um dos agentes TORCH discutidos nas lesões destrutivas congênitas.

A resposta do sistema imunológico a uma infecção desempenha um papel importante na doença que ela causa. O fato de a encefalite herpética ser indolente nos indivíduos imunocomprometidos, em vez de assumir sua evolução necrotizante habitual, indica o papel do sistema imune na natureza destrutiva dessa infecção. Um exemplo clássico de uma doença parainfecciosa (aquela que ocorre após uma síndrome viral, mas que não é causada diretamente por infecção viral do SNC) é a encefalomielite disseminada aguda (EMDA). Nessa condição, múltiplas lesões do cérebro e da medula espinhal surgem, em geral, uma a três semanas após uma infecção viral ou, ocasionalmente, após vacinação. Tais lesões podem afetar a substância branca e a substância cinzenta, são variavelmente edematosas na fase aguda e, às vezes, apresentam realce. A EMDA costuma ser autolimitada, embora raramente recorra em um paciente. Em muitos casos, ocorre uma recuperação radiológica e clínica notável, porém nos casos mais graves pode levar à morte.

Infecção Precoce. A infecção *in utero* ou perinatal pode causar lesão grave no cérebro. De particular interesse são os denominados agentes TORCH, cujo nome é um acrônimo para *Toxoplasma*, rubéola, citomegalovírus (CMV) e herpes. Essas infecções foram agrupadas, porque no passado constituíram causas comuns de lesão cerebral global grave no início da vida e porque compartilham achados radiológicos, como calcificação e perda significativa da substância branca. O leitor deve consultar o Cap. 16 em Osborn,[114] para uma discussão adicional e distinções radiológicas entre tais infecções.

Malformações Congênitas

As anormalidades congênitas do cérebro e das suas estruturas circundantes podem ser genéticas ou resultar de agressões distintas ou presumidas ao cérebro pré-natal em vários momentos do seu desenvolvimento, comumente infecção. As principais malformações do cérebro foram descritas e denominadas de acordo com o seu aspecto macroscópico, antes que os mecanismos de formação comprometida do cérebro tivessem sido conhecidos. Embora a etiologia de algumas condições permaneça idiopática, pesquisas recentes aumentaram significativamente nosso conhecimento sobre as deficiências, agressões e mecanismos genéticos que participam dos referidos distúrbios,[7,14,154] e tal tendência, com certeza, deverá continuar. O estudante dessas doenças deve, por isso, fazer um esforço para compreender a formação do cérebro e os mecanismos conhecidos de algumas das principais malformações. Também é necessário compreender que as agressões ao cérebro em desenvolvimento têm resultados diferentes, dependendo do volume afetado do cérebro e da ocasião em que elas ocorrem. É verdade que as anomalias congênitas são associadas a outras anormalidades congênitas. Em nenhum outro local isso é mais evidente do que no cérebro, e muitas dessas associações podem ser acompanhadas de acordo com a ocasião em que a agressão ocorreu. Deve-se observar, também, que várias malformações são associadas a um bloqueio da saída de liquor através do aqueducto cerebral ou quarto ventrículo e, por isso, causam hidrocefalia congênita.

Anomalias da Migração

No cérebro em desenvolvimento, o local primário da origem da célula neuronal cerebral é a matriz germinal periventricular. As células gliais formam vias que se irradiam, ao longo das quais os neurônios migram para a superfície do cérebro. Essa migração ocorre em ondas, associadas ao desenvolvimento do córtex cerebral laminado.[7,103] Divisão celular adicional no córtex em desenvolvimento contribui para a expansão maciça do seu tamanho (área de superfície) e, assim, para o envolvimento que leva ao padrão final dos giros e sulcos. Tal padrão de migração, expansão cortical e formação dos giros pode ser interrompido, global ou focalmente, por uma agressão que possa atuar em um momento ou por um período, fatores que provocam várias malformações cerebrais.

A deficiência generalizada grave da migração dos neurônios resulta em um córtex desordenado muito espesso que não pode formar giros normais. Esse córtex espessado é mais facilmente visibilizado por uma variedade de seqüências da RM do que pela TC. Em quase todos esses casos, a fissura de Sylvius tem um aspecto primitivo: um amplo sulco sem opérculos ou com opérculos malformados. Dependendo da gravidade e das características da superfície, tal malformação é denominada paquigiria (existem giros, mas são poucos e grandes), agiria (sem giros) ou polimicrogiria (grupos de neurônios formam minúsculas irregularidades na superfície cerebral que podem ser macroscopicamente não-identificadas). Amiúde, ocorrem juntas. O termo lissencefalia ("cérebro liso") também costuma ser utilizado como termo geral para incluir as anormalidades dos giros antes mencionadas. As características da pequena superfície da polimicrogiria são muito pequenas para serem visibilizadas rotineiramente, condição que pode estar presente quando o aspecto radiológico é de lissencefalia ou de esquizencefalia (ver adiante). Entretanto, cortes muito finos na RM podem revelar irregularidades corticais características.[7] Por isso, essas anormalidades não são doenças fundamentalmente distintas, mas achados macroscópicos diferentes de uma doença de migração subjacente que pode ser resultante de causas genéticas, infecciosas ou de outros tipos.

Duas outras anomalias de migração apresentam aspectos característicos nos exames de imageamento. Uma onda tardia de migração neuronal pode ser interrompida depois que o córtex se encontra razoavelmente povoado. Nesse caso, o córtex pode formar sulcos e giros algo normais, mas permanece uma faixa de neurônios com localização subcortical, o que se denomina heterotopia em faixa. Ou um grupo de neurônios pode não migrar para a área da matriz germinal. Esses são focais amiúde múltiplos e denominados heterotopia nodular. Nesses pacientes, o córtex é, em geral, bem-formado macroscopicamente. Como as características clínicas das convulsões e retardo mental (ou diminuição do QI) são relacionadas ao grau de desorganização cortical, elas variam de muito graves nos pacientes com lissencefalia a, algumas vezes, muito brandas ou inexistentes nos pacientes com volumes pequenos de heterotopia nodular.

Esquizencefalia. A ocorrência de lesões destrutivas focais no início do desenvolvimento do cérebro, antes das principais migrações neuronais, pode resultar em uma fenda no cérebro revestida por substância cinzenta. Esse revestimento da substância cinzenta é anormal, revelando, amiúde, o padrão de polimicrogiria observado na displasia cortical focal.[7] Tal condição é denominada esquizencefalia, sendo dividida nas variedades de lábio aberto e de lábio fechado, dependendo de a fenda permanecer amplamente permeável ou de as bordas em crescimento entrarem em contato. A primeira condição, sendo resultado do envolvimento de um volume maior do cérebro, geralmente tem um prognóstico neurológico pior. Como a destruição cerebral se estende a partir do epêndima através do córtex, a esquizencefalia de lábio fechado é associada a uma depressão subjacente na superfície do epêndima. O córtex que reveste a fenda não é contínuo na extremidade ependimária da fenda. Deve-se ter cuidado para não confundir a esquizencefalia revestida por córtex com a fissura de Sylvius observada em algumas malformações cerebrais. A esquizencefalia de lábio fechado apresenta córtex contínuo (anormalmente espesso) abaixo da fenda proeminente, mais bem visibilizada na RM.

Lesão Hipoxicoisquêmica

Acredita-se que a oclusão de ambas as artérias carótidas internas possa levar à condição denominada hidranencefalia, na qual o tronco cerebral e o tálamo são presentes, e a cabeça encontra-se completamente formada, mas os hemisférios cerebrais são ausentes. Lesões destrutivas focais que ocorrem *in utero*, porque o cérebro imaturo não responde à lesão com uma resposta gliótica, podem formar cavidades císticas de parede fina que, amiúde, se comunicam com o sistema ventricular, cavidade classicamente denominada porencefalia.

No segundo e no início do terceiro trimestres, a substância branca cerebral profunda e a matriz germinativa em processo de involução são particularmente suscetíveis a lesão hipoxicoisquêmica.[7,83] Os prematuros, nesse estágio do desenvolvimento, também têm vasculatura cerebral pressórica passiva imatura e, amiúde, sofrem estresse cardiorrespiratório significativo. Quando ocorre uma lesão isquêmica da matriz germinal, amiúde resulta em hemorragia intracraniana (HIC) característica dos lactentes prematuros. O prognóstico neurológico desses lactentes é relacionado ao grau radiológico[114,136,159] da HIC:

Grau I Apenas hemorragia subependimária
Grau II Hemorragia subependimária mais hemorragia intraventricular sem aumento ventricular
Grau III Hemorragia intraventricular mais grave que provoca aumento ventricular
Grau IV Hemorragia do parênquima além da matriz germinal, estendendo-se para a substância branca hemisférica. Acredita-se que seja resultado de infarto venoso causado por hematoma da matriz germinativa[59]

A lesão hipoxicoisquêmica da substância branca que circunda os corpos e os átrios dos ventrículos laterais no cérebro imaturo não é propensa a hemorragia. Essa lesão, denominada leucomalacia periventricular (LPV),[153] aparece, na fase aguda, como substância branca hiperecóica na ultra-sonografia. Tal área de infarto evolui, através de uma fase parcialmente cística, para liquefação total. O estágio final aparece, na TC e na RM, como um alargamento local e irregularidade do átrio e das partes circundantes dos ventrículos laterais, simétrico ou assimétrico, e de gravidade variável. Como a substância branca afetada inclui porções dos tratos corticoespinhais, o correlato clínico é a paralisia cerebral clássica, com achados de diparesia espástica ou quadriparesia, geralmente mais grave nos membros superiores.

Holoprosencefalia. As principais anomalias do prosencéfalo incluem o espectro da holoprosencefalia e anormalidades do corpo caloso. As holoprosencefalias são malformações da linha média nas quais há deficiência na indução do desenvolvimento da parte mais rostral do cérebro,[7] o que provoca deficiência de gravidade variada na separação e no desenvolvimento dos hemisférios cerebrais e das estruturas diencefálicas. O espectro da holoprosencefalia é classicamente dividido, pela gravidade, em esquemas denominados lobar (hemisférios quase separados, e o corpo caloso apenas discretamente anormal) a semilobar a alobar (sem separação hemisférica ou corpo caloso e o tálamo completamente fundido). Nesse último caso, o prosencéfalo apresenta malformação muito grave, consistindo, amiúde, em massa tecidual achatada sem qualquer estrutura normal; a maior parte do volume intracraniano pode ser calculada pelo cisto dorsal associado. As holoprosencefalias são associadas a graus variados de hipogenesia ou ausência das estruturas olfativas e ópticas. Um tipo de displasia do septo óptico (DSO), que, como o nome indica, consiste em atrofia do nervo óptico e ausência do septo pelúcido, pode ser um distúrbio na extremidade branda do espectro da holoprosencefalia. Outros casos de DSO parecem ter etiologia localmente destrutiva.[4,7,16]

Disgenesia do Corpo Caloso. Agenesia do corpo caloso pode ocorrer como uma anormalidade isolada ou ser associada a muitas outras anormalidades congênitas do cérebro. A formação do corpo caloso é bem organizada em tempo e mecanismo.[3,128,140] Essa estrutura desenvolve-se em um período significativo de tempo, começando na sétima semana de gestação e seguindo uma progressão bem-definida: da porção média do joelho para o corpo; a seguir, corpo posterior e joelho anterior mais ou menos ao mesmo tempo; a seguir, esplênio; e, logo após, a elaboração final do rostro.[6] Por isso, dependendo da ocasião em que ocorre a parada do desenvolvimento, pode não haver corpo caloso (agenesia), ou o rostro, rostro e segmentos posteriores ou todos, exceto o joelho superior, podem ser ausentes (hipogenesia ou hipogenesia parcial) (Fig. 11.52). A formação do giro cingulado é ligada ao desenvolvimento do corpo caloso. Assim, o giro cingulado e o sulco podem ser total ou parcialmente ausentes na agenesia do corpo caloso, permitindo que os sulcos hemisféricos mediais irradiem para baixo para o terceiro ventrículo. O cíngulo normal é substituído por feixes anormais de substância branca de Probst, o que provoca aspecto retificado (nas imagens axiais) e de chifre de boi (nas imagens coronais) característico dos cornos frontais dos ventrículos laterais. Devido à ausência do esplênio e da substância branca conectando os lobos occipitais, os átrios e os cornos occipitais dos ventrículos apresentam-se aumentados, uma condição denominada colpocefalia. Muitas vezes, ocorre expansão para cima do terceiro ventrículo. A comissura anterior pode-se encontrar aumentada.

Malformação de Dandy-Walker. Os principais complexos de malformação do metencéfalo incluem a malformação de Dandy-Walker e suas variantes, bem como as várias malformações de Chiari. A malformação de Dandy-Walker clássica consiste na agenesia do vérmis e abaulamento de um quarto cisto ventricular, que aumenta a fossa posterior. O tentório e seus seios durais encontram-se elevados, e a escama occipital apresenta-se aumentada. O termo "variante de Dandy-Walker" refere-se à disgenesia parcial do vérmis (acometimento da porção inferior) com distorção menos grave do quarto ventrículo e da fossa posterior. Essa lesão deve ser diferenciada do cisto aracnóide da fossa posterior.

Fechamento do Tubo Neural e Malformações de Chiari. Constatou-se que a deficiência materna de folato aumenta a incidência dos defeitos do fechamento do tubo neural. A forma mais comum e grave da malformação cerebral congênita causada por deficiência no fechamento do tubo neural é a anencefalia, anormalidade que consiste na ausência de couro cabeludo, calota craniana e a maior parte do cérebro. Das

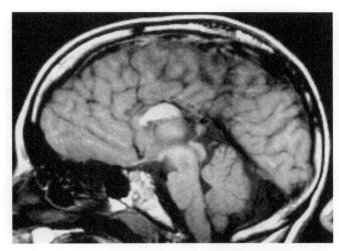

FIG. 11.52 Gênese incompleta do corpo caloso. Imagem ponderada em T1, sagital e na linha média, mostrando apenas um joelho truncado e um corpo anterior bulboso do corpo caloso. Não há porção posterior do corpo, esplênio nem rostro. Observe que não existe sulco cingulado e os sulcos hemisféricos mediais irradiam-se até o terceiro ventrículo posteriormente, onde o corpo caloso não se formou.

anormalidades menos graves do fechamento do tubo neural observadas na prática clínica, as mais importantes são as malformações de Chiari.

Das quatro malformações do metencéfalo originalmente descritas por Chiari, as três primeiras designações continuam a ser utilizadas. A rara malformação de Chiari III consiste em uma encefalocele cervical. A malformação de Chiari II (Fig. 11.53) ocorre nos pacientes com espinha bífida decorrente de deficiência no fechamento das duas extremidades do tubo neural. A característica primária da malformação cerebral é o deslocamento acentuado para baixo da medula oblonga e do cerebelo, e, portanto, do quarto ventrículo, causando o aumento do forame magno e, amiúde, enroscamento característico da junção cervicomedular. A fossa posterior é muito pequena, com a concavidade posterior dos ossos petrosos, e as reflexões durais são deficientes. A posição apinhada e alta (em relação ao mesencéfalo) do vérmis cerebelar superior fornece aspecto de coração, onde ele circunda o teto em forma de bico do mesencéfalo. A foice deficiente é associada à interdigitação dos giros do hemisfério cerebral através da linha média. Observam-se a compressão do quarto ventrículo e hidrocefalia, e a siringomielia é comum. Essas características foram discutidas em detalhes por Naidich e colaboradores em uma série de artigos sobre tal assunto.[109]

Em contrapartida, a malformação de Chiari I é definida pela baixa posição das amígdalas cerebelares (pelo menos 5 mm abaixo do plano do forame magno) e, às vezes, do vérmis cerebelar, com a posição normal do tronco cerebral e do quarto ventrículo (Fig. 11.54). Essa anormalidade pode ter vários tipos fisiopatológicos.[7] Em suas formas mais graves, provoca compressão cervicomedular e hidrocefalia, sendo também associada a maior incidência de cistos raquimedulares. As formas mais brandas são, em geral, assintomáticas e encontradas, com bastante freqüência, na RM (corte sagital).

Leucodistrofias e Outros Distúrbios Metabólicos. O número das doenças genéticas identificadas do cérebro é grande e está aumentando rapidamente. Muitas delas resultam em um punhado de achados inespecíficos nos exames de imageamento, como um cérebro pequeno, escassez relativa de substância branca ou retardo discreto na mielinização. Outras provocam anormalidades macroscópicas da substância branca e/ou substância cinzenta que se manifestam no nascimento, na lactância ou mais tarde. Essas doenças incluem as leucodistrofias, mucopolissacaridoses, doenças mitocondriais e outros grupos de doenças. O leitor deve consultar vários textos para as discussões sobre tais entidades.[7,39,114]

A doença desmielinizante mais conhecida que se manifesta mais tarde na vida é a adrenoleucodistrofia (ALD), uma doença ligada ao X que, em geral, manifesta-se nos meninos durante o final da infância ou na adolescência com distúrbios comportamentais e visuais progressivos,

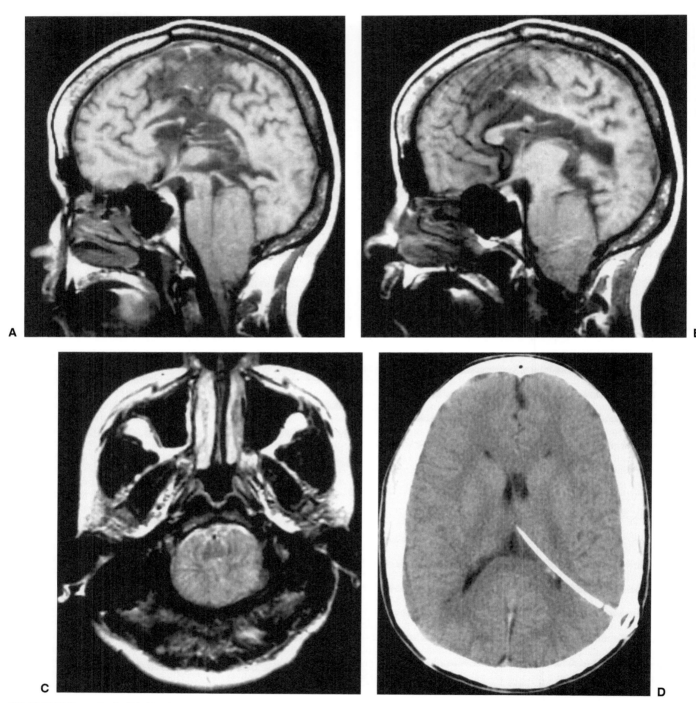

FIG. 11.53 Malformação de Chiari II. (**A** e **B**) Imagens ponderadas em T1 sagitais, na linha média e paramedianas, mostrando a posição muito baixa do bulbo, do cerebelo e do quarto ventrículo. Observe, também, a posição muito baixa do seio transverso (o vácuo de fluxo é visível logo acima do forame magno) e o aspecto bicudo do teto do mesencéfalo. (**C**) RM axial, imagem ponderada em T2, mostrando os hemisférios cerebelares inferiores que circundam a porção superior do bulbo ao nível do forame magno. (**D**) TC axial que mostra discreta interdigitação dos sulcos anteriormente e o cateter de derivação (*shunt*) ventriculoperitoneal necessário por causa da hidrocefalia congênita desse paciente.

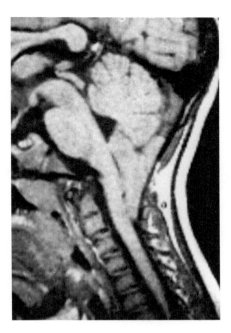

FIG. 11.54 RM, corte sagital, imagem ponderada em T1, de um paciente com malformação de Chiari. As amígdalas cerebelares estão deslocadas caudalmente através do forame magno. A posição do quarto ventrículo é normal.

levando a quadriparesia, convulsões e morte. O correlato radiológico é uma desmielinização simétrica, que procede em um padrão posterior para anterior característico. Pode haver realce ao longo da borda principal (anterior) da desmielinização. Essa doença genética também pode ocorrer em formas mais brandas nos homens adultos ou em mulheres portadoras, geralmente em famílias com pacientes com ADL conhecida. Nessa forma da doença, o cérebro não costuma ser afetado, mas há o envolvimento da medula espinhal e dos nervos periféricos, e, por isso, a doença clínica denomina-se adrenomieloneuropatia.

Síndromes Neurocutâneas

Existe uma outra categoria particularmente importante de doenças genéticas com as quais o neuroimageador deve estar familiarizado: as *facomatoses*, ou síndromes neurocutâneas. Apresentamos aqui apenas um breve relato sobre as doenças mais comuns; para informações adicionais, o leitor deve consultar outros textos.[7,114,142]

As manifestações cefálicas primárias da doença de von Hippel-Lindau são os hemangioblastomas retinianos e cerebelares. Os hemangioblastomas cerebelares são discutidos na seção sobre as neoplasias cerebrais. Os principais componentes da síndrome de Sturge-Weber (angiomatose encefalotrigeminal) são um nevo vinho-do-Porto facial e uma malformação vascular leptomeníngea semelhante sobre parte da superfície cerebral. O nome é utilizado erroneamente, porque não há conexão real com o nervo trigêmeo ou suas ramificações. A malformação vascular da pia-máter provoca lesão isquêmica crônica ao cérebro subjacente e uma calcificação distrófica característica do córtex anormal descrita como *calcificação em trilhos de trem*. A malformação vascular da pia também apresenta forte realce na RM com contraste IV.

Esclerose Tuberosa. Doença de hamartomas por todo o corpo, sendo dois tipos de hamartomas visibilizados no cérebro. Existem grandes massas superficiais malformadas (cortical apenas, pois o termo é aplicado de forma liberal) com aspecto um tanto esférico, que se referem aos túberes corticais e deram nome à doença. Esses hamartomas apresentam hipersinal nas imagens ponderadas em T2 e, é claro, falta de arquitetura cortical normal no imageamento de alta resolução. Também existem pequenos nódulos subependimários hamartomatosos, que calcificam tipicamente e, por isso, apresentam aspecto bem característico na TC (Fig. 11.55). Esses pacientes têm, em geral, retardo mental grave e convulsões (embora existam indivíduos com formas brandas), sendo, por isso, diagnosticados no início da vida. O motivo primário para a realização de imageamento mais tarde é que os referidos pacientes são propensos ao desenvolvimento de uma neoplasia característica, o astrocitoma de célula gigante subependimário, definido como massa ependimária grande expansiva contrastada, geralmente próxima aos forames interventriculares (de Monro).

Neurofibromatose. As neurofibromatoses (NF) constituem uma categoria de facomatoses cuja classificação sofreu alteração significativa nos últimos anos. As mais bem conhecidas são as do tipo I (doença de von Recklinghausen) e do tipo II. As manifestações da NF do tipo I no crânio e no cérebro são múltiplas e com penetrância muito variável. As malformações clássicas do crânio incluem a hipoplasia do osso esfenóide que leva à separação deficiente da fossa craniana média e orbitária, bem como a defeitos das suturas (Fig. 11.56). Gliomas ópticos (descritos na seção sobre as neoplasias) são comuns, bem como outros gliomas de baixo grau e hamartomas na substância branca e nos gânglios de base. A neurofibromatose do tipo II caracteriza-se por schwannomas bilaterais do oitavo nervo craniano e por schwannomas de outros nervos cranianos e meningiomas múltiplos.

Alterações do Volume Senis e do Desenvolvimento

Durante o rápido crescimento da cabeça na criança pequena, sobretudo entre seis e 18 meses de vida, existem períodos em que os ventrículos e os espaços subaracnóides se tornam bastante proeminentes. Esses pacientes são, em geral, estudados porque o pediatra observa um aumento rápido na circunferência craniana em uma criança de outra forma saudável. O radiologista deve, é claro, procurar evidências de anormalidades que sejam associadas à hidrocefalia precoce. Mas esse achado é quase sempre uma variante normal benigna; a criança neurologicamente normal com esse achado deve ser apenas acompanhada clinicamente. Se um imageamento repetido for realizado (o que em geral não é indicado), aos dois anos de idade o aumento dos espaços liquóricos estará resolvido.

No outro extremo da vida, a perda de substância cerebral é uma função normal do envelhecimento. Com o envelhecimento, ocorre aumento no tamanho do sistema ventricular e na proeminência dos sulcos corticais;[54] entretanto, essas alterações não são relacionadas a alterações no metabolismo do cérebro, conforme medido na tomografia com emissão de pósitron (PET), nem com a presença ou ausência de comprometimento cognitivo. Esse achado é mais bem descrito como *perda do volume* do parênquima cerebral em vez de *atrofia*, porque atrofia (cortical) é uma descrição patológica, e sua presença não pode ser diagnosticada de forma precisa pelas técnicas de imageamento.

Hidrocefalia

O termo hidrocefalia refere-se, em geral, às condições que provocam desequilíbrio entre a velocidade de produção e absorção de liquor. A hidrocefalia normalmente ocorre devido à obstrução do fluxo e absorção do liquor; a produção excessiva de liquor é uma condição muito rara, o que implica o aumento da pressão intraventricular, geralmente havendo, também, o aumento do volume de liquor no sistema ventricular. A hidrocefalia pode ser congênita ou adquirida.

Poderá ocorrer hidrocefalia se o fluxo de liquor for bloqueado em qualquer ponto ao longo da via normal do plexo coróide, através do sistema ventricular, para as granulações aracnóides, que se situam basicamente no seio sagital superior. Sabe-se que existem vias alternativas, embora muito menos eficientes, de absorção do liquor através do epêndima vascular e da membrana aracnóide.

O termo *hidrocefalia comunicante* tem sido utilizado para definir casos nos quais existe um bloqueio para o fluxo de liquor fora do sistema ventricular; *hidrocefalia não-comunicante* refere-se à presença de uma oclusão no sistema ventricular. *Hidrocefalia ex vacuo* é um termo utilizado, algumas vezes, para definir o aumento do volume de liquor causado simplesmente pela perda de volume de tecido cerebral. Todos esses termos são incompletos e potencialmente confusos. Como praticamente todas as formas de hidrocefalia são relacionadas à obstrução do

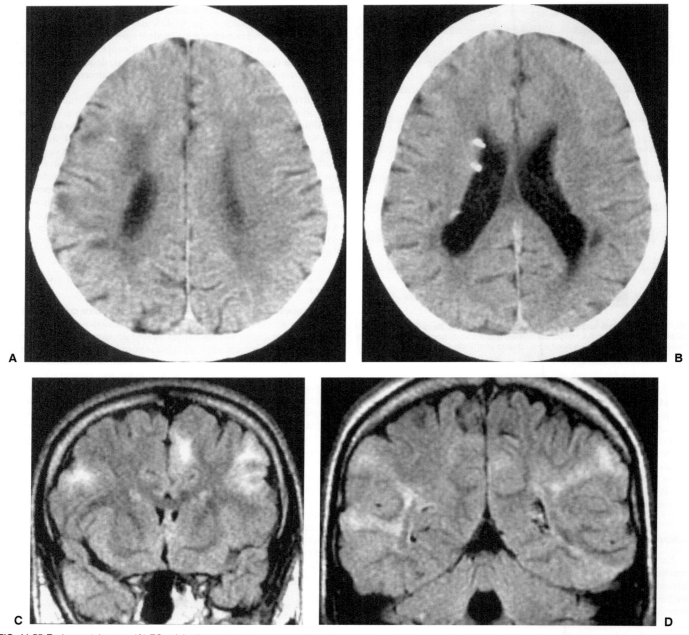

FIG. 11.55 Esclerose tuberosa. (A) TC axial, não-contrastada, corte ao nível do topo dos ventrículos, mostrando baixa atenuação próxima ao córtex no hemisfério direito, a qual consiste em tuberosidades corticais. (B) Um corte mais baixo na TC mostrando vários nódulos subependimários calcificados. (C e D) Imagens coronais evidenciando bem as tuberosidades corticais, além do sinal anormal que se irradia para fora a partir do tecido periventricular para a superfície, indicando a anormalidade de migração associada.

fluxo de liquor, o uso desses termos deve ser substituído por descrições que indiquem a localização da obstrução. Tal sistema de classificação foi discutido em detalhes por Harwood-Nash e Fitz, e, mais recentemente, por Floodmark.[47,68] O desenvolvimento de hidrocefalia em crianças costuma ser associado a um aumento no tamanho da cabeça, o que é raro em adultos.[45]

Hidrocefalia Adquirida. Muitas condições patológicas, incluindo distúrbios inflamatórios, infecciosos, traumáticos e neoplásicos, podem causar hidrocefalia. A presença de hipertensão intraventricular ou intracraniana raramente pode ser diagnosticada de forma precisa com as técnicas de imageamento. O objetivo da avaliação realizada com as técnicas de imageamento, nos casos de suspeita de hidrocefalia, é a identificação de qualquer anormalidade na morfologia ventricular ou do espaço subaracnóide e, se houver ventriculomegalia de outra forma inexplicada, revelar o local e a natureza de qualquer impedimento no fluxo de liquor. A RM é o melhor método de imageamento disponível para esses casos.

A maioria dos pacientes com hidrocefalia apresenta aumento de parte(s) do sistema ventricular proximal no nível da obstrução. Entretanto, mesmo quando há hipertensão intraventricular, todas as porções do sistema ventricular envolvido podem não se dilatar igualmente. Por exemplo, em resposta à obstrução das cisternas basais, os cornos temporal e occipital dos ventrículos laterais dilatam-se mais cedo e em maior grau do que o terceiro e o quarto ventrículos.

Quando há uma obstrução significativa da circulação do liquor, sua passagem através do revestimento ependimário dos ventrículos para a substância branca adjacente dos hemisférios cerebrais ocorre e pode corrigir o desequilíbrio entre as velocidades de produção e absorção.

DOENÇAS INTRACRANIANAS 359

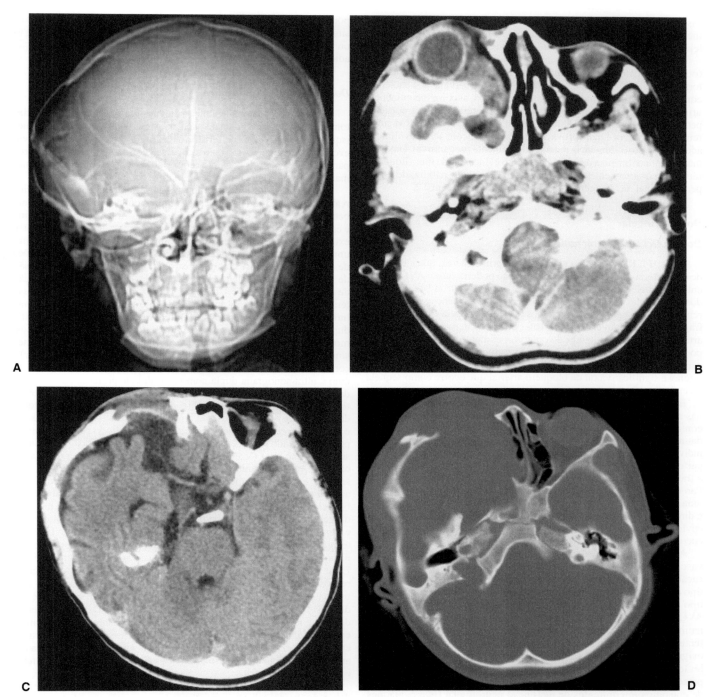

FIG. 11.56 Neurofibromatose tipo I. Tanto a TC simples (**A**) como os cortes axiais (**B-D**) mostram grave displasia do osso esfenóide direito em um paciente com a doença de von Recklinghausen.

Na TC, isso manifesta-se pela hipodensidade periventricular, amiúde mais pronunciada nas regiões parietal e occipital, aparecendo como uma faixa periventricular simétrica e regular de sinal de intensidade aumentada nas imagens ponderadas em T2.

A ultra-sonografia é o método ideal para avaliar o tamanho ventricular nas crianças com fontanelas anteriores permeáveis. Alternativamente, a RM permite visibilizar o movimento de liquor e, também, avaliar os ventrículos e os sulcos, nas imagens ponderadas em T2. O sinal de baixa intensidade do liquor que está fluindo no aqueducto cerebral destaca-se em contraste com o sinal de intensidade mais alta do teto adjacente do mesencéfalo, um sinal útil da permeabilidade do aqueducto.[12]

Hidrocefalia Normopressórica. O termo "hidrocefalia normopressórica" foi originalmente utilizado para descrever a síndrome da demência, distúrbios da marcha e incontinência urinária que ocorre nos pacientes com ventriculomegalia e pressão liquórica normal. Posteriormente, o diagnóstico foi aplicado com tal indiscriminação que, hoje em dia, a patogenia, a fisiopatologia e o tratamento da condição tornaram-se muito confusos. Embora uma discussão completa do referido tópico se encontre além do escopo deste texto, faremos aqui alguns comentários.

O achado de ventrículos grandes e sulcos corticais normais ou pequenos na presença de pressão liquórica normal foi denominado por alguns como hidrocefalia normopressórica, o que não reflete o uso original do termo, devendo o seu uso ser desencorajado, porque essas observações podem ser encontradas em muitos quadros clínicos, incluindo a variação normal e clinicamente não-importante da fibrose leptomeníngea.

O sucesso do tratamento cirúrgico da hidrocefalia normopressórica (ou seja, derivação) varia muito entre as séries relatadas. A melhora torna-se mais provável, quando o tratamento é reservado aos pacientes com evidências de evolução da demência branda, ataxia e incontinência urinária, e que exibem aumento ventricular lateral e sulcos corticais pequenos ou obliterados.[78] Estudos recentes realizados com RM sugerem que a melhora é mais provável nos pacientes com achados clínicos adequados (isto é, demência recente e lentamente progressiva), ataxia da marcha e incontinência urinária, bem como evidências de fluxo liquórico rápido no quarto ventrículo e aqueducto cerebral, visibilizado como perda de sinal nas imagens intensamente ponderadas em T2.

Doença Vascular

Doença Oclusiva Extracraniana

Em 1914, Ramsey Hunt sugeriu, pela primeira vez, que a estenose de uma artéria carótida na altura do pescoço poderia causar AVC. Desde então, estabeleceu-se uma relação clara entre AVC tromboembólico e doença vascular das artérias carótida e vertebral. Evidências atuais sugerem que muitos episódios isquêmicos são causados pela embolização de fragmentos das plaquetas provenientes de lesões ateroscleróticas nessas artérias e aquelas resultantes do comprometimento do fluxo sanguíneo por estenose hemodinamicamente significativa. Por isso, a isquemia do cérebro pode ser resultado de fluxo sanguíneo reduzido resultante de estenose significativa ou de bloqueio arterial que ocorre como seqüela de embolização.

Embora a incidência e o tipo das lesões ateroscleróticas existentes nas artérias extracranianas dos indivíduos assintomáticos sejam desconhecidos, estabeleceu-se que as lesões em estágio avançado dessa natureza encontram-se, às vezes, presentes nas artérias cervicais dos indivíduos neurologicamente assintomáticos. Tal observação explica, em parte, a controvérsia e a falta de parâmetros para a avaliação diagnóstica e tratamento dos pacientes com doença aterosclerótica assintomática. Parece prudente considerar essas anormalidades apenas como parte de uma vasculopatia mais generalizada que afeta artérias de todo o corpo, e direcionar a terapia para a causa subjacente do distúrbio, em vez de envidar todos os esforços para corrigir as anormalidades morfológicas encontradas em segmentos arteriais isolados.

A avaliação diagnóstica e o tratamento dos pacientes com doença vascular sintomática geram menos controvérsia. Entretanto, a aplicação de parâmetros estabelecidos depende da avaliação acurada do tipo de lesão arterial existente, bem como da classificação precisa do tipo de disfunção neurológica. Uma vez ocorrido, a evolução de um AVC isquêmico é, em grande parte, refratária a terapia, e o resultado, na maioria dos pacientes, consiste em disfunção neurológica persistente ou morte. Por isso, uma terapia efetiva precisa ser profilática, exigindo o reconhecimento da população de risco, antes que ela sofra lesão neurológica. Nesse caso, os fatores de risco significativos são a presença de todos os graus de hipertensão arterial, tabagismo e história de episódios intermitentes de disfunção neurológica (isto é, ataques isquêmicos transitórios).

Doença Vascular Assintomática

Muitos pacientes com doença vascular assintomática, por vários motivos, apresentam um sopro carotídeo. Embora exista uma incidência aumentada de AVC associado a um sopro assintomático, o risco não é confinado ao território arterial onde se origina o sopro. Resultados do *Asymptomatic Carotid Atherosclerosis (ACAS) Study Group* revelaram que a endarterectomia é benéfica para todos os pacientes com 60% ou mais de estenose da artéria carótida interna.[2]

A ultra-sonografia dupla e a angiorressonância fornecem meios para o rastreamento não-invasivo acurado dos pacientes nessa categoria. Quando tais técnicas são utilizadas de forma adequada, isoladas ou combinadas, permitem o reconhecimento de lesões hemodinamicamente significativas (redução da luz arterial pelo menos em 80%) na porção cervical das artérias carótidas em cerca de 95% dos casos. Em situações incomuns, quando as referidas técnicas não são conclusivas ou os resultados estão em desacordo, pode-se realizar uma avaliação adicional com as técnicas arteriográficas descritas a seguir.

Doença Vascular Sintomática

Os parâmetros para a avaliação diagnóstica dos pacientes com sintomas específicos de doença vascular extracraniana, como os ataques isquêmicos transitórios no território da artéria carótida ou um AVC em evolução ou completo, são razoavelmente bem-definidos. Os parâmetros para o tratamento dos pacientes com sintomas inespecíficos são muito mais ambíguos e encontram-se além do escopo deste texto.

Foi estabelecido, através de uma pesquisa randomizada multicêntrica realizada cuidadosamente, que a endarterectomia carotídea é altamente benéfica nas vítimas de ataque isquêmico transitório na artéria carótida e estenose da artéria carótida interna ipsolateral $\geq$ 70%.[112] Além disso, existe um consenso de que esse procedimento é aceitável, mas constitui uma terapia não comprovada nos pacientes com outras combinações de sintomas e estenose da artéria carótida interna. Para uma discussão de tais parâmetros, o leitor interessado deve consultar a declaração de consenso do AHA.[106] Uma exigência para a aplicação ideal dessa terapia é a classificação precisa do estado morfológico das artérias intracraniana e extracraniana. Melhoras recentes na ultra-sonografia dupla e na angiorressonância tornaram possível, na maioria dos casos, modificar parâmetros anteriores que afirmavam que todos os pacientes sintomáticos deveriam ser avaliados pela arteriografia convencional com cateter. Hoje em dia, a angiorressonância pode ser utilizada junto com a ultra-sonografia dupla como modalidade primária na avaliação da maioria dos pacientes com doença vascular extracraniana sintomática, bem como assintomática (Fig. 11.57). A combinação da medida da velocidade e visibilização da artéria em questão com os modos em cores ou *power* do Doppler fornece o melhor método para assegurar a precisão, quando se realiza uma avaliação ultra-sonográfica. Velocidades sistólicas máximas (VSM) superiores a 120 m/s indicam a presença de estenose $\geq$ 60%, enquanto VSMs superiores a 150 m/s indicam a presença de estenose pelo menos em 70%. Arritmias cardíacas, insuficiência aórtica e várias outras anormalidades vasculares, acima ou abaixo da bifurcação carotídea, podem causar ausência de precisão nas medidas da velocidade. Além disso, a diferenciação entre uma artéria ocluída e uma quase ocluída, isto é, estenose de 99%, continua difícil com as técnicas ultra-sonográficas, as quais ainda não conseguiram fornecer informações adequadas sobre a condição da vasculatura intracraniana. Essas informações são importantes na avaliação que tem por objetivo recomendar uma endarterectomia. Por esse motivo, recomenda-se o uso da angiorressonância combinada a técnicas bidimensionais e tridimensionais. Dessa forma, agora é possível classificar acuradamente, de forma não-invasiva, as características importantes da vasculatura extracraniana e intracraniana na maioria dos casos. Apenas nos casos em que não existe um consenso entre a avaliação ultra-sonográfica e a angiorressonância é que o uso da angiografia convencional com cateter costuma ser necessário.

A arteriografia, quando necessária, é mais bem realizada com técnicas de subtração digital. Hoje em dia, existe pouca necessidade e pouco espaço para as técnicas de filme-*écran* ou de subtração digital IV.

As lesões vasculares ateroscleróticas ocorrem, mais amiúde, em regiões de estresse hemodinâmico, sobretudo em pontos de bifurcações arteriais importantes. Os principais locais de lesões ateroscleróticas da vasculatura cervical extracraniana são as origens dos vasos braquiocefálicos, as bifurcações carotídeas e as origens das artérias vertebrais. A esclerose provocada por uma placa aterosclerótica tende a estreitar a luz da artéria envolvida de forma excêntrica (Fig. 11.58). Pequenas áreas distintas de calcificação podem, amiúde, ser visibilizadas adjacentes e no interior de uma placa que se estende para uma artéria estreitada. O diagnóstico angiográfico de oclusão arterial não é, em geral, difícil, sendo a anormalidade caracterizada pelo súbito término da luz arterial. A configuração de uma oclusão arterial varia com a artéria, sendo, às vezes, arredondada e outras vezes bem angular. Ulceração arterial não pode ser detectada acuradamente com nenhuma técnica de imageamento atualmente disponível que não utilize plaquetas radioativas. Ulceração

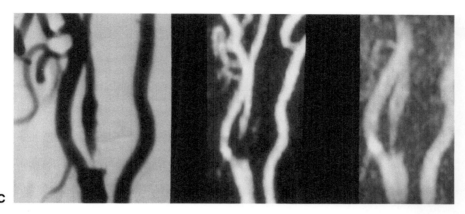

FIG. 11.57 Estenose carotídea em três modalidades angiográficas: **(A)** arteriografia de subtração digital com cateter; **(B)** angiorressonância magnética bidimensional; e **(C)** angiorressonância tridimensional.

arterial pode, até mesmo, não ser detectada sob inspeção direta do vaso envolvido. A avaliação radiológica das artérias envolvidas pela aterosclerose deve ser limitada à descrição do vaso como regular ou irregular, e ao grau de estenose presente. Os dois métodos mais amplamente utilizados, para definir o percentual de estenose no diâmetro da artéria carótida interna, exigem incidências biplanares da artéria. Um método, o "N" ou NASCET (*North American Symptomatic Carotid Endarterectomy Trial*) define a luz residual como um percentual da artéria interna distal normal. A outra abordagem, o método "E" ou ECST (*European Carotid Surgery Trial*) define a luz residual como um percentual do diâmetro do bulbo da artéria carótida interna. Em geral, o método "N" é mais bem utilizado para relatos de exames angiográficos, enquanto o método "E" é o escolhido para os exames ultra-sonográficos.

Infarto Cerebral

O infarto cerebral pode ocorrer como resultado final de muitos processos patológicos, sendo a aterosclerose, sem dúvida, o mais comum. Cerca de 60% dos infartos cerebrais isquêmicos são etiologicamente relacionados à doença aterosclerótica do segmento extracraniano da artéria carótida interna. Um percentual significativo dos infartos cerebrais embólicos também é resultado de embolia originada no coração. Outras causas de infarto cerebral, além da doença vascular aterosclerótica, incluem outras doenças arteriais primárias, como a hiperplasia fibromuscular, dissecções arteriais e arterite. Doença oclusiva venosa e muitas doenças incomuns, como as embolizações sépticas e tumorais, também podem causar o infarto do cérebro.

Embora a TC continue a ser a técnica de imageamento mais comumente empregada na avaliação dos pacientes com suspeita de AVC, a RM tem-se mostrado superior, permitindo a detecção mais precoce das alterações isquêmicas e a identificação de infartos não visíveis na TC. Não obstante, com a disponibilidade de terapia aguda efetiva, isto é, trombólise, para alguns indivíduos com AVC agudo, a TC é o método de imageamento recomendado para a avaliação inicial dos pacientes com suspeita de AVC. O motivo para isto é que, para obter a estratificação rápida e apropriada dos indivíduos com AVC isquêmico nos protocolos terapêuticos, é imperativo que os indivíduos com lesões hemorrágicas sejam identificados acurada e rapidamente. Atualmente, a TC permite essa identificação muito mais rapidamente e com maior precisão que a RM. A RM, na avaliação dos indivíduos na fase subaguda ou crônica de um AVC, oferece vantagens consideráveis sobre a TC, originadas do contraste superior e da resolução espacial da RM, bem como da sua falta de artefato causada por ossos e ar na base do crânio. A experiência atual indica que, com o uso do imageamento da perfusão e da difusão, a RM permite a identificação de áreas de isquemia reversível (a penumbra), bem como de tecido que sofreu lesão irreversível. Tais técnicas estão-se tornando rapidamente disponíveis na prática clínica e parecem promissoras no tratamento dessa doença comum. A maioria dos infartos sintomáticos pode ser reconhecida com a RM convencional em 12 a 24 horas de sua ocorrência. A RM é especialmente útil para exibir alterações isquêmicas que envolvam o tronco cerebral ou o cerebelo. Na maioria dos casos, o uso de contraste IV não é necessário para o diagnóstico de infarto, seja na TC, seja na RM. As evidências sugerindo que o uso de TC contrastada na avaliação dos infartos cerebrais causa o aumento da lesão das estruturas neurais fornece incentivo adicional para evitar, quando possível, a administração de contraste.

Os achados na TC realizada após um infarto dependem das dimensões da anormalidade, de o infarto estar ou não associado a hemorragia significativa, do intervalo de tempo transcorrido entre a ocorrência do infarto e a TC, e, em menor grau, da localização do infarto no encéfalo. As TCs realizadas nas primeiras 24 horas após um infarto não-hemorrágico poderão ser normais, sobretudo se a lesão for pequena ou estiver localizada no tronco cerebral ou no cerebelo. Um número significativo de infartos grandes que envolvem um dos hemisférios cerebrais é, entretanto, evidente

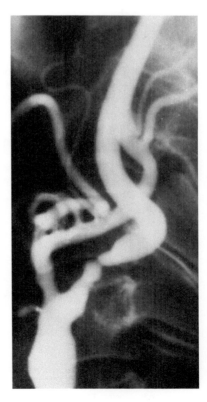

FIG. 11.58 Arteriografia seletiva lateral da carótida comum. Existe estenose irregular da artéria carótida interna. Esse exame não elucida se existe ou não ulceração.

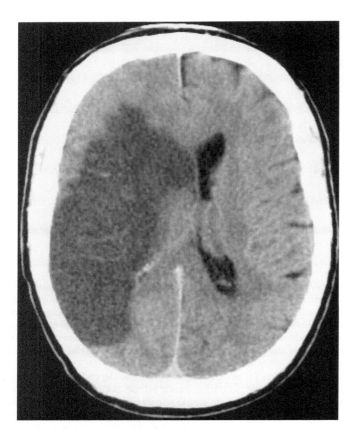

FIG. 11.59 Acidente vascular cerebral. TC não-contrastada, cujo corte ao nível dos ventrículos laterais mostra infarto no território da artéria cerebral média direita, incluindo as perfurantes lenticuloestriadas laterais para o núcleo caudado e o putâmen. Observe as bordas bem-definidas, o desaparecimento das diferenças entre as substâncias branca e cinza, assim como o edema que provoca o desvio da linha média.

estar relacionada a uma única distribuição vascular. O caráter do infarto evolui de uma área de densidade reduzida heterogênea e maldefinida, com conseqüente efeito expansivo, para uma área sem efeito expansivo, bordas bem-definidas e valores de atenuação homogêneos que podem-se aproximar daqueles do líquido cefalorraquidiano (Fig. 11.59). O espaço subaracnóide e o ventrículo adjacentes ao infarto antigo encontram-se, em geral, dilatados. Essas alterações têm uma evolução temporal variável, entretanto é extremamente incomum que um infarto possa apresentar um efeito expansivo significativo, quando já existe há duas semanas, e, após três semanas, suas bordas devem ser bem-definidas. Se for administrado contraste intravenoso, um padrão variável de realce poderá ser visto de quatro a cinco dias após a ocorrência do infarto (podendo durar dois a três meses). Embora a configuração de realce anormal em um infarto cerebral tenha, com freqüência, um padrão giral, esse não é específico e pode ser visto em numerosas outras condições patológicas. A distribuição do realce anormal não se correlaciona com a porção de parênquima cerebral que acabará sendo destruída.

A ressonância magnética constitui uma forma de demonstrar alterações isquêmicas no cérebro mais precocemente do que qualquer outra técnica de imageamento: anormalidades foram detectadas alguns minutos após uma oclusão arterial experimental. Nas imagens ponderadas em T1 convencionais, as áreas de infarto são vistas como uma área de diminuição da intensidade do sinal com o desaparecimento das diferenças de sinal normais entre as substâncias branca e cinza. Nas imagens ponderadas em T2, as áreas de infarto aparecem com hipersinal (Fig. 11.60). Nos estudos anatomopatológicos do tecido cerebral infartado, é muito comum o achado de pequenas áreas de hemorragia para os infartos, as quais não são, com freqüência, evidentes nas TCs de alta resolução, mas comumente vistas nas RMs. Dependendo do estágio da evolução da hemorragia, a intensidade de sinal varia de intensidades de sinal predominantemente baixo nas imagens ponderadas em T1 e T2 (na fase aguda) até hipersinal nas imagens ponderadas em T1 e T2 (em infartos de longa data). Veja, na próxima seção, os detalhes sobre a evolução do padrão de intensidade dos sinais da RM nas hemorragias parenquimatosas.

A oclusão dos seios durais e, sobretudo, a oclusão associada de veias superficiais provocam hipertensão venosa e lentificação do fluxo, podendo levar a infarto venoso. Por causa da associação com tromboses dos seios durais da linha média, esses infartos são freqüentemente bilaterais e mais ou menos simétricos. Como a pressão arterial para os tecidos que estão infartando se preserva, é típica a ocorrência de hemorragia significativa. Evidências de trombose ou de outras anormalidades dos seios durais devem ser pesquisadas em pacientes com infartos hemorrágicos bilaterais. Entre os fatores predisponentes, encontram-se desidratação (sobretudo em crianças pequenas), câncer com hipercoagulação paraneoplásica e outras anormalidades da coagulação.

na TC, mesmo nas primeiras horas após o seu aparecimento. Os sinais que podem indicar um infarto agudo são o desaparecimento das diferenças entre as substâncias branca e cinza, bem como a sutil obliteração dos sulcos corticais. Em exemplos típicos, as TCs realizadas após um intervalo superior a 24 horas mostram uma área de redução de densidade que pode

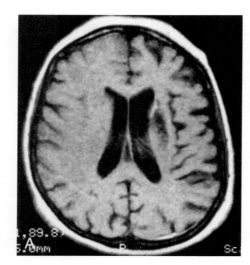
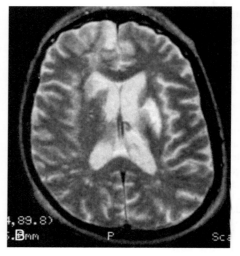

FIG. 11.60 Imagens axiais ponderadas em T1 (**A**) e T2 (**B**) de um paciente com infartos recente e antigo. O infarto agudo encontra-se nos gânglios da base direita. Na imagem ponderada em T1, é vista apenas como uma área com um vago efeito expansivo. Compare-a com o infarto antigo nos gânglios da base esquerda, o qual, por causa das alterações da encefalomalacia, vê-se, com clareza, como uma área de hipossinal. O infarto antigo não apresenta efeito expansivo.

Hemorragia Intracraniana Não-traumática

A maioria das hemorragias intracranianas resulta de traumatismo, tendo sido comentada anteriormente. As causas não-traumáticas de hemorragia intracraniana incluem hipertensão arterial, aneurismas e malformações vasculares. A análise cuidadosa das alterações na TC e na RM permite, com freqüência, a determinação da causa provável de uma hemorragia não-traumática. Além das causas comentadas adiante, o sangramento para dentro de uma lesão metastática é relativamente freqüente, mais comumente para metástases do melanoma e tumores malignos primários das células renais. Em idosos com hemorragia periférica sem outras explicações para os hemisférios cerebrais, sobretudo se recorrente, a angiopatia amilóide (congofílica) é uma causa provável.

Hemorragias Hipertensivas

A hipertensão arterial é um fator etiológico importante nas hemorragias intracranianas. Se a hipertensão for crônica, resultará em alterações arteriais estruturais que, em si mesmas, podem predispor ao desenvolvimento de hemorragia. Além disso, acredita-se que os níveis tensionais elevados aumentam o risco de hemorragia oriunda de outras anormalidades vasculares não-relacionadas, como os aneurismas e malformações arteriovenosas.

As hemorragias hipertensivas ocorrem mais comumente na cápsula externa, localização seguida, em termos de freqüência, pelo tálamo, a cápsula interna, o cerebelo, assim como a ponte e a substância branca polar dos hemisférios cerebrais (Fig. 11.61). Hematomas dessa natureza costumam romper-se para o sistema ventricular, mas raramente se acompanham de hemorragia subaracnóidea, o que ajuda a diferenciar tais lesões dos hematomas traumáticos, nos quais ocorre a combinação oposta. Embora a solicitação de TC contrastada não seja geralmente indicada para a avaliação das referidas lesões, deve-se mencionar que, à medida que melhoram, os hematomas de qualquer natureza podem ser realçados e simular outras lesões expansivas (ou seja, neoplasias e anormalidades inflamatórias).

Como no caso dos hematomas de qualquer etiologia, as hemorragias hipertensivas são vistas nas TCs como áreas de elevada densidade com bordas bem-definidas. A menos que ainda existam sangramento ativo ou comprometimento da coagulação, a densidade de um hematoma é homogênea. Nos quadros agudos, o edema, nas TCs, não acompanha um hematoma hipertensivo. Entretanto, após um período de vários dias depois da hemorragia inicial, desenvolve-se edema, e baixa densidade é comumente vista perifericamente à margem de um hematoma hipertensivo. Após um período de várias semanas, a densidade de um hematoma modifica-se de alta densidade para isodensa e, por fim, para hipodensa, sendo o estágio final uma área de encefalomalacia com valores de atenuação semelhantes aos do líquido cefalorraquidiano.

As imagens de um hematoma na RM são variáveis, dependendo de numerosos fatores inter-relacionados, entre os quais a idade da hemorragia e, portanto, o estágio de degradação dos elementos celulares (eritrócitos), assim como dos elementos não-celulares (hemoglobina); sua localização (parenquimatosa, subaracnóide, subdural ou epidural); a existência ou não de uma anormalidade associada (malformação arteriovenosa ou uma neoplasia); e a força do campo magnético e a seqüência de pulso usadas para obter a imagem. Uma descrição completa de tais variáveis e dos seus efeitos sobre a imagem na RM encontra-se além dos propósitos deste livro (ver Bradley[13]).

Apesar das complexidades e variações associadas às imagens na RM das hemorragias, existem algumas observações relativamente consistentes dignas de nota. Nas RMs realizadas algumas horas após a instalação da hemorragia, um hematoma não associado a uma lesão subjacente parece semelhante à maioria das outras lesões cerebrais (p. ex., discretamente hipointenso nas imagens ponderadas em T1 e hiperintenso nas imagens ponderadas em T2). Durante as primeiras 24 horas, essa imagem modifica-se de tal forma que o hematoma apresenta definitivamente um hipossinal nas imagens ponderadas em T1 e T2. Ao contrário das TCs, o edema (hipersinal nas seqüências ponderadas em T2) pode, freqüentemente, ser visto nas imagens na RM obtidas durante esse estágio da evolução de um hematoma. No decorrer da primeira semana após a sua ocorrência, a intensidade do sinal de um hematoma torna-se elevada nas imagens ponderadas em T1 e T2. Tal modificação na intensidade do sinal de baixa a elevada ocorre após o desenvolvimento da metemoglobina na lesão e verifica-se, gradualmente, da periferia do hematoma para o seu centro, de modo que haja uma substituição constante das áreas de hipossinal para as áreas de hipersinal. A borda de um hematoma, no referido estágio de evolução, é vista como uma zona bem-definida de intensidade muito baixa de sinal, resultado do acúmulo de hemossiderina, o produto final da degradação da hemoglobina. Após várias semanas ou, até mesmo, meses, um hematoma perde o seu efeito expansivo e assume intensidades de sinal semelhantes às do cérebro adjacente e do líquido cefalorraquidiano. Entretanto, pequenas áreas de intensidade de sinal tanto elevada como baixa podem persistir quase indefinidamente.

Aneurismas Intracranianos

Um aneurisma nada mais é que a dilatação de uma artéria. A maioria dos aneurismas que surgem das artérias do cérebro é adquirida

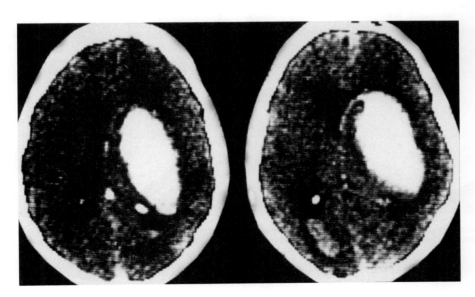

FIG. 11.61 TC axial, não-contrastada, mostrando um grande hematoma nos gânglios da base à esquerda que se rompeu para o ventrículo lateral e provoca acentuada herniação subfascial.

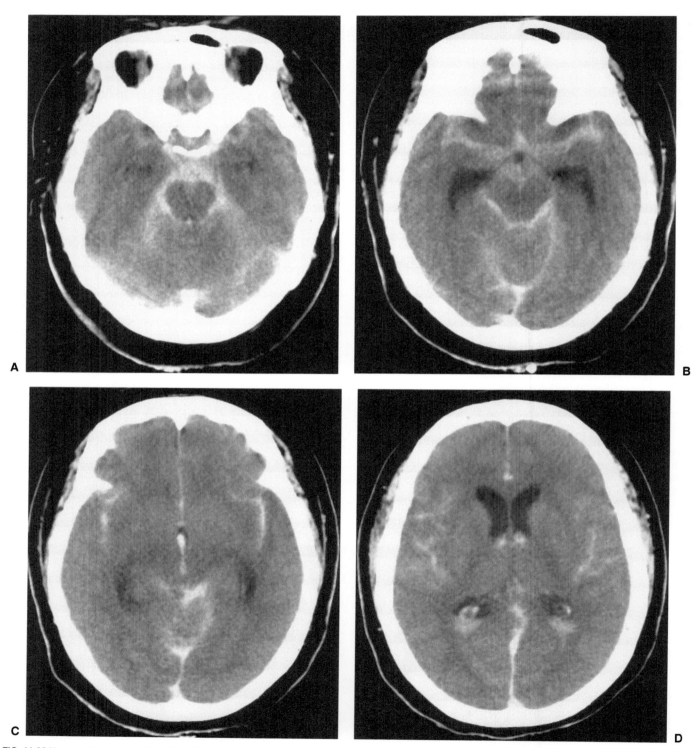

FIG. 11.62 Hemorragia subaracnóidea. (**A-D**) TC axial, não-contrastada, mostrando hemorragia subaracnóidea maciça nas cisternas basilares, bem como na cisterna supracerebelar e volumes menores nas fissuras de Sylvius. Existem refluxo de sangue para o sistema ventricular e hidrocefalia aguda.

como resultado de estresses hemodinâmicos, sendo classificada, em termos anatomopatológicos, como aneurismas saculares ou saculados. Outros tipos de aneurismas também ocorrem na vasculatura do SNC, mas são muito menos comuns, entre os quais os aneurismas ateroscleróticos, micóticos (infecciosos) e pós-traumáticos. Os aneurismas saculares tornam-se mais freqüentemente sintomáticos durante a vida adulta, devido à rotura que resulta em hemorragia intraparenquimatosa e/ou subaracnóidea. É importante reconhecer que os aneurismas saculares são comuns, sendo encontrados em até 5% a 9% da população adulta da América do Norte. A maioria dos aneurismas nunca se rompe, contudo não há, nos dias atuais, parâmetro fidedigno para prever a probabilidade de rotura. Após a rotura de um aneurisma, mais de 60% dos indivíduos afetados morrem ou apresentam disfunção neurológica significativa. Quase todos os aneurismas saculares ocorrem em pontos de ramificação arterial importante, sendo os três locais mais comuns o segmento proximal da artéria cerebral média, a artéria comunicante anterior e a junção entre a artéria carótida comum e a artéria comunicante posterior. As dimensões dos aneurismas variam de menos de 1 mm até mais de 5 cm de diâmetro. Os aneurismas com mais de 2,5 cm de diâmetro são denominados aneurismas gigantes.

O primeiro estudo de imageamento solicitado para um paciente, quando existe a suspeita de hemorragia subaracnóidea, deve ser uma TC não-contrastada (Fig. 11.62). Embora menos sensível que a punção lombar, a TC não degradada por artefatos e realizada nas 24 horas seguintes ao sangramento permite a detecção de sangue no espaço subaracnóideo em cerca de 85% dos pacientes com aneurisma roto. A tomografia computadorizada também constitui uma boa maneira de detectar outras anormalidades que podem ser associadas ao quadro clínico de hemorragia subaracnóidea (p. ex., malformação arteriovenosa, neoplasia e hemorragia intraparenquimatosa espontânea). Quando existe a suspeita clínica de hemorragia subaracnóidea, mas a TC não revela evidências de sangue no espaço subaracnóideo, uma punção lombar deve ser realizada. A ressonância magnética não é uma técnica adequada para a detecção da hemorragia subaracnóidea aguda.

Embora não haja uma correlação absoluta entre a localização do sangue subaracnóideo e a de um aneurisma roto, o acúmulo de sangue predominantemente de um lado da cavidade craniana ou basicamente acima ou abaixo do tentório fornece alguma evidência da localização mais provável da lesão. É impossível diferenciar, com absoluta certeza, um hematoma parenquimatoso que resulta da rotura de aneurisma de um aneurisma com outra etiologia; entretanto, a existência de hemorragia subaracnóidea associada fala a favor do diagnóstico de aneurisma. A hemorragia intraventricular sem hemorragia parenquimatosa associada que ocorre como resultado da rotura de um aneurisma é mais comumente proveniente de um aneurisma de artéria comunicante anterior. É menos provável que a hemorragia provenha das artérias cerebelares inferiores posteriores.

Apesar dos recentes avanços na angiorressonância, a angiografia padrão com cateter ainda é a técnica mais sensível para detectar um aneurisma intracraniano. Embora a grande maioria dos aneurismas com mais de 5 mm de diâmetro possa ser bem-vista na angiorressonância, a ocorrência de fluxo lento e/ou complexo em alguns aneurismas pode fazer com que eles não sejam detectados pela angiorressonância. A angiografia padrão com cateter também é necessária como técnica para permitir o planejamento de tratamento intravascular ou cirúrgico a céu aberto da lesão. Como a ocorrência dos aneurismas múltiplos chega a 30% dos pacientes, a avaliação angiográfica dos casos de suspeita de hemorragia subaracnóidea deve incluir o exame de toda a circulação intracraniana. Após a identificação do aneurisma, projeções especiais costumam ser necessárias para definir a relação do aneurisma com sua artéria "genitora" e as estruturas vasculares adjacentes (Fig. 11.63). Os sinais angiográficos da rotura de um aneurisma incluem um efeito expansivo adjacente ao aneurisma, irregularidade da superfície do aneurisma e a existência de vasoespasmo focal. Quando existem múltiplos aneurismas, o maior aneurisma é mais freqüentemente o local da rotura do que o menor aneurisma. Em até 15% dos pacientes com hemorragia subaracnóidea, nenhuma anormalidade é encontrada no estudo angiográfico inicial. Com poucas exceções, a angiografia deve ser repetida após um intervalo de sete a 10 dias.

Existem duas complicações principais da hemorragia subaracnóidea significativa nos pacientes que sobrevivem aos eventos iniciais. Hidrocefalia aguda e/ou crônica podem resultar de coágulos intraventriculares ou de oclusão das granulações aracnóideas. A hidrocefalia

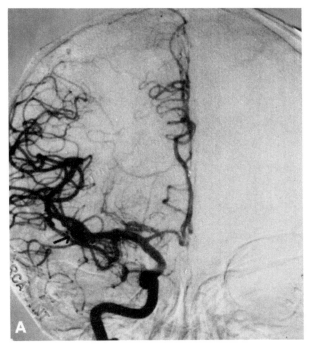
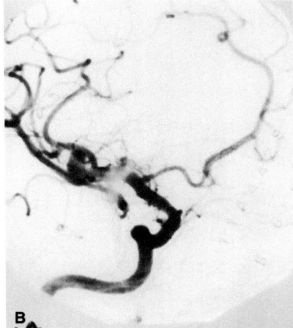

FIG. 11.63 (A) Projeção ântero-posterior de uma angiografia da carótida interna direita. Embora seja visto um aneurisma da artéria cerebral média direita (*seta*), a relação do seu colo com os ramos adjacentes não pode ser totalmente apreciada. **(B)** Projeção oblíqua que permite a visibilização do colo do aneurisma.

pode ser efetivamente tratada com uma ventriculostomia e, por fim, derivação (*shunt*) ventriculoperitoneal. A segunda complicação importante é o vasoespasmo causado pelos efeitos irritativos do sangue nas artérias superficiais do cérebro, o qual é, algumas vezes, tratável usando técnicas intravasculares, embora freqüentemente resulte em infartos.

Malformações Vasculares

As malformações vasculares são anomalias do desenvolvimento, classificadas de várias formas. A classificação de McCormick, muito utilizada, distingue essas lesões em quatro tipos principais: (a) malformações arteriovenosas; (b) telangiectasias; (c) malformações cavernosas (cavernomas); e (d) malformações venosas (angiomas venosos/anomalias venosas do desenvolvimento). As malformações cavernosas e as venosas são reconhecidas freqüentemente nas TCs e RMs. Além disso, há tipos transicionais de malformações vasculares. Embora muito menos comuns que os cavernomas ou os angiomas venosos, as malformações arteriovenosas são mais familiares. Muitas vezes, elas tornam-se sintomáticas por causa de sua tendência a sangrar e a produzir hipertensão venosa ou um efeito de roubo.

Angiomas Venosos (Anomalias Venosas do Desenvolvimento)

A maioria dessas lesões é assintomática, sendo encontradas como resultado de um exame feito por outros motivos. Atualmente, existe considerável discordância quanto ao fato de essas lesões constituírem ou não malformação ou serem apenas variantes normais da drenagem venosa. Não obstante, há casos nos quais os angiomas venosos são associados a hemorragia, assim como a manifestações mais indiretas, como cefaléia ou crises epilépticas. Os angiomas venosos são constituídos por veias anormalmente dilatadas sem anormalidades arteriais ou capilares associadas. O parênquima neural dentro e em torno de uma malformação venosa é histologicamente normal. Não existem parâmetros para determinar se uma dada malformação venosa se tornará sintomática ou sangrará.

Os angiomas venosos são encontrados mais freqüentemente na substância branca dos hemisférios cerebrais, embora também ocorram regularmente na substância branca do cerebelo. Nas TCs realizadas sem contraste intravenoso, os angiomas venosos podem não ser vistos ou o serem como áreas pequenas e bem-definidas de aumento da densidade. As TCs contrastadas mostram os angiomas venosos como áreas tubulares de aumento da densidade que se estendem da substância branca profunda dos hemisférios cerebrais ou do cerebelo, para atingir as veias dos sistemas de drenagem subependimário ou cortical (Fig. 11.64). O diagnóstico confiável por TC de uma malformação venosa exige que se consiga acompanhar a lesão desde o seu nicho até a superfície ventricular ou subaracnóidea da porção envolvida do encéfalo.

A angiografia revela as malformações venosas como um agrupamento de veias medulares profundas dilatadas que drenam através de uma ou mais veias, esvaziando-se em uma veia cortical ou subependimária (Fig. 11.65). As veias que drenam essas lesões são dilatadas, mas nem elas nem o nicho da malformação têm efeito expansivo. Alguns já compararam as imagens angiográficas das malformações venosas com uma medusa. As malformações venosas são mais bem-vistas na fase venosa tardia de uma angiografia; nenhuma anormalidade é encontrada na fase arterial desse exame.

Malformações Arteriovenosas

As malformações arteriovenosas (MAVs) são coleções anômalas de artérias histologicamente anormais que podem ocorrer em qualquer parte do sistema nervoso central (SNC). As MAVs são mais comuns na distribuição da artéria cerebral média, embora não sejam incomuns em outras partes do encéfalo. A maioria das MAVs ocorre acima do tentório. Essas lesões podem-se romper

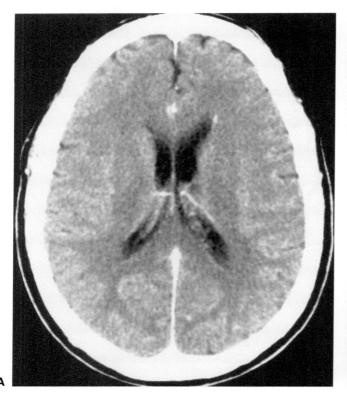
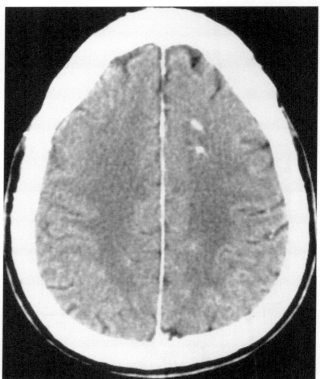

FIG. 11.64 Angiomas venosos. (**A** e **B**) TC pós-contraste mostrando duas estruturas tubulares e realçadas que se estendem desde a margem ventricular até a superfície encefálica através do tecido encefálico normal. Superficialmente, elas se tornam contíguas com as veias superficiais, que drenam para o seio sagital superior.

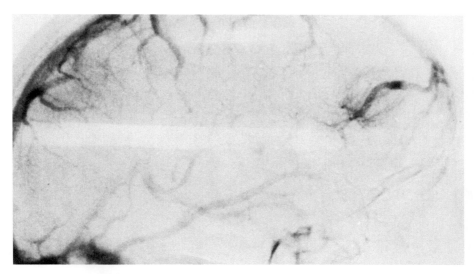

FIG. 11.65 Fase venosa de uma arteriografia da carótida interna. O angioma venoso no lobo temporal esquerdo lembra uma medusa.

e provocar hemorragias intracranianas. Além disso, são uma causa freqüente de cefaléia e, às vezes, provocam sinais e sintomas neurológicos decorrentes de hipertensão venosa ou do efeito de roubo vascular. As malformações arteriovenosas são classificadas, segundo a fonte de sua irrigação arterial, como tipos pial, pial e dural misto, e dural. Dessas, as malformações piais puras são as mais comuns. Muitas vezes, existe calcificação nos vasos (e em torno deles) de uma malformação arteriovenosa. A área adjacente do encéfalo é, com freqüência, atrofiada.

A TC costuma fornecer evidências claras da existência de uma malformação arteriovenosa. As lesões que não provocaram hemorragia têm aspectos variáveis e podem ser vistas, em TCs não-contrastadas, como áreas de baixa densidade ou mosqueadas (baixa e alta densidades). Malformações pequenas ou superficiais podem não ser evidentes nas TCs não-contrastadas. Após administração IV de contraste, as malformações arteriovenosas mostram-se bem-realçadas. O padrão clássico consiste em uma área central irregular (com densidade aumentada) de onde se estendem múltiplas estruturas serpiginosas bem-definidas e de vários tamanhos (Fig. 11.66). Essas estruturas representam as artérias nutrientes dilatadas e as veias de drenagem da malformação. O realce da MAV resulta tanto do aumento do reservatório de sangue na lesão como do comprometimento da barreira hematoencefálica do parênquima neural adjacente. As imagens na TC de uma malformação arteriovenosa que não sangrou são, com freqüência, menos características, porque o hematoma resultante mascara os achados da malformação vascular. O achado de calcificação vascular e sulcos vasculares proeminentes na calvária e nos forames, associados a um hematoma intracraniano, sugere o diagnóstico de malformação arteriovenosa. Além disso, pode-se suspeitar desse diagnóstico, quando são encontrados hematomas intracranianos em pacientes normotensos jovens sem história clínica (p. ex., traumatismo) para explicar a etiologia de sua hemorragia.

A RM é superior à TC tanto para o diagnóstico de MAV como para determinar suas relações com as estruturas neurais

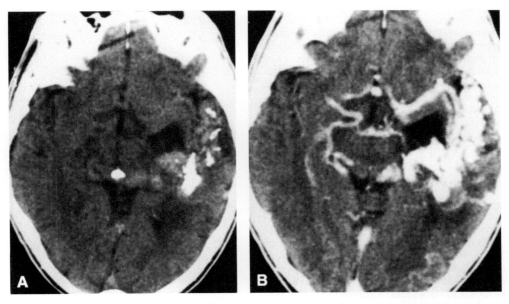

FIG. 11.66 (A) TC axial, não-contrastada, mostrando áreas de calcificação e aumento da densidade no lobo temporal esquerdo. Existe um discreto efeito compressivo. O lobo temporal esquerdo está dilatado. **(B)** TC axial no mesmo nível, realizada após administração intravenosa de contraste. As grandes artérias nutrientes, o nicho e as veias que drenam essa malformação arteriovenosa do lobo temporal estão realçados.

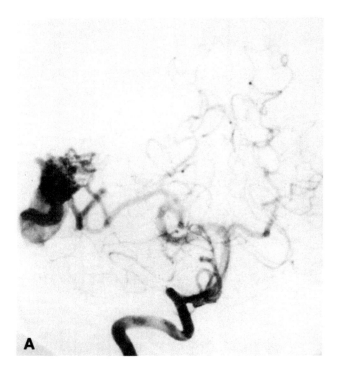
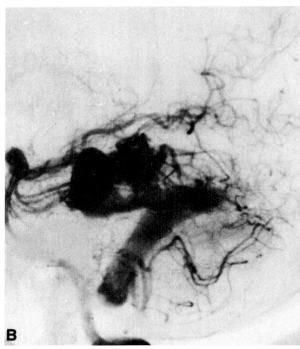

FIG. 11.67 (A) Projeção de Towne de uma arteriografia vertebral esquerda. Existe malformação arteriovenosa na superfície medial do lobo temporal esquerdo. Nessa radiografia, podem ser vistos a artéria nutriente dilatada, o nicho e a veia de drenagem dilatada. **(B)** Projeção lateral de uma arteriografia vertebral esquerda que permite melhor visibilização da correlação entre as veias de drenagem e o nicho da malformação vista em **A**.

adjacentes; as artérias nutrientes, o nicho e as veias de drenagem aparecem, na maioria dos casos, como áreas de ausência de sinal nas seqüências ponderadas em T1 e T2. Todavia, o hipersinal causado, algumas vezes, por fluxo sangüíneo lento ou turbulento, bem como a freqüente ocorrência de calcificação nessas lesões costumam resultar em intensidades de sinal heterogêneas e tornam difícil determinar na RM se existe hemorragia recente ou antiga na malformação.

Embora o diagnóstico de uma malformação arteriovenosa possa, em geral, ser feito com base nos achados na TC ou na RM apenas, a angiografia é necessária para a tomada de decisão em relação ao tratamento da lesão. A angiografia apropriada exige o estudo seletivo de todas as artérias que possam irrigar tecidos na área onde está localizada a malformação. Por causa da proeminente derivação arteriovenosa que ocorre nessas malformações, a rápida tomada de seqüências é essencial para permitir a definição da morfologia exata da anormalidade. As imagens típicas na angiografia de uma MAV consistem em várias artérias tortuosas e dilatadas que irrigam um emaranhado de vasos anormais, dos quais emergem uma ou mais veias de drenagem dilatadas (Fig. 11.67). As malformações arteriovenosas não têm efeito compressivo, a menos que tenha ocorrido um sangramento recente ou exista uma formação varicosa venosa associada.

Malformações da Veia de Galeno (Aneurismas)

Esse é um tipo especial de malformação AV cujo nome provém do fato de que a veia de Galeno serve como via de saída venosa da lesão. O termo "aneurisma da veia de Galeno", usado na literatura mais antiga, gera mal-entendidos, porque a dilatação aneurismática da veia de Galeno é apenas manifestação secundária da malformação AV. De modo geral, essa lesão ocorre durante a infância. Lesões grandes com fluxo elevado provocam insuficiência cardíaca de alto débito em recém-nascidos, e as lesões menos graves são observadas tipicamente por causa da ocorrência de hidrocefalia. O elemento arterial das malformações da veia de Galeno deriva, em geral, das artérias coroidais e das artérias cerebrais anteriores (Fig. 11.68).

Graças às técnicas atuais de embolização, muitas dessas lesões podem ser efetivamente tratadas.

Malformações/Fístulas Arteriovenosas Durais

Malformações/fístulas durais puras resultam da persistência de uma fístula arteriovenosa (AV) dural embrionária normal ou da criação dessa fístula durante a recanalização de um seio dural trombosado. A irrigação

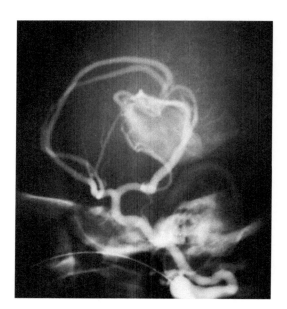

Fig. 11.68 Projeção lateral de uma arteriografia da carótida interna. São vistas as artérias cerebral anterior e a coroidal posterior aumentadas, penetrando o nicho da malformação da veia de Galeno. Existe também opacificação da veia de Galeno dilatada.

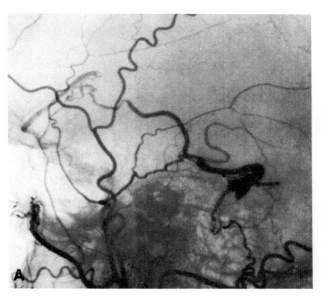
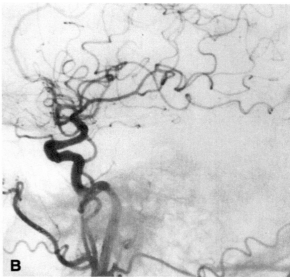

FIG. 11.69 (**A**) Projeção lateral de arteriografia da carótida externa esquerda. Existe opacificação precoce do seio sigmóide e das veias adjacentes. A irrigação arterial dessa fístula AV dural compreende o ramo posterior da artéria meníngea média e o ramo transmastóideo da artéria occipital. (**B**) Projeção lateral de uma arteriografia da carótida comum esquerda após embolização da fístula AV dural mostrada em **A**. As derivações (*shunts*) arteriovenosas foram obliteradas, e os segmentos proximais das artérias nutrientes preservados.

arterial desse tipo de lesão provém de ramificações durais das artérias carótidas externa e interna, assim como da artéria vertebral, sendo a drenagem venosa compartilhada com o encéfalo. Tais anormalidades são associadas a uma ampla variedade de quadros clínicos — algumas constituem achados acidentais, outras causam apenas um sopro e outras, ainda, são associadas a manifestações graves por causa de hemorragia intracraniana, hipertensão venosa ou fenômeno de roubo. A fístula AV dural não pode ser diagnosticada consistentemente por meio da TC ou RM. A angiografia é necessária tanto para fins de diagnóstico como para permitir o planejamento do tratamento ideal. As técnicas intervencionistas (p. ex., embolização) são importantes na abordagem de muitas dessas lesões (Fig. 11.69).

Epilepsia

Existe um número limitado de reações funcionais do cérebro à injúria. Pode ocorrer disfunção localizada ou global, que assume numerosas formas, ou pode haver uma deflagração anormalmente aumentada dos neurônios cerebrais, algumas vezes localizada, muitas vezes primária ou secundariamente global, que se manifesta como crises epilépticas. Como se trata de uma reação inespecífica à injúria cortical cerebral ou anormalidade química, uma crise epiléptica de aparecimento recente em um adulto é, comumente, causada por doença isquêmica (clínica ou subclínica) ou por neoplasia cerebral primária ou metastática, toxinas e drogas, processos infecciosos, traumatismo ou outras agressões. A epilepsia crônica que surge na infância também pode ter uma causa bem-definida, como uma malformação cerebral global ou focal (inclusive pequenas áreas de displasia cortical), neoplasias de crescimento lento (p. ex., ganglioglioma) ou lesões, como angiomas cavernosos ou traumatismo. Muitas vezes, não existe uma lesão macroscópica. Quando há o envolvimento dos lobos temporais, algumas vezes existe lesão do hipocampo que potencializa ainda mais ou incita as crises epilépticas. De modo geral, a epilepsia do lobo temporal é difícil de controlar com medicamentos, e, com freqüência, esses pacientes são submetidos a exames de imagens em múltiplas ocasiões ao longo dos anos, antes de uma intervenção cirúrgica. Em termos radiológicos, a epilepsia lesional (causada por malformação evidente, neoplasia ou injúria) é tão flagrante quanto em outras situações em que se pesquisa uma lesão ou massa encefálica. Todavia, técnicas especializadas de RM e uma análise muito cuidadosa das imagens são necessárias para a avaliação de muitos casos de epilepsia nos quais as alterações radiológicas podem ser extremamente sutis, consistindo em pequenas áreas de espessamento do córtex (displasia) ou atrofia modesta da formação hipocampal (que se correlaciona com o achado histopatológico de esclerose temporal mesial ou hipocampal), podendo não se acompanhar de anormalidades significativas dos sinais. Especificamente, um corte coronal com orientação oblíqua, de tal forma que seja perpendicular com o eixo do lobo temporal, costuma ser o plano de imageamento mais valioso. O imageamento tridimensional com cortes muito finos e boa diferenciação entre cinza e branco (como uma técnica *gradient-echo* deteriorada) é excelente para a definição anatômica das formações hipocampais e o neocórtex (Fig. 11.70). Imagens feitas com discernimento são muito sensíveis na detecção de anormalidades sutis do sinal no hipocampo.[17,79]

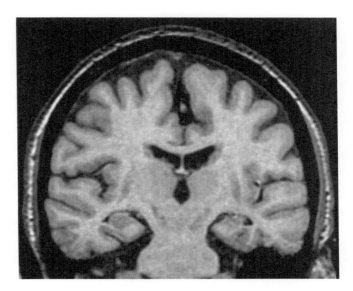

FIG. 11.70 Atrofia do hipocampo. Imagem coronal SPRG, através da porção central do tronco cerebral e dos corpos dos hipocampos, mostrando uma significativa atrofia do hipocampo esquerdo em um paciente com epilepsia crônica do lobo temporal. Nenhuma outra lesão foi identificada.

REFERÊNCIAS

1. Ahmadi J, Destian S, Apuzzo MLJ, et al: Cystic fluid in craniopharyngiomas: MR imaging and quantitative analysis. Radiology 182:783–785, 1992
2. Asymptomatic Carotid Atherosclerosis (ACAS) Study Group: Endarterectomy for asymptomatic carotid artery stenosis. JAMA 273:1421–1428, 1995
3. Barkovich AJ, Norman D: Anomalies of the corpus callosum: correlation with further anomalies of the brain. Am J Neuroradiol 9:493–501, 1988
4. Barkovich AJ, Fram EK, Norman D: Septo-optic dysplasia: MR imaging. Radiology 171:189–192, 1989
5. Barkovich AJ. Pediatric brain tumors. Semin US CT MR 13:412–448, 1992
6. Barkovich AJ, Lyon G, Evrard P: Formation, maturation, and disorders of white matter. Am J Neuroradiol 13:447–461, 1992
7. Barkovich AJ: Pediatric Neuroimaging, 2nd ed, pp 9–19, 55–128, 177–320, 569–618. New York, Raven Press, 1995
8. Bartuska DG, Kleinman DS, Kodroff KS, Piatok DJ: The sellar/parasellar endocrinopathies: a brief clinical overview. Semin US CT MR 14:178–181, 1993
9. Bilaniuk LT, Zimmer RA, Littman P, et al: Computed tomography of brainstem gliomas in children. Radiology 134:89, 1980
10. Bilaniuk LT: Adult infratentorial tumors. Semin Roentgenol 25:155–173, 1990
11. Black PMcL: Meningiomas. Neurosurgery 32:643–657, 1993
12. Bradley WG, Kortman KE, Burgoyne B: Flowing cerebrospinal fluid in normal and hydrocephalic states: Appearance on MR images. Radiology 159:611, 1986
13. Bradley WG: Hemorrhage and vascular abnormalities. In MRI Atlas of the Brain. New York, Raven Press, 1990
14. Braffman BH, Trojanowski JO, Atlas SW: The aging brain and neurodegenerative disorders. In Magnetic Resonance of the Brain and Spinal Cord. New York, Raven Press, 1991
15. Britt RH, Enzmann DR, Yeager AS: Neuropathological and computerized tomographic findings in experimental brain abscess. J Neurosurg 55:590, 1981
16. Brodsky MC, Glasier CM: Optic nerve hypoplasia: clinical significance of associated central nervous system abnormalities on magnetic resonance imaging. Arch Ophthalmol 111:66–74, 1993
17. Bronen RA, Cheung G, Charles JT, et al: Imaging findings in hippocampal sclerosis; correlation with pathology. Am J Neuroradiol 12:933–940, 1991
18. Brown JH, Stallmeyer MJB, Lustrin ES, et al: Primary cerebral lymphoma. Am J Roentgenol 165:626, 1995
19. Brown WD, Frackowiak RSJ: Cerebral blood flow and metabolism studies in multi-infarct dementia. Alzheimer Dis Assoc Dis 5:131–143, 1991
20. Brown WD, Miles JM, Knechtle SJ: Patterns of hematogenous cerebral aspergillosis in organ transplantation and other causes of immunocompromise. Abstract Book for the 31st Annual Meeting of the American Society of Neuroradiology, pp 167–168, 1993
21. Brown WD: Brain: Supratentorial cortical anatomy. Neuroimag Clin North Am 8(1), 1998
22. Brown WD: Brain: Supratentorial central nuclei and tracts. Neuroimag Clin North Am 8(1), 1998
23. Buetow MP, Burton PC, Smirniotopoulos JG: Typical atypical, and misleading features in meningioma. RadioGraphics 11:1087–1100, 1991
24. Burger PC, Scheithauer BW, Vogel FS: Brain tumors. In Surgical Pathology of the Nervous System and Its Coverings, 3rd ed, pp 193–437. New York, Churchill Livingston, 1991
25. Carpenter MB: Core Text of Neuroanatomy, 4th ed. Baltimore, Williams & Wilkins, 1991
26. Carroll BA, Lane B, Norman D, et al: Diagnosis of progressive multifocal leukoencephalopathy by computed tomography. Radiology 122:137, 1977
27. Chase TN, Foster NL, Fedio P, Brooks R, Mansi L, Di Chiro G: Regional cortical dysfunction in Alzheimer's disease as determined by positron emission tomography. Ann Neurol 15(Suppl):S170–S174, 1984
28. Claveria LE, Sutton D, Tress B: The radiological diagnosis of meningiomas, the impact of EMI scanning. Br J Radiol 50:15, 1977
29. Clifford RJ, Reese DF, Scheithauer BW: Radiographic findings in 32 cases of primary CNS lymphoma. Am J Roentgenol 146:271, 1986
30. Coates TL, Hinshaw DB Jr, Peekman N, et al: Pediatric choroid plexus neoplasms: MR and CT and pathologic correlation. Radiology 173:81–88, 1989
31. Cordoliani Y-S, Derosier C, Pharaboz C, et al: Primary cerebral lymphoma in patients with AIDS: MR findings: 17 cases. Am J Roentgenol 159:841–847, 1992
32. Cornell SH, Graf CJ, Dolan KD: Fat–fluid levels in intracranial epidermoid cysts. Am J Roentgenol 128:502, 1977
33. Daemerel P, Wilms G, Lammeus M, et al: Intracranial meningiomas: correlation between MR imaging and histology in fifty patients. J Comput Assist Tomogr 15:45–51, 1991
34. Debrun G: Treatment of carotid cavernous and vertebral fistulas. In Fein JM, Flamm ES (eds): Cerebrovascular Surgery, Vol 4. New York, Springer-Verlag, 1985
35. Diepholder HM, Schwechheimer K, Mohadjer M, et al: A clinicopathologic and immunomorphologic study of 13 cases of ganglioglioma. Cancer 68:2192–2201, 1991
36. Donovan JL, Nesbit GM: Distinction of masses involving the sella and suprasellar space; specificity of imaging features. Am J Roentgenol 167:597, 1996
37. Drayer BP, Rosenbaum AE, Kennerdell JS, et al: Computed tomographic diagnosis of suprasellar masses by intrathecal enhancement. Radiology 123:339, 1977
38. Edwards MK, Bonnin JM: White matter disease. In Magnetic Resonance Imaging of the Brain and Spine. New York, Raven Press, 1991
39. Edwards-Brown MK, Bonnin JM: White matter diseases. In Atlas SW (ed): Magnetic Resonance Imaging of the Brain and Spine, 2nd ed, pp 649–706. New York, Lippincott–Raven, 1996
40. Elster AD: Modern imaging of the pituitary. Radiology 187:1–14, 1993
41. Enzmann DR: Imaging of infections and inflammations of the central nervous system. In: Computed Tomography, Ultrasound and Nuclear Magnetic Resonance. New York, Raven Press, 1984
42. Enzmann DR, Britt RH, Placone R: Staging of human brain abscess by computed tomography. Radiology 146:703, 1983
43. Enzmann DR, Ransom B, Norman D, et al: Computed tomography of herpes simplex encephalitis. Radiology 129:419, 1978
44. Epstein FJ, Farmer J-P: Brain stem glioma growth patterns. J Neurosurg 78:408–412, 1993
45. Fishman RA: Cerebrospinal Fluid in Diseases of the Nervous System. Philadelphia, WB Saunders, 1980
46. Fitz CR, Wortzman G, Harwood-Nash DC, et al: Computed tomography in craniopharyngioma. Radiology 127:687, 1978
47. Floodmark O: Hydrocephalus. In Putnam CE, Ravin C (eds): Textbook of Diagnostic Imaging. Philadelphia, WB Saunders, 1986
48. Ganti SP, Antones JL, Louis KM, et al: Computed tomography in the diagnosis of colloid cyst of the third ventricle. Radiology 128:385, 1981
49. Ganti SR, Hilal SK, Stein BM, et al: CT of pineal region tumors. Am J Neuroradiol 7:97, 1986
50. Gao P-Y, Osborn AG, Smirniotopoulos JG, Harris CP: Epidermoid tumor of the cerebellopontine angle. Am J Neuroradiol 13:863–872, 1992
51. Gebarski S, Gabrielsen TO, et al: The initial diagnosis of multiple sclerosis: Clinical impact of magnetic resonance imaging. Ann Neurol 17:469, 1985
52. Gentry LR, Menezes AH, Turski PA: Suprasellar arachnoid cyst; 2. Evaluation of CSF dynamics. Am J Neuroradiol 7:87, 1986
53. Gentry LR: Primary neuronal injuries. In Current Concepts in Imaging of Craniofacial Trauma: Neuroimaging Clinics of North America. Philadelphia, WB Saunders, 1991
54. George AE, De Leon MJ: Computed tomography and positron emission tomography in aging and dementia. In Latchaw RE: Computed Tomography of the Head, Neck and Spine. Chicago, Year Book Medical Publishers, 1985
55. Gibbs JM, Frackowiak RSJ, Legg NJ: Regional cerebral blood flow and oxygen metabolism in dementia due to vascular disease. Gerontology 32(Suppl 1):84–88, 1986
56. Ginier BL, Kim R, Lane B: Synchronous primary brain tumors. Acad Radiol 2:926, 1995
57. Goldberg HI: Extraaxial brain tumors. In Magnetic Resonance Imaging of the Brain and Spine. New York, Raven Press, 1991
58. Goldsher D, Litt AW, Pinto RS, et al: Dural "tail" associated with meningiomas on Gd-DTPA-enhanced MR images: characteristics, differential diagnostic value, and possible implications of treatment. Radiology 176:447–450, 1990
59. Gould SJ, Howard S, Hope PL, Reynold EOR: Periventricular intraparenchymal cerebral hemorrhage in preterm infants: the role of venous infarction. J Pathol 151:197–202, 1987
60. George AE, Russell EJ, Kricheff II: White matter buckling: CT sign of extra-axial intracranial mass. Am J Neuroradiol 1:425, 1980

61. Graeb D: Intracranial trauma. In Putnam C, Ravin C (eds): Textbook of Diagnostic Imaging. Philadelphia, WB Saunders, 1986
62. Graham DI, Lantos PL (eds): Greenfield's Neuropathology, 6th ed. New York, Arnold, 1997
63. Greenberg SB, Taber L, Setimus E, et al: Computerized tomography in brain biopsy proven herpes simplex encephalitis. Arch Neurol 38: 58, 1981
64. Gusnard DA. Cerebellar neoplasms in children: Semin Roentgenol 25:263-278, 1990
65. Haddad SF, Moore SA, Menezes AH, VanGilder JCX: Ganglioglioma: 13 years of experience. Neurosurgery 31:171-178, 1992
66. Haimes AB, Zimmerman JRD, Morgello S, et al: MR imaging of brain abscesses. Am J Neuroradiol 10:279, 1989
67. Hara T, Kishikawa T, Miyazaki S, et al: Central nervous system complications in childhood leukemia. Correlation between clinical and computed tomographic findings. Am J Pediatr Hematol Oncol 6:129, 1984
68. Harwood-Nash DC, Fitz CR: Neuroradiology in Infants and Children. St Louis, CV Mosby, 1976
69. Harwood-Nash DC: Primary neoplasms of the central nervous system in children. Cancer 67:1223-1228, 1991
70. Hayman LA, Hinck VC: Clinical Brain Imaging: Normal Structure and Functional Anatomy. St Louis, Mosby Year Book, 1992.
71. Hayman LA, Hinck VC: Water soluble iodinated contrast media. In Latchaw RE (ed): Computed Tomography of the Head, Neck and Spine. Chicago, Year Book Medical Publishers, 1985
72. Healy ME, Hesselink JR, Press GA, Middleton MS: Increased detection of intracranial metastases with intravenous Gd-DTPA. Radiology 165:619, 1987
73. Hershey BL: Suprasellar masses: diagnosis and differential diagnosis. Semin US CT MR 14:215-23, 1993
74. Hesselink JR: Infectious and inflammatory diseases. In Neuroimaging Clinics of North America. Philadelphia, WB Saunders, 1991
75. Ho VB, Smirniotopoulos JG, Murphy FM, Rushing EJ: Radiologic-pathologic correlation: hemangioblastoma. Am J Neuroradiol 13:1343-1352, 1992
76. Ho VB, Fitz CR, Yoder CC, Geyer CA: Resolving MR features in resolving myelinolysis (central pontine and extrapontine myelinolysis). Am J Neuroradiol 14:163-167, 1993
77. Hoffman HJ, de Silva M, Humphries RP, et al: Aggressive surgical management of craniopharyngiomas in children. J Neurosurg 76: 47-52, 1992
78. Huckman MS: Normal pressure hydrocephalus: Evaluation of the diagnostic and prognostic tests. Am J Neuroradiol 2:385, 1981
79. Jack CR Jr, Sharbrough FW, Twomey CK, et al: Temporal lobe seizures: Lateralization with MR volume measurements of the hippocampal formation. Radiology 175:423-429, 1990
80. Johnsen DE, Woodruff WW, Allen IS, et al: MR imaging of the sellar and juxtasellar regions. RadioGraphics 11:727-758, 1991
81. Johnson BA, Fram EK, Johnson PC, et al: Variable MR appearance of primary lymphoma of the central nervous system: comparison with histopathologic features. Am J Neuroradiol 18:563, 1997
82. Jordan J, Enzmann DR: Encephalitis. In Neuroimaging Clinics of North America. Philadelphia, WB Saunders, 1991
83. Keeney SE, Adcock EW, McArdle CB: Prospective observations of 100 high-risk neonates by high-field (1.5 Tesla) magnetic resonance imaging of the central nervous system: II. Lesions associated with hypoxic-ischemic encephalopathy. Pediatrics 87:431-438, 1991
84. Kingsley DPE, Kendall BE: Cranial computed tomography in leukemia. Neuroradiology 16:543, 1978
85. Kleihues P, Burger PC, Scheithauer BW: The new WHO classification of brain tumors. Brain Pathol 3:255-268, 1993
86. Koci TM, Chiang F, Chow P, et al: Thalamic extrapontine lesions in central pontine myelinolysis. Am J Neuroradiol 11:1229-1233, 1990
87. Koci TM, Chiang F, Mehringer CM, et al: Adult cerebellar medulloblastoma: imaging features with emphasis on MR. Am J Neuroradiol 14:929-939, 1993
88. Konovalov AN, Gorelyshev SK: Surgical treatment of anterior third ventricular tumors. Acta Neurochir (Wien) 118:33-39, 1992
89. Kuhl DE, Metter EJ, Riege WH: Patterns of cerebral glucose utilization in depression, multiple infarct dementia and Alzheimer's disease. Res Publ Assoc Res Nerv Ment Dis 63:211-226, 1985
90. Kuroiwa T, Bergey GK, Rothman MI, et al: Radiologic appearance of the dysembryoplastic neuroepithelial tumor. Radiology 197:233, 1995
91. Kyritsis AP, Yung WKA, Bruner J, et al: The treatment of anaplastic oligodendrogliomas and mixed gliomas. Neurosurgery 32:365-371, 1993
92. Lee Y, Tassel P, Bruner J, Moser R, Share J: Juvenile pilocytic astrocytomas: CT and MR characteristics. Am J Neuroradiol 10:363, 1989
93. Lee Y, Tassel PV: Intracranial oligodendrogliomas: Imaging findings in 35 untreated cases. Am J Neuroradiol 10:119, 1989
94. Leo JS, Pinto RS, Hulvat GF, et al: Computed tomography of arachnoid cyst. Radiology 130:675, 1979
95. Levy RA, Allen R, McKeever P: Pleomorphic xanthoastrocytoma presenting with massive intracranial hemorrhage. Am J Neuroradiol 17:154, 1996
96. Lhuillier FM, Doyon DL, Halimi PhM, et al: Magnetic resonance imaging of acoustic neuromas: pitfalls and differential diagnosis. Neuroradiol 34:144-149, 1992
97. Lizak PF, Woodruff WW: Posterior fossa neoplasms: multiplanar imaging. Semin US CT MR 3:182-206, 1992
98. Louizou LA, Kendall BE, Marshall J: Subcortical arteriosclerotic encephalopathy: A clinical and radiological investigation. J Neurol Neurosurg Psychiatry 44:294, 1981
99. Luken MG, Whelan MA: Recent diagnostic experience with subdural empyema. J Neurosurg 52:764, 1980
100. Lunardi P, Missori P: Supratentorial dermoid cysts. J Neurosurg 75: 262-266, 1991
101. Mark AS, Atlas SW: Progressive multifocal leukoencephalopathy in patients with AIDS: appearance on MR images. Radiology 173: 517-521, 1989
102. Mark AS, Seltzer S, Harnsberger HR: Sensorineural hearing loss: more than meets the eye? Am J Neuroradiol 14:37-45, 1993
103. McConnell S, Kaznowski C: Cell cycle dependence of laminar determination in the developing cerebral cortex. Science 254:282-285, 1991
104. Mendenhall NP, Thar TL, Agee OF, et al: Primary lymphoma of the central nervous system: Computerized tomography scan characteristics and treatment results for 12 cases. Cancer 52:1993, 1983
105. Meyers SP, Kemp SS, Tarr RW: MR imaging features of medulloblastomas. Am J Roentgenol 158:865-895, 1992
106. Moore WS, Barnett HJ, Beebe HG, et al: Guidelines for carotid endarterectomy. A multidisciplinary consensus statement from the *ad hoc* committee, American Heart Association. Stroke 26:188-201, 1995
107. Mulkens TH, Parizel PM, Martin J-J, et al: Acoustic schwannoma: MR findings in 84 tumors. Am J Roentgenol 160:395-398, 1993
108. Naidich TP, Lin JP, Leeds NE, et al: Primary tumors and other masses of the cerebellum and fourth ventricle: Differential diagnosis by computed tomography. Neuroradiology 14:153, 1977
109. Naidich TP, Pudlowski RM, Naidich JB: Computed tomographic signs of Chiari II malformations: I. Skull and dural partitions. II. Midbrain and cerebellum. III. Ventricles and cisterns. Radiology 134: 65, 391, 657, 1980
110. New PFJ, Aronov S, Hesselink JR: National Cancer Institute study: Evaluation of computed tomography in diagnosis of intracranial neoplasms. IV. Meningiomas. Radiology 136:665, 1980
111. Newton TH, Potts DG: Radiology of the skull and brain, 4 vols. St Louis, CV Mosby, 1978
112. North American symptomatic carotid endarterectomy trial collaborators: Beneficial effect of carotid endarterectomy in symptomatic patients with high-grade carotid stenosis. N Engl J Med 325;445, 1991
113. Okazaki H: Neoplastic and related conditions. Fundamentals of Neuropathology, 2nd ed, pp 203-274. Tokyo, Igaku-Shoin, 1989
114. Osborn A: Diagnostic Neuroradiology, pp 1-116, 173-174, 401, 784. St Louis, CV Mosby, 1994
115. Oser AB, Moran CJ, Kaufman BA, Park TS: Intracranial tumor in children: MR imaging findings within 24 hours of craniotomy. Radiology 205:807, 1997
116. Ostertun B, Wolf HK, Campos MG, et al: Dysembryoplastic neuroepithelial tumors. Am J Neuroradiol 17:419, 1996
117. Pagani JJ, Libshitz HI, Wallace S, et al: Central nervous system leukemia and lymphoma: Computed tomographic manifestations. Am J Roentgenol 137:1195, 1981
118. Park TS, Hoffman HJ, Hendrick EB, et al: Medulloblastoma: Clinical presentation and management; experience at the Hospital for Sick Children, Toronto, 1950-1980. J Neurosurg 58:543, 1983
119. Perl J II, Turski PA, Masaryk TJ: MR angiography: Techniques and clinical applications. In Atlas SW (ed): Magnetic Resonance Imaging of the Brain and Spine, 2nd ed, pp 1547-1618. New York, Lippincott-Raven, 1996
120. Petropoulou K, Whiteman MLH, Altman NR, et al: CT and MRI of pleomorphic xanthoastrocytoma; unusual biologic behavior. J Comput Assist Tomogr 19:860, 1995

121. Pilcher WH, Silbergeld DL, Berger MS, Ojemann GA: Intraoperative electrocorticography during tumor resection: impact on seizure outcome in patients with gangliogliomas. J Neurosurg 78:891–902, 1993
122. Pinto RS, Kricheff II, Bergeron RT, et al: Small acoustic neuromas: Detection by high resolution gas CT cisternography. Am J Neuroradiol 139:129, 1982
123. Post MJD (ed): Neuroimaging of AIDS I. Neuroimag Clin North Am 7:1–408, 1997
124. Post MJD (ed): Neuroimaging of AIDS II. Neuroimag Clin North Am 7:409–657, 1997
125. Potts DG: Brain tumors: Radiologic localization and diagnosis. Radiol Clin North Am 3:511, 1965
126. Potts DG, Abbott GF, Von Sneidern JV: National Cancer Institute study: Evaluation of computed tomography in the diagnosis of intracranial neoplasms. III. Metastatic tumors. Radiology 136:657, 1980
127. Pronin IN, Holoday AI, Petraikin AV: MRI of high-grade glial tumors; correlation between the degree of contrast enhancement and the volume of surrounding edema. Neuroradiology 39:348, 1997
128. Rakic P, Yakovlev PI: Development of the corpus callosum and cavum septae in man. J Comp Neurol 132:45–72, 1968
129. Robles HA, Smirniotopoulos JG, Figueroa RE: Understanding the radiology of intracranial primitive neuroectodermal tumors from a pathological perspective: a review. Semin US CT MR 13:170–181, 1992
130. Roman-Goldstein SM, Goldman DL, Howieson J, et al: MR in primary CNS lymphoma in immunologically normal patients. Am J Neuroradiol 13:1207–1213, 1992
131. Roppolo HM, Latchaw RE, Meyer JD, et al: Normal pituitary gland: 1. Macroscopic anatomy, CT correlation. Am J Neuroradiol 4:927, 1983
132. Rorke LB, Gilles FH, Davis RL, et al: Revision of the World Health Organization classification of brain tumors for childhood brain tumors. Cancer 56:1869–1886, 1985
133. Russell DS, Rubinstein LJ: Pathology of Tumors of the Nervous System, 5th ed. Baltimore, Williams & Wilkins, 1989
134. Russell EJ, Kircheff II, Budzilovich GN, et al: Atypical computed tomographic features of intracranial meningioma: Radiological–pathologic correlation in a series of 130 consecutive cases. Radiology 135:673, 1980
135. Savoiardo M, Harwood-Nash D, Tadmor R, et al: Gliomas of the intracranial anterior optic pathways in children. Radiology 138:601, 1981
136. Schellinger D, Grant EG, Manz HJ, Patronas NJ: Intraparenchymal hemorrhage in preterm neonates: a broadening spectrum. Am J Neuroradiol 9:327–333, 1988
137. Schwartzberg DG: Imaging of pituitary tumors. Semin US CT MR 13:207–223, 1992
138. Sheporaitis L, Osborn AG, Smirniotopoulos JG, Clunie DA, Howieson J, D'Agostino AN: Radiologic–pathologic correlation intracranial meningioma. Am J Neuroradiol 13:29–37, 1992
139. Shirai H, Imai S, Kajihara Y, et al: MRI in carcinomatous encephalitis. Neuroradiology 39:437, 1997
140. Silver J, Lorenz SE, Wahlstein D, Coughlin J: Axonal guidance during development of the great cerebral commissures: descriptive and experimental studies, *in vivo*, on the role of preformed glial pathways. J Comp Neurol 210:10–29, 1982
141. Smirniotopoulos JG, Rushing EJ, Mena H: Pineal region masses: differential diagnosis. RadioGraphics 12:577–596, 1992
142. Smirniotopoulos JG, Murphy FM: Central nervous system manifestations of the phakomatoses and other inherited syndromes. In Atlas SW (ed): Magnetic Resonance Imaging of the Brain and Spine, 2nd ed, pp 773–802. New York, Lippincott–Raven, 1996
143. Spoto G, Press G, Hesselink J, Solomon M: Intracranial ependymoma and subependymoma: MR manifestations. Am J Neuroradiol 11:83, 1990
144. Seeger JF, Burke BP, Knake JE, et al: Computed tomographic and angiographic evaluation of hemangioblastomas. Radiology 138:65, 1981
145. Stroink AR, Hoffman JH, Hendrick EB, Humphreys RP: Diagnosis and management of pediatric brainstem gliomas. J Neurosurg 65:745–750, 1986
146. Sugiyama K, Uozumi T, Kiya K, et al: Intracranial germ-cell tumor with synchronous lesions in the pineal and suprasellar regions: report of six cases and review of the literature. Surg Neurol 38:114–120, 1993
147. Swartz JD, Russell KB, Basile BA, et al: High resolution computed tomographic appearance of the intrasellar contents in women of childbearing age. Radiology 147:115, 1983
148. Sze G, Soletsky S, Bronen R, Krol G: MR imaging of the cranial meninges with emphasis on contrast enhancement and meningeal carcinomatosis. Am J Neuroradiol 153:965–975, 1989
149. Sze G: Diseases of the intracranial meninges: MR imaging features. Am J Roentgenol 160:727–733, 1993
150. Tampieri D, Melanson D, Ethier R: MR imaging of epidermoid cysts. Am J Neuroradiol 10:351–356, 1989
151. Tien RD: Intraventricular mass lesions of the brain: CT and MR findings. Am J Roentgenol 157:1283–1290, 1991
152. Tress BM: The need for skull radiography in patients presenting for CT. Radiology 146:87, 1983
153. Truwit CL, Barkovich AJ, Koch TK, Ferriero DM: Cerebral palsy: MR findings in 40 patients. Am J Neuroradiol 13:67–78, 1992
154. Truwit CL, Barkovich AJ: Disorders of brain development. In Atlas SW (ed): Magnetic Resonance Imaging of the Brain and Spine, 2nd ed, pp 179–264. New York, Lippincott–Raven, 1996
155. Turski PA, Newton TH, Horton B: Anatomic correlation with complex motion tomography in 100 sphenoid specimens. Am J Neuroradiol 2:331, 1981
156. Turski PA, Newton TH, Horton B: Sellar contour: Anatomic polytomographic correlation. Am J Roentgenol 137:213, 1981
157. Vagner-Capodano AM, Grisoli F, Gambarelli D, et al: Correlation between cytogenetic and histopathological findings in 75 human meningiomas. Neurosurgery 32:892–900, 1993
158. Valk J, van der Knaap MS: Magnetic Resonance of Myelin, Myelination, and Myelin Disorders. New York, Springer Verlag, 1989
159. Volpe JJ: Neurology of the newborn. Philadelphia: WB Saunders, 1987
160. Vonofakos D, Barcu H, Hacker H: Oligodendrogliomas: CT patterns and emphasis on features indicating malignancy. J Comput Assist Tomogr 3:783, 1979
161. Waggenspack GA, Guinto FC Jr: MR and CT of passes of the anterosuperior third ventricle. Am J Neuroradiol 10:105–110, 1989
162. Wehrli FW, McGowan JC: The basis of MR contrast. In Atlas SW (ed): Magnetic Resonance Imaging of the Brain and Spine, 2nd ed, pp 29–48. New York, Lippincott–Raven, 1996
163. Weinstein MA, Modic MT, Keyser CK: Diseases of the white matter. In Latchaw RE (ed): Computed Tomography of the Head, Neck and Spine. Chicago, Year Book Medical Publishers, 1985
164. Whiteman MLH, Bowen BC, Post MJD, Bell MD: Intracranial Infection. In Atlas SW (ed): Magnetic Resonance Imaging of the Brain and Spine, 2nd ed, pp 707–772. New York, Lippincott–Raven, 1996
165. Yock DH: Techniques in imaging of the brain. Part 1: The skull. In Rosenberg RN (ed): The Clinical Neurosciences, Vol 4. New York, Churchill Livingstone, 1984
166. Yuh WTC, Engelken JD, Muhonen MG, et al: Experience with high-dose gadolinium MR imaging in the evaluation of brain metastases. Am J Neuroradiol 13:335–345, 1992
167. Zee C-S, Segall H, Apuzzo M, et al: MR imaging of pineal region neoplasms. J Comput Assist Tomogr 15:56–63, 1991
168. Zee CS, Chin T, Segall HD, et al: Magnetic resonance imaging of meningiomas. Semin US CT MR 13:154–169, 1992
169. Zimmerman RA, Bilaniuk LT: Age-related incidence of pineal calcification detected by computed tomography. Radiology 142:659, 1982
170. Zimmerman RA, Bilaniuk LT: Computed tomography in pediatric head trauma. J Neuroradiol 8:157, 1981
171. Zimmerman RA, Bilaniuk LT: Computed tomography of choroid plexus lesions. J Comput Assist Tomogr 3:93, 1979
172. Zimmerman RA, Bilaniuk LT, Gennerali T: Computed tomography of shearing injuries of the cerebral white matter. Radiology 127:393, 1978
173. Zimmerman RA, Bilaniuk LT, Pahlajani H: Spectrum of medulloblastomas demonstrated by computed tomography. Radiology 126:137, 1978
174. Zimmerman RD, Leeds NE, Danziger A: Subdural empyema: CT findings. Radiology 150:417, 1984
175. Zimmerman RA: Imaging of intrasellar, suprasellar and parasellar tumors. Semin Roentgenol 25:174–197, 1990

CAPÍTULO 12

A Medula Espinhal e a Coluna Vertebral

Mark C. Hollister e Arthur A. De Smet

O diagnóstico radiológico dos processos relacionados ao desenvolvimento, degenerativos, neoplásicos, infecciosos, bem como de outros tipos que afetam a medula espinhal e a coluna vertebral, é abordado neste capítulo. Os métodos por imagem da coluna vertebral por meio de radiografias, mielografia, tomografia computadorizada (TC), ressonância magnética (RM) e angiografia são aqui comentados.

ANOMALIAS DA COLUNA VERTEBRAL

Embriologia das Vértebras

A familiaridade com a embriologia da coluna vertebral é fundamental à compreensão das anomalias congênitas. O notocórdio é a coluna de células, derivada do endoderma, em torno do qual as vértebras se desenvolvem. Durante as primeiras semanas de vida embrionária, o notocórdio forma uma longa coluna arredondada que se estende desde a bolsa hipofisária até a extremidade inferior da coluna primitiva. O mesênquima em torno do notocórdio sofre segmentação com a formação de zonas de células densamente acondicionadas, denominadas esclerotomas (células esclerotomáticas), separadas por zonas menos densas. As células esclerotomáticas desenvolvem regiões que formam o primórdio dos corpos vertebrais, os arcos neurais, os processos transversos e os arcos costais. O notocórdio acaba sendo totalmente circundado pelas regiões provenientes dos esclerotomas, e as vértebras primitivas são formadas. Com o desenvolvimento adicional, fica o notocórdio "espremido" nas regiões que se tornarão os discos intervertebrais. O primórdio para o corpo vertebral é dividido, inicialmente, em duas metades laterais por uma extensão da bainha pericordal. Centros de condrificação surgem de cada lado da bainha. Os centros de cartilagem fundem-se; porém, por algum tempo, resta um resquício da bainha no centro do corpo vertebral cartilaginoso, conhecido como *estria mucóide*, contínua com os resquícios de notocórdio localizados nas regiões discais.

A ossificação do corpo vertebral começa a partir de dois centros separados aos três e meio a quatro meses de vida fetal, os quais não correspondem aos dois centros de condrificação já mencionados, sendo, em vez disso, dorsal e ventral. Logo após seu aparecimento, eles se fundem e formam um centro único para cada corpo vertebral. O arco neural ossifica-se a partir dos dois centros, um para cada metade lateral. Por ocasião do nascimento, as vértebras são constituídas por três áreas de ossificação distintas, uma para o corpo e duas para o arco, separadas estas por zonas de cartilagem. Logo após o nascimento, as duas metades do arco neural unem-se, começando primeiro na área lombar e ascendendo para a área cervical. A união dos arcos aos corpos vertebrais começa durante o terceiro ano de vida e se completa por volta do sétimo ano de vida. Tal fusão começa na região cervical e se completa na região lombar. Na época da puberdade, surgem centros de ossificação secundários nas pontas de cada um dos processos vertebrais, e uma placa epifisária anelar das bordas superior e inferior dos corpos vertebrais também começa a ossificar (Fig. 12.1).

Embriologia do Disco Intervertebral

As massas de células notocordiais entre as vértebras, com o acréscimo do material mucóide, tecido fibroso e células de cartilagem hialina, formam o núcleo pulposo do disco intervertebral plenamente desenvolvido. As células notocordiais podem ser identificadas no núcleo até a adolescência ou, mesmo, mais tarde. Durante os primeiros anos de vida e até os 25 a 30 anos de idade, o núcleo pulposo forma uma substância semilíquida e não-compressível, importante na absorção dos choques e distribuição das tensões às quais a coluna vertebral é submetida. Durante o período do seu desenvolvimento, o disco intervertebral é irrigado por vasos sangüíneos oriundos do periósteo e por vasos que se estendem para o disco a partir dos corpos vertebrais. Estes últimos penetram na placa de cartilagem que circunda o núcleo pulposo. Logo após o nascimento, tais vasos regridem e desaparecem.

Nos locais de penetração dos vasos nas placas cartilaginosas do disco, ocorrem defeitos na condrificação, os quais podem persistir por toda a vida.

Lesões Notocordiais: Cordoma e Nodos de Schmorl

Embora os resquícios do notocórdio no interior da cartilagem desapareçam, à medida que o disco se torna avascular, existem áreas onde as pequenas massas de notocórdio fetal podem persistir durante toda a vida, encontradas mais freqüentemente na região do clivo na base do crânio e na região sacrococcígea. É justamente nessas regiões que um tumor, denominado cordoma, tende a se desenvolver. Cordoma é uma neoplasia maligna que raramente se metastatiza, embora seja muito invasivo localmente.

Os resquícios de notocórdio persistem, algumas vezes, até o local onde a estria mucóide penetrou no disco. Nas radiografias, as imagens de tais defeitos consistem em impressões regulares, côncavas ou caliciformes, nas placas terminais de um ou mais corpos vertebrais. De modo geral, os defeitos são múltiplos e mais comuns nas porções torácica inferior e lombar superior da coluna vertebral. Esses defeitos notocordiais são áreas através das quais pode ocorrer a protrusão do material discal para dentro do corpo vertebral. Tais herniações de material discal são denominadas nodos ou hérnias de Schmorl (Fig. 12.2). Os nodos de Schmorl são uma anormalidade discal comum, com uma prevalência de quase 20% nas RM,[31] e, embora sejam considerados, habitualmente, um achado acidental, algumas vezes provocam sintomas.

Como já mencionado, os vasos oriundos dos corpos vertebrais formam hiatos na condrificação do disco. Essas áreas "enfraquecidas" predispõem à protrusão intravertebral do material discal. Quando o material herniado consiste apenas em cartilagem, pode ser difícil ou, até mesmo, impossível ver tais defeitos nas radiografias. De modo

---

M. C. Hollister e A. A. De Smet: Department of Radiology, University of Wisconsin Hospital and Clinics, Madison, Wisconsin 53792-3252.

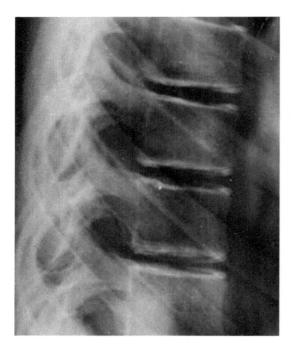

FIG. 12.1 Epífise "anelar" normal das vértebras. Incidência lateral da porção média da coluna torácica de um adolescente.

pacientes, é causado nem tanto pela herniação do disco, mas pela dissecação dele, que pode preceder ou ocorrer após a herniação. Com a degeneração, o disco intervertebral perde turgor e elasticidade, e seu volume total diminui.

Anomalias da Fusão Vertebral

Às vezes, ocorre a fusão parcial ou total de dois ou mais corpos vertebrais, e, em geral, essa fusão congênita pode ser diferenciada da resultante de processos mórbidos pelo fato de que a soma da altura dos corpos vertebrais fundidos congenitamente é igual à altura normal das duas vértebras mais a altura esperada de um disco intervertebral, se este existisse. Muitas vezes, as vértebras apresentam uma discreta configuração em "ampulheta" causada pela remodelagem no espaço discal fundido. A estrutura óssea das vértebras fundidas é normal, exceto pela fusão. Nos casos de fusão parcial, normalmente é a face anterior que sofre fusão, enquanto um rudimento do disco persiste na porção posterior (Fig. 12.3). A fusão vertebral não costuma se acompanhar de sintomas clínicos, exceto na fusão atlantooccipital e na síndrome de Klippel-Feil.

A síndrome de Klippel-Feil consiste em substancial fusão de múltiplos segmentos da coluna vertebral cervical.[45] Existe uma variação numérica nas vértebras cervicais, com fusão completa em uma massa óssea ou múltiplos segmentos ossificados irregulares. As vértebras torácicas superiores podem ser afetadas de modo semelhante e, com freqüência, há defeitos de fechamento dos arcos neurais, assim como outras anomalias esqueléticas. Os sinais físicos clássicos incluem encurtamento do pescoço, abaixamento da linha de implantação dos fios de cabelo na nuca e limitação do movimento da cabeça.[61] A síndrome de Klippel-Feil acompanha-se, muitas vezes, de uma elevação congênita e rotação medial da escápula (anomalia de Sprengel), assim como de anomalias cardiovasculares e genitourinárias.

geral, com o passar do tempo, esclerose reativa forma-se em torno do nódulo de cartilagem herniado, o qual se torna visível. De modo geral, esses nodos de Schmorl traumáticos ocorrem próximo ao centro da superfície discal do corpo vertebral, embora possam ser excêntricos. O defeito é côncavo, e a parede de esclerose bem-definida. O adelgaçamento do espaço discal intervertebral pode ou não acompanhar herniação do material do disco. O adelgaçamento do disco, nestes

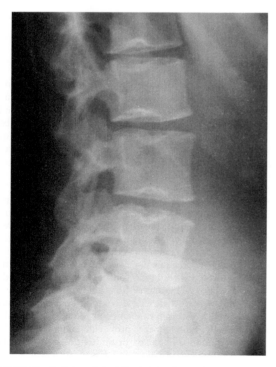

FIG. 12.2 Nódulo de Schmorl. Incidência lateral da coluna lombar que mostra múltiplas impressões côncavas nas placas terminais vertebrais, causadas pela protrusão intravertebral do material do disco.

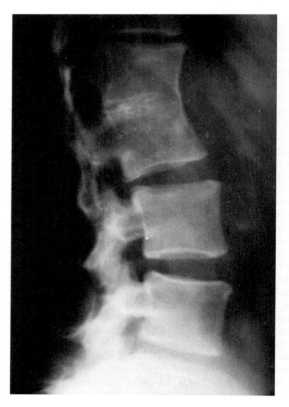

FIG. 12.3 Fusão congênita de duas vértebras lombares ("vértebras em bloco"). Observe a concavidade do contorno vertebral anterior no nível do espaço discal esperado (não visibilizada nas fusões cirúrgicas) e o resquício posterior do disco intervertebral.

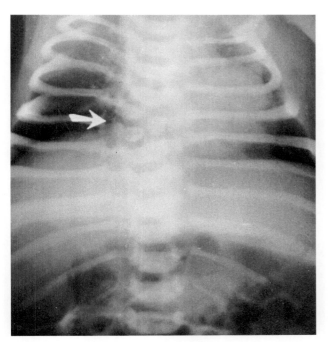

FIG. 12.4 Hemivértebras congênitas na coluna torácica de um lactente. Três hemivértebras adjacentes são observadas (seta), bem como escoliose dextroconvexa.

Hemivértebras e Vértebras em Borboleta

O desenvolvimento incompleto de uma metade lateral de um corpo vertebral resulta em uma hemivértebra lateral. Do ponto de vista embriológico, o defeito provavelmente reside no desenvolvimento incompleto de um dos centros laterais de condrificação. Uma hemivértebra é triangular, quando vista na incidência ântero-posterior (AP), e provoca escoliose com angulação lateral aguda da coluna vertebral. Uma hemivértebra na região torácica tem apenas um arco costal, que fica do lado do centro ossificado. Associadas a uma hemivértebra, podem existir variações numéricas nos arcos costais, fusão de dois ou mais arcos costais e desenvolvimento rudimentar de outros arcos costais. Exceto pela deformidade escoliótica que provoca, uma hemivértebra geralmente não resulta em sintomas clínicos (Fig. 12.4).

É provável que uma hemivértebra se deva ao desenvolvimento incompleto do centro de ossificação fetal ventral. Muitas vezes, essa anomalia provoca uma cifose progressiva que pode exigir a fusão posterior da hemivértebra. É rara a ocorrência de uma hemivértebra ventral provocada pelo desenvolvimento incompleto do centro de ossificação dorsal.

Algumas vezes, os dois centros laterais de condrificação de um corpo vertebral não se fundem e persiste uma fenda no plano mesossagital, dividindo o corpo vertebral em duas metades laterais. Mais freqüentemente, a fenda é apenas parcial, resultando em uma forma característica — a "vértebra em borboleta" (Fig. 12.5).

Disrafismo Vertebral

Disrafismo vertebral é o termo geral para o espectro de defeitos do fechamento do tubo neural, variando desde defeitos ósseos mínimos dos elementos posteriores até grandes mielomeningoceles.[19] Os pacientes com disrafismo vertebral também apresentam compressão do cone medular, diastematomielia ou lipomas intradurais. A RM é o procedimento favorito para avaliar a extensão das anomalias vertebrais.[9,50]

O achado de uma fenda vertical ou de um defeito da ossificação na linha média de um arco neural posterior é comum na região lombossacra e em outras regiões de transição na coluna vertebral. Essa condição é conhecida como *espinha bífida cística*, quando existem defeitos associados dos tecidos moles ou uma meningocele, e, quando não há más-formações dos tecidos moles, a condição passa a receber a denominação de *espinha bífida oculta*. A espinha bífida oculta é mais freqüente na vértebra odontóide (C1), primeira vértebra torácica, quinta vértebra lombar e primeiro segmento sacral. De modo geral, a espinha bífida oculta não tem importância clínica.

Comumente, as meningoceles lombossacras associam-se ao disrafismo vertebral. A maioria das meningoceles intratorácicas ocorre em associação com neurofibromatose, localizam-se à direita e podem aparecer como massa mediastinal posterior intratorácica. Muitas vezes,

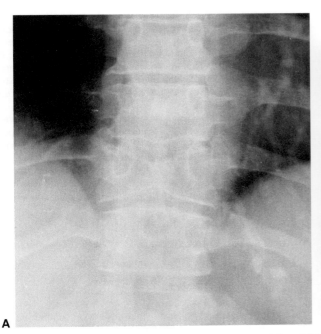
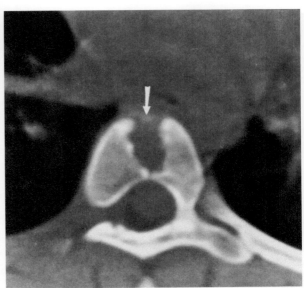

FIG. 12.5 "Vértebra em borboleta." **A**: Incidência AP de uma fenda sagital parcial da 10ª vértebra torácica. **B**: TC que mostra o aspecto axial do corpo da vértebra em borboleta.

elas aumentam as dimensões do forame intervertebral e, por isso, podem ser confundidas com neurofibromas nas radiografias. A comunicação com o espaço subaracnóide, demonstrada por mielografia ou RM, confirma o diagnóstico de meningocele intratorácica. Em raros casos, uma herniação através de um defeito sacral resulta em uma meningocele sacral anterior. Massa pélvica associada a agenesia sacral parcial ou total sugere o diagnóstico, que pode ser confirmado por RM. A meningocele precisa ser diferenciada do teratoma em tais casos.

A diastematomielia é uma anomalia rara da coluna vertebral, a qual consiste em uma divisão vertical da medula espinhal ou da cauda eqüina, sendo as duas porções habitualmente separadas por um septo fibroso, cartilaginoso ou ósseo (Fig. 12.6). Tal septo encontra-se inserido, anteriormente, em um ou mais dos corpos vertebrais. A diastematomielia é encontrada mais freqüentemente na porção lombar da coluna e menos amiúde na região torácica. A lesão é clinicamente significativa, porque o paciente acaba apresentando evidências de comprometimento da inervação dos membros inferiores. Depressões, pigmentação local ou excesso de pêlos podem ocorrer na área da pele sobre a diastematomielia, por ocasião do nascimento. Algumas vezes, existe meningocele associada. A diastematomielia é muito mais comum em meninas, sendo apenas 15% dos casos descritos de meninos.[9] As radiografias da coluna vertebral mostram o alargamento das distâncias entre os pedículos em vários segmentos e, com freqüência, fusão total ou parcial dos corpos vertebrais. Outras anomalias comumente associadas incluem cifose, escoliose, espinha bífida, hemivértebras, fusão anormal das lâminas e estreitamento dos espaços intervertebrais. Se o septo que divide a medula espinhal estiver ossificado, ele poderá ser visto nas radiografias (incidência AP) como uma delicada placa óssea vertical localizada na linha média do canal neural. A TC com aplicação intratecal de contraste ou a RM podem ser usadas para definir o septo e a medula espinhal dividida.

A compressão do cone medular constitui uma anomalia congênita associada a cone medular baixo, mantido em uma posição posterior. Cerca de 50% dos pacientes apresentam sinais externos de disrafismo vertebral, inclusive hipertricose, lipoma subcutâneo, dermóides e fístulas. Anomalias intradurais, como lipomas, dermóides e alargamento do saco dural, foram encontrados em 10 de 24 pacientes descritos por Fitz e Harwood-Nash.[22] Tais anomalias são bem definidas pela ressonância magnética.

Agenesia Sacral (Síndrome da Regressão Caudal)

A ausência de parte ou de todo o sacro é uma anomalia incomum que, em geral, está associada ao diabete materno.[33] Existe uma elevada

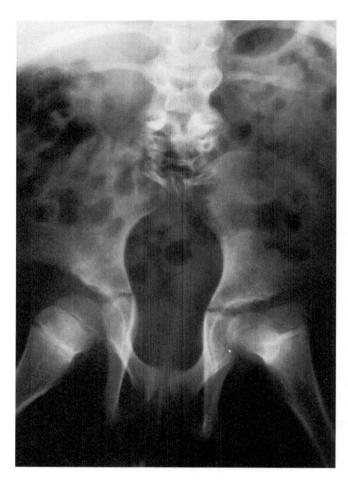

FIG. 12.7 Radiografia da pelve (AP) de um paciente com grave síndrome da regressão caudal. Não há vértebras lombares inferiores nem o sacro. Secundariamente, os ílios estão direcionados para a linha média.

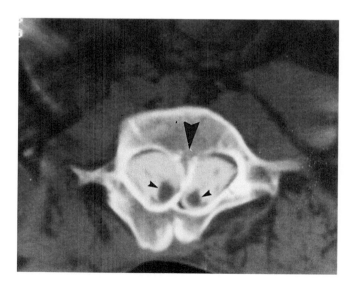

FIG. 12.6 TC axial após injeção intratecal de contraste que mostra diastematomielia com o septo ósseo central (*grande cabeça de seta*) dividindo o saco dural e o cone medular (*pequena cabeça de seta*) em duas partes. (Cortesia de Patrick Turski, M.D., Madison, WI.)

incidência de bexiga neurogênica nesses lactentes, com as complicações de refluxo vesicoureteral, hidronefrose e infecção. Às vezes, os pacientes com agenesia do sacro apresentam graves déficits neurológicos abaixo do nível da anomalia vertebral. As alterações associadas a agenesia sacral têm sido denominadas síndrome da displasia caudal ou síndrome da regressão caudal.[25] Além da bexiga neurogênica, podem existir deformidades em abdução e flexão dos membros inferiores com restrição poplítea, de tal forma que as pernas não podem ser esticadas. Nos casos graves, os membros inferiores podem-se apresentar fundidos (sirenomelia).

Os achados radiológicos são expressivos nos casos graves com ausência de sacro (Fig. 12.7). Nos casos menos avançados, apenas os segmentos mais distais do sacro não existem. A maioria dos pacientes apresenta uma deformidade eqüinovara dos pés e, menos comumente, luxação dos quadris. De modo geral, os membros superiores são normais. A agenesia sacral é, com freqüência, associada a ânus imperfurado e más-formações cloacais. A RM é recomendada para a avaliação dos pacientes.[19]

Ausência de Fusão dos Centros de Ossificação Secundários

Os centros de ossificação secundários aparecem normalmente nas pontas de todos os processos espinhosos e transversos, e, às vezes, um ou mais de tais centros não se unem e persistem até a vida adulta como um fragmento ósseo separado.

Uma pequena massa óssea triangular pode ser encontrada na ponta de um ou mais dos processos articulares inferiores das vértebras. Tal massa constitui um centro de ossificação não-unificado e pode ser confundida com uma fratura. As margens lisas de córtex do fragmento ajudam a

A MEDULA ESPINHAL E A COLUNA VERTEBRAL   377

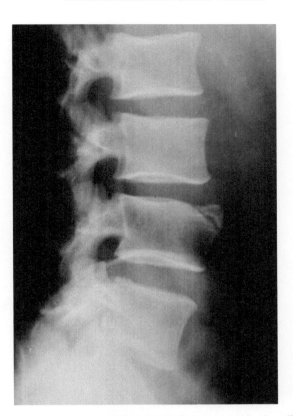

FIG. 12.9 Vértebra em limbo. Um centro de ossificação acessório não-unificado do canto ântero-superior da quarta vértebra lombar é mostrado. As bordas ósseas lisas, bem como a forma e a localização típicas dessa variante devem evitar que seja confundida com uma fratura. As vértebras em limbo são encontradas mais comumente na coluna lombar.

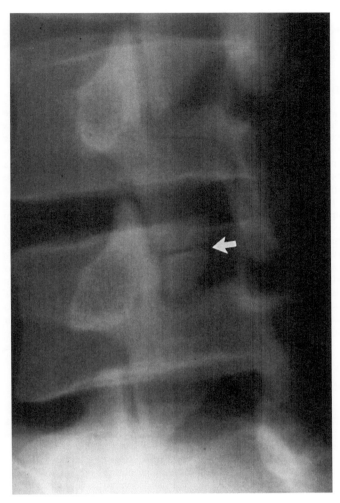

FIG. 12.8 Incidência oblíqua de uma radiografia da coluna lombar que mostra uma apófise não-unida (*seta branca*) do processo articular inferior de L4. As bordas lisas e escleróticas indicam que não se trata de uma fratura aguda.

diferenciar a referida anomalia de uma fratura aguda (Fig. 12.8). Um centro semelhante é, algumas vezes, visto no processo articular superior, sendo, porém, muito menos comum.

A interposição anterior de material nuclear herniado pode evitar a fusão de uma porção da apófise anular periférica com a placa terminal vertebral adjacente. Nas incidências laterais, isso resulta em massa óssea triangular ao longo do corno ântero-superior com um defeito correspondente no corpo vertebral adjacente — a conhecida *vértebra em limbo* (Fig. 12.9). Esse fenômeno do desenvolvimento foi confirmado por RM e encontra-se no espectro de herniação do disco intravertebral, que inclui os nodos de Schmorl.

Vértebras de Transição

Nas junções das principais divisões da coluna vertebral, uma vértebra pode exibir características das duas divisões, o que ocorre mais freqüentemente nas junções toracolombar e lombossacra. A primeira vértebra lombar e, raramente, a segunda lombar podem ter arcos costais rudimentares articulando-se com os processos transversos. A quinta vértebra lombar pode estar parcialmente sacralizada, muitas vezes com um processo transverso fundido ao sacro e o outro livre, e apenas com um disco rudimentar entre elas (Fig. 12.10). O primeiro segmento sacral pode-se tornar parcialmente "lombarizado" da mesma forma. Quando a transição é completa, podem existir seis vértebras lombares e quatro segmentos sacrais ou 13 torácicas e quatro lombares ou várias combinações. De modo geral, a adição de um segmento a

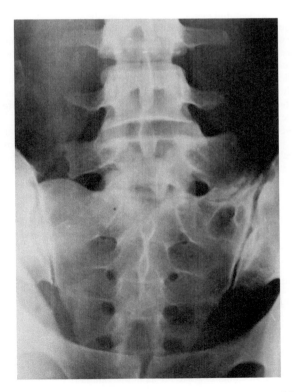

FIG. 12.10 Vértebra de transição. A quinta vértebra lombar encontra-se parcialmente sacralizada. Seu processo transverso esquerdo apresenta-se aumentado e se articula com o sacro. O processo transverso direito de L5 mostra-se livre.

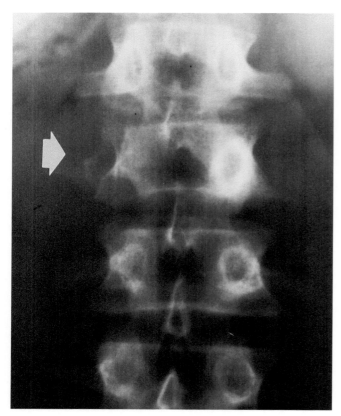

FIG. 12.11 Radiografia (incidência AP) da coluna lombar superior. O pedículo direito de L2 não existe (*seta branca*), enquanto o pedículo esquerdo de L2 mostra esclerose compensatória e hipertrofia.

uma divisão da coluna vertebral é corrigida em outro nível. Quando se cogita em cirurgia em decorrência de um distúrbio da coluna vertebral (por exemplo, hérnia de disco), é fundamental que a comunicação do nível da anormalidade seja acurada e consistente, o que pode ser problemático quando a RM é usada para estudar as vértebras torácicas e lombares, a fim de verificar o nível vertebral sem o benefício de radiografias, porque as vértebras de transição são mais difíceis de identificar. Um estudo de RM lombar descobriu erros na classificação de níveis vertebrais em 20% dos casos.[49]

A sétima vértebra cervical pode ter arcos costais unilaterais ou bilaterais que se articulam com seus processos transversos. Essas costelas cervicais podem ser apenas estruturas curtas ou ser longas o suficiente para se articularem com o esterno. Uma costela cervical pode estar fundida com o primeiro arco costal torácico ou formar com este uma pseudo-artrose. À medida que a costela cervical avança anteriormente, ela pode comprimir os vasos subclávios, provocando trombose venosa ou insuficiência arterial. Mesmo quando a costela cervical é curta, uma faixa fibrosa pode-se estender de sua ponta até a primeira costela ou até o esterno, podendo comprimir um vaso subclávio.

Anomalias dos Pedículos

A ausência, ou a hipoplasia, de um pedículo é observada, ocasionalmente, na coluna cervical. A ausência de um pedículo lombar com hipertrofia compensatória do pedículo oposto já foi descrita, mas é rara. A hipertrofia do pedículo lombar oposto diferencia essa anomalia de uma lesão destrutiva de um pedículo (Fig. 12.11). Quando não existe um pedículo, o forame intervertebral homolateral mostra-se alargado e existe o deslocamento posterior da massa lateral maldesenvolvida. A ausência ou a hipoplasia de um pedículo precisam ser diferenciadas de erosões causadas por neurofibromatose, tumores primários, metástases ou fraturas de arco.

A retificação, ou o adelgaçamento, de um pedículo na região da 12.ª vértebra torácica ou da primeira lombar, unilateral ou bilateral, é uma variante anatômica comum.[3] A margem cortical interna pode ser reta, convexa ou côncava, e a margem externa pode ser reta ou côncava.

DOENÇAS DEGENERATIVAS

A dor nas costas é ubíqua em nossa sociedade, sendo a prevalência de lombalgia, ao longo da vida, de aproximadamente 80%.[53] Muitas vezes, dor na nuca e no dorso é relacionada a alterações degenerativas na coluna vertebral. As técnicas modernas nos métodos diagnósticos por imagem, sobretudo a RM, mostram, com precisão, tanto a morfologia normal como a degenerativa da coluna. Todavia, existe uma correlação incompatível com as anormalidades anatômicas degenerativas e o quadro clínico.[4, 31] Uma minoria respeitável (25%) de pessoas assintomáticas apresenta pequenas protrusões dos discos lombares visíveis na RM. Em contrapartida, alguns pacientes com sintomas clínicos significativos, até mesmo incapacitantes, apresentam anormalidades anatômicas na RM. É fundamental dar atenção à anamnese, ao exame físico e aos resultados de outros exames complementares, antes de atribuir importância clínica às alterações morfológicas detectadas nos exames de imagens. Ainda assim, as informações anatômicas únicas fornecidas pelas modernas técnicas de diagnóstico por imagem contribuíram bastante para a compreensão das doenças da coluna vertebral e, certamente, continuarão a influenciar o diagnóstico e as decisões terapêuticas.

Métodos de Exame

Radiografia de Rotina

Embora as radiografias da coluna vertebral sejam solicitadas freqüentemente na avaliação dos pacientes com dorsalgia, a maioria dos episódios de dorsalgia é autolimitada e não exige a solicitação de exames de imagem. A preocupação em relação à potencial solicitação excessiva de radiografias simples levou o American College of Radiology e outras organizações a recomendar que as radiografias da coluna lombar não sejam solicitadas para os pacientes com lombalgia aguda, a menos que existam fatores de risco clínico específicos para fratura, processos malignos ou infecção.[12,62] Quando há justificativa para a solicitação de radiografias, bastam as incidências AP e perfil. As incidências oblíquas da coluna lombar podem identificar uma espondilólise sem deslocamento que esteja mascarada por superposição na incidência lateral. Na coluna cervical, as incidências oblíquas costumam ser mais úteis, porque permitem uma visão clara dos forames intervertebrais, que podem estar estreitados por osteófitos (Fig. 12.12). Em raras ocasiões, as incidências em flexão e extensão estão justificadas, geralmente nos casos de traumatismo subagudo ou antes de intervenções cirúrgicas, quando se pesquisam evidências de instabilidade.

Mielografia

A mielografia consiste em injeção de meio de contraste iodado no saco tecal, para torná-lo e às estruturas neurais por ele englobadas visíveis nas radiografias ou na TC.[56] O meio de contraste misturado com o líquido cefalorraquidiano (LCR) delineia as superfícies da medula espinhal, as raízes nervosas intratecais, as bordas do saco tecal e quaisquer massas anormais ou impressões extrínsecas. Antes do advento da TC e da RM, a mielografia era o principal método de diagnóstico radiológico de processos mórbidos intradurais e de estenose do canal vertebral. Hoje em dia, a mielografia só é solicitada para solucionar dúvidas. As indicações atuais mais comuns são a existência de contra-indicações à realização da RM, quando as alterações encontradas na RM não são elucidativas ou as imagens são subótimas (por exemplo, substancial *hardware* espinhal, obesidade), e quando é necessária uma avaliação óssea meticulosa além de informações sobre os tecidos moles.

Para realizar uma mielografia, é empregada uma agulha espinhal de calibre 22 (ou menor) para a punção lombar, e o meio de contraste é injetado sob controle fluoroscópico, a fim de garantir a colocação subaracnóide. Para minimizar o risco de efeitos colaterais, utiliza-se

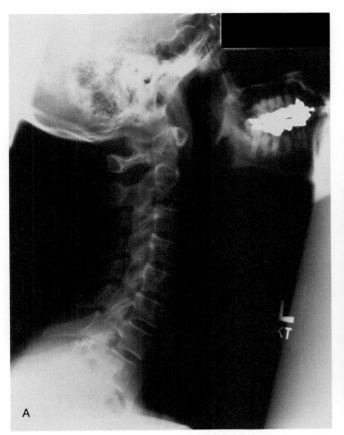
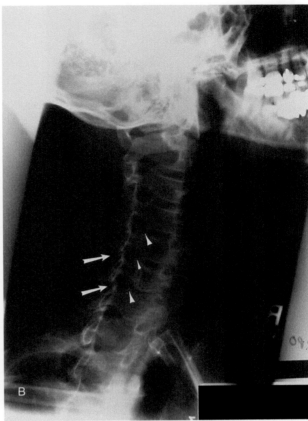

FIG. 12.12 Coluna cervical normal. **A**: Incidência lateral que mostra alinhamento normal de corpos vertebrais e espaços de discos intervertebrais normais. As massas articulares laterais e as articulações interapofisárias projetam-se sobre o canal vertebral normal, os forames projetam-se ântero-lateralmente e não são visíveis. **B**: A incidência oblíqua anterior (45°) demonstra os forames das raízes nervosas flagrantemente permeáveis. A hipertrofia das articulações interapofisárias (*setas*) ou dos processos uncinados (*cabeças de setas*) pode comprimir as raízes nervosas, quando elas atravessam os forames.

um meio de contraste não-iônico. O volume e a concentração do meio de contraste empregado dependem do local que está sendo estudado, da via de administração, da preferência do médico e da realização ou não de TC após a mielografia. No caso da mielografia cervical, o meio de contraste pode ser depositado no saco tecal lombar e movido no sentido craniano por gravidade (o contraste iodado tem uma densidade maior do que a do LCR) ou por punção lateral de C1-C2 cuidadosamente monitorizada (visando ao terço superior do canal espinhal)[32] (Fig. 12.13). Após a injeção do meio de contraste, são realizadas radiografias nas incidências AP, lateral e oblíqua dos segmentos espinhais desejados (Figs. 12.14 e 12.15). A TC é, com freqüência, realizada após a mielografia, aumentando bastante a utilidade diagnóstica desse exame (Fig. 12.16).

Tomografia Computadorizada (TC)

A TC é uma excelente técnica de avaliação do canal espinhal ósseo, assim como de determinadas estruturas de tecidos moles intra-espinhais[11,28,29] (Fig. 12.17). Nos casos de doença degenerativa nos quais o osso contribui significativamente para a compressão da medula espinhal ou das raízes nervosas, a TC pode ser mais proveitosa do que a RM, visto que a RM tem dificuldade na resolução do material discal dessecado proveniente de estruturas ósseas, bem como tende a aumentar artificialmente (artefato) o grau de estenose provocada pelo osso hipertrofiado.[5] As técnicas padronizadas de TC exigem a obtenção de cortes axiais oblíquos ou axiais contíguos ou finamente colimados através do segmento envolvido da coluna vertebral. A variação do plano de secção para paralelo ao de cada disco individualmente não é recomendada, porque compromete a reformatação multiplanar e pode resultar em perda de diagnósticos, se partes do canal espinhal não forem examinadas pela impossibilidade de superpor cortes. Por exemplo, um estudo descobriu que o diagnóstico de espondilólise deixou de ser feito em oito de oito casos, quando o exame era realizado apenas paralelamente aos espaços discais.[24] Para reduzir a perda de resolução espacial causada pela ponderação parcial de volume, recomenda-se a colimação de 3 mm, e uma colimação de 1 a 2 mm costuma ser usada na coluna cervical superior. A TC helicoidal da coluna é exeqüível, mas, algumas vezes, limitada pelo aquecimento do tubo. Imagens reformatadas sagitalmente são essenciais para avaliar o alinhamento vertebral e proporcionar um segundo plano de avaliação do volume de material discal herniado[26] (Fig. 12.18). As imagens são feitas tanto na calibragem do osso (janela larga) como dos tecidos moles (janela estreita).

Com o acréscimo do contraste intratecal, a acurácia da TC para condições degenerativas na coluna vertebral aproxima-se daquela da RM,[64] contudo desvantagens, como a incapacidade de examinar diretamente a coluna vertebral em planos outros além do axial, o uso de radiação ionizante e a possibilidade de cefaléia espinhal, infecção ou reação ao contraste associadas a mielografia, não são insignificantes. Além disso, embora os deslocamentos discais possam, em geral, ser detectados com acurácia pela TC, a RM determina, com muito maior acurácia, o efeito expansivo sobre as estruturas neurais adjacentes e permite uma classificação mais específica (por exemplo, protrusão *versus* extrusão).[41] Lacerações do anel discal não são visíveis à TC, mas são facilmente diagnosticadas com a RM.

Ressonância Magnética

A RM fornece imagens anatômicas extremamente acuradas, diretamente multiplanares e não-invasivas das estruturas espinhais, tornando-se a principal modalidade de imageamento para muitas aplicações.[39,44,48] A RM detecta alterações degenerativas nos discos

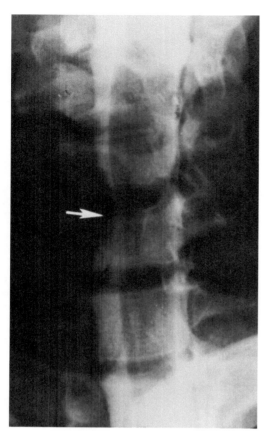

FIG. 12.13 Herniação de disco C5-C6 identificada por mielografia cervical após punção posterior de C1-C2. A projeção oblíqua mostra a amputação da bainha da raiz axilar C5-C6, compressão da coluna de contraste e discreto deslocamento da medula espinhal (*seta*).

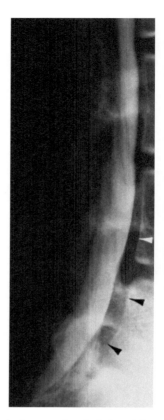

FIG. 12.14 Mielografia lombar normal, projeção lateral. O saco tecal lombossacro, preenchido por meio de contraste, tem um contorno ventral liso. As raízes nervosas descendentes são visíveis como defeitos de enchimento lineares e com orientação oblíqua. Observe o grande espaço epidural ventral, entre o saco tecal preenchido por meio de contraste e a margem vertebral posterior (*cabeças de seta*), maior na junção lombossacra. Pequenas herniações discais nessa região podem ser invisíveis na mielografia.

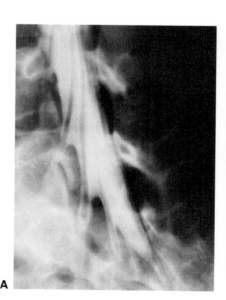
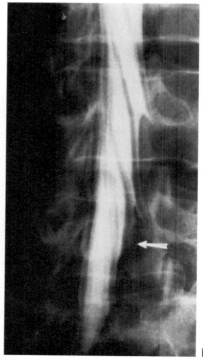

FIG. 12.15 Mielografias lombares, incidências oblíquas. **A**: A incidência oblíqua em uma mielografia normal mostra calibre simétrico, assim como o trajeto das raízes lombares eferentes e o bom enchimento de todas as bainhas das raízes nervosas axilares. **B**: A incidência oblíqua oposta em um outro paciente com herniação discal paracentral mostra o deslocamento e retificação da raiz nervosa eferente de S1, bem como o não-enchimento de sua bainha radicular axilar (*seta*). As raízes lombares superiores são normais.

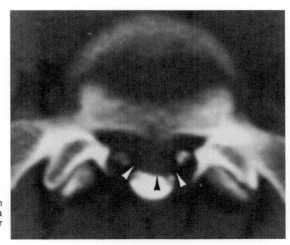

FIG. 12.16 TC pós-mielografia que mostra herniação discal central. Uma imagem no nível do disco lombossacro mostra tecido mole anormal (densidade maior que a da gordura) no espaço epidural ventral (*cabeças de seta*) que borra a face anterior do saco tecal e desloca um pouco a raiz nervosa direita de S1.

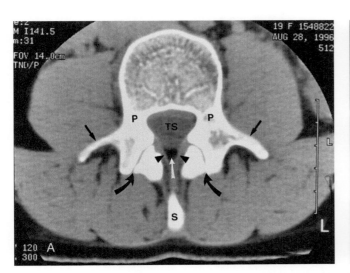
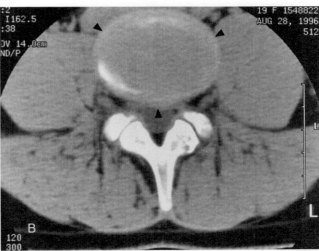

FIG. 12.17 Imagens normais de TC lombar. **A**: Imagem axial através da porção média do corpo vertebral de L4 que mostra o aspecto típico das estruturas vertebrais, inclusive pedículos (P), processos transversos (*setas pretas*), processos espinhosos (S), articulações interapofisárias (*setas curvas*), ligamento amarelo (*cabeças de seta*), saco tecal (TS) e gordura epidural posterior (*seta branca*). O tecido mole de densidade um pouco maior ventral ao saco tecal constitui o ligamento longitudinal posterior e as veias epidurais. **B**: Corte discretamente mais baixo através do espaço discal L4-L5. Observe a densidade um pouco maior do disco intervertebral (*cabeças de setas*) em relação à do líquido cefalorraquidiano intratecal e gordura epidural.

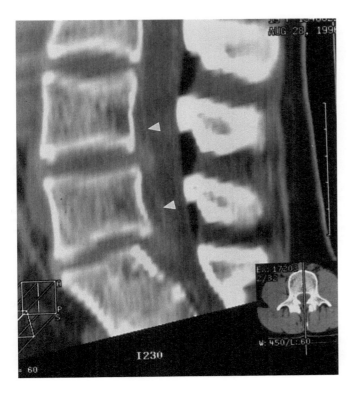

FIG. 12.18 TC lombar reformatada sagitalmente. A imagem mesossagital mostra o contorno normal do disco L3-L4, uma pequena protrusão central discal em L4-L5 e uma extrusão discal maior com projeção para baixo de L5-S1. Observe o discreto deslocamento do ligamento longitudinal posterior (*cabeças de seta*).

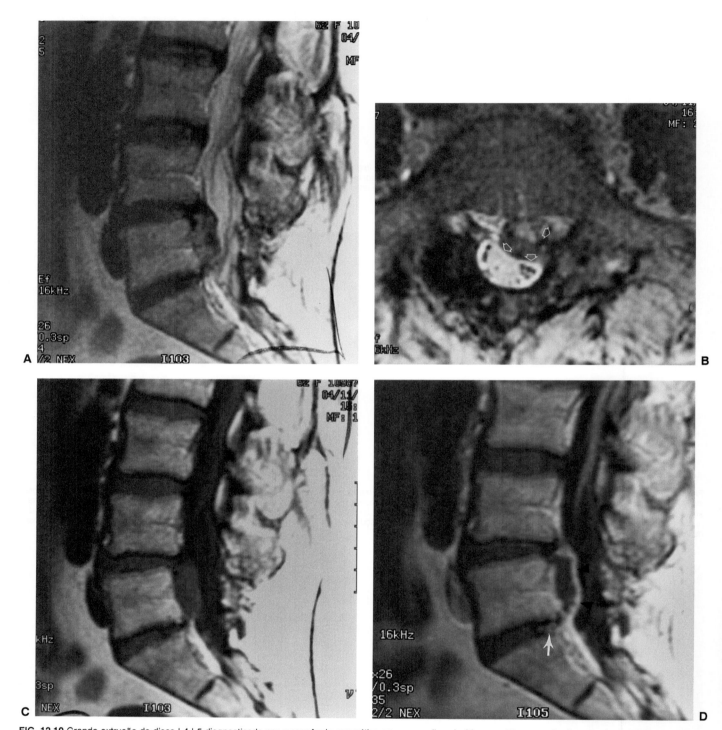

FIG. 12.19 Grande extrusão de disco L4-L5 diagnosticada por ressonância magnética em uma mulher de 62 anos, 15 anos após discectomia de L5-S1. As imagens ponderadas em T2 sagital (**A**) e axial (**B**) com *fast spin-echo* através da coluna lombossacra revelam uma grande massa epidural ventral com intensidade de sinal do núcleo pulposo. O material herniado estende-se por trás do corpo vertebral de L5 no recesso lateral esquerdo, deslocando o saco tecal e tendo contato com a raiz descendente esquerda de S1 (*cabeças de seta*). As imagens sagitais ponderadas em T1 pré-contraste (**C**) e pós-contraste (**D**) corroboram que o material extruído tem a mesma intensidade de sinal do disco L4-L5, sendo contíguo com o espaço L4-L5. Observe o realce epidural em torno do material discal projetado para fora (*cabeças de seta*), assim como o realce posterior do defeito ativo em L5-S1 (*seta branca*). Não há evidências de herniação recorrente no nível L5-S1.

intervertebrais muito mais cedo que a TC, sendo mais precisa e reprodutível que a TC na classificação das herniações discais. Com o acréscimo de gadolínio intravenoso, a RM é especialmente valiosa na diferenciação entre fibrose pós-operatória contrastada de material discal residual ou não-contrastado em pacientes que já se submeteram a cirurgia discal[6,54] (Fig. 12.19)

A acurácia diagnóstica ótima exige a utilização de protocolos de imagem e bobinas de superfície apropriados. Os protocolos típicos incluem seqüências tanto no plano axial como no plano sagital. Na coluna lombar, são comumente empregadas seqüências ponderadas em T1 (corte sagital) e ponderadas em T2 (FSE, *multi-echo fast spin-echo*). No plano axial, as imagens ponderadas em T1 axiais ou ponderadas em T2

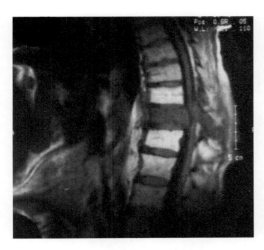

FIG. 12.20 Metástase em vértebra torácica. A imagem sagital ponderada em T1 mostra que o sinal normalmente brilhante da medula gordurosa de uma única vértebra foi totalmente substituído por tumor cujo sinal tem intensidade intermediária. A extensão do tumor para o canal espinhal é evidente, com compressão da medula espinhal.

FSE são usadas mais freqüentemente na coluna lombar, enquanto as imagens bidimensionais e tridimensionais são empregadas mais comumente na coluna cervical. As imagens ponderadas em T2 propiciam um efeito mielográfico (LCR brilhante e tecido neural escuro), permitindo uma avaliação precisa da medula espinhal e das raízes nervosas no interior do saco tecal. As seqüências ponderadas em T2 também permitem a detecção precoce de degeneração discal, que aparece como perda da intensidade do sinal no núcleo pulposo. Muitos preferem imagens ponderadas com densidade protônica para a avaliação das margens discais, porque elas propiciam um bom contraste entre a face posterior do disco e o saco tecal adjacente e o ligamento longitudinal posterior. As imagens ponderadas em T1 são valiosas na avaliação dos discos intervertebrais, mas também fornecem informações valiosas sobre o espaço medular das vértebras. A substituição do tecido predominantemente adiposo da medula normal por tumor, células inflamatórias, sangue ou calcificação resulta em uma mudança na intensidade do sinal no interior da vértebra de branco para cinza ou preto (Fig. 12.20). Quando são necessárias imagens mais sensíveis da medula, a técnica com supressão de gordura é freqüentemente empregada. As seqüências FSE ponderadas em T2 e FSE-STIR com supressão de gordura seletiva por freqüência, disponível na maioria dos sistemas de RM, são excelentes para esse propósito (Fig. 12.21). Por causa do pequeno tamanho das estruturas que estão sendo apreciadas, a espessura do corte e o intervalo entre os cortes devem ser minimizados em todas as seqüências de pulso. A maioria dos protocolos utiliza uma espessura de corte de 3 ou 4 mm e um intervalo entre os cortes de 1 mm ou menos. A gordura epidural e paravertebral propicia um contraste natural com as estruturas neurais e ósseas adjacentes nas seqüências ponderadas em T1, mas pode atenuar o realce proporcionado pelo gadolínio intravenoso. Por conseguinte, muitos centros preferem a técnica com supressão de gordura para a imagem ponderada em T1 pós-contraste.

Doença Discal

Degeneração

O disco intervertebral consiste em um núcleo pulposo circundado por um forte anel fibroso. O núcleo pulposo é um denso gel de proteoglicanos, fibras de colágeno e água, ligado de forma hidrofílica a macromoléculas. O anel fibroso consiste em 15 a 20 lamelas concêntricas de feixes de colágeno, cujas camadas externas são firmemente afixadas às placas terminais vertebrais adjacentes.[40] Acredita-se que as alterações degenerativas mais precoces nos discos sejam fissuras nas camadas internas do anel fibroso. Modificações concomitantes na matriz de proteoglicano do núcleo pulposo resulta na perda de moléculas de água ligadas. Essa desidratação encontra-se associada à perda de altura do disco, refletindo a diminuição do turgor e da elasticidade do núcleo pulposo desidratado. A redução da capacidade de absorção dos choques nos discos degenerados permite que forças maiores sejam transmitidas diretamente para os corpos vertebrais adjacentes, o que estimula a formação de osteófitos vertebrais, assim como o edema da placa terminal e a esclerose freqüentemente identificados nos discos degenerados.

As radiografias tornam-se anormais nos estágios mais avançados da degeneração discal, começando com a perda da altura do espaço discal. Os discos intervertebrais cervicais e torácicos têm quase a mesma altura. Os discos intervertebrais lombares normais aumentam progressivamente de altura de T12-L1 até L4-L5, sendo que o disco L5-S1 tem altura va-

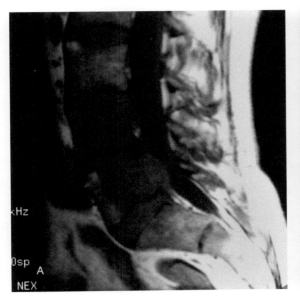
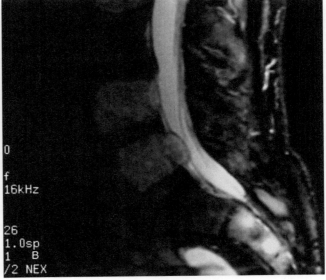

FIG. 12.21 Lipossarcoma da coxa, metastático para a coluna lombar. A medula com sinal de baixa intensidade nos corpos vertebrais L4 e L5, assim como massa de tecidos moles epidural ventral com intensidade de sinal semelhante em L5 são evidentes na imagem ponderada em T1 (**A**), embora sejam muito mais conspícuas com FSE-STIR (**B**). Os discos L3-L4 e L4-L5 encontram-se degenerados, mas a imagem de recuperação com inversão descarta o disco como sendo a causa da massa epidural de tecidos moles (ao contrário do caso da Fig. 12.19). Outras metástases sacrais também são identificadas com imagens STIR.

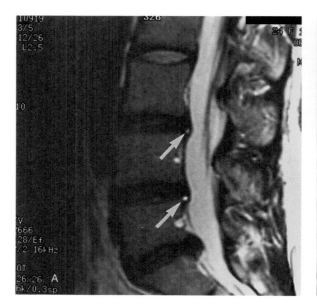
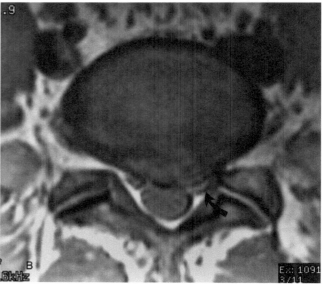

FIG. 12.22 Alterações degenerativas dos discos intervertebrais lombares na RM. **A**: Imagem ponderada em T2, *fast spin-echo*, corte mesossagital, que mostra perda da altura e sinal com intensidade da água nos três discos lombares inferiores (em comparação com o disco L2-L3 normal). Focos puntiformes de sinal brilhantes são vistos na margem póstero-inferior dos discos L3-L4 e L4-L5, roturas anelares conhecidas como zonas de alta intensidade ou HIZ (*setas*). Em L5-S1, existe uma protrusão paracentral esquerda de disco confirmada na imagem axial com densidade de prótons (**B**). Observe o efeito expansivo assimétrico à esquerda tanto no saco tecal como na raiz nervosa esquerda descendente de S1 (*seta curva*).

riável por causa de sua condição transicional. Assim, a redução isolada da altura de um espaço discal costuma indicar degeneração precoce. As alterações degenerativas evoluem e incluem a formação de osteófitos na periferia das placas terminais vertebrais, esclerose de placas terminais e mau alinhamento (escoliose, retrolistese, anterolistese). Não é incomum o achado de gás no interior de discos intervertebrais substancialmente degenerados, acreditando-se que ele constitua nitrogênio retirado do sangue pela pressão negativa gerada no disco degenerado (a prova de ar). Algumas vezes, doença discal degenerativa grave evolui para fusão espontânea de vértebras adjacentes.

A RM da coluna vertebral identifica as alterações degenerativas muito mais precocemente do que a mielografia. Alterações discais degenerativas foram identificadas em mais de 50% de voluntários assintomáticos em um estudo de RM.[31] A perda de água nos discos intervertebrais degenerados é evidente, na RM, como redução da intensidade do sinal no núcleo pulposo, nas imagens ponderadas em T2 (Fig. 12.22). Embora nem todas as fissuras sejam detectadas pela RM, algumas contêm focos de sinal com intensidade da água nas imagens ponderadas em T2, denominados zonas de alta intensidade (HIZ), sendo bastante conspícuos[1, 57] (Fig. 12.23). As zonas de alta intensidade (HIZ) anelares na RM apresentam uma forte correlação com discos dolorosos na mielografia, mas são encontradas em até 15% dos indivíduos assintomáticos. As HIZ parecem ser um marcador da rotura interna do disco com inflamação reativa, podendo ser uma causa de dorsalgia em pacientes com discos intervertebrais degenerados, mas sem herniação discal.

Herniação dos Discos Intervertebrais

À medida que evoluem as alterações degenerativas nos discos intervertebrais, o estresse repetitivo crônico ou uma injúria aguda podem resultar em deslocamentos marginais do material discal. A terminologia descritiva do espectro de deslocamentos discais é muito inconsistente na literatura e uma fonte de controvérsia contínua. O léxico de um dos esquemas de classificação mais reconhecidos é descrito aqui.[20]

Uma extensão circunferencial da margem do disco além das margens do corpo vertebral é denominada *abaulamento* discal (Fig. 12.24). O deslocamento focal do material discal (anel e/ou núcleo pulposo) além das margens do espaço discal é denominado *herniação* do disco. Todavia, uma classificação mais específica das herniações é possível, sobretudo na RM. Uma herniação discal que se estende além das margens vertebrais, mantendo, porém, uma base contra a margem do disco intervertebral mais larga que o diâmetro máximo do material discal protruso, é denominada *protrusão* (Fig. 12.25). Nas seqüências ponderadas em T2 e com densidade de prótons, geralmente pode ser percebida margem com hipossinal, indicando a persistência de algumas fibras anelares externas íntegras. Uma herniação focal associada à extensão de material nuclear completa através do anel externo é chamada *extrusão*. Nas RMs, o diâmetro máximo do material nuclear expulso é maior que a largura da base da herniação no nível do disco intervertebral. Muitas vezes, a borda do anel com hipossinal encontra-se visivelmente interrompida na região da extrusão (Fig. 12.26). Quando um fragmento de disco expulso se separa por completo de seu disco

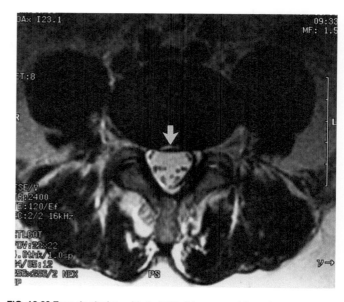

FIG. 12.23 Zona de alta intensidade (HIZ). A imagem axial ponderada em T2, *fast spin-echo*, no nível do disco L4-L5 mostra uma faixa linear com hipersinal no anel discal posterior (*seta*). As HIZ podem ser um marcador dos discos degenerados dolorosos. Observe, também, o efeito mielográfico da imagem ponderada em T2.

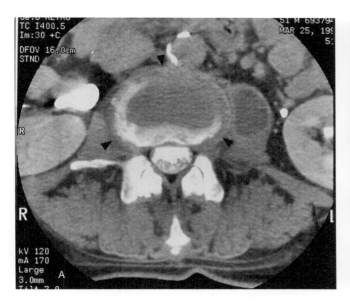
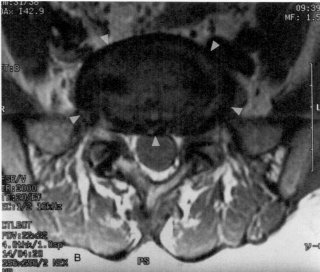

FIG. 12.24 Abaulamento circunferencial de disco intervertebral. Mielografia (**A**) com TC e RM (**B**) axial ponderada com densidade de prótons em dois pacientes diferentes com extensão circunferencial do material discal (*cabeças de seta*) além das margens dos corpos vertebrais. O efeito expansivo sobre a porção ventral do saco tecal é mínimo nos dois casos. Observe o abscesso no psoas, à esquerda, descoberto por acaso na TC, a partir de uma discite alguns níveis acima.

de origem, ele pode migrar no espaço epidural ou, às vezes, penetrar na dura-máter e ser visto no espaço intratecal. Essas extrusões discais são denominadas *fragmentos seqüestrados*[58] (Fig. 12.27). O termo *herniação* deve ser reservado às situações nas quais não se consegue fazer uma classificação mais precisa.

Embora seja importante caracterizar, com precisão, as anormalidades discais, essas anormalidades anatômicas não se correlacionam necessariamente com a existência ou a gravidade dos sintomas. Como já mencionado, abaulamentos anelares circunferenciais foram identificados em 50% das pessoas assintomáticas.[31] Herniações discais também são identificadas em pacientes assintomáticos, mas a grande maioria delas consiste em protrusões. Jensen e colegas[31] constataram que 25% das pessoas assintomáticas têm pelo menos uma protrusão de disco intervertebral, contudo menos de 1% tinha uma extrusão discal.[31] Por conseguinte, em um paciente sintomático é mais provável que uma extrusão de disco seja a causa da dor do que uma protrusão de disco. Obviamente, protrusões e abaulamentos de discos intervertebrais comumente provocam sintomas, mas isso depende, com freqüência, de outros fatores anatômicos, como a proximidade do material anormal do disco das raízes nervosas e do calibre do canal vertebral ósseo.

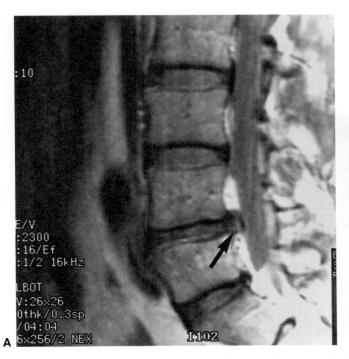
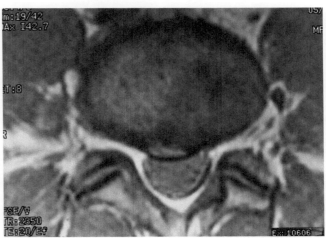

FIG. 12.25 Protrusão de disco lombar. As imagens de RM ponderadas com densidade de prótons sagitais (**A**) e axiais (**B**) mostram uma extensão focal do material discal (*seta*) além da margem vertebral, com uma base (apoiada na margem do disco) maior que o diâmetro máximo do material do disco protruso. Trata-se de uma pequena protrusão paracentral direita de L4-L5 com alguma retificação ventral do saco tecal adjacente.

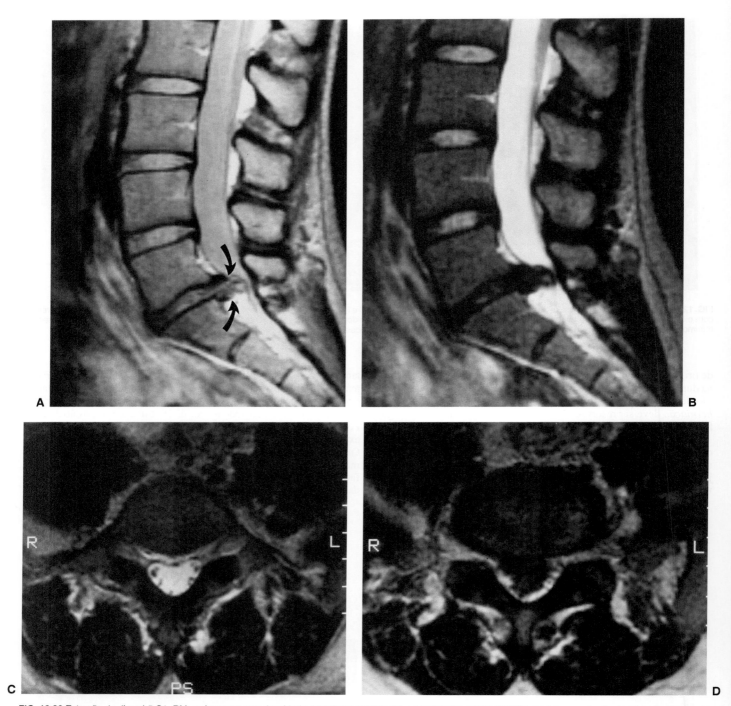

FIG. 12.26 Extrusão do disco L5-S1. RM: as imagens com densidade de prótons sagitais (**A**) e ponderadas em T2 FSE (**B**) mostram a redução da altura do disco e da intensidade do sinal em L5-S1 associada a uma grande herniação discal. A imagem com densidade de prótons mostra bem a rotura das fibras externas do anel discal (*setas curvas*) e o ligamento longitudinal posterior. As imagens ponderadas em T2 logo acima (**C**) e (**D**) no nível da extrusão do disco intervertebral revelam a obliteração quase total do espaço do canal vertebral no nível da herniação. Apesar dessa imagem significativa, o paciente tinha um quadro relativamente subagudo, com um relato de duas a três semanas de dor na perna e nádega direitas, bem como parestesia perineal de aparecimento recente.

Além de caracterizar a altura, a intensidade do sinal e as características marginais dos discos intervertebrais, deve-se descrever todo o efeito expansivo provocado pelo disco e pelas estruturas ósseas sobre o saco tecal adjacente, a medula espinhal e as raízes nervosas. Embora seja proveitoso avaliar, de forma subjetiva (pequeno, médio, grande) ou quantitativa (diâmetro transversal, área), as dimensões de uma hérnia de disco, nenhum estudo comprovou que essa caracterização seja mais útil do que o simples detalhamento de seu efeito sobre as estruturas neurais adjacentes.

A maioria das hérnias de disco ocorre na coluna lombar, 90% delas no nível de L4-L5 ou de L5-S1. A maior parte das restantes ocorre no nível de L3-L4. Na coluna lombar, o anel discal projeta-se, mais amiúde, no sentido póstero-lateral, onde é mais fraco, resultando em uma herniação paracentral. As herniações centrais (diretamente posteriores) são um pouco menos comuns. De modo geral, tanto as herniações centrais como as paracentrais comprimem as raízes nervosas descendentes, freqüentemente no recesso lateral. Por exemplo, uma herniação paracentral esquerda de L4-L5 freqüentemente entra

A MEDULA ESPINHAL E A COLUNA VERTEBRAL   387

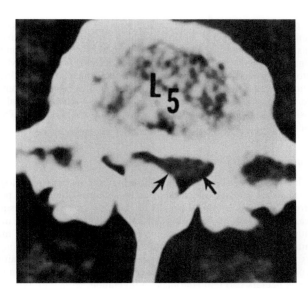

FIG. 12.27 Fragmento de disco seqüestrado. A mielografia lombar com TC, através da porção média do corpo de L5, mostra tecido mole anormal no recesso lateral esquerdo indistinguível da raiz nervosa esquerda descendente de L5 e que apresenta efeito compressivo sobre o saco tecal adjacente. A ausência de contraste na bainha radicular esquerda indica compressão pelo fragmento discal migrado. Outras imagens não revelaram conexão residual entre o fragmento migratório e o disco de origem.

em contato com a raiz descendente esquerda de L5. As herniações foraminais e paraforaminais laterais são menos comuns e, muitas vezes, constituem a extensão de herniações maiores de origem paracentral. As herniações foraminais comprimem as raízes nervosas eferentes no mesmo nível (por exemplo, uma herniação lateral esquerda de L4-L5 comprime a raiz esquerda de L4). Os discos extraforaminais também podem comprimir raízes nervosas a partir do nível acima, à medida que descem nos músculos paravertebrais imediatamente adjacentes à coluna vertebral[65] (Fig. 12.28).

Raízes nervosas conjuntas e cistos sinoviais oriundos de facetas articulares degeneradas são duas outras entidades que podem simular fragmentos discais deslocados nos estudos de imagem. Embora sejam difíceis de diferenciar do material discal nas TCs, o diagnóstico correto costuma ser evidente nas RMs. Uma raiz conjunta é uma variante normal (1% a 3% da população) na qual as raízes homolaterais de dois segmentos adjacentes saem juntas do saco tecal. Na TC, a raiz conjunta apresenta a mesma densidade do restante do conteúdo do saco tecal normal, enquanto um fragmento discal deslocado tem uma atenuação tipicamente mais elevada.[30] Os cistos sinoviais das facetas podem apresentar variações na atenuação da TC e na intensidade de sinal na RM, dependendo do grau de espessura do líquido proteináceo contido. Não obstante, sua justaposição a uma faceta articular adjacente degenerada costuma permitir uma diferenciação acurada do material herniado do disco intervertebral.[38]

Na coluna cervical, a herniação e a degeneração dos discos intervertebrais são mais comuns nos níveis C5-C6 e C6-C7. A subclassificação das herniações dos discos intervertebrais cervicais em protrusões e extrusões é mais difícil do que na região lombar, porque o detalhamento na RM é limitado nessas estruturas menores.[43,55] Osteófitos posteriores nos corpos vertebrais, sobretudo dos processos uncinados póstero-laterais, têm uma participação mais importante na indução de sintomas na coluna cervical do que na coluna lombar, freqüentemente por causa de compressão radicular nos forames intervertebrais (veja a discussão adiante). A RM (gradiente eco) tende a exagerar a gravidade da estenose de canal e dos forames causada por essas projeções.[5] Assim, a vantagem da RM em relação à TC não é tão grande na coluna cervical, exceto para a avaliação da medula espinhal. Herniações de discos torácicos são muito incomuns.

Na mielografia, as herniações de discos intervertebrais provocam o deslocamento das raízes nervosas e do saco tecal, ou a obliteração da bainha da raiz nervosa no lado do material do disco expulso. As herniações centrais são mais bem caracterizadas na incidência lateral. As herniações paracentrais são vistas tangencialmente nas incidências oblíquas (veja a Fig. 12.15). Quanto mais lateral a herniação de disco, menos provável a sua detecção na mielografia por causa da falta de efeito expansivo direto sobre o saco tecal. Herniações centrais significativas de disco L5-S1 podem ser completamente invisíveis na mielografia, porque freqüentemente existe uma quantidade considerável de gordura epidural ventral nesse nível (veja a Fig. 12.14). Por conseguinte, a TC e a RM são muito mais sensíveis que a mielografia na detecção das herniações laterais de L5-S1.

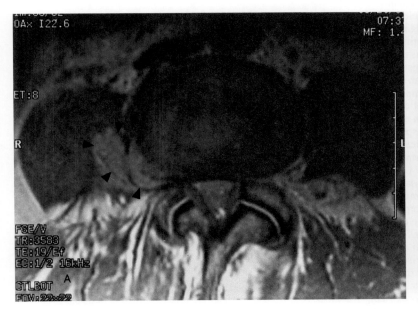
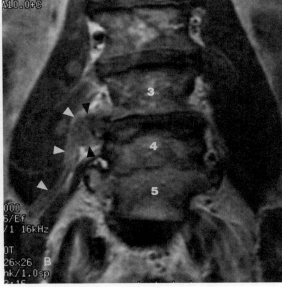

FIG. 12.28 Herniação lateral do disco intervertebral. RM: cortes axial (**A**) e coronal (**B**), imagens ponderadas com densidade de prótons que mostram penetração de material discal através de um defeito focal nas fibras anelares laterais à direita (*cabeças de seta pretas*). A imagem coronal também revela o deslocamento da raiz nervosa L3 direita descendente (*cabeças de seta brancas*) pelo material discal. O paciente já tinha fusão prévia de L4-L5.

Alterações da Medula Óssea das Vértebras

As alterações de sinal da medula óssea das vértebras são comuns nas regiões adjacentes aos espaços discais degenerados, sendo classificadas em três tipos distintos.[42] O tipo I consiste em um padrão de edema: diminuição da intensidade do sinal nas imagens ponderadas em T1 e aumento da intensidade nas imagens ponderadas em T2 e recuperação com inversão (veja a Fig. 12.36). Esse achado tem correlações, na literatura, com dorsalgia concomitante na discografia (veja a discussão adiante) e pode-se encontrar no espectro de microfraturas ósseas relacionadas ao estresse. É importante diferenciar essa entidade do edema vertebral encontrado em associação com osteomielite/discite infecciosa. Nos processos infecciosos, o disco mostra-se, em geral, anormalmente brilhante nas imagens ponderadas em T2, enquanto os discos degenerados são habitualmente escuros (veja a Fig. 12.57D). Um outro sinal que ajuda na diferenciação entre infecção e doença discal degenerativa é a freqüente associação de enduração paravertebral ou coleções de líquido em casos de infecção. As alterações da placa terminal do tipo II constituem infiltração por gordura: a medula óssea é mais brilhante nas imagens ponderadas em T1 e escura nas imagens ponderadas em T2 e com supressão de gordura. Alguns acreditam que isso representa uma alteração do tipo I, mas nenhum estudo longitudinal confirmou tal crença. As alterações do tipo II não são correlacionadas com dor. A alteração da placa terminal do tipo III constitui o equivalente, na RM, da esclerose discogênica degenerativa e aparece como hipossinal nas imagens ponderadas em T1 e T2.

O edema da medula óssea também é encontrado nas fraturas agudas do corpo vertebral, mas não nas fraturas por compressão crônica. A diferenciação entre fraturas malignas e benignas do corpo vertebral é importante, mas nem sempre possível nas imagens. Tipicamente, as fraturas benignas por compressão são vistas como hipersinal laminar nas imagens ponderadas em T2 sob a fratura, poupando o restante do corpo vertebral e os pedículos. Por outro lado, a doença metastática é mais freqüentemente globular, envolvendo mais da metade da medula óssea vertebral e, muitas vezes, estendendo-se aos pedículos.[66] Em termos práticos, existe uma superposição considerável de achados entre as fraturas benignas e malignas, e a biópsia pode ser necessária para o diagnóstico definitivo. A administração de gadolínio não aumentou a especificidade na diferenciação entre fraturas malignas e benignas dos corpos vertebrais.

Estenose Espinhal

Estenose espinhal é um termo geral aplicado ao estreitamento do canal vertebral ou dos forames intervertebrais por tecidos moles ou por osso. Algumas vezes, a estenose espinhal resulta em lombalgia ou sintomas nos membros inferiores. Todavia, não é incomum identificar uma estenose anatômica significativa em pacientes com sintomas mínimos ou sem sintomas. Por conseguinte, como na doença discal degenerativa, é imperativo que os achados nos exames de imagem sejam correlacionados com os achados clínicos, antes que se atribua importância clínica às anormalidades morfológicas. Existe considerável confusão e desacordo na literatura sobre a investigação por imagem e quadro clínico em relação aos critérios diagnósticos de estenose espinhal. O consenso é ainda menor no tocante à nomenclatura radiológica padrão, para classificar a estenose espinhal, do que em relação às anormalidades nos discos intervertebrais.

As manifestações da estenose espinhal incluem dor insidiosa e parestesias com a deambulação e extensão do dorso, as quais pioram ao longo do dia e melhoram com a posição sentada e a inclinação do corpo para a frente. A síndrome associa-se, tipicamente, a dor, parestesia e/ou perda de força muscular nos membros inferiores. O complexo de manifestações tem sido denominado claudicação neurogênica, a qual pode ser difícil de diferenciar clinicamente da claudicação vascular, porém a dor isquêmica aos esforços é, tipicamente, mais distal na perna e, ao contrário da claudicação neurogênica, aliviada quando o paciente fica parado. Muitas vezes, a estenose espinhal e os deslocamentos de discos intervertebrais coexistem, podendo ser difíceis de diferenciar clinicamente. A dor na perna referida em dermátomo, freqüentemente descrita por pacientes com herniação de disco, é menos comum na estenose espinhal.

Como na doença discal, as radiografias na suspeita de estenose espinhal costumam ser inespecíficas, embora, muitas vezes, existam sinais de degeneração, retificação da lordose normal da coluna lombar e degeneração osteoartrítica das facetas articulares. A TC e a RM são muito mais precisas que as radiografias na determinação da existência, gravidade e base anatômica da estenose espinhal. A estenose espinhal pode ser classificada, em termos anatômicos, nas variantes central, do recesso lateral e neuroforaminal, embora seja comum a coexistência desses tipos.

Estenose Espinhal Central

Classicamente, a estenose espinhal é dividida, segundo a etiologia, nas formas congênita e adquirida. A estenose espinhal congênita pode ocorrer como uma condição isolada ou parte de uma displasia esquelética, como a acondroplasia (Fig. 12.29). A estenose congênita é mais comum na porção inferior da coluna lombar, sendo duas vezes mais comum nos homens do que nas mulheres. A estenose cervical congênita é rara, exceto em pacientes com displasias esqueléticas. A maioria dos pacientes com estreitamento congênito do canal espinhal ou dos forames neurais não tem sintomas na juventude, tendendo, porém, a desenvolver sintomas de estenose mais cedo no curso das alterações degenerativas adquiridas.

As medidas radiológicas da estenose espinhal são limitadas pela superposição das estruturas ósseas na coluna vertebral, por variação anatômica individual e étnica, bem como pela incapacidade de as radiografias detectarem a contribuição dos tecidos moles para a estenose. Um diâmetro AP menor ou igual a 16 mm, em uma incidência lateral de uma radiografia da coluna lombar, é considerado um sinal de estenose congênita da coluna lombar, mas pode ser difícil medi-lo com fidedignidade.[52]

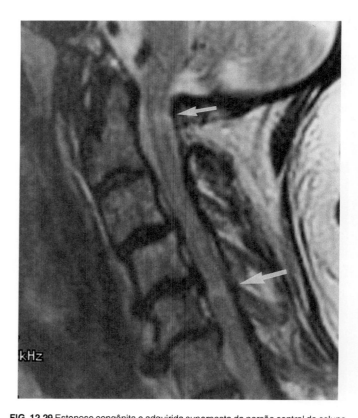

FIG. 12.29 Estenose congênita e adquirida superposta da porção central da coluna cervical em uma mulher de 44 anos com acondroplasia. RM: corte mesossagital, imagem ponderada em T2 FSE, que mostra o estreitamento congênito do diâmetro ântero-posterior do canal vertebral e alterações degenerativas superpostas do disco. Observe os focos puntiformes de hipersinal no interior da medula espinhal abaixo do forame magno estreitado e no nível de C5 (setas). A tetraparesia rapidamente progressiva dessa paciente melhorou rapidamente após descompressão suboccipital e laminectomia pancervical.

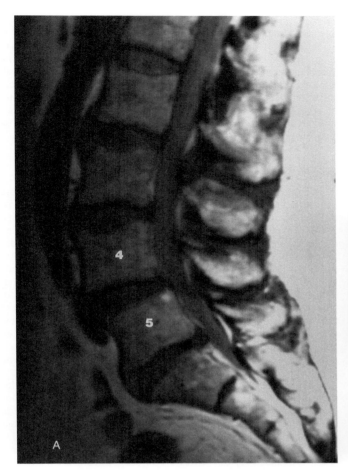
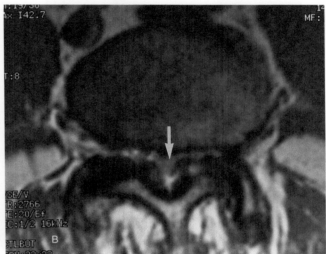

FIG. 12.30 Estenose espinhal lombar central, congênita e adquirida em um homem de 70 anos com sintomas de claudicação espinhal. A imagem com densidade de prótons, corte sagital, da RM (**A**) mostra um estreitamento generalizado do diâmetro sagital do canal (< 10 mm) caudal ao disco L2-L3. Estenose mais grave é vista em L4-L5 e se acompanha de alterações discais degenerativas, inclusive espondilolistese grau 1. A imagem axial correspondente (**B**) revela a compressão ventral do saco tecal pelo disco protruso e compressão póstero-lateral pelas facetas articulares hipertrofiadas e degeneradas, bem como pelo ligamento amarelo. O saco tecal comprimido (*seta*) tem uma área inferior a 1 cm² e a típica configuração triangular ou trifoliada.

Na RM e na TC, a estenose congênita é diagnosticada pela identificação da redução das dimensões ósseas do canal espinhal. Na coluna lombar, os diâmetros sagitais inferiores a 13 mm são considerados anormais, constituindo os diâmetros de 10 a 13 mm a zona intermediária de estenose relativa, e os diâmetros inferiores a 10 mm, uma estenose definida. Pedículos curtos, distância interpedicular diminuída, orientação coronal das facetas articulares, ângulo interlaminar < 90° e encurtamento ou espessamento da lâmina óssea têm sido descritos como sinais de estenose congênita. Todavia, essas alterações não explicam a contribuição dos tecidos moles, especialmente na estenose adquirida. Pode ser proveitosa uma estimativa subjetiva sobre o grau relativo de estreitamento do saco tecal ou da área transversal do saco tecal. Por exemplo, uma área transversal < 1 cm² constitui estenose.

A estenose central adquirida é muito mais comum do que a variedade congênita. A causa mais comum é uma doença degenerativa dos espaços discais e das facetas articulares, embora espondilolistese, traumatismo, doença de Paget e complicações pós-cirúrgicas também provoquem o estreitamento do canal espinhal. Na estenose espinhal degenerativa, o saco tecal costuma tornar-se "trifoliado" no plano axial, e tal configuração é decorrente de indentação anterior do saco tecal pelo disco intervertebral abaulado e de indentações póstero-laterais por facetas articulares e/ou ligamentos amarelos degenerados e hipertrofiados (Fig. 12.30).

Estenose do Recesso Lateral

Os recessos laterais do canal espinhal ventral estendem-se caudalmente a partir de cada espaço discal. Os dois recessos laterais são delimitados, anteriormente, pelo disco intervertebral e pelo corpo vertebral, lateralmente pelos pedículos e, posteriormente, pelo processo articular superior da faceta articular adjacente. As raízes nervosas atravessam os recessos laterais na saída do saco tecal, "no caminho" para os forames neurais. A hipertrofia dos processos articulares superiores das facetas articulares devido a doença degenerativa é a causa mais comum do estreitamento dos recessos laterais, embora protrusões discais e fibrose pós-operatória também sejam freqüentemente fatores contribuintes. Deve-se suspeitar de estreitamento do recesso lateral, quando a largura AP do recesso é inferior a 3 mm na TC axial ou nas RMs[36] (Fig. 12.31). O quadro clínico inclui lombalgia e sintomas radiculares. Muitas vezes, a estenose do recesso lateral coexiste com a estenose central do canal. A incapacidade de reconhecer e corrigir a estenose do recesso lateral e dos forames neurais na cirurgia descompressiva é uma explicação comum para o seu fracasso.[8]

Estenose dos Forames Neurais

Na coluna cervical, as raízes cervicais localizam-se nas faces inferiores dos forames intervertebrais, muito perto dos processos uncinados póstero-laterais dos corpos vertebrais. A hipertrofia degenerativa dos processos uncinados e das facetas articulares posteriores é a causa mais comum da estenose dos forames intervertebrais (Fig. 12.32). A herniação discal para dentro dos forames intervertebrais também contribui para o estreitamento deles. A estenose óssea dos forames na coluna cervical é bem identificada nas incidências oblíquas das radiografias.

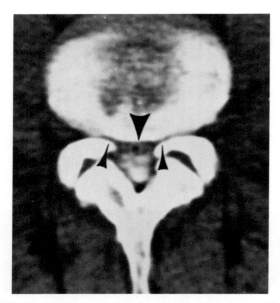

FIG. 12.31 Estenose do recesso lateral lombar. A mielografia com TC mostra um substancial estreitamento do espaço entre o corpo vertebral e as facetas articulares (recesso lateral) causado por alterações hipertróficas degenerativas no espaço discal (*seta grande*) e facetas articulares (*setas pequenas*). O canal central encontra-se estreitado sagitalmente, assim como transversalmente, embora ainda seja visível algum contraste no saco tecal.

precoces do disco e das facetas articulares adjacentes tendem a borrar apenas a gordura inferior às raízes nervosas.[34]

A TC e a RM são realizadas com o paciente em decúbito dorsal, o que diminui o efeito da gravidade sobre o alinhamento e a estenose da coluna vertebral. É possível que as imagens da coluna vertebral, em uma posição que sustente o peso, revelem alterações estenóticas mais significativas. Sistemas de imagem que examinam os pacientes na posição ortostática estão sendo desenvolvidos. Se esses aparelhos obtiverem aceitação clínica, os critérios de diagnóstico da estenose espinhal podem precisar de aprimoramento.

ESPONDILOLISTESE E ESPONDILÓLISE

A espondilolistese consiste no deslocamento de uma vértebra em relação à vértebra subjacente. Esse deslizamento costuma ser na direção anterior (anterolistese), mas pode ser posterior (retrolistese). A classificação de Meyerding de espondilolistese lombar é útil na quantificação do deslocamento (Fig. 12.33). Na incidência lateral das radiografias, o platô superior da vértebra inferior é dividido em quatro partes iguais. O deslocamento para a frente da vértebra superior em até um quarto do comprimento AP da vértebra inferior é denominado espondilolistese grau I; o deslocamento de até metade da distância constitui uma espondilolistese de grau II e assim por diante. A espondilolistese também pode ser subdividida, segundo sua etiologia, em vários tipos: degenerativa, espondilolítica, iatrogênica (por exemplo, laminectomia prévia) e traumática (por exemplo, fraturas do arco vertebral posterior). A espondilolistese congênita é rara e, quando existente, causada por uma parte interarticular alongada e fina.

A espondilolistese degenerativa é o tipo mais comum, sendo relacionada a alterações degenerativas tanto das facetas articulares como dos discos intervertebrais. É mais comum na coluna lombar, no nível de L4-L5 (veja a Fig. 12.30). Como os elementos posteriores costumam estar íntegros, o grau de subluxação anterior é mínimo: graus I ou II.

Uma fenda óssea na parte interarticular, localizada entre os processos articulares superior e inferior de uma vértebra, é denominada espondilólise. Trata-se de um processo relativamente comum, com uma prevalência descrita de aproximadamente 7%.[23] A espondilólise costuma ser bilateral, embora também possa ser unilateral, podendo ou

Na coluna lombar, os osteófitos hipertrofiados provenientes das facetas articulares e os discos herniados podem comprometer os forames, porém tipicamente o fazem mais tardiamente do que na coluna cervical. Na RM (corte sagital) ou nas TCs reformatadas, os forames aparecem como espaços em forma de vírgula e preenchidos por gordura, localizados logo acima do nível do disco intervertebral. As raízes nervosas saem do canal vertebral através da porção superior bulbosa do forame (logo abaixo dos pedículos), de modo que as alterações degenerativas

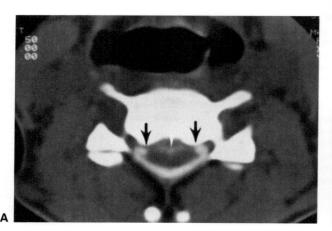
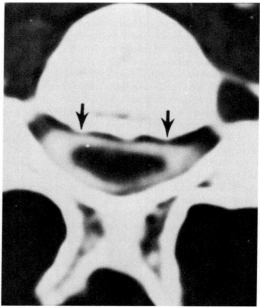

FIG. 12.32 Alterações degenerativas cervicais na TC com mielografia. (**A**) Processos uncinados hipertrofiados (*setas pretas*) projetam-se para o canal espinhal lateral e a zona de entrada nos forames neurais. Combinado com uma herniação discal na linha média (*seta branca*), o efeito expansivo sobre a medula cervical e o apagamento do líquido cefalorraquidiano ventral é evidente. (**B**) Uma crista osteofítica vertebral posterior em C5-C6 compromete o diâmetro sagital do canal, retificando a face ventral da medula espinhal cervical.

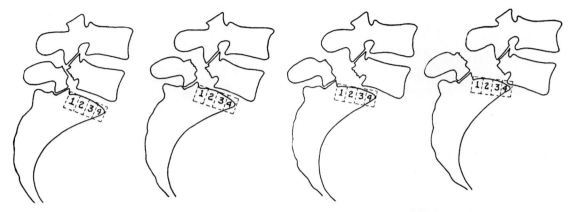

FIG. 12.33 Classificação de Meyerding de espondilolistese. A superfície superior do sacro é dividida em quatro quadrantes. Os diagramas (da esquerda para a direita) ilustram a espondilolistese de primeiro, segundo, terceiro e quarto graus, aqui mostrada com espondilólise de L5 associada.

não se acompanhar de sintomas ou deslocamento vertebral. Os defeitos bilaterais da parte interarticular predispõem à espondilolistese, que pode ser significativa. A condição é observada mais freqüentemente no arco neural da quinta vértebra, e, às vezes, a quarta vértebra lombar é afetada. Em raras ocasiões, a espondilólise ocorre na coluna cervical, geralmente em associação com espinha bífida oculta no mesmo nível. C6 é o local cervical mais comum de espondilolistese espondilolítica.[61]

A espondilólise é identificada, em incidências laterais, como uma imagem radiotransparente irregular que atravessa a parte interarticular de forma oblíqua ou horizontal (Fig. 12.34). Quando o defeito é crônico, muitas vezes tem bordas escleróticas espessas, algumas vezes com osso hipertrófico reativo aumentando a região. Por causa da superposição óssea, as incidências AP e lateral (perfil) padrões não revelam um defeito na parte interarticular, sobretudo quando não existe espondilolistese associada. As incidências oblíquas são mais sensíveis que as incidências AP e lateral. Os defeitos da parte interarticular são descritos como uma imagem radiotransparente que atravessa o "pescoço de um terrier escocês", descrição dos elementos posteriores na incidência oblíqua. A TC axial com imagens sagitais reformatadas é o melhor exame isolado para a detecção e caracterização da espondilólise. A RM revela a maioria dos defeitos da parte interarticular, embora seja menos precisa que a TC na identificação das anormalidades ósseas delicadas, como a espondilólise sem deslocamento[27] (Fig. 12.35).

Como a espondilólise é freqüentemente identificada em pacientes mais jovens, a princípio acreditou-se que constituía uma fusão incompleta dos centros de ossificação do arco posterior durante o desen-

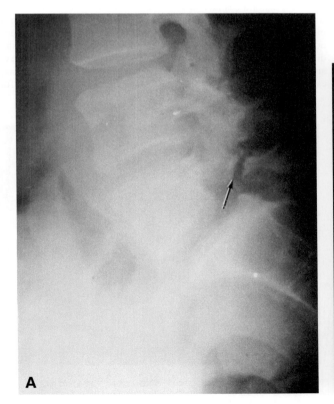
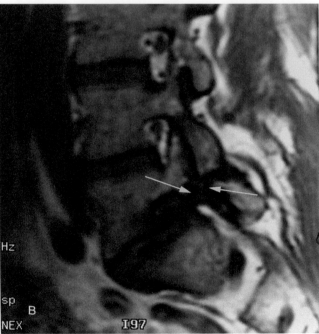

FIG. 12.34 Espondilólise de L5 e espondilolistese (ou seja, espondilolistese ístmica). (**A**) Radiografia (incidência lateral) que mostra hiato no istmo ósseo (parte interarticular) entre os processos articulares superior e inferior de L5. Uma espondilolistese grau 2 de L5 sobre S1 desenvolveu-se. (**B**) RM parassagital em um outro paciente que revela alterações semelhantes. Observe as bordas hipointensas dos dois lados do hiato na parte interarticular (*setas*), indicando espondilólise crônica. O forame de L5-S1 apresenta-se estenosado em comparação com os forames normais nos níveis superiores.

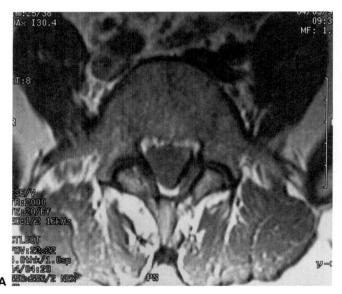
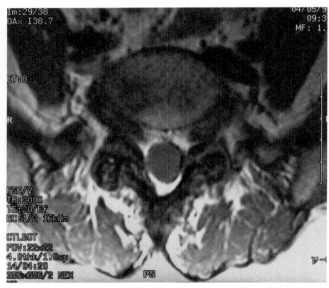

FIG. 12.35 Espondilólise de L5. Imagem axial de densidade de prótons (**A**) do mesmo paciente mostrado na Fig. 12.34B que revela facetas articulares normais de L4-5. Um corte correspondente 8 mm abaixo (**B**) mostra massa óssea irregular e volumosa, de localização póstero-lateral, a espondilólise. A imagem é semelhante à de uma faceta articular degenerada, com a qual é freqüentemente confundida nas imagens axiais da RM.

volvimento. Todavia, as evidências acumuladas indicam uma origem adquirida na maioria dos casos. Estresse crônico ou fratura por fadiga foram implicados em alguns casos, enquanto em outros a causa provável é uma injúria aguda. Muitas vezes, existe um relato de participação em atividades desportivas que exigem hiperextensão da coluna vertebral, como ginástica aeróbica (Fig. 12.36).

DIAGNÓSTICO POR IMAGEM INTERVENCIONISTA DA COLUNA VERTEBRAL

Discografia

A discografia é um procedimento intervencionista no qual contraste é injetado no núcleo pulposo de um ou de vários discos intervertebrais. As imagens obtidas mostram a morfologia interna do disco intervertebral e a maioria das lacerações do anel discal (Fig. 12.37). Tais informações, entretanto, são a reprodução da lombalgia típica e/ou dor nos membros inferiores (ou a sua ausência) do paciente, quando a pressão no espaço discal aumenta por causa da injeção do meio de contraste. A discografia não ganhou aceitação universal, mas sua popularidade está aumentando entre os neurocirurgiões, porque muitos deles acreditam que esse exame propicia especificidade a algumas anormalidades morfoló-

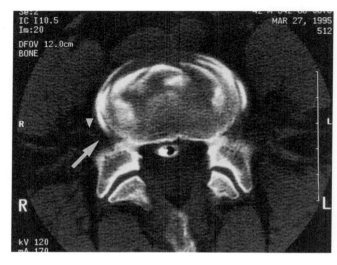

FIG. 12.36 Espondilolistese grau 3 associada à espondilólise de L5 em um ginasta de 18 anos com história há dois anos de lombalgia progressiva e dores nos dois membros inferiores. A imagem ponderada em T2, corte sagital, mostra bem a estenose associada do canal central no nível de L5-S1, causada por uma combinação de espondilolistese e alteração degenerativa no disco intervertebral. Compare os discos lombares superiores normalmente hidratados com o nível envolvido e com o edema medular abaixo do platô (alterações do tipo I) em L5-S1 (*cabeças de seta*).

FIG. 12.37 TC que mostra protrusão de disco lombar. A imagem na TC do disco L4-L5 após a injeção do meio de contraste (que reproduziu exatamente a típica lombalgia desse paciente) mostra a existência do meio de contraste na protrusão anelar difusa, assim como uma pequena quantidade de ar e contraste na protrusão central do disco. Uma abordagem póstero-lateral (*seta*) foi usada para chegar aos discos lombares, passando posteriormente à raiz nervosa eferente (*cabeça de seta*) e anteriormente à faceta articular.

A MEDULA ESPINHAL E A COLUNA VERTEBRAL

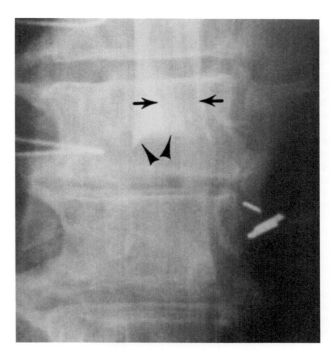

FIG. 12.39 Tumor extramedular intradural. A incidência ântero-posterior da mielografia torácica (via punção de C1-C2) mostra o deslocamento para a esquerda da medula espinhal (*setas*), alargamento do espaço subaracnóide ipsolateral, estreitamento do espaço contralateral e defeito de enchimento intradural arredondado (*cabeças de seta*). Constatou-se que era um meningioma torácico.

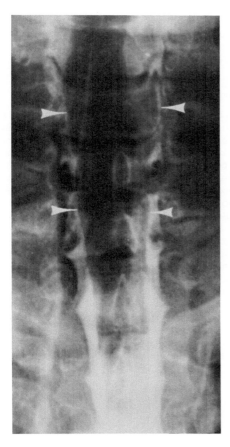

FIG. 12.38 Tumor intramedular da medula espinhal. Incidência ântero-posterior de mielografia cervical que mostra o alargamento difuso da medula cervical secundário a um glioma intramedular. Observe o apagamento bilateral do espaço de líquido cefalorraquidiano (*cabeças de seta*). A incidência lateral mostrava uma imagem semelhante.

gicas algumas vezes indeterminadas detectadas pela TC e a RM. Como a discografia pode ser dolorosa e implica alguns riscos, inclusive a possibilidade de infecção do espaço discal, costuma ser reservada aos candidatos a cirurgia que apresentam anormalidades discais em múltiplos níveis ou alterações de importância clínica questionável em exames de imagem não-invasivos.

Injeções Epidurais e Bloqueios de Raízes Nervosas

Procedimentos com injeção percutânea estão sendo cada vez mais utilizados para o diagnóstico e o tratamento das síndromes de dorsalgia. As facetas articulares, as raízes nervosas, os discos intervertebrais e o espaço epidural podem ser abordados com segurança e confiabilidade, com o propósito de administrar medicamentos, sobretudo esteróides e/ou anestésicos locais. Embora tais procedimentos sejam realizados, freqüentemente, por anestesistas, os estudos que mostraram que a orientação fluoroscópica leva a uma colocação mais precisa da agulha e menores taxas de complicação estimularam uma participação cada vez maior dos radiologistas.[17] A eliminação da dor após a injeção de anestésico constitui uma evidência forte de que a estrutura injetada é responsável pela geração de dor. A ausência de resposta pode ajudar a descartar possíveis geradores de dor. Os esteróides epidurais podem proporcionar alívio, a curto prazo e (em alguns pacientes) a longo prazo, da dor mediante a neutralização do componente inflamatório da dor. Em alguns casos, este é o principal mecanismo responsável da dor.[10] Entre os benefícios terapêuticos potenciais, encontram-se o retorno mais precoce ao trabalho, uma participação mais ativa em outras terapias de reabilitação e melhora da qualidade de vida. Em alguns casos, a cirurgia pode ser adiada ou evitada.

TUMORES ESPINHAIS

Os tumores primários da medula espinhal e do canal vertebral são relativamente raros, com uma incidência anual média calculada em um ou dois por ano por 100.000 pessoas. Nittner, em uma revisão de quase 5.000 tumores espinhais em adultos, descobriu que os tipos mais comuns são os tumores da bainha nervosa (23%), meningiomas (22%), tumores gliais intramedulares (13%) e sarcomas (8%).[47] O restante incluiu ependimomas extramedulares, cistos dermóides e epidermóides, lipomas e hemangiomas. Todavia, se as lesões dos corpos vertebrais forem incluídas, as metástases serão, sem dúvida, o grupo mais comum de tumores espinhais, constituindo mais de 50%.

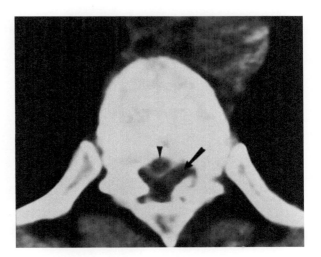

FIG. 12.40 Tumor extradural. A TC axial com mielografia revela o deslocamento para a frente e para a direita da medula espinhal e espaço liquórico contrastado (*cabeça de seta*), causado por massa de tecidos moles epidural e póstero-lateral (*seta*), que se constatou, depois, ser um linfoma extradural.

Os tumores primários da coluna vertebral ocorrem mais comumente em adultos jovens ou de meia-idade, embora o envolvimento metastático seja identificado mais amiúde no grupo etário de 50 a 70 anos. Com a exceção dos meningiomas, que ocorrem muito mais freqüentemente nas mulheres, a incidência é basicamente igual em homens e mulheres. O envolvimento não-contíguo em múltiplos níveis é raro (1%) nos tumores primários da medula espinhal e, quando existente, sugere neurofibromatose.

Dor é o sintoma inicial mais comum e pode ajudar na localização. Embora o quadro clínico desses tumores seja variável, alguns princípios gerais merecem ser mencionados. As massas no canal vertebral provocam sinais e sintomas, quando envolvem os tratos longos da medula espinhal ou as raízes nervosas. É mais provável que os tumores intramedulares provoquem distúrbios sensoriais. Os tumores da bainha nervosa comumente produzem radiculopatia. Tumores de crescimento lento podem causar paresia espástica, contudo tumores com crescimento rápido podem resultar em um quadro mais agudo, com paresia flácida e perda de reflexos.

Classicamente, o diagnóstico diferencial das neoplasias da coluna vertebral é estreitado pela determinação da lesão em relação à medula espinhal.[18] Os tumores que surgem no interior da medula espinhal são denominados *intramedulares* e, em geral, estão associados à dilatação fusiforme da medula espinhal e estreitamento circunferencial do espaço subaracnóide adjacente (Fig. 12.38). Os tumores existentes entre a medula espinhal e a dura-máter são denominados *extramedulares intradurais*, geralmente afastando a medula do tumor, alargando o espaço subaracnóide homolateral, enquanto estreitam o espaço contralateral (Fig. 12.39). Os tumores *extradurais*, o terceiro grupo, também provocam o deslocamento ou a compressão da medula espinhal, embora resultem no estreitamento tanto do espaço subaracnóide homolateral como do contralateral (Fig. 12.40).

Diagnóstico por Imagem dos Tumores Espinhais

Antes do advento da TC e da RM, a mielografia era a pedra angular da investigação radiológica dos tumores espinhais. Grandes áreas da coluna vertebral podem ser examinadas rapidamente, tornando a mielografia uma valiosa ferramenta de avaliação. De modo geral, a mielografia permite a atribuição precisa de massa a um de três locais, como foi descrito na seção anterior. Quando as massas são grandes, o contraste subaracnóide pode não ser capaz de passar além da massa e definir o lado oposto ao local da injeção, o que é denominado bloqueio espinhal. Nesses casos, pode ser necessária uma segunda injeção acima do bloqueio. A precisão da mielografia ganha com a TC, eliminando o problema da superposição óssea e propiciando uma avaliação axial direta do canal espinhal. Todavia, o contraste dos tecidos moles no interior da medula espinhal ainda é limitado.

A RM aumenta significativamente a capacidade de resolução dos tecidos de densidade semelhante, ao tirar proveito das diferenças das propriedades magnéticas entre os tecidos, e não da atenuação diferencial dos raios X. A capacidade multiplanar e de grande campo de visão da RM, sobretudo no plano sagital, permite o rastreamento rápido de toda a coluna vertebral. O gadolínio sempre deve ser administrado, quando se está pesquisando um tumor raquimedular. O contraste

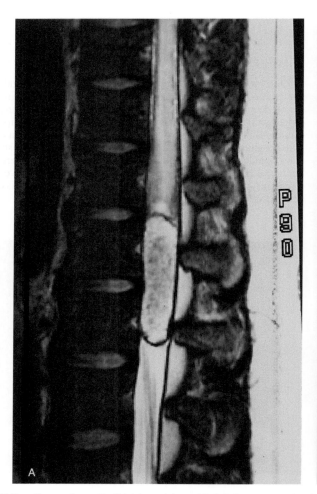
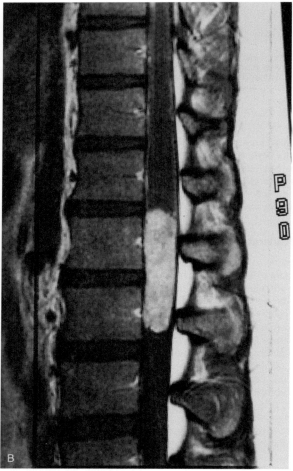

FIG. 12.41 Ependimoma da porção distal da medula espinhal. As imagens ponderadas de T2 com corte sagital (**A**) e ponderadas em T1 pós-gadolínio (**B**) mostram um grande tumor fusiforme, intramedular e contrastado. Esse tumor está associado a uma substancial siringe da porção mais proximal da medula espinhal. (Cortesia de Donald Willig, M.D., Fairfield, CA, EUA.)

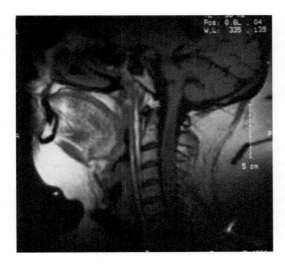

FIG. 12.42 Astrocitoma da medula cervical, baixo grau. Imagem ponderada em T1, não-contrastada, corte sagital, que mostra a expansão fusiforme da porção média da medula cervical com a relativa diminuição da intensidade do sinal. Nenhum realce foi detectado após a administração intravenosa de gadolínio. Essa imagem na RM não é específica, mas se constatou que a lesão era um glioma da medula espinhal.

aprimora a caracterização da lesão e ajuda na detecção dos tumores pequenos ou sutis. As imagens ponderadas em T2 com supressão de gordura e, sobretudo, as seqüências STIR propiciam extrema sensibilidade na detecção de patologias nos corpos vertebrais, assim como na medula espinhal.

Tumores Intramedulares

Os tumores intramedulares constituem cerca de 25% das neoplasias que envolvem a medula espinhal ou o canal.[67] A característica de imagem dos tumores intramedulares é o aumento fusiforme da medula espinhal, geralmente em vários níveis. A mielografia e a mielografia com TC conseguem delinear o contorno da medula espinhal, mas a RM é muito superior no detalhamento das características internas de uma lesão raquimedular, por exemplo na diferenciação das porções císticas e sólidas de um tumor. Ainda assim, os diagnósticos específicos geralmente não podem ser feitos com base em características na RM.

O diagnóstico diferencial das lesões intramedulares inclui os gliomas, hemangioblastomas, metástases (embora sejam muito mais comumente extradurais), siringomielia e outras causas não-neoplásicas (por exemplo, esclerose múltipla, mielite transversa e sarcoidose).

Gliomas

Os gliomas constituem 95% das neoplasias intramedulares. Os tipos teciduais mais comuns são o ependimoma (65%) e astrocitoma (30%). Os ependimomas surgem das células ependimárias que revestem o canal central da medula espinhal ou de restos dessas células ao longo do filo terminal. Os ependimomas são o tumor intramedular mais comum em adultos jovens, e, nos adultos, eles surgem mais comumente na porção distal da medula espinhal ou na cauda eqüina (Fig. 12.41). Seu comprimento típico é de 4 a 8 cm e, com freqüência, estão associados a siringomielia (veja a discussão mais adiante). Por causa de seu crescimento lento, é mais provável que os ependimomas (em vez de outras lesões desse grupo) resultem em remodelagem óssea (por exemplo, erosões dos pedículos vertebrais). Os ependimomas do cone medular surgem como massas intramedulares, mas freqüentemente aparecem como massas intradurais extramedulares.

Os astrocitomas são menos comuns do que os ependimomas, contudo constituem o tumor intramedular mais comum em crianças. A localização cervical é mais comum, sobretudo na infância (Fig. 12.42). Os astrocitomas tendem a ser mais compridos do que os ependimomas, não sendo incomum que envolvam toda a medula espinhal. Da mesma forma que os ependimomas, os astrocitomas estão freqüentemente associados a siringomielia.

As imagens dos ependimomas e dos astrocitomas são muito semelhantes e não podem ser diferenciadas, de forma fidedigna, por critérios de imagem (Fig. 12.43). Na TC, eles são isoatenuantes a hipoatenuantes nas imagens ponderadas em T1 e variavelmente hiperintensos nas imagens ponderadas em T2. Muitas vezes, mas nem sempre, eles são realçados pelo gadolínio intravenoso. Tanto os ependimomas como os astrocitomas podem ser sólidos ou císticos, com um ou mais nódulos, e ambos têm comprimento variável.

Hemangioblastomas

Os hemangioblastomas são uma neoplasia rara, mas radiologicamente característica, constituindo 1% a 3% dos tumores intramedulares. Oitenta por cento são lesões solitárias, mas locais múltiplos podem ser envolvidos nos pacientes com a doença de von Hippel-Lindau. Nesta doença, os hemangioblastomas do cerebelo são mais comuns do que o envolvimento raquimedular. Após o cerebelo, a coluna cervical é o local mais comum de um hemangioblastoma. Caracteristicamente, existe um nicho sólido hipervascular, densamente realçado e que pode ser confundido com má-formação arteriovenosa (MAV). Componentes císticos e/ou siringe são encontrados em mais de 50% dos casos. Derivações (*shunts*) arteriovenosas de alto fluxo, muitas vezes associadas ao referido tumor, podem levar a veias anormais visivelmente dilatadas, as quais aparecem como lacunas de fluxo tubulares no tumor e no espaço subaracnóide, na RM. O aumento da

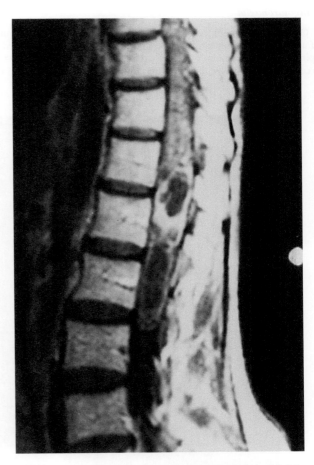

FIG. 12.43 Astrocitoma de alto grau da porção distal da medula espinhal. Imagem ponderada em T1, pós-gadolínio, corte sagital, que mostra um tumor cístico e sólido complexo da porção distal da medula espinhal com áreas de intenso realce e discreta expansão do canal espinhal ósseo. Um ependimoma agressivo ou uma metástase intramedular podem ter um aspecto semelhante. (Cortesia de Donald Willig, M.D., Fairfield, CA, EUA.)

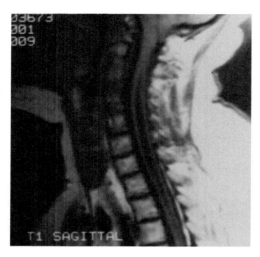

FIG. 12.44 Siringe cervical associada à má-formação de Chiari. RM: imagem ponderada em T1, corte sagital, que mostra tonsilas cerebelares de localização baixa indicativas da má-formação de Chiari, bem como uma dilatação central associada da medula cervical, cuja intensidade de sinal é compatível com a do líquido cefalorraquidiano.

medula espinhal desproporcional às dimensões do tumor parece ser único do hemangioblastoma.

Siringoidromielia

O termo hidromielia descreve uma dilatação preenchida por líquido cefalorraquidiano e revestida pelo epêndima do canal central da medula espinhal. A siringomielia é uma cavidade preenchida por líquido fora do canal central e revestida por células gliais. Como os estudos de imagem não conseguem diferenciar, de forma fidedigna, a siringomielia e a hidromielia, é utilizado o termo composto siringoidromielia ou, mais sucintamente, o termo *siringe*. Uma siringe é encontrada em associação com muitos tumores da medula espinhal, má-formações de Arnold-Chiari (sobretudo do tipo I) e determinadas condições isquêmicas e inflamatórias (Fig. 12.44).[51]

A RM é o método de imagem preferido que caracteriza uma siringe.[37,59] Na RM, a siringe é vista como um tubo longitudinal com sinal de intensidade de líquido na medula espinhal, associado a dilatação fusiforme da medula em casos mais avançados (Fig. 12.45). Determinados artefatos da RM podem simular o aspecto de uma siringe em seqüências sagitais. Portanto, as imagens no plano axial devem sempre ser obtidas para confirmação, devendo cobrir toda a extensão craniocaudal da siringe. Devido a sua associação com tumores da medula espinhal, a identificação de uma siringe à RM exige a administração de gadolínio a fim de buscar nódulos sólidos realçados que possam confirmar a presença de um tumor.

Tumores Extramedulares Intradurais

Essa categoria inclui os tumores primários mais comuns que envolvem o canal espinal, constituindo 50% das neoplasias espinhais primárias. A maioria consiste em tumores da bainha nervosa (schwannomas e neurofibromas) e meningiomas. O diagnóstico diferencial também inclui metástases. Nas crianças, os tumores intradurais são, em geral, de desenvolvimento, e os lipomas são os mais comuns.

Tumores da Bainha Nervosa

Existem dois tipos básicos de tumores da bainha nervosa: schwannomas e neurofibromas. O principal tipo celular nos dois tumores é a célula de Schwann, que forma o revestimento das raízes dos nervos espinhais. Os neurofibromas também incorporam fibroblastos, assim como fibras nervosas. Mesmo com a RM, a distinção entre os dois tipos

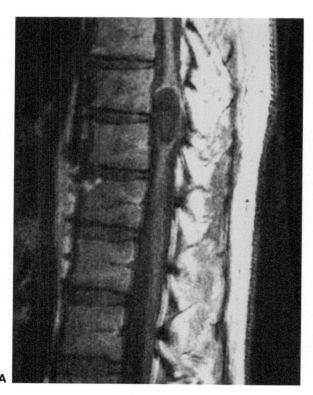
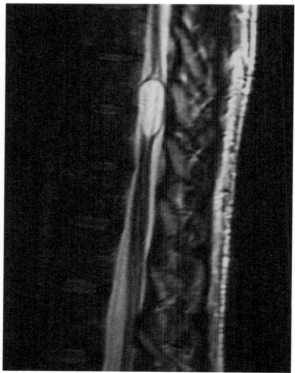

FIG. 12.45 Siringe torácica. RM: imagens ponderadas em T1 (**A**) e ponderadas em T2 (**B**), corte sagital, que mostram a dilatação fusiforme focal da medula espinhal. A intensidade do sinal na dilatação equivale à do líquido cefalorraquidiano nas duas seqüências de pulso. As imagens axiais e pós-gadolínio devem ser solicitadas para pesquisar nodularidade ou realce anormal, que podem implicar ser o tumor a causa da siringe. (Cortesia de Donald Willig, M.D., Fairfield, CA, EUA.)

costuma ser difícil. Os schwannomas tendem a ser solitários e surgem excentricamente à bainha nervosa. Os neurofibromas são mais freqüentemente fusiformes e múltiplos; quando múltiplos, deve-se suspeitar de neurofibromatose do tipo I (Fig. 12.46). Um terço dos tumores da bainha nervosa tem um componente extradural, que pode levar a um formato de ampulheta ou haltere, muitas vezes com a remodelagem óssea dos elementos vertebrais adjacentes (Fig. 12.47). Os tumores da bainha nervosa são hipoatenuantes a isoatenuantes na TC, e a calcificação intratumoral é rara (Fig. 12.48). Na RM, são tipicamente hipointensos nas imagens ponderadas em T1 e hiperintensos nas imagens ponderadas em T2. Tanto na TC como na RM, os tumores da bainha nervosa apresentam proeminente realce com os contrastes intravenosos. O realce é uniforme nos tumores menores, mas freqüentemente heterogêneo nas lesões maiores.

Os neurofibromas intra-espinhais são raros em crianças, mas o neuroblastoma ou o ganglioneuroma podem produzir uma lesão paraespinhal em forma de ampulheta com um componente extradural que pode comprimir a medula espinhal ou as raízes nervosas. Calcificação puntiforme pode ser vista nos referidos tumores. Alterações ósseas erosivas de um corpo vertebral ou de um arco costal adjacente podem ocorrer.

Meningiomas

Dos tumores espinhais primários, apenas os neurofibromas são mais freqüentes que os meningiomas. O meningioma é o tumor mais comumente encontrado na coluna torácica. Aproximadamente 80% ocorrem em mulheres, e a idade de apresentação do quadro é dos 40 aos 50 anos. De modo geral, sua localização é intradural e extramedular, contudo aproximadamente 15% podem ter um componente extradural ou ser totalmente extradurais. Tipicamente, surgem na face póstero-lateral do canal espinhal. Os meningiomas são quase sempre solitários e, nos 1% a 2% dos casos múltiplos, deve-se suspeitar de neurofibromatose do tipo II.

As anormalidades radiológicas, que incluem erosão óssea e alargamento da distância interpedicular, são incomuns, ocorrendo em menos de 10% dos casos. Esclerose óssea adjacente pode ocorrer, mas é muito menos comum do que nos meningiomas intracranianos. Calcificação é freqüentemente identificada nas amostras histológicas e, muitas vezes, é identificada na TC, embora seja detectável nas radiografias em apenas 3% dos casos.

Os meningiomas são facilmente detectados por meio da RM, o método preferido de diagnóstico. Em relação à medula espinhal, o tumor é isointenso a discretamente hiperintenso nas imagens ponderadas em T1 e discretamente hiperintenso nas imagens ponderadas em T2. Uma inserção de base larga na dura-máter, comum nos meningiomas, pode ajudar a diferenciá-los dos tumores da bainha nervosa, pelo menos no caso das lesões menores. Os meningiomas tendem a ser menos hiperintensos nas imagens ponderadas em T2 do que os tumores da bainha nervosa, sendo vistos como defeitos negativos no líquido cefalorraquidiano brilhante, nas imagens axiais ponderadas em T2. Quase todos os meningiomas são realçados com gadolínio intravenoso (Fig. 12.49).

Metástases Intradurais

As metástases intradurais são relativamente incomuns e podem resultar da propagação hematogênica de processos malignos sistêmicos, as assim chamadas "metástases aos bocados", a semeadura do espaço subaracnóide por neoplasias intracranianas primárias (Fig. 12.50). Esse último tipo inclui os tumores do sistema nervoso central (SNC) mais agressivos, como o meduloblastoma, tumores neuroectodérmicos primitivos, ependimomas e glioblastoma multiforme. As "metástases aos bocados" são mais comuns em crianças, principalmente naquelas com meduloblastoma — mais de um terço dos pacientes com meduloblastoma apresenta tal tipo de metástase por ocasião da apresentação do quadro ou da primeira recorrência. Por causa desse risco, os pacientes com meduloblastoma são submetidos a rastreamento com RM de todo o espaço subaracnóide (craniano e espinhal) no início do quadro.

A RM pós-gadolínio é obrigatória, quando existe a suspeita de metástase intradural. Graças aos cortes apropriadamente finos, a RM consegue identificar, com fidedignidade, lesões com apenas 2 a 3 mm de diâmetro. A comparação cuidadosa com imagens pré-contraste e técnicas de RM supressoras de gordura conseguem reduzir as interpretações falso-positivas das estruturas gordurosas normais no canal. A mielografia, sobretudo quando combinada com a TC, costuma revelar a existência de defeitos de enchimento nodulares ou espessamento filamentoso de metástases perineurais. A TC não-contrastada tem valor limitado.

Os tumores sistêmicos que mais provavelmente metastatizam para o espaço intradural são o carcinoma da mama, melanoma, leucemia e linfoma. Todavia, há relatos de que muitas outras formas de malignidade provocam carcinomatose meníngea.

Tumores do Desenvolvimento

Os tumores do desenvolvimento constituem apenas uma pequena porcentagem dos tumores espinhais extramedulares e intradurais. Os lipomas são, sem dúvida alguma, a entidade mais comum no grupo, contudo dermóides, epidermóides e teratomas são encontrados de vez em quando. Os lipomas podem surgir como lesões do filo terminal, da medula espinhal ou lipomeningomieloceles. As lipomeningomieloceles acompanham-se freqüentemente de disrafismo vertebral. Os tumores lipomatosos contêm quantidades variáveis de tecido conjuntivo fibroso e, muitas vezes, mostram-se aderidos à medula espinhal, às meninges e à cauda eqüina. Em alguns casos, o tumor pode ser total ou parcialmente extradural.

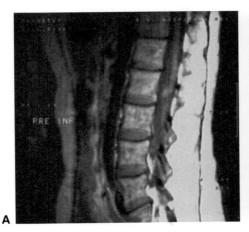
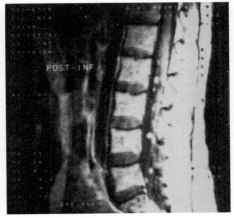

FIG. 12.46 Neurofibromatose tipo I. Imagens ponderadas em T1 da RM, pré-contraste (**A**) e pós-contraste (**B**), corte sagital, da coluna lombar, que mostram numerosas lesões realçadas extramedulares e intradurais. Essas lesões são indicativas de neurofibromas múltiplos. (Cortesia de Sheilah M. O'Connor, M.D., Fairfield, CA, EUA.)

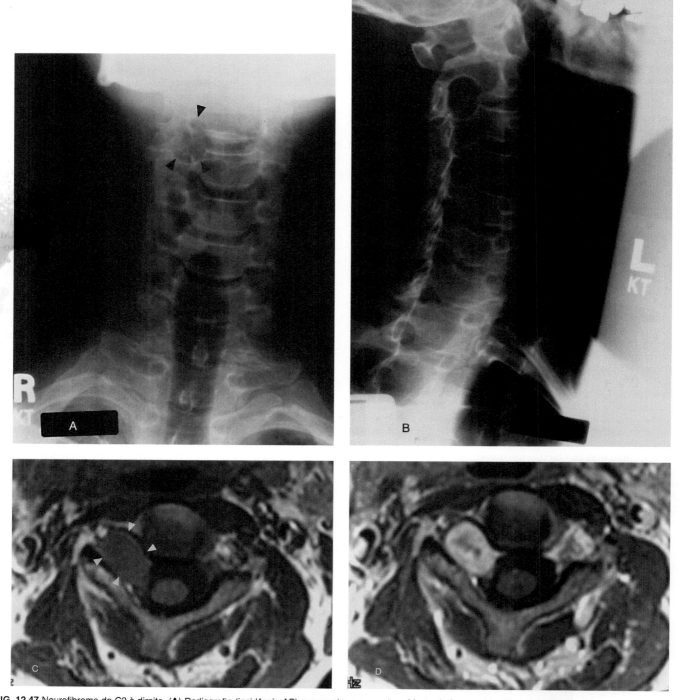

FIG. 12.47 Neurofibroma de C3 à direita. (**A**) Radiografia (incidência AP) que mostra o aumento evidente do forame da raiz nervosa C2-C3 direita (*cabeças de seta*), confirmado na incidência oblíqua anterior direita (**B**). A preservação das margens corticais indica um crescimento lento. As imagens ponderadas em T1 axiais pré-contraste (**C**) e pós-contraste (**D**) confirmam a existência de massa de tecidos moles densamente realçada e basicamente extradural no forame de C2-C3 (*cabeças de seta*). Apenas um pequeno componente do tumor é intradural. Esse homem de 44 anos queixava-se de dor suboccipital há quatro meses, mas não apresentava déficit neurológico.

A MEDULA ESPINHAL E A COLUNA VERTEBRAL 399

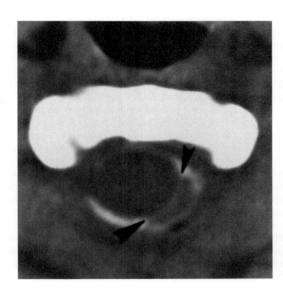

FIG. 12.48 Neurofibroma extramedular intradural. A TC cervical com mielografia mostra o deslocamento póstero-lateral acentuado e a compressão da medula espinhal, o defeito do enchimento em crescente circundado pelo contraste (*cabeças de seta*). O defeito do enchimento maior e redondo representa o neurofibroma, cuja densidade é discretamente menor do que a da medula espinhal.

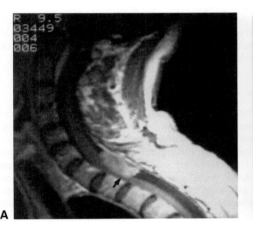
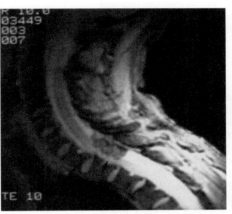

FIG. 12.49 Meningioma. (**A**) RM pós-ga-dolínio, imagem ponderada em T1, corte sagital, que mostra massa extramedular intradural dorsal, com realce uniforme, comprimindo a medula espinhal na altura da junção cervicotorácica. (**B**) Imagem pon-derada em T2, *gradient-recalled echo,* que revela intensidade relativamente baixa de sinal no interior da massa, comum nos meningiomas. Os tumores das bainhas nervosas tendem a ser mais brilhantes nas imagens ponderadas em T2.

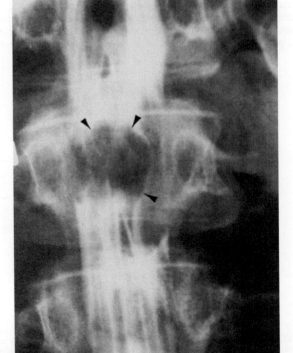

FIG. 12.50 Metástases subaracnóides. Visão frontal da porção superior da coluna lombar após injeção do meio de contraste para mielografia. Existem um grande defeito de enchimento intradural arredondado (*seta*), assim como um aumento nodular mais sutil das raízes nervosas na cauda eqüina causado pela semeadura subaracnóide de um processo maligno craniano.

A TC é diagnóstica e característica, mostrando massa adiposa de baixa densidade com efeito expansivo sobre a medula espinhal. Não obstante, devido ao crescimento freqüentemente longitudinal dos tumores, a RM é a modalidade de imagem ideal. Os tumores adiposos são brilhantes nas imagens ponderadas em T1 e escuros nas imagens ponderadas em T2. Quando há componentes fibrosos, eles são vistos como faixas lineares com hipossinal tanto nas imagens ponderadas em T1 como nas imagens ponderadas em T2. Quando o diagnóstico diferencial inclui o hematoma epidural, as imagens com supressão de gordura podem ajudar na diferenciação, porque a metemoglobina extracelular em um hematoma continua brilhante em todas as seqüências de pulso, mas a gordura apresenta hipossinal.

Tumores Extradurais

Os tumores extradurais constituem 50% ou mais dos tumores espinhais, sendo a grande maioria composta por metástases vertebrais ósseas, com ou sem extensão para o canal espinhal. Calcula-se que as metástases extradurais são três a quatro vezes mais comuns do que os tumores vertebrais primários.[67]

Não obstante, a causa mais comum de um efeito expansivo epidural não é a doença neoplásica, mas a hérnia de disco ou estenose espinhal degenerativa. Além da discopatia e do tumor, no diagnóstico diferencial de massa espinhal extradural devem entrar o abscesso epidural, o hematoma epidural e a lipomatose.

Metástases

Tipicamente, os pacientes com metástases vertebrais apresentam dorsalgia de aparecimento recente e/ou sinais e sintomas de compressão radicular ou raquimedular, bem como história de processo maligno. Os carcinomas da mama, pulmão e próstata são os processos malignos que mais comumente metastatizam para as vértebras através da semeadura arterial, embora o carcinoma da próstata possa ascender preferencialmente para as vértebras lombares através do pleno venoso de Batson. Uma outra possibilidade é que elas envolvam o canal por extensão direta de massa paravertebral, como ocorre no linfoma e nos tumores das células redondas da infância (por exemplo, neuroblastoma, tumor de Ewing) (Fig. 12.51).

As radiografias das metástases vertebrais podem revelar uma área de destruição lítica, típica no mieloma, ou esclerose blástica, própria do carcinoma da próstata. Todavia, as radiografias tipicamente sub--representam a extensão da doença, sobretudo quando a lesão responsável pela compressão raquimedular desenvolveu-se nos elementos posteriores. O desaparecimento do contorno de um pedículo constitui, às vezes, o único indício da existência de uma lesão. As lesões líticas têm de envolver o córtex ou substituir 50% ou mais do osso esponjoso, antes que sejam visíveis nas radiografias.

A RM é o método preferido para rastrear a coluna vertebral à procura de metástases vertebrais, sobretudo na vigência de uma possível compressão raquimedular. As células tumorais substituem a medula normal, tipicamente gordurosa (brilhante nas imagens ponderadas em T1 e mais escura nas imagens ponderadas em T2). As metástases aparecem como focos de hipossinal nas imagens ponderadas em T1 e de hipersinal nas imagens ponderadas em T2 ou nas imagens com supressão de gordura ou de recuperação com inversão. A STIR, por causa de sua supressão uniforme do sinal de gordura e da extrema sensibilidade pelo aumento da água livre, é a seqüência de RM mais sensível para detectar as metástases ósseas (veja a Fig. 12.21). As seqüências ponderadas em T1 são um pouco menos sensíveis na detecção das metástases ósseas. Combinadas com gadolínio intravenoso, as imagens ponderadas em T1 e com supressão de gordura ajudam a diferenciar o tumor epidural do sangue ou da gordura epidural. As seqüências FSE ponderadas em T2, uma pedra angular de muitos protocolos de imagem da coluna vertebral, devem ser interpretadas com cautela, quando se deseja descartar as metástases vertebrais, porque a gordura permanece brilhante em tais seqüências, o que pode atenuar as metástases com hipersinal. Quando se torna necessário o rastreamento do corpo, a cintilografia é o método preferido. O rastreamento do corpo com RM à procura de metástases é exeqüível, mas ainda se encontra em fase de investigação.

Mieloma Múltiplo

O mieloma múltiplo é um processo maligno plasmocitário, caracterizado pelo envolvimento multifocal difuso da medula óssea hematopoiética. As lesões dos corpos vertebrais são muito comuns. Em comparação com as metástases, o mieloma envolve os pedículos vertebrais e os elementos posteriores menos freqüentemente. Como as metástases, as radiografias são muito menos sensíveis do que a RM no diagnóstico do mieloma múltiplo. Todavia, por causa da despesa adicional e das dificuldades de ordem prática associadas à imagem do corpo pela RM, as radiografias são tipicamente solicitadas para a avaliação do esqueleto axial e apendicular, de modo a definir o número e o tamanho das lesões líticas focais existentes. Quando há fraturas patológicas ou um possível comprometimento neurológico, a RM ou a TC permitem melhor caracterização das lesões. As cintilografias ósseas têm valor limitado na avaliação do mieloma, porque um terço das lesões do mieloma encontradas nas radiografias não é detectado pelas cintilografias ósseas.[14]

TRAUMATISMO

As fraturas da coluna vertebral são comentadas em outros locais deste livro. Essa seção trata das injúrias à medula espinhal e aos tecidos moles adjacentes.

Uma lesão raquimedular acompanha 15% das fraturas vertebrais e cerca de 40% das fraturas que envolvem a coluna cervical. As lesões ósseas da coluna vertebral devem ser primeiro avaliadas por radiografias e TC. A seguir, a RM deve ser realizada em pacientes com lesão neurológica. O valor primordial da RM na fase aguda é a avaliação da medula espinhal à procura de lesões, embora hérnias de disco, lacerações ligamentares agudas, hematomas epidurais e muitas fraturas também sejam detectados com precisão.[13] Já foi constatado que a RM da medula espinhal lesionada também tem valor preditivo da recuperação parcial da função neurológica em pacientes com lesões raquimedulares.[21]

Lesão Raquimedular

A lesão raquimedular em adultos ocorre tipicamente no nível de uma fratura vertebral, geralmente pela compressão da medula espinhal por fragmentos ósseos deslocados. Todavia, mesmo quando não há fraturas, o deslocamento vertebral causado por injúrias ligamentares pode resultar em lesão compressiva por tração ou por cisalhamento da medula espinhal. A lesão raquimedular sem anormalidades radiológicas

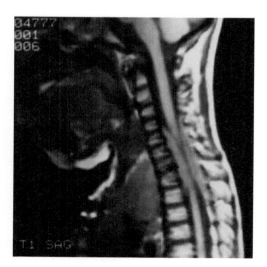

FIG. 12.51 Neuroblastoma, metastático por expansão direta. A RM da coluna cervical de uma criança revela um grande tumor mediastinal superior e envolvimento secundário do espaço epidural (*seta*), com conseqüente compressão raquimedular cervical.

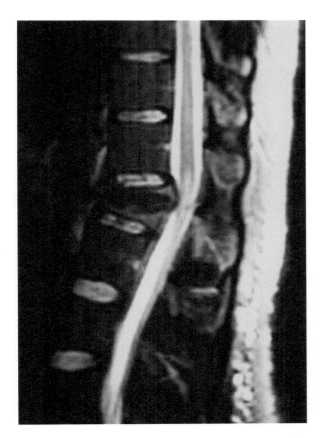

FIG. 12.52 Fratura de L1 por explosão e contusão do cone medular. A imagem ponderada em T2, gordura-suprimida, corte sagital, mostra retropulsão de fratura cuneiforme do corpo vertebral de L1. O cone medular encontra-se deslocado e contém um foco de sinal uniformemente aumentado que tem alguns centímetros de comprimento (ou seja, contusão raquimedular tipo II).

é mais comum em crianças, o que provavelmente se relaciona à sua maior frouxidão ligamentar.

As transecções completas da medula espinhal são raras. Quando realmente ocorre uma transecção raquimedular, espera-se a ocorrência de um déficit sensorial e motor completo e irreversível na altura da lesão raquimedular ou acima desse nível. As contusões da medula espinhal são mais comuns e, em geral, estão associadas a edema raquimedular focal. As contusões podem ser classificadas, segundo as características de sinal da RM, em três tipos, que comprovadamente refletem o prognóstico.[35] O tipo 1 constitui a hemorragia raquimedular aguda e tem o pior prognóstico. A RM revela um hipossinal heterogêneo no interior da medula espinhal, nas seqüências ponderadas em T1 e um sinal escuro e central com um delicado halo de hipersinal nas seqüências ponderadas em T2. A imagem com gradiente eco é mais sensível do que as seqüências *spin-echo* na detecção de hemorragia raquimedular mínima devido ao artefato de suscetibilidade magnética local (causado pela desoxiemoglobina e pela hemossiderina), o qual resulta em um aparente aumento das dimensões ("desabrochar") das regiões de sinal escuro no interior da medula espinhal em comparação com as imagens ponderadas em T2.

A contusão raquimedular do tipo 2 constitui um edema sem hemorragia e implica uma chance favorável de recuperação parcial da função neurológica. A RM revela tumefação raquimedular isointensa nas imagens ponderadas em T1 e hipersinal uniforme nas seqüências ponderadas em T2 (Fig. 12.52). A extensão craniocaudal do edema na medula espinhal também tem sido correlacionada com o prognóstico: o edema que se estende por mais de um segmento espinhal implica um prognóstico ruim.[21] As seqüências STIR constituem a técnica mais sensível para a detecção de edema no interior da medula espinhal.

O tipo 3 consiste em um padrão intermediário, com focos puntiformes de hipossinal circundados por uma faixa espessa de hipersinal nas imagens ponderadas em T2. O prognóstico associado com tal padrão também é intermediário.

Hematoma Epidural

Na coluna vertebral, os hematomas epidurais são muito mais comuns do que os hematomas subdurais, o contrário do que ocorre com o traumatismo craniano. No crânio, a dura-máter externa encontra-se bem fixada à tábua interna da calvária, enquanto na coluna vertebral apresenta-se separada do canal ósseo por um verdadeiro espaço epidural. A dilaceração das veias que atravessam o espaço epidural espinhal é a causa da maioria dos hematomas epidurais. Hematomas epidurais grandes podem comprimir a medula espinhal e provocar déficit neurológico, exigindo, algumas vezes, cirurgia descompressiva de emergência.

A RM é o método de imagem preferido para o hematoma epidural, que tipicamente exibe hipersinal tanto nas imagens ponderadas em T1 como nas imagens ponderadas em T2 devido à presença de metemoglobina extracelular. Dependendo da idade do hematoma, essas características de sinal podem variar, como é descrito na seção sobre traumatismo cranioencefálico (TCE). A TC é razoavelmente sensível na detecção dos hematomas epidurais na coluna lombar, onde há gordura epidural suficiente para fornecer contraste, mas os hematomas podem não ser detectados, quando se encontram em locais mais confinados na coluna cervical ou torácica. As radiografias podem ser totalmente normais ou revelar fraturas associadas.

Outras causas de hematoma epidural são a coagulopatia, terapia anticoagulante, intervenção cirúrgica recente, má-formação arteriovenosa e sangramento espontâneo idiopático.

Lesão Ligamentar

A dilaceração parcial ou completa dos ligamentos fortes que mantêm a estabilidade da coluna vertebral é uma ocorrência associada freqüente da lesão espinhal, sendo, algumas vezes, a principal injúria. As radiografias revelam apenas o mau alinhamento ósseo que algumas vezes acompanha esse tipo de injúria. A RM consegue detectar diretamente essas estruturas e torna possível diagnósticos específicos de lesão ligamentar. Os ligamentos normais são estruturas lineares pretas tanto nas imagens ponderadas em T1 como nas imagens ponderadas em T2. Quando essas estruturas sofrem uma injúria aguda, freqüentemente são delimitadas por edema ou sangue brilhante nas seqüências sensíveis a líquido, tornando as extremidades rotas bastante evidentes (Fig. 12.53).

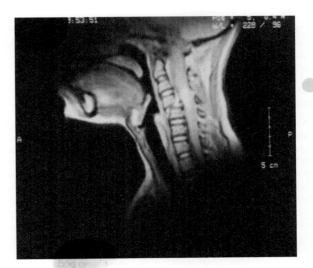

FIG. 12.53 Subluxação-fratura de C4-C5 (traumática). Existe uma anterolistese de C4 sobre C5 de quase 50%, a qual associa-se a uma fratura do corpo vertebral posterior de C4 e interrupção do ligamento longitudinal anterior normalmente preto e do espaço discal C4-C5. O sinal brilhante na medula espinhal é uma combinação de edema e hemorragia. O paciente ficou tetraplégico após um acidente automobilístico.

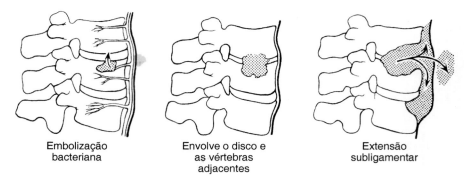

FIG. 12.54 Espondilite infecciosa, mecanismo de propagação, que se inicia com embolização, seguida por extensão para o disco e as vértebras adjacentes, bem como subseqüente extensão subligamentar.

Avulsão de Raiz Nervosa

Quando a tração exercida por um traumatismo é forte o suficiente, pode ocorrer a avulsão das raízes nervosas, geralmente associada à rotura da dura-máter e/ou das meninges, o que é mais comum no plexo braquial e nas raízes nervosas da porção inferior da medula cervical e da porção superior da medula torácica, sendo, em geral, unilateral. Essas lesões costumam ser raras. Os mecanismos de injúria descritos incluem os acidentes de motocicleta, os ferimentos durante a prática de futebol americano e o tocotraumatismo. A avulsão radicular é muito rara na coluna lombar, provavelmente por causa da proteção conferida pela pelve óssea. O diagnóstico pode ser confirmado por mielografia associada a Tc ou por RM. Os achados habituais são uma bainha radicular vazia e aumentada de tamanho, muitas vezes com extravasamento de contraste através de uma solução de continuidade na dura-máter, associada a uma avulsão evidente da raiz nervosa. Divertículos ou cistos aracnóides traumáticos podem ocorrer. Quando esses cistos ou divertículos são subdurais, pode-se verificar compressão raquimedular ou radicular adicional. O diagnóstico diferencial inclui meningoceles, pseudomeningoceles e cistos perineurais (veja a discussão adiante).

INFECÇÃO

Os processos infecciosos da coluna vertebral incluem osteomielite vertebral/discite, abscesso epidural e meningite. Os abscessos subdurais e da medula espinhal também ocorrem, embora sejam extremamente raros. As infecções da coluna vertebral são iniciadas mais comumente pela disseminação hematogênica de microrganismos, embora também ocorra mediante contaminação direta em decorrência de cirurgia recente da coluna vertebral. Os microrganismos são semeados mais freqüentemente através da circulação arterial do que da venosa. As fontes habituais são a pele, o trato gastrintestinal e os pulmões.

Espondilite Piogênica Infecciosa

A coluna vertebral é envolvida em aproximadamente 5% dos casos de osteomielite piogênica.[7] De modo geral, os processos infecciosos do disco (discite) e do osso vertebral adjacente (osteomielite) são concomitantes, de modo que a entidade é denominada, mais genericamente, espondilite infecciosa. As infecções tendem a ser subagudas, e os pacientes não se apresentam necessariamente com febre, leucocitose ou aumento da velocidade de hemossedimentação (VHS). A maioria dos pacientes queixa-se de dorsalgia com várias semanas de duração. Os sinais e sintomas de comprometimento neurológico são tardios e inconstantes. O microrganismo mais comumente cultivado é *Staphylococcus aureus*, mas quase todos os microrganismos podem provocar espondilite. Em até um terço dos casos, nenhum microrganismo pode ser isolado.

Disseminadas através de pequenas artérias nutrientes, as bactérias alojam-se sob o platô de uma vértebra, em geral anteriormente, depois se estendem para o disco intervertebral adjacente e o platô do corpo vertebral oposto. A partir desse ponto, a infecção pode-se estender para fora da vértebra, ao longo da coluna vertebral ou sob os ligamentos paravertebrais, formando um fleimão inflamatório e/ou abscesso (Fig. 12.54). Os pacientes com espondilite infecciosa causada por bactérias piogênicas geralmente procuram assistência médica, enquanto o processo ainda está confinado a um espaço discal. As massas paravertebrais não são tão grandes como aquelas vistas em formas mais indolentes de infecção, como a espondilite tuberculosa (Fig. 12.55).

Os achados de espondilite infecciosa nas radiografias incluem o estreitamento do espaço discal, a erosão dos platôs das vértebras adjacentes e as massas paravertebrais dos tecidos moles (Fig. 12.56). Na coluna cervical, as massas de tecidos moles podem ser identificadas, na incidência lateral, como tumefações focais da faixa retrofaríngea de tecidos moles. Na coluna torácica, as massas paravertebrais de tecidos moles são mais bem visibilizadas, na incidência AP, como deslocamento das linhas paravertebrais (Fig. 12.57). Na região lombar, é mais difícil detectar os componentes de tecidos devido à densidade semelhante dos tecidos normais adjacentes. Quando o componente paravertebral da infecção é grande, a sombra do músculo psoas não é vista.

As alterações ósseas da espondilite infecciosa são facilmente identificadas com a TC, mas a RM é o método diagnóstico preferido por causa de sua maior capacidade de avaliar os tecidos moles e determinar a extensão do envolvimento. Nas seqüências ponderadas em T2, os discos infectados apresentam-se tipicamente muito brilhantes por causa do pus existente no espaço discal. Os platôs adjacentes também apresentam um sinal mais intenso e são realçados com gadolínio (Fig. 12.58). As alterações dos platôs do tipo I da doença discal degenerativa são semelhantes a essas imagens, mas o disco se mostra dessecado (hipossinal em todas as seqüências) nas doenças degenerativas e não-brilhante, não devendo existir massa paravertebral de tecidos moles. O fleimão inflamatório é realçado pelo gadolínio, e os abscessos aparecem como massas com hipossinal com bordas realçadas nas imagens ponderadas em T1. Como ocorre nos tumores, a supressão da gordura, após realce com gadolínio, aumenta a sensibilidade para a detecção da extensão dos espaços epidural e paravertebrais preenchidos por gordura.

Espondilite Tuberculosa

A tuberculose é a forma mais comum de espondilite infecciosa não--piogênica na América do Norte, sendo também conhecida como mal de Pott. Oitenta por cento dos pacientes com espondilite tuberculosa não apresentam evidências de envolvimento pulmonar.[60]

A espondilite tuberculosa apresenta maior tendência a envolver múltiplos segmentos da coluna vertebral do que a espondilite piogênica, o que se dá por meio de disseminação subligamentar, e os discos intervertebrais freqüentemente são poupados até uma fase avançada da doença (Fig. 12.59). Muitas vezes, forma-se um alongado abscesso paravertebral, que pode calcificar parcialmente com o passar do tempo ou após a terapia. Anquilose óssea pode ocorrer ao longo dos espaços discais envolvidos nos casos não-tratados. Vértebras contíguas podem ser tão destruídas que não se consegue mais discernir seus contornos individuais nem os espaços discais intervenientes. A conseqüente cifose da coluna vertebral é denominada *giba* (do latim *gibbus*, que significa corcunda).

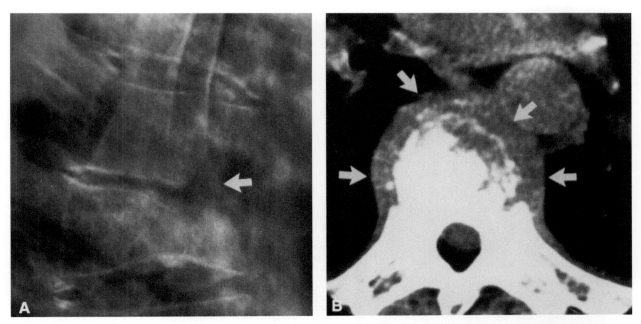

FIG. 12.55 Espondilite infecciosa em T6-T7. **(A)** Radiografia (incidência lateral) que mostra o estreitamento do espaço discal, erosão dos platôs das vértebras adjacentes (*seta*) e esclerose reativa na vértebra inferior. **(B)** TC que revela não apenas a destruição óssea mas também a extensão da massa paravertebral adjacente de tecidos moles (*setas*). Nenhum envolvimento do canal espinhal é confirmado nesse nível.

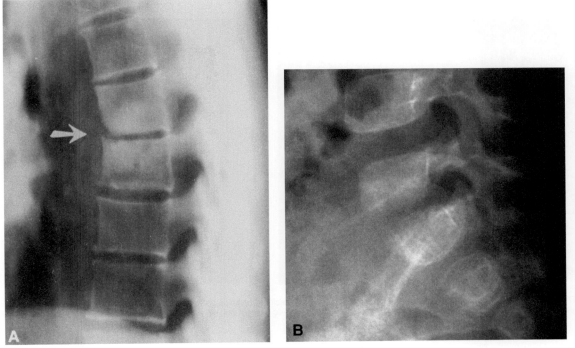

FIG. 12.56 Continua.

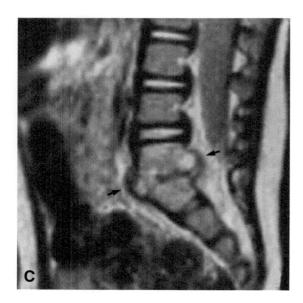

FIG. 12.56 Espondilite infecciosa, dois exemplos. (**A**) Tomografia (visão sagital) que confirma a sutil destruição erosiva dos platôs anteriores de um espaço estreitado na porção média da coluna torácica, com alguma esclerose dos platôs adjacentes. Este último achado provavelmente reflete um quadro subagudo (ou fase inicial de consolidação). **B** e **C**: Espondilite infecciosa de L5-S1 em uma menina com 10 meses de vida. Na radiografia (incidência lateral), vêem-se a destruição óssea mais avançada dos platôs das vértebras e o estreitamento do espaço discal. Na RM, imagem sagital ponderada em T2, (**C**) vêem-se a destruição do disco interveniente, a erosão das margens vertebrais adjacentes e massa de tecidos moles adjacente com intensidade de sinal aumentada (*setas*). (Cortesia de Andrew Poznanski, M.D., Chicago, IL, EUA.)

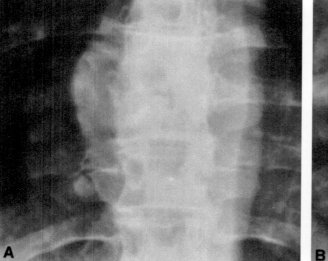
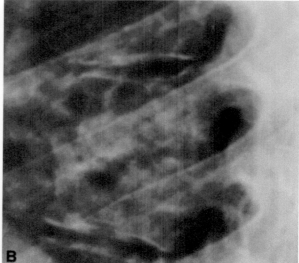

FIG. 12.57 Discite/osteomielite torácica causadas por tuberculose. (**A**) Massa de tecidos moles paravertebral (maior à direita do que à esquerda) é visível na incidência ântero-posterior. O espaço discal envolvido é difícil de localizar. (**B**) A obliteração do espaço discal e a destruição das placas terminais adjacentes são evidentes.

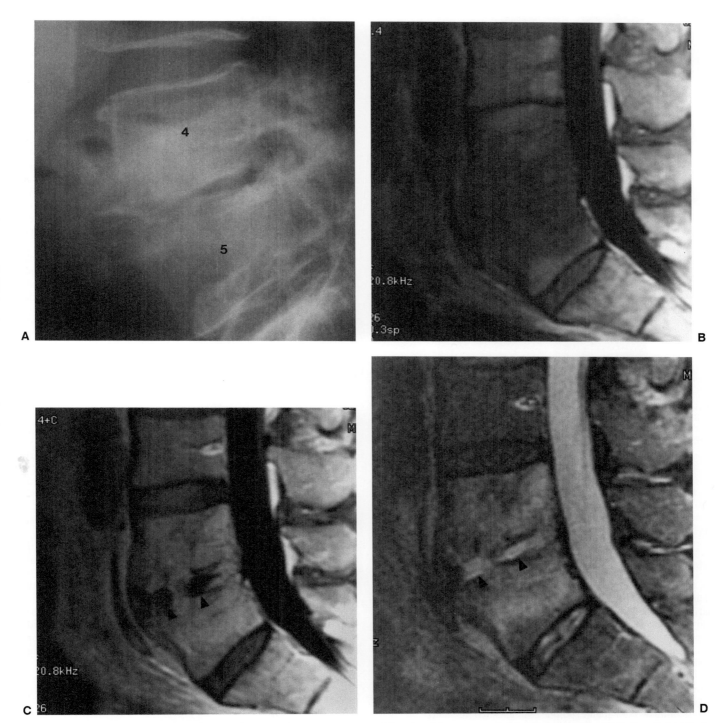

FIG. 12.58 Espondilite piogênica em um paciente alcoólatra com cirrose que apresentava febre, dorsalgia e comprovada infecção de derivação. (**A**) Radiografia (incidência lateral) na altura de L4-L5 que mostra o acentuado estreitamento do espaço discal, desaparecimento das bordas bem-definidas dos platôs das vértebras e discreta esclerose reativa no corpo vertebral de L4. (**B**) RM: imagem ponderada em T1 que mostra hipossinal anormal significativo nos corpos vertebrais adjacentes e no disco interveniente, com o desaparecimento da borda hipointensa nas margens vertebrais. (**C**) Na imagem ponderada em T1 pós-contraste, vê-se o realce acentuado da vértebra envolvida e de porções do disco infectado. Não há envolvimento epidural evidente. (**D**) Na imagem ponderada em T2, com supressão de gordura, observam-se edema nos corpos vertebrais e sinal anormalmente brilhante no disco infectado, correspondendo a áreas de hipossinal na imagem pós-gadolínio (*cabeças de seta*).

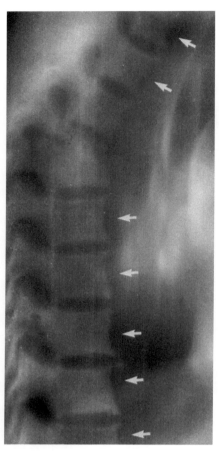

FIG. 12.59 Espondilite tuberculosa com extensão subligamentar. A planigrafia torácica (visão sagital) mostra a obliteração do espaço discal e destruição dos platôs das vértebras adjacentes na porção média da coluna torácica. A extensão subligamentar superior e inferior é evidenciada como erosões das bordas anteriores dos corpos vertebrais em vários níveis (*setas*).

Outras causas incomuns de espondilite infecciosa não-piogênica são actinomicose, blastomicose e coccidioidomicose. Na maioria dos casos, os achados nas radiografias, na TC e na RM assemelham-se aos da tuberculose.

Abscesso Epidural

O termo abscesso epidural é aplicado freqüentemente a qualquer fleimão infeccioso que envolva o espaço epidural, mesmo que não haja pus evidente (abscesso verdadeiro). O abscesso epidural pode ocorrer em qualquer caso de espondilite infecciosa aguda ou crônica, mas é especialmente comum na espondilite tuberculosa. A injúria neurológica é mais provável, quando o espaço epidural é violado. A injúria neurológica relaciona-se geralmente a compressão neural direta pelo material infectado, mas, algumas vezes, é provocada por isquemia vasoconstritiva na ausência de efeito expansivo. Cirurgia descompressiva ou drenagem percutânea são, com freqüência, necessárias para limitar a possibilidade permanente, porque o diagnóstico imediato e preciso é especialmente importante. Como já foi discutido, a RM com gadolínio permite a melhor estimativa global sobre a magnitude do envolvimento epidural (Fig. 12.60).

Meningite

A maioria dos casos de meningite não é submetida aos métodos por imagem, porque o diagnóstico pode, em geral, ser feito por anamnese, exame físico e punção lombar. De modo geral, o processo infeccioso começa como uma meningite intracraniana, de modo que predominam os sintomas cranianos. Todavia, os pacientes que têm déficits neurológicos sugestivos de compressão raquimedular ou radicular, os que não respondem a antibióticos apropriados e os indivíduos imunocomprometidos devem submeter-se à RM com gadolínio intravenoso, para descartar certas complicações, como o abscesso epidural, que podem exigir evacuação cirúrgica. Padrões variáveis de realce superficial das raízes nervosas e meninges têm sido descritos na meningite, inclusive formas lineares, nodulares e laminares, embora não exista uma correlação entre o padrão de realce e a gravidade das manifestações iniciais. Além disso, o realce leptomeníngeo e radicular não é específico. É preciso pensar em tumor, cirurgia prévia e variação normal no diagnóstico diferencial.

OUTRAS CONDIÇÕES

Esclerose múltipla

A esclerose múltipla (EM) é o distúrbio inflamatório não-infeccioso mais comum da medula espinhal. Placas desmielinizantes progressivas envolvem tanto o encéfalo como a medula espinhal na maioria dos pacientes. Tipicamente, as lesões são dispersas tanto em termos anatômicos como temporais. Os achados na RM podem apoiar o diagnóstico e documentar a evolução, mas o diagnóstico se baseia em critérios clínicos.

A RM revela tipicamente um a muitos focos de sinal aumentado nas imagens ponderadas em T2, geralmente sem efeito expansivo. Quando não há tumefação raquimedular, a mielografia não é muito útil no diagnóstico de esclerose múltipla. Algumas lesões especialmente edemaciadas podem provocar uma protrusão focal no contorno raquimedular ou revelar realce por gadolínio (Fig. 12.61). Nesses casos, o radiologista não pode descartar uma neoplasia da medula espinhal, porque as alterações podem ser idênticas. A identificação de outras lesões características no encéfalo pode ajudar a corroborar o diagnóstico. Com o passar do tempo, pode ocorrer a atrofia focal da medula espinhal (mielomalacia), quando as placas de esclerose múltipla "se queimam".

Mielite por Radiação (Actínica)

A terapia com doses elevadas de radiação aplicadas na região do pescoço ou do tórax pode ser complicada por uma síndrome de disfunção neurológica temporária ou progressiva, e, até mesmo, por paralisia. A possibilidade de que tais sintomas sejam provocados por compressão raquimedular resultante de doença metastática progressiva tem de ser aventada, podendo ser descartada por meio de RM.

A mielite actínica crônica progressiva é a forma mais comum, ocorrendo seis a 12 meses após o início da terapia. Como no encéfalo, o mecanismo de injúria parece ser uma isquemia decorrente da esclerose dos capilares e pequenas artérias. A RM revela regiões de aumento do sinal nas imagens ponderadas em T2. A medula espinhal pode-se apresentar discretamente tumefeita, e o realce é variável. Mais tarde, pode-se detectar mielomalacia.

A radioterapia também provoca alterações típicas na medula óssea dos corpos vertebrais. A medula hematopoiética é substituída por tecido adiposo, resultando em vértebras com brilho homogêneo nas imagens ponderadas em T1. Com freqüência, as margens bem-definidas do campo de irradiação são bem-delineadas.

Mielite Transversa

O termo *mielite transversa* descreve várias condições que compartilham um quadro clínico comum, ou seja, paraplegia aguda sem compressão raquimedular. Algumas vezes, a causa não é evidente, mas existem associações comprovadas com algumas enfermidades virais (sarampo, varicela, poliomielite). A melhor conduta é considerar essa entidade um diagnóstico de exclusão. A RM pode revelar um segmento de medula espinhal edemaciado de comprimento variável, mas as imagens são, algumas vezes, normais, sobretudo nas fases iniciais da síndrome. Com freqüência, o método por imagem é realizado para descartar outras condições mais acessíveis ao tratamento, e não para diagnosticar especificamente a mielite transversa.

A MEDULA ESPINHAL E A COLUNA VERTEBRAL   407

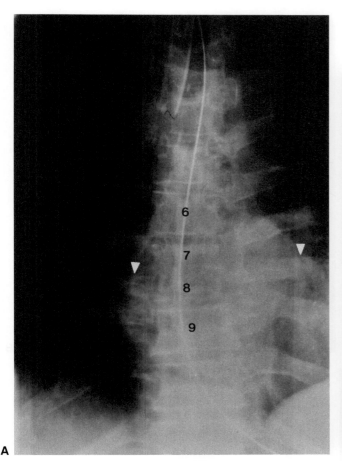

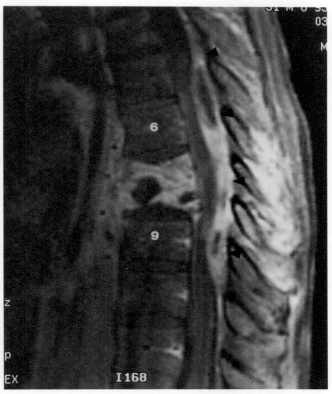

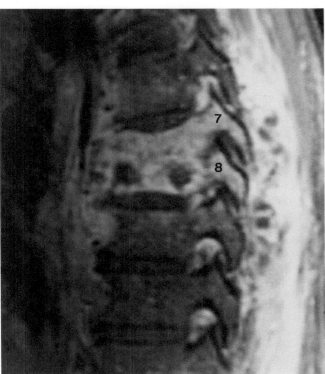

FIG. 12.60 Espondilite piogênica com abscesso epidural em um dependente químico (uso intravenoso) com paraparesia rapidamente progressiva e hemoculturas positivas para *Staphylococcus aureus*. **A**: A incidência AP é enganadora, contudo revela uma grande massa paravertebral de tecidos moles e um par extra de costelas *(cabeças de seta)* resultante de discite e destruição óssea substancial das vértebras T7 e T8 adjacentes. A imagem lembra a de uma vértebra única normal. **B**: Imagem ponderada em T1, mesossagital, pós-gadolínio e com supressão de gordura, que mostra difuso realce vertebral e obliteração do espaço discal interveniente, exceto por duas coleções residuais de líquido intervertebral, simulando, mais uma vez, um único corpo vertebral difusamente acometido. Observe o grande fleimão epidural posterior e o abscesso *(cabeças de seta)*, assim como a grande massa vertebral anterior de tecidos moles. **C**: RM parassagital que revela o envolvimento de dois elementos posteriores adjacentes, confirmando que o processo constitui discite/osteomielite significativa de dois níveis.

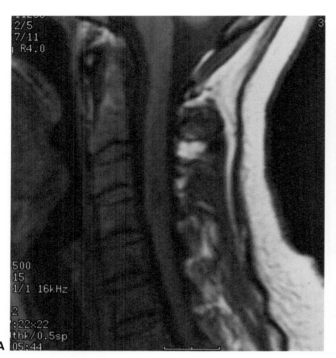
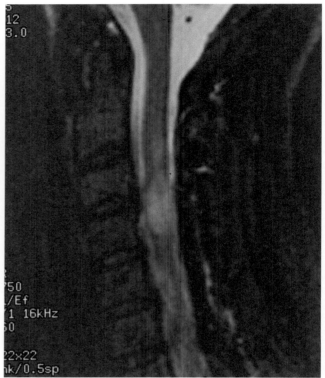
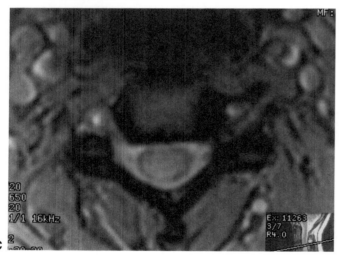

FIG. 12.61 Esclerose múltipla da medula espinhal. **A**: Imagem ponderada em T1 (sagital) que mostra a tumefação focal da medula espinhal no nível de C3-C4 associada a sinal intramedular sutilmente diminuído. **B**: Imagem FSE-STIR correspondente que confirma tanto a tumefação como o aumento (anormal) da intensidade do sinal da medula espinhal. **C**: A imagem ponderada em T2 corrobora o aumento do sinal intramedular.

Mielite da AIDS/SIDA

Os distúrbios da medula espinhal relacionados com a síndrome de imunodeficiência adquirida (AIDS/SIDA) podem ser agudos ou crônicos, tais como um espectro de achados desde a normalidade ou atrofia até a tumefação e o edema, com realce variável. Do ponto de vista histopatológico, existe, com freqüência, mielopatia vacuolar microscópica das colunas posterior e lateral. A lesão pode resultar de efeitos diretos do vírus da imunodeficiência humana (HIV) e de infecções oportunistas secundárias, ou de efeitos indiretos, como desmielinização imunomediada ou isquemia por vasculite.[2]

Cistos Meníngeos Espinhais

Às vezes, lesões císticas extramedulares não-neoplásicas da coluna vertebral são encontradas, a maioria das quais consiste em divertículos congênitos da dura-máter, da aracnóide ou das bainhas das raízes nervosas. Podem ser divididas em três categorias: cistos meníngeos extradurais que não contêm raízes nervosas (tipo I), cistos meníngeos extradurais que possuem raízes nervosas (tipo II) e cistos meníngeos intradurais (tipo III).[46]

Os cistos meníngeos do tipo I são divertículos da dura-máter, algumas vezes ligados ao saco tecal apenas por um delicado pedículo. Com o passar do tempo, seu tamanho aumenta devido a um efeito de válvula esférica e pulsação liquórica, até o ponto em que ocorre a compressão de estruturas neurais. Na coluna torácica, essas lesões provêm, com freqüência, de uma raiz nervosa dorsal, surgindo o quadro clínico tipicamente na adolescência. Os cistos sacrais do tipo I são reconhecidos na vida adulta, sendo, algumas vezes, denominados meningoceles intra-espinhais. Seja como for, resultam na erosão ou remodelagem do osso adjacente.

Os cistos meníngeos do tipo II também são conhecidos como cistos perineurais ou de Tarlov.[63] Esses cistos são comuns e, em geral, aparecem como múltiplas bainhas dilatadas de raízes nervosas lombossacras,

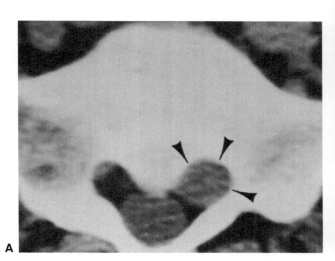
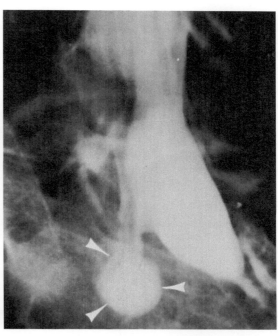

FIG. 12.62 Cisto perineural sacral (de Tarlov) (ou seja, cisto meníngeo do tipo II). **A**: TC axial através do sacro que mostra um forame sacral esquerdo dilatado (*cabeças de seta*), preenchido por tecidos moles de densidade igual ou discretamente maior que o saco tecal adjacente. A imagem na TC de um tumor de bainha nervosa, nesse local, pode ser idêntica. **B**: Incidência oblíqua de uma mielografia do mesmo paciente que confirma preencher o contraste da bainha dilatada (cistiforme) da raiz nervosa sacral.

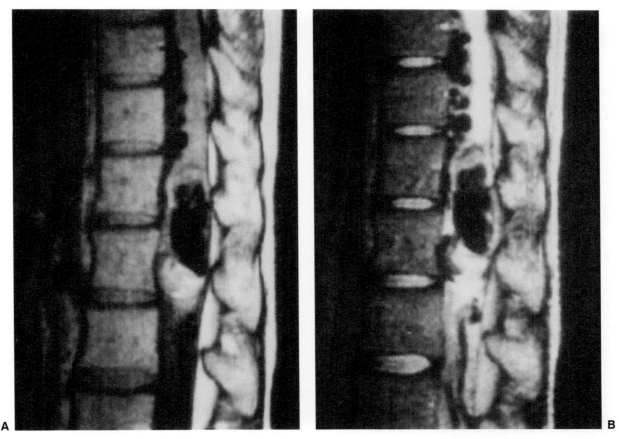

FIG. 12.63 Má-formação arteriovenosa (MAV) espinhal. RM: as imagens sagitais ponderadas em T1 (**A**) e T2 (**B**) mostram numerosas estruturas tubulares e saculares de hipossinal no interior do canal espinhal, que evidenciam a imagem de *flow void* de vasos dilatados nos espaços subaracnóide e epidural. Estas são tipicamente as veias de drenagem do nicho da MAV. (Cortesia de Donald Willig, M.D., Fairfield, CA, EUA.)

observadas na TC ou RM tiradas por outros motivos, em adultos. Na mielografia, tais lesões podem ou não ser preenchidas com contraste (Fig. 12.62). Na TC sem contraste, podem ser confundidas com tumores das bainhas nervosas ou com fragmentos de disco seqüestrados. Quase sempre, não provocam sintomas; contudo, quando são grandes ou se desenvolvem rapidamente, podem causar compressão radicular.

Os cistos meníngeos do tipo III são, com freqüência, denominados *cistos aracnóides*. Nada mais são que divertículos aracnóides intradurais, que podem ou não apresentar comunicação persistente com o espaço subaracnóide. De modo geral, são assintomáticos e dorsais à medula espinhal na coluna torácica, ainda que possa ocorrer compressão raquimedular ou radicular. Embora habitualmente sejam congênitos, os cistos aracnóides podem-se formar como resultado de fibrose induzida por cirurgia, traumatismo ou processo infeccioso.

Más-formações Vasculares

As lesões vasculares da coluna vertebral são raras. Os pacientes podem-se apresentar com hemorragia intradural ou extradural, ou com infarto raquimedular. Uma discussão completa de tal assunto encontra-se além dos propósitos deste livro, mas faremos alguns comentários a respeito. Ao contrário da circulação craniana, os aneurismas das artérias espinhais são extremamente raros. As anormalidades vasculares congênitas mais comuns da coluna vertebral incluem as más-formações arteriovenosas (MAV), fístulas arteriovenosas, hemangiomas cavernosos e telangiectasias capilares. Em termos de quadro clínico, os pacientes com más-formações vasculares espinhais (sobretudo MAV e fístulas) podem apresentar radiculomielopatia espástica progressiva ou recorrente, ou, em raras ocasiões, paraplegia catastrófica. A paraplegia costuma ocorrer após hemorragia subaracnóide aguda.

Quando existe a suspeita clínica de má-formação vascular, o método de imagem não-invasivo é solicitado primeiro. Algumas vezes, esses exames não-invasivos detectam vasos anormalmente dilatados, assim como a existência e a localização da hemorragia, o efeito expansivo ou mielomalacia. Muitas más-formações resultam no desenvolvimento de vasos dilatados (geralmente veias) no espaço subaracnóide devido a fluxo anormalmente elevado em vasos de baixa resistência, os quais aparecem como defeitos de enchimento tubulares na mielografia e como lacunas de fluxo tubulares na RM (Fig. 12.63). O artefato de pulsação liquórica pode simular ou mascarar essa imagem nos estudos com RM, sobretudo se não forem utilizadas as técnicas de compartimentalização (*gating*) cardíaca e respiratória. Por conseguinte, é preciso ter cuidado e suprimir tais artefatos, bem como empregar técnicas de gradiente eco ou gadolínio, sempre que houver a suspeita de má-formação vascular.

De modo geral, a arteriografia espinhal é necessária para fazer um diagnóstico mais específico, sobretudo para diferenciar MAVs intradurais e extradurais, bem como fístulas.[15,16] A cateterização seletiva dos vasos nutrientes pode permitir a embolização para uma terapia definitiva ou antes de ressecção cirúrgica da massa anormal de vasos.

REFERÊNCIAS

1. April C, Bogduk N: High-intensity zone: A diagnostic sign of painful lumbar disc on magnetic resonance imaging. Br J Radiol 65:361, 1992
2. Barakos JA, Mark AS, Dillon WP, Norman D: MR imaging of acute transverse myelitis and AIDS myelopathy. J Comput Assist Tomogr 14:45, 1990
3. Benzian SR, Mainzer F, Gooding CA: Pediculate thinning: A normal variant at the thoracolumbar junction. Br J Radiol 44:936, 1971
4. Boden SD, McCowin PR, Davis DO, et al: Abnormal magnetic resonance scans of the lumbar spine in asymptomatic subjects: A prospective investigation. J Bone J Surg Am 72:403, 1990
5. Brown BM, Schwartz RH, Frank E, Blank NK: Preoperative evaluation of cervical radiculopathy and myelopathy by surface-coil MR imaging. AJR Am J Roentgenol 151:1205, 1988
6. Bundschuh CV, Modic MT, Ross JS, et al: Epidural fibrosis and recurrent disk herniation in the lumbar spine: MR imaging assessment. AJR Am J Roentgenol 150:923, 1988
7. Burke DR, Brant-Zawadski M: CT of pyogenic spine infection. Neuroradiology 27:131, 1985
8. Burton CV, Kirkaldy-Willis WH, Yong-Hing K, et al: Causes of failure of surgery on the lumbar spine. Clin Orthop 157:191, 1981
9. Byrd SE, Darling CF, McLone DG, Tomita T: MR imaging of the pediatric spine. Magn Reson Imaging Clin North Am 4:797, 1996
10. Carette S, Leclaire R, Marcoux S, et al: Epidural cortiosteroid injections for sciatica due to herniated nucleus pulposus. N Engl J Med 336:1634, 1997
11. Carrera GR, Haughton VM, Syvertsen A, et al: Computed tomography of the lumbar facet joints. Radiology 134:145, 1980
12. Cascade PN (ed): American College of Radiology Appropriateness Criteria, 1996
13. Chakeres DW, Flickinger F, Bresnahan JC, et al: MR imaging of acute spina cord trauma. AJNR Am J Neuroradiol 8:5, 1987
14. Daffner RH, Lupetin AR, Dash N, et al: MRI in the detection of malignant infiltration of bone marrow. AJR Am J Roentgenol 146:353, 1986
15. DiChiro G, Doppman JL, Ommaya AK: Radiology of spinal cord arteriovenous malformations. Prog Neurol Surg 4:329, 1971
16. Doppman JL: Arteriography of the spinal cord. Semin Roentgenol 7:231, 1972
17. El-Khoury GY, Ehara S, Weinstein JN, Montgomery WJ, Kathol MH: Epidural steroid injection: A procedure ideally performed with fluoroscopic control. Radiology 168:554, 1988
18. Epstein BS: Spinal canal mass lesions. Radiol Clin North Am 4:185, 1966
19. Estin D, Cohen AR: Caudal agenesis and associated caudal spinal cord malformations. Neurosurg Clin North Am 6:377, 1995
20. Fardon DF, Herzog RJ, Mink JH, et al: Nomenclature of lumbar disc disorders. NASS Contemp Concept Spine Care 1–25, 1995
21. Flanders AE, Schaefer DM, Doa HT, et al: Acute cervical spine trauma: Correlation of MR imaging findings with degree of neurologic deficit. Radiology 177:25, 1990
22. Fitz CR, Harwood-Nash DC: The tethered conus. AJR Am J Roentgenol 125:515, 1975
23. Fredrickson BE, Baker D, McHolick WJ, et al: The natural history of spondylolisthesis. J Bone Joint Surg Am 66:699, 1984
24. Ganguli SN, White LM, Kassel EE, Wortzman G: CT evaluation of lumbar spondylolysis: Pitfall of angled versus axial imaging in the diagnosis of spondylolysis [abstract]. American Roentgen Ray Society Annual Meeting, Boston, MA, 1997
25. Gellis SS, Feingold M, Tunnessen WW Jr, et al: Caudal dysplasia syndrome [picture of the month]. Am J Dis Child 116:407, 1968
26. Glenn WV Jr, Rhodes ML, Altschuler EM, et al: Multiple display computerized body tomography applications in the lumbar spine. Spine 4:282, 1979
27. Grenier N, Kressel HY, Schiebler ML, Grossman RI: Isthmic spondylolysis of the lumbar spine: MR imaging at 1.5 T. Radiology 170:489, 1989
28. Haughton VM, Syvertsen A, Williams AL: Soft tissue anatomy within the spinal canal as seen on computed tomography. Radiology 134:649, 1980
29. Haughton VM, Williams AL: Computed tomography of the spine. St. Louis, Mosby, 1982
30. Helms CA, Dorwart RH, Gray MB: CT appearance of conjoined nerve roots and differentiation from a herniated nucleus pulposus. Radiology 144:803, 1982
31. Jensen MC, Brant-Zawadski MN, Obuchowski N, et al: Magnetic resonance imaging of the lumbar spine in people without back pain. N Engl J Med 331:69, 1994
32. Johansen JG, Orrison WW, Amundsen P: Lateral C1–2 puncture for cervical myelography. Radiology 146:391, 1983
33. Koontz WW Jr, Prout GR Jr: Agenesis of the sacrum and neurogenic bladder. JAMA 203:481, 1968
34. Kostelic JK, Haughton VM, Sether LA: Lumbar spinal nerves in the neural foramen: MR appearance. Radiology 178:837, 1991
35. Kulkarni MV, Bondurant FJ, Rose SL, Narayana RP: 1.5 Telsa magnetic resonance imaging of acute spinal trauma. Radiographics 8:1059, 1988
36. Lee BCP, Kazam E, Newman AD: Computed tomography of the spine and spinal cord. Radiology 128:95, 1978
37. Lee BCP, Zimmerman RD, Manning JJ, et al: MR imaging of syringomyelia and hydromyelia. AJR Am J Roentgenol 144:1149, 1985
38. Liu SS, Williams KD, Drayer BP, et al: Synovial cysts of the lumbosacral spine: Diagnosis by MR imaging. Radiology 154:163, 1990
39. Maravilla KR, Lesh P, Weinreb JC, et al: Magnetic resonance imaging of the lumbar spine with CT correlation. AJNR Am J Neuroradiol 6:237, 1985

40. Marchand F, Ahmed AM: Investigation of the laminate structure of the lumbar disc annulus fibrosus. Spine 15:402, 1990
41. Modic MT, Masaryk T, Boumphery F, et al: Lumbar herniated disk disease and canal stenosis: Prospective diagnosis by surface coil MR, CT and myelography. AJNR Am J Neuroradiol 7:709, 1986
42. Modic MT, Steinberg PM, et al: Degenerative disc disease: Assessment of changes in vertebral body marrow with MR imaging. Radiology 166:193, 1986
43. Modic MT, Weinstein MA, Pavlicek W, et al: Magnetic resonance imaging of the cervical spine: Technical and clinical observations. AJNR Am J Neuroradiol 5:15, 1984
44. Modic MT, Weinstein MA, Pavlicek W, et al: Nuclear magnetic resonance imaging of the spine. Radiology 148:757, 1983
45. Morrison SG, Perry LW, Scott LP III: Congenital brevicollis (Klippel-Feil syndrome). Am J Dis Child 115:614, 1968
46. Nabors MW, Pait TG, Byrd EB, et al: Updated assessment and current classification of spinal meningeal cysts. J Neurosurg 68:366, 1988
47. Nittner K: Spinal meningiomas, neurinomas, and neurofibromas and hourglass tumors. In Vinken PJ, Bruyn GW (eds): Handbook of Clinical Neurology, vol 20, pp 177–322. New York, Elsevier North-Holland, 1976
48. Norman D, Mills CM, Brant-Zawadski M, et al: Magnetic resonance imaging of the spinal cord and canal: Potentials and limitations. AJR Am J Roentgenol 141:1147, 1983
49. Peh WCG, Siu TH, Chan JHM: Reliability of using MR images to determine lumbar vertebral segments [abstract]. American Roentgen Ray Society Annual Meeting, Boston, MA, 1997
50. Prenger EC: Magnetic resonance imaging of the pediatric spine. Semin Ultrasound CT MR 12:410, 1991
51. Quencer RM, Sheldon JJ, Post MJD, et al: MRI of the chronically injured cervical spine cord. AJR Am J Roentgenol 147:125, 1986
52. Robertson GH, Llewellyn HJ, Taveras JM: The narrow lumbar spinal canal syndrome. Radiology 107:89, 1973
53. Robertson JT: The rape of the spine. Surg Neurol 39:5, 1993
54. Ross J, Masaryk T, Schrader M, et al: MR imaging of the post-operative spine: Assessment with gadopentetate dimeglumine. AJR Am J Roentgenol 155:867, 1990
55. Russell EJ: Cervical disc disease: State of the art. Radiology 177:313, 1990
56. Sackett JF, Strother CM: New techniques in myelography. In Hagerstown MD (ed): Harper & Row, 1979
57. Schellhas K, Heithoff K, Pollei S: Lumbar disc high intensity zone: Pain management with intradiscal steroids [abstract]. North American Spine Society Annual Meeting, Vancouver, BC, Oct 1996
58. Schellinger D, Manz HJ, Vidic B, et al: Disc fragment migration. Radiology 175:831, 1990
59. Sherman JL, Brakovich AJ, Citrin CM: The MR appearance of syringomyelia: New observations. AJR Am J Roentgenol 148:381, 1987
60. Smith AS, Weinstein MA, Mizushima A, et al: MR imaging characteristics of tuberculous spondylitis vs vertebral osteomyelitis. AJNR Am J Neuroradiol 10:619, 1989
61. Smoker WRK: Congenital anomalies of the cervical spine. Neuroimag Clin North Am 5:427, 1995
62. Suarez-Almazor ME, Belseck EB, Russell MB, Mackel JV: Use of lumbar radiographs for the early diagnosis of low back pain. JAMA 277:1782, 1997
63. Tarlov IM: Cysts (perineurial) of the sacral roots. JAMA 138:740, 1948
64. Thornbury JR, Fryback DG, Turski PA, et al: Comparison of MR versus CT myelography and plain CT in the diagnosis of disk-caused nerve compression in acute low back pain patients. Radiology 186:731, 1993
65. Winter DDB, Munk PL, Helms CA, Holt RG: CT and MR of lateral disc herniation: Typical appearance and pitfalls of interpretation. J Can Assoc Radiol 40:256, 1989
66. Yu WTC, Zachar CK, et al: Vertebral compression fractures: Distinction between benign and malignant causes with MR imaging. Radiology 172:215, 1989
67. Zimmerman RA, Bilaniuk LT: Imaging of tumors of the spinal canal and cord. Radiol Clin North Am 26:965, 1988

LEITURAS SELECIONADAS

Enzmann DR, DeLaPaz RL, Rubin JB: Congenital anomalies of the spine and spinal cord, p 189. In Stamathis G (ed): Magnetic Resonance of the Spine. St. Louis, Mosby, 1990

SEÇÃO III
O Abdome e o Trato Gastrintestinal

CAPÍTULO 13

O Abdome

Michael Davis

O ABDOME

Existem múltiplas opções para o estudo radiológico do abdome. Muitas, como o enema baritado (clister opaco), são voltadas para um único órgão. Todavia, as radiografias simples permitem a visibilização de todo o abdome, antes de iniciar uma investigação diagnóstica mais específica.[4]

Indicações

Distensão abdominal, dor abdominal, vômito, diarréia e traumatismo abdominal são as causas mais comuns de solicitar radiografias simples. A existência de massa abdominal palpável justifica a solicitação de tomografia computadorizada (TC) ou ultra-sonografia (US).[7]

Órgãos Abdominais Normais

O fígado forma uma imagem homogênea no hipocôndrio direito. Sua borda superior é limitada pelo hemidiafragma direito, confluente com a superfície superior do fígado. As superfícies superiores dos hemidiafragmas são delineadas pelo pulmão aerado. A borda lateral direita do fígado é, em geral, separada da densidade da parede abdominal por uma fina camada de gordura. A borda inferior do lobo direito é visibilizada por causa da radiotransparência da gordura pericólica e omental (epiplóica) adjacente. O achado de gás na flexura hepática e no cólon transverso também ajuda a identificar a borda inferior do fígado. A borda inferior do lobo esquerdo do fígado não é visível. A forma complexa do fígado interfere com a determinação de hepatomegalia, até o fígado se tornar muito grande.

O baço ou parte dele podem, comumente, ser visibilizados no hipocôndrio esquerdo. O baço normal, com aproximadamente 10 a 14 cm de comprimento, tem quase o mesmo tamanho do rim. Em raras ocasiões, o baço mostra-se incomumente móvel e pode ser encontrado medialmente à flexura esplênica do cólon.

Os rins localizam-se em cada lado da coluna lombar. A visibilização depende da gordura perirrenal, e seus contornos podem desaparecer em pacientes com uma redução acentuada da gordura corporal. O pâncreas não pode ser visibilizado em radiografias simples do abdome. As bordas externas dos músculos psoas costumam poder ser visibilizadas por causa da gordura que os circunda. A perda da gordura corporal ou uma borda lateral afunilada dos músculos dificulta a sua visibilização. Atualmente, dá-se menos atenção às bordas do músculo psoas na detecção de anormalidades retroperitoneais por causa das variações normais que existem.[8]

As bordas laterais do peritônio freqüentemente são limitadas externamente por finas camadas de gordura suficientes para formar uma faixa radiotransparente. As três camadas de musculatura abdominal podem ser visibilizadas lateralmente a essa faixa. A bexiga geralmente é visível, sendo circundada por gordura. Nas mulheres, a gordura abdominal permite a visibilização do útero.

As radiografias em decúbito dorsal podem revelar massa criada pelo acúmulo de líquido no fundo gástrico. Quando o paciente fica de pé, o líquido gástrico passa para o antro e o gás para o fundo gástrico.

Gás Abdominal Normal

O ar deglutido é a fonte do gás visibilizado normalmente no estômago. Parte do gás passa do intestino delgado para o cólon, sendo comum a visibilização de gás em volumes limitados em alças intestinais não-distendidas (Fig. 13.1). Normalmente, o cólon contém gás e fezes, os quais podem ser facilmente reconhecidos. Constatou-se que a produção de gás pelas bactérias é uma fonte significativa de gás cólico. O padrão de gás intestinal dos lactentes é diferente do padrão dos adultos. Nos lactentes, o gás é encontrado normalmente em todo o intestino delgado, mas, algumas horas após o nascimento, o gás pode ser visibilizado em todo o trato intestinal.

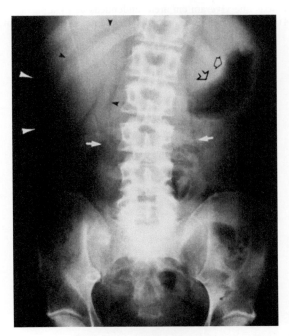

FIG. 13.1 Abdome normal. Podem ser visibilizados algum gás no estômago (*setas abertas*), o músculo psoas delineado por gordura (*setas*), a borda hepática (*cabeças de seta brancas*) e os rins (*cabeças de seta pretas*).

M. Davis: Department of Radiology, University of New Mexico Health Sciences Center, Albuquerque, New Mexico 87131-5336.

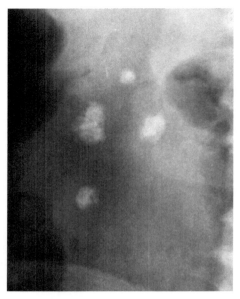

FIG. 13.2 Linfonodos mesentéricos calcificados. Os gânglios calcificados são áreas moteadas de densidade lateral na borda direita da terceira e quarta vértebras lombares.

Calcificações Abdominais

Linfonodos mesentéricos calcificados são observados mais freqüentemente na fossa ilíaca direita ou no hipogástrio (Fig. 13.2). Acredita-se que a calcificação linfonodal seja secundária à doença granulomatosa. Calcificações aórticas e arteriais são uma conseqüência quase inevitável do envelhecimento, sendo comumente visibilizadas. Essa calcificação permite, muitas vezes, a estimativa do diâmetro do vaso. Os aneurismas da aorta e da artéria ilíaca são os mais prevalentes, podendo ser confirmados e medidos por US (Fig. 13.3). A calcificação venosa na pelve é um achado muito comum. Esses flebólitos redondos têm, com freqüência, um centro radiotransparente que os diferencia dos cálculos nas vias urinárias.

Calcificações esplênicas e hepáticas nodulares são encontradas em pessoas que viveram em áreas endêmicas de histoplasmose (Fig. 13.4A). Os cistos esplênicos simples freqüentemente calcificam e podem ser grandes (Fig. 13.4B, C). De modo geral, o episódio que levou a calcificação não pode ser determinado. Calcificação pancreática, que é na verdade litíase pancreática (Fig. 13.5A), ocorre secundariamente à pancreatite. A maioria dos pacientes com calcificações pancreáticas tem uma história pregressa de alcoolismo. Cerca de 10% dos cálculos biliares contêm cálcio suficiente para serem vistos nas radiografias simples. Muitas vezes, a calcificação é anular e pode ser facetada (Fig. 13.5B). A maioria dos cálculos nas vias urinárias é calcificada, com exceção dos cálculos radiotransparentes de ácido úrico, xantina ou matriz. O conteúdo intestinal que permanece por muito tempo em um dado local pode calcificar, formando fecalitos ou enterolitos. Existe uma forte associação entre fecalitos apendiculares e apendicite aguda. A rotura do apêndice pode permitir que o fecalito se mova livremente no espaço peritoneal (Fig. 13.5C a E). Enterolitos ocorrem no divertículo de Meckel e em lesões crônicas e parcialmente oclusivas dos intestinos delgado e grosso. Algumas vezes, sementes formam o nicho para um enterolito. A calcificação das supra-renais pode ser uma conseqüência de tuberculose ou de infarto hemorrágico que ocorreu quando o paciente ainda era um lactente (Fig. 13.6). Muitos cistos intra-abdominais, que podem calcificar, podem ser encontrados no baço, no fígado, nas glândulas supra-renais (Fig. 13.7A), nos rins e no mesentério. Cistos equinocócicos do fígado podem calcificar, mas os cistos amebianos, não (Fig. 13.7B).

Os teratomas ovarianos podem conter calcificações que simulam dentes e ossos. Com freqüência, tais tumores também contêm material lipídico, que pode ser identificado por sua radiotransparência (Fig. 13.8A, B). Um tumor que, muitas vezes, calcifica é o leiomioma uterino (Fig. 13.9), cuja típica calcificação moteada (em amora) se deve a degeneração. Outros tumores malignos no abdome também exibem calcificação. Os carcinomas produtores de mucina do estômago e do cólon são um exemplo. Calcificações degenerativas podem ocorrer no carcinoma das células renais. A calcificação psamomatosa no interior dos carcinomas ovarianos pode ser visibilizada de vez em quando. Os neuroblastomas em crianças freqüentemente contêm calcificações.

A peritonite meconial pode resultar de atresia intestinal ou de íleo meconial com perfuração intestinal. Nesses casos, a calcificação pode estar distribuída por todo o espaço peritoneal (Fig. 13.10). Algumas vezes, o mecônio sofre calcificação, enquanto ainda se encontra na luz intestinal.

Obstrução Mecânica do Intestino Delgado

A dor abdominal, distensão abdominal e vômito que ocorrem em um paciente que foi submetido a cirurgia abdominal sugerem obstrução. A solicitação de uma radiografia do tórax, associada à rotina para o abdome agudo (radiografias do abdome em posição ortostática e em decúbito dorsal), constitui uma boa rotina, quando se avalia a referida situação. As radiografias do tórax em posição ortostática diminuem a possibilidade de não se detectar perfuração intestinal (visibiliza-se ar subdiafragmático), bem como permite a avaliação dos pulmões. Na obstrução simples, a luz intestinal é ocluída em um único ponto sem interferências significativas com sua irrigação sangüínea. Mais freqüentemente, uma aderência (brida) é responsável pela obstrução, embora a causa possa ser uma neoplasia, cálculo biliar ou hérnia interna (Quadro 13.1).

Nas três a cinco horas seguintes ao início de uma obstrução, o gás e o líquido acumulam-se proximalmente e podem ser visibilizados na radiografia do abdome. Na radiografia do paciente de pé, são visibilizadas alças intestinais distendidas e com níveis hidroaéreos (Fig. 13.11). Nos estágios bem iniciais ou quando a obstrução é parcial, apenas algumas alças distendidas por gás são visibilizadas. Com o passar do tempo, o calibre (diâmetro interno) e o número de alças visíveis aumentam. As alças de intestino delgado são diferenciadas do cólon por sua localização central no abdome e pelas típicas pregas do intestino delgado próximas e que se estendem completamente em torno de toda a circunferência intestinal. O cólon, por outro lado, não tem pregas circunferenciais, e as pregas encontram-se bem-separadas. Se a obstrução do intestino delgado for completa, pouco ou nenhum gás será encontrado no cólon. Sendo incompleta a obstrução intestinal, haverá um volume normal de gás no cólon.

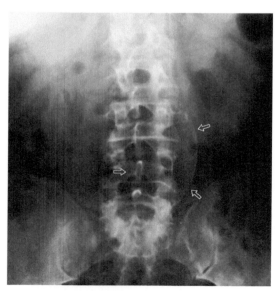

FIG. 13.3 Aneurisma da aorta abdominal. O diâmetro do aneurisma pode ser medido por causa da calcificação na parede aórtica (setas).

O ABDOME 417

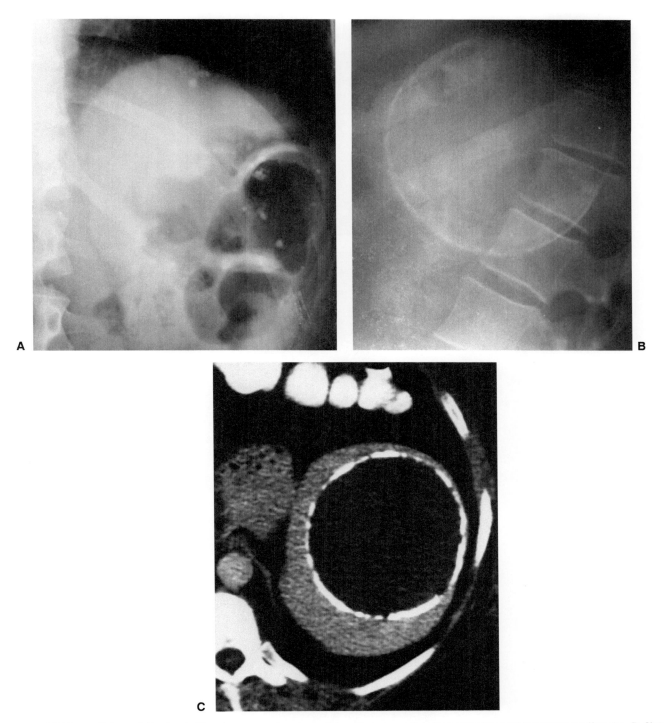

FIG. 13.4 A: Nódulos esplênicos calcificados devido a doença granulomatosa crônica. Observe a variedade de tamanhos e formas dessas calcificações. **B:** Cisto esplênico calcificado, incidência lateral da radiografia do abdome. **C:** TC do cisto esplênico calcificado.

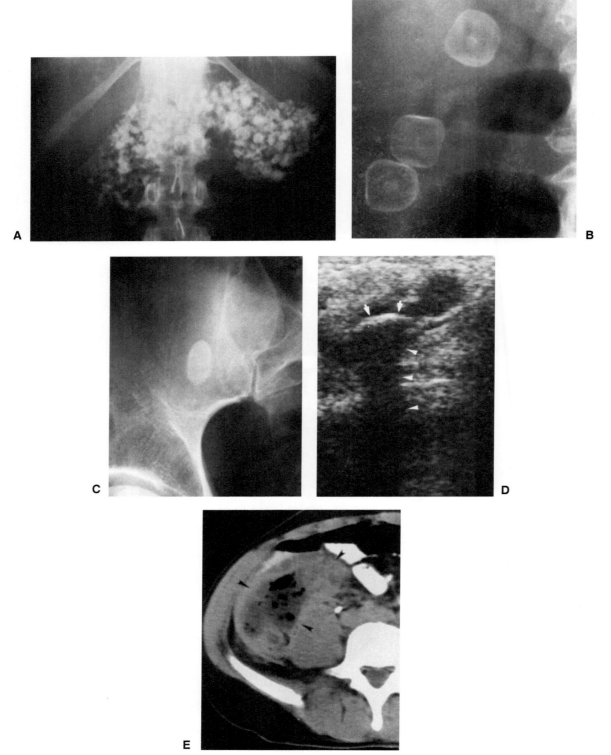

FIG. 13.5 A: Pancreatite crônica. Calcificações são visibilizadas em todo o pâncreas. **B:** Cálculos grandes e facetados. **C:** Fecalito oval calcificado no quadrante inferior direito. **D:** US da fossa ilíaca direita (FID) que mostra o eco forte (brilhante) do fecalito (*setas*) e sua sombra acústica (*cabeças de seta*). **E:** TC que revela abscesso em apêndice na FID (*cabeças de seta*).

O ABDOME 419

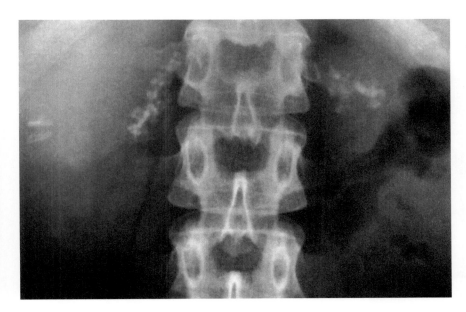

FIG. 13.6 Calcificação das supra-renais bem-definida de cada lado da primeira vértebra lombar.

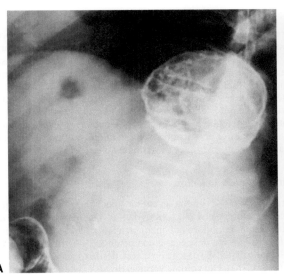

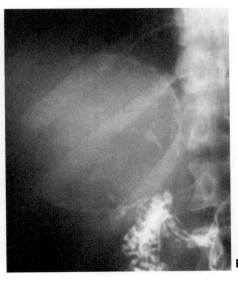

FIG. 13.7 A: Cisto calcificado da supra-renal direita. O grande cisto com parede densamente calcificada localiza-se diretamente acima do rim direito. B: Cisto hepático grande, redondo e com calcificação periférica é visibilizado; foi considerado equinocócico.

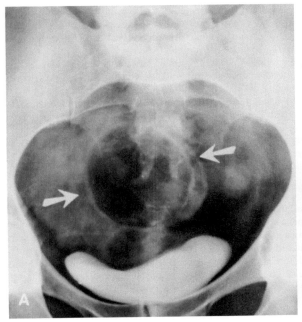

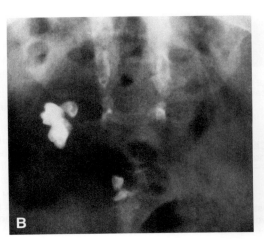

FIG. 13.8 Cisto dermóide do ovário. A: Esse cisto tem um centro radiotransparente, que indica o seu conteúdo de gordura. A parede é visibilizada como uma fina densidade circular (setas). A bexiga contém contraste de uma urografia excretora prévia. B: Cisto que contém alguns dentes.

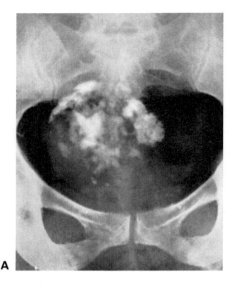
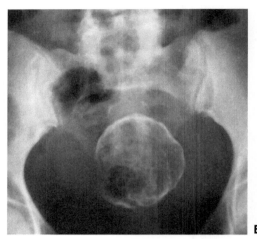

FIG. 13.9 A: Leiomioma uterino calcificado. **B:** Leiomioma uterino calcificado de forma mais homogênea.

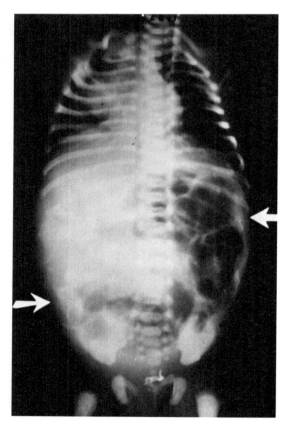

FIG. 13.10 Peritonite meconial em um recém-nascido. Existem calcificações irregulares, pequenas e dispersas ao longo das superfícies peritoneais (setas).

QUADRO 13.1 Causas Comuns de Obstrução do Intestino Delgado em Adultos

Aderências
Hérnia
Processos malignos
Doença inflamatória do intestino
Outras (doença de Crohn, vólvulo, abscesso do apêndice e íleo biliar)

Em raras ocasiões, o intestino obstruído encontra-se totalmente preenchido por líquido. É provável que isso ocorra na obstrução do jejuno proximal. Nesses casos, a ingestão de uma pequena dose de contraste através de um tubo nasogástrico revela o intestino delgado distendido e preenchido por líquido (Fig. 13.12).

Os critérios para diferenciar a obstrução por estrangulamento foram desenvolvidos há muitos anos, mas não suportaram o teste do tempo. Atualmente, a capacidade da US e da TC de detectar o espessamento da parede intestinal que acompanha o estrangulamento tornou-os mais úteis que as radiografias simples de abdome (Fig. 13.13).[5]

Obstrução Mecânica do Cólon

A obstrução do cólon costuma ser causada por câncer ou diverticulite. Vólvulo, hérnia e impactação são outras causas. Os sinais e sintomas de obstipação e distensão abdominal chamam a atenção do médico para o cólon. Quando a válvula ileocecal é competente, a obstrução colônica manifesta-se pela distensão gasosa do cólon, desde o ceco até o local da obstrução (Fig. 13.14). Um volume variável de gás existe e, comumente, não é tão proeminente como na obstrução do intestino delgado. Se a válvula ileocecal não for competente, o gás colônico se moverá para o intestino delgado e descomprimirá parcialmente o cólon. A observação-chave é que existe um aumento desproporcional do cólon em relação ao aumento do intestino delgado.

No vólvulo do sigmóide são visibilizadas duas alças colônicas paralelas e distendidas por gás saindo da pelve (Fig. 13.15). No vólvulo cecal, a atenção é dirigida, habitualmente, para o hipocôndrio esquerdo, onde o ceco distendido por gás, que pode simular o estômago cheio de ar, é observado (Fig. 13.16).

Quando as radiografias simples sugerem obstrução colônica, o diagnóstico deve ser confirmado por endoscopia ou enema baritado. A descompressão imediata evita a perfuração do ceco.

Íleo Paralítico (Adinâmico)

A laparotomia e outros tipos de traumatismo podem levar ao comprometimento da motilidade intestinal. Hipotireoidismo, substâncias que inibem a motilidade intestinal e hipopotassemia também provocam um padrão radiológico de íleo adinâmico. Geralmente, as radiografias simples do abdome revelam uma distensão proporcional de intestino delgado e cólon (Fig. 13.17). Na fase inicial do processo, as radiografias em posição ortostática revelam a existência de pouco líquido no intestino. Algumas vezes, o processo de adinamia acomete apenas o cólon. As radiografias, nesses casos, sugerem obstrução colônica, mas

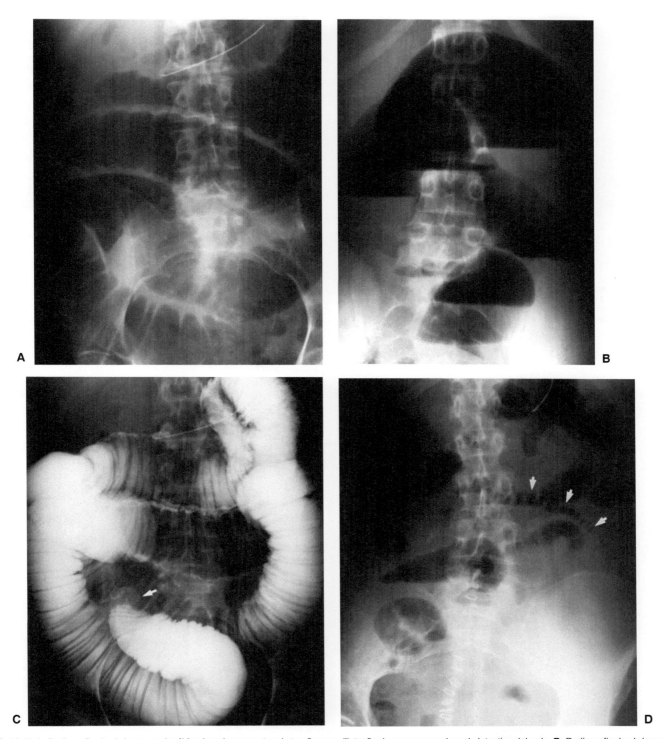

FIG. 13.11 A: Radiografia do abdome em decúbito dorsal que mostra obstrução com dilatação de numerosas alças de intestino delgado. **B:** Radiografia do abdome em posição ortostática de paciente com obstrução do intestino delgado. Observe os diferentes níveis de líquido em cada alça, diferenciando essa condição do íleo paralítico. **C:** Estudo baritado que mostra o local da obstrução causada por aderência (*seta*). **D:** Radiografia do abdome com o paciente em posição ortostática na obstrução do intestino delgado avançada, sinal do "cordão de pérolas" (*setas*).

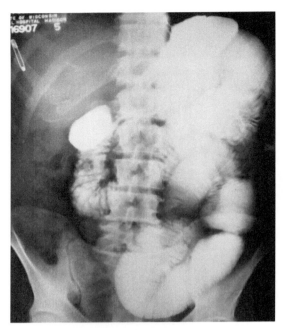

FIG. 13.12 Aderência. Nessa radiografia, tirada após o paciente ingerir bário, verifica-se que as alças jejunais estão muito dilatadas. As pregas da mucosa ainda não se encontram obliteradas, embora exista distensão. A imagem lembra moedas empilhadas.

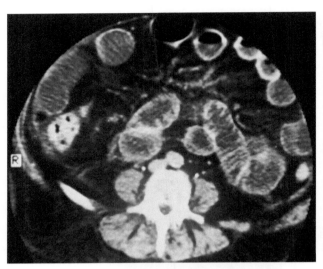

FIG. 13.13 TC de infarto venoso do intestino delgado. O contraste intravenoso preenche a porção intramural das alças bastante espessadas do intestino delgado.

a endoscopia ou o enema baritado (clister opaco) podem eliminar essa possibilidade. Como ocorre na obstrução mecânica, o íleo paralítico colônico pode evoluir para a perfuração do ceco. Diâmetros do ceco na faixa de 12 cm ou mais são motivo para preocupação. A cecostomia ou a colonoscopia podem ser usadas para descompressão.

Gás na Parede Intestinal

Na pneumatose intestinal benigna, gás acumula-se na parede intestinal, e, geralmente, isso ocorre em uma grande extensão do intestino (Fig. 13.18; Quadro 13.2). Com freqüência, a imagem consiste em múltiplos cistos de gás. De modo geral, os pacientes não apresentam um quadro agudo. Em contrapartida, os pacientes com necrose intestinal e um padrão linear ou moteado de gás intramural (Fig. 13.19) encontram-se, com freqüência, em estado desesperador. Algumas vezes, o gás é visibilizado nas veias portais (fígado) nas radiografias simples do abdome e na TC do abdome (Quadro 13.3; Fig. 13.20).

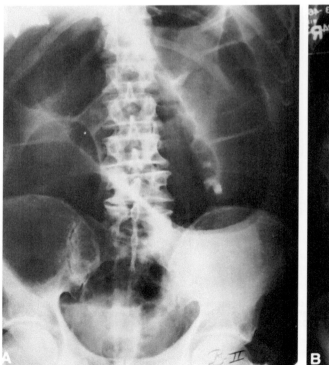
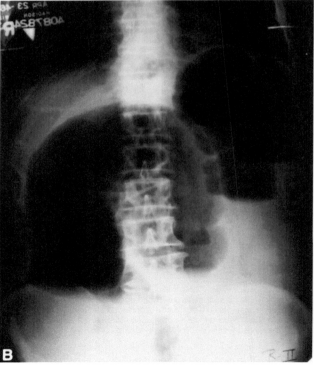

FIG. 13.14 A: Obstrução do cólon sigmóide. Existe substancial distensão do cólon proximal até a flexura esplênica. Não há um volume de gás digno de nota no intestino delgado, o que implica a existência de uma válvula ileocecal competente. A obstrução no paciente ocorreu no cólon sigmóide. A extremidade da coluna de gás, mostrada em uma única radiografia desse tipo, não indica necessariamente o local da obstrução. Nesse paciente, o ceco apresenta-se muito distendido, tendo-se rompido pouco depois desse estudo radiológico. **B:** Radiografia do paciente em posição ortostática mostrado em **A**.

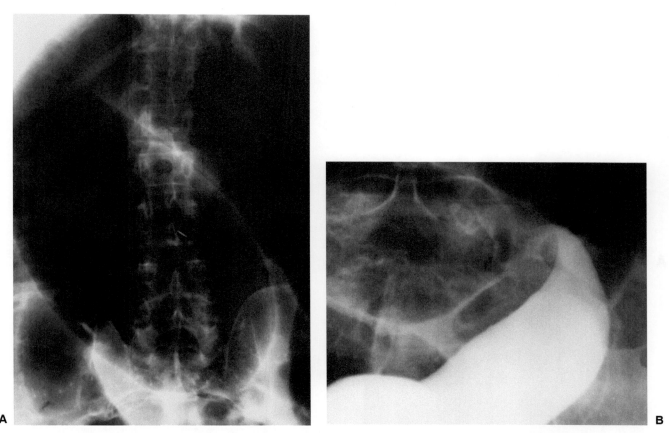

FIG. 13.15 A: Vólvulo do sigmóide. A alça distendida e torcida do cólon sigmóide preenche todo o abdome, dando uma forma em U invertido ao cólon sigmóide. **B**: Bário administrado por via retal que mostra a imagem de "bico de pássaro" no local do vólvulo.

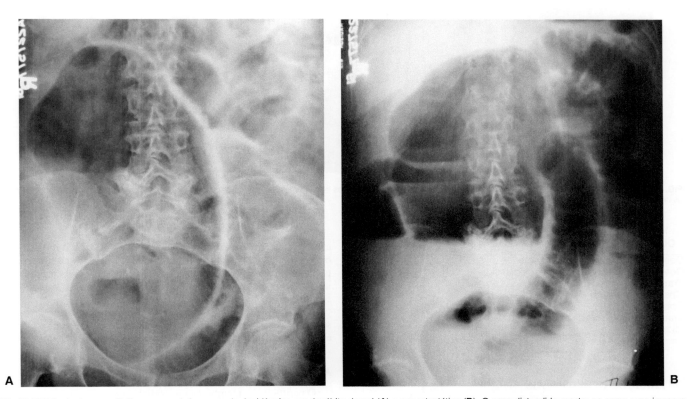

FIG. 13.16 Vólvulo do ceco. Rotina para o abdome agudo. Incidências em decúbito dorsal (**A**) e em ortostática (**B**). O ceco distendido mostra-se como uma imagem radiotransparente ovalada, com a ponta voltada para cima e para a direita. Há distensão do intestino delgado por gás na porção lateral esquerda do abdome. Observe, em **B**, o nível hidroaéreo no ceco e níveis menores nas alças do intestino delgado. Na porção central do abdome, existem níveis hidroaéreos no ceco e no intestino delgado.

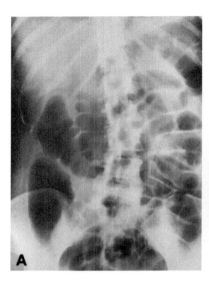
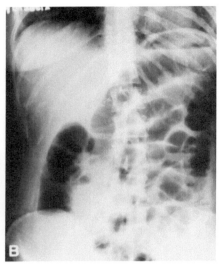

FIG. 13.17 Íleo adinâmico. Radiografias feitas em decúbito dorsal (**A**) e em ortostática (**B**) que mostram um volume considerável de gás no intestino delgado e no cólon. Níveis líquidos são insignificantes, exceto no ceco.

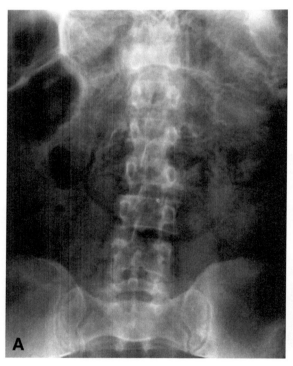
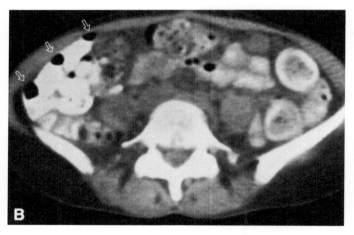

FIG. 13.18 A: Pneumatose cistóide intestinal. A radiografia simples mostra coleções serpiginosas de gás na parede intestinal. **B:** TC de um outro paciente que revela os cistos de gás *(setas)* comprimindo a alça intestinal cheia de bário.

QUADRO 13.2 Algumas Causas Comuns de Pneumatose Intestinal

Doença oclusiva vascular mesentérica
Doença pulmonar com pneumomediastino
Traumatismo iatrogênico (endoscopia, biópsia)
Obstrução intestinal
Colagenose
Traumatismo abdominal
Idiopática

OS ESPAÇOS PERITONEAIS

Os espaços peritoneais incluem os espaços intraperitoneais e os espaços extraperitoneais. Cada um desses espaços tem seu conjunto de compartimentos, reflexões peritoneais, planos fasciais e espaços. A anatomia é complexa, sendo, porém, fundamental que o médico tenha conhecimentos básicos de anatomia peritoneal, para compreender o potencial de retenção ou disseminação da doença, basicamente processos infecciosos e malignos. As conexões intraperitoneais e extraperitoneais constituem as vias para disseminação da doença.[6]

O espaço peritoneal tem pouca importância no indivíduo sadio, porque se trata de um espaço virtual. Torna-se extremamente importante na doença e tem sido um problema para a radiologia diagnóstica há muitos anos.

Anatomia

O peritônio é a membrana mesotelial serosa que reveste as paredes pélvica e abdominal parietal, envolvendo as vísceras abdominais. A cavidade peritoneal é um espaço em potencial entre as camadas parietal e visceral do peritônio. Esse espaço contínuo revestido por mesotélio é

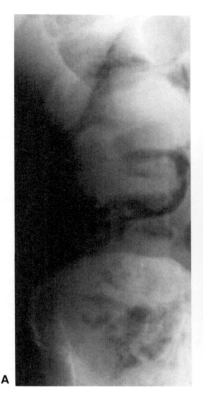
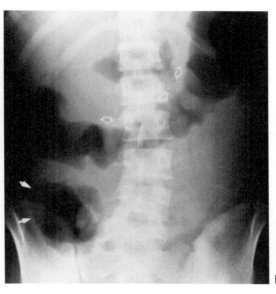

FIG. 13.19 A: Infarto do cólon direito. Coleções lineares intramurais de ar com um aspecto moteado. **B:** Infarto do cólon. O abdome em decúbito dorsal mostra uma certa pneumatose na fossa ilíaca direita (*setas*) e pregas de mucosa extremamente espessadas devido a edema e hemorragia (*cabeças de seta*).

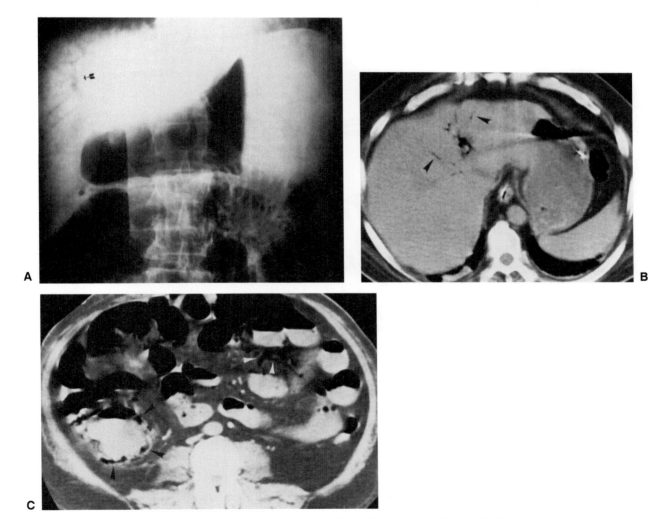

FIG. 13.20 A: Gás na veia porta. Essa radiografia em decúbito dorsal mostra o padrão ramificado de gás no fígado (*seta*). O achado desse volume de gás na veia porta é, quase sempre, indicativo de infarto intestinal. **B:** TC do fígado mostra ar na veia porta (*cabeças de seta*). **C:** TC do baixo ventre que mostra pneumatose intramural (*cabeças de seta pretas*) e nas veias mesentéricas (*cabeças de seta brancas*).

QUADRO 13.3 Algumas Causas de Gás na Veia Porta

Doença intestinal isquêmica
Diverticulite
Obstrução mecânica do intestino delgado
Pneumatose intestinal
Abscessos pélvico e abdominal
Pancreatite hemorrágica

---

mais bem definido por suas estruturas adjacentes, e suas áreas, que foram denominadas de acordo com isso, são: subdiafragmática, subepática, paracolônica. Uma área semelhante a uma bolsa, bolsa omental (espaço retroepiplóico), localiza-se atrás do estômago. O espaço peritoneal estende-se até a pelve, e a área em frente do reto é o fundo-de-saco. Outra estrutura que não é intestino mas se encontra circundada por peritônio é o epíplon ou omento maior, que desce desde a grande curvatura do estômago, formando um "avental" anterior ao intestino delgado e se estendendo para a pelve (Fig. 13.21). O mesentério consiste em uma grande prega de peritônio que se estende desde a parede abdominal posterior e dá suporte ao intestino delgado, fornecendo vias de acesso para a sua irrigação sangüínea, linfáticos e nervos. O mesentério para o cólon direito (incluindo o ceco) não é totalmente desenvolvido, enquanto o mesocólon transverso e o mesocólon sigmóide são plenamente desenvolvidos.

Anomalias Congênitas

Os defeitos congênitos do peritônio são raros. Algumas vezes, existe persistência do canal pleuroperitoneal embrionário, levando à herniação de órgãos abdominais para o tórax (hérnia de Bochdalek). A anomalia mais comum é o cisto mesentérico, que pode ser bem grande, pode-se manifestar em qualquer idade, bem como pode deslocar as alças intestinais e criar massa visível (Fig. 13.22). Essa massa pode não ser palpável e, em geral, não produz sintomas. A US é um excelente método para identificar a natureza cística de tais lesões.[2]

Na gastrosquise, não existem o peritônio anterior nem outras estruturas da parede anterior. Em outros distúrbios, o peritônio pode estar íntegro, mas a ausência de estruturas de sustentação leva a todos os tipos de hérnia. A onfalocele e a síndrome do ventre em ameixa (síndrome de deficiência da musculatura abdominal) são exemplos disso, bem como as hérnias inguinais mais comuns. Hérnias internas podem ocorrer nas áreas paraduodenais e como conseqüência de defeitos no diafragma. A conseqüência mais grave é a mobilização de todo o intestino para dentro do tórax (Fig. 13.23).

Inflamação

A peritonite começa com hiperemia, edema e congestão vascular, seguidos por transudato, depois exsudato, com a perda de líquido que pode exceder quatro litros nas 24 horas. De modo geral, os abscessos formam-se devido à contaminação bacteriana oriunda de um local de perfuração inflamatória (diverticulite, apendicite), isquemia intestinal ou traumatismo, ou resulta de intervenção cirúrgica e suas complicações. Os abscessos também ocorrem em associação a doença intestinal inflamatória grave e pancreatite. O líquido pancreático pode-se estender para o tórax, a pelve e todos os espaços peritoneais.

Algumas vezes, as radiografias simples do abdome são diagnósticas. Microrganismos formadores de gás e a reação inflamatória formam uma imagem radiológica reconhecível (Fig. 13.24). Quando o abscesso é preenchido apenas por líquido ou contém pouco gás, a TC e a US são exames úteis. Os dois exames são excelentes para identificar e delinear as referidas coleções de líquido (Fig. 13.25). A US em tempo real diferencia tais coleções de alças intestinais preenchidas por líquido, porque o abscesso não tem motilidade. O diagnóstico por TC é auxiliado pelo

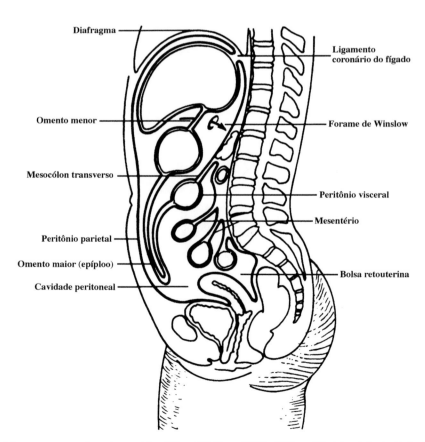

FIG. 13.21 Relações das superfícies e espaços peritoneais no adulto. (Wilson SE, Finegold SM e Williams RA: *Intra-abdominal Infection*. New York, McGraw-Hill, 1982. Reproduzido com permissão.)

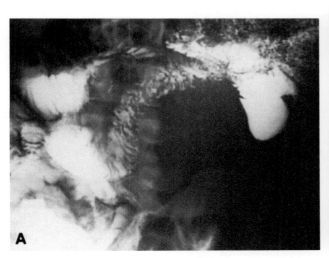
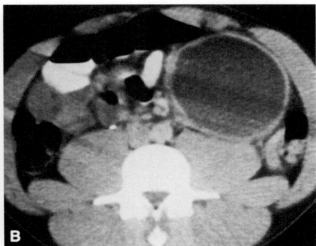

FIG. 13.22 Cisto mesentérico. **A:** Alças do intestino delgado deslocadas pela massa extrínseca no lado esquerdo do abdome. **B:** TC identifica claramente a coleção de líquido bem-encapsulada.

fato de que a localização do abscesso é incompatível com o intestino ou de que não há contraste no abscesso, podendo esse último constituir um problema, se houver uma grande comunicação entre o intestino e o abscesso, permitindo que o contraste ingerido encha o abscesso. Em alguns casos, quando a TC não é definitiva ou é inconclusiva, os métodos com radioisótopos podem ser úteis para revelar abscessos. A TC é importante para o planejamento da drenagem percutânea de tais coleções. Além disso, é usada para orientar uma drenagem segura e efetiva.

Neoplasias

O mesotelioma constitui uma neoplasia maligna primária do peritônio. Da mesma forma que a forma pleural, acredita-se que esteja relacionado à exposição ao asbesto. As imagens na TC não são características, mas fornecem dados suficientes para justificar uma biópsia. O pseudomixoma peritoneal é, talvez, um nome elaborado demais para o que, na verdade, constitui uma neoplasia metastática de baixa malignidade secundária a um tumor apendicular. Metástases de tumores mamários, ovarianos, colônicos e carcinóides podem exibir extensos implantes peritoneais e provocar ascite.

Pneumoperitônio

Embora o pneumoperitônio seja uma conseqüência natural da exploração cirúrgica do abdome, é nitidamente anormal em outras circunstâncias e, em geral, indica a rotura do estômago, duodeno ou cólon. As radiografias simples, tiradas em posição ortostática, e aquelas tiradas em decúbito dorsal com raios horizontais conseguem detectar volumes

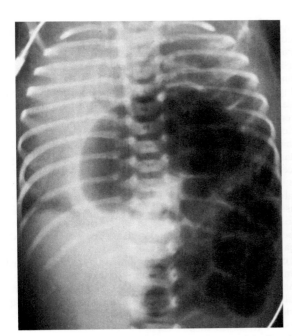

FIG. 13.23 Hérnia diafragmática esquerda. O estômago e o intestino delgado cheios de gás são visibilizados no hemitórax esquerdo, deslocando o coração para o lado direito.

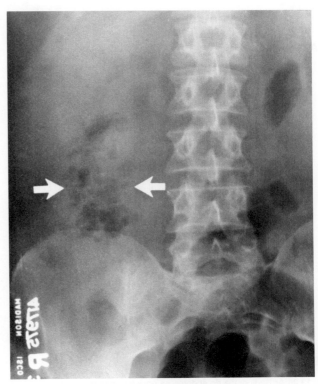

FIG. 13.24 Abscesso intra-abdominal secundário à perfuração de um carcinoma do cólon. O acúmulo de imagens moteadas de gás (*setas*) é extraluminal, conforme demonstrado em vários outros exames e confirmado por exploração cirúrgica.

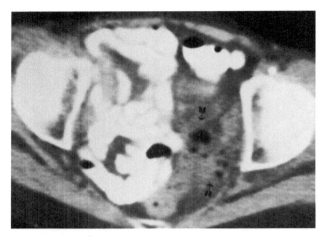

FIG. 13.25 Abscesso abdominal. Múltiplas coleções pequenas de gás podem ser visibilizadas no abscesso pélvico esquerdo multiloculado (*setas*).

mínimos de gás peritoneal, e, por isso, outros exames (por exemplo, a TC) não costumam ser necessários (Fig. 13.26; Quadro 13.4).

Líquido Peritoneal

Não é mais necessário depender das radiografias simples do abdome, para detectar ascite e hemoperitônio. Achados positivos nas radiografias simples

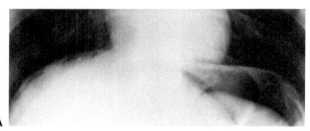

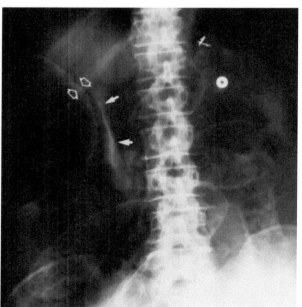

FIG. 13.26 A: Radiografia do abdome na posição ortostática que mostra ar livre sob os dois hemidiafragmas. **B:** Radiografia do abdome em decúbito dorsal que revela os ligamentos falciformes (*setas*) delineados por ar livre e o sinal da "parede dupla" (*cabeças de seta*) também decorrente do ar livre.

QUADRO 13.4 Causas Comuns de Pneumoperitônio

Úlcera perfurada
Perfuração iatrogênica (endoscopia, enemas, etc.)
Perfuração de uma neoplasia
Pneumatose intestinal
Doença intestinal inflamatória
Diverticulite
Perfuração por corpo estranho
Extravasamento pós-cirúrgico

---

exigem que o paciente tenha um grande volume de líquido peritoneal. As alças intestinais cheias de líquido na pelve podem ser confundidas com líquido livre. A US é um exame diagnóstico extremamente sensível, conseguindo detectar volumes mínimos de sangue ou líquido livre. Este último acumula-se nas áreas mais baixas da pelve e no andar superior do abdome, modificando-se com a posição do paciente (Fig. 13.27).

Doença Iatrogênica

Qualquer instrumento usado em laparotomia pode, inadvertidamente, ser deixado no espaço peritoneal. Como todas as esponjas e compressas contêm marcadores radiopacos, podem ser identificadas através de uma radiografia simples do abdome na sala de cirurgia (Fig. 13.28). Algumas vezes, objetos grandes, como tesouras, porta-agulhas e pinças hemostáticas, são deixados no abdome.

PRINCÍPIOS DO EXAME CONTRASTADO DO TRATO GASTRINTESTINAL

Seja qual for o tipo ou a combinação de contrastes utilizados, os princípios de avaliação do intestino são semelhantes.[1,3]

Diâmetro Interno. De modo geral, o estreitamento do intestino implica inflamação ou neoplasia, e, habitualmente, constitui um processo intrínseco (Fig. 13.29). A dilatação intestinal reflete obstrução ou fraqueza muscular (Fig. 13.30).

Evaginação. Os divertículos e as várias manifestações de ulceração da mucosa criam evaginações em todo o trato GI (Fig. 13.31). Apesar da impossibilidade de detectar a presença ou a ausência de mucosa nessas evaginações por métodos radiológicos, suas características morfológicas facilitam sua diferenciação. As ulcerações variam de pequenas erosões até úlceras gigantes, que podem formar fístulas. Como regra geral, as ulcerações são um pouco mais irregulares do que os divertículos, porque a mucosa se encontra íntegra nos divertículos.

Protrusão Local para a Luz Intestinal. De modo geral, pequenas projeções intraluminais são neoplásicas, podendo localizar-se na parede intestinal ou originar-se da mucosa. Pequenas lesões tendem a ser benignas (Fig. 13.32). Lesões malignas freqüentemente sofrem ulceração, à medida que o seu tamanho aumenta (Fig. 13.33); por isso, uma ulceração no interior de massa é, mais freqüentemente, uma lesão maligna. Lesões da mucosa, como os pólipos, projetam-se para a luz intestinal, podendo ter uma base larga ou um pedículo estreito. Os carcinomas também se projetam para a luz intestinal, sua base costuma ser larga, são irregulares ou ulcerados, e podem ser circunferenciais. As lesões intramurais tendem a ser lisas, mas apresentam ulceração central, geralmente não são circunferenciais e é menos provável que provoquem obstrução do que as massas de mucosa. Todavia, a diferenciação nem sempre é possível devido a uma grande variabilidade no aspecto das massas. Além disso, pode ser difícil diferenciar o tumor oriundo da parede intestinal de uma doença inflamatória. As bordas do tumor tendem a ser mais bem definidas e, com freqüência, pendentes. Os limites das massas inflamatórias costumam "sumir" gradativamente e são difíceis de definir.

Pneumatose. Algumas vezes, gás pode ser encontrado na parede intestinal como um processo idiopático benigno. A principal preocupação, contudo, é saber se o gás existe devido à necrose da parede intestinal.

Deslocamento. Como grande parte do trato GI não é fixa, patologias extrínsecas — processos inflamatórios, neoplasias, visceromegalia, formação de cisto ou coleções de líquido — deslocam o intestino de sua posição normal.

O ABDOME   429

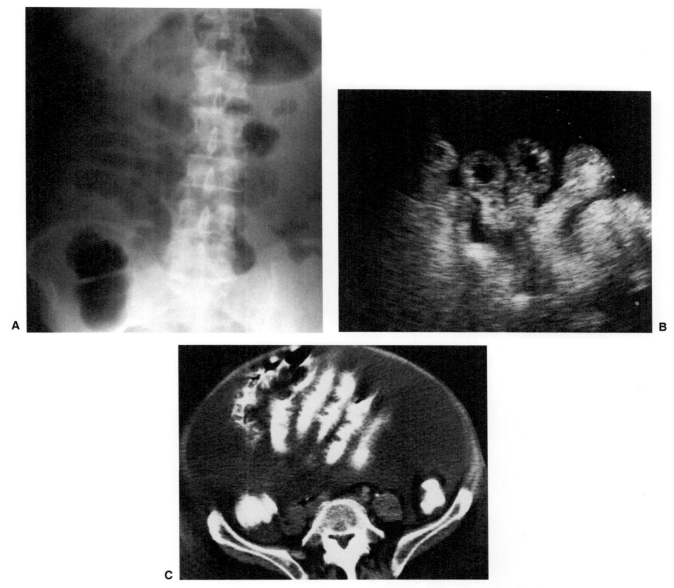

FIG. 13.27 Ascite. **A:** Radiografia simples que mostra numerosas alças do intestino delgado reunidas na porção central do abdome, mas separadas por líquido entre as alças. **B:** Ultra-sonografia que revela alças intestinais espessadas flutuando na ascite. **C:** TC que mostra ascite maciça com alças de intestino delgado preenchidas por bário.

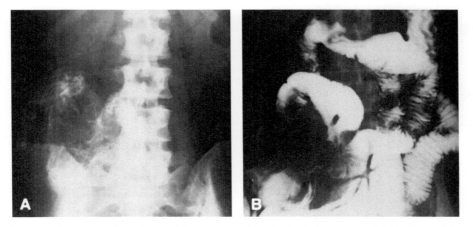

FIG. 13.28 Corpo estranho (compressa) sem marcador radiopaco deixado em uma laparotomia. **A:** A compressa foi deixada no abdome alguns meses antes de a radiografia ser feita e aparece como massa calcificada. **B:** O exame contrastado com bário mostra o corpo estranho como massa extrínseca que desloca e acotovela a alça intestinal adjacente.

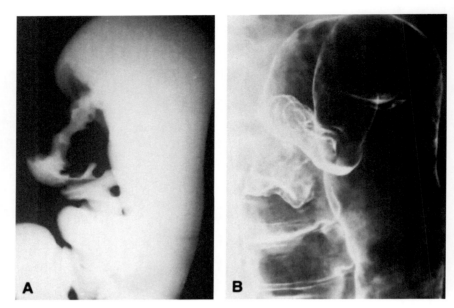

FIG. 13.29 Estreitamento da luz intestinal. **A:** O enema baritado (clister opaco) mostra o estreitamento causado por um adenocarcinoma do cólon (imagem de miolo de maçã). **B:** No mesmo paciente, o exame com duplo contraste (bário-ar) mostra, mais uma vez, a lesão.

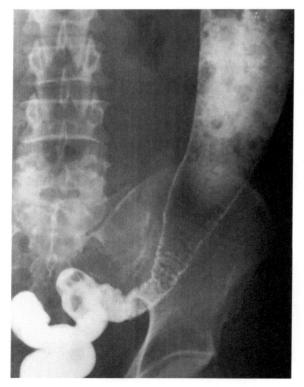

FIG. 13.30 Dilatação da luz intestinal acima de uma estenose discreta.

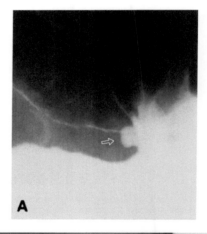
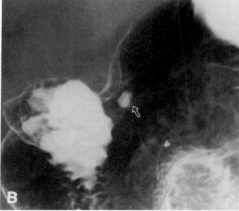

FIG. 13.31 Evaginação da luz intestinal. **A:** Úlcera gástrica vista de perfil (*seta*). **B:** A mesma úlcera visibilizada de frente (*seta*).

O ABDOME 431

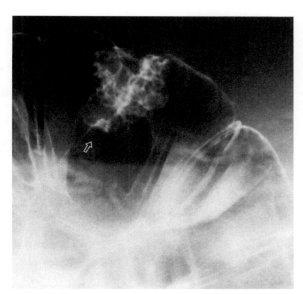

FIG. 13.32 Massa intraluminal. Um carcinoma polipóide multilobulado (*seta*) pode ser visibilizado preso à parede do cólon.

Outros. Intussuscepção (Fig. 13.34), vólvulo, urticária colônica (Fig. 13.35), hérnia, membranas e esfíncteres são peculiares ao intestino. Não é difícil reconhecer esses processos com a ajuda de contrastes, porque os achados são, habitualmente, característicos.

Ultra-sonografia

A US nas doenças intestinais é muito valiosa para o estudo dos processos que se estendem além da parede intestinal. A capacidade de identificar coleções de líquido é especialmente valiosa. Pequenos volumes de líquido livre no espaço peritoneal podem ser detectados, além de poderem ser descobertas massas intra-abdominais e retroperitoneais. Entre as condições comuns avaliadas por US, encontram-se estenose pilórica hipertrófica, obstrução intestinal, abscesso apendicular, ascite, abscesso subfrênico, linfadenopatia e tumores retroperitoneais. Todos os órgãos intra-abdominais importantes e sistemas complexos (por exemplo, sistema hepatobiliar) podem ser examinados por meio da ultra-sonografia.

Tomografia Computadorizada

A TC, como a ultra-sonografia, é uma técnica de imagem extremamente valiosa na avaliação das paredes abdominais, dos espaços intraperitoneais e retroperitoneais, dos órgãos e sistemas, dos planos fasciais e dos espaços potenciais. Por causa do formato padronizado (cortes axiais), as imagens são mais fáceis de compreender do que as obtidas com a ultra-sonografia. O contraste oral propicia um auxílio

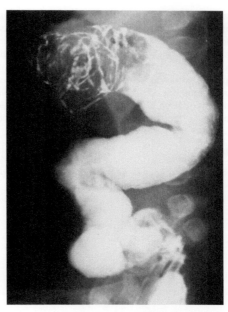

FIG. 13.34 Intussuscepção. Nessa criança com intussuscepção ileocólica, o enchimento retrógrado do cólon mostra o bário entre a massa ileal que está sofrendo prolapso e o cólon, criando uma imagem de "mola em espiral".

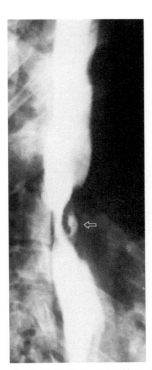

FIG. 13.33 Massa ulcerada. Esse carcinoma do esôfago cria massa intraluminal, mas o seu centro está ulcerado e preenchido com bário (*seta*).

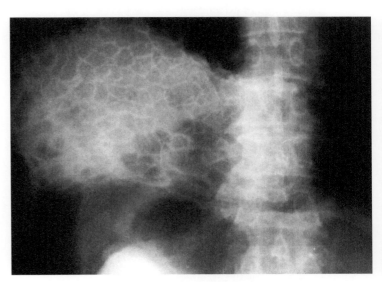

FIG. 13.35 Edema da mucosa colônica. O contraste reveste a mucosa colônica e revela o padrão poligonal que reflete o edema submucoso.

na identificação do tubo digestivo. O contraste intravenoso é valioso de muitas maneiras: permite a identificação das estruturas vasculares e o realce de órgãos sólidos durante diferentes fases arterial e venosa, para revelar as alterações patológicas. A TC é excelente na avaliação do pâncreas e dos linfonodos abdominais. Abscessos intra-abdominais não apenas podem ser descobertos mas também sua posição anatômica e tamanho exatos podem ser definidos, um dado valioso no planejamento do tratamento. Além disso, a TC permite o estudo da extensão das lesões que envolvem a luz intestinal, a parede intestinal e o mesentério.

REFERÊNCIAS

1. Eisenberg RL: Gastrointestinal Radiology: A Pattern Approach. Philadelphia, JB Lippincott, 1983
2. Haney PJ, Whitley NO: CT of cystic abdominal masses in children. AJR Am J Roentgenol 144:49, 1984
3. Margulis AR, Burhenne JH (eds): Alimentary Tract Radiology. St. Louis, Mosby, 1983
4. McCort JJ, Mindelzun RE, Filpi RG, Rennell C (eds): Abdominal Radiology. Baltimore, Williams & Wilkins, 1981
5. Megibow AJ, Balthazar EJ, Chock C, et al: Bowel obstruction: Evaluation with CT. Radiology 180:313, 1991
6. Meyer MA: Dynamic radiology of the abdomen, 4th ed. New York, Springer-Verlag, 1994
7. Simeone JF, Novelline RH, Ferrucci JT Jr, et al: Comparison of sonography and plain films in the evaluation of the acute abdomen. AJR Am J Roentgenol 144:49, 1985
8. Williams SM, Harned RK, Hultman SA, et al: Psoas sign: Reevaluation. Radiographics 5:525, 1985

CAPÍTULO 14

O Fígado, o Sistema Biliar e o Pâncreas

Lisa M. Sullivan

O FÍGADO

Técnicas de Imagem

A *ultra-sonografia* (US) é, amiúde, o primeiro exame solicitado para os pacientes com dor no hipocôndrio direito, provas da função hepática anormais ou com suspeita de processos malignos, constituindo um excelente instrumento de rastreamento, sendo rápida, portátil, relativamente barata e não envolvendo radiação. Com o uso das técnicas do Doppler colorido é possível identificar as anormalidades vasculares hepáticas, tais como a trombose venosa e achados da hipertensão portal, o que é particularmente útil na avaliação da permeabilidade dos vasos em pacientes submetidos a transplante hepático.

A *tomografia computadorizada* (TC) é útil na avaliação do fígado à procura de anormalidades focais e difusas. Múltiplos protocolos foram desenvolvidos para otimizar a detecção e a classificação das lesões hepáticas, sendo importante compreender o princípio básico das referidas técnicas, para adequá-las a cada paciente. A TC sem contraste é utilizada nos pacientes com função renal comprometida, nos alérgicos ao contraste intravenoso (IV), ou quando existe suspeita de lesão de alta densidade. A maioria dos protocolos da TC hepática envolve a injeção IV rápida de 100 a 150 ml de contraste com imagens dinâmicas em diferentes fases. Uma das vantagens da TC é a identificação de lesões extra-hepáticas como parte de um exame abrangente.

A *portografia com TC* é às vezes utilizada antes da hepatectomia parcial, em busca de outras lesões hepáticas metastáticas. Um cateter angiográfico é inserido na artéria mesentérica superior ou na artéria esplênica, e, a seguir, o paciente é transferido para a TC para imagem durante a injeção de contraste. Como as metástases não são perfundidas pelo sangue da veia porta, elas surgem como defeitos de enchimento negativo. Essa técnica é discretamente mais sensível na identificação das metástases hepáticas adicionais do que a TC de rotina do fígado.

A *ressonância magnética* (RM) do fígado é menos comumente utilizada que a TC ou a US. A RM tem disponibilidade limitada. Pode a RM ser um método coadjuvante para os pacientes alérgicos ao contraste iodado ou com função renal deficiente, ou, ainda, quando os achados da TC são duvidosos. Esse exame é particularmente útil, quando realizado por indivíduos experientes. A RM parece ser um pouco mais sensível e específica no diagnóstico das lesões focais do que a TC.

O *exame com radioisótopos* não é utilizado com freqüência na avaliação da doença hepática devido aos avanços na US, TC e RM. Imagens do fígado/baço com enxofre coloidal são realizadas nos pacientes com cirrose e suspeita de hipertensão portal. Áreas focais de atividade reduzida no fígado na cintilografia são inespecíficas e incluem qualquer lesão expansiva. As lesões com menos de 2 cm podem não ser detectadas. A cintilografia com hemácias marcadas utilizando tecnécio e tomografia computadorizada com emissão fotônica única (SPECT) pode ser útil na avaliação das lesões com mais de 2 cm. O exame é específico para o hemangioma. A cintilografia com gálio, raramente utilizada, revela atividade hepática aumentada no hepatoma, algumas metástases, abscessos e linfoma.

Anatomia

O conhecimento básico da irrigação vascular hepática é fundamental para compreender a anatomia do fígado e as doenças que podem comprometê-lo. O fígado possui irrigação sanguínea dupla singular, sendo cerca de 75% originada do sistema venoso porta e 25% proveniente da artéria hepática. As veias hepáticas drenam sangue filtrado do fígado para a veia cava inferior (VCI). O fígado tem três lobos funcionais: o lobo direito, que possui segmentos anterior e posterior; o lobo esquerdo, com segmentos medial e lateral; e o lobo caudado.

O segmento anterior do lobo direito é separado do segmento medial do lobo esquerdo pela fissura lobar principal, que contém a veia hepática média. A veia hepática direita separa os segmentos anterior e posterior do lobo direito, situando-se na fissura intersegmentar direita. A veia hepática esquerda separa os segmentos medial e lateral do lobo esquerdo, localizando-se na fissura intersegmentar esquerda (Figs. 14.1 e 14.2). O lobo caudado encontra-se posicionado posteriormente e separado do resto do fígado pela fissura do ligamento venoso. As veias hepáticas avançam nas fissuras intersegmentares, enquanto as veias porta, artérias hepáticas e os ductos biliares correm juntos no parênquima intra-segmentar.

Doença Hepática Difusa

A US, a TC ou a RM raramente detectam as doenças difusas do fígado em suas fases iniciais. Em geral, as doenças encontram-se em estágio avançado na ocasião em que se tornam evidentes e provocam alterações nas dimensões, densidade e intensidade do sinal que ajudam a classificar a ampla gama das doenças hepáticas difusas.[9]

Cirrose. Embora existam várias causas de cirrose, a causa mais comum na América do Norte é o consumo abusivo de álcool.[3] A hepatite viral é responsável por 10% dos casos.[9] No exame histológico, a cirrose consiste em quantidades variadas de necrose hepática, fibrose, infiltração gordurosa e nódulos de regeneração. Os nódulos de regeneração podem evoluir para o carcinoma hepatocelular (CHC), que ocorre em 11% dos casos de cirrose.

O fígado cirrótico apresenta-se aumentado na fase inicial do processo e, finalmente, diminui, amiúde com contorno nodular irregular. Ocorre um aumento relativo do segmento lateral do lobo esquerdo e do lobo caudado (Fig. 14.3). A fissura intra-hepática pode tornar-se proeminente.[9]

Muitas vezes, a cirrose provoca hipertensão portal secundária à fibrose do leito vascular hepático. Podem ocorrer ascite, esplenomegalia, colaterais venosas portossistêmicas e, por fim, fluxo sanguíneo

---
L. M. Sullivan: Department of Radiology, University of New Mexico Health Sciences Center. Albuquerque, New Mexico 87131.

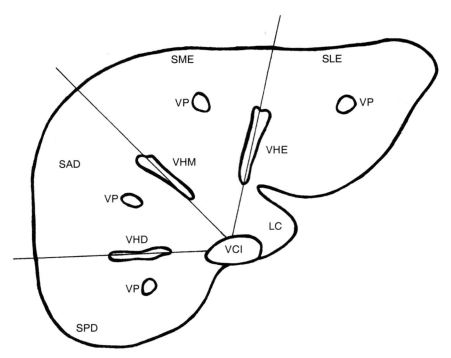

FIG. 14.1 Anatomia segmentar hepática. A anatomia venosa fornece os limites para dividir o fígado em lobos e segmentos. SPD, segmento posterior do lobo direito; SAD, segmento anterior do lobo direito; SME, segmento medial do lobo esquerdo; SLE, segmento lateral do lobo esquerdo; LC, lobo caudado; VHD, veia hepática direita; VHM, veia hepática média; VHE, veia hepática esquerda; VP, veia porta; VCI, veia cava inferior.

portal hepatofugal. Vasos colaterais tortuosos podem ser visibilizados no mesentério, circundando a porção distal do esôfago, e no ligamento gastroepático, hilo esplênico e retroperitônio. Ocasionalmente, uma grande veia colateral periumbilical pode ser identificada originando-se no ligamento falciforme (Fig. 14.4).[5]

A US da cirrose em estágio avançado revela tipicamente um fígado pequeno com ecogenicidade aumentada e grosseira. A superfície irregular do fígado é, amiúde, bem-visibilizada por causa da ascite simultânea. A TC sem contraste pode mostrar atenuação heterogênea ou homogênea reduzida. Após a administração IV do contraste, as áreas de fibrose e regeneração podem apresentar densidade semelhante à da porção remanescente do parênquima. O fígado pode apresentar aspecto heterogêneo na RM. Na cirrose em estágio avançado, a cintilografia com enxofre coloidal mostra "desvio do colóide" ou atividade relativamente aumentada na medula óssea e no baço comparada com o fígado. Outros achados são esplenomegalia, captação heterogênea no fígado e deslocamento do fígado da parede lateral do corpo pela ascite.[3]

Hepatite. A inflamação aguda de qualquer etiologia provoca o intumescimento e o edema dos hepatócitos. As modalidades de imagem mostram achados muito inespecíficos, e a correlação clínica é significativa. A US pode apresentar resultados normais na hepatite aguda ou revelar os achados clássicos de ecogenicidade reduzida do parênquima com proeminência do sistema venoso porta que causa aspecto de céu estrelado. A hepatite crônica pode produzir um padrão parenquimatoso ecogênico grosseiro. A TC e a RM não são utilizadas tipicamente na avaliação dos pacientes com hepatite aguda.

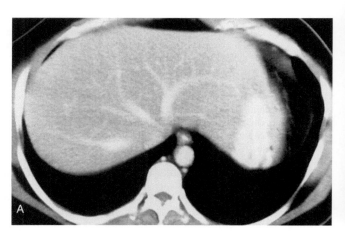
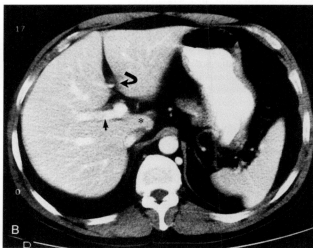

FIG. 14.2 Tomografia computadorizada do fígado normal. **A:** Fígado ao nível das três veias hepáticas e da veia cava inferior. **B:** Imagem mais caudal ao nível da veia porta direita (*seta*), ligamento falciforme (*seta curva*) e lobo caudado (*asterisco*).

O Fígado, o Sistema Biliar e o Pâncreas   435

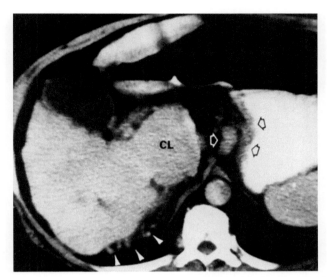

FIG. 14.3 Cirrose com varizes esofágicas e colaterais. A TC do fígado revela lobo caudado (CL) aumentado, grandes varizes gástricas e esofágicas (setas), assim como outros vasos colaterais desenvolvidos sob a superfície do fígado (cabeças de seta).

Infiltração Gordurosa. A deposição de gordura no fígado é um processo reversível causado pelo acúmulo de triglicerídeos nos hepatócitos, condição comum e que constitui uma reação inespecífica a lesão ou distúrbio metabólico. As causas comuns são a ingestão de álcool, diabete, obesidade, hiperalimentação, terapia com esteróides, gravidez e quimioterapia. Tipicamente, a remoção ou a correção da causa subjacente revertem o processo (Quadro 14.1).

O aspecto típico da infiltração gordurosa na US consiste em ecogenicidade hepática aumentada, que pode ser de natureza difusa, heterogênea ou, às vezes, focal. Na avaliação de possível deposição gordurosa, é útil comparar a ecogenicidade do fígado com a do rim direito. Na TC sem contraste, a gordura provoca a atenuação reduzida do parênquima hepático. O fígado é menos denso do que o baço (normalmente, a densidade do fígado é igual ou maior que a do baço). Após a administração IV de contraste, as estruturas venosas são facilmente visibilizadas contra o parênquima de baixa densidade (Fig. 14.5).[9]

Síndrome de Budd-Chiari. É uma condição rara, causada pela obstrução do fluxo venoso hepático, a qual pode ser de origem intra-hepática ou extra-hepática. Pode ser provocada por muitas causas, sendo a idiopática a mais comum. Outras causas são o trombo tumoral, gravidez, estados de hipercoagulabilidade, traumatismo, sepse, desidratação e alguns medicamentos. Mais comum nas mulheres, seu início pode ser agudo, com dor abdominal, ou insidioso.[9]

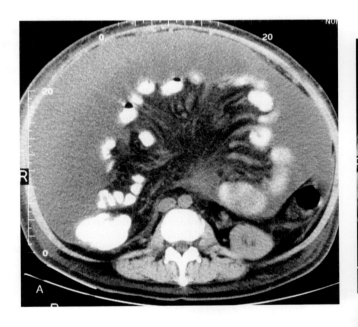

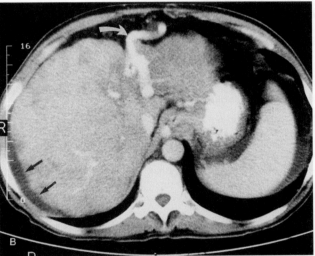

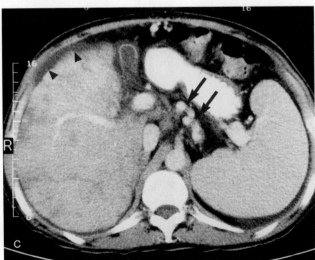

FIG. 14.4 A TC mostra cirrose e hipertensão portal. A: Ascite maciça que desloca o intestino centralmente. B: Veia colateral periumbilical (seta curva). O fígado mostra-se contrastado de forma heterogênea e existe ascite (setas pretas). C: O fígado é nodular. Observam-se ascite (cabeças de seta), veias colaterais (setas) e esplenomegalia.

QUADRO 14.1 Causas de Infiltração Gordurosa

Abuso de álcool
Obesidade
Diabete
Má nutrição
Quimioterapia
Esteróides
Hiperalimentação

A avaliação ultra-sonográfica com Doppler do fluxo das veias hepáticas e da VCI é, em geral, o primeiro exame a ser solicitado. Os achados incluem trombo nas veias hepáticas ou na VCI, ou a não-visibilização das veias hepáticas. Nos casos de síndrome de Budd-Chiari crônica, freqüentemente ocorrem ascite associada e aumento do lobo caudado.[10] Na TC contrastada, o lobo caudado aumentado pode apresentar realce aumentado e há realce precoce da porção central do fígado, eliminação central subseqüente e realce tardio da periferia do fígado.[9] Tipicamente, a RM revela ausência de fluxo ou estenose das veias hepáticas ou da VCI. A cintilografia com enxofre coloidal pode mostrar um lobo caudado "quente".

Deposição de Ferro. A deposição de ferro no fígado pode ser primária ou secundária. A hemocromatose primária é uma anormalidade autossômica recessiva que causa depósito de ferro nos hepatócitos, pâncreas e no miocárdio. Os pacientes apresentam maior incidência de cirrose e CHC. A hemocromatose secundária é resultado da deposição de ferro nas células reticuloendoteliais do fígado e do baço, em geral, secundária a múltiplas transfusões de sangue.[9,12]

A ecogenicidade do fígado costuma ser normal. A TC sem contraste mostra atenuação aumentada difusa do parênquima hepático (Fig. 14.6). A RM revela sinal reduzido nas imagens ponderadas em T2. A RM poderá ser útil, se outros exames fornecerem resultados duvidosos.

Lesões Hepáticas Focais

No diagnóstico diferencial de uma lesão hepática focal, é importante considerar os dados clínicos. A idade e o sexo do paciente são considerações relevantes. As metástases são comuns nos pacientes com mais de 50 anos de idade, e vale a pena pesquisar metástases e um possível tumor primário. O adenoma hepático, hemangioma, cistos hepáticos e hiperplasia nodular focal são mais comuns nas mulheres. Outros dados clínicos, como o uso de contraceptivos orais e os níveis de alfa-fetoproteína, podem ser úteis.

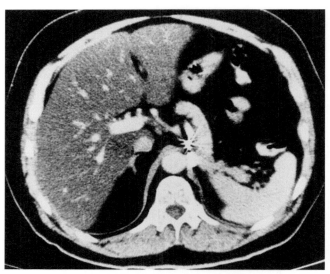

FIG. 14.5 Infiltração gordurosa difusa do fígado. A densidade do fígado é muito mais baixa que a do baço.

Os achados obtidos nos exames de imagem, que devem ser considerados na avaliação de uma lesão hepática focal, são as lesões solitárias *versus* múltiplas, ecogenicidade, densidade ou intensidade do sinal, definição do contorno, homogeneidade e padrão de realce na TC e na RM (Quadro 14.2)

Hemangioma. O hemangioma cavernoso é a lesão hepática benigna mais comum. Pode ser solitário ou múltiplo (10%). A lesão ocorre em 4% a 20% da população. Oitenta por cento dos casos ocorrem em mulheres, e a incidência aumenta com a idade. Os hemangiomas são, em geral, assintomáticos e descobertos acidentalmente.

A localização mais comum de um hemangioma é no segmento posterior do lobo direito do fígado. Muitas vezes, são subcapsulares ou periféricos. O aspecto ultra-sonográfico habitual é uma lesão hiperecóica, bem-definida, arredondada e homogênea (Quadro 14.3). Quanto maior a lesão, maior a probabilidade de ser heterogênea com áreas de degeneração. O fluxo lento nos canais vasculares não é detectado no Doppler colorido.

Na TC sem contraste, o hemangioma costuma ser bem-circunscrito e de baixa densidade. O aspecto típico, após a IV de contraste, é o realce nodular periférico inicial (igual ao dos vasos) com enchimento quase

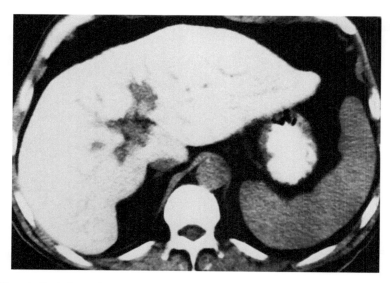

FIG. 14.6 Hemocromatose. A TC revela fígado "branco" que representa a deposição de ferro. A densidade do fígado na TC deve ser comparável à do baço.

QUADRO 14.2 Lesões Hepáticas Sólidas

Hemangioma
Metástases
Hiperplasia nodular focal
Nódulo de regeneração
Áreas de esteatose focal ou áreas preservadas
Adenoma hepático
Hepatoma

QUADRO 14.3 Lesões Hepáticas Ecogênicas na Ultra-sonografia

Hemangioma
Metástases
Hepatoma
Esteatose focal

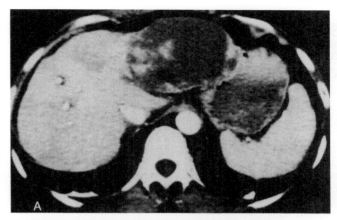

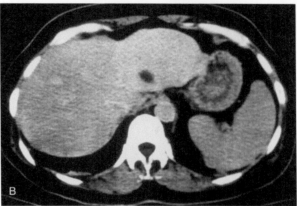

FIG. 14.8 Hemangioma gigante. **A:** Áreas de realce precoce são visibilizadas na grande lesão no lobo esquerdo. **B:** Nas imagens tardias, a lesão realça quase por completo.

completo nas imagens tardias (Fig. 14.7). Além disso, o hemangioma deve reter o contraste por 20 a 30 minutos e não eliminá-lo, quando a veia porta está realçando. Os hemangiomas maiores podem mostrar realce atípico (Fig. 14.8).

A SPECT com hemácias marcadas será mais útil, se houver suspeita de lesão com mais de 2 cm. O hemangioma mostra atividade reduzida nas imagens precoces e atividade aumentada nas imagens tardias. A RM é útil para as lesões com menos de 2 cm e para aquelas atípicas na TC. Os hemangiomas são bem-definidos, homogêneos e acentuadamente hiperintensos nas imagens ponderadas em T2. Realçam da periferia para o centro após injeção IV dinâmica de gadolínio, semelhante ao padrão visibilizado na TC.

Cisto Hepático. A segunda lesão benigna mais comum é o cisto simples. Pode ser solitário ou múltiplo, ocorrendo em 2,5% a 10% da população. Assim como os hemangiomas, é mais comum nas mulheres, e a sua freqüência aumenta com a idade. O cisto é geralmente assintomático. Pode ser encontrado associado a outras doenças, como a esclerose tuberosa e rins policísticos. Cerca de 40% dos pacientes com rins policísticos têm cistos no fígado, e 60% dos pacientes com múltiplos cistos hepáticos possuem rins policísticos (Fig. 14.9).

Os critérios para um cisto simples na US são a estrutura anecóica ou sem eco interno, bordas nítidas, parede imperceptível e reverberação do feixe sonoro. A precisão da US é de 95% a 99%, quando os referidos critérios são atingidos. O aspecto típico de um cisto simples na TC é o de uma lesão bem-definida com densidade da água, sem parede perceptível e sem realce ao contraste. A densidade pode ser medida ou comparada com a da vesícula biliar normal. As imagens tardias não devem mostrar realce ao contraste ou alteração na densidade, quando comparadas às imagens sem contraste. A RM revela lesão com hipossinal homogêneo nas imagens ponderadas em T1 e lesão com hipersinal nas imagens ponderadas em T2 (Quadro 14.4).

Abscesso Piogênico. Os abscessos hepáticos podem ter origem bacteriana, parasitária ou fúngica. Oitenta e cinco por cento a 90% são bacterianos ou piogênicos. As bactérias atingem o fígado através da árvore biliar ou da veia porta. As causas são a obstrução biliar, diverti-

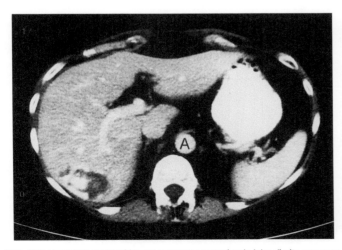

FIG. 14.7 Hemangioma hepático no segmento posterior do lobo direito que apresenta contraste nodular periférico. O realce é semelhante ao da aorta (*A*).

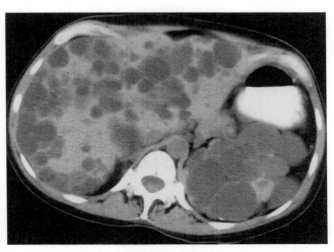

FIG. 14.9 Numerosos cistos no fígado e no rim esquerdo em um paciente com rins policísticos.

QUADRO 14.4 Lesões Hepáticas Císticas

Cisto simples
Abscesso — piogênico, amebiano, equinocócico
Tumor cístico/necrótico
Carcinoma/cistadenoma biliar
Biloma
Hematoma

---

culite, traumatismo, doença intestinal inflamatória e causas iatrogênicas. Os pacientes apresentam febre, diarréia, leucocitose e provas da função hepática anormais. A localização mais comum do abscesso piogênico é no lobo direito. O tratamento consiste em drenagem percutânea ou cirúrgica, assim como antibióticos. A taxa de mortalidade será de quase 100%, se o abscesso não for tratado.

Na US, as lesões são, em geral, coleções hipoecóicas, arredondadas e heterogêneas, com paredes espessas irregulares. Ecos internos, níveis hidroídricos e debris são comuns. Sombras acústicas sugerem gás no interior do abscesso. A TC revela uma lesão heterogênea com margens irregulares e, possivelmente, com realce periférico ao contraste. Septações internas são comuns. Cerca de 20% contêm ar (Fig. 14.10). O diagnóstico diferencial radiológico inclui metástases císticas ou necróticas (ovariana ou leiomiossarcoma), assim como cistos hidáticos e equinocócicos. Muitas vezes, o diagnóstico de abscesso bacteriano é sugerido clinicamente. Os exames com radioisótopos mostram um defeito "frio" na imagem com enxofre coloidal e atividade aumentada na cintilografia com gálio. O CHC e a doença metastática podem ter aspecto semelhante nos exames com radioisótopos.

Abscesso Amebiano. A amebíase é uma infecção primária do cólon pelo parasita *Entamoeba histolytica*, transmitido por via orofecal. Após a colonização do cólon, o acesso ao fígado ocorre através da veia porta. Os sintomas podem ser semelhantes aos de um abscesso piogênico. O aspecto na US e na TC é análogo ao de um abscesso bacteriano, mas o paciente pode relatar viagem para outro país. Os abscessos são, amiúde, periféricos e, na aspiração ou drenagem, contêm classicamente material em "pasta de anchova". O diagnóstico pode ser confirmado por sorologia. O tratamento consiste em metronidazol (Flagyl), freqüentemente combinado com drenagem percutânea. A eficácia da terapia pode ser acompanhada pela US, mas a resolução das lesões pode demorar até sete meses (Fig. 14.11).

Doença Equinocócica. As infestações causadas pelo *Echinococcus granulosis* (doença hidática cística) são mais comuns no restante do mundo do que na América do Norte. A doença equinocócica provoca sintomas semelhantes aos do abscesso piogênico, mas a história clínica pode sugerir o diagnóstico. Os abscessos são mais comuns no lobo direito, podendo ser múltiplos e envolver o tórax. Seu crescimento é lento e, amiúde, o aspecto é similar ao de um cisto. Na US, utilizam-se termos descritivos clássicos, como "sinal da dupla linha", "sinal do lírio-d'água" ou "racemoso", para descrever as paredes do cisto. Existe um cisto com revestimento duplo que possui uma membrana de camada germinal interna dando origem a "cistos-filhos", visibilizados no cisto original em 70% dos casos. Na TC ou nas radiografias simples, 50% têm calcificações semelhantes à casca de ovo na parede espessa ao redor do cisto (Fig. 14.12). Existem controvérsias quanto à drenagem percutânea ou cirúrgica devido ao risco de choque anafilático.

Abscessos Fúngicos. Com o aumento da população de pacientes imunossuprimidos, registrou-se o aumento da freqüência de microabscessos fúngicos do fígado e do baço, mais comumente causados por *Candida* e outros fungos. Outros microrganismos são o *Pneumocystis carinii*, citomegalovírus e micobactérias (Fig. 14.13). Além disso, os pacientes imunocomprometidos podem ter comprometimento hepático pelo sarcoma de Kaposi e linfoma, que têm aspecto variável (Fig. 14.14). As tentativas de biópsia costumam não ser compensadoras. A contagem de CD4 do paciente e os achados em outros pontos do abdome podem ser úteis para estreitar o diagnóstico diferencial radiológico.

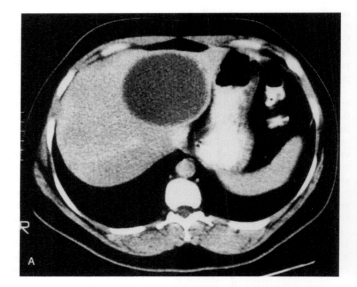

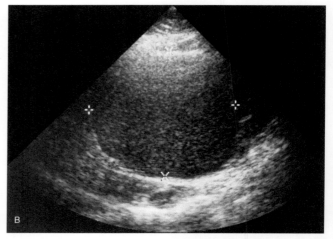

FIG. 14.10 Abscesso hepático piogênico no lobo direito. O abscesso possui uma borda de contraste circundada por um anel de baixa densidade de edema.

FIG. 14.11 Abscesso amebiano. **A:** Na TC contrastada, observa-se uma lesão de densidade líquida no lobo esquerdo. **B:** Grande abscesso amebiano com marcadores de calibre na ultra-sonografia. A lesão contém ecos de baixo nível difusos.

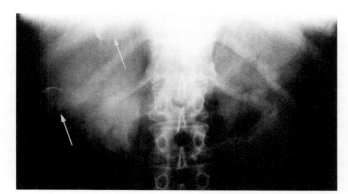

FIG. 14.12 A radiografia simples do abdome revela cistos equinocócicos (hidáticos) calcificados perifericamente no fígado.

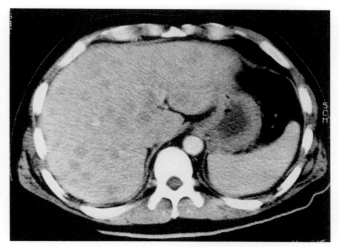

FIG. 14.14 Múltiplas massas hepáticas causadas por linfoma.

Adenoma Hepático. Os adenomas hepáticos são encontrados quase exclusivamente nas mulheres em idade fértil (98%), sendo decorrentes do uso de contraceptivos orais, bem como de esteróides anabolizantes e da doença de depósito de glicogênio. Esses adenomas são compostos de hepatócitos atípicos com maior quantidade de gordura e glicogênio. Em geral, são assintomáticos, mas poderão causar dor, se houver hemorragia. Os adenomas hepáticos são considerados lesões clinicamente significativas, porque são propensos a hemorragia e apresentam discreto potencial de transformação maligna.

Na US, são tipicamente bem-definidos com ecogenicidade variável sendo virtualmente indiferenciáveis da hiperplasia nodular focal (HNF). Na TC, apresentam-se como lesões distintas de baixa densidade, com tamanho médio de 10 cm. Em 30% dos pacientes, apresentam-se múltiplos. Os adenomas hepáticos podem exibir realce intenso durante a injeção IV rápida de contraste. Cinqüenta por cento dos casos apresentam áreas de heterogeneidade resultante de hemorragia e necrose. Na RM, os adenomas hepáticos são heterogêneos em todas as seqüências de pulso, com algum aumento de sinal nas imagens ponderadas em T1 causado pelo maior volume de glicogênio e gordura. O exame com radioisótopos mostra uma lesão fria com enxofre coloidal em 80% dos casos. Vinte por cento têm atividade normal, quando comparados à porção remanescente do fígado.

Hiperplasia Nodular Focal. A HNF é uma lesão não-encapsulada mais comum nas mulheres e, em geral, assintomática. A lesão é mais comum que o adenoma hepático e está sendo descoberta com freqüência cada vez maior através da TC dinâmica. A HNF é composta de hepatócitos normais, células de Kupffer e ductos biliares em distribuição anormal. Geralmente, a lesão tem menos de 5 cm de diâmetro e raramente é múltipla. Sua localização mais comum é na periferia do lobo direito. O aspecto clássico é o de massa solitária bem-circunscrita com uma cicatriz estrelada de fibrose central. Entretanto, a cicatriz central só é visibilizada em 20% dos casos (Fig. 14.15).[4]

Na US, a HNF apresenta ecogenicidade variável, condição que pode ser visibilizada apenas durante a fase arterial hepática do realce na TC. A única importância clínica da HNF consiste na sua diferenciação de outras lesões hepáticas, em particular do carcinoma fibrolamelar, que também pode conter uma área hipodensa central. A RM pode ser útil. Nas imagens ponderadas em T2, a cicatriz central tem sinal de alta intensidade na HNF, enquanto no carcinoma fibrolamelar apresenta hipossinal. A cintilografia com enxofre coloidal apresenta resultados normais em 50% dos pacientes com HNF, uma área fria é observada em 40%, e verifica-se uma área focal de atividade aumentada em 10% dos casos.

Infiltração Gordurosa Focal e as Áreas Preservadas. A infiltração gordurosa focal é mais comum no lobo direito do fígado, sendo associada à obesidade, consumo excessivo de álcool, uso de esteróides e à hiperalimentação. Na US, surge como uma área de ecogenicidade aumentada em distribuição segmentar ou lobar. As margens são anguladas e não há efeito expansivo sobre os vasos adjacentes. A TC revela uma área focal de atenuação reduzida. As áreas típicas ocorrem

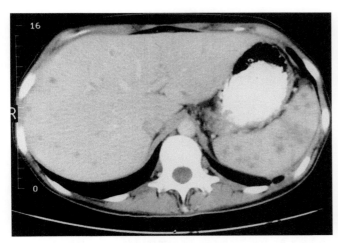

FIG. 14.13 Microabscessos por *Candida* no fígado e no baço de um paciente com leucemia por candidíase.

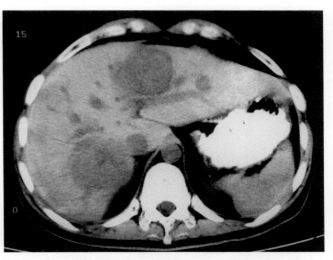

FIG. 14.15 Três lesões hiperplásicas nodulares focais. As lesões apresentam baixa densidade na TC sem contraste.

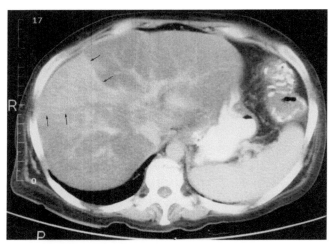

FIG. 14.16 Infiltração gordurosa do fígado com preservação de uma grande área, que possui densidade mais alta.

adjacentes ao ligamento falciforme ou na fossa da vesícula biliar. Também é possível observar áreas poupadas da infiltração gordurosa, as quais podem causar pseudomassas, e sua ocorrência sempre deve ser considerada nos pacientes com esteatose hepática. As áreas são hipoecóicas na US e hiperdensas na TC (Fig. 14.16). Os locais característicos poupados são o lobo caudado, as regiões periportal e adjacentes à fossa da vesícula biliar.

Carcinoma Hepatocelular. O processo maligno visceral mais comum no mundo é o CHC ou hepatoma. Nos EUA, o fator de risco mais comum é a cirrose alcoólica. Mundialmente, a hepatite B é a causa mais comum. Outros fatores de risco são a hemocromatose, doença de Wilson e doença do depósito de glicogênio. A doença é muito mais comum nos homens.

Os três padrões de hepatoma consistem em massa solitária (50%), envolvimento multifocal e infiltração difusa. Oitenta por cento dos pacientes têm cirrose subjacente, que costuma ser evidente nos exames de imagem. Invasão da veia porta é observada em 30% a 60% dos casos. Os achados clínicos associados incluem níveis aumentados de alfa-fetoproteína em mais de 70% dos casos, provas da função hepática com resultados aumentados, perda ponderal, dor no hipocôndrio direito, ascite e hepatomegalia. O prognóstico é sombrio, com tempo de sobrevida médio de seis meses.

O aspecto do CHC na US é variável. Massa hipoecóica distinta pode ser observada ou o tumor pode não ser detectável devido à infiltração difusa do parênquima. A detecção dos hepatomas pode ser difícil no fígado gravemente cirrótico com ecotextura grosseira.

O hepatoma na TC sem contraste consiste, em geral, em massa hipodensa, mas pode apresentar áreas de atenuação aumentada ou, até mesmo, conter densidade de gordura. Oitenta por cento mostram algum realce pelo contraste durante a fase arterial hepática (Fig. 14.17).[2,8] Na

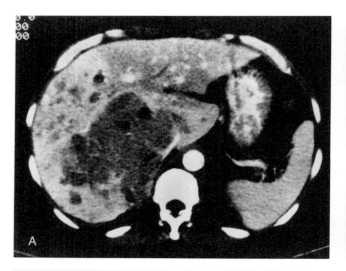

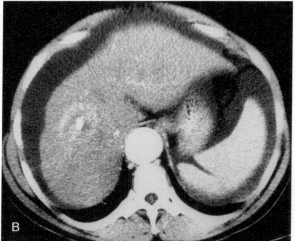

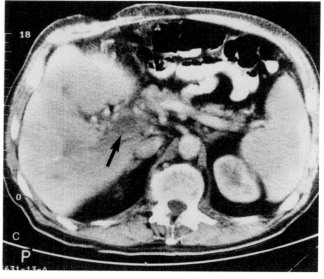

FIG. 14.17 Hepatoma. **A:** Hepatoma multifocal. Uma grande massa ocupa o lobo direito. **B:** Hepatoma com realce periférico e central na TC dinâmica. A maioria dos hepatomas pode ser detectada na fase arterial hepática do realce. **C:** A trombose da veia porta (seta) é associada a hepatoma.

QUADRO 14.5 Lesões Hepáticas Cálcicas

Metástases — cólon, ovário, osteossarcoma, linfoma tratado
Hepatoma
Hepatoma fibrolamelar
Hemangioma

---

maioria dos casos, a RM revela hipossinal nas imagens ponderadas em T1 e hipersinal nas imagens ponderadas em T2 em relação ao fígado normal. Um defeito "frio" visibilizado em um fígado cirrótico na cintilografia com enxofre coloidal é sugestivo de CHC. Na cintilografia com gálio, a lesão tem atividade aumentada.

Carcinoma Fibrolamelar. É um subtipo do CHC que ocorre nos pacientes mais jovens sem os fatores de risco para CHC. O tumor tem melhor prognóstico, mas pode ser grande por ocasião do diagnóstico.[13] Os níveis de alfa-fetoproteína não se encontram elevados. Na TC, surge como massa bem-definida com uma área central de baixa densidade semelhante à cicatriz estrelada observada na HNF. A RM pode ser útil para diferenciar as duas anormalidades. A cicatriz central apresenta hipossinal em T1 e T2 no carcinoma fibrolamelar. Além disso, a presença de calcificações na lesão sugere carcinoma fibrolamelar (55%) em vez de HNF (2%).

Doença Metastática. A lesão maligna mais comum do fígado é a doença metastática. As metástases são 20 vezes mais comuns do que os processos malignos hepáticos primários. Os tumores primários comuns são os do cólon, estômago, pulmão, mama e pâncreas. Os pacientes podem apresentar provas da função hepática anormais e hepatomegalia. As lesões são tipicamente múltiplas e envolvem os dois lobos do fígado. Entretanto, metástase solitária ocorre em 30% a 40% dos casos. As metástases hepáticas são mais comumente cálcicas do que os tumores hepáticos primários (Quadro 14.5).[1]

As metástases podem ser sólidas, necróticas, císticas ou cálcicas, podendo simular qualquer outra lesão na TC e na RM (Fig. 14.18). O diagnóstico sempre deve ser considerado, sobretudo nos pacientes com mais de 50 anos de idade e naqueles com história de processo maligno primário. A portografia com TC ou a RM podem ser utilizadas para avaliar o fígado antes da ressecção cirúrgica.[7]

Traumatismo Hepático. O fígado é o segundo órgão intra-abdominal lesado com mais freqüência após o baço. O local mais comum de lesão é o segmento posterior do lobo direito. O traumatismo hepático é mais bem avaliado pela TC contrastada.[11] As lesões hepáticas incluem as contusões (áreas maldefinidas de heterogeneidade), lacerações (áreas lineares ou estreladas de baixa densidade) e hematomas intra-hepáticos e subcapsulares (Fig. 14.19). Os hematomas hepáticos são semelhantes a massas de densidade reduzida, e os hematomas subcapsulares aparecem como coleções de líquido crescênticas que comprimem o parênquima subjacente. Se a cápsula for lesada, o paciente terá hemoperitônio. Séries cirúrgicas revelaram que até 85% das lesões hepáticas podem ser tratadas de forma conservadora, especialmente quando não há instabilidade hemodinâmica. As complicações tardias ocorrem em cerca de 20% dos casos e incluem sangramento recorrente, pseudo-aneurisma, biloma e icterícia obstrutiva decorrente de um biloma ou hematoma.[6]

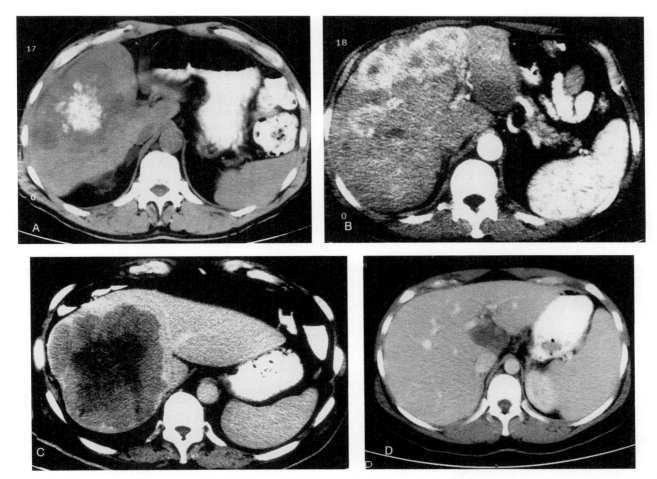

FIG. 14.18 Metástases hepáticas. **A:** Grande metástase hepática com calcificação central de câncer do cólon na TC sem contraste. **B:** Múltiplas metástases de carcinóide na TC contrastada. As metástases são hipervasculares na fase arterial hepática. **C:** Enormes metástases de melanoma para o lobo direito do fígado. **D:** Área de baixa densidade no lobo caudado causada por linfoma. O linfoma hepático tem vários aspectos.

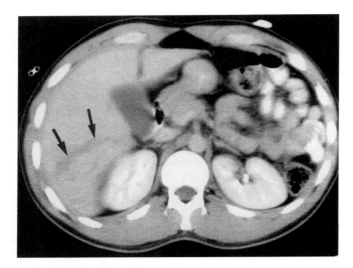

FIG. 14.19 Laceração hepática. Fendas de baixa densidade (*setas*) no lobo direito de um paciente com contusão abdominal.

O SISTEMA BILIAR E A VESÍCULA BILIAR

Várias modalidades de imagem são disponíveis para o estudo do sistema biliar. O custo e a invasividade dos métodos variam. Todas as modalidades podem contribuir para a obtenção do diagnóstico correto. Como nem todos os métodos precisam ser realizados em todos os pacientes, uma avaliação minuciosa das necessidades clínicas é necessária antes do procedimento. Além disso, é importante ajustar o algoritmo diagnóstico ao equipamento e disponibilidade locais.

Técnicas de Imagem

A *radiografia simples do abdome* é útil na pesquisa de gás ou cálcio no trato biliar. Dez por cento a 15% dos cálculos biliares são calcificados e imediatamente identificáveis nas radiografias simples. Às vezes, observa-se acúmulo de cálcio na vesícula biliar que simula o contraste (leite de cálcio) (Fig. 14.20). Ocasionalmente, a parede da vesícula biliar encontra-se calcificada (vesícula biliar em porcelana), o que é importante devido à associação dessa anormalidade com o carcinoma da vesícula biliar.

Gás pode ser visibilizado no centro dos cálculos biliares em um padrão triangular (sinal de Mercedes-Benz). O achado de gás nos ductos biliares implica a conexão anormal entre o intestino e a vesícula biliar ou colédoco. Esse processo pode ser causado pela penetração de uma úlcera duodenal no trato biliar ou pela erosão do cálculo biliar para o estômago, duodeno ou cólon. O ar biliar apresenta localização mais central no fígado, quando comparado ao ar da veia porta, periférico. Mais comumente, o ar biliar é conseqüência de anastomose cirúrgica do intestino com o trato biliar ou de esfincterotomia do esfíncter de Oddi (Fig. 14.21, Quadro 14.6).

Ocasionalmente, observa-se gás nos ductos como manifestação de colangite causada por um microrganismo formador de gás. O achado de gás na vesícula biliar e em sua parede (colecistite enfisematosa) é a manifestação de uma infecção semelhante. Gás na veia porta, visibilizado perifericamente no fígado, implica intestino necrótico, mas isto pode ocorrer na colangite ou colecistite grave.

Colecistografia oral (CGO) baseia-se na função hepatobiliar. A ingestão de um composto iodado, absorvido pelo intestino delgado, conjugado e excretado pelo fígado, bem como concentrado na vesícula biliar pela absorção de água, permite o achado de cálculos biliares não-calcificados como defeitos de enchimento. Além dos cálculos biliares, outras anormalidades intraluminais da vesícula biliar podem ser detectadas pela CGO (Fig. 14.22). A CGO foi essencialmente substituída pela US.

A *US da vesícula biliar* é o método preferido de rastreamento para doença biliar e da vesícula biliar devido ao seu custo e conveniência. Após seis horas de jejum, o exame é realizado com o paciente em decúbito dorsal e ventral. A icterícia não interfere com o exame. A capacidade de detectar dilatação biliar, espessamento da parede, cálculos e avaliar o parênquima hepático e do pâncreas é benéfica. A US detecta cálculos menores do que os já detectados pela CGO.

A *cintilografia hepatobiliar* ou colescintilografia é o estudo dinâmico da fisiopatologia do sistema biliar. A injeção IV de compostos de ácido iminodiacético marcados com tecnécio permite o exame da vesícula biliar, e a radioatividade pode ser acompanhada até o duodeno. O não-enchimento da vesícula biliar indica a obstrução do ducto cístico, constituindo um sinal altamente confiável de colecistite aguda. O enchimento tardio da vesícula biliar (em quatro horas) é observado na colecistite crônica. A sensibilidade e a especificidade são comparáveis às da US no diagnóstico de colecistite aguda. A colescintilografia também foi defendida como um procedimento capaz de detectar a obstrução do colédoco antes da ocorrência de dilatação do ducto, sendo visível na US. É útil na detecção de extravasamentos biliares e pode mostrar a permeabilidade das anastomoses bilioentéricas.

A *colangiografia* pode ser realizada por via percutânea, endoscópica ou diretamente, durante cirurgia ou através de um tubo T. A *colangiopancreatografia retrógrada endoscópica* (CPRE) permite a injeção direta de contraste na luz do colédoco. É especialmente útil na detecção de cálculos colédocos e de anormalidades nos ductos inflamatórios e neoplásicos. A esfincterotomia, biópsia, esfoliação da mucosa, retirada de cálculo dos ductos biliares, dilatação de estenose e colocação de *stents* para o alívio da obstrução tornam-se possíveis através da CPRE.

A *colangiografia transepática percutânea* é realizada injetando contraste, sob orientação fluoroscópica, através de uma agulha de pequeno calibre colocada no parênquima hepático, retirada lentamente, permitindo observar a opacificação do ducto biliar (veja o Cap. 15). Esse procedimento é útil pelos mesmos motivos da CPRE e tem a vantagem de permitir que o operador institua, se necessário, a drenagem biliar. É reservado aos pacientes com obstrução biliar que necessitam de drenagem biliar permanente ou temporária. A biópsia com agulha de massas, drenagem de coleções de líquido e a colocação de *stents* para drenagem externa e interna (coledocoduodenal) podem ser realizadas por via percutânea. A *colangiografia cirúrgica* é utilizada para visibilizar cálculos colédocos não-palpáveis durante a cirurgia, e utiliza-se a *colangiografia com tubo T* para observar cálculos colédocos retidos após cirurgia (Fig. 14.23).

A *tomografia computadorizada* pode detectar cálculos biliares e ductos biliares dilatados, mas é menos sensível que a US. A TC é útil na avaliação do parênquima hepático e do pâncreas à procura de neoplasia. Além disso, é mais sensível que as radiografias simples do abdome, para detectar gás na veia porta e na árvore biliar. A TC é útil no diagnóstico e no estagiamento do carcinoma da vesícula biliar. A doença biliar e a da vesícula biliar podem ser um achado acidental na TC do abdome.

A *ressonância magnética* da vesícula biliar e dos ductos é um procedimento relativamente novo. A RM pode ser melhor que a TC ou US na dilatação biliar. Esse exame não utiliza radiação ionizante, o que é uma consideração importante.[19,27]

Anatomia

A vesícula biliar é uma estrutura cística de parede fina ligada ao aspecto inferior e medial do lobo direito do fígado. A fossa localiza-se na junção dos lobos direito e esquerdo do fígado, mas, às vezes, é intra-hepática. O colo da vesícula biliar apresenta relação consistente com a porta hepática. A vesícula biliar mede cerca de 10 cm de comprimento e 3 a 5 cm de diâmetro, quando distendida. Uma vesícula biliar com mais de 5 cm de diâmetro apresenta-se aumentada ou hidrópica. O ducto cístico mede 2 a 4 cm de comprimento. O segmento inicial tem pregas mucosas tortuosas características, conhecidas como válvulas espirais de Heister. A parede da vesícula

O Fígado, o Sistema Biliar e o Pâncreas   443

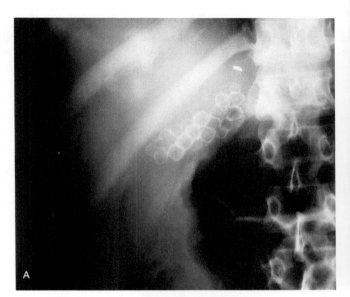

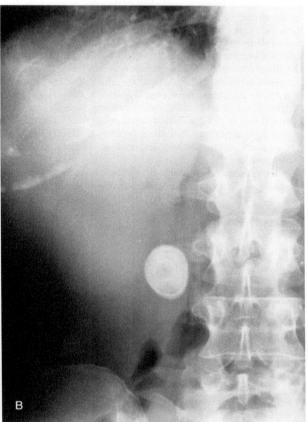

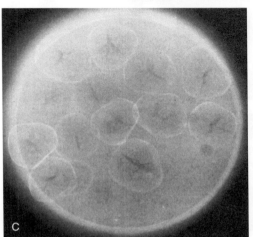

FIG. 14.20 Cálculos biliares. **A:** Múltiplos cálculos facetados. **B:** Grande cálculo laminado. **C:** Cálculos biliares que contêm gás (sinal de Mercedes-Benz).

444   O Fígado, o Sistema Biliar e o Pâncreas/

QUADRO 14.6 Causas de Ar na Árvore Biliar

Cirurgia — esfincterotomia, coledocoenterostomia
Fístula coledocoentérica — fístula associada a cálculos biliares, úlcera penetrante, carcinoma

biliar deve ter menos de 4 mm de espessura. Variantes normais incluem um capuz frígio e septação do fundo. A vesícula biliar pode-se encontrar congenitamente ausente ou ter localização intra-hepática. A TC é a melhor modalidade de imagem na realização desses diagnósticos (Fig. 14.24).

Os ductos hepáticos direito e esquerdo juntam-se, para formar o ducto hepático comum, que segue junto com a artéria hepática e a veia porta na porta hepática. A localização do colédoco é anterior à veia porta e à direita da artéria hepática no ligamento hepatoduodenal. O ducto cístico junta-se ao ducto hepático comum, para formar o colédoco. O local da junção dos ductos hepáticos comum e cístico pode variar consideravelmente. Além disso, o ducto hepático direito pode juntar-se ao ducto cístico em vez de juntar-se diretamente ao ducto hepático esquerdo.

O colédoco avança caudalmente bem próximo à cabeça do pâncreas e afila distalmente, à medida que termina no esfíncter de Oddi, que se projeta para o duodeno como papila de Vater. Uma discreta dilatação da porção distal da luz é denominada ampola de Vater. Em 60% dos casos, o ducto pancreático funde-se com o colédoco proximal à ampola (Fig. 14.25). Com freqüência, tumores da região da ampola obstruem ambos os ductos. O colédoco tem menos de 6 mm de diâmetro, porém pode medir mais alguns milímetros no idoso.

Colelitíase e Colecistite

A doença mais comum da vesícula biliar é a colelitíase. Dez por cento da população têm cálculos biliares. Mulheres e indivíduos com anemia hemolítica, cirrose, diabete ou doença do íleo são os mais comumente afetados. A maioria dos cálculos é composta de colesterol. A US, o método de rastreamento mais comum para a colelitíase, detecta 95% dos cálculos. Os cálculos localizados no colo da vesícula biliar podem passar despercebidos. Os cálculos são diagnosticados por focos ecogênicos produtores de sombra acústica posterior na vesícula biliar que se movem quando o paciente muda de posição. Se os focos não forem móveis, o diagnóstico diferencial ultra-sonográfico deverá incluir lama biliar decorrente de bile concentrada, pólipos de colesterol ou adenomatosos, adenomiomatose e carcinoma da vesícula biliar (Quadro 14.7). A TC é menos sensível (85%) na detecção dos cálculos

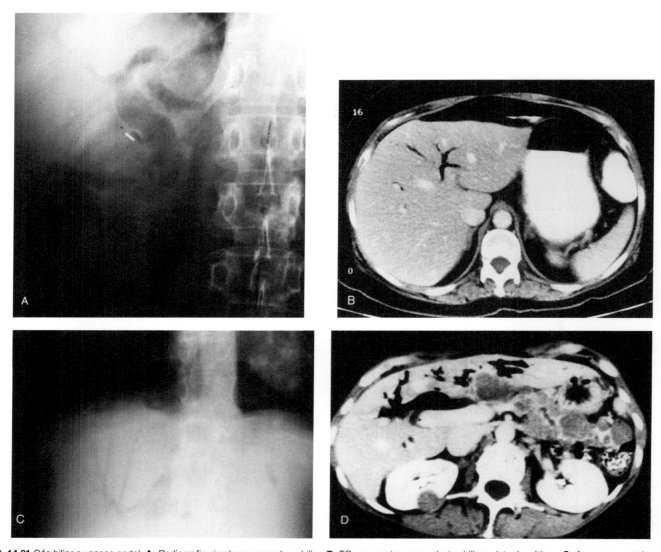

FIG. 14.21 Gás biliar e venoso portal. **A:** Radiografia simples que revela ar biliar. **B:** TC que mostra ar nos ductos biliares intra-hepáticos. **C:** Ar venoso portal em um paciente com isquemia intestinal. **D:** Ar nos ramos da veia porta no lobo esquerdo.

O FÍGADO, O SISTEMA BILIAR E O PÂNCREAS   445

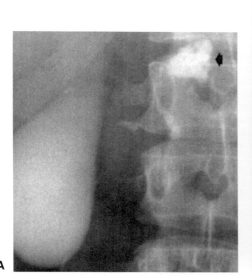
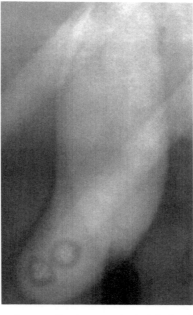
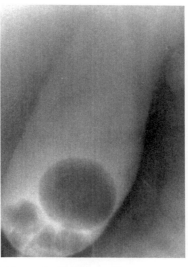

FIG. 14.22 A: Colecistografia oral normal. A vesícula biliar encontra-se bem opacificada com contraste. Achado acidental de grande cálculo pancreático (*cabeça de seta*). **B:** Colelitíase. Observe dois cálculos biliares na porção inferior da vesícula biliar com calcificações centrais circundadas por um halo transparente que constituem a formação de colesterol. **C:** Colelitíase. Numerosos pequenos cálculos de colesterol na porção inferior da vesícula biliar com um grande cálculo de colesterol isolado acima deles.

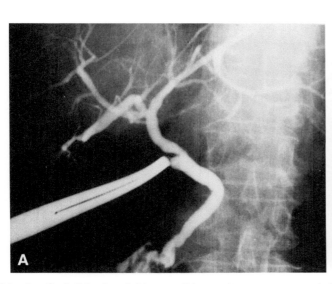
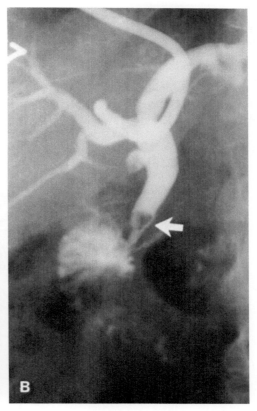

FIG. 14.23 Colangiografia. **A:** Colangiografia intra-operatória normal com um grampo no ducto cístico. **B:** Nesse paciente, há um cálculo residual na extremidade inferior do colédoco (*seta*). A obstrução não é completa, porque existe algum contraste no duodeno.

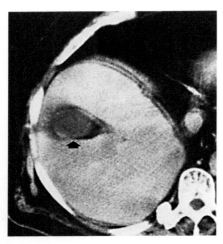

FIG. 14.24 Vesícula biliar intra-hepática. A TC revela que a vesícula biliar (seta) localiza-se no parênquima hepático.

biliares. Entretanto, os cálculos têm densidade variável, variando da densidade da gordura à do cálcio. Alguns apresentam a mesma densidade da bile (Fig. 14.26).

A causa mais comum de colecistite aguda é a obstrução do ducto cístico por um cálculo. Cinco por cento a 10% dos casos são acalculosos. A colecistite acalculosa ocorre mais comumente nos pacientes com doenças críticas, em especial após cirurgia, traumatismo ou queimaduras, ou nos pacientes em hiperalimentação. O diagnóstico da colecistite aguda é, em geral, clínico ou por US ou cintilografia hepatobiliar. Normalmente, o enchimento da vesícula biliar ocorre em 30 minutos na cintilografia hepatobiliar. A não-visibilização em um período de uma hora é compatível com colecistite aguda. Outras causas de não-visibilização incluem a colecistite crônica, estase e hiperalimentação (Fig. 14.27). Os achados ultra-sonográficos abrangem a colelitíase, espessamento da parede — amiúde com uma faixa hipoecogênica na parede (edema) — e um sinal de Murphy positivo ou hipersensibilidade à palpação sobre a vesícula biliar. Em geral, a TC só é utilizada em situações atípicas ou complicadas. Os achados mais comuns na TC são o espessamento da parede, cálculos e líquido pericolecístico.[16]

As complicações, que ocorrem em 25% a 30% dos pacientes com colecistite aguda, são a colecistite gangrenosa, perfuração da vesícula biliar, colecistite enfisematosa e colecistite hemorrágica. A colecistite gangrenosa é a necrose da parede. Na US, a parede da vesícula biliar apresenta espessamento assimétrico, freqüentemente, com múltiplas camadas hipoecogênicas. A taxa de mortalidade, na perfuração da vesícula biliar, é de 25%. A maioria transfixa a parede, formando um abscesso pericolecístico. A colecistite enfisematosa é uma infecção secundária, causada por um microrganismo formador de gás. Os diabéticos são mais afetados (Fig. 14.28). O aspecto na US pode ser confuso — ecos brilhantes com sombras posteriores "sujas" provenientes da parede ou da luz.

Na colecistite crônica, os achados dos exames de imagem são semelhantes aos da colecistite aguda, exceto que a vesícula biliar apresenta-se, muitas vezes, contraída. Os pacientes têm cálculos biliares, inflamação crônica e cólica biliar recorrente. Na cintilografia hepatobiliar, a visibilização da vesícula biliar ocorre entre uma e quatro horas.

Distúrbios da Motilidade

Discinesia biliar é um termo há muito utilizado, porém não existem critérios sólidos para estabelecer o diagnóstico. Os pacientes têm dor no hipocôndrio direito, após as refeições, que simula cólica biliar, mas nenhuma anormalidade é encontrada. Colecistografia após injeção IV de colecistoquinina não provoca um padrão de contração que sirva para distinguir os pacientes sintomáticos dos assintomáticos. Hoje em dia, utiliza-se manometria do esfíncter para pesquisar esses pacientes.

A estenose do esfíncter de Oddi é um diagnóstico difícil, porque não existe configuração do ducto distal que possa considerá-lo muito estreito. O diagnóstico baseia-se na dilatação do ducto, nas pressões anormais do esfíncter e nas dinâmicas colescintilográficas tardias do ducto biliar para o intestino.

Dilatação Biliar

Dilatação biliar não é sinônimo de obstrução biliar. A dilatação biliar pode manifestar-se com ou sem obstrução. Além disso, a obstrução biliar precoce pode manifestar-se sem dilatação. A US é, em geral, o exame inicial utilizado, a menos que o paciente seja obeso ou exista alta probabilidade de processo maligno. Os achados na TC e na US incluem estruturas tubulares ramificadas no fígado, colédoco

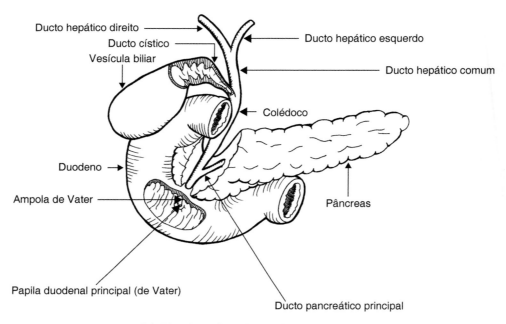

FIG. 14.25 Anatomia do sistema biliar e do pâncreas.

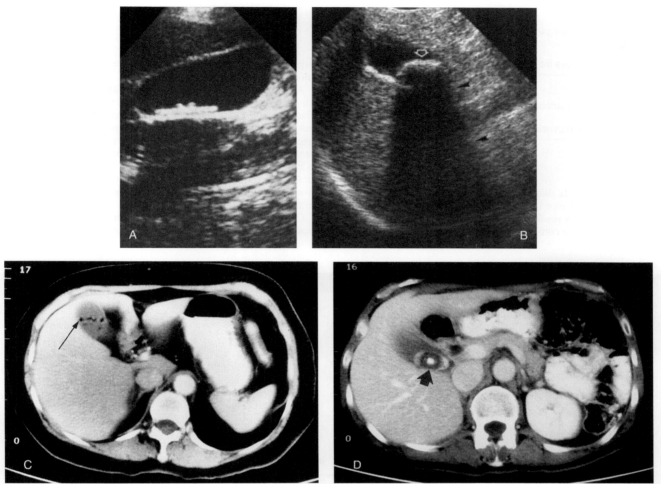

FIG. 14.26 Colelitíase. A: Ultra-sonografia, corte longitudinal, que revela múltiplos cálculos na vesícula biliar provocando sombra acústica posterior. B: A ultra-sonografia revela grande defeito ecogênico na vesícula biliar (*seta aberta*) com sombras acústicas (*cabeças de setas pretas*). C: Na TC, os cálculos de colesterol são visibilizados como áreas hipodensas na vesícula biliar. D: Grande cálculo laminado na TC. O cálculo apresenta calcificação central e borda periférica de calcificação.

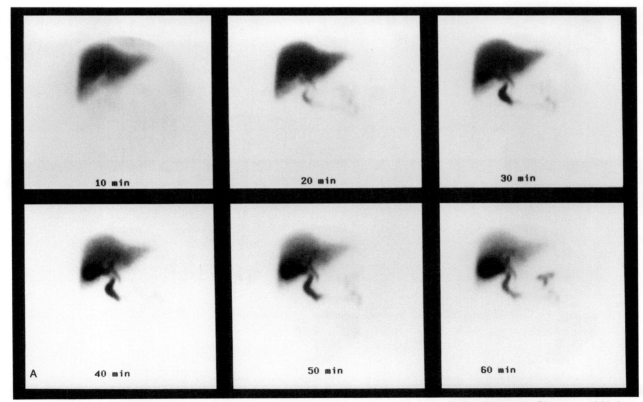

FIG. 14.27 Cintilografias do sistema hepatobiliar. A: Exame normal com atividade na vesícula biliar em 30 minutos. B: Colecistite aguda. Observa-se atividade no sistema biliar e no intestino delgado, mas a vesícula biliar nunca é visibilizada (*continua*).

QUADRO 14.7 Causas de Defeito de Enchimento da Vesícula Biliar

Cálculos
Lama biliar
Pólipo — colesterol ou adenomatoso
Adenomiomatose
Tumor — carcinoma da vesícula biliar, metástases

com mais de 5 mm de diâmetro e vesícula biliar com diâmetro > 5 cm (Fig. 14.29). Ductos intra-hepáticos normais podem ser visibilizados na TC de alta-resolução, devendo os ductos intra-hepáticos ser poucos, escassos e com menos de 3 mm de diâmetro. Se houver suspeita de obstrução biliar, dever-se-á tentar determinar a presença, o nível e a causa da obstrução.

A precisão da TC na determinação da presença, do nível e da causa da obstrução biliar é de cerca de 95%. Causas benignas de dilatação biliar são mais comuns que as malignas. As principais causas de obstrução biliar são os cálculos biliares, tumor, estenose e pancreatite (Quadro 14.8). Uma causa rara, mas relevante, de obstrução biliar é a síndrome de Mirizzi. Um cálculo biliar impactado no colo da vesícula biliar, ducto cístico ou no remanescente do ducto cístico obstrui o colédoco. Inflamação secundária contribui para a condição. Ocorre, com mais freqüência, com a inserção baixa do ducto cístico.

O término abrupto de um ducto biliar extra-hepático dilatado é característico de um processo maligno, mesmo na ausência de massa

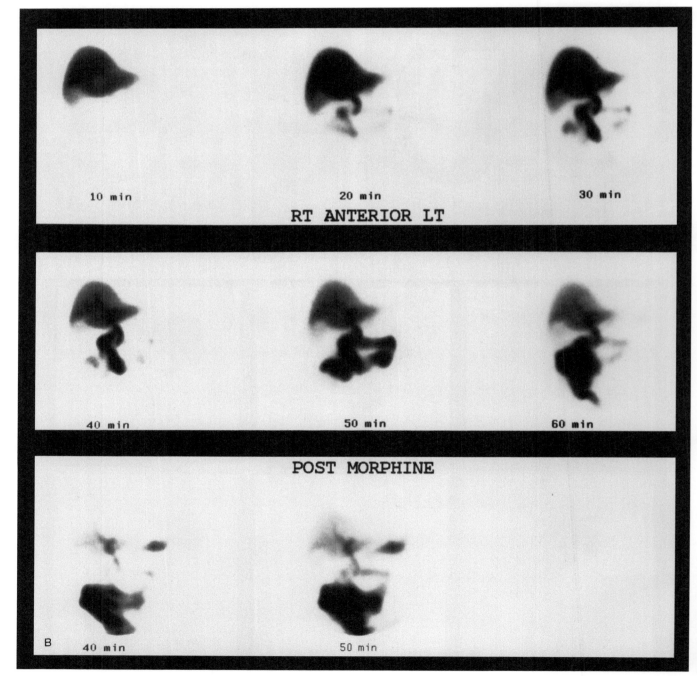

FIG. 14.27 Continuação.

O Fígado, o Sistema Biliar e o Pâncreas   449

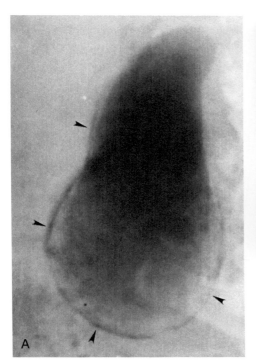
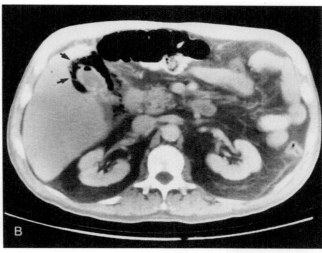

FIG. 14.28 Colecistite enfisematosa. A radiografia simples (**A**, *cabeças de seta*) e a TC (**B**, *setas*) revelam ar na parede da vesícula biliar.

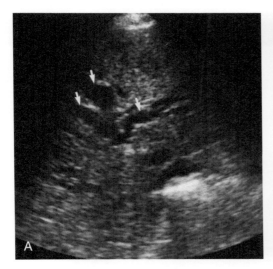
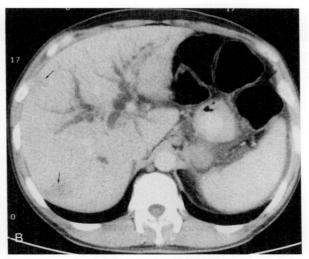

FIG. 14.29 Dilatação biliar. **A:** Ductos biliares intra-hepáticos dilatados. A ultra-sonografia do lobo direito do fígado revela numerosas estruturas tubulares que constituem ductos biliares dilatados (*setas*) decorrentes de cálculo impactado no colédoco. **B:** A TC contrastada mostra dilatação biliar intra-hepática em um paciente com câncer hepático que obstrui a porção distal do colédoco. Também são visibilizadas duas metástases hepáticas periféricas (*setas*).

QUADRO 14.8 Causas de Dilatação Biliar

Cálculo do colédoco
Estenose benigna
Câncer pancreático, colangiocarcinoma, carcinoma ampular, linfoma
Pancreatite
Colangite — oriental, piogênica, esclerosante
Doença de Caroli
Cisto do colédoco
AIDS/SIDA

visível. Tumores comuns que causam obstrução biliar são o carcinoma pancreático, o carcinoma ampular e o colangiocarcinoma. Muitas vezes, a TC revela massa no ponto da obstrução biliar. A redução gradual do calibre de um ducto dilatado é visibilizada, mais comumente, com doença benigna, como a estenose inflamatória, traumatismo cirúrgico ou iatrogênico, ou pancreatite. As calcificações no pâncreas constituem um indício de pancreatite crônica. Cálculos biliares que obstruem os ductos biliares são visibilizados como estruturas de densidade cálcica ou das partes moles no ducto biliar envolto por um crescente de bile de densidade líquida. Alguns cálculos são isodensos à bile e não são

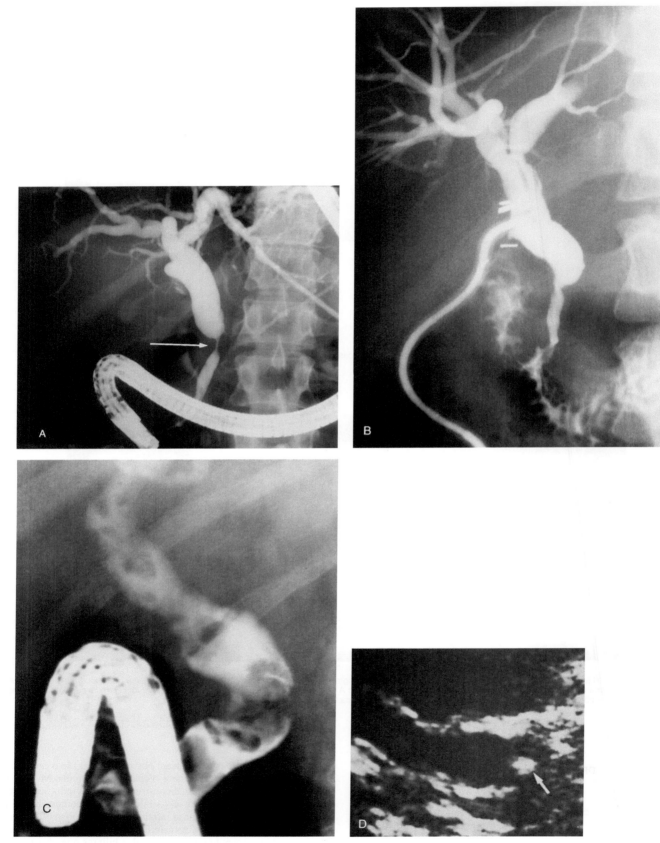

FIG. 14.30 Causas de dilatação biliar. **A:** A CPRE mostra estenose benigna focal do colédoco. **B:** Estenose distal irregular secundária a carcinoma pancreático. Um tubo T encontra-se no local. **C:** A CPRE mostra múltiplos cálculos do colédoco. **D:** Coledocolitíase. A ultra-sonografia revela o eco brilhante (*seta*) que indica o cálculo no colédoco tubular, dilatado e cheio de líquido.

detectados pela TC. A US detecta 65% dos casos de coledocolitíase. A colangiografia percutânea é o melhor detector de coledocolitíase. Os cálculos aparecem como defeitos de enchimento (Fig. 14.30). A desvantagem é que este é um procedimento invasivo, a menos que tenha sido inserido previamente um cateter biliar.

A *colangite esclerosante primária* é idiopática ou associada à colite ulcerativa ou, menos comumente, à doença de Crohn. A colangite esclerosante secundária é causada por infecção ou obstrução crônica. Os pacientes apresentam icterícia intermitente. A CPRE revela áreas alternadas de estenose e dilatação, descritas como tendo aspecto de "colar de pérolas" (Fig. 14.31). As evaginações saculares visibilizadas na colangiografia sugerem fortemente o diagnóstico. Quando o processo é associado a doença intestinal inflamatória, com freqüência confina-se aos ductos intra-hepáticos. As complicações da colangite esclerosante são o colangiocarcinoma, cirrose e hipertensão portal.[20]

A *colangite ascendente* é a infecção aguda da árvore biliar. A maioria dos casos é secundária a uma obstrução biliar parcial ou completa. A *Escherichia coli* freqüentemente é um dos microrganismos responsáveis. A colangite está sendo registrada com freqüência cada vez maior em associação com a infecção pelo vírus da imunodeficiência humana (HIV). O *Cryptosporidium* e o citomegalovírus são os patógenos implicados. As manifestações são o espessamento da parede dos ductos biliares, vesícula biliar e alterações intra-hepáticas, como a colangite esclerosante. Um indício importante para o diagnóstico é a estenose papilar.[14,15,23] CPRE é útil para confirmar o diagnóstico, porque o ducto pode ser diretamente avaliado e submetido à biópsia, podendo-se realizar uma papilotomia.

A *colangite piogênica recorrente (colangioepatite oriental)* é endêmica em áreas da Ásia. Os pacientes apresentam dor abdominal aguda, icterícia recorrente, febre e calafrios. Os ductos intra-hepáticos e extra-hepáticos mostram-se dilatados e contêm

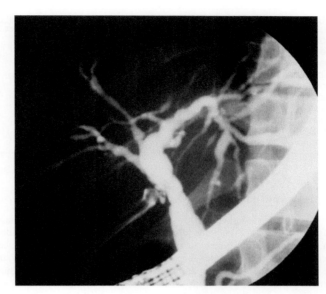

FIG. 14.31 A CPRE mostra aspecto de "colar de pérolas" dos ductos biliares na colangite esclerosante.

cálculos moles e pigmentados, bem como infecção. A localização mais comum são os ductos intra-hepáticos do lobo esquerdo. A TC é considerada melhor do que a US para o diagnóstico, porque alguns cálculos não têm sombra na US. O diagnóstico pode ser confirmado pela colangiografia, que revela a dilatação do ducto, estenoses e cálculos (Fig. 14.32).[25]

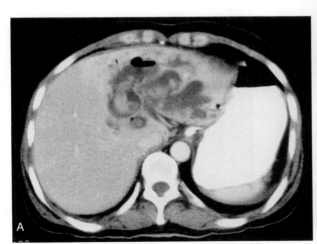
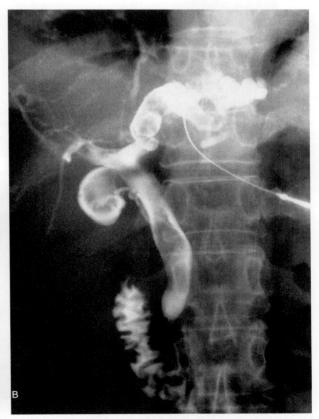

FIG. 14.32 Colangite piogênica recorrente. **A:** TC mostra ductos dilatados no lobo esquerdo que contêm cálculos pigmentados e infecção. **B:** A colangiografia percutânea revela achados semelhantes.

QUADRO 14.9 Causas do Espessamento da Parede da Vesícula Biliar

Colecistite aguda ou crônica
Hepatite
Insuficiência cardíaca congestiva
Hipertensão venosa portal
Contração após alimentação
Hipoalbuminemia
Ascite
Adenomiomatose
AIDS/SIDA
Carcinoma da vesícula biliar

Espessamento da Parede da Vesícula Biliar

A parede da vesícula biliar deve ser medida na interface vesícula biliar--fígado, depois que o paciente jejuou. O limite superior da normalidade, na US e na TC, é de 3 mm. As causas de espessamento da parede são a colecistite aguda e crônica, hepatite, infecção por HIV, baixos níveis de albumina, congestão hepática passiva (decorrente de hipertensão venosa portal ou insuficiência cardíaca congestiva), adenomiomatose e, raramente, carcinoma da vesícula biliar (Quadro 14.9).

Anomalias Congênitas

O *cisto do colédoco* é uma dilatação focal congênita rara do ducto biliar extra-hepático. A dilatação pode ser discreta, simulando um ducto dilatado devido a obstrução, ou pode ter mais de 15 cm. Existem três tipos principais de cisto do colédoco. O tipo I (Fig. 14.33), que compreende 80% a 90% do total, é uma dilatação biliar extra-hepática fusiforme. O tipo II consiste em um divertículo supraduodenal extra-hepático. O tipo III é um divertículo intraduodenal, também conhecido como *coledococele* (Fig. 14.34). A dilatação do ducto biliar intra-hepático também ocorre com freqüência. Nas crianças e nas mulheres jovens, os cistos do colédoco são descobertos devido à icterícia. Existem duas hipóteses: (1) anormalidade decorrente da inserção anômala do colédoco no ducto pancreático (resultando em refluxo e dilatação do colédoco); (2) fraqueza na parede do ducto biliar. Os cistos podem romper-se e causar obstrução biliar e duodenal. Pacientes com cistos do colédoco correm maior risco de desenvolver colangiocarcinoma. A US e TC mostram um cisto na porta hepática, separado da vesícula biliar ou dilatação biliar fusiforme. O diagnóstico pode ser confirmado pela CPRE ou pela cintilografia hepatobiliar. As coledococeles são difíceis de diagnosticar, a menos que sejam grandes.[17]

A *doença de Caroli* é uma dilatação cística congênita rara dos ductos intra-hepáticos. Os ductos biliares dilatados podem ser bem grandes e simular cistos hepáticos. A forma mais comum é associada a fibrose hepática congênita. Os pacientes afetados apresentam predisposição a cálculos, colangite e colangiocarcinoma. A TC, US, colangiografia transepática e CPRE são procedimentos eficazes na demonstração da dilatação não-uniforme da árvore biliar intra-hepática com áreas focais de dilatação tubular e sacular (Fig. 14.35). Essa anomalia costuma ser assintomática.[24]

A *atresia do ducto biliar* é uma condição incompatível com a vida, a menos que seja realizada correção cirúrgica. Alguns pacientes são submetidos a transplante do fígado, porque a permeabilidade do ducto, amiúde, não pode ser restaurada.

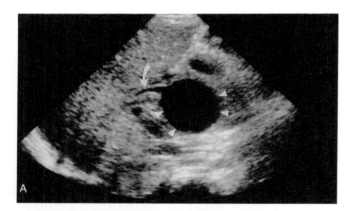

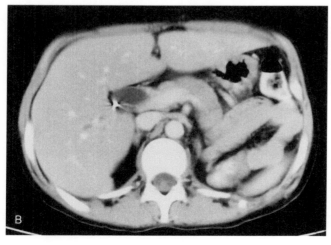

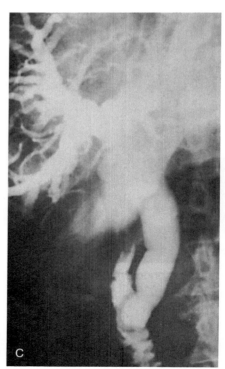

FIG. 14.33 Cistos do colédoco. **A:** No tipo I, a ultra-sonografia revela uma área anecóica semelhante a um cisto (*cabeças de seta*) que se comunica com um ducto de calibre normal (*seta curva*). **B:** Na TC, um cisto do tipo I pode apresentar aspecto análogo a outras causas de ducto dilatado. **C:** Coledococele. Massa no duodeno é causada pela porção distal do colédoco dilatado.

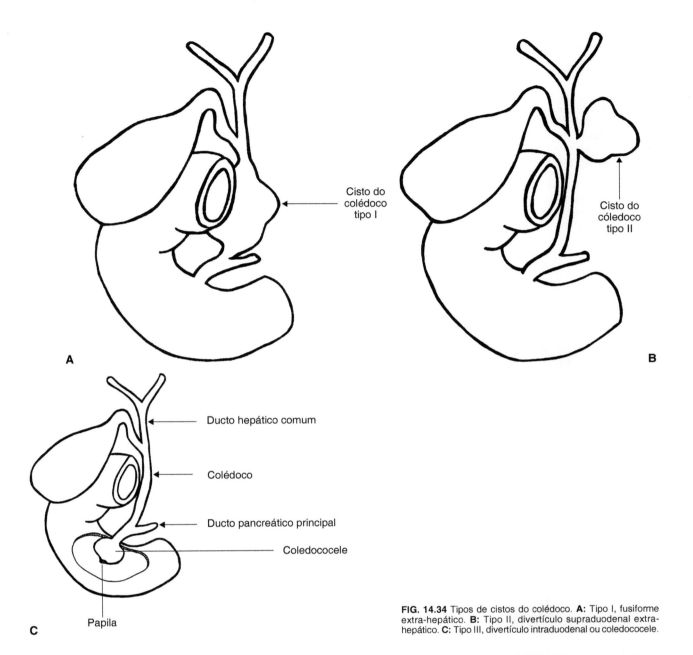

FIG. 14.34 Tipos de cistos do colédoco. **A:** Tipo I, fusiforme extra-hepático. **B:** Tipo II, divertículo supraduodenal extra-hepático. **C:** Tipo III, divertículo intraduodenal ou coledococele.

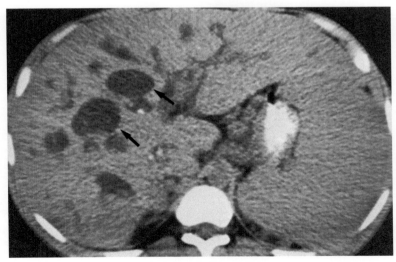

FIG. 14.35 Doença de Caroli. A TC revela ductos dilatados (setas). Também há esplenomegalia.

Neoplasias

As *neoplasias benignas* do sistema biliar e da vesícula biliar são incomuns e, em geral, não podem ser diferenciadas entre si sem análise histológica. Consistem em adenomas, fibromas, papilomas e cistadenomas (Fig. 14.36).

O *adenocarcinoma da vesícula biliar* ocorre associado a cálculos biliares em 70% a 80% dos casos. Muitas vezes, a presença de cálculos biliares mascara o diagnóstico. O diagnóstico é, em geral, tardio, ocasião em que a cura cirúrgica não é possível. A US e a TC podem identificar massa das partes moles que substitui a vesícula biliar, massa intraluminal focal ou espessamento focal ou difuso da parede da vesícula (Fig. 14.37). A calcificação da parede da vesícula biliar (vesícula biliar em porcelana), uma complicação da colecistite crônica, é associada à incidência de 10% a 25% de desenvolvimento de carcinoma (Fig. 14.38). O carcinoma da vesícula biliar é mais comum nas mulheres.[18,28] Metástases para a vesícula aparecem, mais comumente, como o espessamento nodular focal da parede da vesícula biliar. O melanoma metastático é responsável por dois terços dos casos.

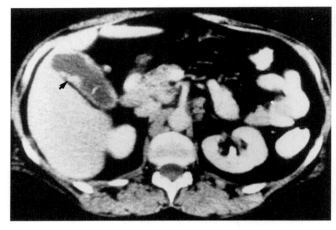

FIG. 14.37 Carcinoma da vesícula biliar visibilizado na TC. Verifica-se o espessamento da parede e massa intraluminal focal (*seta*).

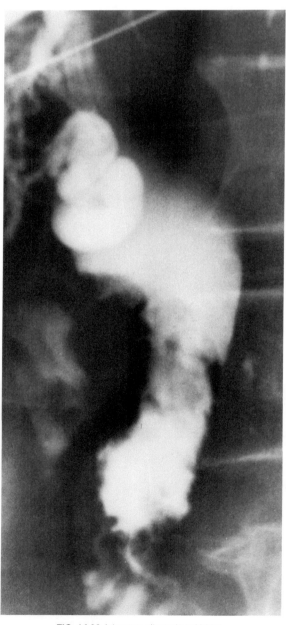

FIG. 14.36 Adenoma viloso do colédoco.

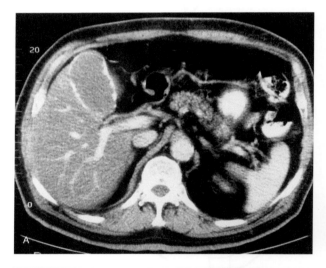

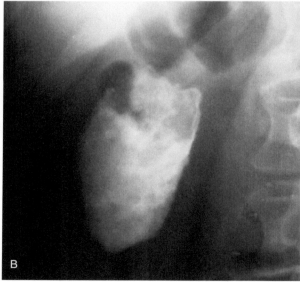

FIG. 14.38 Vesícula biliar em porcelana. **A:** A TC mostra a calcificação da parede da vesícula biliar. **B:** Vesícula biliar calcificada na radiografia simples. Nenhum contraste foi administrado.

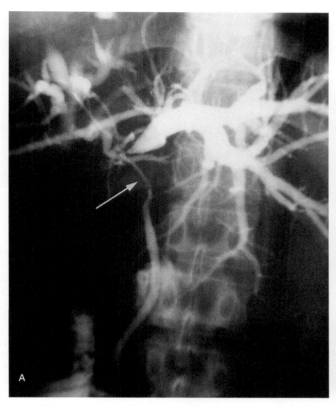
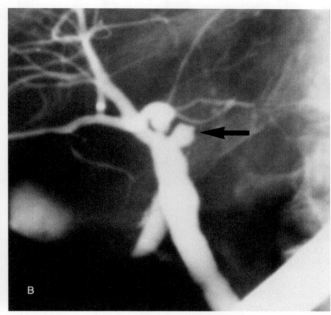

FIG. 14.39 Colangiocarcinoma. **A:** O tumor de Klatskin ocorre na junção dos ductos hepáticos direito e esquerdo. **B:** Um colangiocarcinoma intra-hepático causa o término abrupto do ducto hepático esquerdo (*seta*).

O *colangiocarcinoma* é um carcinoma de crescimento lento dos ductos biliares, quase uniformemente fatal e que ocorre nos idosos. Um local comum é a junção dos ductos hepáticos direito e esquerdo (tumor de Klatskin) (Fig. 14.39). Os pacientes apresentam ductos intra-hepáticos dilatados. O colangiocarcinoma pode ser muito pequeno para ser identificado na TC, ou pode infiltrar tecidos circundantes. A colangiografia mais comumente mostra um defeito de enchimento intraluminal, freqüentemente com uma superfície irregular, no sistema biliar proximal. Os fatores predisponentes são a colangite esclerosante, hepatolitíase, os trematódeos hepáticos — *Clonorchis sinesis* e *Opisthorchis viverrini* —, doença de Caroli, cistos do colédoco e, raramente, polipose colônica familiar.

Outros Distúrbios

O termo *colecistose hiperplásica* tem sido utilizado para descrever as anomalias não-inflamatórias benignas da vesícula biliar que envolvem a hiperplasia dos componentes da parede da vesícula. As duas condições, adenomiomatose e colesterolose, são mais comuns nas mulheres, sendo observadas em 5% a 25% das vesículas biliares removidas na cirurgia. Os pacientes podem ser assintomáticos ou ter cólica biliar. Os diagnósticos são sugeridos pela US ou CGO.

Na *colesterolose*, ocorre a deposição focal de macrófagos preenchidos com colesterol na parede com a formação de pólipos de colesterol. O aspecto ultra-sonográfico mais comum é um foco ecogênico imóvel que não tem sombra acústica posterior e que mede menos de 10 mm (Fig. 14.40).

A *adenomiomatose* é o crescimento excessivo da mucosa da vesícula biliar com espessamento mural e desenvolvimento de divertículos intramurais denominados seios de Rokitansky-Aschoff. O processo pode ser difuso, segmentar ou focal. Os achados ultra-sonográficos são variáveis e incluem massa fixa, áreas anecóicas intramurais ou espessamento da parede. A CGO pode mostrar, de forma excelente, os divertículos intramurais.

Doença Iatrogênica

As complicações da colecistectomia no hipocôndrio direito incluem sangramento na fossa da vesícula biliar, lesão ou ligação do colédoco, extravasamento de bile e infecção. A colecistectomia laparoscópica, uma alternativa popular da colecistectomia a céu aberto, apresenta incidência discretamente maior de lesão biliar.[22,29] A TC é útil para diagnosticar coleções líquidas (por exemplo, hematoma, abscesso). A cintilografia hepatobiliar é útil para o diagnóstico de extravasamentos biliares e obstrução biliar pós-operatória (Fig. 14.41). A colangiografia com tubo T e a CPRE são métodos excelentes para localizar os locais de estenose, extravasamentos ou cálculos residuais. A esfincterotomia endoscópica pode provocar uma via biliar defeituosa com extravasamento para os tecidos periduodenais.

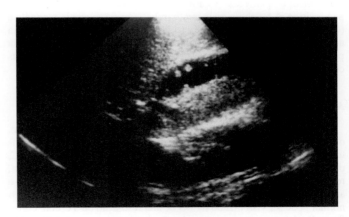

FIG. 14.40 A ultra-sonografia revela múltiplos pólipos de colesterol, os quais podem ser diferenciados dos cálculos, porque não são móveis e não têm sombra.

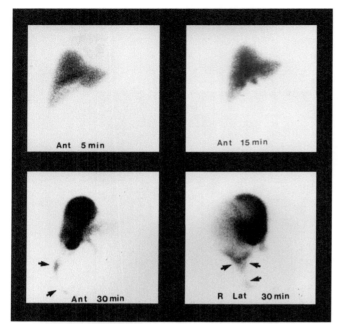

FIG. 14.41 Cintilografia hepatobiliar que mostra extravasamento de bile. A bile extra-hepática é marcada com *setas*.

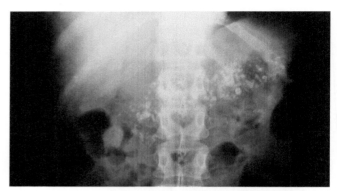

FIG. 14.42 Pancreatite crônica. Existem calcificações em toda a glândula.

A infusão de agentes quimioterápicos por meio de um cateter, na artéria hepática, resultou em várias complicações. Foram registrados colecistite química, infarto da vesícula biliar, colangite esclerosante e necrose do ducto biliar.[19,26]

O PÂNCREAS

Embora o pâncreas continue a ser um desafio cirúrgico, os recursos diagnósticos estão melhorando rapidamente com as novas técnicas de imagem e a CPRE.

Técnicas de Imagem

O pâncreas normal não pode ser visibilizado nas radiografias simples do abdome. Esse exame é útil no achado de calcificações pancreáticas e de gás nos abscessos pancreáticos (Fig. 14.42). A US pancreática é particularmente satisfatória no exame da cabeça e do corpo da glândula; entretanto, o gás intestinal costuma obscurecer a cauda. A US intra-operatória é útil na localização de pequenas massas. A TC fornece imagens de toda a glândula e de sua relação com outras estruturas. A TC é a melhor modalidade para a avaliação da pancreatite e do câncer do pâncreas. A CPRE não é útil na visibilização do ducto pancreático.[38] A colangiopancreatografia com ressonância magnética (CPRM) é uma técnica não-invasiva relativamente nova que avalia a árvore biliar e o ducto pancreático.[35] Hoje em dia, a RM é utilizada para resolver problemas diagnósticos e localizar pequenos tumores das células das ilhotas.[37]

Anatomia

O pâncreas tem cinco partes: o processo uncinado, a cabeça, o colo, o corpo e a cauda. A glândula diminui de tamanho com a idade, freqüentemente aumentando, cada vez mais, a substituição por gordura. Na TC, os diâmetros máximos são 3, 2,5 e 2 cm para a cabeça, corpo e cauda, respectivamente. O ducto pancreático principal tem 3 mm de diâmetro e afila gradualmente em direção à cauda (Fig. 14.43). Um ducto pancreático normal pode ser visibilizado na US de alta resolução ou TC com cortes finos. O pâncreas não tem uma cápsula distinta e, por isso, inflamação e neoplasias podem infiltrar prontamente os tecidos peripancreáticos.

O pâncreas localiza-se no espaço pararrenal anterior do retroperitônio. É limitado pelo segmento descendente do duodeno à direita, pelo estômago e omento anteriormente, bem como pela veia esplênica, aorta e corpo vertebral posteriormente. O lobo esquerdo do fígado pode servir como uma janela ultra-sonográfica anterior. A cabeça do pâncreas envolve a junção da veia mesentérica superior e veia esplênica. A artéria mesentérica superior situa-se à esquerda da veia, posterior ao colo da glândula. A cauda do pâncreas é, amiúde, discretamente superior à cabeça, intimamente relacionada ao hilo esplênico (Figs. 14.44 e 14.45).

Anomalias Congênitas

O pâncreas é o produto da fusão do pâncreas dorsal e seu ducto (Santorini) com o pâncreas ventral e seu ducto (Wirsung). O ducto pancreático principal (ducto de Wirsung) e o colédoco, em geral, juntam-se e formam um canal comum na papila principal (papila de Vater). A porção distal do ducto pancreático dorsal (Santorini), que na vida embrionária desemboca na papila menor do duodeno, geralmente é atrésica no nascimento.

O *pâncreas anular* ocorre quando os segmentos pancreáticos dorsal e ventral não sofrem rotação nem fusão. O resultado é um anel de tecido pancreático que circunda a segunda porção do duodeno, condição que pode ser assintomática, mas que pode estreitar a luz e causar obstrução duodenal parcial ou completa (Fig. 14.46).

O *pâncreas bífido* ocorre quando os ductos de Santorini e de Wirsung não se juntam, o que deixa um pequeno segmento pancreático ventral (cabeça e uncinado) e ducto que se une ao colédoco na papila maior. O segmento pancreático dorsal maior (corpo e cauda) drena através da papila menor, como na vida embrionária (Figs. 14.47 e 14.48). Dez por cento da população têm pâncreas bífido; acredita-se que tal condição seja responsável por muitos casos de pancreatite não causada por abuso de álcool.

Pancreatite

A pancreatite aguda pode ser resultante de várias causas. Abuso de álcool e coledocolitíase (pancreatite associada a cálculos biliares) são as causas mais comuns. A pancreatite associada a cálculos biliares precisa ser descartada, porque é uma condição que pode ser corrigida. Outras causas de pancreatite aguda são traumatismo, drogas, úlcera péptica, vírus e causas hereditárias (Quadro 14.10). O diagnóstico de pancreatite é clínico. O estudo de imagem é utilizado para determinar o prognóstico e identificar complicações. A TC, a modalidade de imagem tipicamente utilizada, é normal em um terço dos casos. Na TC, os achados de pancreatite incluem aumento pancreático, densidade reduzida devido a edema, coleções líquidas intrapancreáticas e borramento das margens da glândula devido à inflamação. A US é utilizada para o acompanhamento dos pseudocistos pancreáticos. Em apenas um terço dos casos de pancreatite aguda, a US apresenta resultados anormais, em que a ecogenicidade do pâncreas é inferior à do fígado (Fig. 14.49).

O Fígado, o Sistema Biliar e o Pâncreas 457

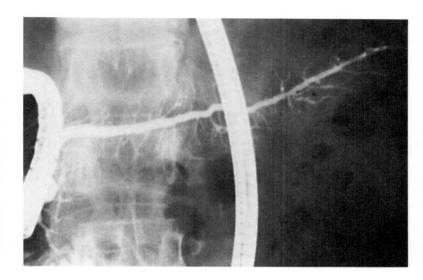

FIG. 14.43 Ducto pancreático normal é visibilizado pela injeção orientada endoscopicamente.

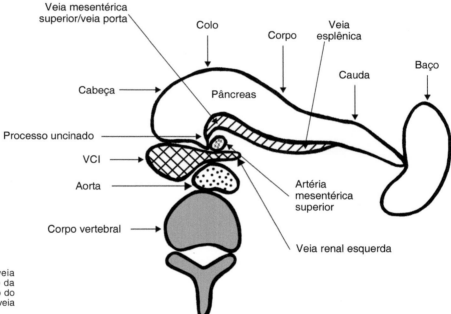

FIG. 14.44 Anatomia do pâncreas na TC. A veia porta é formada pela fusão da veia esplênica e da veia mesentérica superior. O processo uncinado do pâncreas está comprimido entre a veia porta e a veia cava inferior (VCI).

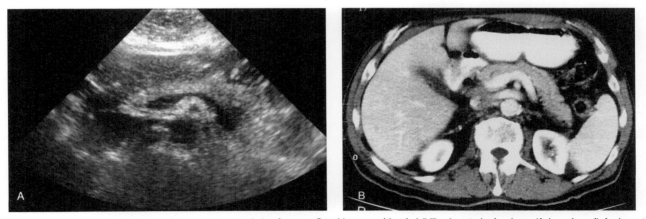

FIG. 14.45 Pâncreas normal. A: Ultra-sonografia, corte transversal, do pâncreas. O tecido pancreático é visibilizado anterior à veia esplênica e à confluência portal. B: TC obtida no mesmo nível. O ducto pancreático pode ser visibilizado no interior do parênquima.

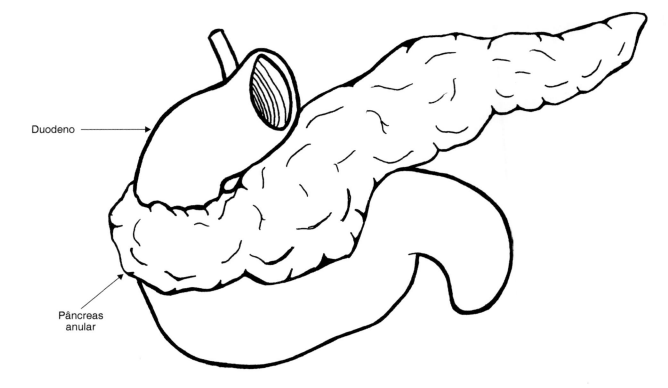

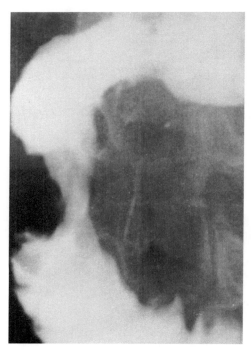

FIG. 14.46 Pâncreas anular. **A:** O pâncreas anular envolve a segunda porção do duodeno. **B:** O pâncreas anular forma endentação na parede lateral do duodeno.

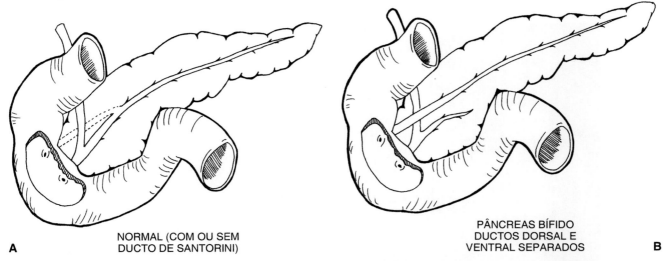

A NORMAL (COM OU SEM DUCTO DE SANTORINI) **B** PÂNCREAS BÍFIDO DUCTOS DORSAL E VENTRAL SEPARADOS

FIG. 14.47 Anatomia do ducto pancreático. **A:** Configuração normal do ducto pancreático principal (de Wirsung) com ou sem o ducto acessório (de Santorini). **B:** Pâncreas bífido com ductos dorsal e ventral separados.

Os achados na TC peripancreática incluem coleções líquidas peripancreáticas, bem como o espessamento da gordura retroperitoneal e dos planos fasciais. As complicações da pancreatite são o fleimão (massa inflamatória), hemorragia proveniente de lesão arterial, formação de abscesso, pseudocisto pancreático (coleção encapsulada de líquido e debris), trombose das veias porta e esplênica, assim como necrose pancreática. A necrose da glândula consiste em liquefação de tecido, evidenciada pela perda do realce da glândula normal na TC contrastada dinâmica (Fig. 14.50).[30]

Os surtos repetidos de pancreatite aguda podem resultar na atrofia do parênquima e fibrose ou pancreatite crônica. A pancreatite crônica manifesta-se por calcificações e por um sistema de ductos que mostra múltiplas irregularidades da luz e formação de "colar de pérolas" com dilatação sacular dos ramos. A causa é quase sempre o consumo abusivo de álcool ou cálculos biliares. As calcificações da glândula sugerem o abuso de álcool (Fig. 14.51).

Neoplasia

O adenocarcinoma do ducto pancreático é responsável por 95% dos tumores malignos do pâncreas. Esse tumor tem prognóstico sombrio, porque costuma encontrar-se em estágio avançado por ocasião do diagnóstico. O tumor pode ser detectado pela US pancreática ou TC contrastada como massa hipoecóica ou de baixa densidade, mais freqüentemente na cabeça do pâncreas. Os tumores na cabeça ou processo uncinado (60% a 70%) podem ser bem pequenos, mas podem invadir o colédoco, provocando icterícia. Os tumores no corpo e cauda desenvolvem-se sem sintomas, até que fiquem grandes, quando, então, causam dor, à medida que envolvem os nervos parapancreáticos. Os sinais secundários de câncer pancreático na TC incluem a atrofia da porção distal da glândula, dilatação regular do ducto pancreático e dilatação do ducto biliar e do ducto pancreático principal (sinal do "duplo ducto"). Nos casos difíceis, pode ser necessária a realização de biópsia, para diferenciar a neoplasia pancreática da pancreatite focal (Fig. 14.52, Quadro 14.11).[34]

Noventa por cento dos adenocarcinomas pancreáticos não são passíveis de ressecção.[34] A TC é útil para evitar a realização desnecessária do procedimento de Whipple (ressecção da porção distal do estômago, duodeno e parte ou todo o pâncreas). Qualquer um

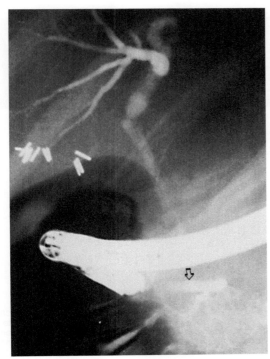

FIG. 14.48 Pâncreas bífido. Apenas o ducto pancreático ventral (*seta*) e o colédoco são preenchidos através da papila maior. O ducto pancreático dorsal esvazia separadamente na papila menor e, por isso, não é visibilizado por essa injeção.

QUADRO 14.10 Causas da Pancreatite Aguda

Álcool
Cálculos biliares
Trauma (incluindo cirurgia)
Infecções — caxumba, vírus coxsackie, hepatite, outros vírus
Hipertrigliceridemia
Hipercalcemia
Drogas — esteróides, diuréticos, isoniazida, imunossupressores, sulfonamida
Câncer pancreático
Pâncreas bífido
Pancreatite familiar
Penetração posterior de uma úlcera duodenal
CPRE

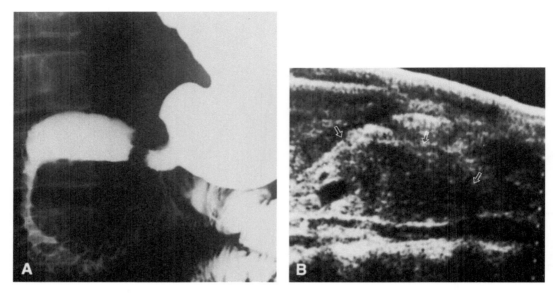

FIG. 14.49 Pancreatite aguda. **A:** A inflamação na cabeça e no corpo do pâncreas estendeu-se para a segunda e a terceira porções do duodeno. As pregas duodenais encontram-se aumentadas por causa do edema submucoso, e a luz apresenta estenose devido ao pâncreas aumentado. **B:** A ultra-sonografia, corte longitudinal, mostra massa hipoecogênica (*setas*) anterior à veia cava, que constitui o pâncreas edematoso aumentado.

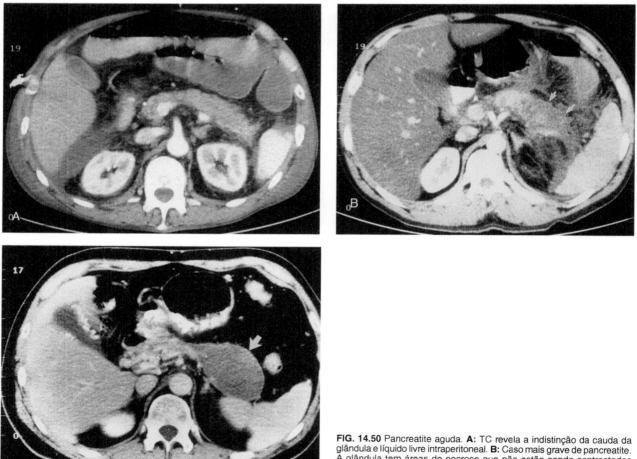

FIG. 14.50 Pancreatite aguda. **A:** TC revela a indistinção da cauda da glândula e líquido livre intraperitoneal. **B:** Caso mais grave de pancreatite. A glândula tem áreas de necrose que não estão sendo contrastadas normalmente (*setas*). A gordura peripancreática apresenta-se inflamada e edematosa. **C:** Um pseudocisto pancreático ocupa a maior parte da cauda.

O Fígado, o Sistema Biliar e o Pâncreas   461

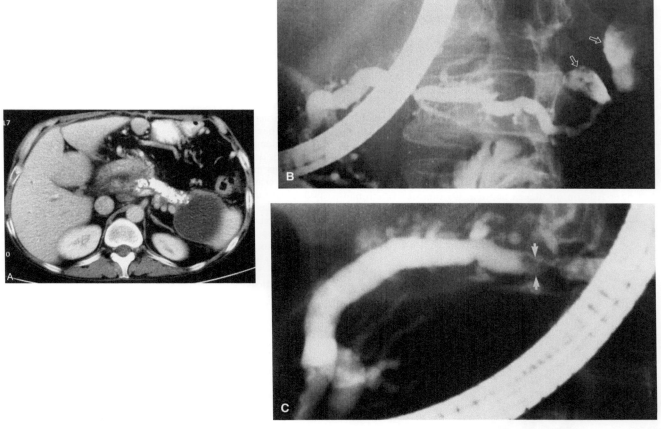

FIG. 14.51 Pancreatite crônica. **A:** TC revela uma glândula densamente calcificada com um pseudocisto na cauda. **B:** O ducto pancreático principal mostra-se dilatado, e seu curso é tortuoso. Os ramos laterais encontram-se dilatados. Dois pequenos pseudocistos pancreáticos são preenchidos por contraste (*setas*). **C:** Pancreatite crônica com cálculo impactado. O ducto pancreático principal encontra-se dilatado, e seus ramos mostram dilatação, irregularidade e alterações císticas. Um cálculo ovalado está alojado na porção média do ducto (*setas*).

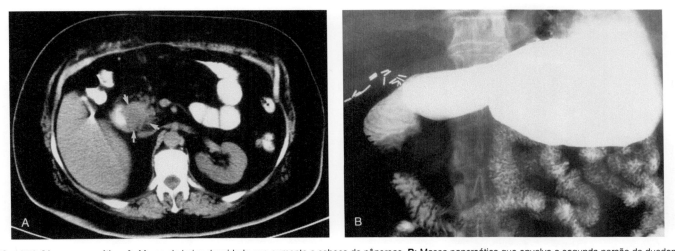

FIG. 14.52 Câncer pancreático. **A:** Massa de baixa densidade que aumenta a cabeça do pâncreas. **B:** Massa pancreática que envolve a segunda porção do duodeno na SEED.

QUADRO 14.11 Massa Focal no Pâncreas
Carcinoma
Pseudocisto
Pancreatite, aguda ou crônica
Linfonodos

QUADRO 14.12 Massa Pancreática Cística
Pseudocisto
Abscesso
Cisto verdadeiro
Tumor cístico

dos seguintes achados constituem sinais, na TC, de impossibilidade de ressecção: metástases hepáticas, ascite, extensão local (exceto o duodeno), envolvimento arterial, oclusão venosa e aumento dos linfonodos distantes.

Os tumores das células das ilhotas do pâncreas podem ser funcionantes ou não-funcionantes; se forem não-funcionantes, o paciente apresentará sintomas relacionados à lesão expansiva. O insulinoma é o tumor mais comum das células das ilhotas, responsável por 60% dos casos. Os pacientes com gastrinomas (20% dos tumores das células das ilhotas) apresentam a síndrome de Zollinger-Ellison ou úlcera péptica. Os tumores funcionantes têm tipicamente menos de 4 cm e são hipervasculares na angiografia e durante a fase arterial da TC dinâmica. Na US, os tumores funcionantes das células das ilhotas costumam ser, hipoecóicos, mas produzem metástases hepáticas hiperecóicas. Dez por cento dos insulinomas são malignos. Os outros tumores das células das ilhotas são mais freqüentemente malignos. Na TC, os tumores não-funcionantes são heterogêneos e medem até 20 cm, contendo calcificações grosseiras.[31,32]

O adenoma microcístico e o tumor cístico mucinoso são dois tumores císticos do pâncreas. Tipicamente grandes, ocorrem nas mulheres. O adenoma microcístico é um tumor benigno composto de múltiplos pequenos cistos. Na TC, podem ter aspecto em favo de mel ou sólido, podendo ter uma cicatriz central com ou sem calcificações estreladas. As neoplasias císticas mucinosas têm potencial maligno. Esses tumores ocorrem no corpo e na cauda (80%), produzindo cistos de mais de 2 cm com septos espessos na TC. As metástases hepáticas parecem, amiúde, císticas (Fig. 14.53).[34,36]

Lesões Císticas

A lesão pancreática cística mais comum é um pseudocisto. O diagnóstico diferencial radiológico inclui a neoplasia necrótica, o adenoma microcístico, o tumor cístico mucinoso, o cisto verdadeiro e o abscesso (Quadro 14.12). Deve-se suspeitar de abscesso no paciente febril (Fig. 14.54). Poderá ser necessária a aspiração da coleção líquida suspeita, se não houver gás na coleção, para sugerir o diagnóstico de abscesso. Os cistos verdadeiros ocorrem em 10% dos pacientes com doença renal policística autossômica dominante e em 30% daqueles com a síndrome de Hippel-Lindau.[36]

Lesões Traumáticas

A pancreatite, fratura, contusão e pseudocisto podem ocorrer como conseqüência de contusão ou traumatismo penetrante no abdome. Os achados, na TC, de fratura do pâncreas incluem uma fenda (em geral, na junção do corpo e da cauda), líquido entre a veia esplênica e o parênquima pancreático, bem como líquido intraperitoneal (Fig. 14.55).[33] O traumatismo (acidental ou proposital) é a causa mais comum de pancreatite nas crianças.

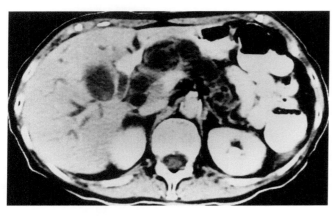

FIG. 14.53 Neoplasia cística mucinosa do pâncreas na TC. Grandes cistos substituem a glândula e provocam obstrução biliar.

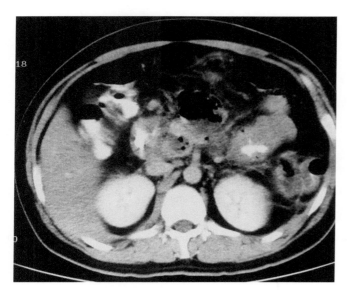

FIG. 14.54 Abscesso pancreático. A glândula foi substituída por uma coleção de líquido que contém ar.

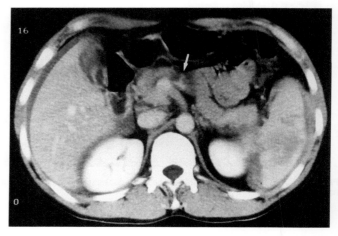

FIG. 14.55 Fratura pancreática na TC. Existe uma fenda de baixa densidade no corpo. Além disso, a TC mostra hemoperitônio e traumatismo esplênico.

REFERÊNCIAS

O Fígado

1. Baker ME, Relley R: Hepatic metastases: Basic principles and implications for radiologists. Radiology 197:329, 1995
2. Baron RL, Oliver JH III, Dodd GD III, et al: Hepatocellular carcinoma: Evaluation with biphasic, contrast-enhanced, helical CT. Radiology 199:505, 1996
3. Brown JJ, Naylor MJ, Yagan N: Imaging of hepatic cirrhosis. Radiology 202:1, 1997
4. Buetow PC, Pantongrag-Brown L, Buck JL, et al: Focal nodular hyperplasia of the liver: Radiologic-pathologic correlation. Radiographics 16:369, 1996
5. Cho KC, Patel YD, Wachsberg RH, et al: Varices in portal hypertension: Evaluation with CT. Radiographics 15:609, 1995
6. Frank MS, Stern EJ, Foy HM: Occult complications of nonoperative treatment of blunt liver injury: Detection by CT. AJR Am J Roentgenol 163:333, 1994
7. Harned RK II, Chezmar JL, Nelson RC: Imaging of patients with potentially resectable hepatic neoplasms. AJR Am J Roentgenol 159:1191, 1992
8. Honda H, Ochiai K, Adachi E, et al: Hepatocellular carcinoma: Correlation of CT, angiographic, and histopathologic findings. Radiology 189:857, 1993
9. Mergo PJ, Ros PR, Buetow PC, et al: Diffuse disease of the liver: Radiologic-pathologic correlation. Radiographics 14:1291, 1994
10. Ralls PW, Johnson MB, Radin DR, et al: Budd-Chiari syndrome: Detection with color Doppler sonography. AJR Am J Roentgenol 159:113, 1992
11. Roberts JL, Dalen K, Bosanko CM, et al: CT in abdominal and pelvic trauma. Radiographics 13:735, 1993
12. Siegelman ES, Mitchell DG, Semelka RC: Abdominal iron deposition: Metabolism, MR findings, and clinical importance. Radiology 199:13, 1996
13. Stevens WR, Johnson CD, Stephens DH, et al: Fibrolamellar hepatocellular carcinoma: Stage at presentation and results of aggressive surgical management. AJR Am J Roentgenol 164:1153, 1995

O Sistema Biliar

14. Da Silva F, Boudghene F, Lecomte I, et al: Sonography in AIDS-related cholangitis: Prevalence and cause of an echogenic nodule in the distal end of the common bile duct. AJR Am J Roentgenol 160:1205, 1993
15. Farman J, Brunetti J, Baer JW, et al: AIDS-related cholangiopancreatographic changes. Abdom Imaging 19:417, 1994
16. Fidler J, Paulson E, Layfield L: CT evaluation of acute cholecystitis: Findings and usefulness in diagnosis. AJR Am J Roentgenol 166:1085, 1996
17. Kim OH, Chung HJ, Choi BG: Imaging of the choledochal cyst. Radiographics 15:69, 1995
18. Kumar A, Aggarwal S: Carcinoma of the gallbladder: CT findings in 50 cases. Abdom Imaging 19:304, 1994
19. Lee MG, Lee HJ, Kim MH, et al: Extrahepatic biliary diseases: 3D MR cholangiopancreatography compared with endoscopic retrograde cholangiopancreatography. Radiology 202:663, 1997
20. Majoie CB, Huibregtse K, Reeders JW: Primary sclerosing cholangitis. Abdom Imaging 22:194, 1997
21. Makuuchi M, Sukigara M, Mori T, et al. Bile duct necrosis: Complication of transcatheter hepatic arterial embolization. Radiology 156:331, 1985
22. McGahan JP, Stein M: Complications of laparoscopic cholecystectomy: Imaging and intervention. AJR Am J Roentgenol 165:1089, 1995
23. Miller FH, Gore RM, Nemcek AA, et al: Pancreaticobiliary manifestations of AIDS. AJR Am J Roentgenol 166:1269, 1996
24. Miller WJ, Sechtin AG, Campbell WL, et al: Imaging findings in Caroli's disease. AJR Am J Roentgenol 165:333, 1995
25. Okuno WT, Whitman GJ, Chew FS: Recurrent pyogenic cholangiohepatitis. AJR Am J Roentgenol 167:484, 1996
26. Pien EH, Zeman RK, Benjamin SB, et al. Iatrogenic sclerosing cholangitis following hepatic arterial chemotherapy infusion. Radiology 156:329, 1985
27. Regan F, Fradin J, Khazan R, et al: Choledocholithiasis: Evaluation with MR cholangiography. AJR Am J Roentgenol 167:1441, 1996
28. Rooholamini SA, Tehrani NS, Razavi MK, et al: Imaging of gallbladder carcinoma. Radiographics 14:291, 1994
29. Wright TB, Bertino RB, Bishop AF, et al: Complications of laparoscopic cholecystectomy and their interventional radiologic management. Radiographics 13:119, 1993

O Pâncreas

30. Balthazar EJ, Freeny PC, vanSonnenberg E: Imaging and intervention in acute pancreatitis. Radiology 193:297, 1994
31. Buetow PC, Parrino TV, Buck JL, et al: Islet cell tumors of the pancreas: Pathologic-imaging correlation among size, necrosis and cysts, calcification, malignant behavior, and functional status. AJR Am J Roentgenol 165:1175, 1995
32. Buetow PC, Miller DL, Parrino TV, et al: Islet cell tumors of the pancreas: Clinical, radiologic, and pathologic correlation in diagnosis and localization. Radiographics 17:453, 1997
33. Lane MJ, Mindelzun RE, Sandu JS, et al: CT diagnosis of blunt pancreatic trauma: Importance of detecting fluid between the pancreas and the splenic vein. AJR Am J Roentgenol 163:833, 1994
34. Mergo PJ, Helmberger TK, Buetow PC, et al: Pancreatic neoplasms: MR imaging and pathologic correlation. Radiographics 17:281, 1997
35. Reinhold C, Bret PM: Current status of MR cholangiopancreatography. AJR Am J Roentgenol 166:1285, 1996
36. Ros PR, Hamrick-Turner JE, Chiecht MV, et al: Cystic masses of the pancreas. Radiographics 12:673, 1992
37. Semelka RC, Ascher SM: MR imaging of the pancreas. Radiology 188:593, 1993
38. Slater GJ, Schapiro RH, O'Neill MJ, Saini S: Endoscopic retrograde pancreatography: Imaging findings. AJR Am J Roentgenol 165:1181, 1995

LEITURAS SELECIONADAS

Saini S: Imaging of the hepatobiliary tract. N Engl J Med 336:1889–1894, 1997

CAPÍTULO 15

Radiologia Gastrintestinal Intervencionista

Loren Ketai

SANGRAMENTO

A endoscopia é o exame diagnóstico mais freqüentemente solicitado na avaliação da hemorragia gastrintestinal. Os exames com hemácias marcadas com radioisótopos são solicitados para localizar o local dos sangramentos criptogênicos e conseguem detectar perdas mínimas de sangue (até mesmo 0,1 ml/minuto em um período de 10 minutos). A angiografia não é tão sensível como os estudos com radioisótopos e exige fluxos de sangramento iguais ou superiores a 0,5 ml/minuto (Fig. 15.1). O sangramento caracteriza-se por acúmulo extravascular de contraste que persiste após a eliminação do contraste dos vasos. Tanto angiografias convencionais como imagens de subtração digital podem ser usadas, embora as imagens por subtração possam ter sua qualidade degradada pelo movimento peristáltico do intestino.

A angiografia é solicitada principalmente quando se pensa em tratamento transcateter com vasopressina ou embolização.[9, 14, 15, 18] O tratamento transcateter pode ser a opção definitiva para alguns casos de hemorragia gastrintestinal e, em outros casos, consegue interromper temporariamente a perda aguda de sangue, estabilizando o paciente, de modo que a intervenção cirúrgica definitiva possa ser realizada. A administração intra-arterial de vasopressina pode interromper o sangramento agudo devido a gastrite, úlcera péptica, divertículos colônicos e outras causas. A embolização, muitas vezes com esponjas de gelatina (Gelfoam), pode ser efetiva em casos que não respondem à vasopressina, mas o seu uso é motivo de controvérsia nas artérias mesentéricas superior e inferior por causa do risco de infarto intestinal. De modo geral, a angiografia não é solicitada para a avaliação de sangramento venoso, como o das varizes esofágicas, exceto com o objetivo de determinar a permeabilidade da veia porta. A angiografia não consegue determinar diretamente o local do sangramento, e a terapia das varizes depende do alívio da hipertensão porta em vez de tratamento transcateter (veja a próxima seção).

TRATAMENTO DA HIPERTENSÃO PORTA

O tratamento da hipertensão porta visa basicamente ao controle e à prevenção do sangramento varicoso (esofágico, gástrico, retal), que implica um risco de mortalidade superior a 30%. A escleroterapia endoscópica é realizada freqüentemente para as varizes esofágicas; contudo, apesar de uma taxa de sucesso imediata de 80% a 90%, existe uma incidência de 50% de novo sangramento. Além disso, as varizes gástricas costumam ser inacessíveis a essa terapia.

A pedra angular da intervenção radiológica na hipertensão porta consiste na derivação (*shunt*) portossistêmica intra-hepática transepática (TIPS) (Fig. 15.2).[6, 8] O objetivo de tal procedimento é reduzir a

L. Ketai: Department of Radiology, University of New Mexico Health Sciences Center, Albuquerque, New Mexico 87131.

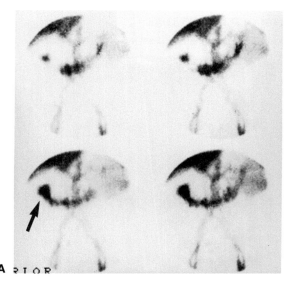
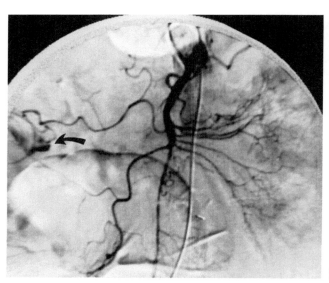

FIG. 15.1 Sangramento gastrintestinal. **A:** Cintigrafia com hemácias marcadas que mostram sangramento intestinal oriundo da flexura hepática (*seta reta*). **B:** Angiografia de artéria mesentérica superior que mostra extravasamento a partir da artéria cólica média (*seta curva*). (Cortesia de Anna Champlin, M.D., Albuquerque, NM.)

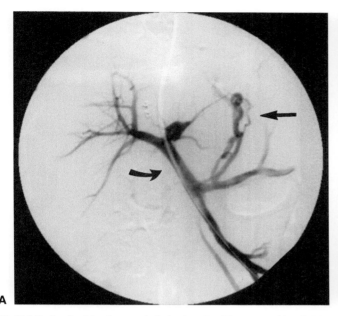
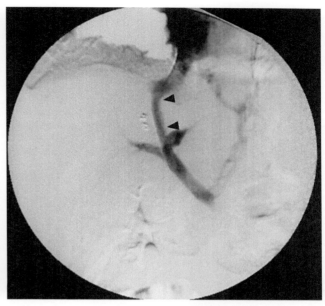

FIG. 15.2 Derivação (shunt) portossistêmica intra-hepática transepática (TIPS). **A:** Angiografia após a colocação de cateter desde a veia hepática, passando pelo parênquima hepático e chegando à veia porta (seta curva). A injeção de contraste mostra varizes que brotam da veia coronária (seta reta). **B:** Angiografia de subtração digital que revela a colocação de stent (cabeças de seta) entre a veia hepática e a veia porta. (Cortesia de Anna Champlin, M.D., Albuquerque, NM.)

pressão da veia porta para menos de 12 a 15 mm Hg. O *shunt* (TIPS) é realizado através de uma veia hepática (geralmente a direita) com acesso por uma veia jugular interna. Uma agulha longa com bainha (Colapinto) é introduzida na veia hepática e passada através do parênquima hepático até a veia porta. Essa é uma etapa fundamental no procedimento. Embora várias técnicas de orientação já tenham sido propostas para a punção da veia porta, a experiência do médico é o fator determinante mais importante do sucesso. Após chegar a veia porta, o trato é dilatado, e um *stent* metálico é colocado para manter a permeabilidade do trato.

A complicação mais freqüente do TIPS bem-sucedido é a encefalopatia hepática. As derivações (*shunts*) devem ser monitorizadas com ultra-sonografia Doppler por causa da elevada taxa de oclusão ou estenose do TIPS (> 40%) durante o primeiro ano após a sua realização. De modo geral, esses distúrbios funcionais são passíveis de correção por angioplastia e/ou colocação de outro *stent*.

BIÓPSIA ABDOMINAL PERCUTÂNEA

Embora as intervenções vasculares no abdome possam salvar vidas, as intervenções não-vasculares são muito mais freqüentes.[16] Dessas intervenções, a mais comum é, provavelmente, a biópsia abdominal percutânea. As biópsias podem ser orientadas por ultra-sonografia (US) ou tomografia computadorizada (TC) (Fig. 15.3). Embora a TC

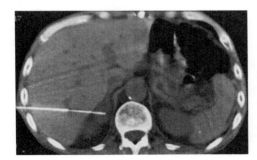

FIG. 15.3 Biópsia orientada por TC de massa na supra-renal direita. Uma técnica semelhante pode ser usada para a biópsia percutânea de qualquer massa abdominal não-vascular.

identifique melhor o intestino e as estruturas ósseas, a ultra-sonografia fornece imagens em tempo real que são valiosas se a via de realização da biópsia precisa ser angulada em mais de um plano.[4]

Agulhas finas (calibres 20 a 22), agulhas cortantes mais calibrosas e dispositivos automáticos de biópsia são utilizados para obter amostras de tecido. Agulhas menos calibrosas devem ser usadas, quando o risco de sangramento é elevado, como nas biópsias de hepatomas e de outros tumores vasculares. Agulhas mais calibrosas e dispositivos automáticos, que fornecem amostras de tecido centrais, têm um maior rendimento diagnóstico nos casos de biópsia de linfoma e processos benignos.

TRATAMENTO DAS ESTRUTURAS ENTÉRICAS

As estruturas entéricas (mais comumente as esofágicas) podem ser tratadas de forma não-cirúrgica por meio de uma abordagem endoscópica ou radiológica. As estruturas são dilatadas por dilatadores de diâmetro progressivamente maior (dilatação com velas) ou balão. O tratamento radiológico usa essa última abordagem, que direciona a força dilatadora radialmente e provoca menos cisalhamento ao longo da luz entérica (Fig. 15.4). Em um procedimento semelhante à angioplastia intravascular, um fio-guia é passado através da estenose sob orientação fluoroscópica, e um cateter com balão é passado sobre o fio-guia e insuflado.[11, 12, 17] A principal complicação da dilatação com balão é a perfuração gastrointestinal, que tem uma incidência menor ou igual a 2%. É menos provável que as estenoses malignas respondam à dilatação com balão do que as estenoses benignas; contudo, elas também podem ser tratadas com *stents* endoluminais colocados com orientação radiológica.[2]

GASTROSTOMIA E JEJUNOSTOMIA

Os tubos de alimentação enteral colocados por via percutânea são usados para proporcionar suporte nutricional a longo prazo aos pacientes em estado crônico que não conseguem manter um aporte oral adequado (por exemplo, incapacidade de deglutir, comprometimento mental).[7] De modo geral, a avaliação pré-intervenção geralmente inclui fluoroscopia, TC abdominal ou ultra-sonografia, para confirmar que as posições do cólon e do lobo esquerdo do fígado não impedem o acesso seguro ao estômago.

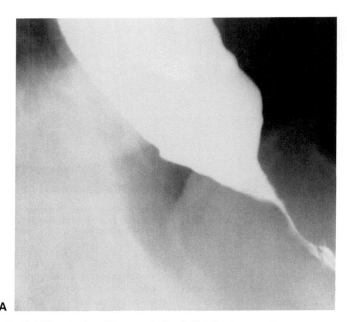
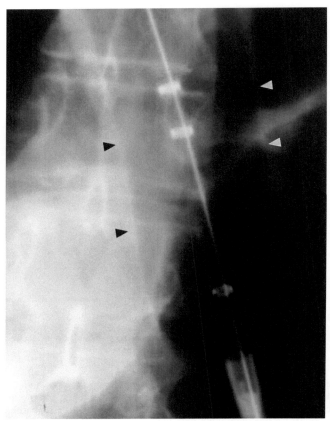

FIG. 15.4 Dilatação do esôfago com balão. **A:** Detalhe de um esofagograma que mostra o estreitamento gradativo da porção distal do esôfago causado por acalasia. **B:** Um cateter de dilatação com balão (*cabeças de seta*) foi passado através do segmento estreitado e dilatado.

Por ocasião do procedimento, o estômago é insuflado com ar, que torna mais fácil puncionar e deslocar o cólon transverso para baixo. A porção média do corpo do estômago é, então, puncionada sob orientação fluoroscópica. Um fio-guia é introduzido até o estômago, e um trato é formado graças ao uso de dilatadores ou um cateter com balão. O cateter enteral é, em seguida, introduzido no estômago ou, se necessário, manipulado através da gastrostomia até o jejuno (Fig. 15.5). Embora o intestino delgado também possa ser penetrado diretamente por métodos percutâneos, hoje em dia isso é feito menos comumente.

DRENAGEM PERCUTÂNEA DE ABSCESSO (DPA)

As coleções de líquido no abdome e na pelve podem ser drenadas por via percutânea como uma alternativa para o tratamento cirúrgico.[5,13] Na maioria dos casos, um cateter de drenagem é colocado no interior do abscesso, contudo pequenas coleções focais, sobretudo as intra-hepáticas, podem responder à aspiração terapêutica apenas. A orientação do cateter pode ser feita por ultra-sonografia, melhor para identificar líquido subepático e subfrênico, líquido periapendicular e as coleções de líquido causadas por condições ginecológicas ou coleções de líquido

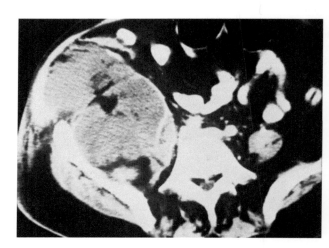

FIG. 15.5 Tubo de gastrostomia. Um tubo de alimentação percutâneo (*setas abertas*) penetra no estômago cheio de gás (s) e faz uma alça na altura do duodeno, estendendo-se até o íleo.

FIG. 15.6 Abscesso do músculo psoas que foi drenado por via percutânea. Da mesma forma, podem ser tratadas coleções de líquido no fígado, no pâncreas, no apêndice, no cólon e em outros locais.

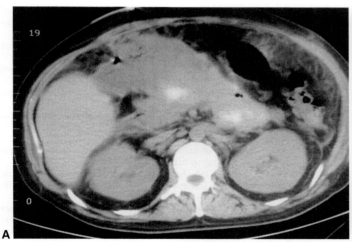 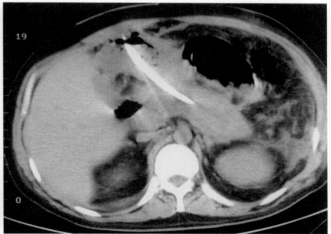

FIG. 15.7 A e B: Abscesso pancreático. Uma grande quantidade de restos celulares persiste no abscesso apesar da introdução de um cateter de drenagem percutânea calibroso. Foi necessário desbridamento cirúrgico.

adjacentes a transplantes renais. A TC também pode ser utilizada para orientar a drenagem dessas coleções de líquido, sendo superior ao ultra-som na visibilização de coleções mascaradas pelas alças intestinais de permeio. A opacificação intestinal excelente é fundamental, quando se utiliza a TC para identificar abscessos abdominais e pélvicos (Fig. 15.6). Os contrastes intravenosos são usados basicamente para acentuar a visibilização dos abscessos no fígado e no baço.

Apesar dos avanços na TC e no ultra-som, o único achado diagnóstico de infecção em uma coleção de líquido é gás, e isso ocorre em menos de 40% dos pacientes examinados. O diagnóstico definitivo de infecção depende, com freqüência, da aspiração do líquido e da subseqüente coloração de Gram e cultura. Caso se decida deixar um cateter no interior da coleção de líquido, o cateter poderá ser colocado por um trocarte ou técnica de Seldinger. Um conhecimento profundo de anatomia é necessário para colocar, com segurança, o cateter de drenagem. Os cateteres introduzidos para drenar as coleções de líquido hepático ou esplênico podem atravessar o espaço pleural, se forem colocados acima da 12.ª costela posteriormente, propiciando infecção pleural. As coleções de líquido pélvico podem ser drenadas através da incisura ciática, caso se tenha o cuidado de colocar o cateter medialmente ao trajeto do nervo ciático. Uma outra possibilidade é a drenagem das coleções pélvicas por via transvaginal ou transretal com orientação do ultra-som.

A DPA é bem-sucedida em 70% a 90% dos casos. Fístulas entéricas não são incomuns e, embora a drenagem possa ser bem-sucedida, costumam exigir períodos mais prolongados de drenagem.[15] As taxas de sucesso da drenagem dos abscessos pancreáticos são um pouco mais baixas do que para os abscessos em outros locais, provavelmente por causa de loculações e da existência de tecido pancreático necrótico que não é eliminado facilmente pelo tubos de drenagem (Fig. 15.7).[1] De modo geral, as coleções periféricas de líquido pancreático (por exemplo, no espaço pararrenal) são drenadas mais facilmente do que as coleções centrais (por exemplo, bursa omental).[3] O papel da drenagem orientada por métodos de imagem no tratamento dos pseudocistos pancreáticos tem-se expandido.

COLECISTOSTOMIA

A colecistostomia percutânea pode ser realizada para tratar a colecistite aguda. De modo geral, o procedimento é realizado para o tratamento de pacientes em estado crítico, muitos deles com colecistite acalculosa.[10] O procedimento pode ser orientado por TC ou ultra-sonografia, embora se dê habitualmente preferência ao ultra-som por causa de as imagens serem obtidas em tempo real e da possibilidade de realizar a intervenção à beira do leito na unidade de tratamento intensivo (Fig. 15.8). Um trocarte costuma ser utilizado para a colocação do cateter, utilizando uma técnica muito semelhante àquela adotada na drenagem percutânea de abscesso. Todavia, ao contrário dos cateteres empregados na drenagem percutânea dos abscessos, o dreno precisa ser deixado na vesícula biliar por algumas semanas, o que permite a maturação do trato e evita o extravasamento de bile após a retirada do cateter.

DESCOMPRESSÃO BILIAR E RETIRADA DE CÁLCULOS

A drenagem biliar transepática percutânea é realizada para aliviar a obstrução biliar crônica e os sintomas resultantes (por exemplo, prurido). Em muitas instituições, a drenagem endoscópica e a colocação de *stent* são tentadas inicialmente, e a abordagem percutânea é usada quando as tentativas endoscópicas fracassam ou não são possíveis devido a uma intervenção cirúrgica anterior, como a anastomose em Y de Roux.[18] Além disso, uma abordagem endoscópica ou percutânea transepática também pode ser usada para a descompressão de emergência do sistema biliar na vigência de obstrução biliar associada a colangite e sepse.

Para ter acesso ao sistema biliar, uma agulha de calibre 22 é introduzida desde a linha axilar média (abaixo do ângulo costofrênico) até o parênquima hepático. À medida que a agulha é retirada, o contraste é injetado, até ser identificado um ducto biliar intra-hepático. Após a opacificação do sistema ductal, qualquer uma de várias técnicas podem ser utilizadas para colocar um cateter de drenagem no sistema biliar. O cateter de drenagem biliar é introduzido no ducto comum (colédoco) ou no duodeno (passando pelo nível da obstrução) (Fig. 15.9). Após o alívio da obstrução biliar, o

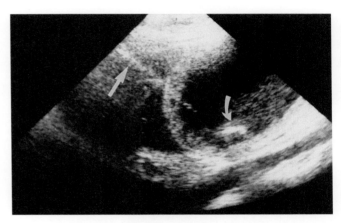

FIG. 15.8 Colecistostomia percutânea. A ultra-sonografia mostra o cateter (*seta reta*) que penetra a vesícula biliar de paredes espessas. Além disso, é visibilizado um cálculo biliar hiperecogênico (*seta curva*).

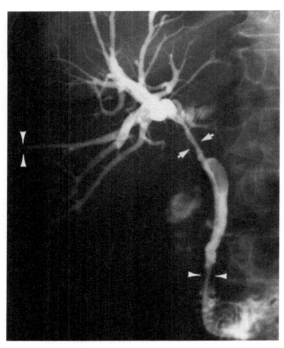

FIG. 15.9 Colocação de cateter percutâneo de drenagem biliar. O cateter percutâneo avança medialmente e penetra a árvore, atravessando o local de estenose tumoral (setas). O cateter atravessa o sistema biliar e termina distalmente no duodeno (cabeças de seta).

edema intraductal diminui. A seguir, outra modalidade terapêutica pode ser realizada através do acesso percutâneo, inclusive a colocação de *stent* no local de estenose biliar e retirada de cálculo por via percutânea. Os cálculos biliares retidos podem ser retirados de forma semelhante através dos tubos T deixados no local após a colecistectomia.

As principais complicações da descompressão biliar são a hemorragia, o extravasamento de bile e a sepse sistêmica. A prescrição profilática de antibióticos é importante para a prevenção da sepse sistêmica. No todo, as complicações principais ocorrem em 5% a 8% dos pacientes, e a taxa de mortalidade é de 1% a 2%. Os pacientes com obstrução biliar maligna apresentam uma taxa mais elevada de complicações importantes e morte do que os pacientes com obstrução maligna.

REFERÊNCIAS

1. Balthazar E, Freely P, vanSonnelberg E: Imaging and intervention in acute pancreatitis. Radiology 193:297, 1994
2. Canon CL, Baron TH, Morgan DE, Dean PA, Koehler RE: Treatment of colonic obstruction with expandable metal stents: Radiologic features. AJR Am J Roentgenol 168:199, 1997
3. D'Agostino H, Fotoohi M, Aspron M, et al: Percutaneous drainage of pancreatic fluid collections. Semin Interv Radiol 13:101, 1996
4. Dodd G, Esola C, Memel D, et al: Sonography: The undiscovered jewel of interventional radiology. Radiographics 16:1271, 1996
5. Gazelle G, Mueller P: Abdominal abscesses: Imaging and intervention. Rad Clin 32:913, 1994
6. Haskal Z, Rees C, Ring E, Saxon R, Sacks D: Reporting standards for transjugular intrahepatic portosystem shunts. J Vasc Interv Radiol 8:289, 1997
7. Ho CS, Yeung EY: Percutaneous gastrostomy and transgastric jejunostomy. AJR Am J Roentgenol 158:251, 1992
8. Kerlan RK, LaBerge JM, Gordon R, Ring E: Transjugular intrahepatic portosystemic shunts: Current status. AJR Am J Roentgenol 1164:1059, 1995
9. Lang E, Pinuus D, Marx M, Hicks M, Friedland G: Massive upper gastrointestinal hemorrhage with normal findings on arteriography: Value of prophylactic embolization of the left gastric artery. AJR Am J Roentgenol 158:547, 1992
10. Lo DL, Vogelsang RL, Braum MA, Nemcek A: Percutaneous cholecystostomy for the diagnosis and treatment of acute calculous and acalculous cholecystitis. J Vasc Interv Radiol 6:629, 1995
11. McLean G, Meranze S: Interventional radiologic management of enteric strictures. Radiology 170:1049, 1989
12. McNicholas MM, Gibney RG, MacEarlaine DP: Radiologically guided balloon dilatation of obstructing gastrointestinal strictures. Abdom Imaging 19:102, 1994
13. Miller F, Ahola D, Bretzman P, Fillmore D: Percutaneous management of hepatic abscesses: A perspective by interventional radiologists. J Vasc Interv Radiol 8:241, 1997
14. Nemcek A, Vogelsang R: Angiography and interventional radiology. In Gore R, Levine M, Laufer I (eds): Textbook of Gastrointestinal Radiology, pp 333–345. Philadelphia, WB Saunders, 1994
15. Schuster MR, Crummy AB, Wojtowycz M, McDermott JC: Abdominal abscesses associated with enteric fistulas: Percutaneous management. J Vasc Interv Radiol 3:359–363, 1992
16. Silverman Stuart G: Percutaneous abdominal biopsy: Recent advances and future directions. Semin Interv Radiol 13:3, 1996
17. Starck E, Paolucci V, Herzer M, Crumm AB: Esophageal stenosis: Treatment with balloon catheters. Radiology 153:637–640, 1984
18. Venbrux A, Osterman F: Percutaneous management of benign biliary strictures. Semin Interv Radiol 13:207, 1996

LEITURAS SELECIONADAS

Whitaker SC, Greeson RH: The role of angiography in the investigation of acute or chronic gastrointestinal hemorrhage. Clin Radiol 47:382, 1993

Zuckerman DA, Bocchini TP, Birnbaum EH: Massive hemorrhage in the lower gastrointestinal tract in adults: Diagnostic imaging and intervention. AJR Am J Roentgenol 161:703, 1993

CAPÍTULO 16

A Faringe e o Esôfago

Michael Davis

A FARINGE

Indicações

Os motivos que levam à solicitação do exame da faringe por meio de métodos radiológicos incluem tosse, asfixia ou disfagia, graus variados de aspiração, refluxo nasofaríngeo, sensação de que o alimento está "preso", "bolo" ou opressão na faringe, alteração na deglutição após traumatismo craniano, AVC ou tumor cerebral, ou, ainda, incapacidade de controlar as secreções.

Anatomia e Fisiologia

As estruturas observadas no exame da faringe, durante a deglutição, incluem os lábios, a língua, o palato mole, a epiglote, as valéculas, os seios piriformes e o músculo cricofaríngeo. Os incontáveis músculos que suportam essas estruturas e sua inervação complexa exigem conhecimento detalhado para a total compreensão sobre as anormalidades da deglutição.[16,17] A deglutição normal começa pelo fechamento dos lábios e aprisionamento do bário na porção superior da língua, o que é seguido por uma onda muscular na língua que impulsiona o bário para a orofaringe. O palato mole eleva-se e fecha a nasofaringe, o bolo de bário preenche as valéculas, e ocorre uma contração da orofaringe com a depressão da epiglote, fechamento da glote e propulsão do bário para a hipofaringe. Tal processo é seguido pela contração do músculo cricofaríngeo (que normalmente não é visto, exceto no final da deglutição) e pela passagem do bário para as porções cervical e torácica do esôfago. Todas as etapas da seqüência da deglutição precisam ocorrer de forma organizada e coordenada, para que a deglutição se verifique normalmente. Distorção da anatomia normal ou disfunção neuromuscular resultam em deglutição anormal.

Muitas vezes, o exame do esôfago é necessário após o estudo da faringe, em especial se a causa da anormalidade da deglutição for obscura. Tumores, estenoses, compressão por estruturas extrínsecas, assim como distúrbios da motilidade do esôfago e refluxo gastroesofágico (DGE) podem manifestar-se por sintomas na região da faringe.

Métodos de Exame

A faringe pode ser avaliada pelas radiografias do tórax rotineiras com esôfago contrastado, que é mais bem realizado com a videofluoroscopia com esôfago contrastado, na qual a dinâmica do mecanismo da deglutição é registrada. Gravadores capazes de registrar velocidades variadas e fornecer congelamento de quadro são inestimáveis. A alta densidade do bário (200% peso/volume) fornece excelente revestimento da mucosa e delineia as estruturas anatômicas da boca e da faringe, que devem ser examinadas nos planos frontal e lateral.

Os pacientes são examinados, em geral, na posição ortostática, mas, se o paciente não for capaz de ficar em pé, ele poderá ser examinado sentado na mesa de fluoroscopia, sentado em cadeiras especiais que podem ser colocadas entre o intensificador de imagem fluoroscópica e a mesa de raios X, por unidades fluoroscópicas em C com o paciente em uma cadeira de rodas ou maca,[13] ou na mesa de raios X, na qual se monta o tubo de imagem, de modo a obter uma incidência lateral com o paciente em decúbito dorsal. Alguns pesquisadores recomendam que os pacientes sejam examinados em decúbito dorsal.[22] Outros pesquisadores recomendam incidências oblíquas, para melhorar a visão padrão.[40]

A videofluoroscopia é realizada em pacientes com incapacidades graves provenientes de AVC, traumatismo craniano, traumatismo provocado por objetos penetrantes (ferimento por arma branca ou de fogo), paralisia cerebral ou por outras condições agudas ou crônicas graves. Fonoaudiólogos e terapeutas ocupacionais são, com freqüência, consultados na avaliação dos pacientes com distúrbios de deglutição à beira do leito e na sala de fluoroscopia com o radiologista. Bário em líquido espesso e fino, assim como vários alimentos misturados com pasta de bário são utilizados para avaliar a capacidade de deglutição do paciente. Se a deglutição dos líquidos e/ou sólidos for realizada de forma segura, sem aspiração ou refluxo nasofaríngeo, uma dieta poderá ser prescrita, para melhorar o estado nutricional do paciente, e a alimentação enteral poderá ser interrompida.

ANORMALIDADES RADIOLÓGICAS DA FARINGE

Distúrbios Motores e Neurossensoriais

O acúmulo de bário nas valéculas e nos seios piriformes é comum, em especial no idoso, podendo ser considerado uma forma de paresia, na qual a função neuromuscular é inadequada para eliminar o bário dessas estruturas (Fig. 16.1). Refluxo nasofaríngeo de graus variados e aspiração laríngea são facilmente identificáveis. A disfunção do músculo cricofaríngeo (esfíncter esofagiano superior) também é uma anormalidade comum que pode ocorrer nos pacientes idosos ou refletir um mecanismo de proteção nos pacientes com RGE[6] (Fig. 16.2A).

Bolsas e Divertículos Faríngeos

Os divertículos cricofaríngeos (de Zenker) desenvolvem-se logo acima do músculo cricofaríngeo, com protrusão posterior e póstero--lateral, na qual pode ocorrer a herniação da mucosa através de uma zona triangular de musculatura escassa (Fig. 16.2B). A etiologia de tais divertículos é obscura. Acreditava-se que fossem resultado de espasmo ou da falta de coordenação do músculo faríngeo, mas estudos manométricos revelaram que a referida suposição era incorreta. Hoje em dia, sugere-se que os divertículos podem estar associados à hérnia de hiato e ao refluxo gastroesofágico. Esses divertículos podem atingir dimensões

---

M. Davis: Department of Radiology, University of New Mexico Health Sciences Center, Albuquerque, New Mexico 87131-5336.

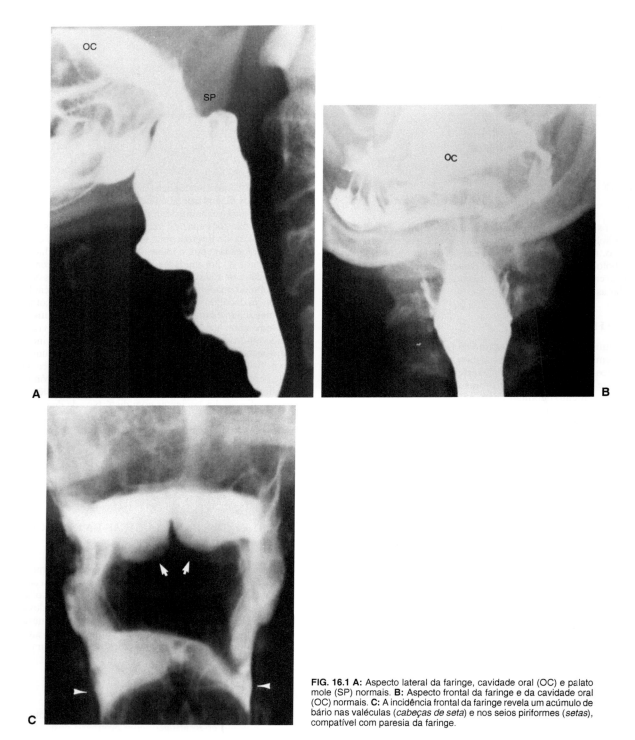

FIG. 16.1 A: Aspecto lateral da faringe, cavidade oral (OC) e palato mole (SP) normais. B: Aspecto frontal da faringe e da cavidade oral (OC) normais. C: A incidência frontal da faringe revela um acúmulo de bário nas valéculas (*cabeças de seta*) e nos seios piriformes (*setas*), compatível com paresia da faringe.

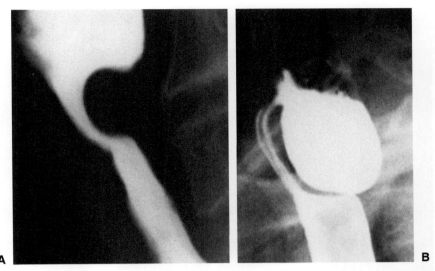

FIG. 16.2 A: A incidência lateral da hipofaringe mostra defeito de enchimento curvilíneo que representa um músculo cricofaríngeo proeminente visibilizado durante toda a deglutição. **B:** Divertículo cricofaríngeo (de Zenker) moderadamente grande que contém bário comprimindo o esôfago cervical.

consideráveis. Podem conter alimento e saliva, o que coloca o paciente em risco de aspiração e leva potencialmente a bronquite, bronquiectasia ou abscesso pulmonar. Carcinoma pode ocorrer em um divertículo de Zenker. Os divertículos faríngeos laterais ocorrem através de um ponto fraco na parede muscular, na junção faringoesofágica (Fig. 16.3A). Sua localização é lateral ou látero-anterior e, em geral, estão associados a disfagia.[18] As bolsas faríngeas são, em geral, bilaterais e tendem a ser grandes, não tendo importância clínica (Fig. 16.3B).[18]

Membranas Faríngeas

As membranas faríngeas são, em geral, solitárias, mas podem ser múltiplas e envolver parte ou toda a circunferência da faringe em seu nível de origem (Fig. 16.4A). A presença de membranas cervicoesofagianas associadas a anemia ferropriva e a carcinoma faríngeo ou esofagiano, registrada anos atrás na Europa, foi denominada síndrome de Plummer-Vinson ou síndrome de Patterson-Kelly (Fig. 16.4B).[9] O declínio no seu reconhecimento coincide com a melhora na dieta e com o tratamento da anemia sideropênica.[8]

Compressão Extrínseca

Os osteófitos da coluna cervical constituem uma das causas mais comuns de compressão extrínseca da faringe, embora outras massas, como os linfonodos, tumores e tireóides aumentadas, também possam deformar a faringe (Fig. 16.5).

Traumatismo

A deglutição de corpos estranhos pontiagudos, traumatismo penetrante, ingesta de substâncias cáusticas e lesões iatrogênicas são causas comuns de traumatismo da faringe (Fig. 16.6).

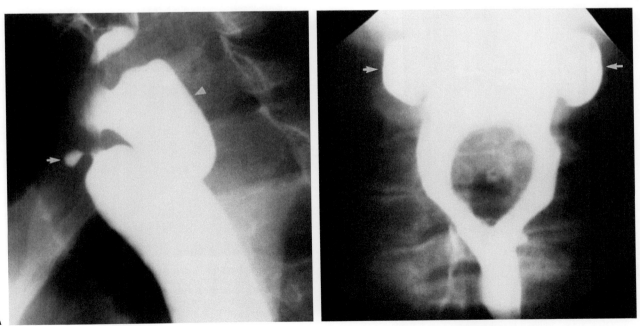

FIG. 16.3 A: Aspecto lateral do divertículo faríngeo (*seta*) associado a um divertículo de Zenker (*cabeça de seta*). **B:** Bolsas faríngeas bilaterais (*setas*).

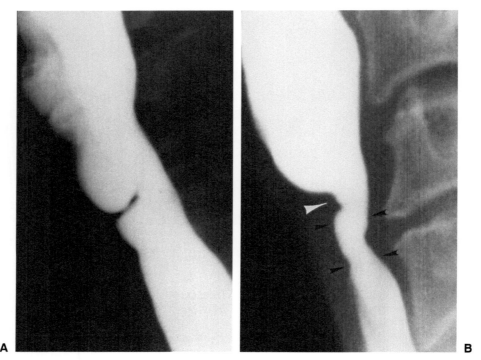

FIG. 16.4 A: A incidência lateral da porção média da faringe e da hipofaringe revela uma fina membrana de mucosa que se estende a partir da parede anterior da faringe. **B:** Grande membrana que forma indentação na parede anterior (*cabeça de seta branca*) com estenose associada (*cabeças de seta pretas*). Observe a porção superior da faringe distendida, secundária a estenose.

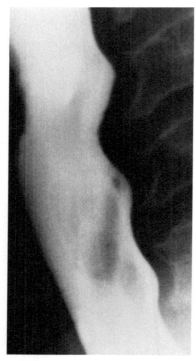

FIG. 16.5 Compressão por um osteófito cervical. A incidência lateral da porção inferior da faringe revela grandes osteófitos que comprimem a parede posterior da faringe.

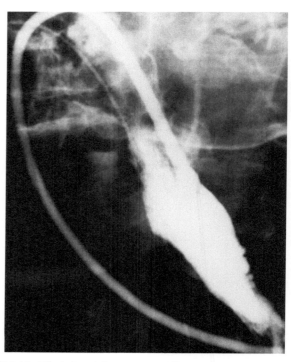

FIG. 16.6 A incidência frontal discretamente oblíqua revela a sonda nasogástrica que perfurou o seio piriforme esquerdo. O bário estende-se ao longo do plano fascial cervical que circunda o seio piriforme.

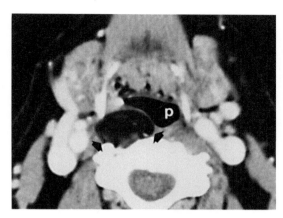

FIG. 16.7 Lipoma. A TC da faringe mostra uma lesão gordurosa de margens regulares, hipoatenuante, que representa um lipoma (setas) que deforma a porção faríngea das vias aéreas (p).

Inflamação

Nas radiografias simples, incidência lateral, a epiglotite revela o aumento regular da faringe. Ocasionalmente, a radiografia simples revela amígdalas aumentadas. Placas na faringite por *Candida* e úlceras na faringite herpética podem ser visibilizadas nos estudos com bário dos pacientes com a síndrome da imunodeficiência adquirida (AIDS/SIDA). A irradiação dos tumores faríngeos pode causar inflamação com irregularidades da mucosa. Outras causas de inflamação são incomuns.

Tumores Benignos

Os tumores benignos são incomuns, sendo, em geral, formados de tecido mesenquimatoso existente. A disfagia torna-se o sintoma inicial, à medida que os tumores aumentam de tamanho (Fig. 16.7). Os cistos epiteliais são mais comuns.

Tumores Malignos

O tumor maligno mais comum da faringe é o carcinoma das células escamosas. Os indivíduos com história de uso prolongado de álcool e tabaco correm maior risco de desenvolver tal processo maligno. Os carcinomas podem desenvolver-se na base da língua, epiglote, seios piriformes, valéculas e amígdalas palatinas. O aumento das amígdalas pode simular carcinoma. A

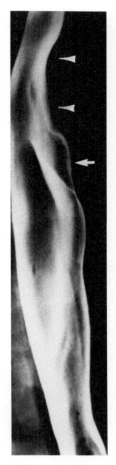

FIG. 16.9 Esofagografia com duplo contraste que revela indentação da aorta (cabeças de seta) e do brônquio-fonte esquerdo (seta).

técnica com duplo contraste parece ser o melhor método convencional para diagnosticar o processo maligno onde lesões com superfície assimétrica ou irregular são detectadas. As úlceras e a assimetria causadas pela massa levam à detecção de tais tumores. A técnica com contraste único poderá identificar a lesão, se o carcinoma for grande o bastante (Fig. 16.8A). A

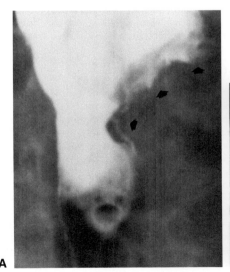
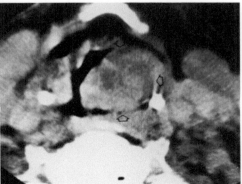

FIG. 16.8 A: Carcinoma faríngeo. A radiografia do tórax com esôfago contrastado (contraste único), incidência frontal, revela grande massa irregular que envolve o aspecto lateral da hipofaringe (setas). **B:** A TC do mesmo paciente mostra grande massa homogênea que se projeta para as vias aéreas (setas), mas sem infiltração significativa para os tecidos moles adjacentes.

TC é útil não apenas na identificação do tumor mas também para detectar a invasão das estruturas adjacentes (Fig. 16.8B). No exame dos pacientes com tumores conhecidos da faringe e da laringe, é importante examinar o esôfago à procura de um carcinoma esofágico sincrônico, que pode existir em até 5% dos pacientes com câncer da cabeça e pescoço.

ESÔFAGO

Indicações

Os sintomas mais comuns que levam ao exame do esôfago consistem em pirose decorrente de RGE, seguida de deglutição difícil (disfagia) ou dolorosa (odinofagia). Os distúrbios da motilidade, quando graves o bastante, podem causar sensação de dor ou desconforto torácico. As estenoses do esôfago (em geral, decorrentes do RGE) podem causar a sensação de que o alimento está "preso".

Anatomia e Fisiologia

O esôfago cervical começa abaixo do músculo cricofaríngeo (esfíncter esofagiano superior) e, no desfiladeiro torácico, torna-se o esôfago torácico, que continua até a altura do esfíncter esofagiano inferior, 1 ou 2 cm abaixo do diafragma. A porção superior do esôfago contém músculo estriado, enquanto a porção inferior tem musculatura lisa. A transição não é abrupta, mas, em vez disso, existe um segmento central de extensão variável que possui os dois elementos. No tórax, o esôfago distendido é indentado no lado esquerdo pelo arco aórtico e pelo brônquio-fonte esquerdo (Fig. 16.9). Com o passar do tempo, um arco torácico dilatado pode estreitar significativamente a luz do esôfago, causando disfagia (Fig. 16.10). À medida que a aorta torácica se alonga e se estende para o hemitórax esquerdo, pode deslocar o esôfago, especialmente quando existem aneurismas. Átrio esquerdo e/ou ventrículo esquerdo aumen-

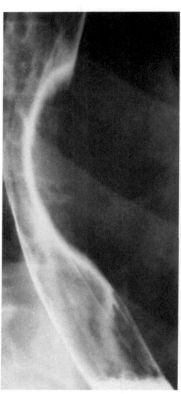

FIG. 16.11 Átrio esquerdo aumentado. A esofagografia com duplo contraste mostra compressão extrínseca da parede anterior da porção inferior do esôfago.

tados revelam compressão extrínseca que envolve a parede anterior inferior do esôfago (Fig. 16.11). O anel esofagiano inferior (anel mucoso ou anel B) pode ser visibilizado como uma estrutura semelhante ao diafragma na porção distal distendida do esôfago, quando há hérnia de hiato por deslizamento.[29] O anel corresponde à junção escamocolunar (veja o Cap. 17, Fig. 17.38A).

Em resposta à deglutição, a onda primária da motilidade esofagiana que leva o bolo de bário avisa ao esfíncter esofagiano inferior para se abrir e, em seguida, fechar-se imediatamente, depois que o material deglutido passa para o estômago. O transporte de alimento e de líquido da boca para o estômago é auxiliado pela gravidade, quando o indivíduo se encontra em posição ortostática, mas pode ser realizado apenas por peristalse, quando o indivíduo se apresenta em decúbito dorsal. Os estudos radiológicos são utilizados para avaliar alterações anatômicas e distúrbios da motilidade.

Métodos de Exame

As radiografias simples do tórax têm utilidade limitada, mas são indicadas em determinadas situações, como quando um corpo estranho opaco (por exemplo, osso, uma moeda) aloja-se no esôfago. O enfisema cervical ou mediastinal é visível nas radiografias simples e, em geral, indica a ruptura do esôfago ou do trato respiratório. Esse achado deve levar à realização de exame com contraste. Nas radiografias do tórax, as hérnias de hiato são, com freqüência, visibilizadas como massa ou nível hidroaéreo posterior ao coração.

Na fluoroscopia, o esôfago pode ser estudado mediante técnicas com contraste único, contraste duplo ou de alívio da mucosa. Em geral, faz-se apenas o exame com contraste único utilizando as técnicas de imagem. A técnica com contraste único utiliza bário de densidade média (50% a 60% peso/volume), enquanto o exame com duplo contraste emprega bário pesado ou denso (200 + % peso/volume) junto com um pó efervescente administrado com água logo antes da ingesta do bário. Na técnica de alívio da mucosa, o esôfago é radiografado após a passagem do bário, e as pregas colapsadas da mucosa ainda são visíveis.

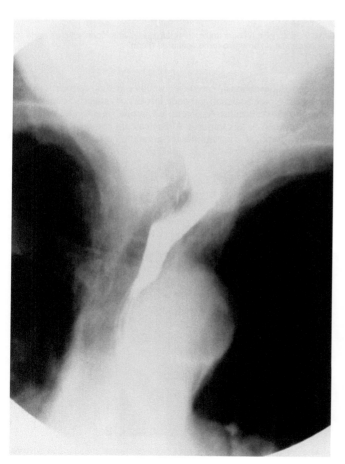

FIG. 16.10 Deslocamento do esôfago pelo arco aórtico aumentado.

Outros exames consistem em soluções hidrossolúveis de compostos orgânicos iodados que podem ser utilizados quando há suspeita de perfuração do esôfago. Os contrastes hidrossolúveis iônicos são inócuos no mediastino, mas geralmente se acredita que o bário no mediastino pode causar mediastinite. Tal crença baseia-se nos dados obtidos em estudos laboratoriais, mostrando que o bário provocou peritonite e formação de granuloma no peritônio. Um estudo de 1997 afirma que o bário é seguro na avaliação das lacerações esofágicas anastomóticas. Muitos extravasamentos foram encontrados com o bário, mas não houve caso de mediastinite. O bário também possui melhor radiopacidade que os agentes hidrossolúveis.[20] A desvantagem do contraste hidrossolúvel iônico é que irrita a mucosa traqueobrônquica e pode causar edema. Seu uso será contra-indicado, se houver suspeita de aspiração ou fístula traqueobrônquica. Os contrastes hidrossolúveis não-iônicos são menos irritantes e, se aspirados, absorvidos ou eliminados através dos brônquios e traquéia. O bário é inerte na árvore traqueobrônquica, mas, se atingir os brônquios e os alvéolos, lá permanecerá por algum tempo. A TC é útil na avaliação da magnitude da doença no esôfago e no mediastino. A ultra-sonografia endoscópica pode avaliar a profundidade e a extensão das lesões na submucosa e murais.

Métodos Não-radiológicos Alternativos

A endoscopia constitui um método acurado para visibilizar a superfície da mucosa do esôfago. Tem a vantagem de permitir a biópsia imediata das áreas patológicas, mas não é um bom método para o estudo da motilidade. Hoje em dia, apresenta a desvantagem de ser mais dispendiosa do que outros métodos radiológicos e o potencial de provocar traumatismo iatrogênico. A medida das pressões intraluminais (manometria) e a monitorização do pH podem ser realizadas pela inserção de tubos no esôfago. A ingestão de alimentos marcados com radioisótopo é um outro método utilizado no estudo do transporte esofagiano, do refluxo gastroesofágico e do esvaziamento gástrico.

INFLAMAÇÃO ESOFÁGICA

As manifestações radiológicas da doença inflamatória são bastante semelhantes, independente da etiologia. A inflamação branda do esôfago não apresenta anormalidades radiológicas. À medida que o processo piora, pode haver a combinação de qualquer uma das seguintes condições: nodularidade, pregas espessadas, erosões, úlceras e espasmo.

Refluxo Gastroesofágico (RGE)

O refluxo gastroesofágico pode ocorrer e provocar esofagite. O refluxo de ácido é o tipo mais comum, relacionando-se ao relaxamento inadequado ou à incompetência do esfíncter esofagiano inferior.[5, 14, 15] Esse quadro ocorre, em geral, na presença da hérnia de hiato. A gravidade da esofagite depende da freqüência do refluxo e do tempo que o líquido que refluiu permanece no esôfago, antes de começar a ser eliminado por ondas peristálticas primárias e secundárias. O pH do líquido que reflui, ácido ou alcalino (bile), também é um fator no desenvolvimento da

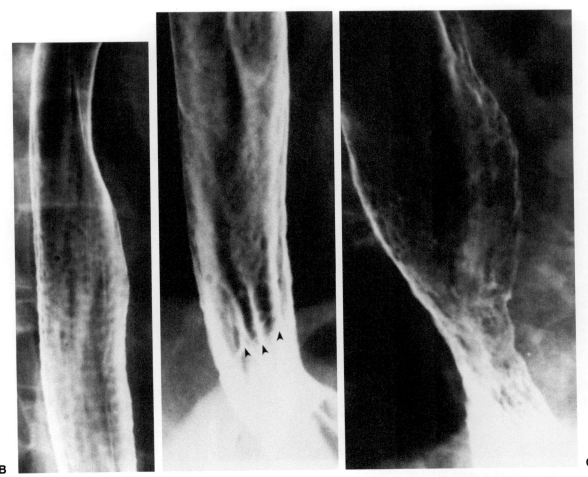

FIG. 16.12 A: Esofagite em fase inicial. A esofagografia com duplo contraste revela nodularidade difusa da superfície mucosa. **B:** Alterações moderadas da esofagite. A porção inferior do esôfago revela pregas espessadas (*cabeças de seta*) e nodularidade na porção distal do esôfago. **C:** Esofagite grave. Ulcerações difusas na mucosa com formação de estenose.

esofagite. O exame radiológico, além de revelar as alterações radiológicas causadas pela inflamação, ocasionalmente pode mostrar o refluxo esofágico.[12,30] A observação do refluxo gastroesofágico por ocasião da fluoroscopia tem valor limitado, a menos que tenha ocorrido um refluxo substancial e sua eliminação seja demorada.

As alterações radiológicas da esofagite por refluxo variam de acordo com a gravidade da doença. As alterações precoces do eritema não são visíveis na radiografia, mas sim na endoscopia. As alterações radiológicas da esofagite incluem erosões, nodularidade, pregas espessadas, estenose luminal, úlceras difusas com estenoses ou qualquer combinação desses fatores (Fig. 16.12). A intubação nasogástrica permite a ocorrência de refluxo gastroesofágico, que pode resultar em longas estenoses.

O esôfago revestido por epitélio colunar metaplásico (esôfago de Barrett) é uma manifestação de RGE crônico, no qual o epitélio escamoso normal foi desnudado e substituído por epitélio colunar metaplásico.[35] A extensão desse epitélio colunar especial varia de forma considerável, de pequenas ilhotas variegadas a curtos e a longos segmentos que revestem, de forma difusa, a parede do esôfago. Na endoscopia, a mucosa colunar metaplásica parece idêntica à mucosa gástrica normal, o que poderá constituir um problema, se houver metaplasia na junção gastroesofágica e seu reconhecimento não for possível. Muitos adenocarcinomas desenvolvem-se no epitélio de Barrett na junção gastroesofágica.[7]

O esôfago de Barrett ocorre em 10% a 20% dos pacientes com RGE significativo.[37] Na instalação do quadro, a radiografia pode revelar uma úlcera grande e profunda. As úlceras de Barrett podem cicatrizar com formação de estenose distalmente ou na porção superior do esôfago. O achado de úlcera ou estenose esofagiana alta no RGE é fortemente sugestivo de esôfago de Barrett (Fig. 16.13A, B). Grande incidência dos adenocarcinomas resulta do esôfago de Barrett,[33] detectado em mais de 40% dos adenocarcinomas da junção gastroesofágica e em até 80% dos adenocarcinomas do esôfago.[10] Os carcinomas de Barrett constituem 30% a 50% dos cânceres do esôfago.[24]

Substâncias Cáusticas, Irradiação e Outros Medicamentos

As substâncias ácidas ou alcalinas podem causar alterações inflamatórias graves. A ingestão acidental nos lactentes e nas crianças é, em geral, o problema, enquanto nos adultos comumente constitui uma tentativa de suicídio.[28] A ingestão de substâncias cáusticas pode causar estenoses longas e permanentes com maior incidência de carcinoma após três a quatro décadas (Fig. 16.14A). A radioterapia é, amiúde, responsável pela esofagite sintomática grave e pode ocorrer estenose muitos anos depois (Fig. 16.14B). Vários medicamentos orais podem causar ulceração e irritação da mucosa, quando aderem à mucosa, geralmente porque a ingesta de líquidos com o medicamento não é suficiente. Antibióticos, como a tetraciclina e doxiciclina, causam esse problema; outros medicamentos são o cloreto de potássio, quinidina, comprimidos de vitamina C e sulfato ferroso oral.[11]

Outras Condições

Duas condições com manifestações semelhantes são o pênfigo e a epidermólise bolhosa.[41] Observam-se defeitos de enchimento regular

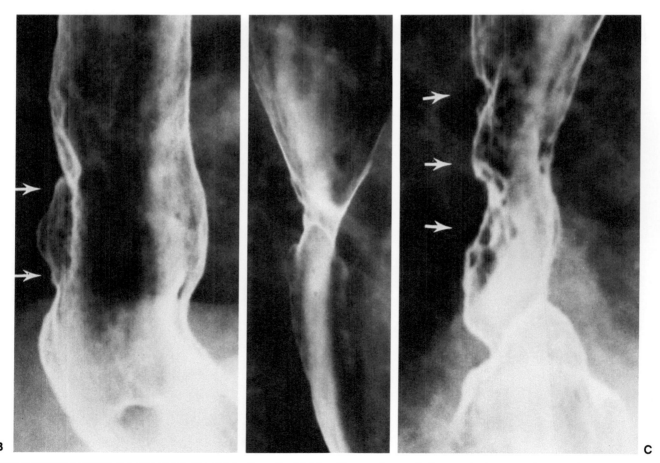

FIG. 16.13 A: Esôfago de Barrett. O exame com duplo contraste da porção distal do esôfago mostra grande úlcera profunda que envolve a parede póstero-lateral da porção distal do esôfago (*setas*). **B:** Estenose lisa da porção média do esôfago proveniente da cicatrização da úlcera de Barrett. **C:** Adenocarcinoma no esôfago de Barrett. O exame com duplo contraste da porção distal do esôfago revela estenose luminal, irregularidade da mucosa e indentação ao longo da parede do esôfago onde o adenocarcinoma surgiu (*setas*).

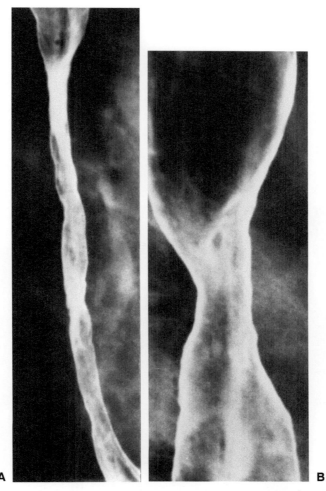

FIG. 16.14 A: Estenose por ingestão de substâncias cáusticas. Pelo menos dois terços do esôfago mostram estenose acentuada, decorrente da ingestão de um agente cáustico anos antes. **B:** Estenose por irradiação. A esofagografia com duplo contraste revela estenose regular na porção média do esôfago.

indicativos de processo intramural, além de úlceras e fibrose, amiúde seguidas por estenose. A doença de Crohn raramente envolve o esôfago, mas, quando ocorre, pode provocar úlceras aftosas, enrugamento da mucosa e, até mesmo, pseudopólipos. A síndrome de Behçet é uma outra doença que pode exibir mucosa irregular e ulcerada. A gastroenterite eosinofílica pode apresentar comprometimento esofágico com ulcerações finas e mucosa nodular.

INFECÇÃO ESOFAGIANA

Imunossupressão e debilitação geral freqüentemente predispõem ao herpes simples,[25,34] infecções por citomegalovírus (CMV)[38] e por *Candida*.[26,27] A infecção por *Candida* é, de longe, a infecção mais comum. Essa condição é mais bem visibilizada nas esofagografias com duplo contraste, que revelam lesões em placa em sentido vertical. A mucosa assume um aspecto acentuadamente irregular ou enrugado, quando a doença é difusa. Se a esofagite por *Candida* e viral ocorrerem juntas, a lesão por *Candida* poderá obscurecer a ulceração da virose, que, de outra forma, pode ser bastante óbvia (Fig. 16.15).

Poucas ou numerosas úlceras com um halo de edema transparente são observadas de perfil e de frente. As úlceras são representadas de frente por coleções de bário com halos transparentes circundantes de edema. As úlceras por CMV podem ser bem grandes, assim como as úlceras não-infecciosas gigantes da infecção pelo vírus da imunodeficiência humana (HIV). Essas úlceras são indiferenciáveis na radiografia, de modo que o diagnóstico exige a realização de endoscopia e biópsia.[36] Toda infecção esofagiana pode cicatrizar e retornar ao normal, mas também pode provocar estenose esofágica permanente. A esofagite tuberculosa é rara e, em geral, vista apenas nos casos avançados de tuberculose pulmonar e mediastinal, cada vez mais observados como complicações da AIDS/SIDA. As infecções tuberculosas provocam estenoses, apresentam tendência para a formação de fístulas e raramente desenvolvem úlceras gigantes.

DISTÚRBIOS DA MOTILIDADE

Os distúrbios primários da motilidade incluem acalasia, espasmo esofagiano difuso, esôfago em "quebra-nozes" e distúrbios inespecíficos da motilidade esofágica.

Acalasia. Define uma anormalidade na peristalse esofágica e disfunção do esfíncter esofágico inferior. O desenvolvimento do processo é lento e insidioso, sendo desconhecida a sua etiologia. Com freqüência, o paciente apresenta o esôfago dilatado, antes de tornar-se sintomático. Algumas vezes, o diagnóstico é realizado com base na observação de esôfago dilatado em uma radiografia do tórax simples, obtida com objetivo completamente diferente. Na radiografia do tórax com o paciente em posição ortostática, pode-se visibilizar nível hidroaéreo no esôfago torácico. Quando se administra bário, há uma onda de peristalse normal até o desfiladeiro torácico, indo além deste. A suspensão de bário delineia o esôfago dilatado cheio de líquido e desce por gravidade até o nível do esfíncter inferior. Tal área apresenta, amiúde, um aspecto semelhante ao bico de um pássaro (Fig. 16.16). A observação do bico, enquanto o paciente engole, revela um relaxamento momentâneo do esfíncter, o que permite a entrada de pequeno volume de bário no estômago. Ocasionalmente, é possível observar contrações terciárias fracas no corpo do estômago.

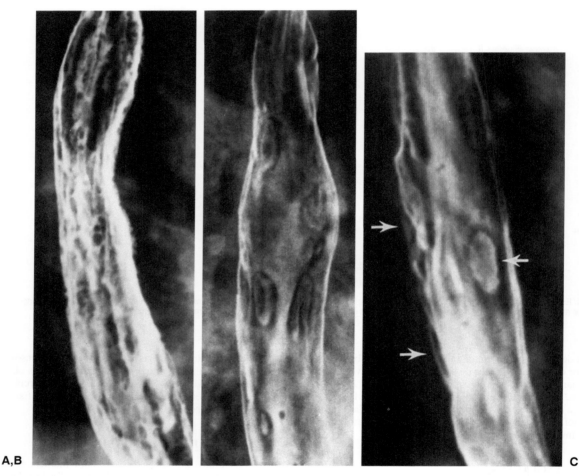

FIG. 16.15 A: Infecção por *Candida* em estágio avançado. A esofagografia com duplo contraste mostra superfície da mucosa acentuadamente irregular, na qual a formação do tipo placa tende a assumir sentido vertical. **B:** Esofagite herpética. Observam-se várias úlceras ovais distintas com mucosa normal entre elas. **C:** Esofagite por citomegalovírus, observando-se úlceras de frente e de perfil (*setas*).

porque podem causar dor torácica que simula isquemia do miocárdio (Figs. 16.17 e 16.18).

Distúrbios Secundários da Motilidade

Esclerodermia. A atrofia da musculatura lisa com fibrose focal domina o quadro histológico como parte da esclerose sistêmica progressiva. Esse processo envolve, em geral, os dois terços inferiores do esôfago torácico, a porção da musculatura lisa, incluindo o esfíncter esofágico inferior. Há peristalse normal até o nível do arco aórtico, mas não além, quando se administra bário. Como o esfíncter esofágico inferior está envolvido, o fluxo de bário penetra facilmente no estômago com o paciente em pé (*i. e.*, por causa da gravidade), mas, quando o paciente se encontra em decúbito dorsal, o transporte esofagiano apresenta uma demora significativa. É possível observar refluxo gastroesofágico livre. Estenose e esofagite pépticas podem ser problemas graves nos pacientes com esclerodermia. Mais amiúde, as alterações esofágicas constituem apenas parte de um quadro clínico óbvio de esclerose sistêmica progressiva. Raramente, os sintomas esofágicos ocorrem primeiro (Fig. 16.19).

Divertículos Esofágicos. Os divertículos esofágicos são comuns, resultando de distúrbios motores do esôfago.[19] Tais divertículos podem ocorrer em todo o esôfago, mas, com freqüência, verificam-se nos terços médio ou inferior. Nas estenoses esofagianas distais, pode haver

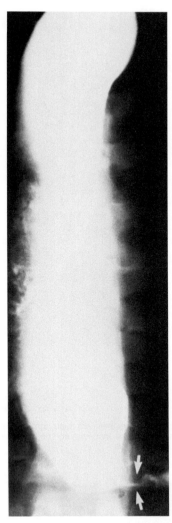

FIG. 16.16 Acalasia. Esofagografia com contraste único que mostra esôfago cheio de bário, dilatado, com pequeno bico de "pássaro" abrupto localizado distalmente (*setas*).

A fisiopatologia da acalasia envolve dois aspectos: um esfíncter esofágico inferior hipertônico com relaxamento incompleto e ausência de peristalse no corpo do esôfago. Como as alterações no corpo são irreversíveis, o tratamento é direcionado ao alívio da obstrução no esfíncter esofágico inferior. A esofagomiotomia pode ser realizada por meio de dilatação com balão ou cirurgia. A dilatação simples, efetiva nas estenoses inflamatórias, pode não aliviar o paciente com acalasia. A melhora do quadro radiológico após a esofagomiotomia é apenas discreta apesar do alívio sintomático genuíno. Ocasionalmente, o tratamento provoca uma perfuração esofágica ou destruição suficiente do esfíncter, permitindo o refluxo gastroesofágico livre. Como o esôfago não pode gerar peristalse secundária, o refluxo de ácido-pepsina do estômago pode causar esofagite muito grave. Os pacientes com acalasia correm risco significativamente maior de desenvolver câncer do esôfago.[32]

Doença de Chagas. Um quadro semelhante ao da acalasia pode ser resultado de infecção por *Trypanosoma cruzi*, doença endêmica em certas regiões da América do Sul.

Espasmo Esofagiano Difuso, Esôfago em "Quebra-nozes" e Distúrbios Motores Inespecíficos. Várias condições enquadram-se na categoria de dismotilidade esofagiana. A classificação é difícil e muda regularmente. O diagnóstico preciso exige a manometria esofagiana intraluminal. No momento, não existem critérios radiológicos confiáveis para diferenciar essas condições, porque seu diagnóstico depende do conhecimento da pressão intraluminal. São condições importantes,

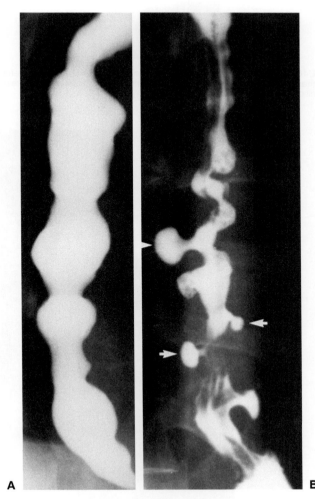

FIG. 16.17 A: Provável esôfago em parafuso "quebra-nozes". Numerosas contrações profundas e amplas por todo o esôfago são observadas em um paciente com dor torácica simultânea. **B:** Espasmo difuso do esôfago. O espasmo acentuado nos dois terços distais do esôfago provocou a formação de pseudodivertículos (*setas*) que desapareceram com o relaxamento.

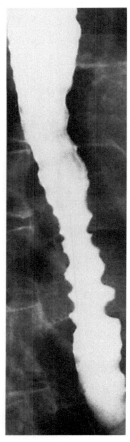

FIG. 16.18 Presbiesôfago. A esofagografia com contraste único mostra numerosas contrações terciárias nas porções média e inferior do esôfago, sem progressão significativa do bolo de bário.

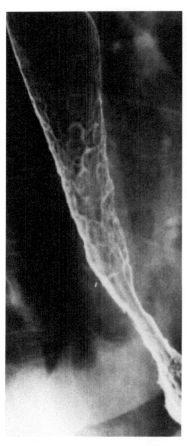

FIG. 16.19 Esclerodermia. O exame com duplo contraste revela estenose na porção distal do esôfago superfície incomum que pode refletir uma atrofia e fibrose subjacentes da musculatura lisa.

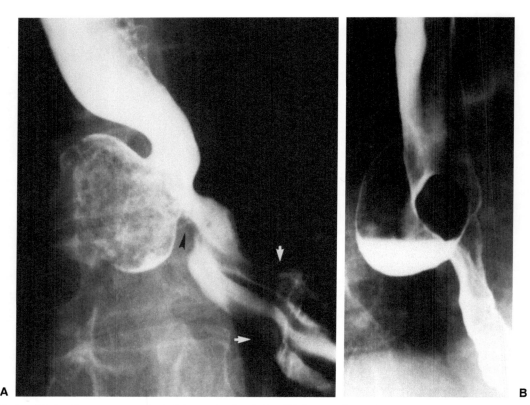

FIG. 16.20 A: Divertículo epifrênico. O exame com contraste único mostra divertículo epifrênico com alimento impactado. O divertículo localiza-se logo acima da estenose, na porção distal do esôfago (cabeça de seta). Também se verifica hérnia do hiato (setas). B: Esofagografia com duplo contraste da porção distal do esôfago que mostra um divertículo de boca larga contendo nível de bário líquido.

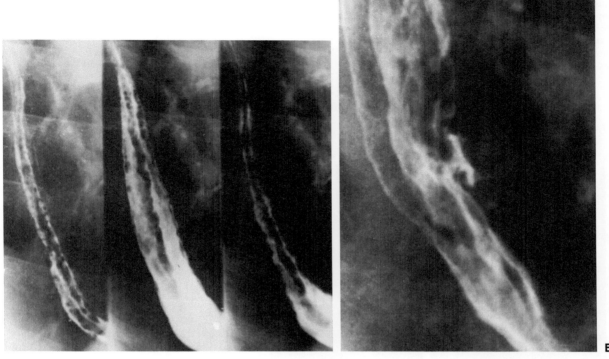

FIG. 16.21 A: Varizes esofagianas. Essas grandes varizes são facilmente diferenciadas das pregas esofagianas normais devido aos seus contornos tortuosos. **B:** Varizes esofagianas após escleroterapia. As veias trombosadas são bem visibilizadas, havendo, também, ulceração de uma variz trombosada.

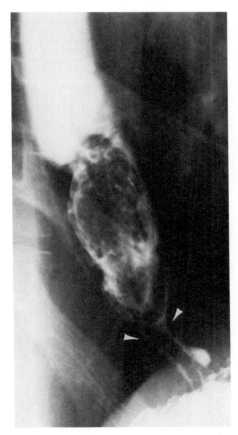

FIG. 16.22 Estenose decorrente de esofagite de refluxo. O bolo alimentar encontra-se impactado logo proximal a uma estenose na porção distal do esôfago (*cabeças de seta*). Observe que o alimento impactado está obstruindo a passagem do bário.

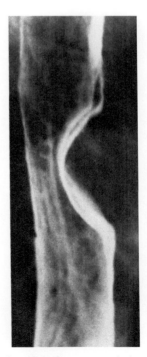

FIG. 16.23 Leiomioma do esôfago. O exame com duplo contraste revela o aspecto típico do leiomioma intramural. Observe o ângulo obtuso da mucosa característico de uma lesão intramural.

a formação de um divertículo epifrênico (Fig. 16.20A). Em geral, os divertículos são formados pela pressão intraluminal aumentada que resulta em pulsão (Fig. 16.20B).

Outros Distúrbios. Artrite reumatóide, lúpus eritematoso sistêmico e alcoolismo podem estar associados a dismotilidade esofágica. A manifestação mais fácil de reconhecer é a aperistalse. Padrões peristálticos incomuns também foram descritos nos pacientes com diabete.

VARIZES ESOFÁGICAS

A maioria das varizes esofágicas é provocada por doença hepática com hipertensão porta ou trombose do tronco esplenoporta. As varizes ocorrem na porção distal do esôfago. As varizes serão prontamente detectadas no exame radiológico, se forem grandes o bastante e projetarem-se para a luz (Fig. 16.21A). A endoscopia é considerada um

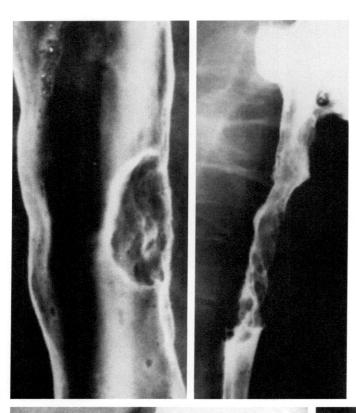
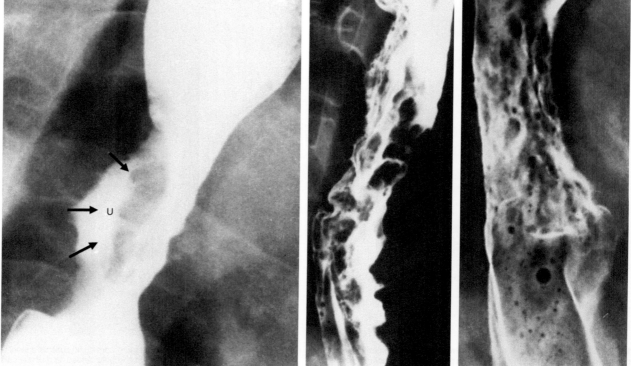

FIG. 16.24 A: Carcinoma em placa com pequena úlcera no centro. **B:** Segmento longo de um carcinoma circunferencial da porção proximal do esôfago. **C:** Grande carcinoma ulcerado (*setas*) na porção proximal do esôfago. U, úlcera. **D:** Carcinoma varicóide (observe as pregas sinuosas do tumor que simulam varizes esofagianas). **E:** Numerosos nódulos carcinomatosos superficiais envolvem a mucosa no nível do arco aórtico. Os defeitos arredondados menores e mais escuros na porção inferior da imagem representam bolhas residuais.

teste diagnóstico mais sensível e específico, porque o sangramento das varizes esofágicas pode não ser detectado nas radiografias. O entusiasmo atual com o tratamento das varizes por meio de esclerose endoscópica leva à combinação de métodos diagnósticos e terapêuticos. Após a escleroterapia, as veias trombosadas podem ulcerar e criar um aspecto radiológico distinto (Fig. 16.21B).[2] A trombose da veia cava superior pode provocar a dilatação das veias colaterais na porção superior do esôfago, denominada "varizes a jusante". A TC e as esofagografias com bário são igualmente capazes de detectar as varizes esofágicas. A TC tem a vantagem de revelar imagens das varizes paraesofagianas e outras manifestações da hipertensão porta.[4]

CORPOS ESTRANHOS

As crianças podem ingerir, e realmente o fazem, vários objetos estranhos, os quais podem alojar-se no esôfago, dependendo do seu tamanho ou configuração. As radiografias simples são adequadas à localização dos objetos, se radiopacos. A detecção de um objeto não-radiopaco requer a administração oral de bário. Tal detecção é difícil no esôfago cervical, onde o bolo pode passar tão rapidamente que um objeto pequeno, como um osso encravado na mucosa, pode não ser percebido. A endoscopia também pode ser utilizada na procura e remoção de corpos estranhos. Nas crianças, a remoção de muitos objetos pode ser realizada insuflando um cateter com balão distal ao corpo estranho e, a seguir, retirando-o pela boca. Esse procedimento é mais bem realizado sob controle fluoroscópico.

Nos adultos, o objeto estranho com maior probabilidade de alojar-se no esôfago é um pedaço grande de carne, o que ocorre, algumas vezes, quando o indivíduo está embriagado ou no meio de uma discussão. Próteses dentárias e a falta de dentes podem provocar a deglutição de grandes porções. Tentou-se, com algum sucesso, a utilização de pós efervescentes junto com glucágon IV, para tratar esses corpos estranhos impactados (Fig. 16.22). Pode ser necessária a remoção endoscópica.

NEOPLASIAS

Tumores Benignos

Os tumores esofagianos benignos mais comuns são os leiomiomas, cuja maioria é assintomática e encontrada por acaso, quando da pesquisa de outro processo. Os leiomiomas do esôfago não ulceram nem sangram como aqueles do estômago. Os leiomiomas têm aspecto característico de massa intramural, formando suas margens ângulos relativamente obtusos em relação à luz vertical do esôfago (Fig. 16.23). Outras massas intramurais benignas, como o cisto de duplicação ou lipoma, podem produzir um aspecto semelhante, e a TC pode, amiúde, diferenciar a natureza cística da densidade da gordura.[23] Pólipos epiteliais do esôfago são raros. Influenciados pela peristalse esofágica, podem desenvolver um pedículo longo. Ocasionalmente, o pedículo é longo o suficiente

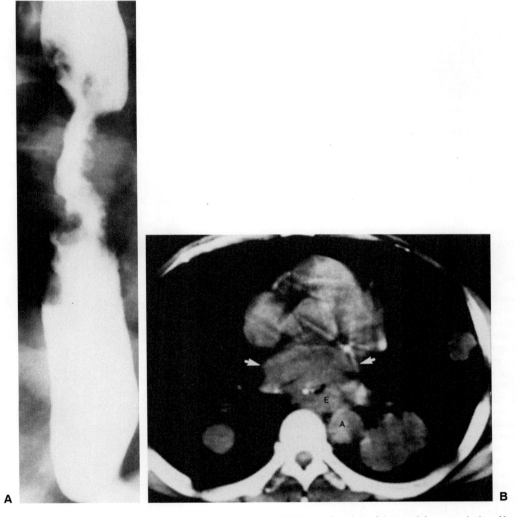

FIG. 16.25 A: A esofagografia com contraste único revela carcinoma das células escamosas infiltrante circunferencial em estágio avançado do esôfago. **B:** A TC que passa pela porção central da lesão mostra parede esofágica acentuadamente espessada (E), adenopatia adjacente (*setas*) e várias metástases pulmonares óbvias. A, aorta.

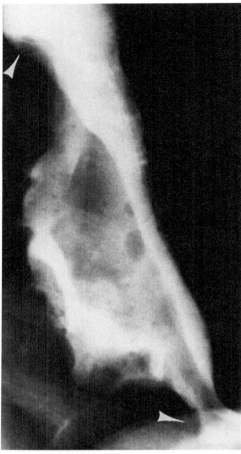

FIG. 16.26 Linfoma. A esofagografia com contraste único mostra o alargamento da luz da porção distal do esôfago com margens irregulares e bordas expansivas do tumor proximal e distalmente (*cabeças de seta*).

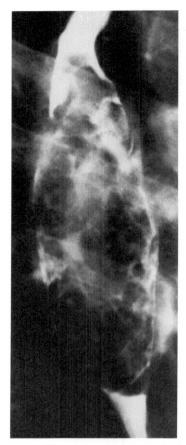

FIG. 16.27 Carcinossarcoma. Massa volumosa que expande a luz do mesoesôfago.

para permitir que o paciente regurgite a massa para a cavidade oral. A acantose glicogênica consiste em múltiplas placas brancas visibilizadas na endoscopia, as quais criam um aspecto nodular na esofagografia com duplo contraste. Essa condição constitui um fenômeno degenerativo do processo de envelhecimento no qual o glicogênio é armazenado nas células da superfície.

Tumores Malignos

Primários. O carcinoma das células escamosas é o tipo histológico mais comum encontrado no esôfago. O adenocarcinoma também é observado, acreditando-se que ocorra na mucosa displásica em associação com o esôfago de Barrett. Os tumores esofágicos malignos raramente apresentam sangramento significativo, de modo que é necessário que atinjam dimensões suficientes para interferir com o transporte dos alimentos, antes que se tornem sintomáticos. Tais tumores começam como placas, tornam-se polipóides ou começam a infiltrar, e, finalmente, provocam longas estenoses irregulares. Podem ulcerar, desenvolver um padrão infiltrativo vertical sinuoso que simula as varizes (carcinoma varicóide) e, ocasionalmente, começam pela disseminação superficial de múltiplos nódulos através de toda a mucosa do segmento envolvido (Fig. 16.24). Seu crescimento circunferencial finalmente estreita a luz o suficiente para bloquear a passagem do bolo alimentar e provoca sintomas de disfagia.

A detecção radiológica da lesão plana em fase inicial é possível mediante o uso de técnicas meticulosas com duplo contraste. O crescimento facilita muito a visibilização da lesão. Às vezes, durante a evolução da doença ou após o tratamento, pode surgir uma fístula na traquéia. Nesses casos, é importante limitar o volume de contraste administrado. O

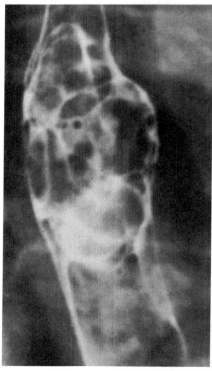

FIG. 16.28 Melanoma metastático do esôfago que cria massa polipóide multinodular.

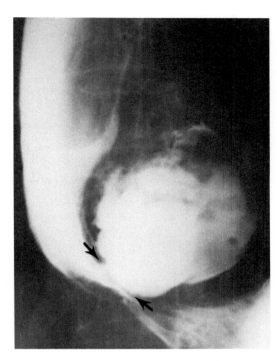

FIG. 16.29 Síndrome de Boerhaave — ruptura do esôfago. O exame com contraste único hidrossolúvel preenche uma área arredondada logo adjacente à porção distal do esôfago. O local de ruptura é claramente visibilizado (*setas*).

estagiamento do câncer do esôfago com TC é um procedimento útil.[31] A TC pode identificar claramente a adenopatia que não é passível de ressecção (Fig. 16.25). A TC deve ser realizada no estagiamento pré-operatório do carcinoma do esôfago, porque possui precisão superior a 90% na detecção da invasão do mediastino.[21] A RM tem a mesma precisão da TC na demonstração de um carcinoma esofágico não passível de ressecção.[39] Metástase hepática também pode ser mostrada. A TC é menos precisa em determinar os limites locais do tumor, quando os pacientes apresentam perda ponderal acentuada, e, amiúde, não existem os planos de gordura. Raramente ocorre um linfoma primário do esôfago (Fig. 16.26). Um tumor digno de nota, porém incomum, é o tumor espinocelular,[1] também conhecido como carcinossarcoma ou pseudo-sarcoma. As evidências sugerem que a origem do referido tumor é no tecido conjuntivo. Na instalação do quadro, essa neoplasia é, amiúde, visibilizada como massa intraluminal volumosa (Fig. 16.27).

Doença Metastática. O câncer pulmonar pode invadir diretamente o esôfago, mas raramente ocorre como um problema clínico. Os tumores da mama e renais também podem metastatizar para o esôfago.[3] O melanoma dissemina-se tão amplamente pelo corpo que pode envolver qualquer parte do trato gastrintestinal (Fig. 16.28). O mesmo se aplica ao sarcoma de Kaposi, verificado principalmente nos pacientes com AIDS/SIDA.

TRAUMATISMO ESOFÁGICO

O esôfago pode sofrer ruptura em virtude de traumatismo significativo, mas, com freqüência, a ruptura é secundária a vômito intenso (síndrome de Boerhaave). Tal ruptura tende a ocorrer no lado esquerdo da porção inferior do esôfago, podendo estender-se ao espaço pleural esquerdo. Finalmente, o ar deglutido disseca para o mediastino. As radiografias simples revelam uma combinação de densidade mediastinal inferior, derrame pleural e enfisema mediastinal. A fluoroscopia, com contraste hidrossolúvel ou com bário, confirma o diagnóstico, revelando extravasamento na área da ruptura (Fig. 16.29).[20]

Instrumentação. Qualquer tipo de instrumento introduzido no esôfago pode perfurar sua estrutura. A dilatação do esôfago para o tratamento da estenose ou a acalasia são as causas habituais de perfuração.

ESÔFAGO NO PÓS-OPERATÓRIO

A excisão cirúrgica dos tumores ou estenoses do esôfago constitui um procedimento comum, com subseqüentes anastomoses no próprio esôfago, no estômago (exteriorização gástrica), no cólon (interposição colônica) ou no jejuno (gastrectomia). Os extravasamentos não são incomuns, e a radiografia com contraste é um dos métodos mais eficientes de detectá-los. Em geral, o exame com contraste hidrossolúvel é realizado primeiro, seguido de bário por sua maior radiopacidade. Acreditava-se que o bário provocava mediastinite, mas não foram apresentados dados fundamentando tal suposição.[20] Os agentes hidrossolúveis iônicos não deverão ser utilizados, se ocorrer ou houver suspeita de aspiração ou fístula traqueoesofágica.

REFERÊNCIAS

1. Agha FP, Keren DP: Spindle-cell squamous carcinoma of the esophagus: A tumor with biphasic morphology. AJR Am J Roentgenol 145:451, 1985
2. Agha FP: The esophagus after endoscopic injection sclerotherapy: Acute and chronic changes. Radiology 153:37, 1984
3. Anderson MF, Harrell GS: Secondary esophageal tumors. AJR Am J Roentgenol 135:1243, 1980
4. Balthazar EJ, Naidich OP, Megibow AJ, et al: CT evaluation of esophageal varices. AJR Am J Roentgenol 148:131, 1987
5. Behar J: Reflux esophagitis: Pathogenesis, diagnosis and management. Arch Intern Med 136:560, 1976
6. Brady AP, Stevenson GW, Somers S, et al: Premature contraction of the cricopharyngeus: A new sign of gastroesophageal reflux disease. Abdom Imaging 20:225, 1996
7. Cameron AJ, Lomboy CT, Pera M, Carpenter HA: Adenocarcinoma of the esophagogastric function and Barrett's esophagus. Gastroenterology 109:1541, 1995
8. Chen TS, Chen PS: Rise and fall of Plummer-Vinson syndrome. J Gastroenterol Hepatol 9:654, 1994
9. Chisholm M: The association between webs, iron and post-cricoid carcinoma. Postgrad Med J 50:215, 1974
10. Clark GW, Smyrk TC, Burdiles P, et al: Is Barrett's metaplasia the source of adenocarcinoma of the cardia? Arch Surg 129:609, 1994
11. Creteur V, Laufer I, Kressel HY, et al: Drug-induced esophagitis detected by double-contrast radiography. Radiology 147:365, 1983
12. Creteur V, Thoeni RF, Federle MP, et al: The role of single and double contrast radiography in the diagnosis of reflux esophagitis. Radiology 147:71, 1983
13. Davis M, Palmer P, Kelsey C: Use of C-arm fluoroscope to examine patients with swallowing disorders. AJR Am J Roentgenol 155:986, 1990
14. Dent J, Dodds WJ, Friedman RH, et al: Mechanism of gastroesophageal reflux in recumbent asymptomatic human subjects. J Clin Invest 65:256, 1980
15. Dodds WJ, Hogan WJ, Miller WN: Reflux esophagitis. Dig Dis 21:49, 1976
16. Dodds WJ, Logemann JA, Stewart ET: Radiologic assessment of abnormal oral and pharyngeal phases of swallowing. AJR Am J Roentgenol 154:965, 1990
17. Dodds WJ, Stewart ET, Logemann JA: Physiology and radiology of the normal oral and pharyngeal phases of swallowing. AJR Am J Roentgenol 154:953, 1990
18. Ekberg O, Nylander G: Lateral diverticula from the pharyngoesophageal junction area. Radiology 146:117, 1983
19. Enterline H, Thompson J (eds): Diverticula and diverticulosis. In Pathology of the Esophagus, pp 43–54. New York, Springer-Verlag, 1984
20. Gollub MJ, Bains MS: Barium sulfate: A new (old) contrast agent for diagnosis of postoperative esophageal leaks. Radiology 202:360, 1997
21. Halverson RA Jr, Thompson WM: Computed tomographic staging of gastrointestinal tract malignancies: I. Esophagus and stomach. Invest Radiol 22:2, 1987
22. Jones B, Donner MW: Examination of the patient with dysphagia. Radiology 167:319, 1988
23. Kuhlman JE, Fishman EK, Wang K, et al: Esophageal duplication cyst: CT and transesophageal needle aspiration. AJR Am J Roentgenol 145:531, 1985
24. Levine MS, Herman JB, Furth EE: Barrett's esophagus and esophageal adenocarcinoma: The scope of the problem. Abdom Imaging 20:291, 1995

25. Levine MS, Laufer I, Kressel HY, et al: Herpes esophagitis. AJR Am J Roentgenol 136:863–866, 1981
26. Levine MS, Macones AJ, Laufer I: Candida esophagitis: Accuracy of radiographic detection. Radiology 154:581, 1985
27. Levine MS, Woldenberg R, Herlinger H, et al: Opportunistic esophagitis in AIDS: Radiographic diagnosis. Radiology 165:815, 1987
28. Muhetaler CA, Gerlock AJ, De Soto J, et al: Acid corrosive esophagitis: Radiographic findings. AJR Am J Roentgenol 134:1137, 1980
29. Ott DJ, Gelfand DW, Wu WC: Esophagogastric region and its rings. AJR Am J Roentgenol 142:281, 1984
30. Ott DJ, Gelfand DW, Wu WC: Reflux esophagitis: Radiographic and endoscopic correlation. Radiology 130:583, 1979
31. Picus D, Balfe DM, Koehler RE, et al: Computed tomography in the staging of esophageal carcinoma. Radiology 146:433, 1983
32. Sandler RS, Nyren O, Ekbom A, et al: The risk of esophageal cancer in patients with achalasia: A population-based study. JAMA 247:1359, 1995
33. Sarr MG, Hamilton SR, Mawrone GC, et al: Barrett's esophagus: Its prevalence and association in adenocarcinoma in patients with symptoms of reflux. Am J Surg 149:187, 1985
34. Shortsleeve MJ, Gauvin GP, Gardner RC, et al: Herpetic esophagitis. Radiology 141:611, 1981
35. Sjögren RW, Johnson LF: Barrett's esophagus: A review. Am J Med 74:313, 1983
36. Sor S, Levine MS, Kowalski TE, et al. Giant ulcers of the esophagus in patients with human immunodeficiency virus. Radiology 194:447, 1995
37. Spechler SJ, Goyal RK: Barrett's esophagus. N Engl J Med 315:362, 1986
38. St Once G, Bezahler GH: Giant esophageal ulcer associated with cytomegalovirus. Gastroenterology 82:127, 1982
39. Takashima S, Takeuchi N, Shiozaki H, et al: Carcinoma of the esophagus: CT vs. MR imaging in determining resectability. AJR Am J Roentgenol 156:297, 1991
40. Taylor AJ, Dodds WJ, Stewart ET: Pharynx: Value of oblique projections for radiographic examination. Radiology 178:59, 1991
41. Tishler JM, Han SW, Helman CA: Esophageal involvement in epidermolysis bullosa dystrophica. AJR Am J Roentgenol 141:1283, 1983

CAPÍTULO 17

O Estômago e o Duodeno

Michael Davis

O ESTÔMAGO E O DUODENO

Indicações

Os sintomas de dor epigástrica suscitam a possibilidade de úlcera péptica e levam ao exame do estômago e do duodeno. Hematêmese ou melena também são indicações fortes. Náuseas subagudas ou crônicas, bem como vômitos sugerem a possibilidade de uma lesão obstrutiva. Massa palpável na porção superior do abdome pode envolver o estômago. Perda ponderal e anorexia são sintomas menos específicos, mas podem ocorrer com câncer gástrico. Todas as estruturas intra-abdominais podem ser visibilizadas pela TC ou a ultra-sonografia. Não obstante, o bário e outros contrastes continuam a ser inestimáveis na detecção das doenças do trato alimentar.

Anatomia

O estômago e o duodeno são divididos em segmentos sem margens nitidamente definidas. Junção gastroesofágica (cárdia), fundo, corpo, antro, canal pilórico, bem como grande e pequena curvatura são termos comumente utilizados para identificar a posição das lesões gástricas (Fig. 17.1). As partes do duodeno são descritas como bulbo e segunda, terceira e quarta porções (Fig. 17.2). O tamanho e a posição do estômago variam de forma considerável. O biótipo longelíneo é associado à orientação vertical do corpo e do antro gástricos, amiúde com o estômago chegando à pelve. O estômago dos pacientes mais robustos mostra orientação transversa. O duodeno apresenta poucas variações anatômicas, principalmente porque grande parte dele tem posição retroperitoneal e fixa. Ocasionalmente, há alguma redundância na área pós-bulbar. As dimensões das pregas mucosas do duodeno são relativamente constantes (Fig. 17.3), mas as pregas gástricas normais variam muito de tamanho. As pregas gástricas são particularmente proeminentes ao longo da grande curvatura e no fundo (Fig. 17.1D).

Fisiologia

O processo digestivo primário começa no estômago, onde a secreção de ácido e de pepsina cria o ambiente tanto para a degradação das proteínas quanto para a úlcera péptica. O conteúdo do estômago é levado ao bulbo duodenal, onde o pH se torna mais neutro. O estômago e o duodeno também possuem atividade endócrina, com liberação de gastrina pelas células do antro e de colecistoquinina pelas células do duodeno. A motilidade gástrica é um processo complexo, mas pode ser dividido na fase de trituração e na fase de esvaziamento. O esvaziamento de líquidos é muito mais rápido do que o dos sólidos.

Métodos de Exame

O exame fluoroscópico-radiológico da porção superior do trato GI com suspensão de sulfato de bário foi o procedimento padrão durante anos. O exame com contraste único utiliza 180 a 300 ml de bário de densidade média (50% a 60% peso/volume) (veja a Fig. 17.1A, D). Pós efervescentes são administrados junto com bário pesado ou denso (200 + % peso/volume), para criar o exame com duplo contraste (veja a Fig. 17.1B, C). O método com duplo contraste fornece melhor visibilização da superfície da mucosa, o que é particularmente importante na detecção das erosões superficiais e das pequenas lesões polipóides. Alguns pesquisadores utilizam o exame bifásico, que possui aspectos das técnicas com contraste único e duplo.[20,30] O contraste hidrossolúvel será útil, se houver suspeita de perfuração do estômago ou do duodeno. O uso de pequenas doses de glucagon, para inibir temporariamente a motilidade, pode ser útil.[9,22] A TC e a ultra-sonografia podem mostrar muito bem uma grande massa gástrica, mas não são considerados os principais métodos de detecção das lesões gastroduodenais. A TC é muito útil no estadiamento pré-operatório das lesões malignas.[25,37]

Métodos Não-radiológicos Alternativos

A endoscopia com fibra óptica é um método magnífico para visibilizar a mucosa do estômago e do duodeno. Estudos repetidos mostram maior sensibilidade em comparação com o método radiológico. Em algumas partes do mundo, a endoscopia substituiu o método radiológico como exame primário. Em outras regiões, a disparidade dos custos dos dois estudos manteve o método radiológico como o principal.

ANOMALIAS CONGÊNITAS

Falhas da Tubulização. A atresia duodenal é rapidamente descoberta após o nascimento. As radiografias simples (posição ortostática) que mostram níveis hidroaéreos no estômago e no duodeno, bem como ausência de gás no resto do intestino, são características de obstrução, mas achados semelhantes também podem ser visibilizados em lactentes com bridas duodenais associadas à má rotação e ao vólvulo do intestino delgado. Nesses casos, os estudos com contraste geralmente não são necessários. A membrana, manifestação de tubulação incompleta, pode localizar-se no estômago como um diafragma antral, e tal processo pode ser assintomático. No duodeno, uma membrana quase completa pode produzir um quadro radiológico complicado. A membrana pode abaular-se caudalmente como uma biruta, aspecto denominado *divertículo intraluminal*. A membrana é primária, e o divertículo ocorre mais tarde.

Dextroposição. O estômago pode-se encontrar à direita, associado a um *situs inversus* total. Raramente ocorre apenas dextroposição do estômago ou somente *situs inversus* das vísceras abdominais.

Duplicação e Divertículos. Os divertículos do cárdia do estômago que se originam posteriormente são os únicos divertículos gástricos

---

M. Davis: Department of Radiology, University of New Mexico Health Sciences Center, Albuquerque, New Mexico 87131-5336.

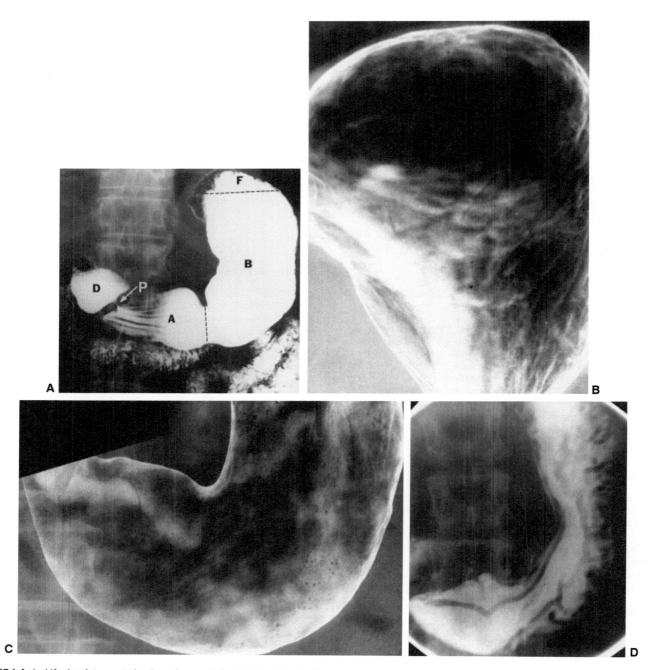

FIG. 17.1 A: Incidência póstero-anterior do estômago cheio de bário. F, fundo; B, corpo do estômago; A, antro; P, piloro; D, bulbo duodenal. **B:** Exame com duplo contraste do corpo e do fundo do estômago. **C:** Exame contrastado com ar da porção inferior do corpo e do antro do estômago. **D:** Estômago parcialmente cheio com bário que delineia as pregas rugosas. Observe a abundância de pregas rugosas ao longo da grande curvatura.

comuns (Fig. 17.4), sendo, talvez, relacionados aos múltiplos estômagos dos ruminantes. Cistos de duplicação gástricos e duodenais são raros (Fig. 17.5). Os divertículos duodenais são extremamente comuns, sobretudo na face interna da porção descendente, e raramente têm alguma importância patológica (Fig. 17.6).

Restos Congênitos. Tecido pancreático aberrante pode ocorrer no antro gástrico e na porção proximal do duodeno. Embora possua configuração de massa intramural, esse tecido pode ter uma pequena depressão central no local de um minúsculo ducto excretor (Fig. 17.7).

Microgastria. Um estômago muito pequeno na linha média pode ser encontrado, sendo, porém, muito raro. A microgastria é, em geral, associada a outras anomalias congênitas. Com freqüência, observam-se refluxo gastroesofágico e dilatação do esôfago.

Estenose Hipertrófica Congênita do Piloro. Vômitos persistentes em um lactente com três a cinco semanas de vida sugerem a possibilidade de estenose pilórica. Às vezes, é possível palpar o músculo pilórico hipertrofiado, músculo que também pode ser visibilizado na ultra-sonografia. O método padrão de diagnóstico consiste na administração oral de sulfato de bário. O diagnóstico baseia-se no achado de um canal pilórico alongado (Fig. 17.8), amiúde com músculo espessado projetando-se para a base do bulbo duodenal. O retardo do esvaziamento gástrico não é adequado para o diagnóstico, pois pode ser normal. Raramente observa-se estenose pilórica no adulto; nesse caso, é necessário diferenciar tal condição do carcinoma antral circunferencial.

Pâncreas Anelar. A fusão das porções ventral e dorsal do pâncreas, de forma que circunde completamente o duodeno, é rara, mas, se

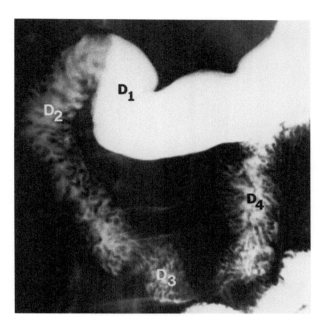

FIG. 17.2 Duodeno normal. Os segmentos duodenais são numerados de D_1 a D_4.

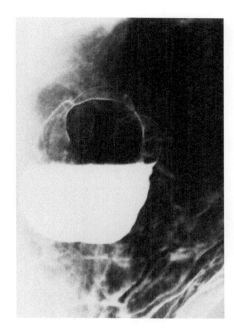

FIG. 17.4 Exame com duplo contraste da porção proximal do estômago, onde há um grande divertículo de boca larga. O bário acumula-se na porção inferior do divertículo.

ocorrer, poderá provocar a obstrução parcial ou completa do duodeno (Fig. 17.9).

GASTRITE, DUODENITE E ÚLCERA PÉPTICA

O *Helicobacter pylori* (*H. pylori*) é o agente causal da gastrite crônica e a causa primária na úlcera péptica gástrica e duodenal. O *H. pylori* também parece estar fortemente associado ao carcinoma gástrico e ao linfoma gástrico primário. Fatores genéticos, ambientais, nutricionais e do tipo de vida, quando associados ao *H. pylori*, produzem um amplo espectro de doença no estômago e no duodeno.[10,11]

Aumento das Pregas Gástricas, Nodularidade da Mucosa e Estenose do Antro. As alterações mais precoces da doença péptica no estômago e no duodeno podem ser a hipertrofia ou aumento das pregas (Fig. 17.10). Em alguns casos, a superfície da mucosa pode tornar-se irregular (Fig. 17.11). Grandes pregas gástricas, com ou sem ulceração

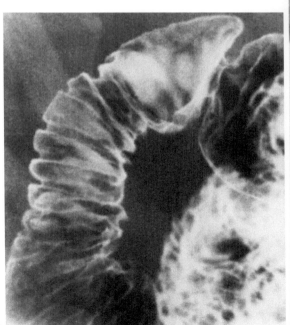
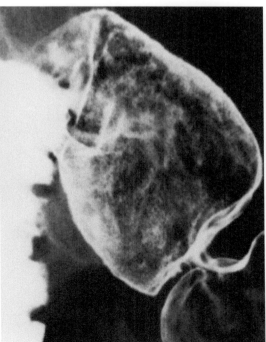

FIG. 17.3 A: Exame com duplo contraste do bulbo duodenal e dos segmentos duodenais descendentes. As pregas apresentam espessura normal. **B:** Exame com duplo contraste do bulbo duodenal. Essa ampliação revela a superfície aveludada da mucosa que constitui as vilosidades duodenais.

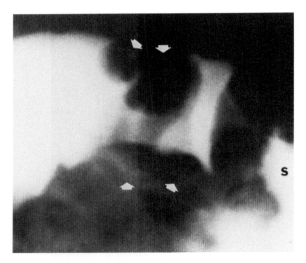

FIG. 17.5 Exame com contraste único do bulbo duodenal que revela um cisto de duplicação (*setas*). S, porção distal do estômago.

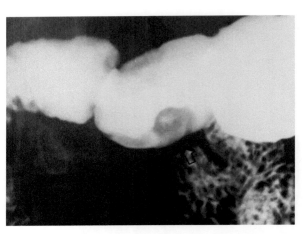

FIG. 17.7 Tecido pancreático ectópico na parede gástrica. A retração na massa é a região ductal, muito característica.

e/ou erosões, são os melhores fatores preditivos de infecção por *H. pylori*.[24,35] A estenose e a nodularidade do antro também são indicativas de gastrite por *H. pylori*.[5]

Erosões. As erosões gástricas e duodenais são as menores manifestações detectáveis da úlcera péptica. Às vezes, ocorre uma pequena elevação de edema associado; em outros casos, há apenas erosão. A técnica com contraste único que utiliza compressão é particularmente efetiva na demonstração dessas pequenas lesões (Fig. 17.12). Tais erosões podem ser responsáveis pela dor epigástrica e pelo sangramento. Como são muito pequenas, cicatrizam muito rapidamente com tratamento.

Úlceras. É difícil definir a diferença entre úlcera e erosão e, na verdade, o espectro é contínuo. As úlceras são erosões que penetraram

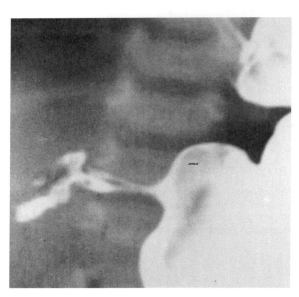

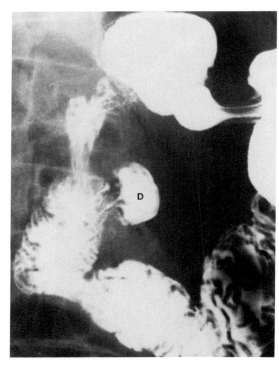

FIG. 17.6 Exame com contraste único da varredura duodenal. A evaginação na porção medial da parede do duodeno descendente constitui um divertículo (D).

FIG. 17.8 Estenose hipertrófica do piloro em um lactente. O canal pilórico alongado encontra-se bem-demonstrado.

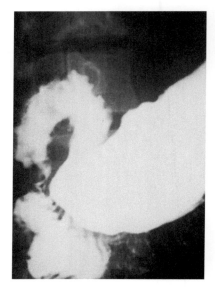

FIG. 17.9 Pâncreas anelar que provoca a compressão lateral da porção descendente do duodeno.

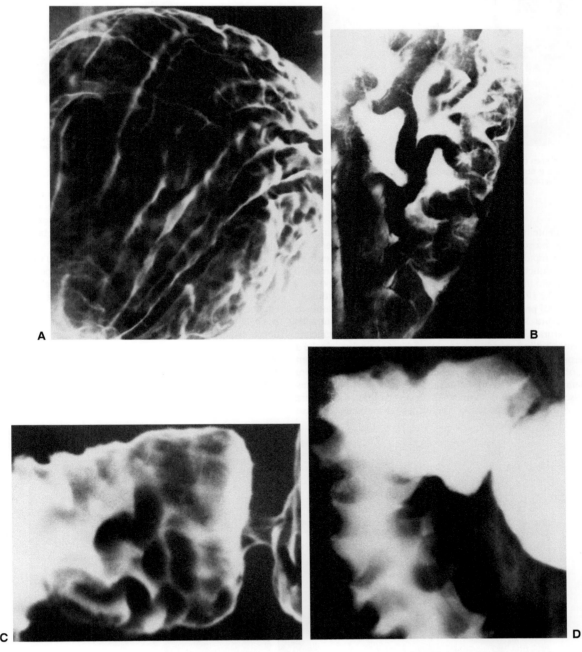

FIG. 17.10 A: Exame com duplo contraste do fundo e da porção superior do corpo do estômago que revela pregas rugosas gástricas espessadas compatíveis com gastrite. **B:** Outro exemplo de gastrite. **C:** Exame com duplo contraste do bulbo duodenal que mostra pregas espessadas, as quais constituem duodenite péptica. **D:** Exame com contraste único que mostra pregas espessadas no bulbo duodenal e nos segmentos descendentes do duodeno compatíveis com duodenite.

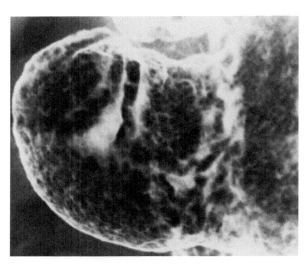

FIG. 17.11 Exame com duplo contraste do antro gástrico que mostra algumas pregas espessadas e superfície mucosa grosseira, acentuadamente irregular, compatível com inflamação.

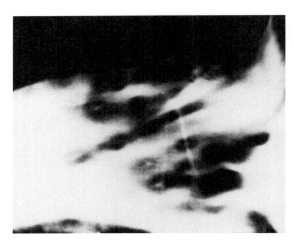

FIG. 17.12 Exame com contraste único do antro que revela numerosas transparências elípticas com coleções centrais de bário, representando erosões gástricas.

mais profundamente na mucosa, e, em geral, seu diâmetro é maior do que o das outras erosões. O aumento do tamanho permite a detecção radiológica mais rápida. As úlceras, como as erosões, podem ser visibilizadas em qualquer ponto do estômago ou da porção proximal do duodeno, porém são mais comuns no antro, canal pilórico e bulbo duodenal (Figs. 17.13 e 17.14).[4] A pequena curvatura do corpo do estômago também é um local prevalente, mas as úlceras podem ocorrer também na grande curvatura. As úlceras benignas muito grandes, encontradas na grande curvatura, são amiúde causadas pela ingestão de substâncias, como os agentes antiinflamatórios não-esteróides. O principal sinal é a cratera ulcerosa, que, em geral, projeta-se além da parede gástrica. Com freqüência, observa-se um halo de edema regular na borda da cratera (linha de Hampton). As pregas mucosas são freqüentemente observadas estendendo-se para a borda da cratera. As úlceras da grande curvatura têm aspecto mais variado, podendo simular lesões malignas e, nesse caso, indicam-se acompanhamento minucioso e biópsia. O método radiológico é útil não apenas para detectar essas úlceras mas também para avaliar os efeitos do tratamento. Os pacientes com úlcera gástrica que têm gastrite por *H. pylori* apresentam maior taxa de recorrência de úlcera gástrica.[21]

Úlceras Perfuradas. Uma úlcera gástrica ou duodenal, muitas vezes com poucos sintomas premonitórios, pode perfurar para o espaço peritoneal. Os sintomas tornam-se, então, avassaladores, indicando-se a solicitação de radiografias simples. As radiografias com o paciente em posição ortostática revelam ar livre abaixo do diafragma. Se não for possível obtê-las, as radiografias do abdome com o paciente em decúbito dorsal esquerdo revelarão ar entre o fígado e o peritônio lateral direito.

Fibrose. Embora as erosões não deixem cicatriz, as úlceras médias e grandes podem cicatrizar com deformidade considerável. No estômago, o achado de pregas gástricas que se irradiam para um ponto central indica úlcera cicatrizada (Fig. 17.15). No duodeno, as crateras tendem a ocorrer na parte média do bulbo logo além do canal pilórico, podendo deixar uma deformidade em "folha de

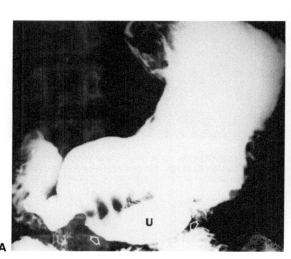
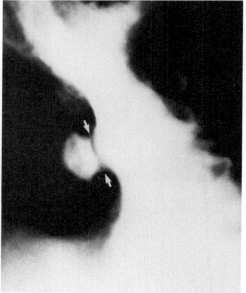

FIG. 17.13 A: Exame com duplo contraste do estômago que mostra uma úlcera muito grande projetando-se da luz da grande curvatura (*setas*). U, cratera da úlcera. **B:** Exame com contraste único que revela uma úlcera gástrica projetando-se da pequena curvatura do corpo do estômago. A fina linha transparente indicada pelas setas brancas representa a linha de Hampton, indicativa de úlcera benigna. (*Continua.*)

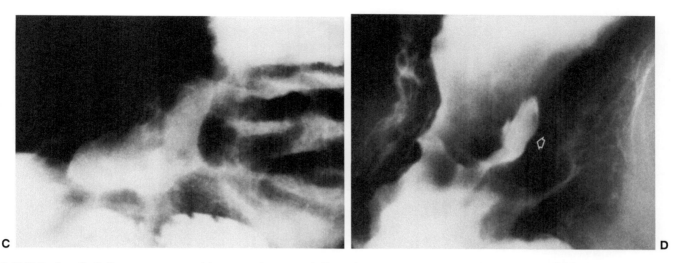

FIG. 17.13 *Continuação.* **C:** Exame com contraste único que revela uma grande úlcera plana ao longo da pequena curvatura do estômago. Observe as grandes pregas gástricas uniformes que se irradiam para a cratera da úlcera e terminam de forma abrupta, o que é compatível com úlcera benigna. **D:** Mostra uma cratera ulcerosa elíptica (*seta aberta*). A úlcera é considerada indeterminada, porque não existem critérios radiológicos para identificá-la como benigna ou maligna.

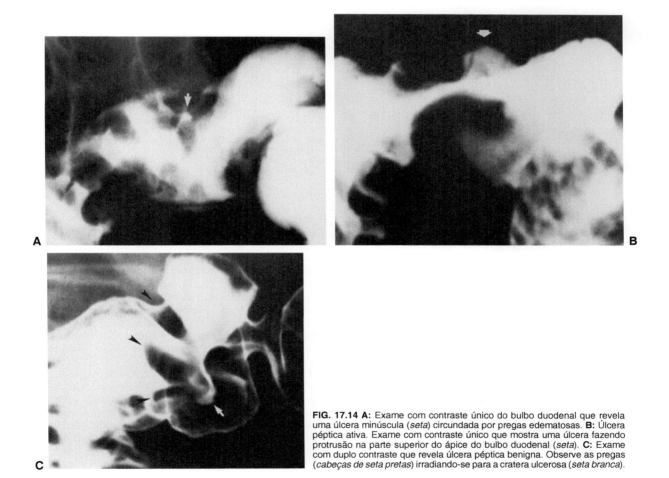

FIG. 17.14 **A:** Exame com contraste único do bulbo duodenal que revela uma úlcera minúscula (*seta*) circundada por pregas edematosas. **B:** Úlcera péptica ativa. Exame com contraste único que mostra uma úlcera fazendo protrusão na parte superior do ápice do bulbo duodenal (*seta*). **C:** Exame com duplo contraste que revela úlcera péptica benigna. Observe as pregas (*cabeças de seta pretas*) irradiando-se para a cratera ulcerosa (*seta branca*).

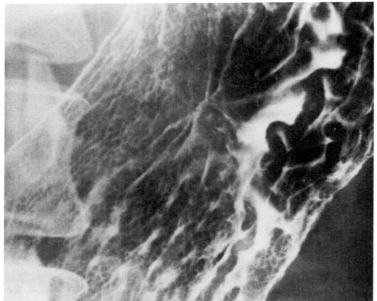
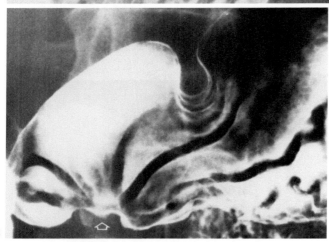

FIG. 17.15 A: Cicatriz de úlcera gástrica. Observam-se pregas que se irradiam para o local da úlcera prévia. O padrão poligonal normal da "área gástrica" do estômago é especialmente bem-demonstrado ao longo da pequena curvatura. **B:** O exame com duplo contraste mostra pregas que convergem para a grande curvatura na porção distal do antro a partir de uma cicatriz de úlcera (*seta aberta*).

trevo" ou "borboleta" (Fig. 17.16). Uma fístula gastroduodenal através do canal pilórico pode produzir um canal duplo entre o estômago e o duodeno (Fig. 17.17). A fibrose no piloro e no duodeno pode tornar-se grave o bastante para causar obstrução pilórica parcial ou completa.

Hipergastrinemia (Síndrome de Zollinger-Ellison). Uma forma particularmente grave de úlcera péptica pode estar associada a gastrinomas ou a outras fontes de gastrina. As úlceras podem ser múltiplas e envolver, também, o intestino delgado. A secreção gástrica excessiva pode ser evidente no estômago e no intestino delgado. A agressão inflamatória pode provocar edema das pregas e, por fim, atonia (megaduodeno) (Fig. 17.18). Esses achados radiológicos indicam a necessidade de obter as medidas dos níveis séricos de gastrina. *H. pylori* não constitui um fator de risco para úlcera péptica nos pacientes com a síndrome de Zollinger-Ellison.[38]

DOENÇAS INFLAMATÓRIAS

Agentes Extrínsecos. Vários agentes, quando combinados ao meio ácido-pepsina do estômago, podem provocar erosão e úlceras. O álcool e os agentes antiinflamatórios são os agressores mais comuns. Ainda não foi estabelecido se os esteróides são agentes causais. Os álcalis ou ácidos consumidos em grandes concentrações podem causar lesão gástrica grave que provoca estenose gástrica ou múltiplas áreas de constrição (Fig. 17.19). A ingestão de comprimidos de sulfato ferroso pode causar lesão gástrica grave em lactentes e em crianças pequenas. Embora muitos medicamentos pareçam causar sintomas gástricos, o achado de alterações radiológicas é incomum.

Infecções Específicas. Hoje em dia, a tuberculose e a sífilis do estômago são condições incomuns, provocando o espessamento e a rigidez da parede gástrica (linite plástica). A estrongiloidíase ainda é observada, sobretudo na América do Sul. A gama habitual de microrganismos oportunistas, como o herpes vírus, pode causar gastrite nos pacientes debilitados e imunossuprimidos.[13] Nakata e colaboradores descreveram, no Japão, o achado de anisaquíase do estômago, causando os vermes defeitos de enchimento filamentares.[26]

Doença de Crohn. Existe uma tendência de comprometimento piloroantral e duodenal nos pacientes com a doença de Crohn (Fig. 17.20), o que pode ocorrer sem qualquer manifestação de doença no jejuno. As características radiológicas são tão semelhantes e variadas quanto em outras partes do intestino. Úlcera, nodularidade e estenose luminal simulam úlcera péptica e neoplasias, como o linfoma. Comprometimento GI superior, como manifestação inicial na doença de Crohn, é incomum, de forma que a chave para o diagnóstico consiste no achado de alterações características na porção mais distal do intestino.

Doença Celíaca (Enteropatia do Glúten). Os achados radiológicos da doença celíaca começam no duodeno e estendem-se para o jejuno (Fig. 17.21). A dilatação é o achado mais confiável,

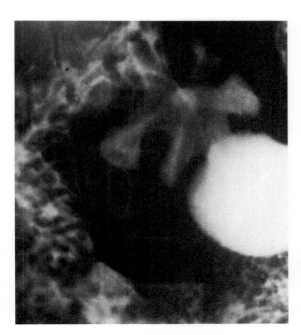

FIG. 17.16 Úlcera na parede posterior do duodeno associada à clássica deformidade em "folha de trevo" ou em "borboleta" da úlcera duodenal crônica.

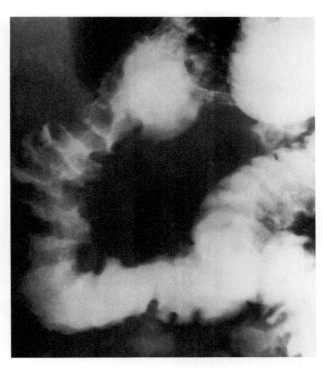

FIG. 17.18 Hipergastrinemia (síndrome de Zollinger-Ellison). A duodenite grave com pregas mucosas acentuadamente edemaciadas é decorrente de hipersecreção gástrica.

podendo ser tão grave no duodeno que justifica a denominação de *megaduodeno*. Às vezes, as pregas da mucosa mostram-se aumentadas. É possível que não sejam encontrados achados radiológicos, quando a doença celíaca é diagnosticada de imediato pela biópsia do intestino delgado.

Outros Distúrbios. A *doença de Ménétrier* é uma síndrome de enteropatia perdedora de proteína associada a enormes pregas gástricas. Essas grandes pregas envolvem o fundo e o corpo do estômago em vez do antro (Fig. 17.22). A *gastroenterite eosinofílica* é um processo difuso que pode manifestar-se através de grandes pregas gástricas distais e do intestino delgado. Algumas vezes, predomina o aspecto de "paralelepípedo". Manifestações gástricas de *esclerodermia* são incomuns, podendo ocorrer hipotonia difusa que causa o prolongamento do tempo de esvaziamento e perfil gástrico liso provocado pelo adelgaçamento das pregas mucosas. As secreções viscosas e espessas encontradas na *fibrose cística* podem provocar megaduodeno (Fig. 17.23). A pancreatite pode causar alterações inflamatórias no estômago e no duodeno (Fig. 17.24).

DISTÚRBIOS DA MOTILIDADE

O estômago raramente perde sua motilidade. Gastroparesia pode ser observada nos diabéticos. Os pacientes submetidos a vagotomia troncular apresentam um distúrbio que combina ausência de motilidade e redução da secreção de ácido gástrico. Em vista disso, formam-se bezoares no estômago (Fig. 17.25). Não existem condições identificáveis de hipermotilidade gástrica.

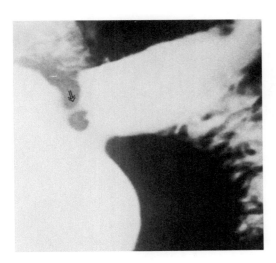

FIG. 17.17 "Piloro duplo". Na verdade, isto representa o piloro normal mais uma fístula (*seta*) entre o antro e o bulbo, que é o resíduo de uma úlcera cicatrizada do antro.

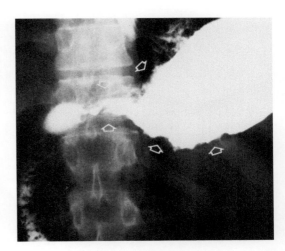

FIG. 17.19 Ingestão de substância cáustica. O exame com contraste único revela a irregularidade da mucosa e estenose do antro gástrico (*setas abertas*), causadas pela ingestão de substância cáustica. Observam-se alterações menores que envolvem o duodeno com nodularidade e pregas espessadas.

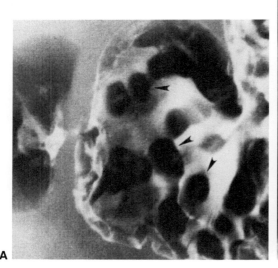 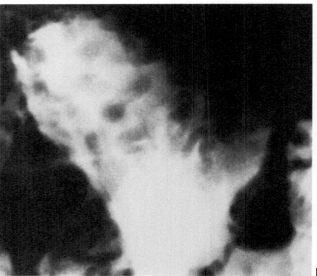

FIG. 17.20 A: Estômago de um paciente com doença de Crohn. O exame com duplo contraste revela numerosas transparências arredondadas, representando o acúmulo de bário, no centro, as úlceras aftosas de Crohn. **B:** Doença de Crohn do bulbo duodenal. Há numerosas úlceras aftosas.

DISTÚRBIOS VASCULARES

Varizes Gástricas. Podem existir simultaneamente com as varizes esofágicas ou ser isoladas, em especial nos casos de trombose da veia esplênica, em que a drenagem esplênica é realizada através de veias gástricas curtas e, daí, através de canais normais para a veia porta. Essas varizes gástricas podem ser confundidas com um tumor gástrico intramural ou mucoso (Fig. 17.26).

Varizes Duodenais. São raras, mas podem ser grandes o bastante para deformar o duodeno e simular úlcera péptica.[15] É importante reconhecer tal possibilidade, ao estudar um paciente cirrótico com sangramento GI.

Angiodisplasia. O exame baritado tem como limite o fato de não poder detectar a angiodisplasia. Foram registrados casos bem-sucedidos com a angiografia.[33] Endoscopicamente, essas lesões foram descritas como "melancias".[16]

DEFORMIDADE EXTRÍNSECA

O estômago ou o duodeno podem ser deslocados ou deformados por qualquer órgão ou processo adjacente (por exemplo, abscesso, cisto) que cresça muito (Fig. 17.27).

CORPOS ESTRANHOS

Os corpos estranhos são menos comuns no estômago do que no esôfago. Amiúde, passam espontaneamente pelo resto do intestino. Os deficientes mentais podem engolir muitos objetos. Ocasionalmente, forma-se um tricobezoar devido à ingestão de cabelo. Sabe-se que o caqui forma fitobezoares gástricos, os quais aparecem como grandes massas intragástricas irregulares (veja a Fig. 17.25).

FIG. 17.21 Doença celíaca. Megaduodeno, intestino delgado dilatado e perda das pregas da mucosa do intestino delgado são os achados na forma grave de espru não-tropical.

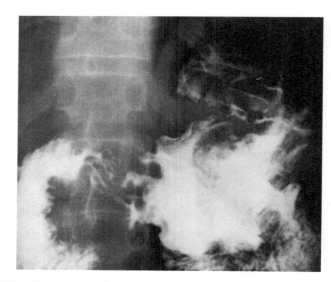

FIG. 17.22 Doença de Ménétrier. Observam-se enormes pregas gástricas. Neste paciente, é incomum que as pregas antrais também sejam tão grandes.

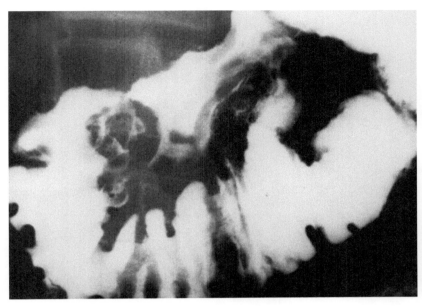

FIG. 17.23 Fibrose cística no duodeno. O exame com contraste único revela o aumento acentuado do duodeno com pregas espessadas.

NEOPLASIAS

Tumores Benignos Primários

Pólipos Hiperplásicos e Adenomatosos Benignos e Adenomas Vilosos. Essas lesões da mucosa, que podem ocorrer no estômago e no duodeno (veja a Fig. 17.26),[29] podem ser solitárias ou múltiplas (Fig. 17.28).

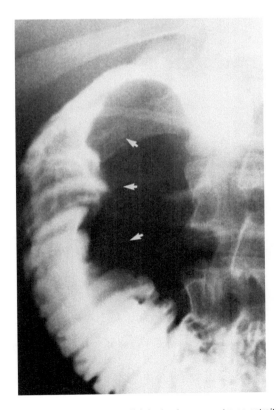

FIG. 17.24 Pancreatite. A parede medial do duodeno encontra-se estreitada pelo aumento do pâncreas. Também há o espessamento das pregas duodenais.

Tumores Intramurais Benignos. Os tumores intramurais benignos formam um outro grupo importante. Lipomas, neurofibromas e leiomiomas são encontrados na parede gastroduodenal. A maioria costuma ser pequena e assintomática. O leiomioma é uma exceção, pois pode atingir grandes dimensões, e, neste processo, a mucosa pode ulcerar e sangrar (Fig. 17.29). Alguns leiomiomas são calcificados, o que permite o diagnóstico histológico com base na análise radiológica.

Síndromes de Polipose. Lesões gástricas foram observadas nas síndromes de polipose (polipose colônica familiar, síndrome de Gardner, síndrome de Peutz-Jeghers, síndrome Cronkhite-Canada) (Fig. 17.30).[6] Pregas rugosas nodulares aumentadas foram visibilizadas na síndrome de Cronkhite-Canada.[17] Nas outras condições, foram encontradas massas polipóides.

Tumores Malignos Primários

A incidência de câncer gástrico varia muito de acordo com o país e a população estudada, com os grupos socioeconômicos mais baixos, que apresentam maior risco. Em geral, os homens têm o dobro de probabilidade de desenvolver câncer, e, nos EUA, a maior incidência da doença é observada entre os afro-americanos. Os fatores mais fortemente associados ao câncer gástrico são a infecção por *H. pylori*, dieta, tabagismo (cigarro), gastrectomia parcial, exposição a radiação, história familiar, anemia perniciosa e algumas exposições ocupacionais.[28]

Adenocarcinoma. No exame radiológico, o adenocarcinoma começa do estômago como uma pequena lesão semelhante a uma placa,[7,12] a qual pode ou não ulcerar. Grandes progressos na compreensão e na detecção das pequenas lesões foram realizados no Japão, onde a doença é prevalente. Estudos com contraste de ar muito bem-feitos são necessários para a avaliação das lesões. À medida que o câncer cresce, pode tornar-se polipóide e de fácil detecção. As lesões mais difíceis de detectar são aquelas que infiltram e enrijecem a parede gástrica, sem provocar massa ou lesão.

Esses carcinomas infiltrativos ou cirrosos têm sido encontrados na porção proximal do estômago em número maior do que a forma clássica que envolve a porção distal do estômago. A endoscopia possui limitações significativas na confirmação do diagnóstico, com achados patológicos positivos em apenas 70% dos casos.[19]

O resultado pode ser um estômago difusamente envolvido e não-distensível ("frasco de couro", linite plástica) (Fig. 17.31). Ocasionalmente, a neoplasia é basicamente ulcerativa, podendo ter aspecto idêntico ao de uma úlcera benigna. Os adenocarcinomas do duodeno são raros e, em geral, não são encontrados, até que tenham atingido dimensões

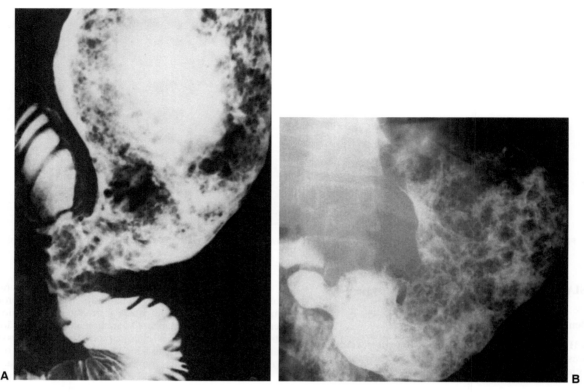

FIG. 17.25 A: Fitobezoar gástrico após vagotomia, gastrectomia parcial e gastrojejunostomia. **B:** Estômago intacto dilatado pelo bezoar em um paciente com diabete melito.

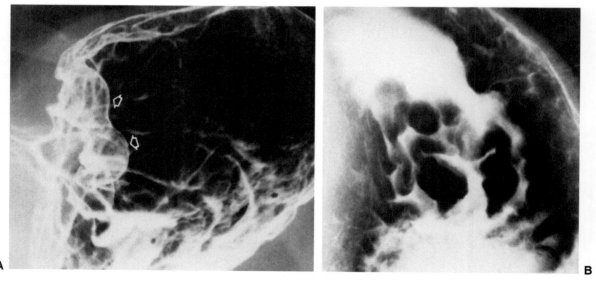

FIG. 17.26 A: Varizes gástricas. O exame com duplo contraste que mostra as varizes gástricas de perfil (*setas*). **B:** Varizes gástricas vistas de frente.

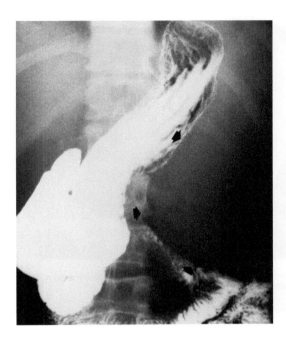

FIG. 17.27 Deformidade extrínseca do estômago. O exame com contraste único mostra o estômago deslocado da esquerda para a linha média devido a uma esplenomegalia acentuada (setas).

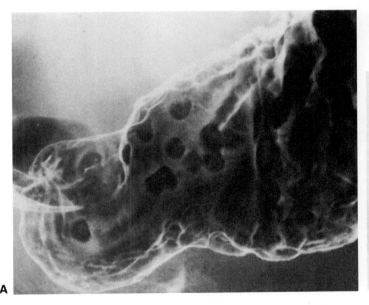

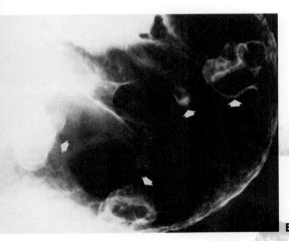

FIG. 17.28 A: Múltiplos adenomas gástricos. B: Pólipos hiperplásicos gástricos. O exame com duplo contraste revela numerosos defeitos polipóides que se projetam para a luz (setas). (Continua.)

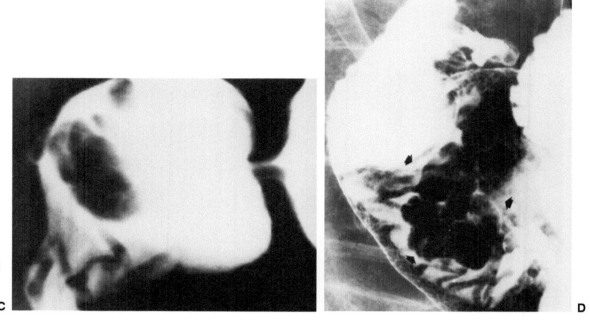

FIG. 17.28 *Continuação.* **C:** Pólipo hiperplásico no duodeno. O exame com contraste único revela grande defeito de enchimento no ápice do bulbo. **D:** Adenoma duodenal. O exame com bário mostra um grande defeito polipóide no segmento descendente do duodeno (*setas*).

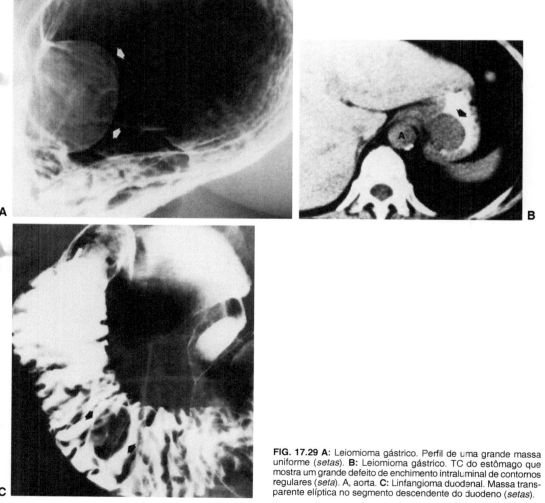

FIG. 17.29 A: Leiomioma gástrico. Perfil de uma grande massa uniforme (*setas*). **B:** Leiomioma gástrico. TC do estômago que mostra um grande defeito de enchimento intraluminal de contornos regulares (*seta*). A, aorta. **C:** Linfangioma duodenal. Massa transparente elíptica no segmento descendente do duodeno (*setas*).

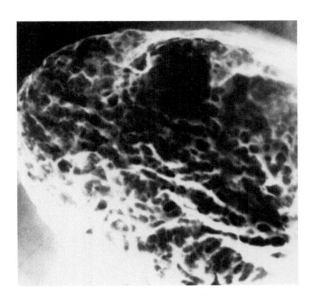

FIG. 17.30 Polipose gástrica em um paciente com polipose familiar. O exame com duplo contraste mostra numerosos pólipos arredondados pequenos que revestem a mucosa gástrica.

que provoquem obstrução parcial (Fig. 17.32). Os adenocarcinomas mucinosos do estômago podem apresentar calcificação no tumor primário ou nas metástases.

Linfoma. O linfoma gástrico primário começa com o acúmulo de tecido linfóide (tecido linfóide associado a mucosa) em resposta à infecção por *H. pylori*.[14] A seqüência consiste em gastrite por *H. pylori*, hiperplasia linfóide, seguida pelo linfoma das células B monoclonais. Nos casos em estágio inicial, a erradicação do *H. pylori* resulta na regressão completa do linfoma (tecido linfóide associado a mucosa).[8] O linfoma habitual do estômago simula, por completo, o adenocarcinoma. Raramente, um linfoma manifesta-se apenas por grandes pregas gástricas e alguma rigidez do estômago (Fig. 17.33).

Leiomiossarcoma. Os leiomiossarcomas começam na porção intramural do estômago e tornam-se tumores volumosos, freqüentemente com enormes úlceras em suas superfícies gástricas.[27] Esses tumores não simulam o tipo infiltrativo de adenocarcinoma.

Carcinóide. Os carcinóides do estômago são raros, porém ganharam importância desde a introdução dos inibidores da secreção de ácido. O tipo mais importante é o tumor que ocorre nos pacientes com gastrite atrófica crônica. Os carcinóides do estômago raramente são malignos.[3] Os tumores carcinóides do estômago podem simular qualquer uma das lesões benignas ou malignas.[2] Não existe aspecto radiológico que permita o diagnóstico correto antes da biópsia.

Tumores Metastáticos

Melanoma, linfoma, sarcoma de Kaposi e o carcinoma da mama são os processos metastáticos que envolvem o estômago com maior freqüência, nenhum dos quais é realmente comum. São lesões submucosas e podem ulcerar. O melanoma, o linfoma e o sarcoma de Kaposi podem aparecer como múltiplos nódulos gástricos que podem ulcerar. O carcinoma da mama pode infiltrar todo o estômago e simular o aspecto de frasco de couro de um câncer primário (Fig. 17.34).

Tomografia Computadorizada e Ultra-sonografia

Embora a TC e a ultra-sonografia possam detectar uma lesão gástrica ou duodenal, esses exames são mais úteis para o estagiamento tumoral. A TC pode ser utilizada para detectar linfadenopatia, mas não avalia, de forma precisa, a verdadeira magnitude da patologia nos pacientes com carcinoma gástrico, não devendo ser considerada procedimento de rotina no estagiamento tumoral.[36] Tais exames são efetivos na detecção das metástases hepáticas.

TRAUMATISMO

A parede do estômago é muito fina e se encontra sobre um mesentério que pode-se mover. Por isso, raramente é lesado por contusão, sendo mais provável que a lesão seja provocada por uma faca ou projétil de fogo (Fig. 17.35). O diafragma pode sofrer uma laceração que permite que o estômago se mova para o tórax (Fig. 17.36). O uso de contraste confirma que o hiato está íntegro e que a junção gastroesofágica se encontra em sua localização normal. O estômago localizado acima da indentação diafragmática é facilmente apreciado. Em contrapartida, o duodeno é fixo retroperitonealmente e situa-se imediatamente à frente da coluna. Devido à sua anatomia, podem ocorrer hematoma e ruptura (Fig. 17.37). A TC é útil para obter uma visão global da lesão. O contraste hidrossolúvel constitui uma excelente escolha na pesqui-

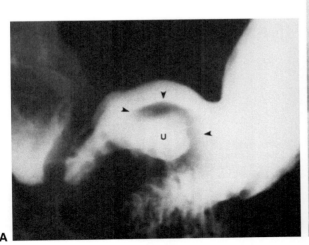
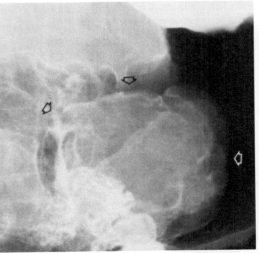

FIG. 17.31 A: Adenocarcinoma gástrico. Uma grande massa com ulceração central é observada no antro do estômago (*cabeças de seta*). U, úlcera. **B:** Adenocarcinoma gástrico. Uma grande massa polipóide (*setas*) é visibilizada no antro do estômago. (*Continua.*)

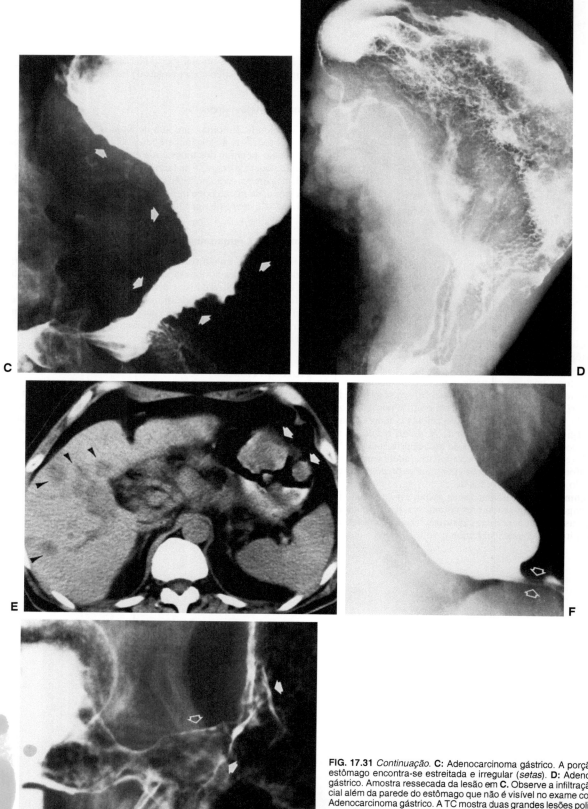

FIG. 17.31 *Continuação.* **C:** Adenocarcinoma gástrico. A porção distal do estômago encontra-se estreitada e irregular (*setas*). **D:** Adenocarcinoma gástrico. Amostra ressecada da lesão em **C**. Observe a infiltração substancial além da parede do estômago que não é visível no exame com bário. **E:** Adenocarcinoma gástrico. A TC mostra duas grandes lesões polipóides que se projetam para a luz do estômago (*setas*). As metástases para o fígado são mostradas como áreas arredondadas de baixa densidade (*cabeças de setas*). **F:** Adenocarcinoma gástrico. O exame com contraste único do esôfago dilatado revela estenose acentuada distalmente (*setas*), constituindo a infiltração da submucosa do esôfago distal por um adenocarcinoma fúndico. **G:** Adenocarcinoma gástrico. Exame com duplo contraste do antro revela o achatamento e retração da pequena curvatura (*seta aberta*) e margens do tumor em disseminação (*setas brancas*).

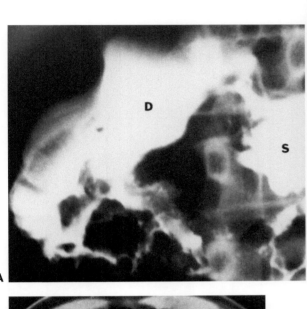
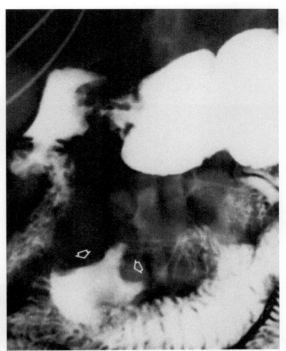
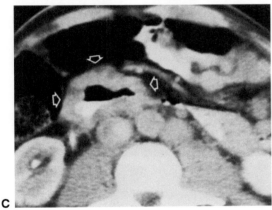

FIG. 17.32 A: Adenocarcinoma duodenal. Lesões infiltradas acentuadamente irregulares na segunda, terceira e quarta porções do duodeno. S, estômago; D, bulbo duodenal. **B:** Adenocarcinoma duodenal. Acúmulo irregular de bário é observado na junção da segunda e terceira porções do duodeno (*setas abertas*). **C:** Adenocarcinoma duodenal. TC da lesão mostrada em **B**. Observe o espessamento acentuado da parede (*setas*).

sa de ruptura duodenal. Os pacientes com hematomas do duodeno podem ter uma obstrução parcial causada pela massa intramural. A resolução do hematoma pode ser monitorada com exames baritados, ultra-sonografia ou TC.

HÉRNIA DE HIATO

Não há dúvida de que o diagnóstico das pequenas hérnias de hiato recebe mais atenção do que o necessário. Um forte argumento é que elas são normais ou variações associadas ao envelhecimento. Um critério é se as pregas gástricas podem ser visibilizadas no tórax. Como o anel esofágico inferior constitui a junção da mucosa escamocolunar, a visibilização do anel acima do diafragma determina um segundo critério (Fig. 17.38). Com relação ao tamanho, é mais provável que os pacientes com hérnias de hiato maiores apresentem leituras anormais do pH durante a monitorização de 24 horas. As pequenas hérnias de hiato não são bons fatores preditivos de refluxo gastroesofágico anormal.[31]

As hérnias também podem ser definidas como de deslizamento, paraesofágicas e mistas. No tipo por deslizamento, a junção gastroesofágica é o principal elemento deslocado no sentido cefálico. Na hérnia paraesofágica, o estômago é deslocado no sentido cefálico ao longo do esôfago normalmente posicionado. A versão mista é uma combinação desses dois tipos. Tais descrições não têm utilidade clínica, não podendo ser utilizadas com precisão.

Existem hérnias de hiato clinicamente significativas. São aquelas que ocorrem mais tarde. Todo o estômago é observado acima do diafragma. Às vezes, o cólon transverso também hernia através do hiato. Nesse caso, pode ocorrer vólvulo do estômago, não apenas obstruindo o fluxo de alimento e de secreções mas também interferindo com a irrigação sanguínea para o estômago e (raramente) resultando em infarto gástrico. Nessa situação, as radiografias simples também podem revelar múltiplos níveis hidroaéreos acima do diafragma (Fig. 17.39). O bário mostra, de forma admirável, a obstrução.

CONDIÇÕES IATROGÊNICAS

Instrumentação

A intubação do estômago raramente resulta em ruptura, e, caso isto ocorra, a parede gástrica saudável e espessa selará por si só. Ocorre

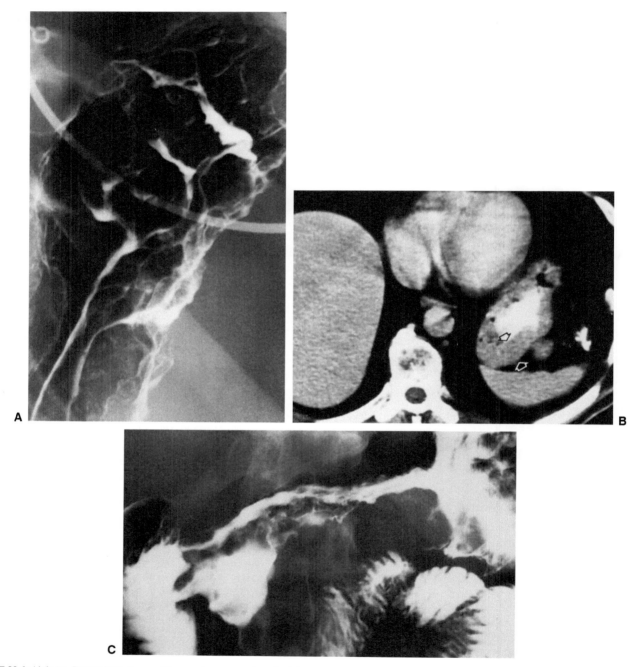

FIG. 17.33 A: Linfoma. Pregas irregulares e difusamente aumentadas são visibilizadas em todo o corpo e fundo do estômago. **B:** Linfoma. TC da porção proximal do estômago revela o espessamento acentuado da parede causado pelo linfoma (*setas*). **C:** Estreitamento difuso da porção distal do corpo e do antro do estômago causado pela infiltração substancial da mucosa pelo linfoma. (*Continua.*)

O Estômago e o Duodeno 505

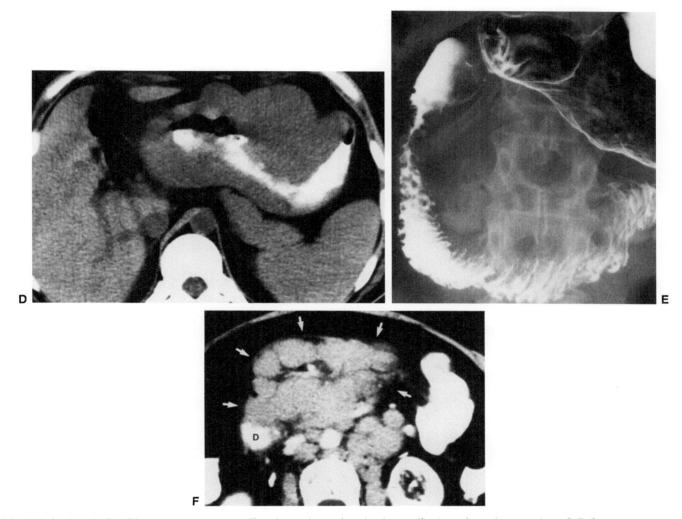

FIG. 17.33 *Continuação.* **D:** A TC mostra o espessamento difuso da parede que circunda a luz opacificada, conforme demonstrado em **C**. **E:** O exame com contraste único do duodeno mostra o alargamento acentuado da varredura duodenal. **F:** TC da área do arco duodenal revela linfadenopatia maciça causada pelo linfoma (*setas*). Este é o paciente apresentado em **E**. D, duodeno.

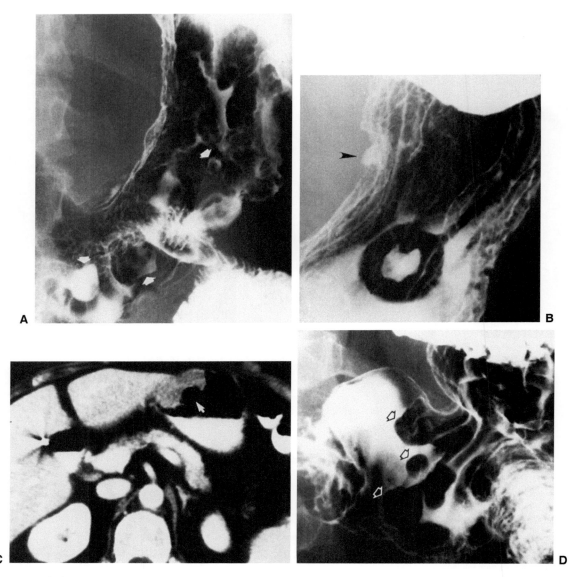

FIG. 17.34 A: Exame com duplo contraste do estômago que revela pregas acentuadamente irregulares e numerosas ulcerações (*setas*) causadas por um carcinoma da mama metastático. **B:** Duas lesões metastáticas no estômago decorrentes de carcinoma pulmonar. As metástases maiores são visibilizadas de frente e as menores de perfil (*cabeça de seta*). **C:** TC do estômago mostra uma lesão expansiva com ulceração central (*seta*) ao longo da parede anterior do estômago, que constitui melanoma metastático. **D:** Numerosos defeitos de enchimento polipóides (*setas abertas*) constituem o comprometimento gástrico pelo sarcoma de Kaposi.

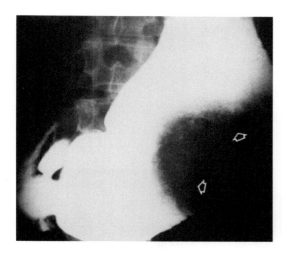

FIG. 17.35 Hematoma gástrico. O exame com contraste único que mostra grande defeito de enchimento ao longo da grande curvatura (*setas abertas*), representando hematoma intramural nos casos de contusão.

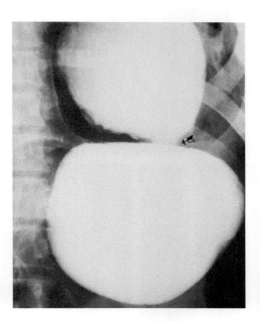

FIG. 17.36 Ruptura do diafragma. Uma pequena laceração traumática do diafragma (*seta*) permitiu que ocorresse a herniação do estômago para o tórax.

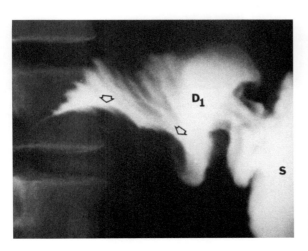

FIG. 17.37 A segunda porção do duodeno é obstruída por grandes massas arredondadas (*setas abertas*) que constituem o hematoma duodenal na contusão. S, estômago; D_1, bulbo duodenal.

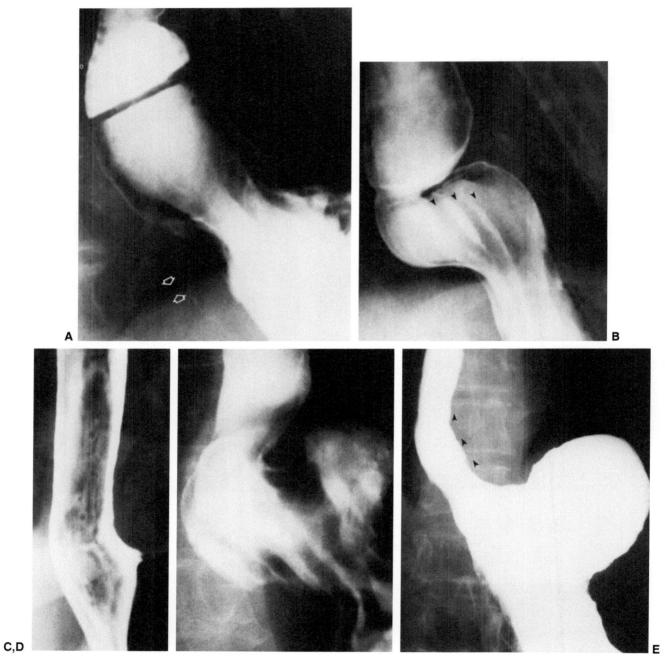

FIG. 17.38 A: Hérnia de hiato com anel mucoso (anel de Schatzki). O diafragma está delineado pelas setas abertas. **B:** A hérnia de hiato mostra pregas gástricas que se projetam além do diafragma (*cabeças de seta*). **C:** O exame com duplo contraste do esôfago apresenta resultado normal, mas, segundos mais tarde, o mesmo paciente desenvolve hérnia de hiato por deslizamento **(D)**. **E:** Demonstração de refluxo gastroesofágico.

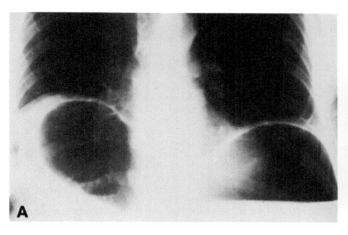
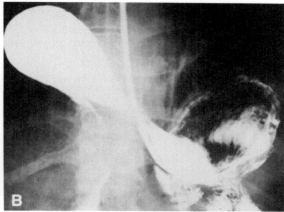

FIG. 17.39 A: Radiografia simples que mostra a herniação do intestino para o hemitórax direito. **B:** O estudo com bário revela que o antro do estômago herniou através do hiato esofágico.

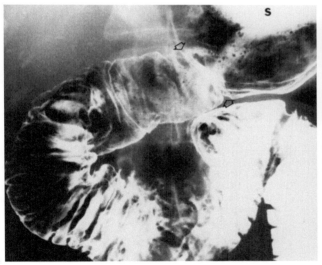
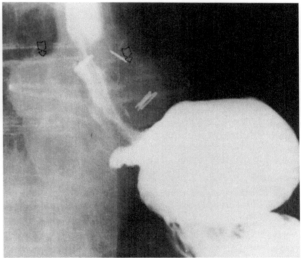

FIG. 17.40 A: Gastroduodenostomia de Billroth-I. A anastomose é indicada pelas setas abertas. S, estômago. **B:** A prótese de Angelchik (*setas*) pode ser indicada como uma densidade de tecido mole que contém um marcador radiopaco circular. Este dispositivo em forma de rosca é utilizado para reduzir o refluxo gastroesofágico, sendo, em geral, visibilizado abaixo do diafragma. Neste paciente, a prótese herniou para o tórax através do hiato.

pneumoperitônio após endoscopia e anestesia sem morbidade para o paciente.

Complicações Pós-cirúrgicas

Existe uma lista razoavelmente longa de complicações pós-cirúrgicas, a maioria das quais pode ser identificada pelo estudo radiológico. Como a vagotomia e a piloroplastia estiveram em moda, a incidência de complicações foi menor do que quando a ressecção gástrica e a gastroduodenostomia (Fig. 17.40) ou a gastrojejunostomia eram realizadas para a úlcera péptica. Imediatamente após a vagotomia, o esvaziamento gástrico pode ser lento ou ausente durante várias semanas. Este atraso no esvaziamento quase sempre interrompe-se espontaneamente. Ulceração recidivante é o motivo mais comum para avaliar o paciente após o período pós-operatório imediato. A ressecção gástrica é necessária nos casos de câncer gástrico. Nesse caso é importante a pesquisa à procura de recorrência na porção remanescente do estômago.

Têm sido realizadas cirurgias gástricas para o tratamento da obesidade. A derivação gástrica implica o grampeamento da porção proximal do estômago e a realização de gastrojejunostomia. A principal dificuldade consiste em fazer o reservatório gástrico muito grande ou muito pequeno.[18,23,32] Na gastroplastia, a porção proximal do estômago é grampeada e, a seguir, retiram-se grampos suficientes para permitir uma passagem estreita para a porção distal do estômago. Nesse procedimento, surgirá um problema, se o estreitamento do estômago for muito pequeno ou muito grande.[1,34]

REFERÊNCIAS

1. Agha FP, Eckhauser FE, Strodel WE, et al: Mason's vertical banded gastroplasty for morbid obesity: Surgical procedure and radiographic evaluation. Radiology 150:825, 1984
2. Balthazar EJ, Megibow A, Bryk D, et al: Gastric carcinoid tumors: Radiographic features in eight cases. AJR Am J Roentgenol 139:1123, 1982

3. Becker HD, Gabriel A: Therapy of carcinoids of the stomach. Langenbecks Arch Chir 381:18, 1996
4. Brown P, Salmon PR, Burwood RJ, et al: The endoscopic, radiological, and surgical findings in chronic duodenal ulceration. Scand J Gastroenterol 13:557, 1978
5. Crocker JD, Bender GN: Antral nodularity, fold thickness, and narrowing: Signs on the upper gastrointestinal series that may indicate chronic active gastritis secondary to *Helicobacter pylori*. Invest Radiol 30:480, 1995
6. Denzler TB, Harned RK, Pergram CJ: Gastric polyps in familial polyposis coli. Radiology 130:63, 1979
7. Dekker W, Op den Orth JO: Early gastric cancer. Radiologia Clinica 46:115, 1977
8. Eidt S, Stolte M: The significance of *Helicobacter pylori* in relation to gastric cancer and lymphoma. Eur J Gastroenterol Hepatol 7:318, 1995
9. Feczko PJ, Simms SM, Iorio J, et al: Gastroduodenal response to low-dose glucagon. AJR Am J Roentgenol 140:935, 1983
10. Fontham ET, Ruiz B, Perez A, et al: Determinants of *Helicobacter pylori* infection and chronic gastritis. Am J Gastroenterol 90:1094, 1995
11. Genta RM, Gurer IE, Graham DY: Geographical pathology of *Helicobacter pylori* infection: Is there more than one gastritis? Ann Med 27:595, 1995
12. Gold RP, Green PHR, O'Toole KM, et al: Early gastric cancer: Radiographic experience. Radiology 152:283, 1984
13. Howiler W, Goldberg HI: Gastroesophageal involvement in herpes simplex. Gastroenterology 70:775, 1976
14. Isaacson PG, Spencer J: Gastric lymphoma and *Helicobacter pylori*. Important Adv Oncol 111:21, 1996
15. Itzchak Y, Glickman MG: Duodenal varices in extrahepatic portal obstruction. Radiology 124:619, 1977
16. Jabbari M, Cherry R, Lough JO, et al: Gastric antral vascular ectasia: The watermelon stomach. Gastroenterology 87:1165, 1984
17. Kilcheski T, Kressel HY, Laufer I, et al: The radiographic appearance of the stomach in Cronkhite-Canada syndrome. Radiology 141:57, 1981
18. Koehler RE, Halverson JD: Radiographic abnormalities after gastric bypass. AJR Am J Roentgenol 138:267, 1982
19. Levine MS, Kong V, Rubesin SE, et al: Scirrhous carcinoma of the stomach: Radiologic and endoscopic diagnosis. Radiology 175:151, 1990
20. Levine MS, Rubesin SE, Herlinger H, et al: Double-contrast upper gastrointestinal examination: Technique and interpretation. Radiology 168:593, 1988
21. Maaroos HI, Kekki M, Vorobjova T, et al: Risk of recurrence of gastric ulcer, chronic gastritis, and grade of *Helicobacter pylori* colonization: A long-term follow-up study of 25 patients. Scand J Gastroenterol 29:532, 1994
22. Miller RE, Chernish SM, Greenman GF, et al: Gastrointestinal response to minute doses of glucagon. Radiology 143:317, 1982
23. Moffat RE, Peltier GL, Jewell WR: The radiological spectrum of gastric bypass complications. Radiology 132:33, 1979
24. Mond DJ, Pochaczevsky R, Vernace F, et al: Can the radiologist recognize *Helicobacter pylori* gastritis? J Clin Gastroenterol 20:199, 1995
25. Moss AA, Schnyder P, Marks W, et al: Gastric adenocarcinoma: A comparison of the accuracy and economics of staging by computed tomography and surgery. Gastroenterology 80:45, 1981
26. Nakata H, Takeda K, Nakayama T: Radiological diagnosis of acute gastric anisakiasis. Radiology 135:49, 1980
27. Nauert TG, Zornoza J, Ordonez N: Gastric leiomyosarcomas. AJR Am J Roentgenol 139:291, 1982
28. Neugut AI, Hayek M, Howe G: Epidemiology of gastric cancer. Semin Oncol 23:281, 1996
29. Op den Orth JO, Dekker W: Gastric adenomas. Radiology 141:289, 1981
30. Op den Orth JO: Use of barium in evaluation of disorders of the upper gastrointestinal tract: Current status. Radiology 173:601, 1989
31. Ott DJ, Glauser SJ, Ledbetter MS, et al: Association of hiatal hernia and gastroesophageal reflux: Correlation between presence and size of hiatal hernia and 24-hour pH monitoring of the esophagus. AJR Am J Roentgenol 165:557, 1995
32. Poulos A, Peat KW, Lorman JG, et al: Gastric operation for the morbidly obese. AJR Am J Roentgenol 136:867, 1981
33. Roberts LK, Gold RE, Routt WE: Gastric angiodysplasia. Radiology 139:355, 1981
34. Smith C, Gardiner R, Kubicka RA, et al: Gastric restrictive surgery for morbid obesity: Early radiologic evaluation. Radiology 153:321, 1984
35. Sohn J, Levine MS, Furth EE, et al: *Helicobacter pylori* gastritis: Radiographic findings. Radiology 195:763, 1995
36. Sussman SK, Halvorsen RA Jr, Illescas FF, et al: Gastric adenocarcinomas: CT versus surgical staging. Radiology 167:335, 1988
37. Thompson WM, Halvorsen RA, Foster WL Jr, et al: Computed tomography for staging esophageal and gastroesophageal cancer: Reevaluation. AJR Am J Roentgenol 141:951, 1983
38. Weber HC, Venzon DJ, Jenson RT, Metz DC: Studies on the interrelation between Zollinger-Ellison syndrome, *Helicobacter pylori*, and proton pump inhibitor therapy. Gastroenterology 112:84, 1997

CAPÍTULO 18

O Intestino Delgado

Michael Davis

O INTESTINO DELGADO

Indicações

Muitas vezes, o achado de massa abdominal ou a suspeita de obstrução parcial do intestino delgado levam ao exame deste. Outras indicações são a diarréia inexplicada, má-absorção e sangramento intestinal inexplicado. Dor espontânea ou à palpação do abdome também justifica um exame do intestino delgado. Na maioria dos casos, como a freqüência de uma anormalidade sintomática é muito menor no intestino delgado do que no trato gastrintestinal (GI) alto e no cólon, em primeiro lugar é feita uma investigação nessas áreas, antes de ser investigado o intestino delgado.

Anatomia

O jejuno e o íleo formam o chamado *intestino delgado mesentérico*. Devido ao fato de o intestino delgado não ter uma posição fixa no espaço peritoneal, podem ocorrer variações consideráveis na posição de cada segmento. As pregas da mucosa no intestino delgado (também denominadas válvulas coniventes ou pregas circulares) têm, habitualmente, 1 a 2 mm de largura e encontram-se espaçadas regularmente. No íleo, o intervalo entre as pregas é menos regular, e seu número diminui, embora a largura permaneça a mesma. No trânsito do delgado, o jejuno mede até 3 cm de diâmetro, e o íleo, 2,5 cm.

Fisiologia

À medida que o quimo avança pelo intestino delgado, ocorrem processos de digestão e absorção. A reabsorção dos sais biliares e água são funções importantes do íleo. A motilidade do intestino delgado tem duas fases ativas. Na fase de mistura, o transporte distal do quimo é aleatório. A segunda fase relaciona-se com o complexo motor migratório, o marcapasso do intestino, que inicia sua atividade no estômago e, gradativamente, varre todo o intestino delgado. É extremamente efetivo no transporte de todo o material no intestino delgado para o cólon. Além disso, existe uma fase quiescente, na qual não existe atividade motora. A atividade contrátil do intestino delgado é governada pela integração dos controles miogênico, neural e bioquímico.[28]

Métodos de Exame

Estudos com Bário. O método convencional de estudo do intestino delgado com sulfato de bário consiste em ampliar o exame do estômago e do duodeno. Habitualmente, o paciente bebe 480 a 600 ml de bário de densidade média (50% a 60% peso/volume). *Spots* fluoroscópicos e radiografias panorâmicas do intestino delgado são feitos com intervalos de 20 a 30 minutos, até que o cólon fique cheio. Durante a fluoroscopia, o intestino delgado é manipulado para se observar a mobilidade das alças e detectar quaisquer processos focais anormais, como aderências, massas ou hérnias. Esse ciclo é repetido até que o bário seja visibilizado no cólon, quando, então, são feitos os *spots* fluoroscópicos do íleo terminal (Fig. 18.1).

Espessamento de pregas, retificação, nodularidade ou uma combinação desses padrões são encontrados em várias condições focais e difusas do intestino delgado. De modo geral, um diagnóstico preciso depende da correlação entre os achados clínicos e radiológicos. A biópsia pode ser necessária para a confirmação final, mas, algumas vezes, a correlação dos achados clínicos e dos estudos do intestino delgado resulta em um diagnóstico confiável.

Enteróclise. Nessa técnica, é colocado um tubo nasointestinal cuja ponta fica na altura da junção duodenojejunal ou, de preferência, um pouco além dela, e bário é infundido à razão de cerca de 100 ml/minuto, sendo essa velocidade muito superior à do esvaziamento gástrico. Em tal método, não há a superposição do estômago sobre o intestino delgado e existe um controle completo do fluxo de bário durante o exame. A infusão do bário no intestino delgado consegue sobrepujar rapidamente restrições, como massas ou aderências, que a peristalse normal sobrepuja apenas lentamente. Além disso, metilcelulose pode ser infundida após o bário, para obter um efeito de duplo contraste ou "transparência" com melhor visibilização das pregas da mucosa. Durante o enchimento do intestino, cada segmento pode ser observado com o fluoroscópio. Esse enema do intestino delgado (enteróclise) tem como desvantagens o maior desconforto do paciente associado a intubação nasal e, geralmente, maior exposição à radiação. Existe uma controvérsia a respeito da eficácia do exame peroral convencional do intestino delgado em comparação com a enteróclise (Fig. 18.2).[27] O trânsito intestinal dedicado e a enteróclise apresentam sensibilidades comparáveis para os distúrbios comuns. A enteróclise permite melhor visibilização das lesões focais e dos processos que levam à obstrução parcial do intestino delgado (por exemplo, aderências).[26]

Exame Peroral do Intestino Delgado com Pneumocólon. O exame da região ileocólica pode ser melhorado pela introdução de ar no cólon por via retal, enquanto o bário chega à área ileocecal.

Pesquisa de Refluxo para o Intestino Delgado. Durante o clister opaco, o refluxo para o intestino delgado através de uma válvula ileocecal incompetente pode opacificar o intestino delgado. Todo o intestino delgado pode ser preenchido dessa forma, geralmente com algum desconforto para o paciente (Fig. 18.3).

Exame com Contrastes Hidrossolúveis. Os contrastes hidrossolúveis são indicados para o estudo do intestino delgado, quando existe a suspeita de perfuração; em todos os outros casos, seu uso compromete o exame.[7] A diluição do material que ocorre nas alças intestinais cheias de líquido e o efeito osmótico da solução hipertônica interferem com a identificação da anatomia patológica. O material hidrossolúvel é adequado como marcador radiopaco, para determinar a passagem do

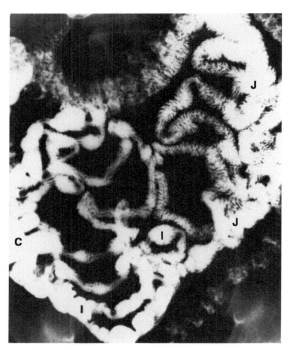

FIG. 18.1 Trânsito do delgado normal. J, jejuno; I, íleo; C, cólon. Observe o número aumentado de pregas da mucosa no jejuno no quadrante superior esquerdo e no mesogástrio. O número de pregas da mucosa do íleo mostra-se diminuído no mesogástrio e no quadrante inferior direito.

conteúdo intestinal para o cólon. Além disso, constitui um meio efetivo de opacificar o intestino para um exame de tomografia computadorizada (TC), embora não apresente nenhuma vantagem clara em relação ao sulfato de bário diluído.

Quando existe massa abdominal palpável, a ultra-sonografia ou a TC costumam ser mais informativas e podem ser realizadas sem estudo baritado anterior.

Os exames com radioisótopos são valiosos na localização dos divertículos de Meckel que contêm células secretoras de ácido. A localização de sangramento no intestino delgado é uma outra contribuição desses exames.

Outros Métodos Não-radiológicos

A enteroscopia com compressão gástrica externa tem o potencial de penetrar até 90 cm de profundidade no intestino, com uma profundidade média de 45 cm após o ligamento de Treitz. Essa técnica pode ser utilizada para fins diagnósticos e terapêuticos, que incluem polipectomia, dilatação de estenoses, tratamento de lesões hemorrágicas com *laser* e tratamento de tubos nasojejunais problemáticos e de outros tubos enterais.[6]

Na enteroscopia, utiliza-se um aparelho com 250 cm de comprimento e 5 mm de diâmetro. Esse é o único método que permite a visibilização direta do conteúdo e da mucosa de todo, ou de quase todo, o intestino delgado.[15]

A enteróclise endoscópica constitui uma alternativa para a investigação do intestino delgado. O exame é feito através do endoscópio.[1]

ANOMALIAS CONGÊNITAS

Defeitos na Tubulização. Como no duodeno, podem ocorrer atresia e estenose do intestino delgado, podendo essas lesões ser múltiplas ou localizadas. Os sintomas costumam ocorrer logo após o nascimento, e as radiografias simples do abdome mostram alças de intestino delgado dilatadas e cheias de líquido. Com freqüência, não são necessários exames baritados.

Anomalias da Rotação. A herniação do intestino envolto por um saco, através de um defeito na parede abdominal anterior ao nível da base do cordão umbilical (*onfalocele*), constitui manifestação de desenvolvimento fetal inadequado. Como se trata de um processo visível, os exames radiológicos não são necessários. Tal anomalia pode ser identificada *in utero* por ultra-sonografia.

A *não-rotação* pode fazer com que todo o intestino delgado fique do lado direito do abdome, e todo o cólon à esquerda. Muitas vezes, a terceira e a quarta porções do duodeno não se encontram fixadas no retroperitônio e também se encontram à direita. Os pacientes podem não apresentar sintomas (Fig. 18.4).

O *vólvulo do intestino médio* é uma condição sintomática que ocorre como complicação de um mesentério longo demais, levando à mobilidade excessiva do intestino e, possivelmente, sendo complicado por infarto intestinal. Bridas peritoneais que comprometem a luz intestinal também podem fazer parte dessa anomalia. Estudos baritados podem ser realizados, se as radiografias simples de abdome não fornecem justificativa suficiente para uma laparotomia exploradora (Fig. 18.5).

Cistos de Duplicação e Divertículos. Os *cistos de duplicação* podem ocorrer em qualquer ponto do intestino. Como são preenchidos por líquido, a ultra-sonografia é especialmente efetiva no seu diagnóstico. *Múltiplos divertículos* do intestino delgado podem ocorrer e não provocar sintomas até o momento em que o crescimento excessivo de bactérias nessas bolsas gera uma desconjugação de sais biliares ou consumo de vitamina B_{12} suficientes para provocar as manifestações clássicas de diarréia, esteatorréia e anemia megaloblástica. Os divertículos são visibilizados facilmente com o bário. É importante compreender que ocasionalmente podem ser encontrados divertículos jejunais e ileais que não provocam sintomas (Fig. 18.6).

O divertículo de Meckel merece atenção especial por causa de sua freqüência e propensão a causar sintomas. Esse divertículo representa a persistência do ducto onfalomesentérico, sendo encontrado em até 4% da população e, na maioria das vezes, é totalmente assintomático. Todavia, pode causar problemas sendo local de vólvulo ou intussuscepção, com a conseqüente obstrução do intestino delgado. Os pacientes podem apresentar inflamação e perfuração semelhantes às encontradas no apêndice vermicular. O divertículo pode conter células secretoras de ácido que podem causar ulceração da sensível mucosa ileal e subseqüente hemorragia. A enteróclise é o único método baritado com sucesso no achado desses divertículos ileais (Fig. 18.7).[22] Os exames com tecnécio são úteis em pacientes sangrando e que têm mucosa ectópica no divertículo. Em raras ocasiões, os divertículos são muito grandes e, algumas vezes, contêm enterólitos calcificados.

CONDIÇÕES INFLAMATÓRIAS, INFESTAÇÕES E DOENÇAS INFECCIOSAS

Agentes Extrínsecos

Devido ao fato de o esôfago, estômago e duodeno atuarem como "tamponadores" de agentes extrínsecos agressores, o intestino delgado é bastante poupado.

A floxuridina, uma pirimidina prescrita no tratamento de paciente com carcinoma do cólon e do reto com metástases, pode ser infundida no sistema arterial hepático ou, sistemicamente, por infusão intravenosa. Esse fármaco provoca diarréia grave. Os achados radiológicos incluem o espessamento das pregas mucosas com apagamento ou estreitamento segmentar, geralmente no íleo terminal. Quando a floxuridina é suspensa, as alterações radiológicas desaparecem.[19]

Os agentes antiinflamatórios não-esteróides (AINEs) podem causar estenoses (semelhantes a diafragmas) no intestino delgado.[21] Os achados podem lembrar aqueles associados à doença de Crohn.[20]

A flucitosina é um agente antifúngico prescrito para o tratamento da meningite criptocócica e de outras doenças fúngicas. Enterocolite ulcerativa pode ocorrer em pacientes que estão tomando o referido fármaco. As alterações radiológicas incluem ulcerações, estenoses e espessamento da parede intestinal.[32]

A enteropatia actínica do intestino delgado é menos comum hoje em dia, porque a TC consegue avaliar melhor o volume da massa tumoral, o que resulta em doses de radioterapia mais acuradas e menos irradiação do tecido não-tumoral.[17] Os efeitos da radiação são tardios, sendo a estenose e obstrução intestinal as manifestações clínicas. Os achados

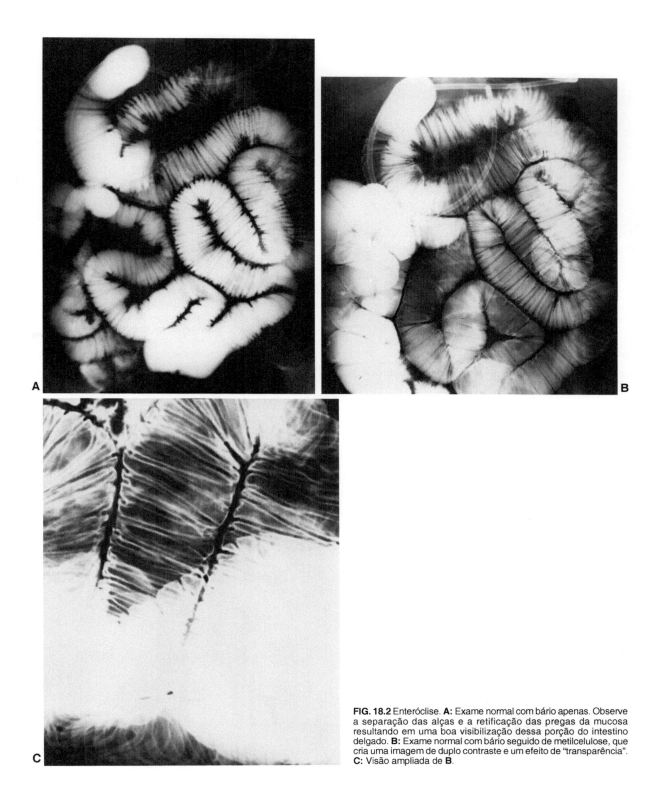

FIG. 18.2 Enteróclise. **A:** Exame normal com bário apenas. Observe a separação das alças e a retificação das pregas da mucosa resultando em uma boa visibilização dessa porção do intestino delgado. **B:** Exame normal com bário seguido de metilcelulose, que cria uma imagem de duplo contraste e um efeito de "transparência". **C:** Visão ampliada de **B**.

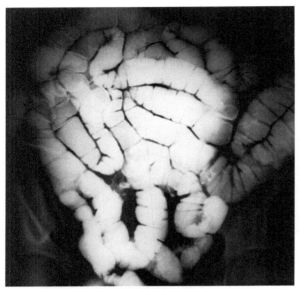

FIG. 18.3 Exame normal do intestino delgado por refluxo de bário durante um enema opaco.

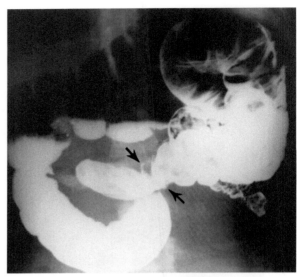

FIG. 18.5 Vólvulo do intestino médio. A radiografia (trânsito do delgado) mostra as alças intestinais torcidas com obstrução (setas).

radiológicos iniciais são o edema e espessamento da parede, seguidos por estreitamento, fixação e, algumas vezes, distorção (Fig. 18.8).

Microrganismos Específicos

Os *parasitas intestinais* são extremamente comuns em todo o planeta. *Ascaris lumbricoides* maduros podem ser identificados facilmente no intestino delgado como um defeito de enchimento arredondado ou alongado na luz intestinal (Fig. 18.9). O mesmo se aplica às teníases (Fig. 18.10). *Campylobacter* e *Giardia lamblia* podem causar uma enfermidade aguda com o edema nítido do intestino delgado,[4] geralmente na porção alta do jejuno (Fig. 18.11). Na sua fase crônica, a giardíase pode não se acompanhar de quaisquer anormalidades radiológicas. *Strongyloides stercoralis* pode provocar graves sintomas relacionados ao intestino delgado e alterações radiológicas. Essas alterações — edema, nodularidade e estenose — são mais proeminentes no jejuno (Fig. 18.12). As anormalidades nas radiografias são semelhantes às da doença de Crohn, sendo de natureza crônica.

A *tuberculose* do intestino delgado é mais comum na área ileocecal. O microrganismo causal pode ser o bovino ou o humano. As imagens radiológicas não são específicas e, nos estágios terminais, consistem em estenose, que muito frequentemente envolve o ceco (Fig. 18.13).

Yersinia enterocolitica pode provocar uma doença aguda com alterações no íleo terminal que simulam as da doença de Crohn, mas se trata de um processo autolimitado, e o intestino costuma retornar ao normal em cerca de seis semanas.[8]

Os pacientes imunodeficientes podem desenvolver *criptosporidiose* do trato gastrintestinal.[2,5] Esse mesmo grupo pode ter infecção por *Mycobacterium avium-intracellulare*. As imagens radiológicas são as

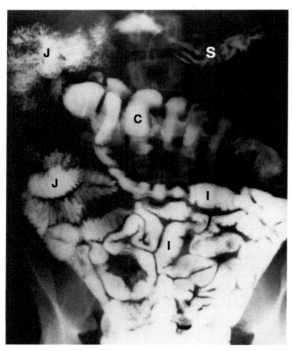

FIG. 18.4 Ausência de rotação. S, estômago; J, jejuno; I, íleo; C, cólon (veja a Fig. 18.1). Normalmente, o jejuno localiza-se no quadrante superior esquerdo (QSE), o íleo na porção média do abdome e no quadrante inferior direito (QID), e o cólon direito no quadrante inferior direito (QID).

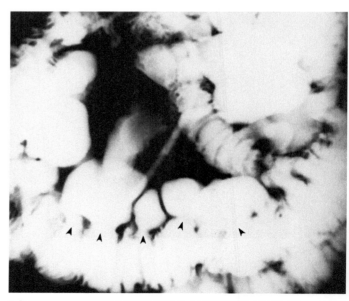

FIG. 18.6 Diverticulose do intestino delgado. As cabeças de seta identificam alguns dos muitos divertículos existentes.

O Intestino Delgado 515

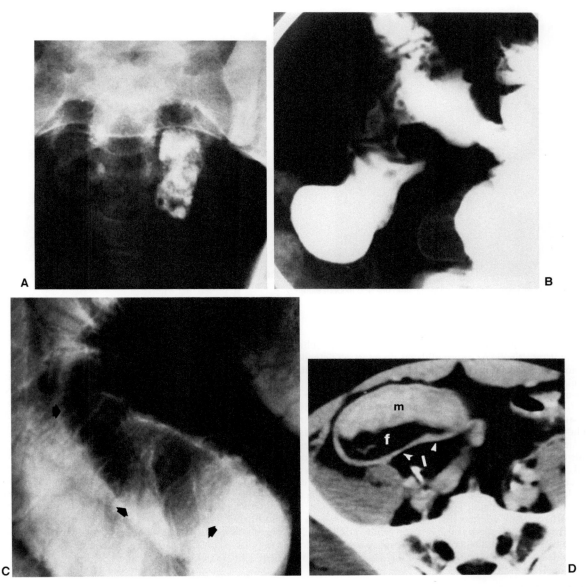

FIG. 18.7 A: Enterólito calcificado em um divertículo de Meckel. **B:** A bolsa cega cheia de bário constitui um divertículo de Meckel. **C:** A massa intraluminal no intestino delgado constitui a intussuscepção de um divertículo de Meckel (*setas*). **D:** TC da intussuscepção de um divertículo de Meckel. *f*, gordura mesentérica; *M*, divertículo de Meckel invertido (intussuscepto); *I*, intussuscipiente (*cabeças de seta*).

de edema do intestino delgado, que provoca o espessamento das pregas da mucosa.

Doença de Crohn

A doença de Crohn ainda é uma anormalidade muito importante nos EUA. Nenhum agente etiológico foi descoberto até o momento. O envolvimento do intestino delgado costuma começar no íleo e acaba envolvendo todas as partes do intestino delgado. As lesões podem ser irregulares com segmentos normais de intestino entre os segmentos com lesões. As manifestações radiológicas da doença de Crohn começam com ulcerações aftosas, espessamento e distorção das pregas da mucosa (Fig. 18.14*A*).[12] Essas alterações podem evoluir para ulcerações lineares profundas, um padrão nodular de mucosa (em calçada de paralelepípedos) e, por fim, estenose (Fig. 18.14*B*). Além disso, podem ocorrer segmentos mais extensos de envolvimento (Fig. 18.14*C*), assim como fístulas e formação de seios (Fig. 18.14*D, E*). Os abscessos abdominais podem ser muito grandes (Fig. 18.14*F*). Os exames baritados podem fornecer uma boa estimativa da extensão e da gravidade da doença, embora a correlação entre as imagens radiológicas e as manifestações clínicas não seja, com freqüência, satisfatória. A TC pode ajudar bastante na determinação da magnitude da doença de Crohn,[14] sendo especialmente valiosa na identificação dos abscessos e fístulas.

O risco de os pacientes com a doença de Crohn desenvolverem adenocarcinoma do intestino delgado é maior do que o da população geral, mas o grau de risco ainda não foi elucidado. Os fatores de risco do carcinoma de intestino delgado na doença de Crohn são o sexo masculino, duração da enfermidade, existência de fístulas e alças intestinais cirurgicamente excluídas.[3]

DISTÚRBIOS DA MOTILIDADE

Esclerodermia. As manifestações intestinais da esclerodermia (esclerose sistêmica progressiva) podem ser graves. As alças intestinais tornam-se dilatadas com pregas mucosas de espessura normal, mas a distância entre elas diminui, dando um aspecto de moedas empilhadas. O intestino delgado e o cólon podem apresentar evaginações da mucosa (saculações), características da esclerodermia (Fig. 18.15). A ausência de transporte no intestino delgado pode levar a crescimento excessivo de bactérias com as mesmas manifestações

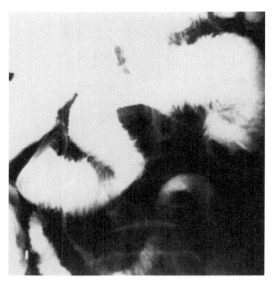

FIG. 18.8 Enterite por radiação. Várias alças do intestino delgado exibem estreitamento luminal, espessamento da parede e irregularidade da mucosa.

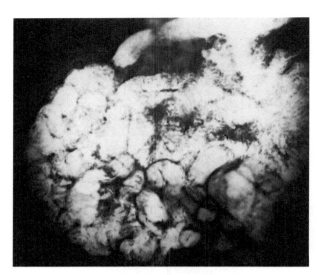

FIG. 18.10 *Taenia saginata*. A tênia de boi gera finos defeitos longitudinais de enchimento visibilizados mais facilmente no íleo.

apresentadas por pacientes com a síndrome da alça cega ou múltiplos divertículos intestinais. As anormalidades do intestino delgado associadas ao lúpus eritematoso sistêmico (LES) e a dermatomiosite podem simular as da esclerodermia.

Pseudo-obstrução Intestinal. A causa dessa condição não é conhecida. As radiografias simples de abdome são bastante sugestivas de obstrução mecânica do intestino delgado, contudo nem os estudos radiológicos nem a laparotomia detectam lesões anatômicas. Embora as manifestações do intestino delgado sejam predominantes, a motilidade em outras partes do trato gastrintestinal também pode ser anormal.

Mixedema. Outra condição que pode simular a obstrução mecânica do intestino delgado é o hipotireoidismo crônico. Tal condição é reversível com a reposição hormonal.

Íleo Paralítico. Mais comum distúrbio da motilidade, o íleo paralítico ocorre após intervenções cirúrgicas ou ferimentos. O intestino delgado e o cólon dilatam-se com gás, e o transporte é inibido. O diagnóstico dessa condição pode ser feito facilmente através de radiografias simples do abdome na posição ortostática e em decúbito dorsal (rotina para o abdome agudo). De modo geral, há distensão igual do intestino delgado e do cólon (Fig. 18.16). Ao contrário da obstrução mecânica do intestino delgado, os níveis hidroaéreos no intestino ocorrerão apenas se o processo persistir por cinco a sete dias. O íleo paralítico costuma ser um processo autolimitado, e a melhora radiológica é precedida pela eliminação dos flatos. A deficiência de potássio pós-operatória é o desequilíbrio eletrolítico mais comum nos pacientes com íleo adinâmico.

Tempo de Trânsito. Embora o bário possa parecer um bom marcador para avaliar a motilidade do intestino delgado desde o estômago até o cólon, o seu valor, neste sentido, é mínimo. Algumas vezes, o bário chega ao ceco em menos de cinco minutos sem quaisquer sinais clínicos sugestivos de hipermotilidade. No lado oposto do espectro, tempos de trânsito na faixa de cinco a seis horas podem ser normais. Manifestações sugestivas de atividade motora anormal são comuns; contudo, muitas vezes não há provas baseadas em exames histopatológicos mioneurais bem-definidos, o que pode decorrer de métodos inadequados de inves-

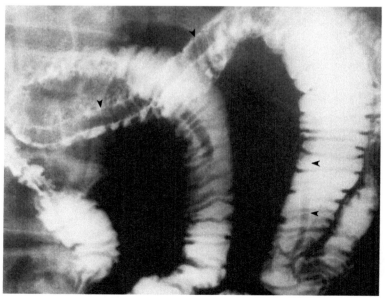

FIG. 18.9 Ascaridíase. Dois vermes são visibilizados (*cabeças de seta*).

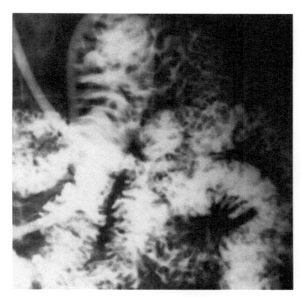

FIG. 18.11 Giardíase. As pregas jejunais mostram-se espessadas e irregulares.

tigação usados atualmente. A correlação clínica com a confirmação laboratorial não é satisfatória.[29]

DOENÇAS VASCULARES

Isquemia Intestinal. Um dos problemas mais graves que envolvem o intestino delgado é o infarto, sendo um fato conhecido que as radiografias simples do abdome não conseguem fazer esse diagnóstico, a menos que já exista gás na parede intestinal. A TC é mais útil, porque o achado de uma alça dilatada, com parede espessada e cheia de líquido, é suficiente para sugerir tal diagnóstico.[10,13] Observações parecidas podem ser feitas na ultra-sonografia.[10] Isquemia sem infarto pode ocorrer, e, nesses casos, os exames baritados podem revelar uma luz intestinal irregular e estreitada devido à hemorragia e ao edema da submucosa. Muitas vezes, os exames baritados dos pacientes com dor pós-prandial e perda ponderal causadas por isquemia são normais. A angiografia deve ser realizada sempre que se suspeita do diagnóstico.

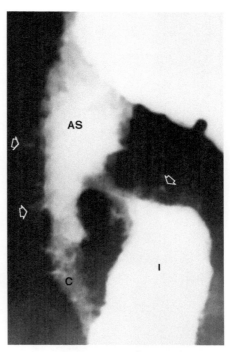

FIG. 18.13 Tuberculose ileocecal. Conização do ceco com ulcerações da mucosa e estenose do íleo. As setas indicam ulcerações. C, ceco; AS, cólon ascendente; I, íleo terminal.

De modo geral, pelo menos dois dos três vasos mesentéricos precisam estar comprometidos; a exceção é quando a artéria mesentérica superior se encontra obstruída distalmente às artérias pancreatoduodenal e cólica média.

Edema e Hemorragia da Parede Intestinal. Todas as condições que provocam edema ou hemorragia da submucosa apresentam as mesmas manifestações radiológicas. O padrão das pregas torna-se proeminente e, por fim, apagado (Fig. 18.17). O processo pode ser localizado ou difuso. Exemplos de condições associados a edema da parede intestinal são a hipoproteinemia de qualquer etiologia, edema angioneurótico hereditário e doença enxerto--*versus*-hospedeiro. Causas de hemorragia na submucosa incluem

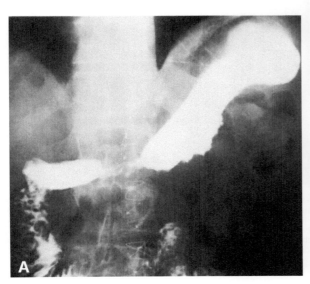
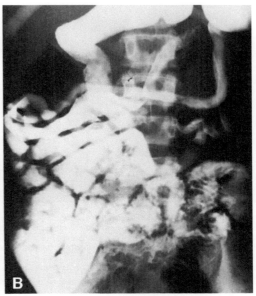

FIG. 18.12 Estrongiloidíase. Esse parasita invade a parede do trato gastrintestinal e pode provocar fibrose permanente tanto no estômago **(A)** como no intestino delgado **(B)**.

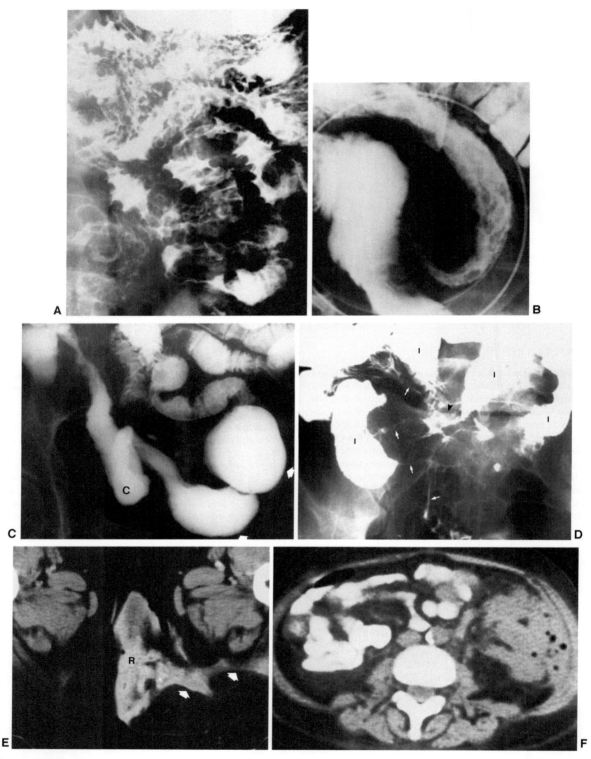

FIG. 18.14 Doença de Crohn. **A:** Alterações precoces de nodularidade, espessamento de pregas e irregularidade da mucosa no jejuno. **B:** O padrão em "pedras de calçamento" constitui um reflexo das profundas ulcerações longitudinais que deixam ilhotas de mucosa edemaciada e não-ulcerada. **C:** Longo segmento comprometido. Observe a ausência de pregas da mucosa e a existência de áreas de dilatação (*setas*). *C*, ceco. **D:** À semelhança dos aros de uma roda, observam-se múltiplos trajetos fistulosos (*setas*) que levam a uma coleção extraluminal de bário (*cabeça de seta*). I, alças ileais. **E:** TC que mostra uma fístula desde o reto até a região glútea esquerda (*setas*). R, reto. **F:** TC que revela uma área abscedada no lado esquerdo do abdome. As múltiplas pequenas coleções de ar circulares não preenchidas por contraste são facilmente diferenciadas do aspecto normal do intestino na porção direita do abdome.

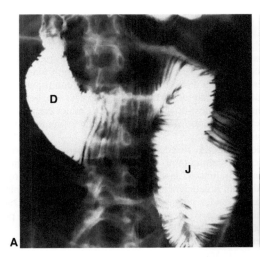
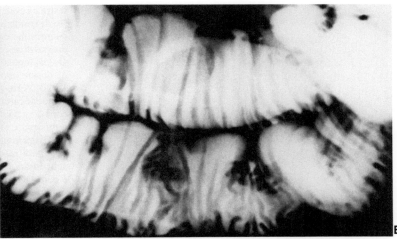

FIG. 18.15 Esclerodermia. **A:** O jejuno (J) apresenta dilatação com pregas finas e retificadas. **B:** Visão ampliada das alças do intestino delgado que mostra várias saculações. Existem pregas da mucosa em toda a saculação.

superdosagem de anticoagulante, êmbolo na artéria mesentérica, trombose venosa mesentérica, estado de baixo fluxo vascular e distúrbios hemorrágicos, como hemofilia e púrpura trombocítica e não-trombocítica.[15]

CORPOS ESTRANHOS

Bezoares. Algumas vezes, os bezoares saem do estômago e provocam a obstrução do intestino delgado (Fig. 18.18), o que tende a ocorrer mais freqüentemente no paciente com uma gastrojejunostomia onde a anastomose oferece menos resistência que o canal pilórico normal. Já foram descritos bezoares constituídos de farelo (de trigo, de aveia), alimentos desidratados e quantidades excessivas de alimento.

Drogas. A ingestão de preservativos cheios de drogas, com o propósito de passar ilegalmente por fronteiras territoriais, resulta em uma imagem radiológica típica. O preservativo pode se romper, e o contrabandista sofre intoxicação. As radiografias do abdome podem ajudar a identificar os preservativos, porque a maioria contém algum gás.

Enterólitos. Podem ocorrer não apenas em um divertículo de Meckel mas também em qualquer ponto onde exista uma obstrução parcial do intestino delgado. Os enterólitos são calcificados e, por isso, podem ser detectados nas radiografias simples. Sementes podem ser o núcleo dos enterólitos (Fig. 18.7A).

Cálculos Biliares. Cálculos biliares grandes podem penetrar no duodeno através de fístulas colecistoduodenal, coledocoduodenal ou colecistogástrica. O cálculo não consegue ir além da porção média do íleo ou fica impactado na válvula ileocecal, provocando, assim, obstrução intestinal, denominada *íleo biliar*. Um achado característico consiste em

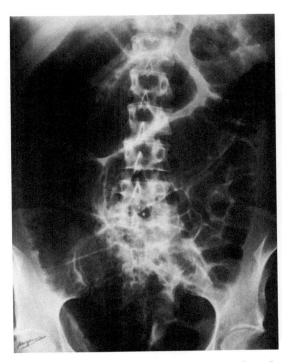

FIG. 18.16 Íleo paralítico. Essa é a imagem habitual, com distensão gasosa proporcional dos intestinos grosso e delgado.

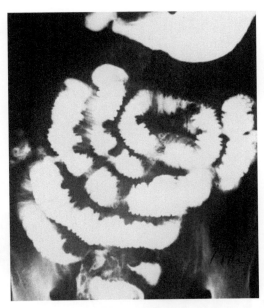

FIG. 18.17 Líquido intramural. O acúmulo difuso de qualquer substância na parede intestinal torna as pregas da mucosa grosseira e separa as alças. Nesse caso, havia hemorragia difusa na parede intestinal relacionada com superdosagem de anticoagulante.

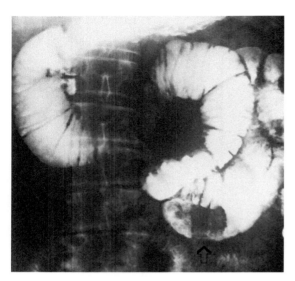

FIG. 18.18 Bezoar. Esse bezoar (*seta*) ocorreu após vagotomia e antrectomia, e provocou uma obstrução parcial do intestino delgado.

ar na vesícula biliar e nos ductos biliares associado à obstrução do intestino delgado (Fig. 18.19), o que costuma ocorrer em mulheres idosas.

Outros Corpos Estranhos. Ossos de animais e palitos são exemplos de objetos pontiagudos que podem penetrar no intestino delgado e provocar perfuração. A associação de radiografias simples e TC pode ajudar na identificação da área de perfuração e de abscessos associados.

DOENÇAS METABÓLICAS, ALÉRGICAS E OUTRAS DOENÇAS IDIOPÁTICAS

Doença Celíaca. Essa enfermidade, também conhecida como enteropatia sensível ao glúten ou espru não-tropical, é causada por hipersensibilidade ao glúten. Os pacientes apresentam má-absorção de gordura e hipoproteinemia. A hipoproteinemia é responsável pelo edema das pregas da mucosa encontrado nessa patologia. As alças intestinais podem estar dilatadas e preenchidas com líquido, contraindo-se de forma insatisfatória. O diagnóstico é confirmado por uma biópsia de intestino delgado que revela a atrofia das vilosidades. Atualmente, o diagnóstico costuma ser feito antes que surjam alterações radiológicas. Os pacientes com doença celíaca de longa data correm maior risco de desenvolver o linfoma das células T associado a enteropatia (Fig. 18.20). A freqüência do carcinoma da faringe e do esôfago, bem como do adenocarcinoma do intestino delgado também é maior em pacientes com doença celíaca, já tendo sido descritas atrofia esplênica, fibrose pulmonar e epilepsia.[33]

Disgamaglobulinemia. Folículos linfóides proeminentes podem ser visibilizados normalmente no íleo terminal, mas constituem um achado anormal no jejuno. Constatou-se que a imagem radiológica é correlacionada com a deficiência de imunoglobulina A (hiperplasia linfóide nodular). Grandes pregas da mucosa podem ser visibilizadas na macroglobulinemia de Waldenström. A mastocitose sistêmica pode causar nodulação que lembra a hiperplasia linfóide.

Gastroenterite Eosinofílica. Os pacientes com gastroenterite eosinofílica podem ou não apresentar eosinofilia periférica. A manifestação radiológica consiste no aumento das pregas desde o antro gástrico até o intestino delgado, passando pelo duodeno.

Abetalipoproteinemia. Essa condição extremamente rara apresenta-se com ausência de beta-lipoproteínas e manifestações clínicas que incluem esteatorréia. Pode-se observar o alargamento das pregas da mucosa.

Amiloidose. A amiloidose reconhecida do intestino delgado é rara. Pregas espessadas têm sido observadas na referida condição, podendo ser simétricas e de aspecto uniforme ou irregulares com defeitos nodulares.

Fibrose Cística. As glândulas submucosas tornam-se distendidas com as secreções viscosas associadas a fibrose cística. As glândulas distendidas criam uma deformidade nodular do padrão da mucosa desde o duodeno até o cólon. Como as manifestações respiratórias predominam, um diagnóstico geralmente já foi feito, quando o intestino é estudado.

Síndrome Ganglionar Cavitária. Já foi descrito um grupo de pacientes com diarréia crônica, atrofia esplênica e achatamento da mucosa intestinal.[24] O achado característico dessa síndrome consiste em grandes linfonodos intra-abdominais preenchidos por líquido. As imagens na TC confirmam o diagnóstico.

Síndrome de Behçet. Ulceração ileal tem sido observada nessa doença. Mais freqüentemente, existe ulceração crônica que simula colite ulcerativa crônica.[25]

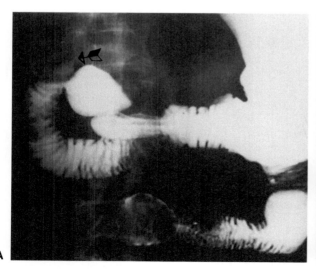
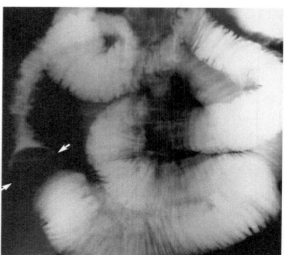

FIG. 18.19 A: Obstrução por cálculo biliar. Suspeita-se de que o defeito de enchimento intraluminal no jejuno seja um cálculo biliar, porque o contraste mostra uma fístula para a vesícula biliar (*seta*). **B:** Íleo biliar ou obstrução. Um grande cálculo biliar encontra-se impactado na porção distal do íleo, onde costuma ocorrer a obstrução (*setas*).

O Intestino Delgado 521

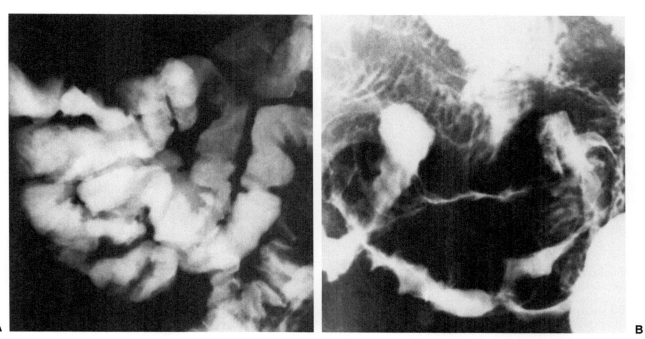

FIG. 18.20 A: Espru. Observe o pequeno número e o apagamento de pregas da mucosa. **B:** Desenvolvimento de linfoma no mesmo paciente anos depois. Observe a significativa mudança no padrão do intestino delgado.

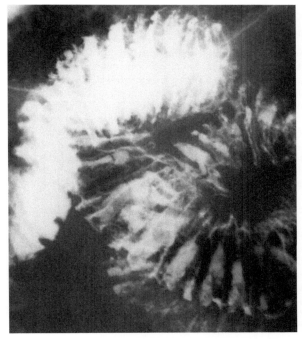

FIG. 18.21 Linfangiectasia. Pregas nodulares e espessadas são visibilizadas na porção proximal do jejuno.

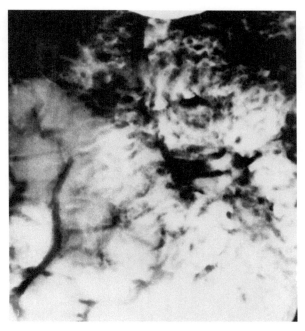

FIG. 18.22 Doença de Whipple. Pregas distorcidas, espessadas e nodulares são visibilizadas no jejuno.

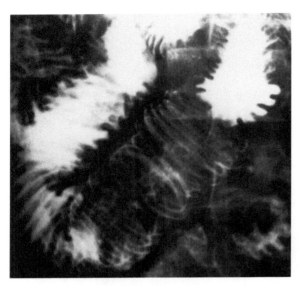

FIG. 18.23 Intussuscepção causada por leiomioma. O tumor não é visibilizado, mas o aspecto em mola é típico de intussuscepção.

Linfangiectasia. Pode ser a causa de desnutrição, quando existe extravasamento de linfa de volta para o intestino. A linfangiografia podálica consegue evidenciar o fluxo do ducto torácico para a luz intestinal. Os estudos baritados revelam grandes pregas edemaciadas de intestino delgado, causadas pela hipoproteinemia,[9] podendo evidenciar os linfáticos dilatados (Fig. 18.21).

Doença de Whipple

Por muito tempo suspeitada como decorrente de uma infecção por um bacilo Gram-positivo (tal microrganismo nunca foi cultivado), a causa dessa rara enfermidade sistêmica de homens de meia-idade é um actinomiceto denominado *Tropheryma whippelii*,[30] descoberto graças

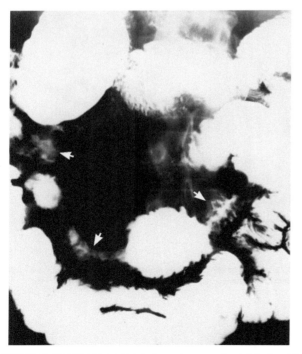

FIG. 18.24 Carcinóide. Observam-se estreitamento segmentar do intestino delgado (*setas*) e envolvimento mesentérico com separação das alças intestinais.

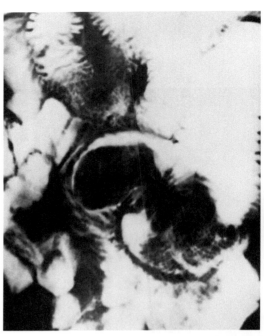

FIG. 18.25 Síndrome de Peutz-Jeghers. Os grandes pólipos hamartosos são visibilizados na porção distal do jejuno. Intussuscepção e obstrução parcial do intestino delgado ocorreram nesse paciente.

à reação da cadeia da polimerase. A doença de Whipple provoca febre, adenopatia, artropatia e diarréia devido à má-absorção do intestino delgado. A imagem radiológica consiste no espessamento difuso e irregular das pregas da mucosa sem dilatação luminal (Fig. 18.22).[23]

NEOPLASIAS

Tumores Benignos

Solitários. Os pólipos adenomatosos no intestino delgado são raros; contudo, os tumores intramurais que se originam no tecido conjuntivo são comuns. Todavia, os tumores de tecido conjuntivo são pequenos, não continuam a crescer e, em geral, constituem apenas uma curiosidade encontrada em necropsias. Algumas vezes, os leiomiomas crescem o suficiente para se tornar palpáveis. Quando palpáveis, podem provocar intussuscepção associada a obstrução intestinal (Fig. 18.23). Os tumores carcinóides podem ocorrer como tumores intramurais solitários na porção distal do intestino delgado. De modo geral, são pequenos, sendo, em raras ocasiões, detectados no exame rotineiro do intestino delgado. Tais tumores podem-se tornar malignos e, quando provocam uma resposta desmoplásica após extensão para o mesentério, podem ocorrer distorção local, separação, angulação e fixação do intestino (Fig. 18.24).

Múltiplos. Já foi descrita a lipomatose do intestino delgado. Nos pacientes com a síndrome de Peutz-Jeghers, podem ser encontrados múltiplos pólipos no intestino delgado (Fig. 18.25), os quais também podem ser encontrados no cólon. Intussuscepção pode ocorrer. O achado de pigmentação (melanina) circum-oral característica confirma o diagnóstico. Acredita-se que os pólipos sejam hamartomas.

Polipose gastrintestinal, alopecia, pigmentação cutânea e atrofia das pontas dos dedos das mãos e dos artelhos são as características da síndrome de Cronkhite-Canada. Acredita-se que os pólipos sejam de origem inflamatória, sendo essa hipótese apoiada por um relato de regressão total dos pólipos.[11]

Tumores Malignos

Primários. Os adenocarcinomas do intestino delgado são raros, sendo os leiomiossarcomas volumosos mais freqüentes. Quando os

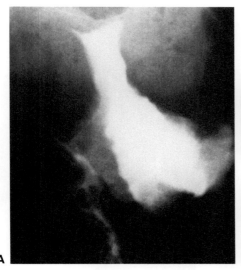
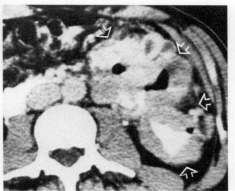

FIG. 18.26 Leiomiossarcoma. A: Cavidade irregular preenchida por bário. B: TC do tumor (setas).

adenocarcinomas são grandes, podem sofrer necrose e, se preenchidas com bário, tais cavidades necróticas têm aspecto irregular e amorfo. A TC é o exame que melhor revela a espessura do tumor. Adenocarcinoma, leiomiossarcoma e linfoma podem ser indistinguíveis (Fig. 18.26). A lesão mais comum é o linfoma não-Hodgkin, que tem um aspecto bastante variável.[18] Pode haver massa no processo de intussuscepção, podendo haver uma lesão constritiva anular. Além disso, o linfoma pode assemelhar-se a um segmento dilatado do intestino delgado (Fig. 18.27). Pode ser difícil diferenciar a doença de Crohn do linfoma. Além dos estudos baritados, a TC é muito útil na determinação da extensão extraluminal do tumor (Fig. 18.28).

Metastáticos. As lesões metastáticas podem ser provenientes dos cânceres da mama, pulmão ou rim; do melanoma; ou do sarcoma de Kaposi (Figs. 18.29 e 18.30). Além disso, pode haver disseminação local a partir de tumores primários do útero, dos ovários, da bexiga e do cólon.[31] Os tumores carcinóides malignos tipicamente se propagam para a superfície mucosa do intestino delgado, onde conseguem crescer, e provocam sangramento e intussuscepção com obstrução. Eles também se propagam para a superfície serosa e o mesentério, provocando fibrose mesentérica, angulação e retorcimento das alças intestinais. Os estudos baritados do intestino delgado são, com freqüência, muito valiosos na detecção das referidas lesões.

HÉRNIAS

O intestino delgado apresenta uma tendência maior a penetrar nas hérnias inguinais direitas do que nas hérnias inguinais esquerdas. Não é comum encontrar alças de intestino delgado acima do diafragma, exceto em pacientes com ausência congênita do diafragma. Um tipo de hérnia extremamente difícil de diagnosticar é a paraduodenal. Nessa condição, o intestino delgado penetra através de um defeito no peritônio posterior e fica retido numa posição retroperitoneal. É difícil detectar a referida encapsulação nas radiografias (Fig. 18.31). A TC constitui a melhor opção para um diagnóstico acurado. As alças do intestino delgado podem entrar e sair da hérnia, podendo causar obstrução parcial ou completa. Além disso, pode ocorrer herniação através de um defeito mesentérico; contudo, isso só costuma ser detectado, quando se dá a obstrução. Mesmo aí, porém, a causa da obstrução pode não ser evidente nos estudos do intestino delgado.

TRAUMATISMO

Os métodos radiológicos não são muito úteis nos tipos de traumatismo que lesionam o intestino delgado. De modo geral, são ferimentos por

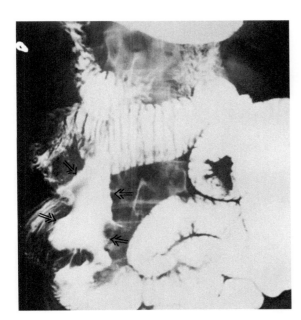

FIG. 18.27 Linfoma não-Hodgkin. Massa com grande ulceração (setas) dentro dela pode ser vista no quadrante inferior direito. O intestino delgado proximal dilatado é reflexo de uma obstrução incompleta no intestino delgado.

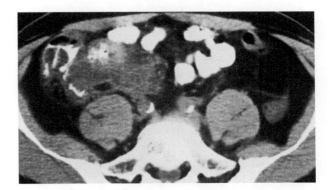

FIG. 18.28 Linfoma não-Hodgkin. Uma grande massa de tecidos moles que incorpora as alças do intestino delgado é visibilizada no lado direito do abdome, anteriormente ao músculo psoas.

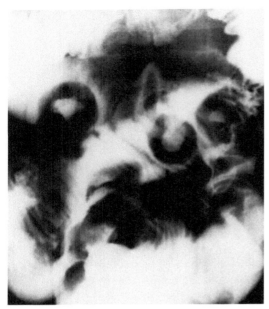

FIG. 18.29 Melanoma. Lesões metastáticas em alvo ou em olho de boi, onde as coleções centrais de bário representam necrose ou ulceração.

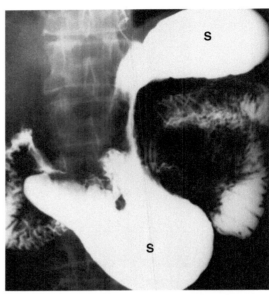

FIG. 18.31 Hérnia paraduodenal esquerda. A porção proximal do intestino delgado, no quadrante superior esquerdo, deforma a grande curvatura do estômago (S).

arma branca (faca) e por projéteis de arma de fogo (PAF), e a natureza da lesão exige exploração cirúrgica.

CONDIÇÕES IATROGÊNICAS

Aderências. A laparotomia quase sempre leva a aderências intraperitoneais. Tais aderências fixas e as alças móveis do intestino delgado podem levar a obstrução intestinal, um processo que se torna lentamente sintomático, à medida que os alimentos e o líquido não conseguem chegar ao cólon. Quando os pacientes com obstrução completa procuram assistência médica, os achados nas radiografias em posição ortostática e em decúbito dorsal (rotina para o abdome agudo) são diagnósticos. As alças do intestino delgado apresentam-se distendidas, e níveis hidroaéreos são visibilizados proximalmente à obstrução. De modo geral, há pouco ou nenhum gás no cólon, porque este foi eliminado na fase pré-sintomática. Se a obstrução for parcial, os achados serão menos notáveis (Fig. 18.32). A distensão do intestino delgado é menor, embora se verifiquem níveis hidroaéreos. O volume de gás e fezes no cólon pode ser normal. O local e a causa da obstrução parcial podem, algumas vezes, ser determinados por meio de um exame baritado. As obstruções em alça fechada podem ser complicadas por infarto ou isquemia intestinais. Por esse motivo, os pacientes com obstrução em alça fechada procuram assistência médica mais cedo e apresentam sinais e sintomas mais graves. Nessa situação, as radiografias simples podem ser normais, embora a obstrução possa ser facilmente demonstrada com contraste.

Ileostomias. A tendência atual para os pacientes com uma ileostomia permanente consiste em criar um reservatório que possa ser esvaziado periodicamente. Tal ileostomia "continente" encontra-se sujeita a problemas mecânicos que levam à obstrução parcial do intestino delgado. Bário instilado por meio da ileostomia constitui um excelente método de estudo do problema.

Pneumatose Benigna Intestinal. Por motivos ainda desconhecidos, gás é observado, algumas vezes, na parede do intestino delgado (Fig. 18.33), o que tem sido encontrado em pacientes com alças cegas associadas a derivação (*bypass*) jejunoileal para o tratamento de obesidade mórbida. Essa condição também já foi descrita em pa-

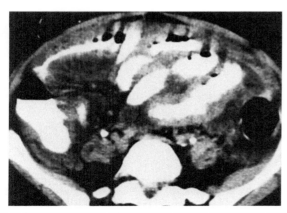

FIG. 18.30 Sarcoma de Kaposi. TC do intestino delgado preenchido por bário que mostra espessamento mural inespecífico.

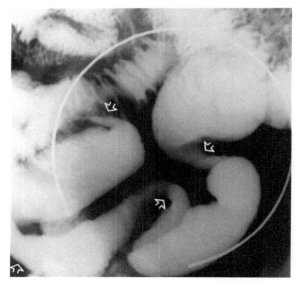

FIG. 18.32 Aderências. Várias áreas de estreitamento causadas por aderências (*setas*) resultaram em obstrução incompleta entre as aderências.

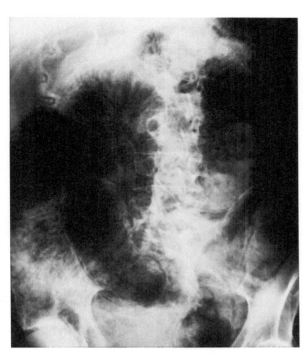

FIG. 18.33 Pneumatose cistóide intestinal. Gás é observado na parede de todo o intestino delgado e do cólon.

cientes que recebem alimentação enteral com a extremidade da sonda posicionada no jejuno.

Doença Enxerto-*versus*-hospedeiro. Embora a reação gastrintestinal após transplante de medula óssea possa envolver todo o intestino, os achados no intestino delgado são dignos de nota. Alças do intestino delgado de calibre diminuído, tubulares e separadas são visibilizadas, acreditando-se que isso seja um reflexo de edema acentuado delas (Fig. 18.34).

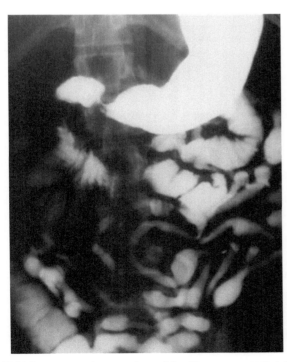

FIG. 18.34 Doença enxerto-*versus*-hospedeiro. Observe o aspecto tubular e estreitado de longos segmentos do intestino delgado.

REFERÊNCIAS

1. Aliperti G, Zuckerman GR, Willis JR, Brink J: Enteroscopy with enteroclysis. Gastrointest Endosc Clin North Am 6:803, 1996
2. Berk RN, Wall SB, McArdle CB, et al: Cryptosporidiosis of the stomach and small intestine in patients with AIDS. AJR Am J Roentgenol 143:549, 1984
3. Bernstein D, Rogers A: Malignancy in Crohn's disease. Am J Gastroenterol 91:434, 1996
4. Blaser MJ, Reller LB: *Campylobacter* enteritis. N Engl J Med 305:1444, 1981
5. Current WL, Reese NC, Ernst JV, et al: Human cryptosporidiosis in immunocompetent and immunodeficient persons. N Engl J Med 308:1252, 1983
6. Davies GR, Benson MJ, Gertner DJ, et al: Diagnostic and therapeutic push type enteroscopy in clinical use. Gut 37:346, 1995
7. Dunn JT, Halls JM, Berne TV: Roentgenographic contrast studies in acute small-bowel obstruction. Arch Surg 119:1305, 1984
8. Ekberg O, Sjöström B, Brahme F: Radiological findings in *Yersinia* ileitis. Radiology 123:15, 1977
9. Farthing MJG, McLean AM, Bartram CI, et al: Radiologic features of the jejunum in hypoalbuminemia. AJR Am J Roentgenol 136:883, 1981
10. Federle MP, Chun G, Jeffrey RB, et al: Computed tomographic findings in bowel infarction. AJR Am J Roentgenol 142:91, 1984
11. Freeman K, Anthony PP, Miller VS, Warin AP: Cronkhite-Canada Syndrome: A new hypothesis. Gut 26:531, 1985
12. Glick SN, Teplick SK: Crohn disease of the small intestine: Diffuse mucosal granularity. Radiology 154:313, 1985
13. Gluck WL, Akwari OE, Kelvin FM, et al: Computed tomographic findings in bowel infarction. Radiology 159:570, 1986
14. Goldberg HI, Gore RM, Margulis AR, et al: Computed tomography in the evaluation of Crohn disease. AJR Am J Roentgenol 140:277, 1983
15. Gostout CJ: Sonde enteroscopy: Technique, depth of insertion, and yield of lesions. Gastrointest Endosc Clin North Am 6:777, 1996
16. Grendell JH, Ockner RK: Mesenteric venous thrombosis. Gastroenterology 82:358, 1982
17. Herlinger H, Maglinte D: Clinical radiology of the small intestine, pp 466–467. Philadelphia, WB Saunders, 1989
18. Ike BW, Rosenbusch G: Gastrointestinal malignant lymphoma: Roentgenographic features and pathologic and morphologic correlations. Diagn Imaging 50:66, 1981
19. Kelvin FM, Gramm HF, Gluck WL, et al: Radiologic manifestations of short-bowel toxicity due to floxuridine therapy. AJR Am J Roentgenol 146:39, 1986
20. Langman MJ, Morgan L, Worrall A: Use of anti-inflammatory drugs by patients admitted with small or large bowel perforations and hemorrhage. Br Med J 290:347, 1985
21. Levi S, deLacey G, Price AB, et al: Diaphragm-like strictures of the small bowel in patients treated with non-steroidal anti-inflammatory drugs. Br J Radiol 63:186, 1990
22. Maglinte DDT, Elmore MF, Isenberg M, et al: Meckel diverticulum: Radiologic detection by enteroclysis. AJR Am J Roentgenol 134:925, 1980
23. Marth T, Strober W: Whipple's disease. Sem in Gastrointest Dis 7:41, 1996
24. Matuchansky C, Colin R, Hemet J, et al: Cavitation of mesenteric lymph nodes, splenic atrophy, and a flat small intestinal mucosa. Gastroenterology 87:606, 1984
25. McLean AM, Simms DM, Homer MJ: Ileal ring ulcers in Behçet syndrome. AJR Am J Roentgenol 140:947, 1982
26. Ott DJ: Efficacy of small-bowel examination. In Chen MYM, Zagoria RJ, Ott DJ, Gelfand DW (eds): Radiology of the small bowel, p 457. New York, Igaku-Shoin, 1992
27. Ott DJ, Chen YM, Gelfand DW, et al: Detailed peroral small bowel vs enteroclysis. Radiology 155:29, 1985
28. Otterson MF, Sarr MG: Normal physiology of small intestinal motility. Surg Clin North Am 73:1173, 1993
29. Quigley EM: Gastric and small intestinal motility in health and disease. Gastroenterol Clin North Am 25:113, 1996
30. Relman DA, Schmidt TM, MacDermott RP et al: Identification of the uncultured bacillus of Whipple's disease. N Eng J Med 327:293, 1992
31. Rose HS, Balthazar EJ, Megibow AJ, et al: Alimentary tract involvement in Kaposi sarcoma: Radiographic findings in 25 homosexual men. AJR Am J Roentgenol 139:661, 1982
32. White CA, Traube J: Ulcerating enteritis associated with flucytosine therapy. Gastroenterology 83:1127, 1982
33. Wright DH: The major complications of coeliac disease. Baillieres Clin Gastroenterol 9:351, 1995

CAPÍTULO 19

O Cólon

Michael Davis

O CÓLON

Indicações

Os principais motivos para estudar o intestino grosso relacionam-se ao câncer do cólon e a doença inflamatória do intestino. O sangramento retal vivo e evidências químicas de produtos de hemoglobina nas fezes são fortes indicações. Diarréia subaguda ou crônica sugere a possibilidade de doença inflamatória do intestino. Outros sinais e sintomas que podem indicar doença colônica são a alteração no calibre das fezes, constipação e perda ponderal, porém, mais amiúde, os pacientes não apresentam doença orgânica no intestino. Algumas vezes, observa-se anemia grave nas neoplasias do cólon direito. A distensão abdominal evoca a possibilidade de obstrução do cólon. A presença de massa na fossa ilíaca esquerda com hipersensibilidade à palpação sugere diverticulite ou abscesso tubovariano, e os mesmos achados na fossa ilíaca direita podem ser observados com abscesso apendicular ou tubovariano. Amiúde, estuda-se o cólon dos pacientes com processos malignos genitourinários, para descartar a possibilidade de invasão do intestino.

Anatomia

As porções sigmóide e transversa do cólon são móveis, porque possuem mesentério mais longo e podem variar de posição. O ceco também poderá ser móvel, se tiver o mesentério longo — uma situação que pode provocar vólvulo cecal. O restante do cólon possui mesentério curto e é fixo. O reto é uma estrutura extraperitoneal e tem posição fixa. A posição do apêndice varia consideravelmente. Embora, em geral, esteja localizado na fossa ilíaca direita, o apêndice pode mover-se com o ceco, ser retrocecal e, às vezes, longo, estendendo-se a ponta para a região subepática.

Fisiologia

A absorção de água ocorre no cólon direito, mas a sua principal função é o armazenamento e o transporte das fezes. A peristalse colônica geralmente não é alvo de estudos radiológicos. O controle do esfíncter anal é voluntário.

Métodos de Exame

As radiografias simples do abdome são muito úteis na detecção da obstrução colônica, do íleo colônico e da síndrome do megacólon na doença inflamatória do intestino. O cólon dilatado pode ser facilmente observado em todas essas condições.

Os exames com contraste único e duplo contraste com sulfato de bário são os métodos habituais no estudo do cólon. Nesses procedimentos fluoroscópico-radiológicos combinados, os contrastes são introduzidos pelo reto sob orientação fluoroscópica. Existem controvérsias sobre a utilização dos estudos com contraste único *versus* duplo contraste, mas prevalece a opinião de que as lesões menores do cólon, como as úlceras aftosas e os pequenos pólipos, podem ser mais bem detectadas através do método com duplo contraste.

A limpeza do cólon é de vital importância no clister opaco. Todas as combinações de catárticos e enemas foram tentadas. Os esquemas que apresentam melhores resultados incluem o uso de purgativo ou de laxativo com volumes copiosos de líquidos VO (atuando este como lavagem).[14] Os enemas que utilizam contrastes hidrossolúveis são indicados, se houver suspeita de perfuração colônica, sendo, ocasionalmente, utilizados para amolecer um fecaloma. A ultra-sonografia pode ser muito útil na identificação dos abscessos e do espessamento da parede intestinal, que podem estar associados a doença inflamatória. Às vezes, a ultra-sonografia também detecta massas abdominais não-palpáveis. A US devido à presença de gás no cólon, amiúde não é um método útil na detecção de lesões intraluminais comuns. A tomografia computadorizada (TC) é útil para determinar a existência e a magnitude da doença extracolônica. Abscessos, fístulas, diverticulite e linfadenopatia podem ser detectados pela TC.

Métodos Não-radiológicos Alternativos

A colonoscopia é uma alternativa aos estudos baritados do cólon. A visibilização direta da mucosa e a biópsia das lesões suspeitas, realizada por ocasião desse exame, apresentam vantagens distintas. As atuais desvantagens da colonoscopia consistem na incapacidade de visibilizar todo o cólon em alguns pacientes e o seu custo, consideravelmente mais elevado que o estudo radiológico. A sigmoidoscopia continua a ser um procedimento de suporte e complementar aos estudos radiológicos. A detecção das lesões do canal anal é, em particular, muito mais bem realizada pela observação direta.

ANOMALIAS CONGÊNITAS

Defeitos na Tubulação. Embora qualquer porção do cólon possa apresentar atresia, o problema clínico mais comum é a atresia anorretal. É possível determinar o local proximal da obstrução, ao permitir que gás intestinal atinja o cólon sigmóide. Fístulas para a vagina e bexiga podem ocorrer na síndrome do ânus imperfurado. O conhecimento da extensão da atresia ajuda no planejamento da cirurgia reparadora.

M. Davis: Department of Radiology, University of New Mexico Health Sciences Center, Albuquerque, New Mexico 87131-5336.

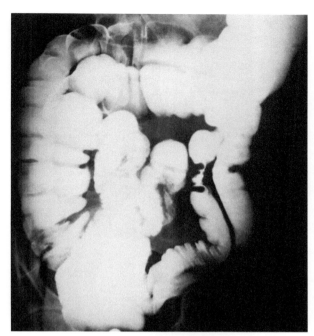

FIG. 19.1 Duplicação do cólon.

Duplicação Colônica. A duplicação do cólon é uma condição rara. Pode ou não a duplicação comunicar-se com o cólon funcionante. Os estudos com bário podem revelar uma luz dupla (Fig. 19.1). A ultra-sonografia pode determinar a natureza cística de uma anomalia de duplicação não-comunicante.

Falhas da Rotação. A ausência de rotação deixa todo o cólon no lado esquerdo do abdome. A rotação e a fixação incompletas podem deixar o ceco incomumente móvel e propenso a vólvulo (Fig. 19.2).

Megacólon Aganglionico. A aganglionose do cólon provoca a obstrução funcional parcial no local onde aganglionose começa. Esse local pode ser em qualquer ponto desde o ceco até o reto. Ocorre a dilatação progressiva do cólon. O diagnóstico correto é obtido com clister opaco e biópsia. O cólon pode parecer normal, à medida que se enche de bário, mas este não passa através da área agangliônica (Fig. 19.3). O tipo de aganglionose mais difícil de detectar é o que envolve apenas a área do canal anal. Por ocasião do nascimento, os pacientes com essa condição comumente apresentam a síndrome do tampão de mecônio. O mecônio retal obstrui o intestino até ser eliminado espontaneamente ou retirado com auxílio de enema. Mais tarde, a constipação do lactente torna-se aparente, e detecta-se dilatação colônica até o ânus. No clister opaco, o megacólon funcional pode simular a aganglionose do canal anal, exceto que a dilatação do tipo funcionante é, em geral, maior no reto.

DOENÇAS INFLAMATÓRIAS

Agentes Extrínsecos

Raramente, os indivíduos introduzem agentes lesivos no reto, mas a lesão colônica foi registrada em crianças que receberam enemas detergentes repetidamente. Os adultos podem apresentar a síndrome do cólon catártico,[47] na qual as haustrações do cólon são obliteradas devido à lesão do sistema nervoso autônomo do cólon, deixando o cólon com perfil interno muito liso (Fig. 19.4). Em geral, compromete mais o cólon direito do que o esquerdo, sendo causada pelo uso prolongado de laxativos. Nas últimas décadas, foram observados poucos casos de cólon catártico, provavelmente porque o uso de laxativos não é mais comum.[29,30] Hoje em dia, a lesão do reto e do cólon sigmóide, provocada por irradiação após o tratamento dos processos malignos genitourinários, é rara. As estenoses que ocorrem são causadas pela lesão dos pequenos vasos sanguíneos. Os achados radiológicos consistem em estenose ou ausência de distensibilidade normal.

Microrganismos Específicos

A colite infecciosa aguda e autolimitada raramente é submetida a estudos radiológicos. O mesmo se aplica à maioria dos tipos de colite subaguda. A amebíase e a tuberculose são doenças diarréicas mais crônicas. Classicamente, a tuberculose envolve a área ileocecal com a formação de úlceras e estenose (Fig. 19.5). A amebíase tende a ser um processo inflamatório do ceco, algumas vezes com sua obliteração completa do ceco após a cicatrização (Fig. 19.6).[27] A tuberculose e a amebíase podem

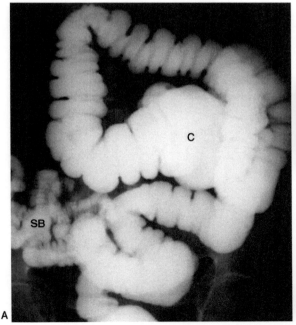

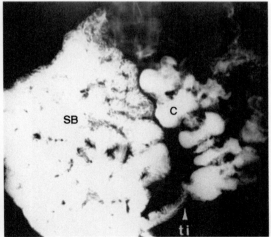

FIG. 19.2 A: Rotação incompleta do cólon. Observe a posição alta do ceco (*C*). O intestino delgado (*SB*) é visibilizado na fossa ilíaca direita. **B:** Ausência de rotação do cólon. *C*, cólon; *Ti*, íleo terminal; *SB*, intestino delgado. Observe que todo o intestino delgado situa-se no abdome direito e todo o cólon encontra-se no abdome esquerdo.

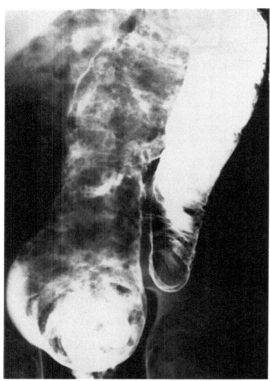

FIG. 19.3 Megacólon agangliônico. Observe o reto extremamente distendido e cheio de fezes, bem como o afilamento abrupto na porção distal do reto.

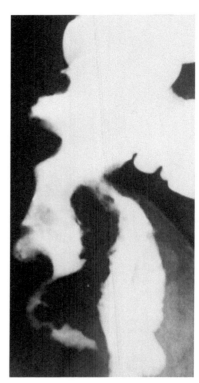

FIG. 19.5 Tuberculose. Classicamente, na tuberculose intestinal ocorre comprometimento ileocecal com ulceração e estenose luminal.

apresentar lesões "salteadas" e simulam muito a doença de Crohn. Massa inflamatória amebiana, denominada ameboma, pode ocorrer em qualquer local do cólon, podendo simular uma neoplasia. A tuberculose e a amebíase podem manifestar-se como uma colite ulcerativa difusa.

A esquistossomose pode provocar colite ulcerativa crônica e evoluir para formação de pseudopólipos, que se manifesta através de múltiplos pequenos defeitos do enchimento que se projetam para a luz intestinal. A infecção por *Yersinia* ocorre na porção distal do íleo e no cólon direito, podendo simular a doença de Crohn. *Clostridium septicum* e *Clostridium perfringens* provocam colite ulcerativa com a formação de gás na parede

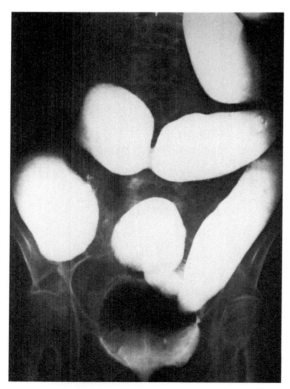

FIG. 19.4 Cólon catártico. O cólon dilatado sem haustrações é conseqüência do abuso, por período prolongado, de laxativos.

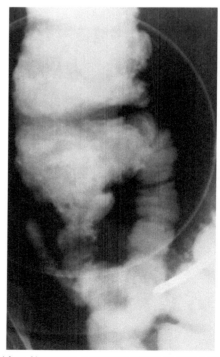

FIG. 19.6 Amebíase. Neste caso, o ceco tem a forma de cone e pode tornar-se muito pequeno após a cicatrização.

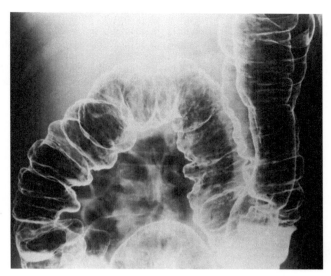

FIG. 19.7 Colite pseudomembranosa. A irregularidade acentuada da mucosa é causada pelo edema.

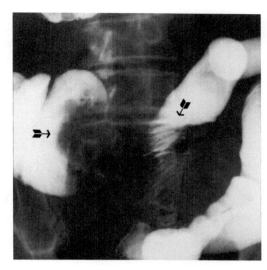

FIG. 19.8 Abscesso apendicular. O abscesso extraluminal deforma o ceco e o íleo adjacente (setas).

do cólon, e, amiúde, os pacientes com essa condição têm neoplasias malignas.[38,39] O herpes simples pode causar úlceras aftosas e em botão de colarinho no ânus e no reto.[41] Com freqüência, o *Campylobacter* provoca colite subaguda que pode evoluir para megacólon tóxico.[2] Os achados radiológicos consistem em úlceras e edema que não são diferentes daqueles observados na colite ulcerativa. A falta de competência imunológica pode provocar colite por microrganismos incomuns, como citomegalovírus ou *Candida*.[13,42] A colite relacionada a doenças venéreas, geralmente proctite, pode ser causada por gonococos e muitos outros microrganismos, como o *Mycoplasma* e a *Entamoeba*, além do herpes simples.[16,43] A infecção pelo linfogranuloma venéreo pode resultar em edema e úlcera, seguidos de estenoses significativas na região anorretal. A colite pseudomembranosa resulta de uma toxina liberada pelo *Clostridium difficile*. Considerando que esse microrganismo, com freqüência, cresce excessivamente no cólon após antibioticoterapia, tal condição era denominada colite antibiótica. O padrão radiológico é discretamente diferente do processo ulcerativo habitual, porque predomina o edema da mucosa (Fig. 19.7). A superfície do cólon pode parecer irregular e áspera como resultado da pseudomembrana e das úlceras superficiais. A doença costuma envolver todo o cólon, mas foram relatados casos em que o reto foi poupado.[37] O clister opaco é contra-indicado nos casos de doença grave.

Apendicite

A obstrução do apêndice provoca uma seqüência de inflamação, perfuração e formação de abscesso. Embora a apendicite seja uma condição muito comum, o uso de técnicas de imageamento para o seu diagnóstico é raro. Na fase inicial do processo mórbido, as radiografias

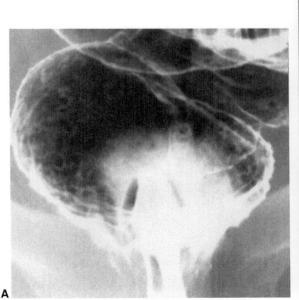
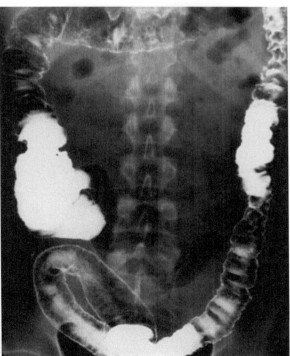

FIG. 19.9 A: Colite ulcerativa aguda em fase inicial. Observe as numerosas ulcerações por toda a mucosa. B: A colite ulcerativa envolve todo o cólon.

simples podem apresentar resultados normais ou revelar uma discreta distensão gasosa do íleo. Nos casos de perfuração e abscesso, a porção terminal do íleo pode ser envolvida o suficiente para simular a obstrução parcial ou completa do intestino delgado.

As radiografias simples também podem detectar o ar livre da perfuração, massa na fossa ilíaca direita, obliteração da margem do músculo psoas, desvanecimento ou nebulosidade da fáscia transversal direita (faixa no flanco), coleções de gás mosqueadas ou em bolha, bem como escoliose com a concavidade voltada para o local da inflamação. Em cerca de 10% dos casos, ocorre a calcificação do apendicólito, que, comumente, aparece como uma calcificação concêntrica periférica, mas pode ocorrer um padrão

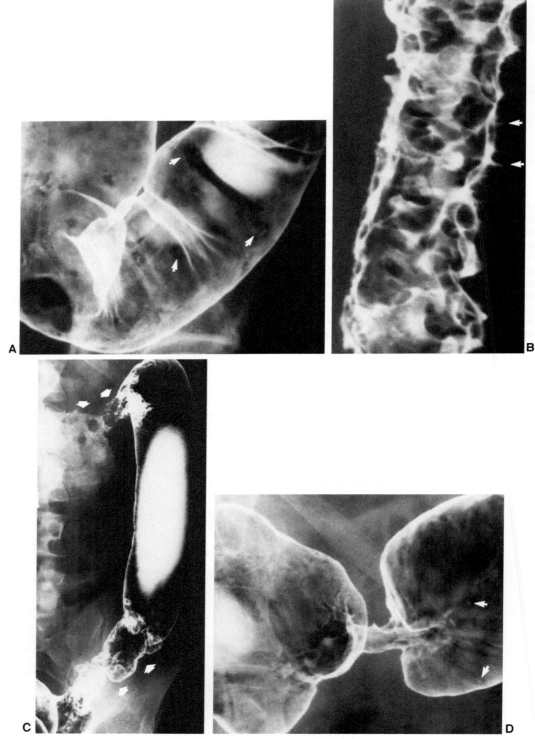

FIG. 19.10 A: Doença de Crohn na fase inicial, manifestada por numerosas pequenas úlceras aftosas (*setas*). **B:** Doença de Crohn em estágio avançado. Úlceras penetrantes e profundas da parede lateral (ulcerações do tipo "rosa despetalada") (*setas*). **C:** Doença de Crohn com duas áreas de envolvimento em estágio avançado (*setas*) e um longo segmento de cólon relativamente normal entre elas. **D:** Doença de Crohn com pequena estenose que simula adenocarcinoma. A reativação da doença é indicada pelas úlceras aftosas (*setas*).

de calcificação laminado e homogêneo. O apendicólito pode ser observado em um raio de 6 a 8 cm a partir do meio do osso ilíaco direito. Deve ser visto nas radiografias simples, em decúbito dorsal e posição ortostática, do abdome, que precisam incluir toda a pelve. O apendicólito pode mover-se com mudanças na posição do corpo, mas pode ser fixo, se houver inflamação significativa. O achado de um cálculo no apêndice sugere o diagnóstico. Na apendicite simples, os estudos com bário apresentaram resultados um tanto controversos. Todos concordam que o não-enchimento da luz apendicular pode ocorrer em condições normais, achado que não justifica um diagnóstico positivo. O enchimento de todo o apêndice exclui a apendicite. Alguns acreditam que na apendicite verifica-se o espasmo da porção terminal do íleo e ceco, o que pode ser detectado na fluoroscopia, sendo esta uma observação subjetiva e, por isso, de difícil avaliação.[7] A ultra-sonografia, a TC e os estudos com bário são úteis na identificação das alterações morfológicas que ocorrem na formação de abscesso (Fig. 19.8).

Colites Idiopáticas

A diferenciação entre a colite ulcerativa (Fig. 19.9) e a colite de Crohn (granulomatosa) (Fig. 19.10) pode, mais amiúde, ser realizada através de alterações radiológicas (Quadro 19.1). Em poucos casos, a distinção clara não é possível, mesmo com o estudo microscópico do cólon. Megacólon tóxico, pseudopolipose e maior risco de carcinoma do cólon ocorrem nas duas condições, porém são mais comuns na colite ulcerativa idiopática.[31] Dois fatores de risco óbvios para o desenvolvimento de câncer são a duração e a magnitude da doença. Os casos de câncer, originados na colite crônica, são provenientes do epitélio displásico, e não dos pólipos adenomatosos, como costuma ser o caso.[48] Os estudos com contraste ajudam no diagnóstico primário, e a ultra-sonografia e a TC poderão ser úteis, caso ocorram complicações. A TC fornece uma imagem direta da parede intestinal, dos linfonodos e do mesentério adjacente nos casos de complicações, como abscesso, fístulas, trajetos fistulosos, alterações perirretais e complicações hepatobiliares, genitourinárias e musculoesqueléticas.[17] Na colite ulcerativa, a identificação de um carcinoma em fase inicial exige colonoscopia e biópsia.

A *colite de derivação* é uma alteração ulcerativa que pode ser visibilizada na porção do intestino da qual o fluxo fecal foi desviado.[26,40] A *síndrome de Behçet* é uma condição rara com ulcerações bucais e genitais, assim como manifestações cutâneas e oculares. O cólon e o intestino delgado podem apresentar alterações inflamatórias que simulam aquelas das colites mais comuns.[15,44] A *colite neutropênica (tiflite)* é uma complicação da leucemia aguda, da anemia aplásica ou da neutropenia cíclica. Na TC, observam-se o espessamento da

QUADRO 19.1 Características Radiológicas da Colite Ulcerativa e da Colite Granulomatosa

Colite Ulcerativa	Colite Granulomatosa
Compromete o reto	Com freqüência poupa o reto
Doença contínua	Pode haver áreas normais salteadas
Espessamento mural moderado na TC	Espessamento mural significativo na TC
"Refluxo" ileal mínimo	Doença ileal freqüente
Pode ocorrer o encurtamento do cólon	Encurtamento intestinal é incomum
Comprometimento circunferencial do intestino	Envolvimento intestinal assimétrico
Fístulas são raras	Podem ocorrer fissuras, fístulas e tratos fistulosos
Úlceras rasas, mucosa granular (fase inicial)	Úlceras profundas, úlceras aftóides (fase inicial)
Perfuração peritoneal livre	Perfuração livre é rara
Abscesso intra-abdominal incomum	Abscesso intra-abdominal é comum
Doenças anal e perianal graves são raras	Doenças anal e perianal graves são comuns

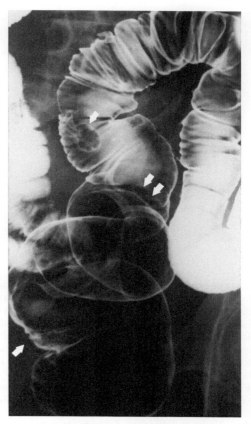

FIG. 19.11 Colite cística profunda e pólipos adenomatosos. A irregularidade no lado direito do reto (*seta*) representa colite cística profunda. Observam-se múltiplos pólipos proximalmente a esta área (*setas*).

parede do ceco e gás intramural.[11] A *colite cística profunda* é, mais amiúde, visibilizada em adultos jovens e caracteriza-se pela presença de cistos que contêm muco na muscular da mucosa. É importante que as alterações segmentares proliferativas que, em geral, estão presentes no reto ou no sigmóide não sejam confundidas com adenocarcinoma.[25] O clister opaco revela uma luz irregular e estenosada (Fig. 19.11). Os cistos podem produzir defeitos de enchimento intraluminais. A *síndrome da úlcera retal solitária* é uma anormalidade localizada do reto que possui uma fase polipóide e outra ulcerativa,[6,8] podendo provocar estenose. O tratamento é paliativo, sendo importante não confundir esta lesão com uma neoplasia. As *úlceras colônicas solitárias* ocorrem em outras áreas que o reto; por causa da fibrose e espasmo associados, a luz apresenta estenose, podendo a condição simular um carcinoma anelar.[12,33] A colonoscopia é útil para diferenciar tais lesões e evitar a laparotomia. Pode ocorrer cicatrização espontânea, raramente com a formação de estenose.[3]

DISTÚRBIOS DA MOTILIDADE

A contribuição dos métodos radiológicos no diagnóstico do cólon espástico, da constipação, da incontinência e da diarréia diabética consiste na exclusão de outras doenças. Na esclerodermia, observam-se divertículos (saculações) de boca larga como um achado característico, os quais, porém, não são relacionados à motilidade do cólon (Fig. 19.12).

DOENÇA VASCULAR

Enterocolite Necrotizante. Os índices cada vez maiores de sobrevida dos prematuros levaram a mais casos de enterocolite necrotizante.

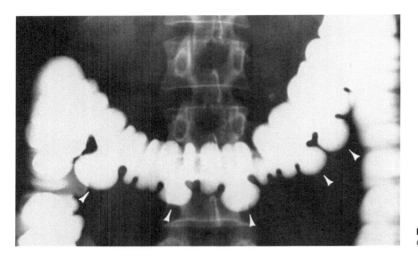

FIG. 19.12 Esclerodermia. Numerosas grandes saculações (*cabeças de seta*), visibilizadas apenas na esclerodermia.

Considera-se que esta condição seja causada pela má perfusão da parede intestinal. As alterações patológicas variam de ulcerações na mucosa a necrose transmural. Os achados radiológicos começam com distensão intestinal seguida de gás na parede intestinal e, a seguir, evidências de perfuração intestinal (Fig. 19.13). Os estudos contrastados não são, em geral, necessários, porque a laparotomia só é realizada, quando ocorre perfuração, a qual pode, em geral, ser detectada pelo achado de ar livre no espaço peritoneal.

Colite Isquêmica. Nos adultos, a má perfusão do cólon, proveniente do estado de baixo fluxo, trombose venosa ou embolia arterial, pode causar edema e hemorragia intramurais. A colite isquêmica não é uma condição limitada aos idosos, devendo ser considerada no diagnóstico diferencial de colite com melena nos pacientes mais jovens, em especial as mulheres. A constipação crônica e história de cirurgia abdominal são fatores predisponentes.[18] O processo, em geral, também resulta em alguma necrose da mucosa. Sangue retal vermelho-vivo é um sintoma inicial comum. Os estudos com bário são característicos. A hemorragia intramural distorce o contorno colônico interno e cria um padrão do tipo impressão digital (Fig. 19.14). A colite isquêmica, se grave, pode simular a colite ulcerativa e pode perfurar, embora seja rara. A pneumatose colônica pode ser observada na radiografia simples e, na TC na parede intestinal, nas veias mesentéricas e no fígado. A colite isquêmica é, em geral, completamente reversível, mas, ocasionalmente, a lesão é grave o bastante para resultar em estenose regular. A embolização transcateter, terapia com vasopressina e o infarto por etanol de outros órgãos abdominais foram associados à isquemia do cólon.[5,24,36]

CORPOS ESTRANHOS

Vários corpos estranhos são, às vezes, introduzidos no reto. Muitos desses objetos são radiopacos (por exemplo, vibradores, garrafas) e podem ser reconhecidos nas radiografias simples. O reto também é o local utilizado pelos traficantes de drogas, e as radiografias realizadas nos postos alfandegários são, amiúde, diagnósticas. Os preservativos que contêm drogas são visíveis nas radiografias simples.

DIVERTICULOSE E DIVERTICULITE

A dieta pobre em resíduos, associada a cereais refinados, habitualmente consumida hoje em dia, é responsabilizada pela alta incidência de diverticulose colônica nos idosos. A incidência de diverticulite é de 10% a 20%. A diverticulite nos pacientes com menos de 40 anos de idade não é incomum. A infecção de um divertículo obstruído, geralmente no cólon sigmóide, provoca diverticulite. O diagnóstico de diverticulite costuma poder ser realizado em bases clínicas, mas os métodos de imageamento podem revelar alterações intramurais e extraluminais. A observação mais comum, ao utilizar métodos com bário, consiste em evidências de massa extrínseca que estreita a luz (Fig. 19.15). Ocasionalmente, observa-se uma fístula do cólon para a massa pericolônica. Fístulas intramurais colônicas podem estar presentes. Fístulas para as estruturas retroperitoneais, pelve, coxa e pele são outras complicações dessa doença. Fístulas para a bexiga, útero ou vagina podem ser mostradas.[45] Observou-se comunicação direta do divertículo roto com as veias mesentéricas. A ultra-sonografia e a TC confirmam a existência e a magnitude da reação inflamatória ao redor do cólon.[21] O diagnóstico e o tratamento da diverticulite melhoraram substancialmente após o advento da TC, a qual deve ser o exame inicial, quando os achados clínicos são atípicos para a diverticulite do sigmóide.[4,32] O local habitual da diverticulite é o cólon sigmóide, mas qualquer porção do cólon pode ser comprometida. Um dos problemas na realização do diagnóstico é a diferenciação entre carcinoma anelar e diverticulite. Quando o diagnóstico não pode ser realizado radiologicamente, é importante obter uma biópsia. Todas as séries de carcinoma do cólon contêm casos originalmente diagnosticados como diverticulite. O divertículo gigante do sigmóide é uma variante incomum.[23] Nas radiografias simples, os divertículos gigantes do sigmóide encontram-se preenchidos de gás, podendo encher-se de bário por ocasião do enema (Fig. 19.16). Amiúde, são assintomáticos.

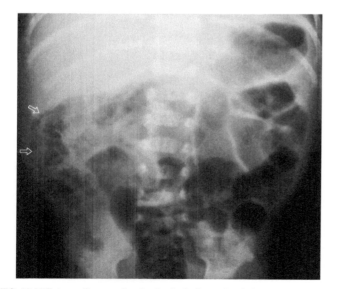

FIG. 19.13 Enterocolite necrotizante. A coleção linear de gás (*setas*) na parede do cólon ascendente constitui uma manifestação da perda da integridade da mucosa.

O CÓLON   533

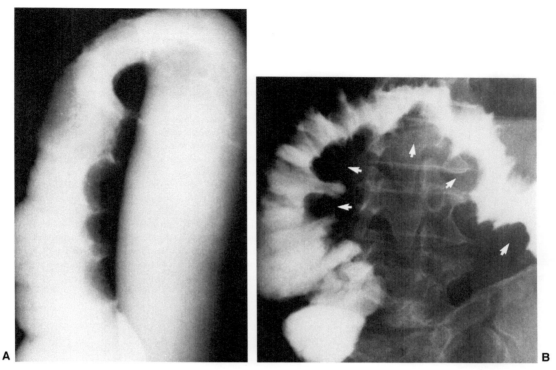

FIG. 19.14 Colite isquêmica. **A:** A imagem de impressão digital do cólon transverso representa o estágio inicial da colite isquêmica. **B:** A grande impressão digital é visibilizada nos segmentos ascendente e transverso do cólon (setas).

NEOPLASIAS

Tumores Benignos

Pólipos Benignos. Com freqüência, os pólipos adenomatosos e hiperplásicos ocorrem no cólon. Os pólipos inflamatórios raramente medem mais de 5 mm, enquanto os pólipos adenomatosos podem atingir vários centímetros. Constatou-se que os pólipos adenomatosos podem tornar-se adenocarcinomas. O diâmetro é o fator de risco mais importante para o desenvolvimento de câncer. Os adenomas com diâmetro inferior a 1 cm apresentam chance de 1% de conter câncer, aqueles com 1 a 2 cm possuem risco de aproximadamente 10%, e os que medem mais de 2 cm apresentam risco de até 50%.[28] É importante que essas lesões sejam encontradas e removidas. O estudo do cólon com duplo contraste (ar e contraste) é o exame radiológico mais sensível na detecção dos pólipos (Fig. 19.17).

Síndromes de Polipose. A síndrome de polipose adenomatosa familiar (SPAF) inclui a polipose colônica familiar, a síndrome de Gardner e a síndrome de Turcot (Fig. 19.18). Na SPAF, as mulheres e os homens são igualmente acometidos. Os adenomas ocorrem em centenas ou milhares, embora, em certos casos, apenas alguns pólipos possam estar presentes. Os pólipos podem medir 5 mm ou menos, e ocorrem em todas

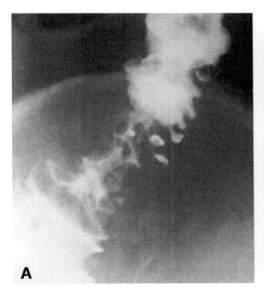
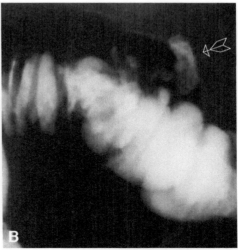

FIG. 19.15 Diverticulite. **A:** O processo inflamatório intramural provoca estenose localizada da luz do cólon sigmóide. **B:** O abscesso diverticular (seta) é preenchido por ocasião do clister opaco.

534 O CÓLON

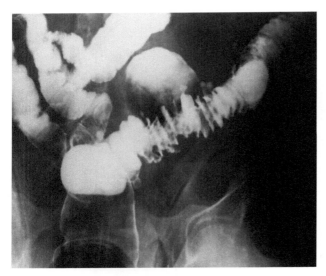

FIG. 19.16 Divertículo gigante do sigmóide.

as porções do cólon. Ocasionalmente, o cólon é poupado. Sangramento retal e diarréia ocorrem em 75% dos casos, mas muitos pacientes são assintomáticos. Todos os membros da família dos pacientes de risco devem ser submetidos a colonoscopia ou enema baritado, mas não antes de completarem 10 anos de idade, pois os pólipos só começam a crescer após a puberdade. A realização de colectomia total é um procedimento obrigatório, porque 100% dos pacientes desenvolvem adenocarcinoma em algum momento. O procedimento de escolha é a proctectomia total e anastomose ileoanal.

A rara combinação de gliomas intracerebrais e pólipos do cólon é denominada síndrome de Turcot. Os pólipos colônicos são observados na síndrome de Peutz-Jeghers (hamartomas) e na síndrome de Cronkhite-Canada (histologia do pólipo juvenil) (veja o Cap. 18).

Manifestações Gastrintestinais Extracolônicas. Todas as porções do trato gastrintestinal revestidas por epitélio colunar encontram-se em risco. Mais de 50% dos pacientes têm pólipos gástricos. Pólipos glandulares do fundo gástrico (hamartomas) ocorrem em número muito maior do que os adenomas pré-malignos do antro. Os adenomas são encontrados no duodeno, em especial na região periampular nos pacientes com SPAF. Os adenomas vilosos na região periampular têm maior chance de tornarem-se malignos.

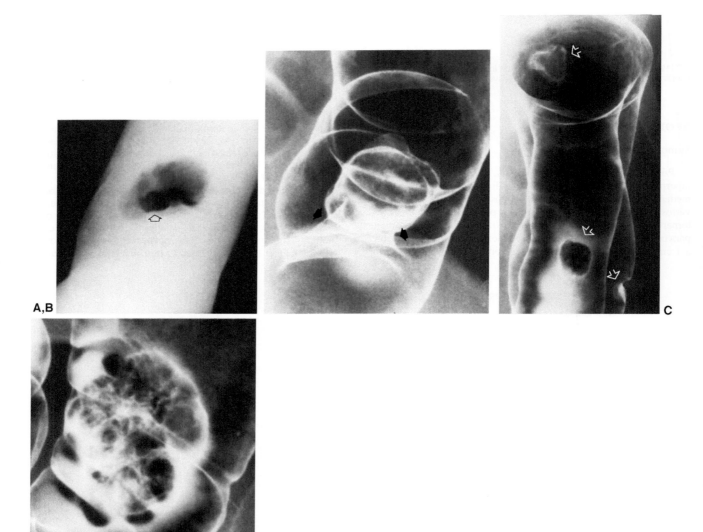

FIG. 19.17 A: Pólipo adenomatoso. O enema simples mostra defeito de enchimento de tamanho moderado com área escura central que representa o pedículo do pólipo (*seta aberta*). B: Pólipo adenomatoso. Pólipo adenomatoso de tamanho moderado, visibilizado de frente com o pedículo claramente delineado (*seta preta*). C: Múltiplos pólipos adenomatosos (*setas*). D: Adenoma viloso. Vários pólipos adenomatosos representados por uma grande massa polipóide com superfície irregular pouco definida.

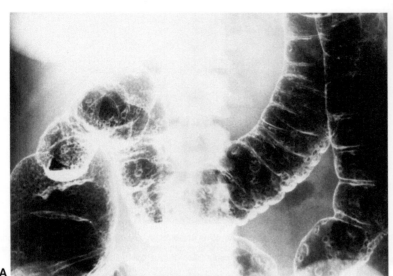
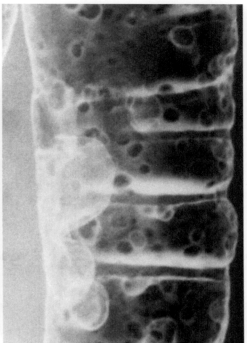
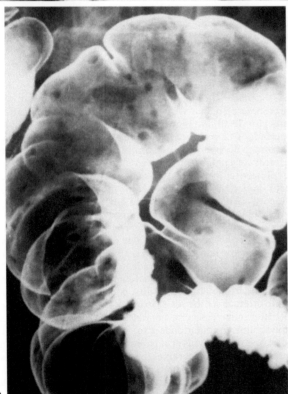

FIG. 19.18 A: Polipose familiar. Toda a mucosa encontra-se acarpetada com pólipos de tamanhos variados. **B:** Polipose familiar. A ampliação revela variação no tamanho dos pólipos familiares. **C:** Síndrome de Gardner. Numerosos pequenos pólipos apresentam-se dispersos por toda a mucosa. Observe o menor número de pólipos comparado à polipose familiar.

Manifestações Extra-intestinais. Na síndrome de Gardner, cistos epidermóides, osteomas craniofaciais, neurofibromas e fibromas ocorrem nos tecidos moles. As lesões fibrosas (especialmente o tumor desmóide), que, em geral, são solitárias, ocorrem na parede anterior do abdome, na raiz do mesentério e no retroperitônio. Os tumores desmóides podem provocar a obstrução do intestino delgado e hidronefrose. Esses tumores podem ocorrer na cicatriz cirúrgica da colectomia e recorrem vigorosamente após excisão de qualquer ponto.

Pólipos Juvenis. Os pólipos hamartomatosos, que podem causar sangramento ou intussuscepção, podem ocorrer em crianças (Fig. 19.19). Tais lesões não possuem potencial maligno, de modo que sua remoção é desnecessária, a menos que o sangramento se torne um problema.

Tumores Carcinóides. A maioria dos tumores carcinóides do cólon ocorre no reto. Esses tumores são de origem neuroendócrina, mas raramente foram associados à síndrome carcinóide.

Hiperplasia Linfóide. Os estudos bicontrastados do cólon podem revelar folículos linfóides discretamente aumentados na superfície da

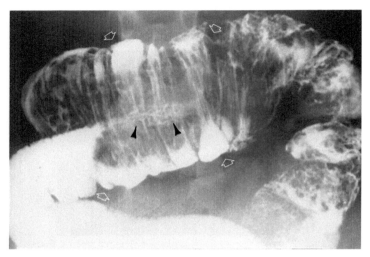

FIG. 19.19 Intussuscepção ileocólica causada por um pólipo benigno. Intussuscepto (*cabeças de seta pretas*) e intussuscepiente (*setas abertas*).

mucosa (Fig. 19.20). São observados, com mais freqüência, no lado direito do cólon,[22] e sua importância clínica é desconhecida. Embora existam especulações sobre as alterações reativas relacionadas à inflamação do cólon, elas podem ser encontradas nos pacientes assintomáticos.

Tumores Intramurais. O lipoma é o tumor mesenquimatoso mais comum no cólon (Fig. 19.21). Os lipomas podem ser muito grandes, podendo haver a predominância do aspecto extraluminal. Além dos estudos característicos com bário que delineiam massa submucosa, a TC pode comprovar que o tumor é composto de gordura.[20,33] Múltiplos tumores esteatásicos podem ocorrer.

Tumores Malignos

Adenocarcinoma. Anualmente são registrados cerca de 150.000 novos casos de carcinomas do cólon e do reto. Há uma

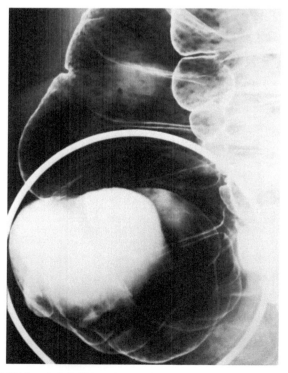

FIG. 19.20 Hiperplasia linfóide nodular benigna no cólon ascendente e transverso.

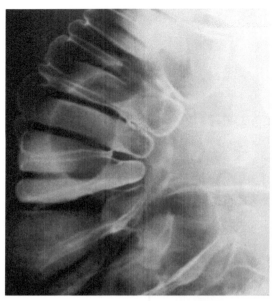

FIG. 19.21 Lipoma do cólon ascendente. Esta grande massa lisa sem ulceração sugere uma lesão intramural. A tomografia computadorizada (TC) identificou, com sucesso, a natureza esteatósica de tais massas colônicas.

seqüência adenoma-câncer que demora vários anos. O pólipo com carcinoma finalmente dissemina em sua base, ulcera e pode circundar o intestino, obstruindo-o por fim. O diagnóstico radiológico pode ser realizado em qualquer um desses estágios (Fig. 19.22). A TC é útil para detectar a disseminação aos linfonodos e o fígado, bem como para revelar a extensão local da lesão primária.[10] A sensibilidade, a especificidade e a precisão no estadiamento do carcinoma primário varia de 48% a 100%. A precisão média na detecção do tumor recorrente é de 90%.[46] Como os carcinomas sincrônicos ocorrem em cerca de 4% dos casos, é fundamental a realização de uma pesquisa completa do cólon à procura de outros defeitos de enchimento. Raramente, um carcinoma cirroso pode envolver o cólon. Esse tumor dissemina longitudinalmente e ao redor da luz, produzindo uma área alongada de estenose. Amiúde, a superfície da mucosa é normal em uma parte da lesão.

Linfoma Não-Hodgkin. O linfoma do cólon pode ser um processo primário. Com freqüência, o aspecto radiológico não é diferente daquele observado no adenocarcinoma. Pode ser multinodular e envolver todo o cólon (polipose linfomatosa) (Fig. 19.23).[49] Também pode ser solitário e simular um carcinoma polipóide.

Neoplasia Extrínseca. Qualquer dos tumores malignos do trato genitourinário, incluindo os rins, pode invadir o cólon. O prolongamento direto dos tumores gástricos e pancreáticos para o mesentério do cólon transverso cria uma alteração identificável no contorno, amiúde uma irregularidade fixa. A endometriose é uma outra condição que pode envolver a parede do cólon, em especial na pelve. Raramente ocorre sangramento retal sincrônico com a menstruação, de modo que o diagnóstico pode ser realizado ou suspeitado. Em geral, observa-se alguma estenose do cólon no local da lesão. Como a mucosa se encontra íntegra, a estenose é regular e, amiúde, afilada. Entretanto, algumas vezes pode aparentar o carcinoma anular. Um endometrioma local simula qualquer outra massa na submucosa (Fig. 19.24). As lesões, em geral, localizam-se no cólon sigmóide baixo ou no reto.

Tumores Apendiculares. O apêndice não-inflamado com obstrução crônica pode dilatar e encher-se de muco. Essa mucocele apendicular é, amiúde, causada por um adenocarcinoma de baixo grau. Ocasionalmente, o conteúdo da mucocele calcifica (mixoglobulose). Os tumores carcinóides do apêndice são, mais freqüentemente, descobertos quando o patologista secciona um apêndice removido devido a inflamação. O apêndice é um local incomum de tumor carcinóide maligno.

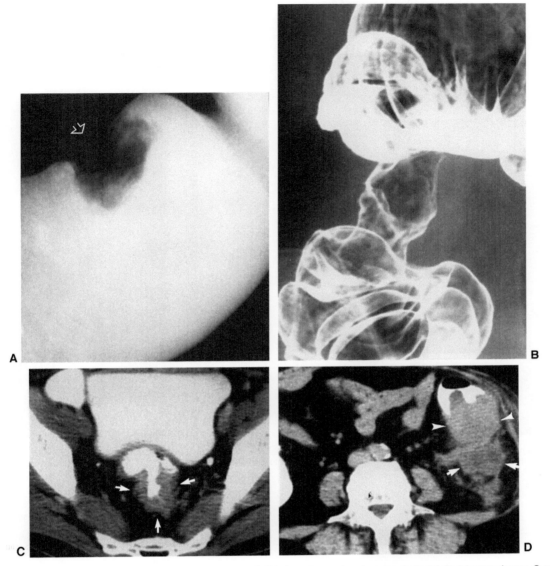

FIG. 19.22 A: Adenocarcinoma pequeno. O enema simples revela massa polipóide irregular que invade a parede (seta). B: Adenocarcinoma. O enema com duplo contraste mostra uma lesão em "maçã mordida" compatível com carcinoma infiltrante em estágio avançado. C: Adenocarcinoma. A TC do reto revela massa infiltrante (setas) que constitui um adenocarcinoma. D: Adenocarcinoma com recorrência. A TC mostra uma grande lesão expansiva no cólon esquerdo (cabeças de seta) com extensão acentuada a partir da recorrência para os tecidos pericolônicos (setas).

HÉRNIAS

Como as porções sigmóide e transversa do cólon se encontram em um longo mesentério, constituem os segmentos envolvidos nas hérnias. Normalmente, o cólon transverso pode assumir uma posição entre o hemidiafragma direito e o fígado, e, se houver um defeito no diafragma, poderá ocorrer herniação para o tórax. A hérnia de Morgagni é mais comum, sendo resultado de um defeito anterior no diafragma. O cólon transverso também pode penetrar no tórax através do hiato esofágico. As hérnias incisionais localizadas na parede abdominal anterior podem conter cólon. Aparentemente, o cólon sigmóide tem uma tendência a hérnias inguinais esquerdas (Fig. 19.25), as quais devem ser reduzidas antes do enema baritado, porque a distensão do cólon no saco herniário pode evitar a passagem retrógrada do bário para a porção remanescente do cólon. A hérnia de Spiegel, associada a um defeito na fáscia do músculo reto, lateralmente pode conter cólon sigmóide. O cólon hernia-se através dos músculos oblíquo interno e transverso, mas é contido pelo músculo oblíquo externo e, por isso, pode não ser palpável.

PNEUMATOSE COLÔNICA

Na pneumatose colônica, observa-se um aspecto radiológico surpreendente com múltiplos pequenos cistos gasosos no cólon (Fig. 19.26). Sua causa é desconhecida, e a condição é benigna e autolimitada.

TRAUMATISMO

A posição do cólon é mais fixa do que o intestino delgado e, por isso, o cólon é mais propenso à ruptura decorrente de contusão. O reto também pode ser lesado por empalação. Tais circunstâncias exigem o uso de contraste hidrossolúvel no estudo do cólon.

CONDIÇÕES IATROGÊNICAS

Terapia com Cateter. A embolização e a infusão de vasopressina por cateter, para interromper a hemorragia colônica, são associadas a isquemia e infarto. Da mesma forma, o cólon é lesado, quando o infarto

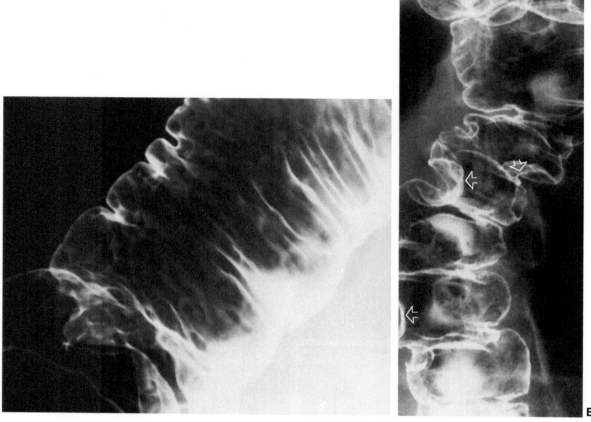

FIG. 19.23 A: Linfoma não-Hodgkin. O padrão nodular é semelhante ao da hiperplasia nodular benigna, mas os nódulos são maiores. A discreta umbilicação desses nódulos manifesta-se pelas coleções de bário no centro dos defeitos de enchimento. **B:** Polipose linfomatosa. Observam-se grandes massas polipóides dispersas do cólon direito (setas).

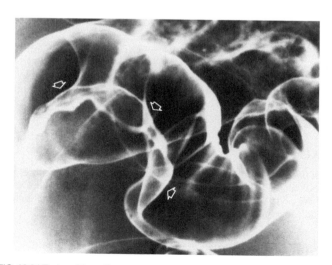

FIG. 19.24 Endometriose. O enema com duplo contraste mostra uma grande massa que infiltra a parede e projeta-se para a luz (setas abertas).

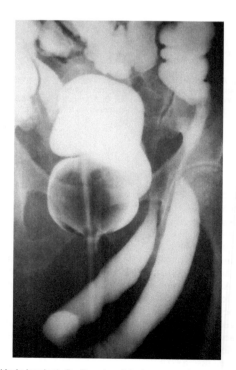

FIG. 19.25 Hérnia inguinal. O cólon sigmóide é encontrado, com freqüência, nas hérnias inguinais esquerdas.

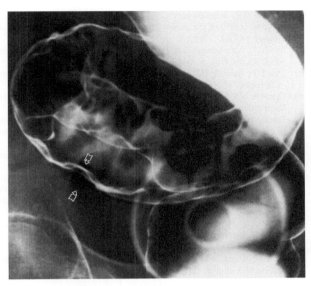

FIG. 19.26 Pneumatose colônica. As coleções intramurais de gás comprimem a luz do cólon, mas são facilmente identificadas como gás (setas) em vez de massas de tecido mole.

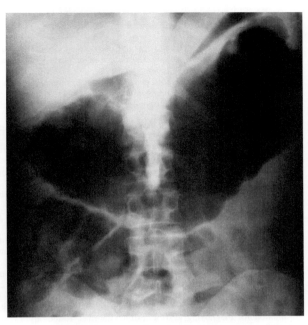

FIG. 19.28 Megacólon tóxico. A radiografia simples do abdome revela cólon transverso bastante distendido com margens nodulares no paciente com colite ulcerativa aguda.

de células renais por etanol ou outro carcinoma resulta em refluxo do agente para a aorta.

Anastomoses Cirúrgicas. Inicialmente, as anastomoses cirúrgicas colocolônicas não são impermeáveis, podendo ocorrer ruptura visível, sobretudo nas anastomoses retais após ressecção colônica anterior. Estenoses anastomóticas são incomuns, mas se registrou obstrução diafragma-símile após uma anastomose com grampos na região retossigmóide.

Reservatórios Ileoanais. Atualmente, os princípios da ileostomia continente são aplicados à área anal, na tentativa de evitar a realização de ostomia anterior. A anatomia e a função desses reservatórios podem ser facilmente estudadas com o uso de bário ou de contraste hidrossolúvel (Fig. 19.27).

Perfuração Retal Associada a Enema de Bário. Ainda existem relatos de perfuração retal durante a realização de clister opaco apesar do uso de cateteres macios.[19,35] Os cateteres de retenção com balão também podem ser responsáveis pela perfuração. É preciso muito cuidado para não insuflar o balão além do tamanho da ampola retal. A reparação cirúrgica costuma ser necessária para reduzir as taxas de morbidade e de mortalidade nos casos em que ocorre perfuração acima da reflexão peritoneal. Por isso, o diagnóstico precoce de extravasamento de bário ou de ar para a cavidade peritoneal é muito importante.

Megacólon Tóxico. Várias causas podem provocar a distensão exagerada do cólon, incluindo a colite ulcerativa (Fig. 19.28), colite de Crohn, colite pseudomembranosa, colite por *Campylobacter*, colite amebiana, colite isquêmica e quimioterapia. Nesses casos, a introdução de qualquer contraste no cólon é contra-indicada por causa do perigo de perfuração. Os pacientes com íleo colônico (síndrome de Ogilvie) apresentam características radiológicas semelhantes, porém sua evolução clínica é mais benigna.[1] No íleo colônico, não existem contra-indicações ao uso de contrastes, úteis para descartar a possibilidade de obstrução mecânica.

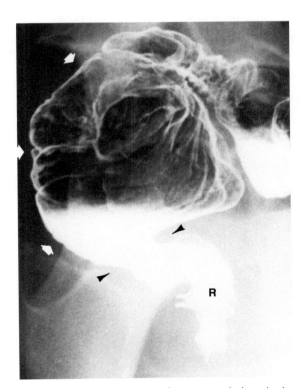

FIG. 19.27 Reservatório ileoanal-ileorretal. O enema com duplo contraste revela o reservatório ileal (setas brancas), assim como as anastomoses entre o reservatório ileoanal e o reto (cabeças de seta pretas). R, reto.

REFERÊNCIAS

1. Bachulis BL, Smith PE: Pseudo-obstruction of the colon. Am J Surg 136:66, 1978
2. Brodey PA, Fertig S, Aron JM: *Campylobacter* enterocolitis: Radiographic features. AJR Am J Roentgenol 139:1199, 1982
3. Chapa HJ, Smith HJ, Dickenson TA: Benign (solitary) ulcer of the rectum: Another cause of rectal stricture. Gastro Intest Radiol 6:85, 1981
4. Cho KC, Morehouse HT, Alterman DD, et al: Sigmoid diverticulitis. Diagnostic role of CT: Comparison with barium enema studies. Radiology 176:111, 1990
5. Cox GG, Lee KR, Price HI, et al: Colonic infarction following ethanol embolization of renal-cell carcinoma. Radiology 145:343, 1982
6. Feczko PJ, O'Connell DJ, Riddell RH, et al: Solitary rectal ulcer syndrome: Radiologic manifestations. AJR Am J Roentgenol 135:499, 1980
7. Fedyshin P, Kelvin FM, Rice RP: Nonspecificity of barium enema findings in acute appendicitis. AJR Am J Roentgenol 143:99, 1984
8. Ford MJ, Anderson JR, Gilmour HM, et al: Clinical spectrum of the

"solitary ulcer" of the rectum. Gastroenterology 84:1533, 1982
9. Freeman SR, McNally PR: Diverticulitis. Med Clin North Am 77:1149, 1993
10. Freeny PC, Marks WM, Ryan JL, et al: Colorectal carcinoma evaluation with CT: Preoperative staging and detection of postoperative recurrence. Radiology 158:347, 1986
11. Frick MP, Maile CW, Crass JR, et al: Computed tomography of neutropenic colitis. AJR Am J Roentgenol 143:763, 1984
12. Gardiner GA, Bird CR: Nonspecific ulcers of the colon resembling annular carcinoma. Radiology 137:331, 1980
13. Gedgaudas-McClees RK: Aphthoid ulcerations in ileocolic candidiasis. AJR Am J Roentgenol 141:973, 1983
14. Gelfand DW, Chen MYM, Ott DJ: Preparing the colon for the barium enema examination. Radiology 178:609, 1991
15. Goldstein SJ, Mackenzie Crooks DJ: Colitis in Behçet's syndrome. Radiology 128:321, 1978
16. Goodell SE, Quinn TC, Mkrtichian E, et al: Herpes simplex virus proctitis in homosexual men. N Engl J Med 308:868, 1983
17. Gore RM: CT of inflammatory bowel disease. Radiol Clin North Am 27:717, 1989
18. Habu Y, Tahashi Y, Kiyota K, et al: Re-evaluation of clinical features of ischemic colitis: Analysis of 68 consecutive cases diagnosed by early colonoscopy. Scand J of Gastroenterology 31:881, 1996
19. Han SY, Tishler JM: Perforation of the colon above the peritoneal reflection during the barium-enema examination. Radiology 144:253, 1982
20. Heiken JP, Forde KA, Gold RP: Computed tomography as a definitive method for diagnosing gastrointestinal lipomas. Radiology 142:409, 1982
21. Hulnick DH, Megibow AJ, Balthazar EJ, et al: Computed tomography in the evaluation of diverticulitis. Radiology 152:491, 1984
22. Kenney PJ, Koehler RE, Shackelford GD: The clinical significance of large lymphoid follicles of the colon. Radiology 142:41, 1982
23. Kricun R, Stasik JJ, Reither RD, et al: Giant colonic diverticulum. AJR Am J Roentgenol 135:507, 1980
24. Lambert M, De Peyer R, Muller AF: Reversible ischemic colitis after intravenous vasopressin therapy. JAMA 247:666, 1982
25. Ledesma-Medina J, Reid BS, Girdany BR: Colitis cystica profunda. AJR Am J Roentgenol 131:529, 1978
26. Lusk LB, Reichen J, Levine JS: Aphthous ulceration in diversion colitis. Gastroenterology 87:1171, 1984
27. Martinez CR, Gilman RH, Rabbani GH, et al: Amebic colitis: Correlation of proctoscopy before treatment and barium enema after treatment. AJR Am J Roentgenol 138:1089, 1982
28. Morrison B: The polyp cancer sequence in the large bowel. Proc R Med Soc 67:451, 1974
29. Muller-Lissner SA: Adverse effects of laxatives: Fact and fiction. Pharmacology. 47(suppl 1):138, 1993
30. Muller-Lissner SA:. What has happened to the cathartic colon? Gut 39:486, 1996
31. Munyer TP, Montgomery CK, Thoeni RF, et al: Postinflammatory polyposis (PIP) of the colon: The radiologic-pathologic spectrum. Radiology 145:607, 1982
32. Neff CC, Van Sonnenberg E: CT of diverticulitis diagnosis and treatment. Radiol Clin North Am 27:743, 1989
33. Ona FV, Allende HD, Vivenzio R, et al: Diagnosis and management of nonspecific colon ulcer. Arch Surg 117:888, 1982
34. Ormson MJ, Stephens DH, Carlson HC: CT recognition of intestinal lipomatosis. AJR Am J Roentgenol 144:313, 1985
35. Peterson N, Rohrmann CA Jr, Lennard ES: Diagnosis and treatment of retroperitoneal perforation complicating the double-contrast barium-enema examination. Radiology 144:249, 1982
36. Rosenkrantz H, Bookstein JJ, Rosen RJ, et al: Post embolic colonic infarction. Radiology 142:47, 1982
37. Rubesin SE, Levine MS, Glick SN, et al: Pseudomembranous colitis with rectosigmoid sparing on barium studies. Radiology 170:811, 1989
38. Rudikoff JC: Clostridium-produced gas gangrene of the colon. Radiology 124:26, 1977
39. Schaaf RE, Jacobs N, Kelvin FM, et al: *Clostridium septicum* infection associated with colonic carcinoma and hematologic abnormality. Radiology 137:625, 1980
40. Scott RL, Pinstein ML: Diversion colitis demonstrated by double-contrast barium enema. AJR Am J Roentgenol 143:767, 1984
41. Shah SJ, Scholz FJ: Anorectal herpes: Radiographic findings. Radiology 147:81, 1983
42. Shao-Ru C, Tisnado J, Liu C, et al: Bleeding cytomegalovirus of the colon: Barium enema and angiography. AJR Am J Roentgenol 136:1213, 1981
43. Sider L, Mintzer RA, Mendelson EB, et al: Radiographic findings of infectious proctitis in homosexual men. AJR Am J Roentgenol 139:667, 1982
44. Stanley RJ, Tedesco FJ, Melson GL, et al: The colitis of Behçet's disease: A clinical-radiographic correlation. Radiology 114:603, 1975
45. Tancer ML, Veridiano NP: Genital fistulas secondary to diverticular disease of colon: A review. Obstet Gynecol Surv 51:67, 1996
46. Thoeni RF: CT evaluation of carcinomas of the colon and rectum. Radiol Clin North Am 27:731, 1989
47. Urso FP, Urso MJ, Lee CH: The cathartic colon: Pathological findings and radiological/pathological correlation. Radiology 116:557, 1975
48. Willenbucher RF: Inflammatory Bowel Disease. Semin Gastrointest Dis 7:94, 1996
49. Williams SM, Berk RN, Harned RK: Radiologic features of multinodular lymphoma of the colon. AJR Am J Roentgenol 143:87, 1984

SEÇÃO IV
Os Tratos Urinário e Genital Feminino

CAPÍTULO 20

O Trato Urinário

Fred T. Lee Jr. e John R. Thornbury

A introdução de novos métodos e o aperfeiçoamento dos métodos radiológicos tradicionais influenciaram muito o uso dos métodos de imagem no diagnóstico e no tratamento dos pacientes com doença do trato urinário. No passado, as radiografias simples do abdome e a urografia excretora foram o ponto de partida no processo de diagnóstico por imagem. Hoje em dia, a tomografia computadorizada (TC), a ultra-sonografia ou a ressonância magnética (RM) podem ser solicitadas inicialmente. A escolha do método adequado tornou-se mais complexa devido aos vários métodos disponíveis.

O uso dos exames poderá ser melhorado, se os médicos forem criteriosos na seleção dos pacientes, antes de solicitar um exame de imagem.[60] Em primeiro lugar, o médico precisa levantar hipóteses sobre o diagnóstico diferencial. A seguir, de acordo com sua experiência pessoal e conhecimento da literatura, e antes de decidir se vai solicitar o exame, deve responder a duas perguntas: (1) Esse exame vai afetar a minha certeza diagnóstica sobre o diagnóstico diferencial que estou considerando, e, caso isso ocorra, em quanto? (2) As informações que estou esperando obter com esse exame vão alterar o meu diagnóstico o suficiente para afetar a escolha do tratamento? Particularmente importante é a ação de ligar o uso do exame diagnóstico com a escolha do tratamento.

Os parágrafos a seguir apresentam os exames utilizados com mais freqüência (ou mais úteis) em situações diagnósticas específicas, discutidas posteriormente.

MÉTODOS DE EXAME
Radiografia Simples

O exame radiológico do trato urinário pode começar com uma radiografia simples do abdome, obtida com o paciente em decúbito dorsal, que inclua os rins e as áreas ureteral e vesical. Essa radiografia "exploradora", que precisa ser obtida antes da administração de contraste para urografia excretora, revela as sombras renais e permite avaliar o tamanho, a forma e a posição dos rins. A presença de cálcio nos cistos, tumores ou cálculos pode ser detectada junto com calcificação vascular ou dos gânglios linfáticos na área. As sombras do músculo psoas são, em geral, bem-delineadas, sendo possível observar assimetria ou outras anormalidades. Os ureteres não podem ser definidos, mas os cálculos radiopacos podem ser detectados ao longo do curso do ureter. A sombra cilíndrica da bexiga pode, freqüentemente, ser detectada. Os cálculos vesicais podem ser delineados. Calcificações vasculares, como flebólitos e placas arteriais, costumam poder ser observadas nos bacinetes e precisam ser diferenciadas dos cálculos urinários. Essa diferenciação pode exigir a solicitação de outros exames, como urografia excretora, TC ou ultra-sonografia.

Urografia Excretora
Preparação do Paciente

A urografia excretora (pielografia intravenosa), o exame de imageamento utilizado com mais freqüência na avaliação geral do trato urinário, exige a injeção IV de contraste radiopaco. Radiografias seriadas são, então, obtidas durante 15 a 25 minutos, à medida que o contraste é excretado pelos rins, para a visibilização dos sistemas coletores renais, ureteres e bexiga. A preparação do paciente antes de um exame eletivo envolve, freqüentemente, limpeza intestinal, com o uso de laxantes, como óleo de rícino, preparados à base de sena (X-Prep) ou bisacodil (Dulcolax). A catarse é um procedimento particularmente útil, nos pacientes acamados, para a remoção de gases e de material fecal do cólon, que obscurecem as áreas renais. Nos pacientes ambulatoriais, os gases e as fezes não constituem um problema tão grave.

A abordagem descrita tem muitas variações. Uma urografia satisfatória pode, freqüentemente, ser obtida sem preparação intestinal, sobretudo nos pacientes ambulatoriais. Existem situações nas quais a hidratação adequada é importante. Nos pacientes com mieloma múltiplo, insuficiência renal ou com diabete melito insulino-dependente (DMID), e naqueles com quadro crítico (como os neonatos) o preparo precisa ser ajustado para adequar-se às necessidades do paciente e evitar desidratação.

Meio de Contraste

Os meios de contraste são os iodetos orgânicos cuja radiopacidade depende do seu teor de iodo. Hoje em dia, existem dois tipos de meio de contraste em uso: iônicos e não-iônicos. Os meios de contraste iônicos, constituídos pelo diatrizoato ou iotalamato, foram o padrão durante mais de 40 anos. No início da década de 1980, o ioxaglato, um agente iônico de baixa osmolalidade, foi introduzido para uso intravascular.[120] Os contrastes não-iônicos de osmolalidade mais baixa foram introduzidos para uso geral na Europa, no final da década de 1970. Em 1986, após uma experiência inicial realizada na Europa e posterior teste nos EUA documentando efeitos tóxicos muito menores com taxas de reação adversa reduzidas (incluindo mortes), o U. S. Food and Drug Administration aprovou dois novos meios de contraste não-iônicos, iopamidol e ioexol, para uso intravascular e mielográfico. Em 1996, foi introduzido o primeiro dímero radiopaco de baixa osmolalidade (iodixanol). Esses compostos são praticamente isoosmolares com o sangue, sendo bem tolerados pelos pacientes durante injeção intravenosa rápida.

As experiências clínicas[58,94] indicam que os meios de contraste não-iônicos apresentam taxas de reação total de cerca de um terço a um quarto daquelas dos meios de contraste iônicos (3,13% *versus* 12,66%). Reações graves foram relatadas em 0,22% dos pacientes que receberam agentes iônicos e em 0,04% daqueles que receberam agentes não-iônicos. A taxa de mortalidade geralmente considerada representativa pela maioria das autoridades no assunto é estimada em cerca de um em 40.000.[4] A estimativa referente aos meios de contraste não-iônicos é de um em 168.000.[94]

Considerando as estatísticas favoráveis para os meios de contraste não-iônicos *versus* os tradicionais meios de contraste iônicos em termos de taxas de reações adversas, por que algumas instituições continuam a utilizar os agentes iônicos? A resposta é complexa e envolve problemas locais, mas a escolha geralmente é ditada pelo maior custo dos novos agentes não-iônicos. Na maioria das instituições, uma política de uso seletivo para os agentes não-iônicos pode constituir uma economia significativa no custo com uma taxa de reação localmente aceitável. Os agentes não-iônicos são reservados para os pacientes que preenchem os critérios estabelecidos pelo American College of Radiology (ACR), como reações anteriores, pacientes com história de alergia ou asma, aqueles com disfunção cardíaca conhecida e os gravemente debilitados.[35] Não obstante, algumas instituições continuaram a utilizar uma política universal sobre o meio de contraste não-iônico para todas as injeções intravenosas. À medida que o custo dos agentes não-iônicos diminuir como resultado de fatores competitivos, é provável que mais instituições passem a adotá-los para uso universal.[54,144]

No caso dos agentes iônicos, freqüentemente utiliza-se o diatrizoato de meglumina, na dose de 1 ml/kg de peso corporal. Esse método oferece 0,34 mg de iodo/kg de peso corporal que, em geral, é uma dose satisfatória para os pacientes com função renal razoavelmente boa. A excreção desses meios de contraste ocorre quase totalmente por filtração glomerular com pouquíssima, se houver, reabsorção tubular. Nas crianças, as variações recomendadas da dose baseiam-se na superfície de área corporal.[46] O limite superior da dose para um agente que forneça 300 mg/ml de iodo é de 4 ml/kg de peso corporal nos lactentes com menos de 2,5 kg. A dose pode ser reduzida nos pacientes magros e aumentada nos obesos. Diament e Kangerloo fornecem um normograma para a determinação da dose.[46]

Os prematuros e os recém-nascidos necessitam de doses relativamente maiores de meio de contraste (até 4 ml/kg de peso corporal) devido à capacidade renal de concentração dos agentes relativamente reduzida nessa faixa etária. Entretanto, hoje em dia a ultra-sonografia é a modalidade mais comum inicialmente utilizada para avaliar as massas abdominais nos prematuros e nos recém-nascidos.

As contra-indicações à injeção IV de contraste são (1) hipersensibilidade ao contraste; (2) existência de doença hepática e renal combinadas; (3) oligúria; (4) nível sérico de creatinina > 2,5 a 3,0 mg/100 ml; (5) DMID combinado a insuficiência renal (nível sérico de creatinina > 1,5 mg/dl); (6) mieloma múltiplo (a menos que o paciente possa ser mantido bem-hidratado durante e após o estudo); (7) história de alergia grave; e (8) uso de metformina (Glucophage), um agente hipoglicêmico oral, nas 48 horas anteriores à realização do estudo. Os pacientes em uso de metformina correrão risco de acidose láctica grave, se forem colocados em insuficiência renal e, devido à alta taxa de mortalidade resultante (aproximadamente 50%), a maioria dos autores recomenda a interrupção da metformina por 48 horas antes da injeção eletiva de contraste. Os estudos de emergência devem ser considerados em bases individuais, e, se forem realizados, a função renal deverá ser monitorada durante 48 horas, antes de reiniciar o uso do agente. Todas essas contra-indicações são relativas, e a utilidade das potenciais informações obtidas precisa levar em consideração o risco que impõe a cada paciente.

Reações Adversas ao Meio de Contraste

O contraste IV iodado pode provocar reações de gravidade variada.[4,89,130] As reações mínimas são as mais comuns, com incidência de cerca de 5% a 10% para as injeções de agentes iônicos. A incidência de reações mínimas aos agentes não-iônicos é cerca de seis vezes menor.[94,120] Os sinais e sintomas mais comuns são urticária, prurido, náusea e vômito. Em geral, são autolimitados, mas, às vezes, pode ser necessário o tratamento com anti-histamícos para uma recuperação mais confortável. As reações mínimas são mais comuns nos pacientes com história de alergia. Não está claro se o relato de reação mínima a um contraste implica que o paciente corre risco significativamente maior de apresentar uma reação potencialmente fatal a uma injeção posterior.

Reações importantes e graves são raras, com incidência cerca de três a cinco vezes superior à da taxa de mortalidade. As taxas de mortalidade relatadas com agentes iônicos variam de cerca de um em 30.000 a um em 75.000. Um estudo realizado com agentes não-iônicos revelou uma taxa ainda mais baixa de reações graves, 0,045%.[94] As reações adversas encontradas com mais freqüência são um início súbito de colapso cardiovascular, que pode evoluir rapidamente para parada cardíaca, se não for tratado de imediato e com sucesso. Com menor freqüência, colapso do sistema respiratório ou distúrbios do sistema nervoso central constituem o quadro inicial, podendo, também, evoluir rapidamente para morte.

O mecanismo preciso de tais efeitos colaterais permanece obscuro. É óbvio que essas não são as clássicas reações alérgicas do tipo antígeno-anticorpo. Não existem métodos de pré-teste (por exemplo, uso de uma dose-teste IV) que possam identificar os pacientes que provavelmente apresentariam efeitos adversos.[57] Entretanto, alguns tipos de pacientes parecem correr maior risco de reação grave e morte. Esses pacientes são aqueles com: (1) reação grave anterior ao meio de contraste; (2) asma; (3) cardiopatia ou doença renal grave; (4) condições de hiperviscosidade (por exemplo, macroglobulinemia, mieloma múltiplo); (5) desidratação avançada; ou (6) ansiedade.[102]

O radiologista deve ter um plano de resposta às reações graves. O equipamento, a medicação e a equipe treinada precisam estar disponíveis sempre e onde o contraste for injetado. Se houver o desenvolvimento de reação adversa, o tratamento deverá ser logo iniciado, e a equipe especializada ser chamada. A manutenção das vias aéreas desobstruídas é fundamental, e o oxigênio deve ser administrado em todas as reações adversas graves. O Quadro 20.1 indica os vários tipos de reação e os métodos de tratamento juntamente com os agentes representativos e suas posologias.

O uso profilático de substâncias para reduzir as taxas de reações adversas nos pacientes de alto risco está-se tornando cada vez mais aceito. Um estudo randomizado duplo-cego mostrou o efeito protetor de 32 mg de metilprednisolona administrados 12 horas e duas horas antes do contraste, bem como a falta de proteção com uma dose única administrada duas horas antes da injeção.[105] Um esquema que fornece baixa taxa de reação (0,5%) nos pacientes que já apresentaram uma reação adversa consiste no uso de um contraste não-iônico, administração de 50 mg de prednisona 13, sete e uma hora antes da administração intravascular de contraste, bem como a administração de 50 mg de difenidramina uma hora antes da injeção de contraste.[68] Entretanto, é importante compreender que o tratamento profilático com esteróide não elimina a ocorrência de reação.[31,105]

O contraste radiopaco também exerce efeito tóxico potencial nos rins. Nos adultos jovens saudáveis e normais, o risco é muito pequeno, mas começa a aumentar discretamente nos pacientes idosos com função renal normal (para a idade). Aos 65 anos de idade, cerca de 25% dos néfrons normalmente funcionantes foram destruídos pelo processo de envelhecimento. DMID, doença crônica do parênquima renal (por exemplo, glomerulonefrite), choque decorrente de traumatismo ou sepse, isquemia renal e outros problemas clínicos com componentes renais (por exemplo, insuficiência cardíaca) aumentam, de forma considerável, o risco de insuficiência renal induzida por contraste.[119] Esses fatores de risco precisam ser levados em consideração, quando se decide solicitar uma urografia.

A ultra-sonografia substituiu a urografia excretora na investigação dos pacientes com insuficiência renal, para descartar a possibilidade de hidronefrose.[93] A insuficiência renal causada por obstrução significa que os dois rins estão bloqueados, porque a obstrução unilateral deixaria o rim contralateral funcionante. É óbvio que a obstrução unilateral pode causar insuficiência renal aguda, quando o rim contralateral apresenta função deficiente ou é inexistente. A ultra-sonografia é muito sensível e específica na detecção da hidronefrose crônica. Entretanto, pode ser necessária a solicitação de exames seriados, para excluir hidronefrose aguda, porque o desenvolvimento de dilatação do sistema coletor renal pode demorar vários dias após a obstrução aguda. A ultra-sonografia também pode avaliar o tamanho dos rins e a espessura cortical. Tais parâmetros são importantes para o médico, porque os rins de tamanho normal podem ter uma causa reversível, enquanto os rins pequenos, em geral, implicam doença mais crônica. A ecogenicidade dos rins é difusamente

QUADRO 20.1 Tratamento das Reações Agudas à Administração do Meio de Contraste

Sinais e Sintomas	Tratamento	Tratamento (Dose/Via de Administração) Adultos	Crianças	Intervalo entre as Doses	Precauções
Náuseas/vômitos					
Temporários	De suporte				Observar o paciente
Graves, duração prolongada	Proclorperazina injetável (Compazine)	5-10 mg/IM, IV	> dois anos de idade: 0,13 mg/kg/IM < dois anos de idade, não-recomendado	A cada três ou quatro horas	IV — administrar lentamente, sonolência
Urticária					
Dispersa, transitória	De suporte				Observar o paciente
Dispersa, duração prolongada	Difenidramina injetável (Benadryl)	25-50 mg/IV, IM	1,25 mg/kg/IV, IM	A cada duas ou três horas	Sonolência
Significativa	Cimetidina injetável (Tagamet) OU	300 mg (diluídos — 10 ml)/IV	5-10 mg/kg (diluídos)/IV	A cada seis a oito horas	Administrar lentamente/ sonolência
	Ranitidina injetável (Zantac)	50 mg (diluídos — 10 ml)/IV	Uso não-estabelecido	A cada seis a oito horas	Administrar lentamente
Broncoespasmo	Oxigênio	3 l/min	3 l/min		
Leve-moderado	Epinefrina SC 1:1.000	0,1-0,2 mg (0,1-0,2 ml)/SC	0,01-0,02 mg/kg ao máximo de 0,2 mg/SC	A cada 10-15 minutos	Beta-bloqueadores não-cardiosseletivos
Em fase de agravamento, grave	Epinefrina IV 1:10.000	0,1 mg (1 ml)/IV	0,01 mg/kg até o máximo de 0,1 mg/IV	A cada dois ou três minutos	Administrar lentamente, beta-bloqueadores (especialmente não-cardiosseletivos)
Sibilos — duração prolongada, isolados	Metaproterenol (Aluprent) OU Terbutalina (Brethaire) OU Albuterol (Proventil)	Duas inalações profundas (todas)/ inalador com dosímetro	Se possível: uma ou duas inalações profundas (todas)/ inalador com dosímetro	A cada quatro a seis horas	Técnica inalatória adequada (uso de dispositivo)
Hipotensão					
Ritmo sinusal normal, taquicardia	Líquidos IV (por exemplo, soro fisiológico, solução de Ringer)	1-2 l/IV (rápida)	10-20 ml/kg/IV (rápida)	De acordo com a pressão sanguínea e débito urinário	Sobrecarga hídrica
Bradicardia	Líquidos IV (por exemplo, soro fisiológico, solução de Ringer) MAIS	1-2 l/IV (rápida)	10-20 ml/kg/IV (rápida)	De acordo com a pressão sanguínea e débito urinário	Sobrecarga hídrica
	Atropina injetável	1 mg/IV (injeção IV rápida)	0,2 mg/kg a 0,60 mg (máximo)/IV	A cada três a cinco minutos, até o total de 3 mg para adultos ou de 2 mg para crianças	Monitorar a freqüência do pulso
Convulsões					
Isoladas	Veja hipotensão				
Múltiplas, contínuas	Diazepam injetável (Valium)	5-10 mg/IV	0,2-0,5 mg/kg/IV	20/20 minutos	Depressão respiratória

IM, intramuscular; IV, intravenosa; SC, subcutânea.
Bush WH e Swanson DP. Acute reactions to intravascular contrast media: Types, risk factors, recognition, and specific treatment. *AJR Am J Roentgenol* 157:1153-1161, 1991. Reproduzido com a permissão dos autores e do American Roentgen Ray Society.

aumentada na doença renal clínica, independente da causa específica, embora a sensibilidade desse achado tenha sido questionada.[150]

A cintilografia renal (medicina nuclear) também é útil na investigação dos pacientes com insuficiência renal. O fluxo sanguíneo renal, a necrose tubular aguda, a taxa de filtração glomerular, a função renal e a nefropatia obstrutiva ou de refluxo podem ser avaliados com o radionuclídeo adequado. Pode ser necessária a solicitação de pielografia retrógrada, quando a causa e o nível de obstrução ainda são obscuros, o que requer cistoscopia para a colocação de cateter ureteral.

Técnica de Exame

A urografia excretora requer a injeção IV de meio de contraste. Após a injeção, é conveniente obstruir discretamente os ureteres com uma faixa de compressão abdominal. Tal procedimento retém alguma urina opacificada nos rins e produz melhor visibilização do bacinete e dos cálices. A compressão não é aconselhável para os pacientes com obstrução urinária (por exemplo, suspeita de cálculo ureteral agudamente impactado). O uso de compressão nos pacientes com aneurisma aórtico conhecido também não é recomendado.

A primeira radiografia é obtida cerca de um minuto após a injeção, e a segunda cinco minutos depois. A decisão de utilizar compressão é tomada na revisão da radiografia de cinco minutos. A faixa de compressão é, a seguir, aplicada, e pequenas incidências frontal e oblíqua dos rins são obtidas em cerca de 10 minutos. A faixa de compressão é retirada, e obtém-se uma radiografia do abdome após 15 minutos da retirada da faixa. Utilizamos a tomografia na maioria dos pacientes, geralmente entre um e cinco minutos após a injeção IV rápida de meio de contraste. Obtém-se um mínimo de três cortes tomográficos a intervalos de 1 cm. Tomografias adicionais são obtidas, conforme necessário, e cada radiografia é monitorada, à medida que o exame prossegue.

As alterações no procedimento são realizadas, quando indicadas. Em alguns casos, podem ser necessárias exposições adicionais da área da bexiga. Nos pacientes com mais de 40 anos de idade e naqueles com incontinência, obtém-se uma radiografia pós-miccional da bexiga. As incidências oblíquas são úteis nos pacientes com suspeita de cálculos ureterais e naqueles com anormalidades caliciais questionáveis, observadas nas radiografias em incidência AP. Quando a visibilização dos ureteres é necessária, uma radiografia com o paciente em decúbito ventral inclinado para a direita ou esquerda é útil, porque os ureteres enchem melhor em decúbito ventral do que em decúbito dorsal.

Se houver demora na excreção do contraste, poderá ser necessário obter radiografias por períodos de até várias horas após a injeção. Nos pacientes com obstrução ureteral aguda (por exemplo, durante a passagem do cálculo ureteral), freqüentemente há demora na excreção no lado envolvido. As radiografias tardias podem mostrar a opacificação da pelve renal e do ureter para baixo até o nível da obstrução, mesmo quando as radiografias imediatas revelam apenas o aumento da densidade do parênquima renal. Nos pacientes com função renal reduzida, são necessárias tomografias preliminares como linha basal, para comparar a tênue opacificação do parênquima renal (nefrograma) ou dos cálices e bacinete. O tempo de aparecimento dos cálices é normalmente de três minutos após a injeção do meio de contraste. Muitas variações dessa técnica são utilizadas, como a urografia hipertensiva (veja Hipertensão Renovascular).

Ultra-sonografia

A visibilização dos rins pode, comumente, ser realizada de forma adequada com aparelhos de tempo real e de alta resolução. O rim direito pode ser examinado em decúbito dorsal (lado esquerdo para baixo) com cortes longitudinal, transversal e coronal. Da mesma forma, o rim esquerdo pode ser examinado com incidências semelhantes e com o lado direito para baixo. Às vezes, o decúbito ventral é útil. As melhores imagens são obtidas, quando o paciente prende a respiração; com freqüência, o final da inspiração parcial ou total permite a melhor visibilização dos rins. Um transdutor de 5 MHz é o preferido, para otimizar a resolução. Se esse transdutor não fornecer penetração acústica adequada, poder-se-á utilizar um de 3,5 MHz. A ultra-sonografia Doppler dúplex e em cores pode ser utilizada, para avaliar a vasculatura renal, o que é particularmente importante na avaliação do paciente submetido a transplante renal (veja adiante).

Nos casos de hidronefrose, pode ser difícil acompanhar os ureteres dilatados até o ponto da obstrução devido aos gases intestinais sobrepostos. A variação na posição do paciente pode fornecer melhor visibilização da área de interesse nos planos coronal, longitudinal ou oblíquo. A porção distal dos ureteres costuma poder ser visibilizada com a bexiga cheia. A bexiga distendida fornece excelente visibilização a partir de uma abordagem suprapúbica com o paciente em decúbito dorsal. Transdutores transretais também podem ser utilizados, especialmente para visibilizar o colo vesical, a porção distal dos ureteres e a próstata. Quando se utiliza a abordagem suprapúbica, o ganho deve ser ajustado de forma a não permitir ecos na bexiga.

Tomografia Computadorizada

A TC dos rins é ajustada para a indicação clínica específica. Em geral, existem três amplas categorias para as quais se solicita a TC, e o exame é diferente em cada uma delas.

A indicação mais comum de TC renal é a análise morfológica à procura de massa renal após a realização da ultra-sonografia, urografia excretora ou outro exame. Esse protocolo também pode ser aplicado na busca de processos infecciosos ou traumatismo renais. A TC para essas indicações deve incluir um exame inicial sem meio de contraste através dos rins com colimação estreita (3 a 5 mm). Tal procedimento é necessário para pesquisar calcificações, sangue e coleções de líquido antes da administração do meio de contraste. Após a realização dos cortes dos rins sem meio de contraste, administra-se uma injeção IV rápida de meio de contraste (100 a 150 ml de contraste iodado a 60%), e os rins são novamente avaliados. Iniciamos nossa seqüência contrastada no diafragma, avaliando para baixo com colimação de 1 cm, avaliando os rins com colimação de 0,5 cm, procedendo através da porção remanescente do abdome e da pelve renal com cortes de 1 cm. O advento da TC helicoidal permite, atualmente, a avaliação do rim em múltiplos intervalos de tempo, se isso for desejado, incluindo a denominada fase cortical (40 segundos após a injeção de meio de contraste) e a fase medular (160 segundos após a injeção de meio de contraste).[34]

Uma outra indicação para a TC do abdome e da pelve renal é a suspeita de cálculos do trato urinário, sendo esse exame denominado urografia com TC.[172] A urografia com TC mostra-se bastante precisa na avaliação da suspeita de cálculos ureterais e renais no quadro de dor aguda no flanco. Além disso, tal técnica costuma poder determinar a origem da dor do paciente, quando a possibilidade de cálculos renais houver sido descartada. Realizamos a urografia com TC sem meio de contraste oral e IV. O paciente é examinado desde o topo dos rins até a bexiga, utilizando a técnica helicoidal; *pitch* 2:1 e colimação de 5 mm durante os vários períodos em que o paciente prende a respiração.

Uma outra indicação para a TC renal é a angiografia com TC para visibilização da vasculatura renal. Embora a RM seja, provavelmente, superior na avaliação da estenose da artéria renal (EAR), esse exame é muito útil na investigação dos doadores de transplante renal e, hoje em dia, substituiu a angiografia renal pré-operatória com menor taxa de morbidade e economia substancial nos custos. Quando se realiza a angiografia com TC em doadores renais, primeiro obtêm-se cortes sem meio de contraste através dos rins, para descartar a possibilidade de calcificações renais. Uma grande injeção IV rápida de meio de contraste (150 ml) é, em seguida, administrada (5 ml/s) através da veia antecubital, e os rins são rapidamente rastreados com técnica helicoidal.[161] Imagens de fonte axial e reconstruções bidimensionais e tridimensionais são filmadas de acordo com o local de preferência do cirurgião. Uma radiografia simples do abdome, obtida imediatamente após a TC, avalia o sistema coletor renal, os ureteres e a bexiga.

A bexiga pode ser avaliada utilizando a baixa atenuação da urina como um meio de contraste *in situ*. Para obter melhor distensão da bexiga, pode-se inserir um cateter de Foley e introduzir solução salina estéril, água ou contraste. Uma alternativa consiste em introduzir ar ou dióxido de carbono através de um cateter de Foley com o paciente em uma posição em que o ar fique adjacente à região da anormalidade. Ainda assim, meio de contraste intravenoso deve ser administrado em um dado momento, para identificar os ureteres.

Pielografia Retrógrada

A pielografia retrógrada, outro método empregado no exame do trato urinário superior, costuma ser utilizada quando a visibilização do sistema coletor renal e dos ureteres através da urografia excretora é insatisfatória ou não-conclusiva. Cistoscopia e cateterização são procedimentos necessários para esse exame. As radiografias são realizadas após a instilação direta de contraste na pelve renal através dos cateteres. As radiografias são obtidas depois que 3 a 5 ml de contraste (meio de contraste IV diluído a 20% a 30%) são lentamente introduzidos através de um cateter ureteral na pelve renal. Os cateteres são retirados e obtém-se outra radiografia. Incidências oblíquas e frontais tardias também podem ser necessárias em alguns casos. O meio de contraste pode ser injetado por uma seringa ou ser introduzido pela ação da gravidade, ficando o frasco que contém o meio de contraste numa altura não superior a 45 cm acima do nível renal.

Deve-se ter cuidado para evitar a distensão excessiva do sistema coletor, porque a alta pressão pode provocar refluxo para os túbulos renais, interstício, linfáticos ou veias. A principal vantagem da pielografia retrógrada é que o contraste pode ser injetado diretamente sob pressão controlada nos ureteres e no sistema coletor. Essa técnica, se realizada de forma correta, fornece uma visibilização incomparável do ureter e do sistema coletor nos pacientes cuja função renal se encontra comprometida.

Angiografia Renal

Existem vários métodos para o estudo radiológico das artérias renais. O uso de um cateter vascular, introduzido por via percutânea na artéria femoral pela técnica de Seldinger, permite uma ampla variedade de técnicas. Primeiro é feita uma injeção no jato médio da aorta, utilizando 40 a 60 ml de um meio de contraste iodado orgânico. Esse exame indica a localização e o número de artérias renais, podendo definir os vasos lombares anormais nos pacientes com tumor metastático (Fig. 20.1).

Arteriografias renais seletivas são, a seguir, obtidas pela manipulação da ponta do cateter sob controle fluoroscópico na artéria desejada, seguida da injeção de pequeno volume (10 a 15 ml de meio de contraste opaco) na artéria. A vantagem desse procedimento é a densa opacificação da artéria renal e de seus ramos, necessária para o estudo detalhado dos vasos. As desvantagens são as de que um pequeno vaso acessório pode não ser detectado, e injeções múltiplas são necessárias, quando existem muitos vasos. O estudo simultâneo das duas artérias renais pode ser realizado por meio da injeção no jato médio da aorta com a ponta do cateter acima dos orifícios das artérias renais. Tal método preenche as artérias acessórias que possam estar presentes e fornece a visibilização simultânea, permitindo comparar os vasos renais nos lados normal e anormal.

Utilizam-se trocadores rápidos de filmes programados para registrar as fases arterial, nefrográfica e venosa do exame. Técnicas de amplificação podem ser utilizadas para estudar detalhes vasculares em um ou nos dois rins. Angiografia de subtração digital começou a substituir a angiografia tradicional e tem a vantagem de poder utilizar doses menores de meio de contraste. Em geral, a angiografia renal só é utilizada em determinados casos, em que os métodos de imagem axial não são capazes de fornecer informações suficientes para decidir sobre o tratamento, ou quando o tratamento intravascular está sendo considerado, tal como *stenting*/angioplastia renal e embolização renal. Os detalhes anatômicos das principais veias e artérias renais podem ser visibilizados através da angiografia com TC helicoidal, da angiorressonância e, em menor grau, ultra-sonografia.

Pielografia Anterógrada Percutânea (Nefrostomia Percutânea)

Utilizando uma abordagem póstero-lateral, introduz-se uma agulha por via percutânea na pelve renal, sob orientação fluoroscópica ou ultra-sonográfica. Após coletar uma amostra de urina para análise, pode-se injetar meio de contraste, para avaliar o sistema pielocalicial e o ureter. Posteriormente, podem-se realizar nefrostomia percutânea convencional, biópsia com escova, colocação de *stent*, dissolução ou extração do cálculo, estudo pressórico fisiológico ou dilatação de uma estenose que utiliza o acesso obtido pelo sistema coletor a partir da colocação inicial da agulha.

A nefrostomia percutânea é, mais freqüentemente, utilizada para a drenagem de emergência do trato urinário superior obstruído. Um cateter percutâneo padrão com drenagem externa é eficaz para a drenagem aguda temporária. Na drenagem crônica, podem-se utilizar nefrostomia em alça fechada ou *stent* ureteral. A nefrostomia percutânea também pode ser utilizada para introduzir soluções, como bicarbonato de sódio, para dissolver os cálculos de ácido úrico. A via percutânea pode ser utilizada para a remoção dos cálculos[8] ou para uso de um litotriptor ultra-sônico. A nefrostomia percutânea pode ser paliativa nos pacientes com doença neoplásica em fase terminal, sendo utilizada no transplante renal para diagnóstico e terapia.

Cistografia Miccional ou Uretrocistografia

Esse exame é utilizado no estudo dos pacientes com suspeita de obstrução do trato urinário inferior ou de refluxo vesicoureteral, ou em crianças com infecção persistente ou recorrente do trato urinário sob suspeita de refluxo vesicoureteral. O exame consiste no enchimento da bexiga com material radiopaco até o ponto da urgência de urinar, de modo que o processo de micção possa ser filmado.

O paciente é examinado antes, durante e após a micção. A cistografia miccional deve ser realizada em pacientes não-anestesiados que não

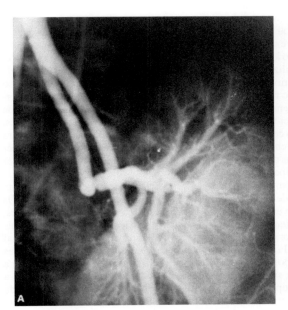
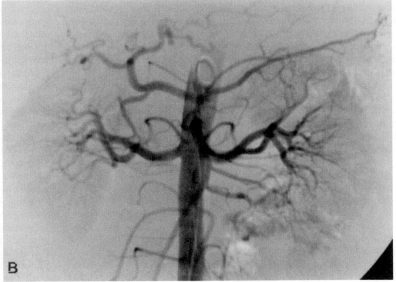

FIG. 20.1 A: Angiografia no estudo do transplante renal. A técnica com cateter percutâneo utilizada revela a artéria renal, anastomosada à artéria ilíaca interna. **B:** Aortografia abdominal com cateter transfemoral (técnica de subtração digital). A aorta abdominal encontra-se normal. Observe o excelente enchimento do tronco celíaco e das artérias hepática e esplênica. Há artérias renais isoladas bilateralmente. Alguns ramos das artérias mesentéricas superiores localizam-se sobre a artéria renal esquerda.

tenham sido submetidos a instrumentação recente. O enchimento da bexiga é monitorado, à medida que o meio de contraste é instilado. A intensificação da imagem fluoroscópica é necessária para obter um exame adequado. Além disso, *spots* (70 ou 90 mm, ou *spots* convencionais) são utilizados para registrar os achados. O exame pode ser registrado em videoteipe, se desejado, porque nenhuma radiação adicional é utilizada. As radiografias são obtidas com o paciente em posição oblíqua posterior extrema ou lateral para melhor visibilização do colo vesical e da uretra. Se houver refluxo vesicoureteral, as radiografias deverão ser realizadas para mostrar o volume e o nível da ascensão do refluxo, bem como o tamanho dos ureteres e dos sistemas coletores renais.

Cistografia

A cistografia retrógrada é um outro método de estudar a bexiga. Após a micção, insere-se um cateter uretral, e a bexiga é enchida com meio de contraste opaco. Raramente, um volume pequeno de contraste é absorvido pela bexiga. Entre as indicações de cistografia, encontram-se a suspeita de ruptura vesical na vítima de traumatismo e os pacientes com tumores, divertículos ou cálculos vesicais. Em muitas situações, a cistoscopia direta suplantou a cistografia.

A cistografia com TC está sendo cada vez mais utilizada para avaliar os pacientes após traumatismo ou após o transplante do pâncreas ou renal, a fim de descartar a possibilidade de extravasamento vesical.

Cintilografia Renal

Os radionuclídeos mais comumente utilizados no estudo dos rins são o pentetato de tecnécio-99m (Tc^{99m}-DTPA) e o iodo-131 ortoiodoipuran (hipuran-I^{131}), utilizados para avaliar a função renal total. A perfusão renal e a filtração glomerular podem ser avaliadas pelo Tc^{99m}-DTPA, e o fluxo plasmático renal e a função tubular pelo hipuran-I^{131}. Um agente tubular mais recente, o Tc^{99m}-mertiatide, pode ser utilizado como o hipuran-I^{131}. Os sistemas coletores podem ser avaliados por todos esses radionuclídeos, embora o DTPA e o mertiatide sejam os agentes preferidos devido às suas melhores propriedades cintilográficas. O gliceptato-Tc^{99m} é um agente que pode avaliar a função glomerular e tubular. Os radionuclídeos, como Tc^{99m}-DMSA, que permitem a avaliação da morfologia do córtex renal, só são utilizados ocasionalmente, como para a avaliação de fibrose renal em crianças com infecções recorrentes do trato urinário ou na avaliação da função de massa renal que pode constituir uma lobulação fetal ou corcova de dromedário.

Administra-se injeção IV de 10 a 20 mCi de Tc^{99m}-DTPA, e as imagens são obtidas com uma câmara gama em intervalos de um segundo durante aproximadamente um minuto e meio. Essas imagens dinâmicas permitem avaliar a perfusão renal. Imagens estáticas seriadas subseqüentes pelos 30 minutos seguintes, com incidências demoradas conforme necessário, permitem a avaliação da função renal e dos sistemas coletores.

Na renografia com hipuran-I^{131}, injetam-se 100 a 150 µCi IV com aquisição simultânea pela gama-câmara e computador durante os próximos 30 minutos. Utilizando uma região de interesse sobre o parênquima renal, é possível gerar uma curva tempo-atividade (renografia) para cada rim. A renografia tem três fases: a vascular, a de trânsito cortical e a excretora. Dados semelhantes podem ser obtidos após a injeção de Tc^{99m}-mertiatide. A dose habitual é de 5 a 10 mCi IV.

Uma renografia com diurético (furosemida) costuma ser solicitada, especialmente em crianças, para diferenciar a obstrução funcional da mecânica. A administração IV de furosemida, 1 mg/kg de peso corporal nas crianças, ou 20 mg nos adultos, deve ser realizada, quando há retenção da atividade na pelve renal. A renografia é mais bem realizada com mertiatide, embora a furosemida também possa ser utilizada com DTPA.

Um sistema pielocalicial não-obstruído (como um bacinete extra-renal) responde com a diurese abundante e redução na atividade do radionuclídeo na região do bacinete. Se houver uma verdadeira obstrução mecânica, não ocorrerão diurese nem alteração na atividade do radionuclídeo.

Os transplantes renais podem ser avaliados por um estudo de perfusão com Tc^{99m}-DTPA e por renografia com hipuran-I^{131} ou Tc^{99m}-mertiatide com imagens estáticas. Em geral, obtém-se um estudo básico, realizado no primeiro dia após o transplante. Estudos seriados são, a seguir, realizados, conforme necessário, para avaliar a condição do transplante.

ANATOMIA RADIOLÓGICA

O Rim

O rim normal é uma estrutura em forma de feijão, situada em cada lado da coluna torácica inferior e lombar superior, geralmente entre a borda superior da décima primeira vértebra torácica e a borda inferior da terceira borda lombar. Em posição ortostática, o rim desce 2 ou 3 cm. Situa-se o rim direito aproximadamente 2 cm abaixo do esquerdo. Os rins movem-se moderadamente com a respiração e com mudança na posição. O eixo longo direciona-se para baixo e para fora, paralelamente à borda lateral do músculo psoas de cada lado. No plano lateral, o eixo direciona-se para baixo e anteriormente, de modo que o pólo inferior situa-se 2 a 3 cm anteriormente ao pólo superior. Quando o paciente se encontra em decúbito dorsal, o bacinete e a porção proximal dos ureteres situam-se posteriormente à borda anterior dos corpos vertebrais (bem-mostrado na TC). Na altura de L3, o ureter comumente tem três quartos da largura vertebral a partir da margem vertebral posterior. A seguir, curva-se anteriormente até o nível da borda vertebral anterior em L4; em L5, o ureter é anterior ao corpo vertebral em cerca de um quarto do diâmetro ântero-posterior desse corpo vertebral.

O tamanho dos rins normais é variável. A variação normal do comprimento renal nos adultos é de 11 a 15 cm. O rim direito é, em geral, mais curto que o esquerdo, variando o limite superior em 1,5 cm. Existe uma relação entre a altura do corpo vertebral e o comprimento renal. Via de regra, o comprimento do rim é 3,7 ± 0,37 vezes a altura da segunda vértebra lombar medida na mesma radiografia, utilizando as margens posteriores do corpo vertebral. De acordo com Batson e Keats,[12] 97% dos rins normais situam-se na faixa entre a altura de L1 até L3 e a altura de L1 até L4. Nas crianças entre um e meio e 14 anos de idade, o comprimento renal é quase igual ao comprimento dos quatro primeiros corpos lombares, incluindo os três discos intermediários mais 1 cm. Nos lactentes, o tamanho renal é relativamente maior. Nas crianças, a diferença normal no comprimento renal nos dois lados pode ser de até 1 cm.

Existe alguma variação na forma renal, sobretudo no lado esquerdo. As lobulações fetais podem persistir em um ou nos dois lados, produzindo indentações ou incisuras bem-definidas ao longo do aspecto lateral do rim. O rim esquerdo costuma apresentar um formato triangular com protrusão ou convexidade local ao longo do meio da borda esquerda, sendo, às vezes, denominado *corcova de dromedário*, o que pode estar relacionado à posição do baço e/ou ser uma forma de lobulação fetal. O rim é visibilizado nas radiografias principalmente devido à presença de gordura perirrenal. A radiotransparência aumentada da gordura realça o contorno do rim entre os tecidos moles circundantes. A redução da gordura perirrenal, causada pela doença crônica ou pela desnutrição, pode tornar os contornos renais pouco visíveis ou completamente invisíveis. Os rins são contidos pela cápsula renal, sendo circundados por gordura perirrenal, encerrada na fáscia de Gerota (perirrenal). Hemorragia perirrenal, pus ou urina tendem a estar contidos nessa fáscia, podendo ser detectados pela TC ou a ultra-sonografia.

A anatomia do retroperitônio pode ser bastante complexa, e uma discussão detalhada encontra-se além do escopo deste capítulo. Os leitores devem consultar o clássico trabalho do Dr. Morton Meyers, *Dynamic Radiology of the Abdomen*.[124] Existem três espaços anatômicos ao redor de cada rim: perirrenal, pararrenal anterior e pararrenal posterior (Fig. 20.2). O espaço perirrenal é limitado pelas porções anterior e posterior da fáscia renal (de Gerota). Os folhetos da fáscia fundem-se superior, lateral e medialmente, envolvendo os rins, a glândula supra-renal, a vasculatura renal e a porção emergente da porção proximal do ureter. Esse envoltório fascial é funcionalmente aberto na parte caudal até bem acima da borda pélvica. Nesse ponto, comunica-se com a extensão caudal dos espaços pararrenais anterior e posterior. O ureter emerge do espaço perirrenal em torno do nível da

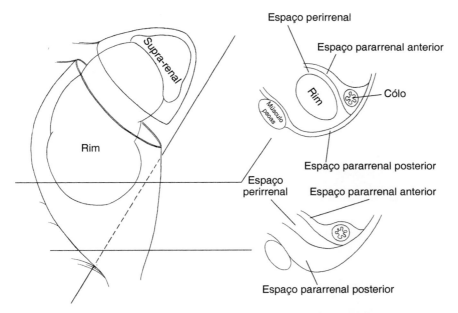

FIG. 20.2 Espaços anatômicos ao redor do rim. (De *Radiol Clin North Am* 17:323-324,1979, com a permissão do autor e da W.B. Saunders Co.)

coluna mesolombar, para percorrer caudalmente o espaço pararrenal anterior e, por fim, atingir a bexiga.

O espaço pararrenal anterior limita-se posteriormente pela porção anterior da fáscia renal, anteriormente pelo peritônio parietal posterior e lateralmente pela fáscia conal lateral. Contém o pâncreas, a segunda, terceira e quarta porções do duodeno, o cólon ascendente e descendente, assim como a irrigação vascular para o baço, fígado, pâncreas e duodeno. O espaço pararrenal posterior é limitado posteriormente pela fáscia transversal e, anteriormente, pela porção posterior da fáscia de Gerota. Contém apenas gordura, vasos e nervos dispersos. Esses três espaços comunicam-se potencialmente na porção caudal próxima à borda pelvicoóssea. Por isso, sangue ou coleção de líquido infectado no espaço perirrenal podem fazer uma trajetória caudal e, em seguida, envolver um ou ambos os espaços pararrenais ipsolaterais (veja a Fig. 20.2).

Uma teoria proposta por Molmenti e colaboradores[128] sugere ser mais provável que as coleções de líquido ocorram nos espaços entre os planos teciduais do que nos espaços perirrenais e pararrenais. O espaço anterior ao rim, entre o espaço pararrenal anterior e anterior à fáscia renal anterior, é denominado espaço retromesentérico. A área entre a fáscia renal posterior e o espaço pararrenal posterior é o espaço retrorrenal.

Os Ureteres

Os ureteres normalmente dirigem-se para baixo da porção mais inferior do bacinete para a região mesossacra; a seguir, retornam póstero-lateralmente e avançam em arco para baixo e, em seguida, para dentro e anteriormente, a fim de penetrar no trígono da bexiga em cada lado da linha média. Discreta redundância é comum, e, com freqüência, observa-se alteração no tamanho. Por isso, é preciso muito cuidado ao diagnosticar estenose, deslocamento ou dilatação ureteral. Existem três áreas onde é possível observar o estreitamento normal do ureter, quando este se encontra cheio de contraste radiopaco: a junção ureteropélvica, a junção ureterovesical e a bifurcação dos vasos ilíacos, os locais onde os cálculos freqüentemente se alojam no seu percurso. Uma variante normal comum é o desvio medial simétrico dos ureteres, à medida que penetram na pelve óssea. Quanto mais estreita a pelve óssea, mais medial a posição dos ureteres.

A Bexiga

A bexiga urinária normal é transversalmente oval ou redonda; a porção inferior normalmente projeta-se 5 a 10 mm acima da sínfise púbica. Seu assoalho é paralelo ao aspecto superior dos ramos púbicos, e sua abóbada é arredondada nos homens e achatada ou discretamente côncava nas mulheres devido à presença do útero sobre ela. O tamanho e a forma da bexiga normal variam de forma considerável. A face interna da parede da bexiga normal é lisa, confome delineado pelo meio de contraste opaco utilizado na urografia ou cistografia. A bexiga ocupa uma posição mais alta nas crianças do que nos adultos, sendo discretamente mais alta nos homens do que nas mulheres. É relativamente maior nas crianças do que nos adultos. Uma variante normal comum é o tipo de prolongamento anterior, que resulta em aspecto piriforme.

A Urografia Normal

O tamanho e a forma do bacinete variam consideravelmente, mas seu aspecto, em geral, é grosseiramente triangular, com a base paralela ao eixo longo do rim (Figs. 20.3 e 20.4). O bacinete pode ser cônico com o ápice contíguo à porção superior do ureter. A variação em relação ao normal é ampla, sendo alguns bacinetes tubulares, longos e estreitos, enquanto outros são grandes e globulares. Também existe uma variação considerável na posição do bacinete em relação ao rim. Pode situar-se quase completamente dentro do contorno renal (intra-renal) ou quase completamente extra-renal. Na posição intra-renal, costuma ser pequeno, enquanto é grande na posição extra-renal. O bacinete normal médio é parcialmente intra-renal e parcialmente extra-renal. Bifurcação ou duplicação do bacinete é muito comum, sendo considerada uma variante anatômica em vez de uma anomalia congênita.

O sistema calicial é composto de cálices maiores que começam no bacinete e se estendem até o rim, na região da junção com os cálices menores. Cada cálice maior pode ser dividido em base (adjacente ao bacinete) e infundíbulo, mais ou menos tubular e que se estende da base ao ápice, ou a porção distal, a partir da qual se projetam um ou mais cálices menores. O cálice menor é composto de um corpo ou do próprio cálice, começando na junção com o cálice maior, e do fórnix, que circunda a papila renal cônica, para dentro da qual esta última parece projetar-se. A forma anatômica do cálice menor é razoavelmente constante, mas, como na urografia tal estrutura projeta-se em vários planos, há uma variação considerável. Quando visibilizado de frente, simula um salva-vidas circular com periferia densa e centro relativamente radiotransparente. De perfil, é um tanto triangular, indicando o ápice do triângulo em direção ao cálice maior; a base aponta para fora, sendo bastante côncava ou caliciforme. Por outro lado, a forma dos cálices maiores apresenta uma variação acentuada; podem eles ser longos e estreitos ou curtos e largos. Em geral, existem dois cálices maiores e seis a 14 cálices menores, podendo, porém, esse número variar muito. O

550 O Trato Urinário

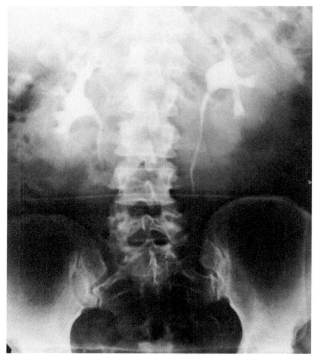

FIG. 20.3 Urografia excretora de um indivíduo normal que revela bom enchimento dos bacinetes, dos cálices e dos ureteres até próximo ao nível do instrumento de compressão, cuja porção superior recobre a parte inferior da quarta vértebra lombar.

sistema calicial nem sempre é bilateralmente simétrico, o que, algumas vezes, dificulta sua interpretação.

A peristalse coordenada começa no sistema calicial dos rins. Os sistemas coletores enchem-se e contraem-se de forma alternada, atividade responsável pela variação no aspecto do sistema calicial durante a urografia excretora. A eliminação da urina do bacinete para o ureter é acompanhada por peristalse ureteral, o que ocorre como grandes ondas em intervalos variados (de quatro a 12 por minuto). A peristalse ureteral confere ao ureter calibres variáveis em diferentes porções ao mesmo tempo e variação do contorno nas radiografias seriadas. As ondas são visíveis como áreas lisas de constrição ou de ausência completa de enchimento que podem separar uma ou mais áreas de dilatação discreta. Os efeitos da peristalse calicial e ureteral precisam ser levados em consideração na interpretação da urografia excretora.

Refluxo Renal

Inicialmente, o termo *refluxo* foi aplicado ao extravasamento de contraste do bacinete e dos cálices durante a pielografia retrógrada como resultado de aumento da pressão intrapélvica. A pressão encontra-se aumentada na urografia excretora devido à diurese osmótica e ao uso de dispositivos de compressão. A obstrução ureteral aguda também resulta no aumento da pressão intrapélvica. Como fenômenos semelhantes ocorrem nesses casos, o termo *refluxo* tem sido utilizado para descrever as alterações observadas na urografia excretora. O refluxo ocorre no rim normal e, por isso, seu reconhecimento e diferenciação das alterações causadas pela doença do rim são importantes.

Existem dois tipos principais de refluxo: o pielotubular e o pielointersticial (pielossinusal). O refluxo pielolinfático e o pielovenoso constituem simplesmente estágios da forma pielointersticial. O refluxo pielotubular é o tipo mais comum, e, quando ocorre durante a urografia excretora, constitui a estase nos túbulos das papilas em vez de refluxo real. Os achados radiológicos consistem em um tufo de opacidade, semelhante a uma escova, que se irradia para as papilas a partir do cálice menor (Fig. 20.5). O refluxo pielointersticial (pielossinusal) começa com ruptura mínima (indolor) do fórnix de um cálice, o que permite o extravasamento de contraste ou de urina para o seio renal, que é o tecido frouxo e conjuntivo que circunda o bacinete e os cálices, e que suporta

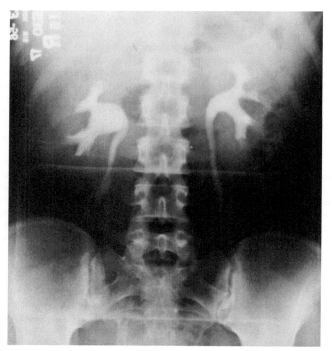

FIG. 20.4 Urografia excretora de um indivíduo normal. O uso de compressão resultou no discreto achatamento dos fórnices caliciais. Observe que há alguma assimetria nos dois lados.

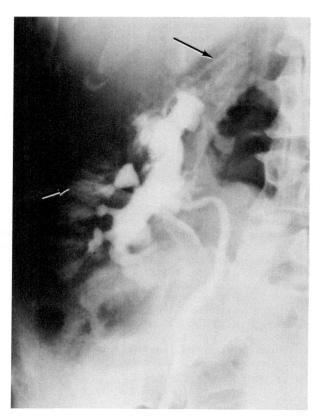

FIG. 20.5 Refluxo. Essa pielografia retrógrada revela um volume acentuado de refluxo pielolinfático (*seta superior*). A seta inferior indica o refluxo pielotubular. Existe, também, algum extravasamento na proximidade da junção ureteropélvica, constituindo refluxo intersticial.

o plexo venoso. Quando o volume extravasado aumenta, estende-se medialmente para a área peripélvica, para a gordura perirrenal dentro da fáscia de Gerota e para baixo ao longo do ureter. O material extravasado pode penetrar nos linfáticos e provocar refluxo pielolinfático. O refluxo pielovenoso é uma condição muito menos comum, na qual se torna provável que o material penetre na veia arciforme e em outras. Alguns pesquisadores acreditam que as sombras arciformes observadas nessa condição sejam produzidas pela extensão perivascular do extravasamento do pielossinusal, e não pelo enchimento das veias. Todas as formas de refluxo podem ser observadas em algum momento (Fig. 20.5).

Os achados radiológicos no extravasamento inicial do refluxo pielointersticial consistem em uma projeção corniforme de contraste que se estende do fórnix à papila para dentro da substância renal. À medida que mais material é extravasado, estende-se medialmente para o hilo e ao longo da porção superior do ureter, produzindo densidades maldefinidas nessas áreas. O refluxo pielolinfático manifesta-se pela opacificação dos canais linfáticos que se estendem medialmente do hilo do rim em direção aos gânglios paraaórticos. Esses canais tendem a ser redundantes, um tanto tortuosos e ramificados.

Na pielografia retrógrada, também ocorre o extravasamento de meio de contraste para o parênquima renal, quando o cateter penetra um cálice. O aspecto radiológico é variável, de acordo com o volume e a distribuição do material extravasado.

Impressões Arteriais e Venosas

As impressões, ou indentações, arteriais foram observadas em 18% dos 150 pacientes estudados por Nebesar e colaboradores.[136] As impressões arteriais ocorrem com freqüência três vezes maior à direita do que à esquerda. O local mais comum é o infundíbulo superior à direita. As impressões consistem em indentações oblíquas ou transversais lisas no infundíbulo ou no bacinete. A maioria dos vasos envolvidos é ventral ao sistema coletor. Em geral, não provocam sintomas, sendo apenas importantes porque precisam ser diferenciados dos processos patológicos (Figs. 20.6 e 20.7). Raramente, ocorre obstrução infundibular parcial que provoca dilatação dos cálices e dor, e, às vezes, infecção. As incidências oblíquas, bem como as frontais, são necessárias para a realização do diagnóstico. Pode ser necessária confirmação através da angiografia, se houver suspeita de outras causas. Ocasionalmente, observam-se uma artéria renal discretamente tortuosa, aneurisma da artéria renal ou uma veia renal em forma de bulbo que simula massa sinusal renal (pseudotumor), sobretudo na tomografia. O aspecto é o de massa redonda ou oval no seio renal, comunente reconhecida como vascular, mas, em alguns casos, pode ser necessária angiografia para diferenciação.

As impressões venosas do infundíbulo superior não são tão comuns quanto aquelas produzidas pelas artérias. Os achados urográficos são bastante característicos[123] e incluem um grande defeito de enchimento da porção proximal do infundíbulo superior que é, em geral, mais bem visibilizado na radiografia em decúbito ventral. A venografia pode ser utilizada para confirmar o diagnóstico, porém raramente é necessária. A ultra-sonografia ou a TC também são, com freqüência, utilizadas para descartar a possibilidade de massa renal que simula uma impressão venosa.

A Cistografia Normal

A cistografia normal demonstra a bexiga de paredes lisas e de formato redondo ou oval pela presença da urina opacificada pelo meio de contraste. A bexiga encontra-se, geralmente, um pouco cheia durante a urografia excretora, e esse exame costuma ser suficiente para esboçar lesões grosseiras. Quando é necessário um outro estudo da bexiga, sobretudo para excluir

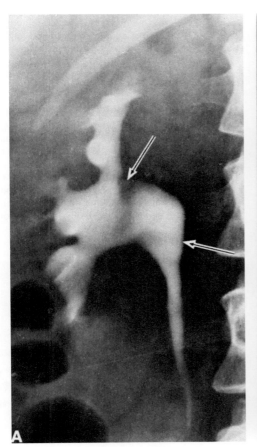
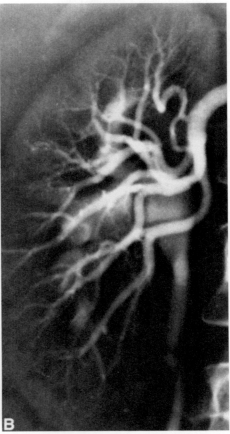

FIG. 20.6 A: Urografia que mostra indentações que produzem uma transparência vertical na parte lateral do bacinete (*seta superior*) e indentação pélvica horizontal (*seta inferior*). **B:** Arteriografia renal seletiva do mesmo paciente mostrado em **A**, que revela a relação entre as artérias e as indentações mostradas em **A**.

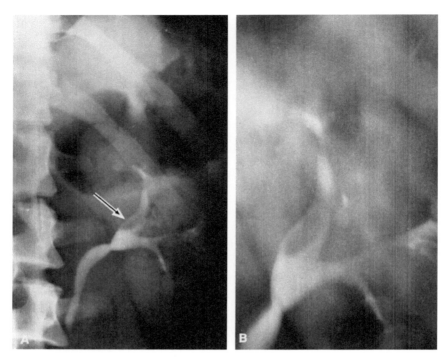

FIG. 20.7 A: Indentação vascular incomum que causa um defeito alongado persistente no pólo superior do infundíbulo à esquerda (*seta*). **B:** Detalhe do defeito, que era persistente. Uma arteriografia seletiva posterior revelou que o defeito era causado por um ramo da artéria renal.

extravasamento vesical, utiliza-se a cistografia (Fig. 20.8). As radiografias são obtidas nas incidências frontal, lateral e oblíqua; se necessário, podem-se solicitar radiografias em posição ortostática e pós-miccional.

Um procedimento denominado cistografia com TC mostra-se útil para detectar pequenos extravasamentos anastomóticos nos pacientes submetidos a transplante de pâncreas com drenagem vesical. A bexiga é enchida através de um cateter de Foley com até 500 ml de meio de contraste iodado e com 60 ml de ar. As imagens são obtidas antes e após a micção. Tal abordagem pode ser útil para detectar a ruptura vesical não detectada pelas técnicas convencionais nas vítimas de traumatismo.[17]

Anatomia Renal na Tomografia Computadorizada, Ultra-sonografia, RM e com Radionuclídeos

Na TC, os rins aparecem como estruturas elípticas ou redondas de densidade de tecido mole, com o seio renal central composto predominantemente de densidade da gordura. Devido à gordura perirrenal circundante, a margem de cada rim é visível, devendo ser lisa (Fig. 20.9). O córtex e as porções medulares não podem ser diferenciados na TC não-contrastada, mas podem ser demarcados com uma rápida injeção IV. O sistema coletor é mais bem visibilizado nas TCs contrastadas devido aos valores de alta atenuação do meio de contraste. Os vasos renais são mais bem visibilizados nas TCs dinâmicas ou helicoidais, sendo as veias renais, em geral, maiores que as artérias. Os compartimentos pararrenal anterior, pararrenal posterior e perirrenal costumam poder ser diferenciados (veja a Fig. 20.2). Normalmente, a fáscia de Gerota é imperceptível ou visibilizada como um fino feixe fascial. Em determinados processos patológicos (por exemplo, pancreatite), a fáscia de Gerota torna-se espessada, e sua visibilização é mais fácil. As incidências coronal e sagital permitem calcular o tamanho e o volume renal.

O achado mais proeminente do rim normal na ultra-sonografia é o seio renal central, bastante ecogênico, principalmente por causa da gordura que circunda o sistema pielocalicial (Fig. 20.10). O volume de gordura varia de acordo com o indivíduo, ocorrendo o aumento da

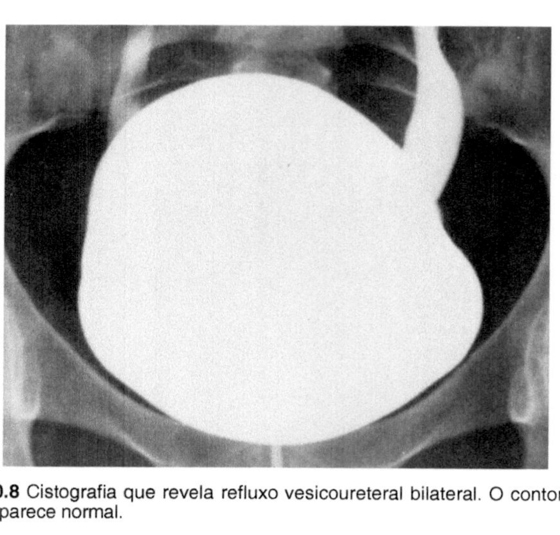

FIG. 20.8 Cistografia que revela refluxo vesicoureteral bilateral. O contorno da bexiga parece normal.

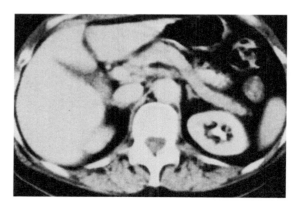

FIG. 20.9 Anatomia do rim esquerdo normal. A tomografia computadorizada (TC) contrastada revela o contorno liso do rim esquerdo.

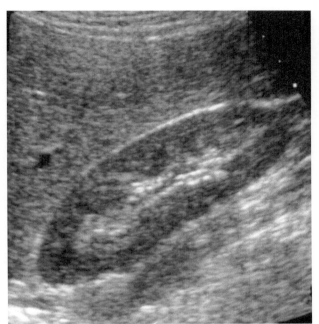

FIG. 20.10 Anatomia renal normal. Ultra-sonografia, corte longitudinal, do rim direito no qual é visível o seio renal ecogênico. O parênquima renal é isoecóico ou hipoecóico ao fígado normal adjacente. (Cortesia de Deborah Krueger, RDMS.)

gordura e da ecogenicidade do seio renal com o envelhecimento.[157] Pode ocorrer a dilatação branda do bacinete como uma variante normal, mas, em geral, essa condição não é associada à dilatação dos cálices. Os cálices normais geralmente não são visibilizados. A ramificação vascular pode simular hidronefrose. Um vaso não deve confinar-se diretamente à pirâmide renal, como ocorreria com um cálice dilatado na hidronefrose. O exame Doppler em cores pode identificar, de forma definitiva, os vasos nos casos suspeitos. O córtex periférico contém ecos de baixo nível, enquanto as pirâmides são hipoecóicas ou anecóicas. Os ecos intensos, pequenos e circulares na região da junção corticomedular representam as artérias arciformes. A gordura perinéfrica e a cápsula são visibilizadas como uma região hipoecóica ou ecogênica que circunda o rim. O ureter normal costuma não ser visível. As veias renais são prontamente visibilizadas, mas a visibilização das artérias é mais difícil.

A anatomia renal na RM é semelhante à descrita na TC no plano axial, mas a RM tem a vantagem de ser multiplanar (Fig. 20.11). Nas imagens ponderadas em T1, o córtex tem sinal de intensidade média a alta, e a medula tem sinal de baixa intensidade. Por causa disso, a junção corticomedular costuma ser bem visibilizada. As imagens ponderadas em T2 revelam sinal de contraste menor entre o córtex e a medula.[113] Os vasos no hilo renal são facilmente identificados, e a eliminação do fluxo associado assegura a permeabilidade vascular.

A imagem de perfusão normal com Tc^{99m}-DTPA revela taxas de contagem quase iguais nos dois rins. As imagens estáticas em zero, cinco e 10 minutos, ou mais tardias, conforme necessário, mostram atividade no parênquima renal e excreção para os sistemas coletores (Fig. 20.12). Os ureteres normais só são visibilizados ocasionalmente. A atividade na bexiga pode ser mostrada com imagem de cinco minutos, embora seja observada, mais freqüentemente, na imagem de 10 minutos. A renografia normal com hipuran-I^{131} mostra um aumento inicial nas contagens devido à atividade nos vasos renais e extra-renais durante a fase vascular. As contagens continuam a aumentar gradualmente, durante a fase de trânsito cortical, em virtude do acúmulo de hipuran-I^{131} ou Tc^{99m}-mertiatide pelas células tubulares renais. A contagem máxima ocorre quando a taxa de captação é igual à taxa de excreção no sistema coletor. A seguir, as contagens diminuem de forma gradual, durante a fase excretora, por causa da excreção de hipuran-I^{131} para dentro do sistema coletor (Fig. 20.13).

ANOMALIAS RENAIS

As anomalias renais e do ureter são resultado de erros no desenvolvimento. Os rins originam-se de massa de mesênquima renal na extremidade superior dos botões ureterais, que, por sua vez, originam-se da extremidade inferior dos ductos mesonéfricos (de Wolff). O mesonéfron é o órgão excretor mais baixo na escala filogenética, e nos seres humanos funciona por um curto período de tempo no desenvolvimento embriológico inicial, antes de tornar-se parte do sistema genital masculino. Os botões ureterais crescem dorsalmente, permanecendo juntos, à medida que ocorre a diferenciação do mesênquima renal. Cada botão bifurca-se em um filhote superior e inferior, para formar os cálices maiores. O ureter é anterior ao rim, de forma que, mais tarde, ascende da área sacral superior para sua posição na região torácica inferior-lombar superior. À proporção que ascende, o rim sofre uma rotação, para tornar-se lateral ao ureter na região mesolombar. A irrigação sanguínea renal é realizada depois que o rim atinge sua posição normal no adulto. A extremidade inferior do ureter perde sua relação com o ducto de Wolff e abre-se para dentro da bexiga em uma posição mais alta e mais lateral. O ducto de Wolff migra dorsalmente, e seus orifícios finalmente situam-se na porção distal do assoalho da uretra prostática, para formar os ductos ejaculatórios nos homens. Nas mulheres, os orifícios do ducto de Wolff tornam-se estruturas vestigiais.

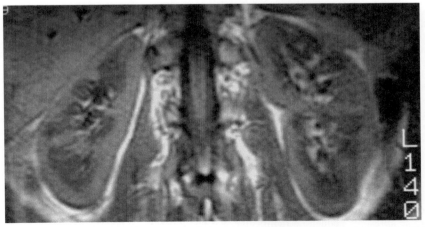

FIG. 20.11 Anatomia renal normal. RM, ponderada em T1, corte coronal. A capacidade multiplanar permite uma ampla variação de planos de imagem.

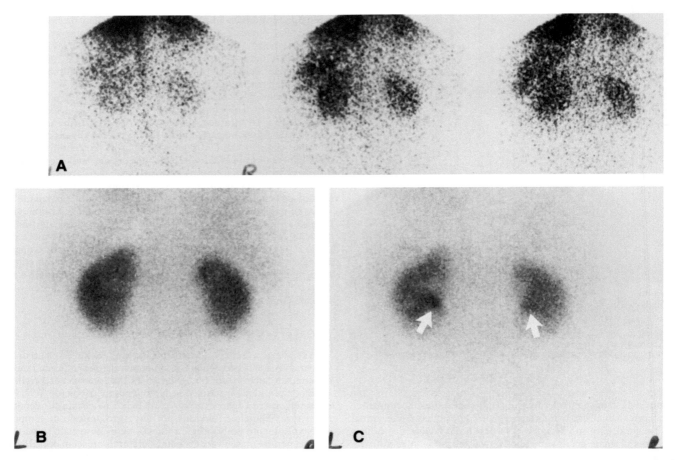

FIG. 20.12 A: Cintilografia de perfusão normal da aorta e dos rins, que mostra também o baço e as bases pulmonares com três segundos por quadro. B: Imagem estática imediata com cintilografia que utiliza Tc^{99m}-DTPA. C: Imagem estática aos 10 minutos da cintilografia com TC^{99m}-DTPA. Observe a excreção nos sistemas coletores (*setas*).

Anomalias de Número

Agenesia Renal (Rim Único)

A ocorrência de rim único é uma anomalia rara, sendo preciso cuidado, ao realizar o diagnóstico radiológico de agenesia renal unilateral, porque um rim contralateral não-funcionante ou malposicionado pode não ser prontamente visível. O rim único tende a ser maior nos pacientes com agenesia de um rim do que nos pacientes com hipertrofia renal compensatória secundária. Os sinais radiológicos consistem em ausência de sombra renal em um lado com um rim incomumente grande do outro lado. O trígono encontra-se, em geral, deformado, e o orifício ureteral é ausente no lado envolvido, de forma que a cistoscopia pode confirmar o diagnóstico. Entretanto, às vezes, uma porção inferior do ureter pode ser observada na agenesia renal, e, nesses casos, o trígono não se encontra deformado. A angiografia confirma a ausência de artéria renal, mas se acredita que a venografia renal seja mais confiável do que a arteriografia no diagnóstico de agenesia renal. Outras anomalias, como a cardiopatia congênita e um déficit neuromuscular associado a saída pélvica pequena, agenesia sacral e hipoplasia da bexiga (regressão caudal), podem ser associadas a agenesia renal. Com o advento da TC, RM e ultra-sonografia, o diagnóstico de agenesia renal tornou-se mais fácil, e a angiografia não é mais um procedimento rotineiro.

Rim Supranumerário

O rim supranumerário constitui uma anomalia rara. O achado comum é que o rim anômalo se apresenta pequeno e rudimentar, e o outro rim do mesmo lado costuma ser menor do que o rim normal do lado oposto. A realização do diagnóstico exige a demonstração de um bacinete e ureter separados, e da irrigação sanguínea. A urografia excretora pode ser utilizada para delinear o sistema coletor do rim supranumerário, se ele for funcionante. A aortografia pode revelar a irrigação sanguínea, se for necessária para confirmar o diagnóstico. TC, RM e ultra-sonografia são procedimentos menos invasivos e podem ser úteis.

Anomalias do Tamanho e da Forma

Hipoplasia

As anomalias do tamanho e da forma dos rins são mais comuns do que as de número. A hipoplasia em um lado é, em geral, associada à hiperplasia do outro. O rim hipoplásico ou infantil funciona normalmente e pode ser visibilizado na urografia excretora. Tal condição precisa ser diferenciada do rim atrófico adquirido, pequeno e contraído devido a doença vascular ou inflamatória. Na hipoplasia congênita, o sistema calicial e o bacinete são pequenos, existindo uma relação normal entre o volume do parênquima e o tamanho do sistema coletor (Fig. 20.14). No rim contraído secundariamente, o bacinete e os cálices tendem a apresentar dimensões normais, de modo que a redução no tamanho do rim é causada pelo déficit do parênquima. Além disso, nesses casos a função do rim tende a se encontrar comprometida. Apesar de tais diferenças, freqüentemente é muito difícil distinguir entre as duas condições sem o uso da arteriografia renal. O tamanho do orifício da artéria renal é importante; na hipoplasia, é pequeno e no rim atrófico é normal, mas pode ficar muito pequeno próximo ao orifício.

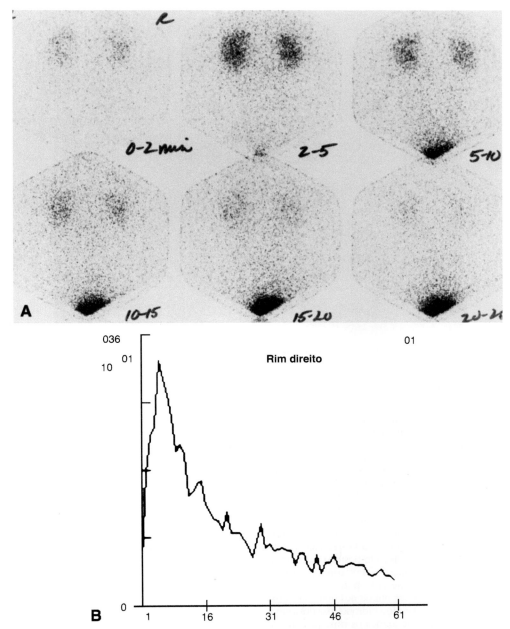

FIG. 20.13 A: Imagem obtida com gama-câmera da renografia com hipuran-I^{131}. B: Curva tempo-atividade normal para hipuran-I^{131} (o eixo x representa minutos).

Hiperplasia

A hiperplasia, a outra anomalia do tamanho, é associada a agenesia ou hipoplasia no lado oposto. Entretanto, o aumento renal é causado, em geral, por outras condições além da agenesia ou hipoplasia, sendo denominado, de forma mais adequada, *hipertrofia compensatória*. Vários distúrbios podem causar aumento renal, como a hidronefrose, doença policística, outros distúrbios císticos ou displásicos, neoplasia, trombose da veia renal, infecção aguda, macroglobulinemia de Waldenström, hemofilia, infarto arterial agudo e duplicação do bacinete.[76] Entretanto, muitas vezes o aumento é bilateral, existindo achados clínicos, laboratoriais e urográficos que auxiliam na diferenciação. As condições que caracteristicamente provocam aumento renal bilateral são: (1) glomerulonefrite aguda; (2) linfoma; (3) leucemia em crianças; (4) lúpus eritematoso sistêmico; (5) doença policística; (6) trombose bilateral da veia renal; (7) amiloidose; (8) sarcoidose; (9) doença falciforme; (10) nefrose lipóide; (11) glomerulonefrite lobular; (12) doença do armazenamento de glicogênio; (13) tirosinemia hereditária; (14) lipodistrofia total.

Anomalias de Fusão

As anomalias de fusão constituem uma alteração na forma dos rins e freqüentemente podem ser reconhecidas ou, pelo menos, suspeitadas nas radiografias simples do abdome. A TC fornece informações mais completas sobre essas anomalias do que a urografia excretora. A ultra-sonografia também fornece melhor avaliação do parênquima renal.

Rim em Ferradura

O rim em ferradura é o tipo mais comum de anomalia de fusão. Nessa condição, os pólos inferiores do rim apresentam-se juntos por uma faixa de tecido mole, o istmo, que varia de massa parenquimatosa espessa, com a mesma largura dos próprios rins, a uma fina faixa de tecido fibroso. Os pólos superiores raramente são envolvidos. Nessa anomalia, o eixo longo do rim apresenta-se invertido, de modo que o pólo inferior situa-se mais próximo da linha média do que o pólo superior. Além disso, existe

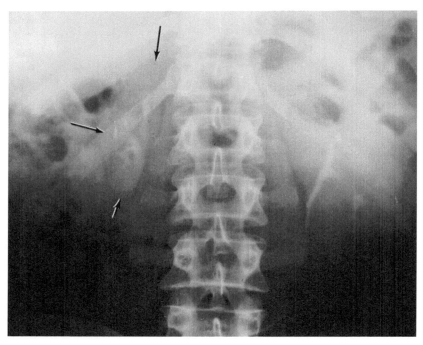

FIG. 20.14 Hipoplasia do rim direito. Observe a diferença acentuada de tamanho dos dois rins. O rim direito, apesar de pequeno, é funcionante; seus limites são delineados pelas setas.

uma anomalia de rotação associada em um ou nos dois lados que varia em grau, geralmente mais à esquerda. Os cálices são direcionados para trás ou póstero-medialmente em vez de lateralmente. Como resultado, são visibilizados no fim ou obliquamente, o que altera seu aspecto de forma considerável (Fig. 20.15A). Os ureteres tendem a se mostrar um tanto estirados sobre o istmo, e uma obstrução parcial em um ou nos dois lados não é incomum, o que provoca a dilatação dos bacinetes e dos cálices, e também pode levar a doença inflamatória crônica e à formação de cálculos. As características diagnósticas radiológicas na radiografia simples consistem em: (1) alteração no eixo dos rins; (2) massa observada que conecta os pólos inferiores; (3) aumento dos rins, se houver; e (4) cálculos, se presentes. A urografia confirma tais achados, além dos quais existem: (1) má-rotação, com pelve em posição anterior ou ântero-lateral; (2) demonstração nefrográfica do istmo parenquimatoso que conecta os pólos inferiores (se presente); (3) muitas vezes, graus variados de dilatação do sistema coletor em um ou nos dois lados; (4) possível não-funcionamento de um rim devido a hidronefrose obstrutiva maciça; (5) possível obstrução parcial de ambos os rins, geralmente na junção ureteropélvica (JUP) ou próximo a ela; e (6) deslocamento ureteral superior, que varia com o grau de má-rotação. Esses achados costumam ser particularmente notáveis na TC (Fig. 20.15B) ou RM. Os rins em ferradura são frequentemente irrigados por múltiplas artérias, e o istmo costuma ser irrigado por ramos anômalos da artéria ilíaca comum em um ou nos dois lados. As complicações dos rins em ferradura são comuns e incluem a obstrução da JUP, cálculos, tumores de Wilms nas crianças e suscetibilidade ao traumatismo.

Ectopia Cruzada

A ectopia cruzada com fusão é uma anomalia da forma muito menos comum que o rim em ferradura. Essa condição consiste na fusão dos rins no mesmo lado; o inferior é ectópico, e seu ureter cruza a linha média, para entrar na bexiga normalmente no lado oposto. A posição dos dois rins é frequentemente inferior à normal, e várias anomalias da rotação e da forma renal, bem como o tipo de fusão são observados. Tal anomalia também costuma ser associada a obstrução parcial, que resulta em inflamação e, muitas vezes, na formação de cálculo. O rim em "panqueca" é uma variação na qual ocorre a fusão dos pólos superior e inferior, com rotação deficiente, e os cálices são direcionados posteriormente. A massa renal situa-se na linha média, ou próximo a ela, e sua posição é baixa, frequentemente recobrindo o sacro. Os ureteres penetram normalmente na bexiga. Vários termos descritivos foram aplicados às outras formas raras de fusão, todas as quais tendem a resultar em obstrução, o que, por sua vez, provoca hidronefrose, infecção e formação de cálculo. Esses rins ectópicos geralmente apresentam irrigação sanguínea aberrante com múltiplas artérias.

Cálices extra-renais raramente ocorrerão, se a porção do botão uretérico não invaginar na massa nefrogênica ectópica. O cálice extra-renal é grande, provavelmente porque não há o parênquima de suporte, e simula o borramento calicial resultante de obstrução ou infecção. A TC e a ultra-sonografia fornecem, comumente, mais informações do que a urografia.

Anomalias de Posição

As anomalias da posição renal são comuns. A má-rotação é descrita como sendo quase constantemente presente nas anomalias de fusão, mas também ocorre como uma anomalia isolada (Fig. 20.16). As anomalias de posição são o resultado de rotação incompleta ou excessiva, e o estudo urográfico indica o grau da anomalia. As anomalias de rotação, em geral, têm pouca importância clínica, a menos que estejam associadas a obstrução, mas é importante reconhecê-las como variações anatômicas inócuas assintomáticas. As massas tumorais retroperitoneais podem deslocar os rins e provocar alteração na rotação, que precisa ser diferenciada das anomalias congênitas de rotação. A ectopia cruzada pode ocorrer sem fusão, e os achados são semelhantes aos descritos na seção anterior, exceto pela falta de fusão. A posição do rim ectópico é inferior à do rim normal, sendo geralmente descrito como rim sacral ou pélvico, dependendo de sua posição. Quando o rim não é visibilizado em sua posição normal, deve-se suspeitar de ectopia e realizar uma pesquisa à sua procura, porque a agenesia de um rim é uma condição rara. Em muitos casos, o rim só pode ser visibilizado, quando delineado pelo meio de contraste, de forma que pode ser necessária a solicitação de TC, urografia excretora, cintilografia ou pielografia retrógrada, para indicar sua posição. A ultra-sonografia é uma forma simples de avaliar os rins ectópicos; entretanto, os gases intestinais podem obscurecer a visibilização

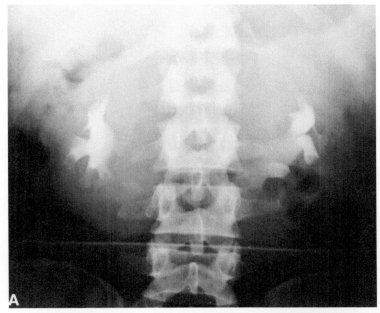
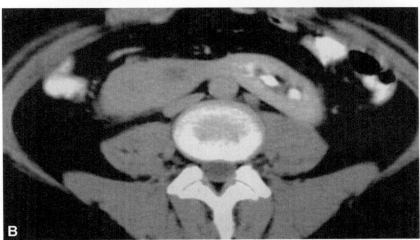

FIG. 20.15 Rim em ferradura. **A:** Observe a inversão do eixo longo dos rins. Existe anomalia de rotação. Nessa reprodução, a fusão inferior é pouco visibilizada. **B:** TC contrastada em um outro paciente que revela o istmo cruzando a linha média.

do parênquima renal. Se o rim não for funcionante, a aortografia poderá ser utilizada para identificar a artéria (ou artérias) aberrante para um rim pélvico que pode ou não aparecer como massa pélvica na radiografia simples. A massa pélvica, representando um rim ectópico, pode ser descoberta no estudo do intestino delgado ou do cólon como massa extrínseca que desloca o intestino. Caracteristicamente, o ureter de um rim ectópico é apenas longo o suficiente para ir do bacinete à bexiga, o que ajuda a diferenciar o deslocamento de um rim normal para baixo do desenvolvimento do rim em uma posição anormalmente baixa. A ectopia superior do rim ("rim intratorácico") provavelmente é uma condição mais comum do que indicam os relatos da literatura. A possibilidade de rim intratorácico deve ser considerada no diagnóstico diferencial das massas de tamanho adequado que se projetam na porção posterior do tórax para baixo do diafragma. O rim intratorácico costuma ser unilateral, condição que pode ser associada a herniação através do forame de Bochdalek ou a uma eventração congênita do diafragma posteriormente. Nesses casos, a urografia excretora ou a ultra-sonografia podem identificar, de imediato, a posição do rim.

Nefroptose é o termo que define o deslocamento para baixo e a maior mobilidade do rim em relação ao habitual. Não se tem certeza sobre a sua importância clínica, porque geralmente não ocorre obstrução e raramente indica-se intervenção cirúrgica. A demonstração radiológica dessa condição pode ser realizada obtendo uma exposição adicional durante a urografia com o paciente em posição ortostática.

Outras Anomalias Renais

Papila Aberrante

A papila aberrante é uma condição que ocorre ocasionalmente. A papila projeta-se diretamente para a luz do infundíbulo como uma massa cônica lisa que parece redonda ou oval, quando visibilizada de frente. Não tem nenhuma semelhança com um cálice menor no qual a papila normal se projeta. Outras anomalias são múltiplas papilas que penetram em um único cálice, o que pode simular um coágulo sanguíneo ou um cálculo não-opaco.[16]

Megacálices

O termo megacálice define uma anomalia em que ocorre o aumento dos cálices em um ou em ambos os rins associado às pirâmides renais subdesenvolvidas. Não existem evidências de obstrução, e a função apresenta-se normal. Devido ao tamanho do cálice, pode haver estase

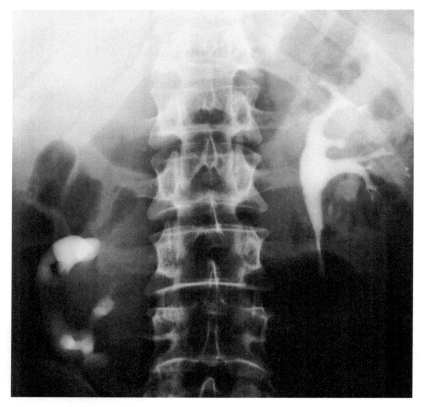

FIG. 20.16 Rim direito ectópico e com má-rotação. Os cálices, quando comparados com os do rim esquerdo normal, apresentam-se dilatados.

com tendência à formação de cálculo, o que pode resultar em infecção, podendo alterar os achados urográficos.[180]

Nódulo Cortical Benigno

Os nódulos corticais são uma variação normal resultante da presença de mais tecido cortical do que o habitual em uma porção do rim. Com base na localização, existem três tipos de nódulos corticais: subcapsular, lábio hilar e septos de Bertin. Os padrões do aspecto urográfico dos nódulos corticais foram descritos por Thornbury e colaboradores[185] com base no excelente trabalho de correlação anatômica realizado por Hodson. Quando existem dúvidas na urografia excretora sobre o diagnóstico diferencial (cisto, tumor ou nódulo cortical), a ultra-sonografia é a forma mais direta de resolver o problema, se o diagnóstico mais provável for cisto simples. Quando tumor ou nódulo cortical parecem mais prováveis, a TC do rim fornece, em geral, as informações mais definitivas para diferenciar o tumor da variante normal.

Uma proeminência focal de uma ou mais colunas de Bertin pode simular um efeito expansivo, causado por um tumor ou inflamação. Entretanto, na maioria dos casos, é um achado radiológico de fácil reconhecimento,[185] causado por uma variante do desenvolvimento renal normal, em que há mais tecido cortical na área do que o habitual. Dependendo da localização, esse nódulo cortical pode distorcer os cálices adjacentes e a superfície adjacente do rim.

Cálice Renal Solitário

Trata-se de uma anomalia extremamente rara, em que um ou ambos os rins têm um único cálice que drena todo o rim em um tubo em forma de bulbo que constitui o bacinete. Os rins de vários outros mamíferos possuem um cálice solitário. Tal anomalia não indica necessariamente doença renal, mas outras anomalias congênitas podem ser a ela associadas.

Anomalias dos Bacinetes e dos Ureteres

Anomalias da Junção Ureteropélvica

A disfunção ou obstrução ureteropélvica é a anomalia congênita mais comum do trato urinário, e a causa mais comum de hidronefrose neonatal, em geral, é bilateral, mas nem sempre simétrica. O comprometimento do lado esquerdo costuma ser mais grave do que do lado direito. O volume de hidronefrose depende da gravidade da obstrução. No recém-nascido, a obstrução acentuada pode ser a causa do aumento renal maciço unilateral ou bilateral. Existem controvérsias sobre a causa dessa anomalia. A maioria dos casos parece ser resultado de uma anormalidade intrínseca da parede que é funcional em vez de anatômica. A onda de peristalse pode não passar normalmente pela área anormal. Ocasionalmente, a causa pode ser uma anormalidade extrínseca, como um vaso aberrante ou uma faixa de tecido fibroso, condições que podem angular o ureter, tendendo a mantê-lo no lugar, enquanto o bacinete dilata. Raramente, observa-se uma dobra intrínseca da mucosa ou membrana.[1] Se houver infecção, a fibrose secundária poderá agravar a condição.

Os achados urográficos variam de acordo com a gravidade da condição. Caliectasia e pieloectasia são observadas, junto com um tipo de bacinete um tanto retangular, característico da condição. Freqüentemente, a JUP não é inferior como no indivíduo normal, de modo que a inserção do ureter é alta e posterior. O estudo com radionuclídeos utilizando diuréticos ajuda a determinar se o estreitamento ureteropélvico é funcionalmente significativo.[190] É importante examinar minuciosamente o rim contralateral, ao diagnosticar obstrução da JUP, porque existe uma forte associação com outras anomalias renais.

Duplicação dos Bacinetes e dos Ureteres

O duplo ureter incompleto ocorre quando o botão renal divide-se muito cedo, ou quando a divisão se estende para o ureter.[74] A divisão varia do comprimento dos principais cálices dos pólos superior e inferior até a duplicação do ureter na sua maior extensão.

A duplicação completa do ureter também pode ocorrer. Cada ureter possui seu próprio orifício vesical; o ureter superior drena, em geral, o terço superior do rim, enquanto o ureter que drena o bacinete inferior drena os dois terços inferiores do rim (Fig. 20.17). O ureter que drena o pólo superior é ventral ao inferior, mas cruza e esvazia-se na bexiga em uma ureterocele numa localização ectópica mais inferior e mais medial (regra de Weigert-Meyer); quando um dos ureteres esvazia-se em uma localização extravesical, este é o que drena o bacinete superior. O pólo superior é propenso a obstrução na junção ureterovesical e pode ser associado à ureterocele ectópica. A metade do pólo inferior em um sistema duplicado é propensa ao refluxo vesicoureteral causado pela distorção do orifício ureteral de localização ortotópica.

Essas anomalias dos bacinetes e dos ureteres podem ser unilaterais ou bilaterais, com tendência a assimetria. Ocasionalmente, múltiplos brotamentos resultam em múltiplos pequenos bacinetes superiores e ureteres do tipo extra-renal. Nessa anomalia, cada um dos vários cálices maiores tem seu próprio bacinete e ureter superior que, em geral, junta-se com outros, para formar um ureter inferior comum. Não é raro que a metade de um ureter duplo se encontre obstruída.

Os achados radiológicos da duplicação ureteral variam de acordo com o grau de obstrução e de refluxo. Se ambos os ureteres estiverem cheios de contraste, comumente o diagnóstico será simples. Entretanto, geralmente o pólo superior sofre obstrução e aumento, e o resultado é um efeito expansivo não-funcional do pólo superior.

Os cálices inferiores opacificados podem ser deslocados pela grande massa do pólo superior ("sinal do lírio caído"). Também pode ocorrer alguma rotação do rim, dependendo do tamanho da massa. Se a massa for muito grande, todo o rim e a porção superior do ureter poderão ser deslocados lateralmente. Cálculos podem ocorrer no pólo superior obstruído ou infectado.

Os achados radiológicos são variados, quando a obstrução e infecção resultam no não-funcionamento do pólo superior. Se houver uma lesão inflamatória não-obstrutiva que resulte em não-funcionamento, os achados serão aqueles de um sistema calicial que só drena a região central e o pólo inferior do rim, de modo que o número de cálices é inferior ao normal, e o cálice mais superior não se estende para o pólo superior do rim. Tal diferenciação exige a visibilização clara do contorno do pólo superior.

Anomalias de Posição do Orifício Ureteral

Existem várias possíveis anomalias de posição do orifício ureteral. Essa variação é, em geral, mais bem estudada pela cistoscopia do que através de métodos radiológicos. Nos homens, o ureter pode abrir-se nas vesículas seminais, no canal deferente, no ducto ejaculatório ou na porção posterior da uretra. Nas mulheres, o ureter anormal pode abrir-se na uretra, abaixo do orifício uretral próximo ao hímen ou na parede lateral da vulva, no útero, na vagina ou, raramente, no reto. Embora a inserção ureteral ectópica seja observada em todos os pacientes com duplicação ureteral, também pode ocorrer nos pacientes com um único ureter. Os locais, sinais, sintomas e achados radiológicos são semelhantes, exceto pelo fato de que não há duplicação.

Nas mulheres, a inserção ectópica do ureter encontra-se, em geral, associada à incontinência urinária resultante da inserção do orifício ureteral abaixo do mecanismo do esfíncter urinário. Esse não é o caso nos homens devido à inserção do orifício ureteral acima do esfíncter urinário. Entretanto, a inserção ectópica nos meninos pode provocar infecção do trato urinário ou prostatite muito cedo.

Fenômeno do Jato Ureteral

O fenômeno do jato ureteral pode ser visibilizado na TC ou na urografia excretora, sendo causado por um jato de contraste opaco impulsionado pela peristalse ureteral, que ocasionalmente pode estender-se através da base da bexiga até o lado oposto. O jato mantém o calibre do ureter e simula um ureter anômalo que se abre no lado oposto do trígono (Fig. 20.18). Quando presente, descarta a possibilidade de refluxo vesicoureteral significativo ou de obstrução ureteral.[99] Se houver dúvida quanto à etiologia da anomalia aparente, nesses pacientes uma outra radiografia revelará um ureter inferior normal. A ultra-sonografia Doppler em cores da bexiga também pode

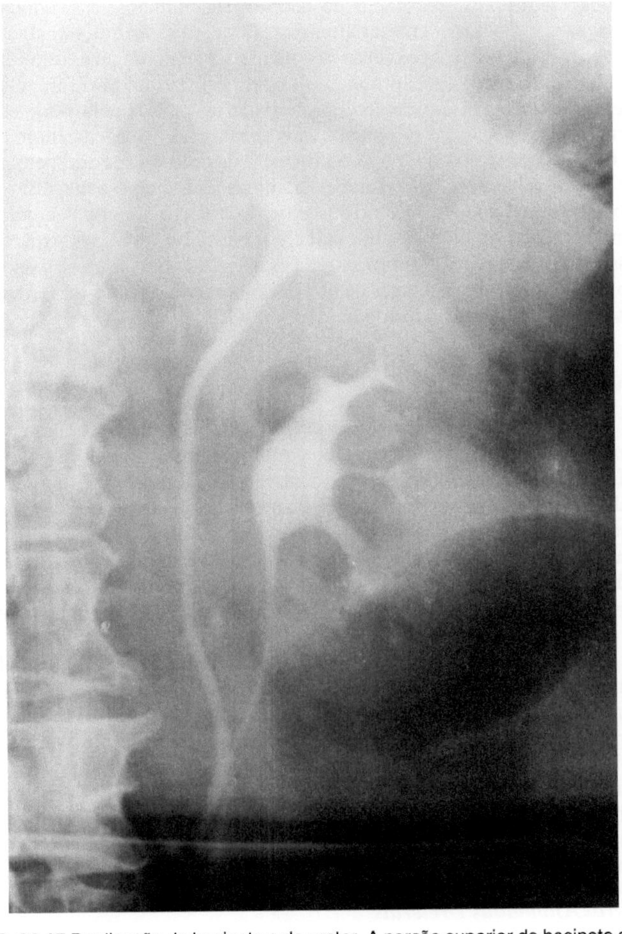

FIG. 20.17 Duplicação do bacinete e do ureter. A porção superior do bacinete drena o pólo superior do rim, enquanto a porção inferior do bacinete drena a porção central e o pólo inferior.

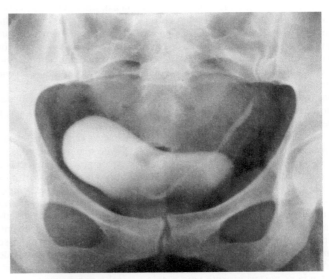

FIG. 20.18 Fenômeno do jato ureteral. Observe a extensão aparente do ureter através da linha média. A cistoscopia revelou a posição normal do orifício ureteral à esquerda.

revelar um jato ureteral. Alguns autores acreditam que a presença de um jato ureteral descarta a possibilidade de obstrução ureteral funcionalmente significativa.[45]

Ureter Retrocava

O ureter retrocava ou pós-cava limita-se ao lado direito, exceto no *situs inversus*. Essa condição é causada pela não-atrofia da veia subcardinal direita, persistindo como a veia cava do adulto. Normalmente, a veia supracardinal direita persiste como a veia cava. A relação anormal pode causar obstrução parcial, levando a hidronefrose, infecção e a formação de cálculo. O ureter passa para a esquerda, atrás da veia cava inferior, a seguir retorna pela direita e avança para baixo na sua posição normal. Em alguns casos, há redundância do ureter proximalmente, de forma que é produzida uma deformidade do tipo S, em anzol ou em J invertido. O local do estreitamento ou obstrução, se houver, é proximal à veia cava e lateral à borda do músculo psoas, sendo causado pela pressão que a fáscia retroperitoneal exerce sobre o músculo. Nos outros casos de ureter retrocava sem redundância, a obstrução é menos comum e, quando presente, coincide com a margem lateral da veia cava inferior.

O diagnóstico pode, em geral, ser realizado com base na urografia. Além do curso anormal do ureter direito na projeção frontal, é possível observar sua posição posterior na incidência lateral. Pode o diagnóstico ser confirmado pela cavografia da veia inferior com um cateter opaco no ureter, porém é mais facilmente mostrado pela TC. A oscilação média costuma ser máxima em L4-L5 e, ocasionalmente, em L3. Pode ocorrer obstrução parcial ao nível da parede lateral da veia cava. O desvio médio do ureter (medial aos pedículos vertebrais) também pode ser relacionado à proeminência do músculo psoas associada à estreita abertura pélvica. Fibrose retroperitoneal e aneurisma aórtico abdominal também podem causar um desvio médio. Os desvios na fibrose retroperitoneal são bilaterais e não há redundância em forma de S ou de J. As massas retroperitoneais (por exemplo, linfoma) com o deslocamento do ureter também precisam ser diferenciadas, sendo a TC particularmente útil nesse caso.

Ureterocele

Existem dois tipos de ureterocele: a simples e a ectópica.[189] A ureterocele simples constitui uma dilatação intravesical do ureter imediatamente proximal a seu orifício na bexiga. Essa condição é, em geral, resultado da combinação de estenose do orifício ureteral e de uma deficiência da inserção do tecido conjuntivo do ureter à bexiga. Seu tamanho varia de uma dilatação dificilmente perceptível a moderadamente grande e cuja forma simula a da cabeça de uma cobra (ou a espiral de cebola). Pode ocorrer obstrução parcial que resulta em ureterectasia. Comumente, a ureterocele simples é menor do que a ureterocele ectópica. Ocorre com a mesma freqüência nos homens e nas mulheres, sendo, em geral, descoberta por acidente. Um cálculo localizado na porção intramural do ureter pode provocar dilatação que simula ureterocele, mas o cálculo provoca dor e costuma ser visível nas radiografias simples. Um tumor da bexiga, primário ou secundário, também pode causar dilatação que simula ureterocele simples, a denominada pseudo-ureterocele.

A ureterocele ectópica costuma ser descoberta na infância, sendo muito mais comum nas meninas (6:1 ou 7:1) do que nos meninos. É mais provável que seja associada a hidronefrose grave, ureterectasia ou a infecção do que o tipo simples. Os dois tipos tendem a ocorrer na presença de duplicação do ureter, sendo o tipo ectópico quase sempre associado a tal anomalia. A ureterocele ectópica consiste na passagem submucosa da porção distal do ureter envolvido para dentro da parede vesical, a fim de terminar na uretra em vez de na bexiga, como no tipo simples. A porção submucosa do ureter dilata-se e projeta-se ântero-medialmente dentro da bexiga, para formar a ureterocele. Pode prolapsar através da uretra, para formar um "cisto" vulvar e, em geral, estende-se posteriormente para o colo vesical e porção proximal da uretra. Invariavelmente, envolve o ureter a partir do pólo superior do rim (Fig. 20.19).

O aspecto radiológico do tipo simples depende de se o contraste opaco preenche a ureterocele. Se ele se encontrar cheio, a lesão será delineada por uma parede radiotransparente que se mantém em contraste com a bexiga cheia e com a porção distal do ureter cheia e dilatada. Quando a ureterocele não está cheia de meio de contraste opaco, surge como massa radiotransparente na bexiga opacificada na região do orifício ureteral. A forma pode ser um tanto fusiforme, com uma extremidade estreita mais inferior que simula uma cabeça de cobra, porém as maiores tendem a ser mais arredondadas. Quando há um cálculo na ureterocele, observa-se que ele se situa em um lado da linha média e lá permanece apesar das alterações na posição do paciente.

As ureteroceles ectópicas são maiores que as simples e, freqüentemente, estendem-se para a parede anterior da bexiga, quando visibilizadas em incidência lateral. O contato com o assoalho da bexiga é amplo e se estende para o orifício uretral interno. A obstrução do outro ureter é comum, e a porção extravesical pode distorcer a bexiga. Várias condições podem simular a ureterocele ectópica, como o hidrometrocolpo e o "cisto" da vesícula seminal produzido quando um ureter ectópico se insere na vesícula seminal. Essa condição é menos comum nos homens do que nas mulheres, porém nos homens a incidência de infecção é mais alta, a má-formação é mais complexa, e a freqüência de um único sistema coletor é maior. Eversão também é comum nos homens, e há maior tendência a prolapso para o interior da porção posterior da uretra que provoca a obstrução da saída vesical.

A urografia excretora é o método radiológico de escolha no diagnóstico da ureterocele. Massa excêntrica que invada o assoalho vesical, em um paciente com duplicação do ureter, é praticamente patognomônica.

Existe uma condição adquirida, denominada *pseudo-ureterocele*, que simula uma ureterocele simples.[187] É, em geral, encontrada na urografia excretora. A porção distal do ureter delineada pelo contraste simula uma ureterocele simples. Entretanto, no exame mais minucioso essa dilatação costuma ser discretamente assimétrica. Pode, até mesmo, existir uma imagem muito pequena excêntrica com aspecto de bico na extremidade da coluna do meio de contraste no ureter. É importante diferenciar a pseudo-ureterocele da ureterocele verdadeira, pois aquela pode ser a primeira indicação de neoplasia. Em geral, esta é um carcinoma de células de transição da bexiga ou invasão da área do trígono pelo carcinoma do colo uterino. Condições benignas também podem causar um aspecto semelhante, tais como a fibrose do orifício ureteral secundária à impactação transitória de um cálculo ureteral ou lesão decorrente de ressecção transuretral anterior de uma patologia da bexiga. A cistoscopia e o novo exame do paciente, após a descoberta da pseudo-ureterocele, costumam revelar sua etiologia.

Divertículos Ureterais

Um divertículo ureteral único provavelmente é uma anomalia congênita, podendo constituir um ureter rudimentar ramificado.[38] Quando o divertículo se encontra cheio de contraste, o diagnóstico é facilmente realizado, porque seu aspecto é semelhante ao de um divertículo em outro local. Alguns desses divertículos têm o aspecto de uma duplicação em fundo cego sem muita dilatação, sendo quase certo que sejam ureteres rudimentares ou parcialmente duplicados. Tais divertículos são mais bem demonstrados pela pielografia retrógrada, mas podem ser aparentes na urografia excretora.

A maioria das autoridades no assunto acredita que os divertículos múltiplos são quase sempre adquiridos e indicativos de infecção anterior. Eles aparecem como evaginações ureterais de tamanho e número variado, com estenoses ureterais associadas, bem-visibilizados na pielografia retrógrada; mas, com bom enchimento ureteral, podem ser claramente definidos na urografia excretora. É importante observar que a diverticulose ureteral é associada a maior incidência de metaplasia ureteral e de tumores ureterais.[33]

Outras Anomalias Ureterais

Dobras Ureterais Transversas. Nos lactentes, a urografia excretora revela uma imagem em saca-rolhas nos ureteres superiores. Esse aspecto

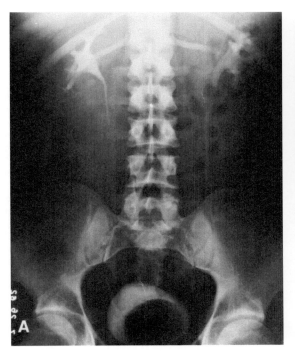
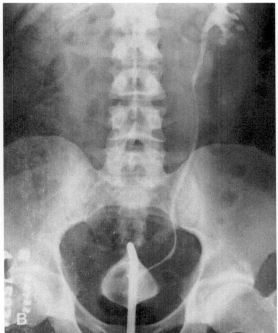
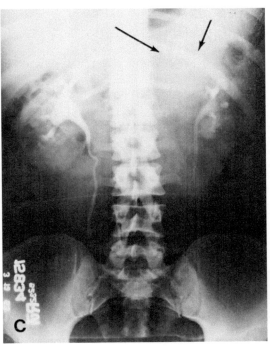

FIG. 20.19 Ureterocele ectópica. **A:** Observe a grande massa redonda que comprime a bexiga, principalmente à esquerda. O sistema coletor à esquerda drena a porção inferior do rim esquerdo. **B:** Pielografia retrógrada, na qual um orifício ureteral na posição normal foi submetido a cateterização, que mostra a drenagem da porção inferior do rim. O ureter ectópico que drena para a ureterocele não pode ser submetido a cateterização. Ele drena o pólo superior do rim esquerdo e estava obstruído, de forma que não houve excreção no momento da urografia. **C:** Pólo superior do rim à esquerda (setas).

é causado pelas finas dobras transversais que constituem projeções internas de toda a espessura da parede ureteral. Na urografia, aparecem como dobras horizontais que medem cerca de 1 mm e, provavelmente, representam a persistência da tortuosidade fetal do ureter, não têm importância clínica e constituem uma variante anatômica mínima que ocasionalmente persiste até a adolescência.

Estriações Ureteropélvicas Verticais. As estriações verticais ocasionalmente são observadas nos bacinetes e na porção superior do ureter, sendo geralmente associadas a refluxo e, provavelmente, secundárias a infecção e edema da mucosa. Entretanto, em raros casos surgem como uma variante anatômica mínima. Essas estriações podem ser observadas na urografia excretora ou na pielografia retrógrada.

Válvulas Ureterais. Uma válvula ureteral é uma anomalia muito rara manifestada por: (1) dobras transversais anatomicamente demonstráveis de mucosa ureteral que contêm feixes de fibras de músculos lisos; (2) obstrução acima da válvula e um ureter normal abaixo desta; e (3) ausência de outras evidências de obstrução mecânica ou funcional. A válvula ureteral costuma ser unilateral, pode se anular com uma abertura minúscula ou ter o aspecto de uma cúspide. Pode ocorrer em qualquer local no ureter, embora seja discretamente mais comum na porção inferior do ureter. A etiologia dessa anomalia é incerta.[1]

Úraco Permeável e Cisto do Úraco. O úraco constitui o remanescente intra-abdominal do ducto alantóide ou sua extensão caudal, contínua à porção vesical do seio urogenital no desenvolvimento embriológico. Normalmente, constitui o ligamento umbilical médio. O alantóide estende-se da bexiga urinária primitiva através do umbigo até a placenta. Existem quatro tipos possíveis de anomalia: (1) permeabilidade completa (úraco permeável); (2) permeabilidade na extremidade umbilical ou do tipo externo cego (seio do úraco); (3) permeabilidade na extremidade vesical ou do tipo interno cego (divertículo do úraco); e (4) um remanescente do úraco que se encontra obstruído nas duas extremidades (cisto do úraco). Muitas vezes, a proeminência do úraco ou remanescente do úraco é regularmente observada nos pacientes com hipertensão intravesical desde o nascimento ou antes deste. Os exemplos são os pacientes com mielomeningocele ou válvulas uretrais posteriores. O tipo externo cego e a permeabilidade completa são, em geral, reconhecidos no exame, quando o cordão umbilical se destaca, mas é possível suspeitar dessa condição mais cedo devido ao extravasamento de material pelo umbigo. Os cistos do úraco freqüentemente não são detectados, a menos que estejam infectados, e, em tais casos, o paciente pode apresentar febre, leucocitose e sinais de sepse (Fig. 20.20). As complicações a longo prazo dos remanescentes do úraco são o carcinoma do úraco, um adenocarcinoma localizado na abóbada da bexiga.

A visibilização radiológica pode ser obtida com meios de contraste, que podem ser injetados na extremidade umbilical do úraco. A cistografia é necessária para mostrar o efeito do cisto do úraco ou da persistência do úraco. Os achados consistem em uma estrutura tubular de parede lisa situada na linha média anterior que se estende para o plano de uma linha entre o umbigo e a bexiga. A bexiga pode-se encontrar distorcida e elevada. O cisto pode estender-se da bexiga para o umbigo ou terminar cegamente, quando começa em cada extremidade. Quando um cisto do úraco não apresenta comunicação interna ou externa, os achados radiológicos dependem do seu tamanho. Se o cisto for grande, poderá ser observado como massa de tecidos moles na linha média entre a bexiga e o umbigo na parede abdominal anterior. O intestino delgado cheio de gás pode estar deslocado, e o estudo do intestino delgado com bário revela o deslocamento das alças. Raramente, formam-se cálculos no úraco permeável ou no cisto do úraco. A TC e a ultra-sonografia fornecem avaliação mais completa da magnitude dessa anomalia do úraco.[101]

HIDRONEFROSE (UROPATIA OBSTRUTIVA)

A obstrução crônica do trato urinário, independente de sua causa, provoca hidronefrose, dilatação dos bacinetes e dos cálices com destruição progressiva potencial do parênquima renal. Os termos pielectasia, caliectasia, ureterectasia e hidroureter são mais precisos na identificação do local da dilatação. A obstrução que provoca hidronefrose pode ser unilateral ou bilateral, dependendo do local onde se encontra a lesão que a provocou. A obstrução unilateral é causada por uma lesão na junção ureterovesical, ou acima desta, enquanto a obstrução bilateral pode ser causada por uma lesão distal àquele ponto. O aumento do sistema coletor urinário, incluindo os bacinetes, cálices, ureteres e bexiga, também pode ser resultado de outras causas além de obstrução.

Hidronefrose Não-obstrutiva (Estase Urinária)

Várias condições não-obstrutivas podem causar a dilatação dos bacinetes, cálices e ureteres. O diabete insípido pode ser associado a hidronefrose relativamente moderada. O diabete insípido nefrogênico tende a causar dilatação mais grave, freqüentemente com a tortuosidade dos ureteres além da dilatação. Nessa condição, observa-se uma anormalidade tubular com absorção insuficiente de água, que provoca um grande volume de urina hipotônica.[125] A infecção do trato urinário tende a provocar dilatação segmentar ou generalizada do ureter, com peristalse deficiente ou inversa que leva a pielectasia e caliectasia, o que pode ser aumentado pelo refluxo vesicoureteral, comumente observado em associação a infecções urinárias. As alterações podem diminuir ou desaparecer após o tratamento bem-sucedido da infecção. A dilatação com estase sem anormalidade do trato urinário também pode ser causada por doença inflamatória intra-abdominal, como apendicite ou peritonite, um achado semelhante ao do íleo adinâmico que envolve o intestino nos pacientes com peritonite. A ingesta excessiva de líquido (hidratação excessiva) pode causar alguma dilatação. Vários distúrbios neurológicos também são associados a dilatação sem obstrução. Um segmento curto adinâmico do ureter superior pode causar alguma dilatação dos bacinetes e dos cálices; na urografia, tal condição aparece como um segmento ureteral curto e estreito com dilatação acima do local.

Hidronefrose Congênita

A hidronefrose congênita é a causa mais comum de massa abdominal nos recém-nascidos. Tal condição é causada por várias lesões, e, como muitas dessas lesões podem ser encontradas combinadas a outras anomalias genitourinárias, a descoberta de uma anomalia deve levar ao exame imediato e minucioso da porção remanescente do trato genitourinário. A causa mais comum de hidronefrose congênita costuma ser uma obstrução na JUP. Entretanto, o refluxo vesicoureteral, as ureteroceles congênitas com obstrução, as válvulas uretrais, as estenoses congênitas e as faixas também são causas conhecidas de hidronefrose. Além disso, existem exemplos de hidronefrose congênita de etiologia obscura, muitas das quais são "neurogênicas" porque associadas a lesões da medula espinhal e a megacólon congênito. A dilatação é, em geral, bilateralmente simétrica nos pacientes com megacólon congênito. Por conseguinte, as anormalidades congênitas podem resultar em uropatia obstrutiva ou não-obstrutiva.

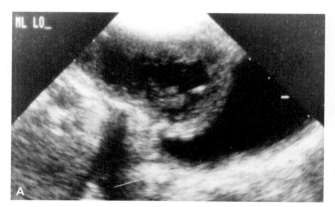
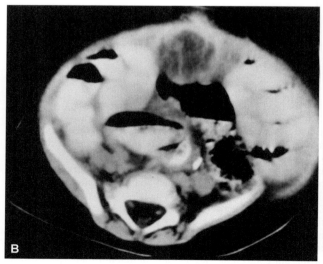

FIG. 20.20 Cisto de úraco infectado. **A:** Incidência longitudinal da linha média do bacinete que revela massa complexa imediatamente superior à bexiga em um paciente séptico com 18 meses de vida. **B:** TC através do nível umbilical que confirma a presença de massa complexa na região do úraco.

Nos neonatos, a ascite por ocasião do nascimento pode indicar uropatia obstrutiva, freqüentemente secundária a válvulas uretrais posteriores, mas várias lesões podem causar a obstrução.[69] Obstrução da saída vesical, atresia ureteral, neuroblastoma pré-sacral, anomalias caudais complexas, como a atresia uretral e anorretal, ureterocele, válvula do colo vesical e mielomeningocele, também foram registradas como causas raras de ascite neonatal secundária a uropatia obstrutiva. Se a hidronefrose congênita for grave, poderá ocorrer oligoidrâmnios, o que poderá provocar hipoplasia pulmonar, podendo causar a morte de acordo com a gravidade. A ventilação mecânica pode provocar pneumotórax ou enfisema intersticial pulmonar (EIP) devido às elevadas pressões ventilatórias necessárias para a troca gasosa adequada.

Raramente, a obstrução da JUP pode provocar hidronefrose intermitente relacionada a hidratação excessiva nos pacientes com bacinetes do tipo extra-renal. Nos pacientes com sintomas de hidronefrose intermitente, a urografia realizada por ocasião da dilatação aguda após hidratação excessiva pode confirmar o diagnóstico. Conforme anteriormente indicado, a duplicação com inserção ureteral ectópica na uretra freqüentemente resulta em hidronefrose do sistema coletor superior. Essa é uma anomalia congênita, mas doença adquirida, como infecção, pode ser um sinal inicial importante, quando se observa obstrução no adulto. Raramente ocorre hidronefrose do pólo inferior no rim duplicado.

Hidronefrose Adquirida (Uropatia Obstrutiva)

A hidronefrose adquirida tem várias causas, entre as quais tumores, cálculos, estenoses, radioterapia, procedimentos cirúrgicos e aumento da próstata. A obstrução da JUP é o tipo mais comum de obstrução bilateral acima da bexiga. Pode ser assimétrica. O estreitamento congênito parece ser a causa mais comum de obstrução. O terceiro trimestre de gestação é freqüentemente associado a hidronefrose, que tende a ser mais grave à direita do que à esquerda. Os ureteres apresentam-se dilatados até a borda pélvica. A causa mais provável é a pressão mecânica proveniente do aumento do útero. Hidrocolpos e hidrometrocolpos também tendem a causar obstrução ureteral. O aneurisma da aorta abdominal pode comprimir o ureter, ou o sangramento retroperitoneal (associado a aneurisma) pode causar fibrose que leva a estenose ureteral e hidronefrose. A doença granulomatosa (de Crohn) do intestino delgado ou do cólon ocasionalmente causa obstrução ureteral distal ou fístulas ureterointestinais. É possível observar todos os graus de dilatação, e a progressão das alterações poderá ser notada nos exames seriados, se a obstrução não for aliviada.

Achados

A ultra-sonografia é considerada o exame de escolha na avaliação dos pacientes com suspeita de hidronefrose, sendo particularmente sensível a pequenos volumes de líquido e, por isso, adequada à detecção de um sistema coletor dilatado. Na ultra-sonografia, a hidronefrose é classificada como leve, moderada ou grave de acordo com os achados morfológicos, que podem não acompanhar o grau de obstrução ou a importância funcional. Um erro potencial no diagnóstico ultra-sonográfico da hidronefrose é o cisto parapiélico que pode circundar um bacinete não-dilatado. Se necessário, um exame com contraste, como a urografia excretora ou TC, pode confirmar a presença de cistos parapiélicos. Embora haja controvérsias, a ultra-sonografia Doppler pode ser utilizada para confirmar o diagnóstico de obstrução renal precoce.[151,191] O estudo realizado por Platt e colaboradores[151] calculou o índice de resistência (IR), igual ao desvio máximo da freqüência sistólica menos o desvio mínimo da freqüência diastólica dividido pelo desvio máximo da freqüência sistólica. IR > 0,70 ou elevação de 0,10 acima do lado assintomático são sugestivos de obstrução renal aguda. Freqüentemente, a TC fornece informações mais específicas do que a urografia a respeito da causa da obstrução, sobretudo quando a causa é extra-ureteral (por exemplo, tumor metastático).

A alteração urográfica mais precoce na hidronefrose consiste no achatamento da concavidade normal do cálice e no embotamento do ângulo periférico agudo produzido pela papila, à medida que essa se projeta no cálice. Tal alteração precoce é reversível e prontamente produzida por um pequeno aumento da pressão. O embotamento dos cálices observado na hidronefrose precoce é acompanhado pela redução na taxa de acúmulo de contraste no sistema coletor. As tomografias obtidas imediatamente após a injeção do contraste mostram a demora assimétrica da opacificação calicial no lado parcialmente obstruído. À medida que a obstrução se torna mais grave e mais prolongada, os bacinetes aumentam gradualmente, mas a dilatação calicial e do bacinete não ocorre necessariamente de forma paralela. A próxima alteração calicial é o "baqueteamento", no qual a concavidade produzida pela papila é invertida (Figs. 20.21 e 20.22). A seguir, os cálices aumentam de forma gradual, com destruição progressiva do parênquima e aumento do sistema coletor. Um nefrograma prolongado e cada vez mais denso também é característico de obstrução renal aguda. Por fim, a obstrução significativamente prolongada provoca a dilatação acentuada do sistema coletor, até que o rim se torna um saco hidronefrótico não-funcionante no qual a anatomia normal se encontra obliterada (Fig. 20.23).

Às vezes, a obstrução aguda provoca a ruptura do sistema coletor, geralmente no fórnix calicial. Extravasamento de urina para o retroperitônio ocorre e pode seguir ao longo do músculo psoas. Os pacientes mostrar-se-ão bem clinicamente, se a obstrução for imediatamente removida. A obstrução de longa duração e o extravasamento de urina podem resultar em grandes coleções de urina (urinomas), as quais podem exigir drenagem percutânea ou cirúrgica, sobretudo se complicadas por infecção superposta.

A função renal pode-se mostrar muito diminuída na hidronefrose grave, e ocorre o acúmulo de meio de contraste opaco no parênquima adjacente aos cálices grosseiramente dilatados. Tal processo forma áreas de opacificação discreta em crescente, denominadas *sinal do crescente* da hidronefrose (Fig. 20.24). Posteriormente, pode ocorrer a opacificação discreta dos próprios cálices. A infecção pode ser um fator complicador, tendendo a acelerar a destruição do parênquima e provocando sinais e sintomas de sepse. Um sistema coletor pré-cheio obstruído constitui uma verdadeira emergência médica que exige descompressão rápida, comumente realizada por um tubo percutâneo de nefrostomia. Radiologicamente, a infecção provoca mais irregularidade nos cálices dilatados do que a observada na hidronefrose não-complicada. Além disso, pode haver hemorragia com coágulos no sistema coletor dilatado, o que pode simular um tumor intrapélvico. A ultra-sonografia pode revelar material ecogênico no sistema coletor dilatado, e as imagens na TC também

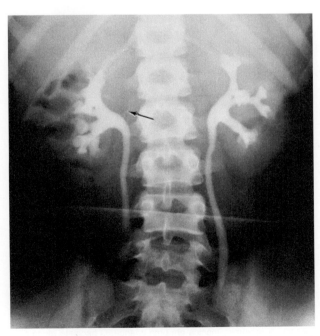

FIG. 20.21 Hidronefrose bilateral mínima. O bacinete não se encontra aumentado, mas há um pequeno achatamento dos cálices. Observe o refluxo pielolinfático mínimo à direita (*seta*).

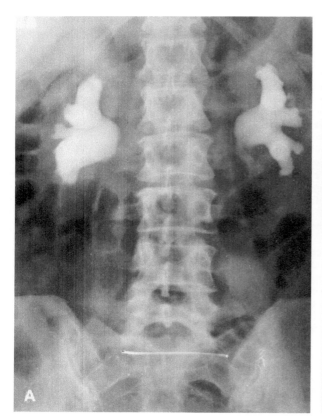
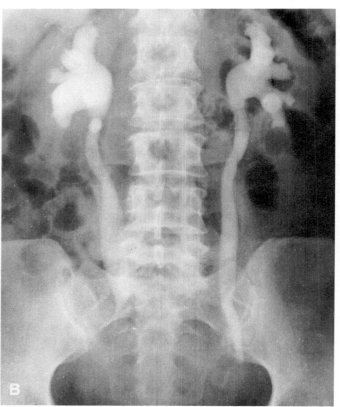

FIG. 20.22 Hidronefrose bilateral que mostra a importância das radiografias tardias. **A:** Urografia excretora, obtida 15 minutos após injeção de contraste, que revela a dilatação dos bacinetes e cálices sem opacificação ureteral definitiva. **B:** Essa radiografia, exposta 90 minutos após a injeção do contraste, revela a dilatação dos ureteres que se estende para baixo até um estreitamento, um pouco mais alto à direita do que à esquerda.

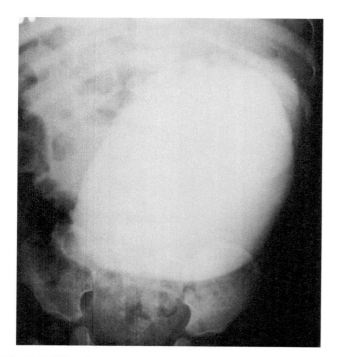

FIG. 20.23 Hidronefrose maciça em uma criança. O bacinete muito dilatado encontra-se opacificado; ele enche quase toda a cavidade abdominal esquerda. Os achados físicos são os de uma grande massa abdominal, um tanto flutuante, à esquerda.

podem mostrar contraste no sistema coletor, bem como bacinete com parede espessada.

Na avaliação dos pacientes com dilatação dos bacinetes e dos cálices, sobretudo crianças, é importante que a bexiga seja esvaziada antes da urografia. Uma bexiga distendida pode resultar no falso aspecto de hidronefrose.[13] Quando a bexiga se encontra vazia, a hidronefrose desaparece. Esse achado também ocorre durante a ultra-sonografia dos rins e, por isso, a bexiga deve ser esvaziada antes do diagnóstico de hidronefrose. Nesses pacientes, o refluxo vesicoureteral pode acentuar a dilatação do trato urinário superior, mas isso não parece ser uma causa importante.

Quando a obstrução grave persiste, geralmente há hidronefrose progressiva, com a denominada atrofia hidronefrótica que resulta em graus variados de perda do parênquima renal. Em alguns casos, a função retorna após períodos relativamente longos de obstrução, desde que tenha sido preservada uma porção razoável do parênquima renal. Ocasionalmente, a combinação de obstrução e isquemia resulta na redução das dimensões renais após o alívio da obstrução. A ultra-sonografia pode ser especialmente útil, quando o contraste não é excretado pelos rins (Fig. 20.25). A ultra-sonografia também é útil na avaliação da quantidade de atrofia ou fibrose do parênquima renal nos casos prolongados de hidronefrose.

CÁLCULOS RENAIS E URETERAIS

Acredita-se que os cálculos do trato urinário superior originam-se como placas de Randall situadas profundamente no revestimento dos ductos coletores nas papilas renais.[186] Essas placas podem destacar-se e ser eliminadas pelo sistema coletor renal. Os cálculos podem alojar-se nos bacinetes, freqüentemente na região das papilas e dos cálices. Os cálculos podem permanecer nos bacinetes e aumentar gradualmente de tamanho, para formar um molde dos bacinetes e dos cálices, consti-

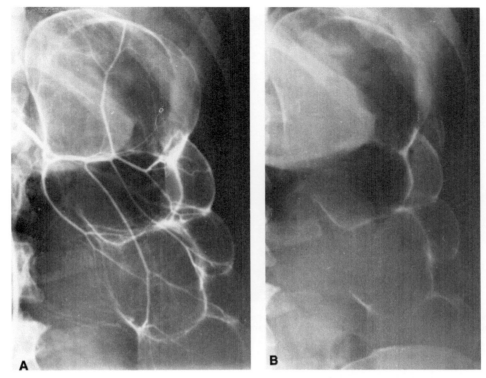

FIG. 20.24 Sinal crescente da hidronefrose. **A:** Arteriografia seletiva do rim esquerdo que mostra vasos estreitos, grosseiramente estirados, com pouquíssimos ramos. Observe os vasos estirados medialmente sobre o grande bacinete. **B:** A radiografia mais tardia mostra o sinal crescente causado pela opacificação na fina borda do tecido renal remanescente. A remoção cirúrgica confirmou o diagnóstico de hidronefrose grave. (Cortesia de Thomas L. Carter, M.D., e Richard Logan, M.D.)

tuindo um cálculo coraliforme (Fig. 20.26). Múltiplos cálculos podem formar-se no sistema calicial, podendo ser semelhantes ou apresentar dimensões consideravelmente variadas. Infecção e estase urinária são fatores importantes na formação dos cálculos, mas, em muitos casos, a causa exata não foi estabelecida. Os cálculos tendem a ser assintomáticos, até que causam obstrução. A seguir, ocorrem sintomas típicos de cólica renal ou ureteral. Cerca de 90% dos cálculos do trato superior contêm cálcio suficiente para ser visibilizado nas radiografias simples. Cálculos de fosfato de cálcio, oxalato de cálcio e fosfato amoníaco magnesiano (estruvita) são os mais comuns. Os cálculos costumam ser formados por uma mistura de compostos químicos; cálculos puros são relativamente raros. Cálculos de fosfato de cálcio, de diamônio e de fosfato de magnésio são raros. Os cálculos de cistina, urato e xantina são raros e, freqüentemente, de baixa densidade.

Os cálculos de matriz são uma combinação de cerca de dois terços de mucoproteína e um terço de mucopolissacarídeos. Esses cálculos são radiotransparentes e, em geral, formam-se na presença de infecção por *Proteus*. Tal mucoproteína amorfa é encontrada nos formadores de cálculo e, visto que não existe na urina normal, é provável que participe na formação dos cálculos renais. Hiperparatireoidismo e outras

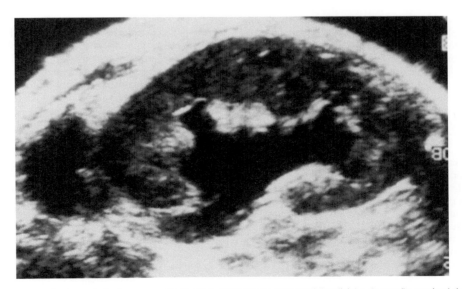

FIG. 20.25 Hidronefrose em um transplante renal. A ultra-sonografia revela a dilatação do sistema pielocalicial e da porção proximal do ureter. O pequeno espaço anecóico adjacente ao rim é a bexiga.

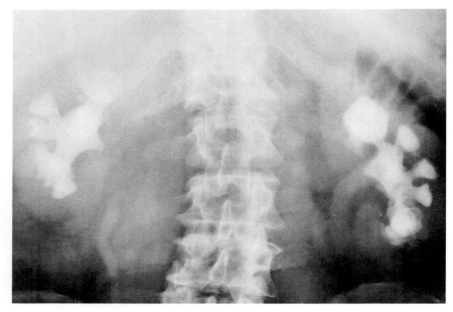

FIG. 20.26 Cálculo coraliforme. Observe a calcificação que forma um cilindro do bacinete e dos cálices de cada lado. A função renal estava tão deficiente que foi observada muito pouca densidade nessas urografias. Entretanto, os ureteres encontram-se vagamente opacificados.

condições com hipercalcemia, como algumas que provocam reabsorção óssea, também podem ser associadas a cálculos. Tais condições incluem as metástases osteolíticas, leucemia, mieloma múltiplo e sarcoidose. Gota e outras condições associadas a níveis séricos altos de ácido úrico e a hiperuricosúria aumentam a incidência de cálculos de ácido úrico. A hiperoxalúria, independente da causa, também tende a promover a formação de cálculos renais. Existem algumas evidências que indicam que os cálculos também podem ser resultado de estenose da artéria renal. A insuficiência vascular pode causar a lesão do parênquima que leva à formação de cálculo.

Achados Radiológicos

Os achados radiológicos consistem em opacidade de tamanho e forma variados sobre o trato urinário. Muitas vezes, o diagnóstico é facilmente realizado com base nos achados radiológicos, sobretudo quando o cálculo forma um molde do bacinete e/ou dos cálices. A urografia excretora subseqüente é freqüentemente utilizada para localizar e determinar as condições do sistema calicial. Além das incidências frontais, as incidências oblíquas podem ser necessárias para localizar definitivamente um cálculo. A urografia, ultra-sonografia ou TC podem ser necessárias para encontrar cálculos radiotransparentes de baixa densidade. Esses cálculos aparecem como sombras negativas que deslocam o contraste opaco. Na TC, os cálculos radiotransparentes são facilmente visíveis como massas densas (mais de 80 unidades Hounsfield) no trato urinário. Cálculos de todos os tipos são facilmente aparentes na ultra-sonografia, desde que tenham tamanho suficiente (> 5 a 10 mm), dependendo da freqüência do transdutor, da localização no trato urinário e do biotipo do paciente. Na ultra-sonografia, os cálculos ureterais provocam um foco ecogênico bem-definido com sombra acústica posterior.

Os pacientes com cólica renal ou ureteral geralmente apresentam excreção retardada pelo rim envolvido. Na obstrução aguda provocada pela passagem de um cálculo ureteral, a pressão intrapélvica aumenta até o ponto no qual ocorre a redução da filtração glomerular do meio de contraste. O aumento da densidade do rim (nefrograma) é causado pela redução do fluxo urinário através dos ductos coletores no parênquima, e a reabsorção obrigatória contínua de água tubular nos néfrons resulta no aumento da concentração da urina opacificada.[181] Por fim, geralmente ocorre alguma opacificação dos cálices, bacinetes e ureter. Por isso, é importante obter radiografias, até que a opacificação seja adequada à realização do diagnóstico. Se a urografia revelar densidade prolongada no lado envolvido, será provável que as radiografias obtidas a intervalos de 30 minutos, ou progressivamente mais longos, revelem opacificação suficiente para determinar o local do cálculo ureteral obstruinte, e para confirmar sua presença no ureter (Fig. 20.27). As radiografias obtidas com o paciente em decúbito ventral e em posição ortostática também podem ser obtidas para auxiliar a determinar o local da obstrução. Raramente, pode ser necessário realizar cistoscopia e inserir um cateter opaco. O cálculo pode ser localizado em relação ao cateter ureteral através de incidências frontais e oblíquas.

Hoje em dia, a urografia com TC helicoidal não-contrastada é utilizada, com mais freqüência, no diagnóstico dos cálculos renais e ureterais. Essa técnica não exige o uso de contraste IV ou oral, e, por isso, é de rápida realização. Os sinais de cálculo ureteral obstruinte são rim ipsolateral aumentado com líquido e densidade de tecido mole ao seu redor, pelve renal aumentada, ureter dilatado acima do cálculo e ureter normal abaixo. Além disso, a visibilização direta de um cálculo renal é possível em mais casos do que com a urografia excretora, devido à melhor resolução espacial da TC (Fig. 20.28). As evidências sugerem que a TC pode ser superior à urografia excretora na detecção dos cálculos que provocam graus mínimos de obstrução ureteral. Uma outra vantagem da TC é a sua capacidade de detectar outras causas de dor franca não relacionada a cálculos urinários.[172]

O local mais comum de depósito dos cálculos ureterais é na junção ureterovesical, ou acima desta, na porção pélvica do ureter. Ocasionalmente, um cálculo é eliminado antes do término do exame e, assim, nenhuma obstrução é visível. Se o cálculo estiver alojado na junção ureterovesical por qualquer período de tempo, não será comum observar indentação radiotransparente localizada na bexiga, causada por edema do trígono acima do orifício ureteral, mesmo que o cálculo já tenha sido eliminado. Os cálculos ureterais são, em geral, pequenos (1 a 3 mm de diâmetro). Esses pequenos cálculos costumam passar rapidamente para o ureter, a fim de alojarem-se na junção ureterovesical ou próximo a ela. A grande maioria dos cálculos é eliminada em 72 a 96 horas.[186] Os cálculos tendem a acompanhar o curso do ureter, quando são ovais ou alongados. A maioria situa-se acima de uma linha traçada através das espinhas isquiáticas. Entretanto, o ângulo do tubo radiográfico ou alteração na posição da bacia pode projetar esses cálculos mais para baixo. Cálculos maiores provavelmente não deixarão o bacinete e alojar-se-ão no ureter.

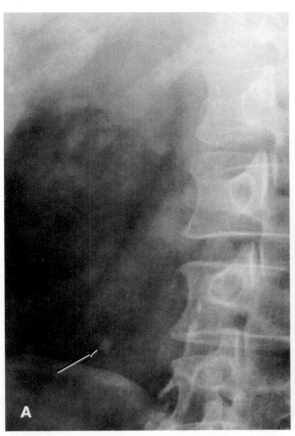
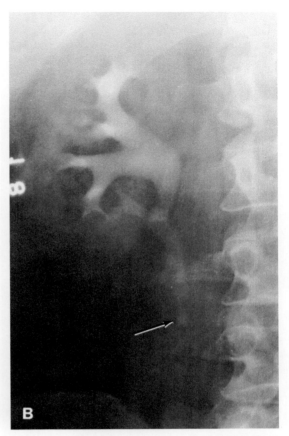

FIG. 20.27 Cálculo ureteral direito. **A:** Observe a densidade (*seta*) logo acima da crista ilíaca direita nessa projeção oblíqua posterior direita. **B:** A urografia mostra a discreta dilatação do ureter que se estende para baixo no local do cálculo. Essa radiografia foi obtida 90 minutos após a injeção IV do meio de contraste. As radiografias anteriores não mostraram excreção no lado direito, revelando que as radiografias tardias foram fundamentais para confirmar o diagnóstico de cálculo ureteral nesse paciente.

Os cálculos ureterais tendem a ser redondos ou ovais. Se o cálculo permanecer no ureter por muito tempo, ele pode alongar-se e aumentar de tamanho devido à deposição de sedimento urinário. Os cálculos grandes encontrados no ureter geralmente já se encontram lá por um período considerável de tempo (Fig. 20.29). Conforme anteriormente descrito, a urografia pode revelar, nos pacientes com cólica aguda causada por um cálculo ureteral obstruinte, os achados clássicos de hidronefrose. Além disso, pode-se visibilizar refluxo pielointersticial. Ocasionalmente, a ruptura do fórnix pode provocar extravasamento de urina e formação de urinoma, como já mencionado.

Diagnóstico Diferencial

A suspeita de cálculo renal ou ureteral precisa ser diferenciada das outras calcificações que ocorrem nas áreas renais e ao longo do curso dos ureteres. A TC é um método simples de distinguir as várias calcificações abdominais, embora a combinação de radiografias convencionais e urografia excretora possa praticamente sempre realizar essa função. Os cálculos biliares são, em geral, múltiplos, tendem a ser facetados e freqüentemente exibem anéis concêntricos típicos de cálcio. As incidências oblíquas das radiografias revelam sua posição anterior. Os cálculos do colédoco e do ducto cístico podem ser opacos, mas também podem situar-se anteriormente ao rim e ureter. A calcificação das cartilagens costais é comum e, em geral, prontamente identificada. As incidências oblíquas podem revelar a relação entre essas sombras e a parede torácica ântero-inferior, se houver dúvida quanto à sua natureza. Os gânglios mesentéricos calcificados e as calcificações nos apêndices epiplóicos, em geral, movem-se o suficiente de uma posição para outra, permitindo a diferenciação dos cálculos urinários. O mesmo se aplica ao contraste opaco no trato GI.

Os cálculos pancreáticos costumam amoldar-se à forma e à localização do pâncreas, podendo ser facilmente identificados. Calcificações nos cistos e nos tumores renais, bem como em outros pontos do abdome também precisam ser diferenciadas. O contorno da parede do cisto pode, em geral, ser identificado, e, quando há um tumor calcificado, esse costuma ser grande o suficiente para ser visibilizado como massa de tecidos moles. Ocasionalmente, a borda lateral do processo transverso de uma das vértebras lombares é facilmente visível em comparação com o restante do processo e simula um cálculo ureteral. O exame minucioso é suficiente para realizar a diferenciação.

A calcificação vascular, nas artérias pélvicas ou nas veias (flebólitos), geralmente é a calcificação mais difícil de diferenciar dos cálculos ureterais. A calcificação arterial costuma ocorrer ao longo do curso de uma grande artéria e tende a ser alongada e a delinear as paredes arteriais, formando uma imagem densa e anular no corte transverso e linhas paralelas no corte longitudinal. Os flebólitos têm freqüentemente um aspecto razoavelmente típico, com uma área central radiotransparente, e seu contorno tende a ser mais arredondado do que o dos cálculos. Alguns têm um nicho central calcificado, circundado por uma zona de menor densidade, que, por sua vez, é circundada por uma periferia mais densa. As radiografias obtidas nas incidências ântero-posterior e oblíqua são freqüentemente suficientes para descartar a possibilidade de cálculo urinário como a causa da densidade ou densidades existentes. Se essas radiografias não forem conclusivas, a urografia excretora com incidências oblíquas e especiais, como as radiografias retardadas ou fluoroscopia, geralmente poderão fornecer o diagnóstico. Se, ainda assim, restarem dúvidas, a TC sem meio de contraste, TC contrastada ou cistoscopia com introdução de um cateter radiopaco no ureter geralmente poderão resolver o problema. O cálculo ureteral mantém a mesma posição em relação ao contraste em todas as incidências.

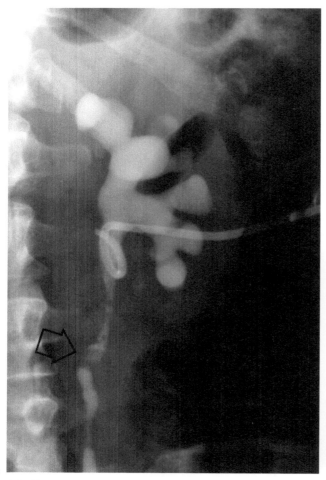
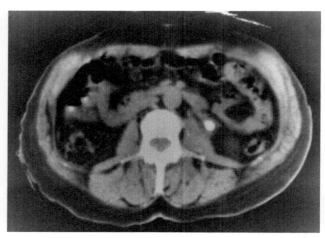

FIG. 20.28 Cálculo ureteral radiotransparente. **A:** O defeito de enchimento no ureter esquerdo (*seta*) não era visível antes da injeção do meio de contraste. **B:** TC, através do nível do defeito do enchimento, que mostra massa de alta atenuação na luz ureteral, confirmando o diagnóstico de cálculo radiotransparente. O termo radiotransparente aplica-se apenas ao aspecto desses cálculos na radiografia simples.

Nos pacientes com sintomas sugestivos de cólica ureteral, deve-se prestar atenção a qualquer densidade calcificada, não importa quão pequena seja, que ocorre ao longo do trajeto do ureter, sobretudo se for encontrada na porção distal do ureter. Por outro lado, nos pacientes sem sintomas sugestivos de cólica ureteral, as pequenas calcificações arredondadas no aspecto lateral do bacinete podem, em geral, ser desconsideradas porque provavelmente representam flebólitos. Às vezes, os cálculos ureterais impactados não provocam dilatação do ureter nem do sistema coletor.[200]

Leite de Cálcio Renal

O termo *leite de cálcio renal* refere-se à suspensão de um fino sedimento contendo cálcio que é observado, mais freqüentemente, no divertículo calicial ou hidrocálice com pouca ou nenhuma drenagem, ou no denominado cisto pielogênico ou calicial.[135] As radiografias obtidas com o paciente ereto revelam um nível horizontal, indicando que o cálcio está em suspensão. O aspecto é semelhante ao observado no leite de cálcio da vesícula biliar. Suspensão semelhante de cálcio líquido ou semi-sólido foi observada em associação a cistos renais. Raramente é observada em associação a hidronefrose. Nas radiografias obtidas com o paciente em posição ortostática, vários níveis de cálcio são observados nos cálices.

Os achados nas radiografias simples que sugerem o diagnóstico incluem (1) localização um tanto periférica, comparada a localização central dos cálculos no sistema coletor, (2) uma área incomumente grande, (3) configuração circular, ou quase circular, (4) calcificação discreta, sobretudo em relação ao tamanho, (5) redução da densidade em direção a periferia e (6) margens indistintas. Quando esses achados sugerem o diagnóstico, pode-se solicitar uma radiografia com o paciente em posição ortostática ou em decúbito para sua confirmação.

Nefrocalcinose

A nefrocalcinose descreve múltiplos depósitos de cálcio no parênquima renal. Foram descritas duas formas de nefrocalcinose: a cortical e a medular. O tipo cortical, que é a mais incomum dessas condições, está associado a necrose do córtex renal. As causas dessa rara condição incluem hipotensão (freqüentemente, decorrente de complicações obstétricas), rejeição crônica de transplante renal, glomerulonefrite crônica, síndrome de Alport (nefrite hereditária crônica) e oxalose. A patogenia comum de todas essas condições é a doença renal na qual o cálcio precipita-se no tecido lesado do córtex renal. Os níveis séricos de cálcio estão, em geral, normais. As características radiológicas da necrose do córtex renal são mais bem mostradas na TC e na urografia, embora tenham sido descritos achados na RM. Na necrose aguda do córtex renal, este torna-se anormalmente hipodenso ou hipoecóico. Durante a fase de cicatrização, calcificações crescênticas ou pontilhadas depositam-se no córtex renal.

A nefrocalcinose medular está associada a várias doenças caracterizadas por concentrações anormalmente altas de cálcio ou de fósforo, o que resulta na precipitação de fosfato de cálcio no tecido renal saudável. O hiperparatireoidismo primário é o melhor exemplo desse grupo, e ocorre nefrocalcinose em cerca de 25% dos pacientes

O TRATO URINÁRIO   569

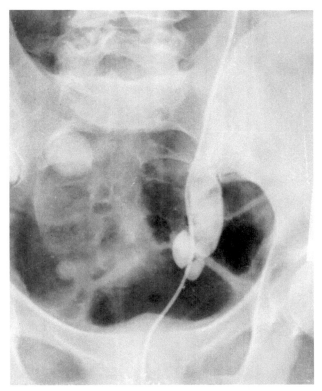

FIG. 20.29 Múltiplos cálculos ureterais grandes à esquerda. O cateter ureteral indica a relação entre os cálculos e o ureter. A bexiga está delineada pelo ar.

com a doença. Entretanto, a litíase renal é mais comum do que a nefrocalcinose. Quando esta última ocorre, em geral, existem minúsculas calcificações confinadas à medula, com calcificações maiores ocasionais ocorrendo nas pirâmides renais. Hipercalciúria de etiologia indeterminada, acidose hiperclorêmica, hipervitaminose D, síndrome do leite-álcali, sarcoidose, acidose tubular renal, hiperoxalúria, carcinoma metastático para o osso, enterite regional com hiperoxalúria entérica secundária e hipercalcemia idiopática são outras condições que provocam esse tipo de nefrocalcinose. Rim esponjoso medular também pode causar nefrocalcinose (veja adiante).

Os achados radiológicos dependem da magnitude da calcificação, que varia de densidades granulares de visibilização razoável a calcificação pontilhada na papila e no córtex renal (Fig. 20.30). Os achados são relativamente raros, e existem muitos casos de calcificação renal comprovada histopatologicamente, nos quais o cálcio não pode ser visibilizado nas radiografias do indivíduo vivo. Radiografias de boa qualidade, na faixa de baixa voltagem (70 a 76 kVp), obtidas antes da administração do contraste, são necessárias para mostrar pequenos volumes de cálcio. As incidências localizadas que incluem apenas a área renal, bem como as incidências oblíquas, são, muitas vezes, necessárias para localizar o cálcio nos rins. Tomografia convencional, TC e ultra-sonografia também são muito úteis na demonstração e na localização das calcificações nos rins. Às vezes, a calcificação é visibilizada nas tomografias convencionais ou na TC, quando não é visível nas radiografias simples, o que se torna particularmente verdadeiro nos casos de cálculos de baixa densidade visibilizados melhor na TC.

Acidose Tubular Renal

A nefrocalcinose e a nefrolitíase são os achados radiológicos nos pacientes com acidose tubular renal.[36] A nefrocalcinose manifesta-se através de densos depósitos de cálcio na porção medular do rim. Os pacientes que perdem cálcio também têm osteomalacia. As calcificações ocorrem principalmente nos pacientes com acidose tubular distal, e não naqueles que apresentam apenas hipercalciúria discreta. Nas radiografias, as densas calcificações medulares são um tanto semelhantes às observadas no rim esponjoso medular, mas as calcificações individuais são maiores na acidose tubular renal e apresentam menos tendência a serem ovais ou alongadas do que no rim esponjoso medular. Além disso, em alguns pacientes, a calcificação é um tanto mais disseminada.

Cálculos de Baixa Densidade ou Não-opacos

Embora 85% a 90% dos cálculos do trato urinário superior sejam opacos e prontamente visibilizados na radiografia simples, o percentual restante não o é. Esses cálculos são, com mais freqüência, predominantemente cálculos de cistina, de ácido úrico ou de xantina. Os cálculos atingem o ureter, provocam dor em cólica e tornam-se impactados, causando graus variados de obstrução. A urografia excretora revela os efeitos da obstrução, mas a deformidade na extremidade da coluna de contraste ureteral costuma simplesmente indicar um defeito radiotransparente intraluminal, que pode ser causado por cálculo, tumor ou coágulo sanguíneo. Outrora, a pielografia retrógrada geralmente era necessária para realizar distinções diagnósticas. Entretanto, hoje em dia, a TC é o método mais confiável de delinear a anatomia e diferenciar o tumor do cálculo e do coágulo (Fig. 20.31). A TC detecta até mesmo calcificações mínimas, e as densidades da TC situam-se na faixa de 75 a 140 unidades Hounsfield. O tumor ou outros materiais semelhantes aos tecidos moles medem menos de 60 unidades Hounsfield. Ocorre pouquíssima superposição, de modo que o tumor pode, em geral, ser excluído com grande confiança, quando a densidade excede cerca de 70 unidades Hounsfield.[168]

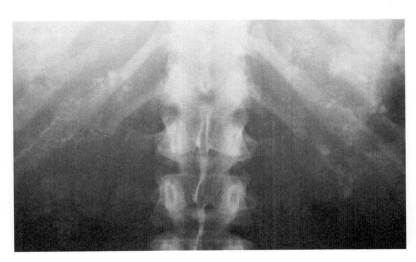

FIG. 20.30 Nefrocalcinose. Observe as densidades calcificadas puntiformes renais bilaterais nesse paciente com acidose tubular renal. Existe calcificação que cobre as cartilagens costais.

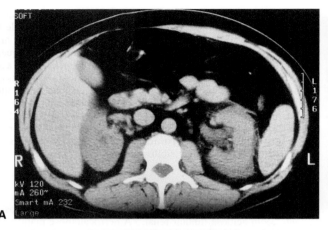
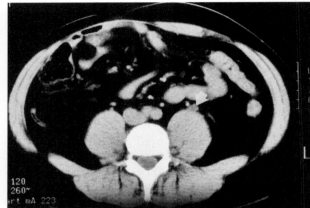
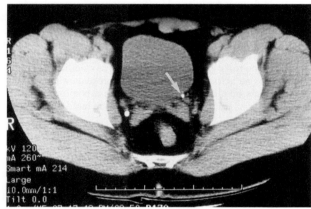

FIG. 20.31 Cálculo na junção ureterovesical esquerda. **A:** A TC revela sistema pielocalicial esquerdo distendido, rim aumentado e espaço perirrenal com densidade aumentada. **B:** O corte através da porção inferior do abdome no mesmo paciente revela ureter esquerdo dilatado (*ponta de seta*), indicando que o ponto de obstrução está abaixo desse nível. **C:** Corte através da pelve renal revela um pequeno cálculo denso (*seta*) alojado na junção ureterovesical.

INFECÇÕES E CONDIÇÕES AFINS

Pielonefrite Aguda

A pielonefrite não-tuberculosa aguda, uma das infecções renais agudas encontradas com mais freqüência, é a menos grave de um espectro de problemas infecciosos agudos. Esse espectro estende-se da pielonefrite aguda até o abscesso renal agudo ou até os espaços preexistentes agudamente infectados, como os cistos renais ou rins hidronefróticos. A patogenia é semelhante em todas essas entidades. As bactérias atingem o rim através da via hematogênica ou por uma via ascendente da bexiga através do ureter. O trajeto da infecção renal aguda é, assim, determinado pela agressividade do agente infeccioso, pela resposta imune do paciente e pelas condições predisponentes (por exemplo, obstrução urinária).

O caso comum de pielonefrite aguda não-complicada é prontamente reconhecido pelas manifestações clínicas do início agudo da dor no flanco e hipersensibilidade acompanhada pelo início súbito de febre significativa. Esses achados, junto com bacteriúria e piúria no exame de urina, geralmente confirmam o diagnóstico. Nenhum método de imagem é necessário para definir as decisões terapêuticas, a menos que a infecção não responda, de imediato, à antibioticoterapia habitual. Nesse caso, exames radiológicos (urografia excretora, ultra-sonografia ou TC) são utilizados para determinar se a doença evolui além de pielonefrite aguda simples. Especificamente, é preciso descartar a possibilidade de condições predisponentes e complicadoras, tais como obstrução, anomalia congênita, cálculo oculto ou abscesso renal.

A pielonefrite aguda apresenta achados urográficos positivos em cerca de 25% dos casos não-complicados em que se realiza a urografia.[188] Os achados incluem aumento renal, intensidade reduzida do nefrograma, densidade reduzida do contraste calicial, retardo no tempo do aparecimento calicial, distorção e atenuação dos cálices e infundíbulos, assim como pielocaliectasia. O aumento renal é o achado mais comum, geralmente no lado sintomático. Ocasionalmente, o rim contralateral também se encontra aumentado.

A TC revela melhor os achados positivos. Os exames não-contrastados podem apresentar resultados normais ou revelar regiões de atenuação discretamente reduzida no parênquima. As TCs contrastadas revelam regiões de baixa atenuação, radialmente orientadas ou cuneiformes que se estendem do sistema coletor até a superfície renal.[85] A TC é mais sensível que a urografia na detecção de alterações infecciosas agudas do parênquima, sendo a modalidade radiológica de escolha.[188] A ultra-sonografia raramente é útil no diagnóstico da pielonefrite, mas pode ajudar a excluir condições complicadoras importantes, como a hidronefrose e cálculos renais. Os achados urográficos, quando presentes, são o aumento renal e ecogenicidade reduzida do parênquima renal, que pode ser difuso ou reduzido. O Doppler colorido convencional e a energia do *Doppler* colorido foram pesquisados para o diagnóstico de pielonefrite aguda, sobretudo a forma focal. Uma área focal não-perfundida do rim é suspeita de pielonefrite focal no quadro clínico adequado.

Ocasionalmente, o processo pielonefrítico agudo pode envolver apenas uma porção (ou lobo) do rim, na condição denominada *pielonefrite focal aguda*. Na urografia, os únicos achados sugestivos são uma impregnação parenquimatosa focal do contraste e aumento renal focal. A TC e a ultra-sonografia mostram os achados anteriormente descritos para a pielonefrite em uma distribuição mais focal. As informações clínicas são muito importantes para diferenciar a pielonefrite focal dos tumores renais sólidos, que podem apresentar aspecto radiológico idêntico. Se, ainda assim, houver dúvida quanto ao diagnóstico, o estudo radiológico de acompanhamento após o ciclo adequado de antibióticos, geralmente, excluirá o diagnóstico de tumor.

A pielonefrite enfisematosa é uma forma especial rara de pielonefrite aguda que acomete os diabéticos e os pacientes com obstrução do trato urinário. O achado de gás no rim e ao seu redor, no paciente com quadro agudo, sugere o diagnóstico. O rim afetado, geralmente, não funciona

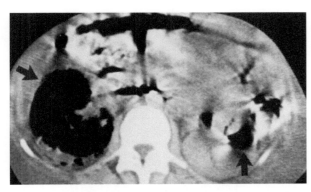

FIG. 20.32 Pielonefrite enfisematosa. TC não-contrastada mostra coleções bilaterais de ar nos rins (*setas*). O rim direito está quase totalmente substituído por ar.

bem. Os microrganismos formadores de gás isolados são *Escherichia coli* e *Proteus vulgaris*. A pielonefrite enfisematosa deve ser considerada uma complicação de infecção necrotizante grave, indicando geralmente destruição substancial do parênquima renal (Fig. 20.32). A taxa de mortalidade dos pacientes com pielonefrite enfisematosa é muito alta, mesmo com desbridamento cirúrgico de emergência.[39]

Abscesso Renal

O abscesso supurado agudo do parênquima renal é uma condição rara, geralmente de origem hematogênica e que começa no córtex. A menos que seja reconhecido e tratado no início, freqüentemente ocorre uma destruição significativa do parênquima renal. Os microrganismos causadores mais comuns são as bactérias Gram-negativas ascendentes. As infecções cutâneas e o uso de substâncias IV podem dar origem a abscessos hematogênicos causados por estafilococos, estreptococos e enterobactérias. Não existem manifestações radiológicas, quando um ou mais pequenos abscessos corticais ocorrem no parênquima. Se esses pequenos abscessos coalescerem, para formar um grande abscesso, freqüentemente a radiografia simples revelará o aumento local do rim. A gordura perirrenal é densa na área envolvida, de forma que o contorno renal tende a ser maldefinido. O rim envolvido pode estar fixo durante a inspiração e expiração. O músculo psoas freqüentemente se mostra indistinto. Pode ocorrer escoliose com a concavidade para o lado envolvido, o que sugere a complicação do abscesso perirrenal. A urografia excretora será útil, se houver função suficiente para delinear o sistema calicial. Os achados urográficos consistem na compressão e deslocamento ou obliteração dos cálices pelas massas semelhantes a tumor produzidas pelo abscesso. O abscesso cortical pode romper-se para o sistema coletor, aparecendo como uma cavidade que se comunica com um cálice e simula tuberculose. Um abscesso periférico também pode romper-se através da cápsula renal e produzir um abscesso perirrenal (Fig. 20.33). Alguns pacientes podem não apresentar os sinais clínicos de infecção, sobretudo quando a evolução é prolongada e a infecção crônica. Por isso, pode ser difícil diferenciar essa condição do tumor.

O diagnóstico por imagem pode ser mais bem realizado com a TC.[82] A ultra-sonografia renal será uma alternativa, se o uso de meio de contraste for contra-indicado ou se a condição do paciente não justificar o uso da TC.[191] Na TC, os achados de abscesso renal agudo consistem em (1) regiões redondas ou ovais de baixa atenuação; (2) uma parede irregular que pode exibir graus variados de realce; (3) um componente líquido central que mostra pouco ou nenhum realce; (4) extensão para o espaço perirrenal ou o bacinete; (5) gás na coleção líquida; e (6) alterações inflamatórias e espessamento fascial associado circundando o rim nos espaços perirrenal e pararrenal. Apenas o achado de gás é específico de um abscesso. Os achados ultra-sonográficos altamente sugestivos de abscesso agudo são: (1) margem irregular; (2) componente líquido (ecos internos de baixo nível ou anecóicos); e (3) ecos intensos que representam gás. A diferenciação entre pielonefrite focal aguda e abscesso renal é importante, porque o abscesso precisa ser drenado por via percutânea ou cirúrgica. Quando os achados são duvidosos, poder-se-á utilizar arteriografia renal seletiva, se uma neoplasia necrótica constituir uma possibilidade razoável no contexto clínico do paciente. O indício arteriográfico mais confiável é a demonstração de vasos tumorais. Entretanto, vasos inflamatórios na periferia do abscesso podem simular vasos tumorais. Nesse caso, a biópsia por aspiração com agulha fina percutânea da massa, utilizando TC ou ultra-sonografia, geralmente diferencia um tumor de um abscesso.[149]

Abscesso Renal Crônico

O abscesso renal crônico é simplesmente um estágio mais avançado no desenvolvimento de um abscesso renal agudo que não responde ao tratamento ou ao sistema imune do paciente. O abscesso exige 10 a 21 dias para amadurecer até o estado crônico. A área focal de necrose da massa inflamatória central evolui para um estado de liquefação mais coalescente. A margem parenquimatosa inflamatória evolui para uma "parede" espessada definitiva, composta predominantemente de tecido fibrótico. A abordagem com técnicas de imagem é basicamente a mesma que a do abscesso agudo, mas freqüentemente os resultados radiológicos são menos exatos na diferenciação entre tumor necrótico e abscesso crônico. A biópsia de aspiração com agulha fina e, às vezes, a cirurgia a céu aberto são necessárias para obter um diagnóstico definitivo.

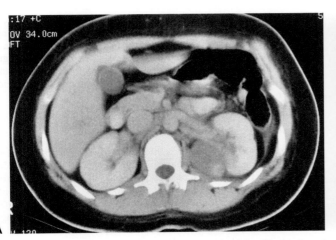 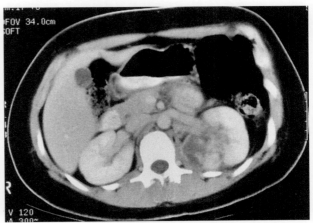

FIG. 20.33 Desenvolvimento de abscesso renal a partir de pielonefrite focal aguda. **A:** A TC revela uma área de atenuação reduzida no rim esquerdo causada pela pielonefrite aguda focal. **B:** A TC, obtida 2 semanas mais tarde, depois que o paciente interrompeu os antibióticos, agora revela áreas de liquefação proveniente da supuração do parênquima renal infectado.

Abscesso Perirrenal

A infecção hematogênica no parênquima renal também pode resultar em doença inflamatória perirrenal e na formação de abscesso. Raramente, a infecção pode realmente surgir na área perirrenal, além de estender-se como uma complicação do abscesso cortical. As radiografias simples do abscesso perirrenal podem revelar ausência de sombra da gordura perirrenal, provocando uma margem renal indistinta. Quando o abscesso é confinado à fáscia perirrenal (Gerota), a porção posterior e inferior do espaço perirrenal enche-se de pus. Tal processo pode ser delineado como massa confinada principalmente à área infra-renal, pois o espaço perirrenal é maior nessa área. O pólo inferior do rim encontra-se obscurecido. A urografia excretora pode revelar deslocamento renal para cima, para a frente e para o meio ou para os lados, dependendo do local do abscesso. Se o abscesso for grande, o sistema coletor poderá sofrer alguma compressão. A fixação do rim pela infecção é mostrada nas radiografias obtidas durante a inspiração e expiração, que revelam a ausência do movimento normal do rim com a respiração. A sombra do músculo psoas se apresenta aumentada, e sua margem mostra-se indistinta na área adjacente à infecção. A escoliose lombar com convexidade para o lado oposto da lesão é resultado do estiramento do músculo e geralmente está presente. O diafragma encontra-se, com freqüência, discretamente elevado, apresentando áreas de atelectasia subsegmentar linear na base do pulmão, manifestadas por pequenas densidades horizontais no parênquima da base pulmonar. A TC é o método de imagem de escolha na avaliação do potencial abscesso perirrenal (Fig. 20.34), e a TC ou a ultra-sonografia podem revelar o tamanho e a magnitude da coleção de líquido. O abscesso do músculo psoas pode deslocar o rim e o ureter, mas geralmente não se dissemina para envolver o rim (Figs. 20.35 e 20.36).

Pielonefrite Difusa Grave

Davidson e Talner[42] descreveram a relação entre o quadro clínico e os achados nas técnicas de imagem nessa rara complicação da infecção renal aguda. Tal condição caracteriza-se pela disseminação hematogênica rápida e agressiva da infecção no rim, sobrepujando a resposta imune do paciente. O resultado é uma infecção generalizada potencialmente fatal, composta de aumento renal devido a edema inflamatório difuso grave, que reduz intensamente a irrigação sanguínea do parênquima renal. O início precoce da septicemia nessa infecção rara é responsável pela alta taxa de mortalidade (30% a 40%).

O quadro clínico é quase patognomônico. Os sinais e sintomas clínicos habituais da pielonefrite aguda são exagerados, e freqüentemente o paciente encontra-se em choque septicêmico, o que ocorre quase exclusivamente nos pacientes com resposta imune inibida causada

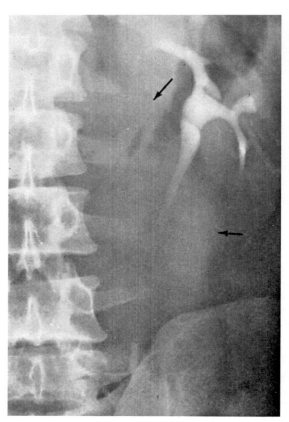

FIG. 20.35 Abscesso do músculo psoas. Observe a grande massa do músculo psoas (*setas*), que desloca o rim esquerdo e a porção superior do ureter. O abscesso também comprime o ureter. Este é um abscesso crônico que está tão bem localizado que a sombra do músculo psoas é claramente definida.

pelo diabete insulino-dependente, quimioterapia antineoplásica ou abuso de drogas. É fundamental que o diagnóstico seja estabelecido imediatamente e que o tratamento de suporte e a antibioticoterapia adequados sejam iniciados.

Os exames de imagem utilizados podem começar com a urografia excretora, mas, em geral, passam para a TC ou ultra-sonografia Doppler, para realizar a diferenciação entre nefrite bacteriana e trombose aguda da veia renal, o diagnóstico diferencial habitual. Na nefrite bacteriana aguda, as veias renais apresentam-se normais. Os achados urográficos são: (1) aumento renal generalizado; (2) nefrograma esmaecido e reduzido; e (3) opacificação calicial retardada e gravemente reduzida. A TC revela regiões focais ou difusas de baixa atenuação nas TCs contrastadas. Se a infecção se encontrar em estágio avançado, poderá ter ocorrido evolução para abscesso franco, que poderá romper-se para os espaços subcapsular e perirrenal. A ultra-sonografia não é tão sensível quanto a TC na detecção da nefrite bacteriana aguda. O rim envolvido mostra-se aumentado, com ecogenicidade reduzida do parênquima renal. Se houver formação de abscesso, este poderá aparecer como massa focal anecóica.[29]

Infecção Aguda dos Espaços Renais Preexistentes

As manifestações clínicas da infecção aguda de um cisto renal simples ou do sistema coletor dilatado de um rim com obstrução crônica simulam a da pielonefrite aguda grave. Nos exames de imagem, o cisto simula, mais estreitamente, o abscesso renal agudo. O termo pionefrose é utilizado para descrever o sistema coletor renal hidronefrótico infectado (Fig. 20.37). A abordagem habitual, quando a infecção aguda clinicamente grave é associada a essa obstrução, consiste em aspiração com agulha percutânea, para determinar o diagnóstico e fornecer uma via para a drenagem da pielostomia percutânea. Muitas vezes, essa abordagem é realizada em um quadro clínico urgente.[148]

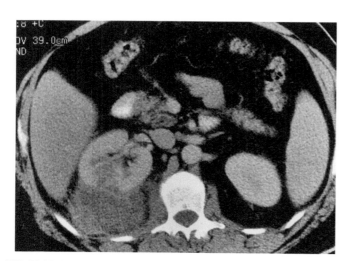

FIG. 20.34 Abscesso perirrenal. TC contrastada mostra um grande abscesso perirrenal com envolvimento do rim direito. O abscesso também estende-se para o espaço pararrenal adjacente.

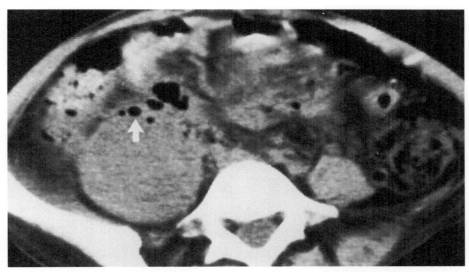

FIG. 20.36 Abscesso do músculo psoas. TC não-contrastada de um paciente com a doença de Crohn e abscesso do músculo psoas esquerdo. Observe as bolhas de ar anteriormente (seta).

Pielonefrite Crônica (Pielonefrite Atrófica)

Hodson[83,84] sugeriu os seguintes critérios para o diagnóstico da pielonefrite atrófica crônica: (1) a doença é centralizada na medula, eventualmente com fibrose que acomete toda a espessura da substância renal; (2) depressão irregular da superfície sobre a área afetada; (3) a papila envolvida é retraída devido a fibrose, com dilatação secundária de seu cálice; (4) o cálice dilatado tem margem lisa, porém de forma variada; (5) o tecido renal adjacente à área envolvida encontra-se normal ou hipertrofiado, com definição nítida entre normal e anormal; (6) a distribuição é unifocal ou multifocal, envolvendo um ou ambos os rins; e (7) há redução do tamanho do rim envolvido.

A infecção bacteriana crônica do rim, em geral, começa como um processo focal na medula, que causa uma área localizada de fibrose. À medida que a infecção evolui, provoca mais fibrose, que resulta em perda do parênquima renal, irregularidade da superfície renal e distorção do cálice na área envolvida, conforme mostrado na urografia excretora. Os cálices envolvidos apresentam baqueteamento. O tecido renal entre as áreas acometidas é normal ou hipertrofiado. A perda do parênquima pode evoluir até o ponto em que existem apenas alguns milímetros de tecido cicatricial entre a cápsula e o cálice. A distribuição das lesões é desigual, a menos que ocorra obstrução ou refluxo significativo (Fig. 20.38).

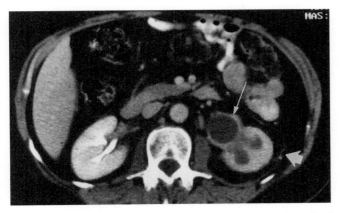

FIG. 20.37 Pionefrose. Infecção que envolve uma obstrução congênita da junção ureteropélvica esquerda. Observe o espessamento da pelve renal (seta) e da fáscia de Gerota (ponta da seta). Esses achados sugerem a existência de um processo inflamatório agudo que exige drenagem de emergência.

A doença começa geralmente na infância, mas pode não ser reconhecida até o início da vida adulta. O sinal radiológico mais precoce é a redução no volume do parênquima renal, freqüentemente, em um pólo do rim. Mais tarde, o cálice, ou cálices, adjacente exibe baqueteamento. À medida que a doença evolui, os achados tornam-se mais generalizados e comumente bilaterais, mas geralmente assimétricos.

O refluxo ureteral e a infecção da bexiga, bem como a isquemia focal, provavelmente participam no desenvolvimento das alterações renais. Fibrose e atrofia são mais graves nas áreas onde há refluxo intra-renal além de refluxo ureteral para o sistema coletor.

A atrofia hidronefrótica ou a atrofia obstrutiva do rim também causam a dilatação progressiva dos cálices e estreitamento do parênquima renal. Entretanto, isso tende a ser simétrico, ao contrário da distribuição irregular do baqueteamento calicial e das fibroses da pielonefrite crônica. Um aspecto semelhante pode ser observado nos pacientes com refluxo vesicoureteral. Infecção pode ser observada nas duas condições, podendo causar a fibrose focal do parênquima encontrada na pielonefrite. Quando a doença começa na vida adulta, há menos fibrose do parênquima, mas a dilatação calicial é semelhante.

Os achados na urografia excretora consistem em rim pequeno de formato irregular, cálices baqueteados que aproximam das margens retraídas e hipertrofia focal do parênquima interposto. A TC reflete o mesmo aspecto. A ultra-sonografia mostra rins pequenos e encolhidos, com ecogenicidade aumentada dos rins em relação ao fígado e baço. A visibilização das bordas renais é difícil, porque as margens irregulares e retraídas dispersam os ecos, de modo que eles não retornam para o transdutor.[165]

Pielonefrite Xantogranulomatosa

A pielonefrite xantogranulomatosa é uma forma de inflamação crônica grave do rim encontrada predominantemente nas mulheres adultas com algum grau de obstrução urinária, freqüentemente decorrente de um cálculo coraliforme. Os achados clínicos consistem em fatigabilidade fácil e febre baixa que pode anteceder os sinais e sintomas urinários de disúria, polaciúria e dor no flanco, às vezes associada a massa palpável. Os cálculos são comuns e pode haver calcificação parenquimatosa. A doença costuma ser unilateral, mas, muitas vezes, o rim oposto é envolvido pela pielonefrite. O processo patológico consiste no envolvimento granulomatoso do parênquima renal associado à infiltração de *foam cells* (macrófagos preenchidos com lipídeos), colesterol, alterações fibróticas significativas e glomérulos atróficos. Quase sempre, observa-se obstrução crônica ao nível ureteral, ureteropélvico ou do cálice maior. O processo pode ser focal ou difuso, podendo, às vezes, estender-se,

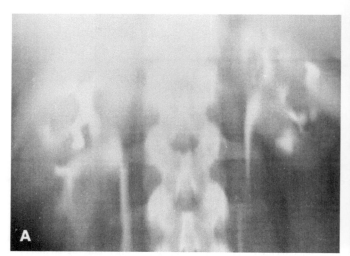
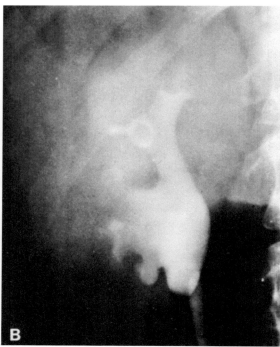

FIG. 20.38 Pielonefrite. Pielonefrite crônica no rim esquerdo. Observe os cálices embotados e a perda do parênquima adjacente (maior no pólo superior). **B:** Em um outro paciente com pielonefrite crônica, os cálices do pólo superior parecem razoavelmente normais. Os cálices dos pólos central e inferior estão baqueteados e, na radiografia inicial, é possível observar uma redução acentuada no parênquima do pólo inferior.

produzindo massa periureteral na região ureteral superior. Também pode estender-se para envolver a gordura perirrenal, levando à produção de massa renal fixa. O *P. vulgaris* é comumente encontrado na urina, mas pode não ser o agente etiológico.

Os achados urográficos consistem em um rim não-funcionante ou com função deficiente, que apresenta dilatação e borramento calicial, irregularidade das papilas, espessura cortical reduzida, bem como deformidade e estenose ureteral que podem simular as alterações causadas pela tuberculose significativa. Com freqüência, observa-se obstrução comumente causada pelo cálculo coraliforme. Os contornos do rim e do músculo psoas podem ser indistintos. A pielografia retrógrada revela dilatação e distorção evidente do bacinete e dos cálices que indicam obstrução. Em alguns pacientes, encontra-se massa local que simula carcinoma; em outros, observa-se massa difusa maldefinida, freqüentemente associada a função renal muito reduzida ou inexistente. A angiografia revela o deslocamento e estiramento das artérias intra-renais com ausência de pequenos ramos periféricos. Os ramos capsulares e uretéricos podem ser proeminentes. O nefrograma simula o da hidronefrose. Em muitos casos, a massa granulomatosa não pode ser diferenciada do hipernefroma através de métodos angiográficos. A TC delineia melhor o processo parenquimatoso total, mas, muitas vezes, a biópsia percutânea é necessária para a confirmação do diagnóstico.[65] Os achados característicos da pielonefrite xantogranulomatosa na TC consistem em material de baixa densidade (macrófagos marcados com lipídeos e fragmentos) que enche o sistema coletor, bem como no aumento dos cálices circundantes. O diagnóstico de pielonefrite xantogranulomatosa deve ser fortemente considerado, quando esses achados são combinados a um cálculo coraliforme. Um outro achado característico é a invasão infecciosa local, sobretudo do músculo psoas (Fig. 20.39), mas foram registrados casos de pielonefrite xantogranulomatosa invadindo áreas tão distantes quanto o mediastino.

Pielite da Gestação

O termo pielite aplica-se à infecção renal que acompanha a gestação. A maioria das gestações é associada a algum grau de dilatação do sistema coletor e do ureter. Um estudo constatou que 90% dos rins direitos e 67% dos rins esquerdos mostraram, pelo menos, hidronefrose branda.[146] É provável que a hidronefrose seja causada pela obstrução mecânica dos ureteres resultante do aumento das dimensões do útero e do relaxamento da musculatura lisa decorrente das alterações hormonais. A predominância da hidronefrose no rim direito é atribuída ao ângulo mais agudo, formado pelo ureter direito quando cruza a artéria ilíaca direita e a veia ovariana ao nível da borda pélvica.[51] A hidronefrose, em geral, desaparece três a seis semanas após o parto.

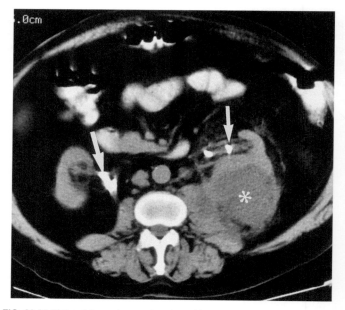

FIG. 20.39 Pielonefrite xantogranulomatosa. Nesse caso de obstrução ureteral prolongada (observe os *stents* ureterais bilaterais, *setas*), uma grande área de baixa atenuação no rim esquerdo (*asterisco*) estende-se e invade o músculo psoas esquerdo.

Entretanto, quando há infecção, os sintomas urinários são resultantes da combinação de obstrução e infecção, esta última mais comum durante os dois últimos trimestres. Antes da utilização da ultra-sonografia, a urografia revelou sistemas coletores e ureteres dilatados para baixo da borda do bacinete (Fig. 20.40). A infecção, quando ocorre, geralmente é de início recente, de modo que não existem alterações anatômicas diretamente relacionadas a ela, a menos que o paciente tenha sido vítima de infecções repetidas no passado ou tenha pielonefrite crônica.

A ultra-sonografia é um método seguro, fácil e não-invasivo de avaliar a hidronefrose associada a gestação. Embora a obstrução participe na dilatação do sistema coletor renal durante a gestação, não há aumento associado do índice de resistência intra-renal nas gestantes normais.[80] A TC desempenha um papel menos importante devido à radiação envolvida, mas poderá ser útil após o parto, se a hidronefrose ou a infecção persistirem.

Necrose das Papilas Renais

A necrose das papilas renais caracteriza-se pelo infarto das papilas renais que resulta na necrose e descamação do tecido papilar envolvido. O material necrótico pode ser eliminado em fragmentos ou como massa única, ou pode permanecer no cálice. Quando permanece no cálice, pode calcificar perifericamente, para formar uma concreção triangular típica. A causa da necrose não é clara, mas é provável que a isquemia medular possa ser resultado de várias causas. A condição é geralmente bilateral e pode envolver poucas ou muitas papilas. É mais comum nas mulheres do que nos homens. O abuso de analgésicos, como a fenacetina, por períodos prolongados causa a forma crônica da doença. Uma forma crônica também pode estar associada à doença falciforme (homozigótica-SS); com a hemoglobinopatia heterozigótica-SC, ocorre o desenvolvimen-

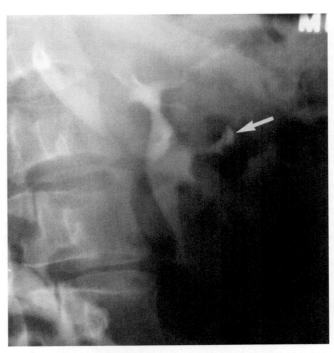

FIG. 20.41 Necrose papilar. Coleção de contraste na papila (*seta*) é a característica da necrose papilar.

to de necrose papilar mínima sem sinais ou sintomas. Uma forma fulminante aguda, associada a infecção, ocorre nos pacientes com diabete melito e naqueles com uropatia obstrutiva, sobretudo quando infectada. Na forma fulminante aguda, a função renal reduzida torna a urografia excretora inútil, mas, na maioria dos casos, o diagnóstico pode ser realizado com esse exame. Por isso, a pielografia retrógrada raramente é necessária. O tamanho do rim é normal no grupo de pacientes que abusa de analgésicos, porém, naqueles com a forma infecciosa fulminante, os rins podem-se encontrar aumentados e a função renal reduzida. Por fim, ocorre destruição ou atrofia suficientes para reduzir as dimensões dos rins, de forma que eles se tornam pequenos e lisos. Pode ser muito difícil avaliar o edema papilar precoce através da urografia excretora. As manifestações urográficas mais precoces que sugerem o diagnóstico consistem em necrose com a formação de fístulas estendendo-se do fórnix até o parênquima, acompanhando o eixo longo da papila.

Existem três formas de descamação papilar.[154] Uma é o tipo central ou parcial, na qual há uma fístula que se estende da ponta da papila para dentro. A forma dessa cavidade varia consideravelmente entre os cálices (Fig. 20.41). Na segunda forma, a necrose ocorre na base da papila, resultando na sua descamação. A papila pode permanecer no rim ou ser excretada, e, às vezes, pode alojar-se no ureter, causando obstrução. O terceiro tipo de descamação papilar é a necrose *in situ*, na qual a papila permanece inserida, diminui de tamanho e, finalmente, pode calcificar, não podendo, geralmente, ser reconhecida até a calcificação. Uma sombra radiotransparente triangular, circundada por uma sombra opaca densa, a "sombra anular", pode ser observada, quando a papila necrosada separada continua no cálice. Por fim, pode ocorrer uma concreção típica, que consiste em um revestimento calcificado denso envolvendo um centro radiotransparente. Em um estágio mais avançado da doença, a fibrose pode resultar em alguma distorção. O diagnóstico poderá ser histopatologicamente confirmado, se algum material descamado for eliminado e recuperado na urina.

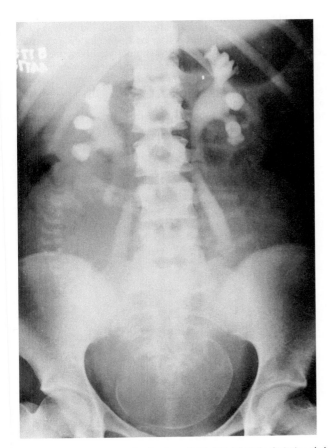

FIG. 20.40 Hidronefrose na gestação. A paciente tem infecção do trato urinário superior. Essa condição, combinada a gestação, algumas vezes é denominada *pielite gestacional*. Uma urografia obtida dois meses após o parto revelou trato urinário normal. Na maioria das gestantes, a hidronefrose ocorre no último período da gestação, mas uma infecção é relativamente incomum.

Necrose Aguda Bilateral do Córtex Renal

Essa doença caracteriza-se pela necrose isquêmica simétrica e bilateral do córtex renal, poupando o córtex subcapsular. É uma causa de insuficiência renal aguda e pode ser associada a várias condições anteriores, como queimaduras graves, fraturas múltiplas, hemorragia interna, infecções graves, transfusões de sangue incompatível, peritonite e outras. Ocorre com freqüência na gravidez, freqüentemente associada ao descolamento da placenta. Com o advento do tratamento moderno, como a hemodiálise, vários pacientes recuperaram-se parcialmente da doença, e foram observados determinados achados radiológicos que sugerem o diagnóstico.

No início, os rins encontram-se, em geral, aumentados e, a seguir, ocorre variada redução em suas dimensões. Calcificação discreta do córtex é visibilizada na urografia na forma de uma fina borda semelhante a um envoltório ao redor do rim que surge 50 a 60 dias após seu início. Essa calcificação é tão discreta que se torna necessária a solicitação de tomografia ou TC para uma visibilização adequada nos casos em que há suspeita dessa doença. Também foi relatada calcificação em dupla linha. A calcificação pode estender-se para os septos interlobulares, surgindo como densidades difusas e pontilhadas no tecido cortical remanescente.[143] O contorno renal pode ser irregular e a calcificação interrompida, dependendo da distribuição da doença. O bacinete e o sistema calicial parecem normais, mas a função geralmente está tão reduzida após a recuperação da fase aguda da doença que se faz necessária a pielografia retrógrada, para delinear o sistema coletor.

Pieloureterite Cística, Pielite Cística e Ureterite Cística

A pieloureterite cística e a ureterite cística manifestam-se por pequenos cistos suburoteliais que elevam o epitélio da parede ureteral e, às vezes, a parede do bacinete em associação à infecção crônica do trato urinário. Esses cistos aparecem como pequenos defeitos radiotransparentes ao longo do trajeto do ureter, quando ele é opacificado por meio de contraste. O aparecimento de múltiplos defeitos pequenos de enchimento da mucosa é patognomônico. Os defeitos são, geralmente, mais numerosos na porção superior do ureter. Tais defeitos podem tornar-se grandes o suficiente para provocar uma obstrução ureteral parcial, e variam de tamanho microscópico a 2 cm de diâmetro. Muitas vezes, observam-se sinais de infecção ativa por ocasião da urografia, ou pode haver história de infecção anterior do trato urinário. Cálculos no trato urinário também são comuns. As lesões podem ser unilaterais (70%) ou bilaterais. A condição é relativamente rara nos ureteres e nos bacinetes, e extremamente rara nos infundíbulos e nos cálices.[52]

Tuberculose

Anatomopatologia

O rim é envolvido pela tuberculose de forma comparável ao comprometimento de outros órgãos. A infecção é hematogênica. Os microrganismos são filtrados pelo leito capilar glomerular, onde produzem pequenos tubérculos, alguns dos quais cicatrizam. Entretanto, pode ocorrer necrose, e os microrganismos podem migrar do córtex para a região das papilas renais. Lá, formam-se novos tubérculos na alça de Henle, provocando a destruição do tecido medular e a ulceração. Essas lesões precoces são freqüentemente múltiplas, mas não envolvem todas as papilas. À medida que a doença evolui, o comprometimento dos infundíbulos adjacentes costuma levar à obstrução. Formação de estenose semelhante, levando à obstrução, é observada, quando ocorre comprometimento ureteral. Se a doença não cicatrizar espontaneamente, a destruição continuará, produzindo cavidades irregulares adjacentes aos cálices. Finalmente, esse processo provoca a destruição virtual de todo o rim. Se a obstrução ureteral não for um fator, o rim poderá diminuir gradualmente de tamanho ou continuar com dimensões normais, enchendo-se gradualmente de material caseoso junto com algum cálci, para formar o denominado rim betuminoso. Se a obstrução ureteral ocorrer antes de o rim ser destruído e tornar-se não-funcionante, ele tornar-se-á um grande rim hidronefrótico com cavidades adjacentes aos cálices. As alterações anatômicas são visíveis nas urografias e formam a base do diagnóstico radiológico da tuberculose renal. Tal diagnóstico sempre deve ser confirmado, como na tuberculose pulmonar, pela demonstração de microrganismos na urina proveniente do rim envolvido. Embora a doença seja hematogênica, a fonte inicial, geralmente pulmonar ou óssea, não pode ser detectada. As evidências clínicas de comprometimento renal são unilaterais em cerca de 75% dos pacientes, embora, provavelmente, os microrganismos tenham-se disseminado para os dois rins. Os achados na TC e na ultra-sonografia são semelhantes aos observados na urografia.

Achados Radiológicos

Os achados radiológicos no exame da radiografia simples consistem em alteração no tamanho do rim e calcificação em seu interior devido a doença em estágio avançado. Esses achados são inespecíficos, mas podem ser sugestivos, sobretudo se uma calcificação floculenta nebulosa delineia a maior parte da sombra renal, indicativa da destruição significativa do parênquima, a denominada autonefrectomia. A calcificação pode ser densa e irregular, podendo situar-se no interior do contorno renal, freqüentemente na área cortical. Nos estágios precoces do comprometimento cortical, não existem achados urográficos, sendo possível que haja um comprometimento considerável do parênquima sem alteração urográfica. O achado mais precoce consiste em discreta irregularidade do cálice envolvido, causada pelas lesões papilares ulcerativas (Fig. 20.42). Uma destruição adicional manifesta-se pela perda da papila normal e a formação de uma cavidade irregular (Fig. 20.43). Muitas vezes, é associada ao estreitamento do infundíbulo para o cálice afetado. Mais tarde, pode ocorrer a obstrução completa do infundíbulo, de modo que a área doente não é visível na pielografia retrógrada. Faz-se necessário realizar uma avaliação minuciosa da distribuição calicial em relação ao contorno renal em todos os pacientes com suspeita de tuberculose renal. A destruição do parênquima pode resultar em fibrose cortical com estreitamento irregular do parênquima e irregularidade do contorno renal. Quando o bacinete é envolvido, a mucosa apresenta-se irregular devido a ulceração. Constrição local mais tardia causada por fibrose também é comum, e ocorre dilatação quando há obstrução na junção ureteropélvica ou abaixo desta. O envolvimento ureteral pode resultar na formação de estenose, freqüentemente múltipla. A infecção da mucosa também pode produzir pequenos nódulos locais que aparecem como defeitos de enchimento ao longo da parede ureteral. O aspecto é muito variado, em alguns casos desde um tipo em forma de contas até um padrão de saca-rolhas, ao estreitamento simples ou múltiplo. No envolvimento em estágio avançado do ureter, é comum encontrar o ureter incomumente

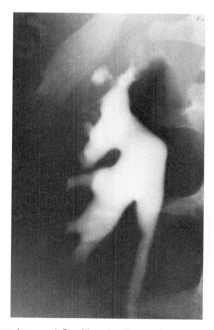

FIG. 20.42 Tuberculose renal. Os cálices do pólo superior encontram-se envolvidos e são irregulares como resultado da destruição do parênquima adjacente.

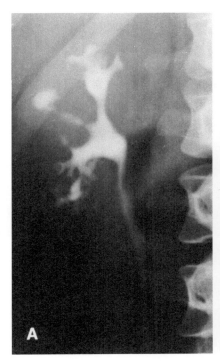
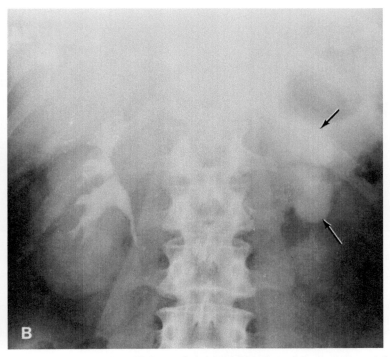

FIG. 20.43 Tuberculose renal. **A:** Existe comprometimento significativo com a formação de cavidade superior e central. Observe, também, o estreitamento irregular de um dos infundíbulos centrais superiores. **B:** O rim direito está relativamente normal, mas o pequeno rim irregular e denso à esquerda não sofreu alteração durante a urografia. Esse rim esquerdo constitui o chamado rim betuminoso.

retificado, estendendo-se em uma linha direta para baixo a partir do bacinete até a borda pélvica (ureter em "haste de cachimbo") sem as habituais discretas curvas observadas no ureter normal. Nos pacientes com tuberculose renal, a bexiga, as vesículas seminais e o canal deferente também podem-se encontrar envolvidos. A parede da bexiga pode-se apresentar espessada e sua capacidade diminuída. Em alguns casos, o tecido de granulação tuberculoso, projetando-se para a bexiga, pode simular carcinoma. A calcificação moteada irregular nessas estruturas sugere o diagnóstico.

Na tuberculose renal, a urografia é utilizada como um meio de realizar o diagnóstico anatômico, a ser confirmado pelo estudo bacteriológico. Esse procedimento também é útil na monitorização da lesão renal durante o tratamento, na detecção de complicações (por exemplo, obstrução, obstrução infundibular), bem como para delinear o rim oposto.

Diagnóstico Diferencial

O diagnóstico diferencial dos depósitos de cálcio precisa incluir os cálculos renais e a nefrocalcinose, bem como os cistos e a calcificação tumoral. Os cálculos são, em geral, mais distintos e arredondados do que a calcificação visibilizada na tuberculose. A calcificação tumoral freqüentemente estende-se além da borda do rim e tende a parecer menos nebulosa e floculenta do que a encontrada na tuberculose. A calcificação ocorre na parede dos cistos e tende a apresentar um contorno arqueado de tamanho variado. Essa calcificação também tende a estender-se além da sombra do rim normal. As alterações urográficas na pielonefrite crônica consistem em anormalidade calicial, que pode simular um envolvimento tuberculoso precoce, porém geralmente a alteração é mais generalizada do que na tuberculose. O mesmo ocorre na necrose das papilas renais que, em geral, é bilateral e tende a ser mais disseminada do que na tuberculose renal. Em alguns pacientes, as alterações granulomatosas predominam até o ponto em que se forma massa renal, que precisa ser diferenciada das outras massas renais. Em geral, existem outros sinais que podem ajudar no diagnóstico dos referidos casos. A brucelose pode produzir achados nos rins idênticos aos causados pela tuberculose, mas isto é muito raro.

Candidíase Renal

Considerando que a candidíase renal ocorre, em geral, nos pacientes com doença crônica ou cujo sistema imunológico foi alterado, os seguintes fatores são importantes no seu desenvolvimento: síndrome da imunodeficiência adquirida (AIDS/SIDA); antibioticoterapia; uso prolongado de cateteres IV de demora; tratamento com esteróides ou quimioterapia; terapia com agentes imunossupressores; discrasias sangüíneas; diabete melito; abuso de substâncias IV; e doença crônica, como neoplasia maligna.[32] O comprometimento renal é comum na candidíase sistêmica. A candidíase renal pode assumir três formas, que podem constituir estágios diferentes da mesma doença: (1) pielonefrite aguda, em que os fungos proliferam nos túbulos renais, para formar abscessos corticais e medulares com edema intersticial e insuficiência renal; (2) um processo mais crônico, com hidronefrose e pielonefrite crônica; e (3) candidíase disseminada, que envolve vários órgãos, como os rins. A urografia excretora pode revelar múltiplas bolas de fungos no bacinete e na porção superior do ureter nos pacientes com pielonefrite, mas a função renal pode ser tão deficiente que a pielografia retrógrada, a TC ou a ultra-sonografia podem ser necessárias para revelar a sua presença. As imagens são de microabscessos no parênquima renal e de defeitos irregulares do enchimento no bacinete, freqüentemente estendendo-se para os infundíbulos e porção superior do ureter.[171] A necrose papilar aguda resultante da candidíase é semelhante à causada por outras infecções fulminantes agudas, exceto que na candidíase pode haver mais fragmentos nos cálices e nos bacinetes, constituindo as papilas necrosadas descamadas mais as bolas de fungo (massas miceliais) (Fig. 20.44). Os achados na TC são semelhantes, embora seus dados clínicos confirmatórios possam ser confundidos com outras causas de defeitos de enchimento luminal, como o carcinoma das células de transição.

TRAUMATISMO RENAL

O rim situa-se em uma área bem-protegida e raramente sofre lesão. Entretanto, nos pacientes com doença renal crônica, um traumatismo relativamente mínimo pode causar uma lesão considerável. Força direta sobre a área renal é a causa habitual da lesão. O traumatismo renal

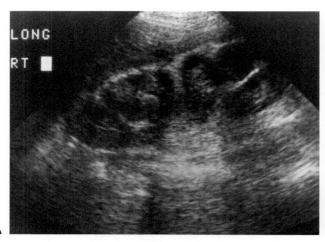
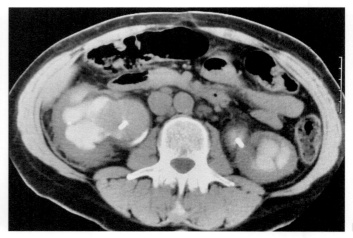

FIG. 20.44 Candidíase renal. **A:** Defeitos de enchimento irregulares são visibilizados nos cálices de um paciente com candidiúria crônica. **B:** A TC mostra um grande defeito de enchimento dos tecidos moles ("bola de fungos") que circunda um *stent* ureteral na pelve renal direita.

manifesta-se, em geral, por hematúria, que pode ser macroscópica ou microscópica. Hematúria após traumatismo indica algum tipo de lesão renal ou ao trato urinário inferior. A urografia excretora com tomografia tem sido a modalidade radiológica tradicional para avaliar um traumatismo renal mínimo, mas, hoje em dia, sobretudo nos casos de traumatismo significativo, a urografia excretora foi, em grande parte, substituída pela TC, considerada a técnica radiológica de escolha para avaliar os rins após uma contusão abdominal.

A TC revela contusões, lacerações incompletas e completas, hematomas intra-renais e extra-renais, assim como rins fraturados ou dilacerados.[23,28] É superior à urografia excretora na diferenciação das lesões renais mínimas.[55,164] A escolha da terapia cirúrgica ou clínica depende da gravidade da lesão renal, e, por isso, a TC tem um impacto significativo. A TC também é útil na detecção de lesões extra-renais no traumatismo que acomete outros órgãos viscerais, como o fígado ou baço. A TC deve ser realizada com meio de contraste IV e técnica dinâmica ou helicoidal, para otimizar a detecção de lacerações, urina extravasada e hematomas. A TC dinâmica é superior à TC axial convencional na avaliação das lesões do parênquima renal. Em um estudo realizado por Lang e colaboradores,[104] a TC dinâmica diagnosticou corretamente 129 de 130 casos de lesões parenquimatosas, comparado a 116 de 130 casos diagnosticados pela TC convencional.

Dever-se-á suspeitar de lesão nos pedículos renais, se a visibilização do rim não ocorrer ou for demorada na TC ou na urografia excretora após injeção IV rápida de meio de contraste iodado. A TC tem uma vantagem sobre a urografia excretora: é capaz de provar, de forma definitiva, a existência ou ausência de um rim não-funcionante no caso de não-visibilização após injeção de contraste (Fig. 20.45). A urografia excretora dos pacientes com aplasia renal, hipoplasia ou outras anormalidades congênitas pode apresentar resultados falso-positivos, o que pode levar a uma realização desnecessária de angiografia.

A angiografia renal é indicada no período pós-traumático, se houver suspeita de lesão dos pedículos renais. Retalhos da subíntima, trombose da artéria renal, fístula arteriovenosa ou laceração da artéria podem ocorrer. A arteriografia ainda é considerada o melhor método de revelar lesões da artéria renal, embora a RM possa participar no futuro. A angiografia também tem o potencial de ser terapêutica. Embolização transcateter ou oclusão por balão podem ser utilizadas no tratamento de hemorragia significativa ou de fístulas arteriovenosas.[104] Se for revelada uma lesão da artéria renal, a correção cirúrgica imediata da lesão vascular, em alguns casos, poderá evitar lesão renal permanente.

A gravidade da lesão parenquimatosa pode variar da ruptura de um cálice com extravasamento de sangue ou urina para o parênquima até uma fratura mais significativa do parênquima com extravasamento subcapsular e parenquimatoso. Na lesão mais substancial, a cápsula pode romper, provocando hemorragia perirrenal e extravasamento de urina. Essas lesões não-penetrantes podem ser classificadas nas seguintes categorias: (1) contusão; (2) laceração cortical (freqüentemente, com hematoma intra-renal); (3) laceração calicial; e (4) fratura com laceração da cápsula renal. Um rim fraturado pode apresentar lacerações associadas dos cálices, infundíbulos ou bacinetes. Pode ocorrer lesão não-parenquimatosa, como a ruptura do bacinete ou de um cálice extra-renal anômalo. Em alguns casos, a extirpação cirúrgica imediata do rim pode ser necessária, quando há fratura significativa com hemorragia retroperitoneal e intraperitoneal. O rim oposto sempre deve ser estudado com urografia excretora ou TC antes da nefrectomia. O tratamento conservador do rim traumatizado, sempre que possível, está sendo utilizado com mais freqüência hoje em dia do que outrora, sobretudo se o paciente se encontra hemodinamicamente estável.

Os achados radiológicos do traumatismo renal dependem da magnitude da lesão. Uma simples contusão geralmente manifesta-se por edema renal, densidade reduzida do nefrograma na porção afetada e excreção reduzida ou retardada do meio de contraste para o sistema coletor. Se houver hemorragia perirrenal, a sombra renal, e às vezes a sombra do músculo psoas, mostrar-se-á obliterada ou aumentada na radiografia simples. Algumas vezes, a hemorragia permanece localizada na área perirrenal e produz um aumento localizado ou generalizado do rim. A TC revela, de forma notável, o hematoma perirrenal e pararrenal (Fig. 20.45). Kunin[100] descreveu septos fibrosos coalescentes no espaço perirrenal que podem atuar para limitar e parar a hemorragia perirrenal através de tamponamento.[100] Raramente, a calcificação de um hematoma no rim, ou ao seu redor, pode ser visibilizada como um achado tardio no traumatismo renal. O hematoma subcapsular produz uma indentação lenticular no parênquima renal (Fig. 20.46). Os sinais acessórios nas radiografias simples consistem em escoliose (convexidade para o lado oposto que indica espasmo muscular), dilatação das alças do intestino delgado nas proximidades da lesão provocada por íleo adinâmico local e fratura de uma costela, corpo vertebral ou processo espinhoso adjacentes. A urografia revela o volume de extravasamento e pode mostrar compressão e distorção calicial causadas pelo acúmulo parenquimatoso ou subcapsular de sangue e/ou urina. Em muitos casos, a TC fornece melhor visibilização sobre a magnitude do extravasamento (Fig. 20.47). Entretanto, o volume de extravasamento não é necessariamente proporcional a lesão parenquimatosa ou vascular. Considerando a importância da distorção e da estenose pós-traumáticas, os estudos urográficos também devem ser realizados durante ou após o período de convalescença, para delinear qualquer deformidade residual.

DOENÇA CÍSTICA RENAL

A classificação da doença cística renal é difícil, sendo a literatura muito confusa, porque não existe um consenso entre os patologistas. Para os nossos propósitos, a classificação de Hartman[72] é a mais útil para os radiologistas (Quadro 20.2).

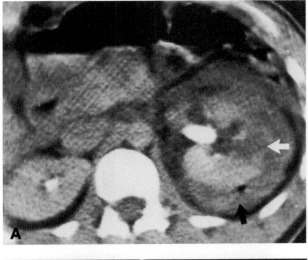
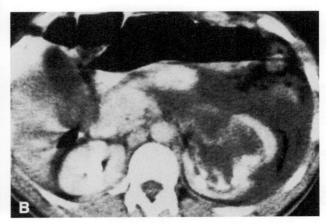
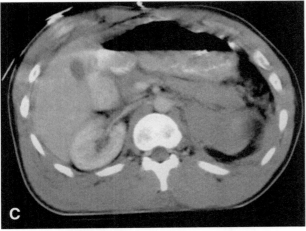

FIG. 20.45. Traumatismo renal. **A:** TC contrastada de uma laceração na porção média do rim esquerdo (*seta branca*) com hematoma predominantemente perirrenal (*seta preta*). **B:** TC contrastada de um outro paciente com hematomas perirrenal, pararrenal e do seio central. **C:** TC contrastada de um paciente com fratura renal e lesão dos pedículos. Observe a falta de realce do parênquima renal à esquerda.

Cistos Renais Simples

O cisto renal simples costuma ser uma lesão "silenciosa", de pouca ou nenhuma importância clínica, porém é a massa renal unifocal mais comum. Quando os cistos aumentam de tamanho, podem causar dor e, ocasionalmente, hematúria. Os cistos simples raramente sangram, podendo crescer o suficiente para serem observados como massas que podem ser palpadas através da parede abdominal. Podem causar lesão renal devido ao seu tamanho, sobretudo se estiverem situados em uma região onde possa ocorrer a obstrução do sistema excretor. As lesões podem ser unilaterais ou bilaterais. Um cisto pode ser solitário, porém freqüentemente existem dois ou mais em um rim. Os cistos podem ser tão numerosos a ponto de dificultar sua diferenciação. Os achados radiológicos dependem da localização. O mais importante é que o aspecto de um cisto simples pode simular um tumor na radiografia simples e na urografia excretora. As radiografias simples podem delinear um aumento local e regular do rim. Às vezes (menos de 1% dos casos),

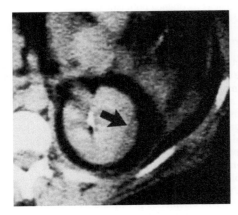

FIG. 20.46 Traumatismo renal. A TC contrastada revela hematoma subcapsular. Observe a indentação no parênquima renal (*seta*) decorrente da pressão do hematoma confinado à cápsula renal.

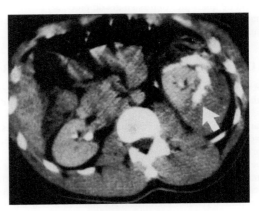

FIG. 20.47 Traumatismo renal. A TC contrastada mostra extravasamento de meio de contraste (*seta*) além do hematoma ao redor do rim esquerdo.

QUADRO 20.2 Classificação dos Cistos Renais

I. Cisto renal simples
   Típico
   Complicado
   Atípico
II. Doença cística renal associada a múltiplas neoplasias renais
   Rim policístico adquirido
   Doença de von Hipple-Lindau
   Esclerose tuberosa
III. Rim policístico
   Rim policístico autossômico recessivo
   Rim policístico autossômico dominante
IV. Cistos da medula renal
   Rim esponjoso medular
   Doença cística medular
V. Rim (multicístico) malformado
   Atresia pieloinfundibular
   Rim multicístico hidronefrótico
VI. Cistos do seio renal
VII. Outras doenças císticas
   Rim pleuricístico
   Rim glomerulocístico
   Doença microcística

Adaptado da ref. 81, com permissão.

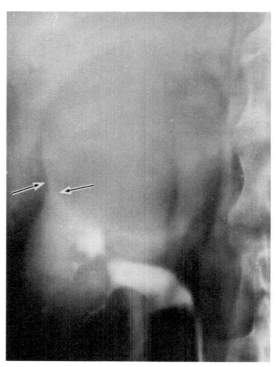

FIG. 20.48. O sinal de garra de um cisto renal (setas). O nefrotomograma define claramente a parede lisa do cisto radiotransparente adjacente à densidade do parênquima opacificado.

há um fino invólucro de cálcio que contorna a parede do cisto ou uma porção dela. Os cistos podem atingir um tamanho significativo e tolher o rim. Os achados urográficos consistem em defeitos crescênticos e estiramento dos infundíbulos e cálices, quando a lesão se origina próximo aos cálices. Se o cisto originar-se na periferia do parênquima renal, a alteração calicial será menor, e, se estiver em uma posição subcapsular, haverá pouca ou nenhuma deformidade compressiva no bacinete ou nos cálices.

Os seguintes sinais urográficos são observados na grande maioria dos cistos: (1) a lesão é periférica, de forma que se projeta para fora do rim; (2) a parede, se visível, é muito fina e lisa; (3) a massa é bastante radiotransparente (comparada ao parênquima adjacente) e bem-demarcada do parênquima renal. Freqüentemente, aparece como uma deformidade em bico ou "sinal de garra" (Fig. 20.48). Se todos esses sinais estiverem presentes, será muito provável que a lesão seja um cisto. Após o exame urográfico sugerindo o diagnóstico de um cisto, geralmente a TC ou a ultra-sonografia será o próximo exame de imagem, desde que o paciente seja tratado, se for descoberto que a lesão é um tumor em vez de um cisto.

Na TC, os cistos são redondos, têm uma parede lisa e não apresentam aumento da atenuação após administração de meio de contraste. Os valores de atenuação devem estar próximos aos da água (-10 a -2 unidades Hounsfield). Na ultra-sonografia, os cistos devem ser redondos, anecóicos, ter uma parede lisa e fina, e permitir a transmissão total do som.[153] Os cistos com complicações mínimas que têm calcificações curvilíneas finas na parede e material de alta densidade em seu interior (na ausência de quaisquer outros sinais de processo maligno) também apresentam baixo potencial maligno. (Para maiores detalhes sobre a diferenciação entre cistos e tumores, veja Hipernefroma.)

Doença Cística Renal Associada a Múltiplas Neoplasias Renais

A doença cística renal bilateral que ocorre durante a hemodiálise é conhecida como doença cística renal adquirida. As características radiológicas são compatíveis com muitos cistos pequenos ($<$ 3 cm), corticais e medulares, na vigência de um rim pequeno. As complicações incluem o desenvolvimento de hipernefroma em cerca de 7% dos pacientes[67] e de hemorragia retroperitoneal.

A doença de von Hipple-Lindau é uma facomatose de herança autossômica dominante. Essa doença tem várias manifestações extra-renais, como a angiomatose retiniana, hemangioblastomas do sistema nervoso central e feocromocitomas. As manifestações são, em geral, limitadas a múltiplos cistos simples, e cerca de um terço dos pacientes tem múltiplos hipernefromas.[112] As técnicas de imagem revelam múltiplas massas sólidas e císticas em ambos os rins, associadas a achados extra-renais.

Na esclerose tuberosa, os cistos renais são geralmente pequenos e de origem tubular. Raramente, observam-se cistos corticais grandes o suficiente para provocar distorção. Angiomiolipoma renal é freqüentemente encontrado associado a esclerose tuberosa (veja a descrição desse tumor ou do hamartoma em Tumores Benignos).

Doença Renal Policística

Existem duas categorias gerais de doença renal policística: autossômica recessiva e autossômica dominante. Os dois tipos são doenças hereditárias caracterizadas por múltiplas anormalidades císticas em ambos os rins. Além dessas semelhanças, as duas categorias são muito diferentes sob muitos aspectos. A pesquisa de microdissecção, realizada por Osathanondh e Potter[142] em meados da década de 1960, estabeleceu a patogenia e os defeitos embriológicos que caracterizam as duas categorias básicas da doença policística.

Doença Renal Policística Autossômica Recessiva

A característica anatomopatológica/radiológica dessa doença é a presença de ductos coletores dilatados visivelmente alongados por todo o parênquima renal. Os ductos dilatados estendem-se das bordas das papilas até a superfície do córtex, e o fluxo de urina dos néfrons para esses ductos é mais lento do que o normal. Quando visibilizados de perfil, os agregados de tais ductos em cada lóbulo renal parecem canudos vistos de lado. Quando visibilizados pela extremidade, os ductos parecem um conjunto de canudos visibilizados pela extremidade. Os rins são geralmente assimétricos e uniformemente aumentados com sistemas coletores correspondentes aumentados, mas, de outra forma, normais. A vasculatura renal, os néfrons e os ureteres são normais. A superfície dos rins é semeada por inúmeras protrusões semelhantes a vesículas que medem 1 a 2 mm, constituindo as extremidades periféricas dos aglomerados de ductos coletores dilatados, visibilizados nas extremidades.

O defeito embriológico resulta do desenvolvimento anormal da porção intersticial do botão ureteral no primeiro trimestre de gestação. Geneticamente, essa é uma doença autossômica recessiva. O único envolvimento cístico de outros órgãos ocorre no fígado. Apresenta uma proliferação generalizada de ductos biliares intra-hepáticos com fibrose periportal associada. Macroscopicamente, aparece como ectasia generalizada dos ductos, ocorrendo, em maior ou menor grau, em todos os casos. A doença de Caroli, caracterizada pela dilatação segmentar do ducto intra-hepático, fibrose periportal e ectasia tubular renal, hoje em dia é considerada uma extremidade do espectro da doença renal policística autossômica recessiva.

A evolução clínica é determinada pela gravidade do comprometimento renal comparado ao comprometimento hepático. Existem quatro subgrupos clínicos baseados no momento em que a doença se manifesta clinicamente.[18] O mais precoce é o *grupo perinatal,* em que cerca de 90% dos ductos coletores renais são envolvidos. A doença é aparente por ocasião do nascimento, com rins aumentados e palpáveis. Em geral, os pacientes morrem antes de completar seis semanas de vida devido a insuficiência renal rapidamente progressiva. A anormalidade hepática não tem tempo de manifestar-se clinicamente. O aparecimento mais tardio é o *grupo juvenil,* em que ocorre o envolvimento de ≤ 10% dos ductos coletores renais. A doença renal geralmente não se manifesta clinicamente, mas a doença hepática é predominante e geralmente fatal. As manifestações clínicas refletem fibrose hepática periportal progressiva grave com hipertensão portal, varizes gástricas e esofágicas, assim como hematêmese. A idade do início clínico é geralmente entre quatro e oito anos.

Entre os grupos perinatal e o juvenil, encontram-se dois grupos intermediários: o *grupo neonatal,* no qual ocorre o envolvimento de cerca de 60% dos ductos renais, e o *grupo infantil,* no qual se verifica o envolvimento de aproximadamente 25% dos ductos. O radiologista, com base nos achados urográficos, pode separar os pacientes em dois grupos principais, que Elkin classificou como doença policística do recém-nascido e doença policística da infância.[53] A primeira engloba grosseiramente os grupos, com bases anatomopatológicas, em perinatal e neonatal, e a última, em grupos infantil e juvenil.

A urografia excretora foi substituída, em grande parte, pela ultra-sonografia. Os achados urográficos na categoria neonatal são o aumento renal bilateral maciço (com margens lisas), a densidade prolongada do nefrograma (até 72 horas), o acúmulo de contraste nos ductos coletores dilatados produzindo um padrão de estrias parenquimatosas, bem como sistemas coletores e ureteres normais (quando visibilizados). Na categoria infantil, há a predominância do componente hepático. A urografia revela, em geral, rins levemente aumentados, uma fase discretamente prolongada do nefrograma, padrão de contraste parenquimatoso estriado, com localização predominantemente medular, e aumento hepático macroscópico.

Na ultra-sonografia, os rins mostram-se aumentados e ecogenicidade aumentada e difusamente heterogênea. Os cistos são muito pequenos para serem visibilizados na ultra-sonografia como regiões cheias de líquido, mas são grandes o suficiente para causar ecos, principalmente na medula. A periferia dos rins pode ser hipoecóica. É possível observar cistos no fígado. O parênquima hepático parece mais ecogênico devido a fibrose.

Doença Renal Policística Autossômica Dominante

A doença é transmitida como um traço autossômico dominante com forte penetrância. Cistos esféricos cheios de líquido, geralmente medindo 1 a 3 cm, encontram-se dispersos por todo o parênquima renal. Ocasionalmente, os cistos têm paredes curvilíneas ou calcificações pontilhadas intra-renais. Os cistos superficiais produzem um aspecto nodoso na superfície renal. Entre os cistos, estão espalhadas ilhotas dispersas de parênquima normal que contêm néfrons e ductos coletores normais. Os rins são muito aumentados, com sistemas coletores correspondentes maiores que o normal, os quais sofrem compressão irregular pelos muitos cistos adjacentes. Em cerca de um terço dos pacientes, observam-se grandes cistos esféricos dispersos por todo o fígado. Esses cistos não se comunicam com a árvore biliar. Ocasionalmente, os cistos esféricos também envolvem o pâncreas, o baço, os pulmões e os ovários. Registra-se uma incidência de ruptura de cerca de 10% dos aneurismas saculados das artérias na base do cérebro com altas taxas de mortalidade associadas.[121] A anormalidade embriológica é uma insuficiência esporádica das porções ampular e intersticial do botão ureteral, o que resulta em deficiência na formação de néfrons e ductos coletores normais e áreas dispersas por todo o parênquima renal.

As manifestações clínicas surgem, mais freqüentemente, nos adultos entre 30 e 50 anos de idade. Raramente, ocorre em lactentes. Os problemas iniciais mais comuns consistem em hipertensão, hematúria microscópica, massas abdominais palpáveis e dor resultantes do aumento renal. As complicações dos cistos renais são o sangramento, infecção, formação de cálculo e obstrução do trato urinário. A doença pode ser diagnosticada pela urografia excretora, ultra-sonografia ou TC. Os achados urográficos consistem em rins aumentados e de superfície irregular, defeitos redondos radiotransparentes no nefrograma, sistemas coletores irregularmente distorcidos e, em alguns casos, defeitos hepáticos transparentes representando os cistos como um achado inesperado.

A ultra-sonografia revela prontamente os rins aumentados que contêm numerosos cistos anecóicos cheios de líquido. Os cistos hepáticos também são facilmente visibilizados. A TC revela, com boa vantagem, todos os achados císticos patológicos anteriormente descritos nos rins e no fígado (Fig. 20.49). A ultra-sonografia no acompanhamento de uma doença conhecida é um procedimento menos dispendioso, não-invasivo e fácil de realizar.

Cistos Medulares

Rim Esponjoso Medular

O rim esponjoso medular é uma forma de doença cística que envolve a medula do rim, sendo mais comum nos homens do que nas mulheres (relação de cerca de 2:1), observada em irmãos, mas não parecendo ser hereditária. As alterações são confinadas à medula renal e consistem em dilatação que envolve os túbulos coletores nas pirâmides renais. Os cálculos podem desenvolver-se nos ductos dilatados. A condição pode ser limitada a uma única pirâmide, porém geralmente é mais disseminada, freqüentemente bilateral, mas não necessariamente simétrica. Pode haver aumento renal, quando as lesões são generalizadas. O defeito parece ser de desenvolvimento que envolve a formação dos ductos coletores. Pode ocorrer morbidade causada por infecção ou cólica, quando da eliminação dos cálculos. Microscopicamente, os cistos alongados ou

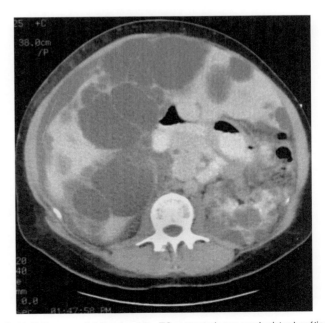

FIG. 20.49 Doença policística do adulto. TC contrastada que revela cistos hepáticos e renais bilaterais.

irregulares apresentam aspecto variado. O epitélio varia de transicional a escamoso ou colunar, os túbulos normais são reduzidos ou ausentes, e, em geral, observa-se algum grau de alteração inflamatória. Os ductos dilatados podem conter cálculos ou massas de fragmentos calcificados.

Os achados urográficos são, em geral, bem característicos.[145] A radiografia simples revela os cálculos, quando presentes. Sua posição medular e seu aspecto são freqüentemente diagnósticos, porém na acidose tubular renal podem simular cálculos. Os cálculos são geralmente múltiplos, pequenos, fusiformes e ocorrem em grumos ou em arranjo em forma de leque nas pirâmides renais. Na urografia excretora, os túbulos dilatados são opacificados, a menos que a infecção tenha comprometido a função renal. Dilatação mínima provoca um aspecto estriado fino, com o aumento da dilatação o aspecto torna-se mais cistiforme, com cavidades arredondadas ou alongadas aumentando e freqüentemente distorcendo a papila e o cálice menor (Fig. 20.50). Os cálices adjacentes podem revelar uma diferença considerável no grau de comprometimento.

Doença Cística Medular

A nefronoftise (nefronoftise juvenil familiar, doença cística medular do rim) é um distúrbio raro de origem desconhecida, encontrada geralmente em crianças e adultos jovens. Anemia, polidipsia, poliúria, perda de sal e uremia progressiva ocorrem de forma insidiosa. A forma infantil é herdada como uma condição autossômica, sendo associada a cabelos louros ou ruivos, múltiplas anormalidades oftalmológicas, anormalidades neurológicas, retardo do crescimento, deformidades ósseas e tetania hipocalcêmica. A forma adulta é uma condição autossômica dominante e não se encontra associada a anormalidades extra-renais. A urina apresenta gravidade específica fixa baixa sem proteínas ou elementos formados. Os achados histopatológicos consistem em áreas alternadas de dilatação cística e atrofia nos túbulos proximais e distais com espessamento acentuado da membrana basal. A fibrose intersticial com infiltração de células redondas é proeminente. Os glomérulos exibem espessamento focal mínimo precoce, evoluindo para esclerose e fibrose periglomerular.

O estudo urográfico tem utilidade limitada devido a função renal deficiente. Na urografia com altas doses, é possível observar o borramento dos cálices menores, contração uniforme dos rins e áreas cistiformes de transparência medular. A angiografia renal revela um adelgaçamento cortical acentuado e múltiplos cistos que poupam a fina camada externa, ondulante devido aos numerosos cistos que também deslocam os vasos. O córtex é mais bem visibilizado na fase do nefrograma da angiografia.[122] A ultra-sonografia revela pequenos rins ecogênicos bilaterais.[157] Alguns cistos podem ser visibilizados como estruturas cheias de líquido. A TC revela pequenos rins lisos com cistos na medula ou na junção corticomedular.

Rim Displásico Multicístico

O rim displásico multicístico congênito é um distúrbio raro, considerado geralmente como uma forma grave da displasia renal relacionada à disfunção ampular e à obstrução do trato urinário.[15] A atresia pieloinfundibular resulta em vários pequenos cistos com pouco ou nenhum parênquima renal. O bacinete é pequeno ou inexistente, e não se comunica com os cistos. A forma hidronefrótica tem aspecto semelhante à do tipo pieloinfundibular, exceto pelo bacinete aumentado que se comunica com os cistos renais.

A forma bilateral resulta no não-funcionamento renal, enquanto a forma unilateral, mais comum, tem bom prognóstico, se não for complicada por outras anomalias. Há ausência de parênquima renal, o bacinete é pequeno ou ausente, e o ureter é hipoplásico, estenótico ou atrésico. Os poucos néfrons existentes são hipoplásicos com desenvolvimento interrompido. A irrigação sanguínea é variada. O rim consiste em massa de cistos de tamanho variado e, em geral, é muito grande. O rim oposto não-envolvido encontra-se freqüentemente hipertrofiado e associado à obstrução da JUP contralateral. Por ocasião da instalação do quadro, o paciente geralmente é um lactente de aspecto saudável que apresenta uma massa unilateral no flanco, a qual pode ser visível na radiografia simples.

Na urografia excretora, o padrão de uma grande massa na fossa renal com opacificação de filamentos de tecido displásico vascularizado e paredes de cistos que circundam cistos radiotransparentes, associada a nefrograma ausente e nenhum sistema coletor ou ureter identificável, é virtualmente diagnóstico, o que é especialmente verdadeiro, se a cistoscopia e a pielografia retrógrada mostram ausência de metade do trí-

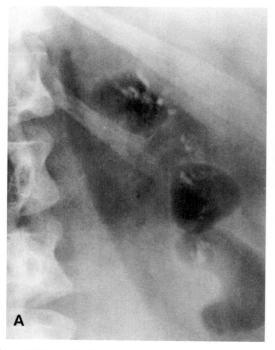
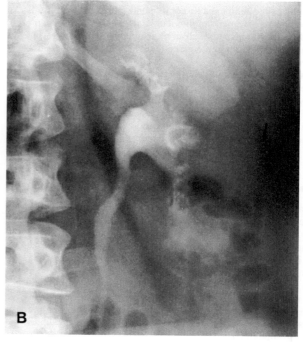

FIG. 20.50 Rim esponjoso. **A:** Radiografia anterior que revela calcificações moteadas no rim esquerdo. **B:** Urografia do paciente mostrado em **A** que revela a relação entre as calcificações e os vários cálices. Essas calcificações localizam-se nos túbulos dilatados das papilas renais.

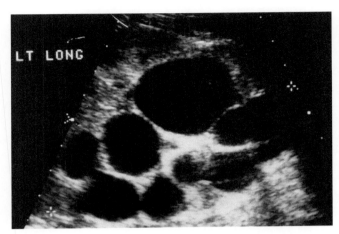

FIG. 20.51 Rim displásico multicístico. Ultra-sonografia, corte longitudinal, que mostra grandes cistos múltiplos não-comunicantes na fossa renal.

gono ou ureter atrésico no lado envolvido. Calcificação semelhante a um invólucro pode delinear alguns dos cistos. Às vezes, ocorre a opacificação tardia de alguns espaços císticos irregulares. O responsável por esse processo pode ser um pequeno volume de tecido renal disperso no rim displásico.

A ultra-sonografia revela múltiplos cistos unilaterais de forma e tamanho variados na fossa renal (Fig. 20.51), os quais não se comunicam (ao contrário do aspecto comunicante da hidronefrose), e o bacinete atrésico não pode ser visibilizado. Ocasionalmente, é necessária a realização de punção percutânea do cisto orientada pela ultra-sonografia, para diferenciar a displasia renal da hidronefrose. A displasia é uma lesão benigna e não precisa ser removida, quando o diagnóstico é realizado.

Displasia renal multicística segmentar também pode ocorrer e, em geral, é associada a sistema coletor duplicado. Nos casos registrados por Daughtridge,[41] houve calcificação periférica e central, simulando aquela algumas vezes observada no hipernefroma. A arteriografia revela, freqüentemente, massa avascular bem-demarcada sem neovascularidade. A diferenciação do tumor avascular, nessa forma segmentar da doença, é difícil.

Cistos Renais Extraparenquimatosos

Cistos Parapiélicos

Os cistos parapiélicos são encontrados em 1,25% a 1,5% das necropsias realizadas.[79] Ao contrário dos cistos simples, não se localizam no parênquima renal. Os cistos parapiélicos situam-se, e provavelmente originam-se, no hilo renal próximo ao bacinete e aos cálices maiores. Sua origem é obscura. A maioria dos autores acredita que sua origem seja linfática, sendo originados da obstrução linfática e ectasia subseqüente.

Os achados urográficos consistem em massa no hilo renal que comprime e desloca o bacinete, provocando a distorção e o deslocamento dos cálices maiores e dos infundíbulos. Uma caliectasia local discreta pode ser resultado de obstrução parcial causada por compressão. Não contêm cálcio. Simulam lipomatose do seio renal, quando este último resulta em massa focal no hilo renal.

Como não há interface do parênquima renal nesse tipo de cisto, a fase nefrográfica da arteriografia ou da nefrotomografia é um tanto diferente daquela observada no cisto simples. O cisto parapiélico aparece como massa esférica (de menor densidade do que o parênquima renal opacificado adjacente) circundada por um halo de gordura mais radiotransparente do que o cisto (Fig. 20.52). A ultra-sonografia mostra uma estrutura anecóica no seio renal que não se ramifica. Entretanto, é difícil diferenciar alguns dos referidos cistos da hidronefrose. Nesses casos, a TC (em especial com imagens retardadas que mostram os cistos ao redor do sistema coletor) pode fornecer um diagnóstico definitivo.

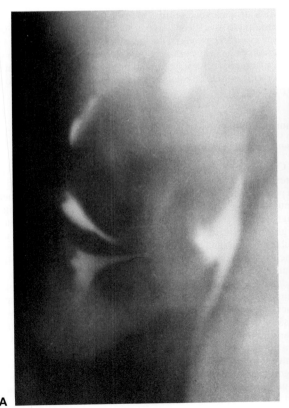
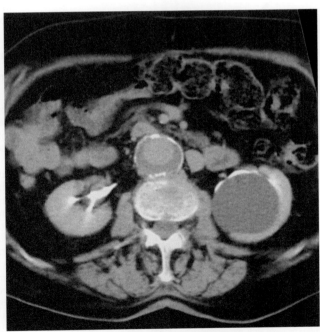

FIG. 20.52 Sinal do halo de um cisto parapélvico. **A:** A nefrotomografia mostra radiotransparência maldefinida, causada pela gordura do seio renal comprimido que circunda o cisto redondo e liso, localizado no hilo renal. **B:** TC contrastada do cisto parapélvico. Observe que o cisto desloca o sistema coletor cheio de meio de contraste, o que diferencia o cisto da hidronefrose ou do bacinete extra-renal pelo qual o meio de contraste pode entrar na cavidade cheia de líquido.

Divertículo Calicial (Cistos Pielogênicos ou Calicínios)

O termo divertículo calicial define os pequenos espaços cistiformes que freqüentemente se comunicam com um cálice, mas que ocasionalmente são observados na urografia como opacificação, apesar de não haver conexão aparente com o cálice adjacente. Essa lesão pode ser um cisto congênito verdadeiro. As estruturas cistiformes de aspecto semelhante podem ser resultantes da destruição inflamatória do parênquima adjacente a um cálice ou estar associadas a doença falciforme. O diagnóstico é realizado pela urografia excretora, quando um pequeno espaço arredondado se enche de contraste (Fig. 20.53).[121] Os cistos são cheios por seus próprios túbulos, sendo visíveis apesar da falta de comunicação aparente com o sistema calicial. Ao contrário dos cistos nas pirâmides renais encontrados no rim esponjoso, os cistos calicínios, freqüentemente se originam no fórnix do cálice e ocorrem lateral em vez de centralmente em relação à papila. Tais cistos têm pouca importância clínica, a menos que infectados ou que constituam o local da formação de cálculo. Raramente, observa-se leite de cálcio com nível líquido evidente na radiografia em posição ortostática (Fig. 20.54).

Pseudocisto Pararrenal — Urinoma

O termo *pseudocisto pararrenal* é utilizado para descrever uma complicação de lesão do bacinete ou da porção proximal do ureter. Uma fenda no sistema coletor renal ou no rim pode resultar em extravasamento persistente de urina ou de sangue para o espaço perirrenal. Esse extravasamento provoca a compressão do bacinete ou da porção superior do ureter e resultante hidronefrose, que pode, finalmente, levar à perda da função renal. Os achados urográficos consistem em efeito expansivo medial e inferior ao rim. Freqüentemente, a massa desloca o rim para cima, girando-o lateralmente. Em geral, observa-se uma linha

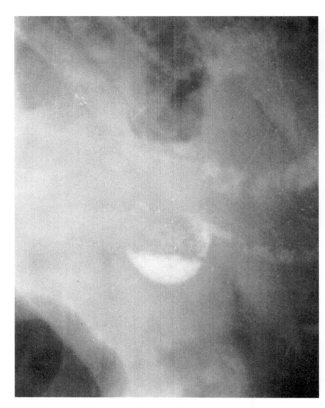

FIG. 20.54 Leite de cálcio em um cisto renal. Essa radiografia, obtida com o paciente em posição ortostática, mostra cálcio, que tem aspecto um tanto granular, em um cisto localizado na posição central do rim esquerdo. Além disso, existem evidências de cálcio na parede do cisto.

definitiva de separação entre o efeito expansivo e o rim. A urografia excretora pode opacificar a massa (se o meio de contraste extravasar para seu interior) e revelar o deslocamento do ureter e/ou rim. O estudo retrógrado pode ser necessário para a visibilização do trato superior distal ao urinoma obstruinte. A ultra-sonografia ou a TC podem delinear melhor a magnitude do pseudocisto e sua relação com o espaço ao redor do rim (Fig. 20.55).[75]

Anormalidades Vasculares Renais

Aneurisma da Artéria Renal

O aneurisma da artéria renal não constitui uma condição comum, porém é bem conhecido dos radiologistas, porque a parede do aneurisma pode conter cálcio. Vinte e cinco por cento a 30% desses aneurismas contêm cálcio suficiente para serem visibilizados na radiografia. O diagnóstico pode, em geral, ser realizado através da radiografia simples do grupo calcificado. O aneurisma calcificado, redondo e de contorno anular mantém uma relação constante com o bacinete em várias incidências. Cerca de dois terços dessas lesões localizam-se na bifurcação da artéria renal, e um terço situa-se nos ramos segmentares. Aproximadamente 50% daquelas que envolvem as artérias segmentares são intraparenquimatosas. Os aneurismas podem ser congênitos, ateroscleróticos ou pós-traumáticos (freqüentemente, falsos aneurismas). Hipertensão sistêmica ocorre em cerca de 15% dos pacientes com aneurisma da artéria renal. A arteriografia renal, TC ou RM podem ser utilizadas para confirmação. Os aneurismas renais bilaterais são relativamente comuns (cerca de 20%), de modo que se indica a realização de arteriografia no lado oposto, quando se observa um aneurisma, calcificado ou não, de um lado. Os aneurismas calcificados geralmente não se rompem, mas a incidência de ruptura de aneurismas não-calcificados é de cerca de 25%. A reparação cirúrgica deve ser considerada para determinados pacientes com aneurismas não-calcificados da artéria renal.[174] Às vezes, esses aneurismas são encontrados acidentalmente

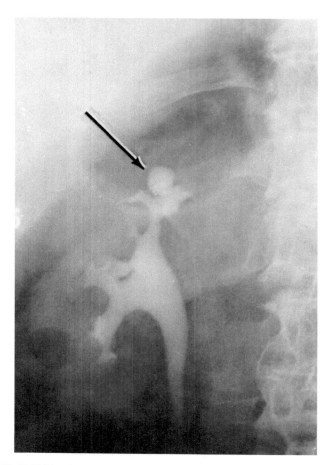

FIG. 20.53 Divertículo calicial (*seta*). O cisto comunica-se com um dos cálices do pólo superior.

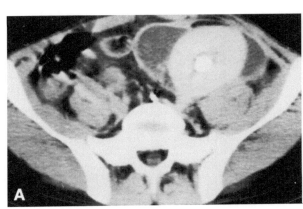
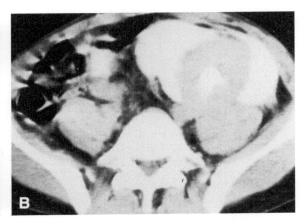

FIG. 20.55 Urinoma. **A:** TC contrastada de transplante renal com coleção de líquido que circunda o rim. **B:** A TC tardia revela meio de contraste no interior do urinoma.

na TC ou na ultra-sonografia. Deve-se considerar a solicitação de arteriografia, se indicada pelo quadro clínico (por exemplo, hipertensão, tamanho do aneurisma).

Poliarterite Nodosa

Múltiplos e pequenos aneurismas renais intraparenquimatosos são comumente observados na poliarterite nodosa. Microaneurismas semelhantes são encontrados em outras vísceras envolvidas pela doença. Nos rins, os múltiplos pequenos aneurismas que envolvem as artérias interlobares e arqueadas são associados à fibrose resultante de tromboses e infartos. Os aneurismas podem romper e provocar hemorragia renal (Fig. 20.56). Clinicamente, os infartos provocam dor e hematúria. A arteriografia renal delineia os aneurismas, e sua utilização é essencial para o diagnóstico. Às vezes, os pequenos aneurismas encontrados nessa doença regridem de forma espontânea.

Fístula Arteriovenosa Renal

Uma fístula arteriovenosa renal pode ser congênita ou adquirida. Em alguns casos, a etiologia é indeterminada, podendo ela ser denominada idiopática. Algumas más-formações congênitas são muito grandes e podem resultar em insuficiência cardíaca de alto débito, enquanto outras são muito pequenas e pouco significativas clinicamente. A maioria das fístulas arteriovenosas nos rins é adquirida (em geral, após biópsia percutânea) e freqüentemente cicatriza de modo espontâneo.

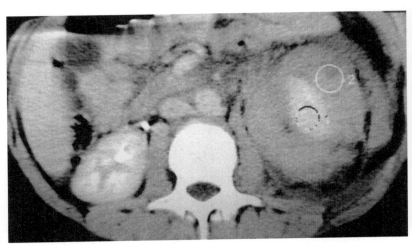
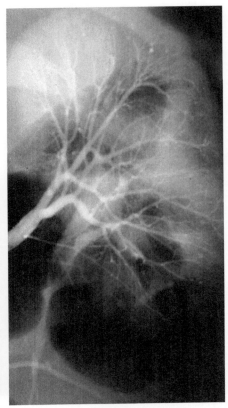

FIG. 20.56 Poliarterite nodosa. **A:** TC contrastada que mostra hemorragia perirrenal espontânea medida pelos cursores. **B:** Angiografia no mesmo paciente. Observe os múltiplos microaneurismas.

586 O TRATO URINÁRIO

Outras ocorrem após contusão ou traumatismo renal penetrante, ou procedimentos cirúrgicos na área renal, e algumas são secundárias as neoplasias renais. Ocasionalmente, a doença da artéria renal pode resultar em uma fístula arteriovenosa. Hematúria e hipertensão podem ser complicações, quando as fístulas persistem. As urografias e as radiografias simples geralmente não são muito úteis na determinação do diagnóstico, mas as radiografias simples podem revelar calcificação. No caso de uma grande fístula arteriovenosa, o sistema coletor pode ser deslocado pela massa produzida pela fístula. Freqüentemente, a ultra-sonografia Doppler em cores pode realizar o diagnóstico de forma não-invasiva através da visibilização direta da fístula. A avaliação com Doppler (dúplex) da veia renal mostrará fluxo pulsátil do tipo arterial, se a fístula for do tamanho adequado. A arteriografia revela a fístula junto com enchimento venoso precoce e freqüentemente mostra dilatação venosa e tortuosidade secundária a derivação arteriovenosa (Fig. 20.57). A função renal pode estar reduzida no lado do comprometimento, dependendo da gravidade da derivação.

Oclusão da Artéria Renal

A oclusão da artéria renal é, com mais freqüência, causada por embolia nos pacientes com cardiopatia. Também ocorre trombose, mais freqüentemente secundária a aterosclerose, mas, às vezes, resultante de traumatismo. Independente da causa, a oclusão da artéria renal provoca a perda de sua função. Ocasionalmente, a função parcial pode retornar após um ano ou mais. Os achados radiológicos na oclusão aguda da artéria renal consistem em evidências urográficas de um rim não-funcio-nante de tamanho normal, onde a pielografia retrógrada

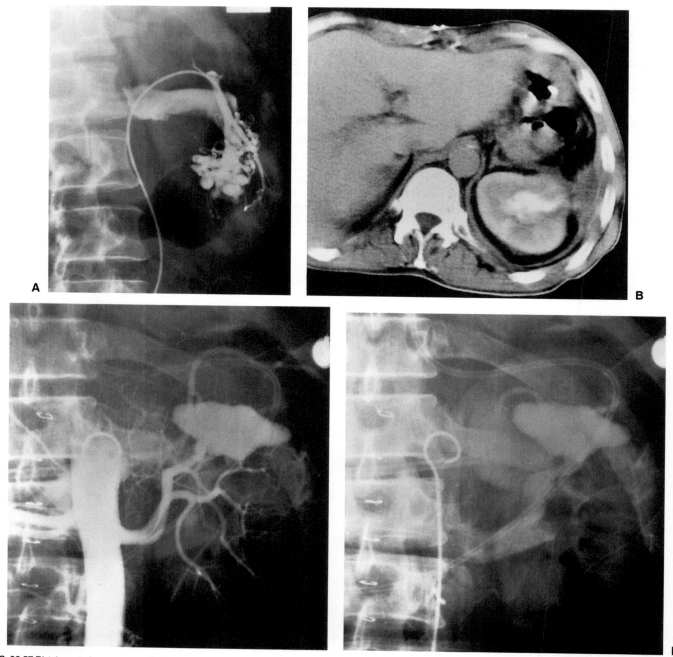

FIG. 20.57 Fístulas arteriovenosas renais. **A:** Fístula congênita. As fístulas congênitas mostram tipicamente um saco em "cacho de uva" de vasculatura dilatada junto com veia de drenagem precoce. **B** a **D:** Fístula adquirida decorrente de um ferimento por arma branca, mostrada na TC como uma área de contraste aumentado, originado do local da punção. Angiografias, obtidas durante a fase arterial (**C**) e a fase venosa (**D**), que mostram uma fístula mais globular do que em **A**.

não mostra anormalidades. Uma borda periférica de córtex opacificado pode ser observada durante a fase nefrográfica. É provável que essa parte do córtex seja suprida pela circulação colateral da cápsula renal. O infarto segmentar agudo pode ser responsável pela não-visibilização completa na urografia excretora ou por uma falha local do enchimento calicial. Nesses pacientes, a causa da perda completa da função não foi estabelecida. O bloqueio embólico segmentar pode ser acompanhado por uma "chuva" de pequenos êmbolos.[134] Após infarto renal total sem infecção, o rim diminui de tamanho e, em geral, permanece não--funcionante. A pielografia retrógrada revela a redução do tamanho do sistema calicial com aumento renal. Os achados tardios no infarto segmentar consistem na redução local do tamanho, que pode distorcer o rim localmente e provocar contorno irregular. A arteriografia renal pode ser utilizada para confirmar o diagnóstico de todos os tipos de oclusão arterial. Os dois lados, direito e esquerdo, devem ser estudados, porque o comprometimento freqüentemente é bilateral. A ultra-sonografia Doppler pode sugerir o diagnóstico de oclusão da artéria renal. A utilidade da angiorressonância está sendo pesquisada. Os achados da TC acompanham o da urografia, porém os efeitos hemodinâmicos são mais bem mostrados.

Anomalias da Veia Renal

Conforme já mencionado, às vezes encontram-se válvulas nas veias renais. Anomalias da veia renal esquerda, especificamente a veia renal esquerda retroaórtica ou circum-aórtica. Na radiografia, essa anomalia é reconhecida como uma bifurcação ou posição retroaórtica da veia renal, à medida que percorre o trajeto do rim para a veia cava. É importante reconhecer tais anomalias vasculares como achados acidentais e não confundi-las com adenopatia ou outra patologia. Os cirurgiões precisam saber da existência dessas variantes, antes de realizar a cirurgia retroperitoneal.

Trombose da Veia Renal

A trombose da veia renal ocorre com mais freqüência nas crianças do que nos adultos. Nos adultos, a invasão direta ou a compressão extrínseca pelo tumor e trombose da veia cava inferior encontram-se entre as causas mais freqüentes. Nas crianças, a enterite aguda é considerada a principal causa, mas qualquer condição que provoque desidratação, acidose e hemoconcentração pode ser um fator incitante. Nos lactentes vítimas de trombose da veia renal na vida intra-uterina, a radiografia simples pode revelar uma calcificação discreta em forma de laço correspondente a estruturas vasculares intra-uterinas. Considerando a dificuldade em realizar o diagnóstico a partir do ponto de vista clínico, os métodos radiológicos são de fundamental importância. Os achados radiológicos dependem da rapidez da oclusão e de sua relação com o desenvolvimento de colaterais venosas.

Na trombose aguda da veia renal, o rim apresenta-se aumentado, e a urografia excretora não revela excreção de contraste. A arteriografia renal mostra fluxo retardado através das artérias interlobares estreitas e distendidas. A opacificação do parênquima é deficiente, e a fase do nefrograma prolongada. Não é possível identificar a drenagem venosa. Quando a oclusão aguda é parcial, o rim também sofre aumento. A função, conforme mostrado na urografia excretora, retorna gradualmente em cerca de duas semanas, à medida que as colaterais venosas se desenvolvem. Na oclusão gradual, há tempo para o desenvolvimento de circulação colateral, e o exame radiológico pode não revelar nenhuma anormalidade. Quando a arteriografia renal é realizada, a fase venosa pode mostrar colaterais venosas significativas. A TC dinâmica também delineia bem o processo, quando ele se encontra em estágio avançado. A visibilização direta da trombose na veia cava inferior e nas veias renais será possível, se forem utilizados cortes finos e técnica dinâmica ou helicoidal. A utilidade da ultra-sonografia na detecção da trombose da veia renal não foi estabelecida. Os sinais ultra-sonográficos incluem trombos na veia cava inferior, perda da junção corticomedular e estrias hiperecóicas nos espaços interlobares que circundam as pirâmides.[103] A incapacidade de detectar fluxo nas veias renais utilizando a avaliação com Doppler em pulsos ou Doppler em cores é um achado conhecido da trombose na veia renal. Entretanto, o sinal venoso intra-renal ainda pode estar presente como resultado da colateralização. Os transplantes renais com trombose da veia renal não têm fluxo venoso intra-renal por causa da incapacidade de recrutar vasos colaterais.[77]

Deve-se realizar urografia excretora, quando há suspeita de trombose da veia renal. Se o diagnóstico for fundamentado pela ausência ou redução da função, bem como pelo aumento das dimensões renais, a arteriografia renal deverá ser a próxima etapa no estudo radiológico do paciente. A avaliação da irrigação da artéria renal, do estado patológico intra-renal, das colaterais venosas ou da ausência de enchimento da veia renal e, possivelmente, a demonstração do verdadeiro local de obstrução podem ser realizadas por uma cronologia adequada do exame (Fig. 20.58). A venocavografia inferior e a venografia renal seletiva podem ser realizadas alternativamente, mas a inserção de cateter aumenta o risco de tromboembolia.

Hipertensão Renovascular

Gifford[63] definiu a doença renovascular como a presença de uma lesão estenótica na artéria renal ou em seus ramos. O diagnóstico depende da demonstração da lesão estenótica através das técnicas de imagem. O paciente pode ou não ser hipertenso. Por outro lado, a hipertensão renovascular define a presença de uma lesão estenótica da artéria renal mais o alívio da hipertensão através da revascularização ou remoção do rim afetado. De acordo com a experiência de Gifford, a ocorrência simultânea de hipertensão essencial e de doença renovascular é muito mais comum do que a hipertensão renovascular verdadeira.

As conseqüências clínicas da estenose da artéria renal (EAR) são a hipertensão renovascular e insuficiência renal progressiva. Historicamente, a suspeita de hipertensão renovascular desencadeou esforços para diagnosticar a EAR como causa. Mais recentemente, a EAR foi reconhecida como um importante fator no desenvolvimento da insuficiência renal progressiva.[140] A doença vascular aterosclerótica que acomete as artérias renais é comumente observada nos pacientes com doença vascular aterosclerótica em outro local.[197] A EAR é particularmente prevalente no grande subgrupo de pacientes com diabete e vasculopatia periférica (50%). A doença vascular aterosclerótica afeta os grandes e os pequenos vasos dos rins. A doença dos pequenos vasos (nefrosclerose) não é uma condição cirurgicamente tratável. Por outro lado, a doença macrovascular é uma causa potencialmente tratável de insuficiência renal rapidamente progressiva. Embora a prevalência de EAR na doença vascular aterosclerótica seja alta, a proporção de pacientes nos quais a EAR provoca insuficiência renal progressiva é desconhecida.

Uma lesão estenótica da artéria renal é particularmente importante nos pacientes com doença renal preexistente, nos quais ocorre redução total na massa de néfrons e alteração da capacidade dos néfrons existentes em compensar a perfusão reduzida associada à lesão da artéria renal. Entretanto, como a angiografia com contraste é contra--indicada nos pacientes com insuficiência renal, não existe uma técnica de rastreamento adequada para identificar e fornecer imagens diretas da vasculatura renal.

Com o advento da angioplastia transluminal percutânea e melhores técnicas cirúrgicas para a correção da EAR, o diagnóstico acurado dessa condição, visando a preservar a função e corrigir a hipertensão, tornou-se cada vez mais importante.[27] A arteriografia para rastreamento não é uma opção disponível, porque se acredita que o uso de meios de contraste nesses pacientes possa acelerar a evolução da insuficiência renal. Um exame não-invasivo que não exija o uso de meio de contraste nefrotóxico pode ter um enorme impacto clínico. E o impacto desse teste pode ser ainda mais aumentado por computações precisas do limiar da sensibilidade do teste utilizando a análise custo-benefício.

Manifestações Clínicas

Para estabelecer a EAR funcionalmente importante, os testes diagnósticos precisam identificar, de forma precisa, as lesões da artéria renal que, quando corrigidas, resultam na normalização da pressão sanguínea ou estabilização na queda da função renal. Algumas manifestações clínicas sugerem a presença de EAR significativa, como insuficiência

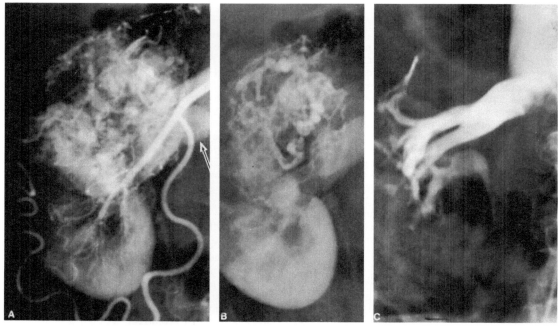

FIG. 20.58 Trombose da veia renal. **A:** Arteriografia renal em dois segundos revela uma grande massa vascular no pólo superior do rim direito. Observe a veia renal abaixo da artéria (seta). **B:** A radiografia em cinco segundos mostra opacificação contínua do tumor e definição clara da veia renal. **C:** Venografia renal. O trombo tumoral apresenta-se claramente definido na parte inferior da veia renal em sua junção com a veia cava, que agora está delineada acima da veia renal. Embora haja uma obstrução parcial da veia renal, não são visíveis colaterais.

renal rapidamente progressiva, início de hipertensão no paciente com menos de 20 anos ou com mais de 50 anos de idade, hipertensão não--controlável, hipertensão rapidamente progressiva, hipertensão que responde à administração de inibidores da enzima conversora de angiotensina e frêmitos abdominais. Os testes diagnósticos focalizam a detecção de doença renovascular nos grupos de pacientes selecionados como de alto risco para doença renovascular funcionalmente significativa com base nessas manifestações clínicas, mas, embora tais manifestações clínicas geralmente sejam indicadores preditivos deficientes de doença renovascular significativa, os estudos anteriores mostram que a prevalência de hipertensão renovascular é maior nesses pacientes de risco. A prevalência de doença renovascular em tais grupos é de 5% a 39%.[177] Estratégias semelhantes de seleção não foram desenvolvidas para detectar lesões nos pacientes com insuficiência renal que possa ser causada pela EAR, como, por exemplo, nos diabéticos, nos pacientes com doença vascular periférica e naqueles com insuficiência renal. Um teste diagnóstico que possa identificar os pacientes com EAR como um fator contribuinte para insuficiência renal progressiva pode ter importante impacto clínico, quando realizado junto com técnicas cirúrgicas para melhorar a perfusão renal.

Exames Diagnósticos Atuais

Múltiplas estratégias foram propostas para o diagnóstico da EAR. Em geral, essas estratégias podem ser classificadas como aquelas que revelam a anatomia da EAR e as que detectam os efeitos secundários das lesões estenóticas. A arteriografia convencional, a angiografia de subtração digital (ASD) intra-arterial e a ASD intravenosa pertencem à primeira categoria. Os exames funcionais que medem os efeitos secundários da EAR podem ser divididos em testes que medem a produção de renina em resposta à estimulação com captopril e os estudos da perfusão renal (medicina nuclear). As medidas mais aceitas da produção de renina em resposta à estimulação com captopril são o teste de estimulação com captopril e as medidas da relação de renina na veia renal.[30,132] As medidas indiretas da perfusão renal são a urografia hipertensiva de seqüência rápida, renografia com hipuran-I^{131} e Tc^{99m}-DTPA, assim como medidas ultra-sonográficas do fluxo sanguíneo da artéria renal utilizando ultra--sonografia Doppler dúplex.

Arteriografia

A arteriografia, do tipo simples ou ASD, é o método padrão para detectar as lesões anatômicas da EAR.[81] Os achados na arteriografia que sugerem uma lesão funcionalmente significativa da artéria renal são uma estenose > 75% (Fig. 20.59), gradiente pressórico > 10 a 15 mm Hg, dimensões e perfusão reduzidas no rim afetado, assim como presença de circulação colateral.[3,19,44] A arteriografia renal é a única técnica atualmente disponível que pode mostrar EAR periférica ou segmentar associada

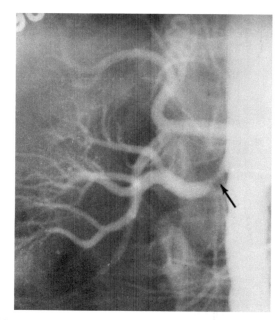

FIG. 20.59 Aortografia translombar com boa visibilização da artéria renal. A seta indica o local de uma lesão estenótica secundária a arteriosclerose em um homem hipertenso de 63 anos de idade. Observe a dilatação pós-estenótica da artéria renal.

a displasia fibromuscular (Fig. 20.60).[166] Por outro lado, a arteriografia renal não teve ampla aceitação como técnica de rastreamento para hipertensão renovascular, porque constitui um procedimento invasivo e dispendioso, e requer o uso de altas doses de meio de contraste. Por vários motivos, a ASD intra-arterial mereceu maior aceitação como técnica de rastreamento nos grupos de pacientes considerados como de alto risco para hipertensão renovascular. A ASD intra-arterial pode mostrar lesões com resolução anatômica semelhante, comparada à arteriografia convencional. Além disso, os vasos periféricos e segmentares podem ser identificados. As vantagens da ASD intra-arterial sobre a arteriografia convencional consistem na administração de menor dose de meio de contraste e na utilização de pequenos cateteres, permitindo que o procedimento seja realizado com menos risco. Por isso, a técnica é considerada muito menos invasiva. Entretanto, como tais técnicas, de qualquer modo, são invasivas, exigem o uso de meio de contraste e são dispendiosas, não são adequadas para o rastreamento da população de pacientes com baixa prevalência de EAR. Como resultado, muitas outras técnicas de rastreamento diagnósticas foram avaliadas.

As lesões do tipo placas ateroscleróticas são a causa mais comum de EAR. Em geral, são curtas e variam de um estreitamento circunferencial liso a um defeito focal excêntrico irregular na artéria renal opacificada. Mais freqüentemente, envolvem o orifício da artéria renal ou o terço proximal da principal artéria renal, podendo evoluir para oclusão completa.

Também comuns, mas geralmente ocorrendo em mulheres mais jovens, são os tipos variados de lesões displásicas fibromusculares. A artéria renal direita é envolvida com mais freqüência que a esquerda. As estenoses localizam-se nos dois terços distais da artéria renal e estendem-se até os ramos segmentares. O aspecto arteriográfico varia de um cordão de pérolas proeminente à deformidade simétrica tubular ou excêntrica da luz arterial. Essas lesões podem evoluir para estenose luminal.

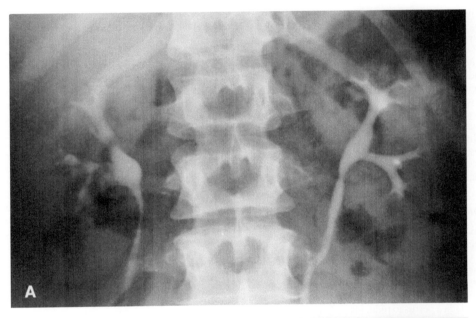

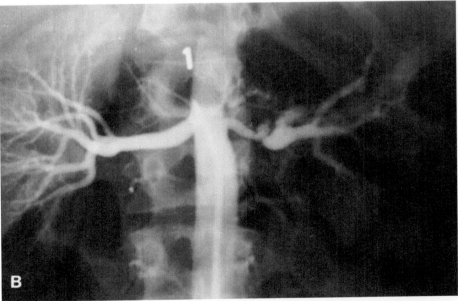

FIG. 20.60 Displasia fibromuscular em uma jovem hipertensa de 18 anos de idade. **A:** Essa urografia mostra hiperconcentração muito discreta à esquerda. Existem algumas indentações mínimas na porção superior do ureter esquerdo, sugerindo a possibilidade de vasos colaterais. **B:** Essa urografia revela artéria renal direita normal. À esquerda, existem múltiplas constrições com dilatação pós-estenótica. Ocorre grande demora na perfusão do rim esquerdo, comparado ao direito. Observe as artérias colaterais no hilo renal e abaixo dele.

Outras lesões raras da artéria renal que podem causar hipertensão renovascular são aquelas associadas a dissecções arteriais, neurofibromatose, feixes musculotendinosos, êmbolos, trombose, revestimento por tumores, poliarterite nodosa, esclerodermia, aneurismas, más-formações arteriovenosas e efeitos de traumatismo renal.

Angiografia de Subtração Digital Intravenosa

A ASD intravenosa tem sido defendida como um método menos invasivo de visibilizar diretamente as artérias renais e as lesões associadas.[25] O procedimento causa menor taxa de morbidade, porque só é necessária a cateterização da veia femoral. Um problema importante, relacionado à ASD intravenosa, é o das altas doses de meio de contraste necessárias durante os procedimentos com múltiplas injeções. A alta dose de ataque de meio de contraste é um problema especialmente relevante nos pacientes com insuficiência renal, incluindo os pacientes na população estudada. A sensibilidade e a especificidade da ASD intravenosa na identificação da EAR variam de 83% a 100%. Svetky e colaboradores[179] avaliaram, prospectivamente, a precisão na identificação das várias estenoses diagnósticas, que causam hipertensão renovascular. Nesse trabalho, a ASD intravenosa apresentou uma sensibilidade de 100%, mas a especificidade foi de apenas 71% para predizer EAR significativa. O mais importante é que a ASD intravenosa é associada à ocorrência de 6% a 12% de estudos não-diagnósticos que, em geral, são criados pela superposição de gases intestinais, débito cardíaco deficiente ou circulação visceral sobrejacente.[81] Além disso, as artérias renais ramificadas ou segmentares são maldelineadas, o que limita a avaliação das estenoses periféricas e da displasia fibromuscular. Poucos radiologistas diagnósticos da comunidade têm sido capazes de duplicar os resultados dos centros acadêmicos, que tipicamente têm muito mais experiência com o uso de técnicas digitais. Além disso, embora o procedimento produza menor morbidade, é bem dispendioso.

Renografia com Radionuclídeos

Na ausência de estimulação com captopril, a renografia com radionuclídeos para a detecção de EAR tipicamente apresenta resultados razoáveis a deficientes. Com o advento do captopril, que inibe a enzima conversora da angiotensina, a renografia com radionuclídeos apresentou melhores resultados[29] nos pacientes avaliados para hipertensão renovascular. A adição de captopril aumenta as diferenças na taxa de filtração glomerular associada à perfusão reduzida da EAR. É óbvio que a EAR segmentar não é identificada pelas técnicas com captopril. Além disso, os autores observaram achados falso-negativos significativos nos pacientes com estenoses bilaterais.[116] Um achado importante na renografia estimulada com captopril consiste nas diferenças assimétricas na perfusão e na taxa de filtração glomerular. Na doença vascular simétrica (por exemplo, EAR bilateral), a incidência de resultados falso-negativos aumenta, o que constitui um grave problema para a renografia com radionuclídeos estimulada com captopril nos diagnósticos da EAR nos pacientes com insuficiência renal progressiva, porque a principal causa de insuficiência renal é a doença bilateral. Além disso, o volume volátil nos pacientes com insuficiência renal complica ainda mais a renografia com radionuclídeos. Grandes pesquisas multicêntricas da renografia com radionuclídeos estão sendo realizadas no momento e devem determinar a utilidade desse exame em comparação com outras modalidades de imagem.[81]

Ultra-sonografia

Vários pesquisadores inicialmente alegaram que a avaliação Doppler (dúplex) da velocidade da principal artéria renal tinha utilidade potencial na identificação dos pacientes com EAR. Taylor e colaboradores[183] utilizaram uma relação de velocidade máxima renal-aórtica para identificar os pacientes com EAR em um grupo de 29 pacientes com correlação angiográfica, constatando que uma relação de velocidade máxima > 3,5 estava associada à sensibilidade de 84% e à especificidade de 97% na detecção da EAR identificada na angiografia. Estudos mais recentes levaram a resultados conflitantes, incluindo sensibilidades e especificidades que variam de 30% a 90%.[14] Por isso, não existe um consenso geral quanto ao papel da ultra-sonografia Doppler (dúplex) na avaliação da EAR. No total, o tamanho das amostras é pequeno, e os estudos realizados não são bem-controlados. Existe uma ampla variação no sucesso da técnica, com taxas registradas de 82% a 98%, que visa a obter sinais Doppler da principal artéria renal. Uma desvantagem da avaliação ultra-sonográfica é a incapacidade de identificar, de forma precisa, as artérias renais acessórias, encontradas em mais de 20% dos pacientes examinados.[14]

Handa e colaboradores[71] estudaram a aceleração da velocidade sistólica nos ramos da artéria renal principal. Esse estudo, realizado com 20 pacientes, revelou uma sensibilidade de 100% e especificidade de 93% na detecção da EAR. Entretanto, foram estudados poucos pacientes, tendo sido os exames incomumente longos. Esses resultados são suficientemente promissores para justificar pesquisas adicionais, mas o papel final da ultra-sonografia Doppler para o referido diagnóstico ainda não foi completamente estabelecido.

Angiorressonância

Embora a angiorressonância tenha sido bem-sucedida na avaliação da circulação na cabeça e no pescoço, a visibilização da artéria renal impõe desafios por causa dos artefatos provenientes do movimento cardíaco, respiratório e intestinal, assim como dos problemas com a supressão tecidual estacionária (Fig. 20.61). A avaliação da vasculatura renal apresenta problemas devido à superposição das veias renais, veia cava inferior e vasculatura supra-renal/gonadal. Por fim, a tortuosidade inerente do vaso e os complexos padrões do fluxo, bem como as velocidades de fluxo

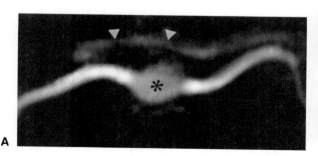
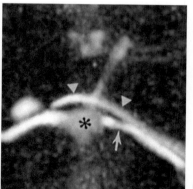

FIG. 20.61 Angiorressonância das artérias renais. **A:** RM axial normal realizada com técnica de contraste de fase (*phase-contrast*). A aorta (*asterisco*) e a veia renal esquerda (*cabeças de seta*) são mostradas. **B:** Estenose da artéria renal. Observe a estenose na porção proximal da artéria renal esquerda (*seta*). Aorta (*asterisco*) e veia renal esquerda (*cabeças de seta*) levando à veia cava inferior. (Cortesia de Thomas M. Grist, M.D., Madison, Wisconsin.)

amplamente desiguais na aorta e nas artérias renais criam problemas para a visibilização dos vasos renais através da angiorressonância.[175] Essas dificuldades são traduzidas em sucesso variável na avaliação da doença renovascular que utiliza RM. Um estudo com 37 pacientes realizado por Kim e colaboradores[95] revelou uma sensibilidade total de 100% e especificidade de 94% na detecção de estenoses com diâmetro > 50%. Esses autores utilizaram imagens coronal e axial com eco de gradiente. Conforme eles indicaram, a resolução espacial da técnica só se mostrou adequada para avaliar as artérias renais proximais. Por isso, os excelentes resultados podem ser explicados, pelo menos em parte, pela origem aterosclerótica das lesões detectadas. A localização proximal das lesões torna-as passíveis de diagnóstico através da angiorressonância. Entre as lesões detectadas, não foram encontradas lesões nos vasos ramificados, displasia fibromuscular, estenoses induzidas ou lesões nas artérias renais acessórias.

TUMORES RENAIS

Massa renal pode ser visibilizada pela primeira vez na radiografia simples, urografia, ultra-sonografia ou TC. Se houver a suspeita de um cisto típico, dever-se-á, então, solicitar uma ultra-sonografia, para confirmar esse achado. Havendo um cisto atípico ou massa sólida, dever-se-á realizar a TC, para avaliar a massa. As biópsias com aspiração por agulha fina percutânea podem ser realizadas sob orientação da TC ou da ultra-sonografia nas lesões indeterminadas e nas massas sólidas. A angiografia deve ser reservada para os achados duvidosos na TC ou na ultra-sonografia; a angiografia ou a RM também podem ser utilizadas para avaliar a anatomia vascular renal. Em alguns casos, pode ser necessária a aspiração com injeção de meio de contraste dos cistos típicos, mas as punções dos cistos não são realizadas tão freqüentemente quanto antes da TC e da ultra-sonografia. Embora nem todas as massas renais sólidas constituam adenocarcinomas, devido à falta de características precisas diferenciadoras em qualquer modalidade de imagem, as massas renais sólidas devem ser tratadas como se constituíssem uma lesão maligna.[43]

Tumores Benignos

A maioria dos tumores renais benignos é pequena e assintomática; são raros e, na maioria das vezes, descobertos na necropsia. Os tipos histológicos são o adenoma, fibroma, lipoma, leiomioma, hemangioma e hamartoma. O tumor da célula justaglomerular secretor de renina é muito raro e, em geral, pequeno, mas pode ser visibilizado na arteriografia como massa avascular circundada por uma borda mais densa de parênquima comprimido. Algumas artérias tortuosas dilatadas podem ser observadas e, de fundamental importância para o diagnóstico, pode haver a elevação da renina venosa proveniente do rim afetado. Se os tumores renais benignos forem pequenos, poderão não ser detectados na urografia excretora, embora possam ser visibilizados na TC ou na ultra-sonografia. Se esses tumores atingirem tamanho suficiente, a radiografia simples poderá revelar o aumento da sombra renal no local do tumor. A urografia poderá, então, mostrar uma distorção suficiente do sistema pielocalicial, para fazer o diagnóstico de tumor renal. O mais importante sobre os tumores benignos é a sua diferenciação dos tumores malignos que, em geral, não pode ser realizada com certeza mediante qualquer técnica de imagem. Um leiomioma originado na cápsula renal raramente pode conter cálcio, simulando o que é observado nos outros leiomiomas. A maioria dos tumores benignos, exceto pelos hemangiomas, é avascular na angiografia. Os tumores malignos podem ser avasculares, e os tumores benignos podem exibir vascularidade anormal. Na prática atual, a TC e a ultra-sonografia devem ser as técnicas de imagem utilizadas para avaliar as massas renais. A angiografia pode ser utilizada, se necessário, para avaliar a vascularização tumoral e as artérias renais. Na urografia excretora, pode ser difícil diferenciar as massas retroperitoneais originadas próximo ao rim dos tumores renais, pois eles podem distorcer o rim e deslocar a porção superior do ureter (Fig. 20.62). A TC, ultra-sonografia ou RM permitem diferenciar, de forma mais precisa, as massas intra-renais das extra-renais.

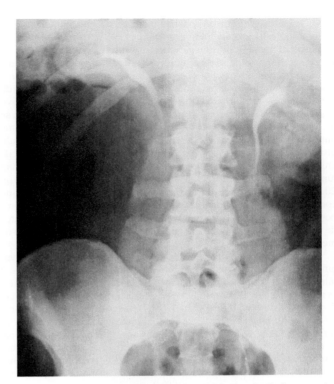

FIG. 20.62 Enorme tumor radiotransparente que distorce o rim direito e o ureter. Esse é um grande lipoma retroperitoneal.

Angiomiolipoma Renal

O angiomiolipoma renal (hamartoma) é um dos poucos tumores renais benignos que pode, freqüentemente, ser diferenciado dos outros tumores benignos e dos tumores renais malignos. É um tumor mesodérmico misto, composto de tecido adiposo, musculatura lisa e vasos sanguíneos de proporções variadas. Os angiomiolipomas podem ser associados a esclerose tuberosa, caso em que geralmente são múltiplos e bilaterais (Fig. 20.63). O angiomiolipoma também pode ocorrer como massa unilateral solitária, geralmente em mulheres idosas. As manifestações clínicas são os sinais de infecção, dor, hematúria ou massa abdominal assintomática. Esse tumor tem propensão ao sangramento, e os pacientes podem abrir o quadro em choque hipovolêmico.

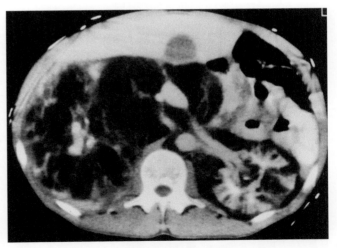

FIG. 20.63 Angiomiolipomas bilaterais associados a esclerose tuberosa. Massas bilaterais com padrão de atenuação de gordura são observadas nos dois rins em um paciente com esclerose tuberosa.

Os achados urográficos consistem em massa que aumenta o rim, distorce e desloca o bacinete e os cálices. Se houver muito tecido adiposo, as áreas radiotransparentes no interior da massa poderão sugerir o diagnóstico. Se os tumores forem múltiplos e bilaterais, poderão simular doença policística. Tipicamente, o angiomiolipoma aparece como massa hiperecóica focal na ultra-sonografia devido aos elementos gordurosos. Entretanto, em um estudo retrospectivo realizado por Hartman e colaboradores, constatou-se que também se poderia encontrar um padrão misto ou hipoecóico. O hipernefroma também pode ter um padrão hiperecóico, de forma que esse achado ultra-sonográfico pode ser sugestivo, mas não patognomônico, de angiomiolipoma.[59,73] A demonstração de gordura no interior de um tumor renal na TC é considerada diagnóstica de angiomiolipoma (Fig. 20.64), embora tenham sido observados alguns hipernefromas que contêm gordura.[78,176] A facilidade de detecção de gordura na TC é proporcional ao volume de gordura no angiomiolipoma, pois os artefatos de volume parcial e sangramento no interior do tumor podem alterar as medidas de densidade.[21]

O achado angiográfico mais notável é a presença de muitas evaginações peculiares, pequenas e regulares das artérias interlobares, e interlobulares simulando aneurismas saculares. Em alguns pacientes, as artérias interlobulares terminam nesses aneurismas, com a aparência de um cacho de uvas, diferentemente do tamanho e contorno irregulares dos vasos tumorais visibilizados no hipernefroma. Esse aspecto é observado na fase arterial e encontra-se obscurecido na fase nefrográfica. Mais tarde, ocorre contrastação irregular indistinta daquela causada pelo tumor maligno. A fase venosa mostra-se normal, e não precoce como no hipernefroma. A diferenciação do hipernefroma que utiliza apenas os meios angiográficos pode ser difícil.

Nefroma Cístico Multilocular

Essa condição rara consiste em cistos solitários unilaterais que contêm numerosos lóculos, os quais nem se intercomunicam nem se conectam com o bacinete.[9] Tal anormalidade é, em geral, encontrada na infância. A porção remanescente do rim é normal. Alguns consideram a referida condição como uma forma de displasia renal; outros acreditam que seja uma neoplasia benigna, um nefroma cístico multilocular. Raramente, observa-se calcificação difusa que simula aquela encontrada no hipernefroma. Massa abdominal é uma queixa inicial importante. Os achados radiológicos aparentam os do cisto simples na urografia. A arteriografia revela que a massa é avascular, os vasos que a circundam podem-se encontrar estirados, mas não se observam neovascularidade ou "contrastação tumoral". A ultra-sonografia e a TC revelam uma lesão cistiforme com múltiplas câmaras. Ocasionalmente, é necessária a punção do cisto, para descartar a possibilidade de processo maligno.

Lipomatose do Seio Renal

Essa condição também é denominada fibrolipomatose, reposição gordurosa, transformação gordurosa, paranefrite lipomatosa e lipoma difuso do rim. Como no exame urográfico pode simular um tumor, será considerada aqui. A lipomatose define o acúmulo excessivo de gordura no seio renal que distorce, em graus variados, os cálices, os infundíbulos e os bacinetes. Em geral, é encontrada como um processo de substituição na atrofia renal, independente da etiologia, mas pode ocorrer na obesidade simples. Essa condição ocorre em faixas etárias mais elevadas, geralmente nos pacientes com mais de 50 anos de idade. O aspecto urográfico pode simular tumor renal, cisto parapélvico ou doença policística. É importante realizar a diferenciação entre essas condições, porque a lipomatose não é um problema cirúrgico.

Em geral, pode-se suspeitar dessa condição na urografia excretora, mas a nefrotomografia delineia melhor as alterações e facilita o diagnóstico. O bacinete é achatado ou apresenta indentações irregulares no seu aspecto lateral; os infundíbulos são alongados e estreitos, e, freqüentemente parecem estirados. Os cálices podem-se mostrar relativamente normais, mas poderão se encontrar dilatados e obtusos, se houver pielonefrite superposta.

Às vezes, a disposição de gordura localiza-se de forma que pode simular um cisto ou um tumor. O tipo difuso também pode aparentar a doença policística. O método de infusão da urografia junto com a tomografia revela, em nítido contraste, a relação entre a gordura radiotransparente e o sistema pielocalicial opacificado (Fig. 20.65). A TC mostra, de forma notável, a gordura parapélvica na lipomatose do seio renal. A gordura pode ser reconhecida por seus baixos valores de atenuação, e o local e magnitude da reposição de gordura também são delineados.[178] Na ultra-sonografia, a lipomatose do seio renal parece hiperecóica, semelhante à gordura normal no seio, porém com maior intensidade.

Tal processo pode ser unilateral ou bilateral. Quando é bilateral, não se apresenta necessariamente simétrico. O envolvimento à esquerda é freqüentemente um tanto maior que à direita. O rim envolvido pode-se encontrar aumentado, com algum adelgaçamento do tecido renal remanescente.

Pseudotumor Renal

O rim é sujeito a hipertrofia e a hiperplasia. Na urografia, pode ser difícil diferenciar massa focal ou pseudotumor de um tumor. Pode ocorrer a compressão do sistema pielocalicial, alargamento dos cálices e aumento local com a protrusão da superfície renal. Como os cálices não se regeneram, as massas não contêm as referidas estruturas. A urografia excretora pode revelar sinais de doença renal, que resulta na regeneração do parênquima renal, como a caliectasia não-obstrutiva e adelgaçamento irregular do córtex. A coluna de Bertin aumentada é um exemplo de invaginação do córtex renal para a medula, simulando um tumor. Freqüentemente é encontrada na junção do terço médio e superior do rim.

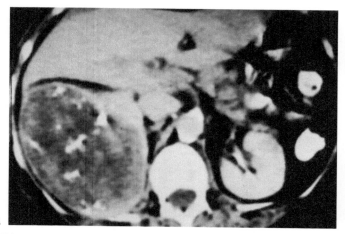
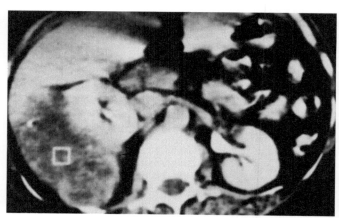

FIG. 20.64 A e B: Angiomiolipoma. TC contrastada em dois níveis diferentes. Observe as áreas de atenuação muito baixas, compatíveis com a presença de gordura no tumor.

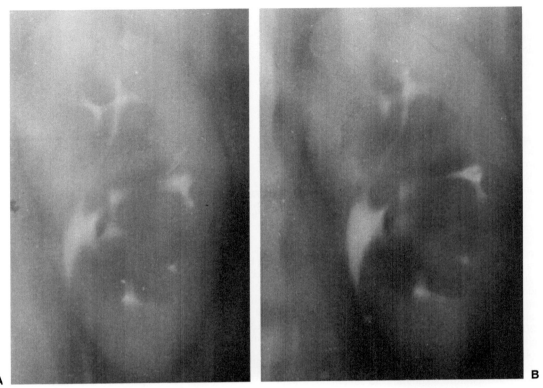

FIG. 20.65 A e B: Lipomatose do seio renal. Essas tomografias mostram gordura radiotransparente no seio renal com o alongamento e estreitamento dos infundíbulos.

A angiografia revela a disseminação das artérias, mas não são observados vasos tumorais ou derivações arteriovenosas, de modo que não há um enchimento venoso precoce. A contrastação capilar é igual ou superior à do parênquima renal remanescente, e não existem evidências de parede ou cápsula. A ultra-sonografia, os estudos com radionuclídeos ou a RM podem ser utilizados para diferenciar os pseudotumores dos tumores. Entretanto, a TC helicoidal ou dinâmica é, em geral, o procedimento de escolha. Os pseudotumores devem apresentar valores de atenuação semelhantes aos do parênquima normal antes e após a realização dos exames com contraste. Os tumores, em comparação, geralmente são hipoatenuantes nas imagens contrastadas. Às vezes, a angiografia é utilizada com essa indicação. Na ultra-sonografia, alguns tumores podem ter uma ecogenicidade muito semelhante à do parênquima renal normal e não são detectados.

Várias outras condições podem simular massas parenquimatosas ou hilares renais, como as lobulações fetais, aneurisma da artéria renal, veias dilatadas, abscesso renal, hematoma, pielonefrite xantogranulomatosa, tuberculose renal e, a mais importante e mais freqüente, o cisto renal.

Tumores Malignos

Os tumores renais malignos podem ser divididos nos seguintes tipos: (1) hipernefroma (adenocarcinoma); (2) tumores embrionários (tumor de Wilms); (3) tumores dos bacinetes (carcinoma das células de transição); (4) tumores mesenquimatosos (sarcoma); (5) linfoma, como a leucemia; e (6) metástases. O adenocarcinoma ou hipernefroma é o tumor maligno mais comum, podendo originar-se em qualquer porção do rim. O tumor pode crescer bastante antes de tornar-se sintomático.

Em geral, as massas renais sólidas nos adultos são removidas cirurgicamente devido à dificuldade de descartar a possibilidade de processo maligno através dos achados nas técnicas de imagem. Além disso, o patologista pode ter dificuldade em interpretar as amostras obtidas através de biópsia com agulha sem o exame de toda a amostra.

Hipernefroma (Adenocarcinoma)

O hipernefroma ocorre com mais freqüência nos homens, sendo mais comum entre 40 e 60 anos de idade. Clinicamente, o paciente

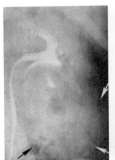 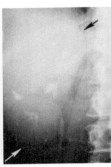 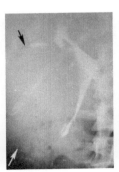 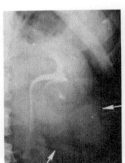 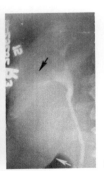

FIG. 20.66 A a E: Essas urografias excretoras indicam vários achados provocados pelo carcinoma renal. Observe a considerável distorção dos cálices, associada, às vezes, a massa tumoral. O local do tumor, em cada caso, é indicado por setas.

apresenta perda ponderal, dor no flanco, massa palpável ou hematúria. O hipernefroma é propenso a apresentar metástase para os pulmões, fígado e linfonodos, com extensão do tumor para a veia renal e veia cava inferior. Os achados na radiografia simples consistem em aumento local ou generalizado do rim, que varia com as dimensões do tumor. A borda renal pode-se encontrar preservada (embora lobulada ou distorcida) ou ser irregular e apresentar ruptura. As lesões são, em geral, limitadas pela cápsula renal, até que atinjam um estágio bem-avançado. Não é raro observar calcificação, que pode ser irregularmente dispersa ou curvilínea, no interior do tumor. A calcificação também pode ser reniforme ou curvilínea, delineando a periferia do tumor. Pode ocorrer deslocamento renal ou inclinação do eixo, quando há uma grande massa medial no pólo superior ou inferior, ou o rim poderá encontrar-se deslocado, se o tumor for grande. O deslocamento dos órgãos vizinhos ocorre, quando o tumor atinge tamanho suficiente, o que pode ser evidente na radiografia simples, porém é mais bem apreciado na TC ou na RM.[139,169]

As alterações urográficas são causadas pela distorção provocada pela massa tumoral. Os cálices são alongados, distorcidos, estreitados ou obliterados. O bacinete pode apresentar alteração semelhante. O hipernefroma produz, em geral, mais ruptura dos cálices ou do bacinete do que um cisto de tamanho análogo. Essa ruptura é importante, porque, embora os cistos possam alongar-se ou comprimir o sistema pielocalicial, tendem a provocar menos distorção. Os grandes tumores podem causar um deslocamento considerável da porção superior do ureter, podendo obstruir parcialmente o bacinete ou a porção superior do ureter (Fig. 20.66). Em geral, na urografia excretora há função suficiente para visibilizar os cálices e o bacinete, diferentemente da perda da função observada, com freqüência, na hidronefrose (que pode provocar aumento renal) ou no carcinoma das células de transição do bacinete. Ocasionalmente, a infiltração do rim pelo tumor pode ser tão significativa que não resta nenhuma função. Além disso, a função pode ser reduzida pela invasão e trombose da veia renal.

O tumor renal cístico maligno precisa ser diferenciado do cisto renal simples. No passado, utilizavam-se critérios urográficos, para realizar essa diferenciação. Os cistos renais têm um "sinal de garra" na fase nefrográfica e um agrupamento dos cálices. Estes cálices raramente eram amputados, e o cisto era inserido na periferia do rim. Em contrapartida, os tumores renais revelavam a invasão do bacinete, separação dos cálices, amputação calicial e massa contígua ao corpo do rim.[158] Entretanto, tais critérios não se mostraram precisos na diferenciação entre cisto e tumor, o que, hoje em dia, é realizado pela ultra-sonografia e TC. Pollack e colaboradores[153] mostraram uma eficácia de 98% no diagnóstico dos cistos simples, quando determinados critérios na ultra-sonografia eram preenchidos. Esses critérios foram:

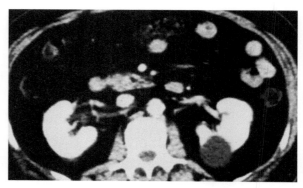

FIG. 20.68 Cisto renal simples. TC contrastada dinâmica de um cisto na face posterior do rim esquerdo. Observe a interface lisa com o parênquima renal e a falta de contraste no interior do cisto.

(1) o aumento da transmissão do som além do cisto; (2) ausência de ecos internos; (3) delineamento nítido da parede distal; e (4) forma esférica ou discretamente ovóide (Fig. 20.67). Os critérios da TC para um cisto simples são: (1) valor de atenuação homogêneo próximo à densidade da água; (2) nenhum realce com meio de contraste IV; (3) nenhum espessamento mensurável da parede do cisto; e (4) uma interface lisa com o parênquima renal (Fig. 20.68).[118]

Quando os cistos não preenchem os critérios para um cisto renal simples, eles são mais bem classificados pelos critérios de Bosniak.[20] Tal sistema classifica os cistos renais em quatro tipos. O tipo um é um cisto renal simples. O tipo dois é um cisto com complicação mínima que apresenta valores de atenuação aumentados, calcificações finas na periferia ou finas septações (Fig. 20.69). Os cistos dos tipos um e dois não apresentam, essencialmente, nenhuma chance de serem processos malignos. Os cistos do tipo três mostram septações espessas ou calcificações grossas, parede espessa uniforme ou nódulos não-contrastados. Os cistos do tipo quatro são francamente malignos, com paredes espessas, componentes de captação de meio de contraste e nódulos sólidos e contrastados. Os cistos dos tipos três e quatro têm grande chance de serem processos malignos (57% e 100% respectivamente).[5,20] A literatura mais recente reafirmou a utilidade da classificação de Bosniak, mas sugeriu que as lesões do tipo dois têm uma taxa mais alta de processo maligno do que o anteriormente registrado.[198]

Na TC, o hipernefroma aparece como uma lesão sólida (com ou sem componentes císticos) que deforma o contorno renal. A interface entre o tumor e o parênquima renal normal pode ser difícil de definir nos estudos realizados antes da administração de meio de contraste, mas, em geral, é clara após a injeção de contraste IV. Os exames realizados após a administração de meio de contraste costumam revelar aumento tumoral inferior ao do parênquima renal normal (Fig. 20.70).[49] As regiões de baixa atenuação no interior do tumor que não sofrem alteração após

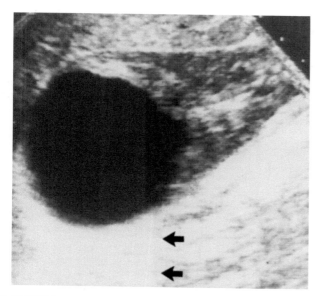

FIG. 20.67 Cisto renal simples. Ultra-sonografia, corte longitudinal, de um grande cisto no pólo superior do rim direito. Observe a ausência de ecos internos e a transmissão contínua (setas) além do cisto.

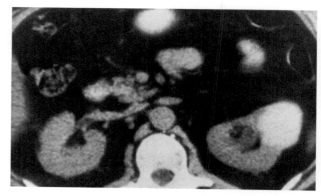

FIG. 20.69 Cisto renal hiperdenso. TC não-contrastada que mostra cisto homogêneo de alta atenuação na porção lateral do rim esquerdo.

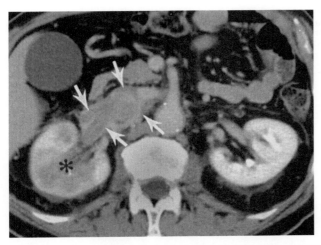

FIG. 20.70 Hipernefroma. TC contrastada que revela ausência de meio de contraste no tumor (*asterisco*) em relação ao parênquima renal. O trombo tumoral envolve a veia renal direita e estende-se para a veia cava inferior (*setas*). (Cortesia de Phillip Murphy, M.D., Rochester, New York.)

a adição de contraste são compatíveis com necrose ou hemorragia. A TC também pode ser utilizada no estadiamento do hipernefroma (Fig. 20.71). Mais recentemente, a RM tem sido utilizada na avaliação do hipernefroma. Existe um consenso geral de que, embora a maioria dos hipernefromas possa ser detectada pela RM, alguns podem ser isointensos ao rim normal nas seqüências ponderadas em T1 e T2. A literatura mais recente sugere que as técnicas de supressão de gordura e de apnéia podem ser tão sensíveis quanto a TC na detecção das massas renais. A RM pode ser mais vantajosa na avaliação da permeabilidade vascular (Fig. 20.72), detectando linfadenopatia perihilar e avaliando a invasão tumoral direta dos órgãos adjacentes.[92] Atualmente, o estadiamento do adenocarcinoma renal é realizado basicamente através da TC dinâmica, TC helicoidal e RM.[200]

A ultra-sonografia e a TC podem ser utilizadas para orientar as biópsias percutâneas das massas renais para a citopatologia ou histopatologia. Na ultra-sonografia, o hipernefroma pode ser isoecóico, hipoecóico ou hiperecóico em comparação com o parênquima normal do rim (Fig. 20.73).[59] A ultra-sonografia também pode ser utilizada para avaliar o comprometimento da veia renal e da veia cava inferior.

A angiografia raramente é utilizada para o diagnóstico de hipernefroma. A angiografia do hipernefroma pode revelar: (1) maior vascularidade com represamento irregular e comunicações arteriovenosas com enchimento venoso precoce (Fig. 20.74); (2) avascularidade relativa de todo o tumor ou de uma porção dele; (3) circulação anormal por meio dos vasos capsulares ou extra-renais; (4) colaterais venosas e canais venosos periféricos anormais ao redor da massa; e (5) falta de resposta constritora à epinefrina nos vasos tumorais. Realiza-se a embolização transcateter do hipernefroma,[61] realizada antes da cirurgia, para ajudar na remoção cirúrgica, porque a embolização causa o colapso dos vasos tumorais, resultando na redução do tempo de cirurgia e da perda sanguínea. Nos pacientes com tumores inoperáveis, esse procedimento é realizado para aliviar os sintomas e reduzir o tamanho do tumor. São materiais utilizados na embolização: coágulo autólogo; Gelfoam; Ivalon (um álcool polivinil); microesferas; tecido muscular; espirais de aço; e silicone ferromagnético. A oclusão com cateter com balão também tem sido utilizada.

Tumor de Wilms

O tumor de Wilms, ou nefroblastoma, é a neoplasia abdominal mais comum do lactente e da infância. Origina-se de tecido renal embrionário e tende a tornar-se muito grande. A maioria dos tumores de Wilms origina-se nos primeiros cinco anos de vida, mas raramente são presentes por ocasião do nascimento, ao contrário do neuroblastoma ou do hamartoma fetal do rim. A nefroblastomatose, ou persistência de depósitos subcapsulares de tecido nefroblástico primitivo, é considerada um precursor do tumor de Wilms. Este é geralmente unilateral (pelo menos, 95% dos casos) e aparece como massa abdominal. Hematúria não é comum, e 25% dos pacientes relatam dor. As radiografias simples revelam o contorno da massa com o deslocamento das estruturas vizinhas e a elevação do diafragma no lado da lesão. Ocasionalmente, o tumor de Wilms pode conter calcificações, diferentemente do neuroblastoma, que também provoca uma grande massa nos lactentes e nas crianças, porém, na radiografia simples, contém calcificações em 50% dos casos.

Os achados urográficos são os de um grande tumor intra-renal que distorce os cálices e o bacinete, e freqüentemente desloca e obstrui parcialmente o ureter. A distorção dos cálices tende a ser menor do que a observada no hipernefroma de tamanho semelhante, mas é maior do que a que ocorre com o neuroblastoma que freqüentemente surge adjacente ao rim e o desloca. A função renal pode-se encontrar comprometida, mas geralmente há função suficiente para delinear alguns dos cálices na urografia e diferenciar esse tumor da hidronefrose que causa o aumento renal maciço. A ultra-sonografia revela, em geral, massa renal ecogênica e homogênea, podendo ser encontradas pequenas regiões hipoecóicas que representam cistos no interior do tumor.[37] A TC é útil para confirmar a localização intra-renal do tumor de Wilms (Fig. 20.75) e, também, pode mostrar necrose ou hemorragia, ausência de revestimento dos

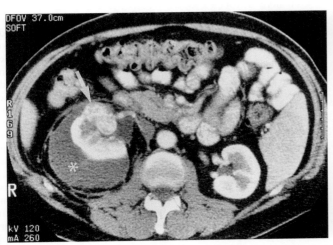 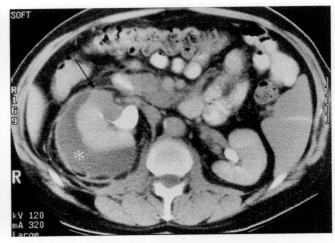

FIG. 20.71 A: TC helicoidal, durante a fase arterial, que mostra massa hipervascular (*seta*). Observe a coleção de líquido que circunda o rim (*asterisco*), compatível com o sangramento espontâneo desse tumor. **B:** TC helicoidal durante a fase parenquimatosa. A massa renal agora apresenta atenuação menor do que a do parênquima renal normal circundante.

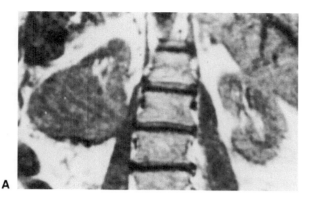

FIG. 20.72 Hipernefroma. **A:** RM, ponderada em T1, corte coronal, de um grande hipernefroma à direita. **B:** RM, corte coronal, em um outro paciente que mostra trombo tumoral (seta) na veia cava inferior. **C:** Imagem axial, eco gradiente, que mostra um coágulo escuro na luz da cava (seta).

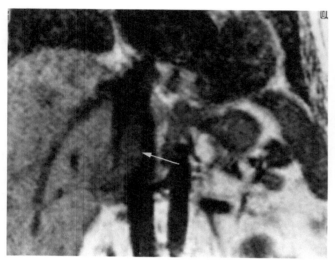

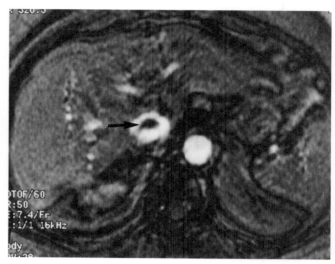

vasos (o revestimento pode sugerir o neuroblastoma) e a distorção dos cálices renais. A linfadenopatia retrocrural, se visibilizada na TC, pode sugerir o neuroblastoma. Em um estudo realizado com 15 pacientes com tumor de Wilms, não se constatou nenhum caso de linfadenopatia retrocrural.[104] A RM é particularmente útil nos casos em que há dúvida sobre a localização intra-renal de massa retroperitoneal devido à capacidade multiplanar da RM. A angiografia freqüentemente não é realizada. Derivações arteriovenosas não são visibilizadas, nem há qualquer aumento ou coleção de contraste nos lagos venosos. Os vasos tumorais, longos e tortuosos, e que podem simular uma planta rasteira, são visibilizados. Esses vasos tendem a ser distintos, de grande calibre e têm diâmetro irregular. Invasão, obstrução ou deslocamento da veia cava inferior podem ser detectados pela cavografia, embora a ultra-sonografia, RM ou TC (Fig. 20.76) sejam utilizadas mais comumente hoje em dia. O tumor de Wilms tende a metastizar para os pulmões e para os linfonodos paraaórticos e, também, pode estender-se localmente, mediante invasão direta. Calcificação nas metástases foi registrada, mas é extremamente rara.

Tumores do Bacinete

Os tumores do bacinete são de origem epitelial e apresentam um quadro urográfico diferente do hipernefroma. Existem dois tipos principais de lesões malignas: carcinoma das células de transição e o carcinoma das células escamosas, que se origina de metaplasia escamosa do epitélio do trato urinário. Os tumores das células de transição, que compreendem quase 90% dos tumores malignos do bacinete, tendem a ser um tanto menos invasivos que os do tipo de células escamosas. O carcinoma das células escamosas freqüentemente está associado a infecção crônica, leucoplasia ou cálculos. Esses tumores provocam sintomas de hematúria, dor (tipo obstrutivo) e, às vezes, massa palpável causada por hidronefrose obstrutiva ou por um grande tumor com extensão perirrenal. Na radiografia simples, pode não haver sinal de tumor. Como a hematúria é um sinal precoce, os pacientes geralmente são examinados, quando a lesão é pequena e, por isso, é difícil detectá-la no cálice ou bacinete. O tumor causa um defeito de enchimento que pode ser irregular ou liso, pequeno ou grande. Na urografia, esses defeitos são delineados como áreas radiotransparentes que se projetam para o bacinete ou cálice opacificado (Fig. 20.77). Os tumores malignos são geralmente mais irregulares que os papilomas benignos do bacinete, mas a diferenciação urográfica dos vários tipos celulares dos tumores dos bacinetes não é possível. As evidências urográficas de um tipo infiltrante de tumor podem ser mínimas, mas este pode tornar-se muito grande e produzir alterações

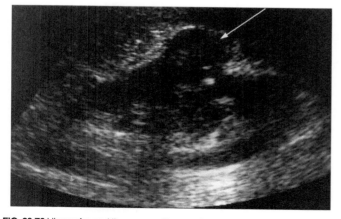

FIG. 20.73 Hipernefroma. Ultra-sonografia, corte longitudinal, que revela uma sólida massa exofítica na porção média do rim (seta), típica de hipernefroma.

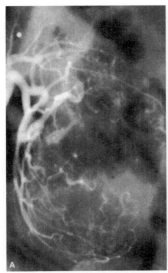 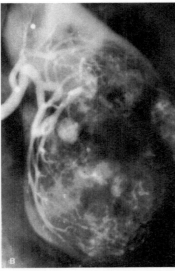 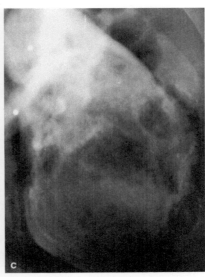

FIG. 20.74 Hipernefroma conforme visibilizado na arteriografia renal seletiva. **A:** Em um segundo e meio, existem vasos anormais na massa do pólo inferior, enquanto as artérias que a circundam se apresentam estiradas. **B:** Em três segundos, é visível um maior desvio arteriovenoso e mais retenção com muitos vasos "tumorais" anormais. **C:** Em 16 segundos, a veia renal está opacificada. Observe, também, as veias anormais laterais à massa, fora do rim.

significativas no bacinete (Fig. 20.78). Coágulos de sangue e cálculos radiotransparentes podem produzir defeitos semelhantes. Por este motivo, é comum, após a urografia excretora, realizar uma pielografia retrógrada, quando se observa um defeito de enchimento. Se o defeito tiver sido provocado por um coágulo sanguíneo ou cálculo, o segundo exame poderá revelar o desaparecimento ou alteração no tamanho ou na posição do defeito. Pode ocorrer calcificação nesse tipo de tumor, mas isso é raro. Implantes ureterais e vesicais ocorrem com freqüência e provocam pequenos defeitos semelhantes àqueles causados pelo tumor primário no rim. Ocasionalmente, um tumor pode invadir e infiltrar o parênquima adjacente, simulando hipernefroma.

A TC pode ser utilizada para diferenciar um tumor de um cálculo radiotransparente no bacinete.[168] Baron e colaboradores[11] recomendam que a TC seja realizada após a urografia excretora nos pacientes com o carcinoma das células de transição, conhecido ou suspeito, para o diagnóstico, estadiamento pré-operatório e avaliação para possível ressecção limitada. Na TC, o carcinoma das células de transição aparece como densidade de tecido mole dentro do bacinete (Fig. 20.79).[152]

O carcinoma das células de transição é relativamente hipovascular na angiografia. Não há represamento de sangue, derivação arteriovenosa ou neovascularidade. Os vasos do parênquima residual apresentam-se ocluídos ou envolvidos, bem como estreitados pelo tumor. Entretanto, esses achados angiográficos também podem ser encontrados nas metástases para o rim.

Metaplasia Escamosa do Bacinete. A leucoplasia ou metaplasia escamosa do bacinete provavelmente é causada por infecção ou irritação crônica proveniente de outra fonte. Essa condição é incluída aqui, porque pode simular o carcinoma do bacinete e, freqüentemente, precede o carcinoma das células escamosas do bacinete. Oitenta por cento dos pacientes tem infecção, e 40% tiveram cálculos renais. O paciente pode descrever a eliminação de tecido ou de material espesso, e o diagnóstico é estabelecido pelo achado de epitélio escamoso queratinizado na urina. A condição é, em geral, unilateral. Clinicamente, pode haver hematúria com calafrios intermitentes ou febre.

As características radiológicas são variadas. Podem-se observar áreas irregulares no bacinete parcialmente circundado por meio de contraste, grandes massas laminadas com aspecto de casca de cebola, placas ou faixas irregulares que produzem estrias lineares, bem como enrugamento e aspereza do bacinete. Qualquer um desses achados deve sugerir o diagnóstico, mas os cálculos transparentes, hematoma e carcinoma do bacinete precisam ser considerados no diagnóstico diferencial.

Sarcoma. O sarcoma renal pode originar-se de elementos fibrosos no parênquima renal, ou cápsula renal, ou de restos de musculatura lisa no parênquima ou vasos sanguíneos. O sarcoma retroperitoneal originado

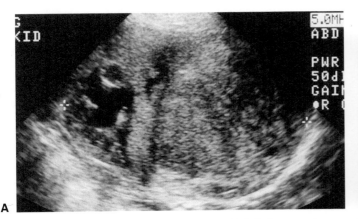 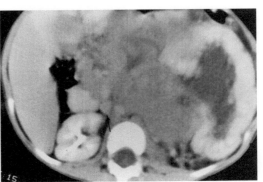

FIG. 20.75 Tumor de Wilms. **A:** Ultra-sonografia, corte longitudinal, do rim esquerdo que mostra uma grande massa originada no pólo inferior, a qual provoca hipernefrose do pólo superior. **B:** TC que revela achados semelhantes. Ao contrário do neuroblastoma, observe que a aorta e a veia cava inferior (*seta*) estão deslocadas em vez de envoltas pela massa.

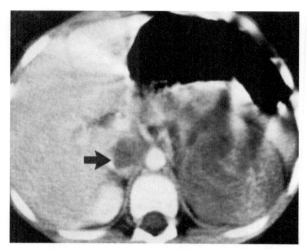

FIG. 20.76 Tumor de Wilms. TC contrastada que revela o envolvimento da veia cava inferior (*seta*) pelo trombo tumoral de baixa atenuação. O tumor primário é visibilizado no rim esquerdo.

no rim, ou próximo a ele, freqüentemente torna-se tão extenso que não é possível determinar seu local de origem, mesmo na necropsia. Os sarcomas renais são tumores raros. Foram registrados fibrossarcoma, lipossarcoma, leiomiossarcoma, rabdomiossarcoma e, até mesmo, osteossarcoma do rim. Os achados radiológicos consistem em massa na área renal que freqüentemente é difícil delinear de forma clara e que pode obliterar a sombra do músculo psoas em seu aspecto mais cefálico. As urografias tendem a exibir distorção um tanto menor do sistema pielocalicial do que a observada no hipernefroma de tamanho semelhante. Neifeld e colaboradores[138] acreditam que a TC é útil para sugerir um comprometimento mais significativo do que o obtido por outras técnicas diagnósticas ou pelo exame clínico. A TC também pode ser utilizada para monitorar os pacientes à procura da recorrência de sarcoma. O lipossarcoma é o sarcoma retroperitoneal mais comum.

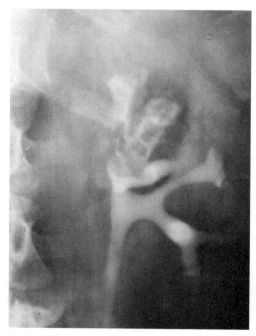

FIG. 20.77 Carcinoma do bacinete. Observe os defeitos irregulares do enchimento dos cálices do pólo superior e dos infundíbulos. A lesão era um carcinoma de células transicionais.

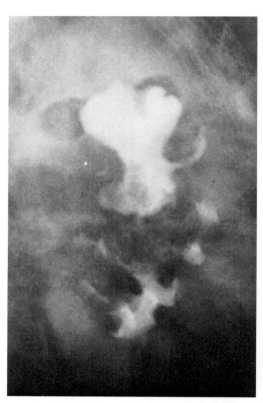

FIG. 20.78 Carcinoma infiltrante (células de transição) da pelve renal. Observe a grosseira distorção dos infundíbulos e dos cálices. O bacinete não sofre opacificação, porque está cheio de tumor.

Linfoma e Leucemia

O envolvimento dos rins nos pacientes com leucemia crônica pode ocorrer tardiamente na evolução da doença. O comprometimento renal é mais comum nas crianças com leucemia aguda do que naquelas com a forma crônica. A localização do infiltrado leucêmico tende a ser, em grande parte, cortical. O aumento renal, geralmente bilateral, é mostrado nas radiografias simples. Os sinais urográficos, além do aumento bilateral, consistem no aumento do bacinete (sem dilatação ou evidências de obstrução), estiramento e alongamento dos cálices e bacinetes, assim como irregularidade do contorno renal. A TC é útil para mostrar aumento renal, linfadenopatia e esplenomegalia associadas e complicações, como hemorragia.[76,91] Breatnach e colaboradores[22] relataram um caso de cloroma intra-renal causando uropatia obstrutiva.

Os rins também podem ser envolvidos no linfoma; a maioria dos casos constitui um envolvimento secundário. O linfoma não-Hodgkin envolve os rins com mais freqüência do que o linfoma de Hodgkin. A distribuição da doença é um tanto mais variada do que nas leucemias. Aumento renal (causado pela infiltração dos rins) é uma forma comum de comprometimento. Outros achados são a distorção ou alongamento do sistema pielocalicial, nódulos tumorais solitários ou múltiplos, assim como massas perirrenais que podem envolver ou deslocar o rim (Fig. 20.80). Os nódulos tumorais solitários não podem ser diferenciados dos tumores renais primários pela urografia, TC, ultra-sonografia ou RM. A multiplicidade dos nódulos tumorais deve sugerir a possibilidade de linfoma. Alguns linfomas com massas renais múltiplas podem simular doença policística na urografia ou na angiografia, mas a TC ou a ultra-sonografia podem ser utilizadas para mostrar a natureza sólida dessas massas. Adenopatia retroperitoneal, junto com os achados da TC ou da RM de nódulos renais, aumento renal ou infiltração renal, pode sugerir o diagnóstico de linfoma renal.[170] A TC também pode ser utilizada para avaliar a evolução do linfoma e sua resposta a terapia.[90]

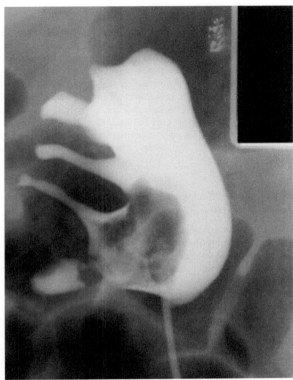
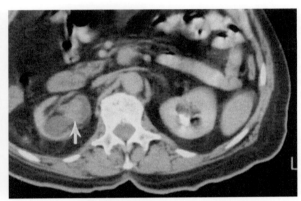

FIG. 20.79 Carcinoma do bacinete. **A:** Pielografia retrógrada que mostra defeito de enchimento no bacinete direito. **B:** TC contrastada do mesmo paciente em **A** que revela tumor no bacinete (*seta*). As massas de tecido mole excluem definitivamente cálculo renal de baixa densidade como causa do defeito de enchimento. (Cortesia de Patrick J. Fultz, M.D., Rochester, New York.)

Metástases para o Rim

Os tumores metastáticos para o rim são duas vezes mais comuns que os tumores renais primários. Entretanto, a maioria desses tumores é pequena e descoberta na necropsia. Se o linfoma for excluído, o câncer pulmonar será a fonte mais comum de metástase. Os tumores da mama, do estômago, do cólon, do colo do útero, do pâncreas e os tumores do rim contralateral, assim como o melanoma podem sofrer metástase para o rim. Essas metástases são, em geral, hematogênicas, mas podem ocorrer a partir de disseminação linfática ou extensão direta. Em uma série de nove pacientes estudados por Mitnick e colaboradores,[127] os tumores eram, em geral, múltiplos e bilaterais.

A urografia excretora pode detectar as metástases para o rim, mas o uso cada vez maior da TC e da ultra-sonografia na oncologia pode permitir maiores taxas de detecção. As metástases são mais bem-visibilizadas, na TC contrastada dinâmica, como regiões de baixa atenuação em relação ao parênquima normal. O aspecto na ultra-sonografia, em uma série realizada por Mitnick e colaboradores,[127] variou de hipoecóico a um padrão misto de hipoecóico e mais regiões ecogênicas. O volume de vascularização e a histologia do tumor primário podem determinar o aspecto na ultra-sonografia.

OUTRAS PATOLOGIAS RENAIS

Amiloidose

A amiloidose renal pode ser primária ou secundária a uma doença inflamatória crônica. Os achados na radiografia simples são aumento renal simétrico e bilateral com sistemas coletores normais. Em um estágio mais avançado da doença, os rins tornam-se pequenos e sua função reduzida. As características angiográficas registradas em alguns relatos são uma discreta redução do tamanho da artéria renal, retração, tortuosidade e irregularidade das artérias interlobares distais, nefrograma relativamente homogêneo, não-visibilização das artérias interlobares, artérias extra-renais proeminentes e comprometimento desigual dos rins. A trombose da veia renal é comum. Quando a doença se limita ao bacinete, pode-se observar calcificação linear da submucosa que delineia o bacinete. Os achados da TC refletem as características angiográficas do componente da trombose venosa.

Esclerodermia

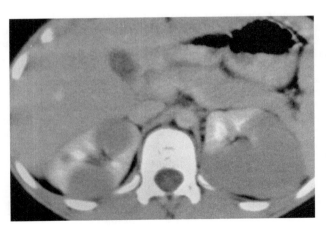

FIG. 20.80 Linfoma renal. TC contrastada que revela grandes massas de tecido mole a envolver os dois rins. (Cortesia de Bevan Bastian, M.D., Green River, Wyoming.)

A esclerodermia renal pode revelar alterações semelhantes às observadas nos rins dos pacientes com hipertensão maligna em estágio avançado. Nos pacientes com esclerodermia, a fase de nefrograma do exame radiológico é bem característica. Áreas focais de hipertransparência são visibilizadas dispersas por todo o rim, com retardo no fluxo arterial manifestado pelo enchimento persistente das artérias durante a fase de nefrograma.[199]

Glomerulonefrite Crônica

Calcificação do córtex renal um tanto semelhante à observada nos sobreviventes de necrose aguda do córtex renal raramente é observada nos pacientes com glomerulonefrite crônica. Os rins dos pacientes com glomerulonefrite crônica são geralmente pequenos e simétricos, com sistemas coletores relativamente normais.

Mieloma Múltiplo

O envolvimento renal no mieloma múltiplo é resultado da precipitação das proteínas anormais nos túbulos. Os sinais consistem em aumento renal bilateral e liso, com sistemas coletores normais. Há o aumento da espessura do parênquima. Posteriormente, a insuficiência renal com oligúria pode resultar em rins pequenos. Nessa doença, é fundamental que o paciente esteja bem-hidratado durante a urografia excretora, para reduzir o risco de precipitação de proteínas urinárias anormais nos túbulos, provocando insuficiência renal.

Metaplasia Mielóide Agnogênica

A ocorrência de hematopoiese extramedular no hilo renal pode simular um cisto parapélvico ou uma neoplasia.[192]

Hemofilia

Aumento renal não-obstrutivo foi observado nos pacientes com hemofilia, sobretudo nas crianças.

Hemoglobinopatia Falciforme

A hemoglobinopatia falciforme pode ser uma causa de necrose papilar renal. Pode ocorrer na doença SS, SC e SA. Nesses pacientes, a necrose papilar é semelhante à observada nos pacientes que abusam de analgésicos. O aumento renal bilateral também foi relatado nos pacientes com hemoglobinopatias falciformes e na talassemia, mas não é encontrado em muitos dos referidos pacientes.

Sarcoidose

A hipercalcemia, freqüentemente observada nos pacientes com sarcoidose, pode resultar em nefrocalcinose e nefrolitíase. Além disso, os granulomas da sarcoidose podem envolver o rim. A doença granulomatosa não costuma ser grave o suficiente para causar qualquer alteração reconhecível, mas é possível observar nefrocalcinose e cálculos renais. Comumente, o sistema coletor não apresenta deformidade. Pode haver alguma irregularidade no contorno renal secundária à fibrose relacionada à atrofia tubular nos pacientes com hiperuricemia prolongada.

Nefrite por Radiação

A nefrite aguda por radiação ocorre seis a 12 meses após a radioterapia para processos malignos. A urografia e a TC podem revelar apenas discreta redução na excreção. Na nefrite crônica por radiação, há lesão glomerular, atrofia tubular e fibrose intersticial, bem como lesão das artérias menores e das arteríolas. A atrofia envolve a área irradiada, seja ela uma porção do rim ou todo ele, que, então, reduz-se de tamanho. O outro achado consiste em redução na excreção renal, que pode ser observada quando se compara esse rim com o normal. A hipertensão ocorre, freqüentemente, nos pacientes com lesão renal grave. Em alguns, a condição evolui para hipertensão maligna, aliviada se o rim envolvido for removido. A causa da hipertensão nesses pacientes não é totalmente clara.

Nefrosclerose

A nefrosclerose define a alteração do parênquima renal resultante da redução do fluxo sanguíneo arterial devido a arteriosclerose difusa; por isso, a condição é associada a isquemia renal. Alguns pacientes têm essa doença dos pequenos vasos resultando de doença predisponente, como o diabete melito. A nefrosclerose pode provocar infarto local. Os achados nas técnicas de imagem dependem do tipo de envolvimento. Os infartos provocam fibrose renal, que aparece como uma indentação irregular na margem do córtex renal. O sistema coletor encontra-se geralmente normal. Quando a doença é uniforme e disseminada, o rim diminui de tamanho e, também, observam-se evidências de redução da função.

Radiologia nos Pacientes Submetidos a Transplante Renal

Os estudos arteriográficos são realizados nos potenciais doadores de rins, para identificar o número de artérias renais, revelar doença não-suspeita envolvendo as artérias renais, bem como para delinear as variações anatômicas. A angiografia com TC mostrou-se custo-efetiva e eficaz para este propósito, e, em alguns centros, substituiu a angiografia convencional. No período pós-transplante, a cintilografia e a ultra-sonografia constituem valiosas técnicas de imagem.

A cintilografia pode ser utilizada para avaliar a insuficiência parenquimatosa no transplante renal, causada pela rejeição ou por necrose tubular aguda. Tc^{99m}-DTPA e hipuran-I^{131} são os radiofármacos mais comumente utilizados na avaliação do transplante renal, embora o Tc^{99m}-mertiatide esteja tornando-se mais comum.[182] A avaliação da perfusão renal, o acúmulo do parênquima e o tempo de trânsito nas cintilografias seriadas podem ajudar a diferenciar a necrose tubular aguda da rejeição do transplante. A rejeição, em geral, manifesta-se pela deterioração progressiva da função e perfusão renal, enquanto a necrose tubular aguda revela melhora ou um platô na perfusão e na função após uma queda inicial cerca de 24 a 48 horas após o transplante.[48] A cintilografia também pode ajudar a avaliar as lesões mecânicas nos vasos sanguíneos ou os problemas com a drenagem urinária no transplante.

A ultra-sonografia pode revelar vários achados compatíveis com a rejeição pós-transplante. Edema medular, aumento do tamanho do transplante, aumento dos ecos corticais, redução dos ecos parenquimatosos, limite corticomedular indistinto e ecos dos seios renais reduzidos foram registrados como características anatômicas de rejeição (Fig. 20.81). As TC seriadas são, de novo, importantes para documentar as alterações do estudo basal. A ultra-sonografia também pode avaliar hidronefrose e coleções perinéfricas de líquido ao redor do transplante (por exemplo, urinoma, hematoma, linfocele).

A ultra-sonografia Doppler, dúplex e em cores, é amplamente utilizada para avaliar os transplantes renais. Devido à sua capacidade de diferenciar o fluxo sanguíneo de outras estruturas, a tecnologia Doppler avalia muito bem a localização e as características da vascularidade do transplante. Complicações, como fístulas arteriovenosas, EAR, infarto renal, trombose da veia renal e pseudo-aneurismas, podem ser diagnosticadas pela ultra-sonografia, freqüentemente reduzindo a necessidade da angiografia.[173,184]

A coleta de amostras das artérias segmentares e arciformes com ultra-sonografia Doppler com pulsos, nos aloenxertos renais normais, fornece fluxo anterógrado de baixa impedância típico. Os estudos anteriores revelaram que a rejeição aguda pode ser diagnosticada demonstrando o aumento da impedância vascular que leva à redução ou inversão do fluxo durante a diástole,[137,160] o que é quantificado pelo índice de resistência (IR) ou o índice de pulsatilidade (IP).

$$IR = \frac{\text{velocidade sistólica máxima} - \text{velocidade diastólica final}}{\text{velocidade sistólica máxima}}$$

$$IP = \frac{\text{velocidade sistólica máxima} - \text{velocidade diastólica final}}{\text{velocidade média}}$$

IP > 1,5 ou IR > 0,9 eram considerados sinais específicos de rejeição aguda. Acreditava-se que um índice de resistência de 0,8 a 0,89 prova-

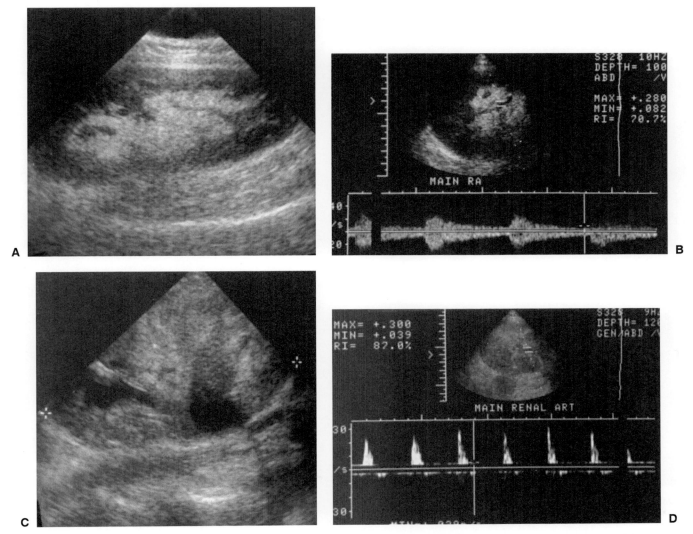

FIG. 20.81 Rejeição de transplante renal. **A e B:** Aloenxerto renal normal. A ultra-sonografia mostra seio renal e córtex normais. O estudo Doppler dúplex apresentou índice de resistência normal (IR) de 70,7%. **C e D:** Rejeição aguda. Agora, o aloenxerto está intumescido com perda de diferenciação entre os seios e o parênquima. O sistema coletor é mais proeminente. O IR computadorizado é, agora, de 87,0%, com ausência notável de fluxo diastólico.

velmente correspondia a rejeição.[160] Pesquisas posteriores revelaram que outras complicações, como a necrose tubular aguda, pielonefrite, compressão externa, rejeição crônica e obstrução da veia renal, também podem elevar esses índices. Por conseguinte, a biópsia com agulha, freqüentemente realizada sob orientação ultra-sonográfica, é necessária para avaliar definitivamente a disfunção do transplante após a exclusão das complicações cirúrgicas.[47,155,156]

A urografia excretora deve desempenhar um papel limitado devido à possibilidade de lesão renal e à disponibilidade da ultra-sonografia e da cintilografia. Hoje em dia, a angiografia também desempenha um papel mais limitado, porque é um procedimento invasivo e envolve o uso de meio de contraste. Se um procedimento angiográfico for necessário, dever-se-á preferir a ASD, para avaliar a EAR ou um padrão vascular anormal.

A participação da RM no transplante renal ainda está sendo avaliada. Um estudo[61] foi capaz de diferenciar os hematomas das linfoceles. Os pacientes com rejeição aguda mostraram uma redução na diferenciação corticomedular e diminuição na intensidade do sinal total comparada ao estado basal. Na rejeição crônica,[61] não é possível diferenciar a junção corticomedular. A espectrometria por RM pode ser útil no diagnóstico específico de rejeição realizado de forma não-invasiva, mas continua em pesquisa.[70]

O URETER

Tumores do Ureter

Os tumores benignos do ureter são raros, mas incluem papiloma, hemangioma, pólipo fibroepitelial, fibrolipoma e o leiomioma. Os papilomas são os tumores benignos mais comuns do ureter,[167] têm origem epitelial, existindo controvérsias com relação ao potencial maligno desses tumores. Alguns patologistas consideram os papilomas como processos malignos de grau I. Nas radiografias, os papilomas, mais freqüentemente, aparecem como defeito de enchimento que não pode ser diferenciado do carcinoma das células de transição por meio de técnicas de imagem. O pólipo fibroepitelial é composto de um centro de tecido fibroso recoberto por uma camada de epitélio de transição. O pólipo constitui freqüentemente uma estrutura intraluminal, longa, ramificada e lisa que atinge grandes dimensões. Howard[86] relatou um pólipo que media 10 cm por 3 cm. Pode haver pólipos múltiplos. Os pólipos podem causar obstrução ou intussuscepção ureteral, mas a obstrução pode não ser tão grave quanto pode indicar o tamanho do pólipo. Os pólipos fibroepiteliais podem ser bastante móveis, com longas projeções filamentares (Fig. 20.82). Os tumores não-polipóides não são tão comuns. A endometriose do ureter pode simular tumor, porque a lesão pode invadir o ureter e penetrar na mucosa. A endometriose é, mais freqüentemente, uma lesão extrínseca que envolve a adventícia. O

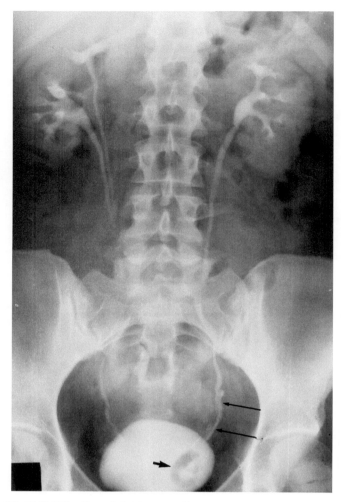

FIG. 20.82 Pólipo fibroepitelial do ureter. Observe o longo pedículo visibilizado como defeito de enchimento ureteral esquerdo (*setas*) com final protrusão através do orifício ureteral para a bexiga (*cabeça de seta*).

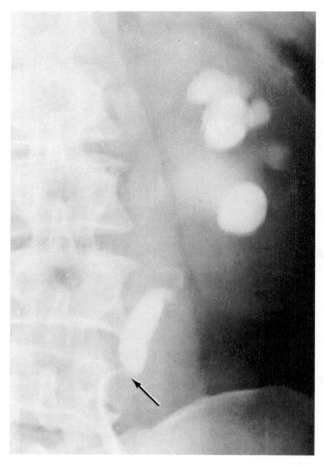

FIG. 20.83 O carcinoma do ureter esquerdo (*seta*) provocou uma obstrução parcial com hidroureter e hidronefrose acima.

comprometimento do ureter, se ocorrer, geralmente se dá abaixo da borda pélvica. A obstrução pode ser grave o bastante para causar sintomas.

A maioria dos tumores malignos do ureter é epitelial. O carcinoma das células de transição é o tumor epitelial mais comum e, em geral, apresenta-se na forma papilar. Os tumores papilares tendem a ser múltiplos. Quando múltiplos tumores são encontrados, geralmente atribui-se a origem multicêntrica. Os achados radiológicos não diferenciam os vários tipos de tumores epiteliais. A obstrução do ureter é comum e provoca hidronefrose. Na urografia excretora, além da obstrução ureteral é possível visibilizar massa tumoral intraluminal. Ocasionalmente, um carcinoma infiltrante pode resultar no estreitamento local da luz, simulando uma estenose ureteral benigna (Fig. 20.83). Em alguns casos, não há ureterectasia acima do tumor, mesmo se este for grande. Aparentemente, o ureter é capaz de dilatar-se localmente, para acomodar o tumor, à medida que este cresce, de forma que não ocorre obstrução. Em tais casos, é preciso examinar toda a extensão do ureter. O único sinal radiológico é massa intraluminal que aparece como um defeito de enchimento negativo que precisa ser delineado por meio de contraste no ureter, para ser visibilizado. Foi descrita uma dilatação localizada imediatamente abaixo do tumor (Fig. 20.84). Se a pielografia retrógrada for tentada, a ponta do cateter poderá enrolar-se na região da dilatação localizada, impedindo a massa intraluminal seu trajeto para cima, num processo denominado sinal de Bergman. O enroscamento do cateter é um sinal de tumor ureteral, porque a dilatação local não ocorre abaixo de um cálculo ureteral, a menos que este seja grande, calcificado e de fácil detecção. No exame, é difícil mostrar as bordas superior e inferior de um defeito de enchimento negativo. Nesses casos, a urografia excretora pode ser necessária para revelar a borda superior, e a pielografia retrógrada, para mostrar a borda inferior. Em alguns casos, a tomografia do ureter, realizada por ocasião da urografia, é útil. A TC pode ser realizada para detectar extensão periureteral nos pacientes com o carcinoma das células de transição, podendo mostrar metástases para os linfonodos aumentados. Entretanto, a TC não pode distinguir os tumores que invadem a parede do músculo daqueles limitados à mucosa. A densidade dos tumores aproxima-se da densidade dos tecidos moles, com a atenuação dos valores nos exames contrastados.[11]

As metástases para o ureter, provenientes de tumores localizados fora do trato urinário, podem causar envolvimento local com pouca ou nenhuma massa extrínseca. Alternativamente, o ureter pode ser aprisionado em massa retroperitoneal, deslocado e estreitado. Na TC, as metástases para o ureter são mostradas como espessamento do tecido mole ou massa na parede ureteral (Fig. 20.85). Podem ser associadas a ureterectasia e hidronefrose próximas à lesão. Embora a arteriografia seletiva possa ser utilizada para identificar os tumores ureterais e ajude a diferenciá-los das estenoses, raramente é utilizada.

Outras Anormalidades Ureterais

Deslocamento do Ureter

O ureter pode herniar para o canal inguinal, para o canal femoral ou para a incisura ciática ou por trás da veia cava inferior. A relação entre o ureter e essas várias estruturas geralmente determina o diagnóstico, e freqüentemente existe uma porção do intestino que se estende para dentro da hérnia. Os ureteres também se encontram deslocados nas pacientes com prolapso uterino ou procidência. Os tumores primários

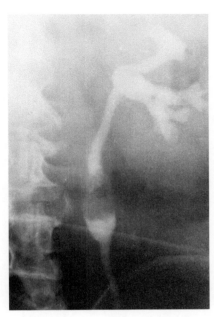

FIG. 20.84 Carcinoma ureteral. O tumor provocou um defeito de enchimento um tanto irregular superiormente e mostra dilatação abaixo do tumor.

ou secundários, ou os linfonodos maciços também podem deslocar um ou ambos os ureteres, podendo provocar obstrução. As impactações fecais no cólon sigmóide podem deslocar o ureter de forma a simular massa pélvica. Nos pacientes com doença de Crohn, um ureter pode ser aprisionado em massa inflamatória e deslocado ou obstruído pela fibrose associada. Nos pacientes com aneurisma aórtico, pode ocorrer deslocamento por tração medial de um dos ureteres em direção ao aneurisma. Provavelmente, isso é uma indicação de sangramento retroperitoneal com a resultante fibrose que provoca o deslocamento. A lipomatose pélvica também pode resultar na alteração do trajeto dos ureteres e, em alguns casos, pode provocar obstrução ureteral. Mais freqüentemente, há alteração no aspecto da bexiga, elevada e alongada verticalmente (bexiga piriforme).

Esquistossomose

A esquistossomose pode causar calcificação na parede ureteral, bem como desvio medial, um percurso lombar reto ou aparência arqueada do bacinete com deslocamento medial e para cima ao nível do trígono.

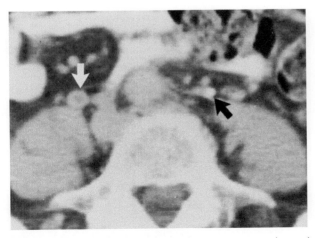

FIG. 20.85 Metástase ureteral. A TC contrastada mostra a espessada parede do ureter direito (*seta branca*) nessa paciente com câncer da mama. Observe o meio de contraste no ureter esquerdo normal (*seta preta*).

Podem ocorrer alguma estase e dilatação do trato urinário superior devido, principalmente, a fibrose em vez de obstrução mecânica.

Poliarterite

A poliarterite pode causar dilatação e irregularidade nodular da parede ureteral, simulando um colar de pérolas.

Amiloidose

A amiloidose pode envolver o ureter, causando um defeito semelhante a estreitamento que pode obstruí-lo parcialmente, provocando dor em cólica e hematúria, bem como ureterectasia acima do estreitamento.[108]

Megaureter Primário (ou Segmento Ureteral Distal Adinâmico)

O megaureter primário é a causa mais comum de obstrução ureteral na presença de ureteres ortotópicos, sendo responsável por 20% dos casos de hidronefrose neonatal.[24] O megaureter primário caracteriza-se por graus variados de dilatação de um ou de ambos os ureteres logo acima da bexiga, freqüentemente sem evidências de refluxo ou obstrução anatômica.[147] Em geral, não há dilatação ureteral superior, pélvica ou calicial, a menos que ocorra infecção. A dilatação máxima ocorre imediatamente proximal ao segmento aperistáltico perto da junção ureterovesical, o qual tem, em média, 1,5 cm, sendo relativamente estreito. Na urografia excretora, pode não ocorrer enchimento. A fluoroscopia com videoteipe pode ser utilizada para mostrar a peristalse comprometida. A atividade peristáltica é normal ou vigorosa na porção proximal do ureter dilatado, mas não há peristalse no segmento ureteral distal. Outras anomalias genitourinárias são observadas em cerca de 40% dos casos.[149]

Fibrose Retroperitoneal

Originalmente denominada fibrose periureteral, essa doença é chamada, de forma mais adequada, *fibrose retroperitoneal*, porque, além dos ureteres, envolve as estruturas linfáticas e vasculares. A causa da doença é desconhecida, caracterizando-se por um processo inflamatório fibrosante no retroperitônio que pode estender-se caudalmente dos rins para a borda pélvica e disseminar-se lateralmente, para envolver os ureteres. Além dos casos idiopáticos (cerca de 70%), vários casos foram relatados nos pacientes em uso de terapia prolongada com metissergida (Sansert) para o tratamento de enxaqueca. Se o agente for suspenso, o processo poderá regredir. Entretanto, se a terapia com metissergida for reiniciada, o processo poderá recorrer. Outras substâncias, como a fenacetina e metildopa, também foram implicadas. Os pacientes com neoplasias retroperitoneais (primária ou metastática) também podem apresentar uma reação fibrótica semelhante à observada na forma idiopática.

A fibrose da órbita, do duodeno, do retossigmóide, do colédoco e do ducto pancreático tem sido associada à fibrose retroperitoneal. Também pode ser observado o envolvimento da veia esplênica, da veia cava, do eixo celíaco, da artéria mesentérica superior ou das artérias ilíacas. Os homens são afetados com freqüência duas vezes maior que as mulheres, e a condição geralmente é bilateral. A fibrose retroperitoneal afeta pacientes de oito a 80 anos de idade, com incidência máxima na quinta e sexta décadas de vida.[78] Os pacientes podem relatar dorsalgia, dor no flanco ou dor abdominal. Em 30% dos casos, observa-se massa retal ou abdominal palpável.

Os achados radiológicos podem sugerir o diagnóstico. As linhas normais de gordura podem desaparecer, de modo que o contorno do músculo psoas não é visível na radiografia simples. A urografia excretora pode mostrar retardo da excreção com graus variados de hidronefrose ou ausência de excreção causada por obstrução. Se os ureteres estiverem opacificados, afinar-se-ão gradualmente para a área de estenose máxima. O segmento envolvido tem, freqüentemente, 4 a 5 cm de comprimento, em geral com desvio medial dos ureteres afinados ao nível das vértebras lombares inferiores. É possível observar discreta redundância no ureter acima do segmento estenótico. A pielografia retrógrada também pode revelar o local e a extensão da obstrução, e, freqüentemente, a passagem retrógrada dos cateteres ureterais é paradoxalmente fácil. Outrora, a linfangiografia e a cavografia inferior também foram utilizadas para revelar obstrução linfática ou vascular, mas, hoje em dia, raramente são utilizadas com este propósito.

A TC pode fornecer informações diretas sobre fibrose e, também, permite avaliar as estruturas vasculares e urológicas. É fácil reconhecer a fibrose, quando esta aparece como uma grande massa volumosa. O aspecto é inespecífico, e os linfomas, os hematomas, os sarcomas e as metástases dos linfonodos podem causar um aspecto semelhante. A localização pode ser útil, porque os linfomas são encontrados mais altos no retroperitônio, e a fibrose costuma localizar-se caudalmente ao hilo renal. Os valores de atenuação nos exames sem contraste situam-se na faixa do músculo. Após a injeção de meio de contraste IV, a densidade da fibrose pode aumentar acentuadamente, simulando uma neoplasia vascular.[70] A ultra-sonografia também revela massa retroperitoneal sólida que, em geral, envolve, mas não desloca as estruturas vasculares adjacentes e os ureteres. A RM está-se tornando cada vez mais útil no diagnóstico e no acompanhamento dos pacientes com fibrose retroperitoneal. Pode a RM ajudar, sobretudo, na avaliação da permeabilidade vascular e na diferenciação das variedades malignas e não-malignas de acordo com os sinais característicos. As imagens ponderadas em T2 na forma maligna mostram o aumento da intensidade do sinal, quando comparadas às imagens ponderadas em T1. A fibrose retroperitoneal benigna apresenta intensidade de sinal baixa nas imagens ponderadas em T1 e T2. Alguns registros mostraram a superposição dos sinais característicos de diferentes formas, embora o achado de intensidade de sinal baixa, nas imagens ponderadas em T2, seja distintamente incomum na fibrose retroperitoneal maligna.[2,6,133] Na doença idiopática, o reconhecimento precoce e a ureterólise cirúrgica são importantes para preservar a função renal. Em alguns casos, a obstrução vascular pode ser mais importante clinicamente do que a obstrução ureteral.

A BEXIGA

Anomalias Congênitas

Extrofia

A extrofia da bexiga é importante do ponto de vista radiológico devido à grande separação anterior dos ossos púbicos na sínfise, associada a essa anomalia, e à maior incidência de adenocarcinomas vesicais na bexiga submetida a reparação. A sínfise é separada por aproximadamente a largura do sacro, dando à pelve um aspecto quadrado (Fig. 20.86). A extrofia define a ausência da parede anterior da bexiga e da parede abdominal ântero-inferior. O diagnóstico é realizado por observação; o exame radiológico não é necessário, mas é útil para avaliar os rins e ureteres, pois freqüentemente há obstrução ureteral associada. Algumas vezes, observa-se uma dilatação característica na porção distal dos ureteres ("ureter em taco de hóquei"). Ampla separação dos ossos púbicos também é observada em alguns pacientes com epispádia.

Duplicação da Bexiga

A duplicação da bexiga é uma condição extremamente rara e, em geral, associada à duplicação dos ureteres (Fig. 20.87). Duplicação incompleta, onde o septo divide parcialmente a bexiga, também pode ocorrer, e já foi descrita bexiga multilocular ou multisseptada. Ocasionalmente, há um septo horizontal parcial, resultando, às vezes, em aspecto de ampulheta. Os ureteres esvaziam-se no componente inferior. Muitas vezes, é necessária a solicitação de cistografia, para delinear tais anomalias, mas a urografia excretora com filmes especiais da bexiga pode tornar desnecessária a cistografia.

Agenesia Vesical

A agenesia vesical é uma condição muito rara e, em geral, incompatível com a vida, em grande parte devido às anomalias associadas.

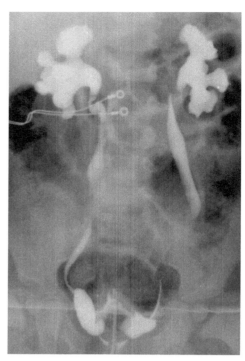

FIG. 20.86 Extrofia vesical. Observe a sínfise púbica alargada e a característica dilatação em taco de hóquei da porção distal dos ureteres.

O aumento congênito da bexiga com hidronefrose e ureterectasia é associado à ausência ou à hipoplasia congênita de músculos abdominais, a síndrome do ventre em ameixa (*prune-belly*), uma condição rara que ocorre quase exclusivamente em meninos. Não se observa nenhuma obstrução que possa ser responsável pela dilatação. As anormalidades associadas são a criptorquidia, má-rotação do intestino e, mais raramente, úraco persistente, luxação dos quadris, pé torto, fenda labial, espinha bífida e más-formações cardíacas. O abdome encontra-se distendido e a pele enrugada (abdome em ameixa seca).

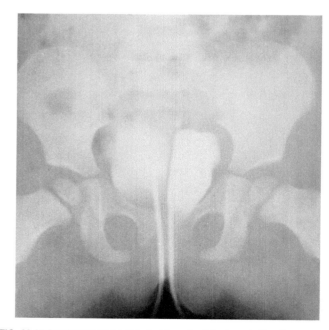

FIG. 20.87 Duplicação da bexiga. A cistografia delineia a duplicação com cada bexiga drenada por sua própria uretra.

Orelhas Vesicais

Têm sido observadas protrusões laterais da bexiga causadas por herniações extraperitoneais através do anel inguinal interno para o canal inguinal. Em geral, são encontradas nos lactentes e são associadas a uma alta incidência de hérnia inguinal clínica. Essa não é uma anomalia vesical verdadeira, mas sim uma deformidade da bexiga secundária a um grande anel inguinal interno. O termo *orelhas vesicais* tem sido utilizado em preferência à hérnia, porque a deformidade, em geral, não persiste após a lactância. Os achados radiológicos, na cistografia ou na urografia, consistem em protrusão ântero-lateral da bexiga para o canal inguinal que, em geral, é bilateral. A protrusão é observada, mais freqüentemente, na bexiga parcialmente cheia e tende a desaparecer, quando a bexiga se encontra completamente cheia. As incidências oblíqua ou lateral revelam a magnitude anterior da protrusão. É importante estar alerta quanto a esta condição, de modo que sejam evitados acidentes cirúrgicos durante a herniorrafia inguinal.

Bexiga Piriforme

Alguns pacientes apresentam esse aspecto como uma variante normal causada pelo prolongamento anterior da bexiga. Entretanto, a alteração em lágrima ou piriforme da bexiga foi descrita primeiro nos pacientes com hematoma pélvico. Outras anormalidades que também podem resultar no alongamento da bexiga com uma base estreita são a lipomatose pélvica, músculo iliopsoas grande, gânglios pélvicos aumentados, linfocele, linfoma e outros tumores pélvicos, bem como oclusão da veia cava inferior. Quando a veia cava inferior está ocluída, as grandes colaterais venosas podem comprimir a bexiga, alterando sua forma e configuração.

Cálculos Vesicais

Obstrução e infecção são as principais causas dos cálculos vesicais. Cerca de metade desses cálculos é radiopaca e pode ser facilmente visibilizada nas radiografias simples (Fig. 20.88). Outros cálculos contêm pequenas quantidades de cálcio e são malvisibilizados nas radiografias simples. A condição ocorre, em grande parte, nos homens.

Cistografia com ar ou com contraste diluído pode ser utilizada para delinear os cálculos radiotransparentes. A TC e a ultra-sonografia também delineiam prontamente os cálculos vesicais. Os cálculos podem ser únicos ou múltiplos, e tendem a situar-se na linha média, exceto quando estão no interior de um divertículo vesical. Nesses casos, a posição do cálculo depende do local do divertículo. Os cálculos vesicais precisam ser diferenciados da calcificação nos gânglios linfáticos, fecalitos, calcificação nos miomas uterinos e dos cálculos da vesícula prostática

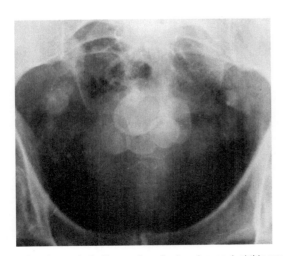

FIG. 20.88 Cálculos vesicais. Essa radiografia da pelve renal, obtida sem o uso de meio de contraste, delineia cinco cálculos vesicais parcialmente calcificados. Observe sua posição na linha média.

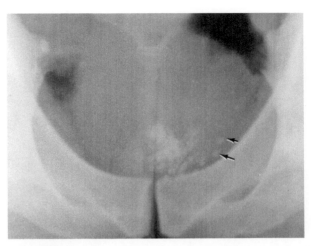

FIG. 20.89 Cálculos prostáticos. As densidades manchadas acima da sínfise púbica são características dos cálculos da próstata. Sua distribuição indica um provável aumento da próstata. As calcificações à esquerda, que tendem a ser paralelas ao ramo pubiano, são flebólitos (*setas*).

e seminal. Os cálculos vesicais radiopacos são, freqüentemente, laminados e muito densos; quando múltiplos, podem ser facetados. Em geral, a calcificação dos gânglios linfáticos tem uma posição mais alta, e os gânglios são manchados e não tão uniformemente densos quanto os cálculos. Os leiomiomas uterinos que contêm cálcio apresentam, freqüentemente, uma posição mais alta do que os cálculos vesicais e têm um aspecto manchado. Os fecalitos do sigmóide são raros, mas a sua textura e a posição podem simular as dos cálculos vesicais. As incidências oblíquas e o clister opaco permitem a diferenciação. Os cálculos prostáticos são, em geral, múltiplos e produzem uma densidade manchada, diferente do aspecto uniforme ou laminado dos cálculos vesicais. A posição dos cálculos prostáticos também é mais baixa. O mesmo se aplica aos cálculos nas vesículas seminais.

A cistografia e a cistoscopia podem ser necessárias para diferenciar os cálculos vesicais das outras causas de calcificação. Um corpo estranho na bexiga pode atuar como um nicho para o depósito de cálcio e de outros sais, para formar um cálculo. Os corpos estranhos podem ser introduzidos pela uretra durante o tratamento ou pelo paciente. Os corpos estranhos também podem ser introduzidos através de ferimentos penetrantes ou deixados na bexiga, ou perto dela, durante a cirurgia. A forma do cálculo depende do corpo estranho, que freqüentemente pode ser visibilizado nas radiografias simples. Os corpos estranhos na bexiga quase invariavelmente são impregnados por cálcio.

Os cálculos da próstata ocorrem, em geral, na forma de pequenos depósitos granulares e, nas radiografias AP padrões da porção inferior do abdome, são visibilizados recobrindo ou diretamente acima do nível da sínfise púbica. Via de regra, não dificultam muito o diagnóstico diferencial devido à sua posição, seu pequeno tamanho característico e multiplicidade (Fig. 20.89).

Inflamação da Bexiga (Cistite)

A inflamação aguda da bexiga geralmente não provoca alterações que possam ser reconhecidas e diagnosticadas na cistografia. A cistite crônica resulta na redução do tamanho da bexiga. A parede da bexiga pode ser lisa, mas, às vezes, mostra-se serrilhada. Quando há serrilhamento junto com contração significativa na abóbada, forma-se a denominada bexiga em árvore de Natal da cistite crônica. Uma bexiga com essa forma, também denominada bexiga em pinheiro, também é associada a disfunção vesical neurogênica, embora possa ocorrer com qualquer obstrução vesical crônica. A cistoscopia é mais útil do que a cistografia no exame das infecções vesicais.

A cistite enfisematosa, de interesse radiológico, é uma doença inflamatória da bexiga, onde existe gás na luz e/ou parede vesical (Fig. 20.90). Essa condição é causada pelas bactérias formadoras de gás, e

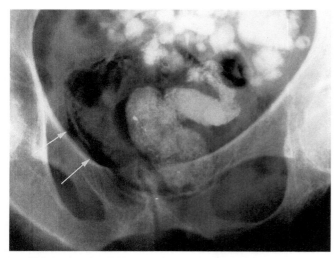

FIG. 20.90 Cistite enfisematosa. Observe a presença de gás (*setas*) na parede da bexiga desse paciente diabético com piúria.

quase 50% dos casos relatados ocorreram nos pacientes com diabete melito. O gás pode estar presente por um curto período, o que provavelmente responde por sua baixa incidência. Os achados radiológicos são característicos. Um anel de radiotransparência delineia a parede da bexiga ou parte dela. Freqüentemente, também existe gás na luz da bexiga. A zona de gás expande-se e se contrai com a bexiga, sendo um achado transitório, a menos que a infecção não responda a terapia. A infecção vesical é uma condição freqüentemente benigna e transitória, podendo provocar pouquíssimos sintomas.

Esquistossomose

A esquistossomose (bilharzíase) é causada por um grupo de tremátodeos sanguíneos do gênero *Schistosoma*, *S. mansoni*, *S. japonicum* e *S. haematobium*. O trato urinário inferior é envolvido principalmente pelo *S. haematobium*. Muitos ovos são depositados na submucosa da parede vesical, que se torna espessada, ulcerada e, às vezes, papilomatosa. Na doença crônica, a porção distal dos ureteres pode ser envolvida, provocando estenose, hidronefrose e lesão renal. A calcificação na parede da bexiga, que ocorre nos casos crônicos, tem aspecto característico. Quando a bexiga está vazia, observam-se finas linhas densas paralelas. O aspecto simula o da bexiga após micção na urografia excretora, em que uma fina cobertura de meio de contraste opaco delineia a parede da bexiga. Quando a bexiga está cheia de meio de contraste, uma linha muito fina de contraste, representando a mucosa espessada, separa a luz da bexiga opacificada e a fina borda de calcificação submucosa (Fig. 20.91). Os ovos na parede da bexiga podem calcificar. O envolvimento nodular ureteral inferior pode produzir achados radiológicos de ureterite cística. Por fim, a capacidade vesical é reduzida. A porção distal dos ureteres pode-se encontrar calcificada de forma semelhante à observada na bexiga. Cálculos na bexiga, nos ureteres e nos rins são comuns.

Candidíase

A candidíase pode envolver a bexiga em circunstâncias semelhantes àquelas nas quais o rim é afetado. Pode haver gás no interior de uma bola de fungo, dando o aspecto laminado. Caso contrário, as bolas de fungo aparecem como defeitos de enchimento que precisam ser diferenciados dos coágulos sanguíneos, dos cálculos radiotransparentes e dos tumores.

Cistite por Ciclofosfamida

A ciclofosfamida, utilizada no tratamento da leucemia e do linfoma, pode produzir cistite hemorrágica com hematúria de gravidade variada. Os coágulos sanguíneos no interior da bexiga podem aparecer como defeitos de enchimento. Na cistografia, além dos coágulos, observa-se irregularidade mínima da mucosa. Mais tarde, contração e impressões digitais secundárias a edema e hemorragia submucosa são evidentes. Finalmente, a bexiga exibe contração acentuada e, muito raramente, pode ocorrer calcificação em sua parede.

Cistite por Radiação

A radioterapia pode produzir necrose suficiente da parede vesical, resultando em calcificação radiologicamente semelhante à observada na esquistossomose. A exposição a doses menores pode causar uma bexiga pequena com paredes espessas e sem distensibilidade.

Cistite Cística

A cistite cística é uma forma de doença crônica da bexiga na qual se observam poucas lesões mucosas cistiformes, principalmente na região do trígono. Em quase todos os casos, tal condição é associada a infecção, obstrução, tumor, cálculos ou estase. Sua presença em crianças geralmente indica que será difícil controlar uma infecção crônica associada. Radiologicamente, observam-se múltiplos defeitos de enchimento, principalmente na região do trígono. A irregularidade e a deformidade, se graves, podem simular as alterações observadas nos tumores vesicais. Embora as lesões possam ser visibilizadas na

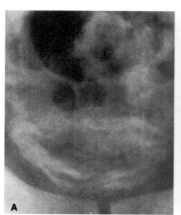 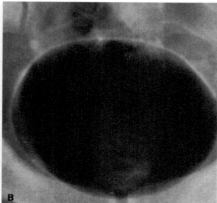 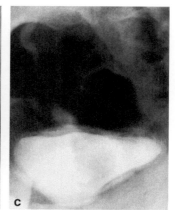

FIG. 20.91 Esquistossomose da bexiga. **A:** As radiografias simples mostram linhas paralelas de densidade calcificada na parede da bexiga vazia. **B:** Aerocistografia que mostra uma fina borda de cálcio na parede da bexiga. **C:** Cistografia com renografia que revela a fina borda de cálcio separada da luz por uma linha transparente representando a parede espessada da bexiga.

cistografia, a cistoscopia constitui o melhor método de exame para os pacientes com essa condição.

Cistite Glandular

A cistite glandular constitui metaplasia do epitélio vesical induzida por vários fatores irritantes. A maioria das lesões ocorre na região do colo vesical e do trígono. Aparecem como elevações irregulares e arredondadas, separadas por sulcos profundos, e, em geral, nitidamente demarcadas da mucosa normal. Quando as lesões são observadas na abóbada da bexiga, podem ocorrer proliferações em forma de vilosidades, freqüentemente medindo vários centímetros. Essas lesões são consideradas pré-malignas. Como seu aspecto radiológico é semelhante ao da cistite cística, faz-se necessária a realização de cistoscopia e, freqüentemente, biópsia para o diagnóstico definitivo. A condição também pode simular tumor vesical.[40]

Malacoplaquia

Essa rara doença inflamatória crônica é, em geral, limitada à bexiga, bacinete e ureteres. Ocasionalmente, a malacoplaquia envolve o parênquima renal em um ou ambos os lados, e provoca um aumento acentuado dos rins envolvidos. Quando uma infecção renal por microrganismos Gram-negativos constitui um achado associado, o diagnóstico diferencial deve considerar a pielonefrite xantogranulomatosa e a doença policística infectada. A malacoplaquia é causada, provavelmente, por uma resposta histiocítica incomum à infecção (em geral, *E. coli*) e, quando bilateral, pode resultar em insuficiência renal. As placas moles formadas na bexiga podem não produzir qualquer alteração radiológica reconhecível na cistografia.

Obstrução da Bexiga

A obstrução da bexiga pode ser causada por lesões congênitas ou adquiridas. A hiperplasia prostática benigna é a causa mais freqüente. O aumento da próstata é difícil de avaliar na urografia. Entretanto, quando a elevação do assoalho da bexiga é acompanhada por um aspecto de J ou de taco de hóquei da porção distal dos ureteres, pode-se concluir que há o aumento da próstata. O carcinoma da próstata, estenose uretral adquirida, válvulas uretrais e disfunção neurogênica (bexiga medular) são outras causas. A primeira alteração na parede da bexiga resultante de obstrução é a hipertrofia do músculo vesical, que, muitas vezes, pode ser observada como uma sombra de tecido mole, com vários milímetros de espessura, paralela à sombra opaca da parede interna da bexiga na urografia excretora ou na cistografia. A parede da bexiga normal normalmente não produz sombra de tecido mole visível. À medida que os feixes de músculos aumentam, eles provocam fitas entrelaçadas irregulares, conhecidas como trabéculas. As evaginações interpostas são denominadas células (Fig. 20.92). A trabeculação torna-se mais proeminente, à proporção que a obstrução continua, e as células podem aumentar, até que se formam divertículos. Além disso, há refluxo de urina para um ou ambos os ureteres com desenvolvimento de hidronefrose. Entretanto, é mais provável que o refluxo seja causado por infecção.

À medida que a obstrução se desenvolve, a bexiga pode descompensar, aumentando de tamanho e contendo volumes cada vez maiores de urina residual, até que aparece como uma grande massa abdominal inferior no exame físico e nos estudos radiológicos. A radiografia simples exibe uma grande massa de tecido mole que se estende para fora do bacinete, freqüentemente deslocando o intestino para cima e posteriormente. A cistografia delineia a grande bexiga com trabeculações em um padrão um tanto reticular, com a formação de células ou de pequenos divertículos.

A cistouretrografia é utilizada para examinar os pacientes com suspeita de obstrução vesical ou uretral, bem como os pacientes (em geral, crianças) com infecções crônicas ou recorrentes do trato urinário. Não existe um consenso quanto aos mecanismos dos achados radiológicos na obstrução do colo vesical que, obviamente, não é causada por bloqueio mecânico, como o aumento da próstata. Esses problemas "funcionais" de obstrução têm sido compreendidos melhor desde o advento dos métodos

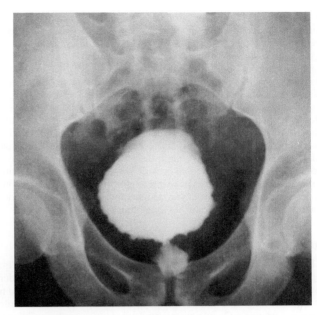

FIG. 20.92 Trabeculação da bexiga. Observe a irregularidade da parede inferior e lateral da bexiga mostrada nessa cistografia. O paciente sofreu prostatectomia transuretral com opacificação do leito prostático após a cirurgia.

urodinâmicos na pesquisa da bexiga e da uretra. O maior conhecimento sobre a fisiologia da bexiga e o reconhecimento das infreqüentes síndromes miccionais esclareceram as dúvidas anteriores.

Divertículo da Bexiga

Um divertículo da parede da bexiga é uma herniação localizada da mucosa, geralmente com colo estreito. Esses defeitos de protrusão, que podem ser únicos ou múltiplos, variam de uma pequena célula a um grande saco com capacidade superior à da própria bexiga. Obstrução crônica é uma causa freqüente, mas alguns divertículos têm origem congênita. Em muitos casos, a infecção também é um fator. Se os divertículos forem pequenos e completamente vazios, geralmente não terão qualquer significado clínico. Os grandes divertículos que não esvaziam por completo são, freqüentemente, o local de infecção, estimulado pela estagnação. A formação de cálculo também é comum nesse tipo de divertículo grande. Os achados radiológicos são limita-

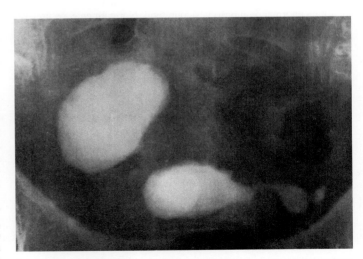

FIG. 20.93 Múltiplos divertículos vesicais. O grande divertículo opacificado à direita apresenta uma parede lisa ao contrário da trabeculação da parede vesical. Existe também um pequeno divertículo à esquerda.

dos àqueles dos divertículos observados na cistografia ou na urografia excretora, a menos que o divertículo seja grande o suficiente para produzir uma sombra de massa verdadeira na radiografia simples. A seguir, é necessário determinar a natureza da massa através da cistografia, cistoscopia ou ultra-sonografia. Quando a bexiga é examinada pela cistografia, o divertículo é delineado pela substância opaca, sendo possível determinar seu tamanho, forma e posição, bem como a largura do colo (Fig. 20.93). Muitas vezes, é importante avaliar a presença e o volume de retenção urinária em um grande divertículo, e, em geral, a radiografia obtida após a micção é suficiente. Se a bexiga ainda contiver material opaco suficiente para obscurecer parcialmente o divertículo, poder-se-á solicitar uma segunda radiografia após a cateterização da bexiga. Ocasionalmente, poderá ocorrer um tumor em um divertículo. Freqüentemente, será difícil visibilizar a lesão, mas esta aparecerá como um defeito de enchimento na parede lisa do divertículo. A TC poderá fornecer avaliação mais completa desse tumor.

Disfunção da Bexiga Neurogênica

Doença ou lesão da medula espinhal ou dos nervos periféricos que irrigam a bexiga resultam em alterações na função vesical que podem provocar incontinência ou retenção de urina. O aspecto urográfico na disfunção neurogênica não é relacionado com o tipo de lesão neurológica que a provoca. Os pacientes com bexigas pequenas, espásticas e trabeculadas freqüentemente têm lesões dos neurônios motores superiores, mas a simples obstrução da saída pode causar o mesmo aspecto (bexiga em pinheiro). Na teoria, os pacientes com lesões nos neurônios motores inferiores têm bexigas grandes e atônicas, mas alguns possuem bexigas pequenas e trabeculadas. A bexiga grande e atônica, com pouca ou nenhuma trabeculação, freqüentemente é associada à *tabes dorsalis*, diabete ou siringomielia, mas também pode ser causada pela micção infreqüente nos pacientes sem doença neurológica. Os seguintes achados podem ser observados nos pacientes com disfunção neurogênica: uma bexiga trabeculada com um padrão circular ou piramidal (em pinheiro), bexiga em ampulheta, bexiga pequena, hipertônica e trabeculada, uma grande bexiga dilatada e hipotônica sem trabeculação e variações no contorno do colo vesical e da uretra prostática, onde podem ocorrer dilatação sacular, contração ou dilatação em forma de funil e espasmo do colo vesical. O diagnóstico da anormalidade exata baseia-se nos estudos urodinâmicos. A cistografia delineia o tamanho da bexiga, a presença ou ausência de trabeculação, o refluxo para os ureteres, a retenção ou falta desta, a dilatação do colo vesical e a existência de outras alterações anatômicas macroscópicas.

Refluxo Vesicoureteral

Nas crianças, o refluxo vesicoureteral geralmente é causado pela anatomia anormal da junção vesicoureteral. Normalmente, os ureteres penetram na bexiga em um ângulo superficial e prosseguem na submucosa vesical, antes de esvaziar-se dentro da bexiga. Essa configuração cria um mecanismo valvular que permite o fluxo anterógrado da urina sem refluxo. Se a anatomia for anormal, geralmente um trajeto encurtado da submucosa do ureter, será comum o refluxo vesicoureteral. Muitas vezes, a resolução do refluxo ocorre de forma espontânea, à medida que a criança cresce, por causa do encompridamento da porção submucosa do ureter. Comumente, quanto pior o refluxo por ocasião do diagnóstico, menos provável a resolução espontânea, e, por isso, mais provável será a necessidade de intervenção cirúrgica.[83,110]

A infecção é a causa mais comum de refluxo vesicoureteral no adulto, também encontrada ocasionalmente nos pacientes com obstrução do trato urinário inferior. As lesões obstrutivas incluem as válvulas uretrais posteriores, estenose uretral e aumento da barra mediana da próstata. Os distúrbios neurológicos que resultam em disfunção vesical neurogênica, anomalias congênitas, como o ureter ectópico, e outras anomalias da porção distal do ureter e trígono também podem provocar refluxo.

A cistouretrografia miccional é o exame utilizado para a detecção de refluxo. Se houver refluxo, ele se manifestará pelo enchimento retrógrado de um ou ambos os ureteres. Poderá haver uma dilatação considerável dos ureteres, e hidronefrose acentuada associada ao refluxo. As crianças com infecção recorrente inexplicada do trato urinário devem ser submetidas a estudo urológico, incluindo cistouretrografia. Considerando que as evidências de refluxo são, algumas vezes, flutuantes, é importante solicitar o exame simples fluoroscópico localizado ou com videoteipe. Hoje em dia, a cistografia com radionuclídeos fornece um método mais fisiológico que utiliza menor dose de radiação para avaliar o refluxo.

Fibrose do parênquima renal, local com um cálice obtuso ou disseminada, pode ser visibilizada na ultra-sonografia ou na urografia excretora. Cerca de 60% dos pacientes adultos com refluxo têm fibrose significativa. Estriações no bacinete e na porção superior do ureter também são observadas nos pacientes com refluxo, provavelmente como resultado de edema e infecção.[88]

Síndrome Megacística-Megaureterérica

A definição dessa síndrome é um tanto controversa. Entretanto, o termo megacística-megaureterérica define uma bexiga grande, lisa e de paredes finas, geralmente associada a refluxo vesicoureteral grave com ureterectasia e infecção recorrente ou persistente do trato urinário. Essa condição costuma ser descoberta na infância, sendo mais comum em meninas do que em meninos. O trígono pode aparecer grande, porque os orifícios uretéricos se situam mais lateralmente do que o normal. As porções intramurais dos ureteres encontram-se encurtadas e alargadas. A natureza do distúrbio subjacente que provoca a síndrome megacística não é clara, mas pode constituir a extremidade mais grave do espectro do refluxo vesicoureteral. O aumento da bexiga pode ser causado pelo fato de a criança reter sua urgência de urinar, de forma a fazê-lo com menor freqüência. A bexiga aumentada pode acomodar o grande volume de urina refluída que drena de volta para a bexiga após a micção mais a urina adicional que os rins eliminam.[52] Também pode ocorrer o aumento desproporcional congênito das dimensões da base vesical, levando a refluxo e infecção. A cistografia revela a grande bexiga com refluxo vesicoureteral em um ou ambos os lados.

Tumores Vesicais

Lesões Benignas

Os tumores vesicais benignos são raros e não tão clinicamente importantes quanto os tumores epiteliais malignos, como o neurofibroma, leiomioma, fibroma, fibromioma, mixoma, hemangioma, linfangioma, paraganglioma (feocromocitoma) e adenoma nefrogênico. Outros tipos heterotópicos são o cisto dermóide, rabdomioma e condroma. Existem outras condições que podem provocar alterações vesicais, demonstráveis na cistografia, que simulam tumor. A endometriose pode envolver a parede da bexiga ou aparecer como massa extravesicular. Pode haver hematúria, embora dor cíclica, disúria e polaciúria ocorram mais freqüentemente. A doença granulomatosa também pode envolver o cólon ou o intestino delgado adjacente à bexiga. Ocasionalmente, cistite glandular localizada ou cistite cística podem simular tumor vesical. Os achados radiológicos consistem em massa que se estende para dentro ou forma indentações na parede da bexiga. Não existem características para diferenciar o tipo histológico. Massas múltiplas e significativas podem ser visibilizadas na neurofibromatose, e a maioria dos pacientes também apresenta comprometimento cutâneo. A leucoplasia é associada a infecção urinária crônica, acreditando-se que seja pré-cancerosa. O diagnóstico é mais bem realizado pela cistoscopia, porque as lesões geralmente não são visibilizadas na cistografia.

Tumores Malignos

Alguns tumores malignos da bexiga originam-se na região do trígono e tendem a obstruir os orifícios ureterais ou uretral. O tumor mais comum, o denominado papiloma benigno, freqüentemente é múltiplo. Como esse tumor epitelial é maligno ou apresenta potencial maligno, o termo *benigno* é utilizado erroneamente. Muitos consideram-no um carcinoma papilar das células transicionais de grau I. A detecção radio-

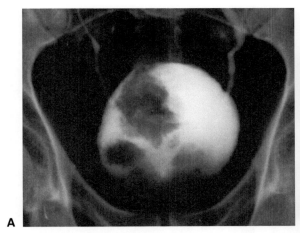
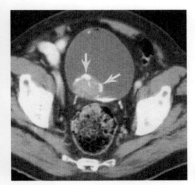

FIG. 20.94 Carcinoma das células de transição. **A:** O defeito irregular do enchimento representa o tumor. A impressão na base da bexiga é causada pelo aumento da próstata. **B:** TC contrastada do mesmo paciente. Observe a borda de calcificação que envolve o tumor (*setas*). (Cortesia de James P. Bronson, M.D., Laconia, New Hampshire.)

lógica do papiloma depende do seu tamanho, sendo a visibilização dos tumores pequenos muito difícil na cistografia.

O carcinoma da bexiga costuma ser do tipo das células de transição; o carcinoma das células escamosas e o adenocarcinoma são comparativamente raros. A cistografia revela um defeito de enchimento irregular, geralmente na base, resultando, freqüentemente, em obstrução ureteral (Fig. 20.94). A calcificação pode ocorrer no tumor primário e em suas metástases. O tamanho e a forma desses tumores variam muito. A cistografia com contraste duplo pode ser utilizada para avaliar a mucosa vesical nos pacientes com tumores intravesiculares, mas esse será um procedimento demorado e não justificado, se o paciente for submetido a cistoscopia. A TC revela o câncer da bexiga como uma densidade de tecido mole que envolve a parede da bexiga. O aspecto do tumor varia em função de seu tamanho e de ser séssil ou polipóide (Fig. 20.95). A TC não pode diferenciar, de forma confiável, o envolvimento da mucosa, lâmina própria e musculatura superficial ou profunda; entretanto, é um procedimento vantajoso, para detectar a disseminação extravesicular do tumor. A TC também é útil na avaliação da extensão do tumor para as paredes laterais pélvicas, linfadenopatia e hidronefrose/ureterectasia causada pelo câncer da bexiga.

A RM da bexiga é mais útil no estadiamento das neoplasias conhecidas (Fig. 20.96). A RM provavelmente é superior à TC no estadiamento da doença em fase inicial, sendo as duas técnicas precisas no envolvimento ganglionar pélvico. Entretanto, a TC e a RM apresentam limitações no estadiamento dos tumores vesicais locais, e ambas as técnicas apresentam problemas no estadiamento dos tumores. Um estudo realizado mostrou que a RM subestimou a propagação dos tumores vesicais em 32,5%, embora vários outros estudos tenham mostrado melhores resultados.[26,87] No futuro próximo, o uso de seqüências de pulso com arranjo em fases poderá aumentar a precisão da RM no estadiamento. Particularmente intrigante é o desenvolvimento das rápidas técnicas de eco gradiente dinâmico que utilizam injeções IV rápidas de contraste.[10]

Ocasionalmente, o rabdomiossarcoma origina-se na bexiga, sendo geralmente descoberto nos primeiros três ou quatro anos de vida, ou no final da vida adulta. O tumor origina-se dos remanescentes do seio urogenital e ductos de Wolff, podendo originar-se nas camadas submucosa ou superficial, geralmente na base. Tende a envolver o trígono e pode tornar-se grande o suficiente para deslocar lateralmente os ureteres. Esse sarcoma também pode projetar-se para cima, para dentro da bexiga, a fim de formar um defeito de enchimento lobulado. Os nódulos tumorais também podem forçar seu caminho para baixo, em direção à uretra, formando um cone de dilatação na porção posterior dela. Alguns aparecem como massas retais; outros podem projetar-se através da vulva. A retenção urinária causada pela obstrução vesical é o sintoma mais comum. A urografia excretora revela, freqüentemente, deslocamento ureteral, bem como deformidade e deslocamento da bexiga. A ultra-sonografia, a TC e a RM mostram a massa de tecidos moles. A biópsia é necessária para o diagnóstico específico. Os rabdomiossarcomas compreendem cerca de 10% dos tumores malignos da infância, observando-se uma discreta predominância masculina. A maioria dos rabdomiossarcomas origina-se na bexiga, mas também podem originar-se na próstata, na vagina, no cordão espermático ou no ligamento largo. Algumas vezes, o tumor é denominado *sarcoma botrióide* devido ao seu aspecto polipóide (Fig. 20.97).

Metástases para a Bexiga

Três tipos gerais de metástases para a bexiga podem ser observados: (1) implante vesical secundário a tumores epiteliais do rim ou do ureter; (2) extensão direta dos tumores primários na área, como as neoplasias prostáticas, uterinas, ovarianas e colônicas; e (3) metástases hematogênicas a partir de várias fontes, como a mama, pulmão ou estômago, ou de um melanoma originado em um local distante. O melanoma é o tumor mais comum que metastatiza para a bexiga.

Traumatismo da Bexiga

A ruptura da bexiga pode resultar de um golpe direto em uma bexiga distendida como uma lesão única, ou decorrer de uma lesão mais sig-

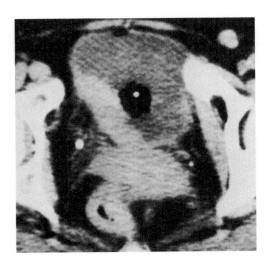

FIG. 20.95 Carcinoma das células de transição. A TC não-contrastada revela um tumor séssil ao longo da parede póstero-lateral direita da bexiga. Um cateter de Foley com balão cheio de ar encontra-se no centro da bexiga.

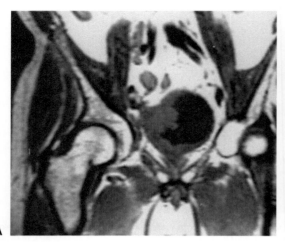 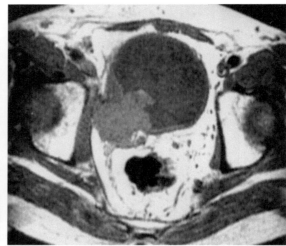

FIG. 20.96 A e B: Carcinoma das células de transição. RM, ponderada em T1 (axial), corte coronal, que mostra a invasão do tumor através da gordura perivesical para a parede lateral pélvica. (Cortesia de Patrick J. Fultz, M.D., Rochester, New York.)

nificativa, como fratura pélvica, ferimentos penetrantes ou provocados por armas de fogo. A instrumentação também pode causar a ruptura da bexiga ou da uretra. A ruptura da bexiga pode ser intraperitoneal ou extraperitoneal. A ruptura intraperitoneal é mais comum em crianças, porque a localização da bexiga é principalmente abdominal antes da maturidade. De outro modo, é difícil determinar a incidência de ruptura intraperitoneal *versus* extraperitoneal, porque o estado da bexiga distendida constitui uma variável incontrolável que afeta o tipo de lesão, e porque, em muitas séries, todas as fraturas pélvicas são agrupadas, quando a incidência da lesão vesical é determinada.[163]

A cistografia retrógrada é a técnica de imagem preferida para avaliar a ruptura vesical. A urografia excretora é subótima por causa da diluição de contraste e porque as pequenas lacerações não podem ser mostradas com a baixa pressão intravesical de repouso. A ruptura intraperitoneal resulta no extravasamento de contraste para a cavidade peritoneal, com o delineamento das paredes externas lisas do bacinete e das vísceras abdominais inferiores e pélvicas. O local real da ruptura pode não ser visibilizado na radiografia por causa da sobreposição das sombras. A ruptura extraperitoneal da bexiga é, em geral, causada por contusão decorrente da fratura da pelve e provoca um padrão mais variado, dependendo do local da ruptura. O meio de contraste extravasado contorna os planos teciduais do assoalho pélvico e estende-se a distâncias variadas para os tecidos moles perivesicais em um padrão irregular e estriado. A TC apresenta uma vantagem sobre a cistografia: ela avalia todas as estruturas e espaços pélvicos (Fig. 20.98). Alguns pacientes, como aqueles envolvidos em acidentes com veículos motorizados, também precisam ser submetidos à avaliação do abdome superior, e a TC do abdome e da pelve pode ser realizada rapidamente. Às vezes, é difícil diferenciar entre a ruptura intraperitoneal e a extraperitoneal. Raramente, pode ocorrer a ruptura espontânea da bexiga; em geral, nos pacientes com cistite grave, infecção extravesical ou doença maligna, a ruptura também pode ocorrer como resultado da distensão excessiva secundária a obstrução mecânica ou disfunção neurogênica. A cistografia com TC, na avaliação dos pacientes submetidos a transplante do pâncreas que drena para a bexiga (com injeção de até 500 ml de meio de contraste iodado a 10% e 60 ml de ar antes da realização do procedimento), é atualmente o exame de escolha.[17] O traumatismo pélvico e abdominal inferior também pode resultar em hematoma perivesical sem ruptura. A cistografia ou a TC revelam então deslocamento da bexiga, que varia com o tamanho e com a localização do hematoma.

Corpos Estranhos

Os corpos estranhos, se radiopacos, podem ser visibilizados nas radiografias simples. As incidências oblíquas e laterais podem ser necessárias para verificar a posição do corpo estranho em relação à bexiga. A cistografia delineia os corpos estranhos radiotransparentes e revela alterações associadas na parede da bexiga. Em geral, são necessárias várias incidências oblíquas e laterais, para assegurar a localização. Nesses casos, a ultra-sonografia ou a TC podem ser muito úteis. A cistoscopia é utilizada com fins diagnósticos e terapêuticos. Um corpo estranho localizado na bexiga é geralmente introduzido pelo paciente; tal incidência é mais alta nos adultos com doenças mentais e em crianças. Ocasionalmente, os corpos estranhos são introduzidos por ocasião da cirurgia ou instrumentação, podendo, também, ser resultado de ferimentos penetrantes. Conforme anteriormente indicado, um corpo estranho pode servir como um nicho para o depósito de sais de cálcio e a formação de um cálculo vesical.

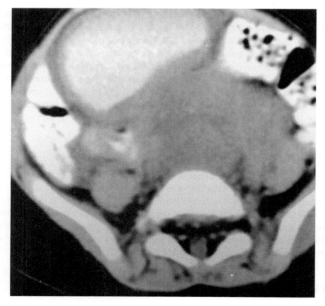

FIG. 20.97 Rabdomiossarcoma da próstata. A grande massa tumoral desloca anteriormente a bexiga.

Hérnia Vesical

Acredita-se que o herniamento vesical ocorra em 10% das hérnias inguinais nos homens com mais de 50 anos de idade, mas as grandes

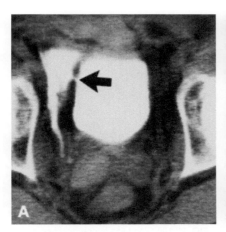 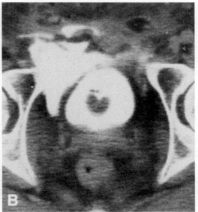

FIG. 20.98 Ruptura da bexiga extraperitoneal. **A:** TC que mostra o local da ruptura da bexiga (seta) na parede direita. **B:** Um corte mais caudal mostra o acentuado extravasamento de meio de contraste para os tecidos moles circundantes.

hérnias com descida para a bolsa escrotal são incomuns.[64] O herniamento precisa ser diferenciado do divertículo; geralmente, isso é realizado com base na localização da hérnia e na direção de sua protrusão, bem como da sua relativamente larga abertura comparada com um divertículo. Na maioria dos casos, as radiografias obtidas com o paciente em posição ortostática e em decúbito ventral oblíquo são necessárias para demonstrar esses achados.

A URETRA

A uretrografia retrógrada é o método radiológico mais simples de examinar a uretra. Consiste na injeção retrógrada de um meio de contraste radiopaco na uretra, após o que são obtidas radiografias em várias incidências, conforme exija a ocasião. Algumas vezes, é utilizada nas mulheres, para mostrar divertículos que possam não ter sido detectados na cistoscopia. Nos homens, é possível delinear divertículos, estenoses, cavidades de abscesso, fístulas e anormalidades da próstata. O videoteipe pode ser utilizado em determinados casos, quando se espera encontrar deformidades de flutuação.

A vesiculografia seminal é um método urológico-radiológico especializado em examinar as vesículas seminais. A técnica e a vesiculografia seminal normal foram descritas por Banner e Hassler.[7]

Anomalias da Uretra

Válvulas Uretrais Posteriores

As válvulas posteriores da uretra provocam graus variados de obstrução, levando a infecção, refluxo vesicoureteral e hidronefrose, seguida pela destruição dos rins, a menos que a condição seja corrigida. As válvulas são encontradas quase exclusivamente nos homens e, mais freqüentemente, em crianças. A enurese é um sintoma comum. Outros sinais e sintomas consistem em distensão vesical, gotejamento, jato insuficiente e retardo do crescimento. No recém-nascido do sexo masculino, sinais de massa no flanco causada por ascite urinária, junto com angústia respiratória, devem sugerir o diagnóstico.[129] As válvulas localizam-se nas proximidades do verumontano. A cistouretrografia miccional é o método radiológico utilizado para revelar essa lesão.

Os achados radiológicos do tipo mais comum de válvula consistem em uma fina membrana originada próximo ao verumontano e que percorre a parte anterior, lateral e inferior. Ocorre uma obstrução parcial da uretra durante a micção. A porção posterior da uretra precisa ser enchida, para distender a válvula, pois, de outra forma, ela não será visível. É necessária uma projeção lateral verdadeira, para identificar a posição da válvula, a qual se estira na forma de uma vela de barco, para obstruir a uretra. A própria válvula pode não ser visível, mas a dilatação da uretra prostática e um anel constritor no colo vesical são característicos. Raramente observam-se válvulas na porção anterior da uretra, podendo haver obstrução com dilatação proximal semelhante à observada nas válvulas posteriores. O defeito transparente pode ser visibilizado na cistouretrografia.

Divertículos Uretrais

Nos homens, alguns divertículos uretrais são congênitos, mas a maioria ocorre após traumatismo ou infecção. Os divertículos são visíveis na uretrografia. Nas mulheres, a maioria, se não todos os divertículos uretrais, é adquirida, sendo geralmente resultante de retenção nas glândulas periuretrais. Infecção e cálculos podem complicar os divertículos uretrais. A uretrografia miccional costuma delinear essas anormalidades nas mulheres, nas quais a uretrografia retrógrada é uma técnica difícil.

Doenças Uretrais

Cálculos. Os cálculos, nas mulheres, são quase sempre associados a divertículos e a infecção. Nos homens, ocorrem próximo a obstrução, freqüentemente na uretra prostática ou bulbosa. Se a área estiver ocluída na radiografia simples, geralmente o diagnóstico poderá ser realizado em bases radiológicas.

Traumatismo. O traumatismo pode resultar na ruptura completa ou incompleta da uretra ou em laceração uretral. Lesões na porção anterior da uretra (uretra bulbosa e cavernosa) são associadas a golpes diretos ou a lesões provocadas pela abertura excessiva das pernas. As lesões na porção posterior da uretra (uretra membranosa e prostática) costumam ser causadas por fraturas pélvicas ou traumatismo. A uretrografia revela a anormalidade que mostra o extravasamento de meio de contraste opaco. Via de regra, quando há a ruptura completa da uretra, o meio de contraste injetado na uretra não atinge a bexiga por causa da retração das extremidades rotas da uretra.

A porção anterior da uretra pode ser examinada apesar da colocação de um cateter de demora de Foley. Uma pequena sonda alimentar de plástico é cuidadosamente inserida através do meato externo, e sua ponta é introduzida até cerca da metade do trajeto até a porção anterior da uretra, próximo ao cateter de Foley. Com a glande comprimida de forma adequada, o meio de contraste cuidadosamente injetado através desse cateter acessório pode delinear as lesões uretrais.

Condiloma Acuminado (Verrugas Venéreas). Ocasionalmente, o condiloma acuminado dissemina-se para a uretra. Os achados radiológicos são compostos de um número variado de defeitos de enchimento verrucosos planos. Às vezes, a uretrografia retrógrada pode ser utilizada no exame dos pacientes com tal condição.

Estenoses Uretrais. Podem ser causadas por infecção ou traumatismo, e, nos homens, raramente constituem uma anomalia congênita. O local, a gravidade, a extensão e os seios ou fístulas associados podem ser delineados na uretrografia.

Tumores Uretrais. Os tumores da uretra são mais comuns nas mulheres do que nos homens. A uretrografia é um procedimento tecnicamente difícil e não muito bem-sucedido, para revelar tumores em mulheres, mas é útil para delinear irregularidades e massas intraluminais nos homens com carcinoma uretral. Raramente, podem ocorrer pólipos na uretra prostática, os quais podem ser mostrados como pequenos defeitos de enchimento arredondados ou ovais na uretrografia.

Calcificação do Canal Deferente

A calcificação do canal deferente ocasionalmente ocorre nos homens diabéticos, mas também pode ocorrer nos não-diabéticos, nos idosos e nos hipercalcêmicos. É provável que, nesses pacientes, a condição constitua um fenômeno degenerativo. Os achados radiológicos consistem em sombras tubulares, densamente calcificadas, com freqüência bilateralmente simétricas, com cerca de 3 mm de diâmetro na parte inferior do meio da pelve (Fig. 20.99), que têm um aspecto distinto.

AS GLÂNDULAS SUPRA-RENAIS

A glândula supra-renal direita está em posição cefálica e discretamente medial ao pólo superior do rim direito. A supra-renal direita também se localiza logo posteriormente à veia cava inferior, que serve como uma boa característica na TC. A glândula supra-renal esquerda também se encontra em posição cefálica ao pólo superior do rim esquerdo, mas se localiza mais medialmente em relação à aorta do que a glândula supra-renal direita (Fig. 20.100). A glândula supra-renal direita tem a forma de um V invertido, com seus dois ramos grosseiramente paralelos ao ramo diafragmático. A glândula supra-renal esquerda é, em geral, mais larga e mais curta, podendo apresentar formas variadas, mas pode ter a forma de uma gaivota. As supra-renais são pequenas, tendo o peso médio combinado de 11 g e 12 g.

Acredita-se que a causa mais comum de calcificação na supra-renal seja a hemorragia, freqüentemente associada a hipoxia ou traumatismo por ocasião do nascimento, infecção materna grave, hipoprotrombinemia ou fragilidade capilar aumentada. A calcificação costuma ser encontrada nos lactentes de mães diabéticas. Registra-se uma alta incidência de história obstétrica anormal, como a prematuridade, uso de fórceps e apresentação pelvicopodálica, nas crianças com calcificação da supra-renal. Hemorragia supra-renal neonatal, que pode ser maciça, unilateral ou bilateral, é visibilizada como massa supra-renal radiotransparente na fase corpórea total da urografia excretora nos neonatos. Na ultra-sonografia, a hemorragia supra-renal pode ter um aspecto variável, dependendo de quando o hematoma é filmado. Na forma aguda, o hematoma pode parecer ecogênico, mas, à medida que ocorre a liquefação, este geralmente

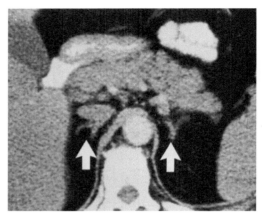

FIG. 20.100 Glândulas supra-renais normais (*setas*). TC da supra-renal direita posterior à veia cava inferior e da supra-renal esquerda bem lateral ao pilar diafragmático esquerdo. A forma da supra-renal esquerda pode variar, apresentando a configuração de gaivota.

assume um aspecto mais anecóico ou hipoecóico.[141] A calcificação ocorre rapidamente ao redor da periferia, algumas semanas após a hemorragia, e, em seguida, contrai-se lentamente para o tamanho e forma originais da glândula. A glândula supra-renal direita será a mais freqüentemente envolvida, se a hemorragia for unilateral. Pontos de calcificação podem ser encontrados nos adultos sem quaisquer sinais ou sintomas de insuficiência da supra-renal. Nesses casos, a causa permanece obscura. A TC ou a ultra-sonografia podem documentar calcificações na supra-renal. Hoje em dia, a tuberculose da glândula supra-renal é uma causa rara de insuficiência da supra-renal. Cerca de um terço dos pacientes com tuberculose desenvolve calcificação na supra-renal. A calcificação pode aparecer como uma densidade granular amorfa no interior da glândula ou pode delineá-la por completo.

Os cistos da supra-renal também contêm cálcio. A calcificação periférica ocorre em cerca de 15% dos casos. A calcificação periférica é sugestiva de um cisto, enquanto a calcificação no interior de massa

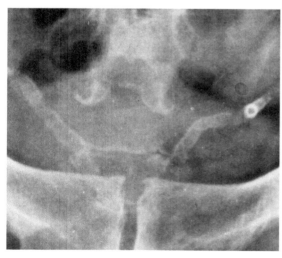

FIG. 20.99 Calcificação do canal deferente de um homem de 45 anos de idade com história de diabete há mais de 20 anos.

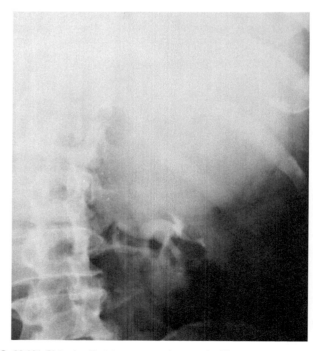

FIG. 20.101 Cisto da glândula supra-renal esquerda. Observe a grande massa acima e recobrindo, parcialmente, o pólo superior do rim esquerdo. O rim está deslocado para baixo, mas não apresenta deformação ou distorção significativa.

O TRATO URINÁRIO 613

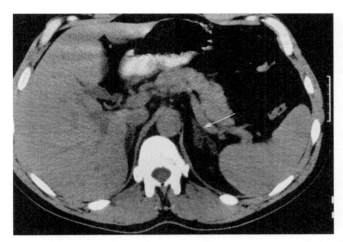

FIG. 20.102 Hiperplasia da supra-renal. A glândula supra-renal esquerda (seta) está aumentada, mas preserva sua forma normal. Esse aspecto é contrário ao dos tumores da supra-renal, que tendem a produzir massas arredondadas.

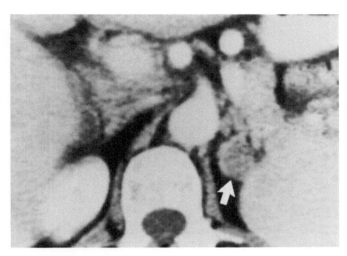

FIG. 20.103 Síndrome de Cushing. TC contrastada de um adenoma supra-renal esquerdo (seta) medial ao baço.

supra-renal é mais sugestiva de tumor. Os cistos da supra-renal são raros, ocorrendo igualmente nos dois lados. Sua incidência é 50% mais alta nas mulheres. Os cistos linfangiectásicos e os pseudocistos são os tipos mais comuns, embora também sejam observados cistos parasitários, cistos epiteliais e aqueles secundários a hemorragia ou a necrose. Tais cistos são geralmente assintomáticos. Alguns médicos defendem a punção do cisto, podendo tal procedimento ser realizado sob orientação da TC ou da ultra-sonografia. Na radiografia simples, os cistos que não contêm cálcio podem simular um tumor, mas só serão visíveis, se atingirem grandes dimensões (Fig. 20.101). A TC, a ultra-sonografia e a RM são úteis na avaliação radiológica dos cistos da supra-renal.[50]

Tumores do Córtex da Supra-renal

Os tumores da supra-renal são divididos, de acordo com sua origem, em cortical e medular. As lesões corticais são do tipo glandular e de origem mesodérmica. O carcinoma e o adenoma benignos são os dois tipos encontrados, podendo ser funcionantes ou não-funcionantes. Quando esses tumores provocam um distúrbio funcional, podem afetar a função cortical e medular. A hiperplasia do córtex da supra-renal também pode comprometer a função cortical e medular. Os sintomas são variados, podendo ser causados por excesso de androgênios, estrogênios, hormônio adrenocorticotrópico ou outros hormônios. Podem ocorrer alterações sexuais e síndrome de Cushing. Cerca de 75% dos pacientes com a síndrome de Cushing têm supra-renais hiperplásicas, e 25%, adenoma ou carcinoma. A glândula hiperplásica apresenta um aumento bilateral e preserva sua forma normal (Fig. 20.102), enquanto os tumores tendem a ser redondos ou ovais, e a provocar alteração no contorno da glândula renal (Fig. 20.103). No passado, a urografia excretora era utilizada para localizar tumores da supra-renal suspeitos. Hoje em dia, a TC e a ultra-sonografia são os métodos diagnósticos primários. A RM é, em geral, reservada para classificação da massa supra-renal conhecida. A ultra-sonografia pode ser um tanto limitada na avaliação dos pacientes com a síndrome de Cushing por causa do tecido adiposo aumentado. Os procedimentos mais invasivos, como a arteriografia, venografia ou amostra venosa, poderão ser necessários, se a TC ou a ultra-sonografia não puderem revelar a massa supra-renal. Os sinais angiográficos são semelhantes aos do tumor de qualquer parte e consistem em vasos dilatados e deslocados, padrões vasculares tortuosos e derivações arteriovenosas.

O aldosteronismo primário ou síndrome de Conn consiste em hipertensão, hipopotassemia, hipercaliúria e baixos níveis plasmáticos de renina. A produção de renina é suprimida pelo excesso de

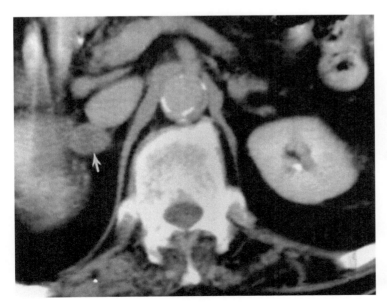

FIG. 20.104 Adenoma não-hiperfuncionante da supra-renal. O adenoma supra-renal de baixa densidade foi encontrado acidentalmente (seta). (Cortesia de Luke E. Sewall, M.D., Madison, Wisconsin.)

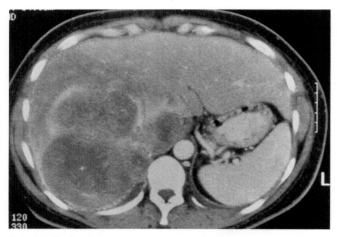

FIG. 20.105 Carcinoma do córtex da supra-renal. Observa-se grande massa supra-renal direita típica de carcinoma do córtex da supra-renal, o qual invade o fígado e a veia cava inferior.

aldosterona. Setenta a oitenta por cento dos pacientes com a síndrome de Conn apresentam adenoma unilateral, tendo freqüentemente menos de 2 cm de diâmetro.[195] Hiperplasia nodular bilateral do córtex é responsável pela maioria dos outros pacientes. Devido aos riscos dos procedimentos angiográficos, prefere-se a TC para a avaliação radio-lógica inicial. A TC pode revelar o pequeno adenoma que causa o hiperaldosteronismo. Venografia e técnicas com radionuclídeos também podem ser utilizadas para detectar esses pequenos adenomas. A cintilografia com 19-iodocolesterol marcado com I[131] tem sido utilizada para evidenciar o aumento da radioatividade na glândula supra-renal anormal e diferenciar a hiperplasia do adenoma do córtex e do adenocarcinoma.

Na TC, os carcinomas e os adenomas não-funcionantes do córtex também aparecem como massas sólidas. Os adenomas são geralmente pequenos (< 3 cm de diâmetro) e unilaterais. Os adenomas, devido ao alto teor lipídico, freqüentemente têm medidas de densidade que se aproximam da água (Fig. 20.104).[96] Esse alto teor lipídico pode ajudar a diferenciar os adenomas dos processos malignos da supra-renal, que não têm esse material.[109] Em particular, a TC não-contrastada[97] ou a TC obtida cerca de uma hora após a injeção de contraste[98] parecem úteis na diferenciação entre adenomas e processos malignos. Um valor de atenuação da TC não-contrastada < 18 unidades Hounsfield e valor após uma hora da administração do contraste < 30 unidades Hounsfield são fortes fatores preditivos de adenomas. Os carcinomas são geralmente maiores que os adenomas e podem ser bilaterais. A maioria dos tumores não-funcionantes grandes o suficiente para produzir sintomas é maligna (Fig. 20.105).[50] O mielolipoma é um tumor benigno raro da glândula supra-renal, sendo composto de gordura e de elementos eritróides e mielóides. O diagnóstico de mielolipoma poderá ser realizado com confiança, se for encontrada gordura na massa da supra-renal (Fig. 20.106).

A RM pode detectar anormalidades da supra-renal com aproximadamente a mesma sensibilidade que a TC. Atualmente, o uso mais difundido da RM na avaliação radiológica da supra-renal é separar os pacientes com metástases para a supra-renal daqueles com adenomas não-hiperfuncionantes (Fig. 20.107). Considerando que as metástases dos adenomas para as supra-renais e os adenomas não-hiperfuncionantes são comuns, o que pode significar um problema clínico importante.

Um estudo recente revelou o potencial de várias seqüências de imagem na diferenciação entre os adenomas e os não-adenomas. Em particular, o emprego do desvio químico (*chemical shift*) utilizando seqüências de pulso de fase e de fase oposta tem sido feito com sucesso, nesse propósito.[117,126] Tais seqüências também tiram vantagem dos lipídeos encontrados nos adenomas. A coexistência de componentes lipídicos e água em um único volume invalida o sinal em determinados tempos de eco (fase oposta) (Figs. 20.107 e 20.108). Por isso, o sinal reduzido em massa supra-renal nas imagens de fase oposta, comparado às imagens de fase padrões, constitui forte evidência de adenoma.

Tumores da Medula Supra-renal

Os tumores da medula supra-renal são de origem ectodérmica, tais como o ganglioneuroma, o ganglioneuroblastoma, o neuroblastoma e o feocromocitoma. Clinicamente, o feocromocitoma caracteriza-se por hipertensão (secreção de epinefrina e norepinefrina), de natureza paroxística, com rubor, sudorese, taquicardia e ansiedade. O diagnóstico é geralmente realizado com base nos altos níveis urinários das catecolaminas. Cerca de 10% dos feocromocitomas são bilaterais, 10% são extra-supra-renais e 10% são malignos. Os feocromocitomas são, em geral, solitários, sendo mais comumente localizados na supra-renal direita. A TC é muito eficiente na loca-

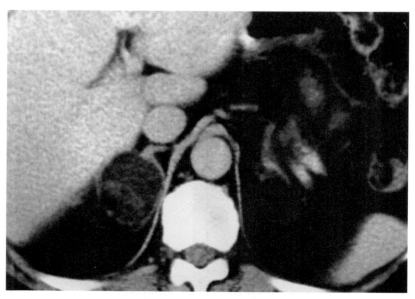

FIG. 20.106 Mielolipoma da supra-renal. O grande tumor da supra-renal direita é composto basicamente de gordura. (Cortesia de Donald R. Yandow, M.D., Madison, Wisconsin.)

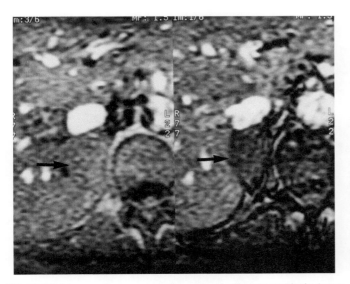

FIG. 20.107 Adenoma da supra-renal. RM realizada utilizando seqüência de eco gradiente de fase (*esquerda*) e uma seqüência de fase oposta (*direita*) que mostra perda acentuada do sinal em massa supra-renal (*setas*) na seqüência de fase oposta. Esse achado é típico de adenoma que contém lipídeos.

lização dos feocromocitomas. Em um estudo recente, a TC revelou o tumor na abertura do quadro em 52 pacientes e em oito pacientes com evidências de recorrência.[194] Em geral, esses tumores medem mais de 2 cm e podem ser sólidos ou císticos. Quando as glândulas supra-renais não mostram evidências de tumor na TC, deve-se examinar a porção remanescente do abdome e da pelve. O retroperitônio na região periaórtica e o órgão de Zuckerkandl (localizado próximo da bifurcação aórtica) são os locais mais comuns de feocromocitoma fora da supra-renal. O pescoço e o tórax são outros locais possíveis. Os feocromocitomas são associados a múltiplas adenomatoses endócrinas (tipo I e tipo II).

A RM também é efetiva na localização dos feocromocitomas suspeitos. A TC deve ser utilizada como o primeiro método de imagem, mas a RM pode ser útil, quando o tumor se encontra em uma localização extra-supra-renal e no paciente que já foi submetido a cirurgia retroperitoneal.[50,56]

Os feocromocitomas são geralmente tumores muito vascularizados com lagos arteriovenosos e enchimento venoso precoce. Devido ao perigo de elevação abrupta nos níveis pressóricos, nos pacientes com suspeita de feocromocitoma, a pressão sanguínea e o ECG são continuamente monitorados. A injeção IV de meio de contraste iodado pode precipitar uma crise hipertensiva e, por isso, deve ser evitada, se possível. A fentolamina deverá ser disponível para injeção IV imediata, se houver uma elevação pressórica súbita. Uma injeção

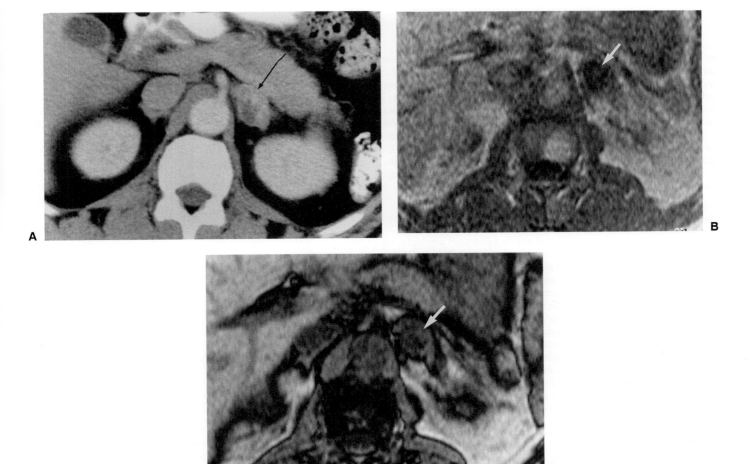

FIG. 20.108 Metástase da supra-renal. Ao contrário dos adenomas da supra-renal, não há perda de sinal nessa massa supra-renal visibilizada na TC (**A**) e nas imagens da RM de fase (**B**) e de fase oposta (**C**). O aumento da intensidade do sinal na massa supra-renal (*setas*), nas imagens de fase oposta, torna muito provável o diagnóstico de processo maligno. (Cortesia de Todd Kennell, M.D., Madison, Wisconsin.)

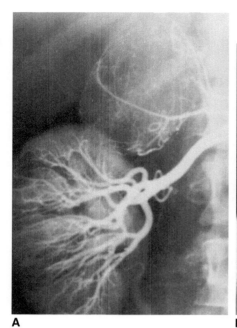 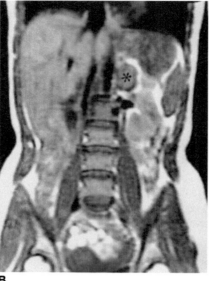 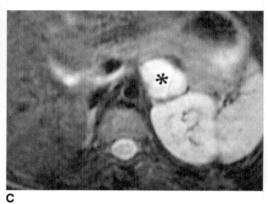

FIG. 20.109 Feocromocitoma. **A:** A angiografia revela a hipervascularidade típica dos feocromocitomas. **B:** RM, ponderada em T1, corte coronal. Feocromocitoma (*asterisco*) é visibilizado na glândula supra-renal esquerda de um outro paciente. **C:** Imagem axial, ponderada em T2, que mostra sinal forte típico de feocromocitoma (*asterisco*).

de 5 mg de fentolamina costuma ser suficiente para controlar a pressão sanguínea, mas, em alguns pacientes, podem ser necessárias injeções repetidas. A angiografia geralmente revela massa hipervascular com coloração capilar intensa (Fig. 20.109). Com menos freqüência, é possível visibilizar massa hipovascular. A venografia da supra-renal também poderá ser utilizada, se a arteriografia não for bem-sucedida. O ganglioneuroma, benigno, geralmente não provoca sintomas; provavelmente, o tumor é uma forma diferenciada do neuroblastoma. Os grandes ganglioneuromas podem ser visíveis nas radiografias simples. Se não, a TC, a RM, a venografia ou a angiografia podem ser utilizadas para o diagnóstico.

Neuroblastoma

O neuroblastoma, o processo maligno mais comum nos lactentes e nas crianças, é um tumor que tem origem na medula supra-renal. Cerca de 30% dos neuroblastomas são diagnosticados em crianças com menos de um ano de vida; quinze por cento a 20%, em crianças com menos de dois anos de idade; 25%, nas crianças entre dois e cinco anos de idade; e cerca de 90%, por volta dos oito anos de idade. O tumor pode originar-se nas células do sistema nervoso simpático, bem como na medula da supra-renal; por isso, tal tipo de tumor pode ser encontrado abaixo ou acima do rim. O neuroblastoma é altamente maligno, podendo atingir grandes dimensões antes de sua descoberta. Dois terços das crianças com neuroblastoma têm metástases distantes (em geral, óssea) por ocasião da abertura do quadro. A calcificação na massa é comum (cerca de 40% a 50% nas radiografias simples e 85% na TC) (Fig. 20.110), enquanto no tumor de Wilms, do qual o neuroblastoma precisa ser diferenciado, é raro encontrar cálcio. A calcificação tem aspecto granuloso fino ou pontilhado. A urografia serve para indicar que a massa é extra-renal, com típico deslocamento lateral do rim. O tumor pode preencher a maior parte do abdome. A TC, mais sensível na detecção da calcificação, é superior à urografia na definição da magnitude da doença, podendo avaliar o possível envolvimento da veia cava inferior e ser utilizada para avaliar doença recorrente. A ultra-sonografia é uma técnica de imagem alternativa que pode fornecer informações semelhantes na avaliação do neuroblastoma (Fig. 20.111).

Metástases para o fígado, pulmões e ossos são comuns. As metástases ósseas são freqüentemente muito significativas e características, sendo de natureza mista liticoblástica. Comumente, observa-se um comprometimento significativo da calota craniana, com a separação das suturas. Como o tumor pode reverter para um ganglioneuroma benigno, espontaneamente ou durante o tratamento, a localização e o tratamento do tumor primário são importantes.

Outros Tumores da Supra-renal

Outros tumores supra-renais são raros. Originam-se do estroma da supra-renal e incluem os neuromas, fibromas, lipomas, neurofibromas,

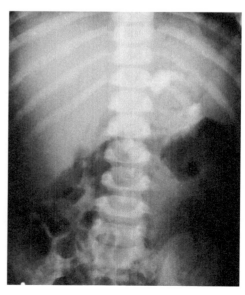

FIG. 20.110 Neuroblastoma originado na glândula supra-renal esquerda. Observe a calcificação moteada um tanto granular na porção superior esquerda do abdome, típica da calcificação observada no neuroblastoma.

O Trato Urinário 617

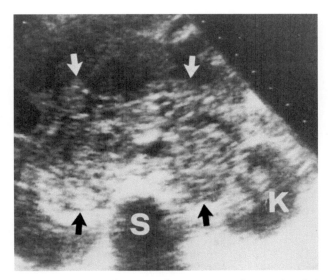

FIG. 20.111 Neuroblastoma. Ultra-sonografia, corte transversal, que mostra o deslocamento lateral do rim (K) esquerdo pelo sólido retromanto do tumor (setas). S, espinha.

hemangiomas, miomas, sarcomas, linfangiomas, mielolipomas, osteomas e melanomas. Os tumores metastáticos provenientes de outras áreas são comuns nas glândulas supra-renais e devem ser considerados no diagnóstico diferencial de toda massa supra-renal. O carcinoma pulmonar metastático é o mais comum; o melanoma e câncer da mama, cólon e tireóide também podem metastatizar para as supra-renais. As metástases são freqüentemente bilaterais.[50] A TC é a técnica de imagem preferida para avaliar as metástases para as supra-renais. A densidade da TC é variável e pode ser sólida ou ter valores de atenuação baixos (Fig. 20.112). A biópsia por aspiração orientada pela TC ou pela ultra-sonografia pode ser realizada nos pacientes com massas supra-renais nos quais a prova de doença metastática pode alterar a terapia. O melanoma metastático para as supra-renais provoca calcificações curvilíneas que simulam as observadas no cisto benigno da supra-renal.[193]

Outras Patologias da Glândula Supra-renal

O abscesso da supra-renal é muito raro, mas é uma possível causa de aumento das supra-renais nos neonatos. Essa condição precisa ser diferenciada das outras massas das supra-renais, como o hematoma e neuroblastoma. A opacificação corpórea total era o procedimento utilizado no passado, mas, hoje em dia, preferem-se a TC ou a ultra-sonografia

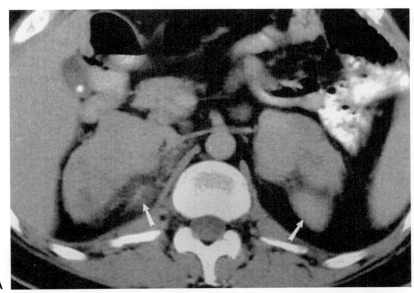

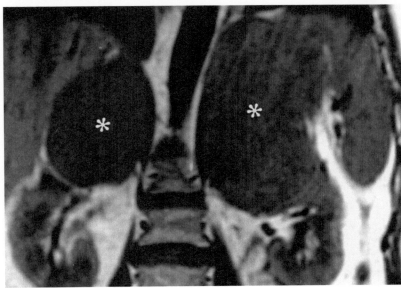

FIG. 20.112 A: TC contrastada das metástases supra-renais bilaterais em um paciente com câncer broncogênico. Os pólos superiores dos rins (setas) estão separados das glândulas supra-renais por uma superfície de gordura. B: RM, ponderada em T1, corte coronal, de um paciente com linfoma não-Hodgkin que revela grandes massas bilaterais das supra-renais (asteriscos).

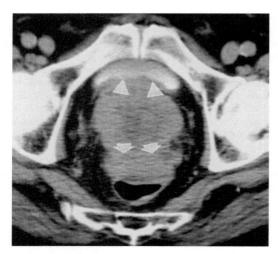

FIG. 20.113 Câncer da próstata. TC contrastada que revela grande câncer da próstata com invasão da bexiga (*cabeças de setas*) e do reto (*setas*).

para a avaliação dos abscessos. Pode ser difícil distinguir o abscesso originado do hematoma e do hematoma infectado.

O leite de cálcio da supra-renal é uma ocorrência rara, na qual uma suspensão da calcificação, que lembra o leite de cálcio observado no cálculo biliar, se acumula no cisto supra-renal.[131]

A PRÓSTATA

As inovações recentes na ultra-sonografia e na RM geraram maior interesse na avaliação da próstata. O interesse clínico permaneceu grande por causa das muitas mortes decorrentes do carcinoma da próstata, estimadas em 39.200 nos EUA em 1998.[103A] Vários fatores dificultam o diagnóstico, o rastreamento e o tratamento dessa doença.

O carcinoma da próstata afeta principalmente os idosos. Uma série de necropsias revelou uma prevalência de 30% nos pacientes que morreram de causas não-relacionadas. Surgiu, então, a seguinte pergunta: quais pacientes têm tumores clinicamente significativos que podem causar morbidade e mortalidade, e em quais deles a doença é, em grande parte, acidental? Essa pergunta não foi completamente respondida, embora vários autores acreditem que o volume tumoral seja prognóstico do seu comportamento. Os tumores ≥3 cm³ têm maior probabilidade de apresentar disseminação extracapsular e tipos histológicos agressivos.

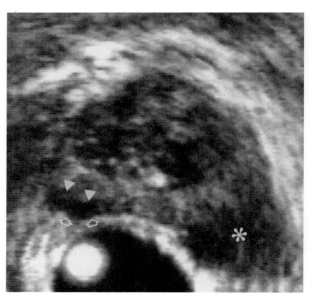

FIG. 20.115 Câncer da próstata. Ultra-sonografia transretal axial que mostra grande massa tumoral hipoecóica (*asterisco*) a se estender para os tecidos periprostáticos. Uma segunda pequena lesão (*cabeças de seta*) é observada no lado oposto da glândula. Observe a localização periférica e a deformidade da cápsula da próstata (*setas abertas*).

Por isso, embora os tumores possam ser multicêntricos em um paciente, o tumor maior, ou índice de câncer, será mais provável de apresentar as alterações histológicas mais agressivas e terá prognóstico de comportamento tumoral.

Um outro fator desconcertante é a complexidade da anatomia interna e as alterações sofridas pela próstata com o envelhecimento normal. A próstata pode ser dividida em uma glândula interna (zona de transição) e em uma glândula externa (zonas central e periférica). A zona de transição, de localização periuretral, é o local da hiperplasia prostática benigna que, quando grave, pode ocluir a uretra. As zonas periférica e central situam-se posteriormente e lateralmente à zona de transição. A zona periférica é o local do tumor primário em até 70% dos pacientes, enquanto a zona de transição é o local primário em cerca de 15% dos casos. É mais provável que o tumor se propague da glândula para as vesículas seminais, através da cápsula, ou para os feixes neurovasculares, quando localizados na zona periférica, e, por isso, tal área precisa ser rigorosamente pesquisada, quando a avaliação da próstata é realizada (Fig. 20.113).

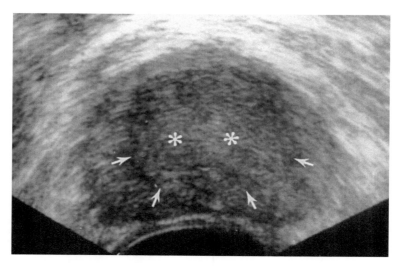

FIG. 20.114 Ultra-sonografia transretal axial normal da próstata. A zona de transição (*asteriscos*) é proeminente nesse paciente com hipertrofia benigna da próstata. A zona periférica é externa à cápsula cirúrgica (*setas*).

Na década de 1970, a ultra-sonografia transretal da próstata (Fig. 20.114) foi introduzida no Japão por Watanabe[103A] e associados. Até 1985, era comum acreditar que o câncer se originava centralmente na glândula e era hipoecóico ou de ecogenicidade mista. Durante o final da década de 1980, foram realizados estudos anatomopatológicos, tendo ficado claro que o câncer é basicamente hipoecóico (Fig. 20.115). Além disso, a maioria dos tumores origina-se na zona periférica, um achado que está de acordo com a literatura anatomopatológica. À medida que o tumor aumenta, é mais provável que a histologia se torne infiltrativa, estendendo-se os prolongamentos do tumor para o tecido circundante. Por esse motivo, a ecogenicidade varia com o aumento das dimensões do tumor.

A biópsia realizada sob orientação da ultra-sonografia transretal tornou-se amplamente disponível no final da década de 1980. Essa técnica é um instrumento útil no diagnóstico e no estadiamento do câncer da próstata. Hoje em dia, a biópsia pode ser realizada de forma simples e fácil em bases ambulatoriais, e, ocasionalmente, as biópsias estrategicamente orientadas podem provar disseminação extraprostática. O valor preditivo positivo do câncer varia, quando a biópsia de um nódulo hipoecóico é realizada, tendo sido registrado 46% em um estudo.[106] Esse percentual provavelmente é menor na população não-selecionada. O nível de antígeno próstata-específico (PSA) pode ajudar a selecionar os pacientes para biópsia.[106]

O papel da RM no câncer da próstata não foi estabelecido. A avaliação da arquitetura interna da glândula com tecnologia de corpo inteiro mostra-se insatisfatória, e as tentativas de prognosticar a disseminação local apresentaram resultados confusos. Por isso, as técnicas da RM convencional limitam-se, em grande parte, à detecção da disseminação extraprostática macroscópica e dos linfonodos pélvicos aumentados. Dois avanços tecnológicos podem mostrar-se úteis no diagnóstico e no estadiamento da doença local: as bobinas de superfície endorretal e as bobinas de arranjo em fase (*phased array*) (Figs. 20.116 e 20.117). Pesquisas anteriores apresentaram resultados encorajadores, mas ainda são necessários mais estudos. A TC tem uma participação muito limitada na detecção do aumento ganglionar na pelve e na doença metastática de outras partes. A TC não tem participação significativa na avaliação da doença intraprostática ou extraprostática precoce (veja a Fig. 20.113).[13,106,107,139,159]

O resultado do rastreamento do câncer da próstata continua controverso. O papel da PSA, da ultra-sonografia e da RM continua a evoluir para essa indicação. Atualmente estão sendo realizados estudos para avaliar a melhor estratégia de rastreamento e decidir se os esforços em grande escala são justificáveis.

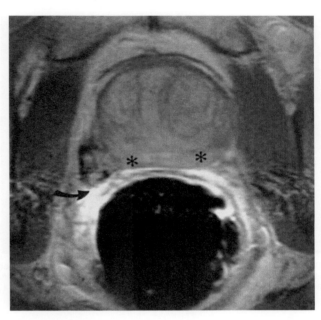

FIG. 20.117 Carcinoma da próstata. Estágio C. RM, imagem ponderada em T2, superfície endorretal. TR, 3.000 ms, TE, 90 ms. O tumor envolve toda a zona periférica (*asteriscos*), que normalmente deve ter sinal forte. À direita, na posição de 7:00 h, o tumor estendeu-se além da cápsula, para envolver o feixe neurovascular (*seta curva*). (Cortesia de Howard M. Pollack, M.D., Philadelphia, Pennsylvania.)

A BOLSA ESCROTAL

A bolsa escrotal contém os testículos, o epidídimo e o cordão espermático. O testículo é recoberto por uma bainha fibrosa denominada túnica albugínea, e esta, por sua vez, é circundada pela túnica vaginal dos testículos. A cabeça do epidídimo é superior aos testículos, e o corpo e a cauda localizam-se posterior e inferiormente. A irrigação sanguínea dos testículos é derivada do cordão espermático, que contém a artéria testicular.

A avaliação por imagem dos testículos é realizada por meio da ultra-sonografia e das técnicas da medicina nuclear.[13,111,115,162] A ultra-sonografia deve ser realizada com um transdutor linear de alta resolução. A tecnologia Doppler também é útil, sobretudo para avaliar a torção ou hiperemia associadas a lesão ou infecção. As técnicas da medicina nuclear exigem a injeção IV de uma dose de cerca de 15 a 20 mCi de Tc^{99m}-pertecnetato. As imagens estáticas e do fluxo são obtidas com o pênis elevado, atado à pelve por uma fita.

Torção Testicular (Cordão Espermático)

A torção testicular é descoberta, em geral, por causa da dor testicular no recém-nascido ou no adolescente. O processo é causado pela torção do cordão espermático, que compromete o fluxo venoso e, a seguir, arterial. O diagnóstico precisa ser realizado de imediato, geralmente em seis horas, para assegurar a viabilidade testicular. A avaliação com Tc^{99m}-pertecnetato tem sido o método tradicional para o diagnóstico da torção testicular. O fluxo agudamente reduzido é encontrado na posição esperada do testículo. Se a condição não for tratada por mais de 24 horas, poderá ocorrer uma borda de atividade aumentada com uma área central fotopênica, o denominado sinal do halo. Esse sinal de torção retardada também pode ser visibilizado no abscesso testicular, no hematoma ou no tumor.

A ultra-sonografia Doppler tornou-se amplamente aceita como a única modalidade para o diagnóstico da torção. A obtenção de um sinal arterial proveniente da porção central do testículo exclui, efetivamente, a torção completa, embora ainda seja possível a torção parcial. O diagnóstico de torção parcial deve ser considerado, quando um paciente sintomático apresenta um sinal arterial abafado, comparado ao do testículo contralateral assintomático. Antes de

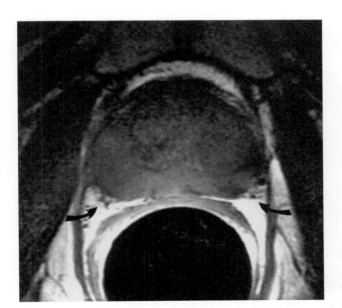

FIG. 20.116 Glândula prostática normal de um homem de 68 anos de idade. RM, imagem ponderada em T1, superfície endorretal. TR, 600 ms; TE, 15 ms. Os feixes neurovasculares podem ser visibilizados em cada lado (*setas curvas*). (Cortesia de Howard M. Pollack, M.D., Philadelphia, Pennsylvania.)

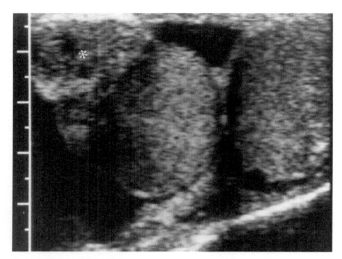

FIG. 20.118 Epididimite. Ultra-sonografia, corte transversal, que revela a cabeça do epidídimo aumentada (*asterisco*). A ultra-sonografia Doppler em cores mostrou o aumento do fluxo para o epidídimo.

realizar esse diagnóstico, é importante confirmar o fluxo normal no testículo contralateral, o que confirmará que o Doppler tem sensibilidade suficiente para documentar o fluxo lento dos pequenos vasos e que os parâmetros de imagem foram corretamente estabelecidos. A ultra-sonografia é mais vantajosa que os estudos com radioisótopos: é capaz de fornecer imagens do resto da bolsa escrotal. Freqüentemente, se a torção testicular tiver sido excluída, a ultra-sonografia poderá sugerir um diagnóstico alternativo.

Epididimite

A infecção do epidídimo é freqüentemente associada à infecção de outras porções do trato genitourinário. O mais importante, nessa condição, consiste em diferenciá-la da torção testicular, uma emergência cirúrgica.

Na epididimite, o exame com radioisótopos revela o aumento do fluxo sanguíneo para o lado afetado. Não foram encontradas áreas fotopênicas. A ultra-sonografia revela um epidídimo aumentado, de aspecto heterogêneo com fluxo aumentado no Doppler (Fig. 20.118). Se também houver orquite, geralmente o testículo estará intumescido, hipoecóico e hiperêmico.

Tumores Testiculares

O principal objetivo do radiologista, na avaliação de uma massa escrotal indolor, é decidir se ela se origina no testículo ou em outra parte do corpo. As anormalidades testiculares precisam ser encaradas com grande grau de suspeita, devendo ser consideradas tumores, até que se prove o contrário. Os tumores testiculares são neoplasias comuns nos homens entre 25 e 35 anos de idade, com 7.600 novos casos esperados nos EUA, em 1998.[103A] Os tumores testiculares malignos podem ser seminomas, coriocarcinomas, carcinomas embrionários ou teratomas/ teratocarcinomas (Fig. 20.119). Outros tumores que podem afetar os testículos são os linfomas, a leucemia e as metástases.[62] Em geral, os tumores são hipoecóicos em relação aos testículos normais, e o seminoma tem um aspecto relativamente homogêneo. Entretanto, o prognóstico do tipo de célula tumoral por meio dos sinais ultra-sonográficos não se mostrou preciso. Se for encontrado um tumor testicular, o retroperitônio deverá ser examinado, geralmente com a TC, à procura de disseminação ganglionar. Os gânglios linfáticos envolvidos são encontrados, inicialmente, nos locais de drenagem linfática. Os tumores provenientes do testículo direito disseminam-se para os gânglios nas áreas pré-aórtica, pré-cava e aortocava. Os tumores à esquerda drenam para os gânglios paraaórticos esquerdos. Traumatismo na bolsa escrotal, sobretudo o hematoma testicular, pode simular tumor testicular. É importante monitorar os casos suspeitos de hematoma, que devem evoluir e regredir por completo. Os tumores permanecem estáveis ou aumentam com o passar do tempo.

Hidrocele

A hidrocele constitui coleções de líquido entre as camadas da túnica vaginal do testículo. Freqüentemente, são idiopáticas, mas podem ser observadas em quase todas as patologias escrotais ou testiculares, como o traumatismo, infecção ou tumor.

Varicocele

As varicoceles são um conjunto de veias anormais dilatadas do cordão espermático, sendo causadas por um mecanismo valvular venoso anormal ou pela obstrução do retorno sanguíneo dos testículos. A junção da veia espermática direita com a veia cava inferior forma um mecanismo semelhante a uma válvula, responsável pelo ângulo agudo de incidência. A veia espermática esquerda junta-se à veia renal esquerda em um ângulo mais obtuso e, por isso, é sujeita à pressão venosa retrógrada aumentada. Por esse motivo, 90% das varicoceles idiopáticas originam-se à esquerda. As varicoceles também podem ser associadas à obstrução venosa secundária a

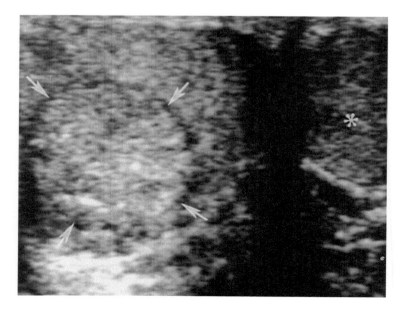

FIG. 20.119 Tumor testicular não-seminomatoso. Ultra-sonografia, corte transversal, que mostra massa testicular heterogênea de localização central (*setas*). A comparação com o testículo não-envolvido (*asterisco*) mostra a diferença de tamanho dos testículos. (Cortesia de Kathleen Scanlan, M.D., Madison, Wisconsin.)

uma massa tumoral ou a outro processo retroperitoneal. Se o paciente apresentar hidrocele bilateral ou unilateral direita, recomenda-se pesquisa do retroperitônio à procura do fator causador. As varicoceles aparecem como estruturas vasculares dilatadas próximas ao pólo superior do testículo. A manobra de Valsalva ou o exame com o paciente em posição ortostática provocam o aumento do tamanho. As varicoceles podem ser uma causa de infertilidade masculina devido ao aumento da temperatura da bolsa escrotal, são passíveis de reparação cirúrgica ou podem ser trombosadas pela colocação de transcateter percutâneo de molas na veia espermática. Nessa abordagem, a veia espermática é acessada pela passagem de um cateter através da veia renal esquerda.

Espermatocele

As espermatoceles, ou dilatações dos ductos eferentes, geralmente são encontradas na cabeça do epidídimo. Comumente, são assintomáticas e devem ser diferenciadas das varicoceles.

REFERÊNCIAS

1. Albertson KW, Talner LW: Valves of the ureter. Radiology 103:91, 1972
2. Amis ES Jr: Retroperitoneal fibrosis. AJR Am J Roentgenol 157:321, 1991
3. Andersson I: Unilateral renal artery stenosis: II. Angiographic assessment of renal artery pathology. AJR Am J Roentgenol 141: 1299–1303, 1983
4. Ansell G, Tweedie MCH, West CR: The current status of reactions to intravenous contrast media. Invest Radiol 15:S32, 1980
5. Aronson S, Frazier HA, Balwah JD, Hartman DS, Christenson PPJ: Cystic renal masses: Usefulness of the Bosniak classification. Urol Radiol 13:89–93, 1988
6. Arrive L, Hricak H, Tavares NJ, et al: Malignant vs. non-malignant retroperitoneal fibrosis: Differentiation with MR imaging. Radiology 172:139, 1989
7. Banner MP, Hassler R: The normal seminal vesiculogram. Radiology 128:339, 1978
8. Banner MP, Pollack HM: Fluoroscopically guided percutaneous extraction of upper urinary tract calculi. Radiol Clin North Am 22:415, 1984
9. Banner MP, Pollack HM, Chatten J, et al: Multilocular renal cysts: Radiologic-pathologic correction. AJR Am J Roentgenol 136:239, 1981
10. Barentz JO, Jager GJ, vanVierzen PBJ, et al: Staging urinary bladder cancer after transurethral biopsy: Value of fast dynamic contrast-enhanced MR imaging. Radiology 201:185–193, 1996
11. Baron RL, McClennan BL, Lee JKT, et al: Computed tomography of transitional-cell carcinoma of the renal pelvis and ureter. Radiology 144:125, 1982
12. Batson PG, Keats TE: The roentgenographic determination of normal adult kidney size as related to vertebral heights. AJR Am J Roentgenol 116:737, 1972
13. Benson CB, Doubilet PM, Richie JP: Sonography of the male genital tract. AJR Am J Roentgenol 153:705, 1989
14. Berland LL, Koslin DB, Routh WD, Keller FS: Renal artery stenosis: Prospective evaluation of diagnosis with color duplex US compared with angiography. Radiology 174:421–423, 1990
15. Bernstein J: The morphogenesis of renal parenchymal maldevelopment (renal dysplasia). Pediatr Clin North Am 18:395–407, 1971
16. Binder R, Korobkin M, Clark RE, et al: Aberrant papillae and other filling defects of the renal pelvis. AJR Am J Roentgenol 114:746, 1972
17. Bischof TP, Thoeni RF, Melzer JS: Diagnosis of duodenal leaks from kidney-pancreas transplants in patients with duodenovesical anastomoses: Value of CT cystography. AJR Am J Roentgenol 165: 349–354, 1995
18. Blyth H, Ockendon BG: Polycystic disease of kidneys and liver presenting in childhood. J Med Genet 8:257, 1971
19. Bookstein JJ: Appraisal of arteriography in estimating the hemodynamic significance of renal artery stenosis. Invest Radiol 1:281–294, 1966
20. Bosniak MA: The current radiological approach to renal cysts. Radiology 158:1–10, 1986
21. Bosniak MA: Angiomyolipoma (hamartoma) of the kidney: A preoperative diagnosis is possible in virtually every case. Urol Radiol 3: 135, 1981
22. Breatnach E, Stanley RJ, Carpenter JT Jr: Intrarenal chloroma causing obstructive nephropathy: CT characteristics. J Comput Assist Tomogr 9:822, 1985
23. Bretan PN Jr, McAninch JW, Federle MP, Jeffrey R Jr: Computerized tomographic staging of renal trauma: 85 Consecutive cases. J Urol 136:561–565, 1986
24. Brown T, Mandell J, Lefowitz RL: Neonatal hydronephrosis in the era of sonography. AJR Am J Roentgenol 148:959–963, 1987
25. Buonocore E, Meaney TF, Borkowsky GP, Pvalicek MS, Gallagher J: Digital subtraction angiography of the aorta and renal arteries. Radiology 139:281–286, 1981
26. Buy JB, Moss AA, Guinet C, et al: MR staging of bladder carcinoma: Correlation with pathologic findings. Radiology 169:695, 1988
27. Canzanello VJ, Millan VG, Spiegel JE, et al: Percutaneous transluminal renal angioplasty in the management of atherosclerotic renovascular hypertension: Result in 100 patients. Hypertension 13:163–172, 1989
28. Carroll PR, McAninch JW: Staging of renal trauma. Urol Clin North Am 16:193–201, 1989
29. Chen CC, Hoffer PB, Vahjen G, et al: Patients at high risk for renal artery stenosis: A simple method of renal scintigraphic analysis with Tc-99m-DTPA and captopril. Radiology 176:365, 1990
30. Chiarini C, Espositi ED, Losinno F, et al: Renal scintigraphy versus renal vein renin activity for identifying and treating renovascular hypertension. Nephron 32:8–13, 1982
31. Cho KJ, Thornbury JR: Severe reactions to contrast material by three consecutive routes: Intravenous, subcutaneous, and intra-arterial. AJR Am J Roentgenol 131:509, 1978
32. Clark RE, Minagi H, Palubinskas AJ: Renal candidiasis. Radiology 101:567, 1971
33. Cochran ST, Waisman J, Barbaris ZL: Radiographic and microscopic findings in multiple ureteral diverticula. Radiology 137:631–636, 1980
34. Cohan RH, Sherman LS, Korobkin M, Bass JC, Francis IR: Renal masses: Assessment of corticomedullary-phase and nephrographic phase CT scans. Radiology 196:445–451, 1995
35. Committee on Drugs and Contrast Media: Manual on iodinated contrast media. Reston, VA, American College of Radiology, 1991.
36. Courey WR, Pfister RC: The radiographic findings in renal tubular acidosis. Radiology 105:497, 1972
37. Cremin BJ: Wilms' tumors: Ultrasound and changing concepts. Clin Radiol 38:465–474, 1987
38. Culp OS: Ureteral diverticulum: Classification of the literature and report of an authentic case. J Urol 58:309, 1947
39. Dacher JN, Pfister C, Monroe M, Eurin D, Dasseur PL: Power Doppler sonographic pattern of acute pyelonephritis in children: Comparison with CT. AJR Am J Roentgenol 166:1451–1455, 1996
40. Dann RH, Arger PH, Enterline HT: Benign proliferation processes presenting as mass lesions in the urinary bladder. AJR Am J Roentgenol 116:822, 1972
41. Daughtridge TG: Segmental, multicystic renal dysplasia. J Can Assoc Radiol 26:149, 1975
42. Davidson AJ, Talner LB: Urographic and angiographic abnormalities of adult-onset bacterial nephritis. Radiology 106:249, 1973
43. Davidson AJ, Hayes WS, Hartman DS, McCarthy WF, Davis CJ Jr: Renal oncocytoma and carcinoma: Failure of differentiation with CT. Radiology 186:693–696, 1993
44. Delin NA, Ekestrom S, Hoglung NO: Arteriographic appearance of renal artery stenosis compared to resistance measured at operation: Effect of artery reconstruction on flow, pressure gradient, and resistance. Acta Chir Scand Suppl 356B:150–162, 1966
45. Deyoe LA, Cronan JJ, Breslaw BH, Ridlen MS: New techniques of ultrasound and color Doppler in the prospective evaluation of acute renal obstruction: Do they replace the intravenous urogram? Abdom Imaging 20:58–63, 1995
46. Diament MJ, Kangarloo H: Dosage schedule for pediatric urography based on body surface area. AJR Am J Roentgenol 140:815, 1983
47. Don S, Kopecky KK, Filo RS, et al: Duplex Doppler ultrasound of renal allografts: Causes of elevated resistive index. Radiology 171: 709, 1989
48. Dubovsky EV, Russell CD: Radionuclide evaluation of renal transplants. Semin Nucl Med 18:181–198, 1988
49. Dunnick NR, Korobkin M: Computed tomography of the kidney. Radiol Clin North Am 22:297, 1984

50. Dunnick NR: Adrenal imaging: Current status. AJR Am J Roentgenol 154:927, 1990
51. Dure-Smith P: Pregnancy dilatation of the urinary tract. Radiology 96:545, 1970
52. Elkin M: Radiology of the Urinary System, 1st ed. Boston, Little, Brown, 1980
53. Elkin M: Renal cystic disease: An overview. Semin Roentgenol 10:99, 1975
54. Ellis JH, Cohan RH, Sonnad SS, et al: Selective use of radiographic low-osmolality contrast media in the 1990s. Radiology 200:297-311, 1996
55. Federle MP, Kaiser JA, McAninch JW, et al: The role of computed tomography in renal trauma. Radiology 141:455, 1981
56. Fink IJ, Reinig JW, Dwyer AJ, et al: MR imaging of pheochromocytomas. J Comput Assist Tomogr 9:454, 1985
57. Fischer HW, Doust VL: An evaluation of pretesting in the problem of serious and fatal reactions to excretory urography. Radiology 103:497, 1972
58. Fischer HW, Spataro FR, Rosenberg PM: Medical and economic considerations in using a new contrast medium. Arch Intern Med 146:1717, 1986
59. Forman HP, Middleton WD, Melson GL, McClennan BL: Hyperechoic renal cell carcinomas: Increase in detection at US. Radiology 188:431-434, 1993
60. Fryback DG, Thornbury JR: Informal use of decision theory to improve radiological patient management. Radiology 129:385, 1978
61. Geisinger MA, Risius B, Jordan ML, et al: Magnetic resonance imaging of renal transplants. AJR Am J Roentgenol 143:1229, 1984
62. Geraghty MJ, Lee FT Jr, Bernsten SA, Gilchrist K, Pozniak MA, Yandow DJ: Sonography of testicular tumors and tumor-like conditions: A radiologic-pathologic correlation. Clin Rev Diagn Imaging (in press).
63. Gifford RW Jr: Epidemiology and clinical manifestations of renovascular hypertension. In Stanley JC, Ernst CB, Fry WJ (eds): Renovascular hypertension, pp 77-99. Philadelphia, WB Saunders, 1984
64. Goldin RR, Rosen RA: Effect of inguinal hernias upon the bladder and ureters. Radiology 115:55, 1975
65. Goldman SM, Hartman DS, Fishman EK, et al: CT of xanthogranulomatous pyelonephritis: Radiologic-pathologic correlation. AJR Am J Roentgenol 142:963, 1984
66. Goldstein HM, Medellin H, Beydoun MT, et al: Transcatheter embolization of renal cell carcinoma. AJR Am J Roentgenol 123:557, 1975
67. Grantham JJ, Levine E: Acquired renal cystic disease: Replacing the kidney disease with another. Kidney Int 28:99-105, 1985
68. Greenberger PA, Patterson R: The prevention of immediate generalized reactions to radiocontrast media in high risk patients. J Allergy Clin Immunol 87:867-872, 1991
69. Griscom NT, Vawter GF, Fellers FX: Pelvoinfundibular atresia: The usual form of multicystic kidney; 44 unilateral and two bilateral cases. Semin Roentgenol 10:125, 1975
70. Grist TM, Charles HC, Sostman HD: Renal transplant rejection: Diagnosis with 31P MR spectroscopy. AJR Am J Roentgenol 156:105, 1991
71. Handa N, Fukunaga R, Etani H, Yoneda S, Kimura K, Kamada T: Efficacy of echo-Doppler examination for the evaluation of renovascular disease. Ultrasound Med Biol 14:1-5, 1988
72. Hartman DS: An overview of renal cystic disease. In Hartman DS (ed): Renal Cystic Disease, p 2. Philadelphia, WB Saunders, 1989
73. Hartman DS, Goldman SM, Friedman AC, et al: Angiomyolipoma: Ultrasonic-pathologic correlation. Radiology 139:451, 1981
74. Hartman GW, Hodson CJ: The duplex kidney and related abnormalities. Clin Radiol 20:387, 1969
75. Healy ME, Teng SS, Moss AA: Uriniferous pseudocyst: Computed tomographic findings. Radiology 153:757, 1984
76. Heiberg E, Wolverson MK, Sundaram M, et al: CT findings in leukemia. AJR Am J Roentgenol 143:1317, 1984
77. Helenon O, Rody FE, Correas JM, et al: Color Doppler ultrasound of renovascular disease in native kidneys. Radiographics 15:833-854, 1995
78. Helenon O, Chretien Y, Paraf F, Melki P, Denys A, Moreau JF: Renal cell carcinoma containing fat: Demonstration with CT. Radiology 188:429-430, 1993
79. Henthrone JC: Peripelvic cysts of the kidney: A review of the literature on peripelvic cysts. Am J Clin Pathol 8:28, 1938
80. Hertzberg GS, Carroll BA, Bowie JD, et al: Doppler US assessment of maternal kidneys: Analysis of intrarenal resistivity indexes in normal pregnancy and physiologic pelvicaliectasis. Radiology 186:689-692, 1993
81. Hillman BJ: Imaging advances in the diagnosis of renovascular hypertension. AJR Am J Roentgenol 153:5-14, 1989
82. Hoddick W, Jeffrey RB, Goldberg HI, et al: CT and sonography of severe renal and perirenal infections. AJR Am J Roentgenol 140:517, 1983
83. Hodson CJ: Reflux Nephropathy: A personal historical review. AJR Am J Roentgenol 137:451, 1981
84. Hodson J: The radiological contribution toward the diagnosis of chronic pyelonephritis. Radiology 88:857, 1967
85. Hoffman EP, Mindelzun RE, Anderson RU: Computed tomography in acute pyelonephritis associated with diabetes. Radiology 135:691, 1980
86. Howard TL: Giant polyp of ureter. J Urol 79:397, 1958
87. Husband JES, Olliff JFC, Williams MP, et al: Bladder cancer: Staging with CT and MR imaging. Radiology 173:435, 1989
88. Hyde I, Wastie ML: Striations (longitudinal mucosal folds) in the upper urinary tract. Br J Radiol 44:445, 1971
89. Jacobsson BF, Jorulf H, Kalantar MS: Nonionic versus ionic contrast media in intravenous urography: Clinical trial in 1,000 consecutive patients. Radiology 167:601, 1988
90. Jafri SZH, Bree RL, Amendola MA, et al: CT of renal and perirenal non-Hodgkin lymphoma. AJR Am J Roentgenol 138:1101, 1982
91. Jeffrey RB: Computed tomography of lymphovascular structures and retroperitoneal soft tissues. In Moss AA, Gamsu G, Genant H (eds): Computed Tomography of the Body, 1st ed. Philadelphia, WB Saunders, 1983
92. Kallman DA, King BF, Hattery BR, et al: Renal vein and inferior vena cava tumor thrombus in renal cell carcinoma: CT, US, MRI, and venacavography. JCAT 16:240-247, 1992
93. Kamholtz RG, Cronan JJ, Dorfman GS: Obstruction and the minimally dilated renal collecting system: US evaluation. Radiology 170:51, 1989
94. Katayama H, Yamaguchi K, Kozuka T, Takashima T, Seez P, Matsuura K: Adverse reactions to ionic and nonionic contrast media: A report from the Japanese committee on the safety of contrast media. Radiology 175:621, 1990
95. Kim D, Edelman R, Kent K, Porter D, Skillman JJ: Abdominal aorta and renal artery stenosis: Evaluation with MR angiography. Radiology 174:727-731, 1990
96. Korobkin M, Giordano TJ, Brodeur FJ, et al: Adrenal adenomas: Relationship between histologic lipid and CT and MR findings. Radiology 200:743-747, 1996
97. Korobkin M, Brodeur FJ, Yutzy GG, et al: Differentiation of adrenal adenomas from nonadenomas using CT attenuation values. AJR Am J Roentgenol 166:531-536, 1996
98. Korobkin M, Brodeur FJ, Francis IR, Quint LE, Dunnick NR, Goodsitt M: Delayed enhanced CT for differentiation of benign from malignant adrenal masses. Radiology 200:737-742, 1996
99. Kuhns LR, Hernandez R, Koff S, et al: Absence of vesico-ureteral reflux in children with ureteral jets. Radiology 124:185, 1977
100. Kunin M: Bridging septa of the perinephric space: Anatomic, pathologic, and diagnostic considerations. Radiology 158:361, 1986
101. Kwok-Liu JP, Zikman JM, Cockshott WP: Carcinoma of the urachus: Role of computed tomography. Radiology 137:731, 1980
102. Lalli AF: Urographic contrast media reactions and anxiety. Radiology 112:267, 1974
103. Lalmand B, Avni EF, Nasr A: Perinatal renal vein thrombosis. J Ultrasound Med 9:437, 1990
103A. Landis SH, Murray T, Bolden S, Wingo PA: Cancer statistics, 1998. CA Cancer J Clin 48:6-29, 1998
104. Lang EK, Sullivan J, Frentz G: Renal trauma: Radiological studies. Comparison of urography, computed tomography, angiography, and radionuclide studies. Radiology 154:1, 1984
105. Lasser EC: Pretreatment with corticosteroids to prevent reactions to IV contrast material: Overview and implications. AJR Am J Roentgenol 150:257, 1988
106. Lee F, Littrup PJ, Loft-Christensen L: Predicted prostate specific antigen results using transrectal ultrasound gland volume: Differentiation of benign prostatic hyperplasia and prostate cancer. Cancer 70(Suppl 1):211-220, 1992
107. Lee F, Torp-Pedersen ST, Siders DB, et al: Transrectal ultrasound in the diagnosis and staging of prostatic carcinoma: State of the art. Radiology 170:609, 1989
108. Lee KT, Deeths TM: Localized amyloidosis of the ureter. Radiology 120:60, 1976
109. Lee MJ, Hahn PF, Papanicolan N, et al: Benign and malignant adrenal masses: CT distinction with attenuation coefficients. Radiology 179:

415-418, 1991
110. Leonideas JC, McCauley RG, Klauber GC: Sonography as a substitute for excretory urography in children with urinary tract infection. AJR Am J Roentgenol 144:815, 1985
111. Lerner RM, Mevorach RA, Hulbert WC, et al: Color Doppler US in the evaluation of scrotal disease. Radiology 176:355, 1990
112. Levine E, Collins DL, Horton WA, et al: CT screening of the abdomen in von Hipple-Lindau disease. AJR Am J Roentgenol 139:505-510, 1982
113. LiPuma JP: Magnetic resonance imaging of the kidney. Radiol Clin North Am 22:925, 1984
114. Lowe RE, Cohn MD: Computed tomographic evaluation of Wilms tumor and neuroblastoma. Radiographics 4:915, 1984
115. Lutzker LG, Zuckier LS: Testicular scanning and other applications of radionuclide imaging of the genital tract. Semin Nucl Med 20:159, 1990
116. Mann SJ, Pickering TG, Sos TA, et al: Captopril renography in the diagnosis of renal artery stenosis: Accuracy and limitations. Am J Med 90:30-40, 1991
117. Mayo-Smith WW, Lee MJ, McNicholas MMJ, et al: Characterization of adrenal masses (<5 cm) by use of chemical shift MR imaging: observe performance vs. quantitative measures. AJR Am J Roentgenol 165:91-95, 1995
118. McClennan BL, Stanley RJ, Melson GL, et al: CT of the renal cyst: Is cyst aspiration necessary? AJR Am J Roentgenol 133:671, 1979
119. McClennan BL, Stolberg HO: Intravascular contrast media: Ionic versus nonionic. Current status. Radiol Clin North Am 29:437, 1991
120. McClennan BL: Ioxaglate (Hexabrix): A new low osmolality contrast medium. Invest Radiol 19(Suppl 6):S289-S292, 1984
121. Melson GL, Shackelford GD, Cole BR, McClennan BL: The spectrum of sonographic findings in infantile polycystic kidney disease with urographic and clinical correlations. J Clin Ultrasound 13:113-119, 1985
122. Mena E, Bookstein JJ, McDonald FD, et al: Angiographic findings in renal medullary cystic disease. Radiology 110:277, 1974
123. Meng C-H, Elkin M: Venous impressions on the calyceal system. Radiology 87:878, 1966
124. Meyers MA: Dynamic Radiology of the Abdomen, 3rd ed. New York, Springer-Verlag, 1988
125. Miller SS, Winston MC: Nephrogenic diabetes insipidus. Radiology 87:893, 1966
126. Mitchell DG, Crovello M, Mattencci T, Peterson RO, Miettinen MM: Benign adrenocortical masses: Diagnosis with chemical shift MR imaging. Radiology 185:345-351, 1992
127. Mitnick JS, Bosniak MA, Rothberg M, et al: Metastatic neoplasm to the kidney studied by computed tomography and sonography. J Comput Assist Tomogr 9:43, 1985
128. Molmenti EP, Balfe DM, Kanterman RY, Bennett HF: Anatomy of the retroperitoneum: Observations of the distribution of pathologic fluid collections. Radiology 200:95-103, 1996
129. Mooney JK, Berdon WE, Lattimer JK: A new dimension in the diagnosis of posterior urethral valves in children. J Urol 113:272, 1975
130. Moore RD, Steinberg EP, Powe NR: Frequency and determinants of adverse reactions induced by high-osmolarity contrast media. Radiology 170:727-732, 1989
131. Moss AA: Milk of calcium of the adrenal gland. Br J Radiol 49:186, 1976
132. Muller FB, Sealey JE, Case DB, et al: The captopril test for identifying renovascular disease in hypertensive patients. Am J Med 80:633-644, 1986
133. Mulligan SA, Holley HC, Koehler RE, et al: CT and MR imaging in the evaluation of retroperitoneal fibrosis. J Comput Assist Tomogr 13:277, 1989
134. Mundth ED, Shine K, Austen WG: Correction of malignant hypertension and return of renal function following late renal artery embolectomy. Am J Med 46:985, 1969
135. Murray RL: Milk of calcium in the kidney: Diagnostic features on vertical beam roentgenograms. AJR Am J Roentgenol 113:455, 1971
136. Nebesar RA, Pollard JJ, Fraley EE: Renal vascular impressions: Incidence and clinical significance. AJR Am J Roentgenol 101:719, 1967
137. Needleman L, Kurtz AB: Doppler evaluation of the renal transplant. J Clin Ultrasound 15:661, 1987
138. Neifeld JP, Walsh JW, Lawrence W Jr: Computed tomography in the management of soft tissue tumors. Surg Gynecol Obstet 155:535, 1982
139. Newhouse JH: Clinical use of urinary tract magnetic resonance imaging. Radiol Clin North Am 29:455, 1991
140. Novick AC: Management of renovascular disease. Circulation 83:167-171, 1991
141. Orazi C, Fariello G, Malena S, et al: Renal vein thrombosis and adrenal hemorrhage in the newborn: Ultrasound evaluation of 4 cases. JCU 21:163-169, 1993
142. Osathanondh V, Potter EL: Pathogenesis of polycystic kidneys: Type III due to multiple abnormalities of development. Arch Pathol 77:485, 1964
143. Palmer FJ: Renal cortical calcification. Clin Radiol 21:175, 1970
144. Palmisano SM: Low osmolality contrast media in the 1990's: prices change. Radiology 203:309-315, 1997
145. Palubinskas AJ: Renal pyramidal structure opacification in excretory urography and its relation to medullary sponge kidney. Radiology 81:963, 1963
146. Peake SL, Roxburgh HB, Langlois SLP: Ultrasonic assessment of hydronephrosis of pregnancy. Radiology 146:167, 1983
147. Pfister RC, McLaughlin AP III, Leadbetter WF: Radiological evaluation of primary megaloureter. Radiology 99:503, 1971
148. Pfister RC, Newhouse JH: Interventional percutaneous pyeloureteral techniques: I and II. Radiol Clin North Am 17:341, 1979
149. Pitts WR Jr, Muecke EC: Congenital megaloureter: A review of 80 patients. J Urol 111:468-473, 1974
150. Platt JF, Rubin JM, Bowerman RA, et al: The inability to detect kidney disease on the basis of echogenicity. AJR Am J Roentgenol 151:317, 1988
151. Platt JF, Rubin JM, Ellis JH: Acute renal obstruction: Evaluation with intrarenal duplex Doppler and conventional US. Radiology 186:685-688, 1993
152. Pollack HM, Arger PH, Banner MP, et al: Computed tomography of renal pelvis filling defects. Radiology 138:645, 1981
153. Pollack HM, Banner MP, Arger PH: The accuracy of gray-scale renal ultrasonography in differentiating cystic neoplasms from benign cysts. Radiology 143:741, 1982
154. Poynter JD, Hare WSC: Necrosis in situ: A form of renal papillary necrosis seen in analgesic nephropathy. Radiology 111:69, 1974
155. Pozniak MA, Kelcz F, D'Alessandro A, et al: Sonography of renal transplants in dogs: The effect of acute tubular necrosis, cyclosporine nephrotoxicity, and acute rejection on resistive index and renal length. AJR Am J Roentgenol 158:791, 1992
156. Pozniak MA, Kelcz F, Stratta RJ, et al: Extraneous factors affecting resistive index. Invest Radiol 169:367, 1988
157. Resnick MI, Sanders RC: Ultrasound in urology, 2nd ed. Baltimore/London, Williams & Wilkins, 1984
158. Reynolds L, Fulton H, Snider JJ: Roentgen analysis of renal mass lesions (cysts and tumors). AJR Am J Roentgenol 82:840, 1959
159. Rifkin MD, McGlynn ET, Choi H: Echogenicity of prostate cancer correlated with histologic grade and stromal fibrosis: Endorectal US studies. Radiology 170:549, 1989
160. Rifkin MD, Needleman L, Pasto ME, et al: Evaluation of renal transplant rejection by duplex Doppler examination: Value of the resistive index. AJR Am J Roentgenol 148:759, 1987
161. Rubin GD, Alfrey EJ, Dake MD, et al: Assessment of living renal donors with spiral CT. Radiology 195:457-462, 1995
162. Ruzal-Shapiro C, Newhouse JH: Imaging of scrotal contents. In Taveras JM, Ferrucci JT (eds): Radiology: Diagnosis, Imaging, Intervention, vol 4, pp 1-10, 134. Philadelphia, JB Lippincott, 1988
163. Sandler CM, Phillips JM, Harris JD, et al: Radiology of the bladder and urethra in blunt pelvic trauma. Radiol Clin North Am 19:195, 1981
164. Sandler CM, Toombs BD: Computed tomographic evaluation of blunt renal injuries. Radiology 141:461, 1981
165. Sarti DA: Diagnostic ultrasound text and cases, 2nd ed. Chicago, Year Book Medical Publishers, 1987
166. Scott JA, Rake FE, Becker GJ, et al: Angiographic assessment of renal artery pathology. AJR Am J Roentgenol 141:1299-1303, 1983
167. Scott WW: Review of primary carcinoma of the ureter with report of case. J Urol 50:45, 1943
168. Segal AJ, Spataro FR, Linke CA, et al: Diagnosis of nonopaque calculi by computed tomography. Radiology 129:447, 1978
169. Semelka RC, Shoenut JP, Kroeker MA, et al: Renal lesions: Controlled comparison between CT and 1.5-T MR imaging with nonenhanced and gadolinium-enhanced fat-suppressed spin-echo and breath hold FLASH techniques. Radiology 182:425, 1992
170. Semelka RC, Kelekis NL, Burdeny DA, Mitchell DG, Brown JJ, Siegelman ES: Renal lymphoma: Demonstration by MR imaging. AJR Am J Roentgenol 166:823-827, 1996
171. Shirkhoda A: CT findings in hepatosplenic and renal candidiasis.

JCAT 11:795–798, 1987
172. Smith RC, Verga M, McCarthy SM, et al: Diagnosis of acute flank pain: Comparison of non-contrast enhanced CT and intravenous urography. Radiology 194:789–794, 1995
173. Snider JF, Hunter DW, Moradian GA, et al: Transplant renal artery stenosis: Evaluation with duplex sonography. Radiology 172:1027, 1989
174. Stanley JC, Rhodes EL, Gewertz BL, et al: Renal artery aneurysms: Significance of macroaneurysms exclusive of dissections and fibrodysplasic mural dilations. Arch Surg 110:1327, 1975
175. Steinberg FL, Yucel EK, Dumoulin CL, Souza SP: Peripheral vascular and abdominal applications of MR flow imaging techniques. Magn Reson Med 14:315–320, 1990
176. Strotzer M, Lehner KB, Becker K: Detection of fat in a renal cell carcinoma mimicking angiomyolipoma. Radiology 188:427–428, 1993
177. Subcommittee on Definition and Prevalence of the 1984 Joint National Committee: Hypertension prevalence and the status of awareness, treatment and control in the United States (final report). Hypertension 7:457–468, 1985
178. Subramanyam BR, Bosniak MA, Horii SC, et al: Replacement lipomatosis of the kidney: Diagnosis by computed tomography and sonography. Radiology 148:791, 1983
179. Svetky LP, Himmelstein SI, Dunnie NR, et al: Prospective analysis of strategies for diagnosing renovascular hypertension. Hypertension 14:246–256, 1989
180. Talner LB, Gittis RF: Megacalyces. Clin Radiol 23:355, 1972
181. Talner LB: Urographic contrast media in uremia? Physiology and pharmacology. Radiol Clin North Am 10:421, 1972
182. Taylor A Jr, Ziffer JA, Eshima D: Comparison of Tc-99m-MAG3 and Tc-99m-DTPA in renal transplant patients with impaired renal function. Clin Nucl Med 15:371, 1990
183. Taylor DC, Kettler MD, Monetta GL, et al: Duplex-ultrasound scanning in the diagnosis of renal artery stenosis: A prospective evaluation. J Vasc Surg 7:363–369, 1988
184. Taylor KJW, Morse SS, Rigsby CM, et al: Vascular complications in renal allografts: Detection with duplex Doppler ultrasound. Radiology 162:31, 1987
185. Thornbury JR, McCormick TL, Silver TM: Anatomic/radiologic classification of renal cortical nodules. AJR Am J Roentgenol 134:1, 1980
186. Thornbury JR, Parker TW: Ureteral calculi. Semin Roentgenol 17:133, 1982
187. Thornbury JR, Silver TM, Vinson RK: Ureteroceles vs pseudoureteroceles in adults. Radiology 122:81, 1977
188. Thornbury JR: Acute renal infections. Urol Radiol 12:209, 1991
189. Thornbury JR: The roentgen diagnosis of ureterocele in children. AJR Am J Roentgenol 90:15, 1963
190. Thrall JH, Koff SA, Keyes JR: Diuretic radionuclide renography and scintigraphy in the differential diagnosis of hydroureteronephrosis. Semin Nucl Med 11:89, 1981
191. Tublin ME, Dodd GD III, Verdile VP: Acute renal colic: Diagnosis with duplex Doppler US. Radiology 193:697–701, 1994
192. Tuite MJ, Weiss SL: Ultrasound and computed tomographic appearance of extramedullary hematopoiesis encasing the renal pelvis. J Clin Ultrasound 19:238, 1991
193. Twersky J, Levin DC: Metastatic melanoma of the adrenal. Radiology 116:627, 1975
193A. Wantabe H, Igari D, Tanahashi Y, Harada K, Saitoh M: Transrectal ultrasonotomography of the prostate. J Urol 114:734–739, 1975
194. Welch TJ, Sheedy PF II, Van Heerden JA, et al: Pheochromocytoma: Value of computed tomography. Radiology 148:501, 1983
195. White EA, Schambelan M, Rost CR, et al: Use of computed tomography in diagnosing the cause of primary aldosteronism. N Engl J Med 303:1503, 1980
196. Wicks JD, Thornbury JR: Acute renal infections in adults. Radiol Clin North Am 17:245, 1979
197. Wilms G, Marchal G, Peene P, Baer AL: The angiographic incidence of renal artery stenosis in the arteriosclerotic population. Eur J Radiol 10:195–197, 1990
198. Wilson TE, Doelle EA, Cohan RH, Wojro K, Korobkin M: Cystic renal masses: A reevaluation of the usefulness of the Bosniak classification system. Acad Radiol 3:564–570, 1996
199. Winograd J, Schimmel DH, Palubinskas AJ: The spotted nephrogram of renal scleroderma. AJR Am J Roentgenol 126:734, 1976
200. Wolfman MG, Thornbury JR, Braunstein EM: Nonobstructing radiopaque ureteral calculi. Urol Radiol 1:97–104, 1979

LEITURAS SELECIONADAS

Berdon WE, Baker DH: The significance of a distended bladder in the interpretation of intravenous pyelograms obtained on patients with "hydronephrosis." AJR Am J Roentgenol 120:402, 1974

Bozniak MA, Ambos MA, Madayag MA, et al: Epinephrine-enhanced renal angiography in renal mass lesions: Is it worth performing? AJR Am J Roentgenol 129:647, 1977

Cohen RH, Dunnick NR, Bashore TM: Treatment of reactions to radiographic contrast material. AJR Am J Roentgenol 151:263, 1988

Dachman AH: New contraindication to intravascular iodinated contrast material [letter]. Radiology 197:545, 1995

Davidson AJ: Radiology of the Kidney, 2nd ed. Philadelphia, WB Saunders, 1985

Elkin M, Bernstein J: Cystic diseases of the kidney: Radiological and pathological considerations. Clin Radiol 20:65, 1969

Fein AB, Lee JKT, Balfe DM, et al: Diagnosis and staging of renal cell carcinoma: A comparison of MR imaging and CT. AJR Am J Roentgenol 148:749, 1987

Glazer GM: MR imaging of the liver, kidneys and adrenal glands. Radiology 166:303, 1989

Griscom NT, Colodny AH, Rosenberg KH, et al: Diagnostic aspects of neonatal ascites: Report of 27 cases. AJR Am J Roentgenol 128:961, 1977

Kim B, Semelka RC, Ascher SM, Chalpin DB, Carroll PR, Hricak H: Bladder tumor staging: Comparison of contrast-enhanced CT, T1- and T2-weighted MR imaging, dynamic gadolinium-enhanced imaging, and late gadolinium-enhanced imaging. Radiology 193:239–245, 1994

Koep L, Zuidema GD: The clinical significance of retroperitoneal fibrosis. Surgery 81:250, 1977

Krestin GP, Steinbrich W, Friedmann G: Adrenal masses: Evaluation with fat gradient-echo MR imaging and Gd-DTPA enhanced dynamic studies. Radiology 171:675, 1989

McClennan BL, Deyoe LA: Imaging evaluation of renal cell carcinoma: Diagnosis and staging. Radiol Clin North Am 32:55–69, 1994

Seltzer SE, Getty DJ, Tempany CMC, et al: Staging prostate cancer with MR imaging. A combined radiology-computer system. Radiology 202:219–226, 1997

Talner LB, Davidson AJ, Lebowitz RC, Dalla Palma L, Goldman SM: Acute pyelonephritis: Can we agree on terminology? Radiology 192:297–305, 1994

Tempany CMC, Zhon X, Zerhouni EA, et al: Staging of prostate cancer: Results of radiology diagnostic oncology group project comparison of three MR imaging techniques. Radiology 192:47–53, 1994

Weyman PJ, McClennan BL, Stanley RJ, et al: Comparison of computed tomography and angiography in the evaluation of renal cell carcinoma. Radiology 137:417, 1980

Zagoria RJ, Bechtold RE, Dyer RB: Staging of renal adenocarcinoma: Role of various imaging procedures. AJR Am J Roentgenol 164:363–370, 1995

CAPÍTULO 21

Diagnóstico por Imagem em Obstetrícia e Ginecologia

Edward A. Lyons

Nos últimos 15 anos, o diagnóstico por imagem em obstetrícia e ginecologia sofreu alterações significativas, basicamente devido à influência das novas modalidades de imagem. A modalidade isolada que alterou mais significativamente a abordagem diagnóstica dos problemas obstétricos e ginecológicos foi a ultra-sonografia. A notável capacidade dessa técnica de mostrar a anatomia da pelve feminina grávida e não-grávida, sem o uso de radiação ionizante, motivou o desenvolvimento de técnicas e instrumentação que substituíram quase por completo muitos dos exames radiológicos. O uso da ultra-sonografia diagnóstica na avaliação dos problemas obstétricos e ginecológicos é o tema principal deste capítulo. A ressonância magnética (RM), de todas as outras modalidades de imagem, é defendida por alguns no diagnóstico ginecológico e obstétrico. No entanto, o alto custo da RM e a disponibilidade disseminada da ultra-sonografia limitaram ainda mais o uso da RM nesta área.

A discussão sobre os princípios físicos da ultra-sonografia,[219] do exame radiológico[102] e da RM[165] encontra-se além do escopo deste capítulo. A ultra-sonografia e a RM são técnicas de imagem não-ionizantes com menor potencial de risco para o feto em desenvolvimento. O fato de a RM ser um método relativamente novo não permitiu uma pesquisa completa dos seus potenciais efeitos biológicos no feto em desenvolvimento. A ultra-sonografia tem sido utilizada no diagnóstico por imagem do feto em desenvolvimento há três décadas, não tendo sido identificados efeitos nocivos aos seres humanos, apesar das extensas pesquisas realizadas sobre os potenciais perigos biológicos deste exame. O American Institute of Ultrasound in Medicine (AIUM) desenvolveu parâmetros para o uso da ultra-sonografia na obstetrícia, adotados em formas modificadas pela maioria das organizações relacionadas.[91] Hoje, são envidados esforços junto aos fabricantes do equipamento, para incluir indicadores visíveis do aporte de energia da ultra-sonografia e a documentação de todas as imagens. O índice térmico (IT) e o índice mecânico (IM) constituem indicadores relativos da produção de calor potencialmente perigoso ou cavitação ultra-sônica. Além disso, o AIUM está promovendo o princípio ALARA, que estimula os médicos que fazem ultra-sonografia a utilizarem os níveis de energia mais baixos possíveis (*as low as reasonably achievable*), sendo, ainda assim, capazes de fornecer informações diagnósticas.

Nos últimos 10 anos, registrou-se significativa melhora no *design* do equipamento e, em conseqüência, na qualidade da imagem. Afinal de contas, a maior parte do equipamento é simplesmente um computador que pode utilizar ultra-som, radioisótopos ou fortes campos magnéticos para gerar uma imagem. Contudo, o desenvolvimento dos computadores foi surpreendente, assim como o desenvolvimento do equipamento de imagem. Hoje em dia, as unidades são menores, menos dispendiosas e muito mais versáteis. Praticamente todos os *scanners* de ultra-som fabricados atualmente incluem o Doppler em cores, o que permite visibilizar a anatomia como uma imagem em escala de cinza, sendo o fluxo sangüíneo nos vasos representado por uma sobretela colorida. A capacidade de combinar informações anatômicas e fisiológicas melhorou substancialmente o potencial diagnóstico da ultra-sonografia. Os fabricantes também produziram transdutores de ultra-som com carreiras de cristais de freqüências muito altas (até 12 MHz) que podem fornecer uma resolução muito mais alta do que era possível. Por exemplo, um transdutor de 10 MHz tem capacidade de resolução de estruturas com menos de 0,5 mm. Além disso, nos últimos 10 anos registraram-se a introdução e o uso disseminado do transdutor transvaginal. Uma sonda com 2 cm de diâmetro e 20 cm de comprimento foi desenvolvida para ser introduzida na vagina, permitindo melhor resolução do útero e dos anexos. O transdutor pode ser utilizado quase como um dedo examinador, para identificar as áreas de hipersensibilidade à palpação na pelve. Tais informações, junto com as imagens e anamnese, permitem um exame muito mais completo e um diagnóstico mais acurado.

Novos aparelhos incorporam capacidades tridimensionais que têm potencial para fornecer mais informações diagnósticas. A visibilização da cavidade uterina ou de um embrião em planos não-disponíveis atualmente deve permitir melhor imagem e diagnóstico. Finalmente, é preciso lembrar que a ultra-sonografia, mais do que qualquer outra modalidade de imagem, depende muito do operador, o que significa que, se o indivíduo que está realizando o exame não identificar a anormalidade, ela se perderá e não poderá ser "recuperada" pela revisão subseqüente das imagens obtidas. A grande maioria dos exames é registrada como uma série de imagens estáticas em papel, que representam a anormalidade examinada. A anormalidade só será registrada se for reconhecida pelo que é e documentada no filme.

IMAGEM EM OBSTETRÍCIA
O Primeiro Trimestre

O primeiro trimestre da gestação começa com a fertilização e a implantação, estendendo-se até a 12.ª semana da interrupção da menstruação. Trata-se do estágio embrionário da gestação, no qual o ovo fertilizado se desenvolve em um embrião, ocorrendo a principal organogênese. Quando se discutem os vários estágios do desenvolvimento, um número específico de semanas de gestação, em geral, serve como referência. Os textos de embriologia, em geral, identificam as semanas de gestação a partir do momento da fertilização, que em um ciclo menstrual normal de 28 dias, em geral, ocorre no 14.º dia, ou com 2 semanas após a menstruação. Na literatura ultra-sonográfica, a idade gestacional é equivalente à idade menstrual. Por exemplo, se a paciente tem gestação intra-uterina com idade gestacional de 10 semanas, isto significa que se passaram 10 semanas desde o primeiro dia do último período menstrual normal e, presumindo-se que ela tenha tido um ciclo menstrual de 28 dias, esta é a oitava semana desde a fertilização. Por isso, as datas citadas neste capítulo como idades gestacionais são, na verdade, as idades menstruais.

E. A. Lyons: Department of Radiology, University of Manitoba, Health Sciences Centre, Winnipeg, Manitoba R3A 1R9, Canadá.

A introdução dos transdutores transvaginais permitiu a visibilização mais precoce e mais precisa das gestações intra-uterinas. O achado ultra-sonográfico mais precoce de uma gestação intra-uterina é a identificação de massa ecogênica de localização subendometrial com idade menstrual de três e meia a quatro semanas. Este achado é denominado "sinal intradecídua". A identificação do saco gestacional (Fig. 21.1) é um achado ultra-sonográfico precoce mais comum. O saco pode ser identificado com quatro semanas e meia menstruais por meio da ultra-sonografia transvaginal e, na quinta semana menstrual, pelo exame transabdominal.[100] Um saco gestacional normal tem uma borda ecogênica espessa bem-definida, denominada trofoblasto, o qual é, na realidade, composto de tecido citotrofoblástico interno e sinciciotrofoblástico externo. O saco é circundado por endométrio ecogênico espesso. A implantação ocorre, em geral, no fundo do útero, mas foram registradas outras localizações intra-uterinas e extra-uterinas. Geralmente, mede cerca de 1 cm com cinco semanas e meia de gestação e aumenta gradualmente com o aumento da idade gestacional. O tamanho do saco é muito útil como estimativa da idade gestacional.[125] O saco é medido como o diâmetro médio do saco (DMS), a soma das três dimensões ortogonais da interface líquido-parede do saco dividida por três. Uma fórmula rápida que pode ser aplicada para estimar a idade gestacional em dias, a partir do DMS, consiste simplesmente em adicionar 30 ao diâmetro. Assim, uma gestação de cinco semanas apresentará DMS de 5 mm. O saco normal cresce 1 mm por dia.

Com o equipamento moderno e a abordagem transvaginal, o pequeno saco vitelino é o próximo marco a ser visível no saco gestacional ou coriônico (Fig. 21.2). O saco vitelino é, na realidade, o saco vitelino secundário, sendo, em geral, visibilizado com cerca de 42 dias ou com seis semanas menstruais. É um anel ecogênico bem-definido. Se o saco vitelino não for visível na ocasião em que o DMS exceder 8 mm, será preciso pensar em gravidez não-concluída e repetir o exame em uma semana.[135] O embrião é visibilizado logo após o aparecimento do saco vitelino, cerca de 45 dias após a menstruação ou seis semanas e meia. Situa-se adjacente ao saco vitelino (Fig. 21.3). Com a maioria dos equipamentos de ultra-sonografia transvaginal, a atividade cardíaca fetal é observada na sexta semana menstrual e, depois disso, deve ser documentada em todos os estudos realizados.[136] Com oito semanas menstruais, uma área espessada na decídua define a formação inicial da placenta, facilmente visível na nona semana menstrual (Fig. 21.4). Com 12 semanas menstruais (Fig. 21.5), a calota craniana do feto deve-se encontrar bem-formada e facilmente identificada. Com sete a oito semanas, também é fácil identificar o movimento grosseiro do pólo fetal. À

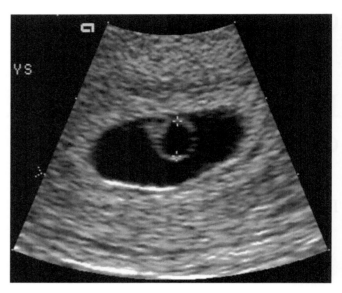

FIG. 21.2 Gestação de seis semanas. Ultra-sonografia transvaginal amplificada do saco gestacional e um saco vitelino secundário de 4 mm (cursores).

medida que os membros se desenvolvem, a sua atividade pode ser visibilizada nos estágios finais do primeiro trimestre. Além de avaliar o saco gestacional e o embrião, os exames ultra-sonográficos devem descrever o útero e as estruturas anexiais. Qualquer massa uterina ou anexial deve ser registrada.

Complicações do Início da Gravidez

No primeiro trimestre, o sangramento vaginal é uma das indicações mais comuns para a solicitação de exame ultra-sonográfico. A ultra-

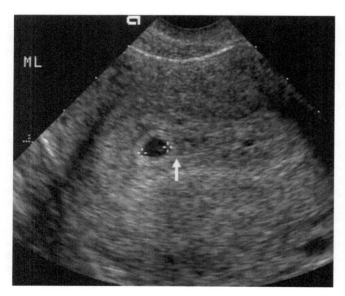

FIG. 21.1 Gestação de quatro semanas e meia. Ultra-sonografia transvaginal, corte sagital, do útero que mostra um saco gestacional pequeno (cursores) situado logo adjacente ao canal endometrial (seta).

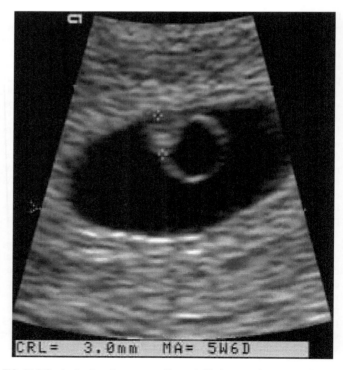

FIG. 21.3 Gestação de seis semanas. Um embrião (cursores) com comprimento craniocaudal (CRL) de 3,0 mm pode ser visibilizado desenvolvendo-se adjacente ao saco vitelino.

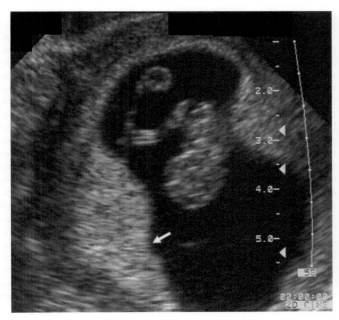

FIG. 21.4 Gestação de nove semanas. O embrião e o saco vitelino são visibilizados no meio do saco gestacional. À esquerda (seta), há uma área ecogênica espessa de formação placentária precoce.

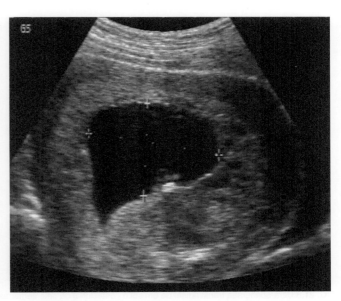

FIG. 21.6 Deficiência no início da gestação. Ultra-sonografia transvaginal de um grande saco gestacional vazio com diâmetro médio de 35 mm. O saco é irregular com trofoblasto periférico fino e sem saco vitelino nem embrião.

sonografia é o teste diagnóstico mais útil na realização do diagnóstico diferencial — gravidez intra-uterina normal, gravidez intra-uterina anormal ou não-concluída, gravidez ectópica ou doença trofoblástica gestacional. O sangramento nas 20 primeiras semanas é denominado clinicamente como *ameaça de aborto*, condição associada a cólica branda, mas no exame o orifício cervical se apresenta fechado. Esta é uma complicação comum que ocorre em 25% das gestações clinicamente evidentes.[36] Em cerca de 50% desses casos, ocorre aborto, e o restante evolui até o trabalho de parto normal.

A interrupção inicial da gestação, ou *ovo frustrado*, pode ser diagnosticada pela ultra-sonografia mediante vários achados. Um sinal confiável é o embrião com comprimento craniocaudal > 5 mm e sem atividade cardíaca. Um saco gestacional com DMS > 16 mm e sem embrião aparente ou DMS > 8 mm e sem saco vitelino aparente são achados de mau prognóstico (Fig. 21.6).[159] A gestante deve ser submetida a um novo exame uma semana mais tarde, para ver se o saco vitelino ou o embrião apareceram. Sinais de saco gestacional tardio incluem saco gestacional irregular, um saco de baixa localização na cavidade uterina ou um saco com trofoblasto irregular ou fino. Um sinal que gerou alguma controvérsia, mas que conosco se mostrou confiável, é o saco vitelino com diâmetro interno > 6 mm em uma gestação com menos de 10 semanas de idade menstrual (Fig. 21.7).[137] Por fim, hemorragia subcoriônica,

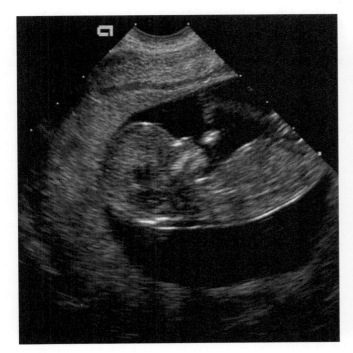

FIG. 21.5 Gestação de 12 semanas com a cabeça do feto para a esquerda e face para cima.

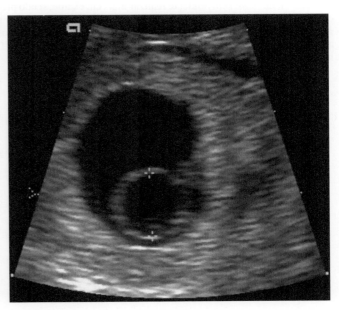

FIG. 21.7 Grande saco vitelino com sete semanas de idade menstrual. O diâmetro interno do saco vitelino é de 7,3 mm, anormalmente grande, sobretudo neste estágio da gestação. A gravidez evoluiu para abortamento em duas semanas.

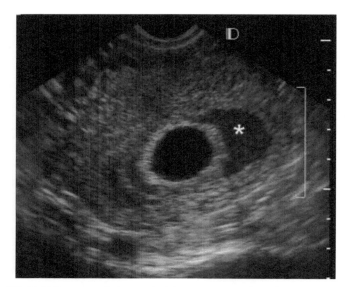

FIG. 21.8 Ultra-sonografia transvaginal de um saco gestacional de sete semanas com uma grande coleção subcoriônica de sangue (*asterisco*) circundando-o. Ocorreu aborto três semanas mais tarde.

sobretudo se circundar mais de dois terços do saco, é um achado sombrio (Fig. 21.8).[28,87] Se qualquer um desses sinais for observado, dever-se-á suspeitar de que a gravidez não chegará a termo. Essas informações precisam ser relacionadas às informações clínicas e a todos os dados laboratoriais disponíveis, em especial o nível da subunidade beta da gonadotropina coriônica humana (β-hCG).

Clinicamente, uma gestação poderá ser de risco, se a paciente apresentar determinados sinais sombrios, tais como sangramento, sobretudo em borra de café, útero pequeno para as datas de acordo com o último período menstrual e, até mesmo, uma alteração nos sintomas do início da gravidez, como mamas menos sensíveis ou redução dos enjôos matinais. Se o quadro clínico e os achados ultra-sonográficos apontarem para gravidez inicial não-concluída, a paciente deverá ser submetida ao término da gravidez com dilatação terapêutica e curetagem (D&C). Se, ainda assim, houver dúvida, será fundamental dar ao feto o benefício da dúvida e repetir o exame em uma semana. Se ainda restarem dúvidas, será prudente realizar mais um exame, sendo preciso ter cuidado em não recomendar a indução de abortamento em uma gravidez potencialmente normal, devido à confiança excessiva nos achados ultra-sonográficos, na falta de correlação com o quadro clínico.

Gravidez Ectópica

A gravidez ectópica é uma complicação potencialmente fatal do início da gravidez que, ao contrário das entidades clínicas já mencionadas, quase sempre provoca graus variados de dor abdominal além do sangramento vaginal. A ultra-sonografia transvaginal é superior à ultra-sonografia transabdominal na avaliação da gravidez ectópica,[203] embora os dois exames sejam necessários para uma avaliação completa. A ultra-sonografia transabdominal pode até ser realizada sem o enchimento habitual da bexiga, pois está sendo pesquisada uma grande massa ou grandes volumes de líquido livre na cavidade abdominal, que se encontraria fora do campo de visão da sonda transvaginal. Grandes fibróides uterinos e coágulos de sangue poderão não ser detectados, se o estudo transabdominal não for realizado. O achado ultra-sonográfico patognomônico de gravidez ectópica consiste em um saco gestacional extra-uterino que contém um embrião vivo. Esse achado é encontrado em cerca de 30% dos casos com ultra-sonografia transvaginal e em 10% daqueles com ultra-sonografia transabdominal.[54,170] A exceção à regra é a gestação heterotópica, em que há gestação intra-uterina e extra-uterina. Embora a incidência dessa condição seja relativamente baixa, cerca de uma em 6.000 gestações, nas pacientes submetidas à fertilização *in vitro* a incidência pode ser de uma e meia em 100 gestações.[144] Outros achados ultra-sonográficos são um útero vazio, um cisto decidual, uma massa anexial, líquido bloqueado no fundo-de-saco posterior e a presença de um saco pseudogestacional na cavidade endometrial (Fig. 21.9).[128]

Pode ser difícil diferenciar entre a gravidez intra-uterina inicial normal, conforme identificado pela presença de um saco gestacional, e o saco pseudogestacional, formado de camadas de decídua descamada associado a gestação ectópica.[154] Na gestação intra-uterina normal, surge um saco gestacional duplo, criado pelo tecido materno ecogênico e o tecido fetal ecogênico ou trofoblasto. Em geral, há uma fina zona hipoecóica entre os dois, dando o aspecto de um anel duplo ou saco decidual duplo (Fig. 21.10).[26] No saco pseudogestacional da gravidez ectópica, apenas uma única camada de reação decidual reveste toda a cavidade endometrial. A presença de um saco gestacional intra-uterino normal com um pólo fetal viável praticamente exclui a possibilidade de gravidez ectópica.[17]

Um cisto decidual é um cisto pequeno, com 2 a 5 mm, situado próximo à junção endomiometrial (Fig. 21.11). Tal cisto não tem uma borda ecogênica, conforme visibilizado no saco gestacional. O cisto decidual foi um sinal precoce em 14% das pacientes com gravidez ectópica comprovada.[3] Este cisto também pode estar associado ou ocorrer antes da gestação intra-uterina normal.

As massas anexiais associadas a gravidez ectópica têm vários aspectos e individualmente podem não acrescentar muito à realização do diagnóstico anatomopatológico específico. Um anel tubário ecogênico de

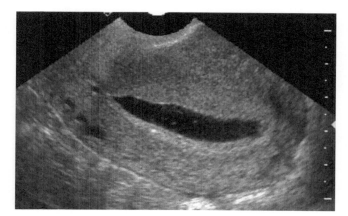

FIG. 21.9 Gestação ectópica. Ultra-sonografia transvaginal, corte sagital, de um útero com uma grande estrutura achatada semelhante a um saco que é o molde decidual ou um saco pseudogestacional.

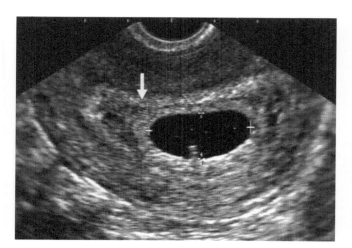

FIG. 21.10 Gestação intra-uterina normal com idade menstrual de seis semanas. O anel ecogênico interno, com cursores, é a camada trofoblástica do saco gestacional. O anel ecogênico externo (*seta*) é a decídua materna.

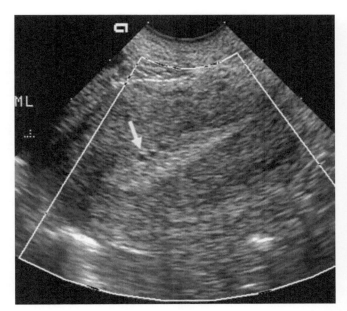

FIG. 21.11 Ultra-sonografia, corte sagital, do útero vazio de uma mulher com sete semanas de gestação. Existem três pequenos cistos no endométrio (seta). Estes são cistos deciduais, e a paciente tem um saco gestacional na trompa de Falópio.

um saco gestacional precoce constitui um achado útil no quadro clínico adequado de teste de gravidez positivo e útero vazio (Fig. 21.12). A presença de um saco vitelino ou de embrião no saco confirma o diagnóstico. Um anel tubário é encontrado em cerca de 50% das gestações ectópicas, podendo ser um sinal muito útil.[78] Na ultra-sonografia, o aspecto dos hematomas anexiais secundários a sangramento decorrente de gestação ectópica é, em geral, complexo ou sólido. Cistos hemorrágicos do corpo lúteo podem ser observados nas gestações ectópicas e intra-uterinas, podendo simular a gestação ectópica. Em algumas pacientes, massas preexistentes, sobretudo aquelas causadas por doença inflamatória pélvica prévia que predispõem a gestação ectópica, também podem aparentar gestação ectópica. Na ultra-sonografia, o sangramento proveniente de gravidez ectópica pode ser identificado como líquido ecogênico no fundo-de-saco posterior (Fig. 21.13). Sangue coagulado pode ter ecos internos substanciais, e aparecem sólidos nas imagens ultra-sonográficas. Um exame do hipocôndrio direito é o procedimento de rotina em nosso laboratório. Líquido ecogênico no espaço hepatorrenal significa a existência de grande volume de sangue intra-

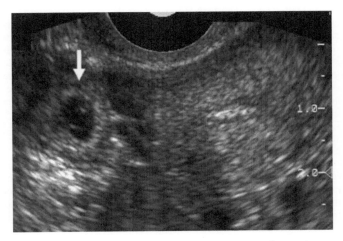

FIG. 21.12 Ultra-sonografia transvaginal, corte transversal, de um útero vazio e saco gestacional ectópico (seta) com seis semanas no anexo à direita.

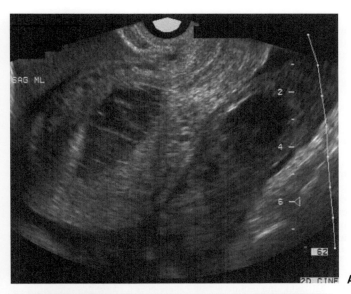

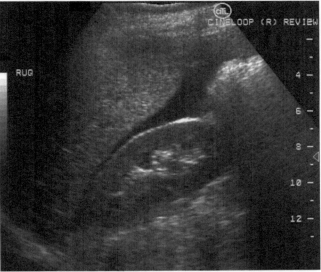

FIG. 21.13 A: Ultra-sonografia, corte mesossagital, de um útero aumentado com líquido no canal endometrial. Esta paciente acabou de ser submetida a curetagem e dilatação terapêutica com aspiração malsucedida para uma gestação intra-uterina. No fundo-de-saco posterior, observam-se coágulos e sangue ecogênico. **B:** Ultra-sonografia, corte sagital, através do hipocôndrio direito que mostra líquido livre, provavelmente sangue, no espaço hepatorrenal, o que pode indicar grande volume de hemoperitônio nesta paciente com gestação ectópica rota.

peritoneal livre. Líquido ecogênico livre nem sempre significa a ruptura da gestação ectópica, e a gestação ectópica rota nem sempre apresenta líquido livre.[83] Embora esses achados adicionais, quando considerados individualmente, sejam inespecíficos, a presença de útero aumentado sem um saco gestacional, massa anexial e líquido no fundo-de-saco, em uma paciente com teste de gravidez positivo, é altamente sugestiva de gravidez ectópica.

Um exame complementar extremamente útil, embora nem sempre disponível, para o diagnóstico de gravidez ectópica é a determinação quantitativa dos níveis séricos de β-hCG.[184] Esse teste, quando realizado como radioimunoensaio, torna-se positivo cerca de 10 dias após a concepção. Nas gestações intra-uterinas normais, os níveis de β-hCG dobram a cada dois dias no meio do primeiro trimestre. Na gestação ectópica, os níveis de β-hCG são mais baixos do que na gravidez intra-uterina normal, e se mantêm em um platô ou não aumentam com o passar do tempo. Na ocasião em que os níveis de β-hCG atingem 1.000 mUI/l (Segundo Padrão Internacional) na gravidez normal, a ultra-sonografia transvaginal deve revelar um saco gestacional no útero.[161] Se nenhum saco gestacional intra-uterino for identificado, e os níveis de β-hCG estiverem abaixo da zona discriminatória, ainda existirá a possibilidade de gravidez ectópica. Entretanto, também poderá ser uma gravidez intra-uterina em fase inicial antes da identificação ultra-sonográfica de um saco gestacional. Nesse caso, é aconselhável obter os níveis quantitativos seriados de β-hCG e realizar acompanhamento ultra-sonográfico.

Estimativa da Idade Gestacional

A idade gestacional é determinada pela monitorização da idade menstrual, isto é, o número de semanas desde o primeiro dia do último período menstrual normal. Tal convenção é útil, porque existe uma variação considerável no momento da ovulação, e, com freqüência, é difícil assegurar exatamente quando a fertilização ocorreu. Do ponto de vista prático, a paciente pode, muitas vezes, recordar o primeiro dia do último período menstrual normal. Entretanto, até 30% a 40% das mulheres não conseguem recordar uma data específica.[64]

Vários parâmetros ultra-sonográficos e radiológicos podem ser utilizados para determinar a idade gestacional. Em geral, quanto mais cedo for realizada uma tentativa para estabelecer a idade gestacional, mais precisa será a sua determinação, o que se deve à crescente variabilidade normal no tamanho do feto, à medida que a gravidez avança.

No primeiro trimestre, o tamanho do saco gestacional pode ser utilizado para calcular a idade gestacional.[181] Um método muito mais eficaz consiste em medir o maior comprimento do pólo fetal e determinar o comprimento craniocaudal (CCN) (Fig. 21.14). Esta medida é adequada para estabelecer a idade gestacional em mais ou menos cinco dias ou cerca de ± 8% para dois desvios padrões.[101,182,189] (Quadro 21.1). Tal medida é útil, ainda, entre a quinta e a 12.ª semanas de gestação.

Após a 12.ª semana menstrual, vários outros parâmetros físicos fetais podem ser medidos para estimar a idade gestacional. A prática mais comum consiste em avaliar o diâmetro biparietal fetal (DBP), a circunferência cefálica (CC), a circunferência abdominal (CA) e o comprimento do fêmur (CF), e, a seguir, calcular a idade menstrual média a partir desses quatro valores, o que fornece uma indicação de mais ou menos 3 a 4 semanas da 26.ª semana até o termo.[15] O DBP fetal é a medida mais estudada, obtida em uma imagem que mostra um corte transaxial atra-

QUADRO 21.1 Idade Menstrual Baseada no Comprimento Craniocaudal

Idade Menstrual	(dias)	Comprimento Craniocaudal (mm) Média	+/− 2 DP
	31		
	32		
	33		
	34		
Início da quinta semana	35		
	36		3,9
	37		4,5
	38	0,6	5,1
	39	1,2	5,7
	40	1,8	6,3
	41	2,4	6,9
Início da sexta semana	42	3,0	7,5
	43	3,6	8,1
	44	4,2	8,7
	45	4,8	0,3-9,3
	46	5,4	0,9-9,9
	47	6,0	1,5-10,5
	48	6,6	2,1-11,1
Início da sétima semana	49	7,2	2,7-11,7
	50	8,0	2,75-13,3
	51	8,9	2,8-15,0
	52	9,8	2,85-16,7
	53	10,6	2,9-18,3
	54	11,5	3,8-19,2
	55	12,4	4,6-20,1
Início da oitava semana	56	13,2	5,5-21,0
	57	14,1	6,4-21,8
	58	15,0	7,3-22,7
	59	15,9	8,1-23,6
	60	16,7	9,0-24,5
	61	17,6	9,9-25,3
	62	18,5	10,7-26,2
Início da nona semana	63	19,3	11,6-27,1
	64	20,2	12,4-28,0
	65	21,1	13,3-28,9
	66	22,0	14,1-29,8
	67	22,8	15,0-30,7
	68	23,7	15,8-31,6

CRL = − 22,455 + 0,606 (MA)
R^2 = 489, P < 0,0001
N = 163

+/− 2 DP, dois desvios padrões.

vés da calota craniana fetal ao nível do tálamo e cavidade do septo pelúcido (Fig. 21.15). Tal medida é realizada desde a tábua externa da calota craniana mais próxima do transdutor até a tábua interna da porção mais distante da calota craniana. É preciso ter muito cuidado para obter a imagem adequada e assegurar que os ecos da linha média estejam eqüidistantes entre as tábuas internas do crânio. Quando a idade gestacional baseada no DBP é registrada, deve-se informar uma idade gestacional média (Quadro 21.2) junto com a variação do normal baseada nos dois desvios padrões do normal ou um intervalo de confiança de 95%. A faixa de variação normal aumenta com a idade gestacional.[59] Da 13.ª à 19.ª semana, a variação é de ± uma semana; da 20.ª a 26.ª semana, ± 10 dias; da 26.ª à 30.ª semana, a variação é de ± 2,5 semanas; e após a 30.ª semana, é de ± três a quatro semanas.[24]

Outras medidas cranianas fetais podem ser utilizadas como auxiliares do DBP no cálculo da idade gestacional. A medida utilizada com mais freqüência é a circunferência cefálica (Fig. 21.16), medida na mesma imagem utilizada para obter o DBP.[99] Os diâmetros orbitários interno e externo podem ser grosseiramente relacionados à idade gestacional,[145] bem como ao diâmetro transcerebelar.[148]

O diâmetro transcerebelar também pode ser relacionado à idade gestacional (Quadro 21.3). Essa medida é útil no segundo e terceiro trimes-

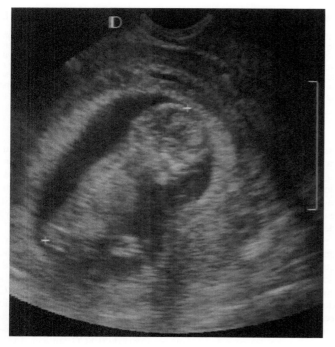

FIG. 21.14 Comprimento craniocaudal de 55 mm em uma gestação de 12 semanas.

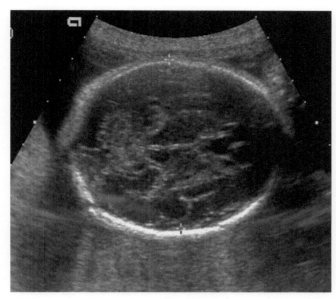

FIG. 21.15 Diâmetro biparietal (DBP) que mede 6,9 cm. Ultra-sonografia transaxial ao nível do tálamo. O DBP é medido da tábua externa anteriormente até a tábua interna posteriormente (cursores).

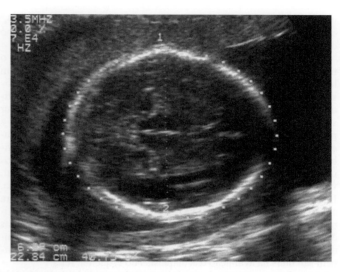

FIG. 21.16 Circunferência cefálica que mede 22 cm na 25.ª semana de gestação. A medida é obtida ao redor da periferia externa da cabeça no mesmo nível em que se obtém o diâmetro biparietal (cursores).

QUADRO 21.2 Idade Menstrual Baseada no Diâmetro Biparietal

Idade Menstrual (semanas)	Diâmetro Biparietal (mm)		
	Kurtz e Colaboradores 1974	Hadlock e Colaboradores 1982	Shepard & Filly 1982
14	26	27	28
15	29	30	31
16	33	33	34
17	36	37	37
18	40	40	40
19	43	43	43
20	46	46	46
21	50	50	49
22	53	53	52
23	56	56	55
24	59	58	57
25	61	61	60
26	64	64	63
27	67	67	65
28	70	70	68
29	72	72	71
30	75	75	73
31	77	77	76
32	79	79	78
33	82	82	80
34	84	84	83
35	86	86	85
36	88	88	88
37	90	90	90
38	92	91	92
39	94	93	95
40	95	95	97

De Kurtz AB, Wapner RJ, Kurtz RJ et al.: Analysis of biparietal diameter as an accurate indicator of gestational age. *J Clin Ultrasound* 8:319, 1980; Hadlock FP, Deter RL, Harrist RB, et al.: Fetal biparietal diameter: A critical reevaluation of the relation to menstrual age by means of real-time ultrasound. *J Ultrasound Med* 1:97, 1982; Shepard M e Filly RA: A standardized plane for biparietal diameter measurement. *J Ultrasound Med* 1:145, 1982.

QUADRO 21.3 Idade Menstrual Baseada no Comprimento do Fêmur

Idade Menstrual (semanas)	Comprimento do Fêmur (mm)	
	Jeanty & Romero	Hadlock e Colaboradores
12	8	08
13	11	11
14	14	15
15	17	18
16	20	21
17	23	24
18	25	27
19	28	30
20	31	33
21	34	36
22	36	39
23	39	42
24	42	44
25	44	47
26	47	49
27	49	52
28	52	54
29	54	56
30	56	58
31	59	61
32	61	63
33	63	65
34	65	66
35	67	68
36	68	70
37	70	72
38	71	73
39	73	75
40	74	76

De Jeanty P e Romero R: *Obstetrical Ultrasound*, p. 233, New York, McGraw Hill, 1984; Hadlock FP, Harrist RB, Deter RL, et al.: Femur lenght as a prediction of menstrual age: Sonographically measured. *AJR Am R Roentgenol* 138:875, 1982.

tres, com um limite de confiança de 95% de ± uma semana entre a 14.ª e 22.ª semana.[164] Tal medida é mais facilmente obtida com um aparelho de tempo real (Fig. 21.17).

O osso ilíaco é o mais fácil de ser encontrado. Após encontrá-lo, o transdutor deve ser rodado anteriormente, até que seja identificado um longo eco brilhante, o que permite medir todo o comprimento da diáfise ossificada do fêmur. Múltiplas imagens das medidas devem ser obtidas, até que uma estimativa confiável do maior comprimento do fêmur seja conseguida. Nos aparelhos de tempo real e de alta resolução, é possível identificar as epífises femoral distal e tibial proximal na gestação em estágio mais avançado.[42] A epífise femoral distal e a epífise tibial proximal são os padrões radiológicos mais amplamente utilizados na estimativa da idade gestacional. A epífise femoral distal é, em geral, visível na 36.ª à 37.ª semana, e a epífise tibial proximal na 38.ª semana. Entretanto, existe uma variação normal ampla, de 32 a 38 semanas para a epífise femoral distal e de 33 a 41 semanas para a epífise tibial proximal.[188] Os gráficos que relacionam os comprimentos ultra-sonográficos do úmero, da ulna e da tíbia com a idade gestacional[112] são úteis, quando é difícil obter o comprimento exato do fêmur. Esses gráficos também são úteis na avaliação das displasias do esqueleto fetal.

A medida da circunferência abdominal do feto é obtida ao nível do estômago e da porção intra-hepática da veia umbilical (Fig. 21.18). Essa medida pode ser calculada como o comprimento do perímetro externo do abdome (em geral, realizado automaticamente na maioria dos aparelhos com uma elipse) ou pela fórmula que utiliza dois diâmetros ortogonais:

circunferência abdominal = 1,57
× (diâmetro ântero-posterior + diâmetro transverso).

A determinação da idade gestacional nem sempre é fácil. O radiologista precisa ser tecnicamente competente para obter a imagem adequada e a medida apropriada. Algumas vezes, a posição do feto compromete a obtenção da imagem ideal, e isto precisa ser levado em consideração, quando o valor de um único parâmetro vai ser julgado. Os seguintes parâmetros devem ser utilizados: (1) a variação normal de qualquer parâmetro biológico medido aumenta geralmente com a idade gestacional; (2) o comprimento craniocaudal no primeiro trimestre fornece a estimativa mais precisa da idade gestacional; e (3) a idade menstrual média, calculada a partir das medidas do DPB, da circunferência cefá-

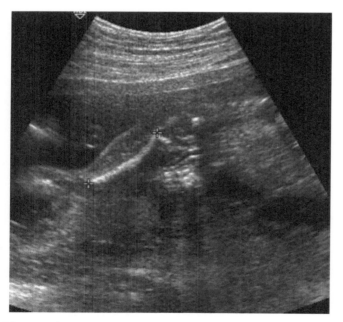

FIG. 21.17 Fêmur com 2,9 cm de comprimento de um feto de 19 semanas. Os cursores mostram a medida correta.

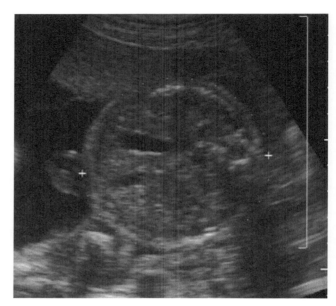

FIG. 21.18 A circunferência abdominal é medida ao nível da porção intra-hepática da veia porta. Esta medida de 35 cm de um feto de 25 semanas foi obtida com o uso da elipse eletrônica disponível neste aparelho.

lica, da circunferência abdominal e do comprimento do fêmur, é precisa em ± uma semana da 16.ª a 26.ª semana e em ± duas a três semanas da 26.ª semana até o termo. Entretanto, é preciso ter certeza de que as medidas utilizadas para calcular a idade gestacional foram obtidas em imagens adequadamente orientadas e que essas medidas foram determinadas de forma acurada. As medidas dos diferentes parâmetros físicos que correspondem a um período de uma a duas semanas, dependendo da idade gestacional, aumentam o nível de confiança.

Avaliação do Feto

Os aperfeiçoamentos técnicos e a proliferação do equipamento ultra-sonográfico na última década melhoraram muito a avaliação do desenvolvimento fetal, permitindo a identificação de muitas anormalidades morfológicas do feto. A ultra-sonografia pode fornecer uma análise detalhada da anatomia fetal desde o início da gravidez e, com a ultra-sonografia em tempo real, é possível monitorizar as atividades fetais, como a respiração, deglutição, movimentos motores grosseiros e finos, além da atividade cardíaca.

Consideremos os seguintes aspectos do desenvolvimento fetal normal. Conforme já mencionado, graças à ultra-sonografia transvaginal um pólo fetal pode ser precocemente identificado por volta da quinta semana menstrual. O movimento de tremulação da atividade cardíaca fetal deve ser visibilizado na ultra-sonografia transvaginal, em tempo real de todos os embriões com comprimento craniocaudal ≥ 5 mm.[115] Entre cinco e 10 semanas, é possível identificar uma pequena estrutura cística no líquido coriônico separado do pólo fetal (Fig. 21.19). Este é o saco vitelino, o local da formação sangüínea inicial, que contribui para o desenvolvimento do trato gastrintestinal, estrutura normal que não deve ser confundida com uma anomalia.

No final do primeiro trimestre, a maior parte da anatomia intracraniana é visível, particularmente com o estudo transvaginal. A maior parte da calota craniana é preenchida com grandes ventrículos cheios de líquido, circundados por pequeno volume de cérebro primitivo liso. À medida que o cérebro se desenvolve durante a gestação, ocorre o aumento progressivo do volume de tecido cerebral e uma redução relativa no tamanho dos ventrículos. Os plexos coróides ecogênicos são estruturas proeminentes no início do desenvolvimento do cérebro do feto e diminuem gradualmente de tamanho relativo com o avanço da idade gestacional. A melhor medida do tamanho dos ventrículos é o diâmetro transversal do átrio ventricular, que deve medir 10 mm ou menos du-

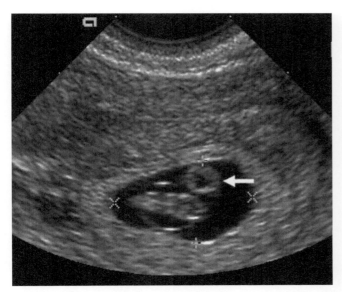

FIG. 21.19 Projeção ampliada de um saco gestacional de sete semanas com um embrião de comprimento craniocaudal de 9 mm circundado por uma fina membrana do âmnio em desenvolvimento. Anterior ao embrião, há um pequeno saco vitelino (*seta*).

rante a gravidez (Fig. 21.20).[73] O átrio é a área na base do corno occipital onde ele encontra o corno temporal e o corpo do ventrículo. Com essa medida, é possível reconhecer 93% dos defeitos do tubo neural, porque a ventriculomegalia é um achado significativo e quase sempre presente. Para detectar mais 4% dos defeitos do tubo neural, é preciso obter imagens da fossa posterior, cerebelo e cisterna magna (Fig. 21.21). A cisterna deverá ser considerada dentro dos limites da normalidade, se tiver entre 2 e 11 mm. A má-formação de Chiari II, associada à espinha bífida, mostra cisterna estreitada (< 2 mm) e cerebelo achatado ou em forma de banana.

É importante observar a face do feto durante a avaliação fetal completa realizada na 18.ª a 20.ª semana. A incidência coronal do nariz e da boca é fundamental para descartar a possibilidade de fenda labial unilateral ou bilateral, incidência fácil de obter e de grande valor diagnóstico. O corte mesossagital da face, boca e queixo ajuda a excluir anomalias, como a micrognatia ou macroglossia (Fig. 21.22).

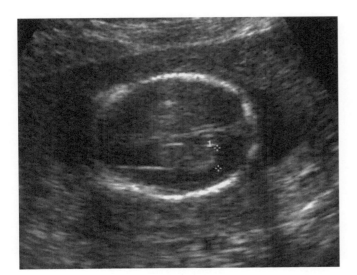

FIG. 21.20 Ultra-sonografia transaxial da cabeça do feto ao nível do átrio do ventrículo lateral. O plexo coróide ecogênico visibilizado entre os cursores mede 6 mm.

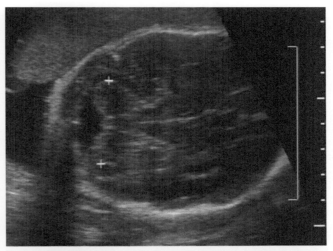

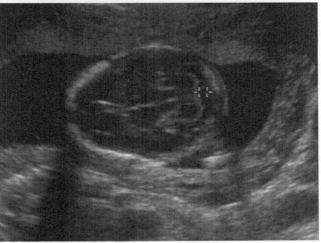

FIG. 21.21 A: Ultra-sonografia transversal da fossa posterior e cerebelo de um feto de 30 semanas. Os dois hemisférios cerebelares são medidos como o diâmetro transcerebelar de 32 mm. Entre os hemisférios, observa-se o verme cerebelar normal, discretamente mais ecogênico. **B:** Esta ultra-sonografia transaxial da cabeça de um feto com 12 semanas revela cisterna magna normal que mede 5 mm.

No início do segundo trimestre, o coração do feto é reconhecido como uma estrutura distinta, contrátil e cheia de sangue. No meio do segundo trimestre, as câmaras (Fig. 21.23) e as válvulas cardíacas podem ser identificadas e estudadas com ecocardiografia fetal do modo-M e bidimensional. Os pulmões do feto aparecem como estruturas sólidas no tórax com ecogenicidade maior do que a do fígado ou baço até o final da gestação.

À medida que o feto começa a deglutir líquido amniótico, seu estômago torna-se visível como uma estrutura cística no quadrante superior esquerdo (Fig. 21.24). Essa estrutura pode ser visibilizada na 14.ª semana, devendo ser observada sistematicamente após 16 a 18 semanas. A porção remanescente do intestino fetal é relativamente ecogênica e parece sólida. Próximo ao termo, o cólon cheio de mecônio torna-se mais sonotransparente, contendo ecos delicados de baixo nível. Um ponto importante a ser identificado no abdome do feto é o trajeto da veia umbilical, quando esta penetra no seio portal (Fig. 21.25). A imagem transversal do abdome fetal é importante na avaliação do crescimento somático, discutido adiante. A veia umbilical não deve ser confundida com a vesícula biliar fetal, que pode ser visibilizada mais tarde no segundo trimestre.

Os rins fetais podem ser identificados desde a 15.ª semana de gestação.[132] É mais importante documentar a função renal pela identificação da bexiga urinária cheia de líquido na pelve. A bexiga pode ser visibilizada desde a 14.ª semana de gestação e sempre deve ser identificada após 18 semanas de gestação (Fig. 21.26). A bexiga fetal poderá

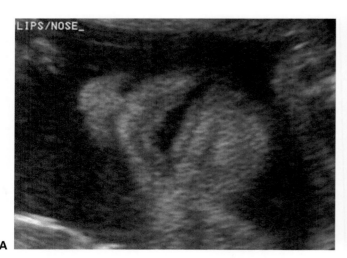
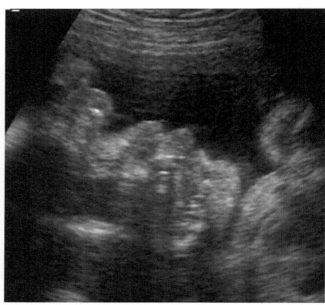

FIG. 21.22 A: Ultra-sonografia, corte coronal, da face de um feto de 28 semanas que mostra o nariz e os lábios com a boca aberta. Esta projeção descarta a possibilidade de fenda labial. **B:** Ultra-sonografia, corte mesossagital, do mesmo feto que mostra a boca aberta, mas com a língua para fora. Como evento transitório, é sinal de irreverência, mas, quando prolongado, pode indicar macroglossia associada a anormalidades cromossomiais.

esvaziar-se por um período de 30 minutos a duas horas, se não for visibilizada no início do exame, devendo o feto ser examinado a cada 30 a 45 minutos até a identificação da bexiga urinária.

A coluna vertebral do feto costuma ser visibilizada no plano coronal, para avaliar os espaços entre os pedículos por toda a extensão da coluna vertebral (Fig. 21.27). Afora a imagem normal em leque na região cervical, nenhum alargamento localizado deve ocorrer. Se houver alargamento, será necessário descartar a possibilidade de espinha bífida. A coluna vertebral também é avaliada pelo plano posterior do feto, corte sagital, à procura de massas, como a meningomielocele, ou ausência de processos espinhosos. Finalmente, cada segmento deve ser examinado no plano transversal, para avaliar se os elementos posteriores estão indo uns de encontro aos outros; quando divergentes, são sinal de espinha bífida.

A visibilização das mãos e dos pés do feto é fundamental durante o exame de rotina realizado com 18 a 20 semanas de idade menstrual, podendo eles ser visibilizados mais cedo, porém, nessa ocasião, são observados e devem ser contados, para assegurar o número correto de membros e dedos. A mão que abre é normal, enquanto aquela que permanece fechada pode indicar uma anormalidade cromossomial. Também é possível procurar dedos extras ou sobrepostos ou fundidos. A pesquisa fetal completa com exame adequado de todos os membros exige habilidade, paciência e equipamento de qualidade (Fig. 21.28).

A aorta fetal pode, em geral, ser visibilizada a partir de cerca de 16 semanas. Com os aparelhos de alta resolução, os principais ramos, como as artérias ilíaca, braquiocefálica e carótida, podem ser observados (Fig. 21.29).

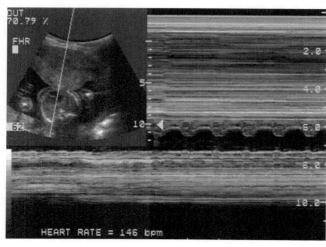

FIG. 21.23 Ultra-sonografia, corte transversal, através do coração de um feto de 20 semanas. A linha do cursor passa através do coração, e o traçado em modo-M mostra a freqüência cardíaca (*heart rate*) fetal de 146 batimentos por minuto.

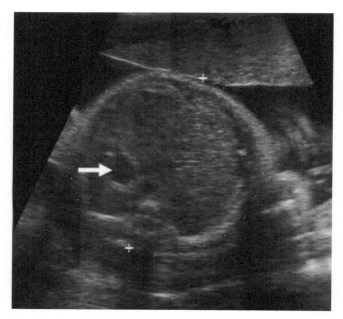

FIG. 21.24 Ultra-sonografia, corte transversal, através da porção superior do abdome de um feto de 32 semanas. O fígado ecogênico é visibilizado enchendo o lado direito do abdome, e o estômago cheio de líquido (*seta*) situa-se à esquerda.

DIAGNÓSTICO POR IMAGEM EM OBSTETRÍCIA E GINECOLOGIA   635

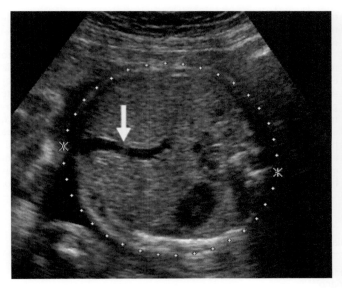

FIG. 21.25 Ultra-sonografia, corte transversal, através da porção superior do abdome e fígado que mostra a veia umbilical (seta) tornando-se parte da veia porta.

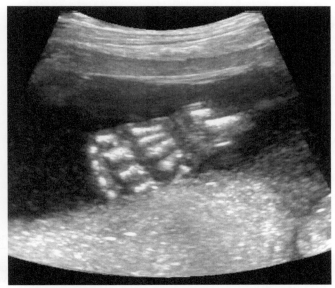

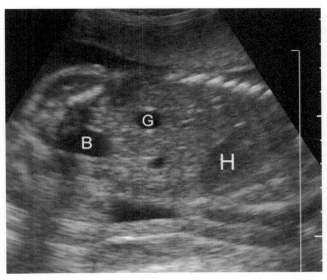

FIG. 21.26 Ultra-sonografia, corte coronal, do tronco de um feto de 22 semanas que mostra o coração (H), a vesícula biliar (G) e a bexiga urinária (B).

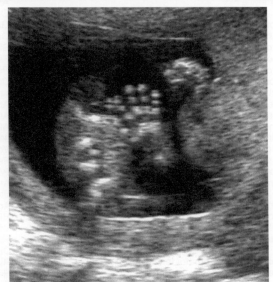

FIG. 21.28 A: Ultra-sonografia do pé de um feto de 21 semanas obtida com técnica de corte espesso, para mostrar todos os metatarsos e falanges. B: Ultra-sonografia convencional da mão de um feto de 16 semanas. Os ossos ecogênicos dos quirodáctilos e do polegar encontram-se abertos. Este é um aspecto normal.

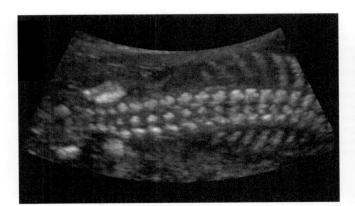

FIG. 21.27 Ultra-sonografia, corte coronal, da coluna vertebral de um feto de 20 semanas. À esquerda, encontra-se a espinha sacral, com o sacro ecogênico visibilizado nos lados. Os pedículos e os corpos vertebrais são observados juntos, porque este é um corte espesso especial com aspecto tridimensional. Normalmente, seriam visibilizados apenas os pedículos ou os corpos vertebrais em um plano. À direita, encontram-se a espinha torácica e seis costelas inferiores.

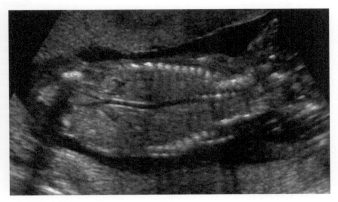

FIG. 21.29 Ultra-sonografia, corte coronal, do tronco de um feto de 16 semanas que mostra as porções torácica e abdominal da aorta, assim como as artérias ilíacas comuns.

A discussão sobre o diagnóstico ultra-sonográfico das anomalias fetais encontra-se além do escopo deste capítulo. O Quadro 21.4 relaciona algumas anomalias diagnosticadas e fornece referências para os textos que as descrevem. O volume de líquido amniótico é um indicador importante sobre a presença de uma possível anomalia fetal. Anormalidades abertas do tubo neural, defeitos obstrutivos do trato gastrintestinal proximais à porção distal do intestino delgado, algumas displasias do esqueleto fetal e certos defeitos cardíacos são anormalidades fetais associadas a poliidrâmnio (volume aumentado de líquido amniótico). Anomalias genitourinárias obstrutivas e agenesia dos rins são associadas a oligoidrâmnio (redução acentuada do líquido amniótico). A presença de poliidrâmnio ou de oligoidrâmnio não constitui uma indicação definitiva de anomalia fetal, porque o poliidrâmnio pode ser idiopático ou associado a diabete materno, incompatibilidade de Rh ou gestações múltiplas.[2] Graus variados de oligoidrâmnio podem ser o resultado da ruptura prematura das membranas ou decorrer de um feto de crescimento retardado com estrutura íntegra.

A ultra-sonografia é extremamente útil na avaliação do crescimento fetal.[108] Os fetos com crescimento retardado exibem taxas de morbidade e mortalidade neonatal muito mais altas. O retardo do crescimento intra-uterino (RCIU) pode ser oriundo de causas maternas, como diabete grave, doença renal, hipertensão ou abuso de drogas, ou ser decorrente de anormalidades fetais primárias, como anomalias congênitas, anormalidades cromossomiais ou infecção congênita. Anormalidades placentárias primárias também podem resultar em RCIU. Em geral, as causas maternas e as anormalidades primárias da placenta resultam em insuficiência placentária, levando a RCIU assimétrico. As anormalidades fetais primárias resultam, em geral, em um RCIU simétrico.

QUADRO 21.4 Anomalias Fetais[14,69,105,162,186]

Sistema nervoso central
 Hidrocefalia[34,41,46,160,173,176]
 Microcefalia[41,126]
 Anencefalia[34,54]
 Encefalocele[157]
 Holoprosencefalia[34,37,74]
 Hidranencefalia[48,89]
 Síndrome de Dandy-Walker[56]
 Teratoma[107]
 Síndrome de Meckel-Gruber[90]
 Hemorragia intracraniana[149]
 Espinha bífida[32,49,73,86]
 Diastematomielia[190,224]
 Agenesia do corpo caloso[19]
 Porencefalia[211]
 Esquinzecefalia[123]
 Cisto aracnóide[66]
 Cisto do plexo coróide[46,194]
 Hemorragia intracraniana[150]
 Aneurisma da veia de Galeno[44]
Pescoço
 Higroma cístico[170]
 Teratoma[166]
 Bócio[10]
 Hemangioma[94]
Tórax
 Má-formação adenomatóide cística[5,113,193]
 Hérnia diafragmática[43]
 Derrame pleural[23]
 Quilotórax[55]
 Cisto broncogênico[1]
 Seqüestro[183]
 Coração[60,199]
 Bloqueio atrioventricular congênito[191]
 Ventrículo único[122,169]
 Holoacardia[133]
 Ectopia cardíaca[220,225]
 Derrame pericárdico[61]
 Taquicardia supraventricular[103]
 Coarctação da aorta[188]
 Insuficiência cardíaca congestiva[120]
 Defeitos septais[120,188]
 Tetralogia de Fallot[120,188]
 Valvulopatia[120,122]
 Coração direito hipoplásico[121]
 Tumor intracardíaco[62]
 Hidropsia fetal[77]
 Ecocardiografia[143]
 Defeitos estruturais[6]
Cromossômicas
 Síndrome de Down[9,163]
 Síndrome de Turner[30,180]
 Triploidia[39]
 Trissomia do 19[40]
 Trissomia do 18[20,104]
 Trissomia do 13[88]

Abdome
 Cisto coledociano[63]
 Cisto ovariano[111]
 Ascite[98]
 Onfalocele[84,179]
 Gastrosquise[92]
 Colelitíase[16]
 Síndrome de Beckwith-Wiedemann[80,216]
 Fibrose cística[155]
 Peritonite meconial[82]
 Complexo parede corporal-membro[167]
Gastrintestinais[227]
 Atresia esofágica[71,174]
 Atresia duodenal[25]
 Atresia anal[12]
 Íleo meconial[57]
 Vólvulo[11]
 Pseudocisto meconial[130]
 Pâncreas anelar[22]
 Atresia do jejuno[200]
Genitourinárias
 Agenesia renal[68]
 Hidronefrose[7]
 Válvulas da uretra posterior[4,13]
 Estenose uretral[115]
 Displasia renal[4,70]
 Rim policístico infantil[96]
 Hidrocele[67]
 Rim policístico do adulto[141]
Genitourinárias
 Síndrome de Meckel-Gruber[80]
 Megaureter primário[58]
 Sirenômelo[175]
 Síndrome do ventre em ameixa[47]
 Cistos[81]
Esqueléticas
 Nanismo tanatofórico[106]
 Sirenômelo[149]
 Displasia condroectodérmica[140]
 Nanismo diastrófico[143]
 Displasia camptomélica[106]
 Osteogênese imperfeita[5]
 Síndrome de trombocitopenia com ausência do rádio[138]
 Acondroplasia[75]
 Acondrogenesia[75]
 Síndrome de Jeune[187]
 Artrogripose[85]

O RCIU simétrico pode ser diferenciado do RCIU assimétrico pela relação entre a circunferência cefálica e a circunferência abdominal. A medida da circunferência cefálica é obtida na mesma imagem utilizada para o DBP. A circunferência abdominal é medida em uma imagem transversal do abdome superior através do fígado, ao nível da veia umbilical. Normalmente, essa relação é maior do que 1 até cerca de 34 a 36 semanas, quando a circunferência abdominal se torna maior que a circunferência cefálica por causa da deposição de maiores volumes de gordura subcutânea. No RCIU assimétrico, a forma mais comum, ocorre a preservação do crescimento do sistema nervoso central (SNC) em detrimento do crescimento somático. No RCIU simétrico, verifica-se a redução proporcional do crescimento da cabeça e do corpo do feto. Variações normais da relação circunferência cefálica-circunferência abdominal foram compiladas para vários estágios da gestação.[33]

Além da relação da circunferência cefálica-abdominal, o peso fetal pode ser estimado. Várias fórmulas complicadas foram delineadas, utilizando o DBP, o comprimento do fêmur, a circunferência abdominal e outros fatores. Um gráfico útil, compilado por Hadlock e colaboradores,[97] estima o peso fetal com uma precisão de ± 15% a 18% a partir do DBP, da circunferência abdominal e do comprimento do fêmur. Um quadro de pesos é utilizado para estimar o décimo, qüinquagésimo e nonagésimo percentis.[67] As medidas anteriormente descritas também podem ser utilizadas para quantificar a velocidade do crescimento fetal. Quando necessário, exames seriados a intervalos de duas a três semanas permitem plotar a curva de crescimento para um feto individual. A RM pode ser útil na identificação do RCIU. Os fetos com retardo de crescimento apresentam uma redução acentuada de gordura corporal, que pode ser identificada na RM.[131]

A ultra-sonografia em tempo real permite avaliar o bem-estar fetal através da documentação da atividade cardíaca. Este perfil biofísico ultra-sonográfico inclui a avaliação das variações na freqüência cardíaca fetal, nas atividades respiratórias do feto, na atividade motora fina e grosseira, no tônus fetal e no volume de líquido amniótico.[142,210] Vários índices fornecem informações úteis para o obstetra, que precisa decidir se o ambiente intra-uterino do feto se tornou hostil ao invés de protetor.

A ultra-sonografia com Doppler é a técnica pela qual o fluxo sangüíneo nos vasos é mostrado como uma imagem colorida, superposta à imagem anatômica em tons de cinza de alta resolução. O sinal Doppler pode ser gerado por transdutores com múltiplos cristais, sendo mostrado em tempo real, simultaneamente à imagem em tons de cinza. Estes sinais podem ser mostrados como imagens com Doppler em cores, que revelam a velocidade e a direção, imagens Doppler modo energia, que mostram uma velocidade muito lenta, mas não a direção e as imagens Doppler espectrais, que revelam o padrão de velocidade da onda. A ultra-sonografia com Doppler é cada vez mais utilizada para auxiliar a avaliação do bem-estar fetal mediante a avaliação não-invasiva do fluxo sangüíneo fetoplacentário e uteroplacentário.[50] Embora as medidas diretas da velocidade possam ser obtidas a partir dos vasos fetais, como as artérias carótida e aorta, a análise do traçado Doppler é a técnica mais comumente utilizada. Vários índices podem ser utilizados para quantificar o traçado Doppler, tais como o índice de resistência, o índice de pulsatilidade e a relação sístole-diástole (S-D).[35] Hoje em dia, as medidas mais comumente obtidas são a relação entre a velocidade na sístole máxima e a velocidade na diástole final (relação S-D) e o índice de pulsatilidade na porção média da artéria umbilical. Foram observadas variações da relação normal em vários estágios da gravidez, mas a relação S-D e o índice de pulsatilidade costumam diminuir com a idade gestacional.[4] Relações S-D da artéria umbilical anormalmente elevadas foram associadas a RCIU, pré-eclâmpsia, incompatibilidade de Rh, descolamento da placenta e doença materna grave.[35] O fluxo sangüíneo ausente ou revertido na diástole é associado a maior risco de morbidade e mortalidade fetais.

Morte Fetal

Têm sido descritos sinais radiológicos associados à morte fetal intra-uterina. Sobreposição dos ossos do crânio (sinal de Spalding), curvatura acentuada da coluna vertebral do feto e gás no sistema circulatório fetal são os sinais mais facilmente reconhecidos. O exame ultra-sonográfico substituiu os exames radiológicos nos casos de suspeita de morte fetal.[171]

A documentação da ausência de atividade cardíaca fetal e da ausência de movimento dos membros constitui, atualmente, a forma mais sensível de detectar a morte fetal. Pode-se confiar em um exame tecnicamente satisfatório, capaz de visibilizar o tórax fetal de modo não-invasivo. O equipamento de ultra-sonografia em tempo real que existe atualmente deve ter velocidade adequada à visibilização da atividade cardíaca fetal, se presente. O movimento cardíaco pode ser registrado com modo-M, que mostra o movimento do coração por um período de segundos, ou com Doppler em cores, para detectar o movimento ou fluxo sangüíneo (veja a Fig. 21.23). Os fetos possuem períodos de inatividade relativa, nos quais não ocorre o movimento dos membros ou do tronco. Entretanto, os exames repetidos por um período de 15 a 60 minutos sem movimento documentado dos membros do feto ou da atividade cardíaca fetal são indicativos, se não diagnósticos, de morte fetal. É útil tentar estimular o feto com baloteamento manual da parede abdominal anterior, que envia uma "onda de choque" através do líquido amniótico e pode ajudar a estimular o feto, sobretudo aquele muito pequeno. Alguns dias após a morte do feto, sua pele fica edematosa, e as alterações na anatomia tornam-se óbvias (Fig. 21.30). Edema fetal evidente também pode ser observado nos fetos hidrópicos vivos, embora de risco. Observam-se achatamento e sobreposição dos ossos do crânio do feto com dissolução da anatomia intracraniana. É difícil definir a anatomia interna do tronco. Após algumas semanas, a anatomia do feto apresenta-se acentuadamente distorcida, e o feto pode aparecer como uma estrutura ecogênica maldefinida de difícil identificação, exceto pelo crânio deformado.

A Placenta

Espessamento na reação decidual pode ser identificado em torno da sétima à oitava semana menstrual como o local da formação inicial da placenta. Pela 10.ª semana, tal localização encontra-se claramente definida, e, ao final do primeiro trimestre, a placenta é identificada como uma estrutura distinta. No início do segundo trimestre, o âmnio e o cório fundem-se para formar a superfície fetal lisa da placenta, denominada *placa coriônica*, identificada como uma linha brilhante ou ecogênica na interface do tecido placentário e no líquido amniótico. A interface da placenta e do miométrio é muito menos bem definida, sobretudo na implantação anterior. Esta região da placa basal da placenta une-se ao miométrio, discretamente mais hipoecóico. As veias basais de drenagem podem, em geral, ser visibilizadas como estruturas reticulares próximas à interface da placenta e do miométrio (Fig. 21.31). As ultra-sonografias com Doppler em cores podem ser utilizadas para realçar as referidas veias.

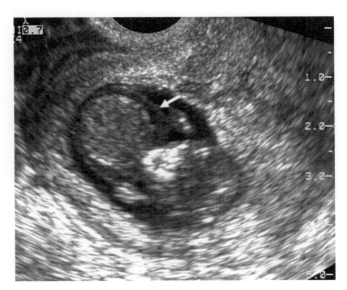

FIG. 21.30 Esta ultra-sonografia, corte coronal, de um feto morto de 10 semanas mostra edema acentuado (*seta*) da pele ao redor da cabeça e do pescoço.

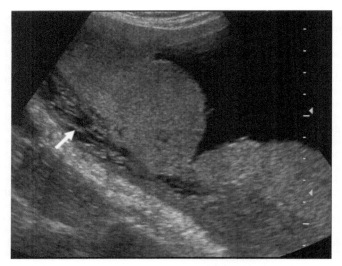

FIG. 21.31 Placenta. Ultra-sonografia, corte transversal, de uma placenta lateral em uma gestação de 30 semanas. A placa basilar é bem-visibilizada, com veias basilares normais (*seta*).

Os infartos placentários são visibilizados no exame histopatológico, mas não são reconhecidos na ultra-sonografia, a menos que estejam associados a hemorragia.[197] Infartos pequenos são comuns a termo. Só ocorrerá uma perda apreciável da função, se houver infarto superior a 30% do volume da placenta.

A causa mais comum de sangramento vaginal no segundo e no terceiro trimestre é a placenta prévia (Fig. 21.33). O exame ultra-sonográfico substituiu todas as outras técnicas de imagem na avaliação de uma possível placenta prévia. A relação entre a placenta e a região do orifício cervical interno pode ser identificada pela bexiga materna distendida ou as abordagens transperineal, translabial ou transvaginal,[192] as duas últimas realizadas com a bexiga materna vazia. Estas duas abordagens são preferidas, quando não é possível avaliar a posição da borda placentária distal em relação ao orifício interno. É importante estudar as

O aspecto da placenta muda, à medida que a gravidez evolui. A placenta começa como uma estrutura marginada lisa com padrão de ecos homogêneo e delicado, mais ecogênico que o miométrio adjacente. À proporção que a placenta amadurece, a superfície fetal desenvolve ondulações, e o padrão dos ecos internos torna-se mais heterogêneo. É possível identificar áreas hipoecóicas que representam a deposição de fibrina subcoriônica, "lagos" maternos ou deposição de fibrina perivilosa, trombose intervilosa ou cistos septais, achados que não têm importância clínica, sendo observados em mais de 25% das placentas. Os cistos septais, a deposição de fibrina perivilosa e a trombose intervilosa têm aspecto ultra-sonográfico semelhante. Ecos brilhantes, com ou sem sombras acústicas associadas, podem ser visibilizados com deposição de cálcio. Os depósitos de cálcio são encontrados basicamente na placa basal e placas, não tendo importância clínica ou patológica comprovada.[199] O grau de calcificação aumenta após 29 semanas de idade menstrual, aparecendo em mais de 50% das placentas a termo (Fig. 21.32).

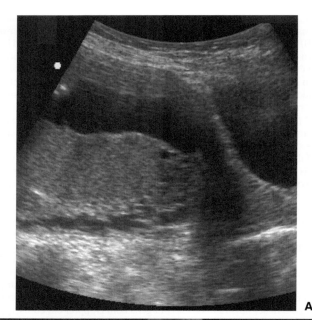

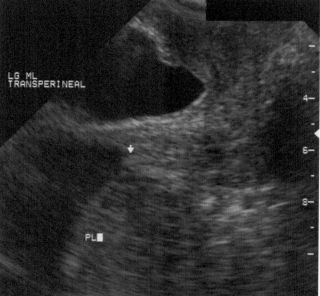

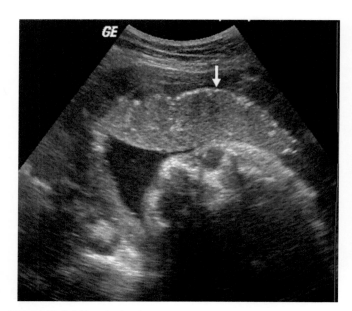

FIG. 21.32 Calcificação da placenta em uma gestação de 36 semanas. As densidades calcificadas focais são visibilizadas na camada basilar e nos septos entre os cotilédones.

FIG. 21.33 Ultra-sonografias, corte mesossagital, do segmento uterino inferior de uma gestação de 28 semanas com sangramento vaginal. **A:** Ultra-sonografia transabdominal que mostra placenta de baixa localização; a relação exata entre a borda distal e o orifício interno não pode ser determinada. **B:** Ultra-sonografia transperineal com a bexiga quase vazia que revela o orifício interno (*seta*) e placenta posterior (PL), indo a borda da placenta em direção ao orifício, mas não cruzando-o.

pacientes antes e após a micção, porque a bexiga distendida comprime o segmento uterino inferior, juntando as paredes anterior e posterior, e pode criar uma falsa placenta prévia devido à "posição" incorreta do orifício cervical interno. O colo uterino mede, em geral, apenas 3,5 cm de comprimento, enquanto um segmento inferior colapsado dá o aspecto de um colo do útero muito longo (Fig. 21.34). Os exames realizados no segundo trimestre freqüentemente exibem placenta prévia aparente, mas a incidência dessa condição na gestação a termo é muito mais baixa (0,5%).[38,53] Tal fenômeno de mudança aparente na posição da placenta com o avanço da idade gestacional é, com freqüência, denominado migração placentária. Provavelmente, representa a velocidade de crescimento diferencial do segmento uterino inferior, mais tarde, na gestação (Fig. 21.35).[119] As pacientes com suspeita de placenta prévia identificada no início da gestação devem ser observadas antes da data prevista do parto, para identificar a localização da placenta. Além disso, devem ser submetidas a ultra-sonografia translabial ou transvaginal, para identificar, de forma mais precisa, a posição da borda placentária distal. Quando a placenta se superpõe ao orifício interno em mais de 10 mm, o risco de placenta prévia no parto é de 100%.[131] A incidência verdadeira de placenta prévia entre 15 e 20 semanas é de apenas 1,1%, conforme detectado pela ultra-sonografia transvaginal, e apenas 14% deste percentual persistiu até o parto.

Uma paciente com descolamento da placenta tem, tipicamente, sangramento vaginal doloroso. O descolamento da placenta é muito menos comum que a placenta prévia, e nas ultra-sonografias pode ser identificado como uma transparência retroplacentária que representa coágulo sangüíneo entre a placenta e o miométrio, ou como uma estrutura ecogênica no líquido amniótico que constitui um coágulo extramembranoso.[196] A hemorragia aguda é hiperecóica ou isoecóica em comparação à placenta, e as hemorragias que ocorreram há uma a duas semanas são sonotransparentes (Fig. 21.36).[158] As alterações ultra-sonográficas, conforme descritas, *raramente* são encontradas nos casos de descolamento da placenta. Pelo menos em algumas pacientes, o espaço ecotransparente típico desaparece, à medida que o sangue é drenado pela abundante rede venosa. O diagnóstico pode ser realizado pela observação de hipersensibilidade acentuada do útero no local da implantação da placenta, com ou sem um espaço ecotransparente.

A placenta pode parecer visivelmente aumentada com espaços císticos na presença de mola hidatiforme, parcial ou completa. Uma mola completa não tem feto associado, sendo uma grande massa ecogênica amorfa, amiúde com pequenos cistos e relativamente avascular. Se houver um feto com uma mola em uma gestação única, então esta será uma mola parcial, e o feto terá cariótipo triplóide (69 cromossomos), sendo anormal.

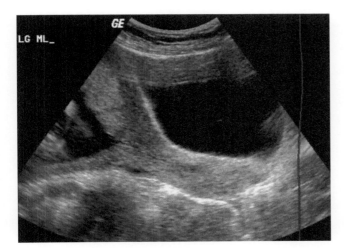

FIG. 21.34 Ultra-sonografia, corte mesossagital, do segmento uterino inferior em uma gestação de 20 semanas. Há placenta anterior que parece recobrir o orifício cervical interno. Esta é uma falsa placenta prévia causada pela bexiga urinária cheia que comprimiu o segmento inferior, criando um "colo uterino" com 10 cm de comprimento.

Grande para a Idade Gestacional (GIG)

O exame ultra-sonográfico pode ser extremamente útil na avaliação das pacientes com achado clínico de um útero maior no exame físico do que o esperado para a idade gestacional estimada. Provavelmente, o achado mais freqüente neste quadro clínico é um feto único normal, mas de idade gestacional avançada, comparado à lembrança da paciente sobre sua história menstrual. A discrepância ocorre, em geral, com intervalos de quatro semanas e reflete uma história menstrual imprecisa.

A gestação múltipla é outro achado freqüente, quando o útero é grande em relação às datas fornecidas. A ultra-sonografia pode identificar facilmente fetos múltiplos. É importante relacionar os parâmetros individuais de tamanho (DBP, circunferência cefálica, comprimento do fêmur e circunferência abdominal) para cada feto, porque os gêmeos correm maior risco de RCIU. O crescimento discordante também pode estar associado à síndrome de transfusão intergemelar, com anastomose arteriovenosa intraplacentária em um único cotilédone compartilhado.[45] Esta síndrome é observada em 15% a 20% das gestações gemelares monozigóticas e pode resultar em um gêmeo doador de crescimento retardado e em um gêmeo receptor hidrópico.[27] A taxa de mortalidade perinatal para todas as gestações gemelares é cinco a 10 vezes a das gestações de feto único.[195] Os gráficos de crescimento fetal utilizados para as gestações de feto único só são acurados nas gestações gemelares até 30 a 34 semanas; depois disso, o crescimento dos fetos gêmeos alentece.[93] Os gêmeos são, em geral, menores, têm peso ao nascimento mais baixo do que o feto único e seu parto ocorre mais cedo, por volta da 37.ª semana. No primeiro trimestre, é possível determinar a corionicidade e a amnionicidade com quase 100% de certeza,[127] porém no segundo e terceiro trimestres é mais difícil. Duas placentas indicam gêmeos dicoriônicos diamnióticos (DCDA), mas 50% destes gêmeos têm uma única placenta fundida. Nos gêmeos com uma única placenta, é importante identificar a presença ou ausência de uma membrana interposta, porque as gestações gemelares monocoriônicas monoamnióticas produzem a taxa de mortalidade fetal mais elevada. Uma membrana espessa é indicativa de gestação gemelar DCDA, sendo um sinal confiável até a 22.ª semana de gestação.[206] Também será importante identificar a membrana interposta, se a amniocentese for realizada, de forma que seja coletada amostra do líquido amniótico de cada saco amniótico.

A presença de massa pélvica também pode criar a impressão de um útero maior do que o esperado.[29] A origem desta massa pode ser ovariana ou uterina. A massa ovariana mais comum na gestação é a persistência do cisto do corpo lúteo. Em geral, é uma estrutura cística unilocular que diminui gradualmente de tamanho, mas que pode persistir além de 16 semanas menstruais. Às vezes, pode ser grande, medindo até 10 cm. A massa uterina mais comum é o mioma, que pode aumentar durante a gravidez e sofrer infarto doloroso. A documentação do tamanho e da posição do mioma é importante, sobretudo se estiver localizado no segmento uterino inferior, podendo interferir com o parto vaginal normal.

Poliidrâmnio é outra causa possível de útero maior que o esperado para as datas menstruais. Esta condição pode ser idiopática, mas pode estar associada a distúrbios maternos, como o diabete melito. É preciso prestar muita atenção à anatomia fetal, para descartar a possibilidade de um defeito morfológico, como anencefalia, ou de obstrução do trato gastrintestinal superior, como atresia duodenal.

Pelvimetria

A pelvimetria é o exame radiológico da pelve óssea materna, para medir o tamanho das várias estruturas ósseas. As radiografias ântero-posterior (AP) e lateral com uma fonte radiográfica conhecida, para filmar a distância, e uma fita de material radiopaco marcada em intervalos de 1 cm, colocada na paciente, permitem medir os diâmetros AP e transverso da abertura interna, da porção média da pelve e da abertura externa da pelve.[114] Existem controvérsias significativas quanto à utilidade de tais informações na avaliação da dificuldade de um parto vaginal. Em geral, concorda-se que as referidas medidas têm pouca utilidade para predizer a evolução do trabalho de parto do feto em posição de vértice.[116] O tamanho da pelve óssea constitui apenas um dos

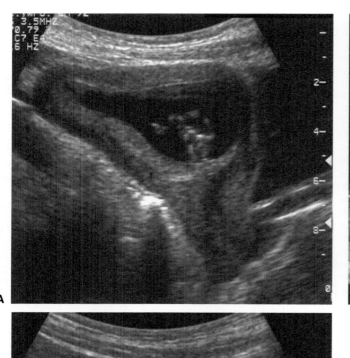
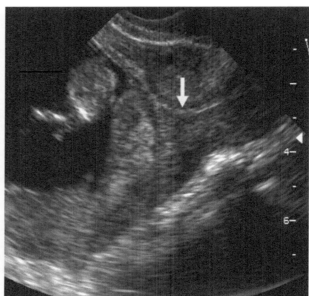
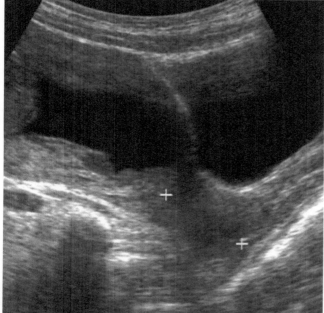

FIG. 21.35 Esta paciente está grávida de 12 semanas e apresentou sangramento vaginal. **A:** A ultra-sonografia transabdominal mostra uma placenta posterior que parece cobrir o orifício cervical interno. **B:** Ultra-sonografia transvaginal que revela o canal cervical (*seta*) com a placenta posterior cobrindo o orifício. **C:** Ultra-sonografia transabdominal de gestação com 16 semanas, com uma bexiga parcialmente cheia, que ainda revela a placenta prévia posterior completa.

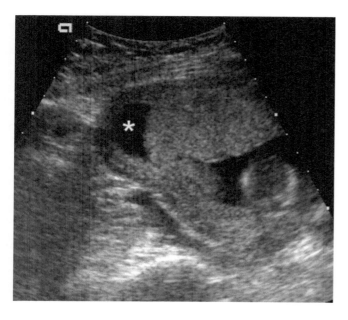

FIG. 21.36 Gestação de 20 semanas com dor no fundo direito e hipersensibilidade à palpação. A ultra-sonografia revela uma área ecotransparente retroplacentária (*asterisco*), compatível com descolamento.

muitos fatores que podem afetar a evolução do trabalho de parto e não fornece informações úteis sobre o tamanho e moldabilidade do crânio do feto, assim como a contribuição das estruturas pélvicas de tecido mole materno para a desproporção cefalopélvica como uma causa da parada do trabalho de parto.

A pelvimetria radiológica é uma fonte importante de irradiação ionizante para o feto. Os relatos do United Nations Scientific Committee sobre os efeitos da irradiação calculam a dose corporal média fetal em cerca de 620 mrad.[207] Os dados obtidos nos EUA e na Inglaterra mostram maior incidência de leucemia e de outras doenças malignas nas crianças expostas *in utero* a radiografias diagnósticas. Por esse motivo, a pelvimetria deve ser restrita às pacientes nas quais não foi possível obter informações pelo exame clínico e a ultra-sonografia.[152] Hoje em dia, existem técnicas com doses mais baixas que reduzem a dose fetal total para menos de 25% daquela utilizada na pelvimetria convencional. A pelvimetria radiológica com técnicas de aumento da distância objeto-filme, técnicas radiológicas digitais[72] e TC propiciam uma redução acentuada na dose fetal de radiação.[8] RM não-ionizante,[198] para avaliar o tamanho pélvico, foi utilizada, mas o seu uso, devido ao custo e ao pouco efeito no desfecho, é limitado.[209]

Ultra-sonografia Pós-parto

Após o parto, ocorre uma redução relativamente rápida nas dimensões do útero. Após um dia, é possível palpar o fundo do útero logo acima do umbigo, em comparação à sua localização subxifóide no termo da gestação. Na maioria dos casos, o exame físico é adequado para monitorizar o tamanho do útero. Entretanto, nos casos de hemorragia pós-parto, infecção e dor, a ultra-sonografia é o exame mais útil para a paciente em tratamento.

A ultra-sonografia é um método preciso de documentar a redução normal das dimensões do útero após o parto. No primeiro dia, o útero encontra-se próximo ao nível do umbigo e, em duas semanas, é possível palpá-lo na região suprapúbica. Seis semanas após o parto, deve apresentar dimensões normais. A ultra-sonografia é útil nas pacientes com sangramento pós-parto que não respondem às medidas clínicas para descartar a possibilidade de tecido placentário retido.[226] Normalmente, a cavidade endometrial apresenta-se colapsada após o parto. A placenta retida aparece como uma estrutura ecogênica um tanto globular que separa a parede da cavidade endometrial. Os coágulos retidos, em geral, têm uma configuração mais linear de acordo com a configuração da cavidade endometrial, mas podem aparecer ecogênicos como a placenta retida. O sangue liquefeito ou os lóquios na cavidade endometrial parecem mais sonotransparentes (Fig. 21.37).

A infecção puerperal ou pós-parto é definida como uma temperatura maior que 38° C, obtida em duas ocasiões diferentes, em intervalos de pelo menos 24 horas, não incluindo o primeiro dia após o parto. As infecções ocorrem em 2% a 8% das gestantes, mais comumente naquelas com condição socioeconômica mais baixa. Com freqüência, verificam-se no segundo ou terceiro dia após o parto. A via mais comum de infecção na cavidade endometrial é através da vagina. Uma mistura de estreptococos anaeróbicos, coliformes Gram-negativos, *Bacteroides* e estreptococos aeróbicos provoca infecções puerperais. A maioria das pacientes responde à antibioticoterapia adequada. Nas pacientes que não respondem ao tratamento, o coágulo ou os produtos da concepção retidos podem ser o foco da infecção. Nestes casos, a ultra-sonografia é útil para documentar a presença de material ou de líquido na cavidade endometrial. Artefato devido a gás é um achado incomum na cavidade endometrial secundário a infecções por microrganismos produtores de gás, como *Clostridium welchii*, *Bacteroides* ou *Escherichia coli*. Deve-se ter em mente que o ar pode ser introduzido mediante a realização de um procedimento, como a curetagem, para tentar remover os produtos retidos da concepção.

A ultra-sonografia também pode avaliar a dor pélvica pós-parto. Algumas pacientes apresentam massa palpável. Em alguns trabalhos de parto difíceis, as pacientes apresentam hematomas nos ligamentos largos que na ultra-sonografia aparecem como massas sonotransparentes simétricas ou complexas de localização anexial. A área de histerotomia e os hematomas pós-operatórios nas pacientes submetidas a cesariana podem ser identificados pela ultra-sonografia (Fig. 21.38). Um hematoma pequeno não é um achado incomum no local da histerotomia. O hematoma é limitado pelo miométrio posteriormente e pela parede da bexiga anteriormente. É mais bem visibilizado pela ultra-sonografia transvaginal. A ultra-sonografia não consegue diferenciar, por completo, entre um hematoma pós-operatório e um abscesso, a menos que focos ecogênicos devidos à presença de ar sejam visibilizados na massa (Fig. 21.39).

IMAGEM E GINECOLOGIA

Anatomia Normal

O útero é um órgão muscular alongado, piriforme e oco. Geralmente localiza-se na linha média e na posição antevertida. O miométrio exibe eco homogêneo, com amplitude de nível médio, com eco intenso linear que representa a cavidade endometrial (Fig. 21.40). A variação normal mais comum na posição do útero é a retrovertida com o fundo posterior em relação ao colo. Uma área mais hipoecóica é freqüentemente identificada circundando o canal endometrial. Seu aspecto sofre alterações

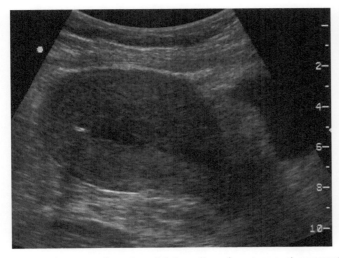

FIG. 21.37 Ultra-sonografia, corte sagital, de um útero pós-parto com volume normal de líquido endometrial.

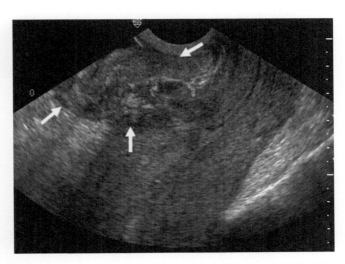

FIG. 21.38 Ultra-sonografia transvaginal, corte sagital, do segmento uterino inferior quatro dias após a realização de cesariana. O local da incisão tem uma grande massa heterogênea, um hematoma, limitada anteriormente pela bexiga.

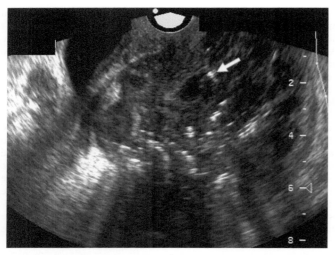

FIG. 21.39 Ultra-sonografia transvaginal do segmento uterino inferior obtida 10 dias após cesariana. Verifica-se massa heterogênea com densidades focais (*seta*) que representa pequenas bolsas de ar. Este é um abscesso no local da incisão.

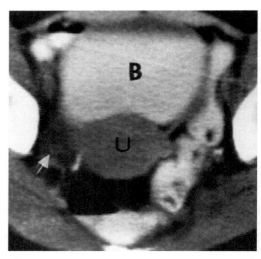

FIG. 21.41 Útero normal. Tomografia computadorizada transversal da pelve que revela o útero normal (U), ovário direito (*seta*), bexiga cheia de contraste (B) e intestino.

durante todo o ciclo menstrual, e esta área é mais proeminente logo antes da menstruação.[117] Na TC, o útero costuma ser visibilizado como uma densidade de tecido mole homogêneo, com graus variados de realce após a administração IV de contraste (Fig. 21.41). Quando existe sangue ou líquido suficiente na cavidade endometrial, esta aparece como uma área de baixa densidade no centro do útero. A forma aparente do útero na TC é variável, porque são obtidos apenas cortes transversais, e o contorno do útero varia de acordo com a distensão da bexiga e o grau de anteflexão. Na RM, o aspecto do útero muda em função da seqüência de pulso utilizada. Camadas diferentes de tecido exibem sinais de intensidade diferentes (Fig. 21.42).

Na ultra-sonografia, a região do colo uterino pode ser identificada por sua contigüidade com a vagina. Normalmente, a vagina é uma estrutura na linha média com um eco linear brilhante que representa o

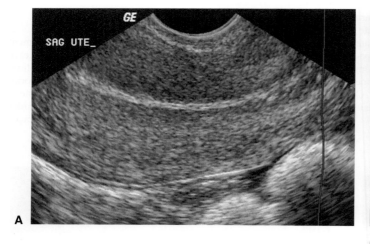

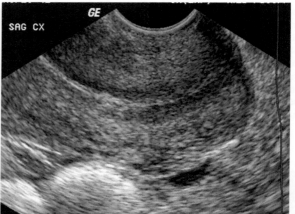

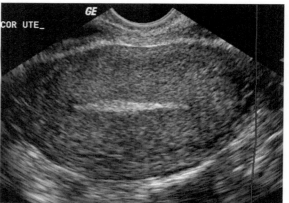

FIG. 21.40 Ultra-sonografias transvaginais do útero de uma mulher normal de 30 anos de idade. **A:** Ultra-sonografia, corte mesossagital, do corpo e do fundo do útero que revela o fino endométrio brilhante e a cavidade central. **B:** Ultra-sonografia, corte mesossagital, do segmento inferior e do colo do útero, que mostra volume ínfimo de líquido livre no fundo-de-saco posterior. **C:** Ultra-sonografia transaxial do corpo do útero.

Diagnóstico por Imagem em Obstetrícia e Ginecologia 643

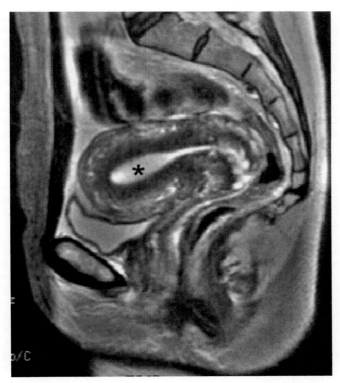

FIG. 21.42 Útero normal. Ressonância magnética, corte sagital, *fast spin-echo*, imagem ponderada em T2, da pelve. O sinal branco brilhante (*asterisco*) é proveniente do endométrio normal neste útero antevertido. (Cortesia de P. L. Cooperberg, M.D., St. Paul's Hospital, University of British Columbia, Vancouver, British Columbia, Canadá.)

Pequenas estruturas císticas que constituem folículos em desenvolvimento podem ser identificadas nos ovários, com um folículo dominante maior (2 cm) visibilizado logo antes da ovulação. As outras estruturas anexiais, as trompas de Falópio, os ligamentos largos e a mesossalpinge não são visibilizados com freqüência na ultra-sonografia, a menos que haja um volume moderado de ascite. As trompas de Falópio, estruturas serpiginosas com 7 a 14 cm de comprimento, são mais bem visibilizadas pela histerossalpingografia (Fig. 21.44), embora os novos agentes de contraste ultra-sônico sejam percebidos à medida que atravessam as trompas, podendo ser utilizados para avaliar a permeabilidade.

A musculatura pélvica é mais bem visibilizada pela TC ou RM (Fig. 21.45). Os músculos iliopsoas são visibilizados durante a ultra-sonografia pélvica de rotina, não devendo ser confundidos com os ovários. O reto que contém ar é percebido por sua reverberação na ultra-sonografia, sendo mais claramente definido na TC. O intestino não-opacificado na TC e o intestino cheio de líquido na ultra-sonografia podem simular patologia pélvica. A repetição da TC com opacificação intestinal adequada e observação da atividade peristáltica utilizando ultra-sonografia de tempo real são úteis para diferenciar o intestino normal das massas.

A histerossalpingografia consiste na opacificação da cavidade uterina e das trompas de Falópio por meio da injeção de contraste opaco no útero. Introduz-se no orifício cervical uma cânula ou cateter, instilando material iodado. Três a 10 ml de contraste são, em geral, suficientes para opacificar a cavidade endometrial e as trompas de Falópio (veja a Fig. 21.44). Este estudo é útil para avaliar a configuração e a forma do canal endometrial, bem como a permeabilidade das trompas de Falópio.

A histerossalpingografia é contra-indicada na presença de infecção ativa do trato genital, sangramento recente ou ativo, ou suspeita de gravidez intra-uterina. O exame costuma ser realizado sob orientação fluoroscópica com radiografias adequadas para documentar a anatomia e o extravasamento de material na cavidade peritoneal.

A ultra-sonografia pélvica transabdominal sempre deve ser realizada com a bexiga urinária da paciente distendida, a qual serve como uma janela acústica para observar as estruturas mais profundas na pelve e desloca o intestino cheio de ar para fora da porção inferior da pelve. Quando a bexiga urinária não se encontra adequadamente distendida, a visibilização das estruturas pélvicas não é adequada, e os exames são insatisfatórios. Imagens longitudinais e transversais devem ser obtidas para mostrar por completo a anatomia normal e anormal. O exame costuma ser realizado com um aparelho de tempo real, registrando-se o exame em videoteipe em tempo real ou como imagens estáticas.

A ultra-sonografia transvaginal fornece melhor visibilização do útero, dos ovários e das estruturas anexiais. Um transdutor especificamente

canal vaginal colapsado. Na TC, a vagina poderá ser mais facilmente identificada, se houver um tampão vaginal no local. Neste caso, a vagina será observada como uma estrutura circular cheia de ar.

Os ovários são vistos nas laterais do útero. Podem ser identificados em mulheres de todas as idades, aumentando de volume durante a puberdade e diminuindo após a menopausa.[95] Os ovários são mais bem visibilizados por via transvaginal e normalmente medem até 24 cm³ (0,523 × comprimento × peso × altura) de volume nas mulheres em idade fértil (Fig. 21.43).[51,181] A dimensão mais longa pode ter até 5 cm.

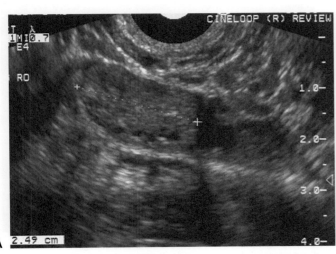
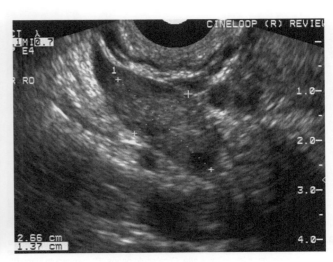

FIG. 21.43 Ultra-sonografia transvaginal do ovário normal visibilizado nos planos sagital (A) e transaxial (B). As medidas dos cursores são visibilizadas. Pequenos folículos são observados em (A) no aspecto posterior do ovário.

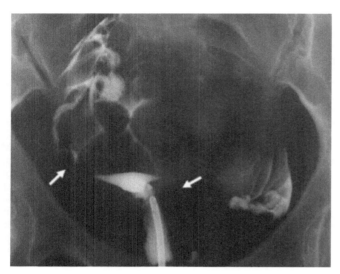

FIG. 21.44 Histerossalpingografia normal. O útero está cheio de contraste radiopaco, que também preenche as trompas de Falópio (*setas*). Observa-se extravasamento de contraste para a cavidade peritoneal à direita e circundando as alças do intestino.

desenhado é introduzido na vagina. Este transdutor tem freqüência mais alta e uma zona focal mais curta do que o transdutor abdominal, fornecendo imagens de melhor resolução do útero e dos ovários. A abordagem transvaginal tem outras vantagens: a bexiga urinária não precisa estar cheia, e a gordura na parede abdominal anterior, que sempre degenera a imagem ultra-sonográfica, pode ser evitada. Praticamente falando, o exame transvaginal é a abordagem ideal para as pacientes de emergência que foram submetidas a um exame pélvico com a bexiga vazia.

Anomalias Congênitas

As más-formações congênitas do trato genital feminino ocorrem em 1% a 2% dos casos, sendo algumas detectadas no exame físico e outras identificadas na ultra-sonografia, freqüentemente solicitada por uma condição não-relacionada.[208] Os ductos de Müller fundem-se para formar o útero e os dois terços superiores da vagina, e as porções cranianas que não se fundem tornam-se as trompas de Falópio. A fusão deficiente ou incompleta resulta nos tipos mais comuns de anomalias congênitas. As anomalias do trato genital freqüentemente são associadas a anomalias do trato urinário, e a identificação acidental de anomalias uterinas ou vaginais deve levar à avaliação completa do trato urinário. O trato urinário e o trato genital compartilham um momento comum de desenvolvimento em vez de uma origem embriológica comum. Os ovários desenvolvem-se a partir da crista gonadal e, por isso, são separados dos ductos de Müller.

Um ou ambos os ductos de Müller podem não se formar, dando origem a agenesia uterina completa ou parcial. A agenesia parcial resulta em um útero unicórneo (com um único corno) com uma trompa de Falópio e vagina de aspecto normal. Na agenesia completa, existe uma porção da vagina, mas o útero e as trompas estão ausentes (Fig. 21.46).

Um hímen imperfurado, ou atresia parcial da vagina, pode provocar a distensão da vagina, condição denominada hidrocolpo (hematocolpo, se cheia de sangue), podendo estar associada a dor e a massa abdominal inferior ou pélvica palpável. Na ultra-sonografia, esta massa é mais facilmente diagnosticada como massa basicamente cística, localizada imediatamente posterior à bexiga. Um útero pequeno pode ser identificado próximo à porção mais cefálica da massa. É difícil definir o aspecto mais caudal da massa, porque esta se localiza no períneo. Se a membrana perineal encontrar-se perfurada, poder-se-á injetar contraste, para revelar as cavidades uterina e vaginal distendidas. A ultra-sonografia ou a urografia excretora são úteis para avaliar a possibilidade de hidronefrose associada.

A hematometria é uma condição resultante de lesão obstrutiva no colo do útero ou é secundária à agenesia da vagina. Sua manifestação clínica é semelhante à do hematocolpo. Na ultra-sonografia, é mais facilmente identificada como massa pélvica de parede espessada que contém ecos internos provocados pelo material hemorrágico. Tal condição pode estar associada a hematocolpo, e, neste caso, o tamanho total do útero distendido costuma ser menor. O diagnóstico pode ser confuso, mas os achados ultra-sonográficos devem ser óbvios, quando combinados a

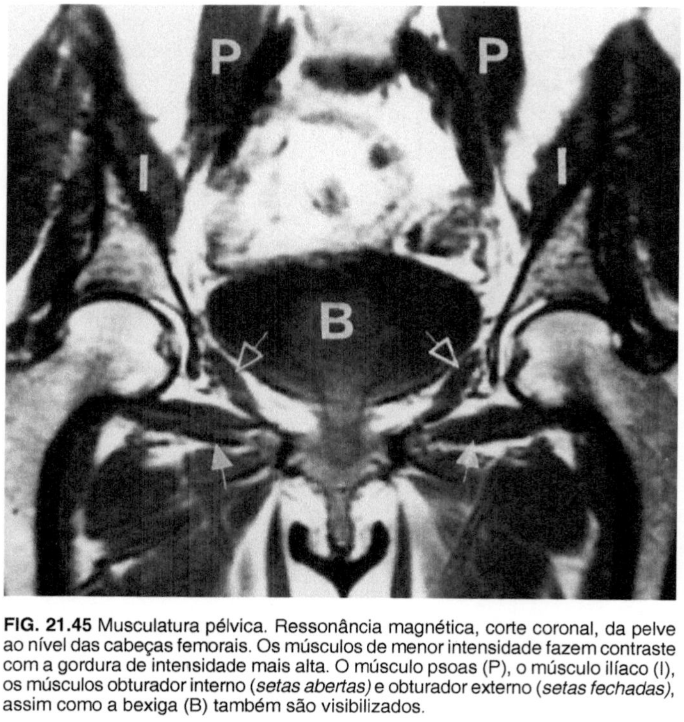

FIG. 21.45 Musculatura pélvica. Ressonância magnética, corte coronal, da pelve ao nível das cabeças femorais. Os músculos de menor intensidade fazem contraste com a gordura de intensidade mais alta. O músculo psoas (P), o músculo ilíaco (I), os músculos obturador interno (*setas abertas*) e obturador externo (*setas fechadas*), assim como a bexiga (B) também são visibilizados.

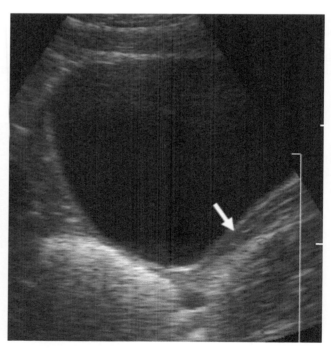

FIG. 21.46 Agenesia uterina completa. Esta ultra-sonografia transabdominal, corte mesossagital, de uma mulher de 18 anos mostra a vagina (*seta*) sem o útero por trás da bexiga urinária cheia. Apenas o ar ecogênico em uma alça intestinal, provavelmente sigmóide, é visibilizado atrás da bexiga.

Massas Uterinas

O leiomioma, ou fibróide, é a neoplasia benigna mais comum do útero. Os leiomiomas, comumente assintomáticos, podem ser múltiplos; quando sintomáticos, há dor e sangramento uterino anormal.

O leiomioma, quando grande o suficiente, pode ser identificado, na radiografia simples, como massa de tecido mole. Entretanto, pode conter calcificação em configuração característica de "pipoca" (Fig. 21.49). Graus menores de calcificação são mais facilmente identificados na TC e na ultra-sonografia transvaginal. O aspecto ultra-sonográfico típico é o de massa hipoecóica bem-definida, isoecóica ou hiperecóica (Fig. 21.50) com uma fina borda hipoecóica ou pseudocápsula. O aspecto típico de um mioma não-degenerado na RM é de massa bem-circunscrita com hipossinal nas imagens ponderadas em T1 e T2 (Fig. 21.51).[110] O grau de deformidade do contorno uterino depende do tamanho e da localização do leiomioma. Os leiomiomas subserosos podem ser pedunculados e projetar-se, de forma exofítica, da superfície uterina. Os miomais intramurais são mais comuns e podem resultar

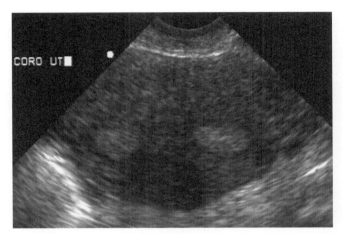

FIG. 21.47 Útero bicórneo. Esta ultra-sonografia transvaginal transaxial através do fundo do útero revela dois canais endometriais ecogênicos amplamente separados. Não seria possível diferenciar um septo uterino de um útero bicórneo apenas com base neste exame.

uma história de ausência de períodos menstruais em uma adolescente com dor pélvica.

As anomalias da fusão do útero resultam em um espectro de achados. A ausência completa de fusões dos ductos de Müller resulta em útero didélfico, que constitui a duplicação completa do útero, do colo uterino e da vagina. Duplicações parciais com graus variados de septação da cavidade endometrial são muito mais comuns. Estas anormalidades são identificadas na ultra-sonografia, quando o útero apresenta diâmetro transversal largo, sendo visíveis dois canais endometriais (Fig. 21.47). A histerossalpingografia fornece uma descrição mais definitiva da configuração das cavidades endometriais (Fig. 21.48). A relação entre os achados ultra-sonográficos e histerossalpingográficos é especialmente importante nas pacientes com lesão obstrutiva associada (hematometria) e com uma anomalia de duplicação. Também é importante diferenciar entre um útero bicórneo e um septo uterino em um útero normalmente fundido. A diferença é que no primeiro caso existem dois cornos separados e no outro há apenas um fundo de útero com a cavidade dividida por um septo. Um septo uterino pode causar abortos no primeiro trimestre e, em geral, é removido sob visibilização histeroscópica direta. Se essa tentativa for realizada em um útero bicórneo, poderá ocorrer perfuração.

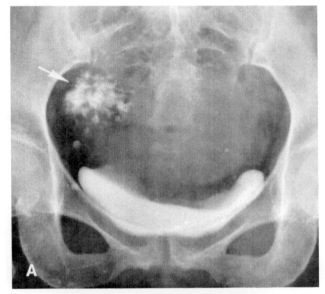

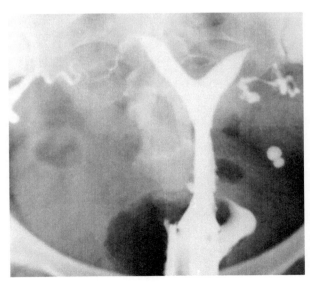

FIG. 21.48 Anomalia da fusão uterina. Histerossalpingografia de uma paciente, que não a da Fig. 21.47, revela configuração uterina bicórnea.

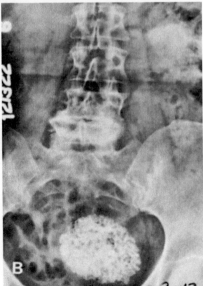

FIG. 21.49 Leiomioma uterino. **A:** Calcificação mosqueada característica de um leiomioma do útero (*seta*). A massa de tecido mole acima da bexiga é o útero aumentado. Este exame foi obtido durante urografia excretora. **B:** Grande leiomioma uterino densamente calcificado.

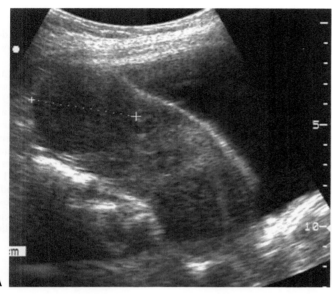
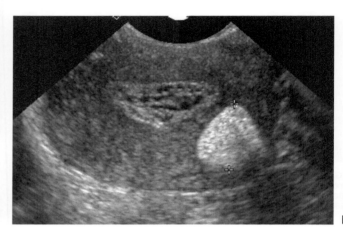

FIG. 21.50 Aspectos ultra-sonográficos típicos dos leiomiomas. **A:** Ultra-sonografia, corte sagital, de um útero com dois fibróides hipoecóicos, com 5 cm e 4 cm de diâmetro. O maior ocupa todo o fundo do útero (*cursores*), e o menor situa-se no segmento inferior. **B:** Ultra-sonografia, corte transversal, através do corpo uterino de uma mulher de 50 anos de idade com massa hiperecóica à esquerda do útero. Houve degeneração hialina. Observe a sombra sutil por trás da massa.

no aumento mais difuso do útero com ou sem deslocamento do canal endometrial. A calcificação é identificada como um eco muito brilhante com sombra acústica distal. Os fibróides são influenciados pela presença de estrogênio, tendendo a crescer durante a gravidez. Podem tornar-se grandes e dolorosos. Após o parto e depois da menopausa, eles diminuem e podem calcificar-se.

Os pólipos endometriais adenomatosos não são raros e, em geral, as pacientes apresentam sangramento de escape intermenstrual. As pacientes são examinadas melhor na primeira metade do ciclo menstrual, quando o endométrio se encontra fino. Os pólipos podem aparecer como massa ecogênica, às vezes com um cisto. O exame com Doppler em cores mostra um vaso nutriente que penetra na massa. Se não houver líquido no canal endometrial, será melhor realizar uma histerossonografia salina, para delinear a massa pedunculada, o local de inserção e o tamanho da base. Todos estes achados são importantes para fornecer ao médico que faz o exame as informações necessárias à remoção do pólipo (Fig. 21.52).

A adenomiose é uma outra condição que tem recebido maior atenção desde o advento da RM. Depósitos de glândulas endometriais no miométrio provocam dor, hipersensibilidade uterina, menorragia e, amiúde, metrorragia ou sangramento de escape intermenstrual. A condição pode ser focal ou difusa, sendo encontrada em até 40% das amostras de histerectomia. Na RM, os depósitos constituem áreas de baixa intensidade com espessamento assimétrico do miométrio como um todo e, especificamente, da zona juncional de baixa intensidade logo fora do sinal endometrial brilhante. Na ultra-sonografia, podem ser visibilizadas áreas de ecogenicidade mista sem margens bem-definidas. Esta é uma das principais características diferenciadoras dos fibróides, bem-circunscritos devido à sua pseudocápsula. Os dois tipos de massa podem causar sombra. Cistos no miométrio são quase exclusivamente uma característica da adenomiose. Os cistos podem ser encontrados nos fibróides, porém são mais raros. Um cisto ou cistos com localização subendometrial na segunda metade do ciclo menstrual em uma paciente com sintomas adequados deve ser considerado como adenomiose (Fig. 21.53). Os cistos são glândulas endometriais dilatadas cheias de líquido, notadas durante a fase secretora do ciclo.

O carcinoma do endométrio é a neoplasia maligna mais comum do corpo uterino. A paciente apresenta tipicamente sangramento anormal após a menopausa. O diagnóstico costuma ser realizado pelo exame direto de tecido endometrial obtido na biópsia endometrial realizada no consultório com um cateter pequeno, ou por curetagem feita no hospital. Em geral, não existem alterações evidentes nas radiografias simples da pelve. O diagnóstico pode ser sugerido pela ultra-sonografia, quando se observa um útero aumentado com ecos endometriais distorcidos. Outros achados incluem padrão heterogêneo ou hipoecóico do miométrio, um anel hipoecóico que circunda uma cavidade endometrial alargada ou uma cavidade endometrial cheia de líquido alargada secundária à presença de hematometria. A ultra-sonografia transvaginal pode ser muito útil, quando se utiliza o limite superior de 4 mm de espessura endometrial, mas é menos específica para indicar a patologia do endométrio.[124,134] Uma visibilização ainda melhor do endométrio poderá ser obtida, se for instilada solução salina no canal,

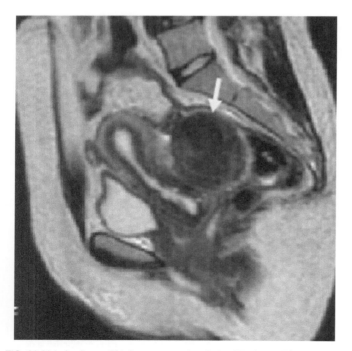

FIG. 21.51 Leiomioma. RM, imagem ponderada em T2, *fast spin-echo*, corte mesossagital da pelve que revela útero antevertido com um fibróide pedunculado posteriormente (*seta*). (Cortesia de P. L. Cooperberg, M.D., St. Paul's Hospital, UBC.)

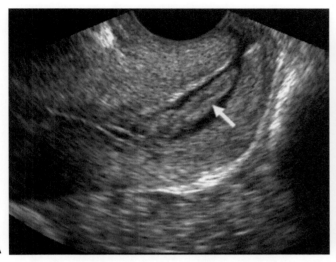
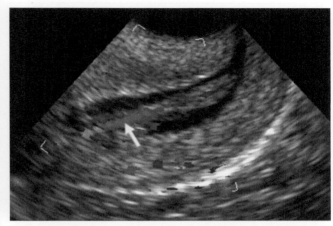

FIG. 21.52 Pólipo endometrial. O longo pólipo pedunculado ecogênico é visibilizado no canal cervical distendido por líquido nessas ultra-sonografias (corte sagital). **A:** Pólipo (seta). **B:** Pólipos com fluxo de sangue na artéria nutriente demonstrada por cores (seta), mas mostrada em preto e branco.

enquanto se realiza ao mesmo tempo uma ultra-sonografia transvaginal. As camadas endometriais anterior e posterior são distinguidas e mais claramente delineadas.[21]

A ultra-sonografia,[214] TC[177] e RM[31,109,172] (Fig. 21.54) são procedimentos úteis no estadiamento do câncer endometrial. O Quadro 21.5 fornece o sistema de classificação de estadiamento mais comumente utilizado para o carcinoma do útero. A TC e a RM são úteis para detectar a doença que se estende para a parede pélvica lateral e órgãos adjacentes. A adenopatia metastática só pode ser identificada como aumento dos nódulos. As imagens obtidas como auxílio no estadiamento das neoplasias uterinas conhecidas também são úteis no planejamento da radioterapia.

O carcinoma do colo uterino é a segunda neoplasia uterina mais comum. Em geral, é diagnosticado pela observação direta do colo uterino e coleta de amostra do epitélio cervical para análise histológica. A imagem não desempenha um papel importante no diagnóstico de novo do carcinoma do colo uterino. Às vezes, a ultra-sonografia pode detectar irregularidade cervical, e o observador deve estar ciente de que isto pode indicar neoplasia cervical (Fig. 21.55). Uma vez realizado o diagnóstico, a imagem da pelve é útil no estadiamento do carcinoma do colo do útero. A TC (Fig. 21.56) e a RM são os melhores exames de imagem no auxílio do estadiamento clínico.[185,202,217] Se a ultra-sonografia identificar hematométrio ou piométrio em um adulto, dever-se-á suspeitar de carcinoma do colo uterino como causa de obstrução cervical. Os exames de imagem para estadiamento provavelmente não são indicados para o carcinoma *in situ*. A RM é mais sensível que a TC na determinação do grau exato da extensão da neoplasia cervical além dos limites do colo uterino (Fig. 21.57).[118] A extensão para órgãos contíguos e paredes pélvicas pode ser identificada com as duas modalidades, e a presença de linfonodos aumentados indica disseminação linfática. Como no carcinoma do endométrio, os exames de estadiamento podem ser utilizados para planejar a radioterapia, sendo úteis para observar a evolução ou recorrência da doença.

O leiomiossarcoma é uma neoplasia uterina maligna rara que constitui apenas 3% dos tumores uterinos.[212] Na ultra-sonografia, estes tumores mostram eco heterogêneo e podem conter áreas de calcificação que exibem sombras acústicas. Na maioria dos casos, seu aspecto não é diferente o suficiente do leiomioma, para diferenciá-los. A massa uterina, a calcificação central e as áreas de baixa densidade, que representam hemorragia e necrose, podem ser identificadas, também, pela TC.

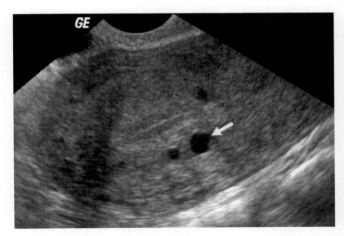

FIG. 21.53 Adenomiose. Ultra-sonografia transvaginal, corte mesossagital, de uma paciente no meio do ciclo (15.º dia) com cistos subendometriais de 3 a 4 mm proeminentes (seta). Esta paciente teve menorragia, com dor à palpação do útero e dor espontânea.

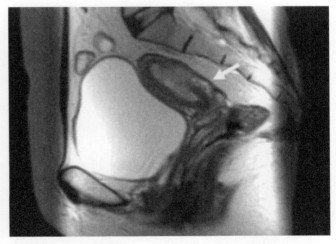

FIG. 21.54 Carcinoma endometrial com invasão do miométrio. Esta RM, imagem ponderada em T2, *fast spin-echo*, da pelve mostra um útero com a destruição do miométrio (seta) no segmento uterino inferior posteriormente pela invasão do carcinoma endometrial. (Cortesia de P. L. Cooperberg, M.D., St. Paul's Hospital, University of British Columbia, Vancouver, British Columbia, Canadá.)

QUADRO 21.5 Estadiamento Cirúrgico FIGO do Carcinoma do Corpo Uterino (1988)

Estádio	Descrição
Estádio I	
Ia	Tumor é limitado ao endotélio
Ib	Invasão inferior à metade do miométrio
Ic	Invasão superior à metade do miométrio
Estádio II	
IIa	Apenas envolvimento glandular endocervical
IIb	Invasão do estroma cervical
Estádio III	
IIIa	Tumor invade a serosa e/ou os anexos, e/ou citologia peritoneal positiva
IIIb	Metástases vaginais
IIIc	Metástases para os linfonodos pélvicos e/ou paraaórticos
Estádio IV	
IVa	Tumor invade a bexiga e/ou a mucosa intestinal
IVb	Metástases distantes, incluindo os linfonodos intra-abdominais e/ou inguinais

De International Federation of Gynecology and Obstetrics: Annual report on the results of treatment in gynecologic cancer. *Int J Gynecol Obstet* 36(*suppl.*), 1991.

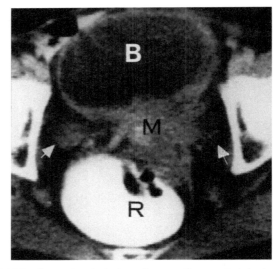

FIG. 21.56 Carcinoma do colo do útero. A tomografia computadorizada da pelve mostra massa de tecido mole irregular (M) originada no colo uterino. Esta massa invade a parede posterior da bexiga (B), estende-se para ambas as paredes pélvicas (*setas*) e envolve o reto (R).

Massas Ovarianas

A ultra-sonografia é a melhor técnica de rastreamento nas mulheres com suspeita de massa ovariana. A indicação mais comum é uma anormalidade palpável por ocasião do exame físico de rotina. Dor pélvica inexplicada e distúrbios endócrinos são sintomas menos comuns. A ultra-sonografia é muito sensível na detecção das massas ovarianas; entretanto, freqüentemente não é possível realizar um diagnóstico anatomopatológico específico apenas com base no aspecto ultra-sonográfico. Para estreitar o diagnóstico diferencial ultra-sonográfico, é extremamente importante relacionar os sinais e sintomas clínicos. A RM está sendo cada vez mais utilizada na avaliação das massas pélvicas. Este procedimento é útil na diferenciação entre grandes massas uterinas e ovarianas,[215] e sinais específicos característicos estão associados a massas que contêm sangue, como endometriomas, cistos hemorrágicos, alguns abscessos e neoplasias.[151] Na maioria dos casos, é mais prático repetir a ultra-sonografia um mês depois, para verificar a ocorrência de alterações. Um cisto hemorrágico ou endometrioma apresenta mudança de tamanho e de caráter. Os cistos funcionais, amiúde, sofrem resolução e desaparecem. Um endometrioma pode crescer mais, porém o sangue em seu interior altera o seu aspecto, às vezes com material particulado recobrindo-o. É importante lembrar que as massas sempre devem ser interpretadas de acordo com as informações clínicas disponíveis. A endometriose produz uma história clássica de menstruações dolorosas com início da dor logo após o final da menstruação.

Um método útil para distinguir as várias entidades patológicas com base nos achados ultra-sonográficos é o estudo do caráter interno da

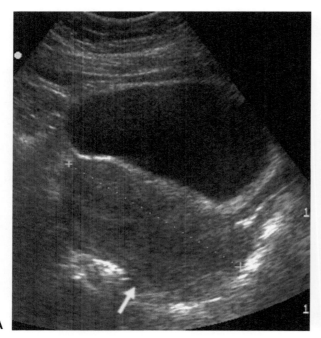
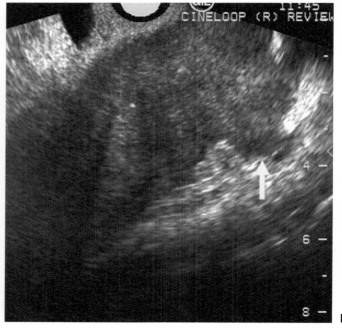

FIG. 21.55 Ultra-sonografias transabdominal, corte mesossagital **(A)**, e transvaginal **(B)** do útero. O aspecto posterior do colo uterino mostra-se aumentado e irregular (*seta*) devido a um carcinoma cervical que invade o tecido mole ao seu redor.

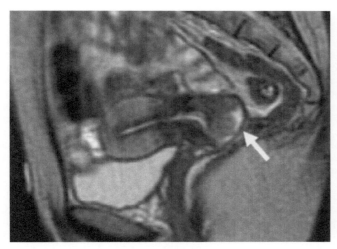

FIG. 21.57 Carcinoma do colo do útero. Esta RM, imagem ponderada em T2, *fast spin-echo,* mostra que o carcinoma dilatou o colo do útero, mas não se estendeu além dele (*seta*). (Cortesia de P. L. Cooperberg, M.D., St. Paul's Hospital, University of British Columbia, Vancouver, British Columbia, Canadá.)

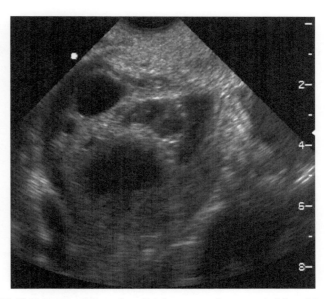

FIG. 21.59 Abscesso tuboovariano. Esta imagem mostra as características típicas de massa complexa com áreas sólidas e císticas.

massa.[80,178,205] As massas císticas são estruturas cheias de líquido sem ecos internos, com paredes lisas e que exibem transmissão distal do som aumentado (Fig. 21.58). As massas complexas mostram características císticas e sólidas (Fig. 21.59). Estas massas devem ser classificadas como basicamente císticas com alguns elementos sólidos, como septos ou fragmentos internos, ou como massas complexas basicamente sólidas com componentes menos dominantes cheios de líquido. Massas sólidas com graus variados de ecos internos nos padrões homogêneo ou heterogêneo constituem o último grupo (Fig. 21.60). Nos casos ambíguos, a ultra-sonografia transvaginal pode fornecer melhores detalhes anatômicos com relação ao caráter interno das massas pélvicas. O Quadro 21.6 relaciona algumas massas ovarianas comuns com base em suas características ultra-sonográficas. A mesma entidade patológica pode estar presente em mais de um grupo devido à variedade das apresentações anatomopatológicas macroscópicas. Conforme mencionado, os sinais e sintomas clínicos são, amiúde, úteis no diagnóstico diferencial.

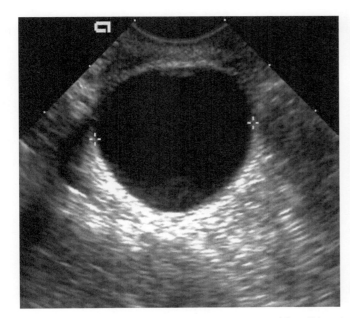

FIG. 21.58 Cisto paraovariano. Esta imagem mostra as características típicas de um cisto unilocular, com forte eco da parede escura e bom realce de eco posterior por trás do cisto.

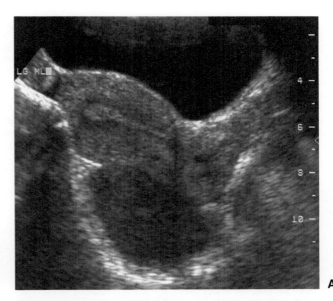

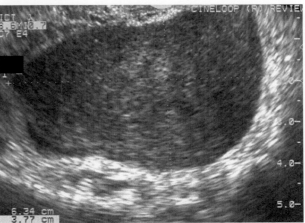

FIG. 21.60 Fibroma ovariano. Estas ultra-sonografias transabdominal **(A)** e transvaginal **(B)** mostram massa discretamente ecogênica, sólida e bem-definida por trás do útero. A massa mede 6,3 por 3,7 cm e apresenta ecogenicidade uniforme.

QUADRO 21.6 Massas Ovarianas (Anexiais*) Baseadas no Aspecto Ultra-sonográfico

Císticas
  Cisto ovariano funcional
  Cisto do corpo lúteo
  Cisto paraovariano*
  Cistadenoma seroso
  Endometrioma
  Hidrossalpinge*
  Cisto dermóide
Complexas (basicamente sólidas)
  Cistadenocarcinoma
  Tumor das células germinativas
  Teratoma
  Endometrioma
  Gravidez ectópica*
  Abscesso tuboovariano*
  Intestino*

Complexas (basicamente císticas)
  Teratoma cístico
  Cisto hemorrágico
  Cisto infartado
  Cistadenocarcinoma
  Endometrioma
  Cistos luteínicos da teca
  Abscesso tuboovariano*
  Gravidez ectópica*
  Intestino*
Sólidas
  Fibroma
  Tumor de Brenner
  Teratoma
  Tumor das células granulosas — teca
  Arrenoblastoma
  Adenocarcinoma
  Carcinoma das células claras
  Disgerminoma
  Tumor do seio endodérmico
  Linfoma
  Tumor metastático
  Intestino*

*Não é massa ovariana primária, mas pode simulá-la na ultra-sonografia.

determinada massa ovariana é maligna, embora seja mais comumente observada nas massas ovarianas malignas do que nas benignas.

Os dermóides ovarianos são comumente encontrados na ultra-sonografia. Ocorrem nas mulheres em idade fértil, sendo bilaterais em 25% dos casos. Apresentam vários aspectos: desde pequenas massas intra-ovarianas ecogênicas a massas maiores totalmente sólidas ou sólidas e císticas. Em geral, contêm gordura e ossos ou dentes, ultra-sonograficamente ecogênicos com sombras distais. A massa pode ser visibilizada por via transabdominal ou transvaginal, mas, se houver a preponderância de gordura ecogênica, seu reconhecimento poderá ser muito difícil pela abordagem transvaginal (Fig. 21.62). Embora a degeneração maligna nos dermóides seja rara, esta condição precisará ser sugerida, se a massa assumir um aspecto menos estruturado.

Às vezes, as radiografias simples do abdome são úteis no diagnóstico das massas ovarianas. Freqüentemente, os dermóides contêm calcificação que pode ser visibilizada na radiografia. Podem ser curvilíneas, quando localizadas na parede. Calcificações maiores e áreas de ossificação também podem ser visibilizadas, simulando, às vezes, dentes (Fig. 21.63). Calcificações psamomatosas areniformes finas podem ser observadas nos cistadenomas papilares, nos cistadenocarcinomas papilares e nos tecomas ovarianos. O gonadoblastoma pode conter um padrão de calcificação pequeno, circunscrito e mosqueado. Os cistadenocarcinomas mucinosos também podem ser calcificados. Entretanto,

Em geral, as massas císticas são benignas. Seu acompanhamento poderá ser realizado de forma conservadora, se forem pequenos o suficente. À medida que a quantidade de tecido sólido aumenta nas massas complexas e nas massas sólidas de aspecto heterogêneo ou com septos irregulares espessos, aumenta o potencial de malignidade.[153,213] A presença de massa cística com projeções papilares costuma constituir um sinal sombrio e, amiúde, compatível com cistadenocarcinoma papilar (Fig. 21.61). A ascite não constitui uma indicação absoluta de que

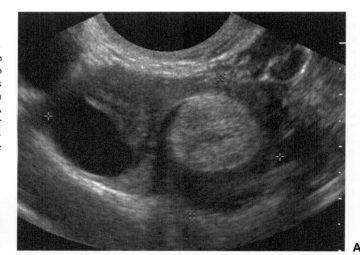

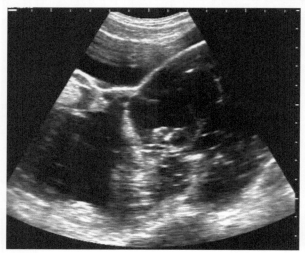

FIG. 21.61 Cistadenocarcinoma papilar do ovário. Esta ultra-sonografia pélvica transabdominal, corte sagital, de uma mulher de 70 anos de idade mostra uma grande massa cística com um septo horizontal com projeções papilares e massa sólida lobulada por trás do septo.

FIG. 21.62 Esta paciente de 45 anos de idade apresentou uma massa anexial direita que na ultra-sonografia transvaginal **(A)** tinha componentes císticos e sólidos típicos de um dermóide. Três anos antes da realização deste exame, ela possuía uma grande massa sólida e cística, menos bem-definida no ovário esquerdo **(B)** que no exame anatomopatológico, provando ser um dermóide maligno de baixo grau.

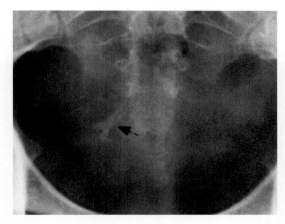

FIG. 21.63 Dermóide. Radiografia simples da pelve que revela uma estrutura calcificada (*seta*) simulando um dente.

os pequenos depósitos tumorais metastáticos calcificados são mais bem visibilizados na TC.

Indica-se a solicitação de ultra-sonografia ou TC para as pacientes sob suspeita de processo ovariano maligno. A neoplasia ovariana maligna tende a se disseminar por todo o abdome por meio de crescimento direto ou semeadura peritoneal. O Quadro 21.7 relaciona um sistema de classificação comumente utilizado para as neoplasias ovarianas malignas. Grandes massas de tumor metastático que envolve o omento, o intestino ou outras superfícies peritoneais podem ser diagnosticadas pela TC,[218] ultra-sonografia[221] e RM. Entretanto, tais técnicas não são sensíveis para detectar pequenos implantes peritoneais do tumor, que exigem visibilização direta pela laparotomia. O achado de ascite na ultra-sonografia constitui o indicador mais sensível e confiável de do-

ença recorrente em uma paciente com carcinoma do ovário conhecido. Os estudos gastrintestinais com bário podem ser úteis para delinear o envolvimento seroso ou a invasão por crescimento de tumor diretamente contíguo ou por metástase dos implantes peritoneais.

Doença Trofoblástica Gestacional

A doença trofoblástica gestacional afeta uma em cada 1.500 a 2.000 gestações. Constituem um espectro da doença a mola hidatiforme completa ou clássica, mola hidatiforme parcial, mola hidatiforme com feto vivo coexistente e doença trofoblástica gestacional metastática (coriocarcinoma). Níveis séricos aumentados de β-hCG apresentam-se associados a todas estas entidades, sendo um marcador confiável do volume da massa. A característica clínica é o sangramento vaginal no primeiro trimestre ou no início do segundo trimestre. O tamanho do útero pode ser adequado, grande ou pequeno para a data gestacional, de acordo com a classe da doença trofoblástica. As pacientes também apresentam sintomas de hiperêmese gestacional ou toxemia pré-eclâmptica.

A mola hidatiforme clássica ou completa pode ser diferenciada anatomopatologicamente da mola hidatiforme parcial ou incompleta.[201] No exame histológico, uma mola completa não exibe tecido fetal ou membranas amnióticas, enquanto na mola incompleta ou parcial estes encontram-se presentes (Fig. 21.64). A mola clássica tem, mais comumente, genótipo 46,XX, e as molas parciais apresentam genótipo poliplóide. O exame macroscópico pode ser semelhante nas duas, com vesículas de dimensões variadas: desde 2 mm no início do primeiro trimestre até 2 cm no segundo trimestre.

A ultra-sonografia é o método de imagem de escolha para confirmar a presença de mola hidatiforme.[156] Tipicamente, a mola manifesta-se como massa ecogênica de aspecto sólido que preenche por completo a cavidade endometrial (Fig. 21.65). No primeiro trimestre, quando as vesículas são muito pequenas, elas podem não ser individualmente caracterizadas, exceto por exame transvaginal, porém no segundo trimestre o aspecto é mais complexo, atingindo as vesículas 2 cm. Áreas hipoecóicas maiores representam áreas de hemorragia. Os cistos luteínos da teca dos ovários são observados em cerca de 20% dos casos, sendo, em geral, bilaterais e multisseptados. No momento do diagnóstico inicial, não é possível diferenciar, com segurança, os vários tipos de doença trofoblástica gestacional através do aspecto ultra-sonográfico. Às vezes, um saco gestacional irregular de parede espessa pode ser visibilizado com mola parcial. Por ocasião do exame ultra-sonográfico inicial, o fígado deve ser examinado à procura de possível doença metastática, devendo-se solicitar a radiografia do tórax antes da remoção da mola.

Após a evacuação da mola, o marcador mais sensível para a doença residual é o nível sérico de β-hCG. A ultra-sonografia pode ser utilizada para monitorizar a redução nas dimensões do útero e no tamanho dos

QUADRO 21.7 Estadiamento da International Federation of Gynecologic and Obstetrics (FIGO) das Neoplasias Ovarianas

Estádio	Descrição
Estádio I	Crescimento limitado aos ovários
Ia	Envolvimento de um ovário
Ib	Envolvimento dos dois ovários
Ic	Ia ou Ib e tumor da superfície ovariana, cápsula rompida, ascite maligna ou citologia peritoneal positiva para as células malignas
Estádio II	Extensão da neoplasia do ovário para a pelve
IIa	Extensão para o útero ou para as trompas de Falópio
IIb	Extensão para outros tecidos pélvicos
IIc	IIa ou IIb e tumor da superfície ovariana, cápsula rompida, ascite maligna ou citologia peritoneal positiva para as células malignas
Estádio III	Extensão do processo mórbido para a cavidade abdominal
IIIa	Superfícies peritoneais abdominais com metástases microscópicas
IIIb	Metástases tumorais < 2 cm
IIIc	Metástases tumorais > 2 cm ou doença metastática nos linfonodos pélvicos, paraaórticos ou inguinais
Estádio IV	Doença metastática distante Derrame pleural maligno Metástases para o parênquima pulmonar Metástases para o parênquima do fígado ou baço (sem implantes na superfície) Metástases para os linfonodos supraclaviculares ou pele

De International Federation of Gynecology and Obstetrics: Annual results of treatment in gynecologic cancer. *Int J Gynecol Obstet* 1989; 28:189-190.

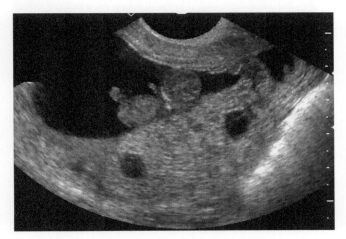

FIG. 21.64 Mola parcial. O feto de 10 semanas pode ser visibilizado sobre a placenta, que apresenta formato global normal, mas aumentado com, pelo menos, duas vesículas. O feto foi abortado e tinha cariótipo anormal.

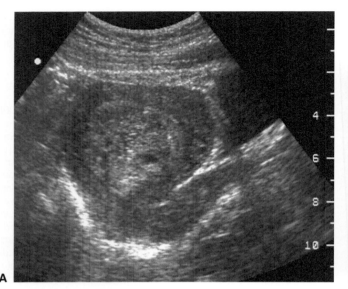
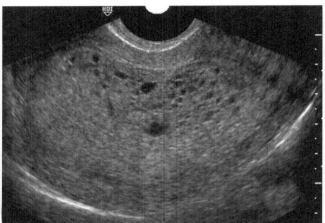

FIG. 21.65 Mola hidatiforme no primeiro trimestre. **A:** Esta ultra-sonografia transabdominal de uma paciente com 10 semanas de gestação mostra útero aumentado sem feto, apenas com material ecogênico que contém pequenos cistos. Este é o aspecto típico de uma mola em estágio inicial. **B:** Ultra-sonografia transvaginal de alta resolução que mostra as pequenas vesículas em outra paciente, também com 10 semanas de gestação.

cistos luteínicos da teca. Na ultra-sonografia, a doença persistente ou invasiva pode ser identificada como uma área de heterogeneidade no miométrio, tipicamente bastante vascularizada no Doppler com fluxo em cores, com fluxo lento. A ultra-sonografia com Doppler em cores deve ser realizada em todas as pacientes submetidas à evacuação de uma mola e naquelas cujos níveis de β-hCG não apresentam uma redução adequada (Fig. 21.66). A TC também pode ser útil na identificação das lesões vasculares do miométrio. Nos casos em que os níveis de β-hCG não retornam ao normal oito a 12 semanas após a evacuação, indica-se uma avaliação adicional com a radiografia do tórax, TC do crânio, TC do fígado e ultra-sonografia pélvica. Estes constituem os locais mais comuns de doença metastática, e os achados ajudam a classificar a paciente como de alto ou de baixo risco.[223]

Mola com feto vivo coexistente é uma condição muito rara. Pode originar-se de uma gestação gemelar primária na qual um feto se desenvolveu a partir de um ovo fertilizado e o outro evoluiu para doença molar. Este tipo de mola é, mais comumente, um tipo clássico. Outras molas podem ter começado como gestação de feto único com porções da placenta sofrendo degeneração molar. Esta é, mais amiúde, uma mola parcial.

Infertilidade

A infertilidade é definida como a incapacidade de engravidar durante o período de um ano no qual não foi utilizado qualquer método de contracepção. Com o uso cada vez maior de técnicas modernas de reimplante

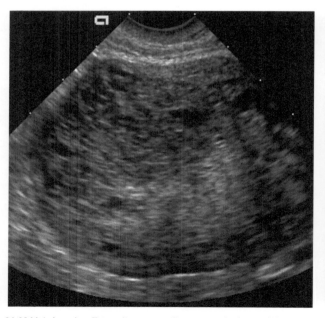
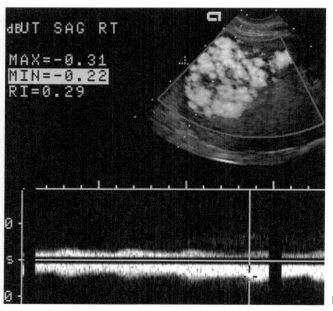

FIG. 21.66 Mola invasiva. Estas ultra-sonografias transvaginais sem (**A**) e com realce Doppler (**B**) foram realizadas em uma paciente que tinha uma mola removida seis semanas antes. A imagem em escala cinza revela heterogeneidade acentuada do miométrio do fundo do útero com espaço cístico. O exame com Doppler revela que estes são todos vasos com velocidade sistólica máxima baixa e baixo índice de resistência. A paciente apresentou nível muito alto de β-hCG que não estava caindo.

tubário, o desenvolvimento folicular e a ovulação farmacologicamente induzidos e da fertilização *in vitro*, tornaram cada vez mais importante o papel da imagem no diagnóstico e no tratamento das pacientes com infertilidade.[147]

A histerossalpingografia ainda é a modalidade de imagem de escolha, para excluir as causas anatômicas de infertilidade. Obstrução tubária secundária a doença inflamatória pélvica prévia, cirurgia, ou outras causas podem ser identificadas como as causas que impedem o contraste de extravasar para a cavidade peritoneal. Anomalias uterinas e sinéquias intra-uterinas também podem ser diagnosticadas como causas de infertilidade. Embora inicialmente realizada como procedimento diagnóstico, a histerossalpingografia também pode ser terapêutica. Taxas mais altas de fertilidade foram registradas após histerossalpingografia diagnóstica em casais previamente inférteis, sendo os possíveis mecanismos de ação terapêutica a liberação mecânica de pequenas obstruções intratubárias, a liberação de aderências peritubárias, a estimulação dos cílios da mucosa e um efeito no muco cervical. Este efeito terapêutico ocorre com os contrastes hidrossolúveis e com bases oleosas.[52,139] A cateterização transcervical direta das trompas de Falópio para salpingografia seletiva e a dilatação com cateter das obstruções proximais foram realizadas com bons resultados, mas esta prática ainda é realizada em pouquíssimos centros.[129,204] A ultra-sonografia transvaginal, combinada à instilação de solução salina ou ultra-sonoisterografia, detecta quase todas as anormalidades intra-uterinas que a histeroscopia pode identificar, e detecta a permeabilidade tubária.[79] Mais de 97% dos pólipos e fibróides submucosos com mais de 2 mm foram detectados. Sinéquias uterinas foram confirmadas em 80% dos casos.

A ultra-sonografia diagnóstica é utilizada quase exclusivamente no tratamento das pacientes submetidas a desenvolvimento folicular fármaco-induzido.[76,146] O número e o tamanho dos folículos são monitorados diariamente (Fig. 21.67). Os folículos costumam ser considerados maduros, quando atingem 18 a 20 mm. A ovulação é identificada como uma redução no tamanho do folículo e pelo desenvolvimento de ecos internos secundários a hemorragia. A ultra-sonografia transvaginal também é o padrão aceito para identificar os folículos adequados a aspiração sob orientação ultra-sonográfica transvaginal para a fertilização *in vitro*.

Doença Inflamatória Pélvica

O termo *doença inflamatória pélvica* refere-se a um espectro de entidades clínicas que acometem as mulheres em idade fértil. Estas entidades originam-se, em geral, de infecções ascendentes, afetando primeiro o endométrio e, a seguir, as trompas de Falópio e os anexos. A incidência das doenças sexualmente transmissíveis está aumentando.

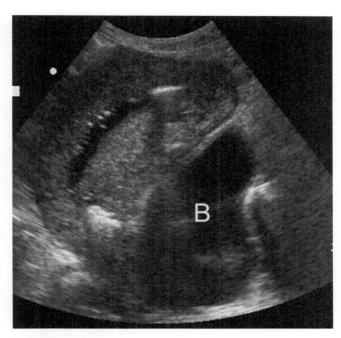

FIG. 21.68 Endometrite após cesariana. Esta ultra-sonografia transvaginal, corte mesossagital, revela útero aumentado com líquido e ar ecogênico na cavidade endometrial. A paciente foi submetida a cesariana nove dias antes e desenvolveu endometrite. B, bexiga.

Neisseria gonorrhoeae e *Chlamydia* são os microrganismos infectantes mais comuns; entretanto, também podem ocorrer infecções polimicrobianas causadas por aeróbicos e anaeróbicos. As infecções não-tratadas podem-se disseminar a partir do endométrio para as trompas de Falópio e, daí, para a cavidade peritoneal pélvica. Se a trompa de Falópio for obstruída, poderá ocorrer uma piossalpinge. Na pelve, as áreas localizadas de inflamação podem evoluir para abscessos tubovarianos ou do fundo-de-saco pélvico. Infecções pélvicas mais substanciais podem-se disseminar ao longo das goteiras pericólicas e envolver a porção superior da cavidade peritoneal. A peritonite localizada no hipocôndrio direito, a qual provoca periepatite que causa febre e dor abdominal, é conhecida

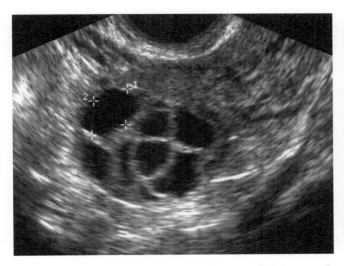

FIG. 21.67 Ovário estimulado. Esta ultra-sonografia transvaginal de uma mulher em uso de estimulantes ovarianos mostra múltiplos folículos em desenvolvimento.

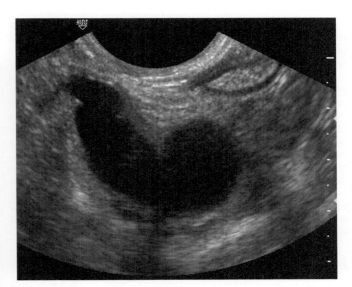

FIG. 21.69 Hidrossalpinge. Esta paciente foi submetida a histerectomia com preservação da trompa direita por causa de adesões. A trompa distendida é visibilizada na parede lateral direita da pelve. Aspiração de líquido revelou epitélio tubário.

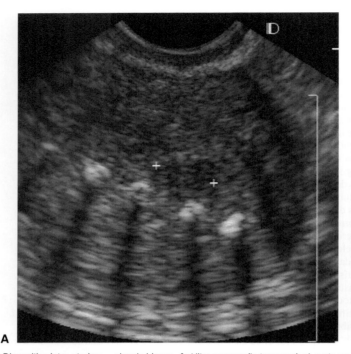
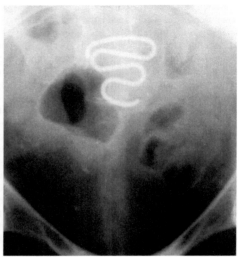

FIG. 21.70 Dispositivo intra-uterino — alça de Lippes. **A:** Ultra-sonografia transvaginal, corte sagital, que mostra claramente os focos ecogênicos brilhantes das porções da alça transectada pelo feixe de ultra-som. Existe uma sombra por detrás do DIU. Os cursores indicam um pequeno fibróide submucoso. **B:** A radiografia simples da pelve mostra o aspecto radiográfico de um DIU em alça de Lippes. Observe que apenas a radiografia não pode confirmar a localização intra-uterina.

como síndrome de Fitz-Hugh-Curtis. Além da via tradicional de infecção, pode ocorrer a extensão direta de um abscesso pélvico (apendicular ou diverticular) ou disseminação hematogênica por tuberculose, podendo surgir como uma infecção unilateral.

Em geral, as pacientes têm febre, hipersensibilidade pélvica e secreção vaginal. Massa pélvica pode ser palpada.

A ultra-sonografia pode ser de grande utilidade para o médico no diagnóstico e no tratamento da doença inflamatória pélvica.[18] Na fase inicial da doença, nenhuma anormalidade é identificada.[168] Com a sua evolução, ocorre o espessamento do endométrio com ou sem acúmulo de líquido, indicando endometrite. À medida que a infecção se dissemina para a cavidade peritoneal pélvica, é possível identificar líquido complexo no fundo-de-saco posterior (Fig. 21.68). Quando o líquido infectado forma um abscesso, este geralmente aparece como massa complexa com paredes espessas e irregulares. Tal seqüela de doença inflamatória pélvica prévia pode ser identificada na ultra-sonografia. A hidrossalpinge aparece como massa cística tubular ou elíptica localizada na região anexial (Fig. 21.69). Aderências secundárias a doença inflamatória pélvica prévia não são facilmente identificadas na ultra-sonografia, a menos que estejam envoltas por líquido ascítico. Estas aderências inflamatórias podem fazer com que as alças intestinais fiquem inseridas ao útero ou às estruturas anexiais, podendo simular massa pélvica anormal. Conforme já mencionado, a histerossalpingografia é o teste diagnóstico de escolha para avaliar a permeabilidade tubária nas pacientes com doença inflamatória pélvica prévia. A ultra-sonografia também é útil no tratamento das pacientes submetidas a tratamento para doença inflamatória pélvica com antibióticos. As dimensões dos abscessos tubovarianos podem ser monitorizadas, e esta informação poderá ser utilizada para orientação, se for necessária aspiração percutânea ou transvaginal e drenagem do conteúdo do abscesso.

Localização dos Dispositivos Intra-uterinos

Os dispositivos intra-uterinos (DIU) estão-se tornando menos comuns como forma de contracepção. A maioria tem um cordão ou filamento inserido que se estende através do orifício cervical para dentro da vagina, sendo utilizado para verificar a localização intra-uterina do dispositivo. Quando o filamento não é palpável, presume-se que o DIU está "perdido". As causas potenciais incluem expulsão não-percebida, implantação errada no útero, perfuração ou destacamento do filamento; mais comumente, o filamento pode penetrar no útero e situar-se ao lado do DIU. A ultra-sonografia é o melhor método para confirmar a localização do DIU. Estes dispositivos aparecem como ecos brilhantes na cavidade endometrial e têm vários aspectos de acordo com o tipo. As alças de Lippes do DIU aparecem como uma série de linhas brilhantes no corte sagital (Fig. 21.70), enquanto os outros, como o 7 de Cobre (Fig. 21.71), têm um aspecto mais linear. O exame minucioso com um transdutor de alta freqüência mostra

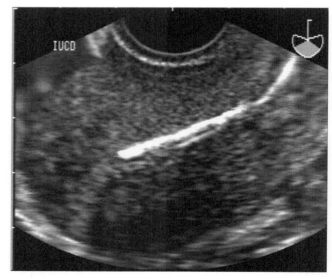

FIG. 21.71 Dispositivo intra-uterino — Copper 7. Esta ultra-sonografia transvaginal mostra a estrutura ecogênica contínua brilhante no canal endometrial. O DIU encontra-se adequadamente posicionado.

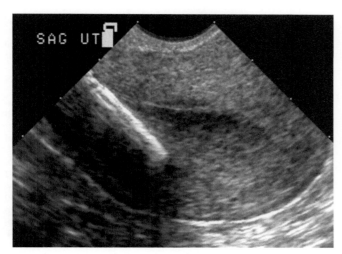

FIG. 21.72 Nesta ultra-sonografia transvaginal, corte mesossagital, de uma mulher com dor pélvica em cólica, o DIU é visibilizado estendendo-se do endométrio para o miométrio posteriormente.

sombra acústica atrás do DIU, o que ajuda a diferenciá-lo da cavidade endometrial normalmente ecogênica. A ecogenicidade do DIU deve ser muito maior do que a do canal endometrial vazio, a menos que haja ar no canal ou calcificação endometrial.

O DIU pode ser implantado total ou parcialmente no miométrio, podendo constituir uma fonte de dor pélvica persistente inexplicada. A ultra-sonografia é excelente para avaliar qualquer extensão até o miométrio (Fig. 21.72).

Se a ultra-sonografia não localizar o DIU no útero, costuma-se recomendar a solicitação de radiografia simples da pelve, se a paciente não estiver grávida. (Existe uma incidência pequena, porém finita, de gravidez com DIU normalmente posicionado.) A ultra-sonografia não é muito útil na detecção do DIU fora do útero por causa da incapacidade de diferenciar os ecos brilhantes do DIU daqueles dos tecidos moles pélvicos e do intestino. Se o DIU não for visibilizado na radiografia simples, é porque ele terá sido inadvertidamente expelido do útero. Se for observado na radiografia simples, é provável que haja perfuração e será necessária a retirada através de laparoscopia.

REFERÊNCIAS

1. Abramowicz JS, Arrington J, Levy D, et al: Doppler study of umbilical artery blood flow waveform: Should we use an instrument-adapted nomogram? J Ultrasound Med 8:183–185, 1989
2. Achiron R, Strauss S, Seidman DS, Lipitz S, Mashiach S, Goldman B: Fetal lung hyperechogenicity: Prenatal ultrasonographic diagnosis, natural history and neonatal outcome. Ultrasound Obstet Gynecol 6:40–42, 1995
3. Ackerman TE, Levi CS, Lyons EA, Dashefsky SM, Lindsay DJ, Holt SC: Decidual cyst: Endovaginal sonographic sign of ectopic pregnancy. Radiology 189:727–731, 1993
4. Albright CB, Crane JP, Shackleford GD: Prenatal diagnosis of bronchogenic cyst. J Ultrasound Med 7:91, 1988
5. Alexander ES, Spitz HB, Clark RA: Sonography of polyhydramnios. AJR Am J Roentgenol 138:343, 1982
6. Allan LD: Manual of Fetal Echocardiography. Lancaster, England, MTP Press, 1986
7. Arger PH, Coleman BG, Mintz MC, et al: Routine fetal genitourinary tract screening. Radiology 156:485, 1985
8. Badr I, Thomas SM, Cotterill AD, et al: X-ray pelvimetry: Which is the best technique? Clin Radiol 52:136–141, 1997
9. Balcar I, Grant DC, Miller WA, et al: Antenatal detection of Down syndrome by sonography. AJR Am J Roentgenol 143:29, 1984
10. Barone CM, Van Nolta FC, Kourides IA, et al: Sonographic detection of fetal goiter, an unusual cause of hydramnios. J Ultrasound Med 4:625–627, 1985
11. Baxi LV, Yeh MN, Blanc WA, et al: Antepartum diagnosis and management of in utero intestinal volvulus with perforation. N Engl J Med 308:1519, 1983
12. Bean WJ, Calonje MA, Aprill CN, et al: Anal atresia: A prenatal ultrasound diagnosis. J Clin Ultrasound 6:111, 1978
13. Bellinger MF, Comstock CH, Grosso D, et al: Fetal posterior urethral valves and renal dysplasia at 15 weeks gestational age. J Urol 129:1238, 1983
14. Benacerraf BR, Sanders SP: Fetal ultrasound. Radiol Clin North Am 28:1, 1990
15. Benson CB, Doubilet PM: Fetal measurements: Normal and abnormal fetal growth. In Rumak CM, Wilson SR, Charboneau JW (eds): Diagnostic Ultrasound, 2nd ed, p 1021. St. Louis, Mosby–Year Book, 1997
16. Beretsky I, Lankin DH: Diagnosis of fetal cholelithiasis using real-time high-resolution imaging employing digital detection. J Ultrasound Med 2:381, 1983
17. Berger MJ, Taymor ML: Simultaneous intrauterine and tubal pregnancies following ovulation induction. Am J Obstet Gynecol 113:812, 1972
18. Berland LL, Lawson TL, Foley WD, et al: Ultrasound evaluation of pelvic infections. Radiol Clin North Am 20:367, 1982
19. Bertino RE, Nyberg DA, Cyr DR, et al: Prenatal diagnosis of agenesis of the corpus callosum. J Ultrasound Med 7:251, 1988
20. Bocian M, Patel J: Ultrasonographic detection of fetal soft tissue swelling in the midtrimester: Correlation with trisomy 18. Birth Defects 18:165, 1982
21. Bonilla-Musoles F, Raga F, Osborne NG, Blanes J, Coelho F: Three-dimensional hysterosonography for the study of endometrial tumors: Comparison with conventional transvaginal sonography, hysterosalpingography, and hysteroscopy. Gynecol Oncol 65:245–252, 1997
22. Boomsma JHB, Wearnhoff RA, Polman HA: Sonographic appearance of annular pancreas in utero. Diagn Imaging 51:288, 1982
23. Bovicelli L, Rizzo N, Onsini LF, et al: Ultrasonic real-time diagnosis of fetal hydrothorax and lung hypoplasia. J Clin Ultrasound 9:253, 1981
24. Bowie JD, Andreotti RF: Estimating gestational age in utero. In Callen PW (ed): Ultrasonography in Obstetrics and Gynecology, pp 325–334. Philadelphia, WB Saunders, 1983
25. Boychuk RB, Lyons EA, Goodhand TK: Duodenal atresia diagnosed by ultrasound. Radiology 127:500, 1978
26. Bradley WG, Fiske CE, Filly RA: Double sac sign of an early intrauterine pregnancy: Use in exclusion of ecoptic pregnancy. Radiology 143:223, 1982
27. Brennan JN, Diwan RV, Rosen MG, et al: Fetofetal transfusion syndrome: Prenatal ultrasonographic diagnosis. Radiology 143:535, 1982
28. Bennett GL, Bromley B, Lieberman E, Benacerraf BR: Subchorionic hemorrhage in first-trimester pregnancies: Prediction of pregnancy outcome with sonography. Radiology 200:803–806, 1996
29. Bromley B, Benacerraf BR: Adnexal masses during pregnancy: Accuracy of sonographic diagnosis and outcome. J Ultrasound Med 16:447–452, 1997
30. Brown BSJ, Thompson DL: Ultrasonographic features of the fetal Turner syndrome. J Can Assoc Radiol 35:40–46, 1984
31. Bryan PJ, Butler HE, Lipuma JP: Magnetic resonance imaging of the pelvis. Radiol Clin North Am 22:896, 1984
32. Campbell S, Pyrse Davies J, Coltart TM, et al: Ultrasound in the diagnosis of spina bifida. Lancet 1:1065, 1975
33. Campbell S, Thorns A: Ultrasound measurement of fetal head to abdomen circumference in the assessment of growth retardation. Br J Obstet Gynecol 84:165, 1977
34. Carrasco CR, Stierman ED, Harnsberger HR, et al: An algorithm for prenatal diagnosis of congenital CNS abnormalities. J Ultrasound Med 4:163, 1985
35. Carroll B: Duplex Doppler systems in obstetric ultrasound. Radiol Clin North Am 28:189, 1990
36. Cavanagh D, Comas MR: Spontaneous abortion. In Danforth DN (ed): Obstetrics and Gynecology, p 378. Philadelphia, Harper & Row, 1982
37. Cayea PD, Balcar I, Alberti O, et al: Prenatal diagnosis of semilobar holoprosencephaly. AJR Am J Roentgenol 142:401, 1984
38. Chapman MG, Furness ET, Jones WR: Significance of the ultrasound location of placental site in early pregnancy. Br J Obstet Gynaecol 86:846, 1979
39. Chatterjee MS, Tejani NA, Verma UL, et al: Prenatal diagnosis of triploidy. Int J Gynaecol Obstet 21:155, 1983
40. Chen H, Hy CW, Wood WJ, et al: Mosaic trisomy 19 syndrome. Ann Genet 24:32, 1981

41. Chervenak FA, Jeanty P, Cantraine F, et al: The diagnosis of fetal microcephaly. Am J Obstet Gynecol 149:512, 1984
42. Chinn DH, Bolding DB, Callen PW, et al: Ultrasonographic demonstration of fetal lower extremity ossification center. Radiology 147:815, 1983
43. Chinn DH, Filly RA, Callen PW, et al: Congenital diaphragmatic hernia diagnosed prenatally by ultrasound. Radiology 148:119, 1983
44. Chisholm CA, Kuller JA, Katz VL, McCoy MC: Aneurysm of the vein of Galen: Prenatal diagnosis and perinatal management. Am J Perinatol 13:503–506, 1996
45. Chitkara U, Berkowitz GS, Levine R, et al: Twin pregnancy: Routine use of ultrasound examinations in the prenatal diagnosis of intrauterine growth retardation and discordant growth. Am J Perinatol 2:49, 1985
46. Chitkara U, Cogswell C, Norton K, et al: Choroid plexus cysts in the fetus: A benign anatomic variant or pathologic entity? Report of 41 cases and review of the literature. Obstet Gynecol 72:185, 1988
47. Christopher CR, Spinelli A, Severt D: Ultrasonic diagnosis of prune-belly syndrome. Obstet Gynecol 59:393, 1982
48. Coady DJ, Synder JR, Lustig-Gillman I, et al: Hydranencephaly: Prenatal and neonatal ultrasonographic appearance. Am J Perinatol 2:228, 1985
49. Cochlin DL: Ultrasound of the fetal spine. Clin Radiol 33:641, 1982
50. Cohen-Overbeck T, Pearce JM, Campbell S: The antenatal assessment of uteroplacental and fetoplacental blood flow using Doppler ultrasound. Ultrasound Med Biol 11:329, 1985
51. Cohen HL, Tice HM, Maridel FS: Ovarian volumes measured by US: Bigger than we think. Radiology 177:189, 1990
52. Cooper RA, Jabomoni R, Pieters CH, et al: Fertility rate after hysterosalpingography with Sinografin. AJR Am J Roentgenol 141:105, 1983
53. Crenshaw C, Jones DED, Parker PT: Placenta previa: A survey of twenty years experience with improved perinatal survival by expectant therapy and cesarean section. Obstet Gynecol Surv 28:461, 1973
54. Cunningham ME, Walls WI: Ultrasound evaluation of anencephaly. Radiology 11:165, 1976
55. DeFoort P, Thiery M: Antenatal diagnosis of congenital chylothorax by grayscale sonography. J Clin Ultrasound 6:47, 1978
56. Dempsey PJ, Hobb HJ: In utero diagnosis of Dandy-Walker syndrome: Differentiation from extra-axial posterior fossa cyst. J Clin Ultrasound 9:403, 1981
57. Denholm TA, Crow HC, Edwards WH, et al: Prenatal sonographic appearance of meconium ileus in twins. AJR Am J Roentgenol 143:371, 1984
58. Deter RL, Hadlock FP, Gonzales ET, et al: Prenatal detection of primary megaureter using dynamic image ultrasonography. Obstet Gynecol 56:759, 1980
59. Deter RL, Harrist RB, Hadlock FP, et al: Longitudinal studies of fetal growth with the use of dynamic image ultrasonography. Am J Obstet Gynecol 143:545, 1982
60. Devore GR: The prenatal diagnosis of congenital heart disease: A practical approach for the fetal sonographer. J Clin Ultrasound 13:229, 1985
61. Devore GR, Donnerstein RL, Kleinman CS, et al: Fetal echocardiography. Am J Obstet Gynecol 144:693, 1982
62. Devore GR, Hakin S, Kleinman CS, et al: The in utero diagnosis of an interventricular systal cardial rhabdomyoma by means of a real-time directed M-mode echocardiography. Am J Obstet Gynecol 143:967, 1982
63. Dewbury KC, Alurvihare APR, Birch SJ, et al: Prenatal ultrasound demonstration of choledochal cyst. Br J Radiol 53:906, 1980
64. Dewhurst DJ, Bergley JM, Campbell S: Assessment of fetal maturity and dysmaturity. Am J Obstet Gynecol 113:14, 1972
65. Diakowmakis EE, Weinberg B, Moulin J: Prenatal sonographic diagnosis of a suprasellar arachnoid cyst. J Ultrasound Med 5:529–530, 1986
66. Digiacinto TM, Willscher MK, Conway JC: Bilateral fetal hydroceles in ureter. Urology 5:532, 1980
67. Doubilet PM, Benson CB, Nadel AS, Ringer SA: Improved birth weight table for neonates developed from gestations dated by early ultrasonography. J Ultrasound Med 16:241–249, 1997
68. Dubbins PA, Kurtz AB, Wapner RJ, et al: Renal agenesis: Spectrum of in utero findings. J Clin Ultrasound 9:189, 1982
69. Dunne MG, Johnson ML: The ultrasonic demonstration of fetal anomalies in utero. J Reprod Med 23:195, 1979
70. Fadel HE, Martin S: Real-time sonographic diagnosis of fetal dysplastic kidney. Int J Gynecol Obstet 18:140, 1980
71. Farrant P: The antenatal diagnosis of oesophageal atresia by ultrasound. Br J Radiol 533:1202, 1980
72. Federle MP, Cohen HA, Rosenwein MF, et al: Pelvimetry by digital radiography: A low dose examination. Radiology 143:733, 1982
73. Filly RA, Cardozas JD, Goldstein RB, et al: Detection of fetal central nervous system anomalies: A practical level of effort for a routine sonogram. Radiology 172:403, 1989
74. Filly RA, Chinn DH, Callen PW: Alobar holoprosencephaly: Ultrasonographic prenatal diagnosis. Radiology 151:455, 1984
75. Filly RA, Golbus MS, Carey JC, et al: Short-limbed dwarfism: Ultrasonographic diagnosis by mensuration of fetal femoral length. Radiology 138:653, 1981
76. Fleischer AC, Daniell JF, Rodier J, et al: Sonographic monitoring of ovarian follicular development. J Clin Ultrasound 9:275, 1981
77. Fleischer AC, Killam AP, Boehm FH, et al: Hydrops fetalis: Sonographic evaluation and clinical implications. Radiology 141:163, 1981
78. Fleischer AC, Pennell RG, McKee MS, et al: Ectopic pregnancy: Features at transvaginal sonography. Radiology 174:375–378, 1990
79. Fleischer AC, Vasquez JM, Cullinan JA, Eisenberg E: Sonohysterography combined with sonosalpingography: Correlation with endoscopic findings in infertility patients. J Ultrasound Med 16:381–384, 1997
80. Fleischer AC, Walsh J, Jones H, et al: Sonographic evaluation of pelvic masses: Method of examination and role of sonography relative to other imaging modalities. Radiol Clin North Am 20:397, 1982
81. Fong KW, Rohmani MR, Rose TH, et al: Fetal renal cystic disease. AJR Am J Roentgenol 146:767, 1986
82. Foster MA, Nyberg DA, Mahony BS, et al: Meconium peritonitis: Prenatal sonographic findings and clinical significance. Radiology 165:661, 1987
83. Frates MC, Brown DL, Doubilet PM, Hornstein MD: Tubal rupture in patients with ectopic pregnancy: Diagnosis with transvaginal US. Radiology 191:769–772, 1994
84. Fried AM, Woodring JH, Skier RW, et al: Omphalocele in limb/body wall deficiency syndrome: Atypical sonographic appearance. J Clin Ultrasound 10:400, 1982
85. Goldbert JD, Chervenak FA, Lipman RA, et al: Antenatal diagnosis of arthrogryposis multiplex congenita. Prenat Diagn 6:45, 1986
86. Goldstein RB, Podiasky AE, Filly RA, et al: Effacement of the fetal cisterna magna in association with myelomeningocele. Radiology 172:409, 1989
87. Goldstein SR, Subramanyam BR, Raghavendra BN, et al: Subchorionic bleeding in threatened abortion: Sonographic findings and significance. AJR Am J Roentgenol 141:975, 1983
88. Greenberg F, Carpenter RJ, Ledbetter DH: Cystic hydroma and hydrops fetalis in a fetus with trisomy 13. Clin Genet 24:389, 1983
89. Greene MF, Benacerraf BR, Crawford JM: Hydranencephaly: US appearance during in utero evolution. Radiology 156:779, 1985
90. Gruenewald SM, Crocker EF, Walker AG, et al: Antenatal diagnosis of urinary tract abnormalities: Correlation with ultrasound appearance with postnatal diagnosis. Am J Obstet Gynecol 148:278, 1984
91. Guidelines for the performance of the antepartum obstetrical examination. American Institute of Ultrasound in Medicine, November 1993;6.
92. Guilian BB, Alvcar DT: Prenatal ultrasonographic diagnosis of fetal gastroschisis. Radiology 129:473, 1978
93. Grumbach K, Coleman BG, Arger PH, et al: Twin and singleton growth patterns compared using US. Radiology 158:237–241, 1986
94. Grundy H, Glasman A, Burlbaw J, et al: Hemangiomas presenting as a cystic neck mass in the fetal neck. J Ultrasound Med 4:147, 1985
95. Haber HP, Mayer EI: Ultrasound evaluation of uterine and ovarian size from birth to puberty. Pediatr Radiol 24:11–13, 1994
96. Habif DV, Berdon WE, Yeh MN: Infantile polycystic kidney disease: In utero sonographic diagnosis. Radiology 142:475, 1982
97. Hadlock FP, Harrist RB, Sharman RS, et al: Estimation of fetal weight with the use of head, body and femus measurements: A prospective study. Am J Obstet Gynecol 151:333–337, 1985
98. Hadlock FP, Deter RL, Garcia-Pratt J, et al: Fetal ascites not associated with Rh incompatibility. AJR Am J Roentgenol 134:1225, 1980
99. Hadlock FP, Deter RL, Harrist RB, et al: Fetal head circumference: Relation to menstrual age. AJR Am J Roentgenol 138:649, 1982
100. Hadlock FP, Deter RL, Harrist RB, et al: The use of ultrasound to determine gestational age: A review. Med Ultrasound 7:95, 1983
101. Hadlock FP, Shah YP, Kanon DJ, Lindsey JV: Fetal crown-rump length: Reevaluation of relation to menstrual age (5–18 weeks) with high-resolution real-time US. Radiology 182:501–505, 1992
102. Hall DA, Hann LE, Fernucci JT, et al: Sonographic morphology of the normal menstrual cycle. Radiology 133:185, 1979
103. Heaton FC, Vaughn R: Intrauterine supraventricular tachycardia. Obstet Gynecol 60:749, 1982

104. Heller RH, Adams JE, Hirschfield RL, et al: Ultrasonic detection of an abnormal mass in a fetus later shown to have trisomy 18. Prenat Diagn 1:223, 1981
105. Hill LM, Breckle R, Cehrking WC: The prenatal detection of congenital malformations by ultrasonography. Mayo Clin Proc 58:805, 1983
106. Hobbins JC, Mahoney MJ: The diagnosis of skeletal dysplasias with ultrasound. In Sanders RC, James AE (eds): The Principles and Practice of Ultrasonography in Obstetrics and Gynecology, 2nd ed, pp 191–203. New York, Appleton-Century-Crofts, 1980
107. Hoff NR, Mackay IM: Prenatal ultrasound diagnosis of intracranial teratoma. J Clin Ultrasound 8:247, 1980
108. Hohler CW: Ultrasound diagnosis of intrauterine growth retardation. In Sanders RC, James AE (eds): The Principles and Practice of Ultrasonography in Obstetrics and Gynecology, pp 157–173. Norwalk, CT, Appleton-Century-Crofts, 1984
109. Hriak H, Stern JL, Fisher MR, et al: Endometrial carcinoma staging by MR imaging. Radiology 162:297, 1987
110. Hriak H, Tscholakoff D, Heinrichs L, et al: Uterine leiomyomas: Correlation with MR, histopathologic findings and symptoms. Radiology 158:385, 1986
111. Jafri SZH, Bree RC, Silver TM, et al: Fetal ovarian cysts: Sonographic detection and association with hypothyroidism. Radiology 150:809, 1984
112. Jeanty P, Romero P: Obstetrical Ultrasound, p 233. New York, McGraw-Hill, 1984
113. Johnson JA, Rumack CM, Johnson ML, et al: Cystic adenomatoid malformation: Antenatal diagnosis. AJR Am J Roentgenol 142:483, 1984
114. Juhl JH: Obstetrical and gynecologic roentgenology. In Essentials of Roentgen Interpretation, 4th ed, pp 776–782. Hagerstown, Harper & Row, 1981
115. Katz Z, Lancet M, Kassif R, et al: Antenatal ultrasonic diagnosis of complete urethral obstruction in the fetus. Acta Obstet Gynecol Scand 59:463, 1980
116. Kelley KM, Madden DA, Arcarese JS, et al: The utilization and efficacy of pelvimetry. AJR Am J Roentgenol 125:66, 1975
117. Kelsey CA: Essentials of Radiology Physics. St. Louis, Warren H Green, 1985
118. Kim SH, Choi BI, Lec HP, et al: Uterine cervical carcinoma: Comparison of CT and MR findings. Radiology 175:45, 1990
119. King DL: Placental migration demonstrated by ultrasonography. Radiology 109:167, 1973
120. Kleinman CS, Donnerstein RL, Devore GR, et al: Fetal echocardiography for evaluation of in utero heart failure: A technique for study of nonimmune fetal hydrops. N Engl J Med 306:568, 1982
121. Kleinman CS, Hobbins JC, Jaffe CC, et al: Echocardiographic studies of the human fetus: Prenatal diagnosis of congenital heart disease and cardiac dysrhythmias. Pediatrics 65:1059, 1980
122. Kleinman CS, Hobbins JC, Lynch DC, et al: Prenatal echocardiography. Hosp Pract 15:81, 1980
123. Klingersmith W, Cioffi-Ragan D: Schizencephaly: Diagnosis and progression in utero. Radiology 159:617, 1986
124. Kufahl J, Pedersen I, Sindberg Eriksen P, et al: Transvaginal ultrasound, endometrial cytology sampled by Gynoscann and histology obtained by Uterine Explora Curette compared to the histology of the uterine specimen: A prospective study in pre- and postmenopausal women undergoing elective hysterectomy. Acta Obstet Gynecol Scand 76:790–796, 1997
125. Kurtz AB, Needleman L: Ultrasound assessment of fetal age. In: Callen PW (ed): Ultrasonography in Obsterics and Gynecology, 2nd ed, pp 47–64. Philadelphia, WB Saunders, 1988
126. Kurtz AB, Wapner RI, Rubin CE: Ultrasound criteria for in utero diagnosis of microcephaly. J Clin Ultrasound 8:11, 1980
127. Kurtz AB, Wapner RJ, Matas J, et al: Twin pregnancies: Accuracy of first trimester abdominal US in predicting chorionicity and amnionicity. Radiology 185:759–762, 1992
128. Laing FC, Jeffrey RB: Ultrasound of ectopic pregnancy. Radiol Clin North Am 20:383, 1982
129. Lang EK, Dunaway HE, Roniger WE: Selective osteal salpingography and transvaginal catheter dilation in the diagnosis and treatment of fallopian tube obstruction. AJR Am J Roentgenol 154:735, 1990
130. Lauer JD, Cradock TV: Meconium pseudocyst: Prenatal sonographic and antenatal radiologic correlation. J Ultrasound Med 1:333, 1982
131. Lauria MR, Smith RS, Treadwell MC, et al: The use of second-trimester transvaginal sonography to predict placenta previa. Ultrasound Obstet Gynecol 8:337–340, 1996
132. Lawson TL, Foley WD, Berland LL, et al: Ultrasonic evaluation of fetal kidneys: Analysis of normal size and frequency of visualization as related to stage of pregnancy. Radiology 138:153, 1981
133. Lehr C, Dire J: Rare occurrence of holoacardius acephalic monster: Sonographic and pathologic findings. J Clin Ultrasound 6:259, 1978
134. Lerner JP, Timor-Tritsch IE, Monteagudo A: Use of transvaginal sonography in the evaluation of endometrial hyperplasia and carcinoma. Obstet Gynecol Surv 51:718–725, 1996
135. Levi CS, Lyons EA, Lindsay DJ: Early diagnosis of nonviable pregnancy with endovaginal US. Radiology 167:383, 1988
136. Levi CS, Lyons EA, Zheng XH, et al: Endovaginal US: Demonstration of cardiac activity in embryos of less than 5.0 mm in crown-rump length. Radiology 176:71, 1990
137. Lindsay DJ, Lovett IS, Lyons EA, et al: Yolk sac diameter and shape at endovaginal US: Predictors of pregnancy outcome in the first trimester. Radiology 183:115–118, 1992
138. Luthy DA, Hall JG, Graham CB: Prenatal diagnosis of thrombocytopenia with absent radii. Clin Genet 15:495, 1979
139. Mackey BA, Glass RH, Olson LE, et al: Pregnancy following hysterosalpingography with oil and water soluble dye. Fertil Steril 22:504, 1971
140. Mahoney MJ, Hobbins JC: Prenatal diagnosis of chondroectodermal dysplasia (Ellis-van Creveld syndrome) with fetoscopy and ultrasound. N Engl J Med 297:258, 1977
141. Main D, Mennuti MT, Cornfield D, et al: Prenatal diagnosis of adult polycystic kidney disease. Lancet 2:337, 1983
142. Manning FA, Basket TF, Morrison I, et al: Fetal biophysical profile scoring: A prospective study 1,184 high-risk patients. Am J Obstet Gynecol 140:289, 1981
143. Mantagos S, Weiss BR, Mahoney MJ, et al: Prenatal diagnosis of diastrophic dwarfism. Am J Obstet Gynecol 139:111, 1981
144. Mantzavinos T, Kanakas N, Zourlas PA: Heterotopic pregnancies in an in-vitro fertilization program. Clin Exp Obstet Gynecol 23:205–208, 1996
145. Mayden KL, Tortora M, Berkowitz RL, et al: Orbital diameters: A new parameter for prenatal diagnosis and dating. Am J Obstet Gynecol 144:292, 1982
146. McArdle CR, Seibel M, Weinstein F, et al: Induction of ovulation monitored by ultrasound. Radiology 148:809, 1983
147. Mendelson EB, Friedman H, Neiman HL, et al: The role of imaging in infertility management. AJR Am J Roentgenol 144:415, 1985
148. Meyer WJ, Gauthier DW, Goldenberg B, Santolaya J, Sipos J, Cattledge F: The fetal transverse cerebellar diameter/abdominal circumference ratio: A gestational age-independent method of assessing fetal size. J Ultrasound Med 12:379–382, 1993
149. Minhoff H, Schaeffer RM, Delke I, et al: Diagnosis of intracranial hemorrhage in utero after maternal seizure. Obstet Gynecol 65:225, 1985
150. Mintz MC, Arger PH, Coleman BG: In utero sonographic diagnosis of intracranial hemorrhage. J Ultrasound Med 4:375, 1985
151. Mitchell DG, Mintz MC, Spritzer CE, et al: Adnexal masses: MR imaging observations at 1.5 T1 weight US and CT correlation. Radiology 162:319, 1987
152. Mole RH: Childhood cancer after prenatal exposure to diagnostic X-ray examinations in Britain. Br J Cancer 62:152–168, 1990
153. Moyle JW, Rochester D, Sider L, et al: Sonography of ovarian tumors: Predictability of tumor type. AJR Am J Roentgenol 141:985, 1983
154. Mueller CE: Intrauterine pseudogestational sac in ectopic pregnancy. J Clin Ultrasound 7:133, 1979
155. Mueller F, Aubry MC, Ganer B, et al: Prenatal diagnosis of cystic fibrosis. Prenat Diagn 5:109, 1986
156. Munyear TP, Callen PW, Filly RA, et al: Further observations on the sonographic spectrum of gestational trophoblastic disease. J Clin Ultrasound 9:349, 1981
157. Nicolini U, Ferrazi E, Minonzio M, et al: Prenatal diagnosis of cranial masses by ultrasound: Report of five cases. J Clin Ultrasound 11:70, 1983
158. Nyberg DA, Cyr DR, Kack LA, et al: Sonographic appearance of placental abruption. AJR Am J Roentgenol 148:161, 1987
159. Nyberg DA, Laing FC, Filly RA: Threatened abortion: Sonographic distinction of normal and abnormal gestational sacs. Radiology 158:397, 1986
160. Nyberg DN, Mack LA, Hirsch J, et al: Fetal hydrocephalus: Sonographic detection and clinical significance of associated anomalies. Radiology 163:187, 1987
161. Nyberg DA, Mack LA, Laing FC, et al: Early pregnancy complications: Endovaginal sonographic findings correlated in human chorionic gonadotropin levels. Radiology 167:619, 1988

162. Nyberg DA, Mahoney BS, Pretorius DH (eds): Diagnostic Ultrasound and Fetal Anomalies: Text and Atlas. Chicago, Year Book Medical Publishers, 1990
163. Nyberg DA, Resta RG, Luthy DA, et al: Prenatal sonographic findings of Down syndrome: A review of 94 cases. Obstet Gynecol 76:370–377, 1990
164. O'Brien GD, Queenan JT, Campbell S: Assessment of gestational age in the second trimester by real-time ultrasound measurement of femur length. Am J Obstet Gynecol 139:540, 1981
165. Partain CL, James AE, Rollo FD, et al: Nuclear Magnetic Resonance Imaging. Philadelphia, WB Saunders, 1983
166. Patel RB, Gibson JY, D'Cruz CA, et al: Sonographic diagnosis of cervical teratoma in utero. AJR Am J Roentgenol 139:1220, 1982
167. Patten RM, Van Allen M, Mack LA, et al: Limb–body wall complex: In utero sonographic diagnosis of a complicated fetal malformation. AJR Am J Roentgenol 146:1019, 1986
168. Patten RM, Vincent LM, Wolner-Hanssen P, Thorpe E Jr: Pelvic inflammatory disease: Endovaginal sonography with laparoscopic correlation. J Ultrasound Med 9:681–689, 1990
169. Perone N: A practical guide to fetal echocardiography. Contemp Obstet Gynecol 1:55, 1988
170. Phillips HE, McHaham JP: Intrauterine fetal cystic hygromas: Sonographic detection. AJR Am J Roentgenol 136:799, 1981
171. Platt LD, Manning FA, Murata Y, et al: Diagnosis of fetal death in utero by real-time ultrasound. Obstet Gynecol 55:191, 1980
172. Posniak HV, Olson MC, Dudiak CM, et al: MR imaging of uterine carcinoma: Correlation with clinical and pathologic findings. Radiographics 10:15, 1990
173. Pretorius DH, Davis K, Manco-Johnson ML, et al: Clinical course of fetal hydrocephalus: 40 cases. AJNR Am J Neuroradiol 6:23, 1985
174. Pretorius DH, Meier PM, Johnson ML: Diagnosis of esophageal atresia in utero. J Ultrasound Med 2:475, 1983
175. Raabe RD, Harnoberger HR, Lee TG, et al: Ultrasonographic antenatal diagnosis of "mermaid syndrome": Fusion of fetal lower extremities. J Ultrasound Med 2:463, 1983
176. Reece EA, Goldstein I: Early prenatal diagnosis of hydrocephalus. Am J Perinatol 14:69–73, 1997
177. Requard C, Mettler FA, Wicks JD: Preoperative sonography of malignant ovarian neoplasms. AJR Am J Roentgenol 137:79, 1981
178. Requard C, Wicks JD, Mettler FA: Ultrasonography in the staging of endometrial adenocarcinoma. Radiology 140:781, 1981
179. Roberts C: Intrauterine diagnosis of omphalocele. Radiology 127:762, 1978
180. Robinow M, Spisso R, Bushi AJ, et al: Turner syndrome: Sonography showing fetal hydrops simulating hydramnios. AJR Am J Roentgenol 135:846, 1980
181. Robinson HP: Gestational sac volume as determined by sonar in the first trimester of pregnancy. Br J Obstet Gynaecol 82:100, 1975
182. Robinson HP, Fleming JEE. A critical evaluation of sonar "crown-rump length" measurements. Br J Obstet Gynaecol 82:702, 1975
183. Romero R, Chervenak FA, Kotzen J, et al: Antenatal sonographic findings of extralobar pulmonary sequestration. J Ultrasound Med 1:131, 1982
184. Romero R, Kadar N, Jeanty P, et al: Diagnosis of ectopic pregnancy: Value of the discriminatory human chorionic gonadotropin zone. Obstet Gynecol 66:357, 1985
185. Rubens D, Thornbury JR, Angel C, et al: Stage IB cervical carcinoma: Comparison of clinical, MR, and pathologic staging. AJR Am J Roentgenol 150:135, 1988
186. Sabbagha RE, Skolnik A: Ultrasound of fetal abnormalities. Semin Perinatol 4:213, 1980
187. Schinzel A, Savodelli G, Briner J, et al: Prenatal sonographic diagnosis of Juene syndrome. Radiology 154:777, 1985
188. Schreiber MH, Morettin LB: Antepartum prediction of fetal maturity. Radiol Clin North Am 5:21, 1967
189. Scorza WE, Vintzileos A: First and second trimester sonography: An American perspective. Int J Fertil Menopausal Stud 41:288–292, 1996
190. Sepulveda W, Kyle PM, Hassan J, Weiner E: Prenatal diagnosis of diastematomyelia: Case reports and review of the literature. Prenat Diagn 17:161–165, 1997
191. Silver TM, Wicks JD, Spooner WE, et al: Prenatal detection of congenital heart disease. AJR Am J Roentgenol 133:546, 1979
192. Smith RS, Lauria MR, Comstock CH, et al: Transvaginal ultrasonography for all placentas that appear to be low-lying or over the internal cervical os. Ultrasound Obstet Gynecol 9:22–24, 1997
193. Sohaey R, Zwiebel WJ: The fetal thorax: Noncardiac chest anomalies. Semin Ultrasound CT MR 17:34–50, 1996
194. Sohn C, Gast AS, Krapfl E: Isolated fetal choroid plexus cysts: Not an indication for genetic diagnosis? Fetal Diagn Ther 12:255–259, 1997
195. Spellacy WN, Handler A, Ferre CD: A case-control study of 1,253 twin pregnancies from a 1982–1987 perinatal database. Obstet Gynecol 75:168–171, 1990
196. Spirt BA, Kagan EH, Rozanski RM: Abruptio placenta: Sonographic and pathologic correlation. AJR Am J Roentgenol 133:877, 1979
197. Spirt BA, Gordon LP: Sonographic evaluation of the placenta. In Rumak CM, Wilson SR, Charboneau JW (eds): Diagnostic Ultrasound, 2nd ed, p 1339. St. Louis, Mosby–Year Book, 1997
198. Stark DD, McCarthy SM, Filly RA, et al: Pelvimetry by magnetic resonance imaging. AJR Am J Roentgenol 144:947, 1985
199. Stewart PA, Wladimiroff JW, Gussenhoven WJ: Antenatal real-time diagnosis of a congenital cardiac malformation. Eur J Obstet Gynecol Reprod Biol 14:233, 1983
200. Stringel G, Gillieson M, Muram D, et al: Perinatal management of major gastrointestinal anomalies diagnosed by maternal ultrasound. Clin Pediatr (Phila) 22:564, 1983
201. Szulman AG, Surti U: The syndromes of hydatidiform mole: I. Cytogenic and morphologic correlations. Am J Obstet Gynecol 131:655, 1978
202. Thickman D, Kressel H, Gussman D, et al: Nuclear magnetic resonance imaging in gynecology. Am J Obstet Gynecol 149:835, 1984
203. Thorsen MK, Lawson TL, Aiman EJ, et al: Diagnosis of ectopic pregnancy: Endovaginal versus transabdominal sonography. AJR Am J Roentgenol 155:307, 1990
204. Thurmond AS, Novy M, Uchida BT, Rosch J: Fallopian tube obstruction: Selective salpingography and recanalization. Radiology 163:511, 1987
205. Timor-Tritsch IE, Lerner JP, Monteagudo A, et al: Transvaginal ultrasonographic characterization of ovarian masses by means of color flow-directed Doppler measurements and a morphologic scoring system. Am J Obstet Gynecol 168:909, 1993
206. Townsend RR, Simpson GF, Filly RA: Membrane thickness in ultrasound prediction of chorionicity in twin gestations. J Ultrasound Med 7:327–332, 1988
207. United Nations Scientific Committee on the Effects of Atomic Radiation: 1977 Report to the General Assembly: Sources and Effects of Ionizing Radiation. New York, United Nations, 1977
208. Valdes C, Malini S, Malinak LR: Ultrasound evaluation of female genital tract anomalies: A review of 64 cases. Am J Obstet Gynecol 149:285, 1984
209. van Loon AJ, Mantingh A, Serlier EK, Kroon G, Mooyaart EL, Huisjes HJ: Randomised controlled trial of magnetic-resonance pelvimetry in breech presentation at term. Lancet 350:1799–1804, 1997
210. Vintzileos AM, Campbell WA, Ingardia CJ, et al: The fetal biophysical profile and its predictive value. Obstet Gynecol 62:271, 1983
211. Vintzileos AM, Hovick TS, Escoto DT, et al: Congenital midline porencephaly: Prenatal sonographic findings and review of the literature. Am J Perinatol 4:125, 1987
212. Walsh JW, Brewer WH, Schneider V: Ultrasound diagnosis in diseases of the uterine corpus and cervix. Semin Ultrasound CT MR 1:30, 1980
213. Walsh JW, Goplerud DR: Computed tomography of primary, persistent, and recurrent endometrial malignancy. AJR Am J Roentgenol 1339:1149, 1982
214. Walsh J, Taylor K, Wasson J, et al: Gray scale ultrasound in 204 proved gynecologic masses: Accuracy and specific diagnosis criteria. Radiology 130:391, 1979
215. Weimeb JC, Barkoff ND, Megibow A, et al: The value of MR imaging in distinguishing leiomyomas from other solid pelvic masses when sonography is indeterminate. AJR Am J Roentgenol 154:295, 1990
216. Weinstein L, Anderson O: In utero diagnosis of Beckwith-Wiedemann syndrome by ultrasound. Radiology 134:474, 1980
217. Whitley ND, Brenner DE, Francis A, et al: Computed tomography of carcinoma of the cervix. Radiology 142:439, 1982
218. Whitley N, Brenner D, Francis A, et al: Use of computed tomographic whole body scanner to stage and follow patients with advanced ovarian carcinoma. Invest Radiol 16:479, 1981
219. Wicks JD, Howe KS: Fundamentals of Ultrasonographic Technique. Chicago, Year Book Medical Publishers, 1983
220. Wicks JD, Levine MD, Metler FA: Intrauterine diagnosis of ectopia cordia. AJR Am J Roentgenol 137:619, 1981
221. Wicks JD, Mettler FA, Hilgers RD, et al: Correlation of ultrasound and laparotomy in patients with epithelial carcinoma of the ovary. J Clin Ultrasound 12:397, 1984

222. Wikland M, Nilsson L, Hansson R, et al: Collection of human oocytes by use of sonography. Fertil Steril 5:603, 1983
223. Williams AG, Mettler FA, Wicks JD: Utility of diagnostic imaging in the staging of gestational trophoblastic disease. Diagn Gynecol Obstet 4:159, 1985
224. Williams RA, Barth RA: In utero sonographic recognition of diastematomyelia. AJR Am J Roentgenol 144:87, 1985
225. Wladimiroff JW, Stewart PA, Vostero RPL: Fetal cardiac structure and function as studied by ultrasound. Clin Cardiol 7:239, 1984
226. Yec CY, Medrazo B, Drukker BH: Ultrasonic evaluation of the postpartum uterus in the management of postpartum bleeding. Obstet Gynecol 58:227, 1981
227. Zimmerman HB: Prenatal demonstration of gastric and duodenal obstruction by ultrasound. J Can Assoc Radiol 29:1338, 1978

LEITURAS SELECIONADAS

Aylsworth AS, Seeds JW, Guilford WB, et al: Prenatal diagnosis of a severe deforming type of osteogenesis imperfecta. Am J Med Genet 19:707, 1984

Benson CB, Doubilet PM: Doppler criteria for intrauterine growth retardation, predictive values. J Ultrasound Med 7:655, 1988

Chervenak FA, Berkowitz RL, Tortora M, et al: Diagnosis of ventriculomegaly before fetal viability. Obstet Gynecol 64:652, 1984

Glazer GM, Filly RA, Callen PW: The varied sonographic appearance of the urinary tract in the fetus and newborn with urethral obstruction. Radiology 144:563, 1982

International Federation of Gynecology and Obstetrics: Classification and staging of malignant tumors of the female pelvis. J Int Fed Gynecol Obstet 3:204, 1965

Lyons EA, Levi CS, Greenberg CR: The abnormal fetus. Semin Roentgenol 27:198, 1982

Mittlestaedt CA, Partain CL, Boyce II, et al: Placenta previa: Significance in the second trimester. Radiology 131:465, 1979

Revel MP, Pons JC, Lelaidier C, et al: Magnetic resonance imaging of the fetus: A study of 20 cases performed without curarization. Prenat Diagn 13:775–799, 1993

SEÇÃO V
O Tórax

# CAPÍTULO 22

Métodos de Exame, Técnicas e Anatomia do Tórax

John H. Juhl e Janet E. Kuhlman

MÉTODOS DE EXAME

Há um consenso geral de que o exame radiográfico do tórax é extremamente importante para o diagnóstico das doenças pulmonares. Seu valor é igualmente grande no diagnóstico das doenças do mediastino e do tórax ósseo, sendo um estudo muito eficaz relativamente aos custos e o procedimento mais freqüentemente realizado em muitos departamentos. A radiografia do tórax serve como um registro da presença ou ausência de doença na data em que foi feito, e exames de seguimento podem determinar a progressão ou o desenvolvimento da doença. Por outro lado, a radiografia do tórax não deve tomar o lugar do exame físico de rotina e da história clínica, mesmo demonstrando lesões que não podem ser encontradas de nenhuma outra maneira. É possível fazer diagnósticos positivos de várias condições com base unicamente nos raios X do tórax; em outros casos, é revelada uma lesão, cuja natureza deve ser, finalmente, determinada por estudos bacteriológicos, citológicos ou outros estudos laboratoriais. As doenças cardiovasculares também podem ser estudadas por métodos radiográficos e outros métodos de aquisição de imagens, sendo discutidas no Cap. 35.

RADIOGRAFIA

O exame radiográfico padrão do tórax varia em diferentes instituições, mas deve consistir pelo menos numa tomada póstero-anterior (PA) e, possivelmente, numa projeção lateral. Muitos departamentos incluem uma chapa lateral no exame padrão do tórax de pacientes com suspeita de uma doença torácica, embora alguns estudos sugiram que seu valor é limitado, especialmente em pacientes com menos de 40 anos de idade.[22] Ela não é eficaz, em relação aos custos, no acompanhamento de rotina ou em estudos de triagem. As radiografias do tórax são obtidas a uma distância tubo-chapa de pelo menos 1,80 m, para reduzir a um mínimo as distorções por divergência e magnificação, sendo obtidas à inspiração plena. Muitos radiologistas preferem uma técnica de alta voltagem (120 a 150 kVp), o que possibilita boa penetração e visibilização das estruturas retrocardíacas e mediastinais. Radiografias do tórax tiradas a uma voltagem mais alta (350 kVp) têm sido usadas em algumas instituições. Há, porém, diferenças de opinião quanto às vantagens desse método,[39,77] e ele não é de uso geral. É desejável visibilizar os espaços intervertebrais torácicos superiores e definir, claramente, a trama vascular por trás do coração (Fig. 22.1). Também é imperativo obter chapas de penetração suficiente para permitir a identificação de doenças retrocardíacas. Uma exposição ligeiramente excessiva é preferível à exposição insuficiente, porque ver a chapa sob uma luz forte pode compensar a exposição excessiva, mas não há nenhum meio de compensar a exposição insufi-

ciente. Uma grade estacionária e uma câmara de ionização bem-regulada ajudam a obter chapas de boa qualidade. Grades de linhas finas não atrapalham muito a qualidade da radiografia, mas não são necessárias, quando se usa uma técnica de lacuna aérea.[97] É vantajoso usar a filtração do feixe dos raios X com cunha de cobre, para obter uma boa penetração mediastinal. Alguns departamentos usam um filtro em túnel ou fenda para essa finalidade.

Algumas outras tomadas são usadas em circunstâncias especiais, para delinear lesões locais ou visibilizar áreas que não são bem vistas nas radiografias de rotina. As projeções oblíquas são obtidas em ângulos de aproximadamente 45°, sendo designadas de acordo com o lado do tórax mais próximo da chapa e distante do tubo dos raios X. A designação *oblíqua anterior direita*, por exemplo, indica que o paciente está de pé com a parede anterior direita do tórax em contato com o suporte da chapa, em um ângulo de 45°, de modo que a parede posterior esquerda do tórax se encontra mais próxima do tubo; o raio atravessa, então, o tórax de anterior para posterior numa direção oblíqua. Graus maiores ou menores de obliqüidade podem ser usados, conforme se deseja. Quando pequenos nódulos abaixo do nível da cúpula diafragmática são malvisualizados em um exame de rotina, pode-se inclinar o tubo para cima ou para baixo, conforme o necessário. Também se podem obter tomadas especiais tangenciais em lesões da parede torácica, para defini-las claramente.

A tomada apical em lordose é usada para a visibilização de doenças nos ápices pulmonares, que podem ser obscurecidas pela clavícula e a primeira costela. A radiografia é tirada numa direção ântero-posterior (AP), inclinando-se o paciente para trás sobre o suporte da chapa. Pode-se usar uma projeção AP ereta, com o tubo inclinado cefalicamente num ângulo de 15°, caso seja difícil ou impossível obter uma tomada apical em lordose padrão, a qual é um pouco mais fácil para o paciente, sendo mais facilmente reproduzível. Essa projeção acarreta uma visibilização clara dos ápices pulmonares, porque a clavícula e a primeira costela se projetam acima do ápice pulmonar (Fig. 22.2).

A projeção em lordose causa efetivamente dificuldades na interpretação das anormalidades basais, porque há uma elevação aparente do diafragma e a visibilização deficiente da doença basal. Assim também, o arco aórtico pode mostrar-se maldefinido, pode ser presente um alargamento aparente do mediastino, a borda esquerda do coração pode-se apresentar indistinta, e o hilo esquerdo projeta-se caudalmente, podendo ficar oculto pelo coração.[42] A tomada AP em decúbito dorsal, usada, com freqüência, para chapas portáteis, também pode ser tirada inadvertidamente numa posição algo lordótica. Muitos pacientes ficam em unidades de tratamento intensivo devido a problemas graves, sendo candidatos a uma pneumonia ou atelectasia basal. Ao inclinar o tubo numa direção cefálica nesses pacientes, a perda da definição do diafragma esquerdo pode simular tais condições basais. Deve-se tomar cuidado para não deixar passar despercebida essa possibilidade.[116]

J. H. Juhl e E. Kuhlman: Department of Radiology, University of Wisconsin Medical School, Madison, Wisconsin, EUA, 53792-3252.

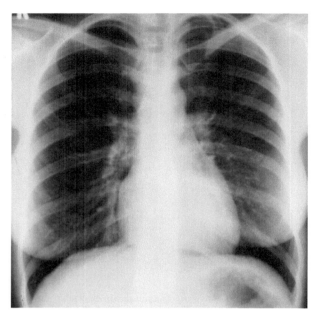

FIG. 22.1 Tórax normal. Essa radiografia frontal foi obtida com uma técnica de alta voltagem. Veja que a trama vascular da base esquerda é visível através da sombra cardíaca. Os espaços intervertebrais torácicos superiores também são visíveis.

Radiografias estereoscópicas são usadas por alguns radiologistas, sendo particularmente úteis para a localização de lesões nodulares pequenas e solitárias, bem como para o estudo de doenças granulomatosas crônicas, em que opacidades e cavidades pulmonares em profundidades variáveis podem ser identificadas mais facilmente. Como há duas chapas, esse método de exame também tende a eliminar o risco de interpretação incorreta de um artefato. Usa-se um aparelho automático, para trocar a chapa, e duas chapas são expostas em rápida sucessão. O paciente permanece estacionário, e o tubo é deslocado aproximadamente um décimo da distância entre o ânodo do tubo de raios X e a chapa. Há alguma dúvida quanto a ser essa chapa extra necessária e eficaz relativamente aos custos, e radiografias estereoscópicas de rotina já não são mais utilizadas em muitos serviços de radiologia. Pode ser que as radiografias estereoscópicas sejam eficazes em relação aos custos em pacientes de risco muito alto para a detecção de nódulos pulmonares.[51]

Na técnica de lacuna aérea descrita por Jackson,[46] usa-se uma distância de três metros do ponto focal do tubo à chapa. O paciente fica separado da chapa por uma distância de 15 cm por meio de um suporte apropriado. São empregadas voltagens moderadamente altas (média de 120 kVp para adultos). Não há necessidade de uma grade. Jackson prefere usar a posição AP. A maior vantagem é a clareza da trama vascular no pulmão.[97] A exposição dos pacientes à radiação é comparável àquela das técnicas que não usam a grade e menor que a das técnicas de grade. A principal desvantagem é o espaço adicional necessário devido à mais longa distância focal da chapa.

Outro método de exame é a magnificação direta. Embora não seja usado com muita freqüência, ele é particularmente útil no exame do tórax de recém-nascidos.[1] A distância entre o objeto (tórax) e a chapa é maior nessa técnica, mas o ponto focal deve ser muito pequeno (0,3 mm ou menos), para evitar uma inaceitável falta de nitidez na imagem.

A chapa do tórax em decúbito ventral é útil em pacientes nos quais as bases pulmonares estão obscurecidas por líquido. Tomadas frontais e laterais simultâneas podem ser úteis para avaliar o tamanho do coração e os volumes pulmonares em lactentes com dificuldades respiratórias.[35] Uma tomada AP com o tubo inclinado em direção caudal a cerca de 30° pode ser usada para definir lesões pulmonares posteriores obscurecidas pela cúpula do diafragma em chapas do tórax padrões, mas é usada raramente, porque as chapas laterais e oblíquas geralmente são suficientes. Pode-se alterar o ângulo, para ajustar à situação, ao usar esse método. As radiografias em decúbito dorsal são largamente usadas,

Tomadas em decúbito lateral são, às vezes, indicadas para delinear níveis líquidos em cavidades ou no espaço pleural, e para determinar a presença de líquido pleural livre. As chapas são expostas com o feixe de raios X dirigido num plano horizontal e com o paciente deitado do lado direito ou esquerdo, como indicado pelas tomadas PA e/ou lateral. Se houver alguma dúvida quanto a um enfisema obstrutivo (hiperinsuflação) que envolva um pulmão, lobo ou segmento, será indicada uma chapa em expiração completa, além de uma chapa em inspiração. Essa combinação também pode ser usada para registrar os movimentos diafragmáticos em condições afetando o diafragma de um lado ou de ambos os lados.

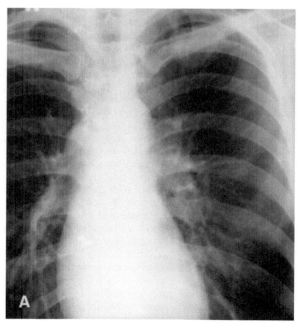 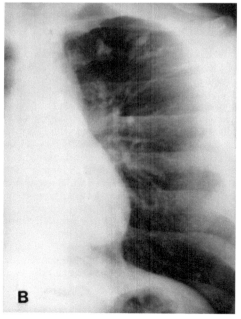

FIG. 22.2 É demonstrado o valor da tomada em lordose. **A:** Na projeção frontal de rotina, o acometimento do ápice esquerdo é parcialmente oculto pela clavícula e a primeira costela. **B:** A tomada em lordose mostra vários nódulos irregulares nesse paciente portador de tuberculose pulmonar.

especialmente em unidades de tratamento intensivo, cujo tamanho e número têm aumentado consideravelmente em anos recentes. A técnica é um problema, porque os pacientes freqüentemente não podem cooperar muito bem. São, pois, usadas distâncias focais menores para a chapa; assim também, pode-se não dispor de um equipamento ótimo. Um equipamento de elevada quilovoltagem é necessário para obter chapas de boa qualidade.

Técnicas novas, como a digitação e o processamento das exposições aos raios X num cassete especial ou o processamento digital da radiografia usando um aparelho escaneador a *laser*, mostram-se promissoras e podem acabar sendo muito úteis na manipulação das chapas em decúbito dorsal subótimas, obtidas com equipamento portátil.[60,61,90] Já existe um interesse considerável pelos sistemas de escaneamento e a produção de imagens digitais, direta e indiretamente, para melhorar a utilidade diagnóstica das imagens torácicas.[28,76,90] Entre as técnicas mais promissoras, encontram-se: (1) a digitação do filme; (2) as chapas de fósforo, fotoestimuláveis;[27,60,61] (3) a radiografia digital direta que usa um tambor detector de selênio;[60,61] e (4) a radiografia com equalização do feixe.[60,61] A radiografia avançada com múltiplos feixes (AMBER) usa um filtro específico para o paciente.[102] O lugar efetivo desses e outros novos sistemas na radiografia do tórax ainda está por ser determinado.

A radiografia computadorizada (RC), que emprega chapas de fósforo fotoestimuláveis, está rapidamente obtendo aceitação clínica em muitas instituições, especialmente para uso em unidades de tratamento intensivo para a radiografia do tórax portátil. Nesses sistemas, o paciente e uma chapa especial de fósforo fotoestimulável e reutilizável são expostos a um feixe de raios X com o uso de um equipamento portátil convencional atualmente disponível. A imagem latente armazenada na chapa é lida por um feixe de *laser* que causa a luminescência da chapa. O sinal luminoso daí resultante é capturado, amplificado e convertido num sinal digital.[2,60,61] Diversos algoritmos para o processamento da imagem, como o reconhecimento e a análise da exposição, a intensificação pelo contraste e a intensificação das margens por mascaramento da nitidez, são aplicados à informação digital para a intensificação da imagem. A densidade óptica da imagem é estabelecida e ajustada pelo computador, que pode compensar exposições excessivas ou insuficientes. A imagem processada pode, então, ser vista num ou mais monitores de vídeo, registrada em filme e armazenada eletronicamente, em discos ópticos, por exemplo.[60,61]

As vantagens da RC são a sua latitude de exposição muito mais ampla em comparação às combinações convencionais filme-tela. A RC é particularmente útil em circunstâncias em que a exposição é variável e de difícil controle, como na radiografia portátil. A RC também tem as vantagens inerentes a todos os sistemas digitais de aquisição de imagens, como maior capacidade de transferência e armazenamento de imagens, bem como melhor manipulação da imagem por um processamento avançado pelo computador.[2] Entretanto, a resolução espacial das imagens RC (dois pares e meio de linhas por milímetro) ainda é menor do que aquela que pode ser obtida por sistemas de filme-tela (cinco pares de linhas por milímetro), e as chapas para imagens RC são mais sensíveis à radiação espalhada.[61] Os aperfeiçoamentos recentes na tecnologia RC que podem-se mostrar proveitosos são os sistemas RC de alta resolução destinados à radiografia do tórax e um sistema de dupla energia que possibilita a geração de uma imagem dos tecidos moles e ossos do tórax.[60,61]

FLUOROSCOPIA

Há várias indicações para a fluoroscopia do tórax, sendo elas discutidas juntamente com as diversas condições nas quais a fluoroscopia é usada. Pode-se estudar por esse método a dinâmica do sistema cardiovascular e da respiração. A fluoroscopia também é particularmente útil na hiperinsuflação obstrutiva aguda secundária à aspiração de um corpo estranho. Qualquer que seja sua causa, um ar preso pode produzir movimentos mediastinais à respiração, que podem ser mais evidentes na fluoroscopia que nas radiografias, especialmente em crianças. As condições que afetam o movimento do diafragma também constituem indicações para a fluoroscopia do tórax. Derrames loculados podem ser localizados, se necessário, para a toracocentese. Contudo, a ultra-sonografia já está sendo amplamente utilizada para este fim e não acarreta nenhum risco de radiação.

Como há riscos, devido à radiação, tanto para o paciente como para o médico pelo uso da fluoroscopia, é importante reduzir a um mínimo viável a radiação. A intensificação da imagem é usada para melhorar a visibilização e diminuir a radiação. É necessário ter à mão radiografias do tórax, para estudar, e saber o mais possível a respeito do problema do paciente, antes de iniciar a fluoroscopia, o que evita a pesquisa desnecessária de uma lesão que é examinada muito melhor por métodos radiológicos. É necessário usar a menor abertura possível e limitar o tempo total da fluoroscopia, para diminuir a exposição à radiação. Tentamos manter o tempo total da fluoroscopia o menor possível e sempre abaixo de cinco minutos.

O procedimento efetivamente usado na fluoroscopia varia com a indicação e o examinador, mas o exame deve ser sistemático. O movimento diafragmático, por exemplo, é observado durante a inspiração normal e a inspiração profunda, tanto na posição oblíqua como na AP; uma leve fraqueza pode, muitas vezes, ser detectada fazendo o paciente fungar. Por vezes, é útil observar o movimento diafragmático em ambas as posições de decúbito lateral, para detectar pequenas variações no movimento dos dois lados. Pode-se recorrer à manobra de Valsalva (expiração forçada com a glote fechada), para aumentar a pressão intratorácica, com a finalidade de esvaziar ou reduzir o tamanho de veias, átrios cardíacos ou malformações arteriovenosas. O experimento de Müller (inspiração forçada com a glote fechada) pode ser usado para diminuir a pressão intratorácica e aumentar, assim, o tamanho dessas estruturas vasculares de paredes finas. Por vezes, é necessário que o paciente seja examinado na posição de decúbito dorsal, especialmente nos casos em que um derrame pleural obscurece o diafragma de um dos lados ou de ambos. A fluoroscopia do tórax é freqüentemente útil, mas só deve ser feita, quando os estudos radiográficos não respondem ou não são capazes de resolver as dúvidas levantadas pelo problema clínico do momento.

BRONCOGRAFIA

A broncografia é o estudo da árvore brônquica por meio da introdução de um material opaco nos brônquios desejados, geralmente sob controle fluoroscópico (Fig. 22.3).

Atualmente, a broncografia é usada raramente, se tanto, na maioria das instituições; por isso, ela não vai ser descrita, com maiores detalhes, aqui. A tomografia computadorizada (TC), um método menos invasivo de avaliação das vias aéreas, tomou o lugar da broncografia na maioria das indicações, como a avaliação de bronquiectasias, suspeita de tumor broncogênico e anomalias da árvore brônquica. Além disso, métodos diretos, como a broncoscopia com aparelhos de fibra óptica, biópsia com escova e biópsia percutânea, permitem um diagnóstico tecidual ou bacteriológico que não é obtido pela broncografia. Especialmente com o advento da TC helicoidal ou espiral, as vias aéreas podem ser mapeadas com grande detalhe e apresentadas em diversos formatos TC, como as imagens em corte transversal axiais tradicionais dos brônquios, imagens multiplanares bidimensionais reformatadas e representações sombreadas tridimensionais da superfície ou modelos de representação volumétrica das vias aéreas (veja a Fig. 22.5*B*). Os dados obtidos pela TC podem, até mesmo, ser usados para gerar tomadas internas das vias aéreas centrais, semelhantes à perspectiva observada durante a broncoscopia, a assim chamada broncoscopia virtual.[25,50,94]

TOMOGRAFIA

A tomografia já foi praticamente substituída pela TC, mas ainda é usada ocasionalmente por alguns radiologistas no estudo de anormalidades hilares. Esse é um método de exame radiográfico pelo qual é possível examinar uma camada única do tecido e tornar os tecidos, acima e abaixo do nível, indistintos por movimento, o que é feito pelo movimento simultâneo do tubo de raios X e do suporte do filme durante a exposição, por meio de um bastão ou barra de ligação. O tubo e o filme movem-se em direções opostas, e o fulcro do bastão ou

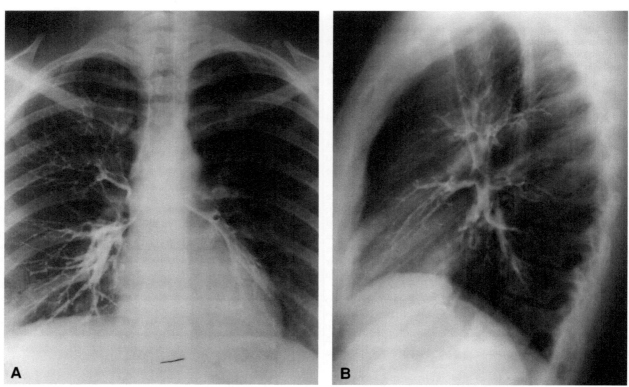

FIG. 22.3 Achados broncográficos normais. Observe que o contraste iodado revestiu a traquéia e delineia os brônquios, que se ramificam de maneira semelhante a uma árvore pelos pulmões adentro. Os brônquios periféricos mostram um enchimento um pouco melhor na projeção frontal **(A)** que na projeção lateral **(B)**.

barra, interligando o tubo e o filme, é colocado ao nível a ser examinado (Fig. 22.4). O grau de turvação depende da distância entre o objeto ou o tecido e o nível do fulcro. A espessura do plano de tecido examinado é determinada, em certos limites, pela distância percorrida pelo tubo e o filme durante a exposição radiográfica. A zonografia é uma variação em que se aumenta a espessura do plano de tecido examinado, diminuindo a excursão do tubo. Elevando ou abaixando o fulcro, podem-se examinar os planos teciduais no tórax em diversos níveis, conforme o desejado. Alguns fabricantes de equipamentos radiográficos produzem ou distribuem, igualmente, fixações para tomografia linear. Dispõe-se, também, de unidades tomográficas especiais que possibilitam movimentos circulares, elípticos e hipociclóides. Essas unidades pluridirecionais são preferíveis às unidades tomográficas lineares,[58] porque a tomografia linear não representa a anatomia planar com a precisão da tomografia pluridirecional. Emprega-se a projeção AP para a tomografia de todo o pulmão. A tomografia oblíqua posterior em um ângulo de 55° é preferida para o estudo do hilo.

Eram muitas as indicações da tomografia do tórax, mas, na maioria delas, a tomografia padrão foi substituída pela TC.

TOMOGRAFIA COMPUTADORIZADA

A TC tornou-se uma parte integrante do arsenal de imagens do radiologista do tórax, já tendo sido encontradas muitas aplicações para seu uso no tórax.[47,89] No pulmão, ela é útil (1) na avaliação e classificação do estágio das neoplasias pulmonares primárias; (2) na detecção das metástases pulmonares dos tumores primários não--pulmonares; (3) na caracterização dos nódulos pulmonares solitários como benignos ou malignos pela detecção de cálcio, tecido adiposo e pelos padrões de intensificação por contraste;[87,95] e (4) na caracterização das doenças pulmonares focais e difusas para o diagnóstico. É, também, útil como um meio de orientação das biópsias com agulha nos casos em que a fluoroscopia é inadequada, assim como no estudo das massas cavitárias, tumores pulmonares periféricos e do colabamento pulmonar.

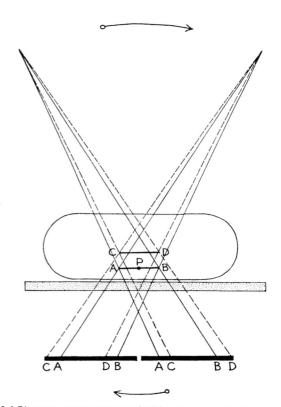

FIG. 22.4 Diagrama que mostra os princípios da tomografia. A seta superior indica a direção do deslocamento do tubo. O fulcro situa-se no ponto P da linha AB. Observe que a imagem projetada de AB permanece a mesma nas posições inicial e final do cassete, enquanto a imagem da linha CD, a alguma distância do fulcro, moveu-se da direita para a esquerda. Os tecidos no nível do fulcro são, por isso, definidos mais claramente, e aqueles acima e abaixo dele são obscurecidos pelo movimento.

No mediastino, a TC é útil no estudo das causas de alargamento mediastinal, classificação do estágio de tumores que se disseminam para o mediastino (linfoma, por exemplo) e caracterização das massas mediastinais para diagnóstico (isto é, para diferenciar os cistos dos tumores sólidos, as lesões vasculares das não-vasculares e as massas tumorais adiposas das não-adiposas). Em pacientes portadores de miastenia grave, ela pode ser usada na avaliação de possíveis massas tímicas; no hiperparatireoidismo, pode ser útil para encontrar adenomas, especialmente se forem ectópicos e não tiverem sido localizados na cirurgia.

Na pleura, podem-se localizar espessamentos, massas tumorais, líquidos loculados e calcificações ocultas, bem como determinar sua extensão. Na parede torácica, podem-se estudar, com proveito, as massas tumorais que envolvam tecidos moles, ossos, o canal espinhal e o pulmão adjacente.

Outros usos incluem o estudo dos traumatismos que envolvem a pleura, a parede torácica, o mediastino e o pulmão. Patologias pulmonares difusas, como enfisema, fibrose pulmonar e bronquiectasia, podem ser delineadas, com precisão, em sua extensão pela TC. Em pacientes com câncer do pulmão, os critérios do tamanho na TC são usados para determinar a probabilidade de envolvimento dos linfonodos mediastinais pelo tumor, mas, como a TC não é específica quanto ao tecido, o envolvimento maligno deve ser confirmado por amostras do tecido linfonodal. A TC é, porém, muito útil para mapear os linfonodos mediastinais, visando à orientação de biópsias. Em massas tumorais adjacentes ao mediastino e à parede torácica, a invasão pode ser simulada devido à falta de especificidade tecidual.

A *tomografia computadorizada de alta resolução* (TCAR) faz uso da colimação com feixe estreito (cortes de 1 a 1,5 mm em intervalos de 10 mm) e um algoritmo de alta freqüência espacial e intensificação das margens, para obter imagens por meio da TC do parênquima pulmonar com maior resolução espacial. Devido à maior visibilidade do ruído das imagens na TCAR, a técnica ótima pode requerer, também, níveis de kVp/mA mais altos que os da Tc convencional.[107] As indicações da TCAR são a avaliação das doenças intersticiais pulmonares, bronquiectasias, enfisema e doença cística pulmonar. As aplicações clínicas são: (1) detecção de doenças pulmonares ocultas, quando a radiografia do tórax se mostra normal ou duvidosa, especialmente em hospedeiros imunologicamente comprometidos; (2) caracterização adicional das doenças pulmonares reconhecidamente presentes para diagnóstico; (3) localização e quantificação precisa da extensão da doença; (4) determinação e monitoramento da atividade, progressão ou resolução da doença. Já foram descritas as características morfológicas, na TCAR, de várias doenças pulmonares, como os achados da TCAR na sarcoidose, fibrose pulmonar idiopática (pneumonia intersticial habitual), outras doenças pulmonares intersticiais (por exemplo, pneumonia intersticial descamativa, pulmão do escleroderma, pulmão reumatóide), histiocitose X, pneumonia por hipersensibilidade, proteinose alveolar, linfangiomiomatose, bronquiolite obliterante, infecção por micobactérias, pneumonia por *Pneumocystis*, toxicidade pulmonar de drogas, enfisema e bronquiectasia. Em muitas dessas condições, a TCAR é mais sensível e específica que a radiografia do tórax na detecção e caracterização para diagnóstico, bem como para o delineamento da extensão da doença.[108]

A tecnologia da *TC espiral ou helicoidal* está tomando rapidamente o lugar dos modelos de TC de geração mais antiga. A TC espiral faz uso de uma nova tecnologia dos anéis deslizantes que possibilita a rotação contínua do tubo e do detector (Fig. 22.5). Associado a múltiplos exames consecutivos de um segundo ou menos, bem como à translação contínua do paciente pela mesa de TC, isso acarreta a aquisição em espiral de dados TC, interpolados para gerar imagens TC axiais. O processo de aquisição espiral é muito mais rápido que a TC convencional corte por corte e possibilita a aquisição volumétrica de dados, muitas vezes numa única suspensão da respiração, o que diminui muito os artefatos respiratórios e os erros de registro de cortes.[18,49,103] Em conseqüência

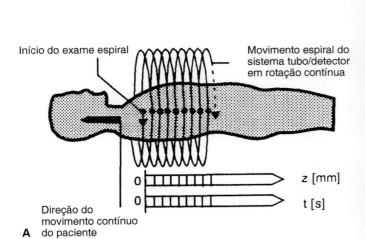
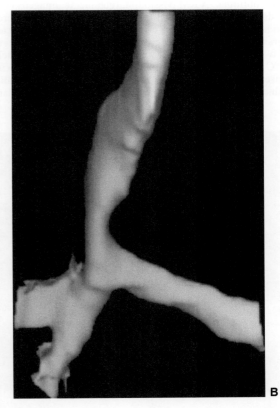

FIG. 22.5 A: A TC espiral usa a nova tecnologia do anel deslizante, que possibilita a rotação contínua do tubo/detector, acoplado a um movimento de translação contínuo do paciente pela mesa de TC. (Reimpresso com a permissão do Siemens Operating Instructions Manual for Spiral TC.) **B:** Perspectiva tridimensional das vias aéreas que usa dados da TC espiral. Como o processo de aquisição em espiral é muito mais rápido que a TC convencional corte a corte, a TC espiral possibilita uma aquisição volumétrica de dados numa única suspensão da respiração, o que diminui muito os artefatos respiratórios e permite a obtenção de imagens tridimensionais de alta qualidade da traquéia e das vias aéreas.

disso, a TC espiral é mais precisa na detecção de pequenos nódulos pulmonares, gera imagens multiplanares e tridimensionais de maior qualidade e livres de movimentos respiratórios do tórax, vias aéreas e vasos, assim como permite o uso otimizado de contrastes endovenosos no tórax.[13,16-19,40,48,49,72,74,78,82,86,101,113-115]

ULTRA-SONOGRAFIA DO TÓRAX

A ultra-sonografia, especialmente os exames em tempo real, é não--invasiva e pode ser muito útil em certas condições. Não há exposição do paciente à radiação. Ela é usada em pacientes com doença pleural. Coleções líquidas podem ser detectadas, localizadas e diferenciadas de massas pleurais sólidas, podendo ser removidas, se necessário, usando orientação ultra-sonográfica. Também pode ser detectado líquido em lesões pulmonares periféricas que se encontram em contato com a parede torácica. Cistos mediastinais em contato com a parede torácica podem ser diferenciados de massas tumorais sólidas. Várias condições no diafragma e próximas dele podem ser detectadas, localizadas e freqüentemente diagnosticadas, tais como derrames loculados (intratorácicos ou subfrênicos), abscessos ou cistos hepáticos, e, em alguns casos, ruptura e hérnia do diafragma.

AQUISIÇÃO DE IMAGENS POR RESSONÂNCIA MAGNÉTICA

A aquisição de imagens por ressonância magnética (RM) tem um número limitado, porém crescente, de aplicações específicas no tórax. Essa modalidade apresenta diversas vantagens óbvias. Em primeiro lugar, não há risco de radiação ou qualquer outro risco biológico conhecido nos níveis de aquisição de imagens em uso atualmente. Segundo, as imagens podem ser obtidas sem o uso de aparelhos de movimento mecânico, podendo-se adquirir diretamente imagens em múltiplos planos, como as tomadas coronais, sagitais e oblíquas. A RM possibilita, igualmente, imagens com um campo de visão maior, apresentando melhor a anatomia. Terceiro, não são necessários contrastes endovenosos para a identificação das estruturas vasculares intratorácicas ou a demonstração da presença do fluxo vascular (Fig. 22.6). Quarto, a RM tem maior capacidade que a TC ou as radiografias simples de diferenciar os tipos de tecido com base nas características do sinal. Finalmente, a angiografia por ressonância magnética é capaz de demonstrar a anatomia vascular num formato comparável com o da angiografia convencional, porém de modo não-invasivo (Fig. 22.6).[5,7,9,37,41,63,64,83,92,111]

A RM também tem algumas desvantagens. Em primeiro lugar, os artefatos de movimento produzidos pela respiração, pulsação cardíaca e fluxo sanguíneo no coração e nos grandes vasos causam a degradação das imagens, mas esses artefatos podem ser reduzidos a um mínimo por técnicas, tais como compensação respiratória e movimentos respiratórios, sincronismo cardíaco e pré-saturação do sangue que chega ao campo de imagem. Em segundo lugar, as imagens do parênquima pulmonar na RM não são de boa qualidade devido à baixa densidade de prótons do tecido pulmonar e às muitas interfaces ar-tecido que causam uma perda de sinal. Terceiro, os pacientes com marcapassos cardíacos, grampos ferromagnéticos em aneurismas intracranianos, fragmentos metálicos no olho ou próximos à medula espinhal, implantes cocleares e neuroestimuladores não podem ser examinados. Quarto, a claustrofobia pode impedir uma pequena percentagem de pacientes de submeterem-se ao exame RM. Quinto, a biópsia e outras técnicas de intervenção demandam equipamentos abertos especialmente elaborados, só disponíveis, atualmente, em alguns centros. Sexto, o tempo necessário para a maioria dos exames RM é maior que para exames TC. Finalmente, o custo da RM é significativamente maior que o da TC. No entanto, é provável que muitas dessas desvantagens venham a ser superadas com o aperfeiçoamento da tecnologia e dos equipamentos.[5,7,9,37,41,63,64,83,92,111]

As aplicações atuais da RM são as seguintes: (1) avaliação de doenças vasculares aórticas, dissecações subagudas e crônicas, anomalias vasculares e obstrução venosa de vasos mediastinais e subclávios; (2) avaliação cardíaca de condições cardíacas congênitas e adquiridas selecionadas e doenças pericárdicas; (3) avaliação de plexopatias braquiais, como a determinação da extensão de tumores de Pancoast; (4) avaliação do diafragma e de processos peridiafragmáticos; (5) avaliação de massas intra- e paracardíacas, como a classificação do estágio de tumores que podem, potencialmente, envolver o coração, o pericárdio ou artérias e veias pulmonares; (6) avaliação de lesões e infecções da parede torácica; (7) avaliação de implantes de mama quanto à ruptura e de massas tumorais na mama; (8) avaliação de anomalias congênitas e do desenvolvimento do tórax pediátrico, tais como anéis vasculares, coarctação da aorta, linfangiomas e seqüestros; (9) determinação da extensão de massas mediastinais posteriores, especialmente aquelas com extensão intra-espinhal; (10) detecção de adenomas paratireóides ectópicos no mediastino.[5,7,9,37,41,63,64,83,92,111]

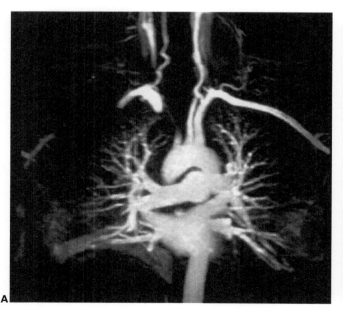 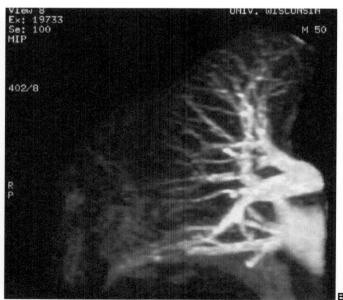

FIG. 22.6 A: Angiograma por ressonância magnética (ARM) intensificado por gadolínio da aorta, artérias pulmonares e veias pulmonares. O ARM é uma modalidade não-invasiva de aquisição de imagens, capaz de demonstrar a anatomia vascular num formato visual comparável ao da angiografia convencional. **B:** Imagem aumentada das artérias pulmonares e veias pulmonares direitas.

ANGIOGRAFIA PULMONAR

Técnica

A finalidade do exame é delinear o sistema arterial pulmonar (Fig. 22.7), o que pode ser feito de diversas maneiras: (1) injeção de meio de contraste na veia cava superior pelo uso da angiografia por subtração digital (ASD); (2) injeção de meio de contraste no átrio direito usando a ASD; (3) injeção direta de meio de contraste por um cateter introduzido na artéria pulmonar principal; e (4) injeção seletiva de meio de contraste num ramo da artéria pulmonar usando ASD, cineangiografia com oclusão por balão ou chapas seriadas.[26,33] A natureza do processo, devido ao qual o procedimento é realizado, tende a determinar o método usado. A vantagem da ASD é ser apenas necessária uma quantidade muito pequena de meio de contraste iodado. As principais desvantagens são os artefatos produzidos pelos movimentos e o campo de visão limitado. Elas podem ser superadas pelo uso de dupla energia em lugar da subtração temporal e de um intensificador de imagens com um campo grande.

Indicações

A angiografia pulmonar é usada no estudo dos pacientes com suspeita de anomalias ou doenças arteriais ou venosas pulmonares. A mais importante é o estudo da doença tromboembólica dos pulmões por meio da arteriografia pulmonar. O procedimento não é usado de rotina, mas pode ser necessário em casos em que ainda se tem dúvida quanto ao diagnóstico após estudos radiográficos ou cintilográficos, ou naqueles em que o paciente não responde ao tratamento de uma suposta embolia pulmonar. Vários estudos recentes sugerem que a TC espiral com contraste endovenoso pode ser uma alternativa eficaz e de menor custo, em substituição à angiografia convencional, no diagnóstico de embolias pulmonares proximais aos vasos subsegmentares.[81,93,98-100,110] O papel a ser desempenhado pela TC espiral em relação às cintilografias de ventilação-perfusão e estudos venosos Doppler, na investigação de pacientes com suspeita de doença tromboembólica, ainda está por ser determinado e aguarda um estudo multicêntrico segundo as linhas mestras do estudo original PIO-PED das embolias pulmonares.[114]

ARTERIOGRAFIA BRÔNQUICA

A arteriografia brônquica torna necessário o cateterismo seletivo das artérias brônquicas. Seu uso nas doenças pulmonares é muito limitado, mas ela ainda tem um papel terapêutico no tratamento de determinados casos de hemoptises com risco de vida que podem ser aliviados pela embolização arterial brônquica.

BIÓPSIA TRANSTORÁCICA PERCUTÂNEA COM AGULHA

Esse método de exame é largamente utilizado na obtenção de material para estudos histológicos e bacteriológicos. As indicações são as massas tumorais pulmonares periféricas além do alcance da broncoscopia com aparelhos de fibra óptica[8,53] e infecções pulmonares focais ou generalizadas em hospedeiros imunologicamente comprometidos.[104] Na mão dos operadores experientes, há uma elevada precisão diagnóstica e uma baixa incidência de complicações. As principais complicações são pneumotórax e hemorragias. O pneumotórax geralmente é controlado facilmente, mas as hemorragias que ocorrem após qualquer dos procedimentos percutâneos podem ser de difícil controle e são fatais em raros casos.[75] Por isso, tais procedimentos percutâneos são contra-indicados em pacientes com diáteses hemorrágicas ou trombocitopenia, suspeita de lesão vascular, hemoptise recente ou grave dispnéia em repouso, bem como nos que não podem cooperar.

CONSIDERAÇÕES GERAIS NA INTERPRETAÇÃO DO TÓRAX

A interpretação da radiografia do tórax torna necessário que o observador primeiro encontre a anormalidade. É útil desenvolver um método de estudar a radiografia, de modo a certificar-se de que todas as áreas são investigadas. Deve-se inspecionar o mediastino, como o coração e grandes vasos, traquéia e brônquios centrais, pulmões, diafragma, tórax ósseo, tecidos moles do pescoço e do tórax, além das estruturas abdominais superiores subdiafragmáticas. É útil que o estagiário compare os dois pulmões espaço intercostal por espaço intercostal, até que o tórax normal seja inteiramente explorado e se possam reconhecer variações e anormalidades. A interpretação das alterações segue-se à observação de uma anormalidade. Consideramos útil fazer o exame inicial da chapa, sem conhecer os achados clínicos. Antes de tomar uma decisão, porém, as observações radiográficas devem ser correlacionadas a todas as informações clínicas disponíveis, o que torna necessário um segundo estudo da chapa, que se mostra útil para reduzir os erros. Podem surgir dúvidas específicas, cujas soluções podem não ser encontradas no prontuário. Deve-se, então, tentar obter informações adicionais do médico que encaminhou o paciente ou deste.

Os capítulos sobre a radiologia do tórax que se seguem são voltados para as doenças. São observados padrões de opacidade pulmonar de diversos tipos. Os termos *intersticial* e *alveolar* são usados na descrição do padrão predominante de envolvimento pulmonar. Os termos não visam a indicar que em todos os casos o processo patológico é sempre intersticial ou alveolar.

O padrão *alveolar* ou do espaço aéreo caracteriza-se por uma opacidade homogênea, que pode variar de uma pequena área, de um tamanho apenas suficiente para ser reconhecível, à consolidação de todo um lobo ou mais. Os alvéolos enchem-se de exsudato, transudato, sangue ou tecido, tomando o lugar do ar. Quando o parênquima pulmonar é opacificado por algum tipo de líquido, pode-se observar como unidade anatômica o *ácino*, que aparece, inicialmente, como uma roseta que mede 6 a 10 mm de diâmetro; posteriormente, quando a consolidação é mais completa, ela parece esférica. O ácino pode ser definido como o parênquima pulmonar distalmente a um bronquíolo terminal. Com a progressão do acometimento do parênquima, os ácinos individuais são

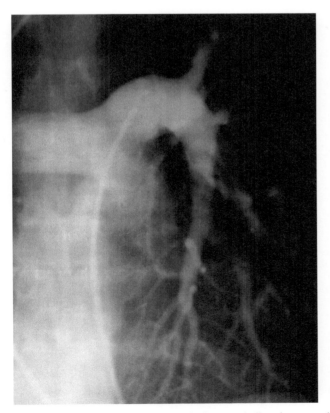

FIG. 22.7 Arteriograma pulmonar que mostra achados normais. Esse é um exemplo de arteriografia pulmonar seletiva. O cateter é visto localizado na artéria pulmonar esquerda, próximo à sua origem.

obscurecidos pela superposição de muitos ácinos opacos, o que acarreta uma densidade uniforme do pulmão afetado. A clássica pneumonia por *Streptococcus pneumoniae* é um bom exemplo do padrão alveolar. Quando ocorre essa consolidação, os brônquios podem tornar-se visíveis, sendo, então, observado o *broncograma aéreo*, que indica um acometimento alveolar adjacente.

Genereaux analisou o acometimento pulmonar difuso, por ele definido como um aumento agudo ou crônico na densidade radiográfica dos pulmões causado pela presença de líquido, células ou outros elementos teciduais nos pequenos espaços aéreos, no interstício ou em ambos os locais.[29] Nos casos em que os espaços aéreos distais são envolvidos em grau relativamente mínimo, o acometimento acinar causa um pequeno nódulo (de 4 a 10 mm de diâmetro) de margens indistintas, no qual são observadas pequenas radiotransparências. O nódulo subacinar tem tamanho e configuração aproximadamente iguais, porém muito mais radiotransparências que o nódulo acinar. O nódulo subacinar fica incrustado num fundo de diminutas opacidades, que produzem uma aparência pontilhada, granulada ou de vidro fosco. O nódulo em roda de carroça é raro, de difícil definição e consiste em uma área transparente central, a partir da qual se irradiam para a periferia pequenas radiotransparências lineares. Poderá ser muito difícil diferenciar os padrões alveolar e intersticial, se os achados forem mínimos.

O padrão *intersticial* caracteriza-se pela maior proeminência dos espaços intersticiais perivasculares, interlobulares e parenquimatosos. A aeração pulmonar é mantida, e os tecidos intersticiais aumentam de volume. O processo pode ser localizado, como nas pneumonias viróticas, ou generalizado, como na fibrose pulmonar extensa. O padrão pode variar de reticular ou em rede a reticulonodular, nodular, linear ou combinações diversas desses achados. Genereaux subdivide o padrão reticular em tipos fino (por exemplo, beriliose) ou micronodular, médio (espaços císticos de 3 a 10 mm) e grosseiro (grandes espaços císticos, como na histiocitose X).[29]

Combinações dos padrões intersticial e alveolar também podem ocorrer. Um exemplo comum disso é o paciente com edema pulmonar intersticial e alveolar combinado. Pneumonias por micoplasmas e vírus também são ocasionalmente observadas como apresentando um padrão combinado.

A localização e, às vezes, o reconhecimento de uma doença pulmonar dependem, em muitos casos, do *sinal da silhueta*. Felson e Felson creditaram ao Dr. H. Kennon Dunham as observações iniciais e definiram esse sinal da seguinte forma: "Uma lesão intratorácica que toca uma borda do coração, aorta ou diafragma vai obliterar essa borda na radiografia. Uma lesão intratorácica não-contígua anatomicamente à borda de uma das referidas estruturas não oblitera essa borda".[24] Esse princípio é muito útil em várias condições torácicas. A densidade relativa também contribui, porque as bordas de opacidade semelhante justapostas produzem o sinal, mas as bordas de opacidades muito diferentes podem não ser obscurecidas. Além disso, a exposição tem de ser suficiente para penetrar as margens das estruturas em questão.

Além do fluxo de ar para os alvéolos através do sistema brônquico, há uma comunicação periférica, que pode explicar a aeração normal ou, às vezes, a hiperaeração observadas distalmente a uma obstrução endobrônquica. Os poros de Kohn são pequenas aberturas (3 a 13 μm de diâmetro) nas paredes alveolares, revestidas de epitélio alveolar. A circulação colateral de ar ocorre provavelmente por esses poros. Alguma ventilação colateral também pode ocorrer pelos canais de Lambert, comunicações tubulares acessórias revestidas de epitélio entre os bronquíolos (maiores que os bronquíolos terminais) e alvéolos, com até 30 μm de diâmetro. Há algumas evidências indicativas da existência de canais colaterais maiores, mas não se tem certeza quanto à sua natureza anatômica.[38]

O TÓRAX ADULTO

A radiografia do tórax adulto delineia o coração, os pulmões, o tórax ósseo, incluindo as costelas e as vértebras torácicas, o diafragma, as clavículas, total ou parcialmente, e toda a escápula ou parte dela. Os tecidos moles que constituem a parede torácica também são incluídos. O tórax é dividido pelo mediastino em compartimentos direito e esquerdo, cada um dos quais contém um pulmão cheio de ar, reconhecido por sua radiotransparência relativa em comparação com o mediastino, parede torácica e vísceras abdominais. Também é incluída a maior parte da traquéia, de modo que grande parte do trato respiratório inferior é visível.

Tórax Ósseo

A radiografia do tórax é feita principalmente para a visibilização de estruturas intratorácicas, mas as cinturas escapulares, costelas, corpos vertebrais cervicais e torácicos, assim como o esterno, muitas vezes, são delineados suficientemente bem para que seja possível reconhecer facilmente doenças ou variações anatômicas. Essas estruturas devem, por isso, ser estudadas em todas as radiografias do tórax. A forma do tórax varia com a idade e a constituição corporal, de modo que os limites normais são amplos. A angulação das costelas varia consideravelmente com o tipo corporal; a angulação descendente é mínima em pessoas baixas e hiperastênicas, e máxima em pessoas astênicas. Os espaços intercostais são numerados de acordo com a costela acima deles. Ao descrever doenças em relação aos espaços intercostais, deve-se designar o espaço como anterior ou posterior, porque há uma diferença considerável na posição desses espaços em relação ao plano horizontal do pulmão. As cartilagens costais não são visíveis, a não ser que haja calcificações em seu interior. Quando presentes, as calcificações têm uma aparência pontilhada bastante característica (Fig. 22.8). As calcificações tendem a ser periféricas nos indivíduos masculinos; nas mulheres, elas tendem a ser centrais. O diafragma de um adulto normal é um pouco mais alto à direita que à esquerda e fica aproximadamente ao nível do arco posterior da 10.ª costela ou do 5.º espaço intercostal ou costela anteriormente à inspiração profunda. As costelas abaixo do nível do diafragma geralmente não são vistas tão claramente quanto aquelas acima dele devido à maior opacidade do conteúdo abdominal. A fossa rombóide é uma indentação irregularmente

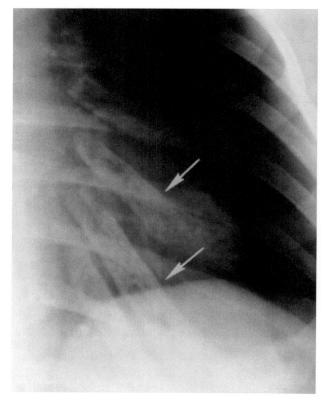

FIG. 22.8 Calcificação das cartilagens costais. Uma quantidade extraordinariamente grande de calcificações é observada em algumas das cartilagens costais, duas das quais são indicadas pelas setas. É característica a aparência malhada do cálcio.

MÉTODOS DE EXAME, TÉCNICAS E ANATOMIA DO TÓRAX 671

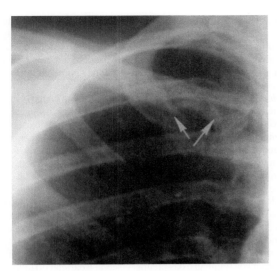

FIG. 22.9 Fossa rombóide. As setas indicam a indentação arredondada irregular sobre o aspecto inferior da clavícula.

Tecidos Moles

As estruturas de tecido mole que cobrem o tórax ósseo também produzem sombras nas radiografias do tórax, podendo projetar-se sobre o pulmão e a pleura de maneira a simular uma doença. Pregas de pele em pacientes que perderam peso podem produzir sombras lineares que correm em qualquer direção. As sombras das mamas não são difíceis de ser identificadas, mas acarretam, efetivamente, uma opacidade maior sobre a região inferior do tórax bilateralmente. As sombras dos mamilos podem aparecer como opacidades arredondadas no quarto espaço intercostal anterior ou mais baixo que isso (Fig. 22.10). Em geral, elas são bilateralmente simétricas, mas uma chapa com marcadores metálicos nos mamilos pode ser, ocasionalmente, necessária para diferenciá-las das lesões intrapulmonares. A pele e os tecidos subcutâneos sobre as clavículas produzem uma leve sombra de tecido mole paralelamente às clavículas, a sombra companheira da clavícula. Tal sombra mede 2 ou 3 mm a 1 cm de espessura, mas faz projeção além do pulmão, de modo que pode ser identificada. Massas tumorais ou nódulos de tecido mole projetados sobre os pulmões podem simular nódulos pulmonares, os quais, nas estruturas subcutâneas ou mais profundas da parede torácica, geralmente são mais nitidamente definidos que as lesões intrapulmonares de tamanho e forma equivalentes. Pode-se, pois, suspeitar de um nódulo extrapulmonar, e o exame do paciente vai confirmar sua presença. Por vezes, tem-se de recorrer a projeções laterais, oblíquas ou outras projeções, para localizar alguns nódulos observados em apenas uma projeção nas radiografias frontais e laterais iniciais. A TC poderá ser necessária, caso haja alguma dúvida sobre a localização de um nódulo.

Mediastino

Divisão Anatômica e Conteúdo

O mediastino é o espaço situado entre as pleuras direita e esquerda, no plano sagital mediano do tórax e próximo dele. Estende-se do as-

arredondada sobre a superfície inferior da clavícula, que se localiza próximo à sua extremidade esternal. Ela marca a fixação do ligamento costoclavicular (rombóide) e varia de um pequeno espessamento a uma indentação irregular profunda. Deve ser reconhecida nas radiografias do tórax como uma variante anatômica sem nenhuma significação clínica (Fig. 22.9). Anormalidades, tais como irregularidades nodulares nas costelas inferiores na coarctação e erosões superiores da quarta e quinta costelas na quadriplegia e na poliomielite, podem ser delineadas com facilidade nas radiografias do tórax.

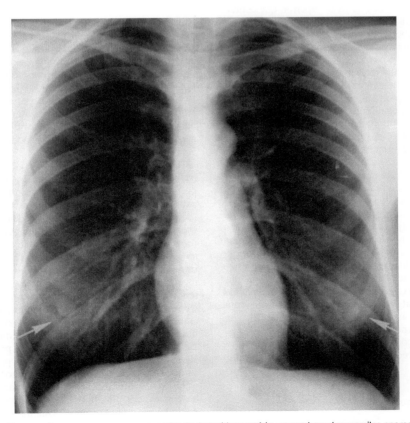

FIG. 22.10 Sombras dos mamilos. Nessa mulher com uma pequena quantidade de tecido mamário, as sombras dos mamilos aparecem como opacidades pequenas e arredondadas (setas) no sexto espaço intercostal anterior.

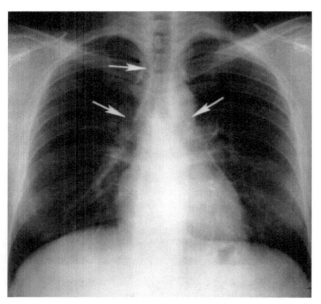

FIG. 22.11 Tórax normal. As setas indicam a traquéia e os brônquios principais.

pecto posterior do esterno à superfície anterior das vértebras torácicas e contém todas as vísceras torácicas, exceto os pulmões. É dividido em três partes principais — anterior, média e posterior (veja a Fig. 22.14). O mediastino superior já foi descrito; situa-se entre o manúbrio esternal e as quatro vértebras torácicas superiores. Contém estruturas mediastinais anteriores, médias e posteriores que se estendem de baixo e de cima até ele, e, também, atravessam-no e ao mediastino abaixo dele. As designações de mediastino anterior, médio e posterior são, pois, usadas mais freqüentemente para se referir ao comprimento do tórax, sem uma designação específica da parte superior, que contém o arco aórtico e seus ramos, bem como as veias braquiocefálicas, a metade superior da veia cava superior, traquéia, esôfago, ducto torácico, timo, linfonodos e diversos nervos, alguns dos quais atravessam toda a extensão do mediastino. Sendo os três compartimentos usados para incluir sua parte do mediastino superior, o *mediastino anterior* é limitado acima pelo intróito torácico, lateralmente pela pleura, anteriormente pelo esterno e posteriormente pelo pericárdio e os grandes vasos. Contém tecido areolar frouxo, linfonodos, alguns vasos linfáticos que sobem da superfície convexa do fígado, timo, tireóide, paratireóides e artérias, bem como veias mamárias internas, tendo sido denominado "espaço pré-vascular" por Zylak e colaboradores.[117] O *mediastino médio*, ou "espaço vascular",[117] contém o coração e o pericárdio, o arco ascendente e transverso da aorta, a veia cava superior e a veia ázigos que nela desemboca, as artérias e veias braquiocefálicas, os nervos frênicos, os nervos vagos superiores, a traquéia e sua bifurcação, os brônquios principais (Fig. 22.11), a artéria pulmonar e seus dois ramos, as veias pulmonares e os linfonodos adjacentes (veja a Fig. 22.13). É limitado na frente pelo mediastino anterior e atrás pelo mediastino posterior. O *mediastino posterior*, ou "espaço pós-vascular",[117] fica atrás do coração e do pericárdio, estendendo-se do nível do intróito torácico à 12ª vértebra torácica. Contém a parte torácica da aorta descendente, esôfago, ducto torácico, veias ázigos e hemiázigos, linfonodos, cadeias simpáticas e nervos vagos inferiores. Há alguma diferença de opinião quanto aos limites das divisões mediastinais e o conteúdo de cada uma delas, mas a descrição anterior é largamente utilizada.

Há várias outras classificações da anatomia mediastinal. Woodring e Daniel,[112] bem como Chasen e colaboradores[114] descreveram a anatomia usando a análise TC.

Reflexos da Pleura Mediastinal

Linha de junção anterior. Fina linha vertical anteriormente à traquéia e atrás do esterno no plano sagital, estende-se para baixo e para a esquerda por alguns centímetros a partir do nível do ângulo esternal (a junção do manúbrio com o corpo do esterno), constituindo a justaposição das pleuras visceral e parietal dos lobos superiores anteriormente, bem como uma pequena quantidade de tecido areolar, e tendo 1 a 2 mm de largura. Projeta-se, geralmente, sobre a traquéia como uma fina sombra linear, com a convexidade voltada para o lado esquerdo.[15]

Linha de junção posterior. Trata-se de uma fina linha vertical posteriormente à traquéia e ao esôfago, estendendo-se para baixo a partir do intróito torácico até o nível dos arcos ázigos e aórtico; constitui a aproximação das pleuras visceral e parietal dos lobos superiores posteriormente, sendo mais espessa e começando mais alto que a linha de junção anterior (acima do ângulo esternal), projetando-se sobre a sombra aérea traqueal e sendo convexa para a esquerda.

Recesso azigoesofágico. Tal recesso estende-se para baixo e para a esquerda a partir da superfície inferior do arco (da veia) ázigos até o nível do diafragma anteriormente à coluna torácica. Delineia o aspecto medial do lobo inferior direito e o aspecto lateral direito do esôfago. Em geral, é côncavo do seu lado direito.

Linha paratraqueal direita. Linha vertical que consiste na parede lateral direita da traquéia e das pleuras visceral e parietal do lobo superior direito adjacentes. Mede 1 a 4 mm de largura em um nível 2 cm acima da veia ázigos e torna-se mais espessa ou altera-se devido a doenças traqueais, mediastinais e pleurais.

Interface paraespinhal (reflexo pleural). Do lado direito, posteriormente à pleura parietal, fica bem próxima do aspecto lateral das vértebras torácicas, o que cria uma interface linear vertical entre essas estruturas. As anormalidades que causam o espessamento ou dilatação dos tecidos moles são vistas facilmente, desde que a pleura, o espaço pleural e o pulmão adjacentes estejam normais. Do lado esquerdo, a parede lateral esquerda da aorta descendente cria uma interface com o pulmão e ocasiona, com freqüência, um deslocamento lateral pequeno, porém geralmente uniforme da interface paraespinhal, quando a aorta se encontra normal.

Linfonodos

Os linfonodos mediastinais são divididos em dois grupos principais: mediastinais anteriores e paratraqueobrônquicos.[85] Os linfonodos *mediastinais anteriores* (pré-vasculares) são anteriores à veia cava superior e à veia inominada direita do lado direito. À esquerda, são anteriores à aorta e à artéria carótida. Um ou dois linfonodos, os linfonodos do canal, são anteriores ao ligamento arterial na região da *janela aorticopulmonar*, uma área côncava entre o aspecto inferior do arco aórtico transverso e a artéria pulmonar. Quando esses linfonodos aumentam de tamanho, a concavidade desaparece ou é produzida uma convexidade. O grupo anterior de linfonodos não se encontra ao alcance da mediastinoscopia, mas pode-se fazer uma biópsia por uma abordagem paraesternal anterior.

Os linfonodos *paratraqueobrônquicos* podem ser subdivididos em linfonodos paratraqueais, subcarinais (da bifurcação) e hilares (da raiz pulmonar). Os linfonodos *paratraqueais direitos* ficam por trás da veia cava superior e da veia inominada, ântero-lateralmente à traquéia. O linfonodo mais inferiormente localizado nessa cadeia, o linfonodo ázigos, situa-se medialmente ao arco ázigos. A drenagem ao linfonodo ázigos provém não só do pulmão direito e de outros linfonodos à direita como também do pulmão e linfonodos esquerdos, de modo que ele é muito importante clinicamente. A biópsia desses linfonodos pode ser feita por mediastinoscopia. Os linfonodos *paratraqueais esquerdos* são mais posteriores que aqueles da direita e situam-se póstero-lateralmente à traquéia e posteriormente à artéria subclávia esquerda e à parte do arco aórtico adjacente. Os linfonodos *subcarinais (da bifurcação)* ficam abaixo da bifurcação traqueal, e alguns pequenos linfonodos estendem-se ao longo das superfícies inferiores dos brônquios principais. Pode haver, também, alguns pequenos linfonodos nas áreas pré- e pós-traqueal ao nível da carina. Designados, anteriormente, como linfonodos da raiz pulmonar,[85] os *linfonodos hilares* estendem-se de maneira variável ao longo das partes centrais dos brônquios e vasos pulmonares principais, podendo ser divididos em grupos anterior, posterior, superior e inferior de acordo com sua relação com os brônquios e vasos. Mais perifericamente, podem-se encontrar alguns linfonodos inconstantes, os linfonodos interlobares e os lobares ou intrapulmonares. O grupo interlobar situa-se na divisão dos brônquios segmentares. É praticamente impossível diferenciar radiograficamente os linfonodos hilares dos linfonodos interlobares, mais centralmente localizados.

Além dos grupos de linfonodos descritos no mediastino, há três grupos mais periféricos, denominados *parietais ou extrapleurais*. O grupo *posterior* é variável e situa-se ao longo dos vasos e nervos intercostais, bem como das superfícies vertebrais torácicas. Os linfonodos paravertebrais são mais numerosos ao longo da metade superior da coluna torácica. Os linfonodos *mamários internos* são adjacentes às artérias mamárias internas e posteriores às costelas e espaços intercostais, sendo mais numerosos superiormente. Os *linfonodos diafragmáticos* são anteriores ao pericárdio, geralmente laterais à linha média de ambos os lados.

Conforme indicado, pode-se fazer, à mediastinoscopia, a biópsia dos linfonodos paratraqueais direitos, mas não dos linfonodos anteriores (pré-vasculares). Os linfonodos paratraqueais esquerdos são, em raros casos, envolvidos por tumores pulmonares, mas os linfonodos paratraqueais direitos o são por tumores do pulmão direito e, ocasionalmente, por tumores do pulmão esquerdo. Os tumores do pulmão esquerdo tendem a dar metástases para os linfonodos anteriores (pré-vasculares), como os linfonodos da janela aorticopulmonar (do canal), visíveis nas radiografias do tórax, quando aumentados de tamanho. Os linfonodos subcarinais são mais comumente afetados por tumores do lobo inferior que por aqueles do lobo superior. Os linfonodos normais são pequenos e não podem ser identificados nas radiografias do tórax. Alguns pequenos linfonodos normais são, todavia, observados ocasionalmente na TC. O American Joint Committee on Cancer usa um sistema de numeração, apresentado no *Manual for Staging of Cancer*.[6]

Outras Características Radiográficas do Mediastino

A traquéia e os brônquios principais geralmente são visíveis numa radiografia do tórax de boa qualidade. Essas estruturas situam-se no mediastino, e a traquéia fica na linha média, exceto por um desvio muito pequeno para a direita ao nível do arco aórtico. Nos lactentes, é comum um desvio moderado da traquéia em direção oposta ao lado do arco aórtico (geralmente para a direita), mas isso geralmente não é observado em crianças depois dos cinco anos de idade. Nas pessoas de idade mais avançada, a traquéia pode curvar-se ligeiramente para a esquerda acima do arco e depois para a direita, após passar do arco. Via de regra, o ângulo formado pelos brônquios e o plano sagital é igual bilateralmente até a idade de 15 anos, aproximadamente. Depois disso, o desvio da traquéia para a direita causa um aumento no ângulo para a esquerda, a configuração adulta normal. A soma dos dois ângulos, o *ângulo subcarinal*, é, em média, aproximadamente de 60°, mas há uma variação ampla nos indivíduos normais. A traquéia estende-se do nível da sexta vértebra cervical para baixo até o nível da quinta vértebra torácica ou um pouco mais abaixo, ponto em que se divide nos brônquios principais direito e esquerdo. Ela é identificada, nas radiografias, como uma faixa de radiotransparência na linha média que se estende da região cervical inferior para baixo até o ponto de bifurcação.

Os brônquios principais têm um diâmetro um pouco menor (veja a Fig. 22.11). O *brônquio principal direito* continua em sentido descendente mais verticalmente que o esquerdo nos adultos e divide-se em dois ramos primários. O primeiro ramo é o brônquio do lobo superior (*brônquio epiarterial*), que se curva agudamente em sentido ascendente acima da artéria pulmonar direita. A continuação descendente é denominada *brônquio intermédio* ou *hipoarterial*, que continua como o *brônquio do lobo inferior direito*. O *brônquio do lobo médio* origina-se do brônquio intermédio e marca a extremidade inferior deste. Ele se estende para baixo e lateralmente a partir do seu ponto de origem. Do lado esquerdo, o brônquio principal é um pouco mais longo, desvia-se lateralmente mais do que o da direita e forma uma parte maior do ângulo subcarinal. Além da angulação lateral, ele se curva para fora em sua parte distal e divide-se num brônquio do lobo inferior e um brônquio do lobo superior esquerdo, que se dirige horizontalmente por uma curta distância, antes de dividir-se. Uma continuação do brônquio principal esquerdo para baixo e lateralmente forma o brônquio do lobo inferior. Geralmente é possível delinear os brônquios principais e partes dos brônquios lobares superior e inferior nos pacientes normais. Tais estruturas têm uma aparência semelhante àquela da traquéia, qual seja uma faixa radiotransparente, mas apresentam um diâmetro menor.

Na projeção frontal do tórax, o mediastino, juntamente com o esterno e a coluna torácica, forma a densa sombra central observada nas radiografias normais. Do lado direito, a borda superior é formada pela artéria ou veia braquiocefálica, abaixo da qual fica a veia cava superior. O arco da aorta ascendente geralmente não forma bordas, mas, nas doenças cardíacas ou aórticas que produzem dilatação aórtica, ele pode formar a borda direita (geralmente convexa) por uma curta distância. Imediatamente abaixo do arco da aorta ascendente, fica o hilo. A borda convexa regular do átrio direito forma a borda mediastinal inferior direita. Do lado esquerdo, a artéria subclávia esquerda forma a borda superior do mediastino. Abaixo disso, é delineada a convexidade arredondada do arco aórtico. A janela aortopulmonar é uma concavidade ou incisura local entre o arco aórtico e a artéria pulmonar. A artéria pulmonar e o hilo do pulmão esquerdo situam-se imediatamente abaixo do arco aórtico, e o ventrículo esquerdo forma a maior parte da borda mediastinal inferior esquerda, embora um curto segmento do trato de saída da pulmonar seja visível abaixo do hilo.

Nos lactentes, o timo aparece freqüentemente como uma grande estrutura situada na parte superior do mediastino anterior. Quando visível, ele produz um alargamento do mediastino superiormente; esse alargamento costuma ser assimétrico. O timo forma, então, a borda lateral do mediastino superior de ambos os lados. Às vezes, o aspecto inferior do timo aumentado forma um ângulo agudo de um lado ou de ambos, uma configuração ("sinal da vela") comparada a uma vela de barco (veja a Fig. 22.26). Não é raro observar alguma lobulação do timo. Quando esse alargamento mediastinal superior se encontra presente, pode ser necessário obter uma projeção lateral, para provar que a sombra se encontra no mediastino anterior e constitui, portanto, o timo. Um aumento moderado da sombra mediastinal superior não é considerado anormal no período de lactência; essa parte do mediastino geralmente assume seu diâmetro normal durante o primeiro ano de vida.

A veia intercostal superior esquerda origina-se da segunda, terceira e quarta veias intercostais posteriormente, dirige-se para baixo na goteira vertebral lateral e vira-se anteriormente ao nível do arco aórtico, desembocando no aspecto posterior da veia inominada esquerda. Em 75% dos pacientes, tal veia comunica-se com a veia hemiázigos acessória em sua extremidade inferior. O trajeto dessa veia em torno do arco aórtico é algo variável[4] e, quando ele é lateral, ínfero-lateral ou súpero-lateral à aorta, observa-se uma pequena protuberância, *o mamilo aórtico* (Fig. 22.12), a qual constitui a veia, vista em corte transversal, em sua passagem em

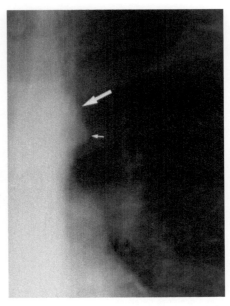

FIG. 22.12 Mamilo aórtico. A veia intercostal superior esquerda (*seta pequena*) é vista passando em torno do arco aórtico transverso (*seta grande*).

torno da aorta, tendo sido observada em 1,4% das radiografias do tórax normais por Friedman e colaboradores,[30] que verificaram medir até 4,5 mm de diâmetro nos pacientes normais.

Os pulmões aproximam-se da linha média no mediastino anterior. Em conseqüência disso, o ar no pulmão de cada lado define uma sombra linear vertical denominada linha de junção anterior (descrita anteriormente), a qual se estende de um ponto próximo ao nível do ângulo esternal superiormente a um ponto 7,5 ou 10 cm abaixo dele. A linha é visível em muitas radiografias de boa qualidade. Quando um dos pulmões apresenta herniação através da linha média, a linha desloca-se de maneira equivalente, espessando-se ou divergindo em ambas as extremidades.

Os pulmões também delineiam uma interface pleural na área paraespinhal de ambos os lados, a qual tem geralmente 2 a 5 mm de espessura, quando medida do pulmão à margem vertebral lateral e, com freqüência, mostra-se mais claramente definida em chapas de alta voltagem excessivamente expostas. Conforme indicado, o tecido mole entre as vértebras e o pulmão costuma ser mais espesso à esquerda que à direita. Uma interface pleural também é observada à direita na parte inferior do tórax, delineando a parede lateral do esôfago (o recesso azigoesofágico), situando-se medialmente à interface paraespinhal direita nas pessoas normais.

O hilo do pulmão contém as artérias pulmonares, as veias pulmonares, os brônquios e as artérias e veias brônquicas, bem como os linfonodos. No tórax normal, as artérias e veias pulmonares produzem a maior parte da opacidade que aparece nas radiografias (Fig. 22.13). O hilo esquerdo tem posição mais alta que o direito, porque a artéria pulmonar esquerda se estende acima do brônquio principal esquerdo, e a artéria pulmonar direita cruza abaixo do brônquio lobar superior direito. A *razão da altura hilar* pode ser útil para determinar o ganho ou perda de volume relativos nos lobos inferiores *versus* os superiores,[43] podendo ser alterada por doenças intra-abdominais e anormalidades diafragmáticas. O diâmetro vertical do tórax é medido por uma linha traçada paralelamente à coluna torácica, do ponto mais alto do ápice pulmonar até o diafragma de cada lado. Do lado direito, o nível hilar é medido a partir do ângulo entre a artéria lobar superior direita, que se dirige para cima, e a veia lobar superior direita pulmonar, em seu trajeto em direção ao átrio direito. À esquerda, o nível hilar é medido no ponto médio entre a borda superior da artéria pulmonar e a borda superior do brônquio principal esquerdo. A razão é calculada dividindo o comprimento da linha vertical acima do hilo pelo comprimento da linha abaixo dele, de modo que a razão à esquerda fica abaixo de 1,0 e à direita, acima de 1,0. São feitas medidas em chapas padrões em inspiração plena, tiradas a 2,15 m. O esforço inspiratório é adequado, quando a abóbada do hemidiafragma direito se situa entre a quinta e a sexta costelas anteriormente. A razão à direita (média ± desvio padrão) é de 1,31 ± 0,21; ela é de 0,84 ± 0,09 à esquerda.[43] Tal razão possibilita a avaliação da altura de cada hilo sem comparação de um com o outro. Os linfonodos de tamanho normal na região do hilo não contribuem para a opacidade hilar o suficiente para serem identificados, mas podem ser reconhecidos, quando aumentam de tamanho ou contêm cálcio. O tamanho do hilo varia em indivíduos normais, de modo que é difícil estabelecer um padrão além do qual o tamanho hilar é anormal. Como o tamanho dos vasos pulmonares se relaciona ao fluxo sanguíneo pulmonar, os vasos que constituem os hilos mostram-se maiores, quando o fluxo sanguíneo está aumentado e menores em doenças que produzem uma diminuição do fluxo sanguíneo pulmonar. Além da variação no tamanho hilar produzida pela variabilidade no calibre dos vasos sanguíneos, o aumento dos linfonodos hilares pode causar um aumento hilar. Muitas vezes, é difícil ou impossível distinguir a causa de um pequeno aumento hilar.

Na tomada *lateral* do tórax, as divisões anatômicas do mediastino são bem-demonstradas (Fig. 22.14). O mediastino superior fica acima da linha horizontal, sendo incluído devido às muitas referências a ele na literatura. O mediastino anterior é visto como uma área relativamente radiotransparente entre o esterno e o coração. Tem forma, *grosso modo*, triangular, apontando o ápice para baixo. O grande timo é notado como uma área de opacidade no mediastino anterior nos lactentes. O mediastino médio é claramente definido numa radiografia lateral, por

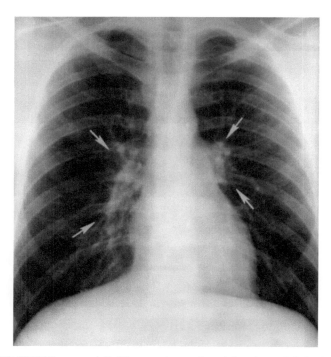

FIG. 22.13 Tórax normal. Os hilos encontram-se bem-delineados e são indicados por setas. Observe a diferença de altura. A continuação das opacidades hilares pode ser acompanhada pelo pulmão, e elas se ramificam de maneira semelhante a uma árvore; constituem artérias pulmonares.

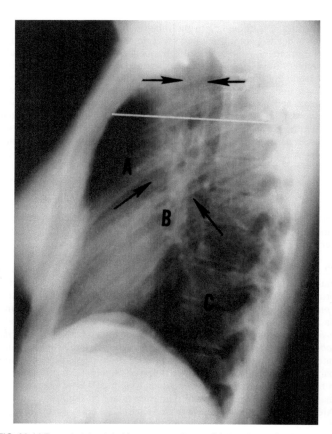

FIG. 22.14 Tomada lateral do tórax que mostra as divisões do mediastino. O mediastino superior situa-se acima da linha que se estende do ângulo esternal à quarta vértebra dorsal. **A:** O mediastino anterior; **B:** o mediastino médio; e **C:** o mediastino posterior. A traquéia é indicada por setas no mediastino superior. O par inferior de setas indica a região dos hilos superpostos. As margens do compartimento na chapa não são nítidas, porque o mediastino é um conglomerado de estruturas.

MÉTODOS DE EXAME, TÉCNICAS E ANATOMIA DO TÓRAX   675

conter o coração e a aorta. O mediastino posterior é a área situada entre o coração e a coluna, sendo visibilizado como uma radiotransparência que se aproxima daquela dos pulmões aerados em indivíduos normais, pois não contém estruturas opacas como o coração e os grandes vasos. A traquéia é visível, nas radiografias laterais do tórax, como uma radiotransparência que se inclina um pouco para trás, ao estender-se pelo tórax. A linha (parede) traqueal posterior, de 2 a 4 mm de espessura, é delineada pelo ar traqueal anteriormente e pelo ar no pulmão posteriormente a ela. Pode-se ver a linha traqueoesofágica, quando existe ar suficiente no esôfago; ela é uma sombra vertical, constituída das paredes traqueal e esofágica adjacentes. A bifurcação traqueal poderá ser, ocasionalmente, visível, juntamente com curtos segmentos de um ou ambos os brônquios lobares superiores, se o paciente não estiver efetivamente em posição lateral. O brônquio lobar superior esquerdo é mais baixo que o direito e geralmente é claramente delineado contra a opacidade da artéria pulmonar esquerda, que fica imediatamente acima dele. Em contraste, em muitos casos é difícil ver o brônquio lobar superior direito, que fica acima da artéria, situando-se cerca de 1 a 2 cm acima do brônquio lobar superior esquerdo. Nota-se, nessa região, uma sombra irregular, algo estrelada, que constitui as estruturas vasculares que produzem os hilos. A artéria pulmonar esquerda dirige-se póstero-lateralmente e fica acima e posteriormente à artéria pulmonar direita, quando vista nas radiografias laterais. Se o paciente estiver numa posição ligeiramente (5° a 10°) oblíqua anterior direita, as artérias pulmonares ficarão separadas e, sem superposição alguma, serão ambas claramente definidas. À direita, o brônquio intermédio é ligeiramente anterior ao brônquio anterior esquerdo, de modo que a parede posterior do brônquio intermédio é claramente delineada, na faixa radiotransparente produzida pelo brônquio esquerdo, em mais de 50% dos pacientes. O espessamento da parede desse brônquio pode, assim, ser demonstrado, quando presente. No exame do mediastino, pode ser útil opacificar o esôfago, fazendo o paciente ingerir pasta de bário espessa. Pode-se, então, determinar a relação do esôfago com outras estruturas no mediastino e definir claramente anormalidades cuja definição seria muito difícil sem tal recurso. Pode-se, igualmente, determinar a relação do esôfago tanto com a traquéia quanto com o coração.

Tomografia Computadorizada do Mediastino Normal

As imagens do mediastino obtidas pela TC mostram uma anatomia em corte transversal, bastante diferente da anatomia mostrada nas radiografias do tórax nos planos sagital e coronal. Podem-se reconhecer estruturas individuais e determinar o local de uma dilatação ou aumento de tamanho.

Ao nível da junção esternoclavicular, que fica próximo ao intróito torácico, podem-se, geralmente, identificar cinco vasos (Fig. 22.15)

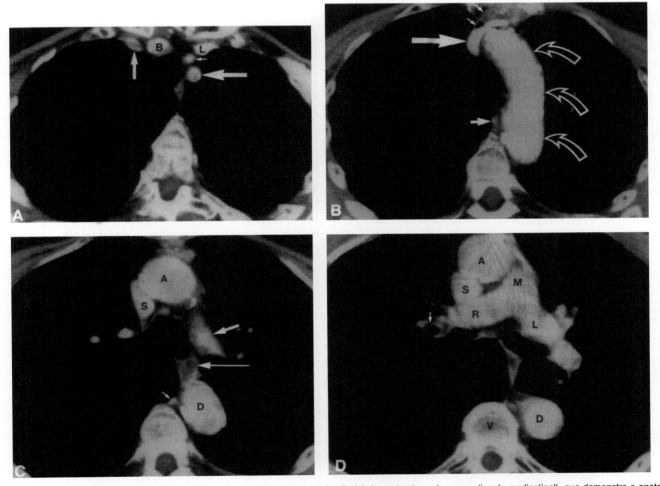

FIG. 22.15 Tomografia computadorizada (TC) do mediastino com uma dose maciça (bolo) de contraste endovenoso (janela mediastinal), que demonstra a anatomia normal no mediastino. **A:** São mostradas a artéria subclávia esquerda (*seta grande*), a veia braquiocefálica direita (*seta média*) e a artéria carótida comum esquerda (*seta pequena*). L, veia braquiocefálica esquerda; B, artéria braquiocefálica. **B:** TC no nível do arco aórtico. São mostrados o arco aórtico transverso (*setas abertas*), a veia cava superior na junção com a veia braquiocefálica (*seta grande*), o esôfago (*seta média*) e uma coleção gasosa (um abscesso) no mediastino anterior (*setas pequenas*). **C:** TC no nível da janela aortopulmonar. São mostrados a artéria pulmonar esquerda (*seta média*), o esôfago (*seta grande*) e a veia ázigos (*seta pequena*). A, aorta ascendente; D, aorta descendente; S, veia cava superior. **D:** TC na bifurcação da artéria pulmonar. A seta indica o brônquio lobar superior direito. A, aorta ascendente; D, aorta descendente; M, artéria pulmonar principal; L, artéria pulmonar esquerda; R, artéria pulmonar direita; S, veia cava superior; V, corpo vertebral. (Todas as fotos por cortesia de Robert Rosenberg, M. D., Albuquerque, N. M., EUA.)

— à direita a veia braquiocefálica e, posteriormente a ela, a artéria braquiocefálica (em geral, medialmente à veia); e à esquerda, de anterior para posterior, a veia braquiocefálica esquerda e as artérias carótida e subclávia esquerdas. A veia braquiocefálica esquerda pode ser vista cruzando longitudinalmente a linha média. Em um nível um pouco acima da junção esternoclavicular, podem-se visibilizar os pares de veias jugulares, artérias carótidas e artérias subclávias. A traquéia e o esôfago são reconhecidos em ambos os níveis. As veias geralmente são anteriores às artérias, e as carótidas anteriores às subclávias. No nível do arco aórtico, além da traquéia e do esôfago, vê-se apenas a veia cava superior e a aorta. Quando a aorta se encontra dilatada e tortuosa, a veia braquiocefálica esquerda pode situar-se anteriormente ao arco. A aorta ascendente e descendente, assim como a veia cava superior são vistas em corte transversal, e a traquéia e o esôfago, no nível da janela aortopulmonar, logo abaixo do arco aórtico e num ponto imediatamente cefálico em relação à carina. Próximo dessa área, pode-se visibilizar o arco ázigos ao longo do trajeto anterior da veia da área pré-vertebral, até desembocar na veia cava superior. Em um nível imediatamente abaixo da carina, podem-se ver a aorta, a veia cava superior e o esôfago, juntamente com a artéria pulmonar esquerda, o brônquio principal esquerdo, o brônquio lobar superior direito, a artéria lobar superior direita (tronco anterior) imediatamente anterior ao brônquio e a parte pré-vertebral da veia ázigos. Um curto segmento distal da veia ázigos também pode ser visto no ponto em que ela desemboca na veia cava superior. A artéria pulmonar direita é vista imediatamente abaixo desse nível no local em que ela se bifurca da artéria pulmonar principal e dirige-se numa posição oblíqua da parte anterior para a posterior, por trás da aorta ascendente e da veia cava superior. A aorta descendente, o brônquio intermédio e o brônquio lobar superior esquerdo geralmente são visíveis nesse nível. Os vasos e brônquios hilares são discutidos com maiores detalhes mais adiante.

Em um nível 1 cm abaixo do brônquio lobar superior esquerdo, podem-se visibilizar os átrios esquerdo e direito, a raiz aórtica, a aorta descendente e a artéria pulmonar principal, juntamente com o esôfago e a veia ázigos. Uma ou mais veias pulmonares podem ser observadas drenando para o átrio esquerdo. O esôfago fica imediatamente posterior ao átrio esquerdo neste nível. Mais abaixo, no nível dos ventrículos, o pericárdio anterior geralmente é identificado como uma estrutura retroesternal fina, densa, com tecido adiposo anterior e posteriormente a ela. A veia cava inferior situa-se lateralmente a uma estrutura venosa estreita que se estende para a frente até o átrio direito, o seio coronário. O esôfago e a aorta descendente também são vistos neste corte. O sulco septal é, em muitos casos, identificado anteriormente. O septo é visível, quando uma dose maciça de meio de contraste endovenoso opacifica os ventrículos. Abaixo do coração, podem-se observar os pilares diafragmáticos, com o pulmão anteriormente a eles e o esôfago, a aorta descendente, veias ázigos e hemiázigos, bem como o ducto torácico no espaço retroesternal, o que marca a extensão mais inferior do mediastino posterior. O aspecto superior do fígado é observado à

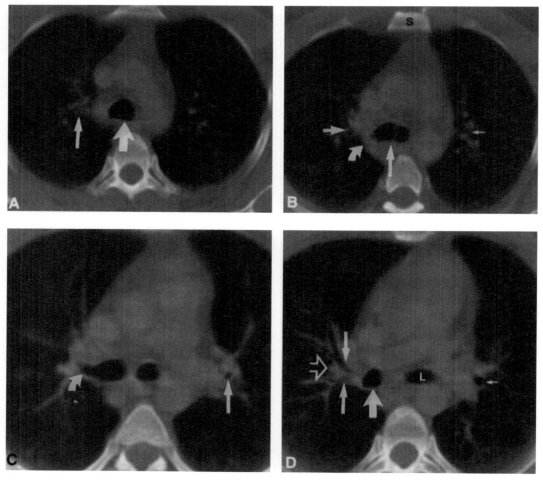

FIG. 22.16 Tomografia computadorizada (TC) que usa janelas para enfatizar estruturas brônquicas; cortes seriados de 8 mm × 8 mm. **A:** TC acima da bifurcação traqueal. São mostrados a traquéia (*seta grande*) e o brônquio segmentar apical direito (*seta pequena*). **B:** TC no nível da carina. São mostrados a carina (*seta grande*), o brônquio segmentar apical esquerdo (*seta pequena*), o brônquio segmentar apical direito (*seta média*) e o arco ázigos (*seta curva*). **C:** TC abaixo da carina. São mostrados a origem do brônquio lobar superior direito (*seta curva*) e o brônquio segmentar apical esquerdo (*seta reta*). **D:** TC no nível do brônquio intermédio. São mostrados o brônquio segmentar superior apical esquerdo (*seta pequena*), o brônquio intermédio (*seta grande*), os brônquios dos segmentos anterior e posterior do lobo superior direito (*setas médias*), bem como a veia pulmonar superior direita (*seta aberta*). L, brônquio principal esquerdo. (*continua*)

direita e, às vezes, à esquerda, onde podem ser igualmente visíveis o estômago e o baço.

A intensificação por contraste endovenoso pode ser feita no exame TC, durante a injeção de material contraste administrado por uma bomba injetora automatizada. Após um retardo de 25 a 30 segundos do início da injeção, obtém-se uma seqüência de exame TC espiral ou uma série de exames TC dinâmicos rápidos no mesmo nível ou em níveis diferentes. Esse método é usado para identificar estruturas vasculares suspeitas ou lesões. Em muitos serviços, a TC do mediastino é feita de rotina com a injeção endovenosa de material de contraste em doses que variam de 100 a 150 ml do contraste a 60%.

Uma revisão abrangente da TC do mediastino e hilos normais, incluindo variações anatômicas, encontra-se além do alcance deste livro. Dispõe-se de vários livros e artigos sobre tal assunto, como aqueles de Kieffer e Heitzman (anatomia),[54] Lee e colaboradores,[57] Naidich e associados,[71] bem como Zylak e colaboradores.[117] A anatomia hilar normal é discutida nos artigos de Webb[106] e Naidich[68,71] e seus colaboradores, e, mais recentemente, por Rémy-Jardin e colaboradores.[81,81A]

Hilos Pulmonares

Os hilos pulmonares consistem em artérias, veias e brônquios cuja relação uns com os outros é razoavelmente constante. O melhor meio de estudar as artérias e veias é em relação aos brônquios, pois são facilmente reconhecidos. Os exames devem ser estudados uns em relação aos outros, para evitar interpretações errôneas (Figs. 22.16 e 22.17).

Hilo Direito

O exame hilar superior é obtido no nível da traquéia distal, logo acima da carina. O brônquio segmentar apical do lobo superior direito é visível, com a artéria medialmente e a veia lateralmente a ele. Embora possam ser vistas, nessa região, outras sombras vasculares, normalmente elas são menores que os vasos adjacentes ao brônquio. No corte subseqüente, 1 cm mais abaixo, a carina geralmente é visível juntamente com o brônquio segmentar apical; a artéria e a veia aparecem, respectivamente, medial e lateralmente a ele. O corte seguinte é através do brônquio lobar superior direito. A parede posterior do brônquio encontra-se em contato direto com o parênquima pulmonar. A artéria pulmonar do lobo superior direito (tronco anterior), o primeiro grande ramo da artéria pulmonar, passa anteriormente ao brônquio, e a veia pulmonar superior lateralmente a ele entre os brônquios segmentares anterior e posterior. A veia apical anterior do lobo superior também pode ser vista como uma pequena convexidade anterior e medialmente ao tronco anterior. O próximo corte é cerca de 1 cm abaixo deste, através do brônquio intermédio, visto em corte transversal; sua parede

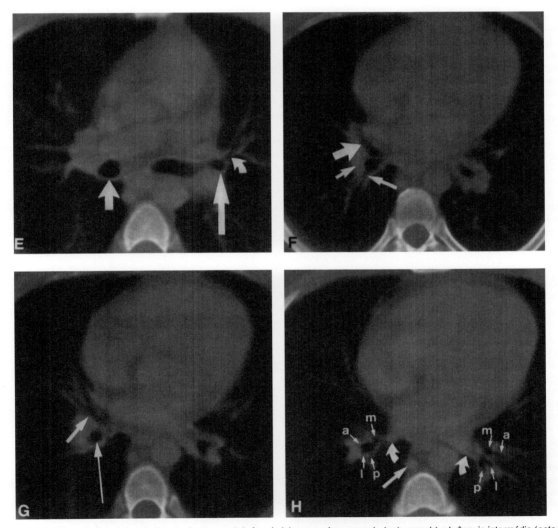

FIG. 22.16 *Continuação*. **E:** TC no nível do brônquio lingular (*seta curva*), brônquio lobar superior esquerdo (*seta grande*) e brônquio intermédio (*seta pequena*). **F:** TC no nível do brônquio lobar médio (*seta grande*), brônquio do segmento superior do lobo inferior direito (*seta média*) e artéria interlobar direita (*seta pequena*). **G:** TC na bifurcação do brônquio do lobo médio nos segmentos medial e lateral (*seta curta*). A seta longa indica o brônquio basal lobar inferior direito. **H:** TC no nível das veias pulmonares inferiores (*setas curvas*), veia ázigos (*seta longa*) e brônquios segmentares basais (*setas pequenas*), M, medial; A, anterior; L, lateral; P, posterior. (Todas as fotos por cortesia de Robert Rosenberg, M. D., Albuquerque, N. M., EUA.)

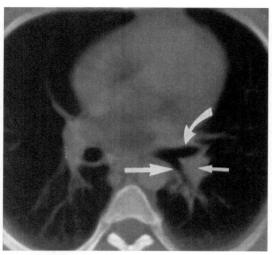

FIG. 22.17 Tomograma computadorizado no nível do brônquio segmentar superior do brônquio lobar superior esquerdo (*seta grande*), brônquio lobar superior esquerdo (*seta curva*) e artéria interlobar esquerda (*seta pequena*). Esse constitui um corte entre aqueles mostrados na Fig. 22.14*E* e *F*.

posterior encontra-se em contato com o parênquima pulmonar, que se estende póstero-medialmente até o recesso azigoesofágico. A artéria pulmonar principal direita cruza anteriormente ao brônquio intermédio e dirige-se, em seguida, para baixo como a artéria interlobar, lateralmente ao brônquio intermédio. As veias pulmonares superiores são laterais à artéria. Ao atingir a borda lateral do brônquio intermédio, a artéria pulmonar dirige-se para baixo, e sua borda lateral pode parecer algo irregular e triangular.

O corte seguinte é no nível do brônquio lobar médio, visto em corte longitudinal; o brônquio lobar inferior é visto em corte transversal aproximadamente nesse nível ou um pouco abaixo dele. A artéria interlobar passa lateralmente e adjacente a tais brônquios, num ângulo formado pelos brônquios. A veia pulmonar superior passa medialmente ao brônquio do lobo médio, ao penetrar no átrio esquerdo. No corte abaixo deste, os ramos segmentares medial e lateral do brônquio do lobo médio podem ser vistos em torno da bifurcação. A artéria do lobo médio é ântero-lateral em relação aos brônquios, e a artéria pulmonar interlobar já se dividiu em seus ramos segmentares basais, que se situam póstero-lateralmente ao brônquio lobar inferior. Tal relação mantém-se quando os brônquios se dividem nos ramos segmentares basais. As veias pulmonares inferiores ficam abaixo do hilo, porém cortes mais abaixo identificam veias pulmonares, que podem ser vistas entrando no átrio esquerdo; elas são mais horizontais que as artérias.

Hilo Esquerdo

O primeiro corte na parte superior do hilo geralmente é obtido no nível da carina ou ligeiramente acima dela. A relação dos vasos com os brônquios não é tão constante quanto no lado direito. Nesse nível, o brônquio apical posterior do lobo superior é visto em corte transversal, separado do brônquio principal esquerdo pela artéria pulmonar esquerda em seu trajeto pelo brônquio lobar superior. A veia pulmonar superior passa medialmente à artéria lobar superior, e ambos os vasos são anteriores ao brônquio apical posterior. O corte seguinte é através do brônquio lobar superior em seu trajeto horizontal. A artéria pulmonar cruza acima do brônquio, volta-se inferior e posteriormente, tornando-se a artéria interlobar. A veia pulmonar superior passa anteriormente ao brônquio lobar superior, num ponto oposto à posição posterior da artéria interlobar.

O corte inferior subseqüente é através do aspecto inferior do brônquio lobar superior. Um esporão do lobo superior divide os brônquios lobares superior e inferior; a artéria interlobar fica no ângulo lateralmente ao esporão, enquanto a veia superior permanece anteriormente ao brônquio lobar superior. Quando é incluído o brôn-

quio lingular, pode-se observar a artéria lingular lateralmente à sua origem. O parênquima pulmonar estende-se entre a aorta e a artéria pulmonar no nível do brônquio lobar superior e vê-se um pulmão aerado adjacente à parede póstero-medial dos brônquios lobares esquerdos superior e inferior. Qualquer espessamento ou densidade na área retrobrônquica indicam uma anormalidade. Abaixo do brônquio lobar superior esquerdo, o próximo corte mostra o brônquio lobar inferior e, com freqüência, a origem do brônquio segmentar superior. A artéria interlobar passa lateralmente a tal bifurcação e posteriormente ao brônquio lingular.

Nos cortes abaixo, o hilo esquerdo é semelhante ao direito. Os ramos arteriais ao lobo inferior são laterais e posteriores ao brônquio lobar inferior, e a veia pulmonar inferior passa horizontalmente imediatamente anterior à aorta até o átrio esquerdo. São observadas, com freqüência, pequenas variações hilares, como já se observou.

Pulmões

Anatomia Lobar e Segmentar

O pulmão direito é dividido em três lobos — superior, médio e inferior — por duas fissuras. A fissura interlobar maior ou primária separa o lobo inferior dos lobos superior e médio, e a fissura secundária (menor) separa o lobo médio do lobo superior. Do lado esquerdo, há dois lobos — superior e inferior — separados pela fissura interlobar maior. As fissuras maiores são, às vezes, visíveis nas radiografias laterais de pessoas normais, sendo facilmente vistas nessa projeção, quando há um pequeno espessamento da pleura interlobar ou uma pequena quantidade de líquido na fissura. Tais fissuras são visíveis na projeção frontal unicamente quando há uma patologia pleural, líquido ou espessamento na pleura. A fissura interlobar menor à direita é freqüentemente visível na projeção frontal, nos indivíduos normais (Fig. 22.18); quando presente, o espessamento pleural pode ser facilmente identificado tanto nessa projeção como na tomada lateral, sendo geralmente horizontal e situando-se no nível do arco anterior da quarta costela ou espaço intercostal. A fissura maior à direita estende-se para baixo e para a frente do nível da quinta costela posterior até o nível da sexta costela anteriormente, enquanto a fissura maior esquerda é ligeiramente mais vertical e estende-se do

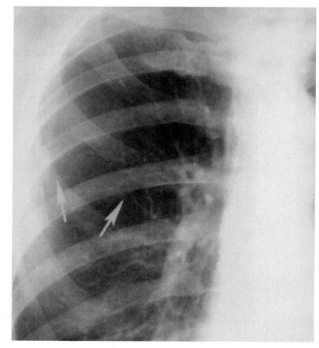

FIG. 22.18 A fissura interlobar menor é indicada pelas setas, sendo um pouco menos horizontal nesse paciente que na média das pessoas, e tendo seu aspecto lateral uma posição mais alta que o normal.

nível da terceira à quinta costela posteriormente até o nível da sétima costela anteriormente. Os níveis variam um pouco nas pessoas normais e, naquelas que apresentam uma doença, pode haver uma variação acentuada na posição lobar. Ocasionalmente, a fissura maior à direita tem uma direção ligeiramente anterior no plano sagital em sua parte lateral, podendo ser visível como uma linha de fissura vertical acompanhando, *grosso modo*, a curva da parede lateral inferior do tórax,[20] o que é observado freqüentemente em adultos com uma pequena quantidade de líquido pleural e também já foi descrito em lactentes, especialmente naqueles com o coração aumentado. Ocasionalmente, a fissura menor anterior também pode assumir uma posição sagital, aparecendo como uma sombra linear oblíqua ínfero-medialmente.[34]

Quando ambas as fissuras maiores são vistas na tomada lateral, a fissura esquerda geralmente intercepta o diafragma mais posterior e verticalmente que à direita. Não raro, as fissuras maiores não se estendem até a superfície mediastinal dos pulmões, de modo que a divisão lobar é incompleta medialmente.

O *ligamento pulmonar* (ligamento pulmonar inferior) é uma bainha de pleura parietal que se estende do revestimento pleural da veia pulmonar inferior em sentido descendente e algo posterior até o diafragma. Ele se fixa ao mediastino medialmente, ao lobo inferior lateralmente e, em geral, ao diafragma inferiormente; serve para estabilizar medialmente os lobos inferiores. Tem forma triangular, quando o pulmão é puxado lateralmente,[79] com o ápice do triângulo no nível da veia pulmonar inferior. Normalmente, ele não é visível nas radiografias do tórax. Todavia, separa parcialmente o hemitórax anterior do posterior ínfero-medialmente, de modo que algum líquido que fique preso, anterior ou posteriormente, simula uma atelectasia ou outra anormalidade. Ele também ancora o lobo inferior ao mediastino e ao diafragma na presença de um colabamento ou de um grande pneumotórax. Qualquer processo que se estenda dele até o mediastino pode simular massa tumoral intrapulmonar. O ligamento é freqüentemente observado na TC,[84] aparecendo como uma fina opacidade linear que se estende póstero-lateralmente no nível do diafragma ou um pouco acima dele. Num estudo TC de 129 pacientes,[84] o ligamento foi visto à esquerda em 67,4% dos pacientes, à direita em 37,2%, em ambos os lados em 27,1% e em nenhum lado em 22,4% dos pacientes. Ele se estende posteriormente, a partir de sua fixação mediastinal, em 92% dos pacientes.

A importância da anatomia broncopulmonar segmentar é maior agora que a ressecção segmentar e a ressecção subsegmentar pulmonar são procedimentos comuns. Tais segmentos foram classificados por vários investigadores;[10,11] é usada, aqui, a classificação de Jackson e Huber.[45] Os segmentos e subsegmentos não são estritamente unidades morfológicas, pois as artérias podem passar de um segmento para outro, e os segmentos contêm veias que drenam segmentos adjacentes. Os brônquios aos lobos e segmentos não aparecem nas radiografias do tórax, exceto quando acometidos por uma doença. Na presença de uma opacidade num pulmão, a TC é útil para a localização precisa da lesão em relação aos brônquios adjacentes e à anatomia lobar e segmentar. Nas inflamações crônicas, a fibrose e a contração comumente são suficientes para distorcer o segmento envolvido e os segmentos adjacentes, a ponto de a localização ser, com freqüência, incorreta quando baseada unicamente nas radiografias do tórax, podendo ser difícil até mesmo na TC. As posições e designações dos segmentos broncopulmonares são mostradas nas radiografias e desenhos anexos (Fig. 22.19).

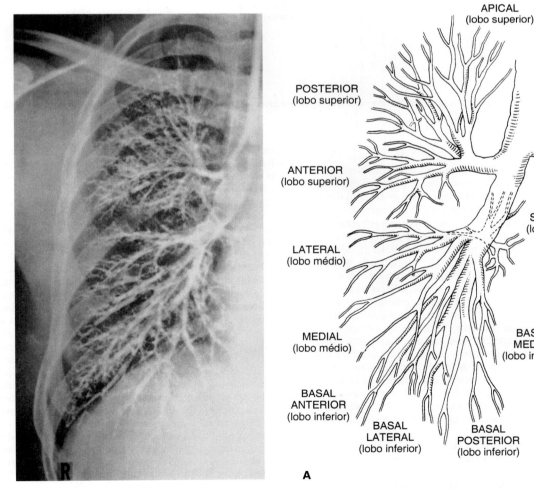

FIG. 22.19 A: Pulmão direito. Broncograma com diagrama dos segmentos broncopulmonares normais na projeção frontal. (*continua*)

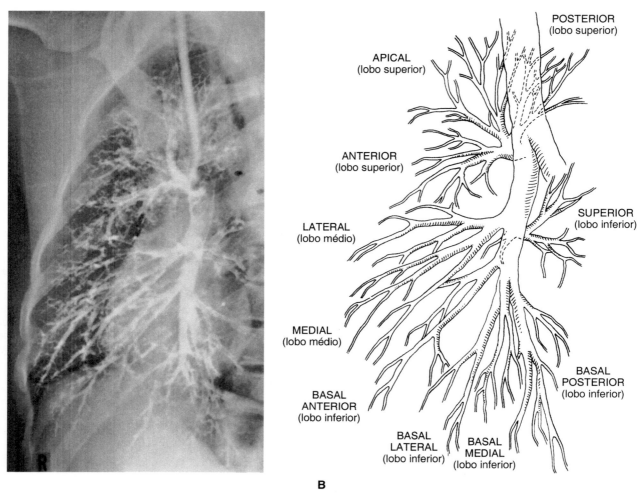

FIG. 22.19 Continuação. **B:** Pulmão direito. Broncograma com diagrama dos segmentos broncopulmonares normais na projeção oblíqua anterior esquerda. (continua)

Características Radiográficas

Os pulmões normais contêm uma quantidade considerável de ar e parecem muito mais radiotransparentes que outras estruturas constituintes do tórax e de seu conteúdo, porque as radiografias do tórax são obtidas à inspiração. Há um padrão radiográfico típico, produzido principalmente pelos vasos sanguíneos, ao estenderem-se do hilo aos pulmões. A janela pulmonar média direita é uma área menos vascularizada (e, portanto, mais radiotransparente) adjacente à fissura menor, já tendo sido descrita na TC[32] e observada, também, nas radiografias simples. Os grandes brônquios podem ser vistos, com freqüência, como tubos radiotransparentes no hilo, adjacentes aos quais se encontram tubos densos e de paredes lisas que constituem os ramos arteriais pulmonares. Essas artérias ramificam-se de modo semelhante a uma árvore e diminuem rapidamente de calibre, ao estenderem-se pelo parênquima pulmonar adentro. Esse padrão é facilmente visível nas radiografias. As artérias pulmonares têm uma relação íntima com os brônquios, ramificando-se e se subdividindo da mesma maneira que eles. Tais artérias ficam, pois, nos lóbulos pulmonares. As veias pulmonares, por outro lado, têm uma distribuição anatômica inteiramente distinta daquela dos brônquios, começando na periferia dos lóbulos, na pleura ou nos septos interlobulares, e seguindo entre os lóbulos até o átrio esquerdo.

Os vasos podem ser identificados até cerca de 1,5 cm das superfícies pleurais dos pulmões, exceto nos ápices, onde a distância pode ser de 3 cm da pleura. Na posição ereta, os vasos do lobo superior são menores que aqueles das bases. A diferença de tamanho tende a refletir a distribuição do fluxo sanguíneo, maior na parte inferior dos pulmões na posição ereta, mas que tende a ser praticamente igual na posição de decúbito. Os pulmões são freqüentemente divididos arbitrariamente em zonas, dependendo do tamanho dos vasos. O terço interno do pulmão adjacente ao hilo (a zona interna) contém os grandes troncos principais; a zona média, vasos de tamanho intermediário; e o terço periférico do pulmão (zona periférica), geralmente vasos que têm menos de 1 mm de diâmetro. As veias pulmonares não podem ser diferenciadas das artérias nas zonas periférica ou média, mas na zona central as veias não passam próximo às artérias, situando-se abaixo das artérias correspondentes e desembocando no átrio esquerdo, na margem inferior de cada hilo (Fig. 22.20). Elas raramente se fundem num tronco comum único, de modo que há geralmente duas ou mais veias que entram no átrio de cada lado. Muitas vezes, é difícil delineá-las nitidamente e diferenciá-las das artérias, mas elas são vistas na TC como opacidades regulares e alongadas que se estendem até o átrio esquerdo na parte inferior do hilo de cada lado. Ocasionalmente, são claramente definidas numa radiografia frontal do tórax de rotina, o que ocorre particularmente em pacientes com defeitos cardíacos congênitos que acarretam derivações esquerda-direita de grande volume. Em pacientes com hipertensão venosa pulmonar, os vasos do lobo superior podem, com freqüência, ser vistos como estruturas semelhantes a chifres que se estendem dos aspectos mediais dos lobos superiores até a parte inferior dos hilos.

Conforme indicado, os vasos pulmonares nas bases geralmente são maiores que os vasos pulmonares superiores e, por ser a base medial direita visibilizada melhor que a esquerda, os troncos aparecem mais claramente nessa região que em outras partes dos pulmões. O diâmetro AP do tórax é maior inferiormente que superiormente, de modo que há mais vasos superpostos nas bases. Esse fator também aumenta a

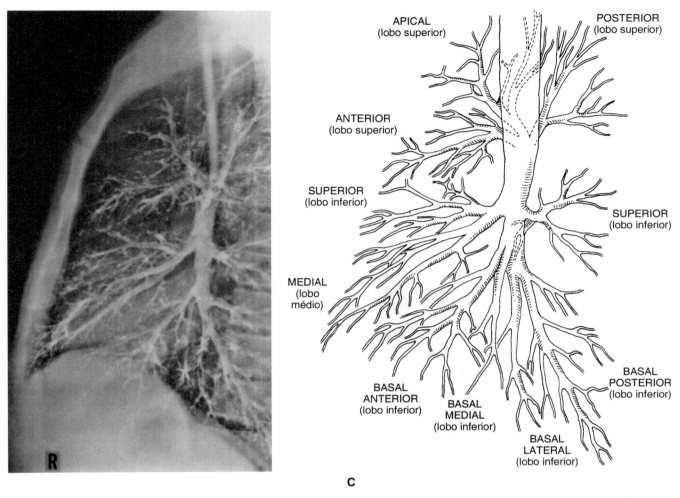

FIG. 22.19 *Continuação.* **C:** Pulmão direito. Broncograma com diagrama dos segmentos broncopulmonares normais na projeção lateral. (*continua*)

aparente diferença no tamanho e no número dos vasos entre a parte superior e inferior do pulmão. A trama vascular ramificada tende a tornar-se ligeiramente mais proeminente com a idade, mas há uma variação acentuada em seu calibre no pulmão normal. É preciso tomar cuidado para evitar interpretar como anormal a radiografia do tórax num paciente no qual os referidos vasos são ligeiramente mais proeminentes que o habitual. Os vasos podem ser identificados por suas margens lisas, calibre decrescente e padrão típico de ramificação, ao sair do hilo.

Além da trama vascular nos pulmões, há uma trama intersticial com proeminência muito menor, a qual produz um fino padrão rendado ou reticular por todo o pulmão, visível em alguns pacientes e que pode tornar-se mais proeminente com a idade. Essa trama intersticial pode destacar-se claramente em pacientes com enfisema, podendo estar muito aumentada em condições que produzem um acometimento intersticial difuso dos pulmões.

Ápice Pulmonar

Os ápices (radiográficos) pulmonares ocupam a parte da cavidade torácica acima do nível das clavículas, conforme se vê na radiografia em PA. Como podem ocorrer aí doenças inflamatórias ou tumores, é importante poder diferenciar as patologias pulmonares das diversas sombras que constituem estruturas de tecido mole normais sobrejacentes ao ápice pulmonar. Essa parte do pulmão fica na zona periférica, de modo que a trama produzida pelos vasos é muito pequena e freqüentemente difícil de ser delineada. Algumas estruturas de tecido mole podem ser demonstradas em muitas radiografias do tórax em pessoas normais. A sombra da borda supraclavicular ou companheira é uma faixa linear com densidade de tecido mole paralela à clavícula e que se estende por 2 ou 3 mm a 1 cm acima dela, dependendo da quantidade de tecido subcutâneo presente. Constitui a pele e o tecido subcutâneo observados tangencialmente recobrindo a margem superior da clavícula. Tal sombra pode ser acompanhada lateralmente além do ápice pulmonar e pode, por isso, ser identificada como estando fora do pulmão. Ela freqüentemente se desvanece medialmente ou pode ser evidente até a fixação clavicular do músculo esternocleidomastóideo, o qual produz uma outra densidade de tecido mole, que é uma sombra vertical claramente definida lateralmente. Tal músculo pode ser acompanhado para cima até o pescoço, acima do ápice pulmonar, podendo, pois, ser identificado (Fig. 22.21). Ele não é visível em todos os pacientes, mas particularmente bem-delineado naqueles que são idosos ou estão emaciados. As bordas mediais dos ápices pulmonares são formadas pelo mediastino. A margem de tecido mole da borda mediastinal esquerda é lisa e ligeiramente côncava devido à curva da artéria subclávia esquerda que a forma. Do lado direito, a demarcação mediastinal medial de tecido mole é produzida pela artéria braquiocefálica ou pela veia cava superior; ela é, com freqüência, um pouco menos nítida que do lado esquerdo, especialmente em indivíduos jovens. Quando essa artéria se torna tortuosa e dilatada em pacientes que apresentam um acometimento arteriosclerótico, a margem pode ficar mais nítida e, muitas vezes, torna-se convexa.

As partes posteriores das três costelas superiores e, às vezes, da quarta costela situam-se acima da clavícula e são facilmente identificadas.

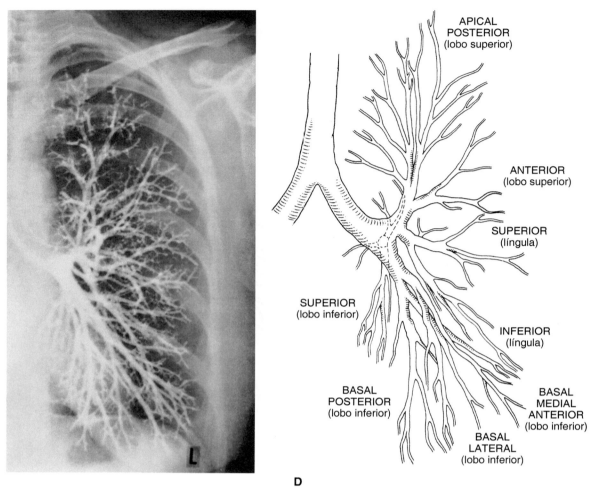

FIG. 22.19 *Continuação.* **D:** Pulmão esquerdo. Broncograma com diagrama dos segmentos broncopulmonares normais na projeção frontal. *(continua)*

Sombras companheiras ou das bordas são, às vezes, visíveis ao longo do aspecto inferior das duas costelas superiores, sendo identificadas como faixas lineares regulares de 1 a 3 mm de espessura. As densidades são paralelas às margens costais inferiores (Fig. 22.22). Ocasionalmente, nota-se uma sombra marginal muito fina com a mesma relação ao arco posterior da terceira costela. Tais achados são produzidos pelos tecidos moles por sob essas costelas, que se encontram numa tangente em relação ao feixe de raios X. Há suficiente tecido mole (constituído de pleura, tecido conectivo subpleural, assim como artérias e veias intercostais) para produzi-los.

A pleura no extremo do ápice pulmonar parece, muitas vezes, ligeiramente mais espessa e irregular, sendo reconhecida nas radiografias como uma opacidade de tecido mole. Tais sombras são designadas por alguns autores como espessamento pleural apical ou tampões pleurais apicais, constituindo geralmente cicatrizes subpleurais, muitas vezes conseqüentes a doenças inflamatórias anteriores, como a tuberculose. Já foram relatadas algumas outras causas de espessamento pleural apical, tais como alterações pós-radiação, traumatismos, tecido adiposo extrapleural, anormalidades vasculares e tumores, especialmente o tumor do sulco pulmonar superior (de Pancoast). Muitas das causas benignas de espessamento pleural apical produzem alterações bilaterais e bastante simétricas em ambos os ápices, não tendo significação. Um espessamento pleural apical assimétrico ou aumentando com o tempo deve alertar o observador quanto à possibilidade de uma condição maligna. Nesses casos, são sempre importantes a comparação com radiografias anteriores e um exame cuidadoso da radiografia do tórax quanto a evidências de destruição da costela subjacente, podendo ser indicada a avaliação adicional pela TC. Embora o espessamento pleural apical apareça freqüentemente como uma opacidade de tecido mole abaixo do aspecto inferior da segunda costela, há certas características que o diferenciam da sombra companheira dessa costela. Nas cicatrizes pleurais ou subpleurais, a densidade e a margem inferior podem variar um pouco, em contraste com a margem regular e a densidade homogênea das sombras companheiras (Fig. 22.23). Embora sejam freqüentemente bilaterais, as cicatrizes apicais nem sempre se apresentam absolutamente simétricas.

Diafragma

O diafragma é uma estrutura muscular que separa o tórax do abdome. Sua superfície superior é coberta pela pleura parietal. Há uma parte membranosa central, denominada *tendão central*, na qual não existe músculo. O diafragma descreve um arco para cima em direção ao tendão central, produzindo uma aparência abobadada regular de ambos os lados. Ele se fixa ao processo xifóide e às cartilagens costais inferiores anteriormente, às costelas lateralmente e às costelas e às três vértebras lombares superiores posteriormente. Nas radiografias, a superfície superior do diafragma é claramente definida como uma estrutura abobadada regular que se destaca em nítido contraste com o pulmão aerado radiotransparente acima dela. Na projeção frontal, a parte visível mais inferior do diafragma encontra a parede torácica inferior a um ângulo agudo, denominado seio ou *ângulo costofrênico*, nítida e claramente definido em indivíduos normais, mas que pode ser obliterado em pacientes que apresentam doenças que produzem derrame pleural, espessamento ou aderências da pleura. A posição do diafragma varia consideravelmente com a constituição corporal do paciente, a respiração

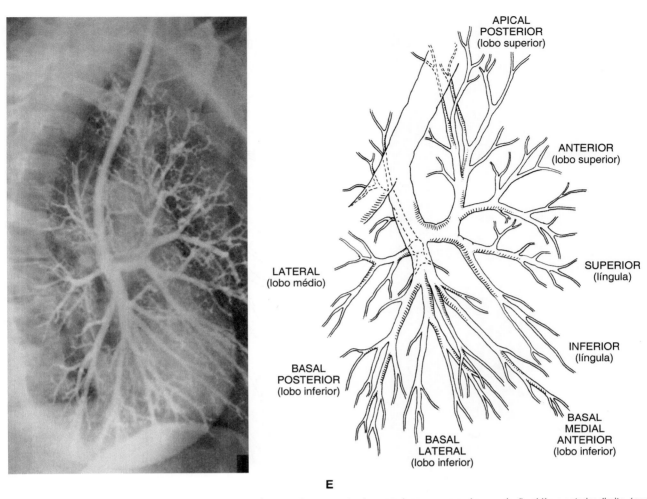

FIG. 22.19 *Continuação.* **E:** Pulmão esquerdo. Broncograma com diagrama dos segmentos broncopulmonares normais na projeção oblíqua anterior direita. (*continua*)

e a posição do paciente, ao ser obtida a radiografia. Esses fatores devem ser conhecidos, para interpretar corretamente as alterações na altura do diafragma. Não pode haver um padrão exato quanto à posição do diafragma, mas, na média dos adultos, durante uma inspiração moderadamente profunda, a abóbada do diafragma à direita situa-se na região do quinto espaço intercostal anterior ou ao nível da costela acima ou abaixo desse espaço, enquanto a da esquerda tem posição ligeiramente inferior. A posição do diafragma, em crianças e adultos jovens, é um pouco mais alta e, em pessoas de idade, o diafragma é geralmente mais abaixo. Nas posições de decúbito dorsal e ventral, o diafragma fica mais alto que na posição ereta.

Nas radiografias laterais, as abóbadas hemidiafragmáticas direita e esquerda são delineadas como estruturas separadas, porque geralmente não se encontram no mesmo nível. A abóbada (ou parte mais alta) do diafragma fica ligeiramente anterior ao ponto médio entre as paredes anterior e posterior do tórax. Em média, o aspecto anterior do diafragma situa-se no nível do arco anterior da sexta costela ou espaço intercostal, enquanto o sulco posterior fica no nível da 12.ª costela ou um pouco abaixo. Geralmente é possível identificar o diafragma de cada lado das radiografias laterais, mesmo que ele esteja no mesmo nível ou muito próximo disso, porque o aspecto anterior da abóbada esquerda é obscurecido pelo coração acima dela, e a parte anterior do lado direito aparece claramente. Além disso, há com freqüência gases no estômago ou colo intestinal imediatamente abaixo do hemidiafragma esquerdo, o que ajuda em sua identificação nessa projeção. Assim também, a fissura pulmonar principal esquerda é mais vertical próximo ao diafragma que a fissura direita, e sua extremidade diafragmática é posterior àquela da fissura direita. Além disso, as costelas do lado oposto à chapa são grandes. Numa radiografia lateral esquerda, por exemplo, as costelas direitas são maiores que as da esquerda, o que pode ajudar a diferenciar o lado direito do esquerdo.

São indicadas na Fig. 22.24 as diversas aberturas normais no diafragma, bem como algumas áreas fracas. Hérnias diafragmáticas podem ocorrer por essas aberturas.

Pleura

A pleura é uma fina membrana serosa visível apenas radiograficamente em contraste com estruturas adjacentes, mais ou menos densas. Em conseqüência, a pleura visceral não é, muitas vezes, claramente delineada em indivíduos normais. Quando presente, um pneumotórax é visto como uma fina parede ou cobertura externa do pulmão, sendo, também, ocasionalmente visível quando uma parte suficiente dele é paralela ao feixe de raios X; a fissura interlobar secundária à direita, por exemplo, constituída da pleura visceral que cobre o aspecto inferior do lobo superior e o aspecto superior do lobo médio, é visível, em aproximadamente 20% das pessoas, como uma linha horizontal fina e reta. As fissuras maiores são, às vezes, visíveis numa radiografia lateral, na ausência de doença. A pleura parietal cobre o diafragma e reveste o tórax, mas se mistura às outras estruturas da parede torácica e não é identificada distintamente nas radiografias. As relações da pleura visceral com o tórax ósseo são mostradas na Fig. 22.25.

O TÓRAX EM LACTENTES E CRIANÇAS

Nos recém-nascidos, o diâmetro AP do tórax é maior em comparação com o diâmetro transverso que nos adultos. O diafragma

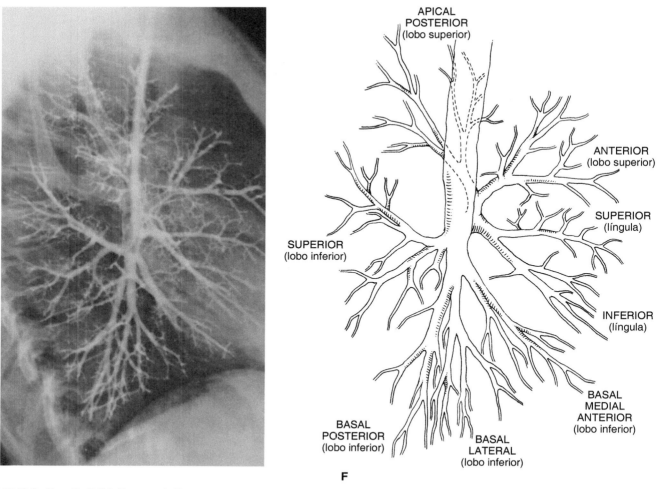

FIG. 22.19 Continuação. F: Pulmão esquerdo. Broncograma com diagrama dos segmentos broncopulmonares normais na projeção lateral. (F, cortesia do Dr. J. Stauffer Lehman, Dr. Antrim Crellin e Eastman Kodak Company, Rochester, NY, EUA.)

é mais alto, o que torna o diâmetro vertical da cavidade torácica ligeiramente menor que nos adultos. Com o crescimento, o tórax torna-se mais estreito em seu diâmetro AP, e os diâmetros vertical e transverso aumentam gradualmente. As costelas têm uma posição praticamente horizontal nos lactentes e inclinam-se gradativamente para baixo, à medida que a criança cresce. O esterno não se encontra inteiramente ossificado ao nascimento; essa estrutura ossifica-se de maneira segmentar. Há dois centros de ossificação em cada segmento, um ao lado do outro. Os centros do manúbrio unem-se ao nascimento, mas os outros podem-se fundir somente depois de alguns anos. Os centros têm importância radiográfica, porque aparecem como opacidades pequenas e arredondadas, que nas projeções oblíquas ou semi-oblíquas podem ficar sobrejacentes aos pulmões, devendo ser reconhecidos como centros de ossificação e não ser tomados por lesões no parênquima pulmonar.

A glândula tireóide é, muitas vezes, grande o suficiente para produzir um alargamento do mediastino superior no início do período de lactência. A aparência radiográfica já foi descrita (Fig. 22.26). A aparência do coração nos lactentes e nas crianças difere daquela nos adultos. O coração nos recém-nascidos é globular e relativamente grande em comparação ao diâmetro do tórax nos adultos. O ventrículo esquerdo torna-se mais proeminente com a idade, ocasionando um deslocamento para baixo do ápice, e o tamanho relativo do coração diminui gradualmente. Essas alterações são discutidas mais profundamente no Cap. 23.

Os pulmões nos lactentes e crianças tendem a ser ligeiramente mais radiotransparentes que nos adultos, porque o interstício pulmonar geralmente não é visível, mas o tamanho relativo dos troncos vasculares visíveis é equivalente. A raiz do pulmão que constitui a sombra hilar é relativamente alta e situa-se geralmente no nível da terceira vértebra torácica. A bifurcação traqueal desce gradualmente e atinge o nível adulto (quinta vértebra torácica) por volta dos 10 anos de idade.

O diafragma tende a ser mais alto nos lactentes e crianças que na vida adulta, não sendo raro observar, em recém-nascidos, uma reversão da situação adulta quanto à altura relativa. Isto é, o hemidiafragma esquerdo é um pouco mais alto que o direito, provavelmente porque o estômago se encontra freqüentemente distendido por ar. Há uma variação considerável na posição do diafragma nos lactentes e crianças, e, como se observou para o diafragma adulto, os fatores envolvidos são os mesmos fatores de constituição corporal e posição do paciente (Fig. 22.27).

O TÓRAX COM A IDADE CRESCENTE

Há uma alteração gradual na forma do tórax ósseo com o avanço da idade. O grau de alteração varia muito, havendo também muita variação individual na idade em que essas alterações aparecem e se tornam graves. A tendência é no sentido de um aumento gradual da curva cifótica normal, o que acarreta um maior diâmetro AP do tórax, que pode aproximar-se do diâmetro transverso ou até ultrapassá-lo em alguns casos. Graus variáveis de osteopenia podem ser notados nos ossos incluídos na radiografia do tórax, especialmente em mulheres. Irregularidades das costelas causadas por fraturas consolidadas são comumente notadas e podem ser vistas calcificações nas cartilagens

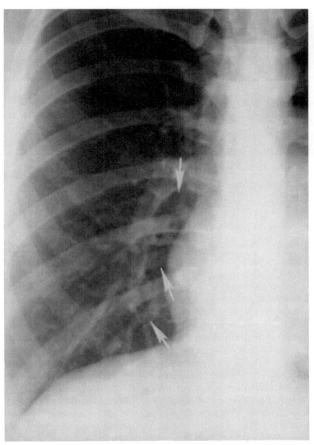

FIG. 22.20 As veias pulmonares direitas, definidas com nitidez extraordinária nesse paciente, são indicadas por setas.

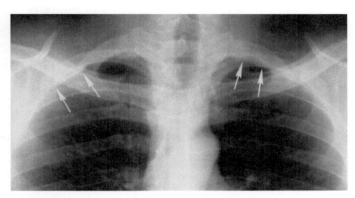

FIG. 22.22 As sombras companheiras da segunda (*direita*) e da primeira (*esquerda*) costelas são indicadas por setas nos respectivos lados.

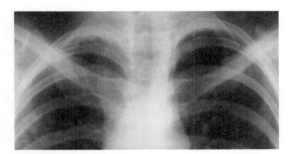

FIG. 22.23 Espessamento pleural apical num paciente com tuberculose mínima do lobo superior direito. Note a irregularidade do tecido mole em ambos os ápices. Observe, também, o acometimento nodular irregular no segundo espaço intercostal anterior direito, constituindo a doença tuberculosa.

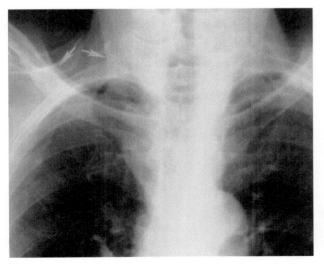

FIG. 22.21 As sombras companheiras da clavícula e do músculo esternocleidomastóideo são indicadas por setas.

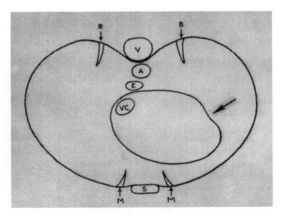

FIG. 22.24 Diagrama que mostra as aberturas normais e as áreas de fraqueza potencial no diafragma. O desenho foi feito observando-se o diafragma de cima. O corpo vertebral (V) e o esterno (S) estão marcados para fins de orientação, e a fixação do pericárdio ao diafragma é indicada pela seta. B, Forame de Bochdalek; A, aorta; E, hiato esofágico; VC, abertura da veia cava inferior; M, forame de Morgagni (abertura potencial).

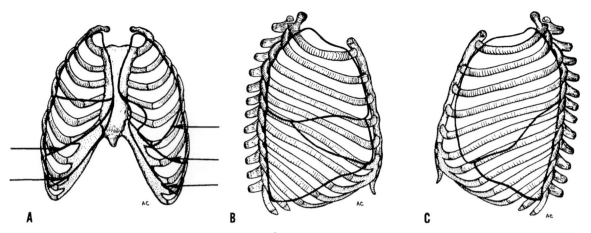

FIG. 22.25 A: Relação da pleura visceral com o tórax ósseo no plano frontal. À direita, a seta superior indica a borda ântero-inferior, e a seta inferior a borda póstero-inferior da pleura visceral. No hemitórax esquerdo, o aspecto anterior é indicado pelas setas superior e média, e sua borda posterior pela seta inferior. **B:** Pleura visceral à direita, conforme visibilizado na projeção lateral. Note as fissuras interlobares primária e secundária que separam os três lobos. **C:** Contornos pleurais à esquerda, conforme visibilizado na projeção lateral direita.

costais. Essas calcificações variam muito em quantidade e tendem a aparecer mais precocemente, bem como a serem mais extensas nas mulheres que nos homens. Sua aparência radiográfica é aquela da maior opacidade produzida pelo cálcio, delineando a cartilagem e estendendo-se da margem costal anterior em direção ao esterno, freqüentemente periférica nos homens e central nas mulheres.

As alterações do mediastino com a idade são causadas principalmente pela alteração da aorta e seus ramos, que tendem a tornar-se alongados, dilatados e tortuosos. Em conseqüência disso, a borda superior do mediastino pode tornar-se mais proeminente e mais claramente definida devido à maior visibilidade da artéria braquiocefálica. O arco ascendente da aorta projeta-se mais para a direita e causa uma sombra convexa com densidade de tecido mole, cuja metade inferior é sobrejacente ao hilo direito. Uma proeminência semelhante do mediastino superior esquerdo pode ser evidente na presença de alterações arterioscleróticas na artéria subclávia esquerda, e o arco aórtico tende a tornar-se cada vez mais proeminente (Fig. 22.28). É comum a presença de calcificações no arco aórtico, e não são raras as calcificações nas artérias braquiocefálica e subclávia.

A alteração na aparência do pulmão varia muito com o correr da idade, mas há uma tendência geral a que os vasos nas zonas média e periférica se separem devido à hiperinsuflação dos alvéolos e à perda das paredes alveolares, que constituem o enfisema. Uma diminuição da perfusão associada a isto acarreta uma diminuição no tamanho dos vasos periféricos. Pode ocorrer a hipertensão pulmonar, a qual se associa a um aumento no tamanho das artérias nos hilos pulmonares. Além disso, são observadas, com freqüência, sombras lineares produzidas por resíduos de processos inflamatórios numa das bases ou em ambas, havendo uma tendência a que o padrão intersticial pulmonar se torne mais pronunciado. São comuns pequenos focos de calcificação no parênquima pulmonar, juntamente com calcificações nos linfonodos hilares. Cicatrizes apicais que produzem opacidades irregulares de tecido mole no extremo dos ápices também são encontradas comumente em pessoas de idade, conforme indicado anteriormente. Um dos sulcos costofrênicos ou ambos podem ser pelo menos parcialmente obliterados por um acometimento pleural basal anterior. O diafragma tende a tornar-se mais inferior e mais plano, com alteração da forma do tórax ósseo e o aparecimento do "enfisema senil". Não são raras as irregularidades do diafragma decorrentes de resíduos inflamatórios pleurais. À medida que o diafragma se torna mais inferior, a abóbada torna-se mais horizontal e os ângulos costofrênicos menos agudos (veja a Fig. 22.28).

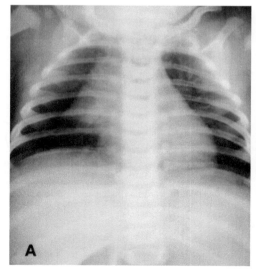
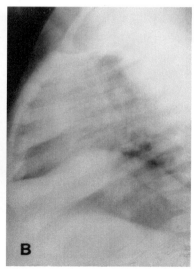

FIG. 22.26 Lactente com aumento do lobo direito do timo. **A:** Tomada frontal. Note a angulação à direita, que constitui o sinal da vela de barco. **B:** Nessa tomada lateral, é notada uma densidade mediastinal ântero-superior, produzida pelo timo. Esse também é um exemplo de tórax de lactente.

MÉTODOS DE EXAME, TÉCNICAS E ANATOMIA DO TÓRAX 687

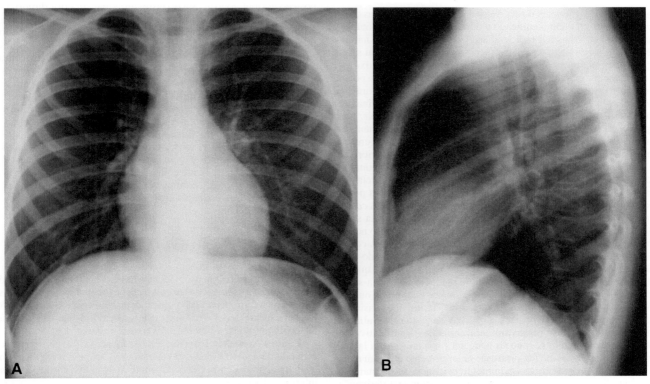

FIG. 22.27 Radiografias frontal **(esquerda)** e lateral **(direita)** que mostram o tórax normal numa criança de 10 anos. Observe que o coração é algo globular e que o diâmetro ântero-posterior do tórax é relativamente grande em comparação com o diâmetro transverso.

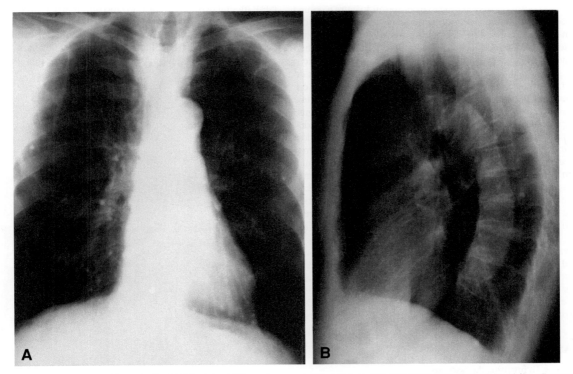

FIG. 22.28 O tórax em pessoas de idade. Tomadas frontal **(A)** e lateral **(B)** num homem de 71 anos com uma quantidade considerável de calcificações na parede aórtica, bem como dilatação e alongamento da aorta. Os pulmões apresentam-se algo hipertransparentes. Há um pequeno aumento da curva torácica, ocasionando um aumento no diâmetro ântero-posterior do tórax. As calcificações esparsas pelo parênquima constituem resíduos de uma histoplasmose anterior.

MÁS-FORMAÇÕES CONGÊNITAS DO TÓRAX ÓSSEO

Anormalidades menores do desenvolvimento são comuns nas costelas e geralmente não têm significado clínico, mas devem ser notadas e reconhecidas como tais nas radiografias. As costelas cervicais não são raras; podem ser muito pequenas e de delineamento difícil ou serem longas e facilmente reconhecidas, ao projetarem-se para baixo por sobre o ápice pulmonar. Geralmente são assintomáticas, mas podem ser, ocasionalmente, a causa da síndrome da via de saída torácica. Às vezes, os processos transversos da sétima vértebra cervical são extraordinariamente longos e simulam curtas costelas cervicais. Uma das primeiras costelas ou ambas são, com freqüência, rudimentares. A anomalia mais comum das costelas remanescentes é uma bifurcação anterior, que acarreta geralmente uma costela larga e fina anteriormente, a qual se bifurca próximo à junção costocondral. A fusão completa ao longo dos arcos costais e uma pseudo-artrose entre as costelas são outras anomalias comuns. Anomalias mais graves das costelas podem associar-se a anomalias da segmentação da coluna vertebral. A *costela intratorácica* é extremamente rara.[109] A costela anômala origina-se geralmente da margem posterior inferior de uma costela fora isso normal ou de um corpo vertebral, mais comumente do lado direito. A costela fixa-se, às vezes, ao diafragma por uma faixa fibrosa, projetando-se no espaço pleural e podendo ser circundada pelo pulmão, ainda que sua localização seja extrapleural. A suspeita do diagnóstico baseia-se nas radiografias do tórax, e a confirmação é obtida por planigrafia ou TC.

As deformidades por protrusão anterior do esterno, que ocasionam o assim chamado peito de pombo, ou *pectus carinatum*, geralmente são tão leves que não se observam anormalidades significativas na projeção frontal, e o diagnóstico só pode ser feito na tomada lateral. Nesses pacientes, o esterno faz protrusão anteriormente em grau maior ou menor. O grau de protrusão geralmente evidencia-se prontamente nas radiografias laterais. Tal anomalia pode associar-se a derivações cardíacas direita-esquerda.

A deformidade do peito em funil, ou *pectus excavatum*, produz alterações que geralmente podem ser reconhecidas numa radiografia em PA. Pode haver um deslocamento do coração para a esquerda, muitas vezes com uma saliência abaixo da artéria pulmonar que sugere um aumento do átrio direito. Em outros casos, o coração é comprimido entre a coluna e o esterno, ocasionando um pseudo-aumento nessa projeção. Há, com freqüência, uma opacidade maior na base pulmonar medial direita, causada provavelmente por uma combinação de vasos aglomerados e pulmão comprimido nessa área. Na projeção lateral, distingue-se facilmente o deslocamento posterior do esterno. Um defeito congênito ou fissura do esterno na linha média são anomalias raras.[56] O esterno é dividido em metades iguais pela fissura, facilmente reconhecida nas radiografias. Em raros casos, notam-se imediatamente acima do manúbrio, na região da incisura supra-esternal, pequenos ossículos acessórios, denominados ossos epiesternais ou supra-esternais; podem ser individuais ou pareados, podendo variar de alguns milímetros a mais de um centímetro de diâmetro.[12] Podem-se fundir ao manúbrio ou articular-se com ele, ou pode não haver nenhum contato com o esterno. A hipersegmentação do esterno pode associar-se à trissomia 21, e a hipossegmentação à trissomia 18.

A escoliose é uma anormalidade comum da coluna torácica, que pode ser congênita. Hemivértebras e outras anomalias vertebrais ocorrem em conjunção à escoliose e freqüentemente a produzem. Em muitos casos, porém, não são observadas anomalias claras que envolvam os corpos vertebrais em pacientes com escoliose. A deformidade do tórax é proporcional à gravidade da escoliose, e, quando essa é acentuada, a alteração anatômica produzida no coração e nos pulmões pode causar alterações das funções cardíaca e pulmonar. A cifose acompanha, com freqüência, a escoliose e aumenta a deformidade torácica; ela acarreta o aumento do diâmetro AP e diminuição do diâmetro vertical do tórax.

ANOMALIAS DO PULMÃO

Lobos, Fissuras e Brônquios Acessórios

Lobo (Fissura) Ázigos

O lobo ázigos não é efetivamente um lobo acessório ou fissura acessória, mas é observado comumente nas radiografias do tórax. Forma-se quando o arco da veia ázigos não migra medialmente para ficar em sua posição normal, logo acima do brônquio lobar superior direito. Como essa veia permanece numa posição lateral, a pequena parte do ápice pulmonar que fica medialmente a ela, no início do desenvolvimento, apresenta-se profundamente invaginada. O vaso apresenta duas camadas de pleura visceral e duas camadas de pleura parietal a ele associadas, por situar-se perifericamente à pleura parietal. Por isso, a "fissura ázigos" é visível como uma fina linha curvilínea que se estende para cima em direção ao ápice e termina na pleura parietal apical. Tal linha geralmente descreve um arco com curvatura para fora, e sua base, formada pela própria veia, tem forma de vírgula, apontando a cauda da vírgula para cima para a fissura. A extremidade superior da fissura termina geralmente num pequeno triângulo que apresenta opacidade de tecido mole, apontando a base superior à fissura e o ápice para baixo em continuidade com a fissura (Fig. 22.29). O lobo ázigos varia de tamanho, mas raramente é muito grande. É uma anomalia comum, que ocorre em cerca de 0,5% da população, e geralmente não tem significado clínico.

Fissuras Pulmonares Acessórias

As fissuras acessórias constituem variantes normais comuns, que podem ser, ocasionalmente, evidentes nas radiografias e na TC do tórax. Uma fissura acessória pode ser completa ou incompleta, sendo revestida de pleura visceral. A parte do pulmão demarcada pela fissura acessória é freqüentemente designada como um lobo acessório, mas não há presença de tecido pulmonar adicional; só a fissura é extra.[31]

Fissura Acessória Inferior. É a fissura acessória mais comum (em cerca de 25% a 40% dos seres humanos). Delineia o segmento basal medial do lobo inferior, ocasionalmente designado como lobo acessório inferior ou lobo cardíaco.[31] Pode ser completa ou incompleta, sendo vista nas radiografias PA como uma linha fracamente evidente na base medial direita ou esquerda, começando no diafragma e estendendo-se para cima em direção ao hilo. Há, com freqüência, uma projeção triangular ascendente muito pequena, com densidade de tecido mole, na extremidade diafragmática da fissura. Esse lobo acessório é suprido pelo brônquio basal medial do lobo inferior do lado direito e por um ramo do brônquio segmentar anterior do lado esquerdo.[31] Tal anomalia provavelmente é mais rara à esquerda que à direita, sendo, porém, mais difícil de ser vista desse lado, por ser freqüentemente oculta pela sombra cardíaca. Pode, por isso, ser mais comum à esquerda do que se imagina. Ela não tem

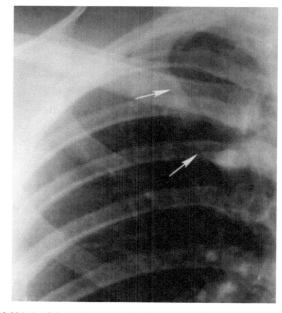

FIG. 22.29 Lobo ázigos. Note a veia abaixo da extremidade esternal da clavícula e a fissura (*setas*) que se estende num arco até a superfície pleural do ápice.

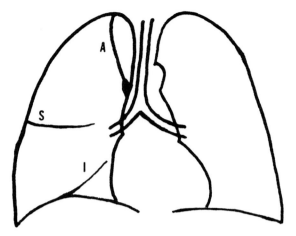

FIG. 22.30 Desenho que mostra a posição das duas fissuras acessórias mais comuns, as fissuras acessórias ázigos (A) e inferior (I). A fissura interlobar secundária também é mostrada (S).

significado particular, mas ocasionalmente é afetada por uma patologia, bem como pode limitar o processo, sendo, então, identificada com maior facilidade (Fig. 22.30). Além disso, o sinal do pico justafrênico, um sinal indireto de colabamento do lobo superior, é, com freqüência, produzido anatomicamente por uma fissura acessória inferior que forma um pico em sua intercessão com o diafragma na presença de um grau suficiente de perda de volume do lobo superior.[21]

Outras Fissuras Acessórias. O lobo superior esquerdo pode ser dividido por uma fissura horizontal de maneira semelhante à divisão à direita, produzindo uma fissura menor esquerda que demarca a língula. Nesses casos, a fissura interlobar que divide os lobos superior e acessório fica aproximadamente na mesma posição da fissura menor à direita. Essa é uma anomalia rara e sem significado clínico.

O lobo posterior ou dorsal é produzido, quando o segmento superior do lobo inferior é separado dos segmentos basais por uma fissura horizontal, a *fissura acessória superior*. Esse lobo acessório raramente é identificado radiograficamente, a não ser que esteja acometido por uma patologia de modo suficiente para delinear a fissura regular e separá-la da base do lobo inferior. Ele é, todavia, um pouco mais comum anatomicamente do que os exames radiográficos indicam (Fig. 22.30).

Brônquios Supranumerários

Os brônquios supranumerários são raros, podendo ser reconhecidos radiograficamente na broncografia e na TC, por acarretarem segmentos, e não lobos supranumerários. A localização mais comum é o lobo superior direito, onde o brônquio anômalo se origina do aspecto lateral do brônquio principal direito; geralmente, essa anomalia não produz sintoma. Ocasionalmente, um brônquio acessório origina-se da parte inferior direita da traquéia, um *brônquio traqueal* direito,[66] o que é mais raro à esquerda. Sua origem é, em geral, dentro de 2 cm da carina, porém pode ser mais alta, e ele supre habitualmente o segmento apical do lobo superior, mas pode suprir todo esse lobo. Embora, geralmente, seja assintomático, às vezes um brônquio traqueal pode ter significado clínico, por associar-se a um cisto, um enfisema obstrutivo ou uma bronquiectasia, produzindo uma infecção, de modo que há uma incidência maior de pneumonia nesses pacientes. Outras anomalias associadas a um brônquio traqueal são bastante comuns. Um *brônquio ponte*[52] é extremamente raro e associa-se, geralmente, a múltiplas anomalias, como a presença de uma tipóia pulmonar. Nessa anomalia, um brônquio origina-se do lado esquerdo e estende-se através do mediastino, para suprir o lobo inferior do lado oposto, o lobo inferior direito. Pequenas variações na origem dos brônquios segmentares não são raras, sendo freqüentemente difícil ou impossível diferenciar um brônquio deslocado de um brônquio supranumerário. Numerosas variações menores da segmentação brônquica foram encontradas em todos os lobos e, não raro, são demonstradas ao exame broncográfico, necessário para identificar essas variações brônquicas. Todo um lobo pode ser afetado ou podem ser envolvidos apenas um ou alguns dos segmentos (Fig. 22.31).

Atresia e Estenose Brônquica

A atresia e estenose brônquica é uma anomalia rara que envolve geralmente o segmento apical posterior do lobo superior direito. Essa estenose também pode ser adquirida. Geralmente, o brônquio segmentar é envolvido, mas, ocasionalmente, um brônquio lobar ou um brônquio subsegmentar podem ser afetados. Há, comumente, um tampão mucoso (impactação) no ponto da atresia, observado como uma sombra tubular

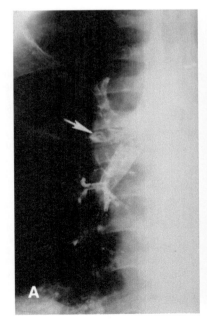
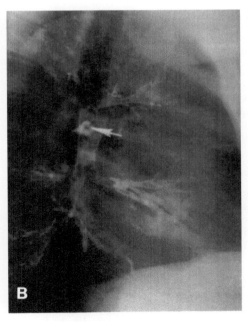

FIG. 22.31 Lobo acessório que se origina abaixo do brônquio lobar superior direito. O lobo está delineado no broncograma, mas seus ramos não se encontram cheios devido à presença de um lipoma intraluminar obstruindo-o. As setas indicam as projeções frontal (**A**) e lateral (**B**).

alongada na radiografia. O pulmão distalmente à atresia apresenta-se geralmente hiperinsuflado, presumivelmente em conseqüência de uma circulação colateral de ar. O segmento afetado pode mostrar-se opaco ao nascimento, pois o líquido pulmonar fetal é eliminado lentamente. Essa anomalia é, em geral, assintomática, não sendo, pois, necessário tratamento.[52]

Ausência de Fissuras

Variações das fissuras interlobares são relativamente comuns, mas não produzem achados radiográficos pela ausência de alterações da segmentação broncopulmonar. Num estudo de 1.200 pulmões em casos de morte súbita, Medlar[65] encontrou completa a fissura interlobar esquerda em 82% dos casos, a fissura maior direita em 69% deles, e a fissura menor em apenas 37,7% deles. No restante dos casos, as fissuras eram ausentes ou incompletas.

Isomerismo Pulmonar

O isomerismo pulmonar é uma anomalia em que os pulmões são semelhantes, por terem ambos ou dois ou três lobos. Por vezes, as anomalias são descritas como um pulmão bilateralmente direito ou esquerdo. Em muitos casos, há anomalias esplênicas e cardíacas congênitas associadas. Na síndrome de Ivemark, há pulmões trilobados bilaterais e *situs* visceral anormal associado a asplenia. Pode haver, também, uma cardiopatia congênita, como transposição, estenose ou atresia pulmonar, comunicação interatrial, um ventrículo comum ou retorno venoso pulmonar anômalo total. Em indivíduos do sexo masculino, pulmões com três lobos podem também associar-se à anisosplenia (múltiplos baços acessórios) e a cardiopatias congênitas. Pulmões bilobados bilaterais em homens associam-se a poliesplenia, uma incidência menor de cardiopatias congênitas e *situs* visceral normal. Nas mulheres, pode haver anisosplenia e cardiopatias congênitas, por vezes associadas a *situs* visceral anormal, em conjunção com pulmões bilobados bilaterais.

Uma transposição corrigida, comunicações interventriculares, átrio comum, conexões venosas pulmonares anômalas e veia cava superior bilateral são as anomalias cardiovasculares associadas à asplenia; podem ocorrer, também, estenose ou atresia pulmonar. A poliesplenia associa-se freqüentemente à continuação ázigos ou hemiázigos da veia cava inferior, defeitos septais, conexões pulmonares anômalas e uma veia cava superior bilateral.[55] Essas anomalias complicadas freqüentemente causam anormalidades vistas nas radiografias do tórax. O diagnóstico preciso depende, com freqüência, de extensos estudos clínicos e cardiovasculares, usando a ultra-sonografia e, às vezes, a angiografia.

Herniação Apical do Pulmão

A herniação do pulmão para os tecidos moles do pescoço é mais comum à direita que à esquerda. Trata-se de uma anomalia rara, a qual constitui, provavelmente, um defeito congênito na fáscia costovertebral que permite a extensão do tecido pulmonar para cima. Não é necessário tratamento, a não ser que a massa aumente ou fique estrangulada, mas o reparo cirúrgico poderá ser feito, se houver complicações.[96]

Outras Anomalias Pulmonares Congênitas

Outras anomalias pulmonares congênitas que podem ser encontradas em pacientes pediátricos são agenesia, aplasia e hipoplasia pulmonar; seqüestros broncopulmonares; cistos broncogênicos; má-formação cística adenomatóide do pulmão; linfangiectasia pulmonar congênita; e enfisema lobar infantil. Tais condições são discutidas no Cap. 23.

REFERÊNCIAS

1. Ablow RC, Greenspan RH, Gluck L: The advantages of direct magnification technique in the newborn chest. Radiology 92:745, 1969
2. Andriole KP: Computed radiography technology overview. In: RG Gould and JN Boone, eds. RSNA Categorical Course in Physics, Oak Brook, IL, RSNA Publications, 1996, 141–152.
3. Armstrong JD II, Sorenson JA, Nelson JA: Clinical evaluation of unsharp masking and slit scanning techniques in chest radiography. Radiology 147:351, 1983
4. Ball JB Jr, Proto AV: The variable appearance of the left superior intercostal vein. Radiology 144:445, 1982
5. Barakos JA, Brown JJ, Higgins CB: MR imaging of secondary cardiac and paracardiac lesions. AJR Am J Roentgenol 153:47, 1989
6. Beahrs OH, Henson DE, Hutter RVP, et al: Manual for Staging of Cancer. American Joint Committee on Cancer, 4th ed, Philadelphia: JB Lippincott, 1992, 115–121.
7. Berg WA, Anderson ND, Zerhouni EA, Chang BW, Kuhlman JE: MR imaging of the breast in patients with silicone breast implants: Normal postoperative variants and diagnostic pitfalls. AJR Am J Roentgenol 163:575, 1994
8. Berquist TH, Bailey PB, Cortese DA, et al: Transthoracic needle biopsy accuracy and complications in relation to location and type of lesion. Mayo Clin Proc 55:475, 1980
9. Bolster BD Jr, McVeigh ER, Zerhouni EA: Myocardial tagging in polar coordinates with use of striped tags. Radiology 177:769, 1990
10. Boyden EA: A synthesis of the prevailing pattern of the bronchopulmonary segments in the light of their variations. Dis Chest 15:657, 1949
11. Boyden EA: The distribution of bronchi in gross anomalies of the right upper lobe, particularly lobes subdivided by the azygos vein and those containing pre-eparterial bronchi. Radiology 58:797, 1952
12. Brown WH: Episternal bones. Radiology 75:116, 1960
13. Buckley JA, Scott WW, Siegelman SS, et al: Pulmonary nodules: Effect of increased data sampling on detection with spiral CT and confidence in diagnosis. Radiology 196:395, 1995
14. Chasen MH, McCarthy MJ, Gilliland JD, et al: Concepts in computed tomography of the thorax. Radiographics 6:793, 1986
15. Cimmino CV: The anterior mediastinal line on chest roentgenograms. Radiology 82:459, 1964
16. Costello P, Anderson W, Blume D: Pulmonary nodule: Evaluation with spiral volumetric CT. Radiology 179:875, 1991
17. Costello P, Dupuy DE, Ecker CP, Tello R: Spiral CT of the thorax with reduced volume of contrast materials: A comparative study. Radiology 183:663, 1992
18. Costello P: Thoracic helical CT. Radiographics 14:913, 1994
19. Croisille P, Souto M, Cova M, et al: Pulmonary nodules: Improved detection with vascular segmentation and extraction with spiral CT. Radiology 197:397, 1995
20. Davis LA: The vertical fissure line. AJR Am J Roentgenol 84:451, 1960
21. Davis SD, Yankelevitz DF, Wand A, Chiarella DA: Juxtaphrenic peak in upper and middle lobe volume loss: Assessment with CT. Radiology 198:143, 1996
22. Eisenberg RL, Hedgcock MW, Williams EA, et al: Optimum radiographic examination for consideration of compensation awards: 1. General methodology and application to chest examination. AJR Am J Roentgenol 135:1065, 1980
23. [Deleted in proofs.]
24. Felson B, Felson H: Localization of intrathoracic lesions by means of the posteroanterior roentgenogram. Radiology 55:363, 1950
25. Ferretti GR, Vining DJ, Knoplioch J, Coulomb M: Tracheobronchial tree: Three-dimensional spiral CT with bronchoscopic perspective. J Comput Assist Tomogr 20:777, 1996
26. Ferris EJ, Holder JC, Lim WN, et al: Angiography of pulmonary emboli: Digital studies and balloon-occlusion cineangiography. AJR Am J Roentgenol 142:369, 1984
27. Floyd CE, Chotes HG, Dobbins JT, et al: Quantitative radiographic imaging using a photostimulable phosphor system. Med Phys 17:454, 1990
28. Fraser RG, Breatnach E, Barnes GT: Digital radiography of the chest: Clinical experience with a prototype unit. Radiology 148:1, 1983
29. Fraser RG, Pare JAP, Pare PO, et al: Diagnosis of the Diseases of the Chest, 3rd ed, Vol 1–4. Philadelphia, WB Saunders, 1988
30. Friedman AC, Chambers E, Sprayregen S: The normal and abnormal left superior intercostal vein. AJR Am J Roentgenol 131:599, 1978
31. Godwin JD, Tarver RD: Accessory fissures of the lung. AJR Am J Roentgenol 144:39, 1985
32. Goodman LR, Golkow RS, Steiner RM, et al: The right midlung window. Radiology 143:135, 1982
33. Goodman PC, Brout-Zawalzki M: Digital subtraction pulmonary angiography. AJR Am J Roentgenol 139:305, 1982

34. Gross BH, Spizarny DL, Granke DS: Sagittal orientation of the anterior minor fissure: Radiography and CT. Radiology 166:717, 1988
35. Grossman H, Winchester PH, Auld PA: Simultaneous frontal and lateral chest roentgenograms on low birth weight infants. AJR Am J Roentgenol 108:550, 1970
36. Haddon MJ, Bowen AD: Bronchopulmonary and neurenteric forms of foregut anomalies: Imaging for diagnosis and management. Radiol Clin North Am 29:241, 1991
37. Harms SE, Flamig DP: MR imaging of the breast: Technical approach and clinical experience. Radiographics 13:905, 1993
38. Heitzman ER: The Lung: Radiologic-Pathologic Correlations. St. Louis, CV Mosby, 1973
39. Herman PG, Goldstein J, Balikian J, et al: Visibility and sharpness of lung structure at 90, 140 and 350 kV. Radiology 134:591, 1980
40. Heywang-Koebrunner S, Lommatzch B, Fink U, Mayr B: Comparison of spiral and conventional CT in the detection of pulmonary nodules [abstract]. Radiology 185(P):131, 1992
41. Ho VB, Kinney JB, Sahn DJ: Contributions of newer MR imaging strategies for congenital heart disease. Radiographics 16:43, 1996
42. Hollman AS, Adams FG: The influence of the lordotic projection on the interpretation of the chest radiograph. Clin Radiol 40:36, 1989
43. Homer MJ: The hilar height ratio. Radiology 129:11, 1978
44. Hunter TB, Kuhns LR, Roloff MA, et al: Tracheobronchiomegaly in an 18-month-old child. AJR Am J Roentgenol 123:687, 1975
45. Jackson CL, Huber JF: Correlated applied anatomy of the bronchial tree and lungs with a system of nomenclature. Dis Chest 9:319, 1943
46. Jackson FI: The air-gap technique and an improvement by anteroposterior positioning for chest roentgenography. AJR Am J Roentgenol 92:688, 1964
47. Jost RG, Sagel SS, Stanley RJ, et al: Computed tomography of the thorax. Radiology 126:125, 1978
48. Kalender WA, Polacin A, Suss C: A comparison of conventional and spiral CT: An experimental study on the detection of spherical lesions. J Comput Assist Tomogr 18:167, 1994
49. Kalender WA, Seissler W, Koltz E, Vock P: Spiral volumetric CT with single-breath-hold technique, continuous transport, and continuous scanner rotation. Radiology 176:181, 1990
50. Kauczor HU, Wolcke B, Fischer B, Mildenberger P, Lorenz J, Thelen M: Three-dimensional helical CT of the tracheobronchial tree: Evaluation of imaging protocols and assessment of suspected stenoses with bronchoscopic correlation. AJR Am J Roentgenol 167:419, 1996
51. Kelsey CA, Moseley RD Jr, Mettler FA Jr, et al: Cost-effectiveness of stereoscopic radiographs in detection of lung nodules. Radiology 142:611, 1982
52. Keslar P, Newman B, Oh KS: Radiographic manifestations of anomalies of the lung. Radiol Clin North Am 29:255, 1991
53. Khouri NF, Stitik FP, Erozan YS, et al: Transthoracic needle aspiration biopsy of benign and malignant lung lesions. AJR Am J Roentgenol 144:281, 1985
54. Kieffer SA, Heitzman ER: An Atlas of Cross-Sectional Anatomy: Computed Tomography, Ultrasound, Radiography, Gross Anatomy. Hagerstown, MD, Harper & Row, 1979
55. Landing BH, Lawrence T-WK, Payne VC Jr, et al: Bronchial anatomy and syndromes with abnormal visceral situs, abnormal spleen and congenital heart disease. Am J Cardiol 28:456, 1971
56. Larsen LL, Ibach HF: Complete congenital fissure of the sternum. AJR Am J Roentgenol 87:1062, 1962
57. Lee JKT, Sagel SS, Stanley RJ: Computed Body Tomography. New York, Raven Press, 1983
58. Littleton JT, Durizch ML, Callahan WP: Linear vs. pluridirectional tomography of the chest: Correlative radiographic anatomic study. AJR Am J Roentgenol 134:241, 1980
59. [Deleted in proofs.]
60. MacMahon H, Vyborny C: Technical advances in chest radiography. AJR Am J Roentgenol 163:1049, 1994
61. MacMahon H: CR: Technical considerations. Thoracic Imaging 1997: Syllabus, pp 121-126. Society of Thoracic Radiology, Naples, FL, 1997
62. [Deleted in proofs.]
63. Masui T, Finck S, Higgins CB: Constructive pericarditis and restrictive cardiomyopathy: Evaluation with MR imaging. Radiology 182:369, 1992
64. McDermott VG, Fernandez RJM, Meakem TJ, Stolpen AH, Spritzer CE, Gefter WB: Preoperative MR imaging in hyperparathyroidism: Results and factors affecting parathyroid detection. AJR Am J Roentgenol 166:705, 1996
65. Medlar EM: Variations in interlobar fissure. AJR Am J Roentgenol 57:723, 1947
66. Morrison SC: Case report: Demonstration of a tracheal bronchus by computed tomography. Clin Radiol 39:208, 1988
67. [Deleted in proofs.]
68. Naidich DP, Khouri NF, Scott WW Jr, et al: Computed tomography of the pulmonary hila: 1. Normal anatomy. J Comput Assist Tomogr 5:459, 1981
69. [Deleted in proofs.]
70. Naidich DP, Rumancik WM, Ettinger NA, et al: Congenital anomalies of the lungs in adults: MR diagnosis. AJR Am J Roentgenol 151:13, 1988
71. Naidich DP, Zerhouni EA, Siegelman SS: Computed Tomography of the Thorax. New York, Raven Press, 1984
72. Naidich DP. Helical computed tomography of the thorax: Clinical applications. Radiol Clin North Am 32:759, 1994
73. [Deleted in proofs.]
74. Ney DR, Kuhlman JE, Hruban RH, Ren H, Hutchins GM, Fishman EK: Three-dimensional CT-volumetric reconstruction and display of the bronchial tree. Invest Radiol 25:736, 1990
75. Pearce JG, Patt NL: Fatal pulmonary hemorrhage after percutaneous aspiration lung biopsy. Am Rev Respir Dis 110:346, 1974
76. Plewes DB, Wandtke JC: A scanning equalization system for improved chest radiography. Radiology 142:765, 1982
77. Proto AV, Lane EJ: 350 kVp chest radiography: Review and comparison with 120 kVp. AJR Am J Roentgenol 130:859, 1978
78. Quint LE, Whyte RI, Kazerooni EA, et al: Stenosis of the central airways: Evaluation by using helical CT with multiplanar reconstructions. Radiology 194:871, 1995
79. Rabinowitz JG, Cohen BA, Mendleson DS: The pulmonary ligament. Radiol Clin North Am 22:659, 1984
80. Reichert JR, Winkler SS: Spontaneous hemorrhage into an extralobar bronchopulmonary sequestration. Radiology 110:359, 1974
81. Rémy-Jardin M, Rémy J, Deschildre F, et al: Diagnosis of pulmonary embolism with spiral CT: Comparison with pulmonary angiography and scintigraphy. Radiology 200:699, 1996
81A. Rémy-Jardin M, Duyck PH, Rémy J, et al: Spiral CT angiographic identification of hilar lymph nodes with pathologic correlations. Radiology 196:387-394, 1995
82. Rémy-Jardin M, Rémy J, Giraud F, Marquette CH: Pulmonary nodules: Detection with thick-section spiral CT versus conventional CT. Radiology 187:513, 1993
83. Rofsky NM, Weinreb JC, Grossi EA, et al: Aortic aneurysm and dissection: Normal MR imaging and CT findings after surgical repair with the continuous-suture graft-inclusion technique. Radiology 186:195, 1993
84. Rost RC Jr, Proto AV: Inferior pulmonary ligament: Computed tomographic appearance. Radiology 148:479, 1983
85. Rouviere H: Anatomy of the Human Lymphatic System. Ann Arbor, MI, Edwards Bros, 1938
86. Shaffer K, Pugatch RD: Small pulmonary nodules: Dynamic CT with a single-breath technique. Radiology 173:567, 1989
87. Siegelman SS, Zerhouni EA, Leo FP, Khouri NF, Stitik FP: CT of the solitary pulmonary nodule. AJR Am J Roentgenol 135:1, 1980
88. Singleton EB, Dutton RV, Wagner ML: Radiographic evaluation of lung abnormalities. Radiol Clin North Am 10:333, 1972
89. Society for Computed Body Tomography: Special report: New indications for computed body tomography. AJR Am J Roentgenol 133:115, 1979
90. Sommer FG, Smothers RL, Wheat RL, et al: Digital processing of film radiographs. AJR Am J Roentgenol 144:191, 1985
91. Sorenson JA, Nelson LT, Niklason LT, et al: Rotating disc device for slit radiography of the chest. Radiology 134:227, 1980
92. Soulen RL, Donner RM, Capitanio M: Postoperative evaluation of complex congenital heart disease by magnetic resonance imaging. Radiographics 7:975, 1987
93. Steiner P, Lund GK, Debatin JF, et al: Acute pulmonary embolism: Value of transthoracic and transesophageal echocardiography in comparison with helical CT. AJR Am J Roentgenol 167:931, 1996
94. Summers RM, Feng DH, Holland SM, Sneller MC, Shelhamer JH: Virtual bronchoscopy: Segmentation method for real-time display. Radiology 200:857, 1996
95. Swensen SJ, Brown LR, Colby TV, Weaver AL, Midthun DE: Lung nodule enhancement at CT: Prospective findings. Radiology 201:447, 1996

96. Thompson JS: Cervical herniation of the lung: Report of a case and review of the literature. Pediatr Radiol 4:190, 1976
97. Trout ED, Kelley JP, Larson VL: A comparison of air gap and a grid in roentgenography of the chest. AJR Am J Roentgenol 124:404, 1975
98. van Erkel AR, van Rossum AB, Bloem JL, Kievit J, Pattynama PMT: Spiral CT angiography for suspected pulmonary embolism: A cost-effectiveness analysis. Radiology 201:29, 1996
99. van Rossum AB, Pattynama PMT, Ton ERT, et al: Pulmonary embolism: Validation of spiral CT angiography in 149 patients. Radiology 201:467, 1996
100. van Rossum AB, Treurniet FEE, Kieft GJ: Role of spiral volumetric computed tomographic scanning in the assessment of patients with clinical suspicion of pulmonary embolism and an abnormal ventilation/perfusion lung scan. Thorax 51:23-28, 1996
101. Vining DJ, Liu K, Choplin RH, Haponik EF: Virtual bronchoscopy: Relationships of virtual reality endobronchial simulations to actual bronchoscopic findings. Chest 109:549, 1996
102. Vlasbloem H, Schultze Kool LJ: AMBER: A scanning multiple-beam equalization system for chest radiography. Radiology 169:29, 1988
103. Vock P, Soucek M, Daepp M, Kalender WA: Lung: Spiral volumetric CT with single-breath-hold technique. Radiology 176:864, 1990
104. Wallace JM, Batra P, Gong H Jr: Percutaneous needle lung aspiration for diagnosing pneumonitis in patients with acquired immunodeficiency syndrome (AIDS). Am Rev Respir Dis 131:389, 1985
105. Webb WR, Gamsu G, Starck DD, et al: Evaluation of magnetic resonance sequences in imaging mediastinal tumors. AJR Am J Roentgenol 143:723, 1984
106. Webb WR, Glazer G, Gamsu G: Computed tomography of the normal pulmonary hilum. J Comp Assist Tomogr 5:476, 1981
107. Webb WR, Müller NL, Naidich DP: Technical aspects of HRCT. In: High-resolution CT of the Lung, 2nd ed, pp 1-21. Philadelphia, Lippincott-Raven, 1996
108. Webb WR, Müller NL, Naidich DP: Clinical utility of HRCT and indications for its use. In: High-resolution CT of the lung, 2nd ed, pp 271-294. Philadelphia, Lippincott-Raven, 1996
109. Weinstein AS, Mueller CF: Intrathoracic rib. AJR Am J Roentgenol 94:587, 1965
110. Winston CB, Wechsler RJ, Salazar AM, Kurtz AB, Spirn PW: Incidental pulmonary emboli detected at helical CT: Effect on patient care. Radiology 201:23, 1996
111. Wolff KA, Herold CJ, Tempany CM, et al: Aortic dissection: Atypical patterns seen at MR imaging. Radiology 181:489, 1991
112. Woodring JH, Daniel TL: Medical analysis emphasizing plain radiographs and computed tomograms. Med Radiog Photog 62:1, 1986
113. Wright AR, Collie DA, Williams JR, Hashemi-Malayeri B, Stevenson AJM, Turnbull CM: Pulmonary nodules: Effect on detection of spiral CT pitch. Radiology 1996:837, 1996
114. Zeman RK, Silverman PM, Vieco PT, Costello P: CT angiography. AJR Am J Roentgenol 165:1079, 1995
115. Zieberg AS, Silverman PM, Sessions RB, Troost TR, Davros WJ, Zeman RK: Helical (spiral) CT of the upper airway with three-dimensional imaging: Technique and clinical assessment. AJR Am J Roentgenol 166:293, 1996
116. Zylak CJ, Littleton JT, Durizch ML: Illusory consolidation of the left lower lobe: A pitfall of portable radiography. Radiology 167:653, 1988
117. Zylak CJ, Pallie W, Jackson R: Correlative anatomy and computed tomography: A module on the mediastinum. Radiographics 2:555, 1982

CAPÍTULO 23

Problemas Pulmonares e das Vias Aéreas em Pacientes Pediátricos

Mary Ellen Peters

O TÓRAX EM LACTENTES E CRIANÇAS

O diâmetro ântero-posterior (AP) do tórax é relativamente maior em lactentes que em adultos. Com o crescimento, o diâmetro AP do tórax diminui, e aumentam gradativamente os diâmetros vertical e transverso. Assim também, o diafragma é mais alto, tornando a cavidade torácica relativamente menor. As costelas têm uma posição quase horizontal e inclinam-se gradualmente para baixo, conforme a criança cresce. O esterno não se encontra totalmente ossificado ao nascimento e ossifica-se de maneira segmentar. Os centros de ossificação têm importância radiográfica, por aparecerem como pequenas opacidades arredondadas que podem situar-se em posição sobrejacente aos pulmões nas projeções oblíquas ou semi-oblíquas. Eles devem ser reconhecidos como centros de ossificação e não ser tomados por lesões no parênquima pulmonar.

Os pulmões em lactentes e crianças tendem a ser um pouco mais radiotransparentes que em adultos, porque o interstício pulmonar geralmente não é visível. O tamanho relativo dos troncos vasculares visíveis, porém é comparável. As sombras hilares são relativamente altas e estão geralmente situadas ao nível da terceira vértebra torácica. A bifurcação da traquéia desce gradualmente e chega ao nível adulto (quinta vértebra torácica) por volta dos 10 anos de idade. O hemidiafragma esquerdo é, com freqüência, mais alto que o direito em lactentes, porque o estômago se encontra freqüentemente distendido por ar.

O timo é uma estrutura bilobada, localizada no mediastino anterior, que pode causar considerável confusão na interpretação das radiografias do tórax de lactentes e crianças pequenas. Somente por volta dos dois a três anos de idade é que a radiografia de uma criança tem um mediastino de aparência adulta, e, em alguns casos, um timo persistente visível é observado na radiografia do tórax de uma criança maior. O timo pode simular uma cardiomegalia, pneumonia lobar superior e atelectasia. Além disso, ele pode aparecer como massa patológica, caso tenha uma localização aberrante.

Na incidência frontal, um lobo do timo pode estender-se lateralmente, produzindo o "sinal da vela", mais comumente observado à direita (Fig. 23.1). Por ser o timo uma estrutura de tecido mole, as costelas podem causar indentações nele, como se vê na projeção frontal. Essas ondulações são designadas como "sinal da onda" (Fig. 23.2). O timo pode obscurecer inteiramente o coração na incidência frontal, produzindo a aparência de cardiomegalia. Às vezes, pode-se identificar uma incisura na extensão mais caudal do timo e definir uma pequena parte da borda cardíaca (Fig. 23.3A). A incidência lateral é útil para determinar a presença ou não de cardiomegalia. Quando aumentado, o coração pode ser visto estendendo-se posteriormente (Fig. 23.3B). Outro sinal útil é o "sinal da roca", visto na presença de um pneumomediastino, sendo causado por ar dissecando os lobos do timo e deslocando-os lateral e superiormente em relação às outras estruturas mediastinais (Fig. 23.4).

O timo normal pode estender-se posteriormente, simulando massa patológica na radiografia do tórax (Fig. 23.5A).[225] A tomografia computadorizada (TC) e as imagens por ressonância magnética (RM) podem esclarecer que a massa constitui tecido tímico, demonstrando que ela é contínua com o timo no mediastino anterior (Fig. 23.5B).[206,225] Em raras ocasiões, o timo aparece como massa ectópica isolada no mediastino.[225] A localização mais comum do timo ectópico é o pescoço, onde ele pode ser cístico, sólido ou uma combinação dos dois.[50]

Na TC e na RM, um timo normal tem homogeneidade uniforme e intensifica-se uniformemente.[206] Em lactentes e crianças, o timo tem a configuração de um quadrilátero; as margens laterais são convexas externamente, retas ou côncavas na TC e na RM. Ele é um pouco mais claro que os músculos nas imagens T1, sendo mais claro que o tecido adiposo e os músculos nas imagens T2.[150] Por ocasião da puberdade, aproximadamente, o timo começa a adquirir uma forma triangular. Um timo normal não deve ter uma aparência multilobular.[73] Em geral, um timo normal não desloca estruturas mediastinais. O deslocamento pode, porém, ser causado por um timo aberrante.[9,198]

Crianças prematuras geralmente têm pouco ou nenhum timo identificável radiograficamente, que ocorre, também, com recém-nascidos plenamente a termo que sofrem um estresse intra-uterino. O timo pode involuir rapidamente durante doenças e estresses sistêmicos, e apresentar rebote em quatro a oito semanas. Fenômenos de rebote também podem ser vistos em crianças após a quimioterapia ter sido suspensa, no hipertireoidismo e durante o tratamento do hipotireoidismo.[188,253] Uma ocorrência rara é a hiperplasia tímica, uma hipertrofia benigna que ocorre em crianças imunologicamente normais, sendo assintomática.[130,183] Em recém-nascidos, o timo pode aumentar de tamanho secundariamente a uma hemorragia causada por diátese hemorrágica ou trauma de parto,[150] que é comumente acompanhado por derrame pleural. Outras causas do aumento patológico do timo são os cistos do timo, hemangioma-linfangioma e a infiltração celular em casos de leucemia ou linfoma.[67,150]

ANOMALIAS CONGÊNITAS

Agenesia e Hipoplasia

O termo agenesia indica a ausência total de um lobo ou pulmão, incluindo o brônquio e o suprimento sanguíneo. Na aplasia, ocorre a ausência de tecido pulmonar e do suprimento sanguíneo, mas um brônquio rudimentar se encontra presente. Essas anomalias são muito raras; não é necessário diferenciá-las radiográfica e clinicamente.

A agenesia de um pulmão geralmente é unilateral, sendo observada geralmente à esquerda.[251] Ela tem uma incidência elevada de anomalias

---

M. E. Peters, Department of Radiology, University of Wisconsin Hospital and Clinics, Madison, Wisconsin, EUA, 53792-3252.

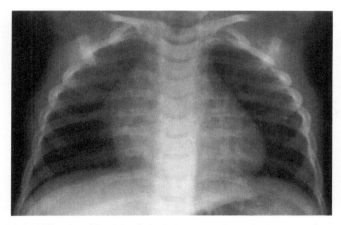

FIG. 23.1 "Sinal da vela" no lobo direito do timo numa criança de 20 meses de idade.

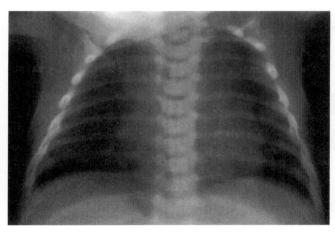

FIG. 23.2 "Sinal da onda" numa criança de um mês de idade. Note a aparência ondulada do lobo esquerdo do timo.

associadas, observadas mais comumente na agenesia do lado direito. As anomalias incluem estenose traqueal; anéis traqueais fundidos; anomalias cardiovasculares, mais comumente persistência do canal arterial e comunicação interventricular; anomalias gastrintestinais, mais freqüentemente fístula traqueoesofágica e atresia anal; anomalias renais; anomalias vertebrais, geralmente a segmentação anormal de T1-T3; anomalias das costelas; anomalias dos membros, mais comumente anormalidades do polegar ipsilateral; e anomalias do sistema nervoso central, mais freqüentemente anencefalia, microcefalia e espinha bífida.[122,168,195] A agenesia do pulmão direito provoca maior mortalidade devido ao maior desvio do mediastino e à torção dos grandes vasos e brônquios.[195] A radiografia do tórax, na agenesia de um dos pulmões, demonstra a opacificação do hemitórax afetado, exceto pela transparência do pulmão normal herniado, que se encontra hiperinsuflado; desvio ipsilateral das estruturas mediastinais; e elevação do diafragma ipsilateral. O pulmão normal pode parecer pletórico, por receber todo o suprimento sanguíneo. Se não houver certeza se as alterações radiográficas constituem uma agenesia, hipoplasia ou atelectasia, podem-se usar a TC ou a RM, para definir a anatomia da árvore brônquica e da artéria pulmonar. A agenesia de um lobo associa-se mais comumente à síndrome venolobar pulmonar congênita, discutida mais adiante.

A hipoplasia pulmonar pode ser classificada como primária ou secundária. Em ambos os tipos, a geração de brônquios e alvéolos encontra-se diminuída em grau variável, dependendo do tipo de lesão e da idade gestacional em que ela ocorreu. No tipo secundário, a hipoplasia pode ser simétrica, assimétrica ou unilateral. Os fatores que causam uma hipoplasia simétrica são o oligoidrâmnio secundário à agenesia renal, as uropatias obstrutivas ou o vazamento de líquido amniótico; as massas abdominais fetais ou ascite; o polidrâmnio; o diafragma alto secundariamente à agenesia do nervo frênico e diafragma membranoso; o hidrotórax fetal bilateral; e as displasias ósseas com tórax pequeno.[83,146,195,227] A hipoplasia assimétrica pode ser conseqüente a massa tumoral intratorácica ou a uma hérnia diafragmática.[104,125,146,227] O pulmão ipsilateral é mais gravemente afetado que o pulmão contralateral, que apresenta hipoplasia devido a um desvio do mediastino para aquele lado. A hipoplasia unilateral é vista em casos de estenose da árvore traqueobrônquica e de agenesia ou hipoplasia de uma artéria pulmonar.[52,146] O quadro radiográfico na hipoplasia secundária é variável, dependendo da causa. Na hipoplasia unilateral, há geralmente muito pouca alteração no tamanho do hemitórax afetado, pela permanência de algum tecido pulmonar normal. Desvio do mediastino, elevação do diafragma do lado afetado e hiperinsuflação compensatória do lado oposto ajudam a preencher o hemitórax.

A hipoplasia pulmonar primária é rara. Questionou-se a causa constitui uma diminuição da atividade respiratória fetal.[226] As manifestações iniciais ocorrem nas primeiras 24 horas após o nascimento, com hipoxia e taquipnéia. A radiografia do tórax demonstra pulmões pequenos, claros, com um diafragma alto. O diagnóstico pode só se

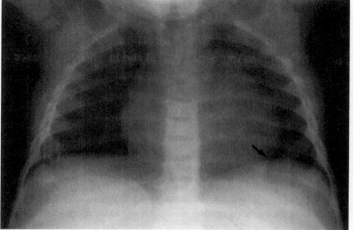
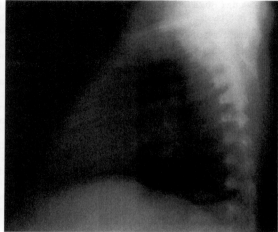

FIG. 23.3 A: O timo obscurece quase totalmente o coração numa criança de cinco meses. Pode-se identificar uma incisura (*seta*) que indica a extensão mais caudal do timo. **B:** O coração não se estende posteriormente na incidência lateral, indicando que ele se encontra normal quanto ao tamanho. O mediastino anterior apresenta-se opacificado pelo timo.

PROBLEMAS PULMONARES E DAS VIAS AÉREAS EM PACIENTES PEDIÁTRICOS   695

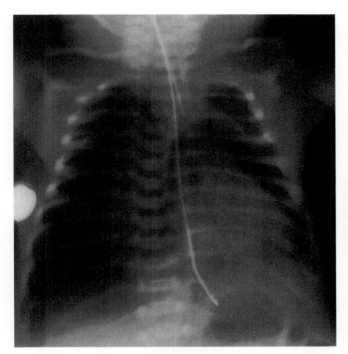

FIG. 23.4 "Sinal da roca" numa criança de dois dias. O timo (*seta*) está deslocado do mediastino em conseqüência de um pneumomediastino. Um pneumotórax encontra-se presente à direita.

evidenciar depois que uma série de radiografias demonstra, de modo consistente, pulmões pequenos.

Quando a hipoplasia é grave, na forma primária ou secundária, podem-se observar pneumotórax e pneumomediastino.[132,227] Em geral, eles ocorrem após a ventilação, porque os pulmões se mostram rígidos e difíceis de ventilar; podem, porém, ser vistos sem ventilação. Essas complicações são observadas mais raramente em casos de displasias ósseas e geralmente não ocorrem em pacientes com hérnias diafragmáticas e massas intratorácicas congênitas até a intervenção cirúrgica.[227] A circulação fetal persistente é observada comumente em recém-nascidos com hipoplasia primária.[227] Ela é conseqüente à hipoxia, tornando pérvio o canal arterial, e à acidose, causando vasoconstrição e hipertensão pulmonar, que leva à reversão da anastomose através do canal arterial.

A circulação fetal também pode associar-se à hipoplasia secundária, especialmente nos recém-nascidos que apresentam uma hérnia diafragmática congênita.[227]

Seqüestro Broncopulmonar

O seqüestro broncopulmonar é uma anomalia congênita em que parte do tecido pulmonar irrigado por um ramo arterial da circulação sistêmica é isolado da comunicação brônquica normal, seja no interior de um lobo (seqüestro intralobar ou SIL), que ocorre em 75% dos casos,[186] seja fora do pulmão normal (seqüestro extralobar ou SEL). Pertence a um espectro de anomalias designadas como más-formações broncopulmonares e do trato digestivo anterior. Essas anomalias incluem uma grande variedade de defeitos: agenesia e hipoplasia do pulmão, seqüestro broncopulmonar, suprimento arterial sistêmico aberrante ao pulmão, má-formação adenomatóide cística congênita, cistos broncogênicos, comunicações broncoesofágicas e broncogástricas, restos da mucosa brônquica na parede esofágica, divertículos congênitos do trato gastrintestinal e dos brônquios, fístulas traqueoesofágicas, atresia do esôfago, cistos de duplicação do esôfago e cistos neuroentéricos.

O seqüestro broncopulmonar é designado como intra- ou extralobar, de acordo com a relação do tecido seqüestrado com o pulmão. Ambos os tipos têm provavelmente uma origem embrionária comum, embora tenha-se questionado se alguns SIL são adquiridos.[217,235] O SIL é uma anomalia em que uma artéria sistêmica, originando-se geralmente da aorta torácica inferior ou abdominal superior, estende-se até um tecido pulmonar que não se encontra ligado à árvore brônquica normal e recebe, por isso, a denominação de seqüestrado. Ocasionalmente, o suprimento sanguíneo é proveniente das artérias celíaca, esplênica, subclávia, inominada, torácica interna, intercostal, frênica inferior, renal, pericardiofrênica ou da aorta ascendente.[66,172] O suprimento arterial é múltiplo em 16% dos pacientes.[66] O seqüestro é drenado geralmente pelo sistema venoso pulmonar, mas a drenagem pode ser pela circulação sistêmica, por meio das veias intercostal, ázigos ou hemiázigos, ou pela veia cava inferior ou superior.[66] Em 98% dos casos, o SIL ocorre num lobo inferior, geralmente à esquerda.[66] Não há nenhuma diferença entre os sexos na ocorrência da condição.[177] A lesão geralmente não produz sintomas na ausência de infecção. Em lactentes, pode haver uma derivação arterial para o sistema venoso pulmonar através do seqüestro, suficiente para causar insuficiência cardíaca congestiva, mas isso é raro.[126] O diagnóstico geralmente é feito após os 20 anos de idade, quando o SIL se infecta.

Os achados radiográficos dependem da presença ou ausência de infecção. Nos pacientes nos quais não há infecção, o referido seqüestro é geralmente um achado acidental, sendo visto como massa redon-

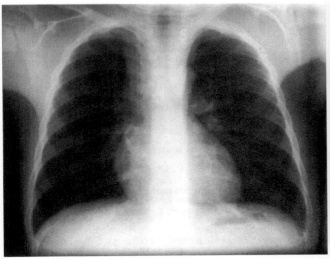
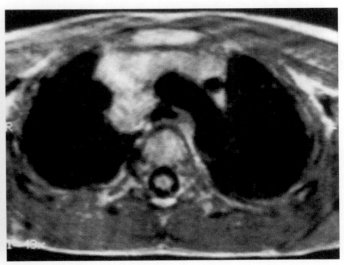

FIG. 23.5 **A:** O mediastino superior mostra-se alargado para a direita nesse menino de seis anos, sugerindo massa patológica. **B:** Imagem ponderada em T2 que demonstra que a massa mediastinal direita é contínua com o timo no mediastino anterior; o fato de que eles apresentam a mesma intensidade de sinal indica que a massa mediastinal direita constitui timo aberrante normal.

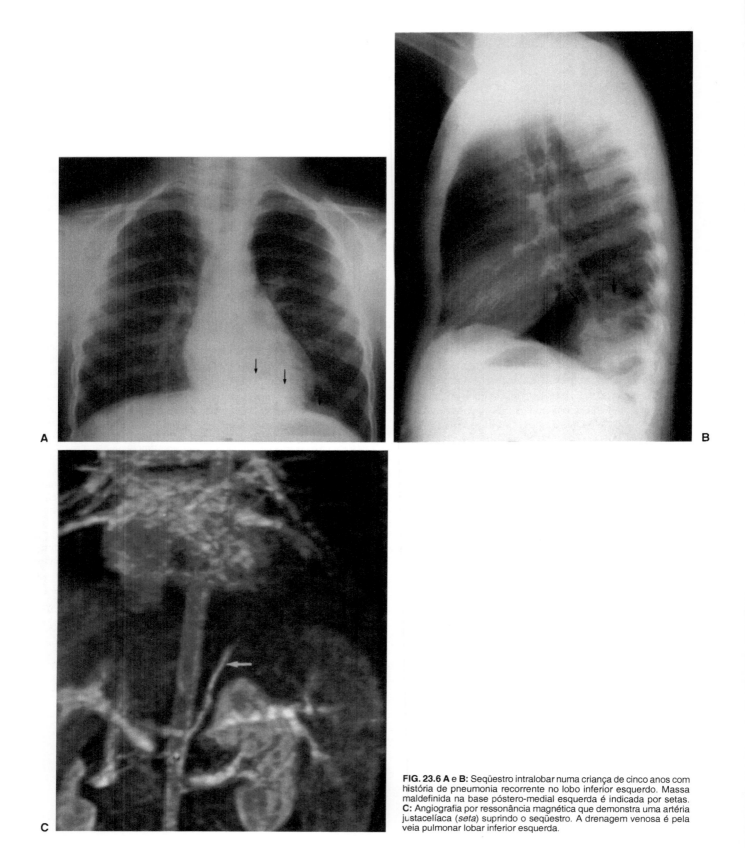

FIG. 23.6 A e B: Seqüestro intralobar numa criança de cinco anos com história de pneumonia recorrente no lobo inferior esquerdo. Massa maldefinida na base póstero-medial esquerda é indicada por setas. **C:** Angiografia por ressonância magnética que demonstra uma artéria justacelíaca (*seta*) suprindo o seqüestro. A drenagem venosa é pela veia pulmonar lobar inferior esquerda.

da ou oval que mede até 10 cm de diâmetro ou mais. Pode aparecer, também, como material mucóide impactado, brônquios dilatados ou uma alteração cística. Em raros casos, constitui uma área de hiper-radiotransparência, sendo encontrado, geralmente, na base posterior do pulmão. Ocasionalmente, uma projeção digitiforme maldefinida estende-se da região medial da massa em direção ao mediastino, constituindo a artéria que supre o tecido. Uma fístula na árvore brônquica normal pode ocorrer na presença de uma infecção, de modo que níveis líquidos são freqüentemente visíveis num cisto único ou em vários cistos adjacentes ou multiloculados, cujas paredes são geralmente finas. A comunicação normalmente não é demonstrada, mesmo quando há evidências de comunicação brônquica, manifestada pela presença de ar no interior dos cistos. Ramos brônquicos normais encontram-se geralmente enrolados em torno da massa. Ocasionalmente, podem-se ver calcificações num SIL.[43,111,236] A lesão deve ser diferenciada de um abscesso, cistos infectados adquiridos e patologias inflamatórias pulmonares crônicas com cavitação. O tipo assintomático, sem nenhuma conexão aparente com os brônquios, deve ser diferenciado dos tumores e cistos de outra origem. A localização de tais lesões é, porém, característica, devendo-se considerar um SIL, ao observar massa de tecido mole ou cisto na base do pulmão (Fig. 23.6A, B). O diagnóstico é estabelecido pela demonstração da artéria anômala. Por ser não-invasiva e facilmente formatada em múltiplos planos, a RM é uma modalidade ideal para a identificação da artéria[59] (Fig. 23.6C). A ultra-sonografia Doppler pode ser útil para a identificação do suprimento vascular, especialmente em lactentes. A TC pode demonstrar a parte cística do seqüestro, que pode não ser passível de identificação nas radiografias simples. A TC de alta resolução demonstra o ar aprisionado no pulmão seqüestrado, e o parênquima circundante de aparência normal.[214] Os brônquios com material mucóide impactado, que podem estar presentes no seqüestro, podem ser facilmente identificados pela RM devido à elevada intensidade do sinal às imagens multieco.[151]

O SEL ocorre quando o tecido seqüestrado está contido em seu próprio revestimento pleural, podendo estar localizado entre o lobo inferior e o diafragma, no diafragma, no mediastino, no pericárdio, numa fissura, fixado à parede torácica ou sob o diafragma.[8,66,120] O suprimento arterial é semelhante àquele de um SIL, sendo geralmente drenado pela veia cava ou o sistema venoso ázigos ou hemiázigos, e ocasionalmente pelo sistema portal (em contraste com o SIL, que drena geralmente para o sistema venoso pulmonar). O seqüestro é do lado esquerdo em 65% a 90% dos casos, ocorrendo em freqüência quatro vezes maior nos indivíduos masculinos.[177,186] O diagnóstico é comumente feito no período de lactância, porque o SEL se associa com freqüência a outras anomalias, que incluem hérnia, eventração e paralisia do diafragma; comunicação broncoesofágica; má-formação adenomatóide cística congênita; e duplicação ou divertículos do trato digestivo anterior. Pode associar-se, também, a polidrâmnio, hidropisia fetal e insuficiência cardíaca de alto débito, secundária à derivação esquerda-direita causada pelo SEL.[66,186] Radiograficamente, ele pode aparecer como uma opacidade triangular adjacente ao diafragma, massa paravertebral ou mediastinal, ou uma saliência no diafragma (Fig. 23.7). Além disso, derrames pericárdicos e pleurais podem ser vistos secundariamente a um SEL subjacente.[134,237] O diagnóstico é confirmado pela demonstração do suprimento arterial. A TC geralmente demonstra massa homogênea; alterações císticas podem, todavia, estar presentes.[186] Além disso, cistos pulmonares ou enfisema pulmonar são comumente identificados na TC, no pulmão adjacente a um SEL.[111]

Síndrome Venolobar Pulmonar Congênita

A síndrome venolobar pulmonar congênita (SVPC) consiste em um grupo de anomalias associadas. É também conhecida como síndrome hipogenética pulmonar, síndrome da cimitarra, síndrome da imagem especular, síndrome da artéria pulmonar direita epibrônquica e síndrome broncovascular da veia cava.[3,74,81] As duas anomalias mais consistentes são o retorno venoso pulmonar anômalo e pulmão hipogenético.[251] Outras anomalias comumente associadas são os seqüestros broncopulmonares, arterialização sistêmica do pulmão, artéria pulmonar ausente ou pequena, ausência da veia cava inferior e diafragma acessório.[3,165,251] Observa-se, mais raramente, a eventração do diafragma, ausência parcial do diafragma, trifurcação da traquéia, cistos frênicos, pulmão esofágico e gástrico, pulmão em ferradura e veia cava superior anômala.[251] A SVPC é quase sempre do lado direito.

O pulmão hipogenético é consequente à agenesia, aplasia ou hipoplasia de um ou mais lobos; os lobos mais comumente afetados são os lobos superior e médio do lado direito.[251] As radiografias frontais demonstram que a borda cardíaca direita é maldefinida, e o mediastino encontra-se deslocado para a direita (Fig. 23.8A). Mostra-se na TC que a indefinição da borda cardíaca é causada pelo contato do mediastino com a parede lateral do tórax (Fig. 23.8C).[3] Na incidência lateral, vê-se, na área retroesternal, uma faixa de opacidade aumentada, produzida pelo mediastino que é delineado pelo pulmão posteriormente a ele (Fig. 23.8B).[3] Na incidência frontal, pode-se ver, também, uma opacidade

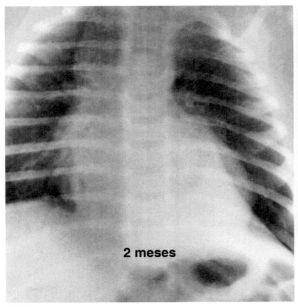
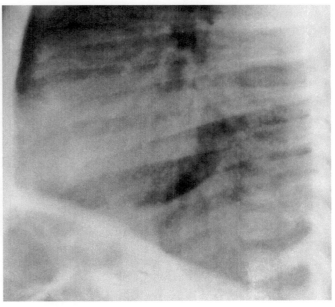

FIG. 23.7 Seqüestro extralobar num lactente de dois meses. Massa retrocardíaca repousa sobre o diafragma posteriormente, conforme visibilizada na incidência lateral.

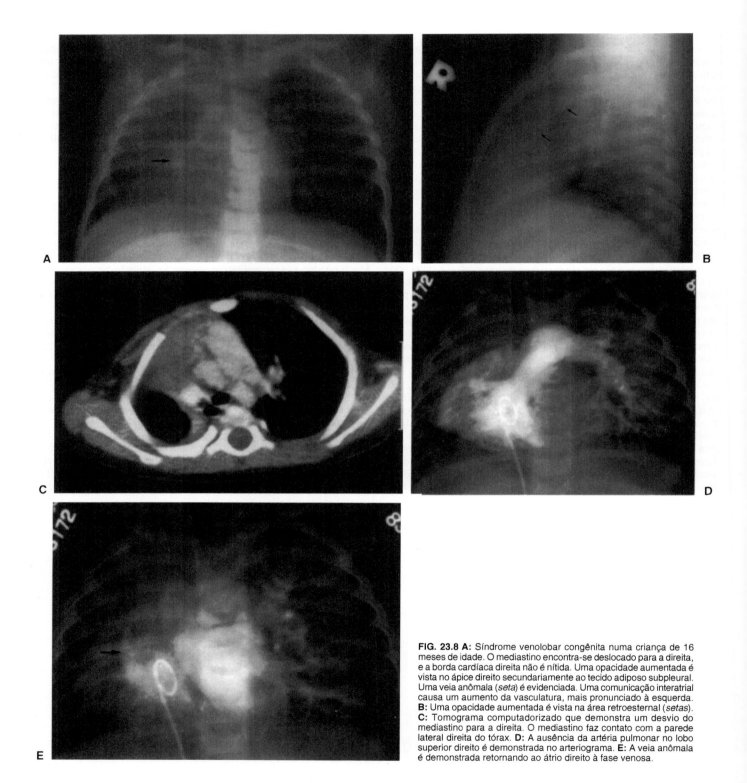

FIG. 23.8 A: Síndrome venolobar congênita numa criança de 16 meses de idade. O mediastino encontra-se deslocado para a direita, e a borda cardíaca direita não é nítida. Uma opacidade aumentada é vista no ápice direito secundariamente ao tecido adiposo subpleural. Uma veia anômala (*seta*) é evidenciada. Uma comunicação interatrial causa um aumento da vasculatura, mais pronunciado à esquerda. **B:** Uma opacidade aumentada é vista na área retroesternal (*setas*). **C:** Tomograma computadorizado que demonstra um desvio do mediastino para a direita. O mediastino faz contato com a parede lateral direita do tórax. **D:** A ausência da artéria pulmonar no lobo superior direito é demonstrada no arteriograma. **E:** A veia anômala é demonstrada retornando ao átrio direito à fase venosa.

em gorro apical ipsilateral e uma opacidade aumentada no ângulo costofrênico. Esses achados são demonstrados na TC como estando relacionados ao tecido adiposo subpleural.[143] Quando há apenas dois lobos presentes à direita, o brônquio da direita pode espelhar o esquerdo e ser hipoarterial.[81] Também podem ocorrer estenose, divertículos e faixas de atresia da traquéia e dos brônquios.[81] Uma associação rara é a trifurcação traqueal, com dois brônquios-troncos principais à direita e um à esquerda.[251]

O retorno venoso pulmonar anômalo parcial pode afetar todo o pulmão ou parte dele. Geralmente, a drenagem venosa é para a veia cava inferior, abaixo do diafragma. Todavia, ele pode, também, passar para a veia porta, veia hepática, veia ázigos, veia cava inferior supradiafragmática, seio coronário, átrio direito ou, em raros casos, átrio esquerdo.[3,251] Nas radiografias, a veia pode assumir a forma de uma opacidade curva, comparada a uma cimitarra ou a uma espada turca. Ela pode ser vista passando ao longo da borda cardíaca, ou pode não ser identificável por estar oculta pelo coração ou ser demasiado pequena (Fig. 23.8E). A veia anômala também pode ser reta ou podem ser vistas múltiplas veias.[81]

A artéria pulmonar direita apresenta-se, comumente, hipoplásica (Fig. 23.8D). Numa proporção significativa dos casos, porém, ela tem um tamanho aproximadamente normal. Em raros casos, encontra-se ausente.[74] Quando a hipoplasia do pulmão direito é grave, a vasculatura do pulmão esquerdo apresenta-se aumentada.

O seqüestro broncopulmonar associado pode ser intra- ou extralobar. Pode haver uma comunicação brônquica entre o seqüestro e o esôfago ou estômago, formando um pulmão esofágico ou gástrico. A arterialização de todo o pulmão ou parte dele pode ser presente, mesmo que não haja a presença do seqüestro pulmonar.[3,81,102,251] O suprimento arterial pode provir da aorta torácica ou abdominal.

Um diafragma acessório é uma membrana fina que ocorre no tórax direito, origina-se anteriormente junto ao diafragma e estende-se posteriormente até a parede torácica posterior.[251] Pode haver o seqüestro total ou parcial dos lobos médio e inferior do lado direito. A membrana poderá ser identificada, se o pulmão seqüestrado for aerado. O pulmão seqüestrado tem uma incidência alta de infecções.[3,251]

O pulmão em ferradura consiste em um istmo de pulmão que une os lobos inferiores por trás do coração. O istmo geralmente é suprido pelos sistemas arterial pulmonar e brônquicos direitos. O pulmão em ferradura associa-se a más-formações do coração, pulmões e vísceras abdominais.[61,76] Os pacientes portadores de SVPC com um pulmão em ferradura associado têm uma incidência elevada de problemas respiratórios.[74,229] Nas radiografias frontais do tórax, o istmo pode ser visto como uma área radiotransparente na base medial esquerda. Uma densidade linear pode ser observada marcando sua extensão mais lateral.[74] Na TC, podem-se ver o istmo e os vasos a ele associados estendendo-se entre o coração e o esôfago.[143]

Cerca de 25% dos pacientes com SVPC têm uma cardiopatia congênita associada, sendo a mais comum uma comunicação interatrial.[81,251] Anomalias do trato genitourinário, ossos e olhos, assim como onfalocele e retardo mental, podem ser vistas em associação à SVPC.[251]

A arteriografia, TC e RM poderão fornecer detalhes anatômicos, se houver dúvida quanto ao diagnóstico ou uma cirurgia estiver sendo considerada.[81,165,251] Podem-se avaliar por esse meio a drenagem venosa anômala, o suprimento arterial, o padrão brônquico, seqüestros, um pulmão em ferradura e anomalias cardiovasculares.

Cistos Broncogênicos

Cistos broncogênicos mediastinais podem dar origem a dificuldades respiratórias no período de lactação, o que se relaciona ao pequeno tamanho das vias aéreas e à facilidade de compressão da traquéia e dos brônquios nessa idade. Os dois locais mais comuns de cistos broncogênicos mediastinais em lactentes são o paratraqueal e o carinal.[182] Embora os cistos broncogênicos paratraqueais possam produzir um comprometimento suficiente da luz traqueal, para causar sintomas respiratórios, são os cistos broncogênicos localizados na região da carina que mais freqüentemente se mostram sintomáticos.[60] Hiperinsuflação unilateral ou bilateral, áreas de atelectasia ou colabamento de todo um pulmão podem ser vistos nas radiografias do tórax, quando há um cisto broncogênico localizado na região da carina (Fig. 23.9A).[1,34,91,141,163] Com freqüência, não se pode detectar o cisto propriamente dito, mas apenas seus efeitos. A presença de um cisto broncogênico pode ser demonstrada num esofagograma, o que pode ser confirmado na TC ou na RM (Fig. 23.9B).[34]

Má-formação Adenomatóide Cística Congênita

A má-formação adenomatóide cística congênita (MACC) é uma lesão hamartomatosa rara, na qual ocorre a proliferação adenomatóide dos bronquíolos terminais e formação de cistos. Geralmente, o envolvimento é lobar ou sublobar; são raros os envolvimentos multilobares e bilaterais.[115,187] O suprimento sanguíneo é predominantemente da

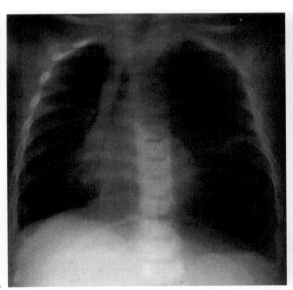
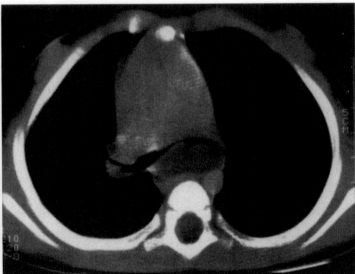

FIG. 23.9 A: Cisto broncogênico numa criança de três meses. Uma hiperinsuflação é presente bilateralmente, mais pronunciada à esquerda; o mediastino encontra-se desviado para a direita. Uma atelectasia subsegmentar está presente bilateralmente. O cisto broncogênico não pode ser visto, somente seus efeitos. (Assim também, não se conseguiu detectá-lo na incidência lateral.) **B:** Uma grande massa hipoatenuante, consistente com um cisto preenchido por conteúdo líquido, é demonstrada na tomografia computadorizada. O cisto broncogênico comprime os brônquios-troncos principais.

circulação pulmonar, mas pode ser sistêmico. São descritos três tipos. O tipo I, o mais comum, apresenta um ou mais cistos que medem até 10 cm de diâmetro, podendo ser circundados por cistos menores. No tipo II, os cistos são mais uniformes e têm 1 a 2 cm de diâmetro. O tipo III, o mais raro, é uma grande massa de aparência sólida que apresenta cistos microscópicos, medindo uma rara incidência de cistos até 1,5 cm.[42,187] Todos os três tipos têm uma incidência ligeiramente maior em meninos.[56,98,187,216]

Muitos pacientes portadores de MACC apresentam dificuldades respiratórias no período neonatal imediato.[107,138,187] Uma pequena percentagem deles manifesta-se no período de lactação mais avançado, infância ou idade adulta por infecções recorrentes ou pneumotórax; em alguns pacientes, a MACC é identificada como um achado acidental.[78,98,107,171,244] A época das manifestações iniciais depende basicamente do tamanho da MACC. Lesões grandes podem causar a hipoplasia dos pulmões ipsilateral e contralateral, ocasionando a morte fetal ou neonatal.[187] Os cistos podem aumentar de tamanho após o nascimento, causando sintomas progressivos.[187] Polidrâmnio, edema da placenta, ascite fetal e hidropisia constituem achados associados comuns, especialmente no tipo III.[115,187] Anomalias gastrintestinais, agenesia e displasia renal podem ser vistas e associam-se geralmente às lesões tipo II.[115] O prognóstico após a ressecção cirúrgica da MACC tipo I geralmente é bom.[56] As lesões tipo II, porém, têm prognóstico sombrio devido às anomalias associadas. O prognóstico nas lesões tipo III também é ruim em virtude do seu grande tamanho.[56]

Radiograficamente, as MACC tipos I e II aparecem como múltiplos cistos no interior de um lobo. Em alguns casos, um cisto grande e único pode ser a característica predominante no tipo I.[244] A má-formação geralmente tem efeito de massa tumoral, com deslocamento contralateral do mediastino e atelectasia ou hipoplasia do pulmão contralateral não-afetado, bem como do lobo ou lobos ipsilaterais não-acometidos. O lobo afetado pode apresentar herniação através do mediastino. No período neonatal imediato, a má-formação pode parecer radiopaca devido ao líquido pulmonar fetal retido, o qual acaba por ser drenado pela comunicação brônquica.[56] Níveis hidroaéreos podem ser vistos no interior dos cistos secundariamente ao líquido fetal ou, numa ocasião posterior, conseqüentes a uma infecção. Pode haver um pneumotórax secundariamente à ruptura de um cisto (Fig. 23.10).[78] As lesões tipo III aparecem como grandes massas sólidas, com apenas raros casos de um macrocisto.

A TC é útil para definir a natureza cística da massa e a extensão do envolvimento pulmonar, bem como para avaliar o pulmão contralateral quanto a uma segunda lesão. A ultra-sonografia também é útil para definir os cistos cheios de líquido. Além disso, pode-se fazer um diagnóstico pré-natal na ultra-sonografia, possibilitando a drenagem fetal dos cistos ou a cirurgia fetal.[35,58,96,98,115]

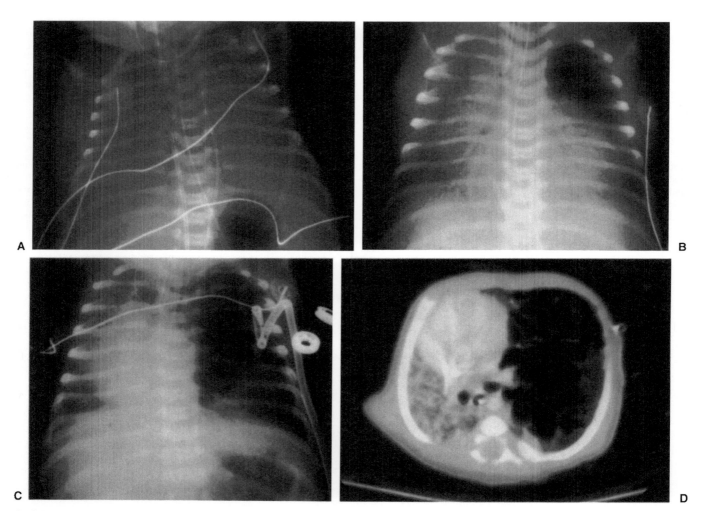

FIG. 23.10 A: Má-formação adenomatóide cística congênita (MACC) tipo I numa criança prematura de 29 semanas com história de hidropisia fetal (não-imune). Na idade de um dia, há a opacificação difusa de ambos os pulmões em conseqüência do edema. **B:** Aos três dias de vida, o lobo superior esquerdo mostra-se hipertransparente. O edema persiste no restante dos pulmões, mas com melhora. O coração encontra-se aumentado de tamanho. **C:** Aos 15 dias de vida, alterações císticas estão presentes no lobo superior esquerdo. Há uma atelectasia compressiva do lobo inferior esquerdo, e o mediastino mostra-se desviado para a direita. Um pneumotórax é presente à esquerda. O coração agora se apresenta com tamanho normal, e o edema se resolveu. **D:** Tomografia computadorizada realizada aos 20 dias de idade, que demonstra múltiplos cistos no lobo superior esquerdo. Muitos dos cistos estão cheios de ar, mas também há cistos cheios de líquido. O mediastino encontra-se desviado para a direita; o pulmão direito é atelectásico.

Enfisema Lobar dos Lactentes

O enfisema lobar em lactentes pode não se evidenciar senão semanas ou meses após o nascimento; em raros casos, ele pode ser um achado acidental na infância ou na idade adulta. Por essa razão, os termos neonatal e de lactentes são provavelmente mais corretos que o congênito, ao referir-se a tal condição. Uma causa comum de enfisema lobar é uma anormalidade do brônquio, causando o aprisionamento de ar. Outras causas já descritas são uma deficiência da cartilagem na parede brônquica, fazendo-a ficar flácida e colabar na inspiração; estenose e atresia brônquica; torção brônquica; septos cartilaginosos; mucosa redundante; e tampões mucosos.[18,28,48,75,99,215] Anomalias cardiovasculares associam-se comumente e podem dar origem ao enfisema lobar em conseqüência da compressão de um brônquio. Tais anomalias são a ausência congênita da valva pulmonar, arco aórtico direito ou duplo, aneurisma de uma veia pulmonar, persistência do canal arterial, alça da artéria pulmonar, retorno venoso pulmonar anômalo e comunicações interventriculares.[23,192,215] Massas intratorácicas, como um cisto broncogênico, neuroblastoma, teratoma, SEL e adenopatia, também podem causar a compressão do brônquio e levar ao enfisema lobar.[48,75,99,215] A condição já foi relatada no brônquio traqueal e como seqüela de uma displasia broncopulmonar.[46,121] Outra causa de enfisema lobar é o lobo polialveolar, em que há três a cinco vezes o número normal de alvéolos.[230] Em aproximadamente metade dos casos, porém, não é encontrada qualquer causa.[48,155]

Há uma predominância masculina, com razão homem-mulher de 3:1.[48] Os lobos superior esquerdo e médio direito são os mais comumente afetados. Em raras ocasiões, há o envolvimento de ambos os pulmões, dos lobos inferiores ou de mais de um lobo. O enfisema sublobar já foi descrito, porém é mais raro que o enfisema lobar.[18] Em metade dos casos, as manifestações clínicas ocorrem nas primeiras semanas de vida, e um terço deles manifesta-se ao nascimento. O restante dos casos evidencia-se antes dos seis meses de idade, com exceção de uma pequena percentagem, em que as manifestações iniciais ocorrem numa idade mais avançada.[122] Em alguns casos, é necessária uma cirurgia de emergência para a remoção do lobo excessivamente expandido, mas um grande número de casos pode ser tratado clinicamente.

Uma hipertransparência acentuada é vista, nas radiografias do tórax, na região do lobo afetado. O volume do lobo aumenta, o que pode ocasionar a herniação do lobo afetado através do mediastino anterior, deslocamento contralateral do mediastino, depressão do diafragma ipsilateral ou separação das costelas ipsilaterais. A trama vascular no lobo afetado mostra-se muito separada e atenuada, aumentando a radiotransparência produzida pelo ar preso. Geralmente, o lobo ou lobos remanescentes apresentam algum grau de atelectasia por compressão (Fig. 23.11). Em recém-nascidos, a manifestação inicial pode ser um lobo opaco secundariamente ao líquido fetal retido.[65] Opacidades lineares, que constituem vasos linfáticos dilatados, podem ser vistas após a eliminação do líquido.[2,39,65,75] Sugeriu-se que muitos dos casos que se evidenciam por lobos opacos são do tipo polialveolar.[39] A radiografia do tórax pode ser tudo o de que se necessita para o diagnóstico. A TC pode, porém, ser útil para demonstrar a causa do enfisema lobar, e uma cintilografia de ventilação-perfusão pode ser útil para determinar o tratamento do paciente, demonstrando a função fisiológica do lobo afetado e dos lobos não-afetados.[142,170]

Linfangiectasia Pulmonar

Noonan e colaboradores[156] classificaram os casos de linfangiectasia pulmonar em três grupos. No primeiro grupo, estão aqueles que se associam a uma linfectasia generalizada (linfedema, linfangiomas do tecido mole e dos ossos, e linfangiectasia intestinal). O envolvimento pulmonar nesse grupo é leve, e o prognóstico em geral é bom. A radiografia do tórax pode demonstrar um padrão intersticial reticular e um derrame pleural coexistente. O segundo grupo é o daqueles causados por uma obstrução venosa pulmonar. As duas lesões cardiovasculares mais comumente associadas são a síndrome da hipoplasia do coração esquerdo e o retorno venoso anômalo total obstruído; outras causas são o *cor triatriatum*, atresia da valva mitral e atresia da veia pulmonar. A drenagem linfática é prejudicada devido à elevada pressão venosa pulmonar, que ocasiona a distensão dos vasos linfáticos. Podem-se ver, nas radiografias, congestão venosa pulmonar, linhas B de Kerley, um padrão reticulonodular, bem como derrame pleural e hiperinsuflação. O terceiro grupo é o daqueles conseqüentes a uma anormalidade primária do desenvolvimento. O prognóstico é sombrio, e muitos pacientes não sobrevivem além das 24 horas de vida. Alguns deles, todavia, sobrevivem por vários meses ou anos.[193] Um padrão reticulonodular é visto nas radiografias, sendo comum a hiperinsuflação. Linhas B de Kerley, derrames pleurais e pneumotórax podem ser presentes.[33,108,135,193,223] A linfangiectasia pulmonar congênita pode ter uma distribuição lobar e pode aparecer como massa tumoral.[135]

Higroma Cístico

Muitos higromas císticos (linfangiomas) originam-se no pescoço, comumente no triângulo posterior. Cerca de 10% deles estendem-se para o mediastino.[254] Afetam, geralmente, o mediastino anterior; podem, porém, apresentar a extensão periférica de canais linfáticos que os disseminam profundamente no mediastino.[202] Em raros casos, eles

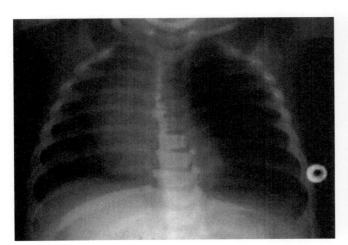

FIG. 23.11 Enfisema lobar infantil do lobo superior esquerdo. O lobo está hiperinsuflado e apresentou herniação através da linha média. O mediastino encontra-se desviado para a direita em conseqüência do efeito de massa do enfisema lobar. Há atelectasia compressiva do lobo inferior esquerdo, como se vê na base esquerda.

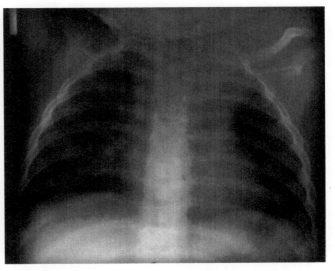

FIG. 23.12 Higroma cístico. Uma grande massa de tecido mole é vista do lado esquerdo do pescoço, estendendo-se à região superior esquerda do tórax e desviando a traquéia para a direita.

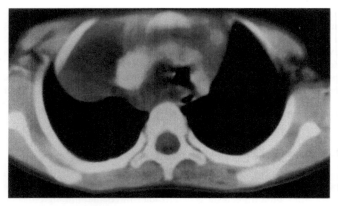

FIG. 23.13 Higroma cístico. Uma grande massa cística cheia de líquido está presente no mediastino anterior, como se vê na tomografia computadorizada, a qual se estende até o mediastino médio e desvia a traquéia e o esôfago para a direita. Não apresenta realce ao contraste.

ocorrem como massa isolada no mediastino. Más-formações vasculares e linfangiomas capilares e cavernosos associados podem estar presentes na lesão.[255] Higromas císticos podem ser, ocasionalmente, vistos associados a uma linfangiomatose generalizada. Cerca de 90% deles são descobertos por volta dos dois anos de idade, e 50% evidenciam-se ao nascimento.[68] Aqueles que se estendem pelo tórax podem causar dificuldades respiratórias no período de lactação.

A radiografia do tórax demonstra geralmente massa homogênea na parte superior do tórax, com margens nítidas e pouca ou nenhuma lobulação. Massa de tecido mole associada geralmente é identificada com facilidade no pescoço (Fig. 23.12). A TC demonstra massa cística que pode insinuar-se entre as estruturas mediastinais e estender-se posteriormente (Fig. 23.13). A intensificação por meio de contraste indica a presença de má-formação hemangiomatosa associada. Na RM, muitos higromas císticos mostram-se heterogêneos, com baixa intensidade de sinal nas imagens ponderadas em T1 e intensidade de sinal mais elevada que a do tecido adiposo nas imagens ponderadas em T2.[203] Aneurismas venosos, que têm sido descritos como um achado associado, podem ser mostrados na TC ou na RM.[116]

Anéis Vasculares

Anéis vasculares que circundam a traquéia e o esôfago podem causar sintomas respiratórios, como estridor, roncos e sibilos, taquipnéia, apnéia, cianose e pneumonia recorrente. É rara a disfagia. Tais sintomas podem ocorrer no período neonatal.

O anel sintomático mais comum é o duplo arco aórtico. O arco direito, posterior, é geralmente o maior e projeta-se em direção cefálica. O arco esquerdo anterior pode apresentar atresia. A aorta desce geralmente à esquerda. Quando a aorta desce à direita, o arco esquerdo projeta-se mais cefalicamente.[218] O segundo mais comum anel sintomático é um arco direito com artéria subclávia esquerda aberrante; o canal arterial ou ligamento arterial esquerdo completa o anel. A aorta desce geralmente à direita. Outros anéis que podem se mostrar sintomáticos são um arco aórtico direito com ramificação em imagem especular e um arco aórtico esquerdo com aorta descendente à direita e canal ou ligamento direito.

Ambos os arcos podem ser identificáveis nas radiografias frontais do tórax em casos de duplo arco aórtico. Quando é visto apenas o arco direito, o quadro radiográfico é indistinguível daquele de um arco direito com uma artéria subclávia esquerda aberrante (Fig. 23.14A). A traquéia pode parecer estreitada e em todos os tipos de anéis vasculares pode-se ver ar aprisionado unilateral ou bilateralmente, secundariamente à compressão dos brônquios ou da traquéia (Fig. 23.15A).[178,218] A compressão anterior da traquéia pode evidenciar-se na incidência lateral. Deve-se fazer um esofagograma para confirmar o diagnóstico de um anel vascular. O duplo arco aórtico produz indentações de cada

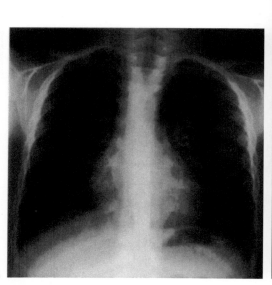
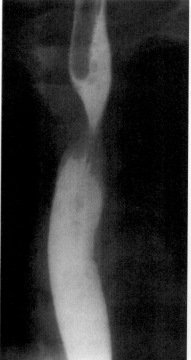
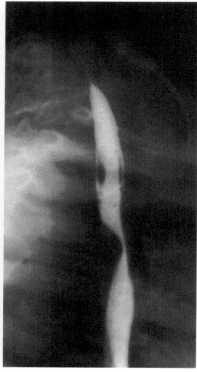

FIG. 23.14 A: Duplo arco aórtico numa criança de três anos que apresentou roncos e sibilos à expiração. Nesse caso, só se pode identificar o arco direito, que causa um desvio da traquéia para a esquerda. **B:** A incidência frontal do esofagograma mostra a configuração do S reverso, causada pela impressão dos arcos direito e esquerdo. Observe que a impressão à direita é maior que aquela à esquerda. **C:** A indentação posterior causada pelo arco direito posterior é evidente na incidência lateral do esofagograma.

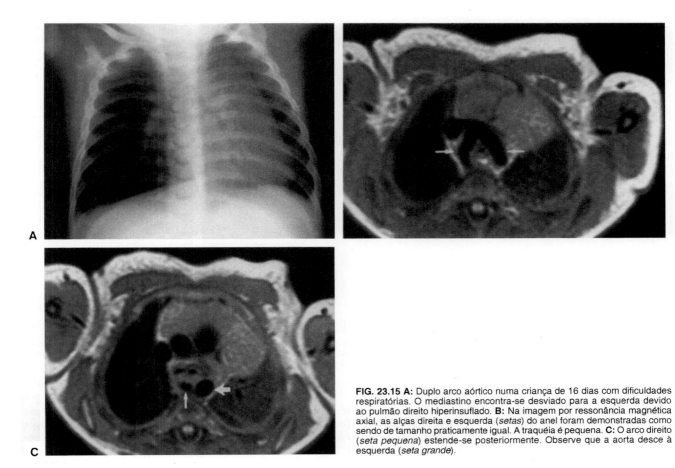

FIG. 23.15 A: Duplo arco aórtico numa criança de 16 dias com dificuldades respiratórias. O mediastino encontra-se desviado para a esquerda devido ao pulmão direito hiperinsuflado. B: Na imagem por ressonância magnética axial, as alças direita e esquerda (setas) do anel foram demonstradas como sendo de tamanho praticamente igual. A traquéia é pequena. C: O arco direito (seta pequena) estende-se posteriormente. Observe que a aorta desce à esquerda (seta grande).

lado do esôfago, sendo a da direita geralmente mais alta e maior que a da esquerda. Essa é a configuração em S reverso (Fig. 23.14B). O arco direito com a artéria subclávia esquerda aberrante também produz uma configuração em S reverso, sendo a indentação direita produzida pelo arco, e a indentação esquerda pelo canal ou ligamento arterial. Um pouco mais alto pode-se ver uma impressão oblíqua secundária à artéria subclávia esquerda aberrante. A indentação posterior do esôfago é vista em ambos os tipos de anéis. A indentação é causada pelo arco posterior direito no duplo arco aórtico (Fig. 23.14C). No arco direito com uma artéria subclávia esquerda aberrante, a causa é o divertículo aórtico, do qual a artéria subclávia se origina. Achados de traqueomalacia associada podem evidenciar-se na fluoroscopia.[106]

Alguns cirurgiões operam com base no esofagograma. Outros, porém, desejam obter melhores detalhes anatômicos, porque, muitas vezes, é impossível distinguir o tipo de anel vascular no esofagograma. A ecocardiografia mostra-se um recurso diagnóstico preciso para alguns clínicos, mas não nas mãos de outros.[136,238] Podem-se usar a angiografia, a TC ou a RM, para demonstrar a anatomia dos anéis vasculares. A RM tem a vantagem de adquirir imagens do anel em múltiplos planos, sendo melhor na detecção das anomalias cardiovasculares associadas (Fig. 23.15B, C). Nas imagens axiais, o sinal das quatro artérias é visto cefalicamente ao arco nos dois tipos mais comuns de anéis vasculares.[137] O sinal consiste nas duas artérias carótidas ventrais e nas duas artérias subclávias dorsais, as quais se originam diretamente da aorta. Geralmente, os dois tipos mais comuns de anéis vasculares podem ser distinguidos determinando a origem da artéria carótida comum esquerda. Ela se origina do arco esquerdo no duplo arco aórtico e do arco direito no arco direito com a artéria subclávia esquerda aberrante.[205] A TC, a RM e a angiografia não conseguem visibilizar estruturas ligamentosas, não podendo, portanto, diferenciar um duplo arco aórtico com atresia do segmento esquerdo entre as artérias carótida comum e subclávia esquerda de um arco direito com uma artéria subclávia esquerda aberrante.[205]

Não se deve confundir com um anel vascular uma artéria subclávia direita aberrante que se origina de um arco esquerdo. No esofagograma, ela produz apenas uma impressão oblíqua posterior que se estende da esquerda para a direita. Como não ocorre a formação de um anel, não há sintomas respiratórios associados.

Alça da Artéria Pulmonar

A alça da artéria pulmonar é formada por uma origem anômala da artéria pulmonar esquerda (APE) como ramo da artéria pulmonar direita. A APE passa sobre o brônquio direito ou a traquéia, e estende-se entre a traquéia e o esôfago ao nível da carina ou um pouco acima disso.[31] Em raros casos, ela passa em posição subcarinal.[57] Cerca de 57% dos pacientes com a alça da artéria pulmonar apresentam sinais de dificuldade respiratória ao nascimento; o restante deles evidencia-se geralmente por volta dos sete meses.[57] Os sintomas estão em parte relacionados à compressão das vias aéreas pela APE anômala e podem piorar, se houver a formação de um anel por um canal arterial ou ligamento arterial esquerdo.[77] Muitos dos problemas respiratórios, porém, estão relacionados à estenose da traquéia secundariamente a anéis cartilaginosos completos, que podem afetar igualmente os brônquios-troncos principais.[12,57,94] A árvore traqueobrônquica pode assumir duas configurações diferentes.[57] No tipo I, ela tem configuração normal ou apresenta um em brônquio traqueal direito acessório. No tipo II, um brônquio em ponte, que se origina do brônquio-tronco principal esquerdo, estende-se até o pulmão direito. O tipo II pode associar-se, também, a um brônquio traqueal direito.[12,57] A pseudocarina, presente no brônquio-ponte, encontra-se num nível inferior e assume a configuração de um T invertido. A estenose das vias aéreas associa-se mais comumente à configuração do brônquio-ponte, mas pode ser vista em associação a uma configuração traqueobrônquica normal.[57] Outra fonte potencial de dificuldade respiratória, nesses lactentes, é a traqueomalacia e broncomalacia.[106]

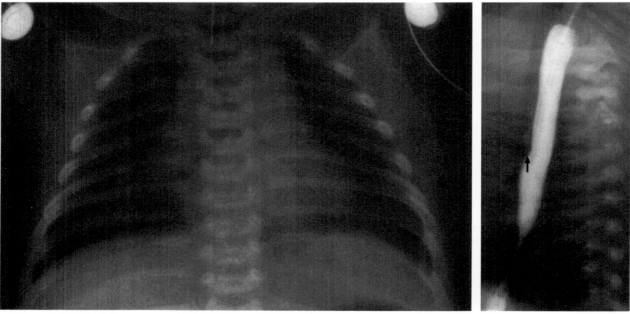

FIG. 23.16 A: Alça da artéria pulmonar numa criança de seis semanas com dificuldade respiratória. A carina parece baixa devido à presença de um brônquio-ponte. A traquéia distal encontra-se estreita. **B:** O esofagograma lateral comprova a presença da alça da artéria pulmonar. Há um efeito de massa sobre a parede posterior da traquéia e a face anterior do esôfago, causado pela artéria pulmonar esquerda (seta) que se estende entre eles.

A radiografia do tórax pode demonstrar aprisionamento de ar ou atelectasia envolvendo qualquer dos pulmões ou ambos.[31,245] Já foi observada no período neonatal a opacificação do pulmão direito, secundária à retenção de líquido fetal.[57,245] O hilo esquerdo pode parecer deslocado inferiormente em consequência da posição aberrante da APE.[31] Devido à formação anômala da árvore traqueobrônquica, com o brônquio-tronco que pode estar presente em alguns pacientes, a carina pode parecer baixa, e um sinal de T invertido é visto em consequência do trajeto horizontal dos brônquios.[57] Pode ser possível reconhecer estreitamento traqueal (Fig. 23.16A). Uma opacidade entre a traquéia e o esôfago pode ser vista na incidência lateral secundariamente à posição anômala da APE, podendo haver uma compressão posterior da traquéia (Fig. 23.16B). Também o brônquio-tronco principal direito pode parecer arqueado anteriormente.[31]

O esofagograma frequentemente é útil para confirmar o diagnóstico, porque a APE produz uma compressão anterior do esôfago (veja a Fig. 23.16B). Esse achado poderá, porém, não se evidenciar, se houver uma rotação secundária do mediastino em consequência de hiperinsuflação ou atelectasia do pulmão.[57]

A eco-Doppler em cores pode ser capaz de definir a alça da artéria pulmonar, caso se consiga obter um estudo tecnicamente satisfatório. A TC ou RM podem fornecer detalhes anatômicos da alça pulmonar e definir anormalidades traqueobrônquicas (Fig. 23.17).[118,176]

Fibrose Cística Pulmonar (Mucoviscidose)

O termo *mucoviscidose* é usado para descrever o processo generalizado, do qual a doença fibrocística do pâncreas é o achado mais comumente reconhecido. É uma doença congênita, transmitida como um traço autossômico recessivo, em que há uma anormalidade que envolve as glândulas salivares, sudoríparas e mucosas. Um muco espesso e tenaz tende a obstruir as vias aéreas menores, havendo, também, uma anormalidade do sistema de transporte mucociliar. As manifestações pulmonares variam quanto ao grau, mas são quase invariavelmente presentes, quando a criança vive o suficiente para apresentá-las.

A primeira alteração radiográfica na fibrose cística (FC) é a hiperinsuflação, geralmente difusa e simétrica, consequente ao aprisionamento de ar devido à obstrução dos pequenos bronquíolos pelo muco. O grau de obstrução tende a aumentar de modo diferente nos diversos segmentos; pequenas áreas de opacidade decorrentes da atelectasia focal são visíveis na progressão da doença. Os achados de pneumonia superpõem-se, porque nesses pacientes ocorrem infecções pulmonares repetidas. A infecção é geralmente disseminada e tem distribuição peribrônquica, o que acarreta uma acentuação bastante irregular e reticular da trama, estendendo-se para fora a partir dos hilos. Isso se associa, com frequência, a áreas de opacidade maldefinida e nebulosa, causadas por áreas focais de pneumonia. As paredes brônquicas são mais espessas, o que se manifesta pela presença de linhas paralelas, as quais constituem paredes brônquicas vistas de perfil, ou de círculos grossos, quando as paredes brônquicas espessadas são observadas em corte transversal. Infecções repetidas acarretam um grau considerável

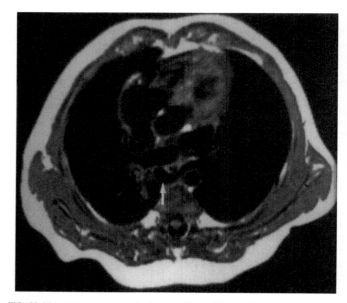

FIG. 23.17 Imagem por ressonância magnética axial que demonstra a artéria pulmonar esquerda (seta) originando-se da artéria pulmonar direita e estendendo-se entre a traquéia e o esôfago. A traquéia é pequena.

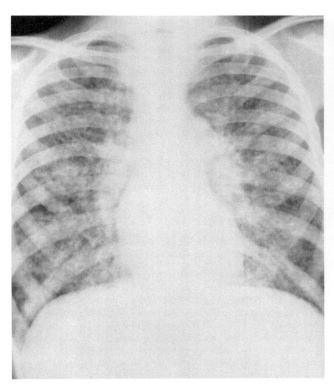
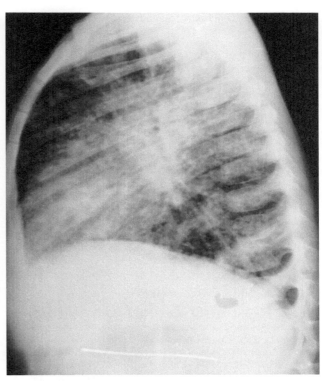

FIG. 23.18 Fibrose cística do pâncreas com acometimento pulmonar crônico. Há um envolvimento disseminado por toda a extensão de ambos os pulmões. Radiotransparências arredondadas e ovais indicam brônquios de paredes grossas, alguns dos quais são dilatados, indicando bronquiectasia. Há também evidências de alguma hiperinsuflação, adenopatia hilar bilateral e acometimento alveolar difuso.

de fibrose e, com freqüência, bronquiectasia (Figs. 23.18 e 23.19). A TC de alta resolução é ideal para identificar as alterações bronquiectásicas iniciais, quando há dúvida quanto ao diagnóstico num adulto levemente acometido.[200] Estruturas semelhantes a cistos são visíveis, geralmente nas partes central e superior dos pulmões, quando a bronquiectasia é grave. Bolas de fungo podem ser identificáveis nessas estruturas; geralmente, elas são demonstradas mais claramente na TC.[140] Pode haver um colabamento segmentar ou lobar. Opacidades nodulares e tubulares, causadas por brônquios impactados, são freqüentemente evidentes. Os hilos podem estar aumentados em conseqüência de uma linfadenopatia ou de artérias pulmonares dilatadas devido à hipertensão arterial pulmonar. Em adolescentes e adultos, pode-se ver um pneumotórax secundário à ruptura de um cisto subpleural.[232] O diâmetro AP da traquéia em pacientes mais idosos pode-se encontrar aumentado, o que é considerado como sendo relacionado a episódios repetidos de infecção.[86]

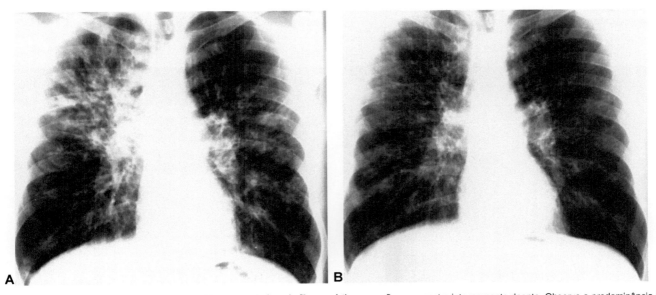

FIG. 23.19 Fibrose cística em adulto. **A:** Mulher de 28 anos, portadora de fibrose cística, que não se encontra intensamente doente. Observe a predominância lobar superior, especialmente à direita, mas a doença se mostra bastante disseminada. **B:** Nove meses depois, grande parte da doença aguda resolveu-se, mas os brônquios dilatados e de paredes grossas são mais nítidos; é novamente notada a predominância superior e central.

A aspergilose broncopulmonar alérgica (ABPA) manifesta-se em 5% a 11% dos pacientes com FC.[133,147,153,196] O diagnóstico radiográfico da ABPA é difícil em pacientes com FC devido às semelhanças entre as alterações radiográficas nas duas condições. Alterações inflamatórias peribrônquicas, hiperinsuflação, brônquios impactados, predominância do lobo superior, atelectasia e tendência da doença a recidivar na mesma área são vistos tanto em pacientes portadores de FC como de ABPA. Além disso, a bronquiectasia central é comum a ambas, embora a FC também produza atelectasia distal. Os sinais radiográficos para o diagnóstico de ABPA em pacientes com FC são a não-resolução radiográfica após o regime terapêutico habitual, presença de opacidades alveolares periféricas e melhora após o uso de esteróides. Além disso, grandes massas opacas, conseqüentes a brônquios impactados com uma pneumonia circundante, parecem só ser vistas em pacientes com FC que apresentam ABPA.

A osteoartropatia pulmonar hipertrófica pode vir a ocorrer em crianças maiores e adultos.[152] A doença pulmonar obstrutiva crônica é uma importante causa de incapacidade em adultos com FC. Infecções por *Staphylococcus aureus* ou *Pseudomonas aeruginosa* são causas comuns de morte.

Doença Granulomatosa Crônica da Infância

A doença granulomatosa crônica (DGC) da infância é uma imunodeficiência hereditária, geralmente ligada ao X, mas que pode ser autossômica recessiva. É conseqüente à incapacidade dos fagócitos em matar os microrganismos ingeridos, secundariamente a uma ausência de produção de oxidantes antimicrobianos.[84,179,207] Por causa disso, microrganismos catalase-positivos causam as infecções mais graves.[179] O *S. aureus* é o organismo mais comumente envolvido. Outras bactérias incluem *Klebsiella, Escherichia coli, Serratia marcescens, Salmonella, Proteus* e *Pseudomonas cepacia*. O mais freqüentemente envolvido dos agentes fúngicos é o *Aspergillus*, mas as infecções também podem ser causadas por *Candida albicans* e *Torulopsis glabrata*.[211] Numa percentagem significativa dos pacientes, porém, pode-se não obter qualquer organismo à cultura.

As manifestações iniciais ocorrem geralmente por volta dos dois anos de idade, mas podem ocorrer no período neonatal. Hepatoesplenomegalia, linfadenite purulenta, pioedema, infecções, anemia e hipergamaglobulinemia são achados clínicos comuns. Podem ocorrer calcificações no fígado, baço e linfonodos. A osteomielite é uma ocorrência comum, podendo ocorrer nos ossos longos, sendo, porém, mais freqüente nos pequenos ossos das mãos e dos pés.[248] O envolvimento gastrintestinal é mais raro, podendo manifestar-se por diarréia, abscesso perianal, estenose ou dismotilidade do esôfago, obstrução do esvaziamento gástrico ou apendicite.[103,207] Pode haver, também, o envolvimento do trato genitourinário.

Mais da metade das mortes de pacientes com DGC são relacionadas a complicações pulmonares.[179] Podem ser observadas infecções recorrentes que se resolvem lenta ou incompletamente, ou evoluem apesar da terapia antibiótica. Em alguns pacientes, a pneumonia pode tornar-se redonda e claramente definida, ao resolver-se. Essas pneumonias encapsuladas podem ser únicas ou múltiplas.[248] São comuns os abscessos em pacientes com DGC, e podem ocorrer calcificações em áreas de infecção.[26] A linfadenopatia hilar e mediastinal, bem como derrames pleurais ou empiema são freqüentemente observados. O *Aspergillus* pode causar um padrão reticulonodular difuso por toda a extensão dos pulmões, podendo, também, invadir a parede torácica, causando a osteomielite de uma costela ou de um corpo vertebral.[36,179,212] O tratamento inclui o uso de antibióticos profiláticos, uso crônico de γ-interferon e transplante da medula óssea em casos selecionados (Fig. 23.20).[84,180]

PROBLEMAS EM NEONATOS

Síndrome da Dificuldade Respiratória (Doença da Membrana Hialina)

A síndrome da dificuldade respiratória (SDR) é observada principalmente em lactentes com menos de 36 a 38 semanas de idade gestacional que pesam menos de 2.500 g; ocorre, predominantemente, em lactentes com menos de 32 semanas de idade gestacional que pesam menos de 1.200 g.[40,250] Outros fatores, que não a prematuridade no desenvolvimento da SDR, são o diabete materno (níveis elevados de insulina); cesariana sem trabalho de parto anterior; asfixia fetal; e o segundo dos gêmeos.[32,250] Os indivíduos masculinos são mais freqüentemente afetados que os do sexo feminino e os lactentes brancos mais comumente que os negros.

A SDR é conseqüente à imaturidade anatômica pulmonar e a uma deficiência de surfactante.[250] O interstício pulmonar do pulmão imaturo é espesso, começando a tornar-se mais fino entre 26 e 32 semanas de gestação. Nessa ocasião, há o desenvolvimento progressivo dos brônquios, bronquíolos e sacos terminais.[250] Durante esse mesmo período, os pneumócitos tipo II começam a desenvolver-se. É o pneumócito tipo II responsável pela produção do surfactante, que diminui a tensão superficial e facilita a expansão e a estabilidade dos alvéolos.[250] Na ausência do surfactante, os alvéolos apresentam atelectasia, e os pulmões são de difícil insuflação. As membranas hialinas formam-se logo e revestem os bronquíolos e ductos alveolares. Elas não são específicas da SDR. A manifestação clínica de respirações ruidosas, taquipnéia e cianose são geralmente presentes nas primeiras horas e quase sempre antes das oito horas de vida.

Os achados radiográficos da SDR dependem de sua gravidade e do momento de administração do surfactante. No início, apesar do tratamento terapêutico com o surfactante, os pulmões encontram-se

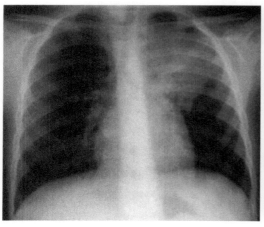
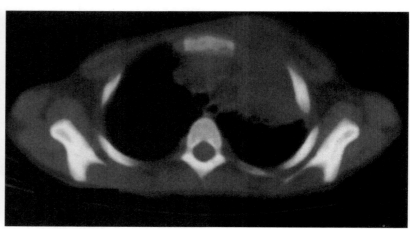

FIG. 23.20 A: Doença granulomatosa crônica num menino de sete anos com história de massa tumoral na parede anterior esquerda do tórax. Vê-se a extensa opacificação do lobo superior esquerdo. **B:** Tomografia computadorizada que demonstra maior atenuação no lobo superior esquerdo, com o envolvimento contíguo da parede anterior do tórax. Alterações granulomatosas agudas e crônicas foram encontradas no espécime cirúrgico. Não foi obtido nenhum organismo na cultura.

hipoaerados e apresentam um padrão reticulonodular secundário ao líquido intersticial e aos alvéolos atelectásicos. Um broncograma aéreo periférico é visto na progressão das opacidades alveolares. Os achados são comumente mais pronunciados nas bases. A administração do surfactante geralmente produz algum grau de redução da opacidade, que pode ser simétrica ou assimétrica; a assimetria costuma desaparecer em dois a cinco dias.[17,40,55] Às vezes, a redução na opacidade é irregular, produzindo uma aparência cística.[17,40] Os pulmões de lactentes maiores podem ficar claros dentro de algumas horas da terapia surfactante.[228] Pode haver a recidiva após melhora inicial; o tratamento adicional com surfactante não é tão eficaz.[17,55] Em alguns lactentes, a opacidade não diminui, e, em outros, desenvolve-se um enfisema intersticial pulmonar (EIP).[17,55]

Com a pressão positiva, os pulmões parecem menos opacos e radiograficamente melhorados. Os achados clínicos, porém, não são paralelos aos achados radiográficos. A pressão positiva necessária para aerar os pulmões pode causar a ruptura do epitélio, produzindo edema intersticial e alveolar. Ela pode, também, causar a dissecação do ar nos septos interlobares e seus vasos linfáticos, produzindo EIP,[250] que tem o aspecto de transparências lineares tortuosas que medem 3 a 8 mm de comprimento e pequenos cistos que medem 1 a 4 mm.[27] O enfisema intersticial pode ser simétrico, assimétrico ou localizado numa parte de um dos pulmões. Podem-se ver pneumotórax, pneumomediastino, pseudocistos pulmonares, pneumopericárdio e embolias gasosas secundariamente ao EIP.

A resistência pulmonar aumenta devido a um pulmão não-complacente, hipoxia e acidose. Com a melhora no estado pulmonar e uma diminuição da resistência pulmonar, podem ocorrer uma derivação esquerda-direita por um canal arterial persistente e insuficiência cardíaca congestiva. Um coração aumentado e maior opacidade secundariamente ao edema evidenciam-se nas radiografias. Outras causas de um aumento súbito na opacificação dos pulmões são as hemorragias pulmonares, edema neurogênico secundário a um sangramento intracraniano e diminuição dos ajustes ventilatórios.[40]

Com a maior sofisticação da medicina, estão sendo salvos lactentes de idade gestacional e peso ao nascimento muito baixos. As manifestações radiográficas nesse grupo, nas primeiras horas a dois dias, podem ser normais ou praticamente normais,[40] o que pode, então, ser seguido por opacidades grosseiras.[40]

Displasia Broncopulmonar

Os lactentes portadores de SDR podem vir a apresentar a displasia broncopulmonar (DBP), uma síndrome pulmonar crônica. A DBP é definida como uma ventilação à pressão positiva por um mínimo de três dias durante as duas primeiras semanas do período neonatal, achados clínicos persistentes de insuficiência pulmonar após os 28 dias de vida, necessidade de oxigênio suplementar e uma radiografia do tórax anormal, consistente com DBP.[158] Não são só os lactentes com SDR que vêm a apresentar DBP. Os quatro principais fatores causais são a prematuridade, dificuldade ou insuficiência respiratória, oxigênio suplementar e ventilação a pressão positiva.[158]

A descrição original do desenvolvimento de DBP por Northway[157] incluiu quatro estágios radiográficos. O estágio I é um padrão granular presente nos dois a três dias de vida, sendo indistinguível dos achados iniciais observados na SDR. O estágio II é a opacificação quase total dos pulmões dos quatro aos 10 dias de vida. O estágio III é o aparecimento de pequenas áreas císticas hipertransparentes e hiperinsuflação dos 10 aos 20 dias de vida. No estágio IV, são vistas áreas císticas maiores que se alternam a opacidades lineares, produzindo uma aparência de bolhas após um mês de vida. A progressão por esses quatro estágios raramente é vista hoje em dia devido a melhores métodos de ventilação, uso de níveis mais baixos de oxigênio e terapia à base de surfactante.

Dois padrões de doença crônica são observados atualmente. No primeiro grupo, encontram-se aqueles lactentes que apresentam opacidades indistintas difusas entre sete e 14 dias de vida, as quais desaparecem em duas a três semanas.[40,228] Foi lançada a hipótese de que as opacidades são causadas por edema em consequência de extravasamento de capilares.[228] No segundo grupo, as opacidades indistintas não desaparecem, e uma

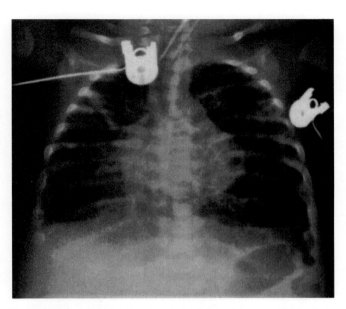

FIG. 23.21 Displasia broncopulmonar. Os pulmões são difusamente hiperinsuflados. Estão presentes áreas alternadas de hipertransparência e opacidade aumentada, produzindo uma aparência de bolhas.

aparência de bolhas nos pulmões, associada a hiperinsuflação generalizada, ocorre dos 21 aos 28 dias (Fig. 23.21).[228] Sugeriu-se que o termo DBP seja usado para o segundo grupo.[228] Os lactentes com SDR que têm o maior risco de vir a apresentar DBP são os portadores de EIP, os que têm menor idade gestacional e peso ao nascimento, e os infectados por *Ureaplasma urealyticum*.[49,110,228]

As alterações radiográficas da DBP podem persistir até a infância. Os achados mais comuns são as hipertransparências focais, opacidades lineares e algum grau de hiperexpansão.[88,166] O diâmetro AP do tórax tende a diminuir.[63,88] Estudos por TC demonstraram áreas multifocais de hiperaeração, opacidades lineares e espessamento pleural.[166]

Taquipnéia Transitória

A taquipnéia transitória dos recém-nascidos (doença do pulmão úmido, síndrome do líquido retido neonatal, síndrome da dificuldade respiratória transitória) é conseqüente ao retardo na eliminação do líquido pulmonar fetal. Há uma incidência maior em casos de prematuridade, diabete materno, cesariana, apresentação pélvica, trabalho de parto prolongado, hipoproteinemia e hipervolemia.[67,184,242] A manifestação clínica de taquipnéia e grunhidos evidencia-se geralmente por volta das quatro horas de vida. Pode estar presente uma cianose leve. Podem, porém, ser vistas alterações radiográficas sem sintomas respiratórios. Nas radiografias, os pulmões mostram-se leve a moderadamente hiperinsuflados. Os vasos encontram-se aumentados; estão presentes achados de edema intersticial, que se manifesta principalmente por congestão periilar, mas podem evidenciar-se linhas B e A de Kerley, bem como o alargamento das fissuras secundariamente ao edema subpleural (Fig. 23.22). Ocasionalmente, são vistos derrames pleurais que podem contribuir para o alargamento das fissuras. Radiografias efetuadas precocemente podem demonstrar edema alveolar. Às vezes, os achados são mais pronunciados à direita, e, em alguns casos, o coração encontra-se um pouco aumentado. A resolução costuma ocorrer em 24 a 48 horas, mas os achados podem persistir por até 72 horas.[80,128,184,224] O diagnóstico diferencial radiográfico inclui a pneumonia neonatal, insuficiência cardíaca congestiva, obstrução do retorno venoso e linfangiectasia.

Aspiração de Mecônio

A aspiração de mecônio é conseqüente ao sofrimento fetal, com a passagem do mecônio para o líquido amniótico. A aspiração ocorre intra-

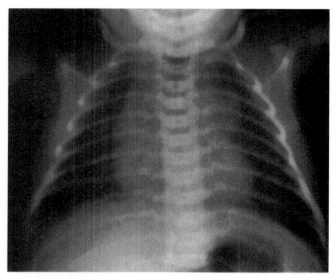

FIG. 23.22 Taquipnéia transitória. Os vasos encontram-se ligeiramente aumentados e há opacidades intersticiais centrais causadas pelo edema. O alargamento do mediastino superior esquerdo é secundário a um cisto de duplicação no mediastino médio, que não era sintomático.

uterinamente ou na primeira respiração, sendo observada em neonatos plenamente a termo ou pós-termo. Um dos achados radiográficos mais consistentes é a hiperinsuflação, causada pelo aprisionamento de ar que ocorre devido à oclusão parcial das vias aéreas.[105] Outros achados são opacidades nodulares que constituem atelectasia ou consolidação, atelectasia segmentar ou lobar, assim como derrame pleural (Fig. 23.23). Pneumotórax, pneumomediastino e enfisema intersticial pulmonar, conseqüência do bloqueio ao ar, podem evidenciar-se.[175,252] O enfisema intersticial pulmonar pode ocasionar a formação de pneumatoceles.[71,204] Inicialmente, o quadro radiográfico é conseqüente à aspiração, mas, subseqüentemente, há uma pneumonia química.[37,234] A resolução pode começar em 24 horas; todavia, dias ou semanas podem ser necessários para a resolução completa. Persistência da circulação fetal e displasia broncopulmonar podem ocorrer em conseqüência da aspiração.[32,72,148,218] Alterações radiográficas semelhantes foram descritas na ictiose congênita secundariamente à aspiração de líquido amniótico que contém pele fetal descamada, bem como na aspiração da vérnix caseosa.[161,173] Alterações de menor gravidade ocorrem com a aspiração de líquido amniótico não-contaminado, resolvendo-se geralmente dentro de 24 a 48 horas.[175,223]

PNEUMONIAS

Infecções Pulmonares

As diferenças na resposta a infecções pulmonares em lactentes e crianças pequenas, em comparação com crianças maiores e adultos, baseiam-se provavelmente em fatores anatômicos e imunológicos.[87] As vias aéreas periféricas em lactentes e crianças pequenas são relativamente menores que em crianças maiores e adultos, podendo ser facilmente ocluídas por restos celulares, muco ou edema.[87,169] Elas são também mais propensas ao colabamento.[87] Os poros de Kohn são pouco desenvolvidos, impedindo a circulação colateral de ar, e, por isso, atelectasia e aprisionamento de ar tendem mais a ocorrer.[87,169] Além disso, o número de glândulas mucosas nas vias aéreas é relativamente maior.[87,169]

Muitas infecções do trato respiratório inferior em lactentes e crianças são conseqüentes a infecções por vírus ou micoplasmas. Na faixa etária do nascimento aos dois anos, esses patógenos podem causar um quadro de bronquiolite.[67,169] A causa mais comum de bronquiolite é o vírus sincicial respiratório (VSR), mas outros patógenos, como os vírus parainfluenza tipos 1 e 3, adenovírus, rinovírus e *Mycoplasma pneumoniae*, podem ser envolvidos.[169] Comumente, a bronquiolite é precedida de uma doença respiratória superior, antes que a tosse e as dificuldades respiratórias se evidenciem. As alterações patológicas causadas pela infecção virótica produzem edema das vias aéreas, necrose e lise das células epiteliais, perda de cílios e maior produção de muco.[167] O achado radiográfico mais comum é a hiperinsuflação, mais pronunciada em lactentes pequenos e naqueles com VSR.[167] A hiperinsuflação manifesta-se pelo achatamento do diafragma em ambas as incidências, protrusão do pulmão entre os espaços intercostais e arqueamento anterior do esterno. A atelectasia também é um achado freqüente, sendo geralmente observado seu deslocamento em estudos seqüenciais. Ela pode ser lobar ou subsegmentar, sendo freqüentemente vista como opacidades que se estendem em tiras para a periferia a partir dos hilos pulmonares. Também estão comumente presentes opacidades peribrônquicas e intersticiais, mais acentuadas centralmente. O timo aparece, com freqüência, pequeno em conseqüência da hiperinsuflação e de uma diminuição do seu tamanho secundariamente ao estresse (Fig. 23.24). A evolução clínica habitual é de resolução em cinco a sete dias. Em pacientes mais gravemente afetados, porém, a resolução pode demorar duas semanas ou mais. Em alguns pacientes, um acometimento reativo das vias aéreas persiste por até 10 anos.[169] Os adenovírus, especialmente os tipos 3, 7 e 21, podem causar uma bronquiolite obstrutiva que pode ocasionar a síndrome de Swyer-James.[82,169,174]

Nos três primeiros meses de vida, VSR e *Chlamydia trachomatis* são os dois patógenos mais comuns nas infecções respiratórias agudas.[15] *C. trachomatis*, obrigatoriamente um parasita intracelular, é adquirido de mães infectadas durante a passagem pelo canal de parto.[249] A pneumonia manifesta-se geralmente entre três e 12 semanas de vida, após uma história de conjuntivite e infecção do trato respiratório superior.[190] Ela é relatada como responsável por 30% dos lactentes hospitalizados por pneumonia até a idade de seis meses.[249] Clinicamente, o lactente mostra-se afebril e com tosse seca. Os achados radiográficos incluem hiperinsuflação, opacidades intersticiais bilaterais difusas, geralmente simétricas, e atelectasia, que pode evidenciar-se por opacidades coalescentes.[181] Os achados radiográficos são inespecíficos, e o diagnóstico é confirmado por uma história clínica de elevação das imunoglobulinas, eosinofilia, idade de início, ausência de febre e conjuntivite.[181]

Muitas infecções adquiridas no período pós-natal são bacterianas ou fúngicas, em contraste com as infecções pré-natais, geralmente viróticas.[250] O patógeno pós-natal mais comum é o estreptococo do grupo B.[190] As infecções perinatais importantes são aquelas por estreptococo do grupo B, citomegalovírus e herpesvírus.[250] Esses três patógenos

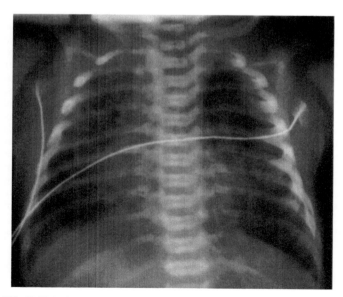

FIG. 23.23 Aspiração de mecônio. Os pulmões apresentam-se ligeiramente hiperinsuflados. Opacidades nodulares difusas estão bilateralmente presentes.

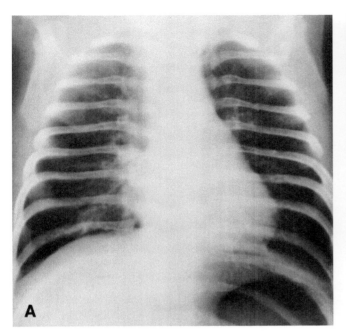
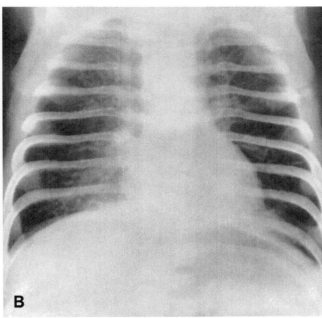

FIG. 23.24 Aspiração de mecônio. Os pulmões mostram-se ligeiramente hiperinsuflados. Opacidades nodulares difusas encontram-se bilateralmente presentes.

produzem alterações semelhantes às da SDR; na infecção, porém, as opacidades são geralmente mais grosseiras, a expansão pulmonar é maior, e ocorre comumente um derrame pleural.[250] Os achados radiográficos das pneumonias no período neonatal costumam ser inespecíficos.

A pneumonia por organismos *Mycoplasma* ocorre, com freqüência, na faixa etária dos cinco aos 14 anos.[92] Embora encontrada, mais raramente, na faixa etária de três a seis anos, ela ainda é uma causa significativa de pneumonia. Constitui, também, uma causa freqüente de síndrome torácica aguda em crianças com doença falciforme.[92]

A pneumonia estafilocócica evolui rapidamente em lactentes e crianças, com o aparecimento, logo no início, de derrame pleural, empiema e fístula broncopleural com piopneumotórax. As pneumatoceles são muito comuns e ocorrem geralmente na resolução da pneumonia.

Os achados radiográficos na coqueluche são inespecíficos e consistem em hiperinsuflação, opacidades peribrônquicas, linfadenopatia e atelectasia, que tem, com freqüência, um padrão migratório.[11,223] O termo "sinal do coração peludo", decorrente da atelectasia subsegmentar central, é aplicado aos achados radiográficos da coqueluche, não sendo, porém, específico dessa condição.[10,223]

Pneumonias redondas ou esféricas foram descritas originalmente em adultos, porém são observadas mais freqüentemente em crianças. Como o patógeno habitual é o *Streptococcus pneumoniae*, elas se localizam, comumente, num segmento posterior de um lobo inferior (Fig. 23.25). Muitas vezes, não é possível identificar um broncograma aéreo em seu interior, podendo elas simular massa tumoral no parênquima ou no mediastino.[189]

Pneumonia por Hidrocarbonetos

A ingestão acidental de hidrocarbonetos é comum, especialmente em crianças. Alguns produtos são apontados como responsáveis por pneumonias, incluindo lustra-móveis, fluido para isqueiro, detergentes, terebintina, querosene, inseticidas e alguns compostos sintéticos. O consenso é de que a pneumonia ocorre em consequência da aspiração e que a absorção pelo trato gastrintestinal tem efeito mínimo ou nulo.[4,62,95,222] Os destilados de petróleo causam uma alveolite química aguda com exsudação de leucócitos, líquido e fibrina, assim como uma infiltração intersticial proliferativa crônica. Os achados patológicos em pacientes que faleceram foram de edema pulmonar hemorrágico intenso, necrose dos bronquíolos e exsudato alveolar.[62] Os achados clínicos e radiográficos correlacionam-se fracamente.

Há uma variação considerável nos achados radiográficos, dependendo da gravidade da lesão. São geralmente presentes opacidades difusas, homogêneas ou algo floculadas, confinadas às bases. As alterações tendem a ser mais pronunciadas medialmente (Fig. 23.26). Em casos graves, as opacidades difusas estendem-se até a parte superior dos pulmões. Nos casos em que o envolvimento não é tão grave, são notadas opacidades acinares pontilhando um ou ambos os pulmões. Mais raramente, as alterações alveolares limitam-se às áreas periilares.[22,112] Os achados radiográficos podem evidenciar-se já 30 minutos após a ingestão, e muitos deles são evidentes por volta de 12 horas da ingestão.[112] A resolução das alterações radiográficas geralmente demora mais que a melhora clínica, e semanas ou meses podem ser necessários para a resolução completa. Podem ocorrer pneumatoceles, sendo o tempo médio de seu aparecimento de 15 a 21 dias após a ingestão do hidro-

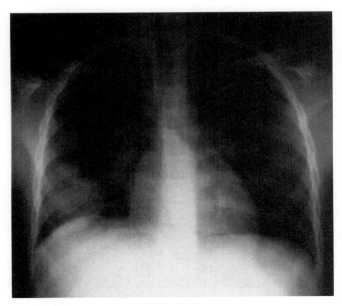

FIG. 23.25 Pneumonia redonda. A grande opacidade redonda em forma de massa tumoral, evidente no lobo inferior direito, resolveu-se com antibióticos.

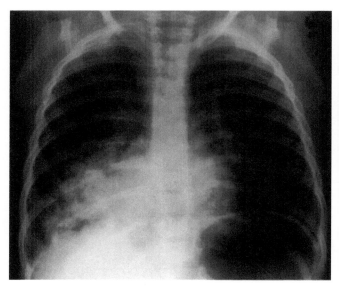

FIG. 23.26 Pneumonia por hidrocarbonetos (gasolina). As opacidades do parênquima, mais pronunciadas à direita, estão confinadas às bases pulmonares.

carboneto.[90,95] Em raros casos, ocorrem derrame pleural, pneumotórax e pneumomediastino.[6,112]

OBSTRUÇÃO DAS VIAS AÉREAS

A obstrução das vias aéreas é uma causa significativa de dificuldade respiratória em crianças. As etiologias mais comuns são crupe, epiglotite e aspiração de um corpo estranho. No caso de uma criança que apresenta dificuldade respiratória e pulmões hipoaerados em uma radio-grafia do tórax, deve-se suspeitar de uma obstrução das vias aéreas superiores.[29] Em casos graves de obstrução das vias aéreas superiores, pode ocorrer um edema pulmonar, antes ou depois do alívio da obstrução.[79,117,185,233]

Laringotraqueíte Aguda (Crupe)

O crupe é causado geralmente por um vírus e ocorre comumente em crianças de seis meses a três anos de idade. Com grande freqüência, o diagnóstico é clinicamente evidente e não são necessárias radiografias. A radiografia lateral demonstra cordas vocais mais espessas e indistintas, bem como o estreitamento da traquéia subglótica, com a distensão excessiva da hipofaringe à inspiração. As pregas epiglótica e ariepiglótica mostram-se normais (Fig. 23.27). O estreitamento da traquéia subglótica é conseqüente ao edema e

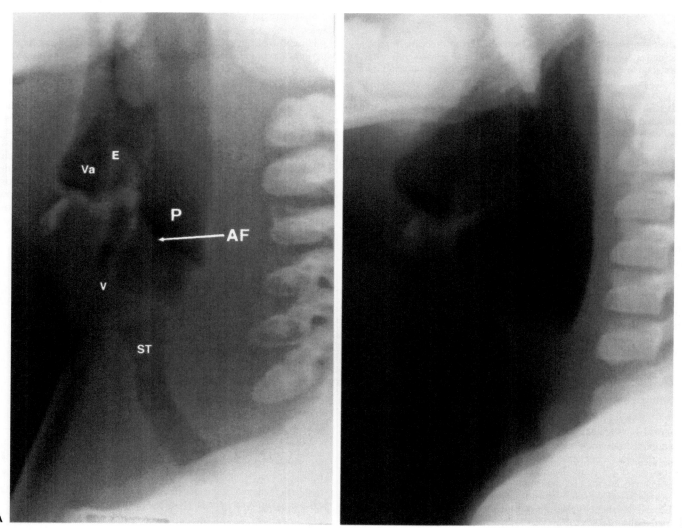

FIG. 23.27 A: Incidência lateral normal dos tecidos moles do pescoço. São claramente identificáveis a epiglote (E), os seios piriformes (P), as valéculas (Va), a prega ariepiglótica (AF), o ventrículo da glote (V) e a traquéia subglótica (ST). B: Laringotraqueíte aguda. Incidência lateral. A hipofaringe apresenta-se excessivamente distendida. A região subglótica encontra-se obliterada, e a traquéia visibilizada mostra-se estreitada.

ao colabamento paradoxal secundariamente à laringe obstruída.[221] À expiração, tende a haver um balonamento da traquéia cervical.[51] O aspecto da hipofaringe à expiração é variável.[51] Em alguns pacientes, não é detectado nenhum estreitamento subglótico nas incidências laterais. As únicas anormalidades evidentes são a aparência indistinta das cordas vocais espessadas e a definição insuficiente da laringe e da traquéia subglótica. A incidência AP é mais sensível na detecção do estreitamento subglótico, o que se dá porque o estreitamento se localiza principalmente lateral e superiormente.[51] Na incidência AP, as áreas glótica e subglótica apresentam um estreitamento da luz em forma de funil que se estende por 1 a 1,5 cm, produzindo um aspecto de campanário de igreja (Fig. 23.28).[51]

Traqueobronquite Membranosa

A traqueobronquite membranosa (crupe pseudomembranoso, crupe membranoso, traqueíte bacteriana) é uma forma grave de laringotraqueobronquite aguda, causada provavelmente por uma infecção bacteriana superposta a uma patologia virótica ou somente por uma infecção bacteriana. O *S. aureus* hemolítico é a causa habitual.[93] A doença é mais grave que o crupe virótico e tende a afetar um grupo de idade um pouco mais alta.[54,93,100] A submucosa apresenta-se edemaciada, sendo produzido um exsudato. São formadas membranas aderentes e semi-aderentes, que podem requerer remoção endoscópica devido à obstrução das vias aéreas.[93] Do ponto de vista radiográfico, há estreitamento na região subglótica, e a mucosa traqueal superior pode parecer espessa e irregular. Membranas desprendidas total ou parcialmente podem projetar-se na luz traqueal, assemelhando-se, às vezes, a corpos estranhos, com os quais elas podem ser confundidas (Fig. 23.29).[93,100] As membranas podem mudar de posição em estudos subseqüentes.[93] Com freqüência, o único achado é um estreitamento subglótico, tornando impossível distinguir radiograficamente o crupe membranoso do crupe virótico.[93,197] As radiografias do tórax costumam demonstrar a pneumonia ou atelectasia associada, secundária à obstrução brônquica pelo material mucopurulento.[197]

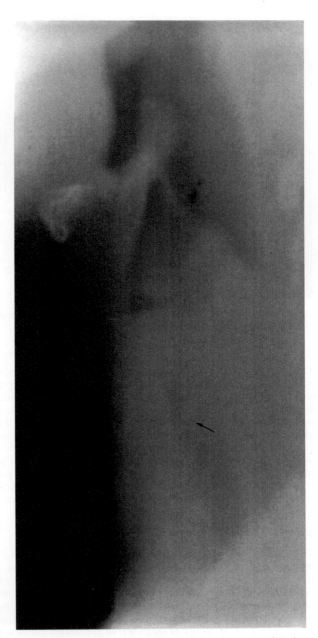

FIG. 23.29 Crupe membranoso. A região subglótica está maldefinida. A parede anterior da traquéia mostra-se irregular, sendo vista uma membrana parcialmente desprendida (*seta*).

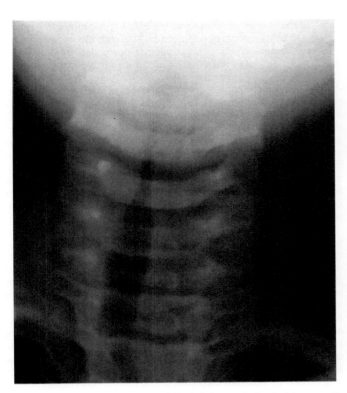

FIG. 23.28 Laringotraqueíte aguda. Incidência ântero-posterior. A glote e a região subglótica têm uma forma de funil ou aspecto de campanário de igreja.

Epiglotite

A criança com epiglotite manifesta agudamente estridor respiratório; salivação e disfagia podem ser achados associados. É observada comumente na faixa etária de três a seis anos. O agente habitual é o *Haemophilus influenzae* tipo B, mas ela pode ser causada por estreptococo do grupo A ou por um vírus.[85] A radiografia lateral demonstra epiglote e pregas ariepiglóticas aumentadas (Fig. 23.30). O ventrículo da laringe e as valéculas podem ser obliterados. Tipicamente, a parede posterior da epiglote não pode ser definida, mas pode-se mostrar nítida em casos leves. Deve-se avaliar a espessura das pregas ariepiglóticas na metade superior, porque elas costumam se encontrar espessadas na base na área das cartilagens aritenóides.[113] Em 25% dos casos, a incidência frontal demonstra um estreitamento subglótico, produzindo um sinal do campanário indistinguível daquele observado no crupe virótico.[199] Na epiglotite, ocorre um balonamento menor da hipofaringe que no crupe.

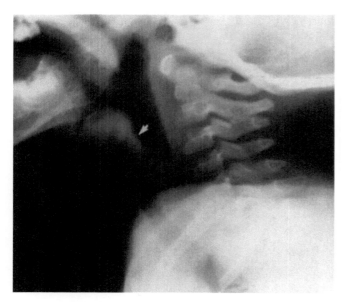

FIG. 23.30 Epiglotite aguda. Há um edema acentuado da epiglote e das pregas ariepiglóticas (seta). A hipofaringe encontra-se ligeiramente distendida.

Outras causas de aumento da epiglote na infância são os traumatismos, ingestão de materiais cáusticos, radiação, aerossol de Chloraseptic, hemofilia, cistos de retenção, linfangiomas, síndrome de Stevens-Johnson, irritação por um corpo estranho, lesões térmicas, edema angioneurótico e epiglotite ômega.[101,129,145,239] A epiglotite ômega, uma epiglotite flácida com bordas curvadas para baixo, pode ser diferenciada da epiglotite por suas pregas ariepiglóticas normais.[114,222]

A epiglotite também pode ocorrer em adultos, mas é rara. Em pacientes adultos, o envolvimento da epiglote pode ser obscurecido pelo edema mais extenso do palato mole, base da língua, úvula e tecidos moles pré-vertebrais.[154,194] Uma epiglotite enfisematosa é descrita em adultos.[154]

Hemangioma Subglótico

O hemangioma é a massa tumoral subglótica mais comum em lactentes e crianças pequenas. As manifestações clínicas iniciais de estridor inspiratório ou bifásico ocorrem geralmente antes dos três meses de idade.[220] Hemangiomas cutâneos associados são presentes em aproximadamente metade dos casos, e a condição ocorre mais freqüentemente em meninas.[47] Tende a haver regressão espontânea entre 12 e 18 meses de idade. As lesões localizam-se geralmente nas paredes posteriores ou laterais. Um estreitamento assimétrico nas radiografias frontais é considerado um achado característico de um hemangioma subglótico. Numa série, porém, verificou-se que os hemangiomas localizados posteriormente ou associados a uma reação fibrótica produzem um estreitamento simétrico e os hemangiomas lateralmente localizados causam um estreitamento assimétrico.[47] Outras causas de estreitamento assimétrico na região subglótica incluem cistos, mucoceles, tireóide ectópica, papilomas e granulomas. O diagnóstico diferencial no estreitamento simétrico é a estenose subglótica e o crupe. Na RM, os hemangiomas subglóticos têm elevada intensidade de sinal nas imagens ponderadas em T2 e intensificam-se, de maneira acentuada, na administração do gadolínio-ácido dietilenotriaminopentaacético (Gd-DPTA).[159]

Papilomatose Respiratória Recorrente

O tumor mais comum na laringe em crianças é a papilomatose respiratória recorrente, também designada como papilomatose laríngea juvenil. A causa é o papilomavírus humano, e uma percentagem significativa das crianças afetadas tem mães com história de condiloma acuminado.[24] Os papilomas são benignos e consistem em uma região central fibrovascular coberta por um epitélio estratificado escamoso.[44] Aparecem como massas nodulares irregulares solitárias ou múltiplas na inspeção macroscópica.[20] Em muitos casos, o início dos sintomas — choro anormal, rouquidão e estridor — ocorre antes de quatro anos de idade, mas as manifestações iniciais podem ocorrer nos seis primeiros meses de vida.[44,119] Em quase todos os casos, há papilomas presentes na laringe. A glote é a região mais comumente envolvida, seguida da supraglote e subglote.[20] As lesões disseminam-se na traquéia e nos brônquios principais em 2% a 5% dos casos e no pulmão em 1% deles.[127,139] Um envolvimento distal à laringe é geralmente observado após intervenções cirúrgicas.[38] Os papilomas que envolvem as vias aéreas tendem a regredir na puberdade.[119] A patologia do envolvimento papilomatoso do pulmão difere daquela dos papilomas das vias aéreas. As alterações histológicas consistem em uma proliferação de epitélio escamoso que destrói o tecido pulmonar.[127] O envolvimento pulmonar ocorre geralmente alguns anos após as manifestações iniciais na laringe.[119,210] A papilomatose respiratória recorrente pode, também, ocorrer numa forma menos agressiva em adultos, predominantemente em homens.[20] A transformação maligna dos papilomas é descrita em crianças e em adultos.[20,53,119,210]

Radiograficamente, os papilomas nas vias aéreas são geralmente vistos como massas tumorais semelhantes a uma couve-flor, que medem de 3 a 6 mm.[213] Elas comumente se aglomeram e podem ser multifocais.[213] Em casos de acometimento pulmonar, podem ser vistos nódulos que podem parecer sólidos ou císticos.[127] As paredes do cisto podem ser grossas ou finas, e níveis hidroaéreos podem evidenciar-se no seu interior.[127] Os nódulos tendem a ser nos segmentos posteriores e podem tornar-se confluentes.[127,164] Pode haver atelectasia em conseqüên-cia da obstrução brônquica e alterações de bronquiectasia secundariamente a uma infecção superposta.[164,246]

Corpos Estranhos

O aprisionamento de ar é a manifestação radiográfica mais comum de um corpo estranho endobrônquico aspirado agudamente. Por ser menor à expiração que à inspiração, o brônquio é obstruído pelo corpo estranho durante a expiração, impedindo a saída do ar do pulmão afetado e produzindo um mecanismo de válvula de repercussão. Os corpos estranhos geralmente se alojam num brônquio-tronco principal, mas podem alojar-se num brônquio segmentar ou lobar, ou pode haver o envolvimento de mais de um brônquio. O pulmão envolvido mostra-se maior e hipertransparente em conseqüência do aprisionamento de ar. A hipertransparência é decorrente de uma diminuição da trama vascular, relacionada à hiperinsuflação e à vasoconstrição.[64,223] Há uma depressão do diafragma ipsilateral e vê-se um desvio do mediastino contralateral (Fig. 23.31). Os achados podem evidenciar-se apenas nas radiografias em expiração. Pode ser difícil, todavia, obter um estudo satisfatório em expiração numa criança pequena. Pode ser benéfico efetuar manobra torácica expiratória assistida, feita aplicando uma pressão leve no epigástrio com a mão envolta numa luva de chumbo.[243] Incidências em decúbito também podem ser úteis para demonstrar o aprisionamento de ar.[30] Normalmente, numa incidência em decúbito o pulmão que está pendente mostra-se hipoaerado; deve-se suspeitar de aprisionamento de ar, caso isso não ocorra. O desvio mediastinal poderá ser observado na fluoroscopia, se não for identificado nas radiografias simples.[19]

Em conseqüência do bloqueio de ar produzido pelo corpo estranho, pode haver ruptura alveolar, levando a pneumomediastino e pneumopericárdio.[25,231] A atelectasia poderá ocorrer agudamente, se um corpo estranho obstruir inteiramente um brônquio. Pode-se ver um pneumotórax adjacente a um lobo colabado que foi obstruído por um corpo estranho.[13] Além disso, os corpos estranhos podem passar de um brônquio para outro, produzindo modificações no padrão radiográfico. A distribuição do envolvimento é praticamente igual nos dois pulmões, devido à simetria do ângulo traqueobrônquico em crianças.[41] Muitos corpos estranhos aspirados não são radiopacos e constituem geralmente partículas alimentares. Radiografias de alta quilovoltagem das vias aéreas podem ajudar a identificar um corpo estranho.[21] É importante lembrar que um terço dos corpos estranhos endobrônquicos não produz alterações radiográficas.[131] Um corpo estranho endobrônquico que passou despercebido pode ser causa de atelectasia, pneumonias, abscessos

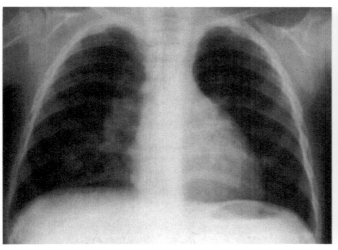 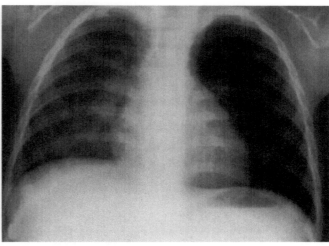

FIG. 23.31 A: Corpo estranho aspirado. Radiografia do tórax em inspiração. O pulmão esquerdo mostra-se mais transparente que o direito e vê-se menos a trama vascular à esquerda. **B:** Radiografia do tórax em inspiração. O mediastino está desviado para a direita, e o diafragma esquerdo apresenta uma depressão. A hipertransparência do pulmão esquerdo é mais evidente que na radiografia em inspiração. Os achados indicam aprisionamento de ar à esquerda, consistente com um corpo estranho no brônquio-tronco principal esquerdo.

pulmonares, bronquiectasias, estenoses brônquicas ou hemorragias pulmonares.[149] A TC e a RM podem ajudar a demonstrar um corpo estranho nesses casos.[14,160]

Corpos estranhos que causam obstrução parcial da laringe ou da traquéia podem levar a aumento paradoxal das estruturas cardiomediastinais à inspiração, com a diminuição de tamanho à expiração.[29] Os pulmões podem parecer hiperinsuflados durante a expiração e relativamente hipoinsuflados durante a inspiração.[89] Numa grande percentagem desses casos, porém, a radiografia do tórax mostra-se normal.[19]

Corpos estranhos alojados no esôfago superior também podem dar origem a dificuldades respiratórias. A luz da traquéia pode ser comprometida pela compressão direta por parte do corpo estranho esofágico, pelo edema e inflamação circundando o esôfago ou pela fistulização na traquéia (Fig. 23.32).[124,208] Corpos estranhos esofágicos também podem ser causa de aspiração e pneumonias.[208]

TUMORES PULMONARES PRIMÁRIOS

Os tumores pulmonares primários são raros no grupo pediátrico. A massa tumoral mais comum naqueles com 16 anos de idade ou menos é o granuloma plasmocitário, sendo tal lesão também designada como xantoma, fibroxantoma, histiocitoma e pseudotumor inflamatório.[7] Os granulomas plasmocitários caracterizam-se por uma proliferação benigna de plasmócitos, células plasmocitóides, células reticuloendoteliais e fibroblastos,[7] muitos dos quais assintomáticos e descobertos acidentalmente. Foi descrita, numa criança de 13 anos, a oclusão da traquéia levando à morte.[7,16,109,123] O granuloma plasmocitário tem causa incerta; já foram propostas hipóteses de infecção e de uma causa mediada imunologicamente.[7,16,123] Radiograficamente, eles aparecem, em geral, como massas solitárias, redondas e bem-definidas, que medem 5 a 6 cm de diâmetro, mas podem tornar-se muito grandes.[16] Aparecem ocasionalmente como uma atelectasia ou opacidade indefinida secundária ao envolvimento intrabrônquico ou ao circundamento de um brônquio.[7,16,123,144] Podem conter calcificações e cavitar. A TC contrastada pode demonstrar uma orla espessa intensificada pelo contraste.[241] Pode ocorrer o envolvimento mediastinal primário, mas comumente o envolvimento é secundário à invasão por uma lesão do parênquima.[16,109,123]

Adenomas e hamartomas brônquicos ocorrem raramente em pacientes pediátricos. Os carcinomas broncogênicos são observados raramente; muitos dos casos documentados eram adenocarcinomas.[201] Embora raros, os sarcomas são encontrados mais freqüentemente que os carcinomas broncogênicos. Podem ser sarcomas indiferenciados, rabdomiossarcomas ou sarcomas mesenquimais.[204]

Muitos dos blastomas pulmonares observados em crianças são sarcomas, sendo constituídos de um mesênquima maligno de aparência embrionária.[45] Esses tumores variam de cistos intrapulmonares de paredes finas a massas sólidas.[45] O blastoma cístico tem uma camada de transição de mesênquima embrionário e rabdomiossarcomatoso.[45] Outras designações usadas para esse tumor são rabdomiossarcoma que se origina num cisto broncogênico ou numa má-formação adenomatóide cística, sarcoma embrionário e sarcoma que se origina de um hamartoma mesenquimal. Nas radiografias do tórax, os blastomas císticos são vistos como um cisto periférico, que pode ser individual ou multiloculado, e podem afetar mais de um lobo.[45,97,240] A lesão cística pode evidenciar-se nas radiografias do tórax algum tempo antes do diagnóstico.[45,240] Os blastomas sólidos podem ocorrer no mediastino, na pleura e no pulmão. Eles tendem a acometer os lobos superiores e a serem periféricos.[219]

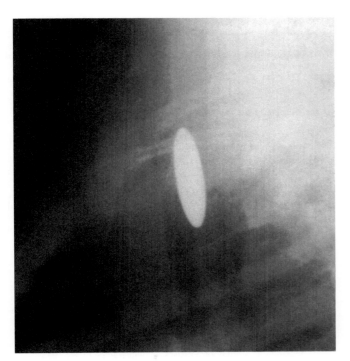

FIG. 23.32 Incidência lateral do intróito torácico. Há um botão no esôfago, e a traquéia encontra-se estreitada.

Podem tornar-se muito grandes, conter calcificações e apresentar alterações císticas.[45,162,209]

Os tumores de Askin são raros tumores, originários do neuroectoderma primitivo, observados principalmente em crianças e adultos jovens. O mais comum é sua origem na parede torácica e invasão do pulmão; em raros casos, a origem é dentro do pulmão. A manifestação radiográfica inicial mais freqüente é um tumor ou derrame pleural.[5,69] Também são vistas comumente massas na parede torácica, destruição e afastamento de costelas.[191] Em muitos casos, há massa parenquimatosa associada, que pode ser bastante grande.[5] Além disso, podem evidenciar-se massas paraespinhais ou mediastinais, secundárias à invasão tumoral, e podem ser vistas calcificações no tumor. Os tumores geralmente têm aspecto heterogêneo na TC e RM.[247] Eles mostram-se geralmente hiperintensos nas imagens ponderadas em T2, e a intensidade do sinal geralmente é maior que aquela dos músculos esqueléticos nas imagens ponderadas em T1.[247] A recidiva da doença é comum no tórax e nos ossos; o prognóstico é ruim.[5,69,70]

REFERÊNCIAS

1. Ahel V, Pacevski G, Drescik I, Vukas D, Zubovic I, Rozmanic V: Unilateral pulmonary emphysema with secondary bronchomalacia caused by bronchogenic cyst in an infant. Pediatr Pulmonol 18:58, 1994
2. Allen P, Taylor RL, Reiquam CW: Congenital lobar emphysema with dilated septal lymphatics. Radiology 86:929, 1966
3. Ang JGP, Proto AV: CT demonstration of congenital pulmonary venolobar syndrome. J Comput Assist Tomogr 8:753, 1984
4. Armstrong P, Wilson AG, Dee P, Hansell DM: Imaging Diseases of the Chest, 2nd ed. St. Louis, Mosby, 1995
5. Askin FB, Rosai J, Sibley RK, Dehner LP, McAlister WH: Malignant small cell tumor of the thoracopulmonary region in childhood. Cancer 43:2438, 1979
6. Baghdussarian OM, Weiner S: Pneumatocele formation complicating hydrocarbon pneumonitis. AJR Am J Roentgenol 95:104, 1965
7. Bahadori M, Liebow AL: Plasma cell granuloma of the lung. Cancer 31:191, 1973
8. Baker EL, Gore RM, Moss AA: Retroperitoneal pulmonary sequestration: Computed tomographic findings. AJR Am J Roentgenol 138:956, 1982
9. Bar-Ziv J, Barki Y, Itzchak Y, Mares AJ: Posterior mediastinal accessory thymus. Pediatr Radiol 14:165, 1984
10. Barnhard HJ, Kniker WT: Roentgenologic findings in pertussis with particular emphasis on the "shaggy heart" sign. AJR Am J Roentgenol 84:445, 1960
11. Bellamy EA, Johnston IDA, Wilson AG: The chest radiograph in whooping cough. Clin Radiol 38:39, 1987
12. Berdon WE, Baker DH, Wung JT, et al: Complete cartilage-ring tracheal stenosis associated with anomalous left pulmonary artery: The ring sling complex. Radiology 152:57, 1984
13. Berdon WE, Dee GJ, Abramson SJ, Altman RP, Wong JT: Localized pneumothorax adjacent to a collapsed lobe: A sign of bronchial obstruction. Radiology 150:691, 1984
14. Berger PE, Kuhn JP, Kuhns L: Computed tomography and the occult tracheobronchial foreign body. Radiology 134:133, 1980
15. Berman S, Shanks MB, Feiten D, Horgan G, Rumack C: Acute respiratory infections during the first three months of life: Clinical, radiologic and physiologic predictors of etiology. Pediatr Emerg Care 6:179, 1990
16. Berrardi RS, Lee SS, Chen HP, Stines GJ: Inflammatory pseudotumors of the lung. Surg Gynecol Obstet 156:89, 1983
17. Bick U, Müller C, Tröger J, et al: Therapeutic use of surfactant in neonatal respiratory distress syndrome: Correlation between pulmonay x-ray changes and clinical data. Pediatr Radiol 22:169, 1992
18. Binstadt DH, Williams HJ, Jarvis CW: Bronchial stenosis and segmental emphysema in a neonate. J Can Assoc Radiol 26:297, 1977
19. Blazer S, Naveh Y, Friedman A: Foreign body in the airway. Am J Dis Child 34:68, 1980
20. Bluestone CD, Stool SE, Kenna MA (eds): Pediatric Otolaryngology. Philadelphia, WB Saunders, 1966
21. Blumhagen JD, Wesenberg RL, Brooks JG, Colton EK: Endotracheal foreign bodies. Clin Pediatr 19:480, 1980
22. Bonte FJ, Reynolds J: Hydrocarbon pneumonitis. Radiology 71:391, 1958
23. Borg SA, Young LW, Roghair GD: Congenital avalvular pulmonary artery and infantile lobar emphysema. AJR Am J Roentgenol 125:412, 1975
24. Borkowsky W, Martin D, Lawrence S: Juvenile laryngeal papillomatosis with pulmonary spread. Am J Dis Child 138:667, 1984
25. Burton EM, Riggs W, Kaufman RA, Houston CS: Pneumomediastinum by foreign body aspiration in children. Pediatr Radiol 20:45, 1989
26. Caldicott WJH, Baehner RL: Chronic granulomatous disease of childhood. AJR Am J Roentgenol 103:133, 1968
27. Campbell RE: Intrapulmonary interstitial emphysema: A complication of hyaline membrane disease. AJR Am J Roentgenol 110:449, 1970
28. Canty TG: Congenital lobar emphysema resulting from bronchial sling around a normal right main pulmonary artery. J Thorac Cardiovasc Surg 74:126, 1977
29. Capitanio MA, Kirkpatrick JA: Obstructions of the upper airway in children as reflected on the chest radiograph. Radiology 107:159, 1973
30. Capitanio MA, Kirkpatrick JA: The lateral decubitus film: An aid in determining air-trapping in children. Radiology 103:460, 1972
31. Capitanio MA, Ramos R, Kirkpatrick JA: Pulmonary sling. AJR Am J Roentgenol 112:28, 1971
32. Carty H, Brunelle F, Shaw D, Kendall B: Imaging Children. Edinburgh, Churchill Livingstone, 1994
33. Case Records of the Massachusetts General Hospital: Case 13–1992. N Engl J Med 326:875, 1992
34. Caudill JL, Lloyd TV: Use of computed tomography in evaluation of acute respiratory distress in a 4.5-month-old with bronchogenic cyst. Clin Pediatr 26:601, 1987
35. Cave APD, Adam AE: Cystic adenomatoid malformation of the lung (Stocker type III) found on antenatal ultrasound examination. Br J Radiol 57:176, 1984
36. Chusid MJ, Sty JR, Wells RG: Pulmonary aspergillosis appearing as chronic nodular disease in chronic granulomatous disease. Pediatr Radiol 18:232, 1988
37. Clark DA, Nieman GF, Thompson JE, Paskanik AM, Rokhar JE, Bredenberg CE: Surfactant displacement by meconium free fatty acids: An alternative explanation for atelectasis in meconium aspiration syndrome. J Pediatr 110:765, 1987
38. Clements R, Gravelle HUW: Laryngeal papillomatosis. Clin Radiol 87:547, 1986
39. Cleveland RH, Webber B: Retained fetal lung liquid in congenital lobar emphysema: A possible predictor of polyalveolar lobe. Pediatr Radiol 23:291, 1993
40. Cleveland RH: A radiologic update on medical diseases of the newborn chest. Pediatr Radiol 25:631, 1995
41. Cleveland RH: Symmetry of bronchial angles in children. Radiology 133:89, 1979
42. Cloutier MM, Schaeffer DA, Hight D: Congenital cystic adenomatoid malformation. Chest 103:761, 1993
43. Coblentz CL, Chen T, Bernhardt P, Roggli V: Calcified intralobar pulmonary sequestration. J Can Assoc Radiol 39:290, 1988
44. Cohen SR, Seltzer S, Geller KA, Thompson JW: Papilloma of the larynx and the tracheobronchial tree in children. Ann Otol 89:497, 1980
45. Colby TV, Koss MN, Travis WD: Tumors of the lower respiratory tract. Bethesda, MD, Armed Forces Institute of Pathology, 1995
46. Cooney DR, Menke JA, Allen JE: "Acquired" lobar emphysema: A complication of respiratory distress in premature infants. J Pediatr Surg 12:897, 1977
47. Cooper M, Slovis TL, Madgy DN, Levitsky D: Congenital subglottic hemangioma: Frequency of symmetric subglottic narrowing on frontal radiographs of the neck. AJR Am J Roentgenol 159:1269, 1992
48. Cremin BJ, Movsowitz H: Lobar emphysema in infants. Br J Radiol 44:692, 1971
49. Crouse DT, Odrezin GT, Cutter GR, et al: Radiographic changes associated with tracheal isolation of Ureaplasma urealyticum from neotates. Clin Infect Dis 17:8122, 1993
50. Curé JK, Tagge ED, Richardson MS, Mulvihill DM: MR of cystic aberrant cervical thymus. AJNR Am J Neuroradiol 16:1124, 1995
51. Currarino G, Williams B: Lateral inspiration and expiration radiographs of the neck in children with laryngotracheitis (croup). Radiology 145:365, 1982
52. Currarino G, Williams B: Causes of congenital unilateral pulmonary hypoplasia: A study of 33 cases. Pediatr Radiol 15:15, 1985
53. Dallimore NS: Squamous bronchial carcinoma arising in a case of multiple juvenile papillomatosis. Thorax 40:797, 1985

54. Denneny JC, Handler SD: Membranous laryngotracheobronchitis. Pediatrics 70:705, 1982
55. Dinger J, Schwarze R, Rupprecht E: Radiological changes after therapeutic use of surfactant in infants with respiratory distress syndrome. Pediatr Radiol 27:26, 1997
56. Diwan RJ, Brennan JN, Philipson EH, Jain S, Bellon EM: Ultrasonic prenatal diagnosis of type III congenital cystic adenomatoid malformation of lung. J Clin Ultrasound 11:218, 1983
57. Döhlemann C, Mantel K, Vogl T, et al: Pulmonary sling: Morphological findings. Pre- and post-operative course. Eur J Pediatr 154:2, 1995
58. Donn SM, Martin JN, White SJ: Antenatal ultrasound findings in cystic adenomatoid malformation. Pediatr Radiol 10:180, 1981
59. Doyle AJ: Demonstration of blood supply to pulmonary sequestration by MR angiography. AJR Am J Roentgenol 158:989, 1992
60. DuMontier C, Graviss ER, Silberstein MJ, McAlister WH: Bronchogenic cysts in children. Clin Radiol 36:431, 1985
61. Dupuis C, Rémy J, Rémy-Jardin M, Coulomb M, Breviére G-M, Laden SB: The horseshoe lung: Six new cases. Pediatr Pulmonol 17:124, 1994
62. Eade NR, Taussig LM, Marks MI: Hydrocarbon pneumonitis. Pediatrics for the Clinician 54:351, 1974
63. Edwards DK, Hilton SVW: Flat chest in chronic bronchopulmonary dysplasia. AJR Am J Roentgenol 149:1213, 1987
64. Ernst K, Mahmud F: Reversible cystic dilatation of distal airways due to foreign body. South Med J 87:404, 1994
65. Fagen CJ, Swischuk LE: The opaque lung in lobar emphysema. AJR Am J Roentgenol 114:300, 1972
66. Felker RE, Tonkin ILD: Imaging of pulmonary sequestration. AJR Am J Roentgenol 154:241, 1990
67. Felman AH: Radiology of the Pediatric Chest. New York, McGraw-Hill, 1987
68. Feutz EP, Yune HY, Mandelbaum I, Brashear RE: Intrathoracic cystic hygroma. Radiology 108:61, 1973
69. Fink IJ, Kurtz DW, Cazenave L: Malignant thoracopulmonary small-cell ("Askin") tumor. AJR Am J Roentgenol 145:517, 1985
70. Fink M, Salisbury J, Gishen P: Askin tumors: Three case histories and a review of the literature. Eur J Radiol 14:178, 1992
71. Fletcher BD, Outerbridge EW, Dunbar JS: Pulmonary interstitial emphysema in the newborn. J Can Assoc Radiol 21:273, 1970
72. Fox WW, Gewitz MH, Dinwiddie R, Dummond WH, Peckman GJ: Pulmonary hypertension in the perinatal aspiration syndromes. Pediatrics 59:205, 1977
73. Francis IR, Glazer GM, Bookstein FL, Gross BH: The thymus: Re-examination of age-related changes in size and shape. AJR Am J Roentgenol 14:249, 1985
74. Frank JL, Poole CA, Rosas G: Horseshoe lung: Clinical, pathologic, and radiologic features and a new plain film finding. AJR Am J Roentgenol 146:217, 1986
75. Franken EA, Buehl I: Infantile lobar emphysema: Report of two cases with unusual roentgenographic manifestations. AJR Am J Roentgenol 98:354, 1966
76. Freedom RM, Burrows PE, Moes CAF: "Horseshoe" lung: Report of five new cases. AJR Am J Roentgenol 146:211, 1986
77. Frischer T, Holomanova I, Frenzel K, Wollenek G, Wimmer M: Therapeutic strategy in a 9-month-old child with pulmonary sling: Need for bronchoscopic evaluation. Pediatr Cardiol 17:201, 1996
78. Gaisie G, Oh KS: Spontaneous pneumothorax in cystic adenomatoid malformation. Pediatr Radiol 13:281, 1983
79. Galvis AG: Pulmonary edema complicating relief of upper airway obstruction. Am J Emerg Med 5:294, 1987
80. Glasier CM, Ramirez RE, Null DM: Progressive chest radiographic changes in wet lung disease. Am J Perinatol 2:198, 1985
81. Godwin JD, Tarver RD: Scimitar syndrome: Four new cases examined with CT. Radiology 159:15, 1986
82. Gold R, Wilt JC, Adltikari PK, Macpherson RI: Adenoviral pneumonia and its complications in infancy and childhood. J Can Assoc Radiol 20:218, 1969
83. Goldstein JD, Reid LM: Pulmonary hypoplasia resulting from phrenic nerve agenesis and diaphragmatic amyoplasia. J Pediatr 97:282, 1980
84. Gonzalez LA, Kiff JE, Umetsu DT: A three-week-old infant with invasive pulmonary aspergillosis. Ann Allergy 73:392, 1994
85. Grattan-Smith T, Forer M, Kilham H, Gillis J: Viral supraglottitis. J Pediatr 110:434, 1987
86. Griscom NT, Vawter GF, Stigol LC: Radiologic and pathologic abnormalities of the trachea in older patients with cystic fibrosis. AJR Am J Roentgenol 148:691, 1987
87. Griscom NT, Wohl ME, Kirkpatrick JA: Lower respiratory infections: How infants differ from adults. Radiol Clin North Am 26:367, 1978
88. Griscom NT, Wheeler WB, Sweezey NB, Kim YC, Lindsey JC, Wohl ME: Bronchopulmonary dysplasia: Radiographic appearance in middle childhood. Radiology 171:811, 1989
89. Grünebaum M, Adler S, Varsano I: The paradoxical movement of the mediastinum: A diagnostic sign of foreign-body aspiration during childhood. Pediatr Radiol 8:213, 1979
90. Gwinn JL, Lee FA: Radiological case of the month. Am J Dis Child 27:875, 1974
91. Haddon MJ, Bowen A: Bronchopulmonary and neurenteric forms of foregut anomalies. Radiol Clin North Am 29:241, 1991
92. Hammerschlag MR: Atypical pneumonias in children. Adv Pediatr Infect Dis 10:1, 1995
93. Han BK, Dunbar JS, Striker TW: Membranous laryngotracheobronchitis (membranous croup). AJR Am J Roentgenol 133:53, 1979
94. Han BK, Dunbar JS, Bove K, Rosenkrantz JG: Pulmonary vascular sling with tracheobronchial stenosis and hypoplasia of the right pulmonary artery. Pediatr Radiol 9:113, 1980
95. Harris VJ, Brown R: Pneumatoceles as a complication of chemical pneumonia after hydrocarbon ingestion. AJR Am J Roentgenol 125:531, 1975
96. Hartenberg MA, Brewer WH: Cystic adenomatoid malformation of the lung: Identification by sonography. AJR Am J Roentgenol 140:693, 1983
97. Hedlund GI, Bisset GS, Bove KE: Malignant neoplasms arising in cystic hamartomas of the lung in childhood. Radiology 173:77, 1989
98. Heij HA, Ekkelkamp S, Vos A: Diagnosis of congenital cystic adenomatoid malformation of the lung in the newborn infants and children. Thorax 45:122, 1990
99. Hendren WH, McKee DM: Lobar emphysema of infancy. J Pediatr Surg 1:24, 1966
100. Henry RL, Mellis CM, Benjamin B: Pseudomembranous croup. Arch Dis Child 58:180, 1983
101. Herman TE, McAlister WH: Epiglottic enlargement: Two unusual causes. Pediatr Radiol 21:139, 1991
102. Heron CW, Pozniak AL, Hunter GTS, Johnson NM: Case report: Anomalous systemic venous drainage occurring in association with the hypogenetic lung syndrome. Clin Radiol 39:446, 1988
103. Hiller N, Fisher D, Abrahamov A, Blinder G: Esophageal involvement in chronic granulomatous disease: Case report and reviews. Pediatr Radiol 25:308, 1995
104. Hislop A, Reid L: Persistent hypoplasia of the lung after repair of congenital diaphragmatic hernia. Thorax 31:450, 1976
105. Hoffman RR, Campbell RE, Decker JP: Fetal aspiration syndrome. AJR Am J Roentgenol 122:90, 1974
106. Hollinger LD, Lusk RP, Gren CG: Pediatric Laryngology and Bronchoesophagology. Philadelphia, Lippincott-Raven, 1997
107. Hulnick DH, Naidich DP, McCauley DI, et al: Late presentation of congenital cystic adenomatoid malformation of the lung. Radiology 151:569, 1984
108. Hunter WS, Becroft MO: Congenital pulmonary lymphangiectasis associated with pleural effusions. Arch Dis Child 59:278, 1984
109. Hutchins GM, Eggleston JC: Unusual presentation of pulmonary inflammatory pseudotumor (plasma cell granuloma) as esophageal obstruction. Am J Gastroenterol 71:501, 1979
110. Hyde I, English RE, Williams JD: The changing pattern of chronic lung disease of prematurity. Arch Dis Child 64:448, 1989
111. Ikezoe J, Murayama S, Godwin JD, Done SL, Verschakelen JA: Bronchopulmonary sequestration CT assessment. Radiology 176:375, 1990
112. Jimenez JP, Lester RG: Pulmonary complications following furniture polish ingestion: A report of 21 cases. AJR Am J Roentgenol 98:323, 1966
113. John SD, Swischuk LE, Hayden CK, Freeman DH: Aryepiglottic fold width in patients with epiglottitis: Where should measurements be obtained? Radiology 190:123, 1994
114. John SD, Swischuk LE: Stridor and upper airway obstruction in infants and children. Radiographics 12:625, 1992
115. Johnson JA, Rumack CM, Johnson ML, Shikes R, Appareti K, Rees G: Cystic adenomatoid malformation: Antenatal demonstration. AJR Am J Roentgenol 142:483, 1984
116. Joseph AE, Donaldson JS, Reynolds M: Neck and venous aneurysm: Association with cystic hygroma. Radiology 170:109, 1989
117. Kanter RK, Watchko JF: Pulmonary edema associated with upper airway obstruction. Am J Dis Child 138:356, 1984
118. Katz M, Konen E, Rozenman J, Szeinberg A, Yacov I: Spiral CT and 3D reconstruction of vascular rings and associated tracheobronchial anomalies. J Comput Assist Tomogr 19:564, 1995

119. Kawanami T, Bowen A: Juvenile laryngeal papillomatosis with pulmonary spread. Pediatr Radiol 15:102, 1985
120. Ke FJ, Chang SG, Su WJ, Perng RP: Extralobar pulmonary sequestration presenting as an anterior mediastinal tumor in an adult. Chest 104:303, 1993
121. Keller MS: Congenital lobar emphysema with tracheal bronchus. J Can Assoc Radiol 34:306, 1983
122. Keslar P, Newman B, Oh KS: Radiographic manifestations of anomalies of the lung. Radiol Clin North Am 29:255, 1991
123. Kirkpatrick JA, Harris GBC, Kuschner DC: Thoracic complications of plasma cell granuloma of the lung. Ann Radiol 27:145, 1984
124. Kirks DR, Merten DF: Stridor in infants and children due to esophageal inflammatory disease. Gastroinest Radiol 5:321, 1980
125. Kitagawa M, Hislop A, Boyden EA, Reid L: Lung hypoplasia in congenital diaphragmatic hernia: A quantitative study of airway, artery, and alveolar development. Br J Surg 59:342, 1971
126. Kolls JK, Kiernan MP, Ascuitto RJ, Ross-Ascuitto NT, Fox LS: Intralobar pulmonary sequestration presenting as congestive heart failure in a neonate. Chest 102:974, 1992
127. Kramer SS, Wehunt W, Stocker JT, Kashima H: Pulmonary manifestations of juvenile laryngotracheal papillomatosis. AJR Am J Roentgenol 144:687, 1985
128. Kuhn JP, Fletcher DD, Delemos RA: Roentgen findings in transient tachypnea of the newborn. Radiology 92:751, 1969
129. Kulick RM, Selbst SM, Baker D, Woodward GA: Thermal epiglottis after swallowing hot beverages. Pediatrics 81:441, 1988
130. Lack EE: Thymic hyperplasia with massive enlargement. J Thorac Cardiovasc Surg 81:741, 1981
131. Laks Y, Barzilay Z: Foreign body aspiration in childhood. Pediatr Emerg Care 4:102, 1988
132. Langer R, Kaufman HJ: Primary (isolated) bilateral pulmonary hypoplasia: A comparative study of radiologic findings and autopsy results. Pediatr Radiol 16:175, 1986
133. Laufer P, Fink JN, Bruns T, et al: Allergic bronchopulmonary aspergillosis in cystic fibrosis. J Allergy Clin Immunol 73:44, 1984
134. Levi A, Findler M, Tzipora D, Segni ED, Vidne B: Intrapericardial extralobar pulmonary sequestration in a neonate. Chest 98:1014, 1990
135. Li YW, Snow J, Smith W, Franken EA: Localized pulmonary lymphangiectasia. AJR Am J Roentgenol 145:269, 1985
136. Lillehei CW, Colan S: Echocardiography in the preoperative evaluation of vascular ring. J Pediatr Surg 27:1118, 1992
137. Lowe GM, Donaldson JS, Backer CL: Vascular rings: 10-Year review of imaging. Radiographics 11:637, 1991
138. Madewell JE, Stocker JT, Korsower JM: Cystic adenomatoid malformation of the lung. AJR Am J Roentgenol 124:436, 1975
139. Madewell JE, Feigin DS: Benign tumors of the lung. Semin Roentgenol 22:175, 1977
140. Maguire CP, Hayes JP, Hayes M, Masterson J, FitzGerald MX: Three cases of pulmonary aspergilloma in adult patients with cystic fibrosis. Thorax 50:805, 1995
141. Man DWK, Donell ST, Raafat F, Eckstein HB: Congenital obstructive emphysema of the left lung associated with a mediastinal lymphatic cyst. Thorax 39:211, 1984
142. Markowitz RI, Mercurio MR, Vahjen GA, Gross I, Touloukian RJ: Congenital lobar emphysema: The roles of CT and V/Q scan. Clin Pediatr 28:19, 1989
143. Mata JM, Caceres J, Lucaya J, Garcia-Conesa JA: CT of congenital malformations of the lung. Radiographics 10:651, 1990
144. McCall TW, Woo-Ming M: The radiological appearance of plasma cell granuloma of the lung. Clin Radiol 29:145, 1978
145. McCook TA, Kirks DR: Epiglottic enlargement in infants and children: Another radiologic look. Pediatr Radiol 12:227, 1982
146. Mendelsohn G, Hutchins GM: Primary pulmonary hypoplasia. Am J Dis Child 131:1220, 1977
147. Mroueh S, Spock A: Allergic bronchopulmonary aspergillosis in patients with cystic fibrosis. Chest 105:32, 1994
148. Murphy JD, Vawter GF, Reid LM: Pulmonary vascular disease in fatal meconium aspiration. J Pediatr 104:758, 1984
149. Musemech CA, Kosloske AM: Normal radiographic findings after foreign body aspiration. Clin Pediatr 25:624, 1986
150. Nadich DP, Zerhouni EA, Siegelman SS: Computed Tomography and Magnetic Resonance of the Thorax, 2nd ed. New York, Raven Press, 1991
151. Naidich DP, Rumancik WM, Lefleur RS, Estioko MR, Brown SM: Intralobar pulmonary sequestration: MR evaluation. J Comput Assist Tomogr 11:531, 1987
152. Nathanson I, Riddlesberger MM: Pulmonary hypertrophic osteoarthropathy in cystic fibrosis. Radiology 135:649, 1980
153. Nelson LA, Callerame ML, Schwartz RH: Aspergillosis and atopy in cystic fibrosis. Am Rev Respir Dis 120:863, 1979
154. Nemzek WR, Katzberg RW, Van Slyke MA, Bickley LS: A reappraisal of the radiologic findings of acute inflammation of the epiglottis and supraglottic structures in adults. AJNR Am J Neuroradiol 16:495, 1995
155. Newman B, Oh KS: Abnormal pulmonary aeration in infants and children. Radiol Clin North Am 26:323, 1988
156. Noonan JA, Walters LR, Reeves JT: Congenital pulmonary lymphangiectasis. Am J Dis Child 120:314, 1970
157. Northway WH: Bronchopulmonary dysplasia and research in diagnostic radiology. AJR Am J Roentgenol 156:681, 1991
158. Northway WH: Bronchopulmonary dysplasia twenty-five years later. Pediatrics 89:969, 1992
159. Nozawa K, Aihara T, Takona H: MR imaging of a subglottic hemangioma. Pediatr Radiol 25:235, 1995
160. O'Uchi T, Tokumaru A, Mikami I, Yamasoba T, KiKuci S: Value of MR imaging in detecting peanut causing bronchial obstruction. AJR Am J Roentgenol 159:481, 1992
161. Ohlsson A, Cumming WA, Najjar H: Neonatal aspiration syndrome due to vernix caseosa. Pediatr Radiol 15:193, 1985
162. Ohtomo K, Araki T, Yashiro N, Iilo M: Pulmonary blastoma in a child. Radiology 147:101, 1983
163. Okur H, Kücükaydin M, Öztürk A, Süleyman B, Bozhurt A: Giant bronchogenic cyst presenting as a lobar emphysema in a newborn. Ann Thorac Surg 62:276, 1996
164. Oleszczuk-Raszke K, Cremin BJ: Computed tomography in pulmonary papillomatosis. Br J Radiol 61:160, 1988
165. Olson MA, Becker GJ: The scimitar syndrome: CT findings in partial anomalous pulmonary venous return. Radiology 159:25, 1986
166. Oppenheim C, Mamou-Mani T, Sayegh N, de Blic J, Scheinmanm P, Lallemand D: Bronchopulmonary dysplasia: Value of CT in identifying pulmonary sequelae. AJR Am J Roentgenol 163:169, 1994
167. Osborne D: Radiologic appearance of viral disease of the lower respiratory tract in infants and children. AJR Am J Roentgenol 130:29, 1978
168. Osborne J, Masel J, McCredia J: A spectrum of skeletal anomalies associated with pulmonary agenesis: Possible neural crest injuries. Pediatr Radiol 19:425, 1989
169. Panitch HB, Cullahan CW, Schidlow DV: Bronchiolitis in children. Clin Chest Med 14:715, 1993
170. Pardes JG, Auh YH, Blomquist K, Kazam E, Magid M: CT diagnosis of congenital lobar emphysema. J Comput Assist Tomogr 7:1095, 1983
171. Patz EF, Müller NL, Swenson SJ, Dodd LG: Congenital cystic malformation in adults: CT findings. J Comput Assist Tomogr 19:361, 1995
172. Pederson ML, Le Quire MH, Spies JB, Ladd WA: Computed tomograph of intralobar bronchopulmonary sequestration supplied from renal artery. J Comput Assist Tomogr 12:874, 1988
173. Perlman M, Bar-Ziv J: Congenital ichthyosis and neonatal pulmonary disease. Pediatrics 53:573, 1974
174. Peters ME, Dickie HA, Crummy AB, Koistra B: Swyer-James-McLeod syndrome: A case with a baseline normal chest radiograph. Pediatr Radiol 12:211, 1982
175. Peterson HG, Pendleton ME: Contrasting roentgenographic pulmonary patterns of the hyaline membrane and fetal aspiration syndromes. AJR Am J Roentgenol 74:800, 1955
176. Phillips RR, Culhan JAG: Pulmonary artery sling and hypoplastic right lung: Diagnostic appearances using MRI. Pediatr Radiol 23:117, 1993
177. Piccone W, Burt ME: Pulmonary sequestration in the neonate. Chest 97:244, 1990
178. Pirtle T, Clarke E: Vascular ring: Unusual cause of unilateral obstructive pulmonary hyperinflation. AJR Am J Roentgenol 140:1111, 1983
179. Pogrebniak HW, Gallin JI, Malech HL, et al: Surgical management of pulmonary infections in chronic granulomatous disease of childhood. Ann Thorac Surg 55:844, 1993
180. Quie PG: Chronic granulomatous disease of childhood: A saga of discovery and understanding. Pediatr Infect Dis J 12:395, 1993
181. Radowski MA, Kranzler JK, Beem MO, Tipple MA: Chlamydia pneumonia in infants: Radiography in 125 cases. AJR Am J Roentgenol 137:703, 1981
182. Ribet ME, Copin MC, Gosselin B: Bronchogenic cysts of the mediastinum. J Thorac Cardiovasc Surg 109:1003, 1995
183. Rice HE, Flake AW, Toshiyuki H, Anne G, Verhoogen RH: Massive thymic hyperplasia: Characterization of a rare mediastinal mass. J

Pediatr Surg 29:1561, 1994
184. Rimmer S, Fawcitt J: Delayed clearance of pulmonary fluid in the neonate. Arch Dis Child 57:63, 1982
185. Rivera M, Hadlock FP, O'Meara ME: Pulmonary edema secondary to acute epiglottitis. AJR Am J Roentgenol 132:991, 1979
186. Rosado-de-Christenson ML, Frazier AA, Stocker JT, Templeton PA: Extralobar sequestration: Radiologic pathologic correlation. Radiographics 13:425, 1993
187. Rosado-de-Christenson ML, Stocker JT: Congenital cystic adenomatoid malformation. Radiographics 11:865, 1991
188. Rose JS, Lam C: Thymic enlargement in association with hyperthyroidism. Pediatr Radiol 12:37, 1982
189. Rose RW, Ward BH: Spherical pneumonias in children simulating pulmonary and mediastinal masses. Radiology 106:179, 1973
190. Ryan ME, Spahr R, Wolf S: Common bacterial pneumonitis in infants. Postgrad Med 79:132, 1986
191. Saifuddin A, Robertson RJH, Smith SEW: The radiology of Askin tumor. Clin Radiol 43:19, 1991
192. Sanger P, Lucas RV, Edwards JE: Anatomic factors causing respiratory distress in acyanotic congenital cardiac disease: Special reference to bronchial obstruction. Pediatrics 43:760, 1969
193. Scalzetti EM, Heitzman R, Groskin SA, Randall PA, Katzenstein ALA: Developmental lymphatic disorders of thorax. Radiographics 11:1069, 1991
194. Schabel SI, Katzberg RW, Burgener FA: Acute inflammation of epiglottitis and supraglottic structures in adults. Radiology 122:601, 1977
195. Schmidt ME, Preston A, Bellah RD: The "pseudo-ring-sling" complex in unilateral pulmonary agenesis case report. Clin Imaging 15:59, 1991
196. Schonheyer H, Jensen T, Hoiby N, Koch C: Clinical and serological survey of pulmonary aspergillosis in patients with cystic fibrosis. Int Arch Allergy Appl Immunol 85:472, 1988
197. Seigler RS: Bacterial tracheitis. Clin Pediatr 33:374, 1994
198. Shackelford GD, McAlister WH: The aberrantly positioned thymus: A cause of mediastinal or neck masses in children. AJR Am J Roentgenol 120:291, 1974
199. Shackelford GD, Siegel MJ, McAlister WH: Subglottic edema in acute epiglottitis in children. AJR Am J Roentgenol 131:603, 1978
200. Shah R, Friedman AC, Ostrum BJ, Sexauer W, Fiel SB: Pulmonary complications of cystic fibrosis in adults. Crit Rev Diagn Imaging 36:441, 1995
201. Shelley BE, Lorenzo RL: Primary squamous cell carcinoma of the lung in childhood. Pediatr Radiol 13:92, 1983
202. Shin MS, Berland LL, Hok J: Mediastinal cystic hygromas: CT characteristics and pathogenetic consideration. J Comput Assist Tomogr 9:297, 1985
203. Siegel MJ, Glazer HS, St. Amour TE, Rosenthal DD: Lymphangiomas in children: MR imaging. Radiology 170:467, 1989
204. Silverman FN (ed): Caffey's Pediatric X-Ray Diagnosis: An Integrated Approach. Chicago, Year Book Medical Publishers, 1985
205. Simoneaux SF, Bank ER, Webber JB, Parks WJ: MR imaging of the pediatric airway. Radiographics 15:287, 1995
206. Slovis TL, Meza M, Kuhn JP: Aberrant thymus: MR assessment. Pediatr Radiol 22:490, 1992
207. Smith FJ, Taves DH: Gastroduodenal involvement in chronic granulomatous disease of childhood. Can Assoc Radiol J 43:215, 1992
208. Smith P, Swischuk LE, Fagan CJ: An elusive and often unsuspected cause of stridor or pneumonia (the esophageal foreign body). AJR Am J Roentgenol 122:80, 1974
209. Solomon A, Rubinstein ZJ, Rogoff M, Rozenman J, Urbach D: Pulmonary blastoma. Pediatr Radiol 12:148, 1982
210. Solomon D, Smith RRL, Kashima HK, Leventhal BG: Malignant transformation in non-irradiated recurrent respiratory papillomatosis. Laryngoscope 95:900, 1985
211. Sotomayor JL, Douglas SD, Wilmott RW: Pulmonary manifestations of immune deficiency diseases. Pediatr Pulmonol 6:275, 1989
212. Spencer DA, John P, Ferryman R, Weller PH, Darbyshire P: Successful treatment of invasive pulmonary aspergillosis in chronic granulomatous disease with orally administered itraconazole suspension. Am J Respir Crit Care Med 149:239, 1994
213. Starshak RJ, Wells RG, Sty JR, Gregg DC: Diagnostic Imaging of Infants and Children, Vol II. Gaithersburg, MD, Aspen, 1992
214. Stern EJ, Webb WR, Warnock ML, Salmon CJ: Bronchopulmonary sequestration: Dynamic ultra-fast, high-resolution CT evidence of air trapping. AJR Am J Roentgenol 157:947, 1991
215. Stigers KB, Woodring JH, Kanga JF: The clinical and imaging spectrum of findings in patients with congenital lobar emphysema. Pediatr Pulmonol 14:160, 1992
216. Stocker JT, Madewell JE, Drake RM: Congenital cystic malformation of the lung. Hum Pathol 8:155, 1977
217. Stocker JT: Sequestrations of the lung. Semin Diagn Pathol 3:106, 1986
218. Sty JR, Wells RG, Starshak RJ, Gregg DC: Diagnostic Imaging of Infants and Children, Vol I. Gaithersburg, MD, Aspen, 1992
219. Sumner TE, Phelps CR, Crowe JE, Poolos SP, Shaffner LDS: Pulmonary blastoma in a child. AJR Am J Roentgenol 133:147, 1979
220. Sutton TJ, Nogrady MB: Radiologic diagnosis of subglottic hemangioma in infants. Pediatr Radiol 1:211, 1973
221. Swischuk LE: Abnormalities of the pharynx and larynx in childhood. Semin Roentgenol 9:283, 1974
222. Swischuk LE: Emergency Radiology of the Acutely Ill or Injured Child, 3rd ed. Baltimore, Williams & Wilkins, 1994
223. Swischuk LE: Imaging of the Newborn, Infant, and Young Child, 3rd ed. Baltimore, Williams & Wilkins, 1989
224. Swischuk LE: Transient respiratory distress of the newborn (TRDN): A temporary disturbance of a normal phenomenon. AJR Am J Roentgenol 108:557, 1970
225. Swischuk LE, John SD: Normal thymus extending between the right brachiocephalic vein and the innominate artery. AJR Am J Roentgenol 166:1462, 1996
226. Swischuk LE, Richardson CJ, Nichols MM, Ingman MJ: Primary pulmonary hypoplasia in the neonate. J Pediatr 95:5773, 1979
227. Swischuk LE, Richardson CJ, Nichols MM, Ingman MJ: Bilateral pulmonary hypoplasia in the neonate. AJR Am J Roentgenol 133:1057, 1979
228. Swischuk LE, Shetty BP, John SD: The lungs in immature infants: How important is surfactant therapy in preventing chronic lung problems? Pediatr Radiol 26:508, 1996
229. Takeda K, Kato N, Nakagawa T, Aoki K, Matsuda A: Horseshoe lung without respiratory distress. Pediatr Radiol 20:604, 1990
230. Tapper D, Schuster S, McBride J, et al: Polyalveolar lobe: Anatomic and physiologic parameters and their relationship to congenital lobar emphysema. J Pediatr Surg 15:931, 1980
231. Tjhen KY, Schmalz AA, Ibrahim Z, Nolte K: Pneumopericardium as a complication of foreign body aspiration. Pediatr Radiol 7:121, 1978
232. Tomasheski JF, Bruce M, Stern RC, Dearborn DG, Dahms B: Pulmonary air cysts in cystic fibrosis: Relation of pathologic features to radiologic findings and history of pneumothorax. Hum Pathol 16:253, 1985
233. Travis KW, Todres ID, Shannon DC: Pulmonary edema associated with croup and epiglottis. Pediatrics 59:695, 1977
234. Tyler DC, Murphy J, Cheney FW: Mechanical and chemical damage to lung tissue caused by meconium aspiration. Pediatrics 62:454, 1978
235. Uppal MS, Kotiman LJ, Katzenstein AL: Mycetoma within an intralobar sequestration: Evidence supporting acquired origin for this pulmonary anomaly. Chest 103:1627, 1993
236. Uyama T, Monden Y, Harada K, et al: A case of intralobar pulmonary sequestration with calcification and elevated serum values of carcinoembryonic antigen and carbohydrate antigen 19–9. J Thorac Imaging 4:74, 1989
237. Vade A, Kramer L: Extralobar sequestration presenting as intractable pleural effusion. Pediatr Radiol 19:333, 1989
238. van Son J, Julsrud PR, Hagler DJ, et al: Imaging strategies for vascular rings. Ann Thorac Surg 57:604, 1994
239. Watts FB, Slovis TL: The enlarged epiglottis. Pediatr Radiol 5:133, 1977
240. Weinberg AG, Currarino G, Moore GC, Votteler TP: Mesenchymal neoplasia and congenital pulmonary cysts. Pediatr Radiol 9:179, 1980
241. Wells RG, Sty JR: Lung mass in a five-year-old girl. Chest 89:747, 1986
242. Wesenberg RL, Graven SN, McCabe EB: Radiological findings in wet-lung disease. Radiology 98:68, 1971
243. Wesenberg RL, Blumhagen JD: Assisted expiratory chest radiography. Radiology 130:538, 1979
244. Wexler HA, Dapena MV: Congenital cystic adenomatoid malformation. Radiology 127:737, 1978
245. Williams RG, Jaffe RB, Condon VR, Nixon GW: Unusual features of pulmonary sling. AJR Am J Roentgenol 133:1065, 1979
246. Williams SD, Jamieson DH, Prescott CA: Clinical and radiological features in three cases of pulmonary involvement from recurrent respiratory papillomatosis. Int J Pediatr Otorhinolaryngol 30:71, 1994
247. Winer-Muram HT, Kauffman WM, Gronemeyer SA, Jennings SG: Primitive neuroectodermal tumors of the chest wall (Askin tumors): CT and MR findings. AJR Am J Roentgenol 161:265, 1993

248. Wolfson JJ, Quie PG, Laxdal SD, Good RA: Roentgenologic manifestations in children with a genetic defect of polymorphonuclear leukocyte function. Radiology 91:37, 1968
249. Wood BP: Infantile *Chlamydia trachomatis* pneumonia: Radiographic features. Ann Radiol 22:213, 1979
250. Wood BP: The newborn chest. Radiol Clin North Am 31:667, 1993
251. Woodring JH, Howard TA, Kanga JF: Congenital pulmonary venolobar syndrome re-visited. Radiographics 14:349, 1994
252. Yen TF, Harris V, Srinivasan G, Lilien L, Pyati S, Pildes R: Roentgenographic findings in infants with meconium aspiration syndrome. JAMA 242:60, 1979
253. Yulish BS, Owens RP: Thymic enlargement in a child during therapy for primary hypothyroidism. AJR Am J Roentgenol 135:157, 1980
254. Zadvinskis DP, Benson MT, Kerr HH, et al: Congenital malformations of the cervicothoracic lymphatic system: Embryology and pathogenesis. Radiographics 12:1175, 1992

CAPÍTULO 24

Infecções do Tórax

John H. Juhl e Janet E. Kuhlman

O tratamento e o controle das infecções do tórax são um campo que vem-se modificando rapidamente. O surgimento de novas infecções e de resistência às drogas em infecções bacterianas comuns e na tuberculose (TB) é uma tendência ominosa.[14] Com o aumento do número e dos tipos de pacientes portadores de imunodeficiências, seja pelo vírus da imunodeficiência humana (HIV), seja em conseqüência do tratamento de outras doenças, aumentou rapidamente o espectro das infecções pulmonares. Discutimos, neste capítulo, as causas comuns e incomuns da pneumonia pulmonar aguda, tanto bacterianas como não-bacterianas, bem como as manifestações torácicas da TB e infecções fúngicas. O Cap. 25 aborda as doenças do tórax em hospedeiros imunologicamente comprometidos.

INFECÇÕES PULMONARES AGUDAS

As infecções pulmonares agudas causam mortalidade e morbidade significativas. Apesar dos constantes avanços no diagnóstico e tratamento, as infecções respiratórias ainda são responsáveis por quase metade das mortes por infecções nos EUA, sendo muitas delas pneumonias de origem desconhecida em pacientes com mais de 65 anos de idade.[14]

A pneumonia aguda pode ser causada por vários organismos. Em alguns casos, eles produzem um padrão patológico macroscópico razoavelmente característico e, por isso, um padrão radiográfico passível de reconhecimento. Os achados podem ser classificados da seguinte maneira:

1. pneumonia lobar (alveolar, do espaço aéreo), exemplificada pela pneumonia por *Streptococcus pneumoniae*. O organismo chega à periferia do pulmão pelas vias aéreas. A transudação alveolar (edema) é seguida pela migração de leucócitos para o líquido alveolar. Com a progressão da doença, uma opacidade periférica homogênea (consolidação) dissemina-se em direção ao hilo e tende a cruzar as linhas segmentares. A pneumonia alveolar (do espaço aéreo) não se limita necessariamente a um lobo e, em muitas ocasiões, não envolve todo um lobo. Por isso, o termo *lobar*, em vários casos, é incorreto, sendo, porém, adotado por diversos autores;
2. broncopneumonia (pneumonia lobular), que ocorre, com freqüência, na infecção estafilocócica do pulmão. A doença origina-se das vias aéreas e dissemina-se aos alvéolos peribrônquicos. O processo tende a ser confinado pelos septos interlobulares, de modo que a aparência é de um acometimento esparso que causa opacidades indistintas. Podem ocorrer, porém, vários padrões radiográficos, como uma consolidação confluente que se assemelha à pneumonia lobar (alveolar);
3. pneumonia intersticial aguda, causada geralmente por um vírus ou um micoplasma. Muitas vezes, o envolvimento intersticial é mascarado pelo exsudato alveolar. Vários padrões alveolares são observados, mas a consolidação alveolar, quando presente, geralmente não é tão confluente nem tão densa quanto na pneumonia lobar ou lobular;
4. pneumonia mista, que constitui uma combinação de broncopneumonia, pneumonia lobar e intersticial.

Nas discussões seguintes, descrevemos os achados anatômicos macroscópicos mais comuns nas pneumonias por diversas causas, conforme refletido nas radiografias do tórax. As manifestações radiográficas das infecções pulmonares são tão variadas que o padrão observado fornece, muitas vezes, poucas informações, se alguma, em relação ao organismo causador da infecção. Por essa razão, em todos os casos deve-se lembrar que os achados radiográficos devem ser correlacionados com os dados clínicos, bacteriológicos e laboratoriais, para ter certeza do diagnóstico etiológico correto, no qual se baseia o tratamento. O papel do radiologista é localizar e definir a extensão da doença e quaisquer complicações, como um abscesso pulmonar, derrame pleural ou empiema. Deve-se, também, verificar se o padrão é indicativo de pneumonia ou não. Radiografias seriadas podem ser muito úteis para diferenciar um edema de uma infecção pulmonar e, também, são empregadas para acompanhar a evolução da pneumonia, especialmente quando surgem problemas clínicos.

Pneumonias Bacterianas

Pneumonia Pneumocócica

A infecção pulmonar aguda causada por *S. pneumoniae* é comumente designada como pneumonia lobar. Contudo, a infecção geralmente não envolve todo um lobo e pode ser denominada pneumonia alveolar. O *S. pneumoniae* causa cerca de 70% das pneumonias bacterianas nos EUA, com freqüência em pessoas sadias, mas a doença geralmente é mais grave naquelas com alcoolismo, doença neoplásica, doença pulmonar crônica ou imunidade alterada. Há mais de 82 tipos sorológicos de *S. pneumoniae*, porém a maioria das pneumonias é causada pelos tipos 1, 3, 4, 5, 7, 8, 9 ou 12. O tipo mais comum é o tipo 8. O tipo 14 causa pneumonia em crianças, todavia raramente em adultos. A mortalidade da pneumonia causada pelo tipo 3 é maior que aquela dos outros tipos. Surgiu, recentemente, a resistência das cepas de *S. pneumoniae* à penicilina e muitos outros antibióticos. Em conseqüência disso, muitos especialistas em doenças infecciosas recomendaram uma redução no uso indiscriminado de antibióticos empíricos e um uso mais amplo da vacina pneumocócica.[14]

Os organismos causadores da pneumonia pneumocócica são aspirados em gotículas de saliva ou muco, de modo que os lobos inferiores e os segmentos posteriores dos lobos superiores são os mais comumente afetados. O início é súbito, e as alterações morfológicas macroscópicas evidenciam-se logo no início da doença; os achados radiográficos podem ser observados dentro de seis a 12 horas do início dos sintomas. Em alguns casos, a desidratação pode diminuir as ma-

---

J. H. Juhl e J. E. Kuhlman: Department of Radiology, University of Wisconsin Medical School, Madison, Wisconsin, EUA, 53792-3252.

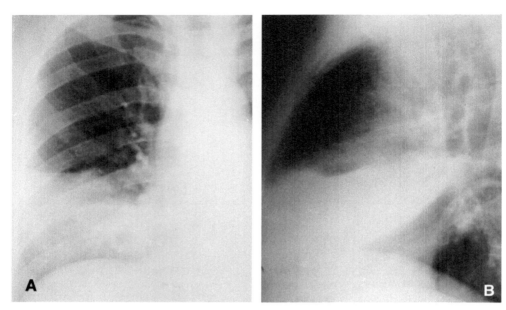

FIG. 24.1 Pneumonia lobar no lobo médio direito. Note a opacidade homogênea claramente definida pela fissura secundária na projeção frontal **(A)** e pela fissura maior, bem como a fissura secundária na incidência lateral **(B)**.

nifestações pulmonares da pneumonia, de modo que há uma demora no aparecimento radiográfico da doença. Nesses casos, a hidratação pode ocasionar o desenvolvimento aparentemente rápido de sinais radiográficos visíveis, embora as evidências relativas a tal fenômeno sejam conflitantes. O envolvimento geralmente se inicia perifericamente e dissemina-se centripetamente, com um envolvimento homogêneo que pode cruzar barreiras segmentares. A consolidação produzida pela doença manifesta-se, nas radiografias, por uma densidade homogênea. Todo um lobo pode ser afetado; mais comumente, apenas um ou alguns segmentos podem ser afetados. A densidade estende-se geralmente até a superfície pleural.

Uma consolidação sublobar periférica não-segmentar é vista, quando ocorre disseminação periférica através de limites segmentares,[34] o que tende a separar a pneumonia pneumocócica aguda das pneumonias de distribuição segmentar, como aquelas causadas pela obstrução brônquica por um tumor. Esta última doença normalmente não cruza a barreira formada pelas fissuras interlobares, sendo, por isso, claramente defini-

da pela fissura na projeção frontal ou lateral, dependendo do lobo ou segmento infectado (Fig. 24.1).

Na pneumonia pneumocócica, podem ser afetados todos os elementos no lobo acometido, exceto pelos brônquios maiores, ocasionando a ausência quase total de aeração. Os brônquios maiores podem, freqüentemente, ser vistos como tubos radiotransparentes que contêm ar numa densidade fora isso homogênea, o "broncograma aéreo". Há, com freqüência, um envolvimento pleural suficiente para ocasionar a elevação do hemidiafragma do lado afetado devido à dor. Não é raro haver uma pequena quantidade de líquido pleural, suficiente para obscurecer a profundidade do sulco costofrênico. Como o volume do lobo ou segmento não é significativamente reduzido, a opacidade produzida por essa doença pode ser diferenciada daquela produzida pela atelectasia (Fig. 24.2).

Podem ocorrer variações na distribuição da consolidação pulmonar. O padrão esférico (pneumonia redonda), relatado, com freqüência, em crianças, é uma forma em que a consolidação esférica bem-circunscrita pode simular

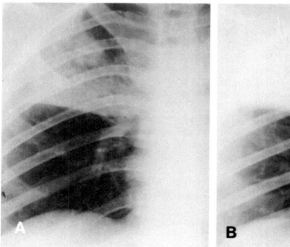
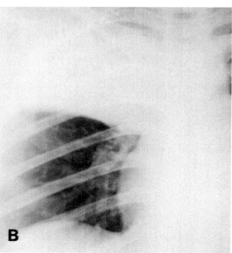

FIG. 24.2 Pneumonia pneumocócica no lobo superior direito. **A:** Radiografia obtida no dia seguinte após o início dos sintomas, que mostra a doença claramente definida pela fissura menor. A consolidação não está completa. **B:** Três dias depois, verifica-se a consolidação completa do lobo superior direito. O volume do lobo superior encontra-se ligeiramente diminuído, mas não há um colabamento significativo.

massa pulmonar ou paramediastinal.[118] Em pacientes com enfisema, bolhas radiotransparentes circundadas por consolidação podem simular cavidades. Em alguns pacientes, a distribuição da doença é algo esparsa ou lobular, simulando a distribuição da broncopneumonia.[34, 48] Pode-se observar, ocasionalmente, um padrão intersticial; e, às vezes, um padrão alveolar e intersticial misto. Por essa razão, conforme indicado anteriormente, os achados radiográficos não são diagnósticos da pneumonia pneumocócica.

O padrão da broncopneumonia é comum em pacientes hospitalizados, que freqüentemente apresentam doenças subjacentes. A resolução é bastante rápida, quando não há complicações. A condição tende a iniciar-se no hilo e a progredir em sentido periférico no lobo ou segmento. A opacidade torna-se mais irregular e esparsa durante a resolução, em contraste com seu aspecto homogêneo no início do quadro. É freqüente a atelectasia focal.

São poucas as complicações em pessoas sadias, porque a doença responde bem aos antibióticos, que, com freqüência, são administrados ao primeiro sinal de uma infecção respiratória. As complicações são a resolução demorada ou não-resolução, empiema e abscesso pulmonar. O achado radiográfico na resolução retardada é a persistência da densidade na área, que se torna bastante irregular e esparsa, mas acaba por desvanecer-se. Muito raramente, o processo se resolve de modo incompleto, deixando alguma fibrose irregular manifesta por feixes de densidade irregular no segmento ou lobo, muitas vezes com a diminuição do volume do lobo. Os achados no empiema e abscesso pulmonar são discutidos mais adiante.

Broncopneumonia

A broncopneumonia (pneumonia lobular) é uma infecção pulmonar aguda, de origem bacteriana, que ocorre geralmente como complicação de diversas doenças debilitantes, freqüentemente nos extremos da curva de vida. É encontrada mais comumente em indivíduos muito jovens ou nos muito idosos, afetados por alguma doença. A infecção é freqüentemente mista, de modo que várias bactérias patogênicas podem ser isoladas do escarro. A doença origina-se em numerosas áreas adjacentes do pulmão, ocasionando focos esparsos de inflamação que variam quanto ao tamanho e à forma, mas produzem uma densidade suficiente para serem visíveis na radiografia. A doença inflamatória não atravessa os limites septais. O padrão da doença é, por isso, descontínuo ou esparso.

Os achados radiográficos na broncopneumonia são variados, porque a doença pode-se localizar num único lobo ou segmento, ou envolver todos os lobos. A consolidação pneumônica produz densidades de tamanhos variados, geralmente bastante pequenas e pouco nítidas, e que podem ser descritas como padrão malhado. A doença pode evoluir de tal modo que essas pequenas áreas coalescem e formam opacidades grandes e irregulares. A localização geralmente é basal, mas a doença pode ocorrer em qualquer parte do pulmão (Fig. 24.3), ocorrendo freqüentemente como complicação de uma outra doença pulmonar, que pode obscurecer a pneumonia ou vice-versa. É particularmente difícil definir e diagnosticar a condição, quando ela ocorre como complicação na insuficiência cardíaca associada a congestão e edema pulmonar, que também causam opacidade basal. Igualmente é difícil diferenciá-la de outras patologias pulmonares agudas ou subagudas, como a síndrome de dificuldade respiratória do adulto (SDRA). Ocasionalmente, o processo é extremamente generalizado e simula uma doença pulmonar miliar, com pequenos nódulos pouco nítidos espalhados uniformemente por toda a extensão de ambos os pulmões. Como a broncopneumonia produz vários padrões radiográficos, sendo causada por vários organismos, sua designação é atualmente usada como um termo descritivo, e não de definição no que se refere à sua etiologia. Em contraste com a pneumonia alveolar, a broncopneumonia origina-se das vias aéreas brônquicas e envolve o parênquima circunvizinho. Conforme indicado, ela pode tornar-se confluente e assemelhar-se, então, à pneumonia alveolar. Deve-se recordar que as neo-plasias podem ser mascaradas por uma pneumonia focal esparsa, devendo-se recomendar radiografias e, também, estudos citológicos de seguimento, se os sintomas clínicos persistirem além do normal.

Pneumonia por Aspiração

A pneumonia por aspiração geralmente constitui uma infecção bacteriana mista, causada pela aspiração de material estranho pela árvore brônquica. As causas são numerosas: desde a aspiração de vômito por um paciente pós-cirúrgico ou semicomatoso, à aspiração em conse-qüência da paresia ou paralisia dos músculos da faringe. Fístulas traqueobrônquicas, refluxo gastroesofágico e diversas outras lesões do esôfago também podem causar pneumonias por aspiração. Os organismos Gram-negativos incluídos no aspirado podem produzir pneumonia, seguida de necrose e formação de abscessos,[130] complicação discutida na seção sobre os abscessos pulmonares.

Os achados radiográficos variam com a extensão da doença e sua localização. Os lobos inferior e médio direitos são os mais freqüentemente afetados, porém não é raro o envolvimento do lobo inferior esquerdo. São vistas áreas irregulares e maldefinidas de maior densidade, que podem ser extensas (Fig. 24.4). No início da doença, tais densidades são focais, mas, posteriormente, coalescem. Em alguns

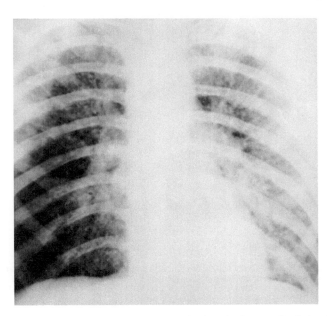

FIG. 24.3 Broncopneumonia. Note que a opacidade malhada generalizada é mais intensa à esquerda que à direita. O acometimento é muito extenso.

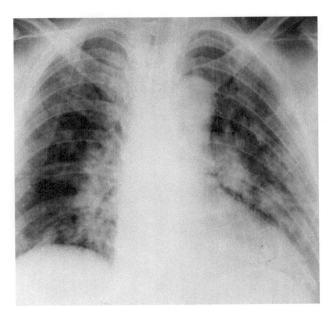

FIG. 24.4 Pneumonia por aspiração. Observe as opacidades esparsas imprecisas na metade inferior do pulmão esquerdo e uma alteração semelhante, porém menos extensa na base direita. Esse era um processo agudo, que se resolveu rapidamente com o tratamento.

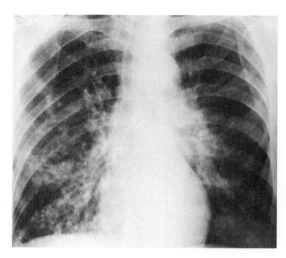

FIG. 24.5 Pneumonia por aspiração crônica. A pneumonia nas áreas parailares e na base direita é um pouco mais nítida e estriada que o processo agudo mostrado na Fig. 24.4. Esse paciente tinha uma obstrução parcial do esôfago e havia aspirado intermitentemente por vários meses.

casos, a doença é aguda e resolve-se rapidamente, quando o paciente se recupera da condição que produziu a aspiração. Noutros casos, a pneumonia decorre de uma doença crônica, e a aspiração repetida acarreta uma pneumonite basal crônica, que causa uma opacidade basal linear ou esparsa (Figs. 24.5 e 24.6). A aspiração do conteúdo gástrico que contém ácido (síndrome de Mendelson) pode produzir uma pneumonite química que causa edema pulmonar, freqüentemente numa parte pendente de um ou ambos os pulmões. A aparência é semelhante à do edema pulmonar basal por outras causas. Os achados radiográficos são, por isso, variados, podendo não ser possível diferenciar essa doença inflamatória basal de outras pneumonias basais inespecíficas ou da pneumonia crônica associada à bronquiectasia. Todavia, a correlação da história a achados clínicos e radiográficos costuma levar ao diagnóstico correto.

Pneumonia em Crianças

As diferenças na resposta a infecções pulmonares em lactentes e crianças pequenas, em comparação a crianças maiores e adultos, baseiam-se provavelmente em fatores anatômicos e imunológicos.[9,64] As vias aéreas são pequenas, moles e colabam com facilidade; o conseqüente aprisionamento de ar associado a hiperinsuflação pode ser encontrado em várias infecções nos 12 a 18 primeiros meses de vida. No período neonatal, a pneumonia por estreptococos B causa um aspecto semelhante ao da doença da membrana hialina. Na síndrome de aspiração fetal, as alterações radiográficas ocorrem rapidamente, à medida que o material aspirado é eliminado, e a hiperinsuflação desaparece.

A pneumonia estafilocócica tem uma evolução muito rápida, com o aparecimento, logo no início (em algumas horas), de derrame pleural, empiema e fístula broncopleural em associação a piopneumotórax ou abscessos pulmonares.[90] As pneumatoceles são muito comuns, ao resolver-se a pneumonia.

As infecções das vias aéreas podem associar-se a um acometimento pulmonar, de modo que uma radiografia do tórax pode ser o estudo inicial. Dever-se-á suspeitar de uma obstrução decorrente de epiglotite, se os pulmões estiverem hipoaerados ou edemaciados.

É muito importante correlacionar os achados radiográficos aos sinais e sintomas clínicos. Como exemplo, o organismo *Chlamydia trachomatis* causa conjuntivite em neonatos e pode produzir uma pneumonia intersticial, difusa e bilateral, associando-se à hiperinsuflação dos pulmões. A tosse é, com freqüência, o único sintoma, de modo que uma radiografia do tórax que mostre esses achados num neonato com conjuntivite deve sugerir tal diagnóstico.[113]

Pneumonia por Klebsiella (de Friedländer)

A pneumonia por *Klebsiella* é um tipo alveolar confluente de pneumonia, causado por *Klebsiella pneumoniae*. A doença ocorre mais freqüentemente em pacientes idosos e debilitados. O início geralmente é súbito, e a doença é freqüentemente fatal dentro de alguns dias. Pode começar como uma broncopneumonia, manifestada por áreas esparsas de opacidade, geralmente em um dos lobos superiores ou ambos, mas se dissemina rapidamente e torna-se confluente. Pode afetar todo um lobo. O lobo acometido tende a aumentar de volume, ocasionando uma convexidade da fissura interlobar adjacente. A extensa destruição dos tecidos leva à formação de abscessos em muitos desses pacientes, e a cavidade dos abscessos tipicamente tem paredes finas, nos casos em que se pode demonstrar uma parede (Fig. 24.7). Em muitos casos, a pneumonia confluente que circunda a cavidade do abscesso obscurece sua verdadeira parede. Às vezes, a necrose é extensa e há uma cavitação extremamente grande, quando o material necrosado é eliminado. É comum o derrame pleural, e um empiema segue-se, com freqüência, ao derrame. Na forma mais crônica, a doença tende a ser mais esparsa, a cavitação é menor, e as lesões podem assemelhar-se muito às da TB. Durante a resolução da pneumonia por *Kleb-siella*, podem, ocasionalmente, ocorrer pneumatoceles.

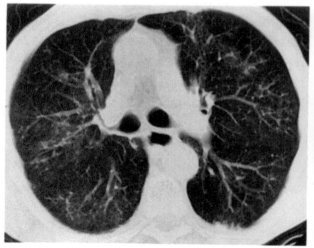 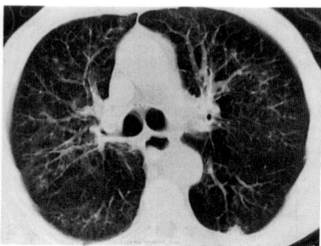

FIG. 24.6 A e B: Achados tomográficos num paciente com aspiração recorrente crônica. Um acometimento multifocal esparso do espaço aéreo encontra-se presente bilateralmente, com um padrão de árvore em brotamento visto na periferia dos pulmões, onde o material aspirado se tornara compactado nos bronquíolos. Note, também, o esôfago dilatado, com material de contraste retido na luz.

INFECÇÕES DO TÓRAX 723

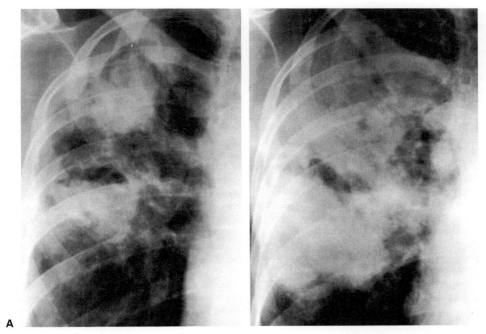

FIG. 24.7 Pneumonia por *Klebsiella*. **A:** A afecção é extensa, com evidências de cavidades, dentro das quais existem massas de material necrosado denso. **B:** Dez dias depois, evidencia-se o avanço considerável da doença.

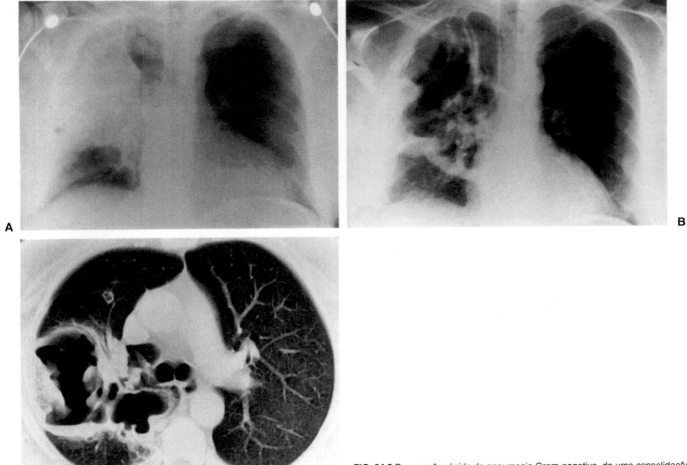

FIG. 24.8 Progressão rápida de pneumonia Gram-negativa, de uma consolidação do lobo superior direito (**A**) a uma cavitação extensa (**B** e **C**) em 10 dias.

Deve-se suspeitar desse diagnóstico, ao observar uma pneumonia confluente rapidamente progressiva em um ou ambos os lobos superiores, acarretando um aumento do volume pulmonar, na qual a cavitação se forma rapidamente. Quando evolui mais lentamente, a doença é, com freqüência, menos confluente, e sua distribuição em um dos lobos superiores ou ambos mais a presença de cavidades levam, muitas vezes, a um diagnóstico errôneo de TB. São, assim, necessários estudos bacteriológicos para a diferenciação. Nos pacientes que sobrevivem, pode haver um grau considerável de fibrose, ocasionando a contração do lobo com alterações secundárias no tórax decorrentes da perda de volume pulmonar. Nesse aspecto, a doença pode assemelhar-se à TB crônica.

Enterobacter e *Serratia* são bactérias Gram-negativas que causam pneumonia raramente, sendo mais comum *Serratia marcescens*, que geralmente causa uma pneumonia focal ou um processo difuso que pode afetar vários lobos. É comum o derrame pleural. Tanto *Enterobacter* como *Serratia* são geralmente encontrados em pacientes hospitalizados debilitados, freqüentemente em associação a outros organismos, como causa de infecções pulmonares. Na condição de um patógeno oportunista em pacientes em imunossupressão, o organismo *Serratia* pode produzir uma broncopneumonia necrosante, mas geralmente não causa um franco abscesso pulmonar (Fig. 24.8).

Pneumonia Estafilocócica

A pneumonia causada pelo *Staphylococcus aureus* pode ser primária nos pulmões ou secundária a uma infecção estafilocócica em outra parte do corpo. No tipo secundário, há a disseminação hematógena do organismo, enquanto no tipo primário a disseminação pulmonar geralmente é broncogênica. A doença costuma ocorrer em adultos debilitados e em lactentes durante o primeiro ano de vida; e as infecções estafilocócicas recorrentes são comuns em pacientes que usam drogas endovenosas e naqueles com AIDS. O início da doença é, em geral, abrupto, com grande prostração. A morte pode ocorrer em 24 a 48 horas. Como algumas das muitas áreas afetadas são adjacentes à pleura, é comum ter uma infecção pleural, com empiema e fístula broncopleural.

Em crianças, os achados radiográficos são bastante característicos e consistem em densas áreas de envolvimento pulmonar, que pode ser segmentar e local ou difuso.[90] A consolidação dissemina-se rapidamente, até envolver todo um lobo (broncopneumonia confluente); os brônquios são geralmente obscurecidos pelo exsudato, de modo que um broncograma aéreo não é normalmente visto. São comuns o derrame pleural, empiema e pneumotórax, sendo freqüentemente notadas pneumatoceles. Pode haver, também, a formação de abscessos, sendo comum a coalescência de pequenos abscessos. Uma pneumatocele é distinguida de um abscesso por sua parede fina e a rápida alteração no tamanho. A patogênese das pneumatoceles não foi estabelecida com certeza. A hipótese mais popular considera que ocorre uma obstrução tipo válvula entre a luz de um pequeno brônquio e o interstício adjacente. Múltiplas pneumatoceles podem-se formar, geralmente na primeira semana da doença, podendo tornar-se muito grandes. São comuns o acúmulo de líquido e a ocorrência de níveis hidroaéreos durante a fase ativa da pneumonia. As pneumatoceles podem persistir por meses, mas, em geral, desaparecem totalmente (Fig. 24.9). Em adultos, os achados não são tão característicos. Pneumotórax e pneumatoceles não são muito comuns, mas ocorrem efetivamente, e o derrame pleural e empiema têm freqüência menor que em crianças, com exceção dos pacientes com AIDS e usuários de drogas endovenosas. Os abscessos são um pouco mais comuns que em crianças e tendem a coalescer (Fig. 24.10). A doença geralmente é bilateral, pode ser difusa e algo nodular, embora raramente seja lobar.

Um derrame pleural, freqüentemente causando empiema, ocorre em cerca de metade dos pacientes. Uma alteração rápida e a ausência de correlação entre a gravidade dos sintomas clínicos e os achados radiográficos são freqüentemente observadas. A resolução é, em geral, lenta tanto em crianças como em adultos. Quando a doença é hematógena, êmbolos sépticos podem causar múltiplos pequenos abscessos, bem como focos pequenos e difusos de pneumonia.

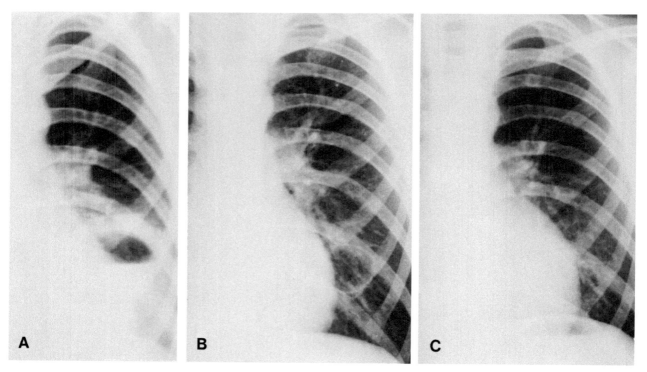

FIG. 24.9 Pneumonia estafilocócica no lobo inferior esquerdo que ocasiona a formação de uma pneumatocele. **A:** Note a opacidade homogênea na base esquerda, indicativa de uma pneumonia bastante extensa. Há uma área radiotransparente que circunda um nível líquido. O acometimento alveolar pulmonar em torno da pneumatocele torna impossível determinar a espessura da parede. **B:** A doença inflamatória resolveu-se quase totalmente, deixando a pneumatocele de paredes finas semelhante a um cisto. Essa radiografia foi obtida um mês após aquela mostrada em **A**. **C:** A pneumatocele não é mais visível nessa radiografia obtida três meses após o exame inicial.

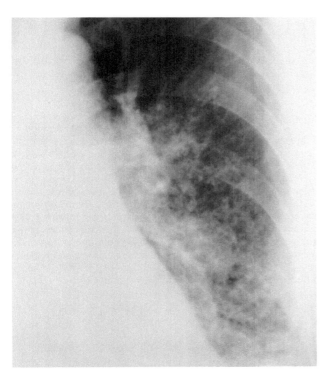

FIG. 24.10 Pneumonia estafilocócica. É extenso o acometimento do lobo inferior esquerdo, no qual numerosas pequenas áreas transparentes arredondadas constituem pneumatoceles ou pequenos abscessos.

Pneumonia por Streptococcus pyogenes

A pneumonia causada pelo *S. pyogenes* (estreptococo hemolítico do grupo A de Lancefield) ocorre geralmente após doenças infecciosas agudas, como o sarampo e a gripe. Essa doença é rara atualmente, sendo radiograficamente semelhante à pneumonia estafilocócica na freqüência de envolvimento pleural, incluindo empiema nos casos em que a terapia antibiótica não é iniciada prontamente. O envolvimento pulmonar tem uma tendência a ser de tipo mais difuso e intersticial que na pneumonia estafilocócica, com opacidades finas irradiando-se para fora, dos hilos para a periferia. A combinação de opacidades nodulares indistintas que se desenvolvem rapidamente num paciente agudamente doente, com cavitação subseqüente em muitas áreas, é característica da pneumonia estafilocócica ou estreptocócica, sendo a primeira mais provável. As infecções por *S. pyogenes* geralmente não causam pneumatoceles.

Pneumonia Tularêmica

A tularemia é uma doença infecciosa causada por *Francisella tularensis*, um pequeno bacilo Gram-negativo. Essa é uma doença de pequenos animais e pode disseminar-se diretamente dos animais para os seres humanos.[127] O modo mais comum de infecção é através da pele dos caçadores que cozinham caça miúda. A infecção também pode ser transmitida por mordidas de carrapato, bem como de moscas de cavalos e veados. Um envolvimento pulmonar, sob a forma de pneumonia por esse organismo, está presente em aproximadamente 50% dos seres humanos afetados. Os achados radiográficos não são característicos, mas alguns autores relataram uma incidência elevada de lesões ovais semelhantes a um abscesso sem cavitação. Outros autores, porém, indicaram uma grande variabilidade nos achados pulmonares.[91] A infecção pode produzir um acometimento inflamatório pulmonar unilateral ou bilateral, e geralmente pouco circunscrito. Ocasionalmente, a distribuição é lobar, provocando a consolidação de todo um lobo. A infecção comumente é basal, e o acometimento geralmente é mais de um lado que do outro, de modo que ele é assimétrico, quando bilateral. Não é raro um pequeno derrame pleural,[26] e o aumento dos linfonodos hilares também está presente em muitos casos. O tempo necessário para a resolução varia muito. Em alguns pacientes, pode haver a resolução completa em sete a 10 dias, e, em outros, a doença pode persistir por seis semanas. Como o padrão radiográfico não é característico, o diagnóstico tem de ser confirmado por métodos laboratoriais. É difícil isolar os organismos do escarro, mas, caso se suspeite da doença, pode-se comprovar sua presença por testes de aglutinação.

Pneumonia da Brucelose

A brucelose em seres humanos, nos EUA, é causada geralmente por organismos *Brucella suis*. O envolvimento pulmonar é raro, e os sintomas geralmente são leves.[41, 103] Os achados radiográficos são variados. Faixas de opacidade que se irradiam para fora a partir dos hilos associam-se, com freqüência, a uma adenopatia hilar e podem ser bilaterais. É encontrado, ocasionalmente, o envolvimento pleural, com derrame. Em outros casos, é encontrado um acometimento miliar generalizado, assemelhando-se à broncopneumonia miliar. Também são descritos nódulos pulmonares solitários e circunscritos. As alterações radiográficas pulmonares aparecem rapidamente, mas tendem a persistir por longos períodos, com resolução muito lenta. O diagnóstico não pode ser feito no exame radiográfico, mas deve depender dos resultados de estudos bacteriológicos, testes de aglutinação e testes cutâneos. Calcificações no baço, que têm uma aparência típica, podem ser uma indicação do diagnóstico em pacientes com a história de exposição apropriada.[8]

Pneumonia por Pertussis

A coqueluche é geralmente causada por organismos *Bordetella pertussis*. O organismo pode, também, causar pneumonia, uma complicação incomum, porém não-rara. O acometimento pulmonar inicia-se no estágio paroxístico da coqueluche e estende-se até a fase de resolução. É encontrado geralmente em crianças, mas pode ocorrer em adolescentes e adultos.

O envolvimento pulmonar tende a ser central, com faixas de opacidade que se irradiam pela região parabrônquica. Os achados radiográficos decorrentes dessa distribuição da doença consistem em margens cardíacas indefinidas e uma aparência irregular, designada como padrão do "coração felpudo". Pode haver, também, algumas áreas subsegmentares de consolidação, assim como áreas esparsas de atelectasia, causadas presumivelmente por tampões mucosos, especialmente em crianças maiores e adultos. Em alguns casos, a pneumonia pode ser causada por outros organismos complicando a coqueluche, uma broncopneumonia generalizada.

Pneumonia por Pseudomonas

Há uma incidência crescente da pneumonia causada por *Pseudomonas aeruginosa*, um bacilo Gram-negativo. Os casos ocorrem geralmente em pacientes hospitalizados, sendo freqüentemente relacionados ao uso de antibióticos, esteróides e drogas imunossupressivas e citotóxicas. Há evidências de que os aparelhos de ventilação a pressão positiva,[57] aparelhos de sucção e nebulização, bem como traqueostomias são fatores importantes no desenvolvimento dessa doença. *P. aeruginosa* é um organismo associado à água encontrado em muitas fontes ambientais, tanto em hospitais como fora deles.[117] É extremamente difícil erradicar o organismo causador após o estabelecimento da doença pulmonar.

Foram descritos vários padrões radiográficos de envolvimento pulmonar: (1) consolidação pneumônica bilateral, com acometimento inicial esparso e difuso, progredindo e coalescendo, até envolver grande parte de ambos os pulmões; (2) extensa consolidação pneumônica bilateral, com a formação de abscessos (os abscessos podem ser múltiplos e pequenos ou poucos e grandes); (3) densidades nodulares ou esparsas difusas, com ou sem formação de abscessos; e (4) pneumonia unilateral, semelhante à pneumonia bilateral coalescente. Muitas espécies de *Pseudomonas* são angioinvasivas. Os espécimes patológicos mostram que as colônias de bactérias invadem efetivamente os vasos sanguíneos pulmonares e causam uma vasculite e oclusão trombótica, o que predispõe as áreas de pneumonia por *Pseudomonas* a apresentar infarto necrótico, sendo a cavitação pulmonar uma característica proeminente de muitas infecções por *Pseudomonas*.[29] Podem, por isso, ocorrer quase todos os padrões, não sendo os achados radiográficos diagnósticos (Fig. 24.11). Pode haver um derrame pleural, mas ele não é uma característica proeminente da doença. Há evidências de que a presença de *P. aeruginosa* no escarro de pacientes com acometimento pulmonar crônico indica uma bronquiectasia subjacente.

Embora muitas infecções por *Pseudomonas* ocorram em pacientes debilitados ou hospitalizados, elas podem ocorrer em pessoas sadias. Pneumonias graves por *Pseudomonas*, até mesmo fatais, têm sido associadas ao uso de banheiras de hidromassagem e saunas domésticas e em motéis, presumivelmente devido à inalação de um grande número de bactérias aerossolizadas de unidades contaminadas para os pulmões.[68, 117]

Causada pela infecção por *P. pseudomallei*, a melioidose é endêmica em países tropicais, especialmente Índia, Burma, Sri Lanka e América do Sul. Depois da guerra do Vietnã, casos esporádicos foram relatados nos EUA, principalmente em veteranos dessa guerra.[19] A infecção pode ser aguda ou crônica. A forma aguda é mais comum e caracteriza-se por um acometimento nodular indistinto, com freqüência amplamente disseminado, mas que tende a afetar os lobos superiores. Os nódulos coalescem e cavitam numa percentagem elevada dos casos. A forma crônica simula a TB pulmonar, porque os nódulos costumam envolver os lobos superiores e, muitas vezes, cavitam. São raros a adenopatia hilar e o derrame pleural.

Ocasionalmente, a cavitação pulmonar aparece agudamente anos após a infecção inicial, devendo, pois, ser suspeitada, quando surge uma cavidade pulmonar num paciente aparentemente sadio que esteve numa área endêmica alguns anos antes.

Pneumonia por Bactérias Anaeróbicas

Vários organismos anaeróbicos podem causar infecções pulmonares, tais como, entre outros, *Bacteroides fragilis*, *Bacteroides melaninogenicus* e *Bacteroides oralis*; membros do gênero *Fusobacterium*, *Clostridium* e *Eubacterium*; e os cocos Gram-positivos dos gêneros *Peptostreptococcus* e *Peptococcus*. Muitas dessas infecções são causadas por vários organismos, porque diversas são conseqüentes da aspiração de secreções orais, especialmente em pacientes com higiene oral deficiente. Elas também podem ocorrer em pacientes diabéticos, naqueles com uma condição maligna e nos pacientes em imunossupressão. É produzido, geralmente, um tipo alveolar de pneumonia, que pode ser extensa. O lobo inferior direito é a localização mais comum, mas, com freqüência, há mais de um lobo envolvido. Cerca de metade dos pacientes apresenta apenas acometimento pulmonar, aproximadamente um quarto tem a pleura e o parênquima afetados, e o restante apenas a

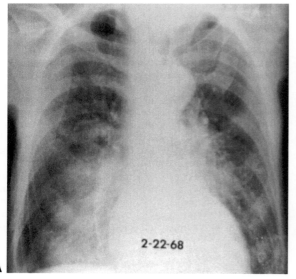
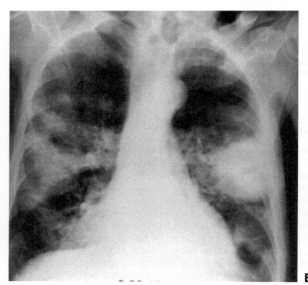
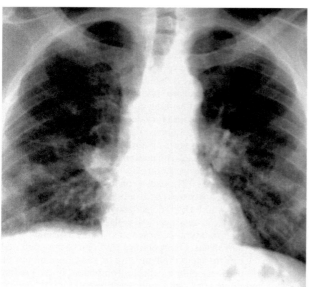

FIG. 24.11 Pneumonia por *Pseudomonas* num paciente com uma doença debilitante crônica. **A:** O exame inicial revela um acometimento difuso bilateral na base medial direita e na área parailar esquerda. **B:** Uma semana depois, note a opacidade em forma de massa tumoral na parte média do pulmão esquerdo e um acometimento mais esparso na parte média e na base medial do pulmão direito. Nada há de característico a respeito do padrão da doença, como ocorre com freqüência. **C:** Disseminação hematógena difusa em outro paciente. Note o acometimento difuso, pouco nítido, principalmente basal.

pleura envolvida, geralmente com empiema. A formação de abscessos e pneumonia necrosante são complicações comuns. Ocorrem abscessos em mais de 50% dos pacientes com acometimento pulmonar. Fístulas broncopleurais também podem complicar a doença. As bactérias anaeróbicas são, pois, uma causa proeminente de pneumonia por aspiração, abscesso pulmonar, pneumonia necrosante e empiema. É alta a mortalidade nesses pacientes, muitos dos quais apresentam depressão das respostas imunes ou leucopenia.[13]

Outras Pneumonias Bacterianas

A pneumonia causada pela infecção por *Proteus vulgaris* é principalmente basal, pode ter distribuição alveolar ou lobular, e tende a produzir cavitação, podendo causar uma diminuição do volume do pulmão afetado. Em raras ocasiões, a *Escherichia coli* causa uma pneumonia, geralmente multilobar e basal. Pneumatoceles são, ocasionalmente, observadas nessa infecção, e a pneumonia alveolar causada pelo referido organismo raramente acarreta cavitação maciça. É comum o derrame pleural.

O envolvimento pneumônico pode ocorrer na *febre tifóide*, geralmente com uma broncopneumonia com cavitação, derrame pleural ou empiema. Organismos *Salmonella*, que não a *Salmonella typhosa*, podem produzir um padrão semelhante no pulmão. Já foi também descrito um padrão miliar agudo na bacteremia por salmonelas.[42] O *Hemophilus influenzae* tipo B é uma rara causa de pneumonia,[9] que ocorre cada vez mais como causa de pneumonia em pacientes HIV-positivos.

Em adultos, essas infecções aparecem como uma pneumonia lobular aguda no lobo inferior ou como um processo alveolar lobar mais confluente. Este último é um pouco mais comum. As pneumatoceles são raras, mas têm sido relatadas. Encontram-se em risco pacientes alcoólatras, imunologicamente comprometidos ou que estão se submetendo à quimioterapia. Em lactentes, são comuns o derrame pleural e o empiema, além de um extenso acometimento alveolar. Este último pode ser uma densidade do tipo segmentar e esparso, mas várias manifestações já foram descritas, como os padrões reticulares ou lineares, nodulares, reticulonodulares, de vidro fosco e de favo de mel. O derrame pleural é bastante comum e pode ser complicado por empiema. A cavitação é rara; os achados radiográficos resolvem-se lentamente.

O envolvimento pulmonar também pode ocorrer em pacientes com *antraz* ou *peste bubônica*. Na pneumonia do antraz, há, com freqüência, um aumento considerável dos linfonodos mediastinais, derrame pleural e, às vezes, hemorragias intrapulmonares, além de um extenso acometimento pulmonar. A peste bubônica pode afetar, com freqüência, o pulmão.[5] Na peste pneumônica secundária, pequenas densidades bilaterais são a manifestação inicial mais comum. A doença pode disseminar-se e envolver grande parte dos pulmões por um processo alveolar denso, freqüentemente fatal. Em raros casos, o padrão é aquele de densidades de padrão malhado extenso e bilateral, que se assemelha ao padrão da SDRA. Esse padrão reflete, em alguns casos, a coagulopatia intravascular.

Doença dos Legionários

A doença dos legionários, que afetou quase 200 pessoas na Convenção dos Legionários em Filadélfia, em julho de 1976, é causada pelo bacilo Gram-negativo aeróbico *Legionella pneumophila*.[27] Desde essa descrição original, já foram descritas 34 espécies e 52 grupos sorológicos de *Legionella*, mostrando-se cerca de metade deles patogênica aos seres humanos. A bactéria associa-se a reservatórios de água, como as torres de resfriamento de ar condicionado.[116] Clinicamente, a doença aguda caracteriza-se por uma febre alta, calafrio e tosse não-produtiva, associada, com freqüência, a dores torácicas, mal-estar, dores musculares e abdominais, cefaléia e sintomas gastrintestinais. Hiponatremia e elevação da fosfatase alcalina são dois resultados laboratoriais que podem ocorrer na doença dos legionários e que não estão presentes, com freqüência, em pacientes com outras pneumonias adquiridas na comunidade.[116] Desde o surto em Filadélfia, foram relatados muitos surtos locais e esporádicos em todos os EUA. Os fatores predisponentes incluem fumo, alcoolismo, diabete, cardiopatias e imunossupressão.

Os achados radiográficos são, principalmente, aqueles de um processo pneumônico alveolar, bilateral em cerca de metade dos casos relatados (Fig. 24.12). Tende a haver uma predominância dos lobos inferiores. O acometimento alveolar pode ter uma distribuição lobar ou lobular. Às vezes, o processo alveolar aparece como uma grande opacidade, de margens indistintas, geralmente redonda ou oval. Algumas são centrais, outras periféricas; podem ser unilaterais ou bilaterais. As lesões redondas parecem ser um pouco mais comuns que qualquer outra manifestação radiográfica. As lesões redondas, semelhantes a massas tumorais muitas vezes progridem rapidamente e envolvem todo um lobo. No início da doença, pode haver opacidades esparsas pouco nítidas, que, em muitos casos, evoluem para um padrão lobar. Foi relatado um paciente em que havia um envolvimento praticamente universal de ambos os pulmões por um processo alveolar, no qual eram muito proeminentes os broncogramas aéreos. A cavitação, presumi-

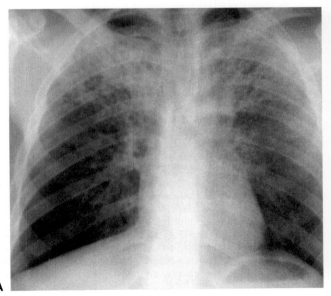
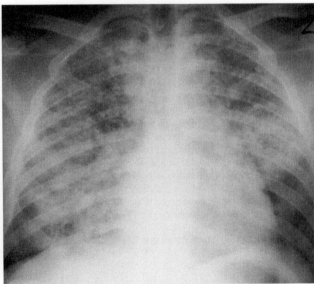

FIG. 24.12 Pneumonia por *Legionella* num paciente com a síndrome da imunodeficiência adquirida. **A:** A radiografia inicial mostra o acometimento bilateral do lobo superior, que parece apresentar um padrão intersticial e alveolar misto. **B:** Duas semanas e meia depois, há um extenso acometimento bilateral que parece ter um padrão basicamente alveolar. Esse acometimento é mais difuso e menos semelhante a massa que as descrições originais.

velmente conseqüente a uma pneumonia necrosante, foi relatada em vários pacientes, muitos dos quais em imunossupressão. Foi relatado um paciente no qual se evidenciaram a formação de pneumatoceles e um pneumotórax espontâneo. Pode ocorrer o derrame pleural, mas é difícil avaliar sua incidência, porque muitos dos pacientes têm patologias renais ou cardiovasculares que complicam o quadro clínico. A resolução geralmente é lenta e posterior à melhora clínica. Um padrão intersticial pode aparecer durante a resolução.

É evidente que há uma grande variedade de padrões radiográficos nessa doença, de modo que o diagnóstico não pode ser feito com base nas radiografias do tórax. Deve-se, porém, suspeitar da doença num paciente com uma pneumonia atípica no qual as radiografias mostram opacidades alveolares arredondadas, grandes, com margens indistintas, unilaterais ou bilaterais, evoluindo rapidamente, até envolver um ou mais lobos inteiros.

O agente da pneumonia Pittsburgh (*Tatlockia micdadei*, *Legionella micdadei*) foi descrito em 1979. É um bacilo Gram-negativo fracamente acidófilo, que parece ser idêntico ao organismo Tatlock, descrito 37 anos antes. A condição foi reconhecida como uma doença vista principalmente em pacientes submetidos a um transplante renal e outros tratados com terapia corticosteróide em altas doses. Todavia, também já foi relatada[94] em pacientes que não estavam em imunossupressão. Os achados radiográficos são aqueles de um tipo alveolar de pneumonia, geralmente num lobo, segmentar ou subsegmentar, e de aparência nodular. Em pacientes imunologicamente comprometidos, ela se dissemina muito rapidamente e, ocasionalmente, apresenta cavitação. Um derrame pleural é encontrado em cerca de 30% dos pacientes. O organismo é semelhante à *L. pneumophila*, e as duas doenças são encontradas simultaneamente em alguns pacientes. O diagnóstico é feito pela biópsia pulmonar.

Infecções Pulmonares em Hospedeiros Comprometidos (Infecções Oportunistas)

As doenças do tórax, incluindo as infecções oportunistas que ocorrem em hospedeiros imunologicamente comprometidos, são discutidas no Cap. 25.

Pneumonias Adquiridas em Hospitais (Nosocomiais)

As pneumonias adquiridas em hospitais são importantes, porque a resistência alterada dos pacientes hospitalizados torna-os muito suscetíveis a bacilos Gram-negativos, como *P. aeruginosa*, *E. coli* e outras espécies de *Enterobacter*. Também já foram relatados surtos de pneumonias por *Staphylococcus*, *Klebsiella*, *Proteus* e outros organismos. Além disso, o uso generalizado de antibióticos tem produzido patógenos resistentes que também podem causar pneumonias. Os pulmões são afetados em 10% a 30% das infecções adquiridas em hospitais. Nessa população de pacientes, a mortalidade pode ser muito alta e devem-se tomar todas as precauções, para evitar a contaminação dos equipamentos de terapia respiratória, máquinas de anestesia, aparelhos de ar condicionado e outros aparelhos usados no cuidado dos pacientes. A infecção por *Pseudomonas* é particularmente comum nesse grupo de pacientes, é muito difícil de tratar e tem mortalidade elevada apesar do tratamento com combinações variadas de antibióticos. Deve-se considerar a pneumonia nosocomial, quando um paciente hospitalizado vem a apresentar leucocitose, tosse ou febre. Nessa situação, qualquer opacidade pulmonar nova ou crescente pode constituir uma pneumonia. Não há um padrão específico para os diversos organismos envolvidos, de modo que o papel do radiologista é notar a doença e sugerir a possibilidade de uma pneumonia.

Pneumonias por Vírus, Micoplasmas e Riquétsias

Pneumonia por Micoplasmas

A pneumonia por *Mycoplasma pneumoniae* (o agente Eaton) é responsável por uma percentagem significativa das pneumonias primárias atípicas em crianças e adultos jovens (15% a 20% ou mais). Causa provavelmente quase 50% das pneumonias encontradas em pessoas com menos de 16 anos de idade. O restante dos pacientes com pneumonias primárias têm a doença causada por adenovírus, vírus parainfluenza, vírus sincicial respiratório e, provavelmente, outros vírus. Em muitos pacientes, a causa não é determinada. Crioaglutininas são encontradas no soro de 50% a 60% dos pacientes com pneumonia por *Mycoplasma*. Um título de 1:32 ou mais é considerado positivo, sendo encontrado geralmente 10 a 14 dias após o início dos sintomas. Comumente, está presente um título elevado. A pneumonia por micoplasmas tende a ocorrer em epidemias, bem como esporadicamente, de modo que é difícil obter dados significativos quanto à sua freqüência relativa. A doença ocorre geralmente em adultos jovens sadios. É aguda, leve e autolimitada em muitos casos, mas pode ser grave e apresentar um acometimento pulmonar generalizado. Mortes ocasionais já foram relatadas. O exsudato inflamatório é, ocasionalmente, mais intersticial que nas pneumonias bacterianas, mas também está presente o exsudato alveolar, que contém menos células e mais líquido que no tipo bacteriano. O início dos sintomas é gradual e há, com freqüência, um retardo de dois a três dias no aparecimento de densidades pulmonares visíveis no exame radiográfico. Putman e colaboradores[108] descreveram dois grupos de pacientes com achados clínicos e radiográficos diferentes. Um grupo com dor torácica aguda, tosse e febre veio a apresentar um acometimento do espaço aéreo segmentar ou lobar. O outro grupo teve uma evolução mais crônica, permaneceu afebril e não apresentou tosse nem dor torácica. Eles tiveram alterações intersticiais e um padrão reticulonodular ou misto de acometimento focal do espaço aéreo e intersticial. Outros autores notaram menor relação entre os sintomas e a distribuição anatômica.

Os achados radiográficos refletem as alterações anatômicas. As formas reconhecíveis podem ser divididas em vários tipos:

1. tipo peribrônquico ou intersticial. Os achados do tipo peribrônquico consistem em densidades em faixa que se estendem do hilo para fora, acompanhando o padrão da trama vascular, limitadas a um único segmento ou que afetam um ou vários lobos. O exsudato alveolar pode produzir densidades em placas esparsas, assim como sombras lineares;
2. tipo broncopneumônico. Os achados radiográficos são semelhantes àqueles descritos para a broncopneumonia e podem ser igualmente disseminados. Opacidades, geralmente pouco nítidas e difusas, podem ser notadas em qualquer lobo ou segmento, podendo ser bilaterais;
3. tipos lobar e segmentar. Os achados são aqueles de uma densidade homogênea que constitui a consolidação num segmento, em vários segmentos ou num lobo. O envolvimento de um único lobo ocorre em quase 50% dos pacientes. Podem estar presentes broncogramas aéreos. O aspecto da consolidação é semelhante ao verificado na pneumonia lobar por *S. pneumoniae*. O derrame pleural ocorre em cerca de 20% dos pacientes com esse tipo de doença, sendo raro no tipo intersticial;
4. tipo difuso. Um padrão reticulonodular bilateral por toda a extensão de ambos os pulmões. O derrame pleural é raro.

Um ou mais desses tipos anatômicos macroscópicos da doença podem estar presentes num único paciente. Há uma tendência a que a doença se resolva numa área e se dissemine em outra, com freqüência no pulmão oposto. A atelectasia pode ocorrer em conseqüência da obstrução brônquica, sendo freqüentemente do tipo lobular e focal. Ocasionalmente, uma pneumatocele pode ocorrer devido a uma obstrução tipo válvula de repercussão, devendo ser diferenciada de um abscesso pulmonar (veja a Fig. 24.7). A resolução geralmente é lenta, sendo comum a presença de lesões pulmonares persistentes por uma semana ou mais, após os achados clínicos terem desaparecido. Ocasionalmente, a demora é bem maior. A pneumonia por micoplasmas não pode ser diferenciada das infecções viróticas do pulmão e assemelha-se à pneumonia bacteriana, quando a distribuição é segmentar ou lobar (Figs. 24.13 a 24.15).

No diagnóstico diferencial, existem achados que ajudam a diferenciar a pneumonia por micoplasmas da bacteriana, os quais consistem na ausência de envolvimento pleural, manifestado pela ausência de elevação do diafragma e ausência de líquido pleural em muitos casos. A demora no aparecimento da afecção pulmonar após o início clínico também ajuda. A tendência a resolver-se numa área e disseminar-se em outra é mais comum na referida doença que na pneumonia bacteriana. O envolvimento bilateral é provavelmente mais comum que nas

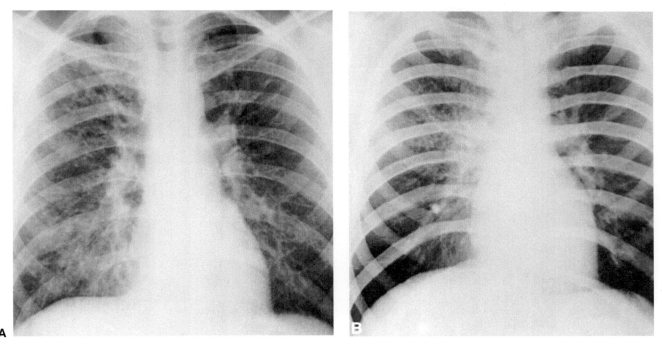

FIG. 24.13 Pneumonia viral. **A:** Um extenso acometimento intersticial é visto em todo o pulmão direito, com alterações semelhantes, porém de intensidade muito menor à esquerda. **B:** O envolvimento difuso, que parece ser principalmente intersticial, encontra-se confinado, em grande parte, ao lobo superior direito em outro paciente.

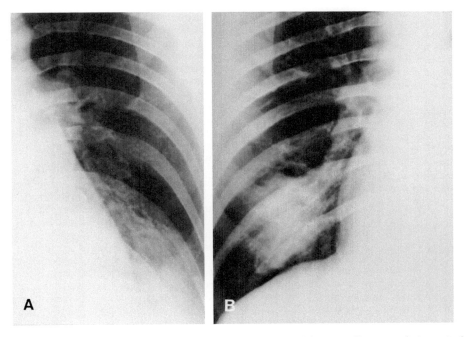

FIG. 24.14 Pneumonia viral. Nesses dois pacientes, a doença é principalmente do tipo alveolar, sendo bastante difusa no paciente mostrado em **A** e localizada numa lesão irregular tipo massa tumoral no paciente mostrado em **B**.

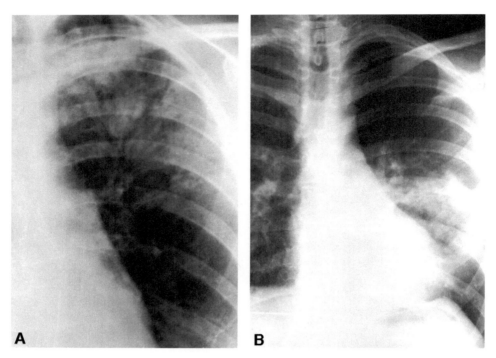

FIG. 24.15 Pneumonia por micoplasma. **A:** O broncograma aéreo denota um acometimento alveolar, mas também parece haver alguma alteração intersticial na parte central superior do pulmão. **B:** Uma pneumonia alveolar, provavelmente subsegmentar, é notada no lobo inferior esquerdo.

pneumonias bacterianas, ocorrendo a doença freqüentemente num lobo inferior e no lobo superior ou médio oposto. Todavia, como o padrão radiográfico pode variar muito, o diagnóstico tem de ser substanciado por achados clínicos e laboratoriais (Fig. 24.16).

Pneumonia por Adenovírus

Há 28 tipos de adenovírus, uma causa comum de patologias do trato respiratório superior e que pode causar pneumonia, freqüentemente em epidemias. A doença geralmente é mais grave em lactentes e crianças pequenas que em adultos jovens. O padrão radiográfico mais comum é aquele de opacidades irregulares muito disseminado ou confluente, geralmente em distribuição peribrônquica. É geralmente observada uma resolução lenta, com bronquiectasia residual em algumas crianças, e bronquiolite obliterante e outros acometimentos pulmonares crônicos em outras. Esse vírus também causa bronquiolites agudas com hiperinsuflação em lactentes e pode causar um pulmão hipertransparente unilateral (síndrome de Swyer-James). A bronquiolite pode, ainda, ser causada por outros vírus, como o vírus sincicial respiratório, rinovírus, vírus influenza e vírus parainfluenza, geralmente em crianças. Ela não é comum em adultos e raramente é diagnosticada. Embora o envolvimento pulmonar possa ser extenso, a doença aguda pode não ser grave, especialmente em adultos.

Outras Pneumonias Viróticas

Diversos vírus são capazes de causar pneumonia, freqüentemente em epidemias.[24] Algumas novas doenças viróticas, como a febre Ebola e a síndrome pulmonar por hantavírus, surgiram em anos recentes como epidemias que acarretam risco de vida para os pacientes.[14] Os achados radiográficos de muitas pneumonias viróticas são semelhantes àqueles descritos para a pneumonia por micoplasmas, de modo que não se pode estabelecer a causa com base unicamente nesses achados. Em algumas epidemias, o pericárdio é envolvido, ocasionando derrames, freqüentemente associados também a derrames pleurais. Muitas vezes, o vírus não é identificado com certeza nesses pacientes, e o diagnóstico baseia-se nos achados clínicos. A doença geralmente não é tão prolongada nem tão grave como a pneumonia por micoplasmas.

A *gripe epidêmica*, uma doença virótica, pode associar-se a uma infecção virótica do parênquima pulmonar além do envolvimento da árvore traqueobrônquica. Os sinais radiográficos são variáveis, com achados freqüentemente bilaterais e extensos. Especialmente nas epidemias graves de épocas anteriores, a pneumonia era, com freqüência, do tipo intersticial, com densidades indistintas em faixas, irradiando-se para fora a partir dos hilos. Elas acarretam um padrão broncovascular de aspecto grosseiro e um espessamento irregular dos hilos. Em outros pacientes, pode estar presente uma consolidação segmentar ou lobar, a qual pode ser bilateral. Já foi também descrito um padrão de opacidades irregulares difusas que se assemelham ao edema pulmonar. O derrame pleural é raro na pneumonia por influenza não-complicada. O diagnóstico é freqüentemente feito com base nos achados clínicos durante uma epidemia. As alterações radiográficas são, pois, basicamente confirmatórias, mas o exame radiográfico é útil para observar a evolução da doença pulmonar. Pode ocorrer, também, uma pneumonia estafilocócica complicando o quadro, especialmente nas epidemias em que o quadro gripal é forte. Muitas mortes são causadas por essa complicação.

A pneumonia por *Herpes simples* pode ocorrer em neonatos e hospedeiros imunologicamente comprometidos. É uma doença grave e freqüentemente fatal em neonatos, com um padrão intersticial que evolui para densidades coalescentes no espaço aéreo e um "branqueamento" alveolar difuso de ambos os pulmões nos casos fatais. A patologia é aquela de uma pneumonia hemorrágica necrosante. A doença é, em geral, muito disseminada nos neonatos.

A pneumonia associada à *varicela* é considerada por alguns autores como tendo origem virótica, sendo relatada ocasionalmente. Ocorre geralmente em adultos com varicela grave. Os achados radiográficos consistem em densidades nodulares ou irregulares maldefinidas, disseminadas, associadas a um aumento na trama parailar e, ocasionalmente, a um aumento dos linfonodos hilares (Fig. 24.17). As densidades são mais acentuadas nas áreas parailares e nas bases. Os nódulos individuais são geralmente redondos, mas indistintos perifericamente. Há, muitas vezes, mudanças consideráveis no padrão radiográfico de um dia para o outro, porque as densidades são transitórias. A resolução, porém, geralmente é lenta. Em pacientes com doença fatal, o envolvimento pulmonar pode ser praticamente total, com pouco ou nenhum pulmão aerado visível. Em raros casos, ocorrem pequenas calcificações

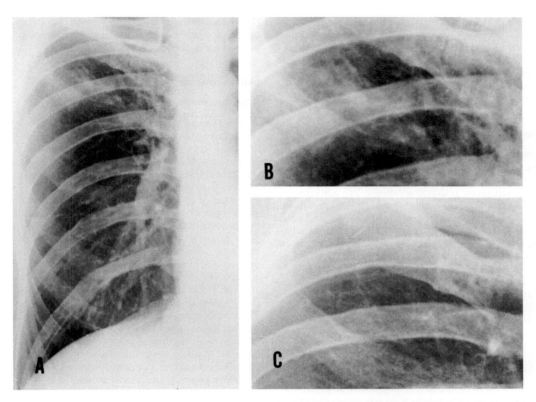

FIG. 24.16 Pneumonia viral que simula uma tuberculose mínima. **A:** Note a afecção da área subclavicular direita. **B:** Uma incidência ampliada mostra a doença no primeiro espaço intercostal anterior. **C:** Radiografia da mesma área mostrada em **B**, obtida duas semanas depois, que mostra a resolução completa da doença.

disseminadas em conseqüência da pneumonia por varicela em adultos. Não é observada a calcificação dos linfonodos hilares. É bem possível que apareça uma pneumonia bacteriana em pacientes com essas diversas doenças viróticas e não há nenhum meio de diferenciar a causa na radiografia de tórax.

O *sarampo (rubéola)* associa-se, ocasionalmente, a uma pneumonia causada pelo vírus.[110] Pneumonias causadas por outros organismos complicam, às vezes, o sarampo, de modo que não é possível a diferenciação radiográfica. O vírus do sarampo causa um envolvimento reticuloendotelial, ocasionando uma adenopatia hilar e mediastinal. O vírus também pode afetar o pulmão, produzindo um processo intersticial que se manifesta como um tipo de reação reticular disseminada, com predileção pelas bases. A consolidação pulmonar, com graus variáveis de atelectasia, constitui muito provavelmente uma pneumonia bacteriana que complica o quadro.

A *pneumonia atípica do sarampo* ocorre em adolescentes e adultos jovens após uma imunização anterior "incompleta" conferida pela vacina com vírus do sarampo morto, sendo provavelmente uma resposta de hipersensibilidade em pacientes não-imunizados inteiramente. A pneumonia é geralmente segmentar e bilateral, mas pode envolver a maior parte de um lobo ou todo ele. Outros padrões são a pneumonia "redonda", uma opacidade periilar difusa e múltiplos nódulos. Derrames pleurais e adenopatia hilar ocorrem em cerca de um terço dos pacientes. Os pacientes geralmente apresentam a erupção cutânea do sarampo. A pneumonia aguda comumente se resolve rapidamente, mas, em raros casos, um nódulo persiste por um a dois anos.[83]

O envolvimento pneumônico pode ocorrer em várias outras doenças viróticas, como varíola, coriomeningite linfocitária e doença de inclusão citoplasmática em lactentes e crianças. Nada há característico em relação à aparência radiográfica da pneumonia associada a essas doenças, exceto que a pneumonia é comumente bilateral e freqüentemente extensa. A infecção pelo *citomegalovírus* é a infecção virótica mais comum em pacientes em imunossupressão. Em pacientes que apresentam acometimento por citomegalovírus, foram relatados nódulos que envolvem o terço externo dos pulmões. A biópsia pulmonar pode ser necessária para estabelecer o diagnóstico.

O *hantavírus* causou um surto de uma nova pneumonia fatal em pessoas jovens e sadias, residentes no sudoeste dos EUA, em 1993. Desde então, um número crescente de casos tem sido identificado também fora dessa área. O vírus é disseminado por roedores; a inalação das fezes dos roedores infectadas pelo vírus, aerossolizadas, é o modo de transmissão aos seres humanos. Os pacientes apresentam um quadro prodrômico de febre e sintomas gripais, tosse, dispnéia crescente e progressão rápida para uma insuficiência pulmonar fulminante, freqüentemente fatal.[58, 61] A radiografia do tórax mostra, com freqüência, um edema intersticial bilateral, que evolui rapidamente

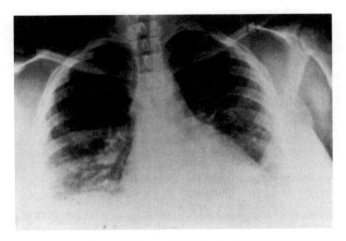

FIG. 24.17 Pneumonia por varicela num adulto. Opacidades nodulares arredondadas moles são notadas bilateralmente.

para um quadro de edema pulmonar não-cardiogênico, com o acometimento do espaço aéreo bilateral e coração de tamanho normal. O aumento generalizado da permeabilidade capilar nos pulmões é considerado a causa dos achados radiográficos e do desenvolvimento rápido de edema pulmonar nos pacientes infectados. Secreções copiosas podem ser notadas na broncoscopia ou na sucção.[58] São comuns os derrames pleurais.[61]

Psitacose (Ornitose)

A psitacose, ou ornitose, causada por Chlamydia psittaci, é principalmente uma doença de pássaros, transmitida aos seres humanos por membros da família dos papagaios.[125] É encontrada também em outras aves domesticadas e selvagens, podendo ser transmitida aos seres humanos por elas. A doença pode ser unilateral, bilateral ou multifocal, assemelhando-se a uma pneumonia lobular, o que acarreta um padrão radiográfico de consolidação de aspecto irregular, que pode ser relativamente focal ou bilateral, e largamente disseminada. Já foi também relatado um padrão reticular (intersticial). Pode ocorrer igualmente um aumento dos linfonodos hilares. O envolvimento pleural é raro. As alterações radiográficas tendem a persistir por um longo período (seis a nove semanas) após os sintomas iniciais. O diagnóstico é confirmado por estudos sorológicos e bacteriológicos, mas pode-se suspeitar dele, ao encontrar esse tipo de doença num paciente que também tem contato com aves.

Pneumonia por Chlamydia trachomatis

Há diversos relatos sobre os achados radiográficos da pneumonia por C. trachomatis em lactentes com menos de seis meses de idade, e esse organismo é relatado como o agente causador de uma pneumonia típica em tal grupo. Radkowski e colaboradores[113] relataram sobre 125 pacientes observados por um período de três anos e meio. Embora os achados radiográficos não sejam diagnósticos, muitos pacientes apresentam hiperinsuflação e vários padrões de doença bilateral, como um acometimento intersticial relativamente pequeno, áreas de atelectasia, pneumonia esparsa confluente que envolve pequenos volumes pulmonares e raros derrames pleurais.[126] Os sinais e sintomas clínicos são relativamente poucos, de modo que os achados torácicos na radiografia são aqueles de um acometimento maior do que seria esperado. Os lactentes apresentam-se afebris, porém com tosse, conjuntivite e uma elevação das imunoglobulinas séricas.

Em adultos, há opacidades estriadas, geralmente bilaterais, com atelectasia associada, mas raramente uma consolidação pneumônica.[30]

Pneumonias por Riquétsias

Febre Q. É causada por uma riquétsia, um parasita intracelular considerado como sendo intermediário entre bactérias e vírus. O organismo causador é a Coxiella burnetii. Os achados radiográficos consistem em uma consolidação subsegmentar, segmentar ou lobar, que varia de uma sombra heterogênea esparsa a uma franca opacidade do espaço aéreo na área de envolvimento. O envolvimento dos linfonodos hilares e lesões focais pequenas são raros. Parece haver uma diferença entre a doença esporádica e a epidêmica.[41] Uma pneumonia redonda, às vezes múltipla, é comum no grupo epidêmico, porém mais rara no grupo esporádico. O envolvimento pleural é raro na doença epidêmica e ocorre em aproximadamente um terço dos casos esporádicos, o que se manifesta por uma pequena quantidade de líquido pleural. Os achados radio-gráficos aparecem, em geral, dentro de 48 horas do início da doença e resolvem-se bastante lentamente, de modo que a consolidação pulmonar persiste por mais tempo que na pneumonia pneumocócica. A doença não apresenta o tipo migratório de alteração encontrado freqüentemente nas pneumonias por vírus. Como nas outras pneumonias, o diagnóstico depende da correlação dos achados clínicos, radiográficos e sorológicos.

Outras Pneumonias por Riquétsias. Um envolvimento pulmonar tem sido relatado ocasionalmente em pacientes com outras doenças por riquétsias, como a *febre das Montanhas Rochosas* e o *tifo*, quando grave.

Os achados radiográficos não são característicos nessas doenças, mas as opacidades geralmente são esparsas e produzem sombras disseminadas na radiografia do tórax.

Outras Infecções

Abscessos Pulmonares

Um processo infeccioso pulmonar purulento agudo que se decompõe e forma uma cavidade, independentemente do seu tamanho, é designado como um abscesso. Muitos abscessos pulmonares têm origem broncogênica e decorrem da aspiração de material estranho após operações dentárias, cirurgias do trato respiratório e outras regiões, bem como diversas condições que produzem a perda da consciência. Esse tipo de abscesso também pode ser secundário à estase das secreções por várias causas (por exemplo, carcinoma broncogênico) ou outras obstruções endobrônquicas que acarretam a drenagem incompleta de um brônquio. Conforme indicado, organismos anaeróbicos são freqüentemente a causa dos abscessos pulmonares. Os abscessos pulmonares hematógenos, geralmente produzidos por estafilococos e, ocasionalmente, por estreptococos, foram discutidos numa seção anterior, assim como a formação de abscessos na pneumonia causada por organismos Klebsiella. A cavitação ocorre em aproximadamente 5% dos pacientes que apresentam um infarto pulmonar, e, quando se infecta, forma-se um abscesso.

Como são, em muitos casos, conseqüentes à aspiração de material estranho, os abscessos pulmonares geralmente encontram-se em áreas do pulmão pendentes por ocasião da aspiração. O segmento posterior do lobo superior é o local mais comum, e o lado direito é afetado em freqüência maior que o esquerdo. Os locais mais comuns, a seguir, são os segmentos superiores dos lobos inferiores, porque ficam pendentes quando o paciente se encontra em decúbito dorsal. Os segmentos basais dos lobos inferiores também são comumente envolvidos, podendo os abscessos ocorrer em qualquer segmento de qualquer lobo. A lesão é periférica em relação ao segmento broncopulmonar envolvido, mas pode projetar-se numa posição central em radiografias frontais. A pleura adjacente ao abscesso é comumente afetada, de modo que pode haver um derrame pleural.

O achado radiográfico inicial é de consolidação, produzindo uma opacidade que se limita geralmente a um segmento pulmonar. A lesão apresenta caracteristicamente um centro opaco e uma periferia indistinta e maldefinida, tendo forma grosseiramente esférica. Ao ser restabelecida a comunicação brônquica, o conteúdo líquido da cavidade é substituído por ar, pelo menos em parte, e a cavidade radiotransparente do abscesso aparece na área acometida, não sendo, geralmente, drenada de modo integral, o que faz com que um nível hidroaéreo possa aparecer dentro dela. Nesses casos, o líquido produz, na parte pendente, uma opacidade homogênea que se funde à parede da cavidade. A drenagem do abscesso pode variar, de modo que, às vezes, ele pode conter maior ou menor quantidade de ar. Nos casos em que o tecido pulmonar necrosado não se desprendeu inteiramente, é comum observar uma radiotransparência em forma de crescente lunar, causada pelo ar na região superior da cavidade parcialmente formada. Em alguns pacientes, podem aparecer várias pequenas cavidades na área, permanecendo como lesões separadas ou coalescendo, para formar uma ou mais cavidades maiores, as quais podem ser bem-delineadas nas radiografias frontais e laterais de rotina, mas pequenas cavidades podem ser ocultas pela consolidação pneumônica circundante. A tomografia computadorizada (TC) pode ser indicada, caso se suspeite de cavitação, porque ela pode revelar lesões não vistas nas radiografias simples. A TC também auxilia na localização e na definição das paredes interna e externa da cavidade do abscesso, podendo identificar complicações, tais como a ruptura da cavidade num brônquio ou no espaço pleural (Fig. 24.18). Nos abscessos pulmonares agudos, a parede externa geralmente é pouco nítida. Quando o abscesso se torna mais crônico, sua parede espessa-se, e a superfície externa apresenta margens mais nítidas. As complicações são mais raras atualmente que antes do uso de drogas antimicrobianas, mas podem ocorrer empiemas e a disseminação da infecção, localmente ou por aspiração do pus abscesso para uma parte mais pendente do pulmão. A TC pode ser ocasionalmente necessária para diferenciar o

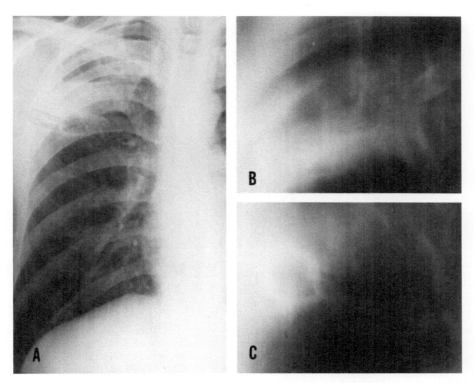

FIG. 24.18 Abscesso pulmonar agudo. A: Note a radiotransparência irregular na área subclavicular direita, na qual há um nível líquido. Existe uma cavidade menor no plano da terceira costela anterior. B: Tomograma da cavidade superior, que se situa posteriormente. A parede mostra-se pouco nítida, e uma quantidade considerável de doença inflamatória está presente adjacente à cavidade. C: A cavidade menor apresenta-se pouco nítida nesse tomograma. Sua parede medial é visibilizada, enquanto a doença inflamatória lateralmente produz uma densidade homogênea, tornando indistinta a parede.

abscesso pulmonar de um empiema e pode ser útil também para orientar a drenagem percutânea por cateter.

O diagnóstico diferencial depende do estágio da doença, ao ser obtida a radiografia. No estágio inicial, antes que tenham ocorrido a cavitação e a comunicação com um brônquio, o processo não pode ser diferenciado de uma pneumonia segmentar. Contudo, a cavitação geralmente ocorre logo, e a cavidade do abscesso poderá ser, então, vista nas radiografias, se o exame for feito com o paciente ereto. Os achados clínicos de tosse com escarro de odor fétido, logo após o início do processo agudo, são fortemente sugestivos de um abscesso pulmonar. A TC será indicada, se a cavidade não for visível na radiografia simples. Os abscessos pulmonares crônicos devem ser diferenciados da TB cavitária, das infecções por fungos que produzem cavitação, dos cistos pulmonares infectados e do carcinoma broncogênico em que a parte central da lesão se liquefez. Tal diferenciação pode ser muito difícil nas radiografias, e o exame do escarro quanto a bactérias e fungos, juntamente com as culturas apropriadas, é usado para a confirmação do diagnóstico. O estudo citológico do escarro e dos aspirados brônquicos também é indicado em pacientes com abscessos crônicos, especialmente em fumantes com mais de 40 anos de idade, devido à incidência elevada do carcinoma broncogênico.

Síndrome do Lobo Médio

Comumente usado em épocas anteriores, o termo *síndrome do lobo médio* não é empregado, com freqüência, hoje em dia. Ele designa uma pneumonia e atelectasia recorrentes no lobo médio, causadas por uma obstrução atual ou anterior do brônquio desse lobo.[31] O brônquio do lobo médio origina-se aproximadamente 2 cm abaixo da origem do brônquio lobar superior, sendo relativamente maleável, e havendo linfonodos adjacentes a ele que podem produzir a compressão do brônquio, quando aumentam de tamanho. Pode haver infecção, quando a compressão é suficiente para causar uma obstrução parcial. A obstrução pode persistir ou diminuir, ocasionando atelectasia, bronquiectasia e pneumonite crônica ou a resolução temporária do processo. O acometimento endobrônquico no local da compressão linfonodal pode ocasionar a estenose gradualmente crescente do brônquio do lobo médio. Os achados radiográficos no pulmão variam um pouco, dependendo da quantidade relativa de pneumonite e atelectasia. O lobo geralmente diminui de tamanho, o que acarreta o deslocamento inferior da fissura interlobar secundária e um aumento da opacidade inferior e lateralmente ao hilo direito. Às vezes, é difícil ver a opacidade em radiografias póstero-anteriores, embora ela possa causar a obliteração da margem cardíaca direita. Pode, habitualmente, ser delineada nas radiografias laterais. O lobo médio é, pois, claramente definido como uma área de opacidade em forma de cunha ou triangular, nitidamente limitada acima e abaixo por pulmão normalmente aerado. O ápice do triângulo é no hilo, e a base situa-se na parede torácica anterior. Quando não é definido claramente em qualquer dessas projeções, o lobo pode ser visto numa incidência ântero-posterior em lordose. Nos casos em que a bronquiectasia é acentuada, os brônquios dilatados podem ser visíveis como estruturas tubulares cheias de ar no interior do pulmão consolidado. Os linfonodos hilares que produzem a obstrução podem conter cálcio. A relação desses linfonodos com o brônquio do lobo médio pode ser determinada com precisão por meio da TC. A ventilação colateral do lobo médio parece ser relativamente ineficaz em comparação com a dos outros lobos, o que pode ser responsável pelo colabamento persistente do lobo médio nessa síndrome.

Como o carcinoma broncogênico pode causar achados semelhantes, pode ser necessário broncoscopia, com biópsia ou, até mesmo, exploração cirúrgica, para fazer o diagnóstico nesse tipo de doença (Figs. 24.19 e 24.20).

A retirada cirúrgica é o tratamento habitual, porque as alterações brônquicas já são geralmente irreversíveis, ao ser reconhecida a síndrome. Além disso, há uma incidência elevada de carcinoma broncogênico em pacientes com infecções e atelectasia do lobo médio recorrentes ou persistentes.

Fibrose Cística Pulmonar (Mucoviscidose)

Fibrose cística é o termo usado para descrever o processo generalizado, do qual a doença fibrocística do pâncreas é o achado mais

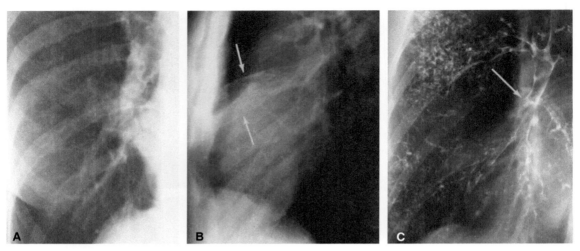

FIG. 24.19 Síndrome do lobo médio. A: Note a retração do lobo médio abaixo do hilo direito, o que oblitera a parte central da silhueta atrial direita. B: A incidência lateral mostra o lobo médio com retração (setas). C: O broncograma revela a obstrução (seta) do brônquio do lobo médio. Os brônquios lobares superior e inferior estão parcial-mente preenchidos.

comumente reconhecido. Essa é uma doença congênita, transmitida como um traço autossômico recessivo, em que há uma anormalidade que envolve as glândulas salivares, mucosas e sudoríparas. Pode haver, também, uma anormalidade do transporte mucociliar. Os níveis de sódio e cloro no suor encontram-se elevados, de modo que o diagnóstico pode ser confirmado por um teste do suor positivo (um achado de mais de 50 mEq de cloro por litro de suor) e pela demonstração de uma diminuição da quantidade de enzimas pancreáticas no conteúdo duodenal. Essa doença é discutida aqui, porque uma manifestação pulmonar importante é aquela das infecções repetidas das vias aéreas e do parênquima pulmonar. Um muco espesso e tenaz tende a obstruir as vias aéreas menores. As manifestações pulmonares variam quanto ao grau, mas são quase invariavelmente presentes nos casos em que a criança sobrevive por um tempo suficientemente longo para evidenciá-las.

A primeira alteração radiográfica na doença fibrocística é a hiperinsuflação, difusa e simétrica,[59] freqüentemente difícil de ser reconhecida em crianças, mas as radiografias expostas à inspiração e à expiração podem indicar o estado de distensão dos pulmões. O grau de obstrução tende a aumentar de maneira diversa em diferentes segmentos, de modo que pequenas áreas de opacidade conseqüentes à atelectasia focal são visíveis na progressão da doença. Os pacientes apresentam infecções pulmonares repetidas, de maneira que os achados de pneumonia se superpõem. A infecção geralmente é generalizada e de distribuição peribrônquica, o que acarreta uma acentuação bastante irregular da trama peribrônquica, estendendo-se dos hilos para fora de ambos os lados, o que se associa, com freqüência, a áreas de opacidade indistinta e maldefinida, causadas por áreas focais de pneumonite. Pode haver, também, o colabamento segmentar ou lobar, e as infecções repetidas

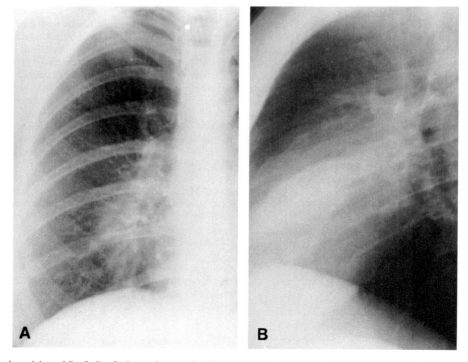

FIG. 24.20 Pneumonia aguda no lobo médio direito. A: Acometimento alveolar impreciso abaixo do hilo direito na base medial, obliterando a margem cardíaca direita nesta área. B: Na incidência lateral, a doença é definida claramente, situando-se no lobo médio direito.

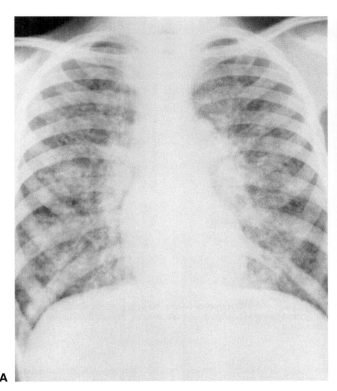 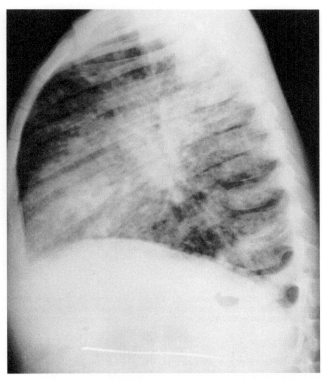

FIG. 24.21 Fibrose cística do pâncreas com acometimento pulmonar crônico. Há envolvimento amplo por toda a extensão de ambos os pulmões. As radiotransparências arredondadas e ovais constituem brônquios de paredes espessadas, alguns dos quais se encontram dilatados, indicando bronquiectasia. Há, também, evidências de alguma hiperinsuflação, adenopatia hilar bilateral e acometimento alveolar esparso.

ocasionam uma fibrose considerável e, muitas vezes, bronquiectasia. As paredes brônquicas tornam-se mais espessas, o que se manifesta pela presença de linhas paralelas, as quais constituem paredes brônquicas vistas de perfil, ou círculos espessos quando as paredes brônquicas espessadas são vistas em corte transversal. Se a bronquiectasia é grave, são visíveis estruturas semelhantes a cistos, geralmente nas partes central e superior dos pulmões. A fibrose e a doença inflamatória produzem sombras irregulares em forma de cordão e em placas. O pulmão entre as áreas de consolidação mostra-se enfisematoso, produzindo um quadro radiográfico característico na doença bem-avançada (Fig. 24.21). Com freqüência, é possível suspeitar da presença da fibrose cística no início da doença, ao notar num lactente a hiperinsuflação, que pode freqüentemente associar-se a pequenas áreas de atelectasia focal de distribuição algo irregular. A aspergilose broncopulmonar alérgica (ABPA), à qual os pacientes portadores de fibrose cística são suscetíveis,[70] pode ser um fator complicador, sendo apontada como estando presente em 10% dos pacientes, e constituindo, provavelmente, um fator importante na deterioração clínica nos casos em que complica a fibrose cística. A ABPA é discutida na seção sobre as infecções do tórax por fungos.

Um número cada vez maior de pacientes sobrevive até a idade adulta, e nesses adultos jovens há, com freqüência, um aspecto radiográfico bastante característico. A doença envolve, geralmente, os lobos superiores por uma combinação de densidades em placas, lineares e nodulares, entremeadas a áreas radiotransparentes. Num estudo, observou-se bronquiectasia em 90% dos casos; hiperinsuflação em 76%, especialmente nos lobos inferiores; e espaços aéreos semelhantes a cistos em 24% deles.[36] Havia um aumento no tamanho hilar em 74% dos casos. O acometimento do parênquima era mais proeminente nas partes central e superior do pulmão em 70% dos pacientes (Fig. 24.22); no restante deles, o envolvimento era generalizado. Tampões mucosos com atelectasia foram observados principalmente nos lobos superiores. Nesse estudo, 30 dos 39 pacientes por um ano ou mais apresentaram a progressão do acometimento torácico nas radiografias do tórax. Nos casos crônicos, aparecem distorções da arquitetura pulmonar, com retração hilar ao nível dos lobos superiores. Em raros casos, podem ocorrer abscessos pulmonares. A doença pulmonar obstrutiva crônica (DPOC) é uma importante causa de incapacidade em adultos portadores de fibrose cística. As infecções por *S. aureus* e *P. aeruginosa*, assim como o *cor pulmonale*, são causas comuns de morte. Os pacientes adultos com fibrose cística em estágio terminal têm sido tratados com êxito pelo transplante de pulmão bilateral.

Doença Granulomatosa Crônica da Infância

A doença granulomatosa crônica da infância é outra doença geneticamente determinada, em que infecções pulmonares se evidenciam logo no início da vida e persistem ou recidivam periodicamente.[131] Seus leucócitos fagocitam normalmente as bactérias, mas não as destroem adequadamente. Pneumonias lobares e lobulares podem ocorrer nos pacientes, complicadas por abscessos pulmonares e empiemas. Os organismos habitualmente envolvidos são os estafilococos, *Klebsiella*, *E. coli*, *S. marcescens*, *Nocardia* e fungos (veja a Fig. 24.48).

As principais características das infecções são adenopatia hilar e pneumonias recorrentes, as quais freqüentemente não se resolvem integralmente e podem ocasionar a formação de abscessos. Em alguns pacientes, a pneumonia resolve-se lentamente e pode tornar-se claramente definida, com bordas nítidas e densidade homogênea. É designada como *pneumonia encapsulada*.

TUBERCULOSE PULMONAR

Considerações Gerais

A incidência da TB pulmonar, nos EUA, caiu de 53 casos por 100.000 habitantes, em 1953, para 9,4 casos por 100.000 habitantes, em 1984.[123, 129A] Depois de 1984, esse declínio constante na incidência da doença cessou e, em 1986, houve um aumento de 2,6% nos casos relatados, que persistiu até 1988. Um número cada vez maior de casos foi relatado em pacientes com infecção por HIV, pessoas que migravam de países em que a TB era endêmica, os sem-teto, desempregados, usuários de drogas

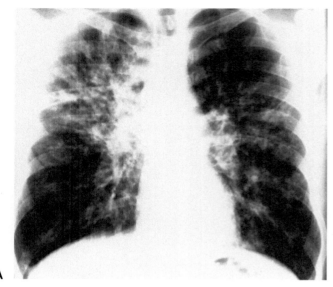 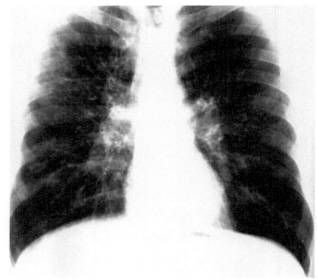

FIG. 24.22 Fibrose cística em adultos. **A:** Nesse indivíduo de 28 anos com fibrose cística que não está intensamente doente, há uma predominância do lobo superior, especialmente à direita, mas a doença é bastante generalizada. **B:** Nove meses depois, grande parte da doença aguda resolveu-se, mas os brônquios dilatados e de paredes espessas são mais nítidos; a predominância superior e central é novamente observada.

endovenosas, internos em prisões e residentes em asilos. Combinados a uma farmacoterapia não-supervisionada e inadequada ou não seguida com rigor, esses fatores levaram a um ressurgimento de casos também resistentes a múltiplas drogas.[17, 98, 123, 129A] Tais tendências ominosas estimularam, no referido país, esforços renovados para dominar a infecção. Novos recursos federais para as clínicas de controle da TB, com o objetivo de melhorar o reconhecimento de casos e reinstituir a prática de observação direta do tratamento dos pacientes, parecem ter conseguido a reversão dessa tendência.[123] De modo geral, os casos novos de TB, nos EUA, diminuíram para 8,7 por 100.000 habitantes em 1995. Apesar disso, a incidência é muito maior em algumas populações infectadas pelo HIV, na costa leste dos EUA.[85, 123] Em todo o mundo, a epidemia de TB continua praticamente inalterada, ocorrendo um número estimado de 7,6 milhões de casos novos a cada ano, nos países em desenvolvimento. Até três milhões de pessoas em todo o mundo morrem anualmente devido à TB.[20, 123] Por essa razão, em todas as frentes tal doença ainda tem uma considerável importância social e econômica.

O *Mycobacterium tuberculosis* é um bacilo aeróbico que se cora de maneira acidófila em vermelho por carbol-fucsina.[35] Muitas infecções ocorrem quando gotículas aerossolizadas que contêm o organismo são inaladas pelos pulmões e depositadas nos lobos médio e inferior.[35] Um foco inicial de infecção ocorre no pulmão e dissemina-se subseqüentemente para os linfonodos regionais. A disseminação adicional ocorre por vias linfoematógenas a outras partes dos pulmões, especialmente os ápices pulmonares, e a locais extrapulmonares.

O bacilo da tuberculose lesa os tecidos, ocasionando um exsudato alveolar denominado *pneumonia tuberculosa*. A doença pode avançar rapidamente e causar uma sombra pulmonar maldefinida de tamanho e densidade variáveis, geralmente homogênea, quando a lesão é pequena. Se o processo tiver sua progressão interrompida por meio de drogas antimicrobianas, antes que ocorra a necrose caseosa, poderá haver a resolução completa do processo. Uma radiografia do tórax não possibilita um diagnóstico positivo da TB exsudativa, mas os achados podem ser típicos o bastante para poder sugerir o diagnóstico de uma lesão do tipo exsudativo. A resolução total subseqüente tende, então, a confirmar essa impressão.

Na maioria dos casos, porém, a TB primária permanece clinicamente silenciosa. As defesas do hospedeiro contêm a infecção, formando granulomas ou tubérculos que consistem em células epitelióides, linfócitos e células gigantes de Langhans que encapsulam os bacilos. Isso corresponde ao desenvolvimento da hipersensibilidade retardada aos antígenos da TB, que ocorre por volta de uma a três semanas após a inoculação.[35, 96, 134] Em torno de três semanas, um teste cutâneo à tuberculina (PPD) geralmente é positivo.[134] Os tubérculos formados podem coalescer e formar nódulos maiores, visíveis como opacidades ovais ou arredondadas nas radiografias do tórax. Os tubérculos podem continuar a aumentar e sofrem necrose caseosa ou podem curar-se com fibrose e calcificação.[10, 96, 106] Bacilos viáveis freqüentemente sobrevivem no interior dos tubérculos inativos, apenas para serem reativados numa ocasião posterior e causar a TB pós-primária (reativada). Quando há a liquefação nas áreas de necrose caseosa, o material infectado passa para um brônquio adjacente, deixando atrás de si uma cavidade tuberculosa e disseminando a infecção, por via endobrônquica, para outras partes do pulmão.

A TB clinicamente ativa desenvolve-se apenas em cerca de 5% a 10% das pessoas expostas, o que ocorre mais comumente como a reativação da infecção inativa em algum momento no futuro, mas poderá ocorrer como a progressão da infecção primária ou como a disseminação incontrolada, se as defesas do hospedeiro falharem.[35, 134]

A disseminação do bacilo da tuberculose é de três tipos: broncogênica, hematógena e linfangítica. A disseminação broncogênica ocorre quando o exsudato de uma cavidade ou uma pequena área de caseação drena para um brônquio, sendo aspirado para áreas não infectadas anteriormente, seja do mesmo lado, seja do lado oposto. Esse tipo de disseminação ocorre mais freqüentemente após sangramentos e em casos em que há uma cavidade que drena para um brônquio. A disseminação hematógena leva à TB miliar e a lesões extrapulmonares por todo o corpo. A disseminação hematógena causa TB miliar, enquanto a disseminação crônica em grau menor acarreta geralmente focos extrapulmonares crônicos. A disseminação linfangítica é comum na infecção primária, sendo responsável pelo envolvimento e aumento subseqüente dos linfonodos hilares e mediastinais, freqüentemente vistos em crianças. Em adultos, a adenopatia hilar e mediastinal pode ocorrer tanto na infecção primária como na reativação.[11, 52, 71, 78] Nos exames de TC com contraste, os linfonodos tuberculosos apresentam tipicamente centros necrosados de baixa atenuação, com realce periférico.[7, 11, 52]

A reação ao *M. tuberculosis* depende da presença ou ausência de imunidade à tuberculoproteína. Em pessoas que não apresentam hipersensibilidade tecidual ou imunidade, ocorre a TB primária. Naquelas com imunidade produzida por uma infecção ou vacinação por bacilo de Calmette-Guérin (BCG) anterior, pode haver a doença por reativação (reinfecção).*

---

* A classificação da tuberculose pulmonar foi revista pela American Lung Association e aparece no *Diagnostic Standards and Classification of Tuberculosis and Other Mycobacterial Diseases*, publicado em 1974. Tal publicação pode ser obtida da American Lung Association em 1740 Broadway, New York, 10019, EUA.

Tuberculose Pulmonar Primária

A TB primária, ou primoinfecção, ocorre quando o bacilo da tuberculose produz um processo inflamatório local no pulmão de um paciente que não foi infectado anteriormente e não se encontra, portanto, sensibilizado à tuberculoproteína. Essa forma ocorre geralmente em crianças.[124] A doença freqüentemente não é detectada, porque há poucos sintomas clínicos. Caso seja obtida uma radiografia na fase inicial, a doença assemelha-se a qualquer outro processo pneumônico, por ser uma opacidade maldefinida, geralmente limitada a um subsegmento relativamente pequeno. Em alguns pacientes, a área afetada é maior, com o acometimento de um ou mais segmentos ou todo um lobo. Em pessoas suscetíveis (por exemplo, negros, crianças desnutridas), a doença pode ser mais generalizada e pode, ocasionalmente, apresentar cavitação; podem ocorrer pneumatoceles.[124] A disseminação linfangítica da doença aos linfonodos hilares e paratraqueais acarreta seu aumento, que pode ser reconhecível radiograficamente. A adenopatia pode, às vezes, ser maciça. As alterações produzidas nos vasos linfáticos podem, ocasionalmente, ser suficientes para aparecer como estrias de opacidade aumentada entre a doença pneumônica primária e o hilo. Caso sejam obtidas radiografias seriadas, poder-se-á notar a resolução lenta em seis meses a um ano. Às vezes, a lesão original desaparece tão completamente que pode não ser reconhecida em radiografias posteriores, mas há, com freqüência, um pequeno nódulo que pode posteriormente calcificar-se. A calcificação nos linfonodos hilares e a calcificação do parênquima permanecem, então, como os únicos resíduos da TB primária. Essa combinação de opacidade primária do parênquima com calcificação dos linfonodos regionais é denominada complexo primário ou *complexo de Ranke* primário, e o nódulo do parênquima é denominado *tubérculo de Ghon*. O diagnóstico não pode ser feito unicamente pelo estudo radiográfico, mas, em muitos pacientes, o aspecto é tão típico que há uma relativa certeza quanto ao diagnóstico. As radiografias de seguimento tendem a substanciar a conclusão, e o teste cutâneo à tuberculina pode ser usado para confirmá-la (Fig. 24.23). Geralmente, as calcificações secundárias à histoplasmose são maiores que aquelas da TB.

O foco primário no parênquima pulmonar costuma ser solitário, mas pode ser múltiplo. Existem algumas variações em relação aos achados típicos descritos. Em alguns pacientes, a opacidade primária do parênquima é tão pequena que se torna invisível nas radiografias, enquanto o aumento dos linfonodos hilares no mesmo paciente pode ser considerável. A distribuição nos pulmões é ao acaso, de modo que o acometimento dos lobos inferiores é pelo menos tão comum quanto o dos lobos superiores. As lesões dos lobos inferiores geralmente não causam atelectasia em crianças, de modo que geralmente passam despercebidas. Em alguns casos, não se demonstra um aumento linfonodal visível.

Derrame Pleural Tuberculoso

Ocasionalmente, as primeiras manifestações da TB são o derrame pleural e o acometimento pleural, que podem esconder a lesão do parênquima. Como parte da doença primária, o derrame pleural é mais comum em adultos que em crianças. Os números variam, mas cerca de 10% das crianças e 30% dos adultos com TB primária apresentam derrame pleural, geralmente unilateral e do lado do acometimento do parênquima. Em alguns relatos, a incidência de derrame é consideravelmente maior.

A pleurite tuberculosa ocorre quando focos subpleurais de infecção irrompem no espaço pleural, podendo ela ocorrer em qualquer momento durante a evolução da TB, sendo, porém, mais comum três a sete meses após a exposição inicial.[35, 51, 96] O diagnóstico freqüentemente é muito difícil, porque o bacilo da tuberculose raramente pode ser obtido de culturas do líquido pleural. Muitas vezes, é necessária uma biópsia pleural, para confirmar o diagnóstico.[96]

Os derrames pleurais na TB primária geralmente se resolvem totalmente em um ou dois meses sem tratamento. Ocasionalmente, o derrame persiste, deixando uma coleção residual de líquido freqüentemente aprisionado na pleura espessada. Alguns desses resíduos pleurais podem, finalmente, calcificar-se na periferia ou centralmente, formando seqüelas duradouras de fibrotórax.

Atelectasia

Uma causa importante de opacidade que se associa, às vezes, à TB primária em crianças é atualmente reconhecida como sendo a atelectasia,

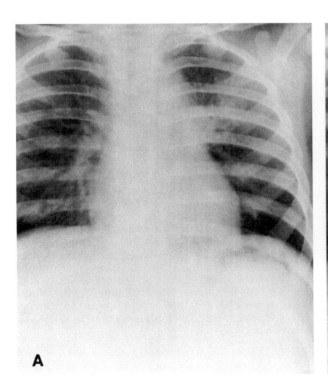
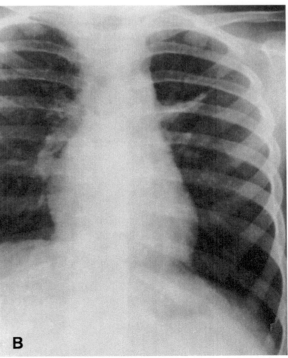

FIG. 24.23 Tuberculose primária. **A:** A doença primária é notada na parte superior do pulmão esquerdo, principalmente no plano do segundo espaço intercostal anterior. Consiste em uma opacidade maldefinida no parênquima, acompanhada de linfonodos hilares aumentados. **B:** Numa radiografia obtida um mês depois, há uma faixa de opacidade claramente definida que se estende até a área do acometimento anterior. Os linfonodos aumentados regrediram.

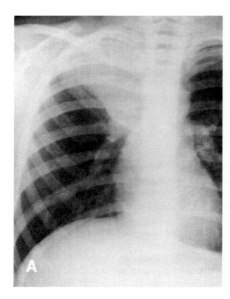 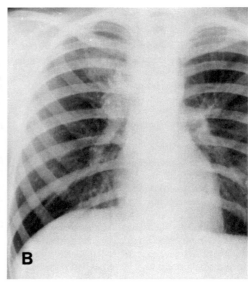

FIG. 24.24 Tuberculose primária com atelectasia. **A:** Note a opacidade homogênea no lobo superior direito. A fissura menor é muito elevada, indicando um grau considerável de atelectasia. **B:** Numa radiografia obtida cinco semanas depois, o lobo superior expandiu-se. Um acometimento pulmonar residual encontra-se presente acima do hilo direito; os linfonodos hilares superiores direitos mostram-se aumentados.

que decorre da compressão de um brônquio lobar superior pelos grandes linfonodos hilares. Pode haver a oclusão total, quando há um fator adicional de infecção ou edema do brônquio. A atelectasia pode aparecer e desaparecer periodicamente, produzindo opacidade e diminuição do volume do lobo ou segmento afetado, quando presente. Se a atelectasia persiste apesar do tratamento com drogas antituberculose, isso geralmente indica uma broncoestenose. A remoção cirúrgica do lobo afetado pode, então, tornar-se necessária. A evolução mais comum, porém, é no sentido da resolução da atelectasia, ao remitir o processo inflamatório nos linfonodos e na parede brônquica. Por isso, os achados radiográficos nos pacientes variam, consistindo no aumento dos linfonodos hilares mais uma opacidade variável no lobo afetado, dependendo do grau de atelectasia presente, além da doença tuberculosa efetiva. A opacidade do parênquima permanece, com freqüência, após a resolução da atelectasia (Fig. 24.24). Também pode haver bronquiectasias como complicação desse tipo de doença.

Progressão

A evolução habitual da TB primária é no sentido da resolução lenta, que pode ocorrer em três a nove meses. A TB primária progressiva pode ocorrer em várias situações, sendo mais comum em lactentes com menos de um ano de idade, em pacientes em uso de corticosteróides e em outros pacientes suscetíveis (freqüentemente com uma outra doença crônica). O envolvimento pulmonar aumenta; há, com freqüência, a cavitação, com disseminação broncogênica subseqüente ou envolvimento pleural com derrame e/ou empiema, e, ocasionalmente, com uma fístula broncopleural.

Pericardite Tuberculosa

A pericardite tuberculosa é geralmente causada pela ruptura de um linfonodo mediastinal caseoso no pericárdio, o que pode causar o tamponamento agudo, tornando obrigatória a pericardiocentese imediata. Em outros casos, um acúmulo mais gradual de líquido no pericárdio associa-se à pericardite tuberculosa. O tamanho da sombra cardíaca aumenta, e a presença de líquido geralmente pode ser determinada pela ecocardiografia. Uma pericardite tuberculosa anterior é uma causa de pericardite constritiva cálcica, hoje rara.

Disseminação Hematógena e Tuberculose Miliar

A disseminação hematógena generalizada da TB em conseqüência da infecção primária é rara, mas constitui uma complicação muito grave, porque pode levar à TB miliar e ao envolvimento de muitas estruturas extrapulmonares, como as meninges. Tal complicação ocorre em geral em lactentes com menos de dois anos de idade, sendo muito mais rara em crianças maiores. Ocorre geralmente dentro de seis meses da infecção inicial.

Outras Complicações

Ocasionalmente, os linfonodos hilares ou paratraqueais podem tornar-se tão grandes que se estendem ao parênquima pulmonar adjacente e podem tornar necessária a retirada cirúrgica. Também já foram relatadas fístulas broncoesofágicas em casos em que um acometimento linfonodal caseoso se estende até o esôfago e ao interior de um brônquio.

Tuberculose Primária em Adultos

Manifestações pulmonares incomuns da TB têm sido relatadas devido à menor exposição na infância e ao desenvolvimento da forma primária em muitos adultos.[18,102] Há maior acometimento dos lobos inferiores em adultos. Tem sido relatada uma incidência igual ou ligeira predominância do acometimento lobar inferior e médio.[134] Choyke e colaboradores[23] relataram uma incidência de 40% de acometimento lobar inferior e uma incidência de 58% de acometimento lobar superior numa série de 103 adultos. A cavitação estava presente em 8% dos casos, freqüência maior que aquela relatada em crianças. O derrame pleural era presente em cerca de 30% dos casos, sendo também mais comum que em crianças. Por outro lado, a adenopatia ocorreu em apenas aproximadamente 10% dos casos, quase metade nos linfonodos paratraqueais. Outros autores relataram uma incidência maior de adenopatia. Todos os pacientes com adenopatia tinham um acometimento do parênquima demonstrado nas radiografias do tórax. Nessa série, cerca de 15% dos pacientes apresentavam comprometimento imunológico, de modo que a TB pode ser uma infecção oportunista. A SDRA ocorreu como complicação da TB miliar em quatro pacientes. Essa é uma situação particularmente difícil, e a farmacoterapia antituberculose pode salvar a vida em tais casos.

Tuberculose Pós-primária (por Reinfecção, Reativação)

A TB por reinfecção ou reativação ocorre quando o bacilo da tuberculose produz uma doença inflamatória pulmonar numa pessoa que já fora anteriormente sensibilizada à tuberculina. Ao contrário da

TB primária, essa condição tende a ser progressiva, ocasionando um acometimento pulmonar sintomático, se não for tratada. O envolvimento dos linfonodos é muito mais raro que na doença primária. A doença apresenta uma tendência considerável a localizar-se nos lobos superiores. Não há, porém, um meio seguro de distinguir os dois tipos nos estudos radiográficos.

Tuberculose por Reinfecção

Os lobos superiores constituem o local mais freqüente, sendo o acometimento do parênquima encontrado mais comumente nos segmentos apical e posterior do lobo superior. O lado direito é afetado um pouco mais freqüentemente que o esquerdo. Entretanto, não é raro ver a opacidade inicial no segmento superior do lobo inferior de qualquer dos lados. Os segmentos basais do lobo inferior são, em raros casos, o local do acometimento original na TB pulmonar reativada. A doença é assintomática em seus estágios iniciais, e uma radiografia do tórax costuma indicar uma lesão antes do aparecimento dos sintomas subjetivos e antes que se possam evocar os achados físicos no exame do tórax. No que diz respeito aos achados radiográficos, nada há característico em relação à doença tuberculosa inicial, exceto sua localização lobar superior, que, em geral, é bastante periférica em relação ao hilo. A doença aparece, caracteristicamente, como uma área de opacidade irregular que varia muito quanto ao tamanho, e os limites da lesão geralmente são pouco circunscritos. A natureza indistinta e a definição insuficiente das lesões sugerem um processo pneumônico ou exsudativo, em contraste com a natureza mais nitidamente definida e em estrias do acometimento fibrótico inicial. Não é raro que a doença seja obscurecida, em maior ou menor grau, pela clavícula ou por uma das costelas superiores, escapando, assim, à detecção, se a radiografia não for examinada cuidadosamente (Figs. 24.25, 24.26 e 24.27). Em outros pacientes, a doença pode não ser detectada, até estar bem avançada, de modo que não é raro encontrar um acometimento extenso, com cavitação e disseminação broncogênica no pulmão oposto ou no lobo inferior do mesmo pulmão. Em outros, a radiografia do tórax inicial revela uma grande área de consolidação segmentar ou lobar, que constitui uma pneumonia tuberculosa.

Às vezes, a doença aparece como uma opacidade linear de definição relativamente clara, assemelhando-se a uma cicatriz fibrótica. Deve-se lembrar, porém, que a TB não pode ser classificada como inativa com base num único estudo. Como há uma grande variação na suscetibilidade, virulência e número de organismos, bem como na resposta patológica macroscópica à doença, não é estranhar que o estudo radiográfico da TB demonstre uma grande variação na aparência da doença.[134] Em alguns pacientes, a localização e a aparência do processo tuberculoso inicial são bastante características para que o radiologista faça um diagnóstico hipotético de TB pulmonar, mas ele deve ser sempre confirmado pelo estudo bacteriológico do escarro ou de espécimes obtidos durante a broncoscopia por aparelhos de fibra óptica.

Recentemente, alguns artigos relataram sobre os achados característicos da TB pulmonar na TC e TC de alta resolução (TCAR) (Figs.

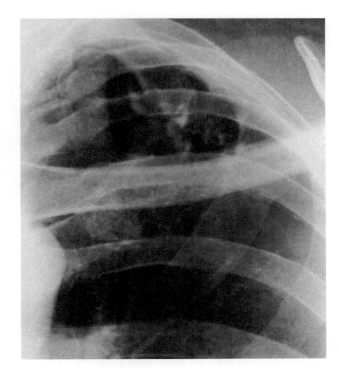

FIG. 24.26 Tuberculose mínima no ápice esquerdo. Essa doença é claramente definida na área supraclavicular. Ela contém cálcio. Havia, também, vários linfonodos calcificados no hilo esquerdo, alguns dos quais são mostrados aqui. Note o grau mínimo de espessamento pleural lateralmente ao acometimento pulmonar.

24.28 e 24.29). A TCAR foi demonstrada como sendo mais sensível que as radiografias do tórax na detecção da doença ativa inicial.[53, 56, 63, 67, 71-73A, 89, 95, 100, 101] Os achados da TB pós-primária na TCAR incluem estruturas ramificadas ou nódulos centrilobulares de 2 a 4 mm (o sinal da "árvore em brotamento"); cavidades; bronquiectasia; consolidação lobular; opacidades tipo vidro fosco; e pequenas (6 a 10 mm) opacidades nodulares. Esses achados são vistos freqüentemente, mas não invariavelmente, em casos de TB pulmonar ativa. O padrão da árvore em brotamento é típico da disseminação endobrônquica da TB, mas também não é específico desta, podendo ser visto em outros processos mórbidos, como a pambronquiolite difusa, bronquite/pneumonia aguda causada por outras infecções, pneumonia por aspiração e bronquiectasia por qualquer causa com impactação mucóide.[2, 7, 53] O sinal da árvore em brotamento, todavia, é um dos primeiros achados de disseminação broncogênica da TB na TCAR. Na histopatologia, tal sinal corresponde à impactação de material caseoso em pequenos bronquíolos distais dilatados, como os bronquíolos terminais, os bronquíolos respiratórios e os ductos alveolares.[54]

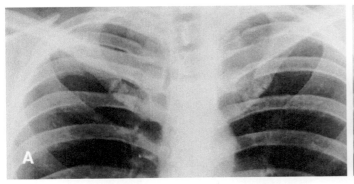

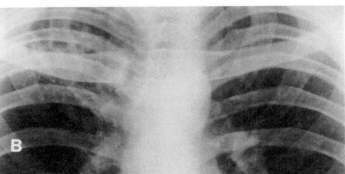

FIG. 24.25 Tuberculose pulmonar mínima no lobo superior direito. **A:** Note a opacidade indistinta e mal delimitada no primeiro espaço intercostal anterior lateralmente, imediatamente abaixo da clavícula. Algum acometimento também está oculto pela clavícula. Compare essa área com o lado esquerdo do paciente, que se apresenta normal. **B:** Um acometimento um pouco mais extenso ocorre no lobo superior direito na área supraclavicular, no primeiro espaço intercostal anterior e medialmente à primeira costela. Parte da doença é ocultada pela clavícula. O lado esquerdo encontra-se normal.

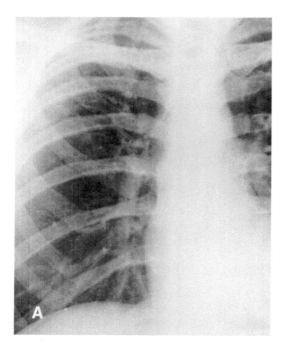
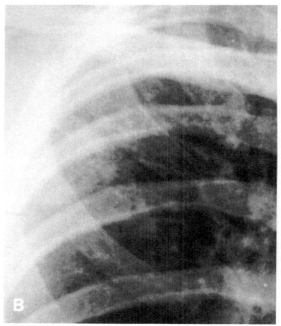

FIG. 24.27 Tuberculose mínima. **A:** A doença é muito pouco nítida, principalmente na região lateral do segundo espaço intercostal anterior. **B:** Incidência ampliada da parte superior do pulmão direito que mostra melhor a opacidade imprecisa. Sua pouca nitidez e indefinição são compatíveis com uma doença ativa.

Os achados tomográficos associados a casos de TB inativa ou estável incluem linhas fibróticas irregulares, estrias no parênquima, nódulos calcificados e adenopatia calcificada, distorção da arquitetura dos feixes broncovasculares, bronquiectasia e enfisema pericicatricial.[53, 56, 63, 67, 71-73, 89, 95, 100, 101] Tal como ocorre nas radiografias do tórax, não se consegue determinar a inatividade da doença tão-somente com base nos achados tomográficos de um único exame, sendo necessária a confirmação por culturas de escarro negativas e exames seriados negativos ao longo do tempo.

Os achados tomográficos da TB primária incluem a consolidação lobar com adenopatia hilar ou mediastinal. Na intensificação por contraste endovenoso, a adenopatia tuberculosa evidencia tipicamente o realce periférico, com centros necrosados de baixa densidade.[54, 72] As áreas de consolidação pulmonar podem demonstrar cavitação.[72]

Disseminação Broncogênica da Tuberculose

Uma cavidade forma-se ao ser produzida uma necrose suficiente pela ação do bacilo da tuberculose, e o material necrosado é eliminado por um brônquio. A cavidade aparece nas radiografias como uma área radiotransparente arredondada ou oval, geralmente circundada por uma parede moderadamente espessa e freqüentemente por um grau considerável de doença na mesma área. O exsudato dessa cavidade pode ser expectorado ou aspirado, ocasionando a disseminação broncogênica da infecção a outras partes do mesmo pulmão ou ao pulmão oposto. Novos focos de infecção são, então, estabelecidos, os quais podem, finalmente, apresentar cavitação. Pequenos focos de pneumonia tuberculosa são desencadeados pelos referidos aspirados broncogênicos. Todas essas lesões podem curar-se, evoluir para a necrose caseosa e a cavitação, ou tornar-se lesões produtivas, acarretando a formação de uma quantidade considerável de tecido de granulação e fibrose eventual. A fibrose pode ser extensa, ocasionando considerável perda de volume pulmonar e distorção traqueobrônquica.

A disseminação broncogênica da TB acarreta um aspecto característico na TC. Além do sinal da árvore em brotamento, a TC pode demonstrar áreas esparsas de acometimento do espaço aéreo, que consistem em opacidades nodulares maldefinidas que medem 3 a 10 mm de diâmetro (veja as Figs. 24.28 e 24.29).[37, 67, 96] Tipicamente, essas áreas afetadas

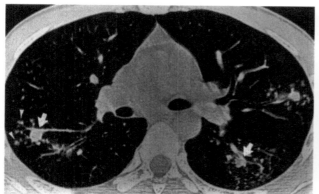
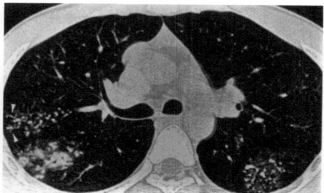

FIG. 24.28 A e B: Achados tomográficos da tuberculose ativa. Múltiplos focos de acometimento esparso são notados bilateralmente, caracterizados por opacidades nodulares maiores (*setas*) e áreas circundantes de formações tipo árvore em brotamento (*pontas de seta*).

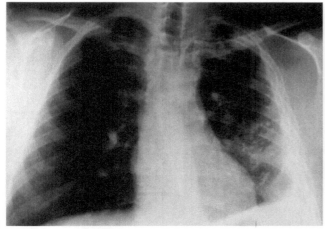
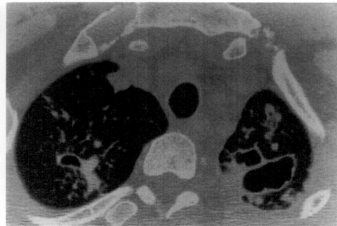
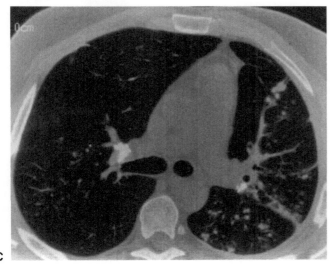

FIG. 24.29 A: Radiografia do tórax, obtida na época das manifestações iniciais num homem de 34 anos com história de tuberculose, que mostra fibrose pleural esquerda e opacidades nodulares esparsas em ambos os ápices e na parte inferior do pulmão esquerdo. **B e C:** A tomografia computadorizada demonstra, mais claramente, a presença de cavidades abertas em ambos os ápices e múltiplas áreas de disseminação broncogênica da tuberculose aos lobos superiores esquerdo e direito, língula e lobo inferior esquerdo. Também são presentes fibrose pleural esquerda e linfonodos hilares calcificados bilaterais.

encontram-se amplamente espalhadas por partes diferentes do pulmão. É freqüentemente identificada uma cavidade aberta no mesmo pulmão ou no pulmão oposto. As opacidades nodulares da disseminação broncogênica não são tão uniformes nem têm margens tão nítidas, são maiores e não têm distribuição tão regular quanto os nódulos menores (1 a 3 mm) da TB miliar.[67, 96] Não é surpresa que a TC revele, com freqüência, uma disseminação broncogênica mais extensa do que a demonstrada nas radiografias do tórax (veja a Fig. 24.29).[67, 96]

Cavitação

A presença de cavitação num paciente com TB pulmonar é comum, sendo, muitas vezes, detectada facilmente nas radiografias, porque a cavidade é grande o bastante para produzir uma radiotransparência redonda ou oval nítida, com uma parede moderadamente espessa. Se houver incerteza quanto à presença de uma cavidade, dever-se-á recorrer à TC para confirmar ou excluir sua presença (veja a Fig. 24.29). A TC é muito útil na detecção da doença cavitária, sendo mais fidedigna que a radiografia do tórax.

Como ocorre com outros aspectos da doença tuberculosa, há uma grande variação na aparência da cavitação tuberculosa de um paciente para outro. As cavitações aparecem como áreas radiotransparentes que variam muito quanto ao tamanho, mas são geralmente redondas ou ovais. A parede interna da cavidade pode ser lisa ou irregular (Fig. 24.30). As paredes são, em geral, moderadamente espessas, exceto nas cavidades de tensão, que se tornam bastante grandes e podem apresentar paredes finas. Uma cavidade de tensão forma-se, porque uma obstrução tipo válvula do brônquio que leva a ela possibilita que o ar entre na cavidade mais livremente do que pode escapar dela. Esse tipo de cavidade pode desaparecer com grande rapidez após a instituição do tratamento, porque a obstrução brônquica que contribui para seu tamanho pode ser aliviada rapidamente e possibilitar o colabamento da cavidade. As cavidades de paredes espessas, por outro lado, apresentam, com freqüência, pouca tendência a fechar-se, ou podem fechar ou diminuir de tamanho muito lentamente, quando tratadas. Embora não seja tão comum como no abscesso pulmonar, ocasionalmente pode haver a presença de líquido numa cavidade tuberculosa, de modo que níveis líquidos podem ser demonstrados nas radiografias com feixes horizontais ou na TC. Níveis hidroaéreos, porém, podem, também, constituir indicação de uma infecção bacteriana ou fúngica superposta numa cavidade tuberculosa crônica.[35, 67, 96] Em geral, as paredes das cavidades diminuem de espessura e tornam-se menos nítidas com a regressão da doença sob tratamento. A fibrose, com retração do pulmão anteriormente afetado, e o enfisema podem ocasionar a produção de radiotransparências irregulares ou ovais que se assemelham bastante a cavidades. Nesses casos é, muitas vezes, difícil e, às vezes, impossível diferenciar uma cavidade de paredes finas de uma área de enfisema, a não ser que a doença tenha sido bem documentada por radiografias repetidas durante sua evolução. Nesses pacientes, a TC é, com freqüência, consideravelmente útil.

Quando há cavitação ou acometimento extenso num lobo ou segmento, a fibrose faz parte do processo de cura e acarreta perda de volume, freqüentemente com distorção brônquica, hilar e mediastinal.

A atividade da doença tuberculosa não pode ser determinada com base exclusivamente na aparência radiográfica ou tomográfica da cavidade, fazendo-se necessário o diagnóstico com base nos resultados das culturas do escarro e na análise de imagens seriadas.[35, 67, 96] Até mesmo cavidades crônicas podem continuar descarregando bacilos viáveis.

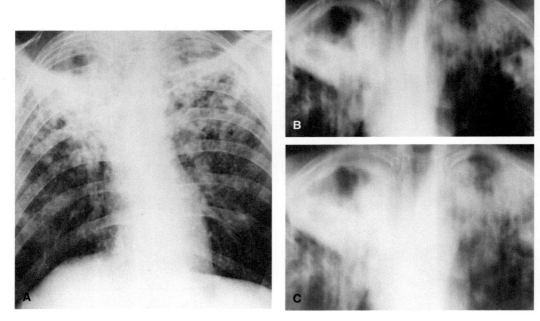

FIG. 24.30 Tuberculose pulmonar bilateral avançada. **A:** Note a grande cavidade apical à direita na área supraclavicular. A doença é extensa na metade superior de ambos os pulmões, e algumas áreas radiotransparentes suspeitas são notadas à esquerda. **B e C:** Em tomogramas do paciente mostrado em **A**, são evidentes a cavidade apical à direita, certo desvio da traquéia para a direita e algumas pequenas cavidades à esquerda.

Bronquiectasia

O envolvimento endobrônquico na TB pulmonar é bastante comum e, em muitos casos, acarreta bronquiectasias. A presença de bronquiectasia num paciente com TB pode, com freqüência, ser diagnosticada ou, pelo menos, suspeitada nas radiografias de rotina, porque os brônquios de paredes espessas cheios de ar aparecem nítidos em contraste com o pulmão acometido que os circunda. Em outros casos, especialmente se o acometimento não é muito extenso, o diagnóstico pode ser feito com um alto grau de certeza na TC. Se for necessário determinar a extensão da bronquiectasia antes da retirada cirúrgica, usa-se a broncografia ou, mais raramente, a TC, para fazer tal avaliação. A bronquiectasia em pacientes com TB pulmonar pode ser sacular ou cilíndrica, sendo encontrada no lobo ou segmento afetado pela doença. Ocasionalmente, ela é detectada numa área em que não há um envolvimento evidente do parênquima. A bronquiectasia é presumivelmente causada por um acometimento tuberculoso que se resolve a ponto de não restar mais evidência radiográfica do envolvimento do parênquima. Por essa razão, muitos investigadores consideram que a TC ou a broncografia são indicadas, antes de proceder a uma cirurgia segmentar em pacientes com TB pulmonar. Como a farmacoterapia antituberculose é muito eficaz, a cirurgia limita-se, atualmente, ao raro paciente com bronquiectasia grave, hemorragia ou uma infecção repetida, restrita ao local de uma TB anterior. Existe alguma diferença na aparência da bronquiectasia na TB em comparação àquela causada por outras condições. Na TB há, com freqüência, a obliteração periférica e mais fibrose, com maior distorção dos brônquios (Fig. 24.31).

Manifestações Radiográficas Incomuns da Tuberculose Pulmonar

Além da distribuição fora do comum e das outras diferenças descritas em adultos com TB primária, alguns outros achados possíveis devem ser mencionados, tais como:
1. múltiplos grandes nódulos pulmonares bilaterais;
2. múltiplos pequenos focos cavitários disseminados que se assemelham a abscessos estafilocócicos hematógenos. Essas lesões permanecem inalteradas e podem, portanto, ser diferenciadas da doença estafilocócica aguda, que se modifica de maneira bastante rápida;
3. gangrena pulmonar conseqüente à TB. Os pacientes mostram-se muito doentes, sendo essa doença freqüentemente fatal. Um grande processo alveolar lobar é observado aumentando em densidade; o lobo aumenta de volume e aparece a cavitação, com uma grande massa intracavitária de tecido necrosado, semelhante àquela observada ocasionalmente na pneumonia por *Klebsiella*;[62]
4. *aneurisma de Rasmussen*, um raro pseudo-aneurisma causado pela erosão de um ramo arterial pulmonar periférico numa cavidade tuberculosa, o qual pode simular massa no interior de uma cavidade. As complicações são a formação de uma fístula arteriovenosa, ruptura com hemoptise e, às vezes, anemia. Esses aneurismas podem ser tratados por embolização, para ocluir o ramo arterial pulmonar envolvido;
5. um padrão intersticial inespecífico, grave e disseminado por toda a extensão de ambos os pulmões, o que ocorre em pacientes de meia-idade e idade avançada que apresentam enfisema. Os pacientes não se mostram muito doentes e não se verifica alteração radiográfica por muitos meses. O diagnóstico geralmente é feito pela biópsia pulmonar aberta. A resposta à boa farmacoterapia antituberculose é muito lenta. Um pneumotórax pode complicar essa forma pouco freqüente de TB.[102]

Tuberculose em Pacientes em Imunossupressão

A resposta imune celularmente mediada (linfócitos T) é envolvida, em grande parte, na destruição do bacilo da tuberculose. Existem várias situações em que a imunidade celularmente mediada é deprimida,[93] as quais incluem a síndrome da imunodeficiência adquirida (AIDS) (veja o Cap. 25),[104A] envelhecimento, inanição, doenças crônicas, alcoolismo, câncer, sarcoidose, silicose, gravidez, radiação e drogas, como corticosteróides, drogas imunossupressoras e as drogas citotóxicas usadas na quimioterapia do câncer. Os pacientes com tais condições encontram-se em risco, caso expostos ao organismo. A incidência mais alta parece ser em pessoas idosas, pessoas debilitadas e pacientes com AIDS, doenças crônicas ou condições malignas. Embora seja difícil tratar a TB em pacientes com silicose, a incidência de TB em pacientes

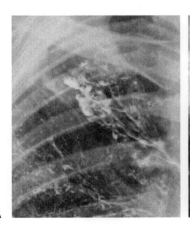
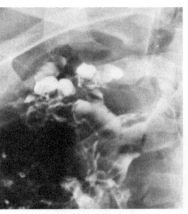

FIG. 24.31 Bronquiectasia na tuberculose (TB). **A:** Note a dilatação dos brônquios lobares superiores, que também estão preenchidos num paciente que teve uma extensa TB anterior no lobo superior direito. Há muito pouco preenchimento alveolar, e a extremidade distal dos brônquios encontra-se obstruída. Esse último achado é característico da TB. **B:** Broncograma de um paciente com TB bem-avançada de longa duração. O lobo superior direito apresenta-se contraído e há uma extensa bronquiectasia sacular, distorção brônquica e ausência de preenchimento do parênquima.

com silicose está diminuindo. No entanto, não se tem certeza de que isso vá continuar a ocorrer no futuro, pois a incidência da TB parece vir aumentando.

A aparência radiográfica da TB depende do nível de imunossupressão, sendo semelhante àquela em outros pacientes, exceto quando a depressão das células T se torna significativa. A doença pode, então, progredir mais rapidamente, tornar-se bastante avançada e vir a apresentar a disseminação miliar, o que pode ocorrer tanto na TB primária como naquela por reativação.

Tuberculoma

O termo *tuberculoma* designa a lesão tuberculosa focal arredondada, que pode ser solitária ou múltipla. Há muitos nódulos inflamatórios nos quais não se consegue encontrar bacilos da tuberculose. Os achados histopatológicos são inespecíficos, sendo denominados granulomas inespecíficos crônicos, e não podendo ser diferenciados dos tuberculomas por métodos radiográficos. Os nódulos tuberculosos variam em tamanho, de alguns milímetros a 5 ou 6 cm, mas geralmente medem 1 a 3 cm, podendo ou não conter cálcio, mas geralmente contendo restos celulares caseosos. Pequenos flocos de cálcio podem estar espalhados pela lesão, e, em alguns casos, o cálcio pode formar uma concha ou um anel mais ou menos completos na parede externa do nódulo ou próximo dela. Podem estar presentes vários anéis concêntricos de cálcio ou um núcleo excêntrico ou central de cálcio. A patogênese é variada, e o nódulo pode constituir um acometimento primário ou por reinfecção. Às vezes, o nódulo forma-se quando uma cavidade é fechada pela obstrução do seu brônquio de drenagem. Pode, também, ser uma área residual localizada de necrose caseosa que persiste quando o restante do processo primário se resolve. Não é raro serem vistos alguns diminutos nódulos-satélite ou áreas maldefinidas de opacidade nas vizinhanças de um tuberculoma. Todas essas lesões são potencialmente perigosas, porque podem conter bacilos de tuberculose viáveis por longos períodos e decompor-se a qualquer momento, com a conseqüente disseminação da doença. Elas podem permanecer constantes quanto ao tamanho ou crescer muito lentamente num período de alguns anos.

O achado radiográfico é aquele de um nódulo arredondado no parênquima. Se forem visíveis anéis concêntricos de cálcio, a lesão será quase certamente um tuberculoma ou um outro granuloma inflamatório crônico (Fig. 24.32). A TC será indicada, se não for demonstrado cálcio no estudo radiográfico de rotina do tórax. O cálcio pode ser freqüentemente visto na TC, em casos em que sua presença não é detectada nas radiografias preliminares. Caso não seja encontrada calcificação, poderá ser impossível diferenciar o tuberculoma ou outro granuloma infeccioso de um carcinoma broncogênico, outros tumores pulmonares ou uma metástase pulmonar solitária. Estudos preliminares recentes de Swenson e outros sugerem que pequenos nódulos não-calcificados que não apresentam realce significativo pelo contraste nos exames TC dinâmicos seriados, ao administrar um contraste endovenoso, podem ser benignos.[129A] Dever-se-á considerar a ressecção em pacientes com um pequeno nódulo solitário que não seja claramente benigno, a não ser que radiografias anteriores, de dois ou três anos atrás, indiquem estar a lesão presente há muito tempo e permanecer inalterada. A biópsia com agulha transbrônquica ou percutânea pode demonstrar claramente a doença granulomatosa. A ressecção tornar-se-á necessária, caso haja dúvida ou se for encontrada uma condição maligna.

Cura da Tuberculose Pulmonar

Em geral, a TB pulmonar cura-se lentamente, de modo que é possível acompanhar por radiografias seriadas as alterações anatômicas macroscópicas da doença. Podem ser notadas diferenças em relação à natureza da cura, que dependem do tipo de envolvimento e da suscetibilidade dos bacilos da tuberculose às drogas antituberculose, bem como da resposta do paciente. A resolução completa ocorre freqüentemente em algumas áreas. É uma observação comum que a resolução completa ocor-

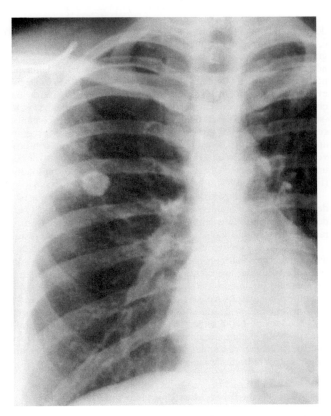

FIG. 24.32 Tuberculoma. Note o nódulo calcificado denso na parte média do pulmão direito. Algum acometimento também é notado lateralmente e acima dele, na região lateral do segundo espaço intercostal anterior. Alguns linfonodos hilares calcificados são notados bilateralmente.

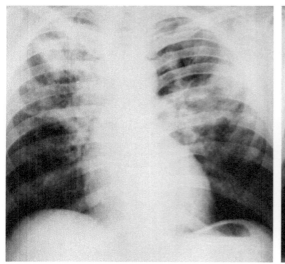 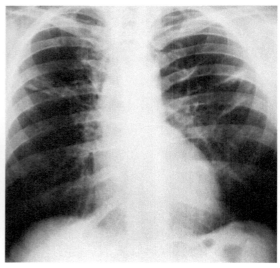

FIG. 24.33 Tuberculose pulmonar bilateral bem-avançada, que mostra a regressão decorrente do tratamento com drogas antituberculose. **A:** Note o extenso acometimento bilateral. **B:** Estudo feito nove meses depois, mostrando grandes melhoras. A doença remanescente consiste, principalmente, em estrias fibróticas com alguns nódulos em cada pulmão.

re, sendo mais notável em pacientes com uma doença relativamente aguda, nos quais o processo é considerado como sendo principalmente exsudativo (Fig. 24.33), o que explica a menor espessura das paredes das cavidades, freqüentemente notada em pacientes em tratamento. A parte exsudativa do processo que constitui a parede cavitária se resolve, ocasionando uma diminuição da espessura. Nos pacientes em que a doença evoluiu até o ponto da necrose caseosa, a resolução completa não é possível. Nesses pacientes, a fibrose com a retração das cicatrizes acarreta a diminuição do volume do lobo ou segmento afetado e, às vezes, uma diminuição no tamanho do hemitórax. As estruturas mediastinais retraem-se para o lado do envolvimento. O hilo eleva-se no acometimento dos lobos superiores e, às vezes, o hemidiafragma se eleva. As lesões que contêm tecido de granulação, bem como necrose caseosa, freqüentemente notadas como nódulos maldefinidos, apresentam uma redução gradual no tamanho. Os nódulos individuais tendem a tornar-se mais nítidos nas radiografias, evidentemente também devido à retração e à fibrose. Esse tipo de lesão é, com freqüência, um local de depósito de cálcio e, em alguns casos, torna-se densamente calcificado com o tempo. Muitas das lesões contêm áreas centrais de necrose em que organismos viáveis podem ser encontrados após longos períodos de aparente inatividade. Em resumo, conforme se vê nas radiografias, há uma diferença considerável no processo de cura de um paciente para outro, mas é raro ver a doença desaparecer totalmente (Fig. 24.34).

A TC é muito útil para demonstrar os resíduos nodulares que não podem ser definidos claramente na radiografia de tórax de rotina. O exame de espécimes cirúrgicos demonstra ser muito difícil ter certeza, no exame radiográfico, de que não se encontra presente acometimento residual.

As alterações radiográficas observadas durante o processo de cura têm muito pouco valor prognóstico. Os estudos mostram não ser necessário obter radiografias de seguimento de rotina nos casos em que um paciente em tratamento não apresenta sinais clínicos que justifiquem qualquer preocupação. Após o tratamento, estudos radiográficos do tórax serão necessários, se os sintomas recidivarem. Ao examinar um paciente com resíduos de TB, é imperativo comparar a primeira radiografia de tórax disponível com a mais recente, porque as alterações são sutis e graduais, podendo passar despercebidas, se for usada para comparação unicamente a radiografia mais recente.

Complicações da Tuberculose Pulmonar por Reinfecção

Derrame Pleural e Empiema

Como a TB pulmonar é uma lesão periférica, é comum o envolvimento pleural (Fig. 24.35); o derrame pode ser encontrado em pacientes sem lesão pulmonar óbvia. Em alguns casos, a opacidade produzida pelo líquido obscurece o acometimento do parênquima. Em outros, o derrame pleural é a única manifestação radiográfica e, mesmo depois de o líquido ser removido ou absorvido, não há um foco nítido visível radiograficamente no parênquima pulmonar. Em alguns pacientes, o líquido desaparece espontaneamente ou pode ser aspirado com êxito, e, em outros, ocorre um empiema tuberculoso. Ocasionalmente, o espaço pleural pode ser envolvido por uma infecção secundária. O empiema tuberculoso é semelhante ao empiema de origem inespecífica em seu aspecto radiográfico. Ele é geralmente loculado e pode tornar-se muito grande. Se estiver presente e não for drenado por um longo período, poderá ocorrer calcificação, produzindo uma opacidade radiográfica acentuada que delineia a parede. Também podem ocorrer fístulas broncopleurais, com a drenagem de todo o conteúdo do empiema ou parte dele, bem como a entrada de ar nele. Fístulas pleurocutâneas e broncopleurocutâneas constituem raras complicações da TB crônica. Em alguns pacientes com acometimento pleural tuberculoso, uma fibrose considerável no espaço pleural pode acarretar um acentuado espessamento pleural e a constrição do pulmão adjacente ou de todo o hemitórax, caso a doença seja extensa, no assim chamado fibrotórax. Poderá haver, então, a calcificação na pleura parietal, visceral, em ambas ou próximo a elas. Ocasionalmente, um empiema forma-se anos após a infecção pleural inicial, devendo-se suspeitar disso se o volume do fibrotórax aumentar. A presença de líquido no espaço pleural ou entre as camadas do fibrotórax pode ser detectada pela ultra-sonografia em muitos casos; a TC também pode ser útil em tal situação, especialmente se a ultra-sonografia der margem a dúvida. Se a infecção pleural continuar ativa, poderá haver a extensão do empiema à parede torácica, o que é designado como empiema da necessidade.

Broncoestenose

O estreitamento de um brônquio pode ser conseqüente à compressão por um linfonodo aumentado envolvido pela TB, o que é geralmente encontrado em crianças com TB primária. É também causado por uma inflamação endobrônquica e a formação de um granuloma ou fibrose na forma pós-primária ou por reinfecção da doença. Os achados radiográficos só se evidenciam quando a obstrução é suficiente para causar atelectasia ou hiperinsuflação obstrutiva. A broncoestenose também pode ocasionar infecções inespecíficas, repetidas distalmente ao brônquio estreito. A oclusão brônquica total, em conseqüência da fibrose tuberculosa, pode, em raras ocasiões, ser a causa de uma impactação mucóide.

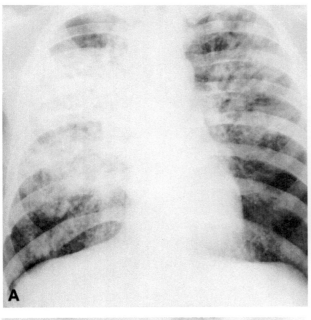
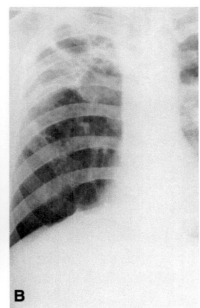
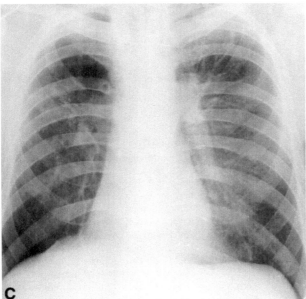

FIG. 24.34 Tuberculose pulmonar bem-avançada. **A:** Radiografia inicial que mostra a doença bilateralmente. Uma grande cavidade no ápice direito encontra-se muito pouco nítida nessa radiografia. **B:** Nove meses depois, o pulmão direito mostra o resultado do tratamento. A grande cavidade apical apresenta-se mais claramente definida. O lobo superior mostra-se contraído, mas grande parte da doença exsudativa se resolveu. **C:** Dezesseis meses depois do exame inicial, a maior parte da doença inicial foi ressecada e, agora, os achados são aqueles de cicatrizes cirúrgicas no segundo espaço intercostal anterior direito e na área subclavicular esquerda.

Broncolitíase

Ocasionalmente, um linfonodo calcificado adjacente a um brônquio apresenta erosão ao brônquio, e o material calcificado do linfonodo é eliminado para dentro do brônquio, produzindo um broncólito, o que pode causar muito poucos sintomas ou, em raras ocasiões, a disseminação broncogênica da doença tuberculosa ou uma hemorragia. A calcificação também pode causar obstrução brônquica, com hiperinsuflação ou atelectasia. Essa complicação também pode ocorrer em pacientes com linfonodos calcificados causados por outras lesões que não a TB pulmonar. Os achados radiográficos variam com a situação. Os linfonodos calcificados são freqüentemente visíveis, e sua relação com o brônquio pode ser determinada melhor pela TC (Fig. 24.36).

Pneumotórax Tuberculoso

Ao complicar a TB pulmonar, o pneumotórax acarreta o risco de envolvimento pleural generalizado, levando ao empiema tuberculoso e a fístulas broncopleurais, o que se dá porque o pneumotórax decorre, com freqüência, da ruptura de um foco caseoso subpleural no espaço pleural em etapas avançadas da doença. Também é possível que uma pequena bolha subpleural se rompa, ocasionando um pneumotórax simples que se resolve rapidamente, sem maiores complicações. A aparência radiográfica é semelhante àquela notada no pneumotórax por outras causas, mas a doença tuberculosa é visível, e uma considerável pleurite aderente pode acarretar um pneumotórax irregular ou loculado. Esta é uma complicação rara da TB.

Disseminação a Outros Órgãos

Os pacientes com TB pulmonar vêm, ocasionalmente, a apresentar o acometimento de outros órgãos e sistemas, como a laringe, o íleo e o ceco, os órgãos urogenitais e o sistema ósseo. O acometimento gastrintestinal e da laringe é, com freqüência, produzido pelo contato com o escarro e só raramente indica uma disseminação hematógena. Por outro lado, a TB renal ou o envolvimento ósseo revelam uma disseminação hematógena ou linfangítica. Essas lesões são discutidas por órgão ou sistema nos capítulos apropriados.

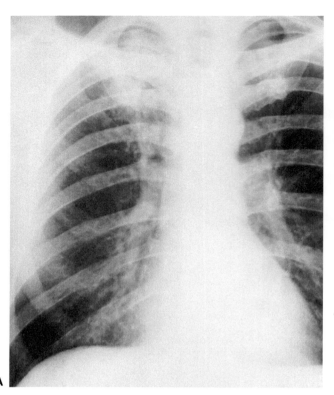 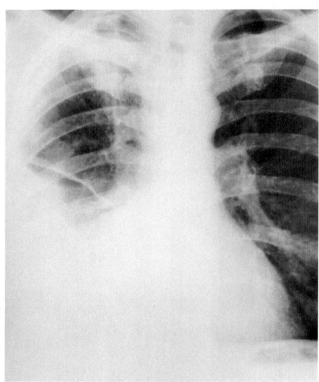

FIG. 24.35 Tuberculose pulmonar que mostra o desenvolvimento de derrame pleural. **A:** Tuberculose bilateral do lobo superior, manifestada por uma opacidade bastante homogênea e mais intensa à direita que à esquerda. Não há evidência de líquido pleural à direita e não havia à esquerda. **B:** Quatro semanas depois, um grande derrame pleural é evidente à direita. Observe que a doença do parênquima regrediu um pouco devido ao tratamento nesse intervalo.

Tuberculose Hematógena

A TB pulmonar hematógena inclui vários tipos de doença. Quando o organismo passa à corrente sanguínea, é possível haver o envolvimento hematógeno de numerosos outros órgãos e sistemas. É difícil determinar o modo efetivo de disseminação em qualquer caso específico, mas ela pode ocorrer por meio dos vasos linfáticos e passar à corrente sanguínea pelo ducto torácico, por ruptura direta de um foco caseoso num vaso ou pela formação de um tubérculo subíntimo que serve como fonte de organismos. A invasão da corrente sanguínea pode ocorrer em qualquer dos estágios da TB. Nos casos em que há disseminação hematógena, numerosos fatores influenciam a doença resultante disso, como a idade do paciente, o número e a virulência dos organismos que passam à corrente sanguínea, a suscetibilidade individual e racial, a saúde geral do paciente, assim como o estado de alergia e imunidade do paciente por ocasião da invasão. O pronto tratamento com drogas antibacterianas geralmente altera consideravelmente a doença de maneira favorável.

Tuberculose Miliar Pulmonar

São reconhecidos dois tipos clínicos de TB miliar — TB miliar aguda e a disseminação miliar pulmonar subaguda ou crônica. A disseminação miliar pode ocorrer em qualquer momento após a primoinfecção.[35] A TB miliar aguda segue-se à invasão maciça da corrente sanguínea e produz uma grave doença aguda, freqüentemente com desenlace fatal antes do uso das drogas antituberculose. Em lactentes e crianças, ela pode decorrer da disseminação a partir de um local primário e produzir manifestações clínicas graves. Ocorre geralmente em lactentes desnutridos ou cronicamente doentes, extraordinariamente suscetíveis. Em muitas crianças, porém, o número de organismos é pequeno, e a resistência do hospedeiro suficiente para impedir a disseminação miliar da doença, de modo que não há manifestações clínicas. Em adultos, especialmente no grupo de idade mais avançada, a doença pode ser insidiosa e de reconhecimento extremamente difícil. Os achados nas radiografias do tórax dependem do tamanho e do número dos tubérculos miliares. Os nódulos efetivamente visibilizados numa radiografia são conseqüentes à superposição de muitas pequenas lesões do parênquima, criando uma opacidade suficiente para serem reconhecidos como um nódulo pequeno. Num paciente típico, a aparência é aquela de uma granulação fina ou de diminutos nódulos disseminados uniformemente por toda a extensão de ambos os pulmões. Às vezes, as lesões são claramente definidas como numerosos nódulos finos, cada um nitidamente delineado; em outros pacientes, não são tão nitidamente definidos, com margens indistintas (Figs. 24.37 e 24.38). Em alguns pacientes com TB miliar pulmonar, não se consegue ver lesão alguma na radiografia do tórax inicial, mas, em muitos casos, um quadro miliar clássico se desenvolve durante a evolução da doença.[39]

Como a doença miliar em adultos pode levar até seis semanas para se evidenciar nas radiografias do tórax,[6, 43, 47, 96] a TC pode ser útil, por detectar a doença mais precocemente. Em casos de TB miliar, a TC demonstra numerosos pequenos nódulos de 1 a 3 mm, distribuídos ao acaso por ambos os pulmões[72] (Fig. 24.39).

Alguns achados, porém, podem sugerir uma TB na radiografia do tórax inicial. É comum o envolvimento pleural, que ocasiona um derrame pleural unilateral ou bilateral, variando consideravelmente quanto ao volume. Em raros casos, um pneumotórax recorrente complica a doença. Não se tem certeza quanto à causa, mas nódulos caseosos subpleurais podem romper-se no espaço pleural em alguns casos. As lesões individuais são basicamente exsudativas, e os focos amplamente disseminados geralmente desaparecem totalmente quando o tratamento com drogas antibacterianas é eficaz. Elas não causam calcificações pulmonares disseminadas.

O diagnóstico diferencial da TB miliar é, muitas vezes, difícil do ponto de vista radiográfico, porque numerosas outras doenças produzem o tipo amplamente disseminado e miliar de nodulação em ambos os pulmões. A correlação dos achados clínicos e radiográficos é muito importante em todos os casos. Alguns processos agudos não podem ser diferenciados da TB miliar numa única radiografia do tórax. A broncopneumonia miliar, que pode ter origem virótica ou bacteriana, e

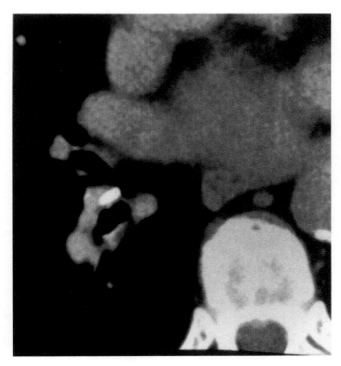

FIG. 24.36 Tomografia computadorizada que mostra um broncólito que faz protrusão na via aérea do brônquio intermédio, próximo à origem dos brônquios lobares médio e inferior.

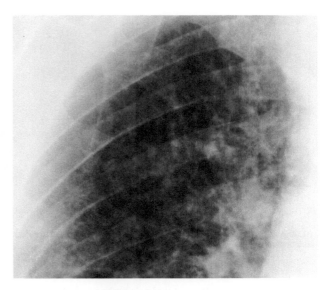

FIG. 24.37 Tuberculose miliar. Incidência ampliada da parte superior do pulmão direito num paciente com tuberculose miliar que mostra as numerosas pequenas opacidades, juntamente com um pequeno aumento da trama intersticial.

a bronquiolite em crianças que ocasiona nódulos miliares generalizados podem assemelhar-se muito à TB miliar. Em outras doenças, como a sarcoidose, as pneumoconioses e a carcinomatose miliar pulmonar, a história e a evolução clínica geralmente possibilitam a diferenciação. Algumas outras condições podem produzir lesões miliares agudas difusas no pulmão, tais como: outras infecções bacterianas, como a pneumonia estafilocócica e estreptocócica; infecções viróticas e por riquétsias, como varicela e febre Q; infecções micóticas, como histoplasmose e blastomicose; e infestações parasitárias, como a esquistossomose. Também estão incluídas aí as doenças não-infecciosas, beriliose aguda, hemorragias miliares e a fibrose intersticial difusa aguda, conforme a descrição de Hamman e Rich. É, pois, evidente que os achados radiográficos têm de ser correlacionados com os resultados dos exames clínicos e laboratoriais. Em alguns casos, radiografias seriadas, obtidas em intervalos de alguns dias ou semanas, ajudam a estabelecer o diagnóstico.

A biópsia pulmonar, para obter um pronto diagnóstico, pode ser indicada em pacientes imunologicamente comprometidos e em lactentes com uma doença febril aguda e acometimento miliar pulmonar, assim como em casos difíceis em pacientes idosos, pois uma demora no tratamento pode ser fatal.

Disseminação Pulmonar Hematógena Subaguda e Crônica

A disseminação pulmonar hematógena subaguda e crônica é uma entidade clínica um pouco diferente da TB miliar, por ser freqüentemente assintomática. Podem ocorrer pequenos episódios repetidos, de modo que as lesões, embora generalizadas e distribuídas de maneira

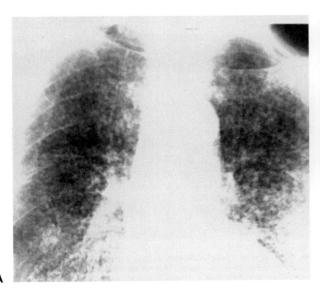
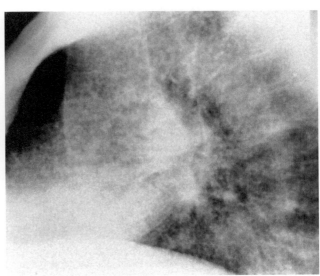

FIG. 24.38 Incidências póstero-anterior (**A**) e lateral (**B**) que mostram tuberculose miliar. Note os extensos nódulos miliares, mais densos e claramente definidos que aqueles na Fig. 24.37. O paciente apresentou perda de peso, febre e tosse.

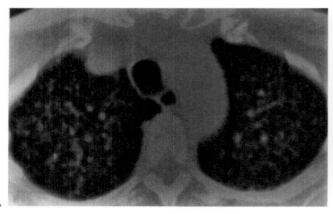
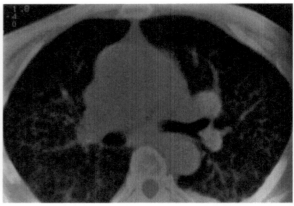

FIG. 24.39 A e B: Tuberculose miliar. A tomografia computadorizada demonstra diminutos nódulos amplamente disseminados, uniformes tanto em relação ao tamanho quanto à distribuição.

bastante uniforme por toda a extensão de ambos os pulmões, podem variar um pouco mais de tamanho que no processo miliar agudo. Quando esse tipo de disseminação é extenso, os achados radiográficos são semelhantes àqueles do tipo agudo de TB miliar, mas há uma diferença considerável na evolução clínica. Em outros casos, a disseminação hematógena pulmonar pode ser relativamente localizada, produzindo áreas de densidade pequenas, pouco nítidas, redondas ou ovais num segmento ou lobo. Alguns desses nódulos podem regredir, e outros podem coalescer e formar nódulos maiores, os quais podem curar-se de modo semelhante àquele descrito para a TB por reinfecção. Em pacientes com TB pulmonar bem-avançada e um grau considerável de cavitação, pode haver a disseminação hematógena aos lobos inferiores ou ao pulmão oposto, produzindo lesões difusas que não podem ser diferenciadas das lesões secundárias produzidas pela disseminação broncogênica da doença.

Micobactérias Atípicas

Algumas espécies de micobactérias podem causar um acometimento pulmonar semelhante à TB produzida pelo *M. tuberculosis*, mas que difere ligeiramente do ponto de vista dos achados radiográficos. Essas micobactérias são classificadas em quatro grupos,[133] de acordo com as características de crescimento, quando expostas às luz:

grupo I. Fotocromógenos: *M. kansasii*, *M. marinum* e *M. simiae*;
grupo II. Escotocromógenos: *M. scrofulaceum*, *M. szulgai* e *M. gordonae*;
grupo III. Não-fotocromógenos: *M. avium-intracellulare* (Fig. 24.40), *M. nonchromogenicum*, *M. terrae*, *M. novum*, *M. triviale*, *M. xenopi*, *M. malmoense* e *M. ulcerans*;
grupo IV. De crescimento rápido: *M. fortuitum* e *M. chelonei*.

Os aspectos clínicos e radiológicos foram discutidos a fundo por Wolinsky,[132] Woodring e Vandiviere[133] e outros.[3, 25, 107, 121] Os mais importantes desses patógenos são o *M. avium-intracellulare*, *M. xenopi* (especialmente em Ontário, Canadá[121]) (Fig. 24.41) e *M. kansasii*.

As infecções por *M. avium-intracellulare* (complexo *M. avium*) parecem estar aumentando, especialmente em pessoas com diminuição da imunidade celular ou uma patologia pulmonar crônica, mas também naquelas sem uma causa predisponente. As características radiológicas são ligeiramente diferentes daquelas do *M. tuberculosis* e apresentam os seguintes contrastes:

1. há um aumento da cavitação em relação à área pulmonar envolvida;
2. são vistas cavidades de paredes finas e sem muito acometimento circundante; as cavidades podem ser pequenas. Em geral, porém, as cavidades produzidas pelas micobactérias atípicas são indistinguíveis daquelas causadas pelo *M. tuberculosis*;[3, 25, 84]
3. a disseminação é mais comumente contígua que broncogênica;
4. o segmento anterior do lobo superior parece ser afetado mais freqüentemente que na infecção por *M. tuberculosis*;
5. há um acentuado espessamento pleural sobre as áreas pulmonares afetadas;
6. há mais envolvimento dos segmentos apical e anterior dos lobos superiores;
7. são vistas opacidades agrupadas em torno de áreas transparentes irregulares, com sombras lineares que se irradiam a partir delas; ocorrem ocasionalmente opacidades que se assemelham a tumores;
8. a doença é geralmente unilateral, mesmo quando avançada;
9. ela é encontrada geralmente nos grupos de idade mais avançada;
10. o derrame pleural é raro e em pequena quantidade;
11. é rara a adenopatia;

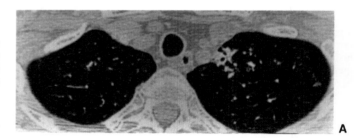
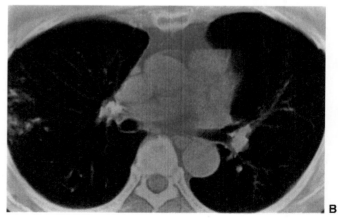

FIG. 24.40 A e B: Infecção micobacteriana atípica causada por *Mycobacterium avium-intracellulare* numa mulher branca de meia-idade, com tosse crônica. A tomografia computadorizada mostra bronquiectasia focal e algum acometimento inflamatório circundante no ápice do pulmão esquerdo, bem como um aglomerado de opacidades nodulares e padrão de árvore em brotamento na região lateral do lobo superior direito. Granulomas calcificados são notados no hilo direito.

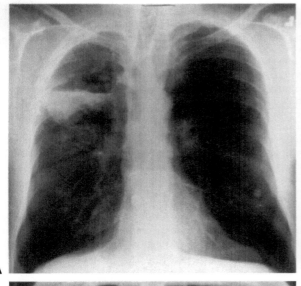
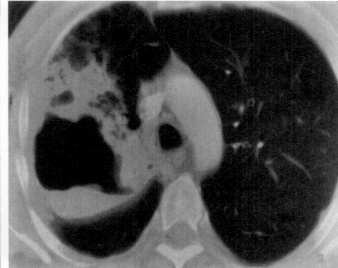
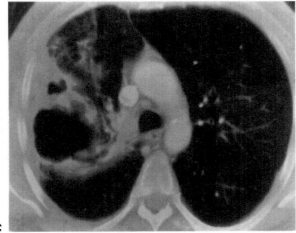

FIG. 24.41 Infecção micobacteriana atípica causada por *Mycobacterium xenopi*. **A:** Uma grande cavidade com nível hidroaéreo está presente no lobo superior direito, e um granuloma calcificado é notado na parte inferior do pulmão esquerdo. **B e C:** A tomografia computadorizada demonstra uma cavidade de paredes espessas e irregulares, apresentando um nível de ar-líquido-debris. Uma bronquiectasia é notada medialmente à cavidade, e um dos brônquios dilatados comunica-se com a cavidade **(C)**.

12. a doença freqüentemente já é extensa, ao ser descoberta;
13. há uma predominância acentuada de indivíduos brancos em relação aos negros (10:1).

Embora esses achados sejam um pouco diferentes daqueles da TB, a variedade de achados nas infecções por *M. tuberculosis* é tal que não é possível fazer a diferenciação radiograficamente. Ocasionalmente, porém, a infecção por micobactérias atípicas pode ser sugerida. Esses organismos atípicos geralmente não respondem bem à terapia com drogas antituberculose. O complexo *M. avium* parece ser de controle particularmente difícil; pode ser necessária a remoção cirúrgica da doença residual, que deve ser considerada após a terapia antituberculose.

Medidas Cirúrgicas na Tuberculose Pulmonar

Apesar do indubitável valor das diversas drogas antituberculose atualmente disponíveis para o tratamento da TB pulmonar, em alguns pacientes as cavidades não se fecham ou os bacilos da tuberculose continuam a ser eliminados nas secreções pulmonares. A bronquiectasia tuberculosa pode causar hemorragias repetidas, infecções inespecíficas repetidas ou conter um aspergiloma, que também pode causar sangramentos e ser de difícil erradicação. Os pacientes passam a ser então possíveis candidatos à cirurgia, geralmente uma ressecção da doença residual. Os achados radiográficos após a ressecção pulmonar para TB assemelham-se àqueles descritos no Cap. 31.

Antes de dispor-se de drogas eficazes, a toracoplastia e a plombagem eram usadas na tentativa de fechar as cavidades e promover a cura. A toracoplastia é usada muito raramente hoje em dia, e a plombagem não é mais usada. Os pacientes mais idosos submetidos a esses procedimentos podem ser examinados por radiografias do tórax, sendo, por isso, incluídos exemplos de pacientes em que tais procedimentos foram efetuados (Figs. 24.42 e 24.43).

Aspergilomas que Complicam o Quadro

As cavidades tuberculosas crônicas podem permanecer abertas por muito tempo após a esterilização, sendo colonizadas por organismos *Aspergillus*, que formam bolas de fungos ou aspergilomas[115] (veja Doenças Micóticas do Pulmão).

ACTINOMICOSE

A actinomicose em seres humanos é causada mais comumente por um organismo anaeróbico, o *Actinomyces israelii*. Esse organismo ocorre como uma forma bacteriana filamentosa, Gram-positiva, não-acidófila, em forma de bastonete na boca e em forma micelial nos tecidos infectados.[69] Outros actinomicetos podem causar infecções humanas, como *A. bovis*, *A. naeslundii*, *A. ericksonii*, *A. meyeri* e *A. propionicus*. Os organismos já foram estabelecidos como bactérias, mas os achados radiográficos e clínicos assemelham-se freqüentemente àqueles das infecções micóticas, por produzirem infecções supurativas crônicas.[69, 122] A doença pode afetar qualquer parte do corpo, sendo, porém, encontrada mais freqüentemente na mandíbula e em torno dela (a forma cervicofacial da infecção). Há, também, uma forma abdominopélvica, associada freqüentemente à cirurgia do apêndice ou ao uso

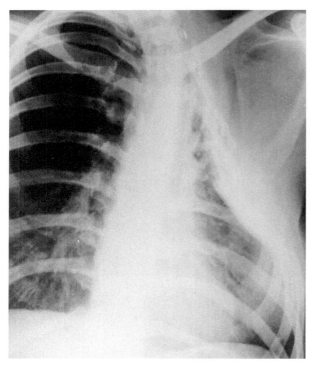

FIG. 24.42 Toracoplastia esquerda. Esse procedimento cirúrgico, muito utilizado antes do advento das drogas antituberculose, raramente é empregado hoje em dia. Houve uma extensa ressecção das sete costelas superiores à esquerda, comprimindo a parte superior do pulmão esquerdo. A regeneração das costelas formou uma placa óssea sólida ao longo da parede torácica lateral superior. A escoliose é uma conseqüência comum da toracoplastia.

de anticoncepcionais tipo DIU, e uma forma torácica da infecção.[4,69] A infecção pulmonar é apontada como ocorrendo em aproximadamente 15% dos pacientes que apresentam a doença. Em anos recentes, porém, a incidência do envolvimento pulmonar tem diminuído consideravelmente; o empiema clássico com tratos fistulosos na parede torácica e acometimento do parênquima pulmonar é visto raramente, sendo evitado pela terapia antibiótica oportuna. Ocasionalmente, porém, ele ainda é encontrado como complicação de uma cirurgia torácica ou em pacientes debilitados, como os alcoólatras ou aqueles com DPOC.[69] Essa forma da doença caracteriza-se por sua tendência a produzir tratos fistulosos purulentos e a capacidade de atravessar planos teciduais que constituem uma barreira às infecções comuns. As secreções drenadas pelos tratos fistulosos da actinomicose apresentam grânulos de enxofre, uma característica típica da infecção.[4,69]

Os achados radiográficos variam muito. A doença pode ser unilateral ou bilateral, mas tende a ser unilateral, quando não é amplamente disseminada. Produz uma opacidade densa e confluente no pulmão afetado, geralmente num lobo inferior perifericamente, no qual pode estar presente uma cavitação (Figs. 24.44 e 24.45). A cavidade pode persistir após o tratamento como uma sombra cística de paredes finas. No acometimento clássico da parede torácica, o envolvimento pleural acarreta graus variáveis de espessamento e acúmulo de líquido na pleura. A infecção da parede torácica causa o edema dos tecidos moles e pode ocasionar uma reação periósteal e/ou a destruição das costelas, com a formação de tratos fistulosos, o que é característico da doença avançada, a qual, hoje em dia, raramente é observada. O envolvimento do parênquima pode assemelhar-se, em alguns casos, à pneumonia alveolar aguda. Em outros casos, a doença manifesta-se como uma opacidade local tipo massa tumoral, assemelhando-se ao carcinoma broncogênico. Outro padrão radiográfico é aquele de uma consolidação em forma de leque próximo ao hilo ou irradiando-se do hilo para o segmento superior do lobo inferior. Em raros casos, a disseminação hematógena a partir de uma área focal de doença acarreta um padrão pulmonar miliar. Pode-se suspeitar fortemente de actinomicose na presença da combinação de doença pulmonar e envolvimento da parede torácica, com empiema e tratos fistulosos. Deve-se, porém, diferenciá-la pelo exame bacteriológico da TB, infecções crônicas por fungos, *Nocardia* e tumores.

Os achados tomográficos da actinomicose torácica são a consolidação do espaço aéreo com o espessamento da pleura adjacente. Linfonodos hilares ou mediastinais (que medem geralmente menos de 2 a 2,5 cm) são vistos em 75% dos pacientes na TC. Assim como a adenopatia, cavitações e microabscessos são visibilizados mais freqüentemente na TC que nas radiografias simples convencionais nesse tipo de infecção.[4,69] Em casos de invasão da parede torácica, podem-se identificar na TC massas inflamatórias da parede torácica, abscessos e tratos fistulosos.[4]

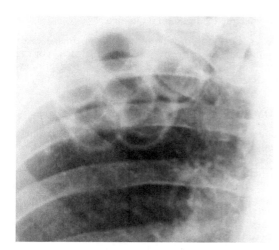

FIG. 24.43 Plombagem com bolas de Lucite. Embora tal procedimento tenha sido abandonado, ocasionalmente são observados pacientes com as transparências arredondadas que constituem bolas de Lucite, geralmente no ápice de um hemitórax, como nesse paciente.

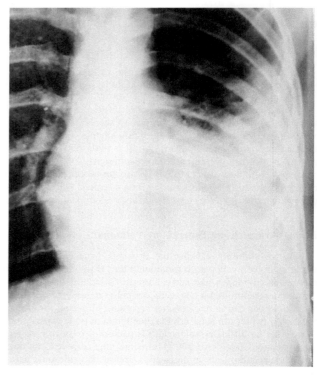

FIG. 24.44 Actinomicose. A densa consolidação confluente na parte inferior do pulmão esquerdo oblitera o hemidiafragma esquerdo e a borda cardíaca inferior esquerda. O paciente apresentava, também, massa na parede torácica e tratos fistulosos típicos da doença.

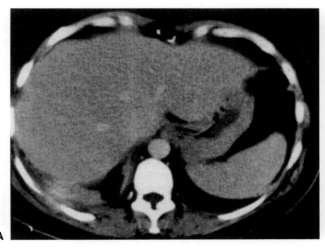
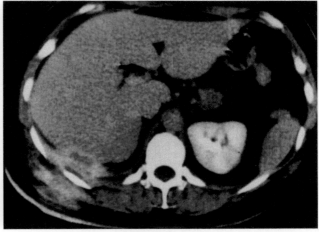

FIG. 24.45 A e B: Infecção da parede torácica por actinomicose. A tomografia computadorizada mostra um trato fistuloso crônico que elimina secreções, o qual pode ser acompanhado da superfície da pele até o abdome, atravessando o diafragma e chegando até o espaço pleural direito.

A RM é provavelmente superior à TC na demonstração da extensão da infecção dos tecidos moles e da formação de tratos fistulosos, pois ambas as manifestações apresentam elevada intensidade de sinal nas imagens ponderadas em T2. A TC, todavia, é melhor na demonstração da destruição de ossos e costelas associada à periostite. Fistulogramas tradicionais, com a injeção de contraste nos tratos fistulosos, podem ser necessários para acompanhar o trajeto desses tratos. Infecções e tratos fistulosos comunicam-se reconhecidamente com o espaço pleural, a parede torácica, o mediastino e através do diafragma (Fig. 24.45).[69]

NOCARDIOSE

Nocardia asteroides é a mais comum das várias espécies de organismos *Nocardia* que podem causar doenças, sendo uma bactéria aeróbica, Gram-positiva, filamentosa, acidófila, em forma de colar de contas. Vem cada vez mais sendo reconhecida como uma infecção oportunista em pessoas com doenças debilitantes crônicas subjacentes ou imunodeficiência, particularmente naquelas submetidas à terapia com drogas imunossupressoras, citotóxicas ou esteróides, como os pacientes com câncer, transplantes de órgãos, diabete melito ou hepatopatia crônica. Encontram-se, igualmente, em risco os pacientes com deficiências imunes congênitas e os portadores de AIDS.[16, 112] Na nocardiose, os achados radiográficos pulmonares variam, podendo ser semelhantes àqueles da actinomicose, micose ou TB, e consistindo em uma consolidação homogênea do espaço aéreo segmentar ou lobar, ou em um ou mais pequenos nódulos ou opacidades arredondadas. É comum a cavitação.[16, 44] Também pode ocorrer o envolvimento pleural, com empiema e invasão da parede torácica nas infecções por *Nocardia*, já tendo sido relatada a disseminação extrapulmonar ao sistema nervoso, locais cutâneos e outros locais (Figs. 24.46, 24.47 e 24.48).[16] A doença é freqüentemente bilateral. Atravessa fissuras e barreiras anatômicas, quando não é tratada de maneira apropriada, porém não tão freqüentemente quanto a actinomicose.

Na TC, o achado mais comum é o de um ou mais nódulos ou opacidades em forma de massa tumoral, que podem ou não apresentar cavitação. Em comparação com as radiografias convencionais, a TC mostra mais nódulos, sendo melhor para caracterizar a extensão da doença (veja a Fig. 24.48).[16] A TC também é útil para localizar lesões nos casos em que se necessita de aspiração ou biópsia para o diagnóstico, o que é freqüente pela dificuldade de isolar os organismos *Nocardia* do escarro pelo crescimento lento do organismo e o prolongado período de incubação de até cinco semanas.[16] O diagnóstico é, muitas vezes, difícil, e o material para estudo histológico é obtido por biópsia pulmonar por aspiração, aspiração transbrônquica, lavado brônquico ou biópsia pulmonar aberta.

A nocardiose pulmonar pode manifestar-se como uma pneumonia aguda, um processo subagudo ou uma infecção crônica indolente, com proeminentes sintomas constitucionais de febre, perda de peso e mal-estar.[16] As alterações radiográficas nos pulmões persistem por um longo período, muitas vezes com poucas alterações, a não ser que o paciente seja tratado com os antibióticos apropriados. Não raro, a doença tem evolução protraída, com reduzida variação na aparência das lesões pulmonares e muito poucos sintomas. O envolvimento pleural, com empiema e envolvimento das costelas com a produção de um abscesso da parede torácica, não é tão comum como na actinomicose, mas pode ser observado na nocardiose. Ocasionalmente, os organismos *Nocardia*

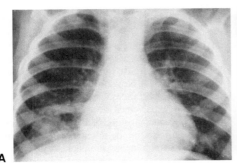
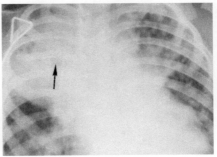

FIG. 24.46 Nocardiose. **A:** Essa radiografia mostra uma pequena opacidade maldefinida na base direita, imediatamente acima do diafragma. **B:** Radiografia obtida nove meses depois, que mostra a extensa progressão da doença, com grandes opacidades nodulares maldefinidas em ambos os pulmões. Uma grande consolidação homogênea, em que há uma cavidade (*seta*), é vista no lobo superior direito. Houve a drenagem aberta do espaço pleural na parede torácica ântero-lateral superior direita.

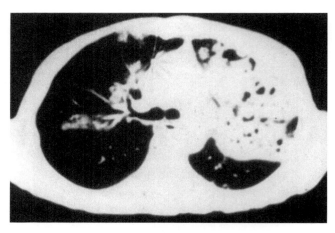

FIG. 24.47 Pneumonia cavitária necrosante causada por infecção por *Nocardia*.

podem envolver a pele, quando inoculados num evento traumático. Nesses casos, extremamente raros, podem disseminar-se através da corrente sanguínea aos pulmões e produzir um acometimento pulmonar disseminado. Já foram relatadas mediastinites, com adenopatia e obstrução da veia cava superior. A nocardiose é uma das poucas doenças benignas que podem causar a obstrução da veia cava superior.[104] Além da diferenciação dessa doença da TB, as outras lesões infecciosas crônicas dos pulmões devem ser incluídas no diagnóstico diferencial. A identificação do agente causal é necessária para confirmar o diagnóstico.

DOENÇAS MICÓTICAS DO PULMÃO

As doenças micóticas do pulmão são causadas por vários organismos, muitos dos quais capazes de produzir um acometimento pulmonar agudo (por exemplo, pneumonia, nódulos pulmonares), acometimento pulmonar crônico estável ou lentamente progressivo, ou infecção disseminada para múltiplos órgãos.[86] Algumas espécies de fungos são saprófitas ou têm virulência muito pequena, mas podem produzir pneumonias com risco de vida em hospedeiros imunologicamente comprometidos. As doenças devem ser diferenciadas umas das outras, da TB pulmonar e, ocasionalmente, dos tumores pulmonares. O diagnóstico final depende da demonstração do agente causador em secreções brônquicas ou em cortes do pulmão. Em alguns casos, são suficientes os estudos baseados em reações imunológicas, as quais consistem em testes cutâneos e reações de aglutinação, fixação do complemento e precipitação.[119]

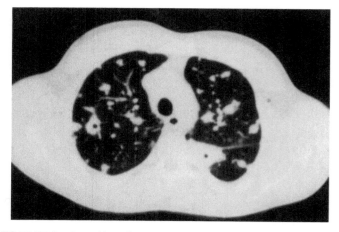

FIG. 24.48 Infecção por *Nocardia* que complica uma doença granulomatosa crônica da infância. A tomografia computadorizada mostra múltiplas massas cavitárias e nódulos causados pela infecção disseminada.

As alterações anatômicas macroscópicas nas doenças pulmonares produzidas por esses diversos organismos podem ser semelhantes. Com base no exame radiográfico, muitas vezes só é possível indicar que a lesão é uma doença inflamatória crônica de origem ignorada. Em outros casos, é possível fazer o diagnóstico com um grau considerável de precisão, tomando por base os achados clínicos correlacionados às manifestações radiográficas.

Coccidioidomicose

A coccidioidomicose é causada pelo fungo *Coccidioides immitis*.[28] É uma doença pulmonar endêmica que ocorre na árida parte sudoeste dos EUA, especialmente no vale de São Joaquim na Califórnia e no sul do Arizona. A *coccidioidomicose pulmonar primária* é geralmente assintomática, sendo descoberta acidentalmente numa radiografia do tórax (60%). Podem ocorrer granulomas calcificados no pulmão ou nos linfonodos hilares; em outros casos, pode haver um foco de fibrose pulmonar ou espessamento pleural; e, em alguns outros casos, podem não existir lesões residuais reconhecíveis. Poder-se-á observar um foco de pneumonia alveolar, se for obtida uma radiografia do tórax durante a fase assintomática aguda. A infecção primária ou inicial também pode produzir uma pneumonia aguda, associada a sintomas de uma doença pulmonar aguda, como febre, mal-estar, cefaléia e tosse. O eritema nodoso é manifestação clínica comum durante a doença febril aguda, e no vale de São Joaquim essa síndrome clínica é conhecida como febre do vale. O eritema nodoso associa-se, freqüentemente, à artralgia e ocorre aproximadamente na época em que a reação ao teste cutâneo à coccidioidina torna-se positiva. Ele pode ser o único sintoma e indica um bom prognóstico. Antes dessa época, alguns pacientes (cerca de 10%) vêm a apresentar um eritema tóxico, geralmente nos primeiros dias da doença. A erupção é uma reação eritematosa macular difusa fina que cobre o tronco e as extremidades, ocorrendo geralmente em crianças com a doença.

Os achados radiográficos na doença primária sintomática são aqueles de uma pneumonia do espaço aéreo, acarretando uma opacidade homogênea pouco circunscrita e que pode ser segmentar ou lobar, tendendo a envolver os lobos inferiores, e podendo associar-se a alguma atelectasia. Em outros pacientes, há um acometimento central esparso, que tende a resolver-se rapidamente (em uma a duas semanas). O envolvimento pleural é encontrado em cerca de 20% dos pacientes, manifestando-se geralmente por um derrame mínimo. Os linfonodos hilares aumentam de tamanho em cerca de 20% dos pacientes, geralmente do lado do acometimento alveolar. Os achados radiográficos nesse tipo de envolvimento simulam os de outras pneumonias atípicas agudas. A pneumonia da coccidioidomicose pode-se restringir a um segmento, porém também já foi relatada a disseminação mais ampla, com múltiplas áreas de consolidação pneumônica. Ocasionalmente, a adenopatia nos linfonodos hilares e mediastinais é a característica predominante, e, nos pacientes, pode ou não haver evidências de envolvimento do parênquima pulmonar. Múltiplas lesões nodulares do parênquima também são relatadas, não sendo, porém, tão comuns como a pneumonia mais localizada. Não é rara a cavitação na área da doença. As cavidades geralmente são pequenas e podem desaparecer rapidamente no tipo primário de infecção. Ocasionalmente, um pequeno derrame pleural é a única evidência da doença notada nas radiografias do tórax. Embora o derrame ocorra em cerca de 20% dos pacientes com coccidioidomicose, dores torácicas pleuríticas são relatadas em 70% deles. O derrame maciço é raro, podendo decorrer da disseminação direta da doença pulmonar através do espaço pleural.

A *coccidioidomicose pulmonar persistente* é encontrada em cerca de 5% dos pacientes. Esse é um tipo de acometimento muito mais significativo e pode ser fatal. Nos pacientes, a pneumonia coccidióide pode persistir por meses, com grandes áreas de consolidação densa de resolução muito demorada. Os pacientes mostram-se, com freqüência, muito doentes, com febre persistente, prostração, dores torácicas, tosse produtiva e hemoptises ocasionais. Esse tipo de doença ocorre geralmente em pacientes suscetíveis e, ocasionalmente, em pacientes em imunossupressão. Cavidades de paredes finas ou espessas também podem ocorrer, podendo tornar-se crônicas. A bronquiectasia e a estenose brônquica são raras.[87]

Um tipo mais benigno de coccidioidomicose pulmonar residual ou persistente ocorre quando a doença primária aguda remite sem disseminar-se muito. A doença primária pode resolver-se completamente, mas, quando há um acometimento residual, ele assume geralmente um de três tipos radiográficos: cavitação; nódulos, que podem ser solitários ou múltiplos; ou uma opacidade pulmonar, que pode ser relativamente focal e que ocorre numa só área ou em diversas áreas. O tipo residual de cavitação nessa forma de coccidioidomicose tem, com freqüência, paredes finas e pode permanecer inalterado, quanto ao tamanho e à forma, durante anos. Há geralmente algum acometimento fibrótico na área da cavitação, mas isso nem sempre ocorre.

Os estudos de muitos pacientes mostraram que a cavidade de paredes finas, originalmente considerada como característica da doença, ocorre apenas em 50% a 60% dos pacientes, e as cavidades restantes têm paredes relativamente espessas. O fechamento espontâneo das cavidades ocorre em cerca de metade dos pacientes. Muitas cavidades são solitárias e localizadas na parte superior do pulmão; mais da metade delas tem 4 cm de diâmetro ou menos. A cavitação pode ser complicada por uma infecção secundária, como a formação de bolas do fungo *Aspergillus*, piopneumotórax, quando a cavidade tem localização subpleural, ou uma hemorragia pulmonar, que geralmente não é significativa. Essas complicações são raras. A cavitação na coccidioidomicose deve ser diferenciada daquela da TB pulmonar e de outras infecções micóticas, o que geralmente não é possível com base exclusivamente em evidências radiográficas, mas, habitualmente, a cavidade residual na coccidioidomicose apresenta menos fibrose em seu redor do que se vê na TB pulmonar não-tratada, porque a disseminação broncogênica é muito mais rara. Esse achado é importante no diagnóstico diferencial dos pacientes que apresentam uma patologia pulmonar crônica, não-tratados, com uma cavitação persistente (Fig. 24.49).

Em raros casos, um micetoma (bola de fungos) pulmonar pode ser causado por *C. immitis*.[109] Artrosporos e esférulas podem estar presentes numa cavidade pulmonar, juntamente com hifas da fase micelial. A aparência é semelhante àquela de um aspergiloma, uma causa muito mais comum de bola de fungos.

Os resíduos nodulares da coccidioidomicose variam consideravelmente quanto ao tamanho e ao número. Eles podem ou não conter cálcio. Quando solitários, devem ser diferenciados daqueles de outras doenças que causam nódulos pulmonares solitários, como o tumor broncogênico primário. Quando múltiplas, as lesões devem ser distinguidas de outras doenças micóticas e da TB pulmonar. Tais diferenciações não são possíveis no exame radiográfico e têm de se basear nos testes cutâneos com coccidioidina e nos estudos sorológicos. O tipo infiltrativo fibrótico de acometimento residual é semelhante aos resíduos fibróticos de numerosas outras inflamações, de modo que nada há nas radiografias que indique a natureza da doença original. Espessamento e derrame pleural são notados, ocasionalmente, como o resultado final da referida doença, mas nada existe característico a respeito desses achados. As cavidades são freqüentemente periféricas e tendem a romper-se no espaço pleural, causando empiema. Às vezes, elas causam um pneumotórax espontâneo.

A *coccidioidomicose disseminada* é rara, quando a infecção inicial não se torna localizada, o que é muito raro em indivíduos brancos, mas os membros das raças de pele escura são mais suscetíveis. Clinicamente, a disseminação é uma continuação e progressão da infecção primária, manifesta-se, com freqüência, pela exacerbação dos sintomas e pode acarretar a insuficiência respiratória aguda. Ocasionalmente, uma forma aguda da doença pode evoluir rapidamente e disseminar-se amplamente. Embora ocorra geralmente logo no início da doença, a disseminação miliar é, às vezes, uma complicação tardia das formas extrapulmonares ou pulmonares crônicas. Os achados radiográficos variam consideravelmente, de uma disseminação hematógena universal da doença semelhante à TB miliar a uma disseminação local confinada aos pulmões. Há, com freqüência, a disseminação broncogênica ao pulmão oposto ou a outros lobos, o que acarreta um envolvimento difuso de extensão variável. Podem aparecer grandes cavidades, juntamente com um envolvimento pleural que causa empiema. Em associação às extensas opacidades pulmonares nessa forma da doença, há, com freqüência, a disseminação às vísceras abdominais, sistema ósseo, linfonodos e, às vezes, ao cérebro e meninges. O tipo de envolvimento disseminado é geralmente letal.

Histoplasmose

A histoplasmose é causada pelo fungo *Histoplasma capsulatum*,[40] tendo sido considerada, inicialmente, uma doença rara e fatal, mas se sabe, agora, que a forma disseminada, que pode ser fatal, é apenas um dos vários tipos da doença. A *forma primária*, muito mais comum, é, sem sombra de dúvida, a doença causada por fungos mais comum nos EUA. Ela é endêmica no vale dos rios Mississippi, St. Lawrence e Ohio, assim como ao longo das Montanhas Apalaches.[86] Em muitas

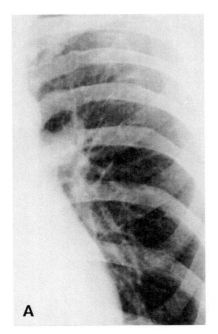 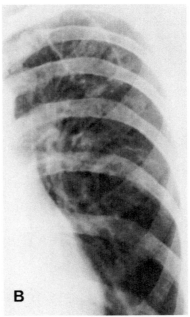

FIG. 24.49 Coccidioidomicose. **A:** Note a cavidade na área subclavicular esquerda. A cavidade alongada tem paredes moderadamente espessas, mas há muito pouco acometimento do parênquima em torno dela. **B:** Um ano depois, a cavidade é maior, a parede é mais fina e novamente se observa muito pouco acometimento do restante do parênquima.

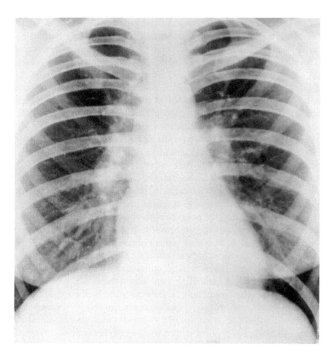

FIG. 24.50 Histoplasmose. O acometimento do parênquima é pequeno e consiste em pequenas opacidades esparsas acima do hilo direito; há um aumento bilateral dos linfonodos hilares, mais à direita que à esquerda.

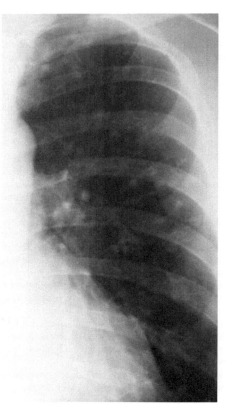

FIG. 24.51 Histoplasmose pulmonar disseminada. Note os nódulos pequenos e pouco nítidos espalhados por todo o pulmão esquerdo. O paciente encontrava-se doente há vários meses.

áreas, a sensibilidade cutânea à histoplasmina, que indica uma infecção anterior, é praticamente universal nos adultos jovens que residem toda a vida no local. A doença é mais rara em outras partes dos EUA, mas é encontrada em quase todos os estados, assim como no México e no Panamá.

A forma primária da histoplasmose, uma doença pneumônica localizada, costuma ser relativamente benigna e passa despercebida na maioria dos casos (95%). As alterações radiográficas, encontradas na doença benigna aguda, são variadas, com áreas individuais ou múltiplas de consolidação pneumônica. A doença não pode ser distinguida radiograficamente da TB primária. Ela tem, com freqüência, uma distribuição segmentar e pode ser acompanhada do aumento dos linfonodos hilares. O envolvimento dos linfonodos hilares pode ser mais proeminente que o acometimento do parênquima em alguns indivíduos (Fig. 24.50), especialmente crianças. Além da consolidação pneumônica localizada, há uma forma disseminada, que ocorre freqüentemente em epidemias locais. Lesões irregulares ou nodulares maldefinidas espalham-se por toda a extensão de ambos os pulmões (Figs. 24.51 e 24.52). Posteriormente, elas se tornam nódulos mais claramente definidos, que variam de tamanho até 1 cm. À cura, alguns desses nódulos podem desaparecer inteiramente, enquanto outros podem diminuir gradualmente de tamanho e calcificar-se (Fig. 24.53). As calcificações ocorrem, com freqüência, também nos linfonodos hilares envolvidos.

A histoplasmose é a causa mais comum de broncolitíase, que ocorre quando um linfonodo calcificado penetra por erosão num brônquio. Estudos de grandes grupos de pessoas em áreas endêmicas mostraram que geralmente o grau de calcificação nos nódulos do parênquima e nos linfonodos hilares é maior na histoplasmose do que na TB. A forma primária da doença pode resolver-se e não deixar resíduos pulmonares

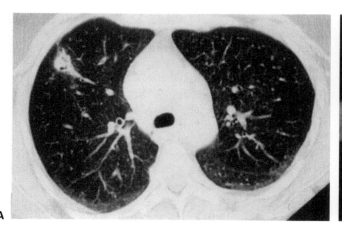 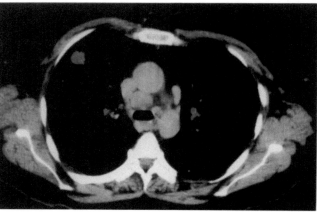

FIG. 24.52 A e B: Histoplasmose. A tomografia computadorizada mostra um nódulo em cavitação no lobo superior direito e a adenopatia mediastinal causados pela infecção por histoplasmose.

INFECÇÕES DO TÓRAX 755

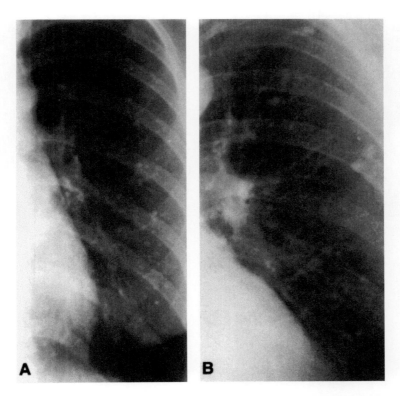

FIG. 24.53 Histoplasmose. Exemplos de nódulos pulmonares calcificados. **A:** Os nódulos vistos aqui são bastante uniformes quanto ao tamanho e estão todos calcificados. **B:** Nesse paciente, notam-se menos nódulos, porém menos calcificações e maior variação quanto ao tamanho.

que possam ser reconhecidos nas radiografias. Em outros casos, pode estar presente um nódulo solitário calcificado no parênquima, com ou sem linfonodos hilares calcificados (Fig. 24.54). A linfadenite caseosa é comum durante a infecção primária (Fig. 24.55; veja, também, a Fig. 24.52). Lesões semelhantes a cistos podem formar-se no mediastino e tornar-se muito grandes em casos em que há liquefação de linfonodos aumentados coalescentes. Essas lesões podem medir 10 cm de diâmetro ou mais, podendo ser assintomáticas. Níveis hidroaéreos podem ocorrer no interior delas, quando há comunicação com a árvore brônquica ou o pulmão. Restos de tecido linfonodal podem ser observados nessas lesões em forma de cistos, o que tende a confirmar a impressão de que elas constituem linfonodos cavitários. Calcificações miliares no parênquima, espalhadas por ambos os pulmões, e grandes linfonodos hilares calcificados tipo "framboesa" associam-se geralmente à sensibilidade à histoplasmina, e não à tuberculina.

A *infecção primária sintomática* é geralmente encontrada em lactentes e crianças pequenas. Em contraste com os pacientes que apresentam a forma mais benigna, esses pacientes geralmente têm tosse e mostram-se, freqüentemente, febris por alguns dias ou, ocasionalmente, por duas a três semanas ou mais. Os achados radiográficos consistem em adenopatia hilar e mediastinal, com uma opacidade focal que constitui o acometimento do espaço aéreo pulmonar. Os linfonodos podem calcificar-se e, ocasionalmente, obstruir um brônquio ou romper-se dentro dele.

A *forma epidêmica aguda* da histoplasmose, relatada em várias localidades nas regiões endêmicas, constitui provavelmente uma forte exposição, que acarreta um maior envolvimento do parênquima pulmonar que na forma primária comum da doença. Um extenso acometimento lobular ou nodular bilateral do espaço aéreo pode afetar ambos os pulmões e, às vezes, observa-se uma disseminação miliar por toda a extensão dos dois pulmões. As lesões residuais são semelhantes àquelas da forma primária benigna, exceto que pode haver mais focos calcificados espalhados no parênquima na forma epidêmica aguda grave. Parece que a reinfecção pode produzir a forma aguda, crônica ou disseminada de histoplasmose.

A *histoplasmose disseminada* é uma doença progressiva, com disseminação não só aos pulmões como também a outros órgãos, como a medula óssea. A evolução pode ser extremamente rápida e fulminante, ou lentamente progressiva, ocasionando caquexia e anemia. Ocorre geralmente em lactentes, em pacientes com imunidade celular comprometida ou naqueles em imunossupressão. Grandes variações são encontradas nas manifestações radiográficas da histoplasmose pulmonar disseminada,

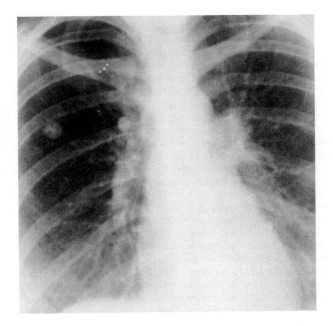

FIG. 24.54 Histoplasmose. Há um nódulo solitário parcialmente calcificado no parênquima pulmonar superior direito, com vários linfonodos hilares direitos parcialmente calcificados. O hilo esquerdo também é proeminente; linfonodos aumentados aparecem nesse local.

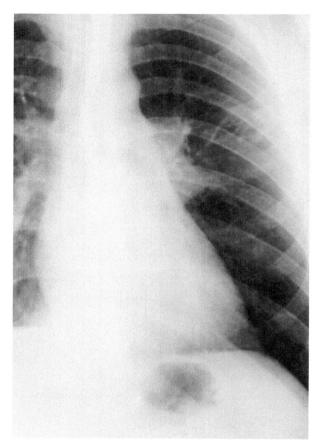

FIG. 24.55 Histoplasmose. Há linfonodos aumentados no hilo esquerdo e algum acometimento do parênquima pulmonar lateralmente ao hilo, que parece algo nodular. Não foi observado outro acometimento.

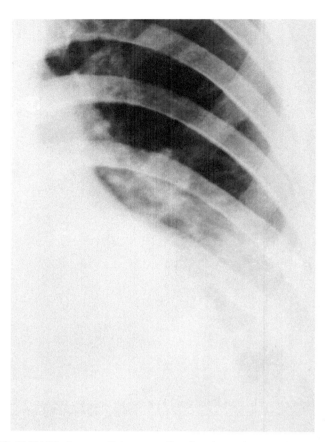

FIG. 24.56 Histoplasmose. Note o acometimento aglomerado nas partes central e basal do pulmão. Há, também, algum espessamento pleural e uma pequena quantidade de líquido. Não se encontra presente um aumento nítido do hilo. Esse é o mesmo paciente cuja radiografia, obtida cinco anos antes do estudo, é mostrada na Fig. 24.55. A progressão lenta da doença, conforme mostrado aqui, é rara em nossa experiência.

que vão de nodulações granulares generalizadas por ambos os pulmões (o achado mais comum) a um tipo lobar de consolidação pneumônica. Um envolvimento difuso que simula outros tipos de pneumonias também pode ser notado e, ocasionalmente, há um derrame pleural maciço. Em lactentes com menos de um ano de idade, a forma disseminada aguda é freqüentemente fatal; além do extenso envolvimento pulmonar, é comum a hepatoesplenomegalia.

Há uma *forma intermediária* de histoplasmose que acarreta um acometimento pulmonar fibrocavitário ativo crônico, o qual se assemelha, clínica e radiograficamente, à TB por reinfecção. Encontra-se, com freqüência, cavitação, juntamente com opacidades e nodulações locais maldefinidas, semelhantes àquelas vistas na TB pulmonar crônica. Envolvimento pleural, fibrose e retração do lobo ou segmento afetado, com alteração no tamanho do tórax e desvio do mediastino, também podem ocorrer (Fig. 24.56). A histoplasmose que envolve os linfonodos hilares adjacentes aos brônquios pode causar o colabamento do lobo médio (síndrome do lobo médio) ou de outros segmentos pulmonares. Ela também pode ser a causa de uma broncolitíase. Em pacientes com histoplasmose pulmonar ativa crônica, os segmentos apicais posteriores são afetados, e a cavitação é comum, persistindo, em muitos casos, por um longo período. Essas cavidades persistentes freqüentemente se expandem gradativamente e podem tornar-se muito grandes. É comum o acometimento do pulmão adjacente, e a fibrose pode tornar-se extensa.

O envolvimento mediastinal pela histoplasmose pode ocasionar a *mediastinite fibrosante*, um processo fibrótico progressivo que estrangula, envolve e estreita as estruturas mediastinais, como a veia cava superior, as artérias e veias pulmonares e as vias aéreas centrais (Fig. 24.57).[79, 86] A fibrose pode ser localizada (granuloma mediastinal) ou difusa (mediastinite fibrosante).[45] A doença primária pode ter sido assintomática, mas a mediastinite fibrosante conseqüente a ela pode produzir obstrução arterial e venosa pulmonar, obstrução linfática central, envolvimento pericárdico e envolvimento esofágico, além da obstrução da veia cava superior. Muitos casos de mediastinite fibrosante são atualmente atribuídos a uma resposta fibrótica hiper-reativa a antígenos de *H. capsulatum*.[45, 86] Os organismos fúngicos viáveis raramente são recuperados ou crescem a partir das amostras de tecido mediastinal obtidas de pacientes com mediastinite fibrosante.[45] Tanto a TC como a RM podem ser usadas para avaliar a extensão da fibrose mediastinal de maneira mais eficaz que as radiografias convencionais do tórax. Na RM, a mediastinite fibrosante aparece como tecido mole anormal que infiltra o mediastino, com intensidade de sinal relativamente baixa em todas as seqüências de pulsos (Fig. 24.57). Na TC, as calcificações nos tecidos moles infiltrativos podem ajudar a diferenciar essa condição de um linfoma ou carcinoma infiltrativo.[86] Não há terapia eficaz para a mediastinite fibrosante, e o tratamento cirúrgico paliativo tem valor limitado. Em raros casos, pode haver a calcificação do pericárdio por uma pericardite por organismos *Histoplasma*.

Em alguns casos, a única manifestação da doença é um nódulo pulmonar solitário, o *histoplasmoma*. Essa lesão pode associar-se a linfonodos hilares calcificados e pode haver alguns nódulos-satélites no pulmão. Pode ou não haver calcificações presentes na lesão, as quais variam de 1 a 3 cm de diâmetro ou mais. As calcificações podem ser laminadas, anulares, sólidas ou pontilhadas, podendo ser centrais com uma orla periférica anular ou laminada. A grande maioria delas permanece estável por anos, mas, ocasionalmente, é observado um pequeno aumento de tamanho, sugerindo que alguns histoplasmomas contêm organismos viáveis, embora muitas lesões mantenham-se inativas. Testes cutâneos, estudos de fixação do complemento e estudos mico-

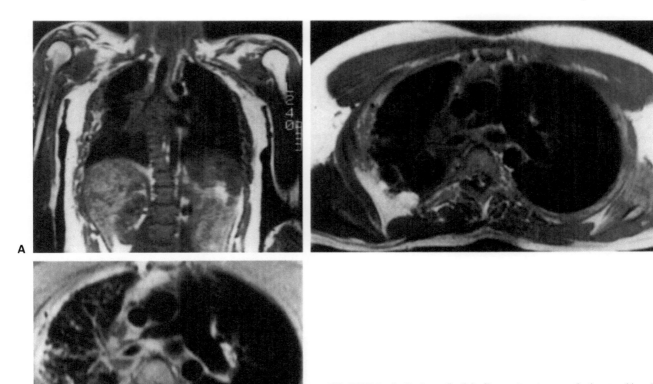

FIG. 24.57 Avaliação da mediastinite fibrosante pela ressonância magnética. As imagens ponderadas em T1 coronal (A) e axial (B) e ponderada em T2 axial (C) mostram um material fibrótico com baixa intensidade de sinal que envolve as vias aéreas e oblitera a artéria pulmonar direita.

lógicos são necessários para diferenciar essa doença da TB pulmonar; ocasionalmente, ambas as doenças são presentes no mesmo paciente. Quando não contém cálcio, o nódulo não pode ser diferenciado de uma neoplasia na radiografia do tórax, tomografia ou TC; nesses casos, pode ser necessária a biópsia.

Criptococose

A criptococose (torulose) é causada por *Cryptococcus neoformans*. Lesões pulmonares têm sido relatadas em um número crescente de pacientes, com ou sem envolvimento do sistema nervoso central. Como ocorre em outras infecções pulmonares crônicas, são encontradas várias formas de envolvimento pulmonar, e o diagnóstico não pode ser feito unicamente com base nas radiografias.[32,60] Foram descritos três tipos gerais de alteração radiográfica. O primeiro é constituído de massa ou nodulação arredondada razoavelmente bem-delimitada, que ocorre geralmente na metade inferior de qualquer dos pulmões, devendo ser diferenciada das neoplasias e de outros granulomas pulmonares crônicos. Tendem a ser periféricas e podem tornar-se grandes (até 10 cm de diâmetro). Às vezes, podem ser observadas múltiplas densidades em forma de massa tumoral compactamente agrupadas. A segunda forma é um tipo pneumônico de lesão, o qual consiste em uma opacidade algo irregular que tende mais a aparecer no lobo inferior que no superior; ela constitui um acometimento granulomatoso.[32] Esse tipo de acometimento pode ser extenso, mas geralmente se limita a um segmento ou lobo, e freqüentemente se associa ao aumento dos linfonodos; é rara a cavitação. Essa é a forma mais comum. O terceiro tipo é uma variedade miliar generalizada de nodulação, encontrada freqüentemente em conjunção com uma infecção grave do sistema nervoso central. Esse tipo de doença é freqüentemente encontrado como uma infecção oportunista, associada a processos crônicos, como doença de Hodgkin, leucemia e linfoma; em pacientes que receberam terapia esteróide ou antibiótica; ou como complicação da AIDS. A cavitação pode ocorrer nessa forma; um envolvimento pleural com derrame pode estar presente, mas é raro. Muitas vezes, o diagnóstico só é feito na autópsia em pacientes que apresentam um acometimento disseminado.

Em sete pacientes com AIDS complicada por criptococose, Miller e colaboradores[92] verificaram que a adenopatia mediastinal e o acometimento intersticial pulmonar, isoladamente ou combinados, eram os achados mais comuns nas radiografias do tórax. Eles consideram que o processo intersticial é manifestação da doença disseminada, e que sua presença deve ocasionar a busca de uma meningite criptocócica silenciosa. Embora não seja possível fazer o diagnóstico com base nos achados radiográficos, a combinação de sinais de irritação meníngea e lesões pulmonares semelhantes àquelas descritas é sugestiva. Quando a doença fica limitada ao pulmão em hospedeiros que não apresentam comprometimento imunológico, há, em muitos casos, a resolução espontânea sem tratamento.

Blastomicose Norte-americana

A blastomicose norte-americana é causada pelo fungo, semelhante a uma levedura, *Blastomyces dermatitidis*. Embora muito mais rara que a histoplasmose, ela ocorre aproximadamente na mesma área geográfica dos EUA, porém se estende mais para o leste e para o norte. Há dois tipos gerais, cutâneo e disseminado. Na forma disseminada, a porta de entrada é geralmente o trato respiratório, e 95% dos pacientes apresentam alguma forma de envolvimento pulmonar. Os achados radiográficos na doença pulmonar produzida por esse organismo não são diagnósticos, sendo relacionados à forma clínica da doença.[111] Na forma aguda, há quatro padrões radiográficos principais. (1) Um envolvimento do espaço aéreo que causa uma consolidação segmentar ou lobar esparsa encontra-se presente em muitos pacientes. Há, com freqüência, vários focos da doença, e o envolvimento pode ser multilobar. A doença localiza-se geralmente na parte superior do pulmão. Nesse tipo, a resolução geralmente se dá lentamente e pode requerer vários meses. A cavitação pode complicar tal forma aguda. (2) Uma ou mais massas tumorais de grande tamanho e forma arredondada podem estar presentes, podendo apresentar cavitação. (3) Pode-se verificar um padrão intersticial reticulonodular ou miliar extenso. (4) Pode ocorrer uma forma grave da doença aguda em que há um exsudato bilateral,

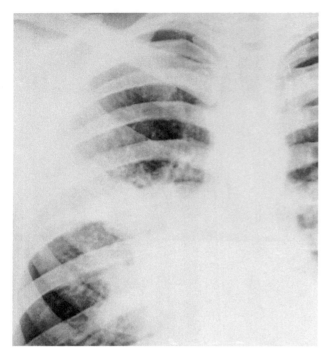

FIG. 24.58 Blastomicose norte-americana. Observe a afecção extensa nas áreas parailar direita e basal medial, bem como na parte central lateral do pulmão direito. Alguns nódulos esparsos maldefinidos são observados adjacentes ao envolvimento homogêneo denso. Os achados radiográficos, nessa doença, são inespecíficos.

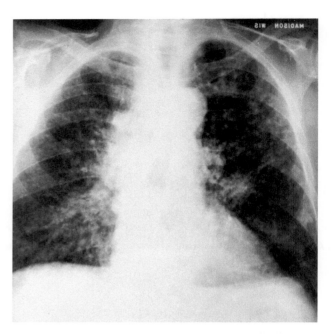

FIG. 24.59 Blastomicose norte-americana. São observados numerosos nódulos disseminados, os quais variam até 1 cm de diâmetro ou mais. À direita, há um acometimento denso sobrejacente ao hilo ou é presente uma adenopatia hilar, mas não se observa adenopatia à esquerda.

assemelhando-se a distribuição àquela do edema alveolar pulmonar. O início é rápido, e a condição, nos pacientes, é muito tóxica. Alguns pacientes apresentam SDRA em conseqüência dessa doença grave; tal combinação costuma ser fatal.

A forma crônica da blastomicose no lobo superior assemelha-se à TB pulmonar. Na forma mais comum, há um aspecto fibronodular, o qual consiste em nódulos pulmonares e traves fibróticas lineares (Figs. 24.58, 24.59 e 24.60). Só um pouco mais raro é um acometimento cavitário do lobo superior, em que as paredes são moderadamente espessas e lisas. É bem mais rara uma aparência de massa tumoral, que pode assemelhar-se muito ao carcinoma broncogênico (Fig. 24.60). A doença pode estender-se à pleura, atravessar fissuras interlobares, invadir a parede torácica e causar a destruição das costelas, porém não tão freqüentemente quanto a actinomicose.

Os achados radiográficos torácicos em 63 pacientes relatados por Sheflin e colaboradores[120] mostraram o envolvimento de um só dos lobos superiores em 27 pacientes e o acometimento multilobar em 21. Em nove pacientes, a principal anormalidade era massa pulmonar. Havia a presença de derrame pleural e/ou adenopatia (hilar ou mediastinal) em 20% dos casos. A cavitação foi encontrada em 23 pacientes. Cinco pacientes apresentaram um acometimento difuso, e apenas um teve a doença do tipo miliar.

A blastomicose é rara em crianças, exceto em pequenas epidemias, relatadas em várias ocasiões. As crianças apresentam um acometimento alveolar, com múltiplas pequenas cavidades de paredes finas em cerca de 25% dos casos. Também pode estar presente uma adenopatia hilar, e não é raro o derrame pleural. Quando as crianças vêm a apresentar a forma disseminada, ela pode ser fulminante, com mortalidade elevada. Como essas alterações são semelhantes às observadas na TB pulmonar, infecções micóticas, outras doenças inflamatórias crônicas e, também, neoplasias, o diagnóstico tem de se basear em estudos micológicos.

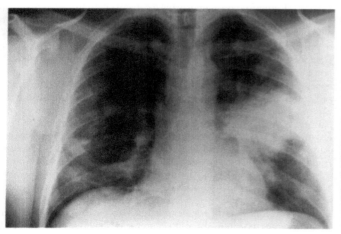
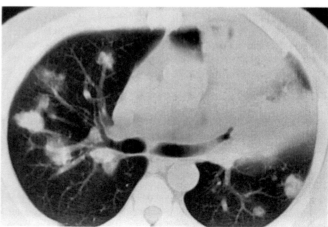

FIG. 24.60 Blastomicose. A radiografia do tórax (A) e a tomografia computadorizada (B) mostram uma grande consolidação em forma de massa tumoral no lobo superior esquerdo, com múltiplos nódulos no pulmão oposto. A aparência de massa tumoral dessas opacidades pode ser confundida com uma neoplasia pulmonar com metástases.

Blastomicose Sul-americana (Paracoccidioidomicose)

Essa doença, causada por *Blastomyces brasiliensis*, é encontrada mais comumente no Brasil, mas também foi relatada em outros países da América do Sul. O envolvimento pulmonar é apontado como ocorrendo em 80% dos pacientes com o tipo visceral da doença. A porta de entrada pode ser o trato intestinal nessa doença; as lesões pulmonares são secundárias, difusas e do tipo nodular, associadas, com freqüência, à adenopatia hilar. A doença também pode-se manifestar como massa pulmonar cavitária.[1] Lesões ósseas destrutivas são comuns na forma disseminada.

Aspergilose Pulmonar

As espécies de *Aspergillus* são ubíquas e causam um amplo espectro de doenças pulmonares, tais como a colonização saprofítica assintomática das vias aéreas ou de cavidades preexistentes (aspergilomas), ABPA, aspergilose semi-invasiva (necrosante crônica) e aspergilose pulmonar invasiva.[38] As infecções por *Aspergillus* também são classificadas como primárias ou secundárias. A infecção por organismos *Aspergillus* é mais comumente um processo secundário em pacientes tratados com antibióticos e naqueles com doenças debilitantes. Entretanto, ela ocorre, em raros casos, como uma doença primária em pessoas sadias sob todos os demais aspectos.

São descritos dois tipos clínicos e radiográficos da doença primária. O primeiro é uma forma broncopneumônica aguda com múltiplas áreas esparsas de consolidação pneumônica, algumas das quais se decompõem para formar cavidades. A doença pode progredir com um grave acometimento invasivo e destrutivo do pulmão, levando finalmente à morte. A forma invasiva é vista geralmente em lactentes. Há, com freqüência, um aumento suficiente dos linfonodos hilares para ser reconhecido como tal nas radiografias. O segundo tipo de doença primária é mais crônico e mais leve. São presentes opacidades nodulares irregulares e arredondadas, muito semelhantes àquelas observadas na TB pulmonar. A evolução clínica da doença não é tão grave como na TB; o diagnóstico tem de ser feito com base na identificação do organismo no escarro, freqüentemente com alguma incerteza, porque o organismo é encontrado aí muito comumente.

Aspergilose Secundária

A aspergilose secundária é encontrada em três formas clássicas: o aspergiloma (micetoma ou bola de fungos), ABPA e uma forma grave com risco de vida (aspergilose pulmonar invasiva), geralmente encontrada em pacientes com imunossupressão intensa e neutropenia por drogas citotóxicas produtoras de aplasia, esteróides ou outras drogas imunossupressoras. Foi reconhecida, recentemente, uma forma mais indolente de infecção por *Aspergillus*. A aspergilose semi-invasiva ou aspergilose necrosante crônica é menos agressiva que a aspergilose pulmonar invasiva e ocorre em formas mais leves de imunossupressão, freqüentemente em pacientes que têm uma patologia pulmonar subjacente (isto é, pacientes com alcoolismo, doença debilitante crônica, DPOC, sarcoidose).[38]

Aspergilose Pulmonar Invasiva

A aspergilose pulmonar invasiva pode ocorrer em pacientes imunologicamente comprometidos e raramente em pacientes imunocompetentes. Os pacientes com leucemia aguda e granulocitopenia são particularmente suscetíveis. Ocasionalmente, ela ocorre como complicação de infecções viróticas gripais em hospedeiros não-comprometidos. Pode associar-se a outras infecções; a mucormicose parece ser a mais comum delas.[77]

As alterações radiográficas são bastante variáveis. Um acometimento do espaço aéreo, sob a forma de uma pneumonia "redonda", que se assemelha a massa maldefinida, solitária ou múltipla, parece constituir um achado comum. Muitas dessas lesões acabam por apresentar cavitação, algumas delas sendo provavelmente infartos pulmonares hemorrágicos (Fig. 24.61), os quais ocorrem quando o organismo invade e obstrui um ramo da artéria pulmonar. Algumas das cavitações apresentam um sinal de ar-crescente, causado por massa tumoral na cavidade, que não se move nas mudanças de posição do paciente e constitui, provavelmente, um tecido necrosado numa área de infarto. Um padrão broncopulmonar difuso pode evidenciar-se em qualquer ocasião, podendo evoluir para um extenso envolvimento pulmonar bilateral. Pode haver a invasão da parede torácica, com destruição óssea, mas isso não é comum. O prognóstico será ruim, se isso se complicar em um empiema. Em raros casos, observa-se uma disseminação miliar por todo o pulmão. Nos pacientes, o prognóstico também é sombrio, e a causa imediata de morte pode ser a aspergilose. Como é difícil demonstrar o organismo nas culturas do escarro e hemoculturas, procedimentos, como a biópsia por aspiração percutânea transtorácica também têm baixa produtividade diagnóstica.

A aparência tomográfica da aspergilose pulmonar invasiva pode ser bastante característica no início da evolução da infecção (Fig. 24.61). A TC pode mostrar uma ou mais nodulações ou massas com o sinal tomográfico do halo, uma zona circundante com opacidade em vidro fosco que decorre da hemorragia pulmonar em volta do foco de infecção

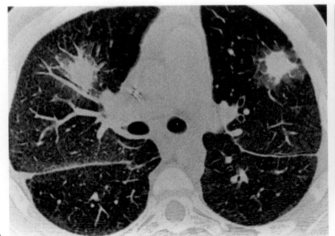
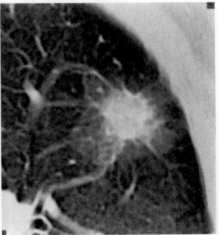

FIG. 24.61 A e B: Exames de tomografia computadorizada (TC) num homem de 22 anos com leucemia mielóide aguda que se submete à quimioterapia, com neutropenia grave e febre. A TC demonstra as características típicas da aspergilose pulmonar invasiva nessa população de pacientes. São vistas duas massas inflamatórias, cada uma delas com um halo circundante de opacidade em vidro fosco em torno do centro mais denso da massa. A aspergilose pulmonar invasiva invade os vasos sangüíneos pulmonares, causando infartos hemorrágicos, e o halo tomográfico corresponde à hemorragia e edema em torno do foco de infecção pelo fungo.

e infarto produzido pelos organismos *Aspergillus* angioinvasivos.[66] Essa é uma característica da aspergilose pulmonar invasiva inicial e precede a cavitação dos nódulos nas radiografias simples ou na TC. A TC é mais precisa que a radiografia do tórax na detecção das lesões iniciais da aspergilose pulmonar invasiva. O uso da TC na avaliação dos pacientes com neutropenia é discutido no Cap. 25.

Às vezes, a forma invasiva da infecção invade as vias aéreas, e não os vasos sanguíneos, o que foi denominado aspergilose invasiva das vias aéreas ou traqueobronquite aspergilosa necrosante. Assim como a forma angioinvasiva da infecção, o acometimento invasivo das vias aéreas ocorre geralmente em pacientes com um grave comprometimento imunológico, porém é muito mais raro que a forma angioinvasiva. Os achados tomográficos podem incluir consolidação lobar, consolidação peribrônquica, nódulos centrilobulares, opacidades tipo árvore em brotamento e, mais raramente, bronquiectasia difusa indicativa de uma bronquite e bronquiolite infecciosa.[80]

Aspergilose Pulmonar Necrosante Semi-invasiva ou Crônica

Essa forma da infecção ocorre geralmente em pacientes com formas mais leves de imunossupressão, muitas vezes em conjunção com uma patologia pulmonar subjacente. Entre aqueles em risco, encontram-se os pacientes com sarcoidose, diabete melito, DPOC, alcoolismo ou desnutrição (Fig. 24.62). A terapia corticosteróide e uma radioterapia anterior também são fatores predisponentes.[38] Como indica o nome, a aspergilose semi-invasiva é mais indolente e crônica que a aspergilose pulmonar invasiva, sendo tipicamente mais localizada, iniciando-se geralmente num lobo superior ou no ápice do pulmão, e evoluindo lentamente. Sua aparência simula, com freqüência, aquela da TB por reativação.[38] A consolidação e, depois, a cavitação evoluem no decorrer de semanas a meses. Uma exuberante reação pleural adjacente constitui uma característica comumente associada, e a infecção pode estender-se à parede torácica ou invadir o mediastino.[38]

Micetoma (Aspergiloma)

O aspergiloma (micetoma) ou bola de fungos consiste em massa localizada redonda ou ovóide, constituída de hifas (a forma micelial) de *Aspergillus*, sangue, restos celulares, fibrina e muco, que ocupa uma cavidade um pouco maior que a massa, colonização saprofítica não-invasiva de uma cavidade preexistente por organismos *Aspergillus*.[38] As cavidades e as bolas de fungos são geralmente encontradas no lobo superior, provavelmente porque a doença primária que causa a cavidade subjacente, comumente TB ou sarcoidose, ocorre no lobo superior. Uma fina orla radiotransparente é vista circundando a massa, sendo causada pelo ar no espaço entre a parede fina da cavidade e a massa, e designada como sinal do ar-crescente ou sinal de Monod.[38] A formação ar-crescente também é vista na aspergilose pulmonar invasiva, mas a fisiopatologia é diferente: na forma invasiva, o infarto e a cavitação do pulmão são causados pela infecção invasiva por fungos, mas no aspergiloma não-invasivo a massa intracavitária geralmente se move dentro da cavidade, o que pode ser demonstrado na TC por imagens obtidas nas posições de decúbito dorsal e ventral. A TC é freqüentemente útil na detecção e diagnóstico dos micetomas, especialmente quando há uma extensa patologia pulmonar subjacente que torna difícil a interpretação da radiografia simples (Fig. 24.63). Pode haver a calcificação na massa, que pode ser extensa. As hemorragias são comuns, freqüentemente recorrentes, e podem ser graves e com risco para a vida do paciente. Pode não haver outros sintomas, ou ocorrer leves sintomas constitucionais de perda de peso e fadiga.

Em raros casos, outros organismos podem formar bolas de fungos. São apontadas como responsáveis espécies de *Candida*, *C. immitis*, *Monosporium*, *Sporotrichum* e *Trichophyton*, entre outras.[38] Cerca de 10% dos micetomas apresentam lise espontânea.

Aspergilose Broncopulmonar Alérgica (por Hipersensibilidade)

A ABPA ocorre em pacientes com asma brônquica crônica, sendo causada por uma reação de hipersensibilidade a antígenos de espécies do gênero *Aspergillus*, principalmente *Aspergillus fumigatus*.[81] São presentes, nessa condição, tanto reações de hipersensibilidade tipo I como tipo III. A imunoglobulina E sérica eleva-se, e encontram-se presentes precipitinas da imunoglobulina G a antígenos de *Aspergillus*. A existência de eosinofilia no sangue periférico e, freqüentemente, no tecido pulmonar é característica, assim como a reatividade positiva intermediária ao teste cutâneo a antígenos de *Aspergillus*.[38, 129] Os organismos colonizam as vias aéreas e são, às vezes, encontrados no escarro durante um ataque asmático inicial ou a evolução da asma brônquica. Os pacientes apresentam geralmente roncos e sibilos, febre, tosse e escarro mucopurulento, muitas vezes com a expectoração de tampões mucosos. É freqüentemente obtida uma história de asma refratária ao tratamento broncodilatador padrão.

Os achados radiográficos podem ser divididos em sombras transitórias e permanentes[65] (Fig. 24.64). As sombras transitórias são de vários tipos. (1) Uma consolidação homogênea pode estar presente e ser grande ou pequena, sem perda de volume. Essas lesões podem ser maciças, são freqüentemente múltiplas e tendem a ter localização

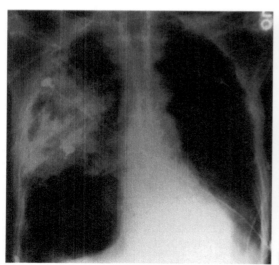
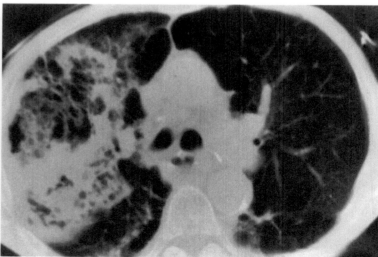

FIG. 24.62 A e B: Aspergilose pulmonar semi-invasiva. Esse homem idoso com doença pulmonar obstrutiva crônica apresentou uma pneumonia progressiva do lobo superior direito em conseqüência da infecção aspergilosa. A tomografia computadorizada demonstra bem o extenso enfisema do paciente e a extensão da pneumonia necrosante.

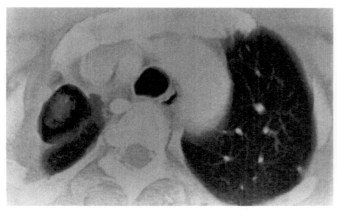
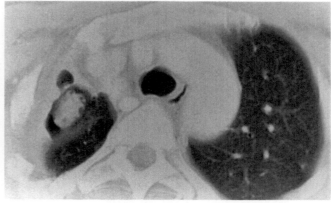

FIG. 24.63 A e B: Aspergiloma. Esse monge tibetano de 37 anos tinha uma história de cirurgia no ápice pulmonar direito para tuberculose. Um pequeno espaço apical residual permaneceu após a cirurgia e, anos depois, uma bola de fungos formou-se nesse espaço.

central. (2) Pode-se verificar uma sombra não-homogênea ou uma consolidação de distribuição irregular. (3) Pode haver pequenas sombras circulares ou nodulares. (4) Pode ocorrer a atelectasia transitória de um segmento, lobo ou pulmão. (5) Opacidades em faixa ou em dedo de luva podem estar presentes, medindo 2 a 3 cm de comprimento e 5 a 8 mm de largura; às vezes, elas têm uma extremidade arredondada, causada por impactação mucóide. (6) Duas sombras lineares paralelas podem estar presentes, com uma zona radiotransparente entre as linhas que constitui um brônquio normal (trilhos de trem). (7) Uma sombra circular (anular) bem-delineada, com um diâmetro de 2 a 3 cm, também constituindo um brônquio, pode ser vista.

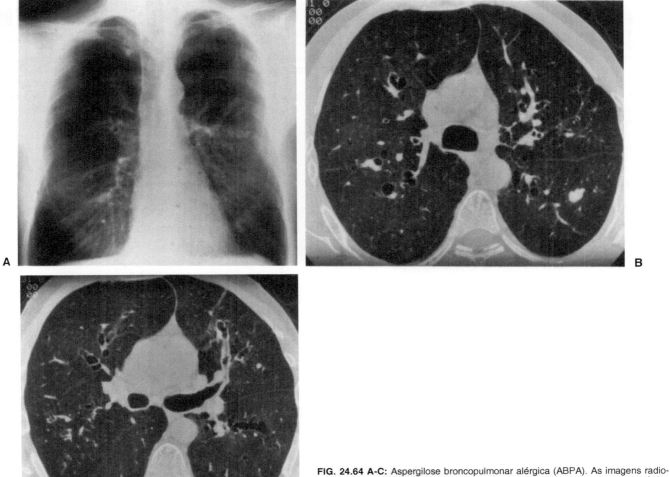

FIG. 24.64 A-C: Aspergilose broncopulmonar alérgica (ABPA). As imagens radiográfica e tomográfica (TC) demonstram a bronquiectasia central, uma característica típica da ABPA. A TC também mostra alguma impactação mucóide no lobo superior esquerdo **(B)**.

As sombras permanentes são as seguintes: (1) linhas paralelas semelhantes a trilhos de trem, mas com um diâmetro maior que o de um brônquio normal; (2) opacidade anelar, linear, de 1 a 2 cm de diâmetro; (3) diminuição do volume, porém com aeração no segmento ou lobo afetado; (4) estreitamento ou perda de sombras vasculares; e (5) sombras lineares alongadas. Muitos pacientes evoluem para graus variáveis de hiperinsuflação pulmonar; alguns vêm a apresentar áreas de fibrose; e outros têm pequenas áreas de atelectasia (segmentar ou menos) que podem persistir. O derrame pleural é raro, mas pode aparecer. Uma granulomatose broncocêntrica com grave necrose brônquica e formação de granulomas parece ser uma variante. As opacidades em faixa e dedo de luva constituem, em muitos casos, tampões mucóides ou impactações. Ocasionalmente, pode haver a impactação mucóide em asmáticos sem aspergilose. As sombras em trilho de trem constituem brônquios de diâmetro normal, enquanto as sombras em linhas paralelas consistem em brônquios de diâmetro aumentado. A opacidade anelar constitui um brônquio dilatado, observado pela sua extremidade. Os dois últimos achados indicam bronquiectasia, geralmente central e que se tornará permanente se o paciente não for tratado apropriadamente. As sombras lineares alongadas representam a parede de uma bolha, em alguns casos, e pleura, em outros. O diagnóstico é feito com base numa história de asma brônquica, presença de eosinofilia e o padrão radiográfico transitório dos pulmões, conforme descrito. A referida doença, em geral, responde rapidamente à terapia corticosteróide.

A característica tomográfica típica da ABPA é uma bronquiectasia proeminente, central ou proximal. A bronquiectasia central é tão típica que deverá sugerir o diagnóstico de ABPA, se for identificada, na TC, num paciente com asma ou roncos e sibilos. Áreas de tampão mucoso também aparecem muito bem na TC (veja a Fig. 24.64).

Além dos pacientes asmáticos, os pacientes com fibrose cística são suscetíveis. A complicação da aspergilose broncopulmonar parece ser um fator importante, quando os pacientes se deterioram rapidamente, de modo que é importante o tratamento imediato. Se for conveniente delinear os brônquios para a detecção de bronquiectasia, assim como da extensão do envolvimento pulmonar, a TC será muito útil para a avaliação da doença. O espessamento da parede brônquica e a bronquiectasia, em geral, são definidos claramente.

A granulomatose broncocêntrica é atualmente considerada como constituindo uma variante da ABPA, em que uma infecção por *Aspergillus* mais localizada produz a inflamação granulomatosa e uma ruptura centrada nos bronquíolos. Ela ocorre em pacientes jovens com asma.[129]

Moniliase (Candidíase)

Candida (Monilia) albicans é um organismo semelhante a uma levedura, existente na boca normal, geralmente saprófita, mas, às vezes, levemente patogênica para os seres humanos. Como o organismo é freqüentemente presente em pessoas normais, torna-se difícil documentar a doença. A literatura é muito confusa, e numerosos casos relatados são provavelmente exemplos de outras doenças. Entretanto, muitos investigadores concordam em que os organismos *Monilia* podem produzir doença broncopulmonar, especialmente em pessoas idosas ou debilitadas, hospedeiros imunologicamente comprometidos e lactentes. Trata-se, portanto, de um organismo oportunista, que pode produzir uma doença disseminada fatal em indivíduos suscetíveis. Os achados radiográficos consistem em um tipo de nodulação bastante fina e irregular, que varia de 2 mm a 1 cm de diâmetro, associada a alguma proeminência da trama pulmonar ou, mais comumente, uma consolidação segmentar homogênea. Ele pode, também, produzir um padrão broncopneumônico difuso, que pode ser bilateral.

Já foi também descrita uma pneumonia do espaço aéreo segmentar ou lobar, a qual, em lactentes, pode constituir uma doença fatal, com consolidação alveolar progressiva e, ocasionalmente, cavitação. Também pode-se disseminar amplamente a outros órgãos além dos pulmões. A cavitação, com ou sem um micetoma, é rara, mas é simulada quando a doença envolve uma área do pulmão em que há bolhas enfisematosas preexistentes. Pode haver algum aumento dos linfonodos hilares. Como ocorre com outras doenças por fungos, o diagnóstico tem de basear-se na identificação do organismo. Devem-se examinar as secreções brônquicas, e não o escarro, porque o organismo é um habitante normal da boca.

Geotricose

Geotrichum candidum é um fungo freqüentemente encontrado na boca e no trato gastrintestinal de indivíduos sadios; ocasionalmente, torna-se patogênico e causa infecções tanto pulmonares como da pele e membranas mucosas. As manifestações pulmonares da geotricose não são características. São notadas densidades irregularmente distribuídas, freqüentemente na parte superior dos pulmões. Pode haver a cavitação, tendo as cavidades paredes bem finas. É freqüente o aumento dos linfonodos hilares. A doença pode assemelhar-se muito à TB pulmonar (Fig. 24.65). Os organismos *Geotrichum* tendem a produzir um tipo oportunista de acometimento pulmonar em pacientes gravemente debilitados ou em imunossupressão. Nesses pacientes, o envolvimento broncopulmonar é freqüentemente extenso, assemelhando-se o acometimento do espaço aéreo a uma broncopneumonia extensa; em muitos casos, a infecção é fatal. Também pode ocorrer, nos referidos pacientes, o acometimento endobrônquico, com culturas de escarro positivas e ausência de envolvimento pulmonar visível nas radiografias do tórax. O diagnóstico baseia-se num teste cutâneo positivo mais a demonstração do organismo em exames de escarro repetidos. Outras infecções por fungos e a TB devem ser excluídas por estudos apropriados, porque, assim como na moniliase, o organismo pode ser saprófita, e não patogênico.

Outras Micoses

Esporotricose

A esporotricose, produzida pelo *Sporotrichum schenckii*, afeta geralmente a pele, as membranas mucosas e os vasos linfáticos. Em raros casos, a infecção pulmonar é a manifestação primária da doença, causada presumivelmente pela inalação de esporos. Muitos casos relatados nos EUA ocorreram no vale dos rios Mississippi e Missouri.[105] De todos os casos relatados, 40% foram em alcoólatras. Nada existe de característico a respeito da pneumonia produzida pelo organismo.[88] É, porém, observada, com freqüência, a cavitação, geralmente nos lobos

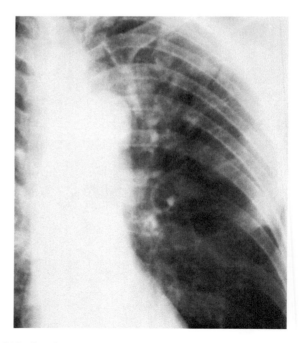

FIG. 24.65 Geotricose. Note a doença nodular na parte superior esquerda do pulmão, que se assemelha à tuberculose pulmonar. Como a doença evoluiu lentamente, foi feita a ressecção que comprova ter sido ela uma geotricose.

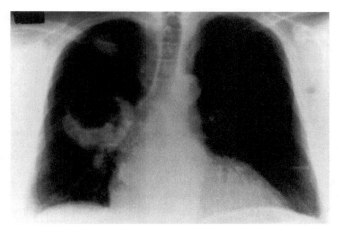

FIG. 24.66 Infecção por mucormicose num paciente diabético. Uma cavidade grande e de paredes espessas encontra-se presente na parte média do pulmão direito e uma segunda massa no ápice desse pulmão.

superiores. A infecção pulmonar pode ser local, indolente e granulomatosa, e assemelhar-se à TB pulmonar crônica ou purulenta, produzindo focos de broncopneumonia. Um acometimento nodular pequeno hematógeno difuso é raro, mas a adenopatia hilar é comum, sendo *S. schenckii*, às vezes, encontrado como invasor secundário em pacientes com TB pulmonar crônica.

Peniciliose

Fungos do gênero *Penicillium* são capazes de produzir uma infecção pulmonar designada como peniciliose. A doença é muito rara. O fungo pode causar abscessos pulmonares que não podem ser distinguidos da cavitação produzida por outros organismos; não há sinal radiográfico que possa levar ao diagnóstico específico da condição.

Mucormicose (Ficomicose)

Mucor é um gênero de fungos largamente disseminado na natureza e que geralmente não é patogênico para os seres humanos. Juntamente com *Absidia* e *Rhizopus*, ele integra a classe *Phycomycetes*. Vários casos de infecção disseminada grave, causada por esse fungo, foram relatados em diabéticos (Fig. 24.66). Tal infecção também é encontrada em pacientes com outras doenças debilitantes, como leucemia ou linfoma, e em pacientes em imunossupressão. Trata-se de um organismo oportunista, encontrado mais comumente em pacientes com distúrbios hematológicos. Em alguns deles, encontra-se presente uma pneumonia confluente difusa, rapidamente fatal, que pode apresentar cavitação. Assim como a aspergilose pulmonar invasiva, a mucormicose é angioinvasiva. As hifas tendem a invadir e ocluir vasos, e o infarto resultante leva à cavitação. Os achados radiográficos torácicos e tomográficos podem, portanto, assemelhar-se àqueles da aspergilose pulmonar invasiva. Em alguns casos, a mucormicose pode causar um nódulo pulmonar solitário.

DOENÇAS CAUSADAS POR ESPIROQUETAS

Sífilis

O envolvimento dos pulmões na sífilis é muito raro, mas, quando ocorre efetivamente, pode simular outras patologias pulmonares crônicas tanto sintomática como radiograficamente. O diagnóstico depende da exclusão de outras doenças e de estudos laboratoriais, bem como da resposta à terapia antibiótica.

São descritos três tipos radiográficos de envolvimento pulmonar. (1) Pode haver uma fibrose intersticial, que ocasiona opacidades lineares que se irradiam dos hilos para os pulmões. (2) Pode estar presente uma grande massa solitária (goma), a qual pode ser claramente circunscrita e assemelhar-se a um tumor pulmonar, como pode haver algum acometimento inflamatório irregular ao redor dela; a lesão pode simular outros tipos de doença inflamatória.[50] (3) Pode haver uma pneumonia lobar crônica, com fibrose e diminuição do tamanho do lobo afetado. Esse tipo assemelha-se à TB pulmonar crônica. Outro achado nas radiografias do tórax, em pacientes com aortite sifilítica, é a presença de extensas calcificações na parede da aorta ascendente dilatada, ocorrendo a doença da aorta ascendente desproporcionalmente ou na ausência de calcificações da aorta descendente. Todavia, os achados radiográficos não são diagnósticos, de modo que são necessários estudos sorológicos e histológicos.

Leptospirose

A leptospirose é produzida por um grupo de espiroquetas denominados *Leptospira*. Quatro ou mais dos 100 grupos sorológicos causam a maioria das doenças em seres humanos. Várias formas clínicas foram descritas e o envolvimento pulmonar (em 20% dos casos) é apenas parte da doença generalizada em muitos casos. Ocasionalmente uma pneumonite hemorrágica é uma manifestação inicial ou importante.[74]

Foram descritos três tipos gerais, o mais comum dos quais (57% de 58 pacientes num estudo[55]) consiste em pequenas áreas amplamente disseminadas de consolidação do espaço aéreo, que constituem hemorragias e edema. As lesões individuais são maldefinidas, com nódulos indistintos que se assemelham a outras inflamações pulmonares disseminadas agudas. Um segundo tipo de leptospirose (16%) caracteriza-se por uma grande área confluente de consolidação análoga àquela encontrada na pneumonia lobar ou segmentar. Um terceiro tipo (27%) consiste em pequenas densidades esparsas que se assemelham à broncopneumonia ou um tipo intersticial mais linear de acometimento, tal como o observado na pneumonite por vírus. Im e colaboradores[55] descrevem esse tipo como tendo uma aparência difusa de vidro fosco. É comum o derrame pleural, freqüentemente grande. Por ser hemorrágica, a "pneumonia" geralmente se resolve em duas semanas nos pacientes que sobrevivem. O diagnóstico não pode ser feito com base nos achados radio-gráficos e depende de estudos bacteriológicos.

DOENÇAS POR PROTOZOÁRIOS

Amebíase

A infecção amebiana do tórax geralmente é secundária ao envolvimento gastrintestinal, que se segue à ingestão dos cistos de *Entamoeba histolytica*. Associa-se, com freqüência, à amebíase hepática. Em raros casos (menos de 5% deles), o abscesso amebiano pulmonar, ou ameboma, é encontrado sem outros sinais ou sintomas de amebíase.

Os sinais radiográficos são um pouco diferentes nos dois tipos de doença. No acometimento pulmonar sem abscesso hepático, ocorre bem acima do diafragma uma consolidação do parênquima, freqüentemente complicada por um abscesso, o qual é semelhante àquele produzido por outros organismos. Quando um abscesso é evacuado num brônquio, níveis hidroaéreos podem ser demonstrados na incidência em posição ortostática. A cavidade do abscesso pode tornar-se muito grande, e não é raro um derrame pleural associado. Quando presente, um ameboma sem cavitação assemelha-se a qualquer outra massa tumoral pulmonar e deve ser diferenciado de outras massas inflamatórias e de um tumor.

A aparência é um pouco mais característica, quando o acometimento pulmonar ou pleural é secundário ao envolvimento hepático. O abscesso hepático causa a elevação do diafragma, sendo comum o acúmulo de líquido no espaço pleural direito. Os lobos inferior e médio, adjacentes ao diafragma, são envolvidos por uma pneumonia confluente, em que pode ocorrer cavitação. Em alguns casos, a infecção limita-se ao espaço pleural, caso em que se forma um empiema amebiano; ele é freqüentemente loculado na base. Em outros casos, há uma combinação de envolvimento pleural e pulmonar, com empiema e abscesso pulmonar. Um abscesso amebiano pulmonar pode irromper num brônquio e drenar espontaneamente. O empiema terá de ser drenado, se não se romper no pulmão e for drenado espontaneamente. Em raros casos, o abscesso amebiano pode estender-se até o pericárdio, ocasionando uma pericardite amebiana. O diagnóstico é confirmado pela presença de *E. histolytica* no escarro ou no líquido pleural.

Toxoplasmose

A toxoplasmose é causada pelo protozoário parasita *Toxoplasma gondii*, organismo que tem afinidade pelo sistema nervoso central, os olhos e os pulmões. Há uma forma da doença em lactentes, na qual não é raro encontrar o envolvimento cerebral, iniciado intra-uterinamente, que ocasiona calcificações intracranianas difusas no recém-nascido. A doença comporta-se de maneira diferente em adultos e envolve primariamente os pulmões, e não o sistema nervoso central. Os achados radiográficos nos pulmões assemelham-se àqueles notados na broncopneumonia ou pneumonia virótica, qual seja o acometimento do espaço aéreo, muitas vezes com algum envolvimento intersticial. O aumento dos linfonodos hilares associa-se, com freqüência, ao envolvimento pulmonar. A disseminação miliar produz opacidades que não diferem daquelas notadas em outras infecções miliares agudas. Quando se torna crônica, a doença pode ocasionar áreas difusas de fibrose e nódulos disseminados, alguns ou todos os quais podem calcificar-se.

A toxoplasmose também pode ser uma doença oportunista que envolve o sistema nervoso central e os pulmões. As alterações radiográficas nos pulmões são variáveis. Foram descritas como a manifestação mais comum densidades nodulares ou miliares pequenas, amplamente disseminadas. Em outros casos, há um acometimento focal do espaço aéreo bilateralmente e têm sido descritas alterações que simulam um edema intersticial pulmonar. O diagnóstico pode ser feito por testes sorológicos.

INFESTAÇÃO POR PLATELMINTOS (VERMES CHATOS)

Equinococose (Doença Hidátide)

A pequena tênia, *Echinococcus granulosus*, é encontrada no trato intestinal de cães. Sua forma larvária é a causa dos cistos hidátides. Os ovos são ingeridos por seres humanos e migram para o fígado ou os pulmões, onde produzem uma densidade redonda ou oval que pode tornar-se maciça (Fig. 24.67). Como o cisto é facilmente moldado, ao crescer, sua forma varia de acordo com sua relação com o tórax ósseo. Ele aparece nas radiografias como massa densa, redonda ou oval, claramente definida, que pode produzir alguma atelectasia adjacente. Uma alteração de forma pode ser notada na fluoroscopia e nas mudanças de posição do paciente. Forma-se uma parede, o pericisto, composto de uma membrana externa espessa (o exocisto) e uma fina parede interna de células germinativas (o endocisto). O cisto pode romper-se num brônquio e esvaziar parte do seu conteúdo, caso em que se nota um nível hidroaéreo, o que indica a separação do cisto da cápsula do hospedeiro (pericisto). Quando tal se observa, pode-se fazer o diagnóstico radiográfico com certeza razoável. A parede do cisto colabado pode flutuar na superfície do líquido e ser delineada pelo ar acima dela numa radiografia em posição ereta (o sinal do lírio aquático, do camalote ou do *iceberg*),[15] o que é praticamente patognomônico da doença hidátide.

Em raros casos, a ruptura do pericisto ou da cápsula do hospedeiro deixa ar entre ela e o exocisto. Pode-se observar, então, o sinal do crescente ou do menisco, que constitui o ar radiotransparente entre o cisto e o hospedeiro; esse é um sinal radiográfico típico da doença hidátide. As paredes dos cistos pulmonares calcificam-se em raros casos, em contraste com as lesões hepáticas, em que a calcificação é comum. Quando o cisto se rompe, existe uma possibilidade de disseminação a outras partes do pulmão, dando origem a múltiplos pequenos cistos filhotes. Ocasionalmente, há muitos pequenos cistos espalhados por toda a extensão dos pulmões. Em raros casos, os cistos formam-se no espaço pleural ou se rompem nesse espaço e causam derrame pleural. Quando estão presentes no fígado cistos hidátides, sendo detectado um cisto pulmonar, pode-se fazer o diagnóstico com um grau considerável de precisão.[114]

Cisticercose

Ocasionalmente, os seres humanos apresentam auto-infecção, ao ingerir ovos da tênia suína, *Taenia solium*. Os ovos emergem como oncosferas no trato gastrintestinal, passam à corrente sanguínea e são levados a diversos órgãos e tecidos, onde se transformam em cisticercos, os quais podem ser encontrados amplamente disseminados pelos tecidos, como os pulmões, onde produzem densidades nodulares difusas de tecido mole. Quando as tênias morrem, há calcificação e podem, então, ser notadas múltiplas calcificações ovais ou fusiformes, as quais medem 3 a 10 mm, disseminadas pelos pulmões, bem como por outros tecidos. A doença, cisticercose, é muito rara nos EUA, mas comum na África, China e Índia.

Paragonimíase

O helminto pulmonar *Paragonimus westermani* distribui-se amplamente pelo Extremo Oriente, especialmente Coréia, Taiwan e Indonésia; na África; e em partes da América do Sul.[12, 22, 99, 128] Os seres humanos são infestados pela ingestão de siris ou caranguejos malcozidos, ou

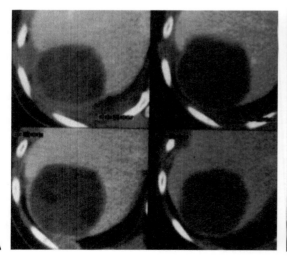
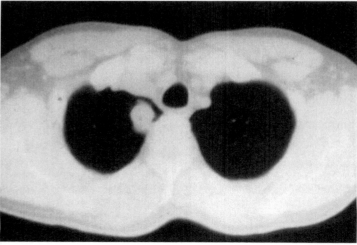

FIG. 24.67 Doença equinocócica. **A:** Tomografia computadorizada (TC) do abdome que demonstra um grande cisto no fígado. A infecção irrompeu através da cápsula hepática e transpassou o diafragma; bolsões de infecção estão presentes na base do pulmão direito. **B:** Um corte tomográfico mais acima demonstra um nódulo no ápice pulmonar direito, causado pela disseminação da infecção aos pulmões.

por beber água infestada. As formas larvárias são liberadas no jejuno e migram através do diafragma e do espaço pleural para o pulmão, onde têm maturação a helmintos adultos, geralmente nos lobos inferiores. A doença é leve e raramente fatal, mas produz efetivamente sintomas em alguns pacientes. A hemoptise é um sintoma freqüente da infestação, juntamente com tosse que produz um escarro marrom ou ferrugem, assim como dor torácica. Em cerca de um terço dos infestados, o organismo causa uma consolidação maldefinida na parte inferior do pulmão, sob a forma de uma sombra indistinta de densidade baixa e irregular. Em aproximadamente outro terço, a densidade é mais homogênea, mais claramente definida e pode parecer lobulada. Cavidades de paredes finas semelhantes a cistos podem-se formar na área de consolidação. Em muitos casos, as cavidades são múltiplas e têm a aparência de bolhas. Em alguns pacientes, a doença manifesta-se por estrias lineares que aparecem numa sombra de consolidação de baixa densidade. A área afetada não costuma ocupar um volume muito grande do pulmão e pode ser unilateral ou bilateral. O acometimento pulmonar na zona média basal e periférica, muitas vezes, é pouco evidente devido ao pequeno volume pulmonar envolvido e à baixa densidade da doença, que pode desaparecer inteiramente. São, também, observados um espessamento pleural nas fissuras interlobares e densidades fugazes, consideradas como constituindo uma pneumonia de Löffler, as quais acompanham, com freqüência, a doença. As densas opacidades lineares são causadas por escavações do organismo, que podem ser demonstradas pela broncografia como sendo independentes dos brônquios. As escavações comunicam-se provavelmente com as cavidades. O derrame pleural é comum (em cerca de 50% dos pacientes) e pode ser a única manifestação em alguns pacientes.

Os relatos diferem um pouco quanto à incidência dos diversos achados. Suwanik e Harinsuta[128] encontraram o seguinte: (1) cavidades císticas anelares com uma opacidade em forma de crescente ao longo de um dos lados, as quais variam de 6 mm a 4 ou 5 cm, em 82% dos casos; (2) opacidades nodulares maldefinidas, de até 3 ou 4 cm, geralmente basais ou periféricas, em 48%; (3) sombras lineares nas bases, geralmente associadas a sombras anelares, em 21%; e (4) espessamento pleural, em 21% dos casos.

Podem ocorrer calcificações, provavelmente em parasitas mortos. As complicações incluem empiema, fístula broncopleural e formação de cavidades pulmonares. Podem ser encontrados ovos no líquido pleural e no escarro durante os períodos de hemoptise. A doença pode persistir por muitos anos.

Esquistossomose

A esquistossomose é causada por três helmintos sanguíneos do gênero Schistosoma, S. mansoni, S. japonicum e S. haematobium, sendo comum em muitas partes do mundo, como África, Ásia e Porto Rico, mas raramente ou nunca é adquirida nos EUA. O acometimento pulmonar é causado pelo S. mansoni ou S. japonicum. Podem ocorrer vários tipos de reação pulmonar à infestação. Como as formas larvárias passam através dos pulmões, uma resposta aparentemente alérgica produz densidades irregulares transitórias. Os achados radiográficos, nessa forma aguda, consistem em opacidades intersticiais transitórias, geralmente um fino padrão nodular que pode assemelhar-se à TB miliar, mas se resolve espontaneamente, sem tratamento.

Os ovos chegam aos pulmões a partir das veias da bexiga, intestino e fígado, podendo implantar-se nas arteríolas pulmonares ou em torno delas, produzindo uma arterite necrosante e granulomas intra- e periarteriais, que acarretam um acometimento pulmonar crônico. Qualquer das granulações pode obstruir o vaso. Raramente, os organismos causam múltiplas fístulas arteriovenosas.

Os achados radiográficos na forma crônica consistem em um aumento central das artérias pulmonares secundariamente à hipertensão pulmonar e evidências de *cor pulmonale*, que ocorre em apenas 5% dos pacientes com doença pulmonar.[82] Mais comumente, é observado um padrão reticular fino difuso. Às vezes, a aparência é mais nodular, pois a reação aos ovos produz densidades locais no tecido intersticial do pulmão. As múltiplas fístulas arteriovenosas causadas pela arterite necrosante acarretam cianose, com muito poucas alterações notadas nas radiografias do tórax; esse é um fenômeno raro. Ocasionalmente, um nódulo circunscrito é produzido por massa granulomatosa que circunda um verme adulto.[21]

INFESTAÇÃO DE NEMATELMINTOS (VERMES CILÍNDRICOS)

Alguns nematelmintos causam sintomas pulmonares e alterações radiográficas transitórias nos pulmões, quando as larvas são levadas aos pulmões por veias ou vasos linfáticos. Quando emergem dos capilares alveolares para a árvore brônquica, as larvas produzem uma resposta alérgica, acompanhada geralmente de eosinofilia. Uma combinação de edema e hemorragia causa áreas esparsas de opacidade maldefinida, disseminadas por toda a extensão dos pulmões. As alterações são transitórias, e sua extensão relaciona-se à gravidade da infestação. Os seguintes vermes cilíndricos encontram-se entre aqueles que causam essa reação: *Ascaris lumbricoides*, *Strongyloides stercoralis*, *Ancylostoma duodenale* e *Necator americanus*. A ascaridíase é, com freqüência, a causa de uma pneumonia de Löffler, que se altera rapidamente e geralmente se resolve em cerca de 10 dias. A estrongiloidíase pulmonar oportunista é relatada em hospedeiros comprometidos e pode ser fatal,[49] respondendo, porém, ao tratamento com drogas anti-helmínticas, se reconhecida logo. A reação pulmonar habitual ao *Strongyloides* é semelhante à reação ao *Ascaris*. Na forma oportunista, são descritas várias manifestações pulmonares, como os padrões miliares, lobulares e lobares. São raras cavitações ou derrames pleurais.

A filariose, causada pela infestação por *Filaria* ou *Wuchereria bancrofti*, *Wuchereria malayi* ou *Loa loa*, é provavelmente a causa da eosinofilia tropical (veja a próxima seção). A *Dirofilaria immitis* (helminto cardíaco em cães) também pode causar acometimento pulmonar em seres humanos.[75, 76] Ela produz tipicamente um nódulo pulmonar solitário, freqüentemente periférico, sem calcificações e com uma aparência ligeiramente irregular. Inicialmente, a pequena área de consolidação pode ser maldefinida; ela tende, em seguida, a diminuir de tamanho em algumas semanas ou meses, após o que se torna mais claramente definida. Em raros casos, são observados múltiplos nódulos, que podem assemelhar-se a metástases pulmonares. Eles não produzem sintomas. É necessário o exame histológico do tecido, para diferenciar o nódulo de um tumor. As larvas de *Trichinella spiralis* geralmente não produzem reação pulmonar, ao passar pela circulação pulmonar. Na infestação por vermes cilíndricos, o diagnóstico é feito pela descoberta das larvas ou do verme adulto num espécime fecal.

EOSINOFILIA TROPICAL

A eosinofilia tropical ou eosinofilose pulmonar manifesta-se por sintomas de tosse, febre, lassidão, roncos e sibilos, dor torácica e, às vezes, dispnéia e perda de peso em associação a um aumento da contagem de leucócitos. A eosinofilia é extrema (geralmente mais de 3.000 eosinófilos por milímetro cúbico de sangue) e persiste durante semanas. Muitos dos casos relatados originaram-se da Índia, Indonésia, Sri Lanka, Paquistão, sudeste da Ásia, norte da África e algumas áreas da América do Sul. Alguns casos foram relatados nos EUA e em outras partes do mundo, principalmente em pessoas que viajaram para áreas endêmicas. Alguns casos foram relatados em pessoas que haviam morado na Índia, mas estavam fora de lá há mais de um ano, ao iniciarem-se os sintomas. A doença é leve e autolimitada, mas podem ocorrer recidivas. Muitos casos são claramente causados pela infestação por filárias, geralmente por *W. bancrofti*, e a doença costuma responder bem à dietilcarbamazina, uma droga eficaz na filariose.[97] Em outros casos, não se consegue estabelecer a causa.

Os achados radiográficos são de vários tipos. A aparência mais comum é aquela de aumento da trama pulmonar que se estende para fora a partir dos hilos, associado a um acometimento malhado irregular do parênquima que tem distribuição bastante difusa. Os linfonodos hilares podem aumentar de tamanho. Segue-se, por ordem de freqüência, a adição de áreas focais de pneumonia às pequenas densidades irregulares. O aumento da trama isoladamente é quase tão comum quanto isso e, ocasionalmente, nota-se um extenso envolvimento difuso por

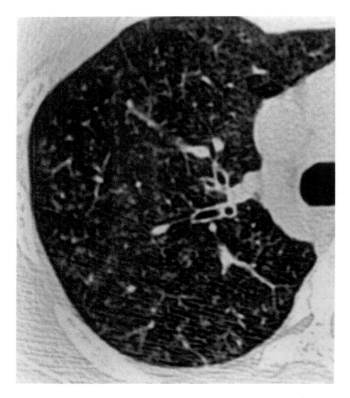

FIG. 24.68 Eosinofilia tropical num homem de 22 anos proveniente da Índia com febre. A tomografia computadorizada de alta resolução demonstra opacidades nodulares centrilobulares maldefinidas, conseqüentes à infecção pelo organismo filarial *Wuchereria bancrofti*, que causa um tipo de reação de hipersensibilidade no pulmão. Os achados simulam aqueles da tuberculose miliar.

um processo semelhante a uma pneumonia. Os ápices geralmente são poupados. Os achados tomográficos podem assemelhar-se àqueles da TB miliar ou pneumonite por hipersensibilidade. Na TCAR, podem ser vistas, nos campos pulmonares, pequenas densidades nodulares centrilobulares (Fig. 24.68).

REFERÊNCIAS

1. Agia GA, Hurst DJ, Rogers WA: Paracoccidioidomycosis presenting as a cavitating pulmonary mass. Chest 78:650, 1980
2. Akira M, Kitatani F, Lee Y-S, et al: Diffuse panbronchiolitis: evaluation with high-resolution CT. Radiology 168:433, 1988
3. Albelda SM, Kern JA, Marinelli DL, Miller WI: Expanding spectrum of pulmonary disease caused by non-tuberculous mycobacteria. Radiology 157:289, 1985
4. Allen HA, Scatarige JC, Kim MH: Acintomycosis: CT findings in six patients. AJR Am J Roentgenol 149:1255, 1987
5. Alsofrom DJ, Mettler FA Jr, Mann JM: Radiographic manifestations of plague in New Mexico, 1975–1980. Radiology 139:561, 1981
6. Amos A, Denning D, Katz D, Smith H: Computed tomography of chest in diagnosis of miliary tuberculosis. Lancet 1:1269, 1987
7. Aquino SL, Gamsu G, Webb WR, Kee ST: Tree-in-bud pattern: Frequency and significance on thin section CT. J Comput Assist Tomogr 20:594, 1996
8. Arcomano JP, Pizzolato NF, Singer R, et al: A unique type of calcification in chronic brucellosis. AJR Am J Roentgenol 128:135, 1977
9. Asmar BI, Slovis TL, Reed JO, et al: *Hemophilus influenzae* type B pneumonia in 43 children. J Pediatr 93:389, 1978
10. Auerbach O, Dail DH: Mycobacterial infections. In: Dail DH, Hammer SP, eds. Pulmonary Pathology, pp 173–188. New York, Springer-Verlag, 1988
11. Barnett SM: CT findings in tuberculous mediastinitis. J Comput Assist Tomogr 10:165, 1986
12. Barrett-Connor E: Parasitic pulmonary disease. Am Rev Respir Dis 126:558, 1982
13. Bartlett JG, Finegold SM: Anaerobic infections of the lung and pleural space: State of the art. Am Rev Respir Dis 110:56, 1974
14. Bartlett JG: Update in infectious diseases. Ann Intern Med 126:48, 1997
15. Beggs I: The radiology of hydatid disease. AJR Am J Roentgenol 145:639, 1985
16. Buckley JA, Padhani AR, Kuhlman JE: CT features of pulmonary nocardiosis. J Comput Assist Tomogr 19:726, 1995
17. Buckner CB, Leithiser RE, Walker CW, et al: The changing epidemiology of tuberculosis and other mycobacterial infections in the United States: Implications for the radiologist. AJR Am J Roentgenol 156:255, 1991
18. Buckner CB, Walker CW: Radiologic manifestations of adult tuberculosis. J Thorac Imaging 5:28, 1990
19. Carruthers MM: Recrudescent melioidosis mimicking lung abscess. Am Rev Respir Dis 124:756, 1981
20. Centers for Disease Control. Tuberculosis, final data: United States, 1986. MMWR Morb Mortal Wkly Rep 36:817, 1988
21. Chait A: Schistosomiasis mansoni: Roentgenologic observations in a nonendemic area. AJR Am J Roentgenol 90:688, 1963
22. Chartres JC: Radiological manifestations of parasitism by the tongue worms, flat worms and the round worms more commonly seen in the tropics. Br J Radiol 38:503, 1965
23. Choyke PL, Sostman HD, Curtis AM, et al: Adult-onset pulmonary tuberculosis. Radiology 148:357, 1983
24. Conte P, Heitzman ER, Markarian B: Viral pneumonia: Roentgen pathological correlations. Radiology 95:267, 1970
25. Contreras MA, Cheung OT, Sanders DE, et al: Pulmonary infection with nontuberculous mycobacteria. Am Rev Respir Dis 137:149, 1988
26. Dennis JM, Boudreau RP: Pleuropulmonary tularemia. Radiology 68:25, 1957
27. Dietrich PA, Johnson RD, Fairbank JT, et al: The chest radiograph in Legionnaires' disease. Radiology 127:577, 1978
28. Drutz DD, Catanzaro A: Coccidioidomycosis: State of the art. Part II. Am Rev Respir Dis 117:727, 1978
29. Dunn M, Wunderink RG: Ventilator-associated pneumonia caused by pseudomonas infection. Clin Chest Med 16:95, 1995
30. Edelman RR, Hann LE, Simon M: *Chlamydia trachomatosis* pneumonia in adults: Radiographic appearance. Radiology 152:279, 1984
31. Effler DB, Ervin JR: The middle lobe syndrome: A review of the anatomic and clinical features. Am Rev Tuberc 71:775, 1955
32. Feigin DS: Pulmonary cryptococcosis: Radiologic-pathologic correlates of its three forms. AJR Am J Roentgenol 141:1263, 1983
33. Feuerstein IM, Archer A, Pluda JM, et al: Thin-walled cavities, cysts and pneumothorax in *Pneumocystis carinii* pneumonia: Further observations with histopathologic correlation. Radiology 174:697, 1990
34. Fraser RG, Wortzman G: Acute pneumococcal lobar pneumonia: The significance of non-segmental distribution. J Can Assoc Radiol 10:37, 1959
35. Fraser RG, Pare JAP: Diagnosis of Diseases of the Chest, 3rd ed, Vol 2, pp 791–795, 882–929, 933–941, 1148–1154. Philadelphia, WB Saunders, 1989
36. Friedman PJ, Harwood IR, Ellenbogen PH: Pulmonary cystic fibrosis in the adult: Early and late radiologic findings with pathologic correlation. AJR Am J Roentgenol 136:1131, 1981
37. Gail ME, Karlinsky JB: Computed tomography of the chest: A teaching file. Chicago, Year Book Medical, 1988
38. Gefter WB: The spectrum of pulmonary aspergillosis. J Thorac Imaging 7:56, 1992
39. Gelb AF, Leffler C, Brewin A, et al: Miliary tuberculosis. Am Rev Respir Dis 108:1327, 1973
40. Goodwin RA Jr, Des Prez RM: Histoplasmosis: State of the art. Am Rev Respir Dis 117:929, 1978
41. Gordon JD, Mackeen AD, Marrie TJ, et al: The radiographic features of epidemic and sporadic Q fever pneumonia. J Can Assoc Radiol 35:293, 1984
42. Greenspan RH, Feinberg SB: Salmonella bacteremia: A case with miliary lung lesions and spondylitis. Radiology 68:860, 1957
43. Gross BH, Glazer GM, Wimbish KJ: CT of solitary cavitary infiltrates. Semin Roentgenol 19:236, 1984
44. Grossman CB, Bragg DG, Armstrong D: Roentgen manifestations of pulmonary nocardiosis. Radiology 96:325, 1970
45. Gurney JW, Conces DJ: Pulmonary histoplasmosis. Radiology 199:297, 1996

46. Harvey WA: Pulmonary brucellosis. Ann Intern Med 28:768, 1948
47. Hauser H, Gurret JP: Miliary tuberculosis associated with adrenal enlargement: CT appearance. J Comput Assist Tomogr 10:254, 1986
48. Heitzman ER: The radiological diagnosis of pneumonia in the adult: A commentary. Semin Roentgenol 24:212, 1989
49. Higenbottam TW, Heard BE: Opportunistic pulmonary strongyloidiasis complicating asthma treated with steroids. Thorax 31:226, 1976
50. Hollingsworth G: Gumma of lung. Br J Radiol 24:467, 1951
51. Hulnick DH, Naidich DP, McCauley DI: Pleural tuberculosis evaluated by computed tomography. Radiology 149:759, 1983
52. Im J-G, Song KS, Kang HS, et al: Mediastinal tuberculous lymphadenitis: CT manifestations. Radiology 164:115, 1987
53. Im J-G, Itoh H, Shim YS, et al: Pulmonary tuberculosis: CT findings—early active disease and sequential change with antituberculous therapy. Radiology 186:653, 1993
54. Im J-G: Tuberculosis: radiologic-pathologic correlation. Society of Thoracic Radiology Syllabus, p 213. 1995
55. Im J-G, Yeon KM, Han MC, et al: Leptospirosis of the lung: Radiographic findings in 58 patients. AJR Am J Roentgenol 152:955, 1989
56. Jeon EJ, Chun TJ, Shin MJ, et al: Tuberculous pneumonia: CT findings in 20 patients. J Korean Radiol Soc 32:405, 1995
57. Joffe N: Roentgenologic aspects of primary *Pseudomonas aeruginosa* pneumonia in mechanically ventilated patients. Am J Roentgenol 107:305, 1955
58. Kahl BS, Kumar A, Hale SJ, Hart MN, Badr S: Hantavirus pulmonary syndrome in Wisconsin. Wis Med J Feb:33-36, 1997
59. Keats TE: Generalized pulmonary emphysema as an isolated manifestation of early cystic fibrosis of the pancreas. Radiology 65:223, 1955
60. Kerkering TM, Duma RJ, Shadomy S: The evolution of pulmonary cryptococcosis. Ann Intern Med 94:611, 1981
61. Ketai LH, Williamson MR, Telepak RJ, et al: Hantavirus pulmonary syndrome: Radiographic findings in 16 patients. Radiology 191:665, 1994
62. Khan FA, Rehman M, Marcus P, et al: Pulmonary gangrene occurring as a complication of pulmonary tuberculosis. Chest 77:76, 1980
63. Kim W-J, Kim SJ, Han G-S, et al: CT findings of pulmonary consolidation: Focused on tuberculosis, malignant obstructive pneumonitis, and lung abscess. J Korean Radiol Soc 31:1081, 1994
64. Kirkpatrick JA: Pneumonia in children as it differs from adult pneumonia. Semin Radiol 15:96, 1980
65. Klein DL, Gamsu G: Thoracic manifestations of aspergillosis. AJR Am J Roentgenol 134:543, 1980
66. Kuhlman JE, Fishman EK, Burch PA, et al: Invasive pulmonary aspergillosis in acute leukemia: The contribution of CT to early diagnosis and early management. Chest 92:95, 1987
67. Kuhlman JE, Deutsch JH, Fishman EK, Siegelman SS: CT features of thoracic mycobacterial disease. Radiographics 10:413, 1990
68. Kush BJ, Hoadley AW: A preliminary survey of the association of *Pseudomonas aeruginosa* with commercial whirlpool bath waters. Am J Public Health 70:279, 1980
69. Kwong JS, Muller NL, Godwin JD, Aberle D, Grymaloski MR: Thoracic actinomycosis: CT findings in eight patients. Radiology 183:189, 1992
70. Laufer P, Fink JN, Bruns WT, et al: Allergic bronchopulmonary aspergillosis in cystic fibrosis. J Allergy Clin Immunol 73:44, 1984
71. Lee KS, Song KS, Lim TH, Kim PN, Kim IY, Lee BH: Adult-onset pulmonary tuberculosis: Findings on chest radiographs and CT scans. AJR Am J Roentgenol 160:753, 1993
72. Lee KS, Hwang JW, Chung MP, Kim H, Kwan OJ: Utility of CT in the evaluation of pulmonary tuberculosis in patients without AIDS. Chest 110:977, 1996
73. Lee KS, Im J-G: CT in adults with tuberculosis of the chest: Characteristic findings and role in management. AJR Am J Roentgenol 164:1361, 1995
73A. Lee KS, Kim HT, Cho WS, et al: Active solitary tuberculoma of the lung: CT and clinical findings. J Korean Radiol Soc 29:1200, 1993
74. Lee REF, Terry SI, Walker TM, et al: The chest radiograph in leptospirosis in Jamaica. Br J Radiol 54:939, 1981
75. Leonardi HK, Lapey JD, Ellis FH Jr: Pulmonary dirofilariasis: Report of a human case. Thorax 32:612, 1977
76. Levinson ED, Ziter FMH, Westcott JL: Pulmonary lesions due to *Dirofilaria immitis* (dog heartworm). Radiology 131:305, 1979
77. Libshitz HI, Pagani JJ: Aspergillosis and mucormycosis: Two types of opportunistic fungal infection. Radiology 140:301, 1981
78. Liu CI, Fields WR, Shaw CI: Tuberculous mediastinal lymphadenopathy in adults. Radiology 126:369, 1978
79. Lloyd JE, Tillman BF, Atkinson JB: Mediastinal fibrosis complicating histoplasmosis. Medicine (Baltimore) 67:295, 1988
80. Logan PM, Primack SL, Miller RR, Muller NL: Invasive aspergillosis of the airways: Radiographic, CT, and pathologic findings. Radiology 193:383, 1994
81. Malo JL, Pepys J, Simon G: Studies in chronic allergic bronchopulmonary aspergillosis: 2. Radiological findings. Thorax 32:262, 1977
82. Marchand EJ, Marcial-Rojas RA, Rodriguez R, et al: The pulmonary obstruction syndrome in *Schistosoma mansoni* pulmonary endarteritis. Arch Intern Med 100:965, 1957
83. Margolin FR, Gandy TK: Pneumonia of atypical measles. Radiology 131:653, 1979
84. Marinelli DL, Albelda SM, Williams TM, Kern JA, Jozzo RV, Miller WT: Nontuberculous mycobacterial infection in AIDS: Clinical, pathologic, and radiographic features. Radiology 160:77, 1986
85. Markowitz N, Hensen NI, Hopewell PC, et al: Incidence of tuberculosis in the United States among HIV-infected persons. Ann Intern Med 126:123, 1997
86. McAdams HP, Rosado-de-Christenson ML, Lesar M, Templeton PA, Moran CA: Thoracic mycoses from endemic fungi: Radiologic-pathologic correlation. Radiographics 15:255, 1995
87. McGahan JP, Graves DS, Palmer PES, et al: Classic and contemporary imaging of coccidioidomycosis. AJR Am J Roentgenol 136:393, 1981
88. McGavran MH, Kobayashi G, Newmark L, et al: Pulmonary sporotrichosis. Dis Chest 56:547, 1969
89. McGuinness G, Naidich DP, Jagirdar L, et al: High resolution CT findings in miliary lung disease. J Comput Assist Tomogr 16:384, 1992
90. Meyers HI, Jacobson G: Staphylococcal pneumonia in children and adults. Radiology 72:665, 1959
91. Miller RP, Bates JH: Pleural pulmonary tularemia: A review of 29 patients. Am Rev Respir Dis 99:31, 1969
92. Miller WT Jr, Edelman JM, Miller WT: Cryptococcal pulmonary infections in patients with AIDS: Radiographic appearance. Radiology 175:725, 1990
93. Miller WT: Tuberculosis in the immunosuppressed patient. Semin Roentgenol 14:249, 1979
94. Muder RR, Reddy SC, Yu VL, et al: Pneumonia caused by Pittsburgh pneumonia agent: Radiologic manifestations. Radiology 150:633, 1984
95. Murayama S, Murakami J, Hashimoto S, et al: Noncalcified pulmonary tuberculomas: CT enhancement patterns with histological correlation. J Thorac Imaging 10:91, 1995
96. Naidich DP, McCauley DI, Lietman BS, Genieser NB, Hulnick DH. CT of pulmonary tuberculosis. In: Siegelman SS, ed. Computed Tomography of the Chest, pp 175-217. New York, Churchill-Livingstone, 1984
97. Neva FA, Ottesen EA: Tropical (filarial) eosinophilia. N Engl J Med 298:1129, 1978
98. Neville K, Bromberg A, Bromberg R, Bong S, Hanna BA, Rom WN: The third epidemic: Multidrug-resistant tuberculosis. Chest 105:45, 1994
99. Ogakwu M, Nwokolo C: Radiological findings in pulmonary paragonimiasis as seen in Nigeria: A review based on 100 cases. Br J Radiol 46:699, 1973
100. Oh Y-H, Kim YH, Lee NJ, et al: High-resolution CT appearance of miliary tuberculosis. J Comput Assist Tomogr 18:862, 1994
101. Optican RJ, Ost A, Ravain CE: High-resolution computed tomography in the diagnosis of miliary tuberculosis. Chest 102:941, 1992
102. Palmer PES: Pulmonary tuberculosis: Usual and unusual presentations. Semin Roentgenol 15:204, 1979
103. Patel PJ, Al-Sukaikani I, Al-Aska AK, et al: The chest radiograph in brucellosis. Clin Radiol 39:39, 1988
104. Pitchenik AE, Zaunbrecher F: Superior vena cava syndrome caused by *Nocardia asteroides*. Am Rev Respir Dis 117:795, 1978
104A. Pitchenik AE, Rubinson HA: The radiographic appearance of tuberculosis in patients with acquired immune deficiency syndrome (AIDS) and pre-AIDS. Am Rev Respir Dis 131:393, 1985
105. Pluss JL, Opal SM: Pulmonary sporotrichosis: Review of treatment and outcome. Medicine (Baltimore) 65:143, 1986
106. Pratt PC: Pathology of tuberculosis. Semin Roentgenol 14:196, 1979
107. Prince DS, Peterson DD, Steiner RM, et al: Infections with *Mycobacterium avium* complex in patients without predisposing conditions. N Engl J Med 321:863, 1989
108. Putman CE, Curtis AM, Simeone J, et al: Mycoplasma pneumonia: Clinical and roentgenographic patterns. AJR Am J Roentgenol 124:417, 1975

109. Putnam JS, Harper WK, Green JF Jr, et al: Coccidioides immitis: A rare cause of pulmonary mycetoma. Am Rev Respir Dis 112:733, 1975
110. Quinn JL III: Measles pneumonia in an adult. AJR Am J Roentgenol 91:560, 1964
111. Rabinowitz JG, Busch J, Buttram WR: Pulmonary manifestations of blastomycosis. Radiology 120:25, 1976
112. Raby N, Forbes G, Williams R: Nocardia infection in patients with liver transplants or chronic liver disease: Radiologic findings. Radiology 174:713, 1990
113. Radkowski JG, Kranzler JK, Beem MO, et al: Chlamydia pneumonia in infants: Radiography in 125 cases. AJR Am J Roentgenol 137:703, 1981
114. Reeder MM: RPC of the month from the AFIP (hydatid cyst). Radiology 95:429, 1970
115. Roberts CMR, Citron KM, Strickland B: Intrathoracic aspergilloma: Role of CT in diagnosis and treatment. Radiology 165:123, 1987
116. Roig J, Domingo C, Morera J: Legionnaires disease. Chest 105:1817, 1994
117. Rose HD, Franson TR, Sheth NK, Chusid MJ, Macher AM, Zeirdt CH: Pseudomonas pneumonia associated with use of a home whirlpool spa. JAMA 250:2027, 1983
118. Rose RW, Ward BH: Spherical pneumonias in children simulating pulmonary and mediastinal masses. Radiology 106:179, 1973
119. Schwarz J, Baum GL: Fungus diseases of the lungs. Semin Roentgenol V:1, 1970
120. Sheflin JR, Campbell JA, Thompson GP: Pulmonary blastomycosis: Findings on chest radiographs in 63 patients. AJR Am J Roentgenol 154:1177, 1990
121. Simor AE, Salit IE, Vellend H: The role of *Mycobacterium xenopi* in human disease. Am Rev Respir Dis 129:435, 1984
122. Slade PR, Slesser BV, Southgate J: Thoracic actinomycosis. Thorax 28:73, 1973
123. Snider GL: Tuberculosis then and now: A personal perspective on the last 50 years. Ann Intern Med 126:237, 1997
124. Stansberry SD: Tuberculosis in infants and children. J Thorac Imaging 5:17, 1990
125. Stenstrom R, Jansson E, Wager O: Ornithosis pneumonia with special reference to roentgenological lung findings. Acta Med Scand 171:349, 1962
126. Strutman HR, Rettig PJ, Reyes S: *Chlamydia trachomatis* as a cause of pneumonitis and pleural effusion. J Pediatr 104:588, 1984
127. Stuart BM, Pullen RL: Tularemic pneumonia: Review of American literature and report of 15 cases. Am J Med Sci 210:223, 1945
128. Suwanik R, Harinsuta C: Pulmonary paragonimiasis. AJR Am J Roentgenol 81:236, 1959
129. Thompson BH, Stanford W, Galvin JR, Kurihara Y: Varied radiologic appearances of pulmonary aspergillosis. Radiographics 15:1273, 1995
129A. Tuberculosis morbidity—United States, 1995. MMWR Morb Mortal Wkly Rep 45:366, 1966
130. Unger JD, Rose HD, Unger GF: Gram-negative pneumonia. Radiology 107:283, 1973
131. Wolfson JJ, Quie PG, Laxdal SD, et al: Roentgenologic manifestations in children with a genetic defect of polymorphonuclear leukocyte function. Radiology 91:37, 1968
132. Wolinsky E: Non-tuberculous mycobacteria and associated diseases. Am Rev Respir Dis 119:107, 1979
133. Woodring JH, Vandiviere HM: Pulmonary disease caused by non-tuberculous mycobacteria. J Thorac Imaging 5:64, 1990
134. Woodring JH, Vandiviere HM, Fried AM, Dillon ML, Williams TD, Melvin IG: Update: The radiographic features of pulmonary tuberculosis. AJR Am J Roentgenol 146:497, 1986

CAPÍTULO 25

Doenças do Tórax em Pacientes Imunologicamente Comprometidos

Janet E. Kuhlman e John H. Juhl

Os pacientes imunologicamente comprometidos são suscetíveis a vários distúrbios infecciosos, inflamatórios e neoplásicos. O tipo de imunodeficiência e sua gravidade correlacionam-se bem às complicações encontradas no tórax. Neste capítulo, são revistas as doenças torácicas que afetam os pacientes portadores da síndrome da imunodeficiência adquirida (AIDS), receptores de transplantes e pacientes em neutropenia.

PERSPECTIVA GERAL DAS COMPLICAÇÕES INFECCIOSAS

Diversas condições alteram os mecanismos de defesa de um paciente e acarretam a suscetibilidade a organismos que podem ou não ser patógenos em pessoas normais. As doenças e os organismos freqüentemente associados a essas condições são os seguintes:

1. leucemia mielocítica aguda e leucopenia — *Pseudomonas, Staphylococcus, Aspergillus* e Mucormicose;
2. leucemia linfocítica crônica e linfossarcoma — *Streptococcus pneumoniae, Staphylococcus, Cryptococcus, Pneumocystis* e herpesvírus;
3. doença de Hodgkin — *Cryptococcus, Listeria, Pneumocystis* e os organismos que causam a tuberculose e toxoplasmose;
4. mieloma e leucemia mielocítica crônica — *S. pneumoniae*, bacilos Gram-negativos, *Pneumocystis* e o bacilo da tuberculose;
5. transplante renal — muitas bactérias, *Cryptococcus, Pneumocystis*, citomegalovírus (CMV) e os organismos que causam toxoplasmose, nocardiose e histoplasmose;
6. fibrose cística — *Staphylococcus* e *Pseudomonas*;
7. doença falciforme — *S. pneumoniae* e *Salmonella*;
8. dependência a drogas — *Staphylococcus*, organismos anaeróbicos, mistos, *Pseudomonas* e *Candida*;
9. Hipergamaglobulinemia — bactérias Gram-negativas, *Pneumocystis* e vírus;
10. doença granulomatosa crônica da infância — *Serratia, Salmonella* e *Staphylococcus*;
11. transplante de medula óssea — CMV, vírus herpes simples, bactérias Gram-negativas, fungos, *Pneumocystis* e combinações de organismos, como CMV e *Aspergillus* ou *Pneumocystis*.

Tal lista não é completa, e muitos dos organismos relacionados podem causar pneumonias em várias das condições citadas. Além disso, diversos outros organismos foram apontados como causa de pneumonia nos pacientes. Muitos deles são incomuns ou raros, e alguns normalmente não são patogênicos. A mortalidade é alta, e o tratamento pode ser muito difícil, porque múltiplos organismos são freqüentemente encontrados nos pacientes. Por essa razão, a fim de obter material para um diagnóstico bacteriológico específico, pode ser necessária uma abordagem agressiva, empregando a aspiração com agulha percutânea, a biópsia pulmonar transbrônquica ou, ocasionalmente, a biópsia pulmonar aberta. Os achados pulmonares em muitas dessas pneumonias são descritos em outros capítulos. A radiografia do tórax é mais útil para identificar o processo pulmonar e acompanhar sua evolução do que para sugerir o organismo responsável pela doença. Uma pneumonia oportunista pode estar-se desenvolvendo, quando surge febre num paciente portador de uma das doenças anteriormente citadas. Qualquer opacidade que não esteja presente numa radiografia do tórax anterior deve levantar a suspeita de pneumonia. As características tomográficas computadorizadas (TC) das infecções pulmonares em hospedeiros imunologicamente comprometidos são úteis para (1) documentar a presença de uma doença pulmonar num estágio inicial; (2) caracterizar o envolvimento pulmonar com base nos padrões TC, o que pode reduzir consideravelmente o diagnóstico diferencial; e (3) planejar a coleta percutânea, cirúrgica ou broncoscópica de amostras pulmonares para o diagnóstico definitivo.

Embora uma infecção pulmonar seja a mais comum e temida causa de nova doença pulmonar em pacientes imunologicamente comprometidos, também podem ocorrer, nos pacientes, outras complicações inflamatórias e neoplásicas.

PACIENTES COM AIDS

A AIDS é causada pelo vírus da imunodeficiência humana (HIV). Reconhecida, pela primeira vez, em 1981, a AIDS continua a disseminar-se por todo o mundo.[136A] Somente nos EUA estima-se em um milhão o número de pessoas infectadas pelo HIV.[145,153] Ainda não foi elaborada nenhuma vacina ou cura para a AIDS, mas progressos significativos têm sido feitos na prevenção e no tratamento das complicações infecciosas da AIDS, assim como em tornar mais lenta a progressão do vírus e de sua capacidade de destruir o sistema imune.[177A] A farmacoterapia combinada, como o uso dos inibidores das proteases, reduz, de maneira drástica, os níveis de organismos HIV detectáveis nos pacientes infectados. O uso de zidovudina (AZT) e a adoção de outros tratamentos antiviróticos também podem retardar a progressão da doença por HIV em muitos pacientes. Os tratamentos profiláticos para as infecções, como a pneumonia por *Pneumocystis carinii* (PPC), TB e pneumonia pneumocócica, alteraram significativamente a ocorrência das pneumonias fatais na doença por HIV.[153] Devido a esses grandes avanços, já é comum ouvir a expressão "vivendo com HIV", uma indicação da maior expectativa de vida em pessoas infectadas pelo HIV.[153] Sobrevidas prolongadas estão-se tornando cada

J. E. Kuhlman e J. H. Juhl: Department of Radiology, University of Wisconsin Medical School, Madison, Wisconsin, EUA, 53792-3252

vez mais comuns, e quase 51% dos pacientes HIV-positivos, numa amostra de San Francisco, Califórnia, ainda estão vivos após 11 anos de acompanhamento.[153]

As manifestações da AIDS modificaram-se com o aperfeiçoamento dos tratamentos. Infecções pulmonares, como a PPC, já foram fulminantes e fatais; atualmente, elas são passíveis de prevenção por profilaxia e constituem problemas com a possibilidade de sobrevivência, porém freqüentemente recorrentes em pacientes infectados pelo HIV. Sob muitos aspectos, a AIDS tornou-se uma doença crônica, lentamente progressiva, com enormes variações na evolução da doença de uma pessoa para outra. Todavia, nem todos os novos acontecimentos relacionados à epidemia de AIDS são positivos. Em grande parte devido à AIDS, houve um ressurgimento da TB nos últimos cinco anos e o aparecimento de cepas resistentes às drogas (veja o Cap. 24).

A face da AIDS, nos EUA, também vem mudando continuamente, de uma doença confinada basicamente a homens homossexuais para uma doença que afeta todos os segmentos da sociedade, sendo um número crescente de casos novos de infecção encontrado em populações de cidades, entre usuários de drogas endovenosas, seus parceiros e filhos. Mulheres e crianças constituem, atualmente, o grupo em que cresce mais rapidamente o número de casos novos de infecção nos EUA.[10A]

Acometimento Pulmonar na AIDS

As doenças do tórax continuam a constituir 65% das doenças que definem a AIDS, e infecções pulmonares causam a maioria das doenças com risco de vida em pacientes de AIDS.[145] O diagnóstico radiológico das doenças pulmonares na AIDS pode ser difícil, porém recompensador nos casos em que se usa uma abordagem integrada, combinando informações clínicas, reconhecimento de padrões radiográficos e um conhecimento da história natural da doença por HIV.[81,94,115,125,164,212] A doença por HIV e a AIDS compreendem um espectro de estados mórbidos que vai dos portadores assintomáticos do HIV aos pacientes com AIDS terminal. Entre eles, existem graus variáveis de imunossupressão, sendo esse o grau que melhor prediz o tipo de doença pulmonar que pode ocorrer num paciente com HIV. Muitas infecções oportunistas causam acometimento pulmonar, e são comuns as manifestações raras. Pode ocorrer um acometimento multifatorial — sarcoma de Kaposi (SK) com PPC, PPC com CMV, linfoma com uma infecção por fungos disseminada. Embora poucas manifestações radiográficas e TC sejam características, são encontrados alguns padrões de envolvimento. Combinar o reconhecimento dos padrões radiográficos ao conhecimento das manifestações clínicas iniciais, a contagem de CD4, o grupo de risco subjacente e os tratamentos farmacológicos anteriores pode limitar as considerações diagnósticas[115,117,124,125,209] (Quadro 25.1).

O HIV produz deficiências nas respostas humorais, celularmente mediadas e fagocitárias, sendo a mais grave delas a redução progressiva no número de linfócitos T auxiliares CD4-positivos (a contagem de CD4).[145] A contagem de CD4 correlaciona-se bem ao tipo de doença relacionado à AIDS encontrado. Organismos mais virulentos, geralmente contidos pela imunidade celularmente mediada (TB, por exemplo), e bactérias piogênicas encapsuladas, comumente mantidas sob controle por mecanismos de defesa humorais, são, com freqüência, os primeiros tipos de infecções pulmonares observados, antes mesmo de a contagem de CD4 ter caído para 200 células/mm^3, e a AIDS ter sido diagnosticada. A TB reativada e pneumonias adquiridas na comunidade recorrentes podem ser a doença inicial em pacientes com infecção por HIV não diagnosticada anteriormente. As infecções oportunistas na doença por HIV começam a ocorrer, quando a contagem de CD4 cai para 200 a 250 células/mm^3. *P. carinii* é o patógeno pulmonar mais comum. À medida que o grau de imunossupressão se torna mais intenso, e a contagem de CD4 cai para menos de 150 células/mm^3, organismos de menor virulência tornam-se efetivamente patogênicos, como espécies de fungos. As infecções por CMV e o complexo *Mycobacterium avium* (CMA) ocorrem, em geral, em pacientes com contagem CD4 de 50 células/mm^3

QUADRO 25.1 Manifestações Radiográficas da AIDS

Radiografia do tórax negativa
  PPC (TC freqüentemente positiva para infiltrados de vidro fosco)
  Doença micobacteriana disseminada — tuberculose ou CMA)
  Infecção por fungos disseminada
Infiltrados difusos bilaterais (intersticiais e alveolares)
  PPC
  Sarcoma de Kaposi (TC mostra nódulos subpleurais e peribroncovasculares)
  Tuberculose (AIDS terminal ou resistente a múltiplas drogas)
  Infecções por múltiplos organismos (PPC e CMV, CMA, tuberculose, fungos)
  PII, PIL
  Histoplasmose ou coccidioidomicose disseminadas
  Edema pulmonar, intoxicação por dose excessiva de drogas
Infiltrados intersticiais nodulares
  Tuberculose
  Sarcoma de Kaposi (TC mostra nódulos peribroncovasculares e subpleurais)
  Histoplasmose
  Coccidioidomicose
  PII, PIL
Infiltrados focais
  Pneumonias por bactérias piogênicas
    Streptococcus pneumoniae
    Haemophilus influenzae
    Staphylococcus aureus
  Tuberculose
  PPC lobar superior
  Fungos
Derrames pleurais
  Sarcoma de Kaposi
  Tuberculose
  Linfomas
  Empiema bacteriano
  Infecções por fungos
  Nocardiose
  Edema pulmonar — cardiogênico ou não-cardiogênico
Linfonodos mediastinais
  Doença micobacteriana — tuberculose ou CMA (baixa densidade com intensificação em orla na TC)
  Sarcoma de Kaposi (linfonodos intensificados por contraste endovenoso)
  Linfomas
  Fungos
  PPC (TC mostra calcificações)
Cavidades, cistos
  PPC
  Tuberculose
  Nocardia
  Embolias sépticas (TC mostra vasos nutrizes)
  Fungos
  Rhodococcus equi
Nodulações ou massas bem-definidas
  Tuberculose
  Linfomas
  TLAMoma ou TLABoma
  Criptococose e outros fungos
  Sarcoma de Kaposi
  Nocardia (geralmente apresenta cavitação)
  Embolias sépticas (TC mostra cavitação e vasos nutrizes)
  Angiomatose bacilar (massas hipervasculares ao contraste endovenoso)

AIDS, síndrome da imunodeficiência adquirida; TLABoma, tecido linfóide associado ao brônquio; CMV, citomegalovírus; TC, tomografia computadorizada; PIL, pneumonia intersticial linfocitária; CAM, complexo *Mycobacterium avium*; TLAMoma, tecido linfóide associado à mucosa; PII, pneumonite intersticial inespecífica; PPC, pneumonia por *Pneumocystis carinii*. Modificado e reimpresso, com permissão, da referência 124.

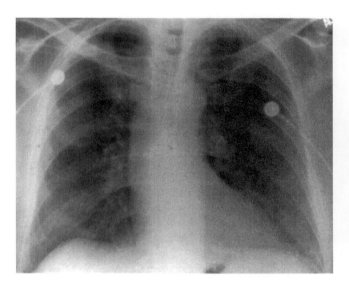

FIG. 25.1 Pneumonia por *Pneumocystis* (PPC). Um homem de 70 anos com AIDS e uma contagem de CD4 de 4 células/mm³ apresentou dispnéia crescente e uma perda de peso de 15 kg. A radiografia do tórax mostra características típicas da PPC, incluindo infiltrados em vidro fosco difusos e bilaterais.

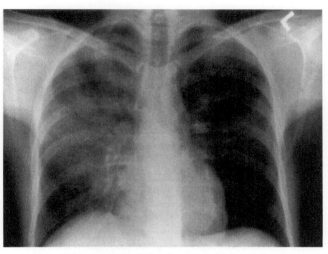

FIG. 25.2 Envolvimento assimétrico dos pulmões em virtude de uma pneumonia por *Pneumocystis* num homossexual masculino de 27 anos com AIDS. O pulmão direito está afetado em grau muito maior que o esquerdo.

ou menos.[145,164,165,209,233D] É nesse nível grave de imunossupressão que aparecem, geralmente, os linfomas relacionados à AIDS.

Dados demográficos e fatores de risco subjacentes à aquisição da AIDS também afetam o tipo de acometimento pulmonar relacionado à AIDS. A TB é muito mais prevalente em usuários de drogas endovenosas HIV-positivos, em pacientes de AIDS com exposição anterior à TB ou história de um teste cutâneo ao PPD positivo, assim como em pessoas HIV-positivas provenientes de países em que a TB é endêmica, como o Haiti.[241] O SK, por outro lado, ocorre quase exclusivamente em homossexuais ou bissexuais masculinos e seus parceiros HIV positivos. As embolias sépticas, infecções estafilocócicas recorrentes, pneumonias por aspiração, abscessos pulmonares e empiemas são mais comuns em usuários de drogas endovenosas portadores de AIDS.[124,241]

Vários tratamentos para a AIDS e suas complicações alteram significativamente as manifestações das infecções pulmonares relacionadas à AIDS.[241] A profilaxia antibiótica da PPC modificou a prevalência e a história natural dessa infecção na AIDS.[165] A pentamidina em aerossol, outro tratamento para a PPC, é associada a casos de PPC disseminada, calcificações linfáticas e formas lobares superiores e císticas de PPC. O uso generalizado de antibióticos profiláticos em pacientes com AIDS também pode dificultar o diagnóstico, mascarando os resultados das culturas e obscurecendo a origem bacteriana das infecções pulmonares. AZT, drogas antivíricas e os novos inibidores das proteases, que retardam a deterioração do sistema imune, também podem alterar as manifestações das doenças relacionadas à AIDS de maneiras ainda não-determinadas.[124]

Infecções Pulmonares na AIDS

Infecções por Pneumocystis

A PPC é vista mais comumente em pacientes portadores de AIDS, mas também pode ser encontrada em pacientes submetidos a transplantes de medula óssea ou de órgãos, bem como em qualquer paciente que receba corticosteróides ou drogas citotóxicas para o tratamento de doenças do tecido conectivo, distúrbios hematológicos ou tumores de órgãos sólidos[28,198,208] (Figs. 25.1 a 25.5). A PPC também pode ocorrer em pacientes gravemente desnutridos, tendo sido reconhecida como causa

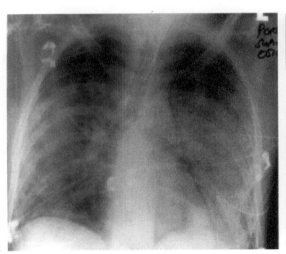
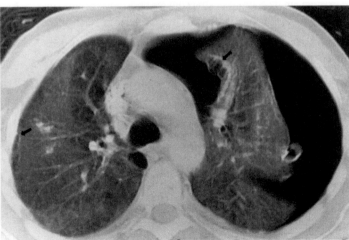

FIG. 25.3 Pneumonia por *Pneumocystis* (PPC) num paciente não-portador de AIDS. Um receptor de transplante renal de 43 anos, que estava fazendo uso de corticosteróides, apresentou febre e dispnéia. **A:** A radiografia do tórax mostra um acometimento difuso e bilateral do espaço aéreo. **B:** Doze dias depois, o paciente apresentou um pneumotórax espontâneo. O tomograma computadorizado (TC) mostra uma atenuação difusa em vidro fosco do pulmão, um dos padrões TC típicos da PPC. Note, também, os diminutos espaços císticos subpleurais (*setas*) que predispuseram o paciente a apresentar um pneumotórax.

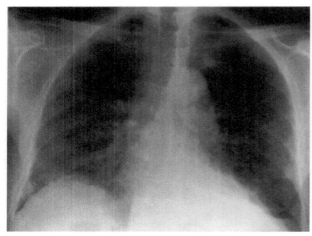 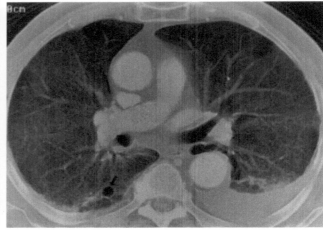

FIG. 25.4 Pneumonia por *Pneumocystis* (PPC). Esse homem de 80 anos com linfoma apresentou, após duas séries de quimioterapia, hipoxemia e dispnéia. **A:** A radiografia do tórax mostra novos infiltrados bilaterais com aparência reticular. A atelectasia do lobo inferior esquerdo era crônica. **B:** A tomografia computadorizada (TC) define melhor o processo pulmonar como uma atenuação em vidro fosco difusa. Observe o cisto de paredes finas (*seta*). Várias outras dessas lesões císticas estavam presentes em outros níveis. Os achados TC são muito sugestivos de PPC, confirmada na broncoscopia.

de pneumonia epidêmica em orfanatos da Europa já em 1952.[233] Alguns casos de PPC foram relatados em pacientes idosos que não tinham uma doença subjacente identificável nem evidências de deficiência imune.[95]

A PPC continua a ser a causa mais comum de infecções com risco de vida na AIDS. Embora a PPC ainda seja o diagnóstico indicador de AIDS mais comum nos EUA, avanços significativos no tratamento e na prevenção ocasionaram um declínio na incidência relativa dessa infecção em pacientes de AIDS no mundo industrializado.[47,102,111,155A,158,165,199,216] Estudos no Reino Unido e no Canadá mostraram uma diminuição acentuada na porcentagem de admissões hospitalares por PPC em pacientes de AIDS em conseqüência do uso generalizado da profilaxia.[30,188] As populações de ambos os estudos eram constituídas, predominantemente, de pacientes masculinos e homossexuais. Os dados específicos quanto à incidência da PPC dependem da localização geográfica, categoria de risco de exposição à AIDS e grupo étnico. Na África ao sul do Saara, por exemplo, a TB e as pneumonias bacterianas sempre foram mais comuns que a PPC como infecções indicadoras de AIDS.[152] A profilaxia também diminuiu o número de infecções recorrentes devidas à PPC nos EUA. Sem a profilaxia preventiva, a freqüência de recidiva da PPC é de aproximadamente 60% em um ano.[71,123,198]

Os organismos *P. carinii* foram originalmente classificados como protozoários, mas são atualmente considerados uma espécie de fungo com base na análise do RNA ribossômico.[198] Eles são ubíquos na natureza e existem em duas formas extracelulares principais — um cisto e um trofozoíto.[199] A pneumonia em seres humanos tem início, quando o trofozoíto de *Pneumocystis* se fixa a um pneumócito alveolar tipo I, interdigitando-se à membrana da célula hospedeira. A célula hospedeira tipo I morre, acarretando uma ruptura na barreira alveolocapilar. Um líquido protéico vaza, então, para os espaços alveolares, que se enchem de um exsudato eosinofílico espumoso que contém trofozoítos, cistos, fibrina e células mortas.[148,198,200] Nesse processo, a produção de surfactante é significativamente prejudicada.[123,198]

A resposta imune do hospedeiro à PPC inclui a proliferação de pneumócitos tipo II, que tentam reparar as lacunas nas membranas alveolocapilares. Os macrófagos e plasmócitos pulmonares também são mobilizados, ocasionando uma leve pneumonite intersticial.[149] Uma fibrose intersticial ocorre quando o pulmão tenta reparar os danos.[199] Os organismos *P. carinii* são eliminados dos pulmões principalmente pelos macrófagos, mas a imunidade celularmente mediada, auxiliada pelos linfócitos T CD4+, é fundamental para as defesas do hospedeiro contra a infecção. Uma diminuição na contagem de CD4 para 200 células/mm³ ou menos acarreta um grande aumento no risco de infecção por *Pneumocystis*.[126,241] Mesmo na ausência de linfócitos T CD4+, a infecção induz as células mononucleares e macrófagos a liberar fatores de necrose tumoral e citocinas destrutivos, os quais ocasionam uma resposta inflamatória acentuada no pulmão.[224] Um sistema de anticorpos humorais intacto também é importante para combater a infecção, com anticorpos séricos tipo imunoglobulina M (IgM) ou IgG detectáveis em muitos pacientes após um ou mais episódios de PPC.[224] Os linfócitos T CD4+ provavelmente resistem à infecção tanto por meios celularmente mediados como promovendo a produção de anticorpos destinados à PPC por parte das células B.[123,224]

Não se sabe se a PPC é causada por reativação ou reinfecção. Muitas pessoas vêm a apresentar títulos ao organismo por volta dos 3 anos de idade, sugerindo que a reativação vai ocorrer se o sistema imune estiver suficientemente alterado.[224] A reinfecção ou reexposição também pode ser a causa da pneumonia. O relato de um surto hospitalar de PPC entre receptores de transplantes renais sugere que pode haver a transmissão de um ser humano para outro e estudos animais sugerem que é possível a transmissão da doença pelo ar.[26,198] A freqüência de infecção por PPC em pacientes de AIDS também tem uma variação sazonal, com um aumento ao final da primavera e ao final do verão/início da primavera, presumivelmente devido às condições ambientais mais favoráveis para a disseminação do organismo.[149,150] Estudos sobre

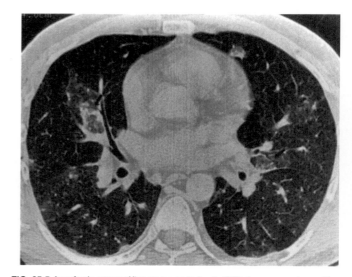

FIG. 25.5 Aparência tomográfica computadorizada (TC) da pneumonia por *Pneumocystis* (PPC) num homem de 43 anos com AIDS e uma contagem de CD4 de 160 células/mm³. Embora estivesse recebendo o complexo trimetoprim-sulfametoxazol (Bactrim) para a profilaxia da PPC, esse paciente admitiu não ter tomado algumas doses. A TC mostra áreas esparsas com opacidade de vidro fosco, típicas da PPC (*setas*).

profissionais de saúde que tratam de pacientes com AIDS também indicam que alguns desses profissionais podem ser portadores assintomáticos do organismo.[149] Parece, pois, ocorrer a reexposição ou a colonização pelo organismo, com a ocorrência da doença, quando o sistema imune apresenta deficiências.[149]

Há uma variação considerável nas manifestações clínicas da PPC.[114A] A gravidade e o início dos sintomas diferem nos pacientes com AIDS em comparação com aqueles que apresentam outras formas de imunodeficiência.[114A] Tosse não-produtiva, dispnéia crescente e febre ocorrem em ambos os grupos, mas nos pacientes HIV-positivos o início dos sintomas pode ser agudo ou subagudo, levando até semanas a meses, para se evidenciar.[198] Sintomas constitucionais inespecíficos de mal-estar podem ser a característica dominante de alguns pacientes de AIDS com PPC. Outros pacientes imunologicamente comprometidos que vêm a apresentar PPC, como os receptores de transplantes e aqueles que fazem uso de drogas citotóxicas ou corticosteróides, geralmente se manifestam agudamente, com o agravamento dos sintomas num período de três a cinco dias.[198] A PPC em lactentes e crianças pode ter uma evolução particularmente rápida e fulminante.[123,198]

Várias anormalidades laboratoriais são observadas nas infecções PPC: elevação da desidrogenase lática (LDH) sérica, diminuição da oxigenação arterial, aumento do gradiente alveolo-arterial de oxigênio e baixa capacidade de difusão do monóxido de carbono (DLCO).[198] Como o *P. carinii* não cresce em culturas, o diagnóstico definitivo é feito pela identificação de cistos numa coloração metenamina prata ou de trofozoítos numa coloração Wright-Giemsa.[224] As amostras de escarro induzido de pacientes HIV-positivos com suspeita de PPC têm sensibilidade de aproximadamente 77% na detecção do organismo. Naqueles com resultados de escarro induzido negativos, procede-se à lavagem broncoalveolar (LBA) a qual tem uma sensibilidade relatada de 86% a 97% nos pacientes HIV-positivos.[224] Uma detecção maior do organismo, a partir de amostras de escarro induzido (80% a 90%), pode ser obtida usando a coloração imunofluorescente com anticorpos monoclonais ao organismo *Pneumocystis*. As técnicas de amplificação do DNA suscitam a expectativa de taxas de detecção ainda mais elevadas, que podem possibilitar, futuramente, que o diagnóstico seja feito por simples amostras de gargarejos, eliminando a necessidade de um equipamento mais especializado.[149,152,198] Os pacientes de AIDS com suficientes evidências clínicas e radiográficas de PPC são freqüentemente tratados empiricamente pela infecção, e a broncoscopia com LBA só é efetuada, se o paciente não responde à terapia adequada ou as manifestações iniciais são atípicas.[149]

Em pacientes HIV-positivos, a biópsia transbrônquica é usada raramente para estabelecer um diagnóstico de PPC, por causa do maior risco de pneumotórax e da mortalidade mais elevada do procedimento nesta população.[28,228A] Em pacientes não portadores de AIDS, porém, pode-se recorrer mais freqüentemente à biópsia transbrônquica e/ou à biópsia pulmonar aberta, porque a PPC tem prevalência menor e é mais raramente suspeitada nesta população, podendo ser mais difícil estabelecer-se o diagnóstico.[28]

O complexo trimetoprim-sulfametoxazol é o tratamento mais eficaz para a PPC. É também a droga usada para a profilaxia das infecções por *Pneumocystis*. A pentamidina endovenosa é uma alternativa terapêutica eficaz, mas os efeitos colaterais incluem disfunção renal, supressão da medula óssea e insuficiência hepática.[126,149,198] A pentamidina em aerossol, dada uma vez por mês, já foi largamente usada como uma alternativa menos tóxica à administração sistêmica endovenosa para a profilaxia da PPC, mas se sabe, atualmente, que não é tão eficaz quanto o complexo trimetoprim-sulfametoxazol oral. A pentamidina em aerossol também tem outras desvantagens. O diagnóstico das recidivas era dificultado, porque o tratamento anterior com pentamidina em aerossol diminuía a produtividade diagnóstica do organismo à LBA.[69,176,198] A freqüência das recidivas ao tratamento com pentamidina em aerossol era maior do que quando se usava o complexo trimetoprim-sulfametoxazol (Bactrim).[126,199] Começaram a aparecer na literatura relatos de infecções extrapulmonares disseminadas e de manifestações clínicas e radiográficas iniciais atípicas de PCP, como o acometimento apical, cavidades císticas, pneumotórax e doença pleural em pacientes em uso de pentamidina em aerossol, exatamente quando essa forma de tratamento começou a ser usada em larga escala.[139,147,199] É necessário um equipamento especializado para a administração da pentamidina em aerossol e tal método de aporte da droga pode disseminar outros patógenos, como o bacilo da tuberculose.[139,147] Já foram elaboradas novas drogas de segunda linha para a PPC, como a dapsona com trimetoprim, atovaquona primaquina mais clindamicina e trimetrexato, entre outras.[126]

A infecção PPC fulminante, com insuficiência respiratória, ainda ocorre em 5% a 30% dos pacientes com AIDS que vêm a apresentar PPC.[216] A mortalidade é alta, de 45% a 72%, e o prognóstico é sombrio nos casos em que o paciente necessita de intubação e ventilação mecânica.[47] No entanto, os estágios mais iniciais da insuficiência respiratória devido à PPC podem ser revertidos pelo uso adjuvante de corticosteróides.[82B,155] A evolução final, nesse contexto, já é atualmente comparável àquela para outras causas de insuficiência respiratória aguda.[64] Ironicamente, a evolução final de um episódio único de PPC é melhor atualmente em pacientes HIV-positivos que em outros pacientes imunologicamente comprometidos.[216] O tratamento à base de corticosteróides aumenta significativamente a sobrevida e diminui as admissões a unidades de tratamento intensivo em pacientes com PPC que apresentam infecção moderada a grave, e esse tratamento é recomendado, caso a pressão arterial parcial de oxigênio (PaO_2) fique abaixo de 70 mm Hg ou o gradiente alveolo-arterial situe-se acima de 35 mm Hg.[69,126,149,198,216] Os corticosteróides agem provavelmente amortecendo a resposta inflamatória destrutiva do hospedeiro à infecção.[126,198]

PPC em Pacientes Não-portadores de AIDS

A PPC também ocorre em pacientes não-portadores de AIDS que apresentam outras imunodeficiências, como os pacientes em imunossupressão devido a um transplante de medula óssea ou de algum órgão, os que recebem tratamentos agressivos para doenças do tecido conectivo e aqueles que recebem quimioterapia para distúrbios hematológicos e tumores de órgãos sólidos (veja as Figs. 25.3 e 25.4). Os corticosteróides e/ou drogas citotóxicas são os principais fatores predisponentes ao risco.[28] Os receptores de transplantes de órgãos fazem, muitas vezes, uso de várias drogas imunossupressoras, como prednisona e ciclosporina, com ou sem azatioprina e globulina antilinfocitária, para evitar a rejeição.[248] Devido ao maior risco de PPC nesse contexto, muitos pacientes de transplantes recebem profilaxia da PPC por pelo menos um ano após o transplante do órgão.[248] A incidência de PPC diminuiu acentuadamente em receptores de transplantes de medula óssea e de órgãos que fazem uso da terapia profilática.[182,245] Os receptores de transplantes de pulmão que se submetem à profilaxia têm atualmente uma prevalência de PPC de apenas 2%. Quando ocorre no primeiro ano após o transplante, a PPC é geralmente conseqüente à não-adesão ao regime terapêutico ou à incapacidade de tomar a medicação devido aos efeitos colaterais das drogas.[182] A PPC de início tardio ocorre efetivamente em receptores de transplantes, freqüentemente naqueles com doença enxerto-*versus*-hospedeiro (DEVH) e/ou infecção por CMV. Essas duas complicações parecem prejudicar ainda mais um sistema imune que já se encontra suprimido por corticosteróides e drogas anti-rejeição, aumentando a probabilidade de infecção por *Pneumocystis*.[83,245] Por essa razão, a profilaxia da PPC pode ser estendida além do período normal de um ano em pacientes com rejeição crônica, com infecções por CMV e nos que necessitam de doses mais altas de drogas imunossupressoras.[6,123]

Os pacientes com distúrbios do tecido conectivo que necessitam de tratamentos agressivos com drogas imunossupressoras, como corticosteróides e drogas citotóxicas, incluindo a ciclofosfamida e o metotrexato em dose baixa, têm um risco maior de infecção PPC. Esses distúrbios incluem artrite reumatóide grave, escleroderma, poliarterite nodosa, polimiosite, dermatomiosite, polimialgia reumática, artrite psoriática, lúpus eritematoso sistêmico e granulomatose de Wegener.[76,98,128] Alguns desses pacientes só vêm a ter PPC, quando a dose do seu corticosteróide está sendo reduzida, sugerindo que a infecção se encontra presente o tempo todo, mas só se evidencia, quando a resposta inflamatória do hospedeiro deixa de ser mascarada ao serem retirados os corticosteróides.[28,98,128]

Os pacientes com condições malignas de órgãos sólidos, como tumores cerebrais primários e metastáticos, que estão sendo tratados com corticosteróides, também têm maior risco de PPC.[208] A mortalidade nesse grupo é elevada, aproximando-se de 50%.[208]

Características Radiográficas da PPC

A PPC pode ter diversas aparências radiográficas, porém muitos casos demonstram características típicas: infiltrados finamente granulares ou reticulares, difusos, bilaterais, bastante simétricos, que podem parecer intersticiais ou mais do tipo do espaço aéreo[49,79,106,123,165,198] (veja as Figs. 25.1 e 25.3). O padrão de distribuição pode variar de um acometimento principalmente periilar e lobar inferior a uma afecção predominantemente lobar superior, um padrão comumente (porém não exclusivamente) observado em pacientes que se submetem à profilaxia com pentamidina em aerossol.[41A] Ocorre também um acometimento bilateral, porém assimétrico (veja a Fig. 25.2). Tipicamente, não são vistos, nas radiografias do tórax, derrames pleurais e linfadenopatia. Não tratada, a doença pode evoluir para a consolidação difusa do espaço aéreo e a síndrome da dificuldade respiratória adulta (SDRA).[123]

Em pacientes de AIDS com PPC em tratamento com trimetoprim-sulfametoxazol ou pentamidina endovenosa, a melhora clínica e radiográfica da pneumonia ocorre geralmente em cinco a sete dias.[198] A aparente deterioração da radiografia do tórax, nos primeiros dias do tratamento, pode ser causada, em alguns casos, não pela progressão da doença, mas sim pelo edema crescente, secundário a membranas capilares que vazam e à sobrecarga de volume pela administração de antibióticos endovenosos; esse problema, em geral, é facilmente controlado por diuréticos.[79,164A] A ausência de resposta após 10 dias indica o fracasso do tratamento (uma droga de segunda linha é geralmente adicionada) ou a presença de um segundo patógeno. Embora a radiografia do tórax geralmente melhore muito após duas semanas de terapia, podem persistir alterações residuais do parênquima. Essas alterações são ainda mais evidentes na TC.[123,165]

Manifestações Mais Raras de PPC

Padrões atípicos são vistos em aproximadamente 5% dos casos de PPC e têm sido relatados tanto em pacientes portadores de AIDS como nos não-portadores, com ou sem tratamento com pentamidina em aerossol.[106] Acometimento lobar isolado, opacidades ou nódulos focais no parênquima, nódulos ou massas que apresentam cavitação, padrões miliares, lesões endobrônquicas e derrames pleurais podem ocorrer na infecção por *Pneumocystis*.[6A,87A,106,155A,165,204] Em pacientes com linfoma que se submetem à radioterapia do mediastino, a PPC pode poupar o pulmão irradiado e causar pneumonia apenas fora da escotilha de terapia.[179]

Devido ao uso generalizado da profilaxia da PPC, os pacientes atualmente, em muitos casos, evidenciam a doença mais precocemente e com achados clínicos e radiográficos mais sutis. Dez por cento a 39% dos pacientes com PPC documentada têm radiografias de tórax normais, praticamente normais ou duvidosas nas manifestações iniciais.[7,37,49,103,176,225] Nos pacientes que recebem pentamidina em aerossol, infiltrados apicais, doença cística pulmonar, pneumotórax espontâneo ou um acometimento extrapulmonar disseminado podem ser a primeira indicação de uma infecção primária por *Pneumocystis* ou da recidiva desta.[165] Embora sejam freqüentemente associados ao tratamento com pentamidina em aerossol, tais achados atípicos podem ocorrer sem seu uso e não se limitam aos pacientes HIV-positivos.[41A,106,123]

PPC Cística

Existe, também, uma forma cística de PPC, que se caracteriza por lesões císticas, cavitárias ou semelhantes a pneumatoceles no parênquima pulmonar, as quais podem ser de paredes finas ou grossas, e de forma regular ou irregular.[12,31,50,53,56,84,118,124,163,180,201,203,229,300] A PPC cística é reconhecida mais comumente em pacientes de AIDS, mas pode, em raros casos, ser vista em outros pacientes imunologicamente comprometidos (veja as Figs. 25.3 e 25.4). As lesões císticas podem ser circundadas por infiltrados tipo vidro fosco ou estar livres da pneumonite ativa circundante. Elas têm predileção pelos lobos superiores e as regiões subpleurais do pulmão, mas não são encontradas exclusivamente aí.[56] Um pneumotórax espontâneo, secundário à ruptura de um cisto subpleural, é uma das manifestações iniciais comuns desse tipo de infecção[12,31,50,53,56,84,118,124,164,180,201,203,230A] (veja a Fig. 25.3).

Com base nas radiografias do tórax, a prevalência de pneumatoceles ou de lesões pulmonares císticas cheias de ar na PPC é de aproximadamente 10%.[49,201] O número e a extensão dos cistos são, com freqüência, percebidos melhor na TC.[124,165]

A patogênese ainda é um mistério, mas os mecanismos possíveis para a formação dos cistos incluem: (1) destruição pulmonar focal produzida por elastases proteolíticas, toxinas e fator da necrose tumoral liberados por macrófagos;[26A,53,57,146A,163,188A,194A,199A,229] (2) necrose pulmonar isquêmica secundária à invasão vascular por organismos *Pneumocystis*;[163] (3) obstrução brônquica das pequenas vias aéreas pela infecção por *Pneumocystis*, que causa um mecanismo de válvula de repercussão; e (4) necrose causada por uma reação granulomatosa.[56,112,229] Fumo, uso de drogas endovenosas e infecções anteriores repetidas também podem contribuir para a formação de lesões císticas em alguns pacientes de AIDS com PPC.[31,56,118,123]

Do ponto de vista patológico, são identificados dois tipos de lesões císticas. Um tipo é intraparenquimatoso, necrosado, de paredes finas e circundado por uma inflamação que contém os organismos *Pneumocystis*.[57,229] O outro tipo de lesão tem localização subpleural ou apical, e assemelha-se a uma bolha; possui uma parede fibrosa ou granulomatosa, mas não tem inflamação ou organismos em seu redor.[57,118,229] Uma teoria sugere que os cistos pulmonares inflamatórios ativos evoluem para lesões bolhosas inertes crônicas por um processo de migração, fusão e ruptura das cavidades císticas no espaço subpleural.[57,229]

Pneumotórax Espontâneo

O pneumotórax espontâneo ocorre em 6% a 7% dos pacientes de AIDS com PPC.[39] Muitos são secundários à ruptura de cistos subpleurais[39,92] (veja a Fig. 25.3). Os pneumotórax são, com freqüência, bilaterais e de difícil tratamento. São comuns os vazamentos de ar persistentes, produzidos por fístulas broncopleurais, e a simples colocação de um dreno torácico, muitas vezes, não resolve o pneumotórax.[19A,52A,52B,62A,80A,91A,96A,208A] Os casos de pneumotórax refratários ao tratamento podem tornar necessária a pleurodese com tetraciclina, talco ou sangue autólogo, ou procedimentos operatórios mais invasivos, como a fixação pulmonar com grampos.[19A,52A,52B,62A,80A,92] A PPC associada a um pneumotórax provoca mortalidade elevada, da ordem de 33% a 57%, em comparação com uma mortalidade global por PPC de apenas 17%.[39,123,140,198,291]

Infecções Extrapulmonares por Pneumocystis

A disseminação da infecção por *Pneumocystis* além dos pulmões é rara; sendo observada em menos de 1% dos pacientes em vida e em 2% a 5% dos casos de autópsia.[38,61,195,198,227] A infecção disseminada tem sido reconhecida mais freqüentemente, pois o número de casos de PPC aumentou devido à epidemia de AIDS, e mais pacientes são tratados com pentamidina em aerossol.[38,195] Como a distribuição da pentamidina aerossolizada pelos pulmões não é uniforme, com melhor aporte nas bases pulmonares que nos ápices ou na periferia dos pulmões, uma infecção em fogo brando pode persistir em algumas áreas.[106] Além disso, os níveis sistêmicos da droga obtidos por essa via são baixos e não impedem a invasão vascular pelo organismo e a disseminação subseqüente da infecção pelos vasos linfáticos ou a corrente sanguínea.[38,45A,139,195,219]

Os organismos *Pneumocystis* podem disseminar-se a praticamente todos os órgãos e sistemas, como linfonodos e baço, fígado, medula óssea, pele, tireóide, plexo coróide e meninges, glândula supra-renal, rim, ouvido, intestino e peritônio, coração e pâncreas.[51,61,135,186,190,198,219] Os pacientes com infecção por *Pneumocystis* disseminada podem não apresentar sintomas respiratórios, e sim sinais relacionados ao envolvimento de outros órgãos e sistemas, como a hepatoesplenomegalia e ascite, nódulos cutâneos necrosados ou uma febre de origem desconhecida.[51] Os achados TC e ultra-sonográficos da disseminação podem incluir calcificações puntiformes ou em orla, em linfonodos aumentados ou no baço, fígado ou rins, bem como abscessos com baixa atenuação nos mesmos órgãos[61,82B,127A,135,191A] (Fig. 25.6). Também já foram relatados derrames pleurais e peritoneais, com calcificações superficiais puntiformes, causados pela infecção por *Pneumocystis* disseminada.[123,135] Na maioria dos casos de PPC, os derrames pleurais são raros, a não ser que o paciente tenha um acometimento disseminado ou uma infecção pulmonar subpleural persistente, com invasão do tecido e extensão subseqüente ao espaço pleural.[204,216]

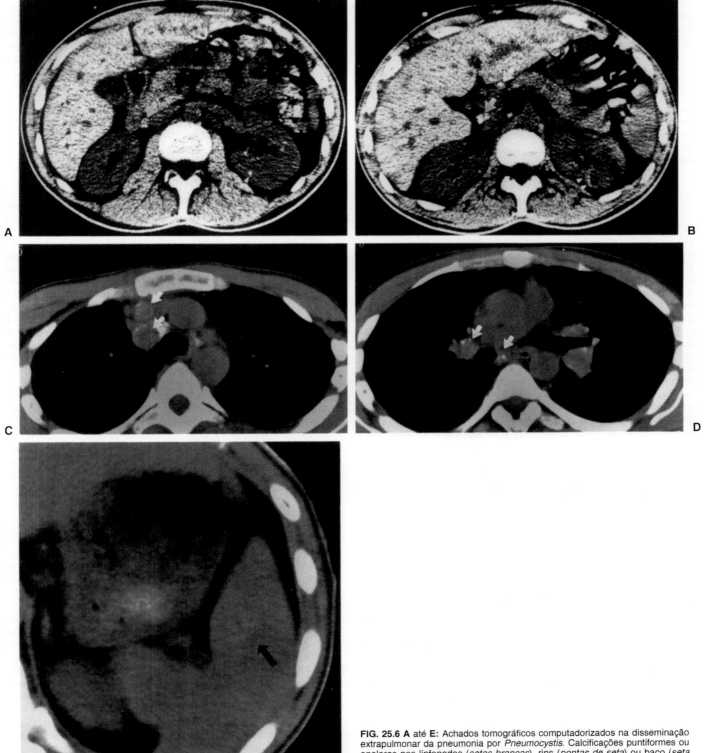

FIG. 25.6 A até E: Achados tomográficos computadorizados na disseminação extrapulmonar da pneumonia por *Pneumocystis*. Calcificações puntiformes ou anelares nos linfonodos (*setas brancas*), rins (*pontas de seta*) ou baço (*seta negra*) podem ser vistas em pacientes com infecção extrapulmonar disseminada por *Pneumocystis carinii*. (Reimpresso da referência 123, com permissão.)

Envolvimento das Vias Aéreas

Os organismos *P. carinii* podem afetar as vias aéreas e causar roncos e sibilos de tipo asmático em alguns pacientes. A bronquiectasia foi identificada na TC, em alguns pacientes de AIDS que apresentam PPC.[143] Os testes da função pulmonar, nesses pacientes, demonstram, em muitos casos, hiperatividade das vias aéreas e diminuições reversíveis nas razões de fluxo máximo à expiração.[206] Em raros casos, a PPC pode aparecer como massa tumoral endobrônquica.[68] O exame patológico do tecido pulmonar de pacientes com PPC demonstra, igualmente, uma bronquiolite obliterante (BO), outra evidência de que as pequenas vias aéreas são afetadas adversamente por essa infecção.[229]

Detecção da Infecção PPC Inicial

A detecção precoce da PPC pode ser particularmente difícil nos casos em que os pacientes apresentam, inicialmente, sintomas inespecíficos e uma radiografia do tórax normal ou praticamente normal. Nesses casos problemáticos, a tomografia computadorizada de alta resolução (TCAR) ou a cintilografia nuclear podem ser mais sensíveis que as radiografias do tórax na detecção da infecção.

Características Tomográficas Computadorizadas da PPC

Alguns autores descreveram os achados TC da PPC tanto em portadores de AIDS como em não-portadores[9,116,123,161,165,212] (veja as Figs. 25.3 a 25.6). Um espectro de anormalidades do parênquima é visto na TC. São tipicamente encontradas opacidades bilaterais em vidro fosco, que podem ser difusas ou em placas.[9] Muitas vezes, a infecção pulmonar tem distribuição notavelmente esparsa, produzindo um padrão em mosaico com transições abruptas entre o pulmão normal e o anormal.[116] Hartman e colaboradores[87] verificaram que a presença de infiltrados em vidro fosco no contexto de uma AIDS era muito sugestiva de PPC e que, quando se fazia um diagnóstico seguro de PPC com base nos achados TC, ele era correto em 94% dos casos. Também pode ser identificado o espessamento dos septos interlobulares, muitas vezes em casos de pneumonias recorrentes, presumivelmente devido a uma inflamação intersticial crônica, edema ou fibrose.[9,165] Fibrose linear residual e bolhas apicais e subpleurais podem ser identificadas na TC em pacientes com história anterior de PPC.[118] Na forma cística de PPC, a TC tem precisão maior que as radiografias de tórax na demonstração do número e da localização das lesões cavitárias/císticas, especialmente no que concerne à sua predileção pelas zonas subpleurais do pulmão. Os sinais de uma infecção disseminada associada que podem ser identificados na TC incluem os linfonodos aumentados que apresentam calcificações no fígado, baço, rins, glândulas supra-renais e superfícies pleurais e peritoneais.[123]

Cintilografia Nuclear no Diagnóstico da PPC

A cintilografia com citrato de gálio-67 tem 80% a 90% de sensibilidade na detecção de PPC, mas somente 50% a 74% de especificidade.[77,173] A captação de gálio em pacientes com PPC é variável, sendo afetada pela terapia anterior, especialmente o uso de pentamidina em aerossol, que altera os padrões típicos. Um linfoma no pulmão acumula gálio, mas o mesmo não ocorre no caso do envolvimento pulmonar por um SK. A cintilografia com gálio não é um meio particularmente rápido de diagnosticar a PPC, porque esta freqüentemente torna necessários os exames de 24 e 48 horas.[123]

Imunoglobulinas policlonais humanas marcadas com índio-111 demonstram a captação pulmonar do radioisótopo na presença de PPC ou de qualquer tipo de infecção pulmonar, mas a captação não é específica da PPC. Todavia, nem o SK nem os linfomas acumulam o radioisótopo.[149] Foram elaborados novos anticorpos monoclonais radiomarcados específicos da PPC que apresentam elevada sensibilidade (86%) e especificidade (87%) para PPC, mas não são largamente disponíveis, nem são usados de rotina.[77]

Imagens por Ressonância Magnética na PPC

Pulmões infectados por *Pneumocystis* apresentam intensidade de sinal maior que o normal nas imagens ponderadas em T1 e T2 devido à maior quantidade de líquido intra-alveolar produzida por essa infecção.[141]

Outras Infecções Pulmonares na AIDS

Com a diminuição do número de mortes por PPC em pacientes de AIDS, outras complicações relacionadas à AIDS tiveram sua freqüência e importância relativas aumentadas, especialmente as infecções por fungos e a TB. O número de admissões hospitalares por essas doenças relacionadas à AIDS também aumentou, incluindo as admissões devidas a pneumonias bacterianas recorrentes e TB, especialmente em certos grupos de risco (por exemplo, usuários de drogas endovenosas).[152] Tais alterações refletem, igualmente, as mudanças na epidemiologia da AIDS nos EUA, de uma doença vista principalmente em homossexuais e bissexuais masculinos a uma doença encontrada mais e mais em usuários de drogas endovenosas e seus parceiros sexuais.[47]

Tuberculose

A TB é discutida no Cap. 24. São apresentados, aqui, alguns comentários adicionais relativamente a suas manifestações iniciais em hospedeiros imunologicamente comprometidos, especialmente pacientes de AIDS.

A TB tornou-se um grave risco em termos de doença infecciosa, não somente para a comunidade de AIDS como também para a população geral. Múltiplas cepas de bacilos de TB resistentes às drogas apareceram na Flórida e em Nova Iorque.[58] A transmissão intra-hospitalar dessas cepas de um paciente para outro e de pacientes para funcionários dos hospitais foi documentada em enfermarias de HIV.[185] As cepas resistentes às drogas estão aumentando em incidência em presidiários e usuários de drogas endovenosas HIV-positivos.[58,59,124,185] Exceto pelas cepas resistentes às drogas, a TB na AIDS responde bem à terapia. No entanto, apesar dessa resposta, a TB é, com freqüência, o prenúncio de um declínio rápido, falecendo a maioria dos pacientes de AIDS dentro de 14 meses do início de sua infecção TB.[153]

A TB na doença por HIV pode ser causada pela reativação ou pela doença primária.[59] Em hospedeiros normais, a imunidade celularmente mediada isola os bacilos da tuberculose após a infecção primária, controlando a infecção. Quando o sistema de células T falha, porém, a reativação dos bacilos de tuberculose inativos ocorre numa etapa relativamente precoce da doença por HIV. A contagem de CD4 mediana em pacientes infectados pelo HIV com TB é de cerca de 350 células/mm^3, em comparação com menos de 200 células/mm^3 em pacientes com PPC.[58,145] Por ser mais virulenta que outras infecções oportunistas, a TB pulmonar pode ser a primeira manifestação do HIV.

As características radiográficas da TB na AIDS dependem do grau de imunossupressão.[124] No início da doença por HIV, a TB tende a ocorrer em padrões clássicos, infiltrados lobares superiores, cavidades e disseminação broncogênica (Fig. 25.7). Os testes cutâneos são freqüentemente positivos nesse estágio, e a infecção limita-se aos pulmões em mais de 75% dos casos.[145,241] Na AIDS mais avançada, as manifestações iniciais são mais variadas e podem assemelhar-se àquelas da infecção primária, doença primária progressiva ou infecção disseminada ou miliar (Fig. 25.8). O teste cutâneo é positivo em apenas 20% a 40% dos pacientes, porque muitos deles apresentam anergia. Os achados radiográficos incluem as manifestações iniciais mais atípicas: infiltrados difusos, múltiplas nodulações ou massas pulmonares, bem como uma adenopatia mediastinal proeminente. Em outros pacientes, a radiografia do tórax pode ser normal, mesmo na presença de uma afecção disseminada.[124] Um acometimento extrapulmonar é encontrado em 25% a 70% dos pacientes de AIDS e qualifica-se como uma doença definidora da AIDS.[145,153,241] A TB disseminada na AIDS envolve, com freqüência, os pulmões, medula óssea, fígado, baço, rins e linfonodos na autópsia. É encontrada, com freqüência, a TB miliar, com necrose acentuada e formação de granulomas ausente ou em pequeno grau.[59]

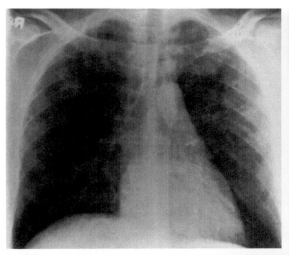
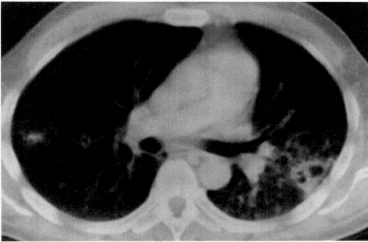
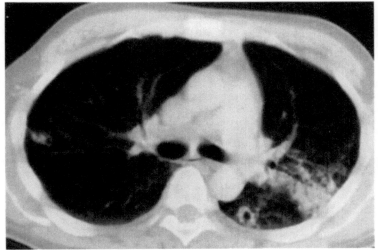

FIG. 25.7 Tuberculose que imita a pneumonia por *Pneumocystis* (PPC) num paciente de AIDS. **A:** A radiografia do tórax mostra infiltrados predominantemente lobares superiores, de natureza semelhante àqueles vistos na PPC. **B e C:** As características dos infiltrados pulmonares são visibilizadas melhor na tomografia computadorizada, que demonstra cavidades, áreas de disseminação broncogênica e nódulos verificados na broncoscopia como sendo causados por *Mycobacterium tuberculosis*. (Reimpresso da referência 124, com permissão.)

Em pacientes adultos com AIDS, a adenopatia devido à TB é vista mais comumente que em hospedeiros imunologicamente competentes. Na TC, os linfonodos tuberculosos demonstram centros necrosados de baixa densidade, com intensificação da orla na administração de um contraste endovenoso.[182A,194] Uma aparência semelhante pode ser vista nas infecções causadas por micobatérias atípicas, como o complexo *Mycobacterium-avium* (CMA).[171] Derrames pleurais causados pela TB são também mais comuns em pacientes HIV-positivos.[124] Um estudo de Leung e colaboradores[129] comparou os achados TC da TB pulmonar em pacientes HIV-soropositivos com aqueles em pacientes HIV-soronegativos. Os pacientes HIV-positivos com TB tinham prevalência maior de linfadenopatia, acometimento extrapulmonar e padrões miliares. Comparados com os pacientes imunologicamente competentes, os pacientes HIV-positivos com TB tinham menor prevalência de consolidação focal, cavitação e distribuições pós-primárias da doença.

Finalmente, a presença da doença TB tornou-se uma indicação para o teste do HIV.[241]

Outras Infecções Micobacterianas

Várias infecções micobacterianas não-tuberculosas ocorrem em pacientes com AIDS, sendo a mais comum delas por CMA, designada anteriormente como *Mycobacterium avium-intracellulare*. Outras infecções atípicas são aquelas por *Mycobacterium kansasii* e *Mycobacterium xenopi*.[241]

O CMA não tem a virulência da TB, e muitos pacientes encontram-se nos estágios terminais de AIDS, com contagens de CD4 abaixo de 50 células/mm^3, ao evidenciar a infecção por CMA.[223,241] As características

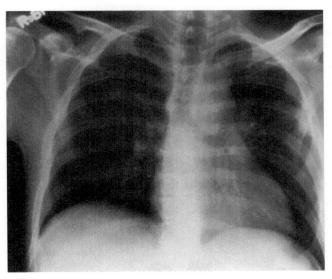

FIG. 25.8 Tuberculose em caso avançado de AIDS. A radiografia do tórax mostra uma adenopatia mediastinal esquerda e massa periférica no pulmão esquerdo, causadas pela tuberculose disseminada. (Reimpresso da referência 124, com permissão.)

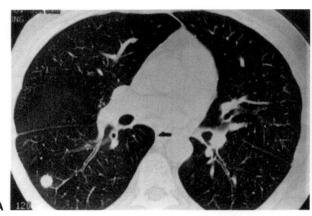 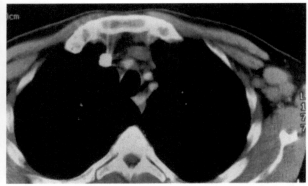

FIG. 25.9 A e B: Complexo *Mycobacterium avium* (CMA) num homem de 44 anos com AIDS e uma contagem de CD4 de 18 células/mm³. A tomografia computadorizada mostra uma volumosa adenopatia axilar esquerda (**B**) e um pequeno nódulo pulmonar no lobo inferior direito (**A**) causados pelo CMA.

dominantes são os sintomas constitucionais, como febre, perda de peso, fraqueza e proeminentes queixas gastrintestinais de diarréia, e não sintomas pulmonares.[145] Nesse estágio, o CMA pode, com freqüência, ser obtido em culturas de escarro, sangue, medula óssea e amostras de urina. Na autópsia, o CMA é encontrado em até 60% dos pacientes de AIDS.[223,239] O prognóstico dos pacientes de AIDS com CMA é sombrio e o tratamento, mesmo com quatro drogas, apenas marginalmente eficaz.[137,223]

O CMA, em geral, é visto radiograficamente como um acometimento disseminado, com adenopatia generalizada, hepatoesplenomegalia e alças intestinais espessadas, demonstradas na TC. São raras as anormalidades pulmonares devido ao CMA, embora já tenham sido relatados infiltrados, nódulos e acometimento cavitário[124] (Fig. 25.9).

Ao contrário do CMA, *M. kansasii* e outras infecções micobacterianas atípicas tendem mais a manifestar-se como um acometimento pulmonar isolado.[131] Os achados pulmonares incluem múltiplos nódulos inflamatórios e infiltrados reticulonodulares.[124]

Infecções por Fungos

Uma grande variedade de infecções por fungos ocorre em pacientes de AIDS. Nos estágios avançados da AIDS, as infecções por fungos são, com freqüência, disseminadas, com o envolvimento de múltiplos órgãos, e não infecções pulmonares isoladas.[164,165]

A infecção por *Candida*, sob a forma de moniliíase oral e esofagite por *Candida*, é o fungo patogênico mais comum em pacientes com AIDS. A infecção pulmonar devido a *Candida*, porém, é rara, exceto como parte do acometimento disseminado durante os estágios finais da AIDS.[241] Quando ela ocorre nos pulmões, podem-se ver tanto nódulos como cavidades de paredes grossas.

As infecções por fungos que mais comumente causam doença pulmonar na AIDS são *Cryptococcus neoformans*, *Histoplasma capsulatum* e *Coccidioides immitis*. *C. neoformans*, em raros casos, manifesta-se como uma pneumonia isolada. Em geral, encontra-se presente um envolvimento concomitante ou anterior do sistema nervoso central (SNC), sob a forma de meningite (70% a 85%).[27,33,107,145,225,234] Entretanto, o envolvimento do SNC pode não ser reconhecido no diagnóstico inicial da infecção pulmonar. Os achados pulmonares da criptococose incluem nódulos e infiltrados reticulonodulares (Fig. 25.10). A adenopatia mediastinal está presente com freqüência. É comum a recidiva da infecção.[27,33,107,124,225,234]

Em áreas endêmicas, a histoplasmose, coccidioidomicose e blastomicose podem tornar-se patogênicas em pacientes de AIDS. A infecção geralmente é disseminada, e a contagem de CD4 freqüentemente fica abaixo de 150 células/mm³.[145,241] As radiografias do tórax podem mostrar nódulos (geralmente de 3 mm ou menos na histoplasmose) ou massas (blastomicose), cavidades e infiltrados alveolares, intersticiais ou reticulonodulares, com ou sem adenopatia.[20,42,181] Um envolvimento difuso é mais comum que a pneumonia lobar focal. Estima-se que 50% dos pacientes com o acometimento disseminado têm uma radiografia do tórax normal.[42] Granulomas calcificados são vistos em 36% dos casos.[42,124]

Em comparação com os pacientes com neutropenia, os pacientes de AIDS apresentam, mais raramente, a infecção pulmonar invasiva por *Aspergillus*. A função dos granulócitos e dos macrófagos é freqüentemente preservada em pacientes com AIDS, mesmo quando a deficiência de células T se torna grave, de modo que os pacientes não são tão vulneráveis à infecção por *Aspergillus*. Como os pacientes de AIDS começaram a sobreviver por mais tempo, todavia, a incidência de infecção por *Aspergillus* tem aumentado, especialmente quando os pacientes são tratados com corticosteróides e medicações, como ganciclovir e zidovudina, que causam neutropenia (Fig. 25.11). As infecções por *Aspergillus* tendem a ocorrer nos estágios avançados da AIDS, quando são igualmente presentes outros fatores predisponentes, como a neutropenia, os antibióticos de amplo espectro e o uso de corticosteróides. São vistos vários tipos de infecção por *Aspergillus*, como a aspergilose pulmonar invasiva (API), aspergilose necrosante crônica e afecção brônquica necrosante, com tampões endobrônquicos e pseudomembranas.[110,151,221,241]

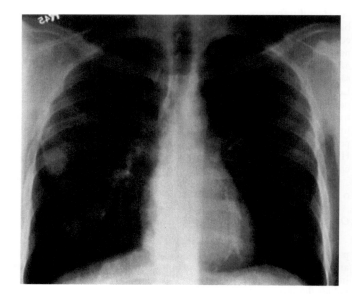

FIG. 25.10 Criptococose pulmonar num homem de 32 anos com AIDS e meningite criptocócica. A radiografia do tórax mostra múltiplas massas pulmonares bem-circunscritas, causadas pela infecção fúngica por *Cryptococcus*. (Reimpresso da referência 124, com permissão.)

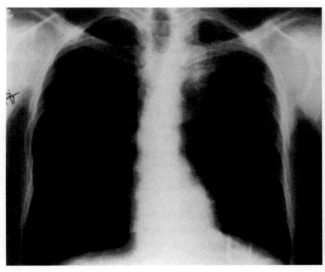
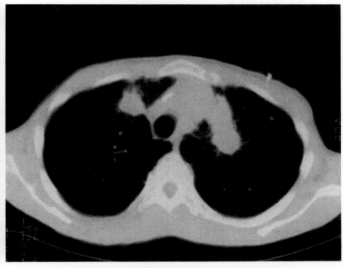

FIG. 25.11 A infecção pelo fungo *Aspergillus* é rara em pacientes de AIDS, exceto durante os estágios avançados da doença, quando a neutropenia é grave, sendo intensificada pela granulocitopenia induzida pelas drogas e o uso de corticosteróides. A radiografia do tórax (**A**) e o tomograma computadorizado (**B**), nesse paciente com AIDS, mostram massas irregulares nos lobos superiores, demonstradas à biópsia como sendo causadas pela infecção por *Aspergillus*.

Infecções Bacterianas

Pneumonias bacterianas recorrentes ocorrem em até 30% dos pacientes de AIDS.[20,115,164,165] Elas ocorrem, muitas vezes, no início da doença por HIV e precedem, com freqüência, o diagnóstico da AIDS.[96,153,241] A incidência de infecções pneumocócicas é muito alta, especialmente nos pacientes HIV-positivos usuários de drogas endovenosas.[96] Deficiências de anticorpos humorais são uma das primeiras anormalidades a ocorrer na doença por HIV, e uma pneumonia adquirida na comunidade pode ser a primeira indicação da infecção pelo HIV.[96] Muitas das pneumonias adquiridas na comunidade na AIDS são causadas pelos patógenos comuns *S. pneumoniae* e *Haemophilus influenzae*.[241] Os usuários de drogas endovenosas também podem apresentar pneumonias estafilocócicas recorrentes e pneumonias Gram-negativas, como as infecções recorrentes por *Pseudomonas*.[145] Bactérias mais raras também já foram relatadas como causando pneumonia na AIDS, incluindo *Branhamella catarrhalis, Rhodococcus equi, Nocardia, Legionella* sp. e *Mycoplasma pneumoniae*[18,145,153,271,275,294,301] (Fig. 25.12).

Os pacientes HIV-positivos com uma pneumonia bacteriana manifestam-se como os pacientes imunologicamente competentes, por uma doença febril aguda (geralmente de menos de uma semana de duração) com tosse produtiva de um escarro purulento.[145] Muitas pneumonias bacterianas em pacientes com AIDS têm início como infiltrados focais lobares ou multilobares, mas podem evoluir rapidamente para a cavitação e a necrose pulmonar. A bacteremia é mais comum em pacientes HIV-positivos que em hospedeiros imunologicamente competentes.[241] Ocorrem igualmente manifestações fora do comum, incluindo grandes empiemas e abscessos pulmonares não-suspeitados.[124] Embolias sépticas também podem ser a infecção inicial em pacientes HIV-positivos que sejam, além disso, usuários de drogas endovenosas.

Angiomatose Bacilar

A angiomatose bacilar é causada pela infecção por *Bartonella henselae* (anteriormente *Rochalimaea henselae*), um bastonete Gram-negativo pleomórfico. Em pacientes de AIDS, a angiomatose bacilar aparece mais comumente como nódulos cutâneos vasoproliferativos, mas pode haver a infecção disseminada que envolve múltiplos órgãos e sistemas, como os linfonodos, fígado (peliose), baço, SNC, ossos (lesões osteolíticas) e pulmões.[36,90,156] As manifestações torácicas relatadas para a angiomatose bacilar incluem lesões endobrônquicas, nódulos pulmonares, acometimento intersticial pulmonar, adenopatia mediastinal, envolvimento pleural e massas na parede torácica.[36,90,156] As lesões no tórax podem apresentar acentuada hipervascularidade na TC ao exame com administração de contraste endovenoso.[36] O diagnóstico é feito com base em resultados de biópsias que mostram uma coloração Warthin-Starry positiva, bacilos na microscopia eletrônica ou análise do DNA ribossômico 16S.[36,156] O tratamento é à base de eritromicina. As lesões cutâneas da angiomatose bacilar podem assemelhar-se àquelas do SK.

Parasitas

Parasitas, como *Cryptosporidium*, *Strongyloides* e *Toxoplasma* podem, em raros casos, também produzir infecções pulmonares na AIDS.[78,136]

Citomegalovírus e Outros Vírus Pulmonares

A infecção por CMV é extremamente comum em pacientes de AIDS, e o vírus é obtido, com freqüência, em culturas do escarro, sangue e amostras de urina. Há, porém, uma controvérsia quanto ao grau em que o CMV causa um acometimento pulmonar significativo.[278] É freqüente a obtenção tanto de CMV como de PPC ou outros patógenos em culturas dos pulmões de pacientes de AIDS.[241] Relatos de CMV como o patógeno pulmonar único ou primário sugerem que

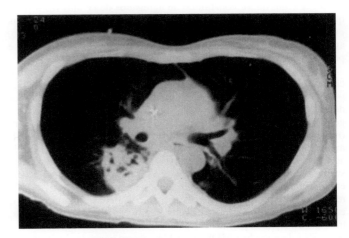

FIG. 25.12 *Rhodococcus equi* é uma infecção bacteriana fora do comum que pode ocorrer em pacientes de AIDS. O tomograma computadorizado, nesse caso, mostra massa em cavitação.

os pacientes respondem à terapia anti-CMV apropriada.[235] O CMV também pode causar esofagites, colites, adrenalites, coriorretinites ou encefalites debilitantes.[124,235,244]

O herpesvírus causa um espectro de doenças na AIDS, de ulcerações mucocutâneas na pele a envolvimento visceral disseminado e infecção disseminada. A pneumonite causada pelo herpesvírus inicia-se, freqüentemente, por uma traqueobronquite e pode evoluir para um acometimento pulmonar focal ou difuso.[145] Outros vírus encontrados nos pulmões dos pacientes HIV-positivos incluem o vírus Epstein-Barr e o vírus respiratório sincicial.[124,145]

Pneumonite Intersticial Inespecífica

Um diagnóstico pulmonar específico para os infiltrados intersticiais pode ser difícil em alguns pacientes de AIDS. Apesar dos esforços diagnósticos exaustivos, como a biópsia pulmonar, pode não ser identificado um patógeno específico. Em vez disso, o que é encontrado é uma infiltração do interstício pulmonar por uma mistura pleomórfica de células mononucleares inflamatórias e danos extensos aos alvéolos. O diagnóstico patológico, nesses casos, é de pneumonite intersticial inespecífica.[213,241,243] As radiografias do tórax mostram tipicamente infiltrados intersticiais bilaterais difusos, persistentes e lentamente progressivos com o tempo.

Neoplasias do Tórax Relacionadas à AIDS

A infecção pelo HIV associa-se a uma incidência maior de certas condições malignas, como o SK e linfoma não-Hodgkin, ambos cânceres definidores de AIDS. O carcinoma invasivo do colo uterino é atualmente reconhecido como uma neoplasia definidora de AIDS em mulheres HIV-positivas.[199A,240] Outras condições malignas foram relatadas em pacientes com infecção por HIV, como o linfoma não-Hodgkin, câncer do testículo, cânceres das células escamosas da boca e do ânus, câncer do pulmão e hepatoma. Todavia, ainda se precisa determinar com certeza se esses tumores têm incidência aumentada na AIDS.[199A] O certo é que o número de linfomas relacionados à AIDS vem aumentando, provavelmente porque os pacientes infectados pelo HIV estão sobrevivendo mais tempo com contagens CD4 mais baixas.[161,177A,178]

Tanto o SK como os linfomas relacionados à AIDS afetam o tórax. Várias doenças linfoproliferativas também podem ter manifestações torácicas, como as síndromes da linfadenopatia relacionadas à AIDS (SLRA); pneumonite linfocitária intersticial (PLI); distúrbio linfoproliferativo atípico (DLA); e tecido linfóide associado à mucosa ou ao brônquio (TLAMoma ou TLABoma).[122,142]

Sarcoma de Kaposi

O SK é um tumor constituído de agregados de células fusiformes que circundam espaços vasculares semelhantes a fendas e hemácias extravasadas. No pulmão, esses agregados proliferam no interstício, apresentando uma predileção pelos vasos linfáticos peribrônquicos e perivasculares.[21,46,50,217,241]

É o SK uma neoplasia que precedeu a epidemia da AIDS. A forma clássica do sarcoma de Kaposi foi descrita, originalmente, em 1872, por M. Kaposi, um dermatologista húngaro, que descreveu um tumor de crescimento demorado em homens de idade mais avançada de origem mediterrânea ou do leste europeu.[2,80] O tumor limitava-se, com freqüência, à pele das extremidades inferiores, mas podia, eventualmente, disseminar-se para outros órgãos.[44] Uma forma endêmica, mais agressiva, do SK foi posteriormente reconhecida em crianças e jovens do sexo masculino na África Central, e uma forma adquirida de SK ocorre em receptores de transplantes de órgãos em imunossupressão.[44,80] O SK relacionado à AIDS também é mais agressivo que a forma clássica, com o envolvimento multissistêmico da pele, membranas mucosas, linfonodos, trato gastrintestinal, pulmão e órgãos viscerais.[124,222]

O SK relacionado à AIDS, nos EUA, ocorre quase exclusivamente (95%) em homossexuais e bissexuais masculinos infectados pelo HIV e seus parceiros sexuais.[8,153,175,233B,249] A percentagem de pacientes de AIDS que apresentam, inicialmente, o SK em países industrializados diminuiu de um máximo estimado em 30% a 40%[80] para menos de 15% dos pacientes.[8,21,66,102,155] O herpesvírus humano 8 foi identificado como o agente causal do SK, sendo encontrado em todas as formas de SK, tanto as relacionadas à AIDS como as não relacionadas a essa condição.[237]

O SK é a mais comum neoplasia relacionada à AIDS que afeta o pulmão.[4,13,46,72,75,85,89,114,125,166,187,217,246] O envolvimento pulmonar ocorre em 3,4% a 40% dos pacientes com SK.[21,22,46,88,165,166] Quando ele está presente no pulmão, há geralmente um acometimento multissistêmico disseminado.[4,72,88,89,114,146,216,242,249] Lesões cutâneas são evidentes no exame físico em 95% dos pacientes de AIDS com SK.[65,132,241] Há, porém, exceções, com casos de envolvimento pulmonar isolado devido ao SK relatados na literatura.[22,72,88,89,169,217] Aproximadamente 5% a 23% dos pacientes de AIDS com SK pulmonar não apresentam envolvimento cutâneo.[21]

O diagnóstico de certeza do SK pode ser difícil.[50] Somente 30% a 45% dos pacientes evidenciam, na broncoscopia, as características pápulas endobrônquicas azul-purpúreas, violáceas ou vermelho-cereja, e sua ausência não exclui o envolvimento mais profundo do pulmão pelo SK.[50,85,127,132,146,153,187] As biópsias transbrônquicas são positivas em apenas 10% a 20% dos casos.[50,85,127,153,187,241] As biópsias são freqüentemente evitadas devido ao significativo risco de sangramento por essas lesões vasculares.[50,88,153]

As radiografias do tórax e a TC sugerem, com freqüência, o diagnóstico correto em casos de SK[46,165,246] (Fig. 25.13). O SK apresenta, freqüentemente, uma distribuição broncovascular típica do acometimento.[46,109,165,167,246] As radiografias do tórax podem mostrar infiltrados reticulonodulares bilaterais e mais proeminentes nas zonas periilar e inferior do pulmão. Pode estar presente o espessamento dos septos interlobulares. Já foram relatadas massas tumorais maiores ou áreas focais de consolidação do espaço aéreo ou colabamento, bem como derrames pleurais que aumentam rapidamente.[50] A radiografia do tórax é normal em 5% a 20% dos pacientes com SK pulmonar.[50]

Os achados TC no SK pulmonar incluem nódulos gelatinosos ou de margens pouco nítidas, distribuídos ao longo dos feixes broncovasculares (Fig. 25.14; veja, também, a Fig. 25.13). Igualmente são vistos nódulos subpleurais e um espessamento nodular dos septos interlobulares.[46,87,165,167,246] Podem ser identificadas massas no parênquima com uma opacidade de vidro fosco em seu redor, causadas por hemorragias peritumorais.[87] Os achados TC, numa série de 53 pacientes com SK pulmonar, incluíram múltiplos nódulos em 79%; massas de mais de 2 cm em 53%; uma distribuição broncovascular da doença em 66%; derrames pleurais em 55% (76% bilaterais; 24% unilaterais); e espessamento dos septos interlobulares em 28% dos casos.[109]

Derrames pleurais foram relatados em 30% a 67% dos pacientes com SK e são, com freqüência, sanguinolentos.[46,87,166,246] A linfadenopatia é encontrada em 30% a 35% dos pacientes com SK.[46,87,88,108,246] Em geral, os linfonodos intratorácicos não se mostram aumentados no mesmo grau observado nos linfomas relacionados à AIDS ou nas infecções por micobactérias ou fungos da AIDS. A linfadenopatia devida ao SK pode apresentar uma intensificação maior do que aquela dos músculos esqueléticos após a injeção de material contraste endovenoso em dose maciça.[89]

Algumas características do SK podem ser imitadas por uma infecção rara que ocorre em pacientes de AIDS, a angiomatose bacilar. Nódulos cutâneos, envolvimento visceral, lesões ósseas líticas e hipervascularidade com intensificação pelo contraste podem ser vistos na angiomatose bacilar, uma infecção disseminada causada por *B. henselae* e *Rochalimaea quintana*.[222,226] O diagnóstico da angiomatose bacilar é feito por biópsia de pele ou hemoculturas positivas na presença de bacteremia; a infecção é efetivamente tratada por antibióticos, tais como a eritromicina ou doxiciclina.[226]

Linfoma Relacionado à AIDS

Os linfomas ocorrem nos estágios mais avançados da AIDS, quando a contagem de CD4 se encontra abaixo de 50 a 100 células/mm³.[70,168] Apesar desse fato, o linfoma é a doença inicial definidora da

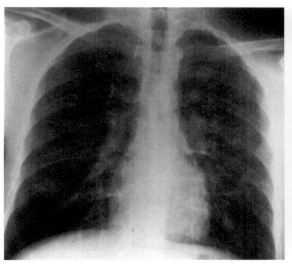
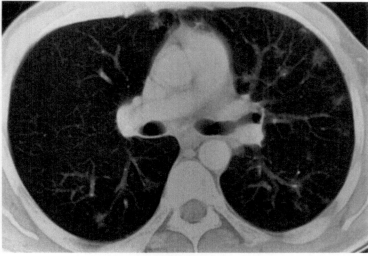

FIG. 25.13 Sarcoma de Kaposi num homem de 32 anos com AIDS. A radiografia do tórax (**A**) e o tomograma computadorizado (**B**) mostram opacidades reticulonodulares bilaterais numa distribuição broncovascular.

AIDS em muitos pacientes.[192] A incidência de linfomas relacionados à AIDS vem aumentando, pois os pacientes de AIDS vivem mais tempo e sobrevivem com graus maiores de imunossupressão.[41,70,161A,168] Aproximadamente 2% a 5% dos pacientes de AIDS têm um linfoma relacionado à AIDS,[43,70,88,91,100,157,172,189] sendo basicamente linfomas das células B não-Hodgkin, incluindo linfomas pouco diferenciados grandes ou anaplásicos, linfomas de Burkitt e sarcomas imunoblásticos.[70] Diversos co-fatores, como os agentes viróticos, foram apontados como possíveis estimuladores da hiperproliferação das células B que causa esses linfomas.[43,52]

Os linfomas relacionados à AIDS são tumores agressivos, de gradação elevada, que crescem rapidamente e envolvem locais extralinfonodais (medula óssea, intestino, fígado, rins, SNC e pele) em 85% dos casos.[43,80,145,172,192,212A,250] O envolvimento do tórax ocorre em 6% a 40% dos casos.[52,212A,250] Cerca de 10% dos pacientes têm um envolvimento do parênquima pulmonar[80] (Fig. 25.15). Os pacientes apresentam tipicamente graves sintomas sistêmicos já nos estágios avançados do linfoma.[52,70] Embora os linfomas relacionados à AIDS respondam à quimioterapia, a recidiva é freqüente, e o prognóstico é sombrio, sendo o tempo mediano de sobrevida de cinco a sete meses.[41,43,52,88]

Várias anormalidades do tórax podem ocorrer. Uma linfadenopatia hilar ou mediastinal é presente em apenas 22% a 25% dos pacientes.[52,80,88] Manifestações iniciais mais fora do comum incluem massas na parede torácica, lesões ósseas líticas, nódulos pulmonares e massas com ou sem linfadenopatia.[80,115,212A,250] Derrames pleurais ocorrem em 30% a 50% dos pacientes com linfomas relacionados à AIDS.[52] O acometimento do parênquima pode consistir em nódulos, massas, infiltrados reticulonodulares ou consolidação do espaço aéreo.[52] Nódulos ou massas pulmonares estão presentes em 10% a 30% dos pacientes, na manifestação inicial.[52,88] As massas decorrentes de um linfoma, nesse contexto, raramente apresentam cavitação e são geralmente bem-circunscritas (veja a Fig. 25.15). A presença de nódulos cavitários num paciente com AIDS favorece uma causa infecciosa, e nódulos de margens indistintas também devem sugerir SK no diagnóstico diferencial.[52,122]

O linfoma de Hodgkin também pode ter incidência aumentada na AIDS, mas isso ainda precisa ser definitivamente confirmado.[70,91] Os pacientes com linfoma de Hodgkin e AIDS apresentam tumores mais avançados e agressivos, geralmente do tipo de celularidade mista. Em comparação com a doença de Hodgkin em pacientes imunologicamente competentes, os tumores respondem menos à terapia, e o prognóstico é sombrio. O acometimento extralinfonodal é comum, e não uma exceção.[43,52]

Raros linfomas primários das células T do pulmão de crescimento lento foram também relatados em pacientes de AIDS.[113]

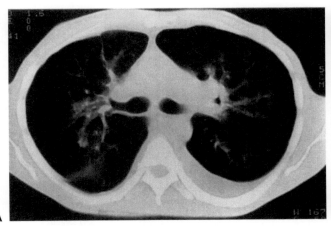
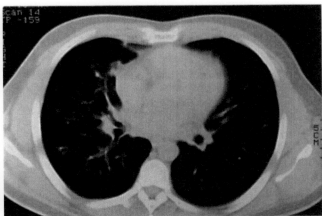

FIG. 25.14 A e **B**: Aparência tomográfica computadorizada do sarcoma de Kaposi. Apresenta, com freqüência, uma predileção acentuada pelo envolvimento do interstício peribroncovascular.

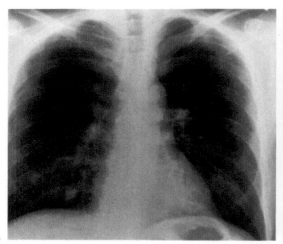
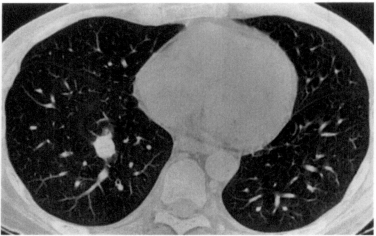

FIG. 25.15 A e B: Linfoma relacionado à AIDS. Esse homem de 41 anos com AIDS apresentou um nódulo no lobo inferior direito em conseqüência de um linfoma.

Distúrbios Linfoproliferativos na AIDS

Linfadenopatias

A linfadenopatia é um achado extremamente comum em pacientes com AIDS.[1,112A] As causas incluem a infecção por TB, CMA, fungos ou PPC disseminada; linfoma relacionado à AIDS; e a forma linfadenopática do SK.[112A,117,155C] A linfadenopatia também pode ser causada pela hiperplasia linfóide que ocorre como parte do complexo relacionado à AIDS (CRA) e a síndrome de linfadenopatia generalizada persistente (LGP).[14,112A] A LGP é definida como uma adenopatia em dois ou mais locais extra-inguinais que persiste por mais de três meses. Não pode estar presente por ocasião do diagnóstico nenhuma outra doença definidora de AIDS, infecção ou reação a drogas.[168] Como a LGP é causada pela excessiva produção de células B, alguns pacientes com LGP acabam por apresentar um linfoma de células B relacionado à AIDS.[70]

Os pacientes com hiperplasia linfóide evidenciam com freqüência, no exame TC do tórax, linfonodos moderadamente aumentados nas regiões axilar, supraclavicular e cervical. Uma extensa adenopatia mediastinal não faz parte da síndrome de LGP; caso ela seja detectada na TC ou radiografia do tórax, o diagnóstico diferencial deverá incluir infecções por micobactérias ou fungos, linfoma relacionado à AIDS ou, em raros casos, a forma linfadenopática de SK.[115,117,122,193,194,223A]

Pneumonite Intersticial Linfocitária

A pneumonite intersticial linfocitária (PIL) é uma doença definidora de AIDS em crianças com menos de 13 anos de idade (Fig. 25.16). Ela ocorre também em alguns pacientes adultos com AIDS, principalmente em negros e haitianos.[88,230] Patologicamente, o interstício pulmonar apresenta-se infiltrado por linfócitos e plasmócitos.[88,230] Na radiografia do tórax, estão presentes infiltrados pulmonares reticulares ou reticulonodulares bilaterais. Também pode ser vista uma linfadenopatia hilar e mediastinal.[174A,197] Em lactentes com AIDS, deve-se distinguir a PIL da PPC. A PIL ocorre geralmente em lactentes HIV-positivos com mais de um ano de idade, enquanto a PPC ocorre geralmente dos três aos seis meses.[138,214] O vírus Epstein-Barr foi apontado como o co-fator infeccioso na PIL.[168] A PIL também é encontrada na síndrome de Sjögren.

Tecido Linfóide Associado à Mucosa ou Brônquio

O termo *TLAB* (tecido linfóide associado ao brônquio) designa agregados linfóides encontrados na submucosa dos brônquios e em pontos de ramificação destes. A hiperplasia de tais agregados ocorre em pacientes com doenças respiratórias crônicas, e a imunossupressão aumenta a freqüência da linfoproliferação.[23] O TLAB é semelhante ao TLAM (agregados linfóides associados à mucosa). Ambos são considerados como estando relacionados à estimulação antigênica crônica das vias aéreas, que leva à hiperplasia linfóide de linfócitos policlonais. O TLAB foi relatado em associação a infecções pulmonares recorrentes, AIDS, doenças auto-imunes e síndrome da morte súbita em lactentes. Pode haver a transformação maligna do tecido TLAB de proliferações linfocitárias policlonais para monoclonais, designada como *TLABoma*.[238] TLABomas e TLAMomas são um tipo de doença linfoproliferativa encontrado em pacientes com AIDS. Os achados na TC do tórax, em pacientes com TLAMomas, incluem numerosos nódulos peribroncovasculares no parênquima ou uma consolidação ou massa focal.[142]

Câncer do Pulmão e Outras Condições Malignas Não-definidoras de AIDS

Ainda se precisa estabelecer se os cânceres do pulmão têm incidência aumentada na AIDS.[63,152,240] Muitos pacientes de AIDS com câncer do

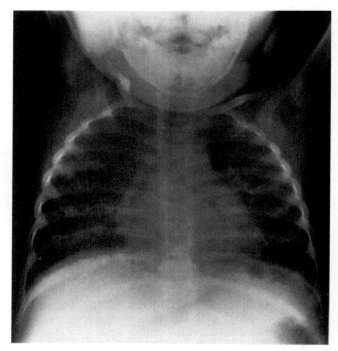

FIG. 25.16 Uma menina de um ano com AIDS e pneumonite intersticial linfocitária. A radiografia do tórax mostra infiltrados reticulonodulares bilaterais. (Reimpresso da referência 123, com permissão.)

pulmão (mais de 90%) são fumantes do sexo masculino.[16,62,160,178,220,228,240] Tais pacientes são mais jovens que a média e vêm a apresentar tumores em estágios mais avançados[16,62,154,178,220,228,240] (Fig. 25.17). O adenocarcinoma é o tipo mais comum de tumor.[63,152,240] O prognóstico é muito ruim, sendo de menos de um ano o tempo de sobrevida após o diagnóstico.[11,16,24,62,63,101,122,170,220,228,231,240]

OS RECEPTORES DE TRANSPLANTES

Transplantes de Pulmão e de Coração-pulmão

Os pacientes que se submetem a um transplante de pulmão ou de coração-pulmão podem vir a apresentar várias doenças e complicações pulmonares. A era dos transplantes de pulmão teve início em 1983; desde então, já foram feitos quase 7.000 transplantes por doenças pulmonares em estágio terminal, como a fibrose pulmonar idiopática, linfangioleiomiomatose, deficiência de α_1-antitripsina, doença pulmonar obstrutiva crônica (DPOC), fibrose cística, síndrome de Eisenmenger, hipertensão pulmonar e sarcoidose.[3,40,73,94] A maior sobrevida dos receptores de transplantes de pulmão é conseqüente ao aperfeiçoamento das técnicas cirúrgicas e a avanços na supressão da rejeição. O transplante de um pulmão individual é feito principalmente em decorrência de doenças pulmonares fibróticas ou DPOC.[73] O duplo transplante pulmonar é feito nos distúrbios pulmonares sépticos, como a fibrose cística e bronquiectasia. Os transplantes de coração-pulmão são feitos nas cardiopatias congênitas com hipertensão arterial pulmonar.[73]

Devido ao número limitado de doadores do pulmão disponíveis, foram elaborados critérios para a seleção dos candidatos ao transplante de pulmão. Os pacientes com qualquer das condições a seguir são geralmente retirados da lista de candidatos efetivos: infecção ativa, acometimento arterial coronário significativo, disfunção ventricular esquerda grave, condições malignas, insuficiência hepática ou renal, assim como anormalidades do SNC. Fumantes, usuários abusivos de drogas ou álcool, pacientes com distúrbios psiquiátricos graves, pacientes com doenças que afetam outros órgãos que não os pulmões e pacientes com doenças que requerem mais de 20 mg/dia de corticosteróides também são geralmente excluídos.[73]

Pulmões de doadores que não apresentem evidência de trauma penetrante ou não-penetrante são candidatos em potencial ao transplante. Além de uma radiografia do tórax normal, o doador tem, idealmente, função cardíaca normal, escarro não-infectado e trocas gasosas normais. Doadores e receptores são comparados quanto ao tipo sanguíneo ABO, estado sorológico ao CMV e tamanho — são levadas em consideração a altura, circunferência torácica e dimensões pulmonares do paciente.[73] Os receptores são rotineiramente avaliados pela TC no pré-operatório, para excluir condições malignas ocultas e determinar qual dos pulmões se encontra mais gravemente lesado, para ser removido no transplante de um único pulmão.[105] A TC também pode ser útil para detectar infecções pulmonares ativas, outra contra-indicação ao transplante de pulmão.

As complicações após o transplante de pulmão podem ser divididas em problemas iniciais e tardios.[40,174] Muitas das complicações pós-operatórias imediatas não são peculiares ao transplante, podendo ser encontradas após qualquer grande cirurgia torácica. Elas incluem sangramentos mediastinais ou pleurais; insuficiência respiratória por SDRA ou por um edema pulmonar cardiogênico ou não-cardiogênico, septicemia e insuficiência de múltiplos órgãos; pneumotórax de tensão;[30A] pneumomediastino; embolias pulmonares;[155B] atelectasia do pulmão transplantado secundariamente à hiperinsuflação por tensão do pulmão nativo; paralisia do diafragma;[138A] e deiscência esternal aguda.[40] As complicações peculiares ao transplante de pulmão incluem o edema de reimplante/reperfusão; rejeição pulmonar hiperaguda e aguda; deiscência das anastomoses brônquicas; estenose arterial ou venosa pulmonar; e distúrbios linfoproliferativos pós-transplante.[35,40] A imunossupressão em associação à ruptura dos vasos linfáticos pelo procedimento de transplante e à deficiente eliminação mucociliar torna os receptores de transplantes igualmente suscetíveis a infecções por bactérias, fungos e vírus.[40,54,144,162,174]

Resposta do Reimplante ou Edema de Reperfusão

Uma radiografia do tórax obtida nas primeiras 24 a 48 horas após o transplante de pulmão demonstra, quase sempre, algum grau de edema pulmonar, sob a forma de infiltrados intersticiais ou alveolares periilares ou basais[3] (Fig. 25.18). Esses achados de edema pulmonar não-cardiogênico são designados como *resposta de reimplante* ou *edema*

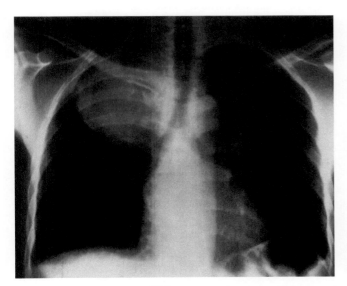

FIG. 25.17 O câncer do pulmão na AIDS aparece geralmente no estágio avançado. Esse homem de 40 anos com AIDS tinha uma grande massa tumoral no lobo superior direito, causada por um carcinoma das células escamosas pouco diferenciado. (Reimpresso da referência 124, com permissão.)

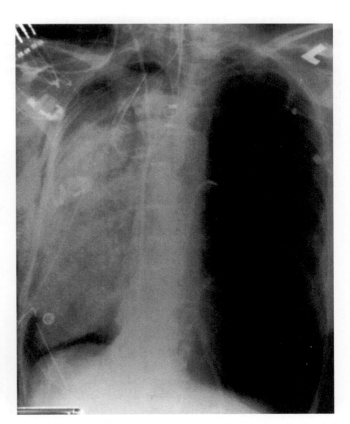

FIG. 25.18 Edema de reimplante de um pulmão recém-transplantado. O pulmão esquerdo nativo, hiperinsuflado e enfisematoso, causa um desvio do mediastino para a direita.

de reperfusão, um fenômeno que não foi bem esclarecido, mas que pode constituir a resposta do pulmão transplantado à lesão ou isquemia do transplante.[3,40,54] A resposta de reimplante se dá, em geral, nas primeiras 24 a 48 horas do transplante, atinge um máximo antes de cinco dias e desaparece em uma a duas semanas, em muitos casos; pode, porém, persistir por muito mais tempo.[3,40,54] Os achados radiográficos torácicos são inespecíficos, e o diagnóstico diferencial inclui todas as outras causas de edema pulmonar cardiogênico e não-cardiogênico, rejeição aguda e pneumonia atípica.[40,73]

Rejeição Aguda e Crônica

Vários tipos de rejeição ocorrem em pacientes de transplante de pulmão, como as formas agudas e crônicas. As formas agudas de rejeição incluem os raros casos de rejeição hormonal hiperaguda causada por anticorpos a antígenos leucocitários humanos (HLA) IgG-específicos do doador[40,67] e a rejeição celular aguda, mais comum. A rejeição celular aguda pode ocorrer em qualquer momento após o transplante de pulmão, sendo causada pela hiperproliferação aguda de linfócitos, com a infiltração do interstício perivascular e peribrônquico.[54] O primeiro episódio de rejeição aguda ocorre geralmente dentro de sete a 10 dias do transplante de pulmão, sendo comuns nos três primeiros meses múltiplos episódios de rejeição.[40,73] Os achados radiográficos torácicos da rejeição aguda são inespecíficos, mas incluem infiltrados pulmonares, reticulação, nódulos com margens indistintas, derrames pleurais em expansão e septos interlobulares edemaciados.[10,73] Opacidades em vidro fosco podem ser vistas nos exames TCAR.[40,133] Em pacientes com rejeição aguda, a resposta clínica e radiográfica aos corticosteróides é tipicamente imediata.[73]

Uma *bronquiolite obliterante com pneumonia organizadora (BOOP)* ocorre em aproximadamente 13% dos transplantes pulmonares duplos e em 5% dos transplantes pulmonares individuais.[25] A BOOP é, mais freqüentemente, observada quando há também evidências patológicas de rejeição aguda, podendo ser preditiva da ocorrência eventual de uma bronquiolite obliterante por rejeição crônica[25] (veja a seção a seguir). A radiografia do tórax pode mostrar opacidades alveolares em placas bilaterais múltiplas; uma área de consolidação que se assemelha a uma pneumonia; ou infiltrados tipo vidro fosco mais difusos.[25] Os achados TC da BOOP foram descritos por vários autores e incluem um espectro de achados: áreas periféricas arredondadas de consolidação; opacidades em vidro fosco e consolidações semelhantes a pneumonias.[15] A característica patológica típica da BOOP é a presença de tampões de tecido de granulação nas pequenas vias aéreas, os quais se estendem aos ductos alveolares e alvéolos circunvizinhos.[15]

Rejeição Crônica e Bronquiolite Obliterante

A *bronquiolite obliterante (BO)*, também designada como *bronquiolite obliterativa*, ocorre em receptores de transplantes de pulmão, sendo clínica e patologicamente distinta da BOOP. A BO é a principal causa de morbidade e mortalidade nos sobreviventes por longos períodos a transplantes de pulmão e a principal manifestação da rejeição crônica, que ocorre em 24% a 50% dos pacientes.[25,196] Do ponto de vista patológico, a BO caracteriza-se por uma inflamação das vias aéreas menores, com infiltração de linfócitos e plasmócitos que leva a fibrose e obliteração de sua luz.[25] Tanto a rejeição aguda como a infecção por CMV são apontadas como fatores que contribuem para a ocorrência da BO, provavelmente conseqüente a uma resposta auto-imune e à rejeição crônica.[196] Clinicamente, os pacientes com BO apresentam tosse, roncos e sibilos, assim como dispnéia crescente, com um declínio progressivo dos testes da função pulmonar, especialmente o volume expiratório forçado em um segundo (VEF_1), indicando uma patologia obstrutiva pulmonar. Os achados iniciais da BO nas radiografias simples são sutis e inespecíficos (Fig. 25.19). A radiografia do tórax pode parecer normal ou evidenciar hiperinsuflação. Podem ser vistas áreas de hipertransparência relativa causadas pela atenuação de vasos periféricos. Nos casos mais avançados, podem-se ver opacidades subsegmentares, focos periféricos de consolidação, espessamento peribrônquico e bronquiectasia, múltiplos nódulos e opacidades lineares anormais.[73,144,159] Os achados na TCAR incluem atenuação em mosaico, bronquiectasia, bronquiolectasia e ar preso nos exames TC expiratórios[130,154] (Figs. 25.19 e 25.20). As áreas de baixa atenuação TC que contribuem para o padrão em mosaico são produzidas por uma combinação de hiperinsuflação pelo ar preso e oligoemia reflexa, que ocasiona a atenuação e diminuição dos vasos sanguíneos nas mesmas regiões. A TCAR em inspiração e expiração pode ser útil para detectar a BO.[40,130] O diagnóstico é confirmado pela biópsia transbrônquica ou em bases clínicas pelo declínio progressivo dos testes da função pulmonar.[25]

Derrames Pleurais

São comuns os derrames pleurais imediatamente após um transplante de pulmão, e muitos deles são coleções líquidas sorossanguinolentas não-infectadas, que diminuem gradualmente com o tempo.[40,215] Um derrame pleural que se acumula rapidamente no período pós-operatório imediato deve sugerir a possibilidade de hemotórax ou, ocasionalmente, quilotórax, especialmente em pacientes transplantados devido à linfangioleiomiomatose (LAM). Derrames pleurais em expansão após as duas primeiras semanas são, com freqüência, um sinal de agravamento da rejeição ou de uma complicação infecciosa.[40,97,215]

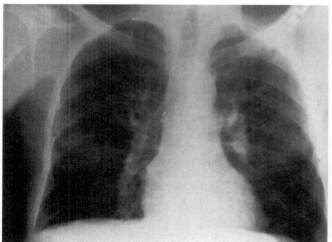
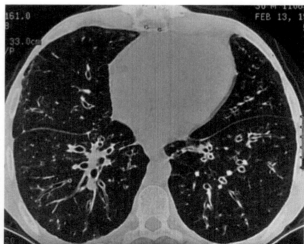

FIG. 25.19 Bronquiolite obliterante num homem de 30 anos, três anos após um transplante bilateral de pulmão. **A:** A radiografia do tórax mostra áreas de transparência relativa e perda da trama broncovascular, especialmente no pulmão direito e na parte inferior do pulmão esquerdo. **B:** A tomografia computadorizada de alta resolução demonstra melhor a extensa bronquiectasia cilíndrica, o espessamento peribrônquico e a bronquiolectasia da bronquiolite obliterante avançada.

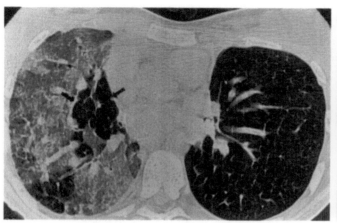 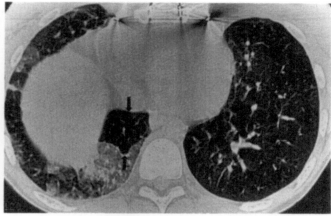

FIG. 25.20 A e B: Bronquiolite obliterante numa mulher de 25 anos, 2 anos após um transplante de pulmão. A tomografia computadorizada, realizada durante a expiração, mostra uma atenuação em mosaico do pulmão direito, com áreas de atenuação aumentada, causadas por opacidades de vidro fosco, e áreas de atenuação diminuída, provocadas por ar preso em alguns lóbulos (setas).

Infecções

As infecções continuam a ser a principal causa de mortalidade e morbidade em pacientes submetidos ao transplante de pulmão.[40,55] Os patógenos comuns incluem CMV, organismos bacterianos e fungos.[40,92A] Outras infecções oportunistas são o herpes simples, infecções micobacterianas e PPC. Os tipos de infecção incluem pneumonia, empiema, infecções de feridas e do esterno, septicemia generalizada, embolias sépticas e septicemia por cateteres venosos fixos infectados e infecções da anastomose traqueobrônquica.[40,52C] As infecções iniciais mais comuns são as pneumonias bacterianas.[92A] As infecções por CMV geralmente só ocorrem após o primeiro mês, mas a maioria delas (72%) se manifesta até quatro meses após o transplante, e 96% ocorrem no primeiro ano.[211] As infecções por fungos poderão se verificar em qualquer ocasião, se a imunossupressão e a neutropenia forem suficientemente intensas.[40,54,144,162,183] Os receptores de transplantes de pulmão recebem de rotina a profilaxia para *P. carinii*, de modo que essa infecção só é vista como complicação, quando a não-adesão ao regime terapêutico ou reações ao complexo trimetoprim-sulfametoxazol interrompem ou tornam necessária a suspensão dos antibióticos anti-PPC.[123]

O CMV é o patógeno mais comum nos receptores de transplantes de pulmão, ocorrendo em 34% a 59% dos pacientes.[211] A infecção se dá principalmente no pulmão transplantado, geralmente nos quatro primeiros meses após o transplante.[211] A pneumonia por CMV pode ser fulminante e colocar em risco a vida do paciente. Foi, também, postulada uma ligação entre a pneumonite por CMV e a rejeição aguda e crônica.[13,211] A sobrevida ao CMV melhorou com o uso efetivo da droga antivirótica ganciclovir no tratamento e na profilaxia das infecções por esse organismo. Tanto receptores quanto doadores são avaliados sorologicamente com cuidado para CMV, e os receptores CMV-soronegativos devem receber pulmões de doadores soronegativos.[73] As radiografias do tórax podem mostrar áreas de consolidação ou infiltrados em vidro fosco difusos ou focais.[211] Os achados TCAR da pneumonite por CMV incluem opacidades em vidro fosco, consolidação, reticulação, bronquiectasia e opacidades nodulares de 1 a 3 mm com margens indistintas que envolvem o pulmão transplantado[32,40,48,67,99,211] (Fig. 25.21).

As infecções por fungos são freqüentemente causadas por espécies angioinvasivas, mais comumente *Aspergillus*, e podem tomar a forma de API, septicemia fúngica disseminada ou traqueobronquite necrosante e infecções da anastomose brônquica. A colonização, seguida de traqueobronquite ulcerativa na anastomose brônquica, é, com freqüência, a manifestação inicial e principal da infecção por *Aspergillus* nos receptores de transplantes pulmonares. A disseminação subseqüente ao parênquima pulmonar ocorre efetivamente, porém a API é mais rara em receptores de transplantes de pulmão que em outros pacientes imunologicamente comprometidos em neutropenia.[211] Outros fungos patogênicos, nessa população de pacientes, incluem *Candida torulopsis*.[40,247]

Complicações das Vias Aéreas

Muitos transplantes de pulmão são atualmente efetuados com uma alça de omento vascularizada, enrolada em torno da anastomose brônquica (omentopexia), ou por uma técnica de telescópio que superpõe

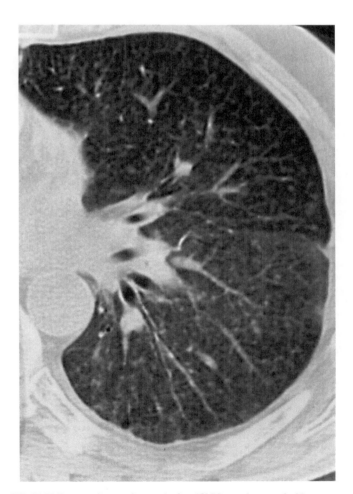

FIG. 25.21 Pneumonite por citomegalovírus (CMV) num homem de 65 anos que recebeu um transplante de pulmão esquerdo devido a uma fibrose pulmonar idiopática. O paciente teve uma febre, e o tomograma computadorizado mostra numerosos nódulos diminutos, demonstrados como sendo causados pela infecção por CMV. (Reimpresso da referência 40, com permissão.)

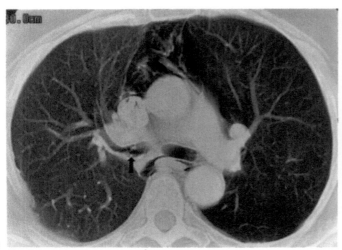
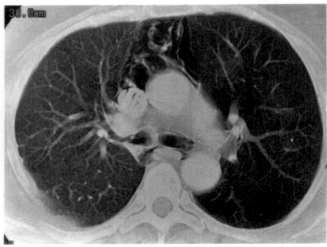

FIG. 25.22 A e B: Complicações referentes às vias aéreas após um transplante de pulmão. Esse paciente veio a apresentar necrose na anastomose brônquica à direita (*seta*). O tomograma computadorizado mostra irregularidade e restos celulares mucosos na luz do brônquio-tronco principal direito no local da anastomose. Verifica-se, igualmente, um extenso pneumomediastino. (Reimpresso da referência 40, com permissão.)

os brônquios do doador e do receptor.[73,207] Juntamente com o fato de evitar os esteróides em altas doses no pré-operatório, essas técnicas diminuíram a freqüência de complicações das anastomoses brônquicas, especialmente a deiscência.[73] No entanto, complicações referentes às vias aéreas ainda ocorrem em 8% a 17% dos receptores de transplantes (Fig. 25.22).[40,45,203B,211] No transplante de pulmão, o suprimento arterial sistêmico aos pulmões doadores não é conectado novamente, confinando-se ao desenvolvimento de colaterais aos brônquios.[73] As complicações agudas e a longo prazo, referentes às vias aéreas, incluem deiscência das anastomoses brônquicas causada por uma isquemia e/ou infecção, formação de estenoses e estreitamentos, bem como a broncomalacia. A TC helicoidal, usando a colimação com cortes finos, a aquisição numa única suspensão da respiração e a reconstrução de imagens em superposição, é o melhor meio não-invasivo de mostrar-se o local da anastomose brônquica. As técnicas TC helicoidais também possibilitam a geração de imagens multiplanares e tridimensionais das vias aéreas que demonstram, com maior precisão, a extensão e a gravidade dos estreitamentos anastomóticos.[40,73,191,205] As complicações relativas às vias aéreas são confirmadas pela broncoscopia, e o tratamento pode acarretar o debridamento cirúrgico do local anastomótico, tampando os vazamentos com supercola, broncoplastia, colocação de tendas brônquicas ou reoperação.[40]

Os achados TC da deiscência brônquica são o pneumomediastino generalizado, bem como coleções aéreas focais ou evaginações nos locais anastomóticos.[40,207] Irregularidades e restos celulares no local anastomótico também podem indicar uma deiscência inicial.[207] Deve-se ter cuidado para não interpretar erroneamente a aparência normal de uma anastomose em telescópio como uma deiscência efetiva.[40]

Hiperinsuflação do Pulmão Nativo e Pneumotórax de Tensão

Um conjunto peculiar de problemas pode ser encontrado no pós-operatório, especialmente em pacientes com DPOC que se submetem ao transplante pulmonar individual. Devido à complacência deficiente do pulmão enfisematoso nativo em comparação com o pulmão normal transplantado, o pulmão nativo pode apresentar uma hiperinsuflação progressiva, causando um desvio do mediastino e compressão por tensão progressiva do pulmão transplantado, ocasionando, às vezes, insuficiência respiratória e colapso hemodinâmico.[32,40,48] Pode ocorrer, também, o pneumotórax de tensão do pulmão nativo, causando dificuldades respiratórias com risco de vida para o paciente. Uma evolução esperada para o transplante de um pulmão individual, porém, é a perfusão acentuadamente assimétrica do pulmão transplantado em comparação com o pulmão enfisematoso nativo. Grande parte do débito cardíaco vai preferencialmente para o pulmão transplantado devido à elevada resistência vascular e à hipertensão arterial pulmonar do pulmão enfisematoso nativo.[3] Tal assimetria da perfusão é vista nas radiografias do tórax e exames TC, que mostram maior opacidade global do pulmão transplantado em comparação com o pulmão nativo, com uma aparente opacidade de vidro fosco do pulmão transplantado à TC e ingurgitamento relativo das artérias pulmonares ao pulmão transplantado, refletindo sua maior perfusão.

Nódulos Causados pela Biópsia Transbrônquica

Os pacientes em que se realizou um transplante de pulmão submetem-se, com freqüência, à broncoscopia de seguimento com biópsia transbrônquica para a avaliação do pulmão transplantado quanto a sinais patológicos de rejeição do pulmão e a exclusão de infecções pulmonares. Evidenciam-se, com freqüência, na TC e, às vezes, nas radiografias do tórax, nódulos nos locais da biópsia transbrônquica, os quais podem ser confundidos com nódulos inflamatórios de infecções por fungos ou distúrbios linfoproliferativos, especialmente se não se tiver conhecimento dessa história de broncoscopia com biópsia transbrônquica recente (Fig. 25.23). Tais nódulos pós-biópsia têm, todavia, aparência bastante característica na TC, indicando o diagnóstico corre-

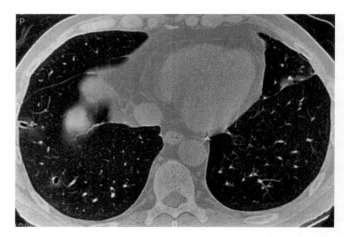

FIG. 25.23 Locais de biópsia transbrônquica num receptor de transplante de pulmão. O exame tomográfico computadorizado revela duas lesões císticas de paredes finas no lobo inferior direito, que constituem locais de biópsia de uma broncoscopia recente. Esses locais de biópsia podem imitar pequenas cavidades ou nodulações, que podem ser erroneamente consideradas como sinais de infecção.

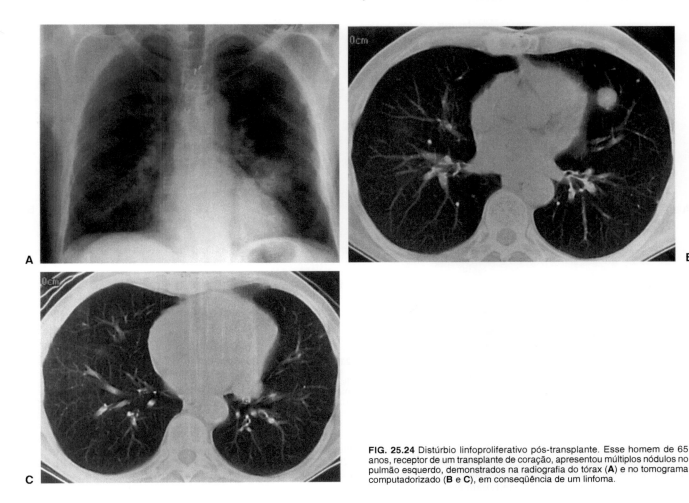

FIG. 25.24 Distúrbio linfoproliferativo pós-transplante. Esse homem de 65 anos, receptor de um transplante de coração, apresentou múltiplos nódulos no pulmão esquerdo, demonstrados na radiografia do tórax (**A**) e no tomograma computadorizado (**B** e **C**), em conseqüência de um linfoma.

to.[104] Os nódulos pós-biópsia são, em geral, lesões pequenas, da ordem de 5 a 10 mm de diâmetro. Eles podem ser cavitários ou sólidos, e têm margens indistintas e com um leve alo, causado presumivelmente pela hemorragia circundante.

Doença Linfoproliferativa Pós-transplante

Os distúrbios linfoproliferativos pós-transplante (DLPT) incluem linfomas e hiperplasia linfóide, que ocorrem em cerca de 4% dos receptores de transplantes. O DLPT ocorre em menos de 1% dos pacientes com transplantes de medula óssea, mas em 5% a 20% dos pacientes com transplantes de coração ou coração-pulmão.[23] O vírus Epstein-Barr foi apontado como causa dessas proliferações linfóides que crescem em condições de imunossupressão prolongada. As massas linfóides podem aparecer já após um mês ou até anos depois do transplante; muitas ocorrem dentro de um ano.[23] Vários desses tumores regridirão, se a terapia imunossupressiva for suspensa ou reduzida. No tórax, muitos pacientes com DLPT apresentam, inicialmente, nódulos ou massas pulmonares (Fig. 25.24). É significativamente mais rara a adenopatia no tórax. Também podem ser vistos derrames pleurais, acometimento pericárdico e infiltrados linfocitários do timo.[73]

Doenças Pulmonares em Outros Transplantes de Órgãos

Muitas das complicações infecciosas, inflamatórias e neoplásicas do transplante de pulmão são, também, observadas em outros tipos de transplantes, como os transplantes de coração, coração-pulmão, rim, pâncreas e rim, fígado e medula óssea. Os pacientes com transplantes de órgãos apresentam infecções oportunistas semelhantes, sendo o CMV o patógeno mais comum. A incidência de PPC diminuiu drasticamente com o uso profilático de rotina do complexo trimetoprim-sulfametoxazol, mas ainda ocorrem casos em pacientes não em terapia, em pacientes que não seguem o regime terapêutico e naqueles que têm de suspender sua medicação devido a reações adversas à droga. A PPC é também uma das infecções oportunistas que podem ocorrer tardiamente após transplantes de coração e outros órgãos, ao ser reduzida gradativamente a dose elevada de corticosteróides dada durante os primeiros meses. Os corticosteróides suprimem reconhecidamente a resposta inflamatória a *Pneumocystis*, e a infecção oculta pode aparecer após a redução dos corticosteróides.[5,123] As infecções por fungos são o outro patógeno importante nos receptores de transplantes de órgãos, especialmente *Aspergillus*.[5] *Nocardia* é outra infecção oportunista, ainda que mais rara, costumando ocorrer posteriormente, cerca de cinco a oito meses após o transplante. Os receptores de transplantes de coração são particularmente propensos a esse tipo de infecção.[5,18,86] Tanto *Aspergillus* como *Nocardia* aparecem como nódulos ou massas inflamatórias no pulmão, com ou sem cavitação.[18,86]

Os DLPTs, incluindo o linfoma pós-transplante, ocorrem em freqüência maior nos receptores de transplantes de órgãos sólidos e, especialmente, nos receptores de transplantes de coração.[86] A imunossupressão com ciclosporina parece ser o principal fator predisponente. A ciclosporina suprime os linfócitos T, responsáveis pela imunidade celularmente mediada contra infecções viróticas. Os linfomas pós--transplante relacionam-se à infecção pelo vírus Epstein-Barr, que acarreta a proliferação descontrolada dos linfócitos B.[86] Os relatos estimam a freqüência do linfoma não-Hodgkin nos receptores de transplantes cardíacos como sendo de 6% a 12%.[86] Esses pacientes podem apresentar, inicialmente, nódulos, massas tumorais e/ou adenopatia. As massas tumorais e a afecção do parênquima podem ser mais proeminentes que a adenopatia, e a doença pode regredir diante da diminuição da imunossupressão.[86]

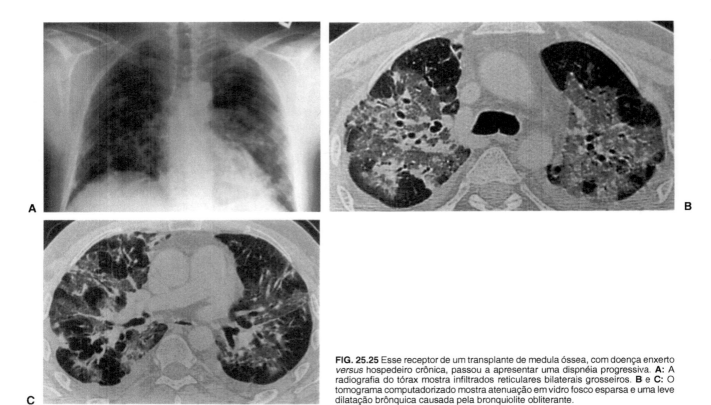

FIG. 25.25 Esse receptor de um transplante de medula óssea, com doença enxerto *versus* hospedeiro crônica, passou a apresentar uma dispnéia progressiva. **A:** A radiografia do tórax mostra infiltrados reticulares bilaterais grosseiros. **B e C:** O tomograma computadorizado mostra atenuação em vidro fosco esparsa e uma leve dilatação brônquica causada pela bronquiolite obliterante.

A BO ocorre nos pacientes de transplante de coração-pulmão e é causada pela rejeição crônica do pulmão transplantado.[218] A BO ocorre também como complicação de transplantes de medula óssea alogênica,[34] nos quais geralmente se manifestam dentro de um ano e meio, e associa-se, quase sempre, à DEVH crônica (Fig. 25.25). A mortalidade dessa complicação específica é alta.[202] Os achados radiográficos e TCAR da BO, em tais pacientes, assemelham-se àqueles observados em pacientes de transplantes de pulmão e incluem a atenuação em mosaico do pulmão, bronquiectasia e ar preso nos exames TC expiratórios (veja as Figs. 25.20 e 25.25). As radiografias do tórax são, muitas vezes, normais ou apresentam hiperinsuflação[202] (veja a discussão anterior). A DEVH pulmonar e a BOOP são outras complicações torácicas que ocorrem após transplantes de medula óssea. Os achados radiográficos e TC mostram tipicamente uma consolidação em placas do espaço aéreo, numa distribuição peribroncovascular e subpleural.[17,82]

Transplantes de Medula Óssea

O transplante de medula óssea está sendo cada vez mais utilizado como tratamento de diversos distúrbios hematológicos e neoplásicos, como leucemia, linfoma, anemia aplásica, distúrbios imunodeficitários congênitos e tumores sólidos selecionados, entre outros o câncer da mama.[184] Antes do transplante da medula do doador, o receptor sofre a ablação extensa da medula óssea com quimioterapia em altas doses e irradiação corporal total. Dependendo do tempo que leva o enxerto medular, o receptor pode apresentar um grave comprometimento imunológico por semanas ou meses após o transplante. Os transplantes de medula podem ser singênicos (entre gêmeos idênticos), alogênicos (doador HLA compatível, mas geneticamente diferente) ou autólogos (servindo o paciente como seu próprio doador).[184] As complicações dos transplantes de medula óssea incluem infecções, que podem ser bacterianas (mais comumente por *Staphylococcus epidermidis* em conseqüência da septicemia dos cateteres, mas também por *Escherichia coli*, *Klebsiella*, *Pseudomonas* e *Staphylococcus aureus*), por fungos (*Candida* e *Aspergillus*) ou viróticas (herpesvírus sob a forma de estomatite, esofagite ou pneumonite). Outras complicações incluem DEVH aguda, que ocorre em 30% a 60% dos pacientes que se submetem a transplantes de medula óssea alogênica. A DEVH é causada pela reação dos linfócitos T do doador contra os tecidos do hospedeiro, produzindo o acometimento da pele, fígado e trato gastrintestinal.[184] Os casos graves de DEVH são tratados com corticosteróides e ciclosporina, os quais causam uma imunossupressão ainda maior. A DEVH crônica ocorre em 30% dos receptores de transplantes de medula óssea alogênica, podendo envolver o pulmão, além de outros órgãos.[184]

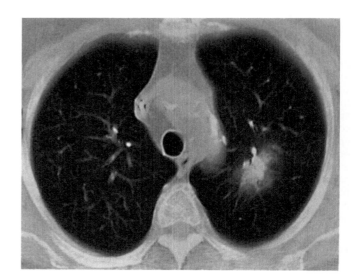

FIG. 25.26 Sinal de halo na tomografia computadorizada (TC), numa mulher de 69 anos com leucemia mielocítica aguda e aplasia grave após a quimioterapia, a qual apresentou dores torácicas pleuríticas e febre, enquanto fazia uso de antibióticos de amplo espectro. A TC mostra um nódulo inflamatório com uma zona circundante de atenuação de vidro fosco, característica da aspergilose pulmonar invasiva nesse contexto clínico.

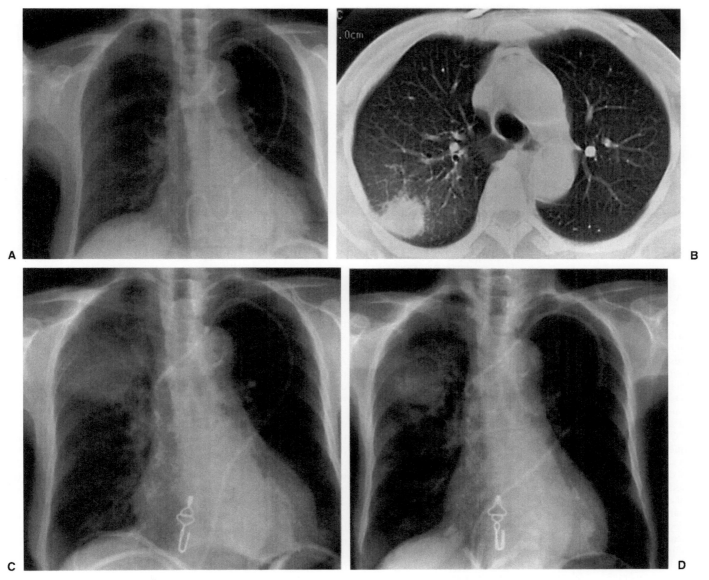

FIG. 25.27 Aspergilose pulmonar invasiva em pacientes com leucemia aguda que apresentam neutropenia. Um padrão típico de progressão é ilustrado por radiografias do tórax seriadas e tomogramas computadorizados (TC). **A:** A radiografia do tórax, obtida no paciente leucêmico febril durante o período de aplasia profunda da medula óssea após a quimioterapia, mostra um nódulo apenas perceptível no lobo superior direito. **B:** A TC demonstra melhor massa redonda com uma zona circundante ou halo com opacidade de vidro fosco, causada por uma infecção aspergilosa pulmonar invasiva inicial. **C:** Duas semanas depois, o pequeno nódulo evoluiu para uma área maior de pneumonia arredondada. **D:** Oito dias mais tarde, quando a medula óssea do paciente se recuperou, e a contagem de neutrófilos retornou ao normal, a radiografia do tórax mostra, então, a ocorrência de cavitação e formação de ar-crescente, um sinal tardio da aspergilose pulmonar invasiva.

OS PACIENTES EM NEUTROPENIA COM LEUCEMIA, LINFOMA OU TRANSPLANTE DE MEDULA ÓSSEA

Aspergilose Pulmonar Invasiva

Os pacientes com leucemia aguda, linfoma ou transplante de medula óssea tratados com quimioterapia produtora de aplasia vêm a apresentar uma granulocitopenia profunda, que pode ser prolongada. Como o uso profilático de antibióticos de amplo espectro é rotina durante o período de aplasia da medula óssea, o principal risco para esses pacientes é a ocorrência de outras infecções oportunistas, especialmente a doença fúngica invasiva.[74,148] A aspergilose pulmonar invasiva (API) é a mais comum delas, e a morbidade e a mortalidade dessa infecção serão altas, se ela não for detectada logo de início.[60,74,148] A detecção precoce é possível no uso da TC e de um alto grau de suspeita clínica.[114C,114D] Com a instituição imediata da terapia antifúngica apropriada sob a forma de anfotericina B, a sobrevivência à API pode ser obtida mesmo durante uma neutropenia prolongada.[1,19,148]

A detecção precoce da API por recursos de seguimento habituais, como as radiografias convencionais ou culturas de escarro, é freqüentemente difícil.[236] As culturas de escarro costumam ser negativas no início da evolução da infecção, quando aparecem os sintomas. O primeiro sinal da infecção pulmonar é geralmente um pequeno nódulo inflamatório de margens pouco nítidas, cuja detecção nas radiografias simples pode ser difícil. Procedimentos mais invasivos, como a broncoscopia ou biópsia, podem ser impossíveis devido à dificuldade respiratória ou trombocitopenia do paciente. A anfotericina B causa uma significativa toxicidade renal, de modo que o uso empírico geralmente torna necessária alguma evidência confirmatória da infecção invasiva por fungos.

Felizmente, no contexto clínico da neutropenia prolongada a API pode ser facilmente diagnosticada pela TC. A doença tem uma aparência característica na TC, com um padrão típico de progressão (Figs. 25.26 e 25.27). A detecção precoce e a sobrevida maior podem ser obtidas pelo uso do exame TC precoce e a pronta instituição da terapia antifúngica apropriada.[19,119-121]

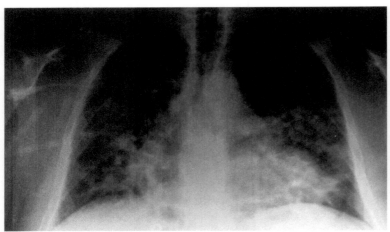 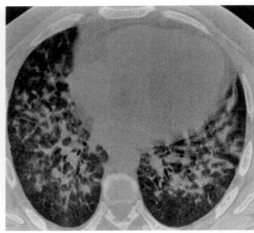

FIG. 25.28 A e B: Infiltração leucêmica do pulmão. Note que a distribuição da doença no exame tomográfico computadorizado é ao longo dos feixes broncovasculares.

A API tem evolução bastante característica e previsível em pacientes em neutropenia (veja a Fig. 25.27). Um período variável de neutropenia profunda ocorre após uma quimioterapia produtora de aplasia. Durante esse período, podem ocorrer sintomas de doença fúngica invasiva, como dor torácica pleurítica e o aparecimento de febres apesar do tratamento do paciente com antibióticos de amplo espectro. É nesse ponto que os primeiros achados da API podem ser detectados nos exames TC.

Os achados TC na API precoce são a presença de um ou mais nódulos inflamatórios ou massas, muitas das quais circundadas por uma zona de opacidade de vidro fosco, produzindo o sinal do halo na TC[119-121] (veja as Figs. 25.26 e 25.27). O sinal do halo na TC é, com freqüência, visibilizado melhor, quando os pulmões são examinados com o uso de técnicas TCAR. Nódulos e massas que apresentam o sinal do halo TC são vistos no início da evolução da infecção, durante o período de neutropenia profunda e aplasia da medula óssea.[119-121] Quando não-tratadas, as lesões por fungos iniciais aumentam e acabam por causar pneumonia extensa e insuficiência respiratória. Com a detecção precoce e o uso imediato de terapias antifúngicas, as lesões por fungos podem ser estabilizadas, até haver a recuperação da medula óssea da aplasia. Tipicamente, por ocasião da recuperação da medula óssea, as lesões da API apresentam cavitação e formação de ar-crescente. Como a recuperação pode ocorrer uma a três semanas após a primeira detecção de nódulos com o sinal do halo na TC, cavitação e formação de ar-crescente são um achado relativamente tardio nessa doença e podem mascarar o início da fase de resolução da infecção.[119-121] As lesões causadas pela API resolvem-se num padrão semelhante aos infartos pulmonares em resolução: eles diminuem ou desaparecem da periferia, podendo deixar para trás, como cicatriz, uma marca linear ou um cisto de paredes finas.[119-121]

A API é uma infecção angioinvasiva. Fungos nos pulmões invadem os vasos sanguíneos pulmonares, causando um infarto local do pulmão infectado. O sinal do halo na TC corresponde, patologicamente, à zona de hemorragia e edema que circunda o foco de infecção e infarto.[93,177] Com a recuperação da medula óssea da aplasia, os novos granulócitos do paciente começam a reabsorver o tecido necrosado nos nódulos e a ocasionar a cavitação desses nódulos.

Outras infecções angioinvasivas apresentam características fisiopatológicas e de aquisição de imagens semelhantes, tais como outras espécies de fungos invasivos, como *Mucormycosis* e *C. torulopsis*. Algumas cepas de *Pseudomonas* também são angioinvasivas. É, igualmente, importante lembrar que, em pacientes que não apresentam neutropenia, o sinal do halo na TC pode ser causado por várias outras condições, que não as doenças por fungos. Qualquer processo que produza um nódulo no pulmão e cause sangramento ou edema em torno desse nódulo provoca tal aparência.

O diagnóstico precoce da API depende da detecção de pequenos nódulos inflamatórios. Como ocorre na detecção de qualquer tipo de nódulo pequeno, a TC é mais sensível que a radiografia do tórax convencional devido ao seu formato de corte transversal. Além disso, as radiografias do tórax em pacientes agudamente doentes em neutropenia são freqüentemente de qualidade limitada com as chapas portáteis, comprometendo, ainda mais, a detecção das lesões sutis. A TC pode ser muito útil nesse contexto, para confirmar a presença ou ausência de acometimento do parênquima pulmonar, bem como caracterizar o acometimento encontrado como típico ou atípico da infecção por fungos invasiva.[119-121]

A TC pode, igualmente, ser bastante útil para monitorar a evolução da infecção e a resposta à terapia. Muitas vezes, os pacientes têm de ser tratados por períodos prolongados mesmo após a recuperação da medula óssea, e a TC pode ser usada de maneira seriada, para assegurar-se a resolução total da infecção. Os pacientes também encontram-se sob risco de recidiva da infecção por fungos durante ciclos subseqüentes de quimioterapia, podendo-se usar a TC para detectar a reativação inicial da infecção nesse contexto.[119-121]

A infecção disseminada por fungos também ocorre na referida população, porém é mais comumente causada por *Candida* sp. As características típicas da candidíase disseminada incluem múltiplas lesões de baixa atenuação no fígado e no baço.[29] Os achados da esofagite por *Candida* também podem ser visibilizados na TC como um espessamento anormal da parede esofágica.[119-121]

Cateteres fixos por longos períodos, como os cateteres Hickman, podem servir de ninho para as infecções por fungos e ocasionar embolias sépticas fúngicas. A infecção fúngica pode envolver, também, a parede torácica no local do túnel formado pelo cateter Hickman, ocasionando uma extensa necrose da parede torácica.[119-121]

Outros Distúrbios Pulmonares Não-infecciosos em Pacientes com Leucemia

As opacidades pulmonares em pacientes com leucemia podem, igualmente, ter várias causas não-infecciosas, como o edema pulmonar conseqüente à sobrecarga de volume, hemorragias pulmonares causadas por trombocitopenia, infiltração leucêmica do pulmão (Fig. 25.28), toxicidade pulmonar induzida por drogas, reações transfusionais a leucoaglutininas e síndrome da leucoestase pulmonar.[232]

A leucoestase pulmonar ocorre geralmente em pacientes com leucemia mielocítica aguda que apresentam elevadas contagens de células leucêmicas circulantes (mais de 100.000 células/μl). Nessa condição, as células leucêmicas entopem os pequenos vasos dos pulmões, coração e cérebro, causando disfunção cardiopulmonar e cerebral.[232] O tratamento é à base de quimioterapia e leucapterese, para diminuir a contagem blástica circulante. As radiografias do tórax podem mostrar-se normais nessa condição, ou podem evidenciar consolidações alveolares difusas.

REFERÊNCIAS

1. Abrams DI: Asymptomatic lymphadenopathy and other early presentations of AIDS. Front Radiat Ther Oncol 19:59, 1985
1A. Aiser J, Schimpff JC, Wiernik DH: Treatment of invasive aspergillosis: Relation of early diagnosis and treatment. Am J Med 41:571, 1981
2. Albini A, Mitchell CD, Thompson EW, et al: Invasive activity and chemotactic response to growth factors by Kaposi's sarcoma cells. J Cell Biochem 36:369-376, 1988
3. Anderson DC, Glazer HS, Sememkovich JW, et al: Lung transplant edema: Chest radiography after lung transplantation. The first 10 days. Radiology 195:275-281, 1995
4. Antman K, Nadler L, Mark EJ, et al: Primary Kaposi's sarcoma of the lung in an immunocompetent 32-year-old heterosexual white man. Cancer 54:1696-1698, 1984
5. Austin JHM, Schulman LL, Mastrobattista JD: Pulmonary infection after cardiac transplantation: Clinical and radiologic correlations. Radiology 172:259-265, 1989
6. Avery RK: Infections and immunizations in organ transplant recipients: A preventive approach. Cleve Clin J Med 61:386-392, 1994
6A. Barrio JL, Suarez M, Rodriguez JL, Saldana MJ, Pitchenik AE: *Pneumocystis carinii* pneumonia presenting as cavitating and non-cavitating solitary pulmonary nodules in patients with the acquired immunodeficiency syndrome. Am Rev Respir Dis 134:1094, 1986
7. Barron TF, Birnbaum NS, Shane LB, Goldsmith SJ, Rosen MJ: *Pneumocystis carinii* pneumonia studies by gallium-67 scanning. Radiology 154:791-793, 1985
8. Beral V, Peterman TA, Berkelman RL, Jaffe HW: Kaposi's sarcoma among patients with AIDS: A sexually transmitted infection? Lancet 335:123-128, 1990
9. Bergin CJ, Wirth RL, Berry GJ, et al: *Pneumocystis carinii* pneumonia: CT and HRCT observations. J Comput Assist Tomogr 14:756-759, 1990
10. Bergin CJ, Castellino RA, Blank N, Berry GJ, Sibley RK, Starnes VA: Acute lung rejection after heart-lung transplantation: Correlation of findings on chest radiographs with lung biopsy results. AJR Am J Roentgenol 155:23-27, 1990
10A. Bessen LJ, Hymes KB, Greene JB: Human immunodeficiency virus: Epidemiology, biology, and spectrum of clinical syndromes. In Federle MD, Megibow AJ, Naidich DP (eds): Radiology of AIDS, pp 1-20. New York, Raven, 1988
11. Biggar RJ, Burnett W, Miki J, Nasca P: Cancer among New York men at risk of the acquired immunodeficiency syndrome. Int J Cancer 43:979-985, 1989
12. Blackmore TK, Salvotinek JP, Grodon DL: Cystic pulmonary lesions in *Pneumocystis carinii* infection. Australas Radiol 38:138-140, 1994
13. Bonser RS, Fragomeni LS, Jamieson SW: Heart-lung transplantation. Invest Radiol 24:310-322, 1989
14. Bottles K, McPhaul LW, Volberding P: Fine-needle aspiration biopsy of patients with the acquired immunodeficiency syndrome (AIDS): Experience in an outpatient clinic. Ann Intern Med 108:42-45, 1988
15. Bouchardy LM, Kuhlman JE, Ball WC, Askin FB, Hruban RH, Siegelman SS: CT findings in bronchiolitis obliterans organizing pneumonia (BOOP) with x-ray, clinical, and histologic correlations. J Comput Assist Tomogr 17:352-357, 1993
16. Braun MA, Killam DA, Remick SC, Ruckdeschel JC: Lung cancer in patients seropositive for human immunodeficiency virus. Radiology 175:341-343, 1990
17. Brown MJ, Miller RR, Müller NL: Acute lung disease in the immunocompromised host: CT and pathologic examination findings. Radiology 190:247-254, 1994
18. Buckley JA, Padhani AR, Kuhlman JE: CT features of pulmonary nocardiosis. J Comput Assist Tomogr 19:726-732, 1995
19. Burch PA, Karp JE, Merz WG, et al: Favorable outcome of invasive aspergillosis in adult acute leukemia. J Clin Oncol 5:1985, 1987
19A. Busch E, Berlam BW, Wallace J, et al: Intrapleural tetracycline for spontaneous pneumothorax in acquired immunodeficiency syndrome. Chest 99:1036-1037, 1991
20. Byrd RP, Fields CL, Dickerson JW, et al: Upper lobe cystic lesions and cough in a young woman. Chest 102:261-262, 1992
21. Cadranel J, Mayaud C: Intrathoracic Kaposi's sarcoma in patients with AIDS. Thorax 50:407-414, 1995
22. Caray S, Belenko M, Fazzini E, Schinella R: Pulmonary manifestations of Kaposi's sarcoma. Chest 91:39-43, 1987
23. Carignan S, Staples CA, Müller NL: Intrathoracic lymphoproliferative disorders in the immunocompromised patient: CT findings. Radiology 197:53-58, 1995
24. Chan TK, Aranda CP, Rom WN: Bronchogenic carcinoma in young patients at risk for acquired immunodeficiency syndrome. Chest 103:862-864, 1993
25. Chaparro C, Chamberlain D, Maurer J, Winton T, Dehoyos A, Kasten S: Bronchiolitis obliterans organizing pneumonia (BOOP) in lung transplant recipients. Chest 110:1150-1154, 1996
26. Chave JP, David S, Wauters JP, Van Melle G, Francioli P: Transmission of *Pneumocystis carinii* from AIDS patients to other immunosuppressed patients: A cluster of *Pneumocystis carinii* pneumonia in renal transplant recipients. AIDS 5:927-932, 1991
26A. Chayt KJ, Harper ME, Marselle LM, et al: Detection of HTLV-III RNA in lungs of patients with AIDS and pulmonary involvement. JAMA 256:2356-2359, 1986
27. Chechani V, Kamholz SL: Pulmonary manifestations of disseminated cryptococcosis in patients with AIDS. Chest 98:1060-1066, 1990
28. Chechani V, Bridges A: *Pneumocystis carinii* pneumonia in patients with connective tissue disease. Chest 101:375-378, 1992
29. Chew FS, Smith PL, Barboriak D: Candidal splenic abscesses. AJR Am J Roentgenol 156:474, 1991
30. Chien SM, Rawji M, Mintz S, Rachlis A, Chan CK: Changes in hospital admissions patterns in patients with human immunodeficiency virus infection in the era of *Pneumocystis carinii* prophylaxis. Chest 102:1035-1039, 1992
30A. Chiles C, Gunthaner DF, Jamieson SW, Stinson EB, Oyer PE, Silverman JF: Heart-lung transplantation: The postoperative chest radiograph. Radiology 154:299-304, 1985
31. Chow C, Templeton PA, White CA: Lung cysts associated with *Pneumocystis carinii* pneumonia: Radiographic characteristics, natural history and complications. AJR Am J Roentgenol 161:527-531, 1993
32. Chriyan AF, Garrity ER Jr, Pifarre R, Fahey PJ, Walsh JM: Reduced transplant lung volumes after single lung transplantation for chronic obstructive pulmonary disease. Am J Respir Crit Care Med 151:851-853, 1995
33. Chuck SL, Sande M: Infections with *Cryptococcus neoformans* in the acquired immunodeficiency syndrome. N Engl J Med 321:794-799, 1989
34. Clark JG, Crawford SW, Madtes DK, Sullivan KM: Obstructive lung disease after allogenic marrow transplantation. Ann Intern Med 111:368-376, 1989
35. Clark SC, Levine AJ, Hasan A, et al: Vascular complications of lung transplantation. Ann Thorac Surg 61:1079-1082, 1996
36. Coche E, Beigelman C, Lucidarme O, Finet J, Bakdach H, Grenier P: Thoracic bacillary angiomatosis in a patient with AIDS. AJR Am J Roentgenol 165:56-58, 1995
37. Cohen BA, Pomeranz S, Rabinowitz JG, Rosen MJ, Train JS, Norton KI, et al: Pulmonary complications of AIDS: Radiologic features. AJR Am J Roentgenol 143:115-122, 1984
38. Cohen OJ, Stoeckle MY: Extrapulmonary *Pneumocystis carinii* infections in the acquired immunodeficiency syndrome. Arch Intern Med 151:1205-1214, 1991
39. Coker RJ, Moss F, Peters B, et al: Pneumothorax in patients with AIDS. Respir Med 87:43-47, 1993
40. Collins J, Kuhlman JE, Love RB: Acute life threatening complications of lung transplantation. Radiographics 1998;18:21-43, 1998.
41. Conant MA: Management of human immunodeficiency virus-associated malignancies. Recent Results Cancer Res 139:423-432, 1995
41A. Conces DJ, Kraft JL, Vix VA, et al: Apical *Pneumocystis carinii* pneumonia after inhaled pentamidine prophylaxis. AJR Am J Roentgenol 152:1192-1194, 1989
42. Conces DJ Jr, Stockberger SM, Tarver RD, et al: Disseminated histoplasmosis in AIDS: Findings on chest radiographs. AJR Am J Roentgenol 160:15-19, 1993
43. Cooley TP: AIDS-related lymphoma. In Libman H, Witzburg RA (eds): HIV Infection: A Clinical Manual, 2nd ed, pp 368-375. Boston, Little, Brown, 1993
44. Cooley TP: Kaposi's sarcoma. In Libman H, Witzburg RA (eds): HIV Infection: A Clinical Manual, 2nd ed, pp 354-367. Boston, Little, Brown, 1993
45. Date H, Trulock EP, Arcidi JM, Sundaresan S, Cooper JD, Patterson GA: Improved airway healing after lung transplantation: An analysis of 348 bronchial anastomoses. J Thorac Cardiovasc Surg 110:1424-1433, 1995
45A. Davey RT Jr, Margolis D, Kleiner D, et al: Digital necrosis and disseminated *Pneumocystis carinii* infection after aerosolized pentamidine prophylaxis. Ann Intern Med 111:681-682, 1989
46. Davis SD, Henschke CI, Chamides BK, et al: Intrathoracic Kaposi sarcoma in AIDS patients: Radiographic-pathologic correlation. Ra-

diology 163:495-500, 1987
47. De Palo VA, Millstein BH, Mayo PH, Salzman SH, Rosen MJ: Outcome of intensive care in patients with HIV infection. Chest 107:506-510, 1995
48. deHoyos AL, Patterson GA, Maurer JR, et al: Pulmonary transplantation: Early and late results. J Thorac Cardiovasc Surg 103:295-306, 1992
49. DeLorenzo LJ, Huang CT, Maguire GP, et al: Roentgenographic patterns of *Pneumocystis carinii* pneumonia in 104 patients with AIDS. Chest 91:323-327, 1987
50. Denton AS, Miller RF, Spittle MF: Management of pulmonary Kaposi's sarcoma: New perspectives. Br J Hosp Med 53:344-350, 1995
51. Dieterich DT, Lew EA, Bacon DJ, Pearlman KI, Scholes JV: Gastrointestinal pneumocystosis in HIV-infected patients on aerosolized pentamidine: Report of five cases and literature review. Am J Gastroenterol 87:1763-1770, 1992
52. Dodd GD, Greenler DP, Confer SR: Thoracic and abdominal manifestations of lymphoma occurring in the immunocompromised patient. Radiol Clin North Am 30:597-610, 1992
52A. Driver AG, Peden JG, Adams HG, et al: Heimlick valve treatment of *Pneumocystis carinii*-associated pneumothorax. Chest 100:281-282, 1991
52B. Dumire R, Crabbe MM, Mappin FG, et al: Autologous "blood patch" pleurodesis for persistent pulmonary air leak. Chest 101:64-66, 1992
52C. Emery RW, Graif JL, Hale K, et al: Treatment of end-stage chronic obstructive pulmonary disease with double lung transplantation. Chest 99:533-537, 1991
53. Eng RHK, Bishburg E, Smith SM: Evidence for destruction of lung tissue during *Pneumocystis carinii* infection. Arch Intern Med 147:746-749, 1987
54. Engeler CE: Heart-lung and lung transplantation. Radiol Clin North Am 33:559-580, 1995
55. Ettinger NA, Trulock EP: Pulmonary considerations of organ transplantation: Part 3. Am Rev Respir Dis 144:443-451, 1991
56. Ferre C, Baguena F, Podzamczer D, et al: Lung cavitation associated with *Pneumocystis carinii* infection in the acquired immunodeficiency syndrome: A report of six cases and review of the literature. Eur Respir J 7:134-139, 1994
57. Feuerstein IM, Archer A, Pluda JM, et al: Thin-walled cavities, cysts, and pneumothorax in *Pneumocystis carinii* pneumonia: Further observations with histopathologic correlation. Radiology 174:697-702, 1990
58. Fischl MA, Uttamchandani RB, Daikos GL, et al: An outbreak of tuberculosis caused by multiple-drug-resistant tubercle bacilli among patients with HIV infection. Ann Intern Med 117:177-183, 1992
59. Fischl MA, Daikos GL, Uttamchandani RB, et al: Clinical presentation and outcome of patients with HIV infection and tuberculosis caused by multiple-drug-resistant bacilli. Ann Intern Med 117:184-190, 1992
60. Fisher BD, Armstrong D, Yu B, Gold JW: Invasive pulmonary aspergillosis: Progress in early diagnosis and treatment. Am J Med 41:571, 1981
61. Fishman EK, Magid D, Kuhlman JE: *Pneumocystis carinii* involvement of the liver and spleen: CT demonstration. J Comput Assist Tomogr 14:146-148, 1990
62. Fishman JE, Schwartz DS, Sais GJ, Flores MR, Sridhar KS: Bronchogenic carcinoma in HIV-positive patients: Findings on chest radiographs and CT scans. AJR Am J Roentgenol 164:57-61, 1995
62A. Fleisher AG, McElvaney G, Lawson L, Gerein AN, Grant D, Tyers GFO: Surgical management of spontaneous pneumothorax in patients with acquired immunodeficiency syndrome. Ann Thorac Surg 45:21, 1988
63. Fraire AE, Awe RJ: Lung cancer in association with human immunodeficiency virus infection. Cancer 70:432-436, 1992
64. Franklin C, Friedman Y, Wong T, Hu TC: Improving long-term prognosis for survivors of mechanical ventilation in patients with AIDS with PCP and acute respiratory failure. Arch Intern Med 155:91-95, 1995
65. Franquet T, Gimenez A, Caceres J, Sabate JM, Nadal C: Imaging of pulmonary-cutaneous disorders: Matching the radiologic and dermatologic findings. Radiographics 16:855-869, 1996
66. Friedman-Kien AE, Saltzman BR: Clinical manifestations of classical, endemic African and endemic AIDS-associated Kaposi's sarcoma. J Am Acad Dermatol 22:1237-1250, 1990
67. Frost AE, Jammal CT, Cagle PT: Hyperacute rejection following lung transplantation. Chest 110:559-562, 1996
68. Gagliardi AJ, Stover DE, Zaman MK: Endobronchial *Pneumocystis carinii* infection in a patient with the acquired immune deficiency syndrome. Chest 91:463-464, 1987
69. Gagnon S, Boota AM, Fischl MA, et al: Corticosteroids as adjunctive therapy for severe Pneumocystis carinii pneumonia in the acquired immunodeficiency syndrome. A double-blind, placebo-controlled trial. N Engl J Med 323:1444-1450, 1990
70. Gaidano G, Dalla-Favera R: Molecular pathogenesis of AIDS-related lymphomas. Adv Cancer Res 67:113-120, 1995
71. Gallant JE, Moore RD, Chaisson RE: Prophylaxis for opportunistic infections in patients with HIV infection. Ann Intern Med 120:932-944, 1994
72. Garay SM, Belenko M, Fazzini E, et al: Pulmonary manifestations of Kaposi's sarcoma. Chest 91:39-43, 1987
73. Garg K, Zamora MR, Tuder R, Armstrong JD, Lynch DA: Lung transplantation: Indications, donor and recipient selection, and imaging complications. Radiographics 16:355-367, 1996
74. Gerson SL, Talbot GH, Horowitz, et al: Prolonged granulocytopenia: The major risk factor for invasive pulmonary aspergillosis in patients with acute leukemia. Ann Intern Med 100:345, 1984
75. Gill PJ, Akil B, Colletti P, et al: Pulmonary Kaposi's sarcoma: Clinical findings and resulting therapy. Am J Med 87:57-61, 1989
76. Godeau B, Coutant-Perronne V, Huong DLT, et al: *Pneumocystis carinii* pneumonia in the course of connective tissue disease: Report of 34 cases. J Rheumatol 21:246-251, 1994
77. Goldenberg DM, Sharkey RM, Udem S, et al: Immunoscintigraphy of *Pneumocystis carinii* pneumonia in AIDS patients. J Nucl Med 35:1028-1034, 1994
78. Goodman PC, Schnapp LM: Pulmonary toxoplasmosis in AIDS. Radiology 184:791-793, 1992
79. Goodman PC: *Pneumocystis carinii* pneumonia. J Thorac Imaging 6:16-21, 1991
80. Goodman PC: Pulmonary manifestations of AIDS. Curr Probl Diagn Radiol 17:81-89, 1988
80A. Goodman PC, Daley C, Minagi H: Spontaneous pneumothorax in AIDS patients with *Pneumocystis carinii* pneumonia. AJR Am J Roentgenol 147:29-31, 1986
81. Gradon JD, Timpone JG, Schnittman SM: Emergence of unusual opportunistic pathogens in AIDS: A review. Clin Infect Dis 15:134-157, 1992
82. Graham NJ, Müller NL, Miller RR, Shepherd JD: Intrathoracic complications following allogenic bone marrow transplantation: CT findings. Radiology 181:153-156, 1991
82A. Groskin SA, Massi AF, Randall PA: Calcified hilar and mediastinal lymph nodes in an AIDS patient with *Pneumocystis carinii* infection. Radiology 175:345-346, 1990
82B. Groskin SA, Stadnick ME, DuPont PG: *Pneumocystis carinii* pneumonia: Effect of corticosteroid treatment on radiographic appearance in a patient with AIDS. Radiology 180:423-425, 1991
83. Grossi P, Ippoliti GB, Goggi C, Cremaschi P, Saglia M, Minoli L: *Pneumocystis carinii* pneumonia in heart transplant recipients. Infection 21:75-79, 1993
84. Gurney JW, Bates FT: Pulmonary cystic disease: Comparison of *Pneumocystis carinii* pneumatoceles and bullous emphysema due to intravenous drug abuse. Radiology 173:27-31, 1989
85. Hanson PJV, Hancourt-Webster JN, Grazzard BG, Collins JV: Fibroscopic bronchoscopy in the diagnosis of pulmonary Kaposi's sarcoma. Thorax 42:269-271, 1987
86. Haramati LB, Schulman LL, Austin JHM: Lung nodules and masses after cardiac transplantation. Radiology 188:491-497, 1993
87. Hartman TE, Primack SL, Müller NL, Staples CA: Diagnosis of thoracic complications in AIDS: Accuracy of CT. AJR Am J Roentgenol 162:547-553, 1994
87A. Hartz J, Geisinger K, Scharyj M, Muss H: Granulomatous pneumocystosis presenting as a solitary pulmonary nodule. Arch Pathol Lab Med 109:466, 1985
88. Heitzman ER: Pulmonary neoplastic and lymphoproliferative disease in AIDS: A review. Radiology 177:347-351, 1990
89. Herts BR, Megibow AJ, Birnbaum BA, Kanzer GK, Noz ME: High-attenuation lymphadenopathy in AIDS patients: Significance of findings at CT. Radiology 185:777-781, 1992
90. Herts BR, Rafii M, Spiegel G: Soft-tissue and osseous lesions caused by bacillary angiomatosis: Unusual manifestations of cat-scratch fever in patients with AIDS. AJR Am J Roentgenol 157:1249-1251, 1991
91. Hessol NA, Katz MH, Liu JY, et al: Increased incidence of Hodgkin disease in homosexual men with HIV infection. Ann Intern Med

117:309-311, 1992
91A. Hnatiuk OW, Dillard TH, Oster CN: Bleomycin sclerotherapy for bilateral pneumothoraces in a patient with AIDS. Ann Intern Med 113:988-990, 1990
92. Horowitz MD, Oliva H: Pneumothorax in AIDS patients: Operative management. Am Surg 59:200-204, 1993
92A. Horvath J, Dummer S, Loyd J, Walker B, Merrill WH, Frist WH: Infection in the transplanted and native lung after single lung transplantation. Chest 104:681-685, 1993
93. Hruban RH, Meziane MA, Zerhouni EA, et al: Radiologic-pathologic correlation of the CT halo sign in invasive pulmonary aspergillosis. J Comput Assist Tomogr 11:534, 1987
94. Husenpud JD, Novick RJ, Bennett LE, Keck BM, Fiol B, Daily OP: The Registry of the International Society for Heart and Lung Transplantation: Thirteenth Official Report, 1996. J Heart Lung Transplant 15:655-674, 1996
95. Jacobs JL, Libby DH, Winters RA, et al: A cluster of *Pneumocystis carinii* pneumonia in adults without predisposing illnesses. N Engl J Med 324:246-250, 1991
96. Janoff EN, Breiman RF, Daley CL, et al: Pneumococcal disease during HIV infection: Epidemiologic, clinical and immunologic perspectives. Ann Intern Med 117:314-324, 1992
96A. Joe L, Gordin F, Parker RH: Spontaneous pneumothorax in *Pneumocystis carinii* infection. Arch Intern Med 146:1816, 1986
97. Judson MA, Handy JR, Sahn SA: Pleural effusions following lung transplantation: Time course, characteristics, and clinical implications. Chest 109:1190-1194, 1996
98. Kane GC, Israel HL, Peters SP: *Pneumocystis carinii* pneumonia and methotrexate therapy. Chest 103:1923, 1993
99. Kang EY, Patz EF Jr, Müller NL: Cytomegalovirus pneumonia in transplant patients: CT findings. J Comput Assist Tomogr 20:295-299, 1996
100. Kaplan LD, Abrams DI, Feigal E, et al: AIDS associated non-Hodgkin's lymphoma in San Francisco. JAMA 261:719-724, 1989
101. Karp J, Profeta G, Marantz PR, Karpel JP: Lung cancer in patients with immunodeficiency syndrome, Chest 103:410-413, 1993
102. Katz M, Hessol NA, Buchbinder SP, Hirozawa A, O'Malley P, Holmberg SD: Temporal trends of opportunistic infections and malignancies in homosexual men with AIDS. J Infect Dis 170:198-202, 1994
103. Katz MH, Baron RB, Grady D: Risk stratification of ambulatory patients suspected of pneumocystis pneumonia. Arch Intern Med 151:105-110, 1991
104. Kazerooni EA, Cascade PN, Gross BH: Transplanted lungs: Nodules following transbronchial biopsy. Radiology 194:209-212, 1995
105. Kazerooni EA, Chow LC, Whyte RI, Martinez FJ, Lynch JP: Preoperative examination of lung transplant candidates: Value of chest CT compared with chest radiography. AJR Am J Roentgenol 165:1343-1348, 1995
106. Kennedy CA, Goetz MB: Atypical roentgenographic manifestations of *Pneumocystis carinii* pneumonia. Arch Intern Med 152:1390-1398, 1992
107. Kerkering TM, et al: The evolution of pulmonary cryptococcosis. Ann Intern Med 94:611-616, 1981
108. Khalil AM, Carette MF, Cadranel JL, Mayaud CM, Bigot JM: Intrathoracic Kaposi's sarcoma: CT findings. Chest 108:1622-1626, 1995
109. Khalil AM, Carette MF, Cadranel JL, et al: Magnetic resonance imaging (MRI) findings in pulmonary Kaposi's sarcoma: A series of 10 cases. Eur Respir J 7:1285-1289, 1994
110. Klapholz A, Salomon N, Perlman DC, et al: Aspergillosis in the acquired immunodeficiency syndrome. Chest 100:1614-1618, 1991
111. Klatt EC, Nichols L, Noguchi TT: Evolving trends revealed by autopsies of patients with the acquired immunodeficiency syndrome. Arch Pathol Lab Med 118:884-890, 1994
112. Klein JS, Warnock M, Webb WR, Gamsu G: Cavitating and noncavitating granulomas in AIDS patients with pneumocystis pneumonitis. AJR Am J Roentgenol 152:753-754, 1989
112A. Knowles DM, Chamulak, GA, Subar M, et al: Lymphoid neoplasia associated with the acquired immunodeficiency syndrome (AIDS): The New York University Medical Center experience with 105 patients (1981-1986). Ann Intern Med 108:744, 1988
113. Kohler CA, Gonzales-Ayala E, Rowley P, Malamud F, Verghese A: Primary pulmonary T-cell lymphoma associated with AIDS: The syndrome of the indolent pulmonary mass lesion. Am J Med 99:324-326, 1995
114. Kornfeld H, Axelrod JL: Pulmonary presentation of Kaposi's sarcoma in a homosexual patient. Ann Rev Respir Dis 127:248-249, 1983
114A. Kovacs JA, Hiemenz JW, Macher AM, et al: *Pneumocystis carinii* pneumonia: A comparison between patients with acquired immunodeficiency syndrome and patients with other immunodeficiencies. Ann Intern Med 100:633, 1984
114B. Kramer MR, Uttamchandani RB: The radiographic appearance of pulmonary nocardiosis associated with AIDS. Chest 98:382-385, 1990
114C. Kuhlman JE: Opportunistic fungal infection: The neutropenic patint with leukemia, lymphoma, or bone marrow transplantation. In Kuhlman JE (ed): CT of the Immunocompromised Host, pp 5-26. New York, Churchill-Livingstone, 1991
114D. Kuhlman JE: The role of chest CT in evaluation of the febrile bone marrow transplant recipient. Chest 99:794-795, 1991
115. Kuhlman, JE: CT evaluation of the chest in AIDS. In Thrall JH (ed): Current Practice of Radiology, pp. 9-18. Hamilton, Ontario: BC Decker, 1993
116. **Kuhlman JE, Kavuru M, Fishman EK, et al:** *Pneumocystis carinii* pneumonia: Spectrum of parenchymal CT findings. Radiology 175:711-714, 1990
117. **Kuhlman JE, Fishman EK, Knowles MG, et al:** Diseases of the chest in AIDS: CT diagnosis. Radiographics 9:827-857, 1989
118. **Kuhlman JE, Knowles MC, Fishman EK, Siegelman SS:** Premature bullous pulmonary damage in AIDS: CT diagnosis. Radiology 173:23-26, 1989
119. **Kuhlman JE, Fishman EK, Siegelman SS:** Invasive pulmonary aspergillosis in acute leukemia: Characteristic findings on CT, the CT halo sign, and the role of CT in early diagnosis. Radiology 157:611-614, 1985
120. **Kuhlman JE, Fishman EK, Burch PA, Karp JE, Zerhouni EA, Siegelman SS:** Invasive pulmonary aspergillosis in acute leukemia: The contribution of CT to early diagnosis and aggressive management. Chest 92:95-99, 1987
121. **Kuhlman JE, Fishman EK, Burch PA, Karp JE, Zerhouni EA, Siegelman SS:** CT of invasive pulmonary aspergillosis. AJR Am J Roentgenol 150:1015-1020, 1988
122. **Kuhlman JE:** AIDS related tumors of the chest. In Husband J Reznek RH (eds): Textbook on Imaging in Oncology. ISIS Medical Media 1997 (in press).
123. **Kuhlman JE:** Pneumocystic infection: The radiologist's perspective. Radiology 198:623-635, 1996
124. **Kuhlman JE:** Pulmonary manifestations of acquired immunodeficiency syndrome. Semin Roentgenol 29:242-274, 1994
125. **Kuhlman JE:** Invited commentary: CT pattern recognition in AIDS. Radiographics 13:785-786, 1993
126. Lane HC, Laughon BE, Falloon J, et al: Recent advances in the management of AIDS-related opportunistic infections. Ann Intern Med 120:945-955, 1994
127. Lau KY, Rubin A, Littner M, Krauthammer M: Kaposi's sarcoma of the tracheobronchial tree: Clinical, bronchoscopic and pathologic features. Chest 89:158-159, 1986
127A. Lee MM, Schinella RA: Pulmonary calcification caused by *Pneumocystis carinii* pneumonia: A clinicopathological study of 13 cases in acquired immune deficiency syndrome patients. Am J Surg Pathol 15:376-380, 1991
128. Lemense GP, Sahn SA: Opportunistic infection during treatment with low dose methotrexate. Am J Respir Crit Care Med 150:258-260, 1994
129. Leung AN, Brauner MW, Gamsu G, et al: Pulmonary tuberculosis: Comparison of CT findings in HIV-seropositive and HIV-seronegative patients. Radiology 198:687-691, 1996
130. Leung AN, Fisher KL, Valentine V, Girgis R, Berry GJ, Robbins RC: Bronchiolitis obliterans after lung transplantation: Detection by using expiratory CT. Radiologic Society of North America 1995 Scientific Program, p. 437
131. Levine B, Chaisson RE: *Mycobacterium kansasii:* A cause of treatable pulmonary disease associated with advanced human immunodeficiency virus (HIV) infection. Ann Intern Med 114:861-868, 1991
132. Longo DL: Kaposi's sarcoma and other neoplasms. Ann Intern Med 100:92-106, 1984
133. Loubeyre P, Revel D, Delignette A, et al: Bronchiectasis detected with thin-section CT as a predictor of chronic lung allograft rejection. Radiology 194:213-216, 1995
134. Loubeyre P, Revel D, Delignette A, Loire R, Mornex JF: High-resolution computed tomographic findings associated with histologically diagnosed acute lung rejection in heart-lung transplant recipi-

ents. Chest 107:132-138, 1995
135. Lubat E, Megibow AJ, Balthazar EJ, et al: Extrapulmonary *Pneumocystis carinii* infection in AIDS: CT findings. Radiology 174: 157-160, 1990
135A. MacGregor JH, Samuelson WM, Sane DC, et al: Opportunistic lung infection caused by *Rhodococcus (Corynebacterium) equi*. Radiology 160:83-84, 1986
136. Madris AN, Sher S, Bertoli C, et al: Pulmonary strongyloidiasis: An unusual opportunistic pneumonia in a patient with AIDS. AJR Am J Roentgenol 161:545-547, 1993
136A. Mann JM, Welles SL: Global aspects of the HIV epidemic. In DeVita VT, Hellman S, Rosenberg SA (eds): AIDS: Etiology, Diagnosis, Treatment and Prevention, pp 89-98. Philadelphia, Lippincott, 1988
137. Marinelli DL, Albelda SM, Williams TM, et al: Nontuberculous mycobacterial infection in AIDS: Clinical, pathologic and radiographic features. Radiology 160:77-82, 1986
138. Marquis JR, Bardeguez AD: Imaging of HIV infection in the prenatal and postnatal period. Clin Perinatal 21:125-147, 1994
138A. Maurer JR: Medical complications following lung transplantation. Semin Respir Crit Care Med 17:173-185, 1996
139. McCabe R: Aerosolized pentamidine prophylaxis. Chest 100: 1189-1190, 1991
140. McClellan MD, Miller SB, Parsons PE, Cohn DL: Pneumothorax with *Pneumocystis carinii* pneumonia in AIDS. Chest 100: 1224-1228, 1991
141. McFadden RG, Carr TJ, Mackie IDF: Thoracic magnetic resonance imaging in the evaluation of HIV-1/AIDS pneumonitis. Chest 101: 371-374, 1992
141A. McGuinness G, Scholes JV, Garay SM, Leitman BS, McCauley DI, Naidich DP: Cytomegalovirus pnuemonitis: Spectrum of parenchymal CT findings with pathologic correlation in 21 AIDS patients. Radiology 192:451-459, 1994
142. McGuinness G, Scholes JV, Jagirdar JS, et al: Unusual lymphoproliferative disorders in nine adults with HIV or AIDS: CT and pathologic findings. Radiology 197:59-65, 1995
143. McGuinness G, Naidich DP, Garay S, Leitman BS, McCauley DI: AIDS associated bronchiectasis: CT features. J Comput Assist Tomogr 17:260-266, 1993
144. Medina LS, Siegel MJ: CT of complications in pediatric lung transplantation. Radiographics 14:1341-1349, 1994
145. Meduri GU, Stein DS: Pulmonary manifestations of acquired immunodeficiency syndrome. Clin Infect Dis 14:98-113, 1992
146. Meduri GU, Stover DE, Lee M, Myskowski PL, Caravelli JF, Zaman MB: Pulmonary Kaposi's sarcoma in the acquired immune deficiency syndrome: Clinical, radiographic and pathologic manifestations. Am J Med 81:11, 1986
146A. Meltzer MS, Kornbluth RS, Hansen B, et al: HIV infection of the lung: Role of virus-infected macrophages in the pathophysiology of pulmonary disease. Chest 103:103-108, 1993
147. Metersky ML, Catanzaro A: Diagnostic approach to *Pneumocystis carinii* pneumonia in the setting of prophylactic aerosolized pentamidine. Chest 100:1345-1349, 1991
148. Meyer RD, Young LS, Armstrong D, Yu B: Aspergillosis complicating neoplastic disease. Am J Med 54:6, 1973
149. Miller RF, Mitchell DM: *Pneumocystis carinii* pneumonia. Thorax 50:191-200, 1995
150. Miller RF, Grant AD, Foley NM: Seasonal variation in presentation of *Pneumocystis carinii* pneumonia. Lancet 339:747-748, 1992
151. Miller WT Jr, Sais GJ, Frank I, Gefter WB, Aronchick JM, Miller WT: Pulmonary aspergillosis in patients with AIDS: Clinical and radiographic correlations. Chest 105:37-44, 1994
152. Mitchell DM, Miller RF: New developments in the pulmonary diseases affecting HIV-infected individuals. Thorax 50:294-302, 1995
153. Mitchell DM, Miller RF: Recent developments in the management of the pulmonary complications of HIV disease. Thorax 47: 381-390, 1992
154. Monfardini S, Vaccher E, Pizzocaro G, et al: Unusual malignant tumours in 49 patients with HIV infection. AIDS 3:449-452, 1989
154A. Ramaswamy G, Jagadha V, Tchertkoff V: Diffuse alveolar damage and interstitial fibrosis in acquired immunodeficiency syndrome patients without concurrent pulmonary infection. Arch Pathol Lab Med 109:408, 1985
155. Montaner JS, Lawson LM, Levitt N, et al: Corticosteroids prevent early deterioration in patients with moderately severe *Pneumocystis carinii* pneumonia and the acquired immunodeficiency syndrome (AIDS). Ann Intern Med 113:14-19, 1990
155A. Montaner JSG, Le T, Hogg R, et al: The changing spectrum of AIDS index diseases in Canada. AIDS 8:693-696, 1994
155B. Montoya A, Mawulawde K, Houck J, et al: Survival and functional outcome after single and bilateral lung transplantation. Surgery 116:712-718, 1994
155C. Moon KL Jr, Federle MP, Abrams DI, Volberding P, Lewis BJ: Kaposi sarcoma and lymphadenopathy syndrome: Limitations of abdominal CT in acquired immunodeficiency syndrome. Radiology 150:479, 1984
156. Moore EH, Russell LA, Klein JS, et al: Bacillary angiomatosis in patients with AIDS: Multiorgan imaging findings. Radiology 197: 67-72, 1995
157. Moore RD, Kessler H, Richman DD, et al: Non-Hodgkin's lymphoma in patients with advanced HIV infection treated with zidovudine [abstract]. Seventh International Conference on AIDS, Florence, June 1991
158. Moore RD, Stanton D, Gopalan R, Chaisson RE: Racial differences in the use of drug therapy for HIV disease in an urban community. N Engl J Med 330:763-768, 1994
159. Morrish WF, Herman SJ, Weisbrod GL, Chamberlain DW: Bronchiolitis obliterans after lung transplantation: Findings at chest radiography and high-resolution CT. Radiology 179:487-490, 1991
160. Moser RJ III, Tenholder MF, Redennour R: Oat-cell carcinoma in transfusion-associated immunodeficiency syndrome. Ann Intern Med 103:478, 1985
161. Moskovic E, Miller R, Pearson M: High resolution computed tomography of *Pneumocystis carinii* pneumonia in AIDS. Clin Radiol 42: 239-243, 1990
161A. Munoz A, Schrager LK, Bacellar H, et al: Trends in the incidence of outcomes defining acquired immunodeficiency syndrome (AIDS) in the multicenter AIDS cohort study: 1985-1991. Am J Epidemiol 137:423-438, 1993
162. Murray JG, McAdams HP, Erasmus JJ, Patz EF Jr, Tapson V: Complicatons of lung transplantation: Radiologic findings. AJR Am J Roentgenol 166:1405-1411, 1996
163. Murry CE, Schmidt RA: Tissue invasion by *Pneumocystis carinii*: A possible cause of cavitary pneumonia and pneumothorax. Hum Pathol 23:1380-1387, 1992
164. Naidich, DP: Pulmonary manifestations of HIV infection. In Greene R (ed): Syllabus: A Categorical Course in Diagnostic Radiology Chest Radiology, pp 135-155. Oak Brook, IL, Radiologic Society of North America, 1992
164A. Naidich DP, Garay SM, Goodman PC: Pulmonary manifestations of AIDS. In Federle MD, Megibow AJ, Naidich DP (eds): Radiology of AIDS, pp 47-76. New York, Raven, 1988
165. Naidich DP, McGuinness G: Pulmonary manifestations of AIDS: CT and radiographic correlations. Radiol Clin North Am 29: 999-1017, 1991
166. Naidich DP, Garay SM, Leitman BA, et al: Radiographic manifestations of pulmonary disease in acquired immunodeficiency syndrome (AIDS). Semin Radiol 22:14-30, 1987
167. Naidich DP, Tarras M, Garay SM, et al: Kaposi's sarcoma: CT-radiographic correlation, Chest 96:723-728, 1989
168. Nash G, Said JW, Nash SV, DeGirolami U: Short course: The pathology of AIDS. Mod Pathol 8:199-217, 1995
169. Nash G, Fligiel S: Kaposi's sarcoma presenting as pulmonary disease in the acquired immunodeficiency syndrome: Diagnosis by lung biopsy. Hum Pathol 15:999, 1984
170. Nguyen VQ, Ossorio MA, Roy TM: Bronchogenic carcinoma and the acquired immunodeficiency syndrome. J Ky Med Assoc 89: 322-324, 1991
171. Nyberg DA, Federle MP, Jeffrey RB Jr, et al: Abdominal CT findings of disseminated *Mycobacterium avium-intracellulare* in AIDS. AJR Am J Roentgenol 145:297-299, 1985
172. Nyberg DA, Jeffrey RB Jr, Federle MP, et al: AIDS-related lymphomas: Evaluation by abdominal CT. Radiology 159:59-63, 1986
173. O'Doherty MJ, Nunan TO: Nuclear medicine and AIDS. Nucl Med Commun 14:830-848, 1993
174. O'Donovan PB: Imaging of complications of lung transplantation. Radiographics 13:787-796, 1993
174A. Oldham SAA, Castillo M, Jacobson FL, Mones JM, Saldana MJ: HIV-associated lymphocytic interstitial pneumonia: Radiologic manifestations and pathologic correlation. Radiology 170:83, 1989

175. Ognibene FP, Steis RG, Macher AM, et al: Kaposi's sarcoma causing pulmonary infiltrates and respiratory failure in the acquired immunodeficiency syndrome. Ann Intern Med 102:471–475, 1985
176. Opravil M, Marincek B, Fuchs WA, et al: Shortcomings of chest radiography in detecting *Pneumocystis carinii* pneumonia. J Acquir Immune Defic Syndr 7:39, 1994
177. Orr DP, Myerowitz RL, Dubois PJ: Pathoradiologic correlation of invasive pulmonary aspergillosis in the compromised host. Cancer 41:2028, 1978
177A. Osmond D, Charlebois E, Lang W, Shiboski S, Moss A: Changes in AIDS survival time in two San Francisco cohorts of homosexual men, 1983 to 1993. JAMA 271:1083–1087, 1994
178. Padhani AR, Kuhlman JE: Pulmonary manifestations of AIDS. Appl Radiol 22:13–19, 1993
179. Panicek DM, Groskin SA, Chung CT, Heitzman ER, Sagerman RH: Atypical distribution of *Pneumocystis carinii* infiltrates during radiation therapy. Radiology 163:689–690, 1987
180. Panicek DM: Cystic pulmonary lesions in patients with AIDS. Radiology 173:12–14, 1989
181. Pappas PG, Pottage JC, Powderly WG, et al: Blastomycosis in patients with the acquired immunodeficiency syndrome. Ann Intern Med 116:847–853, 1992
182. Paradis IL, Williams P: Infection after lung transplantation. Sem Respir Infect 8:207–215, 1993
182A. Pastores SM, Naidich DP, Aranda CP, McGuinness G, Rom WN: Intrathoracic adenopathy associated with pulmonary tuberculosis in patients with human immunodeficiency virus infection. Chest 103:1433–1437, 1993
183. Patel SR, Kirby TJ, McCarthy PM, et al: Lung transplantation: The Cleveland Clinic experience. Cleve Clin J Med 60:303–319, 1993
184. Patzik SB, Smith C, Kubicka RA, Kaizer H: Bone marrow transplantation: Clinical and radiologic aspects. Radiographics 11:601–610, 1991
185. Pearson ML, Jereb JA, Frieden TR, et al: Nosocomial transmission of multidrug-resistant *Mycobacterium tuberculosis*: A risk to patients and health care workers. Ann Intern Med 117:191–196, 1992
186. Pilon VA, Echols RM, Celo JS, Elmendorf SL: Disseminated *Pneumocystis carinii* infection in AIDS. New Engl J Med 316:1410–1411, 1987
187. Pitchenick AE, Fischl MA, Saldoma M: Kaposi's sarcoma of the tracheobronchial tree: Clinical bronchoscopic and pathologic features. Chest 87:122–124, 1985
188. Pitkin AD, Grant AD, Foley NM, Miller RF: Changing patterns of respiratory disease in HIV positive patients in a referral centre in the United Kingdom between 1986–1987 and 1990–1991. Thorax 48:204–207, 1993
188A. Plata F, Autran B, Martins LP, et al: AIDS virus–specific cytotoxic T lymphocytes in lung disorders. Nature 328:348–351, 1987
189. Pluda JM, et al: Development of non-Hodgkin's lymphoma in a cohort of patients with severe human inmunodeficiency (HIV) infection on long-term antiretroviral therapy. Ann Intern Med 113:276–282, 1990
190. Poblete RB, Rodriguez K, Foust RT, Reddy KR, Saldana MJ: *Pneumocystis carinii* hepatitis in the acquired immunodeficiency syndrome (AIDS). Ann Intern Med 110:737–738, 1989
191. Quint LE, Whyte RI, Kazerooni EA, et al: Stenosis of the central airways: Evaluation by using helical CT with multiplanar reconstructions. Radiology 194:871–877, 1995
191A. Radin DR, Baker EL, Klatt EC, et al: Visceral and nodal calcification in patients with AIDS-related *Pneumocystis carinii* infection. AJR Am J Roentgenol 154:27–31, 1990
192. Radin DR, Esplin JA, Levine AM, Ralls PW: AIDS-related non-Hodgkin's lymphoma: Abdominal CT findings in 112 patients. AJR Am J Roentgenol 160:1133–1139, 1993
193. Radin DR: Disseminated histoplasmosis: Abdominal CT findings in 16 patients. AJR Am J Roentgenol 157:955–958, 1991
194. Radin DR: Intraabdominal *Mycobacterium tuberculosis* vs *Mycobacterium avium-intracellulare* infections in patients with AIDS: Distinction based on CT findings. AJR Am J Roentgenol 156:487–491, 1991
194A. Ramaswamy G, Jagadha V, Tchertkoff V: Diffuse alveolar damage and interstitial fibrosis in acquired immunodeficiency syndrome patients without concurrent pulmonary infection. Arch Pathol Lab Med 109:408, 1985
195. Raviglione MC: Extrapulmonary pneumocystosis: The first 50 cases. Rev Infect Dis 12:1127–1138, 1990
196. Reichenspurner H, Gircgis RE, Robbins RC, et al: Obliterative bronchiolitis after lung and heart-lung transplantation. Ann Thorac Surg 60:1845–1853, 1995
196A. Renzi PM, Corbeil C, Chasse M, Braidy J, Matar N: Bilateral pneumothoraces hasten mortality in AIDS patients receiving secondary prophylaxis with aerosolized pentamidine. Chest 102:491–496, 1992
197. Rubinstein A: Pediatric AIDS. Curr Probl Pediatr 16:364, 1986
198. Safrin S: New developments in the management of *Pneumocystis carinii* disease. AIDS Clin Rev 95–112, 1993
199. Safrin S: *Pneumocystis carinii* pneumonia in patients with the acquired immunodeficiency syndrome. Semin Respir Infect 8:96–103, 1993
199A. Safui B, Diaz B, Schwartz J: Malignant neoplasms associated with human immunodeficiency virus infection. Cancer J Clin 42:74–95, 1992
199B. Salahuddin SZ, Rose RM, Groopman JE, Markham PD, Gallo RC: Human T lymphotropic virus type III infection of human alveolar macrophages. Blood 68:281–284, 1986
200. Saldana MJ, Mones JM: Pulmonary pathology in AIDS: Atypical *Pneumocystis carinii* infection and lymphoid interstitial pneumonia. Thorax 49(suppl):S46–S55, 1994
201. Sandhu JS, Goodman PC: Pulmonary cysts associated with *Pneumocystis carinii* pneumonia in patients with AIDS. Radiology 173:33–35, 1989
202. Sargent MA, Cairns RA, Murdoch MJ, Nadel HR, Wensley D, Schultz KR: Obstructive lung disease in children after allogenic bone marrow transplantation: Evaluation with high-resolution CT. AJR Am J Roentgenol 164:693–696, 1995
203. Sauleda J, Aran X, Gea J, Aguar MC, Sanz M, Broquetas JM: Pneumatoceles and pneumothorax after *Pneumocystis carinii* pneumonia. Respiration 60:302–304, 1993
203A. Scannell KA, Portoni EJ, Finkle HI, et al: Pulmonary malacoplakia and *Rhodococcus equi* infection in a patient with AIDS. Chest 97:1000–1001, 1990
203B. Schafers H-J, Haydock DA, Cooper JD: The prevalence and management of bronchial anastomotic complications in lung transplantation. J Thorac Cardiovasc Surg 101:1044–1052, 1991
204. Schaumberg TH, Schnapp LM, Taylor KG, Golden JA: Diagnosis of *Pneumocystis carinii* infection in HIV-seropositive patients by identification of *P carinii* in pleural fluid. Chest 103:1890–1891, 1993
205. Schlueter FJ, Semenkovich JW, Glazer HS, Arcidi JM Jr, Trulock EP, Patterson GA: Bronchial dehiscence after lung transplantation: Correlation of CT findings with clinical outcome. Radiology 199:849–854, 1996
206. Schnipper S, Small CB, Lehach J, et al: *Pneumocystis carinii* pneumonia presenting as asthma: Increased bronchial hyperresponsiveness in *Pneumocystis carinii* pneumonia. Ann Allergy 70:141–146, 1993
206A. Scott WW Jr, Kuhlman JE: Focal pulmonary lesions in patients with AIDS: Percutaneous transthoracic needle biopsy. Radiology 180:419–421, 1991
207. Semenkovich JW, Glazer HS, Anderson DC, Arcidi JM Jr, Cooper JD, Patterson GA: Bronchial dehiscence in lung transplantation: CT evaluation. Radiology 194:205–208, 1995
208. Sepkowitz KA: *Pneumocystis carinii* pneumonia in patients without AIDS. Clin Infect Dis 17(suppl 2):S416–S422, 1993
208A. Sepkowitz KA, Telzak EE, Gold JWM, et al: Pneumothorax in AIDS. Ann Intern Med 114:455–459, 1991
209. Shah RM, Kaji AV, Ostrum BJ, Friedman AC: Interpretation of chest radiographs in AIDS patients: Usefulness of CD4 lymphocyte counts. Radiographics 17:47–58, 1997
210. Shennib H, Massard G: Airway complications in lung transplantation. Ann Thorac Surg 57:506–511, 1994
211. Shreeniwas R, Schulman LL, Berkmen YM, McGregor CC, Austin JHM: Opportunistic bronchopulmonary infections after lung transplantation: Clinical and radiographic findings. Radiology 200:349–356, 1996
212. Sider L, Gabriel H, Curry DR, et al: Pattern recognition of the pulmonary manifestations of AIDS on CT Scans. Radiographics 13:771–784, 1993
212A. Sider L, Weiss AJ, Smith MD, Von Roenn JH, Glassroth J: Varied appearance of AIDS-related lymphoma in the chest. Radiology 171:629, 1989
213. Simmons JT, Suffredini AF, Brenner M, et al: Nonspecific interstitial pneumonitis in patients with AIDS: Radiologic features. AJR Am J Roentgenol 149:265–268, 1987
214. Simonds RJ, Lindegren ML, Thomas P, et al: Prophylaxis against *Pneumoncystis carinii* pneumonia among children with perinatally acquired human immunodeficiency virus infection in the United States. N Engl J Med 332:786–790, 1995
215. Singha N, Kuhlman JE: Pleural complications of lung transplanta-

216. Sistek CJ, Wordell CJ, Hauptman SP: Adjuvant corticosteroid therapy for *Pneumocystis carinii* pneumonia in AIDS patients. Ann Pharmacother 26:1127–1133, 1992
217. Sivit CJ, Schwartz AM, Rockoff SD: Kaposi's sarcoma of the lung in AIDS: Radiologic-pathologic analysis. AJR Am J Roentgenol 148:25–28, 1987
218. Skeens JL, Fuhrman CR, Yousem SA: Bronchiolitis obliterans in heart-lung transplantation findings in 11 patients. AJR Am J Roentgenol 153:253–256, 1989
219. Sparling TG, Dong SR, Hegedus C, Burdge DR: Aerosolized pentamidine and disseminated infection with *Pneumocystis carinii*. Ann Intern Med 111:442–443, 1989
220. Sridhar KS, Flores MR, Raub WA Jr, Saldana M: Lung cancer in patients with human immunodeficiency virus infection compared with historic control subjects. Chest 102:1704–1708, 1992
221. Staples CA, Kang EY, Wright JL, Phillips P, Muller NL: Invasive pulmonary aspergillosis in AIDS: Radiographic, CT, and pathologic findings. Radiology 196:409–414, 1995
222. Steinbach LS, Tehranzadeh J, Fleckenstein JL, Vanarthros WJ, Pais MJ: Human immunodeficiency virus infection: Musculoskeletal manifestations. Radiology 186:833–838, 1993
223. Steinberg JP: Cost of treating *Mycobacterium avium* complex infection in AIDS [editorial]. Ann Intern Med 113:995, 1990
223A. Stern RG, Gamsu G, Golden JA, Hirji M, Webb WR, Abrams DI: Intrathoracic adenopathy: Differential feature of AIDS and diffuse lymphadenopathy syndrome. AJR Am J Roentgenol 142:689, 1984
224. Su TH, Martin WJ: Pathogenesis and host response in *Pneumocystis carinii* pneumonia. Annu Rev Med 45:261–272, 1994
225. Suster B, Akerman M, Orenstein M, et al: Pulmonary manifestations of AIDS: Review of 106 episodes. Radiology 161:87–93, 1986
226. Tappero JW, Koehler JE, Berger TG, et al: Bacillary angiomatosis and bacillary splenitis in immunocompetent adults. Ann Intern Med 118:363–365, 1993
227. Telzak EE, Cote RJ, Gold JWM, Campbell SW, Armstrong D: Extrapulmonary *Pneumocystis carinii* infections. Rev Infect Dis 12:380–386, 1990
228. Tenholder MF, Jackson HD: Bronchogenic carcinoma in patients seropositive for human immunodeficiency virus. Chest 104:1049–1053, 1993
228A. Trachiotis GD, Hafner GH, Hix WR, Aaron BL: Role of open lung biopsy in diagnosing pulmonary complications of AIDS. Ann Thorac Surg 54:898–902, 1992
229. Travis WD, Lipschik GY, Suffredini AF, Feuerstein R, Condron KS: Atypical pathologic manifestations of *Pneumocystis carinii* pneumonia in the acquired immune deficiency syndrome. Am J Surg Pathol 14:615–625, 1990
230. Travis WD, Fox CH, Devaney, et al: Lymphoid pneumonitis in 50 adult patients infected with the human immodeficiency virus: Lymphocytic interstitial pneumonitis versus nonspecific interstitial pneumonitis. Hum Pathol 23:529–541, 1992
230A. Tung KT: Review: Cystic pulmonary lesions in AIDS. Clin Radiol 45:149–152, 1992
230B. Tunkel AR, Crane JK, Hayden FG: Pulmonary nocardiosis in AIDS [editorial]. Chest 100:295–296, 1991
231. Vaccher E, Tirelli U, Spina M, et al: Lung cancer in 19 patients with HIV infection [letter]. Ann Oncol 4:85–86, 1993
232. van Buchem MA, Wondergem JH, Kool LJS, et al: Pulmonary leukostasis: Radiologic-pathologic study. Radiology 165:739–741, 1987
232A. van der Meer G, Brug SL: Infection par pneumocystis chez l'homme et chez les animaux. Ann Soc Belge Méd Trop 22:301, 1942
233. Vanek J, Jirovec O: Parisitäre Pneumonie. "Interstitielle' Plasmazellenpneumonie der Frühgeborenen verursacht durch *Pneumocystis carinii*. Zentralbl Bakteriol Hyg [A] 158:120–127, 1952
233A. Vanhems P, Toma E: Evaluation of a prognostic score: *Pneumocystis carinii* pneumonia in HIV-infected patients. Chest 107:107–112, 1995
233B. Wahman A, Melnick SL, Rhame FS, Potter JD: The epidemiology of classic, African, and immunosuppressed Kaposi's sarcoma. Epidemiol Rev 13:178–199, 1991
233C. Wait MA, Estrera A: Changing clinical spectrum of spontaneous pneumothorax. Am J Surg 164:528–531, 1992
233D. Wang CYE, Schroeter AL, Su WPD: Acquired immunodeficiency syndrome-related Kaposi's sarcoma. Mayo Clin Proc 70:869–879, 1995
234. Wasser L, Talavera W: Pulmonary cryptococcosis in AIDS. Chest 92:692–695, 1987
235. Waxman AB, Goldie SJ, Brett-Smith H, Matthay RA: Cytomegalovirus as a primary pulmonary pathogen in AIDS. Chest 111:128–134, 1997
236. Weiner MH, Talbot GH, Gerson SL, et al: Antigen detection in the diagnosis of invasive aspergillosis. Ann Intern Med 99:77, 1983
237. Weiss RA: Human herpesvirus 8 in lymphoma and Kaposi's sarcoma: Now the virus can be propagated. Nat Med 2:277–278, 1996
238. Weissman BN, Wong M, Smith DN: Image interpretation session: 1996. Radiographics 17:243–267, 1997
239. Whimbey E, Kiehn TE, Armstrong D: Disseminated *Mycobacterium avium-intracellulare* disease: Diagnosis and therapy. Curr Clin Top Infect Dis 7:112–33, 1986
240. White CS, Haramati LB, Elder KH, Karp J, Belani CP: Carcinoma of the lung in HIV-positive patients: Findings on chest radiographs and CT scans. AJR Am J Roentgenol 164:593–597, 1995
241. White DA, Zaman MK: Pulmonary disease: Medical management of AIDS patients. Med Clin North Am 76:19–44, 1992
242. White DA, Stover DE: Pulmonary effects of AIDS. Clin Chest Med 9:363–535, 1988
243. White DA, Matthay RA: Noninfectious pulmonary complications of infection with the human immunodeficiency virus. Am Rev Respir Dis 140:1763–1787, 1989
244. Wilcox CM, Diehl DL, Cello JP, et al: Cytomegalovirus esophagitis in patients with AIDS: A clinical, endoscopic, and pathologic correlation. Ann Intern Med 113:589–593, 1990
245. Winston KJ: Prophylaxis and treatment of infection in the bone marrow transplant recipient. Curr Clin Top Infect Dis 13:293–321, 1993
246. Wolff SD, Kuhlman JE, Fishman EK: Thoracic Kaposi sarcoma in AIDS: CT findings. J Comput Assist Tomogr 17:60–62, 1993
247. Yeldandi V, Laghi F, McCabe MA, et al: Aspergillus and lung transplantation. J Heart Lung Transplant 14:883–890, 1995
248. Zetterman RK: Primary care management of the liver transplant patient. Am J Med 96(suppl 1A):10S–17S, 1994
249. Zibrak JD, Silvestri RC, Costello P, et al: Bronchoscopic and radiologic features of Kaposi's sarcoma involving the respiratory system. Chest 90:476–479, 1986
250. Ziegler JL, Becstead JA, Volberding PA, et al: Non-Hodgkin's lymphoma in 90 homosexual men: Relation to generalized lymphadenopathy and the acquired immunodeficiency syndrome. N Engl J Med 311:565, 1984

CAPÍTULO 26

Doenças das Vias Aéreas

Jannette Collins

TRAQUÉIA

Anatomia Normal

A traquéia extratorácica mede 2 a 4 cm de comprimento e estende-se da borda inferior da cartilagem cricóide até o estreito torácico superior; a traquéia intratorácica tem 6 a 9 cm de comprimento, estendendo-se do estreito torácico superior à carina.[45] A forma da traquéia varia de acordo com a fase do ciclo respiratório. A forma da traquéia intratorácica é arredondada ou elíptica nas imagens obtidas em inspiração e em ferradura durante e ao final de uma expiração forçada, devido ao abaulamento anterior da membrana traqueal posterior, não-cartilaginosa.[147] As dimensões coronal e sagital da traquéia normal, determinadas pela radiografia do tórax, são, respectivamente, de 25 mm e 27 mm nos homens e 21 mm e 23 mm nas mulheres. O limite inferior do normal para ambas as dimensões é de 13 mm nos homens e 10 mm nas mulheres.[14] Também já foram relatadas as dimensões traqueais normais nas crianças, determinadas tanto radiograficamente como por exames de tomografia computadorizada (TC).[32,57,90] Radiografias do tórax obtidas em inspiração plena e em expiração máxima demonstram apenas diferenças mínimas nas dimensões coronal e sagital da traquéia, enquanto o exame de TC pode mostrar grandes alterações no calibre traqueal. Os diâmetros ântero-posterior e transverso médios da traquéia extratorácica na TC são, respectivamente, de 20,1 mm e de 18,4 mm,[15] podendo eles aumentar em até 15% nos homens com o envelhecimento.[49] Stern e colaboradores[147] mostraram, com base num estudo por TC dinâmico de jovens do sexo masculino, que a área de seção transversal da traquéia difere, em média, 35% do final da inspiração ao final da expiração, com variação de 11% a 61%.

A tomografia computadorizada é superior à radiografia do tórax na detecção de anormalidades das vias aéreas maiores. A sensibilidade, na detecção de patologias, da radiografia do tórax e da TC é, respectivamente, de 66% e 97%.[76] Embora a tomografia computadorizada de rotina possa ser extremamente precisa na detecção de lesões endobrônquicas focais, é imprecisa para predizer se uma dada anormalidade é endobrônquica, submucosa ou extrínseca (peribrônquica).[106] A TC espiral, que possibilita a aquisição de todo um volume torácico durante um único período de apnéia, eliminando, assim, os movimentos respiratórios, constitui a técnica de escolha para a aquisição de imagens não-invasivas das vias aéreas. A aquisição de volume estimulou novamente o interesse pelas reconstruções bidimensionais (2D) e tridimensionais (3D) aplicadas à árvore traqueobrônquica. As imagens multiplanares 2D somam-se à TC transaxial, possibilitando uma definição melhor da extensão longitudinal das anormalidades que afetam as vias aéreas centrais.[77,79,93] As aplicações clínicas potenciais das reconstruções 3D consistem em auxiliar no diagnóstico, substituir a broncoscopia e ajudar no planejamento cirúrgico e em tratamentos endobrônquicos.[36] Num estudo, a TC helicoidal 3D avaliou corretamente 36 de 36 estenoses centrais vistas na broncoscopia, mas deixou passarem despercebidas duas de três estenoses segmentares observadas na broncoscopia; 18 estenoses não puderam ser transpostas por um broncoscópio, mas a TC helicoidal 3D proporcionou detalhes para possíveis procedimentos endobrônquicos (extensão da estenose, patência e orientação espacial dos brônquios distais).[68] Mais recentemente, foram introduzidas simulações de broncoscopias virtuais que usam a técnica de aquisição de volume.[164] A broncoscopia virtual, por sua incapacidade de captar detalhes sutis da mucosa ou obter espécimes diagnósticos, não elimina a necessidade da broncoscopia convencional, mas pode contribuir para o planejamento pré-broncoscopia (escolha de endopróteses brônquicas e planejamento de tratamentos a *laser* para estenoses), treinamento de endoscopia e/ou terapia endobrônquica (cálculo de volumes tumorais antes de braquiterapia).[36,164]

Distúrbios da Traquéia que Causam Dilatação ou Estreitamento Traqueal

Várias doenças podem afetar a traquéia. Os pacientes podem permanecer assintomáticos ou apresentar tosse, dispnéia, roncos, sibilos e estridor. É comum o diagnóstico incorreto de asma.[75] Os distúrbios da traquéia são geralmente classificados naqueles que causam dilatação e nos que causam o estreitamento da traquéia. O exame da TC pode demonstrar o grau de dilatação ou estreitamento, além da localização e extensão da anormalidade traqueal e a presença de patologias mediastinais associadas, atelectasia pós-obstrutiva e pneumonite associada. A aquisição de imagens por ressonância magnética (RM) parece constituir um método ideal para a obtenção de imagens de traquéia devido à sua demonstração multiplanar das vias aéreas, vasos mediastinais e outras estruturas simultaneamente, sem a necessidade de meios de contraste. A RM é particularmente útil em pacientes que apresentam anéis vasculares ou a compressão da traquéia pela artéria inominada. A resolução atual da RM, porém, não permite a avaliação detalhada da árvore brônquica, realizada melhor pela TC.[46]

Distúrbios que Causam Dilatação Traqueal

A dilatação traqueal difusa não-adquirida é muito mais rara que o estreitamento traqueal e tem um diagnóstico diferencial mais limitado. A síndrome de Mounier-Kuhn, que afeta principalmente indivíduos do sexo masculino na quarta e quinta décadas de vida, é responsável por quase todos os casos de dilatação traqueal não-adquirida.[19] Considerada congênita, mas possivelmente adquirida,[9] a síndrome de Mounier-Kuhn é uma anormalidade da traquéia e dos brônquios principais, caracterizada por uma atrofia ou ausência das fibras elásticas, bem como pelo adelgaçamento do músculo, o que faz com que a traquéia e os brônquios principais se tornem flácidos e muito dilatados à inspiração, com estreitamento ou colabamento na expiração ou tosse. A dinâmica anormal das vias aéreas e o acúmulo de secreções em evaginações am-

J. Collins, Departamento de Radiologia, University of Wisconsin Medical School, Madison, Wisconsin, EUA, 53792-3252.

plas (divertículos) de tecido musculomembranoso redundante entre os anéis cartilaginosos predispõem à ocorrência de supuração pulmonar crônica, bronquiectasia, enfisema e fibrose pulmonar.[174] Os pacientes podem permanecer assintomáticos, apresentar um acometimento mínimo com boa preservação da função pulmonar ou um acometimento progressivo que leva à insuficiência respiratória e à morte. A traquéia é afetada a partir da região subglótica até a carina e, embora um diâmetro traqueal de mais de 3 cm seja necessário para o diagnóstico, já foram registrados diâmetros traqueais de até 5,5 cm.[19] As características radiográficas da condição incluem uma dilatação acentuada da traquéia e dos brônquios principais, diverticulose traqueal e uma incidência variável de bronquiectasia e acometimento crônico do parênquima pulmonar. As características tomográficas são semelhantes.[31,133] Muitos casos desse distúrbio provavelmente deixam de ser diagnosticados ou não são reconhecidos clínica ou radiograficamente, e sim apenas no exame tomográfico.[133] Roditi e colaboradores[126] estudaram 75 adultos encaminhados para avaliação por TC de possível bronquiectasia e um grupo-controle de 75 pacientes submetidos a estadiamento de linfoma, verificando que sete (17%) dos 42 pacientes portadores de bronquiectasia apresentavam traqueomegalia e dois de 33 pacientes sem bronquiectasia possuíam traqueomegalia na tomografia computadorizada de alta resolução (TCAR). A traqueomegalia pode, pois, ser um achado freqüente em casos de bronquiectasia. As pessoas com traquéia grande, que pode passar despercebida, se não forem medidas as dimensões traqueais, podem vir a apresentar bronquiectasia.

Algumas condições podem causar traqueobronquiomegalias adquiridas, as quais podem assemelhar-se muito àquela vista na síndrome de Mounier-Kuhn. Algum grau de dilatação traqueal pode ser observado em associação ao envelhecimento[38,49] e a certas ocupações (músicos que tocam instrumentos de sopro, sargentos instrutores e muezins muçulmanos).[38] Infecções crônicas, tabagismo, bronquites crônicas, enfisema, fibrose cística (FC), inalação de vapores tóxicos, intubação crônica e fibrose pulmonar difusa também podem causar traqueobron-comegalia.[13,173,174] Outras condições associadas à dilatação traqueal, que, na verdade, podem ser efetivamente relacionadas à síndrome de Mounier-Kuhn, são a síndrome de Ehlers-Danlos e a cútis laxa.[18,166] Finalmente, embora o estreitamento traqueal seja o resultado final comum da policondrite recidivante, um distúrbio de inflamação da cartilagem envolvendo nariz, ouvido, traquéia e articulações, ocasionalmente se observa a ocorrência de uma dilatação traqueal difusa.[35] Anormalidades da cartilagem do nariz e dos ouvidos não estão presentes na síndrome de Mounier-Kuhn. A traqueobroncomalacia (síndrome de Williams-Campbell), um distúrbio de deficiência de cartilagem, é uma causa rara de traqueomegalia.

Distúrbios que Causam Estreitamento Traqueal

O estreitamento da traquéia é observado em casos de deformidade da bainha de sabre, amiloidose, policondrite recidivante, traqueobroncopatia osteocondroplástica, anéis cartilaginosos completos (anomalia do "anel de guardanapo" ou estenose traqueal congênita), escleroma, sarcoidose, granulomatose de Wegener, traqueobronquite associada à colite ulcerativa, traqueomalacia e broncomalacia, traumatismos (como estreitamentos pós-intubação e traumas cirúrgicos), neoplasias, doenças infecciosas, processos extrínsecos (vasos, linfonodos, tiróide e outras massas mediastinais) (Fig. 26.1) e fibrose mediastinal; pode, também, ser idiopático.[5,75,131,149]

Os estreitamentos da traquéia são geralmente causados por danos provocados por uma sonda endotraqueal ou de traqueostomia com balão, ou por um traumatismo no pescoço.[47] As lesões pós-intubação traqueal ainda constituem a indicação mais comum de ressecção e reconstrução da traquéia, apesar da identificação da causa dessas lesões e do desenvolvimento de técnicas para evitá-las.[55] Os exames tomográficos podem demonstrar o ponto de estreitamento na maioria dos casos, embora uma membrana ou estenose que envolva um segmento curto possa passar despercebida devido ao efeito de volume parcial, e a TC possa superestimar a gravidade de um segmento estenosado fixo e subestimar a extensão da traquéia anormal.[75] Quint e colaboradores[116] avaliaram 27 pacientes submetidos a transplante de pulmão e 17 pacientes não-submetidos ao transplante, nos quais se suspeitava de

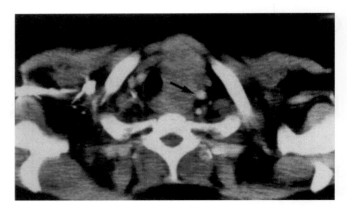

FIG. 26.1 Carcinoma da tireóide. Uma grande massa tireoidiana com realce causa o estreitamento da traquéia e a desloca para a direita. Não há plano adiposo entre a massa tumoral e a artéria carótida comum esquerda (*seta*). O paciente apresentava, também, metástases no parênquima pulmonar e nos ossos.

anormalidades das vias aéreas, e verificaram que a TC helicoidal com reconstrução multiplanar era mais precisa que a TC axial com cortes finos na demonstração de estenose leve, da extensão da estenose e de membranas horizontais. A traqueomalacia, diagnosticada quando a traquéia apresenta colabamento de mais de 50% na expiração, também pode ser conseqüente a um traumatismo; ela só pode ser reconhecida em exames de TC na fase expiratória.[116,147]

A traquéia em bainha de sabre é um estreitamento intratorácico da traquéia com o diâmetro coronal igual ou menor que dois terços do diâmetro sagital, quando medido 1 cm acima do topo do arco aórtico.[51] Mais de 95% dos pacientes com essa deformidade apresentam evidências clínicas de doença pulmonar obstrutiva crônica (DPOC), sendo a traquéia em bainha de sabre considerada um sinal valioso, sensível e específico de DPOC na radiografia do tórax padrão.[51,52] O diagnóstico por TC da traquéia em bainha de sabre foi correlacionado com diversos sinais funcionais, clínicos e radiográficos de DPOC.[157]

A policondrite recidivante é uma doença auto-imune sistêmica do tecido conectivo, em que a cartilagem é afetada difusamente por episódios recorrentes de inflamação. As cartilagens auricular, nasal, laríngea e traqueal são as mais comumente afetadas. As vias aéreas principais são acometidas em mais de 50% dos casos, sendo a pneumonia recorrente a causa mais comum de morte nesses pacientes.[19,43] A capacidade de colabamento das vias aéreas maiores é observada em conjunção com o amolecimento e a destruição dos anéis cartilaginosos. No exame de TC, vê-se um estreitamento fixo da luz traqueobrônquica, com um espessamento da parede associado.[29,99] Densos depósitos de cálcio podem ser vistos na cartilagem traqueal espessada.[65] Em raros casos, pode ocorrer uma dilatação traqueal difusa.

A amiloidose do trato respiratório, tanto primária como secundária, é uma condição rara que produz um estreitamento irregular das vias aéreas por depósitos submucosos de material amilóide numa distribuição focal ou difusa.[47] Tanto os raios X do tórax como os exames de TC podem demonstrar estreitamento difuso ou mostrar protrusões nodulares na luz traqueal que podem-se calcificar.[19] A idade média dos pacientes é de 53 anos, e os homens são afetados em freqüência duas vezes maior que as mulheres.[19]

A traqueobroncopatia osteocondroplástica é uma condição benigna, caracterizada por múltiplas formações submucosas osteocartilaginosas ao longo das superfícies ântero-laterais internas da traquéia.[81,130] Os homens são mais freqüentemente afetados que as mulheres (3:1), e a idade média é de mais de 50 anos (variação de 11 a 78 anos).[19] Embora a causa não seja conhecida, algumas teorias ligaram essa doença a inflamações crônicas, processos degenerativos, amiloidose e neoplasias.[3,167,177] Os raios X do tórax e os exames de TC mostram múltiplos tumores nodulares sésseis, calcificados ou não, que se estendem por um longo segmento da traquéia. Os nódulos na amiloidose podem ser circunferenciais, mas os da traqueobroncopatia osteocondroplástica poupam a parede membranosa posterior.

A granulomatose de Wegener caracteriza-se por uma vasculite granulomatosa do trato respiratório superior e inferior, geralmente em conjunção com o envolvimento do rim e de outros órgãos. A aparência tomográfica inclui um estreitamento circunferencial da luz das vias aéreas, presença de tecido anormal com densidade de partes moles nos anéis traqueais e calcificação densa e irregular das cartilagens traqueais.[145] A sarcoidose é outra doença granulomatosa que pode acometer a traquéia e os brônquios. Pode haver lesões granulomatosas intrínsecas das vias aéreas ou linfonodos hilares aumentados podem comprimir extrinsecamente os brônquios. O exame de TC pode mostrar a compressão extrínseca pela adenopatia e o espessamento da parede brônquica.[88,171]

A colite ulcerativa associa-se, em raros casos, à bronquite, bronquiectasia e bronquiolite.[163] Nos exames de TC, as paredes traqueobrônquicas encontram-se espessadas e irregularmente estreitadas, podendo-se ver bronquiectasias.[75] Finalmente, as vias aéreas maiores podem ser envolvidas por processos mórbidos viróticos, bacterianos, fúngicos, ou outros processos infecciosos. Na América do Norte, a maior parte dos casos de laringotraqueobronquite são de natureza virótica; é comum o estreitamento subglótico ou laríngeo, mas são raros os estreitamentos traqueais radiograficamente demonstráveis.[75]

Defeitos do Enchimento Traqueal

Nos adultos, os defeitos do enchimento traqueal são produzidos geralmente por neoplasias. Outras causas incluem tireóide ectópica, infecções, hematomas, amiloidose, traqueobroncopatia osteocondroplástica, corpos estranhos, muco e a invasão por um processo extrínseco. As lesões das vias aéreas relatadas em pacientes portadores da síndrome da imunodeficiência adquirida (AIDS) são sarcoma de Kaposi, tuberculose, aspergilose, linfoma, câncer do pulmão, traqueobronquites bacterianas, angiomatose bacilar, traqueíte por citomegalovírus, actinomicose, traqueobronquite por *Pneumocystis carinii* e mioblastoma das células granulares.[67]

Fístulas Traqueoesofágicas

As fístulas traqueoesofágicas (FTE) em adultos são quase exclusivamente lesões adquiridas, ocorrendo como complicação de condições malignas intratorácicas (compreendendo 60% dos casos), infecções ou traumatismos.[20,142] O diagnóstico geralmente é obtido por um estudo fluoroscópico contrastado, mas pode sê-lo, em alguns casos, por um estudo por TC. Além de demonstrar o local da fístula, a TC pode sugerir a causa e detectar complicações pulmonares e mediastinais.[161] A TC foi reconhecida como a modalidade diagnóstica para FTE devido à sua facilidade de execução em pacientes em estado crítico e da sua resolução anatômica.[161] A localização exata e o tamanho da comunicação são delineados pelo contraste com ar aos exames de TC devido à entrada livre de ar da traquéia para o esôfago. Fístulas pequenas podem ser bloqueadas intermitentemente por partículas de alimento, edema inflamatório e sangue coagulado, e, nesses casos, a TC pode não mostrar a fístula.[11]

Anomalias Traqueobrônquicas Congênitas

As anomalias traqueobrônquicas congênitas são a ausência de brônquios ou brônquios acessórios (Fig. 26.2), membranas ou estenoses traqueobrônquicas, traqueobroncomalacia, traquéia curta, padrões anômalos de ramificação, bem como associação a vasos pulmonares anômalos e compressão por esses vasos. Algumas delas constituem emergências com risco de vida ao nascimento, e outras passam anos sem serem diagnosticadas. Os sintomas clínicos são freqüentemente inespecíficos, e a avaliação radiográfica é freqüentemente necessária para localizar e caracterizar a lesão antes da endoscopia, cirurgia ou tratamento clínico. O radiologista deve estar atento a outras anomalias não-suspeitadas que envolvam as vias aéreas, os pulmões e o esôfago, as quais ocorrem com relativa freqüência.

As membranas traqueais produzem estreitamentos localizados, sem deformidade associada da cartilagem subjacente. A espessura da membrana determina a gravidade da obstrução e a abordagem terapêutica.[17] A estenose traqueal congênita pode ocorrer em qualquer parte da traquéia, envolvendo, geralmente, a traquéia numa extensão e

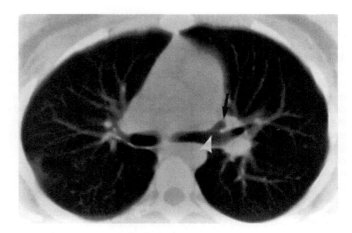

FIG. 26.2 Brônquio acessório. Uma evaginação focal de ar é vista originando-se da região anterior do brônquio lobar superior esquerdo. Esse brônquio acessório, supostamente congênito, origina-se de um colo largo (*ponta de seta*) e termina em fundo cego (*seta*). Fora isso, a anatomia brônquica à esquerda é normal.

profundidade maiores que as membranas, e tendendo a requerer mais de ressecção do que apenas de dilatação. A estenose secundária à compressão prolongada por um esôfago dilatado, grandes vasos anormais ou massas cervicomediastinais acarreta uma fibrose local e deformidade cartilaginosa que persiste por algum tempo após a retirada da massa. A estenose congênita da traquéia associa-se, com freqüência, à estenose brônquica; hipoplasia ou agenesia pulmonar; brônquio traqueal; FTE; traqueomalacia; anomalias das vértebras, costelas e polegares; e anomalias cardíacas. A traqueomalacia é uma traquéia anormalmente flácida, podendo afetar toda a traquéia ou parte dela, e acarretando um colabamento ântero-posterior da traquéia durante a expiração. A síndrome de compressão da artéria inominada pode ocasionar uma traqueomalacia secundária, na qual há um estreitamento persistente da parede traqueal anterior ao nível do intróito torácico. A traquéia curta, conseqüente à presença de 15 anéis traqueais ou menos, pode ser diagnosticada nos exames de TC, quando a bifurcação traqueal se encontra acima do quarto corpo vertebral torácico em crianças com menos de dois anos de idade ou acima da quinta vértebra torácica em crianças maiores.[168]

O brônquio traqueal aberrante (brônquio suíno) é relatado em 2% das crianças durante exames broncoscópicos.[87] Ocorre quase sempre em indivíduos do sexo masculino, origina-se mais comumente da parede lateral direita da traquéia, a cerca de 2 cm da carina, podendo ser assintomático ou causar infecções no lobo superior direito, atelectasia ou bronquiectasia, geralmente devido a um segmento brônquico estenosado e à eliminação insuficiente das secreções (Fig. 26.3). São descritos dois

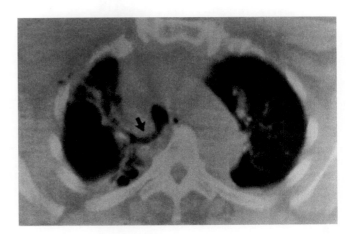

FIG. 26.3 Brônquio traqueal. Um brônquio acessório origina-se da parte lateral direita da traquéia (*seta*), acima do nível da carina. Há uma pneumonia lobar superior direita associada. (Cortesia de Janet E. Kuhlman, M.D., Madison, WI, EUA.)

tipos: o tipo supranumerário associa-se a um brônquio lobar superior direito trifurcado normal; no tipo deslocado, o brônquio ectópico supre o segmento apical do lobo superior. A aparência tomográfica é aquela de um brônquio que se origina da traquéia num corte mais cefálico do que a carina e a presença de apenas dois brônquios segmentares que se originam do brônquio lobar superior direito anatômico, quando a anomalia é do tipo deslocado.[135] O brônquio cardíaco acessório origina-se da parede medial do brônquio intermédio.[85] A ponte brônquica (*bridging bronchus*) é uma anomalia do padrão de ramificação da árvore traqueobrônquica, com os lobos médio e inferior do pulmão direito supridos por um brônquio que se origina da face medial do brônquio principal esquerdo e "faz ponte" sobre o mediastino em seu trajeto até o pulmão direito.[50] Radiograficamente, a ponte brônquica pode ser vista ramificando-se do brônquio principal esquerdo em um nível vertebral torácico (T5-T6) inferior àquele da carina normal. A ponte brônquica pode associar-se ao anel vascular da artéria pulmonar esquerda,[169,170] caso em que essa artéria segue por sobre a ponte brônquica e por trás do brônquio principal esquerdo até o pulmão esquerdo. O brônquio principal direito pode suprir o lobo superior do pulmão direito, ser ausente ou estar presente apenas como um divertículo cego das vias aéreas no nível da carina.

Uma atresia brônquica congênita, detectada inicialmente num adulto, é geralmente um achado acidental. A atresia ocorre mais comumente nos lobos superiores dos pulmões, especialmente no segmento apical posterior do lobo superior esquerdo. Tanto os raios X do tórax como TC mostram tampões mucosos (mucocele) num padrão ramificado, com hiperinsuflação segmentar associada[117] (Fig. 26.4).

BRÔNQUIOS

Anatomia Brônquica

A traquéia bifurca-se e dá origem aos brônquios principais esquerdo e direito. Nos adultos, o brônquio principal direito é mais vertical, mais longo em cerca de 2 mm e com aproximadamente metade do comprimento do brônquio principal esquerdo.[6] O brônquio principal direito termina na origem lateral do brônquio do lobo superior direito, e o tronco principal continua como o brônquio intermédio, que termina no ponto em que o brônquio do lobo médio se origina ântero-lateralmente e onde tem origem o brônquio do segmento superior do lobo inferior direito. A via aérea principal continua como o brônquio lobar inferior, que se divide em brônquios segmentares basais anterior, lateral, posterior e medial. As divisões à esquerda são semelhantes, exceto pelo fato de que há um curto brônquio lobar superior esquerdo, que se bifurca em brônquio lingular e em um curto tronco que se divide quase imediatamente nas vias aéreas segmentares anterior e ápico-posterior. Após dar origem ao brônquio segmentar superior do lobo inferior esquerdo, a via aérea lobar inferior continua inferiormente, dividindo-se em três ou quatro brônquios segmentares basais (em alguns casos, há um brônquio ântero-medial comum). As vias aéreas ao nível subsegmentar são visibilizadas no exame de TC, quando se usa colimação com cortes de 3 a 5 mm de espessura. Woodring e colaboradores[174] determinaram as dimensões normais dos brônquios principais, com base em radiografias do tórax, como sendo de 13 a 20 mm à direita e de 11 a 17 mm à esquerda em homens, e de 11 a 20 mm à direita e de 8 a 17 mm à esquerda em mulheres.

Bronquiectasia

Definida como uma dilatação irreversível da árvore brônquica, a bronquiectasia pode causar a produção crônica de escarro e hemoptises, ou pode ser assintomática. Pode ser descrita como de tipo cilíndrico, varicoso ou cístico.[121] A bronquiectasia cilíndrica, a forma mais leve, caracteriza-se por brônquios lisos e uniformemente dilatados; seccionados longitudinalmente, esses brônquios assemelham-se a trilhos de trem e, seccionados transversalmente, parecem redondos ou ovais. A dilatação dos brônquios em colar de contas descreve o tipo varicoso (Fig. 26.5). A bronquiectasia cística, o tipo mais grave, caracteriza-se por cistos em aglomerados, freqüentemente com níveis hidroaéreos (Figs. 26.6 e 26.7). As teorias relativas à patogênese são obstrução, infecção e tração.[23,24,34,40,41,78,84,94,111,125,128,143] A bronquiectasia por tração designa a dilatação irreversível dos brônquios e bronquíolos em áreas de fibrose pulmonar. Ocorre predominantemente nas partes periféricas do pulmão, onde os brônquios contêm menos cartilagem de sustentação.[172] Há numerosas causas de bronquiectasia, como as infecções (bacterianas, virais, por fungos e por micobactérias), hipogamaglobulinemia e outras imunodeficiências, síndromes da discinesia ciliar (síndrome de Kartagener), corpos estranhos nas vias aéreas, neoplasias, FC, aspergilose broncopulmonar alérgica, deficiência de cartilagem (síndrome de Williams-Campbell), síndrome de Swyer-James (secundária a infecções virais da infância), broncólitos, inalação de substâncias nocivas (amônia e outras), fibrose pulmonar e numerosas outras causas diferentes.

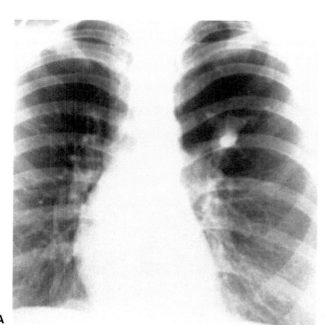 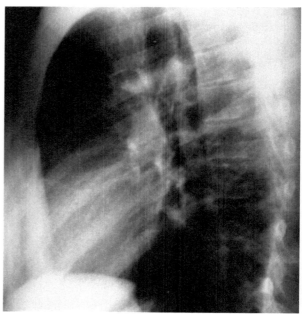

FIG. 26.4 Atresia brônquica. As projeções póstero-anterior (**A**) e lateral (**B**) mostram a mucocele opaca, digitiforme, distalmente à atresia brônquica do lobo superior esquerdo. O lobo encontra-se excessivamente insuflado e insuficientemente perfundido, sendo, por isso, relativamente radiotransparente.

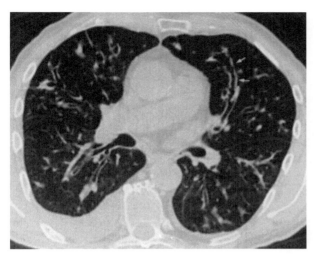

FIG. 26.5 Bronquiectasia cilíndrica e varicosa. Brônquios dilatados e de paredes espessas são presentes bilateralmente. Um brônquio lingular apresenta a aparência de acordeão ou pregueado da bronquiectasia varicosa (setas). Exame tomográfico de alta resolução, colimação de 2 mm, algoritmo ósseo. (Caso por cortesia de Julie K. Mitby, M.D.)

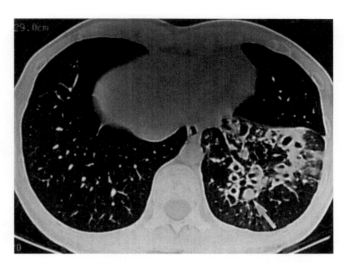

FIG. 26.7 Bronquiectasia cística. Aglomerados de dilatação brônquica cística de paredes espessas estão presentes no lobo inferior esquerdo. Alguns dos brônquios dilatados apresentam-se cheios de muco (seta) e há alterações inflamatórias no parênquima pulmonar circundante.

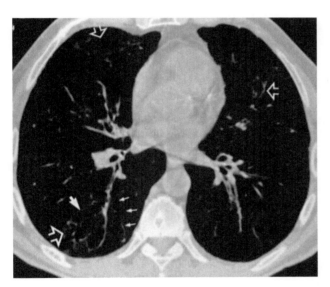

FIG. 26.6 Bronquiectasia cística, segmento basal posterior, lobo inferior direito, lobo médio e língula (setas abertas). Encontra-se presente uma aparência de cacho de uvas causada pelos brônquios com dilatação cística adjacentes (seta grande), assim como a característica aparência de colar de contas produzida por áreas consecutivas de dilatação cística num brônquio único (setas pequenas). Exame tomográfico de alta resolução, colimação de 2 mm, algoritmo ósseo. (Caso por cortesia de Julie K. Mitby, M.D.)

Embora os pacientes com bronquiectasia raramente apresentem uma radiografia do tórax normal (aproximadamente 7% dos casos),[60] os achados radiográficos torácicos não são nem sensíveis nem específicos o bastante para serem úteis na avaliação precisa das bronquiectasias, não sendo confiáveis na determinação da distribuição anatômica exata da doença.[25,61,137] Os achados radiográficos comuns são uma perda de definição e o aumento do número e do tamanho da trama broncovascular (causados pela fibrose peribrônquica e a presença de secreções retidas), brônquios aglomerados e perda de volume pulmonar, aparência de favo de mel e espaços císticos que se aproximam de 2 cm (Fig. 26.8). A localização precisa dos segmentos acometidos tornou-se realidade com a introdução da broncografia por óleo iodado (Lipiodol) em 1922.[136] A broncografia constituiu, por um longo tempo, o padrão ouro na realização do diagnóstico de bronquiectasia, mas não era uma modalidade ideal de aquisição de imagens por muitas razões. Reações alérgicas ao meio de contraste, riscos associados à anestesia tópica, broncoespasmo e distúrbio da ventilação pelo entupimento dos bronquíolos pelo material de contraste viscoso em pacientes que já apresentam um significativo comprometimento respiratório são problemas que foram superados quando a broncografia foi substituída pelo exame de TC. Além de ser não-invasivo, o exame de TC tem a capacidade de demonstrar brônquios obstruídos ou impactados, que podem não ser opacificados nos broncogramas, e de avaliar os achados associados no tórax melhor que a radiografia simples.

Os primeiros estudos que avaliaram a precisão da TC no diagnóstico da bronquiectasia, utilizando imagens de TC convencionais com colimação de 8 a 10 mm, apresentaram uma sensibilidade de 60% a 80% e especificidade de 86% a 100%.[22,100,114,137] Usando uma colimação de 1,5 mm em intervalos de 10 mm, a sensibilidade melhorou para uma faixa de 96% a 98%, com especificidade de 93% a 99%.[54,176] Com o uso da colimação de 4 mm em intervalos de 5 mm, a TC mostrou-se 100% sensível para os tipos cístico e varicoso, e 94% sensível para a variedade cilíndrica.[66] Num estudo recente, o exame de TC com cortes finos (colimação de 1,0 a 1,5 mm em intervalos de 10 mm) possibilitou o diagnóstico correto da bronquiectasia cilíndrica em muitos casos.[70] O achado mais fidedigno para o diagnóstico da bronquiectasia cilíndrica é a visibilização de brônquios a menos de 1 cm da pleura costal ou paravertebral, ou a visibilização de brônquios fazendo contato com a pleura mediastinal. Embora a ausência de afinamento gradual dos brônquios e o aumento da razão broncoarterial contribuam para o diagnóstico de bronquiectasia, esses achados também podem ser vistos em 10% a 20% dos indivíduos sadios. Mais recentemente, os estudos mostraram que os exames helicoidais (espirais) proporcionam melhor visibilização da bronquiectasia relativamente à TC de cortes finos convencional[80] e à TCAR,[162] embora ao custo de uma dose maior de radiação com a TC espiral. Os problemas potenciais, associados à TC em cortes finos convencionais, incluem deixar passar despercebidas áreas de bronquiectasia localizadas exclusivamente em áreas não-visibilizadas, dificuldade em perceber a ausência de diminuição gradual do diâmetro brônquico em brônquios localizados perpendicularmente ou obliquamente ao plano axial, assim como a presença de impactação mucóide em brônquios bronquiectásicos, que pode simular nódulos, massas ou uma consolidação no pulmão.[80]

Apesar da facilidade com que a bronquiectasia pode ser identificada nos exames de TC na maioria dos casos, há algumas dificuldades potenciais,[86] as quais consistem em artefatos pelos movimentos tanto respiratórios como cardíacos, bem como a escolha de uma colimação

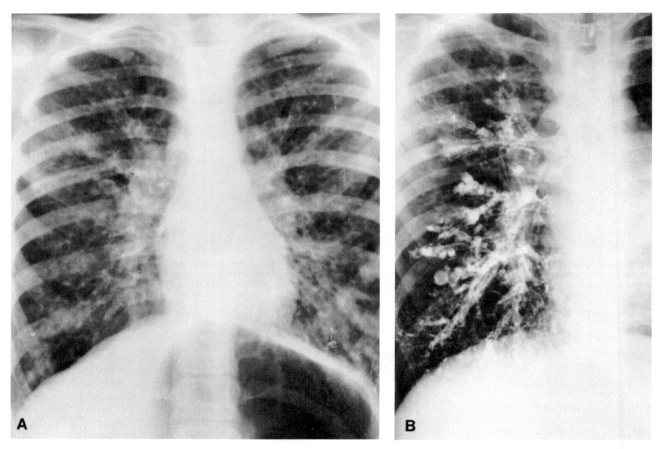

FIG. 26.8 Doença cística extensa ou bronquiectasia cística. **A:** Doença inflamatória bilateral extensa na qual podem ser delineadas algumas radiotransparências arredondadas. **B:** Broncograma direito que mostra uma bronquiectasia extensa, cística e cilíndrica.

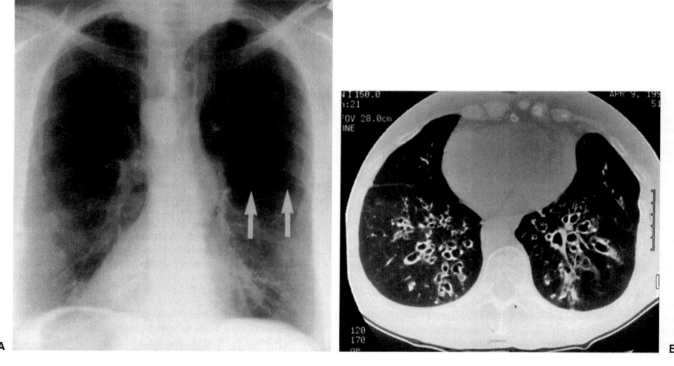

FIG. 26.9 Síndrome de Kartagener. **A:** É presente um *situs inversus*; o arco aórtico e o ápice cardíaco encontram-se à direita, a fissura menor à esquerda (*setas*) e a bolha do estômago à direita. Um aumento da trama intersticial é visto em ambas as bases pulmonares. O paciente apresentava, também, uma sinusite crônica. **B:** A tomografia computadorizada de alta resolução mostra que a trama intersticial basilar representa bronquiectasias císticas.

e janelas inadequadas. Algumas patologias pulmonares difusas podem simular a bronquiectasia, como a histiocitose X pulmonar, linfangioleiomiomatose, alterações císticas em pacientes com AIDS e pneumonia por *P. carinii* e metástases císticas. A combinação característica de um cisto e a artéria associada é, às vezes, útil para confirmar a bronquiectasia, assim como a variação no tamanho de cistos bronquiectásicos à inspiração e à expiração, uma característica geralmente não observada em outros tipos de lesões císticas. Acompanhar lesões semelhantes a cistos de um corte para outro e notar sua relação com as vias aéreas centrais também possibilitam uma distinção precisa entre a bronquiectasia e outras doenças císticas em muitos casos.

Síndrome da Discinesia Ciliar

Descrita, originalmente, em 1976,[1] a síndrome da discinesia ciliar constitui um espectro de defeitos geneticamente determinados na estrutura e função dos cílios, interferindo no clareamento mucociliar. Embora o termo *síndrome dos cílios imóveis* já tenha sido usado, em muitos casos os cílios apresentam alguma motilidade (ainda que discinética). Já foram descritas condições que incluem o *situs inversus*, sinusite paranasal e bronquiectasia (uma tríade que constitui a síndrome de Kartagener), infecções recorrentes do trato respiratório superior e inferior, bem como espermatozóides imóveis e infertilidade (Fig. 26.9). O prognóstico geralmente é bom, e o diagnóstico é compatível com uma duração integral da vida.[91] A radiografia do tórax e o exame de TC mostram bronquiectasia, com uma predileção pelo envolvimento do lobo médio.[105]

Fibrose Cística

A FC é uma doença genética relativamente comum que afeta o trato respiratório superior e inferior, pâncreas, fígado e vesícula biliar, intestino e trato genital. Aproximadamente uma em cada 1.600 crianças nascidas vivas é afetada por essa doença autossômica recessiva, que ocorre predominantemente em indivíduos caucasianos. Em 1985, o defeito da FC foi localizado no cromossoma [7,158] e quatro anos depois o gene da FC foi identificado por clonagem posicional.[69,124,127] Esse novo conhecimento deu origem às novas terapias, como a terapia genética *in vivo*.[28] A idade média de sobrevida elevou-se de cerca de 18 anos, em 1976, para 29 anos, no início dos anos 90.[26,39]

Os achados na radiografia do tórax, na FC do adulto, são densidades nodulares e lineares não-vasculares periféricas, achados específicos de bronquiectasia, hiperinsuflação, atelectasia e espaços aéreos císticos.[44] Griscom e colaboradores[56] mostraram que o diâmetro ântero-posterior da traquéia encontra-se aumentado em adultos com FC, o que não se correlaciona com a gravidade do acometimento pulmonar, conforme avaliado radiograficamente. Um sistema de pontuação por TC que descreve a presença, gravidade e extensão da bronquiectasia, espessamento peribrônquico, impactação mucosa, saculações ou abscessos, bolhas, enfisema, colabamento do pulmão e consolidação, incorpora todas as alterações vistas nos pulmões de pacientes com FC.[12]

Síndrome de Swyer-James

A síndrome de Swyer-James (SSJ), também conhecida como síndrome de Macleod, é uma forma pós-infecciosa de bronquiolite obliterante (BO) que sobrevém tipicamente após uma infecção respiratória viral em lactentes ou infantes.[27,118,119] Os achados radiográficos torácicos são uma redução volumétrica de um dos pulmões, com hipertransparência e aprisionamento aéreo (Fig. 26.10). O ar preso decorre do gás que penetra no espaço aéreo por ventilação colateral e não consegue sair devido à obstrução bronquiolar. A hipertransparência geralmente se limita a um lobo ou pulmão; a doença pode ser bilateral, mas é geralmente unilateral. As outras considerações diagnósticas, ao serem reconhecidos esses achados, incluem um tumor que cause obstrução ou um corpo estranho nas vias aéreas. Bronquiectasias são presentes em alguns dos casos de SSJ. As cintilografias ventilatórias mostram retardo na entrada e eliminação do marcador radioativo nas regiões em que há o aprisionamento aéreo.[110] Os achados no exame de TC são regiões pulmonares hipertransparentes, aprisionamento aéreo e bronquiectasias.[95] O exame de TC é mais sensível que as radiografias e a cintilografia na detecção da presença, extensão e distribuição das regiões pulmonares hipertransparentes, sendo útil para excluir outras causas de hipertransparência e obstrução central.

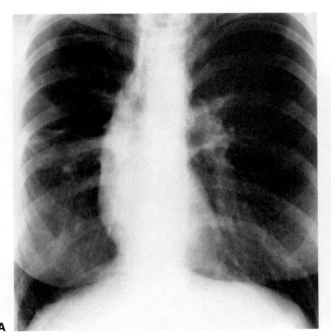 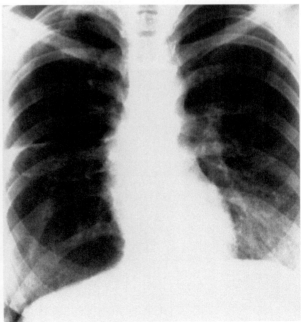

FIG. 26.10 Pulmão unilateralmente hipertransparente (síndrome de Swyer-James). **A:** Radiografia em inspiração. Note que o pulmão direito encontra-se mais radiotransparente que o esquerdo e há menos vasos pulmonares visíveis. O pulmão esquerdo é maior, e os hemidiafragmas têm altura quase igual. **B:** Radiografia em expiração. Observe que o coração está desviado para a esquerda devido ao aprisionamento aéreo à direita, o que ocasiona alguma expansão desse lobo. O hemidiafragma esquerdo agora encontra-se um pouco mais alto que o direito.

Broncolitíase

O termo broncolitíase designa o material calcificado nas vias aéreas e os efeitos da distorção ou inflamação das vias aéreas causados por linfonodos peribrônquicos calcificados.[7,165] Muitos casos são causados por linfonodos infectados, principalmente após a exposição à histoplasmose, mas também à tuberculose, actinomicose, coccidioidomicose e criptococose. O material calcificado numa via aérea ou a distorção da luz das vias aéreas, causada pelo acometimento peribrônquico, resultam em obstrução das vias aéreas, que produzem colabamento, pneumonite obstrutiva, impactação mucóide ou bronquiectasia. Os pacientes podem apresentar, inicialmente, tosse, hemoptise, episódios recorrentes de febre, bem como escarro purulento e litoptise. As radiografias do tórax mostram o desaparecimento de um *nidus* calcificado, identificado anteriormente, mudança na posição de um *nidus* calcificado ou evidências de obstrução das vias aéreas. O exame de TC revela um linfonodo calcificado numa via aérea ou imediatamente adjacente a uma via aérea distorcida, alterações distais secundárias à obstrução brônquica e ausência de massa de partes moles associada[21,73,134] (Fig. 26.11). Dependendo do estado clínico do paciente e da patologia pulmonar subjacente, pode-se indicar a observação, retirada broncoscópica do cálculo ou ressecção cirúrgica.[30]

Bronquiolite

A avaliação dos bronquíolos, definidos como vias aéreas periféricas que não contêm cartilagem, torna necessário um conhecimento da anatomia do lóbulo pulmonar secundário, a menor parte do pulmão que está circundada por septos de tecido conectivo. O lóbulo pulmonar secundário é mais desenvolvido, sendo visibilizado mais facilmente nas áreas subpleurais periféricas do pulmão. Localizado no centro do lóbulo pulmonar, há um bronquíolo lobular e uma artéria pulmonar. As veias pulmonares localizam-se nos septos interlobulares circundantes. Os bronquíolos lobulares medem no máximo 1 mm de diâmetro,[74] e suas paredes menos de 0,1 mm de espessura. Como o limite de visibilidade da TC é um brônquio de 2 mm de diâmetro, os bronquíolos lobulares normais não podem ser vistos nos exames de TC, embora as anormalidades bronquiolares possam ser detectadas, quando há um espessamento da parede bronquiolar, inflamação e fibrose peribronquiolares ou bronquiolectasia com ou sem enchimento do bronquíolo dilatado por secreções.[103] Embora o protocolo ótimo para a avaliação das anormalidades bronquiolares ainda não tenha sido estabelecido, recomenda-se o exame com colimação de 1 a 2 mm em intervalos de 10 mm.[98]

Müller e colaboradores[98] classificaram a bronquiolite em quatro tipos, de acordo com a aparência predominante nos exames de TC: (1) áreas centrolobulares nodulares ou lineares ramificadas de atenuação aumentada em pacientes com bronquiolite infecciosa, pambronquiolite difusa ou bronquiolite complicando doenças dos brônquios; (2) atenuação em vidro fosco e consolidação em pacientes com bronquiolite obliterante por pneumonia organizada (BOOP) ou bronquiolite respiratória associada ao fumo; (3) áreas de menor atenuação e perfusão na BO; e (4) opacidades bronquiolocêntricas, vistas em várias formas de doença infiltrativa crônica do pulmão, em que a TC pode demonstrar os achados associados a cada doença específica. Os achados tomográficos podem ser úteis para sugerir a presença de bronquiolite, mas são inespecíficos e devem ser interpretados no contexto clínico apropriado.

Um dos padrões tomográficos de acometimento bronquiolar (pequenas vias aéreas) é o da atenuação pulmonar em mosaico, que também pode ser vista em doenças vasculares e infiltrativas pulmonares. Nos casos de acometimento das pequenas vias aéreas, as áreas de atenuação pulmonar variável que formam o padrão em mosaico representam aprisionamento aéreo, vasoconstrição por hipoxia e a pressão mecânica sobre os vasos sanguíneos.[150] À expiração, o ar preso é reconhecido como ausência de aumento da atenuação ou de diminuição do volume em áreas do pulmão anormalmente transparentes. No acometimento das pequenas vias aéreas, diminuem o tamanho e o número dos vasos na área anormalmente transparente do pulmão em relação às áreas de maior atenuação pulmonar, o que também ocorre nas doenças vasculares, mas não nas doenças infiltrativas. Aprisionamento aéreo é visto no acometimento das pequenas vias aéreas, porém não nas doenças vasculares ou infiltrativas pulmonares primárias.

Bronquiolite Obliterante por Pneumonia Organizada

A BOOP, também designada como pneumonia criptogênica organizada (COP), caracteriza-se patologicamente por uma pneumonia organizada nos alvéolos e por tampões de tecido de granulação na luz dos ductos alveolares e bronquíolos respiratórios.[33] A BOOP pode ser de natureza idiopática; pode ser conseqüente a uma pneumonia viral, bacteriana ou por fungos, inalação de tóxicos, pneumonia eosinofílica crônica ou reação a uma droga; ou pode ocorrer como complicação de doenças vasculares do colágeno, irradiação ou transplante de medula óssea ou pulmão. Clinicamente, os pacientes com BOOP idiopática apresentam uma história de um a quatro meses de uma doença gripal, com tosse não-produtiva, febre baixa, mal-estar e dispnéia progressiva. As radiografias do tórax mostram áreas unilaterais ou bilaterais de

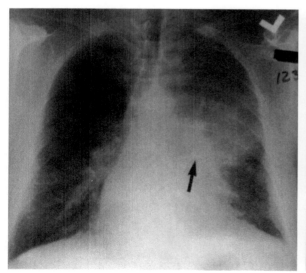
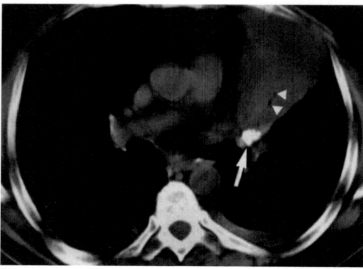

FIG. 26.11 Broncolito. **A:** É vista uma atelectasia lobar superior esquerda, e é presente um linfonodo densamente calcificado no hilo esquerdo (*seta*). **B:** O tomograma computadorizado mostra o broncolito (*seta*) no brônquio lobar superior esquerdo e atelectasia do lobo superior esquerdo distalmente. O broncolito está obstruindo quase totalmente o brônquio, o que explica a escassez de broncogramas aéreos (*pontas de seta*) no pulmão em atelectasia.

consolidação, geralmente esparsa, mas que pode ter uma distribuição periférica.[33] Müller e colaboradores[101] descreveram os achados de TC em 14 pacientes com BOOP, todos os quais tinham áreas de consolidação do espaço aéreo, nódulos pequenos ou ambos. Dez pacientes apresentavam áreas esparsas unilaterais ou bilaterais de consolidação, sete possuíam pequenos nódulos, e dois tinham linhas irregulares de atenuação aumentada. Uma distribuição predominantemente subpleural ou peribrônquica da consolidação foi vista em aproximadamente 50% dos pacientes.

Bronquiolite Obliterante

A BO, ou bronquiolite obliterante, é definida patologicamente como uma fibrose irreversível das paredes das pequenas vias aéreas, que faz a luz dessas vias se estreitar ou ser obliterada. O termo bronquiolite constritiva, que enfatiza a natureza fibrótica e extrínseca da lesão, é um sinônimo de BO, sendo preferido por alguns autores, para evitar a confusão com a BOOP.[152] Os critérios clínicos usados no diagnóstico da BO são a limitação irreversível do fluxo de ar, com um volume expiratório forçado em um segundo (VEF_1) que é menos de 60% do valor predito na ausência de enfisema, bronquite crônica, asma ou outras causas de obstrução das vias aéreas.[160] A BO e a BOOP não são consideradas relacionadas uma à outra, embora possam ocorrer em conseqüência de fatores etiológicos semelhantes. A BO é uma seqüela comum dos transplantes do pulmão, indicando aí uma rejeição crônica, e dos transplantes da medula óssea, em que revela a doença enxerto *versus* hospedeiro crônica. A SSJ é uma BO que ocorre secundariamente a uma infecção viral da infância. As radiografias do tórax são geralmente normais, mas podem apresentar hiperaeração ou, mais raramente, um padrão micronodular. Os achados tomográficos da BO são os sinais diretos de estruturas centrilobulares ramificadas e nódulos centrilobulares causados pelo espessamento peribronquiolar e bronquiolectasias com secreções[112] e achados indiretos de bronquiectasia, bronquiolectasia e atenuação do pulmão em mosaico (causada pela hipoventilação dos alvéolos distalmente à obstrução bronquiolar, que acarreta vasoconstrição secundária e aprisionamento aéreo)[82,96,112,151] (Fig. 26.12). A interpretação do aprisionamento aéreo deve ser feita com cautela, porque áreas isoladas de ar preso nos lóbulos podem ocorrer em pessoas sadias.[146]

Bronquiolite Respiratória

Alterações patológicas são observadas nas pequenas vias aéreas de todos os fumantes.[37,108,122] A bronquiolite respiratória, também designada como bronquiolite dos fumantes,[104,175] envolve os bronquíolos respiratórios e caracteriza-se por uma inflamação crônica leve dos bronquíolos, associada ao acúmulo de macrófagos pigmentados nos bronquíolos respiratórios e nos alvéolos adjacentes. A condição pode ser suficientemente grave para produzir sintomas clínicos de tosse e dispnéia, assim como anormalidades tomográficas, incluindo áreas com atenuação de vidro fosco, micronódulos centrilobulares e aprisionamento aéreo.[58,123] As anormalidades envolvem predominantemente as zonas pulmonares superiores (uma distribuição semelhante àquela do enfisema centrilobular relacionado ao fumo), mas podem ser difusas.

Pambronquiolite

A pambronquiolite é uma doença inflamatória pulmonar de origem ignorada, prevalente nos asiáticos, mas rara nos europeus e norte-americanos. Histologicamente, há o espessamento das paredes dos bronquíolos respiratórios e peribronquiolite associada, e, nos casos avançados, está presente a bronquiolectasia.[2] As radiografias do tórax podem mostrar pequenas sombras nodulares disseminadas de até 2 mm de tamanho.[64] Os achados na TCAR são classificados em quatro tipos: (1) nódulos tão-somente; (2) nódulos associados a opacidades lineares ramificadas; (3) nódulos com opacidades ductais pequenas ou de forma anular (provável bronquiolectasia); e (4) grandes opacidades císticas acompanhadas de brônquios proximais dilatados.[2]

Outras Doenças das Pequenas Vias Aéreas

A broncopneumonia, causada por qualquer tipo de agente infeccioso, pode ocasionar nódulos ou estruturas ramificadas centrilobulares na TCAR, relacionados à consolidação peribronquiolar ou a pequenas vias aéreas cheias de pus.[59] Sarcoidose, asbestose, silicose e pneumoconiose dos mineiros de carvão também podem causar nódulos peribronquiolares. Na alveolite alérgica extrínseca, a resposta a diversos alérgenos inalados numa pessoa sensibilizada, há um infiltrado celular peribronquiolar com granulomas maldefinidos. O exame de TC mostra nódulos centrilobulares pouco nítidos e opacificação em vidro fosco.[83]

ENFISEMA

Conforme a definição do National Heart, Lung and Blood Institute dos EUA, o enfisema pulmonar é um alargamento anormal permanente dos espaços aéreos distalmente aos bronquíolos terminais, acompanhado da destruição das paredes alveolares e sem fibrose evidente.[138,140] Foram descritos três subtipos morfológicos diferentes de enfisema, de acordo com sua localização no lóbulo pulmonar secundário: centrilobular, panlobular e parasseptal (lobular distal). Um quarto tipo de enfisema, o enfisema paracicatricial, ocorre em conseqüência da fibrose pulmonar e associa-se sempre a esta, não preenchendo, pois, os critérios estritos para a definição de enfisema.

O enfisema é encontrado, na autópsia, em até 66% dos pacientes adultos,[141,156] mas a detecção clínica da doença durante a vida é difícil, a não ser que a condição seja grave. Antes da década de 60, a doença era reconhecida principalmente por sintomas de tosse e dispnéia progressiva, bem como pelas anormalidades fisiológicas de redução do fluxo expiratório máximo e aumento do volume residual.[115] A presença de uma obstrução do fluxo aéreo, por si só, é um indicador mais sensível da presença de enfisema, porém tem menor especificidade, porque a asma, a doença irreversível das pequenas vias aéreas e algumas formas de doença pulmonar intersticial também podem ocasionar a diminuição do VEF_1.[48,139,140] As evidências de distúrbio das transferências gasosas, conforme avaliado pela capacidade de difusão do monóxido de carbono, são mais sensíveis que a espirometria anormal no diagnóstico de enfisema, mas são inespecíficas, e os pacientes podem ter até 30% do seu pulmão envolvido por enfisema e não ter evidências de distúrbio

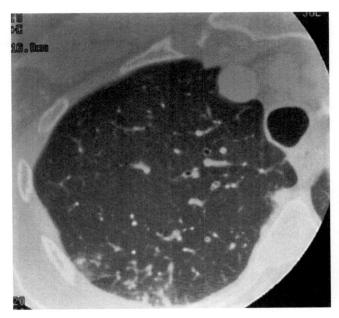

FIG. 26.12 Bronquiolite obliterante. Tomograma computadorizado de alta resolução que mostra opacidades centrilobulares nodulares, lineares e ramificadas na periferia do lobo superior direito posterior, constituindo um espessamento peribronquiolar e bronquiolectasias com secreções.

funcional.[115] A precisão do diagnóstico, com base nos achados nas radiografias do tórax, depende do grau de destruição do parênquima e varia de 65% a 80%.[129,132] Os achados da TC correlacionam-se melhor à presença e à gravidade do enfisema morfológico que as radiografias do tórax ou os resultados dos testes da função pulmonar,[71,97] embora alguns estudos avaliando os exames de TC com colimação de 10 mm e de 1,0 mm concluíssem que a TC subestima consistentemente a extensão do enfisema centrilobular e panlobular, bem como a gravidade do enfisema em comparação com a avaliação pela patologia.[10,42,63,92] Apesar dessas limitações, a TC é a melhor maneira de reconhecer o enfisema em pacientes vivos. A quantificação objetiva do enfisema pelo exame de TC pode ser feita destacando as áreas de atenuação anormalmente baixa com o uso de um programa de computador, o que é obtido por um programa denominado Density Mask, o qual destaca voxéis em qualquer faixa desejada. Hayhurst e colaboradores[63] foram os primeiros a mostrar que pacientes com enfisema tinham mais pixéis com valores de atenuação entre −900 e −1.000 unidades Hounsfield que os pacientes não-portadores de enfisema. Müller e colaboradores[102] compararam as máscaras de densidade com a avaliação visual e patológica do enfisema, tendo encontrado uma boa correlação (0,89) entre o escore da máscara de densidade (especialmente ao destacar todos os voxéis com atenuação igual ou inferior a −910 unidades Hounsfield) e a avaliação patológica do enfisema. A correlação entre os escores visuais médios, avaliados por dois observadores independentes, e o escore patológico do enfisema foi de 0,90. Um estudo de Rémy-Jardin e colaboradores[122] avaliou a precisão da técnica denominada, em inglês, *sliding thin-slab minimum-intensity projection* (uma nova técnica de reconstrução por TC) na detecção do enfisema, mostrando que a sensibilidade era diferente daquela da TC de cortes finos (81% *versus* 62%, respectivamente; $P = 0,01$). A especificidade de ambos os métodos era de 100%. Uma limitação importante dessa nova técnica é que ela não pode ser usada para o estudo de todo o pulmão *in vivo*. A TC e a TCAR podem ter uma vantagem em relação à avaliação patológica, na medida em que são visibilizadas todas as regiões de ambos os pulmões, tornando menos prováveis os erros de amostragem, já que o enfisema, em sua forma mais leve, é caracteristicamente localizado.[154]

A forma mais comum de enfisema, o enfisema centrilobular, associa-se fortemente ao fumo, e a gravidade do enfisema aumenta com o número de cigarros fumados.[8,109] O enfisema centrilobular ocorre pela destruição dos alvéolos em torno do bronquíolo respiratório proximal e tem, tipicamente, uma distribuição predominante na zona pulmonar superior. Embora as zonas pulmonares superiores sejam mais gravemente afetadas pelo enfisema, o grau de enfisema nas zonas inferiores tem maior correlação com as anormalidades da função pulmonar, indicando que as zonas pulmonares superiores são regiões relativamente silenciosas, em que pode haver uma destruição extensa, antes que se evidenciem anormalidades funcionais.[62] O enfisema panlobular tem uma distribuição lobar inferior característica, sendo o tipo predominante de enfisema em pacientes com deficiência de α_1-antitripsina. No enfisema panlobular, os alvéolos são destruídos em todo o lóbulo pulmonar secundário. O enfisema parasseptal é uma anormalidade focal ou multifocal que envolve a periferia do lóbulo pulmonar, sendo observado, quase sempre, na periferia do pulmão, ao longo das fissuras e em reflexões pleurais. A coalescência do enfisema parasseptal leva à formação de bolhas, sendo importante na ocorrência do pneumotórax espontâneo.[4,159] O enfisema parasseptal não deve ser confundido com o faveolamento, que tem paredes mais grossas e está associado à fibrose.[148]

Os critérios para o diagnóstico radiográfico torácico do enfisema são dois ou mais dos seguintes:

1. rebaixamento e retificação do diafragma nas radiografias póstero-anteriores, com a obliteração dos ângulos costofrênicos. O nível efetivo do diafragma não é tão significativo como seu contorno. (Isso pode ser determinado por uma linha reta que liga a junção costofrênica à junção vertebrofrênica de cada lado; se o nível mais alto do contorno estiver a menos de 1,5 cm acima dessa linha, poder-se-á considerar o diafragma como retificado.);
2. radiotransparência irregular do pulmão causada pela irregularidade na distribuição da destruição tecidual enfisematosa;
3. radiotransparência retroesternal anormal, conforme visto na radiografia em perfil, medindo 2,5 cm ou mais do esterno até a margem mais anterior da aorta ascendente;

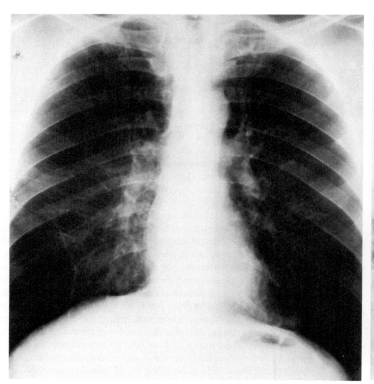
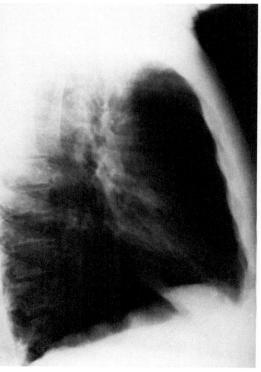

FIG. 26.13 Enfisema pulmonar crônico (DPOC). O diafragma é plano, o que se nota particularmente na projeção lateral. O espaço retroesternal mostra-se proeminente. Os pulmões apresentam-se hipertransparentes, especialmente nas bases, e a artéria pulmonar e seus ramos principais encontram-se algo dilatados.

4. achatamento ou até concavidade do contorno do diafragma na radiografia lateral do tórax, conforme determinado pela presença de um ângulo esternodiafragmático de 90° ou mais.[115]

Outros achados são o aumento do diâmetro ântero-posterior do tórax, configuração da traquéia em bainha de sabre, silhueta cardiome-diastinal estreita, dilatação das artérias pulmonares centrais e aumento do ventrículo direito na presença, respectivamente, de hipertensão arterial pulmonar e *cor pulmonale* (Fig. 26.13).

A TCAR fornece informações valiosas em comparação com os exames de TC convencionais no diagnóstico do enfisema devido à sua maior clareza e nitidez. Pode-se criar um ajuste de janela personalizado, para facilitar a detecção do enfisema; um nível de janela mais negativo (−800 a −900 unidades Hounsfield), com largura de janela menor (+500 a +1.000 unidades Hounsfield), proporciona um contraste favorável entre as lesões enfisematosas ou outras lesões císticas cheias de ar e o parênquima pulmonar normal.[148] A TCAR mostra o enfisema

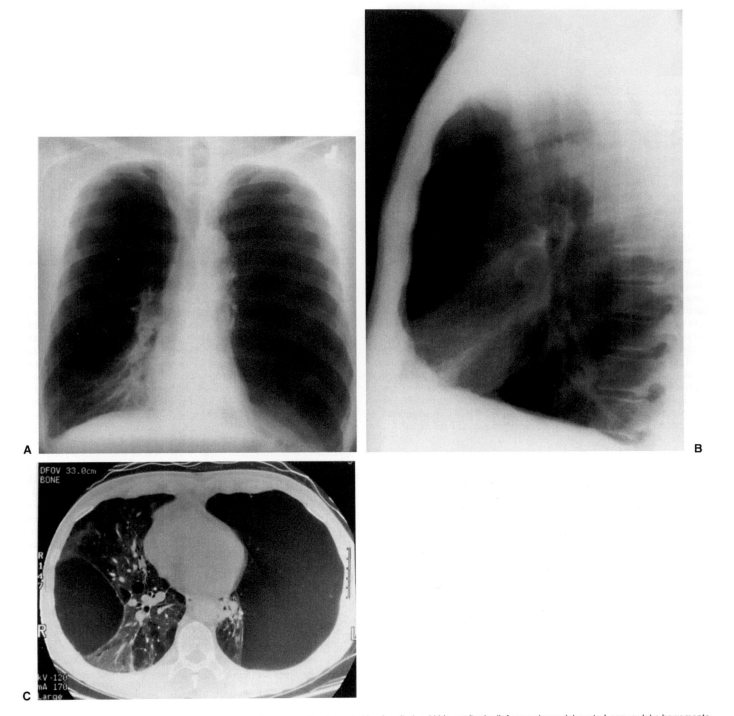

FIG. 26.14 Enfisema bolhoso. **A e B:** Os pulmões apresentam-se acentuadamente hiperinsuflados. Há inversão do diafragma (especialmente à esquerda) e borramento dos ângulos costofrênicos. O espaço retroesternal mostra-se mais largo, a silhueta cardíaca está estreitada e há escassez de vasos pulmonares. **C:** A tomografia computadorizada de alta resolução mostra grandes lesões bolhosas bilateralmente, que tomam a maior parte do pulmão esquerdo. Essa aparência é designada como a síndrome do desaparecimento pulmonar.

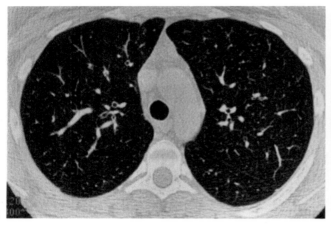 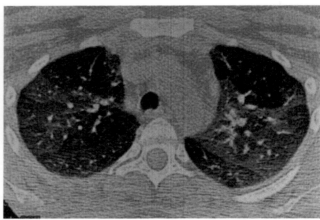

FIG. 26.15 Asma. **A:** O tomograma computadorizado de alta resolução (TCAR) em inspiração encontra-se normal. **B:** O TCAR em expiração, obtido simultaneamente, mostra um padrão de atenuação pulmonar em mosaico; existem áreas do pulmão que se apresentam anormalmente hipertransparentes, as quais contêm estruturas vasculares menores e em menor número, adjacentes a áreas pulmonares normalmente perfundidas com aparência de vidro fosco. Nesse caso, a opacificação em vidro fosco constitui o pulmão normal, e as áreas de hipertransparência são causadas por uma perfusão pulmonar diminuída, secundariamente à vasoconstrição reflexa nas áreas hipoventiladas e ao ar aprisionado. A configuração da traquéia passa de um contorno arredondado à inspiração para uma configuração em ferradura à expiração, com o arqueamento posterior da parte membranosa.

centrilobular como áreas focais de baixa atenuação de até 1 cm de diâmetro num fundo homogêneo de parênquima pulmonar, não associadas a fibrose,[148] ocasionando uma aparência de "queijo suíço". Tais áreas de baixa atenuação geralmente são redondas ou ovais, e não têm paredes nítidas. A aparência do enfisema panlobular à TC é aquela de grandes e extensas áreas de baixa atenuação uniforme, com distribuição lobar inferior, associadas a uma redução no tamanho dos vasos pulmonares. Não ocorre a preservação periférica do lóbulo, não havendo, portanto, uma diferença notável na densidade entre os lóbulos afetados e um fundo homogêneo de parênquima pulmonar normal. Por causa disso, os casos leves a moderados da doença podem facilmente passar despercebidos e ser subestimada a extensão da doença.[144] O enfisema paraseptal aparece como múltiplos pequenos espaços aéreos subpleurais, os quais variam de alguns milímetros a 1 cm de diâmetro.[155] O enfisema bolhoso gigante, ou síndrome do desaparecimento pulmonar, caracteriza-se por grandes bolhas nos lobos superiores (Fig. 26.14). As bolhas são descritas como estruturas cheias de ar de mais de 1 cm de diâmetro, com paredes finas, que ocorrem numa localização subpleural ou intraparenquimatosa, e associadas ao enfisema paraseptal, centrilobular ou panlobular.[120]

ASMA

Não há uma definição universalmente aceita para a asma; ela pode ser considerada como uma doença pulmonar obstrutiva difusa com (1) hiper-reatividade das vias aéreas a vários estímulos e (2) um alto grau de reversibilidade do processo obstrutivo, que pode ocorrer espontaneamente ou em conseqüência de um tratamento. Os pacientes apresentam, geralmente, uma obstrução reversível das vias aéreas, caracterizada por um aumento de mais de 15% no VEF_1 após a terapia broncodilatadora ou um teste de carga com metacolina positivo (redução do VEF_1 em 20% ou mais após a inalação de metacolina em uma concentração de 8 mg/ml ou menos).[89] Tanto as grandes como as pequenas vias aéreas podem ser envolvidas em graus variáveis. Os três elementos que contribuem para a obstrução das vias aéreas na asma são o espasmo do músculo liso, edema e inflamação das membranas mucosas que revestem as vias aéreas, bem como exsudação intraluminar de muco, células inflamatórias e restos celulares. A asma é uma doença complexa, que envolve fatores bioquímicos, autonômicos, imunológicos, infecciosos, endócrinos e psicológicos em graus variáveis, em diferentes pacientes. A asma pode ser um problema benigno e autolimitado, ou uma doença crônica recorrente que leva a uma obstrução debilitante e irreversível do fluxo de ar, bem como a uma doença pulmonar obstrutiva crônica. O enfisema não é um achado proeminente nos pulmões dos pacientes asmáticos não-fumantes, mesmo naqueles casos graves da doença.[153]

As radiografias do tórax dos pacientes asmáticos podem mostrar o aumento da trama pulmonar, hiperinsuflação e atelectasia. Os exames de TC revelam bronquiectasia que envolve principalmente os brônquios subsegmentares e distais (28,5%), espessamento da parede brônquica (82%), pequenas opacidades centrilobulares (21%) e menor atenuação pulmonar (31%).[53] A bronquiectasia na asma foi atribuída a uma destruição brônquica progressiva, aspergilose broncopulmonar alérgica subclínica ou uma infecção anterior durante o período de lactência ou início da infância.[107,113] A aspergilose broncopulmonar alérgica (ABPA) é uma hipersensibilidade mediada pela imunoglobulina E à colonização das vias aéreas por *Aspergillus*, que tem prevalência maior em pacientes com asma ou FC. A bronquiectasia central no exame de TC do tórax é a característica típica da ABPA. O espessamento da parede brônquica na asma (avaliado subjetivamente no exame de TC) pode refletir a inflamação brônquica e peribrônquica, assim como o aumento da área de músculo liso, glândulas mucosas, cartilagem e submucosa.[16] As áreas de hipertransparência são causadas pela menor perfusão pulmonar secundariamente à vasoconstrição reflexa nas áreas hipoventiladas e ao aprisionamento aéreo[146] (Fig. 26.15). O enfisema visto nos exames de TC de indivíduos asmáticos é atribuído ao fumo.[72] As pequenas opacidades centrilobulares podem corresponder à impactação dos bronquíolos ou ao espessamento de suas paredes.[16] Como as lesões das vias aéreas centrais e a estenose mitral podem produzir sintomas atribuídos à asma, devem-se, sempre, avaliar cuidadosamente as vias aéreas, a silhueta cardíaca e a vasculatura pulmonar em todas as radiografias do tórax obtidas para avaliar um paciente com "asma". A radiografia do tórax também deve ser avaliada quanto a evidências de pneumonia, que exacerba reconhecidamente a asma, bem como de pneumotórax e pneumomediastino, que podem decorrer dos roncos e sibilos, além da tosse, que se associam à asma.

REFERÊNCIAS

1. Afzelius VA: A human syndrome caused by immotile cilia. Science 193:317, 1976
2. Akira M, Kitatani F, Yong-Sik L, et al: Diffuse panbronchiolitis: Evaluation with high-resolution CT. Radiology 168:433, 1988
3. Alroy GG, Lichtig C, Kaftori JK: Tracheobronchopathia osteoplastica: End stage of primary lung amyloidosis? Chest 61:465, 1972
4. Anderson AJ, Furlaneto J, Foraker A: Bronchopulmonary derangements in non-smokers. Am Rev Respir Dis 101:518, 1970
5. Armstrong P, Wilson AG, Dee P, Hansell DM: Imaging of Diseases of the Chest, p 818. St. Louis, Mosby–Year Book, 1995
6. Armstrong P, Wilson AG, Dee P, Hansell DM: Imaging of Diseases of the Chest, p 825. St. Louis, Mosby–Year Book, 1995

7. Arrigoni MG, Bernatz PE, Donoghue FE: Broncholithiasis. J Thorac Cardiovasc Surg 62:231, 1971
8. Auerbach O, Hammond EC, Garfinkel L, Benante C: Relationship of smoking and age to emphysema: Whole-lung section study. N Engl J Med 286:853, 1972
9. Bateson EM, Woo-Ming M: Tracheobronchomegaly. Clin Radiol 24:354, 1973
10. Bergin C, Müller NL, Nochols DM, et al: The diagnosis of emphysema: A computed tomographic-pathologic correlation. Am Rev Respir Dis 133:541, 1986
11. Berkmen YM, Auh YH: CT diagnosis of acquired tracheoesophageal fistula in adults. J Comput Assist Tomogr 9:302, 1985
12. Bhalla M, Turcois N, Aponte V, et al: Cystic fibrosis: Scoring system with thin-section CT. Radiology 179:783, 1991
13. Bhutani VK, Ritchie WG, Shaffer TH: Acquired tracheomegaly in very preterm neonates. Am J Dis Child 140:449, 1986
14. Breatnach E, Abbott GC, Fraser RG: Dimensions of the normal human trachea. AJR Am J Roentgenol 141:903, 1984
15. Brown BM, Oshita AK, Castellino RA: CT assessment of the adult extrathoracic trachea. J Comput Assist Tomogr 7:415, 1983
16. Caroll N, Elliot J, Morton A, James A: The structure of large and small airways in nonfatal and fatal asthma. Am Rev Respir Dis 147:405, 1993
17. Carpenter BL, Merten DF: Radiographic manifestations of congenital anomalies affecting the airway. Radiol Clin North Am 29:219, 1991
18. Cavanaugh MJ, Cooper DM: Chronic pulmonary disease in a child with the Ehlers-Danlos syndrome. Acta Paediatr Scand 65:679, 1976
19. Choplin RH, Wehunt WD, Theros EG: Diffuse lesions of the trachea. Semin Roentgenol 28:28, 1993
20. Coleman FP: Acquired non-malignant esophagorespiratory fistula. Am J Surg 93:321, 1957
21. Conces DJ, Tarver RD, Vix VA: Broncholithiasis: CT features in 15 patients. AJR Am J Roentgenol 157:249, 1991
22. Cooke JC, Currie DC, Morgan AD, et al: Role of computed tomography in diagnosis of bronchiectasis. Thorax 42:272, 1987
23. Corrigan DJ: On cirrhosis of the lung. Dublin J Med Sci 13:266, 1838
24. Croxatto OC, Lanari A: Pathogenesis of bronchiectasis. J Thorac Surg 27:514, 1954
25. Currie DC, Cooke JC, Morgan AD, et al: Interpretation of bronchograms and chest radiographs in patients with chronic sputum production. Thorax 42:278, 1987
26. Cystic Fibrosis Foundation. Patient Registry 1994 Annual Data Report. Bethesda, MD, Cystic Fibrosis Foundation, 1995
27. Daniel TL, Woodring JH, Vandiviere MH, Wilson HD: Swyer-James syndrome: Unilateral hyperlucent lung syndrome. Clin Pediatr 23:393, 1984
28. Davis PB, Drumm M, Konstan MW: Cystic fibrosis. Am J Respir Crit Care Med 154:1229, 1996
29. Davis SD, Berkmen YM, King T: Peripheral bronchial involvement in relapsing polychondritis: Demonstration by thin-section CT. AJR Am J Roentgenol 153:953, 1989
30. Dixon GF, Donnerberg RL, et al: Advances in the diagnosis and treatment of bronchlithiasis. Am Rev Respir Dis 129:1028, 1984
31. Dunne MG, Reiner B: CT features of tracheobronchomegaly. J Comput Assist Tomogr 12:388, 1988
32. Effmann EL, Fram EK, Vock P, Kirks DR: Tracheal cross-sectional area in children: CT determination. Radiology 149:137, 1983
33. Epler GR, Colby TV, McLoud TC, Carrington CB, Gaensler EA: Bronchiolitis obliterans organizing pneumonia. N Engl J Med 312:152, 1985
34. Erb IH: Pathology of bronchiectasis. Arch Pathol 15:357, 1933
35. Feist JH, Johnson TH, Wilson RJ: Acquired tracheomalacia: Etiology and differential diagnosis. Chest 68:340, 1975
36. Ferretti GR, Vining DJ, Knoplioch J, Coulomb M: Tracheobronchial tree: Three-dimensional spiral CT with bronchoscopic perspective. J Comput Assist Tomogr 20:777, 1996
37. Finkelstein R, Cosio M: Disease of the small airways in smokers: Smokers' bronchiolitis. In Epler G (ed): Diseases of the Bronchioles, pp 115-137. New York, Raven, 1994
38. Fiser F, Tomanek A, Rimanova V, et al: Tracheobronchomegaly. Scand J Respir Dis 50:147, 1969
39. Fitzsimmons SC: The changing epidemiology of cystic fibrosis. J Pediatar 122:1, 1993
40. Fleischner FG: Reversible bronchiectasis. AJR Am J Roentgenol 46:166, 1941
41. Fleischner FG: The pathogenesis of bronchiectasis. Radiology 53:818, 1949
42. Foster WL Jr, Pratt PC, Roggli VL, Godwin JD, Halvorsen RA, Putman CE: Centrilobular emphysema: CT-pathologic correlation. Radiology 159:27, 1986
43. Fraser RG, Pare JAP, Pare PD, Fraser RS, Genereux GP, eds: Diagnosis of Diseases of the Chest, Vol 3, pp 1987-2003. Philadelphia, WB Saunders, 1990
44. Friedman PJ, Harwood IR, Ellenbogen PH: Pulmonary cystic fibrosis in the adult: Early and late radiologic findings with pathologic correlation. AJR Am J Roentgenol 136:1131, 1981
45. Gamsu G, Webb WR: CT of the trachea: Normal and abnormal. AJR Am J Roentgenol 139:321, 1982
46. Gamsu G, Sostman D: Magnetic resonance imaging of the thorax. Am Rev Respir Dis 139:254, 1989
47. Gamsu G, Webb WR: Computed tomography of the trachea and mainstem bronchi. Semin Roentgenol 18:51, 1983
48. Gelb AF, Gold WM, Wright RR, Bruch HR, Nadel JA: Physiologic diagnosis of subclinical emphysema. Am Rev Respir Dis 107:50, 1973
49. Gibellino F, Osmanliev DP, Watson A, Pride NB: Increase in tracheal size with age: Implications for maximal expiratory flow. Am Rev Respir Dis 132:784, 1985
50. Gonzales-Crussi F, Padilla LM, Miller JK, Grosfeld JL: Bridging bronchus. Am J Dis Child 130:1015, 1976
51. Greene R, Lechner GL: "Saber-sheath" trachea: A clinical and functional study of marked coronal narrowing of the intrathoracic trachea. Radiology 115:265, 1975
52. Greene R: "Saber-sheath" trachea: Relation to chronic obstructive pulmonary disease. AJR Am J Roentgenol 130:441, 1978
53. Grenier P, Mourey Gerosa I, Benali K, et al: Abnormalities of the airways and lung parenchyma in asthmatics: CT observations in 50 patients and inter- and intraobserver variability. Eur Radiol 6:199, 1996
54. Grenier P, Maurice F, Musset D, Menu Y, Nahum H: Bronchiectasis: Assessment by thin-section CT. Radiology 161:95, 1986
55. Grillo HC, Donahue DM, Mathisen DJ, et al: Postintubation tracheal stenosis: Treatment and results. J Thorac Cardiovasc Surg 109:486, 1995
56. Griscom NT, Vawter GF, Stigol LC: Radiologic and pathologic abnormalities of the trachea in older patients with cystic fibrosis. AJR Am J Roentgenol 148:691, 1987
57. Griscom NT: Computed tomographic determination of tracheal dimensions in children and adolescents. Radiology 145:361, 1982
58. Gruden JF, Webb WR: Case report: CT findings in a proved case of respiratory bronchiolitis. AJR Am J Roentgenol 161:44, 1993
59. Gruden JF, Webb WR, Warnock M: Centrilobular opacities in the lung on HRCT: Diagnostic considerations and pathologic correlation. AJR Am J Roentgenol 162:569, 1994
60. Gudbjerg CE: Roentgenologic diagnosis of bronchiectasis. An analysis of 112 cases. Acta Radiol 43:210, 1955
61. Gudbjerg CE: Roentgenologic diagnosis of bronchiectasis. Acta Radiol 43:209, 1955
62. Gurney JW, Jones KK, Robbins RA, et al: Regional distribution of emphysema: Correlation of high-resolution CT with pulmonary function tests in unselected smokers. Radiology 183:457, 1992
63. Hayhurst MD, Flenley DC, McLean A, et al: Diagnosis of pulmonary emphysema by computerized tomography. Lancet 2:320, 1984
64. Homma H, Yamanaka A, Tanimoto S, et al: Diffuse panbronchiolitis: A disease of the transitional zone of the lung. Chest 83:63, 1983
65. Im J-G, Chung JW, Han SK: CT manifestations of tracheobronchial involvement in relapsing polychondritis. J Comput Assist Tomogr 12:792, 1988
66. Joharjy IA, Bashi SA, Abdullah AK: Value of medium-thickness CT in the diagnosis of bronchiectasis. AJR Am J Roentgenol 149:1133, 1987
67. Judson MA, Sahn SA: Endobronchial lesions in HIV-infected individuals. Chest 105:1314, 1994
68. Kauczor HU, Wolcke B, Fischer B, Mildenberger P, Lorenz J, Thelen M: Three-dimensional helical CT of the tracheobronchial tree: Evaluation of imaging protocols and assessment of suspected stenoses with bronchoscopic correlation. AJR Am J Roentgenol 167:419, 1996
69. Kerem B, Rommens JM, Buchanan JA, et al: Identification of the cystic fibrosis gene: Genetic analysis. Science 245:1073, 1989
70. Kim JS, Müller NL, Park CS, Grenier P, Herold CJ: Cylindrical bronchiectasis: Diagnostic findings on thin-section CT. AJR Am J Roentgenol 168:751, 1997
71. Kinsella M, Müller NL, Abboud RT, Morrison NJ, ByBuncio A: Quantitation of emphysema by computed tomography using a "density mask" program and correlation with pulmonary function tests.

Chest 97:315, 1990
72. Kondoh Y, Taniguchi H, Yokoyama S, Taki S, Takagi K, Satake T: Emphysematous change in chronic asthma in relation to cigarette smoking: Assessment by computed tomography. Chest 97:845, 1990
73. Kowal LE, Goodman LR, Zarro VJ, et al: CT diagnosis of broncholithiasis. J Comput Assist Tomogr 7:321, 1983
74. Kuhn C III: Normal anatomy and histology. In Thurlbeck WM, Churg AM (eds): Pathology of the Lung, 2nd ed, pp 1–36. New York, Thieme, 1995
75. Kwong JS, Müller NL, Miller RR: Diseases of the trachea and mainstem bronchi: Correlation of CT with pathologic findings. Radiographics 12:645, 1992
76. Kwong JS, Adler BD, Padley SPG, Müller NL: Diagnosis of diseases of the trachea and main bronchi: Chest radiography vs CT. AJR Am J Roentgenol 161:519, 1993
77. Lacrosse M, Trigaux JP, Van Beers BE, Weynants P: 3D spiral CT of the tracheobronchial tree. J Comput Assist Tomogr 19:341, 1995
78. Lander FPL, Davidson M: The aetiology of bronchiectasis (with special reference to pulmonary atelectasis). Br J Radiol 11:65, 1938
79. LoCicero J, Costello P, Campos CT, et al: Spiral CT with multiplanar and three-dimensional reconstructions accurately predicts tracheobronchial pathology. Ann Thorac Surg 62:811, 1996
80. Lucidarme O, Grenier P, Coche E, Lenoir S, Aubert B, Beigelman C: Bronchiectasis: Comparative assessment with thin-section CT and helical CT. Radiology 200:673, 1996
81. Lundgren R, Stjernberg NL: Tracheobronchopathia osteochondroplastica: A clinical bronchoscopic and spirometric study. Chest 80:706, 1981
82. Lynch DA, Brasch RC, Hardy KA, Webb WR: Pediatric pulmonary disease: Assessment with high-resolution ultrafast CT. Radiology 176:243, 1990
83. Lynch DA, Rose CS, Way D, King TE: Hypersensitivity pneumonitis: Sensitivity of HRCT in a population-based study. AJR Am J Roentgenol 159:469, 1992
84. Mallory TB: The pathogenesis of bronchiectasis. N Engl J Med 237:795, 1947
85. Mangiulea VG, Stinghe RV: The accessory cardiac bronchus: Bronchologic aspect and review of the literature. Dis Chest 54:35, 1968
86. McGuinness G, Naidich DP, Leitman BS, McCauley DI: Bronchiectasis: CT evaluation. AJR Am J Roentgenol 160:253, 1993
87. McLaughlin FJ, Strieder DJ, Harris GBC, et al: Tracheal bronchus: Association with respiratory morbidity in childhood. J Pediatr 106:751, 1985
88. Mendelson DS, Norton K, Cohen BA, et al: Bronchial compression: An unusual manifestation of sarcoidosis. J Comput Assist Tomogr 7:892, 1983
89. Meneely GR, Renzetti AD, Steele JD, Wyatt JP, Harris HW: American Thoracic Society: Chronic bronchitis, asthma, and pulmonary emphysema. Am Rev Respir Dis 85:762, 1962
90. Menu Y, Lallemand D: Determination of the normal transverse diameter of the trachea in childhood. Ann Radiol (Paris) 24:73, 1981
91. Miller RD, Divertie MB: Kartagener's syndrome. Chest 62:130, 1972
92. Miller RR, Müller NL, Vidal S, Morrison NJ, Staples CA: Limitation of computed tomography in the assessment of emphysema. Am Rev Respir Dis 139:980, 1989
93. Mogavero-Newmark G, Conces DJ, Kopecky KK: Spiral CT evaluation of the trachea and bronchi. J Comput Assist Tomogr 18:552, 1994
94. Moll HH: A clinical and pathological study of bronchiectasis. Q J Med 25:457, 1932
95. Moore ADA, Godwin JD, Dietrich PA, Verschakelen JA, Henderson WR: Swyer-James syndrome: CT findings in eight patients. AJR Am J Roentgenol 158:1211, 1992
96. Morrish WF, Herman SJ, Weisbrod GL, Chamberlain DW: Bronchiolitis obliterans after lung transplantation: Findings at chest radiography and high-resolution CT. Radiology 179:487, 1991
97. Morrison NJ, Abboud RT, Ramadan F, et al: Comparison of single breath carbon monoxide diffusing capacity and pressure-volume curves in detecting emphysema. Am Rev Respir Dis 139:1179, 1989
98. Müller NL, Miller RR: Diseases of the bronchioles: CT and histopathologic findings. Radiology 196:3, 1995
99. Müller NL, Miller RR, Ostrow DN, Pare PD: Clinico-radiologicpathologic conference: Diffuse thickening of the tracheal wall. Can Assoc Radiol J 40:213, 1989
100. Müller NL, Bergin CJ, Ostrow DN, Nichols DM: Role of computed tomography in the recognition of bronchiectasis. AJR Am J Roentgenol 143:971, 1984

101. Müller NL, Staples CA, Miller RR: Bronchiolitis obliterans organizing pneumonia: CT features in 14 patients. AJR Am J Roentgenol 154:983, 1990
102. Müller NL, Miller RR, Abboud RT: "Density mask": An objective method to quantitate emphysema using computed tomography. Chest 94:782, 1988
103. Murata K, Itoh H, Todo G, et al: Centrilobular lesions of the lung: Demonstration by high-resolution CT and pathologic correlation. Radiology 161:641, 1986
104. Myers JL, Veal CF, Shin MS, Katzenstein ALA: Respiratory bronchiolitis causing interstitial lung disease: A clinicopathologic study of six cases. Am Rev Respir Dis 135:880, 1987
105. Nadel HRR, Stringer DA, Levison H, et al: The immotile cilia syndrome: Radiological manifestations. Radiology 154:651, 1985
106. Naidich DP, Lee J-J, Garay SM, McCauley DI, Aranda CP, Boyd AD: Comparison of CT and fiberoptic bronchoscopy in the evaluation of bronchial disease. AJR Am J Roentgenol 148:1, 1987
107. Neeld DA, Goodman LR, Gurney JW, Greenberger PA, Fink JV: Computerized tomography in the evaluation of allergic bronchopulmonary aspergillosis. Am Rev Respir Dis 142:1200, 1990
108. Niewoehner D, Kleinerman J, Rice D: Pathologic changes in the peripheral airways of young cigarette smokers. N Engl J Med 291:755, 1974
109. Niewoehner DE: Cigarette smoking, lung inflammation, and the development of emphysema. J Lab Clin Med 111:15, 1988
110. ODell CW, Taylor A, Higgins CB, Ashburn WL, Schillaci RF, Alazraki NP: Ventilation-perfusion lung images in the Swyer-James syndrome. Radiology 121:423, 1976
111. Ogilvie AG: The natural history of bronchiectasis: A clinical, roentgenologic, and pathologic study. Arch Intern Med 68:395, 1941
112. Padley SPG, Adler BD, Hansell DM, Müller NL: Bronchiolitis obliterans: High-resolution CT findings and correlation with pulmonary function tests. Clin Radiol 47:236, 1993
113. Paganin F, Trussard V, Seneterre E, et al: Chest radiography and high resolution computed tomography of the lungs in asthma. Am Rev Respir Dis 146:1084, 1992
114. Phillips MS, Williams MP, Flower CDR: How useful is computed tomography in the diagnosis and assessment of bronchiectasis? Clin Radiol 37:321, 1986
115. Pratt PC: Role of conventional chest radiography in diagnosis and exclusion of emphysema. Am J Med 82:998, 1987
116. Quint LE, Whyte RI, Kazerooni EA, et al: Stenosis of the central airways: Evaluation by using helical CT with multiplanar reconstructions. Radiology 194:871, 1995
117. Rappaport DC, Herman SJ, Weisbrod GL: Congenital bronchopulmonary diseases in adults: CT findings. AJR Am J Roentgenol 162:1295, 1994
118. Reid L, Simon G, Zorab PA, Seidelin R: The development of unilateral hypertransradiancy of the lung. Respir Med 61:190, 1967
119. Reid L, Simon G: Unilateral lung transradiancy. Thorax 17:230, 1962
120. Reid L: The Pathology of Emphysema. London: Lloyd-Duke Medical Books, 1967
121. Reid LM: Reduction in bronchial subdivision in bronchiectasis. Thorax 5:233, 1950
122. Rémy-Jardin M, Rémy J, Gosselin B, Copin MC, Wurtz A, Duhamel A: Sliding thin slab, minimum intensity projection technique in the diagnosis of emphysema: Histopathologic-CT correlation. Radiology 200:665, 1996
123. Rémy-Jardin M, Rémy J, Gosselin B, Becette V, Edme JL: Lung parenchymal changes secondary to cigarette smoking: Pathologic-CT correlations. Radiology 186:643, 1993
124. Riordan JR, Rommens JM, Kerem B, et al: Identification of the cystic fibrosis gene: Cloning and characterization of complementary DNA. Science 245:1066, 1989
125. Robinson WL: A study of bronchiectasis in fifty lobectomy cases. Am J Pathol 15:638, 1938
126. Roditi GH, Weir J: The association of tracheomegaly and bronchiectasis. Clin Radiol 49:608, 1994
127. Rommens JM, Iannuzzi MC, Kerem B, et al: Identification of the cystic fibrosis gene: Chromosome walking and jumping. Science 245:1059, 1989
128. Rosenzweig DY, Stead WW: The role of tuberculosis and other forms of bronchopulmonary necrosis in the pathogenesis of bronchiectasis. Am Rev Resp Dis 93:769, 1966
129. Schmidt RA, Glenny RW, Godwin JD, Hampson NB, Cantino ME, Reichenbach DD: Panlobular emphysema in young intravenous Rivalin abusers. Am Rev Respir Dis 143:649, 1991

130. Secrest PG, Kendig TA, Beland AJ: Tracheobronchopathia osteochondroplastica. Am J Med 36:815, 1964
131. Shepard JO, McLoud TC: Imaging the airways: Computed tomography and magnetic resonance imaging. Clin Chest Med 12:151, 1991
132. Sherman CB, Hudson LD, Pierson DJ: Severe precocious emphysema in intravenous methylphenidate (Ritalin) abusers. Chest 92:1085, 1987
133. Shin MS, Jackson RM, Ho KJ: Tracheobronchomegaly (Mounier-Kuhn Syndrome): CT diagnosis. AJR Am J Roentgenol 150:777, 1988
134. Shin MS, Ho KJ: Broncholithiasis: Its detection by computed tomography in patients with recurrent hemoptysis of unknown etiology. Comput Radiol 7:189, 1983
135. Shipley RT, McLoud TC, Dedrick CG, Shepard JO: Computed tomography of the tracheal bronchus. J Comput Assist Tomogr 9:53, 1985
136. Sicard JA, Forestier J: Iodized oil as contrast medium radioscopy. Bull Mem Med Hop de Paris 46:463, 1922
137. Silverman PM, Godwin JD: CT/bronchographic correlations in bronchiectasis. J Comput Assist Tomogr 11:52, 1987
138. Snider GL, Kleinerman J, Thurlbeck WM, Bengali ZH: The definition of emphysema: Report of a National Heart, Lung and Blood Institute, Division of Lung Diseases workshop. Am Rev Respir Dis 132:182, 1985
139. Snider GL: Chronic obstructive pulmonary disease: A continuing challenge. Am Rev Respir Dis 133:942, 1986
140. Snider GL: Distinguishing among asthma, chronic bronchitis, and emphysema. Chest 87:35S, 1985
141. Sobonya RE, Burrows B: The epidemiology of emphysema. Clin Chest Med 4:351, 1983
142. Spalding AR, Burney DP, Richie RE: Acquired benign bronchoesophageal fistulas in adults. Ann Thorac Surg 28:378, 1979
143. Spencer H: Pathology of the Lung, pp 130–142, 741–753. Philadelphia, WB Saunders, 1977
144. Spouge D, Mayo JR, Cardoso W, Müller NL: Panacinar emphysema: CT and pathologic findings. J Comput Assist Tomogr 17:710, 1993
145. Stein MG, Gamsu G, Webb WR, et al: Computed tomography of diffuse tracheal stenosis in Wegener granulomatosis. J Comput Assist Tomogr 10:868, 1986
146. Stern E, Frank M: Small airway diseases of the lungs: Findings at expiratory CT. AJR Am J Roentgenol 163:37, 1994
147. Stern EJ, Graham CM, Webb WR, Gamsu G: Normal trachea during forced expiration: Dynamic CT measurements. Radiology 187:27, 1993
148. Stern EJ, Frank MS: CT of the lung in patients with pulmonary emphysema: Diagnosis, quantification, and correlation with pathologic and physiologic findings. AJR Am J Roentgenol 162:791, 1994
149. Stern EJ, Gamsu G: CT of the trachea and central bronchi. The Radiologist 1:335, 1994
150. Stern EJ, Müller NL, Swensen SJ, Hartman TE: CT mosaic pattern of lung attenuation: Etiologies and terminology. J Thorac Imaging 10:294, 1995
151. Sweatman MC, Millar AB, Strickland B, Turner-Walwick M: Computed tomography in adult obliterative bronchiolitis. Clin Radiol 41:116, 1990
152. Teel GS, Engeler CE, Tashijian JH, duCret RP: Imaging of small airways disease. Radiographics 16:27, 1996
153. Thurlbeck W: Pathology of chronic airflow obstruction. Chest 97(suppl 2):68, 1990
154. Thurlbeck WM: Chronic Airflow Obstruction in Lung Disease, pp 23–26. Philadelphia, WB Saunders, 1976
155. Thurlbeck WM: Morphology of Emphysema and Emphysema-like Conditions, pp 96–234. Philadelphia, WB Saunders, 1976
156. Thurlbeck WM: Overview of the pathology of pulmonary emphysema in the human. Clin Chest Med 4:337, 1983
157. Trigaux JP, Hermes G, Dubois P, Van Beers B, Delaunois L, Jamart J: CT of saber-sheath trachea: Correlation with clinical, chest radiographic and functional findings. Acta Radiol 35:247, 1994
158. Tsui LC, Buchwald M, Barker D, et al: Cystic fibrosis locus defined by a genetically linked polymorphic DNA marker. Science 230:1054, 1985
159. Tuddenham WJ: Glossary of terms for thoracic radiology: Recommendations of the Nomenclature Committee of the Fleschner Society. AJR Am J Roentgenol 143:509, 1984
160. Turton CW, Williams G, Green M: COP in adults. Thorax 36:805, 1981
161. Vaid YN, Shin MS: Computed tomography evaluation of tracheoesophageal fistula. J Comput Tomogr 10:281, 1986
162. van der Bruggen-Bogaarts BAHA, van der Bruggen HMJG, van Waes PFGM, Lammers JJ: Assessment of bronchiectasis: Comparison of HRCT and spiral volumetric CT. J Comput Assist Tomogr 20:15, 1996
163. Vasishta S, Wood JB, McGinty F: Ulcerative tracheobronchitis years after colectomy for ulcerative colitis. Chest 106:1279, 1994
164. Vining DJ, Liu K, Choplin RH, Haponik EF: Virtual bronchoscopy: Relationships of virtual reality endobronchial simulations to actual bronchoscopic findings. Chest 109:554, 1996
165. Vix VA: Radiographic manifestations of broncholithiasis. Radiology 128:295, 1978
166. Wanderer AA, Ellis EF, Goltz RW, et al: Tracheobronchiomegaly and acquired cutis laxa in a child: Physiologic and immunologic studies. Pediatrics 44:709, 1969
167. Way SPB: Tracheopathia osteoplastica. J Clin Pathol 20:814, 1967
168. Wells AL, Wells TR, Landing BH, et al: Short trachea, a hazard in tracheal intubation of neonates and infants: Syndromal associations. Anesthesiology 71:367, 1989
169. Wells TR, Stanley P, Padua EM, Landing BH, Warburton D: Serial section-reconstruction of anomalous tracheobronchial branching patterns from CT scan images: Bridging bronchus associated with sling left pulmonary artery. Pediatr Radiol 20:444, 1990
170. Wells TR, Gwinn JL, Landing BH, Stanley P: Reconsideration of the anatomy of sling left pulmonary artery: The association of one form with bridging bronchus and imperforate anus. Anatomic and diagnostic aspects. J Pediatr Surg 23:892, 1988
171. Wescott JL, Noehren TH: Bronchial stenosis in chronic sarcoidosis. Chest 63:893, 1973
172. Westcott JL, Cole SR: Traction bronchiectasis in end-stage pulmonary fibrosis. Radiology 161:665, 1986
173. Woodring JH, Barrett PA, Rehm SR, Nurenberg P: Acquired tracheomegaly in adults as a complication of diffuse pulmonary fibrosis. AJR Am J Roentgenol 152:743, 1989
174. Woodring JH, Howard RS II, Rehm SR: Congenital tracheobronchomegaly (Mounier-Kuhn syndrome): A report of 10 cases and review of the literature. J Thorac Imaging 6:1, 1991
175. Wright JL, Cagle P, Churg A, Colby TV, Myers J: State of the art: Diseases of the small airways. Am Rev Respir Dis 146:240, 1992
176. Young K, Aspestrand F, Kolbenstvedt A: High resolution CT and bronchography in the assessment of bronchiectasis. Acta Radiol 32:439, 1991
177. Young RH, Sandstrom RE, Mark GJ: Tracheopathia osteoplastica: Clinical, radiologic, and pathological correlations. J Thorac Cardiovasc Surg 79:537, 1980

CAPÍTULO 27

Doenças de Origem Ocupacional, Química e Física

John H. Juhl e Janet E. Kuhlman

PNEUMOCONIOSE

O termo *pneumoconiose* designa o grupo de condições em que são inaladas e armazenadas no pulmão substâncias sólidas estranhas, geralmente pós inorgânicos com graus variáveis de patogenicidade.[37] Essas condições formam um grupo de doenças ocupacionais de considerável importância econômica. Em alguns casos, pode haver uma poluição atmosférica suficiente para causar doença pulmonar em pessoas que vivem próximo à fonte de origem da substância. Muitos materiais estranhos podem produzir fibrose, ocasionando a diminuição da função pulmonar, e algumas substâncias incluídas nesta seção não causam fibrose nem alterações da função pulmonar em grau significativo. Essas últimas incluem o pó de carvão (antracose), óxido de ferro (siderose), sulfato de bário (baritose) e estanho (estanose). Alterações benignas foram também relatadas na exposição ao óxido de titânio e carbureto de tungstênio. Algumas dessas doenças ocorrem juntas, caso em que se usa, para designá-las, termos, tais como *antrassilicose* e *siderossilicose*. Deve-se consultar o Sistema Internacional de Classificação do International Labor Office (ILO), de 1980, ao avaliar a incapacidade pulmonar em pacientes com exposição industrial ou ambiental.[42] Tal sistema também é usado para a classificação de doenças para fins estatísticos ou epidemiológicos, porque constitui um método quantitativo que usa radiografias para a comparação, sendo a última modificação de um sistema de classificação atualizado várias vezes, desde 1930.[43]*

SILICOSE

A silicose é causada pela inalação de partículas de dióxido de silício que têm 0,5 a 5 μm de diâmetro ou menos. Muitas partículas de 5 a 10 μm de diâmetro são removidas do trato respiratório superior, provavelmente por ação ciliar.

De acordo com o US Public Health Service, concentrações de partículas de dióxido de silício de tamanho inferior a 10 μm, em concentrações abaixo de $0,176 \times 10^6$ partículas por dm³, não causam silicose, enquanto concentrações de $3,53 \times 10^6$ ou mais de partículas de diâmetro semelhante causam silicose em todas as pessoas expostas. As partículas mais ativas na produção da reação fibrótica são aquelas de menos de 3 μm. Ao serem depositadas nos alvéolos, essas partículas são ingeridas por células fagocitárias — os macrófagos alveolares. Alguns macrófagos são mortos, estimulando a formação de colágeno na área. Nódulos silicóticos relativamente acelulares são, então, produzidos nos alvéolos, bronquíolos respiratórios, vasos linfáticos e tecido linfóide. Alguns deles permanecem nos folículos linfóides periféricos e outros atingem os linfonodos intrapulmonares, brônquicos, hilares e paratraqueais. Há algumas evidências sugestivas de que a proteína adsorvida na partícula de sílica age como antígeno, ocasionando, finalmente, uma reação de anticorpos, o que explicaria o longo período de latência, bem como a progressão da doença muito tempo após o paciente ter sido afastado da exposição à sílica.

A silicose é encontrada em muitas indústrias, como minerações, fundições, perfuração e trituração de rochas que envolvem a produção de pó de sílica. A ocorrência da fibrose leva tempo. Em muitas ocupações, o tempo médio para a manifestação da doença em trabalhadores expostos a concentrações moderadas de sílica é de 20 anos ou mais. Uma silicose acelerada é apontada como ocorrendo quando a exposição foi entre cinco e 20 anos. Quando as contagens de pó são extraordinariamente altas, uma exposição por menos de cinco anos pode causar silicose aguda. Produzida por uma exposição intensa por períodos relativamente curtos, essa doença aguda pode evoluir para a insuficiência respiratória grave e a morte dentro de um ano do início dos sintomas. Os pacientes mostram-se, com freqüência, agudamente doentes, com febre, tosse, dispnéia e perda de peso. Esse tipo de doença pode ocorrer em operários de túneis, aplicadores de jatos de areia, operários envolvidos na mineração e trituração da sílica para a obtenção de um pó fino (farinha de sílica). Os achados radiográficos são bastante diferentes da silicose simples. Há um processo alveolar periilar, com broncogramas aéreos. A aparência é semelhante à da proteinose alveolar, exceto por envolver mais as áreas supra-hilares que as bases pulmonares. Opacidades nodulares silicóticas ajudam a fazer o diagnóstico, mas podem não estar presentes.

Observações Radiográficas

Como os achados radiográficos na silicose, no início de sua evolução, assemelham-se àqueles de várias outras doenças, é essencial obter uma história adequada de exposição, para fazer ou sugerir o diagnóstico. Opacidades nodulares disseminadas, pequenas e arredondadas, são encontradas nas partes superior e central do pulmão como alteração radiográfica inicial (Fig. 27.1). Inicialmente, as opacidades são discretas e pequenas, da ordem de 1 a 2 mm de diâmetro. Nesse estágio, é provável que seja necessário um efeito somatório produzido por nódulos superpostos, para torná-los visíveis. Em geral, eles se distribuem ampla e simetricamente, com uma tendência a poupar as bases pulmonares. Podem ser acompanhados por pequenas opacidades irregulares, em número menor que as opacidades arredondadas. Os nódulos aumentam de tamanho gradativamente (Fig. 27.2). Esta pode ser designada como silicose "simples" ou não-complicada.

Como continuam a aumentar de tamanho até 1 cm de diâmetro ou mais, os nódulos pulmonares podem coalescer e tendem a se aglomerar (fibrose maciça progressiva) (Fig. 27.3). A aglomeração e a coalescência são geralmente acompanhadas de retração em direção ao hilo, deixando a periferia do pulmão hiperinsuflada e relativamente livre de nódulos (silicose complicada). Ao atingir esse estágio, há, com freqüência, um grau de enfisema suficiente para causar o deslocamento descendente do diafragma e diminuição no movimento diafragmático à respiração.

---

* As ILO 1980 Standard Radiographs (Radiografias Padrão ILO 1980) podem ser adquiridas do International Labor Office, 1750, New York Avenue, NW, Washington, DC, EUA, 20006.
J. H. Juhl e E. Kuhlman: Department of Radiology, University of Wisconsin Medical School, Madison, Wisconsin, EUA, 53792-3252.

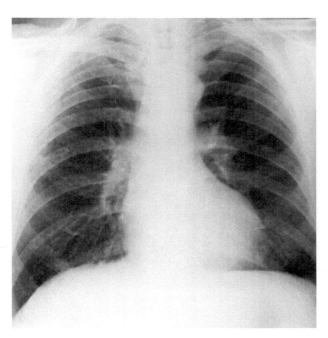

FIG. 27.1 Silicose. Nódulos pequenos disseminados associam-se a uma proeminência mínima da trama intersticial, constituindo uma silicose nodular inicial. Categoria I, classificação da International Labor Organization, 1980.[31]

Pode haver uma variação considerável nos graus relativos de nodulação, aumento hilar e enfisema. O aumento dos linfonodos hilares é comum e pode evidenciar-se a qualquer momento durante o desenvolvimento das anormalidades pulmonares. Os linfonodos hilares podem apresentar fibrose e diminuir de tamanho até a época em que as lesões nodulares do parênquima ficam suficientemente grandes para serem detectadas facilmente. Há, ocasionalmente, a calcificação dos nódulos silicóticos pulmonares. Essa é uma manifestação da doença de longa evolução.

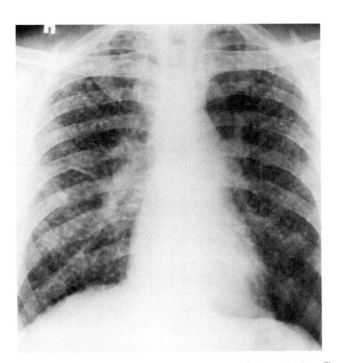

FIG. 27.2 Silicose. A doença está mais avançada que no paciente mostrado na Fig. 27.1. Os nódulos são maiores, muito mais facilmente delimitados e provavelmente mais profusos. Há, também, o aumento dos linfonodos hilares. Esse tipo de silicose é semelhante à categoria III da classificação da ILO.[30]

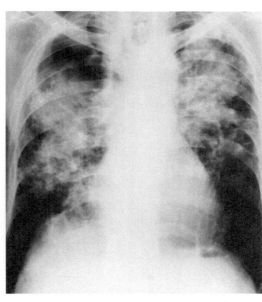

FIG. 27.3 Silicose, categoria C. Há enfisema basal, bem como um acometimento nodular aglomerado (fibrose maciça progressiva), extenso em ambos os pulmões.

Na silicose complicada, a fibrose maciça progressiva pode causar, finalmente, a migração dos nódulos aglomerados em direção aos hilos e, com freqüência, um pouco acima deles. Grandes massas densas são, então, observadas ligeiramente acima e lateralmente ao hilo. Embora seja bilateral, tal processo nem sempre é simétrico. Quando isso ocorre, o enfisema periférico pode tornar-se muito grave. Muito poucos nódulos ou vasos pulmonares são observados no tecido pulmonar periférico hipertransparente.

Os linfonodos hilares são, às vezes, delineados devido à presença de uma fina camada periférica de cálcio, o que foi denominado *calcificação em casca de ovo*, sendo muito sugestivo de silicose, quando presente. Esse tipo de calcificação já foi, porém, descrito em pacientes sem nenhuma exposição à sílica ou a silicatos, bem como em pacientes portadores de sarcoidose, doença de Hodgkin pós-radiação, blastomicose, histoplasmose, escleroderma e amiloidose (Fig. 27.4; veja, também, a Fig. 27.6C). Em raras ocasiões, um linfonodo "casca de ovo" pode causar a erosão de uma parede brônquica e tornar-se um broncólito.

Muitas vezes, pode-se ter a suspeita diagnóstica de silicose nos exames radiográficos, mas a história clínica tem grande importância, porque o diagnóstico não poderá ser feito com precisão, se não houver uma história de exposição suficiente a pós que contenham sílica, para produzir a doença. Os operários em indústrias "empoeiradas" são, com freqüência, monitorados em intervalos periódicos por meio de radiografias do tórax, e a revisão dessas radiografias seriadas costuma levar ao diagnóstico correto. Extensos achados radiográficos podem estar presentes sem grandes alterações na função pulmonar, e o contrário também ocorre em alguns casos; pode não haver, portanto, correlação entre o aspecto radiográfico e a função pulmonar.

A tomografia computadorizada (TC) é correlacionada às radiografias simples e aos testes da função pulmonar na silicose.[12,81] Os achados tomográficos da silicose e da pneumoconiose de operários de indústrias de carvão incluem micronódulos (7 mm ou menos), macronódulos (8 a 20 mm), massas aglomeradas e adenopatia mediastinal, freqüentemente com calcificações (Figs. 27.5 e 27.6).[81] A tomografia computadorizada de alta resolução foi demonstrada como sendo mais sensível que as radiografias do tórax ou a TC convencional na detecção de micronódulos na pneumoconiose, e suplementamos de rotina nosso exame de TC helicoidal de seguimento com cortes TCAR em pacientes com suspeita de doença ocupacional pulmonar.[72,81] Os nódulos do parênquima na silicose e na pneumoconiose dos operários de indústrias de carvão demonstram na TC uma predileção lobar superior e posterior.[12,81] Além disso, uma característica tomográfica típica da silicose e da pneumoconiose dos operários de indústrias de carvão é

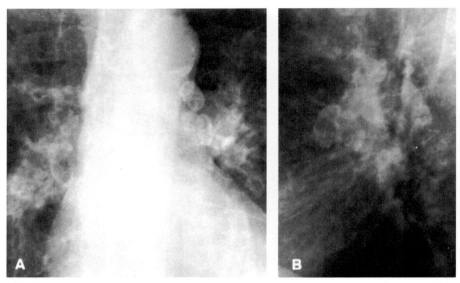

FIG. 27.4 A calcificação em casca de ovo na silicose é demonstrada nas projeções frontal (A) e lateral (B).

a presença de nódulos subpleurais.[72,81] Os nódulos subpleurais só são vistos em algumas outras doenças (por exemplo, sarcoidose). Quando a extensão da doença aumenta, podem-se ver na TC a coalescência de nódulos e massas aglomeradas, assim como enfisema circundante, fibrose e alterações pleurais associadas a essas lesões. As características tomográficas das massas aglomeradas incluem margens irregulares, calcificações no interior das massas, bilateralidade e enfisema circundante.[72-74,81] A TC pode ser particularmente útil na detecção da cavitação no interior de massas aglomeradas, que deve levantar a suspeita de tuberculose a complicar o quadro[72,81] (veja a Fig. 27.6).

SILICOTUBERCULOSE

A tuberculose complica reconhecidamente a silicose. O sistema imune dos pacientes portadores de silicose apresenta-se, porém, comprometido, de modo que eles tendem a ser igualmente suscetíveis a outras doenças infecciosas. Áreas maciças de densidade que constituem uma fibrose aglomerada (fibrose maciça progressiva) são vistas em etapas avançadas da evolução da silicose, e alguns autores acham que é necessária uma infecção, para produzir essas grandes massas. A localização típica da fibrose maciça progressiva aglomerada, com ou sem tuberculose, é acima e lateralmente ao hilo, na parte infraclavicular do pulmão. As massas geralmente são bilaterais, sendo, com freqüência, simétricas quanto ao tamanho e à localização. A massa geralmente não chega até a periferia do pulmão; vê-se, isto sim, uma zona de pulmão enfisematoso lateralmente à área de fibrose, ocorrendo o enfisema à medida que o pulmão afetado se reduz devido à fibrose progressiva.

Não são raras as formas atípicas de fibrose aglomerada. Massa de tecido fibrótico pode estar presente num pulmão e não no outro, e as lesões podem ocorrer em outras áreas que não as zonas subclaviculares. A fibrose maciça progressiva encontra-se presente, muitas vezes, com pouco ou nada da nodulação característica da silicose no restante do pulmão, de modo que, ao observar uma fibrose maciça na presença de silicose nodular, deve-se suspeitar de tuberculose pulmonar (Fig. 27.7). A cavitação ocorre na silicotuberculose, mas também é observada na ausência de infecção. A confirmação bacteriológica é necessária, mas, às vezes, é muito difícil obtê-la. Na ausência de achados bacteriológicos positivos, dever-se-á suspeitar de uma silicotuberculose, quando as radiografias revelarem grandes massas aglomeradas na parte superior do pulmão, e a cavitação estiver presente, quando a doença for assimétrica e houver um grau considerável de acometimento pleural. Os pacientes que apresentam esses achados radiográficos devem ser monitorados cuidadosamente por meio de freqüentes radiografias do tórax, exames de escarro e aspirados brônquicos, para excluir a tuberculose. Conforme observado anteriormente, a cavitação na silicose nodular aglomerada nem sempre é indicativa de tuberculose. Numa série de 182 pacientes apresentando cavitação, 18% foram verificadas como sendo não-tuberculosas. Nesses pacientes, a cavidade decorreu evidentemente da necrose isquêmica na massa aglomerada.

PNEUMOCONIOSE DOS OPERÁRIOS DE INDÚSTRIAS DE CARVÃO

A pneumoconiose dos operários de indústrias de carvão ocorre em mineiros de carvão e naqueles que trabalham com carvão em condições extremamente empoeiradas, como nos porões de navios ou em barcaças de transporte de carvão. A condição é encontrada principalmente em operários que trabalham com antracite (carvão natural). A pneumoconiose incapacitante é causada geralmente pela sílica, sendo efetivamente uma antrassilicose. Há uma variação considerável na quantidade de quartzo (sílica) no carvão, de modo que a doença varia um pouco em grupos de mineiros que trabalham em minas diferentes. Quando a maior parte da exposição é ao pó de carvão com pouca sílica, a tendência à fibrose maciça progressiva é pequena, e os nódulos grandes parecem constituir o aumento de tamanho de nódulos pequenos, e não a coalescência desses nódulos. A diminuição da função pulmonar é menor e há menos sintomas. Os achados radiográficos consistem em nódulos de aparência granular na forma benigna não-complicada; eles não são tão densos quanto os nódulos silicóticos. Um acometimento progressivo que causa fibrose maciça, com nódulos ou massas que se originam perifericamente na parte superior dos pulmões e tendem a migrar em direção aos hilos, é encontrado em cerca de um terço dos portadores da pneumoconiose dos operários do carvão. O aspecto característico consiste em: (1) uma borda lateral lisa, freqüentemente alongada e paralela à caixa costal; (2) uma fina massa no plano sagital; (3) calcificações em casca de ovo de grande espessura no interior da massa; e (4) múltiplos nódulos-satélites.[97] A cavitação pode ocorrer em conseqüência de necrose ou tuberculose; sua causa, porém, não foi estabelecida com certeza. Em alguns casos, pode haver sílica suficiente para contribuir para isso; em outros, a condição pode ter sido causada ou acentuada por uma infecção, como a tuberculose.

Síndrome de Caplan

A síndrome de Caplan é a combinação da pneumoconiose dos operários de carvão e artrite reumatóide.[63] Os achados radiográficos consistem em nódulos periféricos arredondados, de 0,5 a 5 cm de diâmetro, claramente definidos e que podem apresentar cavitação, contra um fundo de pneumoconiose nodular. Tal síndrome ocorre geralmente

DOENÇAS DE ORIGEM OCUPACIONAL, QUÍMICA E FÍSICA 815

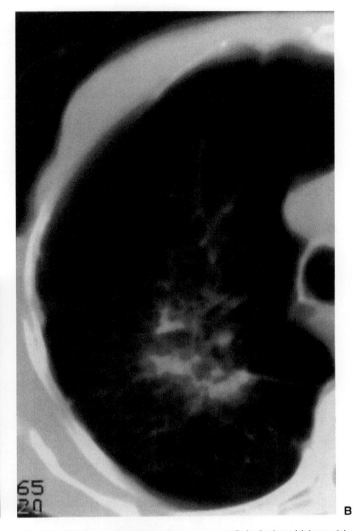

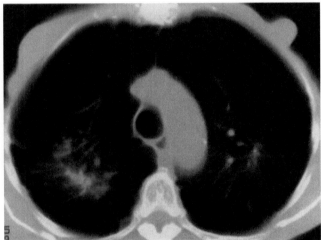

FIG. 27.5 A e B: Achados tomográficos computadorizados da silicose. Micronódulos são vistos bilateralmente, juntamente com uma confluência dos nódulos no lobo superior direito que forma massa aglomerada. Note os diminutos micronódulos subpleurais.

em pacientes que apresentam nódulos reumatóides subcutâneos, mas não têm necessariamente artrite. Os nódulos pulmonares podem aparecer em intervalos periódicos e indicam, com freqüência, a exacerbação da artrite. São semelhantes aos nódulos necrobióticos encontrados no pulmão reumatóide em pacientes não-portadores de pneumoconiose. Tal síndrome é pouco freqüente, se não rara, nos EUA, porém é, evidentemente, mais comum nos mineiros do País de Gales.

ASBESTOSE

O asbesto, um silicato de magnésio hidratado, é um mineral fibroso usado como isolante contra calor e frio, e como material à prova de fogo. Do ponto de vista da pneumoconiose, a forma mais importante é o mineral serpentiforme (ondulado), *crisotila* (asbesto branco), um silicato de magnésio, o qual constitui 90% do asbesto usado nos EUA e Canadá. As outras formas importantes (retas ou anfibólicas) são a *amosita* (asbesto marrom), um silicato de ferro e magnésio, a *antofilita*, produzida principalmente na Finlândia, e a *crocidolita* (asbesto azul), um silicato de ferro e sódio com fibras muito finas que parece ter mais propriedades carcinogênicas que a crisotila, especialmente como causa de mesoteliomas. Em muitas indústrias, são usadas combinações de fibras de asbesto, o que acarreta problemas no estudo da carcinogenicidade relativa. A exposição ocupacional ocorre na indústria de mineração e na fabricação de materiais isolantes que contêm asbesto.

A exposição ao asbesto ocorre também na construção de navios, na indústria automobilística (gaxetas, revestimento de freios, coberturas protetoras) e na fabricação de certos produtos "do papel" (forro de tetos, carpetes) e têxteis.

Várias condições ocorrem em conseqüência da exposição ao asbesto, tais como: (1) derrames pleurais relacionados ao asbesto; (2) espessamento pleural e placas pleurais relacionados ao asbesto; (3) atelectasia arredondada; (4) mesoteliomas; (5) câncer do pulmão; (6) câncer gastrintestinal; e (7) asbestose pulmonar (Figs. 27.8 a 27.11). As manifestações pleurais malignas da exposição ao asbesto são discutidas mais a fundo no Cap. 33.

A *asbestose pulmonar* é definida como uma pneumonia intersticial crônica com fibrose intersticial difusa causada pela inalação de fibras de asbesto. O termo asbestose pulmonar exclui o acometimento pleural, tal como placas pleurais, espessamento pleural difuso e derrame pleural — que podem, porém, indicar uma exposição anterior ao asbesto.

Embora fibras de asbesto possam ser detectadas nos pulmões de muitos habitantes de cidades, em Houston a quantidade foi verificada como sendo muito baixa e, em alguns moradores, estava abaixo dos limites detectáveis.[26] Em moradores de San Francisco, porém, foi encontrado um pequeno número de corpos ferruginosos (corpos do asbesto).[20] Não ocorre, geralmente, reação tecidual, mas apenas um grau menor de fibrose, de modo que esse nível de exposição provavelmente não acarreta risco. Há, porém, algum risco de ocorrerem asbestose e

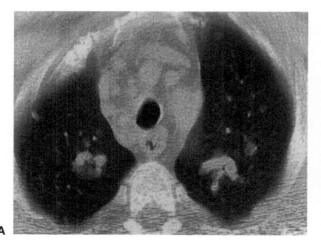
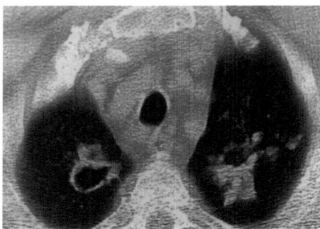
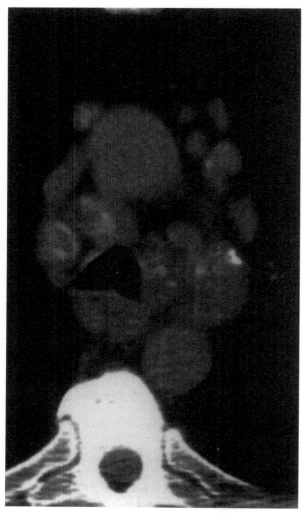

FIG. 27.6 Silicotuberculose. **A** e **B:** A tomografia computadorizada mostra cavitação em massas aglomeradas em ambos os ápices pulmonares. A massa aglomerada e os pequenos nódulos circundantes são causados pela silicose. A cavitação levantou a dúvida quanto a uma tuberculose complicando a silicose, e as culturas produziram o crescimento de *Mycobacterium tuberculosis*. **C:** Os linfonodos mediastinais mostram calcificação marginal em casca de ovo pela silicose.

acometimento pleural pelo asbesto nas pessoas expostas na vizinhança de minas e moinhos de asbesto, assim como naquelas que manipulam, com freqüência, as roupas de operários da indústria do asbesto. O grau de risco não foi completamente estabelecido.

Patogênese

A irritação mecânica pelas fibras longas e rígidas, ao alojarem-se nos pulmões, é considerada responsável, pelo menos em parte, pela fibrose que ocorre em conseqüência da condição. Há evidências circunstanciais em apoio a uma hipótese auto-imune proposta para a patogênese da referida doença, assim como na silicose. Os silicatos são mais solúveis que a sílica, de modo que a fibrose pode ser uma resposta ao ácido silícico e aos íons metálicos liberados em solução. A lavagem broncoalveolar na asbestose pulmonar revela que há inicialmente uma alveolite, com um aumento dos macrófagos alveolares, linfócitos e eosinófilos. A replicação dos fibroblastos é acelerada, acabando por levar à fibrose, típica

DOENÇAS DE ORIGEM OCUPACIONAL, QUÍMICA E FÍSICA 817

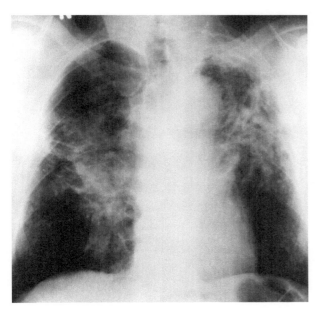

FIG. 27.7 Silicotuberculose, com acometimento aglomerado bilateral. Várias cavidades estão presentes no lobo superior esquerdo, e bacilos da tuberculose foram encontrados no escarro.

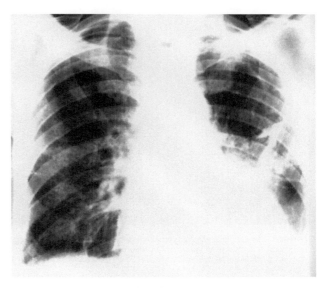

FIG. 27.8 Asbestose com mesotelioma à esquerda num homem de 61 anos com exposição industrial ao asbesto. Note as opacidades esparsas nas partes central e basal do pulmão direito, bem como a grande massa na base esquerda, que se estende até a fissura interlobar. As alterações pulmonares estão obscurecidas pelo grande mesotelioma esquerdo. A placa pleural calcificada na base direita e as placas pleurais lateralmente indicam um acometimento pleural relacionado ao asbesto, bem como asbestose.

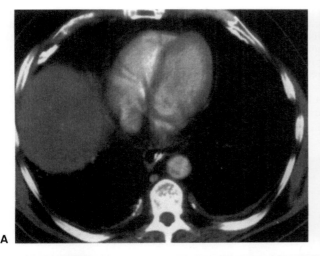

A

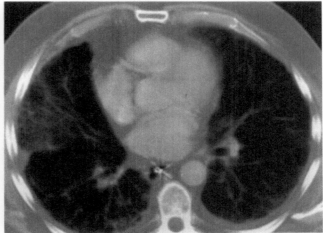

B

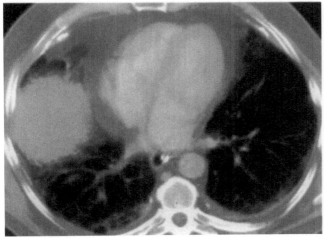

C

FIG. 27.9 Achados tomográficos computadorizados num paciente exposto ao asbesto. **A:** Placas pleurais calcificadas bilaterais estão presentes em conseqüência da exposição ao asbesto. **B** e **C:** Reticulação fina, irregularidades de base pleural e distorção da arquitetura são notadas nas bases pulmonares e na periferia dos pulmões, o que é compatível com uma fibrose intersticial.

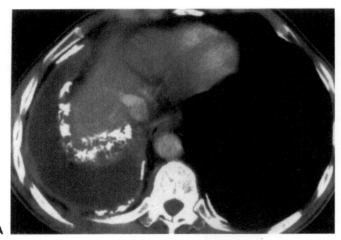
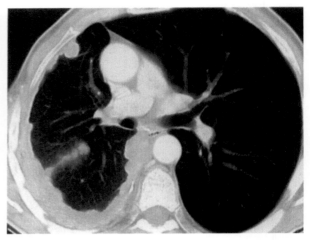

FIG. 27.10 Achados tomográficos do acometimento pleural relacionado ao asbesto. **A:** Extensas placas pleurais calcificadas são notadas bilateralmente, incluindo placas no hemidiafragma direito. Está igualmente presente um derrame pleural direito, com espessamento pleural mais difuso à direita. **B:** Mais superiormente, um espessamento pleural nodular envolve todas as superfícies pleurais, incluindo a fissura maior e as superfícies mediastinais, em conseqüência de um extenso mesotelioma.

da asbestose. As alterações ocorrem nos bronquíolos respiratórios e ductos alveolares, e a fibrose tem localização peribronquiolar. A causa das alterações pleurais não foi inteiramente esclarecida. Há, porém, algumas evidências de que a reação pleural é causada, pelo menos em parte, pela irritação mecânica das fibras que penetram a pleura visceral.

A doença só ocorre se há uma exposição prolongada, geralmente por 10 anos ou mais, a uma concentração bastante alta de poeira. Após se estabelecer, a lesão pulmonar progride, mesmo que a exposição não continue. Os achados clínicos são aqueles de uma dispnéia progressiva, que, em muitos casos, é desproporcional ao grau de alteração observado nas radiografias do tórax. Há, com freqüência, cianose e tosse com escarro, em que podem ser detectados corpos de asbesto. Muitos pacientes com fibras de asbesto nos pulmões, porém, mostram-se assintomáticos. A incidência de tuberculose não é tão alta como na silicose. Há uma incidência maior de câncer do pulmão em pacientes com asbestose. Em pacientes com exposição ao asbesto que fumam, o câncer do pulmão é 70 vezes mais provável que em não-fumantes que não são expostos ao asbesto. Os tumores pulmonares ocorrem freqüentemente em áreas de fibrose e são, por isso, extremamente difíceis de serem detectados nos estágios iniciais. Os operários que trabalham com isolantes na construção civil têm seis a sete vezes mais probabilidade de vir a apresentar câncer do pulmão ou da pleura que aqueles não expostos ao asbesto. Essa incidência elevada é encontrada apesar da incidência relativamente baixa e intermitente ao asbesto no referido grupo. Também foi estabelecida uma incidência maior de câncer gastrintestinal e de mesotelioma pleural e mediastinal. Num relato de 36 casos de mesotelioma, porém, 19 não estavam associados à asbestose.[38] Esse é, entretanto, um número fora do comum, porque outros relatos indicam que apenas 11% a 16% dos pacientes com um mesotelioma maligno não têm história de exposição ao asbesto.

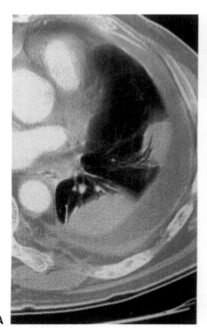
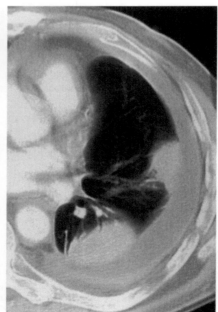
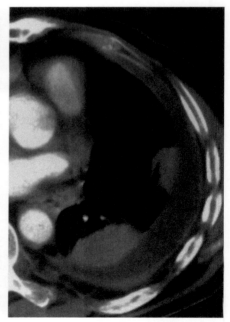

FIG. 27.11 A até C: Achados tomográficos da atelectasia redonda. Estão presentes duas opacidades pulmonares arredondadas de base pleural. As estruturas broncovasculares curvam-se até as opacidades, produzindo o sinal da "cauda de cometa" ou do "aspirador de pó". Estão presentes espessamento pleural adjacente e derrame pleural. Ambas as opacidades mostraram-se causadas pela atelectasia redonda na cirurgia.

Observações Radiográficas

A fibrose produzida pelo material estranho acarreta o aparecimento de pequenas opacidades irregulares, principalmente nas bases pulmonares, como o achado mais precoce (veja as Figs. 27.8 e 27.9). Com o aumento do número dessas opacidades, pode haver uma acentuação da trama intersticial que se estende às regiões periilares e às bases. Posteriormente, há um aumento nas alterações fibróticas basais, que geralmente aparecem em forma de cordão, irregulares e reticulares. As bordas cardíacas passam a ter um aspecto irregular e pouco nítido em conseqüência de uma combinação de fibrose intersticial e pequenas opacidades irregulares. A fibrose crescente pode levar a grandes opacidades, geralmente quando a fibrose intersticial é extensa, o que não é, porém, muito comum na asbestose. As bases pulmonares são geralmente afetadas e, em alguns casos, a doença pode envolver, também, a parte central e superior dos pulmões. O contorno do diafragma pode tornar-se pouco nítido em conseqüência do extenso acometimento basal. Não há cavitação nem enfisema periférico com aglomeração central (como se vê na silicose).

A TCAR é capaz de detectar anormalidades do parênquima pulmonar em 96% dos pacientes com asbestose clínica.[1,2] Muitos achados tomográficos, porém, não são específicos da asbestose e podem ser encontrados em várias outras doenças pulmonares e em pacientes sem exposição ao asbesto.[11] Os achados tomográficos identificados em pacientes com asbestose clínica incluem densas faixas fibróticas no parênquima, septos interlobulares e linhas intralobulares de espessura aumentada, estruturas centrilobulares espessadas, distorção da arquitetura dos lóbulos pulmonares secundários, irregularidades nodulares de base pleural e pontos subpleurais, linhas intersticiais periféricas ou reticulação, assim como aspecto em favo de mel[5,6,32,55,56,58,65] (veja a Fig. 27.9). Embora as alterações de espessamento intersticial e aspecto em favo de mel na TC não sejam específicas da asbestose pulmonar e possam ser observadas em qualquer causa de fibrose intersticial, sua identificação, geralmente em associação a placas pleurais relacionadas ao asbesto, é fortemente sugestiva de asbestose em paciente com história de uma exposição significativa e um período de latência apropriado antes do início dos sintomas. A contribuição da TC e da TCAR para o diagnóstico da asbestose, porém, ainda é motivo de controvérsia. Não se discute o fato de que a TC é mais sensível na detecção de placas pleurais e das alterações de fibrose intersticial no parênquima que as radiografias do tórax em pacientes expostos ao asbesto,[32,58] mas se contesta vigorosamente a significação de alterações mínimas ou leves no parênquima detectadas mais particularmente na TCAR. Não foi feita a padronização dos critérios de TCAR para o diagnóstico da asbestose e não há consenso entre os radiologistas e patologistas quanto ao papel efetivo da TC no estabelecimento de um diagnóstico de asbestose. O diagnóstico definitivo da asbestose ainda é determinado pela patologia, tornando necessárias evidências histológicas de fibrose peribronquiolar em associação a corpos de asbesto no pulmão.[58]

Outros achados radiográficos e tomográficos, vistos em pacientes com uma história de exposição ao asbesto, são o espessamento pleural, as placas pleurais e a atelectasia redonda (veja as Figs. 27.10 e 27.11). As alterações pleurais relacionadas à exposição ao asbesto ocorrem independentemente, sendo observadas, muitas vezes, em casos em que não se consegue detectar um acometimento do parênquima. As manifestações pleurais, a seguir, podem ocorrer isoladamente ou em combinação às outras: espessamento pleural difuso, formação de placas pleurais, calcificação em placas pleurais e derrame pleural. O espessamento pleural difuso, que pode estender-se até as fissuras, é um achado radiográfico comum, sendo geralmente bilateral e tendendo mais a associar-se à fibrose intersticial que a combinação de placas pleurais e fibrose intersticial. O espessamento pleural difuso envolve a pleura visceral e só pode ser reconhecido como tal, quando se estende às fissuras interlobares, em que não há pleura parietal. Ele pode envolver todo o pulmão. Em pacientes assintomáticos, a presença de um espessamento pleural bilateral tem elevado valor preditivo de uma exposição anterior ao asbesto — aproximadamente 80%, se forem excluídos os pacientes com causas conhecidas (além do asbesto) para o acometimento pleural.

Placas na pleura parietal constituem, com freqüência, os únicos achados no acometimento pleural relacionado ao asbesto. As placas variam, em espessura, de 1 a 10 mm. Como elas ocorrem, com freqüência, póstero-lateral ou ântero-lateralmente na região torácica média, as radiografias oblíquas podem ser muito úteis para demonstrá-las. Entretanto, as radiografias oblíquas podem causar confusão, sendo mais úteis para demonstrar o envolvimento das fissuras maiores em pacientes com espessamento pleural difuso. A TC é muito útil em casos problemáticos, porque não só demonstra as placas pleurais como também as diferencia do tecido adiposo, que pode causar confusão nas radiografias simples. É mais difícil identificar na TC placas diafragmáticas na ausência de calcificação, porque o plano de corte não é perpendicular à placa. As placas aparecem, no início, como finas áreas localizadas de espessamento pleural na região média do tórax, passando, freqüentemente, despercebidas, até se tornarem maiores e mais grossas. O espessamento das fissuras pleurais (pleura visceral) é comum na exposição ao asbesto, e sua presença pode indicar asbestose pulmonar mesmo em casos em que a radiografia do tórax é normal.[77] Conforme observado anteriormente, o espessamento pleural relacionado ao asbesto é mais facilmente detectado na TC que nas radiografias do tórax, e o tecido adiposo extrapleural pode ser diferenciado da pleura espessa. A TCAR foi demonstrada como sendo mais precisa que a TC na detecção de alterações pleurais. Ela pode identificar prontamente a redução da função pulmonar, que indica um acometimento pulmonar restritivo, em pacientes com exposição ao asbesto e raios X do tórax normais.[87]

Também ocorre a calcificação das placas pleurais, notada, mais freqüentemente, sobre o diafragma, na forma de uma fina opacidade curvilínea que se ajusta bilateralmente à superfície superior do diafragma, sendo praticamente patognomônica. As projeções oblíquas e laterais são úteis para a sua detecção. Uma calcificação pleural unilateral, especialmente quando se estende para cima ao longo da parede torácica, indica geralmente uma infecção anterior, e não a exposição ao asbesto.

Podem ocorrer, também, derrames pleurais unilaterais ou bilaterais, mas deve ser excluída a possibilidade de outras causas, antes de atribuir-se o derrame à asbestose. O derrame tende a ser de volume relativamente pequeno (isto é, menos de 500 ml) e pode ser sanguinolento ou rajado de sangue, constituindo este, com freqüência, o primeiro sinal da doença relacionada ao asbesto, e podendo ser acompanhado de dor pleural. Em alguns casos, o derrame contribui para o espessamento pleural difuso ou é a causa dele. Múltiplas recidivas parecem ser raras, mas uma recorrência única do derrame é observada em quase um terço dos pacientes.[60]

A incidência relativa de achados pleurais foi estudada por McLoud e colaboradores.[61] Num grupo de 1.373 pessoas expostas, 16,5% tinham placas pleurais e 13,5% um espessamento pleural difuso. Nos indivíduos com espessamento difuso, os achados radiográficos pareciam indicar que ele era causado pelos resíduos do derrame em 31,4% dos casos, constituía placas confluentes em 25,4% e acompanhava-se de fibrose pulmonar em 10,3%. Condições malignas e infecções eram responsáveis por 25% dos espessamentos pleurais, e, em 5% deles, o espessamento era causado por obesidade. Como na silicose, o diagnóstico baseia-se na correlação dos achados radiográficos aos achados clínicos, mais uma história ocupacional precisa de exposição ao asbesto[61] (veja as Figs. 27.8 e 27.10).

A atelectasia redonda é outra anormalidade freqüentemente encontrada em pacientes com espessamento pleural difuso devido à exposição ao asbesto, embora nem todos os casos envolvam um acometimento pleural relacionado ao asbesto.[1,2,95] Em muitos casos, pode-se suspeitar da atelectasia redonda nas radiografias pela presença de uma opacidade periférica arredondada, tipicamente na região póstero-inferior dos pulmões em associação ao espessamento pleural. Radiografias do tórax seriadas ao longo do tempo podem mostrar que a opacidade é precedida por um derrame pleural e se evidencia, quando o derrame se resolve em uma fibrose pleural. A TC é muito útil para estabelecer o diagnóstico da atelectasia redonda. Os achados tomográficos incluem uma opacidade arredondada ou lentiforme contígua a uma área de espessamento pleural difuso (veja a Fig. 27.11). Também são características a perda de volume associada no pulmão adjacente e a típica "cauda de cometa" dos vasos e brônquios que levam à opacidade.[1,2] A necessidade de uma biópsia poderá ser eliminada, se forem preenchidos esses critérios tomográficos para o diagnóstico da atelectasia redonda *versus* tumor.[1,2,95]

TALCOSE

O talco é um silicato de magnésio hídrico no qual não há sílica livre. Na ausência de asbesto ou sílica, o talco produz muito pouca disfunção pulmonar e alterações radiográficas de menor gravidade. Nódulos pequenos, amplamente disseminados e pouco nítidos são relatados em pacientes que inalaram talco cosmético em pó, que não contém impurezas. Outros relatos de alterações em mineiros ou operários em operações de moagem que envolvem talco puro indicam achados radiográficos basais mínimos, os quais consistem em pequenos nódulos irregulares.

Quando presente no talco, o asbesto causa pneumoconiose em operários expostos a ele em operações de mineração e moagem. Os achados radiográficos são semelhantes aos verificados em operários de indústrias de asbesto. Podem-se observar placas pleurais, espessamento pleural difuso, calcificações pleurais e derrame pleural. Podem ser, igualmente, observados achados no parênquima pulmonar análogos aos da asbestose. Quando o talco contém sílica, os achados assemelham-se aos da silicose e podem ser simples, com pequenos nódulos, ou complicados, com uma fibrose pulmonar maciça. O enfisema também é uma característica proeminente da referida doença.

Foi descrita uma forma de talcose em dependentes de metadona que injetam metadona oral por via endovenosa. A metadona oral contém talco, que parece ser a causa de um processo micronodular intersticial difuso nos pulmões, o que pode evoluir para opacidades aglomeradas semelhantes a massas tumorais nos lobos superiores, do tipo daquelas da fibrose maciça progressiva na silicose. As massas podem evoluir rapidamente e associam-se a um enfisema basal e à perda de volume nos lobos superiores.[82] Assim como nas outras pneumoconioses, o diagnóstico baseia-se na correlação dos achados da história, clínicos e radiográficos (Fig. 27.12).

PNEUMOCONIOSES POR SILICATOS RAROS

A *mica*, um composto de potássio, alumínio, magnésio, cálcio e flúor que contém silicato, é uma rara causa de pneumoconiose. Embora os achados possam ser semelhantes àqueles da asbestose, os pacientes podem não ter qualquer incapacidade e evidenciar apenas leves alterações fibróticas pulmonares. Foram relatados alguns casos em que a mica parecia ser a causa de um acometimento intersticial pulmonar que levava à fibrose e à diminuição da função pulmonar.[50]

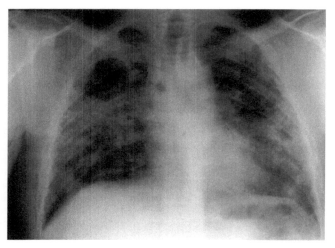

FIG. 27.12 Extensa fibrose do parênquima e alterações intersticiais reticulonodulares na radiografia do tórax, causadas por talcose num usuário de drogas endovenosas.

O *caolim* (argila da China), uma mistura de areia, mica e silicato de alumínio, é outra causa rara de pneumoconiose, podendo causar uma pneumoconiose complicada, com grandes massas tumorais (fibrose maciça progressiva) nos lobos superiores contra um fundo de pequenas opacidades arredondadas. As grandes massas nem sempre são bilaterais.[51]

O *cimento em pó* pode causar uma pneumoconiose em pessoas expostas a concentrações elevadas por longos períodos. Os achados radiográficos são bastante variáveis e não são diagnósticos. Em geral, há muito pouca incapacidade pulmonar.

Uma forma mista de minério de ferro que contém sílica e uma forma de asbesto (antofilita) pode causar uma pneumoconiose designada como *pulmão do Labrador* após uma breve exposição.[27] O período de latência é curto, mas não ocorre anormalidade da função pulmonar. Opacidades nodulares irregulares são observadas nas radiografias. O estudo histopatológico revela diversas combinações de nódulos silicóticos, reação granulomatosa, grandes quantidades de hemossiderina e, num espécime, um corpo ferruginoso. Essa doença localiza-se aparentemente numa área geográfica e não foi exaustivamente estudada.

A *pedra nefelina*, triturada a um pó fino e usada para esmaltar vasos de barro, também é capaz de produzir uma pneumoconiose grave.

A *fibrose por bauxita* é uma forma de pneumoconiose que ocorre em operários expostos a vapores que contêm finas partículas de óxido de alumínio e sílica, usados na fabricação de abrasivos sintéticos. O minério, denominado bauxita, é fundido em fornos. Os achados radiográficos consistem em fibrose com um pequeno aumento da trama intersticial que evolui para uma extensa alteração fibrótica. São comumente observadas bolhas enfisematosas e não é raro o pneumotórax espontâneo. Há, freqüência, uma história de pneumotórax espontâneo repetido e, em alguns pacientes, pode haver um espessamento pleural considerável. Em casos graves da doença, as faixas de opacidades reticulonodulares que se irradiam do hilo tornam-se grosseiras, aglomeradas e produzem um alargamento aparente do mediastino. Nesses estágios avançados, o enfisema geralmente é acentuado. O diagnóstico depende da história de exposição aos vapores de bauxita, juntamente com os achados clínicos e radiográficos. A doença é considerada como sendo causada pela sílica, mas se sabe que o óxido de alumínio também pode induzir à pneumoconiose em algumas condições. Pode haver um fator de sensibilidade nesse último acometimento.

A *terra diatomácea* é largamente usada em processos de filtração, como material isolante, no transporte de catalisadores e na mistura do concreto. A diatomita bruta contém sílica amorfa. Em alguns tipos de processamento, parte da sílica amorfa é modificada em sílica cristalina sob a forma de cristobalita, que produz uma pneumoconiose não observada em operários que manejam a diatomita bruta. Não há aumento na incidência de tuberculose em operários com esta doença e não há nenhuma alteração na evolução da tuberculose. Os padrões radiográficos são descritos como lineares, nodulares ou coalescentes. A forma linear acarreta a acentuação do padrão broncovascular, aumentando para uma grade reticulada de densidade por toda a extensão dos pulmões. A nodulação é inicialmente muito fina e granulada, o que pode evoluir para uma nodulação grosseira e, finalmente, para massas confluentes ou coalescentes, aparecendo geralmente nos ápices pulmonares. O enfisema é, com freqüência, marcante; bolhas podem-se romper, ocasionando um pneumotórax espontâneo. Não há uma progressão constante de um estágio para outro, como na silicose. A adenopatia hilar não se encontra presente nessa doença e não há calcificações em casca de ovo nos linfonodos hilares.

BERILIOSE

Os compostos de berílio são usados na fabricação de ligas metálicas na indústria aeroespacial, reatores nucleares e giroscópios. Os operários em indústrias ligadas a esses materiais ou produtos podem ser expostos a pequenas quantidades de berílio e vir a apresentar hipersensibilidade, o que leva a uma forma crônica de granulomatose do berílio. Os operários em indústrias de extração de berílio podem ser expostos a uma quantidade maior, sofrendo uma pneumonite aguda. Trabalhadores em laboratórios de pesquisa que foram expostos podem desenvolver a pneumonite. A doença também já foi observada em pessoas que moram nas vizinhanças de fábricas que as expõem a vapores contendo berílio por elas liberado.

Doença produzida pela inalação de pó que contém berílio, ela pode ser mais apropriadamente denominada *granulomatose do berílio* ou *hipersensibilidade ao berílio*. A lesão patológica é um granuloma que se assemelha àquele encontrado na sarcoidose, e uma exposição relativamente pequena pode produzir um acometimento extenso — em nítido contraste com as pneumoconioses produzidas pela sílica e os silicatos, que tornam necessários anos de exposição continuada em ocupações associadas a muita poeira.[46] Além de causar doença pulmonar, o berílio acarreta uma reação grave em outros órgãos e tecidos em que ele se aloja. Há uma variação considerável na sensibilidade individual ao referido metal. São observados dois tipos distintos de acometimento pulmonar: uma pneumonite aguda pelo berílio, que se manifesta dentro de alguns dias da exposição, e uma granulomatose crônica pelo berílio, que ocorre após um período de latência que varia de três meses a três anos ou mais após a exposição.[25]

Pneumonite Aguda pelo Berílio

A pneumonite aguda pelo berílio produz edema e hemorragia pulmonar. Ela pode ser fulminante, caso a exposição tenha sido avassaladora. O edema e hemorragia pulmonares agudos podem ser rapidamente fatais. Os achados radiográficos são aqueles de um edema alveolar maciço. Na forma menos aguda, o início é mais insidioso que em outros tipos de pneumonite química e tende a ocorrer num período de duas ou três semanas ou mesmo meses. Após o edema pulmonar inicial, há, com freqüência, um exsudato alveolar, constituído principalmente de plasmócitos, o que leva a uma grave pneumonia organizada. Podem estar presentes membranas hialinas semelhantes àquelas observadas nas pneumonites viróticas ou "urêmicas". Nos casos em que a doença não provoca um desenlace fatal em duas ou três semanas, há a recuperação gradual num período de alguns meses, recuperação essa que pode ser completa. Os achados radiográficos no processo agudo são semelhantes àqueles observados no edema pulmonar. Há um aumento difuso e simétrico na densidade, mais acentuado na parte média do pulmão, com sombras leves e maldefinidas, notadas perifericamente. Em outros casos, as densidades são menores e mais esparsas, tendendo a simular uma broncopneumonia generalizada. Quando o paciente se recupera, há uma resolução gradual, que pode ser irregular, ocasionando um aspecto nodular mais esparso ou aglomerado. A resolução total geralmente é demorada e leva de um a quatro meses. É necessária a história de exposição ao berílio, para diferenciar essa doença da pneumonite química e do edema pulmonar secundário a outras causas.

Granulomatose Crônica do Berílio

A granulomatose crônica do berílio caracteriza-se por um longo período de latência de um a 20 anos após a exposição inicial ao berílio de duração superior a dois anos. Os achados radiográficos são algo variáveis e podem ser extensos, antes que os sintomas sejam marcantes. Pode-se observar uma nodularidade fina e difusa, que se assemelha à areia fina (Fig. 27.13). Em outros pacientes, nota-se um padrão reticular difuso mais nodularidade.[7] Os hilos mostram-se obscuros e indistintos. Em alguns pacientes, as lesões são maiores, e estão presentes nódulos nítidos que variam de 1 a 5 mm de diâmetro, bem como também cicatrizes lineares. Podem ser observadas combinações e tanto os achados radiográficos torácicos como tomográficos da beriliose crônica são indistinguíveis daqueles da sarcoidose. Um aumento hilar indicativo de adenopatia é um achado comum. Há também o aumento dos vasos pulmonares secundariamente à hipertensão pulmonar, que ocasiona *cor pulmonale*. Com a continuação da fibrose, há nos estágios mais avançados alguma tendência à confluência, mas ela é muito menor que a notada na silicose. O enfisema é encontrado e pode ser grave, com distorção pulmonar e bolhas. É comum o pneumotórax espontâneo. Não existem evidências de calcificação dos linfonodos. Uma reação pleural que leva a espessamento pleural e restrição pulmonar é observada, não

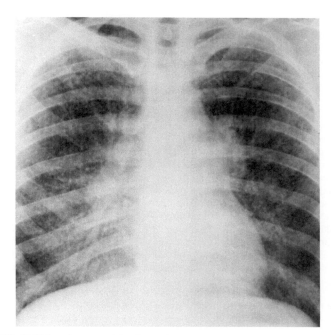

FIG. 27.13 Granulomatose do berílio crônica. Note o aumento maciço dos linfonodos hilares e a nodularidade por toda a extensão de ambos os pulmões. Alguns dos nódulos variam até 3 ou 4 mm de tamanho.

sendo, porém, comum. A tuberculose não é, normalmente, uma complicação; não estão presentes cavitações, e as grandes massas aglomeradas verificadas na silicose não são, comumente, vistas na granulomatose do berílio. Pode-se suspeitar desse diagnóstico no exame radiográfico, mas deve-se confirmá-lo por uma história de exposição adequada. Se a história de exposição não for obtida ou for duvidosa, serão necessárias a biópsia pulmonar e a determinação química da presença do berílio nos tecidos.

ACOMETIMENTO PULMONAR POR METAIS PESADOS (PULMÃO DE COBALTO)

Metais pesados como o carbureto de tungstênio e os carburetos de titânio, tantálio e vanádio são ligados ao cobalto e usados como ferramentas de corte e trituração, assim como no polimento de diamantes. O cobalto parece ser a principal, se não a única, substância que causa doença nos operários.[23,24] Os sinais e sintomas são os de uma alveolite alérgica relacionada ao trabalho, acompanhada, muitas vezes, de asma. Ocorre, finalmente, nos pulmões uma fibrose intersticial difusa, perivascular e peribrônquica. Múltiplas células gigantes multinucleadas são observadas em espécimes de lavagem broncoalveolar, no início da doença, e biópsias pulmonares abertas revelam uma alveolite fibrosante que precede evidentemente a fibrose intersticial difusa. Os achados radiográficos iniciais têm o aspecto de edema pulmonar de gravidade variável, o que poderá resolver-se rapidamente, se a exposição não se repetir. As alterações crônicas posteriores consistem em pequenas opacidades irregulares com tendência a uma distribuição central e basal. As opacidades aumentam e são acompanhadas de um espessamento das estruturas intersticiais, produzindo um padrão reticular que pode aumentar com o tempo em virtude do aumento da fibrose pulmonar. Os operários em indústrias de metais pesados que apresentam sintomas devem, provavelmente, ser submetidos a uma radiografia do tórax e, se houver sinais de doença, dever-se-á considerar sua retirada da exposição. A exposição continuada a concentrações elevadas de cobalto pode ser rapidamente fatal.[66]

PNEUMOCONIOSES POR PÓS RADIOPACOS

Alguns pós inorgânicos são radiopacos, podem ser armazenados nos pulmões após a inalação e não produzem fibrose nem outras reações.

Em conseqüência disso, eles provocam sinais radiográficos em pacientes sem evidências clínicas de doença.

A *siderose* é uma pneumoconiose benigna, causada pelo acúmulo de óxido de ferro no pulmão, sendo encontrada em operários que trabalham com maçaricos elétricos e de acetileno, polidores de prata e fabricantes de aquecedores, bem como em operários de moinhos e fundições em que a sílica é insuficiente para produzir silicose. O ferro é inalado como pequenas partículas ou em vapores que contêm o óxido de ferro produzido por soldagem. Os achados radiográficos são causados pelo fato de que o ferro se acumula nos vasos linfáticos e tecidos intersticiais do pulmão em quantidade suficiente para produzir opacidade pulmonar. Não são causadas fibrose ou diminuição da função pulmonar, e não há predisposição à tuberculose pulmonar nos pacientes. Os achados radiográficos consistem em opacidades nodulares (de 1 a 3 mm de tamanho) discretas, bem nítidas, espalhadas uniforme e simetricamente por toda a extensão de ambos os pulmões. As lesões individuais são, com freqüência, mais nítidas que na silicose e não há tendência à aglomeração. Não se verifica um padrão reticular estendendo-se do hilo ao pulmão, e não ocorre adenopatia hilar. Não há enfisema e não estão presentes sintomas clínicos. As opacidades tendem a regredir e podem desaparecer, ao suspender-se a exposição.

A *baritose* é causada pelo depósito de sulfato de bário nos pulmões de trabalhadores em minas de bário. Os achados são semelhantes aos da siderose, exceto que a densidade do bário é maior, e as lesões individuais tendem a ser maiores. Quando a exposição é intensa, os sinais radiográficos podem aparecer após um período relativamente curto (um a dois anos). As opacidades desaparecem gradativamente, após retirar-se o paciente da exposição. A condição provavelmente não produz alteração na função pulmonar. Já foram relatadas alterações fibróticas que acarretam a diminuição da função, mas os pacientes também foram expostos a outros pós que reconhecidamente causam fibrose, de modo que a baritose não-complicada provavelmente é benigna.

A *estanose* é encontrada em manipuladores e moedores do minério, bem como naqueles que embalam óxido de estanho em bolsas. É causada pelo depósito de estanho sob a forma de óxido estânico nos tecidos pulmonares, o que ocasiona uma pneumoconiose semelhante à baritose e relativamente benigna.

A *pneumoconiose do antimônio* é uma condição rara, causada pela inalação de antimônio, suficientemente radiopaco para produzir pequenas opacidades no estudo radiográfico.

A *pneumoconiose das resinas acrílicas* pode ocorrer em dentistas ou estudantes de odontologia expostos a altos níveis de plástico acrílico em laboratórios dentários.[8] As alterações intersticiais pulmonares observadas tendem a resolver-se depois de o paciente ter sido removido do ambiente, de modo que é possível que esta seja uma reação de hipersensibilidade.

DOENÇAS OCUPACIONAIS RELACIONADAS À HIPERSENSIBILIDADE PULMONAR

Hipersensibilidade Traqueobrônquica

Na hipersensibilidade traqueobrônquica, a resposta de hipersensibilidade é em forma de broncoespasmo ou asma. Asma brônquica, aspergilose alérgica (geralmente com impactação mucóide), granulomatose broncocêntrica e bissinose são manifestações desse tipo de resposta. Os achados radiográficos na asma brônquica são descritos no Cap. 26 e aqueles da aspergilose alérgica no Cap. 24.

Granulomatose Broncocêntrica

A granulomatose broncocêntrica é uma lesão inflamatória granulomatosa necrosante que envolve paredes brônquicas, em que o principal achado patológico é a substituição do epitélio brônquico por um tecido de granulação em paliçada.[44] Alguns dos pacientes são asmáticos; nesses pacientes, os granulomas podem conter muitos eosinófilos e ocorre uma eosinofilia periférica. Fungos são quase invariavelmente presentes, e os pacientes geralmente são jovens. Nos pacientes que não têm asma brônquica, os granulomas contêm plasmócitos, e muito poucos apresentam eosinofilia. Não se verificam fungos, e os pacientes geralmente são muito mais idosos. A doença tem evidente relação com a hipersensibilidade, sendo muito semelhante à aspergilose broncopulmonar alérgica e à impactação mucóide. Os achados radiográficos podem ser análogos, mas podem ser unilaterais (cerca de 75% dos casos). Pode haver um acometimento alveolar ou atelectasia lobar ou segmentar; uma ou mais grandes densidades nodulares ou em massa tumoral são observadas mais freqüentemente que no acometimento do tipo alveolar. Nesses casos, o aspecto simula aquele de um tumor. Também podem ser vistos padrões nodulares pequenos ou nodulares e lineares mistos. Em alguns pacientes, pode ser observado mais de um padrão radiográfico. Acometimento pleural e adenopatia são raros. A broncografia em quatro de 22 pacientes revistos demonstrou obstrução brônquica segmentar em dois, bronquiectasia em um e atelectasia sem anormalidade brônquica em um.[44] Nessa série, as lesões eram unilaterais em três quartos dos pacientes, com predominância lobar superior. Poucas diferenças radiográficas foram notadas, ao comparar-se asmáticos e não-asmáticos.

Bissinose

A bissinose é uma doença pulmonar que ocorre em operários processadores de algodão; é, às vezes, designada como *febre das fábricas de algodão*. Parece decorrer da inalação de pó de algodão, mas a substância que a causa não foi identificada com certeza. Os sintomas consistem em espirros, tosse, roncos e sibilos, tendendo a vir em ataques relacionados à exposição ao pó. Ao retirar-se o paciente da atmosfera que contém o pó, os ataques remitem. Os sintomas são mais graves no primeiro dia de trabalho após uma ausência breve (na segunda-feira, por exemplo). Muitos pacientes com sintomas não apresentam anormalidades radiográficas detectáveis. Quando presentes, os achados radiográficos são inespecíficos e consistem em alguma acentuação da trama parailar, juntamente com uma distribuição relativamente simétrica de opacidades irregulares sob a forma de densidades esparsas e pouco nítidas na parte central do pulmão. Elas podem só aparecer depois que o paciente teve alguns ataques agudos, de modo que pode não haver achado radiográfico no início da evolução da doença. Podem ocorrer enfisema e fibrose permanente, especialmente em fumantes. Há algumas evidências de que não existem alterações significativas em operários de algodão não-fumantes.[39] A significação para a saúde pública dessa doença permanece, pois, aberta a dúvida. O tecido-alvo da reação antígeno-anticorpo parece ser o das vias aéreas respiratórias, e não dos alvéolos, assim como em muitas das doenças ocupacionais relacionadas à hipersensibilidade.

Hipersensibilidade Alveolar

A hipersensibilidade alveolar, às vezes denominada *alveolite alérgica extrínseca* ou *pneumonite por hipersensibilidade*, indica uma resposta do tecido pulmonar a antígenos contidos numa grande variedade de pós orgânicos em que as partículas são tão pequenas que penetram no parênquima pulmonar mais distal.[31] Muitas das condições causadas por esses pós associam-se a ocupações específicas. Embora os achados radiográficos torácicos sejam semelhantes, algumas das causas mais comuns de alveolite alérgica extrínseca são descritas nas seções que se seguem.

Os achados de TCAR da pneumonite por hipersensibilidade foram descritos recentemente e verificados como sendo um indicador mais sensível de doença inicial que aqueles das radiografias do tórax.[57,83] Em casos agudos e subagudos, a TCAR pode demonstrar áreas de opacidade em vidro fosco (maior atenuação do pulmão que não obscurece a trama broncovascular), atenuação em mosaico (áreas pulmonares adjacentes que apresentam atenuação aumentada e diminuída), opacidades nodulares centrilobulares maldefinidas e micronódulos[4,57,89] (veja a Fig. 27.14B, C). Regiões lobulares de aprisionamento de ar também podem ser demonstradas por exames de TCAR obtidos durante a inspiração e expiração.[15,89] Em casos crônicos, predominam as alterações de fibrose intersticial, alteração cística, bronquiectasia de tração e aspecto em favo de mel, sendo, muitas vezes, relativamente poupados os ápices e as bases pulmonares, mas sem uma zona de predileção no plano axial. Ao contrário da fibrose pulmonar idiopática, que tem uma predominância periférica definida, as alterações fibróticas na pneumonite por hipersensibilidade podem ser difusas, subpleurais ou peribroncovasculares.[3,15,89]

Bagaçose

O bagaço é o produto que resta após ter sido extraído o sumo da cana-de-açúcar. A inalação desse pó contaminado por organismos *Thermoactinomyces sacchari* pode causar acometimento pulmonar sintomático. Após uma exposição por dois a quatro meses, as manifestações clínicas aparecem sob a forma de uma doença febril aguda, com tosse e dispnéia, a qual pode tornar-se grave. Os sintomas são considerados como indicando uma reação antígeno-anticorpo, com possíveis lesões adicionais causadas pela presença de corpos estranhos no tecido pulmonar. Os achados clínicos geralmente desaparecem lentamente, depois que o paciente deixa a ocupação associada à poeira.

Os achados radiográficos variam com o estágio da doença. No início da evolução da doença, estão presentes poucas anormalidades, se tanto. Durante ataques agudos graves, os achados são aqueles de um acometimento acinar pulmonar, causado provavelmente por edema. Um tipo de opacidade nodular fino ou reticulonodular é notado bilateralmente num estágio mais subagudo, sendo geralmente simétrico e bastante generalizado. A regressão é lenta, e os achados radiográficos resolver-se-ão gradualmente em seis a 12 meses, se o paciente deixar o ambiente. Os achados progredirão caso a exposição continue, causando fibrose e diminuição progressiva da função pulmonar. A história de exposição adequada ao pó, juntamente com as manifestações clínicas e os achados radiográficos, leva ao diagnóstico. A doença causa febre em associação aos achados radiográficos inespecíficos, devendo ser diferenciada de outras doenças pulmonares inflamatórias crônicas. É, por isso, necessário examinar o escarro e levá-lo à cultura nos casos em que há dúvida quanto ao diagnóstico.

Pulmão de Fazendeiro

O pulmão de fazendeiro, ou pulmão de debulhador, é uma doença pulmonar que ocorre em trabalhadores de fazendas após a exposição a feno, cereais ou rações com bolor, especialmente numa área fechada. Essa é a condição causadora de pneumonite por hipersensibilidade (alveolite alérgica extrínseca) mais bem-esclarecida. Os sintomas clínicos, a patologia e os achados radiográficos dependem do estágio da doença. O *estágio agudo* caracteriza-se pelo aparecimento agudo de dispnéia intensa, cianose, tosse, febre baixa e suores noturnos, que se iniciam geralmente algumas horas após a exposição a um material bolorento. As respirações são rápidas, e roncos estão freqüentemente presentes, mas não há a respiração asmática típica. Se o paciente deixar o ambiente de trabalho, a evolução será no sentido da melhora gradual nos achados clínicos e radiográficos num período de seis a oito semanas — o *estágio subagudo*. Os sintomas recidivarão caso o paciente volte ao mesmo ambiente de trabalho. A doença varia quanto à gravidade, mas finalmente o paciente é forçado a afastar-se da fonte do material poeirento que a causa. Alterações radiográficas e patológicas permanentes são presentes, constituindo o *estágio crônico*. Demonstrou-se que essa é uma reação antígeno-anticorpo, sendo os principais antígenos os organismos *Micropolyspora faeni* e, em menor escala, outros actinomicetos termofílicos. O estudo histopatológico mostra que há, em muitos casos, uma pneumonite granulomatosa intersticial e alveolar. Posteriormente, após a exposição repetida ter produzido uma doença crônica, pode haver a fibrose intersticial.

Observações Radiográficas

Há uma variação considerável no padrão radiográfico em pacientes que apresentam o pulmão de fazendeiro[36] (Figs. 27.14 a 27.16). Na fase aguda, os achados são os de edema pulmonar, acinar ou alveolar, cuja extensão varia com a intensidade da reação pulmonar, o que se superpõe, com freqüência, a um padrão nodular fino de opacidades, espalhado pelas partes centrais e basais do pulmão, constituindo, presumivelmente, uma alteração granulomatosa no pulmão decorrente de ataques anteriores (isto é, a fase subaguda). Os hilos ocasionalmente parecem mais espessos e com margens pouco nítidas. O acometimento regride num período de seis a oito semanas, freqüentemente de maneira irregular, de modo que as lesões se tornam irregulares e esparsas; há, muitas vezes, alguma acentuação da trama intersticial que se estende dos hilos para fora por algum tempo após haver desaparecido a maior parte da opacidade. Esse tipo intersticial de acometimento pode, finalmente, também se resolver inteiramente. Os estudos da função pulmonar indicam, com freqüência, uma clara diminuição da função, mesmo após a resolução de todos os sinais radiográficos.

Nos pacientes nos quais ocorreram vários ataques, estão presentes alterações permanentes, indicativas de doença crônica, as quais con-

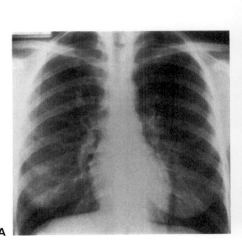
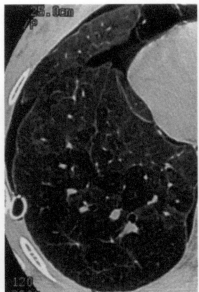
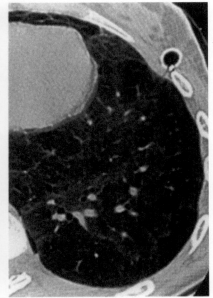

FIG. 27.14 A: Radiografia do tórax de uma mulher de 32 anos com pulmão de fazendeiro, que demonstra infiltrados finos de aspecto granular, mais pronunciados nas partes central e inferior dos pulmões. **B e C:** A tomografia computadorizada de alta resolução mostra uma atenuação em mosaico do parênquima pulmonar, com áreas de opacidade em vidro fosco (maior atenuação) e áreas de menor atenuação causadas, provavelmente, por aprisionamento de ar. Drenos torácicos bilaterais foram colocados para tratar pneumotórax que apareceu bilateralmente após uma biópsia pulmonar aberta.

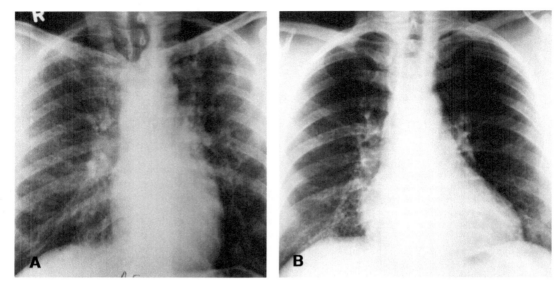

FIG. 27.15 Pulmão de fazendeiro. **A:** Esse paciente teve um episódio agudo de tosse e febre. Há algumas nodularidades maldefinidas e um aumento da trama intersticial, visto melhor na parte central do pulmão. **B:** A doença, nesse paciente, manifestou-se por alguns nódulos pequenos de aspecto granular nas bases, observados melhor à direita, juntamente com pequeno aumento da trama intersticial.

sistem em evidências de enfisema pulmonar e fibrose intersticial. Essa última manifesta-se por um aumento difuso na trama intersticial, que se estende do hilo para a periferia, ocasionando freqüentemente um aspecto reticular ou reticulonodular bastante grosseiro das regiões pulmonares periféricas (Fig. 27.16). Conforme indicado anteriormente, há uma variedade notável de padrões radiográficos pulmonares nessa doença, de modo que uma história precisa é de vital importância para fazer o diagnóstico. Os pacientes podem tornar-se incapazes respiratórios, caso persistam em retornar ao ambiente empoeirado.[30]

Pulmão dos Criadores de Pombos

A doença designada como pulmão dos criadores de pombos ocorre em indivíduos que lidam com pombos, bem como outros pássaros, de modo que os termos preferidos para designar tal condição são, efetivamente, *pulmão dos criadores de pássaros* ou *pulmão dos tratadores de pássaros*. Ela parece ser causada por hipersensibilidade a antígenos nas penas, soro e fezes dos pássaros. Os achados radiográficos incluem a acentuação da trama intersticial, com pequenas nodulações superpostas. Em casos agudos ou graves da doença, são observadas áreas esparsas de opacidade em placas maldefinidas, indicativas de exsudação alveolar. Na biópsia, observa-se uma pneumonite granulomatosa intersticial. Os sintomas desaparecem, e os sinais radiográficos resolvem-se após remover-se o paciente do contato com os pássaros e seu hábitat.[93]

Doença da Casca de Bordo

A doença da casca de bordo ocorre em operários de serrarias ou fábricas de papel expostos aos esporos do fungo *Cryptostroma corticale*, que se situa profundamente na casca da árvore de bordo. Os achados radiográficos assemelham-se àqueles de outros estados de hipersensibilidade pulmonar — quais sejam o aumento da trama intersticial

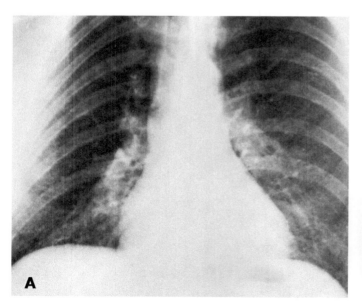 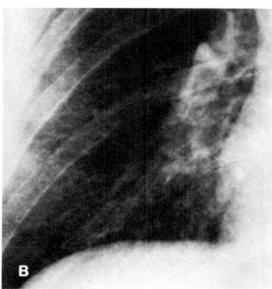

FIG. 27.16 Pulmão de fazendeiro. **A:** Nesse paciente, havia uma fina nodularidade granular na parte inferior do pulmão, não muito bem visibilizado. **B:** Nesse aumento, o aspecto nodular encontra-se bem-definido à direita.

pulmonar e nodularidade, produzindo um padrão reticulonodular nas áreas parailares e inferiores dos pulmões. Um envolvimento mais grave acarreta um exsudato alveolar esparso que progride para um padrão alveolar confluente. A retirada do ambiente acaba por levar à resolução do processo.[28]

Outros Estados de Hipersensibilidade Ocupacionais

Têm sido relatadas algumas outras condições em que o acometimento pulmonar é causado pela inalação de material que, evidentemente, contém antígenos aos quais os pulmões reagem em consequência de hipersensibilidade. Os achados radiográficos nos pulmões e as manifestações histopatológicas são bastante semelhantes. Entretanto, o mecanismo da reação pulmonar não foi esclarecido em todas essas condições. Os exemplos incluem o pulmão dos usuários de aerossol hipofisário (dos extratos de hipófise posterior inalados, usados no tratamento de pacientes com diabete insípido), pulmão dos trabalhadores com cogumelos, pulmão dos trabalhadores com malte, sequoiose, doença dos trabalhadores com serragem, hipersensibilidade ao gorgulho, suberose (cortiça), pulmão dos trabalhadores com queijo, pulmão dos trabalhadores em peixarias, pulmão dos trabalhadores com café, licoperdonose, alveolite por aparelhos de ar condicionado contaminados e nebulizadores contaminados, alveolite do plástico e a hipersensibilidade a materiais sintéticos de diversos tipos, como náilon, poliuretano, fibras acrílicas e, possivelmente, cloreto de polivinil.

Também foram relatadas algumas outras doenças ocupacionais, tais como a sensibilidade a compostos químicos orgânicos, como os isocianatos, incluindo o difenilmetano diisocianato e tolueno diisocianato, usados na fabricação de espumas sintéticas, borrachas sintéticas, tintas e adesivos.[19,21]

DOENÇAS CAUSADAS POR AGENTES QUÍMICOS

Pneumonite por Hidrocarbonetos

Alguns produtos são apontados como envolvidos na ingestão ou inalação de hidrocarbonetos ou ambas, tais como querosene, gasolina, lustra-móveis, fluido de isqueiro, terebintina, inseticidas e alguns compostos sintéticos. A intoxicação acidental por hidrocarbonetos é muito comum, especialmente em crianças. Esses produtos geralmente são ingeridos, mas alguns dos materiais irritantes são também aspirados ou inalados. A aspiração é geralmente o fator mais importante na ocorrência da pneumonite. O hidrocarboneto ingerido é absorvido e excretado pelos pulmões, aumentando a lesão pulmonar.

Quando ocorre o vômito, pode ser aspirada uma quantidade adicional do hidrocarboneto, juntamente com material particulado. Os destilados de petróleo causam uma alveolite aguda, com exsudação de leucócitos, líquido e fibrina, assim como uma infiltração intersticial proliferativa mais crônica. Os achados patológicos em pacientes que faleceram são aqueles de edema pulmonar hemorrágico grave, necrose bronquiolar e exsudação alveolar. Às vezes, são poucos ou inexistentes os sinais clínicos de envolvimento pulmonar, apesar das evidências radiográficas de acometimento pulmonar.

Observações Radiográficas

Há uma variação considerável nos achados pulmonares, dependendo da gravidade da lesão. As alterações iniciais constituem a presença de edema, fibrina e células nos alvéolos secundariamente à alveolite química aguda, estando geralmente presente uma opacidade difusa — homogênea ou algo floculada e confinada aos lobos inferiores. Em casos graves, a opacidade estende-se à parte superior do pulmão. Quando o envolvimento é menor, são notadas opacidades acinares esparsas em um dos pulmões ou ambos. Os focos individuais mostram-se indistintos e maldelimitados; pode haver a aglomeração em algumas áreas (Fig. 27.17). Tais alterações manifestam-se rapidamente e podem ser vistas já meia hora após a ingestão. Mais raramente, as alterações alveolares limitam-se às áreas parailares, assemelhando-se a um edema pulmonar, e sendo causadas muito provavelmente pelo edema conseqüente às lesões alveolares e/ou capilares. A resolução dos sinais radiográficos geralmente é posterior à melhora clínica. Foi relatada, nesses pacientes, a formação de pneumatoceles e pode haver, também, um enfisema obstrutivo com alterações bolhosas a longo prazo (Fig. 27.18). Em raros casos, ocorrem derrame pleural, pneumotórax e enfisema intersticial. O diagnóstico baseia-se na história juntamente com as manifestações radiográficas descritas. Alguns pacientes parecem responder rapidamente aos corticosteróides.

Gases Industriais e Bélicos

Alguns gases irritantes são capazes de produzir alterações pulmonares que podem ser visibilizadas radiograficamente, tais como incluem vapores de nitrito (que consistem em cinco óxidos de nitrogênio), sulfeto de hidrogênio, cloro, fosgênio e gás mostarda, bem como vários outros gases irritantes, como amônia, óxido de manganês, zinco, vapores de cloreto, inseticidas diversos, fluorocarbonetos e compostos químicos encontrados na cola. Todos esses gases produzem alterações

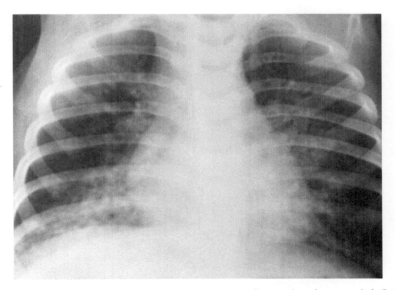

FIG. 27.17 Pneumonia por hidrocarbonetos (querosene). A doença limita-se às bases dos pulmões, sendo mais acentuada à direita que à esquerda. Ela consiste em uma pneumonite química alveolar difusa, maldefinida.

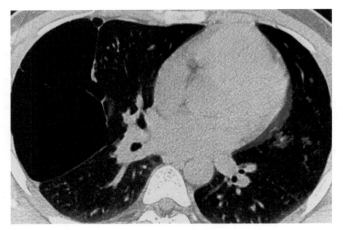

FIG. 27.18 Seqüelas da ingestão de hidrocarboneto. Um homem de 28 anos que ingeriu hidrocarbonetos, quando criança, apresenta, agora, uma grande lesão cística de paredes finas no local em que o pulmão foi destruído.

patológicas nos pulmões que variam com a intensidade da exposição e a natureza do composto químico. São encontradas alterações inflamatórias na traquéia e brônquios maiores em exposições mínimas. Quando aumenta o grau de exposição, o dano a essas estruturas aumenta, com uma tendência do processo a estender-se mais adiante a brônquios menores e bronquíolos, o que acarreta edema e congestão pulmonar secundariamente à bronquite e bronquiolite química. A morte poderá sobrevir caso a lesão seja grave o bastante. Há, com freqüência, um retardo no início dos sintomas clínicos após a exposição, que varia de uma a duas horas até 36 horas. Os sintomas mais comuns são dor torácica, tosse e dispnéia. Parte dos gases é levada ao miocárdio, fígado e rins após a difusão através da membrana alveolocapilar, podendo ocasionar lesões nesses locais.

Observações Radiográficas

Os achados variam de acordo com a extensão e a gravidade das lesões, as quais consistem em lesões irregulares esparsas, geralmente mais acentuadas nas áreas periilares, onde as lesões podem ser confluentes (Fig. 27.19). Nas partes central e periférica dos pulmões, podem ser visíveis nódulos individuais que variam até 1 cm de tamanho e têm aspecto de lanugem, com margens pouco nítidas. Eles se assemelham a uma broncopneumonia, mas constituem, provavelmente, um edema alveolar. A periferia do pulmão geralmente é poupada, a não ser que a lesão tenha sido avassaladora. Quando a lesão não é grave, a resolução ocorre bem rapidamente, com alterações notadamente observadas de um dia para o outro, e, muitas vezes, torna-se completa em 10 a 14 dias. Durante esse período, as lesões ficam mais irregulares e assimétricas pela ocorrência de pequenas áreas de atelectasia e, com freqüência, alguma broncopneumonia esparsa. Em outros casos, as lesões bronquiolares acarretam uma bronquiolite obstrutiva, que pode não produzir achado radiográfico, mas causa, efetivamente, uma diminuição da função pulmonar. Quando a bronquiolite é suficientemente grave, são produzidos diminutos nódulos disseminados na área da lesão, os quais podem desaparecer gradualmente, embora alguns possam persistir. O diagnóstico baseia-se na história de exposição ao gás nocivo, seguida dos sintomas de tosse e dispnéia mais os achados radiográficos de edema pulmonar, já descritos.

SINAIS DE BRONQUIOLITE OBLITERANTE NA TCAR

Os sinais de bronquiolite obliterativa ou bronquiolite obliterante (BO) na TCAR já foram reconhecidos, mostrando-se úteis para o diagnóstico precoce da BO decorrente de várias causas, como a exposição a vapores tóxicos, lesões ocupacionais por inalação (veja a Doença dos Carregadores de Silos), infecções por vírus, transplante de medula óssea ou pulmão (como complicação) e doenças vasculares do colágeno. Em casos de BO, a TCAR mostra tipicamente áreas difusas mais esparsas de atenuação aumentada e diminuída, designadas como atenuação em mosaico. Além disso, são notadas na TC áreas lobulares de hipertransparência, que constituem regiões de aprisionamento de ar e oligoemia, secundariamente à vasoconstrição hipóxica no pulmão pela obliteração das pequenas vias aéreas. A visibilização dessas pequenas áreas na TC pode ser maior, obtendo exames de TCAR em expiração plena e comparando-os a exames em inspiração[91] (Fig. 27.20). Muitos de tais achados são facilmente identificados na TCAR, numa ocasião em que as radiografias do tórax são normais ou próximas da normalidade. Em casos mais avançados de BO, a lesão das vias aéreas maiores acarreta bronquiectasia, também mais evidente na TCAR do que nas radiografias do tórax.

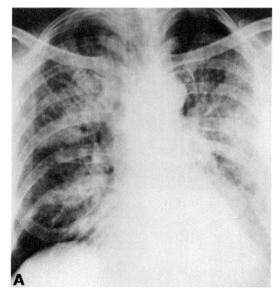 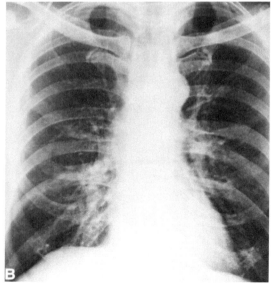

FIG. 27.19 Pneumonite química. **A:** As densidades irregulares generalizadas maldefinidas assemelham-se a um edema pulmonar e, muito provavelmente, constituem isso mesmo. Uma história de exposição é necessária para diferenciar tal condição de outras que produzem edema pulmonar. **B:** As alterações pulmonares desapareceram totalmente, como é mostrado por essa radiografia obtida três semanas depois.

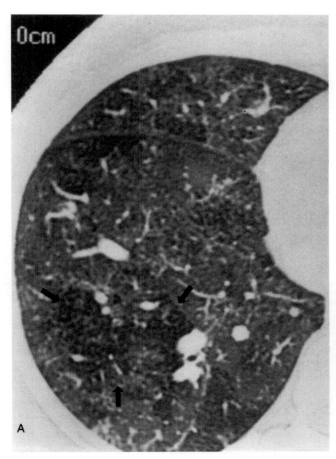
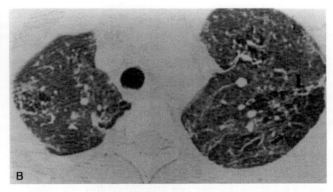

FIG. 27.20 A e B: A tomografia computadorizada de alta resolução demonstra uma atenuação em mosaico, com áreas de baixa atenuação causadas por aprisionamento de ar (*setas*). Essas áreas podem ser acentuadas mediante o exame com o paciente em expiração plena. A atenuação em mosaico e o aprisionamento de ar podem ser vistos na alveolite alérgica extrínseca (pneumonite por hipersensibilidade), bronquiolite obliterante, asma e outras patologias das pequenas vias aéreas.

Doença dos Carregadores de Silos

Sabe-se que o dióxido de nitrogênio é produzido em silos algumas horas depois do seu enchimento, atingindo uma concentração máxima cerca de dois dias após o enchimento do silo. Concentrações perigosas do gás podem permanecer em silos fechados por duas semanas. Qualquer pessoa que entre nesse espaço confinado e permaneça aí é exposta ao referido gás irritante. Algumas pessoas sucumbem aos vapores e não saem vivas do silo. Tosse e dispnéia ocorrem, muitas vezes, imediatamente. Um edema pulmonar nas áreas parailares e nas bases pode aparecer em algumas horas. O edema geralmente desaparece com bastante rapidez, quando o paciente se recupera, o que pode ser seguido por um período relativamente livre de sintomas ou de remissão destes, que dura duas ou três semanas. Depois disto, há uma segunda fase, que pode ser fatal ou levar à recuperação. Tal fase caracteriza-se por febre, dispnéia progressiva, cianose e tosse. Os achados radiográficos nas radiografias obtidas durante a referida fase consistem em opacidades miliares difusas que se assemelham às lesões da tuberculose miliar aguda. Posteriormente, elas podem confluir e produzir um aspecto mais esparso e nodular (Fig. 27.21). O diagnóstico baseia-se numa combinação de história clínica e achados radiográficos. Na autópsia, os pacientes falecidos um mês ou mais após a exposição foram verificados como tendo BO, constituindo cada uma das pequenas opacidades aparentemente a lesão típica do carregador de silos. Em pacientes falecidos imediatamente ou dentro de algumas horas da exposição, encontrou-se um edema pulmonar difuso, semelhante ao descrito nas mortes por inalação de vapores nítricos industriais.

A exposição a vapores de ácido nítrico e óxido de nitrogênio pode, pois, produzir danos pulmonares suficientes para causar a morte num período curto após a exposição, ou os sintomas podem ser retardados em algumas semanas ou meses, e serem seguidos de uma segunda fase da doença, mais crônica. É provável que alguns pacientes se recuperem inteiramente, sem qualquer acometimento residual; em outros, ocorrem alterações bronquiolares suficientes para produzir fibrose e enfisema, que se manifestam um longo período após a lesão inicial. Também é provável que outros gases irritantes sejam capazes de produzir alterações pulmonares, que podem ocasionar graus variáveis de insuficiência pulmonar crônica.

A exposição tóxica a esterco líquido pode produzir achados clínicos e radiográficos semelhantes, causados presumivelmente pela inalação de gases tóxicos, como sulfeto de hidrogênio e monóxido de carbono. Essa rara doença ocupacional é apropriadamente denominada *pulmão de estrume*.[68]

Intoxicação por Monóxido de Carbono

A intoxicação por monóxido de carbono é freqüentemente fatal, mas, em algumas pessoas que recebem doses subletais, podem ser demonstradas anormalidades nas radiografias do tórax. As manifestações a seguir foram encontradas em 18 de 62 pacientes com intoxicação aguda por monóxido de carbono.[85] Um aspecto de vidro fosco foi observado em 11 pacientes; desses 11, opacificação parailar foi notada em dois, quatro tinham uma combinação de opacificação parailar e espessamento peribrônquico e perivascular, e três apresentavam evidências de edema intra-alveolar. Todos esses achados são considerados como constituindo edema pulmonar, causado provavelmente por hipoxia tecidual ou pelos efeitos tóxicos do monóxido de carbono sobre as membranas alveolares ou ambos. O aumento do coração ocorreu em quatro pacientes, e a elevação do hemidiafragma direito em sete deles — geralmente como

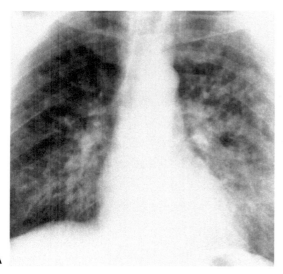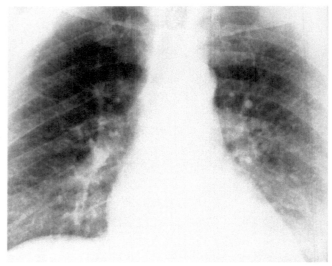

FIG. 27.21 Doença dos carregadores de silos. Um homem de 49 anos foi retirado de um silo que havia sido enchido duas semanas antes. **A:** A radiografia imediata mostra extensas opacidades bilaterais maldefinidas, constituindo, muito provavelmente, um edema alveolar. **B:** Dois dias depois, a condição era muito melhor, embora permanecessem algumas opacidades lineares residuais e, possivelmente, algum edema residual. O paciente recuperou-se inteiramente.

uma manifestação mais tardia, indicando o aumento do fígado. O edema intra-alveolar e a opacificação parailar indicaram um prognóstico sombrio; a presença de qualquer anormalidade radiográfica é uma indicação de tratamento intensivo com oxigênio.[85]

Pulmão do Paraquat

O herbicida paraquat produz edema pulmonar agudo e hemorragia, causando a morte rapidamente pela ingestão de doses elevadas.[84,92] Quando são ingeridas quantidades menores, os pacientes podem sobreviver por vários dias. Além de seus conhecidos efeitos citotóxicos sobre as células alveolares, o paraquat induz a uma alveolite, em que são produzidos macrófagos e neutrófilos ativados. Os macrófagos recrutam fibroblastos e liberam um fator de crescimento que leva à ocorrência de fibrose. Os achados radiográficos consistem em finas opacidades granulares na parte inferior do pulmão, que podem ser discretas em algumas áreas e confluentes em outras. Há geralmente a progressão rápida para um padrão semelhante ao edema pulmonar grave. Achados radiográficos positivos no tórax indicam, geralmente, ter sido ingerida uma quantidade fatal de paraquat. Os pacientes que sobrevivem mostram um padrão de fibrose intersticial difusa. Do ponto de vista patológico, a fibrose associa-se a um acometimento vascular pulmonar em que se verifica a muscularização das arteríolas pulmonares; uma fibrose extensa evidencia-se geralmente antes de os pacientes morrerem.

Exposição ao Vinil e Cloreto de Polivinil

O vinil e o polivinil, usados na indústria dos plásticos, causam reconhecidamente angiossarcomas do fígado e uma síndrome semelhante à esclerodermia, podendo causar, também, doenças pulmonares nos operários dessa indústria. Os sintomas incluem tosse seca, dispnéia de início insidioso e fraqueza aos esforços físicos. Patologicamente, há hiperplasia alveolar e descamação de células alveolares. Ocorre, também, um infiltrado intersticial de células mononucleares que leva à fibrose. As alterações radiográficas de um padrão reticulonodular difuso são muito provavelmente secundárias à fibrose intersticial observada patologicamente.[21]

Inalação de Fumaça

Como os efeitos tóxicos da inalação de fumaça sobre o pulmão dependem do conteúdo de compostos químicos nela presentes, há uma grande variedade de lesões potenciais. Lesões suficientemente graves para causar alterações pulmonares ocorrem geralmente dentro de 24 horas. Muitos dos materiais tóxicos inalados causam edema pulmonar, de modo que o padrão radiográfico pode ser de edema intersticial, como espessamento ou opacificação perivascular ou peribrônquico; um padrão misto de edema intersticial e acinar; ou edema alveolar, iniciando-se geralmente nas áreas perihilares e progredindo até envolver um volume maior de tecido pulmonar. O edema pode ser assimétrico, mas geralmente é bilateral. Além dessas alterações, ocorre a atelectasia, que pode causar opacidades focais e/ou amplamente disseminadas, sem uma distribuição consistente. Lee e O'Connell[52] estudaram 45 pacientes de um grande incêndio, 33 dos quais apresentaram inalação aguda de fumaça e tinham radiografias do tórax anormais na admissão. Um espessamento da parede brônquica estava presente em 29 pacientes, edema pulmonar em 7 e edema subglótico em 13. Os autores acharam que o edema subglótico e, provavelmente, o espessamento da parede brônquica indicavam uma lesão das vias aéreas superiores, que podia ser um prenúncio de danos ao parênquima e aos bronquíolos, tornando necessário o suporte ventilatório. Entretanto, a extensão das lesões do parênquima, bronquíolos e brônquios não pode ser determinada nas radiografias do tórax, de modo que se torna necessária nos referidos pacientes a determinação dos níveis sanguíneos de carboxiemoglobina e dos gases arteriais.[52,71]

DOENÇAS PULMONARES INDUZIDAS POR DROGAS

As reações a drogas constituem um grande problema, porque 5% das admissões hospitalares são conseqüentes a reações a drogas e estima-se que 10% a 18% dos pacientes hospitalizados apresentem alguma forma de reação a drogas enquanto no hospital.[76,78,79] Podem ocorrer vários tipos de reação às drogas, sendo os principais tipos as reações de hipersensibilidade, reações idiossincrásicas, intoxicações por doses excessivas, intolerância às drogas e efeitos colaterais.

Nesta seção, uma breve discussão dos fatores envolvidos na reação de hipersensibilidade a drogas, incluindo os achados radiográficos, é seguida de uma relação dos principais padrões radiográficos e das drogas mais comumente envolvidas. Algumas drogas estão relacionadas em mais de um padrão radiográfico. Uma lista das categorias de drogas e de algumas das drogas em cada uma é seguida da discussão de alguns dos principais achados e problemas.

As reações pulmonares a drogas caracterizam-se pelo seguinte:

As reações não precisam ter relação com a dose.
É necessário um período de latência após a exposição inicial a algumas drogas, mas não à readministração.

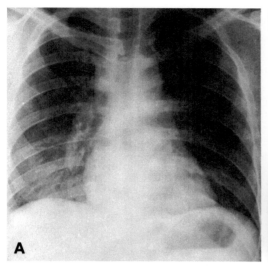
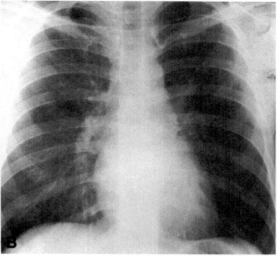

FIG. 27.22 Sensibilidade à mesantoína. **A:** O paciente queixou-se de tosse e febre. Note a adenopatia paratraqueal e hilar, assim como algum envolvimento basal pulmonar à direita. **B:** Três semanas depois, após ter sido suspenso o uso da droga, o tórax parece estar normal.

É afetada uma minoria dos indivíduos que receberam a droga.
Muitas vezes, não há correlação direta entre a reação e as propriedades farmacológicas da droga.
Podem estar presentes outras reações de hipersensibilidade, como anafilaxia, doença do soro, urticária, dermatite de contato ou asma.
A readministração da droga reproduz os sintomas.

As reações de hipersensibilidade são geralmente acompanhadas de eosinofilia. Em algumas delas, o início é agudo, com calafrios súbitos, febre, tosse e dispnéia; em outras, é insidioso, com dispnéia e tosse crescentes.

As características radiográficas consistem em (1) um tipo alveolar difuso agudo de acometimento, que se assemelha ao edema alveolar, o qual varia em extensão e distribuição, mas é geralmente bilateral; (2) um padrão intersticial difuso agudo análogo ao edema intersticial; (3) um padrão intersticial crônico; (4) um padrão pleuropulmonar ou similar ao do lúpus; e (5) adenopatia hilar, que pode ser acompanhada de alterações pulmonares (Fig. 27.22). As drogas comumente envolvidas são antibióticos, antimetabólitos (drogas antineoplásicas), analgésicos, anticonvulsivantes, drogas vasoativas (antiarrítmicas), drogas neuroativas (antidepressivos, por exemplo), drogas anti-reumáticas e imunossupressoras.

Cinco padrões radiográficos principais foram descritos por Morrison e Goldman[64] em pacientes com reações a drogas: (1) padrão intersticial ou reticulonodular difuso; (2) acometimento difuso do espaço aéreo (consolidação); (3) derrame ou fibrose pleural; (4) alargamento hilar ou mediastinal; e (5) áreas localizadas de consolidação. As drogas associadas a cada um desses achados são relacionadas no Quadro 27.1. Algumas drogas aparecem em mais de uma lista e podem produzir todos ou alguns dos achados nas categorias em que estão relacionadas num determinado momento (Figs. 27.23 a 27.27).

As diversas categorias de drogas são relacionadas no Quadro 27.2, tais como: (1) drogas quimioterápicas, usadas principalmente no tratamento de condições malignas ou como drogas antiinflamatórias em algumas doenças; (2) antibióticos; (3) drogas imunossupressoras; (4) analgésicos e drogas com ação sobre o sistema nervoso central; (5) drogas antiarrítmicas e cardiovasculares; e (6) drogas e preparações diversas. Drogas novas são freqüentemente acrescentadas à lista de drogas quimioterápicas, bem como a algumas das outras categorias. Além disso, foram relatadas reações a algumas outras drogas. Entretanto, as principais drogas indutoras de doença pulmonar são incluídas no quadro, e várias revisões amplas de doenças pulmonares induzidas por drogas fazem parte das referências.[78,80]

Via de regra, o acometimento pulmonar relacionado a drogas é difuso e bilateral, mas não necessariamente simétrico. O derrame pleural

QUADRO 27.1 Padrões de Acometimento Pulmonar Induzido por Drogas[a]

A. Padrão Intersticial Difuso (reticulonodular)
Bussulfano	Tetraciclina
Bleomicina	Mitomicina
Metotrexato	Metissergida
BCNU (nitrosouréias)	Tiazídicos
Vimblastina	Difenilidantoína
Ciclofosfamida	Ouro
Nitrofurantoína	Amiodarona

B. Padrão Difuso do Espaço Aéreo
Metotrexato	Amitriptilina
Heroína	Propoxifeno
Metadona	Nitrofurantoína
Bleomicina	Tiazídicos
Codeína	Salicilatos (aspirina)
Dárvon	Óleo mineral
Etcorinol	Amiodarona

C. Derrame Pleural ou Fibrose
Nitrofurantoína	Metissergida
Isoniazida	Hidralazina
Metotrexato	Procainamida
Tetraciclina	Amiodarona

C.1. Lúpus Eritematoso Sistêmico Induzido por Drogas
Guanoxano	Metiltiouracil
Procainamida	Propiltiouracil
Hidralazina	Nitrofurantoína
Isoniazida	Etossuximida
Difenilidantoína	Anticoncepcionais orais
Fenilbutazona	Estreptomicina
Metildopa	Penicilina
Quinidina	Ácido aminossalicílico
Digitálicos	Griseofulvina
PAS	Reserpina
Mefenitoína	Tiazídicos
Trimetadiona	Lítio
Sulfonamidas	Ouro
Tetraciclina	

D. Aumento Hilar e/ou Alargamento Mediastinal
Difenilidantoína	Metotrexato
Mefenitoína	Corticosteróides
Trimetadiona	

E. Áreas Localizadas de Consolidação (Doença do Espaço Aéreo)
Penicilina	Clorpropamida
Sulfonamidas	Nitrofurantoína
PAS	Amiodarona

[a] A lista é incompleta, em parte porque novas drogas são constantemente introduzidas. As drogas relacionadas podem causar os padrões findicados.

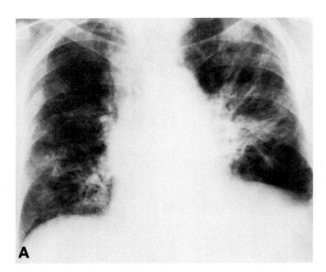
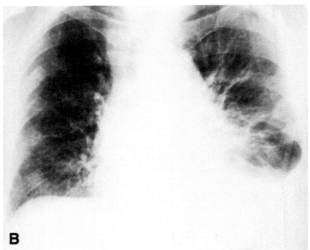

FIG. 27.23 Hipersensibilidade a drogas (toxicidade do metotrexato). **A:** Essa radiografia mostra uma reação pleuropulmonar, com algum líquido pleural à esquerda e acometimento intersticial pulmonar no campo pulmonar esquerdo e na base direita. **B:** O exame quatro dias depois mostra um aumento considerável na quantidade de líquido e persistência do padrão intersticial pulmonar à esquerda. Houve alguma melhora à direita. As alterações resolveram-se muito lentamente após a suspensão da droga.

pode ser o único sinal radiográfico, e uma radiografia do tórax normal não exclui as lesões causadas por drogas. Os pacientes que recebem drogas citotóxicas devido a condições malignas constituem um problema particularmente difícil, pois, devido a seu comprometimento imunológico, são suscetíveis a numerosos organismos oportunistas que podem causar alterações patológicas semelhantes àquelas observadas no acometimento pulmonar relacionado a drogas.[86] Nesses pacientes é importante o diagnóstico precoce, para poder administrar o tratamento apropriado. Além disso, algumas das referidas drogas podem aumentar os efeitos da radiação sobre o pulmão. O diagnóstico depende de uma história de administração de drogas, dos achados radiográficos e de um alto grau de suspeita. O diagnóstico das reações a drogas é, com grande freqüência, um problema muito difícil e, em alguns casos, ocorrem lesões pulmonares permanentes.

Heroína e Cocaína

A dependência a drogas é muito comum hoje em dia, e as intoxicações por doses excessivas de várias drogas são um problema cada vez mais freqüente.[90] Um edema pulmonar agudo é comumente observado nas intoxicações por doses excessivas de heroína e não é acompanhado de aumento do coração. Com um tratamento eficaz, o extenso edema alveolar pode resolver-se muito rapidamente, mas a intoxicação é freqüentemente fatal. A injeção da droga é feita, em muitos casos, em condições não-esterilizadas, ocasionando embolias sépticas, infartos pulmonares subseqüentes e abscessos. O granuloma de corpo estranho causado pelas fibras de algodão pode produzir pequenos nódulos visíveis nas radiografias do tórax, o que pode evoluir para um grau variável de fibrose, manifestada por opacidades lineares. A administração endovenosa de talco nos dependentes pode causar granulomas vasculares que podem confluir. Em conseqüência disso, podem-se ver, nas radiografias do tórax, nódulos ou massas aglomeradas, geralmente na parte média ou superior do pulmão. Tais lesões podem tornar-se muito grandes, com hiperinsuflação das regiões periférica e inferior do pulmão que produz alterações semelhantes àquelas vistas na silicose e na fibrose maciça progressiva[78] (veja Talcose). Os dependentes de drogas endovenosas também podem apresentar um acometimento bolhoso periférico, sendo poupadas as regiões centrais do pulmão.[35]

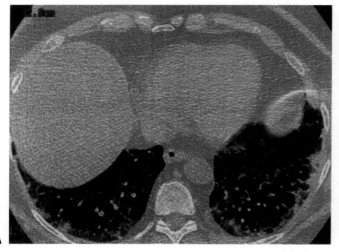
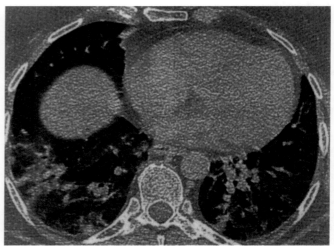

FIG. 27.24 Achados tomográficos de alta resolução (TCAR) da toxicidade do metotrexato. **A:** Uma mulher de 60 anos com artrite reumatóide, sendo tratada com metotrexato, apresentou uma dispnéia crescente. A tomografia computadorizada mostra as opacidades subpleurais irregulares finamente reticuladas, causadas pela toxicidade do metotrexato. Os sintomas e os achados resolveram-se na suspensão da droga. **B:** Num segundo paciente com toxicidade pulmonar pelo metotrexato, a TCAR mostra opacidades esparsas em vidro fosco, mais graves nas bases pulmonares.

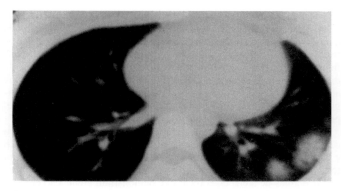

FIG. 27.25 Achados tomográficos na toxicidade pulmonar pela bleomicina. A toxicidade pulmonar da bleomicina tem vários aspectos na TC, como os achados indistinguíveis daqueles da fibrose intersticial. Ela também pode produzir opacidades mais nodulares, como essas, que podem ser confundidas com um tumor recorrente ou metástases. (Da referência 48, com permissão.)

O consumo de cocaína sob a forma de fumar *crack*, comum hoje em dia, pode causar opacidades pulmonares locais, atelectasia, edema pulmonar, pneumotórax e pneumomediastino. Por isso, as radiografias do tórax são freqüentemente úteis, especialmente em pacientes com dores torácicas, que ocorrem após fumar a cocaína.[29,40]

Bleomicina

A bleomicina é um antibiótico citotóxico há muito reconhecido como capaz de produzir lesões pulmonares permanentes, principalmente sob a forma de fibrose intersticial. A resolução das alterações pulmonares geralmente é completa, quando mínimas ou moderadas. Os achados radiográficos variam de um padrão intersticial reticular ou nodular (freqüentemente basal) a um envolvimento mais extenso por alterações semelhantes e a opacidades mais irregulares e confluentes, que podem tornar-se grandes.[10] A bleomicina também pode produzir opacidades nodulares arredondadas que simulam metástases e tumores recorrentes, e que constituem, provavelmente, áreas de bronquiolite obliterante com pneumonia em organização (BOPO) induzida pela droga[78] (veja a Fig. 27.25). A detecção da toxicidade pulmonar da bleomicina pela TC foi

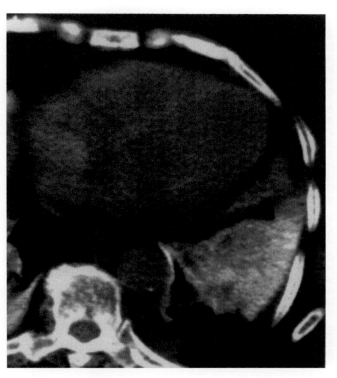

FIG. 27.27 Achados tomográficos (TC) da toxicidade pulmonar da amiodarona. A área de atelectasia no lobo inferior esquerdo apresenta densidade elevada nesse exame de TC não-contrastado, em conseqüência do grande depósito de amiodarona nessa parte do pulmão. A amiodarona contém três radicais iodados e interfere na metabolização do surfactante. (Da referência 47, com permissão.)

estudada por vários investigadores. Bellamy e colaboradores[10] relataram que a TC era mais sensível que a radiografia do tórax na detecção das alterações iniciais da toxicidade da bleomicina, e que o grau de dano pulmonar mostrado na TC se correlacionava bem aos resultados dos testes da função pulmonar. Exames de TC seriados também se mostraram mais precisos que as radiografias simples no monitoramento do grau de

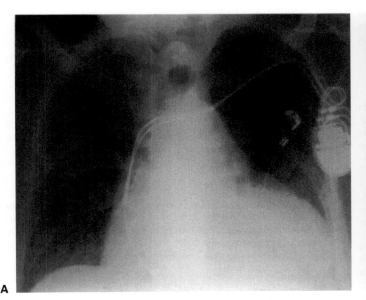

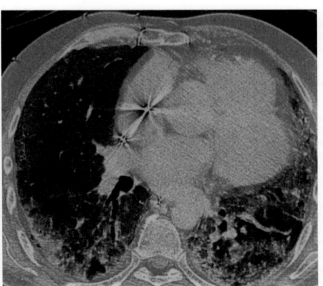

FIG. 27.26 Toxicidade pulmonar da amiodarona. Um homem de 66 anos com miocardiopatia e arritmias, que estava recebendo terapia com amiodarona, apresentou uma dispnéia crescente. **A:** A radiografia do tórax mostra cardiomegalia maciça e os infiltrados em vidro fosco bilateralmente. **B:** A tomografia computadorizada de alta resolução revela opacidades difusas de vidro fosco e opacidades subpleurais irregulares grosseiras, achados semelhantes àqueles vistos na tomografia computadorizada em pacientes com a síndrome da dificuldade respiratória do adulto.

QUADRO 27.2 Principais Categorias de Drogas[a]

A. Drogas Citotóxicas

Bleomicina	Clorambucil
Nitrosouréias	Mitomicina
Bussulfano	Procordazina
Metotrexato	Fenilalanina mostarda
Ciclofosfamida	Azatioprina

B. Antibióticos

Bleomicina	Etionamida
Penicilina	Isoniazida
Griseofulvina	Tetraciclina
Sulfonamidas	Eritromicina
PAS	Neomicina
Nitrofurantoína	Estreptomicina
Cefaloridina	Anfotericina B
Sulfasalazina	

C. Drogas Imunossupressivas

Ciclosporina
Interleucina-2

D. Analgésicos e Drogas que Agem sobre o Sistema Nervoso Central

Heroína	Difenilidantoína
Metadona	Mefentoína
Propoxifeno	Carbamazepina
Maconha	Clonazepam
Salicilatos	Cocaína

E. Drogas Antiarrítmicas e Cardiovasculares

Amiodarona	Inibidores da enzima conversora da angiotensina
Beta-bloqueadores	Tocainamida

F. Drogas Diversas

Tiazídicos	Penicilamina
Ouro	Corticosteróides
Metissergida	Imipramina
Hexametônio	Amitriptilina
Pentolínio	Compostos iodados
Mecamilamina	

[a] A lista é incompleta, em parte porque novas drogas são constantemente introduzidas. Todas as drogas relacionadas podem causar acometimento pulmonar.

resolução dos danos pulmonares após a suspensão do tratamento com a droga. As características tomográficas da toxicidade da bleomicina incluem opacidades reticulares e nodulares no espaço aéreo, confinadas geralmente à periferia e às bases pulmonares ou mais pronunciadas nessas regiões. Áreas maiores confluentes de consolidação podem assemelhar-se à BOPO, podendo ser também vistos, na TC, pequenos nódulos focais que imitam metástases.[10,48]

Amiodarona

Entre as drogas antiarrítmicas, a amiodarona é a que causa os mais graves danos pulmonares. A amiodarona é uma droga triiodada, usada no tratamento das arritmias ventriculares refratárias e outras taquiarritmias.[45,70] A amiodarona causa numerosos efeitos colaterais, o mais grave dos quais é uma toxicidade pulmonar que pode ser progressiva e fatal, ocorrendo numa incidência de aproximadamente 6%.[70,78] De 10% a 20% dos casos de toxicidade pulmonar são fatais.[70] É difícil o reconhecimento precoce da toxicidade pulmonar da amiodarona, porque os sintomas clínicos são freqüentemente insidiosos e inespecíficos, simulando a descompensação cardíaca, pneumonia, síndrome da dificuldade respiratória do adulto (SDRA) ou infarto pulmonar. Os pacientes podem apresentar febre, dispnéia, tosse, dor torácica ou mal-estar.[47,70] É fundamental o reconhecimento imediato da toxicidade pulmonar; a insuficiência pulmonar pode progredir mesmo com a pronta suspensão da droga. Muitas vezes, porém, há a resolução da toxicidade, ao suspender-se a droga, e a melhora pode ser acelerada pelo uso de corticosteróides.[70]

Poucos achados radiográficos são específicos da toxicidade pulmonar da amiodarona. As radiografias do tórax podem mostrar várias anormalidades, incluindo áreas de consolidação, atelectasia focal ou um acometimento intersticial pulmonar mais difuso. Os níveis séricos da amiodarona não se correlacionam bem com a toxicidade pulmonar, e os testes da função pulmonar, embora geralmente anormais, são inespecíficos e não predizem a toxicidade. Uma diminuição da capacidade de difusão é comumente detectada.[70] A broncoscopia com lavagem produz achados inespecíficos, numerosos linfócitos ou neutrófilos e macrófagos espumosos.[78] As amostras de biópsia mostram áreas de fibrose, pneumonia intersticial crônica, danos alveolares difusos e BOPO.[75,78]

A TC, em alguns casos, pode ser útil para estabelecer um diagnóstico de toxicidade pulmonar pela amiodarona[16,45,47,75] (veja as Figs. 27.26 e 27.27). Os achados tomográficos, em pacientes sintomáticos com toxicidade da amiodarona, incluem áreas de consolidação, opacidades focais e áreas de atelectasia focal que demonstram atenuação elevada nos exames de TC do tórax não-contrastados (veja a Fig. 27.27). Uma atenuação maior do fígado, baço e glândula tireóide constitui outra manifestação tomográfica da propensão da droga a acumular-se nesses tecidos corporais. Infiltrados pulmonares inespecíficos são também encontrados na TC, incluindo infiltrados intersticiais indistinguíveis de outras causas de fibrose intersticial ou pneumonite; opacidades em vidro fosco, alterações semelhantes às da SDRA e um acometimento inespecífico do espaço aéreo que pode assemelhar-se à pneumonia eosinofílica ou à BOPO (veja a Fig. 27.26). O achado tomográfico de opacidades de alta atenuação no parênquima, todavia, é relativamente específico da exposição à amiodarona e está supostamente relacionado ao conteúdo de iodo da droga e seu acúmulo, bem como à sua meia-vida prolongada nos tecidos pulmonares.[75]

Outras causas de consolidações ou opacidades pulmonares, com elevada atenuação tomográfica, são a calcinose pulmonar metastática na insuficiência renal ou pela perfusão de uma grande quantidade de sais de cálcio em crianças submetidas a cirurgias cardíacas; amiloidose; silicose; sarcoidose; hemossiderose devido a estenose mitral; microlitíase alveolar; aspiração ou extravasamento de meio de contraste; ossificação pulmonar idiopática; alguns tumores metastáticos; e infecções fúngicas, tuberculosas ou por varicela curadas.[14,18,49,59] Muitas dessas entidades, porém, são facilmente distinguidas da toxicidade da amiodarona com base nos padrões radiográficos simples e tomográficos de envolvimento, bem como na história clínica.

O mecanismo pelo qual a amiodarona induz à toxicidade pulmonar não foi estabelecido. A toxicidade pode ocorrer já algumas horas após o início da terapia com a droga, porém ocorre mais comumente meses a anos após seu início.[70,78] Concentrações elevadas da droga acumulam-se nos macrófagos pulmonares e pneumócitos alveolares tipo II, onde a amiodarona se acumula em lisossomas gigantes e forma característicos corpos de inclusão lamelares. Forma-se um complexo droga-lípides que resiste à degradação e interfere no metabolismo dos fosfolípides, incluindo a metabolização do surfactante, o que pode induzir a uma reação fibrótica no pulmão. Mecanismos imunológicos e de hipersensibilidade da lesão pulmonar também podem contribuir.[48]

Tocainamida

A tocainamida, outra droga antiarrítmica, também pode produzir uma combinação de alterações intersticiais e alveolares no pulmão, que igualmente respondem a esteróides.[78,88]

Antidepressivos Tricíclicos

Os antidepressivos tricíclicos são perigosos, caso seja tomada uma dose excessiva, e podem causar SDRA, bem como edema pulmonar, que se resolve em pacientes em que há, aparentemente, uma toxicidade menor ou talvez uma dose menor.[94]

L-Triptofano

A síndrome de eosinofilia-mialgia induzida por L-triptofano, causada presumivelmente por automedicação, foi relatada em vários estudos, em 1989. Parece que alguns lotes do material podem ter sido contaminados, mas ainda não foi esclarecido qual era o agente exato.

Além da eosinofilia e da mialgia, muitos pacientes apresentaram sintomas pulmonares. Num estudo de 18 pacientes, nove apresentavam radiografias do tórax anormais.[98] Seis pacientes tinham opacidades lineares irregulares, principalmente nas bases, possuindo três deles igualmente derrame pleural. Os três pacientes remanescentes tinham derrame pleural sem lesões pulmonares. Várias mortes foram relatadas em pacientes portadores da referida síndrome. Como tal substância é usada raramente hoje em dia, torna-se pouco provável que esta síndrome seja vista novamente.

Metotrexato

A pneumonite induzida pelo metotrexato há muito é reconhecida como constituindo um risco, quando a droga é usada no tratamento de doenças neoplásicas e não-neoplásicas. O acometimento pulmonar não se encontra estritamente relacionado à dose e pode aparecer após alguns anos de terapia; em alguns casos, ele aparece após suspender o tratamento. Muitos pacientes respondem à retirada da droga e à terapia corticosteróide.[78] O metotrexato é o antimetabólito mais freqüentemente usado, de modo que foram relatados mais casos de toxicidade pulmonar com ele que com outros antimetabólitos. Além disso, o metotrexato está sendo cada vez mais usado como droga antiinflamatória em algumas condições não-neoplásicas, como a artrite reumatóide, psoríase e até asma. Em todas essas condições, o diagnóstico diferencial de novos infiltrados pulmonares inclui a toxicidade pulmonar do metotrexato, infecções oportunistas freqüentemente devidas à pneumonia por *Pneumocystis* e o acometimento pulmonar relacionado ao distúrbio subjacente, como o pulmão reumatóide ou BOPO.

Os achados pulmonares do pulmão do metotrexato são variados e consistem em um padrão intersticial reticular inicial, logo seguido de uma consolidação alveolar, esparsa e geralmente bilateral, mas nem sempre simétrica. Pode haver, também, o derrame pleural. A TC mostra, com freqüência, áreas de atenuação em vidro fosco arredondadas e um acometimento intersticial mais grave na periferia e nas bases pulmonares (veja a Fig. 27.24). A TC pode ser útil para a detecção e confirmação precoces do acometimento do parênquima pulmonar em casos em que os pacientes em uso de metotrexato têm uma radiografia do tórax normal ou duvidosa, assim como novos sintomas respiratórios, tosse, febre, dispnéia ou hipoxemia.

Reações Incomuns e Diversas a Drogas

Síndrome da Linfadenopatia Angioimunoblástica

A linfadenopatia angioimunoblástica com disproteinemia (LAD) é uma síndrome rara de causa desconhecida. Aproximadamente 30% dos casos relatados parecem estar relacionados a reações de hipersensibilidade a drogas, como as sulfonamidas, aspirina, fenitoína, metildopa, griseofulvina, halotano, penicilina e insulina. Foi proposta a hipótese de que a droga que desencadeia a condição evoca uma resposta imune anormal, que induz à proliferação descontrolada de células B.[48] Muitos pacientes com LAD apresentam, inicialmente, uma doença semelhante a um linfoma. Os achados radiográficos incluem linfadenopatia hilar e mediastinal, esplenomegalia, infiltrados, massas e opacidades reticulonodulares pulmonares e derrames pleurais. Já foram relatados tanto padrões intersticiais e alveolares difusos como locais nas radiografias do tórax. Na TC, além da adenopatia em múltiplos locais, a LAD manifesta-se por opacidades nodulares pulmonares com uma predileção pelas estruturas linfáticas ao longo dos feixes broncovasculares e nas zonas subpleurais (Fig. 27.28). Aproximadamente um terço dos pacientes com LAD evolui para um linfoma imunoblástico.[48]

Pneumonia Lipídica Exógena

Pneumonia lipídica (lipóide) é o termo usado para designar as alterações granulomatosas e fibróticas decorrentes da aspiração de vários materiais lipídicos orgânicos ou inorgânicos. Em adultos, a causa mais comum é o uso de óleo mineral para o tratamento da constipação intes-

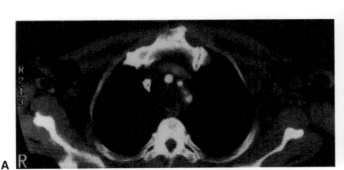

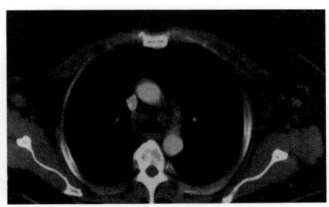

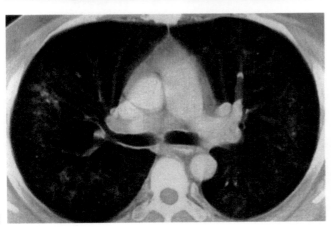

FIG. 27.28 Dois pacientes com a síndrome da linfadenopatia angioimunoblástica. Aproximadamente 30% dos casos relatados parecem estar relacionados a reações de hipersensibilidade a drogas. **A** e **B**: Um paciente apresentou uma adenopatia extensa na axila bilateralmente e no mediastino. Os linfonodos estão aumentados e mostram a inflamação do tecido adiposo circundante. **C**: Outro paciente com a mesma condição apresenta múltiplas diminutas opacidades nodulares, distribuídas predominantemente ao longo das estruturas broncovasculares.

tinal. O uso freqüente ou continuado de gotas nasais oleosas também pode causar a condição. Em crianças, ela é causada pela aspiração de óleo de fígado de bacalhau; em alguns casos, os lípides do leite produzem, provavelmente, tal condição em lactentes. A pneumonia lipídica também ocorre na acalasia. A inalação de gordura animal queimada foi igualmente relatada como causa de pneumonia lipídica.[67] Em conseqüência da aspiração de materiais lipídicos, é produzido um processo inflamatório que acarreta a consolidação do parênquima pulmonar. Grandes fagócitos que contêm material lipídico são notados nos alvéolos e nos tecidos intersticiais. Células inflamatórias crônicas também podem estar presentes nos alvéolos. Na progressão da doença, há uma fibrose considerável, que causa a contração do pulmão afetado, compressão alveolar e, com freqüência, compressão e obliteração brônquica. Tais alterações patológicas acarretam anormalidades que podem ser delineadas nas radiografias do tórax.

Os achados radiográficos são de dois tipos gerais — difusos e nodulares.[33] No tipo difuso, existem áreas esparsas de maior densidade, que se situam geralmente nas bases, mas que podem envolver também o lobo médio direito e o segmento superior do lobo inferior. Ocasionalmente, a condição envolve os lobos superiores. As lesões individuais geralmente são maldelimitadas, com a opacidade desvanecendo-se e fundindo-se ao pulmão normal. As lesões não diferem daquelas encontradas em outros tipos de pneumonia por aspiração, porém tendem a ser mais lineares, com um padrão nodular e linear fino (Fig. 27.29A). Há, também, uma redução no volume do lobo afetado. Radiografias seriadas mostram que a opacidade, nessa condição, persiste com poucas alterações por um longo período, em contraste com as alterações observadas nas pneumonias bacterianas e viróticas, que se resolvem deixando pouca ou nenhuma opacidade residual. Em alguns dos pacientes, a área envolvida torna-se fibrosada e diminui de tamanho na progressão da pneumonite lipídica. Às vezes, há opacidades esparsas irregulares permanentes, espalhadas por um dos pulmões ou ambos, que se assemelham a uma doença inflamatória crônica inespecífica. Na presença de uma história sugestiva, pode-se ter a suspeita do diagnóstico e depois confirmá-la mediante a aquisição de imagens por ressonância magnética ou TC.[17]

O tipo nodular de doença também pode ser unilateral ou bilateral, e decorre provavelmente de uma aglomeração local do tipo difuso. A área de opacidade varia consideravelmente quanto ao tamanho, mas pode atingir 8 a 10 cm de diâmetro. Ela aparece como massa, geralmente de forma oval ou redonda. A periferia do nódulo geralmente é irregular, mas, ocasionalmente, torna-se muito lisa, de modo que a lesão pode assemelhar-se a um tumor ou cisto (veja a Fig. 27.29B). Essa lesão também é designada como *granuloma oleoso* ou *lipídico*. Em alguns pacientes, o lobo médio direito é afetado. Ele fica contraído e totalmente sem ar, com seu brônquio obstruído pela reação inflamatória.

A pneumonia lipídica produz menos sintomas que um envolvimento equivalente por um processo infeccioso, o que ajuda a diferenciar a condição de uma doença infecciosa. Exames seriados também demonstram mais estabilidade da lesão que na maioria das lesões que ela simula. O tipo nodular pode assemelhar-se a um carcinoma broncogênico ou outros tumores intrapulmonares, sendo a biópsia, em alguns casos, o único meio de diferenciação. Há alguns relatos de carcinoma das células escamosas e das células alveolares que ocorrem no local da pneumonite lipídica. Não se tem certeza, porém, se a neoplasia é causada pelo material lipídico no pulmão. Se é obtida uma história de ingestão de óleo mineral ou uso de gotas nasais oleosas, e os achados radiográficos descritos associam-se, também, à presença de fagócitos com lípides no escarro, pode-se fazer o diagnóstico com precisão considerável.

ALTERAÇÕES DO PULMÃO POR RADIAÇÃO

Quando tumores da mama, pulmão e mediastino são submetidos à radioterapia, o tecido pulmonar no feixe recebe radiação em quantidade variável, o que pode causar lesões suficientes para serem detectadas radiograficamente e patologicamente. A reação no pulmão depende de vários fatores, como dose total, variações na freqüência dos tratamentos, tamanho da área irradiada, agentes sensibilizantes coexistentes e a sensibilidade individual do paciente.[22] Esses fatores alteram a relação entre a dose total de radiação aos pulmões e os danos por ela produzidos. Geralmente, não são vistas alterações nas radiografias do tórax em doses de radiação abaixo de 30 Gy, mas se evidenciam, quase sempre, quando a dose ultrapassa 40 Gy.[53,54]

Dois quadros clínicos distintos são vistos em casos de lesões pulmonares por radiação: uma reação de fase aguda inicial, designada como pneumonite por radiação, e uma fase crônica tardia causada pela fibrose por radiação.[22,34] O paciente com pneumonite por radiação aguda apresenta, geralmente, quatro a 12 semanas após a radioterapia, sintomas de tosse, dispnéia e febre baixa. A evolução clínica é variável: alguns pacientes resolvem sua pneumonite e outros evoluem para a fibrose. O tratamento da pneumonite por radiação aguda é paliativo, embora os corticosteróides possam ser úteis em alguns pacientes.[22] Uma vez ocorrida a fibrose, geralmente nove a 12 meses após o tratamento, a sintomatologia dos pacientes varia de queixas inexistentes ou mínimas a um quadro progressivo de dispnéia, tosse e insuficiência respiratória.[22]

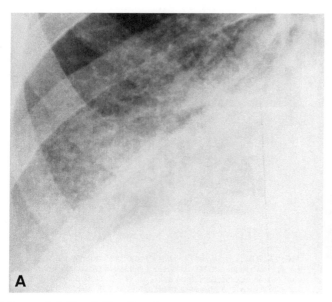 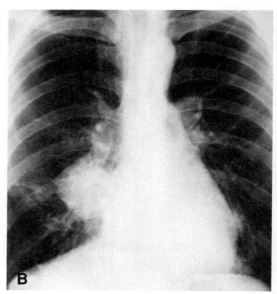

FIG. 27.29 Pneumonia lipídica. **A:** Tipo difuso de pneumonia lipídica, em que há um aumento bastante acentuado na densidade em ambas as bases pulmonares. Esse *close* da base direita mostra o aumento da densidade em opacidades lineares, juntamente com o acometimento algo nodular. **B:** Essa radiografia mostra o tipo nodular de pneumonia lipídica. Note a grande massa na base medial direita. Outra massa de tamanho semelhante, situada atrás do coração, foi observada melhor num tomograma.

Durante a fase aguda das lesões por radiação, há danos aos pneumócitos, o que causa uma diminuição do surfactante e um depósito de material semelhante à fibrina nos alvéolos, produzindo uma membrana hialina. Verificam-se danos ou destruição de paredes capilares e alveolares, assim como edema. Essas alterações agudas são freqüentemente retardadas em quatro a seis semanas, assim como são retardadas as reações cutâneas agudas graves, ainda que a lesão tenha ocorrido por ocasião da irradiação. Ocasionalmente, os achados ocorrem muitos meses após o término da radioterapia. As alterações tardias são aquelas de fibrose, ocasionando o espessamento das paredes alveolares e uma diminuição no calibre dos vasos. Em alguns pacientes, a reação aguda pode-se sobrepor à fibrose tardia, quando são aplicados múltiplos módulos de radioterapia.

Essas alterações patológicas refletem-se nos achados radiográficos. Durante a fase aguda inicial, quando o edema é uma característica proeminente, há um aumento irregular e maldelimitado na densidade, que geralmente se restringe à área irradiada, mas, às vezes, estende-se além dela. Essa reação pode ocorrer de um mês até quatro a seis meses após o término da radioterapia. Grande parte da reação é muito provavelmente causada pelo edema pulmonar, mas também pode haver alguma reação pleural, ocasionando uma pequena quantidade de líquido e espessamento pleural que contribuem para os achados. O acúmulo de líquido pleural em quantidade significativa é raro. Após algum tempo, a opacidade torna-se algo mais irregular e esparso. Ocorrem estrias de opacidade que se irradiam do hilo para a periferia. Essas manifestações podem resolver-se gradualmente e desaparecer inteiramente após um ano ou mais, porém, quando a lesão original é suficientemente grave, há fibrose bastante para causar alterações permanentes. Tais alterações consistem na retração do pulmão e um desvio de estruturas hilares e mediastinais para o lado ou a área da irradiação (Figs. 27.30 e 27.31). Ambos os hilos podem-se elevar após a irradiação do mediastino superior. Pode aparecer um espessamento pleural, manifestado pela maior opacidade e irregularidade da superfície pleural envolvida. Podem ocorrer, também, a elevação do diafragma e um aspecto de tenda em seu topo. Graves distorções torácicas e pulmonares podem ocorrer em conseqüência disso. Uma tosse crônica, seca, irritante e persistente pode ser um problema nos pacientes mais gravemente afetados. Em raros casos, foi relatado um pulmão unilateralmente radiotransparente após a irradiação.[96] Pode haver, também, um longo período de latência antes de a alteração se evidenciar. A causa não foi estabelecida com certeza, mas uma embolia pulmonar secundária a uma vasculite obliterante é uma possibilidade. Os estudos tomográficos indicaram que o tamanho dos vasos pulmonares diminui, o que pode explicar, pelo menos em parte, a radiotransparência. Tais alterações vasculares foram demonstradas como ocorrendo fora da área irradiada na TC, mas não parecem ser detectáveis nas radiografias do tórax. Os danos máximos parecem estar relacionados à irradiação do hilo ou do mediastino.[9]

A quimioterapia do câncer aumenta os efeitos da radiação sobre o pulmão em alguns pacientes, o que pode, presumivelmente, ser suprimido pelos corticosteróides, pois a pneumonite por irradiação já foi relatada em pacientes após a retirada dos esteróides como parte do programa quimioterápico. Geralmente, os sinais da pneumonite não aparecem por vários dias, mas podem ser muito graves. A reinstituição da terapia corticosteróide geralmente causa a pronta remissão das alterações por irradiação.[69]

O diagnóstico das lesões por radiação é feito com base na história clínica mais as manifestações radiográficas descritas, que se limitam à área irradiada. Há, com freqüência, evidências associadas de osteíte por radiação das costelas, consistindo em fraturas e desmineralização das costelas na área da fratura. Não existem evidências de consolidação da fratura por um longo período, na medida em que isso pode ser detectado nas radiografias. A pneumonite por radiação aguda deve ser diferenciada de tumores recorrentes, infecções oportunistas e toxicidade pulmonar induzida por drogas. Essa diferenciação será, muitas vezes, difícil, se a radiação tiver sido feita para um tumor pulmonar. Em pacientes com o câncer da mama, a localização das alterações na área da irradiação, sem lesões em outras áreas, é indicativa de uma pneumonite por radiação, e não de metástases. Os sinais de diminuição do volume pulmonar não são encontrados nas metástases, sendo raro que o carcinoma metastático envolva um pulmão em grau significativo, sem evidências de doença do outro lado. O problema da recidiva ou doença residual, após a irradiação do mediastino em virtude da doença de Hodgkin, é particularmente difícil, por ser encontrado, nessa doença, o envolvimento do parênquima pulmonar que se estende a partir do tumor mediastinal. Esses achados podem simular as alterações fibróticas decorrentes da radiação após o tratamento dos linfonodos hilares e mediastinais. Todos os fatores — como a condição clínica do paciente, o tempo decorrido desde a irradiação e a progressão das lesões — devem ser levados em consideração nos referidos casos. A reação pulmonar aguda deve ser diferenciada da pneumonia aguda

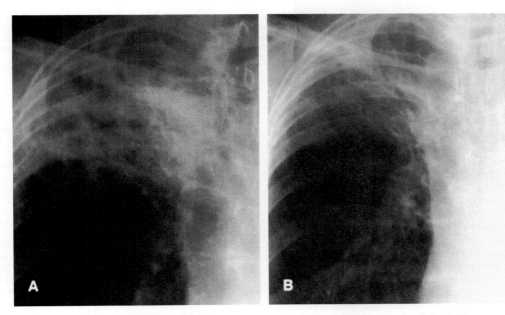

FIG. 27.30 Pneumonite por radiação. **A:** Radiografia obtida cinco meses após o término da irradiação da parte superior direita do tórax numa paciente com carcinoma da mama. Há desvio da traquéia e das estruturas mediastinais superiores para a direita, elevação do hilo direito e uma densidade bastante difusa e maldefinida acima do nível do arco anterior da segunda costela, constituindo um processo alveolar relativamente agudo. **B:** Essa radiografia, obtida dois anos depois, mostra apenas uma pequena densidade em estrias, confinada praticamente às áreas clavicular e subclavicular. A elevação do hilo direito persiste, mas o desvio traqueal se encontra um pouco menor.

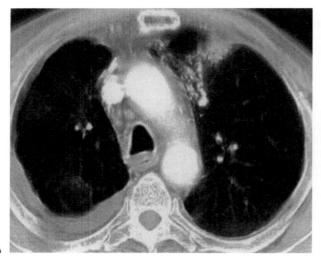
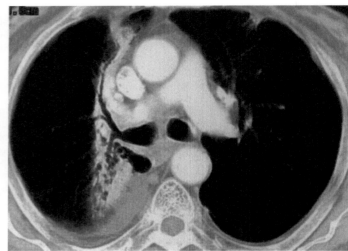
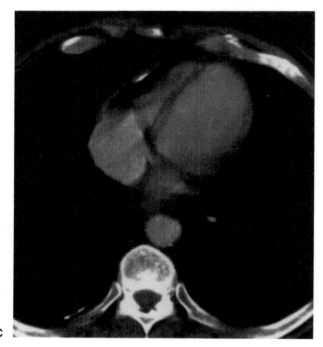

FIG. 27.31 Achados tomográficos de danos pulmonares por radiação. **A:** A TC demonstra consolidação com bronquiectasia de tração nas regiões mediais de ambos os pulmões, à direita maior que à esquerda, causada por radioterapia. As alterações ajustam-se à área de radioterapia e apresentam uma transição abrupta do pulmão normal para o anormal. **B:** A opacidade arredondada, mais focal no lobo superior esquerdo, pode ser confundida com uma área de tumor ou pneumonia recorrente, mas também é causada pelos danos por radioterapia e corresponde à área de radiação. **C:** A radioterapia também causou a pericardite constritiva nesse paciente. O exame de TC mostra espessamento pericárdico com calcificação e um átrio direito aumentado.

causada por irritantes ou infecções bacterianas, o que pode ser feito com base na história clínica e na presença das estrias radiais localizadas, comuns na pneumonite pós-radiação.

Os achados tomográficos das lesões por radiação foram descritos por vários autores.[22,41] Durante a fase aguda, vê-se, com freqüência, uma atenuação em vidro fosco na região do campo de radiação. Em outros pacientes, são detectadas áreas de consolidação ou opacidades nodulares mais focais e esparsas, que podem ser tomadas por um tumor recorrente; aqui também, elas se limitam geralmente, porém não invariavelmente, ao campo de radioterapia. A TC foi mostrada como sendo mais sensível que as radiografias do tórax na detecção das alterações iniciais da pneumonite por radiação.[41] A fibrose crônica por radiação tem uma aparência muito característica na TC, incluindo áreas de consolidação fibrótica com margens nítidas entre o pulmão anormal e o normal. Uma bronquiectasia por tração evidencia-se, com freqüência, nas áreas de consolidação, com perda de volume evidente no lado afetado. Distorção de estruturas hilares e mediastinais, em conseqüência da retração e formação de cicatrizes, está freqüentemente presente nos casos crônicos de fibrose por radiação. Espessamento e calcificação da pleura e pericárdio também podem ser vistos na TC[22,41] (veja a Fig. 27.31).

REFERÊNCIAS

1. Aberle DR, Gamsu G, Ray CS: Asbestos-related pleural and parenchymal fibrosis: Detection with high resolution CT. Radiology 166:729, 1988
2. Aberle DR: High resolution computed tomography of asbestos-related diseases. Semin Roentgenol 26:118, 1991
3. Adler BD, Padley SPG, Müller NL, Rémy-Jardin M, Remy J: Chronic hypersensitivity pneumonitis: High-resolution CT and radiographic features in 16 patients. Radiology 185:91, 1992
4. Akira M, Kita N, Higashihara T, Sakatani M, Kozuka T: Summer-type hypersensitivity pneumonitis: Comparison of high-resolution CT and plain radiographic findings. AJR Am J Roentgenol 158:1223, 1992
5. Akira M, Yamamoto S, Yokoyama K, et al: Asbestosis: High-resolution CT: Pathologic correlation. Radiology 176:389, 1990
6. Akira M, Yokoyama K, Yamamoto S, et al: Early asbestosis: Evaluation with high-resolution CT. Radiology 178:409, 1991
7. Aronchick JM, Rossman MD, Miller WT: Chronic beryllium disease: Diagnosis, radiographic findings, and correlation with pulmonary function tests. Radiology 163(3): 677–682
8. Barrett TE, Pietra GG, Maycock RL, et al: Acrylic resin pneumoconiosis: Report of a case in a dental student. Am Rev Respir Dis 139:841, 1989

9. Bell J, McGivern D, Bullimore J, et al: Diagnostic imaging of post-irradiation changes in the chest. Clin Radiol 39:109, 1988
10. Bellamy EA, Husband JE, Blaquiere RM, et al: Bleomycin-related lung damage: CT evidence. Radiology 156:155, 1985
11. Bergin CJ, Castellino RA, Blank N, Moses L: Specificity of high-resolution CT findings in pulmonary asbestosis: Do patients scanned for other indications have similar findings? AJR Am J Roentgenol 163: 551, 1994
12. Bergin CJ, Müller NL, Vedal S, et al: CT in silicosis: Correlation with plain films and pulmonary function tests. AJR Am J Roentgenol 146: 477, 1986
13. [Deleted in proofs.]
14. Brown K, Mund DF, Aberle DR, Batra P, Young DA: Intrathoracic calcifications: Radiographic features and differential diagnoses. Radiographics 14:1247, 1994
15. Buschman DL, Gamsu G, Waldron JA Jr, Klein JS, King TE Jr: Chronic hypersensitivity pneumonitis: Use of CT in diagnosis. AJR Am J Roentgenol 159:957, 1992
16. Butler S, Smathers RL: Computed tomography of amiodarone pulmonary toxicity. J Comput Assist Tomogr 9:375, 1985
17. Carrillon Y, Tixier E, Revel D, et al: MR diagnosis of lipoid pneumonia. J Comput Assist Tomogr 12:876, 1988
18. Chai JL, Patz EF: CT of the lung: Patterns of calcification and other high-attenuation abnormalities. AJR Am J Roentgenol 162:1063, 1994
19. Charles J, Bernstein A, Jones B, et al: Hypersensitivity pneumonitis after exposure to isocyanates. Thorax 31:127, 1976
20. Churg A, Warnock ML: Analysis of the cores of ferruginous (asbestos) bodies from the general population: Patients with and without cancer. Lab Invest 37:280, 1977
21. Cordosco EM, Demeter SL, Kerkay J, et al: Pulmonary manifestations of vinyl and polyvinyl chloride (interstitial lung disease). Chest 78: 828, 1980
22. Davis SD, Yankelevitz DF, Henschke CI: Radiation effects on the lung: Clinical features, pathology, and imaging findings. AJR Am J Roentgenol 159:1157, 1992
23. Davison AG, Haslam PL, Corrin B II, et al: Interstitial lung disease and asthma in hard-metal workers. Thorax 38:119, 1983
24. Demedts M, Gheysens B, Nagels J, et al: Cobalt lung in diamond polishers. Am Rev Respir Dis 130:130, 1984
25. DeNardi JM, Van Ordstrand HS, Curtis GH: Berylliosis: Summary and survey of all clinical types in ten-year period. Cleve Clin Q 19:171, 1952
26. Dodson RF, Greenberg D, Williams MG Jr, et al: Asbestos content in lungs of occupationally and nonoccupationally exposed individuals. JAMA 252:68, 1984
27. Edstrom HW, Rice DMD: "Labrador lung:" An unusual mixed dust pneumoconiosis. Can Med Assoc J 126:27, 1982
28. Emanuel DA, Wenzel FJ, Lawton BR: Pneumonitis due to *Cryptostroma corticale* (maple-bark disease). N Engl J Med 274:1413, 1966
29. Eurman DW, Potash HL, Eyler WR, et al: Chest pain and dyspnea related to crack cocaine smoking: Value of chest radiography. Radiology 172:459, 1989
30. Frank RC: Farmer's lung. Am J Roentgenol 79:189, 1957
31. Fraser RG, Pare JAP: Extrinsic allergic alveolitis. Semin Roentgenol 10:31, 1975
32. Gamsu G, Salmon CJ, Warnock ML, Blanc PD: CT quantification of interstitial fibrosis in patients with asbestosis: A comparison of two methods. AJR Am J Roentgenol 164:63, 1995
33. Genereux GP: Lipids in the lungs: Radiologic-pathologic correlation. J Can Assoc Radiol 21:2, 1970
34. Gibson PG, Bryant DH, Morgan GW, et al: Radiation-induced lung injury: A hypersensitivity pneumonitis? Ann Intern Med 108:288, 1988
35. Gurney JW, Bates FT: Pulmonary cystic disease: Comparison of *Pneumocystis carinii* pneumatoceles and bullous emphysema due to intravenous drug abuse. Radiology 173:27, 1989
36. Gurney JW, Unger JM, Dobry CA, et al: Agricultural disorders of the lung. Radiographics 11:625, 1991
37. Hardy HL: Current concepts of occupational lung disease of interest to the radiologist. Semin Roentgenol 2:225, 1967
38. Hasan FM, Nash G, Kazemi H: The significance of asbestos exposure in the diagnosis of mesothelioma: A 28-year experience from a major urban hospital. Am Rev Respir Dis 115:761, 1977
39. Heyden S, Pratt P: Exposure to cotton dust and respiratory disease. JAMA 244:1797, 1980
40. Hoffman CK, Goodman PC: Pulmonary edema in cocaine smokers. Radiology 172:463, 1989
41. Ikezoe J, Takashima S, Morimoto S, et al: CT appearance of acute radiation-induced injury in the lung. AJR Am J Roentgenol 150:765, 1988
42. International Labour Office: International Classification of Radiographs of Pneumoconiosis, revised ed. Geneva, Switzerland, International Labour Office, 1980
43. Jacobson G, Lainhart WS (eds): ILO U/C International Classification of Radiographs of the Pneumoconioses. Med Radiog Photog 48:67, 1972
44. Katzenstein A, Liebow AA, Friedman PJ: Bronchocentric granulomatosis, mucoid impaction, and hypersensitivity reactions to fungi. Am Rev Respir Dis 111:497, 1975
45. Koslin DB, Chapman P, Youker JE, et al: Amiodarone-induced pulmonary toxicity. J Can Assoc Radiol 35:195, 1984
46. Kriebel D, Brain JD, Sprince NL, et al: The pulmonary toxicity of beryllium: State of the art. Am Rev Respir Dis 137:464, 1988
47. Kuhlman JE, Teigen C, Ren H, et al: Amiodarone pulmonary toxicity in symptomatic patients. Radiology 177:121, 1990
48. Kuhlman JE: The role of chest computed tomography in the diagnosis of drug-related reactions. J Thorac Imaging 6:52, 1991
49. Kuhlman JE, Ren H, Hutchins GM, Fishman EK: Fulminant pulmonary calcification complicating renal transplantation: CT demonstration. Radiology 173:459, 1989
50. Landas SK, Schwartz DA: Mica-associated pulmonary interstitial fibrosis. Am Rev Respir Dis 144:718, 1991
51. Lapenas D, Gale P, Kennedy T, et al: Kaolin pneumoconiosis. Am Rev Respir Dis 130:282, 1984
52. Lee MJ, O'Connell DJ: The plain chest radiograph after acute smoke inhalation. Clin Radiol 39:33, 1988
53. Libshitz HI, Brosof AB, Southard ME: Radiographic appearance of the chest following extended field radiation therapy for Hodgkin's disease: A consideration of time-dose relationships. Cancer 32:206, 1973
54. Libshitz HI, Southard ME: Complications of radiation therapy: The thorax. Semin Roentgenol 9:41, 1974
55. Lynch DA, Gamsu G, Aberle DR: Conventional and high resolution computed tomography in the diagnosis of asbestos-related disease. Radiographics 9:523, 1989
56. Lynch DA, Gamsu G, Ray CS, et al: Asbestos-related focal lung masses: Manifestations on conventional and high-resolution CT scans. Radiology 169:603, 1988
57. Lynch DA, Rose CS, Way D, King TE Jr: Hypersensitivity pneumonitis: Sensitivity of high-resolution CT in a population-based study. AJR Am J Roentgenol 159:469, 1992
58. Lynch DA: CT for asbestosis: Value and limitations. AJR Am J Roentgenol 164:69, 1995
59. Mani TM, Lallemand D. Corone S, Mauriat P: Metastatic pulmonary calcifications after cardiac surgery in children. Radiology 174:463, 1990
60. Martensson G, Hagberg S. Pettersson K, et al: Asbestos pleural effusion: A clinical entity. Thorax 42:646, 1987
61. McLoud TC, Woods BO, Carrington CB, et al: Diffuse pleural thickening in an asbestos-exposed population. AJR Am J Roentgenol 144:9, 1985
62. Mintzer RA, Gore RM, Vogelzang RL: Rounded atelectasis and its association with asbestos-induced pleural disease. Radiology 139:567, 1981
63. Morgan WKC, Lapp NL: Respiratory disease in coal miners: State of the art. Am Rev Respir Dis 113:531, 1976
64. Morrison DA, Goldman AL: Radiographic patterns of drug-induced lung disease. Radiology 131:299, 1979
65. Muller NL: The differential diagnosis of chronic diffuse infiltrative lung disease on high-resolution computed tomography. Semin Radiol 26:132, 1991
66. Nemery B, Nagels J, Verbeken E, et al: Rapidly fatal progression of cobalt lung in a diamond polisher. Am Rev Respir Dis 141:1373, 1990
67. Oldenberger D, Mauerer WJ, Beltaos E, et al: Inhalation lipoid pneumonia from burning fats. JAMA 222:1288, 1972
68. Osbern LN, Crapo RO: Dung lung: A report of toxic exposure to liquid manure. Ann Intern Med 95:312, 1981
69. Parris TM, Knight JG, Hess CE, et al: Severe radiation pneumonitis precipitated by withdrawal of corticosteroids: A diagnostic and therapeutic dilemma. AJR Am J Roentgenol 132:284, 1979
70. Podrid PJ: Amiodarone: Reevaluation of an old drug. Ann Intern Med 122:689, 1995
71. Putman CE, Loke J, Matthay RA, et al: Radiographic manifestations of acute smoke inhalation. AJR Am J Roentgenol 129:865, 1977
72. Rémy-Jardin M, Beuscart R, Sault MS, et al: Subpleural micronodules in diffuse infiltrative lung diseases: Evaluation with thin section CT

scans. Radiology 177:133, 1990
73. Rémy-Jardin M, Rémy J, Farre I, Marquette CH: Computed tomographic evaluation of silicosis and coal worker's pneumoconiosis. Radiol Clin North Am 30:1155, 1992
74. Rémy-Jardin M, Degreef JM, Beuscart R, Voisin C, Rémy J: Coal worker's pneumoconiosis: CT assessment in exposed workers and correlation with radiographic findings. Radiology 177:363, 1990
75. Ren H, Kuhlman JE, Hruban RH, Fishman EK, Wheeler PS, Hutchins GM: CT-pathology correlation of amiodarone lung. J Comput Assist Tomogr 14:760, 1990
76. Rigsby CM, Sostman HD, Matthay RA: Drug-induced lung disease. In Fleuley DB, Petty TL (eds): Recent Advances in Respiratory Medicine, pp 131-158. New York, Churchill-Livingstone, 1983
77. Rockoff SD, Kagan E, Schwartz A, et al: Visceral pleural thickening in asbestos exposure: The occurrence and implications of thickened interlobar fissures. J Thoracic Imaging 2:58, 1987
78. Rosenow EC, Myers JL, Swensen SJ, Pisani RJ: Drug-induced pulmonary disease: An update. Chest 102:239, 1992
79. Rosenow EC III: The spectrum of drug-induced pulmonary disease. Ann Intern Med 77:977, 1972
80. Rubin SA, ed.: Lung and heart disease associated with drug therapy and abuse. J Thoracic Imaging 6, 1991
81. Shida H, Chiyotani K, Honma K, et al: Radiologic and pathologic characteristics of mixed dust pneumoconiosis. Radiographics 16:483, 1996
82. Sienewicz DJ, Nidecker AC: Conglomerate pulmonary disease: A form of talcosis in intravenous methadone abusers. AJR Am J Roentgenol 135:697, 1980
83. Silver SF, Muller NL, Miller RR, Lefcoe MS: Hypersensitivity pneumonitis: Evaluation with CT. Radiology 173:441, 1989
84. Smith P, Heath D: Paraquat lung: A reappraisal. Thorax 29:643, 1974
85. Sone S, Higashihara T, Kotake T, et al: Pulmonary manifestations in acute carbon monoxide poisoning. AJR Am J Roentgenol 120:865, 1974
86. Sostman HD, Putman CE, Gamsu G: Diagnosis of chemotherapy lung. AJR Am J Roentgenol 136:33, 1981
87. Staples CA, Gamsu G, Ray CS, et al: High resolution computed tomography and lung function in asbestos-exposed workers with normal chest radiographs. Am Rev Respir Dis 139:1502, 1989
88. Stein MG, DeMarco T, Gamsu G, et al: Computed tomography: Pathologic correlation in lung disease due to tocainide. Am Rev Respir Dis 137:458, 1988
89. Stern EJ, Swensen SJ: Small airways diseases. In High-resolution CT of the Chest: Comprehensive Atlas, pp 91-104. Philadelphia, Lippincott-Raven, 1996
90. Stern WZ, Subbaraa K: Pulmonary complications of drug addiction. Semin Roentgenol 18:193, 1983
91. Swensen SJ, Aughenbaugh GL, Douglas WW, Myers JL: High-resolution CT of the lungs: Findings in various pulmonary diseases. AJR Am J Roentgenol 158:971, 1992
92. Thurlbeck WM, Thurlbeck SM: Pulmonary effects of paraquat poisoning. Chest 69(suppl):276, 1976
93. Unger J DeB, Fink JN, Unger GF: Pigeon breeder's disease. Radiology 90:683, 1968
94. Varnell RM, Godwin JD, Richardson ML, et al: Adult respiratory distress syndrome from overdose of tricyclic antidepressants. Radiology 170:667, 1989
95. Voisin C, Fisekci F, Voisin-Saltiel S, Ameille J, Brochard P, Pairon JC: Asbestos-related rounded atelectatis: Radiologic and mineralotic data in 23 cases. Chest 107:477, 1995
96. Wencel ML, Sitrin RG: Unilateral hyperlucency after mediastinal irradiation. Am Rev Respir Dis 137:955, 1988
97. Williams JL, Moller GA: Solitary mass in the lungs of coal miners. AJR Am J Roentgenol 117:765, 1973
98. Williamson MR, Eidson M, Rosenberg RD, Williamson SL: Eosinophilia-myalgia syndrome: Findings on chest radiographs in 18 patients. Radiology 180:849, 1991

CAPÍTULO 28

Distúrbios Circulatórios

John H. Juhl e Janet E. Kuhlman

EDEMA PULMONAR

Edema pulmonar é o termo usado para indicar um acúmulo anormal de líquido nos tecidos extravasculares pulmonares.[25] Há um fluxo constante de líquido e proteínas dos espaços microvasculares (arteríolas, capilares e vênulas) do pulmão para o espaço intersticial,[32] abrangendo este último a parede alveolar, o interstício e os espaços de tecido conectivo interlobulares, perivasculares, peribrônquicos e subpleurais.

O fluxo pode aumentar de um nível estimado em 20 ml/hora para oito a 10 vezes essa quantidade numa pessoa normal, sem causar edema pulmonar ou um aumento considerável do líquido extravascular pulmonar. A ação de bombeamento respiratório parece constituir um fator importante no fluxo linfático, sendo a direção desse fluxo determinada por válvulas nos vasos linfáticos.

Os vasos linfáticos pulmonares começam em espaços de tecido conectivo frouxo proximalmente aos alvéolos, mas não dentro deles. Há cinco grupos de vasos linfáticos nos pulmões:[36] (1) *pleurais* — comuns sobre os lobos inferiores (95% a 100%) e raros sobre os lobos superior e médio (14% a 31%). O fluxo ocorre por uma distância variável na superfície e daí ao hilo através dos espaços intersticiais dos septos interlobulares; (2) *interlobulares* — originam-se na periferia do ácino (e não nas paredes alveolares), estendendo-se pelos septos, até desembocar nas veias, onde se tornam (3) o grupo *perivenoso*, que se estende até o hilo; (4) *peribrônquicos* — que têm origem nas junções dos septos alveolares e acompanham as artérias pulmonares e brônquios até o hilo; (5) *anastomóticos* — que seguem pelos septos interlobulares profundos.

Os vasos linfáticos nos espaços justa-alveolares têm uma membrana basal descontínua e insuficientemente desenvolvida, bem como um endotélio com junções celulares parcialmente abertas, de modo que o líquido possa ser eliminado rapidamente. Os vasos linfáticos pulmonares levam o excesso de filtrado microvascular para o sistema venoso sistêmico. O edema ocorre ao ser superada a capacidade dos vasos linfáticos. As células endoteliais formam um revestimento contínuo dos capilares alveolares e do restante do sistema vascular pulmonar. As fibras do tecido conectivo atravessam o interstício de maneira tal que metade a dois terços das paredes capilares alveolares têm um espaço intersticial; em outros locais, o endotélio capilar e o endotélio alveolar se fundem. As junções celulares endoteliais não são tão compactas como aquelas no epitélio alveolar, sendo, por isso, mais permeáveis. Líquido e moléculas protéicas de tamanho considerável podem escapar através das junções endoteliais e epiteliais, sem causar danos permanentes, o que provavelmente explica a resolução rápida do edema pulmonar em alguns pacientes, após ser removida a causa desencadeante do edema.

As principais causas de edema pulmonar e as condições associadas a elas são as seguintes:

I. Edema pulmonar hidrodinâmico (elevação da pressão hidrostática capilar — a forma mais comum)
   1. Insuficiência cardíaca esquerda
   2. Patologias da valva mitral
   3. Tumor atrial esquerdo (mixoma)
   4. Obstrução venosa pulmonar[a]
      a. Fibrose mediastinal
      b. Tumor mediastinal
      c. Doença venooclusiva
   5. Neurogênico (hemodinâmico em alguns casos, se não em todos eles)
II. Edema de permeabilidade pulmonar
   1. Intoxicação por dose excessiva de narcóticos?
   2. Intoxicação por salicilatos
   3. Inalação de fumaça
   4. Inalação de vapores químicos, tais como
      a. Óxidos de nitrogênio
      b. Óxidos de enxofre
      c. Vapores químicos orgânicos
      d. Monóxido de carbono
   5. Altitude elevada
   6. Quase afogamento
   7. Reexpansão rápida do pulmão (p. ex., toracocentese, remoção de um grande pneumotórax)[b]
   8. Veneno de cobra e outras toxinas circulantes
   9. Hidrocarbonetos aspirados
   10. Embolia gordurosa pós-traumática
   11. Irradiação
   12. Epiglotite (obstrução aguda das vias aéreas superiores)?
III. Edema hemodinâmico e de permeabilidade combinado
   1. Pulmão de choque, incluindo o choque séptico
   2. Síndrome da dificuldade respiratória adulta (SDRA) — várias causas
   3. Meios de contraste iodado endovenosos?
   4. Intoxicação por dose excessiva de narcóticos?
IV. Edema por doença renal — combinação de hipervolemia, hipoproteinemia e aumento da pressão hidrostática; a sobrecarga líquida é semelhante à da doença renal sem hipoproteinemia
V. Edema por obstrução linfática — mecânica, anatômica ou neurogênica
VI. Edema de origem desconhecida

J. H. Juhl e J. E. Kuhlman: Department of Radiology, University of Wisconsin Medical School, Madison, Wisconsin, EUA, 53792-3252.

[a]Foi descrita em pacientes com trombose venosa pulmonar pós-lobectomia.
[b]Como isso pode ser fatal, a evacuação lenta de um grande pneumotórax, derrame pleural maciço ou hidropneumotórax é recomendada por aqueles que escreveram sobre o tema.

A fisiopatologia de várias dessas causas ainda é controvertida, e a lista não está completa, pois novas condições que causam edema pulmonar são relatadas com freqüência.

A doença de descompressão em mergulhadores e operários de túneis é reconhecida como uma causa de edema pulmonar não-cardiogênico.[42] Ocorre dentro de seis horas de uma descompressão rápida. A descompressão numa câmara hiperbárica é recomendada, porque tal doença pode acarretar risco de vida para o indivíduo. A patogênese do edema, nesses casos, é complexa, já que as bolhas de nitrogênio podem obstruir e produzir isquemia, levando a uma alteração da permeabilidade distalmente e a um aumento nas pressões hidrostáticas proximalmente, ocasionando a perfusão excessiva. Uma liberação de substâncias vasoativas também foi considerada por alguns autores como fazendo parte do processo.

Os sintomas clínicos do edema pulmonar são variados e dependem da doença ou lesão associada. Quando o edema é extenso e agudo, há geralmente uma grave dificuldade respiratória, mas se o início é insidioso, especialmente na uremia, pode haver muito poucos sintomas respiratórios. Há uma discrepância notável entre os achados radiográficos e os físicos no edema pulmonar crônico e em alguns pacientes com edema intersticial agudo ou subagudo. Por isso é muito importante o exame radiográfico do tórax. Dois padrões radiográficos principais de edema são observados, dependendo da localização do transudato — quais sejam alveolar e intersticial. O líquido penetra nos espaços intersticiais a partir dos capilares pulmonares, para produzir o edema intersticial e, com o aumento da quantidade de líquido extravascular, chega-se a um ponto em que ele escapa para dentro dos alvéolos. Inicialmente, o enchimento alveolar pode ser mínimo, mas, com o aumento da quantidade de líquido, o edema progride e pode tornar-se muito extenso.

EDEMA INTERSTICIAL

Conforme indicado, o edema intersticial precede o edema alveolar; é necessário, por isso, ser capaz de reconhecer o líquido intersticial, para determinar a presença da insuficiência cardíaca congestiva ou outras causas de edema no início da evolução da doença.

Há vários sinais de edema intersticial confiáveis como grupo, especialmente quando correlacionados aos achados clínicos. São eles:

1. borramento ou espessamento perivascular, em que as margens dos vasos se tornam indistintas e alargadas na área paraílar, estendendo-se para fora e envolvendo vasos no parênquima pulmonar;

2. borramento ou espessamento peribrônquico, com perda da definição clara da parede brônquica externa, conforme observada em corte transversal nas radiografias;

3. borramento hilar — uma perda de definição dos grandes vasos pulmonares centrais, com um pequeno aumento geral da opacidade, o que é muito provavelmente causado pelo edema intersticial anterior e posteriormente ao hilo, porque os vasos centrais não têm interstício perivascular até penetrarem no pulmão. Essa é provavelmente a fase em que o interstício da parede alveolar contém um excesso de líquido, sendo de avaliação muito difícil e, na melhor das hipóteses, apenas um sinal acessório (veja a Fig. 28.1). Tal sinal é, muitas vezes, percebido melhor, quando se dispõe de uma radiografia anterior para comparação; o edema pode ser reconhecido, retrospectivamente, ao obter uma radiografia após o seu tratamento com êxito;

4. aparecimento de linhas septais:
    a. as linhas B de Kerley são linhas horizontais densas que medem 1,5 cm a 2 cm de comprimento, sendo vistas melhor na parte inferior do pulmão em projeções oblíquas em chapas de boa qualidade. Constituem septos interlobulares secundários espessados por líquido (Figs. 28.1 e 28.2);
    b. as linhas A de Kerley são mais longas e variam, quanto ao comprimento, de 5 cm a 10 cm. Tendem a ser retas ou ligeiramente curvas, e estendem-se dos hilos ou da área paraílar em direção à periferia. São vistas nos lobos superiores e tendem a aparecer no edema intersticial agudo. Indicam líquido nos septos interlobulares secundários, principalmente nos lobos superiores (veja a Fig. 28.1);

5. um padrão reticular difuso pode ser observado em associação a outros achados notados nos sinais já descritos. É difícil avaliar esse padrão, mas ele constitui provavelmente líquido intersticial em tais pacientes com edema. Um padrão semelhante pode ser visto em pacientes com fibrose intersticial difusa, mas as linhas A de Kerley geralmente não são presentes, de modo que a diferenciação habitualmente não é difícil.

Na insuficiência cardíaca congestiva, o edema intersticial pode indicar um espessamento intersticial crônico associado a uma patologia pulmonar. Em alguns casos, a natureza efetiva do processo só pode ser diagnosticada com certeza após o tratamento da condição cardíaca ocasionar a regressão. O edema intersticial ocorre freqüentemente em combinação ao tipo alveolar (Fig. 28.3).

O edema intersticial precede o edema alveolar nesses casos, mas o início é, com freqüência, muito rápido, obscurecendo o edema alveolar maciço todos os sinais sutis;

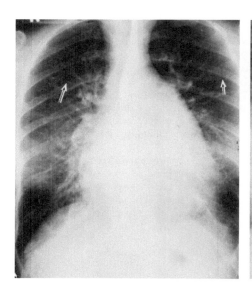
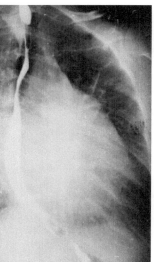
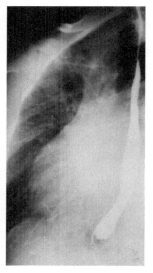

FIG. 28.1 Edema intersticial. Nas radiografias desse paciente portador de uma patologia mitral reumática e com o coração claramente aumentado, linhas B de Kerley evidenciam-se em ambas as bases laterais. Algumas linhas mais longas e mais finas na região central superior dos pulmões (*setas*) constituem provavelmente linhas A de Kerley. É visto um pequeno borramento hilar, especialmente do lado direito. Um aumento geral na trama intersticial, produzindo um padrão algo reticular, é evidente, sendo notado melhor nas projeções oblíquas. Está igualmente presente uma pequena quantidade de líquido pleural à esquerda.

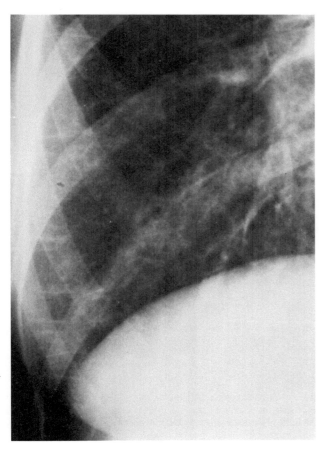

FIG. 28.2 Linhas B de Kerley. Tomada em *close* da base pulmonar lateral direita num paciente com estenose mitral e edema intersticial. As numerosas linhas transversas opacas curtas na periferia do pulmão constituem septos interlobulares secundários espessados por líquido de edema.

6. o edema subpleural pode ser observado melhor adjacente à fissura menor à direita, mas também pode ser notado ao longo das fissuras maiores nas projeções laterais. Perifericamente, pode haver líquido de edema suficiente para simular um espessamento pleural.

O líquido acumula-se primeiro nos espaços intersticiais peribrônquicos, perivasculares e interlobulares, produzindo os achados já referidos. O edema (espessamento) da parede alveolar provavelmente só ocorre mais tardiamente, depois que os espaços intersticiais alveolares estão cheios. Poderá haver, então, o enchimento alveolar, se o líquido continuar a acumular-se nos pulmões.

EDEMA ALVEOLAR

Os achados radiográficos clássicos do edema pulmonar alveolar são aqueles de opacidades bilaterais que se estendem externamente em leque a partir do hilo de ambos os lados (Figs. 28.4 a 28.8). As regiões pulmonares periféricas ficam relativamente limpas, o que inclui tanto as bases como os ápices, exceto na insuficiência congestiva, em que há alterações congestivas e edema basais. Como o edema intersticial precede a forma alveolar, alguns dos sinais do edema intersticial podem ser observados. O edema alveolar pode, todavia, ser tão extenso que os outros sinais são obscurecidos. Em casos de edema moderado, a opacidade é algo esparsa, mas pode tornar-se bastante homogênea no aumento do volume do edema (Fig. 28.4). Nesse último caso, os alvéolos cheios de líquido circundando os brônquios produzem contraste com os brônquios que contêm ar e, em conseqüência disso, os brônquios são visíveis como espaços radiotransparentes lineares (broncograma aéreo) que atravessam a área edemaciada opaca (Fig. 28.5). A opacidade é, com freqüência, bilateralmente simétrica ou praticamente simétrica. Há muitas exceções a essa regra, e foram relatados alguns casos em que o edema era unilateral.

As radiografias seriadas mostram, com freqüência, alterações rápidas no volume e na distribuição do edema de um dia para o outro. Um edema pulmonar, no início da evolução e de menor gravidade, pode produzir opacidades esparsas localizadas que simulam um acometimento nodular (Fig. 28.6). Os "nódulos" são porém maldelimitados e constituem, provavelmente, um líquido de edema que enche os ácinos (as partes do pulmão distalmente aos bronquíolos terminais).

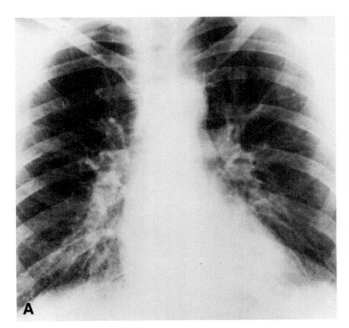 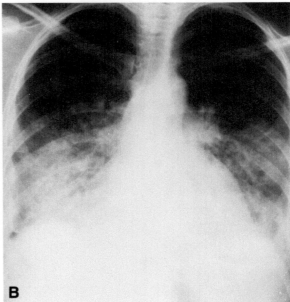

FIG. 28.3 Edema intersticial e alveolar. **A:** Edema intersticial. Há um aumento geral na trama intersticial, especialmente nas áreas parailares e nas bases. Os vasos estão maldefinidos, principalmente nas bases, em conseqüência do edema perivascular. Também é notado um pequeno borramento parailar que obscurece os vasos aí, especialmente à direita. **B:** Edema alveolar. Mesmo paciente mostrado em **A**, com insuficiência renal e evidências de extensa opacidade alveolar nas áreas parailares e nas bases. Já se observa algum líquido pleural bilateralmente. A distribuição desigual do edema alveolar não é rara.

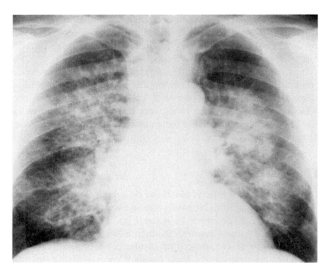

FIG. 28.4 Edema pulmonar. Esse é um exemplo bastante típico de edema alveolar, com uma distribuição em leque nas zonas parailar e média dos pulmões. O paciente tinha insuficiência renal crônica.

Formas bizarras podem, também, ser presentes, com grandes áreas bem-arredondadas de maior densidade que podem simular um tumor. Via de regra, a opacidade alveolar é indistinta e maldefinida, de modo que não se tem dificuldade em fazer o diagnóstico. O derrame pleural associa-se comumente ao edema, especialmente na insuficiência cardíaca congestiva e na uremia.

Numerosos relatos de distribuição incomum e assimétrica do edema levaram a alguns trabalhos experimentais e muitas especulações quanto

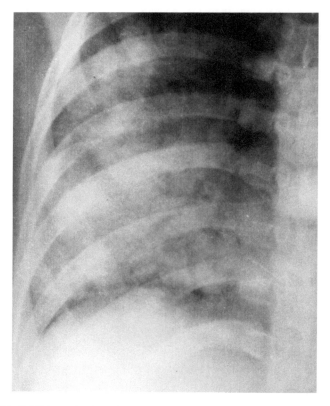

FIG. 28.5 Edema alveolar pulmonar. Tomada em *close* do pulmão direito inferior que mostra brônquios cheios de ar (broncograma aéreo) no pulmão cheio de líquido e denso.

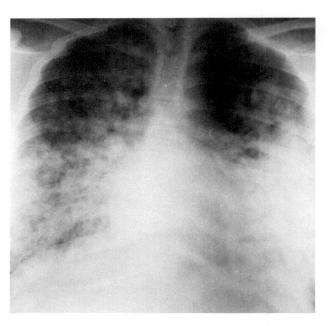

FIG. 28.6 Edema alveolar. As opacidades arredondadas maldefinidas, observadas melhor na parte superior do pulmão e na parte central e inferior do pulmão direito, constituem o tipo acinar de distribuição de líquido.

aos fatores envolvidos na distribuição do líquido do edema.[10] A gravidade é, sem dúvida, um fator em muitos casos, mas tomadas laterais de pacientes que estavam em decúbito dorsal mostram, por vezes, o líquido nos segmentos anterior ou lingular ou no lobo médio. A ausência de edema periférico é provavelmente relacionada à melhor drenagem periférica dos vasos linfáticos e ao maior movimento respiratório da região pulmonar periférica, agindo de modo a "bombear" o líquido para fora. A complacência relativamente baixa na parte central do pulmão e num pulmão anteriormente acometido também pode estar envolvida. A drenagem linfática deficiente favorece o acúmulo de líquido em áreas de acometimento pulmonar, o que tem ocasionado a formação de cicatrizes ou uma diminuição da complacência.

A gravidade tem claramente um papel em muitos pacientes com edema pulmonar unilateral. Outros fatores incluem diferenças na perfusão e nas pressões microvasculares em diferentes áreas. Já foi elaborado um teste do deslocamento gravitacional, estudado na detecção do edema

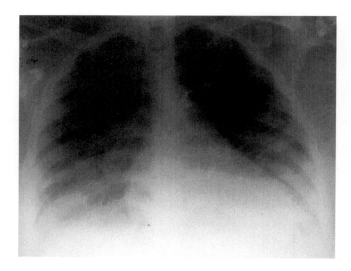

FIG. 28.7 Uma mulher de 53 anos com edema pulmonar causado por uma intoxicação decorrente de dose excessiva de cocaína.

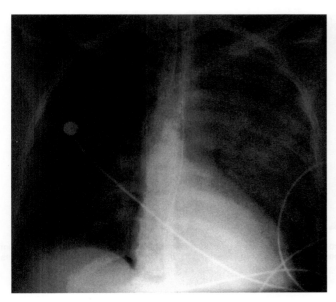

FIG. 28.8 Uma mulher de 46 anos com hemorragia subaracnóide aguda e edema pulmonar neurogênico.

e em sua diferenciação relativamente a outras causas de opacidade pulmonar.[41] O paciente é mantido numa posição de decúbito dorsal ou semi-ereta por duas horas, antes de obter uma radiografia basal junto ao leito do paciente. O hemitórax com a menor densidade é, a seguir, colocado numa posição pendente, e o paciente é mantido nessa posição de decúbito lateral por um período entre duas e três horas. É, então, obtida uma segunda radiografia junto ao leito do paciente. Nesse estudo, houve um deslocamento reconhecível da opacidade líquida para o lado pendente em 85% dos pacientes com edema e em 86% dos pacientes que apresentavam edema e doença inflamatória. Não houve deslocamento algum em 78% dos pacientes que apresentavam apenas uma doença inflamatória. Tal teste pode, pois, ajudar a diferenciar o edema de outras condições pulmonares em alguns casos.

Não há alterações fidedignas constantes que identifiquem a causa, mas, no edema secundário à insuficiência cardíaca, as observações de aumento do coração, redistribuição vascular pulmonar aos lobos superiores, edema basal e derrame pleural constituem fortes indicações de que o edema é decorrente de uma cardiopatia. As exceções são a ausência de aumento cardíaco em alguns pacientes com edema pulmonar secundário a uma trombose coronária aguda e a ausência de alterações congestivas basais em pacientes com edema secundário a uma insuficiência do ventrículo esquerdo aguda. Via de regra, o edema pulmonar causado pela uremia (edema azotêmico) produz a opacidade periilar central clássica dos pulmões, com ou sem evidências de aumento cardíaco e vascularização pulmonar balanceada.

O edema pulmonar (edema de lesão, edema de permeabilidade) causado pela inalação de gases irritantes tende a ser um pouco mais generalizado que os outros tipos e acarreta uma aparência reticulada e esparsa que se estende mais para a periferia e com um envolvimento central um pouco menor que aquele visto na uremia; ele também tende a ser mais basal. A distribuição radiográfica não é, todavia, característica, sendo a história muito importante para chegar ao diagnóstico nesses pacientes. Milne e colaboradores estudaram a etiologia do edema pulmonar, mostrando que a causa pode ser freqüentemente determinada nas radiografias simples do tórax.[20, 21] Um grau notável de precisão (91%) foi obtido na diferenciação do edema da permeabilidade capilar das outras variedades. A menor precisão (81%) ocorreu ao distinguir a insuficiência cardíaca da insuficiência renal, e a precisão global variou de 86% a 89%. Os fatores relacionados no Quadro 28.1 foram avaliados no referido estudo.

Os achados tomográficos computadorizados (TC) do edema hidrostático pulmonar já foram reconhecidos, tais como: ingurgitamento e dilatação dos vasos pulmonares; espessamento uniforme e regular dos septos interlobulares em conseqüência do edema intersticial; áreas de atenuação em vidro fosco, causadas por edema alveolar; e derrames pleurais bilaterais[22] (Fig. 28.9).

TROMBOEMBOLIAS PULMONARES

A embolia pulmonar, com ou sem infarto, é uma lesão mais comum do que geralmente se considera. Como a maioria dos episódios tromboembólicos não causa sintoma, eles não são reconhecidos. Além de sua ocorrência como complicação pós-operatória e em pacientes cardiopatas, a embolia pulmonar ocorre em várias outras condições, tais como a imobilização por qualquer razão (p. ex., ficar sentado ou de pé por um período prolongado, pernas engessadas, acidentes vasculares cerebrais, gravidez e anticoncepcionais, veias varicosas). As origens mais comuns das embolias pulmonares são os trombos nas veias profundas da coxa, pelve e, em menor escala, a panturrilha. Quando o êmbolo é muito grande e oclui quase toda a árvore arterial pulmonar, a morte pode ocorrer muito rapidamente. Se for um pouco menor, o êmbolo poderá ou não produzir um infarto, mas causará freqüentemente sintomas de dor torácica e dispnéia. Poderá não haver sinais ou sintomas em associação a pequenos êmbolos.[8]

Além dos trombos, diversos outros materiais podem agir como êmbolos. A embolia aérea pode sobrevir após traumatismos, procedimentos cirúrgicos, procedimentos endovenosos de todos os tipos, toracocenteses, biópsias pulmonares percutâneas ou qualquer manipulação com o potencial de expor uma veia ao ar, o qual geralmente não é demonstrado radiograficamente, desaparecendo muito rapidamente, se o paciente sobreviver. O ar pode ser observado na artéria pulmonar nos casos em que a embolia aérea não é imediatamente letal; observou-se ar no coração de um paciente que faleceu subseqüentemente.[15] O edema pulmonar pode ocorrer, quando o paciente sobrevive, porque a embolia aérea venosa afeta os pulmões. Se houver suspeita de embolia aérea, dever-se-á colocar o paciente na posição de decúbito lateral esquerdo, para manter o ar no átrio direito, se possível, até ele ser absorvido.

QUADRO 28.1 Características Radiográficas do Edema Pulmonar[a]

Característica	Cardíaco	Renal	Por Lesão
Tamanho do coração	Aumentado	Aumentado	Não-aumentado
Pedículo vascular	Normal ou aumentado	Aumentado	Normal ou reduzido
Distribuição do fluxo sangüíneo pulmonar	Invertida	Equilibrada	Normal ou equilibrada
Volume sangüíneo pulmonar	Normal ou aumentado	Aumentado	Normal
Linhas septais	Não-comuns	Não-comuns	Ausentes
Espessamentos peribrônquicos	Muito comuns	Muito comuns	Não-comuns
Broncograma aéreo	Não-comum	Não-comum	Muito comum
Edema pulmonar, distribuição regional (eixo horizontal)	Uniforme	Central	Periférico
Derrames pleurais	Muito comuns	Muito comuns	Não-comuns

[a]Cada fator relacionado foi demonstrado como tendo significação estatística para determinar o tipo de edema presente.
NOTA: Reproduzido com permissão de Milne e colaboradores, assim como do *American Journal of Roentgenology*.

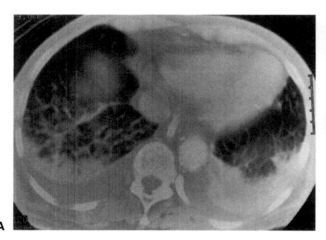
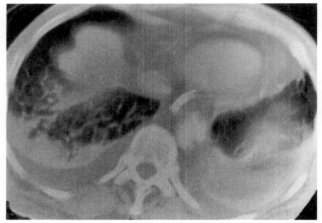

FIG. 28.9. A e B: Características tomográficas computadorizadas da insuficiência cardíaca congestiva. Estão presentes derrames pleurais bilaterais, assim como um espessamento regular dos septos interlobulares, ingurgitados em conseqüência do edema intersticial. Uma atelectasia focal secundária está presente em ambas as bases pulmonares.

A embolia aérea arterial ocorre quando o ar passa ao sistema venoso pulmonar; ela afeta o coração e o cérebro. Causando morte súbita, geralmente se pode demonstrar o ar nas radiografias à autópsia. Os materiais de contraste opacos, empregados na linfangiografia, histerossalpingografia e mielografia, ocasionalmente passam à corrente sangüínea e já foram demonstrados nos pulmões após esses procedimentos. Foram relatados alguns casos de bário nos pulmões após enemas de bário em que ocorreram êxitos letais durante o exame. Relatou-se, em alguns casos, a injeção endovenosa de mercúrio metálico. Opacidades globulares pequenas densas e opacidades lineares ramificadas podem ser, assim, demonstradas nas radiografias do tórax.

INFARTOS PULMONARES

A incidência do infarto varia em diferentes grupos de pacientes com tromboembolias pulmonares. Em pacientes portadores de cardiopatias crônicas e insuficiência congestiva, ela se aproxima dos 100%, mas, em pessoas jovens e sadias, o infarto com necrose é raro, a não ser que haja fatores complicadores, como um traumatismo grave. Em pacientes idosos e nos cronicamente doentes que se encontram presos ao leito, a incidência do infarto situa-se na faixa de 60% a 70% daqueles que têm embolias pulmonares. Em muitos casos, é difícil fazer o diagnóstico radiográfico. Muitas vezes, não existe anormalidade na radiografia do tórax.[9] O principal erro é geralmente o fato de não se suspeitar de um infarto como a causa de achados radiográficos anormais no tórax. Os sinais radiográficos são: (1) elevação do hemidiafragma do lado afetado, indicando a diminuição do volume pulmonar; (2) derrame pleural unilateral, geralmente pequeno; (3) consolidação do parênquima pulmonar; (4) atelectasia; e (5) sombras lineares. Um infarto deve ser diferenciado de uma pneumonia, edema e atelectasia, assim como de outras condições locais, como cistos infectados e abscessos. Os lobos inferiores são os mais freqüentemente afetados, porém a lesão pode ocorrer em qualquer lobo. Os primeiros sinais de um infarto podem ser a elevação do hemidiafragma, um pequeno derrame pleural unilateral ou ambos. Às vezes, a sombra do infarto pode não ser visível, e o derrame constitui o único sinal. São necessárias 10 a 24 horas para o infarto evoluir até ser visível radiograficamente. Essa é, provavelmente, a lesão edematosa indistinta e maldelimitada, que leva mais dois a quatro dias e, às vezes, uma semana, para formar um infarto completo e bem-definido.

Pode haver o infarto de um único lóbulo pulmonar secundário e, como nem todos os lóbulos têm uma superfície pleural, segue-se que nem todos os infartos possuem uma superfície pleural. Todavia, os infartos são geralmente agregados de lóbulos secundários envolvidos, de modo que a lesão geralmente se estende a uma superfície pleural. Como essa pode ser a pleura interlobar, a sombra não é necessariamente periférica, quando visualizada na projeção frontal. A forma do infarto depende da localização. A pleura visceral geralmente constitui um lado da lesão e, com freqüência, dois ou três lados. O eixo longo do infarto fica no plano da mais longa superfície pleural com que ele se encontra em contato. A sombra efetiva pode ser redonda, em forma de cunha ou aproximadamente triangular, podendo assumir a forma da língula ou do lobo médio direito, ou encher e obliterar um sulco costofrênico, caso seja envolvido o segmento lateral de um lobo inferior. Tomadas oblíquas auxiliadas pela fluoroscopia podem ser necessárias para demonstrar a relação da lesão com a pleura em muitos casos. O aspecto hilar do infarto é geralmente descrito como arredondado ou em forma de corcova, em vez de assemelhar-se ao ápice de um triângulo. A aparência de uma corcova típica é incomum, se não rara, e quase todas as formas de opacidade podem estar presentes. O derrame pleural associado geralmente não é grande, e lesões múltiplas podem ser observadas em um dos pulmões ou ambos (Fig. 28.10). Inicialmente, a periferia da lesão mostra-se indistinta e maldelimitada, mas, com o tempo, torna-se mais nitidamente delineada, tornando-se gradativamente menor, à medida que se cura. O tamanho do infarto pode variar muito, de uma opacidade pequena e fraca à maior parte de um lobo. O tamanho médio é de 3 cm a 5 cm. As alterações pulmonares resolvem-se bem lentamente. O infarto necrótico hemorrágico completo leva quatro semanas ou mais para a resolução completa. Quando o infarto é incompleto e não há necrose, os achados locais são causados por edema e hemorragia, processo que pode resolver-se rapidamente (isto é, dentro de uma semana) e não deixar lesões residuais.

Ao notar a opacidade inicial, não é possível determinar se ela constitui uma área de infarto com necrose ou uma área de hemorragia secundária a uma embolia. Se a opacidade se resolver em aproximadamente uma semana, será razoável supor que ela constituía um infarto incompleto (sem necrose significativa). Um infarto completo (com necrose) diminui lentamente de tamanho em algumas semanas. Cerca de 50% dos infartos desaparecem inteiramente, sem deixar qualquer cicatriz ou provocar outras lesões residuais. No restante dos casos, ocorrem cicatrizes lineares; em alguns deles, há alterações pleurais sob a forma de um espessamento pleural localizado ou de aderências diafragmáticas.[18] Finalmente, pode haver apenas uma faixa linear, para indicar o local de um infarto anterior,[9] a qual pode ser bastante pequena e pouco visível. Não se tem certeza sobre se todas as opacidades lineares constituem o mesmo processo patológico. Algumas delas podem constituir uma atelectasia em placa ou focal, causada por uma combinação de ventilação deficiente, estreitamento dos brônquios, diminuição da complacência pulmonar e falta do surfactante, os quais ocorrem em casos de embolia pulmonar com infarto e acabam por causar a fibrose do parênquima. Algumas das opacidades provavelmente constituem sombras lineares de origem pleural. Outra possibilidade é que elas constituam veias ou artérias trombosadas circundadas por fibrose.

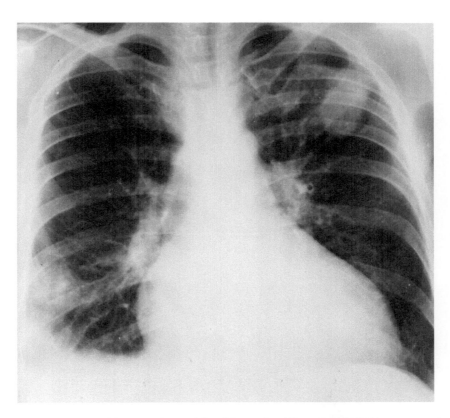

FIG. 28.10 Infartos pulmonares. A opacidade oval no ápice esquerdo constitui um infarto antigo. Há um pouco de líquido remanescente na fissura maior na região do infarto, que agora se mostra razoavelmente bem-circunscrito. Há dois infartos na base direita. Um deles produz uma sombra semelhante a uma corcova que oblitera o ângulo costofrênico e se projeta acima do nível da abóbada do diafragma; o outro é algo arredondado e situa-se acima dele. Há também algum derrame pleural. O coração encontra-se muito aumentado.

A alteração diafragmática secundária ao envolvimento pleural e à perda do volume pulmonar é indicada pela elevação do diafragma. Esse pode ser o único achado radiográfico em alguns pacientes. Se a possibilidade de um infarto pulmonar for considerada em pacientes presos ao leito, debilitados ou cardíacos com dores torácicas pleuríticas súbitas, a presença de um ou todos os sinais que acabamos de descrever deverá, em muitos casos, levar ao diagnóstico ou, pelo menos, a suspeitar dele. Nunca é demais enfatizar a ausência de um contorno característico por causa da grande variedade de formas, dependendo da localização; o tamanho também varia muito. O infarto pode ocorrer na ausência de insuficiência cardíaca congestiva. Pode haver líquido suficiente no espaço pleural, para ocultar a lesão pulmonar, e radiografias em decúbito são úteis para delinear a parte basal do pulmão, caso se suspeite de um infarto.

Por não serem específicas, as radiografias simples do tórax têm utilidade limitada no diagnóstico das tromboembolias e são usados outros métodos diagnósticos. O exame cintilográfico radioisotópico é largamente utilizado em pacientes com suspeita de embolia pulmonar (Fig. 28.11). Uma cintilografia de perfusão negativa exclui a maioria das embolias, sendo, por isso, muito sensível. Entretanto, uma cintilografia de perfusão positiva pode ser causada por várias outras condições que não as embolias, de modo que a especificidade é baixa. São mais freqüentemente empregadas as cintilografias de ventilação-perfusão (V-Q), que podem acrescentar informações. Uma área do pulmão com um defeito de perfusão que apresenta ventilação normal é considerada como constituindo um êmbolo. Entretanto, uma ventilação anormal em áreas de perfusão anormal já foi relatada em pacientes que apresentavam embolias pulmonares, de modo que defeitos V-Q comparáveis não excluem inteiramente uma embolia. A angiografia pulmonar pode ser indicada naqueles casos em que há um elevado grau de suspeita clínica.[26] As áreas que não estão perfundidas ou ventiladas têm baixa probabilidade de constituir êmbolos. As cintilografias devem ser comparadas com as radiografias do tórax recentes nesses pacientes.

Uma análise retrospectiva das imagens V-Q e da angiografia pulmonar em 246 pacientes com suspeita de embolia pulmonar foi efetuada por Biello e colaboradores,[5] que usaram xenônio-133 para o estudo de ventilação, seguido de uma cintilografia de perfusão imediata utilizando albumina macroagregada a tecnécio 99m (250.000 a 500.000 partículas) por via endovenosa. Todos os pacientes tinham cintilografias V-Q anormais, 53 dos quais (36%) apresentavam embolias pulmonares documentadas pela angiografia pulmonar. A análise das cintilografias revelou o seguinte: (1) 92% dos pacientes que tinham duas discrepâncias V-Q moderadas ou uma grande apresentavam embolias; (2) não foram encontradas embolias naqueles com uma pequena discrepância V-Q (19 pacientes); (3) 4,8% dos que apresentavam anormalidades V-Q comparáveis em áreas radiograficamente normais tinham embolias; (4) 87% daqueles com um defeito da perfusão substancialmente maior do que a anormalidade radiográfica tinham embolias; (5) 7,7% daqueles com um defeito da perfusão consideravelmente menor que a anormalidade radiográfica tinham embolias; e (6) 27% dos que apresentavam anormalidades da perfusão e radiográficas comparáveis tinham embolias. Os pacientes puderam, pois, ser classificados em grupos com probabilidade alta, intermediária ou baixa de embolia pulmonar. O sexto achado foi o mais inconclusivo, de modo que os pacientes nesse grupo eram os mais prováveis candidatos à angiografia pulmonar[38] (Fig. 28.12). Foram elaborados critérios semelhantes a esses para a interpretação dos exames cintilográficos V-Q na *Prospective Investigation of Pulmonary Embolism Diagnosis* (PIOPED), estudo efetuado pelo *Nuclear Medicine Working Group* em 1983, os quais foram revistos subseqüentemente[31,34] (Quadro 28.2). A precisão dos critérios PIOPED revistos na categorização dos exames cintilográficos V-Q pulmonares foi estudada mais recentemente por Sostman e colaboradores,[31] os quais verificaram que os critérios revistos eram mais precisos que os critérios PIOPED originais. Constataram, também, que leitores experientes de cintilografias pulmonares podiam melhorar a precisão

846   DISTÚRBIOS CIRCULATÓRIOS

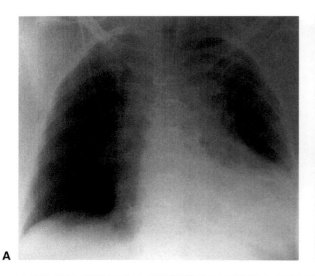

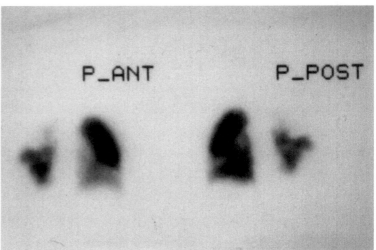

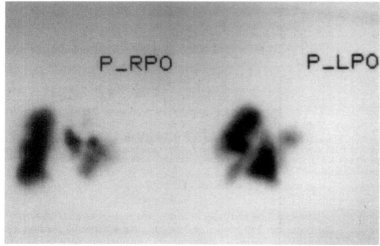

FIG. 28.11 Esta mulher de 59 anos apresentou dispnéia aguda, insuficiência respiratória e hipoxemia. **A:** A radiografia do tórax mostrou uma nova área de consolidação no lobo inferior esquerdo e um derrame pleural esquerdo, achados suspeitos, mas não específicos, de embolia pulmonar associada a infarto. **B e C:** Cintilografia de perfusão que revela múltiplos defeitos segmentares da perfusão. A cintilografia de ventilação (não-mostrada) estava normal. Os achados da ventilação-perfusão indicam uma alta probabilidade de embolia pulmonar.

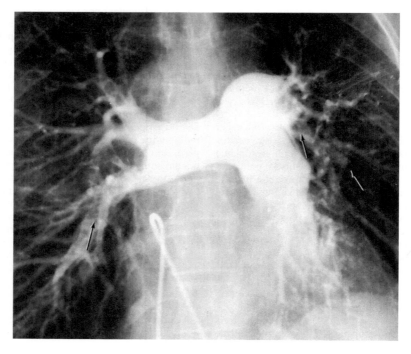

FIG. 28.12 Embolia pulmonar. Esse arteriograma revela várias pequenas transparências que constituem êmbolos obstruindo as artérias pulmonares (setas).

QUADRO 28.2 Esquema para a Interpretação das Imagens V-Q: Critérios PIOPED Revistos

Categoria do Exame	Definição
Alta probabilidade (≥ 80%)	Pelo menos dois grandes defeitos da perfusão segmentar discrepantes ou o equivalente aritmético em defeitos moderados ou grandes e moderados[a]
Probabilidade intermediária (20%-79%)	Um defeito moderado a dois grandes defeitos da perfusão segmentar discrepantes ou o equivalente aritmético em defeitos moderados ou grandes e moderados;[a] um defeito V-P comparável com uma radiografia do tórax normal;[b] difícil de classificar como baixa ou alta ou não descrita como baixa ou alta
Baixa probabilidade (≤ 19%)	Defeitos não-segmentares da perfusão (p. ex., cardiomegalia, aorta aumentada, hilos aumentados, diafragma elevado); qualquer defeito da perfusão com uma anormalidade consideravelmente maior na radiografia do tórax; defeitos de perfusão associados a uma anormalidade da ventilação,[b] desde que haja (a) radiografias do tórax normais e (b) algumas áreas de perfusão normal nos pulmões; qualquer número de pequenos defeitos da perfusão com radiografias do tórax normais
Normal	Nenhum defeito da perfusão; a perfusão delineia exatamente a mesma forma dos pulmões observada na radiografia do tórax (as impressões hilares e aórticas podem ser vistas, e a radiografia do tórax e/ou a cintilografia de ventilação podem mostrar-se anormais)

[a]Dois grandes defeitos da perfusão discrepantes têm valor-limite para uma probabilidade alta. Leitores individuais podem interpretar corretamente exames individuais com esse paciente como apresentando alta probabilidade de EP. Em geral, recomenda-se que se encontre presente mais do que esse grau de discrepância para a inclusão na categoria de alta probabilidade.
[b]Defeitos comparáveis muito extensos podem ser classificados como indicativos de baixa probabilidade. Defeitos V-P comparáveis individuais têm valor-limite para baixa probabilidade e devem, pois, ser classificados como intermediários, em muitas circunstâncias, pela maioria dos leitores, embora leitores individuais possam interpretar corretamente exames individuais com esse padrão como apresentando probabilidade baixa.
NOTA: Reimpresso com permissão da ref. 31.

de suas estimativas gestálticas quanto à probabilidade de embolia pulmonar, aplicando os critérios PIOPED revistos.[31]

Já foram descritos os achados de TC dos infartos pulmonares[2, 7, 10A, 24, 38A] (Figs. 28.13 a 28.16), tais como a presença de uma opacidade periférica em forma de cunha, arredondada ou em corcova fazendo contato com a pleura ou uma fissura. Pode-se ver um vaso nutriente que leva ao ápice da opacidade. Podem estar presentes broncogramas aéreos na área de consolidação. Um pequeno derrame associado pode ser identificado. Essas opacidades são freqüentemente identificadas nas bases pulmonares. Nos casos em que são identificadas essas opacidades, o exame cuidadoso das artérias pulmonares centrais pode revelar defeitos do enchimento intraluminar causados por tromboêmbolos que se alojaram nas artérias pulmonares centrais. Tais defeitos só poderão ser detectados se tiver sido administrado um material de contraste endovenoso. Crescem as evidências de que a TC espiral (helicoidal) ou a TC com feixe de elétrons e intensificação por contraste endovenoso são modalidades de aquisição de imagens sensíveis e específicas na detecção das embolias pulmonares proximais às divisões subsegmentares das artérias pulmonares.[10A, 11, 22, 23, 33, 35, 37, 40] A significação clínica das pequenas embolias subsegmentares que passaram despercebidas não foi estabelecida e é discutida, mas, mesmo usando o padrão ouro da angiografia convencional, a freqüência dos resultados falso-negativos na detecção das pequenas embolias periféricas, que presumivelmente não acarretam risco de vida para o paciente, é estimada como estando entre 1% e 9%.[12] Rémy-Jardin e colaboradores[23] relataram uma sensibilidade de 91% e uma especificidade de 78% na detecção das embolias pulmonares usando a TC espiral, e Teigen e colaboradores,[35] empregando a TC com feixe de elétrons, identificaram 65% de sensibilidade e 97% de especificidade em sua avaliação prospectiva de 60 pacientes com suspeita de embolia pulmonar. Esses promissores estudos iniciais sugerem que os exames de TC rápidos com uso de contraste endovenoso podem acabar por substituir as cintilografias V-Q como o teste não-invasivo de escolha na detecção das embolias pulmonares e diminuir o número de angiogramas convencionais realizados com essa finalidade.[12] Ainda se encontra por ser estabelecido, porém, onde a TC se ajusta na investigação diagnóstica dos casos de suspeita de embolias pulmonares, e um estudo multiinstitucional, segundo as linhas do estudo PIOPED, vai ser provavelmente necessário para determinar a sua eficácia relativamente a outras modalidades de aquisição de imagens.[34] É digno de nota o fato de que muitas embolias pulmonares são assintomáticas e não-suspeitadas.[38B, 40] Num estudo recente de pacientes hospitalizados examinados para outras indicações, a prevalência das embolias pulmonares detectadas acidentalmente em exames de TC espirais contrastados foi de até 1%.[40]

A TC também pode contribuir para o diagnóstico das patologias tromboembólicas crônicas (veja a Fig. 28.26). Técnicas de exame de TC rápido com intensificação por contraste endovenoso demonstram trombos intraluminares e intramurais que recobrem as paredes das artérias pulmonares centrais em pacientes com tromboembolias crônicas. Quando os êmbolos pulmonares começam a organizar-se, o trombo intraluminar principia a retrair-se, e o vaso passa a recanalizar-se, produzindo a referida aparência. Trombos crônicos podem apresentar calcificações no coágulo. Podem-se notar o afinamento abrupto ou a interrupção dos ramos lobares e segmentares, assim como irregularidades murais nas paredes dos vasos. As cicatrizes periféricas de base pleural vistas à TC constituem provavelmente remanescentes de infartos anteriores.[27] Em pacientes com hipertensão pulmonar causada por uma patologia tromboembólica crônica, a TC de alta resolução demonstra a atenuação em mosaico do parênquima pulmonar (regiões nitidamente delimitadas do pulmão que mostram atenuação da TC variável, que, nesse contexto, é causada por uma perfusão regional variável) e uma disparidade no tamanho dos vasos segmentares.[3, 14] Áreas de hiperatenuação acompanham-se de vasos ingurgitados, enquanto regiões do pulmão que apresentam hipoatenuação demonstram vasos menores atenuados. A tromboendarterectomia arterial pulmonar é usada para o tratamento de pacientes selecionados com hipertensão pulmonar causada

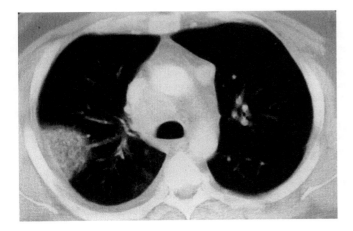

FIG. 28.13 Características tomográficas computadorizadas do infarto pulmonar. Uma opacidade em forma de cunha que faz contato com a pleura tem um vaso pulmonar em direção ao ápice do infarto pulmonar.

848 DISTÚRBIOS CIRCULATÓRIOS

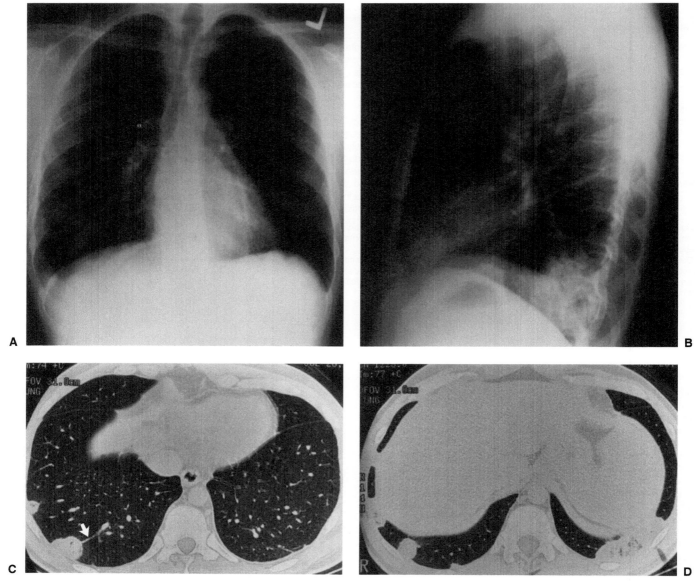

FIG. 28.14 Um paciente de 28 anos com infartos pulmonares não-suspeitados. **A** e **B**: Radiografias póstero-anterior e lateral do tórax que mostram corcova de Hampton no ângulo costofrênico posterior na radiografia lateral. **C** e **D**: Exames tomográficos computadorizados que mostram múltiplos infartos subagudos em ambas as bases pulmonares, aparecendo como opacidades arredondadas ou em forma de cunha que fazem contato com a pleura. Um vaso em direção a um dos infartos (seta).

por patologias tromboembólicas crônicas. O sucesso do procedimento cirúrgico depende da localização pré-operatória precisa do trombo intravascular e da determinação da sua extensão. Alguns centros usam, atualmente, a TC espiral para o planejamento pré-operatório da remoção do coágulo nos referidos pacientes e para a avaliação pós-operatória do êxito do procedimento.[27]

A arteriografia pulmonar é considerada o método mais preciso para estabelecer o diagnóstico das embolias pulmonares e continua a ser o padrão-ouro, mas estudos segmentares e subsegmentares seletivos usando projeções oblíquas podem ser necessários para delinear o envolvimento dos pequenos vasos. As limitações da técnica e a variabilidade interavaliadoras no diagnóstico das embolias subsegmentares são bem reconhecidas. Os sinais primários da embolia são um defeito persistente do enchimento intraluminal, que pode obstruir totalmente a artéria afetada, e a interrupção abrupta de um vaso pela extremidade proximal de um coágulo. Sinais secundários, úteis, mas não-diagnósticos, são as áreas avasculares, áreas focais de enchimento arterial prolongado e diminuição ou escassez dos vasos. Esse método deverá ser usado, se for imperativo um diagnóstico positivo de embolia pulmonar. Seu emprego geralmente é limitado aos pacientes nos quais se considera uma terapia cirúrgica de qualquer tipo, antes de uma terapia trombolítica e, pelo menos em alguns casos, antes de usar anticoagulantes, especialmente nos casos em que a utilização de anticoagulantes acarreta um risco para o paciente por qualquer razão.

Também já foram feitos alguns estudos usando a aquisição de imagens por ressonância magnética em pacientes com suspeita de embolia pulmonar, mas há várias limitações, de modo que a sua utilidade efetiva ainda está por ser determinada.

EMBOLIAS SEM INFARTO

As embolias pulmonares sem infarto podem ser maciças e com risco de vida para o paciente, sendo mais comuns que as embolias com infarto. O diagnóstico imediato é da maior importância nesses pacientes. Achados radiográficos são freqüentemente ausentes, em contraste com os achados clínicos num paciente gravemente doente.

DISTÚRBIOS CIRCULATÓRIOS   849

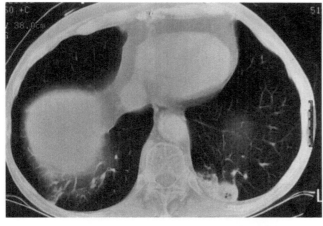

FIG. 28.15 Um homem de 60 anos com dor torácica pleurítica. A: Exame tomográfico computadorizado (TC) através das bases pulmonares que mostra uma opacidade em forma de cunha fazendo contato com a pleura, suspeita de infarto pulmonar. B e C: TC espiral com intensificação por contraste endovenoso através das artérias pulmonares, proporcionando evidências diretas de embolia pulmonar pela demonstração de defeitos do enchimento ou coágulos na artéria pulmonar esquerda (*seta*) e uma cauda de trombo que passa para a artéria pulmonar direita (*ponta de seta*).

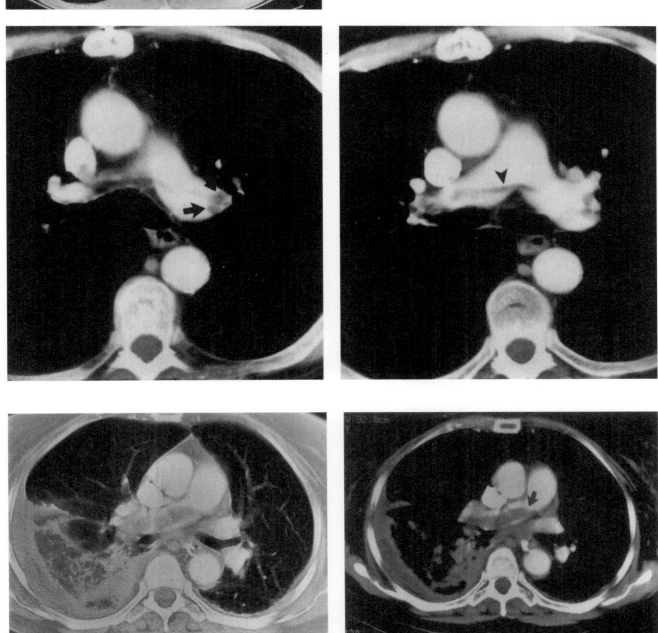

FIG. 28.16 A e B: Uma mulher de 65 anos com dispnéia e um novo infiltrado no lobo inferior direito. A cintilografia V-Q mostrou-se inconclusiva, com um defeito equivalente na área da anormalidade na radiografia do tórax. A tomografia computadorizada (TC) revela a consolidação do espaço aéreo do lobo inferior direito por um infarto e derrame direito. Um coágulo maciço (*seta*) enche a maior parte da artéria pulmonar direita no exame de TC espiral contrastado.

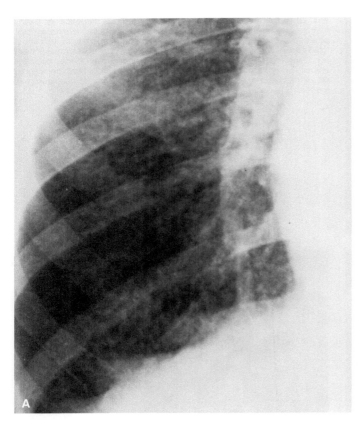 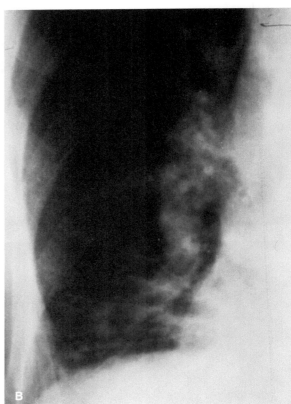

FIG. 28.17 Embolia pulmonar. O paciente apresentou dores torácicas enquanto hospitalizado. **A:** Imagem em *close* da parte inferior do pulmão direito à admissão. **B:** Uma semana depois, é demonstrada, numa radiografia obtida um dia após o início da dor torácica, uma dilatação da artéria pulmonar, que foi verificada como sendo a localização de um grande êmbolo. O diafragma está elevado. As opacidades lineares horizontais na base pulmonar constituem provavelmente áreas de atelectasia segmentar. O paciente não tinha um infarto que pudesse ser reconhecido radiograficamente.

Os achados radiográficos não incluem a opacidade pulmonar observada em pacientes com infarto e, na melhor das hipóteses, apenas sugerem o diagnóstico. As artérias pulmonares centrais podem estar com o seu tamanho aumentado. O ramo descendente da artéria pulmonar direita, medido da capacidade pulmonar total do nível do brônquio intermédio até a sua borda mais externa, tem um máximo de 16 mm nos homens adultos e 15 mm nas mulheres adultas.[6] Qualquer medida acima dessas sugere a possibilidade de embolia. Tal achado é particularmente útil quando há uma alteração. Se o paciente tiver uma radiografia do tórax num passado recente, a comparação poderá ser muito útil (Fig. 28.17). O aumento de tamanho é causado pela massa do êmbolo e pode haver uma saliência na artéria em sua parte proximal, com um claro afinamento a um diâmetro menor imediatamente abaixo dela. Pode estar presente uma oligoemia distalmente ao êmbolo obstrutivo, manifestada por uma área hipertransparente (sinal de Westermark), mas, muitas vezes, é difícil avaliar isso. A perda de volume pulmonar que causa a elevação diafragmática é o terceiro sinal. Ocasionalmente, pode estar presente um pequeno derrame pleural. Um *cor pulmonale* agudo, com sinais secundários de dilatação da veia cava superior causando algum alargamento do mediastino superior à direita, aumento da veia ázigos e aumento do coração podem ajudar no diagnóstico. O diagnóstico de uma embolia pulmonar maciça pode, na melhor das hipóteses, ser sugerido. Como a embolectomia pode ser realizada com o paciente hipotenso e cianótico, a arteriografia pulmonar pode ser indicada para confirmar a presença de uma grande embolia central, que pode ser removida cirurgicamente num pa-ciente desses.

Como nas embolias associadas a infartos, o diagnóstico geralmente pode ser feito pela combinação de uma radiografia do tórax e uma cintilografia pulmonar. A arteriografia pulmonar poderá ser efetuada, caso haja dúvidas importantes quanto ao diagnóstico após os referidos procedimentos. Os sinais angiográficos das embolias pulmonares são os mesmos das embolias associadas a infartos.

Em casos de embolia sem infarto que não acarreta risco de vida para o paciente, os achados nas radiografias simples são, com freqüência, muito sutis, e o tórax costuma mostrar-se normal. As etapas de aquisição de imagens são as mesmas descritas para a embolia com infarto.

INFARTO SÉPTICO E EMBOLIA PULMONAR SÉPTICA

Quando o êmbolo que produz o infarto contém bactérias ou é constituído de bactérias, ocorre um infarto séptico que leva à decomposição do tecido e à formação de uma cavidade (Fig. 28.18). Essas lesões podem ocorrer em associação à endocardite bacteriana subaguda ou em pacientes com septicemia. As lesões podem ser solitárias, mas geralmente são múltiplas. Pode haver o seqüestro do centro necrosado de um infarto, produzindo uma cavidade sem infecção. Entretanto, geralmente sobrevém a infecção e, quando os infartos se tornam infectados, a pneumonia que os circunda causa um aumento ainda maior da opacidade, com uma periferia maldelimitada. A aparência é aquela de uma cavidade central numa área maldefinida de opacidade aumentada. Não será difícil fazer o diagnóstico se houver uma história típica e estiverem presentes outros infartos ou cavidades, mas nas lesões solitárias é difícil, quando não impossível, diferenciar a cavidade do infarto de uma cavidade secundária a uma patologia inflamatória primária.

Os achados na TC das embolias pulmonares sépticas foram descritos por vários autores[13, 16] (Figs. 28.19 e 28.20), tais como múltiplos nódulos periféricos ou opacidades nodulares, nódulos em diferentes estágios de cavitação, opacidades periféricas em forma de cunha que fazem contato com a pleura e o sinal de um vaso nutriente (um vaso pulmonar que leva a um nódulo).[13, 16] A TC é mais sensível que as radio-grafias do tórax na detecção dos nódulos pulmonares em geral, o que é válido também para as embolias sépticas. No contexto clínico apropriado (uso de drogas endovenosas, endocardite bacteriana,

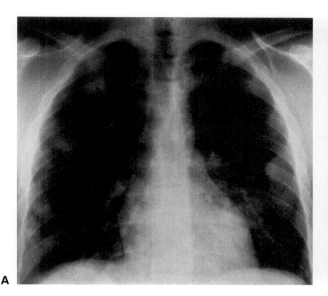
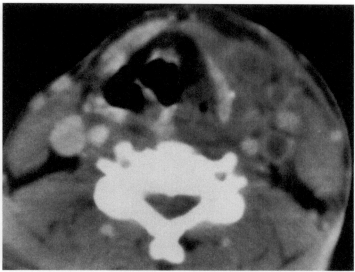

FIG. 28.18 Um homem de 27 anos com septicemia pós-angina e embolia séptica secundária a um abscesso no pescoço. **A:** A radiografia do tórax mostra múltiplas opacidades periféricas arredondadas maldelimitadas. Um início de cavitação pode estar presente em alguns dos êmbolos sépticos. **B:** Tomografia computadorizada do pescoço que mostra um grande abscesso envolvendo o lado esquerdo do pescoço, com tromboflebite séptica da veia jugular esquerda, a origem da embolia séptica ao pulmão.

tromboflebite séptica, cateteres venosos fixos por longos períodos, bacteremia), os achados na TC das embolias pulmonares sépticas são característicos, e o diagnóstico pode ser facilmente estabelecido ou confirmado pela TC (Fig. 28.20).

SÍNDROME TORÁCICA AGUDA DA DOENÇA FALCIFORME

Os pacientes portadores da doença falciforme têm maior risco de vir a apresentar pneumonias em conseqüência de bactérias encapsuladas, devido à auto-esplenectomia. Além disso, os pacientes portadores da doença falciforme também são propensos a apresentar episódios da síndrome torácica aguda, responsáveis por 25% das admissões hospitalares na referida população de pacientes (Figs. 28.21 e 28.22). Esses pacientes apresentam dores torácicas agudas, febre, tosse, hipoxia e infiltrados pulmonares nas radiografias do tórax e na TC torácica, mas se verifica que não têm uma infecção pulmonar identificável com base em culturas do escarro ou hemoculturas.[1,4] Embora a fisiopatologia exata da síndrome torácica aguda não tenha sido estabelecida, a condição é considerada como sendo causada pela oclusão microvascular, que leva a um infarto pulmonar. A baixa tensão de oxigênio no leito arterial pulmonar acarreta a polimerização da hemoglobina-S, e as hemácias falciformes desoxigenadas ocluem a microvasculatura.[4] Episódios repetidos da síndrome torácica aguda acabam por ocasionar hipertensão arterial pulmonar e *cor pulmonale* em pacientes com doença falciforme. Na TC, os infiltrados pulmonares em pacientes com a síndrome torácica aguda assemelham-se a infartos pulmonares, mostrando áreas periféricas e segmentares de consolidação ou opacidade de vidro fosco (Fig. 28.22). Os exames de TC também podem mostrar escassez de pequenos vasos periféricos compatível com a oclusão microvascular.[4]

Infecções pulmonares recorrentes e episódios da síndrome torácica aguda acarretam danos crônicos e irreversíveis aos pulmões dos pacientes com doença falciforme (Fig. 28.23). A doença falciforme pulmonar em estágio terminal revela, no exame patológico, fibrose pulmonar e obliteração das arteríolas pulmonares.[1]

EMBOLIA GORDUROSA PÓS-TRAUMÁTICA

Há evidências experimentais e algumas evidências clínicas a mostrar que a embolia gordurosa é muito comum após lesões dos ossos e dos tecidos moles, especialmente após fraturas da tíbia e do fêmur. Entretanto, apesar do fato de serem observados muitos pacientes com lesões graves, a entidade clínica da embolia gordurosa pós-traumática é relativamente rara. Conforme relatado por Williams e colaboradores,[39] a embolia gordurosa ocorre em 0,5% a 2% dos pacientes que apresentam uma fratura dos ossos longos. É provável que pequenas quantidades de lipídeos possam formar êmbolos sem sinais e sintomas. A síndrome da embolia gordurosa é causada, provavelmente, pela entrada de lipídeos neutros no sistema venoso; daí, eles vão até o leito vascular pulmonar. Uma segunda teoria, que explica alguns casos da referida síndrome, é que o estresse do traumatismo causa uma liberação das catecolaminas, como a epinefrina, que produz a mobilização dos ácidos graxos livres a partir do tecido adiposo e induz à coalescência dos lipídeos séricos (p. ex., em casos de pancreatite, queimaduras ou septicemia). Em muitos casos, a causa mais provável é a liberação traumática de lipídeos dos locais lesados diretamente para o sistema venoso. Os lipídeos são convertidos em ácidos graxos livres no pulmão, onde produzem edema, hemorragia e infiltração linfocitária dos espaços intersticiais. A patogênese permanece, porém, um tema algo controvertido.

Parte dos lipídeos ou ácidos graxos ou ambos passam através dos pulmões para a circulação sistêmica, o que explica os lipídeos encon-

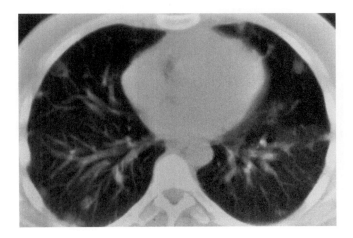

FIG. 28.19 Características tomográficas computadorizadas da embolia séptica pulmonar. Múltiplos nódulos periféricos são evidentes em diversos estágios de cavitação. Alguns nódulos apresentam um vaso nutriente em direção a eles.

FIG. 28.20 A e B: Uma mulher de 29 anos com um transplante de pulmão veio a apresentar febre persistente, com septicemia enterocócica de uma via central infectada. Ao contrário da radiografia do tórax, que não apresentava nada digno de nota, a tomografia computadorizada mostra múltiplos nódulos, com vasos nutrientes, causados por êmbolos sépticos.

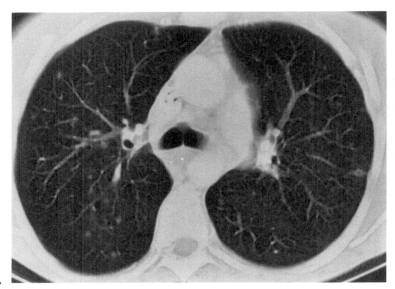
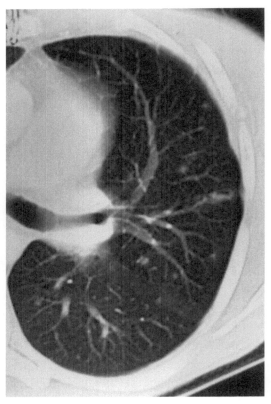

FIG. 28.21 A e B: Síndrome torácica aguda num homem de 22 anos com doença falciforme. Em ambas as bases pulmonares, são notadas opacidades no parênquima, causadas pela síndrome torácica aguda. A pneumonia foi excluída por múltiplas culturas de escarro e hemoculturas negativas.

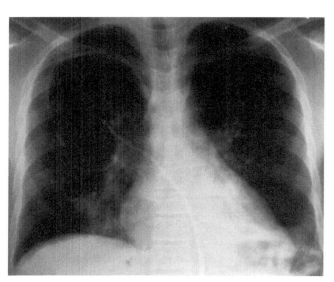
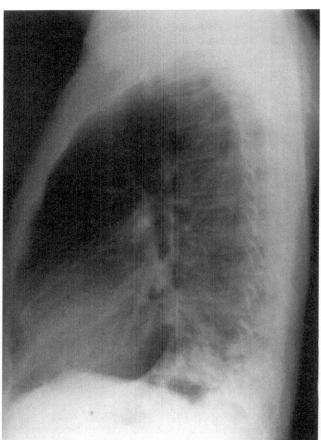

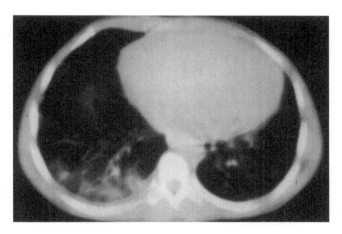

FIG. 28.22 Tomografia computadorizada que mostra infarto pulmonar agudo no lobo inferior direito de paciente com doença falciforme.

trados em outros órgãos e o envolvimento do sistema nervoso central ocasionalmente presente. Os achados radiográficos são variados, mas uniformemente bilaterais, tais como:

1. opacidade difusa bilateral, que se assemelha ao edema pulmonar, exceto por haver mais envolvimento basal do que se observa geralmente no edema, e o envolvimento ser mais periférico, muitas vezes com relativamente pouca densidade alveolar centralmente;

2. múltiplas pequenas opacidades nodulares bilaterais, freqüentemente mais na parte inferior dos pulmões do que em outras regiões. Às vezes, a opacidade pode ser mais linear que nodular, o que provavelmente constitui um envolvimento um pouco menor que o padrão de edema homogêneo mais confluente;

3. geralmente, não há derrame pleural nem aumento do coração;

4. início retardado, geralmente de um a três dias após o traumatismo. Os sinais e sintomas clínicos ocorrem dentro de 24 horas do traumatismo em 60% dos pacientes que vêm a apresentar a síndrome e dentro de 48 horas em 85% deles.[39] Alguns pacientes não evidenciam sinais ou sintomas por 72 horas ou mais. Um elevado grau de suspeita é necessário em pacientes com grandes fraturas recentes. É provável que a embolia gordurosa não seja reconhecida em muitos casos em que os sintomas são mínimos.

A demora no aparecimento dos sinais e sintomas radiográficos na embolia gordurosa contrasta com as contusões pulmonares associadas a hemorragia e edema, que aparecem como uma anormalidade nas radiografias do tórax obtidas muito pouco tempo depois da lesão. Assim também, as contusões geralmente são unilaterais ou assimétricas, em contraste com a simetria bilateral da embolia gordurosa. O diagnóstico da síndrome de embolia gordurosa geralmente pode ser feito com base na história de dor torácica, dispnéia, taquicardia e tosse 12 horas a alguns dias após a lesão, juntamente com os achados torácicos já descritos. A resolução leva de seis dias a duas semanas ou mais.

HIPERTENSÃO PULMONAR

O fluxo sangüíneo através dos pulmões e a pressão arterial pulmonar dependem de vários fatores, tais como a resistência arterial e venosa, o nível de fluxo sangüíneo que pode ser alterado por diversas derivações, e combinações desses fatores. A hipertensão pulmonar pode ser predominantemente arterial (pré-capilar) ou venosa (pós-capilar), ou pode constituir uma combinação das duas. Como as alterações radiográficas variam com o tipo e o local dos principais fatores causais, a classificação da hipertensão pulmonar de Simon e colaboradores[29] é útil:

I. Hipertensão pré-capilar (arterial)
   A. Aumento da resistência
      1. Obstrutivo — embolia pulmonar, hipertensão pulmonar idiopática, esquistossomose pulmonar, comunicações reversas (comunicação interventricular, comunicação interatrial ou persistência do canal arterial)
      2. Obliterante — enfisema pulmonar, doenças intersticiais difusas (granulomatosas, neoplásicas ou infecciosas)
      3. Constritivo — anoxia
   B. Aumento do fluxo
      1. Grandes comunicações esquerda-direita — persistência do canal arterial, comunicação interventricular
II. Hipertensão pós-capilar (venosa)
   A. Aguda — insuficiência do ventrículo esquerdo independentemente da causa
   B. Crônica — patologias da valva mitral, mixoma do átrio esquerdo, retorno venoso pulmonar anômalo, fibrose mediastinal, doença venoobstrutiva idiopática ou primária[17]

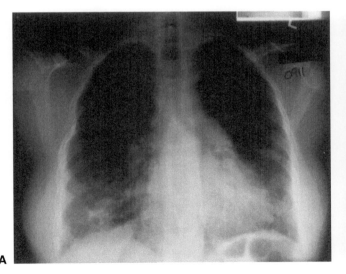
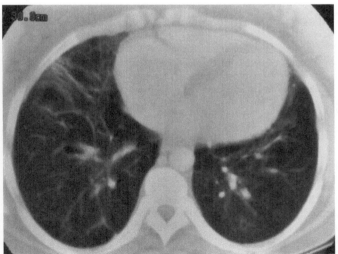

FIG. 28.23 Alterações crônicas na doença falciforme prolongada. A radiografia do tórax (**A**) revela o coração aumentado de tamanho e grandes artérias pulmonares centrais. As opacidades pulmonares crônicas e a formação de cicatrizes nas zonas inferiores dos pulmões são conseqüentes a episódios repetidos de pneumonia e síndrome torácica aguda da doença falciforme. **B:** A tomografia computadorizada mostra cicatrizes no parênquima e distorção da arquitetura do lobo médio direito e do lobo inferior direito.

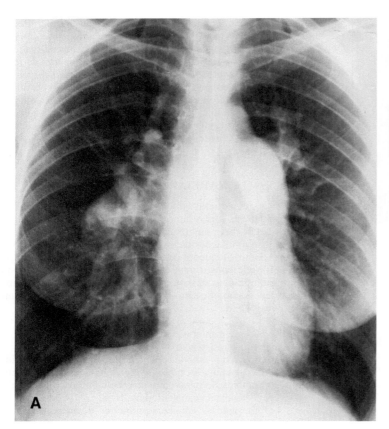
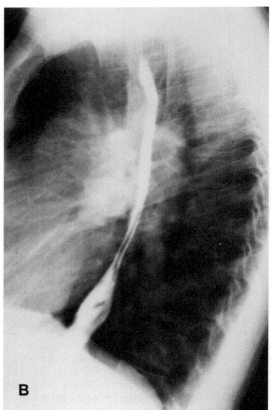

FIG. 28.24 Hipertensão arterial pulmonar. A artéria pulmonar e seus ramos centrais apresentam-se visivelmente aumentados, em contraste com as artérias periféricas, pequenas. Essa paciente tinha uma comunicação interatrial, havendo apresentado hipertensão pulmonar, que ocasionou a reversão da comunicação esquerda-direita inicial e produziu cianose.

III. Hipertensão pré-capilar e pós-capilar combinada
IV. Comunicação (*shunt*) arteriovenosa pulmonar difusa que complica uma patologia pulmonar crônica[28] — síndrome enfisema-comunicação

A *hipertensão pulmonar* é definida como a elevação da pressão no circuito pulmonar acima de certos limites em repouso ou durante o exercício, os quais são geralmente aceitos como sendo de 30 mm Hg sistólico e 15 mm Hg diastólico, com média de 18 mm Hg do lado arterial. Do lado venoso, o limite superior é considerado como sendo de 12 mm Hg; o que se aplica igualmente à pressão do átrio esquerdo média e à pressão diferencial capilar média.

Muitas das doenças que causam hipertensão pulmonar produzem um aumento na resistência vascular pulmonar. Na radiografia do tórax ereta das pessoas normais, os vasos da zona superior são menores do que aqueles nas zonas inferiores. Em decúbito dorsal, a diferença desaparece, o que explica, em parte, a disparidade entre os angiogramas e as radiografias de rotina.

Hipertensão Arterial (Pré-capilar)

Há diferenças radiográficas nítidas entre os grupos pré- e pós-capilar. As alterações radiográficas na hipertensão arterial (pré-capilar) pulmonar incluem a dilatação da artéria pulmonar e seus ramos centrais de qualquer dos lados, bem como o estreitamento das artérias pulmonares periféricas, geralmente na origem dos ramos arteriais lobares, ocasionando uma diminuição bastante nítida no tamanho das artérias centrais para as periféricas (Fig. 28.24). Observa-se a tortuosidade das artérias periféricas, especialmente nas zonas inferiores, juntamente com uma diminuição geral no calibre das veias pulmonares; e podem ser notadas calcificações na artéria pulmonar (Figs. 28.25 e 28.26). O *cor pulmonale* ou uma cardiopatia secundária ao acometimento pulmonar — com um aumento variável do ventrículo direito causado por dilatação, hipertrofia ou ambas — constituem o resultado final. Os sinais da doença subjacente causadora do quadro podem ser mínimos, evidentes ou

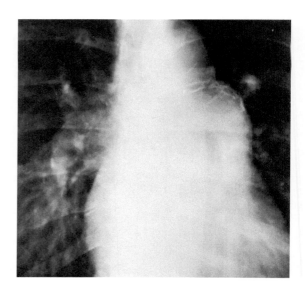

FIG. 28.25 Hipertensão arterial pulmonar. Note a calcificação densa da artéria pulmonar e do canal arterial nessa paciente com persistência do canal arterial. Ela havia apresentado uma reversão da comunicação em conseqüência da hipertensão pulmonar.

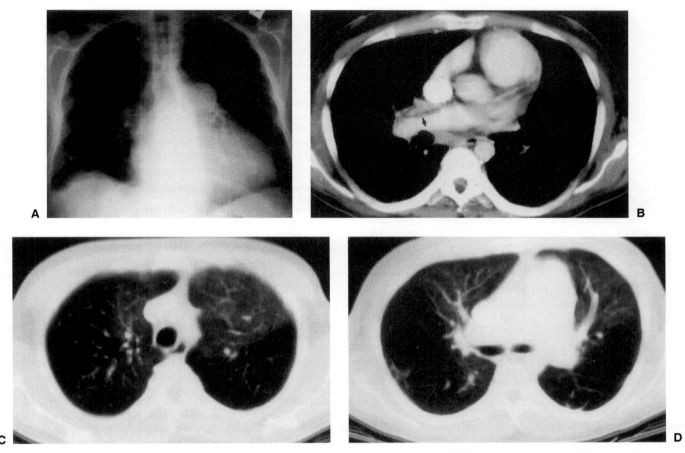

FIG. 28.26 A tomografia computadorizada (TC) espiral com intensificação por contraste endovenoso pode ser útil na avaliação de pacientes com hipertensão pulmonar crônica, para procurar evidências de doença tromboembólica crônica. **A:** A radiografia do tórax mostra artérias pulmonares centrais aumentadas em conseqüência da hipertensão arterial pulmonar. **B:** A TC revela um coágulo laminar que reveste as paredes das artérias pulmonares, particularmente à direita, compatível com a presença de um trombo crônico. **C e D:** As janelas pulmonares mostram perfusão em mosaico, com áreas de menor atenuação da TC causadas pela perfusão diminuída secundariamente a embolias pulmonares recorrentes crônicas. Embora as artérias pulmonares centrais estejam aumentadas, os vasos pulmonares periféricos encontram-se atenuados e desbastados nessas áreas de menor perfusão, achados compatíveis com a hipertensão arterial pulmonar.

inexistentes. Em geral, o agravamento da hipertensão acompanha-se de um aumento dos sinais radiográficos, mas há exceções, de modo que deve-se tomar cuidado ao predizer as faixas de variação da pressão arterial pulmonar. Os pulmões mostram-se relativamente limpos, a não ser que a condição pulmonar subjacente tenha ocasionado alterações consideráveis.[29, 30]

Outra situação é aquela em que a hipertensão arterial pulmonar se manifesta em casos em que elevadas pressões sistêmicas são transmitidas através de defeitos congênitos, com comunicações esquerda-direita ao nível aortopulmonar (persistência do canal arterial) ou ventricular (comunicação interventricular). Uma comunicação com pressão consideravelmente alta ao nível aórtico ou ventricular, ou uma comunicação maciça ao nível do átrio ou das grandes veias acabam por causar esclerose reativa, espessamento da íntima e hipertrofia da média nas artérias pulmonares, o que evolui para uma hipertensão arterial pulmonar acentuada, com a conseqüente reversão do fluxo na comunicação. São produzidos os seguintes sinais radiográficos:

1. aumento acentuado da artéria pulmonar e seus ramos centrais, estendendo-se para fora por uma curta distância ao longo das artérias lobares. As artérias centrais apresentam-se maiores, e a dilatação estende-se mais além do que na hipertensão pulmonar na ausência de uma derivação. Ocasionalmente, são observadas calcificações na artéria pulmonar;

2. constrição das artérias segmentares e periféricas ao tamanho normal ou a um tamanho menor que o normal;

3. veias pulmonares normais ou pequenas;

4. o coração pode apresentar alterações compatíveis com o defeito da íntima. Entretanto, o ventrículo direito pode, finalmente, aumentar e tornar-se a câmara predominante (*cor pulmonale*).

Hipertensão Venosa (Pós-capilar)

A hipertensão pós-capilar é freqüentemente acompanhada de alterações que causam um aumento considerável na densidade pulmonar (edema, por exemplo). Uma ligeira distensão de todas as veias pulmonares é o sinal radiográfico mais precoce, porém é muito difícil avaliar isso quando não se dispõe de radiografias para comparação. A constrição das artérias e veias pulmonares nas zonas inferiores, assim como a dilatação das artérias e veias nas zonas superiores, causada pela redistribuição do fluxo sangüíneo aos lobos superiores, são os sinais iniciais mais fidedignos, devendo ser avaliados na radiografia ereta, porque há normalmente alguma redistribuição do fluxo aos lobos superiores nas radiografias realizadas com o paciente em decúbito. Esses achados podem ser notáveis, quando presentes, mas não se mostram bem-definidos em todos os pacientes com hipertensão venosa. Os sinais podem ser obscurecidos pelo edema e congestão pulmonares em pacientes com insuficiência do ventrículo esquerdo. A causa da constrição basal, que indica uma redistribuição do fluxo sangüíneo, é muito provavelmente devida à maior quantidade de líquido intersticial nas bases pulmonares em conseqüência da pressão venosa mais elevada, o que restringe o fluxo sangüíneo, e os vasos maiores

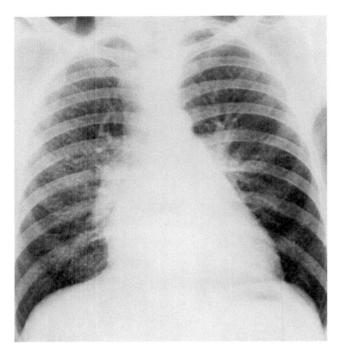

FIG. 28.27 Hipertensão venosa pulmonar. Esse paciente portador de uma patologia mitral demonstra algum obscurecimento parailar e uma clara diferença no tamanho dos vasos, sendo os vasos lobares superiores nitidamente maiores que aqueles no lobo inferior, o que indica a redistribuição do fluxo sangüíneo e é evidência de hipertensão venosa pulmonar.

respondem por uma redução no diâmetro. O fluxo sangüíneo às zonas superiores aumenta, e as artérias e veias dilatam-se nessas áreas. Uma leve hipertensão venosa evidencia apenas a constrição vascular basal, cuja avaliação pode ser difícil (Fig. 28.27). Com o aumento da pressão venosa, podem ser observados outros achados do edema intersticial inicial, tais como o aparecimento de linhas B de Kerley e de linhas A de Kerley. Pode evidenciar-se uma ligeira turvação periilar. As margens vasculares mostram-se obscurecidas e maldefinidas nas zonas inferiores, havendo um aumento geral na trama intersticial, causado por uma quantidade maior de líquido intersticial, que se inicia na parte inferior dos pulmões (Figs. 28.28 e 28.29). Edema alveolar e derrame pleural aparecem quando a hipertensão venosa é marcante e ocorre a insuficiência do ventrículo esquerdo. A hipertensão pós-capilar crônica, como aquela encontrada na estenose mitral e no mixoma do átrio esquerdo, pode acarretar a constrição irreversível dos vasos pulmonares da zona inferior.

Hipertensão Pré-capilar e Pós-capilar Combinada

Quando há uma hipertensão arterial (pré-capilar) e venosa (pós-capilar) combinada, as alterações radiográficas dependem da seqüência dos eventos. A estenose mitral é um bom exemplo. A hipertensão venosa ocorre por algum tempo, sendo seguida de uma hipertensão arterial. Os achados radiográficos são, então, uma combinação e se evidenciam à medida que a doença evolui — um somatório de alterações.

O tema do fluxo sangüíneo pulmonar, sua quantificação e as alterações na hipertensão arterial e venosa são discutidos exaustivamente por Simon.[30]

As *patologias pulmonares crônicas*, como a fibrose e o enfisema pulmonar, causam o aumento da resistência arterial pulmonar, acarretando a hipertensão arterial pulmonar. Ocasionalmente, evidencia-se a dilatação geral das artérias e veias pulmonares, envolvendo todas as zonas pulmonares, o que é causado por uma comunicação arteriovenosa difusa. Pode haver algum edema intersticial, e os pacientes apresentam dispnéia e cianose. Foi postulado por Simon e colaboradores[29] que uma combinação de aumento da resistência pulmonar e descompensação do ventrículo esquerdo, causada provavelmente pela hipoxia, acarreta essa síndrome de enfisema-comunicação (*shunt*).

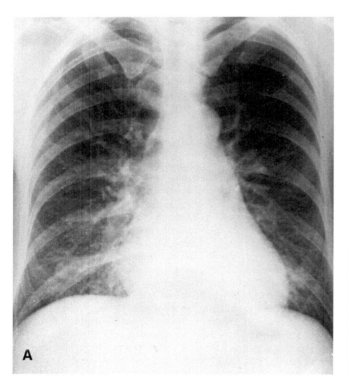 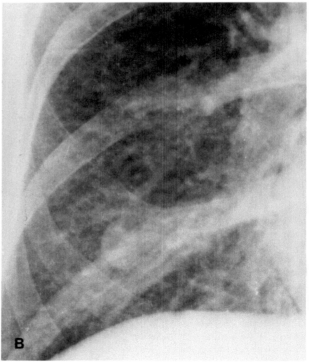

FIG. 28.28 Insuficiência congestiva num paciente com doença cardiovascular arteriosclerótica. **A:** Os vasos centrais e basais estão maldefinidos, indicando a presença de edema perivascular. Não são observadas linhas B de Kerley. Os vasos lobares superiores mostram-se relativamente proeminentes. É difícil definir os vasos basais devido ao edema perivascular. **B:** Tomada em *close* da base direita que mostra a definição insuficiente dos vasos nesse paciente.

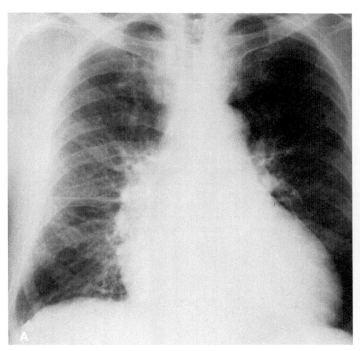
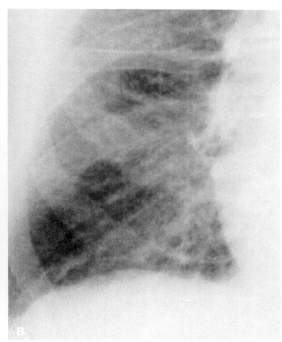

FIG. 28.29 Insuficiência cardíaca congestiva. **A:** O coração está nitidamente aumentado. Há redistribuição vascular e evidências de algum borramento parailar, assim como edema perivascular, notado melhor na base direita. **B:** Tomada em *close* da área envolvida. Os vasos individuais estão muito maldefinidos. Há uma sugestão de edema intersticial em escala pequena perifericamente, com pequenas densidades lineares horizontais maldelimitadas.

REFERÊNCIAS

1. Aquino SL, Gamsu G, Fahy JV, et al: Chronic pulmonary disorders in sickle cell disease: Findings at thin-section CT. Radiology 193:807, 1994
2. Balakrishnan J, Meziane MA, Siegelman SS, Fishman EK: Pulmonary infarction: CT appearance with pathologic correlation. J Comput Assist Tomogr 13:941, 1989
3. Bergin CJ, Rios G, King MA, Belezzuoli E, Luna J, Auger WR: Accuracy of high-resolution CT in identifying chronic pulmonary thromboembolic disease. AJR Am J Roentgenol 166:1371, 1996
4. Bhalla M, Abboud MR, McLoud TC, et al: Acute chest syndrome in sickle cell disease: CT evidence of microvascular occlusion. Radiology 187:45, 1993
5. Biello DR, Mattar AG, McKnight RC, et al: Ventilation-perfusion studies in suspected pulmonary embolism. AJR Am J Roentgenol 133:1033, 1979
6. Chang CH: The normal roentgenographic measurement of the right descending pulmonary artery in 1,085 cases. AJR Am J Roentgenol 87:929, 1962
7. Chintapalli D, Thorsen MK, Olson DL, Goodman LR, Gurney J: Computed tomography of pulmonary thromboembolism and infarction. J Comput Assist Tomogr 12:553, 1988
8. Figley MM, Gerdes AJ, Ricketts HJ: Radiographic aspects of pulmonary embolism. Semin Roentgenol 2:389, 1967
9. Fleischner FG: Roentgenology of the pulmonary infarct. Semin Roentgenol 2:61, 1967
10. Fleischner FG: The butterfly pattern of acute pulmonary edema. In Simon M, Potchen EJ, LeMay M (eds): Frontiers of Pulmonary Radiology, pp 360–379. New York, Grune & Stratton, 1967
10a. Geraghty JJ, Stanford W, Landas SK, et al: Ultrafast computed tomography in experimental pulmonary embolism. Invest Radiol 27:60, 1992
11. Goodman LR, Lipchik RJ: Diagnosis of acute pulmonary embolism: Time for a new approach. Radiology 199:25, 1996
12. Gurney JW: No fooling around: Direct visualization of pulmonary embolism. Radiology 188:618, 1993
13. Huang RM, Naidich DP, Lubat E, Schinella R, Garay SM, McCauley DI: Septic pulmonary emboli: CT-radiologic correlation. AJR Am J Roentgenol 153:41, 1989
14. King MA, Bergin CJ, Yeung MB, et al: Chronic pulmonary thromboembolism: Detection of regional hypoperfusion with CT. Radiology 191:359, 1994
15. Kizer KW, Goodman PC: Radiographic manifestations of venous air embolism. Radiology 144:35, 1982
16. Kuhlman JE, Fishman EK, Teigen C: Pulmonary septic emboli: Diagnosis with CT. Radiology 174:211, 1990
17. Liebow AA, Moser KM, Southgate MT: Primary veno-obstructive disease of the lung: Clinical-pathologic conference. JAMA 223:1243, 1973
18. McGoldrick PJ, Rudd TG, Figley MM, et al: What becomes of pulmonary infarcts? AJR Am J Roentgenol 133:1039, 1979
19. Milne ENC, Pistolesi M, Miniati M, et al: The radiologic distinction of cardiogenic and non-cardiogenic edema. AJR Am J Roentgenol 144:879, 1985
20. Milne ENC: Some new concepts of pulmonary blood flow and volume. Radiol Clin North Am 14:515, 1978
21. Primack SL, Muller NL, Mayo J, Rémy-Jardin M, Rémy J: Pulmonary parenchymal abnormalities of vascular origin: High-resolution CT findings. Radiographics 14:739, 1994
22. Rémy-Jardin M, Rémy J, Wattinne L, Giraud F: Central pulmonary thromboembolism: Diagnosis with spiral volumetric CT with single-breath-hold technique. Comparison with pulmonary angiography. Radiology 185:381, 1992
23. Rémy-Jardin M, Rémy J, Deschildre F, et al: Diagnosis of pulmonary embolism with spiral CT: Comparison with pulmonary angiography and scintigraphy. Radiology 200:699, 1996
24. Ren H, Kuhlman JE, Hruban RH, Fishman EK, Wheeler PS, Hutchins GM: High resolution computed tomography of inflation fixed lungs: A wedge-shaped density and associated vascular sign in the diagnosis of pulmonary infarction. J Comput Assist Tomogr 14:86, 1990
25. Rigler LG, Surprenant EL: Pulmonary edema. Semin Roentgenol 2:33, 1967
26. Sandler MS, Velchik MG, Alavi A: Ventilation abnormalities associated with pulmonary embolism. Clin Nucl Med 13:450, 1988
27. Schwickert HC, Schweden F, Schild HH, et al: Pulmonary arteries and lung parenchyma in chronic pulmonary embolism: Preoperative and postoperative CT findings. Radiology 191:351, 1994
28. Simon M, Potchen EJ, LeMay M: Frontiers of Pulmonary Radiology. New York, Grune & Stratton, 1969
29. Simon M, Sasahara AA, Cannilla JE: The radiology of pulmonary hypertension. Semin Roentgenol 2:368, 1967

30. Simon M: Physiologic considerations in radiology of pulmonary vasculature. In Abrams HL: Abrams Angiography, Vascular and Interventional Radiology, Vol 1, p 783. Boston, Little, Brown, 1983
31. Sostman HD, Coleman RE, DeLong DM, Newman GE, Paine S: Evaluation of revised criteria for ventilation-perfusion scintigraphy in patients with suspected pulmonary embolism. Radiology 193:103, 1994
32. Staub NC: Pathogenesis of pulmonary edema: State of the art review. Am Rev Respir Dis 109:358, 1974
33. Teigen CL, Maus TP, Sheedy PF, Johnson CM, Stanson AW, Welch TJ: Pulmonary embolism: Diagnosis with electron-beam CT. Radiology 188:839, 1993
34. The PIOPED Investigators: Value of the ventilation/perfusion scan in acute pulmonary embolism: Results of the Prospective Investigation of Pulmonary Embolism Diagnosis (PIOPED). JAMA 263:2753, 1990
35. Tiegen CL, Maus TP, Sheedy PF, et al: Pulmonary embolism: Diagnosis with contrast-enhanced electron-beam CT and comparison with pulmonary angiography. Radiology 194:313, 1995
36. Trapnell DH: Linear shadows in chest radiographs. In Potchen EJ (ed): Current Concepts in Radiology, p 282. St. Louis, CV Mosby, 1977
37. van Rossum AB, Pattynama PMT, Tijin ER, et al: Pulmonary embolism: Validation of spiral CT angiography in 149 patients. Radiology 201:467, 1996
38. Wellman HN: Pulmonary thromboembolism: Current status report on the role of nuclear medicine. Semin Nucl Med 4:236, 1986
38a. Verschakelen JA, Vanwijck E, Bogaert J, Baert AL: Detection of unsuspected central pulmonary embolism with conventional contrast-enhanced CT. Radiology 188:847, 1993
39. Williams AG Jr, Mettler FA Jr, Christie JH, et al: Fat embolism syndrome. Clin Nucl Med 11:495, 1986
40. Winston CB, Wechsler RJ, Salazar AM, Kurtz AB, Spirn PW: Incidental pulmonary emboli detected at helical CT: Effect on patient care. Radiology 201:23, 1996
41. Zimmerman JE, Goodman LR, St Andre AC, et al: Radiographic detection of mobilizable lung water: The gravitational shift test. AJR Am J Roentgenol 138:59, 1982
42. Zwirewich CV, Müller NL, Abboud RT, et al: Non-cardiogenic pulmonary edema caused by decompression sickness: Rapid resolution following hyperbaric therapy. Radiology 163:81, 1987

CAPÍTULO 29

Tumores dos Pulmões e Brônquios

John H. Juhl e Janet E. Kuhlman

TUMORES MALIGNOS

Carcinoma Broncogênico

Houve um aumento tanto absoluto como relativo na incidência de carcinoma do pulmão nos últimos 40 anos, que se refletiu na taxa de mortalidade. Em fumantes brancos do sexo masculino, a incidência relatada para o câncer do pulmão é 15 a 30 vezes maior que em não-fumantes. De todos os carcinomas, esse é o que tem a maior taxa de mortalidade, mas a taxa pode ter-se estabilizado nos indivíduos do sexo masculino. A incidência e a mortalidade estão aumentando, atualmente, nas mulheres, mostrando com um estudo uma queda na proporção de homens para mulheres de 15:1, no período de 1955 a 1959, para 6:1, no período de 1968 a 1971.[56] Por volta de 1987, a razão havia diminuído para cerca de 2:1, com uma incidência de 20% dos cânceres nos homens e 11% nas mulheres,[65] o que parece estar relacionado a um aumento no número de mulheres fumantes e, provavelmente, a um aumento na exposição ambiental à fumaça de cigarro. Um aumento em todos os tipos celulares de câncer do pulmão ocorre nos fumantes de cigarros, estimando-se que 85% das mortes por câncer do pulmão estejam associadas ao fumo.[56] Parece haver, também, um aumento do câncer do pulmão em pessoas expostas à fumaça de cigarros secundariamente, asbesto, sílica, lípides, hidrocarbonetos, arsênico, berílio, urânio, cromato, níquel, cloreto de vinil, gás radônio, radiação e bis-clorometil éter (BCME), assim como nos portadores de diversas condições pulmonares, como fibrose, provavelmente a tuberculose pulmonar e outras infecções broncopulmonares crônicas. O número de pessoas estudadas não permite uma conclusão final quanto à predominância celular nesses grupos. Porém, o câncer de pulmão é a principal causa de morte relacionada ao câncer nos EUA, o câncer mais comum nos homens no mundo e o câncer fatal mais comum nas mulheres norte-americanas.[56]

Classificação dos Tumores Pulmonares Malignos

Numerosas classificações dos tipos histológicos dos tumores pulmonares já foram elaboradas, algumas das quais usadas, hoje em dia, por vários grupos. Essa falta de consenso torna difícil comparar os numerosos estudos relativos à incidência ou à predominância dos diversos tipos celulares associados a vários carcinógenos. A Organização Mundial de Saúde classifica os tumores malignos em quatro tipos celulares principais[81] (Quadro 29.1).

Vários relatos quanto à incidência dos tipos celulares estão disponíveis. As estimativas recentes são as seguintes:[56]

adenocarcinoma — 50% (17,9% nos homens, 45,1% nas mulheres);
carcinoma das células escamosas — 30% (41,3% nos homens, 18,6% nas mulheres);
carcinoma das pequenas células — 15% (19,4% nos homens, 11% nas mulheres);
carcinoma indiferenciado das grandes células — menos de 5%.

Ocorrem, também, histologias mistas na mesma massa tumoral, a mais comum das quais é o carcinoma adenoescamoso.[56]

Uma diferença considerável na incidência dos diversos tipos celulares foi encontrada no *Early Lung Cancer Cooperative Study*, feito pela Johns Hopkins University, a Mayo Clinic e o Memorial Sloan-Kettering Cancer Center.[72] Um total de 31.360 homens, fumantes inveterados de 45 anos de idade ou mais, foram monitorados durante pelo menos cinco anos. Dos 223 cânceres do pulmão detectados nesse grupo, os tipos celulares foram os seguintes: das células escamosas, 42%; adenocarcinoma, 32%; das grandes células, 15%; e das pequenas células, 10%. Os resultados variados, nesses grandes estudos, enfatizam a dificuldade de obter dados estatísticos precisos sobre a incidência relativa dos vários tipos celulares.[37] Depois do *Early Lung Cancer Cooperative Study*, porém, têm-se observado uma freqüência crescente de adenocarcinomas e uma diminuição da freqüência dos carcinomas das células escamosas, reconhecendo-se, atualmente, que o adenocarcinoma é o câncer do pulmão mais freqüentemente encontrado.[56]

Apesar de todos os avanços na cirurgia, radioterapia e quimioterapia, a sobrevivência global em cinco anos ao câncer do pulmão ainda é muito baixa, na faixa de 10% a 15%.[56] Em contraste, a sobrevivência em cinco anos de pacientes com pequenos cânceres pulmonares periféricos, classificados, quanto ao estágio, como lesões T1 é de mais de 50% após a ressecção cirúrgica,[59] o que sugere que se tem uma oportunidade para diminuir a elevada mortalidade nesse tipo de câncer. O diagnóstico mais precoce, por meio de exames radiográficos, é um dos meios de conseguir isso. Há mais de 160.000 casos novos de câncer do pulmão por ano e 140.000 mortes por ano nos EUA.[56,66] A maioria deles parece ser causada pelo fumo.

Há relatos conflitantes a respeito da eficácia da avaliação de triagem do grupo de alto risco (fumantes com mais de 45 anos de idade) usando radiografias do tórax, não havendo um consenso geral de que a detecção mais precoce acarretaria uma diminuição da mortalidade. No *Cooperative Study*, porém, aproximadamente 40% dos cânceres radiograficamente evidentes eram do estágio I, com sobrevivência em cinco anos após a ressecção de quase 80%.[72] Parece, pois, que a avaliação de triagem merece maior estudo e consideração.[43] Não há, porém, um consenso quanto à utilidade da avaliação de triagem, porque as taxas de mortalidade não diminuíram. Nos pacientes do grupo de alto risco que desejam se submeter a uma avaliação de triagem por radiografia torácica, não há motivo para não fazer o exame. Além disso, o radiologista que interpretar radiografias do tórax em pacientes com uma longa história de tabagismo deve certificar-se de que todas as radiografias são de boa qualidade técnica, devendo tentar fazer uma dupla leitura de cada radiografia, porque a dupla leitura independente parece melhorar a sensibilidade.

O *adenocarcinoma*, com uma incidência global de cerca de 50%, é o mais comum dos tumores broncogênicos.[56] O adenocarcinoma é o tipo

---

J. H. Juhl e E. Kuhlman: Department of Radiology, University of Wisconsin Medical School, Madison, Wisconsin, EUA, 53792-3252.

QUADRO 29.1 Classificação dos Tipos Histológicos de Tumor Pulmonar pela Organização Mundial de Saúde, 1981

1. Variante do carcinoma das células escamosas
   a. Carcinoma das células fusiformes
2. Carcinoma das pequenas células
   a. Carcinoma *oat cell*
   b. Tipo celular intermediário
   c. Carcinoma *oat cell* combinado (necessários múltiplos códigos) (por exemplo, carcinoma *oat cell* e das células escamosas)
3. Adenocarcinoma
   a. Adenocarcinoma acinar
   b. Adenocarcinoma papilar
   c. Carcinoma bronquioloalveolar
   d. Carcinoma sólido com a formação de muco
4. Variantes do carcinoma das grandes células
   a. Carcinoma das células gigantes
   b. Carcinoma das células claras
5. Carcinoma adenoescamoso
6. Tumor carcinóide
7. Carcinoma das glândulas brônquicas
   a. Carcinoma adenóide cístico
   b. Carcinoma mucoepidermóide
   c. Outros
8. Outros

De *Malignant epithelial tumors of the lung. Histological Classification of Lung Tumors.* World Health Organization, Genebra, 1981, com permissão.

celular mais comumente encontrado em mulheres e em não-fumantes.[56] Esse tipo de tumor é encontrado em associação a patologias pulmonares crônicas, como fibrose focal (carcinoma cicatricial), fibrose difusa (como na fibrose intersticial e no escleroderma), tuberculose crônica, bronquiectasia e infartos pulmonares.[56] O adenocarcinoma aparece, tipicamente, como massa periférica com margens lobuladas ou irregulares. Podem-se ver a retração ou estrangulamento da pleura. A tomografia computadorizada de alta resolução (TCAR) pode demonstrar um broncograma aéreo na massa ou nódulo tumoral.[30] O adenocarcinoma tende a ser mais periférico que os outros tipos, mas, num estudo, cerca de 50% dos tumores ocorriam centralmente, como uma massa hilar ou mediastinal, ou uma combinação das duas.[80] Esse é o tumor mais freqüentemente observado perifericamente em mulheres relativamente jovens. Quando se dissemina à pleura, o adenocarcinoma pulmonar pode produzir achados radiográficos e tomográficos indistinguíveis daqueles de outras neoplasias pleurais, como o mesotelioma maligno.

O *carcinoma bronquioloalveolar (CBA)* é um subtipo de adenocarcinoma que constitui 2% a 6% dos cânceres do pulmão.[56] De 30% a 50% dos casos de CBA ocorrem em mulheres.[23] O CBA começa como um foco tumoral solitário que se origina nos espaços aéreos, distalmente a qualquer brônquio reconhecível, e tem uma singular propensão ao crescimento subseqüente ao longo das paredes e septos alveolares (disseminação lepídica).[29] A disseminação aerógena das células tumorais a outras partes do pulmão acarreta um acometimento pulmonar difuso, enquanto metástases distantes ocorrem pelas vias linfáticas e hematogêneas.[70] São descritos dois tipos patológicos macroscópicos gerais: (1) a forma tumoral ou nodular, que aparece como um nódulo periférico solitário bem-delimitado (Fig. 29.1), e (2) o tipo difuso, que pode assemelhar-se, do ponto de vista radiográfico, a uma consolidação pneumônica lobar, segmentar ou difusa (Fig. 29.2), ou um acometimento nodular multifocal. Os pacientes com a forma nodular solitária geralmente têm um bom prognóstico após a ressecção do tumor, enquanto aqueles com a forma difusa ou multifocal têm uma expectativa de vida limitada.[23] Há também dois subtipos histológicos relacionados ao tipo predominante das células tumorais: células colunares (tipo bronquiolar) ou células cuboidais (tipo alveolar). Muitos CBAs apresentam histologia mista, com pneumócitos alveolares cuboidais tipo II, células bronquiolares não-ciliadas (Clara) ou células bronquiolares secretoras de mucina.[23] Em raros casos, há uma aparência multicística, que pode ou não associar-se a outras lesões sólidas.

Há uma grande variação na evolução clínica da doença. A progressão pode ser muito lenta ou extremamente rápida. Os pacientes com um CBA periférico solitário podem mostrar-se assintomáticos, e o tumor pode apresentar pouco ou nenhum crescimento durante anos.[29,70] Tosse e dispnéia são sintomas proeminentes. Ocasionalmente, a tosse pode produzir uma grande quantidade de escarro mucóide. Numa revisão de 136 casos, Hill[21] encontrou um nódulo com menos de 4 cm em 23%, massa com mais de 4 cm em 20%, nódulos difusos em 27%, consolidação em um lobo ou menos em 7% e consolidação difusa em 23% dos casos. Dilatação e/ou distorção dos brônquios, com broncogramas aéreos demonstrados melhor na TC, parecem ser características daqueles casos com consolidação. Os broncogramas aéreos tendem a estar presentes no tipo celular bronquiolar, mas não no alveolar.[58]

Alguns autores descreveram diversos padrões tomográficos observados em pacientes com CBA, tais como opacidades em vidro fosco generalizadas ou esparsas na forma pneumônica difusa do tumor;[23,28] pseudocavitação, atenuação tomográfica heterogênea e pequenas transparências em CBA solitários[23,29] (veja a Fig. 29.1); bordas esteladas e extensões pleurais nas massas solitárias;[29] o sinal tomográfico do angiograma (um vaso ramificado com realce pelo contraste numa área de consolidação com baixa atenuação), visto mais freqüentemente no CBA produtor de mucina;[22] e um broncograma aéreo ou sinal do brônquio aberto, visto na forma pneumônica e focal do câncer[23,75] (Fig. 29.3). Muitas dessas características podem ser atribuídas ao padrão peculiar de crescimento do tumor, em que células malignas proliferam ao longo das paredes alveolares, sem destruir a arquitetura pulmonar subjacente. O acometimento do espaço aéreo decorre do enchimento dos alvéolos com mucina (baixa atenuação na TC), secreções e células tumorais descamadas; os brônquios e os vasos pulmonares tipicamente

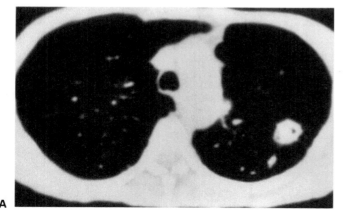
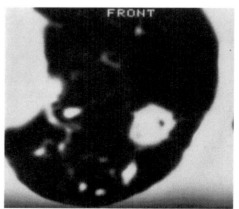

FIG. 29.1 A e B: Forma solitária do carcinoma bronquioloalveolar. Corte tomográfico computadorizado que mostra um nódulo periférico solitário bem-circunscrito, com pequenas transparências no nódulo e extensões pleurais.

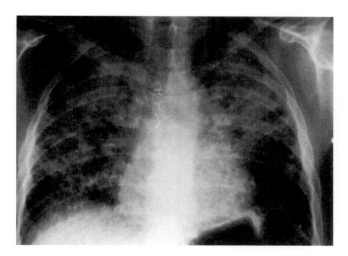

FIG. 29.2 Forma difusa do carcinoma bronquioloalveolar. A radiografia do tórax mostra um acometimento bilateral do espaço aéreo, com aerobroncogramas, uma aparência que se assemelha a uma pneumonia difusa.

permanecem pérvios. Transparências na área do tumor correlacionam-se à patologia com pequenos brônquios pérvios dilatados ou com espaços aéreos císticos.[23] Outros padrões tomográficos, mais raros, incluem um acometimento miliar multinodular[1] e múltiplas lesões císticas ou cavitárias das paredes finas.[78]

A *neoplasia epidermóide* ou *das células escamosas* ocorre predominantemente em homens, com uma razão homens:mulheres de 2:1 ou 3:1, associando-se fortemente ao fumo. Essas lesões constituem cerca de um terço dos tumores broncogênicos e tendem a ocorrer em grupos de idade relativamente mais avançada, com incidência máxima na idade de 60 anos. Esse tumor origina-se, com freqüência, em brônquios lobares ou segmentares, ou imediatamente adjacente a eles, mas é ocasionalmente periférico (Fig. 29.4). Os pacientes com tumores endobrônquicos centrais freqüentemente apresentam, inicialmente, atelectasia lobar parcial ou completa, e pneumonia pós-obstrutiva.

Quando se nota um tumor primário que invade a parede torácica, há maior probabilidade de ele ser epidermóide que de qualquer outro tipo celular, e o carcinoma das células escamosas é a causa mais comum da síndrome de Pancoast. Pode haver, também, necrose com a formação de cavidade (10%),[56] e um tumor que apresenta cavitação, encontrado num homem idoso, é quase sempre de origem epidermóide. O tumor das células escamosas bem-diferenciado tem maior probabilidade de ficar confinado ao brônquio de origem e aos linfonodos adjacentes que os outros tipos celulares, e o crescimento é, com freqüência, mais demorado que nos outros. A invasão de veias com metástases hematogêneas, porém, vem efetivamente a ocorrer tardiamente na evolução da doença. Devido à localização brônquica central de muitos desses tumores, o carcinoma das células escamosas é o tipo de tumor oculto com maior probabilidade de ser detectado pela citologia do escarro. É, também, o mais comum dos tipos de câncer pulmonar a causar hipercalcemia, como a síndrome paraneoplásica.[56]

O *carcinoma das pequenas células*, que constitui cerca de 15% dos tumores broncogênicos, ocorre, com freqüência, centralmente, com aumento hilar e metástases maciças aos linfonodos mediastinais (Fig. 29.5). Esse tipo de câncer do pulmão pode assemelhar-se ao linfoma mediastinal, sendo o câncer pulmonar que mais comumente causa a obstrução da veia cava superior.[56] Ele aparece, de maneira infreqüente, como um tumor periférico, mas, em raras ocasiões, ocorre como massa pulmonar solitária. O tumor geralmente não apresenta necrose que forma cavitação. Os carcinomas das pequenas células pertencem a uma família de neoplasias neuroendócrinas de malignidade variável, que inclui os tumores carcinóides e os carcinóides atípicos. Esses tumores contêm grânulos neurossecretores e podem secretar substâncias quimicamente ativas, como os hormônios ectópicos. O carcinoma das pequenas células é o tumor pulmonar que mais comumente causa a síndrome de Cushing e a secreção inadequada do hormônio antidiurético (SIADH).[56]

Os *carcinomas indiferenciados das grandes células*, também tumores anaplásicos, constituem cerca de 5% dos tumores pulmonares. Tendem a ser tumores grandes e volumosos, e geralmente ocorrem perifericamente, mas podem ser centrais. A necrose é, com freqüência, uma característica proeminente, sendo comum o envolvimento pleural, com derrame. Como indica o nome, esses tumores são mais agressivos e se disseminam precocemente, tanto localmente como por metástases distantes.[56]

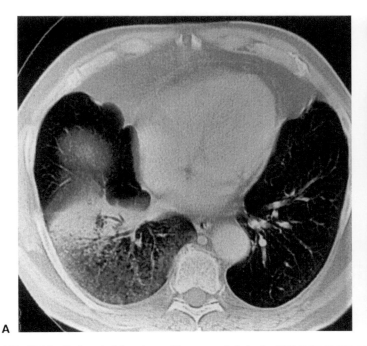 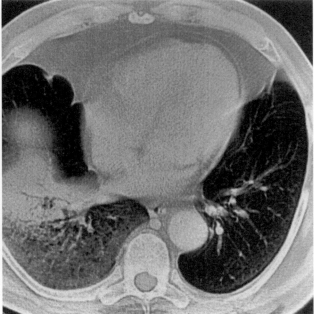

FIG. 29.3 A e B: Características tomográficas computadorizadas (TC) da forma pneumônica do carcinoma bronquioloalveolar. A TC mostra a consolidação do espaço aéreo e opacidade em vidro fosco no lobo inferior direito, com broncogramas aéreos que percorrem toda a área de consolidação.

862   Tumores dos Pulmões e Brônquios

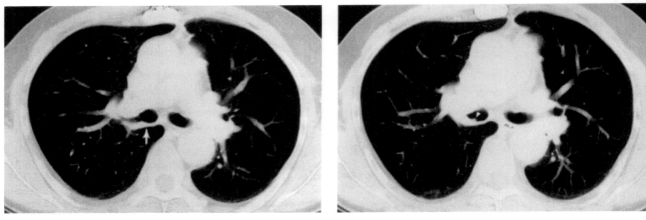

FIG. 29.4 A e B: Carcinoma das células escamosas que aparece como uma lesão endobrônquica em placa. A tomografia computadorizada mostra um espessamento focal sutil, mas claramente anormal da parede posterior do brônquio principal direito (*seta*). Uma pequena protrusão endobrônquica, causada pelo tumor, é vista na via aérea (*ponta de seta*).

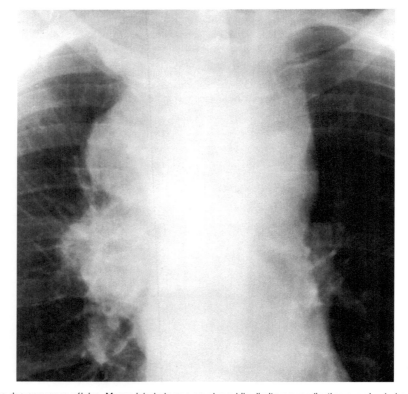

FIG. 29.5 Carcinoma broncogênico das pequenas células. Massa lobulada que envolve o hilo direito e o mediastino superior é observada deslocando a traquéia para a esquerda. O tumor também está presente no mediastino superior à esquerda. Esse tipo de tumor não pode ser diferenciado do linfoma pelos achados radiográficos.

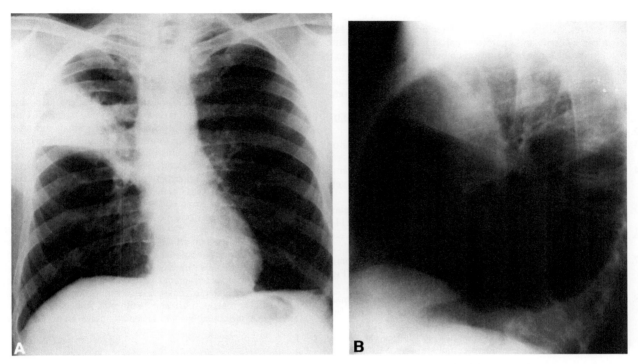

FIG. 29.6 Carcinoma broncogênico. **A:** Incidência frontal que mostra massa hilar direita com uma opacidade no segmento anterior do lobo superior direito. A fissura menor é elevada, indicando que há algum grau de atelectasia. **B:** Um aumento da opacidade hilar é notado, juntamente com a opacidade no segmento anterior do lobo superior. Há também um pouco de líquido posteriormente, notado unicamente na projeção lateral.

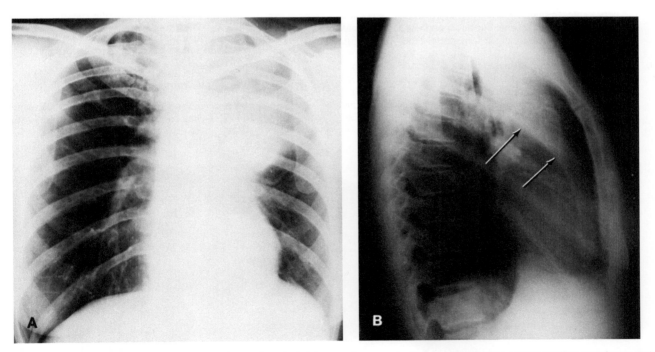

FIG. 29.7 Carcinoma broncogênico. Este tumor se associa à atelectasia do lobo superior esquerdo. **A:** A massa obscurece a borda cardíaca superior e a aorta, bem como se desvanece no pulmão superiormente. Há algum desvio do mediastino para a esquerda e elevação do hemidiafragma esquerdo. **B:** As setas indicam a fissura deslocada, com o lobo superior parcialmente atelectásico anteriormente a ela.

Achados Radiográficos no Câncer do Pulmão

As alterações causadas pelos carcinomas broncogênicos variam muito, dependendo do local do tumor e de sua relação com a árvore brônquica.[55] O tumor propriamente dito pode ou não ser visível. Quando o tumor não é visível, sua presença pode ser detectada por achados, tais como atelectasia e doença inflamatória localizadas, secundariamente ao tumor no interior de um brônquio ou comprimindo-o. Cada sinal radiológico de carcinoma broncogênico pode ocorrer como a única evidência do tumor ou pode haver vários sinais num único paciente. Qualquer dos seguintes pode ocorrer como o sinal inicial do carcinoma broncogênico:

1. atelectasia, que pode ser segmentar ou lobar (Figs. 29.6 a 29.9);
2. aumento hilar unilateral (Fig. 29.10);
3. hiperinsuflação, do tipo obstrutivo, que pode ser segmentar ou lobar; esse é um sinal muito raro;
4. massa mediastinal, freqüentemente simulando um linfoma; geralmente encontrada no carcinoma das pequenas células (veja a Fig. 29.5);
5. opacidade pulmonar apical, com ou sem destruição de costelas; o tumor do sulco pulmonar superior (de Pancoast) (Fig. 29.11);
6. cavitação em massa solitária, geralmente no carcinoma das células escamosas em fumantes inveterados (Fig. 29.12);
7. consolidação segmentar que se assemelha a uma pneumonite local, a qual não se resolve ou o faz de modo incompleto (Fig. 29.13);
8. massa parenquimatosa — massa ou nódulo solitário com mais de 4 cm de diâmetro geralmente são malignos (Fig. 29.14). Em raros casos, um hamartoma ou granuloma podem atingir esse tamanho. A massa ou nódulo podem ser nitidamente delimitados, porém são, mais comumente, maldefinidos e irregulares; podem ser circundados por vasos espessados anormais ou espiculações, mostrados melhor na TC;
9. a impactação mucóide distalmente a um pequeno tumor endobrônquico pode ser visível, quando um brônquio segmentar é afetado, porque a ventilação colateral pode ocasionar a aeração do pulmão distal. Observa-se uma sombra redonda ou fusiforme persistente, freqüentemente com ramificações, parecendo semelhante à impactação mucóide na aspergilose alérgica, mas sendo local e persistente, e não transitória e multifocal (Fig. 29.15);
10. ocasionalmente, o sinal inicial é uma densidade não-homogênea, irregular, muito maldelimitada, que pode ser linear e assemelhar-se a uma cicatriz fibrótica. É, pois, necessário suspeitar de praticamente todas as opacidades no pulmão que não se resolvam ou que apareçam num paciente com pulmões anteriormente normais, especialmente se o paciente for um fumante do sexo masculino com idade acima de 40 anos.

Além dos citados, alguns outros sinais radiográficos podem ocorrer em conseqüência de metástases ou de uma invasão local, tais como derrame pleural, metástases intrapulmonares hematogênicas ou linfangíticas, elevação do diafragma secundariamente à paralisia do nervo frênico e massas pleurais com ou sem destruição de costelas.

Atelectasia

A atelectasia é, provavelmente, o sinal radiográfico individual mais comum do carcinoma broncogênico. Pode haver uma atelectasia segmentar, lobar ou maciça de um pulmão. Os sinais radiográficos da atelectasia conseqüente a um tumor são semelhantes àqueles causados por qualquer lesão que produza bloqueio endobrônquico. O grau de opacidade produzido varia com o calibre do brônquio obstruído. Não é raro encontrar uma combinação de atelectasia e tumor (veja as Figs. 29.6 a 29.9), o que é visto com maior facilidade no lobo superior direito, onde a atelectasia acarreta elevação e concavidade da fissura menor lateralmente. Uma convexidade medialmente com opacidade maior aí constitui a massa tumoral. Nesses pacientes, a margem inferior do lobo assemelha-se à letra S invertida (sinal de Golden). Também pode haver uma combinação de pneumonia e atelectasia, a qual pode causar confusão. A persistência da sombra apesar da antibioticoterapia ou o fato de ela não desaparecer inteiramente são fortes evidências de uma neoplasia. Ocasionalmente é visível massa relativamente central em associação a uma densidade mais periférica, constituindo uma atelectasia, infecção ou infarto em combinações variadas distalmente ao tumor central.

Aumento Unilateral do Hilo

Pode ser muito difícil avaliar o aumento unilateral do hilo (veja a Fig. 29.10), quando se dispõe de uma única radiografia. Se houver uma diferença no tamanho do hilo nos dois lados, dever-se-á fazer todo o esforço para obter quaisquer radiografias anteriores do paciente que estejam disponíveis. Caso seja obtida uma chapa de um exame anterior, qualquer diferença no tamanho hilar entre as duas chapas é particularmente significativa. A seguir, dever-se-á obter uma TC com contraste endovenoso, de preferência com a técnica espiral ou helicoidal, para delinear o tumor ou o estreitamento brônquico local produzido por ele, e detectar os linfonodos hilares.

Hiperinsuflação Local (Obstrutiva)

O carcinoma broncogênico pode não causar uma obstrução suficiente para interferir no ar que chega ao segmento, lobo ou pulmão suprido

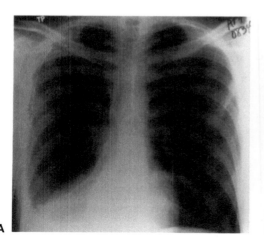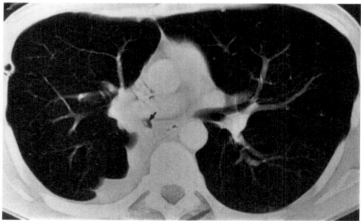

FIG. 29.8 Carcinoma broncogênico, do tipo das células escamosas. **A:** A radiografia do tórax mostra o colabamento dos lobos médio e inferior direitos, com hiperinsuflação compensatória do lobo superior direito. Há um dreno torácico colocado para o tratamento de um pneumotórax espontâneo. Também é evidente um pequeno derrame pleural à direita. **B:** A tomografia computadorizada revela a causa da atelectasia dos lobos médio e inferior direitos. Massa endobrônquica (*seta*) está presente, causando a obstrução praticamente total do brônquio intermédio.

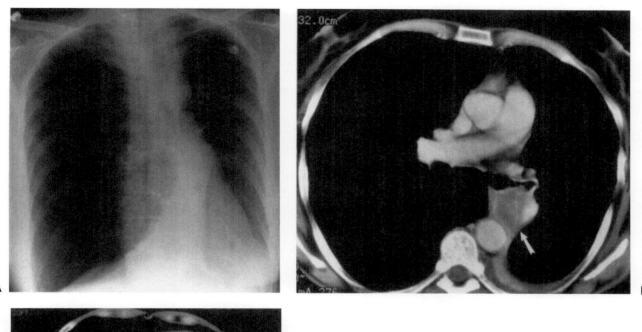

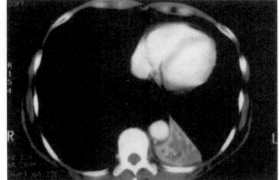

FIG. 29.9 Carcinoma broncogênico. **A:** A radiografia do tórax demonstra a atelectasia completa do lobo inferior esquerdo, com desvio do mediastino e hiperinsuflação compensatória do pulmão direito. Uma área arredondada de maior densidade é notada na região retrocardíaca infra-hilar esquerda, deslocando lateralmente a linha paraespinhal esquerda. **B e C:** Cortes tomográficos computadorizados que mostram massa tumoral (seta) entre a aorta descendente e o ramo arterial pulmonar esquerdo para o lobo inferior. A massa tumoral obstrui o brônquio lobar inferior esquerdo, causando a atelectasia desse lobo.

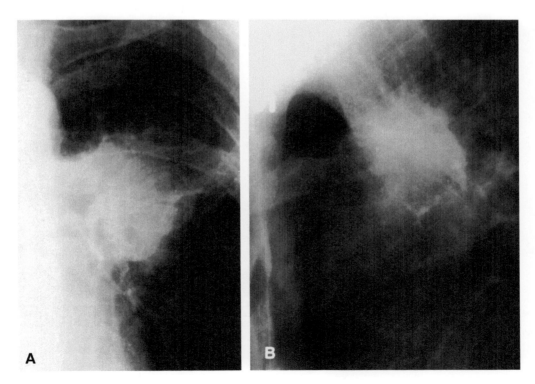

FIG. 29.10 Carcinoma broncogênico. Essa grande massa hilar esquerda, vista nas projeções frontal (**A**) e lateral (**B**), constitui um tumor que circunda o brônquio lobar superior e que o estreita um pouco. Não há dificuldade no diagnóstico, quando o tumor atinge tal tamanho.

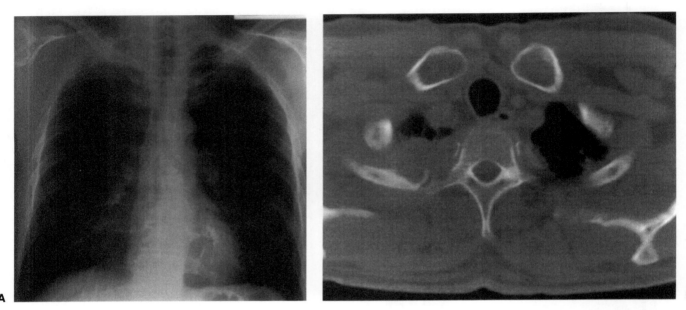

FIG. 29.11 Tumor do sulco pulmonar superior. **A:** Note a opacidade simétrica no ápice pulmonar direito. A inspeção cuidadosa revela a destruição associada da porção posterior da segunda costela direita. **B:** Tomografia computadorizada com cortes finos, tendo janela óssea, que mostra que o tumor de Pancoast apical começou a destruir a porção posterior da segunda costela e a junção costovertebral adjacente.

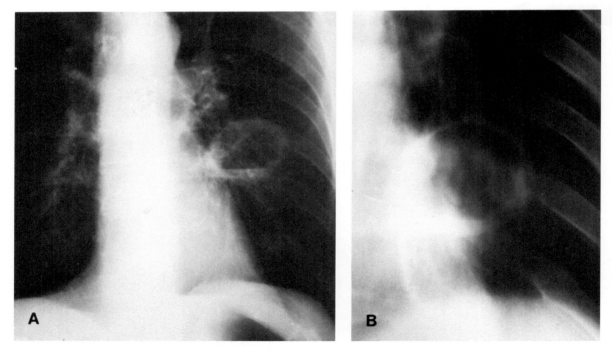

FIG. 29.12 Carcinoma broncogênico. **A:** A lesão cavitária no pulmão esquerdo é um carcinoma das células escamosas cavitário. **B:** O tomograma mostra massa ligeiramente irregular que se projeta na cavidade medialmente e variação na espessura da parede lateralmente. Esses sinais são muito característicos do carcinoma broncogênico cavitário, geralmente do tipo das células escamosas.

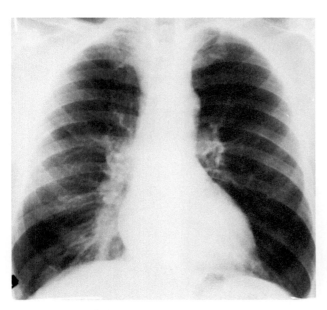

FIG. 29.13 Carcinoma broncogênico que simula uma doença inflamatória. O paciente estava febril, quando foi descoberto o acometimento maldefinido na base medial direita. Os sintomas agudos remitiram, mas o acometimento pulmonar não se resolveu. A toracotomia revelou um carcinoma infiltrativo.

pelo brônquio, mas a ligeira diminuição do calibre brônquico à expiração pode ocasionar a obstrução parcial da saída de ar, o que causa hiperinsuflação, a qual pode preceder a atelectasia por um período considerável. Esse é um sinal raro do carcinoma broncogênico. As chapas em inspiração, e expiração, assim como a fluoroscopia acentuam os achados e podem verificar a presença de uma hiperinsuflação obstrutiva, mas esses métodos raramente são empregados dada a grande quantidade de informações que pode ser obtida, passando diretamente ao exame de TC. Quando se detectam, à ausculta, um ronco ou sibilo, ou a presença de uma hiperinsuflação local é sugerida nas radiografias do tórax, o exame TC helicoidal, com colimação estreita e reconstrução por cortes superpostos, é indicado para procurar uma lesão endobrônquica sutil. Dever-se-á suspeitar de um carcinoma broncogênico, caso se encontre uma hiperinsuflação obstrutiva num paciente acima da meia-idade. Dever-se-á, então, proceder a uma avaliação adicional com a TC e broncoscopia.

Alargamento Mediastinal

Quando o mediastino se encontra mais largo em conseqüência de um carcinoma broncogênico, isso indica, muitas vezes, a presença de um tumor do tipo de pequenas células. O tumor primário geralmente se encontra num brônquio principal e raramente além de um brônquio lobar, de modo que a massa tumoral primária é freqüentemente obscurecida por uma grande massa mediastinal. Em conseqüência disso, não se consegue diferenciar esse tumor de um linfoma em alguns pacientes. O tumor não é passível de ressecção, quando há invasão mediastinal, mas pode responder à radioterapia, quimioterapia ou ambas (veja a Fig. 29.5).

Densidade Apical com ou sem Destruição de Costelas

Uma densidade apical, com ou sem destruição de costelas, denota a presença de um tumor do sulco pulmonar superior, designado como *tumor de Pancoast*, sendo geralmente causado pelo carcinoma das células escamosas ou o adenocarcinoma, mas outros tipos celulares podem ser encontrados. Os quatro sinais principais da síndrome de Pancoast são: (1) massa no ápice pulmonar; (2) destruição de uma costela ou vértebra adjacente; (3) síndrome de Horner, causada pelo envolvimento do gânglio estrelado da cadeia simpática pelo tumor; e (4) dor ou atrofia dos músculos do braço ipsilateral em conseqüência do envolvimento do plexo braquial pelo tumor.[56] Outros tumores além do carcinoma broncogênico, como os carcinomas metastáticos e tumores neurogênicos malignos, podem causar a síndrome de Pancoast. É muito difícil fazer o diagnóstico de uma condição maligna, quando só se visibilizam uma pequena densidade no parênquima ou um espessamento pleural apical assimétrico que indica o tumor periférico, porque essa densidade simula o pequeno espessamento pleural visto, com freqüência, no ápice em pacientes idosos. A presença de dor deve fortalecer a suspeita de tumor, e os outros achados clínicos da síndrome de Horner, perda de sensação no antebraço e atrofia dos músculos da mão, tornam quase certo o diagnóstico. O tumor pode crescer rapidamente e produzir a destruição precoce das costelas (veja a Fig. 29.11). O'Connell e colaboradores[48] reviram 29 pacientes com esse tumor. Massa apical foi encontrada em 45% dos pacientes, e 55% deles apresentavam espessamento pleural apical unilateral. A incidência apicolordótica pode ser enganosa na detecção dos tumores de Pancoast ocultos. As projeções oblíquas podem ser úteis, mas a anormalidade apical pode, muitas vezes, ser delineada melhor no exame dos ápices com TC em cortes finos. A biópsia com agulha é o melhor meio não-cirúrgico de estabelecer o diagnóstico. Em casos de tumor de Pancoast já diagnosticado, a TC pode demonstrar a extensão do acometimento ósseo, especialmente a presença de destruição de costelas e corpos vertebrais, encontrada em 34% dos casos. Porém, a aquisição de imagens por ressonância magnética constitui o método mais preciso na classificação do estágio da extensão do envolvimento dos tecidos moles pelo tumor de Pancoast.[19] A RM tem a vantagem de aquisição de imagens multiplanares diretas e delineia melhor a invasão do plexo braquial, canal espinhal e tecidos moles cervicais e torácicos.

Cavidade Solitária

Deve-se suspeitar da presença de um carcinoma broncogênico, ao encontrar uma cavidade solitária num homem idoso que apresenta poucos ou nenhum sinal de infecção. A parede da cavidade é geralmente grossa e irregular, mas pode ser muito fina, pelo menos em algumas áreas. Quando são obtidos estudos tomográficos, quase invariavelmente se vê massa local que se projeta da parede da cavidade redonda ou oval para dentro dessa em uma ou mais áreas. Outro sinal útil é a ausência de evidências de acometimento inflamatório nas vizinhanças de uma cavidade solitária (veja a Fig. 29.12). O tumor epidermóide é o tipo em que habitualmente ocorre a cavitação; a necrose leva à cavitação. Muitos desses tumores são encontrados nos lobos superiores. É comum, nos pacientes, uma longa história de tabagismo. Os adenocarcinomas e os carcinomas das grandes células podem apresentar cavitação em raras ocasiões, mas os carcinomas das pequenas células, não.

Pneumonias Que Não se Resolvem

A obstrução parcial de um brônquio por um tumor pode causar um acometimento inflamatório no lobo ou segmento suprido por esse brônquio. Nos estudos radiográficos, os achados simulam aqueles de uma pneumonia comum localizada em tal área. Dever-se-á suspeitar de um carcinoma broncogênico, se o processo não se resolver ou o fizer de modo incompleto (veja a Fig. 29.13). Além disso, dever-se-á, também, suspeitar de um tumor endobrônquico, se a pneumonia se resolver e depois reaparecer na mesma área, devendo-se realizar outros estudos, para determinar sua causa, como a TC e broncoscopia. A opacidade notada nesses pacientes, com um acometimento que se assemelha a uma pneumonia, pode ser causada, em parte, por um tumor; a TC pode, então, delinear a nodulação tumoral na área de consolidação pneumônica. Um broncograma aéreo é, ocasionalmente, observado em tal situação. O carcinoma bronquioloalveolar (CBA) pode simular uma pneumonia segmentar ou lobar, conforme indicado anteriormente. Essa opacidade não se resolve (veja a Fig. 29.3). Um broncograma aéreo é comumente visto, e a TC revela, com freqüência, brônquios dilatados, distorcidos ou ambos.

Opacidades menores, maldelimitadas, que se assemelham a manchas muito pequenas de doença inflamatória, podem constituir, efetivamente, o primeiro sinal de um carcinoma broncogênico. Ao encontrar essa

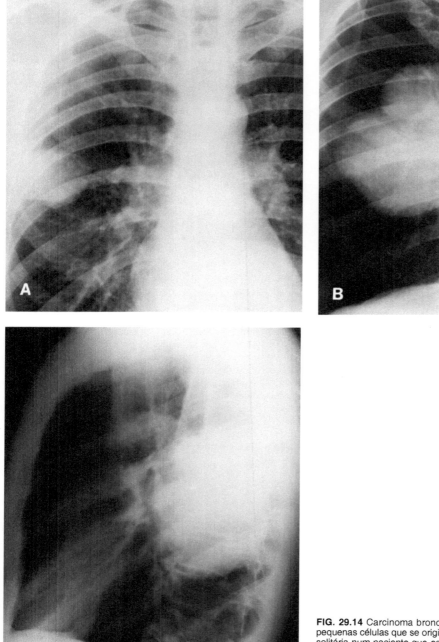

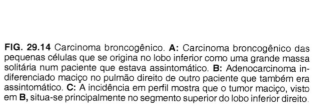

FIG. 29.14 Carcinoma broncogênico. **A:** Carcinoma broncogênico das pequenas células que se origina no lobo inferior como uma grande massa solitária num paciente que estava assintomático. **B:** Adenocarcinoma indiferenciado maciço no pulmão direito de outro paciente que também era assintomático. **C:** A incidência em perfil mostra que o tumor maciço, visto em **B**, situa-se principalmente no segmento superior do lobo inferior direito.

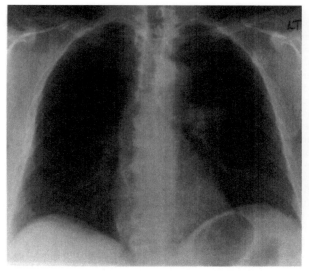
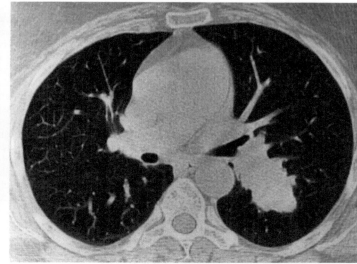
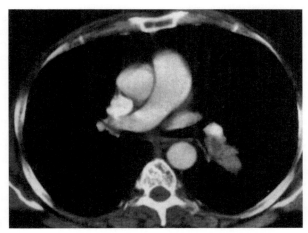

FIG. 29.15 Câncer das células escamosas do pulmão que se manifesta por uma mucocele. **A:** A radiografia do tórax demonstra uma lesão ovóide lobulada à esquerda. **B e C:** A tomografia computadorizada (TC) mostra que a lesão é tubular ou em forma de salsicha, com seu eixo ao longo do brônquio segmentar superior. Os achados da TC são compatíveis com uma mucocele no brônquio. Na broncoscopia, foi encontrado um pequeno tumor endobrônquico, com impactação mucóide distal do brônquio segmentar superior do lobo inferior esquerdo.

lesão, especialmente num fumante, é importante obter radiografias de seguimento, bem como radiografias anteriores para comparação, quando possível. O tumor broncogênico é uma possibilidade clara nos casos em que a lesão não responde à antibioticoterapia e não contém cálcio.

Grande Massa no Parênquima

Um carcinoma broncogênico que se inicia como um nódulo periférico pode atingir um tamanho muito grande, antes de causar sintomas. Essas grandes massas, lobuladas, mas geralmente redondas ou ovais, podem situar-se bem na periferia ou adjacentes ao hilo. Elas variam geralmente de 4 a 12 cm de diâmetro e, às vezes, são ainda maiores. A TC pode mostrar algumas áreas radiotransparentes, indicando necrose no interior da massa tumoral. Geralmente se tem muito pouca dificuldade em chegar a um diagnóstico de carcinoma pulmonar nos pacientes, porque qualquer massa solitária de grande tamanho num paciente na faixa etária em risco de carcinoma é muito provavelmente maligna, devendo ser considerada como tal, até que se prove o contrário. Há, com freqüência, o envolvimento associado dos linfonodos hilares, ocasionando um aumento hilar unilateral (veja a Fig. 29.10).

Nódulo Pulmonar Solitário

O nódulo solitário no parênquima pulmonar periférico acarreta um problema diagnóstico e terapêutico que tem sido exaustivamente investigado e discutido.[17,85,87] A dúvida quanto a um tumor pulmonar sempre surge ao se ver um nódulo desses nas radiografias do tórax. Tais nódulos podem variar de alguns milímetros até 4 cm de tamanho ou mais. A probabilidade de que sejam um carcinoma broncogênico é alta, quando têm mais de 2,5 cm e não contêm cálcio. A ressecção cirúrgica do carcinoma broncogênico nodular solitário acarreta uma sobrevivência em cinco anos maior que no câncer do pulmão em que estão presentes sintomas. O prognóstico é melhor quando as lesões têm menos de 2 cm de diâmetro e muito melhor em pacientes abaixo dos 55 anos de idade. Numa revisão ampla de nódulos pulmonares solitários, Lillington[32] concluiu que (1) a maioria dos nódulos benignos é de granulomas; (2) a maioria dos nódulos ressecados é maligna; (3) a mortalidade cirúrgica da ressecção de nódulos é baixa; (4) o prognóstico é melhor que em outros tipos de câncer do pulmão; e (5) a ressecção das metástases nodulares acarreta uma sobrevivência mais prolongada numa proporção significativa dos casos.

A detecção de um nódulo pulmonar solitário é, por isso, muito importante. Conforme indicado anteriormente, a dupla leitura é muito útil para diminuir o número de resultados falso-negativos. A TC tomou o lugar das radiografias oblíquas e da fluoroscopia, sempre que há uma dúvida quanto à localização de um nódulo visto em apenas uma projeção. Os nódulos podem ser vistos, quando têm 3 mm de diâmetro, mas os tumores verdadeiros só podem ser distinguidos das opacidades que os imitam, quando têm 8 a 10 mm de diâmetro. Muitos métodos têm sido tentados para melhorar a detecção radiográfica de nódulos pulmonares, vários dos quais se mostraram promissores, embora não haja um consenso relativo ao melhor método individual.[61,73] Já foram relatados muitos outros estudos além daqueles citados aqui.[39]

Embora a avaliação em massa de adultos com mais de 45 anos de idade provavelmente não seja eficaz em relação ao custo-benefício, a avaliação da triagem de fumantes inveterados com mais de 45 anos — e,

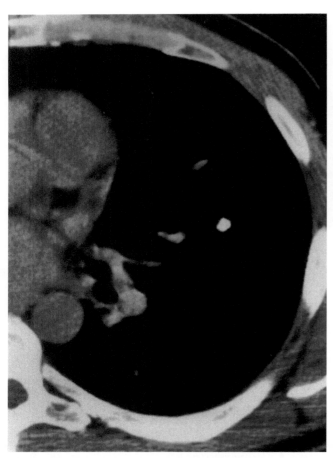

FIG. 29.16 Avaliação tomográfica computadorizada de um nódulo pulmonar solitário, que revela um nódulo denso e homogeneamente calcificado, compatível com um granuloma benigno calcificado.

particularmente, de trabalhadores expostos ao asbesto que fumem muito — pode-se mostrar eficaz. Ao encontrar um nódulo pequeno, devem-se tomar algumas providências, para determinar, com certeza, a natureza da lesão. Radiografias anteriores devem ser revistas, quando disponíveis. Um tumor maligno é a primeira consideração, caso a lesão não esteja presente em radiografias realizadas um a dois anos antes em pacientes (especialmente os fumantes) com mais de 40 anos de idade. Granulomas inflamatórios aparecem, ocasionalmente, em pacientes de meia-idade, mas isso é raro. Se não houver aumentado de tamanho por dois anos pelo menos, o nódulo terá maior probabilidade de ser benigno, mas deverá ser observado em intervalos periódicos, por mais alguns anos.

Yankelevitz e Henschke[83] levantaram algumas dúvidas quanto ao uso da regra de estabilidade por dois anos, para indicar a benignidade de um nódulo pulmonar, após rever os dados em que a recomendação se baseou originalmente. Existem cânceres de crescimento lento, e a detecção precisa de uma alteração no tamanho de pequenos nódulos pulmonares, com base tão-somente em radiografias simples, pode ser bastante difícil. A maioria dos nódulos malignos tem um tempo de duplicação do volume de 20 a 400 dias. Aqueles que dobram de tamanho mais rapidamente tendem a ser causados por uma infecção, enquanto os que dobram de volume mais lentamente são, com freqüência, benignos (por exemplo, granulomas, hamartomas). Como já ressaltaram muitos autores, há exceções. Um nódulo que permanece inalterado, quanto ao tamanho, por dois anos apresenta um tempo de duplicação de mais de 730 dias, sendo mais provavelmente benigno. Os autores[83] ressaltaram, porém, que é muito mais difícil perceber alterações de volume num nódulo pequeno que numa grande massa. Um nódulo com 5 mm de diâmetro só tem de crescer até 6 mm, para ter dobrado de volume. A detecção desse grau de alteração pode ser impossível nas radiografias do tórax e levou alguns autores a defender exames de TC seriados como sendo um meio mais preciso de detectar pequenas alterações no tamanho dos nódulos menores. Independentemente da técnica de aquisição de imagens usada, é imperativo examinar com cuidado não só os exames mais recentes como também os mais antigos, para não deixar passar despercebidas alterações sutis no tamanho com o tempo.[83] Caso se verifique haver o nódulo aumentado de tamanho na revisão de radiografias obtidas alguns meses ou, mesmo, anos antes, a primeira consideração no diagnóstico deverá ser um carcinoma broncogênico, a não ser que se possam demonstrar calcificações. A TC deve ser usada no exame de pacientes com nódulos pulmonares solitários, para determinar a presença ou ausência de calcificações (Figs. 29.16 e 29.17). A lesão é, muito provavelmente, benigna, quando há calcificações, a não ser que a calcificação seja focal e excêntrica, o que pode indicar um granuloma calcificado englobado pelo tumor.

A natureza da calcificação tem significação. Uma calcificação central ou com aparência laminada, ou ambas, indicam quase certamente uma lesão inflamatória. Calcificações curvilíneas e semelhantes a pipocas também são benignas, aparecendo geralmente em hamartomas. Conforme indicado, o cálcio num nódulo maligno pode ser uma coincidência, caso o tumor englobe um granuloma inflamatório antigo, ou pode constituir uma calcificação no tumor propriamente dito. Essa última é muito rara em estudos radiográficos simples, mas pode ser observada na TC. Mesmo na presença de calcificações, a lesão deve ser mantida sob observação por meio de radiografias de seguimento. Foram relatados alguns casos de carcinoma broncogênico em nódulos que contêm cálcio, mas, sem dúvida, a maioria dos nódulos calcificados é benigna. A determinação da densidade, usando números da TC, foi descrita por Siegelman e colaboradores em 1980.[64] Devido à variação nos números de Hounsfield de um equipamento de TC para outro, o colega de Siegelman, chamado Zerhouni, elaborou um *phantom* para a padronização, o que pode tornar reprodutíveis os resultados e possibilita a diferenciação por TC dos granulomas que contêm cálcio relativamente aos tumores, poupando, assim, da toracotomia os pacientes com números Hounsfield elevados.[84] Dever-se-á considerar toracotomia com remoção, caso a lesão que contém cálcio continue a crescer, devido à possibilidade remota de carcinoma; além disso, se ela for inflamatória, seu crescimento indicará a atividade do processo granulomatoso. Também é importante recordar que nem todos os nódulos homogeneamente calcificados são benignos, sendo a principal exceção os nódulos causados por um osteossarcoma metastático, que se mostram totalmente densos na TC (Fig. 29.18).

Quando a TC não mostra a presença de cálcio no interior do nódulo, isso não significa que o nódulo seja maligno, mas indica que não se pode excluir a possibilidade de uma condição maligna (veja as Figs. 29.17 e 29.19). Nódulos inflamatórios ativos podem ser irregulares, e pequenos nódulos-satélites estão freqüentemente presentes; na ausência de cálcio, porém, não se pode tomar esses sinais, para excluir a possibilidade de um carcinoma, porque pequenos nódulos-satélites podem constituir extensões do tumor através do interstício e dos vasos linfáticos ali contidos. Há vários achados adicionais úteis à diferenciação radiográfica dos nódulos tumorais benignos dos malignos. Os tumores malignos têm, com freqüência, bordas indefinidas, irregulares ou indistintas, muitas vezes com espiculações, em contraste com as bordas nítidas dos tumores benignos. As opacidades lineares associam-se, mais comumente, aos nódulos inflamatórios que aos tumores malignos. Elas podem estender-se do hilo para o nódulo, do nódulo para a pleura ou ambos. O sinal da "cauda", uma opacidade linear do nódulo até a pleura ou em direção desta, é encontrado tanto nas lesões benignas como nas malignas, não sendo, pois, útil para a diferenciação. A lobulação do nódulo é mais sugestiva de carcinoma que de inflamação.

Dois estudos, de Swensen e colaboradores,[71] e de Yamashita e colaboradores,[82] correlacionaram o grau de realce de um nódulo pulmonar solitário na TC à sua probabilidade de ser maligno. Ambos os grupos verificaram que as neoplasias malignas apresentaram realce maior que os granulomas e do que as neoplasias benignas, com a exceção ocasional de alguns hamartomas. Ao adquirir imagens de nódulos pulmonares não-calcificados com o uso de cortes de TC finos seriados, efetuados através do nódulo, antes e dinamicamente após a injeção de 100 a 150 ml de contraste não-iônico administrado

TUMORES DOS PULMÕES E BRÔNQUIOS 871

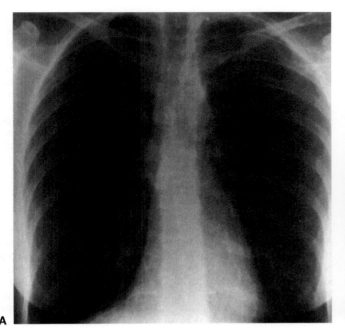
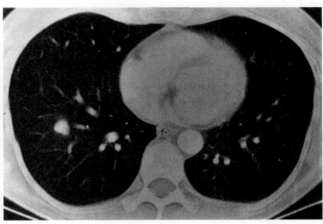

FIG. 29.17 A: Nódulo pulmonar solitário identificado na radiografia do tórax de uma mulher de 44 anos. **B:** A avaliação tomográfica computadorizada mostra que o nódulo não se encontra calcificado; foram também encontrados diversos outros nódulos (não-mostrados). O nódulo foi confirmado como sendo metástase de um sarcoma das partes moles.

a 2 ml/segundo, as neoplasias malignas apresentaram realce pelo contraste em relação ao valor basal de 20 a 108 unidades Hounsfield, em comparação a apenas −4 a 58 unidades Hounsfield para as lesões benignas[71,82] (Fig. 29.20). Está em andamento, atualmente, um extenso ensaio multiinstitucional, para determinar a precisão dessa técnica na identificação dos nódulos pulmonares benignos *versus* malignos num número maior de casos.

Se os exames descritos tiverem indicado a possibilidade de uma condição maligna, dever-se-ão tomar outras providências. Uma investigação extensa de outros sistemas provavelmente não será necessária, se não houver sintomas de envolvimento de outros órgãos. A biópsia com aspiração transtorácica com agulha fina possibilita um diagnóstico definitivo nas mãos de operadores hábeis e experientes. Orientações para a biópsia transtorácica percutânea com agulha foram publicadas pela American Thoracic Society.[2] Sua abordagem é conservadora e digna de estudo por qualquer profissional que execute esse procedimento ou considere sua execução.

Os resultados nos estudos de biópsia aspirativa variam muito.[16] Há muito pouca morbidade e quase nenhuma mortalidade. Quando é encontrado um tumor, os resultados são quase 100% precisos. O mesmo ocorre quando é encontrado um nódulo benigno com evidências específicas de uma lesão benigna em particular, inflamatória ou neoplásica. Se não se puder fazer um diagnóstico específico de uma causa benigna para o nódulo, esse método não será preciso; alguns autores recomendam a toracotomia em tal situação. Khouri e colaboradores[27] relataram sua experiência com 650 pacientes. Lesões malignas foram diagnosticadas em 95% dos pacientes com nódulos malignos, e lesões benignas, em 88% daqueles com nódulos benignos. Toracotomias diagnósticas só foram necessárias em menos de 8% dos pacientes que apresentavam nódulos pulmonares. De um total de 25% com pneumotórax, apenas 5% dos pacientes submetidos à biópsia apresentavam um pneumotórax que requeria a introdução de um dreno torácico. Não houve mortes, e hemoptises mínimas ocorreram em 5% do segundo grupo de 350 pacientes no referido estudo. As lesões próximas ao hilo e aquelas que demons-

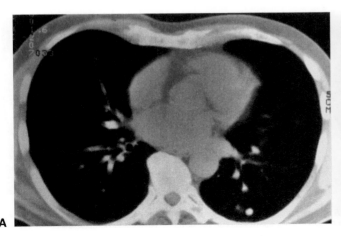
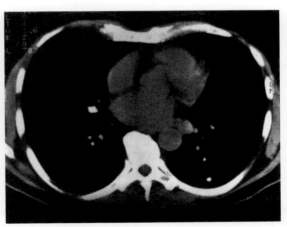

FIG. 29.18 A e B: Nem todos os nódulos densamente calcificados são granulomas benignos. Esse paciente tinha uma história de ressecção de um osteossarcoma. O corte tomográfico computadorizado mostra múltiplos nódulos pulmonares densamente calcificados, conseqüentes a metástases do osteossarcoma.

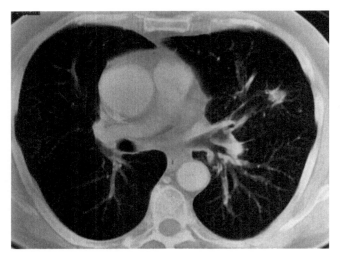

FIG. 29.19 Nódulo pulmonar solitário causado por um adenocarcinoma. A tomografia computadorizada mostra um nódulo pulmonar solitário espiculado que não está calcificado. Note a ligeira proeminência da trama intersticial que circunda o nódulo. A ressecção cirúrgica revelou um adenocarcinoma maldiferenciado, com disseminação linfangítica local do tumor no interstício ao redor deste.

travam na TC um brônquio a penetrar a massa (o sinal do brônquio) são passíveis de biópsia por aspiração transbrônquica com agulha por meio do broncoscópio de fibra óptica.[46,47] São geralmente obtidos escovados e lavados brônquicos. Tumores centrais podem ser diretamente visibilizados e submetidos à biópsia. O nódulo deverá ser ressecado, se não houver evidências satisfatórias de ser benigno. Com o desenvolvimento da toracoscopia videoassistida, diminutos nódulos periféricos de origem indeterminada podem ser removidos facilmente, sem a necessidade de uma toracotomia mais extensa. As lesões ideais são nódulos muito pequenos, de localização subpleural, que podem ser demasiado pequenos para colher amostras por técnicas percutâneas de aspiração com agulha ou nos quais essa técnica não produziu um diagnóstico definitivo.

Sinais Radiográficos Que Indicam Metástases ou Invasão Local

Derrame Pleural

A presença de derrame pleural num paciente com massa tumoral pulmonar visível indica, geralmente, que há o envolvimento da pleura por extensão direta ou em conseqüência de metástases. Às vezes, um líquido claro pode indicar apenas que os vasos linfáticos estão obstruídos e não é uma indicação precisa de disseminação do tumor à pleura. Em tal situação, em que não são encontradas células malignas no líquido, a doença é limitada, devendo ser classificada quanto ao estágio como

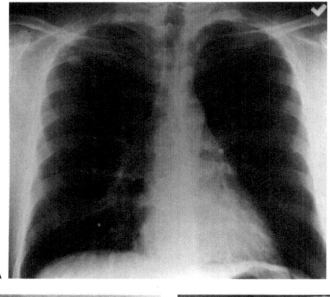

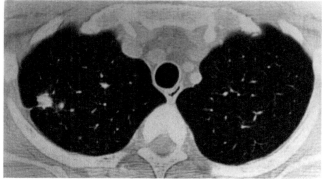

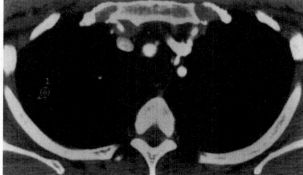

FIG. 29.20 Massa tumoral pulmonar benigna que simula um tumor maligno. **A:** A radiografia do tórax, nesse homem de 32 anos, revelou uma pequena massa no ápice do pulmão direito. **B:** A tomografia computadorizada (TC) confirma a presença de um nódulo ligeiramente irregular e não-calcificado no ápice do pulmão direito, com aderências pleurais associadas e um pequeno nódulo-satélite. **C:** A avaliação tomográfica do nódulo, durante a administração dinâmica de contraste endovenoso, não mostrou um realce significativo do nódulo em relação às medidas de base, favorecendo uma lesão benigna. O nódulo foi demonstrado como sendo um tuberculoma nesse paciente com teste cutâneo PPD positivo.

tal. Porém, se o líquido estiver sanguinolento, a pleura está quase invariavelmente afetada. Não raro, o derrame é maciço e obscurece o pulmão. Ao ser removido o líquido, podem-se ver a massa tumoral ou sinais secundários do tumor. Uma fístula broncopleural pode acarretar um piopneumotórax, e um empiema ocorre ocasionalmente em pacientes com carcinoma broncogênico.

Disseminação Hematogênica e Linfangítica

Metástases linfangíticas são o tipo mais comum de disseminação do carcinoma broncogênico. Os vasos linfáticos drenam em direção ao hilo; há vasos linfáticos localizados imediatamente abaixo da superfície da pleura visceral e que se estendem até os septos interlobulares adjacentes, onde se voltam em direção ao hilo. Quando são obstruídos vasos linfáticos nas vizinhanças do tumor, a pressão aumentada supera as válvulas, e o fluxo linfático se faz em direção à periferia,[20] o que produz a extensão do tumor até a pleura, causando sombras lineares denominadas "cauda pleural". Reações desmoplásicas ao tumor também podem causar extensões pleurais. Sombras lineares podem, igualmente, estender-se de massas inflamatórias à pleura, de modo que o achado não indica, necessariamente, uma condição maligna. Quando os vasos linfáticos são invadidos sem obstrução, células malignas são levadas até os linfonodos hilares. Se a obstrução se dá ao nível dos linfonodos ou próximo destes, o fluxo linfático também se altera e passa a ser em direção à periferia. Com a progressão da doença, podem aparecer opacidades lineares associadas geralmente a metástases linfangíticas. Quando o tumor primário é visto juntamente com um aumento do hilo ou dos linfonodos paratraqueais, ele encontra-se, muito provavelmente, avançado e não-passível de ressecção (Fig. 29.21). Não raro se observam densidades em faixa, estendendo-se do tumor periférico ou da zona média para o hilo, as quais constituem o envolvimento dos vasos linfáticos. Em raros casos, as metástases linfangíticas são generalizadas e acarretam opacidades irregulares em faixas, estendendo-se a partir de ambos os hilos para o interior dos pulmões. Metástases pulmonares hematogênicas ocorrem, ocasionalmente, no carcinoma broncogênico. Há, então, sinais do tumor original mais lesões esparsas do parênquima que aparecem como massas arredondadas ou ovais de tamanho variável, geralmente menores que a lesão primária. O envolvimento mediastinal maciço, observado no carcinoma das pequenas células, já foi discutido anteriormente.

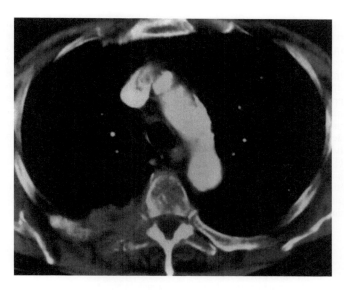

FIG. 29.22 Câncer do pulmão periférico com invasão da parede torácica. O único achado por TC fidedigno de invasão da parede torácica, sensível e específico, é a destruição de costelas, que está presente nesse caso.

A TC é útil, e os achados podem ser característicos o bastante para sugerir o diagnóstico em pacientes que apresentam metástases linfangíticas.[44,44A] Os achados da disseminação linfangítica na TC de alta resolução incluem espessamento irregular dos feixes broncovasculares e septos interlobulares; o sinal do septo em colar de contas (espessamento nodular dos septos interlobulares assemelhando-se a contas num colar); opacidades reticulares locais ou difusas; linhas poligonais; e um aumento na espessura de linhas subpleurais periféricas[25,54] (veja a Fig. 29.36). O processo é focal em cerca de 50% dos pacientes, de modo que a TC é útil para selecionar os locais de biópsia pulmonar. A correlação patológica mostra que os achados na TC são causados por depósitos endolinfáticos do tumor, que infiltram o interstício com células tumorais, causando fibrose intersticial desmoplásica secundária e edema intersticial por obstrução linfática.[25]

Massa Pleural com ou sem Destruição de Costelas

A pleura visceral pode ser envolvida em conseqüência de metástases linfangíticas, conforme descrito anteriormente. A invasão direta da pleura parietal e da parede torácica pode resultar em massa tumoral, com ou sem destruição da costela adjacente, o que ocorre nos tumores do sulco pulmonar superior e, em menor escala, em tumores periféricos em outros locais (Fig. 29.22; veja, também, a Fig. 29.11). A massa pleural é freqüentemente obscurecida por um derrame. Pode haver metástases hematogênicas nas costelas, com a destruição do osso e produção de massa das partes moles que pode estender-se tórax adentro. Os achados radiográficos são semelhantes, exceto que o derrame pleural tende mais a ocorrer no tipo linfangítico. A TC é muito útil na detecção do envolvimento pleural, mas pode, às vezes, ser enganosa. A destruição óssea em geral é bem detectada pela TC.

Elevação do Diafragma

A elevação com evidência de paresia ou paralisia do hemidiafragma do lado do tumor é outro sinal tardio e indica o acometimento do nervo frênico. Podem-se usar a fluoroscopia ou radiografias em inspiração e expiração, para demonstrar os achados.

Considerações Gerais

Diversas combinações dos achados descritos podem ocorrer em um único paciente. Ocasionalmente, não aparecem achados característicos, de modo que algumas condições malignas pulmonares não podem ser

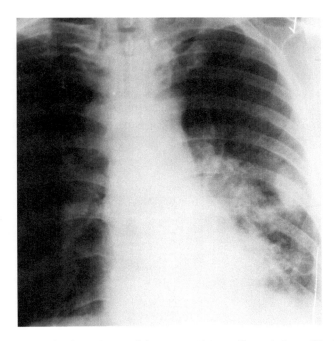

FIG. 29.21 Carcinoma broncogênico com metástases. O grande tumor hilar à esquerda produziu algum grau de atelectasia no lobo inferior, uma metástase pleural na região lateral do tórax esquerdo, algum derrame pleural à esquerda e metástases aos linfonodos paratraqueais direitos.

identificadas por sinais radiográficos. Um outro fator que dificulta o diagnóstico é a associação do carcinoma broncogênico a doenças inflamatórias crônicas. Estima-se que a tuberculose esteja associada ao carcinoma broncogênico em 10% dos pacientes que apresentam tal infecção crônica. Nesses pacientes, a associação torna extremamente difícil o diagnóstico do carcinoma, porque um nódulo tumoral pode aparecer na tuberculose nodular ou próximo dela, ou pode ocorrer na parede de uma cavidade tuberculosa e escapar, assim, à detecção por um longo período. Por isso, é importante ter em mente a possibilidade de um carcinoma broncogênico, especialmente em homens idosos com tuberculose. Há diversos sinais radiográficos sugestivos de um tumor: (1) um aumento no tamanho hilar durante o tratamento com drogas antituberculose; (2) a ausência de resposta ao tratamento por parte de uma lesão local, enquanto, em outras áreas, a doença regride; e (3) um aumento no tamanho de uma lesão apesar do tratamento. A mesma dificuldade pode, também, ocorrer em fumantes com asbestose ou silicose.

QUADRO 29.2 Definições das Categorias T, N e M para o Estadiamento do Câncer do Pulmão

Tumor primário (T)
TX O tumor primário não pode ser avaliado ou o tumor é comprovado pela presença de células malignas no escarro ou lavados brônquicos, mas não é visibilizado radiologicamente ou na broncoscopia
T0 Nenhuma evidência do tumor primário
Tis Carcinoma in situ
T1 Tumor (≤3 cm na maior dimensão, circundado por pulmão ou pleura visceral, sem evidências broncoscópicas de invasão mais proximal que o brônquio lobar)[a] (isto é, não no brônquio principal)
T2 Tumor com qualquer das características seguintes de tamanho ou extensão:
    >3 cm na maior dimensão
    Envolve o brônquio principal, ≥2 cm distalmente à carina
    Invade a pleura visceral
    Associado a atelectasia ou pneumonite obstrutiva que se estende à região hilar, mas não envolve todo o pulmão
T3 Tumor de qualquer tamanho que invade diretamente qualquer dos seguintes: parede torácica (incluindo os tumores do sulco superior), diafragma, pleura mediastinal, pericárdio parietal; ou tumor no brônquio principal <2 cm distalmente à carina, mas sem o envolvimento da carina; ou atelectasia ou pneumonite obstrutiva associada de todo o pulmão
T4 Tumor de qualquer tamanho que invade qualquer dos seguintes: mediastino, coração, grandes vasos, traquéia, esôfago, corpo vertebral, carina; ou tumor com um derrame pleural ou pericárdico maligno,[b] ou com nódulo(s) tumoral(ais)-satélite(s) no lobo pulmonar ipsilateral ao tumor primário

Linfonodos regionais (N)
NX Linfonodos regionais não podem ser avaliados
N0 Nenhuma metástase aos linfonodos regionais
N1 Metástases aos linfonodos peribrônquicos ipsilaterais e/ou hilares ipsilaterais e linfonodos intrapulmonares envolvidos pela extensão direta do tumor primário
N2 Metástases aos linfonodos mediastinais ipsilaterais e/ou subcarinais
N3 Metástases aos linfonodos mediastinais contralaterais, hilares contralaterais, escalenos ipsilaterais ou contralaterais, ou supraclaviculares

Metástases distantes (M)
MX Presença de metástases distantes não pode ser avaliada
M0 Nenhuma metástase distante
M1 Metástases distantes presentes[c]

[a]O raro tumor superficial de qualquer tamanho, com seu componente invasivo limitado à parede brônquica, que pode estender-se proximalmente ao brônquio principal, também é classificado como T1.
[b]A maioria dos derrames pleurais associados ao câncer do pulmão deve-se ao tumor. Há, porém, alguns pacientes nos quais múltiplos exames citopatológicos do líquido pleural não mostram tumor. Nesses casos, o líquido não contém sangue e não é um exsudato. Quando esses elementos e o julgamento clínico indicam que o derrame não tem relação com o tumor, deve-se excluir o derrame como elemento da classificação do estágio, e a doença do paciente deve ser classificada como T1, T2 ou T3. O derrame pericárdico é classificado de acordo com as mesmas regras.
[c]Os nódulos tumorais metastáticos separados no lobo ipsilateral, mas não o do tumor primário do pulmão, também são classificados como M1.
De Mountain CF: Revisions in the International System for Staging Lung Cancer. Chest 111: 1710-1717, 1997, com permissão.

O diagnóstico radiográfico do carcinoma broncogênico baseia-se no achado de um ou mais dos sinais descritos nas seções anteriores. Para fazer esse diagnóstico, é necessário obter boas radiografias nas projeções frontal e lateral. A TC é particularmente útil no exame de nódulos solitários no parênquima para a caracterização adicional das lesões benignas *versus* malignas e para a classificação do estágio dos tumores pulmonares conhecidos. A broncografia pode ser útil em pacientes com envolvimento segmentar, nos quais a broncoscopia não demonstra a lesão, mas raramente é usada, tendo sido quase inteiramente substituída pela TC e a broncoscopia com aparelhos de fibra óptica. Muitos tumores pulmonares são mais indolentes do que se pensa habitualmente, de modo que nunca é demais ressaltar a importância de comparar todas as radiografias disponíveis, especialmente na presença de uma pequena sombra no parênquima ou nos casos em que há dúvida quanto ao aumento de um dos hilos.

Classificação do Estágio de Tumores Pulmonares

A classificação do estágio clínico dos tumores pulmonares é importante para determinar o potencial de cura cirúrgica. A classificação do tumor-linfonodos-metástases (TNM) do American Joint Committee on Cancer é o sistema em uso, atualmente, para o estadiamento do câncer do pulmão (Quadros 29.2 a 29.4); ela foi revista, de modo mais completo, por vários autores.[9,14,15A,36,40,41,53] A TC tornou-se a modalidade de aquisição de imagens padrões mais comumente usadas no estadiamento do câncer do pulmão. A ressecção cirúrgica continua a ser o melhor tratamento para os estágios iniciais do câncer do pulmão. Os pacientes com doença N_2 (envolvimento dos linfonodos mediastinais ipsilaterais) ainda são candidatos à cirurgia, o que não ocorre com os pacientes com doença N_3 (envolvimento de lesões mediastinais contralaterais), lesões T_4 ou doença M_1. Apesar do entusiasmo inicial pelo estadiamento por RM do câncer do pulmão, essa modalidade é reservada à solução de problemas em situações específicas. Embora a RM seja considerada como tendo um potencial claro no exame dos hilos, e seja quase tão útil quanto a TC no mediastino, ela raramente é usada para estadiamento rotineiramente.[10,74] Num estudo de 170 pacientes, não houve diferença estatística entre a TC e a RM no estadiamento do carcinoma broncogênico não de pequenas células.[10,75] Porém, a RM foi mais precisa do que a TC no diagnóstico da invasão mediastinal[76] e na determinação da invasão da parede torácica em pacientes com tumores de Pancoast.[19]

Tanto a TC como a RM têm limitações na determinação da presença de linfonodos mediastinais malignos. Ambas se baseiam, principalmente, em critérios de tamanho, para predizer a probabilidade de envolvimento

QUADRO 29.3 Agrupamentos de Estágios no Câncer do Pulmão[a]

Estágio	Subgrupo TNM
0	Carcinoma in situ
IA	T1N0M0
IB	T2N0M0
IIA	T1N1M0
IIB	T2N1M0
	T3N0M0
IIIA	T3N1M0
	T1N2M0
	T2N2M0
	T3N2M0
IIIB	T4N0M0
	T4N1M0
	T4N2M0
	T1N3M0
	T2N3M0
	T3N3M0
	T4N3M0
IV	Qualquer T Qualquer N M1

[a]O estágio não é relevante para o carcinoma oculto, designado como TXN0M0.
De Mountain CF: Revisions in the International System for Staging Lung Cancer. Chest 111: 1710-1717, 1997, com permissão.

QUADRO 29.4 Estações dos Linfonodos Regionais para a Classificação do Estágio do Câncer do Pulmão

Estação Linfonodal	Marcos Anatômicos
Linfonodos N2 — Todos os linfonodos N2 estão no envoltório da pleura mediastinal	
1. Linfonodos mediastinais mais altos	Linfonodos situados acima de uma linha horizontal, na margem superior da veia braquiocefálica (inominada esquerda), no ponto em que ela sobe para a esquerda, cruzando à frente da traquéia na linha média.
2. Linfonodos paratraqueais superiores	Linfonodos situados acima de uma linha horizontal traçada tangencialmente à margem superior do arco aórtico e abaixo do limite inferior dos linfonodos nº 1
3. Linfonodos pré-vasculares e retrotraqueais	Linfonodos pré-vasculares e retrotraqueais podem ser designados 3A e 3P; os linfonodos da linha média são considerados ipsilaterais
4. Linfonodos paratraqueais inferiores	Linfonodos paratraqueais inferiores à direita encontram-se à direita da linha média da traquéia, entre uma linha horizontal, traçada tangencialmente à margem superior do arco aórtico, e uma linha através do brônquio principal direito, na margem superior do brônquio lobar superior, contida no envoltório da pleura mediastinal; os linfonodos paratraqueais inferiores à esquerda situam-se à esquerda da linha média da traquéia, entre uma linha horizontal, traçada tangencialmente à margem superior do arco aórtico, e uma linha através do brônquio principal esquerdo ao nível da margem superior do brônquio lobar superior esquerdo, medialmente ao ligamento arterioso, contida no envoltório da pleura mediastinal
	Os pesquisadores podem querer designar os linfonodos paratraqueais inferiores como subconjuntos nº 4s (superior) e nº 4i (inferior) para fins de estudo; os linfonodos nº 4s podem ser definidos pela linha horizontal transversal à traquéia, traçada tangencialmente à borda cefálica da veia ázigos; os linfonodos nº 4i podem ser definidos pelo limite inferior do nº 4s e o limite inferior do nº 4, conforme descrito acima
5. Subaórticos (janela aortopulmonar)	Os linfonodos subaórticos são laterais ao ligamento arterioso, aorta ou artéria pulmonar esquerda, e proximais ao primeiro ramo da artéria pulmonar esquerda, e situam-se dentro do envoltório da pleura mediastinal
6. Linfonodos paraaórticos (aorta ascendente ou frênico)	Linfonodos situados anterior e lateralmente à aorta ascendente e ao arco aórtico ou à artéria inominada, abaixo de uma linha traçada tangencialmente à margem superior do arco aórtico
7. Linfonodos subcarinais	Linfonodos situados caudalmente à carina da traquéia, mas não-associados aos brônquios do lobo inferior ou às artérias no pulmão
8. Linfonodos paraesofágicos (abaixo da carina)	Linfonodos adjacentes à parede do esôfago e à direita ou à esquerda da linha média, excluindo os linfonodos subcarinais
9. Linfonodos do ligamento pulmonar	Linfonodos no ligamento pulmonar, incluindo aqueles na parede posterior e na parte inferior da veia pulmonar inferior
Linfonodos N1 — Todos os linfonodos N1 situam-se distalmente à reflexão da pleura mediastinal e dentro da pleura visceral	
10. Linfonodos hilares	Os linfonodos lobares proximais, distalmente à reflexão da pleura mediastinal, e os linfonodos adjacentes ao brônquio intermédio, à direita; do ponto de vista radiográfico, as sombras hilares podem ser produzidas pelo aumento tanto dos linfonodos hilares como dos interlobares
11. Linfonodos interlobares	Linfonodos situados entre os brônquios lobares
12. Linfonodos lobares	Linfonodos adjacentes aos brônquios lobares distais
13. Linfonodos segmentares	Linfonodos adjacentes aos brônquios segmentares
14. Linfonodos subsegmentares	Linfonodos ao redor dos brônquios subsegmentares

De Mountain CF: Regional Lymph Node Classification for Lung Cancer Staging. *Chest*, 111: 1718-1723, 1997, com permissão.

maligno, sendo um diâmetro de 1 cm geralmente considerado como o limite superior do normal para os linfonodos mediastinais.[56,59] É bem reconhecido o fato de que os linfonodos de tamanho normal podem conter tumor e os linfonodos aumentados podem ser causados por condições benignas, como a hiperplasia reativa ou uma doença inflamatória.[15,38] Por essa razão, os linfonodos mediastinais suspeitos na TC são freqüentemente examinados por mediastinoscopia ou técnicas de biópsia broncoscópica com agulha de Wang para a confirmação da malignidade. Trabalhos recentes sugerem que a classificação do estágio linfonodal usando a tomografia por emissão de pósitrons com 2-[fluoreto-18]fluoro-2-desóxi-D-glicose (FDG PET) pode ser mais precisa que a TC, por basear-se na captação metabólica do radioisótopo pelas células tumorais, e não em critérios de tamanho para a detecção dos linfonodos malignos.[68]

Alguns autores duvidam de que a TC ou a RM sejam necessárias para a avaliação pré-operatória dos carcinomas broncogênicos $T_1N_0M_0$, mas isso ainda é motivo de controvérsia. Um estudo de Seely e colaboradores,[59] sobre a prevalência de metástases linfonodais mediastinais e a precisão diagnóstica da TC no câncer do pulmão T_1, verificou que 21% dos pacientes apresentavam metástases linfonodais na mediastinoscopia ou toracotomia. A sensibilidade da TC quanto às metástases linfonodais em estações linfonodais individuais foi de 41%, com especificidade de 93%, quando usada a medida do menor eixo dos linfonodos; a sensibilidade foi de 55%, e a especificidade de 86%, ao usar a medida do maior eixo. Incluindo as estações linfonodais adjacentes, a sensibilidade e a especificidade da TC na detecção das metástases linfonodais melhoraram para 59% e 91%, respectivamente, nas medidas do menor eixo, e para 77% e 73%, respectivamente, nas medidas do maior eixo. Os autores concluíram que as metástases linfonodais nas lesões T_1 são mais comuns do que se pensava anteriormente e que, embora a sensibilidade da TC na detecção das metástases aos linfonodos mediastinais fosse relativamente baixa, a TC deve ser usada de rotina no estadiamento pré-operatório, para orientar a coleta de amostras linfonodais.[59]

Não se deve usar a TC, para negar a toracotomia num paciente que não apresente metástases, exceto em possíveis lesões em linfonodos aumentados. Pode-se dizer o mesmo quanto ao uso da tomografia na avaliação dos hilos, embora seu uso esteja diminuindo rapidamente.[51] Um exame de TC que mostre uma anormalidade mediastinal pode constituir uma indicação de mediastinoscopia ou mediastinotomia antes da toracotomia em alguns casos. Por essa razão, sua principal utilidade pode ser na orientação das biópsias em possíveis candidatos à cirurgia ou no planejamento do tratamento em pacientes inoperáveis. Num estudo

876 TUMORES DOS PULMÕES E BRÔNQUIOS

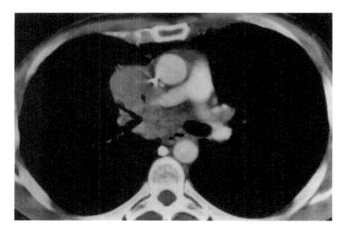

FIG. 29.23 Câncer do pulmão não passível de ressecção, com o envolvimento de estruturas vitais do mediastino. A grande massa tumoral envolve e estreita acentuadamente a artéria pulmonar direita (seta).

de pacientes encaminhados à avaliação quanto à suspeita de carcinoma broncogênico, os achados da TC afastaram a toracotomia em 20% dos casos, porque os achados indicaram não haver nenhum tumor ou haver uma lesão benigna.[52] Quando a TC é usada para estudar o mediastino, a invasão direta de estruturas mediastinais vitais (coração, grandes vasos, traquéia, esôfago ou corpo vertebral) indica a impossibilidade de ressecção, e a toracotomia pode ser evitada (Figs. 29.23 e 29.24). A TC não é, porém, particularmente precisa na detecção da invasão mediastinal inicial sutil, e os achados tomográficos de massa tumoral que faz contato com o mediastino ou oblitera os planos adiposos não são nem muito sensíveis nem específicos. A contigüidade de massa em relação ao mediastino ou à pleura não é necessariamente equivalente à invasão direta. Os achados tomográficos de metástases pulmonares contralaterais, derrame pleural maligno ou metástases extratorácicas ao fígado ou às glândulas supra-renais também eliminam a necessidade de toracotomia, embora ainda possa ser necessária a biópsia das metástases suspeitas[52] (Fig. 29.25). Se a doença se limitar a um lobo, e o mediastino estiver normal, a toracotomia deverá ser feita em algumas instituições sem outros estudos, desde que não haja sinais de metástases distantes. Outros autores defendem a mediastinoscopia em todos os pacientes

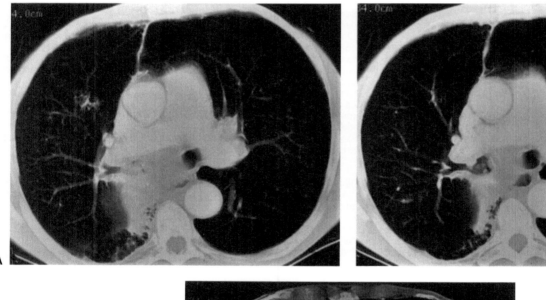

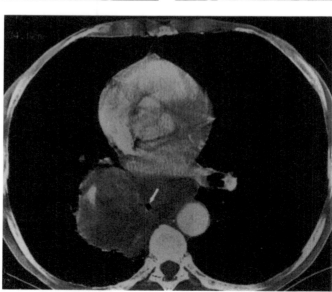

FIG. 29.24 A até C: Câncer do pulmão não passível de ressecção. A tomografia computadorizada mostra a massa tumoral que envolve toda a carina, com a invasão do esôfago (seta). O tumor infiltra o mediastino posterior até a aorta descendente, e o ramo da artéria pulmonar ao lobo inferior direito é circundado pelo tumor.

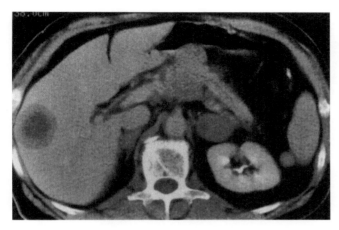

FIG. 29.25 Câncer do pulmão não passível de ressecção. O estadiamento rotineiro do câncer do pulmão pela tomografia computadorizada do tórax deve estender-se até o nível das glândulas supra-renais. Esse paciente com carcinoma broncogênico pulmonar tem metástases supra-renais bilaterais, metástases hepáticas e linfonodos peripancreáticos.

antes da toracotomia, devido à baixa sensibilidade da TC na detecção das micrometástases nos linfonodos de tamanho normal.[52] Também pode ser difícil, em alguns casos, diferenciar na TC o tumor da infecção e atelectasia circundantes. A RM tem potencial maior que a TC na resolução desse problema.

Uma abordagem ordenada ao diagnóstico e à classificação do estágio tumoral em pacientes com câncer do pulmão pode incluir o seguinte:

1. radiografia do tórax, seguida da caracterização por TC dos nódulos pulmonares solitários, para excluir as lesões benignas, como os granulomas ou hamartomas calcificados;

2. biópsia por um método apropriado de acordo com o local e a extensão da lesão — para nódulos periféricos, aspiração transtorácica com agulha ou toracoscopia; para os tumores centrais, broncoscopia e biópsia e/ou lavados brônquicos; para os linfonodos ou massas tumorais mediastinais, mediastinoscopia, mediastinotomia, toracotomia, biópsia com agulha de Wang transtraqueal ou transbrônquica, ou aspiração percutânea transtorácica com agulha, dependendo do tamanho da lesão e de sua localização no mediastino (às vezes, pode ser necessária a biópsia pulmonar ou mediastinal aberta);

3. TC para estadiamento, incluindo a região abdominal superior e as glândulas supra-renais em pacientes considerados para a ressecção cirúrgica; RM em determinados casos de tumor de Pancoast, invasão da parede torácica ou envolvimento cardíaco ou vascular;

4. procura de metástases distantes por métodos de aquisição de imagens apropriados (por exemplo, cintilografia óssea, TC do fígado, RM ou TC do crânio) — somente se os sinais e sintomas sugerirem um envolvimento.

Os pacientes com carcinomas das pequenas células são tratados de maneira não-cirúrgica. A TC é usada para orientar a radioterapia ou como estudo basal, quando se usa a quimioterapia.[24]

Outros Tumores Malignos

Tumor Carcinóide Brônquico

Os tumores carcinóides brônquicos constituem 5% das neoplasias primárias do pulmão (Figs. 29.26 a 29.28). Anteriormente classificado erroneamente como adenomas brônquicos ou tumores das glândulas mucosas (carcinomas císticos adenóides, carcinomas mucoepidermóides ou tumores das glândulas salivares mistos), os tumores carcinóides brônquicos são, atualmente, classificados como tumores neuroendócrinos, por conterem grânulos secretores e terem o potencial de liberar substâncias quimicamente ativas.[11] Embora fossem anteriormente considerados como benignos, os tumores carcinóides brônquicos podem invadir localmente e dar metástases para locais distantes. Cerca de 90% deles são tumores carcinóides bem-diferenciados, geralmente localizados; somente 5% dão metástases.[11] Tumores carcinóides atípicos constituem o restante dos casos e são mais agressivos, disseminando-se dois terços deles aos linfonodos regionais.[11] A distribuição dos tumores carcinóides é a seguinte: brônquios lobares (75%), brônquios principais (10%) e periferia do pulmão (15%).[11] A síndrome carcinóide geralmente não é vista em tumores no pulmão, mas os tumores carcinóides brônquicos podem secretar hormônio adrenocorticotrópico (ACTH) ectópico, causando a síndrome de Cushing (veja a Fig. 29.27). A TC pode ser útil para a detecção dos tumores ocultos que não são evidentes nas radiografias simples nos pacientes com a produção ectópica de ACTH ou outros sintomas sugestivos da presença de um tumor carcinóide brônquico (por exemplo, tosse, roncos e sibilos, hemoptises recorrentes, infecção recorrente numa parte do pulmão).[11]

A sobrevivência em 10 anos é de 90% ou mais para o carcinóide brônquico localizado típico. Os tumores ocorrem nas mulheres em freqüência igual à dos homens, sendo encontrados em grupos etários mais jovens do que os carcinomas broncogênicos. Ocorrem mais freqüentemente em pessoas entre 20 e 50 anos de idade, com a idade média entre 35 e 45 anos; alguns casos também foram relatados em crianças. Nosso paciente mais jovem tinha 12 anos de idade. Como o tumor carcinóide brônquico tende a sangrar com bastante facilidade, hemoptises repetidas podem ser o principal achado clínico. Muitos dos tumores são centrais, crescem lentamente e produzem, gradualmente, uma obstrução brônquica progressiva, ocasionando ataques repetidos de pneumonite e, eventualmente, atelectasia. Foi descrito um raro caso de um tipo miliar difuso de carcinóide brônquico multifocal, em que a aparência radiográfica de densidades miliares difusas não apresentou alterações durante o período de observação de dois anos.[67] Metástases aos ossos são raras no carcinóide brônquico e, quando presentes, são geralmente osteoblásticas.

Achados Radiográficos. Ocasionalmente, o tumor redondo ou oval pode ser visível como massa solitária na periferia do pulmão. Ele se origina, geralmente, em um grande brônquio, situando-se, por isso, próximo ao hilo. Mais comumente, porém, o tumor não é visível devido ao seu pequeno tamanho. O diagnóstico baseia-se, então, nas manifestações da obstrução brônquica. Os achados vão da atelectasia completa ou parcial (veja a Fig. 29.26) à hiperinsuflação obstrutiva lobar ou segmentar, ao ser produzida uma estenose tipo valvulada. Essa última não é muito comum em nossa experiência, mas pode haver uma diminuição da perfusão, acarretando uma redução na densidade radiográfica do pulmão afetado que pode assemelhar-se à radiotransparência encontrada na hiperinsuflação obstrutiva. Não são raros os sinais de infecção pulmonar e bronquiectasia no lobo, distalmente ao tumor. A TC é útil, quando se suspeita de uma lesão dessas. A massa tumoral arredondada pode ser, então, vista dentro de um brônquio, podendo assemelhar-se a um broncólito, se estiver ossificada ou calcificada.[62] Calcificações são identificadas em aproximadamente 26% dos tumores carcinóides brônquicos na TC, mais comumente nos tumores centrais que nos periféricos.[86] A TC helicoidal com cortes finos em superposição pode delinear, freqüentemente, o componente endobrônquico do tumor, que produz massa arredondada regular que acarreta a obstrução parcial ou completa (veja a Fig. 29.26). O diagnóstico diferencial de um tumor endobrônquico bem-circunscrito inclui, além do carcinóide, adenoma mucoepidermóide, carcinoma cístico adenóide, hamartoma e tumor mesenquimal.[8] Os pacientes com tumores carcinóides produtores de ACTH vêm, muitas vezes, a apresentar sintomas, enquanto os tumores estão bastante pequenos. Esses tumores podem passar despercebidos na TC, especialmente se estiverem localizados próximo aos vasos hilares pulmonares. Como os tumores carcinóides brônquicos têm intensidade de sinal muito alta nas imagens por RM ponderadas em T2, a RM pode contribuir para a pesquisa de um tumor oculto em pacientes com a produção ectópica de ACTH.[12] Dado que a maioria dos tumores carcinóides tem localização central, muitos são acessíveis à broncoscopia, o que proporciona a oportunidade de visibilizar o tumor e submetê-lo à biópsia para o diagnóstico de certeza.

O carcinóide atípico é um tumor neuroendócrino com características celulares intermediárias entre as do carcinóide brônquico típico e o carcinoma das pequenas células.[7] A invasão linfonodal ocorre em dois terços deles e 5% dão metástases mais distalmente.[11] Em pacientes com carcinóide atípico grau 2 ou 3, a sobrevivência em cinco anos é de 57%.[11]

878 Tumores dos Pulmões e Brônquios

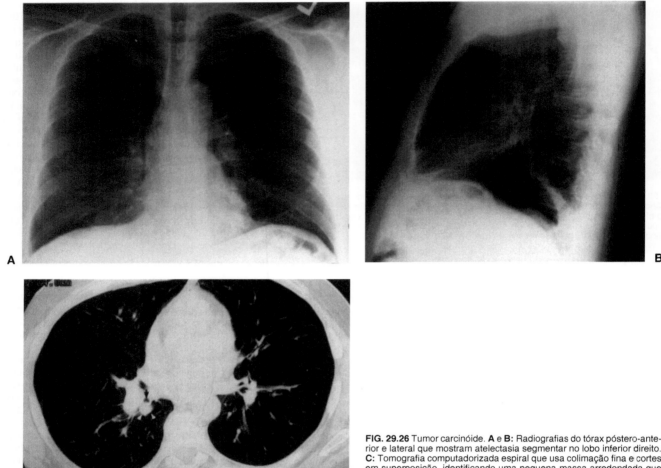

FIG. 29.26 Tumor carcinóide. A e B: Radiografias do tórax póstero-anterior e lateral que mostram atelectasia segmentar no lobo inferior direito. C: Tomografia computadorizada espiral que usa colimação fina e cortes em superposição, identificando uma pequena massa arredondada que faz protrusão num brônquio lobar inferior e o obstrui parcialmente (*seta*). A broncoscopia com biópsia revelou um tumor carcinóide.

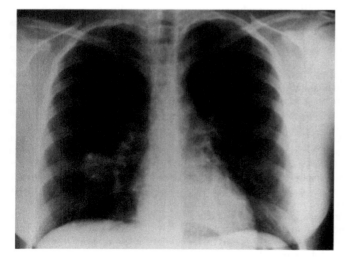

FIG. 29.27 Essa mulher jovem apresentou o aumento dos níveis de hormônio adrenocorticotrópico. A produção ectópica era do tumor carcinóide encontrado em sua radiografia do tórax.

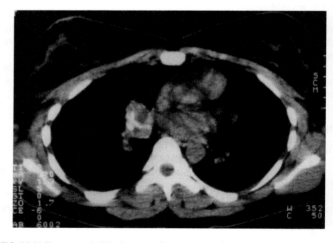

FIG. 29.28 Tumor carcinóide. A tomografia computadorizada demonstra uma grande massa central, com calcificações esparsas em seu interior.

As características radiográficas podem diferir daquelas do carcinóide típico, com a identificação de adenopatia hilar além de massa tumoral.

Sarcoma Pulmonar

O sarcoma primário que ocorre no pulmão é muito raro, mas já foram relatados casos de leiomiossarcoma, sarcoma neurogênico, angiossarcoma, carcinossarcoma, condrossarcoma, fibrossarcoma e, em raras ocasiões, rabdomiossarcoma. Em alguns casos, as células são indiferenciadas e de difícil classificação. Ocasionalmente, parecem mistas, com alguns elementos sarcomatosos e certos elementos que se assemelham a um carcinoma. O leiomiossarcoma é mais comum nos homens (razão de 3:1) do que nas mulheres. Embora a lesão produza, geralmente, grandes massas tumorais, cerca de 10% delas têm origem endobrônquica. O condrossarcoma também pode ter origem endobrônquica. Muito raramente, o tumor teratóide pode originar-se de uma localização endobrônquica. Assim como no teratoma mediastinal, podem estar presentes calcificações. O hemangiossarcoma também pode originar-se da parede torácica, projetar-se no tórax e simular um grande sarcoma broncogênico periférico. Por se originarem, em geral, perifericamente e atingirem um grande tamanho, antes de produzir sintomas, esses tumores podem ser encontrados em exames radiográficos de rotina do tórax.

Achados Radiográficos. Os achados radiográficos, com freqüência, não são característicos, mas a manifestação inicial habitual é de uma grande massa tumoral, nitidamente delimitada e algo lobulada. Quando a lesão se origina na parede de um brônquio, são encontrados sinais obstrutivos semelhantes àqueles descritos anteriormente para outros tumores, como as pneumonias recorrentes e atelectasia. No raro sarcoma primário da artéria pulmonar, foi relatado o achado característico de massa hilar lobulada que se projetava no pulmão, numa distribuição arterial lobar ou segmentar.[41A] Também foi relatado o sarcoma arterial pulmonar obstrutivo, com achados radiográficos que simulavam aqueles da embolia pulmonar aguda.[50] Geralmente, não há envolvimento linfonodal no sarcoma do pulmão, sendo raro o derrame pleural. Dado que os diversos sarcomas pulmonares se evidenciam como grandes massas tumorais, a biópsia é necessária para fazer o diagnóstico histopatológico.

Sarcoma de Kaposi

O sarcoma de Kaposi pulmonar é discutido no Cap. 25.

Blastoma Pulmonar

O blastoma pulmonar é um raro tumor misto que tem componentes epiteliais e de tecido conectivo malignos.[49,77] Sua histogênese é motivo de controvérsia; alguns autores consideram-no um tipo de carcinoma e outros acham que se origina de um blastoma mesenquimal multipotencial, de modo que ele é, ocasionalmente, designado como carcinossarcoma. A incidência máxima é na terceira e quarta décadas da vida. O tumor pode ser sólido ou multicístico, é geralmente periférico, ocorre predominantemente na parte superior do pulmão e aparece, comumente, como uma grande massa no parênquima pulmonar, que não pode ser diferenciada radiograficamente de outras grandes massas no pulmão. O prognóstico costuma ser sombrio, especialmente se a massa tiver mais de 5 cm de diâmetro. O tumor pode causar pneumotórax.

Há um tumor da infância que se assemelha ao blastoma, mas é, presumivelmente, algo diferente.[35] O tumor é constituído de pequenas células primitivas com propriedades blastomatosas e áreas focais de células do rabdomiossarcoma, condrossarcoma e lipossarcoma. O prognóstico é ruim. Como esse tumor difere um pouco da forma adulta, os pesquisadores sugerem que ele seja distinguido pela designação de *blastoma pleuropulmonar*. Parece, porém, ser designado como blastoma pela maioria dos autores.[77]

Leucemia e Linfoma do Pulmão

As leucemias envolvem, primariamente, os linfonodos hilares e mediastinais, mas pode haver o envolvimento do parênquima pulmonar, geralmente numa etapa avançada da evolução da doença. O envolvimento pulmonar é mais comum na leucemia monocítica (46%) e mais raro na leucemia mielocítica crônica (15%).[5] Muitas vezes, um envolvimento visível histologicamente não é evidente nas radiografias. A adenopatia é mais freqüentemente observada na leucemia linfocítica do que no tipo mielocítico. Quando o pulmão é afetado pela leucemia, há a extensão das células tumorais aos tecidos conectivos peribrônquicos e perivasculares, o que acarreta faixas de maior densidade que se irradiam externamente, a partir do hilo de um lado ou de ambos, assemelhando-se à disseminação linfangítica difusa de um carcinoma, o que é, geralmente, acompanhado de um aumento reconhecível dos linfonodos hilares.

Infecção, edema e hemorragia são muito mais comuns do que a infiltração leucêmica. O derrame pleural também é bastante comum. Como as infecções são as mais freqüentes complicações pulmonares da leucemia, a pneumonia deve ser a primeira consideração no tratamento dos pacientes.[34] Todavia, uma biópsia é, às vezes, indicada nos estágios avançados da doença, quando são observadas opacidades pulmonares e não há sinais clínicos de infecção. Os achados radiográficos não são característicos e devem ser correlacionados à presença reconhecida da leucemia no paciente. Podem ocorrer lesões leucêmicas locais, como nódulos e densidades focais maldefinidas, mas são raras e constituem, geralmente, uma pneumonia ou infarto com hemorragia. Por serem comuns na leucemia, as infecções costumam ser responsáveis pelo envolvimento pulmonar notado nessa doença. As hemorragias também podem produzir opacidades pulmonares. Um envolvimento pleural, ocasionando derrame pleural, é um pouco mais comum que o envolvimento pulmonar leucêmico, tendendo a ser unilateral e, com freqüência, secundário a uma infecção, insuficiência cardíaca ou obstrução linfática, e não ao envolvimento leucêmico efetivo da pleura.

As doenças pulmonares encontradas em pacientes neutropênicos com leucemia são discutidas, com maiores detalhes, no Cap. 25.

Doença de Hodgkin e Linfoma Não-Hodgkin*

Quatro tipos de linfoma acometem o pulmão: linfoma primário do pulmão, doença secundária ou recorrente, distúrbios linfoproliferativos pós-transplante e linfomas relacionados à síndrome da imunodeficiência adquirida (AIDS).[31] As duas últimas categorias são discutidas no Cap. 25.

É raro o envolvimento pulmonar primário sem acometimento hilar, mediastinal ou extratorácico (menos de 1% dos linfomas).[31] Entretanto, em linfomas secundários, como a doença de Hodgkin recorrente, o acometimento do parênquima pulmonar pode aparecer na ausência de adenopatia nos hilos ou no mediastino, especialmente no tipo de esclerose nodular, sendo mais comum que o envolvimento pulmonar nos linfomas não-Hodgkin (cerca de 11,6% *versus* 3,7%) (Figs. 29.29 a 29.31).[13] Os linfomas não-Hodgkin podem afetar o pulmão juntamente com os linfonodos mediastinais, podendo, em raras ocasiões, ser primários no pulmão.

Os linfomas não-Hodgkin primários são linfomas das células B de baixo grau, muitos dos quais considerados como se originando do tecido linfóide associado à mucosa (TLAM)[31] (Fig. 29.32). A forma primária do parênquima pulmonar tende a ser mais benigna que o tipo secundário, sendo geralmente linfocítica.[4] Os achados radiográficos são aqueles de uma grande massa ou área de opacificação, que costuma ser bem nítida, mas são freqüentemente observadas margens ligeiramente obscurecidas e irregulares. A massa cresce lentamente e, ao contrário do carcinoma broncogênico, normalmente não invade os brônquios causando sua obstrução. Pode-se, por isso, identificar, com freqüência, um broncograma aéreo. A lesão se assemelha a uma pneumonia nos casos em que um segmento ou lobo se encontra inteiramente consolidado. O tumor pode cruzar fissuras interlobares e invadir a pleura perifericamente. O raro tipo histiocítico primário pode evoluir muito rapidamente logo no início da doença e assemelhar-se a uma pneumonia aguda. A adenopatia mediastinal não é uma característica dessa doença. O derrame pleural é

---

*Veja *Radiological Clinics of North America*, 28:4, julho de 1990, com uma série de artigos sobre o linfoma.

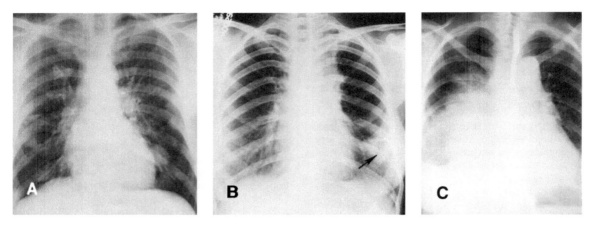

FIG. 29.29 Doença de Hodgkin. **A:** Nódulos no parênquima que têm até 3 cm de diâmetro, com algum aumento dos linfonodos hilares. **B:** Envolvimento dos linfonodos mediastinais, mais acentuado à esquerda. A massa arredondada no parênquima na base esquerda (*seta*) apresentou, na tomografia, uma cavidade central. **C:** Envolvimento maciço dos linfonodos mediastinais, com a invasão direta do parênquima pulmonar e pleura adjacentes, tendo algum derrame pleural à direita.

raro, ainda que o tumor se estenda a uma superfície pleural. Outros padrões de envolvimento no linfoma primário incluem nódulos múltiplos, acometimento do espaço aéreo bilateral e atelectasia.[31]

Pode ser difícil diferenciar um linfoma primário de baixo grau de uma infiltração linfocítica benigna do pulmão. Coleções linfocitárias monótonas e monoclonais geralmente indicam um linfoma. O pseudolinfoma é um infiltrado linfocítico benigno, de celularidade mista, que pode aparecer como massa ou consolidação com broncogramas aéreos nas radiografias do tórax.[31] Não há linfadenopatia. Pneumonia intersticial linfocítica ocorre em pacientes com AIDS, freqüentemente em crianças que foram infectadas pelo vírus da imunodeficiência humana e em alguns pacientes portadores de doenças auto-imunes. É visto, geralmente, um padrão reticulonodular.[31] Linfócitos maduros, histiócitos e plasmócitos acumulam-se no interstício, nessa condição. Na granulomatose linfomatóide, os linfócitos T acumulam-se em torno dos vasos sanguíneos num padrão angiocêntrico definido. Opacidades nodulares múltiplas associam-se a áreas de infarto, e a cavitação dos nódulos é vista em 25% dos pacientes.[3,31] Muitos autores preferem usar, atualmente, o termo *linfoma angiocêntrico*, para descrever tal condição.[3]

O envolvimento secundário do pulmão, em pacientes com linfoma de Hodgkin ou não-Hodgkin mediastinal, geralmente é uma característica tardia da doença. Somente 12% dos pacientes com linfoma de Hodgkin

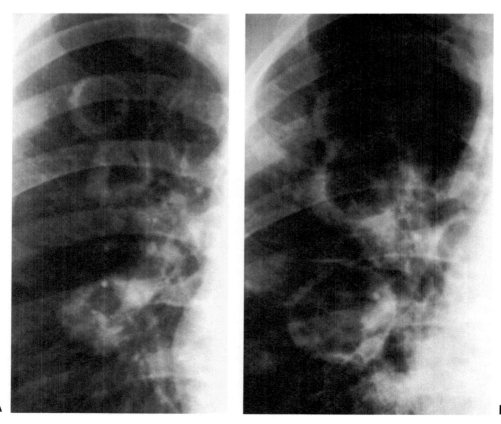

FIG. 29.30 Doença de Hodgkin pulmonar com múltiplos nódulos cavitários. No período de observação de dois meses, os nódulos aumentaram de tamanho, mas houve uma perda de tumor com densidade de partes moles em suas paredes.

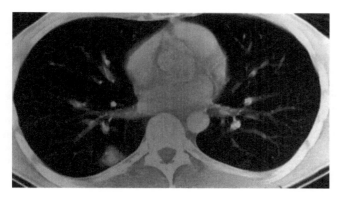

FIG. 29.31 Linfoma recorrente. O paciente havia sido tratado anteriormente de um linfoma mediastinal com irradiação em manto. Os estudos tomográficos computadorizados de seguimento demonstraram massa pulmonar expansiva no lobo inferior direito, imediatamente fora das margens do campo de radioterapia.

e 4% daqueles com linfoma não-Hodgkin apresentam um envolvimento pulmonar por ocasião das manifestações iniciais do seu linfoma.[31] No entanto, alguma forma de envolvimento pulmonar acaba por ocorrer em 30% a 40% dos pacientes com doença de Hodgkin[31] (veja a Fig. 29.31), o que se dá em diversas formas e produz várias manifestações radiológicas diferentes:

1. invasão direta do pulmão na presença de massa mediastinal visível, de modo que as margens nítidas da massa mediastinal tornam-se irregulares e maldefinidas, um achado visto melhor na TC;
2. grandes opacidades lobares associadas à massa mediastinal;
3. opacidades menores no parênquima pulmonar, solitárias ou múltiplas, que podem ser bem-circunscritas e bem-definidas ou irregulares e maldelimitadas; às vezes, agrupamentos dessas lesões causam opacidades subsegmentares ou segmentares. Ocasionalmente, o envolvimento não-homogêneo de grandes áreas pode evoluir para uma densidade uniforme que se assemelha a uma pneumonia. Broncogramas aéreos podem ser visíveis na área da doença; a atelectasia poderá ocorrer, se os brônquios forem comprimidos, aumentando a opacidade;
4. um padrão miliar;
5. derrame pleural.

Essas manifestações associam-se, geralmente, a adenopatia hilar ou mediastinal, ou a acometimento em outros locais, de modo que não é difícil fazer o diagnóstico no exame radiográfico. A cavitação pode ocorrer nas formas primária ou secundária, porém é mais rara no linfoma não-Hodgkin do que na doença de Hodgkin. Massa endobrônquica com atelectasia secundária foi relatada como o único achado no linfoma não-Hodgkin. É evidente que as manifestações radiográficas são extremamente variáveis, mas a presença da adenopatia associada costuma sugerir que a doença seja causada por um dos tipos de linfoma. O achado tomográfico mais comum do linfoma recorrente no pulmão é uma ou mais massas ou áreas de consolidação ou múltiplos nódulos (veja a Fig. 29.31). Broncogramas aéreos são freqüentemente identificados nas opacidades na TC, podendo constituir uma indicação para o diagnóstico. Na TC, podem-se ver, também, vários outros achados, como o espessamento ou ingurgitamento dos septos interlobulares, uma distribuição broncovascular do espessamento nodular, um padrão miliar ou uma área de consolidação.[31] Linfadenopatia e derrame pleural também são mais freqüentemente visibilizados na TC do que nas radiografias simples. Manifestações incomuns do linfoma incluem, igualmente, as massas endobrônquicas e lesões cavitárias.[31]

Em alguns pacientes com linfoma histiocítico secundário, há o desenvolvimento rápido de acometimento pulmonar. Quando ele é bilateral e extenso, os sintomas podem assemelhar-se àqueles da pneumonia, com febre, calafrios e escarro purulento. A biópsia pode ser necessária para fazer a diferenciação. Em pacientes portadores da doença de Hodgkin, são bastante comuns opacidades intersticiais que envolvem o parênquima, produzindo uma aparência reticulonodular grosseira. Nódulos maldefinidos e a extensão direta a partir de massa mediastinal são mais raros. Quando o envolvimento do parênquima é uma extensão direta do acometimento mediastinal, o tumor avança de maneira compacta e tende a destruir o tecido que ele invade. Derrame pleural está freqüentemente presente, geralmente em conseqüência de uma obstrução linfática. As massas no parênquima podem ser únicas ou múltiplas, podendo ser o único achado na radiografia do tórax; os outros locais da doença podem ser em linfonodos fora do tórax. Os pacientes

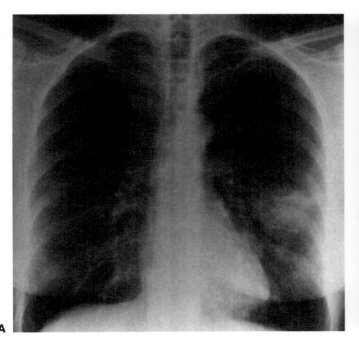
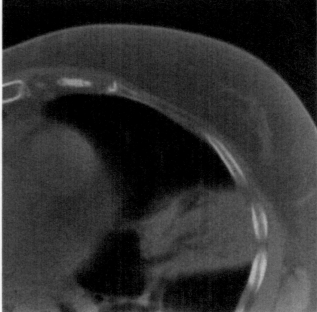

FIG. 29.32 Linfoma TLAM. **A:** Mulher de 63 anos com uma opacidade arredondada que aumenta lentamente de tamanho na radiografia do tórax. **B:** A tomografia computadorizada mostra que a opacidade é uma área de consolidação densa ou massa com aerobroncogramas. A biópsia revelou uma infiltração linfocitária consistente com um linfoma de baixo grau do tipo tecido linfóide associado à mucosa (linfoma TLAM).

com doença de Hodgkin tendem a ter tuberculose ou infecções por fungos durante os estágios terminais.

Os pacientes com linfoma das células T periférico podem apresentar acometimento pulmonar difuso e angioedema. O acometimento pulmonar, sob a forma de uma opacidade difusa indistinta alveolar basal e periilar, é encontrado, por ocasião do diagnóstico, em 20% dos pacientes e evidencia-se durante a evolução da doença em outros 20%. Adenopatia maciça geralmente se evidencia posteriormente.[18]

Histiocitose Maligna

A histiocitose maligna caracteriza-se por uma proliferação sistêmica de histiócitos atípicos, ocasionando hepatoesplenomegalia, adenopatia e sintomas sistêmicos de febre e caquexia.[69] Cerca de dois terços dos pacientes apresentam acometimento intratorácico que pode ser identificado radiograficamente. A manifestação mais comum é uma combinação de adenopatia hilar e mediastinal, associada a opacidades intersticiais grosseiras, que tende a irradiar-se dos hilos para os pulmões. Derrame pleural é observado ocasionalmente. A diferenciação em relação ao linfoma não-Hodgkin é feita pelo estudo histológico.

Doenças dos Plasmócitos

O *plasmocitoma* pode envolver o tórax e os pulmões. Geralmente, ele envolve o pulmão como parte de um acometimento generalizado, o mieloma múltiplo. Em raros casos, na ausência de um mieloma múltiplo pode haver um plasmocitoma solitário que se origina do parênquima pulmonar, onde se assemelha a um tipo periférico de carcinoma broncogênico, freqüentemente um nódulo lobulado.[57] Essa lesão também pode ocorrer na traquéia ou num brônquio principal, produzindo sinais de obstrução que incluem atelectasia ou pneumonia recorrente. É, também, manifestação rara do mieloma plasmocitário. Mais comumente, a extensão direta para dentro do tórax de massa associada a uma lesão osteolítica de uma costela, em pacientes com mieloma múltiplo, produz uma lesão pleural ou pulmonar periférica que pode variar consideravelmente quanto ao tamanho.

A *macroglobulinemia de Waldenström* é uma doença rara que envolve, ocasionalmente, os pulmões, produzindo geralmente um padrão reticulonodular difuso. Em raros casos, massa solitária encontra-se presente no parênquima pulmonar nessa doença. O derrame pleural ocorre em cerca de metade dos pacientes afetados.[79]

Tumores Metastáticos

Metástases Hematógenas

As metástases pulmonares hematógenas são geralmente múltiplas e consistem em nódulos arredondados regulares, espalhados por toda a extensão de ambos os pulmões, podendo ser uniformes ou variar consideravelmente quanto ao tamanho. Os nódulos podem alcançar até 10 cm de diâmetro ou mais, sendo outros no mesmo pulmão menores que 1 cm de diâmetro. Ocasionalmente, está presente uma metástase solitária, que não pode ser diferenciada de um tumor primário solitário com base nos achados nas radiografias simples. A TC pode revelar outras lesões. A origem das metástases pode ser uma lesão maligna em qualquer ponto do corpo, mas há alguns tumores que apresentam notável tendência a dar metástases ao pulmão. Todos os sarcomas, incluindo osteossarcomas e condrossarcomas, bem como os diversos sarcomas dos tecidos moles e o melanoma maligno, dão metástases ao pulmão freqüentemente. Os carcinomas de mama, rim, ovário, testículo, cólon e tireóide também dão metástases ao pulmão comumente, mas os tumores do estômago, trato respiratório e próstata fazem-no raramente. Uma metástase solitária pode, também, aparecer como massa pulmonar solitária, redonda ou lobulada. Lesões solitárias podem originar-se de qualquer tumor, porém são ligeiramente mais comuns a partir de tumores do retossigmóide, sarcomas ósseos e, ocasionalmente, tumores do rim, testículo ou mama.

Achados Radiográficos. São vistos múltiplos nódulos, que podem ser em número reduzido ou elevado. Eles podem ser uniformes ou variar consideravelmente quanto ao tamanho. Ocasionalmente é observada uma metástase solitária como um nódulo solitário no parênquima, que pode tornar-se grande, sem produzir sintomas. Uma metástase solitária pode originar-se de qualquer órgão. Há algumas diferenças nos achados radiográficos, nas metástases pulmonares de diferentes órgãos, mas elas são variáveis, não sendo fidedignas no diagnóstico diferencial. Os tumores renais e da tireóide acarretam metástases que são em número reduzido e freqüentemente de grande tamanho. Há, porém, exceções. O carcinoma da tireóide produz, ocasionalmente, metástases nodulares pequenas muito numerosas (incontáveis), que permanecem inalteradas por algum tempo, apresentando o paciente poucos ou mesmo nenhum sintoma. Já observamos alguns pacientes com carcinoma da tireóide que apresentava metástase óssea lítica solitária ou algumas metástases ósseas líticas, nos quais as metástases ósseas e as múltiplas metástases pulmonares se alteraram muito lentamente ao longo de alguns anos, indicando um baixo grau de malignidade. O osteossarcoma, dando metástases aos pulmões, pode ocasionar a formação de osso tumoral nas metástases, a qual pode ser característica.[26] Pode ocorrer a calcificação nas metástases de osteossarcomas, condrossarcomas, sarcomas sinoviais, tumores das células gigantes, bem como adenocarcinomas papilares e mucinosos da tireóide, ovário ou trato gastrintestinal; além disso, ela ocorre, em raras ocasiões, nas metástases dos tumores de outros órgãos. Calcificações distróficas também podem ser vistas após o tratamento de metástases nodulares hematógenas de vários tumores primários. Tumores do ovário e testículo, assim como corioepiteliomas acarretam, com freqüência, lesões metastáticas generalizadas e de crescimento rápido (Fig. 29.33). Em raros casos, ocorrem metástases endobrônquicas, e, em cerca de um terço dos pacientes, o diagnóstico pode ser feito pela biópsia brônquica.[60]

Cavitação em Metástases

Ocasionalmente são encontradas cavitação central e necrose em nódulos metastáticos (Fig. 29.34). A cavitação ocorre em metástases do sarcoma ósseo, carcinoma do cólon e tumores das células escamosas da cabeça e pescoço, bem como tumores do trato genital em mulheres. A cavitação é rara nas metástases, porém é muito mais comum, quando os tumores pulmonares metastáticos respondem ao tratamento à base de drogas citotóxicas.

A TC dos pulmões é muito importante na pesquisa das metástases nodulares. Entre os pacientes com um nódulo solitário no estudo radiográfico simples, quase 30% têm outras massas tumorais demonstradas na TC.

Muhm e colaboradores[42] compararam a tomografia pulmonar total na TC em 91 pacientes. Em 35% deles, foram detectados mais nódulos na TC do que na tomografia pulmonar total. Dos 31 pacientes submetidos à ressecção dos nódulos, 27 apresentavam uma condição maligna, primária ou metastática. Os autores acham que a TC é o método de escolha para a detecção das metástases pulmonares. Buckley e colaboradores[6] mostraram que o exame TC helicoidal, usando 50% de superposição em cortes reconstruídos, aumenta a freqüência da detecção de metástases e diminui a freqüência de falso-positivos em comparação com os modelos convencionais de imagens por TC.

Metástases Linfangíticas

Em contraste com o tipo nodular hematógeno de metástase pulmonar, as metástases linfangíticas tendem a causar uma disfunção respiratória, ocasionando dispnéia, que pode ser grave. Esse tipo de metástase é causado, geralmente, por tumores primários do estômago, mama, tireóide, pâncreas, laringe, colo uterino ou pulmão. Há consenso de que elas decorrem, geralmente, da disseminação hematógena aos capilares pulmonares, com a invasão subseqüente dos vasos linfáticos e extensão ao longo dos vasos linfáticos em direção aos hilos. A disseminação retrógrada dos linfonodos centrais para os vasos linfáticos parece ser mais rara. Depósitos tumorais endolinfáticos infiltram, igualmente, o interstício com células tumorais, causando uma fibrose intersticial desmoplásica secundária e edema intersticial por obstrução linfática.[25]

Achados Radiográficos. A aparência do tórax, nesse tipo de metástase, difere daquela nas metástases hematógenas, embora ambas possam ocorrer num mesmo paciente. Às vezes, há um au-

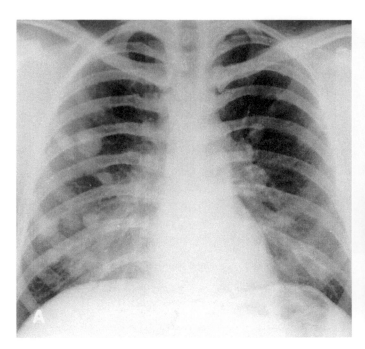
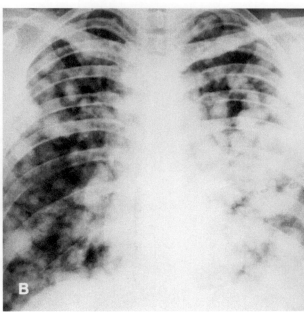

FIG. 29.33 Metástases pulmonares hematogênicas. **A:** Nódulos dispersos, principalmente do lado direito. **B:** Extensas metástases nodulares. Apesar do envolvimento maciço, havia muito pouca dispnéia. O tumor primário tanto em **A** como em **B** era um seminoma testicular.

mento suficiente dos linfonodos hilares para ser reconhecido como tal, o que ocorre particularmente nos casos em que se dispõe de radiografias anteriores para comparação. Um envolvimento maciço dos linfonodos mediastinais não constitui um pré-requisito para tal; muitos pacientes apresentam a embolização vascular pelo tumor, a qual pode ser responsável pela insuficiência pulmonar. As células tumorais estendem-se ao tecido conectivo adjacente aos vasos linfáticos, produzindo, às vezes, uma nodularidade que pode ser detectada radiograficamente. Há uma densidade em rede do tipo intersticial irregular em faixa, estendendo-se externamente a partir dos hilos até bem dentro do parênquima. Quando essa alteração ocorre logo no início, os achados são mínimos, sendo necessária a comparação com exames anteriores, para ter certeza do diagnóstico. Posteriormente, os achados tornam-se mais característicos (Fig. 29.35). Em alguns pacientes, os nódulos variam de algumas densidades muito espalhadas a uma extensa nodularidade macroscopicamente evidente no parênquima, associada à acentuação linfática linear. Derrames pleurais unilaterais ou bilaterais também podem estar presentes. Ocasionalmente, há pequenas opacidades granulares, associadas à trama reticular de maior densidade que se estende pelo parênquima adentro, a qual pode assemelhar-se a sarcoidose, tuberculose hematógena ou outras doenças inflamatórias. A correlação dos achados radiográficos e clínicos geralmente permite um diagnóstico correto nesses casos.

A TC de alta resolução com cortes finos é útil na detecção das metástases pulmonares linfangíticas em casos em que as radiografias do tórax se mostram normais ou duvidosas. Esses achados consistem no espessamento irregular dos feixes broncovasculares e septos interlobulares; o sinal do septo em colar de contas (espessamento nodular dos septos interlobulares assemelhando-se a contas num colar); opacidades reticulares locais ou difusas, linhas poligonais e um aumento da espessura das linhas subpleurais periféricas[25,45,54] (Fig. 29.36).

TUMORES BENIGNOS

Os tumores benignos são muito mais raros que os tumores malignos do pulmão. Quando não ocorrem numa localização endobrônquica, são geralmente encontrados como nódulos solitários em pacientes assintomáticos.[33]

Hamartomas

O hamartoma, o tumor pulmonar benigno mais comum, consiste em massa de tecido que contém elementos do órgão no qual ele se desenvolve, porém sem organização e sem função. Os hamartomas do pulmão podem conter cartilagem, músculo, tecido conectivo fibroso, tecido adiposo e elementos epiteliais. Freqüentemente, predominam a cartilagem e o tecido conectivo fibroso. O tumor é geralmente do tipo periférico, sendo encontrado próximo a uma superfície pleural. Ele pode, porém, ocorrer perto do hilo, e 10% deles são endobrônquicos. É, em geral, de tamanho relativamente pequeno e cresce muito lentamente. A incidência máxima é na sexta década de vida.

Achados Radiográficos. Os achados radiográficos são aqueles de um nódulo bem-circunscrito no parênquima pulmonar, geralmente de tamanho pequeno (menos de 4 cm de diâmetro). Ele é bem-delimitado

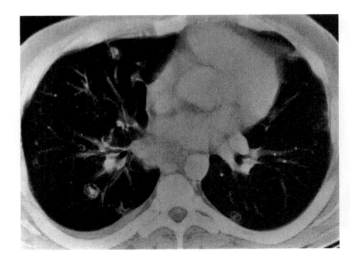

FIG. 29.34 Múltiplas metástases cavitárias de câncer do cólon.

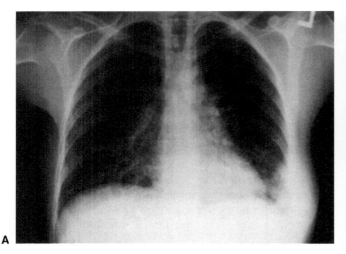
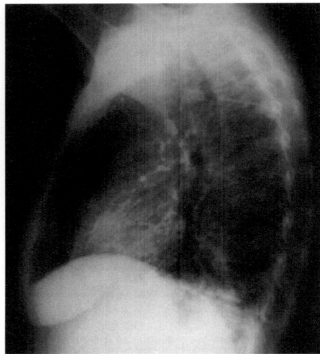

FIG. 29.35 A e B: Disseminação linfangítica de um tumor. A radiografia do tórax mostra um aumento da trama intersticial e linhas B de Kerley. Note que a paciente foi submetida a uma mastectomia direita em virtude de câncer da mama.

e regularmente arredondado ou oval, mas pode ser lobulado. Não são demonstrados nódulos-satélites nessa área. Calcificações estão presentes em 25% a 30% dos casos e, ocasionalmente, nota-se a ossificação no tumor. Quando presentes, as calcificações estão espalhadas pela lesão; a distribuição, em alguns casos, foi comparada a uma pipoca. Em outros casos, as calcificações são curvilíneas ou pontilhadas. Ao encontrar uma dessas massas num pulmão, é necessário determinar se estão presentes calcificações. A TC é indicada. Caso não se obtenham evidências de cálcio nas radiografias de rotina, poder-se-á obtê-las na TC; o tecido adiposo também pode ser visível, o que se mostrou muito fidedigno no diagnóstico do hamartoma.[63] Se não houver a presença de calcificações ou de tecido adiposo, a massa tumoral não poderá ser diferenciada do tipo periférico de carcinoma broncogênico primário ou de metástases solitárias, de modo que algum tipo de biópsia é indicado. A presença de calcificações indica, geralmente, que a lesão é benigna, e a distribuição do cálcio pode ser característica o bastante para fazer um diagnóstico de certeza. Pode haver suficiente tecido adiposo no nódulo, para poder fazer o diagnóstico na TC (Fig. 29.37). Ocasionalmente, estão presentes múltiplos hamartomas. Já se observou esse tumor aumentando de tamanho e pode tornar-se impossível diferenciá-lo de um tumor maligno na ausência de calcificações, de modo que são indicadas sua biópsia ou retirada. Quando há um hamartoma endobrônquico, a conseqüente obstrução do brônquio pode causar atelectasia ou pneumonia.

Lipoma

Muitos lipomas pulmonares são endobrônquicos e podem causar obstrução brônquica, levando a atelectasia e infecção. Esse tipo de lipoma é encontrado quase sempre em homens. O lipoma parenquimatoso aparece como um nódulo pulmonar assintomático, geralmente numa localização subpleural. Tais massas podem tornar-se muito grandes. Os

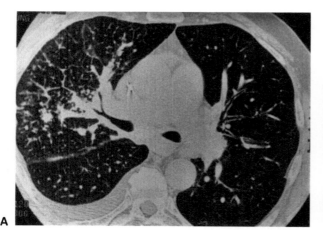
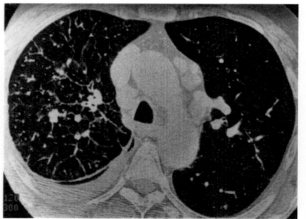

FIG. 29.36 A e B: Disseminação linfangítica de um tumor — achados tomográficos computadorizados (TC). A TC demonstra o espessamento nodular dos feixes broncovasculares e dos septos interlobulares no lobo superior direito, causado pela disseminação linfangítica de um tumor das grandes células pouco diferenciado. Note a aparência em colar de contas de alguns dos septos (sinal do septo em colar de contas). Estão igualmente presentes derrame pleural direito e adenopatia mediastinal.

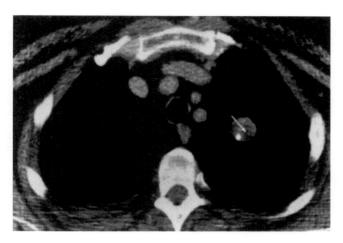

FIG. 29.37 Hamartoma. A tomografia computadorizada mostra um nódulo redondo, regular e bem-circunscrito, com um floco de calcificação perifericamente. O centro do nódulo é constituído de tecido de baixa densidade na faixa do tecido adiposo (*seta*).

ser periféricos, de modo que os achados são semelhantes aos do lipoma, exceto pela diferença de atenuação na TC.

Leiomioma

O leiomioma é um tumor raro que ocorre geralmente em mulheres com mais de 40 anos de idade. Aparece como um nódulo periférico, sendo comumente redondo ou oval, num paciente assintomático. Há uma variação considerável quanto ao tamanho. Ocasionalmente, estão presentes múltiplos tumores nos pulmões. O tumor também pode ocorrer centralmente num brônquio, produzindo obstrução com atelectasia ou uma infecção distalmente a ele. Metástases pulmonares de um leiomiossarcoma uterino podem assemelhar-se histologicamente a um leiomioma, de modo que deve-se considerar tal possibilidade, ao encontrar múltiplos tumores pulmonares numa paciente que apresente um leiomiossarcoma uterino.

OUTROS TUMORES BENIGNOS

Uma grande variedade de tumores tem sido encontrada no pulmão, tais como neurofibromas, pólipos fibrosos, condromas, hemangiomas, hemangiopericitomas, papilomas, endometriomas, quemodectomas e a forma focal ou nodular da amiloidose, que pode ser solitária ou múltipla, assim como endobrônquica (Fig. 29.38). O mioblastoma das células granulares ocorre geralmente num grande brônquio, produz hemoptises e obstrução brônquica, podendo tornar-se muito grande. Esses tumores ocorrem, mais freqüentemente, na meia-idade, comumente em mulheres negras, sendo geralmente assintomáticos, quando ocorrem perifericamente, podendo, em alguns casos, atingir um grande tamanho, antes de serem descobertos, devido à ausência de sintomas. Se estiverem presentes calcificações, o tumor será provavelmente benigno,

baixos valores de atenuação dos referidos tumores tornam conclusivo o diagnóstico pela TC.

Fibroma

O fibroma é outro tumor pulmonar raro que pode ocorrer numa localização endobrônquica. Aqueles no parênquima pulmonar tendem a

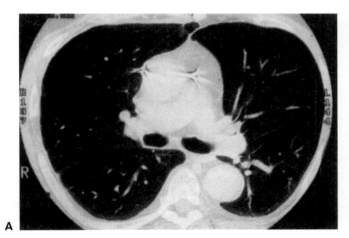

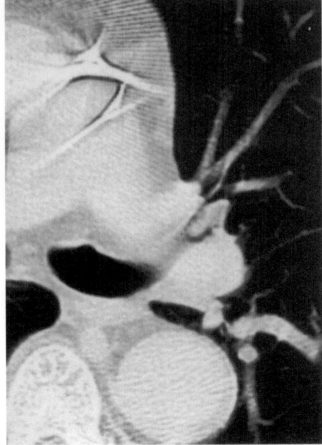

FIG. 29.38 A e B: Pólipo intraluminar benigno. A tomografia computadorizada espiral com colimação de corte fino e reconstrução de imagens em superposição mostra muito bem uma massa polipóide endobrônquica no brônquio lobar superior esquerdo. A lesão foi removida broncoscopicamente e mostrou ser um pólipo fibroso benigno.

mas, se não houver calcificações, não se poderá excluir a possibilidade de uma condição maligna. Ocasionalmente se observa um linfonodo como uma pequena massa nodular no parênquima pulmonar, geralmente num lobo inferior.

Achados Radiográficos. Os achados são semelhantes àqueles descritos no hamartoma, exceto pelo fato de os tumores geralmente não conterem cálcio. Como são claramente definidos e aparecem como nódulos pulmonares solitários, não há características diferenciais no exame radiográfico. Ocasionalmente, esses tumores benignos atingem proporções enormes e enchem a maior parte do tórax de um lado, aparecendo, então, como massas arredondadas, ovais ou lobuladas. Deve-se recorrer à TC, para defini-los claramente; na ausência de calcificações, é indicada a biópsia, para diferenciá-los de um carcinoma. Em raros casos, um dos tumores benignos anteriormente citados pode ocorrer num brônquio (veja a Fig. 29.38). Nesses casos, os principais achados estão relacionados à obstrução e consistem em pneumonias recorrentes e atelectasia.

REFERÊNCIAS

1. Adler B, Padley S, Miller RR, Müller NL: High-resolution CT of bronchioloalveolar carcinoma. AJR Am J Roentgenol 159:275, 1992
2. American Thoracic Society Position Paper: Guidelines for percutaneous transthoracic needle biopsy. Adopted by ATS Board of Directors, June, 1988. Am Rev Respir Dis 140:255, 1989
3. Au V, Leung AN: Radiologic manifestations of lymphoma in the thorax. AJR Am J Roentgenol 168:93, 1997
4. Baron MG, Whitehouse WM: Primary lymphosarcoma of the lung. AJR Am J Roentgenol 85:294, 1961
5. Blank N, Castellino RA: The intrathoracic manifestations of the malignant lymphomas and the leukemias. Semin Roentgenol 15:227, 1980
6. Buckley JA, Scott WW, Siegelman SS, et al: Pulmonary nodule detection on spiral CT: The effect of increased data sampling on lesion detection and confidence. Radiology 196:395, 1995
7. Chaplin RH, Kawamoto EH, Dyer RB, et al: Atypical carcinoid of the lung: Radiographic features. AJR Am J Roentgenol 146:665, 1986
8. Chew FS, Brown JH: Bronchial carcinoid. AJR Am J Roentgenol 159:756, 1992
9. Clinical Staging of Primary Lung Cancer. American Thoracic Society Node Mapping Scheme. Am Rev Respir Dis 127:659, 1983
10. Cohen AM: Magnetic resonance imaging of the thorax. Radiol Clin North Am 22:829, 1984
11. Davila DG, Dunn WF, Tazelaar HD, Pairolero PC: Bronchial carcinoid tumors. Mayo Clin Proc 68:795, 1993
12. Doppman JL, Pass HI, Nieman LK, et al: Detection of ACTH-producing bronchial carcinoid tumors: MR imaging vs CT. AJR Am J Roentgenol 156:39, 1991
13. Filly R, Blank N, Castellino RA: Radiographic distribution of intrathoracic disease in previously untreated patients with Hodgkin's disease and non-Hodgkin's lymphoma. Radiology 120:277, 1976
14. Glazer GM, Gross BH, Quint LE, et al: Normal mediastinal lymph nodes: Number and size according to American Thoracic Society mapping. AJR Am J Roentgenol 144:261, 1985
15. Glazer HS, Aronberg J, Sagel SS: Pitfalls in CT recognition of mediastinal lymphadenopathy. AJR Am J Roentgenol 144:267, 1985
15a.Glazer HS, Aronberg DJ, Sagel SS, Friedman PJ. CT demonstration of calcified mediastinal lymph nodes: A guide to the new ATS classification. AJR Am J Roentgenol 147:17–25, 1986
16. Gobien RP, Valicenti JF, Paris BS, et al: Thin-needle aspiration biopsy: Methods of increasing the accuracy of a negative prediction. Radiology 145:603, 1982
17. Godwin JD: The solitary pulmonary nodule. Radiol Clin North Am 21:709, 1983
18. Harrison NK, Twelves C, Addis BJ, et al: Peripheral T-cell lymphoma presenting with angioedema and diffuse pulmonary infiltrates. Am Rev Respir Dis 138:976, 1988
19. Heelen RT, Demas BE, Caravelli JF, et al: Superior sulcus tumors: CT and MR imaging. Radiology 170:637, 1989
20. Heitzman ER, Markarian B, Raasch BN, et al: Pathways of tumor spread through the lung: Radiologic correlations with anatomy and pathology. Radiology 144:3, 1982
21. Hill CA: Bronchioloalveolar carcinoma: A review. Radiology 150:15, 1984
22. Im J-G, Han MC, Yu EJ, et al: Lobar bronchioloalveolar carcinoma: "Angiogram sign" on CT scans. Radiology 176:749, 1990
23. Jang H-J, Lee KS, Kwon OJ, et al: Bronchioloalveolar carcinoma: Focal area of ground-glass attenuation at thin-section CT as an early sign. Radiology 199:485, 1996
24. Jelinck JS, Redmond III J, Perry JJ, et al: Small cell lung cancer: Staging with MR imaging. Radiology 177:837, 1990
25. Johkoh T, Ikezoe J, Tomiyama N, et al: CT findings in lymphangitic carcinomatosis of the lung: Correlation with histologic findings and pulmonary function tests. AJR Am J Roentgenol 158:1217, 1992
26. Johnson GL, Askin FB, Fishman EK: Thoracic involvement from osteosarcoma: Typical and atypical CT manifestations. AJR Am J Roentgenol 168:347, 1997
27. Khouri NF, Stitik FP, Erozan YS, et al: Transthoracic needle aspiration biopsy of benign and malignant lung lesions. Am J Roentgenol 144:281, 1985
28. Kobayashi T, Satoh K, Sasaki M, et al: Bronchioloalveolar carcinoma with widespread ground-glass shadow on CT in two cases. J Comput Assist Tomogr 21:133, 1997
29. Kuhlman JE, Fishman EK, Kuhajda FP, et al: Solitary bronchioloalveolar carcinoma: CT criteria. Radiology 167:379, 1988
30. Kuriyama K, Tateishi R, Doi O, et al: Prevalence of air bronchograms in small peripheral carcinomas of the lung on thin-section CT: Comparison with benign tumors. AJR Am J Roentgenol 156:921, 1991
31. Lee KS, Kim Y, Primack SL: Imaging of pulmonary lymphomas. AJR Am J Roentgenol 168:339, 1997
32. Lillington EA: The solitary pulmonary nodule. Am Rev Respir Dis 110:699, 1974
33. Madewell JR, Feigin DS: Benign tumors of the lung. Semin Roentgenol 12:175, 1977
34. Maile CW, Moore AV, Ulreich S, et al: Chest radiographic-pathologic correlation in adult leukemia patients. Invest Radiol 18:495, 1983
35. Manivel JC, Priest JR, Watterson J, et al: Pleuropulmonary blastoma of childhood. Cancer 62:1516, 1988
36. American Joint Committee on Cancer: Lung. In: Beahr, OH, Hensen DE, Hutter, RUP et al., eds., Manual for staging cancer, 4th ed. Philadelphia: Lippincott, 1992:115–121
37. Matthews MJ: Morphology of lung cancer. Semin Oncol 1:175, 1974
38. Mckenna PJ Jr, Libshitz HI, Mountain CE, et al: Roentgenographic evaluation of mediastinal nodes for preoperative assessment in lung cancer. Chest 88:206, 1985
39. Mitchell DM, Shak SH, Edwards D, et al: Incidence of pulmonary nodules detected by computed tomography in patients with bronchial carcinoid. Clinic Radiol 37:151, 1986
40. Mountain CF: Revisions in the International System for Staging Lung Cancer. Chest 111:1710–17, 1997.
41. Mountain CF: Regional Lymph Node Classification for Lung Cancer Staging. Chest 111:1718–23, 1997.
41a.Moffat RE, Chang CH, Slaven JE: Roentgen consideration in primary pulmonary artery sarcoma. Radiology 104:283, 1972
42. Muhm JR, Brown LR, Crowe JK, et al: Comparison of whole lung tomography and computed tomography for detecting pulmonary nodules. AJR Am J Roentgenol 131:981, 1978
43. Muhm JR, Miller WE, Fontana RS, et al: Lung cancer detected during a screening program using four-month chest radiographs. Radiology 148:609, 1983
44. Müller NL, Miller RR: Computed tomography of chronic diffuse infiltrative lung disease: State of the art. Part I. Am Rev Respir Dis 142:1206, 1990
44a.Müller NL: Differential diagnosis of chronic diffuse infiltrative lung disease in high resolution computed tomography. Semin Roentgenol 26:132, 1991
45. Murata K, Khan A, Herman PG: Pulmonary parenchymal disease: Evaluation with high resolution CT. Radiology 170:629, 1989
46. Naidich DP, Sussman R, Kutcher WL, et al: Solitary pulmonary nodules: CT-bronchoscopic correlation. Chest 93:595, 1988
47. Naidich DP: Volumetric scans change perceptions in thoracic CT. Diagn Imaging 70, 1993
48. O'Connell RS, Mcloud TC, Wilkins EW: Superior sulcus tumor: Radiographic diagnosis and workup. AJR Am J Roentgenol 140:25, 1983
49. Ohtomo K, Araki T, Yashiro N, et al: Pulmonary blastoma in children. Radiology 147:101, 1983
50. Olsson HE, Spitzer RM, Erston WF: Primary and secondary pulmonary artery neoplasia mimicking acute pulmonary embolism. Radiology 118:49, 1976

51. Osborne DR, Korobkin M, Ravin CE, et al: Comparison of plain radiography, conventional tomography and computed tomography in detecting intrathoracic lymph node metastases from lung carcinoma. Radiology 142:157, 1982
52. Primack SL, Lee KS, Logan PM, Miller RR, Müller NL: Bronchogenic carcinoma: Utility of CT in the evaluation of patients with suspected lesions. Radiology 193:795, 1994.
53. Quint LE, Francis IR, Wahl RL, Gross BH, Glazer GM: Preoperative staging on non-small-cell carcinoma of the lung: Imaging methods. AJR Am J Roentgenol 164:1349, 1995
54. Ren H, Hruban RH, Kuhlman JE, et al: Computed tomography of inflation-fixed lungs: The beaded septum sign of pulmonary metastases. J Comput Assist Tomogr 13:411, 1989
55. Rigler RG: The earliest roentgenographic signs of carcinoma of the lung. JAMA 195:655, 1966
56. Rosado-de-Christenson ML, Templeton PA, Moran CA: Bronchogenic carcinoma: Radiologic-pathologic correlation. Radiographics 14:429, 1994
57. Rozsa S, Friedman H: Extramedullary plasmocytoma of the lung. AJR Am J Roentgenol 70:982, 1953
58. Schraufnagel DE, Peloquin A, Pare JAP, et al: Radiographic differences between two subtypes of bronchioalveolar carcinoma. J Can Assoc Radiol 36:244, 1985
59. Seely JM, Mayo JR, Miller RR, Müller NL: T1 lung cancer: Prevalence of mediastinal nodal metastases and diagnostic accuracy of CT. Radiology 186:129, 1993
60. Shepherd MP: Endobronchial metastatic disease. Thorax 37:362, 1982
61. Sherrier RH, Chiles C, Wilkinson WE, et al: Effects of image processing on nodule detection rates in digitized chest radiographs: ROC study of observer performance. Radiology 166:447, 1988
62. Shin MS, Berland LL, Myers JL, et al: CT demonstration of an ossifying bronchial carcinoid simulating broncholithiasis. AJR Am J Roentgenol 153:51, 1989
63. Siegelman SS, Khouri NJ, Scott WW Jr, et al: Pulmonary hamartoma: CT findings. Radiology 160:313, 1986
64. Siegelman SS, Zerhouni EA, Leo FP, et al: CT of the solitary pulmonary nodule. AJR Am J Roentgenol 135:1, 1980
65. Silverberg E, Lubera JA: Cancer statistics. Cancer 37:2,4,7, 1987
66. Silverberg E, Lubera JA: Cancer statistics. Cancer 39:31, 1989
67. Skinner C, Ewen SWB: Carcinoid lung: Diffuse pulmonary infiltration by a multifocal bronchial carcinoid. Thorax 31:212, 1976
68. Steinert HC, Hauser M, Allemann F, et al: Non-small cell lung cancer: Nodal staging with FDG PET versus CT with correlative lymph node mapping and sampling. Radiology 202:441, 1997
69. Stempel DA, Volberg FM, Parker BR: Malignant histiocytosis presenting as interstitial pulmonary disease. Am Rev Respir Dis 126:726, 1982
70. Stull MA, Clark LR, Reagan K, et al: Chest case of the day. AJR Am J Roentgenol 154:1318, 1990
71. Swenson SJ, Brown LR, Colby TV, Weaver AL: Pulmonary nodules: CT evaluation of enhancement with iodinated contrast material. Radiology 194:393, 1995
72. The National Cancer Institute Cooperative Early Lung Cancer Detection Program: Summary and Conclusions. Am Rev Respir Dis 130:565, 1984
73. Wandtke JC, Plewes DB, Mcfaul JA: Improved pulmonary nodule detection with scanning equalization radiography. Radiology 169:23, 1988
74. Webb WR, Gamsu G, Stark DD, et al: Evaluation of magnetic resonance sequences in imaging mediastinal tumors. AJR Am J Roentgenol 143:723, 1984
75. Webb WR, Gatsonis C, Zerhouni EA, et al: CT and MR imaging in staging non-small-cell bronchogenic carcinoma: Report of the Radiologic Diagnostic Oncology Group. Radiology 178:705, 1991
76. Webb WR, Jensen BG, Sollitta R, et al: Bronchogenic carcinoma: Staging with MR compared with staging with CT and surgery. Radiology 156:117, 1985
77. Weisbrod GL, Chamberlain DW, Tao LC: Pulmonary blastoma: Report of 3 cases and a review of the literature. J Can Assoc Radiol 39:130, 1988
78. Weisbrod GL, Towers MJ, Chamberlain DW, et al: Thin-walled cystic lesions in bronchioalveolar carcinoma. Radiology 185:104, 1992
79. Winterbauer RH, Riggins RCK, Griesman FA, et al: Pleural pulmonary manifestations of Waldenström's macroglobulinemia. Chest 66:368, 1974
80. Woodring JH, Stelling CB: Adenocarcinoma of the lung: A tumor with a changing pleomorphic character. AJR Am J Roentgenol 140:657, 1983
81. World Health Organization: The World Health Organization Histological Typing of Lung Tumors. Am J Clin Pathol 77:123, 1982
82. Yamashita K, Matsunobe S, Tsuda T, et al: Solitary pulmonary nodule: Preliminary study of evaluation with incremental dynamic CT. Radiology 194:399, 1995
83. Yankelevitz DF, Henschke CI: Does 2-year stability imply that pulmonary nodules are benign? AJR Am J Roentgenol 168:325, 1997
84. Zerhouni EA, Boukadoum M, Siddiky MA, et al: A standard phantom for quantitative CT analysis of pulmonary nodules. Radiology 149:767, 1983
85. Zerhouni EA, Stitik FP, Siegelman SS, et al: CT of the pulmonary nodule: Cooperative study. Radiology 160:319, 1986
86. Zwiebel BR, Austin JHM, Grimes MM: Bronchial carcinoid tumors: Assessment with CT of location and intratumoral calcification in 31 patients. Radiology 179:483, 1991
87. Zwirewich CV, Vedal S, Miller RR: Solitary pulmonary nodules: High resolution CT and radiologic-pathologic correlation. Radiology 179:469, 1991

CAPÍTULO 30

Condições Pulmonares Diversas: Inflamatórias, Auto-imunes e Doenças de Causa Desconhecida ou Multifatorial

John H. Juhl e Janet E. Kuhlman

ATELECTASIA

Considerações Gerais

A atelectasia é um estado de expansão incompleta de um pulmão ou de uma parte dele — perda do volume pulmonar (colabamento). Há uma diminuição ou ausência de ar nos alvéolos. Assim, o volume do pulmão afetado diminui. Pode a atelectasia ser causada por uma obstrução brônquica ou compressão extrapulmonar por líquido, ar, tumores e similares, constituindo sempre uma lesão secundária e, pois, um sinal de doença, e não uma doença propriamente dita. Suas causas podem ser agrupadas em seis categorias gerais.

A *obstrução brônquica (atelectasia por reabsorção)* pode ser intrínseca, produzida por um tumor, corpo estranho, doença inflamatória, secreções copiosas e assim por diante. Uma pressão extrínseca sobre os brônquios, ocasionada por um tumor e por linfonodos aumentados, ou a constrição brônquica decorrente de uma doença inflamatória também podem causar tal obstrução. Em pacientes com obstrução das vias aéreas, nem sempre ocorre uma diminuição do volume em conseqüência da reabsorção dos gases alveolares. As secreções retidas podem encher os brônquios e alvéolos distalmente à obstrução em alguns pacientes. Em outros, a infecção, acompanhada de exsudato e transudato, pode encher o pulmão distalmente à obstrução. Assim, o pulmão pode manter seu volume e apresentar opacidade aumentada. Também pode haver uma ventilação colateral ou deslocamento de ar através dos poros de Kohn (nas paredes alveolares) ou dos canais de Lambert, que se estendem dos bronquíolos pré-terminais aos alvéolos. Pode haver também anastomoses diretas nas vias aéreas, possibilitando o deslocamento de ar. O ar pode, pois, ficar preso distalmente a uma obstrução das vias aéreas e não ocorrer colabamento. No deslocamento de ar colateral, em que o ar penetra no segmento obstruído com maior facilidade com que sai dele, pode ocorrer efetivamente um aumento do volume pulmonar (hiperinsuflação obstrutiva). Quando a obstrução brônquica é aguda, há geralmente alguma reposição dos gases rapidamente reabsorvidos por um transudato (líquido de edema), que pode conter uma quantidade variável de sangue.

A *atelectasia (passiva) causada por processos expansivos que podem comprimir o pulmão* ocorre em diversas condições, tais como pneumotórax, acúmulo de líquido pleural, elevação do diafragma (independentemente da causa), herniação das vísceras abdominais ao tórax e grandes tumores intratorácicos.

A *paralisia ou paresia* que acarreta uma incapacidade de expansão total do pulmão, como na poliomielite e outras doenças neurológicas, também pode causar atelectasia. Além da fraqueza dos músculos respiratórios em si, há uma incapacidade de elevar as secreções brônquicas, a qual pode ser um fator adicional de obstrução nos pacientes; entretanto, as vias aéreas geralmente se mostram pérvias.

A *restrição dos movimentos em conseqüência de uma doença ou lesão pleural* é outra causa de atelectasia. Um exemplo disso é a pleurite constritiva crônica, que causa uma diminuição no volume de um hemitórax ou parte deste, de modo que não pode haver a expansão normal. Condições agudas, como infecções pleurais e traumatismos torácicos ou abdominais superiores, também podem restringir os movimentos e ocasionar, assim, algum grau de atelectasia. Os pacientes podem ser incapazes de remover as secreções, de modo que pode estar presente um elemento obstrutivo adicional. As vias aéreas, porém, geralmente se mostram pérvias.

A *atelectasia aderente* designa a falta de ar não-obstrutiva encontrada em pacientes com inativação, diminuição ou perda do surfactante. Podem, então, ser formadas membranas hialinas nos alvéolos, como na síndrome da dificuldade respiratória dos recém-nascidos, pneumonite aguda por radiação e uremia.

A *atelectasia cicatricial* é uma perda de volume encontrada em pacientes com fibrose pulmonar local ou geral. Alguns autores preferem não considerar esta uma forma de atelectasia, ainda que haja uma perda de volume associada.

As radiografias do tórax são úteis e razoavelmente precisas em pacientes com tumores que causam obstrução brônquica e atelectasia, mas, quando a causa da atelectasia segmentar ou lobar não é estabelecida com certeza razoável nas radiografias do tórax, deve-se proceder à tomografia computadorizada (TC).[109] A aquisição de imagens por ressonância magnética (RM) pode contribuir para determinar a causa da atelectasia com base em diferenças na intensidade do sinal.[37]

Considerações Radiográficas

A alteração fundamental produzida pela atelectasia no tórax é uma diminuição do volume do segmento, lobo ou pulmão envolvido. Uma ou mais fissuras interlobares são deslocadas em direção ao lobo ou segmento sem ar. Poder-se-ão observar a aglomeração e o deslocamento dos vasos, se eles estiverem circundados por pulmão que contenha ar suficiente. Podem estar presentes broncogramas aéreos, e os brônquios podem-se encontrar deslocados. Há outros sinais radiográficos, tais como elevação do diafragma, desvio do mediastino para o lado do envolvimento, deslocamento hilar e estreitamento dos espaços intercostais. Qualquer desses sinais pode predominar num determinado

---

J. H. Juhl e J. E. Kuhlman: Department of Radiology, University of Wisconsin Medical School, Madison, Wisconsin, EUA, 53792-3252.

momento, dependendo da fixação mediastinal e diafragmática. Em alguns pacientes, o pulmão remanescente do lado envolvido apresenta tanta hiperinsuflação compensatória que não há alterações efetivas no volume do hemitórax, e poucos dos sinais mencionados encontram-se, assim, presentes. A relativa ausência de ar na parte do pulmão afetada pode ocasionar muito pouco aumento da densidade, a não ser quando aumentada por edema, sangue e/ou secreções retidas. Por esta razão, o grau de colabamento não se correlaciona necessariamente à opacidade do pulmão envolvido. A aparência clássica de vidro fosco é, muito provavelmente, causada pela opacidade produzida pelo pulmão colabado, que contém algum líquido mais ar num lobo ou segmento anterior ou posterior a ele. Tal aparência é notada mais comumente na atelectasia do lobo superior esquerdo. A opacidade é uniforme, mas tem uma característica granulada, comparada à aparência de vidro fosco, sendo, em geral, relativamente opaca medialmente, e desvanecendo-se lateralmente. São, porém, possíveis grandes variações na opacidade, dependendo da quantidade relativa de pulmão aerado, colabado e cheio de líquido. O acometimento do lobo afetado também pode aumentar sua opacidade. A opacidade pode ser completa e homogênea, quando a atelectasia envolve todo o pulmão. Tanto os brônquios como o pulmão podem ficar sem ar na atelectasia causada por uma obstrução; há, então, a ausência de um broncograma aéreo. Uma obstrução brônquica completa é pouco provável na presença de um broncograma aéreo. A ausência de um broncograma aéreo não indica necessariamente uma obstrução, mas a sugere efetivamente. Em associação ao desvio mediastinal, ocorre, com freqüência, a herniação do pulmão oposto através da linha média para o hemitórax envolvido, a qual pode tornar-se extensa na atelectasia crônica. Quando se verifica atelectasia do lobo inferior direito, a altura do hemidiafragma direito pode não ser determinada. Todavia, ocorrem geralmente gases suficientes no estômago ou no colo intestinal, para delinear o hemidiafragma esquerdo. A causa da atelectasia pode evidenciar-se na radiografia, podendo aumentar a opacidade (Fig. 30.1).

Atelectasia Lobar

Atelectasia Lobar Inferior

A atelectasia lobar inferior passa facilmente despercebida, especialmente do lado esquerdo, onde o lobo pode ficar escondido pelo coração. O ligamento pulmonar inferior fixa o aspecto medial do lobo inferior ao mediastino, de modo que o lobo inferior não migra para cima em direção ao hilo. Assim também, o ligamento mantém a base de um lobo inferior colabado em contato com o diafragma. Ocasionalmente, porém, o ligamento pulmonar inferior está incompleto, sem fixação diafragmática. Nesses casos, pode haver massa paraespinhal evidente na projeção póstero-anterior (PA), podendo, porém, não ser visível na tomada lateral, e o hemidiafragma não é obscurecido posteriormente pela densidade adjacente geralmente existente na atelectasia lobar inferior. Tal variação geralmente ocorre do lado esquerdo. Quando não existem aderências pleurais, o lobo envolvido move-se medialmente e acaba por formar um triângulo bastante estreito, com o ápice na região do hilo e a base no diafragma. Na projeção lateral, o primeiro sinal de diminuição no volume de um lobo inferior é o deslocamento descendente e posterior da fissura interlobar principal. Posteriormente, com o aumento na quantidade de atelectasia, a opacidade do lobo em atelectasia pode obliterar a sombra do aspecto posterior do lado afetado. Se o lobo colabado se mostrar suficientemente denso (por exemplo, secreções retidas, líquido), a silhueta aórtica inferior e a linha paraespinhal poderão ser apagadas na tomada PA; na projeção lateral, a densidade do lobo colabado aumentará a densidade das vértebras torácicas inferiores, de modo que elas se tornarão tão densas quanto as vértebras torácicas superiores ou um pouco mais densas que elas. Os sinais de deslocamento mediastinal — deslocamento descendente do hilo ipsilateral que pode ser oculto pelo colabamento, elevação diafragmática e diminuição no tamanho do tórax ósseo — podem estar presentes em graus variáveis ou ser ausentes. Quando ausentes, há geralmente uma hiperinsuflação compensatória do lobo superior à esquerda ou dos lobos superior e médio à direita suficiente para alertar o observador quanto à possibilidade de colabamento lobar. Se a radiografia tem penetração suficiente, a sombra triangular do lobo inferior esquerdo colabado mostra-se geralmente delineada atrás do coração na projeção frontal. O colabamento lobar inferior direito causa geralmente uma sombra semelhante na base medial direita, que pode obliterar o ângulo cardiofrênico. Na tomada lateral, a veia cava inferior pode ser obliterada, e a densidade do lobo simular aquela da presença de líquido na fissura principal.

Kattan[39] descreveu alterações mediastinais superiores e aórticas na atelectasia lobar inferior. No colabamento lobar inferior direito, pode haver um *sinal do triângulo superior*, o que é causado por um desvio para a direita do triângulo anterior, consistindo nas linhas pleuromediastinais

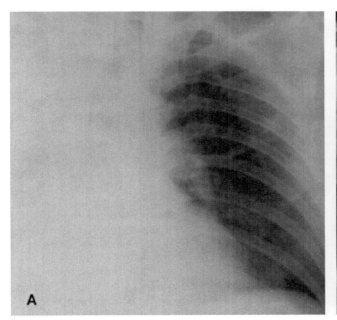
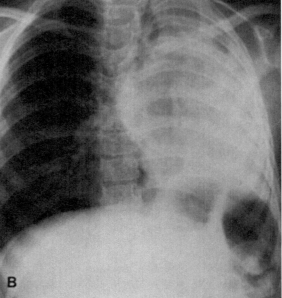

FIG. 30.1 Atelectasia extensa. **A**: Há um desvio para a direita da traquéia maldelineada e uma densidade praticamente total no pulmão direito. O coração também está desviado para a direita. **B**: Atelectasia do pulmão esquerdo. Neste paciente, verifica-se um desvio acentuado das estruturas mediastinais para a esquerda, elevação do hemidiafragma esquerdo e muito pouco ar no pulmão esquerdo em atelectasia.

anteriores direita e esquerda lateralmente e a clavícula acima. As linhas convergem abaixo como a linha de junção anterior. O triângulo contém tecido tímico, linfóide e areolar, e não é muito denso. Embora possa deslocar-se para a esquerda ao colabamento do lobo inferior esquerdo, ele é oculto pela aorta.

Na atelectasia lobar inferior esquerda grave, o coração desloca-se para a esquerda e pode sofrer uma rotação em sentido horário, de tal maneira que a aparência é aquela de uma pequena rotação oblíqua anterior direita do coração (sinal da cintura chata).[39] A obliteração do topo do botão aórtico (sinal do topo do botão) também pode ocorrer na atelectasia lobar inferior esquerda. O aspecto lateral do mediastino superior esquerdo é contínuo com a borda esquerda do pericárdio, abaixo do botão aórtico.

Do lado direito, as estruturas vasculares, que consistem na artéria pulmonar descendente direita, a veia pulmonar superior que cruza com ela, a artéria do lobo médio e artérias ao segmento superior do lobo inferior, formam pontos de convergência nítidos no hilo. Já as artérias lobares superiores direitas formam um ponto de convergência não tão nítido acima deste nível. Na presença de uma atelectasia do lobo superior direito, há apenas um ponto de convergência. O mesmo ocorre no colabamento do lobo inferior direito. Por esta razão, o colabamento lobar é sugerido na presença de um ponto de convergência vascular à direita. O sinal não se aplica ao lado esquerdo, onde há apenas um ponto de convergência.[23]

Atelectasia do Lobo Médio

A atelectasia do lobo médio pode ser completa ou incompleta. Quando este lobo diminui de volume, a fissura interlobar secundária move-se para baixo; ela e a fissura primária podem ser delineadas por contraste com o pulmão denso entre elas na projeção lateral. O lobo médio também tende a mover-se medialmente, de modo que na tomada PA uma sombra triangular aparece medialmente acima do diafragma. Sua base é no mediastino, e o ápice aponta para a parede torácica lateral. Quando a atelectasia se torna completa, o lobo pode reduzir-se a um tamanho muito pequeno, podendo ser difícil vê-lo claramente na projeção PA. A opacidade causada pelo lobo em atelectasia obscurece a margem cardíaca direita. A tomada lateral é confirmatória nos casos em que se nota este obscurecimento. Na tomada lateral, são mostrados, com facilidade, graus variáveis de colabamento. A aparência é a de um triângulo denso, cujo ápice se encontra no hilo ou próximo a ele, e cuja base aponta para baixo e anteriormente. As bordas superior e inferior deste triângulo denso podem ser ligeiramente côncavas.

O colabamento do segmento lateral não causa, por si só, o obscurecimento da margem cardíaca direita. Em geral, não há desvio mediastinal discernível, deslocamento hilar, alteração do hemidiafragma direito ou hiperinsuflação compensatória detectável dos lobos superior e inferior, devido ao pequeno volume do lobo médio em comparação com os lobos superior e inferior.

Atelectasia Lobar Superior

Na atelectasia lobar superior, a aparência radiográfica depende da presença ou ausência de aderências entre as pleuras visceral e parietal. Quando presentes, as aderências podem manter todo o lobo ou parte dele em sua posição normal; este colabamento periférico do lobo superior pode simular um acometimento pleural local ou um derrame pleural localizado, especialmente em lactentes. As margens do lobo colabado são delineadas pelo lobo inferior hiperinsuflado. A TC pode ser útil nos casos em que há dificuldade diagnóstica[22] (Fig. 30.2). Se não houver

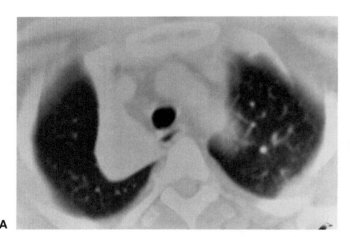

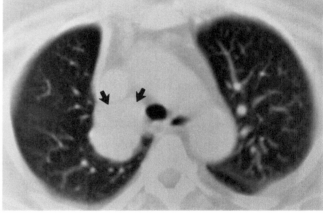

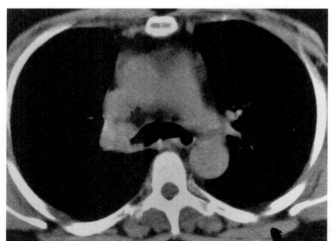

FIG. 30.2 A até C: Atelectasia do lobo superior direito — aparência na tomografia computadorizada (TC). A TC mostra o colabamento do lobo superior direito em conseqüência da obstrução do brônquio lobar superior direito por uma grande massa tumoral (*setas*), a qual mostrou ser um tumor carcinóide.

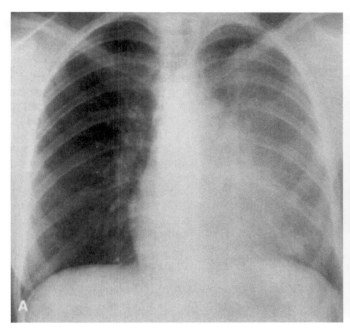 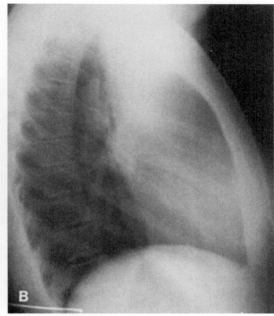

FIG. 30.3 Atelectasia do lobo superior esquerdo. **A**: Note a opacidade à esquerda, que tende a desvanecer-se em direção à periferia. A borda cardíaca esquerda encontra-se obscurecida, de modo que o coração não está definido com clareza. **B**: Uma tomada lateral mostra que a opacidade é anterior. Veja que o lobo inferior se estende até o ápice, acima do lobo superior em atelectasia parcial, o que se manifesta, na projeção frontal, pela aeração relativamente normal na extremidade do ápice esquerdo.

aderências, o lobo tenderá a encolher de maneira uniforme e a mover-se em direção ao hilo.

Na *atelectasia do lobo superior direito*, o primeiro sinal é a elevação da fissura interlobar. Nos casos em que não há aderências laterais, o aspecto inferior da fissura torna-se côncavo, com a elevação da fissura menor em seu aspecto central. Pode haver um pequeno aumento da opacidade do lobo na presença de líquido em seu interior. Com o colabamento progressivo, o lobo encolhe-se e se achata contra o ápice e o mediastino superior. A aderência parcial do lobo numa área ou noutra pode alterar o contorno geral, de modo que é possível uma variedade considerável de formas. Na tomada lateral, a fissura principal tende a mover-se anteriormente com o aumento da atelectasia, sendo geralmente visível; o deslocamento ascendente da fissura menor também pode ser delineado nesta projeção. Entretanto, pode ser difícil ou impossível identificar o lobo superior em atelectasia na tomada lateral. O lobo médio move-se para cima anteriormente, e o lobo inferior faz o mesmo posteriormente. Seu segmento superior pode ocupar efetivamente o ápice e efetuar uma rotação para a frente, até situar-se à maneira de um gorro sobre o lobo superior colabado, o que pode, ocasionalmente, ser delineado na projeção lateral, podendo ser predito pela aparência do pulmão normalmente aerado ou hiperaerado no ápice, acima do lobo superior em atelectasia, mais denso, na projeção frontal. Os sinais de deslocamento mediastinal e traqueal em direção ao lado envolvido, elevação do hemidiafragma e hilo direitos, assim como diminuição do tamanho do hemitórax, ocasionando o estreitamento dos espaços intercostais, podem ocorrer também em graus variáveis, mas a hiperinsuflação compensatória dos lobos médio e inferior pode ser suficiente para que nenhum dos outros sinais esteja presente. O deslocamento mediastinal pode ser uma característica proeminente nos casos em que há aderências extensas fixando o lobo superior à pleura parietal lateral. O hilo também pode-se encontrar elevado e retraído para o lado ipsilateral nesses casos. Numa atelectasia relativamente completa e sem aderências, a sombra do lobo superior tende a mover-se em direção ao hilo e ao mediastino superior. Do lado direito, ela pode assemelhar-se a um pequeno alargamento mediastinal e, às vezes, pode ficar tão pequena que se torna difícil reconhecê-la.

Kattan e colaboradores[40] descreveram uma elevação local do diafragma, o *pico justadiafragmático*, vista nas radiografias PA como uma pequena sombra que se projeta para cima a partir do ponto mais alto da abóbada do diafragma. A forma varia de um pico de base estreita a uma tenda ampla, sendo, às vezes, mais arredondada que angular. Um pico semelhante pode ser causado por uma fissura inferior acessória ou por uma projeção tangencial do aspecto medial da fissura principal, de modo que a diferenciação deve ser auxiliada por outros sinais de atelectasia em alguns pacientes. A causa não foi estabelecida com certeza, mas pode ser que uma pequena extensão da pleura basal, com ou sem uma cunha de tecido pulmonar, seja puxada para cima pela pressão intratorácica negativa que aumenta ao ocorrer o colabamento lobar.

A *atelectasia do lobo superior esquerdo* assemelha-se um pouco àquela do lobo superior direito, mas o lobo move-se superior, medial e anteriormente, e não superior e anteriormente, sendo mais difícil reconhecer a alteração inicial na projeção frontal, por não haver a fissura interlobar menor. Uma opacidade de vidro fosco é útil, quando há líquido suficiente para produzi-la no lobo colabado. A fissura principal tende a mover-se para a frente na tomada lateral; e a opacidade produzida pelo colabamento é notada anteriormente, ocupando a língula uma posição semelhante àquela do lobo médio à direita. O lobo parcialmente colabado tende a ser mais estreito inferiormente devido ao menor volume ocupado pela língula, bem como a estender-se para cima e para a periferia (Fig. 30.3). Às vezes, o lobo inferior hiperinsuflado pode estender-se para a frente medialmente a um lobo inferior esquerdo colabado, produzindo aí uma área transparente claramente definida medialmente ao lobo superior em atelectasia, mais opaco. Os sinais secundários do desvio mediastinal — deslocamento hilar e mediastinal, assim como hiperinsuflação compensatória — podem ser um pouco mais intensos que no caso do colabamento lobar superior direito devido à diferença de volume. O pico justafrênico pode estar presente. A perda de volume produz um desvio do mediastino semelhante àquele notado no acometimento do lobo superior direito, exceto por ser na direção oposta. Quando o colabamento ocorre num paciente com uma patologia inflamatória pulmonar crônica, como a tuberculose, há freqüentemente um grau considerável de acometimento pleural associado e fibrose com a contração do pulmão. É, então, difícil avaliar o lobo ou o segmento afetado nas projeções de rotina. Nesses casos, a TC pode ser necessária para o estudo da anatomia segmentar (Fig. 30.4).

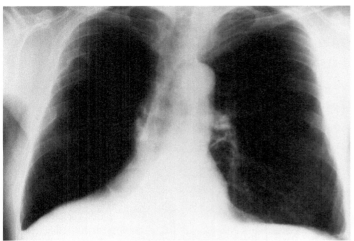
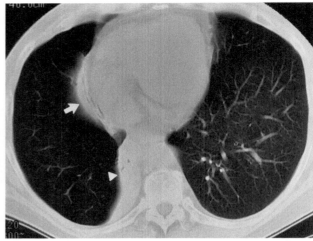

FIG. 30.4 A: Radiografia do tórax que mostra a hiperexpansão compensatória do lobo superior direito, com atelectasia do lobo médio e do lobo inferior direito. **B**: A tomografia computadorizada confirma a atelectasia do lobo médio (*seta*) e a atelectasia do lobo inferior direito (*ponta de seta*).

Atelectasia Segmentar

Muitas vezes é possível verificar, com um grau razoável de precisão, o segmento afetado pelo colabamento segmentar, pois a área de opacidade produzida pela atelectasia situa-se na área geral ocupada por este segmento na ausência de uma doença pulmonar associada, ocasionando distorções graves. Pode-se estabelecer o local da opacidade e verificar sua relação com as fissuras interlobares pelo uso das projeções frontal, lateral e oblíqua, conforme o necessário. A fissura tende a arquear-se em direção ao local da atelectasia; na atelectasia do segmento anterior do lobo superior direito, por exemplo, a fissura interlobar secundária eleva-se centralmente, indicando que o volume deste lobo diminuiu, e na tomada lateral a densidade situa-se anteriormente. As mesmas regras aplicam-se aos segmentos lobares inferiores, mas é muito difícil identificar com precisão os segmentos basais (Fig. 30.5). A TC pode ser útil em caso de dúvida.

Atelectasia Focal (em Placa ou Lobular)

Uma pequena área de atelectasia pode ocorrer, quando se verifica a obstrução de um pequeno brônquio subsegmentar, o que produz uma fina linha horizontal ou placa, vista mais comumente na parte basal do pulmão, onde ocorre com freqüência. Essas pequenas áreas de atelectasia são designadas como atelectasias "em placa", "discóides" ou "lobulares", variando quanto ao tamanho e, às vezes, não podendo ser distinguidas das pequenas áreas de fibrose. Em alguns casos, tais opacidades lineares são causadas por uma combinação de colabamento subpleural do pulmão mais uma invaginação da pleura sobrejacente. Elas tendem a ocorrer em áreas de fendas pleurais, indentações, cicatrizes e fissuras incompletas — todas locais de invaginação pleural preexistente. Embolias pulmonares estão presentes em muitos pacientes com atelectasia focal, mas as áreas de atelectasia não constituem infartos ou vasos ocluídos, sendo provável que a atelectasia focal indique, muitas vezes, uma atelectasia periférica mais generalizada do que se evidencia nas radiografias. Ela pode, portanto, indicar um distúrbio maior da ventilação que o evidente.[104] As radiografias expostas em intervalos freqüentes mostram o desaparecimento ou a mudança da deposição das áreas lineares de densidade, e o diagnóstico de atelectasia focal é confirmado, quando isto se evidencia. A extensão do pulmão afetado pode ser pequena, de modo que o achado pode ter pouca significação clínica, mas, conforme indicado anteriormente, ele indica, efetivamente, uma ventilação deficiente na área. Quando observado pós-operatoriamente, tal achado mostra que a aeração é incompleta e que há, provavelmente, um acúmulo de secreções que causam a obstrução de alguns dos brônquios subsegmentares basais.

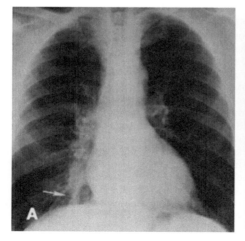
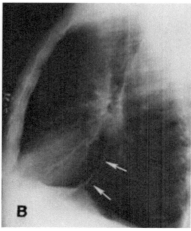

FIG. 30.5 Atelectasia segmentar. **A**: Há uma atelectasia parcial do segmento anterior do lobo inferior direito, produzindo uma opacidade irregular e maldelimitada na base medial direita (*seta*). **B**: Na tomada lateral, a opacidade é imediatamente posterior à fissura principal, que se encontra arqueada para trás (*setas*). Um broncograma revelou a obstrução do brônquio segmentar basal anterior no paciente.

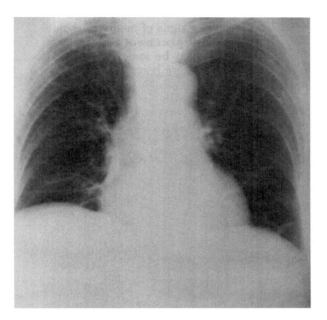

FIG. 30.6 Atelectasia focal ou linear em placa. Note as opacidades horizontais na região inferior de ambos os pulmões, as quais desapareceram em uma semana. Às vezes, pode haver no pulmão uma fibrose linear que pode simular uma atelectasia focal.

A restrição dos movimentos do diafragma e a elevação dele são outros fatores na produção de tal tipo de atelectasia (Fig. 30.6).

É fundamental lembrar que a atelectasia causa uma área de maior opacidade devido a uma combinação de falta de ar ou relativa ausência de aeração e algum líquido no segmento, lobo ou pulmão afetado, e que a conseqüente redução do volume pode ser compensada por uma diminuição no volume total do hemitórax envolvido ou por um aumento no volume do lobo ou segmentos não-afetados.

A atelectasia isolada crônica do lobo médio é descrita e denominada *síndrome do lobo médio*. Embora seja considerada geralmente como causada por doenças inflamatórias, vários estudos indicaram uma incidência elevada de condições malignas. Num estudo de 135 pacientes, verificou-se que 43% tinham tumores malignos, de modo que a atelectasia persistente do lobo médio é potencialmente causada por condições malignas, devendo ser tratada como tal.[10]

Atelectasia Arredondada (Pulmão Dobrado)

A atelectasia arredondada foi descrita, originalmente, na Europa e, mais recentemente, na literatura norte-americana.[35] Esta lesão forma-se em pacientes com derrame pleural, tais como aqueles com acometimento pleural relacionado ao asbesto. É produzida uma densidade tipo massa tumoral, que deve ser diferenciada dos tumores pleurais e pulmonares. A massa tumoriforme é formada, quando uma região parcialmente aerada do parênquima periférico flutua sobre um derrame pleural, e uma seção colabada forma um sulco, fenda ou dobra na superfície pulmonar. O pulmão flutuante inclina-se e formar-se-ão aderências, se esta parte for levantada pelo líquido. Quando o líquido é eliminado, massa arredondada de pulmão em atelectasia permanece aderida à pleura. As aderências fazem o pulmão inclinado permanecer em atelectasia. O pulmão normal reexpande-se, então, em torno da massa na regressão da doença pleural. Às vezes, a atelectasia arredondada retrai-se centralmente, sendo circundada por pulmão aerado. Algumas lesões persistem; outras regridem gradativamente.

Nas radiografias simples, há evidências de acometimento pleural, bem como massa redonda ou oval de base pleural que varia de 2,5 a 5 cm de diâmetro. Uma convergência de vasos e brônquios, assemelhando-se à cauda de um cometa, pode ser observada penetrando na massa. A TC pode ser necessária para a confirmação do diagnóstico.[24,60] Os sinais TC incluem a presença de massa periférica redonda ou em forma de cunha fazendo contato com o espessamento e/ou derrame pleural adjacente. Brônquios e vasos são vistos atravessando a massa ou curvando-se em sua direção (o sinal da "cauda de cometa" ou do "aspirador de pó"). A atelectasia arredondada pode apresentar intensificação pelo contraste, por constituir pulmão colabado enrolado sobre si mesmo[48,86,89,94,105] (veja a Fig. 27.11 no Cap. 27).

Às vezes, a massa pode ser irregular, lobulada e maldefinida, de modo que deve-se suspeitar dela em pacientes com massa justapleural e evidências de acometimento pleural.[19]

Tomografia Computadorizada do Colabamento Lobar

Nos casos em que os achados nas radiografias simples são atípicos ou duvidosos, o pulmão colabado associa-se a massa tumoral pulmonar, há líquido obscurecendo o pulmão ou é necessário acompanhar os pacientes que apresentam tumor pulmonar e atelectasia, a TC pode ser útil para a avaliação mais a fundo.[69,70,77] O colabamento lobar causa uma hiperinsuflação compensatória, que geralmente pode ser identificada na TC, exceto na atelectasia do lobo médio, em que a perda de volume é tão pequena que se verifica pouca hiperinsuflação dos outros lobos. Este é, portanto, um achado comum no colabamento de todos os lobos, exceto o lobo médio.

Na *atelectasia lobar inferior* (veja a Fig. 30.4), a borda lateral do lobo colabado mostra-se côncava ou reta na parte superior e convexa ou côncava inferiormente, de modo que uma convexidade superiormente indica massa tumoral associada. O lobo colaba póstero-medialmente e geralmente mantém contato com o diafragma, quando o ligamento pulmonar está completo. Se o ligamento pulmonar inferior estiver incompleto, o lobo poderá colabar em direção ao hilo. A fissura principal é deslocada medialmente, e o mediastino é desviado para o lado da lesão. Pode-se identificar uma hiperinsuflação compensatória em contraste com o pulmão oposto normal. Na presença de líquido pleural, o lobo colabado pode ser circundado pelo líquido, que pode não ser tão denso quanto este.

Quando há o colabamento do *lobo médio* (veja a Fig. 30.4), a configuração é triangular, com o ápice dirigido lateralmente. O triângulo é pequeno ao nível hilar e seu aspecto inferior. O volume do triângulo de densidade aumenta, quando o lobo se encontra alto (em rotação ou voltado para cima). O triângulo diminui, quando o lobo se encontra baixo (em rotação inferior); por ter uma posição mais vertical, ele é visto em mais planos TC que no caso da posição mais horizontal (em rotação para cima). São possíveis muitas variações na posição deste lobo, quando ele apresenta atelectasia, especialmente se há distorções secundariamente a aderências.

O *lobo superior direito* (veja a Fig. 30.2) colaba em direção ao mediastino e pode mover-se, em grau variável, em direção à parede torácica anterior e ao ápice pulmonar. Ele aparece como massa no aspecto ântero-medial da parte superior do tórax na TC. Se um tumor estiver presente no lobo, haverá uma convexidade do aspecto póstero-lateral do lobo; o tamanho e a localização da convexidade são indicativos do tamanho e localização do tumor. Ao colabar-se, o *lobo superior esquerdo* tende a mover-se anterior e medialmente, podendo mover-se superiormente, de modo que aparece como uma densidade ântero-medial na TC. Aderências pleurais também podem alterar a posição de qualquer lobo colabado, de modo a produzir uma aparência atípica. Quando o lobo superior colaba perifericamente numa posição anterior, o segmento superior do lobo inferior pode mover-se anteriormente entre o lobo superior e o mediastino, produzindo um triângulo radiotransparente medialmente ao aspecto posterior do lobo superior. Esta radiotransparência pode aparecer, na radiografia PA, como uma listra entre o arco aórtico e o lobo colabado. Em conseqüência, o arco aórtico é definido com muita clareza. O colabamento lingular isolado é geralmente contra a borda esquerda do coração.

Os tumores endobrônquicos podem ser identificados na luz de um brônquio em muitos pacientes com *atelectasia obstrutiva* (veja a Fig. 30.2). O diagnóstico de uma neoplasia é feito com mais certeza, quando se usa uma dose maciça de material de contraste (bolo), para ajudar na definição do tumor. O exame TC espiral usando colimação estreita e reconstrução em cortes superpostos, obtidos durante uma única suspensão da respiração, consegue uma detecção TC ótima das lesões endobrônquicas menores. Não se pode, porém, diferenciar os tumores benignos das condições malignas. Tampões mucosos que causam obstrução geralmente podem ser identificados devido ao padrão de ramificação da opacidade intrabrônquica, e a parede do brônquio destaca-se claramente do tampão mucoso.

Na atelectasia não-obstrutiva, a TC é útil para demonstrar se estão pérvios brônquios identificados por uma avaliação cuidadosa da árvore brônquica na área afetada. O colabamento secundário a um derrame pleural pode ser visto, e qualquer massa pleural subjacente pode ser detectada. Na *atelectasia cicatricial*, o pulmão mostra-se freqüentemente distorcido; por esta razão, a TC pode fornecer informações valiosas a respeito da localização do colabamento, da ausência de massas endobrônquicas e da freqüente associação à bronquiectasia.

Atelectasia e Torção Pulmonar

A atelectasia geralmente está presente, quando ocorre a torção do pulmão, uma complicação rara que se verifica após um pneumotórax traumático ou uma cirurgia torácica. Ocasionalmente, ela aparece espontaneamente.[28,64] Os sinais radiográficos incluem (1) um lobo colabado ou consolidado numa posição fora do comum; (2) deslocamento hilar numa direção inadequada para o lobo envolvido; (3) alteração na posição e alcance normais dos vasos pulmonares; (4) opacificação rápida do lobo envolvido após um trauma ou cirurgia; (5) alteração acentuada (geralmente opacificação) do lobo envolvido em radiografias seqüenciais. Quando se suspeita da condição nas radiografias do tórax, a TC geralmente é indicada, caso haja alguma dúvida quanto ao diagnóstico, porque a mortalidade será muito provável, se a fixação cirúrgica demorar a ser feita.

A angiografia pulmonar também pode ser útil, podendo ser diagnóstica.[66] Os achados incluem o enchimento demorado e a diminuição do calibre das artérias do lobo envolvido, assim como o pouco enchimento das veias, exceto pelo possível enchimento retrógrado de um curto segmento do coto venoso próximo ao coração. Os meios de contraste tendem a ser eliminados muito lentamente do lobo envolvido.

Quando o lobo médio colaba após uma lobectomia superior direita, os achados podem ser semelhantes àqueles da torção lobar, de modo que, nos pacientes, é necessária a observação clínica atenta.[88]

IMUNIDADE ALTERADA E O PULMÃO

O sistema imune é constituído de linfócitos: as células B (derivadas da bolsa) e T (derivadas do timo). As células B secretam imunoglobulinas, sendo responsáveis pela imunidade humoral. As imunoglobulinas são IgG, IgA, IgM, IgE e IgD. O linfócito T ou célula T é responsável pela imunidade celular. As respostas imunes classificam-se em quatro tipos. O tipo I é a resposta dependente da IgE, em que o anticorpo é E. Há um teste cutâneo imediato, sendo os exemplos a asma extrínseca e a anafilaxia. O tipo II envolve anticorpos com especificidade tecidual; os anticorpos são G e M. Um exemplo clínico é a síndrome de Goodpasture. O tipo III consiste em imunocomplexos. Os anticorpos são G e M, sendo exemplos clínicos a alveolite extrínseca produzida por pós orgânicos e não-orgânicos e as alveolites intrínsecas, tais como as doenças vasculares do colágeno e a alveolite fibrosante. Os três primeiros constituem exemplos de respostas imunes humorais. O tipo IV é a resposta celularmente mediada (hipersensibilidade retardada), de que são exemplos clínicos as infecções intracelulares, a rejeição de enxertos e a supressão de cânceres.[80] Algumas das condições aqui mencionadas são descritas, com maiores detalhes, nas seções que se seguem.

Hemorragias Pulmonares

As hemorragias pulmonares podem ser classificadas como focais ou difusas. As causas da hemorragia pulmonar focal são as infecções (como a tuberculose), as bronquiectasias, as bronquites crônicas e os tumores. Os pacientes com hemorragias pulmonares focais apresentam geralmente (embora não invariavelmente) hemoptises, e a radiografia do tórax nada apresenta digno de nota ou não é diagnóstica em 40% dos casos. Quando são vistas, as anormalidades consistem em uma opacidade ou consolidação focal do espaço aéreo, atelectasia e massa tumoral ou cavidade.[76] A avaliação adicional pela TC é freqüentemente indicada em casos ocultos, podendo revelar uma bronquiectasia, tuberculose ou lesão endobrônquica não-suspeitada. Muitas vezes, porém, as radiografias simples, a TC e a broncoscopia não conseguem determinar a causa da hemoptise.

As hemorragias pulmonares difusas caracterizam-se tipicamente por um acometimento bilateral do espaço aéreo, que apresenta freqüentemente uma aparência de vidro fosco nas radiografias do tórax e na TC (Fig. 30.7). Os pacientes apresentam, como manifestações iniciais, hemoptises e dispnéia, podendo ter uma anemia ferropriva, se os episódios forem recorrentes. A broncoscopia com lavagem broncoalveolar revela tanto evidências de hemorragias recentes nos espaços aéreos como uma abundância de macrófagos cheios de hemossiderina nos espaços aéreos e no interstício.[76] As causas da hemorragia pulmonar difusa incluem a doença de Goodpasture (doença da membrana basal antiglomerular), doenças vasculares do colágeno ou doenças auto-imunes, como lúpus eritematoso sistêmico (LES) ou granulomatose de Wegener; hemossiderose pulmonar idiopática; distúrbios hemorrágicos; reações a drogas; infecções; e tumores.[76,107]

Síndrome de Goodpasture

A síndrome de Goodpasture é uma doença auto-imune em que foram demonstrados anticorpos circulantes contra a membrana basal alveolar e a membrana basal glomerular. Em contraste com a hemossiderose pulmonar idiopática, ela ocorre em adultos jovens e tem predominância masculina de 7:1 ou 8:1.

A síndrome de Goodpasture caracteriza-se por episódios de hemorragia pulmonar difusa, glomerulonefrite renal e anticorpos circulantes antimembrana basal glomerular. Os achados radiográficos e TC torácicos clássicos incluem uma consolidação bilateral do espaço aéreo periilar ou uma opacidade de vidro fosco que poupa os ápices e ângulos costofrênicos. Como é típico da hemorragia pulmonar por qualquer causa, o acometimento do espaço aéreo desaparece rapidamente em alguns dias, mas depois pode dar lugar a um padrão reticular de opacidades lineares e espessamento dos septos interlobulares na resolução da hemorragia aguda. Já foram relatadas manifestações atípicas, tais como um acometimento assimétrico do espaço aéreo e radiografias do tórax normais. Deve-se suspeitar do diagnóstico, ao ocorrer uma combinação de hemoptise e doença renal num jovem do sexo masculino. O diagnóstico é confirmado pela identificação do anticorpo no soro ou a coloração imunofluorescente apropriada da membrana basal na biópsia renal. O tratamento é com corticosteróides em altas doses e plasmaferese.[76]

HEMOSSIDEROSE PULMONAR IDIOPÁTICA

Hemossiderose é um termo usado para indicar a presença de macrófagos cheios de hemossiderina, depositados nos alvéolos em tecidos intersticiais do pulmão. A causa não foi estabelecida, mas algum mecanismo imunológico é uma possibilidade clara. Há uma lesão na região da membrana alveolocapilar, que possibilita o vazamento de sangue para o interstício e, finalmente, para o espaço alveolar do pulmão, o que se manifesta por episódios recorrentes de doença aguda, em que ocorrem dispnéia, cianose e fraqueza, juntamente com tosse, hemoptises e dores torácicas. O ataque dura alguns dias ou semanas, antes de remitir. Os episódios recorrentes de sangramento acabam por produzir alterações radiográficas acentuadas. O prognóstico geralmente é sombrio, embora a doença possa evoluir muito lentamente em alguns pacientes. Ela é um pouco mais comum em crianças que em adultos. Em crianças, não existe preponderância de sexo, mas, quando a condição ocorre em adultos, há uma preponderância masculina de cerca de 2:1 ou 3:1.

Os achados radiográficos, na fase aguda, são aqueles da hemorragia alveolar, que causa opacidades alveolares esparsas disseminadas resolvendo-se gradualmente num período de alguns dias. O depósito residual de hemossiderina no interstício produz um espessamento que aparece

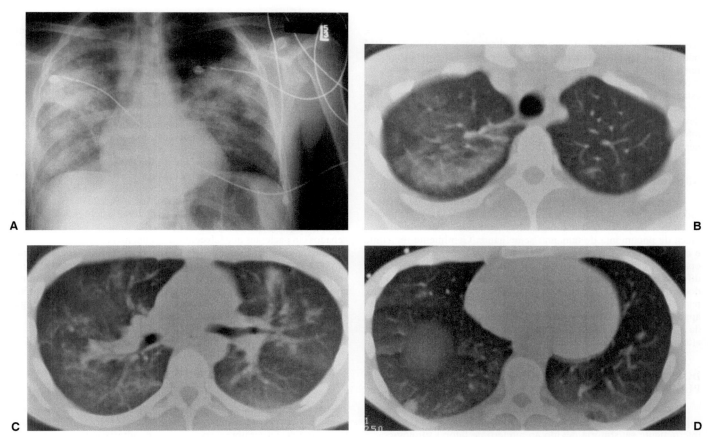

FIG. 30.7 A até D: Hemorragia pulmonar — radiografia do tórax e exame tomográfico computadorizado (TC) num homem de 20 anos com hemoptises. A radiografia do tórax mostra infiltrados alveolares bilaterais esparsos leves. A TC demonstra extensas opacidades de vidro fosco causadas por hemorragias pulmonares e um pequeno nódulo na base pulmonar direita. O diagnóstico diferencial da hemorragia pulmonar difusa pode incluir síndrome de Goodpasture, granulomatose de Wegener, hemossiderose pulmonar e diáteses hemorrágicas.

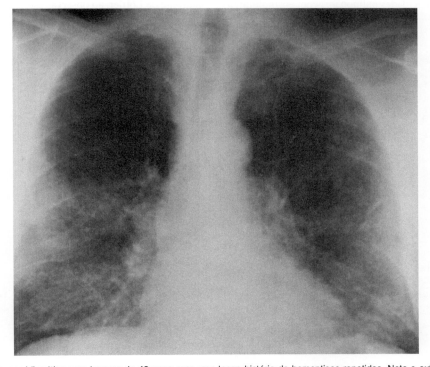

FIG. 30.8 Hemossiderose pulmonar idiopática num homem de 42 anos com uma longa história de hemoptises repetidas. Note o extenso acometimento intersticial, algo linear na parte superior do pulmão e reticulonodular nas partes central e basal dos pulmões. Há hipertensão arterial pulmonar, manifestada por grandes artérias pulmonares centrais.

radiograficamente como um aumento da trama intersticial, produzindo uma aparência reticular ou reticulonodular (Fig. 30.8). O diagnóstico é feito correlacionando a história clínica às alterações radiográficas. A RM pode ser útil[83] para demonstrar a presença de depósitos generalizados de ferro férrico por todo o pulmão, o que pode eliminar a necessidade de biópsia ou outros métodos invasivos, especialmente nos pacientes em estado crítico. Já foi relatada uma associação à doença celíaca, mas não se estabeleceu um elo patogenético entre as duas doenças.[73] A doença deve ser diferenciada de várias outras doenças que causam alterações intersticiais disseminadas desse tipo e de outras doenças que provocam hemorragias pulmonares.

Alterações Pulmonares após Hemoptises

Quando ocorrem hemoptises e é aspirado sangue, os achados radiográficos variam de acordo com a quantidade e a distribuição do sangue. É produzida uma opacidade comparável àquela de uma placa de pneumonia de tamanho semelhante. Geralmente indistinta e maldelimitada, ela pode ser local ou amplamente disseminada. A opacidade geralmente se resolve em dois ou três dias, o que ajuda a diferenciar a hemorragia das doenças inflamatórias. Evidências da doença que causou a hemoptise podem ou não estar presentes. Em pacientes com contusões pulmonares que causam hemorragias, pode aparecer massa relativamente bem-definida (hematoma), que difere da alteração mais difusa observada em pacientes com hemoptises, alterando-se mais lentamente.

DOENÇA PULMONAR EOSINOFÍLICA — INFILTRADOS PULMONARES COM EOSINOFILIA (IPE)

A doença eosinofílica inclui um grupo de doenças muito heterogêneo. Várias classificações têm sido usadas, nenhuma das quais inteiramente satisfatória devido ao número de fatores etiológicos, à diversidade das síndromes clínicas e ao fato de que a eosinofilia tecidual ocorre em alguns pacientes, a eosinofilia sanguínea em outros e em outros, ainda, tanto a eosinofilia tecidual como a sanguínea.[20A] Uma das classificações é denominada *síndrome IPE*. Há cinco categorias principais: (1) síndrome de Löffler; (2) pneumonia eosinofílica crônica ou uma forma crônica de opacidades pulmonares com eosinofilia; (3) IPE crônica com asma; (4) eosinofilia tropical; e (5) poliarterite ou vasculite em associação a opacidades pulmonares, a parte predominante da doença. Pode haver muitas manifestações em outros órgãos e sistemas na poliarterite.[52]

Síndrome de Löffler (Infiltração Pulmonar Transitória com Eosinofilia, Pneumonia Eosinofílica Aguda)

A síndrome de Löffler consiste em opacidades pulmonares transitórias associadas a eosinofilia. Geralmente, os portadores são indivíduos alérgicos, e a doença é considerada como constituindo uma reação pulmonar a diversos antígenos. Os sintomas são geralmente leves e consistem em tosse, mal-estar, febre baixa, dispnéia com roncos e sibilos ocasionais, leves dores torácicas e um gosto metálico na boca. A condição associa-se a uma eosinofilia, que varia de 10% a 70%, e geralmente também há leucocitose. A quantidade de material patológico disponível é pequena, porque esta é uma condição relativamente benigna, mas os achados em pacientes que faleceram acidentalmente consistem em uma pneumonia eosinofílica em que o envolvimento é tanto intersticial como alveolar. Há também algum edema pulmonar associado, provavelmente secundário ao aumento da permeabilidade dos capilares. A pneumonia eosinofílica aguda pode, porém, causar uma insuficiência respiratória não-infecciosa. Embora os sintomas possam ser graves, a doença geralmente responde rapidamente aos corticosteróides.[4]

Achados Radiográficos

A doença produz opacidades maldelimitadas que podem ser solitárias ou múltiplas, unilaterais ou bilaterais. O volume do pulmão afetado varia consideravelmente, e as áreas individuais de envolvimento são esparsas e geralmente maldelimitadas, assemelhando-se a uma pneumonia por outras causas, mas sendo peculiares, porque as densidades homogêneas são geralmente periféricas, e a alteração rápida é a regra. Não é raro observar a resolução total ou parcial numa área, bem como a progressão em outra área do mesmo pulmão ou do pulmão oposto. Em casos graves, a consolidação pulmonar pode ser extensa e bilateral. Sem terapia, as alterações podem ser muito lentas. Às vezes, os achados permanecem estáveis durante horas. Pode-se fazer o diagnóstico de síndrome de Löffler, ao observar esta opacidade em constante altera-

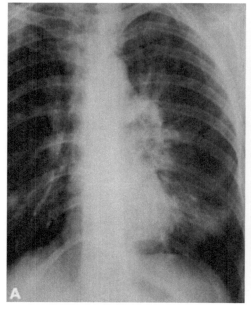
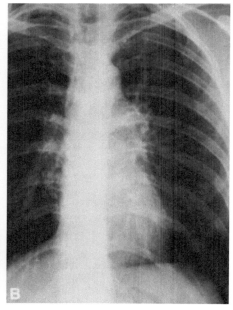

FIG. 30.9 Pneumonia eosinofílica (pneumonia de Löffler). **A**: Note o acometimento esparso maldelimitado nas regiões central e inferior do pulmão esquerdo, com um grau menor de acometimento superiormente. **B**: O exame 15 dias depois mostra que a doença se resolveu. O paciente tinha eosinofilia, apresentava eosinofilia no escarro e era alérgico.

ção e verificar que o paciente apresenta eosinofilia (Fig. 30.9). Pode haver uma reação pleural em menor escala, ocasionando um derrame pleural reduzido, mas a presença ou a ausência de derrame não têm significação diagnóstica.

Como pneumonias eosinofílicas semelhantes podem ser causadas por várias infestações parasitárias, deve-se usar o termo *pneumonia eosinofílica*, para denotar aquelas de causa desconhecida. As outras são designadas melhor como pneumonia eosinofílica causada por uma droga, infestação ou outra causa específica. A administração de cortisona geralmente produz a resolução rápida do acometimento pulmonar e uma diminuição nos eosinófilos circulantes.

Pneumonia Eosinofílica Crônica

A pneumonia eosinofílica crônica é semelhante à síndrome de Löffler, exceto que os sintomas são prolongados, e a evolução é mais maligna. A doença ocorre geralmente em mulheres. Seu início pode ser súbito, e a duração pode estender-se de meses a anos. Podem ocorrer episódios de fraqueza, tosse, dispnéia e hemoptise. Os achados radiográficos consistem em vários padrões de opacidade, alguns assemelhando-se a uma pneumonia confluente, outros consistindo em densidades grosseiras em espiral que podem ser disseminadas. Embora tenda a ser periférica nas zonas pulmonares superiores, a doença pode ou não aparecer desta maneira nas radiografias simples (Fig. 30.10). A TC tem maior probabilidade de identificar a localização periférica da consolidação pulmonar, quando não se tem certeza da localização em pacientes com suspeita de apresentar a pneumonia eosinofílica crônica. A adenopatia mediastinal também já foi relatada nos estudos TC.[58] Assim como na síndrome de Löffler, são comuns as alterações no acometimento pulmonar. São encontrados eosinófilos nos espécimes de biópsia, que demonstram uma pneumonia intersticial de gravidade variável, às vezes associada a fibrose. Há também uma contagem elevada de eosinófilos no sangue circulante. As lesões não respondem aos antibióticos, mas sua resolução ao uso da terapia esteróide é significativa.

PNEUMONIAS INTERSTICIAIS CRÔNICAS (ALVEOLITE FIBROSANTE DIFUSA)

Conforme empregado por Liebow e Carrington,[53] o termo *pneumonia intersticial crônica* indica uma pneumonia em que o componente mais significativo ou persistente da resposta tecidual no pulmão é nos septos interalveolares e nos tecidos de sustentação mais proximais. Outros autores, tais como Scadding e Hinson,[84,85] preferem o termo *alveolite fibrosante*, para descrever essas doenças, muitas das quais são de causa desconhecida. Eles acham que as categorias descritas por Liebow e Carrington não são muito claras, de modo que todo o grupo das pneumonias intersticiais crônicas (alveolite fibrosante) ainda é motivo de controvérsia. Restringem, então, o termo "pneumonia", para denotar as inflamações do pulmão caracterizadas por uma consolidação produzida por exsudatos que enchem os alvéolos. Alguns autores acham que o grupo das pneumonias intersticiais idiopáticas constitui respostas inflamatórias das paredes alveolares a lesões de diferentes tipos, dura-

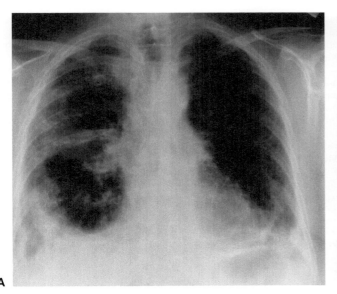

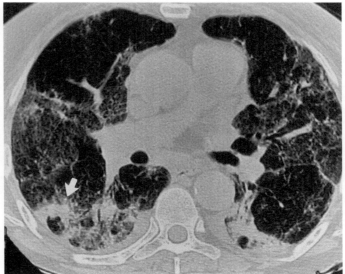

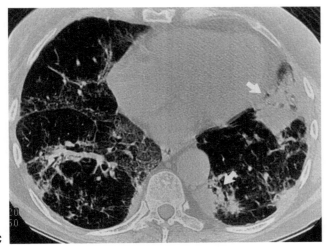

FIG. 30.10 Pneumonia eosinofílica crônica numa mulher de 71 anos com tosse, dispnéia crescente e febre. **A**: A radiografia do tórax mostra opacidades do espaço aéreo e reticulares, mais proeminentes na periferia e nas bases pulmonares. **B** e **C**: Tomografia computadorizada de alta resolução que mostra um quadro misto de áreas focais arredondadas de consolidação nas bases pulmonares e nas zonas subpleurais (*setas*), mais alterações de fibrose intersticial, incluindo o espessamento da trama broncovascular e dos septos interlobulares. O paciente tinha eosinofilia, e a biópsia do pulmão mostrou a infiltração do pulmão por eosinófilos.

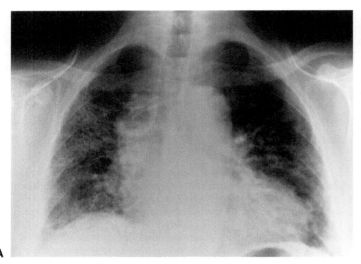 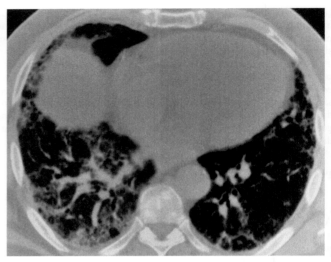

FIG. 30.11 Um homem de 68 anos com fibrose pulmonar idiopática ou alveolite fibrosante causada por uma pneumonia intersticial indiferenciada. **A**: A radiografia do tórax mostra reticulação grosseira e formação de favo de mel com predominância periférica e basilar. **B**: Tomografia computadorizada de alta resolução nas bases pulmonares que revela o espessamento dos septos interlobulares, formação de favo de mel e distorção da arquitetura.

ções e intensidades, sendo, pois, aspectos diferentes de uma "alveolite fibrosante" multifacetada.

Tendo em vista o desconhecimento sobre os fatores etiológicos, são necessárias duas classificações parciais — uma histopatológica, outra etiológica, as quais não são mutuamente exclusivas, porque a causa, muitas vezes, não é determinada. Os achados radiográficos torácicos no acometimento intersticial pulmonar crônico evoluem a uma razão variável. A manifestação mais precoce é uma nodularidade fina, seguida por um padrão reticulonodular ou reticular fino, o que pode evoluir para um padrão reticular grosseiro ou reticulonodular com áreas císticas. A forma mais crônica das pneumonias intersticiais é constituída pela fibrose intersticial. Nesse estágio terminal, há geralmente a ruptura das paredes alveolares além da fibrose, o que produz o assim chamado padrão de favo de mel da fibrose intersticial pulmonar. Tal padrão indica, geralmente, um acometimento bem-avançado nesta parte do pulmão, mas não necessariamente em todo o pulmão. Como os achados radiográficos torácicos não são um indicador sensível da progressão do acometimento intersticial pulmonar, usam-se, com esta finalidade, a tomografia computadorizada de alta resolução (TCAR), biópsia e/ou exame de células obtidas por lavagem broncoalveolar, bem como também as cintilografias com gálio. Cerca de 30% dos pacientes com alveolite comprovada por biópsia apresentam radiografias do tórax normais.

O radiologista tem, efetivamente, um papel no estudo das doenças intersticiais pulmonares e deve avaliar o seguinte: (1) a distribuição da doença e o volume pulmonar; (2) a progressão das opacidades; (3) a presença de linfonodos hilares; (4) as anormalidades pleurais; (5) a presença de massas aglomeradas; e (6) uma possível alteração maligna. (Há um aumento de 14,1 no risco relativo de desenvolvimento de câncer do pulmão em pacientes portadores de fibrose pulmonar idiopática.[41,50]) Não é possível um alto grau de precisão diagnóstica radiográfica, mas a precisão poderá ser maior, se a radiografia do tórax for lida em conjunção com um exame TCAR.[100]

Com base nos critérios histológicos e, até certo ponto, em critérios radiográficos e clínicos, Liebow e Carrington[53] descreveram as seguintes pneumonias intersticiais:

1. UIP — a pneumonia intersticial clássica, "indiferenciada" ou "usual" (Figs. 30.11 e 30.12);
2. BIP — bronquiolite obliterante não-bacteriana superposta à UIP, designada, então, como bronquiolite obliterante com pneumonia organizadora (BOOP) ou pneumonia organizadora criptogênica (COP) (Fig. 30.13);
3. DIP — pneumonia intersticial descamativa;
4. LIP — pneumonia intersticial linfóide (Fig. 30.14);
5. GIP — pneumonia intersticial das células gigantes.

A GIP é atualmente considerada como sendo causada por uma pneumoconiose por metais pesados. A LIP é reconhecida como um distúrbio linfoproliferativo, e não uma verdadeira pneumonia intersticial. Muitos autores não consideram mais a UIP e a DIP como sendo doenças distintas, mas sim estágios diferentes no mesmo processo de fibrose pulmonar idiopática. Para uma discussão em profundidade, o leitor deve procurar uma excelente revisão das pneumonias intersticiais crônicas feita por McAdams e colaboradores.[59]

Como se pode notar pelas descrições que se seguem, as pneumonias intersticiais apresentam uma variedade bastante grande de padrões radiográficos. O uso da TC, incluindo a TCAR com cortes finos, no estudo de pacientes com as diversas formas de pneumonia intersticial crônica, inclusive a doença em estado terminal, foi feito por muitos investigadores. Essas técnicas estão sendo cada vez mais utilizadas no diagnóstico e no tratamento dos pacientes. Mesmo com a biópsia pulmonar e o exame histológico do tecido, a causa não é esclarecida em muitos casos. Conforme indicado anteriormente, muitos autores preferem o termo *alveolite fibrosante* para essas condições em que há, finalmente, um grau maior ou menor de fibrose intersticial.

Pneumonia Intersticial Indiferenciada ou Clássica (UIP)

Esta doença é consequente a danos alveolares difusos por uma grande variedade de agentes, incluindo substâncias inaladas, como o oxigênio em alta concentração, especialmente se administrado por máquinas de ventilação a pressão positiva intermitente; vírus e micoplasmas; e condições de imunidade alterada, como esclerodema e artrite reumatóide. Algumas drogas, particularmente a bleomicina, também podem causar alveolite fibrosante. Em alguns casos, pode haver um fator genético envolvido. Entretanto, a causa de muitas pneumonias intersticiais crônicas não é determinada. Qualquer que seja a causa, são produzidos danos alveolares difusos, provavelmente com alguma necrose do epitélio alveolar e exsudatos proteináceos. A membrana basal geralmente é preservada. Pode estar presente uma membrana hialina que consiste em exsudato e restos de células do revestimento alveolar necrosadas. Infiltrações intersticiais de linfócitos e células mononucleares também são notadas no referido estágio. Proliferação e fibrose intersticiais acabam por ocorrer em algumas áreas. Durante a fase aguda, o exsudato mais o edema das células alveolares e o infiltrado intersticial produzem um quadro radiográfico que simula a aparência indistinta do edema pulmonar. Os achados radiográficos variam consideravelmente. Na fase fibrótica inicial, pode-se ver um padrão reticular fino, muitas vezes predominantemente basal; nas formas mais crônicas de UIP, a opacidade produzida

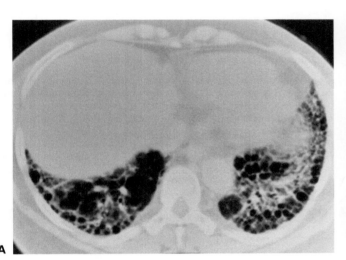
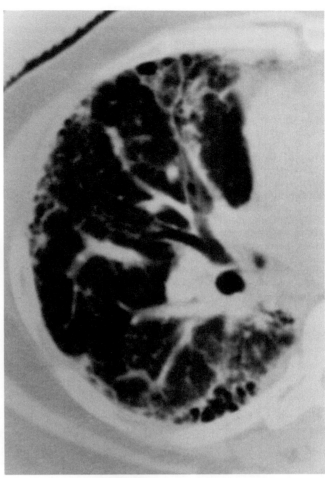

FIG. 30.12 Achados tomográficos computadorizados na fibrose pulmonar idiopática ou alveolite fibrosante. **A**: A tomografia computadorizada nas bases pulmonares mostra a substituição da arquitetura normal do pulmão e múltiplos cistos de paredes grossas. Uma formação de favo de mel como esta é um sinal fidedigno de fibrose pulmonar em estágio terminal, que não responde à terapia. **B**: Em um nível superior, notam-se reticulação fina, espessamento dos septos interlobulares, bem como feixes broncovasculares e cistos subpleurais. Nos pontos em que o pulmão faz interface com os vasos, a pleura ou o mediastino, há irregularidade (o sinal da interface irregular).

é grosseira e em espiral, tendendo a estender-se radialmente a partir do hilo. Podem aparecer pequenas radiotransparências redondas, que se tornam mais proeminentes com a fibrose e a destruição crescentes das paredes alveolares; este é o padrão de favo de mel da fibrose pulmonar. É freqüente a perda de volume pulmonar associada, que sugere UIP ou escleroderma. Como já dito, os achados radiográficos não são específicos.

Os achados TCAR da UIP, alveolite fibrosante ou fibrose pulmonar crônica incluem reticulação, espessamento fibrótico dos septos interlobulares, distorções da arquitetura, padrão de favo de mel e bronquiectasia de tração (veja as Figs. 30.11 e 30.12).[100] As alterações são mais proeminentes na zona subpleural periférica, posteriormente e nas bases pulmonares. Graus variáveis de opacidade de vidro fosco podem ser vistos na UIP, o que pode ser causado pela alveolite em alguns pacientes, mas, em outros, a biópsia mostra apenas o espessamento intersticial inicial da parede alveolar. A opacidade de vidro fosco pode associar-se a áreas de fibrose e formação de favo de mel. Em outros pacientes, guirlandas ou arcadas de opacidade de vidro fosco delineiam as zonas subpleurais do pulmão com maior atenuação pulmonar. Embora a opacidade de vidro fosco possa ser difusa e constituir a característica predominante na DIP, isto raramente acontece na fibrose pulmonar idiopática (FPI), a qual é mais comumente uma característica secundária ao achado de fibrose. Como em todas as causas de acometimento intersticial pulmonar, uma característica proeminente é o sinal da interface irregular: sempre que o pulmão faz interface com uma outra estrutura, seja ela o mediastino, a pleura, as fissuras ou os feixes broncovasculares pulmonares, a interface formada com o pulmão é rugosa e irregular. Com o avanço da fibrose pulmonar no acometimento pulmonar em estágio terminal, padrão de favo de mel e cistos subpleurais tornam-se a característica predominante.

Danos Alveolares Difusos e Bronquiolite Obliterante (BIP)

Quando há danos aos bronquíolos superpostos à lesão da UIP, ocorre a BIP; como já dito, isto é atualmente designado por muitos autores como BOOP ou COP (Fig. 30.13). Embora a causa não tenha sido esclarecida, tal tipo de dano pode ocorrer em conseqüência da inalação dos vapores corrosivos de ácidos fortes. Entretanto, ela parece ocorrer muito mais comumente em conseqüência de uma bronquiolite necrosante bacteriana superposta à pneumonia virótica. Os achados radiográficos consistem em listras de opacidade em forma de chama de vela, notadas principalmente nas partes superior e central do pulmão, embora possam ocorrer em qualquer parte dos pulmões. Isto pode constituir uma UIP com uma infecção bacteriana superposta, e não uma condição distinta.

Pneumonia Intersticial Descamativa (DIP)

A DIP é uma pneumonia intersticial caracterizada por uma extensa proliferação e descamação dos pneumócitos granulares (células de revestimento alveolar tipo II). Associa-se a uma leve infiltração celular de plasmócitos, linfócitos e eosinófilos, bem como a algum edema septal e pleural. Essas células descamadas e grandes macrófagos agregados podem encher tanto os alvéolos como os bronquíolos. Como em outras doenças que afetam as paredes alveolares, não se tem certeza quanto à causa, mas, em muitos casos, um mecanismo imunológico é um fator contributório.

Os achados radiográficos consistem em sombras basais bilaterais freqüentemente indistintas e que podem ter uma aparência de vidro fosco. A densidade basal aumenta com a progressão da doença. O padrão é, porém, variável, com maior densidade na parte superior que na parte inferior dos pulmões em alguns pacientes. Em muitos de nossos pacientes, a doença mostrou-se amplamente disseminada, com opacidades pulmonares de configuração variável, muitas vezes com um padrão intersticial e alveolar misto (Fig. 30.14). Observamos muito poucos pacientes com acometimento em "vidro fosco" medial basal "clássico", conforme a descrição original de Liebow.[53] Há geralmente uma resposta favorável aos esteróides; ocasionalmente, porém, a doença pode evoluir para um padrão inespecífico de fibrose em favo de mel, com perda do volume pulmonar (o pulmão em estágio terminal).[27,32] Na TCAR, as opacidades de vidro fosco tendem a ser mais difusas e são a característica predominante em muitos casos de DIP.

Pneumonia Intersticial Linfóide (LIP)

Na LIP, há uma infiltração maciça e generalizada de ambos os pulmões por tecido linfóide, que do ponto de vista histológico se assemelha muito ao linfoma. A história é aquela de uma pneumonia intersticial crônica, com tosse, dispnéia, febre e perda de peso por um período muito longo. A infiltração é intersticial nos septos interalveolares, bem como nos espaços peribronquiolares e perivenosos. Linfonodos locais e tecidos extrapulmonares não são envolvidos. O infiltrado é uma mistura de pequenos linfócitos, plasmócitos e, ocasionalmente, grandes células mononucleares, predominando os pequenos linfócitos. Embora não se tenha determinado a causa com certeza, algum tipo de hipersensibilidade parece ser um fator em muitos pacientes. As alterações radiográficas são variáveis e vão de opacidades nodulares difusas bilaterais a opacidades periféricas, que podem ser lineares ou ramificadas, parecendo, às vezes, muito maldelimitadas e aglomeradas. Algumas das opacidades lineares periféricas assemelham-se a linhas B de Kerley. Com a progressão da doença, os alvéolos são comprimidos e obliterados por opacidades lineares densas. A doença geralmente é bilateral, mas não necessariamente simétrica. A fibrose pode acabar por levar ao padrão de favo de mel e ao pulmão em estágio terminal. Esta doença não responde a esteróides e tende a progredir lentamente, podendo, às vezes, ser relativamente localizada, produzindo uma opacidade em forma de massa tumoral maldelimitada, de aparência bastante aglomerada.

Pneumonia Intersticial das Células Gigantes (GIP)

Esta pneumonia intersticial singular caracteriza-se pela presença de células gigantes intra-alveolares e por um infiltrado intersticial predominantemente linfocitário. As células gigantes são muito grandes, e uma única célula pode praticamente encher um alvéolo. Clinicamente, a condição manifesta-se por tosse e dispnéia; pode haver alguma perda de peso e febre. Os achados radiográficos são variados. Um processo nodular confluente pode estar presente em um dos pulmões ou ambos, quer nos lobos superiores, quer nos inferiores. Às vezes, são notadas

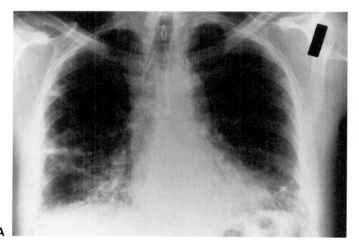

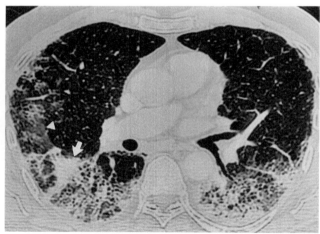

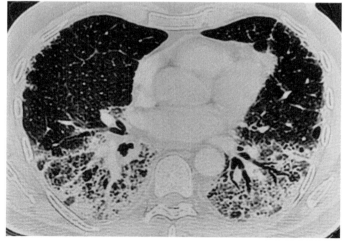

FIG. 30.13 Um homem de 68 anos com uma história de dispnéia crônica, que apresentou uma deterioração rapidamente progressiva de sua função pulmonar, ocasionando insuficiência respiratória. **A**: A radiografia do tórax mostra o acometimento intersticial e do espaço aéreo misto nas bases pulmonares e na periferia. **B** e **C**: A tomografia computadorizada de alta resolução revela achados de fibrose intersticial com reticulação e formação de favo de mel, mas também áreas de consolidação do espaço aéreo (*seta*) e opacidade de vidro fosco (*ponta de seta*), sugerindo uma alveolite aguda superposta à fibrose intersticial crônica. A biópsia pulmonar revelou uma bronquiolite obliterante superposta às alterações de uma pneumonia intersticial indiferenciada.

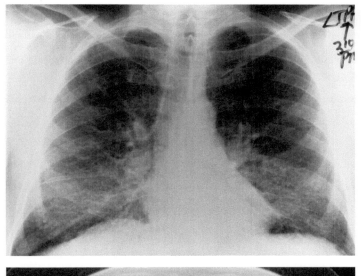
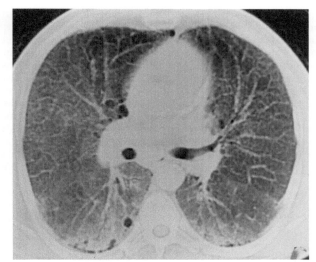
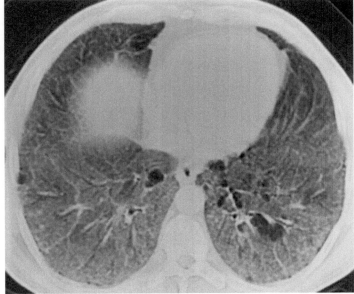

FIG. 30.14 Pneumonia intersticial descamativa. **A**: Note o acometimento intersticial bilateral fino, visto melhor nas bases pulmonares. **B e C**: Tomografia computadorizada de alta resolução que mostra uma opacidade de vidro fosco difusa e bilateral (maior atenuação do pulmão sem obscurecimento da trama broncovascular).

densidades nodulares malhadas e densidades espirais ou em tiras que se estendem do hilo para a periferia do pulmão. Em nossa experiência, tal condição é muito rara.

FIBROSE PULMONAR DIFUSA DE ORIGEM DESCONHECIDA

A fibrose dos pulmões pode ocorrer em conseqüência de várias doenças, as quais incluem infecções, como a tuberculose, as doenças por fungos, bronquiectasias, sarcoidose, as doenças vasculares do colágeno e outras condições com imunidade alterada, as pneumoconioses e outras. Pode-se, às vezes, determinar a causa correlacionando a história clínica, os achados físicos, os achados laboratoriais e as alterações radiográficas. As manifestações radiográficas das doenças de origem conhecida são discutidas nas seções apropriadas. Há um grande grupo de condições em que a fibrose pode ser localizada ou disseminada, e nas quais não há evidências quanto à causa; são as fibroses inespecíficas de origem obscura. À medida que aumenta o conhecimento relativamente à histopatologia do pulmão, é provável que diminua o número de pacientes alocados a esta categoria idiopática. Os achados radiográficos são aqueles de um espessamento crescente da trama intersticial pulmonar, mais proeminente nas bases que em outros locais, o que produz um padrão reticular fino que se torna gradativamente mais e mais grosseiro. No estágio terminal da doença, pode-se observar um padrão de favo de mel. Em outros casos, é produzido um padrão mais linear, que, às vezes, pode associar-se a um padrão nodular fino ou granular. Pode haver uma hipertensão pulmonar secundária, ocasionando um aumento gradual no calibre da artéria pulmonar e seus ramos hilares, bem como evidências de aumento do ventrículo direito. As alterações radiográficas evidenciam-se num período de anos ou muitos meses. A causa pode não ser determinada nunca; mesmo na autópsia, os achados só podem ser descritos como uma fibrose inespecífica de origem desconhecida.

SÍNDROME DE HAMMAN-RICH

Descrita originalmente por Hamman e Rich,[34] esta condição caracteriza-se pelo início insidioso de mal-estar geral, febre, tosse seca ocasional, dor torácica e dispnéia, que logo se torna intensa. Os pacientes originais faleceram, devido a insuficiência pulmonar, dentro de um a seis meses. Ocorrem insuficiência respiratória e insuficiência cardíaca direita, sendo comuns as infecções recorrentes no estágio mais avançado da doença. O exame microscópico mostra uma acentuada proliferação fibroblástica nas paredes alveolares, freqüentemente associada a edema e a uma infiltração de linfócitos e plasmócitos. A presença de eosinófilos foi notada por vários investigadores. Posteriormente, a proliferação fibroblástica acarreta um extenso espessamento das paredes alveolares e tecidos intersticiais, causando uma disfunção respiratória grave que leva à morte do paciente. A revisão do material dos casos originais indica que a doença é efetivamente uma pneumonia intersticial aguda, semelhante à síndrome de dificuldade respiratória adulta (SDRA), mas a causa geralmente não é evidente.[6,71] A fase organizada do dano alveolar difuso é constituída de fibrose. Ela não constitui as pneumonias intersticiais crônicas comuns ou a fibrose pulmonar intersticial crônica habitual. Por esta razão, o termo síndrome de Hamman-Rich deve, provavelmente, ser abandonado ou só ser usado para indicar a doença fibrosante alveolar difusa que leva à morte em menos de um ano, agora designada como pneumonia intersticial aguda. Ela não é uma doença pulmonar intersticial crônica.[59]

As características da TC da pneumonia intersticial aguda assemelham-se àquelas da SDRA e incluem uma consolidação bilateral e simétrica do espaço aéreo, assim como opacidades de vidro fosco esparsas com predominância posterior e basilar.[59]

Achados Radiográficos

No início da doença, há um pequeno aumento na trama intersticial pulmonar e uma pequena diminuição no movimento diafragmático, que podem ser notados fluoroscopicamente ou nas radiografias obtidas na inspiração e expiração. Com a progressão da fibrose, a trama intersticial torna-se mais proeminente, acarretando grossas sombras lineares que se estendem externamente a partir dos hilos e um padrão reticular de maior densidade nas regiões periféricas do pulmão. A alteração não é necessariamente simétrica, mas geralmente é bilateral. Em casos bem-avançados da doença, há um extenso espessamento em espiral, com uma transparência considerável circundada por grossas espirais, assemelhando-se a um padrão cístico ou de favo de mel grosseiro. O volume pulmonar diminui progressivamente. Como os achados radiográficos não são característicos, o diagnóstico tem de basear-se nas manifestações clínicas e numa história de dispnéia rapidamente progressiva com incapacidade de encontrar uma causa definida. A biópsia pulmonar é necessária para fazer o diagnóstico.

DOENÇAS VASCULARES DO COLÁGENO (DO TECIDO CONECTIVO)

As doenças vasculares do colágeno consistem em um grupo heterogêneo de doenças em que a característica morfológica comum é o envolvimento do tecido conectivo, especialmente a substância fundamental intercelular amorfa. Elas parecem estar relacionadas à hipersensibilidade em alguns casos, mas a hipersensibilidade não é a causa única, porque as alterações teciduais são reconhecidamente produzidas por várias doenças diferentes. Poliarterite (periarterite) nodosa, febre reumática, artrite reumatóide, LES disseminado, doença de Behçet, doença mista do tecido conectivo e escleroderma (esclerose sistêmica progressiva) são membros deste grupo. Também se incluem aí a polimiosite, dermatomiosite, síndrome de Sjögren e, possivelmente, a espondilite anquilosante.[38] A granulomatose de Wegener, granulomatose linfomatóide e linfadenopatia imunoblástica são relacionadas, sendo incluídas por muitos autores no referido grupo de condições. Há um grau considerável de superposição nos achados clínicos, de modo que as lesões que geralmente predominam numa entidade podem ser vistas em outra. Foram relatados casos individuais em que estavam presentes quatro ou cinco variedades de envolvimento.

Poliarterite (Periarterite) Nodosa

Na poliarterite nodosa, há uma vasculite necrosante que envolve as artérias de médio calibre; seus pequenos ramos também são afetados, de modo que as lesões são freqüentemente encontradas por todo o corpo. O envolvimento pulmonar é raro, mas pode causar várias alterações radiográficas. Um edema pulmonar maciço pode ocorrer em pacientes agudamente doentes, o que possivelmente se relaciona ao acometimento renal, em muitos casos. Outras alterações pulmonares consistem em opacidades esparsas disseminadas, algumas das quais secundárias a infartos; estes podem escavar e causar pequenas cavidades. Quando presente, tal cavitação é freqüentemente múltipla, sendo característico que uma cavidade diminua de tamanho e se feche, enquanto outra se encontra no processo de formar-se. Podem aparecer nódulos claramente definidos ou indistintos. Alguns podem assemelhar-se a metástases hematógenas e outros simular nódulos inflamatórios, levantando a possibilidade de tuberculose. Às vezes, a trama intersticial fica aumentada. É freqüentemente notada uma congestão basal que ocasiona o aumento das sombras vasculares e turvação dos vasos, podendo haver um derrame pleural. Não é raro o aumento da silhueta cardíaca, causado, em alguns pacientes, por derrame pericárdico; em outros, há a dilatação do coração. Tais alterações pulmonares e pleurais podem apresentar resolução rápida ou progredir rapidamente. Nada há característico em relação aos achados radiográficos, mas, num paciente cronicamente doente com o envolvimento de outros sistemas, esses achados pulmonares, pericárdicos e pleurais são sugestivos da referida doença. As alterações radiográficas pulmonares geralmente respondem rapidamente e desaparecem após a instituição da terapia esteróide.

Conforme indicado, o envolvimento pulmonar é raro na poliarterite nodosa clássica. Nas variantes — vasculite necrosante sistêmica, angeíte alérgica e granulomatose —, o envolvimento pulmonar é muito mais comum.

Pneumonia Reumática

A febre reumática é uma doença em que são comuns as lesões cardíacas, as quais podem acarretar congestão e edema pulmonar secundários. A "pneumonia" que ocorre nesta doença é freqüentemente causada pelo edema e congestão pulmonares, havendo considerável diferença de opinião quanto à incidência do envolvimento pulmonar efetivo. Os achados radiográficos da pneumonia reumática simulam aqueles do edema e congestão pulmonares. Consistem em opacidades indistintas, geralmente nas áreas paraílar e média do pulmão, as quais podem ser confluentes ou esparsas, associando-se, freqüentemente, a alterações basais que indicam congestão pulmonar. Às vezes, parece haver efetivamente um envolvimento dos pulmões, de modo que as opacidades disseminadas na ausência de insuficiência cardíaca num paciente com febre reumática são, muito provavelmente, indicativas de pneumonia reumática.[26] Um estudo histopatológico é necessário, com freqüência, para diferenciar a pneumonia reumática do edema e congestão pulmonares, mas os achados clínicos, juntamente com os achados radiográficos, podem possibilitar o diagnóstico hipotético.

Lúpus Eritematoso Sistêmico

O LES é comumente encontrado em mulheres jovens e de meia-idade, com uma razão de mulheres para homens de 10:1. Esta é uma doença multissistêmica, em que auto-anticorpos e imunocomplexos circulantes causam alterações inflamatórias no tecido conectivo, vasos e superfícies serosas. Um envolvimento pulmonar ou pleural de algum tipo ocorre em 50% a 70% dos pacientes em algum momento durante a evolução da doença; a incidência pode ser maior em pacientes com doença grave. Em crianças, as hemorragias pulmonares são comuns e associam-se a uma elevada mortalidade. A doença é crônica e freqüentemente fatal, mas podem ocorrer remissões e exacerbações repetidas. Algumas drogas são capazes de induzir ao LES. Um envolvimento pleural e pulmonar pode ser visto na forma de LES induzida por drogas, mas não há acometimento renal ou do sistema nervoso central no lúpus induzido por drogas. A doença remite após a suspensão das drogas.

As manifestações torácicas primárias do LES são variadas e podem ser classificadas em acometimento do parênquima pulmonar, disfunção dos músculos respiratórios e do diafragma, acometimento pleural e distúrbios vasculares.[12] O acometimento do parênquima pulmonar pode ser agudo e colocar em risco a vida do paciente, como na pneumonite aguda por lúpus e na síndrome hemorrágica aguda, ou pode ser crônico. Pneumonite crônica por lúpus, fibrose intersticial, pneumonia intersticial linfocitária, pseudolinfoma, BOOP e bronquiolite obliterante são encontradas em pacientes com LES. A disfunção e a atrofia dos músculos respiratórios acarretam a assim chamada síndrome do pulmão encolhido, caracterizada pela perda bilateral e progressiva de volumes pulmonares com o tempo. Uma pleurite com ou sem derrame pleural é uma característica proeminente em pacientes com LES que apresentam dores torácicas. Entretanto, muitos pacientes com evidências de fibrose intersticial na TC mostram-se relativamente assintomáticos. Os problemas vasculares pulmonares vistos no LES incluem uma hipertensão pulmonar semelhante à forma idiopática; embolias e infartos pulmonares; e a síndrome de hipoxemia aguda reversível.[12,29]

As manifestações torácicas secundárias no LES e seu tratamento incluem infecções oportunistas, toxicidade pulmonar de drogas e alterações de insuficiência cardíaca e renal no tórax.

Achados Radiográficos

O derrame pleural é o achado mais comumente relatado por estudos de radiografias simples em pacientes com LES. Os derrames são bilaterais e geralmente pequenos, mas podem ser maciços. Após episódios repetidos de derrame, acaba por ocorrer a fibrose pleural. O diafragma pode mover-se pouco, podendo o volume pulmonar basal diminuir. Pode haver também um derrame pericárdico. As alterações do parênquima pulmonar são variadas, como na poliarterite, indo das leves opacidades esparsas bilaterais do espaço aéreo do edema pulmonar à acentuação em espiral da trama broncovascular, indicando um acometimento intersticial difuso (raro com base na análise de radiografias simples). Ocasionalmente, as lesões têm uma aparência nodular e, em raros casos, apresentam cavitação. As opacidades do espaço aéreo pulmonar geralmente são transitórias. As alterações pulmonares, como a atelectasia, tendem a ter posição basal (Fig. 30.15). Além do derrame pericárdico, a pericardite pode causar o aumento da silhueta cardíaca. Quando o acometimento pulmonar se torna crônico, acarretando fibrose basal, o diafragma mostra-se freqüentemente elevado e com movimentos limitados. A combinação de derrame pleural bilateral, derrame pericárdico que produz o aumento da silhueta cardíaca, e um acometimento pulmonar bilateral em constante alteração sugerem LES. As alterações pulmonares não

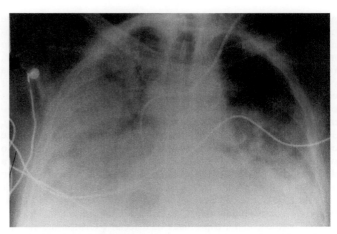

FIG. 30.16 Pneumonite aguda por lúpus, com infiltrados alveolares bilaterais nas manifestações iniciais.

são tão comuns quanto o envolvimento pleural e cardíaco, mas podem ser bizarras, com cavitação em nódulos, formação de pneumatoceles e alteração rápida. São comuns as opacidades subpleurais, algumas das quais provavelmente infartos. Infecções pulmonares podem superpor-se às alterações pulmonares produzidas pelo LES; a diferenciação radiográfica pode ser muito difícil.

Os pacientes com pneumonia aguda por lúpus (Fig. 30.16) apresentam febre aguda, hipoxemia, dispnéia e infiltrados pulmonares esparsos bilaterais na ausência de uma infecção pulmonar demonstrável. Os infiltrados alveolares têm aparência inespecífica e não podem ser diferenciados radiograficamente da pneumonia aguda. Na síndrome hemorrágica alveolar, as manifestações iniciais são semelhantes, mas uma redução abrupta na hemoglobina sanguínea, secundariamente à hemorragia pulmonar difusa, indica geralmente o diagnóstico correto.[12]

Os achados de TCAR em pacientes com LES já foram descritos e são semelhantes àqueles encontrados em outras doenças vasculares do colágeno que afetam o pulmão.[7,29] Muitas das alterações são identificadas na zona subpleural e nas bases pulmonares, tais como áreas de opacidade de vidro fosco, faixas no parênquima e septos interlobulares mais espessos. Pode-se notar, igualmente, uma ligeira dilatação dos brônquios. Os achados de TC em alguns pacientes com LES são aqueles de fibrose intersticial com distorção da arquitetura, bronquiectasia de tração e formação de favo de mel. A TCAR foi demonstrada como sendo superior à radiografia do tórax na detecção dos danos ao parênquima e fibrose iniciais no LES, mas os achados não são específicos deste e podem ser vistos na esclerose sistêmica progressiva, artrite reumatóide e fibrose pulmonar idiopática.[7,29]

Esclerose Sistêmica Progressiva (Escleroderma)

A esclerose sistêmica progressiva caracteriza-se pela atrofia e esclerose de muitos órgãos e sistemas, tais como a pele, sistema musculoesquelético e coração, assim como os pulmões. O fenômeno de Raynaud com alterações tróficas dos dedos ocorre em 80% a 90% dos pacientes e pode preceder em vários anos os outros sinais da doença. A *síndrome CREST* caracteriza-se por calcinose cutânea, fenômeno de Raynaud, dismotilidade esofágica, esclerodactilia e telangiectasia. Vários pacientes vêm a apresentar algumas das alterações pulmonares da UIP, embora muitos permaneçam assintomáticos do ponto de vista respiratório.[5] Diversas lesões podem ser observadas, assim como em outras doenças vasculares do colágeno, mas os achados na referida doença tendem a ser mais estáveis que nas outras. A lesão básica é a fibrose intersticial, que pode tomar a forma de uma acentuação da trama intersticial, ocasionando um padrão reticular fino que se torna mais grosseiro e mais denso, à medida que a doença evolui, acabando por produzir um padrão reticulonodular. Embora geralmente seja basal e tenha progressão lenta, a lesão, em raros casos, pode vir, finalmente, a afetar todo o pulmão. Há, com freqüência, alguma nodulação esparsa

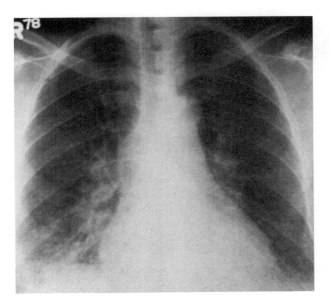

FIG. 30.15 Lúpus eritematoso disseminado. Note o acometimento intersticial basal com um pequeno derrame pleural à direita. Embora este paciente fosse do sexo masculino, a doença é mais comum em mulheres, e o derrame pleural geralmente é uma característica mais proeminente do acometimento torácico.

nas áreas parailares, assim como nas bases. Pode haver um derrame pleural numa etapa mais avançada da doença, mas esta não é uma característica proeminente, e a fibrose pleural também constitui um achado incomum. Em alguns pacientes com doença de evolução prolongada, foram descritos cistos subpleurais aparentemente causados por uma perda de tecido alveolar, o que ocasiona pequenos espaços císticos circundados por grossas paredes fibrosas. A TC é capaz de detectar as opacidades lineares basais e os pequenos espaços císticos num estágio mais precoce da evolução da doença que as radiografias do tórax (Fig. 30.15). Ocasionalmente, observa-se um pneumotórax, presumivelmente causado pela ruptura de um dos cistos no espaço pleural. Os ápices são poupados nesta manifestação da doença (Fig. 30.17). É característica a diminuição do volume dos lobos inferiores. Nos casos em que o esôfago é envolvido, pode haver a aspiração, com alterações basais pulmonares causadas pela pneumonia por aspiração além das alterações produzidas pelo escleroderma pulmonar.

A TCAR tem maior capacidade de detectar os danos iniciais causados ao parênquima pelo escleroderma.[79,87,100] Os achados de TCAR do escleroderma superpõem-se àqueles da fibrose pulmonar idiopática, embora, com freqüência, o espessamento intersticial e a reticulação sejam mais delicados e finos, especialmente no início da doença. Os achados de TC incluem linhas ou faixas subpleurais, espessamento septal, cistos subpleurais, opacidade de vidro fosco e formação de favo de mel. A periferia e as bases pulmonares são as áreas mais afetadas. Uma delicada orla de cistos subpleurais é, às vezes, uma característica proeminente (veja a Fig. 30.17). Um achado de dilatação esofágica associada à TC pode proporcionar a indicação diferencial, para indicar a causa correta do acometimento intersticial pulmonar.[11] Em comparação às radiografias do tórax, não é raro o achado de linfonodos mediastinais aumentados na TC.[11,102]

É importante o reconhecimento de várias das complicações do escleroderma. A hipertensão arterial pulmonar com *cor pulmonale* decorrente do escleroderma pode ocorrer secundariamente ao pulmão do escleroderma em estágio terminal ou isoladamente sem evidências de acometimento pulmonar. Os pacientes com hipertensão arterial pulmonar isolada têm prognóstico muito ruim e morrem rapidamente devido a uma insuficiência cardíaca direita.[5] Os pacientes com pulmão de escleroderma de evolução prolongada têm uma incidência maior de câncer do pulmão, assim como os pacientes com fibrose pulmonar idiopática em comparação com a população geral. Vários tipos diferentes de câncer foram relatados em pacientes com pulmão de escleroderma, incluindo o carcinoma das células alveolares.[5]

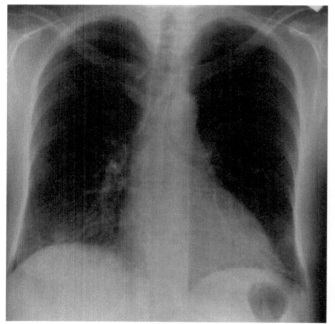
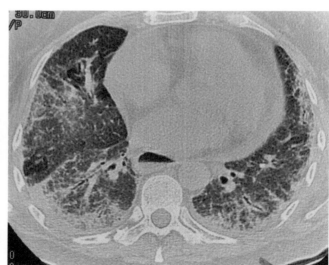
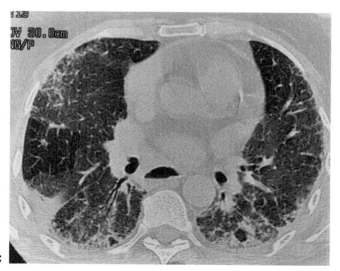

FIG. 30.17 Dois pacientes com pulmão de escleroderma. **A**: A radiografia do tórax mostra uma reticulação fina em ambas as bases pulmonares, sendo os ápices poupados. **B** e **C**: Tomografia computadorizada de alta resolução num segundo paciente com pulmão de escleroderma que mostra linhas e opacidades subpleurais, espessamento septal, opacidade de vidro fosco e diminutos cistos subpleurais. Note o esôfago dilatado com um nível hidroaéreo, uma indicação de que o acometimento intersticial pulmonar é causado pelo escleroderma.

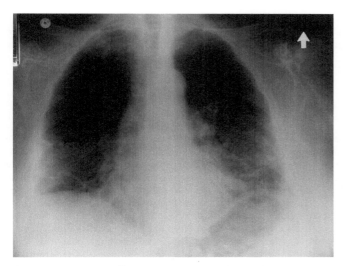

FIG. 30.18 Doença reumatóide do pulmão. Neste paciente, há um acometimento intersticial basal pulmonar que se assemelha bastante àquele notado no escleroderma. Está presente uma significativa perda de volume. O entalhe da clavícula distal (*seta*) e da articulação do ombro indica o diagnóstico correto de artrite reumatóide com envolvimento pulmonar.

Doença Mista do Tecido Conectivo

A doença mista do tecido conectivo é uma síndrome de superposição que combina, em graus variáveis, escleroderma, LES, polimiosite, dermatomiosite e uma artrite não-deformante. É comum o envolvimento pulmonar, apresentando uma grande percentagem dos pacientes disfunção pulmonar e radiografias do tórax anormais. Os achados torácicos incluem acometimento intersticial basal e líquido pleural e pericárdico. A hipertensão pulmonar é ocasionalmente observada em conjunção com um envolvimento intersticial pulmonar grave. Embora seja comum a adenopatia periférica, é rara a adenopatia mediastinal. Os achados nas radiografias do tórax assemelham-se àqueles da síndrome de superposição do escleroderma e LES, de modo que os achados radiográficos não são especificamente diagnósticos.

Acometimento Reumatóide do Pulmão

A artrite reumatóide acompanha-se, ocasionalmente, de um acometimento pulmonar, que faz parte da doença generalizada. Os achados radiográficos torácicos podem ser alocados às seguintes categorias: (1) pleurite com ou sem derrame (o achado mais comum) em 50%; (2) nódulos necrobióticos; (3) síndrome de Caplan; (4) padrão intersticial difuso; e (5) arterite e hipertensão pulmonar. As lesões pulmonares tendem a ocorrer em pacientes com títulos elevados do fator reumatóide e nódulos reumatóides subcutâneos.

Conforme indicado, o achado mais comum no tórax é a pleurite, freqüentemente acompanhada de um derrame pleural em quantidade mínima a moderada e geralmente bilateral. O líquido pode permanecer por meses ou anos com muito pouca variação. Nesses pacientes, pode acabar ocorrendo um espessamento pleural. A alteração pulmonar mais comum (30% a 40% dos casos) é aquela de uma pneumonite intersticial, que pode produzir um padrão reticular de opacidade intersticial, semelhante ao observado na fibrose intersticial idiopática ou na fibrose causada por outras doenças vasculares do colágeno. A distribuição das opacidades intersticiais pode ser difusa, mas, às vezes, tende a ser parailar e basal (Fig. 30.18). Ocasionalmente pode-se demonstrar, em pacientes com função pulmonar anormal e radiografias do tórax normais, um acometimento intersticial difuso na biópsia. Em raros casos, podem-se observar, na artrite reumatóide, fibrose do lobo superior e cavitações cistiformes. A incidência de acometimento intersticial difuso na artrite grave é alta, podendo este acometimento preceder em anos a artrite. Em raras ocasiões, ele pode evoluir para uma fibrose pulmonar em estágio terminal ou pulmão em favo de mel. Os homens são afetados em freqüência duas vezes maior que as mulheres.

Os nódulos necrobióticos reumatóides do pulmão são um pouco mais raros que a alteração difusa (Fig. 30.19), podendo ser múltiplos ou solitários, e variando, quanto ao tamanho, de alguns milímetros a vários centímetros. É comum serem observados numa posição subpleural, de modo que, ocasionalmente, o pneumotórax pode complicar tal manifestação. Pode haver a cavitação, que se associa, com freqüência, a derrame pleural, fístula broncopleural ou ambos. Os nódulos ocorrem mais freqüentemente em homens, muitas vezes em associação a nódulos reumatóides subcutâneos, podendo desaparecer espontaneamente ou persistir e, às vezes, crescer num período de alguns anos.

A síndrome de Caplan foi descrita em pacientes portadores da pneumoconiose dos trabalhadores do carvão que apresentam artrite reumatóide. Os pacientes têm grupos de nódulos pulmonares que variam de 0,5 a 5 cm de diâmetro, freqüentemente periféricos, sobre um fundo de pneumoconiose, geralmente associados à exacerbação da artrite reumatóide e a novos nódulos reumatóides subcutâneos. Às vezes, pode-se observar um único nódulo pulmonar. Esta síndrome foi ampliada, para incluir a asbestose e silicose adquiridas em outras indústrias que não a mineração de carvão. Todos os achados pulmonares na artrite reumatóide encontram-se aumentados nos fumantes.

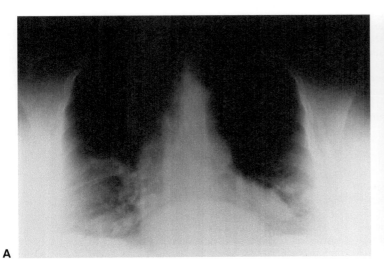
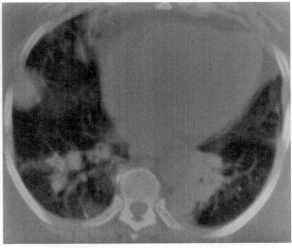

FIG. 30.19 Nódulos reumatóides numa mulher de 60 anos com artrite reumatóide. **A**: A radiografia do tórax mostra opacidades nodulares maldelimitadas nas bases pulmonares. **B**: A tomografia computadorizada define melhor as múltiplas massas arredondadas e nodulações nas bases e na periferia dos pulmões. Múltiplas biópsias revelaram uma artrite reumatóide.

Uma arterite pulmonar que ocasiona hipertensão arterial pulmonar pode ocorrer como a única manifestação pulmonar da artrite reumatóide, causando o aumento das artérias pulmonares centrais e do ventrículo direito. Podem, porém, estar presentes outras manifestações pulmonares da artrite reumatóide.

Rémy-Jardin e colaboradores[78] relataram os achados de TCAR em pacientes com artrite reumatóide com e sem sintomas pulmonares. Os achados de TC incluíram bronquiectasia e/ou bronquiolectasia com ou sem fibrose intersticial (30%); nódulos necrobióticos pulmonares, tipicamente numa localização subpleural (22%); e micronódulos e pseudoplacas subpleurais (17%). Outros achados incluíram opacidades lineares não-septais, infiltração intersticial, atenuação em vidro fosco esparsamente aumentada no pulmão e padrão de favo de mel causado pela fibrose intersticial. Cerca de 29% dos pacientes com artrite reumatóide, mas sem sintomas pulmonares, apresentaram achados de TC no pulmão, embora as anormalidades TC fossem mais comuns e mais graves nos pacientes com sintomas respiratórios. Este estudo TC mostrou, também, uma freqüência maior de nódulos reumatóides do que a relatada anteriormente com base na análise de radiografias simples (22% versus 1%). Os autores afirmaram que os nódulos subpleurais supostamente causados por nódulos reumatóides necrobióticos devem ser submetidos à biópsia para confirmação, pois o câncer do pulmão e outras doenças granulomatosas podem ocorrer concomitantemente num pulmão reumatóide.

Num paciente com artrite reumatóide que esteja se submetendo a tratamento, deve-se considerar outras causas para os novos infiltrados pulmonares. Dependendo do tratamento usado — corticosteróides, drogas antiinflamatórias não-esteróides, injeções de ouro, cloridrato de quinino, penicilamina ou metotrexato —, a toxicidade pulmonar de drogas e infecções pulmonares oportunistas, como a pneumonia por *Pneumocystis*, podem produzir infiltrados pulmonares bilaterais difusos. A artrite reumatóide também é uma das doenças vasculares do colágeno associadas ao desenvolvimento da BOOP.

Espondilite Anquilosante

A espondilite anquilosante acompanha-se de um acometimento pulmonar em raros casos. Os achados radiográficos são aqueles de fibrose lobar superior bilateral, manifestada por pequenas sombras nodulares e lineares, que podem coalescer para formar opacidades lineares e nodulares, as quais podem ser muito grandes. A bronquiolite obliterante está presente em alguns dos pacientes com acometimento lobar superior, se não em todos eles. Nesses pacientes, as lesões coalescentes podem ser causadas por uma pneumonite obstrutiva, o que também pode ocorrer no raro acometimento lobar superior semelhante observado na artrite reumatóide. A cavitação é freqüente e, em muitos casos, associa-se ao aspergiloma. A doença pode permanecer estável ou progredir continuamente, até que a fibrose extensa acarrete a retração para cima de um dos hilos ou ambos, bem como a bronquiectasia lobar superior. Nesses casos, a aparência radiográfica assemelha-se bastante àquela da tuberculose pulmonar crônica. Além disso, pode estar presente um espessamento pleural apical, que pode tornar-se extenso. Essas alterações ocorrem geralmente em pacientes com um envolvimento prolongado e extenso da coluna e, muitas vezes, também das grandes articulações. Há a restrição da parede torácica, causada pelo envolvimento das juntas costovertebrais, que se tornam anquilosadas.

Polimiosite e Dermatomiosite

O acometimento intersticial pulmonar é reconhecidamente associado à polimiosite e dermatomiosite, mas em freqüência menor que às outras doenças vasculares do colágeno (5% ou menos). Pode ocorrer em qualquer idade, com média de 50 anos. A razão de mulheres para homens é de 2:1. O padrão radiográfico é aquele de um processo intersticial reticulonodular difuso, geralmente restrito às bases pulmonares. Nos casos mais agudos da doença, pode haver um padrão alveolar e intersticial misto. É raro o derrame pleural. Em raros casos, a alveolite fibrosante pode complicar a dermatomiosite e evoluir rapidamente, causando um padrão intersticial cuja gravidade também aumenta rapidamente com a progressão da doença. A pneumonia por aspiração pode ocorrer no caso do envolvimento da faringe ou esôfago. Elevação do diafragma e perda de volume pulmonar ocorrem no envolvimento do músculo diafragmático.

Síndrome de Sjögren

A síndrome de Sjögren é um processo inflamatório crônico caracterizado pela atrofia das glândulas lacrimais e salivares, acarretando menor produção de lágrimas e ressecamento da boca na forma primária. Na forma secundária, a condição associa-se geralmente à artrite reumatóide (50%), mas LES, dermatomiosite e escleroderma também foram relatados como se associando a esta síndrome. As manifestações pulmonares são freqüentes e consistem em um processo intersticial reticulonodular ou nodular, semelhante àquele encontrado na artrite reumatóide (15%). Podem ocorrer, também, pleurite e/ou derrame pleural. A alteração patológica é aquela de uma infiltração linfocitária benigna. Há um amplo espectro de distúrbios linfoproliferativos associados, que vão da infiltração linfocitária extraglandular ou LIP ao pseudolinfoma, o qual em pacientes com a síndrome de Sjögren pode evoluir para uma neoplasia maligna, como o linfoma ou doença de Hodgkin (Fig. 30.20).

Síndrome de Behçet

A síndrome de Behçet é uma vasculite de grandes e pequenos vasos associada a aftas recorrentes da mucosa oral, úlceras genitais recorrentes, lesões cutâneas (eritema nodoso, entre outras) e lesões oculares (uveíte, vasculite da retina). Ocorre em adultos jovens, geralmente na terceira década de vida. A incidência em todo o mundo é maior em homens que em mulheres, mas há variações regionais, e, nos EUA, a proporção de homens para mulheres é de 1:2 a 1:5. O envolvimento vascular, manifestado por uma tromboflebite migratória, pode ocasionar a obstrução da veia cava superior ou inferior, e causar alargamento mediastinal nas radiografias simples.[3] O envolvimento pulmonar é causado pela vasculite e a trombose que envolve as artérias pulmonares, aparecendo, em geral, juntamente com as exacerbações da doença em outros locais. Outras manifestações torácicas podem incluir os aneurismas da aorta e artérias pulmonares; hemorragias e infartos pulmonares; atelectasia; derrames pleurais; acometimento miocárdico e pericárdico (distúrbios da condução, endocardite, miocardite, pericardite); hipertensão pulmonar com ou sem *cor pulmonale*; e linfadenopatia.[96] Os achados radiográficos pulmonares incluem opacidades alveolares bilaterais fugazes produzidas por hemoptises, provavelmente conseqüentes à vasculite. Pode haver opacidades arredondadas, algumas das quais constituem aneurismas de artérias lobulares; uma hemoptise maciça pode ocorrer em caso de ruptura desses aneurismas. Os aneurismas arteriais pulmonares podem ser unilaterais ou bilaterais, solitários ou múltiplos. Quando demonstrados na TC, eles contêm freqüentemente trombos murais ou intraluminares em seu interior. Já foi relatada a regressão de aneurismas arteriais pulmonares pelo tratamento corticosteróide.[96] A angiografia com uma alta dose de meio de contraste, a punção venosa e as manipulações de cateteres acarretam maior risco de complicações nesta doença, tais como o agravamento da trombose e a formação de um aneurisma no local da punção. A TC espiral e a RM são métodos menos invasivos, usados com êxito para delinear a presença e a extensão da trombose venosa mediastinal e das complicações arteriais pulmonares da síndrome de Behçet.[96] A TCAR do parênquima pulmonar nesta doença pode revelar áreas de opacidade de vidro fosco causadas por hemorragias pulmonares ou achados compatíveis com infartos pulmonares. Já foram também relatadas áreas lobulares subpleurais de hipertransparência, decorrentes provavelmente de ar preso focal.[3,96] O envolvimento do sistema nervoso central parece ser a principal causa da elevada mortalidade (40%) observada na referida doença, mas hemoptises com perda de sangue maciça podem ocorrer em conseqüência do envolvimento pulmonar, conforme indicado.

Linfadenopatia Imunoblástica (Linfadenopatia Angioimunoblástica)

A linfadenopatia imunoblástica caracteriza-se pela ocorrência aguda ou subaguda de febre, linfadenopatia generalizada e hepatoesplenomegalia. Em cerca de um terço dos pacientes, obtém-se uma história de ingestão de drogas e há uma erupção cutânea no início da doença. Histologicamente, esta condição assemelha-se à doença de Hodgkin, com uma infiltração de histiócitos, plasmócitos, eosinófilos e imunoblastos, que substituem os linfócitos e apagam a arquitetura linfonodal. Há também uma proliferação excessiva de vênulas pós-capilares e depósitos intersticiais amorfos que consistem em restos celulares. Em alguns pacientes, a doença evolui para um linfoma. Embora não se tenha certeza quanto à causa, um estado imune anormal é uma probabilidade. Os achados radiográficos consistem em opacidades pulmonares, evidências de adenopatia hilar e mediastinal em 50% dos casos, assim como derrame pleural bilateral. As opacidades pulmonares são variadas, indo de sinais de acometimento intersticial linear ou reticulonodular difuso, geralmente basal, a um padrão alveolar que pode assemelhar-se àquele secundário a um edema pulmonar. Ele pode associar-se a um padrão intersticial em outras partes do pulmão. Infecções superpostas podem aumentar a opacidade pulmonar e causar assimetria. A resposta aos esteróides é significativa em alguns dos pacientes.[110]

Angeíte Pulmonar e Granulomatose

Muitas das doenças nesse grupo apresentam uma semelhança histopatológica devido à presença, em graus variáveis, de vasculite pulmonar (angeíte) e granulomatose, freqüentemente com necrose. Há,

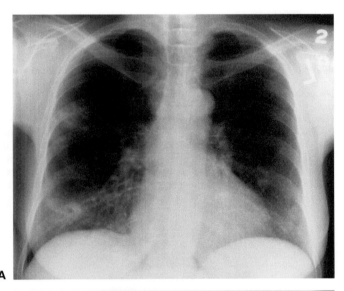

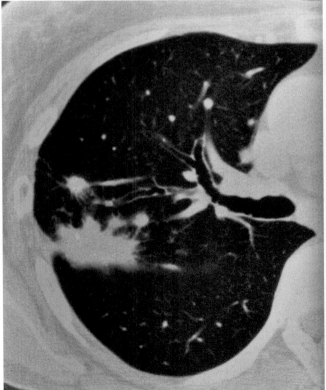

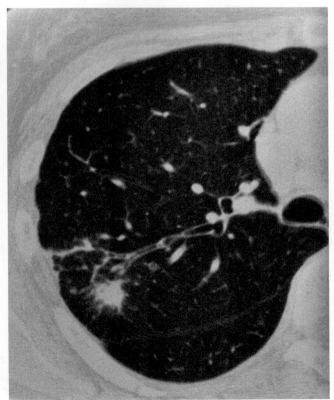

FIG. 30.20 Síndrome de Sjögren complicada por pseudolinfoma. **A**: Uma mulher de 54 anos, portadora da síndrome de Sjögren, que apresentou o aparecimento subagudo de opacidades nodulares irregulares no pulmão direito. **B e C**: A tomografia computadorizada demonstra várias massas tumorais espiculadas irregulares no pulmão direito, com aderências pleurais. A biópsia mostrou áreas focais de acentuada infiltração linfocitária.

porém, diferenças clínicas significativas, verificando-se alguma discordância quanto à maneira pela qual elas deveriam ser classificadas. A revisão abrangente foi feita por Churg,[20] o qual incluiu, nesta categoria, uma variedade maior de condições, tais como a granulomatose broncocêntrica, a angeíte associada a diversas infecções bacterianas e micóticas, assim como nódulos reumatóides. Weisbrod[103] também reviu essas doenças, dividindo-as em duas categorias: (1) angiocêntricas, que abrangem a granulomatose de Wegener, angeíte alérgica, granulomatose alérgica (síndrome de Churg-Strauss), granulomatose linfomatóide e granulomatose necrosante da sarcoidose; e (2) broncocêntrica, que consiste na granulomatose broncocêntrica.

Granulomatose de Wegener

A granulomatose de Wegener é uma doença multissistêmica que se caracteriza por vasculite e granulomas necrosantes associados.

O *granuloma letal da linha média*, considerado uma extremidade do espectro da granulomatose de Wegener, é um processo destrutivo de causa desconhecida, sendo, com freqüência, uma condição fatal, em que há uma destruição extensa das estruturas ósseas do nariz e dos seios paranasais. A síndrome é designada como *síndrome de Wegener* ou *granulomatose necrosante*, quando tal condição se associa a uma vasculite granulomatosa necrosante dos pulmões e à glomerulonefrite necrosante, que pode ser focal ou generalizada. As três principais características patológicas são lesões granulomatosas necrosantes do trato respiratório superior, angeíte necrosante de artérias e veias, bem como glomerulonefrite. O termo *síndrome de Wegener limitada* é usado, quando os rins não são envolvidos e a doença se limita ao trato respiratório.

A causa da granulomatose de Wegener não foi estabelecida. A acentuada resposta granulomatosa e o depósito de imunocomplexos, vistos na referida doença, sugerem uma reação de hipersensibilidade. Alguns autores postularam que uma infecção pode ser o estímulo subjacente a esta resposta anormal, parecendo haver efetivamente uma relação entre as recidivas da doença e infecções. Além disso, alguns pacientes com granulomatose de Wegener respondem bem ao tratamento com sulfametoxazol-trimetoprim. Do ponto de vista patológico, a granulomatose de Wegener pulmonar caracteriza-se por uma vasculite necrosante que pode afetar os vasos sanguíneos de todos os tamanhos — artérias, veias, arteríolas, vênulas e capilares, porém mais freqüentemente as veias de médio calibre e as artérias musculares. O tecido pulmonar apresenta tipicamente nódulos pulmonares necrosados ou microabscessos com reação granulomatosa circundante e vasculite associada.[95]

As alterações radiográficas da granulomatose de Wegener nos seios paranasais são aquelas de opacidade do tecido mole mais destruição óssea, que não podem ser diferenciadas da destruição produzida pelas neoplasias malignas. A lesão granulomatosa do pulmão, característica da doença, é um nódulo, que pode ser solitário ou múltiplo. Seu tamanho varia de 1 a 8 cm de diâmetro. Os nódulos redondos apresentam cavitação em 60% a 70% dos casos. A cavidade geralmente é pequena em relação ao tamanho do nódulo, com uma parede interna irregular, mas o nódulo pode escavar inteiramente, deixando uma parede fina, e depois acabar desaparecendo. As margens mais externas dos nódulos podem ser nitidamente definidas ou indistintas, e com aparência desgrenhada. Quando múltiplos, os nódulos tendem a ser em número reduzido, podendo assemelhar-se a metástases pulmonares (Fig. 30.21). Ocasionalmente, pode ocorrer massa solitária que se assemelha a um tumor pulmonar primário. Outros achados incluem áreas de consolidação maldelimitada que se parecem com uma pneumonia. Quando a vasculite envolve extensamente os capilares alveolares, pode haver uma hemorragia maciça, uma complicação muito rara da referida doença. Como nas outras doenças granulomatosas com

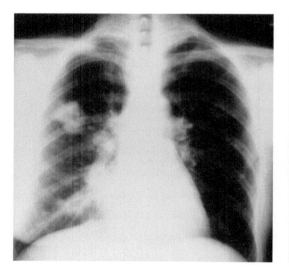

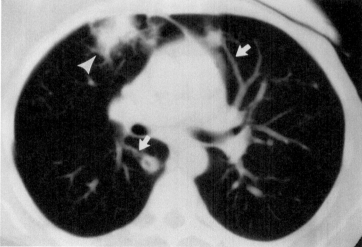

FIG. 30.21 Granulomatose de Wegener. **A**: Radiografia do tórax que mostra múltiplas massas e nodulações bilaterais, algumas das quais apresentam cavitação. **B** e **C**: A tomografia computadorizada revela que muitos dos nódulos cavitários têm um vaso nutriente levando até eles (*setas*). Outras opacidades maiores possuem base pleural (*ponta de seta*) e assemelham-se a infartos.

angeíte, nada há específico a respeito das alterações radiográficas pulmonares. O derrame pleural, em raros casos, ocorre tardiamente na evolução da doença. Ocasionalmente, massa endobrônquica pode causar a atelectasia de um lobo ou pulmão, o que pode associar-se a um acometimento pleural acompanhado de derrame ou espessamento pleural. O derrame pode ser maciço. O pneumotórax é uma complicação relativamente rara.

As características de TC torácicas da granulomatose de Wegener incluem múltiplas nodulações ou massas tumorais que variam de 0,3 a 5,0 cm de tamanho, um vaso nutriz claramente evidente que leva até a nodulação ou opacidade pulmonar (88%) e lesões que se assemelham a infartos pulmonares (lesões periféricas em forma de cunha que fazem contato com a pleura).[47] Outros achados de TC incluem cavitação dos nódulos e broncogramas aéreos em opacidades pulmonares focais (Fig. 30.21). Quando a vasculite afeta principalmente os capilares, uma hemorragia pulmonar, manifestada como um acometimento esparso bilateral do espaço aéreo ou opacidade de vidro fosco, pode ser o único achado de TC. Com o tratamento e a cura, as lesões nodulares focais da granulomatose de Wegener vêm a apresentar cicatrização e espiculação em grau significativo, com distorção da arquitetura do pulmão afetado e formação de aderências pleurais ou pontas pleurais. As características de TC da granulomatose de Wegener superpõem-se àquelas encontradas em outros distúrbios pulmonares relacionados a vasos, tais como as embolias sépticas, os infartos pulmonares, as metástases hematógenas e outras vasculites angiocêntricas. Algumas das características TC da granulomatose de Wegener (nódulos com vasos nutrizes e lesões semelhantes a infartos) estão relacionadas à angeíte necrosante que afeta as artérias e veias pulmonares nesta doença. A correlação TC-patológica mostra que as massas focais na TC correspondem a nódulos necrosados circundados por uma reação granulomatosa de células inflamatórias. Os pequenos vasos pulmonares que levam até os nódulos evidenciam, com freqüência, vasculite ativa e oclusão trombótica, acarretando isquemia e cavitação adicionais.[47,95] Além de caracterizar as lesões parenquimatosas da granulomatose de Wegener, a TC também pode ser útil para demonstrar a extensão e localização das estenoses traqueais e brônquicas associadas a esta doença.[2,21,90]

Granulomatose Linfomatóide

A granulomatose linfomatóide é um tipo de vasculite granulomatosa angiocêntrica que se assemelha, histologicamente, ao linfoma maligno devido à proeminente proliferação linforreticular.[36] De fato, alguns autores preferem o termo *distúrbio linfoproliferativo angiocêntrico* (Fig. 30.22). Uma vasculite necrosante diferencia esta condição do linfoma, e o infiltrado linfóide é tanto angiocêntrico quanto angiodestrutivo.[13] A granulomatose linfomatóide é uma doença multissistêmica agressiva que afeta principalmente os pulmões e tem um prognóstico sombrio.[13] Os sintomas são tosse, febre, mal-estar, dispnéia, perda de peso, artralgia e, ocasionalmente, hemoptises. Lesões cutâneas são encontradas em quase 50% dos pacientes. A condição ocorre na faixa etária dos 30 aos 60 anos de idade e há uma ligeira predominância masculina. Envolve geralmente os pulmões, de modo que a radiografia do tórax geralmente é anormal. A aparência radiográfica mais característica é aquela de múltiplas massas bilaterais razoavelmente bem-delimitadas e que, em mais de 50% dos casos, assemelham-se a nódulos metastáticos. Alguns dos nódulos, porém, podem ter uma aparência desgrenhada. As lesões geralmente se restringem às regiões média e inferior dos pulmões. Naquelas que não se assemelham a metástases, a aparência mais comum é a de grandes opacidades subpleurais maldefinidas, que podem apresentar cavitação e parecer-se com uma pneumonia. As cavidades podem ter paredes

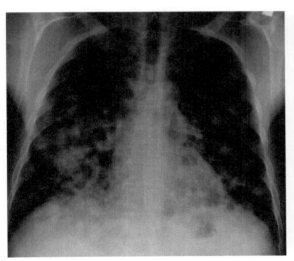

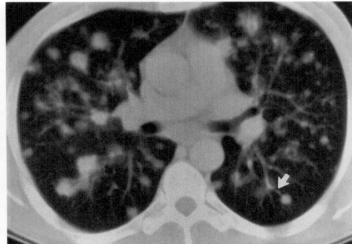

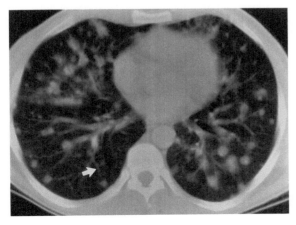

FIG. 30.22 Granulomatose linfomatóide (linfoma angiocêntrico) num homem de 49 anos. A radiografia do tórax (**A**) e os tomogramas computadorizados (**B** e **C**) mostram numerosos nódulos pulmonares bilaterais. Na TC, pode-se perceber a natureza angiocêntrica da doença; um vaso nutriente (*setas*) é visto levando a cada nódulo.

grossas ou finas, e, às vezes, contêm níveis líquidos. Hemoptises — às vezes maciças — podem ocorrer em pacientes com cavitação. Os nódulos são, por vezes, menores, mais numerosos e maldelimitados. A presença de uma grande massa unilateral única já foi relatada em pacientes com a referida doença. Ocasionalmente, pode-se observar um acometimento alveolar e intersticial misto, de modo que não se pode fazer um diagnóstico radiográfico. A adenopatia hilar pode estar presente, mas é rara, e o derrame pleural é, vez por outra, observado.[54] Em cerca de 10% dos pacientes, a doença evolui para o linfoma, geralmente do tipo plasmacitóide ou imunoblástico. A biópsia é necessária para fazer o diagnóstico. Quando não tratada, a doença, muitas vezes, progride rapidamente, sendo a morte causada pelo acometimento pulmonar, o acometimento do sistema nervoso central ou uma condição maligna franca.

Os achados de TC da granulomatose linfomatóide assemelham-se àqueles de outros distúrbios pulmonares de natureza vascular e incluem múltiplos nódulos pulmonares, freqüentemente associados a um vaso nutriente, ou lesões que se assemelham a infartos pulmonares (veja a Fig. 30.22).

Granulomatose e Angeíte Alérgicas (Não-infecciosas) (Síndrome de Churg-Strauss)

A síndrome de Churg-Strauss é uma doença rara, caracterizada por vasculite pulmonar, neuropatia, granulomas extravasculares, eosinofilia tecidual e sanguínea, bem como, com freqüência, asma.[57] Artérias de pequeno e médio calibre são afetadas; os granulomas são perivasculares e contêm células gigantes e eosinófilos. Os achados radiográficos pulmonares podem assemelhar-se muito àqueles da poliarterite nodosa, e, em 25% dos casos, está presente uma pneumonia eosinofílica, com distribuição periférica análoga à encontrada em outras pneumonias eosinofílicas. São comuns os nódulos. Podem ocorrer, também, um acometimento intersticial difuso, às vezes com um padrão miliar, adenopatia hilar e derrames pleurais. A TCAR tem sido usada no estudo de pacientes com a referida doença e pode ser útil, porque podem ser visíveis as paredes arteriais espessadas causadas pela infiltração eosinofílica, o que indica uma vasculite.[16]

Granuloma Hialinizante Pulmonar

O granuloma hialinizante pulmonar é causado provavelmente por uma resposta imune exagerada. A evolução clínica é benigna, com sinais ou sintomas mínimos, mas podem ocorrer tosse, mal-estar, febre, dispnéia, fadiga e/ou dor pleurítica. Os achados histológicos nos nódulos pulmonares consistem em lamelas hialínicas concêntricas com coleções perivasculares de linfócitos e plasmócitos. Os achados pulmonares são aqueles de múltiplos nódulos pulmonares (ocasionalmente solitários), geralmente bilaterais, bem-circunscritos e sólidos. Seu tamanho varia de alguns milímetros a 15 cm de diâmetro. Às vezes, as lesões são irregulares e maldefinidas. Não é comum a cavitação. Muitas das lesões assemelham-se a metástases pulmonares nodulares. A mediastinite esclerosante pode complicar a doença.[25]

ACOMETIMENTO PULMONAR NA NEUROFIBROMATOSE

A fibrose intersticial pulmonar ocorre em cerca de 10% dos pacientes com neurofibromatose que têm mais de 30 anos de idade. O acometimento pulmonar só se evidencia na idade adulta. A causa não é conhecida, mas há provavelmente uma influência genética. Os achados radiográficos consistem em uma opacidade intersticial linear bilateral e que tende a ser basal. As alterações intersticiais também podem ser extensas, envolvendo por um padrão reticular e linear a maior parte do parênquima pulmonar. Grandes bolhas nos lobos superiores também fazem parte da doença, que produz um grau relativamente pequeno de dispnéia.[99] As bolhas podem, às vezes, ser predominantemente basais. A presença de numerosos nódulos cutâneos é muito útil para fazer um diagnóstico radiológico da condição.

AMILOIDOSE

A amiloidose pode ser localizada (10% a 20% dos casos) ou sistêmica (80% dos casos).[74] A forma sistêmica é geralmente classificada como primária ou secundária. O tipo secundário é encontrado em pacientes com uma doença inflamatória crônica, como artrite reumatóide, lepra, doença de Crohn, osteomielite crônica, bronquiectasia ou tuberculose. Ocorre, também, em pacientes com febre mediterrânea familiar e naqueles com uma neoplasia maligna.[74] A forma secundária é muito mais comum que o tipo primário.[106] O material amilóide é depositado no baço, fígado, glândulas supra-renais e rim, em decorrência da doença inflamatória crônica ou condição maligna. Depósitos amilóides radiograficamente detectáveis no pulmão são raros nesta forma de amiloidose. Na rara forma primária da doença, o material amilóide deposita-se tipicamente no coração, trato gastrintestinal, pulmões, músculos e pele. Ocorre em pacientes sem outra doença e naqueles com anormalidades plasmocitárias (mieloma múltiplo, por exemplo) ou imunoglobulinas anormais; a causa é, porém, desconhecida. Há um envolvimento pulmonar em 30% a 70% dos pacientes com amiloidose primária. O material amilóide é constituído de uma matriz protéica, que consiste em fragmentos de cadeias polipeptídicas imunoglobulínicas ou α-globulinas numa configuração em folhetos β que resiste à degradação proteolítica.[74] Este material protéico apresenta birrefringência verde-maçã, quando exposto ao corante vermelho-congo e visto com um microscópio sob luz polarizada.[74] Há vários tipos químicos de amilóide. No tecido, os depósitos são polímeros de uma proteína básica. Os polímeros de cadeia leve são encontrados no mieloma múltiplo e em outras discrasias plasmocitárias em que podem ser encontrados depósitos nos pulmões. Este material é depositado nas paredes alveolares e em torno dos capilares interalveolares, bem como nas paredes dos vasos sanguíneos menores no pulmão, na presença de um envolvimento pulmonar. O miocárdio é afetado em aproximadamente 70% dos pacientes com a forma primária da doença. Também pode haver depósitos nas paredes brônquicas e traqueais.

Os padrões de depósito amilóide pulmonar podem ser classificados em três tipos principais: (1) laringotraqueobrônquico, em que o depósito amilóide na parede acarreta um espessamento focal ou difuso, e a distorção da árvore traqueobrônquica; (2) nodular pulmonar, no qual nódulos solitários ou múltiplos no parênquima são produzidos por massas de material amilóide que aumentam de tamanho muito lentamente; e (3) septal alveolar difuso, em que o material amilóide é depositado nos tecidos intersticiais, com freqüência perivascularmente, mas também nas paredes e septos alveolares. Mais raramente, pode haver uma infiltração traqueobrônquica difusa ou, em raros casos, o envolvimento dos linfonodos hilares.

Achados Radiográficos

Os achados radiográficos, na forma traqueobrônquica da amiloidose, relacionam-se à obstrução, causando atelectasia ou hiperinsuflação e, às vezes, uma pneumonia pós-obstrução. Distorção brônquica, irregularidade traqueal e estreitamento da luz podem ser observados na broncoscopia e na TC. A forma nodular consiste em massas solitárias ou múltiplas que podem tornar-se calcificadas ou apresentar cavitação (Fig. 30.23). A forma septal alveolar pode evidenciar um padrão nodular miliar ou reticulonodular nas radiografias simples ou na TC. Pode haver, também, uma forma que se assemelha à fibrose difusa, com espirais irradiando-se para fora a partir do hilo na parte central do pulmão. No tipo alveolar septal há, com freqüência, um derrame pleural associado, que pode aparecer, regredir e, depois, reaparecer. Os depósitos pleurais podem causar espessamento pleural. Com a progressão da doença, as espirais irradiadas aumentam e, em alguns casos, ocorrem lesões granulares finas ou nodulares mais grosseiras. Calcificações e formação de osso podem ser observadas nas lesões pulmonares e nos linfonodos hilares e mediastinais, visibilizadas melhor na TC. A formação de osso é peculiar e assemelha-se a pedaços de vidro quebrado pontiagudos. A progressão radiográfica acompanha-se de dispnéia crescente. Este tipo de envolvimento generalizado deve ser distinguido de outras do-

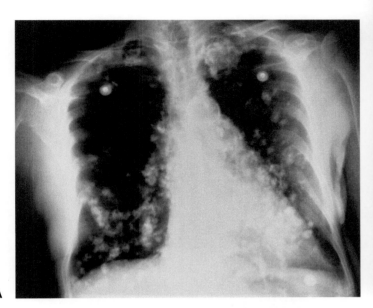
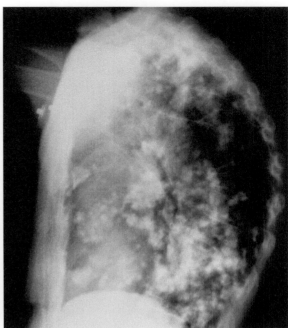

FIG. 30.23 A e B: Amiloidose numa mulher de 76 anos. A radiografia do tórax revela numerosos nódulos calcificados que se mostraram causados por material amilóide.

enças crônicas que causam fibrose intersticial, podendo assemelhar-se à sarcoidose. A forma nodular da doença consiste em uma ou mais massas homogêneas, que podem ser algo lobuladas e que se parecem muito com um tumor pulmonar primário; a forma local é geralmente encontrada em homens mais idosos. Quando os linfonodos são envolvidos, há o depósito de material amilóide nos linfonodos hilares e mediastinais, com um aumento gradual no tamanho hilar e turvação das bordas mediastinais. O prognóstico é sombrio nas formas traqueobrônquica e septal alveolar da doença. Diminuição do volume pulmonar e insuficiência respiratória são observadas na forma septal alveolar, e a obstrução é notada na forma traqueobrônquica. Todas as formas de amiloidose são relativamente raras.

Uma revisão de Pickford e colaboradores[74] sobre os achados TC da amiloidose relatou que os pacientes com depósitos amilóides sistêmicos apresentavam, com freqüência, um ou mais dos seguintes: adenopatia (75%), múltiplos nódulos pulmonares (50%) e espessamento difuso dos septos interlobulares (50%).[74] Calcificações em linfonodos, nódulos e áreas de fibrose do parênquima podem ser identificadas na TC, no acometimento sistêmico. Os pacientes com amiloidose localizada tinham maior probabilidade de apresentar um (60%) ou mais nódulos subpleurais ou periféricos, que tendiam menos a evidenciar calcificações (apenas 20%). O acometimento laringotraqueobrônquico focal ou difuso era mais comum nos pacientes com amiloidose localizada.[74] A forma nodular da amiloidose pode apresentar intensificação pelo contraste na TC e RM.

HISTIOCITOSES DAS CÉLULAS DE LANGERHANS

O granuloma eosinofílico é o mais benigno de um grupo de doenças de causa não-estabelecida que incluem a doença de Hand-Schüller-Christian e a doença de Letterer-Siwe. Anteriormente chamadas de *histiocitose X*, estas doenças são atualmente denominadas histiocitoses das células de Langerhans, todas caracterizando-se por um acúmulo de células semelhantes à de Langerhans, um tipo de histiócito.[62] A doença de Letterer-Siwe ocorre em lactentes, sendo aguda e rapidamente fatal. A doença de Hand-Schüller-Christian ocorre em crianças maiores e adultos, e consiste na tríade de lesões ósseas, diabete insípido e exoftalmia, sendo mais benigna. O granuloma eosinofílico ocorre em adultos jovens e é freqüentemente localizado e benigno, quando se manifesta nos ossos.

O granuloma eosinofílico tem sido encontrado em freqüência cada vez maior como lesão que ocorre apenas no pulmão. Em alguns pacientes (cerca de 20%), a lesão óssea típica associa-se ao acometimento pulmonar, mas, em outros, o pulmão parece ser o único local envolvido. O termo *histiocitose X pulmonar* é comumente usado para indicar o granuloma eosinofílico que afeta apenas o pulmão. A histiocitose X pulmonar ocorre principalmente em adultos jovens e de meia-idade, 90% dos quais fumam, podendo o tabagismo ser um estímulo desencadeante para esta resposta granulomatosa anormal.

As manifestações radiográficas da histiocitose X pulmonar são razoavelmente características (Figs. 30.24 a 30.26). Nota-se um envolvimento generalizado, manifestado por um padrão reticular com pequenas lesões nodulares, da ordem de 1 a 3 mm de tamanho. Tais nódulos podem ser maldefinidos, com bordas indistintas, podendo ser disseminados por toda a extensão dos pulmões, mas tendendo a ser um pouco mais pronunciados na parte superior dos pulmões. A doença regride espontaneamente em cerca de um terço dos pacientes; em um terço deles, a doença persiste, mas não progride. No outro terço, ela progride, com envolvimento intersticial crescente. A aparência é aquela de um padrão reticulonodular, que gradualmente se torna mais grosseiro e passa a apresentar pequenos focos de rarefação semelhante a um cisto, ocasionando um pulmão em favo de mel. Os volumes pulmonares são normais ou aumentados, mas não diminuídos como é típico da maioria das outras doenças intersticiais pulmonares. Geralmente, não há adenopatia hilar nem envolvimento pleural. Com o advento da TC, porém, foi relatado o aumento de linfonodos paratraqueais e de linfonodos mediastinais em outros locais.[13A] A TCAR revela espaços aéreos císticos com paredes discretas, geralmente finas. Com a progressão da doença, os cistos de paredes finas tornam-se confluentes, formando espaços císticos maiores, de forma bizarra no pulmão.[45] Especialmente no início da doença, podem estar presentes pequenos nódulos, alguns dos quais podem apresentar cavitação. Com a progressão da doença, ocorrem mais alterações reticulares, e, no acometimento em estágio terminal, o quadro TCAR é de formação de favo de mel e fibrose intersticial (veja as Figs. 30.25 e 30.26).[10] Opacidades reticulares finas e opacidades de vidro fosco também já foram relatadas nesta doença.[14] A histiocitose X tem, igualmente, uma distribuição regional, afetando em maior escala as zonas superior e média do pulmão, e poupando

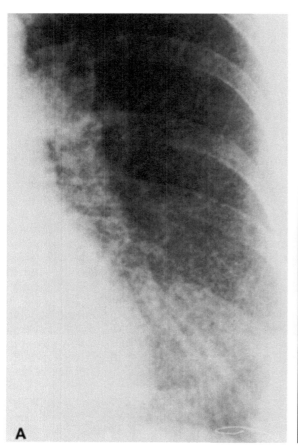
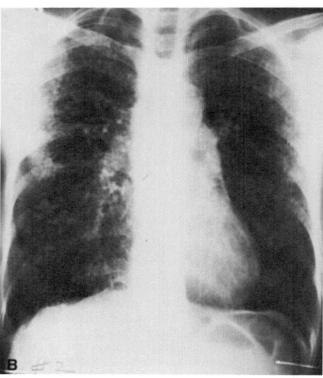

FIG. 30.24 Histiocitose X pulmonar. **A**: A paciente, uma mulher de 40 anos, apresentava um extenso envolvimento pulmonar, consistindo, principalmente, em diminutos nódulos e muito poucas áreas cistiformes, como é mostrado nesta tomada em *close*. **B**: Em outro paciente apresentando acometimento crônico, um grau considerável de fibrose produziu um pulmão em favo de mel, notado melhor no aspecto lateral das regiões central e superior do pulmão esquerdo. Em outras áreas, existem pequenos nódulos de aparência granulomatosa. Há um pouco de enfisema, com bolhas no ápice esquerdo.

os ângulos costofrênicos e as bases pulmonares. O pneumotórax espontâneo é bastante comum, e alguns dos pacientes apresentam diabete insípido. Os achados TC da histiocitose podem imitar os do enfisema, embora os espaços císticos da histiocitose tenham uma parede fina e discreta delineando-os, a qual não é vista no enfisema. O outro diagnóstico diferencial é a linfangiomiomatose (LAM) pulmonar, que afeta mulheres em idade de conceber. Na LAM, os cistos são mais uniformes quanto ao tamanho e afetam difusamente o pulmão, sem distribuição regional. Não se vêem cavidades nem nódulos. Muitos pacientes adultos com histiocitose X pulmonar são também fumantes.

Observamos vários pacientes nos quais os achados radiográficos eram muito fora do comum, consistindo em áreas disseminadas e esparsas no que parecia ser um acometimento do tipo alveolar, constituindo, muito provavelmente, uma fase ativa. Outros também observaram um acometimento alveolar local, uma grande área de consolidação alveolar ou outras características incomuns.[75]

Como os achados radiográficos não são característicos e simulam aqueles de outras doenças intersticiais pulmonares crônicas, o diagnóstico tem de basear-se nas manifestações clínicas, numa história de tabagismo em adultos e nos achados de TCAR. O padrão de alteração cística e pequenos nódulos na TCAR é freqüentemente bastante sugestivo do diagnóstico. As alterações radiográficas típicas, observadas nos ossos, são úteis, quando presentes. A biópsia pulmonar é freqüentemente necessária, mas pode-se suspeitar do diagnóstico em pacientes jovens assintomáticos com acometimento pulmonar extenso e pouca adenopatia ou envolvimento pleural. Pode haver poucos sintomas, mas alguns pacientes têm tosse crônica e vêm posteriormente a apresentar dispnéia. Na forma progressiva, a dispnéia aumenta e há fibrose que acarreta *cor pulmonale* e acometimento pulmonar em estágio terminal.

DOENÇA DE GAUCHER E DOENÇA DE NIEMANN-PICK

A doença de Gaucher é causada por um erro inato do metabolismo em que há um acúmulo de glicosilceramida nas células reticuloendoteliais. O pulmão pode ser afetado, com achados radiográficos de acometimento intersticial manifestado por um padrão reticulonodular ou miliar difuso de opacidade pulmonar.[108] A doença de Niemann-Pick é um distúrbio de armazenamento lipídico relacionado, da metabolização dos fosfolípides. O envolvimento pulmonar causa um acometimento nodular difuso com espirais lineares, produzindo um efeito de favo de mel ou um padrão reticulonodular grosseiro nas radiografias do tórax. Podem estar igualmente presentes linhas B de Kerley basais e haver algumas calcificações pulmonares.[49]

LINFANGIOMIOMATOSE (LINFANGIOLEIOMIOMATOSE, HIPERPLASIA MUSCULAR, MIOMATOSE)

A *esclerose tuberosa* é uma doença hereditária, caracterizada por deficiência mental, crises convulsivas, adenomas sebáceos (erupções acneiformes) na face, com distribuição em asa de borboleta, e tumores hamartomatosos (angiomiolipomas) que podem afetar diversas partes do corpo, como o sistema nervoso central, fígado, baço, rins e ossos. É comum a deficiência mental. Há evidências razoavelmente sólidas para mostrar que a linfangioleiomiomatose é uma *forma frustra* de esclerose tuberosa. A LAM ocorre geralmente em adultos, nos quais não há deficiência mental e evidência clínica de dano ao sistema nervoso central, ainda que possam ser notadas calcificações intracranianas.[15] Embora

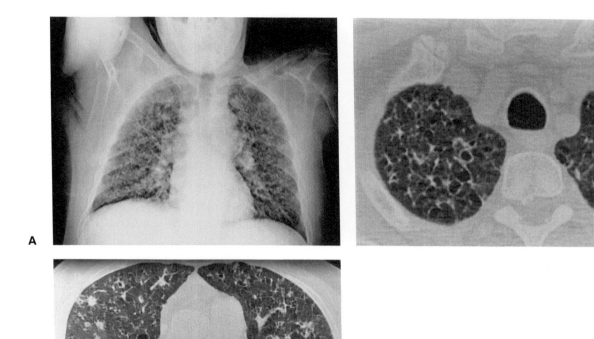

FIG. 30.25 Histiocitose X pulmonar. **A**: Radiografia do tórax que mostra reticulação grosseira difusa bilateral. **B e C**: A tomografia computadorizada de alta resolução demonstra múltiplos pequenos nódulos, cistos irregulares e trama intersticial espessada.

a esclerose tuberosa afete tanto homens quanto mulheres, a esclerose tuberosa com alterações pulmonares idênticas às da LAM ocorre quase exclusivamente em mulheres.

Em pacientes não-portadores de esclerose tuberosa, a LAM é uma doença rara, que ocorre em mulheres jovens em idade de conceber, nas quais há um crescimento excessivo de células fusiformes que se assemelham a células musculares lisas atípicas ao longo dos bronquíolos, septos alveolares e vasos linfáticos. Pode haver, também, o envolvimento dos linfonodos hilares e mediastinais, vasos linfáticos torácicos extrapulmonares e abdominais. A doença é suficientemente parecida com a esclerose tuberosa, para justificar a suposição de alguns autores de que constitui uma *forma frustra* desta, conforme indicado anteriormente. Outros autores acham que há diferenças suficientes para fazer das doenças entidades distintas.

Os achados radiográficos, freqüentemente observados tardiamente na evolução da LAM, assemelham-se àqueles encontrados na esclerose tuberosa. Um pneumotórax espontâneo recorrente pode ocorrer, antes que quaisquer anormalidades pulmonares sejam visíveis nas radiografias do tórax. Os primeiros achados pulmonares são aqueles de um padrão difuso de diminutas opacidades, descritas como reticulonodulares, granulares, miliares ou intersticiais. É observado, posteriormente, um padrão reticular grosseiro, muitas vezes com linhas septais. Um padrão de favo de mel é visto finalmente, mas sua aparência é mais delicada que a do padrão de favo de mel habitualmente observado no acometimento intersticial em estágio terminal. Os volumes pulmonares mostram-se tipicamente aumentados nesta doença, uma característica que ajuda a distingui-la de outras formas de fibrose intersticial pulmonar. São comuns os derrames quilosos.[18,92,97] Tais derrames geralmente são grandes e tendem a recidivar. A TC tem sido usada no estudo dos pacientes.[1] Os achados na TCAR são principalmente aqueles de muitos cistos ou espaços cistiformes, que variam de 3 a 40 mm de diâmetro, distribuídos uniformemente por ambos os pulmões, sendo os ápices, até certo ponto, poupados (Figs. 30.27 e 30.28). Os cistos têm paredes finas discerníveis (menos de 4 mm de espessura) na TCAR, e o parênquima pulmonar entre os cistos tem aparência normal. Os cistos na LAM tendem a ser mais uniformes e redondos que aqueles vistos na histiocitose X, distribuindo-se difusamente, sem predileção por uma zona; e, geralmente, não se associam a nódulos. Estas características típicas podem ajudar a diferenciar a LAM da histiocitose X. Em comparação com os achados radiográficos torácicos da LAM, as características de TC desta doença são aquelas de nodularidade e padrões reticulares. Aberle e colaboradores[1] acharam que o padrão reticular, nas radiografias sim-

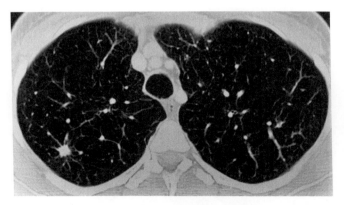

FIG. 30.26 Histiocitose X pulmonar. Uma mulher de 48 anos, com uma longa história de tabagismo, que apresentou um nódulo na radiografia do tórax. A tomografia computadorizada mostra um enfisema extenso e um nódulo irregular no lobo superior direito. A excisão cirúrgica revelou histiocitose X e nenhum câncer pulmonar.

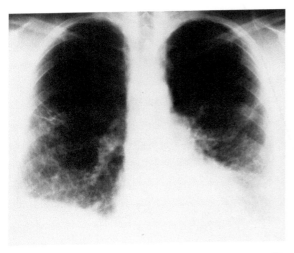
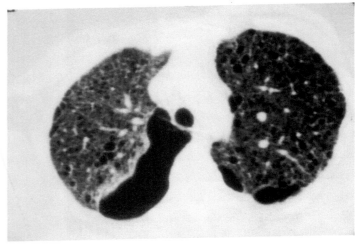
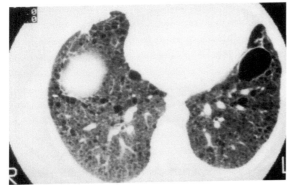

FIG. 30.27 Linfangioleiomiomatose pulmonar numa mulher de 43 anos. **A**: A radiografia do tórax mostra um padrão reticular basilar e periférico. A obliteração do ângulo costofrênico direito foi causada pela fibrose pleural após um pneumotórax anterior. **B e C**: Tomografia computadorizada de alta resolução que mostra a substituição da arquitetura pulmonar normal por múltiplos cistos aéreos grandes e pequenos, com paredes muito finas. Um pneumotórax residual posterior loculado é visto à direita.

ples, constitui um somatório das paredes dos cistos sobrejacentes (Fig. 30.27). Os achados de TC aparecem antes das alterações observadas nas radiografias do tórax e tendem a correlacionar-se bem com os estudos da função pulmonar. Embora o diagnóstico dependa da biópsia pulmonar, pode-se suspeitar da doença em mulheres jovens que apresentam derrames pleurais quilosos e pneumotórax espontâneos recorrentes, com ou sem um padrão intersticial pulmonar reticulonodular e um aumento progressivo do volume pulmonar.

MICROLITÍASE ALVEOLAR PULMONAR

A microlitíase alveolar pulmonar é uma doença rara, caracterizada pela presença de pequenos corpos que contêm cálcio nos alvéolos pulmonares. A causa não foi estabelecida, mas há uma elevada incidência familiar (50%), indicando que pode haver um fator hereditário.[33,88A] A doença fica assintomática por um longo período, mas acaba por manifestar-se uma dispnéia, seguida de tosse, cianose e insuficiência cardíaca direita. Devido ao aparecimento tardio dos sintomas, a doença costuma ser descoberta nas radiografias de tórax de rotina.

Achados Radiográficos

A aparência do tórax é característica. Há uma distribuição uniforme generalizada de partículas semelhantes a grãos de areia com densidade calcífica, que geralmente têm menos de 1 mm de diâmetro, sendo uniformes quanto ao tamanho e não havendo tendência à aglomeração. Quando extensas, algumas das diminutas calcificações podem superpor-se, podendo ser difícil defini-las como partículas individuais. Radiografias excessivamente expostas usando um retículo são úteis para sua visibilização, especialmente quando a doença se encontra bem avançada. A opacidade é, com freqüência, suficientemente grande para obscurecer o coração e os contornos mediastinais, bem como o diafragma. Em alguns pacientes, a opacidade pulmonar é tão grande que a pleura aparece como negativo ou como uma sombra linear preta em vez de branca, e, até mesmo, o coração pode aparecer radiotransparente em contraste com a extensa calcificação pulmonar.[42] Não há outra doença que se assemelhe a esta condição, porque as partículas diminutas se apresentam calcificadas e são mais densas que as partículas de tamanho comparável em qualquer das doenças miliares.

Os achados de TCAR da microlitíase alveolar pulmonar já foram descritos e incluem a atenuação elevada do parênquima pulmonar e os nódulos calcificados discretos. A linha preta pleural evidente nas radiografias do tórax, na referida condição, foi demonstrada como sendo

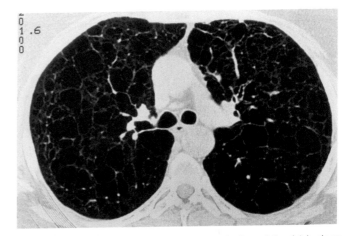

FIG. 30.28 Tomografia computadorizada de alta resolução na linfangioleiomiomatose pulmonar. O pulmão foi uniformemente substituído por espaços císticos de paredes finas.

causada por cistos subpleurais de paredes finas (5 a 10 mm de diâmetro), que só podem ser visibilizados na TCAR. Pneumotórax recorrentes associam-se a tal doença e são provavelmente relacionados à ruptura de um desses cistos subpleurais.[44]

As calcificações ou ossificações pulmonares podem ser causadas por várias outras condições, mas não há semelhança com a microlitíase alveolar. Infecções, como a histoplasmose, pneumonia por varicela em adultos, insuficiência renal crônica, transplante renal, hipervitaminose D, neoplasias da paratireóide, alterações do metabolismo do cálcio e fósforo, estenose mitral crônica e tumores metastáticos podem causar calcificação ou ossificação pulmonar. A aparência é bastante variável. Em raros casos, a ossificação pulmonar pode ser idiopática.

DISAUTONOMIA FAMILIAR (SÍNDROME DE RILEY-DAY)

A disautonomia familiar decorre da disfunção do sistema nervoso autônomo, sendo uma doença congênita familiar, transmitida como um traço autossômico recessivo, que ocorre em lactentes e crianças, geralmente na população judia. Foi descrita, originalmente, em cinco crianças, em 1949. Os achados clínicos consistem em lacrimação deficiente (diminuída), transpiração excessiva, pele manchada, baba, instabilidade emocional, incoordenação motora, hiporreflexia e indiferença à dor. A morte é geralmente causada pelo acometimento pulmonar. Os achados pulmonares relacionam-se à hipersecreção brônquica e à obstrução dela decorrente, que freqüentemente ocasiona infecções. Manifestações pulmonares, suficientes para produzir alterações radiográficas nas chapas do tórax, ocorrem em aproximadamente 65% a 75% dos pacientes.[30] As alterações iniciais consistem em acentuação difusa da trama em conseqüência da infiltração intersticial. Uma broncopneumonia esparsa é comum e, muitas vezes, persiste por um longo período. Os episódios repetidos de pneumonia acentuam os achados e podem produzir áreas de opacidade homogênea disseminadas pelos pulmões; tais áreas aparecem e desaparecem. É comum a atelectasia de um lobo ou segmento, que tende a persistir por várias semanas. O lobo superior direito é freqüentemente acometido. Não é comum encontrar bronquiectasias. O acometimento pulmonar geralmente é mais focal e não tão generalizado como na fibrose cística do pâncreas, mas há alguma semelhança nos achados radiográficos das duas doenças.

POLICITEMIA

A policitemia pode ocorrer secundariamente à anoxia em várias doenças pulmonares crônicas e nas cardiopatias congênitas. Nesses casos, ela é um fenômeno compensatório e não se verificam achados radiográficos torácicos indicativos de sua presença. A policitemia vera, ou policitemia primária, é um distúrbio hematológico caracterizado pela hiperplasia da medula óssea vermelha, acarretando um aumento nas hemácias circulantes e leucocitose. Nesses pacientes, o ingurgitamento vascular leva à proeminência das sombras vasculares nos pulmões. Nota-se, ocasionalmente, uma fibrose basal que acarreta o aumento da trama basal, juntamente com alterações sugestivas de congestão basal. Já foram também relatadas densidades arredondadas discretas nas zonas médias dos pulmões, consideradas como constituindo tromboses venosas; elas variam quanto ao tamanho e aparecem e desaparecem em algumas semanas. São comuns as tromboembolias pulmonares. Esses achados não são diagnósticos, mas o diagnóstico pode ser sugerido na presença de distensão vascular pulmonar sem evidências de acometimento cardíaco ou pulmonar para explicá-la.

PNEUMONITE POR COLESTEROL (PNEUMONIA LIPÍDICA ENDÓGENA)

A pneumonite por colesterol é um tipo raro de inflamação intersticial crônica do pulmão, em que o exsudato consiste em grandes células mononucleares cheias de colesterol e seus ésteres. Tais células são observadas como infiltrando os tecidos intersticiais e as paredes alveolares, bem como enchendo os alvéolos. A causa não foi esclarecida, e a doença não parece estar relacionada à pneumonia lipídica do tipo de aspiração. Ela é ocasionalmente designada como *pneumonia lipídica endógena*, e os depósitos são freqüentemente encontrados em associação a doenças pulmonares crônicas que produzem obstrução brônquica. Pode, por exemplo, ocorrer na obstrução brônquica crônica por uma neoplasia endobrônquica ou na bronquiolite obliterante com danos alveolares difusos (BIP). Pode ocorrer também sem obstrução em pneumonias de resolução lenta (o assim chamado pseudotumor inflamatório).

Achados Radiográficos

Nos tipos obstrutivos, podem ser observados os sinais da BIP ou de um tumor obstrutivo. No tipo não-obstrutivo, a doença caracteriza-se por uma única densidade homogênea confluente, que pode ter distribuição lobar e segmentar. Há, geralmente, uma diminuição no volume do lobo afetado pela doença. O processo estende-se até a pleura. Pode haver o aumento dos linfonodos hilares, e líquido pleural ou espessamento da pleura são freqüentemente presentes. A ausência de bloqueio endobrônquico e o fato de que apenas parte de um segmento é envolvida no tipo segmentar da doença favorecem a pneumonia por colesterol em relação a um tumor. A doença é mais compacta e mais claramente definida que a pneumonia lipídica exógena, e sua distribuição, estendendo-se as lesões até a pleura, difere daquela na pneumonia lipídica exógena. O diagnóstico geralmente é feito por biópsia.

PROTEINOSE ALVEOLAR PULMONAR

A proteinose alveolar pulmonar foi descrita por Rosen e colaboradores em 1958.[82] Caracteriza-se pela presença, nos alvéolos, de um material proteináceo rico em lípides e que se cora positivamente pelo corante ácido periódico-Schiff (PAS). A natureza exata do material não foi determinada, parecendo ele ser produzido por células do revestimento septal que se desprendem na luz e tornam-se necrosadas. Infiltrados e reações celulares são ausentes ou mínimos. A causa não é conhecida; foi sugerida a inalação de alguns dos novos agentes químicos usados em aerossóis e similares, juntamente com um agente infeccioso antigenicamente semelhante ao *Pneumocystis carinii*. Em alguns casos, a doença associa-se à deficiência de imunoglobulinas, e a incidência parece estar aumentada em pacientes portadores de linfoma ou lesões hematológicas malignas.[17] A doença ocorre em adultos de 20 a 50 anos de idade, mas pode ser observada, ocasionalmente, em crianças. Ela parece ser uma doença nova, pois não foram observados casos dela antes de 1955. Tem, com freqüência, uma evolução insidiosa, sem qualquer sintoma no início da doença ou enquanto o envolvimento pulmonar é mínimo. Posteriormente ou em casos mais graves da doença, podem ocorrer sintomas, caracterizados por mal-estar, tosse, dispnéia e perda de peso. Os achados físicos são mínimos, e uma anormalidade radiográfica evidente pode ser observada em pacientes com poucos sintomas. A evolução da doença também é variável; em alguns pacientes, ela é rapidamente progressiva, ocasionando insuficiência pulmonar com cianose, dedos em baqueta de tambor, e sendo mortal em consequência da perda progressiva da função pulmonar ou infecções intercorrentes. É particularmente letal em crianças, nas quais a mortalidade se aproxima dos 100% em comparação com menos de 30% nos adultos. A infecção secundária por fungos é a causa de muitas mortes na referida doença. O mais comum destes organismos é *Nocardia*, mas *Candida*, *Mucor* e *Cryptococcus* também podem ser organismos causadores. Em outros pacientes, os sintomas regridem, com a resolução parcial das alterações pulmonares; ocasionalmente, a resolução é total. A lavagem traqueobrônquica dos lobos envolvidos com solução salina produz melhoras nítidas em alguns pacientes. Os esteróides são ineficazes, sendo o seu uso contra-indicado.

Os achados radiográficos no auge da doença são aqueles de opacidades parailares que simulam um edema pulmonar. A opacidade parece irradiar-se dos hilos principalmente para as bases, é indistinta ou "leve", e pode apresentar um padrão algo irregular, assemelhando-se à

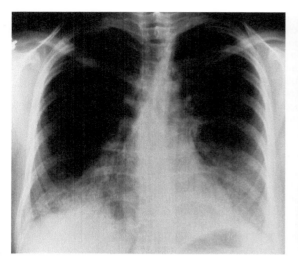
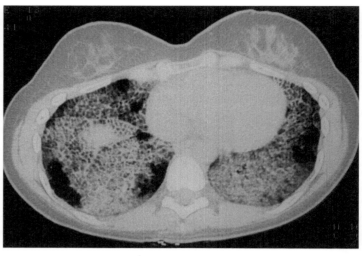

FIG. 30.29 Proteinose alveolar pulmonar. **A**: Há um envolvimento basal bilateral, com infiltrados alveolares e intersticiais. **B**: Os achados tomográficos computadorizados de alta resolução são característicos da proteinose alveolar. Opacidades de vidro fosco esparsas são demonstradas bilateralmente e há o espessamento regular dos septos interlobulares, formando estruturas poligonais. A aparência assemelha-se a um "paralelepípedo maluco" (crazy paving).

nodularidade. Há variações neste padrão; às vezes, a doença parece ser unilateral e não precisa ser periilar, sendo, porém, predominantemente basal e central. Foram relatados alguns casos em que a distribuição da opacidade alveolar era bastante atípica, de modo que se deve lembrar desta doença no caso da persistência de opacidades alveolares num paciente afebril e relativamente assintomático (Fig. 30.29). Os achados radiográficos alteram-se lentamente e, quando há a resolução, pode haver alguma fibrose residual, representada por opacidades lineares e pequenos nódulos. Pode-se suspeitar do diagnóstico com base nos achados clínicos e radiográficos. A presença de material PAS-positivo no escarro é diagnóstica, mas, se isto não for obtido, poderá ser necessária a biópsia, para estabelecer o diagnóstico.

Os achados de TCAR da proteinose alveolar têm uma aparência típica, e, muitas vezes, o diagnóstico correto pode ser sugerido pelos resultados de TC (veja a Fig. 30.29). Caracteristicamente, a aparência é a de uma opacidade de vidro fosco esparsa bilateral numa distribuição em mosaico ou geográfica, associada ao espessamento regular dos septos interlobulares. Os lóbulos pulmonares secundários são, às vezes, tão notavelmente delineados que aparece uma rede de formas poligonais, semelhante a um "paralelepípedo maluco" (crazy paving).[67,101] Os achados de TC enfatizam que a proteinose alveolar tem tanto um componente alveolar como um componente intersticial. A opacidade de vidro fosco é causada pelo enchimento dos espaços aéreos com fosfolipoproteínas e líquido. Este material acaba por ser assimilado pelo interstício, que se torna espesso e edemaciado. O diagnóstico diferencial dos achados de TC incluem a infecção da pneumonia por *Pneumocystis*, a alveolite causada pela sarcoidose e o carcinoma bronquioloalveolar mucinoso.[67,91,93,101]

SARCOIDOSE

A sarcoidose, ou sarcóide de Boeck, é uma doença granulomatosa que afeta muitos órgãos e tecidos do corpo. A causa não foi esclarecida. Várias teorias foram propostas, mas nenhuma foi comprovada. A condição é provavelmente decorrente da interação de um agente infeccioso (não necessariamente o mesmo em todos os pacientes) com um indivíduo com respostas imunológicas fora do comum. Há, em média, 10 vezes mais linfócitos no líquido da lavagem broncoalveolar de pacientes com sarcoidose que em controles normais. Muitos deles são linfócitos T, com uma diminuição dos linfócitos B. A proporção de linfócitos T para B é invertida no sangue dos pacientes com sarcoidose, com um aumento dos linfócitos T e uma diminuição dos linfócitos B. Essas alterações nas populações celulares refletem o fato de que a sarcoidose pulmonar é, inicialmente, uma alveolite caracterizada por infiltração difusa de monócitos, macrófagos e linfócitos. Ao resolver-se, a alveolite é substituída pelos granulomas das células gigantes multinucleadas. Sabe-se que muitos pacientes não apresentam reação alguma à tuberculina ou têm apenas uma reação levemente positiva, e 10% a 20% dos pacientes com sarcoidose vêm a apresentar uma tuberculose franca. O processo assemelha-se a um granuloma tuberculoso, exceto por não haver necrose caseosa central. As lesões evoluem lentamente e, em alguns casos, podem resolver-se completamente. Elas também podem-se curar por um processo de esclerose que produz fibrose e distorção tecidual, o qual pode ser extenso. É comum o envolvimento pulmonar; a incidência relatada varia de 90% a 95%. Esses dados abrangem o aumento dos linfonodos hilares e paratraqueais, bem como as lesões do parênquima pulmonar.

O diagnóstico definitivo da sarcoidose é feito, quando evidências clínicas e radiográficas compatíveis acompanham-se de espécimes de biópsia que mostram granulomas epitelióides não-caseosos. São, também, necessárias culturas negativas para organismos bacterianos, fúngicos e micobacterianos.

Achados Radiográficos

Como a sarcoidose pode permanecer assintomática ou praticamente assintomática por um longo período, as alterações radiográficas por ela produzidas são freqüentemente notadas, pela primeira vez, numa radiografia de rotina ou em radiografias obtidas como parte de um exame feito para a admissão às forças armadas ou a uma indústria. É, portanto, um pouco difícil ter certeza de que os achados observados nos pacientes assintomáticos constituem a doença em seu início.

Os achados radiográficos podem ser classificados da seguinte maneira:[43,63]

estágio 0 — não é definida qualquer anormalidade;
estágio 1 — adenopatia hilar e paratraqueal sem envolvimento do parênquima (Fig. 30.30), o que ocorre em algum momento da evolução da doença em mais de 90% dos pacientes com sarcoidose. Embora uma adenopatia paratraqueal direita e hilar bilateral tenha sido relatada como característica da doença, um estudo de 62 pacientes com sarcoidose[8] mostrou que a adenopatia hilar bilateral era mais comum, seguida da adenopatia na área paratraqueal direita ou na área da janela aortopulmonar à esquerda. Mais de um terço dos pacientes tinha uma combinação de adenopatia hilar bilateral, adenopatia paratraqueal direita e linfonodos da janela aortopulmonar. Linfonodos mediastinais anteriores e linfonodos mediastinais posteriores paraaórticos são encontrados somente em pacientes com combinações de linfonodos hilares bilaterais, com ou sem linfonodos paratraqueais direitos ou da janela aortopulmonar;

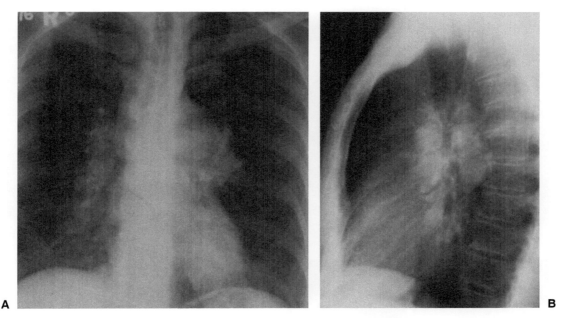

FIG. 30.30 Sarcoidose. Adenopatia hilar e paratraqueal direita, bastante característica da sarcoidose.

estágio 2 — adenopatia com envolvimento do parênquima. Este inclui uma acentuação difusa da trama intersticial, ocasionando um padrão reticular, um padrão nodular miliar e um padrão reticular mais nódulos miliares (reticulonodular) ou nódulos um pouco maiores (Figs. 30.31 a 30.36). Tal combinação de um aumento nas sombras intersticiais lineares mais nódulos, o padrão reticulonodular, é mais comum que a ocorrência de qualquer dessas alterações por si só. Um tipo de acometimento do espaço aéreo ou acinar também pode ocorrer nos pulmões, assemelhando-se a um processo inflamatório agudo, com uma periferia maldefinida e, às vezes, um broncograma aéreo. Embora este seja um tema algo controvertido, a sarcoidose "alveolar" parece ser causada pelo colabamento das paredes alveolares por uma confluência de granulomas intersticiais, e não por líquido ou células intra-alveolares (veja as Figs. 30.35 e 30.36). O grau de alteração intersticial geral é variado, quando ela se associa à nodularidade. Há, com freqüência, uma relação inversa entre a adenopatia e o acometimento do parênquima, esta última aumentando enquanto a adenopatia regride, o que não ocorre normalmente na doença de Hodgkin, da qual a sarcoidose deve ser diferenciada;[8]

estágio 3 — envolvimento do parênquima sem adenopatia (Fig. 30.37);

estágio 4 — alteração fibrótica que evolui para insuficiência pulmonar, com *cor pulmonale*. Pode haver uma distorção extensa, com áreas aglomeradas de fibrose e enfisema. Esta é a forma tardia e irreversível da doença (Figs. 30.38 e 30.39). Ocorre em 20% a 25% dos pacientes com sarcoidose, sendo um pouco mais comum em pacientes com a forma acinar do que nos que apresentam outras formas de sarcoidose.

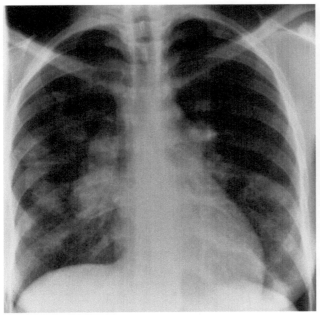
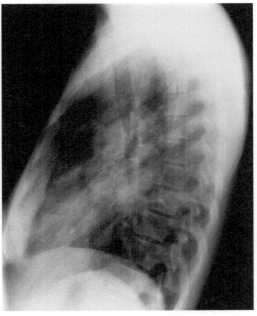

FIG. 30.31 Sarcoidose. **A** e **B**: Uma mulher de 23 anos com adenopatia hilar bilateral e paratraqueal direita, assim como múltiplos nódulos pulmonares, mais numerosos à direita que à esquerda.

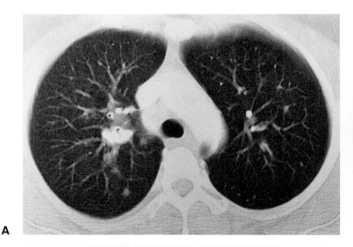
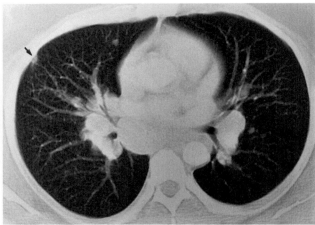
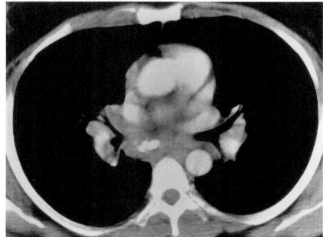

FIG. 30.32 Achados tomográficos computadorizados (TC) da sarcoidose. **A:** A TC mostra uma nítida distribuição broncovascular do acometimento, com pequenos nódulos e espessamento intersticial. Um nódulo subpleural encontra-se igualmente presente. **B e C:** Também estão presentes linfonodos hilares e subcarinais bilaterais, alguns dos quais calcificados.

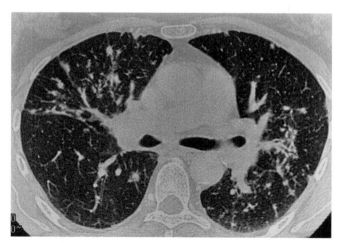

FIG. 30.33 Achados tomográficos computadorizados na sarcoidose. Áreas de espessamento grosseiro e irregular, assim como nodularidade são vistas irradiando-se dos hilos para fora ao longo dos feixes broncovasculares, no lobo superior direito e na parte posterior do pulmão esquerdo.

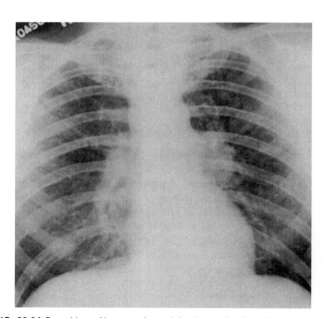

FIG. 30.34 Sarcoidose. Neste paciente, há adenopatia hilar bilateral, alguma adenopatia paratraqueal (mais à direita que à esquerda) e envolvimento moderadamente extenso do parênquima, manifestado por pequenos nódulos amplamente disseminados e um pequeno aumento das opacidades intersticiais.

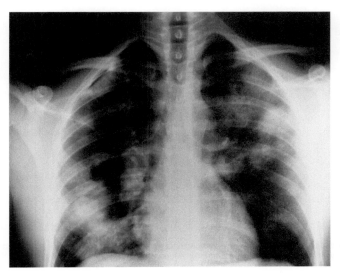

FIG. 30.35 Sarcoidose alveolar em homem de 24 anos com tosse mínima.

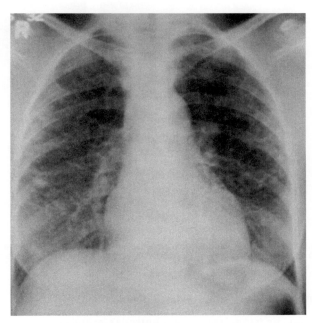

FIG. 30.37 Sarcoidose. Exemplo de envolvimento extenso do parênquima que é algo reticulonodular. Alguns dos nódulos parecem muito grandes. Não há evidência de adenopatia hilar.

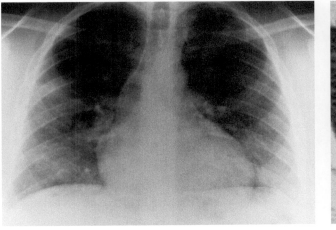

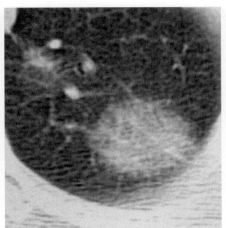

FIG. 30.36 Sarcoidose alveolar num homem de 25 anos. A: A radiografia do tórax mostra opacidades alveolares maldelimitadas bilaterais. Um antigo projétil está presente à direita. B e C: O tomograma computadorizado de alta resolução mostra áreas redondas de opacidade de vidro fosco no ápice do pulmão esquerdo e em ambas as bases pulmonares.

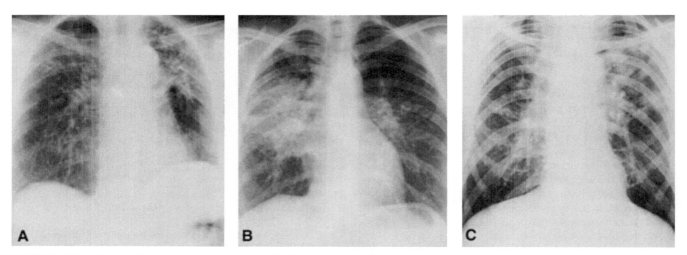

FIG. 30.38 Sarcoidose. Doença crônica extensa em três pacientes. **A**: A fibrose com elevação dos hilos é evidente neste paciente. **B**: Já neste segundo paciente é notada uma assimetria fora do comum. **C**: A adenopatia hilar persiste, juntamente com um envolvimento extenso do parênquima, no terceiro paciente.

Formas Incomuns de Sarcoidose Pulmonar[46,56]

São, ocasionalmente, encontradas grandes densidades nodulares, que podem ter até 5 cm de tamanho ou mais, assemelhando-se, até certo ponto, a metástases hematógenas pulmonares, mas não sendo tão claramente definidas, pois a periferia dos nódulos individuais tende a ser indistinta, podendo eles tornar-se confluentes. Ocasionalmente é vista a cavitação na sarcoidose alveolar ou com grandes nódulos.[81] As cavitações são provavelmente causadas pela necrose isquêmica de granulomas aglomerados. Mostram-se geralmente redondos com paredes finas e lisas, e variam de 3 a 5 cm de diâmetro; podem persistir durante

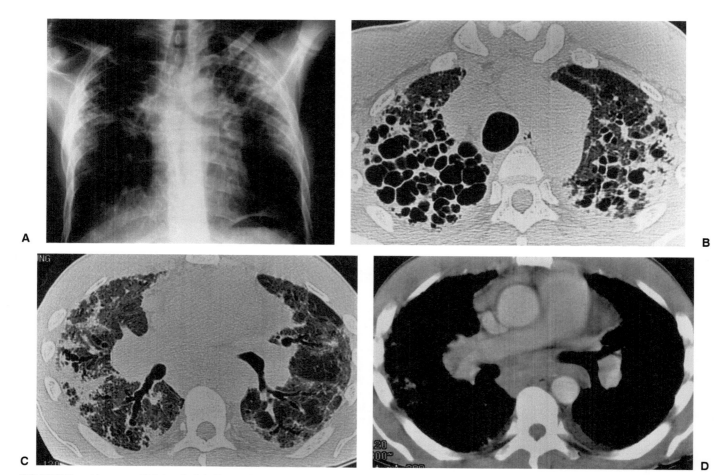

FIG. 30.39 Sarcoidose em estágio terminal. **A**: Extensa fibrose e destruição cística da parte superior de ambos os pulmões, com retração hilar, causada por sarcoidose crônica. **B-D**: A tomografia computadorizada de alta resolução revela bronquiectasia de tração, opacidades de vidro fosco e extensa destruição cística dos lobos superiores. Também estavam presentes linfonodos hilares e subcarinais bilaterais.

meses, com pouca alteração. Também já observamos massa nodular solitária que se assemelhava a um tumor pulmonar primário. Pode ocorrer, também, o acometimento intersticial unilateral. A calcificação dos linfonodos mediastinais é igualmente observada em alguns pacientes. Ocorre, em geral, naqueles com um acometimento persistente e de longa data que envolve o parênquima e linfonodos, podendo ser do tipo periférico (casca de ovo). Aparece na segunda ou terceira décadas após o início da doença.

Numa etapa mais avançada da doença, pode-se observar um padrão algo cístico, geralmente em associação a uma fibrose extensa (veja a Fig. 30.39), o que acarreta um enfisema bolhoso. O envolvimento pleural é raro, mas os estudos de TC mostram que alterações pleurais de menor gravidade podem estar presentes mais freqüentemente do que sugeriram os estudos anteriores. Quando presente, o envolvimento pleural pode causar um pequeno derrame pleural ou um espessamento pleural. Micetomas (bolas de fungos) podem ocorrer em pacientes com sarcoidose fibrocavitária pulmonar avançada.[46] Outros achados esporádicos são o pneumotórax espontâneo e atelectasia, esta última evidentemente secundária ao envolvimento endobrônquico. Por serem tão variados os achados radiográficos nesta doença, a sarcoidose deve ser considerada em todos os pacientes assintomáticos com achados radiográficos pulmonares fora do comum.

Todas essas manifestações podem ser vistas em diversas ocasiões, num único paciente, e a adenopatia mediastinal foi observada como regredindo e reaparecendo em pacientes com lesões pulmonares disseminadas. O aumento dos linfonodos é, muitas vezes, maciço, sendo, porém, geralmente simétrico nos hilos, e o termo descritivo *linfonodos-batatas* foi aplicado às grandes massas. Os linfonodos aumentados formam massas ligeiramente lobuladas que se estendem por todo o hilo. Há, caracteristicamente, um espaço relativamente transparente entre a massa de linfonodos e a margem cardiovascular, o que é mais evidente do lado direito, onde o hilo normalmente é visto melhor que à esquerda. Em contraste, a doença de Hodgkin, uma fonte freqüente de dificuldade no diagnóstico diferencial, tende mais a envolver os linfonodos mais centralmente situados em torno da bifurcação traqueal, além daqueles nos hilos, e a massa de linfonodos tende a fundir-se à silhueta cardiovascular.

Os achados radiográficos têm alguma significação prognóstica, porque os pacientes nos quais se observa uma adenopatia hilar e paratraqueal sem envolvimento do parênquima pulmonar apresentam, com freqüência, a regressão completa, até o desaparecimento dos linfonodos maiores em meses ou anos. O acometimento nodular miliar ou reticulonodular, com ou sem adenopatia, também regride completamente em muitos pacientes. Os esteróides são usados eficazmente em alguns pacientes, mas estudos a longo prazo mostram que o efeito pode não persistir, de modo que a evolução da doença provavelmente não é alterada.

Alguns autores reviram o espectro dos achados de TC na sarcoidose torácica (veja as Figs. 30.32, 30.33, 30.36 e 30.39).[4A,14A,46,56,68] A TCAR em cortes finos está sendo usada em várias instituições para o estudo de pacientes com sarcoidose e outras doenças intersticiais.[68] Os achados de TC da sarcoidose do parênquima consistem em pequenos nódulos e opacidades lineares irregulares que evidenciam, com freqüência, uma distribuição nítida da doença ao longo dos feixes broncovasculares, septos interlobulares, fissuras maiores e áreas subpleurais.[65] A sarcoidose (juntamente com a silicose) é uma das relativamente poucas doenças que causam micronódulos subpleurais. Uma clara distribuição broncovascular das opacidades reticulonodulares é típica da sarcoidose do parênquima, mas não é específica, podendo ser vista em qualquer doença que possa afetar os vasos linfáticos peribroncovasculares, como a carcinomatose linfangítica, sarcoma de Kaposi e distúrbios linfoproliferativos. Outros padrões de envolvimento também ocorrem na sarcoidose, incluindo uma distribuição miliar dos nódulos. Aumentos focais esparsos na opacidade pulmonar ou uma opacidade de vidro fosco podem indicar uma alveolite ativa.[55] Consolidações arredondadas do espaço aéreo e broncogramas aéreos são vistos na sarcoidose alveolar. A obstrução da veia cava superior, veia inominada ou artéria pulmonar também já foi relatada na sarcoidose, que pode produzir um quadro semelhante à mediastinite fibrosante na TC.[46] Os achados de TC também abrangem a adenopatia abdominal superior (10%); hepatomegalia (8%); esplenomegalia (6%); e nódulos no baço (15%) ou fígado (5%).[6A,98]

A TC pode dar várias contribuições úteis à avaliação de pacientes com suspeita de sarcoidose ou uma possível sarcoidose. A TC pode demonstrar as características típicas da sarcoidose num paciente com uma radiografia do tórax inespecífica ou duvidosa. O envolvimento do parênquima é atualmente reconhecido pela TC como estando presente em diversos casos designados como do estágio 1 pela radiografia do tórax de rotina, o que pode ser útil para determinar o método de estudo diagnóstico adicional nesta e em outras patologias intersticiais. A biópsia transbrônquica é a técnica de coleta de amostras mais comumente utilizada em casos de suspeita de sarcoidose, com um resultado positivo obtido em 80% a 95% dos casos.[51] A TC é mais sensível que as radiografias simples na detecção do envolvimento inicial do parênquima pulmonar, sendo útil para predizer quais os pacientes que vão ter, provavelmente, uma biópsia transbrônquica positiva. Num relatório de Lenique e colaboradores,[51] o envolvimento brônquico pela sarcoidose foi identificado, na TC, em 65% dos pacientes portadores da condição e incluiu os achados TC de espessamento regular, nodular ou irregular da parede brônquica; estreitamento da luz; e compressão dos brônquios por linfonodos. Os autores concluíram que a TC podia ser útil para predizer se granulomas brônquicos seriam encontrados na broncoscopia com aparelhos de fibra óptica e biópsia brônquica.[51] A TC também pode ajudar a determinar se o tratamento da sarcoidose deve ser instituído. A avaliação da extensão da doença, detecção de alterações reversíveis (opacidades de vidro fosco, nódulos, linhas septais) em oposição às alterações irreversíveis (cistos em forma de favo de mel e distorção da arquitetura da fibrose pulmonar em estágio terminal) e a detecção de casos de progressão sutil são mais fáceis e mais precisas no exame TC do que nas radiografias simples.[68]

O prognóstico, classificação e correlação fisiológica são discutidos por McLoud e colaboradores,[61] que usaram a International Labor Office UC Classification para as pneumoconioses. A lavagem broncoalveolar e cintilografia com gálio parecem ser muito úteis para determinar o estágio dos pacientes e predizer o prognóstico.

O diagnóstico radiográfico da sarcoidose pode ser feito, freqüentemente, com um grau considerável de certeza. É característica a simetria do aumento bilateral dos linfonodos, juntamente com o freqüente aumento associado dos linfonodos paratraqueais direitos e da janela aortopulmonar. O envolvimento do parênquima pulmonar é, com freqüência, igualmente simétrico, o que tem importância diagnóstica. A discrepância entre as extensas alterações radiográficas e os sintomas leves é o terceiro achado com significação diagnóstica. Finalmente, quando se dispõe de radiografias progressivas, pode-se observar a natureza prolongada e lentamente progressiva ou regressiva do processo. O diagnóstico tem de ser confirmado pela presença do granuloma típico nos linfonodos envolvidos; por isso, é necessário proceder à biópsia dos linfonodos escalenos ou a uma biópsia pulmonar, para obter provas positivas da doença. O estágio fibrótico da doença é provavelmente irreversível até certo ponto, mas foi obtida melhora em alguns pacientes com o uso de esteróides, indicando, talvez, que os achados observados não constituíam efetivamente uma fibrose.

Diagnóstico Diferencial

As lesões pulmonares da sarcoidose podem simular aquelas da tuberculose pulmonar numa escala tal que são necessários estudos bacteriológicos e histopatológicos para fazer a diferenciação. Entretanto, muitas vezes é possível ter razoável certeza quanto ao diagnóstico devido à relativa ausência de sintomas em pacientes com sarcoidose. Na diferenciação entre sarcoidose e carcinomatose, o adelgaçamento e a fraqueza observados geralmente em pacientes com carcinomatose, bem como a presença de um tumor primário conhecido, juntamente com achados clínicos e radiográficos, tornam quase certo o diagnóstico de carcinomatose. A doença de Hodgkin e o linfoma podem ocasionar um aumento dos linfonodos mediastinais que não pode ser diferenciado daquele notado na sarcoidose. Entretanto, essas condições geralmente produzem mais sintomas que a sarcoidose, e a adenopatia não é tão simétrica como na sarcoidose. Os tipos mais benignos da doença de Hodgkin, porém, podem ser relativamente assintomáticos, sendo a biópsia necessária para diferenciar as duas doenças. Em geral, os linfonodos na doença de Hodgkin são maiores que na sarcoidose. Outras lesões pulmonares crônicas, como as infecções micóticas, as pneumoconioses e diversas condições que produzem fibrose intersticial pulmonar, podem ocasionar opacidades nos pulmões semelhantes àquelas notadas na sarcoidose. Nesses pacientes, os dados clínicos devem ser avaliados juntamente com a história, para fazer a diferenciação. Mesmo assim, é freqüentemente necessário obter espécimes de biópsia de linfonodos periféricos ou escalenos disponíveis ou do pulmão. Em alguns pacientes com as lesões e os sintomas clínicos característicos do eritema nodoso, o exame radiográfico do tórax revela linfonodos hilares aumentados e, ocasionalmente, opacidades lineares e em placas nas zonas periilares, assemelhando-se, sob todos os aspectos, às alterações da sarcoidose, o que não indica necessariamente que a doença primária seja a sarcoidose, mas a combinação de achados é muito sugestiva deste diagnóstico.

Granulomatose Sarcoidal Necrosante

A granulomatose sarcoidal necrosante é outro raro tipo de angeíte granulomatosa em que há uma infiltração acentuada de um granuloma semelhante ao da sarcoidose em torno dos vasos sanguíneos. Os achados radiológicos consistem em nódulos bilaterais ou opacidades maldefinidas com ou sem cavitação. Foi também relatado um tipo miliar de acometimento. Pode haver o derrame pleural, mas a adenopatia hilar é rara.[31] A causa não foi esclarecida, mas uma imunidade alterada é provável.

REFERÊNCIAS

1. Aberle DR, Hansell DM, Brown K, et al: Lymphangiomyomatosis: CT, chest radiographic and functional correlations. Radiology 176:381, 1990
2. Aberle DR, Gamsu G, Lynch D: Thoracic manifestations of Wegener granulomatosis: Diagnosis and course. Radiology 174:703, 1990
3. Ahn JM, Im J-G, Ryoo JW, et al: Thoracic manifestations of Behçet syndrome: Radiologic and CT findings in nine patients. Radiology 194:199, 1995
4. Allen JN, Pacht ER, Gadek JE, et al: Acute eosinophilic pneumonia as a reversible cause of noninfectious respiratory failure. N Engl J Med 321:569, 1989
5. Arroliga AC, Podell DN, Matthay RA: Pulmonary manifestations of scleroderma. J Thoracic Imag 7:30, 1992
6. Askin FB: Back to the future: The Hamman-Rich syndrome and acute interstitial pneumonia. Mayo Clin Proc 65:1624, 1990
6A. Bach DB, Vellet AD: Retroperitoneal sarcoidosis. AJR AM J. Roentgenol 156:520, 1991
7. Bankier AA, Kiener HP, Wiesmayr MN, et al: Discrete lung involvement in systemic lupus erythematosus: CT assessment. Radiology 196:835, 1995
8. Bein ME, Putman CE, McLoud TC, et al: A reevaluation of intrathoracic lymphadenopathy in sarcoidosis. AJR Am J Roentgenol 131:409, 1978
9. Berkmen YM, Yankelevitz D, Davis S, et al: Torsion of the upper lobe in pneumothorax. Radiology 173:447, 1989
10. Bertelson S, Struve-Christensen E, Aasted A: Isolated middle lobe atelectasis: Aetiology, pathogenesis and treatment of the so-called middle lobe syndrome. Thorax 35:449, 1980
11. Bhalla M, Silver RM, Shepard JO, McLoud TC: Chest CT in patients with scleroderma: Prevalence of asymptomatic esophageal dilatation and mediastinal lymphadenopathy. AJR Am J Roentgenol 161:269, 1993
12. Boumpas DT, Austin HA, Fessler BJ, et al: Systemic lupus erythematosus: Emerging concepts. Ann Intern Med 122:940, 1995
13. Bragg DG, Chor PJ, Murray KA, Kjeldsberg CR: Lymphoproliferative disorders of the lung: Histopathology, clinical manifestations, and imaging features. AJR Am J Roentgenol 163:273, 1994
13A. Brambilla E, Fontaine E, Pison CM, et al: Pulmonary histiocytosis X with mediastinal node involvement. Am Rev Respir Dis 142:1216, 1990
14. Brauner MW, Grenier P, Monelhi MM, et al: Pulmonary histiocytosis X: Evaluation with high-resolution CT. Radiology 172:255, 1989
14A. Britt AR, Francis IR, Glazer GM, Ellis JH: Sarcoidosis: Abnormal manifestations at CT. Radiology 178:91, 1991
15. Bruwer AJ, Kierland RR, Schmidt HW: Pulmonary tuberous sclerosis. AJR Am J Roentgenol 85:748, 1956
16. Buschman DL, Waldron JA Jr, King TE Jr: Churg-Strauss pulmonary vasculitis: High resolution computed tomography scanning and pathologic findings. Am Rev Respir Dis 142:458, 1990
17. Carnovale R, Zornoza J, Goldman AM, et al: Pulmonary alveolar proteinosis: Its association with hematologic malignancy and lymphoma. Radiology 122:303, 1977
18. Carrington CB, Cugell DW, Gaensler EA, et al: Lymphangioleiomyomatosis: Physiologic-pathologic-radiologic correlations. Am Rev Respir Dis 116:977, 1977
19. Carvalho PM, Carr DH: Computed tomography of folded lung. Clin Radiol 41:86, 1990
20. Churg A: Pulmonary angiitis and granulomatosis revisited. Human Pathology 14:868, 1983
20A. Citro LA, Gordon ME, Miller WT: Eosinophilic lung disease (or how to slice P.I.E.). AJR Am J Roentgenol 117:787, 1973
21. Cohen MI, Gore RM, August CZ, Ossoff RH: Tracheal and bronchial stenosis associated with mediastinal adenopathy in Wegener granulomatosis: CT findings. J Comput Assist Tomogr 8:327, 1984
22. Don C, Desmarais R: Peripheral upper lobe collapse in adults. Radiology 170:657, 1989
23. Don C, Hammond DI: The vascular converging points of the right pulmonary hilus and their diagnostic significance. Radiology 155:295, 1985
24. Doyle TC, Lawler GA: CT features of rounded atelectasis of the lung. AJR Am J Roentgenol 143:225, 1984
25. Engleman P, Liebow AA, Gmelich J, et al: Pulmonary hyalinizing granuloma. Am Rev Respir Dis 115:997, 1977
26. Esposito MJ: Focal pulmonary hemosiderosis in rheumatic heart disease. AJR Am J Roentgenol 73:351, 1955
27. Feigin DS, Friedman PJ: Chest radiography in desquamative interstitial pneumonitis: A review of 37 patients. AJR Am J Roentgenol 134:91, 1980
28. Felson B: Lung torsion: Radiographic findings in nine cases. Radiology 162:631, 1987
29. Fenlon HM, Doran M, Sant SM, Breatnach E: High-resolution chest CT in systemic lupus erythematosus. AJR Am J Roentgenol 166:301, 1996
30. Fishbein D, Grossman RF: Pulmonary manifestations of familial dysautonomia in an adult. Am J Med 80:709, 1986
31. Fisher MR, Christ ML, Bernstein JR: Necrotizing sarcoid-like granulomatosis: Radiologic-pathologic correlation. J Can Assoc Radiol 35:313, 1984
32. Gaensler EA, Goff AM, Prowse CM: Desquamative interstitial pneumonia. N Engl J Med 274:113, 1966
33. Gomez GE, Lichtemberger E, Santamaria A, et al: Familial pulmonary alveolar microlithiasis. Radiology 72:550, 1953
34. Hamman L, Rich AR: Acute diffuse interstitial fibrosis of the lungs. Johns Hopkins Med J 74:177, 1944
35. Hanke R, Kretzschmar R: Round atelectasis. Semin Roentgenol 15:174, 1980
36. Heitzman ER, Markarian B, Delise CT: Lymphoproliferative disorders of the thorax. Semin Roentgenol 10:73, 1975
37. Herold CJ, Kuhlman JE, Zerhouni EA: Pulmonary atelectasis: Signal patterns with MR imaging. Radiology 178:715, 1991
38. Hunninghake GW, Fauci AS: Pulmonary involvement in the collagen vascular diseases: State of the art. Am Rev Respir Dis 119:471, 1979
39. Kattan KR: Upper mediastinal changes in lower lobe collapse. Semin Roentgenol 15:183, 1980
40. Kattan KR, Eyler WR, Felson B: The juxtaphrenic peak in upper lobe collapse. Semin Roentgenol 15:187, 1980
41. Kerr IH: Interstitial lung disease: The role of the radiologist. Clin Radiol 35:1, 1984
42. Kino T, Kohara Y, Tsuji S: Pulmonary alveolar microlithiasis. Am Rev Respir Dis 105:105, 1972

43. Kirks DR, Greenspan RH: Sarcoid. Radiol Clin North Am 11:279, 1973
44. Korn MA, Schurawitzki H, Klepetko W, Burghuber OC: Pulmonary alveolar microlithiasis: Findings on high-resolution CT. AJR Am J Roentgenol 158:981, 1992
45. Kuhlman JE, Reyes BL, Hruban RH, et al: Abnormal air-filled spaces in the lung. Radiographics 13:47, 1993
46. Kuhlman JE, Fishman EK, Hamper UM, Knowles M, Siegelman SS: The computed tomographic spectrum of thoracic sarcoidosis. Radiographics 9:449, 1989
47. Kuhlman JE, Hruban RH, Fishman EK: Wegener granulomatotis: CT features of parenchymal lung disease. J Comput Assist Tomogr 15:948, 1991
48. Kuhlman JE, Singha N: Complex disease of the pleural space: Radiographic and CT evaluation. Radiographics 17:63, 1997
49. Lachman R, Crocker A, Schulman J, et al: Radiological findings in Niemann-Pick disease. Radiology 108:659, 1973
50. Lee HJ, Im J-G, Ahn JM, Yeon KM: Lung cancer in patients with idiopathic pulmonary fibrosis: CT findings. J Comput Assist Tomogr 20:979, 1996
51. Lenique F, Brauner MW, Grenier P, et al: CT assessment of bronchi in sarcoidosis: Endoscopic and pathologic correlations. Radiology 194:419, 1995
52. Liebow AA, Carrington CB: The eosinophilic pneumonias. Medicine (Baltimore) 48:251, 1969
53. Liebow AA, Carrington CB: The interstitial pneumonias. In Simon M, Potchen EJ, LeMay M (eds): Frontiers of Pulmonary Radiology. New York, Grune & Stratton, 1969
54. Liebow AA, Carrington CRB, Friedman PJ: Lymphomatoid granulomatosis. Hum Pathol 3:457, 1972
55. Lynch DA, Webb WR, Gamsu G, et al: Computed tomography in pulmonary sarcoidosis. J Comput Assist Tomogr 13:405, 1989
56. Madden CM, Tarver RD: Thoracic sarcoidosis: The usual and unusual. Appl Radiol Oct:37, 1994
57. Masi HT, Hunder GG, Lie JT, et al: The American College of Rheumatology 1990 criteria for the classification of Churg-Strauss syndrome (allergic granulomatosis and angiitis). Arthritis Rheum 33:1094, 1990
58. Mayo JR, Mller N, Road J, et al: Chronic eosinophilic pneumonia: CT findings in six cases. AJR Am J Roentgenol 153:727, 1989
59. McAdams HP, Rosado-de-Chrinstenson ML, Wehunt WD, Fishback NF: The alphabet soup revisited: The chronic interstitial pneumonias in the 1990s. Radiographics 16:1009, 1996
60. McHugh K, Blaquiere RM: CT features of rounded atelectasis. AJR Am J Roentgenol 153:257, 1989
61. McLoud TC, Epler GR, Gaensler EA, et al: A radiographic classification for sarcoidosis: Physiologic correlation. Invest Radiol 17:129, 1982
62. Meyer JS, Harty MP, Mahboubi S, et al: Langerhans cell histiocytosis: Presentation and evolution of radiologic findings with clinical correlation. Radiographics 15:1135, 1995
63. Mitchell DN, Scadding JG: Sarcoidosis. State of the art. Am Rev Respir Dis 110:774, 1974
64. Moser ES Jr, Proto AV: Lung torsion: Case report and literature review. Radiology 162:639, 1987
65. Muller WL, Kullnig P, Miller RR: The CT findings of pulmonary sarcoidosis: Analysis of 25 patients. AJR Am J Roentgenol 152:1179, 1989
66. Munk PL, Vellet AD, Zwirewick C: Torsion of the upper lobe of the lung after surgery: Finding on pulmonary angiography. AJR Am J Roentgenol 157:471, 1991
67. Murch CR, Carr DH. Computed tomography appearances of pulmonary alveolar proteinosis. Clin Radiol 40:240–243, 1989
68. Murdoch J, Müller NL: Pulmonary sarcoidosis: Changes on follow-up CT examination. AJR Am J Roentgenol 159:473, 1992
69. Naidich DP, McCauley DI, Khouri NF, et al: Computed tomography of lobar collapse: 1. Endobronchial obstruction. J Comput Assist Tomogr 7:745, 1983
70. Naidich DP, McCauley DI, Khouri NF, et al: Computed tomography of lobar collapse: 2. Collapse in the absence of endobronchial obstruction. J Comput Assist Tomogr 7:758, 1983
71. Olson J, Colby TV, Elliott CG: Hamman-Rich syndrome revisited. Mayo Clin Proc 65:1538, 1990
72. Ovenfors C-O, Dahlgren SE, Ripe E, et al: Muscular hyperplasia of the lung: A clinical, radiographic and histopathologic study. AJR Am J Roentgenol 135:703, 1980
73. Pacheco A, Casanova C, Fogue L, et al: Long-term clinical follow up of adult idiopathic pulmonary hemosiderosis and celiac disease. Chest 99:1525, 1991
74. Pickford HA, Swenson SJ, Utz JP: Thoracic cross-sectional imaging of amyloidosis. AJR Am J Roentgenol 168:351, 1997
75. Pomeranz SJ, Proto AV: Histiocytosis X: Unusual confusing features of eosinophilic granuloma. Chest 89:88, 1986
76. Primack SL, Miller RR, Müller NL: Diffuse pulmonary hemorrhage: Clinical, pathologic, and imaging features. AJR Am J Roentgenol 164:295, 1995
77. Raasch BN, Heitzman ER, Corsky EW, et al: A computed tomographic study of bronchopulmonary collapse. Radiographics 4:195, 1984
78. Rémy-Jardin M, Rémy J, Cortet B, Mauri F, Delcambre B: Lung changes in rheumatoid arthritis: CT findings. Radiology 193:375, 1994
79. Rémy-Jardin M, Rémy J, Wallaert B, Bataille D, Hatron PY: Pulmonary involvement in progressive systemic sclerosis: Sequential evaluation with CT, pulmonary function tests, and bronchoalveolar lavage. Radiology 188:499, 1993
80. Roberts SR Jr: Immunology and the lung: An overview. Semin Roentgenol 10:7, 1975
81. Rockhoff SD, Rohatgi PK: Unusual manifestations of thoracic sarcoidosis. AJR Am J Roentgenol 144:513, 1985
82. Rosen SH, Castleman B, Liebow AA (with collaboration of Enzinger FM, Hunt RTN): Pulmonary alveolar proteinosis. N Engl J Med 258:1123, 1958
83. Rubin GD, Edwards DK III, Reicher MA, et al: Diagnosis of pulmonary hemosiderosis by MR imaging. AJR Am J Roentgenol 152:573, 1989
84. Scadding JG, Hinson KFW: Diffuse fibrosing alveolitis (diffuse interstitial fibrosis of the lungs). Thorax 22:291, 1967
85. Scadding JG: Diffuse pulmonary alveolar fibrosis. Thorax 29:271, 1974
86. Schneider HJ, Felson B, Gonzales LL: Rounded atelectasis. AJR Am J Roentgenol 134:225, 1980
87. Schurawitzki H, Stiglbauer R, Graninger W, et al: Interstitial lung disease in progressive systemic sclerosis: High-resolution CT versus radiography. Radiology 167:755, 1990
88. Shipley RT, Mahoney MC: Right middle lobe collapse following right upper lobectomy. Radiology 166:725, 1988
88A. Sosman MC, Dodd GD, Jones WD, et al: Pulmonary alveolar microlithiasis. AJR Am J Roentgenol 77:947, 1957
89. Staples CA: Computed tomography in the evaluation of benign asbestos-related disorders. Radiol Clin North Am 30:1191, 1992
90. Stein MG, Gamsu G, Webb WR, Stulberg MS: Computed tomography of diffuse tracheal stenosis in Wegener granulomatosis. J Comput Assist Tomogr 10:868, 1986
91. Stern EJ, Swensen SJ: Anatomy. In: High-resolution CT of the Chest, pp 5–31. Philadelphia, Lippincott-Raven, 1996
92. Stovin PGI, Lum LC, Flower CDR, et al: The lungs in lymphangiomyomatosis and in tuberous sclerosis. Thorax 30:497, 1975
93. Tan RT, Kuzo RS: High-resolution CT findings of mucinous bronchioloalveolar carcinoma: A case of pseudopulmonary alveolar proteinosis. AJR Am J Roentgenol 168:99, 1997
94. Taylor PM: Dynamic contrast enhancement of asbestos-related pulmonary pseudotumours. Br J Radiol 61:1070, 1988
95. Travis WD, Hoffman GS, Leavitt RY, et al: Surgical pathology of she lung in Wegener's granulomatosis: Review of 87 open lung biopsies from 67 patients. Radiology 180:884, 1991
96. Tunaci A, Berkmen YM, Gokmen E: Thoracic involvement in Behçet's disease: Pathologic, clinical, and imaging features. AJR Am J Roentgenol 164:51, 1995
97. Valensi QH: Pulmonary lymphangiomyoma, a probable forme frust of tuberous sclerosis. Am Rev Respir Dis 108:1411, 1973
98. Warshauer DM, Dumbleton SA, Molina PL, et al: Abdominal CT findings in sarcoidosis: Radiologic and clinical correlation. Radiology 192:93, 1994
99. Webb WR, Goodman PC: Fibrosing alveolitis in patients with neurofibromatosis. Radiology 122:289, 1977
100. Webb WR, Müller NL, Naidich DP: Diseases characterized primarily by linear and reticular opacities. In: High-resolution CT of the Lung, pp 109–148. Philadelphia, Lippincott-Raven, 1996
101. Webb WR, Müller NL, Naidich DP: Diseases characterized primarily by parenchymal opacification. In: High-resolution CT of the Lung, pp 193–225. Philadelphia, Lippincott-Raven, 1996
102. Wechsler RJ, Steiner RM, Spirn PW, et al: The relationship of thoracic lymphadenopathy to pulmonary interstitial disease in diffuse and lim-

ited systemic sclerosis: CT findings. AJR Am J Roentgenol 167:101, 1996
103. Weisbrod GL: Pulmonary angiitis and granulomatosis: A review. J Can Assoc Radiol 40:127, 1989
104. Westcott JL, Cole S: Plate atelectasis. Radiology 155:1, 1985
105. Westcott JL, Hallisey MJ, Volpe JP: Dynamic CT of round atelectasis. Radiology 181(P):182, 1991
106. Wilson SR, Sanders DE, DeLarue NC: Intrathoracic manifestations of amyloid disease. Radiology 120:283, 1976
107. Witte RJ, Gurney JW, Robbins RA, et al: Diffuse pulmonary alveolar hemorrhage after bone marrow transplantation: Radiographic findings in 39 patients. AJR Am J Roentgenol 157:461, 1991
108. Wolson AH: Pulmonary findings in Gaucher's disease. AJR Am J Roentgenol 123:712, 1975
109. Woodring JH: Determining the cause of pulmonary atelectasis: A comparison of plain radiography and CT. AJR Am J Roentgenol 150:757, 1988
110. Zylak CJ, Banerjee R, Galbraith PA, et al: Lung involvement in angio-immunoblastic lymphadenopathy (AIL). Radiology 121:513, 1976

CAPÍTULO 31

O Tórax em Traumatismos, no Período Pós-operatório e Tratamento Intensivo

Jannette Collins

TRAUMATISMOS TORÁCICOS AGUDOS

Os traumatismos constituem a principal causa de morte em pacientes de um a 45 anos de idade e a quinta causa mais comum de morte em adultos com mais de 65 anos.[73,114] Somente nos EUA, mais de 300.000 pacientes são hospitalizados anualmente devido às lesões torácicas.[108] As lesões torácicas são responsáveis por 25% das mortes traumáticas, e um traumatismo torácico significativo ocorre em 50% dos acidentes de trânsito fatais.[17] A maior parte dos traumas torácicos observados em populações civis é constituída de traumas não-penetrantes (90%), e a maioria dos traumas torácicos não-penetrantes é conseqüente de acidentes com veículos automotores e quedas.[68]

Após assegurar a adequação das vias aéreas, respiração e circulação (ABC), avaliar e estabilizar clinicamente o paciente, uma radiografia do tórax é geralmente o primeiro estudo por imagens obtido na avaliação dos pacientes que sofreram traumatismos. Esse estudo é, com freqüência, comprometido pela limitada capacidade de exposição, tomadas expiratórias, cooperação deficiente ou nula por parte do paciente, posicionamento subótimo do paciente e magnificação e distorção do mediastino nas radiografias do tórax em decúbito dorsal. A participação da tomografia computadorizada (TC) do tórax no tratamento dos pacientes vítimas de traumatismos está evoluindo. Embora os estudos tenham mostrado que a TC é superior às radiografias do tórax em decúbito dorsal na revelação dos achados de traumatismos torácicos, esses mesmos estudos relatam alterações mínimas, se tanto, no tratamento com base na observação de tais achados adicionais na TC.[76,122,143,156,183]

Lesões Aórticas

A ruptura traumática da aorta isoladamente é responsável por 16% das mortes conseqüentes a acidentes com veículos automotores, e 85% a 90% dos pacientes com ruptura traumática da aorta morrem antes de chegar a uma instituição médica.[187] Em séries clínicas, 90% das rupturas aórticas se dão no istmo aórtico, num ponto imediatamente distal à origem da artéria subclávia esquerda.[27,31,104,118] Os sinais radiográficos torácicos de lesão aórtica são: (1) alargamento do mediastino; (2) obscurecimento do botão aórtico ou do contorno da aorta; (3) hemotórax; (4) fraturas das costelas; (5) desvio da traquéia para a direita; (6) cobertura do ápice esquerdo; (7) depressão do brônquio principal esquerdo abaixo de 40°; (8) deslocamento para a direita da sonda nasogástrica; (9) pneumotórax; (10) contusão pulmonar; (11) alargamento da linha paraespinhal esquerda; e (12) razão de largura mediastinal para a torácica anormal, mas falta a eles sensibilidade e especificidade. Não há sinal radiográfico individual ou combinação de sinais que tenham sensibilidade suficiente para indicar todos os casos de ruptura traumática da aorta nas radiografias simples do tórax sem a realização de um grande número de estudos aortográficos negativos.[131]

O papel da TC na avaliação das lesões aórticas é motivo de controvérsia. Exames de TC contrastados com cortes de 5 mm podem ajudar a excluir uma hemorragia mediastinal e reduzir a freqüência das angiografias em pacientes de risco baixo a moderado com mediastino alargado ou indeterminado nas radiografias do tórax.[137] Uma revisão dos estudos, porém, mostra que um exame de TC convencional negativo não exclui a possibilidade de uma laceração aórtica.[90,120,127,132,162] A aorto-TC pode mostrar-se uma alternativa na TC convencional e na angiografia tradicional. Num estudo, a TC helicoidal axial tecnicamente adequada detectou e definiu todas as lesões do tórax, e a angio-TC suplementou o exame convencional e poderia ter substituído a aortografia transcateter, exceto por pequenas rupturas ou estudos indeterminados.[54]

Um protocolo de aorto-TC que consiste em exame espiral que se inicia na parte superior do diafragma e estende-se pela aorta acima, com colimação de 5 mm, *pitch* de 2:1 e reconstrução de 3 mm após a administração de 150 ml de material de contraste endovenoso não-iônico, pode ser usado para a avaliação de lesões da aorta. Na presença de hemorragia mediastinal sem sinais diretos de lesão aórtica e sem outra explicação para a hemorragia na TC, o paciente geralmente é encaminhado, à angiografia convencional. Caso sejam confirmados, na TC, sinais diretos de lesão aórtica, como as alterações do calibre aórtico no local da lesão, evaginação focal do material de contraste consistente com um pseudo-aneurisma e um *flap* intraluminar, o paciente pode ou não passar para a angiografia convencional confirmatória, a critério do cirurgião (Fig. 31.1). A TC não só é útil na detecção dos sinais diretos de lesão aórtica como também pode mostrar outras causas de alargamento mediastinal, tais como tecido adiposo mediastinal em excesso, contusões pulmonares adjacentes, artefatos decorrentes da posição de decúbito dorsal, tortuosidade vascular e veia cava superior esquerda persistente.[121] A TC foi demonstrada como tendo resultados falso-negativos em pacientes com uma lesão da artéria subclávia esquerda[16] e resultados falso-positivos em pacientes com divertículo do ducto arterioso.[138] Outra candidata a substituir a aortografia convencional é a ecocardiografia transesofágica, que, em mãos experientes, tem uma sensibilidade relatada de 100% e especificidade de 98% no diagnóstico das lesões agudas da aorta.[68]

Lesões do Parênquima Pulmonar

A opacificação anormal do parênquima pulmonar, em pacientes vítimas de traumatismo, pode ser conseqüente a atelectasia, aspiração,

---

J. Collins, Department of Radiology, University of Wisconsin Medical School, Madison, Wisconsin, EUA, 53792-3252.

edema, pneumonia, contusões ou lacerações e comumente tem origem multifatorial. Contusões pulmonares que acarretam um vazamento de sangue e líquido de edema para os espaços intersticial e alveolar são aceitas como a lesão pulmonar primária em traumatismos não-penetrantes do tórax. A laceração pulmonar é uma lesão mais grave, que ocasiona a desorganização da arquitetura pulmonar. Wagner e colaboradores[205] propuseram que a laceração pulmonar é o componente básico do mecanismo de lesão em contusões pulmonares, hematomas pulmonares, cistos pulmonares ou pneumatoceles, assim como cavitações nas contusões pulmonares. Eles classificaram as lacerações em quatro tipos: (1) aquelas que envolvem uma cavidade cheia de ar no parênquima ou um nível hidroaéreo numa cavidade intraparenquimatosa; (2) as que envolvem uma cavidade que contém ar ou um nível hidroaéreo no pulmão paravertebral; (3) aquelas que envolvem uma pequena cavidade periférica ou radiotransparência linear periférica, sempre próxima à parede torácica onde houve a fratura de uma costela; e (4) as decorrentes de uma aderência pleuropulmonar firme anteriormente formada, que faz o pulmão se romper, ao ser a parede torácica sobrejacente movida para dentro com violência ou fraturada, sendo apenas diagnosticadas na cirurgia ou na autópsia.

A TC é mais sensível que as radiografias na demonstração de contusões e lacerações.[122,156,160,172,183,197,200,205] Tanto nas radiografias do tórax como na TC torácica, as contusões pulmonares aparecem como áreas de consolidação ou opacificação em vidro fosco, ou ambas, que tendem a ter distribuição periférica, não-segmentar e geográfica (Figs. 31.2 e 31.3). Contusões pulmonares isoladas, em pacientes jovens e sadios, não provocam um aumento da mortalidade.[84] As contusões são evidentes na apresentação ou dentro de seis horas e resolvem-se, muitas vezes, sem seqüelas permanentes, em alguns dias a semanas. As lacerações pulmonares, por outro lado, podem ser inicialmente mascaradas por contusões ou outras lesões torácicas coexistentes na radiografia ou na TC, e geralmente levam semanas a meses, para se resolverem, produzindo, às vezes, cicatrizes residuais (Fig. 31.4). As lacerações pulmonares acarretam a ruptura dos espaços alveolares e a formação de uma cavidade, geralmente, cheia de sangue ou ar, com a conseqüente produção de um hematoma ou uma pneumatocele. O diagnóstico por TC das lacerações pulmonares baseia-se na presença de uma coleção localizada de ar numa área de consolidação após um traumatismo.[197]

Lesões Traqueobrônquicas

A incidência de lesões traqueobrônquicas é relatada como sendo de 0,4% a 1,5%, em séries clínicas de grandes traumatismos não--penetrantes, e de 2,8% a 5,4%, em séries de autópsia de vítimas de traumatismo.[75] Não há evidências radiográficas iniciais de lesões traqueobrônquicas em 10% dos pacientes.[212] O não-reconhecimento das lesões traqueobrônquicas pode acarretar a morte do paciente ou possibilitar a ocorrência da cicatrização, tendo a obstrução das vias aéreas lugar dias, ou meses após a lesão inicial (Fig. 31.5). Mais de 80% das lesões traqueobrônquicas ocorrem a menos de 2,5 cm da carina.[103,185] A ruptura da traquéia cervical pode ocorrer como uma "lesão do varal de roupas", ao ser o pescoço estendido pelo contato, em alta velocidade, com cordas, fios de arame ou

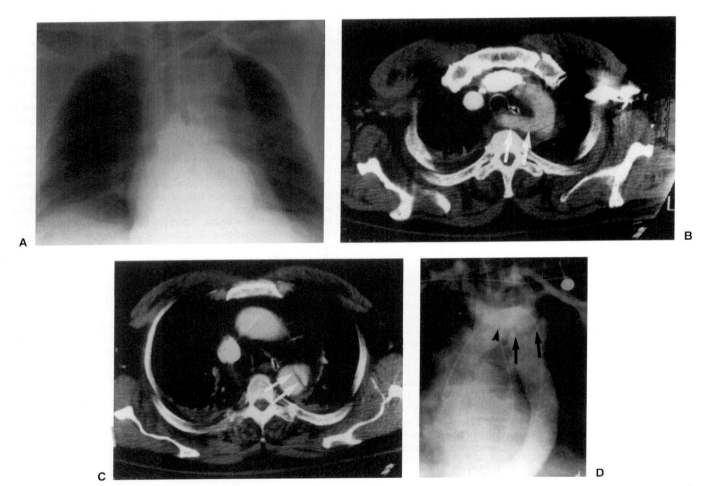

FIG. 31.1 Laceração da aorta em decorrência de um acidente por veículo automotor. **A:** O mediastino está alargado e há uma opacidade apical à esquerda, suspeita de lesão aórtica. **B:** TC contrastada que mostra uma artéria subclávia direita aberrante (*setas*) originando-se do arco aórtico posterior e passando posteriormente à traquéia e ao esôfago. **C:** Uma imagem mais inferior mostra um *flap* intraluminar no istmo aórtico (*setas*). **D:** Aortograma efetuado após a TC confirma uma laceração no istmo (*setas*) e demonstra a artéria subclávia direita aberrante (*pontas de seta*).

O Tórax em Traumatismos, no Período Pós-operatório e Tratamento Intensivo 927

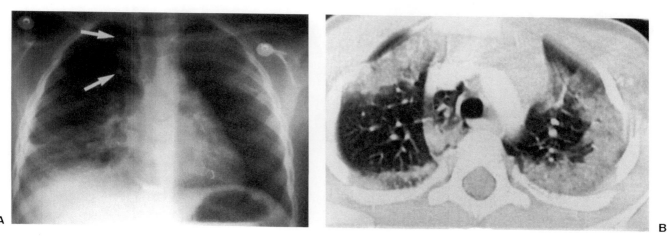

FIG. 31.2 Contusões pulmonares. **A:** Áreas maldefinidas de opacificação que envolvem a periferia dos pulmões e a base direita. Um achado incidental é uma cissura no ázigos acessória (setas). **B:** A distribuição anatômica das contusões pulmonares é apreciada melhor na tomografia computadorizada como áreas periféricas não--segmentares de consolidação e opacificação em vidro fosco. O lobo ázigos também se encontra envolvido.

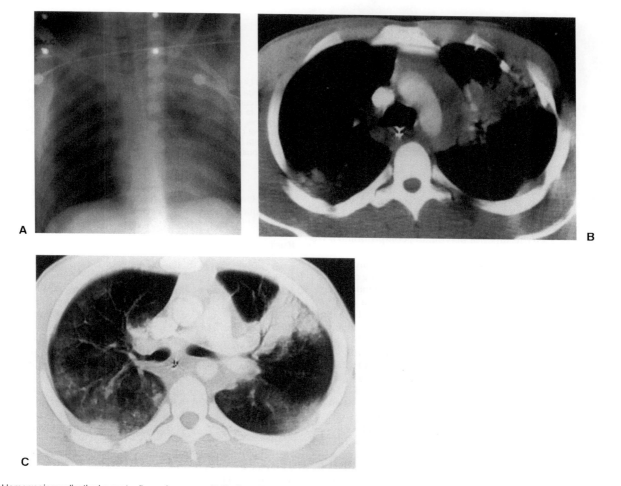

FIG. 31.3 Hemorragia mediastinal e contusões pulmonares. **A:** Radiografia de trauma agudo, com partes da maca que obscurecem os pulmões e o mediastino, mostra áreas de opacificação anormal bilateralmente, com predominância das zonas pulmonares superiores. **B:** Atenuação alta anormal dos tecidos moles mediastinais, a qual constitui uma hemorragia mediastinal por sangramento venoso. Um aortograma confirmou a ausência de lesão aórtica. **C:** A janela pulmonar mostra melhor a consolidação do lobo superior esquerdo e áreas periféricas bilaterais de opacificação de vidro fosco. Fraturas bilaterais das costelas são vistas adjacentes às áreas de contusão.

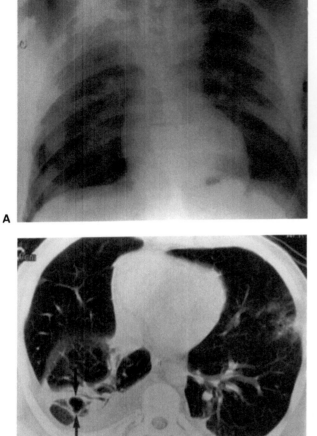
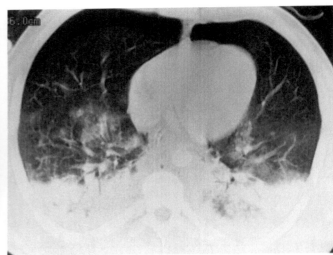

FIG. 31.4 Laceração pulmonar. **A:** São presentes áreas maldefinidas bilaterais de opacificação e drenos torácicos bilaterais. **B:** Pneumotórax bilaterais são vistos unicamente na tomografia computadorizada (TC). A consolidação na base direita obscurece a laceração pulmonar subjacente. **C:** TC, efetuada 10 dias depois, que mostra uma consolidação em resolução na base esquerda, compatível com uma contusão pulmonar, e o aparecimento de cavitação na base direita (*setas*), compatível com uma laceração pulmonar. Há fraturas das costelas posteriores direitas.

cabos elétricos (por exemplo, em pessoas andando em veículos recreativos ou correndo). Lacerações da traquéia também podem ocorrer em acidentes com veículos a motor, quando o pescoço de um motorista bate na parte superior do volante, comprimindo a via aérea contra a coluna.

Lesões da traquéia mediastinal ou dos grandes brônquios produzem enfisema mediastinal, que se estende rapidamente para o pescoço e a face, descendo até os ombros e a parede torácica. Quando há uma lesão da traquéia torácica ou dos brônquios, a aorta é a estrutura associada mais comumente lesada.[123] Os achados radiográficos mais comuns das lesões traqueobrônquicas são os enfisemas subcutâneo e mediastinal (Fig. 31.6). Um pneumotórax que não se resolve com a drenagem por sonda funcionante é a manifestação *sine qua non* das lesões da traquéia mediastinal e dos grandes brônquios.[102] O "sinal do pulmão caído"[145] é patognomônico da ruptura brônquica e pode ser visto nas radiografias do tórax e nos exames de TC torácicos. Este sinal designa a queda lateral e posterior do pulmão na posição de decúbito dorsal e, inferiormente, em direção oposta ao hilo na posição ereta, em oposição ao que ocorre no pneumotórax não associado a lesões traqueobrônquicas, no qual o pulmão colaba em direção ao hilo. Uma indicação de ruptura traqueal é a elevação do osso hióide acima do nível de C3, vista nas radiografias laterais da coluna cervical,[155] que é causado por uma lesão da musculatura infra-hióide, que ocasiona a elevação do osso hióide pela musculatura supra-hióide sem qualquer oposição. Outro sinal de transecção traqueal é a hiperdistensão aguda do balão da sonda endotraqueal. Na ruptura traqueal, o balão pode aproximar-se da extremidade da sonda endotraqueal devido à expansão distal do balão no ponto de ruptura, com a herniação parcial do balão pela lesão, conforme a sonda se move na via aérea ou é reposicio-

nada.[164] Outra causa de hiperdistensão aguda do balão de uma sonda endotraqueal é a intubação do esôfago.

Ruptura do Diafragma

A ruptura aguda do diafragma ocorre em 1% a 7% dos pacientes após um grande trauma não-penetrante,[45,126,203] e o diagnóstico passa despercebido nas manifestações iniciais em até 66% dos pacientes.[7,44,62,85,100,210,213] De 75% a 95% dos pacientes com uma ruptura aguda do diafragma têm radiografias do tórax anormais, mas apenas 17% a 40% deles apresentam achados radiográficos muito sugestivos.[55,129,152] Os achados radiográficos simples da ruptura incluem o deslocamento do estômago, cólon ou intestino delgado para o tórax (Fig. 31.7), deslocamento superior de uma sonda nasogástrica intragástrica, derrame pleural, opacidade basilar que causa incapacidade de visibilização do diafragma, contorno irregular ou lobulado do diafragma e fraturas das costelas inferiores.[67] A ruptura do hemidiafragma direito, anteriormente considerada como responsável por apenas 10% das rupturas diafragmáticas, ocorre, provavelmente, em freqüência praticamente igual à da ruptura do hemidiafragma esquerdo.[67] Nos casos em que a ruptura diafragmática não é prontamente diagnosticada, o paciente pode permanecer assintomático ou apresentar o encarceramento de vísceras abdominais herniadas, o que pode ocorrer num momento remoto relativamente à ocorrência do traumatismo.

A TC helicoidal foi demonstrada como sendo útil para fazer o diagnóstico da ruptura aguda do diafragma, sendo superior à TC convencional, porque a aquisição de dados volumétricos possibilita reformatações sagitais e coronais de alta qualidade. A aquisição de dados durante uma única apnéia diminui os erros de registro de cortes.[91] A sensibilidade

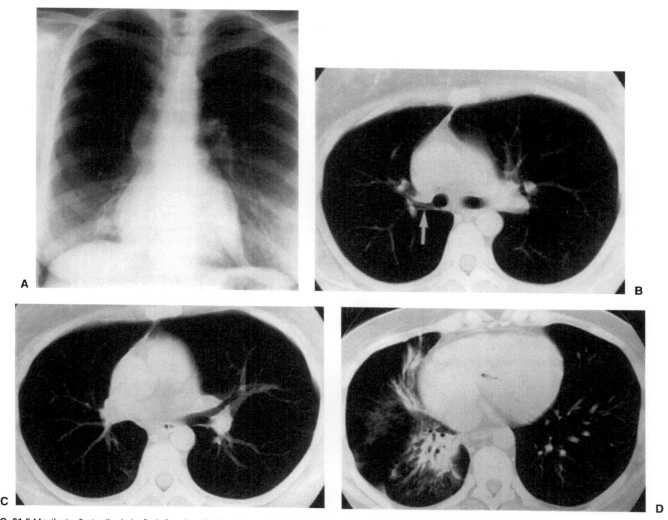

FIG. 31.5 Manifestação tardia de lesão brônquica. **A:** Uma área maldelimitada de opacificação é presente na base medial direita alguns meses após um traumatismo torácico por um acidente com veículo a motor. **B:** O brônquio lobar superior direito encontra-se normal (*seta*). **C:** Mais inferiormente, o brônquio intermédio apresenta-se totalmente ocluído secundariamente ao traumatismo. **D:** Ao nível do seio coronário, vê-se a atelectasia do lobo médio e do lobo inferior direito, com uma pneumonia superposta do lobo inferior direito. Verifica-se a aeração parcial desses lobos em decorrência da ventilação colateral através dos poros de Kohn e os canais de Lambert, comprovada por ocasião da cirurgia.

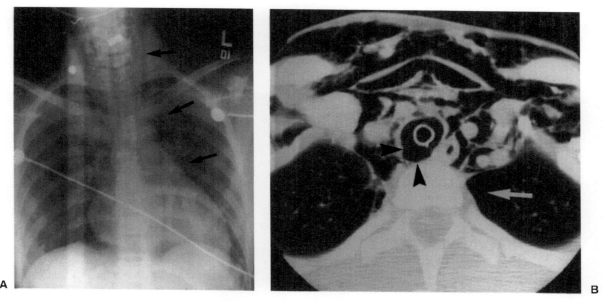

FIG. 31.6 Laceração traqueal. **A:** São presentes pneumomediastino que se estende até o pescoço (*setas*) e enfisema subcutâneo bilateral. **B:** O corte tomográfico computadorizado mostra pneumotórax esquerdo (*seta*). A sonda endotraqueal circular é radiopaca, e a transparência circundante constitui o ar no interior do balão e o ar intratraqueal. O balão da sonda endotraqueal encontra-se herniando através de uma ruptura na parte membranosa posterior da traquéia (*pontas de seta*).

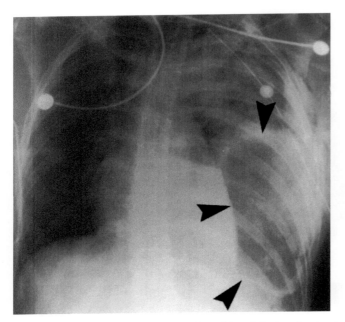

FIG. 31.7 Ruptura do diafragma. O estômago distendido e cheio de ar (*pontas de seta*) herniou para o tórax esquerdo através de uma grande ruptura do diafragma. Nesse caso, uma ruptura diafragmática pode ser confirmada facilmente pela introdução de uma sonda nasogástrica.

Lesões do Tórax Ósseo

Pode haver lesões significativas das costelas, clavículas, escápula, esterno e coluna em conseqüência de traumas torácicos não-penetrantes. Fraturas da coluna torácica constituem 16% a 30% das fraturas da coluna e acarretam déficits neurológicos completos em 62% dos pacientes.[125,149] Uma radiografia do tórax em decúbito dorsal propicia uma oportunidade de avaliar a coluna torácica, mas a avaliação ótima exige radiografias com colimação nas incidências frontal e lateral. De 70% a 90% das fraturas da coluna podem ser vistas nas radiografias simples; a TC e a RM podem mostrar fraturas ocultas e são as únicas técnicas que avaliam diretamente a integridade da medula espinhal e dos ligamentos intervertebrais.[68] A TC e a RM são mais úteis para distinguir fraturas explosivas instáveis de fraturas compressivas em cunha anteriores estáveis simples.[8] As fraturas das costelas superiores, clavícula e parte superior do esterno são significativas, porque podem acompanhar-se de lesões vasculares ou do plexo braquial em 3% a 15% dos pacientes.[65] Fraturas das costelas inferiores devem aumentar a suspeita de lesões esplênicas, hepáticas ou renais, o que pode ser confirmado na TC. Fraturas duplas de três ou mais costelas adjacentes podem ocasionar o movimento paradoxal de um segmento flácido durante o ciclo respiratório, o que pode alterar a mecânica respiratória e ocasionar atelectasia e infecção pulmonar. Em raros casos, um segmento do pulmão hernia através de um defeito na parede torácica produzido por um segmento flácido. O diagnóstico pode ser feito pelas radiografias simples, porém sua detecção é mais fácil na TC.[133] Fraturas esternais ocorrem em 8% das admissões por grandes traumas torácicos.[77] A incidência de fratura do esterno aumenta em 100% para os motoristas e 150% para os passageiros do assento dianteiro que usam o cinto de segurança, em comparação com aqueles que não usam o cinto de segurança,[168] embora se defenda o uso dos cintos pelo fato de eles evitarem eficazmente outras lesões. A fratura do esterno pode associar-se a contusões miocárdicas, muitas vezes clinicamente silenciosas. Uma luxação posterior da clavícula pode acarretar lesões aos grandes vasos, nervos mediastinais superiores, traquéia e esôfago. Embora possam ser demonstradas por radiografias do tórax anguladas, as luxações esternoclaviculares são mais facilmente detectadas pela TC (Fig. 31.9).[133]

As fraturas escapulares são diagnosticadas nas radiografias do tórax iniciais em apenas 57% dos pacientes, de acordo com um estudo.[79] No grupo de pacientes nos quais as fraturas não foram reconhecidas, a fratura encontrava-se visível e passou despercebida em 72%, não foi incluída no exame em 19% e estava obscurecida por estruturas superpostas ou artefatos em 9% dos casos. A TC do tórax deve demonstrar a maioria das fraturas escapulares, especialmente se for usada em combinação com a radiografia simples. A dissociação escapulotorácica é uma lesão rara, caracterizada pelo deslocamento lateral de todo o quarto anterior

diagnóstica individual na detecção da ruptura diafragmática é de 54% a 73%, e a especificidade, de 86% a 90%.[139] Os achados por TC diretos, associados à ruptura aguda, são a descontinuidade diafragmática, herniação intratorácica do conteúdo abdominal e constrição em cintura das alças intestinais (o "sinal do colarinho") (Fig. 31.8). Os achados por TC associados incluem lacerações hepáticas, hemoperitônio, hemotórax, lacerações esplênicas, contusões renais, atelectasia lobar inferior e fraturas das costelas inferiores. Embora a descontinuidade local do diafragma seja apontada como o achado mais comum em pacientes com uma ruptura diafragmática, deve-se notar que há um aumento normal nos defeitos diafragmáticos com a idade, não relacionado a traumatismos. Caskey e colaboradores[23] encontraram esses defeitos localizados normais em 13 pacientes (11% dos pacientes estudados). Quando o diagnóstico de ruptura diafragmática permanece em dúvida após uma TC ou no caso de manifestações clínicas ou radiológicas tardias, não-agudas, sugerindo ruptura diafragmática, deve-se proceder à RM com seqüências sagitais e coronais ponderadas em T1.[174]

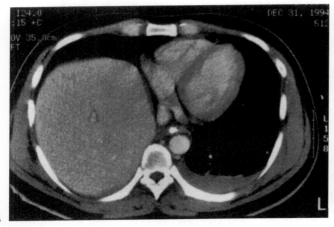
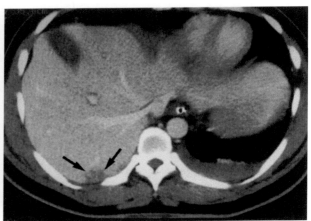

FIG. 31.8 Ruptura do diafragma. **A:** O fígado herniou para o tórax e causa um deslocamento do coração para a esquerda. Há um hemotórax esquerdo. **B:** Mais inferiormente, o corte tomográfico computadorizado mostra uma parte do diafragma direito rompido adjacente à margem posterior do fígado (*setas*).

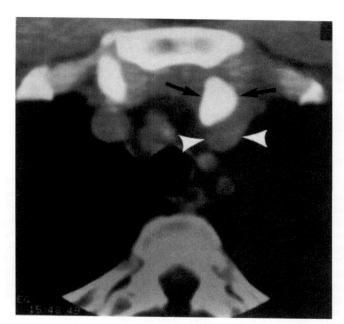

FIG. 31.9 Luxação esternoclavicular. A cabeça da clavícula esquerda está deslocada posteriormente (setas). O corte tomográfico computadorizado mostra as relações entre a clavícula luxada, a veia braquiocefálica esquerda adjacente (pontas de seta) e os outros grandes vasos no mediastino anterior.

com pele sobrejacente intacta, separação acromioclavicular completa e geralmente múltiplas fraturas da extremidade superior ipsilateral; costuma ser acompanhada de lesões pela avulsão do plexo braquial e dos vasos subclávios.[146]

Manifestações Pleurais dos Traumas Torácicos

Como se vê radiograficamente, o pneumotórax ocorre em quase 40% dos pacientes com traumatismos torácicos não-penetrantes e em até 20% dos pacientes com lesões torácicas penetrantes.[6,29] Todos os pneumotórax em pacientes vítimas de traumatismo devem ser considerados como provocando risco de vida potencial para o paciente, devendo-se considerar a colocação de um dreno torácico. Até mesmo pequenos pneumotórax podem aumentar de tamanho rapidamente e tornar-se clinicamente significativos com o uso da ventilação com pressão positiva ou anestesia geral. A TC é muito mais sensível que as radiografias do tórax no diagnóstico de pneumotórax em pacientes em decúbito dorsal.[198,206] O exame de TC identifica pneumotórax que não pode ser visto nas radiografias convencionais em decúbito dorsal, em 10% a 50% dos pacientes que sofrem um traumatismo não-penetrante do tórax.[198,206,214] O pneumomediastino pode ocorrer em associação ao pneumotórax, podendo ser diagnosticado na radiografia do tórax pela presença de transparências lineares no mediastino — destacando o contorno da aorta e da artéria pulmonar principal esquerda — e pelo "sinal do diafragma contínuo", produzido pela presença de ar entre o pericárdio e o diafragma. O pneumomediastino pode ser facilmente identificado na TC do tórax e pode indicar a presença de uma laceração subjacente da faringe, esôfago ou vias aéreas traqueobrônquicas.

Derrames pleurais que ocorrem no contexto pós-traumático agudo constituem, geralmente, um hemotórax, e um derrame pleural que se expande rapidamente tem maior probabilidade de ser causado por um sangramento arterial. A TC pode ajudar a distinguir o hemotórax de outras coleções pleurais, mostrando a elevada atenuação tomográfica do sangue[134] (Fig. 31.10). A TC é a que melhor distingue o líquido pleural de outras causas de densidade radiográfica, como a atelectasia, lesões do parênquima ou pneumonia, e pode mostrar a loculação do líquido pleural e delinear melhor opacidades pleuroparenquimatosas complexas.

Traumas Cardíacos

O acúmulo rápido de sangue no espaço pericárdico causa, com freqüência, tamponamento cardíaco e um grave comprometimento hemodinâmico. A avaliação ultra-sonográfica do coração junto ao leito do paciente é o estudo de escolha para a detecção rápida e não-invasiva do líquido pericárdico. A TC também é muito sensível na detecção de líquido no espaço pericárdico, e as hemorragias pericárdicas podem ser indicadas pela elevada atenuação na TC do líquido. O tamponamento cardíaco pode ser detectado na TC pela distensão da veia cava inferior, veias hepáticas e veias renais, assim como pela ocorrência de edema periportal no fígado.[133] A ruptura pericárdica é uma consequência rara dos traumas torácicos, com uma incidência de apenas 0,11% numa série.[52] O diagnóstico pode ser feito por raios X ou TC do tórax nos casos em que a herniação para o pericárdio de vísceras abdominais que contêm ar acompanha a ruptura do diafragma. O pneumopericárdio pode ocorrer, quando o ar penetra por uma ruptura pericárdica na presença de um pneumotórax.

Contusões cardíacas ocorrem em conseqüência de traumas torácicos não-penetrantes em 8% a 76% dos pacientes.[87,165] O diagnóstico é feito geralmente por eletrocardiografia, imagens cintilográficas cardíacas ou ecocardiografia. O ventrículo direito é mais freqüentemente lesado, por ter quase três vezes mais superfície anterior exposta do coração que o ventrículo esquerdo.[133] A radiografia do tórax e o exame de TC podem mostrar evidências de insuficiência cardíaca congestiva, aneurisma ventricular ou aumento maciço do coração.

Lesões dos Tecidos Moles da Parede Torácica

O exame de TC pode distinguir facilmente as lesões da parede torácica daquelas do parênquima ou do mediastino, diferenciação esta que pode não ser possível nas radiografias do tórax. Os hematomas das partes moles na parede torácica são facilmente diferenciados das lesões do parênquima, e o enfisema subcutâneo não é confundido com o pneumotórax no exame tomográfico. Traumas à mama feminina podem ser produzidos por uma combinação de compressão e cisalhamento por um cinto de segurança. Já foi relatada a ruptura subcutânea do tecido mamário.[40] O exame de TC pode mostrar hematomas maciços da mama e ruptura de próteses de silicone, com extravasamento de silicone.[153]

Lesões Esofágicas

A ruptura do esôfago pode ocorrer pelo esmagamento do esôfago entre a coluna e a traquéia, tração causada por hiperextensão e penetração direta por fragmentos de fraturas da coluna cervical.[130] As radiografias do tórax podem mostrar pneumomediastino ou pneumotórax acentuados persistentes, derrame pleural esquerdo, um alargamento da linha

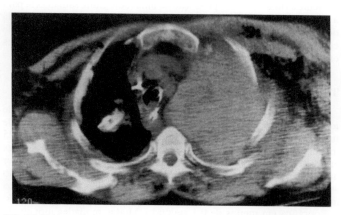

FIG. 31.10 Hemotórax traumático. O corte tomográfico computadorizado não-contrastado mostra uma grande coleção líquida de atenuação elevada no espaço pleural esquerdo, causando o deslocamento para a direita do mediastino. São igualmente presentes múltiplas fraturas bilaterais das costelas e enfisema subcutâneo.

paraespinhal e opacificação retrocardíaca. O exame de TC pode revelar achados semelhantes, além de vazamento do material de contraste oral pelo esôfago rompido para o mediastino ou para o espaço pleural e alterações de mediastinite.

Papel da Tomografia Computadorizada nos Traumas Torácicos

O exame de TC foi demonstrado como sendo superior às radiografias do tórax na detecção de muitas lesões do tórax por traumatismos penetrantes e não-penetrantes. A identificação de mais pneumotórax, hemotórax, contusões pulmonares e fraturas na TC do tórax não afetou significativamente o tratamento clínico dos pacientes em algumas séries. A TC eliminou a necessidade da aortografia convencional num número significativo dos pacientes, e a ângio-TC pode tornar-se o padrão para o diagnóstico das lesões aórticas agudas. Outros estudos numa população maior de pacientes vítimas de traumatismo são necessários para determinar a sensibilidade e a especificidade da TC nesse diagnóstico. O exame de TC propicia a visibilização de todo o tórax, além da aorta, o que é uma vantagem clara em relação à ecocardiografia transesofágica ou aortografia convencional. Além de mostrar fraturas, a TC também mostra as lesões dos tecidos moles relacionadas, como as lesões dos grandes vasos por fraturas-luxações da clavícula ou a laceração esplênica pela fratura de costelas adjacentes. A TC torácica pode ser feita em 30 segundos ou menos com os aparelhos helicoidais, revelando muitas lesões do tórax causadas por traumatismos agudos. A TC torácica poderia ser efetuada rapidamente em todos os pacientes vítimas de traumatismos encaminhados para TC abdominal ou do crânio, como um meio de detectar precocemente lesões graves do tórax.

PACIENTES EM UNIDADES DE TRATAMENTO INTENSIVO: CONSIDERAÇÕES RADIOGRÁFICAS

Os pacientes hospitalizados em unidades de tratamento intensivo (UTI) constituem uma população com problemas médicos peculiares e desafiadores. Devido à natureza crítica da condição médica dos pacientes em UTIs, os estudos radiográficos geralmente limitam-se a exames com aparelhos portáteis junto ao leito dos pacientes. As radiografias ântero-posteriores de tórax portáteis podem ser subótimas devido a: (1) posicionamento deficiente do paciente, como a rotação dele; (2) técnica de exposição inconstante, tornando difícil a comparação entre as radiografias seriadas; (3) obscurecimento da anatomia pulmonar causado por partes dos aparelhos externos de monitoramento e equipamentos de suporte sobrejacentes ao paciente; (4) capacidade limitada de exposição; (5) tomadas em expiração; e (6) aumento e distorção do mediastino. A constância da técnica e do posicionamento é importante para a avaliação ótima dos pacientes em exames seriados. A assistência da enfermagem da UTI na retirada de tubos extrínsecos e outros aparelhos de monitoramento do tórax do paciente é fundamental à produção de uma radiografia satisfatória para a avaliação dos pulmões e do mediastino. A aquisição bem-sucedida de imagens na UTI depende dos esforços cooperativos do pessoal de enfermagem, técnicos em radiologia, clínicos, radiologistas e todos os envolvidos na solicitação e no transporte da radiografia.

Técnica Radiográfica Portátil

A técnica radiográfica ótima para radiografias ântero-posteriores de tórax inclui a posição ereta (quando possível), a exposição ao fim de uma inspiração profunda e uma distância do alvo à chapa de 1,0 m a 1,25 m, para os pacientes em decúbito dorsal, e de 1,80 m para os pacientes eretos.[4,82] A quilovoltagem deve ficar entre 72 e 100 kVp, para obter uma penetração ótima e reduzir a um mínimo os efeitos da radiação secundária. Para diminuir o movimento do paciente, o equipamento móvel deve ter a capacidade adequada, a fim de obter uma exposição radiográfica em menos de 0,1 segundo. Muitas unidades móveis de potencial constante com baterias ou providas de capacitor de descarga são capazes de produzir 100 a 400 miliamperes (mA), e numerosas exposições torácicas podem ser efetuadas entre 2 e 4 miliamperes-segundo (mAs).[59] Uma técnica de alta quilovoltagem com grade (125 kV, grade de 10:1, 40 pares de linhas/cm) pode proporcionar uma escala de contraste maior e reduzir os exames repetidos em até seis vezes.[157] A radiografia digital ou computadorizada está se tornando mais popular como técnica de radiografia do tórax portátil devido à qualidade constante da chapa e à ampla latitude de exposição que é possível. A resolução espacial da radiografia computadorizada é inferior àquela obtida nas radiografias convencionais, mas é considerada suficiente para os fins da radiografia do tórax portátil.[119]

Precisão e Eficácia das Radiografias Portáteis na UTI

O American College of Radiology (ACR) elaborou orientações operacionais com vistas a aperfeiçoar o uso das radiografias portáteis, as quais constam dos ACR Appropriateness Criteria (Critérios de Adequação) atualizados.[4] Além disso o ACR definiu a eficácia de um teste em termos de três componentes:[115] (1) eficácia diagnóstica, ou a utilidade de um teste para auxiliar no diagnóstico (por exemplo, avaliação do posicionamento incorreto dos aparelhos, assim como dos achados cardiopulmonares); (2) eficácia terapêutica, ou o efeito dos resultados do teste no tratamento do paciente; e (3) eficácia do resultado final, ou a contribuição efetiva do teste e seus resultados para a morbidade e mortalidade do paciente. A eficácia terapêutica (relacionada ao tratamento) é difícil de ser avaliada, porque as decisões quanto ao tratamento dos pacientes refletem, com freqüência, fatores clínicos além dos achados de imagens. Não há estudos sobre a eficácia da evolução final a longo prazo.

Numerosos estudos relataram resultados contraditórios quanto à eficácia da radiografia do tórax portátil,[13,50,63,64,72,81,94,106,180] e uma revisão exaustiva dos estudos de eficácia foi publicada por Henschke e colaboradores.[82] As razões dos resultados contraditórios incluíram diferenças na população de pacientes (por exemplo, UTI cirúrgica, UTI clínica, condição clínica subjacente do paciente e razão para a hospitalização); número de estudos e pacientes estudados; tipos de chapas incluídos no estudo (por exemplo, todas as radiografias tiradas *versus* radiografia matinal de "rotina" *versus* radiografias pós-procedimento); e os critérios para determinar se havia uma anormalidade presente numa radiografia. Poucos estudos tentaram abordar a questão da eficácia do tratamento e, naqueles que o fizeram, havia diferenças no desenho do estudo quanto à maneira pela qual eram obtidas as informações clínicas e como elas afetavam o tratamento fora a influência dos achados radiográficos. Embora pareça lógico que as conferências clínicas diárias com radiologistas experientes contribuam para a utilização e interpretação ótimas das radiografias na UTI, isso não foi avaliado cientificamente. Nos ACR Standards, afirma-se que "O radiologista deve fazer conferências diárias ou consultas freqüentes aos médicos responsáveis pelo atendimento dos pacientes da UTI; além do intercâmbio de informações radiográficas e clínicas, devem-se avaliar, durante as sessões, a necessidade do exame, bem como a precisão da interpretação radiográfica".[4]

A incidência global de anormalidades encontrada nas radiografias do tórax em UTI foi relatada como sendo elevada, de até 65%.[81] Henschke e colaboradores[81] reviram 1.132 radiografias do tórax obtidas de pacientes de UTIs clínicas e cirúrgicas, incluindo tanto radiografias matinais de rotina como radiografias tiradas para muitas indicações clínicas. Novas informações diagnósticas foram reveladas em mais de 65% das radiografias — incluindo sondas endotraqueais malposicionadas (12%), cateteres venosos centrais malposicionados (9%) e alterações relativas aos achados cardiopulmonares (44%) — as quais foram consideradas como tendo um efeito significativo sobre o tratamento dos pacientes, embora a eficácia do tratamento não tivesse sido avaliada formalmente. Estudos mais recentes questionaram a necessidade das radiografias do tórax de rotina em UTI. Fong e colaboradores[50] avaliaram, prospectivamente, 1.003 radiografias do tórax obtidas de 157 pacientes consecutivos, admitidos em uma UTI cirúrgica, verificando que a probabilidade de um achado clinicamente importante era de 17% para as radiografias obtidas sem clara indicação clínica (de rotina), 26% para as obtidas a fim de verificar a posição de um dispositivo médico e 30% para as obtidas devido à suspeita de condições clínicas. Com base em seus achados, os autores concluíram que só se devem obter radiografias do tórax de pacientes de UTI cirúrgica para indicações específicas e que radiografias de rotina em pacientes de UTI só se justificam no caso de pacientes com cateteres Swan-Ganz. A interpretação do radiologista não fazia parte do estudo, e as decisões quanto ao tratamento dos pacientes baseavam-se tanto em dados clínicos como radiográficos. Numa revisão de 525 radiografias de tórax matinais de rotina de pacientes admitidos à UTI cirúrgica de um centro universitário de traumatismo durante um período de um mês, Silverstein e colaboradores[180] encontraram uma baixa produção de novos achados tanto em relação ao posicionamento de dispositivos médicos como a processos patológicos cardiopulmonares. O desenho do estudo não inclui a correlação de achados radiográficos novos ou indicativos de agravamento do quadro com as alterações terapêuticas. Com base nos estudos disponíveis, a contribuição das radiografias do tórax portáteis em UTI precisa ser avaliada mais a fundo, especialmente no que diz respeito ao tratamento dos pacientes e à eficácia da evolução final.

Anormalidades Cardiopulmonares

O acometimento do parênquima pulmonar na UTI é um problema comum e desafiador. O padrão das radiografias do tórax geralmente é inespecífico, e as causas clínicas das opacidades pulmonares num determinado paciente são, com freqüência, múltiplas. Por essa razão, a interpretação das radiografias deve ser feita em conjunto com as informações clínicas.

Pneumonia

O diagnóstico de pneumonia é feito, muitas vezes, com base na febre e elevação da contagem dos leucócitos, além de uma opacificação pulmonar recente na radiografia do tórax. Esses achados podem não ser fidedignos numa UTI. A aparência radiográfica da pneumonia no contexto da UTI depende da idade do paciente, duração da doença, distúrbios subjacentes (por exemplo, gravidez, enfisema, condições malignas), cirurgias recentes, administração de drogas (por exemplo, antibióticos, esteróides) e estado imune.[166] As radiografias do tórax anteriores são muito úteis na avaliação de uma série de alterações e ajudam a predizer a causa de uma opacificação anormal do parênquima. Os processos agudos geralmente excluem uma neoplasia, e processos de resolução rápida sugerem atelectasia, hemorragia ou edema, em oposição à pneumonia. Ainda assim, a precisão geral da radiografia do tórax no diagnóstico de pneumonia é de apenas 0,50, e nem a revisão das radiografias do tórax anteriores nem o conhecimento dos dados clínicos melhoram essa precisão.[211] A maioria das pneumonias adquiridas em hospitais é causada por bacilos Gram-negativos, como *Pseudomonas aeruginosa* ou *Serratia marcescens*, ou por cocos Gram-positivos.[170] Os pacientes de UTI que vêm a apresentar pneumonia têm, com freqüência, uma opacificação difusa do parênquima nas radiografias do tórax, com padrões intersticial, alveolar ou misto (Fig. 31.11). Essa aparência inespecífica é vista em infecções por vírus, bactérias, bacilos da tuberculose, fungos ou protozoários. O padrão de doença é afetado por patologias pulmonares crônicas subjacentes, como enfisema ou fibrose. A resolução após a terapia nos pacientes é, com freqüência, demorada.

A broncopneumonia pode ocorrer pela aspiração de secreções nasais, orais ou traqueais infectadas, iniciando-se, freqüentemente, por uma bronquite e bronquiolite aguda. A infecção dissemina-se para os alvéolos através das paredes dos bronquíolos infectados. A maioria das pneumonias adquiridas em hospitais começa como uma broncopneumonia e é causada por diversas bactérias Gram-positivas e Gram-negativas. A intubação leva à colonização das vias aéreas proximais por várias bactérias, que podem-se disseminar por toda a árvore brônquica com a ventilação mecânica. A aparência radiográfica da broncopneumonia é aquela de opacidades multifocais maldefinidas, que podem causar tanto o estreitamento dos brônquios como tampões mucosos.[166]

Em pacientes com bacteremia, a disseminação pulmonar hematogênea aparece, radiograficamente, como múltiplas regiões focais periféricas de consolidação, maldelimitadas, que podem apresentar evidências

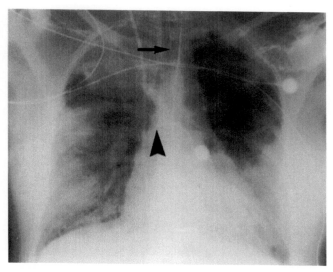

FIG. 31.11 Pneumonia nosocomial. Existem áreas bilaterais de opacificação alveolar aguda, causadas por uma pneumonia estafilocócica. A extremidade da sonda endotraqueal (*seta*) encontra-se numa posição satisfatória acima da carina, e a extremidade do cateter Swan-Ganz jugular direito situa-se dentro da artéria pulmonar direita (*ponta de seta*).

de cavitação. O exame de TC pode ser útil para demonstrar evidências de embolias sépticas, tais como nódulos cavitários periféricos, muitas vezes com vasos nutrientes identificáveis.

A pneumonia intersticial é, freqüentemente, de origem viral e aparece, radiograficamente, como aumento da trama reticular ou linear, espessamento peribrônquico ou nódulos. Um padrão de pequenos nódulos também pode ser visto em casos de tuberculose ou infecção por fungos disseminada. Esse padrão de doença pode evoluir para o envolvimento difuso de ambos os pulmões, tornando a feitura de previsões etiológicas um desafio.

O exame de TC proporciona resolução e sensibilidade superiores para a avaliação das condições torácicas dos pacientes da UTI.[154] A TC pode distinguir as anormalidades da parede torácica daquelas da pleura, parênquima e mediastino muito melhor que a radiografia do tórax. Em pacientes com suspeita de infecção pulmonar, o exame de TC pode identificar abscessos e empiemas. A distinção entre os dois é importante, porque o empiema torna necessária a drenagem torácica, enquanto os abscessos pulmonares geralmente respondem à terapia antibiótica. Dever-se-á considerar o exame de TC do tórax em pacientes da UTI, quando a evolução clínica não se correlacionar às radiografias do tórax, e o paciente encontrar-se suficientemente estável para suportar o transporte até as instalações da radiologia.

Edema Pulmonar

O edema pulmonar pode manifestar-se por um padrão de opacificação heterogênea, que aparece unicamente nas áreas em que há uma perfusão relativamente normal, especialmente em pacientes com doença pulmonar obstrutiva crônica. A cardiomegalia pode ou não estar presente, ou ser detectável radiograficamente, tornando um desafio a distinção entre edema cardiogênico e não-cardiogênico. A redistribuição vascular é um fenômeno normal na posição de decúbito dorsal, e os vasos lobares superiores têm o mesmo tamanho daqueles na parte inferior do pulmão. Em casos de insuficiência cardíaca congestiva, em que a pressão de impactação (capilar pulmonar) está aumentada, a radiografia mostra redistribuição vascular e um padrão intersticial bibasilar, que pode evoluir para o edema alveolar com pressões de impactação mais elevadas. Outros sinais de edema cardiogênico incluem derrame pleural (que pode-se manifestar por uma opacificação aumentada e indistinta do pulmão em pacientes em decúbito dorsal) e aumento do diâmetro do pedículo vascular (isto é, medida da largura mediastinal ao nível da veia ázigos). Radiograficamente, o edema não-cardiogênico não se

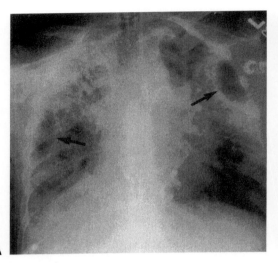 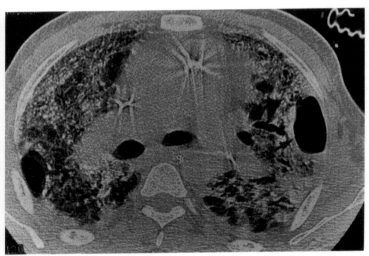

FIG. 31.12 Síndrome da dificuldade respiratória do adulto (SDRA). **A:** Nesse paciente que recebe ventilação mecânica, estão presentes uma opacificação difusa dos pulmões, assim como coleções aéreas bilaterais periféricas de paredes finas, compatíveis com pneumatoceles (*setas*). **B:** O corte tomográfico computadorizado (TC) mostra as pneumatoceles (*setas*) e áreas de dilatação brônquica causadas pela inflamação e destruição do parênquima (*ponta de seta*). Numerosos diminutos espaços císticos no pulmão consolidado são característicos da aparência tomográfica da SDRA e representam a destruição do parênquima, dilatação bronquiolar e enfisema intersticial pulmonar. As pneumatoceles e o enfisema intersticial podem levar ao aparecimento rápido de um pneumotórax hipertensivo e outras manifestações de barotrauma em pacientes que recebem ventilação com pressão positiva.

associa à redistribuição, hipertensão venosa pulmonar, cardiomegalia ou derrames pleurais.[82]

A síndrome da dificuldade respiratória do adulto (SDRA) é uma forma de edema pulmonar não-cardiogênico, com manifestações clínicas, funcionais e radiográficas que incluem uma dificuldade respiratória aguda, grave e progressiva, hipoxemia que não responde à administração de oxigênio, diminuição da complacência pulmonar e opacificação radiográfica difusa dos pulmões. A mortalidade da SDRA é estimada como sendo de 60% a 75%.[2] A condição subjacente à SDRA é o vazamento das membranas capilares, o que é produzido por diversas lesões, mais comumente septicemia, choque, traumatismos, aspiração, intoxicação por dose excessiva de drogas, ingestão ou inalação de materiais nocivos, múltiplas transfusões de sangue ou quase afogamento. Foram descritos três estágios de SDRA. O estágio 1 (12 a 24 horas) consiste em congestão capilar pulmonar, edema endotelial e microatelectasia. O estágio 2 (um a cinco dias) associa-se ao vazamento de líquido pelos capilares, depósito de fibrina e formação de membranas hialinas. O estágio 3 (depois de cinco dias) associa-se à hiperplasia das células alveolares, depósito de colágeno e destruição microvascular. Os achados radiográficos torácicos no estágio 1 são mínimos, e um leve edema intersticial pode estar presente nesse estágio. O paciente necessita de ventilação mecânica com pressão expiratória terminal positiva (PEEP). No estágio 2, as radiografias mostram uma opacificação crescente do parênquima, que pode parecer esparsa, mas coalesce rapidamente a um padrão uniforme. O envolvimento geralmente é bilateral e simétrico, mas já foi relatada uma assimetria acentuada. No estágio 3, o processo de cura aparece como um padrão intersticial em desenvolvimento, podendo o resultado ser um pulmão em favo de mel. O exame de TC mostra uma distribuição mais heterogênea da doença em todos os estágios do que as radiografias do tórax.

A ventilação mecânica, no contexto da SDRA, leva a uma pressão intra-alveolar crescente, com maior risco de ruptura das paredes alveolares e subseqüente dissecação do ar para a bainha dos feixes peribroncovasculares e septos interlobulares, ocasionando um enfisema intersticial pulmonar. Discretos cistos cheios de ar ou pneumatoceles podem ocorrer comumente em localizações subpleurais (Fig. 31.12). Bolhas de ar radiotransparentes que pontilham irregularmente o interstício e halos perivasculares de ar são manifestações da dissecação de ar no interstício.[208] Essas coleções aéreas podem dissecar para o mediastino e causar pneumomediastino ou romper no espaço pleural e causar pneumotórax. O ar mediastinal pode dissecar para os planos fasciais do pescoço, para o retroperitônio ou ao longo do mesentério, ocasionando pneumatose intestinal e pneumoperitônio. O pulmão pode tornar-se tão rígido que não colaba mesmo na presença de um grande pneumotórax.

Atelectasia

A atelectasia é, provavelmente, a causa mais comum de opacificação do pulmão nas radiografias do tórax na UTI.[192] Os sinais de atelectasia incluem: (1) maior opacificação do parênquima devido à aglomeração do pulmão colabado; (2) aumento relativo da transparência em virtude da diminuição da perfusão; (3) deslocamento das fissuras; (4) elevação do diafragma; (5) deslocamento de vasos e brônquios; (6) aproximação das costelas; e (7) deslocamento do mediastino. Broncogramas aéreos podem estar presentes numa área de atelectasia, indicando que a broncoscopia não proporcionaria melhor aeração. A ausência de broncogramas aéreos numa área de pulmão atelectásico indica uma lesão central obstrutiva, comumente um tampão mucoso (Fig. 31.13).

Diferenciar atelectasia de pneumonia é, muitas vezes, difícil na radiografia do tórax em decúbito dorsal, e a atelectasia freqüentemente ocorre concomitantemente à pneumonia. A atelectasia aparece em minutos a horas e pode resolver-se em algumas horas; a pneumonia freqüentemente leva dias a semanas, para resolver-se. Tanto a pneumonia como a atelectasia são comuns no lobo inferior esquerdo após um procedimento cirúrgico cardíaco.[9] A atelectasia após uma cirurgia cardíaca relaciona-se à paralisia ou paresia do nervo frênico por uma lesão induzida por distensão ou pelo frio. O diagnóstico de uma patologia no lobo inferior esquerdo nas radiografias do tórax em decúbito dorsal deve ser feito com cautela. Zylak e colaboradores[216] mostraram que a perda de definição do hemidiafragma esquerdo pode ocorrer em conseqüência da angulação cefálica do feixe de raios X central, acompanhada da projeção do tecido adiposo extrapleural na base do pulmão esquerdo.

Aspiração

A incidência relatada para a aspiração em UTI varia de 0,10% a 76%, embora as estimativas da freqüência de uma aspiração clinicamente significativa possam variar de menos de 1% a vários pontos percentuais.[36] Até 45% das pessoas normais apresentam aspiração durante o sono ou a anestesia.[32,33] A aspiração em maiores proporções é impedida pelo ato de deglutição e fechamento da glote, e qualquer condição que interfira nesses mecanismos protetores normais predispõe

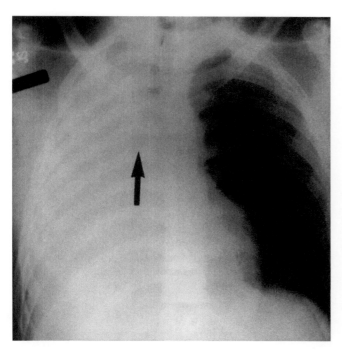

FIG. 31.13 Colabamento pulmonar. O hemitórax direito apresenta-se inteiramente opacificado e há um desvio do mediastino para a direita, compatível com o colabamento do pulmão direito. A ausência de broncogramas aéreos no hemitórax direito opacificado e a interrupção abrupta do brônquio principal direito (seta) sugerem uma lesão obstrutiva endobrônquica como a causa. Um grande tampão mucoso foi removido broncoscopicamente do brônquio principal direito, ocasionando a reexpansão total do pulmão direito.

o paciente à aspiração. Embora seja grande o número de condições que podem interferir em tais mecanismos, elas geralmente podem ser classificadas como sendo causadas por: (1) anestesia e outros estados de rebaixamento da consciência; (2) distúrbios neurológicos; ou (3) distúrbios estruturais do mecanismo de deglutição e da laringe.[178] Além disso, a interferência nos mecanismos protetores normais, tal como ocorre na intubação endotraqueal e nasogástrica, predispõe o paciente à aspiração.

Uma traqueobronquite ou pneumonite química ocorrem, ao serem aspirados materiais estéreis. Uma aspiração em menores proporções pode não acarretar sinais ou sintomas evidentes. Os achados em uma aspiração de grandes proporções incluem apnéia, taquipnéia, cianose, hipotensão, febre e aparecimento de ruídos adventícios respiratórios à ausculta do tórax. A aparência radiográfica é inespecífica. As opacidades podem ter aparência irregular, confluente ou nodular, e a doença pode ser de mínima a extensa.[178] A maioria dos pacientes da UTI encontra-se em posição de decúbito dorsal, ao ocorrer a aspiração, e as anormalidades radiográficas têm distribuição posterior. Devido ao ângulo formado entre a traquéia e o brônquio principal, uma proporção maior das anormalidades radiograficamente demonstradas localiza-se do lado direito. Num estudo,[111] 51 (85%) de 60 pacientes com aspiração bem-documentada apresentavam opacidades anormais na radiografia do tórax, as quais eram bilaterais em 41 pacientes (68%) e assimétricas em 35 pacientes (58%).

Infecções do pulmão podem ocorrer nos casos em que o material aspirado contém microrganismos. Embora os patógenos anaeróbicos sejam importantes nas pneumonias por aspiração adquiridas na comunidade, as pneumonias por aspiração que ocorrem no contexto hospitalar têm uma incidência significativamente maior de organismos mistos, aeróbicos e anaeróbicos, ou de organismos exclusivamente aeróbicos.[10,11,116] As complicações infecciosas pleuropulmonares de aspiração podem ou não ser radiograficamente visíveis. Quando presentes, os achados radiográficos incluem áreas de opacificação anormal do parênquima sem cavitação, abscessos pulmonares, derrames pleurais e fístulas broncopleurais.[69] Outras manifestações radiográficas da aspiração são a hiperinsuflação, atelectasia e desvio do mediastino, em casos em que é aspirado um material sólido, causando a obstrução das vias aéreas.

Embolias e Infartos Pulmonares

A embolia pulmonar é um diagnóstico clínico que freqüentemente deixa de ser feito, e em que se verifica a ausência de achados ou os achados são inespecíficos nas radiografias convencionais, como a elevação do diafragma; atelectasia subsegmentar; opacidades esparsas que podem decorrer do edema, hemorragia ou infarto associado; derrames pleurais; e áreas de oligoemia segmentares ou maiores. Os infartos pulmonares aparecem, classicamente, como opacidades de base pleural periféricas, em forma de cunha. As radiografias do tórax têm uma freqüência de resultados efetivamente positivos de 39% e uma freqüência de falso-negativos de 61%, caso se use como padrão a angiografia pulmonar.[66] Os exames de TC dinâmicos espirais contrastados foram muito precisos no diagnóstico de embolias pulmonares em alguns estudos, com sensibilidade e especificidade de 90%.[57,161,194] Assim como a TC, a RM pode demonstrar as embolias pulmonares diretamente como defeitos do enchimento intravascular nas imagens em corte transversal. A experiência com a RM em pacientes com suspeita de embolia pulmonar é mais limitada que com a TC, e as técnicas de RM estão ainda em desenvolvimento. As vantagens potenciais de RM são: (1) nenhum uso de material de contraste iodado; (2) capacidade de obter imagens das artérias pulmonares e do sistema venoso profundo pulmonar num só exame; e (3) capacidade de obter imagens de perfusão.

Derrames Pleurais

Os derrames pleurais não-loculados têm uma aparência típica nas radiografias de tórax em decúbito. O derrame acumula-se póstero-superiormente, e a conseqüência é uma opacidade difusa, homogênea e indistinta, cuja densidade aumenta numa direção cefalocaudal. Como as imagens dos pacientes são obtidas com aparelhos portáteis em diferentes estágios de posicionamento ereto ou em decúbito, a aparência do derrame pode ser variável — daquela vista nas radiografias eretas, em que o líquido causa a obliteração dos ângulos costofrênicos e elevação do diafragma, à aparência típica observada nas radiografias em decúbito já descritas. As radiografias do tórax em decúbito têm sensibilidade e especificidade de 67% e 70%, respectivamente, na detecção dos derrames pleurais, com precisão geral de 67%.[167]

Coleções Aéreas Anormais

Muitos pacientes em UTI são intubados e recebem ventilação mecânica. As complicações de pneumotórax, pneumomediastino, enfisema subcutâneo ou outras coleções aéreas extra-alveolares ocorrem em 5% a 15% dos pacientes que recebem PEEP.[150,209] A ventilação mecânica pode levar a um aumento rápido no tamanho e na gravidade de um pneumotórax. Qualquer pneumotórax num paciente ventilado deve ser considerado como acarretando risco de vida para o paciente, devendo-se considerar a introdução de um dreno torácico. O tamanho do pneumotórax correlaciona-se mal à sua significação clínica, e as medidas do tamanho nas radiografias do tórax correlacionam-se mal às medidas obtidas nos exames de TC.[82] A distribuição do pneumotórax em pacientes em decúbito dorsal — nos recessos pleurais ântero-medial, subpulmonar, apicolateral e póstero-medial — já foi bem descrita.[195] A fina linha da pleura visceral deslocada pode não ser demonstrada nas radiografias em decúbito dorsal. A maior transparência sobre o diafragma ou o ápice pulmonar, ou um sulco diafragmático mais profundo podem ser a única indicação. Pregas de pele, bandagens e outros materiais externos, assim como o trajeto de drenos torácicos podem imitar um pneumotórax.

Cateteres e Sondas

Uma indicação importante das radiografias do tórax em pacientes da UTI é a avaliação da colocação e das complicações dos aparelhos de monitoramento e suporte, como sondas, cateteres e fios torácicos.

Aproximadamente 60% dos pacientes na UTI recebem terapia de suporte vital, 35% têm vias venosas centrais, 18% possuem cateteres arteriais pulmonares e 38% recebem ventilação mecânica.[204]

Cateter Venoso Torácico

O cateter venoso intratorácico é usado para monitorar a pressão venosa central, manter a nutrição apropriada e administrar líquidos. Para refletir fidedignamente as pressões no sistema venoso central, a extremidade do cateter deve estar entre o átrio direito e as válvulas venosas mais proximais. Nas radiografias do tórax, a extremidade do cateter deve ser visibilizada medialmente à parte anterior da primeira costela, na junção da veia braquiocefálica com a veia cava superior, ou dentro da veia cava superior, com um trajeto paralelo à parede do vaso. Muitos desses cateteres têm luz tripla, com três aberturas separadas. Os cateteres centrais perifericamente introduzidos são tubos de pequeno calibre que podem ser deixados no lugar por longos períodos. A posição ideal desses cateteres é relatada como sendo a veia cava superior;[71,93] em nossa instituição, porém, tais cateteres são colocados no átrio direito, sob orientação fluoroscópica direta, pelo radiologista intervencionista. Não tivemos complicações de ruptura atrial ou arritmias com essa colocação, e reduzimos a um mínimo a inevitável complicação do trombo periextremidade, que ocorre em até 90% dos pacientes na colocação na veia cava superior.[1] No caso dos cateteres de calibre maior, a introdução no átrio direito ou na parte intrapericárdica da veia cava superior poderá ocasionar tamponamento pericárdico, se houver a ruptura.

Deve-se obter uma radiografia do tórax após a colocação de um cateter venoso central, para confirmar a colocação apropriada e detectar um pneumotórax. A incidência de pneumotórax varia de 1% a 12%, dependendo da experiência e da perícia da pessoa que introduz o cateter.[56,110,135] A localização mais comum de um cateter venoso central incorretamente posicionado é na veia jugular interna (Fig. 31.14); o que ocorre em aproximadamente 15% das tentativas de cateterismo.[207] Outras áreas de colocação incorreta do cateter incluem a veia inominada contralateral, a veia subclávia, o arco ázigos, a veia cava superior esquerda persistente e outras veias torácicas menores (Fig. 31.15). A extremidade do cateter também pode acabar por se alojar na veia cava

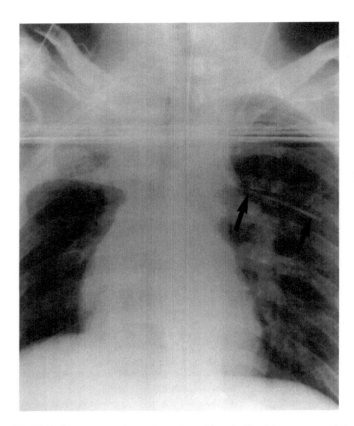

FIG. 31.15 Cateter venoso incorretamente posicionado. O cateter venoso central jugular esquerdo é dirigido horizontalmente numa veia intercostal esquerda (setas). Note, também, a atelectasia lobar superior direita, com a elevação da cissura menor.

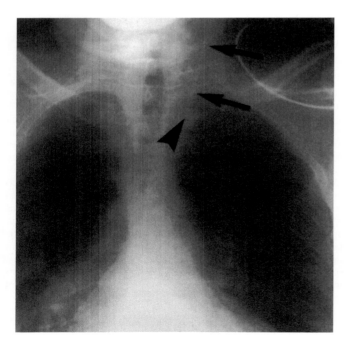

FIG. 31.14 Cateter venoso incorretamente posicionado. O cateter venoso central na subclávia esquerda é dirigido cefalicamente no interior da veia jugular esquerda (setas). O cateter apresenta-se com uma dobra (ponta de seta) na origem da veia braquiocefálica esquerda, onde se volta superiormente.

inferior ou, até mesmo, em veias hepáticas. Os cateteres podem migrar com o tempo, e a migração para a veia jugular pode ocasionar a trombose venosa jugular.[159] A introdução do cateter pode causar lesões vasculares e perfuração deles, que podem-se evidenciar nas radiografias do tórax por um velamento apical, derrame pleural ou alargamento mediastinal (Fig. 31.16). Uma extremidade do cateter em curva ou dirigida à parede lateral da veia cava superior pode ser vista, em alguns casos, antes da ruptura da veia cava superior.[199] As vias venosas centrais levam a complicações infecciosas em 8% a 32% dos pacientes.[207] Nós no cateter podem ocorrer por voltas excessivas do cateter ou por ele enrolar no coração. As tentativas de retirada de um cateter enrolado sem fluoroscopia podem causar nós no cateter, o que predispõe à perfuração, trombose e quebra do cateter. A ruptura do cateter pode ocorrer, ao fazer uma tentativa de retirá-lo através de uma agulha com bisel afiado. As complicações relatadas para os cateteres retidos são septicemia, embolia pulmonar, arritmias e perfuração (Fig. 31.17). Uma incidência de complicações graves ou fatais de 71% foi relatada em casos de cateteres embolizados não-retirados.[48] Complicações mais raras pela colocação de cateteres venosos centrais são a embolia gasosa; lesões do plexo braquial, nervo frênico, vago ou laríngeo recorrente; lesões do ducto torácico; lacerações da artéria mamária interna, carótida ou cervical ascendente.[207] Hinke e colaboradores[83] relataram a "síndrome do pinçamento", que ocorre após a introdução de um cateter venoso central, e a compressão do cateter entre a clavícula e a primeira costela, a qual causou a fratura ou fragmentação do cateter em dois pacientes.

Cateter de Swan-Ganz

O cateter pulmonar dirigido ao fluxo é usado para a medida das pressões de enchimento do ventrículo direito e esquerdo, assim como do débito cardíaco; a obtenção de amostras de sangue venoso misto; cálculo do consumo de oxigênio corporal total e da resistência vascular

O Tórax em Traumatismos, no Período Pós-operatório e Tratamento Intensivo   937

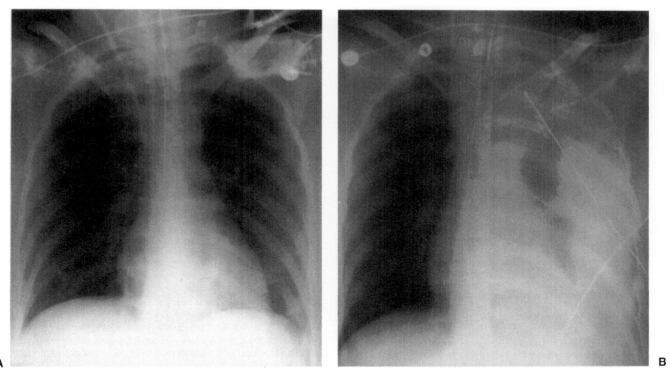

FIG. 31.16 Hemotórax iatrogênico. **A:** Antes da colocação de um cateter venoso esquerdo, não há evidência de derrame pleural. **B:** Radiografia, tirada após a colocação de um cateter venoso central na subclávia esquerda, que mostra o aparecimento rápido de um grande derrame pleural esquerdo, compatível com hemotórax causado por uma lesão vascular durante a colocação do cateter. Um dreno torácico à esquerda drenou líquido sanguinolento.

e sistêmica; e quantificação de *shunt* direita-esquerda. A medida da pressão de impactação capilar pode ajudar a diferenciar o edema pulmonar cardiogênico daquele causado por vazamentos capilares, bem como auxiliar no controle da hidratação do paciente. Um cateter Swan-Ganz é introduzido por uma veia antecubital, subclávia, jugular ou femoral, e levado, através do lado direito do coração, até a artéria pulmonar, 5 cm a 8 cm distalmente à bifurcação da artéria pulmonar principal. A extremidade do cateter deve situar-se distalmente à valva pulmonar e, todavia, num ponto suficientemente proximal, para não ocluir a luz do vaso, não se estendendo a extremidade além da artéria interlobar pul-

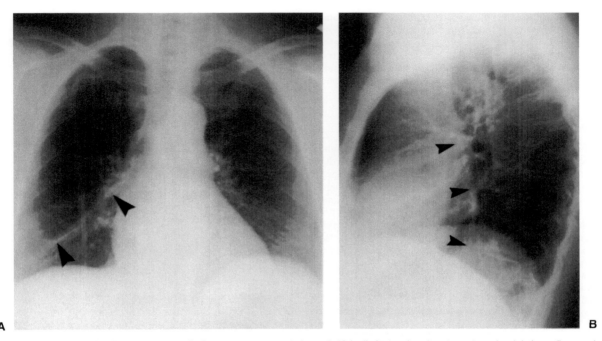

FIG. 31.17 Fragmentação e embolização de um cateter. **A:** O cateter venoso central na subclávia direita termina abruptamente no local de inserção vascular, inferiormente à clavícula medial direita (*pontas de seta*). **B:** Um fragmento longo do cateter embolizou para um ramo arterial pulmonar basilar segmentar no lobo inferior direito (*pontas de seta*). O fragmento foi recuperado com êxito percutaneamente pelo uso de uma pinça intravascular.

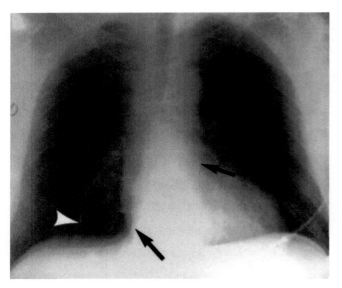

FIG. 31.18 Cateter de Swan-Ganz incorretamente posicionado. O cateter foi introduzido pela veia femoral direita, sendo visto passando através do átrio direito (*seta longa*), valva tricúspide, ventrículo direito, via de saída da artéria pulmonar (*seta curta*) e artéria pulmonar direita. A extremidade encontra-se posicionada num ramo arterial pulmonar distal segmentar basilar do lobo inferior direito (*ponta de seta*). As complicações potenciais dessa colocação incluem perfuração vascular, hemorragia pulmonar, formação de pseudo-aneurismas e infarto pulmonar.

monar proximal. Não se deve inflar o balão do cateter de modo algum, exceto ao efetuar uma medida, o que deve ser avaliado, na radiografia do tórax, procurando uma área de transparência arredondada em torno da extremidade do cateter, indicativa de que o balão está inflado. Um cateter em localização demasiado periférica ou com o balão inflado pode ocluir um ramo pulmonar e causar um infarto ou a perfuração do vaso[21,37,49,182] (Fig. 31.18). Podem ocorrer hemorragias pulmonares tardias e a formação de falsos aneurismas arteriais pulmonares. A ruptura da artéria pulmonar ocorre em 0,001% a 0,47% dos casos,[101] com mortalidade decorrente de 45% a 65%. Quando o paciente sobrevive, pode formar-se um falso aneurisma, que ocasiona hemorragias recorrentes com risco de vida para o paciente. O exame de TC contrastado pode demonstrar esses falsos aneurismas como massas arredondadas, apresentando a luz realce excentricamente, e sendo limitada pela trombose.[47] Outras complicações dos cateteres de Swan-Ganz são endocardite, embolias sépticas, nós no cateter, arritmias cardíacas causadas por tubos redundantes no átrio ou ventrículo direito (Fig. 31.19), bem como perfuração cardiopleural, juntamente com as complicações dos cateteres venosos centrais anteriormente citadas.

Bomba-balão para Contrapulsação Intra-aórtica

As bombas-balão intra-aórticas (BBIA) são usadas para aumentar a perfusão arterial coronária e diminuir a pós-carga cardíaca. A consequência é uma redução no trabalho e nas necessidades de oxigênio do ventrículo esquerdo em pacientes em choque cardiogênico, naqueles com uma disfunção ventricular grave e nos que se submetem a procedimentos cirúrgicos cardíacos de alto risco.[88,112] O aparelho consiste em um balão fusiforme inflável que tem cerca de 26 a 28 cm de comprimento e que circunda a extremidade distal de um cateter colocado centralmente, introduzido, geralmente, por uma artéria femoral. Somente a extremidade do cateter é radiopaca. O balão é inflado durante a diástole e esvaziado durante a sístole. No decorrer da insuflação, pode-se ver uma longa transparência tubular na radiografia do tórax e abdome, estendendo-se numa bomba corretamente colocada do nível imediatamente abaixo do botão aórtico até abaixo do diafragma, ao nível das artérias renais. A localização ideal da extremidade do cateter é imediatamente distal à artéria subclávia esquerda, projetando-se por sobre o arco aórtico nas radiografias frontais, o que possibilita o aumento máximo das pressões diastólicas

na aorta proximal e diminui o risco de embolia dos vasos cerebrais. Os óstios arteriais mesentérico e renal são atravessados pelo balão, quando em posição normal.

Se for levado longe demais, o cateter poderá penetrar na artéria subclávia esquerda e obstruí-la ou posicionar-se no arco aórtico, aumentando o risco de embolia cerebral. Uma contrapulsação subótima ocorrerá, se a extremidade do balão for posicionada inferiormente ao botão aórtico. A dissecação aórtica que ocorre como complicação da colocação de uma bomba-balão intra-aórtica pode não ter consequências clínicas ou pode ocasionar a morte do paciente.[39,148] A perda da definição da aorta descendente torácica ou o alargamento da linha paraaórtica nas radiografias de tórax podem indicar um posicionamento intramural incorreto, o qual pode ser confirmado na aortografia ou no exame de TC contrastado. Outras complicações da colocação de bombas-balão incluem a diminuição das plaquetas, destruição das hemácias, embolias, ruptura do balão com embolia gasosa, insuficiência renal e insuficiência vascular no membro cateterizado.

Marcapassos Cardíacos

Desde que se iniciou a era dos marcapassos cardíacos artificiais em 1952,[74] ocorreram alterações marcantes no tipo de geradores, fontes de energia e componentes eletrônicos dos marcapassos. Mais especificamente, as baterias recentes acarretam uma vida útil do gerador de uma década ou mais. A interpretação da aparência radiográfica é um desafio, e a história clínica torna-se importante para a interpretação devido aos numerosos tipos de marcapassos e desfibriladores que estão sendo implantados.

As três principais abordagens à inserção no coração de um eletrodo de marcapasso são os implantes epicárdicos, subxifóides e transvenosos. No caso da abordagem epicárdica, os eletrodos do marcapasso são suturados diretamente no miocárdio ventricular esquerdo ou direito, com um sensor implantado em qualquer dos apêndices atriais, após uma toracotomia aberta. A abordagem subxifóide envolve uma cirurgia limitada, porque os fios são introduzidos por uma pequena incisão subxifóide ou transxifóide. Os sensores são implantados na superfície diafragmática do ventrículo direito. A abordagem mais comum, hoje em dia, é o implante pela via transvenosa. No caso dos marcapassos de um único sensor, o fio é colocado no ventrículo direito por meio da veia cefálica, subclávia ou jugular. A impactação do sensor nas trabéculas miocárdicas

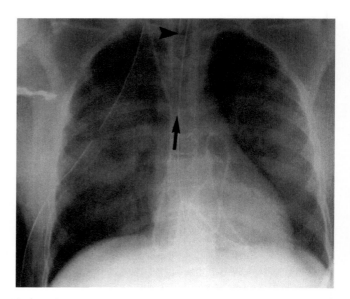

FIG. 31.19 Cateter de Swan-Ganz incorretamente posicionado. O tubo do cateter mostra-se redundante e está enovelado no ventrículo direito e na via de saída da artéria pulmonar, acarretando uma arritmia ventricular. A extremidade da sonda endotraqueal (*ponta de seta*) também está posicionada incorretamente, muito acima da carina (*seta*).

próximas ao ápice cardíaco proporciona estabilidade e um contato máximo com a superfície endocárdica. No caso dos marcapassos de duplo sensor, os sensores geralmente são implantados no átrio e no ventrículo direitos. É importante saber onde se deseja colocar os sensores em cada paciente, pois a colocação no seio coronário pode ser acidental ou deliberada. Depois de implantado o eletrodo no ápice do ventrículo direito, coloca-se o gerador numa bolsa no tecido subcutâneo da parede torácica ou embaixo do músculo peitoral.

A não evocação de uma resposta ventricular por parte do marcapasso pode ser causada por: (1) bloqueio da vazão; (2) fratura do fio do sensor; (3) deslocamento do eletrodo; (4) posição incorreta do eletrodo; (5) perfuração miocárdica; (6) trombose; (7) infecção; ou (8) falha da bateria.[207] Posições incorretas, fraturas e perfurações podem ser reconhecidas nas radiografias do tórax. O posicionamento inadvertido de um sensor no seio coronário só pode ser reconhecido na radiografia lateral, em que a extremidade do eletrodo é mostrada como estando localizada ao longo da borda posterior do coração, dirigida posteriormente. Aproximadamente 2,7% dos eletrodos apresentam fraturas,[42] geralmente próximas ao gerador de pulsos, em dobras agudas nos fios do sensor, no ponto de entrada em veias ou no ponto em que o sensor se incrusta no músculo cardíaco. Se a bainha isolante mantiver as extremidades de um fio do sensor fraturado bem próximas, a fratura poderá não ser facilmente visível nas radiografias. Suturas de ancoramento apertadas no local de entrada venosa podem ocasionar a transparência do fio do sensor, produzindo a falsa aparência de uma fratura (Fig. 31.20). O deslocamento do eletrodo ocorre em 3% a 14% dos pacientes,[189] geralmente nas primeiras semanas após o implante. O deslocamento tardio é raro por causa da bainha de fibrina que se forma entre o eletrodo e o miocárdio. A síndrome do torcedor é uma complicação rara, observada em pacientes com marcapassos ou desfibriladores implantados; ocorre em virtude de o paciente torcer e girar consciente ou inconscientemente o aparelho implantado em sua bolsa, ocasionando torção, deslocamento e, muitas vezes, fraturas do fio do sensor implantado.[12,35] O diagnóstico é confirmado por uma radiografia do tórax que revela um fio do marcapasso torcido, emaranhado e deslocado. Um grau pequeno de movimento do cateter deve estar presente durante a sístole, porém não deve haver movimento na diástole. O cateter poderá se soltar, se for curto demais, e poderá penetrar no átrio direito, artéria pulmonar, veia cava superior ou seio coronário. Se o fio do sensor for longo demais, poderá haver uma dobra do fio, causando uma fratura dele. Uma derivação redundante

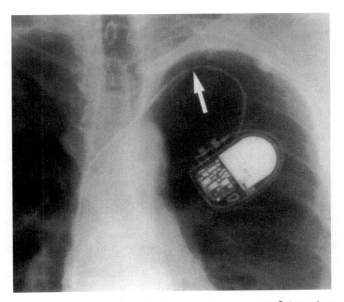

FIG. 31.20 Pseudofratura de um fio do sensor do marcapasso. Suturas de ancoramento apertadas no ponto de entrada na veia produzem a transparência do fio (seta), dando a falsa aparência de uma fratura. O marcapasso funcionava corretamente.

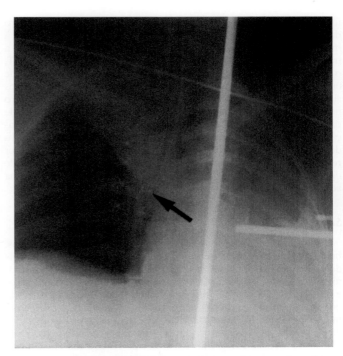

FIG. 31.21 Sonda endotraqueal incorretamente posicionada. A extremidade da sonda encontra-se no brônquio intermédio (seta), ocasionando o colabamento do lobo superior do pulmão direito (note a elevação da pequena cissura) e do pulmão esquerdo. A maca obscurece partes do pulmão esquerdo, e colchetes das roupas do paciente estão projetados sobre o mediastino e o pulmão direito.

poderá, também, perfurar o miocárdio, uma complicação que ocorre geralmente por ocasião da inserção ou dentro de alguns dias após ela. A radiografia frontal ou lateral mostra a extremidade do cateter fora da silhueta cardíaca ou a menos de 3 mm da borda desta. A perfuração pode causar tamponamento cardíaco ou a síndrome pós-cardiotomia. Pode haver inflamação e infecção na veia ou na bolsa do gerador, ocorrendo esta última em 5% dos pacientes.[207] Trombose das grandes veias e embolia pulmonar são outras complicações da inserção dos marcapassos.

Há diversos modelos de cardioversores-desfibriladores implantáveis para o tratamento de taquiarritmias ventriculares com risco de vida; eles empregam, geralmente, uma combinação de dois eletrodos colocados por via transvenosa e um eletrodo subcutâneo. Não é necessária uma toracotomia para sua colocação. Tais aparelhos podem ser combinados a um marcapasso preexistente. É imperativo que o radiologista se familiarize com a aparência normal e suas variações, bem como com as complicações dos referidos aparelhos, como a deformidade do eletrodo subcutâneo em placa, a fratura da derivação e a posição incorreta e migração do eletrodo.[193]

Sondas Endotraqueais

A ventilação mecânica pela colocação de uma sonda endotraqueal (SET) com balão ou uma sonda de traqueostomia é necessária, quando há uma falha no mecanismo protetor normal das vias aéreas, trocas gasosas inadequadas ou obstrução iminente das vias aéreas. O posicionamento ideal de uma SET em pacientes adultos é na parte média da traquéia, a 5 cm da carina (com o pescoço em posição neutra). À flexão e extensão do pescoço, a sonda pode mover-se aproximadamente 2 cm para baixo ou para cima. Uma SET colocada demasiado inferiormente irá estender-se ao brônquio principal direito e impedir a ventilação apropriada do pulmão esquerdo (Fig. 31.21). Entre 12% e 15% dos pacientes apresentam um posicionamento significativamente incorreto da SET nas radiografias do tórax.[82] A pneumonite por aspiração é a segunda complicação mais comum da introdução de SET, ocorrendo em 8% das intubações.[188] O balão da SET deve ser inflado para ocluir a via aérea, mas não deve ultrapassar o diâmetro da traquéia. A insuflação excessiva do balão pode ocasionar danos à mucosa traqueal, os quais podem evoluir para a estenose traqueal ou a traqueomalacia. Pode haver ruptura traqueal à introdução de uma SET, o que se evidencia, radiograficamente, pelo desenvolvimento rápido de enfisema subcutâneo, pneumomediastino e pneumotórax. Os primeiros sinais de ruptura da traquéia são a dilatação do balão além do diâmetro normal da traquéia, migração distal do balão em direção à extremidade da SET e orientação oblíqua da sonda para a direita, imitando a intubação do brônquio principal direito.[196] Outra causa de distensão excessiva do balão da SET é uma intubação esofágica inadvertida, que pode ser reconhecida nas radiografias do tórax pelo balão distendido, grande distensão do estômago e, ocasionalmente, pela visibilização da coluna aérea traqueal ao lado da SET.

Sondas de Toracostomia

Sondas para drenagem pleural são usadas em pacientes cirúrgicos, bem como na evacuação de líquido pleural e ar. Utilizam-se sondas de vários tipos e tamanhos, devendo todas, porém, ser avaliadas por uma radiografia do tórax quanto à colocação correta da extremidade e dos orifícios laterais. O orifício lateral da sonda torácica é marcado por uma interrupção na linha de identificação radiopaca, devendo ser medial à margem interna das costelas. A colocação da sonda nos tecidos subcutâneos, numa cissura ou no parênquima pulmonar pode ser diagnosticada pela radiografia ou o exame de TC de tórax. O exame de TC também pode ser usado para a identificação de coleções pleurais loculadas e para orientar a colocação das sondas de drenagem. Pode-se suspeitar da localização numa cissura nos casos em que a sonda reproduz a anatomia da grande ou da pequena cissura, ou segue um trajeto horizontal, e não vertical, conforme visto na radiografia de tórax de frente. Sondas no interior das cissuras podem ser ocluídas pelo pulmão circundante, e sondas avançadas muito para dentro do mediastino, do parênquima pulmonar ou através do fígado, baço ou diafragma podem ocasionar fístulas broncopleurais, hemorragias e infecções.[196,207] Após a retirada de uma sonda de toracostomia, uma linha residual produzida pela sonda na pleura ou no parênquima é freqüentemente identificada nas radiografias do tórax e não deve ser confundida com a margem pleural visceral de um pneumotórax. A reexpansão rápida do pulmão poderá ocasionar edema pulmonar, caso se remova uma grande quantidade de líquido pleural de uma só vez.

Sondas Nasogástricas

As sondas nasogástricas padrões são usadas para a sucção do conteúdo gástrico e a alimentação por sonda. Tais sondas devem ser colocadas de tal modo que a extremidade esteja dentro do estômago, com o orifício lateral além da junção esofagogástrica. Os erros de colocação mais comuns são a inserção incompleta e o enrolamento da sonda no esôfago.[51] Sondas para alimentação de calibre pequeno podem ser inadvertidamente colocadas nos pulmões ou na pleura, ou mesmo atravessando o diafragma (Fig. 31.22). A administração de alimentos por sonda na árvore traqueobrônquica pode ocasionar uma pneumonia fatal.[141,201,202] Pode haver a perfuração esofágica pela colocação de sondas para alimentação ou de sondas nasogástricas de tamponamento por balão (Sengstaken-Blakemore), usadas no tratamento das varizes esofágicas. Os achados radiográficos dessa complicação incluem derrame pleural, pneumomediastino, localização extra-esofágica da sonda, alargamento mediastinal e níveis hidroaéreos no mediastino.

Aparelhos de Assistência Ventricular

Os aparelhos de assistência ventricular (AAVs) são aparelhos mecânicos cirurgicamente implantados que executam o trabalho do ventrículo direito ou esquerdo, ou, em alguns casos, de ambos, como ponte para o transplante de coração em pacientes com insuficiência cardíaca em estágio terminal. Com a grande escassez de doadores de órgãos em potencial, o AAV implantável está sendo considerado um aparelho permanente para o uso em pacientes em insuficiência cardíaca, como

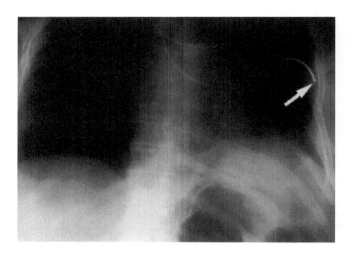

FIG. 31.22 Sonda de alimentação incorretamente posicionada. A sonda de alimentação foi inadvertidamente colocada na via aérea, e a extremidade encontra-se na periferia do pulmão esquerdo (seta). As complicações potenciais dessa colocação incorreta incluem o pneumomediastino, pneumotórax e seqüelas permanentes da lesão das vias aéreas, hemorragias pulmonares e fístulas broncopleurais. Pneumonite ou empiema podem ocorrer, caso se administre líquido através da sonda.

alternativa ao transplante de coração. As complicações relatadas para a colocação de AAVs, reconhecidas nas radiografias e exames de TC do tórax, incluem pneumotórax, hemotórax, infecções, tromboembolias, obstrução intestinal e falhas mecânicas.[105] Nas radiografias simples, a bomba TCI Heartmate LVAD (Thermocardiosystems Inc., Woburn, MA, EUA) é identificada no quadrante superior esquerdo do abdome. A cânula de fluxo de entrada da bomba é inserida no ápice ventricular esquerdo, retirando sangue do coração para a bomba, e a cânula de vazão com enxerto de Dacron, geralmente com 12 a 15 cm de comprimento, leva sangue da bomba para a aorta ascendente. Grande parte da cânula de vazão não é radiopaca. A cânula de fluxo de entrada é dirigida à valva mitral. Os tubos de entrada e de saída contêm bioproteses valvares suínas, localizadas fora da bomba. Um fio motriz, que sai por um túnel fascial no quadrante inferior esquerdo do abdome, liga o aparelho a um console externo portátil, o qual fornece energia pneumática ou elétrica ao aparelho.

TÓRAX PÓS-OPERATÓRIO

Numerosos procedimentos cirúrgicos são efetuados no pulmão, coração, assim como outras estruturas mediastinais e na parede torácica. O radiologista é responsável pela interpretação das radiografias do tórax pós-operatórias e deve, pois, estar familiarizado com os tipos de cirurgia realizados, as aparências radiográficas pós-operatórias e as complicações possíveis.

Pneumectomia

Pneumectomias intra- e extrapleurais são feitas tanto para condições neoplásicas como não-neoplásicas em todo o mundo. Nos EUA, a razão mais comum para a pneumectomia é o carcinoma não de pequenas células do pulmão. Muitas pneumectomias realizadas em virtude de cânceres broncogênicos seguem um plano de ressecção intrapleural. Uma pneumectomia extrapleural é efetuada geralmente quando há a extensão do tumor para o espaço pleural ou a pleura parietal, ou no caso de um mesotelioma maligno, sendo o plano de ressecção entre a pleura parietal e a fáscia endotorácica.[186]

Depois da pneumectomia, o líquido pleural acumula-se no espaço da pneumectomia, tomando o lugar do ar, reabsorvido a uma razão variável. Não é rara a presença de múltiplos níveis hidroaéreos no espaço da pneumectomia inicialmente, indicando a loculação do líquido, e tal achado na radiografia do tórax não sugere necessariamente uma complicação. A maior parte do ar é reabsorvida na primeira semana

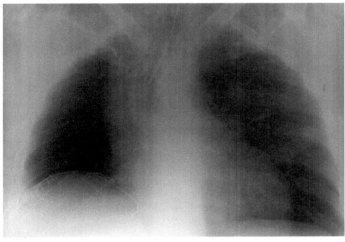 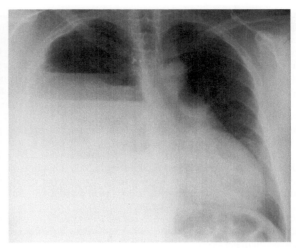

FIG. 31.23 Vazamento do coto de pneumectomia. **A:** Imediatamente após uma pneumectomia extrapleural direita por mesotelioma maligno, há elevação do diafragma e desvio do mediastino para a direita. O espaço da pneumectomia direita está cheio de ar, como seria de esperar. **B:** Um mês depois, verificam-se níveis hidroaéreos persistentes à direita e um novo desvio do mediastino para a esquerda, secundariamente a um vazamento no coto brônquico e a uma fístula broncopleural.

após a pneumectomia, mas o ar residual pode persistir durante meses; numa pequena percentagem dos pacientes, ele pode nunca ser reabsorvido inteiramente. O espaço da pneumectomia acaba por se contrair, com desvio ipsilateral do mediastino e elevação do diafragma, enchendo-se de líquido e de algum grau de fibrotórax sólido. Logo após a pneumectomia, introduz-se uma sonda de toracostomia, para regular a quantidade de ar e líquido no espaço. Um desvio excessivo ou abrupto do mediastino, ocasionado pela retirada rápida do ar e do líquido, pode comprometer o retorno venoso ou o débito cardíaco. O desvio do mediastino em direção oposta ao lado operado, especialmente quando acompanhado de um enfisema subcutâneo crescente, indica um acúmulo de ar ou líquido no espaço da pneumectomia. Se o nível hidroaéreo não tiver continuado a aumentar, a causa do desvio mediastinal contralateral será provavelmente um vazamento do coto brônquico (Fig. 31.23). Continuando o nível hidroaéreo a aumentar, o desvio poderá ser causado por hemorragia, quilotórax ou empiema, com ou sem uma fístula broncopleural. Uma redução no nível hidroaéreo indica que o líquido está drenando por uma sonda torácica ou por toracocentese, ou por uma deiscência da incisão, uma abertura no coto brônquico ou uma ruptura do diafragma.[186]

A taxa de mortalidade da pneumectomia é de cerca de 6%, sendo as principais causas de morte pneumonias, insuficiência respiratória, embolias pulmonares, infarto do miocárdio, fístulas broncopleurais e empiemas.[78,142] A incidência de empiema é de 2% a 5%, muitas vezes com uma fístula broncopleural associada.[177] Na primeira semana pós-operatória, o empiema é causado por contaminação intra-operatória ou infecção pleural pré-operatória. O início retardado de um empiema associa-se a uma fístula broncopleural ou esofagopleural em metade dos pacientes. Um ar novo no espaço da pneumectomia, num hemitórax anteriormente opacificado, com desvio contralateral do mediastino, é sugestivo de empiema ou fístula broncopleural e vazamento pelo coto brônquico. Muitos dos pacientes apresentam tumores recorrentes, que podem ser reconhecidos nos exames de TC como massa das partes moles no local da ligadura cirúrgica e como depósitos das partes moles que enchem a periferia do espaço da pneumectomia (Fig. 31.24).

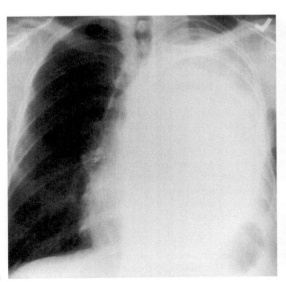 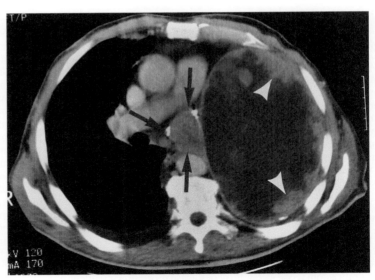

FIG. 31.24 Recorrência de um tumor após pneumectomia. **A:** Menos de um ano após uma pneumectomia intrapleural em virtude de adenocarcinoma do pulmão esquerdo, há um desvio contralateral anormal do mediastino, em direção oposta ao lado da cirurgia. Essa aparência pode representar a recidiva do tumor, empiema, hemotórax ou quilotórax. **B:** O corte tomográfico computadorizado mostra um tecido com densidade das partes moles anormal no local dos grampos anastomóticos (*setas*), espessamento e realce da pleura, bem como depósitos tumorais de tecido com densidade das partes moles com realce pelo contraste na superfície pleural esquerda (*pontas de seta*). Um grande derrame pleural maligno citologicamente confirmado encontra-se igualmente presente.

A pneumectomia intrapericárdica pode ocasionar uma herniação cardíaca, a não ser que o pericárdio seja fechado ou submetido à aplicação de um enxerto. Essa complicação grave ocorre geralmente nas primeiras horas após a cirurgia e, se a hérnia não for reduzida imediatamente, o paciente geralmente morrerá. Na radiografia do tórax, a herniação do lado direito é reconhecida pela rotação e o deslocamento do ápice cardíaco para o lado direito do tórax, e a herniação esquerda pelo aparecimento de uma nova saliência ao longo do contorno cardíaco esquerdo.

As fístulas esofagopleurais que ocorrem logo depois da pneumectomia são geralmente conseqüentes à lesão direta do esôfago durante a dissecação linfonodal ou pleural. A ocorrência tardia dessa complicação é geralmente conseqüente a uma infecção, seja um empiema, seja um abscesso mediastinal.[186] O diagnóstico é sugerido por um derrame pleural expansivo na radiografia do tórax e pela presença de partículas alimentares na sonda de toracostomia.

Uma complicação rara da pneumectomia direita é a obstrução do brônquio principal esquerdo devido ao extremo desvio para a direita e à rotação do mediastino em sentido anti-horário, ocasionando a compressão do brônquio esquerdo entre a aorta e a artéria pulmonar esquerda. Tal complicação é denominada *síndrome da pneumectomia direita* e ocorreu de um a 37 anos após a cirurgia.[176] O diagnóstico é sugerido pelo acentuado desvio do mediastino para a direita nas radiografias do tórax e a inversão do diafragma esquerdo em conseqüência do ar aprisionado pelo estreitamento do brônquio esquerdo.[186]

Lobectomia

A lobectomia é feita em casos de carcinoma broncogênico, enfisema bolhoso grave, processos inflamatórios (como as bronquiectasias complicadas) e anomalias congênitas, como os cistos broncogênicos e seqüestros broncopulmonares. O procedimento é realizado geralmente com o paciente em posição de decúbito, através do quarto espaço intercostal, para a ressecção lobar superior, ou através do quinto ou sexto espaço intercostal, para a ressecção do lobo médio direito, língula ou lobo inferior. As radiografias do tórax no período pós-operatório imediato mostram desvio do mediastino para o lado da lobectomia, elevação do diafragma ipsilateral e hiperinsuflação compensatória do pulmão oposto. O aparecimento de uma perda de volume após a lobectomia assemelha-se àquela observada ao colabamento lobar e depende do lobo que foi ressecado.

Após a lobectomia, podem ocorrer fístulas broncopleurais e empiemas, embora mais raramente que após a pneumectomia. Outras complicações possíveis incluem atelectasia, pneumonia, hemotórax e, em raros casos, torção lobar.

Segmentectomia e Ressecção em Cunha

As indicações da segmentectomia (ressecção de um único segmento pulmonar) incluem neoplasias benignas, bronquiectasia, abscessos pulmonares, cistos pulmonares, neoplasias metastáticas e alguns cânceres pulmonares malignos.[95] Uma ressecção em cunha, que envolve a retirada de uma área do parênquima em forma de cunha, sem levar em conta os planos intersegmentares, é efetuada para a ressecção de algumas pequenas lesões periféricas. Linhas de grampos anastomóticos podem, em muitos casos, ser identificadas nas radiografias do tórax, indicando que foi feita uma ressecção segmentar ou em cunha. As complicações são semelhantes àquelas decorrentes da lobectomia.

Cirurgia de Esôfago

A esofagogastrectomia transiatal é feita em casos de estreitamento esofágico benigno ou carcinoma do esôfago. O esôfago é substituído por estômago ou pelo cólon, caso tenha havido uma cirurgia ou lesão anterior do estômago. As complicações desse procedimento, identificadas nas radiografias do tórax, são o pneumotórax (58%), quilotórax (6%) e vazamentos anastomóticos com derrame pleural ou mediastinite (6%). Podem ocorrer, também, linfoceles e a formação intratorácica de bezoares pós-cirurgia.[147,191] O melhor meio de diagnosticar os vazamentos é por um esofagograma, que demonstra o local e a extensão do vazamento.

Cirurgia de Redução do Volume Pulmonar

A cirurgia de redução do volume pulmonar (CRVP) está sendo realizada, atualmente, em centros específicos nos EUA, como parte de um estudo multiinstitucional para o tratamento do enfisema grave. A cirurgia envolve ressecções bilaterais em cunha do pulmão enfisematoso, geralmente por uma esternotomia mediana. Há vazamentos de ar, mas estes são mantidos em um nível mínimo pelo uso de tiras pericárdicas aplicadas à linha de sutura. Em pacientes com enfisema centrilobular, as ressecções em cunha são feitas a partir dos ápices pulmonares, onde se localiza o pulmão menos perfundido. Num estudo, os pacientes submetidos à CRVP apresentaram 82% de melhora no volume expiratório forçado médio em um segundo (VEF_1) e uma redução significativa na capacidade pulmonar total, volume residual e gás aprisionado.[30] Tais alterações associaram-se a um alívio acentuado na dispnéia e melhora na tolerância ao exercício e na qualidade de vida. Não há dados que possam comparar a evolução a longo prazo além de um ano em pacientes submetendo-se à CRVP com a história natural de pacientes com enfisema grave que são tratados com terapia médica convencional e reabilitação pulmonar.

A distribuição e a gravidade do enfisema ao exame de TC pré-cirúrgico podem predizer a melhora do paciente após a CRVP.[181,215] Em comparação com a radiografia do tórax, o exame TC com colimação de 10 mm pode demonstrar melhor a presença, gravidade e distribuição do enfisema.[15,128] Os pacientes com áreas de pulmão poupadas, as quais podem ser recrutadas após a CRVP, são considerados mais adequados a essa cirurgia que os pacientes com enfisema homogeneamente grave por toda a extensão de ambos os pulmões e ausência de áreas poupadas significativas. Dados preliminares sugerem que a distribuição do enfisema pode-se mostrar um critério de seleção válido para tal procedimento.

Transplante de Pulmão

Desde o primeiro transplante de pulmão bem-sucedido, realizado em 1983, mais de 6.900 transplantes de pulmão e de coração-pulmão foram registrados pelo Registry of the International Society for Heart and Lung Transplantation.[86] As complicações mais comuns do transplante de pulmão são o edema de reperfusão, rejeição aguda e crônica, infecções, estreitamento anastomótico e deiscência das anastomoses das vias aéreas e a doença linfoproliferativa pós-transplante.[124,140,144] A mortalidade dos pacientes é relatada como sendo mais alta no período pós-operatório imediato, em conseqüência de sangramentos pleurais, infecções respiratórias com e sem septicemia, SDRA, edema pulmonar e insuficiência de múltiplos órgãos.[27A,43]

O transplante de um único pulmão é o procedimento preferido para a reposição pulmonar, porque são necessários menos órgãos doados em comparação com o transplante de coração-pulmão ou o transplante pulmonar bilateral. Além disso, a presença de um pulmão nativo em funcionamento pode manter, temporariamente, a vida em pacientes com complicações agudas potencialmente fatais, como a rejeição hormonal hiperaguda. A fibrose cística é a indicação mais comum do transplante bilateral (pulmonar duplo) devido à incidência de infecções no pulmão nativo após o transplante de um único pulmão e a instituição da imunossupressão.[86] No transplante de um único pulmão, penetra-se no tórax através do leito da quinta costela, o que evita as complicações da esternotomia, efetuada para os transplantes de coração-pulmão e o duplo transplante pulmonar. A cirurgia envolve anastomoses da artéria pulmonar, dos brônquios e do átrio esquerdo do doador e do receptor.[109]

As infecções constituem a principal causa de morte na população de transplante de pulmão, compreendendo 48% da mortalidade pós-operatória inicial.[46] Os fatores que aumentam a suscetibilidade a infecções são a imunossupressão, redução da eliminação mucociliar, interrupção da drenagem linfática, assim como contato direto e constante do transplante com o ambiente por meio das vias aéreas.[43] Os agentes bacterianos predominam no primeiro mês após o transplante, infecções por citomegalovírus ocorrem principalmente no segundo e terceiro meses, e infecções por fungos verificam-se tanto precocemente como mais tardiamente após o transplante.[43,124,140,151] A pneumonia por *Pneumocystis carinii* é rara decorrente da profilaxia antibiótica. Quando ocorre a pneumonia por citomegalovírus, pode sobrevir uma evolução fulminante para insuficiência respiratória e morte em alguns dias.[18] Quando presentes, os achados radiográficos são vistos quase exclusivamente no pulmão transplantado.[179]

A rejeição aguda pode ser observada em qualquer momento após o transplante; o primeiro episódio ocorre nos primeiros sete a 10 dias, ocasionalmente em 48 horas após o transplante. A maioria dos transplantados apresenta dois ou três episódios significativos de rejeição nos três primeiros meses.[53] A tomografia computadorizada de alta resolução (TCAR) do tórax é relatada como tendo 65% de sensibilidade e 85% de especificidade no diagnóstico da rejeição aguda, sendo a opacificação em vidro fosco relatada como o único achado na TCAR significativo[117] (Fig. 31.25). Os achados radiográficos torácicos da rejeição aguda incluem linhas septais e derrames pleurais novos ou crescentes, sem aumento concomitante no tamanho cardíaco ou do diâmetro do pedículo vascular, com sensibilidade de 68% e especificidade de 90%, assim como precisão global de 83%.[14]

Também designado como resposta de reimplante, o edema de reperfusão é considerado como uma forma de edema pulmonar não-cardiogênico, visto dentro de 24 horas do transplante e que se resolve num período de alguns dias a meses, geralmente dentro de uma a duas semanas. A aparência radiográfica varia de um leve obscurecimento periilar a uma consolidação densa (Fig. 31.26). A condição decorre do trauma cirúrgico, isquemia, preservação do órgão, denervação e interrupção linfática.[43] O diagnóstico é feito por exclusão e inclui todas as alterações radiográficas iniciadas logo após a cirurgia que não são causadas por insuficiência ventricular esquerda, rejeição, sobrecarga líquida, infecção ou atelectasia.[53]

Em pacientes que se submetem ao transplante de um único pulmão devido à doença pulmonar obstrutiva crônica, a hiperinsuflação continuada do pulmão nativo pode levar a um desvio significativo do mediastino e ao distúrbio da ventilação do pulmão transplantado.[26] O volume máximo do pulmão transplantado permanece pequeno, a 35% da capacidade pulmonar total, mesmo em seis meses, mas acaba por contribuir com 68% da ventilação e perfusão total, ainda que com tal restrição. Os pacientes podem necessitar da introdução de uma sonda endotraqueal de luz dupla e da instituição da ventilação pulmonar diferencial, para restaurar a insuflação pulmonar por igual e a estabilidade hemodinâmica.[151]

São comuns os derrames pleurais após o transplante de pulmão, secundariamente ao distúrbio da eliminação de líquido pelos vasos linfáticos da pleura visceral. A maioria dos derrames desenvolve-se imediatamente após a cirurgia e continua por até nove dias, diminuindo

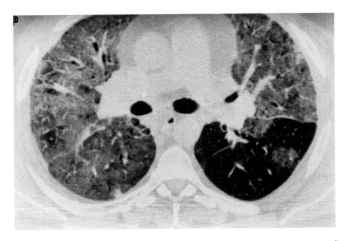

FIG. 31.25 Rejeição aguda após transplante de pulmão bilateral. A tomografia computadorizada (TC) de alta resolução mostra opacificação em vidro fosco bilateralmente pela grave rejeição aguda. A pneumonia por citomegalovírus também deve ser considerada com essa aparência na TC, especialmente se já houverem se passado dois a três meses desde o transplante, quando esse tipo de pneumonia ocorre geralmente.

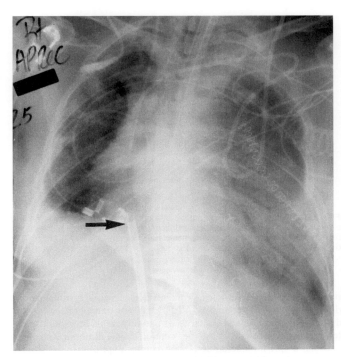

FIG. 31.26 Edema por reperfusão após o transplante do pulmão esquerdo devido a fibrose pulmonar. Imediatamente após a cirurgia, há uma consolidação difusa, com broncogramas aéreos que envolvem o pulmão esquerdo transplantado. A hipertransparência sob o diafragma esquerdo constitui um pneumotórax esquerdo, e a hipertransparência da região superior direita do abdome constitui um pneumoperitônio. O paciente recebia oxigenação por membrana extracorpórea; a extremidade do cateter encontra-se dentro do átrio direito (*seta*). O pulmão esquerdo clareou em duas semanas.

o débito de maneira constante durante a primeira semana.[97] Os pneumotórax evidenciam-se nas radiografias pós-operatórias em 60% dos pacientes; são geralmente pequenos, bilaterais e de localização apical.[25] Já foi relatada uma morte por pneumotórax espontâneo hipertensivo pós-transplante de pulmão.[136]

O risco de deiscência letal das vias aéreas após o transplante de pulmão é estimado como sendo de 2% a 3%, e o risco estimado por anastomose para a ocorrência de qualquer tipo de complicação das vias aéreas é de 12% a 17%.[34,171,175] O debridamento do tecido de granulação, dilatação, broncoplastia, colocação de endoprótese e novo transplante constituem opções para o tratamento do estreitamento ou deiscência das anastomoses. O exame de TC do tórax pode demonstrar coleções focais de ar adjacentes à anastomose em casos de deiscência (Fig. 31.27), mas não podem predizer, com certeza, quais os pacientes com deiscência irão necessitar de intervenção.[173] A TC com reconstrução multiplanar pode ser mais precisa que a TC axial com cortes finos na demonstração de uma estenose leve, da extensão de uma estenose e das membranas horizontais.[158]

A torção pulmonar é uma complicação rara, porém grave, que pode ocorrer após cirurgias pulmonares ou traumatismos torácicos, e a torção do lobo superior esquerdo foi relatada após um transplante do pulmão esquerdo.[28] O paciente apresentou dispnéia progressiva, hemoptises e hipoxemia, e o exame de TC mostrou o deslocamento da cissura principal esquerda, interrupção do brônquio principal esquerdo, orientação anormal da artéria pulmonar esquerda e consolidação do lobo superior esquerdo deslocado.

Embolias pulmonares ocorrem em uma incidência relatada de 12,1% após transplantes de pulmão ou coração-pulmão.[107] O risco de infarto por embolia pulmonar é maior no período pós-operatório imediato, porque o pulmão recém-transplantado não tem um suprimento sanguíneo alternativo devido à ausência de uma circulação brônquica. Essa complicação pode associar-se ao estreitamento da anastomose arterial pulmonar.[144]

A ocorrência da rejeição crônica parece ser o principal problema em pacientes que sobrevivem por mais de três meses; ela ocorre em mais de 50% dos pacientes. A bronquiolite obliterante constitui o achado

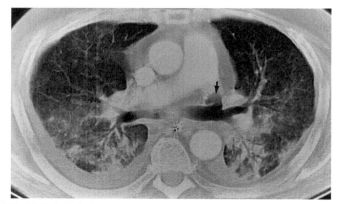

FIG. 31.27 Deiscência de anastomose brônquica após transplante de pulmão bilateral. Há uma grande coleção extraluminar focal de ar adjacente à anastomose brônquica esquerda (*seta*). Os derrames pleurais bilaterais, assim como as áreas de consolidação e opacificação em vidro fosco são secundários à rejeição aguda.

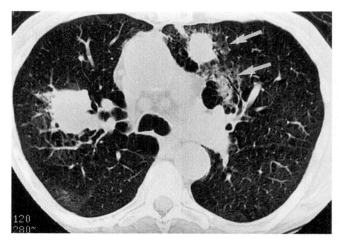

FIG. 31.28 Aspergilose pulmonar invasiva após transplante de coração. Massas maldelimitadas bilaterais no parênquima, com áreas circundantes de opacificação em vidro fosco (*setas*), são vistas nesse corte tomográfico computadorizado de alta resolução.

patológico da rejeição crônica. O diagnóstico é feito, ao documentar uma diminuição de 20% ou mais no VEF_1 basal pós-transplante, ou quando a biópsia pulmonar mostra alterações patológicas da bronquiolite obliterante. Os achados de TCAR de bronquiectasia, diminuição da trama vascular e aprisionamento aéreo aos exames expiratórios associam-se à bronquiolite obliterante.[113,124,140]

Considerada como sendo induzida pelo vírus Epstein-Barr, a doença linfoproliferativa pós-transplante manifesta-se por um espectro de linfoproliferação, de uma hiperplasia linfóide policlonal leve ao linfoma franco.[28A] Entre todos os procedimentos de transplante, o distúrbio ocorre mais comumente após o transplante de pulmão, com prevalência de 8%.[5] O envolvimento intratorácico caracteriza-se mais comumente pela presença de nódulos definidores, solitários ou múltiplos, com ou sem adenopatia mediastinal.[5,38]

Transplante de Coração Ortotópico

O transplante de coração é uma forma de terapia aceita para determinados pacientes com miocardiopatias em estágio terminal, coronariopatias ou cardiopatias congênitas. A técnica de transplante envolve a anastomose do átrio esquerdo do doador ao remanescente atrial do receptor, que recebe as veias pulmonares do receptor; anastomose do átrio direito do doador e do receptor; e anastomose das artérias pulmonares principais e das aortas ascendentes. O remanescente do átrio direito do receptor, ligado às veias cavas superior e inferior, é anastomosado ao átrio direito do doador.[80]

Após o transplante de coração, a silhueta cardíaca freqüentemente permanece aumentada devido à discrepância entre o coração transplantado e o pericárdio nativo.[70] Outros achados radiográficos após o transplante incluem alargamento mediastinal, atelectasia lobar inferior esquerda e derrames pleurais. Já foi descrita a aparência por TC do tórax após um transplante de coração.[80]

A rejeição hiperaguda ocorre dentro de algumas horas ou dias, a rejeição aguda entre duas semanas e três meses, e a rejeição crônica, entre seis meses e alguns anos após o transplante.[3] As radiografias podem demonstrar o aumento da silhueta cardíaca, mas este não é um sinal sensível ou específico da rejeição. É necessária a biópsia endomiocárdica para o diagnóstico, sendo a radiografia do tórax feita após a biópsia, para excluir o pneumotórax pós-biópsia.

As infecções pulmonares ocorrem em aproximadamente um terço dos pacientes nos primeiros meses após o transplante e são responsáveis por cerca de 40% da mortalidade pós-operatória.[3] A maioria das referidas infecções são bacterianas, mas ocorrem também infecções por vírus, fungos e protozoários (Fig. 31.28). O linfoma pós-transplante tem, após o transplante de coração, uma aparência semelhante àquela após o transplante de pulmão (Fig. 31.29); em ambos os casos, o tratamento inclui a redução da imunossupressão e uma possível ressecção cirúrgica.

Aquisição de Imagens após Cirurgias Cardíacas

O enxerto de *bypass* da artéria coronária (EBAC) é o procedimento cirúrgico torácico mais freqüentemente realizado nos EUA,[163] seguido da reposição valvar. Com o aperfeiçoamento das técnicas cirúrgicas, melhores próteses valvares e melhores cuidados pós-operatórios, a mortalidade hospitalar da cirurgia valvar aórtica e mitral é de cerca de 3% e 9%, respectivamente.[92,96,184]

A avaliação da primeira radiografia do tórax pós-operatória inclui a avaliação das sondas e acessos, bem como a presença de atelectasia, edema, derrame pleural, pneumotórax ou sangramento mediastinal. A maioria dos pacientes sai da sala de operações com um dreno mediastinal anterior e, possivelmente, um posterior paralelamente ao coração, tubos de drenagem em ângulo reto entre a borda inferior do coração e o diafragma, uma outra sonda de toracostomia no espaço pleural, um cateter venoso central na veia cava superior, fios marcapasso epicárdicos, um cateter Swan-Ganz, uma SET, uma BBIA, numerosos grampos mediastinais e fios esternais.[60] A colocação normal dessas sondas e acessos, bem como suas complicações foram descritas neste capítulo.

A atelectasia é um achado esperado após o EBAC, a qual ocorre mais freqüentemente no lobo inferior esquerdo. A causa relaciona-se ao esfriamento do nervo frênico, compressão do lobo inferior esquerdo pelo

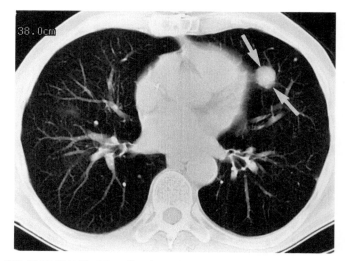

FIG. 31.29 Distúrbio linfoproliferativo após transplante de coração. Um nódulo pulmonar bem-circunscrito está presente no lobo superior esquerdo (*setas*), constituindo um linfoma das grandes células. Outros nódulos menores encontravam-se espalhados por ambos os pulmões.

coração aumentado e diminuição do surfactante. A paresia ou paralisia do nervo frênico pode durar vários dias ou semanas.

O edema pulmonar também é de esperar no período pós-operatório imediato devido ao aumento da permeabilidade capilar, hemodiluição e hipervolemia por reposição líquida excessiva. Pequenos derrames pleurais são vistos durante as primeiras 48 horas em consequência da irritação pleural pela cirurgia, pequenas hemorragias ou insuficiência cardíaca congestiva. Grandes derrames sugerem hemorragia intrapleural, um cateter venoso central posicionado incorretamente no mediastino ou no espaço pleural, ou lesão do ducto torácico com derrame quiloso.

A exploração cirúrgica pela ocorrência de deterioração hemodinâmica ou um sangramento ativo pelo dreno torácico é necessária em 2% a 5% dos pacientes.[89] O alargamento rápido e agudo do mediastino, na radiografia do tórax, também é uma indicação para exploração. Tal achado deve ser visto com cautela, porque uma hemorragia mediastinal significativa pode ocorrer sem uma alteração significativa na largura mediastinal, e um alargamento acentuado do mediastino pode ser visto na radiografia do tórax de pacientes que não necessitam de exploração.[22,99]

É comum o derrame pericárdico após o EBAC, mas ele é geralmente assintomático e sem consequência clínica.[190] O exame de TC pode detectar hematomas intrapericárdicos focais e diferenciar o líquido mediastinal do pericárdico. Defeitos pericárdicos pós-operatórios podem acarretar a herniação do coração através do defeito. Achados radiográficos de pericardite, pleurite e pneumonite em diversas combinações podem ocorrer alguns dias a alguns meses após o EBAC. Esses achados fazem parte da síndrome pós-pericardiotomia, geralmente benigna e autolimitada, sendo tratada com drogas antiinflamatórias.[41,98]

Infecções da ferida pós-esternotomia ocorrem em uma frequência de 0,5% a 1,5%.[19,20,24,169] Goodman e colaboradores[58,61] descreveram as alterações tomográficas em pacientes examinados uma a duas semanas após uma esternotomia mediana não-complicada: (1) os tecidos moles pré-esternais mostram-se normais; (2) o tecido adiposo mediastinal anterior e médio apresenta-se indistinto ou obliterado por edema, inflamação ou sangue; (3) coleções líquidas focais de alta densidade no mediastino anterior são notadas numa pequena proporção dos pacientes, assim como pequenas bolhas de ar; (4) o mediastino geralmente retorna ao normal por volta da terceira ou quarta semana; (5) é comum a presença de líquido ou espessamento pericárdico nas duas primeiras semanas, e o tecido adiposo epicárdico pode não ser nítido durante esse período; e (6) o esterno frequentemente contém lacunas de 1 a 3 mm, que se fecham em muitos pacientes, mas podem permanecer abertas por meses ou anos. A osteomielite do esterno pode associar-se a uma infecção mediastinal mais profunda. No exame de TC, a osteomielite esternal aparece como desmineralização, destruição e inflamação das partes moles periesternais.

REFERÊNCIAS

1. Ahmed N, Payne RF: Thrombosis after central venous cannulation. Med J Aust 1:217–220, 1976
2. Andreadis N, Petty TL: Adult respiratory distress syndrome: Problems and progress. Am Rev Respir Dis 132:1344, 1985
3. Andreone PA, Olibari MT, Ring WS: Clinical considerations of cardiac transplantation in organ transplantation: Preoperative and postoperative evaluation. Radiol Clin North Am 25:357, 1987
4. Appropriateness of Services Criteria. Reston, VA, American College of Radiology, 1996
5. Armitage JM, Kormos RL, Stuart RS, et al: Post-transplant lymphoproliferative disease in thoracic organ transplant patients: Ten years of cyclosporine-based immunosuppression. J Heart Lung Transplant 10:877–887, 1991
6. Ashbaugh DG, Peters GN, Halgrimson FG, et al: Chest trauma: Analysis of 685 patients. Arch Surg 95:546–554, 1967
7. Ball T, McCrory R, Smith JO, Clements JL Jr: Traumatic diaphragmatic hernia: Errors in diagnosis. AJR Am J Roentgenol 138:633–637, 1982
8. Ballock RT, Mackersie R, Abitbol JJ, et al: Can burst fractures be predicted from plain radiographs? J Bone Joint Surg Br 74:147–150, 1992
9. Banjamin JJ, Cascade PN, Rubenfire M, Wajszczuk W, Kerin NZ: Left lower lobe atelectasis and consolidation following cardiac surgery: The effect of topical cooling on the phrenic nerve. Radiology 142:11–14, 1982
10. Bartlett JG, Finegold SM: Anaerobic infections of the lung and pleural space. Am J Respir Crit Care Med 110:56–77, 1974
11. Bartlett JG, Gorbach SL, Finegold SM: The bacteriology of aspiration pneumonia. Am J Med 56:202–207, 1974
12. Bayliss CE, Beanlands DS, Baird RJ: The pacemaker twiddler's syndrome: A new complication of implantable transvenous pacemakers. Can Med Assoc J 99:371–373, 1968
13. Bekemeyer WB, Crapo RO, Calhoon S, Cannon CY, Clayton PD: Efficacy of chest radiography in a respiratory intensive care unit. Chest 88:691–696, 1985
14. Bergin CJ, Castellino RA, Blank N, Berry GJ, Sibley RK, Starnes VA: Acute lung rejection after heart-lung transplantation: Correlation of findings on chest radiographs with lung biopsy results. AJR Am J Roentgenol 155:23–27, 1990
15. Bergin CJ, Müller NL, Nichols DM, et al: The diagnosis of emphysema: Computed-tomographic–pathologic correlation. Am Rev Respir Dis 133:541–546, 1986
16. Biquet JF, Dondelinger RF, Roland D: Computed tomography of thoracic aortic trauma. Eur Radiol 6:25–29, 1996
17. Blair E, Topuzlu Z, Davis JH: Delayed or missed diagnosis in blunt chest trauma. J Trauma 11:129–145, 1971
18. Bonser RS, Fragomeni LS, Jamieson SW: Heart-lung transplantation. Invest Radiol 24:310–322, 1989
19. Bor DH, Rose RM, Modlin JF, et al: Mediastinitis after cardiovascular surgery. Rev Infect Dis 5:885, 1983
20. Breyer RH, Mills SA, Hudspeth AS, et al: A prospective study of sternal wound complications. Ann Thorac Surg 37:412, 1984
21. Carlson TA, Goldenberg IF, Murray PD, Tadavarthy SM, Walker M, Gobel FL: Catheter-induced delayed recurrent pulmonary artery hemorrhage. JAMA 261:1943–1947, 1989
22. Carter AR, Sostman HD, Curtis AM, Swett HA: Thoracic alterations after cardiac surgery. AJR Am J Roentgenol 140:475, 1983
23. Caskey CI, Zerhouni EA, Fishman EK, et al: Aging of the diaphragm: A CT study. Radiology 171:385–389, 1989
24. Cheung EH, Carver JM, Jones EL, et al: Mediastinitis after cardiac valve operations. J Thorac Cardiovasc Surg 90:517, 1985
25. Chiles C, Guthaner DF, Jamieson SW, Stinson EB, Oyer PE, Silverman JF: Heart-lung transplantation: The postoperative chest radiograph. Radiology 154:299–304, 1985
26. Chriyan AF, Garrity ER Jr, Pifarre R, Fahey PJ, Walsh JM: Reduced transplant lung volumes after single lung transplantation for chronic obstructive pulmonary disease. Am J Respir Crit Care Med 151:851–853, 1995
27. Clark DE, Zeiger MA, Wallace KL, Packard AB, Nowicki ER: Blunt aortic trauma: Signs of high risk. J Trauma 30:701–705, 1990
27A. Collins J, Kuhlman JE, Love RB. Acute life-threatening complications of lung transplantation. Radiographics 18:21–47, 1998
28. Collins J, Love RB: Pulmonary torsion: Complication of lung transplantation. Clinical Pulmonary Medicine 3:297–298, 1996
28A. Collins J, Muller NL, Leung AN et al. Epstein Barr virus driven lymphoproliferative disorders of the lung: CT and histologic findings. Radiology (in press)
29. Con JH, Hardy JD, Fain WR, et al: Thoracic trauma: Analysis of 1022 cases. J Trauma 3:22–40, 1963
30. Cooper JD, Trulock EP, Triantafillou AN, Patterson GA, Pohl MS, Deloney PA, et al: Bilateral pneumectomy (volume reduction) for chronic obstructive pulmonary disease. J Thorac Cardiovasc Surg 109:106–119, 1995
31. Cowley RA, Turney SZ, Hankins JR, Rodriguez A, Attar S, Shankar BS: Rupture of thoracic aorta caused by blunt trauma: A fifteen year experience. J Thorac Cardiovasc Surg 100:652–660, 1990
32. Crausaz FM, Favez G: Aspiration of solid food particles into lungs of patients with gastroesophageal reflux and chronic bronchial disease. Chest 93:376–378, 1988
33. Culver GA, Makel HP, Beecher HK: Frequency of aspiration of gastric contents by the lungs during anesthesia and surgery. Ann Surg 133:289–292, 1951
34. Date H, Trulock EP, Arcidi JM, Sundaresan S, Cooper JD, Patterson GA: Improved airway healing after lung transplantation: An analysis of 348 bronchial anastomoses. J Thorac Cardiovasc Surg 110:1424–1433, 1995
35. de Buitleir M, Canver CC: Twiddler's syndrome complicating a transvenous defibrillator lead system. Chest 109:1391–1394, 1996

36. DePaso WJ: Aspiration pneumonia. Clin Chest Med 12:269–284, 1991
37. Dieden JD, Friloux LA, Renner JW: Pulmonary artery false aneurysms secondary to Swan-Ganz pulmonary artery catheters. AJR Am J Roentgenol 149:901–906, 1987
38. Dodd GD III, Ledesma-Medina J, Baron RL, Fuhrman CR: Post-transplant lymphoproliferative disorder: Intrathoracic manifestations. Radiology 184:65–69, 1992
39. Dunkman WB, Leinbach RC, Buckley MJ, et al: Clinical and hemodynamic results of intra-aortic balloon pumping and surgery for cardiogenic shock. Circulation 46:465, 1972
40. Eastwood DS: Subcutaneous rupture of the breast: A seat-belt injury. Br J Surg 59:491–492, 1972
41. Ebert PA, Nijafi H: The pericardium. In Sabiston DC, Spencer FC (eds): Surgery of the Chest, 5th ed. Philadelphia, WB Saunders, 1990
42. Ehrlich I: Cardiac pacemakers. In: Teplick G, Haskin ME (eds): Surgical Radiology. Philadelphia, WB Saunders, 1981
43. Engeler CE: Heart-lung and lung transplantation. Radiol Clin of North Am 33:559–580, 1995
44. Estrera AS, Landay MJ, McClelland RN: Blunt traumatic rupture of the right hemidiaphragm: Experience in 12 patients. Ann Thorac Surg 39:525–530, 1985
45. Estrera A, Platt M, Mills L: Traumatic injuries of the diaphragm. Chest 75:306–313, 1979
46. Ettinger NA, Trulock EP: Pulmonary considerations of organ transplantation: Part 3. Am Rev Respir Dis 144:433–451, 1991
47. Ferretti GR, Thony F, Link KM, et al: False aneurysm of the pulmonary artery induced by a Swan-Ganz catheter: Clinical presentation and radiologic management. AJR Am J Roentgenol 167:941–945, 1996
48. Fisher RG, Ferreyro R: Evaluation of current techniques for nonsurgical removal of intravascular iatrogenic foreign bodies. AJR Am J Roentgenol 130:541–548, 1978
49. Fletcher EC, Mihalick MJ, Siegel CO: Pulmonary artery rupture during introduction of the Swan-Ganz catheter: Mechanism and prevention of injury. J Crit Care 3:116–121, 1988
50. Fong Y, Whalen GF, Hariri RJ, Barie PS: Utility of routine chest radiographs in the surgical intensive care unit. Arch Surg 130:764–768, 1995
51. Fraser RG, Pare JAP: Diagnosis of diseases of the chest, 2nd ed. Philadelphia, WB Saunders, 1977
52. Fulda G, Rodriguez A, Turney SZ, et al: Blunt traumatic pericardial rupture: A ten-year experience. J Cardiovasc Surg 31:525–530, 1989
53. Garg K, Zamora MR, Tuder R, Armstrong JD II, Lynch DA: Lung transplantation: Indications, donor and recipient selection, and imaging of complications. Radiographics 16:355–367, 1996
54. Gavant ML, Flick P, Menke P, Gold RE: CT aortography of thoracic aortic rupture. AJR Am J Roentgenol 166:955–961, 1996
55. Gelman R, Mirvis SE, Gens D: Diaphragmatic rupture due to blunt trauma: Sensitivity of plain chest radiographs. AJR Am J Roentgenol 156:51–57, 1991
56. Giuffrida DH, Bryan-Brown CW, Lumb PD, et al: Central vs. peripheral venous catheters in critically ill patients. Chest 90:806–809, 1986
57. Goodman LR, Curtin JJ, Mewissen MW: Detection of pulmonary embolism in patients with unresolved clinical and scintigraphic diagnosis: Helical CT versus angiography. AJR Am J Roentgenol 164:1369–1374, 1995
58. Goodman LR, Kay HR, Teplik SK, Mundth ED: Complications of median sternotomy: Computed tomographic evaluation. AJR Am J Roentgenol 141:225, 1983
59. Goodman LR, Putnam CE: Critical Care Imaging, 3rd ed, p 5. Philadelphia, WB Saunders, 1992
60. Goodman LR, Putman CE: Critical Care Imaging, 3rd ed, p 270. Philadelphia, WB Saunders, 1992
61. Goodman LR, Teplick SD, Kay HR: Computed tomography of the normal sternum. AJR Am J Roentgenol 141:219, 1983
62. Gourin A, Garzon AA: Diagnostic problems in traumatic diaphragmatic hernia. J Trauma 14:20–31, 1974
63. Gray P, Sullivan G, Ostryzniuk P, McEwen TAJ, Rigby M, Roberts DE: Value of postprocedural chest radiographs in the adult intensive care unit. Crit Care Med 20:1513–1518, 1992
64. Greenbaum DM, Marschall KE: The value of routine daily chest x-rays in intubated patients in the medical intensive care unit. Crit Care Med 10:29–30, 1982
65. Greene R: Lung alterations in thoracic trauma. J Thorac Imaging 2:1–11, 1987
66. Greenspan RH, Ravin CE, Polansky SM, et al: Accuracy of the chest radiograph in diagnosis of pulmonary embolism. Invest Radiol 17:539–543, 1982
67. Groskin SA: Selected topics in chest trauma. Radiology 183:605–617, 1992
68. Groskin SA: Selected topics in chest trauma. Semin Ultrasound CT MR 17:119–141, 1996
69. Groskin SA, Panicek DM, Ewing DK, et al: Bacterial lung abscess: A review of the radiographic and clinical features of 50 cases. J Thorac Imaging 6:62–67, 1991
70. Guthaner DF, Schnittger I, Wright A, Wexler L: Diagnostic challenges following cardiac transplantation. Radiol Clin North Am 25:367, 1987
71. Hadaway LC: An overview of vascular access devices inserted via the antecubital area. J Intravenous Nursing 13:297–305, 1990
72. Hall FB, White SR, Karrison T: Efficacy of daily routine chest radiographs in intubated, mechanically ventilated patients. Crit Care Med 19:689–693, 1991
73. Hall SC: Pediatric trauma in the 90's: An overview. Int Anesthesiol Clin 32:1–9, 1994
74. Hall WM, Rosenbaum HD: The radiology of cardiac pacemakers. Radiol Clin North Am 9:343–353, 1971
75. Halttunen PE, Kostianinen SA, Meurala HG: Bronchial rupture caused by blunt chest trauma. Scand J Cardiovasc Surg 18:141–144, 1984
76. Haramati LB, Hochsztein JG, Marciano N, Nathanson N: Evaluation of the role of chest computed tomography in the management of trauma patients. Emerg Med 3:225–230, 1996
77. Harley DP, Mena I: Cardiac and vascular sequelae of sternal fractures. J Trauma 26:553–555, 1986
78. Harmon H, Fergus S, Cole F: Pneumonectomy: Review of 351 cases. Ann Surg 183:719–722, 1976
79. Harris RD, Harris JH Jr: The prevalence and significance of missed scapular fractures in blunt chest trauma. AJR Am J Roentgenol 151:747–750, 1988
80. Henry DA, Corcoran HL, Lewis TD, Barnhart GR, Szentpetery S, Lower RR: Orthotopic cardiac transplantation: Evaluation with CT. Radiology 170:343–350, 1989
81. Henschke CI, Pasternack GS, Schroeder S, Hart KK, Herman PG: Bedside chest radiography: Diagnostic efficacy. Radiology 149:23–26, 1983
82. Henschke CI, Yankelevitz DF, Wand A, Davis SD, Shiau M: Accuracy and efficacy of chest radiography in the intensive care unit. Intensive Care Radiology 34:21–31, 1996
83. Hinke DH, Zandt-Stastny DA, Goodman LR, Quebbeman EJ, Krzywda EA, Andris DA: Pinch-off syndrome: A complication of implantable subclavian venous access devices. Radiology 177:353–356, 1990
84. Hoff SJ, Shotts SD, Eddy VA, Morris JA Jr: Outcome of isolated pulmonary contusion in blunt trauma patients. Am Surg 60:138–142, 1994
85. Hood RM: Traumatic diaphragmatic hernia. Ann Thorac Surg 12:311–324, 1971
86. Hosenpud JD, Novick RJ, Bennett LE, Keck BM, Fiol B, Daily OP: The Registry of the International Society for Heart and Lung Transplantation: Thirteenth Official Report—1996. J Heart Lung Transplant 15:655–674, 1996
87. Hossack KF, Moreno CA, Vanway CW, et al: Frequency of cardiac contusion in non-penetrating chest injury. Am J Cardiol 61:391–394, 1988
88. Hyson EA, Ravin CE, Kelley MJ, Curtis AM: Intraaortic counterpulsation balloon: Radiographic considerations. AJR Am J Roentgenol 128:915–918, 1977
89. Ikaheimo MJ, Heikki VH, Airaksinen KE, et al: Pericardial effusion after cardiac surgery: Incidence, relation to the type of surgery, antithrombotic therapy, and early coronary bypass graft patency. Am Heart J 116:97, 1988
90. Ishikawa T, Nakajima Y, Kaji T: The role of CT in traumatic rupture of the thoracic aorta and its proximal branches. Semin Roentgenol 24:38–46, 1989
91. Israel RS, Mayberry JC, Primack SL: Diaphragmatic rupture: Use of helical CT scanning with multiplanar reformations. AJR Am J Roentgenol 167:1201–1203, 1996
92. Jacobs ML, Austin WG: Acquired aortic valve disease. In Sabiston DC, Spencer FC (eds): Surgery of the Chest, 5th ed. Philadelphia, WB Saunders, 1990
93. James L, Bledsoe L, Hadaway L: A retrospective look at tip location and complications of peripherally inserted central catheter lines. J Intravenous Nursing 16:104–109, 1993

94. Janower ML, Jennas-Nocera Z, Mukai J: Utility and efficacy of portable chest radiographs. AJR Am J Roentgenol 142:265–267, 1984
95. Jensik RJ: The extent of resection for localized lung cancer: Segmental resection. In Kittle CF (ed): Current Controversies in Thoracic Surgery, pp 175–182. Philadelphia, WB Saunders, 1986
96. Jones EL, Shwarzmann SW, Check WA, Hatcher CR Jr: Infection, thrombosis, and emboli associated with intracardiac prosthesis. In Sabiston DC, Spencer FC (eds): Surgery of the Chest, 5th ed. Philadelphia, WB Saunders, 1990
97. Judson MA, Handy JR, Sahn SA: Pleural effusions following lung transplantation: Time course, characteristics, and clinical implications. Chest 109:1190–1194, 1996
98. Kaminsky ME, Rodan BA, Osborne DR, et al: Postpericardiotomy syndrome. AJR Am J Roentgenol 138:503, 1982
99. Katzberg RW, Whitehouse GH, deWeese JA: The early radiologic findings in the adult chest after cardiopulmonary bypass surgery. Cardiovasc Radiol 1:205, 1978
100. Kearney PA, Rouhana SW, Burney RE: Blunt rupture of the diaphragm: Mechanism, diagnosis and treatment. Ann Emerg Med 18:1326–1330, 1989
101. Kearney TJ, Shabot MM: Pulmonary artery rupture associated with the Swan-Ganz catheter. Chest 108:1349–1352, 1995
102. Kelly JP, Webb WR, Moulder PV, Everson C, Burch BH, Lindsey ES: Management of airway trauma: I. Tracheobronchial injuries. Ann Thorac Surg 40:551–555, 1985
103. Kirsch MM, Orringer MB, Behrendt DM, Sloan H: Management of tracheobronchial disruption secondary to nonpenetrating trauma. Ann Thorac Surg 22:93–101, 1976
104. Kirsh M, Behrendt D, Orringer M, et al: The treatment of acute traumatic rupture of the aorta: A 10-year experience. Ann Surg 184:308–315, 1976
105. Knisely BL, Collins J, Jahania SA, Kuhlman JE: Imaging of ventricular assist devices and their complications. AJR Am J Roentgenol 169:385–391, 1997
106. Kollef MH: Risk factors for the misdiagnosis of pneumothorax in the intensive care unit. Crit Care Med 19:906–910, 1991
107. Kroshus TJ, Kshettry VR, Hertz MI, Bolman RM III: Deep venous thrombosis and pulmonary embolism after lung transplantation. J Thorac Cardiovasc Surg 110:540–544, 1995
108. Kshettry VR, Bolman RM: Chest trauma: Assessment, diagnosis, and management. Clin Chest Med 15:137–146, 1994
109. Kshettry VR, Shumway SJ, Gauthier RL, Bolman RM III: Technique of single-lung transplantation. Ann Thorac Surg 55:1019–1021, 1993
110. Ladefoged A, Efsen F, Christoffersen JK, et al: Longterm parenteral nutrition: II. Catheter-related complications. Scand J Gastroenterol 16:913–919, 1981
111. Landay MJ, Christensen EE, Bynum LJ: Pulmonary manifestations of acute aspiration of gastric contents. AJR Am J Roentgenol 131:587–592, 1978
112. Landay MJ, Mootz AR, Estrera AS: Apparatus seen on chest radiographs after cardiac surgery in adults. Radiology 174:477–482, 1990
113. Leung A, Fisher KL, Valentine V, et al: Bronchitis obliterans after lung transplantation: detection by using expiratory CT. Presented at the Radiological Society of North America, 81st Scientific Assembly and Annual Meetings, Chicago, IL, December 1995
114. Levy DB, Hanlon DP, Townsend RN: Geriatric trauma. Clin Geriatr Med 9:601–620, 1993
115. Loop JW, Lusted LB: American College of Radiology diagnostic efficacy studies. Am J Radiol 131:173, 1978
116. Lorber B, Swenson RM: Bacteriology of aspiration pneumonia: A prospective study of community- and hospital-acquired cases. Ann Intern Med 81:329–331, 1974
117. Loubeyre P, Revel D, Delignette A, Loire R, Mornex JF: High-resolution computed tomography findings associated with histologically diagnosed acute lung rejection in heart-lung transplant recipients. Chest 107:132–138, 1995
118. Lundevall J: The mechanism of traumatic rupture of the aorta. Acta Pathol Microbiol Scand 62:34–46, 1964
119. MacMahon H, Vyborny C: Technical advances in chest radiography. AJR Am J Roentgenol 163:1049–1059, 1994
120. Madayag MA, Kirshenbaum KJ, Nadimpalli SR, Fantus RJ, Cavallino RP, Crystal GH: Thoracic aortic trauma: Role of dynamic CT. Cardiovasc Radiol 179:853–855, 1991
121. Marotta R, Franchetto AA: The CT appearance of aortic transection. AJR Am J Roentgenol 166:647–651, 1996
122. Marts B, Durham R, Shapiro M, et al: Computed tomography in the diagnosis of blunt thoracic injury. Am J Surg 168:688–692, 1994
123. Mason AC, Mirvis SE, Templeton PA: Imaging of acute tracheobronchial injury: Review of the literature. Emerg Radiol 1:250–260, 1994
124. Medina LS, Siegel MJ: CT of complications in pediatric lung transplantation. Radiographics 14:1341–1349, 1994
125. Meyer S: Thoracic spine trauma. Semin Roentgenol 27:254–261, 1992
126. Meyers BF, McCabe CJ: Traumatic diaphragmatic hernia: Occult marker of serious injury. Ann Surg 218:783–790, 1993
127. Miller FB, Richardson JD, Thomas HA, Cryer HM, Willing SJ: Role of CT in diagnosis of major arterial injury after blunt thoracic trauma. Surgery 106:596–603, 1989
128. Miller RR, Müller NL, Vidal S, Morrison NJ, Staples CA: Limitation of computed-tomography in the assessment of emphysema. Am Rev Respir Dis 139:980–983, 1989
129. Minagi H, Brody W, Laing F: The variable roentgen appearance of traumatic diaphragmatic hernia. J Can Assoc Radiol 28:124–128, 1977
130. Mirvis SE: Imaging of thoracic trauma. In Turney SZ, Rodriguez A, Cowley RA (eds): Management of Cardiothoracic Trauma. Baltimore, MD, Williams & Wilkens, 1990
131. Mirvis SE, Bidwell JK, Buddemeyer EU, et al: Value of chest radiography in excluding traumatic aortic rupture. Radiology 163:487–493, 1987
132. Mirvis SE, Kostrubiak I, Whitley NO, Goldstein LD, Rodriguez A: Role of CT in excluding major arterial injury after blunt thoracic trauma. AJR Am J Roentgenol 149:601–605, 1987
133. Mirvis SE, Templeton P: Imaging in acute thoracic trauma. Semin Roentgenol 27:184–210, 1992
134. Mirvis SE, Tobin KD, Kostrubiak I, et al: Thoracic CT in detecting occult disease in critically ill patients. AJR Am J Roentgenol 148:685–689, 1987
135. Mitchell SE, Clark RA: Complications of central venous catheterization. AJR Am J Roentgenol 133:467–476, 1979
136. Montoya A, Mawulawde K, Houck J, et al: Survival and functional outcome after single and bilateral lung transplantation. Surgery 116:712–718, 1994
137. Morgan PW, Goodman LR, Aprahamian C, Foley WD, Lipchik EO: Evaluation of traumatic aortic injury: Does dynamic contrast-enhanced CT play a role? Radiology 182:661–666, 1992
138. Morse SS, Glickman MG, Greenwood LH, et al: Traumatic aortic rupture: False-positive aortographic diagnosis due to atypical ductus diverticulum. AJR Am J Roentgenol 150:793–796, 1988
139. Murray JG, Caoili E, Gruden JF, Evans SJJ, Halvorsen RA Jr, Mackersie RC: Acute rupture of the diaphragm due to blunt trauma: Diagnostic sensitivity and specificity of CT. AJR Am J Roentgenol 166:1035–1039, 1996
140. Murray JG, McAdams HP, Erasmus JJ, Patz EF Jr, Tapson V: Complications of lung transplantation: Radiologic findings. AJR Am J Roentgenol 166:1405–1411, 1996
141. Muthuswamy PP, Patel K, Rajendran R: "Isocal pneumonia" with respiratory failure. Chest 81:390, 1982
142. Nagasaki F, Flehinger BJ, Martini N: Complications of surgery in the treatment of carcinoma of the lung. Chest 82:25–29, 1982
143. Nelson JB, Bresticker MA, Nahrwold DL: Computed tomography in the initial evaluation of patients with blunt trauma. J Trauma 33:722–727, 1992
144. O'Donovan PB: Imaging of complications of lung transplantation. Radiographics 13:787–796, 1993
145. Oh KS, Fleischner FG, Wyman SM: Characteristic pulmonary finding in traumatic complete transection of a main-stem bronchus. Radiology 92:371–372, 1969
146. Oreck SL, Burgess A, Levine A: Traumatic lateral displacement of the scapula: A radiologic sign of neurovascular disruption. J Bone Joint Surg [Am] 66:758–763, 1984
147. Orringer MB: Transhiatal esophagectomy for benign disease. J Thorac Cardiovasc Surg 90:649–655, 1985
148. Pace PD, Tilney NL, Lesch M, Couch NP: Peripheral arterial complications of intra-aortic balloon counterpulsation. Surgery 82:685, 1977
149. Pal J, Mulder D, Brown R, et al: Assessing multiple trauma: Is the cervical spine enough? J Trauma 28:1282–1284, 1988
150. Pasternack G, O'Cain C: Thoracic complications of respiratory intensive care. In Herman P (ed): Iatrogenic Thoracic Complications, pp 59–77. New York, Springer-Verlag, 1983
151. Patel SR, Kirby TJ, McCarthy PM, et al: Lung transplantation: The Cleveland Clinic experience. Cleve Clin J Med 60:303–319, 1993
152. Payne J, Yellin A: Traumatic diaphragmatic hernia. Arch Surg 117:18–24, 1982

153. Pennes DR, Phillips WA: Auto seat restraint soft-tissue injury [letter]. AJR Am J Roentgenol 148:458, 1987
154. Peruzzi W, Garner W, Bools J, Rasanen J, Mueller CF, Reilley T: Portable chest roentgenography and computed tomography in critically ill patients. Chest 93:722–726, 1988
155. Polansky A, Resnick D, Sofferman RA, Davidson TM: Hyoid bone elevation: A sign of tracheal transection. Radiology 150:117–120, 1984
156. Poole GV, Morgan DB, Cranston PE, Muakkassa FF, Griswold JA: Computed tomography in the management of blunt thoracic trauma. J Trauma 35:296–302, 1993
157. Prager P, Neumann D, Geiger K, et al: Supine thoracic images with a mobile roentgen unit: Comparison between the soft-ray and hard-ray technics. Rontgenblatter 37:409, 1984
158. Quint LE, Whyte RI, Kazerooni EA, et al: Stenosis of the central airways: Evaluation by using helical CT with multiplanar reconstructions. Radiology 194:871–877, 1995
159. Rasuli P, Hammond DI, Peterkin IR: Spontaneous intrajugular migration of long-term central venous access catheters. Radiology 182:822–824, 1992
160. Reginald R: Lung alterations in thoracic trauma. J Thorac Imag 2:1–11, 1987
161. Rémy-Jardin M, Rémy J, Deschildre F, et al: Diagnosis of pulmonary embolism with spiral CT: Comparison with pulmonary angiography and scintigraphy. Radiology 200:699–706, 1996
162. Richardson P, Mirvis SE, Scorpio R, Dunham CM: Value of CT in determining the need for angiography when findings of mediastinal hemorrhage on chest radiographs are equivocal. AJR Am J Roentgenol 156:273–279, 1991
163. Roberts WC: Pathology of coronary atherosclerosis. In Sabiston DC, Spencer FC (eds): Surgery of the Chest, 5th ed. Philadelphia, WB Saunders, 1990
164. Rollins RJ, Tocino I: Early radiographic signs of tracheal rupture. AJR Am J Roentgenol 148:695–698, 1989
165. Rosenbaum RC, Johnston GS: Posttraumatic cardiac dysfunction: Assessment with radionuclide ventriculography. Radiology 61:391–394, 1986
166. Rubin SA, Winer-Muram HT, Ellis JV: Diagnostic imaging of pneumonia and its complications in the critically ill patient. Clin Chest Med 16:45–59, 1995
167. Ruskin JA, Gurney JW, Thorsen MK, et al: Detection of pleural effusions on supine chest radiographs. AJR Am J Roentgenol 148:681–683, 1987
168. Rutherford WH, Greenfield T, Hayes HRM, Nelson JK: The medical effects of seat belt legislation in the United Kingdom. HMSO Research Report No. 13. DHSS (Office of the Chief Scientist), 1985
169. Rutledge R, Applebaum RE, Kim BJ: Mediastinal infection after open heart surgery. Surgery 97:88, 1985
170. Salata RA, Lederman MM, Shlaes DM, et al: Diagnosis of nosocomial pneumonia in intubated, intensive care unit patients. Am Rev Respir Dis 135:426, 1987
171. Schafers H-J, Haydock DA, Cooper JD: The prevalence and management of bronchial anastomotic complications in lung transplantation. J Thorac Cardiovasc Surg 101:1044–1052, 1991
172. Schild HH, Strunk H, Weber W, et al: Pulmonary contusion: CT vs plain radiograms. J Comput Assist Tomogr 13:417–420, 1989
173. Schlueter FJ, Semenkovich JW, Galzer HS, Arcidi JM Jr, Trulock EP, Patterson GA: Bronchial dehiscence after lung transplantation: Correlation of CT findings with clinical outcome. Radiology 199:849–854, 1996
174. Shanmuganathan K, Mirvis SE, White CS, Pomerantz SM: MR imaging evaluation of hemidiaphragms in acute blunt trauma: Experience with 16 patients. AJR Am J Roentgenol 167:397–402, 1996
175. Shennib H, Massard G: Airway complications in lung transplantation. Ann Thorac Surg 57:506–511, 1994
176. Shepard JO, Grillo HC, McLoud TC, et al: Right-pneumonectomy syndrome: Radiologic findings and CT correlation. Radiology 161:661–664, 1986
177. Shields TW: Pulmonary resections. In Shields TW (ed): General Thoracic Surgery. Philadelphia, Lea & Febiger 315–330, 1983
178. Shifrin RY, Choplin RH: Aspiration in patients in critical care units. Radiol Clin North Am 34:83–96, 1996
179. Shreeniwas R, Schulman LL, Berkmen YM, McGregor CC, Austin JHM: Opportunistic bronchopulmonary infections after lung transplantation: Clinical and radiographic findings. Radiology 200:349–356, 1996
180. Silverstein DS, Livingston DH, Elcavage J, Kovar L, Kelly KM: The utility of routine daily chest radiography in the surgical intensive care unit. J Trauma 35:643–646, 1993
181. Slone RM, Gierada DS: Radiology of pulmonary emphysema and lung volume reduction surgery. Semin Thorac Cardiovasc Surg 8:61–82, 1996
182. Smart FW, Husserl FE: Complications of flow-directed balloon-tipped catheters. Chest 97:227–228, 1990
183. Smejkal R, O'Malley KF, David E, Cernaianu AG, Ross SE: Routine initial computed tomography of the chest in blunt torso trauma. Chest 100:667–669, 1991
184. Spencer FC: Acquired disease of the mitral valve. In Sabiston DC, Spencer FC (eds): Surgery of the Chest, 5th ed. Philadelphia, WB Saunders, 1990
185. Spencer JA, Rogers CE, Westaby S: Clinico-radiological correlates in rupture of the major airways. Clin Radiol 43:371–376, 1991
186. Spirn PW, Gross GW, Wechsler RJ, Steiner RM: Radiology of the chest after thoracic surgery. Semin Roentgenol 23:9–31, 1988
187. Stark P: Traumatic rupture of the aorta: A review. Crit Rev Diagn Imaging 21:229–255, 1984
188. Stauffer JL, Olson DE, Petty TL: Complications and consequences of endotracheal intubation and tracheotomy: A prospective study of 150 critically ill adult patients. Am J Med 70:65–76, 1981
189. Steiner RM, Tegtmeyer CJ: The radiology of cardiac pacemakers. In Morse D, Steiner RM, Parsonnet V (eds): A Guide to Cardiac Pacemakers. Philadelphia, Davis, 1983
190. Stevenson LW, Child JS, Laks H, Kern L: Incidence and significance of early pericardial effusions after cardiac surgery. Am J Cardiol 54:848, 1984
191. Sullivan KL, Wechsler RJ: CT diagnosis of mediastinal lymphocele. J Comput Assist Tomogr 9:1110–111, 1985
192. Swensen SJ, Peters SG, LeRoy AJ, Gay PC, Sykes MW, Trastek VF: Subspecialty clinics: Critical-care medicine. Mayo Clin Proc 66:396–410, 1991
193. Takasugi JE, Godwin JD, Bardy GH: The implantable pacemaker-cardioverter-defibrillator: Radiographic aspects. Radiographics 14:1275–1290, 1994
194. Teigen CL, Maus TP, Sheedy PF 2nd, et al: Pulmonary embolism: Diagnosis with contrast-enhanced electron-beam CT and comparison with pulmonary angiography. Radiology 194:313–319, 1995
195. Tocino IM: Pneumothorax in the supine patient: Radiographic anatomy. Radiographics 5:557–586, 1985
196. Tocino I: Chest imaging in the intensive care unit. Eur J Radiol 23:46–57, 1996
197. Tocino I, Miller MH: Computed tomography in blunt chest trauma. J Thorac Imag 2:45–59, 1987
198. Tocino IM, Miller MH, Frederick PR, et al: CT detection of occult pneumothorax in head trauma. AJR Am J Roentgenol 143:987–990, 1984
199. Tocino IM, Watanabe A: Impending catheter perforation of superior vena cava: Radiographic recognition. AJR Am J Roentgenol 146:487–490, 1986
200. Toombs BD, Sandler CM, Lester RG: Computed tomography of chest trauma. Radiology 140:733–738, 1981
201. Torrington KG, Bowman MA: Fatal hydrothorax and empyema complicating a malpositioned nasogastric tube. Chest 79:240–242, 1981
202. Vaughan ED: Hazards associated with narrow bore naso-gastric tube feeding. Br J Oral Surg 19:151–154, 1981
203. Voeller GR, Reisser JR, Fabian TC, Kudsk K, Mangiante EC: Blunt diaphragm injuries: A five-year experience. Am Surg 56:28–31, 1990
204. Wagner DP, Knauss WA, Draper EA: Identification of low risk monitor admissions to medical surgical ICUs. Chest 92:423, 1987
205. Wagner RB, Crawford WO Jr, Schimpf PP: Classification of parenchymal injuries of the lung. Radiology 167:77–82, 1988
206. Wall SD, Federle MP, Jeffrey RB, et al: CT diagnosis of unsuspected pneumothorax after blunt abdominal trauma. AJR Am J Roentgenol 141:919–921, 1983
207. Wechsler RJ, Steiner RM, Kinori I: Monitoring the monitors: The radiology of thoracic catheters, wires, and tubes. Semin Roentgenol 23:61–84, 1988
208. Weiner MD, Garay SM, Leitman BS, et al: Imaging of the intensive care unit patient. Clin Chest Med 12:169, 1991
209. Westcott J, Cole S: Barotrauma. In Herman P (ed): Iatrogenic Thoracic Complications, pp 179–209. New York, Springer-Verlag, 1983
210. Wienceck RG, Wilson RF, Steiger Z: Acute injuries of the diaphragm: An analysis of 165 cases. J Thorac Cardiovasc Surg 92:989–993, 1986

211. Winer-Muram HT, Rubin SA, Ellis JV, et al: Pneumonia and ARDS in patients receiving mechanical ventilation: Diagnostic accuracy of chest radiography. Radiology 188:479–485, 1993
212. Wiot JF: The radiologic manifestations of blunt chest trauma. JAMA 231:500–503, 1975
213. Wise L, Connors J, Hwang YH, Anderson C: Traumatic injuries to the diaphragm. J Trauma 13:946–950, 1973
214. Wolfman NT, Gilpin JW, Bechtold RE, et al: Occult pneumothorax in patients with abdominal trauma: CT studies. J Comput Assist Tomogr 17:56–59, 1993
215. Yusen RD, Lefrak S, Washington University Emphysema Surgery Group: Evaluation of patients with emphysema for lung volume reduction surgery. Semin Thorac Cardiovasc Surg 8:83–93, 1996
216. Zylak CJ, Littleton JT, Durizch ML: Illusory consolidation of the left lower lobe: A pitfall of portable radiography. Radiology 167:653–655, 1988

CAPÍTULO 32

O Mediastino

Srinivas Tummala e Janet E. Kuhlman

INTRODUÇÃO

Os tumores mediastinais primários afetam os pacientes de todas as idades, compreendendo uma longa lista de lesões histologicamente heterogêneas, que podem originar-se de uma grande variedade de estruturas mediastinais.[10] Nos últimos 10 anos, avanços no diagnóstico por imagem, técnicas de biópsia e técnicas citológicas aumentaram a capacidade do médico em localizar, identificar e determinar a extensão do envolvimento das massas mediastinais.

Segundo Hoffman et al.,[10] aproximadamente 50% dos tumores mediastinais são descobertos acidentalmente nas radiografias do tórax. Esses estudos fornecem informações limitadas quanto à morfologia e à extensão da lesão, mas são importantes para localizar a massa tumoral num dos compartimentos mediastinais,[12] o que ajuda a reduzir as possibilidades diagnósticas.

A tomografia computadorizada (TC) mostrou-se o estudo mais eficaz na avaliação das anormalidades mediastinais observadas nas radiografias simples. Ela proporciona uma excelente discriminação de contraste entre o tecido adiposo, ar, calcificações e estruturas dos tecidos moles, eliminando o problema da superposição de estruturas encontrado nas radiografias do tórax. Além disso, com o uso de contrastes endovenosos, a TC pode definir, ainda mais, as estruturas vasculares e determinar melhor a vascularização relativa de outras estruturas que não as vasculares.[8,10]

A aquisição de imagens por ressonância magnética (RM), por outro lado, tem um papel limitado em comparação com a TC. Na avaliação dos tumores mediastinais, suas limitações incluem menor resolução espacial, tempos de exame prolongados e custo relativamente alto.[10,12] Há, porém, exceções. A RM possibilita melhor aquisição de imagens em planos não-axiais, identificação de lesões vasculares sem o uso do meio de contraste endovenoso e diferenciação um pouco melhor dos tecidos moles em comparação com a TC.[12,13] Além disso, ela possibilita uma avaliação melhor dos hilos e ápices pulmonares sem o uso do contraste, sendo claramente superior à TC na avaliação das massas cardíacas e paracardíacas.[8,10]

Anatomia

O mediastino é definido como o espaço na cavidade torácica limitado anteriormente pelo esterno, posteriormente pelos corpos vertebrais, superiormente pelo intróito torácico, inferiormente pelo diafragma e lateralmente pela pleura parietal.[10,21] Anatomicamente, o mediastino é dividido em compartimentos, traçando-se uma linha do ângulo esternal ao quarto espaço intervertebral torácico. A área acima dessa linha é denominada compartimento superior, e a área abaixo dela chama-se compartimento inferior. O compartimento inferior é, então, novamente subdividido em compartimentos anterior, médio e posterior. Do ponto de vista prático, porém, muitos clínicos dividem o mediastino em três compartimentos, conforme se vê na radiografia lateral do tórax. O compartimento superior é omitido, e os compartimentos anterior, médio e posterior são definidos como se estendendo verticalmente para baixo a partir do intróito torácico até o diafragma.[3,7,10] Algumas das doenças e dos tumores que podem afetar esses compartimentos são revistos aqui.

Doenças Inflamatórias

Mediastinite Aguda

A mediastinite aguda é uma condição rara, porém com risco de vida para o paciente. A sobrevivência exige diagnóstico e tratamento imediatos, porque a mortalidade pode variar de 50% a 75% nos casos em que se demora a efetuar a cirurgia. A mortalidade pode ser reduzida para 25% ou menos, quando a terapia é instituída dentro de 24 horas do evento desencadeante.[3,20] As causas mais comuns são a ruptura do esôfago e infecções pós-operatórias relacionadas à esternotomia mediana.[1,8] A perfuração do esôfago pode ocorrer em decorrência de traumas penetrantes do tórax, instrumentação esofágica (endoscopia, biópsia, dilatação ou colocação de *stent*) ou pela ingestão de um corpo estranho ou substância corrosiva. Além disso, são possibilidades adicionais as condições malignas e a síndrome de Boerhaave, causada, muitas vezes, por vômito prolongado, ocasionando uma ruptura que envolve o aspecto póstero-lateral esquerdo do esôfago, imediatamente acima da junção gastroesofágica. Uma causa mais rara, porém ainda importante de mediastinite aguda, é a disseminação de uma infecção a partir de estruturas adjacentes, como a cabeça e pescoço, pulmões, pericárdio e coluna.

Clinicamente, as manifestações iniciais podem ser significativas e caracterizam-se por febre, calafrio, disfagia, dor torácica e, freqüentemente, evidências de choque séptico. Na ausculta do tórax, pode estar presente um sopro apical sistólico de esmagamento, designado como sinal de Hamman.[3]

O diagnóstico radiográfico é freqüentemente simples. As radiografias do tórax podem demonstrar pneumomediastino, um mediastino superior alargado ou derrames pleurais, estando os dois últimos achados presentes, respectivamente, em 66% e 50% dos pacientes.[3] Na síndrome de Boerhaave, o derrame pleural ocorre comumente à esquerda, muitas vezes em associação a uma consolidação do lobo inferior esquerdo. Outras características delineadas melhor na TC incluem a obliteração dos planos adiposos mediastinais normais, coleções líquidas localizadas no mediastino e formação de abscessos.

Caso se suspeite de uma perfuração esofágica, deve-se proceder a um esofagograma com gastrografina ou um meio de contraste não-iônico, logo que for possível, para detectar o extravasamento de material de contraste para o mediastino e, possivelmente, indicar, com precisão, o local da perfuração. Brant e Helms[3] afirmaram que a sensibilidade do esofagograma é maior, quando ele é obtido dentro de 24 horas de ocorrência da perfuração.

Um tema distinto, porém relacionado, é o das complicações da esternotomia mediana. Muitas vezes, é difícil distinguir as alterações pós-operatórias benignas daquelas causadas por uma mediastinite aguda. Como exemplo, o tecido de granulação pós-operatório pode ter na TC uma aparência semelhante à de um hematoma ou abscesso retroesternal. Além disso, distinguir os efeitos diretos de uma esternotomia mediana da osteomielite do esterno pode ser impossível.[1] A história e os achados clínicos são, naturalmente, muito úteis para diferenciar tais condições.

Mediastinite Crônica (Fibrosante)

A mediastinite fibrosante crônica é uma reação fibrótica extensa que envolve o mediastino. Ocorre, mais comumente, como condição secundária à histoplasmose, mas outras causas são a tuberculose, sífilis, terapia farmacológica (metissergida) e radioterapia.[17] Em raros casos, a condição pode ser causada por obstrução linfática, nocardiose ou sarcoidose. Já foi descrito um tipo idiopático, de natureza potencialmente auto-imune e combinado, às vezes, à fibrose retroperitoneal.[1]

O paciente típico costuma ter 20 a 40 anos de idade. O paciente pode estar assintomático ou apresentar sintomas relacionados à compressão ou oclusão das estruturas mediastinais, tais como, mais comumente, tosse (45%), falta de ar ou dispnéia de esforço (42%), e síndrome da veia cava superior (39%).[17] Outros achados, mais raros, podem incluir dores torácicas, infecções pulmonares recorrentes, hemoptises, disfagia ou rouquidão.

As radiografias simples podem ser normais ou mostrar um pequeno alargamento mediastinal, com preferência pela área paratraqueal direita. Pode-se identificar uma oligoemia pulmonar unilateral no caso do comprometimento grave de uma artéria pulmonar. Além disso, a obstrução brônquica, venosa ou linfática pode ocasionar atelectasia ou consolidação pulmonar.[1] Se a causa for a histoplasmose, poderá estar presente, então, uma linfadenopatia mediastinal ou hilar, com calcificações "em pipoca".

Na TC, podem-se ver massa de tecidos moles localizada no mediastino, acompanhada de calcificações, ou um espessamento mais difuso dos tecidos moles por todo o mediastino. O diagnóstico de mediastinite fibrosante pode ser fortemente sugerido num paciente com a história clínica apropriada. Muitas vezes, pode não ser necessária a coleta de amostras de tecido em tais casos.[1,8,17]

Uma evidente vantagem da RM em relação à TC, nessa doença, é que ela pode, muitas vezes, diferenciar a adenopatia causada pela mediastinite fibrosante daquela provocada por uma condição maligna.[1,8] Por exemplo, a RM geralmente evidencia uma intensidade de sinal do tecido fibrosado, nas imagens ponderadas em T2, menor do que a do músculo. Em contrapartida, linfomas e carcinomas têm maior intensidade de sinal que os músculos nas imagens ponderadas em T2.[1,8,9,17] Uma desvantagem da RM, todavia, é que ela não demonstra, fidedignamente, as calcificações, que ajudam muito a fazer o diagnóstico quando presentes.

Condições Diversas

Lipomatose Mediastinal

A lipomatose mediastinal é uma condição benigna assintomática, caracterizada pelo acúmulo excessivo de tecido adiposo no mediastino, sendo causada, comumente, por obesidade, doença de Cushing ou corticosteróides exógenos, mas, em aproximadamente 50% dos casos, não há um fator predisponente.[1,3,6,8] As radiografias simples demonstram, tipicamente, um mediastino superior simetricamente alargado, com bordos lobulados. Ao contrário dos tumores ou hemorragias no mediastino, não se verifica estreitamento ou desvio da traquéia. Outras evidências de depósito adiposo incluem o aumento dos coxins adiposos epicárdicos, o espessamento do tecido adiposo nas paredes laterais do tórax ou o acúmulo nas regiões paraespinhais.[1,3] A TC geralmente propicia o diagnóstico definitivo, embora raramente deva ser necessária. Ela demonstra uma densidade adiposa uniforme, na faixa de −100 unidades Hounsfield (UH), no mediastino superior, sem evidências de deslocamento ou compressão traqueal.[8] Além disso, se o tecido adiposo se mostrar heterogêneo (por exemplo, faixas com densidade de tecidos moles em seu interior) ou tiver densidade maior que a esperada, dever-se-á considerar outras condições, como uma condição maligna, hemorragia, fibrose ou infecção.

Hemorragias Mediastinais

A hemorragia mediastinal é uma condição que geralmente exige atenção imediata. A lesão dos vasos mediastinais por um trauma penetrante ou não-penetrante é a causa mais comum dessa condição. Um trauma não-penetrante em conseqüência de um acidente com veículo a motor geralmente acarreta efeitos de ruptura no istmo aórtico. Os traumas penetrantes, que podem ser de natureza iatrogênica, ocorrem comumente durante tentativas de introdução das vias centrais. As causas não-traumáticas habituais são o sangramento devido a uma coagulopatia ou terapia anticoagulante, assim como a ruptura da aorta em conseqüência de uma dissecação ou um aneurisma. Em raros casos, a hemodiálise crônica, vasculite por radiação ou o sangramento em massa tumoral preexistente no mediastino podem causar hemorragias mediastinais.[1]

Os pacientes podem permanecer assintomáticos ou apresentar dores torácicas retroesternais que podem irradiar-se para as costas. Muitas vezes, a investigação diagnóstica adicional leva à aortografia, mas a TC e a RM também dão uma contribuição importante ao diagnóstico, sendo o estudo mais apropriado determinado pela situação clínica.

As radiografias simples, mais comumente, demonstram o alargamento do mediastino. Se estiver fluindo livremente, o sangue poderá disseminar-se pelo espaço extrapleural, dando origem ao assim chamado gorro apical.[1] Além disso, a hemorragia pode disseminar-se ao longo dos feixes broncovasculares e ocasionar uma aparência semelhante à do edema pulmonar. Esse achado é, porém, bastante raro.

A TC geralmente demonstra o líquido no mediastino, que pode ser uma coleção localizada ou um acúmulo mais difuso em torno da aorta e dos vasos mediastinais. Nos exames pré-contraste, podem-se identificar áreas de alta densidade associadas a coágulos recentes. Ocasionalmente, pode ser difícil diferenciar um hematoma no mediastino de massa mediastinal na TC. A história clínica apropriada pode esclarecer tal situação.[1]

MEDIASTINO ANTERIOR

Linfoma

Os linfomas são neoplasias malignas de linfócitos e histiócitos misturados a células inflamatórias não-neoplásicas.[1] São comumente classificados em dois tipos: de Hodgkin (LH) e não-Hodgkin (LNH).

O LH constitui 20% a 40% dos linfomas,[3,4] sendo diferenciado histologicamente do LNH pela célula de Reed-Sternberg. A modificação de Rye do sistema Lukes-Butler divide o LH em quatro subtipos (Quadro 32.1).[1] De acordo com esse sistema, o subtipo nodular esclerosante constitui 40% a 75% dos casos e afeta mais comumente as mulheres.[1]

Tradicionalmente, os pacientes são classificados, quanto ao estágio, pelo sistema de estadiamento Ann Arbor (Quadro 32.2). Segundo tal sistema, os pacientes são adicionalmente subclassificados como A devido à ausência de febre, suores noturnos, perda de peso ou prurido que não sejam explicados por outras doenças, e como B pela presença de tais manifestações.

O LH tem distribuição etária bimodal, afetando pacientes entre 25 e 30 anos de idade, bem como aqueles com idade superior a 70

QUADRO 32.1 Subtipos de Linfoma de Hodgkin (por Ordem de Freqüência)

Esclerose nodular
Celularidade mista
Linfocitário
Depleção linfocitária

Das referências 14, 15 e 17.

QUADRO 32.2 Determinação do Estágio do Linfoma de Hodgkin (Classificação de Ann Arbor)

Estágio I	Doença que envolve uma única região linfonodal; IE — sítio extralinfóide isolado do mesmo lado do diafragma.
Estágio II	Doença que envolve duas ou mais regiões linfonodais; IIE — um sítio extralinfóide e uma região linfonodal de um lado do diafragma.
Estágio III	Doença que envolve múltiplos sítios de ambos os lados do diafragma; IIIE — envolvimento de órgãos extralinfóides; IIIS — envolvimento esplênico; IIIES — envolvimento tanto extralinfóide como esplênico.
Estágio IV	Doença disseminada que pode envolver qualquer tecido ou órgão (por exemplo, pulmão, pleura, rim, fígado, trato gastrintestinal, ossos, medula óssea, pele) além dos linfonodos, baço ou anel de Waldeyer.

Das referências 7 e 20.

anos. Nas manifestações iniciais, 67% dos pacientes apresentam envolvimento intratorácico.[1,4] Desses pacientes, 90% a 100% possuem adenopatia mediastinal anterior e/ou superior e hilar.[1,4,19] Esse padrão é a manifestação mais comum do subtipo nodular esclerosante; a adenopatia periférica e retroperitoneal é mais comum na variante de celularidade mista. Tipicamente são afetados múltiplos grupos de linfonodos no tórax, o que pode produzir uma aparência lobulada nas radiografias do tórax (Fig. 32.1A, B). Esse envolvimento linfonodal é caracteristicamente bilateral, com progressão contígua de um grupo de linfonodos para o seguinte. Pode haver a adenopatia da cadeia mamária interna, mas o envolvimento dos referidos linfonodos, na ausência de linfadenopatia, em outras regiões do tórax, não foi descrito.[19] Pode haver invasão da pleura, do pericárdio ou da parede torácica anterior nos casos de envolvimento do mediastino anterior/superior. Além disso, 15% a 40% dos pacientes com LH têm envolvimento pulmonar, enquanto no LNH esse envolvimento é muito mais raro.[4,19] O envolvimento pulmonar pode ocorrer por extensão direta, a partir dos linfonodos afetados, ou tomar a forma de nódulos pulmonares, que podem ser bem-definidos ou maldefinidos. Tais nódulos podem ser unilaterais ou bilaterais, podendo apresentar cavitação. Outros achados associados ao LH intratorácico são a consolidação do parênquima, os derrames pleurais e as erosões do esterno.[1,8,19] O acometimento localizado é geralmente tratado com radioterapia, enquanto o acometimento difuso o é por quimioterapia.

O LNH é quatro vezes mais comum que o LH e constitui aproximadamente 3% dos cânceres diagnosticados nos EUA. É a terceira mais comum condição maligna da infância.[4,8] O LNH é mais freqüentemente fatal que o LH,[1] compreendendo uma grande variedade de patologias de histologia, prognóstico e tratamento diferentes. Embora haja muitos esquemas para a classificação do LNH, o sistema mais comumente usa-

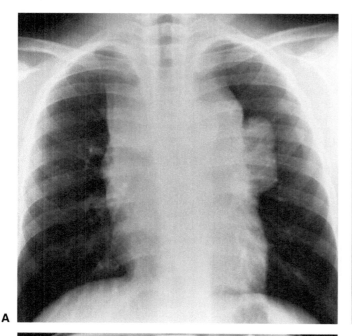
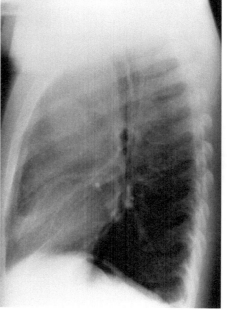
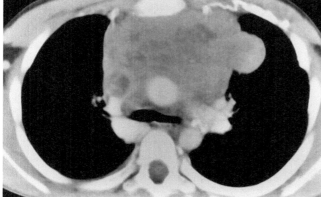

FIG. 32.1 Linfoma de Hodgkin. **A**: A incidência frontal mostra uma grande massa no mediastino anterior, com uma borda lobulada bilateralmente. Ela parece envolver os linfonodos mediastinais e hilares. Nenhum envolvimento pulmonar é identificado. **B**: A incidência lateral mostra um leve deslocamento posterior da traquéia pela massa tumoral. **C**: A tomografia computadorizada contrastada revela a mesma massa das partes moles no mediastino anterior com áreas sutis de baixa atenuação.

do nos EUA é a Working Formulation for Clinical Usage (Formulação Operacional para Uso Clínico), elaborada pelo National Cancer Institute dos EUA.[1,4] Nesse esquema, o LNH é classificado em três graus (baixo, intermediário e alto) com base na histologia e no prognóstico.[1,20] Os pacientes com baixo grau apresentam, geralmente, doença generalizada, enquanto os pacientes com graus intermediário e alto costumam possuir um acometimento extralinfonodal.[1]

Não existe, atualmente, um sistema específico para a determinação do estágio do LNH. Em conseqüência disso, usa-se, comumente, o sistema Ann Arbor. A determinação do estágio não é tão importante, no LNH, para a elaboração de planos de tratamento, porque cerca de 90% dos pacientes apresentam, por ocasião das manifestações iniciais, um acometimento avançado em estágios diferentes e são tratados de maneira semelhante.[20]

Embora não tenha sido identificada uma causa específica para o LNH, há várias condições predisponentes que aumentam o risco. Pacientes portadores de infecção pelo vírus da imunodeficiência humana, pacientes submetidos a transplantes de órgãos que requerem imunossupressão e portadores de doenças vasculares do colágeno têm um risco maior de LNH.[4,8] Esse risco pode ser até 40 a 100 vezes maior que o risco de uma pessoa normal. Assim também, um LNH secundário (geralmente um linfoma das grandes células) ocorre numa certa percentagem dos pacientes com LH tratado.[20]

Ainda que o LNH possa afetar pessoas de qualquer idade, a idade média, por ocasião do diagnóstico inicial, é de 55 anos.[8] Nas manifestações iniciais, 40% a 43% dos pacientes têm um acometimento intratorácico, apresentando aproximadamente 87% desses pacientes linfadenopatia mediastinal e hilar.[1,3] Embora o mediastino médio seja o mais freqüentemente envolvido, o mediastino posterior e os ângulos cardiofrênicos também podem ser afetados. Em geral, porém, essas duas últimas regiões são afetadas, quando o envolvimento de apenas um linfonodo é a única manifestação do acometimento intratorácico da doença.[19] Ao contrário do LH, o LNH tende a aparecer como uma única grande massa linfonodal aglomerada, e não como linfonodos individualmente aumentados. Outros sítios linfonodais comumente envolvidos são o parênquima pulmonar, a pleura e o pericárdio.[8] Em geral, os linfomas de gradação mais baixa são tratados com radioterapia e aqueles de gradação mais alta com quimioterapia.

Do ponto de vista radiográfico, a TC é o estudo de imagem de escolha para o diagnóstico, determinação do estágio e acompanhamento dos pacientes com linfoma (Fig. 32.1C), podendo ajudar a identificar tumores não suspeitados nas radiografias simples e alterando, com freqüência, os planos de tratamento.[8] A TC proporciona a vantagem da melhor localização e caracterização da doença. Além disso, ela pode demonstrar a compressão e o envolvimento de estruturas mediastinais adjacentes melhor que as radiografias simples. As calcificações também se evidenciam melhor na TC, o que é importante porque as calcificações são raras no linfoma não-tratado, e sua presença deve sugerir um diagnóstico diferente. Entretanto, calcificações irregulares tipo casca de ovo foram relatadas em pacientes com linfoma maligno não-tratado.[1] Na TC, os linfonodos aparecem aumentados e evidenciam uma atenuação homogênea, semelhante à dos músculos, com pouca impregnação pelo contraste. Áreas centrais de menor atenuação, indicativas de necrose, estão presentes em 21% a 50% dos pacientes com LH recém-diagnosticados.[19] Esses linfonodos necrosados não têm, todavia, significado prognóstico.[3,19] A TC é usada, comumente, na monitorização da resposta ao tratamento.

Embora a TC e a RM possam ser ambas utilizadas para monitorizar a resposta à terapia, a RM tem algumas vantagens. A RM define a invasão e/ou compressão das estruturas vasculares e cardíacas melhor que a TC e sem o uso de meio de contraste endovenoso. Essa é uma evidente vantagem em pacientes com função renal deficiente ou outras contra-indicações ao uso dos meios de contraste iodados. Nas imagens ponderadas em T1, os tecidos linfomatosos têm intensidade de sinal igual ou superior à dos músculos, porém menor que a do tecido adiposo. Esse sinal geralmente é homogêneo, mas, em massas tumorais maiores, é comum um sinal heterogêneo. Nas imagens ponderadas em T2, a intensidade do sinal é maior que aquela dos músculos. Tais achados são independentes da gradação do tumor.[8] É importante notar, porém, que a doença residual após o tratamento apresenta geralmente um sinal T2 mais intenso que o tecido cicatricial ou o tecido fibroso benigno, o que é útil porque a RM pode ajudar a diferenciar o tecido benigno do tumor residual, eliminando, às vezes, a necessidade de terapia adicional.[1,3,8]

Tumores das Células Germinativas

Os tumores das células germinativas são classicamente divididos em neoplasias seminomatosas (seminomas) e neoplasias não-seminomatosas (teratomas, carcinomas das células embrionárias, tumores do seio endodérmico ou do saco germinativo, coriocarcinomas), compreendendo 1% a 3,5% dos tumores do mediastino. Embora muitos deles sejam encontrados no mediastino anterior, aproximadamente 10% o são no mediastino posterior.[3,4] Esses tumores originam-se durante o desenvolvimento embriológico, quando grupos de células germinativas param no compartimento anterior em seu percurso até as gônadas.[4,11] Como eles são histologicamente indistinguíveis dos tumores das células germinativas das gônadas, o diagnóstico de uma neoplasia das células germinativas primária mediastinal torna necessária a exclusão de um tumor gonadal primário com metástases mediastinais.[3]

Os pacientes têm, geralmente, entre 20 e 40 anos de idade com distribuição igual entre os sexos. Os tumores benignos afetam comumente as mulheres, enquanto os tumores malignos costumam ocorrer em homens (Quadro 32.3).[8,19] Em geral, os pacientes com os tipos benignos têm níveis normais de β-gonadotropina coriônica humana (HCG) e α-fetoproteína, enquanto os tumores malignos podem secretar níveis altos de uma delas ou ambas. Esses marcadores químicos podem ser usados não só no diagnóstico da doença como também na monitorização da eficácia da terapia.[1] Clinicamente, tais tumores têm sinais e sintomas semelhantes, relacionados à compressão local e/ou invasão de estruturas adjacentes.[1] A TC, tradicionalmente, vem tendo um papel importante na investigação dos tumores das células germinativas do mediastino, e a RM tem tido uso muito limitado.

Neoplasias Seminomatosas

As neoplasias seminomatosas (seminomas) são o segundo tumor de células germinativas, mais comum, constituindo 30% a 50% dessas neoplasias. Elas são o mais comum tumor maligno primário de células germinativas.[3,4,8] Tais neoplasias são consideradas menos agressivas que os tumores não-seminomatosos, secretando baixos níveis de HCG e sendo encontradas, comumente, em jovens do sexo masculino.[3] Na TC, essas neoplasias aparecem como grandes massas com bordas nitidamente demarcadas, apresentando, com freqüência, uma atenuação homogênea, mas podendo ter áreas entremeadas de baixa atenuação, indicativas de hemorragia e necrose (Fig. 32.2). É rara a invasão e calcificação da parede torácica e esses tumores estendem-se freqüentemente para a esquerda da linha média.[1,4,19]

Eles são geralmente tratados apenas com radioterapia, que tem uma freqüência de cura de 80%. Recentemente a quimioterapia com cisplatina se mostrou uma opção terapêutica alternativa para os seminomas mediastinais. Após o tratamento pode haver uma massa mediastinal residual. Se esta massa tiver menos de 3 cm de tamanho, há uma baixa probabilidade de que ela contenha células malignas residuais. Em conseqüência disso pode-se monitorar cuidadosamente esta massa, sem necessidade de remoção cirúrgica, a não ser que se note o seu aumento com o tempo.[8]

QUADRO 32.3 Tumores das Células Germinativas

Benignos
   Teratoma maduro
Malignos
   Teratocarcinoma
   Seminoma
   Tumor do seio endodérmico (saco germinal)
   Carcinoma das células embrionárias
   Coriocarcinoma

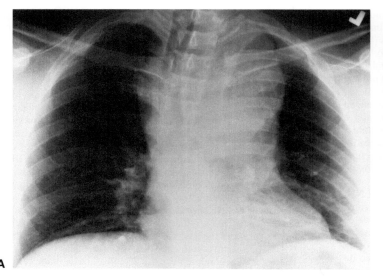
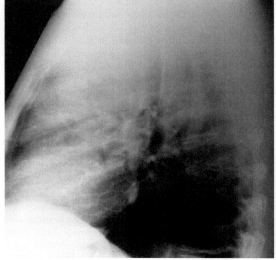
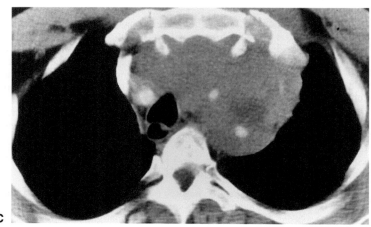

FIG. 32.2 Seminoma. **A**: A incidência frontal demonstra uma grande massa mediastinal anterior que se projeta à esquerda da linha média, com o deslocamento uniforme da traquéia para a direita. **B**: A incidência lateral confirma a localização anterior da massa no mediastino. **C**: Tomografia computadorizada contrastada. Há uma grande massa de partes moles no mediastino anterior que desloca a traquéia e o esôfago para a direita, com uma região de menor atenuação no aspecto posterior esquerdo da massa. A massa circunda, também, os grandes vasos que se originam do arco aórtico.

Neoplasias Não-seminomatosas

As neoplasias mediastinais não-seminomatosas são mais agressivas que os tumores seminomatosos e secretam altos níveis de α-fetoproteína (80%) e HCG (30%). Os teratomas são os tumores não-seminomatosos mais comuns e as mais freqüentes neoplasias das células germinativas mediastinais, podendo ser classificados nos tipos benigno e maligno. As variedades benignas são constituídas de elementos teciduais maduros de mais de uma camada de células germinativas embrionárias, enquanto as variedades malignas são constituídas de elementos primitivos e imaturos dessas mesmas camadas. A variante benigna denomina-se *teratoma maduro*; ela é classificada, histologicamente, como um tumor epidermóide, dermóide ou teratoma, dependendo das camadas celulares germinativas embrionárias que estão presentes (Quadro 32.4). A variante maligna é designada como *teratocarcinoma*, podendo conter elementos do seminoma, carcinoma das células embrionárias, tumor do seio endodérmico, coriocarcinoma e sarcoma.[1,4]

O teratoma benigno ou maduro pode ser encontrado em qualquer idade, mas é particularmente comum em mulheres jovens. Os teratomas benignos são assintomáticos, sendo geralmente descobertos acidentalmente nas radiografias simples ou exames de TC do tórax.

QUADRO 32.4 Classificação Histológica do Teratoma Maduro[1,4]

Epidermóide	Ectoderme apenas
Dermóide	Ectoderme e mesoderme apenas
Teratoma	Ectoderme, mesoderme e endoderme

Nas radiografias, eles aparecem como grandes massas arredondadas bem-demarcadas no mediastino anterior. Esses tumores localizam-se em frente às raízes da aorta e da artéria pulmonar, projetando-se principalmente para um lado da linha média.[1,19] Calcificação, ossificação ou, até mesmo, dentes podem ser visíveis nas radiografias. Na TC, eles aparecem geralmente como grandes massas císticas, que podem conter elementos das diferentes camadas celulares germinativas embrionárias (Fig. 32.3). Quando predominam derivados ectodérmicos, como pele, material sebáceo, cabelos e calcificação, são conhecidos como teratomas císticos benignos ou cistos dermóides, tendo, com freqüência, uma parede encapsulada espessa que pode impregnar-se pelo contraste e conter calcificações curvilíneas.[1,19] Aproximadamente 50% dos casos contêm tecido adiposo ou material com atenuação semelhante à da gordura.[19] Em raros casos, o cisto rompe-se no pericárdio ou na pleura, caso em que pode estar presente um nível hidrolipídico. A presença de um nível hidrolipídico ou de tecido adiposo no interior da massa torna o diagnóstico praticamente certo.[1]

Os teratomas malignos, ou teratocarcinomas, são também encontrados em adultos jovens, mas são muito mais comuns em homens. A grande maioria deles é sintomática. Os achados nas radiografias simples assemelham-se àqueles dos teratomas benignos, exceto pelo fato de que a massa tem, com freqüência, um contorno mais lobulado, raramente apresenta calcificações e nunca possui densidade de gordura.[1] As formas malignas crescem rapidamente e freqüentemente dão metástases para os pulmões, ossos ou pleura. Na TC, a massa típica tem uma borda irregular, com uma cápsula espessa que se realça com o contraste endovenoso. Os planos mediastinais adjacentes de gordura geralmente estão obliterados, sendo comum a invasão local extensa.

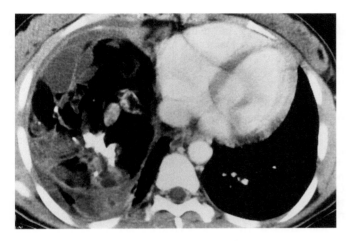

FIG. 32.3 Teratoma. A tomografia computadorizada contrastada, nessa paciente jovem do sexo feminino, revela uma grande massa cística e sólida, com gordura, líquido e calcificações em seu interior. Note o desvio das estruturas mediastinais para a esquerda. Tal massa envolve não apenas o compartimento anterior mas também os compartimentos médio e posterior.

Esses tumores tendem a ser menos císticos e têm uma aparência mais homogênea, com áreas entremeadas de realce e baixa atenuação, indicando hemorragia e necrose.

Tais neoplasias são tratadas com quimioterapia por cisplatina, seguida da ressecção cirúrgica do tumor residual, quando presente. Os pacientes que apresentam esse tipo de tumor têm uma sobrevida de 50% após o referido tratamento.[1,3,8]

Lesões do Timo

O timo normal situa-se numa localização retroesternal atrás do manúbrio. Costuma ser visto anteriormente à aorta ascendente proximal e veia cava superior distal. Em recém-nascidos, ele geralmente é maior que o coração; em crianças maiores, ele pode, com freqüência, estender-se inferiormente e ocupar o espaço anterior ao coração.[8,19] O tamanho do timo normal é maior entre os 12 e os 19 anos de idade.[19]

A forma de um timo normal é variável e tem sido descrita como assemelhando-se a uma ponta de seta em 62% dos pacientes, bilobada em 32% deles e consistindo em apenas um lobo em 6% dos pacientes.[2,19] Ele tem, tipicamente, forma aproximadamente simétrica, sendo o lobo esquerdo geralmente maior que o lobo direito.[1] Esses lobos unem-se comumente na linha média, sendo cada lobo circundado por uma cápsula fibrosa.[19]

Nas radiografias do tórax, o diagnóstico de um timo normal pode ser sugerido por uma alteração no tamanho e na forma da massa mediastinal anterior na inspiração e na expiração. Na TC, o timo normal ajusta-se ao espaço anterior aos grandes vasos, e sua atenuação é na faixa de +30 UH.[19] Além disso, o timo normal apresenta infiltração adiposa com a idade.[19] A TC tipicamente possibilita a detecção do timo normal em 83% dos indivíduos com menos de 50 anos de idade e 17% dos indivíduos com mais de 50 anos de idade.[19] Na RM, o tecido tímico normal tem um sinal homogêneo semelhante ao dos músculos nas imagens ponderadas em T1 e intensidade de sinal maior que a dos músculos nas seqüências *spin-echo* ponderadas em T2.

Hiperplasia Tímica

A hiperplasia tímica é a massa mediastinal anterior mais comum no grupo pediátrico até a puberdade. Histologicamente, há a hiperplasia dos centros germinativos. Essa lesão é freqüentemente vista em associação ao hipertireoidismo, miastenia grave, acromegalia ou doença de Addison.[4,19]

Por outro lado, uma forma de hiperplasia tímica, designada como *hiperplasia rebote*, ocorre em crianças e adultos jovens em recuperação de doenças graves, como queimaduras, após o tratamento da síndrome de Cushing e depois de quimioterapia. O timo pode crescer novamente mais de 50% acima do normal transitoriamente, e o tratamento esteróide tem demonstrado reduzir o tamanho da glândula hiperplásica.[4,19]

Na TC, há um aumento difuso e simétrico da glândula. A glândula ajusta-se à forma das estruturas adjacentes, e sua atenuação é igual ou ligeiramente superior àquela da musculatura da parede torácica circundante.[1,19] De acordo com Stark e Bradley,[18] parece não haver um padrão de sinal de RM específico da hiperplasia tímica.

Cistos Tímicos

Os cistos tímicos constituem 1% a 2% das massas mediastinais, sendo geralmente encontrados em crianças. São comumente cistos simples (uniloculares ou multiloculares); podem ser congênitos (persistência do ducto timofaríngeo), inflamatórios, neoplásicos ou de origem pós--operatória.[1,4,8,19] Os cistos tímicos também podem ser encontrados em timomas, tumores das células germinativas tímicas e em pacientes que foram tratados de doença de Hodgkin com radioterapia mediastinal ou quimioterapia.[1,4,19] São comumente assintomáticos, mas alguns pacientes podem ter dores torácicas pleuríticas, caso ocorram hemorragias no interior do cisto.[4,19]

Nas radiografias simples, é difícil diferenciar os cistos tímicos de outras massas tímicas não-lobuladas. Na TC, os cistos tímicos têm uma aparência semelhante à de outros cistos com atenuação de líquido. A atenuação pode aumentar caso ocorram hemorragias, e podem ser vistas calcificações na parede do cisto.[1,19] Na RM, os cistos tímicos têm comumente hipossinal nas imagens ponderadas em T1 e hipersinal homogêneo nas imagens ponderadas em T2, características do líquido. Se houver uma hemorragia no cisto, a massa tímica poderá apresentar maior intensidade de sinal tanto nas imagens ponderadas em T1 como em T2.[1,8,18]

Timolipoma

Os timolipomas são tumores raros que ocorrem em pacientes de três a 60 anos de idade. Tais massas contêm tecido adiposo e tecido tímico normal, podendo crescer muito antes de se tornarem sintomáticas (50% dos pacientes têm dor torácica, tosse ou dispnéia).[1,4,8] Devido a seu elevado conteúdo lipídico, os timolipomas geralmente se amoldam às estruturas mediastinais adjacentes e ao diafragma.[1,4] Nas radiografias torácicas simples, podem ser confundidos com uma cardiomegalia ou colabamento pulmonar.[1] A TC demonstra a natureza adiposa da massa juntamente com tecido tímico residual entremeado. Na RM, a massa adiposa revela uma intensidade de sinal semelhante àquela do tecido adiposo subcutâneo em todas as seqüências de pulso.[1,8,18]

Timoma

Os timomas são as mais comuns neoplasias primárias do mediastino anterior.[4,8,18,19] Originam-se tanto dos componentes epiteliais como linfocitários da glândula tímica. Tradicionalmente, são classificados, patologicamente, em quatro tipos: timoma encapsulado (cápsula fibrosa intacta), timoma localmente invasivo, timoma metastatizante (aparência citológica benigna com implantes na pleura e no parênquima pulmonar) e carcinoma tímico (histologia francamente maligna e prognóstico pior que o dos outros timomas).[1,4,8,19] Trinta por cento a 35% dos timomas são malignos, conforme definido pela invasão do tecido adiposo mediastinal e fáscia adjacentes.[1,4,19]

Esses tumores ocorrem comumente em pacientes com idade acima de 40 anos, ocorrendo 70% deles na quinta ou sexta décadas.[1,4,8] São raros antes dos 20 anos de idade e têm freqüência igual em pacientes masculinos e femininos.[1,19] São classicamente assintomáticos. Quando efetivamente ocorrem os sintomas, podem ser conseqüências à compressão local do mediastino ou estar relacionados a várias síndromes paratímicas associadas. Como exemplo, 30% dos pacientes portadores de timomas apresentam miastenia grave e 10% a 15% daqueles com miastenia grave têm timomas. Já foram relatados outros distúrbios hematológicos, como aplasia eritrocitária e hipergamaglobulinemia.[1,4,8,19]

Radiograficamente, os timomas são geralmente encontrados no mediastino anterior anteriormente à aorta ascendente, acima do tronco da artéria pulmonar (Fig. 32.4A, B), podendo situar-se num ponto tão baixo do mediastino como os ângulos cardiofrênicos e estenderem-se geralmente para um lado da linha média. Na TC, os timomas benignos são tipicamente massas bem-delimitadas, de densidade homogênea e impregnação uniforme pelo contraste (Fig. 32.4C). Podem ter áreas de menor atenuação (fibrose, cistos, hemorragias ou necrose) e calcificações puntiformes ou anelares.[1,4,8,19] Por outro lado, os timomas malignos têm atenuação heterogênea e podem obliterar os planos gordurosos mediastinais adjacentes. A TC pode, também, detectar a disseminação pleural, vista como massas nodulares na pleura mediastinal, bem como a disseminação pericárdica.[1,8] Um folheto de tecido neoplásico pode estender-se para fora a partir do tumor primário ou metástases em gotas podem ocorrer a alguma distância da lesão primária.[1,8,19] A experiência com RM sugere que ela não tem especificidade diagnóstica superior à TC, pois não há características de sinal RM específicas dos diversos tipos celulares.[1,18]

Massas Tumorais da Tireóide

As massas tireóideas intratorácicas constituem geralmente um bócio multinodular (subesternal), um adenoma da tireóide ou, em raros casos, um carcinoma da tireóide.[1] Tais massas estendem-se comumente para baixo do mediastino superior para o mediastino anterior, juntamente com seu suprimento vascular.[1,4,8] Em contrapartida, o tecido tireóideo ectópico (isto é, sem conexão com a glândula tireóide cervical) no mediastino anterior é incomum.[1,8] Houve casos, na literatura, de bócios mediastinais considerados como distintos, radiologicamente, da glândula tireóide cervical, mas a maioria das referidas massas foi verificada na cirurgia como tendo uma conexão fibrosa.[8] Do ponto de vista diagnóstico, a demonstração de tal conexão proporciona uma característica importante para diferenciar as massas da tireóide de outros tumores mediastinais.

Bócio Multinodular Intratorácico (Subesternal)

O bócio subesternal constitui aproximadamente 10% das massas mediastinais. Do ponto de vista patológico, muitos deles são multinodulares.[19] Em 75% a 80% dos casos, as referidas massas são encontradas no mediastino anterior; nos outros, situam-se no mediastino posterior.[4,19] Os pacientes geralmente permanecem assintomáticos, mas pode haver sintomas relacionados à compressão da traquéia, esôfago e nervo laríngeo recorrente.[4]

Radiograficamente, os bócios multinodulares intratorácicos podem ter uma aparência lobulada e bem-definida. Tais massas comumente deslocam e/ou estreitam a traquéia. Elas podem localizar-se anterior ou lateralmente à traquéia e são, às vezes, encontradas posteriormente a ela, separando, freqüentemente, a traquéia e o esôfago (Fig. 32.5A,B).[1,19] Embora seja vista em associação aos cistos broncogênicos e aos leiomiomas do esôfago anteriormente localizados, essa última situação quase nunca se verifica em associação com outras massas mediastinais.[1]

Na TC, podem-se ver calcificações de configuração nodular, curvilínea ou circunferencial (Fig. 32.5C até E).[1,4,19] Antes da administração de um contraste endovenoso, a atenuação da massa é geralmente superior a +100 UH. Depois da administração, como o tecido da tireóide concentra

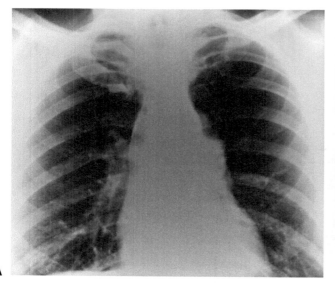
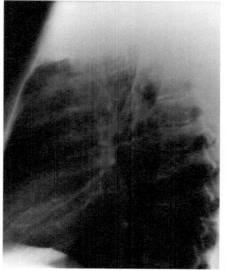
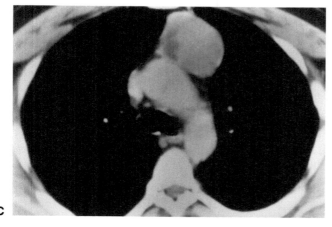

FIG. 32.4 Timoma. **A** e **B**: As incidências frontal e lateral mostram uma pequena massa mediastinal anterior. **C**: A tomografia computadorizada contrastada revela massa arredondada bem-delimitada em contato com a aorta ascendente, com realce uniforme pelo contraste, e que apresenta uma área focal de menor atenuação ao longo da circunferência lateral direita da massa.

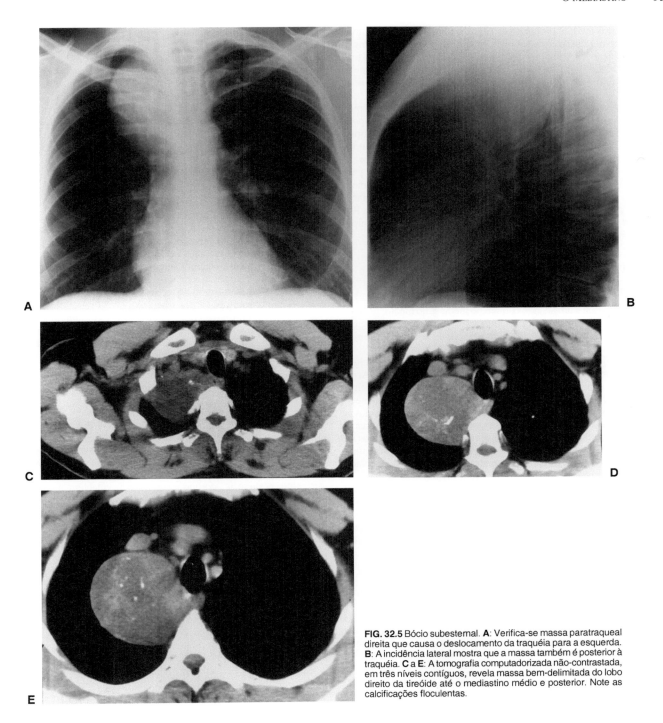

FIG. 32.5 Bócio subesternal. **A**: Verifica-se massa paratraqueal direita que causa o deslocamento da traquéia para a esquerda. **B**: A incidência lateral mostra que a massa também é posterior à traquéia. **C a E**: A tomografia computadorizada não-contrastada, em três níveis contíguos, revela massa bem-delimitada do lobo direito da tireóide até o mediastino médio e posterior. Note as calcificações floculentas.

iodo, tais massas apresentam impregnação acentuada e prolongada, durando, em muitos casos, mais de dois minutos.[1,4,8,19]

Na RM, as imagens ponderadas em T1 podem mostrar uma intensidade de sinal semelhante àquela dos músculos, com áreas de hipossinal e hipersinal constituindo áreas císticas e hemorrágicas. As imagens ponderadas em T2, por outro lado, apresentam tipicamente uma intensidade de sinal heterogênea, maior nas partes císticas da massa.[1,8]

Carcinoma da Tireóide Intratorácico

O câncer primário da tireóide no mediastino anterior é bastante raro. Como se afirmou anteriormente, quando presente ele constitui geralmente uma extensão de uma condição maligna da tireóide no pescoço.[1,3,19] Os pacientes costumam se mostrar sintomáticos, refletindo, com freqüência, o crescimento rápido de tais massas. Raramente é possível distinguir as massas benignas das malignas na TC ou RM, porque as massas malignas podem ser bem ou maldefinidas, podendo ter áreas de calcificação ou hemorragia idênticas às massas benignas da tireóide.1 Após a administração do contraste endovenoso, porém, o câncer da tireóide apresenta, geralmente, um padrão de impregnação periférica e não-homogênea. Naturalmente, a linfadenopatia e a invasão dos planos gordurosos mediastinais adjacentes ou da parede torácica sugerem uma condição maligna.[19]

Adenoma Paratireóide

As glândulas paratireóides ectópicas são encontradas em 10% a 22% da população.[4,8,19] Esse tecido ectópico é encontrado, mais comumente, no mediastino anterior (62% a 81% dos casos) e, mais raramente, no mediastino posterior (20%).[4,8,19] Em aproximadamente 2% da população, as glândulas paratireóides não se separam do timo no pescoço e descem para o mediastino ântero-superior juntamente com essa glândula.[3] Mais raramente, as glândulas originam-se no tórax.[19]

Em um terço dos casos, as referidas glândulas paratireóides ectópicas são encontradas em pacientes com hipercalcemia persistente após a exploração de rotina do pescoço e a paratireoidectomia.[3,8] Tal anormalidade bioquímica persistente é causada geralmente por um adenoma que se originou da glândula paratireóide ectópica. Em raros casos, ela é decorrente de glândulas hiperplásicas ou de um carcinoma da paratireóide.[3] Os adenomas paratireóides com mais de 2 cm de diâmetro geralmente podem ser detectados na TC.[1,3,8,19] É difícil diferenciar os adenomas paratireóideos menores dos linfonodos normais.[1,19] Na RM, tais massas têm hipossinal nas imagens ponderadas em T1 e um hipersinal nas imagens ponderadas em T2.[8,18]

MEDIASTINO MÉDIO

Linfadenopatia

A linfadenopatia é um achado comum no mediastino médio, podendo ser causada por condições malignas, infecções (tuberculosas, fúngicas, viróticas, bacterianas) e distúrbios, como a síndrome de Castleman, linfadenopatia angioimunoblástica e sarcoidose.[1,3]

A radiografia do tórax é, geralmente, o primeiro estudo de imagem a detectar linfonodos aumentados no mediastino. De acordo com Armstrong e colaboradores,[1] o alargamento do mediastino só se evidencia se os referidos linfonodos tiverem mais de 2 cm de diâmetro no seu menor eixo. Além disso, tal se aplica apenas aos linfonodos encontrados na área paratraqueal direita, na janela aortopulmonar, regiões hilares ou área paravertebral. Os linfonodos do mesmo tamanho, encontrados nas regiões paratraqueal esquerda, pré-traqueal, subcarinal e paracardíaca, muitas vezes não são visíveis. Ocasionalmente, podem ser detectadas calcificações num linfonodo.[1,3]

Desde sua introdução, a TC mostrou-se mais sensível que as radiografias simples na detecção e avaliação dos linfonodos no mediastino. Tipicamente, os linfonodos que medem 1 cm ou mais de diâmetro no seu menor eixo são considerados anormais. A TC é, porém, incapaz de distinguir os linfonodos inflamatórios benignos daqueles envolvidos por uma condição maligna.[1,3] A administração de contraste endovenoso pode, muitas vezes, ajudar a diferenciar vasos de linfonodos.

Atualmente, a RM fornece informações comparáveis àquelas fornecidas pela TC. Ela tem, todavia, algumas vantagens e desvantagens. Conforme descrito anteriormente, a RM possibilita a aquisição de imagens em vários planos, distinção fácil entre estruturas vasculares e de tecidos moles, excelente resolução de contraste entre os linfonodos mediastinais e o tecido adiposo, e melhor delineamento dos hilos sem o uso de meio de contraste endovenoso.[1,3,8,10] Tal como ocorre com a TC, porém, as tentativas de diferenciar os tecidos benignos dos malignos nos linfonodos, pela RM, não foram bem-sucedidas.[1,3,12,13] Outras limitações importantes da RM incluem menor resolução espacial, tempos de exame prolongados, custo relativamente alto e a incapacidade de detecção das calcificações linfonodais.[1,3,10,12]

Doença de Castleman

A doença de Castleman, ou hiperplasia linfonodal gigante, é uma causa idiopática de linfadenopatia maciça. As pessoas afetadas podem ser de qualquer idade, porém são, mais freqüentemente, adultos jovens.[1,4] Embora possa ser multifocal e afetar os linfonodos extratorácicos, a doença aparece, geralmente, como massa solitária no mediastino médio/posterior ou regiões hilares, que pode estender-se até o pescoço ou o retroperitônio.[1,3,4,20]

Tradicionalmente, a doença de Castleman é dividida em dois tipos. O tipo hialino vascular é o mais comum, ocorrendo em 80% a 90% dos casos. Os pacientes apresentam-se geralmente assintomáticos, mas podem ter uma anemia microcítica refratária.[1,4] O tipo plasmocitário ocorre em 10% a 20% dos casos. Os pacientes podem ter febre, fadiga, anemia, hipergamaglobulinemia e/ou elevação da velocidade de hemossedimentação.[1,4]

As radiografias simples mostram, comumente, uma grande massa linfonodal lobulada e bem-delimitada, cuja diferenciação em relação ao linfoma é freqüentemente difícil.[1,4] Na TC, a massa mostra-se bem-definida e pode ter calcificações centrais puntiformes. Além disso, devido à natureza vascular de tais massas, a TC e a angiografia freqüentemente demonstram impregnação intensa e uniforme pelo contraste.[1,3] A RM geralmente apresenta características idênticas.[1]

Linfadenopatia Angioimunoblástica

A linfadenopatia angioimunoblástica é outra forma de hiperplasia linfonodal que costuma afetar pacientes com idade acima de 50 anos.[1,3] Tais pacientes podem ter sintomas constitucionais, linfadenopatia generalizada, hepatoesplenomegalia, uma erupção cutânea, hipergamaglobulinemia e uma anemia hemolítica com teste de Coombs positivo.[1,3] Os pacientes afetados podem apresentar, igualmente, sinais de imunodeficiência semelhantes àqueles da síndrome da imunodeficiência adquirida (AIDS).[3] Além disso, até um terço dos pacientes pode vir a apresentar linfomas ou, mesmo, sucumbir a infecções oportunistas, como a pneumonia por *Pneumocystis carinii* ou citomegalovírus.[1,3] As imagens radiológicas demonstram, mais comumente, o aumento dos linfonodos paratraqueais, mediastinais anteriores ou hilares, com impregnação pelo contraste em conseqüência de sua natureza vascular.[3] Os pacientes podem, também, apresentar, em raros casos, um padrão reticulonodular no parênquima pulmonar, nódulos pulmonares e, às vezes, derrames pleurais.[1]

Cistos Mediastinais

O termo *cisto mediastinal* abrange os cistos de origem broncogênica, esofágica, pericárdica e neuroentérica. Os cistos broncogênicos, esofágicos e neuroentéricos são classificados, embriologicamente, como cistos do trato digestivo anterior. Os cistos broncogênicos e pericárdicos são discutidos nesta seção, porque se originam, freqüentemente, do mediastino médio. Os cistos esofágicos e neuroentéricos são discutidos na seção que abrange o mediastino posterior, seu local de origem mais comum.[1]

Cistos Broncogênicos

Os cistos broncogênicos (cistos brônquicos) são o tipo mais comum de cisto intratorácico do trato digestivo anterior,[4] decorrendo de ramificação anormal da árvore traqueobrônquica durante o desenvolvimento.[1,3,4] Para serem classificados como de origem broncogênica, tais cistos devem ser revestidos por um epitélio colunar respiratório e conter glândulas seromucosas.[1,3,4] Os cistos broncogênicos são encontrados, mais comumente, no mediastino médio, geralmente na região da carina. Muito mais raramente, localizam-se no parênquima pulmonar e podem ter um suprimento arterial sistêmico, caso em que podem constituir uma forma de seqüestro pulmonar.[1,3,4] Em crianças, os referidos cistos comprimem ou deslocam, ocasionalmente, a traquéia, os brônquios ou o esôfago, produzindo sintomas, tais como estridor, roncos e sibilos ou disfagia.[1,3] Em pacientes adultos, são geralmente assintomáticos.

Nas radiografias simples do tórax, os cistos broncogênicos são massas arredondadas lisas e bem-definidas, localizadas no mediastino médio nas proximidades da carina, mais comumente à direita (Fig. 32.6 A, B).[3,4]

Na TC é demonstrada, geralmente, uma estrutura cística que se amolda às estruturas broncovasculares circundantes. Tais cistos devem ter uma parede fina, lisa ou lobulada, podendo ser uniloculados ou multiloculados (veja a Fig. 32.6C).[1] Calcificações das bordas e leite de cálcio no interior do cisto já foram descritos, mas são raros.[1,3] Os cistos broncogênicos são geralmente estáveis quanto ao tamanho, a não ser quando complicados por uma hemorragia ou infecção, e o conteúdo do cisto deve ter densidade próxima à da água, com uma variação de −10 a +10 UH.[1,3]

A RM geralmente não proporciona vantagem em relação à TC no que diz respeito à definição da morfologia da massa.[1] Tipicamente, os

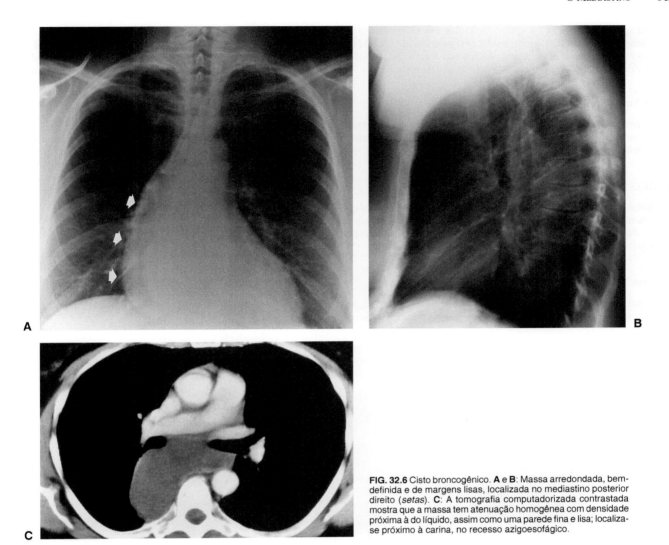

FIG. 32.6 Cisto broncogênico. A e B: Massa arredondada, bem-definida e de margens lisas, localizada no mediastino posterior direito (setas). C: A tomografia computadorizada contrastada mostra que a massa tem atenuação homogênea com densidade próxima a do líquido, assim como uma parede fina e lisa; localiza-se próximo à carina, no recesso azigoesofágico.

cistos broncogênicos têm hipossinal nas imagens ponderadas em T1 e hipersinal nas imagens ponderadas em T2. Se o conteúdo do cisto for proteináceo ou sanguinolento, as imagens ponderadas em T1 poderão apresentar sinal intenso e uniforme.[1,3,18]

Cistos Pericárdicos

Os cistos pericárdicos são conseqüentes a uma evaginação anormal do pericárdio parietal,[1,3] podendo decorrer de um defeito da embriogênese ou constituir seqüela, de uma pericardite.[4] Os cistos pericárdicos são geralmente revestidos por uma camada única de células mesoteliais, são uniloculados e contêm um líquido seroso claro.[1] Tais cistos são tipicamente descobertos em pacientes com 30 a 40 anos de idade e geralmente são assintomáticos.[1,4] Um terço dos pacientes pode, porém, ter sintomas, como dor torácica, tosse e dispnéia.[1,4]

Os estudos de imagem demonstram, com freqüência, massa redonda ou oval bem-definida, localizada mais comumente nos ângulos cardiofrênicos anteriores (75%), estando a maioria delas situada à direita.[1,3,4] Embora essa seja uma localização comum para um cisto pericárdico, outras condições que devem ser levadas em consideração incluem uma hérnia diafragmática, um coxim adiposo epicárdico, linfadenopatia ou um pseudo-aneurisma que envolve um enxerto de *bypass* da artéria coronária (Fig. 32.7). Uma pequena proporção (20% a 25%) dos cistos pericárdicos origina-se mais superiormente no mediastino.[1,3,4] Ocasionalmente, os cistos pericárdicos estendem-se até a cissura interlobar principal, caso em que têm uma forma de lágrima ou de pêra nas radiografias laterais do tórax.[4] A TC demonstra, tipicamente, massa cística uniloculada adjacente ao coração, cujo conteúdo tem uma densidade praticamente igual à da água.[1,3] Embora raramente seja necessária para fazer o diagnóstico, a RM revela achados característicos de um cisto simples.[1,3,18]

Hérnia do Forame de Morgagni

Uma hérnia de Morgagni (1% a 2% das hérnias diafragmáticas congênitas) localiza-se, geralmente, no mediastino anterior, mas pode aparecer, ocasionalmente, como massa mediastinal média. Essa herniação ocorre por um defeito na parte paraesternal do diafragma designada como forame de Morgagni ou espaço de Larrey.[1,3-5] Tais hérnias ocorrem comumente em associação a obesidade, traumatismos ou outras causas de aumento da pressão intra-abdominal, sendo quase sempre à direita.[3,5] A herniação à esquerda é considerada como sendo evitada pelo pericárdio.[1,5] Embora possam ser encontrados na hérnia fígado, cólon transverso e intestino delgado, com grande freqüência o tecido adiposo omental é a única estrutura presente.[3,4] Essas hérnias afetam tipicamente crianças maiores e adultos, sendo freqüentemente assintomáticas, embora alguns pacientes possam apresentar dispnéia, tosse, sintomas gastrintestinais inespecíficos e desconforto esternal.[1]

As radiografias simples do tórax demonstram, com freqüência, massa do lado direito, no ângulo cardiofrênico. Essa opacidade apresenta geralmente densidade de partes moles e pode ser bem-definida ou maldefinida. O diagnóstico é definitivo quando há visibilização de alças intestinais cheias de gás no mediastino. Não raro, porém, elas não são visibilizadas, e um exame contrastado, como um enema baritado, pode ser necessário para o diagnóstico.[1,5] Na TC, a visibilização dos vasos do omento em massa adiposa paracardíaca geralmente é patognomônica.[3,5] A RM coronal, às vezes, ajuda a diferenciar tal condição da eventração parcial do hemidiafragma, pela demonstração do defeito diafragmático.[3]

Lesões Vasculares

Anormalidades congênitas e adquiridas do coração e grandes vasos são comumente encontradas no mediastino médio, não sendo discutidas neste capítulo.

MEDIASTINO POSTERIOR

Muitas massas podem originar-se do mediastino posterior, o que inclui tumores neurogênicos, massas esofágicas, intestinais (hérnia do forame de Bochdalek), cistos do intestino anterior, lesões torácicas, meningoceles torácicas laterais e pseudocistos pancreáticos.

Tumores Neurogênicos

Os tumores neurogênicos são classificados de acordo com seu tecido de origem, sendo organizados em três grupos principais: os que se originam dos nervos intercostais (neurofibromas, schwannomas), dos gânglios simpáticos (ganglioneuromas, ganglioneuroblastomas e neuroblastomas) e das células paraganglionares (quemodectomas, feo-cromocitomas). Em adultos, 6% a 28% dos tumores neurogênicos são malignos, enquanto em crianças esse número é de 50% a 60%.[10]

Tumores dos Nervos Intercostais

Os dois tumores neurogênicos mais comuns no mediastino são o schwannoma (neurilemoma) e o neurofibroma, sendo o primeiro deles o mais comum.[1,10] Embora muitas dessas massas se originem dos nervos intercostais, elas podem, ocasionalmente, originar-se dos nervos frênico ou vago.[1] Quando ocorrem próximo à coluna, tais neoplasias podem estender-se através de um forame neural. Por se estreitar ao passar através do forame, o tumor assume a configuração de halteres, por isso o termo "tumor em halteres".[1,10] Embora sejam freqüentemente discutidos, eles constituem menos de 5% dos casos.[1]

Os pacientes afetados por tumores dos nervos intercostais são geralmente adultos jovens de mais de 20 anos de idade. Tais tumores podem ser solitários ou múltiplos, e, nesse último caso, podem associar-se à neurofibromatose tipo I.[1,3,10] Embora muitos dos referidos tumores sejam benignos, a degeneração maligna de um schwannoma ocorre em 10% dos casos.[3,10,14]

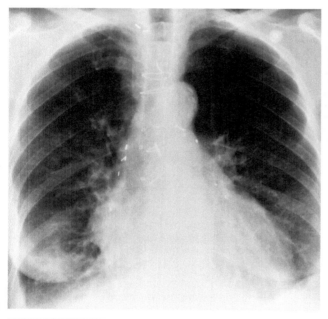
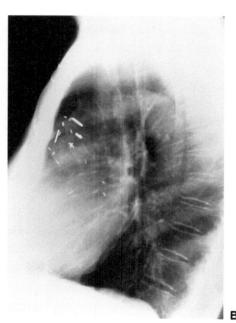
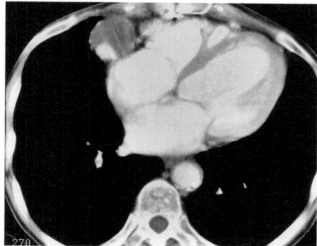

FIG. 32.7 Pseudo-aneurisma de enxerto de *bypass* da artéria coronária (EBAC). **A e B**: As incidências frontal e lateral revelam massa no ângulo cardiofrênico anterior direito desse paciente após o EBAC. Podem-se, também, notar derrames pleurais bilaterais. **C**: A tomografia computadorizada contrastada mostra o pseudo-aneurisma EBAC no ângulo cardiofrênico anterior direito, com um trombo mural no interior do enxerto.

Radiologicamente, os tumores de nervos intercostais aparecem como massas paravertebrais de partes moles bem-definidas, redondas ou ovais (Fig. 32.8),[1,3,8] mantendo tipicamente um ângulo agudo com a coluna vertebral e o mediastino posterior.[1,3] Além disso, elas tendem a ter seu centro sobre um forame de saída neural ou contra a parede torácica posterior. Tais tumores podem ocasionar a erosão de corpos vertebrais ou costelas adjacentes, podendo até alargar o forame neural intervertebral.[1,3,8] Em raros casos, podem-se ver calcificações curvilíneas ou difusas na parede.[1]

Na TC, os tumores de nervos intercostais têm geralmente atenuação mais baixa que a do músculo devido à alta proporção de gordura, ao líquido intersticial e à degeneração cística.[8]

Na RM, muitos schwannomas apresentam intensidade de sinal baixa a intermediária nas imagens ponderadas em T1 e hipersinal heterogêneo nas imagens ponderadas em T2.[1,13,18] Os neurofibromas, por outro lado, podem apresentar um padrão em alvo, com intensidade de sinal diferente na parte central do tumor relativamente à parte periférica. Nas imagens ponderadas em T2, um centro de hipossinal é circundado por hipersinal na periferia.[1,18]

Tumores dos Gânglios Simpáticos

Embora os tumores dos gânglios simpáticos se originem principalmente na glândula supra-renal, o mediastino é o segundo local mais comum.[8] Esses tumores formam um espectro de patologias e são classificados em três tipos principais com base em sua composição histológica. Na extremidade benigna do espectro, encontra-se o ganglioneuroma, que ocorre em pacientes de um a 50 anos de idade, mas tipicamente em crianças de mais de 10 anos,[1,3,8,10,13] atingindo, geralmente, um tamanho grande, antes que ocorram os sintomas.[10] O ganglioneuroblastoma é um tumor intermediário que contém elementos tanto dos ganglioneuromas benignos como dos neuroblastomas malignos.[1,3,8,10,13] A incidência máxima desse tumor é dos cinco aos 10 anos de idade.[13] Na extremidade maligna do espectro, encontra-se o neuroblastoma, o mais comum tumor mediastinal encontrado em crianças de menos de cinco anos de idade.[3,18] Por ocasião do diagnóstico, mais de 50% deles já deram metástases.[10] Em conseqüência disso, os pacientes podem-se mostrar assintomáticos ou apresentar sinais relacionados à disseminação da doença.[13] Os tumores dos gânglios simpáticos freqüentemente produzem catecolaminas.[3]

Radiograficamente, esses tumores aparecem, tipicamente, como massas de partes moles paravertebrais alongadas, orientadas verticalmente, tendo uma ampla área de contato com o mediastino posterior (Fig. 32.9).[3] Eles têm uma interface afilada com a parede torácica ou o mediastino adjacente, e seu epicentro é contra o corpo vertebral.[1] Pode haver a erosão de corpos vertebrais e costelas adjacentes, e as calcificações, vistas em aproximadamente 25% dos casos, são uma característica diagnóstica útil.[3] Tais calcificações tendem a ser densas e grosseiras nos ganglioneuromas e ganglioneuroblastomas, e, finamente, pontilhadas nos neuroblastomas.[1]

A TC demonstra características semelhantes às dos tumores dos nervos intercostais. Na RM, os ganglioneuromas podem ter uma aparência espiralada, que corresponde às espirais de tecido fibroso colagenoso e tecido neural presentes nesses tumores.[1]

Tumores das Células Paraganglionares

Os tumores das células paraganglionares que se originam no mediastino constituem apenas 2% das massas neurais torácicas.[1,8,16] Embora muitos deles se localizem no mediastino médio e anterior, aproximadamente 25% se originam do mediastino posterior.[3] As neoplasias de células paraganglionares são divididas em quemodectomas e feocromocitomas.

Os quemodectomas mediastinais são tumores não-funcionantes que ocorrem na janela aortopulmonar, originando-se do tecido quimiorreceptor em torno do arco aórtico, nervo vago e artéria pulmonar.[10] Clinicamente, os pacientes apresentam, geralmente, sinais e sintomas relacionados ao efeito de massa tumoral.[10]

Os feocromocitomas podem ser funcionantes ou não-funcionantes. Muitos se originam da glândula supra-renal, mas uma pequena proporção pode ser encontrada no mediastino posterior (2%) ou no coração, pericárdio ou em torno deles.[1,3,4] Quando localizadas no mediastino, apenas 50% a 66% dessas neoplasias secretam catecolaminas.[1,3,10] Em conseqüência, os pacientes com tumores funcionantes apresentam sinais e sintomas relacionados ao excesso de catecolaminas, como hipertensão paroxística, cefaléia, transpiração e palpitações.[20]

Os tumores das células paraganglionares são radiograficamente indistinguíveis dos outros tumores neurogênicos. A angiografia revela geralmente vasos nutrientes aumentados, vasos anormais no interior do tumor e um intenso rubor tumoral. A cintilografia com radioisótopos do iodo metaiodobenzilguanidina (MIBG) mostra maior atividade nas neoplasias funcionantes, revelando-se um método excelente para a detecção de feocromocitomas extra-supra-renais funcionantes.[1,3,8,18]

Na RM, os feocromocitomas apresentam intensidade de sinal semelhante à dos músculos nas imagens ponderadas em T1 e hipersinal nas imagens ponderadas em T2. Os achados de RM dos quemodectomas mediastinais ainda não foram descritos adequadamente na literatura.[1]

Lesões do Esôfago

Muitas lesões do esôfago intratorácico podem manifestar-se como massas mediastinais posteriores, tais como neoplasias, cistos de du-

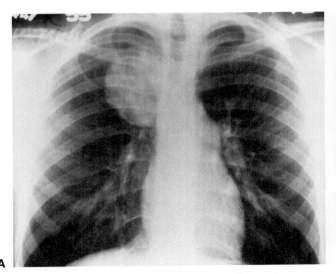
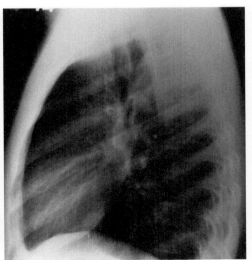

FIG. 32.8 Neurofibroma. **A** e **B**: As incidências frontal e lateral do tórax revelam massa paravertebral direita bem-definida, oval e com densidade de partes moles. A tomada lateral mostra claramente a localização da massa no mediastino posterior.

plicação, divertículos, dilatação difusa, hérnias de hiato (deslizantes e parae-sofágicas) e varizes paraesofágicas.

Carcinoma do Esôfago

O carcinoma do esôfago constitui 4% a 10% das condições malignas gastrintestinais.[4] Há numerosos fatores predisponentes, incluindo o consumo excessivo de álcool; uso de tabaco; carcinógenos ingeridos (nitratos, opiáceos); danos à mucosa (chá quente, ingestão de soda cáustica, acalasia crônica); e refluxo gastroesofágico (esôfago de Barrett).[4,5,20] Excluindo a junção gastroesofágica, o carcinoma das células escamosas é o tipo celular mais comum (95%); o adenocarcinoma constitui, tipicamente, o restante dos casos, sendo visto tipicamente no esôfago de Barrett.[3-5]

Nas manifestações iniciais, muitos indivíduos queixam-se de disfagia progressiva e perda de peso. Essa disfagia inicia-se geralmente por alimentos sólidos e depois evolui gradualmente para incluir os semi-sólidos e líquidos.[5,20] Outras manifestações incluem dores torácicas subesternais com plenitude, rouquidão, anemia e complicações pulmonares, como a pneumonia por aspiração.[5] O esôfago não tem serosa e, por isso, é comum a extensão direta do tumor aos tecidos paraesofágicos. No momento em que os sintomas ocorrem, o prognóstico é sombrio.[3,5,20]

As radiografias simples podem demonstrar um alargamento mediastinal causado pelo tumor propriamente dito ou por um esôfago dilatado proximalmente a uma lesão obstrutiva. Um nível hidroaéreo pode ser visto nesse último caso (Fig. 32.10A, B). Outros achados na radiografia simples incluem uma linha azigoesofágica anormal, espessamento do ângulo traqueoesofágico, assim como compressão e desvio da traquéia.[3,5] Os estudos contrastados têm sido tradicionalmente usados para a identificação e caracterização das neoplasias que envolvem o esôfago.[5,8,20] No câncer esofágico inicial, os estudos contrastados demonstram uma lesão achatada, em placa, freqüentemente com ulceração central. Com a progressão do câncer podem ocorrer irregularidades luminais, indicativas de dano à mucosa.[5] Em estágios avançados, a lesão pode circundar inteiramente a luz (constrição anelar), ocasionando a obstrução parcial ou total.[5]

A TC é o método individualmente mais preciso para a determinação pré-operatória do estágio de pacientes com o carcinoma do esôfago (veja a Fig. 32.10C),[8,20] podendo ela demonstrar

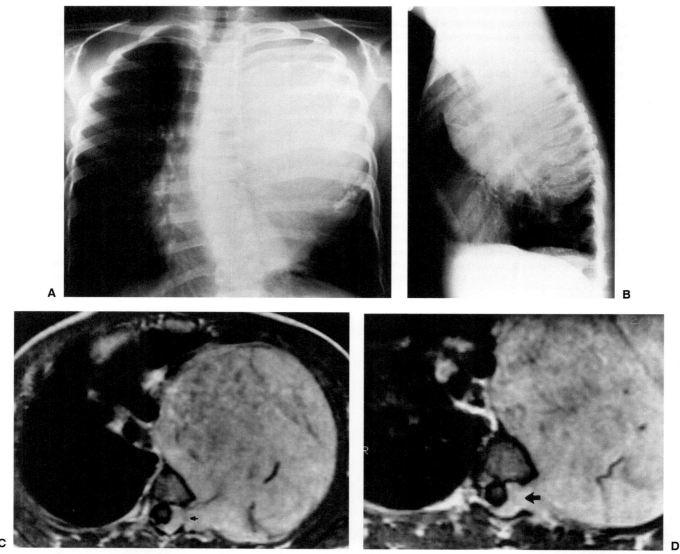

FIG. 32.9 Ganglioneuroma. **A** e **B**: A incidência frontal mostra uma grande massa paravertebral esquerda com uma ampla área de contato com o mediastino posterior e um diâmetro vertical maior que o diâmetro transverso, ambas características desse tumor. Note o significativo deslocamento da traquéia e do coração para a direita, bem como a densa calcificação no aspecto inferior e esquerdo da massa. **C** e **D**: As imagens ponderadas em T1, após a injeção de gadolínio, mostram um ganglioneuroma intensificado em localização paravertebral esquerda, com extensão do tumor para o canal espinhal (setas).

massa intraluminar, espessamento das paredes do esôfago, perda dos planos gordurosos entre o esôfago e estruturas adjacentes, bem como disseminação a linfonodos regionais, celíacos e do ligamento gastroepático.[3,5,8,20]

Embora haja uma experiência limitada com a RM no carcinoma do esôfago, suas capacidades multiplanares podem definir melhor a relação da massa esofágica com estruturas adjacentes, como o pericárdio, átrio esquerdo, tecidos moles subcarinais, brônquio-fonte principal esquerdo e aspecto posterior da traquéia.[18]

Cistos de Duplicação do Esôfago

Tais cistos são discutidos mais adiante, na seção Cistos Digestivos Anteriores.

Divertículos Esofágicos

Os divertículos do esôfago são lesões comumente adquiridas, classificadas de acordo com o seu local de ocorrência, no esôfago superior, médio ou inferior. São classificados, adicionalmente, em divertículos de pulsão (falsos) e de tração (verdadeiros).[5,7] Os divertículos de pulsão ou falsos divertículos são causados comumente pelo aumento da pressão intraluminar, acarretando a herniação da submucosa e mucosa através da musculatura do esôfago.[4,5,7] Os divertículos de tração ou divertículos verdadeiros, por outro lado, contêm todas as camadas da parede do esôfago. Eles decorrem de um processo inflamatório, infeccioso ou cirúrgico adjacente que adere ao esôfago e puxa a parede para fora, ao haver a cura e a contração.[4,5,7]

Os divertículos que afetam o esôfago superior (cervical) tipicamente não aparecem como massas mediastinais posteriores. Em raros casos, porém, um grande divertículo de pulsão, designado como divertículo de Zenker, pode estender-se para baixo através do intróito torácico e aparecer como massa mediastinal posterior.[5] Esse divertículo origina-se do aspecto posterior da junção faringoesofágica, ao nível C5-C6, numa área conhecida como triângulo de Killian,[7] o qual é um ponto anatomicamente fraco entre as fibras oblíquas do músculo tireofaríngeo e as fibras mais horizontais do músculo cricofaríngeo.[5,7] As radiografias do tórax em posição ereta podem demonstrar um nível hidroaéreo na massa; estudos esofagográficos demonstram uma evaginação sacular ligada ao aspecto posterior do esôfago por um colo estreito.[3-5]

Os divertículos do esôfago médio (torácico) são classificados como divertículos interbrônquicos ou interaorticobrônquicos.[5,7] Os divertículos interbrônquicos são, quase sempre, do tipo de tração e originam-se, habitualmente, da parede ântero-lateral direita do esôfago, principalmente adjacente à bifurcação traqueal.[4,5,7] Do ponto de vista radiográfico, esses divertículos são visibilizados melhor por um estudo esofagográfico com o paciente na projeção oblíqua anterior esquerda.[5] Os divertículos interaorticobrônquicos, em contraste, são predominantemente do tipo de pulsão e ocorrem raramente,[4,5,7] originando-se da parede ântero-lateral esquerda do esôfago, entre o aspecto inferior do arco aórtico e o aspecto superior do brônquio-fonte principal esquerdo.[4,5] Esses divertículos são visibilizados melhor radiograficamente, com o paciente na posição oblíqua anterior direita durante um estudo esofagográfico.[5]

Os divertículos epifrênicos são, predominantemente, do tipo de pulsão e originam-se, geralmente, dos 10 cm distais do esôfago.[4,5,7] Eles provêm tipicamente, da parede lateral direita do esôfago e po-

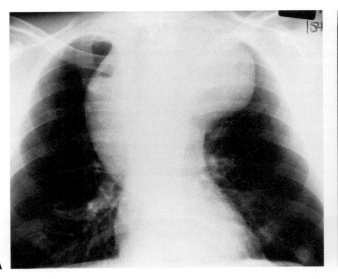
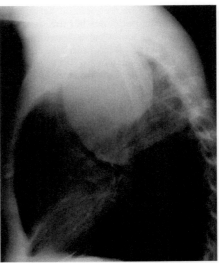
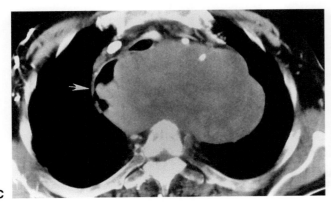

FIG. 32.10 Câncer do esôfago (carcinoma maldiferenciado). **A**: A incidência frontal mostra uma grande massa nos compartimentos mediastinais médio e posterior, com um nível hidroaéreo ao longo do lado direito do mediastino posterior. **B**: A incidência lateral confirma a localização da massa e mostra o arqueamento anterior uniforme da traquéia. **C**: A tomografia computadorizada contrastada demonstra uma grande massa lobulada heterogênea, com ulceração e deslocamento do esôfago (seta). A massa também desloca a traquéia anteriormente e para a direita, circunda a artéria subclávia esquerda e está em contato com a artéria carótida comum esquerda.

dem associar-se a uma hérnia de hiato, espasmo difuso do esôfago, acalasia, esofagite de refluxo ou carcinoma.[5,7] Radiograficamente, um esofagograma demonstra, caracteristicamente, um divertículo com um colo curto e largo.[5]

Dilatação Esofágica

Um esôfago dilatado também pode produzir massa mediastinal posterior. Essa dilatação pode ser causada por uma obstrução funcional por acalasia, doença de Chagas, esclerodermia, síndrome pós-vagotomia, lúpus eritematoso sistêmico ou diabete,[3,4] podendo, também, ser causada por uma obstrução mecânica, um estreitamento benigno ou um carcinoma.[3,4] Nas radiografias simples, a dilatação focal do esôfago pode manifestar-se por um nível hidroaéreo do lado direito do mediastino posterior (Fig. 32.10A).[3] Um esôfago difusamente dilatado e cheio de ar, por outro lado, pode aparecer como uma linha ondulada fina ao longo do aspecto medial do hemitórax direito, ou como um espessamento da faixa traqueal posterior.[1,3] A primeira decorre do delineamento da parede lateral direita do esôfago pelo ar intraluminar e do pulmão direito, e o último constitui a espessura combinada da parede posterior da traquéia e a parede anterior do esôfago.[1,3] Como sinal isolado, o espessamento da faixa traqueal posterior pode, também, ser causado por um esôfago normalmente colabado.[1] Todavia, o diagnóstico de dilatação esofágica poderá ser feito com certeza, se tal sinal estiver acompanhado do arqueamento anterior da traquéia e da carina.[1] Os estudos contrastados e a TC geralmente confirmam o diagnóstico, mas a determinação da causa da dilatação pode tornar necessária a endoscopia.[3]

Hérnia de Hiato

As hérnias de hiato são, com freqüência, descobertas acidentalmente, podendo variar de pequenas hérnias de fácil redução a grandes hérnias que contêm a maior parte do estômago. As hérnias de hiato são freqüentemente assintomáticas, mas os pacientes podem se queixar de refluxo gastroesofágico, regurgitação, dor ou disfagia.[5,8] Tradicionalmente, as hérnias de hiato têm sido divididas por deslizamento, paraesofágica e mista, contendo o último grupo características tanto das hérnias por deslizamento como das paraesofágicas.

As hérnias hiatais por deslizamento constituem aproximadamente 99% das hérnias de hiato e ocorrem quando a junção gastroesofágica é deslocada superiormente acima do diafragma.[4] Elas são denominadas "por deslizamento" se podem ser reduzidas com o paciente na posição ereta ou por alterações na pressão intra-abdominal ou intratorácica.[4,5] A incidência desse tipo de hérnia aumenta com a idade. Foi postulado que a deterioração da membrana frenoesofágica, com o tempo, é um fator etiológico importante.[5,7] As radiografias do tórax podem demonstrar um nível hidroaéreo em massa imediatamente atrás do coração ou não demonstrar absolutamente qualquer anormalidade. Nesse último caso, é freqüentemente necessário um estudo contrastado do esôfago, para ajudar a fazer o diagnóstico.[1,4,5] Na TC, a presença de ar e contraste no esôfago, estômago ou ambos ajuda na interpretação.[1,8] A TC mostra, tipicamente, o hiato esofágico aumentado e a herniação do estômago, tecido adiposo omental e, às vezes, líquido ascítico.[1,4,8]

As hérnias paraesofágicas constituem apenas 1% a 5% das hérnias hiatais,[4,5] sendo produzidas pela herniação progressiva do estômago anteriormente ao esôfago por um hiato esofágico mais largo, ou, ocasionalmente, por um defeito adjacente no diafragma.[5,7] Em contraste com uma hérnia hiatal por deslizamento, a junção gastroesofágica permanece em sua posição normal abaixo do diafragma.[7] Não raro, o cólon transverso, intestino delgado, omento e baço acompanham o estômago herniado.[5] As complicações relatadas são gastrite hemorrágica, úlceras gástricas e volvo gástrico.[5] As radiografias simples, os estudos contrastados do trato gastrintestinal superior e a TC podem demonstrar as características anatômicas típicas.

Varizes Paraesofágicas

Em raros casos, as varizes do esôfago evidenciam-se nas radiografias do tórax frontais, podendo aparecer como estruturas arredondadas, lobuladas ou serpiginosas numa localização retrocardíaca ou ocasionar o deslocamento das linhas paraespinhais (Fig. 32.11A, B). Como esse é um achado inespecífico, devem-se fazer outras considerações diagnósticas, tais como tumores neurais ou anormalidades pulmonares, pleurais ou vertebrais. O diagnóstico deve ser simples no contexto clínico apropriado e com o auxílio da endoscopia, estudos contrastados, TC ou venografia portal.[3,5] Além disso, as técnicas de gradiente-eco sensíveis ao fluxo tornam a RM bastante útil na detecção de varizes.[18]

Hérnia do Forame de Bochdalek

Uma hérnia do forame de Bochdalek (85% a 90% das hérnias diafragmáticas) ocorre por um defeito no aspecto póstero-lateral do hemidiafragma.[1,4,5,7] Esse defeito embriológico ocorre quando não há a fusão das pregas pleuroperitoneais ao septo transverso e ao mesentério

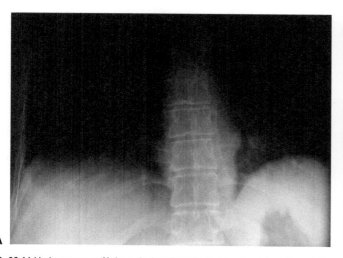
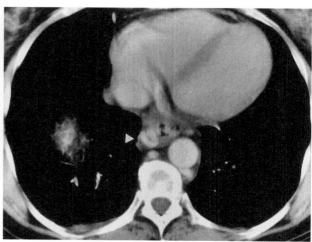

FIG. 32.11 Varizes paraesofágicas. **A:** A radiografia torácica frontal mostra estruturas paraespinhais serpiginosas arredondadas bilateralmente. **B:** A tomografia computadorizada contrastada revela estruturas serpiginosas com realce em torno do esôfago, consistentes com varizes (*ponta de seta*). O paciente tinha uma hipertensão portal secundária a cirrose biliar primária.

do esôfago.[1] Como a herniação do conteúdo abdominal ocorre antes da fusão dessas estruturas, geralmente não é presente um saco herniário (80% a 90% dos casos).[7] Cerca de 80% das hérnias do forame de Bochdalek ocorrem à esquerda e aproximadamente 15% à direita. A incidência menor à direita é considerada como decorrendo da interferência protetora da abóbada hepática.[1,4,5] Uma percentagem menor (5%) dos pacientes tem hérnias bilaterais.[1,4,5] Embora as alças intestinais, o lobo esquerdo do fígado, o baço, o pâncreas e o rim herniem freqüentemente para o tórax, o estômago raramente está presente nas hérnias do forame de Bochdalek.[4]

Em recém-nascidos, tais hérnias associam-se, com freqüência, à hipoplasia pulmonar ipsilateral e ao colabamento parcial do pulmão contralateral devido ao desvio do mediastino.[7] Os sintomas associados incluem asfixia e cianose, morrendo a maioria das crianças afetadas logo após o nascimento. As que sobrevivem efetivamente até a idade adulta apresentam, tipicamente, graves dificuldades cardiovasculares, pulmonares e gastrintestinais associadas. Ocasionalmente, os pacientes mostram-se assintomáticos até o início da idade adulta; cerca de 75% desses pacientes acabam por apresentar sintomas, tais como dispnéia, dores abdominais intermitentes e dores torácicas ou outros sintomas cardiovasculares.[5]

Na presença de hérnias grandes, as radiografias do tórax mostram, com freqüência, alças intestinais cheias de gás no tórax, tornando evidente o diagnóstico. Nesses casos, raramente são necessários estudos contrastados.[5] Quando a hérnia é menor, radiografias simples, estudos contrastados e exames de TC podem ser necessários para o diagnóstico. As radiografias simples podem demonstrar imagens arredondadas num dos hemidiafragmas ou em ambos, numa localização paraespinhal ou póstero-lateral.[1] Na TC, essas massas podem ser vistas como constituindo o rim, baço ou tecido adiposo retroperitoneal herniado.[1] Às vezes, o único achado pode ser um defeito muscular no diafragma ou, no caso de uma hérnia do lado direito, a presença de fígado no tórax.[1,5] Ocasionalmente, a capacidade multiplanar da RM é útil para a avaliação do defeito diafragmático.

Cistos do Intestino Anterior

Cistos de Duplicação do Esôfago

Os cistos de duplicação do esôfago constituem 10% a 20% das duplicações do trato alimentar,[4,13] sendo estruturas cheias de líquido que se originam da parede do esôfago ou imediatamente adjacentes a ela.[3,13] São causados pela vacuolização anormal da luz esofágica na quinta à oitava semanas de gestação, não havendo, em muitos casos, comunicação entre o cisto e a luz esofágica.[5,13] Eles contêm, freqüentemente, mucosa gástrica ectópica, que pode causar complicações, como ulceração, sangramento e perfuração para estruturas adjacentes.[1,4,13] A maioria dos referidos cistos ocorre à direita, no esôfago torácico inferior próximo à junção gastroesofágica (60%) (Fig. 32.12).[4,13] Os pacientes apresentam as manifestações iniciais tipicamente na infância, mas essas já foram relatadas em pacientes de até 61 anos de idade.[1] Os cistos de duplicação do esôfago podem ser clinicamente silenciosos ou os pacientes podem apresentar sintomas relacionados à compressão de estruturas adjacentes.[1,3]

Quando visibilizados nas radiografias simples do tórax, os cistos de duplicação do esôfago podem ser vistos como massas mediastinais médias ou posteriores.[13] Os estudos contrastados do esôfago mostram, comumente, uma lesão intramural ou extramural. Na presença de uma rara comunicação com a luz gastrintestinal, pode-se ver, no interior do cisto, ar, um nível hidroaéreo ou meio de contraste.[1,3,4,13] A TC e a RM geralmente confirmam a natureza cística dessas massas, as quais devem ser bem próximas ao esôfago.[1,3,13]

Cistos Neuroentéricos

Os cistos neuroentéricos são cistos de duplicação do intestino anterior que têm uma comunicação persistente com o canal espinhal (canal de Kovalevsky),[3,4,13] associando-se, tipicamente, a anormalidades ósseas congênitas da coluna torácica, como espinha bífida anterior, escoliose, hemivértebras e vértebras em borboleta.[1,4,13] Tais anomalias vertebrais

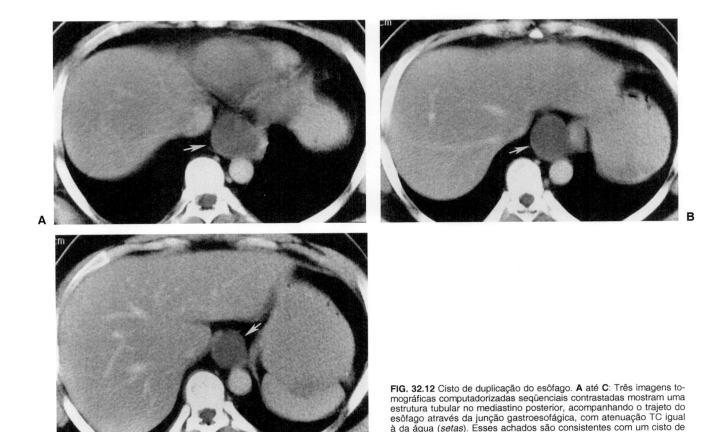

FIG. 32.12 Cisto de duplicação do esôfago. **A** até **C**: Três imagens tomográficas computadorizadas seqüenciais contrastadas mostram uma estrutura tubular no mediastino posterior, acompanhando o trajeto do esôfago através da junção gastroesofágica, com atenuação TC igual à da água (setas). Esses achados são consistentes com um cisto de duplicação do esôfago.

costumam localizar-se cranialmente ao cisto de duplicação propriamente dito. Deve-se proceder a uma pesquisa cuidadosa das referidas anormalidades, porque elas constituem uma indicação importante para o diagnóstico.[1]

A TC e a RM consistem nas melhores modalidades de imagem para o diagnóstico dos cistos neuroentéricos, por demonstrarem as anomalias ósseas associadas com maiores detalhes que as radiografias simples. Em muitos casos, podem-se demonstrar um trato fibroso ou uma fístula que se estende anteriormente através de um corpo vertebral e se comunica com o cisto.[13] Em raros casos, pode haver a comunicação com a luz gastrintestinal ou o espaço subaracnóide.[1,13] Nesses casos, um estudo contrastado do trato gastrintestinal ou uma mielografia podem mostrar-se úteis.[1,13]

Lesões Vertebrais

Vários processos que afetam os corpos vertebrais torácicos podem manifestar-se como massas mediastinais posteriores, incluindo condições traumáticas, infecciosas, neoplásicas, metabólicas e degenerativas. Embora a origem óssea dessas lesões possa não ser evidente nas radiografias do tórax frontais, elas produzem tipicamente um deslocamento anormal das linhas paraespinhais.[3] De acordo com Brant e Helms,[3] tais processos podem produzir massa paraespinhal por um de quatro mecanismos: (1) expansão das estruturas ósseas; (2) extensão extra-óssea, como se vê na hematopoiese extramedular; (3) fratura patológica e formação de um hematoma paraespinhal; ou (4) protrusão de osteófitos degenerativos.

Hematopoiese Extramedular

A hematopoiese extramedular é uma condição descrita comumente que pode aparecer como massa mediastinal posterior. Esta é uma resposta compensatória à deficiência da produção de hemácias pela medula óssea. A massa paraespinhal formada constitui a extrusão da medula óssea dos corpos vertebrais e costelas posteriores,[3,8] comumente vista nos distúrbios associados à destruição acelerada ou à menor produção de hemácias, como a anemia hemolítica, doença falciforme, talassemia, esferocitose, anemia grave idiopática, eritroblastose fetal, anemia ferropriva, anemia perniciosa, leucemia e doença de Hodgkin.[1,3,4,8] Em 25% dos casos, não se detectam anormalidades patológicas.[4]

As radiografias simples demonstram, geralmente, massa paravertebral, que pode ser solitária ou ocorrer em múltiplos níveis, sendo, freqüentemente, bilateral e tendo uma aparência lobulada e margens lisas.[1,3,4,8] Na TC, a lesão aparece como massa paraespinhal das partes moles lobulada bilateral, podendo ter baixa atenuação na TC devido à natureza adiposa da medula óssea.[1,8] São raras as calcificações, mas pode haver erosões ósseas.

Meningoceles Torácicas Laterais

As meningoceles torácicas laterais são massas paravertebrais das partes moles produzidas pela herniação das meninges espinhais por um forame neural intervertebral, sendo mais comuns à direita e múltiplas em 10% dos pacientes.[3] A maioria dos pacientes tem de 30 a 60 anos de idade e apresenta-se assintomática. Ocasionalmente, porém, estão presentes dores, assim como sinais e sintomas neurológicos. Tais lesões associam-se à neurofibromatose tipo I em dois terços dos casos.[1,3,8]

As radiografias simples demonstram, geralmente, massa paravertebral das partes moles bem-definida, indistinguível de um neurofibroma. Há geralmente remodelamento ósseo e a erosão das costelas e corpos vertebrais adjacentes. Além disso, uma característica diagnóstica importante é o aumento ou alargamento do forame neural intervertebral adjacente. Na presença de uma cifoescoliose, a meningocele localiza-se, geralmente, no ápice da curva escoliótica. A TC delineia melhor esses achados, podendo, também, mostrar massa de baixa atenuação, a qual consiste, predominantemente, em liquor. Na mielografia, deve-se ver material de contraste que penetra na meningocele. A RM é excelente do ponto de vista diagnóstico, por mostrar de modo, muito detalhado, o espaço subaracnóide herniado.[1,3,8]

Pseudocistos Pancreáticos

Os pseudocistos pancreáticos podem, em raras ocasiões, produzir massa mediastinal posterior, estendendo-se superiormente a partir do espaço retroperitoneal através do hiato esofágico ou aórtico do diafragma. A TC é a modalidade de imagem de escolha, podendo mostrar massa com atenuação líquida em continuidade com o retroperitônio.[3]

REFERÊNCIAS

1. Armstrong P, Wilson AG, Dee P, Hansell DM: Imaging of Diseases of the Chest, 2nd ed. St. Louis, Mosby-Year Book, 1995
2. Baron R, Lee J, Sagel S, Peterson R: Computed tomography of the normal thymus. Radiology 142:121-125, 1982
3. Brant WE, Helms CA: Fundamentals of Diagnostic Radiology. Baltimore, Williams & Wilkins, 1994
4. Dahnert W: Radiology Review Manual, 3rd ed. Baltimore, Williams & Wilkins, 1996
5. Eisenberg RL: Gastrointestinal Radiology: A Pattern Approach, 3rd ed. Philadelphia, Lippincott-Raven, 1996
6. Glazer HS, Wick MR, Anderson DJ, et al: CT of fatty thoracic masses. AJR Am J Roentgenol 159:1181-1187, 1992
7. Greenfield LJ, Mulholland MW, Oldham KT, Zelenock GB: Surgery: Scientific Principles and Practice. Philadelphia, JB Lippincott, 1993
8. Haaga JR, Lanzieri CF, Sartoris DJ, Zerhouni EA: Computed Tomography and Magnetic Resonance Imaging of the Whole Body, pp 737-771. St. Louis, Mosby-Year Book, 1994
9. Higgins CB, Hricak H, Helms CA: Magnetic Resonance Imaging of the Body, 2nd ed. New York, Raven Press, 1992
10. Hoffman OA, Gillespie DJ, Aughenbaugh GL, Brown LR: Primary mediastinal neoplasms (other than thymoma). Mayo Clin Proc 68:880-891, 1993
11. Lemarie E, Assouline PS, Diot P, et al: Primary mediastinal germ cell tumors: Results of a French retrospective study. Chest 102:1477-1483, 1992
12. Merten DF: Diagnostic imaging of mediastinal masses in children. AJR Am J Roentgenol 158:825-832, 1992
13. Meza MP, Benson M, Slovis TL: Imaging of mediastinal masses in children. Radiol Clin North Am 31:583-604, 1993
14. Moon WK, Im J, Han MC: Malignant schwannomas of the thorax: CT findings. J Comput Assist Tomogr 17:274-276, 1993
15. Quillin SP, Siegel MJ: CT features of benign and malignant teratomas in children. J Comput Assist Tomogr 16:722-726, 1992
16. Reed JC, Haller KK, Feigin DS: Neural tumours of the thorax: Subject review from the AFIP. Radiology 126:9-17, 1978
17. Sherrick AD, Brown LR, Harms GF, Myers JL: The radiographic findings of fibrosing mediastinitis. Chest 106:484-489, 1994
18. Stark DD, Bradley WG: Magnetic Resonance Imaging, 2nd ed. St. Louis, Mosby-Year Book, 1992
19. Tecce PM, Fishman EK, Kuhlman JE: CT evaluation of the anterior mediastinum: Spectrum of disease. Radiographics 14:973-990, 1994
20. Wilson JD, Braunwald E, Isselbacher KJ, et al: Harrison's Principles of Internal Medicine, 12th ed. New York, McGraw-Hill, 1991
21. Woodburne RT, Burkel WE: Essentials of Human Anatomy, 8th ed, pp 360-361. New York, Oxford University Press, 1988

LEITURAS SELECIONADAS

Ablin DS, Azouz EM, Jain KA: Large intrathoracic tumors in children: Imaging findings. AJR Am J Roentgenol 165:925-934, 1995
McAdams HP, Rosado-de-Christenson ML, Moran CA: Mediastinal hemangioma: Radiographic and CT features in 14 patients. Radiology 193:399-402, 1994
Rosado-de-Christenson ML, Templeton PA, Moran CA: From the archives of the AFIP: Mediastinal germ cell tumors. Radiologic and pathologic correlation. Radiographics 12:1013-1030, 1992
Shaffer K, Rosado-de-Christenson ML, Patz EF, et al: Thoracic lymphangioma in adults: CT and MR imaging features. AJR Am J Roentgenol 162:283-289, 1994
Tam CG, Broome DR, Shannon RL: Desmoid tumor of the anterior mediastinum: CT and radiologic features. J Comput Assist Tomogr 18:499-501, 1994

CAPÍTULO 33

Doenças da Pleura

Barbara L. Knisely

A PLEURA

As doenças pleurais são comuns e compreendem diversas aparências complexas, dependendo das características histológicas, localização e tamanho. A aquisição de imagens é essencial à avaliação das doenças pleurais, auxiliando no diagnóstico e nas intervenções terapêuticas. As doenças da pleura são, muitas vezes, detectadas e avaliadas, inicialmente, pelas radiografias do tórax. As incidências convencionais póstero-anterior e lateral do tórax podem ser suplementadas por incidências em decúbito lateral, e, no passado, eram usadas incidências oblíquas e radiografias muito penetradas. A radiografia do tórax é, porém, limitada devido à sua baixa especificidade tecidual, e a tomografia computadorizada (TC) caracteriza, com maior precisão, a doença pleural em termos da composição tecidual, localização e extensão do acontecimento.[99] A ultra-sonografia pode orientar intervenções terapêuticas, especialmente a toracocentese orientada para a detecção e localização de líquido pleural, possibilitando a diferenciação entre as massas das partes moles e os derrames pleurais.

Anatomia Pleural

A pleura envolve os pulmões por uma membrana serosa de origem mesodérmica, que compreende as camadas da pleura visceral e parietal. Uma pequena quantidade de líquido lubrifica o espaço pleural, possibilitando que os pulmões alterem rapidamente sua forma, e proporcionando um coxim amortecedor entre os pulmões e a parede torácica. A pleura parietal reveste as costelas, o diafragma, assim como o mediastino, e a pleura visceral recobre os pulmões e as fissuras interlobares. As duas camadas pleurais unem-se nos hilos pulmonares e no ligamento pulmonar inferior, tornando-se contínuas. Os dois pulmões fazem contato entre si nas linhas de junção anterior e posterior, que constituem a interface das superfícies pleurais direita e esquerda do tórax.

O suprimento sanguíneo da pleura parietal é proporcionado pela circulação sistêmica, sendo a pleura visceral suprida tanto pela circulação pulmonar como brônquica.[63,82] Vasos linfáticos suprem tanto a pleura visceral como a parietal, mas somente os vasos linfáticos parietais se comunicam diretamente com o espaço pleural. Os vasos linfáticos pleurais drenam ao final para o ducto torácico, com um trajeto muito variável dos canais linfáticos ao longo de sua extensão. A inervação da pleura parietal é por nervos sensoriais intercostais à superfície costal e ao diafragma periférico, suprindo o nervo frênico a parte central do diafragma.[63] A pleura visceral não tem fibras de dor, sendo relativamente insensível.[82,103]

Características Radiográficas e Tomográficas Computadorizadas

A pleura não pode ser vista nas radiografias do tórax, exceto nos pontos em que os pulmões fazem contato um com o outro, nas linhas de junção, e nos pontos em que a pleura visceral se invagina, para formar as fissuras. A TC e a tomografia computadorizada de alta resolução (TCAR) não conseguem obter imagens da pleura normal, porque a pleura não pode ser separada das estruturas circunvizinhas na interface pulmão-parede torácica. Na TCAR é visibilizada a faixa intercostal, constituída de duas camadas de pleura, tecido adiposo extrapleural, fáscia endotorácica e o músculo intercostal íntimo.[69] A faixa intercostal passa ao longo da interface pulmão-parede torácica, cobrindo um espaço intercostal, e produzindo uma opacidade linear de 1 a 2 mm, com atenuação das partes moles, unindo as imagens internas de costelas adjacentes.

DERRAME PLEURAL

Os derrames pleurais constituem a manifestação clínica mais comum de uma patologia pleural.[116] Uma discrepância entre as razões de entrada e saída de líquido no espaço pleural leva a um derrame pleural.[25] Os mecanismos, a seguir, foram sugeridos para a formação dos derrames pleurais, isoladamente ou em combinação: (1) aumento da pressão osmótica hidrostática capilar; (2) diminuição da pressão coloidoosmótica; (3) aumento da permeabilidade microvascular; (4) diminuição da drenagem linfática pleural; (5) diminuição da pressão na superfície pleural; e (6) passagem transdiafragmática de líquido peritoneal.[125]

A análise do líquido pleural possibilita a classificação dos derrames pleurais em transudatos e exsudatos. Os transudatos decorrem de uma diminuição da pressão coloidoosmótica, tal como se vê na hipoproteinemia, ou de um aumento na pressão osmótica hidrostática microvascular, sendo a pressão venosa sistêmica o determinante mais importante. O diagnóstico de um transudato elimina a necessidade de investigações diagnósticas adicionais, porque a pleura se mostra normal. O controle terapêutico de um transudato depende da anormalidade sistêmica subjacente, mais comumente uma insuficiência cardíaca congestiva.[81] Outras causas frequentes de um derrame pleural transudativo são a cirrose, síndrome nefrótica, derrame nefrogênico, hipoalbuminemia, pericardite constritiva, atelectasia, embolia pulmonar e mixedema. Dada a grande variedade das anormalidades sistêmicas subjacentes, os transudatos costumam ser bilaterais.

Os exsudatos decorrem de uma alteração da superfície pleural, com o aumento da permeabilidade ou diminuição do fluxo linfático, em consequência de uma condição maligna ou inflamação da pleura. O diagnóstico de um exsudato torna necessários procedimentos diagnósticos adicionais para a elucidação da causa subjacente. Um derrame exsudativo é definido por uma razão de proteína no líquido pleural para a proteína sérica maior do que 0,5 ou de desidrogenase lática (LDH) no líquido pleural para a LDH sérica acima de 0,6.[81,83]

Transudatos e exsudatos constituem, conjuntamente, a maioria dos derrames pleurais nos contextos clínicos comuns. Insuficiência cardíaca, cirrose, ascite, infecções pleuropulmonares, condições malignas e embolias pulmonares são responsáveis por mais de 90% dos derrames

B. L. Knisely, Department of Radiology, University of Wisconsin Hospital and Clinics, Madison, Wisconsin, EUA, 53792-3252.

pleurais.[70] Os derrames bilaterais são comumente transudatos, mas doença metastática, linfoma, artrite reumatóide, lúpus eritematoso sistêmico e embolia pulmonar também são causas.[115] Os derrames muito grandes são comumente observados nos carcinomas do pulmão e da mama metastáticos, insuficiência cardíaca, cirrose, tuberculose, empiema e hemotórax.[87] Numa revisão de derrames pleurais sintomáticos e assintomáticos, mais de 70% dos casos foram verificados como decorrentes de insuficiência cardíaca, condições malignas, infecções ou cirurgias pulmonares.[139]

Características Radiográficas dos Derrames Pleurais

A aparência radiográfica de um derrame pleural depende da posição do paciente no momento do exame e da mobilidade do líquido pleural (Fig. 33.1). A projeção radiográfica mais sensível para a identificação de líquido pleural é a radiografia do tórax em decúbito lateral, que pode detectar até 5 ml de líquido pleural.[98] Na radiografia do tórax póstero-anterior mais comum, é necessário um acúmulo de pelo menos 200 ml de líquido pleural, para causar o obscurecimento dos ângulos costofrênicos laterais e, às vezes, 500 ml de líquido pleural podem não causar obscurecimento evidente nas radiografias.[30] Em pacientes na posição ereta, o líquido pleural acumula-se, inicialmente na região subpulmonar.[66] A identificação de um derrame subpulmonar baseia-se na presença do sinal do hemidiafragma elevado.[156] A margem superior da coleção líquida imita o contorno do diafragma, o que acarreta a aparente elevação do hemidiafragma ipsilateral, com o achatamento da parte medial do hemidiafragma, fazendo a abóbada diafragmática parecer deslocada lateralmente. Os derrames subpulmonares são, com freqüência, transudatos relacionados à cirrose hepática, síndrome nefrótica, insuficiência renal e insuficiência cardíaca congestiva.[35,155] Os derrames subpulmonares unilaterais são mais comuns do lado direito.[110] Os derrames subpulmonares podem passar despercebidos, quando bilaterais, devido à simetria da elevação aparente dos hemidiafragmas (Fig. 33.2).[155] Grandes derrames pleurais podem não ser percebidos numa radiografia do tórax ântero-posterior em decúbito dorsal, porque o líquido se acumula em camadas posteriormente. Em pacientes em decúbito dorsal, o volume de líquido no espaço pleural é geralmente subestimado.[123] A cobertura do ápice pulmonar por líquido pleural é considerada um sinal precoce de derrame pleural em pacientes em decúbito, porque o ápice é a parte mais pendente do tórax tangencialmente ao feixe frontal de raios X.[114] Outros sinais produzidos por derrames pleurais, em pacientes em decúbito, são a opacidade aumentada e indistinta num hemitórax com a preservação da trama vascular, borramento do ângulo costofrênico, silhueta do diafragma indistinta, espessamento da fissura menor, alargamento dos tecidos moles paraespinhais e sinal do hemidiafragma elevado.[47,67,96,114,121,123,153,164]

Derrames pleurais loculados são acúmulos de líquido pleural nas fissuras ou entre as pleuras visceral e parietal, quando as camadas pleurais se encontram parcialmente aderidas (Fig. 33.3).[81] Os derrames loculados não podem deslocar-se livremente no espaço pleural e formam-se, mais comumente, adjacentes à parede torácica (Fig. 33.4).[81]

Um derrame pleural loculado pode ocorrer em uma fissura, particularmente em pacientes com insuficiência cardíaca congestiva.[44,68,159] Outras causas do derrame loculado são a seqüela dos derrames exsudativos, empiema e hemotórax (Fig. 33.5). Um derrame pleural que flutua livremente poderá simular um derrame pleural loculado ou massa tumoral, se estiver situado adjacente ao mediastino ou nas fissuras interlobares.[64] O deslocamento do líquido livre que o diferencia de um derrame pleural loculado pode ser observado por meio de radiografias com o paciente em posições diferentes (Fig. 33.6).[64]

Tomografia Computadorizada dos Derrames Pleurais

A diferenciação do líquido pleural da ascite na TC pode ser difícil, quando o líquido pleural se acumula no recesso costofrênico posterior,

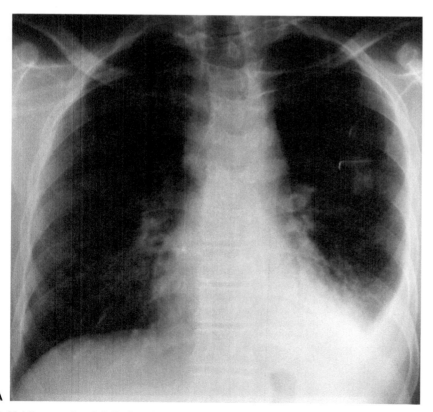
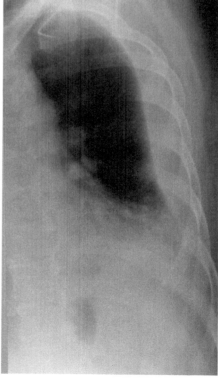

FIG. 33.1 Derrame pleural. **A:** Radiografia do tórax ântero-posterior que mostra características típicas de derrame pleural livre num paciente em posição ereta. É vista uma opacidade inferior à esquerda homogênea, com margem superior côncava, mais alta lateral que medialmente, compatível com um derrame pleural esquerdo. **B:** Incidência em decúbito lateral esquerdo que revela derrame livre como uma faixa uniforme com densidade das partes moles ao longo da parede torácica.

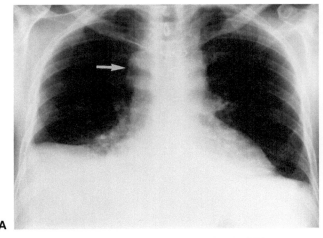
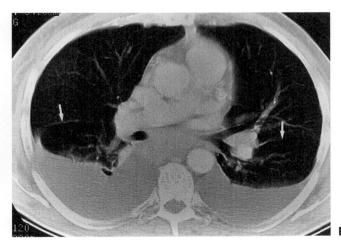
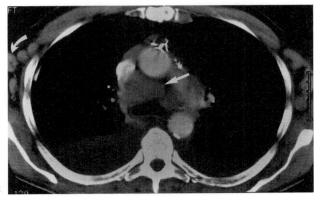

FIG. 33.2 Derrame subpulmonar. **A:** Radiografia do tórax ântero-posterior de um homem de 67 anos com linfoma. A aparente elevação bilateral do diafragma, com o achatamento da região medial das cúpulas diafragmáticas indica um derrame subpulmonar bilateral. O preenchimento paratraqueal à direita (*seta*) é compatível com adenopatia mediastinal. **B:** Exame tomográfico computadorizado (TC) do tórax que mostra a posição pendente posterior dos derrames pleurais bilaterais. As fissuras maiores (*setas pequenas*) são mostradas como finas opacidades curvilíneas. **C:** Exame de TC contrastado do tórax que demonstra adenopatia pré-carinal (*seta*) e axilar (*seta curva*), com derrames pleurais associados.

adjacente ao diafragma. Alguns sinais tomográficos, tais como o sinal do diafragma,[6] o sinal da interface,[150] o sinal do pilar deslocado[36] e o sinal da área nua,[101] foram descritos para ajudar a distinguir um derrame pleural de uma ascite na cavidade peritoneal. O sinal do diafragma define a ascite como situada dentro da abóbada diafragmática e o líquido pleural fora dessa abóbada, na presença de um diafragma não-invertido.[6,101] O sinal do diafragma só é útil quando se consegue identificar o diafragma. A localização do diafragma geralmente é identificada, com facilidade, na presença de ascite, mas pode não ser identificada no caso de um derrame pleural.[60] Em um quinto de uma

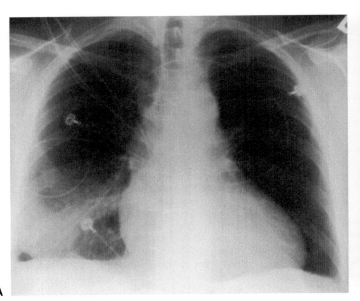
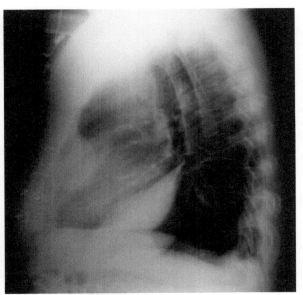

FIG. 33.3 Derrame pleural loculado. **A:** Radiografia póstero-anterior do tórax que mostra líquido pleural bilateral com derrame pleural direito loculado. A opacidade oval na zona inferior direita, com borda medial mais nítida que a lateral, caracteriza uma lesão da pleura ou da parede torácica. **B:** A radiografia lateral do tórax confirma o líquido loculado na fissura principal inferior direita e ao longo da parede torácica anterior.

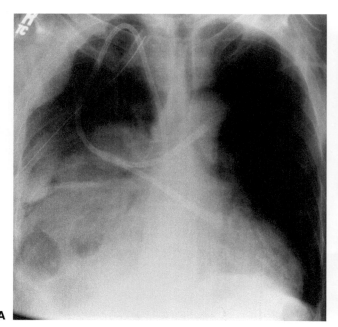 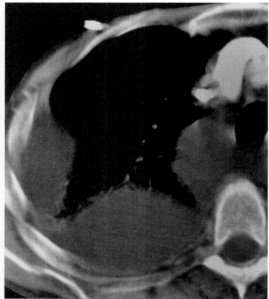

FIG. 33.4 Derrame pleural loculado. **A:** Incidência ântero-posterior do tórax que mostra múltiplos bolsões de líquido pleural direito loculado. **B:** Exame tomográfico computadorizado contrastado que revela o líquido pleural direito na parte pendente posterior mais comum do hemitórax, juntamente com loculações ao longo da parede lateral direita do tórax e do mediastino.

série de 38 pacientes com uma coleção líquida peridiafragmática, não se conseguiu identificar o diafragma.[61] Uma interface indistinta entre o líquido pleural e o fígado ou o baço descreve o sinal da interface.[150] Na presença de ascite, a interface pode ser nítida. O sinal do pilar deslocado descreve o deslocamento ântero-lateral do pilar diafragmático, quando há o acúmulo de líquido entre o pilar e a coluna (Fig. 33.7).[36,101] Um acúmulo de líquido ascítico pode acarretar o deslocamento do pilar diafragmático na direção oposta. Numa série, esse sinal mostrou-se indeterminado em um terço dos casos, limitando sua utilidade.[61] O sinal da área nua utiliza, para diferenciar a ascite do líquido pleural, a restrição do líquido peritoneal pelos ligamentos coronários ao longo da área nua, sobre a superfície póstero-medial do lobo direito do fígado, onde é livre o acúmulo de líquido pleural (Fig. 33.8). Os mais precisos desses sinais, na avaliação do líquido peridiafragmático, são os sinais da interface e da área nua.[61]

A sensibilidade e a precisão da TC são maiores que aquelas da radiografia do tórax na detecção e caracterização dos derrames pleurais. A presença de realce pleural nas imagens tomográficas, por si só, distingue um exsudato de um transudato simples. O sinal da pleura dividida designa o realce das pleuras parietal e visceral na TC, após a administração de um contraste endovenoso, compatível com derrame pleural exsudativo.[145] Em contraste, os transudatos geralmente não apresentam realce pleural. A presença de um espessamento da pleura parietal constitui outra característica diferencial, mais comum no contexto das doenças pleurais que causam exsudatos, e não transudatos.[10]

Ultra-sonografia dos Derrames Pleurais

Quando as modalidades convencionais não conseguem diferenciar um líquido pleural loculado de massas pleurais, a ultra-sonografia pode ser útil (Fig. 33.9), constituindo um método rápido e relativamente barato de orientar as intervenções diagnósticas, como a toracocentese e a biópsia das massas pleurais. A ultra-sonografia em tempo real é particularmente útil, embora seja limitada por sua dependência do operador. A sensibilidade da ultra-sonografia na detecção de líquido pleural não foi avaliada formalmente, mas é provavelmente comparável àquela da radiografia do tórax em decúbito lateral.[11]

Derrames Pleurais Causados por Infecções

Um empiema constitui um tipo de exsudato, caracterizado por líquido purulento no espaço pleural. A análise do líquido pleural obtido por meio da toracocentese é necessária ao diagnóstico, com o preenchimento de um dos três critérios a seguir: (1) presença de um organismo com a coloração pelo Gram ou cultura; (2) líquido visivelmente purulento; ou (3) uma elevação da contagem de leucócitos acima de 5×10^9 células/l.[62,81] O diagnóstico do empiema também é feito na presença de um derrame parapneumônico com pH inferior a 7,0 ou glicose abaixo de 40 mg/dl, caso em que é indicada a introdução de um dreno torácico.[81] A fibrose pleural pode ocorrer em conseqüência do tratamento inadequado de um empiema. As causas mais comuns do empiema são as seqüelas de pneumonia bacteriana aguda ou abscesso pulmonar, seguidas de cirurgias torácicas, traumatismos e disseminação extrapulmonar de uma osteomielite da coluna ou abscesso subfrênico.[62]

Os achados das imagens de um empiema nas radiografias do tórax incluem um derrame pleural unilateral ou derrames pleurais bilaterais, tendo o lado infectado o volume maior.[62] A forma lenticular e os ângulos obtusos, formados pelos empiemas loculados com a parede torácica, diferenciam-nos dos abscessos arredondados que fazem um ângulo agudo com a parede torácica (Fig. 33.10).[5,62]

As características tomográficas de um empiema incluem os achados radiográficos de uma coleção líquida em forma de lente e ângulos obtusos com a parede torácica, combinados com uma parede lisa, compressão do parênquima pulmonar adjacente e o sinal da pleura dividida.[16,145] Os abscessos intrapulmonares, em contrapartida, têm paredes grossas e irregulares, as quais podem conter pontos de ar e destroem o pulmão adjacente em vez de comprimi-lo.[145] O sinal da pleura dividida, um dos sinais mais específicos de um exsudato, descreve o realce das pleuras parietal e visceral, espessadas e separadas por líquido.[145] Os achados tomográficos importantes num empiema incluem o sinal da pleura dividida, espessamento pleural e bolhas de ar no espaço pleural (Fig. 33.11).[145] O ar no espaço pleural pode indicar ar introduzido por uma toracocentese, infecção por um organismo produtor de gases ou uma fístula broncopleural.

As intervenções terapêuticas, em casos de empiema e de abscesso pulmonar, diferem, tornando importante a diferenciação dos dois. A drenagem por dreno torácico é indicada no caso de um empiema, enquanto os abscessos pulmonares requerem antibióticos e drenagem postural. No

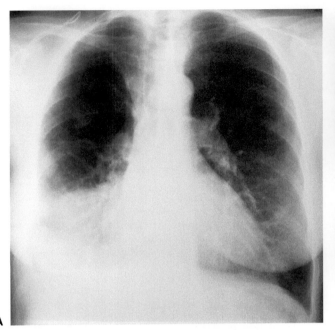
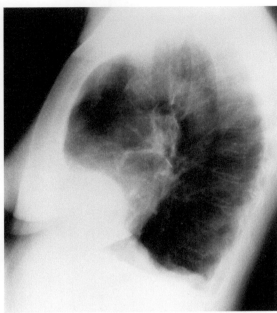
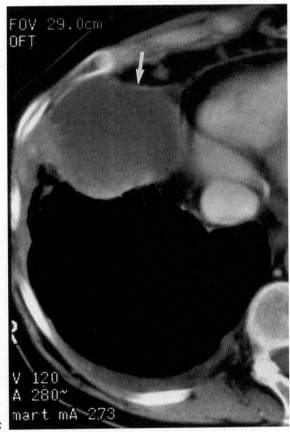

FIG. 33.5 Derrame pleural loculado. **A:** Incidência póstero-anterior do tórax que mostra características de derrame direito com opacidade na zona inferior direita e menisco indistinto, mais alto lateral que medialmente. **B:** Incidência lateral do mesmo paciente que revela a localização anterior do líquido pleural direito loculado. **C:** Exame tomográfico computadorizado contrastado que mostra película pleural intensificada pelo contraste (seta) de uma coleção líquida pleural exsudativa anterior direita.

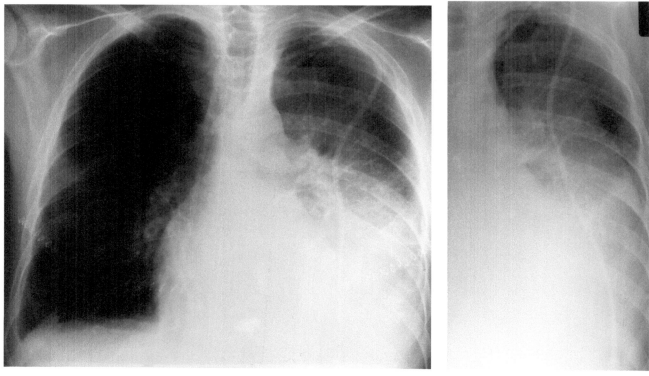

FIG. 33.6 Derrame pleural loculado. **A:** Radiografia ântero-posterior de tórax que mostra opacidade aumentada indistinta no hemitórax esquerdo, com a preservação da trama vascular superiormente e perda do hemidiafragma esquerdo, compatível com um grande derrame esquerdo. **B:** Radiografia em decúbito lateral esquerdo que revela líquido pleural esquerdo aprisionado na fissura maior.

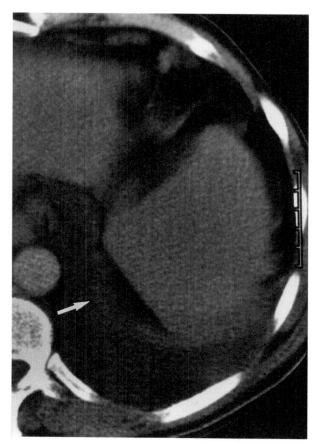

FIG. 33.7 Derrame pleural *versus* ascite. Exame tomográfico computadorizado contrastado que revela o deslocamento do pilar diafragmático (*seta*) afastando-se do corpo vertebral. A ascite pode deslocar o pilar na direção oposta.

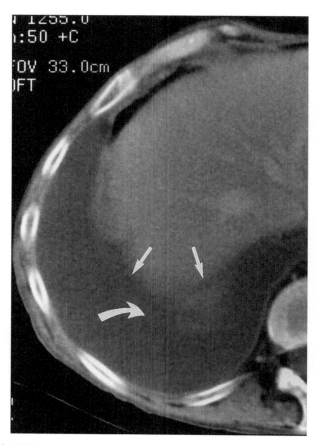

FIG. 33.8 Derrame pleural *versus* ascite. Exame tomográfico computadorizado contrastado que mostra uma opacidade de baixa atenuação posteriormente ao fígado, que constitui líquido pleural. A interface indistinta (*setas*) com o fígado e a ausência da área nua (*seta curva*) indicam derrame pleural em oposição a ascite.

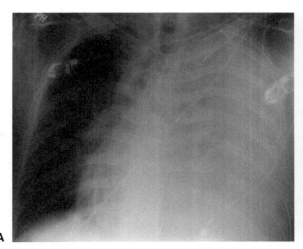
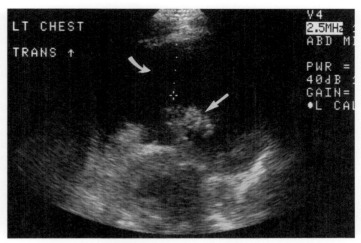

FIG. 33.9 Derrame pleural. **A:** Radiografia ântero-posterior do tórax que mostra a opacificação do hemitórax esquerdo. Um derrame pleural não poderia ser diferenciado radiograficamente de massa subjacente. **B:** Exame ultra-sonográfico que revela uma coleção líquida anecóica (*seta curva*) e o pulmão atelectásico associado (*seta reta*).

passado, o tratamento básico do empiema era a decorticação, utilizada com menor freqüência hoje em dia. Emprega-se, atualmente, uma drenagem mais agressiva, com múltiplos drenos torácicos, colocação por intervenção de drenos em locais-alvos e o uso de estreptoquinase/uroquinase, para decompor as coleções loculadas no espaço pleural e melhorar a drenagem. A decorticação pode, ainda, justificar-se em casos de espessamento pleural persistente ou drenagem inadequada nos exames de TC de seguimento.[104]

Fístula Broncopleural

Uma fístula broncopleural constitui uma comunicação fistulosa entre o espaço pleural e a árvore brônquica, sendo as causas mais comuns as infecções pulmonares necrosantes e ressecções cirúrgicas do pulmão.[62] Outras causas freqüentes são as lesões pulmonares penetrantes e não-penetrantes, os drenos pleurais, a toracocentese e o suporte ventilatório com pressão expiratória terminal positiva (PEEP).[111]

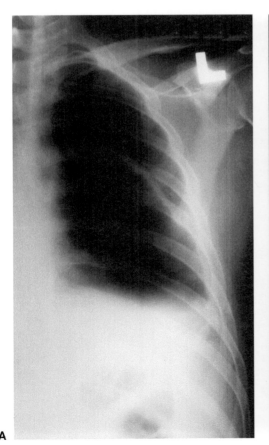
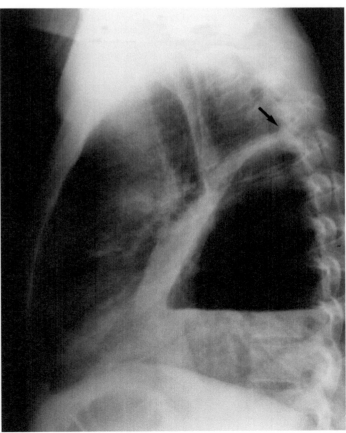

FIG. 33.10 Empiema. **A:** Radiografia ântero-posterior do tórax que revela uma grande coleção hidroaérea oval a encher a maior parte do espaço pleural esquerdo. **B:** Tomada lateral que mostra o ângulo obtuso (*seta*) formado pela coleção pleural e a parede torácica posterior.

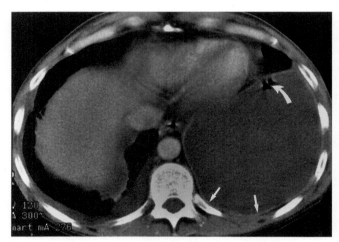

FIG. 33.11 Empiema. Exame tomográfico computadorizado contrastado que revela um grande derrame pleural esquerdo, com bolhas de ar anteriormente (*seta curva*) e realce da pleura pelo contraste (*setas retas*), o que é designado como sinal da pleura dividida.

Uma fístula broncopleural pode ser vista, nas radiografias do tórax, como um hidropneumotórax, uma coleção intrapleural de líquido e ar. A localização pleural da coleção hidroaérea é demonstrada pela extensão do nível hidroaéreo à parede torácica, revelando dimensões lineares desiguais em incidências ortogonais. Um abscesso pode ser diferenciado por um nível hidroaéreo que não se estende até a parede torácica e tem dimensões lineares iguais em incidências ortogonais, o que é compatível com uma localização intraparenquimatosa. A modalidade de aquisição das imagens de escolha para a demonstração de comunicação entre as vias aéreas e o espaço pleural numa fístula broncopleural é o exame de TC, incluindo a TC com cortes finos (Fig. 33.12).[162] O exame de TC fornece informações a respeito da localização, tamanho, número e causa das fístulas broncopleurais, úteis para planejar o tratamento.[147] As intervenções terapêuticas atuais, em casos de fístula broncopleural, incluem a terapia farmacológica da infecção subjacente, ressecção cirúrgica de um lobo destruído e oclusão via endobrônquica por cirurgia ou intervenção radiológica com molas vasculares ou cola.[113]

Hemotórax

O hemotórax ocorre, mais comumente, como conseqüência de um traumatismo. São causas mais raras as infecções por varicela, coagulopatias e anormalidades vasculares.[58] No contexto de um traumatismo, devem-se considerar outras causas de um derrame pleural que se acumula rapidamente, como as causas iatrogênicas (por exemplo, colocação de um acesso venoso), ruptura do esôfago, quilotórax e fístula subaracnoideopleural traumática.[59] Radiografias do tórax mostram um derrame pleural sem qualquer característica típica, sugerindo a presença de sangue no espaço pleural. No contexto do quadro agudo, um exame de TC não-contrastado revela a atenuação caracteristicamente aumentada (Fig. 33.13) do líquido pleural.[90] Loculações e corpos de fibrina podem formar-se com a coagulação do sangue pleural. Os corpos de fibrina formam-se em líquidos ricos em fibrina, geralmente após a retirada ou a absorção do líquido pleural.[27] Tais massas de fibrina são geralmente solitárias, ovais ou esféricas, homogêneas, bem-circunscritas e localizadas nas bases pulmonares.[27] Os corpos de fibrina medem, comumente, menos de 4 cm de diâmetro, podem ser fixos ou móveis, podendo desaparecer espontaneamente ou persistir inalterados durante anos.[42,151] A evacuação imediata do espaço pleural é indicada para evitar a organização do hemotórax, com extenso espessamento pleural (fibrotórax), que tipicamente torna necessária uma decorticação.

Quilotórax

A ruptura do ducto torácico pode acarretar um derrame quiloso, ou quilotórax. Cerca de 50% dos casos de quilotórax têm origem neoplásica, 25% são traumáticos, 10% têm origens diversas e 15% apresentam causas idiopáticas.[86,143,154] Os linfomas constituem 75% das lesões neoplásicas. A cirurgia, particularmente a cardíaca, é a mais comum das formas de trauma que causam quilotórax. A ocorrência de um quilotórax pode ocasionar um grave comprometimento nutricional e imunológico devido à perda do quilo (linfa de origem intestinal).[154] A

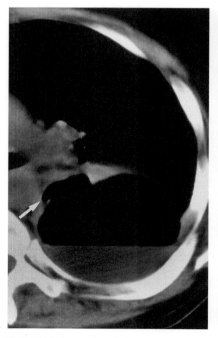
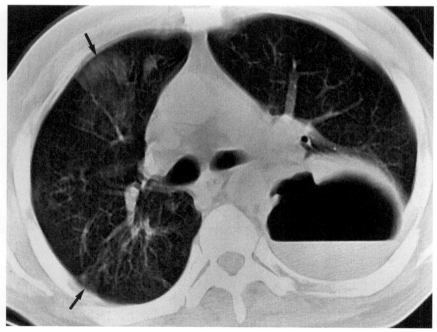

FIG. 33.12 Fístula broncopleural. **A:** Exame tomográfico computadorizado (TC) contrastado que mostra coleção de ar e líquido de paredes finas no espaço pleural esquerdo, com comunicação brônquica (*seta*). **B:** As opacidades em vidro fosco no parênquima pulmonar direito (*setas*) no exame de TC do tórax indicam uma pneumonia como a causa predisponente à comunicação fistulosa com o brônquio.

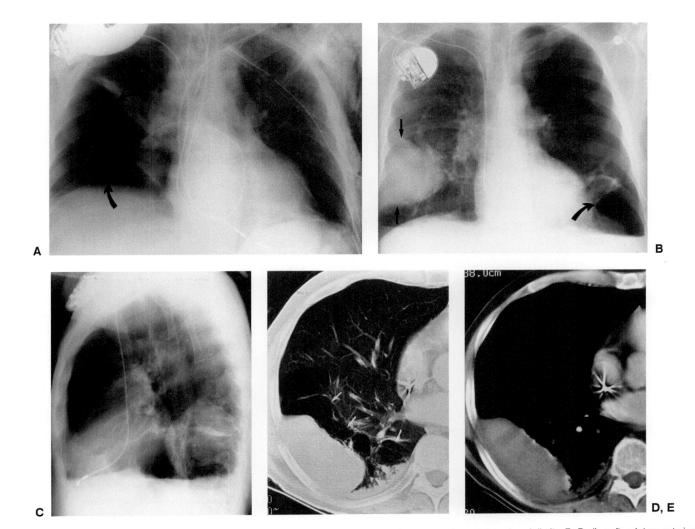

FIG. 33.13 Hemotórax. A: Radiografia ântero-posterior do tórax que mostra uma grande bolha (setas curvas) no espaço pleural direito. B: Radiografia póstero-anterior do tórax que revela uma nova opacidade homogênea (setas) substituindo a coleção de ar na bolha direita. A transparência no ângulo costofrênico esquerdo (seta curva) constitui uma doença bolhosa relacionada ao enfisema. C: Tomada lateral que mostra a lesão posterior, oval, de base pleural. D: Exame tomográfico computadorizado (TC) contrastado que revela parênquima pulmonar enfisematoso transparente (setas) adjacente à lesão de base pleural no espaço pleural posterior direito. E: Exame de TC contrastado que mostra líquido pleural com atenuação elevada, compatível com hemotórax.

análise do líquido pleural obtido por toracocentese demonstra o achado característico de elevação dos triglicerídeos (110 mg/dl) e quilomícrons (produzindo uma aparência leitosa).[143] O quilotórax geralmente não pode ser diferenciado de outros derrames com base nas radiografias do tórax ou exames de TC. Foi relatado um caso individual de derrame quiloso com baixa atenuação na TC, aparentemente devido ao seu conteúdo lipídico.[77]

Causas raras de quilotórax incluem anomalias do desenvolvimento linfático, como o linfangioma, linfangiectasia, linfangiomatose pulmonar difusa e linfangioleiomiomatose.[12] Considerada como constituindo uma *forma frustra* de esclerose tuberosa pulmonar, a linfangioleiomiomatose mostra a proliferação do músculo liso adjacente aos vasos linfáticos pulmonares no exame patológico. Aumento difuso da trama intersticial e aumento dos volumes pulmonares são características da linfangioleiomiomatose nas radiografias do tórax (Fig. 33.14). O exame de TC do tórax delineia ainda melhor o processo intersticial, revelando pequenos cistos uniformemente espalhados pelo parênquima pulmonar.

Pneumotórax

A presença de gás ou ar no espaço pleural, de qualquer origem, define um pneumotórax. Os pneumotórax são espontâneos ou de natureza traumática. O pneumotórax espontâneo tem duas classificações: (1) primário, sem causa identificável, freqüentemente relacionado à ruptura de uma bolha intrapleural apical; e (2) secundário, com o acometimento relacionado do parênquima pulmonar subjacente (Figs. 33.15 e 33.16). Os traumatismos penetrantes ou não-penetrantes são a causa da maioria dos casos de pneumotórax traumático, embora as causas iatrogênicas, como o cateterismo venoso central, toracocentese e biópsia pulmonar transbrônquica, ou transtorácica, sejam-no em pacientes hospitalizados. Os sintomas comuns de apresentação incluem dispnéia, dor torácica pleurítica e tosse.

O diagnóstico de um pneumotórax nas radiografias do tórax convencionais torna necessária a identificação de um espaço aéreo radiotransparente separando a linha da pleura visceral da pleura parietal.[45,49] Os vasos pulmonares estendem-se até a margem da linha da pleura visceral, mas não além dela. O sinal do sulco profundo, presente num paciente com pneumotórax em decúbito dorsal, representa o ar que acumula anteriormente no hemitórax inferior, produzindo um foco relativamente transparente, adjacente ao diafragma, ao longo da região justacardíaca, e que estende até o recesso costofrênico lateral (Fig. 33.17).[55]

Muitos casos de pneumotórax são detectados nas radiografias do tórax póstero-anteriores padrões. Embora as radiografias em expiração sejam ocasionalmente recomendadas, a sensibilidade na detecção de pneumotórax nas radiografias do tórax inspiratórias e expiratórias, na posição ereta, é igual.[135] Tendo em vista as limitações das radiografias

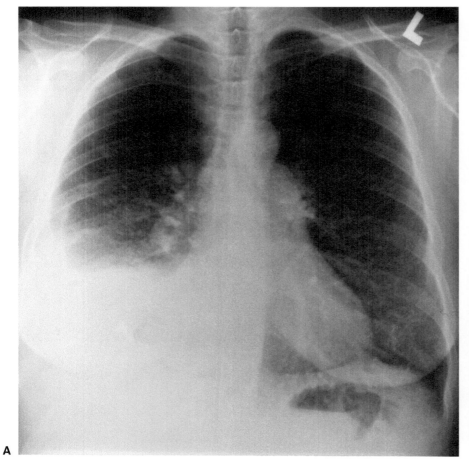
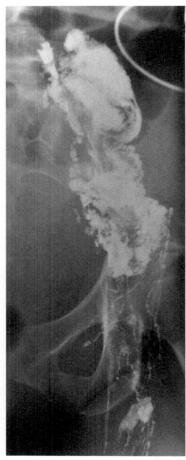
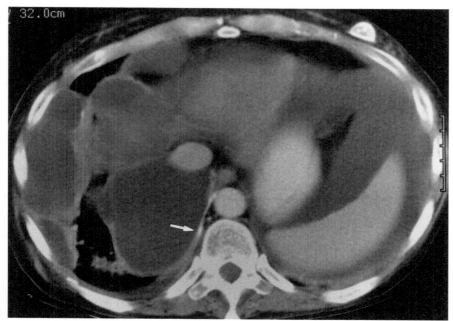

FIG. 33.14 Quilotórax. **A:** Radiografia póstero-anterior do tórax que mostra quilotórax direito moderado, associado a um aumento difuso da trama intersticial, compatível com linfangioleiomiomatose. **B:** Linfangiograma que revela vasos linfáticos difusamente anormais. **C:** Exame tomográfico computadorizado contrastado que mostra quilotórax direito loculado com resíduos de Ethiodol (*seta*) do linfangiograma. (De Krisely BL e Kuhlman JE: Radiographic and computed tomography imaging of complex pleural disease. *Crit Rev Diagn Imaging*, 38:1-58, 1997, com permissão.)

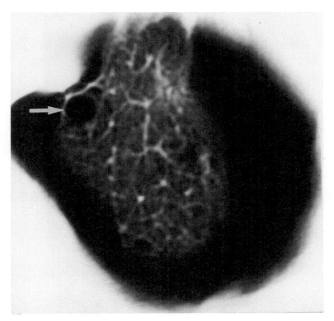

FIG. 33.15 Pneumotórax. Exame tomográfico computadorizado do tórax mostrando pneumotórax apical esquerdo relacionado à ruptura de um cisto parenquimatoso subpleural (seta) num paciente com pneumonia por *Pneumocystis carinii*.

expiratórias, as radiografias do tórax inspiratórias são recomendadas como o exame inicial para a detecção de pneumotórax. Apesar das radiografias inspiratórias e expiratórias de boa qualidade, alguns casos sutis de pneumotórax podem não se evidenciar, especialmente em pacientes em decúbito dorsal. Casos de pneumotórax oculto em pacientes com trauma agudo ou em ventilação mecânica podem ser detectados nas imagens de TC.[152]

Um pneumotórax hipertensivo ocorre, quando um vazamento de ar por uma ruptura da pleura age como uma válvula. O pneumotórax hipertensivo, uma complicação que acarreta risco de vida para o paciente, acompanha traumatismos ou a ventilação mecânica, especialmente no contexto da PEEP.[120,146] A pressão intrapleural positiva persistente comprime o pulmão normal, causando um defeito ventilatório restritivo e um desequilíbrio da ventilação-perfusão.[57] A descompressão imediata do espaço pleural, geralmente por um dreno torácico, reverte o comprometimento cardiovascular. A suspeita diagnóstica é levantada comumente no contexto clínico de taquipnéia, taquicardia, hipotensão, cianose e sudorese. Os achados radiográficos de desvio do mediastino e depressão do diafragma são os mais importantes na detecção de um pneumotórax hipertensivo (Fig. 33.18).

MASSAS PLEURAIS

Processos Benignos

As massas tumorais benignas da pleura incluem os lipomas, fibromas pleurais localizados, doença relacionada ao asbesto e atelectasia

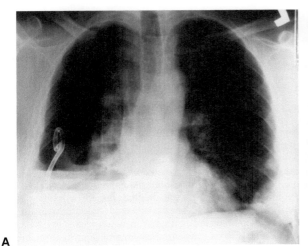

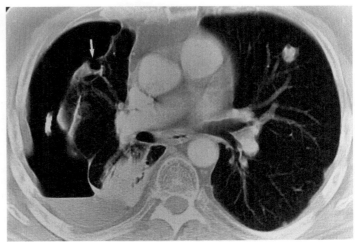

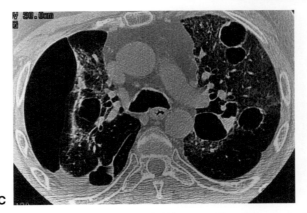

FIG. 33.16 Pneumotórax. A: Radiografia póstero-anterior do tórax mostra um grande hidropneumotórax direito, apesar de um dreno torácico de pequeno calibre no espaço pleural direito. As múltiplas opacidades arredondadas no hemitórax esquerdo constituem metástases sarcomatosas pleuroparenquimatosas conhecidas. B: Exame tomográfico computadorizado do tórax que revela a ruptura de metástase pleural cavitária (seta), causando uma fístula broncopleural periférica e um hidropneumotórax direito persistente. C: Exame tomográfico computadorizado de alta resolução do tórax que mostra metástases cavitárias bilaterais e um nível hidroaéreo no espaço pleural direito, constituindo um hidropneumotórax.

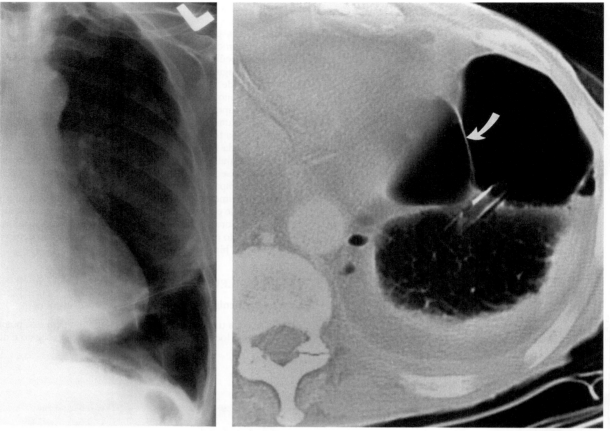

FIG. 33.17 Pneumotórax. **A:** Radiografia póstero-anterior do tórax que mostra transparência no ângulo costofrênico esquerdo, constituindo o componente basal do pneumotórax esquerdo. **B:** Exame tomográfico computadorizado do tórax que revela uma aderência (*seta curva*) impedindo a reexpansão do pulmão.

arredondada.[51,80,163] Os lipomas são tumores adiposos bem-definidos e homogêneos, que ocasionalmente contêm finos septos fibrosos,[29,41,54] e que geralmente não comprimem as estruturas adjacentes, sendo,

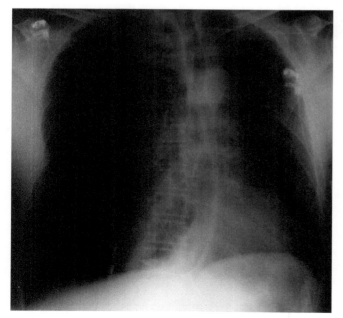

FIG. 33.18 Pneumotórax hipertensivo. A radiografia ântero-posterior do tórax mostra um grande pneumotórax hipertensivo direito, com desvio do mediastino para a esquerda e depressão do hemidiafragma ipsilateral.

às vezes, encapsulados e podendo ser pedunculados.[54] A maioria dos lipomas tem 2 a 13 cm de diâmetro, e os pacientes são geralmente diagnosticados na quinta ou sexta décadas de vida.[41,43,53] Nas radiografias do tórax, os lipomas têm localização periférica (a maioria deles ao longo da parede lateral do tórax); formam margem nítida com o pulmão contíguo e um ângulo obtuso com a caixa costal (Fig. 33.19). As imagens por TC revelam, caracteristicamente, massa com base pleural, homogênea, com atenuação de gordura (-50 a -150 unidades Hounsfield), a qual contém, ocasionalmente, calcificações lineares ou puntiformes, na presença de uma necrose adiposa.[41] A ausência de ilhotas com atenuação das partes moles em grau significativo diferencia os lipomas dos angiolipomas, timolipomas e teratomas. Deve-se considerar um lipossarcoma, e não um lipoma benigno, na presença de sintomas no paciente ou de massa tumoral de grande tamanho, com infiltração, heterogeneidade ou um coeficiente de atenuação mais elevado (mais de 50 unidades Hounsfield).[41] Apesar desses critérios radiológicos, porém, pode ser impossível distinguir os lipossarcomas de baixo grau dos lipomas benignos.

As neoplasias pleurais benignas mais comuns são o lipoma e o fibroma pleural localizado. Os sinônimos de fibroma pleural benigno incluem fibroma localizado ou benigno, mesotelioma fibroso ou localizado benigno, endotelioma pleural e fibromioma pleural.[141] Mais comumente denominados fibromas solitários ou localizados, eles não estão relacionados ao asbesto, e a causa subjacente não foi estabelecida.[130] Os pacientes em sua sexta e sétima décadas de vida constituem 50% dos portadores de fibromas pleurais solitários, embora possam ser afetados indivíduos de todas as faixas etárias.[40] Ambos os sexos são atingidos de modo equivalente, freqüentemente sem sintomas (50% das ocasiões).[22,31] Quando sintomas estão presentes, são comuns a tosse, dor torácica a dispnéia. Uma incidência maior de osteoartropatia pulmonar (35%) e hipoglicemia (4%) é observada em pacientes com fibroma solitário.[24] Cerca de 80% dos fibromas solitários originam-se da pleura visceral e 20% da pleura

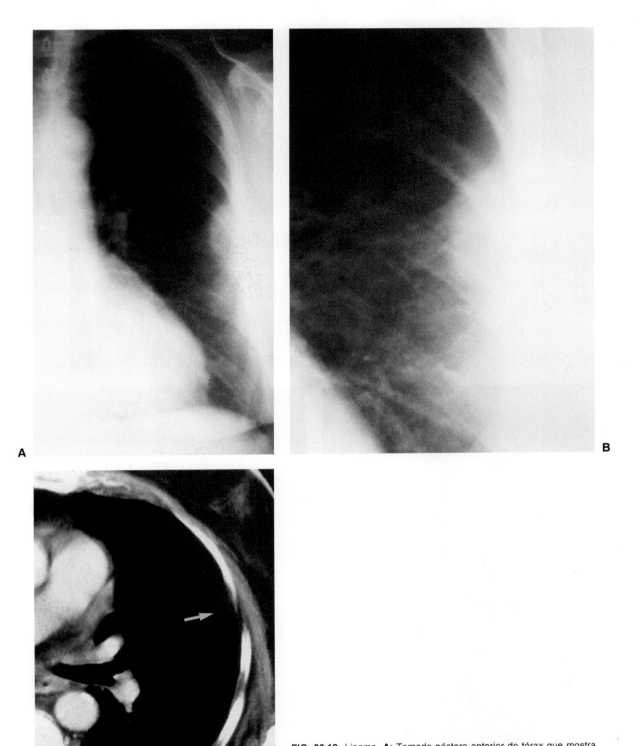

FIG. 33.19 Lipoma. **A:** Tomada póstero-anterior do tórax que mostra massa oval de base pleural ao longo da parede torácica lateral esquerda. **B:** Tomada aproximada de opacidade pleural que revela a borda medial nítida. **C:** Exame tomográfico computadorizado do tórax que mostra margem afinando-se gradativamente e ângulos obtusos da massa pleural (*seta*) com a parede torácica adjacente.

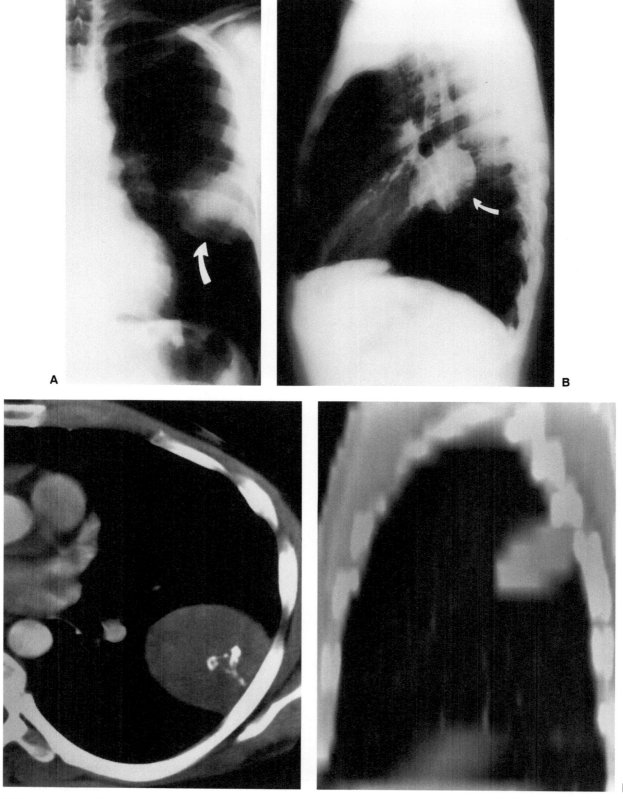

FIG. 33.20 Fibroma pleural localizado. **A:** Radiografia póstero-anterior do tórax que revela uma grande densidade arredondada (*seta curva*) fazendo contato com a parede torácica lateral. **B:** Tomada lateral do tórax que mostra massa (*seta curva*) originando-se da fissura maior esquerda. **C:** Exame tomográfico computadorizado (TC) contrastado que revela massa com densidade das partes moles intrafissural que tem calcificações grosseiras, um fibroma pleural localizado comprovado pela patologia. **D:** Imagem reconstruída de exame de TC bidimensional no plano parassagital esquerdo que mostra a massa com origem na fissura e a proximidade à superfície pleural lateral esquerda. (De Knisely BL e Kuhlman JE: Radiographic and computed tomography imaging of complex pleural disease. *Crit Rev Diagn Imaging*, 38:1-58, 1997, com permissão.)

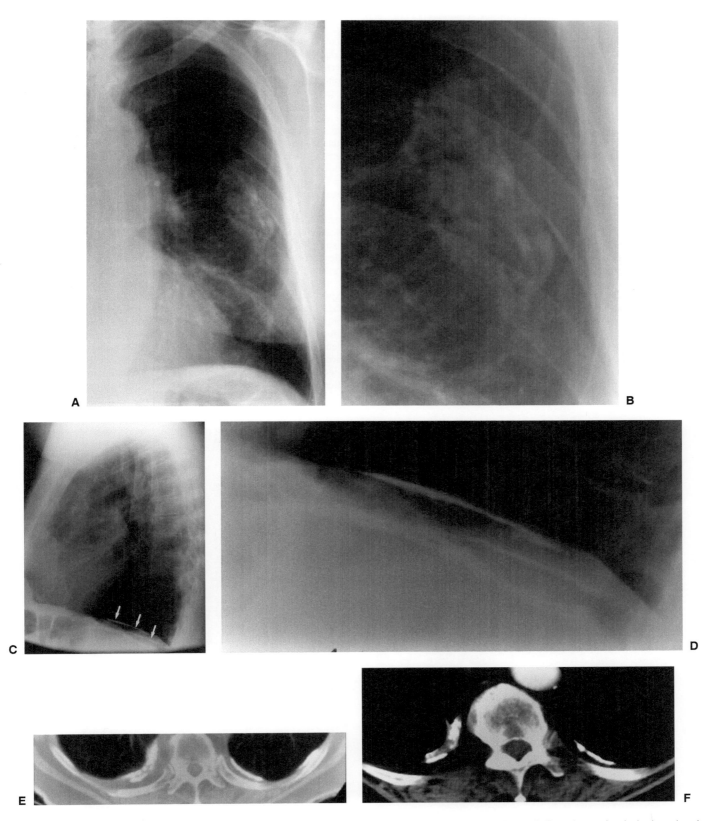

FIG. 33.21 Exposição ao asbesto. **A:** Radiografia póstero-anterior do tórax que mostra placa pleural focal esquerda calcificada. **B:** Tomada aproximada da placa pleural esquerda calcificada. **C:** Tomada lateral do tórax que revela placas diafragmáticas bilaterais calcificadas (*setas*). **D:** Tomada aproximada de placas diafragmáticas calcificadas finas e curvilíneas. **E:** Exame tomográfico computadorizado do tórax que mostra placas pleurais calcificadas bilaterais relacionadas à exposição ao asbesto. **F:** Tomada aproximada de placas pleurais paravertebrais calcificadas.

parietal.[106] Do ponto de vista patológico, os fibromas consistem em células mesenquimais submesoteliais fusiformes, separadas por colágeno. O fibroma solitário existe em duas formas distintas, benigna e maligna (razão de 7:1, avaliada histologicamente).[9] Em face de uma histologia inconclusiva, a presença de um pedículo é o sinal mais fidedigno de benignidade.[119] Os pedículos dos fibromas pleurais podem medir até 9 cm de comprimento e ocorrem em 50% dos casos.

Nas radiografias do tórax, os fibromas pleurais são lesões pleurais circunscritas, esféricas ou ovais, freqüentemente lobuladas, que medem menos de 1 cm até 30 cm de diâmetro (Fig. 33.20).[39] Uma característica comum é a pedunculação, demonstrada, na fluoroscopia, por mudanças na posição e na forma à respiração.[33] Há comumente margem lisa e que se afina gradativamente entre a massa e a parede torácica, e não o típico ângulo obtuso com a parede torácica. São comuns margens tumorais indistintas, mas em incidências tangenciais podem ser vistas margens nítidas. Os fibromas pleurais podem localizar-se na pleura torácica (46%), numa fissura (30%), na pleura mediastinal (18%) ou no diafragma (6%).[130] As imagens tomográficas mostram massa solitária, homogênea, bem-definida, com realce após a injeção de contraste e com atenuação das partes moles intimamente relacionada a uma superfície pleural ou uma fissura. Necrose ou calcificação ocorrem em 7% dos casos, e derrames pleurais associados em 17% dos casos.[130] As imagens por TC são inestimáveis para distinguir uma massa que se origina da fissura interlobar de uma com origem no parênquima pulmonar.[142] As características tomográficas de massa pleural, em oposição a uma lesão do parênquima, incluem a atelectasia compressiva do parênquima pulmonar adjacente, arqueamento dos brônquios e vasos pulmonares em torno da massa, bem como uma interface com a parede torácica que se afina gradativamente.[91]

As manifestações da doença relacionada ao asbesto incluem derrames pleurais, espessamento e placas na pleura, asbestose (acometimento intersticial pulmonar), neoplasias pleurais e pulmonares, assim como atelectasia arredondada.[1] O achado mais específico e freqüente, as placas pleurais, tem um período de latência de pelo menos 20 anos.[7,48,132] As placas pleurais cobrem principalmente a pleura parietal do diafragma e da parede torácica, poupando os ápices, ângulos costofrênicos e superfícies mediastinais. Ocasionalmente, placas pleurais constituídas de colágeno acelular estendem-se até as fissuras interlobares viscerais.[118,128] A gravidade das placas pleurais e a da asbestose correlacionam-se de maneira significativa.[8]

As radiografias do tórax mostram calcificações nas placas pleurais em 15% dos casos, identificando com os exames de TC calcificações mais freqüentemente devido à aquisição de imagens axiais e à maior sensibilidade na detecção de calcificações.[148] Uma melhora na sensibilidade e na especificidade na detecção de placas pleurais pode ser obtida na TCAR.[50,73,74] As placas pleurais aparecem nas imagens de TC como áreas focais espessadas com atenuação das partes moles ao longo da pleura paravertebral nas bases pulmonares. As calcificações nas placas variam de 1 a 10 mm de espessura, com sua maior espessura adjacente às costelas, e não aos espaços intercostais (Fig. 33.21). Em pacientes sem história de exposição ao asbesto que apresentam folhetos de calcificações pleurais unilaterais, mais extensos póstero-lateralmente, devem-se considerar infecções e hemorragias (Fig. 33.22).

Um espessamento pleural difuso constitui outro achado em pacientes expostos ao asbesto. O tecido adiposo subcostal, em pacientes obesos, pode imitar um espessamento pleural bilateral nas radiografias simples do tórax. Nos exames de TC, podem-se diferenciar o espessamento pleural difuso, o tecido adiposo subcostal e as placas pleurais.[127] O espessamento pleural aparece como uma atenuação das partes moles uniforme e simétrica, paralelamente à parede torácica nos exames de TC. Em contraste, o tecido adiposo subcostal aparece como um tecido de baixa atenuação internamente às costelas e externamente à pleura parietal.

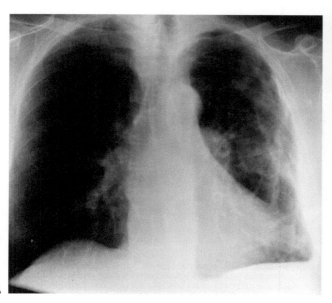
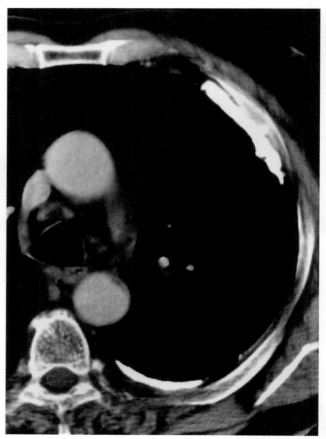

FIG. 33.22 Fibrotórax. **A:** Uma extensa calcificação pleural esquerda é mostrada na radiografia póstero-anterior do tórax. **B:** Exame tomográfico computadorizado contrastado que revela grandes placas pleurais calcificadas envolvendo as superfícies pleurais ântero-lateral e posterior.

A atelectasia redonda, denominada, anteriormente, pulmão dobrado, pseudotumor atelectásico ou pleuroma, constitui um colabamento pulmonar justapleural. Qualquer acometimento pleural cicatrizante pode ocasionar a atelectasia redonda, sendo a exposição ao asbesto a causa mais comum.[131,144] Um derrame pleural exsudativo, o evento desencadeante, acarreta aderências pleurais e subseqüente dobra e aprisionamento do pulmão adjacente nas bases pulmonares (Fig. 33.23). O reconhecimento dos achados característicos na TC da atelectasia redonda é fundamental, porque tal massa atelectásica de parênquima pulmonar imita as neoplasias primárias pulmonares ou pleurais.[93,94] A atelectasia redonda aparece, nas imagens de TC, como massa redonda ou oval em cunha, com 3,5 a 7 cm de diâmetro.[93] Uma característica constante é o espessamento pleural associado, mais espesso junto à massa. O clássico "sinal da cauda de cometa" descreve a curvatura dos vasos e brônquios em direção à massa.[131] A atelectasia redonda permanece inalterada ao longo do tempo, só ocasionalmente progredindo ou regredindo. Na biópsia de uma atelectasia redonda, para excluir uma condição maligna, os achados histológicos de fibrose confirmam o diagnóstico.[4,34] Os resultados da biópsia podem gerar confusão, devendo ser correlacionados com as características radiográficas e tomográficas da atelectasia redonda.

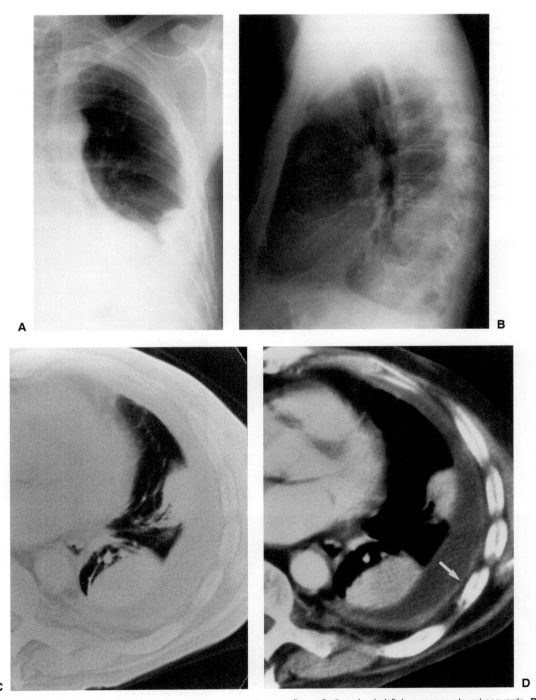

FIG. 33.23 Atelectasia redonda. **A:** Tomada póstero-anterior do tórax que mostra a configuração "arredondada" do processo pleural esquerdo. **B:** Tomada lateral mostrando a grande extensão posterior do acometimento pleural. **C:** Exame tomográfico computadorizado (TC) do tórax que revela duas massas atelectásicas com brônquios e vasos pulmonares convergentes, uma aparência clássica da atelectasia redonda. **D:** Janela mediastinal do exame de TC do tórax que mostra derrame pleural exsudativo esquerdo com realce pleural (*seta*).

Processos Malignos

As doenças pleurais metastáticas (95%) — como os carcinomas do pulmão e da mama, timomas e linfomas — e o mesotelioma maligno difuso (5%) constituem a maioria das massas pleurais malignas.[71,80,88,90] O mesotelioma maligno, uma neoplasia pleural rara e agressiva com prevalência de 2.000 a 3.000 casos por ano, nos EUA, tem expectativa de um aumento na incidência.[1] O mesotelioma afeta duas a seis vezes mais freqüentemente homens que mulheres, variando as idades entre 50 e 70 anos.[112] Dor torácica, dispnéia, tosse e perda de peso são os sintomas iniciais comuns. A associação entre exposição ao asbesto e ocorrência de mesoteliomas malignos foi firmemente estabelecida,[17,71,157] sendo comum um período de latência de 20 anos entre tal exposição e a ocorrência do mesotelioma, podendo o tumor ocorrer apesar de níveis relativamente baixos de exposição ao asbesto.[38] O tratamento não tem alterado significativamente a evolução natural da doença, ocasionando um período médio de sobrevida de 11 meses.[2,112] As modalidades terapêuticas atuais são a pneumonectomia extrapleural, isoladamente ou em conjunção com a radioterapia e quimioterapia pós-cirúrgicas.[3,13,26,122]

Pode-se suspeitar de um mesotelioma maligno em radiografias do tórax que demonstrem opacidades pleurais periféricas, nodulares, irregulares, com um derrame pleural ipsilateral associado (Fig. 33.24).[15] A extensão do tumor às fissuras interlobares ocorre em 40% a 86% dos casos, não raro com uma contração do hemitórax ipsilateral.[71] Em menos de 25% das radiografias do tórax iniciais, é demonstrada massa pleural focal sem derrame pleural.[112] Placas pleurais, como evidência de exposição ao asbesto, são identificadas em apenas 20% dos casos de mesotelioma. A destruição das costelas, que indica uma doença avançada, pode ser evidente nas radiografias do tórax convencionais.[18,158]

O mesotelioma maligno mostra, nas imagens de TC, um espessamento pleural nodular generalizado com o envolvimento da superfície mediastinal, encarceramento do pulmão e extensão às fissuras interlobares. O tumor pode estender-se, ainda, à parede torácica, ao tórax contralateral e ao abdome.[75,95] Mediastino congelado, perda de volume ipsilateral e derrame pleural unilateral, que acompanha uma infiltração nodular das fissuras pleurais, são sinais indicativos de um mesotelioma maligno.[126] O adenocarcinoma pleural metastático pode ter características radiológicas idênticas. A histoquímica, imunoquímica e microscopia eletrônica são necessárias para diferenciar o adenocarcinoma metastático do mesotelioma maligno, devido às suas semelhanças histológicas.[119]

As imagens tomográficas demonstram, com precisão, a extensão do mesotelioma maligno a parede torácica, mediastino, abdome ou ainda mais remotamente, como se vê no acometimento metastático.[95] A avaliação da ressecabilidade do mesotelioma por critérios tomográficos pode ser efetuada pela avaliação do mediastino; a preservação do tecido adiposo mediastinal normal, sem infiltração tumoral das partes moles, sugere ressecabilidade.[109] Apesar disso, tais tumores são considerados não passíveis de ressecção nos casos em que mais de 50% das estruturas mediastinais são circundadas pelo tumor, mesmo sem evidências de invasão direta. Os sinais de invasão e impossibilidade de ressecção incluem infiltração dos tecidos moles extrapleurais e deslocamento das costelas. Os achados de TC compatíveis com a ressecabilidade são uma borda inferior regular do diafragma adjacente ao fígado à direita ou adjacente a órgãos intra-abdominais à esquerda.

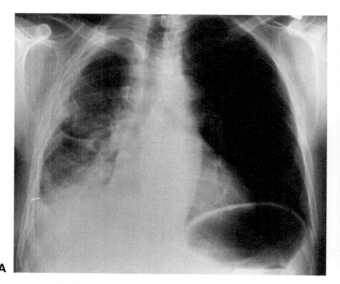
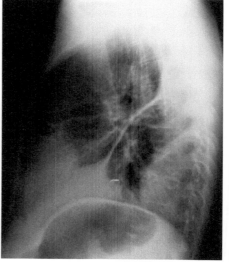
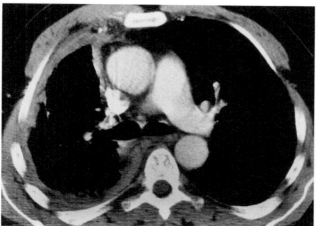

FIG. 33.24 Mesotelioma maligno. **A:** Radiografia póstero-anterior do tórax que mostra um processo pleural direito difuso com a contração do hemitórax direito. **B:** Tomada lateral que revela o extenso processo pleural. **C:** Exame tomográfico computadorizado contrastado que mostra um espessamento pleural nodular irregular que acomete toda a superfície pleural e envolve o pulmão direito, constituindo um mesotelioma.

Muitas neoplasias pleurais são metástases, como as metástases do carcinoma do pulmão (40%), carcinoma da mama (20%), linfoma (10%), timoma e outros locais primários.[65] Os tumores extratorácicos primários que dão metástases à pleura são os adenocarcinomas da mama, ovário, útero, rins, trato gastrintestinal e pâncreas, assim como, ocasionalmente, sarcomas (Figs. 33.25 e 33.26).[92] Uma rara neoplasia intratorácica primária, o timoma invasivo, tende a disseminar-se, de maneira contígua, à superfície pleural unilateral adjacente (Fig. 33.27).

Um timoma pode imitar o mesotelioma maligno, especialmente quando o componente mediastinal anterior do timoma é pequeno.[20] Histologicamente, o mesotelioma e o timoma são idênticos, sendo a diferenciação feita com base na invasão através da cápsula na cirurgia, vista em casos de timoma.[52] A disseminação pleural do timoma causa um espessamento pleural generalizado ou múltiplas massas distintas.

As metástases pleurais aparecem mais comumente, nas radiografias do tórax, como um derrame pleural maligno. No contexto de um

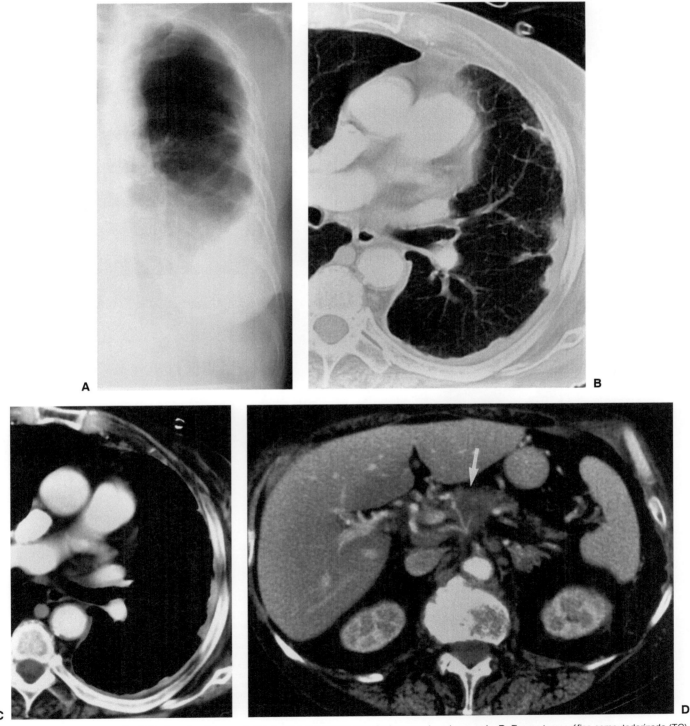

FIG. 33.25 Metástases pleurais. **A:** Radiografia póstero-anterior do tórax que mostra grande derrame pleural esquerdo. **B:** Exame tomográfico computadorizado (TC) do tórax que revela um espessamento pleural nodular irregular. **C:** Exame tomográfico torácico contrastado que mostra a atenuação das partes moles das metástases pleurais. **D:** Exame de TC abdominal que revela massa pancreática (*seta*) envolvendo o tronco celíaco, constituindo um adenocarcinoma pancreático.

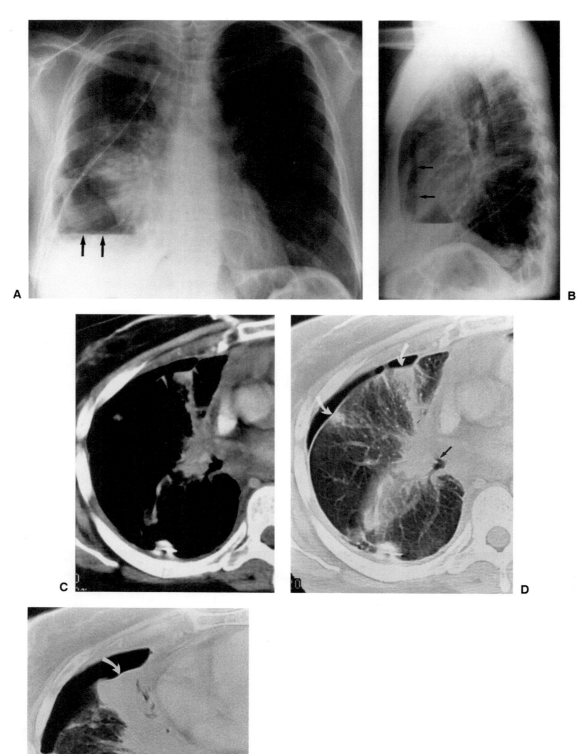

FIG. 33.26 Metástases pleurais. **A:** Radiografia póstero-anterior do tórax que mostra nível hidroaéreo (*setas*) no espaço pleural direito, constituindo um hidropneumotórax, e massa central que oblitera a borda cardíaca direita. **B:** Tomada lateral que mostra coleções de ar anteriores (*setas*) no espaço pleural direito e derrames pleurais bilaterais borrando os ângulos costofrênicos posteriores. **C:** Exame tomográfico computadorizado (TC) contrastado do tórax que revela massa espiculada no lobo médio, a qual se mostrou na biópsia um adenocarcinoma broncogênico. **D:** Exame de TC contrastado do tórax que mostra metástases pleurais (*setas curvas*) e interrupção abrupta do brônquio lobar médio direito (*seta*), secundariamente a um carcinoma do pulmão. **E:** Exame de TC do tórax em um nível mais baixo que revela o lobo médio direito atelectásico "preso" (*seta curva*) e um hidropneumotórax direito.

DOENÇAS DA PLEURA 987

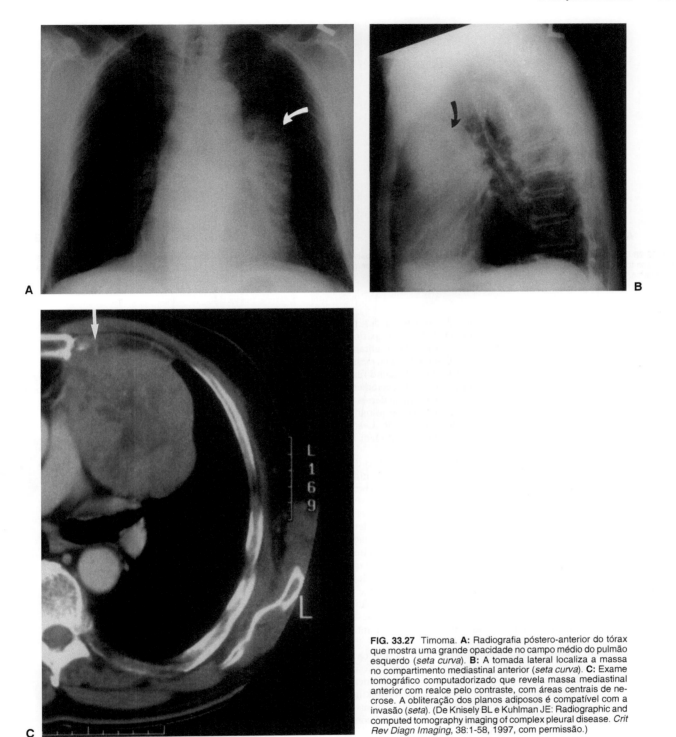

FIG. 33.27 Timoma. **A:** Radiografia póstero-anterior do tórax que mostra uma grande opacidade no campo médio do pulmão esquerdo (*seta curva*). **B:** A tomada lateral localiza a massa no compartimento mediastinal anterior (*seta curva*). **C:** Exame tomográfico computadorizado que revela massa mediastinal anterior com realce pelo contraste, com áreas centrais de necrose. A obliteração dos planos adiposos é compatível com a invasão (*seta*). (De Knisely BL e Kuhlman JE: Radiographic and computed tomography imaging of complex pleural disease. *Crit Rev Diagn Imaging*, 38:1-58, 1997, com permissão.)

hospital geral e uma população de pacientes de idade mais avançada, 25% dos derrames pleurais mostraram-se de origem maligna.[78] Não é raro um derrame pleural maligno maciço, mas o seu tamanho é variável.[87] Implantes tumorais pleurais sólidos de tamanho variável acompanham o derrame pleural maligno. Os implantes malignos afetam, indiscriminadamente, as superfícies pleurais costal, mediastinal e diafragmática, juntamente com as fissuras interlobares. O acometimento pleural metastático pode, em raras ocasiões, ser confundido com um fibrotórax benigno. No acometimento metastático, o espessamento pleural é mais nodular, envolvendo, com freqüência, todo o pulmão, incluindo as superfícies mediastinais.[80]

O acometimento pleural metastático constitui um problema clínico comum que, em muitos casos, é exaustivamente avaliado por TC. A indicação de que o derrame pleural pode ter origem maligna é inferida freqüentemente por sua associação a alterações pleurais mostradas nos exames de TC. Idealmente, o exame de TC deve ser efetuado após a evacuação de um derrame pleural, quando grande, porque o líquido pode obscurecer as anormalidades subjacentes no parênquima pulmonar. As anormalidades pleurais malignas incluem um espessamento liso ou nodular da pleura parietal, realce da pleura parietal pelo contraste, massas tumorais de base pleural e alterações nos tecidos subcostais.[107] Os sinais de uma condição maligna pleural de especificidade elevada

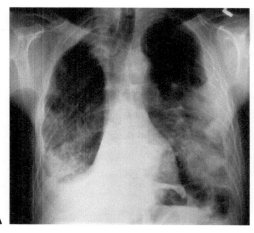
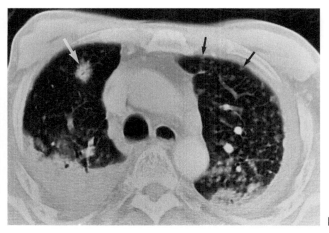

FIG. 33.28 Carcinoma broncogênico metastático. **A:** Radiografia ântero-posterior do tórax que revela derrames pleurais bilaterais e opacidades nodulares bilaterais. **B:** Exame tomográfico computadorizado que mostra carcinoma pulmonar primário (*seta grande*), metástases pleurais (*setas pequenas*) e derrames pleurais bilaterais associados.

incluem espessamento circunferencial (100% de especificidade), nodularidade (94%), mais de 1 cm de espessamento da pleura parietal (94%) e envolvimento da pleura mediastinal.[80] O exame de TC abrange a avaliação do parênquima pulmonar, que revela, com freqüência, massas parenquimatosas, linfangite carcinomatosa, nódulos metastáticos difusos no parênquima de um tumor primário extratorácico ou o encarceramento do pulmão com restrição de sua expansão. Os sinais secundários de uma condição maligna podem ser detectados no exame de rotina do mediastino, procurando-se massas ou adenopatia nessa região. Lesões metastáticas na parede torácica, mediastino ou abdome podem ser avaliadas nas imagens tomográficas.

A causa mais comum de uma condição maligna pleural, o carcinoma broncogênico, constitui 35% a 50% dos casos em muitas séries.[102,124,129] Um acometimento pleural difuso pelo carcinoma broncogênico e um derrame pleural associado tornam o tumor não passível de ressecção (Fig. 33.28). Também caem na categoria não passível de ressecção os tumores periféricos que invadem diretamente a pleura localmente, com extensão à parede torácica. Às vezes, a determinação da invasão da parede torácica e da pleura pelo carcinoma do pulmão pode se difícil até mesmo nas imagens de TC. Os únicos achados tomográficos fidedignos de uma invasão franca da parede torácica são os achados de destruição das costelas e infiltração evidente do tumor nos tecidos moles da parede torácica. A suspeita de invasão se fortalecerá muito, se o exame da pleura parietal, avaliado por cine-TC de um câncer do pulmão, revelar uma aderência à pleura durante a respiração do paciente.[136]

O envolvimento linfomatoso da pleura ocorre tanto na doença de Hodgkin como na de linfomas não-Hodgkin. Placas pleurais linfomatosas, distintas e de base ampla, compatíveis com um envolvimento pleural direto, ocorrem mais comumente em linfomas não-Hodgkin.[102] Os canais linfáticos subpleurais dão origem às placas linfomatosas.[102] Ocasionalmente, são identificados derrames pleurais associados, considerados como estando relacionados à obstrução dos vasos linfáticos por uma adenopatia mediastinal ou hilar ou ao envolvimento linfomatoso direto do espaço pleural.[21] O envolvimento da pleura por um linfoma pode representar a recidiva da doença ou a disseminação direta de linfoma pulmonar ou mediastinal. Raramente, o linfoma é primário da pleura, sendo esta o sítio inicial da doença.

A tendência das radiografias do tórax a subestimar o tamanho efetivo e a extensão das lesões, ou a não demonstrar os implantes tumorais faz da TC a modalidade de aquisição de imagens de escolha.[46] A capacidade das imagens de TC em detectar um envolvimento pleural não-contíguo altera a classificação, especialmente no linfoma de Hodgkin, e pode alterar a terapia. As características das imagens adquiridas nos exames radiográficos e da TC dos linfomas pleurais sólidos podem incluir múltiplas massas, nódulos solitários e placas pleurais solitárias ou múltiplas, com ou sem um derrame pleural (Fig. 33.29).[19] Os achados radiográficos e tomográficos das imagens no linfoma tratado diferem da variedade não-tratada pela presença de placas pleurais calcificadas e linfonodos mediastinais e hilares calcificados ou alterações císticas no tumor.

A infiltração leucêmica da pleura ou dos pulmões, patologicamente comum, raramente causa sintomas pulmonares ou achados radiográficos

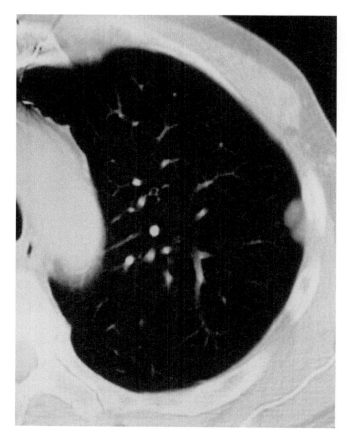

FIG. 33.29 Doença linfoproliferativa. Exame tomográfico computadorizado do tórax que revela massa focal de base pleural ao longo da parede torácica lateral esquerda, a qual se mostrou, na biópsia, como sendo uma doença linfoproliferativa, uma variante do linfoma num paciente que recebeu um transplante de coração. (De Knisely BL e Kuhlman JE: Radiographic and computed tomography imaging of complex pleural disease. *Crit Rev Diagn Imaging*, 38:1-58, 1997, com permissão.)

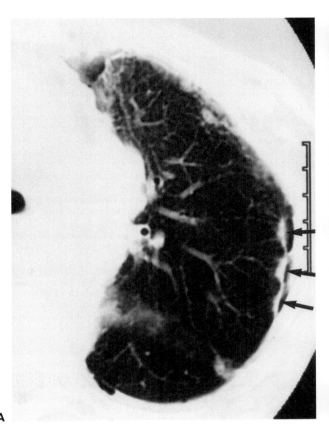 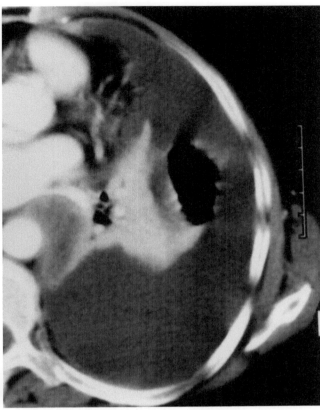

FIG. 33.30 Pulmão "encarcerado". **A:** Exame tomográfico computadorizado (TC) do tórax que mostra metástases pleurais de um adenocarcinoma primário não-conhecido (setas). **B:** Em um nível mais baixo, um corte tomográfico revela um grande derrame maligno esquerdo que circunda o pulmão atelectásico "encarcerado".

pleuropulmonares significativos. O derrame pleural é, porém, bastante comum na leucemia. A freqüente coexistência de hemorragia, edema, infecção e infarto no pulmão torna praticamente impossível determinar a causa subjacente a um derrame como sendo de origem leucêmica. Contudo, depósitos subpleurais de células leucêmicas são comumente encontrados na autópsia. Em raros casos, massa de células leucêmicas em pacientes com leucemia mielóide causa espessamento pleural, o que é denominado sarcoma granulocítico ou formação de cloroma (devido à sua cor verde).[84,108,137]

O pulmão "encarcerado" ocorre quando um pulmão atelectásico é impedido de reexpandir-se por uma camada pleural de implantes neoplásicos ou outras aderências inflamatórias (Fig. 33.30). A pressão pleural diminui na presença de uma aderência pleural, alterando o equilíbrio do líquido pleural e causando derrames pleurais. Essa teoria pode explicar os derrames pleurais pós-operatórios e os derrames que acompanham a obstrução neoplásica dos brônquios.[125]

Patologias Raras do Espaço Pleural

A esplenose torácica e a endometriose pleural são doenças pleurais raras. A esplenose torácica ocorre na presença da ruptura simultânea do baço e do diafragma.[97] Implantes esplênicos crescem e tornam-se pequenas massas na superfície pleural, pericárdio e peritônio. A descoberta acidental de nódulos pleurais solitários ou múltiplos (geralmente com menos de 3 cm) nas radiografias do tórax se dá meses ou anos após o trauma desencadeante. O diagnóstico da esplenose torácica pode ser confirmado por uma cintilografia com radioisótopos — geralmente o enxofre coloidal ligado ao tecnécio-99m, usado em cintilografias do fígado-baço, ou eritrócitos lesados pelo calor e marcados com Tc[99m], seqüestrados pelo tecido esplênico. Os implantes pleurais captam o radioisótopo, aparecendo como pontos quentes no tórax. Os implantes esplênicos são funcionais e só requerem remoção cirúrgica, quando sintomáticos.

A endometriose pleurodiafragmática manifesta-se por um pneumotórax catamenial ou, em raros casos, por hemotórax catamenial. Descrito originalmente em 1958, o pneumotórax catamenial afeta mulheres em idade fértil e associa-se à menstruação, ocorrendo um dia antes a três dias depois dela.[89] O pneumotórax é quase sempre à direita, pequeno, de resolução espontânea e recorrente.[28,56,138] A teoria mais aceita para o pneumotórax catamenial é que o ar penetra na cavidade peritoneal, através do trato genital durante a menstruação (pelo colo uterino, que não se encontra ocluído por um tampão mucoso), e passa à cavidade pleural por defeitos diafragmáticos que podem ou não associar-se a implantes endometriais necrosados.[100,138,140,160] A cura pode ser feita pela supressão hormonal da ovulação ou ligadura de trompas.[85,165]

Novas Abordagens a Doenças Pleurais e Procedimentos Orientados por Imagens

Em anos recentes, aumentou significativamente o número de intervenções orientadas por imagens dirigidas às doenças do espaço pleural.[14,23,32,72,79,105,117,133,134,149,161] Podem-se usar a orientação tomográfica ou a ultra-sonográfica para a colocação de cateteres flexíveis de pequeno calibre, através dos quais podem-se administrar drogas fibrinolíticas, como a uroquinase e a estreptoquinase, para o tratamento do empiema pleural.[23,37,72,117,149] Após a colocação percutânea de cateteres de drenagem, podem-se administrar drogas esclerosantes, como talco, doxiciclina e bleomicina, para o tratamento de quilotórax recorrentes, derrames pleurais malignos ou pneumotórax recorrentes.[72,134] Os benefícios dessas abordagens percutâneas para a doença pleural são o menor desconforto para os pacientes, maior mobilidade por parte dos pacientes e menor risco de infecção em comparação com as abordagens operatórias tradicionais.[134] A localização das lesões pleurais ou pulmonares periféricas, orientada por imagens com fios providos de colchetes de pressão, facilita a cirurgia toracoscópica subseqüente.[79,130] Relatos recentes demonstram a eficácia da biópsia percutânea com agulha orientada pela TC no diagnóstico do espessamento pleural difuso.[133] Em suma, os avanços recentes nos procedimentos orientados por imagens ampliaram em muito as opções terapêuticas nas doenças pleurais complexas.[76]

REFERÊNCIAS

1. Aberle DR, Balmes JR: Computed tomography of asbestos-related pulmonary parenchymal and pleural diseases. Clin Chest Med 12:115, 1991
2. Achatzy R, Beba W, Macha HN, et al: The diagnosis, therapy and prognosis of diffuse malignant mesothelioma. Eur J Cardiothorac Surg 3:445, 1989
3. Adams H, Butchart EG: Computed tomographic assessment of patients following radical surgery for malignant mesothelioma. Clin Radiol 45:120, 1992
4. Alexander E, Clark RA, Colley DP, et al: CT of malignant pleural mesothelioma. AJR Am J Roentgenol 137:287, 1981
5. Alexander JC, Wolfe WG: Lung abscess and empyema of the thorax. Surg Clin North Am 60:835, 1980
6. Alexander S, Proto AV, Clark RA: CT differentiation of subphrenic abscess and pleural effusion. AJR Am J Roentgenol 140:47, 1983
7. Anderson HA, Selikoff IJ: Pleural reaction to environmental agents. Fed Proc 37:2496, 1978
8. Antman KH: Clinical presentation and natural history of benign and malignant mesothelioma. Semin Oncol 8:313, 1981
9. Antman KH, Corson JM: Benign and malignant pleural mesothelioma. Clin Chest Med 6:127, 1985
10. Aquino SL, Webb RW, Gushiken BJ: Pleural exudates and transudates: Diagnosis with contrast-enhanced CT. Radiology 192:803, 1994
11. Armstrong P, Wilson AG, Dee P, Hansell DM: Imaging of diseases of the chest, 2nd ed, p 659. St. Louis, Mosby–Year Book, 1995
12. Armstrong P, Wilson AG, Dee P, Hansell DM: Imaging of diseases of the chest, 2nd ed, pp 681–685. St. Louis, Mosby–Year Book, 1995
13. Bains MS, Burt ME, Hilaris BS, Kaiser LR, Martini N, McCormack PM: Pleural mesothelioma. Ann Thorac Surg 43:113, 1987
14. Baldt MM, Bankier AA, Germann PS, Poschl GP, Skrbensky GT, Herold CJ: Complications after emergency tube thoracostomy: Assessment with CT. Radiology 195:539, 1995
15. Ball NJ, Green FH, Kieser T, Urbanski SJ: Pleural multicystic mesothelial proliferation: The so-called multicystic mesothelioma. Am J Surg Pathol 14:375, 1990
16. Barber CE, Hedlund LW, Oddson TA, Putman CE: Differentiating empyemas and peripheral pulmonary abscesses: The value of computed tomography. Radiology 135:755, 1980
17. Baris YI, Bilir N, Eryilmaz M, Erzen C, Kalyoncu F, Sahin A: CT findings in malignant pleural mesothelioma related to nonoccupational exposure to asbestos and fibrous zeolite (erionite). J Comput Assist Tomogr 15:256, 1991
18. Berkman AW, Cheng WF: Malignant mesothelioma with bone metastases. Med Pediatr Oncol 18:165, 1990
19. Bernardeschi P, Bonechi I, Urbano U: Recurrent pleural effusion as manifesting feature of primitive chest wall Hodgkin's disease. Chest 94:424, 1988
20. Beyer-Enke SA, Flentje M, Gorich J, Schmitteckert H, Van Kaick G: Pleural metastasis of malignant thymoma: A pitfall in the CT diagnosis of pleural mesothelioma. Comput Med Imaging Graph 13:169, 1989
21. Black LF: Subject review: The pleural space and pleural fluid. Mayo Clin Proc 47:493, 1982
22. Bouillet P, Gaillard S, LeBlanche AF, Majoulet JF, Millant P: Radiologic aspect of benign pleural fibrous mesothelioma: Reports of 4 cases (fre). Ann Radiol (Paris) 33:229, 1990
23. Bouros D, Schiza S, Panagou P, Drositis J, Siafakas N: Role of streptokinase in the treatment of acute loculated parapneumonic pleural effusions and empyema. Thorax 49:852, 1994
24. Briselli M, Mark EJ, Dickersin GR: Solitary fibrous tumors of the pleura: Eight new cases and review of 360 cases in the literature. Cancer 47:2678, 1988
25. Broaddus C, Staub NC: Pleural liquid and protein turnover in health and disease. Semin Respir Med 9:7–12, 1987
26. Buchmann P, Geroulanos S, Hafner F, Lampe P, Largiad'er F: Malignant pleural mesothelioma: Diagnosis, therapy and prognosis. Praxis 79:361, 1990
27. Bumgarner JR, Gahwyler M, Ward DE: Persistent fibrin bodies presenting as coin lesions. Am Rev Tuberc 72:659–662, 1955
28. Carter EJ, Ettensohn DB: Catamenial pneumothorax. Chest 98: 713–716, 1990
29. Chalaoui J, Sylvestre J, Dussault RG, et al: Thoracic fatty lesions: Some usual and unusual appearances. J Can Assoc Radiol 32:197, 1981
30. Collins JD, Burwell D, Furmanski S, Lorber P, Steckel RJ: Minimal detectable pleural effusions. Radiology 105:51, 1972
31. Coucke W, Crolla D, DeMan R, DeMuynck P, Dewaele G, Tanghe W: Fibrous mesothelioma: Case report. J Belge Radiol 72:481, 1989
32. Curtin JJ, Goodman LR, Quebbeman EJ, Haasler GB: Thoracostomy tubes after acute chest injury: Relationship between location in a pleural fissure and function. AJR Am J Roentgenol 163:1339, 1994
33. Dedrick CJ, McCloud TC, Shepard JO, Shipley RT: Computerized tomography of localized pleural mesothelioma. AJR Am J Roentgenol 144:275, 1985
34. Doyle TC, Lawler GA: CT features of rounded atelectasis of the lung. AJR Am J Roentgenol 143:225, 1984
35. Dunbar JS, Favreau M: Infrapulmonary pleural effusions with particular reference to its occurrence in nephrosis. J Can Assoc Radiol 10: 24, 1959
36. Dwyer RA: The displaced crus: A sign for distinguishing between pleural fluid and ascites on computed tomography. J Comput Assist Tomogr 2:598, 1978
37. Dynes MC, White EM, Fry WA, Ghahremani GG: Imaging manifestations of pleural tumors. Radiographics 12:1191, 1992
38. Elmes PC: The epidemiology and clinical features of asbestosis and related diseases. Postgrad Med J 42:623, 1966
39. Endo A, Fukui T, Honma, S, et al: A case of huge benign localized mesothelioma in which an abnormal shadow had been recognized 43 years ago. Jpn J Thorac Dis 26:1000, 1988
40. England DM, Hochholzer L, McCarthy M: Localized benign and malignant fibrous tumors of the pleura. Am J Surg Pathol 13:640, 1989
41. Epler GR, McCloud TC, Munn CS, et al: Pleural lipoma: Diagnosis by computed tomography. Chest 90:265, 1986
42. Euphrat EJ, Beck E: Fibrin body following traumatic pneumothorax. AJR Am J Roentgenol 74:86–89, 1955
43. Faer MJ, Burnam RE, Beck CL: Transmural thoracic lipoma: Demonstration by computed tomography. AJR Am J Roentgenol 130:160, 1978
44. Feldman DJ: Localized interlobar pleura effusion in heart failure. JAMA 146:1408–1409, 1951
45. Felson B: Pneumothorax. In Chest Roentgenology, pp 366–371. Philadelphia, WB Saunders, 1973
46. Fields S, Libson E, Malatskey A: CT appearance of primary pleural lymphoma. Comput Med Imaging Graph 13:165, 1989
47. Fleischner FG: Atypical arrangement of free pleural effusion. Radiol Clin North Am 1:347–362, 1963
48. Fletcher DE, Edge JR: The early radiologic changes in pulmonary and pleural asbestosis. Clin Radiol 21:355, 1970
49. Fraser RG, Pare JA, Pare PD, Fraser RS, Generoux GP (eds): Pneumothorax. In Diagnosis of Disease of the Chest, 3rd ed, pp 2741–2750. Philadelphia, WB Saunders, 1991
50. Friedman AC, Fiel SB, Fisher MS, et al: Asbestos-related pleural disease and asbestosis: A comparison of CT and chest radiography. AJR Am J Roentgenol 150:269, 1988
51. Frumkin H, Pransky G, Cosmatos I: Radiologic detection of pleural thickening. Am Rev Respir Dis 142:1325, 1990
52. Fukayama M, Funata N, Ikeda T, et al: Pulmonary and pleural thymoma: Diagnostic application of lymphocyte markers to the thymoma of unusual site. Am J Clin Pathol 89:617, 1988
53. Geis JR, Russ PD, Adcock KA: Computed tomography of a symptomatic infarcted thoracic lipoma. J Comput Tomogr 12:54, 1988
54. Glazer HS, Wick MR, Anderson DJ, et al: CT of fatty thoracic masses. AJR Am J Roentgenol 159:1181, 1992
55. Gordon R: The deep sulcus sign. Radiology 136:25, 1980
56. Gray R, Cormier M, Yedlicka J, et al: Catamenial pneumothorax: Case report and literature review. J Thorac Imag 2:72–75, 1987
57. Greene R, McLoud TC, Stark P: Pneumothorax. Semin Roentgenol 12:313, 1977
58. Groskin SA: Selected topics in chest trauma. Radiology 183:605–617, 1992
59. Gureshi MM, Roble DC, Gindin A, et al: Subarachnoid-pleural fistula. J Thorac Cardiovasc Surg 91:238–241, 1986
60. Halvorsen RA, Fedyshin PJ, Korobkin M, Foster WL, Thompson WM: Ascites or pleural effusion? CT differentiation: Four useful criteria. Radiographics 6:135, 1986
61. Halvorsen RA, Fedyshin PJ, Korobkin M, et al: CT differentiation of pleural effusion from ascites: An evaluation of four signs using

blinded analysis of 52 cases. Invest Radiol 21:391–395, 1986
62. Hanna JW, Reed JC, Choplin RH: Pleural infections: A clinical-radiologic review. J Thorac Imaging 6:68, 1991
63. Henschke CI, Davis SD, Romano PM, et al: The pathogenesis, radiologic evaluation, and therapy of pleural effusions. Radiol Clin North Am 27:1241–1255, 1989
64. Henschke CI, Davis SD, Romano RM, Yankelevitz DF: Pleural effusions: Pathogenesis, radiologic evaluation, and therapy. J Thorac Imaging 4:49, 1989
65. Henschke CI, Yankelevitz DF, Davis SD: Pleural disease: Multimodality imaging and clinical management. Curr Probl Diagn Radiol 20:159, 1991
66. Hessen I: The localization of fluid in the free pleura. Acta Radiol 86:1, 1951
67. Hessen I: Roentgen examination of pleural fluid: A study of the localization of free effusions, the potentialities of diagnosing minimal quantities of fluid and its existence under physiological conditions. Acta Radiol Suppl 86:7–80, 1951
68. Higgins JA, Juergens JL, Bruwer AJ, et al: Loculated interlobar pleural effusion due to congestive heart failure. Arch Intern Med 96:180–187, 1955
69. Im J-G, Webb WR. Rosen A, et al: Costal pleura: Appearances at high-resolution CT. Radiology 171:125–131, 1989
70. Jay SJ: Diagnostic procedures for pleural disease. Clin Chest Med 6:33–48, 1985
71. Kawashima A, Libshitz HI: Malignant pleural mesothelioma: CT manifestations in 50 cases. AJR Am J Roentgenol 155:965, 1990
72. Klein JS, Schultz S, Heffner JE: Interventional radiology of the chest: Image-guided percutaneous drainage of pleural effusions, lung abscess, and pneumothorax. AJR Am J Roentgenol 164:581, 1995
73. Kreel L: Computed tomography in the evaluation of pulmonary asbestosis. Acta Radiol 17:405, 1976
74. Kreel L: Computed tomography of the lung and pleura. Semin Roentgenol 13:213, 1978
75. Kreel L: Computed tomography in mesothelioma. Semin Oncol 8:302, 1981
76. Kuhlman JE, Singha NK: Complex disease of the pleural space: Radiographic and CT evaluation. Radiographics 17:63–79, 1997
77. Lawton F, Blackledge G, Johnson R: Co-existent chylous and serous pleural effusions associated with ovarian cancer: A case report of Contarini's syndrome. Eur J Surg Oncol 11:177, 1985
78. Leff A, Hopewell PC, Costello J: Pleural effusion from malignancy. Ann Intern Med 88:532, 1978
79. Lenglinger FX, Schwarz CD, Artmann W: Localization of pulmonary nodules before thoracoscopic surgery: Value of percutaneous staining with methylene blue. AJR Am J Roentgenol 163:297, 1994
80. Leung AN, Muller NL, Miller RR: CT in differential diagnosis of diffuse pleural disease. AJR Am J Roentgenol 154:487, 1990
81. Light RW: Diseases of the pleura, mediastinum, chest wall, and diaphragm. In George RB, Light RW, Matthay MA, Matthay RA (eds): Chest Medicine, pp 381–412. Baltimore, Williams & Wilkins, 1990
82. Light RW: Pleural diseases. Philadelphia, Lea & Febiger, 1983
83. Light RW, MacGregor MI, Luchsinger PC, et al: Pleural effusions: The diagnostic separation of transudates and exudates. Ann Intern Med 77:507, 1972
84. Light RW, O'Hoara VS, Moritz TE, et al: Intrapleural tetracycline for the prevention of recurrent spontaneous pneumothorax. JAMA 264:2224, 1990
85. Lillington GA, Mitchell SP, Wood GA: Catamenial pneumothorax. JAMA 219:1328–1332, 1972
86. MacFarlane JR, Holman CW: Chylothorax. Am Rev Respir Dis 105:287–291, 1972
87. Maher GG, Berger HW: Massive pleural effusion: Malignant and nonmalignant causes in 46 patients. Am Rev Respir Dis 105:458–460, 1972
88. Matthay RA, Coppage L, Shaw C, et al: Malignancies metastatic to the pleura. Invest Radiol 25:601, 1990
89. Maurer ER, Schaal JA, Mendez FL: Chronic recurring spontaneous pneumothorax due to endometriosis of the diaphragm. JAMA 168:2013–2014, 1958
90. McCloud TC, Flower CDR: Imaging the pleura: Sonography, CT and MR imaging. AJR Am J Roentgenol 156:1145, 1991
91. Mendelson DS, Meary E, Buy JN, Pigeau I, Kirschner PA: Localized fibrous pleural mesothelioma: CT findings. Clin Imaging 15:105, 1991
92. Meyer PC: Metastatic carcinoma of the pleura. Thorax 21:437, 1966
93. Mintzer RA, Gore RM, Vogelzang RL, et al: Rounded atelectasis and its association with asbestos-induced pleural disease. Radiology 139:567, 1981
94. Mintzer RA, Cugell DW: The association of asbestos-induced pleural disease and rounded atelectasis. Chest 81:457, 1982
95. Mirvis S, Dutcher JP, Haney PJ, Whitley NO, Aisner J: CT of malignant pleural mesothelioma. AJR Am J Roentgenol 140:665, 1983
96. Moller A. Pleural effusion: Use of the semi-supine position for radiographic detection. Radiology 150:245–249, 1984
97. Moncada R, Williams V, Fareed J, et al: Thoracic splenosis. AJR Am J Roentgenol 144:705, 1985
98. Moskowitz H, Platt RT, Schachar R, Mellins H: Roentgen visualization of minute pleural effusion. Radiology 109:33, 1973
99. Müller NL: Imaging of pleura. Radiology 186:297, 1993
100. Müller NL, Nelems B: Postcoidal catamenial pneumothorax. Am Rev Respir Dis 134:803–804, 1986
101. Naidich DP, Megibow AJ, Hilton S, Hulnick DH, Siegelman SS: Computed tomography of the diaphragm: Peridiaphragmatic fluid localization. J Comput Assist Tomogr 7:641, 1983
102. Naidich DP, Zerhouni EA, Siegelman SS: The pleura and chest wall. In: Computed Tomography of the Thorax, pp 243–268. New York, Raven Press, 1984
103. Nebut M, Hirsch A, Chretien J: Embryology and anatomy of the pleura. In Chretien J, Hirsch A (eds): Diseases of the Pleura, pp. 1–9. New York, Masson, 1983
104. Neff CC, vanSonnenberg E, Lawson DW, Patton AS: CT follow-up of empyemas: Pleural peels resolve after percutaneous catheter drainage. Radiology 176:195, 1990
105. Noppen MMP, De Mey J, Meysman M, Opdebeeck B, Vincken WG, Osteaux M: Percutaneous needle biopsy of localized pulmonary, mediastinal, and pleural diseased tissue with an automatic disposable guillotine soft-tissue needle. Chest 107:1615, 1995
106. Obers VJ, Leiman G, Girdwook RW, Spiro FI: Primary malignant pleural tumors (mesotheliomas) presenting as localized masses. Acta Cytol 32:567, 1988
107. O'Donovan PB, Eng P: Pleural changes in malignant pleural effusions: Appearance on computed tomography. Cleve Clin J Med 61:127, 1994
108. Page RL: Pleural thickening-oxprenolol exonerated. Br J Dis Chest 73:319, 1979
109. Patz EF, Shaffer K, Piwnica-Werms DR, et al: Malignant pleural mesothelioma: Value of CT and MR imaging in predicting resectability. AJR Am J Roentgenol 159:961, 1992
110. Petersen JA: Recognition of infrapulmonary pleural effusion. Radiology 74:34–41, 1960
111. Pierson DJ, Horton CA, Bates PW: Persistent bronchopleural air leak during mechanical ventilation: A review of 39 cases. Chest 90:321, 1986
112. Pisani RJ, Colby TV, Williams DE: Malignant mesothelioma of the pleura. Mayo Clin Proc 63:1234, 1988
113. Ponn RB, D'Agnostino AN, Stern H, Wescott JL: Treatment of peripheral bronchopleural fistulas with endobronchial occlusion coils. Ann Thorac Surg 56:1343, 1993
114. Raasch BN, Carsky EW, Lane EJ, O'Callaghan JP, Heitzman ER: Pleural effusion: Explanation of some typical appearances. AJR Am J Roentgenol 139:899, 1982
115. Rabin CB, Blackman NS: Bilateral pleural effusion: Its significance in association with a heart of normal size. Mt Sinai J Med 24:45–53, 1957
116. Robbins SL: Pathologic Basis of Disease, pp 841–842. Philadelphia, WB Saunders, 1974
117. Robinson LA, Moulton AL, Fleming WH, Alonso A, Galbraith TA: Intrapleural fibrinolytic treatment of multiloculated thoracic empyemas. Ann Thorac Surg 57:803, 1994
118. Rockoff SD, Kagan E, Schwartz A, et al: Visceral pleural thickening in asbestos exposure: The occurrence and implications of thickened interlobar fissures. J Thorac Imag 2:58, 1987
119. Roggli VL, Kolbeck J, Sanfilippo F, Shelbourne J: Pathology of human mesothelioma. Pathol Ann 22:91, 1987
120. Rohlfing BM, Webb WR, Scholbohm RM: Ventilator-related extraalveolar air in adults. Radiology 121:25, 1976
121. Rudikoff JC: Early detection of pleural fluid. Chest 77:109–111, 1980
122. Rusch VW, Godwin JD, Shuman WP: The role of computed tomography scanning in the initial assessment and the follow-up of malignant pleural mesothelioma. J Thorac Cardiovasc Surg 96:171, 1988
123. Ruskin JA, Gurney JW, Thorsen MK, et al: Detection of pleural effu-

sions on supine chest radiographs. AJR Am J Roentgenol 148:681–683, 1987
124. Ryan CJ, Rodgers RF, Unni KK, Hepper NGG: The outcome of patients with pleural effusion of indeterminate cause at thoracotomy. Mayo Clin Proc 56:145, 1981
125. Sahn SA: The pleura. Am Rev Respir Dis 138:184–234, 1988
126. Saifuddin A, Da Costa P, Chalmers AG, Carey BM, Robertson RJH: Primary malignant localized fibrous tumours of the pleura: Clinical, radiological and pathological features. Clin Radiol 45:13, 1992
127. Sargent EN, Boswell WD, Ralls PW, Markovitz A: Subpleural fat pads in patients exposed to asbestos: Distinction from non-calcified pleural plaques. AJR Am J Roentgenol 152:273, 1984
128. Sargent EN, Felton JS, Barnes LT: Calcified interlobar pleural plaques: visceral pleural involvement due to asbestos. Radiology 140:634, 1981
129. Scerbo J, Keltz H, Stone DJ: A prospective study of closed pleural biopsies. JAMA 218:377, 1971
130. Schmutz GR, Fisch-Ponsot C, Regent D, et al: Computed tomography and magnetic resonance imaging of pleural masses. Crit Rev Diagn Imaging 34:309, 1993
131. Schneider HJ, Felson B, Gonzales LL: Rounded atelectasis. AJR Am J Roentgenol 184:225, 1980
132. Schwartz DA: New developments in asbestos-related pleural disease. Chest 99:191, 1991
133. Scott EM, Marshall TJ, Flower CD, Stewart S: Diffuse pleural thickening: Percutaneous CT-guided cutting needle biopsy. Radiology 194:867, 1995
134. Seaton KG, Patz EF Jr, Goodman PC: Palliative treatment of malignant pleural effusions: Value of small-bore catheter thoracostomy and doxycycline sclerotherapy. AJR Am J Roentgenol 164:589, 1995
135. Seow A, Kazerooni EA, Cascade PN, Pernicano PG, Neary M: Comparison of upright inspiratory and expiratory chest radiographs for detecting pneumothoraces. AJR Am J Roentgenol 166:313, 1996
136. Shirakawa T, Fukuda K, Miyamoto Y, Tanabe H, Tada S: Parietal pleural invasion of lung masses: Evaluation with CT performed during deep inspiration and expiration. Radiology 192:365, 1994
137. Short DS: A radiological study of pulmonary infarction. Q J Med 20:233, 1951
138. Slasky BS, Siewers RD, Lecky JW, et al: Catamenial pneumothorax: The roles of diaphragmatic defects and endometriosis. AJR Am J Roentgenol 138:639–643, 1982
139. Smyrnios NA, Jederlinic PJ, Irwin RS: Pleural effusion in an asymptomatic patient: Spectrum and frequency of causes and management considerations. Chest 97:192–196, 1990
140. Soderberg CH, Dahlquist EH: Catamenial pneumothorax. Surgery 79:236–239, 1976
141. Spencer H: Pathology of the Lung. Philadelphia, WB Saunders, 1977
142. Spizarny DL, Gross BH, Shepard JO: CT findings in localized fibrous mesothelioma of the pleural fissure. J Comput Assist Tomogr 10:942, 1986
143. Staats BA, Ellefson RD, Budahn LL, et al: Lipoprotein profile of chylous and nonchylous pleural effusions. Mayo Clin Proc 55:700–704, 1980

144. Staples CA: Computed tomography in the evaluation of benign asbestos-related disorders. Radiol Clin North Am 30:1191, 1992
145. Stark DD, Federle MP, Goodman PC, Podrasky AE, Webb WR: Differentiating lung abscess and empyema: Radiography and computed tomography. AJR Am J Roentgenol 141:163, 1983
146. Steier M, Ching N, Roberts EB, et al: Pneumothorax complicating continuous ventilatory support. J Thorac Cardiovasc Surg 67:17, 1974
147. Stern EJ, Sun H, Haramati LB: Peripheral bronchopleural fistulas: CT imaging features. AJR Am J Roentgenol 167:117, 1996
148. Svenes KB, Borgersen A, Haaversen O, et al: Parietal pleural plaques: A comparison between autopsy and x-ray findings. Eur J Respir Dis 69:10, 1986
149. Taylor RFH, Rubens MB, Pearson MC, Barnes NC: Intrapleural streptokinase in the management of empyema. Thorax 49:856, 1994
150. Teplick JG, Teplick SK, Goodman L, Haskin ME: The interface sign: A computed tomographic sign for distinguishing pleural and intra-abdominal fluid. Radiology 144:359, 1982
151. Theros EG, Feigin DS: Pleural tumors and pulmonary tumors: Differential diagnosis. Semin Roentgenol 12:239–247, 1977
152. Tocino I, Miller MH, Frederick PR, Bahr AL, Thomas F: CT detection of acute pneumothorax in head trauma. AJR Am J Roentgenol 143:989, 1984
153. Trackler RT, Brinker RA: Widening of the left paravertebral pleural line on supine chest roentgenograms in free pleural effusions. AJR Am J Roentgenol 96:1027–1034, 1966
154. Valentine VG, Raffin TA: The management of chylothorax. Chest 102:586–591, 1992
155. Vix VA: Roentgenographic manifestations of pleural disease. Semin Roentgenol 12:277–286, 1977
156. Vix VA: Roentgenographic recognition of pleural effusion. JAMA 229:695–698, 1974
157. Wain SL, Roggli VL, Foster WL: Parietal pleural plaques, asbestos bodies, and neoplasia: A clinical, pathologic, and roentgenographic correlation of 25 consecutive cases. Chest 86:707, 1984
158. Wechsler RJ, Steinert RM, Conant EF: Occupationally induced neoplasms of the lung and pleura. Radiol Clin North Am 30:1245, 1992
159. Weiss W, Boucot KR, Gefter WI: Localized interlobar effusion in congestive heart failure. Ann Intern Med 38:1177–1186, 1953
160. Weldon CS, Tumulty PA: Topics in clinical medicine: Recurrent pneumothorax associated with menstruation. Johns Hopkins Med J 123:259–263, 1968
161. Westcott JL: Percutaneous catheter drainage of pleural effusion and empyema. AJR Am J Roentgenol 144:1189, 1985
162. Westcott JL, Volpe JP: Peripheral bronchopleural fistula: CT evaluation in 20 patients with pneumonia, empyema, or postoperative air leak. Radiology 196:175, 1995
163. Williford ME, Hidalgo H, Putman CE, Korobin M, Ram PC: Computed tomography of pleural disease. AJR Am J Roentgenol 140:909, 1983
164. Woodring JH: Recognition of pleural effusion on supine radiographs: How much fluid is required? AJR Am J Roentgenol 142:59–64, 1984
165. Yeh TJ: Endometriosis within the thorax: Metaplasia, implantation, or metastasis? J Cardiovasc Surg 53:201–205, 1967

CAPÍTULO 34

Doenças da Parede Torácica e Diafragma

Janet E. Kuhlman e John H. Juhl

A parede torácica e o diafragma são afetados por uma grande variedade de condições, tais como doenças infecciosas e inflamatórias, e condições malignas primárias e secundárias. O diagnóstico e a caracterização das massas da parede torácica pela radiografia do tórax convencional são limitados, sendo freqüentemente necessária a aquisição de imagens em corte transversal por tomografia computadorizada (TC), por ressonância magnética (RM) ou ambas. A invasão da parede torácica por um câncer do pulmão, câncer da mama recorrente ou linfoma é um problema clínico comum, cuja resolução pode ser difícil com radiografias convencionais. Outros problemas práticos que envolvem a parede torácica são a determinação da causa de plexopatias braquiais e a avaliação da extensão de infecções e doenças inflamatórias. Este capítulo revê, igualmente, a anatomia do diafragma e as condições patológicas que o afetam, como as hérnias diafragmáticas e processos que envolvem o diafragma.

PERSPECTIVA GERAL DA PAREDE TORÁCICA

As patologias da parede torácica são, muitas vezes, detectadas originalmente por radiografias simples do tórax.[52] A avaliação inicial pode identificar anomalias costais e ósseas, bem como patologias pulmonares subjacentes que podem estar associadas a uma lesão da parede torácica.[52] Os achados radiográficos simples de massa extrapulmonar da parede torácica incluem o sinal da borda incompleta. A massa da parede torácica perde seu contorno nítido nos pontos em que faz interface com os tecidos moles da parede torácica, mas mantém esse contorno nos pontos em que é delineada pelo pulmão. As massas extrapulmonares da parede torácica tendem a ter bordas lisas afinando-se gradativamente e a deslocar para dentro tanto a pleura parietal como a visceral. A avaliação radiográfica simples de muitas condições da parede torácica é limitada, devendo ser complementada com outras imagens em corte transversal por TC ou RM. Muitas vezes, a TC ou a RM têm papéis complementares na avaliação dos processos da parede torácica.[10,27,52] As vantagens da RM na avaliação das condições da parede torácica são a capacidade multiplanar direta, a melhor caracterização dos tecidos moles e as seqüências de pulsos sensíveis ao fluxo, que possibilitam a detecção do fluxo sanguíneo sem o uso de cateteres ou de meios de contraste endovenoso.[10,27,48,52] A avaliação por TC das patologias da parede torácica, por outro lado, proporciona imagens com maior resolução espacial e mostra melhor que a RM a erosão do osso cortical.[10,27,52] Imagens tomográficas espirais também podem ser obtidas durante uma única suspensão da respiração, possibilitando a geração de imagens multiplanares e tridimensionais para a avaliação da extensão e gravidade da doença.

Técnicas Tomográficas Computadorizadas para a Avaliação das Patologias da Parede Torácica

Novas técnicas de TC, como os exames espirais/helicoidais, possibilitam a aquisição mais rápida das imagens da parede torácica durante uma única suspensão da respiração, podendo ser usadas para a obtenção de reconstruções multiplanares desprovidas de artefatos de movimento respiratório. Os protocolos de exame helicoidal variam de acordo com o fabricante, mas, para avaliações de rotina, os parâmetros de exame típicos são uma espessura de corte de 7 mm, uma velocidade da mesa de 9,8 mm/segundo (relação de 1,4) e um intervalo de reconstrução de 7 mm. Cortes adicionais com colimação fina (1 a 3 mm) podem ser feitos, conforme o necessário, podendo ser particularmente importantes na avaliação de massas apicais no que concerne à invasão da parede torácica. O uso de um meio de contraste endovenoso é essencial à avaliação da maioria das patologias da parede torácica, para delinear a extensão do acometimento da parede torácica e opacificar estruturas vasculares importantes. Ele é mais eficazmente administrado por uma bomba injetora, com 100 a 150 ml de contraste iodado (300 mg de iodo por mililitro), injetados à razão de 2-3 ml/segundo.[17-20]

Técnicas de Aquisição de Imagens por Ressonância Magnética para a Avaliação das Patologias da Parede Torácica

Não há uma técnica de RM padrão para a avaliação das patologias da parede torácica. Cada exame deve ser ajustado ao problema clínico, a fim de escolher a seqüência de pulsos, planos de aquisição de imagens, espessura de corte, campo de visão e bobina apropriados.[10,17-20,27] Muitas patologias da parede torácica podem ser avaliadas por seqüências spin-eco tradicionais, com o uso de bobina de corpo. Dispõe-se, porém, de novas bobinas de fase de superfície, transmissoras e receptoras, que fornecem imagens com maior relação sinal-ruído e maior resolução espacial. Bobinas flexíveis e de torso que circundam o tórax são opções excelentes para muitas patologias da parede torácica. A maioria dos exames começa com imagens com um grande campo de visão, para uma avaliação da extensão da lesão. Essas aquisições são, então, suplementadas por imagens com um campo de visão menor, em múltiplos planos. Seqüências de pulsos freqüentemente necessárias incluem as seqüências spin-eco ponderadas em T1; imagens spin-eco ou turbo spin-eco ponderadas em T2; seqüências com recuperação da inversão e T1 curto (STIR); e imagens com a aquisição mediada por gradientes no estado de equilíbrio estável (GRASS) para a avaliação vascular. As seqüências turbo spin-eco podem substituir, em muitos casos, as seqüências tradicionais mais longas spin-eco ponderadas em T2, e as técnicas de angiografia por ressonância magnética podem ser muito úteis para a visibilização do suprimento vascular de massas da parede torácica. Os planos de aquisição de imagens (axial, coronal, sagital e oblíquo) são selecionados de modo a visibilizar melhor a patologia e a anatomia relevante. A espessura de corte e o intervalo entre os cortes são ajustados para cobrir as regiões de interesse. As compensações cardíacas são usadas juntamente com as técnicas de

---

J. E. Kuhlman e J. H. Juhl, Department of Radiology, University of Wisconsin Medical School, Madison, Wisconsin, EUA, 53792-3252.

compensação respiratória para a aquisição de imagens de rotina do tórax, visando a reduzir a um mínimo os artefatos de imagem. A injeção de gadolínio pode ajudar a diferenciar tumores recorrentes das cicatrizes da parede torácica.[17-20]

Massas da Parede Torácica

O espaço extrapleural e a parede torácica são constituídos de tecido adiposo e tecidos moles, tais como nervos, vasos sanguíneos, vasos linfáticos, músculos, ossos, cartilagem e tecido conectivo fibroso. As massas da parede torácica podem originar-se de qualquer desses tecidos componentes.[10,27,35,37] Tipicamente, as massas extrapleurais deslocam tanto a pleura parietal como a visceral, ao expandir-se no tórax, e produzem uma lesão que forma ângulos obtusos com a parede torácica nas radiografias do tórax e nos exames de TC.[10,27,35,37] São comuns as alterações ósseas associadas nas costelas adjacentes, porque muitas massas da parede torácica se originam nas costelas ou próximo destas e este é o melhor achado radiográfico simples das patologias da parede torácica.

Lipomas

A mais comum das massas da parede torácica é o lipoma benigno[52] (Figs. 34.1 e 34.2). Os lipomas podem localizar-se no tecido adiposo subcutâneo ou nos músculos da parede torácica, ou podem insinuar-se através das costelas e tornar-se massas subpleurais ou intratorácicas. Um crescimento mais extenso do tecido lipomatoso é denominado lipomatose infiltrativa. Muitas vezes, um lipoma intratorácico pode ser sugerido com base na aparência radiográfica simples de massa intratorácica pedunculada que aparece quase como mama, com densidade radiográfica mais transparente que o resto dos tecidos moles do tórax. O exame de TC confirma, prontamente, a natureza adiposa da massa; a atenuação tomográfica da massa situa-se geralmente na faixa de −100 a −160 unidades Hounsfield. Os lipomas também são facilmente reconhecidos na RM por sua intensidade de sinal, paralela à do tecido adiposo subcutâneo em todas as seqüências de pulsos: hipersinal nas seqüências ponderadas em T1, hipersinal nas seqüências de densidade de prótons, hipossinal nas seqüências mais intensamente ponderadas em T2, hipossinal nas seqüências STIR e hipossinal nas seqüências com saturação de gordura. O artefato de desvio químico também deve estar presente na interface da massa adiposa com os tecidos moles circunvizinhos que contêm água. Distinguir um lipoma benigno de um lipossarcoma, especialmente um lipossarcoma de baixo grau, é, muitas vezes, difícil ou impossível com base unicamente nas características de imagem. Em geral, porém, os lipomas benignos são homogêneos quanto à textura e às características de sinal, com pouco ou nenhum componente das partes moles. Os lipossarcomas de alto grau são mais heterogêneos em sua composição tecidual e contêm geralmente tanto tecido adiposo como elementos dos tecidos moles. O tipo pleomórfico de lipossarcoma pode conter pouco ou nenhum tecido adiposo, podendo evidenciar apenas características dos tecidos moles na TC e RM.[17-20]

Tumores Neurogênicos

Os tumores neurais que causam massas da parede torácica podem originar-se dos nervos periféricos da parede torácica, dos nervos intercostais da caixa torácica, raízes nervosas espinhais torácicas ou gânglio paraespinhal da cadeia simpática[10,41] (Figs. 34.3 e 34.4). Neurofibromas, schwannomas (neurilemomas) e neurofibrossarcomas originam-se das raízes nervosas. Neuroblastomas, ganglioneuromas e ganglioneuroblastomas originam-se dos gânglios simpáticos.[10]

De acordo com o tipo de nervo afetado, os achados radiográficos simples dos tumores neurogênicos podem incluir erosões das costelas, chanfradura costal e esclerose de costelas nos tumores que se originam dos nervos intercostais.[10,41] Os neurofibromas podem até imitar os tumores de Pancoast, quando se originam do primeiro ou segundo nervos intercostais, no ápice da caixa torácica.[41] Os pacientes com neurofibromatose apresentam, com freqüência, um envolvimento mais extenso da parede torácica por neurofibromas plexiformes que se infiltram amplamente. A degeneração maligna ocorre em aproximadamente 15% dos pacientes portadores de neurofibromatose.[10,41]

Tanto a TC como a RM são usadas para o estudo de imagem dos tumores neurogênicos, mas, em muitos casos, a RM é a modalidade preferida para a avaliação da extensão do envolvimento da parede torácica. É mais difícil delinear na TC a extensão intramuscular dos neurofibromas devido ao limitado contraste das partes moles. Por outro lado, os neurofibromas e outros tumores neurogênicos demonstram intensidade de sinal muito alta nas imagens ponderadas em T2, o que aumenta sua visibilização relativamente a outros tecidos moles e músculos da parede torácica.[10] A RM também tem maior capacidade de demonstrar a extensão intra-espinhal dos tumores neurogênicos, sem a necessidade de mielografia. A TC identifica mais facilmente pequenas calcificações em tumores neurogênicos e delineia melhor a destruição óssea. O envolvimento da medula óssea por tumores neurogênicos malignos é detectado com maior precisão pela RM.[10] Os neurofibromas apresentam, com freqüência, uma característica típica nas imagens de RM ponderadas em T2, designada como "sinal em alvo" — massa tumoral

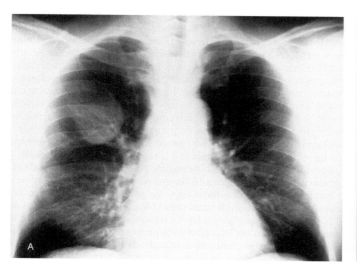 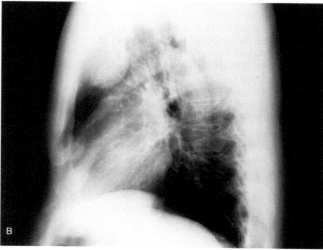

FIG. 34.1 A e B: Radiografias póstero-anterior e lateral do tórax que mostram massa da parede torácica extrapulmonar que apresenta o sinal da borda incompleta. A margem nítida é perdida no ponto em que a massa faz interface com as partes moles da parede torácica. A massa apresenta, igualmente, uma aparência pedunculada, a qual sugere um lipoma.

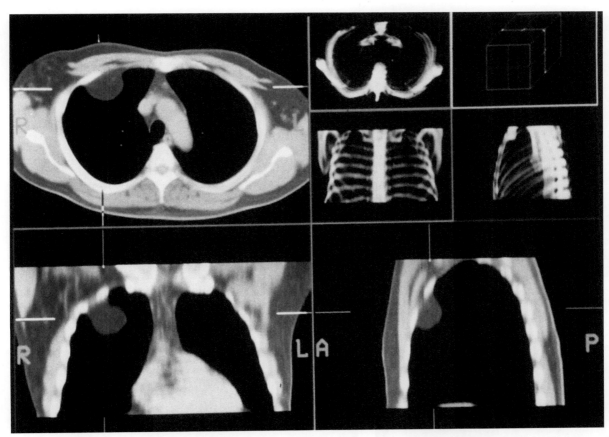

FIG. 34.2 Confirmação tomográfica computadorizada (TC) de um lipoma intratorácico da parede torácica. A densidade tomográfica da massa nas imagens axial, coronal e sagital é a mesma do tecido celular subcutâneo.

de hipersinal com um foco central de hipossinal[10] (veja a Fig. 34.4). Do ponto de vista patológico, o alvo do hipossinal é provavelmente causado por colágeno e células de Schwann compactamente dispostas no centro dos neurofibromas, enquanto a área periférica do tumor é constituída de um tecido mixóide de intensidade de sinal mais alta.

Hemangiomas

Os hemangiomas são lesões que afetam, em raras ocasiões, a parede torácica, mas podem formar-se na pele, tecidos subcutâneos,

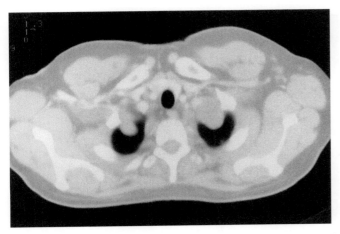

FIG. 34.3 Neurofibromas atípicos que se originam dos primeiros nervos intercostais bilateralmente. (Da referência 20, com permissão.)

músculos, costelas ou sinóvia articular.[8,23,30] Pode haver um espectro de más-formações vasculares, como os hemangiomas cavernosos e más-formações venosas, arteriovenosas, capilares e mistas (Fig. 34.5). Flebólitos calcificados são, às vezes, identificados em hemangiomas maiores nas radiografias do tórax.[8,23,30] A TC com o uso do contraste endovenoso mostra massa de vasos serpiginosos com realce, flebólitos e remodelagem óssea subjacente.[8,23,30] A RM, muitas vezes, delineia, com maior precisão, a extensão dos hemangiomas das partes moles, porque tais lesões evidenciam, tipicamente, áreas com intensidade de sinal muito elevada nas imagens ponderadas em T2.[8,10] O hipersinal nas imagens ponderadas em T2 é considerado como sendo causado pelo sangue em fluxo lento ou estagnado em canais vasculares dilatados. De acordo com o seu tipo e morfologia os hemangiomas podem apresentar uma mistura de sinais na RM devido à combinação de elementos vasculares, tecido adiposo e tecidos conectivos no interior da massa, bem como à presença de sangue antigo, hemossiderina e trombos.[8] Uma característica na RM típica dos hemangiomas superficiais é a presença de estruturas curvilíneas de hipossinal nas imagens ponderadas em T2. As lesões intramusculares associam-se, com freqüência, à atrofia muscular.[8,17-20] As más-formações arteriovenosas em vasos maiores mostram ausência de fluxo nos vasos nutrientes maiores nas imagens ponderadas em T1 e um hipersinal causado pelo fluxo rápido nas seqüências GRASS ou gradiente-eco (Fig. 34.5).

Linfangiomas

Linfangiomas são más-formações congênitas do sistema linfático, em que sáculos linfáticos são seqüestrados do restante da rede linfática[38,46,53] (Fig. 34.6). Aparecem mais comumente como massas cervicais em lactentes, mas podem estender-se do pescoço à fossa supraclavicular, axila, parede torácica e mediastino.[17-20,38,46,53] Sua natureza infiltrativa

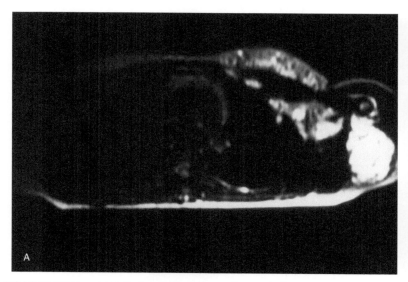
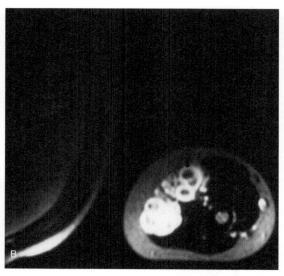

FIG. 34.4 Imagem por ressonância magnética de neurofibroma plexiforme que infiltra a parede torácica (**A**) e o membro superior esquerdo (**B**). Os tumores neurogênicos mostram-se hiperintensos nas imagens ponderadas em T2. Os neurofibromas também apresentam um sinal em alvo característico, com um centro de hipossinal no interior da massa tumoral com hipersinal (*seta*). (Da referência 20, com permissão.)

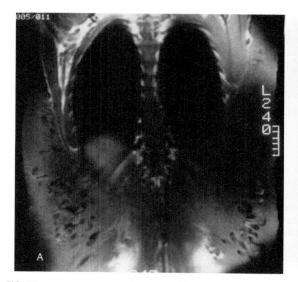
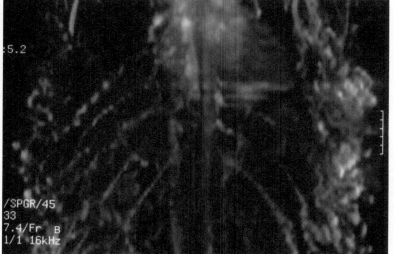

FIG. 34.5 Imagem por ressonância magnética de uma má-formação arteriovenosa da parede torácica. As seqüências ponderadas em T1 coronal (**A**) e de angiografia por ressonância magnética (**B**) demonstram a natureza extensa da má-formação vascular, com numerosos vasos nutrientes. (Da referência 17, com permissão.)

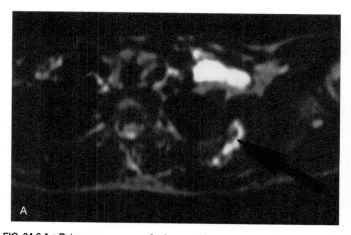
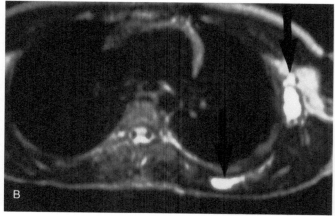

FIG. 34.6 A e B: Imagem por ressonância magnética de um linfangioma da parede torácica. Tais sáculos linfáticos císticos infiltrativos apresentam hipersinal nas imagens ponderadas em T2. (Da referência 20, com permissão.)

e a propensão à recorrência tornam os linfangiomas difíceis de serem ressecados, sendo fundamental um planejamento pré-operatório cuidadoso para a remoção bem-sucedida.[38,46,53] Os higromas císticos são uma forma localizada de linfangioma, geralmente identificada no início da infância, em que os canais linfáticos se dilatam em massa cística multiloculada.[38,46,53]

Os achados radiográficos simples dos linfangiomas da parede torácica são limitados, e a avaliação em cortes transversais por TC ou RM, ou ambas, faz-se necessária para melhor definição. Os linfangiomas aparecem como massas císticas bem-definidas na TC, com atenuação tomográfica homogênea na faixa da água.[38,46,53] O contraste endovenoso é muito útil, ajudando a definir as margens do linfangioma em relação aos tecidos moles e músculos circundantes. A RM mostra extraordinariamente bem a extensão dos linfangiomas da parede torácica, porque as estruturas dilatadas e de conteúdo líquido apresentam hipersinal nas imagens ponderadas em T2.[38,46,53] As seqüências ponderadas em T2 com supressão de gordura e as seqüências STIR destacam o conteúdo hídrico dos linfangiomas e são excelentes para delinear toda a extensão dessas lesões. Septações internas nos linfangiomas são identificadas, com freqüência, tanto na TC como na RM.[17-20,38,46,53]

Patologias Relacionadas a Vasos

As massas extrapleurais no ápice da caixa torácica podem ser causadas por aneurismas, falsos aneurismas ou hematomas perivasculares das artérias ou veias subclávias, sendo decorrentes, em muitos casos, de complicações da colocação das vias centrais[17-20,53] (Fig. 34.7). Os traumatismos torácicos não-penetrantes podem ocasionar hematomas da parede torácica de tamanho considerável. Até mesmo a ressuscitação cardiopulmonar pode causar hematomas da parede torácica, especialmente em pacientes com discrasias sanguíneas subjacentes. As veias da parede torácica tornam-se excessivamente dilatadas, quando servem de via de drenagem colateral em torno de um local de obstrução intratorácica, tal como uma veia cava superior obstruída ou trombosada.

Condições Malignas dos Tecidos Moles da Parede Torácica

O câncer da mama é a neoplasia que mais comumente se origina dos tecidos moles da parede torácica.[52] A mamografia é, atualmente, o pilar da avaliação de triagem do câncer da mama; todavia, a RM com gadolínio mostrou-se algo promissora como adjuvante da mamografia, para distinguir os tipos de câncer da mama e identificar cânceres da mama multifocais. O papel efetivo da RM na avaliação do câncer da mama ainda se encontra por ser estabelecido. A TC é largamente utilizada para a determinação do estágio dos cânceres da mama mais avançados, e tanto a TC como a RM dão contribuições importantes à avaliação das recidivas locais da parede torácica.[5,44,45,52] Tumores mais raros dos tecidos moles da parede torácica incluem os sarcomas das partes moles e tumores desmóides.

Massas da Parede Torácica que se Originam das Costelas e Causam Destruição Costal

As massas da parede torácica que se originam das costelas e causam destruição costal são, com freqüência, detectadas originalmente nas radiografias do tórax. Em adultos, as causas mais comuns desse achado são as metástases ou um mieloma múltiplo[41] (Figs. 34.8 a 34.10). O mesmo diagnóstico diferencial é válido, também, para as massas que se originam do esterno e causam destruição óssea[48A] (Fig. 34.11). Em adultos, as costelas e o esterno são locais ósseos com permanência de medula vermelha, tornando-os suscetíveis a metástases hematogênicas dos cânceres da mama, pulmão, rim e tireóide.[52] Em crianças, as causas mais comuns das massas tumorais costais destrutivas são o sarcoma de Ewing e o neuroblastoma metastático.

Vários tumores malignos e benignos primários originam-se também dos ossos ou cartilagens costais, mas estas são lesões raras em comparação com as metástases. Tais tumores incluem condrossarcomas, osteossarcomas, fibrossarcomas, tumores das células redondas, tumores das células gigantes, osteocondromas, encondromas, cistos ósseos aneurismáticos e hemangiomas.[41,52] Os distúrbios não-neoplásicos também produzem massas costais e destruição de costelas, como em condições, tais como displasia fibrosa, granuloma eosinofílico, osteíte por radiação, tumores marrons no hiperparatireoidismo ou a erosão das costelas causada por um aneurisma torácico em expansão[41] (Figs. 34.12 a 34.14). As fraturas costais em consolidação constituem uma causa comum de massa palpável nas costelas ou de uma lesão que imita um nódulo pulmonar nas radiografias simples. Em pacientes que apresentam insuficiência renal crônica e hiperparatireoidismo secundário, calcificações metastáticas nos teci-

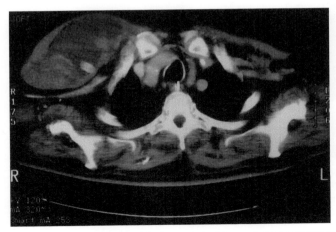

FIG. 34.7 Hematoma pós-operatório da parede torácica em torno de um enxerto axilar. A densidade elevada na coleção líquida constitui sangue coagulado. (Da referência 17, com permissão.)

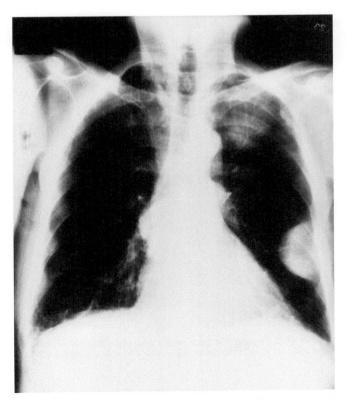

FIG. 34.8 Múltiplas massas extrapulmonares na parede torácica com destruição costal, causadas por metástases para as costelas (de um hepatoma). (Da referência 20, com permissão.)

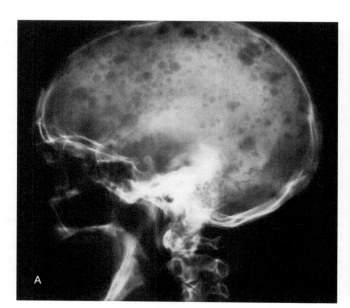
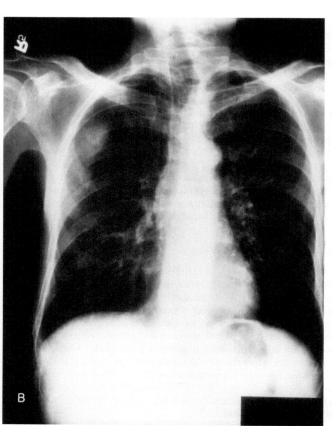

FIG. 34.9 Mieloma múltiplo. **A:** Radiografia lateral do crânio que mostra múltiplas lesões líticas ósseas causadas por um mieloma. **B:** Radiografia do tórax que revela massa extrapulmonar na parede torácica com destruição de costelas causada pelo mieloma.

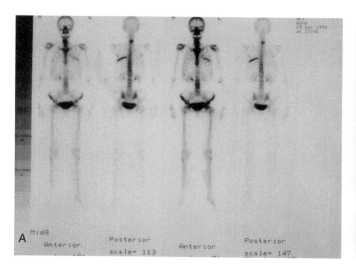
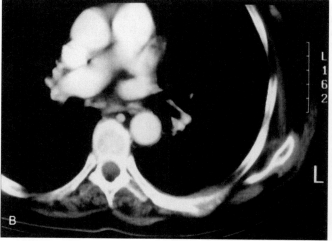

FIG. 34.10 A: Cintilografia óssea que mostra a captação anormal do radioisótopo envolvendo a costela posterior esquerda. **B:** Tomografia computadorizada que demonstra massa sutil na parede torácica posterior esquerda com destruição costal, causada por um câncer do pulmão metastático.

DOENÇAS DA PAREDE TORÁCICA E DIAFRAGMA 999

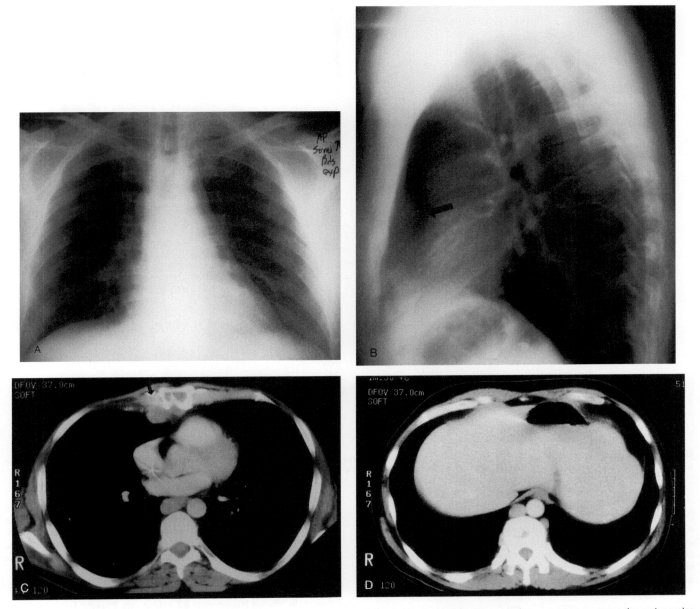

FIG. 34.11 Metástases esternais. **A e B:** As radiografias póstero-anterior e lateral do tórax mostram uma veia ázigos aumentada e uma pequena massa das partes moles posteriormente ao esterno inferior (*seta*). **C e D:** A tomografia computadorizada revela massa das partes moles que destrói o lado direito do esterno, em conseqüência de metástase. Note, também, a ausência da veia cava inferior, com continuação ázigos.

dos moles da parede torácica podem simular nódulos pulmonares ou tumores ósseos. Além da radiografia do tórax, a avaliação geralmente torna necessária a TC e, às vezes, a RM. Em geral, a destruição do osso cortical é detectada, com maior precisão, pela TC devido à sua melhor resolução espacial. A infiltração da medula óssea e a extensão aos tecidos moles de massas da parede torácica são visibilizadas, mais precisamente, pela RM.

Invasão da Parede Torácica por Tumores

Câncer do Pulmão e a Síndrome de Pancoast

A síndrome de Pancoast constitui uma tríade clínica de dor no braço ipsilateral, adelgaçamento dos músculos da mão e achados oculares de Horner (exoftalmia, ptose, miose e anidrose),[9,10,27,32,34,52,56] causada por qualquer tumor do sulco superior que invada a parede torácica e envolva o plexo braquial na fossa supraclavicular e o gânglio simpático estrelado na região mediastinal superior e cervical inferior.[9,32,34,56]

O câncer do pulmão é a causa mais comum da síndrome de Pancoast, mas outros tumores que invadam o sulco superior, como câncer da mama, mieloma múltiplo, metástases, linfoma ou mesotelioma, podem produzir sintomas semelhantes.[9,10,27,32,34,52,56] Os pacientes com câncer do pulmão têm sobrevida maior, quando seu tumor de Pancoast é tratado por uma combinação de cirurgia e radioterapia, com ou sem quimioterapia. As decisões terapêuticas têm por base a presença e a extensão da invasão do tumor através do ápice pulmonar. Os cânceres do pulmão que demonstram claramente a invasão tumoral por imagens pré-operatórias costumam ser tratados, inicialmente, com radioterapia, seguida de ressecção cirúrgica, quando o tumor responde.[9,10,27,32,34,52,56] A avaliação por TC dos tumores de Pancoast torna necessárias mais do que técnicas rotineiras de exame. Idealmente, o exame de TC espiral ou helicoidal com cortes finos contíguos fornece melhores detalhes, bem como um conjunto de dados que podem ser usados na reconstrução multiplanar nos planos coronal e sagital para a avaliação do crescimento superior do tumor.

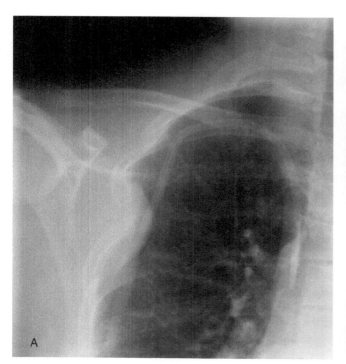 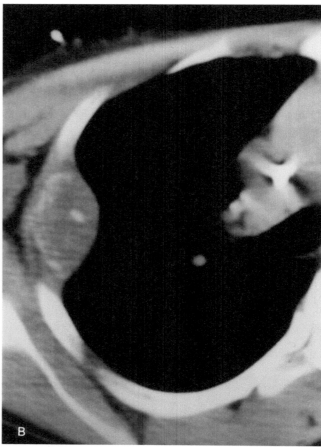

FIG. 34.12 A massa da parede torácica, vista na radiografia do tórax (**A**) e na tomografia computadorizada (**B**), foi causada por um tumor marrom num paciente com hiperparatireoidismo secundário e osteodistrofia renal por insuficiência renal crônica.

A janela óssea deve ser usada para avaliar a destruição das costelas e a invasão de corpos vertebrais adjacentes pelo tumor. Porém, mesmo com essas técnicas de TC adicionais, a melhor avaliação dos tumores de Pancoast deve ser feita, em muitos casos, pela RM. Comparada com a TC axial em cortes finos na avaliação de tumores de Pancoast, a RM demonstra ser mais precisa na revelação da invasão da parede torácica pelo tumor.[9,10,27,32,34,53] Heelan e colaboradores[9] relataram uma acurácia geral de 94% para a RM em comparação com 63% para a TC. A RM mostra melhor os tumores de Pancoast que a TC devido às suas capacidades multiplanares e seu espectro mais amplo de contraste dos tecidos moles.[10] Estudos por RM coronais e sagitais são usados para demonstrar a extensão superior dos tumores de Pancoast, assim como a proximidade do tumor ao plexo braquial e aos vasos subclávios[9,10,32,34] (Fig. 34.15).

O câncer do pulmão pode invadir a parede torácica em outros locais. A determinação do estágio e a abordagem cirúrgica à terapia devem ser ajustadas de acordo com isso, e a ressecção *em bloco* do tumor e da parede torácica contígua é feita na tentativa de melhorar a sobrevida.[32,34] A determinação pré-operatória da invasão da parede torácica pela TC ou RM é difícil, sendo baixa a acurácia geral da TC, da ordem de 39%.[32] Diversos estudos comparando a TC e a RM sugerem que a RM é um pouco mais precisa na detecção da invasão tumoral, especialmente da infiltração do tecido adiposo extrapleural e dos músculos da parede torácica adjacente.[9]

A maioria dos achados na TC de invasão da parede torácica não é nem sensível nem específica. A continuidade da massa com a pleura não é um indicador fidedigno de invasão.[32,34,56] Um espessamento pleural adjacente, a extensão do contato pleural ou o ângulo de contato entre a massa tumoral e a pleura não são nem sensíveis nem específicos em relação à invasão da parede torácica.[32,34,56] A presença de destruição costal na TC constitui o melhor sinal absoluto de invasão da parede torácica.[32,52] Na RM, a perda da camada adiposa extrapleural é uma evidência sugestiva de invasão da parede torácica, mas um hipersinal nos tecidos moles da parede torácica nas imagens ponderadas em T2 pode ser causado pela invasão tumoral ou por uma inflamação reativa ou edema.[10,27]

Câncer da Mama Recorrente e Linfoma da Parede Torácica

A profundidade em que certos tumores, como o câncer da mama recorrente, linfoma e mesotelioma, penetram a parede torácica tem implicações terapêuticas e prognósticas importantes para o paciente.[1,5,14,24,44,45] A freqüência da recidiva local do câncer da mama após a mastectomia varia de acordo com o estágio e a gradação iniciais do tumor, assim como com a terapia local aplicada, mas a faixa de variação é de 8% a 30%.[44,45] A TC é a principal modalidade de imagem usada no monitoramento de pacientes com o câncer da mama, para procurar metástases a distância e detectar a presença e a extensão de recorrências locais. O câncer da mama pode recidivar na parede torácica em vários pontos, como a pele, o tecido subcutâneo, a axila, os músculos peitorais, os linfonodos interpeitorais, a zona paraesternal/mamária interna e a região do plexo braquial[5,24] (Fig. 34.16). Como as deformidades das partes moles da parede torácica e a cicatrização após a cirurgia ou a radioterapia dificultam, com freqüência, a avaliação quanto à recorrência tumoral no exame físico e nos exames de TC, o radiologista deve estar familiarizado com a aparência tomográfica esperada da parede torácica após os diversos tipos de mastectomia, como os procedimentos radicais, radicais modificados e de tumorectomia.[44,45]

Pode ser extremamente difícil diferenciar tumores recorrentes de cicatrização pós-operatória/pós-radioterapia.[5] Ambas as condições podem causar sintomas de dor e edema do braço, caso sejam afetadas certas estruturas,

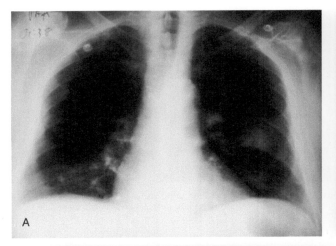
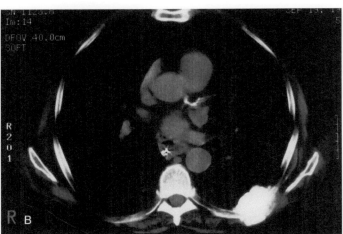
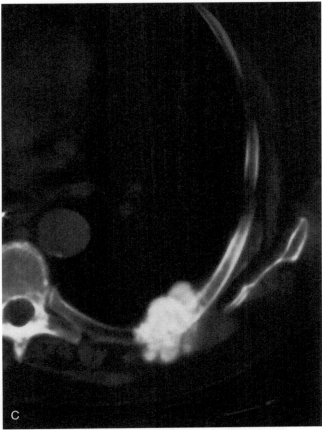

FIG. 34.13 Calcificações das partes moles metastáticas causadas por hiperparatireoidismo secundário e insuficiência renal. **A:** Radiografia do tórax que mostra massa densa na região torácica inferior esquerda. **B e C:** Tomografias computadorizadas que revelam massa aglomerada de calcificações nos tecidos moles da parede torácica posterior esquerda, simulando um tumor ósseo.

como o plexo braquial ou vasos axilares e linfáticos.[54] A cicatrização induzida pela radioterapia ocorre, geralmente, dentro de 30 meses do tratamento.[5] Na TC, as alterações da radioterapia são o espessamento da pele; planos adiposos mal definidos; faixas ou alterações lineares nos tecidos subcutâneos que causam um aumento sutil na atenuação tomográfica do tecido adiposo;[53] e alterações no pulmão adjacente. Os achados restringem-se tipicamente ao campo de radioterapia.[5,24,44,45,54] Na RM, as características de sinal da fibrose por radiação variam com o tempo. Durante a fase aguda da lesão por radiação, que pode estender-se por seis a 12 meses após o tratamento, uma reação inflamatória produz áreas de hipersinal nas imagens ponderadas em T2 no tecido celular subcutâneo e nos músculos afetados.[10] Durante a fase crônica, as áreas de fibrose por radiação apresentam um relativo hipossinal nas imagens de RM ponderadas em T2, em comparação com a gordura.[10] A recorrência do tumor é mais provável nos casos em que se vê massa focal na TC ou RM.[53] Ocasionalmente, a formação de cicatrizes e as deformidades após a cirurgia produzem uma lesão focal semelhante a massa tumoral na TC, indistinguível da recorrência tumoral. A RM pode ser útil nesses casos problemáticos. As massas focais causadas por recorrência tumoral têm hipersinal nas imagens ponderadas em T2 e STIR, evidenciando, geralmente, intensificação rápida pelo gadolínio, de maneira semelhante ao câncer da mama primário. A única exceção pode ser a de algumas formas de carcinoma da mama cirroso, que evocam uma reação mais desmoplásica no local da recorrência.[10,11,49] As massas focais produzidas por cicatrização ou fibrose apresentam hipossinal nas imagens ponderadas em T2 e STIR, e geralmente não se intensificam, de maneira significativa, pelo gadolínio.

A plexopatia braquial em pacientes com o câncer da mama pode ser causada pela recorrência do tumor ou danos por radiação.[11] A lesão do plexo braquial por radiação só, em geral, ocorre após 6.000 rad.[5] A RM

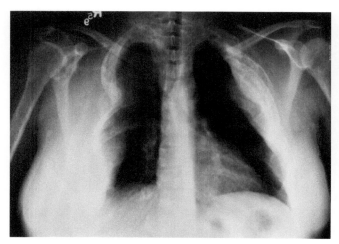

FIG. 34.14 Displasia fibrosa poliostótica que produz múltiplas massas na parede torácica em conseqüência de um aumento expansivo das costelas. (Da referência 20, com permissão.)

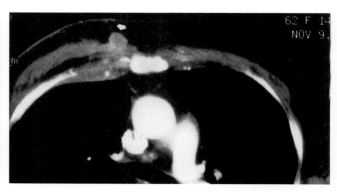

FIG. 34.16 Recorrência local de câncer da mama que se manifesta como um nódulo das partes moles no tecido celular subcutâneo profundo da parede torácica anterior (seta).

é superior à TC na demonstração do envolvimento do plexo braquial pelo tumor ou da inflamação difusa do plexo, como se pode ver na plexopatia induzida por radiação (Fig. 34.17).

O esterno, a zona paraesternal e os linfonodos mamários internos são outra área comum de recorrência do câncer da mama e do linfoma.[39,40,48A,52] As metástases aos linfonodos mamários internos disseminam-se e invadem a parede torácica, o mediastino e o esterno. A profundidade de penetração mediastinal é particularmente importante em pacientes com linfoma e devem-se avaliar, cuidadosamente, as evidências de envolvimento pericárdico. O estágio, o prognóstico e a opção terapêutica preferencial dependem criticamente da profundidade da invasão mediastinal nos pacientes.

O envolvimento da parede torácica por certos tumores, como o linfoma ou mesotelioma, pode ser extenso.[1,10,14] Nesses casos, a RM ajuda, muitas vezes, a determinar a extensão da invasão da parede torácica, a presença de envolvimento diafragmático e a disseminação da doença ao abdome.[10]

Infecções da Parede Torácica

As infecções da parede torácica acarretam risco de vida potencial para o paciente,[25,43] ocorrendo geralmente em pacientes com algum grau de imunossupressão, diabete ou cirurgia, ou traumatismo torácico anterior[15,21,25,43,47A] (Fig. 34.18). As bactérias piogênicas, como *Staphylococcus* e *Klebsiella*, causam infecções da parede torácica, assim como os patógenos mais incomuns, como *Actinomycetes*, *Nocardia*, *Blastomycosis*, *Mycobacterium tuberculosis* e *Aspergillus*.[15,25,43,47A] O prognóstico depende da detecção precoce, do grau de imunossupressão do paciente, do organismo causador e da extensão da infecção.[15,25,43] A infecção da parede torácica pode limitar-se a uma celulite ou estender-se a estruturas mais profundas, causando piomiosite, abscesso ou fasciite necrotizante, mais grave.[25] O exame físico é reconhecidamente pouco preciso na estimativa da extensão ou da gravidade das infecções da parede torácica. Achados físicos, tais como eritema cutâneo, palidez, necrose, áreas focais doloridas e sensíveis, endurecimento ou calor, podem estar ausentes ou ser mínimos em pacientes imunologicamente comprometidos ou idosos.[15,25,43]

As radiografias do tórax podem revelar a presença de massa extrapleural ou da parede torácica. Nas infecções crônicas da parede torácica, muitas das quais começam como pneumonias, pode-se identificar um infiltrado pulmonar juntamente com a erosão das costelas, esclerose costal, derrame pleural e reação pleural. Fístulas cutâneas e níveis hidroaéreos nos tecidos subcutâneos são outros achados que se evidenciam, ocasionalmente, nas radiografias do tórax, freqüentemente na incidência lateral.[15,25,43,47A] Tanto a TC como a RM são úteis na avaliação das infecções da parede torácica. A destruição das costelas é detectada, com maior precisão, na TC, e esta é usada para orientar procedimentos percutâneos de aspiração e drenagem. O envolvimento das

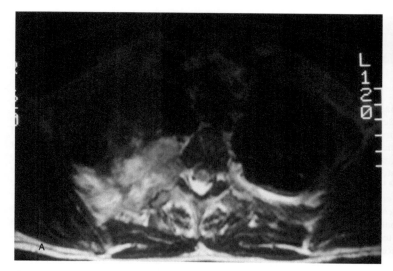
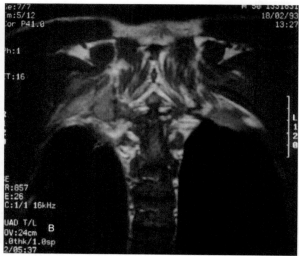

FIG. 34.15 Tumor de Pancoast do ápice pulmonar direito. Imagens ponderada em T2 axial (A) e ponderada em T1 coronal (B) que mostram a invasão da parede torácica pelo tumor, com extensão à fossa supraclavicular. (Da referência 17, com permissão.)

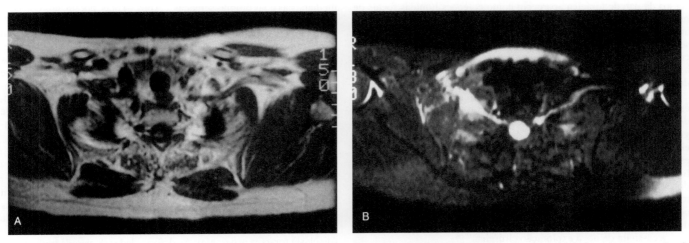

FIG. 34.17 Câncer da mama recorrente que envolve o plexo braquial direito. A RM revela um espessamento assimétrico do plexo braquial direito na imagem ponderada em T1 (**A**) e um hipersinal focal na mesma área na imagem ponderada em T2 (**B**), causados pelo depósito tumoral. (Da referência 17, com permissão.)

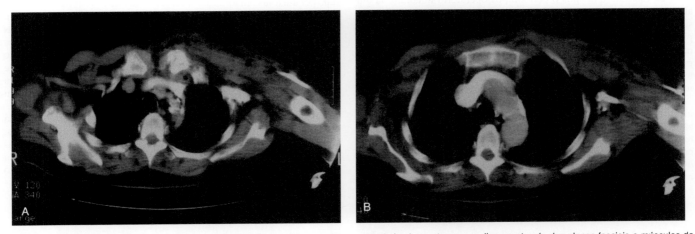

FIG. 34.18 Fasciite necrotizante num paciente portador de diabete. A tomografia computadorizada mostra ar que disseca através dos planos fasciais e músculos da parede torácica esquerda (**A**) e para o mediastino (**B**). (Da referência 17, com permissão.)

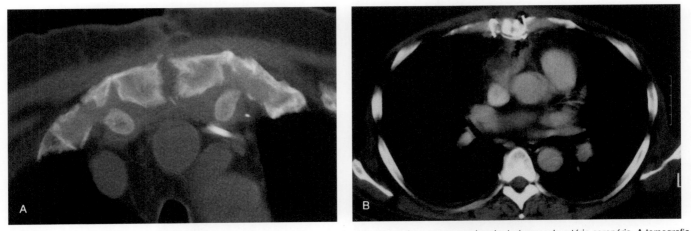

FIG. 34.19 Infecção da ferida esternal com deiscência e mediastinite após uma esternotomia mediana para uma cirurgia de *bypass* da artéria coronária. A tomografia computadorizada revela o alargamento e erosões das margens da esternotomia (**A**) e uma coleção líquida com bolhas de ar no mediastino (**B**). (Da referência 17, com permissão.)

partes moles e a inflamação da parede torácica são visibilizados melhor na RM, sem a necessidade de contraste endovenoso. Na RM, os abscessos da parede torácica aparecem como coleções líquidas focais de hipersinal nas imagens ponderadas em T2 e STIR. Na TC, os abscessos apresentam atenuação tomográfica ligeiramente inferior à dos músculos, sendo, com freqüência, delimitados melhor, ao administrar um meio de contraste endovenoso. A TC tem uma vantagem significativa em relação à RM na avaliação das infecções da parede torácica: é mais sensível na detecção da formação de gás em áreas de infecção.[15,25,43]

Uma infecção específica da parede torácica, a infecção da ferida esternal, ocorre como complicação da esternotomia mediana em 3% dos pacientes que se submetem a esse procedimento[57,58] (Fig. 34.19). A gravidade da infecção pode variar de tratos fistulosos superficiais que eliminam secreções à deiscência do esterno, mediastinite e osteomielite esternal. As infecções da ferida esternal provocam significativa mortalidade. Em muitos casos, os pacientes mostram-se sintomáticos, com dores incisionais, eritema cutâneo, secreções esternais, febre, leucocitose e instabilidade do esterno ao exame físico. Há um risco maior de ocorrência das infecções da ferida esternal em pacientes com obesidade, diabete e enxertos arteriais mamários internos, bem como nos pacientes que necessitam de nova exploração cirúrgica.[57,58]

Os achados radiográficos simples das infecções da ferida esternal são limitados.[2A,4A] Uma radioluscência no local da esternotomia pode ser um achado normal no pós-operatório, mas ar novo que aparece no local da esternotomia após o período pós-operatório imediato ou um alargamento recente da área de esternotomia mediana num paciente sintomático podem ser significativos.[2A,4A] Fios de esternotomia rompidos são comuns e inespecíficos, mas aqui, também, uma alteração nos fios de esternotomia ou o aparecimento de novas rupturas nos fios podem indicar um esterno instável. O ar nos tecidos subcutâneos ou no mediastino pode ser detectado nas radiografias simples, especialmente na incidência lateral.[2A,4A]

Os pacientes sintomáticos são freqüentemente avaliados adicionalmente pela TC.[7A,13,48A] Os achados na TC das infecções da ferida esternal são: (1) separação ou alargamento da incisão de esternotomia, freqüentemente com irregularidade ou reabsorção das margens esternais; (2) coleções líquidas, aéreas ou das partes moles nos tecidos subcutâneos e/ou no mediastino adjacente à incisão esternal; e (3) fios de esternotomia deslocados ou rompidos[7A,13] (veja a Fig. 34.13). Coleções líquidas retroesternais, hematomas e ar no mediastino podem ser achados normais na TC em pacientes que foram submetidos a uma esternotomia mediana nas duas últimas semanas.[13] Após 14 dias, porém, tais coleções são fortemente sugestivas de mediastinite, quando encontradas na TC.[13]

Qualquer aparelho implantado na parede torácica pode servir como *nidus* para as infecções da parede torácica (Fig. 34.20). Quando infectadas, as bolsas de marcapassos cardíacos podem mostrar ar nos tecidos moles a sua volta ou uma alteração na opacidade das partes moles que circundam a bolsa nas radiografias do tórax. Outros aparelhos implantados, como os cateteres fixos por longos períodos (cateteres Hickman), desfibriladores cardíacos automáticos implantáveis e dispositivos de assistência ventricular esquerda, podem ser infectados e produzir infecções da parede torácica.

Deformidades Congênitas da Parede Torácica

Diversas anormalidades congênitas e do desenvolvimento podem produzir deformidades na configuração da parede torácica, algumas das quais relativamente comuns, como o peito escavado e o peito de pombo. Outras constituem distúrbios raros, como a síndrome de Jeune (displasia torácica asfixiante). As deformidades da parede torácica são discutidas, também, no Cap. 22, na seção sobre más-formações congênitas do tórax ósseo.

A síndrome de Jeune é um distúrbio autossômico recessivo, caracterizado por um tórax em forma de sino, acentuadamente estreito e alongado, com costelas curtas que apresentam extremidades bulbosas (Fig. 34.21). Clavículas horizontais em forma de arco e numerosas outras anomalias ósseas fazem parte da síndrome, assim como anomalias associadas dos rins e persistência do canal arterial. O tórax é tão pequeno e estreito que os pulmões não têm espaço adequado para se desenvolver. Cerca de 80% das crianças afetadas morrem no período de lactência, mas, com a correção cirúrgica torácica, a sobrevivência até a adolescência e além disso foi obtida em alguns pacientes.

O planejamento pré-operatório para o reparo das deformidades da parede torácica é freqüentemente auxiliado pela avaliação tomográfica, especialmente quando as imagens axiais são suplementadas por imagens multiplanares e tridimensionais da caixa torácica. Com o uso da tecnologia TC espiral, podem-se obter imagens livres de movimento respiratório, as quais podem ser usadas para fazer reconstruções tri-

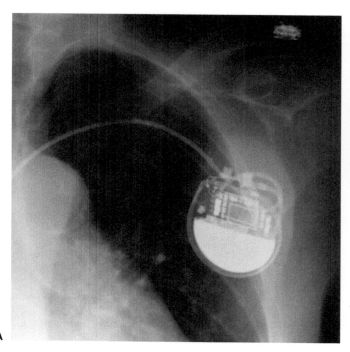
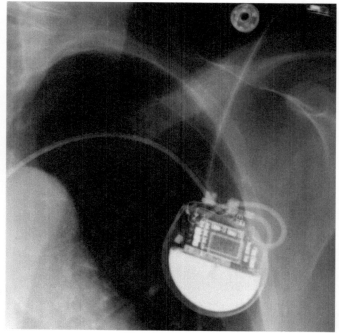

FIG. 34.20 Infecção das partes moles da bolsa de um marcapasso. (**A**) Radiografia do tórax que mostra um crescente edema das partes moles em torno da caixa do marcapasso em comparação com a radiografia antiga (**B**).

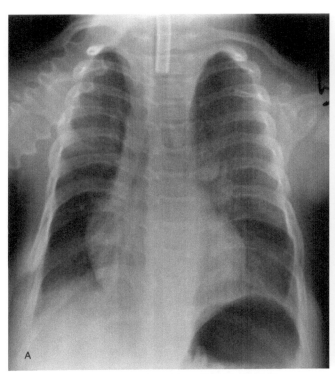
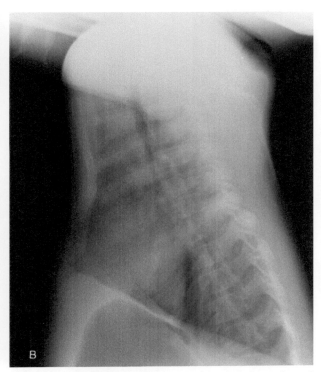

FIG. 34.21 Síndrome de Jeune (displasia torácica asfixiante). (**A, B**) Observe as costelas curtas, diâmetro ântero-posterior muito estreito e clavículas em forma de arco nessa deformidade congênita da parede torácica.

dimensionais da parede torácica. Com o uso de diferentes algoritmos de reconstrução, podem ser criados vários modelos da parede torácica, como os que mostram só os tecidos moles e músculos da parede torácica, e os que revelam apenas o esqueleto torácico.

O DIAFRAGMA

O diafragma é o músculo da respiração que separa o tórax da cavidade abdominal. Uma revisão geral da anatomia e patologia do diafragma pode ser encontrada nos artigos de Panicek[31] e de Tarver[50] e seus colaboradores. As fibras musculares do diafragma originam-se do processo xifóide e da oitava à 12.ª costelas e inserem-se no tendão central. O diafragma consiste em um tendão central, um folheto direito e um esquerdo, assim como fixações à coluna, às costelas e ao esterno.[31,47] Há três aberturas normais no diafragma — o hiato aórtico, o hiato esofágico e o hiato da veia cava inferior (VCI). Através do hiato aórtico, passam a aorta, o ducto torácico e o sistema ázigos-hemiázigos; através do hiato esofágico, o esôfago, o nervo vago e os nervos simpáticos, assim como os ramos esofágicos da artéria gástrica esquerda; através da abertura da VCI, passam a VCI e os ramos do nervo frênico direito[31,47] (Fig. 34.22). Na TC, normalmente são identificadas com facilidade apenas as fixações anterior e posterior do diafragma. Anteriormente, podem ser identificadas faixas diafragmáticas; podem-se identificar, posteriormente, os pilares e os ligamentos arqueados medial e lateral. Posteriormente, os pilares diafragmáticos originam-se dos corpos vertebrais lombares superiores, até o nível do terceiro corpo vertebral lombar. O pilar direito estende-se de L1 a L3, e o esquerdo de L1 a L2[31,47] (Fig. 34.23).

O tendão central situa-se algo anteriormente à região média do tórax e aproximadamente paralelo à parede anterior do tórax. As fibras musculares anteriormente são relativamente curtas e, póstero-lateralmente, são duas a três vezes mais longas, de modo que a massa muscular principal está no aspecto posterior do diafragma. A posição do diafragma é descrita no Cap. 22. A superfície superior do diafragma é vista prontamente nas radiografias do tórax normal, por ser claramente delineada pelo pulmão radiotransparente acima dela. Sua margem inferior é freqüentemente visível à esquerda, pelo menos em parte, porque há geralmente algum gás no fundo do estômago e gases ou material fecal na flexura esplênica do cólon, que define uma parte de sua superfície inferior. Do lado direito, o fígado tem densidade comparável, de modo que a superfície inferior do diafragma não pode ser vista na ausência de um pneumoperitônio. O hemidiafragma direito fica geralmente um espaço intercostal mais alto que o esquerdo. Na inspiração plena, a abóbada do folheto direito do diafragma situa-se aproximadamente ao nível da 10.ª costela posteriormente, enquanto o folheto esquerdo localiza-se ao nível da 11.ª costela posteriormente. Usando as costelas anteriores como marco, a abóbada do hemidiafragma direito encontra-se entre o nível da quinta costela e o nível do sexto espaço intercostal, medida na radiografia padrão a 1,80 m, obtida com o paciente em inspiração moderadamente profunda. A abóbada tende a ser mais alta em pacientes hiperastênicos e obesos, podendo ser mais baixa nos indivíduos astênicos. A altura do diafragma parece estar relacionada à posição do ápice do coração, e não

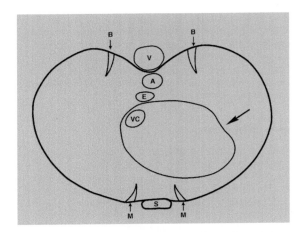

FIG. 34.22 Diagrama que mostra as aberturas normais e as áreas de fraqueza potencial no diafragma. O diafragma é visto de cima. O corpo vertebral (V) e o esterno (S) são marcados para fins de orientação. A seta indica a fixação do pericárdio ao diafragma. B, Forame de Bochdalek; A, aorta; E, hiato esofágico; VC, abertura da veia cava; M, forame de Morgagni (abertura potencial).

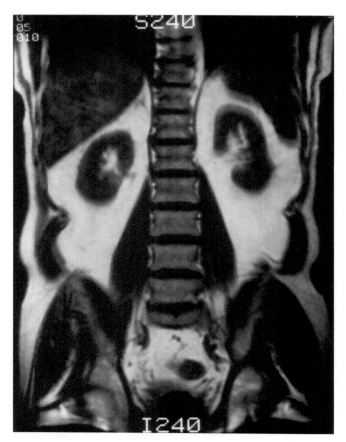

FIG. 34.23 Locais de inserção dos pilares diafragmáticos. Note que o pilar esquerdo se estende até L2 e o direito até L3.

à posição do fígado (isto é, o hemidiafragma baixo situa-se do lado do ápice cardíaco), o que é observado em pacientes com dextrocardia e posição abdominal normal.

Alterações do Diafragma com a Idade

O hiato esofágico alarga-se gradualmente com a idade. Os defeitos diafragmáticos (áreas de adelgaçamento) aumentam de zero na terceira década a 56% na sétima e oitava décadas de vida.[3] Os defeitos mais graves são as áreas de descontinuidade do diafragma associadas à herniação do tecido adiposo do omento para o tórax. Tais defeitos são encontrados, principalmente, póstero-medialmente. O enfisema é um fator predisponente na ocorrência dos defeitos, encontrados em 84% dos pacientes com enfisema. Os defeitos são mais comuns em mulheres, caso se exclua a presença de enfisema. O estado da musculatura e a obesidade não parecem ser fatores. O músculo diafragmático geralmente não aumenta em espessura com a idade.

Movimento do Diafragma

É comum o movimento assincrônico, havendo, com freqüência, uma excursão maior à esquerda que à direita. O limite de movimento é, em média, de 3 a 6 cm, mas pode ser aumentado pelo treinamento. Em pacientes com enfisema, o limite de movimento costuma ser de menos de 3 cm. À inspiração rápida induzida por uma insuflação inspiratória rápida há, com freqüência, um movimento paradoxal temporário mínimo, geralmente à direita. O hemidiafragma move-se, então, normalmente para baixo. O movimento paradoxal momentâneo é normal. Com o paciente numa posição de decúbito lateral, o hemidiafragma pendente fica elevado, e a excursão é muito aumentada. Tal posição é útil para a avaliação da fraqueza diafragmática e de movimentos paradoxais significativos.

Distúrbios Funcionais do Diafragma

O distúrbio mais comum do diafragma é o soluço (singulto), o qual consiste em uma contração diafragmática simples associada ao fechamento da glote. Tem origem local, sendo causado pela irritação do diafragma, ou central, caso em que pode ser produzido por encefalite, uremia ou tumor cerebral. Ocasionalmente, possui origem histérica. Os ataques geralmente são muito curtos, mas alguns paroxismos podem durar meses ou anos. As radiografias só são úteis, quando podem servir para identificar uma lesão irritativa que produz a contração. Pode-se usar a fluoroscopia para determinar a gravidade da contração e determinar se um dos hemidiafragmas ou ambos estão envolvidos.

A contração tônica do diafragma ocorre com freqüência, quando uma pleurite basal, abscesso subfrênico ou traumatismo produzem uma lesão diafragmática. Em qualquer desses casos, há a elevação do diafragma, que pode ser bilateral, mas geralmente é unilateral, podendo limitar-se a uma parte de um hemidiafragma. A radiografia do tórax delineia a altura do diafragma, e a fluoroscopia revela o grau e a localização da limitação dos movimentos.

Paralisia e Paresia do Diafragma

O diafragma eleva-se, quando paralisado, porque a pressão intra-abdominal é maior que a pressão intratorácica. O grau da elevação varia consideravelmente, e a paresia ou paralisia pode ser unilateral ou bilateral. O movimento paradoxal geralmente é visível na fluoroscopia, quando a paralisia é completa de um lado, o que significa que durante a inspiração o hemidiafragma paralisado se eleva, enquanto o hemidiafragma normal desce; durante a expiração, o hemidiafragma normal se eleva, e o hemidiafragma paralisado desce. Esse movimento paradoxal pode ser acentuado fazendo o paciente fungar, o que causa uma inspiração rápida, porém superficial. Na paresia do diafragma, pode ou não haver uma elevação visível nas radiografias do tórax, mas um retardo na contração do hemidiafragma envolvido é facilmente visível na fluoroscopia, e isso também é acentuado fazendo o paciente fungar. Normalmente, pode haver uma pequena diferença no movimento dos dois lados. Em nossa experiência, o hemidiafragma esquerdo move-se um pouco mais rapidamente que o direito à inspiração rápida profunda. A fluoroscopia com o paciente na posição de decúbito lateral é útil, quando há muita dificuldade na determinação do movimento diafragmático relativo dos dois lados, porque o movimento do lado pendente é aumentado, e a comparação é mais fácil em uma excursão maior.

Eventração do Diafragma

Eventração do diafragma é o termo usado para descrever uma elevação anormal do diafragma,[22] sendo considerada como decorrendo de uma deficiência do desenvolvimento muscular que pode ser difusa ou focal. A forma focal é, ocasionalmente, bilateral, mas uma eventração difusa bilateral é rara. A eventração focal é, quase sempre, do lado direito ântero-medialmente. Verifica-se alguma diferença de opinião quanto à causa da eventração. Alguns observadores acham que existe uma deficiência de tecido nervoso e muscular. O diagnóstico baseia-se na observação do diafragma elevado na radiografia do tórax. Não há uma doença ou tumor visível produzindo a elevação, e, na fluoroscopia, observa-se o hemidiafragma envolvido a se mover, podendo o movimento ser normal ou estar diminuído, e o movimento paradoxal pode ser observado à inspiração rápida em alguns casos. Muitas vezes, é difícil diferenciar a condição de uma hérnia, podendo ser impossível diferenciá-la da paralisia ou paresia frênica. A eventração congênita, manifestada na infância, é geralmente à direita, em contraste com a eventração que ocorre em adultos, geralmente à esquerda e em indivíduos masculinos. Quando a eventração é do lado esquerdo, verifica-se, com freqüência, um longo nível líquido no fundo gástrico com o paciente na posição ereta. As alças aferente e eferente do estômago ou cólon mostram-se muito separadas na eventração, mas estão juntas ou praticamente juntas nas hérnias congênitas ou adquiridas, mostrando-se comprimidas na abertura hiatal. Pode-se usar a ultra-sonografia, para identificar o diafragma intacto nos pacientes que apresentam uma eventração.

Eventração Localizada

Uma fraqueza local do diafragma com a protrusão ascendente do fígado é a manifestação mais comum da eventração localizada, ocorrendo geralmente no aspecto ântero-medial do hemidiafragma, através do qual uma parte do lobo direito do fígado faz protrusão, o que foi denominado "corcova ântero-medial" do fígado. A aparência uniformemente arredondada da saliência geralmente é característica, mas, se a saliência simular um tumor, uma cintilografia hepática ou estudos por TC poderão tornar possível a diferenciação. Em nossa experiência, os tumores hepáticos primários ou metastáticos não causam esse tipo de elevação local. As eventrações locais podem ocorrer em outros pontos, em especial posteriormente, onde o deslocamento ascendente do rim produz uma densidade de massa arredondada que simula um tumor. Essa probabilidade deve ser considerada, quando a massa é de tamanho comparável ao pólo superior do rim. Quando se suspeita disso, pode-se usar a urografia endovenosa, para delinear o rim e determinar sua relação com o diafragma. A ultra-sonografia renal é, porém, diagnóstica na maioria dos casos.

Deslocamentos Diafragmáticos

Além da elevação do diafragma, notada na eventração, paralisia e paresia, algumas condições intratorácicas e intra-abdominais podem ocasionar a elevação do diafragma. Do lado direito, tumores e cistos do fígado, abscessos subfrênicos e tumores do rim direito podem elevar o diafragma geral ou localmente. Do lado esquerdo, as causas incluem o aumento do baço, tumores do rim esquerdo e dilatação ou tumores do estômago ou da flexura esplênica do cólon. Ascite, obesidade, grandes tumores intra-abdominais e gravidez podem acarretar a elevação bilateral. As patologias intratorácicas que diminuem o volume pulmonar causam a elevação do lado envolvido, tais como a fibrose pulmonar, patologias pleurais crônicas e atelectasia. A elevação pode ser relativamente uniforme ou bastante irregular. O grau depende da gravidade da lesão que a produziu. A elevação é bilateral, quando a doença que a produziu é bilateral.

A irregularidade do diafragma superiormente costuma ocorrer secundariamente a uma doença inflamatória pulmonar prévia, o que se denomina "formação de tenda" ou "formação de tenda aderente", associando-se, com freqüência, à fibrose basal pulmonar e à obliteração do seio costofrênico.

O diafragma é deslocado para baixo por lesões que produzem um aumento do volume torácico, como as grandes neoplasias intratorácicas, derrames pleurais maciços, enfisema pulmonar e um pneumotórax hipertensivo. Um derrame pleural maciço pode causar a inversão do hemidiafragma esquerdo, deslocando o rim, baço e estômago para baixo. Essa inversão pode produzir uma pseudomassa no quadrante abdominal superior esquerdo, que desaparece ao efetuar uma toracocentese e a retirada do líquido pleural.[49A] Mais raramente, o hemidiafragma direito é invertido por um derrame pleural maciço.[10A] A ultra-sonografia geralmente pode identificar o diafragma nessa condição, pois ela não pode ser detectada nas radiografias do tórax.

Tumores Diafragmáticos

Os tumores diafragmáticos primários são raros e podem ser benignos ou malignos[16] (Fig. 34.24). O tumor benigno mais comum é o lipoma,

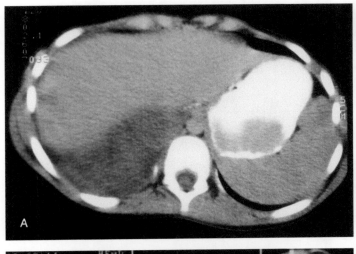

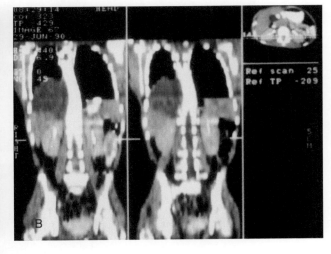

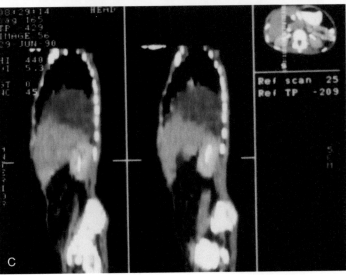

FIG. 34.24 Astrocitoma primário do hemidiafragma direito. Imagens reformatadas axial (**A**), coronal (**B**) e sagital (**C**).

mas numerosos outros tumores benignos já foram relatados, tais como os fibromas, condromas, neurofibromas, angiofibromas e angiomas, além dos cistos congênitos, como o teratoma cístico. O teratoma cístico benigno é extremamente raro, mas pode ser diagnosticado na TC, por conter tecido adiposo, cálcio e/ou dentes e tecidos moles, de modo bastante semelhante aos teratomas císticos do ovário. Como as condições malignas não podem ser excluídas por qualquer método de imagem, tais massas císticas devem ser removidas cirurgicamente. Os tumores malignos são todos sarcomas, sendo o fibrossarcoma o mais comum, mas podendo ocorrer outros, como o fibromixossarcoma, fibroangioendotelioma, sarcoma indiferenciado, miossarcoma, hemangioendotelioma, hemangiopericitoma, leiomiossarcoma ou mesenquimoma. Os tumores malignos predominam numa proporção de três para dois em relação aos tumores benignos que se originam no diafragma. Esses tumores produzem massas basais que geralmente se projetam acima da opacidade arredondada normal produzida pelo diafragma. Elas podem ser lisas ou lobuladas, variando consideravelmente quanto ao tamanho. Quando é do lado esquerdo, o tumor pode projetar-se para baixo e fazer pressão sobre a bolha de ar gástrica. Os limites do tumor podem, então, ser delineados, inferiormente, na projeção do tumor no estômago e, superiormente, na sua projeção acima do diafragma. Os estudos radiográficos convencionais servem apenas para identificar a massa. A TC é usada para determinar o local e a extensão da massa, podendo-se fazer o diagnóstico na presença de um lipoma. Os outros tipos celulares não produzem achados típicos, indicando-se, geralmente, uma biópsia ou exploração cirúrgica, ao encontrar um tumor no diafragma.

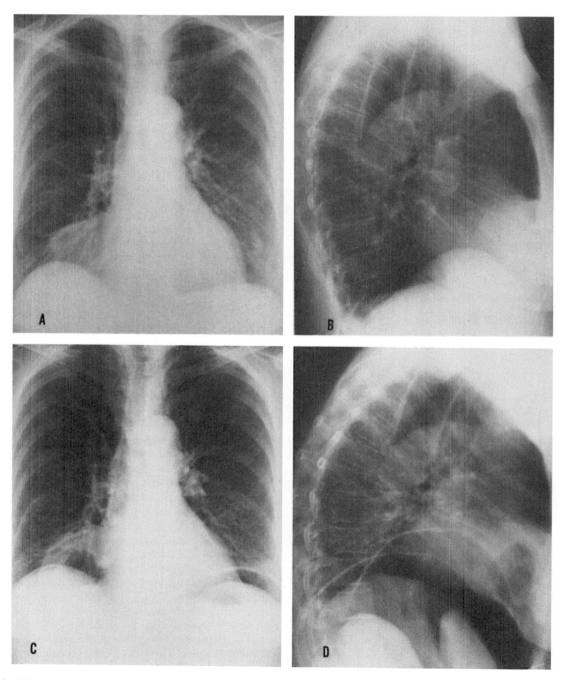

FIG. 34.25 Hérnia do forame de Morgagni. **A:** Incidência frontal que mostra massa no ângulo cardiofrênico direito. **B:** É notada a localização anterior da massa. **C:** Após um pneumoperitônio diagnóstico, vê-se o ar estendendo-se para cima até o tórax por um defeito no diafragma. **D:** O ar estende-se para cima, anteriormente.

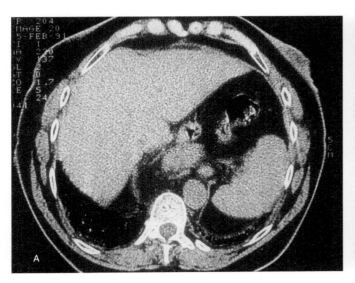
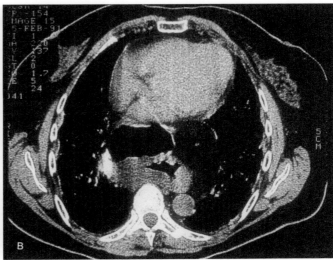

FIG. 34.26 A e B: Uma hérnia de hiato de tamanho moderado é vista na tomografia computadorizada.

Hérnias Diafragmáticas

As hérnias que envolvem o diafragma incluem as hérnias hiatais, de Bochdalek e de Morgagni, bem como áreas focais de adelgaçamento e fraqueza do diafragma denominadas eventrações (Figs. 34.25 a 34.29). A TC é usada para identificar a localização da hérnia e determinar se o estômago, intestino e mesentério herniaram para o tórax e em que proporção.[31,47] Outras hérnias, que não as hérnias hiatais, ocorrem em locais de fraqueza potencial do diafragma. Essas áreas de fraqueza são o forame de Morgagni, localizado anteriormente; os canais pleuroperitoneais, situados posteriormente, onde se formam as hérnias de Bochdalek; e rupturas ou áreas focais de fraqueza que ocorrem no envelhecimento.

Hérnia Hiatal Esofágica

A herniação de todo o estômago ou parte dele para o tórax, através do hiato esofágico, produz uma imagem de massa tumoral na base medial esquerda, freqüentemente visível nas radiografias frontais. Não raro, a presença de gás e líquido na porção torácica do estômago torna o diagnóstico evidente nas radiografias simples; se isso não ocorrer, a lesão poderá ser prontamente identificada por meio de um exame baritado ou uma TC (veja as Figs. 34.26 e 34.27). Esse exame também serve para identificar ocasionais divertículos do esôfago em tal região, bem como para diferenciar as lesões esofágicas dos cistos e abscessos pulmonares, assim como dos tumores diafragmáticos.

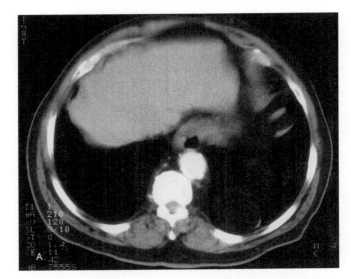

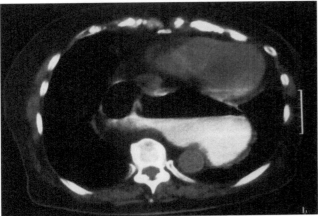

FIG. 34.27 Estômago intratorácico em decorrência de uma enorme hérnia hiatal.

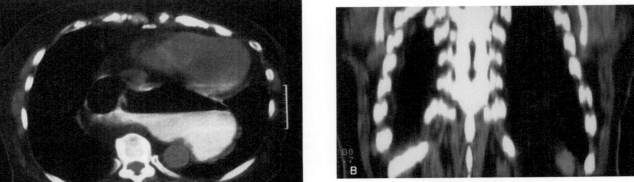

FIG. 34.28 Hérnia de Bochdalek esquerda. A: Imagem tomográfica computadorizada que mostra massa com densidade de gordura na base esquerda. B: Imagem reformatada sagital que revela que o tecido adiposo herniou do abdome para cima, através do defeito posterior no diafragma.

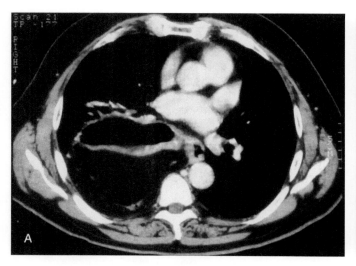
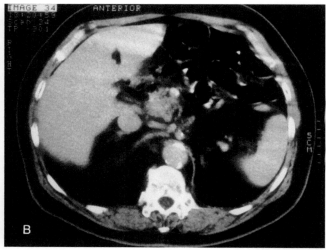

FIG. 34.29 A e B: Hérnia mais extensa através de um grande forame posterior de Bochdalek.

Hérnia de Morgagni

A hérnia do forame de Morgagni é uma rara hérnia diafragmática que pode ocasionar uma imagem de massa tumoral basal, geralmente na região do ângulo cardioepático, por ocorrer principalmente à direita[33,36] (veja a Fig. 34.25). É observada mais freqüentemente em adultos obesos. Esse tipo de hérnia, através do forame retroesternal de Morgagni (espaço de Larrey), de qualquer dos lados da linha média, geralmente é pequeno e freqüentemente contém omento. Teoricamente, um saco herniário deve estar presente, mas nem sempre isso é demonstrado à cirurgia. Ocasionalmente, pode haver parte do intestino no interior do saco herniário. No último caso, pode ser possível fazer o diagnóstico no estudo radiográfico de rotina do tórax, mas geralmente é necessária uma TC ou um estudo ultra-sonográfico. Caso haja a herniação do omento, pode-se identificar o tecido adiposo. Outros estudos são o enema de bário, que pode mostrar a angulação ascendente do colo transverso médio, quando o saco herniário contém omento. A extremidade pilórica do estômago e o duodeno proximal também podem ser deslocados para cima em direção ao diafragma.

Em raros casos, o fígado pode herniar através do forame de Morgagni para o tórax em lactentes e crianças pequenas, o que geralmente se acompanha da obstrução parcial da VCI. A venografia cava inferior demonstra a dobra e a obstrução parcial da VCI. Quando se evidencia em lactentes, a hérnia de Morgagni costuma ser acompanhada de uma ou mais anomalias. Num estudo, 13 de 17 pacientes apresentavam defeitos congênitos significativos, incluindo defeitos cardíacos, como dextrocardia, comunicação interventricular, retorno venoso pulmonar anômalo, trissomia 21 e grandes onfaloceles. O fígado, o cólon e o intestino delgado são freqüentemente encontrados na hérnia em lactentes, em contraste com a manifestação em adultos, em que o tecido adiposo do omento é, com freqüência, a única estrutura herniada e não se verifica anomalia congênita associada.[33,36]

Hérnia de Bochdalek

Normalmente, o hiato ou forame pleuroperitoneal tem posição póstero-lateral, mas, nas hérnias congênitas que se originam nessa área, o forame pode ser muito grande, com ausência de grande parte do hemidiafragma envolvido. Em tais casos, grande parte das vísceras abdominais pode encontrar-se no tórax, ocasionando uma grave hipoplasia pulmonar ipsilateral. A queixa inicial pode ser dificuldade respiratória neonatal. Essas hérnias ocorrem predominantemente do lado esquerdo (razão de 2:1). Em contraste com as hérnias do forame de Morgagni, as hérnias do hiato pleuroperitoneal verdadeiras não têm um saco herniário, o que ocorre porque o conteúdo abdominal penetra no tórax antes do fechamento do espaço entre o septo transverso e a membrana pleuroperitoneal.[6,51]

A herniação através do forame pleuroperitoneal de Bochdalek é freqüentemente grande, e alças intestinais podem ser visibilizadas e identificadas, de modo que o diagnóstico diferencial não é difícil. Quando a hérnia é menor e não contém alças intestinais cheias de ar, torna-se mais difícil fazer o diagnóstico. O uso da TC para o exame do tórax e da região superior do abdome revela uma incidência maior de hérnia de Bochdalek que a relatada anteriormente (veja as Figs. 34.28 e 34.29). Uma incidência de 6% foi relatada num estudo TC de 940 pacientes.[6] O tamanho do defeito diafragmático não se correlacionou ao tamanho da hérnia. Muitas hérnias continham tecido adiposo e eram, com freqüência, encontradas acidentalmente em exames abdominais ou torácicos de adultos. As grandes hérnias de Bochdalek geralmente são descobertas ao nascimento e produzem dificuldade respiratória e hipoplasia pulmonar unilateral. Em alguns pacientes, porém, podem não aparecer quaisquer sintomas por vários meses. Em recém-nascidos com dificuldades respiratórias nas 12 primeiras horas de vida, a mortalidade é de cerca de 50%. Os fatores de alto risco são a hérnia à direita, estômago no tórax, pneumotórax, ausência de aeração do pulmão ipsilateral e menos de 50% de aeração do pulmão contralateral.[51] Os achados radiográficos variam de acordo com o grau de herniação. Alças intestinais cheias de gás são reconhecidas, quando o defeito é à esquerda. O fígado também pode estender-se até o tórax, quando o defeito é à direita. O diafragma remanescente é freqüentemente visível. Pode-se usar a TC, para identificar o diafragma e sua relação com a massa intratorácica. A ultra-sonografia também é ocasionalmente útil para a identificação do diafragma nos pacientes e pode ser particularmente útil junto ao leito, em pacientes em estado crítico.

Hérnia Traumática do Diafragma

A ruptura do diafragma ocorre em 0,8% a 8% dos casos de traumas fechados. A ruptura traumática do diafragma decorre geralmente de um trauma fechado grave do abdome ou, mais raramente, do tórax.[2,7,26,28,29] Em pacientes com traumatismos graves, a combinação de fraturas das costelas e fraturas pélvicas ou vertebrais deve levantar a possibilidade de ruptura diafragmática — especialmente em pacientes que usam cintos de segurança em automóveis. Ferimentos por arma de fogo e por arma branca também podem lacerar o diafragma.[12,26,42,55] Cerca de um terço das rupturas diafragmáticas evidencia-se imediatamente após o trauma. Embora a radiografia do tórax seja anormal em 77% dos pacientes, os achados são inespecíficos,[12] e o diagnóstico geralmente passa despercebido em muitos casos. A mortalidade dos pacientes com uma ruptura diafragmática não-reconhecida é de 30% devido à herniação tardia das vísceras abdominais e ao estrangulamento intestinal.[12,26] O reconhecimento e o reparo precoces das rupturas diafragmáticas melhoram o prognóstico. Como cada vez mais pacientes com lesões hepáticas e esplênicas são tratados de maneira conservadora, sem cirurgia imediata, a capacidade de detectar as lesões diafragmáticas por técnicas de imagem não-invasivas vem adquirindo crescente importância.[12]

Nos casos reconhecidos, a ruptura diafragmática é mais comum do lado esquerdo (77% a 90%) que do direito.[12,55] Muitas rupturas são grandes (mais de 10 cm) e ocorrem numa orientação radial numa localização póstero-lateral. O diafragma é mais fraco nessa localização, porque é aí que a membrana pleuroperitoneal finalmente se fecha durante a embriogênese.[12] A herniação visceral, mais comumente do estômago, ocorre em 32% a 58% dos pacientes com rupturas diafragmáticas. Outras vísceras que podem herniar através do diafragma roto são o cólon, o intestino delgado, o baço, o fígado e a vesícula biliar.[12,26,42,55] Cerca de 72% dos pacientes com ruptura diafragmática têm outras lesões intra-abdominais e 42% possuem fraturas pélvicas, indicativas da gravidade do trauma nesses casos.[26]

Os achados radiográficos torácicos da ruptura diafragmática variam com a extensão da ruptura e incluem uma elevação assimétrica ou irregular do diafragma; trajeto anormal, em forma de U da sonda nasogástrica; desvio do mediastino para o lado oposto; e herniação das alças intestinais ou órgãos abdominais para o tórax (Fig. 34.30). Radiografias seriadas do tórax podem mostrar alterações progressivas diagnósticas da ruptura diafragmática.[7] A atelectasia associada, derrames pleurais, contusões pulmonares ou uma paralisia do nervo frênico podem mascarar ou simular rupturas traumáticas do diafragma.[42] Às vezes, não se observa qualquer anormalidade. Condições preexistentes, como eventrações diafragmáticas ou um hemidiafragma elevado, podem simular lesões diafragmáticas. Um movimento diafragmático aparentemente normal não exclui a possibilidade de hérnia. Sombras intestinais reconhecíveis podem ser visíveis no tórax e, às vezes, no saco pericárdico. A administração de bário por via oral e pelo reto, para identificar a relação do trato gastrintestinal com o diafragma, geralmente confirma o diagnóstico. As alças do trato digestivo são mantidas juntas pelo diafragma em torno da ruptura, produzindo uma aparência de ampulheta, de modo que normalmente não existe qualquer problema na diferenciação dessa condição com referência à eventração. Como pode não haver a herniação imediata de vísceras abdominais para o tórax após um traumatismo, as radiografias seriadas são, ocasionalmente, úteis no período pós-traumático, devendo ser obtidas caso haja alguma suspeita de ruptura diafragmática. Outros sinais que sugerem a ruptura são um derrame pleural ipsilateral, desvio do mediastino para o lado oposto e má-definição do hemidiafragma envolvido.

Em pacientes com suspeita de ruptura diafragmática que não forem levados imediatamente à sala de cirurgia, poderá ser solicitada uma avaliação adicional por estudos de imagem. Agudamente, a TC helicoidal é o método mais rápido de exame axial. A técnica de exame helicoidal deve empregar cortes finos contíguos obtidos durante uma única suspensão da respiração, de modo que possam ser geradas reconstruções multiplanares nos planos sagital e coronal, para procurar soluções de continuidade no diafragma. (Usamos uma espessura de corte de 5 mm, reconstrução a cada 2 mm, com uma relação de 1 a 1,5.) Em pacientes estáveis ou em casos crônicos, a RM também pode ser útil para documentar a ruptura do diafragma. Na RM, as imagens ponderadas em T1 sagitais e coronais podem ser adquiridas para traçar o trajeto do diafragma dos seus locais de inserção até a abóbada do hemidiafragma do lado com suspeita de lesão.[42] A RM pode ser particularmente útil nos casos difíceis em que o diagnóstico diferencial esteja entre lesão diafragmática e eventração ou elevação preexistente do hemidiafragma. O hemidiafragma pode ser visibilizado na RM como uma faixa hipointensa em todo o seu trajeto, delineada pelo hipersinal do tecido adiposo abdominal e mediastinal, à esquerda, e pelo fígado, à direita.[42] Assim também, as rupturas baixas que envolvem o pilar do diafragma são mais convincentemente visibilizadas nas imagens ponderadas em T1 coronais que na TC axial.[42] Reservamos a RM para a avaliação dos casos estáveis em que a TC é duvidosa ou não-diagnóstica.

Os achados na TC da ruptura diafragmática incluem uma solução de continuidade do diafragma (73% a 82%); herniação do tecido adiposo peritoneal, intestino ou órgãos abdominais para o tórax (55%); o sinal do colarinho ou uma constrição em forma de cintura do intestino (27%); identificação de tecido adiposo peritoneal, intestino ou vísceras lateralmente ao pulmão ou diafragma, ou posteriormente ao pilar do diafragma; o sinal do diafragma ausente; pneumotórax e pneumoperitônio concomitantes; assim como hemotórax e hemoperitônio concomitantes[26,55] (Fig. 34.31). A sensibilidade e especificidade relatadas para a TC na detecção da ruptura diafragmática são, respectivamente, de 61% e 87%.[26] Num modelo suíno experimental, as rupturas diafragmáticas cirurgicamente induzidas foram detectadas melhor pela reformatação sagital de imagens de TC helicoidais (colimação de 3 mm; alcance de 1; reconstrução a cada 2 mm), com sensibilidade e especificidade relatadas, respectivamente, de 92% e 87%.[12] As reformatações sagitais e coronais foram superiores às imagens axiais na detecção de rupturas e da herniação do conteúdo abdominal para o tórax.[12] É importante lembrar que soluções de continuidade normais, nos aspectos posteriores do diafragma, são identificadas em 6% a 11% dos pacientes sem história anterior de traumatismo, podendo estar relacionadas a hérnias de Bochdalek congênitas.[26] Além disso, com a idade, as soluções de continuidade do diafragma tornam-se mais prevalentes, tendo sido relatadas em 35% dos pacientes com mais de 70 anos.[3,55]

Os defeitos diafragmáticos não se curam espontaneamente, e, por essa razão, a ruptura traumática do diafragma pode ser seguida por uma hérnia traumática — às vezes, anos após o evento traumático. Os achados radiográficos são semelhantes aos do tipo imediato de herniação pós-traumática. As tomadas oblíquas e laterais possibilitam, em muitos casos, a localização do defeito. Pode haver a obstrução parcial ou completa da alça intestinal envolvida, com ou sem comprometimento vascular, tanto na herniação imediata como na tardia. Um hemotórax, ou hidrotórax, também pode estar presente e levantar a possibilidade de estrangulamento. A combinação de um hemidiafragma esquerdo elevado e obstrução da flexura esplênica num paciente com história de traumatismo é muito sugestiva. A ruptura direita, que pode ser mais comum que os dados relatados indicam, também pode causar elevação diafragmática com herniação parcial ou total do fígado. É necessário um alto grau de suspeita, para sugerir e, depois, confirmar o diagnóstico nos casos em que se observa uma anormalidade diafragmática num paciente que sofreu um traumatismo toracoabdominal. A cirurgia imediata é necessária em muitos casos.

Coxins Adiposos Epicárdicos

Depósitos adiposos localizados estão freqüentemente presentes no ápice cardíaco e no ângulo cardiofrênico. Aqueles no ápice em geral são identificados facilmente. Quando presente em quantidade muito grande,

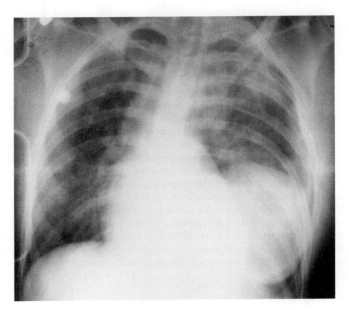

FIG. 34.30 Ruptura traumática do hemidiafragma esquerdo. A radiografia do tórax mostra uma aparente elevação anormal do hemidiafragma esquerdo, com desvio do mediastino para o lado oposto, causada pela herniação do estômago pelo diafragma rompido.

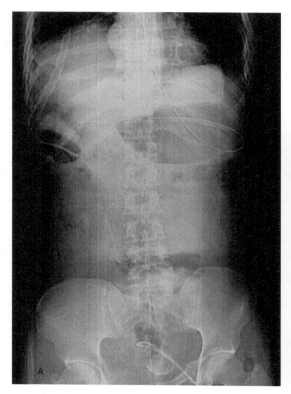
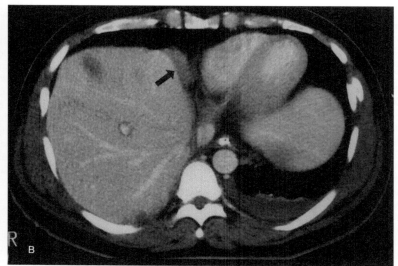
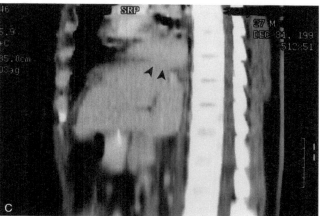

FIG. 34.31 Ruptura traumática do hemidiafragma direito. **A:** Radiografia simples que mostra uma aparente elevação do hemidiafragma direito. **B:** Imagem axial que revela uma faixa rompida e retraída do diafragma (*seta*). **C:** Imagem reformatada sagital que mostra a herniação do fígado através do defeito diafragmático (*pontas de seta*).

o tecido adiposo pode produzir massa no ângulo cardioepático que simula a hérnia do forame de Morgagni ou um tumor diafragmático. Os depósitos adiposos geralmente têm menor densidade que o coração e o diafragma adjacentes. Entretanto, essa diferença é pequena e não inteiramente confiável, porque o omento, freqüentemente presente nas hérnias do forame de Morgagni, tem densidade semelhante. É provável que uma pequena hérnia do forame de Morgagni seja, às vezes, a causa da sombra, mas ela geralmente é assintomática, e a diferenciação não tem, assim, importância clínica. Os coxins adiposos tendem a ocorrer em pacientes obesos, e, quando um coxim adiposo está presente no ângulo cardioepático, há geralmente um coxim também no ápice cardíaco. A associação de tais opacidades tem alguma importância diagnóstica. A TC pode ser usada para identificar o tecido adiposo nas referidas massas, se necessário.

Diafragma Acessório

O diafragma acessório (síndrome venolobar, duplicação do diafragma) é muito raro e ocorre do lado direito.[4] Consiste em um folheto de tecido fibroso e muscular que constitui uma duplicação parcial, estendendo-se, para cima e posteriormente, a partir do aspecto anterior do diafragma normal, até inserir-se ao longo da quinta à sétima costelas. Ele segue paralelamente à fissura principal e pode estender-se até ela e separar o lobo inferior dos lobos superior e médio. Fixa-se, geralmente, ao peritônio medialmente e tem um hiato medial. As anomalias pulmonares associadas ao diafragma acessório incluem as anomalias parciais da fissura, aplasia ou hipoplasia de um lobo, desvio parcial do lobo inferior pelo diafragma anômalo e suprimento vascular pulmonar anômalo, incluindo a drenagem venosa lobar inferior na VCI, síndrome da cimitarra e suprimento arterial anômalo ao lobo inferior pela aorta. É por isso que esse complexo de anomalias é, às vezes, denominado "síndrome venolobar".[4]

Os achados radiográficos incluem um desvio do mediastino para o lado envolvido devido a hipoplasia e pouca nitidez do mediastino do mesmo lado, com opacidade indistinta na região central do pulmão. Na incidência lateral, o diafragma acessório pode ser visível, assemelhando-se à fissura principal, mas se estendendo até o diafragma, e tendo uma posição mais anterior que a fissura normal (Fig. 34.32). A broncografia pode mostrar a hipoplasia lobar, e a angiografia pode demonstrar o suprimento arterial e a drenagem venosa anômalos que acompanham freqüentemente tal anomalia.[4]

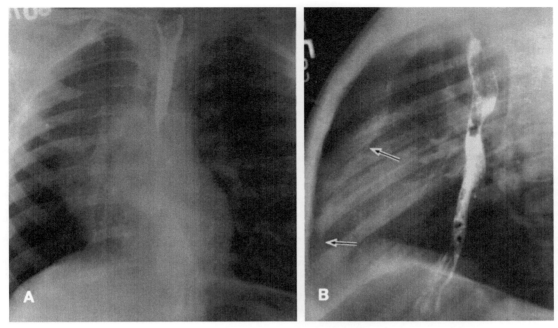

FIG. 34.32 Diafragma acessório à direita. **A:** Note o desvio do mediastino para a direita, com má-definição das estruturas mediastinais do lado envolvido. Há, também, uma densidade indistinta no aspecto medial da metade superior do hemitórax direito. **B:** A projeção lateral mostra uma linha algo curva que se assemelha a uma fissura principal anteriormente deslocada, exceto pelo fato de se estender para baixo até o diafragma anteriormente (*setas*). A aortografia mostrou uma artéria anômala originando-se abaixo do diafragma e suprindo uma parte do lobo inferior direito.

Cistos do Diafragma

Os cistos intradiafragmáticos constituem geralmente seqüestros extralobares em que um tecido pulmonar aberrante se encontra encerrado no diafragma. O hemidiafragma esquerdo é envolvido em cerca de 90% dos casos. Ocasionalmente, pode-se encontrar no diafragma um cisto celômico. Os achados radiográficos de um cisto diafragmático assemelham-se àqueles produzidos pelos tumores diafragmáticos benignos. A ultra-sonografia e a TC são úteis para demonstrar a natureza cística da massa diafragmática.

O Diafragma como Barreira à Disseminação de Doenças

O diafragma serve como uma barreira natural entre a cavidade torácica e a cavidade abdominal, limitando a disseminação dos tumores ou infecções de um compartimento para outro. Esta barreira não é, todavia, absoluta. A ascite e células tumorais podem migrar da cavidade abdominal para a torácica através do diafragma, seja por pequenos defeitos no diafragma, seja por canais linfáticos que atravessam o diafragma.[31] Algumas condições e processos mórbidos têm propensão a atravessar ou ultrapassar a barreira diafragmática, seja por invasão direta do diafragma, seja por uma das aberturas normais do diafragma. Tais condições transdiafragmáticas incluem as varizes de esôfago, cistos de duplicação do esôfago e anomalias vasculares congênitas ou adquiridas, como a continuação ázigos ou hemiázigos da VCI, assim como a formação de vasos colaterais. Condições intra-abdominais, como os pseudocistos ou abscessos pancreáticos, podem disseminar-se, através do hiato esofágico, para o mediastino ou criar fístulas para o espaço pleural através do diafragma. As condições malignas que têm propensão a disseminar-se através do diafragma incluem o timoma invasivo, mesotelioma maligno, linfoma, sarcoma e câncer do ovário. Uma infecção, conhecida por se disseminar por via transdiafragmática, é a doença equinocócica. Os pacientes com uma ascite maciça vêm, com freqüência, a apresentar derrames pleurais, geralmente do lado direito. Postulou-se que essa predominância do lado direito decorre do maior número de canais linfáticos do lado direito. Condições neoplásicas e não-neoplásicas dos ovários podem produzir o acometimento de ambos os lados do diafragma. A síndrome de Meigs, causada geralmente por um fibroma do ovário, produz ascite e derrame pleural. A endometriose pode disseminar-se da cavidade peritoneal pélvica para o espaço pleural através do diafragma, podendo, então, causar um pneumotórax catamenial. O câncer do ovário freqüentemente se dissemina precocemente por implante peritoneal, causando uma carcinomatose abdominal que pode, então, atravessar o diafragma e passar para o espaço pleural.[17-20,31]

REFERÊNCIAS

1. Alexander E, Clark RA, Colley DP, Mitchell SE: CT of malignant pleural mesothelioma. AJR Am J Roentgenol 137:287–291, 1981
2. Bergqvist D, Dahlgren S, Hedelin H: Rupture of the diaphragm in patients wearing seatbelts. J Trauma 18:781, 1978
2A. Berkow AE, Demos TC: The midsternal stripe and its relationship to postoperative sternal dehiscence. Radiology 121:525, 1976
3. Caskey CI, Zerhouni EA, Fishman EK, Rahmouni AD: Aging of the diaphragm: A CT study. Radiology 171:385–389, 1989
4. Davis WS, Allen RP: Accessory diaphragm: Duplication of the diaphragm. Radiol Clin North Am 6:253, 1968
4A. Escovitz ES, Okulski TA, Lapayowker MS: The midsternal stripe: A sign of dehiscence following median sternotomy. Radiology 121:521–524, 1976
5. Fishman EK, Campbell JN, Kuhlman JE, Kawashima A, Ney DR, Friedman NB: Multiplanar CT evaluation of brachial plexopathy in breast cancer. J Comput Assist Tomogr 15:790–795, 1991
6. Gale ME: Bochdalek hernia: Prevalence and CT characteristics. Radiology 156:449, 1985
7. Gelman R, Mirvis SE, Gens D: Diaphragmatic rupture due to blunt trauma: Sensitivity of plain chest radiographs. AJR Am J Roentgenol 156:51–57, 1991
7A. Goodman LR, Teplick SK, Kay H: Complications of median sternotomy: Computed tomographic evaluation. Am J Roentgenol 141:225, 1983
8. Greenspan A, McGahan JP, Vogelsang P, Szabo RM: Imaging strategies in the evaluation of soft-tissue hemangiomas of the extremities: Correlation of the findings of plain radiography, angiography, CT, MRI, and ultrasonography in 12 histologically proven cases. Skeletal Radiol 21:11–18, 1992
9. Heelan RT, Demas BE, Caravelli JF, et al: Superior sulcus tumors: CT and MR imaging. Radiology 170:637–641, 1989
10. Herold CJ, Zerhouni EA: The mediastinum and lungs. In Higgins CB, Hricak, H, Helms CA: Magnetic Resonance Imaging of the Body, 2nd ed, pp 461–523. New York, Raven Press, 1992

10A. Hertzmann Y, Solomon A: Inversion of the right diaphragm: A thoracoabdominal CT pitfall. Gastrointest Radiol 11:200, 1986
11. Higgins CB, Steinbach LS: The brachial plexus. In Higgins CB, Hricak H, Helms CA: Magnetic Resonance Imaging of the Body, 2nd ed, pp 443–460. New York, Raven Press, 1992
12. Israel RS, McDaniel PA, Primack SL, Salmon CJ, Fountain RL, Koslin DB: Diagnosis of diaphragmatic trauma with helical CT in a swine model. AJR Am J Roentgenol 167:637–641, 1996
13. Jolles H, Henry DA, Roberson JP, Cole TJ, Spratt JA: Mediastinitis following median sternotomy: CT findings. Radiology 201:463–466, 1996
14. Kawashima A, Libshitz HI: Malignant pleural mesothelioma: CT manifestations in 50 cases. AJR Am J Roentgenol 155:965–969, 1990
15. Kawashima A, Kuhlman JE, Fishman EK, et al: Pulmonary *Aspergillus* chest wall involvement in chronic granulomatous disease: CT and MRI findings. Skeletal Radiol 20:487–493, 1991
16. Keirns MM: Tumors of the diaphragm. Radiology 58:542, 1952
17. Kuhlman JE: CT of the chest wall, pleura, and diaphragm. In: Fishman EK, Federde RK: Body CT Categorical Course Syllabus—1994, pp 43–52. Meriifield, VA: American Roentgen Ray Society, 1994
18. Kuhlman JE: Computed tomography/magnetic resonance imaging of the chest wall. The Radiologist 3:89–98, 1996
19. Kuhlman JE: Spiral CT: Thorax applications. In: Fishman EK, Jeffrey RB, Jr (eds): Spiral CT: Principles, Techniques, and Clinical Applications, 2nd ed, pp. 71–94. Philadelphia: Lippincott-Raven, 1998.
20. Kuhlman JE, Bouchardy L, Fishman EK, Zerhouni EA: CT and MR imaging evaluation of chest wall disorders. Radiographics 14:571–595, 1994
21. Kuhlman JE, Fishman EK, Knowles MG, Hruban RH, Zerhouni EA, Siegelman SS: Diseases in the chest in AIDS: CT diagnosis. Radiographics 9:827–857, 1989
22. Laxdal OE, McDougall H, Mellen GW: Congenital eventration of the diaphragm. N Engl J Med 250:401, 1954
23. Meyer JS, Hoffer FA, Barnes PD, Mulliken JB: Biological classification of soft-tissue vascular anomalies: MR correlation. AJR Am J Roentgenol 157:559–564, 1991
24. Mogavero GT, Fishman EK, Kuhlman JE: Inflammatory breast cancer: CT evaluation. Clin Imaging 16:183–186, 1992
25. Morgan DE, Nath H, Sanders C, Hasson JH: Case report: Mediastinal actinomycosis. AJR Am J Roentgenol 155:735–737, 1990
26. Murray JG, Caoili E, Gruden JF, Evans SJJ, Halvorsen RA, Mackersie RC: Acute rupture of the diaphragm due to blunt trauma: Diagnostic sensitivity and specificity. AJR Am J Roentgenol 166:1035–1039, 1996
27. Naidich DP, Zerhouni EA, Siegelman SS: Pleura and chest wall. In: Computed Tomography and Magnetic Resonance of the Thorax, pp 407–471. New York, Raven Press, 1991
28. Nilsson PE, Aspelin P, Ekberg O, et al: Radiologic diagnosis in traumatic rupture of the right diaphragm: Report of a case. Acta Radiol 29:653, 1988
29. Nirvis SE, Keramati B, Buckman R, et al: MR imaging of traumatic diaphragmatic rupture. J Comput Assist Tomogr 12:147, 1988
30. Pakter RL, Fishman EK, Nussbaum A, Giargiana FA, Zerhouni EA: CT findings in splenic hemangiomas in the Klippel-Trenaunay-Weber syndrome. J Comput Assist Tomogr 11:88–91, 1987
31. Panicek DM, Benson CB, Gottlieb RH, Heitzman ER: The diaphragm: Anatomic, pathologic, and radiologic considerations. Radiographics 8:385–425, 1988
32. Pennes DR, Glazer GM, Wimbish KJ, Bross BH, Long RW, Orringer MB: Chest wall invasion by lung cancer: Limitations of CT evaluation. AJR Am J Roentgenol 144:507–511, 1985
33. Pokorny CW, McGill, Harberg FJ: Presentation of Morgagni hernias during infancy: Presentation and associated anomalies. J Pediatr Surg 19:394, 1984
34. Ratto GB, Piacenza G, Frola C, et al: Chest wall involvement by lung cancer: Computed tomographic detection and results of operation. Ann Thorac Surg 51:182–188, 1991
35. Reed JC: Chest wall lesions. In Reed JC: Chest Radiology: Patterns and Differential Diagnoses, pp 6–14. Chicago, Year Book Medical Publishers, 1981
36. Rosenblum D, Nussbaum A, Schwartz S: Partial obstruction of the inferior vena cava by herniation of the liver through the foramen of Morgagni. Radiology 68:399, 1957
37. Sagel SS, Glazer HS: Lung, pleura, chest wall. In Lee JKT, Sagel SS, Stanley RJ: Computed Body Tomography with MRI Correlation, pp 295–385. New York, Raven Press, 1989
38. Scalzetti EM, Heitzman ER, Groskin SA, Randall PA, Katzenstein AA: Developmental lymphatic disorders of the thorax. Radiographics 11:1069–1085, 1991
39. Scatarige JC, Boxen I, Smathers RL: Internal mammary lymphadenoapathy: Imaging of a vital lymphatic pathway in breast cancer. Radiographics 10:859–870, 1990
40. Scott WW Jr, Fishman EK: Detection of internal mammary lymph node enlargement: Comparison of CT scans and conventional roentgenograms. Clin Imaging 15:268–272, 1991
41. Scott WW, Scott PP, Trerotola SO: Radiology of the Thoracic Skeleton, pp 24,27,38,40,135,174,184,198,201. Philadelphia, BC Decker, 1991
42. Shanmuganathan K, Mirvis SE, White CS, Pomerantz SM: MR imaging evaluation of hemidiaphragms in acute blunt trauma: Experience with 16 patients. AJR Am J Roentgenol 167:397–402, 1996
43. Sharif HS, Clark DC, Aabed MY, Aideyan OA, Haddad MC, Mattson TA: MR imaging of thoracic and abdominal wall infections: Comparison with other imaging procedures. AJR Am J Roentgenol 154:989–995, 1990
44. Shea WJ Jr, de Geer G, Webb WR: Chest wall after mastectomy: Part I. CT appearance of normal postoperative anatomy, postirradiation changes, and optimal scanning techniques. Radiology 162:157–161, 1987
45. Shea WJ Jr, de Geer G, Webb WR: Chest wall after mastectomy: Part II. CT appearance of tumor recurrence. Radiology 162:162–164, 1987
46. Siegel MJ, Glazer HS, St Amour TE, Rosenthal DD: Lymphangiomas in children: MR imaging. Radiology 170:467–470, 1989
47. Silverman PM, Cooper C, Zeman RK: Lateral arcuate ligaments of the diaphragm: Anatomic variations at abdominal CT. Radiology 185:105–108, 1992
47A. Sponseller PD, Malech HL, McCarthy EF Jr, Horowitz SF, Jaffe G, Gallin JI: Skeletal involvement in children who have chronic granulomatous disease. J Bone Joint Surg Am 73:37–51, 1991
48. Spring BI, Schiebler ML: Normal anatomy of the thoracic inlet as seen on transaxial MR images. AJR Am J Roentgenol 157:707–710, 1991
48A. Stark P, Jaramillo D: CT of the sternum. AJR Am J Roentgenol 147:72–77, 1986
49. Steinbach LS, Higgins C: Magnetic resonance imaging of the brachial plexus. In Higgins C, Pettersson (eds): Chest and Cardiac Radiology, pp 186–207. NICER Series on Diagnostic Imaging, Vol 1. London: Merit Communications, 1991
49A. Swingle JD, Logan R, Juhl JH: Inversion of the left hemidiaphragm. JAMA 208:863, 1969
50. Tarver RD, Godwin JD, Putman CE: The diaphragm. Radiol Clin North Am 22:615, 1984
51. Touloukian RJ, Markowitz RI: A preoperative x-ray scoring system for risk assessment of newborns with congenital diaphragmatic hernia. J Pediatr Surg 19:252, 1984
52. Vock P: Magnetic resonance imaging and computed tomography of the chest wall. In Higgins C, Pettersson H (eds): Chest and Cardiac Radiology, pp 162–185. NICER Series on Diagnostic Imaging, Vol 1. London: Merit Communications, 1991
53. Wechsler RJ, Rao VM, Newman LM: The subclavian triangle: CT Analysis. AJR Am J Roentgenol 152:313–317, 1989
54. Werner RS, McCormick B, Petrek J, et al: Arm edema in conservatively managed breast cancer: Obesity is a major predictive factor. Radiology 180:177–184, 1991
55. Worthy SA, Kang EY, Hartman TE, Kwong JS, Mayo JR, Muller NL: Diaphragmatic rupture: CT findings in 11 patients. Radiology 194:885–888, 1995
56. Yokoi K, Mori K, Miyazawa N, Saito Y, Okuyama A, Sasagawa M: Tumor invasion of the chest wall and mediastinum in lung cancer: Evaluation with pneumothorax CT. Radiology 181:147–152, 1991
57. Zacharias A, Habib RH: Factors predisposing to median sternotomy complications: Deep vs superficial infection. Chest 110:1173–1178, 1996
58. Ziter FM Jr: Major thoracic dehiscence: Radiographic considerations. Radiology 122:587–590, 1977

LEITURAS SELECIONADAS

Glassberg RM, Sussman SK, Glickstein MF: CT anatomy of the internal mammary vessels: Importance in planning percutaneous transthoracic procedures. AJR Am J Roentgenol 155:397–400, 1990
Wolff SD, Kuhlman JE, Fishman EK: Thoracic Kaposi sarcoma in AIDS: CT findings. J Comput Assist Tomogr 17:60–62, 1993

CAPÍTULO 35

O Sistema Cardiovascular

Andrew B. Crummy, John C. McDermott e Murray G. Baron

MÉTODOS DE EXAME, ANATOMIA E CONDIÇÕES PATOLÓGICAS

Andrew B. Crummy, John C. McDermott

MÉTODOS DE EXAME

A importância da radiografia simples na avaliação cardíaca tem diminuído recentemente devido ao advento de novos exames não--invasivos, como a ultra-sonografia (incluindo a avaliação por Doppler), a tomografia computadorizada (TC) e, mais recentemente, a ressonância magnética (RM). Ainda assim, as radiografias simples podem fornecer muitas informações anatômicas e fisiológicas sobre o sistema cardiovascular de maneira bem-aceita, segura e barata. O reconhecimento das anormalidades cardiovasculares, nas radiografias do tórax obtidas por outras razões, é muito importante. Em algumas condições, pode-se fazer o diagnóstico cardiovascular somente por métodos radiográficos, mas esses estudos geralmente constituem apenas parte da avaliação global, devendo os achados radiográficos ser correlacionados com outros dados, como a história clínica, os achados físicos, as informações eletrocardiográficas e os estudos de imagens mais complexos.

O exame radiográfico consiste, geralmente, em uma incidência póstero-anterior (PA) e uma lateral do tórax. Podem-se determinar o tamanho e a forma do coração, bem como obter indicações de patologias da artéria pulmonar e da aorta, além de *shunts* e vasos anômalos. A radiografia proporciona, ainda, um registro permanente do tamanho e da forma do coração, sendo, pois, muito útil para o acompanhamento. Incidências oblíquas, opacificação do esôfago com bário e fluoroscopia raramente são empregadas hoje em dia. As informações anteriormente fornecidas por essas técnicas são agora obtidas, com grande facilidade e maior precisão, por ultra-sonografia, TC e RM.

Angiocardiografia

A angiocardiografia endovenosa foi praticamente abandonada e substituída pela injeção seletiva de meios de contraste nas diversas câmaras do coração, na aorta e seus ramos. Embora as técnicas angiocardiográficas possam dar informações extraordinariamente importantes, as técnicas menos invasivas de TC e RM com o uso de contraste endovenoso geralmente fornecem informações suficientes para o diagnóstico e o tratamento de uma grande variedade de problemas cardiovasculares.

Arteriografia Coronária

Com base no grande volume de pacientes portadores da doença, a aterosclerose coronária é o problema cardíaco mais importante. O cateterismo seletivo das artérias coronárias, com injeção direta de meios de contraste, para procurar patologias arteriais coronárias, constitui, por isso, o exame cardiovascular especializado mais amplamente realizado. No entanto, os detalhes da técnica encontram-se além do alcance desta discussão.

Aortografia

Este exame envolve a injeção de um dos iodetos orgânicos na aorta por meio de um cateter introduzido num dos seus ramos principais e colocado numa posição desejada na aorta. O exame faz parte da investigação dos pacientes com problemas congênitos e adquiridos do arco aórtico. Ele é usado em lactentes com insuficiência cardíaca congestiva nos quais há evidências de um *shunt* esquerda-direita, bem como naqueles em que se suspeita de persistência do canal arterial. A coarctação da aorta em lactentes também pode causar insuficiência cardíaca congestiva. A lesão pode ser definida pela aortografia. Em adultos, a aortografia é usada para a definição de anomalias do arco aórtico e seus ramos, assim como em estudos da valva aórtica e das artérias coronárias, sendo, também, útil em pacientes com massas adjacentes à aorta, em que o aneurisma é uma possibilidade, e em casos de suspeita de hematomas dissecantes, aneurismas traumáticos ou outros tipos. A TC e a RM estão tomando o lugar da aortografia na avaliação de muitas condições.

Investigação Ultra-sonográfica do Coração

O uso da ultra-sonografia no exame do coração tem aumentado muito nos últimos 20 anos, já constituindo ela um recurso diagnóstico bem-estabelecido e largamente utilizado. A investigação ultra-sonográfica é um estudo não-invasivo, seguro e confortável, que demonstra o movimento das valvas e câmaras, além do tamanho e da espessura das paredes. O exame Doppler possibilita a determinação da área de corte transversal de uma valva e a quantificação dos gradientes, sendo útil no estudo das miocardiopatias hipertróficas, com ou sem estenose aórtica associada, e no estudo de miocardiopatias em que há dilatação de câmaras cardíacas. Podem-se determinar, na ultra-sonografia, o diâmetro ventricular esquerdo e a configuração do débito deste ventrículo; é também possível a avaliação qualitativa do tamanho dos ventrículos direito e esquerdo. Pode-se medir, com precisão, o tamanho do átrio esquerdo, bem como detectar mixomas atriais esquerdos ou outros tumores intra-atriais. A ultra-sonografia é igualmente útil na investigação das cardiopatias congênitas, especialmente nos pacientes com a síndrome da hipoplasia cardíaca esquerda, ventrículo direito com dupla vazão e sobrecarga de volume do ventrículo direito. Além disso, ela é o método mais sensível para a determinação da presença de um derrame pericárdico. A colocação transesofágica do transdutor ultra-

-sonográfico propicia informações adicionais, sendo particularmente útil na avaliação da aorta descendente.

Determinação do Tamanho Cardíaco

O tamanho do coração relaciona-se a peso corporal e altura, área de superfície corporal, sexo e idade. Foram descritos alguns métodos para a correlação desses fatores ao tamanho cardíaco, conforme medido nas radiografias. Entretanto, é nos casos limítrofes, em que se faz mais necessária a determinação de um possível aumento do coração, que as fórmulas matemáticas são mais falhas, pois há uma variação normal de aproximadamente 10% para mais ou para menos. Numerosos fatores, como a profundidade da respiração, as deformidades torácicas e as patologias pulmonares e abdominais que elevam ou deprimem o diafragma, afetam o tamanho e a forma da silhueta cardíaca. Como o tamanho normal e anormal não pode ser determinado especificamente num dado paciente, muitos dos métodos de medida têm valor principalmente estatístico, baseando-se, geralmente, em medidas diretas em telerradiografias. A medida mais comumente usada é a dos diâmetros transversos. Em geral, o maior diâmetro transverso do coração não deve ser mais que a metade da maior medida transversa do tórax. Esse é o método mais fácil e mais rápido de medida do tamanho cardíaco; um coração adulto medindo mais da metade do diâmetro interno do tórax é considerado aumentado. O método é pouco preciso, porque a razão cardiotorácica varia muito com as variações na constituição corporal, podendo, porém, ser útil como uma estimativa aproximada do tamanho cardíaco. A razão cardiotorácica é mais útil na avaliação das alterações do tamanho cardíaco e na monitorização da progressão de doenças ou da resposta à terapia.

A ultra-sonografia é largamente utilizada, hoje em dia, na determinação do tamanho cardíaco. O tamanho das câmaras cardíacas e a espessura das paredes ventriculares podem ser determinados, com precisão considerável, por métodos ultra-sonográficos, e aumentos ou diminuições podem ser avaliados por exames seriados.

O CORAÇÃO NORMAL

O Coração Adulto

O coração e seus vasos principais ocupam o mediastino médio e produzem, normalmente, uma densidade uniforme prontamente reconhecida nas radiografias (Fig. 35.1). A densidade dos grandes vasos é comparável àquela do coração, de modo que o contorno da silhueta cardíaca é visível em contraste com os pulmões radiotransparentes adjacentes. Pode-se, ocasionalmente, determinar a posição do esôfago pelo trajeto de uma sonda nasogástrica fixa. Podem-se usar as alterações na posição e no contorno dessas estruturas, para inferir alterações nas estruturas cardiovasculares. A borda cardíaca inferior tem uma densidade comparável àquela do diafragma e, muitas vezes, não é definida claramente. Do lado direito, a sombra do fígado abaixo do diafragma funde-se àquela do coração, mas, do lado esquerdo, há com freqüência no estômago, imediatamente abaixo da abóbada diafragmática, ar suficiente para delinear a borda inferior esquerda do coração. São notadas variações individuais acentuadas nessas relações inferiormente, acarretando uma borda inferior de definição difícil ou impossível em alguns pacientes, mas claramente delineada em outros. Na maioria das pessoas, cerca de dois terços do coração ficam à esquerda da linha média e um terço à direita.

Projeção Póstero-anterior

Na projeção PA, o lado direito da silhueta cardiovascular é dividido em dois segmentos. O segmento inferior geralmente é convexo e constitui a borda lateral do átrio direito. Tal segmento é freqüentemente separado da borda superior por uma indentação. O segmento superior é quase vertical em adultos jovens, sendo geralmente formado pela veia cava superior. Em adultos de idade mais avançada, a aorta tende a dilatar-se e alongar-se, de modo que a borda superior direita se torna mais convexa. A convexidade constitui o aspecto lateral direito do arco aórtico ascendente. Em pessoas astênicas com um coração vertical, é possível, às vezes, delinear o reflexo do pericárdio inferiormente até a veia cava inferior, o qual aparece como uma pequena continuação, reta ou ligeiramente côncava inferiormente, da sombra convexa do átrio direito.

Do lado esquerdo, há geralmente três segmentos visíveis. O segmento mais superior é arredondado e convexo lateralmente, constituindo o botão aórtico, ou arco aórtico transverso. A aorta descendente também pode formar uma parte da borda esquerda, especialmente em pessoas com coração vertical. A parede lateral esquerda da aorta pode, em muitos casos, ser acompanhada para baixo quase até o diafragma por detrás do coração, na área paraespinhal esquerda, especialmente nas radiografias excessivamente penetradas. Imediatamente abaixo do botão aórtico, fica outro segmento curto, cujo contorno varia muito, constituindo a artéria pulmonar e, em alguns casos, seu ramo principal esquerdo. Em muitos adultos normais, ele é reto ou ligeiramente convexo. Uma proeminência considerável da artéria pulmonar constitui um achado comum em mulheres jovens, não devendo ser considerado anormal. A artéria pulmonar esquerda passa sobre o brônquio principal esquerdo e o brônquio lobar superior esquerdo proximal. A artéria pulmonar principal origina-se imediatamente abaixo do nível do brônquio principal esquerdo. Há alguma variabilidade, mas a aurícula esquerda forma, geralmente, o segmento curto da borda esquerda do coração, logo abaixo da artéria pulmonar. Em algumas pessoas, parte do trato de saída do ventrículo direito distal pode constituir a borda nesta área.

O ventrículo esquerdo constitui o restante da margem cardíaca esquerda, incluindo o ápice, e é, sem dúvida, o segmento mais longo. O contorno dessa borda depende da constituição corporal, tendendo a ser relativamente reta e descendo agudamente em pessoas astênicas; nos indivíduos hiperastênicos, ela é convexa e curva-se, externamente, em grau considerável. Há, pois, uma significativa variação entre os extremos de configuração cardíaca vertical e transversa. Apesar de alguma diferença de opinião, o amplo uso da angiocardiografia demonstrou, muito claramente, que a aurícula esquerda, normalmente, não se projeta além do ventrículo esquerdo, ao longo da borda esquerda do coração. Em pacientes com patologias que ocasionam o aumento do átrio esquerdo, a aurícula pode projetar-se para a esquerda do ventrículo e produzir uma convexidade imediatamente abaixo do nível da artéria pulmonar. O grau dessa alteração varia com o grau e o tipo de aumento do átrio esquerdo.

Esses diversos segmentos podem, geralmente, ser identificados nas radiografias, e suas alterações auxiliam no diagnóstico de várias anormalidades cardiovasculares. O ápice cardíaco costuma formar a borda inferior esquerda do coração e fica geralmente ao nível da abóbada diafragmática ou próximo dela; ele é algo angulado, e o ápice do ângulo é arredondado (veja a Fig. 35.1). Uma sombra com densidade menor que a do coração estende-se, muitas vezes, lateralmente ao ápice cardíaco, o coxim adiposo apical.

Projeção Lateral

O aspecto anterior da silhueta cardiovascular, na projeção lateral, é formado superiormente pela aorta ascendente, seguida pela artéria pulmonar, o trato de saída do ventrículo direito e o ventrículo direito. Uma ligeira rotação na posição lateral projeta o ventrículo direito, para formar a borda anteriormente. A silhueta posterior é constituída pelo átrio esquerdo acima e pelo ventrículo esquerdo abaixo. Os contornos são mostrados na Fig. 35.2.

O Coração em Lactentes e Crianças

Ao nascimento, o ventrículo direito apresenta-se relativamente grande, aproximadamente do mesmo tamanho do ventrículo esquerdo. No início da vida, o ventrículo esquerdo cresce mais rapidamente que o direito, e sua parede torna-se mais espessa. O coração globular do recém-nascido estende-se quase tanto para a direita como o faz para a esquerda, em contraste com o coração adulto, dois terços do qual se situam para a esquerda da linha média. Além da forma cardíaca globular notada na projeção frontal em lactentes, as câmaras e os grandes vasos não são definidos tão nitidamente como nos adultos. Há uma grande variabilidade no tamanho e na forma do coração em recém-nascidos e

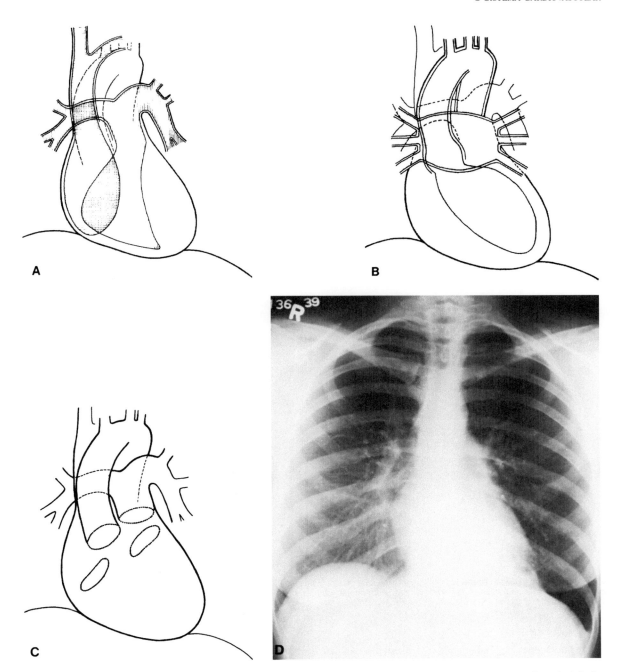

FIG. 35.1 O coração normal. A: As posições relativas das câmaras do lado direito do coração na projeção ântero-posterior. As linhas horizontais delineiam a veia cava e o átrio direito. É também indicada a posição da aorta. B: O lado esquerdo do coração na projeção frontal. Observe que o ventrículo esquerdo forma a maior parte da borda esquerda do coração. A posição do átrio esquerdo no diagrama está um pouco acima da sua posição habitual. C: As posições aproximadas das valvas na projeção frontal. A valva mitral fica acima e para a esquerda da tricúspide. Os anéis aórtico e pulmonar são notados na raiz de suas respectivas artérias. D: Radiografia que mostra a silhueta cardiovascular normal. Há muitas variações, conforme indicado pelo texto. (De Dotter CT e Steinberg I: Angiocardiography. *Annals of Roentgenology*, vol. 20, 1951.)

durante as primeiras semanas de vida. Por essa razão, o diagnóstico de aumento cardíaco deve ser feito com cautela. Há, com freqüência, uma proeminência maior na região da artéria pulmonar e do trato de saída do ventrículo direito que em adultos, e o botão aórtico não é prontamente evidente em recém-nascidos ou lactentes.

Em lactentes e crianças pequenas, há freqüentemente tecido tímico suficiente para obscurecer a base cardíaca e os grandes vasos. Um pequeno deslocamento local da traquéia para o lado oposto ao do arco aórtico pode fornecer uma indicação quanto à sua posição.

O coração geralmente mantém sua forma globular nos seis primeiros meses de vida, começando, em seguida, a descer no tórax, e, ao fazê-lo, o eixo longo passa de uma posição horizontal para uma posição obliquamente vertical, num processo gradual. Quando a criança chega aos cinco a sete anos, a silhueta aproxima-se daquela do coração adulto, embora a aorta ascendente, o arco e o botão aórticos não sejam tão proeminentes como mais tarde. Da mesma forma que em adultos, o contorno geral do coração relaciona-se à compleição corporal, o que se torna evidente na criança de cinco a 10 anos.

O tamanho do coração relativamente ao tamanho torácico é um pouco maior em crianças que em adultos. O eixo longo do coração de uma criança tende a ser mais horizontal que em adultos, de modo que o índice cardiotorácico varia de um limite superior de 0,65 no primeiro

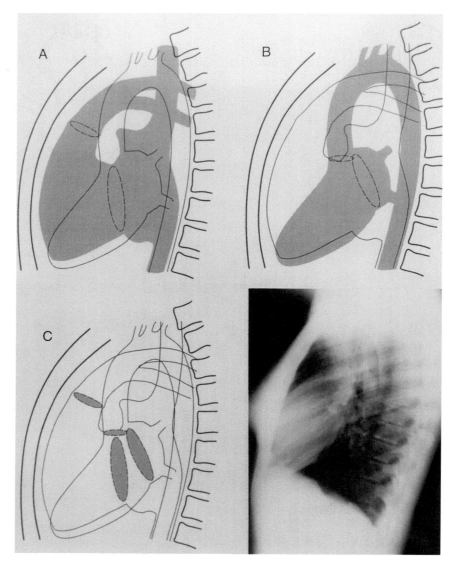

FIG. 35.2 O coração normal na projeção lateral. **A:** O ventrículo direito e seu trato de saída, juntamente com a artéria pulmonar, localizam-se por sob o esterno. **B:** O átrio esquerdo situa-se posteriormente acima do ventrículo esquerdo, que se localiza ao longo da superfície diafragmática. **C:** São indicadas as posições das quatro valvas cardíacas. (Modificado de Dotter CT e Steinberg I: Angiocardiography. *Annals of Roentgenology*, vol. 20, 1951.)

ano de vida a 0,50 no quinto ano. Daí em diante, a razão fica na faixa de 0,50. As medidas do coração em crianças são sujeitas aos mesmos erros que em adultos, havendo um fator adicional de incapacidade de controlar a profundidade da respiração em lactentes e crianças pequenas.

A AORTA NORMAL

Os contornos formadores das bordas da aorta já foram citados e são mostrados nas Figs. 35.1 e 35.2. Na incidência em PA, o contorno lateral direito da aorta contribui parcialmente para a formação da borda cardíaca em adultos com dilatação ou alongamento da aorta. A borda medial da aorta ascendente não é visível na projeção frontal, mas as bordas superior e lateral do botão aórtico são visibilizadas como a margem superior esquerda da sombra cardiovascular. Em adultos de idade mais avançada, parte da aorta descendente pode contribuir para a formação da borda imediatamente abaixo do botão aórtico. É possível, com freqüência, delinear a aorta descendente, mesmo que não seja formadora de bordas. Ela aparece como uma sombra linear ligeiramente convexa que se estende para baixo, sobrejacente à silhueta cardíaca superior esquerda.

Já foram descritos numerosos métodos de medição da aorta, os quais são sujeitos aos mesmos erros que as diversas fórmulas matemáticas usadas na determinação do tamanho cardíaco. As medidas são mais falhas nos limites de faixa etária, em que é mais necessária uma determinação precisa. Há uma diminuição gradual no diâmetro da aorta, à medida que ela dá origem a seus diversos ramos. A parte da aorta ascendente antes da origem da artéria inominada é o segmento maior. Essa parte é intrapericárdica. O diâmetro da aorta, ao nível da bifurcação aórtica, é aproximadamente metade daquele na aorta ascendente.

A anatomia e patologia detalhadas da aorta podem ser mostradas pela arteriografia, TC contrastada ou angiografia por ressonância magnética (ARM). A arteriografia proporciona a melhor visibilização da anatomia, mas é dispendiosa e invasiva. A TC, especialmente a TC espiral, e a ARM são usadas, quando disponíveis, exceto nos casos em que se precisa de detalhes especiais (por exemplo, no planejamento pré-operatório).

O PERICÁRDIO

O pericárdio é um saco fechado, revestido de endotélio, que envolve o coração. Consiste em uma camada visceral que cobre o coração e uma camada parietal refletida que forma um saco contínuo. Contém, normalmente, 15 a 25 ml de líquido claro. O pericárdio parietal funde-se ao diafragma abaixo e à pleura mediastinal lateral e anteriormente, exceto na área esternal, onde não há pleura. A reflexão do pericárdio parietal ocorre numa linha que se inicia do lado direito na veia cava superior, acima de sua junção com o átrio direito, e continua para a esquerda sobre o aspecto anterior da aorta ascendente até a artéria pulmonar, coberta pelo pericárdio quase até o nível do ligamento arterial. Posteriormente, o pericárdio estende-se para cima, até a veia cava superior, e para baixo, até a veia cava inferior. Não se pode visibilizar o pericárdio numa radiografia simples numa pessoa normal. Ele é, porém, bem demonstrado na TC, RM e ultra-sonografia. Visto freqüentemente no ângulo cardiofrênico esquerdo, o coxim adiposo apical situa-se entre o pericárdio parietal e um reflexo da pleura parietal em sua extensão inferior e lateral, para cobrir o diafragma nesta região. Há uma situação semelhante à direita, e um coxim adiposo é ocasionalmente notado no ângulo cardioepático.

AUMENTO DO CORAÇÃO

Aumento Cardíaco Geral

O aumento geral do coração pode ser causado por patologias que produzem um efeito tóxico sobre o miocárdio e o enfraquecem, ou por condições que acarretam um aumento na carga de trabalho do coração. A carga geralmente aumenta inicialmente apenas numa câmara, e, quando esta câmara entra em insuficiência, uma segunda aumenta de tamanho; todas as câmaras acabam por ser envolvidas. O aumento de uma ou duas câmaras cardíacas pode predominar nas patologias valvares, enquanto nas miocardiopatias há maior probabilidade de o aumento ser uniforme e generalizado.

A aparência radiográfica do coração nas miocardiopatias varia consideravelmente, mas ambos os contornos laterais tornam-se, com freqüência, mais convexos inferiormente, e as pequenas alterações normais no contorno que indicam os diversos segmentos são freqüentemente apagadas. O diâmetro transverso costuma aumentar mais que o vertical. Podem ser, também, presentes evidências de congestão pulmonar, manifestada por uma trama vascular proeminente e insuficientemente definida nas bases pulmonares. No exame ultra-sonográfico, as pulsações encontram-se diminuídas e, em casos extremos, tão fracas que é difícil defini-las. Com o aumento de uma ou mais câmaras, o contorno cardíaco apresenta, com freqüência, alterações características, que podem ser reconhecidas radiograficamente.

Alterações no Tamanho Cardíaco

Ao observarmos a silhueta cardíaca, estamos vendo, basicamente, o pericárdio e seu conteúdo; por esta razão, sempre que se observar um aumento no tamanho da silhueta cardíaca, dever-se-á considerar a possibilidade de líquido pericárdico. De acordo com as circunstâncias, o líquido pode ser sangue (por exemplo, ruptura da aorta ascendente), líquido de uma inflamação ou um envolvimento neoplásico. Em geral, não somos a favor de medidas para determinar o tamanho cardíaco geral ou o aumento de câmaras específicas numa radiografia simples. Uma dimensão de um objeto biológico tridimensional não pode ser muito confiável na determinação do tamanho geral. O melhor meio de fazer essas medidas é recorrer à ultra-sonografia.

Aumento do Ventrículo Esquerdo

Quando há um aumento da carga de trabalho de uma câmara cardíaca, as fibras musculares alongam-se em resposta ao trabalho adicional e ocorre a dilatação. Quando a carga é mantida por um certo período, a dilatação é seguida de hipertrofia, que constitui o aumento efetivo no tamanho das fibras musculares individuais. A dilatação inicial que precede a hipertrofia é o meio pelo qual o músculo cardíaco aumenta sua capacidade de trabalho. Quando a carga de trabalho se torna grande, há uma dilatação secundária, que decorre da incapacidade do músculo cardíaco em executar adequadamente seu trabalho. Esse tipo de dilatação indica descompensação e insuficiência cardíaca.

A hipertrofia do músculo cardíaco é um achado patológico claramente definido, mas as alterações radiográficas muitas vezes são mínimas ou inexistentes, tornando difícil, em muitos casos, sua determinação. Entretanto, a hipertrofia pode causar alteração da forma cardíaca, em geral manifestada pelo arredondamento do contorno do ventrículo envolvido. Há pouca ou nenhuma alteração no tamanho, nos casos em que a hipertrofia está presente sem dilatação. Reciprocamente, a dilatação causa um aumento de tamanho e pode, também, alterar a forma da silhueta cardíaca.

Os ventrículos podem ser divididos em dois componentes funcionais: o trato de entrada e o trato de saída. O sangue flui do átrio esquerdo para o ventrículo esquerdo através da valva mitral, que se situa posterior e algo caudalmente à valva aórtica. O trato de entrada estende-se a partir da valva até o ápice, ao longo da parede posterior do ventrículo esquerdo e da metade posterior do septo ventricular. O trato de saída é anterior e estende-se a partir do ápice, ao longo da metade anterior do septo e da parte anterior da parede ventricular lateral e do folheto anterior da valva mitral.

Qualquer patologia que produza um aumento da carga de trabalho do ventrículo esquerdo pode causar o aumento desta câmara, o que se manifesta primeiro pelo alongamento do trato de saída, produzindo um aumento no comprimento do segmento ventricular esquerdo que constitui o contorno cardíaco lateral esquerdo, conforme visibilizado radiograficamente. O segundo sinal de aumento deste trato é o arredondamento do contorno do ventrículo esquerdo. Em conseqüência de tal aumento para baixo e para a esquerda, o ápice cardíaco pode estender-se abaixo da abóbada diafragmática e ser visto no fundo gástrico cheio de ar. O aumento do trato de entrada do ventrículo esquerdo, que se segue àquele do trato de saída, produz um aumento posterior. Além do aumento para baixo e para a esquerda, assim como posteriormente, as patologias que acarretam a sobrecarga de trabalho do ventrículo esquerdo podem causar uma hipertrofia concêntrica desta câmara, o que indica que o ventrículo está hipertrofiado sem uma dilatação significativa, de modo que o aumento efetivo é muito pequeno. A hipertrofia manifesta-se, radiograficamente, pelo arredondamento do contorno e do ápice do ventrículo esquerdo, conforme visibilizado na projeção frontal. O aumento do ventrículo esquerdo é demonstrado tanto na projeção PA como lateral.

O aumento mais acentuado no ventrículo esquerdo é causado por uma hipertensão, insuficiência aórtica e miocardiopatia de evolução prolongada. Outras lesões que produzem o aumento desta câmara são uma estenose aórtica, insuficiência mitral, coarctação da aorta, derivações arteriovenosas (intra- ou extracardíacas), doença cardiovascular arterioesclerótica e hipertireoidismo.

Aumento do Ventrículo Direito

O ventrículo direito aumenta de tamanho em pessoas que apresentam patologias que aumentam o trabalho desta câmara, tais como algumas doenças pulmonares, bem como patologias vasculares pulmonares primárias que acarretam hipertensão pulmonar. A estenose da valva ou infundíbulo pulmonar, e outras lesões cardíacas congênitas, como tronco arterial e defeitos septais, também podem ocasionar o aumento do referido ventrículo. Patologias valvares mitrais costumavam ser uma causa comum de hipertensão pulmonar, mas não são vistas com freqüência, hoje em dia, em países desenvolvidos.

Quando ocorre o aumento, o trato de saída é o local da dilatação inicial. O aumento do trato de saída estende-se do ápice do ventrículo direito até a valva pulmonar e inclui a parede anterior juntamente com a metade superior do septo interventricular. O trato de entrada, que se estende da valva tricúspide até o ápice, inclui a metade inferior do septo inferiormente e a metade inferior da parede externa anteriormente. O aumento do trato de saída do ventrículo direito acarreta o alongamento da parede ventricular anterior, que se manifesta radiograficamente pela proeminência do ventrículo direito distal ou cone pulmonar. A conseqüência é uma saliência anterior no contorno cardíaco anterior superior, imediatamente abaixo da artéria pulmonar. Há, com freqüência, o aumento associado desta artéria, o que aumenta a proeminência anterior da borda superior do coração nesta projeção. Quando tal ocorre, a proeminência e a convexidade do segmento arterial pulmonar na projeção frontal são maiores que o normal, o que causa retificação ou convexidade do contorno cardíaco superior esquerdo abaixo do botão aórtico. Quando o aumento do ventrículo direito se torna maior, o coração tende a apresentar uma rotação para a esquerda (em sentido anti-horário, conforme visto de frente), de modo que o cone do ventrículo direito pode contribuir para a formação da borda. Na projeção lateral, a saliência ântero-lateral na região do trato de saída do ventrículo direito reduz o tamanho do espaço retroesternal entre a borda cardíaca superior e o esterno. A artéria pulmonar também contribui para este estreitamento.

Quando o trato de entrada do ventrículo direito aumenta, a parte diafragmática deste ventrículo alonga-se, causando arredondamento ou saliência anterior na área do ventrículo direito. Este alongamento pode deslocar o ventrículo esquerdo posteriormente e elevar o ápice cardíaco, como se vê na projeção frontal. Este último é um achado comum nos lactentes e crianças com cardiopatia congênita, levando ao aumento do ventrículo direito. Quando a dilatação do ventrículo direito se associa a aumento do ventrículo esquerdo, a diferenciação e a avaliação do tamanho relativo de cada câmara são, com freqüência, muito difíceis.

Aumento do Átrio Esquerdo

O acometimento reumático da valva mitral era a causa mais comum de aumento do átrio esquerdo até a era antibiótica. Atualmente, as miocardiopatias são as causas mais comuns. O aumento do átrio esquerdo também ocorre em patologias, como a comunicação interventricular, persistência do canal arterial e insuficiência do ventrículo esquerdo.

O átrio esquerdo situa-se posteriormente e não faz parte do contorno cardíaco na projeção frontal, em indivíduos normais. Os aumentos em pequeno grau são, com freqüência, inteiramente posteriores. Ao aumentar de tamanho, esta câmara aumenta tanto para a direita e a esquerda como posteriormente. A aurícula esquerda pode, então, projetar-se além do ventrículo esquerdo e produzir uma retificação da convexidade esquerda ou localizada da borda cardíaca, imediatamente abaixo do segmento arterial pulmonar. A aurícula geralmente é relativamente maior em pacientes com cardiopatia reumática que naqueles com um aumento comparável do átrio esquerdo secundariamente a outras patologias. Esse aumento causa a alteração do contorno, freqüentemente designada como *silhueta mitral*, em que a aurícula produz uma convexidade considerável da margem cardíaca superior esquerda, logo abaixo do nível da artéria pulmonar. O aumento para a direita pode ser suficiente para fazer a borda direita desta câmara estender-se além do aspecto superior do átrio direito e da veia cava superior, o que acarreta um contorno duplo à direita, conforme visibilizado na projeção frontal. Pode haver, também, um contorno duplo visível à direita nos casos em que o átrio esquerdo não se projeta além da borda atrial direita, e que é causado pela maior densidade do grande átrio esquerdo. Pode ser visível, também, a elevação do brônquio principal esquerdo, e o ângulo da carina pode aumentar. Quando o aumento chega a tal estágio, a massa desta câmara freqüentemente é suficientemente grande para produzir uma densidade oval localizada, que pode ser vista através do coração na projeção frontal. Quando o aumento é maciço, o átrio esquerdo pode formar a maior parte do contorno cardíaco direito e parte do contorno cardíaco superior esquerdo na projeção frontal. Em raros casos, o átrio esquerdo projeta-se apenas para a esquerda, ao aumentar de tamanho. Quando aumenta posteriormente, o átrio esquerdo pode ser visto, na projeção lateral, como uma saliência no contorno cardíaco imediatamente abaixo da bifurcação traqueal.

Aumento do Átrio Direito

O átrio direito aumenta de tamanho na comunicação interatrial, estenose e insuficiência tricúspide, bem como na insuficiência do ventrículo direito. Ao aumentar de tamanho, o corpo do átrio produz o aumento do contorno cardíaco inferior direito para a direita, com maior convexidade desse contorno. Um aumento acentuado da referida câmara produz um grande aumento para a direita na projeção frontal. O pequeno aumento do átrio direito é muito difícil de ser detectado radiograficamente.

CARDIOPATIAS CONGÊNITAS

O diagnóstico correto da natureza das más-formações cardíacas congênitas é imperativo atualmente, pois se dispõe de técnicas cirúrgicas para a cura de algumas lesões e o tratamento paliativo de outras. A radiografia é uma parte muito importante do exame de pacientes com defeitos congênitos, mas o diagnóstico correto depende da correlação dos achados clínicos e laboratoriais, incluindo aqueles da ecocardiografia e do cateterismo cardíaco com angiocardiografia. Em pacientes acianóticos, a presença de uma anomalia cardíaca, como uma comunicação interatrial com *shunt* (derivação), pode ser reconhecida numa radiografia do tórax realizada por uma razão não-relacionada.

Devido à grande variação na gravidade dos defeitos individuais ou múltiplos, há uma diversidade de achados radiográficos em qualquer defeito individual. Os defeitos septais, por exemplo, podem ser pequenos e produzir pouco *shunt* de sangue e muito pouca alteração na aparência da silhueta cardiovascular; ou podem ser muito grandes e acompanhar-se de um grande *shunt* e de alterações acentuadas na silhueta cardiovascular. O mesmo ocorre com os defeitos que produzem cianose. Um amplo espectro de alterações fisiológicas e anatômicas é possível para cada defeito.

Em muitos casos, é difícil fazer o diagnóstico diferencial, sendo útil classificar os defeitos congênitos nos que produzem cianose e aqueles que não a produzem, podendo estes ser subdivididos de acordo com a aparência radiográfica dos vasos pulmonares e a presença ou ausência do aumento cardíaco. Usando tal abordagem, pode-se colocar cada defeito num grupo relativamente pequeno, e estudos especiais podem diferenciar os membros do referido grupo. Uma revisão abrangente de todos os defeitos congênitos encontra-se fora do alcance deste volume. A ecocardiografia é a técnica não-invasiva mais útil, e a angiocardiografia seletiva o método invasivo de imagem mais útil para o diagnóstico das cardiopatias congênitas. A RM vem assumindo um papel rapidamente crescente e importante na avaliação das cardiopatias congênitas (veja a discussão mais adiante).

DEFEITOS CIANÓTICOS

Tetralogia de Fallot

A tetralogia de Fallot consiste em dois defeitos fundamentais: (1) estenose pulmonar e (2) comunicação interventricular alta. A terceira e a quarta alterações descritas nesta condição são secundárias, as quais consistem em: (3) aorta que cavalga o septo ventricular com dextroposição e (4) hipertrofia do ventrículo direito. A estenose pulmonar causa uma elevação na pressão do ventrículo direito; o defeito septal e o cavalgamento da aorta possibilitam que o sangue do ventrículo direito (sangue venoso) seja desviado diretamente para a circulação geral. Esse desvio da direita para a esquerda de sangue não-saturado do ventrículo direito para a aorta acarreta cianose. Além das anormalidades originalmente descritas, outras anomalias ocorrem freqüentemente em combinação. A mais comum é um forame oval pérvio. Uma efetiva comunicação interatrial é mais rara na presença desse defeito; usa-se, ocasionalmente, o termo *pentalogia de Fallot*. Um arco aórtico direito é presente em cerca de 25% dos pacientes com tetralogia. São também comuns anomalias extracardíacas, as quais consistem em más-formações do sistema do arco aórtico. Em raras ocasiões, anormalidades, como a estenose das artérias pulmonares periféricas, retorno venoso anômalo parcial, ausência ou hipoplasia da valva pulmonar, persistência de um canal atrioventricular comum e insuficiência tricúspide, podem associar-se à tetralogia de Fallot. A estenose pulmonar é geralmente do tipo infundibular. O infundíbulo costuma mostrar-se contraído a um canal longo e estreito, e pode haver uma estenose valvar associada. A estenose valvar isolada é, porém, rara na tetralogia. Quando ocorre, pode haver alguma dilatação pós-estenótica da artéria pulmonar, que altera a configuração da borda cardiovascular esquerda. Às vezes, a estenose restringe-se à parte proximal, o óstio infundibular. Nesses casos, o infundíbulo dilata-se em maior ou menor grau, formando um "terceiro ventrículo". A estenose varia de um estreitamento muito pequeno à atresia pulmonar. Nesse último caso, muito raro, as artérias brônquicas ou um canal arterial persistente e as artérias pulmonares dão o suprimento sanguíneo pulmonar. Os achados radiográficos variam com o grau de estenose pulmonar e o volume da derivação. Essa lesão denomina-se *pseudotronco*.

Achados Radiográficos

Tamanho Cardíaco. O coração apresenta-se geralmente dentro dos limites da normalidade e pode parecer um pouco menor que o normal (Figs. 35.3 e 35.4). Um aumento cardíaco em grau apreciável é raro nessa condição, a não ser que o paciente sobreviva até a idade adulta. O ventrículo direito hipertrofia-se, mas geralmente não se dilata.

Artéria Pulmonar. O segmento arterial pulmonar, conforme visibilizado na projeção frontal, é pequeno, ocasionando a concavidade da margem cardíaca superior esquerda na região do referido segmento. O grau de concavidade depende do grau de estenose, variando de uma concavidade acentuada a um segmento arterial pulmonar que não pode ser distinguido do normal. Ocasionalmente, num paciente que apresenta estenose do óstio infundibular, o infundíbulo dilatado produz uma convexidade no lado esquerdo da borda cardíaca, ao nível do brônquio principal esquerdo ou imediatamente abaixo dele, a qual constitui o ventrículo direito distal. Na presença de uma dilatação pós-estenótica da artéria pulmonar em pacientes com estenose valvar, há uma pequena convexidade, e não concavidade na região desta artéria.

Vascularização Pulmonar. Diminui, ocasionando uma diminuição no tamanho dos vasos que constituem o hilo de ambos os lados e uma avascularidade relativa dos campos pulmonares, o que é uma indicação de diminuição do fluxo sanguíneo pulmonar. Na estenose grave e em pacientes portadores de pseudotronco, a ramificação das artérias brônquicas dilatadas pode produzir uma aparência de arbusto, com pequenos vasos de calibre uniforme em contraste com o calibre decrescente geralmente observado nas artérias pulmonares. Em pacientes com defeitos mínimos que ocasionam a tetralogia dita acianótica, a vascularização geralmente é normal.

Forma Cardíaca. O aumento do ventrículo direito acarreta a elevação do ápice e uma configuração arredondada da margem cardíaca inferior esquerda. Quando o aumento é significativo, o ventrículo esquerdo é elevado e deslocado posteriormente, de modo que a borda cardíaca esquerda ou posterior tem uma proeminência convexa em sua parte

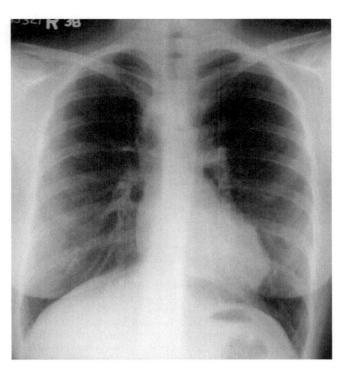

FIG. 35.4 Mulher adulta com um *shunt* sistemicopulmonar anterior para o tratamento paliativo da tetralogia de Fallot. O padrão vascular pulmonar mostra-se normal. Observe o arco aórtico direito.

central bem acima do diafragma, o que constitui o ventrículo esquerdo numa posição anormal, designada, às vezes, como *gorro ventricular esquerdo*. Observa-se, também, uma radiotransparência fora do comum na região da artéria pulmonar que se situa abaixo e dentro do arco da aorta, o que, às vezes, é denominado *janela aórtica*. Na incidência lateral, há uma saliência anterior e superior do coração, tendendo a encher superiormente o espaço retroesternal.

A Aorta. Os achados no arco aórtico direito que ocorrem em cerca de 25% dos pacientes com tetralogia de Fallot são a ausência da sombra aórtica à esquerda e presença de uma sombra vascular à direita, ao nível aórtico, o que é prontamente detectado em adultos e crianças maiores, mas, em lactentes, o arco aórtico pode não ser visível. A veia cava superior mostra-se, porém, deslocada lateralmente, e a conseqüente densidade convexa no mediastino superior direito pode sugerir a posição aórtica. Às vezes, uma indentação do lado direito da traquéia identifica o local do arco aórtico. A aorta aumenta em proporção aproximada ao grau de derivação direita-esquerda.

Outros Achados. Quando ocorre uma dilatação pós-estenótica da artéria pulmonar principal, como já se referiu, a artéria pulmonar mostra-se normal ou ligeiramente maior que o normal. A presença de um terceiro ventrículo também pode alterar a silhueta, conforme referido anteriormente. É evidente que a aparência do coração na tetralogia varia de uma aparência em que há muito pouco desvio do normal a outra em que o desvio é acentuado.

Angiocardiografia. Delineia o ventrículo direito e mostra o enchimento imediato da aorta a partir desse ventrículo, muitas vezes com pouca ou nenhuma derivação para o ventrículo esquerdo. O local da estenose é geralmente mostrado, especialmente nas incidências oblíqua anterior direita ou lateral. O tamanho da artéria pulmonar também é definido.

Estenose Pulmonar com Septo Ventricular Intacto e Derivação Atrial Direita-Esquerda

Nessa condição, designada, às vezes, como *trilogia de Fallot*, o defeito atrial é geralmente um forame oval pérvio. A cianose aparece, quando a pressão atrial direita aumenta o suficiente para causar uma

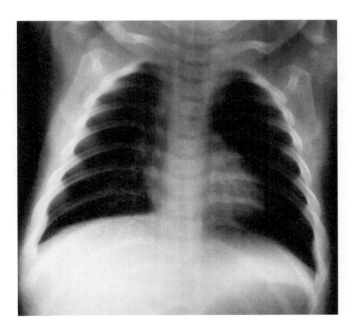

FIG. 35.3 Neonato com tetralogia de Fallot. O segmento ventricular está aumentado de tamanho, e o ápice encontra-se ligeiramente elevado, indicando um aumento do ventrículo direito. A traquéia apresenta-se deslocada para a esquerda, indicando que a aorta se encontra do lado direito. O padrão vascular pulmonar apresenta alguma diminuição.

derivação da direita para a esquerda através do forame oval pérvio ou da comunicação interatrial, o que ocorre freqüentemente logo ao início da vida, porém pode ser mais tardio.

Achados Radiográficos

Tamanho Cardíaco. O coração apresenta aumento moderado a grande, com a elevação do ápice que indica o aumento do ventrículo direito. A aorta geralmente se mostra de tamanho normal, e o arco encontra-se do lado esquerdo.

Artéria Pulmonar. A dilatação pós-estenótica das artérias pulmonares principal e esquerda acarreta a proeminência do segmento arterial pulmonar na projeção frontal, mas nem sempre é presente. A dilatação pós-estenótica ocorre em associação à estenose valvar, que se verifica comumente nessa condição. A estenose infundibular pode ocorrer como alteração secundária, quando há hipertrofia muscular no infundíbulo ou ser primariamente responsável pela elevada pressão do ventrículo direito que ocorre numa proporção estimada em 10% dos pacientes. Uma pequena artéria pulmonar distalmente ao estreitamento ocorre na estenose infundibular.

Vascularização Pulmonar. Tende a estar diminuída, mas pode parecer normal nos casos em que a derivação não é acentuada.

Forma Cardíaca. A silhueta é aquela de aumento do átrio e ventrículo direitos; a dilatação pós-estenótica causa a proeminência da artéria pulmonar. O átrio esquerdo pode estar aumentado. O ápice eleva-se, e o ventrículo direito mostra-se proeminente nas projeções oblíqua anterior esquerda e frontal.

Angiocardiografia. Constitui um exame útil na referida condição. As chapas são expostas em rápida sucessão, ou um registro em filme ou vídeo é feito após a injeção da veia cava ou do átrio direito. Esses registros mostram o defeito ao nível atrial, com um jato de material opaco impelido através do defeito e que enche rapidamente o átrio esquerdo, o ventrículo esquerdo e, depois, a aorta, o que acarreta a opacificação rápida da câmara direita e a opacificação simultânea, ou praticamente simultânea, da artéria pulmonar e da aorta. A estenose pulmonar pode ser diretamente visível em alguns casos. A dilatação pós-estenótica, freqüentemente presente, também é reconhecida com facilidade na angiocardiografia. A injeção do ventrículo direito seletiva é o meio mais eficaz de mostrar o ventrículo direito aumentado, associado à hipertrofia muscular. A valva pulmonar apresenta-se geralmente mais espessa e tem freqüentemente forma em abóbada, com um jato de contraste opaco que atravessa a valva e passa para uma artéria pulmonar moderadamente dilatada. O infundíbulo mostra-se longo e uniforme, e apresenta uma alteração bastante acentuada no diâmetro da sístole para a diástole, em contraste com os achados na tetralogia de Fallot.

Intervenções Cirúrgicas na Tetralogia de Fallot

O principal desafio no tratamento paliativo da tetralogia de Fallot é aumentar o fluxo sanguíneo à artéria pulmonar, o que ocasiona uma oxigenação melhor e possibilita que o lactente cresça, de modo que se possa fazer a correção definitiva posteriormente. Há quatro procedimentos cirúrgicos paliativos que podem aumentar o fluxo sanguíneo pulmonar (veja Derivações Paliativas para Cardiopatias Congênitas Cianóticas).

Transposição Completa dos Grandes Vasos

As posições relativas da artéria pulmonar e da aorta apresentam-se invertidas na transposição completa (Fig. 35.5), o que acarreta duas circulações fechadas. O sangue dos pulmões penetra no átrio esquerdo por meio das veias pulmonares, passa, em seguida, ao ventrículo esquerdo e volta aos pulmões através da artéria pulmonar. O retorno venoso sistêmico chega ao átrio direito, passa ao ventrículo direito e sai para a circulação sistêmica pela aorta. Como tal situação não mantém a vida, a transposição completa tem de ser acompanhada de outras anomalias que possibilitam derivações intra- e/ou extracardíacas, as quais consistem em uma persistência do canal arterial e em comunicações interatriais e interventriculares. As comunicações interventriculares ocorrem em

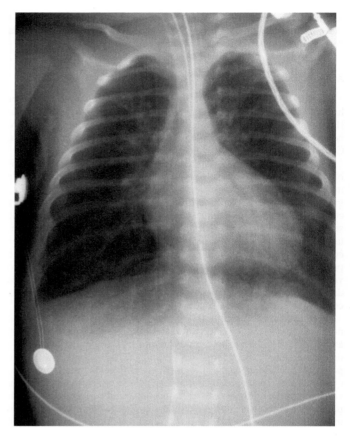

FIG. 35.5 A radiografia frontal do tórax, num lactente cianótico, mostra a diminuição do padrão vascular, indicando um *shunt* direita-esquerda. O coração está ligeiramente aumentado. O achado digno de nota é o pedículo vascular muito estreito, característico de uma transposição.

menos da metade dos pacientes, enquanto uma comunicação interatrial, que pode ser um pequeno defeito septal atrial ou um forame oval patente, é geralmente presente. O ducto arterial pode estar patente. Em raros casos, um retorno venoso pulmonar anômalo desvia sangue dos pulmões para o lado direito do coração.

Essa anomalia é mais comum em meninos que em meninas (razão de 2:1 ou 4:1). O prognóstico é sombrio, mas vem melhorando com os avanços na cirurgia cardíaca.

Achados Radiográficos

Tamanho Cardíaco. O coração geralmente se mostra normal ou praticamente normal ao nascimento e durante as duas primeiras semanas de vida. O crescimento leva a um claro aumento de tamanho em muitos pacientes, em poucas semanas. Quase todos esses pacientes apresentam cardiomegalia aos dois meses de idade.

Forma Cardíaca. Ambos os ventrículos aumentam de tamanho, e o contorno do coração mostra-se oval. O ventrículo direito geralmente aumenta mais que o esquerdo. A forma do coração na posição lateral tende a ser arredondada. Na projeção frontal, a base geralmente produzida pelos grandes vasos mostra-se estreita, e a ausência do tecido tímico normal acentua esse achado. O timo também pode mostrar-se pequeno ou ausente em outras cardiopatias congênitas graves e em lactentes com patologias não-cardíacas graves.

Artéria Pulmonar e Aorta. Há o estreitamento da sombra dos grandes vasos na projeção frontal, em conseqüência de um trajeto mais ântero-posterior da aorta, que se origina anteriormente e tende a dirigir-se diretamente para trás. Como o infundíbulo não se forma normalmente e a artéria pulmonar se situa mais perto da linha média que o normal, a convexidade normalmente formada pelo infundíbulo e a artéria pulmonar não se encontra presente. Em alguns casos, nota-se uma concavidade nítida na borda cardíaca superior esquerda. O contorno do arco aórtico é ausente.

Vascularização Pulmonar. Os vasos pulmonares mostram-se aumentados e proeminentes. Ocasionalmente, a vascularização pulmonar associada à transposição mostra-se de tamanho reduzido, em casos em que há estenose pulmonar ou os *shunts* são pequenos. Como o coração não aumenta muito e o contorno não se apresenta anormal, pode ser muito difícil fazer o diagnóstico da transposição com estenose pulmonar.

Angiocardiografia. Os achados angiocardiográficos venosos consistem em um enchimento seqüencial do átrio direito, do ventrículo direito e de uma aorta anteriormente posicionada do ventrículo direito. Há geralmente muito pouca opacificação da artéria pulmonar e pode-se visibilizar o *shunt*, que torna essa condição compatível com a vida. Quando presente, uma comunicação interatrial geralmente se evidencia, com a opacificação rápida do átrio esquerdo. Um canal patente pode ser demonstrado, mas é muito difícil definir uma comunicação interventricular. O aumento das câmaras cardíacas direitas também pode ser notado na angiocardiografia. Tende a haver alguma diferença na relação dos grandes vasos, a qual varia de uma artéria pulmonar situada posteriormente e ligeiramente para a esquerda da aorta a uma artéria situada diretamente posterior ou, em raras ocasiões, diretamente à esquerda da aorta.

A ventriculografia direita seletiva é um pouco mais satisfatória que uma injeção venosa, especialmente no que concerne a delinear comunicações interventriculares e a artéria pulmonar.

Atresia Tricúspide

A atresia tricúspide, com hipoplasia ou aplasia do ventrículo direito, associa-se a várias outras más-formações, para que a circulação possa ser mantida. A valva tricúspide apresenta atresia e há a hipoplasia ou aplasia do ventrículo direito. Edwards e colaboradores[10] classificaram essas anomalias de acordo com a relação dos grandes vasos e a presença ou ausência de estenose pulmonar. No tipo I, os grandes vasos apresentam relação normal, e são encontradas as seguintes formas: (1) coexistência de atresia tricúspide e pulmonar; (2) um estreito defeito septal entre o ventrículo esquerdo e a parte infundibular do ventrículo direito, um ventrículo direito pequeno, vestigial, e uma pequena artéria pulmonar (a forma mais comum); ou (3) uma grande comunicação interventricular com estenose valvar e uma artéria pulmonar normal. Em raros casos, ocorre a transposição dos grandes vasos nessa forma. No tipo II, há a transposição dos grandes vasos sem estenose pulmonar e, basicamente, um ventrículo comum. Em raras ocasiões, essa anomalia é encontrada sem transposição. Como já foi indicado, no tipo I verifica-se algum tipo de obstrução do ventrículo direito ou da artéria pulmonar. Nesses pacientes, está presente uma comunicação interatrial, de modo que o sangue flui para o átrio direito, sendo desviado através da comunicação interatrial para o átrio esquerdo e, daí, para o ventrículo esquerdo. O sangue é, então, distribuído por uma comunicação interventricular e de um ventrículo direito hipoplásico para os pulmões através da artéria pulmonar. No caso da atresia do ventrículo direito ou da artéria pulmonar, o sangue tem de chegar aos pulmões por um canal arterial pérvio.

Atresia Tricúspide com Estenose Pulmonar

Achados Radiográficos

Tamanho Cardíaco. O coração geralmente apresenta-se aumentado de tamanho, mas há uma variação considerável; em alguns pacientes, o aumento é pequeno, mas, em outros, acentuado.

Forma Cardíaca. O coração geralmente tem forma de bota e pode assemelhar-se à silhueta da tetralogia de Fallot. O lado direito da borda cardíaca é relativamente reto ou chato, podendo não se estender para a direita da coluna. O segmento arterial pulmonar é côncavo. O átrio esquerdo pode estar aumentado, um sinal diagnóstico útil. O átrio direito geralmente encontra-se aumentado, às vezes de maneira significativa. As evidências de sobrecarga do ventrículo esquerdo no eletrocardiograma são úteis para determinar a presença de aumento do ventrículo esquerdo, porque o aumento do ventrículo direito pode produzir a rotação do coração e ocasionar uma silhueta semelhante. O lado esquerdo da borda cardíaca é arredondado, com uma elevação aparente do ápice, simulando a elevação associada ao aumento do ventrículo direito. A alteração no contorno do coração, comumente descrita como indicando ausência ou hipoplasia do ventrículo direito, não é encontrada, com freqüência, nesta condição. Tal alteração consiste na diminuição da convexidade ou uma efetiva concavidade da borda cardíaca inferior direita na projeção frontal. A razão da ausência do referido sinal é que o átrio direito aumenta tanto que preenche o defeito decorrente da ausência ou hipoplasia do ventrículo direito.

Artéria Pulmonar. A região da artéria pulmonar principal é côncava na projeção frontal, podendo ser extrema, com uma junção angular entre a aorta e a silhueta do ventrículo esquerdo superior.

Vascularização Pulmonar. A vascularização pulmonar geralmente mostra-se diminuída, a não ser que haja a transposição completa dos grandes vasos. Quando se encontra presente, a vascularização mostra-se normal ou aumentada.

A Aorta. Geralmente apresenta-se aumentada.

Angiocardiografia. Trata-se de exame útil para estabelecer o diagnóstico anatômico na atresia tricúspide. O achado indica um grande átrio direito, abaixo do qual há uma incisura triangular radiotransparente que constitui o defeito causado pela ausência de enchimento do ventrículo direito. É observado um *shunt* do átrio direito para o esquerdo, acarretando a opacificação rápida do lado esquerdo do coração. É demonstrado o calibre dos vasos pulmonares, mas pode ser difícil delinear a raiz da artéria pulmonar, o local da estenose e a câmara ventricular direita.

Atresia Tricúspide sem Estenose Pulmonar

Conforme indicado anteriormente, essa forma da anomalia associa-se geralmente à transposição dos grandes vasos e um ventrículo comum. Os achados radiográficos consistem num aumento cardíaco evidente, estreitamento dos grandes vasos na base do coração (indicando transposição) e algum aumento do átrio esquerdo. A vascularização pulmonar mostra-se muito aumentada. A correlação com os achados eletrocardiográficos da sobrecarga do ventrículo esquerdo numa criança cianótica com hipervascularidade é altamente sugestiva do diagnóstico.

Em pacientes com transposição e atresia tricúspide, a aurícula esquerda pode situar-se à esquerda da aorta e da artéria pulmonar, e atrás dos grandes vasos. Projeta-se acima do apêndice atrial esquerdo. O termo *justaposição das aurículas* é usado para descrever tal anomalia, que produz uma saliência grande e característica na borda cardíaca esquerda alta, que sugere o diagnóstico.

Estenose Tricúspide

A estenose tricúspide congênita é muito rara e geralmente ocorre em combinação a outros defeitos cardíacos congênitos. O único achado radiográfico consistente é a hipervascularização pulmonar. O aumento do átrio direito, presente nos pacientes, pode não ser reconhecido com facilidade. Em alguns casos, a aparência simula aquela da tetralogia de Fallot. Não foi descrita característica radiográfica consistente.

Persistência do Tronco Arterial

Há quatro tipos dessa anomalia rara, em que há apenas um grande tronco arterial que cavalga o septo ventricular. No tipo I, a artéria pulmonar origina-se como um ramo do tronco comum. Esse é o tipo mais comum (48%) e tem o pior prognóstico. No tipo II, há uma origem separada das artérias pulmonares da parede dorsal do tronco (29%). Numa terceira forma, uma das artérias pulmonares ou ambas originam-se independentemente de um e outro lado do tronco (11%). Nessas anomalias, a vascularização pulmonar geralmente encontra-se aumentada. O tipo IV consiste na ausência da artéria pulmonar, com um tronco arterial que supre os pulmões por meio das artérias brônquicas ou de outros vasos colaterais (12%). Há uma diminuição acentuada da vascularização pulmonar nesse tipo.

Achados Radiográficos

O tronco geralmente é grande e produz uma convexidade na região do arco ascendente. Há, com freqüência, a proeminência dos vasos pulmonares periféricos, apesar de uma concavidade na região da artéria pulmonar principal. O coração geralmente está aumentado. Predomina o aumento do ventrículo direito, ocasionando uma elevação do ápice cardíaco que pode ser significativa, de modo que a silhueta se assemelha àquela vista na tetralogia de Fallot grave, embora tenda a ser maior no tronco. No tipo IV e no pseudotronco (veja Tetralogia de Fallot), o arco aórtico ascendente é proeminente, e o segmento arterial pulmonar é côncavo. A vascularização pulmonar encontra-se acentuadamente diminuída. As artérias brônquicas que suprem os pulmões são visibilizadas como pequenos vasos que se estendem para fora num padrão fino a partir dos hilos de ambos os lados, semelhante a um arbusto. A forma padrão de vírgula das artérias pulmonares está ausente nos pacientes. A forma do coração é freqüentemente típica na posição frontal. Há uma junção em ângulo reto nítida entre o pedículo vascular à esquerda e a borda do ventrículo esquerdo superior, ou pode-se encontrar presente um ângulo agudo. Um arco aórtico direito está presente em cerca de 25% dos pacientes. A angiocardiografia demonstra a opacificação do grande tronco a partir de um grande ventrículo direito e mostra o enchimento da artéria pulmonar após o enchimento do tronco. No tipo IV e no pseudotronco, a aparência angiocardiográfica assemelha-se àquela da tetralogia grave.

Anomalia de Ebstein

Essa má-formação consiste no deslocamento para baixo da valva tricúspide bem para dentro do ventrículo direito. A parte superior do ventrículo direito é incorporada ao átrio direito (Fig. 35.6). Em conseqüência disso, o ventrículo é pequeno, e o átrio é grande. O miocárdio proximalmente à valva anormalmente localizada é fino, e o grande átrio direito é incapaz de esvaziar-se de maneira apropriada. A cianose é freqüentemente presente nessa doença, por haver, em geral, uma comunicação interatrial, através da qual o sangue venoso é desviado do átrio direito para o átrio esquerdo. Nos casos em que não há derivação intracardíaca, não se observa cianose.[1]

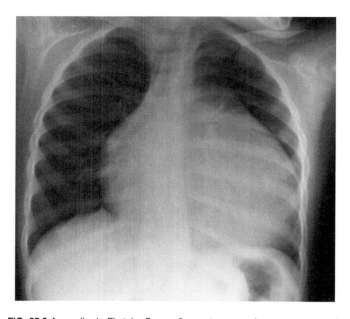

FIG. 35.6 Anomalia de Ebstein. O coração mostra-se maciçamente aumentado nesse paciente cianótico. As estruturas do lado esquerdo são enormes. Observe a extensão do átrio direito para a direita, indicando o aumento dessa câmara.

Achados Radiográficos

O coração geralmente se mostra muito aumentado, e os pulmões apresentam-se hipovascularizados. O átrio e o ventrículo direito são as câmaras envolvidas. É característico o aumento para a direita, com uma proeminência da borda cardíaca superior direita semelhante a um ombro. O contorno cardíaco superior esquerdo aumenta, com freqüência, de maneira mais semelhante a uma rampa, produzida pela dilatação do trato de saída do ventrículo direito, o que dá ao coração uma forma de quadrado ou caixa, com um pedículo vascular estreito e um arco aórtico pequeno. Quando se encontra isto junto com a hipovascularização do pulmão e aorta pequena, pode-se fazer o diagnóstico radiográfico com razoável certeza, especialmente caso se correlacionem os achados aos do exame eletrocardiográfico. Por isso, a angiocardiografia pode não ser necessária. Na angiocardiografia venosa, o grande átrio direito enche-se e esvazia-se lentamente, através do forame oval ou comunicação interatrial para o átrio esquerdo, e através da valva tricúspide para o ventrículo direito. O lado direito do coração permanece opacificado por um período extraordinariamente longo. A injeção seletiva de meio de contraste no ventrículo direito identifica o nível da valva tricúspide e mostra a insuficiência tricúspide, quando presente. Ocasionalmente, há uma estenose valvar pulmonar associada, que pode ser definida pelo referido exame. Há nos pacientes uma derivação direita-esquerda considerável, manifestada por uma hipovascularização acentuada. A vascularização pulmonar é normal nos pacientes sem derivação.

Retorno Venoso Pulmonar Anômalo Total

Nessa anomalia, as veias pulmonares desembocam no átrio direito por uma de diversas vias,[16, 18, 32, 34] mais comumente a veia inominada esquerda (Fig. 35.7). Em outros casos, as veias pulmonares desembocam (1) diretamente no seio coronário; (2) diretamente no átrio direito; (3) por uma grande veia na veia cava superior, à direita; (4) numa veia cava superior esquerda persistente; (5) na veia porta, ducto venoso ou veia cava inferior abaixo do diafragma; ou, ocasionalmente, (6) na veia ázigos ou numa veia hepática. O último tipo ocorre predominantemente em indivíduos masculinos. Em pacientes com persistência da veia cava superior esquerda ou uma veia vertical, o sangue flui para cima, nesta veia, por uma curta distância para a esquerda do aspecto superior do arco aórtico e, depois, flui centralmente pela veia inominada esquerda, que desemboca na veia cava superior à direita. Se todo o sangue venoso pulmonar retornar ao lado direito do coração, uma derivação direita-esquerda será necessária para proporcionar compatibilidade com a vida. A anomalia mais comum é uma comunicação interatrial ou um forame oval pérvio. Em conseqüência desta combinação de defeitos, o lado direito do coração passa a apresentar uma sobrecarga e vem a aumentar de tamanho, enquanto as câmaras esquerdas e a aorta permanecem relativamente pequenas. A dessaturação encontra-se presente, mas uma cianose franca é rara.

Se o retorno venoso anômalo estiver acima do diafragma, a pressão venosa pulmonar aumentará moderadamente e um edema pulmonar mínimo será freqüentemente presente. No retorno venoso pulmonar anômalo total abaixo do diafragma, há geralmente um aumento maior na pressão venosa, e um edema pulmonar grave é comum nos recém-nascidos.

Achados Radiográficos

O coração mostra-se aumentado no retorno venoso pulmonar anômalo acima do diafragma. O aumento é do lado direito, embora tal fato possa não se evidenciar imediatamente. Os vasos pulmonares mostram-se proeminentes devido ao aumento do fluxo sanguíneo na circulação menor. Uma característica deformidade em oito da silhueta cardíaca é observada nos casos em que há a persistência da veia cava esquerda ou uma veia vertical esquerda com conexão venosa pulmonar anômala total à veia inominada esquerda, o que é visibilizado melhor em crianças maiores. As bordas superiores do oito são formadas pela veia cava à direita e a veia vertical à esquerda, apresentando-se dilatadas e formando convexidades de cada lado acima do coração. O sangue flui em sentido ascendente pela veia vertical, passa para a direita e entra na

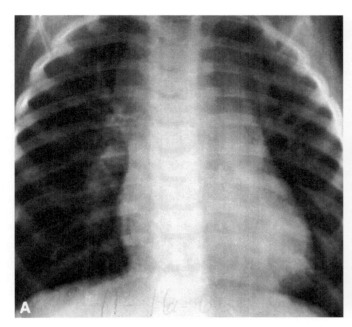
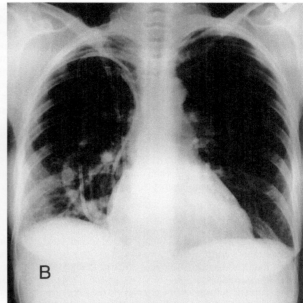

FIG. 35.7 A: Retorno venoso pulmonar anômalo total. Esse é um exemplo típico de uma deformidade em oito ou coração em "boneco de neve", formando as grandes veias uma convexidade de cada lado do mediastino superior. **B:** Retorno venoso pulmonar anômalo parcial (síndrome da cimitarra). Observe a hipervascularização típica e o grande vaso que corre paralelamente à borda do lado direito do coração e se estende abaixo do nível do diafragma, o que constitui uma veia pulmonar anômala.

veia cava superior. Essas veias podem ser visibilizadas nas radiografias simples, nos ocasionais pacientes em que as veias drenam para a veia cava superior direita ou veia cava inferior. A TC pode, com freqüência, delinear bem os vasos anormais. A aorta é pequena e hipoplásica, e a artéria pulmonar apresenta-se, com freqüência, aumentada a tal ponto que sua borda superior forma uma saliência horizontal imediatamente abaixo do arco aórtico hipoplásico.

A angiocardiografia pode ser usada para estabelecer o diagnóstico, mas, quando é presente a configuração em oito, juntamente com evidências de aumento dos vasos pulmonares, o diagnóstico pode ser feito, com certeza razoável, com base unicamente nas radiografias simples. A sombra do timo pode produzir um sinal de configuração em oito e deve ser diferenciada. Tal configuração de "boneco de neve" ou oito muitas vezes não se evidencia nas primeiras semanas de vida. A incidência lateral pode, então, ser útil, porque a sombra da veia vertical anômala ou da veia cava superior esquerda é mais densa e tem uma borda anterior mais aguda que a sombra do timo. Muitos dos outros locais de retorno não apresentam um padrão vascular característico, mas, como há uma derivação bidirecional, a hipervascularização pulmonar encontra-se presente apesar da dessaturação do paciente. Há um aumento cardíaco direito sem evidência de aumento do átrio esquerdo.

No retorno venoso pulmonar anômalo total abaixo do diafragma, as veias pulmonares direita e esquerda convergem e formam uma veia que passa através do diafragma, geralmente pelo hiato esofágico, e drena para um ramo da veia porta, para o ducto venoso ou, em raras ocasiões, para uma veia hepática.[18] Pode estar presente uma obstrução física no ponto em que os dois sistemas se unem, ou a capacidade do sistema venoso abdominal pode ser tal que ocorre uma obstrução fisiológica. A conseqüência é uma hipertensão venosa pulmonar acentuada e edema intersticial. Observa-se, então, uma aparência de vidro fosco do pulmão.

Retorno Venoso Anômalo Parcial

A conexão venosa anômala parcial mais comum é com o átrio direito, o que acarreta uma derivação esquerda-direita em proporções modestas, a qual geralmente não produz sintomas, sendo encontrada, com freqüência, no estudo dos pacientes que apresentam uma comunicação interatrial. Os achados radiográficos assemelham-se àqueles da comunicação interatrial e incluem dilatação arterial pulmonar e hipervascularização relacionada ao tamanho da derivação. Uma rara combinação de hipoplasia do pulmão direito e retorno venoso pulmonar direito anômalo para a veia cava inferior é denominada síndrome da cimitarra, porque a veia anômala é visível como uma sombra curva na parte inferior do pulmão direito.[30, 38, 48, 63] Pode haver, também, outras anomalias associadas, como um hemidiafragma acessório, seqüestros e herniações hepáticas. Freqüentemente, uma artéria sistêmica anômala que se origina abaixo do diafragma supre uma parte do pulmão na base. O termo *síndrome venolobar pulmonar congênita* tem sido usado para descrever essa combinação de anomalias, algumas das quais podem estar ausentes num determinado paciente.

A drenagem anômala parcial do lobo superior esquerdo pode ocorrer por meio de uma veia vertical anômala, que produz uma densidade paramediastinal esquerda lateralmente ao botão aórtico, com uma borda curvilínea lisa delineada contra o pulmão. Tal aparência assemelha-se àquela do lado esquerdo do sinal do "boneco de neve" observado no retorno venoso pulmonar anômalo total, mas a anomalia não causa sintomas, e o achado é, com freqüência, acidental. A TC linear ou espiral pode ser usada para uma definição melhor de tal densidade.

Outros Defeitos Cianóticos

Transposição do Tipo Taussig-Bing

Essa é uma variante da transposição em que a aorta se origina do ventrículo direito, e a artéria pulmonar cavalga o septo ventricular. Verifica-se uma comunicação interventricular alta, que, quando ocorre acima da crista supraventricular e em estreita justaposição à origem do tronco pulmonar, o defeito constitui o tipo Taussig-Bing de transposição. Em outro tipo, o defeito septal ventricular é abaixo da crista supraventricular, distante da valva pulmonar. Nesses casos, a corrente sangüínea do ventrículo esquerdo é dirigida à artéria pulmonar, o que causa o aumento do ventrículo e átrio direitos. A artéria pulmonar dilata-se, mas seus ramos são, com freqüência, pequenos em comparação aos grandes vasos principais, o que é conseqüente às alterações vasculares que causam hipertensão pulmonar.

Achados Radiográficos

O aumento cardíaco ocorre principalmente devido ao aumento do ventrículo direito, o que se associa ao aumento do segmento arterial pulmonar e dos vasos hilares. Os vasos pulmonares do campo médio podem estar cheios, mas se tornam pequenos, ao ocorrer a hipertensão pulmonar. Pode haver, também, o aumento do átrio e ventrículo esquerdos. Nas radiografias simples, não se consegue diferenciar os dois tipos. No tipo Taussig-Bing, a angiocardiografia mostra o enchimento imediato da aorta a partir do ventrículo direito, com relativamente pouco enchimento da artéria pulmonar e seus ramos por essa câmara. O tronco pulmonar é mais largo que a aorta. As valvas pulmonar e aorta encontram-se no mesmo nível horizontal e se superpõem na incidência lateral.

Quando a comunicação interventricular é abaixo da crista supraventricular, há um melhor enchimento da artéria pulmonar pelo ventrículo direito. As valvas encontram-se no mesmo plano horizontal, ou a valva pulmonar pode ser um pouco mais alta que a valva aórtica. É observada uma superposição lateral semelhante.

Cardiopatias Congênitas no Período Neonatal

De acordo com Gyepes e Vincent,[17] nove lesões cardíacas congênitas produzem, comumente, cianose ou sofrimento, nas duas primeiras semanas de vida, que podem acarretar risco de vida para o paciente e tornar necessários estudos diagnósticos de emergência. São elas: (1) atresia pulmonar ou estenose pulmonar grave com septo ventricular intacto; (2) atresia pulmonar ou estenose pulmonar grave com comunicação interventricular; (3) má-formação de Ebstein; (4) atresia tricúspide; (5) transposição das grandes artérias; (6) síndrome da coarctação da aorta; (7) retorno venoso pulmonar anômalo total com obstrução; (8) síndrome da hipoplasia cardíaca esquerda; e (9) coarctação grave da aorta. Essas lesões são agrupadas em três categorias de acordo com a fisiopatologia cardiovascular (Quadro 35.1). O grupo I caracteriza-se pela diminuição do fluxo sanguíneo pulmonar; a atresia pulmonar, atresia tricúspide, má-formação de Ebstein e atresia pulmonar com comunicação interventricular são incluídas nesse grupo. Uma cianose intensa ocorre precocemente, havendo geralmente uma hipoplasia grave do ventrículo direito, incapaz de dilatar-se. Cerca de 10% dos casos têm um ventrículo direito normal, que se mostra, porém, dilatado; e, quando o ventrículo direito está dilatado, o átrio direito também pode-se encontrar dilatado. O grupo II consiste em lesões com fluxo sanguíneo aumentado; a transposição das grandes artérias e a síndrome de coarctação da aorta são incluídas nesse grupo. O grupo III é constituído de lesões com grave congestão venosa pulmonar, tais como o retorno venoso anômalo total, síndrome da hipoplasia cardíaca esquerda e coarctação grave com septo ventricular intacto. Na síndrome de coarctação em que há uma comunicação interventricular associada a uma coarctação grave, o volume da derivação ventricular é maior que nos pacientes com uma comunicação interventricular isolada, e a insuficiência ocorre tipicamente na segunda semana de vida do paciente.

A radiografia do tórax na projeção PA pode ser muito útil, especialmente para diferenciar os grupos. No grupo I, em que o menor fluxo sanguíneo pulmonar acarreta menor vascularização, é provável que o paciente tenha uma atresia pulmonar, estenose pulmonar grave ou má-formação de Ebstein. Essa última anomalia será provável, caso seja detectado um aumento evidente do átrio direito. Se o coração estiver apenas moderadamente aumentado ou normal, a mais provável será a combinação de atresia ou estenose pulmonar e comunicação interventricular, ou atresia ou estenose pulmonar com septo ventricular intacto e hipoplasia do ventrículo direito. Na atresia tricúspide, o coração pode-se encontrar normal ou ligeiramente aumentado. Em alguns casos, há um aumento discreto do átrio direito.

QUADRO 35.1 Defeitos Cardíacos Congênitos Comuns

Característica	Cianóticos	Acianóticos
Aumento da vascularização pulmonar	Transposição dos grandes vasos (sem obstrução do fluxo pulmonar) Shunt esquerda-direita (CIA; CIV; PCA com reversão do fluxo)	PCA CIV CIA Síndrome de Lutembacher
Diminuição da vascularização pulmonar	Tetralogia de Fallot Tronco arterial Estenose pulmonar mais comunicação interatrial Atresia tricúspide Anomalia de Ebstein	Anomalia de Ebstein
Vascularização pulmonar normal		Coarctação da aorta Estenose pulmonar Estenose aórtica Fibroelastose endocárdica Anomalia de Ebstein
Coração aumentado	Transposição dos grandes vasos Complexo de Eisenmenger Tronco arterial Atresia tricúspide Pulmonar Anomalia de Ebstein	Coarctação Comunicação interatrial Comunicação interventricular Miocardiopatia
Coração não-aumentado ou pouco aumentado	Tetralogia de Fallot Atresia tricúspide	Persistência do canal arterial Estenose pulmonar Estenose aórtica Comunicação interatrial (variável) Comunicação interventricular (variável) Lesão isolada
Arco aórtico direito	Arco em imagem especular Tetralogia Atresia tricúspide Tronco arterial Transposição 25% das tetralogias têm um arco aórtico direito em imagem especular 90% dos arcos aórticos direitos, vistos nas cardiopatias congênitas, têm uma tetralogia	

CIA, comunicação interatrial; PCA, persistência do canal arterial; CIV, comunicação interventricular.

No segundo grupo, em que se verifica um padrão arterial pulmonar normal ou moderadamente aumentado, as causas mais prováveis são a transposição das grandes artérias ou a síndrome de coarctação. A transposição será provável, se o coração apresentar forma oval, enquanto os lactentes com a síndrome de coarctação apresentam uma combinação de um coração grande, aumento do fluxo sanguíneo pulmonar e algum grau de congestão venosa pulmonar. A identificação do local da coarctação geralmente não é possível em pacientes dessa idade.

No terceiro grupo, no qual há cardiomegalia e congestão venosa pulmonar, é provável que o lactente tenha ou uma grave coarctação da aorta ou alguma forma da síndrome da hipoplasia cardíaca esquerda. Se o coração estiver normal ou ligeiramente aumentado num lactente com congestão venosa pulmonar, será provável que esteja presente um retorno venoso pulmonar anômalo com obstrução. Embora possam ser sugeridos esses diagnósticos definitivos ou diferenciais, a gravidade do problema indica a necessidade de ecocardiografia ou RM de emergência ou de cateterismo cardíaco e angiocardiografia. Os procedimentos geralmente são abreviados, sendo procuradas apenas informações diag-nósticas essenciais.

Síndrome da Hipoplasia Cardíaca Esquerda

Tal síndrome consiste na hipoplasia do ventrículo esquerdo associada a várias anomalias, como estenose ou atresia da valva aórtica, atresia do arco aórtico e/ou estenose ou atresia mitral. Como já foi observado, a síndrome da hipoplasia cardíaca esquerda é uma das causas de insuficiência congestiva nas primeiras semanas de vida, geralmente nos dois ou três dias após o nascimento. Os achados radiográficos consistem em cardiomegalia progressiva, aumento da vascularização pulmonar em conseqüência da congestão venosa e um coração de aparência algo globular. Em muitos casos, é impossível controlar a insuficiência, ocorrendo a morte na primeira semana de vida.

Outras Anomalias

Várias outras anomalias raras podem associar-se a cianose, tais como o coração biloculado e triloculado, a anomalia atrioventricular comum e algumas outras associadas, com freqüência, à obstrução do fluxo pulmonar. Os achados radiográficos, nessas condições, não são típicos, mas o coração em geral está aumentado.

Derivações Paliativas para Cardiopatias Congênitas Cianóticas

Numa criança portadora de uma cardiopatia congênita cianótica, o aumento do fluxo sanguíneo pulmonar pode proporcionar um tratamento paliativo permanente ou a oportunidade para o paciente crescer e tornar-se, assim, um candidato melhor à cirurgia corretiva.

Há quatro opções principais para o estabelecimento de uma derivação sistemicopulmonar. O procedimento Blalock-Taussig consiste na anastomose cirúrgica da artéria subclávia à artéria pulmonar. Tal cirurgia é feita do lado oposto ao do arco aórtico. Ao usar a artéria subclávia como condutor, o fluxo sanguíneo na extremidade superior desse lado irá, necessariamente, depender dos ramos colaterais arteriais dos vasos intercostais e haverá, por isso, uma chanfradura costal isolada ao longo da superfície inferior das costelas.[36] Assim também, o roubo vertebral pode ocorrer do mesmo lado.

A derivação Waterston-Cooley é uma anastomose látero-lateral entre a aorta ascendente e a artéria pulmonar direita. A artéria pulmonar direita é escolhida como local receptor devido à freqüência de ausência ou angulações da artéria pulmonar esquerda no complexo da tetralogia de Fallot. A derivação Glenn é uma anastomose término-lateral da veia cava superior à artéria pulmonar ipsilateral. Finalmente, o *shunt* Potts é a anastomose da aorta descendente torácica à artéria pulmonar esquerda. Todas essas derivações aumentam o fluxo sanguíneo nos pulmões e melhoram a oxigenação.

Muitas das referidas derivações são estabelecidas sem o uso de meios radiopacos que possam indicar a sua presença. Os resquícios de uma toracotomia anterior podem, porém, persistir e indicar o que ocorreu.

CARDIOPATIAS ACIANÓTICAS

As anomalias cardiovasculares discutidas nesta seção consistem em defeitos que causam *shunts* esquerda-direita em condições normais e outras anomalias, envolvendo, principalmente, as valvas cardíacas. O desvio de sangue da esquerda para a direita depende do gradiente de pressão através do defeito. A pressão geralmente é maior do lado esquerdo, de modo que o *shunt* é mantido da esquerda para a direita; caso ocorra a hipertensão pulmonar, a pressão nas câmaras cardíacas direitas e na artéria pulmonar poderá ultrapassar aquela à esquerda. O *shunt* inverte-se, então, evidenciando-se a cianose por dessaturação arterial.

O diagnóstico radiográfico desse grupo de anomalias congênitas baseia-se, com freqüência, em parte na diferenciação do aumento dos ventrículos direito e esquerdo. Os critérios para o aumento dessas câmaras, descritos em seções anteriores, podem ser inúteis em tais pacientes, porque o aumento de uma câmara pode simular o da outra. Por essa razão, a diferenciação não pode ser feita unicamente com base nos estudos radiográficos simples, e os achados radiográficos devem ser correlacionados com dados clínicos, eletrocardiográficos, ecocardiográficos, de angiocardiografia por ressonância magnética e cateterismo. Em pacientes com *shunts* esquerda-direita, é comum o acometimento inflamatório pulmonar. Pode ser encontrada obstrução, com atelectasia lobular, segmentar ou, até mesmo, lobar. Esses achados podem ser significativos nos casos em que a silhueta cardíaca não sugere o tipo de anomalia congênita. A grande artéria pulmonar associada aos *shunts* esquerda-direita, além de um grande átrio esquerdo, pode causar a atelectasia completa do pulmão esquerdo. O brônquio fica evidentemente comprimido entre a artéria e o átrio nesses casos. A conseqüência é um hemitórax esquerdo pequeno e opaco.

Persistência do Canal Arterial

O canal arterial serve para desviar sangue da artéria pulmonar para a circulação sistêmica na vida intra-uterina e encontra-se pérvio ao nascimento (Fig. 35.8).[10,27] Do ponto de vista funcional, o canal fecha-se logo no início da vida. O fechamento anatômico geralmente se completa em dois meses, mas, às vezes, sofre um atraso de até seis meses ou, em raros casos, um ano. O canal origina-se próximo à origem da artéria pulmonar esquerda e desemboca na aorta, num ponto imediatamente distal à artéria subclávia esquerda. Ocasionalmente, encontra-se um canal à direita.

Achados Radiográficos

Os achados nas radiografias frontais e laterais de rotina nem sempre são diagnósticos, especialmente em lactentes e crianças pequenas, devendo ser correlacionados com os dados clínicos. O átrio e o ventrículo esquerdos aumentam de tamanho e há o aumento da aorta proximalmente ao canal. A artéria pulmonar e os vasos pulmonares periféricos encontram-se aumentados. Os achados são mais ou menos paralelos ao grau do *shunt* esquerda-direita. Em pacientes com pequenos *shunts*, podem não ser notadas, radiograficamente, anormalidades cardiovasculares evidentes. Nos *shunts* esquerda-direita, a razão do fluxo pulmonar para o sistêmico tem de ser de pelo menos 2:1, para ser reconhecida como um aumento do fluxo aos pulmões.

Tamanho Cardíaco. Um pequeno aumento cardíaco é presente em cerca da metade dos pacientes; naqueles com grandes *shunts*, pode haver um aumento considerável.

Forma Cardíaca. Pode-se verificar um aumento do átrio esquerdo suficiente para produzir uma saliência posterior reconhecível na projeção lateral. Encontra-se, igualmente, presente um aumento do ventrículo esquerdo, causando o alongamento da borda esquerda do coração na incidência frontal. O aumento continuado no fluxo sanguíneo pulmonar pode ocasionar algum grau de hipertensão pulmonar, que, por sua vez, causa o aumento do ventrículo direito.

Artéria Pulmonar. O achado mais consistente na persistência do canal arterial é o aumento do segmento arterial pulmonar na projeção frontal.

Vascularização Pulmonar. A vascularização aumenta nos hilos e regiões periféricas dos pulmões. A medida das artérias pulmonares não ajuda muito na detecção do aumento, por haver uma grande variação em

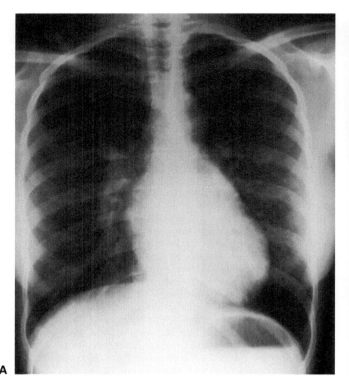 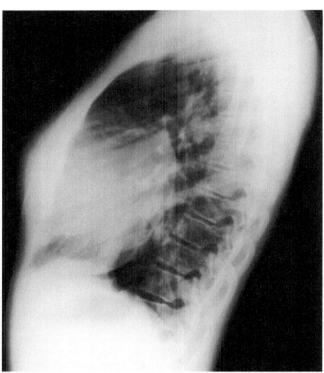

FIG. 35.8 Persistência do canal arterial. **A e B:** Essa adolescente foi descoberta apresentando um sopro cardíaco. A radiografia frontal do tórax mostra que o coração se encontra ligeiramente aumentado e há uma pequena acentuação do padrão vascular. O botão aórtico mostra-se grande, indicando que a aorta se apresenta envolvida no *shunt* esquerda-direita. Esses achados são indicativos da persistência do canal arterial.

relação ao normal. O diâmetro da artéria pulmonar descendente direita, porém, foi verificado como sendo praticamente igual àquele da traquéia em crianças com mais de dois anos de idade. Num estudo de 102 crianças com *shunts* esquerda-direita, o diâmetro da artéria nunca foi menor que o da traquéia, enquanto essas estruturas mediram o mesmo ou variaram menos de 2 mm em 90% de um grupo de 112 crianças normais.[8A] A medida das artérias pulmonares pode ser usada para corroborar a impressão subjetiva de aumento arterial. É pouco provável que haja um *shunt*, se o diâmetro da artéria descendente for menor que o da traquéia.

A Aorta. Freqüentemente apresenta-se aumentada. Pode haver uma pequena saliência da parede aórtica descendente abaixo do botão aórtico proeminente, indicando um pequeno aumento nessa região, o que constitui o infundíbulo do canal arterial pérvio. Esse não é um sinal comum em crianças e não é diagnóstico, porque uma pequena convexidade semelhante pode ocorrer em pacientes sem um canal pérvio. Em raros casos, há a calcificação da extremidade aórtica do canal em adultos, o que não foi relatado em crianças. Ocasionalmente, o canal propriamente dito é visível como uma pequena convexidade entre o botão aórtico ou o arco transverso e a artéria pulmonar.

Angiocardiografia. Esse exame é, com freqüência, frustrante, mas pode mostrar a reopacificação da artéria pulmonar a partir da aorta e um pequeno aumento das câmaras cardíacas esquerdas. A demonstração de um aumento local da aorta no ponto de origem do canal ou de um divertículo do canal é útil, mas não-conclusiva. Um defeito local transitório na opacificação da artéria pulmonar no local de origem do canal, causado por um jato de sangue não-opacificado, desviado através do canal, é diagnóstico, quando visibilizado.

Aortografia Retrógrada. É um exame muito mais útil que a angiocardiografia. O material opaco é injetado diretamente na aorta, e o sangue opacificado atravessa o canal, delineando a artéria pulmonar e seus ramos.

Persistência do Canal com Derivação Direita-Esquerda

Nessa condição, o fluxo é invertido, porque a pressão arterial pulmonar supera a da aorta. A pressão arterial sistólica normalmente é muito mais baixa que a pressão arterial sistêmica.[26] Em casos de um grande canal arterial pérvio, as pressões arteriais pulmonar e sistêmica são iguais. A equalização depende de um *shunt* direita-esquerda em grande volume, um aumento da resistência pulmonar ou uma combinação dos dois. Pode acabar por se manifestar um acometimento arterial pulmonar, ao ponto em que a resistência arterial pulmonar torna-se maior que a resistência sistêmica. Ao chegar a esse grau de hipertensão pulmonar, o canal age como válvula de segurança para a circulação menor. Há um *shunt* direita-esquerda e dessaturação do paciente. A cianose pode ser evidente nas extremidades inferiores, mas não nas superiores, porque o sangue dessaturado passa à aorta descendente.

Em conseqüência da hipertensão pulmonar, o ventrículo direito aumenta de tamanho, e a artéria pulmonar principal freqüentemente se dilata ainda mais, juntamente com os vasos hilares, enquanto os vasos nas regiões central e periférica do pulmão permanecem relativamente pequenos. Tal diferença no tamanho dos vasos pulmonares proximais e periféricos só constitui um sinal fidedigno, quando não deixa margem a dúvidas. Nos pacientes, pode haver calcificações na artéria pulmonar e na aorta próximas ao canal, bem como no próprio canal. Calcificações isoladas na artéria pulmonar podem ocorrer em associação a estenoses valvares pulmonares, aneurismas arteriais pulmonares ou uma hipertensão pulmonar por qualquer causa. Quando há calcificações na artéria pulmonar e no arco aórtico adjacente, todavia, a combinação é sugestiva de um canal pérvio, com ou sem reversão do fluxo. O átrio esquerdo tende a diminuir de tamanho após a reversão do *shunt* nos pacientes.

Comunicação Interatrial

As comunicações interatriais encontram-se entre as lesões cardíacas congênitas mais comuns (Fig. 35.9). São diversos os tipos, o mais comum dos quais é um forame oval pérvio suficientemente grande para acarretar um *shunt*. Quando se situa na fossa oval, o defeito denomina-se *ostium secundum*. Um *ostium primum* persistente é um defeito na base do septo atrial e faz parte de um espectro de lesões que se associam a anomalias dos coxins endocárdicos. Há também uma comunicação inte-

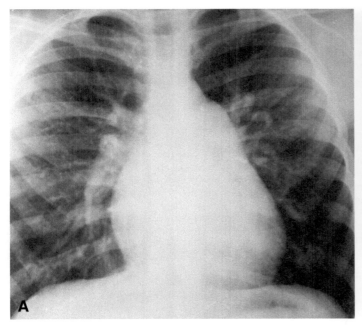 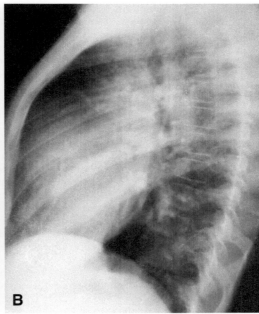

FIG. 35.9 A: Comunicação interatrial na projeção frontal. Observe o aumento do ventrículo direito e da artéria pulmonar, assim como o aumento do fluxo sanguíneo pulmonar. **B:** Na projeção lateral, vê-se algum arqueamento anterior do esterno, o que é indicativo de alguma hiperinsuflação, achado observado freqüentemente nos *shunts* intracardíacos esquerda-direita.

ratrial alta, do tipo seio venoso, que se associa geralmente a um retorno venoso anômalo do pulmão direito. Em conseqüência desses defeitos, há uma comunicação livre entre os dois átrios, possibilitando um *shunt*. A localização anatômica do defeito não é tão importante para determinar o volume do *shunt* como o tamanho dele e as diferenças nas pressões atriais. Dado que a pressão no átrio esquerdo geralmente é mais alta que no direito, o *shunt* é da esquerda para a direita. Em conseqüência disso, o fluxo sanguíneo pulmonar aumenta, o que aumenta o trabalho do ventrículo direito.

Achados Radiográficos

Tamanho Cardíaco. O coração mostra-se geralmente um pouco aumentado, mas pode ser de tamanho normal.

Forma Cardíaca. Há um aumento do ventrículo e do átrio direitos, que pode ser típico o bastante para ser reconhecido, embora nem sempre seja possível diferenciar o aumento dos ventrículos direito e esquerdo. O átrio esquerdo não aumenta de tamanho.

A Artéria Pulmonar. Aumenta de tamanho, às vezes de maneira acentuada, causando uma grande convexidade que pode obscurecer parcialmente o botão aórtico, de tamanho menor. O segmento arterial pulmonar, nessa anomalia, geralmente é maior que nas outras duas anomalias comuns que produzem *shunts* esquerda-direita, a persistência do canal arterial e a comunicação interventricular.

Vascularização Pulmonar. A vascularização hilar e pulmonar também aumenta.

A Aorta. O *shunt* do lado esquerdo do coração para a circulação menor acarreta uma diminuição do fluxo através da aorta, tendendo a aorta a se mostrar menor que o normal, o que pode ser facilmente visibilizado, especialmente em adultos, mas em lactentes e crianças é, muitas vezes, difícil determinar o seu tamanho.

Angiocardiografia. É ocasionalmente usada para visibilizar o *shunt* e indicar seu tamanho e localização.

Comunicação Interatrial com *Shunt* Direita-Esquerda

Pode haver hipertensão pulmonar, causando uma reversão do *shunt*, quando a pressão no átrio direito supera aquela no esquerdo.[25] A hipertensão pulmonar é causada por alterações orgânicas nas artérias pulmonares que acarretam um aumento da resistência vascular. Há a dessaturação arterial e pode-se, então, observar a cianose. As câmaras cardíacas do lado direito aumentam ainda mais, especialmente o ventrículo direito. A artéria pulmonar também aumenta de tamanho e pode haver uma diminuição acentuada no tamanho das artérias pulmonares periféricas, sinal de hipertensão pulmonar, o que pode causar uma diferença considerável no diâmetro das artérias pulmonares centrais e periféricas.

Comunicação Interatrial com Estenose Mitral (Síndrome de Lutembacher)

Essa condição rara consiste em uma comunicação interatrial combinada à estenose mitral, congênita ou adquirida, a qual acarreta um aumento maior na sobrecarga do ventrículo direito do que uma comunicação interatrial não-complicada de tamanho semelhante, porque o aumento da pressão atrial esquerda ocasiona maior *shunt* esquerda-direita. Uma artéria pulmonar aumentada é a característica tipicamente observada nas radiografias. O coração geralmente mostra-se maior e a vascularização pulmonar aumentada. O ventrículo e o átrio direitos apresentam-se consideravelmente aumentados e pode haver, também, algum aumento do átrio esquerdo.

Os achados angiocardiográficos, nessa condição, assemelham-se àqueles na comunicação interatrial. Um jato de meio de contraste do átrio esquerdo para o direito através do plano septal é diagnóstico de uma comunicação interatrial. A estenose mitral também pode ser demonstrada. Outros sinais angiocardiográficos indiretos que podem auxiliar no diagnóstico são: (1) aumento do átrio e ventrículo direitos juntamente com a artéria pulmonar; (2) opacificação do lado direito do coração após a opacificação do lado esquerdo; e (3) dilatação do átrio direito na presença de um grande *shunt*.

Comunicação Interventricular

É a mais comum das lesões cardíacas congênitas, podendo o defeito ocorrer num ponto baixo da parede septal, sendo, porém, mais comumente alto. Quando é alta e adjacente às valvas mitral e tricúspide, a abertura pode envolver o septo atrial e ocasionar uma anomalia designada como anomalia *atrioventricular comum*. A comunicação interventricular acarreta um *shunt* esquerda-direita, porque a pressão do ventrículo esquerdo geralmente é mais alta que a do ventrículo direito. Assim como nas comunicações interatriais, o tamanho do *shunt* é determinado pelas pressões dos dois lados do *shunt* e pelo tamanho do defeito. Pode haver muito pouca alteração no tamanho e na forma do coração, quando o defeito é pequeno e o *shunt* não é grande. Na presença de um *shunt* considerável, ocorrem alterações que podem ser visibilizadas nas radio-grafias do tórax.

Achados Radiográficos

O ventrículo e o átrio esquerdos aumentam de tamanho, juntamente com o ventrículo direito. Este último aumenta de tamanho com a elevação da pressão arterial pulmonar. Muitas vezes, é difícil determinar que ventrículo predomina. A aorta apresenta-se de tamanho normal.

Tamanho Cardíaco. O coração pode-se encontrar de tamanho normal, mas está freqüentemente aumentado.

Forma Cardíaca. O trabalho ventricular aumenta dos dois lados, de modo que ambos os ventrículos podem aumentar de tamanho. O ventrículo esquerdo freqüentemente aumenta primeiro. Pode haver também um aumento do átrio esquerdo.

A Artéria Pulmonar. Esse vaso mostra-se aumentado e proeminente.

Vascularização Pulmonar. A vascularização hilar e pulmonar periférica aumenta, quando o *shunt* é grande.

A Aorta. Apresenta-se de tamanho normal.

Angiocardiografia. Mostra um desvio do contraste através do defeito, do ventrículo esquerdo para o direito. O cateterismo cardíaco constitui um método diagnóstico fidedigno para o estudo dessa anomalia. Pode-se usar a angiocardiografia seletiva, para localizar o defeito. O *shunt* também pode ser visto na ecocardiografia.

Comunicação Interventricular com *Shunt* Direita-Esquerda

Alterações vasculares pulmonares oclusivas ocorrem em pacientes com uma comunicação interventricular, ocasionando a reversão do *shunt*, quando a pressão arterial pulmonar supera a pressão sistêmica. Tem-se usado o termo *complexo de Eisenmenger*, para indicar tal complicação da reversão do *shunt*, evidenciando-se a cianose na adolescência ou na idade adulta.

Os achados radiográficos indicam o aumento do coração, geralmente biventricular e em grau moderado. O segmento arterial pulmonar e os vasos hilares centrais mostram-se muito grandes, com uma diminuição desproporcional nas artérias da zona média e periféricas, indicando uma hipertensão pulmonar. Na presença de um pequeno *shunt* esquerda-direita ou de um *shunt* direita-esquerda manifestado desde o início da infância, o coração não aumenta tanto, e a desproporção arterial é mínima. Nesse tipo, os estudos radiográficos simples podem revelar alterações muito pequenas ou semelhantes àquelas da estenose pulmonar isolada. Com a reversão do *shunt*, o coração pode aumentar de tamanho e permanecer normal, até sobrevir a insuficiência cardíaca.

Canal Atrioventricular Comum Persistente (Anomalia Atrioventricular Comum)

Esse defeito varia. Na forma completa, há uma comunicação interatrial baixa, uma comunicação interventricular alta e fendas nas valvas mitral e tricúspide. A valva tricúspide mostra-se normal na forma menor. Nas outras formas, a valva tricúspide mostra-se anormal ou o septo ventricular encontra-se intacto e a valva tricúspide apresenta-se normal.

Assim como em outros *shunts* esquerda-direita, os achados radiográficos dependem da magnitude do *shunt* e da presença ou ausência de hipertensão pulmonar. Verifica-se um aumento cardíaco, geralmente biventricular; proeminência hilar e hipervascularização periférica também são presentes. O coração geralmente se mostra maior que em pacientes com comunicações interatriais ou interventriculares. Pode haver o aumento do átrio esquerdo. A aorta tende a se apresentar pequena. Quando ocorre a hipertensão pulmonar, as alterações assemelham-se àquelas notadas na comunicação interventricular com *shunt* direita-esquerda.

Estenose Pulmonar

O termo *estenose pulmonar* é usado para designar os dois tipos de obstrução da saída do ventrículo direito, quais sejam a estenose valvar e infundibular (Fig. 35.10). A estenose valvar pulmonar é muito mais comum como uma lesão isolada. Ocasionalmente, pode haver a estenose supravalvar.

Achados Radiográficos

Em alguns pacientes, não se observa anormalidade reconhecível. Os achados característicos na estenose valvar são o aumento do ventrículo direito e a proeminência das artérias pulmonares principal e esquerda num paciente com vascularização pulmonar periférica normal. O átrio direito, às vezes, aumenta de tamanho. É rara a estenose infundibular isolada.

Tamanho Cardíaco. O coração pode estar normal quanto ao tamanho, mas se encontra hipertrofiado em cerca da metade dos pacientes.

Forma Cardíaca. O aumento é do lado direito e acarreta um contorno cardíaco inferior direito arredondado na projeção frontal. O ápice pode-se apresentar elevado e maldefinido.

Artéria Pulmonar. O achado mais característico é o aumento da artéria pulmonar principal, que acarreta a convexidade da margem cardíaca superior esquerda abaixo do botão aórtico. Esse aumento da artéria pulmonar principal é causado pela dilatação pós-estenótica. A dilatação envolve a artéria pulmonar principal e a artéria pulmonar esquerda, produzindo a proeminência da silhueta arterial do hilo esquerdo. A alteração na artéria pulmonar esquerda pode ser visibilizada melhor na projeção lateral, no ponto em que ela descreve um arco sobre o brônquio esquerdo. A artéria pulmonar direita pode-se encontrar dilatada, mas o referido vaso é oculto pela densidade mediastinal. Por essa razão, o tamanho dos vasos hilares tende a ser assimétrico, em contraste com a simetria freqüentemente observada na hipertensão pulmonar. Esse é um sinal diagnóstico diferencial útil. A dilatação pós-estenótica ocorre na estenose valvar, enquanto na estenose infundibular e supravalvar a

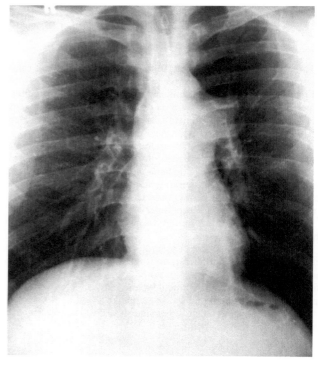

FIG. 35.10 Estenose da valva pulmonar num homem de 23 anos. Observe o grande aumento da artéria pulmonar e do aspecto proximal da artéria pulmonar esquerda, que ocasiona grandes vasos hilares à esquerda, em contraste com os pequenos vasos hilares à direita, o que constitui uma dilatação pós-estenótica.

artéria pulmonar não se mostra proeminente e pode não haver achados radiográficos indicativos de uma patologia cardiovascular.

Vascularização Pulmonar. A grande alteração da artéria principal relaciona-se ao tamanho normal dos vasos nos pulmões e no hilo direito.

Angiocardiografia. Pode mostrar o aumento do átrio e ventrículo direitos, mas geralmente proporciona uma excelente demonstração do local efetivo e do grau da estenose pulmonar, junto com a dilatação pós-estenótica da artéria pulmonar.

Estenose Aórtica

A estenose aórtica congênita pode ser subvalvar, valvar ou supravalvar.[2] O tipo valvar de estenose é mais comum que a estenose subaórtica do trato de saída ventricular, e a estenose supravalvar é bastante rara. A valva pode ser bicúspide, porém mais comumente há uma cúspide. Em geral, a valva bicúspide não apresenta estenose inicialmente, mas há uma tendência à aquisição de depósitos de fibrina e plaquetas que se organizam e se calcificam. Com a continuação desse processo, sobrevém a estenose, e o paciente torna-se sintomático na quinta ou sexta décadas de vida. Cerca de 85% dos pacientes com coarctação da aorta têm uma valva aórtica bicúspide.

Achados Radiográficos

A dilatação pós-estenótica da aorta ocorre geralmente na estenose valvar. A dilatação localiza-se caracteristicamente na aorta ascendente e acarreta maior convexidade do aspecto lateral direito da aorta ascendente. O arco transverso ou o botão aórtico não aumentam de tamanho. Ocorrem também, nessa condição, hipertrofia e dilatação do ventrículo esquerdo, causando o aumento do coração para baixo e para a esquerda. O coração geralmente não aumenta muito, a não ser que tenha começado a descompensar. Em praticamente metade dos pacientes (nos quais a estenose é mínima a moderada), não são encontradas anormalidades radiográficas detectáveis, exceto pela ligeira proeminência da aorta ascendente. Quando presentes, os achados são característicos.

A calcificação da valva aórtica é diagnóstica da estenose aórtica, sendo detectada melhor pela fluoroscopia ou a TC. Quando vista nas radiografias simples, ela é detectada, com maior facilidade, na incidência lateral, e, se o paciente não estiver em insuficiência cardíaca, o gradiente geralmente será de 50 mm Hg ou mais. Geralmente, essa observação é significativa, porque um gradiente de tal magnitude é considerado uma indicação de cirurgia.

A estenose subaórtica é de diagnóstico radiográfico particularmente difícil, porque na estenose subaórtica hipertrófica idiopática há pouca ou nenhuma dilatação pós-estenótica; no tipo membranoso de estenose, não se verifica, freqüentemente, dilatação pós-estenótica, e a hipertrofia ventricular esquerda costuma ser mínima. A artéria pulmonar, o lado direito do coração e a vascularização pulmonar apresentam-se normais. Na estenose membranosa subaórtica, há uma discreta membrana fibrosa abaixo da valva aórtica. Essa anomalia acarreta a dilatação pós-estenótica em cerca de 50% dos pacientes. Associa-se a outras anormalidades: por ordem decrescente de freqüência, elas são valvas aórticas espessas, insuficiência aórtica, comunicação interventricular, dilatação dos seios de Valsalva, coarctação da aorta e insuficiência mitral.

A estenose supravalvar aórtica é uma condição rara, considerada um elemento da síndrome de Williams, que consiste em retardo mental e físico, fácies de duende, hipercalcemia e estenoses arteriais pulmonares periféricas. Na estenose supravalvar aórtica, há uma constrição estreita da aorta ascendente, tipo ampulheta, num ponto imediatamente cefálico à valva.

Transposição Corrigida dos Grandes Vasos

Os dois componentes principais dessa anomalia são: (1) transposição das origens da aorta e da artéria pulmonar, de modo que a raiz aórtica se situa anteriormente e para a esquerda da artéria pulmonar; e (2) inversão dos ventrículos com suas valvas atrioventriculares associadas

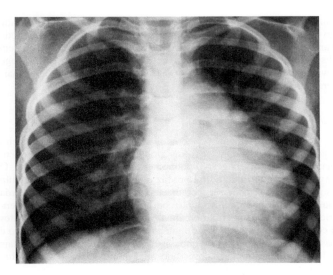

FIG. 35.11 Transposição dos grandes vasos corrigida. Observe a ligeira convexidade da borda cardiovascular superior esquerda produzida pela aorta ascendente. Não existe sombra aórtica à direita. Havia uma comunicação interatrial associada muito pequena, com um *shunt* esquerda-direita em menor grau.

(Fig. 35.11).[29] Há, também, a inversão das artérias coronárias. O sangue venoso entra no átrio direito e flui através de uma valva bicúspide (mitral) para o ventrículo esquerdo anatômico e para os pulmões através da artéria pulmonar posteriormente situada. O sangue arterial retorna dos pulmões para o átrio esquerdo; ele flui, através de uma valva tricúspide, para o ventrículo direito anatômico e, para a circulação geral, por uma aorta situada anteriormente do lado esquerdo.

Quando essa lesão ocorre isoladamente, não estão presentes anormalidades circulatórias funcionais e não há sintomas. Em muitos dos pacientes, porém, verifica-se uma anomalia cardiovascular associada. São freqüentes as comunicações, especialmente as interventriculares, sendo comuns as anomalias da valva mitral. A estenose pulmonar também é freqüentemente presente.

A aparência radiográfica depende das anomalias associadas. Os sinais causados pela posição anômala dos grandes vasos, porém, podem ser bastante característicos. A aorta ascendente forma, com freqüência, a borda superior esquerda do coração e pode produzir uma pequena convexidade, uma longa linha reta ou uma concavidade muito pequena nessa borda. A artéria pulmonar não faz parte da borda esquerda. Em alguns desses pacientes, o trato de saída do ventrículo direito volta-se para a direita, ocasionando maior perfusão do pulmão direito e aumento da artéria pulmonar direita e seus ramos principais. Os vasos hilares direitos podem mostrar-se, então, muito mais proeminentes que aqueles do lado esquerdo. A angiocardiografia pode ser usada para confirmar o diagnóstico; a posição anômala dos grandes vasos é determinada com facilidade.

Fibroelastose Endocárdica

Esclerose endocárdica, miofibrose subendotelial congênita, hipertrofia idiopática congênita do coração, fibroelastose pré-natal, endocardite fetal, displasia endocárdica e hiperplasia do tecido elástico são todos sinônimos da fibroelastose endocárdica.[12] A doença tem origem provavelmente congênita ou do desenvolvimento, mas a causa não foi estabelecida com certeza. Ela se manifesta por um espessamento endocárdico acentuado que afeta o ventrículo esquerdo. O miocárdio é envolvido por tecido fibroso e elástico, sem evidências de inflamação. O miocárdio apresenta-se geralmente muito hipertrofiado, e o ventrículo esquerdo encontra-se dilatado; às vezes, porém, o ventrículo esquerdo é pequeno na forma contraída de fibroelastose, que se associa geralmente à estenose aórtica. As valvas são freqüentemente envolvidas por contratura, espessamento e, às vezes, aderência dos folhetos. A valva mitral é a mais comum e gravemente afetada, sendo freqüente a regurgitação mitral. Os pacientes geralmente não apresentam evidência de cardiopatia ao nascimento e podem desenvolver-se normalmente por um período variável. Os sintomas, então, progridem rapidamente e consistem em dispnéia e evidências de insuficiência cardíaca congestiva que logo leva à morte. Em alguns casos, o processo parece desenvolver-se mais lentamente, e o paciente sobrevive por um período maior.

Achados Radiográficos

O coração geralmente se encontra aumentado, às vezes de maneira significativa, tendendo a ter forma globular, e havendo, com freqüência, evidências de congestão pulmonar indicativa de insuficiência. O envolvimento da valva mitral produz o aumento do átrio e ventrículo esquerdos, o que pode ser reconhecido como uma saliência na borda cardíaca superior esquerda, duplo contorno à direita e aumento do ventrículo esquerdo para baixo e para a esquerda. Podem estar presentes a congestão venosa pulmonar e um edema pulmonar. O diagnóstico é bastante seguro nos casos em que a história é razoavelmente típica, e tais achados radiográficos são observados. Em muitos casos, o diagnóstico é feito basicamente por exclusão.

Coarctação da Aorta

Essa má-formação congênita consiste em uma área de constrição na aorta (Figs. 35.12 e 35.13),[35] variando, quanto ao grau, de uma pequena estenose à atresia. A anormalidade mais comumente associada é uma valva aórtica bicúspide, encontrada em cerca de 85% dos pacientes com coarctação. São reconhecidos dois tipos gerais ou grupos. O mais comum é o tipo em que o local da constrição é no canal arterial ou distalmente a ele. A constrição manifesta-se logo ao início da vida intra-uterina, constituindo um estímulo à formação da circulação colateral para a porção inferior do corpo. Em consequência disso, o lactente nasce com alguns vasos colaterais e não há alteração na circulação, quando o canal se fecha. O outro grupo geral, denominado tipo pré-canal, consiste em

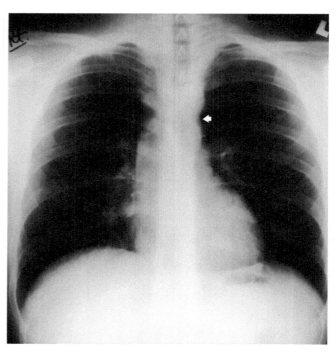

FIG. 35.13 Coarctação da aorta. O coração apresenta-se um pouco aumentado secundariamente à hipertrofia do ventrículo esquerdo. A aorta ascendente mostra-se a go proeminente. A aorta descendente tem uma indentação, com alguma dilatação pós-estenótica indicando o local da coarctação (*seta*). A artéria subclávia esquerda encontra-se um pouco aumentada no aspecto superior esquerdo do mediastino.

uma constrição proximal ao canal. O segmento em coarctação geralmente é mais longo que na outra forma, e tal lesão freqüentemente se associa a outras anomalias cardiovasculares congênitas. Nesse tipo, não há estímulo ao desenvolvimento da circulação colateral às extremidades inferiores durante a vida intra-uterina, porque o sangue da circulação pulmonar é desviado para a aorta descendente através do canal. O tipo pré-canal, geralmente associado a outros defeitos, é designado como *síndrome da coarctação*.

Achados Radiográficos

Os sinais no tipo pré-canal geralmente são característicos o bastante para possibilitar o diagnóstico da coarctação nos estudos radiográficos de rotina.

Chanfradura Costal. Constitui um sinal radiológico significativo, causado pela dilatação e tortuosidade das artérias intercostais que servem de vasos colaterais entre a aorta proximal, a mamária interna e a aorta distal à coarctação.[31,35] Ela é quase universalmente presente em adultos, mas pode não ser demonstrada em crianças nos cinco ou seis primeiros anos de vida. O sinal consiste em uma aparência esclerosada, irregular, em concha, das margens inferiores das costelas lateralmente. Ele é geralmente mais comum e mais discernível da quarta à oitava costelas. A terceira costela é, às vezes, envolvida, mas a primeira e a segunda raramente apresentam a chanfradura, por não estarem envolvidas na via colateral. A irregularidade é geralmente bilateral, mas não necessariamente simétrica. Já foram descritas algumas outras causas para a chanfradura costal, tais como a obstrução da artéria subclávia, fístulas arteriovenosas dos vasos intercostais, tetralogia de Fallot e obstrução da veia cava superior com ingurgitamento venoso de evolução prolongada. Nesse grupo de doenças, a chanfradura costal é freqüentemente focal e quase invariavelmente unilateral. Uma chanfradura unilateral também pode ser vista após o estabelecimento dos *shunts* sistêmicos esquerda-direita para o tratamento paliativo das cardiopatias congênitas cianóticas.

A Aorta. A aparência da aorta pode ser característica. O arco ascendente tem grande amplitude, produzindo uma convexidade do

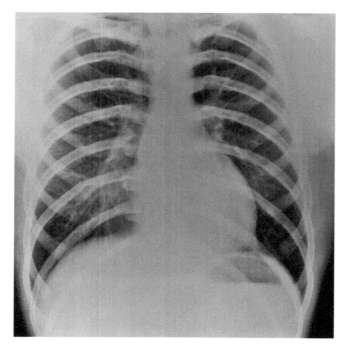

FIG. 35.12 Coarctação da aorta. Esse adulto jovem mostrou-se hipertenso numa avaliação de rotina. O exame físico revelou um sopro interescapular e diminuição dos pulsos femorais. O coração mostra-se ligeiramente aumentado secundariamente à hipertrofia do ventrículo esquerdo. A aorta nada parece apresentar digno de nota. Entretanto, uma chanfradura costal, manifestada pela forma de concha das superfícies inferiores das costelas associada a esclerose, está presente em consequência da circulação colateral que envolve as artérias intercostais.

lado direito, enquanto o botão aórtico, ou arco aórtico transverso, mostra-se pequeno. Normalmente, o contorno esquerdo da aorta descendente pode ser visibilizado como uma linha reta ou ligeiramente convexa que se estende para baixo a partir do botão aórtico, até ser obscurecida pela sombra do coração abaixo do hilo. Na coarctação, pode-se visibilizar uma pequena indentação logo abaixo do botão aórtico, que constitui o local efetivo da coarctação, associando-se, com freqüência, a uma convexidade abaixo do local da coarctação, que constitui a dilatação pós-estenótica. A aparência é aquela de duas convexidades, que constituem o botão aórtico e a aorta dilatada distalmente à coarctação. Em outros pacientes, a indentação efetiva não é visível; a borda aórtica esquerda normal, visibilizada claramente, mostra-se, porém, descontínua. Há, com freqüência, uma dilatação suficiente da artéria subclávia esquerda para ocasionar uma convexidade ou proeminência no contorno mediastinal superior esquerdo, sendo freqüentemente notada como contínua com a sombra do botão aórtico. Tal deslocamento é para a direita, um pouco anteriormente e claramente abaixo do arco aórtico transverso. Na projeção lateral, o aumento retroesternal na densidade das partes moles pode ser visto como um reflexo do aumento de tamanho das artérias pulmonares.

Tamanho e Forma do Coração. O coração pode-se encontrar normal quanto ao tamanho e a forma, mas a carga de trabalho do ventrículo esquerdo mostra-se aumentada; a hipertrofia e dilatação do ventrículo esquerdo acabam por levar ao aumento dessa câmara. O átrio esquerdo também pode aumentar de tamanho. Em lactentes com a síndrome da coarctação e insuficiência cardíaca, o coração é relativamente maior e há evidências de congestão venosa pulmonar, bem como hipervascularização arterial, porque a anomalia associada (por exemplo, a persistência do canal arterial, comunicação interventricular) acarreta um *shunt* esquerda-direita. É difícil ter certeza quanto à proporção da alteração que é secundária ao *shunt* e aquela que decorre da insuficiência congestiva nesses lactentes, os quais, muitas vezes, entram em insuficiência cardíaca uma ou duas semanas após o nascimento.

Angiocardiografia. Esse método não é normalmente utilizado no diagnóstico da coarctação.

Aortografia Retrógrada. Trata-se de exame mais útil que a angiocardiografia e que define claramente o segmento em coarctação, assim como a aorta e seus ramos acima e abaixo dele. A angio-RM é muito útil no estudo da coarctação.

Dobras do Arco Aórtico (Pseudocoarctação)

A dobra ou acotovelamento do arco aórtico denomina-se, às vezes, "pseudocoarctação", por simular radiograficamente a coarctação (Fig. 35.14).[54] Não estão presentes, porém, gradiente ou constrição da aorta. A anormalidade é causada, presumivelmente, por um ligamento arterial curto e retesado; como isso não explica o alongamento do arco que pode ser observado em tal condição, uma causa mais provável é a variação na razão normal de crescimento diferencial dos segmentos do arco aórtico no início do desenvolvimento.

Os achados radiográficos variam de acordo com o grau de alongamento. O arco aórtico alto lança uma sombra arredondada ou em crescente que se projeta para a esquerda no mediastino superior, podendo simular um tumor mediastinal. Abaixo disso, uma segunda convexidade projeta-se para a esquerda, constituindo o arco na dobra e distalmente a ela, e pode ser mais densa que a sombra superior. Em outros pacientes, a aparência é aquela de um botão aórtico extraordinariamente grande, com uma indentação abrupta em sua margem inferior e uma segunda convexidade imediatamente abaixo dela, causada pela dilatação efetiva da aorta distal à dobra. As incidências laterais são comumente diagnósticas, porque geralmente se pode identificar a indentação no local do acotovelamento. A TC e a angio-RM são muito úteis para esse diagnóstico. Não há o aumento do ventrículo esquerdo nem chanfradura costal.

Aneurisma do Seio de Valsalva

Os seios aórticos são três dilatações na raiz da aorta, logo acima das valvas aórticas, sendo designados de acordo com suas cúspides valvares aórticas correspondentes: direito, esquerdo e posterior. As artérias coronárias direita e esquerda originam-se nos seios de Valsalva correspondentes ou acima destes, e o seio posterior é, às vezes, designado como seio não-coronário. Os aneurismas geralmente são

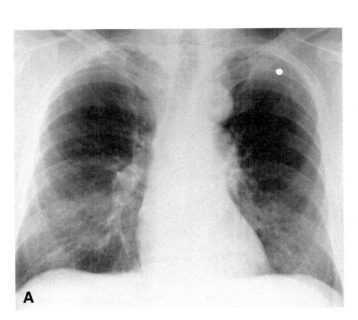
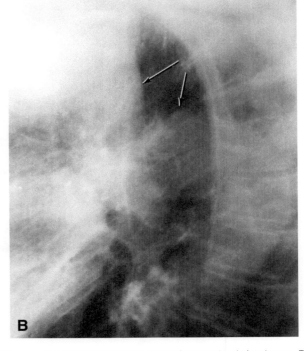

FIG. 35.14 Pseudocoarctação da aorta. **A:** O arco aórtico transverso encontra-se alto e há uma convexidade larga e muito grande à esquerda, abaixo do arco. **B:** Na projeção lateral, é demonstrada a grande angulação formada.

congênitos e originam-se comumente do seio aórtico direito. Um aneurisma do seio de Valsalva pode ser visto em associação a comunicações interventriculares, síndrome de Marfan ou de Turner, coarctação da aorta ou uma valva aórtica bicúspide. Este seio fica adjacente ao septo ventricular, formando-se, ocasionalmente, um trajeto fistuloso para o ventrículo direito.

A ruptura para o átrio direito também já foi relatada. Quando isso ocorre, é produzido um *shunt* esquerda-direita e há um aumento no tamanho do ventrículo direito, bem como da artéria pulmonar e seus ramos. Quando o aneurisma permanece confinado ao seio, geralmente não há alteração na silhueta cardíaca, mas o aneurisma pode ser reconhecido pela calcificação em sua parede. No tipo adquirido de aneurisma, porém, causado por necrose cística medial em associação à síndrome de Marfan ou não, verifica-se geralmente a regurgitação aórtica, ocasionando o aumento do ventrículo esquerdo e dilatação global da aorta ascendente. A dissecção aórtica é uma complicação frequente. O achado radiográfico mais comum em qualquer tipo adquirido de aneurisma do seio de Valsalva é uma saliência local do contorno cardíaco ântero-lateral direito. A aortografia é útil para definir o local e o tamanho do aneurisma. Em raros casos, a dilatação aneurismática de todos os seios de Valsalva pode associar-se à coarctação da aorta.

Artéria Coronária Esquerda Anômala

Nessa anomalia é afetado o suprimento sanguíneo ao miocárdio, pois a artéria coronária esquerda se origina da artéria pulmonar. Em consequência disso, o ventrículo dilata-se logo no início da vida, acarretando um aumento cardíaco acentuado. Os achados radiográficos não são característicos, mas o coração aumentado é visibilizado, havendo, com frequência, evidências de congestão pulmonar. Embora o ventrículo esquerdo esteja aumentado, os sinais comumente associados ao aumento dessa câmara não são necessariamente presentes. Quando se formam grandes vasos colaterais, o sangue flui para a artéria pulmonar através da coronária anômala. O paciente apresenta um *shunt* esquerda-direita. A arteriografia pulmonar e coronária pode ser necessária para fazer o diagnóstico.

Anomalias da Rotação do Coração

A literatura referente à classificação e às descrições das diversas anomalias de rotação e alinhamento é volumosa e, às vezes, confusa (Figs. 35.15 a 35.17). A classificação de Rosenbaum do alinhamento cardíaco com base nos padrões de fluxo sanguíneo é apresentada devido à sua consistência com o atual pensamento embriológico, bem como sua precisão e simplicidade relativa.[10A, 49] Os possíveis trajetos do fluxo sanguíneo são apresentados na Fig. 35.15.

Usando as definições de Rosenbaum e combinando-as às designações posicionais, uma descrição do alinhamento cardíaco inclui a designação do alinhamento ventriculotroncal (por exemplo, inversão ventricular isolada, transposição invertida) e uma indicação secundária, primeiro, da presença de *situs solitus* ou *situs inversus* e, segundo, do coração esquerdo ou direito. A localização das vísceras abdominais (*situs solitus* indicando que o estômago se situa à esquerda; *situs inversus*, que ele se localiza à direita) revela a posição dos átrios de acordo com Rosenbaum,[50] exceto nos raros casos de inversão gástrica isolada. Elliott e colaboradores[10A] acham que a posição atrial é mais condizente com o lado do arco aórtico. Se o átrio direito estiver do lado oposto ao estômago e do mesmo lado do fígado, quase todos os alinhamentos possíveis poderão ser determinados por bons angiocardiogramas biplanares. Algumas exceções incluem as anormalidades associadas à asplenia e poliesplenia, bem como certas causas de átrio comum. Embora não seja de uso comum, a classificação de Rosenbaum é útil para a definição dos quatro alinhamentos ventriculotruncais. As Figs. 35.16 e 35.17 mostram as possíveis variações na localização das vísceras abdominais e nas posições cardíacas e sua relação com os alinhamentos ventriculotruncais.

A dextrocardia com *situs solitus* associa-se, quase sempre, a uma grave má-formação cardíaca congênita. A dextrocardia que faz parte do *situs inversus* completo, uma imagem especular do normal, costuma apresentar um alinhamento ventriculotruncal normal. Um coração direito decorrente de anormalidades pulmonares, diafragmáticas ou espinhais geralmente não apresenta más-formações cardíacas associadas.

Isomerismo Pulmonar

O isomerismo pulmonar é uma anomalia em que ambos os pulmões têm o mesmo número de lobos. Às vezes, tais anomalias são descritas como pulmão direito ou esquerdo bilateral. Há, em muitos casos, anomalias cardíacas congênitas e esplênicas associadas. Na síndrome de Ivemark, ocorrem pulmões trilobados bilaterais e posição visceral anormal em associação à asplenia. Pode haver, também, cardiopatias congênitas, como transposição, estenose ou atresia pulmonar, comunicação interatrial, ventrículo comum e retorno venoso pulmonar anômalo total. Nos indivíduos masculinos, os pulmões trilobados também podem associar-se à anisosplenia (múltiplos baços acessórios) e a cardiopatias congênitas. Pulmões bilobados bilaterais em indivíduos do sexo masculino associam-se à poliesplenia, uma incidência menor de cardiopatias congênitas e posição normal das vísceras abdominais. Nas mulheres, pode haver anisosplenia ou uma cardiopatia congênita, às vezes associada à posição das vísceras abdominais, em conjunção com pulmões bilobados bilaterais.

Transposição corrigida, comunicações interventriculares, átrio comum, conexões venosas pulmonares anômalas e veia cava superior

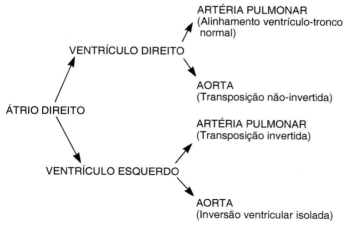

FIG. 35.15 Possíveis trajetos do fluxo sanguíneo do átrio direito. (De Rosenbaum HD: The roentgen classification and diagnosis of cardiac alignments. Radiology 89:466, 1967.)

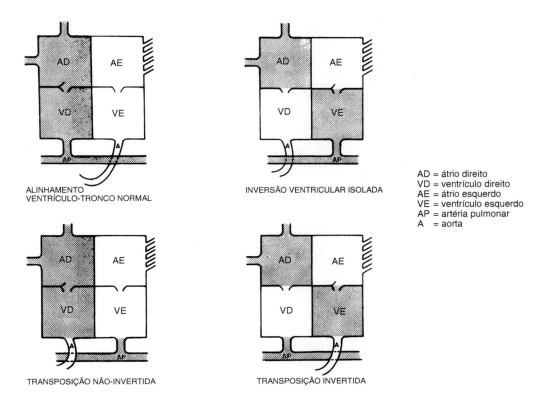

FIG. 35.16 Diagramas dos quatro alinhamentos ventrículo-tronco fundamentais no *situs solitus*. As relações encontram-se invertidas no *situs inversus*. (De Rosenbaum HD: The roentgen classification and diagnosis of cardiac alignments. *Radiology*, 89:466, 1967.)

bilateral são as anomalias cardiovasculares associadas à asplenia; pode haver, também, a estenose ou atresia pulmonar. A poliesplenia associa-se freqüentemente a uma continuação ázigos ou hemiázigos da veia cava inferior, defeitos septais, conexões pulmonares anômalas e veia cava superior bilateral. Essas anomalias complicadas causam, com freqüência, anormalidades observadas nas radiografias do tórax. O diagnóstico preciso depende de extensos estudos clínicos e cardiovasculares, empregando a ultra-sonografia e, às vezes, a angiografia.

CONCEITOS-CHAVE NAS CARDIOPATIAS CONGÊNITAS

O defeito cardíaco congênito mais comum é ventricular, localizado mais freqüentemente no septo membranoso. Um lactente cianótico com o aumento da vascularização pulmonar apresenta, com grande probabilidade, um retorno pulmonar anômalo total. A comunicação interatrial mais comum é do tipo *ostium secundum*. Deve-se levantar a possibilidade de drenagem venosa pulmonar anômala total abaixo do diafragma no caso de um recém-nascido que apresenta coração de tamanho normal e congestão pulmonar intensa, edema alveolar e edema intersticial. Ao analisar as radiografias do tórax de um lactente portador de uma cardiopatia congênita, é imperativo saber se a criança está cianótica ou não. Num lactente acianótico com vascularização em *shunt*, é muito útil a análise do tamanho da aorta e do átrio esquerdo. A aorta é envolvida no *shunt*, quando aumentada de tamanho, levantando a possibilidade da persistência do canal arterial. Ao contrário, se a aorta estiver pequena, dever-se-á considerar um defeito septal intracardíaco. Se o átrio esquerdo se encontrar normal ou pequeno, o *shunt* será provavelmente em nível atrial, enquanto um átrio esquerdo aumentado deverá sugerir um *shunt* distal à valva mitral. Algumas descrições têm sido aplicadas à silhueta cardiovascular em tipos específicos de cardiopatia congênita cianótica: *coeur en sabot* (coração em forma de bota), tetralogia de Fallot, "boneco de neve" (retorno venoso pulmonar anômalo total com drenagem supracardíaca), "ovo de lado" (transposição dos grandes vasos). Cerca de 85% dos pacientes com uma coarctação pós-canal arterial têm uma valva aórtica bicúspide. Aproximadamente 25% dos pacientes com tetralogia de Fallot possuem um arco aórtico direito; 90% dos pacientes cianóticos com um arco aórtico direito apresentam a tetralogia de Fallot.

Após o nascimento, o canal arterial fecha-se, e o fluxo sanguíneo pulmonar na aorta descendente é interrompido, causando súbita sobrecarga do ventrículo esquerdo, o que acarreta, com freqüência, a descompensação antes do desenvolvimento de vasos colaterais. Se o canal arterial permanecer pérvio em casos de coarctação do tipo pré-canal, poderá haver a cianose das extremidades inferiores, com a oxigenação normal da cabeça e das extremidades superiores. As anomalias cardíacas associadas podem ocasionar um *shunt* intracardíaco direita-esquerda. A dessaturação é, então, generalizada. Em lactentes, os achados radiográficos não são típicos. O coração mostra-se, com freqüência, muito aumentado de tamanho e há evidências de congestão pulmonar. Os achados radiográficos e clínicos geralmente não são diagnósticos nos casos em que a coarctação acarreta insuficiência cardíaca congestiva num lactente. A aortografia retrógrada pode ser útil para fazer o diagnóstico. O uso da RM nesta situação parece promissor.

ANOMALIAS DO ARCO AÓRTICO E SEUS GRANDES RAMOS

O desenvolvimento embriológico do arco aórtico e seus ramos é complexo. Seis pares de arcos aórticos desenvolvem-se no embrião humano, mas nem todos estão presentes ao mesmo tempo. Eles se originam anteriormente no saco aórtico, que constitui a parte proximal do arco aórtico em desenvolvimento, dirigindo-se para trás de ambos os lados, e desembocando na aorta dorsal, bilateral. Os arcos desenvolvem-se na quinta semana, e sua transformação ocupa a quinta e sexta semanas do desenvolvimento fetal. O primeiro e o segundo arcos desaparecem logo. A aorta dorsal, nesses níveis, persiste como parte da artéria carótida interna, e o terceiro arco como a parte proximal da artéria carótida comum de cada lado. As artérias carótidas externas originam-se como brotos separados do saco aórtico e, posteriormente, transferem sua origem para o terceiro par de arcos. O quarto arco persiste de ambos os lados. O

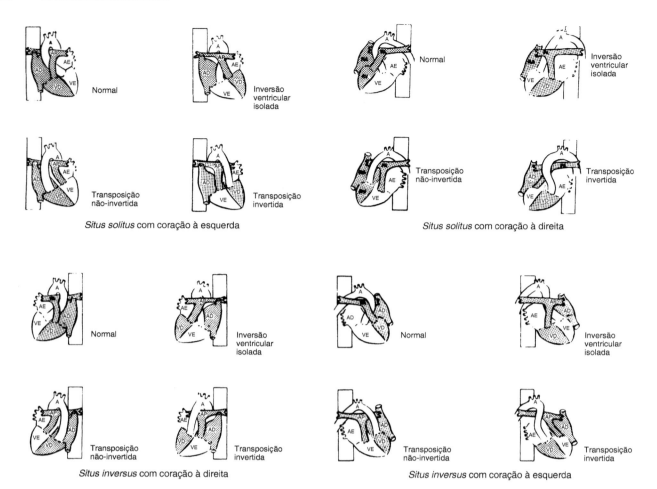

FIG. 35.17 Os quatro alinhamentos ventrículo-tronco fundamentais no *situs solitus* e no *situs inversus*, mostrados tanto para um coração direito como para um coração esquerdo. Veja que os alinhamentos do *situs solitus* com um coração direito são idênticos àqueles do *situs solitus* com um coração esquerdo; a única diferença é a localização do ápice cardíaco. Assim também, os alinhamentos do *situs inversus* e um coração esquerdo são idênticos aos do *situs inversus* com coração direito. (De Rosenbaum HD: The roentgen classification and diagnosis of cardiac alignments. *Radiology*, 89:466, 1967.)

esquerdo forma o arco aórtico permanente ou esquerdo, enquanto o lado direito forma a artéria inominada. O quinto par de arcos é transitório e desaparece sem deixar vestígios. O sexto par de arcos origina-se da aorta dorsal e estende-se através da artéria pulmonar primitiva de cada lado, para formar o canal arterial. A conexão perde-se à direita, mas persiste à esquerda até depois do nascimento, quando se fecha e forma o ligamento arterial. No início do desenvolvimento, a aorta dorsal funde-se abaixo do arco e forma uma única aorta descendente.[51, 56]

Arco Aórtico Esquerdo com Aorta Descendente Direita

Nessa anomalia rara, o arco aórtico esquerdo origina-se normalmente, dirige-se posteriormente para a esquerda da traquéia e do esôfago, e cruza para o lado direito do mediastino, atrás do esôfago, onde continua como a aorta descendente direita. Há um botão aórtico do lado esquerdo, com ausência da sombra aórtica abaixo dele, à esquerda. Pode haver um deslocamento anterior da traquéia no ponto em que a aorta passa da esquerda para a direita numa direção craniocaudal. A aorta descendente é, com freqüência, visibilizada à direita da linha média.

Arco Aórtico Direito

Os cinco tipos de arco aórtico direito são classificados de acordo com o arranjo dos vasos do arco (Fig. 35.18). O arco aórtico direito tipo I, ou ramificação em imagem especular, é o mais comum dos tipos de imagem especular. O primeiro ramo é a artéria inominada esquerda, seguida pela carótida comum direita e a subclávia direita. O arco aórtico fica à direita da traquéia e do esôfago, e desce à direita. Esse é o tipo geralmente associado à tetralogia de Fallot e ao tronco arterial, e, em raros casos, à atresia tricúspide, transposição dos grandes vasos e tronco arterial. O botão aórtico geralmente pode ser identificado à direita. Ele desloca a veia cava superior para a direita e produz, freqüentemente, um pequeno desvio local da traquéia para a esquerda.[55, 56]

O segundo tipo de ramificação em imagem especular é uma condição rara em que a artéria inominada esquerda constitui o primeiro ramo importante, a carótida comum direita o segundo e a subclávia direita o terceiro. O canal arterial esquerdo estende-se da aorta descendente proximal até a artéria pulmonar esquerda, formando um anel vascular. Um divertículo aórtico pode estar presente na origem aórtica do canal esquerdo. O arco desce à direita. Essa é uma rara causa de um anel vascular, formado pelo arco direito do lado direito e o ligamento ou o canal à esquerda; ele se estende a partir da artéria pulmonar posteriormente e para a direita por trás do esôfago, onde desemboca na aorta descendente proximal. Os achados radiográficos incluem as evidências de arco aórtico direito.

O arco aórtico direito tipo III é aquele em que quatro vasos se originam do arco na seguinte ordem: artéria carótida comum esquerda, artéria carótida comum direita, artéria subclávia direita e uma artéria subclávia esquerda aberrante, que se origina da aorta descendente proximal. Nessa anomalia, a aorta pode descer à direita ou à esquerda da coluna. Há duas variações. Numa delas, a aorta sobe à direita da traquéia e do esôfago, e o arco passa para a esquerda por trás do esôfago e desce geralmente do lado esquerdo. A artéria subclávia esquerda origina-se do divertículo posterior esquerdo do arco aórtico distal. Em tal variação, há um grande arco retroesofágico. Um canal

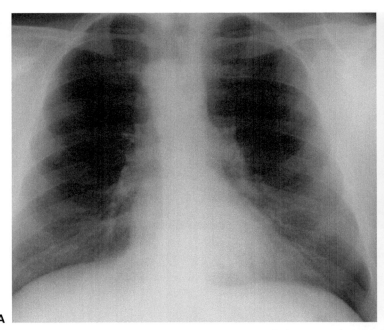 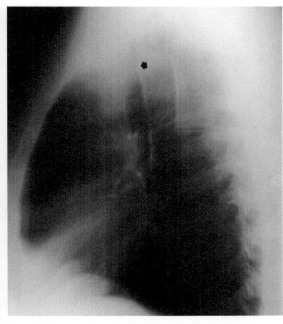

FIG. 35.18 Arco aórtico direito nas projeções frontal (**A**) e lateral (**B**). Nessa lesão isolada, não há evidência de cardiopatia. O padrão vascular pulmonar encontra-se normal. A aorta pode ser vista do lado direito da traquéia. Na projeção lateral, há um pequeno deslocamento anterior do aspecto posterior da traquéia secundariamente à pressão da anomalia vascular.

arterial esquerdo pode estender-se do divertículo aórtico à artéria pulmonar esquerda, completando o anel vascular. Na outra variação, a aorta sobe e desce à direita da coluna. A artéria subclávia origina-se de um divertículo da aorta descendente e tem um trajeto oblíquo por trás do esôfago, no qual causa uma compressão extrínseca posterior, o que, em raros casos, produz disfagia. Esse tipo com a artéria subclávia esquerda aberrante é o mais comum de todos os tipos de arco aórtico direito, sendo freqüentemente encontrado como achado acidental nas radiografias do tórax de rotina.

A incidência de cardiopatias congênitas associadas é muito baixa, de aproximadamente 5%. Os achados radiográficos torácicos são aqueles da massa aórtica ao lado direito da traquéia, freqüentemente ocasionando nela uma indentação. O arco costuma ter uma posição mais alta do que o arco esquerdo normal. Nas radiografias laterais, a aorta retroesofágica pode ser visível como massa redonda que desloca anteriormente a traquéia, sendo observada como deslocando anteriormente o esôfago, caso este se encontre cheio de bário. A aorta descendente pode ser vista dirigindo-se inferiormente do lado esquerdo.

No arco aórtico direito tipo IV, a artéria inominada esquerda é aberrante, originando-se como o terceiro ramo do arco direito distal, e passando por trás do esôfago, dividindo-se, então, para formar as artérias carótida comum esquerda e subclávia. O anel vascular é formado pelo arco direito, a artéria inominada retroesofágica e o canal arterial esquerdo. Nessa anomalia rara, a carótida comum esquerda é o primeiro ramo e a subclávia direita o segundo. Os achados radiográficos torácicos incluem evidências do arco aórtico direito, com a compressão posterior do esôfago produzida pela artéria inominada esquerda aberrante.

No arco aórtico direito tipo V, as artérias carótida comum esquerda, carótida comum direita e subclávia direita originam-se do arco, nessa ordem. A subclávia esquerda liga-se à artéria pulmonar esquerda pelo canal arterial esquerdo e não tem conexão com a aorta (isolamento da artéria subclávia esquerda). Essa anomalia também é rara. Os achados radiográficos torácicos incluem botão aórtico e aorta descendente do lado direito. Pode haver, também, sinais de uma cardiopatia congênita cianótica, que se associa, com freqüência, a essa má-formação, mais comumente a tetralogia de Fallot. Não existe anel vascular. Em alguns pacientes, há uma síndrome de seqüestro subclávio, em que essa artéria é suprida pela artéria vertebral esquerda.

Arco Aórtico Cervical

O arco aórtico cervical é uma rara anomalia congênita em que a aorta ascendente se estende mais alto que o habitual, de modo que o arco aórtico localiza-se no pescoço,[28, 29, 36] o que é conseqüente à persistência do terceiro arco primitivo e à involução do quarto arco. O arco cervical é, com freqüência, do lado direito e passa bem alto em direção à fossa supraclavicular, sendo freqüentemente palpável no exame físico. A característica típica do arco cervical é a origem independente das artérias carótidas interna e externa do arco. Os achados radiográficos simples consistem na ausência do arco aórtico normal no tórax, uma interrupção aparente da coluna aérea traqueal no mediastino superior, massa de qualquer dos lados causada pelo deslocamento da traquéia pelo arco e alargamento mediastinal superior do lado da aorta descendente.

Outras Anomalias do Arco Aórtico e Grandes Vasos

A artéria inominada pode originar-se mais distalmente que o normal e cruzar da esquerda para a direita anteriormente à traquéia. Ela produz uma pequena indentação da traquéia e pode, às vezes, ocasionar dificuldades respiratórias em lactentes. Uma indentação e compressão anterior semelhante podem ser causadas pela artéria carótida esquerda, ao originar-se mais proximalmente que o normal e ter de cruzar da direita para a esquerda anteriormente à traquéia.

Anomalias que Formam Anéis Vasculares

Duplo Arco Aórtico

O duplo arco aórtico compreende um grande grupo de anomalias, em que há muitas variantes (Fig. 35.19). O defeito fundamental decorre da persistência de ambos os arcos aórticos, direito e esquerdo, que circundam a traquéia e o esôfago, produzindo, com freqüência, a obstrução parcial dessas estruturas. Qualquer dos arcos ou ambos podem funcionar, podendo ser de tamanho comparável ou um deles ser maior que o outro. Uma parte do arco menor pode ser fibrosa e não-funcionante, mas, ainda assim, formar o anel. No duplo arco aórtico, as artérias carótidas originam-se ventralmente, e as artérias subclávias têm posição posterior em seus respectivos arcos. A aorta pode descer do lado direito

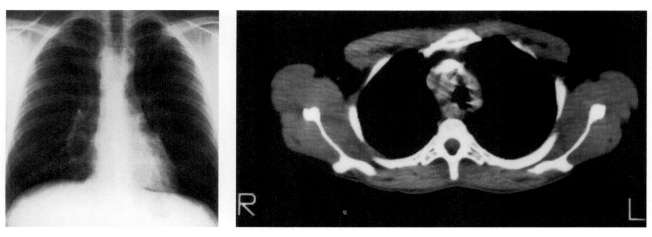

FIG. 35.19 Nesse paciente assintomático, verifica-se uma densidade das partes moles de ambos os lados da traquéia, que constitui um duplo arco aórtico. O coração e os pulmões mostram-se normais. Na imagem tomográfica computadorizada, os arcos podem ser vistos de cada lado da traquéia.

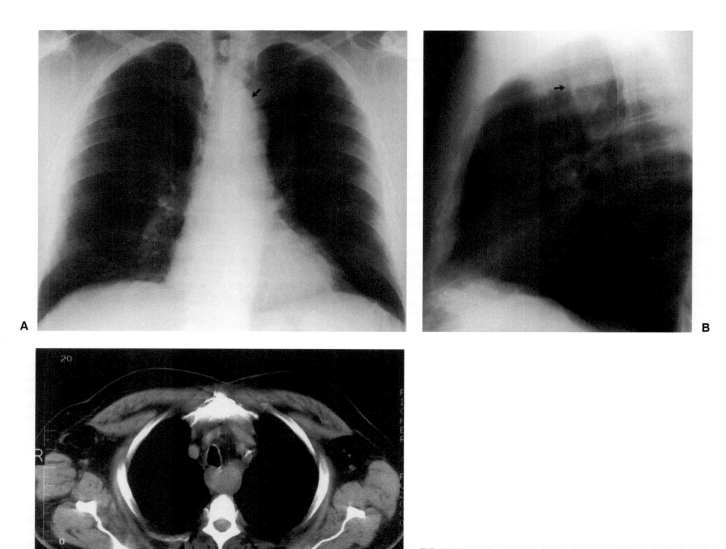

FIG. 35.20 Artéria subclávia direita aberrante. **A:** Na projeção frontal, pode-se ver uma estrutura vascular que se estende obliquamente para a direita a partir do aspecto superior do arco (*seta*). **B:** Na projeção lateral, há um ligeiro deslocamento da traquéia pela artéria subclávia direita aberrante em seu trajeto para a direita (*seta*). **C:** No exame tomográfico computadorizado, observe a posição retrotraqueal e retroesofágica da artéria subclávia direita aberrante, que apresenta alguma ectasia.

ou esquerdo, e origens anômalas de um ou mais dos grandes vasos acompanham, com freqüência, essa anomalia. Os achados radiográficos consistem em evidências de compressão da traquéia e esôfago por um anel vascular circunferencial. O duplo arco produz densidades de cada lado da linha média que podem ser simétricas. Se necessário, pode-se usar a angio-RM, para definir, com maiores detalhes, o anel vascular.

Artéria Subclávia Direita Aberrante

Essa é a mais comum das anomalias dos grandes vasos (Fig. 35.20). A subclávia direita origina-se como o mais distal dos ramos do arco e chega ao lado direito dirigindo-se obliquamente para cima e para a direita, geralmente por trás do esôfago. Esse defeito é mais comumente assintomático, mas pode associar-se a outras anomalias cardiovasculares. O principal achado radiográfico é uma indentação oblíqua do aspecto posterior do esôfago e traquéia acima do arco aórtico, que se estende para cima e para a direita. Em geral, ela é mais evidente nas projeções laterais. Em caso de dúvida, a TC ou a angio-RM podem esclarecer o diagnóstico.

ANOMALIAS CONGÊNITAS DA ARTÉRIA PULMONAR E SEUS RAMOS

Agenesia da Artéria Pulmonar

Trata-se de uma anomalia rara em que se verifica a ausência de uma artéria pulmonar (Fig. 35.21).[64] Ela se associa a um suprimento sanguíneo arterial sistêmico anômalo ao pulmão, que se origina da aorta ou de um dos seus ramos principais. A anomalia associa-se, com freqüência, a outras anomalias congênitas do sistema cardiovascular. Ocasionalmente, a artéria sistêmica que supre o pulmão envolvido é muito grande, o que acarreta um grande *shunt* arteriovenoso, que pode acabar por causar insuficiência cardíaca. A elevada pressão neste sistema anômalo é considerada a causa das hemoptises, o sintoma mais comum da condição.

Achados Radiográficos

Os achados radiográficos são, em muitos casos, característicos o bastante para fazer o diagnóstico ou suspeitar fortemente dele. O hemitórax envolvido é de tamanho menor que o normal. Além da diferença no tamanho do tórax ósseo, o hemidiafragma mostra-se freqüentemente elevado, e as estruturas mediastinais encontram-se desviadas para o lado afetado. Há, com freqüência, alguma herniação do pulmão normal através da linha média anteriormente à aorta. As sombras normais dos ramos arteriais pulmonares no hilo e no pulmão são ausentes, e os vasos visíveis formam um padrão vascular reticulado relativamente fino, causado pelas artérias brônquicas ramificadas. A conseqüência é a ausência da sombra hilar ou uma sombra pouco evidente. A TC pode ser muito útil para definir claramente a diferença nos vasos hilares dos dois lados. Pode-se usar a angiografia para definir a artéria pulmonar principal e seu ramo remanescente, bem como para mostrar a ausência de enchimento do outro lado. A agenesia de um ou mais lobos pode ocorrer em conjunção com a agenesia da artéria pulmonar. A hipoplasia de uma artéria pulmonar pode ocasionar achados radiográficos semelhantes, porém menos acentuados. Porém, a não ser que a hipoplasia seja relativamente grave, é pouco provável que o diagnóstico possa ser feito sem recorrer a um estudo de imagem.

Ausência Congênita da Valva Pulmonar

A ausência congênita da valva pulmonar é má-formação rara, associando-se geralmente à tetralogia de Fallot e, ocasionalmente, à comunicação interventricular, mas podendo ocorrer como anomalia isolada. Os achados radiográficos em pacientes com anomalias associadas incluem a dilatação de uma das artérias pulmonares ou ambas. A dilatação pode ser de magnitude tal que sejam geralmente presentes roncos e sibilos causados por um enfisema obstrutivo de um ou ambos os lados. São comuns os sopros ao longo da borda esternal esquerda e a ausência ou diminuição da segunda bulha pulmonar. A ausência da valva pulmonar sem anomalias associadas produz uma dilatação muito menor das artérias pulmonares centralmente, de modo que não ocorrem dificuldades respiratórias. Graus variáveis de dilatação e hipertrofia do ventrículo direito alteram a forma da silhueta cardíaca. A TC demonstra a compressão brônquica produzida pela grande artéria.

Artéria Pulmonar Esquerda Aberrante

Essa anomalia, denominada *tipóia pulmonar*, consiste na origem distal da artéria pulmonar esquerda, podendo ser da artéria pulmonar direita ou da artéria pulmonar principal distal. A artéria aberrante passa sobre o brônquio principal direito, depois dirige-se para trás e para a esquerda entre a traquéia e o esôfago, até o hilo esquerdo. Quando ela comprime o brônquio principal direito, os sintomas obstrutivos causam

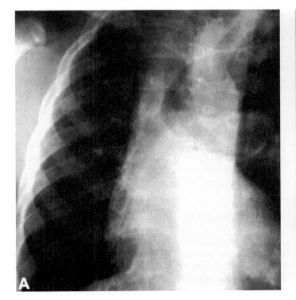
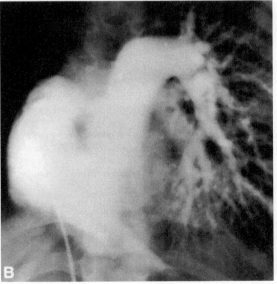

FIG. 35.21 Agenesia da artéria pulmonar. **A:** A radiografia do tórax frontal mostra um desvio acentuado do coração e das estruturas mediastinais para a direita. Os ramos da artéria pulmonar direita estão ausentes, de modo que os vasos hilares são visíveis, e todo o pulmão direito apresenta muito pouca vascularização. **B:** O angiocardiograma mostra a artéria pulmonar principal e seu ramo esquerdo. Veja que a artéria pulmonar direita é ausente.

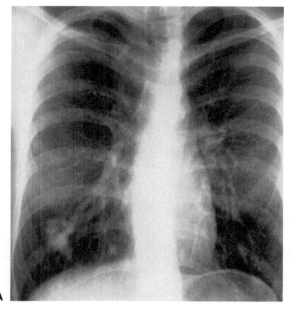
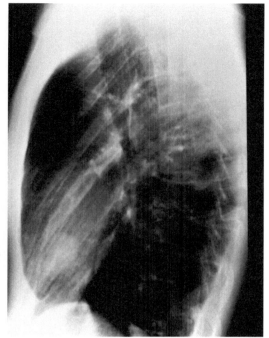
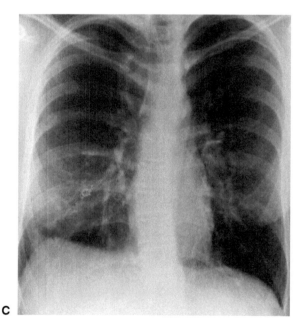

FIG. 35.22 Múltiplas más-formações arteriovenosas pulmonares. **A:** Na radiografia do tórax frontal, estão presentes algumas densidades nodulares. A maior delas encontra-se na base direita. Dois grandes vasos são vistos estendendo-se da massa para o hilo. **B:** A grande massa basilar direita localiza-se anteriormente no lobo médio. **C:** A radiografia na projeção frontal, tirada após a embolização, mostra a presença de algumas molas Gianturco radiopacas que foram usadas para ocluir a fístula maior. A artéria nutriente da fístula foi trombosada e tanto ela como a má--formação propriamente dita não são mais tão evidentes.

dificuldades respiratórias. Os achados radiográficos incluem evidências de enfisema obstrutivo à direita; um hilo esquerdo baixo e pequeno; e, na incidência lateral, massa arredondada indentando anteriormente o esôfago cheio de bário, o achado-chave na referida condição. A disfagia não costuma estar presente. A artéria anômala também pode produzir massa mediastinal direita, especialmente se não causar sintoma e for observada numa criança maior ou num adulto. Ocorre, às vezes, uma diminuição da vascularização do pulmão esquerdo. A arteriografia pulmonar confirma o diagnóstico. (Veja o Cap. 23.)

Conexão Vascular Aberrante entre a Artéria Pulmonar Direita e o Átrio Esquerdo

Anomalia muito rara, que causa cianose e o aspecto dos dedos das mãos e pés em baqueta de tambor. O achado radiográfico típico é uma pequena massa arredondada vista na projeção frontal em posição sobre-jacente ao átrio direito médio, e fazendo protrusão para a direita além dele; a borda lateral e inferior mostra-se bem-definida. O diagnóstico pode ser confirmado por angiocardiografia direita.

Más-formações Arteriovenosas Pulmonares

Má-formação arteriovenosa pulmonar é uma anomalia vascular congênita, às vezes designada como fístula ou aneurisma, através da qual flui uma quantidade relativamente grande de sangue não-oxigenado; a lesão constitui, portanto, um *shunt* direita-esquerda e associa-se a graus variáveis de dessaturação do sangue arterial.[60] Essa má-formação é geralmente múltipla e ocorre mais freqüentemente nos lobos inferiores que em outros locais (Fig. 35.22). Como o calibre dos vasos na massa varia, não há uma correlação quantitativa entre o tamanho da anomalia e o volume do *shunt*. As lesões pulmonares podem ser acompanhadas de telangiectasias em outros locais e fazem parte, então, de um processo angiomatoso generalizado. Como estes são *shunts* direita-esquerda que podem ser bastante grandes, o efeito filtrante da circulação capilar pulmonar é perdido, e qualquer processo embólico que se origine do sistema venoso sistêmico pode causar embolização sistêmica. Um abscesso cerebral é uma complicação comum.

Achados Radiográficos

A má-formação manifesta-se por uma ou várias massas, redondas, ovais ou lobuladas, geralmente nos lobos inferiores. A lesão é claramente definida, sendo freqüentemente possível ver uma grande artéria pulmonar estendendo-se do hilo até a lesão. Outro vaso, a veia pulmonar, estende-se da lesão à região do átrio esquerdo. Devem-se

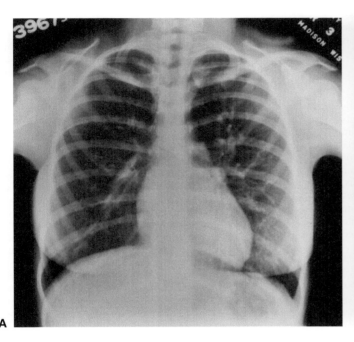

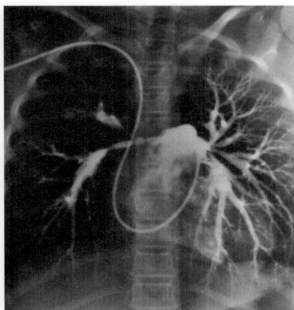

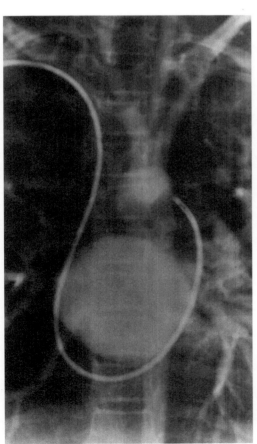

FIG. 35.23 Estenose pulmonar periférica. **A:** Na projeção frontal, o coração mostra-se ligeiramente aumentado, secundariamente à alteração do ventrículo direito. **B:** Quando estudado bem de perto, o padrão vascular pulmonar mostra-se algo irregular e há alterações no calibre das artérias. O arteriograma pulmonar revela que múltiplas coarctações estão presentes por toda a extensão das artérias pulmonares em ambos os pulmões. O principal envolvimento é do lado direito. **C:** Na fase tardia (levo), a aorta ascendente é vista como estando estreitada acima do átrio esquerdo densamente opacificado, e a parte transversa da aorta mostra-se algo aumentada. A combinação de estenose supravalvar aórtica e múltiplas coarctações arteriais pulmonares é diagnóstica da síndrome de Williams.

ter fortes suspeitas do diagnóstico na presença de grandes vasos entrando na lesão e drenando-a. A TC é útil para delinear o suprimento sanguíneo e definir claramente as lesões. Caso se visibilize uma delas, será prudente procurar outras lesões, pois são freqüentemente múltiplas. As más-formações podem aparecer como nódulos (solitários ou múltiplos) em pacientes nos quais não foram vistas lesões na área anteriormente, o que pode acarretar um problema diagnóstico muito difícil, porque deve-se, então, considerar um tumor primário ou metastático. A arteriografia pulmonar é diagnóstica. Essas más-formações arteriovenosas podem ser ocluídas por balões destacáveis ou molas, introduzidos transvascularmente, evitando a ressecção de um pulmão normal. A repetição do tratamento pode ser necessária, porque as fístulas aumentam de tamanho com a idade.

Hemangiomatose Pulmonar Difusa

A hemangiomatose pulmonar difusa é uma condição rara em que os pulmões são os principais locais de múltiplos hemangiomas, os quais ocorrem principalmente ao longo de brônquios, artérias e veias, assim como nos septos e na pleura. Os hemangiomas também podem ocorrer em outros locais, como o baço e o timo. Os achados radiográficos são aqueles de um acometimento intersticial difuso, simulando uma fibrose, em crianças que têm história de repetidos derrames pleurais, freqüentemente sanguinolentos, e infecções pulmonares, muitas vezes com hemoptises. Trombocitopenia e anemia evidenciam-se, e cianose e dispnéia acabam por se manifestar em associação a um acometimento intersticial difuso e a um derrame pleural sanguinolento. O prognóstico é sombrio.

Varizes Pulmonares

A variz pulmonar é outra anomalia rara em que as artérias se mostram normais e não há *shunt* capilar. Na fase venosa, as veias que nutrem a variz (ou varizes) enchem-se ao mesmo tempo que as veias normais, mas há um retardo no esvaziamento da variz, que drena diretamente para o átrio esquerdo, anomalia que não deve ser confundida com as más-formações arteriovenosas pulmonares que causam *shunt* direita-esquerda. Os achados radiográficos simples são aqueles de densidades que se assemelham a vasos tortuosos e dilatados, geralmente na área paraílar. A TC ou a angiografia pulmonar confirmam o diagnóstico.

Coarctações Arteriais Pulmonares

Uma grande variedade de coarctações arteriais pulmonares já foi relatada. A estenose pode afetar a artéria pulmonar acima da valva e um dos seus ramos principais ou ambos.[15] Também podem ocorrer múltiplas estenoses periféricas envolvendo muitos ramos arteriais segmentares. A estenose pode ser bem-localizada ou envolver um segmento relativamente longo da artéria afetada, podendo ser unilateral ou bilateral, e associando-se à estenose valvar pulmonar em 60% dos pacientes. A estenose aórtica supravalvar também pode associar-se a coarctações arteriais pulmonares na síndrome de Williams (Fig. 35.23). Tal síndrome pode ser conseqüente à hipercalcemia; consiste em múltiplas coarctações arteriais pulmonares, estenose aórtica supravalvar, retardo mental e físico, assim como fácies de gnomo.

Os achados radiográficos são variados e dependem do local da lesão estenótica, sua extensão e da presença ou ausência de dilatação pós-estenótica. Nos tipos centrais, a dilatação pós-estenótica pode causar um aumento da sombra vascular hilar. Quando a estenose envolve um segmento longo da artéria pulmonar direita ou esquerda, ou de ambas, a sombra vascular hilar pode diminuir, muitas vezes com um nítido aumento no tamanho do vaso a uma curta distância do hilo central. Em pacientes com múltiplas estenoses periféricas, as dilatações pós-estenóticas podem produzir um padrão vascular nodular na região paraílar, unilateral ou bilateralmente. Esses achados são fortemente indicativos do diagnóstico de coarctação pulmonar. A arteriografia pulmonar é necessária para o diagnóstico definitivo. Em muitos casos, as lesões são descobertas em estudos arteriográficos realizados para a identificação de outras lesões ou condições.

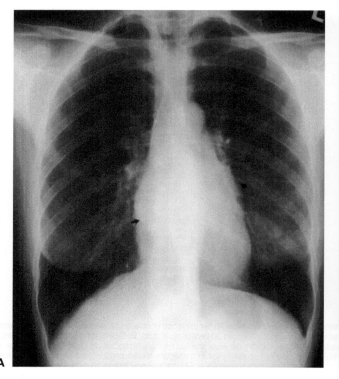 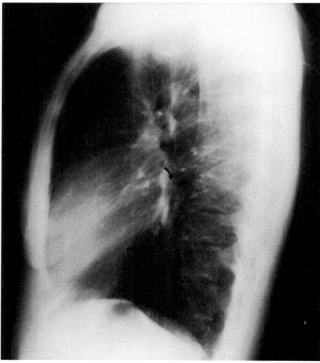

FIG. 35.24 Estenose mitral. **A:** O principal achado é o aumento do átrio esquerdo. A aurícula esquerda pode ser vista projetando-se à esquerda, atrás da artéria pulmonar (*ponta de seta*). O aumento posterior na projeção frontal reflete-se na dupla densidade direita (*seta*). **B:** Na projeção lateral, o átrio esquerdo aumentado é visto projetando-se posteriormente abaixo do brônquio esquerdo (*setas curvas*).

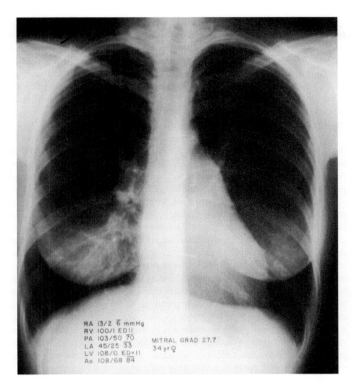

FIG. 35.25 Vasos pulmonares na estenose mitral. Os vasos pulmonares inferiores apresentam constrição e mostram-se menores que os vasos superiores. Essa redistribuição é característica da hipertensão venosa pulmonar.

Aumento Idiopático da Artéria Pulmonar

Já foi descrita a dilatação da artéria pulmonar em doenças do coração e dos pulmões. Ocasionalmente, há uma dilatação acentuada da artéria pulmonar como um achado isolado. A dilatação pode estender-se ao ramo principal esquerdo por uma curta distância e, ocasionalmente, ao ramo direito. Se todos os estudos clínicos e laboratoriais, incluindo o cateterismo cardíaco, não conseguirem demonstrar uma causa, o aumento constituirá, provavelmente, um aneurisma congênito verdadeiro. O diagnóstico é, porém, feito por exclusão, porque há muitas condições cardíacas e pulmonares conhecidas que podem ocasionar uma dilatação considerável da artéria pulmonar. O único achado radiográfico é uma proeminência na região da artéria, o que acarreta convexidade e dilatação do segmento arterial, conforme visto na projeção frontal. A dilatação também pode ser observada nas projeções oblíqua e lateral. O diagnóstico é feito com cautela, por ser de exclusão e não poder ser feito unicamente com base nos achados radiográficos.

A artéria pulmonar mostra-se, com freqüência, proeminente na infância e no início da idade adulta. A convexidade produzida pela artéria pulmonar encontra-se moderadamente aumentada, sem sinal de acometimento cardíaco ou pulmonar no exame radiográfico. O exame não revela a causa dessa convexidade, e o vaso evidentemente diminui de tamanho, porque o achado é raro em adultos de idade mais avançada.

DOENÇAS CARDIOVASCULARES ADQUIRIDAS

Calcificações Cardiovasculares

O resultado final de muitos processos patológicos é o depósito de sais de cálcio. A identificação desses depósitos é uma indicação importante da presença de uma doença. Os seguintes estudos podem ser usados com a finalidade de detectar o cálcio, por ordem crescente de eficácia: radiografias simples, fluoroscopia, TC e TC com emissão de elétrons.

Via de regra, os exames de triagem para a detecção do cálcio no sistema cardiovascular não se tornaram generalizados. Entretanto, alguns autores defendem a avaliação dos pacientes quanto à presença de calcificações cardiovasculares, especialmente das artérias coronárias. O cálcio é freqüentemente visto em exames efetuados por uma outra razão.

O cálcio no sistema cardiovascular é sempre anormal. Entretanto, o significado desses depósitos de cálcio varia muito. Placas calcificadas na parte transversa do arco aórtico em pacientes idosos, conforme visto nas radiografias do tórax PA, são tão comuns que podem ser consideradas de rotina. Inversamente, o cálcio nas artérias coronárias, vistas numa radiografia simples, tem um significado ominoso (veja as Figs. 35.27, 35.29, 35.32, 35.36 e 35.43). O significado do cálcio, em diversas entidades mórbidas, é discutido sob os títulos específicos.[5-7, 51, 60]

Patologias Valvares Cardíacas

Estenose Mitral

A estenose mitral constitui geralmente seqüela de febre reumática (Figs. 35.24 a 35.26). Devido ao uso generalizado e eficaz dos antibióticos no tratamento das infecções estreptocócicas, a incidência de endocardite reumática com valvopatia cardíaca subseqüente diminuiu muito nos países desenvolvidos, sendo mais comum nos países não-industrializados, de modo que o médico deve estar atento à sua presença na população imigrante.

Os sintomas podem ser insidiosos, podendo os pacientes, sem se dar conta disso, mudar seu estilo de vida, para compensar a menor tolerância ao exercício. O sopro da estenose mitral pode ser muito sutil; por essa razão, a condição pode ser reconhecida, pela primeira vez, numa radiografia do tórax tirada para outros fins. A estenose mitral pura é mais comum, porém há, com freqüência, algum grau de insuficiência mitral. O átrio esquerdo tem de esvaziar-se contra a maior resistência produzida pela valva estenosada, e a câmara aumenta de tamanho. O aumento da pressão reflete-se de volta ao ventrículo direito através da

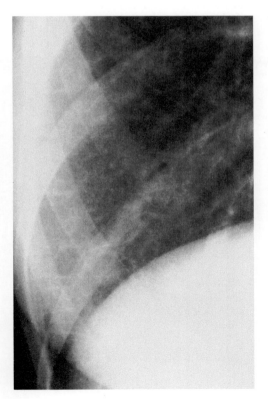

FIG. 35.26 Linhas B de Kerley. Essa incidência localizada da base pulmonar lateral direita de um paciente com estenose mitral mostra linhas horizontais curtas e densas, que constituem um edema intersticial.

pequena circulação, o que acarreta alterações nos vasos pulmonares e no lado direito do coração.

Achados Radiográficos

A aparência da silhueta cardiovascular na valvopatia mitral é, com freqüência, característica. O aumento do átrio esquerdo causa alterações, podendo ser esta a única alteração na silhueta cardíaca por algum tempo. Em muitos casos, a estenose acaba por tornar-se suficientemente grande para causar o aumento do ventrículo direito. Há, também, algumas alterações vasculares pulmonares.

Os sinais de aumento do átrio esquerdo, conforme visto na projeção frontal, são os que se seguem. Uma convexidade da margem cardíaca superior esquerda é vista imediatamente abaixo do nível do brônquio principal esquerdo, o que constitui o aumento da aurícula. Num paciente com um coração transverso, a única alteração pode ser uma retificação da margem cardíaca superior esquerda em contraste com sua pequena concavidade habitual abaixo da artéria pulmonar. À direita, há um duplo contorno ou uma dupla convexidade. O átrio pode estar grande o bastante para formar a borda do lado direito, caso em que é visível uma dupla convexidade. Quando não forma a borda, o átrio mostra-se, com freqüência, suficientemente denso para ser identificado na borda atrial direita, formando uma convexidade mais densa na convexidade do átrio direito mais longa. Um aumento posterior suficiente do átrio possibilita que ele seja visto como uma área de maior densidade nas margens cardíacas de qualquer lado, abaixo da carina. A elevação do brônquio principal esquerdo pode ser evidente. Na projeção lateral, o átrio esquerdo aumentado pode-se evidenciar pela projeção posterior da borda cardíaca superior, logo abaixo da bifurcação da traquéia.

Há, com freqüência, o depósito de cálcio na valva mitral e seu anel, podendo ser difícil demonstrar isso nas radiografias do tórax. A calcificação valvar indica geralmente uma estenose mitral, enquanto o cálcio no anel mitral pode não se associar necessariamente a deformidades valvares. A calcificação anular é um fenômeno degenerativo, e não um evento que ocorre secundariamente à febre reumática. A calcificação anular tem uma forma algo elíptica, sendo a elipse geralmente aberta medialmente em forma de U ou de ferradura. A calcificação densa pode interferir no fechamento da valva e ocasionar insuficiência mitral.

Calcificações no átrio esquerdo podem ser observadas ocasionalmente em pacientes portadores de estenose mitral (Fig. 35.27). O cálcio pode estar na parede atrial ou num trombo fixado à parede. Quando se suspeitar de uma calcificação no átrio, mas não se conseguir identificá-la positivamente nas radiografias do tórax, poder-se-á usar a fluoroscopia ou TC, para confirmar o diagnóstico. Quando é na aurícula, a calcificação associa-se geralmente à estenose mitral. A calcificação na parede do átrio ou na aurícula indica freqüentemente uma estenose grave, sendo um sinal de prognóstico desfavorável.

Quando a doença acarreta hipertensão arterial pulmonar, o ventrículo direito acaba por aumentar de tamanho e observam-se os sinais de um aumento no tamanho dessa câmara. O aumento das artérias pulmonares centrais deve alertar o médico quanto à presença da hipertensão arterial pulmonar e um possível aumento do ventrículo direito.

Conforme referido anteriormente, as alterações na pressão vascular pulmonar tendem a ocasionar alterações pulmonares progressivas. Há inicialmente distensão ou ingurgitamento venoso global em pequeno grau, de difícil avaliação, cuja identificação é mais fácil quando se dispõe de radiografias anteriores para comparação. Quando a hipertensão se torna mais acentuada, a constrição das artérias e veias lobares inferiores, assim como a distensão dos vasos lobares superiores, acarretam uma reversão do padrão habitual (em que os vasos lobares inferiores são mais proeminentes). A maior parte do fluxo sanguíneo é, então, mantida através dos lobos superiores. Essa alteração no padrão vascular é geralmente identificada logo de início, mas, na hipertensão venosa crônica de evolução prolongada, a alteração intersticial presente pode ser suficiente para obscurecer os achados vasculares. Quando a pressão vascular aumenta, mais líquido passa para os tecidos perivasculares, e os vasos linfáticos se dilatam.

Os septos interlobulares edemaciados podem ser identificados como linhas densas de extensão variável de acordo com a sua localização. Essas linhas foram descritas originalmente por Kerley e são conhecidas pelo epônimo de "linhas de Kerley".[27] Esse autor descreveu três linhas, que ele designou como A, B e C. As linhas A têm 5 a 10 cm de comprimento, não se ramificam e estendem-se obliquamente para cima e para fora a partir do hilo pulmonar, de modo semelhante a um leque. As linhas B são visibilizadas melhor nas zonas inferiores do pulmão, perpendicularmente à superfície pleural, e geralmente têm menos de 2

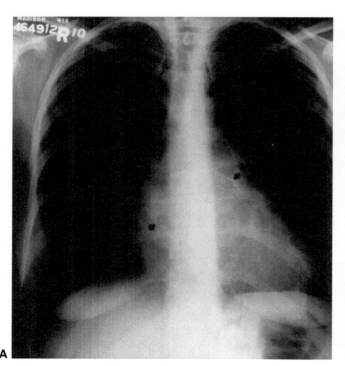
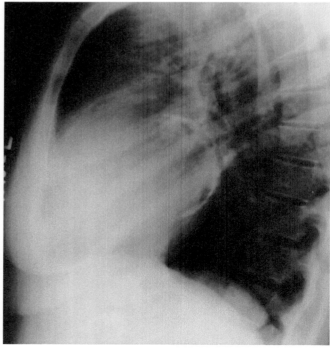

FIG. 35.27 As projeções frontal **(A)** e lateral **(B)** do coração mostram calcificações densas que delineiam o contorno de um átrio esquerdo aumentado. Essas calcificações podem ser na parede ou no trombo que reveste a câmara. Tal achado associa-se a um prognóstico desfavorável.

cm de comprimento. A combinação das linhas A e B forma um padrão reticular, designado como linhas C, as quais tendem a ser transitórias e de difícil visibilização, sendo todas septos interlobulares edemaciados. As diferenças no tamanho e orientação das linhas A e B refletem o tamanho e a orientação dos septos interlobulares. Os lóbulos pulmonares tendem a ser grandes e orientados obliquamente em relação à pleura nos lobos superiores, enquanto nos lobos inferiores eles são mais curtos e perpendiculares à superfície pleural, o que acarreta a aparência característica das linhas B, as mais facilmente identificadas (veja a Fig. 35.26).

Pode acabar por haver hipertensão arterial pulmonar, causando a dilatação da artéria pulmonar principal e seus ramos centralmente, a qual se associa a uma constrição das artérias nas zonas média e periférica dos pulmões. Esses achados superpõem-se, com freqüência, aos da hipertensão venosa crônica e hipertrofia do ventrículo direito.

A hemossiderose pulmonar (depósito de pigmentos sanguíneos nos tecidos intersticiais), secundária ao acometimento mitral, é um achado patológico freqüente, mas não é reconhecida como tal nas radiografias do tórax. Quando presentes em quantidade suficiente, esses depósitos são visíveis, radiograficamente, como sombras granulares finas ou miliares por toda a extensão dos pulmões. Eles podem tornar-se grandes o bastante para produzir densidades nodulares que variam de 2 a 5 mm de diâmetro. A aparência dos pulmões assemelha-se àquela notada na tuberculose ou na silicose nodular inicial. Entretanto, os achados associados de acometimento mitral são tão evidentes que não há dificuldade em fazer o diagnóstico diferencial. A ossificação, ou calcificação pulmonar, é um achado raro na estenose mitral, sendo geralmente encontrada nos lobos inferiores, e produzindo múltiplas opacidades que se assemelham às lesões calcificadas da histoplasmose, disseminadas amplamente pelas bases pulmonares. Esses são achados tardios, e essas alterações geralmente são eliminadas pela cirurgia corretiva.

Insuficiência Mitral

A insuficiência mitral associa-se, com freqüência, à estenose mitral. Tal defeito valvar provoca a sobrecarga do ventrículo esquerdo e ocasiona a dilatação dessa câmara, manifestando-se pelo aumento do coração para baixo e para a esquerda, com o alongamento e arredondamento do contorno cardíaco inferior esquerdo. O átrio esquerdo também aumenta de tamanho, causando os sinais descritos anteriormente para o aumento dessa câmara. Evidencia-se a congestão pulmonar, como na estenose mitral. Muitas vezes é difícil diferenciar a estenose mitral da insuficiência mitral. Uma insuficiência mitral relativa ocorre comumente em doenças que produzem a dilatação do ventrículo esquerdo. Costuma ser difícil detectar sua presença nas radiografias, ainda que se suspeite dela. A calcificação degenerativa do anel mitral pode acarretar insuficiência mitral (Fig. 35.28). A insuficiência mitral aguda, causada pela ruptura das cordas tendíneas, pode ocorrer em conseqüência de endocardites bacterianas, endocardites reumáticas, traumatismos não-penetrantes ou infartos do miocárdio. Também pode haver a ruptura idiopática ou espontânea. Geralmente há um início abrupto ou um aumento súbito da dispnéia num paciente que pode ou não ter tido uma patologia cardiopulmonar. A radiografia do tórax revela edema pulmonar, aumento moderado ou inexistente do átrio esquerdo, e pouco ou nenhum aumento cardíaco.

Estenose e Insuficiência Mitral Combinadas

Em muitos casos, as alterações macroscopicamente evidentes nessa condição indicam uma dupla lesão; em outros, os achados são suficientemente característicos para justificar o diagnóstico de estenose mitral sem regurgitação significativa. Há um terceiro grupo em que é difícil fazer o diagnóstico diferencial no estudo radiográfico. Via de regra, o átrio esquerdo é maior na estenose e insuficiência combinadas que na estenose isoladamente. Um aumento do ventrículo esquerdo acompanha geralmente a insuficiência, mas isso pode ser de detecção muito difícil. A cardiopatia reumática também causa estenose e insuficiência aórtica, com o conseqüente aumento do ventrículo esquerdo.

Além da insuficiência mitral, devem-se ter em mente as possíveis lesões valvares aórticas na presença de um aumento do ventrículo

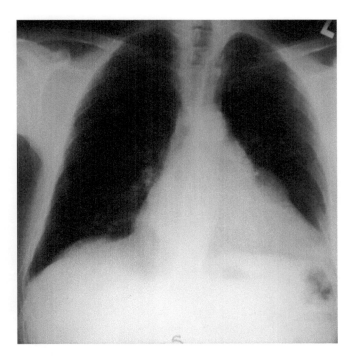

FIG. 35.28 Insuficiência mitral. O coração apresenta-se aumentado de tamanho secundariamente ao aumento de ambas as câmaras esquerdas. A aurícula dilatada pode ser vista ao longo da parte média da silhueta cardíaca esquerda. Assim também, uma dupla densidade pode ser observada do lado direito, outra indicação do aumento de tamanho do átrio esquerdo. A combinação de aumento do ventrículo esquerdo e do átrio esquerdo indica que o paciente é portador de insuficiência mitral. Pode haver uma estenose mitral associada.

esquerdo. Quando se considera a cirurgia para os pacientes com uma valvopatia mitral, usa-se o cateterismo cardíaco, para avaliar as pressões arteriais e venosas pulmonares, bem como quantificar a gravidade da estenose ou insuficiência, quando presente. Pode-se usar a angiocardiografia seletiva em conjunção ao cateterismo, para avaliar o grau de regurgitação, a gravidade da estenose e a maleabilidade da valva. A ecocardiografia pode ser muito útil nessa avaliação.

Estenose Aórtica

A cardiopatia reumática era a causa mais comum de estenose aórtica adquirida em épocas anteriores. Hoje em dia, a estenose aórtica freqüentemente vista em adultos é um processo degenerativo adquirido, superposto a uma valva aórtica bicúspide congênita, o que é geralmente considerado uma lesão isolada ou, em associação às coronariopatias, como um processo independente. Há uma incidência elevada (até 85%) de valva aórtica bicúspide em casos de coarctação da aorta, o que pode ser prontamente avaliado pela ecocardiografia. Os pacientes com coarctações reparadas cirurgicamente devem, pois, ser monitorados quanto ao possível desenvolvimento de uma estenose aórtica. Alguns pacientes podem mostrar-se relativamente assintomáticos apesar da presença de uma estenose grave. Os sintomas da estenose aórtica são dispnéia de esforço, síncope e arritmias que podem causar mortes súbitas.[37] O reconhecimento da condição numa radiografia simples tem, por isso, uma considerável importância clínica. Nesses casos, o principal achado pode ser uma calcificação da valva aórtica. A estenose aórtica cálcica também pode ocorrer em pacientes sem valvas anômalas e sem história de cardiopatia reumática (Fig. 35.29).

A estenose aórtica acarreta um aumento da sobrecarga do ventrículo esquerdo e ocasiona a hipertrofia desse ventrículo. A hipertrofia do ventrículo esquerdo produz um arredondamento da borda cardíaca inferior esquerda. Tal hipertrofia geralmente ocorre sem dilatação (hipertrofia concêntrica); o coração pode-se encontrar dentro dos limites normais de tamanho, e o único achado pode ser o arredondamento do ápice.

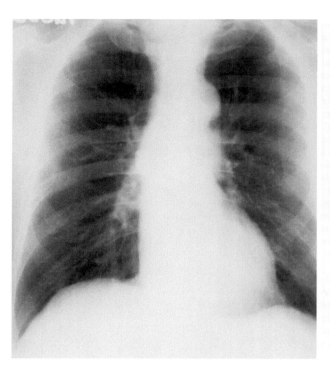
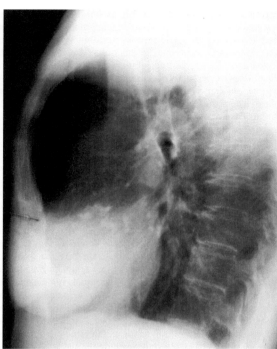

FIG. 35.29 Estenose aórtica. O coração encontra-se um pouco aumentado, com arredondamento do ápice secundariamente à hipertrofia do ventrículo esquerdo. Um aumento da aorta ascendente manifesta-se pela convexidade da borda mediastinal direita. O diagnóstico de estenose aórtica é confirmado pela valva aórtica densamente calcificada vista na projeção lateral.

Quando há dilatação, a borda esquerda alonga-se, movendo o ápice para baixo e para a esquerda. O botão aórtico apresenta-se normal quanto ao tamanho, e a aorta ascendente mostra-se aumentada, ocasionando uma convexidade da margem cardíaca superior direita. Esse aumento constitui uma dilatação pós-estenótica. Pode ser difícil ver a calcificação nas radiografias frontais, porque a valva é projetada sobre a sombra da coluna, podendo, porém, ser facilmente visível na projeção lateral. A calcificação aórtica é específica da valvopatia aórtica. A calcificação é detectada mais facilmente à fluoroscopia ou à TC.

A calcificação da valva aórtica também é um indicador fidedigno de que a estenose é grave, especialmente quando ela ocorre num paciente jovem. Na ausência de descompensação, calcificações visíveis nas radiografias simples indicam geralmente um gradiente de 50 mm Hg ou mais através da valva. Esse grau de estenose geralmente é tratado por cirurgia ou valvoplastia com balão. Os achados radiográficos na estenose aórtica podem ter valor diagnóstico, mas, em alguns casos, têm de ser apoiados por achados clínicos, para fazer o diagnóstico. Via de regra, o aumento do ventrículo esquerdo é encontrado tardiamente na evolução da doença, em conseqüência da dilatação, o que pode ocasionar a insuficiência do ventrículo esquerdo.

Insuficiência Aórtica

A insuficiência aórtica pode ser causada por febre reumática (valvulite reumática), endocardite bacteriana ou, em raros casos, por sífilis ou arteriosclerose. A incompetência da valva aórtica acarreta dilatação e hipertrofia do ventrículo esquerdo. O trato de saída desta câmara é o primeiro a aumentar, produzindo um aumento no comprimento do contorno cardíaco inferior esquerdo que constitui o segmento ventricular. O ápice estende-se abaixo da abóbada diafragmática. Com a progressão do aumento e o envolvimento do trato de saída, o segmento ventricular esquerdo aumenta ainda mais, e o contorno superior esquerdo tende a tornar-se mais arredondado. Torna-se evidente o aumento posterior, com o arredondamento da margem cardíaca posterior inferior. A aorta pode dilatar-se, ocasionando a convexidade do segmento aórtico que constitui a margem cardiovascular superior direita, e essa dilatação pode estender-se até a parte transversa do arco aórtico. O aumento do coração pode ser extremo na regurgitação aórtica; quando há um aumento maciço do ventrículo esquerdo, isso é, às vezes, descrito pelo termo *cor bovinum*. Podem estar presentes estenose e insuficiência combinadas, mas não há meio de determinar, com certeza, a lesão predominante nos estudos radiográficos. Quando o acometimento valvar aórtico acarreta insuficiência cardíaca, observam-se os sinais de congestão pulmonar juntamente com o aparecimento de uma insuficiência mitral relativa, que ocasiona o aumento do átrio esquerdo. Quando a insuficiência aórtica acarreta a dilatação do ventrículo esquerdo, pode sobrevir a insuficiência da valva mitral, e o átrio esquerdo aumenta de tamanho. Essas alterações podem associar-se à insuficiência cardíaca e sua manifestação pulmonar (Fig. 35.30).

Na valvopatia reumática, são freqüentemente envolvidas ambas as valvas, aórtica e mitral, podendo haver um aumento cardíaco maciço generalizado, juntamente com o aumento das câmaras em que a sobrecarga está aumentada. Às vezes, é possível determinar o defeito predominante, mas isso nem sempre ocorre. Quando uma valva proximal (mitral) é acometida por estenose e insuficiência, torna-se difícil avaliar as alterações na valva distal (aórtica) por outros meios radiográficos que não a angiocardiografia e aortografia.

A insuficiência aórtica aguda pode ocorrer em conseqüência da ruptura da valva devido a um traumatismo ou, mais comumente, à endocardite infecciosa, como se vê em usuários abusivos de drogas endovenosas. O paciente pode ter uma insuficiência cardíaca congestiva grave e um coração de aparência normal.

Valvopatia Pulmonar

A estenose pulmonar geralmente é uma anomalia congênita; os achados radiográficos produzidos por essa lesão foram descritos na seção sobre estenose pulmonar congênita.

A insuficiência pulmonar é rara, sendo adquirida geralmente em conseqüência de uma septicemia, a qual pode causar embolias pulmonares repetidas. Pode-se reconhecer o aumento do ventrículo direito acompanhado do aumento da artéria pulmonar. Os achados na ausência congênita da valva pulmonar já foram descritos.

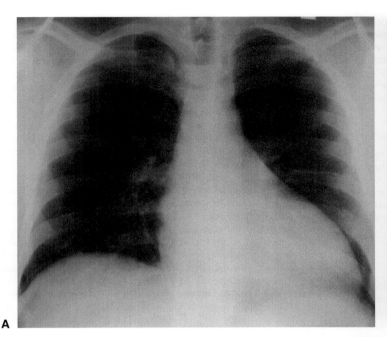
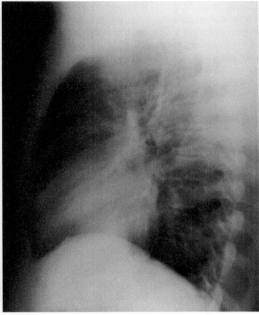

FIG. 35.30 Insuficiência aórtica. **A:** O coração estende-se quase até a parede torácica lateral, secundariamente à dilatação do ventrículo esquerdo. **B:** O grande ventrículo esquerdo pode ser visto na incidência lateral projetando-se posteriormente quase até a coluna. Nesse paciente, a aorta ascendente não se apresenta aumentada, indicando que a lesão valvar é aguda.

Valvopatia Tricúspide

A valvopatia tricúspide adquirida é rara, mas essa valva pode ser acometida pela doença reumática. Em raros casos, a valva pode vir a apresentar vegetações (Libman-Sacks) em pacientes com lúpus eritematoso, podendo haver a estenose. A insuficiência tricúspide relativa também é causada pela dilatação excessiva do ventrículo direito. As doenças que envolvem a valva tricúspide podem manifestar-se por um aumento do átrio direito, o qual pode ser extremo. O aumento causa o alargamento do coração para a direita e maior convexidade da margem cardíaca inferior direita. Na incidência frontal, pode haver uma projeção em forma de ombro da aurícula direita, produzindo uma angulação aguda entre ele e a aorta ascendente, o que indica um aumento acentuado do átrio direito e sugere uma patologia tricúspide. As veias cavas superior e inferior tendem a aumentar. Como o acometimento tricúspide tende a diminuir a carga sobre a pequena circulação, foi descrita uma clareza extraordinária dos campos pulmonares, embora este não seja um achado muito útil. A hepatomegalia pode ocorrer em conseqüência da insuficiência tricúspide, sendo reconhecida como uma opacidade homogênea no quadrante superior direito do abdome, com o deslocamento das alças intestinais que contêm ar. O hemidiafragma direito também pode estar elevado. Os defeitos mitrais acarretam a dilatação do átrio direito em virtude do aumento da pressão venosa em conseqüência de estase. Na presença de acometimento mitral, torna-se difícil fazer o diagnóstico radiográfico da insuficiência tricúspide. Em vista disso, os sinais radiográficos da insuficiência tricúspide podem ser apenas sugestivos, e não diagnósticos.

Condições Cardíacas Adquiridas Diversas

Doença Cardiovascular Hipertensiva

A hipertensão arterial sistêmica persistente acarreta um aumento da carga de trabalho do ventrículo esquerdo. Como a doença varia de uma forma relativamente leve, que causa pouca ou nenhuma alteração na silhueta cardíaca, a uma doença grave e prolongada, que produz alterações acentuadas, o grau de alteração radiográfica varia muito. O coração pode permanecer normal quanto à forma e ao tamanho por algum tempo, mas a hipertrofia do ventrículo esquerdo se manifesta em pacientes com pressões persistentemente altas. A primeira alteração é o arredondamento da borda cardíaca inferior direita em conseqüência da hipertrofia concêntrica.

O coração aumenta para baixo e para a esquerda, com o alongamento do contorno ventricular esquerdo e arredondamento do ápice, ocasionando, com freqüência, o deslocamento do ápice abaixo da cúpula diafragmática. Esse aumento também causa uma convexidade posterior, notada na projeção lateral. Tais alterações indicam dilatação além da hipertrofia que a precedeu. A silhueta cardíaca assemelha-se àquela vista na insuficiência aórtica. É importante recordar que não são reconhecidas anormalidades radiográficas numa hipertensão transitória ou inicial. Além das alterações no tamanho e na forma do coração, ocorrem alterações aórticas em conseqüência dessa doença. Há uma dilatação da aorta, que pode ser suficiente para produzir uma convexidade do segmento aórtico da silhueta cardiovascular superior direita e o aumento do botão aórtico (Fig. 35.31).

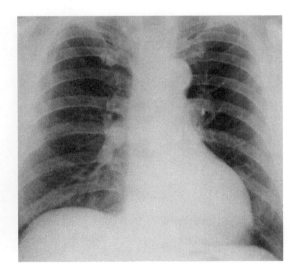

FIG. 35.31 Doença cardiovascular hipertensiva. Há um moderado aumento cardíaco e arredondamento do ápice, indicando a hipertrofia do ventrículo esquerdo. O arco aórtico transverso mostra-se proeminente e há alguma calcificação nele. O paciente tinha história de hipertensão de longa duração. A calcificação indica tanto hipertensão como arteriosclerose.

O coração pode diminuir de tamanho, ao ser aliviada a hipertensão, o que constitui, basicamente, uma diminuição no grau de dilatação. Em muitos casos, ocorrem alterações irreversíveis, impedindo o coração de recuperar seu contorno normal após a correção cirúrgica ou clínica da doença subjacente. Quando ocorre a descompensação, observa-se, com freqüência, uma insuficiência mitral relativa, que ocasiona o aumento do átrio esquerdo, congestão pulmonar, edema pulmonar e derrame pleural.

Doença Cardiovascular Arteriosclerótica

A doença cardiovascular arteriosclerótica é a causa mais comum de insuficiência cardíaca em pacientes idosos. As radiografias simples dão uma contribuição pequena ao diagnóstico das doenças cardiovasculares ateroscleróticas, das quais a condição principal é a coronariopatia. As radiografias simples são, porém, muito úteis para monitorar os pacientes com doença isquêmica e diagnosticar algumas de suas complicações.

Coronariopatias

A coronariopatia aterosclerótica é a causa mais comum de doença cardíaca na população idosa.[5-59] A placa aterosclerótica é a característica típica da coronariopatia. Começando como uma faixa adiposa, a placa aterosclerótica cresce com o tempo devido ao depósito adicional de lípides, proliferação muscular lisa, síntese da matriz extracelular e depósito de cálcio. Os achados da autópsia detalham a presença de placas ateroscleróticas nas artérias coronárias de 50% das pessoas dos 20 aos 29 anos de idade e 80% daquelas de 30 a 39 anos de idade; calcificações arteriais coronárias estão presentes em 50% dos pacientes de 40 a 49 anos de idade e 80% daqueles de 60 a 69 anos de idade.[1] Evidências epidemiológicas *in vivo* e estudos de autópsia mostram que a prevalência das calcificações arteriais coronárias, numa determinada década, é 10 a 100 vezes maior que a incidência esperada em dois anos de eventos de coronariopatia em pessoas dessa idade. Em 1961, Blakenhorn[8] detalhou as evidências de que as calcificações arteriais coronárias só ocorrem nos locais de aterosclerose. Em 1964, Beadenkopf e colaboradores[6] discutiram a relação entre as calcificações arteriais coronárias e a arteriosclerose e o infarto do miocárdio. Desde essa época, as calcificações arteriais coronárias têm sido aceitas como um marcador de uma coronariopatia subjacente.

As calcificações arteriais coronárias podem ser detectadas pelas radiografias simples do tórax, fluoroscopia, TC helicoidal, ultra-sonografia intravascular das artérias coronárias e TC com emissão de elétrons. Atualmente, a TC com emissão de elétrons e comportas eletrocardiográficas é o método mais sensível para a detecção das calcificações arteriais coronárias. A TC com emissão de elétrons é o único método que possibilita a determinação da quantidade de cálcio na árvore arterial coronária. Devem-se ter em mente algumas restrições: (1) um estudo TC com emissão de elétrons negativo para calcificações arteriais coronárias não exclui a presença de placas ateroscleróticas nas artérias coronárias, incluindo as placas instáveis, mas indica uma probabilidade muito pequena de lesões arteriais coronárias com inibição significativa do fluxo; (2) um estudo TC com emissão de elétrons positivo documenta a presença de aterosclerose arterial coronária — quanto mais cálcio for detectado, maior será a probabilidade de doença obstrutiva, embora esses achados não sejam específicos do vaso; (3) a tecnologia TC com emissão de elétrons ainda não está muito disseminada; (4) em alguns centros que dispõem dessa tecnologia, o custo (dados de 1997) é de US$300 a US$400, e o estudo leva apenas alguns minutos para ser inteiramente realizado; (5) o custo das radiografias simples ou da fluoroscopia é banal em comparação a outros métodos de detecção de calcificações arteriais coronárias, mas sua sensibilidade é bastante baixa e pode haver uma aterosclerose coronária com lesões estenóticas sem calcificações detectáveis. No momento atual, a avaliação quanto às calcificações arteriais coronárias não é generalizada. Entretanto, a fluoroscopia do coração para a detecção de calcificações arteriais coronárias, durante estudos gastrintestinais superiores, arteriografias carotídeas e periféricas, aortografias e arteriografias pulmonares, pode detectar calcificações arteriais e sugerir uma avaliação cardíaca adicional antes da intervenção cirúrgica.

Complicações do Infarto do Miocárdio

As complicações da doença aterosclerótica, especialmente o tipo isquêmico, são bem avaliadas pelas radiografias simples. A insuficiência cardíaca, discutida com detalhes em outra parte, é prontamente detectada. As alterações no tamanho cardíaco podem refletir a cronicidade da condição. Entretanto, a presença de insuficiência cardíaca num paciente com um coração de tamanho normal é vista freqüentemente no infarto agudo do miocárdio. Em geral, a resposta da insuficiência cardíaca do paciente à terapia pode ser muito bem avaliada clinicamente e não re-

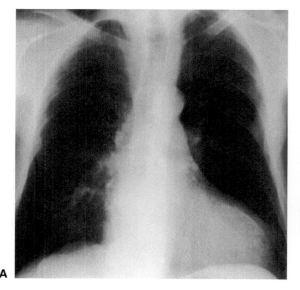
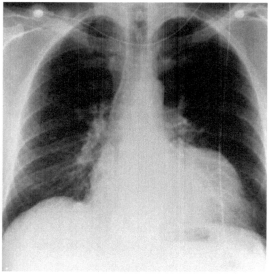

FIG. 35.32 Aneurisma ventricular esquerdo. **A:** A projeção frontal do tórax mostra um coração ligeiramente aumentado em decorrência da dilatação do ventrículo esquerdo. Além disso, o padrão vascular pulmonar apresenta-se congestionado, e algumas linhas B de Kerley estão presentes na base direita, indicando um edema intersticial. Foi feito um diagnóstico de insuficiência cardíaca congestiva secundária a um infarto do miocárdio. **B:** A radiografia frontal do mesmo paciente, obtida aproximadamente três semanas depois, mostra que a insuficiência cardíaca congestiva se resolveu. Entretanto, o coração aumentou de tamanho e há uma saliência ao longo da borda do ventrículo esquerdo, indicando a presença de um aneurisma no ventrículo esquerdo, secundário à oclusão da artéria coronária descendente anterior esquerda.

quer radiografias seriadas. Em caso de dúvida, porém, o uso de exames seriados pode ser útil.

Aneurismas Ventriculares

A causa mais comum de um aneurisma ventricular é a oclusão de uma artéria coronária. Em raros casos, um traumatismo ou inflamação podem produzir aneurismas cardíacos.[7] A parede miocárdica se enfraquece no local da isquemia ou trauma, formando-se uma saliência local, o que pode ocorrer em qualquer local, porém é mais comumente detectado por meios radiográficos na distribuição da artéria coronária descendente anterior esquerda. A situação manifesta-se, numa radiografia simples, por uma saliência localizada ou algo difusa da borda cardíaca esquerda que distorce a silhueta cardíaca. Anteriormente, o principal método de avaliação era a fluoroscopia para detectar o movimento paradoxal ou a ausência de movimento. Atualmente, os estudos preferidos são a cardiologia nuclear e, mais comumente, a ecocardiografia. Tais alterações são identificadas com extraordinária nitidez pela angiografia do ventrículo esquerdo, mas ela não é geralmente utilizada, por ser uma técnica invasiva (Fig. 35.32).

Falsos aneurismas do ventrículo esquerdo podem ocorrer em conseqüência da ruptura local de uma área infartada da parede. A ruptura é contida pelo pericárdio que adere à parede do ventrículo esquerdo em torno do ponto de ruptura, juntamente com algum coágulo organizado. Como a parede não contém fibras miocárdicas, esse é um pseudo-aneurisma. Em geral, o óstio que liga o falso aneurisma à câmara ventricular é relativamente pequeno em relação ao tamanho do saco do aneurisma, o que reflete, obviamente, o fato de que os pacientes não sobrevivem a grandes rupturas abertas. Rupturas de falsos aneurismas são mais freqüentes que aquelas dos aneurismas verdadeiros. Pode-se, às vezes, identificar o local de um infarto do miocárdio anterior como um fino arco de calcificações no miocárdio (Fig. 35.33). Tais calcificações são, em geral, finas e lisas em contraste com a aparência grosseira e irregular da pericardite calcificada.

O *divertículo do ventrículo esquerdo* é uma anomalia congênita freqüentemente associada a um defeito da linha média anterior, como um defeito do esterno, parede abdominal superior, diafragmático anterior, diafragmático pericárdico ou intracardíaco.[3] A lesão é importante por causa do risco de ruptura. Alguns divertículos são tão pequenos que não se verifica achado radiográfico; em outros casos, está presente um abaulamento das partes moles cardíaco anterior, muitas vezes em associação a um ou mais dos defeitos que acabamos de relacionar. Em raros casos, um tipo semelhante de divertículo pode ser encontrado no ventrículo direito, geralmente em associação a uma outra anomalia, como uma comunicação interatrial, tetralogia de Fallot ou comunicação interventricular.

O Coração e os Pulmões na Insuficiência Cardíaca Congestiva

Na insuficiência cardíaca, há quase sempre a dilatação de uma ou mais câmaras cardíacas, ocasionando o aumento do coração. O aumento generalizado pode obscurecer o aumento de uma câmara isolada que estava presente anteriormente. O diâmetro transverso do coração geralmente aumenta, o diâmetro vertical pode, efetivamente, diminuir com o paciente na posição ereta, porque esse músculo cardíaco pode-se encontrar enfraquecido a ponto de não conseguir manter o contorno cardíaco normal contra o efeito da gravidade. Há uma exceção geral à regra de que o coração em insuficiência aumenta consideravelmente, e essa é na insuficiência do ventrículo esquerdo aguda, secundária à trombose coronária. Em tais pacientes, pode haver um grau acentuado de congestão e edema pulmonar, com muito pouco aumento cardíaco.

A insuficiência do ventrículo esquerdo é considerada como ocorrendo quando o ventrículo esquerdo não expele sangue à mesma razão do ventrículo direito. Nesta situação, a pressão atrial esquerda aumenta, ocasionando um aumento da pressão venosa pulmonar e, finalmente, congestão e edema pulmonar. Os achados radiográficos consistem na dilatação das veias pulmonares, o que causa uma acentuação da trama vascular. Os vasos nas zonas superiores, tanto artérias como veias, mostram-se mais proeminentes que nas bases. Os vasos individuais aparecem, com freqüência, obscurecidos e menos nítidos que o habitual, indicando um edema perivascular. A trama intersticial por toda a extensão dos pulmões torna-se cada vez mais proeminente, à medida que o líquido se acumula aí. As linhas A e B de Kerley podem tornar-se visíveis. Derrames pleurais em pequena quantidade produzem densi-

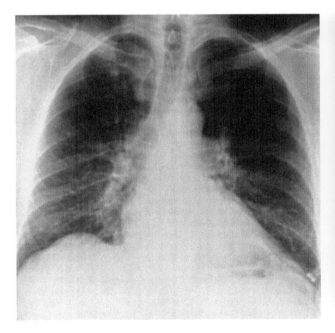
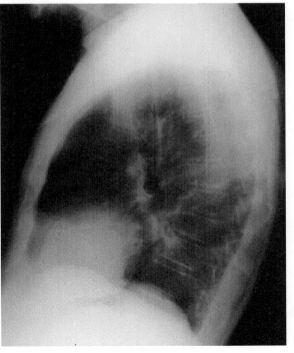

FIG. 35.33 As projeções frontal **(A)** e lateral **(B)** do coração mostram uma calcificação curvilínea que se estende pela maior parte do trajeto em torno do ápice do ventrículo direito. Uma calcificação fina desse tipo é característica de um infarto do miocárdio calcificado.

dades basais que obliteram os seios costofrênicos e estendem-se, com freqüência, até as fissuras interlobares. O edema alveolar é comum na insuficiência do ventrículo esquerdo aguda, o que produz densidades parailares e basais bilaterais que podem ser difusas ou esparsas, mas, em qualquer desses casos, são pouco nítidas. O derrame e o edema podem tornar-se acentuados, dependendo do grau de insuficiência (Fig. 35.34).

Na insuficiência do ventrículo direito, o sangue acumula-se do lado venoso da grande circulação, causando edema e congestão das vísceras abdominais. Os pulmões podem mostrar-se relativamente claros. A insuficiência do ventrículo direito geralmente é secundária à insuficiência do ventrículo esquerdo, de modo que os achados anteriormente citados podem predominar.

Cor Pulmonale

Cor pulmonale crônico é o termo usado para indicar a hipertrofia do ventrículo direito, que pode levar à insuficiência do ventrículo direito, sendo produzida por qualquer doença ou anormalidade (excluindo patologias cardíacas primárias) que acarretem o aumento da pressão na pequena circulação. Numerosas doenças pulmonares podem causar *cor pulmonale*, tais como alterações congênitas e adquiridas do tórax (por exemplo, cifoescoliose, toracoplastia); patologias arteriais pulmonares (por exemplo, embolias pulmonares recorrentes crônicas); e doenças inflamatórias pulmonares crônicas, como a tuberculose pulmonar, as pneumoconioses e doenças supurativas, como as bronquiectasias crônicas. O enfisema pulmonar é a causa mais comum. Geralmente, as doenças causam alterações em artérias e arteríolas periféricas ou há um acometimento primário desses vasos que leva à hipertensão pulmonar. Há alguma controvérsia quanto à patogênese de algumas dessas condições. Além dos achados descritos nos parágrafos que se seguem, podem estar presentes alterações pulmonares causadas pela doença subjacente.

Achados Radiográficos

O coração não aumenta necessariamente de tamanho; na projeção frontal, ele se mostra, com freqüência, de tipo vertical e parece pequeno e redondo. Há uma proeminência do segmento arterial pulmonar na silhueta cardíaca superior esquerda e um aumento no tamanho das artérias hilares bilateralmente. O infundíbulo pulmonar aumenta de tamanho, juntamente com a artéria pulmonar. Verifica-se uma discrepância no calibre das artérias pulmonares; as artérias hilares mostram-se aumentadas, e as artérias da zona média e periféricas apresentam-se com diâmetro normal ou menor que o normal.

Em alguns casos, há uma diminuição rápida e notável no calibre das artérias nas áreas parailares. Não raro, tem-se de usar as alterações vasculares para sugerir o diagnóstico, porque a silhueta cardíaca pode não ser típica. Não há, nessa condição, aumentos do átrio ou ventrículo esquerdos. O enfisema pulmonar está freqüentemente presente e pode ser grave. Quando o aumento do ventrículo é grande, pode haver um grau suficiente de protrusão anterior e convexidade para ocasionar uma diminuição do espaço retroesternal anteriormente à base do coração, conforme visto na projeção lateral. Além disso, o aumento acentuado do trato de saída pulmonar pode produzir uma convexidade mais alongada na região do segmento arterial pulmonar.

Em pacientes que apresentam deformidades torácicas ou patologias pulmonares graves, a condição que causa o aumento da pressão arterial pulmonar pode distorcer o coração de tal modo que o aumento dessa câmara não pode ser determinado com certeza, mas o aumento da artéria pulmonar geralmente é visível. Para estabelecer o diagnóstico, deve-se fazer a correlação com a história clínica, os achados físicos e os achados eletrocardiográficos; os achados radiográficos são razoavelmente confiáveis, quando são típicos.

O *cor pulmonale* agudo é encontrado nas outras condições que causam hipoxia ou anoxia agudas, tais como embolias pulmonares maciças, edema pulmonar e pneumotórax hipertensivo. Essas diversas condições são discutidas na seção sobre doenças pulmonares.

O Coração nas Deformidades Torácicas

Cifoescoliose

O coração geralmente é deslocado para o lado oposto à convexidade da coluna dorsal. Em casos de convexidade para a direita, o lado direito da borda cardíaca é, com freqüência, obscurecido pela sombra das vér-

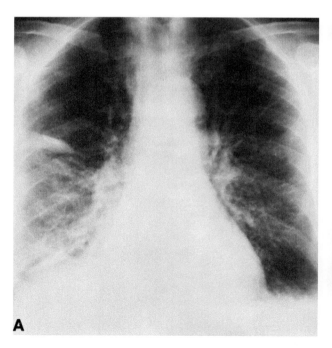 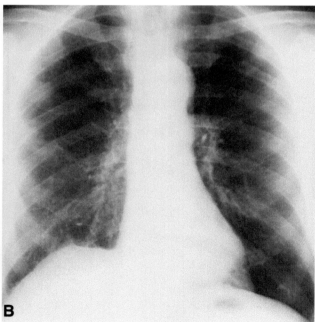

FIG. 35.34 Insuficiência cardíaca congestiva. **A:** O coração mostra-se aumentado. Há algum derrame pleural bilateralmente, produzindo uma densidade indistinta nas bases, obscurecendo o diafragma e amortecendo os ângulos costofrênicos. Verifica-se, também, algum líquido na fissura menor à direita. Os vasos basais mostram-se maldefinidos e do lado direito há uma considerável densidade basal, parte da qual é intersticial e outra parte parece ser alveolar, indicando edema. **B:** Radiografia de seguimento obtida duas semanas depois. Não há mais evidências de edema ou derrame pleural, e o coração diminuiu de tamanho.

tebras torácicas inferiores. Quando a deformidade torácica é acentuada, há, em muitos casos, um grau suficiente de rotação para interferir na função cardíaca. Em pacientes com uma deformidade acentuada do coração produzida pela alteração torácica, os marcos anatômicos normais alteram-se;[48] a avaliação do tamanho das câmaras e a identificação delas é muito difícil.

Tórax em Funil (Peito Escavado)

Tal deformidade consiste na depressão do esterno, que pode ser grave e ocasionar o deslocamento retrógrado do coração para a esquerda.[39] Na incidência lateral, a posição do esterno é reconhecida com facilidade, e o diagnóstico é feito sem dificuldade. Na incidência frontal, alguns sinais radiográficos são diagnósticos: (1) angulação descendente aguda dos arcos anteriores das costelas, com o grau de inclinação, grosso modo, proporcional ao grau de depressão; (2) deslocamento da sombra cardíaca para a esquerda, com alguma convexidade da borda superior esquerda, de modo que a silhueta sugere uma patologia mitral, com aumento e proeminência da aurícula esquerda; (3) borda indistinta do lado direito do coração, freqüentemente obscurecida pela coluna torácica; (4) menor densidade do coração, com uma deformidade mais grave, causada pela diminuição do diâmetro ântero-posterior (nesses pacientes, a coluna torácica inferior é mais facilmente visível que em pessoas normais); (5) maior densidade e borramento do aspecto medial da base pulmonar direita, causados por alguma compressão do pulmão subjacente e acentuados pela visibilidade dos vasos pulmonares, freqüentemente ocultos pela borda cardíaca inferior direita; (6) alguma retificação da curva normalmente arredondada da coluna torácica ou, em alguns casos, reversão efetiva da curva; e (7) ocasionalmente deslocamento posterior e compressão do coração entre o esterno e a coluna torácica, acarretando um alargamento efetivo e um aumento do diâmetro transverso tanto para a direita como para a esquerda. Não é difícil fazer o diagnóstico dessa deformidade na projeção frontal, na presença de muitos dos referidos sinais. É importante a diferenciação relativamente à valvopatia mitral na projeção frontal (Fig. 35.35). A fixação do esterno ao tendão central do diafragma pode ocasionar um aumento cardíaco paradoxal durante a inspiração em crianças com peito escavado. O diafragma puxa a parte inferior do esterno posteriormente, ao mover-se para baixo à inspiração, reduzindo o espaço entre a coluna e o esterno, e achatando o coração, de modo que ele parece mais largo e, por isso, maior na projeção frontal.

Doenças do Miocárdio (Miocardiopatias)

As miocardiopatias são divididas, fisiopatologicamente, em três grupos principais: congestivas, constritivas e obstrutivas. As miocardiopatias congestivas consistem nas miocardiopatias idiopáticas, a maioria das quais ocorre em associação a uma patologia sistêmica conhecida, tal como infecções, pós-parto ou doenças do tecido conectivo, ou a uma miopatia neuromuscular. As miocardiopatias constritivas são condições que simulam a pericardite constritiva, tais como lesões infiltrativas do miocárdio e endocárdio, como a fibrose endomiocárdica e a fibroelastose endocárdica, e qualquer uma delas também pode evidenciar-se como miocardiopatia congestiva. As manifestações clínicas das miocardiopatias obstrutivas sugerem uma lesão valvar obstrutiva. São incluídas aí miocardiopatias idiopáticas, hipertróficas e estenoses subaórticas (mio--cardiopatia obstrutiva hipertrófica), bem como a infiltração maligna do miocárdio por um tumor.

As manifestações radiográficas dessas doenças não são específicas, mas o aumento cardíaco está geralmente presente e pode ser maciço. O aumento costuma ser causado pela dilatação de todas as câmaras. A contratilidade cardíaca diminui. O diâmetro transverso freqüentemente aumenta mais que o longitudinal. O coração parece largo, e os contornos normais são apagados. Pode não haver sinais de insuficiência mesmo com um coração muito aumentado. Nesses pacientes, muitas vezes é difícil a diferenciação relativamente ao derrame pericárdico nas radio-grafias simples, embora ela seja feita facilmente no exame ultra-sonográfico.

Miocardite Infecciosa

Na miocardite infecciosa, o grau de dilatação cardíaca é proporcional à gravidade dos danos musculares. Pode haver uma progressão rápida até um aumento generalizado evidente do coração, podendo isso ser acentuado pelo líquido pericárdico, freqüentemente presente. O volume

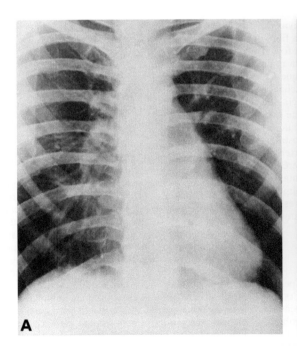
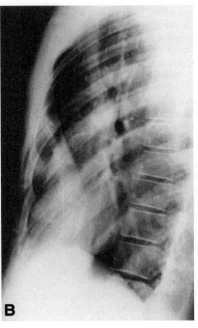

FIG. 35.35 Deformidade do tórax em funil. **A:** Muitos dos sinais descritos no texto são presentes, incluindo a proeminência da borda cardíaca superior esquerda, desvio do coração para a esquerda, pequeno aumento na densidade abaixo do hilo direito, incapacidade de visibilizar a borda do lado direito do coração e acentuação da angulação das costelas para baixo. **B:** A projeção lateral mostra o acentuado deslocamento posterior da parte inferior do esterno.

do derrame costuma ser pequeno. Os achados radiográficos do aumento generalizado da silhueta cardíaca assemelham-se, independentemente do agente infeccioso. Todavia, nas patologias parasitárias (por exemplo, miocardite hidática), podem ocorrer calcificações.

Anemia

Na anemia grave, pode haver um aumento considerável do coração. A correção leva à regressão ao normal, a não ser que tenha havido muitos danos musculares. Radiograficamente, o aumento tende a ser global, com alguma proeminência da artéria pulmonar.

Miocardiopatia Pós-parto

A miocardiopatia pós-parto é rara, mas uma miocardiopatia é o diag-nóstico provável, quando a insuficiência cardíaca se evidencia pela primeira vez no período pós-parto.

Doenças do Tecido Conectivo

No lúpus eritematoso sistêmico, poliarterite ou esclerodermia, pode estar presente uma miocardiopatia, freqüentemente associada a um derrame pericárdico. Na artrite reumatóide, há uma tendência maior ao envolvimento do endocárdio e das valvas aórtica e mitral que em qualquer uma das três outras condições.

Miocardiopatia Alcoólica

O alcoolismo pode ocasionar uma miocardiopatia, com graves danos ao miocárdio e aumento macroscopicamente evidente do coração em alguns pacientes. Naqueles com danos miocárdicos de menor gravidade, os achados não são tão grandes, e a recuperação pode ser completa; porém, o prognóstico daqueles mais gravemente afetados é sombrio. Os achados radiográficos do aumento cardíaco variam com a gravidade da doença. A deficiência de tiamina pode ser um fator contribuinte; é possível que haja uma combinação de causas em alguns pacientes.

Miocardiopatias Constritivas

As miocardiopatias constritivas incluem as lesões infiltrativas do endocárdio e miocárdio, como a fibroelastose endocárdica e a fibrose miocárdica.[12] Os achados na fibroelastose endocárdica já foram descritos anteriormente. A fibrose endocárdica é encontrada mais freqüentemente em ambientes tropicais e pode ser direita ou esquerda; em alguns pacientes, ambos os ventrículos são envolvidos. Os achados radiográficos são aqueles de aumento cardíaco, com evidências de dilatação do átrio direito. Um derrame pericárdico está presente com freqüência, dificultando a identificação das câmaras. O ventrículo direito é pequeno, mas o trato de saída e as artérias pulmonares mostram-se grandes. Quando o ventrículo esquerdo é afetado, a hipertensão venosa pulmonar e a incompetência mitral acarretam uma aparência que simula aquela da valvopatia mitral. Na forma biventricular, as características do lado direito tendem a dominar, mas há geralmente evidências de aumento das veias pulmonares lobares superiores, em contraste com a oligoemia pulmonar observada no acometimento cardíaco direito isolado.

Miocardiopatias Obstrutivas

As miocardiopatias obstrutivas incluem a miocardiopatia hipertrófica obstrutiva e a estenose subaórtica hipertrófica idiopática. Como a hipertrofia muscular pode ser esparsa, pode não haver a obstrução do trato de saída, caso em que não irão ocorrer alterações na configuração cardíaca. O coração pode aumentar de tamanho nos casos em que há obstrução do trato de saída, produzindo o aumento da sobrecarga do ventrículo esquerdo, podendo haver uma insuficiência mitral secundária, produzindo uma configuração mitral. Em geral, não há uma dilatação pós-estenótica significativa da aorta. A não ser que a valva mitral esteja envolvida, o único achado é aquele de aumento do ventrículo esquerdo. Por essa razão, o diagnóstico geralmente não é feito pelas radiografias simples.

O Coração no Beribéri

A deficiência de vitamina B_1 (tiamina), que ocasiona beribéri, é rara nos EUA, sendo, porém, ocasionalmente encontrada. Os achados radio-gráficos são aqueles de uma dilatação cardíaca que pode ser difusa e simétrica, produzindo um aumento generalizado da silhueta cardíaca. Ocasionalmente, o ventrículo direito é mais lesado que o resto do miocárdio, o que acarreta a dilatação do ventrículo e átrio direitos. Um derrame pericárdico pode estar presente, podendo contribuir para o aumento da imagem cardíaca. O tratamento bem-sucedido acarreta a pronta regressão do aumento e a reabsorção do líquido pericárdico.

O Coração nas Doenças da Tireóide

Hipotireoidismo. A hipofunção da glândula tireóide que causa mixedema ocasiona a dilatação global da silhueta cardiovascular. O derrame pericárdico é comum no mixedema e pode contribuir parcialmente, se não integralmente, para o aumento do tamanho cardíaco. Alguns pacientes com coração mixedematoso apresentam derrames pericárdicos maciços, responsáveis pela maior parte do aumento cardíaco. Nos pacientes com mixedema tratados, o coração volta ao normal rapidamente, mas naqueles com cardiopatia mixedematosa crônica o retorno ao normal pode requerer alguns meses de tratamento.

Hipertireoidismo. O coração de um paciente portador de hipertireoidismo é hiperativo, e a pressão diferencial mostra-se geralmente alta. A configuração cardíaca não é característica, mas um aumento cardíaco está presente com freqüência. O aumento pode ser do ventrículo esquerdo, com arredondamento e alongamento da borda do ventrículo esquerdo, mas o ventrículo direito é, em muitos casos, a câmara predominantemente afetada. Alguns investigadores acham que o aumento do ventrículo direito é mais característico da referida doença que o do ventrículo esquerdo. Existe um consenso de que ocorre um aumento cardíaco no hipertireoidismo grave e que o tamanho do coração diminui, ao ser controlada a doença, podendo, porém, não voltar ao normal devido aos extensos danos miocárdicos.

Lesões Cardíacas

Lesões cardíacas não-penetrantes podem ser sugeridas, quando as radiografias do tórax revelam fratura do esterno, costelas ou clavícula, ou evidências de lesão das partes moles na área pré-cordial.[43] A contusão do miocárdio ocorre, muitas vezes, sem evidência externa de lesão torácica, podendo simular um infarto do miocárdio, tal como a formação de um aneurisma ventricular pós-traumático. Um traumatismo pode ocasionar a ruptura dos músculos papilares ou das cordas tendíneas, o que pode acarretar uma insuficiência mitral aguda, que se manifesta por edema pulmonar em associação a um coração de tamanho normal. Valvas artificiais podem ser desalojadas por um traumatismo. Também já foi relatada a ruptura do septo interventricular.

As lesões penetrantes podem causar a morte antes que o paciente possa ser tratado, mas, ocasionalmente, um ferimento causa hemopericárdio sem um tamponamento suficiente para causar a morte imediatamente. Os sinais radiográficos são semelhantes àqueles do derrame pericárdico (veja Doenças do Pericárdio). Além disso, a lesão que produz o hemopericárdio pode ocasionar hemotórax ou pneumotórax. Ocasionalmente, corpos estranhos metálicos, como balas, podem penetrar a parede cardíaca ou, até mesmo, entrar numa das câmaras cardíacas, sem causar a morte do indivíduo, sendo visibilizados facilmente e podendo ser localizados pela fluoroscopia. O movimento do corpo estranho opaco pode ser usado para auxiliar a identificar a sua posição. Quando o projétil se encontra dentro de uma câmara cardíaca, visibiliza-se geralmente um movimento considerável, numa trajetória pendular ou circular algo irregular, enquanto um projétil incrustado no miocárdio move-se de maneira mais uniforme. É importante obter estudos logo antes da cirurgia nos casos em que são encontrados corpos estranhos no coração ou numa de suas paredes, porque um corpo estranho do lado esquerdo pode sair pela aorta e passar à circulação sistêmica, e um corpo estranho do lado direito pode passar à pequena circulação. Já se observou, em alguns casos, um pequeno corpo estranho opaco (por exemplo, chumbinho) mover-se através do sistema venoso até o coração.

Tumores do Coração

Os tumores cardíacos primários, benignos ou malignos, são raros.[9,46] Os tumores mais comuns são mixomas, fibromas, rabdomiomas e rabdossarcomas, juntamente com os tumores primários de origem vascular. O mixoma é o tumor benigno mais comum, encontrado no átrio esquerdo em cerca de 75% dos casos, e originando-se geralmente do septo, próximo ao forame oval. A maior parte do restante origina-se no átrio direito. O mixoma ventricular é raro. O tumor geralmente é pedunculado e pode causar a obstrução intermitente de uma valva adjacente. Os achados radiográficos no mixoma podem assemelhar-se àqueles da estenose mitral ou tricúspide, dependendo de sua localização. Pode-se suspeitar de um mixoma do átrio esquerdo, quando há evidências radiográficas de estenose mitral sem história anterior de febre reumática, um sopro inconstante ou alterando-se com freqüência, e fenômenos embólicos que ocorrem sem fibrilação atrial. O mixoma do átrio direito acarreta achados radiográficos sugestivos de estenose tricúspide ou anomalia de Ebstein. O sopro é inconstante e há fenômenos embólicos (pulmonares). Cerca de 10% dos mixomas atriais calcificam-se, mas isso raramente é visto nas radiografias simples. O mixoma do átrio direito não interfere na função valvar tão freqüentemente quanto aquele do átrio esquerdo. Por essa razão, um tumor do átrio direito tende a ficar maior do que um à esquerda, antes de causar sintomas. A ecocardiografia e a RM são úteis para delinear os tumores intracardíacos. Outros tumores benignos, que tendem a ser intramurais, incluem fibromas, hamartomas, rabdomiomas e lipomas, muitos dos quais envolvem a parede do ventrículo esquerdo, tendendo a produzir aumento cardíaco e a calcificar (20%), e sendo mais comuns em crianças. Em raros casos, trombos intraventriculares calcificam-se e assemelham-se a tumores intracardíacos.

Tumores malignos, como os rabdomiossarcomas ou fibrossarcomas, são raros e originam-se, geralmente, das paredes ventriculares, enquanto os angiossarcomas ocorrem mais comumente na parede do átrio direito. Pode-se precisar da ecocardiografia ou da RM, para fazer o diagnóstico. Massas projetando-se da superfície cardíaca externa podem produzir formas cardíacas peculiares; pode-se, porém, suspeitar do diag-nóstico no exame radiográfico. A TC é muito útil para a demonstração do local e da extensão de massa tumoral bizarra que parece estar intimamente associada ao coração.

Os tumores miocárdicos metastáticos são muito mais comuns que os tumores primários. O envolvimento cardíaco por linfomas, melanomas e carcinomas diversos acarreta, freqüentemente, um derrame pericárdico. Os achados radiográficos podem, por isso, ser produzidos pelo hemopericárdio. Massa cardíaca irregular que ocorre isoladamente (ou em associação a um hemopericárdio), num paciente reconhecidamente com um tumor, é praticamente indicativa de metástase miocárdica.

Os *tumores pericárdicos* são raros, assim como aqueles do músculo cardíaco. As formas benignas e malignas dos tumores primários ocorrem em proporções iguais, mas os tumores pericárdicos metastáticos são muito mais comuns que os primários. Fibromas, fibrossarcomas, mesoteliomas benignos e malignos, tumores vasculares, como os hemangiomas e linfangiomas, teratomas, timomas, leiomiomas, hamartomas e cistos brônquicos intrapericárdicos podem originar-se do pericárdio. Todos eles são raros e não é possível diferenciá-los radiograficamente. Podem causar derrame pericárdico ou pleural. A principal característica radiográfica do tumor propriamente dito é a alteração do contorno cardíaco, que varia com o tamanho e a forma da massa tumoral.

DOENÇAS ADQUIRIDAS DA AORTA

Arteriosclerose da Aorta

As placas fibrosas ateromatosas consistem, principalmente, em um acúmulo de células musculares lisas da íntima arterial cheias de lípides, em sua maior parte colesterol. As células também são circundadas por lípides e por fibras elásticas de colágeno. A placa pode modificar-se em conseqüência de hemorragias, calcificações, necrose celular, trombose mural e/ou ulcerações. A característica mais típica dessa lesão complicada é a presença de calcificações. Esse é o tipo de lesão que se associa com freqüência à doença oclusiva, a qual ocorre geralmente num local de bifurcação ou fixação arterial. A arteriografia é usada para delinear as referidas lesões.

Um certo grau de alteração na aparência da aorta, na idade avançada, é causado pela perda de elasticidade. A alteração consiste em alongamento e dilatação. Essas alterações anatômicas produzem alterações radiográficas na configuração da aorta. A aorta ascendente aumenta de tamanho, o que ocasiona maior convexidade da margem cardíaca superior direita. O botão aórtico do lado esquerdo torna-se proeminente e aumentado. A aorta descendente curva-se para a esquerda na incidência póstero-anterior e volta à linha média, e, até mesmo, para o lado direito, antes de passar através do diafragma. Na incidência lateral, o arco da aorta descreve um arco mais amplo, de modo que ela freqüentemente se inclina para a frente e para cima, e, finalmente, para trás. A conseqüência é o alargamento da área entre as alças do arco. A aorta descendente pode curvar-se bem para trás e passar sobrejacente à coluna torácica na incidência lateral.

No acometimento arteriosclerótico da aorta, as manifestações de alongamento e dilatação ocorrem numa etapa mais precoce da vida, e as placas de cálcio são freqüentemente visibilizadas, especialmente no arco aórtico transverso. O grau de calcificação varia muito. As placas são notadas como sombras lineares densas, sendo vistas mais comumente no botão aórtico, mas podem estender-se por toda a aorta, e, em casos extremos, toda a parede desta estrutura pode ser delineada pelo cálcio. O acometimento arteriosclerótico aórtico pode ser assintomático, a não ser que se complique por dissecção, aneurisma ou ulceração associada a embolias, e faça parte de um acometimento vascular aterosclerótico generalizado. Uma estenose significativa é rara, exceto num ponto imediatamente proximal à bifurcação aórtica. Muitas vezes, ela se associa à estenose de ramos vasculares, seja em sua origem, seja nos próprios ramos vasculares. Os sintomas encontram-se relacionados aos órgãos supridos por esses vasos (por exemplo, angina do peito, hipertensão renal).

Arterite de Takayasu

A arterite de Takayasu foi designada originalmente como "doença sem pulso". Ela acomete, de maneira extensa, a aorta e seus ramos, bem como as artérias pulmonares. Muitos pacientes têm menos de 30 anos de idade. A proporção de mulheres para homens é de aproximadamente 8:1. Embora a causa dessa condição não tenha sido estabelecida com certeza, ela constitui, provavelmente, uma doença auto-imune, em que um tecido de granulação destrói a média dos grandes vasos, e estão presentes células inflamatórias. Ao remitir a reação inflamatória, o tecido cicatricial nas paredes arteriais causa um espessamento acentuado, acarretando o estreitamento e oclusão da luz do vaso. As radiografias simples mostram o alargamento da aorta, com irregularidade do contorno aórtico e calcificações aórticas que são lineares e podem envolver segmentos curtos ou longos da parede aórtica. Uma insuficiência aórtica decorrente da dilatação da raiz aórtica está presente em 10% a 20% dos pacientes. A valva aórtica mostra-se normal. Em raros casos, pode haver a dissecção aórtica nessa doença. Quando as artérias pulmonares são envolvidas, os achados radiográficos podem ser aqueles da hipertensão pulmonar, com a proeminência das artérias pulmonares centrais. Oclusões parciais dos ramos podem ocasionar a hipovascularização da área afetada, mas pode ser difícil definir isso radiograficamente. Deve-se, porém, considerar esta possibilidade numa mulher jovem com aorta dilatada e irregular que contém cálcio. A arteriografia é útil para demonstrar o tipo e a extensão do envolvimento.

Aortite Sifilítica

A aortite luética, rara hoje em dia, produz alterações que podem, com freqüência, ser reconhecidas radiograficamente, antes que estejam presentes sinais de envolvimento específico da aorta. Pode haver uma dilatação circunscrita do arco aórtico ascendente, que pode ser reconhecida como um aumento desta parte da aorta, antes que apareçam os sinais do aneurisma. Entretanto, os achados não podem ser considerados patognomônicos, porque uma dilatação semelhante pode ocorrer na arteriosclerose e na estenose aórtica (dilatação pós-estenótica). A dilatação na doença arteriosclerótica geralmente é mais difusa do que aquela observada na aortite luética. As calcificações na parede do arco aórtico ascendente constituem um sinal mais fidedigno da aortite luética. Este sinal manifesta-se por uma fina sombra curvilínea de densidade cálcica, na parede externa da projeção da aorta ascendente. A aparência das calcificações foi comparada à irregularidade da casca de uma árvore. Em contraste, as calcificações na doença arteriosclerótica são mais acentuadas no arco aórtico transverso. Podem ocorrer calcificações no arco aórtico ascendente na arteriosclerose, mas isso geralmente é encontrado em pacientes idosos com um acometimento grave. Além disso, as placas são mais grossas e mais irregulares que as sombras lineares algo finas observadas na sífilis. Ao exame patológico da aorta na arteriosclerose, são freqüentemente encontradas calcificações na aorta ascendente, sendo, porém, mais proeminentes na parede interna do arco, e podendo não ser radiograficamente visíveis. A sífilis avançada é tão rara atualmente que pode-se supor que muitos pacientes apresentando calcificações na aorta ascendente têm uma doença arteriosclerótica avançada. Aneurismas da aorta ascendente são encontrados, com freqüência, em associação à sífilis vascular.

Aneurismas da Aorta

Um aneurisma é uma área axial ou lateral circunscrita de alargamento que se localiza na parede de um vaso sanguíneo. Há alguma dilatação da aorta na arteriosclerose e não existe uma diferenciação claramente definida entre a dilatação simples e um aneurisma. Este último termo é geralmente reservado para designar uma área localizada e claramente definida de dilatação cilíndrica ou sacular. Os aneurismas que envolvem o arco aórtico ascendente em épocas anteriores eram, com freqüência, de origem sifilítica, especialmente quando de tipo sacular, mas as doenças do tecido conectivo com necrose medial (síndrome de Marfan, por exemplo) também podem associar-se a tais aneurismas. Os aneurismas da aorta descendente podem ser de origem arteriosclerótica; mais raramente, sua origem é micótica, traumática ou congênita. Os estudos radiográficos geralmente são suficientes para fazer o diagnóstico.

Os aneurismas localizados da aorta descendente torácica, em muitos casos, não produzem sintomas, sendo detectados como achados acidentais nas radiografias do tórax. Eles se projetam, geralmente, do aspecto póstero-lateral da parte média ou inferior da aorta descendente torácica, e aparecem como massas tumorais do lado esquerdo. Sua origem é geralmente arteriosclerótica, embora não sejam raros os aneurismas crônicos de origem micótica e traumática.

Aneurismas Ateroscleróticos

A localização mais comum de um aneurisma aterosclerótico é na parte infra-renal da aorta abdominal. Muitas dessas lesões são assintomáticas, até ocorrer uma calamidade como a ruptura. Eles podem ser detectados, nas radiografias simples, como massa, especialmente quando há calcificações na parede (veja a Fig. 35.36). Também podem ser vistos em exames TC ou ultra-sonográficos realizados por outras razões. Se o paciente se encontrar em estado de saúde razoável, será recomendada a ressecção dos aneurismas de mais de 5 cm de diâmetro. Os aneurismas podem ser monitorados, quanto a alterações de tamanho, pela radiografia simples, quando calcificados, ou pela ultra-sonografia, quando não-calcificados. Alguns autores defendem exames ultra-sonográficos de rotina em pessoas idosas, para detectar a presença de aneurismas abdominais assintomáticos. No entanto, até aqui, isso não é usado rotineiramente para a triagem de pacientes.

O desenvolvimento de *stents* cobertos pode resultar em métodos menos invasivos para o tratamento dos aneurismas aórticos. Se esses *stents* associarem-se à diminuição da morbidade e dos custos, pode ser

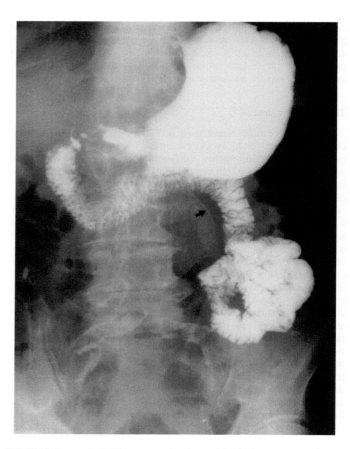

FIG. 35.36 Esse paciente idoso apresentou dores abdominais e sangue oculto nas fezes. O exame gastrintestinal mostra que o paciente tem um carcinoma do antro gástrico. Além disso, pode-se ver uma calcificação curvilínea (*seta*), indicando a presença de um aneurisma assintomático da aorta abdominal.

apropriada uma abordagem mais agressiva para a detecção dos aneurismas abdominais assintomáticos.

A ruptura franca de um aneurisma da aorta é um evento catastrófico e geralmente torna necessário um tratamento cirúrgico imediato. O diagnóstico é feito com base na clínica e um mínimo de testes diagnósticos. Se a ruptura for bloqueada e o paciente se encontrar estável, poderá valer a pena fazer alguns testes diagnósticos. A radiografia simples, TC, RM ou ultra-sonografia revelam massa justa-aórtica, e o aneurisma associado pode ser delineado pelo cálcio. Deve-se ressaltar que, nesta situação, pode haver a ruptura livre durante tal intervalo, e a possibilidade de sobrevivência nessas condições é muito menor.

Achados Radiográficos

Um aneurisma promove massa das partes moles contínua com a silhueta aórtica, que varia consideravelmente quanto ao tamanho e a forma entre os pacientes. Não é raro notar o alargamento do mediastino superior acima do arco à direita em casos em que o aneurisma envolve a aorta ascendente e se estende até a artéria inominada. A massa de um aneurisma no arco aórtico ascendente projeta-se geralmente para a direita, enquanto aquela de um aneurisma no arco descendente projeta-se para a esquerda no plano frontal. Deve-se considerar um aneurisma no diagnóstico diferencial de toda e qualquer massa justavascular (Fig. 35.37).

Ocasionalmente, a comunicação entre a aorta e o aneurisma é muito estreita (aneurisma pedunculado). O aneurisma pode projetar-se numa direção não observada habitualmente nas lesões saculares mais comuns. Nesta situação, o exame de TC ou RM geralmente fornece as informações essenciais. A aortografia é o método mais definitivo para a avaliação da natureza e da relação da aorta, massas justa-aórticas e

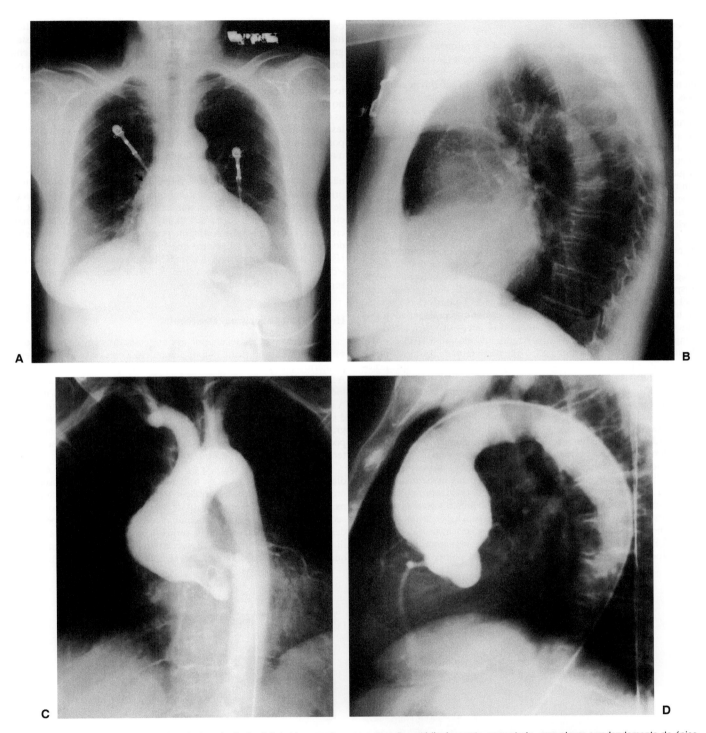

FIG. 35.37 Aneurisma da aorta torácica. **A:** A projeção frontal do tórax mostra que o coração está ligeiramente aumentado, com algum arredondamento do ápice, indicativo de hipertrofia do ventrículo esquerdo. Assim também, o ápice estende-se para a esquerda, indicando que a câmara se encontra igualmente dilatada. A seta aponta alguma densidade das partes moles no aspecto lateral direito do mediastino. **B:** Na projeção lateral do tórax, são vistas calcificações na parede aórtica e dilatação da aorta, sugerindo que o paciente tem um aneurisma. As projeções frontal **(C)** e lateral **(D)** de uma aortografia torácica mostram o grande aneurisma, que se localiza imediatamente acima da valva aórtica. Não há evidência de insuficiência aórtica à injeção supravalvar de contraste.

as origens dos ramos vasculares, sendo geralmente reservada para um estudo detalhado antes da cirurgia.

Os aneurismas arteriosleróticos são mais comuns na aorta abdominal infra-renal, mas podem ocorrer no arco ou na parte descendente da aorta torácica, sendo comumente menores que aqueles de origem luética e freqüentemente se calcificam. Em raros casos, pode haver a erosão óssea secundariamente ao aneurisma aórtico. A erosão ocorre ao longo do aspecto posterior do esterno, nos casos em que o arco descendente está envolvido. Os aneurismas do arco distal podem ocasionar a erosão de um ou mais dos corpos vertebrais dorsais; os aneurismas da aorta abdominal podem produzir alterações nos corpos vertebrais lombares. Essa erosão óssea é mais comumente observada nos aneurismas sifilíticos. As vértebras envolvidas têm uma aparência de concha, porque o disco intervertebral resiste à erosão. Os corpos vertebrais ficam côncavos anteriormente.

1056　O SISTEMA CARDIOVASCULAR

Aneurismas Traumáticos

Os aneurismas traumáticos da aorta são geralmente causados por lesões por desaceleração.[13,14,24,42] Nas desacelerações horizontais, vistas comumente em acidentes automobilísticos, a lesão localiza-se tipicamente num ponto imediatamente distal à artéria subclávia esquerda. Nas lesões por desaceleração vertical, que ocorrem após a queda de uma certa altura, o aneurisma localiza-se logo acima da valva aórtica. A ruptura traumática imediatamente acima da valva aórtica foi relatada em pacientes submetidos a uma desaceleração horizontal, mas que foram contidos por uma bolsa de ar. Essas duas localizações diferentes dos aneurismas traumáticos produzem diferentes quadros fisiopatológicos. Aqueles localizados distalmente à artéria subclávia esquerda acarretam um hematoma mediastinal, ocorrendo a morte freqüentemente devido à perda volumosa de sangue. Na localização supravalvar, o aneurisma é intrapericárdico, e a morte pode ser causada por tamponamento pericárdico.

A morte geralmente sobrevém se são rompidas todas as camadas da aorta. Os pacientes podem, porém, sobreviver, especialmente se a adventícia permanecer intacta. O hematoma mediastinal pode conter o sangramento, e, nessas circunstâncias, o paciente pode chegar vivo ao hospital. A sobrevivência, em tais casos, depende do tamponamento efetuado pelo hematoma mediastinal. Devido à possível reabsorção do hematoma no processo de cura, é essencial que o diagnóstico seja feito rapidamente, o que geralmente torna necessário um estudo de imagem — TC, RM ou aortografia. Alguns autores têm defendido o uso da ultra-sonografia transesofágica, o que não é feito de rotina em nossa instituição, já que não pode ser realizado tão rapidamente quanto os outros estudos de imagem. Alguns cirurgiões preferem os detalhes proporcionados por uma aortografia; outros se satisfazem com os achados na TC, especialmente se o paciente está sendo submetido a exames para outras lesões. Uma aortografia é feita caso não sejam obtidos detalhes suficientes (Fig. 35.38).

Devido ao grande número de pessoas lesadas nos acidentes por desaceleração, tem-se procurado vigorosamente desenvolver critérios para selecionar os pacientes para uma investigação mais completa. Os diversos sinais que sugerem a presença de um hematoma secundariamente a uma lesão traumática são o alargamento do mediastino; um gorro pleural sobre o ápice do pulmão esquerdo, que indica a presença de um hematoma extrapleural; um desvio do esôfago para a direita, que pode-se refletir no deslocamento de uma sonda nasogástrica; o deslocamento da traquéia para a direita secundariamente a um hematoma à esquerda; e o deslocamento inferior do brônquio principal esquerdo. A presença de outras lesões, algumas das quais podem ser detectadas radiograficamente (por exemplo, fratura do esterno, mandíbula ou fêmur) atesta a gravidade do traumatismo e aumenta a possibilidade de que o paciente tenha uma lesão da aorta. A lesão da aorta decorrente de trauma por desaceleração também já foi relatada num arco aórtico direito; ela se localizava imediatamente distal ao ligamento arterial, assim como se vê no arco normal do lado esquerdo. Pode haver lesões dos grandes vasos, as quais devem ser diligentemente avaliadas nos estudos de imagem. A lesão da artéria inominada pode ser vista em pessoas que foram contidas por um cinto de segurança. A proteção proporcionada por esses cintos é maior que a possibilidade de lesão da artéria inominada.

Quando um paciente sobrevive com um aneurisma traumático não-detectado da aorta ou de um dos seus ramos braquicefálicos principais, a densidade mediastinal difusa acaba por se desvanecer, deixando massa bem-definida que constitui o falso aneurisma. Calcificações formam-se na parede da maioria das lesões que se tornam crônicas. O diagnóstico geralmente pode ser feito com base nos achados radiográficos, num paciente que tenha história de trauma torácico. Usa-se, então, a aortografia, TC ou RM, para confirmar o diagnóstico e determinar o local de origem (Fig. 35.39). Esses aneurismas devem ser reparados, quando descobertos.

Hematoma (Aneurisma) Dissecante

Um hematoma dissecante ocorre em conseqüência do acúmulo de sangue na média aórtica.[19,65] Este acúmulo decorre de um sangramento primário a partir dos *vasovasorum* ou de uma ruptura da íntima arterial. A maioria esmagadora de hematomas dissecantes ocorre em face de uma média anormal (por exemplo, aterosclerose, necrose cística medial). A causa exata do sangramento da média ou da ruptura da íntima não é esclarecida em muitos pacientes; há, porém, uma associação muito grande com a hipertensão. Uma dissecção produz um falso canal, que pode ser tão estreito que não há praticamente dilatação. Nesse caso, o termo aneurisma é uma designação incorreta.

A classificação de DeBakey é largamente aceita, porque é útil no diagnóstico angiográfico e no tratamento dos hematomas dissecantes, proporcionando algumas informações prognósticas. Nessa classificação, os hematomas dissecantes são divididos em três tipos. No tipo I, a dissecção inicia-se na aorta ascendente e continua distalmente pela aorta descendente por uma distância variável, muitas vezes até as artérias ilíacas comuns. No tipo II, a dissecção limita-se à aorta ascendente, o que é observado, mais comumente, na síndrome de Marfan. No tipo III,

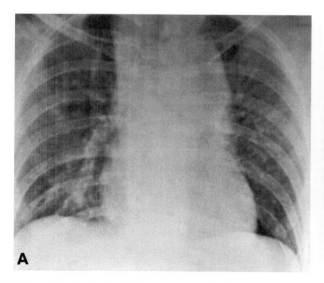
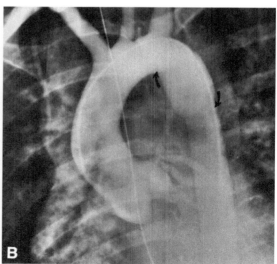

FIG. 35.38 A: Uma radiografia do tórax ântero-posterior em decúbito que mostra o alargamento do mediastino, desvio da traquéia para o lado direito e um gorro apical pleural. Esses achados sugerem a presença de um hematoma extrapleural com epicentro à esquerda da traquéia. **B:** A aortografia transfemoral retrógrada revela um aneurisma traumático (*setas curvas*). A aparência é típica de um aneurisma traumático ocasionado por uma lesão por desaceleração.

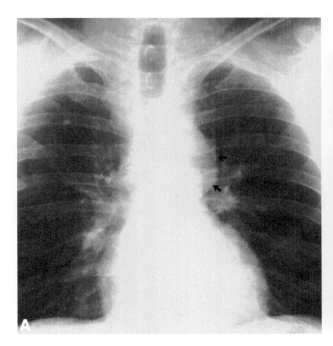 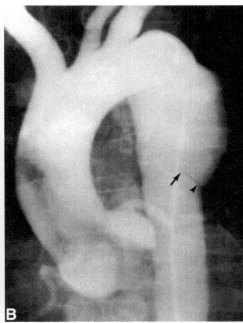

FIG. 35.39 Lesão traumática crônica da aorta. **A:** Note a massa, com uma calcificação na parede (*seta*), nas vizinhanças da aorta transversa e descendente superior (*setas*). **B:** A aortografia mostra o falso aneurisma. É também observada uma delgada invaginação da parede aórtica (*setas*).

a dissecção inicia-se na aorta torácica, distalmente à artéria subclávia, e estende-se, com freqüência, até os vasos abdominais ou pélvicos.

Outra classificação simples, denominada classificação Stanford, tem seus defensores. Nesta classificação, as dissecções tipo A são aquelas em que a aorta ascendente é envolvida; nas dissecções tipo B, não há o envolvimento da aorta ascendente. Esta classificação tem a vantagem de refletir o prognóstico, muito pior quando o local da dissecção é na aorta ascendente. O tratamento também difere. No tipo A, geralmente é cirúrgico. As dissecções tipo B são tratadas pelo controle da pressão arterial e medidas gerais de apoio, só sendo realizada uma cirurgia, caso ocorra uma complicação, como uma isquemia visceral ou renal. Atualmente, há um interesse pelo uso de técnicas intravasculares percutâneas para o estabelecimento da comunicação distal entre a luz verdadeira e a falsa. Sucessos isolados têm sido relatados, mas a utilidade clínica dessas técnicas ainda se encontra por ser estabelecida com certeza.

Os locais comuns dos defeitos da íntima são num seio de Valsalva ou adjacente a ele e na aorta descendente próximo ao ligamento arterial. As dissecções também podem-se iniciar no local de uma placa ateromatosa.

A condição tem desenlace fatal em algumas horas ou alguns dias em muitos pacientes, o que ocorre particularmente nos casos em que a hipertensão do paciente não pode ser controlada, ou desenvolve-se uma insuficiência aórtica em conseqüência do envolvimento do anel valvar aórtico. Em cerca de 10% dos pacientes, há a reentrada na luz, freqüentemente na aorta abdominal próximo à sua bifurcação, o que possibilita que a dissecção seja descomprimida, e, nesses casos, o paciente pode viver meses ou anos. A aorta enfraquecida pode acabar por se dilatar, com a formação de um aneurisma verdadeiro.

O diagnóstico radiográfico é freqüentemente difícil, e os achados devem ser correlacionados à história clínica, que geralmente inclui dores fortes (freqüentemente intra-escapulares) juntamente com palidez, instabilidade hemodinâmica e choque. Pode haver um alargamento da aorta, estendendo-se distalmente e, às vezes, proximalmente a partir do ponto de dissecção, o que pode evidenciar-se mais facilmente, quando se dispõe de uma radiografia do tórax obtida antes da dissecção, para compará-la às atuais.

As radiografias obtidas em dias sucessivos podem demonstrar a extensão da área de alargamento. O diagnóstico de um aneurisma dissecante é praticamente certo, quando se observa isto num paciente com história clínica e achados típicos. Se a falsa luz for muito fina poderá haver pouco ou nenhum aumento na largura aparente da aorta. Se a falsa luz for larga, poderá haver algum deslocamento da traquéia para a direita, e o deslocamento do esôfago pela dissecção poderá ser visível num esofagograma ou pelo deslocamento de uma sonda nasogástrica. Em pacientes com arteriosclerose extensa, às vezes é possível identificar a parede interna da aorta por meio de calcificações visíveis em placas ateromatosas. Pode-se avaliar, então, a maior espessura da parede causada pelo hematoma dissecante, porque a parede externa é bem visível contra a radiotransparência pulmonar. Contudo, este não é um sinal absoluto, porque uma neoplasia circunferencial ou um tecido adiposo periaórtico podem causar um espessamento aparente da parede. A comparação com uma radiografia anterior pode ser muito útil.

Um hematoma, geralmente do lado esquerdo, é um achado adicional comum. Ocasionalmente, pode-se demonstrar um aumento reconhecível dos ramos da aorta, porque a dissecção estende-se, com freqüência, às paredes desses vasos. Tal aumento tem considerável significado diagnóstico, quando presente. O exame radiográfico é difícil, e seu uso é limitado, porque os pacientes, muitas vezes, encontram-se em estado crítico. Medidas cirúrgicas podem-se justificar nos pacientes nos quais se suspeitou do diagnóstico logo no início da evolução da doença. Estudo por TC contrastada ou angio-RM podem ser usados para estabelecer o diagnóstico, a localização e extensão do processo, bem como o envolvimento dos ramos aórticos.

DOENÇAS DO PERICÁRDIO

Derrame Pericárdico

O pericárdio constitui uma membrana fina que não é normalmente reconhecida como uma estrutura distinta, por ter a mesma densidade do coração adjacente, sendo relativamente inelástico. As condições que produzem o acúmulo rápido de líquido no pericárdio podem comprimir o coração o suficiente para produzir alterações graves na função cardíaca, que podem levar à morte. Isto ocorre, mais comumente, em conseqüência de uma hemorragia secundária ao traumatismo. Geralmente, não são obtidas radiografias devido à natureza aguda da situação.

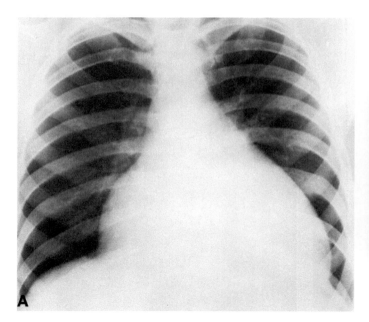
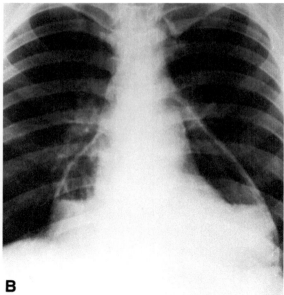

FIG. 35.40 Derrame pericárdico. **A:** A silhueta cardíaca mostra-se claramente aumentada. Os pulmões apresentam-se bastante claros e não há evidência de derrame pleural. Dois meses antes, o tamanho do coração era normal. **B:** Essa radiografia foi obtida após uma punção pericárdica. Foi removido algum líquido e injetado ar, para determinar a espessura da parede pericárdica, porque havia leucócitos no líquido. Veja que a parede tem vários milímetros de espessura.

Nos derrames pericárdicos crônicos ou subagudos, são produzidas alterações radiograficamente evidentes, quando a quantidade de líquido chega a 400 ou 500 ml. Derrames menores (até 300 ml) não são normalmente reconhecidos, pois não produzem alterações significativas no contorno da silhueta cardiovascular. Em casos de acúmulo lento do líquido, o volume pode atingir proporções maciças, sem que haja o tamponamento.

Achados Radiográficos

Um aumento no tamanho da silhueta cardíaca depende da quantidade de líquido presente. A forma da silhueta cardiovascular também é alterada. Na presença de uma quantidade moderada de líquido, o aumento é generalizado e o ângulo cardioepático parece mais agudo que o normal. Com o aumento da quantidade de líquido, tende a haver um aumento desproporcional do coração no diâmetro transverso em comparação com o aumento no diâmetro vertical. A demonstração de progressão rápida ou regressão desses achados é um sinal valioso para o diagnóstico radiográfico. Os grandes derrames tendem a obliterar os segmentos normais de cada lado, e o aumento cardíaco estende-se tanto para a direita como para a esquerda. A dilatação do coração na insuficiência miocárdica pode produzir uma silhueta que simula aquela vista nos derrames pericárdicos (Figs. 35.40 e 35.41).

A camada de tecido adiposo epicárdico sob o pericárdio visceral pode, quando identificada, possibilitar a demonstração do epicárdio (isto é, a borda externa do coração). Se esta camada se separar do pericárdio, algum material terá de se interpor entre o epicárdio e o pericárdio visceral.[64] Em muitos casos, esse material é líquido (Fig. 35.42). Em nossa experiência, tal tecido adiposo é demonstrado melhor sobre os dois terços inferiores da margem cardíaca esquerda, anteriormente, nas projeções frontal e lateral. Como o coração, em condições normais, encontra-se estreitamente justaposto ao esterno, a separação do tecido adiposo epicárdico da borda esternal tem o mesmo significado da separação do tecido adiposo epicárdico da borda lateral da silhueta cardiovascular. Esse achado tem um valor claro, quando pode ser demonstrado; quando não pode, ele em nada ajuda. Não se deve, pois, esperar que este sinal seja útil em indivíduos muito jovens e em pacientes com caquexia, que não têm suficiente tecido adiposo pericárdico.

O método mais sensível para a demonstração dos derrames pericárdicos é a ecocardiografia. A TC também é muito sensível quanto à presença de líquido pericárdico.

Já foi relatado um líquido pericárdico em leite de cálcio, decorrente de uma irradiação mediastinal anterior.[50] O cálcio era facilmente visibilizado nas radiografias simples, fluoroscopia e TC. Sua natureza líquida era reconhecível devido à distorção do líquido produzida pelos batimentos cardíacos. Esses achados são demons-

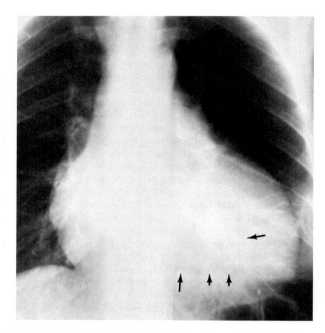

FIG. 35.41 Grande derrame pericárdico. A linha adiposa epicárdica foi observada com facilidade na cinerradiografia e na fluoroscopia. Ela se evidenciou fracamente nessa radiografia (*setas*). Encontra-se bem dentro da silhueta, sendo indicativa da presença de um grande derrame pericárdico.

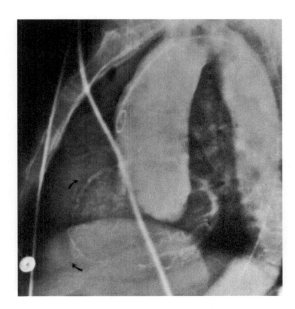

FIG. 35.42 Hemopericárdio. A aortografia torácica delineia a aorta ascendente dilatada, com uma irregularidade anterior imediatamente acima da valva aórtica, indicando a presença de um vazamento. As setas apontam o tecido adiposo epicárdico, em que podem ser vistas as artérias coronárias. O tecido adiposo epicárdico encontra-se separado do esterno, em conseqüência de uma grande quantidade de líquido — nesse caso, sangue.

trados melhor na fluoroscopia do que nas radiografias simples. Embora a fluoroscopia tenha sido, na maioria dos casos, substituída pelo exame ultra-sonográfico, em alguns casos (por exemplo, aortografia para a avaliação de pacientes traumatizados), pode ser muito informativo efetuar a fluoroscopia do coração, para avaliar quanto à presença de um hemopericárdio, que pode tornar necessária uma pericardiocentese imediata.

Pericardite Adesiva e Constritiva

Uma pericardite adesiva sem constrição geralmente tem pouco significado clínico. As aderências entre a pleura e o pericárdio podem ocasionar alguma irregularidade da silhueta cardíaca nas proximidades das aderências. A causa da pericardite constritiva é freqüentemente obscura, embora haja diversas possibilidades, como infecções e traumatismos. Qualquer que seja a causa, o grau de reação do tecido fibroso pericárdico pode atingir um ponto em que ocorre uma constrição parcial. O pericárdio visceral e o parietal ficam aderidos e contraídos. A anormalidade básica é a incapacidade de enchimento normal dos ventrículos, o que acarreta a diminuição do volume sistólico. A pressão venosa se eleva. Quando isto ocorre, pode haver sintomas clínicos graves, mas as alterações radiográficas são mínimas. O coração mostra-se, freqüentemente, normal ou pequeno, podendo ser evidente o ingurgitamento das grandes veias. Placas calcificadas ocorrem, com freqüência, no pericárdio espessado, podendo ser visíveis nas radiografias simples, especialmente na projeção lateral (Fig. 35.43). Elas são vistas mais facilmente na fluoroscopia, embora a TC avalie melhor sua presença e extensão. Por vezes, o coração apresenta-se quase todo envolvido por uma casca calcificada; ocasionalmente ocorre ossificação verdadeira. O diagnóstico não é difícil na presença de calcificações num paciente com sinais clínicos de pericardite constritiva. Na ausência de calcificações, os sinais radiográficos são freqüentemente duvidosos. Calcificações estão presentes nas radiografias simples de cerca de 50% dos pacientes portadores de uma pericardite constritiva, mas a incidência é muito maior, quando se emprega a TC. A presença de calcificações pericárdicas, porém, não indica necessariamente uma constrição significativa. Aumento hepático e ascite podem evidenciar-se no exame abdominal. Os sintomas da amiloidose cardíaca grave, com miocárdio não-complacente, assemelham-se àqueles da pericardite constritiva, mas, em geral, o aumento cardíaco na amiloidose é maior que na pericardite constritiva.

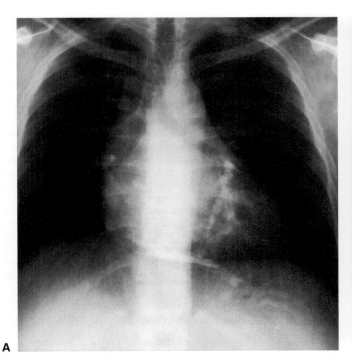
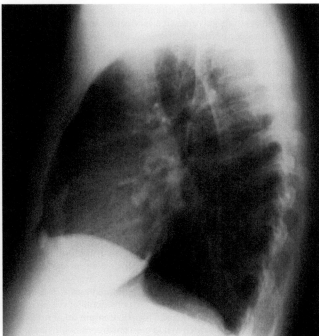

FIG. 35.43 Calcificação pericárdica. **A:** Na projeção frontal, pode-se ver uma área de calcificação grosseira e irregular ao longo do aspecto inferior da silhueta cardíaca. **B:** A calcificação pode ser vista em torno do ápice na projeção lateral.

Tumores Pericárdicos

A massa tumoral mais comum no pericárdio é o cisto pericárdico. Os tumores pericárdicos primários são raros e produzem aumentos localizados de diversos tamanhos e formas, que não podem ser diferenciados dos tumores cardíacos, a não ser que esteja presente um pneumopericárdio ou se recorra à TC ou RM. Ocasionalmente, um sarcoma ou mesotelioma com origem no pericárdio pode circundar a sombra cardíaca e aumentá-la. O pericárdio é muito mais freqüentemente envolvido por tumores metastáticos, e a presença de derrames pericárdicos e pleurais pode obscurecer a lesão propriamente dita. A doença de Hodgkin acomete, com freqüência, o pericárdio, e o melanoma maligno ocasionalmente dá metástases ao coração e ao pericárdio. A TC e a ultra-sonografia são amplamente usadas na avaliação de pacientes com massas tumorais pericárdicas. A presença de massas em outra parte do tórax sugere o diagnóstico de doença metastática. Na presença de massa pericárdica ou cardíaca solitária, pode ser necessário recorrer à biópsia transtorácica percutânea ou à toracotomia para um diagnóstico de certeza.

Pneumopericárdio Espontâneo

Essa é uma condição rara, para a qual há diversas causas. Um abscesso subfrênico esquerdo pode penetrar a porção pericárdica do diafragma, com uma conseqüente infecção purulenta produzindo pus e, com freqüência, gases no saco pericárdico. A extensão direta de um carcinoma esofágico pode produzir uma situação semelhante. Ocasionalmente, há uma hérnia diafragmática congênita por um defeito na porção pericárdica do diafragma. Nessa situação, podem-se notar, no saco pericárdico, alças intestinais cheias de gases. Assim também, alças intestinais cheias de gases podem ser igualmente visíveis no pericárdio após hérnias traumáticas.

Defeitos Pericárdicos

A maioria dos defeitos pericárdicos congênitos é do lado esquerdo,[11,22] variando de pequenos defeitos sobrejacentes à artéria pulmonar à ausência do pericárdio à esquerda ou, mais raramente, à ausência de todo o pericárdio. A pleura parietal também é afetada, acarretando a ausência de uma barreira entre o coração e o pulmão. Os defeitos ocorrem predominantemente em indivíduos masculinos, sendo a proporção de 3:1. As anomalias associadas incluem persistência do canal arterial, comunicação interatrial, valva aórtica bicúspide, seqüestro pulmonar, cistos broncogênicos, hérnias diafragmáticas e tetralogia de Fallot. Uma ou mais dessas condições são encontradas em cerca de 30% dos pacientes portadores de defeitos parciais.

Os achados radiográficos, na ausência total do pericárdio esquerdo, são suficientemente característicos para fazer o diagnóstico ou sugeri-lo fortemente. O coração mostra-se deslocado para a esquerda. A borda esquerda do coração apresenta-se achatada, quando o coração se estende para a esquerda por sobre a cúpula diafragmática. O segmento arterial pulmonar é longo, mostra-se mais nitidamente definido que o habitual e há uma parte radiotransparente do pulmão entre a aorta e a artéria pulmonar que proporciona o contraste necessário à definição clara. O segmento ventricular esquerdo também se mostra nítido e claramente definido. Na incidência lateral, a artéria pulmonar pode estar mais nítida que o habitual. O exame por TC é diagnóstico. Os defeitos parciais podem permitir a herniação da aurícula esquerda, produzindo uma aparência bizarra da silhueta cardíaca superior esquerda. Os defeitos do lado direito possibilitam uma visibilização extraordinariamente clara dos grandes vasos, incluindo a raiz aórtica; o tecido pulmonar pode herniar medialmente à veia cava superior e delinear claramente este vaso (Fig. 35.44).

Não são raras as protrusões do coração, geralmente os átrios, através de defeitos cirúrgicos no pericárdio. Deve-se considerar tal possibilidade, ao observar uma saliência ou protrusão fora do comum no período pós-operatório. A hérnia cardíaca aguda com encarceramento, causando a obstrução da veia cava superior, pode ocorrer após uma cirurgia ou uma grande lesão torácica. Os achados radiográficos geralmente são diagnósticos.

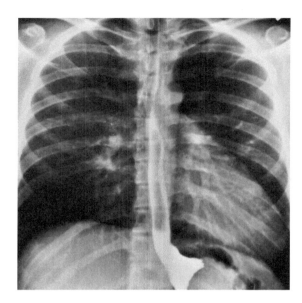

FIG. 35.44 Ausência congênita do pericárdio esquerdo. Esse paciente encontrava-se assintomático, mas teve um sopro detectado no exame físico. O coração mostra-se desviado para a esquerda, e a borda esquerda está achatada. O segmento arterial pulmonar é longo e encontra-se mais nitidamente delineado que o habitual; o pulmão estende-se entre a aorta e a artéria pulmonar. Embora essa aparência seja característica, a confirmação, quando desejada, é obtida melhor por um exame tomográfico computadorizado.

MARCAPASSOS CARDÍACOS

O uso de marcapassos cardíacos permanentes aumentou nos anos recentes.[52,58] A fonte de força e o gerador são agrupados e enterrados nos tecidos subcutâneos da parede torácica; cria-se um túnel de tecido mole, para propiciar sua passagem até a superfície externa do miocárdio ou, mais comumente, ao sistema venoso para a entrada de marcapassos transvenosos. Eletrodos epicárdicos são suturados localmente; os eletrodos transvenosos são colocados no ápice do ventrículo direito. Como a fonte de força, os cabos e os eletrodos são bem-vistos radiograficamente, suas posições podem ser determinadas e, em caso de disfunção, estudos de seguimento podem ser úteis. Quando os cabos não são suficientemente longos, os eletrodos podem ser deslocados do ápice do ventrículo direito para um ponto bem alto no ventrículo direito, o trato de saída do ventrículo direito ou, mesmo, o átrio direito ou a veia cava inferior. Uma posição inicial incorreta também pode ser detectada (Fig. 35.45).

Ocasionalmente, o ventrículo direito é perfurado por eletrodos que se projetam anteriormente à parede cardíaca. Pode-se detectar a fratura dos cabos, geralmente no ponto de fixação no miocárdio, quando são usados cabos epicárdicos, ou em pontos de flexão sobre as margens da clavícula ou das costelas, quando são usados cabos transvenosos. Algumas fraturas são sutis e podem ser demonstradas unicamente nas incidências oblíquas ou com o paciente em múltiplas posições durante a inspiração e a expiração. A fluoroscopia é útil nessas avaliações. O gerador do marcapasso pode sofrer uma rotação e retirar, pois, os eletrodos de sua posição. Observa-se, ocasionalmente, a colocação incorreta no seio coronário, e, nesses casos, os eletrodos situam-se posteriormente, e não em sua posição anterior normal no ápice do ventrículo direito. A falha das pilhas pode, às vezes, ser detectada pela presença de mercúrio livre, radiopaco, nas áreas eletrolíticas radiotransparentes, que se tornam indistintas e algo radiopacas.

ALTERAÇÕES APÓS UMA CIRURGIA CARDIOVASCULAR

As alterações observadas nas radiografias dos pacientes submetidos anteriormente a uma cirurgia cardiovascular fornecem muitas informações. As alterações no tórax ósseo e a presença de aparelhos radiopacos proporcionam indicações quanto ao que ocorreu (Quadro 35.2).

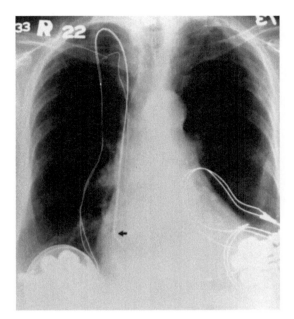

FIG. 35.45 Fio de marcapasso rompido. A angulação abrupta do fio do marcapasso no átrio direito (*seta*) indica que o fio foi fraturado.

de pontes de safena enxertadas para *bypass*, a fim de facilitar a arteriografia coronária, caso esta venha a ser necessária. Pode-se diagnosticar uma cirurgia de *bypass* arterial coronário em face de suturas esternais radiopacas e a marcadores metálicos na aorta ascendente.

Os componentes metálicos de um aparelho introduzido por via percutânea, para fechar uma comunicação interatrial, ou persistência do canal arterial podem ser reconhecidos por sua aparência e posição (Fig. 35.46).[43,44] As molas de oclusão vascular também têm aparência típica e podem ser facilmente identificadas (veja a Fig. 35.22).

As alterações no tamanho e no contorno do coração podem proporcionar indicações importantes. A aurícula esquerda é freqüentemente ressecada durante cirurgias valvares mitrais, o que acarreta uma concavidade ao longo da borda cardíaca esquerda, logo abaixo da artéria pulmonar. Assim também, um aumento notável no tamanho cardíaco num período muito curto sugere a possibilidade de um transplante cardíaco ou uma pericardiocentese.

RESSONÂNCIA MAGNÉTICA DO CORAÇÃO

Murray G. Baron

A avaliação do tipo e da gravidade das patologias cardíacas geralmente torna necessário um delineamento preciso da anatomia do coração e a determinação de sua função global e regional. Até recentemente, múltiplos estudos eram necessários para a obtenção desses dados, incluindo, com freqüência, o cateterismo cardíaco e a angiocardiografia. A maioria dessas informações pode ser atualmente obtida por RM.[21,45]

Devido às diferenças na intensidade dos sinais de retorno do fluxo sanguíneo e do miocárdio e outros tecidos moles, a estrutura interna do coração, as paredes das câmaras cardíacas e dos grandes vasos e o pericárdio são visibilizados com detalhes nos exames de RM. Se as "exposições" de RM individuais forem desencadeadas pelo eletrocardiograma (compensação cardíaca), imagens de ação congelada do coração poderão ser obtidas em quaisquer pontos desejados ao longo do ciclo cardíaco. Com base nessas imagens, é relativamente simples fazer o cálculo do volume sistólico, da fração de ejeção e de outros parâmetros fisiológicos, bem como a representação gráfica do espessamento mural segmentar em qualquer ponto do coração, durante toda a sístole e a diástole. A visibilização dessas mesmas imagens em seqüência rápida produz um filme do coração batendo.

A RM é uma técnica não-invasiva que não implica o uso de radiação ionizante e, exceto por alguns exames especializados, não torna necessária a injeção de meios de contraste intravasculares. A ecocardiografia transesofágica (ETE) é a técnica diagnóstica mais competidora, porém tem a desvantagem de ser muito dependente do operador, e o conteúdo informativo de um estudo varia consideravelmente com a perícia do examinador.

Como o ar é um bom isolante em relação aos sons, a ecocardiografia não é capaz de "atravessar" o pulmão que contém ar. Por isso, devido ao número limitado de janelas acústicas disponíveis, a ecocardiografia

Muitas cirurgias da aorta descendente são feitas por uma toracotomia esquerda. Os resíduos de uma toracotomia anterior incluem a ressecção ou irregularidades das costelas nos pontos em que são colocados retratores de costelas. São comuns as alterações da pleura, tais como o espessamento e borramento dos seios costofrênicos. A presença de uma chanfradura costal num paciente com alterações secundárias a uma toracotomia esquerda sugere o diagnóstico de um reparo de coarctação anterior. Quanto maior a idade do paciente portador da coarctação, ao efetuar o reparo, maior será a probabilidade de a chanfradura costal persistir. Reciprocamente, quanto mais jovem for o paciente por ocasião do reparo, maior será a probabilidade de que a chanfradura costal involua ou, mesmo, resolva-se inteiramente.

Operações cardíacas e cirurgias da aorta descendente são feitas, em geral, por esternotomia mediana. A continuidade do esterno é restabelecida por suturas metálicas, reconhecidas facilmente.

Muitos dos aparelhos usados no reparo cardiovascular têm elementos radiopacos, e sua configuração e posição sugerem sua natureza. Aparelhos anelares na região de uma valva anunciam uma prótese valvar ou um anel de sustentação colocado por ocasião de uma valvoplastia. Múltiplos grampos vasculares ao longo do trajeto da artéria mamária interna indicam seu uso como um conduto de *bypass* que pode ser unilateral ou bilateral.

Os cabos de marcapasso endovenosos ou epicárdicos têm uma aparência característica. Fraturas dos cabos podem ser detectadas. Muitos cirurgiões colocam marcadores metálicos no local dos óstios aórticos

---

QUADRO 35.2 Incisões para Cirurgia Cardiovascular Torácica

Toracotomia Direita	Esternotomia Mediana	Toracotomia Esquerda
Arco aórtico direito	*Bypass* arterial coronário	Arco aórtico esquerdo
Lesão da aorta descendente	Valva aórtica	Persistência do canal arterial
Derivação arterial sistemicopulmonar	Dissecção aórtica tipo A	Lesões da aorta descendente
Glenn	Lesão da aorta ascendente	Coarctação
Waterston-Cooley		Aneurisma traumático
		Dissecção tipo B
		Derivação arterial sistemicopulmonar
		Blalock-Taussig
		Potts

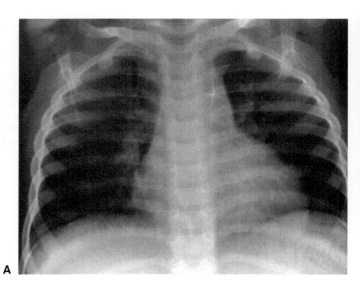
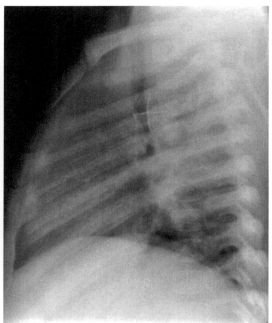

FIG. 35.46 Projeções frontal (**A**) e lateral (**B**) de uma criança, mostrando os componentes metálicos de um aparelho oclusivo Sideris. A posição indica que ele foi colocado num canal arterial persistente.

transtorácica só pode visibilizar o coração num reduzido número de planos. A ETE não tem essa limitação, porque a sonda fica adjacente ao coração e não há pulmão interveniente. Os dados cardíacos da ETE e da RM são comparáveis, exceto que a primeira não consegue obter imagens tão boas dos grandes vasos nem mostra qualquer coisa das estruturas torácicas circunvizinhas ou daquelas abaixo do diafragma.

COMPENSAÇÃO CARDÍACA

A representação da RM é computada a partir dos sinais emitidos pelo paciente, que está deitado no interior do magneto, após a exposição a um ou mais pulsos de radiofreqüência. Para obter uma imagem razoavelmente detalhada, são necessárias muitas coletas de dados. O coração bate e se move durante o exame. Por essa razão, se cada seqüência de pulsos fosse ocorrer ao acaso em relação ao ciclo cardíaco, o coração apareceria diferente em cada aquisição, e sua imagem composta seria simplesmente uma mancha indistinta, tal como se vê nos exames torácicos sem compensação. Ao desencadear cada repetição da seqüência de pulsos da onda R do eletrocardiograma, os dados de cada imagem são sempre colhidos na mesma fase do ciclo cardíaco, sendo obtidas imagens bem nítidas.

TÉCNICAS DE IMAGEM

A aparência de um exame do RM é determinada, em grande parte, pelo padrão e a escala temporal dos pulsos de radiofreqüência aos quais o paciente é exposto. Na seqüência spin-eco comumente utilizada, o paciente recebe dois pulsos diferentes para cada aquisição de dados. Como não permanece no plano de aquisição de imagens por um período suficientemente longo para receber ambos os pulsos, o sangue em fluxo rápido não gera sinal e aparece com um vácuo escuro jogado sobre os tons acinzentados dos tecidos moles estacionários ("imagens de sangue preto"). Essa não é uma reação tudo ou nada; se estiver fluindo de maneira bastante lenta, o sangue poderá receber ambos os pulsos e gerar sinais que imitam a aparência de um coágulo, o que ocorre mais freqüentemente nas proximidades de um segmento não-contrátil de miocárdio infartado, mas é visto, ocasionalmente, nos vasos de indivíduos normais na lentificação do fluxo, próximo do final da diástole.

Apenas um pulso de radiofreqüência é usado para as imagens gradiente-eco (de "sangue branco"). Com essa técnica, o sangue em fluxo regular emite um hipersinal e aparece mais branco que os tecidos circunvizinhos. Quando o fluxo é turbulento, os *spins* magnéticos no sangue saem de fase rapidamente, sendo produzido pouco sinal. A área de fluxo incoerente aparece negra. Vê-se isto comumente nas derivações intracardíacas ou vasculares, na área imediatamente além de uma estenose valvar ou vascular, bem como nos casos em que há insuficiência valvar.

Em contraste com as técnicas que acabamos de descrever, que se baseiam na amplitude dos sinais que retornam de núcleos magnetizados, as imagens com contraste de fase (imagens codificadas quanto à velocidade) são construídas a partir das informações de fase obtidas no sinal.[46] A imagem daí resultante representa a velocidade de fluxo e sua rapidez e direção. Atribui-se ao fluxo, numa direção escolhida, diversas tonalidades de preto a cinza, dependendo de sua velocidade, e o fluxo na direção oposta produz tons de branco a cinza. Objetos estacionários e fluxos em outras direções produzem imagens fracas ou nenhum sinal (Fig. 35.47).

Foram elaboradas recentemente técnicas de RM ultra-rápidas que possibilitam o exame de todo o tórax em menos de 30 segundos — numa única suspensão da respiração, produzindo um bloco de dados volumétricos que pode ser transformado pelo computador numa imagem tridimensional. Pode-se, então, submeter o coração a uma rotação, vê-lo em qualquer ângulo ou seccioná-lo em qualquer plano.

O elevado contraste dos exames de RM é ideal para a visibilização dos vasos sanguíneos. A resolução do equipamento atual é adequada para a demonstração de vasos pequenos, de até 1 a 2 mm de diâmetro. Com as técnicas de exame rápido, a RM compete com os estudos seletivos por cateter das circulações periférica e cerebral. Um aumento ainda maior na qualidade de imagem parece iminente pelo desenvolvimento de novos meios de contraste endovenosos. Contudo, não é possível obter imagens de qualidade semelhante das artérias coronárias. Ainda que a respiração seja suspensa, os vasos encontram-se em movimento complexo e praticamente constante, enquanto o coração bate. Os dados são adquiridos durante vários batimentos cardíacos, tornando necessário o uso da compensação cardíaca, o que estende o tempo de exame por várias incursões respiratórias.

O Sistema Cardiovascular 1063

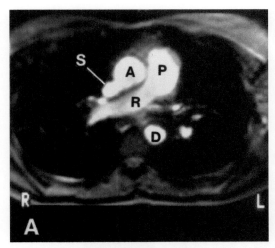

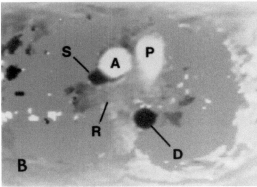

FIG. 35.47 Corte transverso ao nível da artéria pulmonar direita, imagem gradiente-eco **(A)** e imagem com contraste de fase (codificada quanto à velocidade) **(B)**. A aorta ascendente (A) e a artéria pulmonar principal (P) aparecem brancas, porque o sangue está passando em direção ao crânio. A aorta mostra-se mais clara, porque a velocidade do fluxo sanguíneo em seu interior é maior que na artéria pulmonar. A veia cava superior (S) e a aorta descendente (D) aparecem negras, porque o sangue está fluindo para baixo, em direção ao abdome. A artéria pulmonar direita (R) é malvisibilizada, porque seu fluxo é principalmente num plano horizontal, perpendicular ao dos outros vasos. (Cortesia do Dr. R. Pettigrew.)

O pequeno tamanho das artérias coronárias e seu trajeto tortuoso podem causar dificuldades para distinguir estenoses, oclusões e irregularidades da parede dos vasos, especialmente quando há fluxo colateral. Atualmente, só alguns centímetros proximais das artérias coronárias podem ser delineados com freqüência fidedigna a uma resolução apenas de grau médio. Embora tal situação vá melhorar com o uso dos novos meios de contraste, a angio-RM deve ser considerada uma obra inacabada no momento, ainda não pronta para o uso clínico.

A RM também pode ser usada para marcar o miocárdio, de modo que se possa registrar a mecânica de sua contração. Antes dos pulsos de aquisição de imagens, aplicam-se ao coração pulsos de excitação, para destruir os sinais em localizações específicas, como uma série de linhas cruzadas formando uma rede. Essas partes do miocárdio não enviam um sinal de retorno durante a fase de aquisição de dados e encontram-se, pois, efetivamente marcadas. Os pulsos preliminares são aplicados durante o final da diástole, e a rede se deforma, quando o miocárdio se contrai. O esforço do miocárdio e o alongamento e encurtamento das fibras podem, então, ser calculados para diferentes áreas e a diferentes profundidades da parede ventricular.

PLANOS DE IMAGEM

A RM é uma técnica tomográfica, sendo os cortes geralmente de 10 mm de espessura ou menos. Somente aquelas estruturas no plano de imagem são claramente visibilizadas num corte. Embora isto aumente a visibilidade da estrutura cuja imagem foi obtida, por eliminar as sombras das formas sobrejacentes, também ocasiona problemas com as estruturas que se estendem por mais de um corte, o que é particularmente válido para elementos tubulares, como vasos sanguíneos e brônquios, cuja aparência varia muito de acordo com o ângulo em que elas são cortadas. Mesmo com o uso de múltiplos cortes contíguos, é difícil, em muitos casos, acompanhar com certeza uma estrutura dessas de um corte a outro.

Os cortes finos acarretam um outro problema para a interpretação, porque os marcos anatômicos usados para identificar câmaras e vasos não são vistos em muitos dos cortes, o que difere do angiocardiograma, em que o coração é projetado em espessura integral em cada imagem. Para interpretar os exames de RM do coração, é melhor aprender a anatomia cardíaca corte por corte, além de sua aparência tridimensional padrão.

Muitos exames de RM são feitos com o paciente deitado de costas no interior do magneto. As imagens são comumente obtidas em um ou

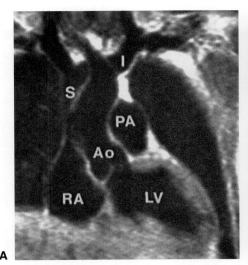
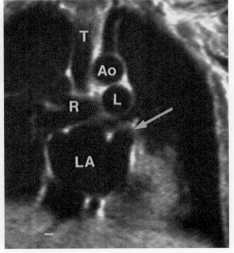

FIG. 35.48 Coração normal, imagens spin-eco. **A:** Valva aórtica vista como uma linha fina com densidade das partes moles entre o ventrículo esquerdo (LV) e a aorta ascendente (Ao). A artéria pulmonar principal (PA) está seccionada obliquamente em seu trajeto superior e posterior. RA, átrio direito; S, veia cava superior; I, veia inominada esquerda. **B:** Alguns centímetros posteriormente, o corte passa através do corpo principal do átrio esquerdo (LA) e sua aurícula (*seta*), imediatamente posterior à divisão da artéria pulmonar principal e bem à frente da bifurcação traqueal. A artéria pulmonar direita (R) dirige-se para a direita e um pouco posteriormente, enquanto a artéria pulmonar esquerda (L) passa diretamente para trás. A parte distal do arco aórtico (Ao) é vista em corte transversal imediatamente antes de dirigir-se para baixo e tornar-se a aorta descendente. Essa é a parte do arco que forma o botão aórtico nas radiografias simples. T, traquéia.

1064   O Sistema Cardiovascular

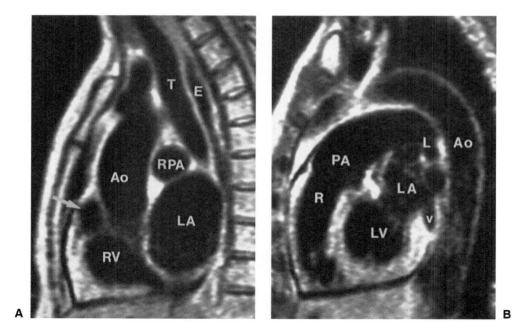

FIG. 35.49 Coração normal, imagem spin-eco, plano sagital. (**A**) Ao corte na linha média, a aorta ascendente (Ao) está inclinada ligeiramente para a direita em seu trajeto ascendente, de modo que se encontra no mesmo plano sagital da região do fluxo de entrada do ventrículo direito (RV). A extensão anterior da aurícula direita (seta) é vista acima do ventrículo. A artéria pulmonar direita (RPA) está cortada transversalmente, ao passar horizontalmente através do mediastino até o pulmão direito. LA, átrio esquerdo; T, traquéia; E, esôfago. **B:** Alguns centímetros à esquerda de **A**, o corte passa através da parte média do trato de saída do ventrículo direito (R) e da raiz da artéria pulmonar (PA). A parte muscular do septo interventricular é vista na extremidade entre o ventrículo direito e o ventrículo esquerdo (LV). L, artéria pulmonar esquerda; v, veia pulmonar inferior esquerda.

mais dos planos ortogonais corporais. Os planos coronal (Fig. 35.48) e sagital (Fig. 35.49) são comparáveis às incidências frontal e lateral de um angiocardiograma, enquanto as imagens transversas aproximam-se dos planos de corte transversal do coração, o que não é o ideal para a aquisição de imagens cardíacas, porque o coração se encontra inclinado em relação a todos esses planos corporais e aparece, pois, encurtado em todos eles.

Quando se tem de visibilizar o coração com um mínimo de distorção, usa-se um segundo conjunto de projeções ortogonais, orientado em relação ao eixo longo do coração, e não àquele do tórax, o que é feito eletronicamente, permanecendo o paciente na posição de decúbito dorsal. Cada uma das incidências cardíacas constitui uma projeção oblíqua composta. A imagem das quatro câmaras aproxima-se de um corte transverso padrão, mas com sua margem anterior e margem esquerda inclinadas para baixo. Num nível através do centro do coração, as quatro câmaras são vistas sem qualquer superposição; as valvas mitral e tricúspide são visibilizadas de maneira ótima, assim como os septos interatrial, interventricular e atrioventricular (Fig. 35.50A). Um corte 1 a 2 cm mais adiante em direção à cabeça demonstra o trato de saída do ventrículo esquerdo que leva até a valva aórtica (Fig. 35.50B). Os

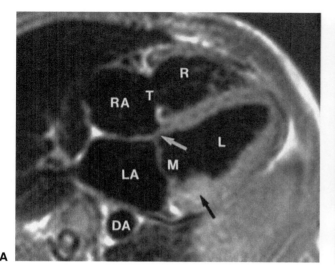
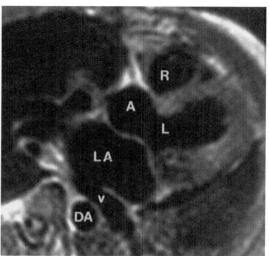

FIG. 35.50 Endocardite de Löffler, corte das quatro câmaras, imagens spin-eco. **A:** Ao nível ventricular médio, a valva tricúspide (T) situa-se anteriormente à valva mitral (M). O septo atrioventricular (seta branca) situa-se entre a inserção das duas valvas e separa o ventrículo esquerdo (L) do átrio direito (RA). Uma placa endocárdica (seta preta), típica dessa doença, é vista no trato de entrada do ventrículo esquerdo (L), bem à frente da valva mitral. R, ventrículo direito; LA, átrio esquerdo; DA, aorta descendente. **B:** Ao nível do átrio esquerdo, o trato de saída do ventrículo esquerdo (L) leva à valva aórtica (A). v, veia pulmonar.

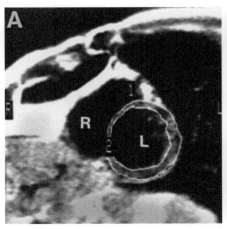 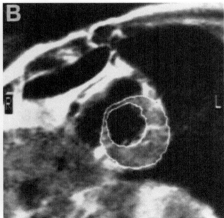

FIG. 35.51 Infarto septal anterior, plano do eixo curto, imagem spin-eco. O ventrículo esquerdo (L) é visto em corte transversal, separado do ventrículo direito (R) pelo septo interventricular. O septo mostra-se anormalmente fino durante a diástole **(A)** e não demonstra evidências de espessamento durante a sístole **(B)**. (Cortesia do Dr. R. I. Pettigrew.)

cortes no eixo curto (Fig. 35.51) são orientados perpendicularmente ao eixo longo do ventrículo esquerdo. Esse ventrículo é cortado num corte transversal efetivo com um mínimo de distorção. O septo muscular interventricular é visibilizado a partir da extremidade como um folheto em curva, convexo em direção ao ventrículo direito mais anteriormente situado. Os volumes ventriculares esquerdos podem ser medidos diretamente a partir das imagens do eixo curto, sem necessidade de fórmulas matemáticas compensatórias. Cortes contíguos através de todo o ventrículo são adquiridos tanto na sístole como na diástole. A superfície endocárdica é delineada em cada corte, e a área da cavidade é determinada por computador. A multiplicação da área pela espessura do corte dá o volume da cavidade ventricular nesse corte. O total de tais valores dá o volume ventricular efetivo para essa fase do ciclo cardíaco. As imprecisões do método decorrem das dificuldades na identificação do nível exato da valva mitral, que marca a base do ventrículo, e na medida precisa da cavidade da câmara em cortes próximos ao ápice cardíaco, devido à inclinação aguda das paredes do ventrículo.

RM NAS CARDIOPATIAS ADQUIRIDAS

Cardiopatias Isquêmicas

Embora tenha um potencial limitado na avaliação de lesões coronárias específicas, a RM é o método individual mais abrangente na detecção dos efeitos das coronariopatias[41] e da presença, gravidade e conseqüências da isquemia miocárdica.[54] Um infarto agudo do miocárdio aparece geralmente como uma área de maior intensidade de sinal às imagens spin-eco, devido ao maior conteúdo hídrico do tecido isquêmico e edemaciado. Essas alterações podem ser detectadas em animais experimentais dentro de três a quatro horas da oclusão coronária e persistem por aproximadamente três semanas. Os achados não são, porém, específicos do infarto, porque áreas semelhantes de maior intensidade de sinal podem ocorrer no coração normal, e essas áreas não são observadas em todos os infartos.

Normalmente, a espessura da parede do ventrículo esquerdo é quase a mesma em todo o ventrículo. Um adelgaçamento localizado indica quase sempre um infarto do miocárdio anterior (Fig. 35.52), o que pode não estar presente na fase aguda. Um sinal mais sensível nesse estágio inicial é a contratilidade anormal de um segmento da parede ventricular. Normalmente, o miocárdio ventricular espessa-se de maneira uniforme, ao contrair-se. Uma diminuição localizada, nesse espessamento entre a diástole e a sístole, é um indicador comum de danos isquêmicos ao miocárdio. Pode-se identificar o vaso responsável pela região do segmento hipocontrátil.

Duas complicações do infarto do miocárdio que produzem sinais clínicos que se prestam a alguma confusão são a insuficiência mitral causada pela ruptura de um músculo papilar infartado e uma comunicação interventricular que ocorre após o infarto e a necrose do septo. Essas condições são facilmente identificadas pelos padrões de fluxo intracardíaco vistos em seqüências gradiente-eco. Tanto a corrente de regurgitação na insuficiência mitral como o *shunt* interventricular por uma comunicação interventricular aparecem como vácuos de sinal principalmente durante a sístole, mas podem ser diferenciados claramente por sua localização.

As áreas de infartos mais antigos geralmente aparecem mais finas que o miocárdio normal durante a diástole e apresentam pouco ou nenhum espessamento durante a sístole (veja a Fig. 35.51). Uma saliência externa localizada na parede indica um aneurisma ventricular (veja a Fig. 35.52A).

A avaliação por RM de uma diminuição da perfusão miocárdica secundariamente ao estreitamento de um vaso coronário pode ser melhorada pela injeção endovenosa de um material de contraste paramagnético como gadolínio-ácido dietilaminopentaacético (Gd-DTPA).[61] Esta substância aumenta o tempo de relaxamento dos tecidos, de modo que a intensidade do seu sinal aumenta. Ao combinar o Gd-DTPA a uma molécula grande, como a albumina, sua distribuição é limitada ao espaço intravascular, o que possibilita seu uso como indicador da perfusão miocárdica. Um músculo com suprimento sanguíneo normal, bem perfundido pelo sangue cheio de gadolínio, aparece mais claro na RM que o miocárdio isquêmico.

As imagens em primeira passagem utilizando meios de contraste endovenosos e seqüências de RM rápidas também podem ser usadas para a demonstração da perfusão miocárdica regional. Graus menores de estenose coronária podem não demonstrar déficit nesses exames, evidenciando-se ao repetir o exame após a administração de um vasodilatador, como o dipiridamol.

Um problema comum após um infarto agudo é a diferenciação do músculo morto relativamente ao miocárdio "atordoado".[57] A distinção é importante, porque o músculo atordoado pode recuperar-se com uma reperfusão adequada. Após a injeção endovenosa de Gd-DTPA, o miocárdio atordoado e o morto, em animais experimentais, emitem hipossinais logo após a lesão vascular aguda. À reperfusão, o sinal do miocárdio atordoado aumenta rapidamente de intensidade, até atingir o equilíbrio com o sinal do miocárdio normal. Um segmento irreversivelmente infartado apresenta um aumento ainda maior no sinal após a restauração do fluxo sanguíneo, e a intensidade de seu sinal supera a do miocárdio normal, presumivelmente pela perda da integridade vascular na região infartada e o vazamento do contraste para o espaço extravascular.[62]

Valvopatias

Um vácuo de sinal transitório aos filmes gradiente-eco, estendendo-se retrogradamente a partir da valva tricúspide ou mitral, durante a

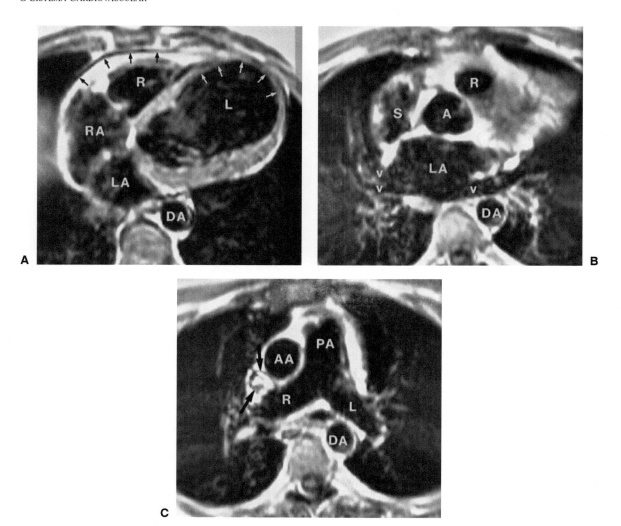

FIG. 35.52 Aneurisma ventricular esquerdo após infarto do miocárdio, imagens spin-eco, plano transverso. **A:** Ao nível do ventrículo esquerdo médio, a parte apical do septo interventricular e a parede anterior livre do ventrículo esquerdo estão mais finas. O miocárdio nessa região foi substituído por tecido fibroso cicatricial e faz saliência externamente, formando um aneurisma (*setas brancas*). A sombra curvilínea escura anteriormente ao ventrículo direito (*setas pretas*) constitui o pericárdio e o espaço pericárdico. R, ventrículo direito; RA, átrio direito; LA, átrio esquerdo; DA, aorta descendente. **B:** Corte ao nível do átrio esquerdo médio. R, trato de saída do ventrículo direito; A, valva aórtica; S, junção da veia cava superior com o átrio direito; v, veias pulmonares; LA, átrio esquerdo; DA, aorta descendente. **C:** Corte ao nível da bifurcação da artéria pulmonar. O sinal na veia cava superior (*setas*) é produzido pelo sangue que flui muito lentamente e não se coagula. AA, aorta ascendente; PA, artéria pulmonar principal; R, artéria pulmonar direita; L, artéria pulmonar esquerda; DA, aorta descendente.

sístole ventricular, ou da valva aórtica ou pulmonar, durante a diástole, indica a incompetência desta valva (Fig. 35.53). Como a regurgitação não continua por um ciclo cardíaco inteiro, o vácuo de sinal espalha-se e torna-se progressivamente mais difuso, até desaparecer, somente para reaparecer no próximo ciclo. Um vácuo de sinal semelhante pode ser causado por um tumor, como um mixoma, fazendo prolapso através da valva atrioventricular, mas ele persiste durante toda a sístole e geralmente volta para o ventrículo durante a diástole.

A gravidade da deficiência valvar pode ser estimada comparando o tamanho do vácuo de sinal com aquele da câmara recipiente. Outro método para a quantificação da regurgitação é comparar o volume sistólico dos dois ventrículos. Normalmente, eles são praticamente iguais. Quando há a insuficiência de uma valva, o fluxo retrógrado de sangue acarreta um aumento no volume sistólico do ventrículo envolvido, constituindo o incremento o volume regurgitado.

Devido à força com que o sangue é ejetado dos ventrículos, uma ampla área de perda de sinal é normalmente vista na artéria pulmonar e na aorta durante a sístole. Quando qualquer das valvas semilunares apresenta estenose, o jato "transparente" que passa através dela torna-se mais estreito, indicando o diâmetro do orifício valvar naquele plano. Também é possível calcular com precisão a área de abertura da valva por meio de técnicas de contraste de fase. Se o plano de imagem estiver posicionado de modo a coincidir com aquele da valva, esta será vista *de face*. A área escura no centro durante a sístole constitui o sangue ejetado e indica o tamanho e a forma do orifício valvar.

Miocardiopatias

Nas miocardiopatias dilatadas, há o aumento do ventrículo esquerdo ou de ambos os ventrículos, e suas paredes tornam-se mais finas. Há a diminuição da contratilidade e espessamento das paredes durante a sístole. Contudo, podem também ocorrer anormalidades regionais da parede e, muitas vezes, não é possível diferenciar uma miocardiopatia dilatada de um ventrículo esquerdo dilatado devido a uma patologia isquêmica difusa, com base somente na RM.

A miocardiopatia hipertrófica pode ser global, com hipertrofia igual demonstrada em todas as partes da parede ventricular, ou pode ser assimétrica e localizada numa parte da câmara, freqüentemente o septo interventricular.[41] Os critérios de RM para a hipertrofia assimétrica (estenose subaórtica hipertrófica idiopática) são uma espessura do septo de mais de 15 mm, sendo o septo pelo menos uma vez e meia mais grosso que a parede posterior do ventrículo esquerdo, o que é avaliado

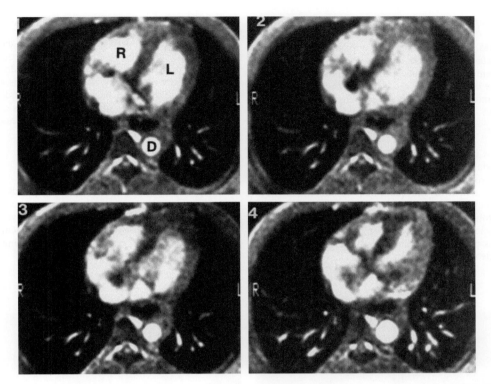

FIG. 35.53 Insuficiência tricúspide. Imagens selecionadas de filme gradiente-eco, plano transverso, representando o início da sístole (1) ao final da sístole (4). À contração do ventrículo direito (R), o fluxo insuficiente ocasiona um vácuo de sinal (*seta*) no átrio direito, o qual se torna mais difuso com o tempo, com a cessação do jato regurgitado e a restauração do fluxo normal. l, ventrículo esquerdo; d, aorta descendente.

melhor no plano do eixo curto. As imagens no plano transverso ou das quatro câmaras mostram a dinâmica anormal da contração ventricular e, com freqüência, o característico movimento anterior sistólico dos folhetos mitrais anteriores.

Na presença de uma miocardiopatia restritiva, a expansão sistólica dos ventrículos é limitada. A aparência na RM é praticamente a mesma da pericardite constritiva, exceto que não há evidência de espessamento do pericárdio. A dilatação das veias cavas e das veias hepáticas é comum em qualquer dessas condições.

A RM é o estudo diagnóstico de escolha para a displasia ventricular direita arritmogênica com um vaso responsável.[47] O estudo por RM patognomônico mostra uma parede do ventrículo direito irregularmente mais fina, com a substituição adiposa parcial do miocárdio, o que é visibilizado melhor nas imagens spin-eco.

Patologias Pericárdicas[4]

O pericárdio aparece nas imagens spin-eco como uma faixa curvilínea escura (baixa intensidade de sinal), que constitui as imagens combinadas do pericárdio, epicárdio e o líquido pericárdico nele contido. Ele é visto melhor sobre as margens ântero-laterais do coração, onde se interpõe entre os sinais mais claros do tecido adiposo extrapericárdico e subepicárdico (Figs. 35.52A e 35.54A). A faixa pericárdica alarga-se ao aumentar a quantidade de líquido entre as duas camadas. Uma espessura de mais de 4 mm é anormal.

Independentemente de ser um transudato ou um exsudato, o líquido pericárdico apresenta uma baixa intensidade de sinal, porque o movimento irregular do líquido em consequência dos batimentos cardíacos acarreta uma rápida perda de fase dos seus *spins* nucleares. No caso de um derrame pericárdico loculado, o líquido fica preso e não se move

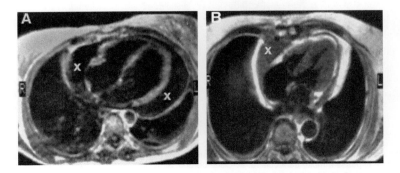

FIG. 35.54 Derrame pericárdico. **A:** Derrame livre. Como o movimento do líquido causa uma rápida perda de fase dos *spins* nucleares, o grande derrame (X) aparece como um vácuo de sinal. **B:** Derrame loculado. O líquido loculado (X) tem intensidade de sinal semelhante àquela do miocárdio.

livremente. Seu sinal tem intensidade semelhante àquela do miocárdio (Fig. 35.54B).

O envolvimento do pericárdio não é raro em pacientes com uma condição maligna metastática. O achado mais comum é um derrame pericárdico, freqüentemente com uma cápsula espessada de pericárdio infiltrado que envolve o líquido. Em casos mais avançados, o espaço pericárdico pode ser inteiramente obliterado pelo tumor infiltrativo.

Tumores Cardíacos[4]

Cerca de 75% dos tumores cardíacos são benignos, muitos dos quais são mixomas atriais. Os mixomas podem ser reconhecidos igualmente bem pela ecocardiografia e a RM. Muitos originam-se do septo interatrial, próximo à valva atrioventricular, mais comumente no átrio esquerdo. São, com freqüência, pedunculados e fazem prolapso no ventrículo durante a diástole. Se o tumor é mais séssil, não se move. A RM não pode distinguir as lesões benignas e malignas pelas características intrínsecas das massas propriamente ditas, nem pode determinar, com precisão, a extensão de uma lesão.

RM NAS CARDIOPATIAS CONGÊNITAS[21, 22]

Um mapeamento detalhado da anatomia cardíaca geralmente é essencial para a avaliação das cardiopatias congênitas. A presença, tamanho e posição das câmaras cardíacas e dos grandes vasos, sua relação uns com os outros, a integridade dos septos cardíacos e o estado das valvas cardíacas devem ser todos determinados. Muitos desses dados podem ser obtidos por estudos de RM, e, em alguns casos, um exame de RM é tudo de que se necessita antes da cirurgia, além dos achados clínicos.

Identificação das Estruturas Cardíacas

Em pacientes com uma cardiopatia adquirida, o coração é considerado como estando normalmente formado, e as câmaras e os grandes vasos são identificados por suas posições relativas e conexões uns com os outros. Em muitos casos de cardiopatia congênita, essas relações são visivelmente anormais, e a identificação das câmaras tem de depender de características anatômicas intrínsecas.

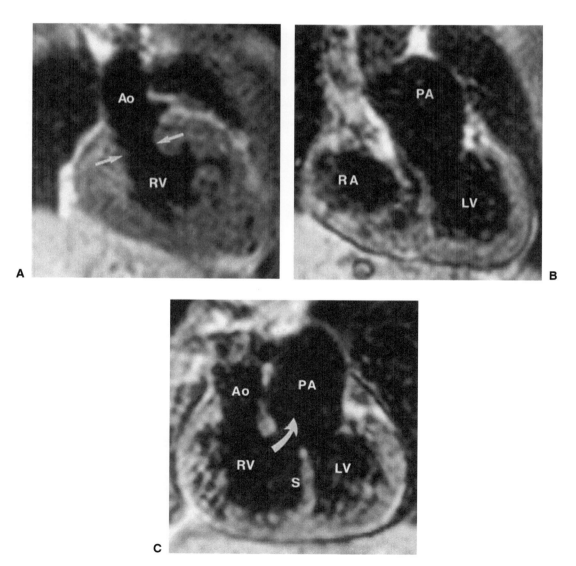

FIG. 35.55 Transposição das grandes artérias. **A:** Corte coronal através do ventrículo direito (RV). A aorta (Ao) origina-se do infundíbulo (setas). Nesse caso, a parede ventricular mostra-se caracteristicamente espessa e muito trabeculada. **B:** Corte coronal através do ventrículo esquerdo (LV), que dá origem a uma artéria pulmonar (PA) muito dilatada. A causa da dilatação não foi evidenciada. RA, átrio direito. **C:** Corte que corresponde ao plano oblíquo anterior esquerdo. A aorta (Ao) origina-se anteriormente à artéria pulmonar (PA). O septo interventricular (S) é incompleto; a artéria pulmonar origina-se através do defeito septal (seta) e recebe sangue de ambos os ventrículos.

A mais constante característica anatômica radiologicamente detectável que diferencia os dois átrios é a configuração de suas aurículas. A aurícula direita tem forma trapezoidal e comunica-se com o átrio através de uma abertura ampla; a aurícula esquerda é mais digitiforme e tem uma comunicação estreita com seu átrio. Todavia, as aurículas situam-se num plano oblíquo e, muitas vezes, não são bem visibilizadas nos exames de RM, de modo que esses critérios têm pouca utilidade prática. Os átrios podem ser identificados, porque sua relação lado a lado é quase sempre coerente com a localização torácica (*situs*). No *situs solitus*, o átrio direito fica à direita do átrio esquerdo. A localização torácica pode ser identificada por um corte coronal através da bifurcação traqueal. Normalmente, o pulmão direito tem um brônquio epiarterial que passa sobre a artéria pulmonar direita, enquanto o pulmão esquerdo apresenta um padrão brônquico hiperarterial, passando os brônquios lobar superior e lobar inferior sob a artéria pulmonar. A terminação da veia cava inferior é o indicador mais fidedigno do átrio direito, porque ela quase sempre desemboca nesta câmara.

Exceto em raros casos, o ventrículo direito tem um trato de saída muscular, o infundíbulo, que separa suas valvas de entrada e saída. No ventrículo esquerdo, as valvas de entrada e de saída inserem-se no mesmo tendão fibroso do coração e estão em contato uma com a outra. O infundíbulo é visibilizado melhor no plano coronal ou sagital (veja a Fig. 35.49B). A maior espessura da parede do ventrículo direito e sua acentuada trabeculação (Fig. 35.55A) são sinais úteis, porém menos fidedignos. O ventrículo direito também poderá ser identificado, se a faixa moderadora for vista. Esta é uma trabécula muscular proeminente, que se origina da parede lateral do ventrículo e passa anteriormente em direção ao septo. Ela é vista com freqüência nos cortes transversos, cruzando a cavidade do ventrículo direito próximo ao seu ápice.

Os grandes vasos são identificados por seus ramos e pelos órgãos que eles suprem.

Anomalias de Rotação

Estas tendem a ser anormalidades complexas. Embora, em geral, seja adequada para definir a anomalia subjacente e algumas das lesões associadas (veja a Fig. 35.55), a RM ainda não pode tomar o lugar do cateterismo cardíaco e da angiocardiografia. A RM é, porém, útil, porque a orientação das câmaras e dos vasos é tão anormal que a limitada opção de planos ao uso das outras técnicas diagnósticas pode não ser adequada para a demonstração da anatomia cardíaca.

Defeitos Septais

O melhor meio de examinar o septo atrial é no plano das quatro câmaras. Uma descontinuidade do septo constitui, geralmente, uma comunicação interatrial, mas esse não é um sinal específico, porque, em alguns casos, isso constitui simplesmente um artefato produzido pela perda de sinal.

Devido ao seu tamanho e à forma curva, o septo ventricular projeta-se pela extremidade em vários planos. Embora seja visto claramente no plano transverso, das quatro câmaras e sagital, ele é talvez estudado melhor no plano oblíquo anterior esquerdo, como na angiocardiografia. Neste plano, o septo muscular é visto como uma parede de tecido mole que separa os corpos ventriculares direito e esquerdo. Devido à espessura do septo, não há a perda de sinal, e a visibilização de uma lacuna no septo é um sinal fidedigno de um defeito do septo (veja a Fig. 35.55C). Embora a resolução da técnica seja inadequada para a demonstração de pequenos defeitos septais, a turbulência causada pelo sangue jorrando através desses defeitos, em geral, é evidente aos filmes gradiente-eco. O mesmo ocorre em casos de persistência do canal arterial.

Anormalidades Valvares

A aparência na RM das estenoses e insuficiências valvares congênitas é praticamente a mesma das formas adquiridas da doença. A atresia valvar é consideravelmente mais grave e afeta, geralmente, o desenvolvimento de uma ou mais das câmaras cardíacas.

Quando há a atresia da valva tricúspide, não ocorre uma comunicação direta entre o átrio direito e o ventrículo direito, e a parte do fluxo de entrada do ventrículo direito desenvolve-se de modo insuficiente. As duas câmaras são separadas por um septo fibroadiposo que se estende do sulco atrioventricular para dentro, visibilizado melhor em cortes transversos ou das quatro câmaras através do átrio e ventrículo direitos. Uma câmara ventricular direita igualmente reduzida associa-se também à atresia isolada da valva pulmonar. A valva tricúspide, nessa condição, geralmente se mostra pequena, porém pérvia. A atresia da valva mitral, aórtica ou ambas acarreta a hipoplasia do lado esquerdo do coração e da aorta.

Um defeito do coxim endocárdico é reconhecido mais eficazmente no plano das quatro câmaras. O septo atrioventricular encontra-se ausente, de modo que as valvas mitral e tricúspide se inserem ao mesmo nível ântero-posterior sobre a crista do septo ventricular muscular. Uma única valva atrioventricular cobrindo ambos os orifícios indica um canal atrioventricular completo (Fig. 35.56). O deslocamento anterior da valva tricúspide para dentro do ventrículo direito é característico da anomalia de Ebstein.

Anormalidades Ventriculares

Na tetralogia de Fallot, um plano coronal inclinado geralmente é o melhor meio de avaliar o grau de estenose infundibular do ventrículo direito. O ângulo do plano de imagem é determinado pelo corte sagital, sendo comparado ao ângulo do eixo longo do infundíbulo. A comunicação interventricular na tetralogia geralmente é grande e envolve a parte subaórtica do septo interventricular. Ela pode ser bem vista nos planos oblíquo sagital ou transverso.

A diferenciação de um ventrículo direito de dupla saída relativamente a uma tetralogia torna necessária a demonstração de uma separação das valvas aórtica e mitral por uma crista de miocárdio num coração em que a aorta se origina do ventrículo direito. O ventrículo esquerdo comunica-se com a aorta por um defeito na base do septo ventricular.

Em casos de persistência do tronco arterial, as artérias pulmonares originam-se diretamente da aorta e há sempre uma comunicação interventricular imediatamente sob a valva do tronco. Ambas as lesões podem ser demonstradas no plano coronal.

ESTUDOS PRÉ-CATETERISMO E PÓS-OPERATÓRIOS

Nas lesões mais complexas, especialmente em lactentes, o cateterismo cardíaco é difícil, porque pouco se pode predizer em relação à posição das câmaras no coração. Amiúde, são necessárias uma ou duas seqüências angiocardiográficas simplesmente para orientação. Como só se pode injetar com segurança, num exame, uma quantidade limitada

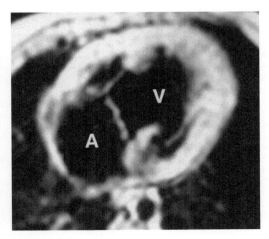

FIG. 35.56 Coração com duas câmaras. Observe o ventrículo único (V) e o átrio comum (A). A densidade linear de tecido mole entre os dois é a valva atrioventricular comum.

de material de contraste, um segundo cateterismo é freqüentemente necessário para completar o estudo. Pode-se poupar tempo efetuando a avaliação inicial com RM e, depois, planejando o cateterismo.

No período pós-operatório, os pacientes freqüentemente necessitam de estudos de seguimento repetidos, para monitorar os resultados da cirurgia, avaliar se os shunts criados estão pérvios e examinar as áreas de estenose pós-cirurgia. Em geral, pode-se fazer todo o exame por RM, poupando ao paciente uma exposição significativa à radiação, bem como a despesa considerável de múltiplos cateterismos.

O valor de um exame de RM do coração depende, principalmente, do tipo de estudo. Não se irá obter um valor máximo pelo uso de "receitas" padrões prescrevendo de antemão um conjunto de seqüências e planos. Tal como ocorre com a angiocardiografia, a RM cardíaca é um procedimento médico intenso e interativo, em que cada exame deve ser interpretado ao vivo, para determinar a escolha ótima de planos de corte subseqüentes.

Em muitos casos, o conteúdo informativo de um estudo de RM é maior que aquele da ecocardiografia bidimensional ou Doppler. Entretanto, como seu uso é limitado por problemas de logística e disponibilidade, a RM permanece como um adjuvante da ecocardiografia no estudo dos pacientes cardíacos.

REFERÊNCIAS

1. Amplatz K, Lester RG, Schiebler GL, et al: The roentgenologic features of Ebstein's anomaly of the tricuspid valve. AJR Am J Roentgenol 81:788, 1959
2. Baltaxe HA, Moller JH, Amplatz K: Membranous subaortic stenosis and its associated malformations. Radiology 95:287, 1970
3. Bandow GT, Rowe GG, Crummy AB: Congenital diverticulum of the right and left ventricles. Radiology 117:19, 1975
4. Baron MG: MRI of pericardium, cardiomyopathy and cardiac masses. In Casarella WJ (ed): Cardiovascular Imaging: Categorical Course Syllabus. ARRS, 1990
5. Baron MG: Significance of coronary artery calcification. Radiology 192:613-614, 1994
6. Beadenkopf WG, et al: Calcification in coronary arteries and its relationship to arteriosclerosis and myocardial infarction. AJR Am J Roentgenol 92:865-871, 1964
7. Berkoff HA, Rowe GG, Crummy AB, et al: Asymptomatic left ventricular aneurysm: A sequela of blunt chest trauma. Circulation 55:545, 1977
8. Blankenhorn DH: Coronary arterial calcification: A review. Am J Med Sci 242:41-49, 1961
8A. Coussemant AM, Gooding CA: Objective radiographic assessment of pulmonary vascularity in children. Radiology 109:649, 1973
9. Crummy AB, Hipona FA: The radiographic aspects of right ventricular myxoma. Br J Radiol 37:468, 1964
10. Edwards JE, Carey LS, Neufeld HN, et al: Congenital heart disease. Philadelphia, WB Saunders, 1965
10A. Elliott LP, Jue KL, Amplatz K: A roentgen classification of cardiac malpositions. Invest Radiol 1:17, 1966
11. Ellis K, Leed NE, Himmelstein A: Congenital deficiencies in the parietal pericardium. AJR Am J Roentgenol 82:125, 1959
12. Eyler WR, Ziegler RF, Shea JJ, et al: Endocardial fibroelastosis: Roentgen appearance. Radiology 64:797, 1955
13. Finkelmeier BA, Mentzer RM, Kaiser DL, et al: Chronic traumatic thoracic aneurysm. J Thorac Cardiovasc Surg 84:257-266, 1982
14. Flaherty TT, Wegner GP, Crummy AB, et al: Nonpenetrating injuries to the thoracic aorta. Radiology 92:541, 1969
15. Gay BB Jr, Franch RH, Shuford WH, et al: The roentgenologic features of single and multiple coarctations of the pulmonary artery and branches. AJR Am J Roentgenol 90:599, 1963
16. Gott VL, Lester RG, Lillehei CW, et al: Total anomalous pulmonary return: An analysis of thirty cases. Circulation 13:543, 1956
17. Gyepes MT, Vincent WR: Severe congenital heart disease in the neonatal period. AJR Am J Roentgenol 116:490, 1972
18. Harris GBC, Neuhauser EBD, Giedion A: Total anomalous pulmonary venous return below the diaphragm. AJR Am J Roentgenol 84:436, 1960
19. Hayashi K, Meaney TF, Zelch JV, et al: Aortographic analysis of aortic dissection. AJR Am J Roentgenol 122:769, 1974
20. Higgins CB, Sakuma H. Heart disease: Functional evaluation with MR imaging. Radiology 199:307, 1996
21. Higgins CB, Silverman NH, Kersting-Sommerhoff BA, Schmidt K: Congenital Heart Disease: Echocardiography and Magnetic Resonance Imaging. New York, Raven Press, 1990
22. Hipona FA, Crummy AB: Congenital pericardial defect associated with tetralogy of Fallot. Circulation 29:132, 1964
23. Hoffe VC, Dederichs B, Deutsch HJ, Theissen P, Schicha H, Sechtem J: Congenital heart disease in adults and adolescents: Comparative valve of transthoracic and transesophageal echocardiography and MR imaging. Radiology 199:669, 1996
24. Iannettoni MD, McCurry KR, Rodriguez JL, et al: Simultaneous traumatic ascending and descending thoracic aortic rupture. Ann Thorac Surg 57:481-484, 1994
25. Keats TE, Kreis VA, Simpson E: The roentgen manifestations of pulmonary hypertension in congenital heart disease. Radiology 66:693, 1956
26. Keats TE, Steinbach HL: Patent ductus arteriosus: A critical evaluation of its roentgen signs. Radiology 64:528, 1955
27. Kerley P: Lung changes in acquired heart disease. AJR Am J Roentgenol 80:256, 1958
28. Kumar S, Mandalam KR, Unni M, Roy S, Gupta AK, Rao VRK: Left cervical arch and associated abnormalities. Cardiovasc Intervent Radiol 12:88-91, 1989
29. Lester RG, Anderson RC, Amplatz K, et al: Roentgenologic diagnosis of congenitally corrected transposition of the great vessels. AJR Am J Roentgenol 83:985, 1960
30. Levin B, Borden CW: Anomalous pulmonary venous drainage into the left vertical vein. Radiology 63:317, 1954
31. Levin B, Rigler LG: Rib notching following subclavian artery obstruction. Radiology 62:660, 1954
32. Levin B, White H: Total anomalous pulmonary venous drainage into the portal system. Radiology 76:894, 1961
33. McCord MC, Bavendam FA: Unusual causes of rib notching. AJR Am J Roentgenol 67:405, 1952
34. Miller SW: Cardiac Radiology: The Requisites. Chicago, Mosby Year Book Medical Publishers, 1996
35. Miller SW: Aortic arch stenoses: Coarctation, aortitis, and variants. Applied Radiology Oct:15-19, 1995
36. Moncada R, Shannon M, Miller R, et al: The cervical aortic arch. AJR Am J Roentgenol 125:591, 1975
37. Omran H, Fehske W, Rabahieh R, et al: Valvular aortic stenosis: Risk of syncope. J Heart Valve Dis 5:31-34, 1996
38. Partridge JB, Osborne JM, Slaughter RE: Scimitar etcetera: The dysmorphic right lung. Clin Radiol 39:11-19, 1988
39. Paul LW, Richter MR: Funnel chest deformity and its recognition in posteroanterior roentgenograms of the thorax. AJR Am J Roentgenol 46:619, 1941
40. Pettigrew RI: Dynamic magnetic resonance imaging in acquired heart disease. Semin Ultrasound CT MR 12:61, 1991
41. Posma JL, Blanksma PK, van der Wall EE, et al: Assessment of quantitative hypertrophy scores in hypertrophic cardiomyopathy: Magnetic resonance imaging versus echocardiography. Am Heart J 132:1020, 1996
42. Pretre R, Chilcott M: Blunt trauma to the heart and great vessels. N Engl J Med 336:626-632, 1997
43. Rao PS, Sideris EB, Chopra PS: Catheter closure of atrial septal defect: Successful use in 3.6 kg infant. Am Heart J 121:1826-1829, 1991
44. Rao PS, Wilson AD, Sideris EB, Chopra PS: Transcatheter closure of patent ductus arteriosus with buttoned device: First successful clinical application in a child. Am Heart J 121:1799-1802, 1991
45. Rebergen SA, van der Wall EE, Doornbos J, deRoos A: Magnetic resonancy measurement of velocity and flow: Technique, validation and cardiovascular applications. Am Heart J 126:1439, 1993
46. Reynen K: Cardiac myxomas. N Engl J Med 333:1610-1617, 1995
47. Ricci C, Longo R, Pagan L, et al: Magnetic resonance imaging in right ventricular dysplasia. Am J Cardiol 70:1589, 1992
48. Roehm TU Jr, Jue KL, Amplatz K: Radiographic features of the scimitar syndrome. Radiology 86:856, 1966
49. Rosenbaum HD: The roentgen classification and diagnosis of cardiac alignments. Radiology 89:466, 1967
50. Sarosi MG, Crummy AB, McDermott JC, Kroncke GM: Case report: Milk of calcium pericardial effusion. Cardiovasc Intervent Radiol 14:314-315, 1991
51. Shuford WH, Sybers RG: The aortic arch and its malformations. Springfield, IL, Charles C Thomas, 1974
52. Sorkin RP, Schuurmann BJ, Simon AB: Radiographic aspects of permanent cardiac pacemakers. Radiology 119:281, 1976
53. Steffens JC, Sakuma H, Bourne HW, Higgins CB: Magnetic resonance imaging in ischemic heart disease. Am Heart J 132:156, 1996

54. Steinberg I: Anomalies (pseudocoarctation) of the arch of the aorta. AJR Am J Roentgenol 88:73, 1962
55. Strife JL, Matsumoto J, Bissett GS, Martin R: The position of the trachea in infants and children with right aortic arch. Pediatr Radiol 19:226–229, 1989
56. Stewart JR, Kincaid OW, Edwards JE: An Atlas of Vascular Rings and Related Malformations of the Aortic Arch System. Springfield, IL, Charles C Thomas Publisher, 1964
57. Szolar P, Saeed M, Wendland MF, et al: MR imaging characterization of postischemic myocardial dysfunction ("stunned myocardium"): Relationship between functional and perfusion abnormalities. J Magn Reson Imaging 6:615, 1996
58. Tegtmeyer CJ: Roentgenographic assessment of causes of cardiac pacemaker failure and complications. Crit Rev Diagn Imaging 9:1–50, 1977
59. Wexler L, Brundage B, Crouse J, et al: Coronary artery calcification: Pathophysiology, epidemiology, imaging methods, and clinical implications. Circulation 94:1175–1192, 1996
60. White RI Jr, Mitchell SE, Barth KH, et al: Angioarchitecture of pulmonary arteriovenous malformations: An important consideration before embolotherapy. AJR Am J Roentgenol 140:681–686, 1983
61. Wolfe CL: Role of magnetic resonance contrast agents in cardiac imaging. Am J Cardiol 66:59, 1990
62. Wolfe CL, Moseley ME, Wikstrom MG, et al: Assessment of myocardial salvage after ischemia and reperfusion using magnetic resonance imaging and spectroscopy. Circulation 80:969, 1989
63. Woodring JH, Howard TA, Kanga JF: Congenital pulmonary venolobar syndrome revisited. Radiographics 14:349–369, 1994
64. Wyman SM: Congenital absence of a pulmonary artery. Radiology 62:321, 1954
65. Wyman SM: Dissecting aneurysm of the thoracic aorta: Its roentgen recognition. AJR Am J Roentgenol 78:247, 1957

LEITURAS SELECIONADAS

Castillo M, Oldham S: Cardiac volvulus: Plain film recognition of an often fatal condition. AJR Am J Roentgenol 145:271–272, 1985
Chen JTT: Radiology of valvular heart disease. Applied Radiology Oct:11–19, 1994
Daves ML: Cardiac Roentgenology: Shadows of the Heart. Chicago, Year Book Medical Publishers, 1981
Davis GD, Kincaid OW, Hallermann FJ: Roentgen aspects of cardiac tumors. Semin Roentgenol 4:384, 1969
Duerinckx AJ: Coronary MR angiography. Magn Reson Imaging Clin North Am 4:361, 1996
Duerinckx AJ, Higgins CB: Valvular heart disease. Radiol Clin North Am 32:613–630, 1994
Felson B: Acquired valvular diseases of the heart. Semin Roentgenol 14:77–167, 1979
Felson B, Wiot J: Congenital heart disease: Part 1. Semin Roentgenol 20:101–182, 1985
Felson B, Wiot J: Congenital heart disease: Part 2. Semin Roentgenol 20:193–320, 1985
Gedgaudas E, Moller JH, Castaneda-Zuniga WR, et al: Cardiovascular Radiology. Philadelphia, WB Saunders, 1985
Klatte EC, Campbell JA, Lurie PR: Aortic configuration in congenital heart disease. Radiology 74:555, 1960
Netter FH: Atlas of the Heart. Summit, New Jersey, Ciba-Geigy Corporation, 1969
Rademakers FE, Bogaert J: Left ventricular tagging. J Cardiac Imaging 13:233, 1997
Rowen M, Thompson JR, Williamson RA, et al: Diffuse pulmonary hemangiomatosis. Radiology 127:445, 1978
Roy MN, Demos TC: Imaging review of aortic dissection with emphasis on computed tomography. Applied Radiology Oct:15–23, 1993
Swischuk LE: Plain film interpretation in congenital heart disease. Philadelphia, Lea & Febiger, 1979
Torrance DJ: Demonstration of subepicardial fat as an aid in the diagnosis of pericardial fluid or thickening. AJR Am J Roentgenol 74:850, 1955
Wang JK, Li YW, Shiu IS, et al: Usefulness of magnetic resonance imaging in the assessment of venoatrial connections, atrial morphology, bronchial situs, and other anomalies in right atrial isomerism. Am J Cardiol 74:701–704, 1994
Winer-Muram HT: Adult presentation of heterotaxic syndromes and related complexes. J Thorac Imaging 10:43–57, 1995

SEÇÃO VI
A Face, Boca e Mandíbula

CAPÍTULO 36

Os Seios Paranasais

Lindell R. Gentry

Durante a última década, houve um progresso considerável no estudo por imagens dos seios paranasais, em conseqüência de refinamentos na tomografia computadorizada (TC) e na ressonância magnética (RM). O exame de TC tem a capacidade de obter imagens seccionais de cortes finos em alta resolução. O exame de TC tem um contraste intrínseco alto, enquanto a radiografia convencional apresenta um contraste limitado da imagem. O exame de TC proporciona informações tridimensionais, enquanto a radiografia convencional fornece imagens em duas dimensões. Por essas razões, o exame de TC praticamente substituiu a radiografia convencional na avaliação dos seios paranasais. Este capítulo tenta incorporar todos os atuais métodos de imagens relevantes, enfatizando os que fornecem informações ótimas a respeito de um problema diagnóstico específico.

RADIOGRAFIA CONVENCIONAL

A radiografia convencional não é mais considerada o exame diagnóstico primário para o estudo dos seios paranasais. Ela pode, porém, ser útil em situações em que não se dispõe do exame de TC. As radiografias convencionais devem ser obtidas com o uso de colimação do feixe de raios X, uma grade adequada para eliminar a dispersão e uma combinação filme-*écran* apropriada. A área de interesse deve estar o mais próximo possível do filme, para reduzir a perda de nitidez causada pela magnificação, e as incidências devem ser feitas com o paciente na posição ortostática, para demonstrar os níveis líquidos. Em pacientes em estado crítico, podem ser necessárias modificações no posicionamento, incluindo a incidência lateral em decúbito dorsal para a detecção de níveis líquidos.[1]

O exame convencional dos seios paranasais deve ser constituído, no mínimo, de três incidências: de Caldwell (póstero-anterior), Waters (occipitomental) e lateral (Figs. 36.1 a 36.3). O objetivo principal da incidência de Caldwell é visibilizar os seios frontal e etmoidal, enquanto os seios maxilares são demonstrados melhor pela incidência de Waters. Na incidência lateral, são demonstradas as paredes anterior e posterior dos seios frontal e maxilar, e há uma visibilização moderadamente desimpedida do seio esfenoidal.

Caso não se disponha da TC, podem-se obter informações adicionais em casos problemáticos por meio de outras incidências, como a submentovertical (de base) (Fig. 36.4) e a incidência de Rheese (do forame óptico). A incidência submentovertical visibiliza os ossos da base do crânio e partes dos seios etmoidal e esfenoidal, propiciando uma incidência axial dos seios maxilares. A incidência de Rheese é a única projeção convencional em que as células etmoidais posteriores podem ser vistas sem a superposição de estruturas ósseas.[1]

TOMOGRAFIA COMPUTADORIZADA

Os parâmetros habituais para exame de TC dos seios paranasais incluem uma espessura de corte de 3 mm, um campo de visão de 12 a 15 cm, 250 mA, um tempo de aquisição dos cortes de um segundo, 120 kVp, algoritmos ósseos e de partes moles, bem como cortes tanto axiais como coronais por toda a extensão dos seios. Em alguns casos em que é baixa a probabilidade de uma patologia, são obtidos apenas planos coronais.[1]

EMBRIOLOGIA E ANATOMIA

Os seios paranasais são derivados do ectoderma e originam-se como evaginações da cavidade nasal, sendo todos normalmente pareados, exceto pelas células aéreas etmoidais, que são múltiplas.

Os seios maxilares são os primeiros a aparecer embriologicamente, com um desenvolvimento reconhecível evidente durante o quarto mês de gestação. Eles se localizam inframedialmente em relação às órbitas nos recém-nascidos, mas se estendem lateral e inferiormente, ao pneumatizarem os ossos maxilar e zigomático. A pneumatização máxima só é obtida ao atingir a configuração adulta, com aproximadamente 12 anos de idade. Eles chegam ao seu tamanho adulto, ao irromper o último dos dentes molares. O seio maxilar maduro consiste em um teto, soalho e três paredes: medial, anterior e póstero-lateral. O teto e a parede medial são compartilhados com a órbita e a cavidade nasal, respectivamente, formando o soalho orbital e a parede lateral da cavidade nasal. Ocasionalmente, o seio maxilar normal é dividido em compartimentos por septações membranosas ou ósseas.

Os seios etmoidais só começam a se formar no quinto mês de gestação, são extremamente pequenos ao nascimento e só se aproximam do tamanho adulto na puberdade. As células etmoidais, pareadas e bilaterais podem variar de poucas a 18 ou mais. Essas células são divididas anatomicamente em grupos anterior, médio e posterior de acordo com a localização dos óstios de drenagem. Podem estar presentes dois tipos de células aéreas etmoidais. Os tipos intramurais são aqueles que permanecem confinados ao osso etmóide; aqueles que invadem ossos adjacentes da calota craniana ou da face são designados como tipos extramurais.

Os seios frontais originam-se como extensões das células etmoidais anteriores e geralmente não são reconhecíveis ao nascimento. Seu desenvolvimento acelera-se após o período de lactência, mas pode completar-se só na idade adulta. São comuns a septação, hipoplasia e aplasia.

Os seios esfenoidais começam a desenvolver-se durante o quarto mês intra-uterino, mas geralmente não ultrapassam 2 mm de diâmetro ao nascimento. A pneumatização é lenta até a puberdade, mas geralmente está completa em adultos jovens. É comum a pneumatização de outras partes do osso esfenóide, especialmente dos processos pterigóides. Observa-se, por vezes, uma pneumatização deficiente, resultando em uma aparência infantil permanente.

Todos os seios paranasais drenam para a região superior ou lateral do nariz. Os óstios dos seios frontais, os seios maxilares e as células

---

L. R. Gentry. Department of Radiology, University of Wisconsin Hospital and Clinics, Madison, Wisconsin, EUA 53792-3252.

1076 Os Seios Paranasais

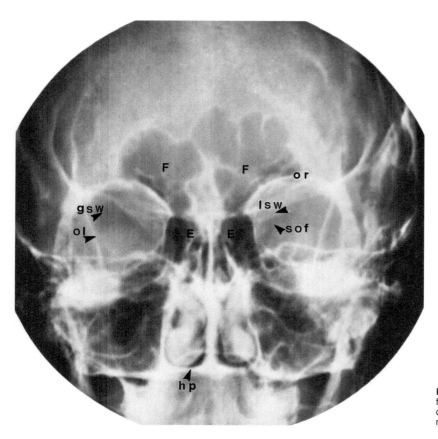

FIG. 36.1 Incidência de Caldwell (póstero-anterior). F, seios frontais; E, seios etmoidais; ol, linha oblíqua da órbita; sof, fissura orbital superior; or, margem orbitária; hp, palato duro; lsw, asa menor do esfenóide; gsw, asa maior do esfenóide.

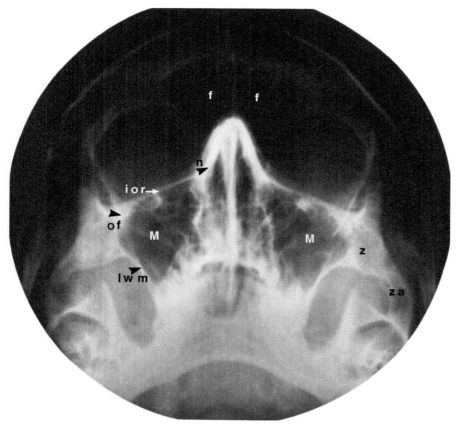

FIG. 36.2 Incidência de Waters. M, seio maxilar; lwm, parede lateral do seio maxilar; ior, margem orbitária inferior; of, soalho orbitário; z, zigoma; za, arco zigomático; f, seio frontal; n, ossos nasais.

Os Seios Paranasais 1077

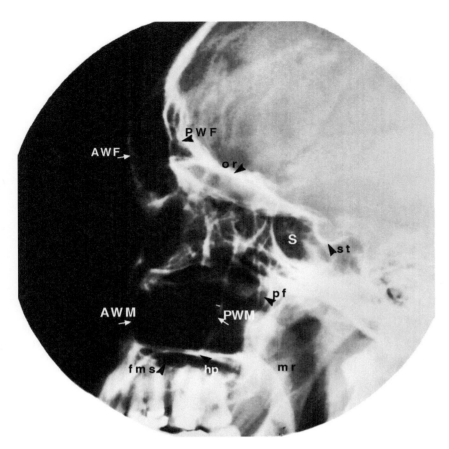

FIG. 36.3 Incidência lateral. AWF, parede anterior do seio frontal; PWF, parede posterior do seio frontal; S, seio esfenoidal; fms, soalho do seio maxilar; or, teto da órbita; st, sela turca; pf, fossa pterigomaxilar; hp, palato duro; mr, ramo mandibular.

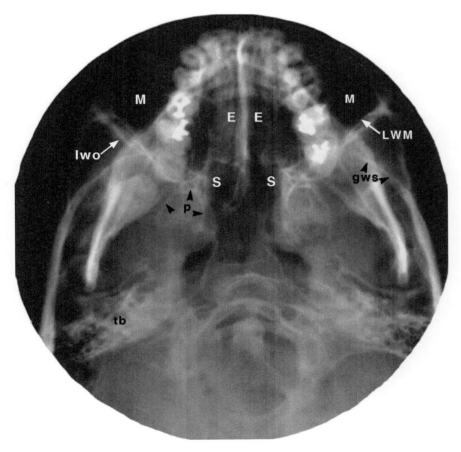

FIG. 36.4 Incidência submentovertical (de base). Os seios maxilares (M), paredes laterais dos seios maxilares (LWM), seio esfenoidal (S) e seios etmoidais (E) estão superpostos às conchas nasais. lwo, parede lateral da órbita; gsw, asa maior do esfenóide; p, asas medial e lateral dos processos pterigóides; tb, osso temporal.

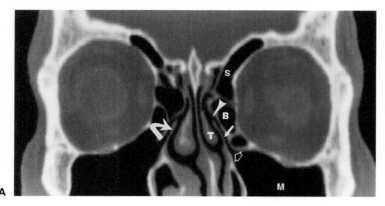
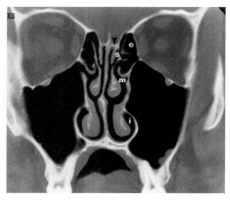

FIG. 36.5 Exames tomográficos computadorizados coronais obtidos ao nível da unidade ostiomeatal (UOM) (**A**) e ligeiramente posterior à UOM (**B**). O óstio (*seta aberta*) do seio maxilar (M) abre-se para o estreito infundíbulo etmoidal (*seta branca*), que se situa lateral ao processo uncinado (*seta curva*). O infundíbulo etmoidal drena por um sulco em forma de C denominado hiato semilunar (*ponta de seta branca*), que se situa entre a *bulla* etmoidal e a extremidade do processo uncinado. As secreções drenam, então, para o meato médio (m), que se situa por sob a concha média (T). Note a placa crivosa (*ponta de seta negra*), o seio etmoidal (e) e uma célula aérea etmoidal extramural supra-orbitária (s).

etmoidais anteriores e médias drenam para uma depressão denominada hiato semilunar. Ela se localiza entre a extremidade do processo uncinado e a *bulla* etmoidal na região anterior do meato médio. Os seios esfenoidais drenam para o recesso esfenoetmoidal, que se situa acima da concha nasal superior. Algumas variabilidades anatômicas podem existir. Ocasionalmente, por exemplo, os seios frontais podem drenar para as células aéreas etmoidais anteriores. Alguns óstios, notadamente o maxilar e o esfenoidal, parecem ser mal-localizados fisiologicamente. Na falta de uma eliminação mucociliar normal, a drenagem desses seios pode ser incompleta, resultando em acúmulo de secreções, especialmente com a cabeça na posição ereta ou em decúbito dorsal.

Houve recentemente uma mudança nos conceitos relativos ao tratamento das doenças inflamatórias dos seios paranasais, o que ocasionou alterações nos métodos de cirurgia, de uma abordagem externa aberta a uma cirurgia funcional endoscópica dos seios (CFES). Essa abordagem tenta preservar os padrões normais de eliminação mucociliar. A CFES levou a um novo conceito anatômico relativo à anatomia da drenagem dos seios frontal, maxilar e etmoidal anterior. Tal conceito é o da unidade ostiomeatal (UOM), a qual consiste nos óstios do seio maxilar, etmóide, infundíbulo, recesso frontal, processo uncinado, concha média e meato médio (Figs. 36.5 e 36.6). A obstrução dos seios maxilar, frontal e etmoidal anterior é geralmente causada por anormalidades em torno da UOM, as quais incluem doenças inflamatórias da mucosa da UOM ou a obstrução da UOM por variantes anatômicas comuns, como a concha bolhosa, desvios do septo nasal, concha média paradoxal e células *agger* aumentadas.[1,4]

DOENÇAS INFLAMATÓRIAS

A inflamação aguda dos seios paranasais é causada geralmente por um rinovírus e ocorre comumente em associação com infecções do trato respiratório superior. A superinfecção bacteriana é causada, mais freqüentemente, por *Hemophilus* ou *Streptococcus*. A sinusite crônica ocorre, em muitos casos, em consequência de uma sinusite aguda ou recorrente refratária ao tratamento, em cujas culturas crescem mais comumente organismos anaeróbicos.

Exames de TC axiais e coronais geralmente confirmam o diagnóstico de sinusite. Níveis líquidos, espessamento da mucosa e opacificação da luz normalmente aerada do seio estabelecem o diagnóstico (Fig. 36.7). Níveis hidroaéreos com bolhas de ar entremeadas são mais comumente decorrentes de secreções acumuladas em pacientes com sinusite aguda (Fig. 36.7). Os níveis líquidos também podem ocorrer em consequência da lavagem do antro ou de sangramentos após traumatismos agudos. Exames de TC coronais em decúbito ventral ou exames de TC axiais em decúbito dorsal são necessários para a detecção dos níveis hidroaéreos. A sinusite aguda pode decorrer de uma obstrução da UOM por espessamento da mucosa (Fig. 36.8) ou da obstrução anatômica por células de Haller, conchas médias paradoxais ou grandes células aéreas pneumatizadas nas conchas médias (concha bolhosa) (Fig. 36.9).[2,3,5,6]

O espessamento da mucosa produz uma opacidade de amplitude variável, que acompanha os contornos internos das paredes dos seios (Fig. 36.8). Um seio opaco é um seio sem ar que se encontra preenchido por líquido, mucosa espessada ou combinações de ambos (Figs. 36.10 e 36.11).

Uma diminuição da densidade das paredes ósseas dos seios paranasais pode acompanhar a sinusite, o que geralmente se evidencia melhor nos seios frontais pela perda da nitidez da linha mucoperiosteal (veja a Fig. 36.10). Nas radiografias simples, as delgadas paredes ósseas das células aéreas etmoidais são indistinguíveis na presença de opacificação etmoidal. A densidade das paredes ósseas dos seios remanescentes pode-se aproximar mais do conteúdo de tecido mole na presença de espessamento da mucosa, líquido ou opacificação. Embora possam indicar desmineralização, essas alterações também podem ser resultado de artefatos em consequência da perda da interface ar-osso normal.

FIG. 36.6 Exame de tomografia computadorizada axial dos seios esfenoidal (s) e etmoidal (e). O seio esfenoidal drena através de seu óstio (*ponta de seta*) para o sulco esfenoetmoidal (*seta*), que se situa acima da concha superior. Note a assimetria dos seios esfenoidais e a parede etmoidal lateral fina como papel, denominada lâmina papirácea (*seta aberta*).

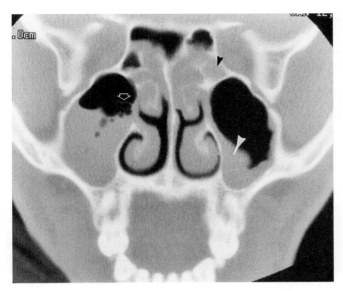

FIG. 36.7 Exame de tomografia computadorizada do seio coronal em decúbito ventral. Observe o nível hidroaéreo com bolhas no seio maxilar direito (*seta aberta*), consistente com uma sinusite aguda. Veja o moderado espessamento inflamatório da mucosa no seio maxilar esquerdo (*ponta de seta branca*), que pode ser conseqüente à sinusite crônica, e as células etmoidais opacificadas (*extremidade da seta negra*).

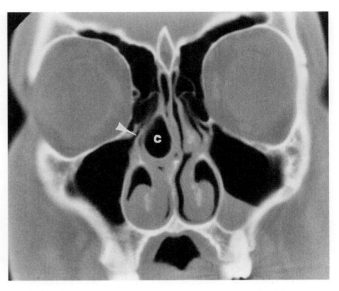

FIG. 36.9 Exame de tomografia computadorizada do seio no plano coronal. Há um estreitamento do óstio maxilar e do infundíbulo etmoidal (*extremidade da seta*), causado pela compressão por uma concha bolhosa muito grande (C). Um pequeno cisto de retenção ou cisto seroso está presente na base do antro maxilar esquerdo.

Na presença de uma infecção crônica, as alterações ósseas iniciais de desmineralização podem ser seguidas de esclerose, com um aumento aparente da densidade e um aumento efetivo na espessura das paredes dos seios, presumivelmente em consequência da estimulação do periósteo pelo efeito irritativo da infecção dos seios, o que é geralmente visto nos seios maxilares (Fig. 36.11), mas pode ser evidenciado também nos outros seios.

Freqüentemente é impossível diferenciar a sinusite aguda da crônica pelos exames de imagens, porque o espessamento da mucosa e a opacificação são comuns a ambas as situações. A única característica diferencial da sinusite aguda é o nível hidroaéreo (veja a Fig. 36.7): na sinusite crônica, o único achado característico é o osso espessado e esclerótico da parede dos seios (Fig. 36.11).[6]

Os seios maxilares são os mais comumente envolvidos tanto na sinusite aguda como crônica, seguidos pelos seios etmoidais anteriores e os seios frontais. A sinusite esfenoidal é apontada como a menos freqüente, embora tenha sido subestimada pelas radiografias convencionais. A ocorrência comum da sinusite esfenoidal nos exames de TC do crânio sugere uma incidência maior do que se supunha. A sinusite é prevalente nas infecções viróticas agudas do trato respiratório superior e em estados alérgicos. O envolvimento de um seio isolado é mais comumente conseqüente a uma superinfecção bacteriana aguda ou crônica.

A sinusite fúngica pode ser causada por muitos tipos diferentes de fungos, decorrendo, com freqüência, da superinfecção de um

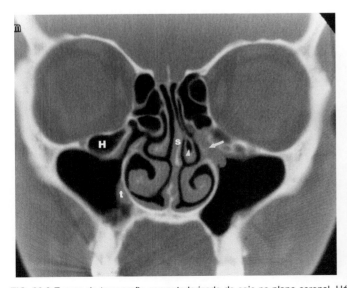

FIG. 36.8 Exame de tomografia computadorizada do seio no plano coronal. Há uma grande área de espessamento da mucosa (*seta*) no óstio do seio maxilar esquerdo e no infundíbulo etmoidal. Verifica-se um pequeno desvio do septo nasal (s), uma pequena concha bolhosa (*ponta de seta*), causada pela pneumatização da concha média. Uma célula etmoidal extramural pneumatiza o assoalho orbitário (H), produzindo uma célula de Haller. Há um espessamento inflamatório da mucosa (t) no antro maxilar direito.

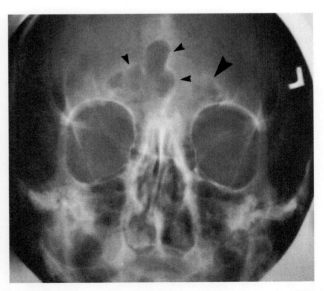

FIG. 36.10 Incidência de Caldwell. A fina linha mucoperiosteal branca do seio frontal direito normal é indicada pelas pequenas pontas de seta. O seio frontal esquerdo encontra-se acometido por uma patologia, e a linha mucoperiosteal é indistinta (*ponta de seta grande*).

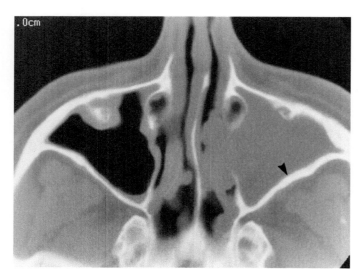

FIG. 36.11 Tomografia computadorizada axial dos seios maxilares de um paciente com sinusite crônica. Há um espessamento considerável do osso da parede póstero-lateral do seio maxilar esquerdo (*ponta de seta negra*). Tal espessamento é a característica típica da sinusite crônica. Observa-se, também, a opacificação completa do seio maxilar em conseqüência do espessamento da mucosa e do líquido retido. Não há expansão do seio presente que indique uma mucocele.

COMPLICAÇÕES DAS DOENÇAS INFLAMATÓRIAS

As complicações da sinusite incluem cistos de retenção, cistos serosos, mucoceles, osteomielite, tromboflebite do seio cavernoso e infecções intra-orbitárias e intracranianas.

O cisto de retenção é um cisto verdadeiro com revestimento epitelial, formado pelo acúmulo de secreções numa glândula mucosa obstruída. O cisto seroso é produzido pelo acúmulo de líquido na submucosa, não tem revestimento epitelial e não é, portanto, um cisto verdadeiro. Qualquer dos tipos de cisto pode aparecer como massa de contornos regulares, geralmente na parte inferior de um seio maxilar. Eles são clinicamente assintomáticos e radiograficamente indistinguíveis um do outro, podendo persistir durante meses.

As mucoceles ocorrem secundárias ao acúmulo de secreções, em conseqüência da obstrução do óstio de um seio, a qual pode ser causada por edema da mucosa ou por muco impactado, freqüentemente em pacientes com sinusite ou um trauma facial anterior. As mucoceles caracterizam-se pela opacificação total do seio, com adelgaçamento e expansão das paredes dos seios. Muitas mucoceles envolvem os seios frontais (Fig. 36.13), mas aproximadamente 25% delas ocorrem nos etmoidais (Fig. 36.14). As mucoceles maxilares são pouco freqüentes, e as mucoceles esfenoidais são raras. Uma mucocele infectada é denominada piocele.[6]

A osteomielite ocorre geralmente como complicação da sinusite frontal, mas ocasionalmente ocorre em conseqüência de sinusites etmoidais e maxilares agudas. A osteomielite também pode ocorrer após infecções dentárias nos seios maxilares de crianças. Nas radiografias simples dos seios frontais, observa-se perda da linha mucoperiosteal normal, seguida de uma rarefação óssea esparsa subseqüente que pode evoluir para áreas irregulares de espessamento ósseo, esclerose e formação de seqüestros ósseos (Fig. 36.15). Quando há um abscesso pericraniano anterior (subperiosteal) associado, o edema da testa adjacente é designado como tumor gelatinoso de Pott (Fig. 36.16).[3,6]

A infecção intracraniana ocorre a partir da sinusite por disseminação direta através do osso, ao longo dos tecidos moles perineurais ou por uma via venosa. A sinusite frontal é a origem habitual da infecção, mas pode, também, originar-se dos seios etmoidais e esfenoidais. Podem ocorrer abscessos intracranianos, meningite ou tromboflebite do seio cavernoso. A incidência, previamente alta dessas situações com risco de vida para o paciente, foi reduzida para aproximadamente 3% pelo uso de antibióticos.

A infecção das órbitas no acometimento dos seios paranasais é mais comumente conseqüente à disseminação direta a partir dos seios etmoidais ou, em raros casos, dos seios esfenoidais, através das paredes dos

seio após uma sinusite bacteriana prolongada tratada de maneira incompleta. Os tipos mais comuns de infecções por fungos são produzidos por *Aspergillus*, *Candida*, mucormicose e um grande número de fungos menos conhecidos. A infecção por *Aspergillus* pode ser de natureza meramente saprófita, semi-invasiva ou profundamente invasiva (Fig. 36.12). As infecções por *Candida* são geralmente oportunistas, ocorrendo em pacientes que estão recebendo antibióticos há muito tempo ou se encontram cronicamente doentes ou debilitados. As infecções por fungos mais devastadoras, porém, são as produzidas pelo grupo dos ficomicetos (espécie *Mucor*). A mucormicose ocorre freqüentemente em hospedeiros imunologicamente comprometidos ou diabéticos, sendo de natureza muito agressiva. Esses organismos são responsáveis pela ocorrência da mucormicose rinocerebral.[6]

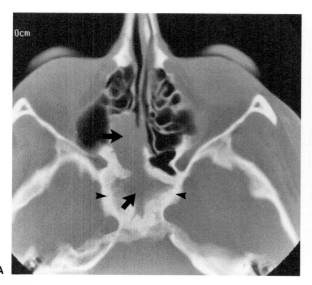
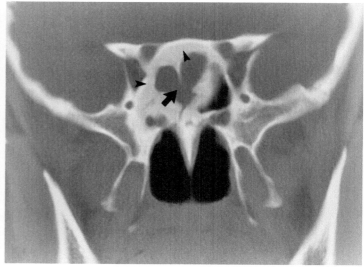

FIG. 36.12 Exames de tomografia computadorizada axial (**A**) e coronal (**B**) num paciente com aspergilose do seio esfenoidal. O seio esfenoidal direito e a cavidade nasal direita encontram-se opacificados (*setas*) e há uma densa esclerose das paredes do seio esfenoidal (*pontas de seta*).

OS SEIOS PARANASAIS   1081

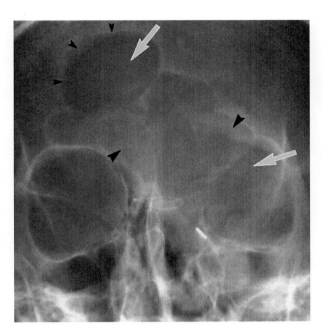

FIG. 36.13 Incidência de Caldwell num paciente com mucoceles frontais bilaterais. Observe a radiotransparência relativa das mucoceles (*setas brancas*) em comparação com o espessamento da mucosa adjacente (*pontas de seta negras de tamanho médio*). A expansão e o adelgaçamento da parede da mucocele são vistos melhor à direita (*pontas de seta negras pequenas*). A margem orbitária superior esquerda não é mais identificável. O fio indica uma cirurgia anterior na área dos recessos frontais.

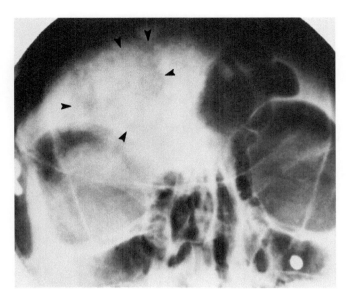

FIG. 36.15 Incidência de Caldwell num paciente com osteomielite crônica do osso frontal. Há uma esclerose densa, com áreas de radiotransparência relativa que constituem provavelmente invólucros (*pontas de seta*).

seios ou por canais venosos. Ela é mais comum em crianças do que em adultos, refletindo, possivelmente, uma incidência maior de infecções do trato respiratório superior. As complicações comuns incluem celulite orbitária, neurite retrobulbar, abscesso orbitário subperiosteal (Fig. 36.17) e compressão do nervo ótico (Fig. 36.18). A TC e a RM são os melhores métodos de imagens para o estabelecimento do diagnóstico.

RINOSSINUSITE POLIPÓIDE

A degeneração polipóide da mucosa dos seios paranasais foi considerada por alguns autores como constituindo uma complicação da sinusite, embora a causa exata nunca tenha sido determinada. Reações alérgicas, tabaco e algumas drogas foram apontados como responsáveis. A condição é principalmente uma doença de adultos, ocorrendo em aproximadamente 4% da população, embora também seja comum em crianças portadoras de fibrose cística.

A hipertrofia da mucosa acaba formando massas polipóides hipervascularizadas (Fig. 36.19), que contêm células inflamatórias e eosinófilos. Tais massas são encontradas geralmente na cavidade nasal, mas tipicamente envolvem também múltiplos seios. Esses pacientes apresentam, com freqüência, uma sinusite coexistente. A TC é útil para estudar a natureza polipóide da lesão e diferenciá-la do espessamento simples da mucosa. A proliferação contínua de pólipos pode ocasionar alterações expansivas e destrutivas nas paredes dos seios, imitando as produzidas por uma condição maligna.[6]

DOENÇAS GRANULOMATOSAS

O nariz e os seios paranasais podem ser afetados por várias doenças granulomatosas, incluindo tuberculose, sífilis, granulomatose de We-

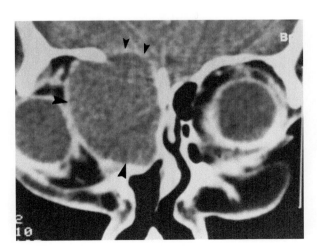

FIG. 36.14 Tomografia computadorizada coronal. Uma grande mucocele toma o lugar das células aéreas etmoidais. A lâmina papirácea espessada (*pontas de seta grandes*) faz saliência na órbita direita e desloca lateralmente o globo ocular. Houve um acentuado adelgaçamento da parte medial da margem orbitária (*pontas de seta pequenas*). (Caso por cortesia de F. Quiroz, M.D.).

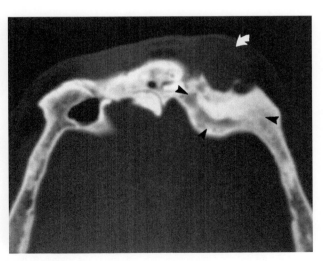

FIG. 36.16 Tomografia computadorizada axial, janela óssea, num paciente com tumor gelatinoso de Pott. Observe o edema dos tecidos moles sobre a área frontal esquerda (*seta branca*) e as alterações consistentes com osteomielite nas paredes do seio frontal esquerdo opacificado (*pontas de seta negras*).

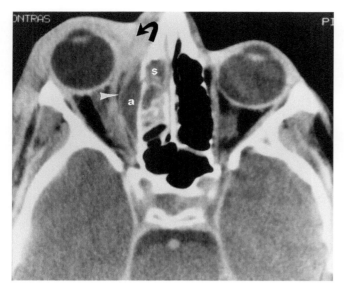

FIG. 36.17 Tomografia computadorizada axial com contraste endovenoso numa criança de quatro anos com um abscesso subperiosteal orbitário. O exame demonstra células etmoidais direitas opacificadas (s), consistentes com uma sinusite etmoidal. Ocorre a extensão do processo inflamatório entre o periósteo orbitário (*ponta de seta*) e a lâmina papirácea causada por um abscesso subperiosteal (a). Observe a celulite pré-septal (*ponta de seta curva*).

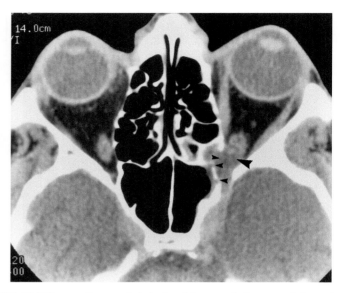

FIG. 36.18 Tomografia computadorizada axial num paciente com a síndrome de imunodeficiência adquirida e uma aspergilose invasiva do seio esfenoidal e da célula etmoidal posterior. A lesão inflamatória destruiu o osso entre esses seios e o ápice orbitário (*pontas de seta pequenas*). A massa inflamatória envolve o ápice orbitário (*ponta de seta grande*) e a fissura orbitária superior (*seta*). O paciente apresentou perda visual progressiva no olho esquerdo.

gener, granuloma da linha média e sarcoidose. Todas originam-se no nariz e envolvem secundariamente os seios, especialmente os antros maxilares. Um espessamento inicial da mucosa, indistinguível da sinusite, pode ocasionar graus variáveis de alteração destrutiva, que pode afetar o septo nasal, palato e as paredes dos seios, simulando uma condição maligna (Fig. 36.20). Uma degeneração e destruição semelhante do septo nasal podem ocorrer em pacientes que fazem uso de cocaína (Fig. 36.21).[6]

TUMORES BENIGNOS

Somente cerca de um terço das neoplasias que ocorrem nos seios paranasais é benigno. Exceto pelos osteomas, esses tumores originam-se geralmente dos seios maxilares. Eles têm aparência semelhante, evidenciando-se como massas de tecido mole circunscritas, que podem expandir ou adelgaçar as paredes dos seios, mas não são caracteristicamente destrutivas. Entre as lesões mais típicas, encontram-se os osteomas, pólipos antrocoanais e plasmocitomas. Vários tumores benignos relativamente raros podem originar-se de qualquer dos elementos celulares neurogênicos, vasculares ou ósseos. Os seios podem ser secundariamente afetados pela extensão de tumores benignos a partir da glândula hipófise, nasofaringe, órbita ou área dentária.[2,5]

O mais comum dos tumores benignos dos seios paranasais é o osteoma, que se origina geralmente nos seios frontais, próximo à sutura frontoetmoidal. Os osteomas também são encontrados nos seios etmoidais, porém são mais raros nos seios maxilares e esfenoidais. Muitos

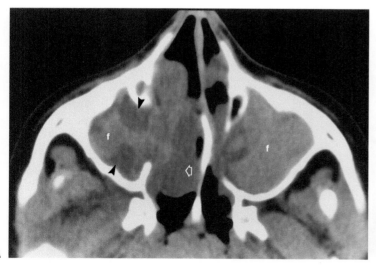

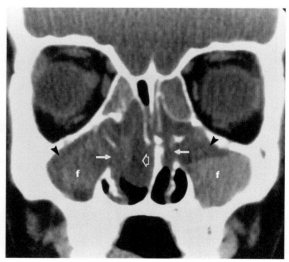

FIG. 36.19 Exame de tomografia computadorizada axial (**A**) e coronal (**B**) dos seios paranasais num paciente com rinossinusite polipóide. A hipertrofia mucosa polipóide envolve as paredes de ambos os seios maxilares (*pontas de seta negras*) e preenche a parte anterior da cavidade nasal direita (*setas abertas*), causando o desvio do septo nasal. Observe o acentuado adelgaçamento e a aparente alteração destrutiva da parede medial dos seios maxilares direitos (*setas brancas*). Uma quantidade considerável de conteúdo impactado preso está presente nos seios maxilares (f). Os seios etmoidais encontram-se opacificados por uma combinação de hipertrofia mucosa polipóide e secreções retidas.

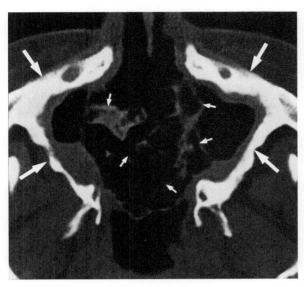

FIG. 36.20 Tomografia computadorizada axial de um paciente com granulomatose de Wegener. A cavidade nasal e as paredes mediais do seio maxilar foram destruídas. Estão presentes trabéculas de tecido anormal (*setas pequenas*). Há um espessamento irregular das paredes laterais do antro (*setas grandes*). (Caso por cortesia de K. Shaffer, M.D., Milwaukee, WI, EUA.)

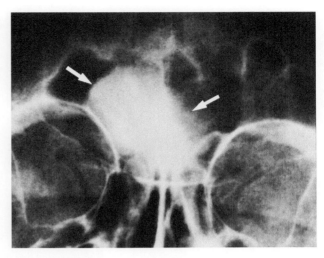

FIG. 36.22 Incidência de Caldwell num paciente com osteoma do tipo marfim. A grande massa óssea preenche a maior parte do seio frontal direito e estende-se até o esquerdo (*setas*).

osteomas são do tipo duro ou de marfim, e consistem em osso compacto, aparecendo radiograficamente como lesões intrasinusais densas e de margens nítidas (Fig. 36.22). Uma variante, o osteoma mole ou esponjoso, pode ter densidade baixa, podendo ser confundido com massa de tecido mole. Muitos osteomas apresentam achados radiográficos típicos e normalmente crescem devagar. Essas lesões não são habitualmente removidas, a não ser que haja a obstrução do óstio de um seio ou uma deformidade estética significativa.

O papiloma epitelial é um pólipo verdadeiro, em oposição aos pseudopólipos encontrados na rinossinusite polipóide. São identificados dois tipos, o escamoso e o invertido, dependendo da disposição histológica do epitélio de superfície. O papiloma escamoso é um tumor polipóide simples. O papiloma invertido, porém, tende a apresentar certas características agressivas de crescimento, que incluem o envolvimento ósseo. Pode ser difícil diferenciar radiograficamente um papiloma invertido de uma lesão maligna (Fig. 36.23). Além disso, embora seja praticamente inexistente nos papilomas escamosos, a transformação maligna já foi relatada em até 10% dos papilomas invertidos.

O pólipo antrocoanal é um pólipo adenomatoso que, embora histologicamente semelhante aos pseudopólipos encontrados na rinossinusite polipóide, difere deles no que diz respeito ao comportamento. Ele se origina de um seio maxilar e é evaginado através do óstio do seio para a cavidade nasal. Aparece, subseqüentemente, como massa arredondada regular na nasofaringe (Fig. 36.24). Está geralmente presente a opacificação do seio maxilar e nasal ipsilateral.[2]

Os plasmocitomas extramedulares são raros, cerca de 80% dos quais ocorrem na cabeça e no pescoço, principalmente no nariz e nos seios paranasais, sendo mais comuns em homens de meia-idade. Aparecem geralmente como massas de tecido mole solitárias e podem ser polipóides ou invasivos; o prognóstico é melhor no caso do tipo polipóide. Embora essas lesões sejam radiossensíveis, o tratamento básico é a remoção cirúrgica. A radioterapia é reservada às recorrências, comuns.

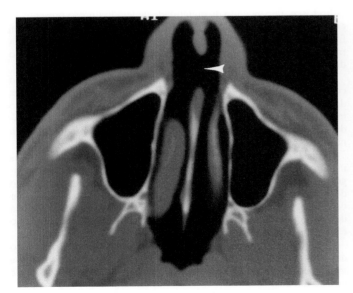

FIG. 36.21 Tomografia computadorizada axial num paciente que faz uso de cocaína. O exame dos seios maxilares demonstra um defeito (*ponta de seta*) da parte cartilaginosa do septo nasal, causado pelo prolongado uso excessivo de cocaína.

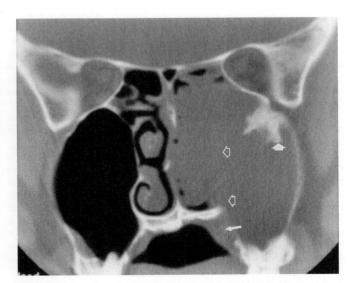

FIG. 36.23 Exame de tomografia computadorizada coronal dos seios paranasais num paciente com um papiloma invertido. Uma enorme massa de tecido mole preenche toda a cavidade nasal e o seio maxilar do lado esquerdo. A lesão destruiu toda a parede lateral da cavidade nasal esquerda (*setas abertas*). Há extensão da massa para a cavidade oral, juntamente com o palato duro (*seta pequena*). Observe a hipertrofia óssea ao longo do aspecto superior da parede póstero-lateral do antro (*seta grande*).

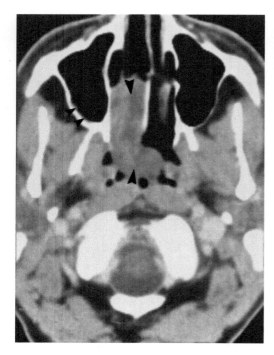

FIG. 36.24 Tomografia computadorizada axial num paciente com um pólipo antrocoanal. Uma grande massa de tecido mole preenche o aspecto posterior da cavidade nasal direita e estende-se à nasofaringe (*pontas de seta grandes*). Um espessamento mínimo da mucosa está presente no seio maxilar direito (*pontas de seta pequenas*), o que é excepcional; em geral, encontra-se presente a opacificação do seio ipsilateral.

TUMORES MALIGNOS

As neoplasias malignas do nariz e seios paranasais constituem aproximadamente 3% das neoplasias malignas do trato aéreo e digestivo superior.[1] Muitas são carcinomas de células escamosas; o restante é constituído principalmente de adenocarcinomas, carcinomas císticos adenóides, melanomas e linfomas. Todos os outros tumores malignos primários dos seios são extremamente raros; eles consistem, basicamente, em diferentes tipos de sarcomas, a maioria dos quais ocorre nos seios maxilares, exceto pelos melanomas, que se originam mais comumente da cavidade nasal. Como muitas dessas neoplasias se encontram em fase avançada de evolução por ocasião do diagnóstico, a invasão local é prevalente. A sobrevivência por cinco anos geralmente é baixa, variando de 10% a 25%, dependendo do tipo celular. Em geral, o melhor prognóstico é encontrado nos carcinomas de células escamosas e linfomas.[2,5]

Os tumores malignos aparecem caracteristicamente como massas de tecido mole agressivas, que ocluem o óstio dos seios, demonstram a invasão dos tecidos moles locais e causam a destruição óssea (Fig. 36.25).[3] Nos tumores avançados, pode ser impossível determinar o seio de origem, mas, estatisticamente, o epicentro costuma ser no seio maxilar. Qualquer uma das paredes ósseas dos seios ou todas podem ser destruídas, bem como os ossos da face e crânio adjacentes. O envolvimento das fossas pterigomaxilar e infratemporal torna muito difícil a cirurgia e reduz a freqüência de sobreviventes (Fig. 36.25). A TC é o melhor método de imagens para a avaliação da destruição óssea. A RM é o método de escolha para a visibilização dos tecidos moles no que concerne à extensão do tumor e para separar o tumor de secreções retidas (Fig. 36.26).

Aproximadamente um terço dos pacientes acaba por apresentar metástases em linfonodos cervicais. As metástases distantes ao pulmão e aos ossos são, mais freqüentemente, causadas pelos carcinomas císticos adenóides do que pelos outros tipos celulares. O carcinoma cístico adenóide tem grande propensão à disseminação perineural.[2,5]

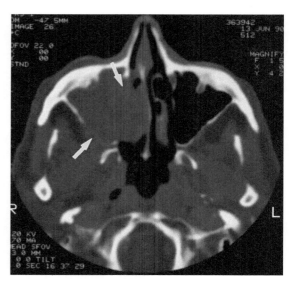

FIG. 36.25 Tomografia computadorizada axial dos seios maxilares, janela óssea, num paciente com um carcinoma de células escamosas. O seio maxilar e a cavidade nasal do lado direito estão opacificados e há a destruição das paredes medial e póstero-lateral do seio (*setas*).

TUMORES METASTÁTICOS E INVASIVOS

Os seios paranasais podem ser invadidos diretamente por neoplasias malignas intracranianas e por tumores da órbita, nasofaringe, cavidade oral e pele facial (Figs. 36.27 e 36.28). A metástase de locais distantes dos seios paranasais é rara e ocorre geralmente por disseminação hematogênica. As origens mais comuns são próstata, rim, pulmão e mama.[2,5]

LESÕES NÃO-NEOPLÁSICAS

A *displasia fibrosa*, uma doença óssea de causa desconhecida, caracteriza-se por proliferação fibroóssea, com substituição das cavidades medulares. Embora possa afetar mais de um osso, o tipo monostótico é o mais comum. A forma poliostótica tende a produzir deformidades assimétricas e associa-se à síndrome de Albright. As lesões podem ser císticas, escleróticas ou apresentar uma aparência de vidro fosco, dependendo da quantidade de tecido fibroso presente. O envolvimento facial geralmente é assimétrico e expansivo, obliterando, freqüentemente, um ou mais seios paranasais (Fig. 36.29). A aparência radiográfica costuma ser suficientemente típica para estabelecer o diagnóstico sem biópsia.[2]

A *displasia craniometafisária* é uma rara doença hereditária que, ao contrário da displasia fibrosa, sempre ocasiona alterações expansivas densamente escleróticas nos ossos da face e do crânio. O envolvimento tende a ser simétrico e produz uma deformidade considerável, acarretando, com freqüência, uma aparência leonina. Uma chanfradura oblíqua nas metáfises dos ossos tubulares é um achado associado.

As *meningoceles* e *encefaloceles* consistem em herniações das meninges e do cérebro, respectivamente. Essas lesões podem ser congênitas ou adquiridas em consequência de um traumatismo. A protrusão do conteúdo intracraniano no nariz ou nos seios paranasais ocorre por defeitos ósseos e pode ser semelhante a um pólipo ou uma outra massa de tecido mole (Fig. 36.30). O defeito nos ossos é geralmente circunscrito e pode ter uma borda esclerótica.

Rinólitos são massas escleróticas que ocorrem em consequência do depósito de cálcio em torno de um corpo estranho. Embora encontrados caracteristicamente no nariz (Fig. 36.31), podem ocorrer ocasionalmente no seio maxilar.[2]

Outras massas não-neoplásicas incomuns incluem tumores dermóides, gliomas nasais, hemangiomas, bem como cistos globulomaxilares e odontogênicos.

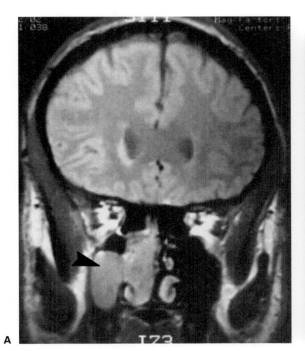
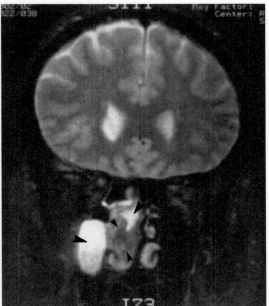

FIG. 36.26 A: RM coronal, ponderada em T1. Carcinoma de células escamosas que se origina no seio etmoidal. Massa com sinal intermediário é vista preenchendo a cavidade nasal direita e o complexo do seio maxiloetmoidal (*ponta de seta*). **B:** A imagem ponderada em T2 correspondente mostra a demarcação entre o sinal intermediário do tumor (*pontas de seta pequenas*) e o hipersinal das secreções retidas (*pontas de seta grandes*).

O SEIO PÓS-OPERATÓRIO

A aparência pós-operatória de um seio paranasal varia de acordo com o tipo de cirurgia realizado. Embora haja semelhanças entre os procedimentos relacionados, as diferenças na técnica cirúrgica podem produzir uma variabilidade considerável na aparência radiográfica. A discussão a seguir é limitada a algumas das operações mais comuns.[6]

A osteoplastia frontal foi elaborada como um tratamento esteticamente aceitável para as complicações da sinusite frontal. Com o uso de um modelo radiográfico obtido de uma incidência de Caldwell sem aumento, o osso frontal adjacente aos seios é exposto e separado na periferia dos seios frontais com uma serra. A mucosa é removida, os seios são preenchidos com músculo e tecido adiposo, e o osso é reposto. No pós-operatório, os seios parecem estar opacificados, com alterações que podem, ocasionalmente, ser confundidas com as associadas a uma mucocele.[6]

A abordagem de Caldwell-Luc tem sido usada para o tratamento da sinusite maxilar crônica, a remoção de massas intra-sinusais e a biópsia de massas tumorais. A exposição dos seios é efetuada por uma incisão sublabial na mucosa gengival bucal ântero-lateral. Faz-se, então, um defeito nas paredes nasais laterais, produzindo uma janela nasoantral para melhor drenagem dos seios. Após a cura, o seio pode parecer radiograficamente normal ou refletir alterações conseqüentes à cirurgia, incluindo a diminuição do volume causada pela contração do

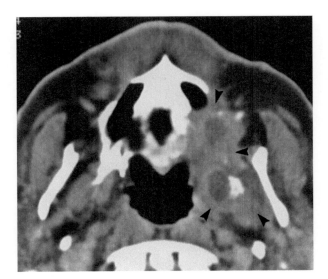

FIG. 36.27 Tomografia computadorizada axial num paciente com um carcinoma da crista alveolar esquerda. Um tumor necrosante invadiu o seio maxilar esquerdo, fossa pterigomaxilar e espaço parafaríngeo (*pontas de seta*). Há a destruição do palato duro, paredes do seio maxilar ipsilateral e placas pterigóides.

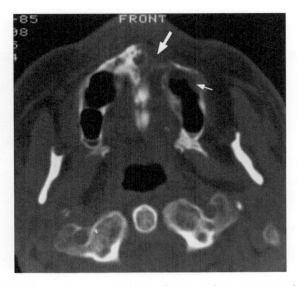

FIG. 36.28 Tomografia computadorizada axial num paciente com um carcinoma de células basais que invade o seio maxilar esquerdo. Uma destruição óssea está presente anteriormente (*seta grande*). Há um espessamento focal da mucosa do antro (*seta pequena*).

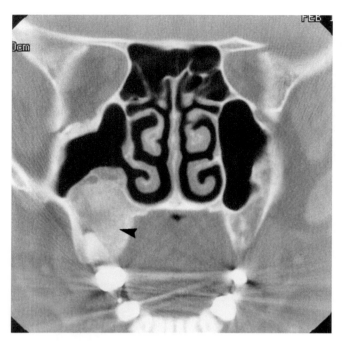

FIG. 36.29 Tomografia computadorizada axial num paciente com displasia facial que envolve a crista alveolar direita e o aspecto inferior do seio maxilar. A crista alveolar apresentou uma expansão acentuada devido a massa com aspecto de vidro fosco (*ponta de seta*).

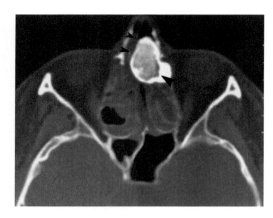

FIG. 36.31 Tomografia computadorizada axial, janela óssea, num paciente com um rinólito. Uma grande massa calcificada encontra-se na parte anterior da cavidade nasal esquerda (*ponta de seta grande*). Observe o desvio do septo nasal (*pontas de seta pequenas*).

antro, a proliferação fibroóssea que produz o espessamento das paredes dos seios (Fig. 36.32) e a divisão da luz dos seios em compartimentos por septos ósseos.[6]

A etmoidectomia pode ser feita endoscopicamente pela abordagem externa (procedimento de Lynch), a via intranasal ou a via transmaxilar. O procedimento cirúrgico mais amplamente utilizado na cirurgia dos seios paranasais, CFES, já é empregado na execução de etmoidectomias internas, antrostomias maxilares e a ressecção do processo uncinado. Esse procedimento é usado para proporcionar uma restauração do complexo ostiomeatal em pacientes com distúrbio da eliminação mucociliar produzido por um acometimento localizado.[4] Durante a CFES, a concha média pode ser fraturada ou removida para fins de exposição. A etmoidectomia intracraniana é geralmente realizada como meio de erradicar uma sinusite etmoidal crônica. Faz-se, então, uma tentativa de remoção

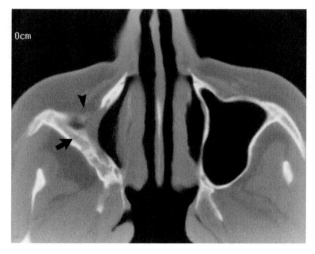

FIG. 36.32 Exame de tomografia computadorizada após um procedimento de Caldwell-Luc direito. Há uma acentuada proliferação fibroóssea (*seta*), que comprime a luz do seio. O defeito de Caldwell-Luc (*ponta de seta*) é visto sobre a parede anterior do seio maxilar.

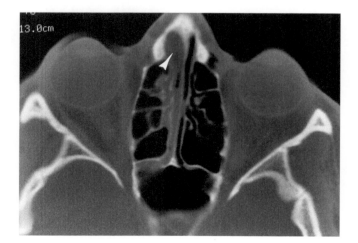

FIG. 36.30 Tomografia computadorizada axial num paciente com uma meningoencefalocele intranasal. Massa de tecido mole (*ponta de seta*) é vista na cavidade nasal anterior direita. Cortes mais altos revelaram que a meningoencefalocele havia-se estendido para a cavidade nasal por um defeito de 1 mm na base do crânio.

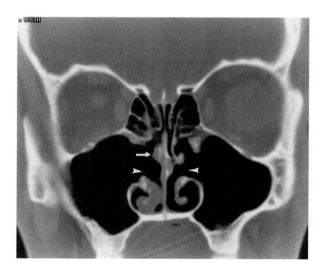

FIG. 36.33 Tomografia computadorizada coronal após uma cirurgia endoscópica funcional do seio. O exame demonstra alterações pós-operatórias, tais como uncinectomias bilaterais (*pontas de seta*) e a ressecção parcial da concha média direita (*seta*).

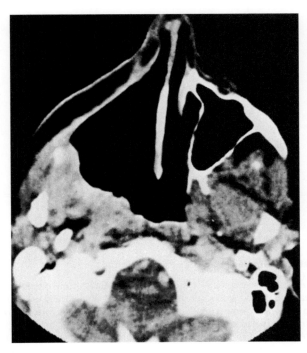

FIG. 36.34 Tomografia computadorizada axial após uma maxilectomia radical direita. O seio maxilar direito, processo pterigóide e as estruturas contidas na cavidade nasal foram removidos. (Caso por cortesia de K. Shaffer, M.D., Milwaukee, WI, EUA.)

de todas as células etmoidais e mucosa acometidas pela doença. Os exames de TC pós-operatórios geralmente mostram a perda da concha média, processo uncinado e várias células aéreas etmoidais (Fig. 36.33).

A maxilectomia parcial ou total é geralmente reservada para o tratamento da mucormicose rinocerebral e de neoplasias malignas. Como qualquer dos ossos ou tecidos moles adjacentes pode ser sacrificado, a aparência radiográfica pós-operatória pode apresentar uma variabilidade acentuada. Qualquer avaliação fidedigna da recorrência torna necessários estudos de TC ou RM basais pós-operatórios para comparação subseqüente (Fig. 36.34).

A cirurgia esfenoidal é feita geralmente para massas benignas, como pólipos ou mucoceles. O seio esfenoidal também é penetrado, ao serem removidos tumores hipofisários pela via transesfenoidal, um procedimento que acarreta, freqüentemente, um acometimento pós-operatório desse seio. A TC é essencial para identificar as alterações cirúrgicas na parede esfenoidal. Algum grau de pneumatização é sempre mantido.

RADIAÇÃO

A radioterapia para neoplasias malignas pode produzir alterações tanto nos tecidos moles como nos ossos, cujo grau depende do tamanho inicial do tumor; dos danos produzidos pela radiação; e da cirurgia anterior. A reação habitual nos ossos consiste em uma osteomielite estéril ou osteorradionecrose, as quais aparecem em radiografias como áreas de rarefação. Pode ser difícil diferenciar essas alterações de um tumor invasivo ou recorrente.[6]

REFERÊNCIAS

1. Som PM: Sinonasal cavities: Anatomy, physiology, and plain film normal anatomy. In Som PM, Curtin HD (eds): Head and Neck Imaging, 3rd ed. St. Louis, CV Mosby, 1991
2. Som PM, Brandwein M: Sinonasal cavities: Inflammatory diseases, tumors, fractures, and postoperative findings. In Som PM, Curtin HD (eds): Head and Neck Imaging, 3rd ed. St. Louis, CV Mosby, 1991
3. Unger JM: Head and Neck Imaging. New York, Churchill-Livingstone, 1987
4. Weber AL, Stanton AD: Malignant tumors of the paranasal sinuses: Radiologic, clinical, and histopathologic evaluation of 200 cases. Head Neck Surg 6:761, 1984
5. Wells RG, Sty JR, Landers AD: Radiological evaluation of Pott's puffy tumor. JAMA 255:1331, 1986
6. Zinreich SJ, Benson ML, Oliverio PJ: Sinonasal cavities: CT normal anatomy, imaging of the osteomeatal complex, and functional endoscopic sinus surgery. In Som PM, Curtin HD (eds): Head and Neck Imaging, 3rd ed. St. Louis, CV Mosby, 1991

CAPÍTULO 37

Traumatismos Faciais

Lindell R.Gentry

A incidência e a gravidade dos traumatismos faciais aumentaram muito nas últimas décadas devido ao maior uso dos veículos de transporte de alta velocidade. A avaliação dos pacientes com traumatismos faciais torna necessária uma atenção especial à situação clínica, porque muitos desses pacientes têm igualmente lesões de outros sistemas. Em todos os pacientes instáveis, é melhor atrasar em algumas horas a avaliação das lesões faciais, até que as lesões mais urgentes sejam tratadas.

Nas duas últimas décadas, a tomografia computadorizada de alta resolução com cortes finos tornou-se o método diagnóstico mais importante para a avaliação das lesões faciais traumáticas.[1,2] A tomografia computadorizada (TC) tomou o lugar dos outros estudos diagnósticos como a avaliação inicial de preferência em pacientes com traumatismo facial, resolvendo a maioria dos problemas clínicos sem a necessidade de outros métodos.[1] A radiografia convencional atualmente limita-se à avaliação das fraturas simples. A ressonância magnética é vista, atualmente, como um procedimento diagnóstico auxiliar, reservado à avaliação das complicações específicas dos traumatismos em relação aos tecidos moles, como hematomas intra-orbitários, lesões do nervo óptico e lesões vasculares.

O esqueleto facial compreende numerosos feixes ósseos delgados, orientados em múltiplos planos (axial, coronal, sagital).[1] Tais feixes são orientados nesse padrão, de modo a proteger a face de diversas forças. Há muitos tipos diferentes de fraturas nas regiões superior e inferior da face.

FRATURAS DO SEIO FRONTAL

As fraturas do seio frontal podem ser causadas por traumas localizados nos seios frontais,[1,2] mais comumente lesados, quando as fraturas em outras áreas (abóbada craniana, base do crânio anterior, região inferior da face) estendem-se a tais seios. As fraturas podem ser lineares, cominutivas ou complexas. As fraturas lineares envolvem geralmente apenas a parede anterior do seio. As fraturas complexas do seio frontal associam-se comumente a outros traumas faciais e consistem em fraturas tanto da parede anterior como posterior (Fig. 37.1). Os sinais das fraturas do seio frontais incluem níveis líquidos, opacificação do seio, enfisema orbital e pneumoencéfalo. As fraturas do seio frontal e seus fragmentos são demonstrados melhor nos cortes axiais de TC.[1,2]

FRATURAS ORBITAIS

As fraturas da órbita ocorrem como lesões isoladas ou em combinação a outras fraturas faciais ou cranianas, podendo ser simples ou complexas.[1-3]

L. R. Gentry: Department of Radiology, University of Wisconsin Hospital and Clinics, Madison, Wisconsin, EUA, 53792-3252.

Fraturas Simples

As fraturas simples são de dois tipos: aquelas que envolvem apenas a margem orbitária e as que envolvem apenas uma parede orbitária do tipo *blow-out*. Como a margem orbitária é a porção mais forte da órbita, as fraturas isoladas da margem são raras.

As fraturas do tipo *blow-out* são consideradas como sendo produzidas por um aumento súbito na pressão intra-orbitária, causado por um impacto violento na região anterior da órbita por um objeto arredondado (por exemplo, punho, bola). Isso causa, supostamente, um aumento na pressão intra-orbitária, resultando numa fratura tipo *blow-out* da porção mais fraca das paredes. As paredes mais suscetíveis às fraturas do tipo *blow-out* são as paredes orbitais inferior e medial. Uma fratura do tipo *blow-out* é considerada pura quando ocorre fratura apenas da parede orbitária e impura quando há uma fratura concomitante da margem orbitária.[1-3]

Os achados radiográficos nas fraturas do tipo *blow-out* incluem a ruptura do soalho orbitário, a opacificação do seio ipsilateral em conseqüência de uma hemorragia e o enfisema orbitário em decorrência da interrupção de uma parede do seio adjacente.[1-3] A TC é necessária para estudar, com precisão, as fraturas e avaliar possíveis complicações (Figs. 37.2 a 37.4).

A principal complicação de uma fratura do tipo *blow-out* é o pinçamento muscular. Os músculos reto inferior e/ou oblíquo inferior podem sofrer pinçamento nas fraturas do soalho, e o pinçamento do reto medial pode ocorrer nas fraturas da parede medial.[2,3] As fraturas que envolvem o forame infra-orbitário podem produzir anestesia na distribuição do nervo infra-orbitário. Enoftalmia, deslocamento posterior do globo na órbita, é causada, quando uma grande quantidade do tecido adiposo orbitário é deslocada para dentro dos seios por ocasião da fratura.[2,3]

Fraturas Complexas

As fraturas orbitárias complexas são aquelas que envolvem múltiplos seios faciais. Todos os casos de suspeita de fraturas complexas devem ser submetidos à TC. Pequenos fragmentos de fratura e complicações relacionadas aos tecidos moles não podem ser demonstrados, de maneira adequada, pelas técnicas convencionais (Figs. 37.5 e 37.6).[2,3] As fraturas complexas que envolvem a órbita são as fraturas de Le Fort II e III (Fig. 37.4), fraturas nasofrontoetmoidais (Fig. 37.7) e fraturas do complexo zigomaticomaxilar (CZM) ou do "tripé".

As fraturas complexas nasofrontoetmoidais da órbita envolvem, tipicamente, as paredes mediais da órbita. Essas fraturas são causadas por contusões na linha média na área nasal superior, bem como na base dos seios frontais, o que resulta em um deslocamento posterior dos delgados feixes ósseos nessa região para a região anterior dos seios etmoidais (Fig. 37.7). As paredes orbitárias mediais (lâmina papirácea) são geralmente fraturadas e deslocadas para a região medial da órbita. As estruturas mais freqüentemente lesadas são os músculos reto medial, os nervos ópticos e as vias de drenagem do seio frontal. A rinorréia liquórica também é uma complicação comum decorrente da lesão da placa crivosa.[2]

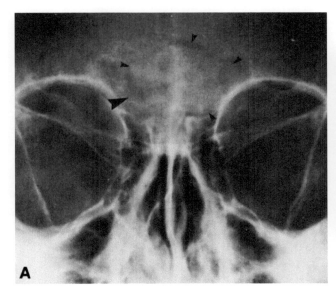
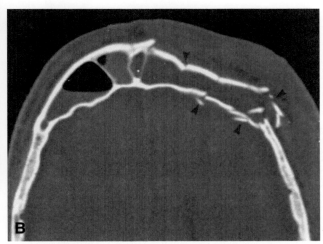

FIG. 37.1 Fratura complexa do seio frontal. **A:** Incidência de Caldwell. Há opacificação do seio frontal (*ponta de seta maior*). São vistas múltiplas fraturas cominutivas (*pontas de seta menores*). **B:** Exame de tomografia computadorizada de outro paciente. Há fratura cominutiva das paredes anterior e posterior do seio frontal esquerdo (*pontas de seta*), acompanhada da opacificação do seio e de nível hidroaéreo no seio frontal direito.

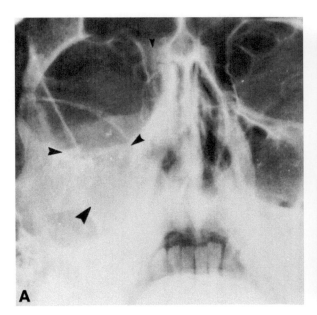
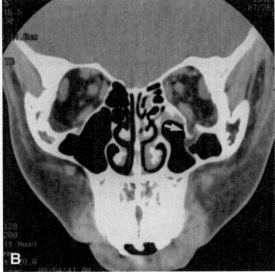

FIG. 37.2 Fraturas tipo *blow-out*. **A:** Incidência de Waters. O soalho orbitário direito encontra-se deprimido (*pontas de seta médias*), e ocorre a opacificação do seio maxilar direito (*ponta de seta maior*). As células aéreas etmoidais direitas também se apresentam opacificadas (*ponta de seta menor*), sugerindo a presença de uma fratura do tipo *blow-out* da parede medial. **B:** Tomografia computadorizada coronal de outro paciente. É vista uma fratura do tipo *blow-out* do soalho orbitário. Um fragmento em alçapão (*seta*), que consiste em uma parte do soalho orbitário esquerdo, é visto como estando no interior do seio maxilar esquerdo. Uma pequena quantidade de tecido adiposo orbitário herniado acompanha o fragmento.

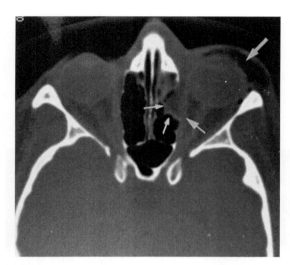

FIG. 37.3 Tomografia computadorizada axial de uma fratura do tipo *blow-out* isolada da parede medial. Há uma depressão dos fragmentos de fratura para dentro das células etmoidais adjacentes, que estão opacificadas (*setas menores*). Não existem evidências de estrangulamento do músculo reto medial (*seta média*). Há um enfisema orbital (*seta maior*).

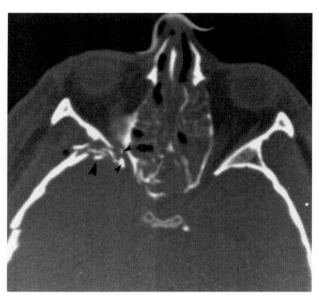

FIG. 37.5 Tomografia computadorizada axial de uma fratura cominutiva do ápice orbitário direito. A asa maior do esfenóide direito está fraturada (*ponta de seta maior*) e há o deslocamento de fragmentos para a fissura orbitária superior (*pontas de seta menores*). Uma síndrome do ápice orbitário manifestou-se nesse paciente.

Os feixes ósseos que geralmente sofrem fratura com a fratura do CZM são da parede orbitária inferior e lateral, bem como as paredes anterior e póstero-lateral do seio maxilar, a parede lateral da órbita e o arco zigomático. As complicações relacionadas com as fraturas do CZM são semelhantes àquelas que ocorrem nas fraturas do tipo *blow-out*. A TC é o melhor estudo para demonstrar as fraturas associadas a esse tipo de lesão, embora as radiografias convencionais possam demonstrar o componente zigomático da fratura (Fig. 37.8).[1-4]

A localização do envolvimento orbitário nas lesões Le Fort II e III é diferente (Fig. 37.9). Na fratura Le Fort II, a porção ântero-medial da órbita é lesada, enquanto ambas as porções, medial e lateral da órbita, são lesadas na fratura Le Fort III (veja a Fig. 37.4). Essas fraturas são discutidas numa seção adiante.

As fraturas lineares do osso frontal podem estender-se através do teto e do ápice orbitário, que contém o nervo óptico e o grupo de nervos que passam pela fissura orbitária superior para dentro da órbita. As fraturas do ápice orbitário podem ser lineares e não-deslocadas ou cominutivas (veja a Fig. 37.5). Ocasionalmente, todo ápice orbitário sofre avulsão completa, contendo o fragmento apical o forame óptico intacto.[1-5] As complicações podem incluir a lesão do nervo óptico (neuropatia óptica traumática) e lesões do III, IV e VI pares cranianos (síndrome da fissura orbitária superior). A *síndrome do ápice orbitário* é definida como uma combinação de neuropatia óptica traumática e a síndrome da fissura orbitária superior.[5]

OUTRAS FRATURAS DA REGIÃO MÉDIA DA FACE

As fraturas da região média da face podem ser restritas a uma única estrutura (por exemplo, osso nasal, arco zigomático; veja a Fig. 37.8) ou

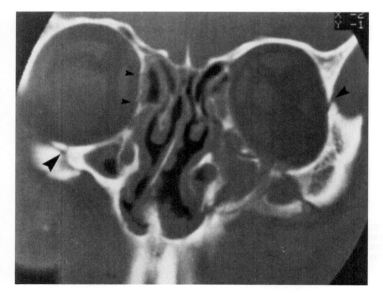

FIG. 37.4 Tomografia computadorizada coronal de fraturas Le Fort II bilaterais e Le Fort III à esquerda. São vistas fraturas cominutivas bilaterais da parede inferior e da margem orbitária (*ponta de seta maior*) compatíveis com fraturas Le Fort II. Fraturas das paredes medial e lateral da órbita são demonstradas à esquerda, de modo compatível com uma fratura Le Fort III (*ponta de seta média*). A parede orbitária medial direita mostra-se normal (*pontas de seta menores*). Fraturas dos ossos nasais e das placas pterigóides foram vistas em outros cortes.

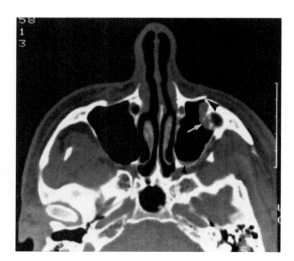

FIG. 37.6 Tomografia computadorizada axial de uma fratura da parede anterior do seio maxilar esquerdo. Há um grau mínimo de deslocamento anterior do fragmento (*ponta de seta maior*). Um coágulo sanguíneo aderido (*seta branca*) e um pequeno nível líquido (*ponta de seta menor*) estão presentes no seio.

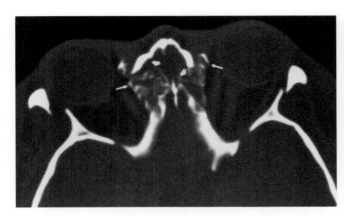

FIG. 37.7 Tomografia computadorizada axial de uma fratura do complexo nasofrontoetmoidal. Esse paciente sofreu um trauma na região nasal superior. O trauma fez os ossos nasais deslocarem-se posteriormente, com entrada nos seios etmoidais (*seta interna*). As paredes mediais dos seios etmoidais (lâmina papirácea) foram deslocadas lateralmente para as órbitas (*setas longas*). As paredes laterais das órbitas também foram fraturadas.

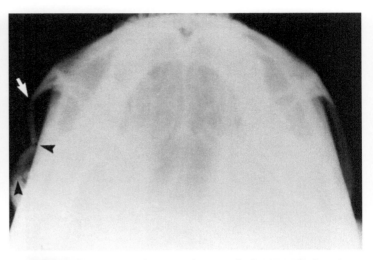

FIG. 37.8 Projeção submentovertical de uma fratura cominutiva e com afundamento do arco zigomático direito. Podem ser identificadas fraturas anteriormente, posteriormente e na porção média do arco (*pontas de seta e seta*). A elevação dos fragmentos é necessária para impedir uma deformidade facial.

envolver uma combinação específica de fraturas (por exemplo, fraturas Le Fort, fraturas CZM, fratura nasofrontoetmoidal). As fraturas isoladas e múltiplas podem ter localização medial ou lateral.[1,2,4,6]

Fraturas Isoladas da Região Média Facial Medial e Lateral

As fraturas isoladas da região média facial medial e lateral decorrem geralmente de uma contusão direta numa área pequena. Excluindo as fraturas do osso nasal, as fraturas da região média facial podem ser consideradas como envolvendo principalmente o maxilar e o zigoma. As paredes ântero-laterais dos seios maxilares são os locais freqüentes de acometimento. Qualquer uma das fraturas pode ser de difícil diagnóstico nas incidências convencionais dos ossos da face e ambas são visibilizadas mais adequadamente na TC (Fig. 37.6).

O zigoma é freqüentemente afetado nas fraturas complexas da região média facial, mas as fraturas isoladas do arco zigomático são relativamente raras.[1,2,4,6] As fraturas do arco zigomático podem ser individuais ou múltiplas, deslocadas ou não. O arco zigomático tende a fraturar anteriormente, na porção média e posteriormente. Não é necessário tratamento para uma fratura sem deslocamento. As fraturas múltiplas, mais comuns, são freqüentemente deslocadas e requerem redução, para evitar uma deformidade facial permanente (veja a Fig. 37.8).[1,2,4,6]

A radiografia convencional geralmente é suficiente para a detecção das fraturas do arco zigomático.[1,2,4,6] Usa-se, normalmente, a projeção submentovertical ou uma variação oblíqua dela, conhecida como tomada de "alça de garrafão". A TC é necessária para confirmar a suspeita de compressão do processo coronóide e do músculo temporal em conseqüência da depressão do arco zigomático.[1,2,4,6]

FRATURAS LE FORT

As fraturas Le Fort envolvem o esqueleto facial médio de maneira previsível (Fig. 37.9). Embora Le Fort tenha descrito, originalmente, essas fraturas como bilaterais e simétricas, elas são caracteristicamente assimétricas, com um tipo Le Fort de um lado e outro tipo do outro lado. Pode haver mais de um tipo do mesmo lado da face.[1,2,4,6]

A fratura Le Fort I (de Guérin) é uma fratura transversa que transecciona a região inferior da maxila acima da linha de dentição, o septo nasal e as partes mais inferiores das placas pterigóides,[1,2,4,6] o que resulta, efetivamente, em um palato móvel ou "flutuante". A fratura Le Fort II produz um grande fragmento que tem forma piramidal (Fig. 37.10). O ápice da fratura inicia-se na base dos ossos nasais ou próximo a ela. A fratura estende-se, então, oblíqua e ínfero-lateralmente, através da porção

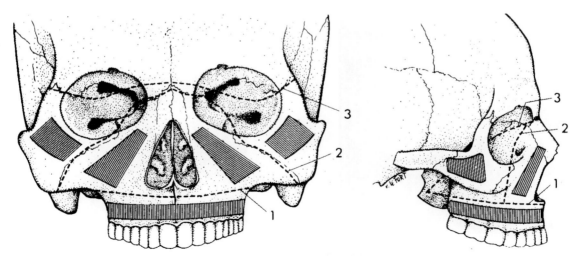

FIG. 37.9 Fraturas Le Fort. Observe as linhas das fraturas Le Fort I (1), II (2) e III (3). (De Dodd GD e Jing B: *Radiology of the Nose, Paranasal Sinuses, and Nasopharynx.* Baltimore, Williams & Wilkins, 1977, com permissão.)

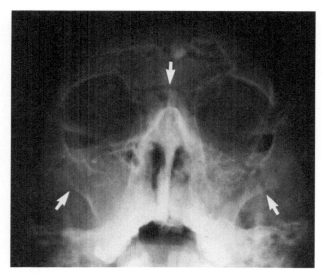

FIG. 37.10 Incidência de Waters de fraturas Le Fort II. A configuração piramidal do fragmento maior é indicada pelas setas. Há fraturas bilaterais dos soalhos e margens orbitários inferiores, fraturas nasais cominutivas (*seta branca superior*) e fraturas bilaterais das paredes póstero-laterais dos seios maxilares (*setas brancas inferiores*). Os seios frontal e maxilar estão opacificados pela hemorragia.

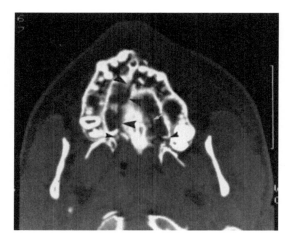

FIG. 37.12 Tomografia computadorizada axial de uma disjunção palatina mediana cominutiva. A linha principal de fratura do palato tem direção diagonal (*pontas de seta maiores*), e a metade esquerda do palato duro está deslocada posteriormente. Pequenos fragmentos da fratura cominutiva são vistos adjacentes aos processos pterigóides intactos (*pontas de seta menores*). Uma fratura ligeiramente diastática do palato está presente à esquerda (*seta branca*).

ântero-medial das órbitas, através da margem orbitária e em torno da parede póstero-lateral dos seios maxilares. A continuação posterior das linhas de fratura termina nas porções médias das placas pterigóides.[1,2,4,6] Essa fratura resulta na disjunção da região naso-maxilar do restante da porção média e superior da face. As fraturas Le Fort III resultam na disjunção craniofacial.[1,2,4,6] A linha de fratura é basicamente uma fratura horizontal que transecciona a sutura nasofrontal, as paredes orbitárias medial e lateral, assim como os arcos zigomáticos, terminando nas bases da placa pterigóide.[1,2,4,6]

Os processos pterigóides são invariavelmente fraturados em quaisquer das lesões Le Fort (Fig. 37.11). Outras fraturas associadas são a disjunção central ou paramediana do palato duro (Fig. 37.12) e a fratura da coluna nasal anterior da maxila (Fig. 37.13).

A vantagem da classificação de Le Fort é que ela possibilita ao radiologista classificar e comunicar ao clínico, de maneira compreensível, a natureza das múltiplas fraturas complexas. A desvantagem é que as lesões Le Fort raramente se ajustam precisamente à descrição clássica, e os tipos tendem a superpor-se ou a ocorrer de maneira assimétrica (Fig. 37.14).[1,2,4,6] Para evitar este problema, foram elaborados outros métodos para a descrição dos traumas faciais; um dos métodos mais fidedignos relaciona a importância do tipo de fratura com o envolvimento de feixes faciais intrínsecos.[2]

A TC é o procedimento diagnóstico de escolha para a avaliação das fraturas do tipo Le Fort.[2] A reconstrução em planos ortogonais geralmente é útil, e muitos clínicos consideram a reconstrução tridimensional importante para planejar e avaliar os efeitos do tratamento.[2]

FRATURAS ZIGOMATICOMAXILARES (DO TRIPÉ)

Embora o zigoma seja considerado o segundo osso mais freqüentemente fraturado da região facial média, a fratura costuma ocorrer nas articulações do zigoma ou em ossos adjacentes, e não no zigoma propriamente dito (Fig. 37.15).[1,2,4,6] O zigoma forma quatro grandes articulações: com a maxila; com o osso temporal; com o osso frontal; e com a asa maior do osso esfenóide. Uma fratura do CZM é definida como uma fratura ou disjunção das principais articulações dos ossos adjacentes. Embora possa haver uma variabilidade considerável, o soalho orbitário, a sutura zigomaticofrontal e a parede lateral da órbita são geralmente envolvidos. O deslocamento do zigoma é muito comum. Embora a fratura do CZM comumente possa ser diagnosticada pela

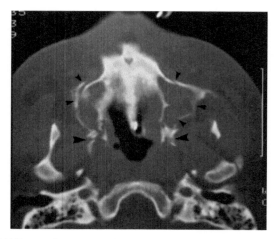

FIG. 37.11 Tomografia computadorizada axial de uma fratura Le Fort II. Há fraturas cominutivas bilaterais dos seios maxilares (*pontas de seta menores*) e processos pterigóides dos ossos esfenóides (*pontas de seta maiores*).

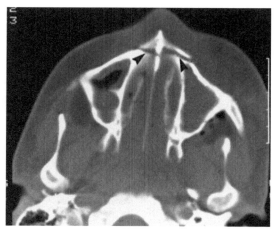

FIG. 37.13 Tomografia computadorizada axial de uma fratura Le Fort I. Uma linha de fratura estende-se, também, através da espinha nasal anterior da maxila (*pontas de seta*).

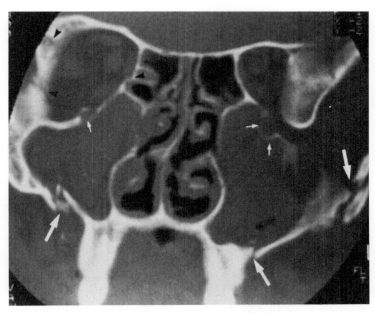

FIG. 37.14 Tomografia computadorizada coronal de planos de fratura Le Fort II e III. Uma fratura do plano Le Fort III é observada à direita (*pontas de seta pretas*), com fraturas das paredes orbitárias medial e lateral. São vistas fraturas bilaterais do plano Le Fort II (*setas brancas*). Esta fratura é acompanhada de fraturas bilaterais dos soalhos orbitários inferiores e das paredes póstero-laterais dos seios maxilares.

incidência de Waters convencional (Fig. 37.16), a TC é necessária para avaliar alterações coexistentes dos tecidos moles orbitários.[2]

FRATURAS DOS OSSOS NASAIS

As fraturas dos ossos nasais são as fraturas mais comuns da região média da face. Aproximadamente metade delas restringe-se aos ossos nasais; o restante ocorre como parte de uma fratura facial complexa, como uma lesão Le Fort.[2]

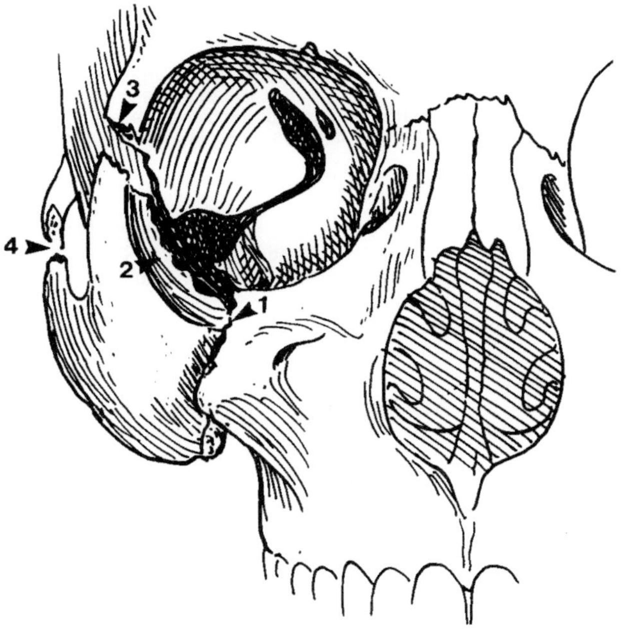

Muitas das fraturas isoladas são lineares e transversas, ocorrendo a fratura geralmente através do terço inferior mais delgado dos ossos nasais. É comum a depressão do fragmento distal (Fig. 37.17). As fraturas nasais longitudinais, paralelas ao eixo longo do nariz, podem, ocasionalmente, ser de diagnóstico mais difícil devido a uma confusão com o sulco nasociliar ou com as linhas de sutura supranumerárias (Fig. 37.18).

O deslocamento dos fragmentos encontra-se quase sempre presente nas fraturas cominutivas e não segue um padrão específico (Fig. 37.19). Pode haver uma fratura associada da coluna nasal anterior do osso maxilar ou a separação dos ossos nasais na sutura nasofrontal.

As técnicas convencionais geralmente são suficientes para obter imagens das fraturas dos ossos nasais.[2] A incidência lateral é a mais útil para determinar o grau de depressão do fragmento distal nas fraturas transversas, bem como para avaliar a orientação geral dos

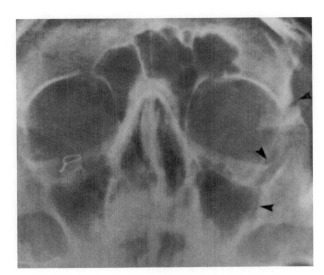

FIG. 37.15 Fratura zigomaticomaxilar (do tripé). Os locais comuns de separação das suturas zigomáticas são zigomaticomaxilar (1), zigomaticoesfenoidal (2), zigomaticofrontal (3) e zigomaticotemporal (4). (De Zizmor J e Noyek A: Orbital trauma. Em Newton TH e Potts DG: *Radiology of the Skull and Brain.* Vol. I: *The Skull.* St. Louis, CV Mosby, com permissão.)

FIG. 37.16 Incidência de Waters de fratura zigomaticomaxilar esquerda. A ponta da seta superior indica a separação da sutura zigomaticofrontal; a ponta de seta média indica uma fratura na área da sutura zigomaticoesfenoidal, e a ponta de seta inferior indica uma fratura da parede lateral da maxila. As suturas com fio à direita estão relacionadas a uma antiga fratura zigomaticomaxilar.

1094   TRAUMATISMOS FACIAIS

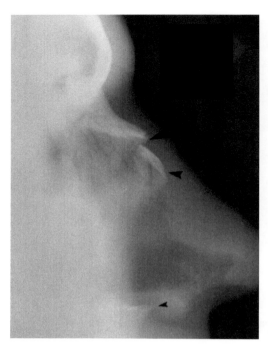

FIG. 37.17 Incidência lateral dos ossos nasais. Há uma fratura transversa (*ponta de seta superior*) através da porção anterior dos ossos nasais, com a depressão do fragmento distal (*ponta de seta média*). A espinha nasal anterior da maxila está intacta (*ponta de seta inferior*).

fragmentos nas fraturas longitudinais. Além da incidência de Waters, uma incidência axial que usa chapa em oclusão é geralmente um método útil para avaliar o grau de deslocamento medial e lateral dos fragmentos ósseos nasais.[2]

FRATURAS DA MANDÍBULA

A mandíbula é o segundo osso da face mais freqüentemente fraturado. Embora ela contenha importantes zonas de força que

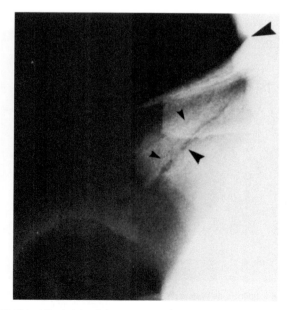

FIG. 37.18 Incidência lateral dos ossos nasais normais. A ponta da seta maior indica o local da sutura nasofrontal; as pontas de seta menores indicam os sulcos nasociliares; e a ponta de seta média indica a sutura nasomaxilar.

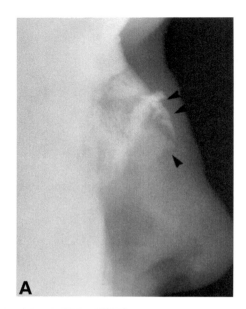

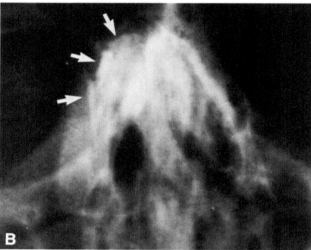

FIG. 37.19 Fraturas cominutivas dos ossos nasais. **A:** Incidência lateral. Há múltiplos fragmentos deslocados (*pontas de seta*). **B:** Incidência de Waters num paciente diferente. O deslocamento lateral dos fragmentos ósseos nasais direito (*setas*) é consideravelmente maior do que se suspeitou pela incidência lateral.

servem para suportar as pressões da mastigação, há também pontos de fraqueza estrutural intrínseca que predispõem a mandíbula a fraturas.[4] Esses pontos incluem o forame mental e o osso mais fino do ângulo e do colo condilar. Qualquer área que contenha um bolsão dentário ou um dente irrompido ou impactado é também uma área mais fraca.[4]

Diversos tipos de fraturas ocorrem na mandíbula, variando da ruptura simples com lesão relativamente pequena dos tecidos moles a fraturas compostas em que há a ruptura cutânea ou da membrana mucosa (Fig. 37.20).[4] Quaisquer dos tipos podem ser fratura cominutiva. As fraturas em galho verde, que envolvem apenas uma das superfícies do osso, são mais comuns em crianças; é importante que elas sejam reconhecidas e tratadas, porque pode haver um deslocamento significativo subseqüente em conseqüência da tração muscular.[4]

A localização e o tipo de fratura são relacionados ao ponto de contato e velocidade da força desencadeante. A fratura mais comum decorre de uma contusão no corpo da mandíbula; ela consiste em uma fratura através da área adjacente à sínfise ou do forame mental no lado da contusão e uma fratura do ângulo ou

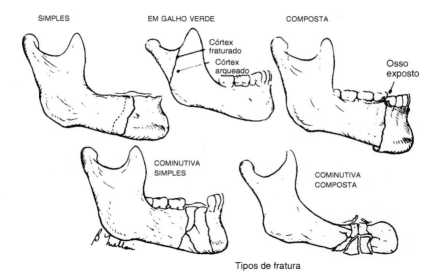

FIG. 37.20 Tipos de fraturas mandibulares. (De Kruger GO: *Textbook of Oral and Maxilofacial Surgery*, 6.ª ed., St. Louis, CV Mosby, 1984, com permissão.)

subcondilar do lado oposto (Fig. 37.21).[4] Uma contusão dirigida à sínfise pode ocasionar uma fratura sinfisária ou parassinfisária, assim como fraturas condilares bilaterais (Fig. 37.22). Contusões com baixa velocidade podem produzir fraturas sem deslocamentos com componente contralateral, enquanto contusões em alta velocidade ocasionam, mais freqüentemente, fraturas cominutivas limitadas ao ponto de impacto. A maioria das fraturas mandibulares é múltipla e bilateral.[4]

O deslocamento das fraturas mandibulares depende do local da fratura, da direção da linha de fratura e da tração muscular.[4] A estabilidade da fratura também é determinada, em grande parte, pela direção da linha de fratura e depende das fixações ou tipóias musculares. O músculo masseter é particularmente influente na causa do deslocamento de fraturas, pela sua contração (Fig. 37.23).[4] Numa fratura subcondilar, a contração do músculo pterigóide lateral causa um deslocamento ântero-medial do fragmento condilar proximal (Fig. 37.24). As fraturas parassinfisárias bilaterais ocasionam o desprendimento de um fragmento mandibular anterior, que pode sofrer um deslocamento posterior em conseqüência da contração combinada dos músculos genioglosso, genioióide e digástrico (Fig. 37.25).[4]

O tratamento das fraturas mandibulares varia com o tipo e a localização da fratura. Em geral, o tratamento consiste em fixação pelo uso de fios interósseos, miniplacas, microplacas e fixação intermaxilar (FIM). A FIM consiste na fixação da mandíbula na maxila por barras em arco e alças de fio interdentárias.[4] A união óssea é basicamente fibrosa, porque a mandíbula é essencialmente um osso membranoso. Em conseqüência, o intervalo entre a obtenção da estabilidade clínica e as evidências radiográficas de cura pode ser considerável. As complicações relacionadas às fraturas mandibulares incluem infecções, união deficiente, oclusão insuficiente e deformidades faciais.[4]

Tanto a TC como as radiografias convencionais são úteis para o estudo das fraturas mandibulares. As incidências convencionais de preferência são as projeções póstero-anterior, de Towne e oblíqua da mandíbula.[2] A tomografia panorâmica constitui um meio adicional de definição das fraturas. A TC é mais eficaz do que os métodos convencionais no estabelecimento do número e da posição dos fragmentos e na avaliação das lesões dos tecidos moles.[2]

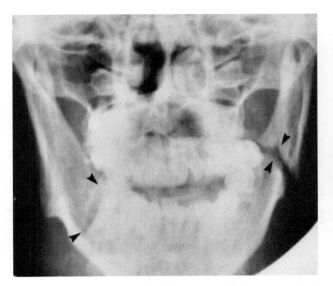

FIG. 37.21 Incidência póstero-anterior de fraturas mandibulares conseqüentes a um trauma no corpo da mandíbula direita. Linhas de fratura (*pontas de seta*) estão presentes no corpo mandibular direito e no ângulo mandibular esquerdo.

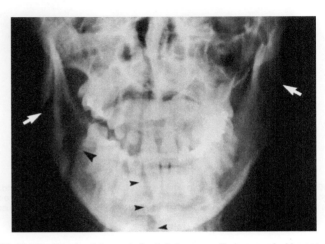

FIG. 37.22 Incidência póstero-anterior de fraturas mandibulares produzidas por um trauma nas sínfises mandibulares. Há uma fratura parassinfisária direita ligeiramente deslocada (*pontas de seta pretas menores*). Estão presentes fraturas condilares bilaterais (*setas brancas*) e há uma fratura cominutiva do ângulo mandibular direito (*ponta de seta preta maior*).

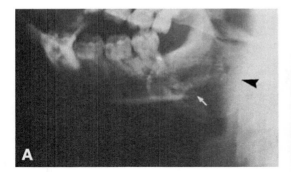
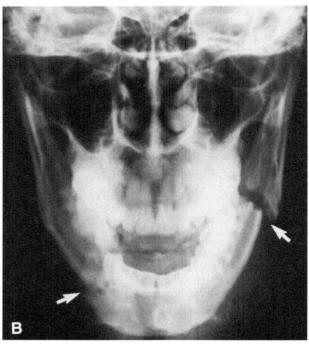

FIG. 37.23 Fratura instável do ângulo mandibular esquerdo. **A:** Incidência oblíqua da mandíbula esquerda. Há o deslocamento e rotação do fragmento posterior (*ponta de seta preta*), causada pela tração do músculo masseter. A orientação oblíqua da linha de fratura (*seta branca*) predispõe a esse tipo de deslocamento. **B:** Incidência póstero-anterior. A porção posterior da mandíbula esquerda está deslocada lateralmente devido à contração do masseter. Uma fratura parassinfisária direita contralateral através do forame mental direito está visível (*setas*).

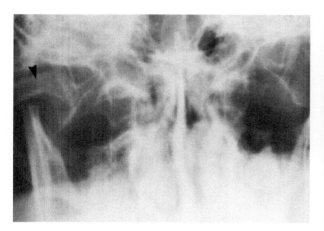
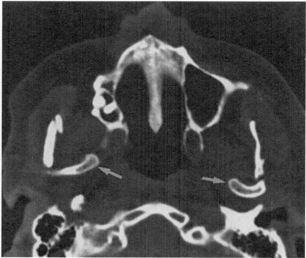

FIG. 37.24 A: Incidência ântero-posterior da mandíbula com uma fratura subcondilar esquerda. Há um característico deslocamento medial do fragmento condilar proximal (*ponta de seta*), causado pela contração do músculo pterigóide lateral. **B:** Exame de tomografia computadorizada num outro paciente. Há fraturas subcondilares bilaterais da mandíbula. Observe o deslocamento medial da cabeça condilar (*setas*) causado pela tração do músculo pterigóide lateral.

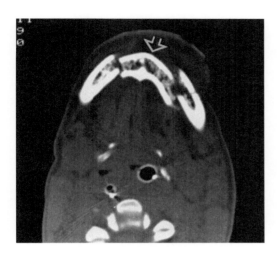

FIG. 37.25 Exame de tomografia computadorizada axial de fraturas parassinfisárias bilaterais. Há o deslocamento posterior da porção sinfisária anterior da mandíbula (*seta*) devido à contração dos músculos do soalho da boca e porção anterior do pescoço.

REFERÊNCIAS

1. Dolan KD, Jacoby CG, Smoker WRK: Radiology of Facial Injury, 2nd ed. New York, Macmillan, 1988
2. Gentry LR, Manor, Turski PA, Strother CM: High resolution CT analysis of facial struts in trauma: Osseous and soft tissue complications. AJR Am J Roentgenol 140:533, 1983
3. Lloyd GA: Radiology of the Orbit. Philadelphia, WB Saunders, 1985
4. Rowe NL, Williams JLI: Maxillofacial Injuries, Vols 1 and 2. New York, Churchill-Livingstone, 1985
5. Unger JM: Orbital apex fractures: The contribution of computed tomography. Radiology 150:713, 1984
6. Weiss RA, Haik BG, Saint-Louis A, Ellsworth RM: Advanced diagnostic imaging techniques in ophthalmology. Adv Ophthalmic Plast Reconstr Surg 6:207, 1987

CAPÍTULO 38

O Osso Temporal

Lindell R. Gentry

O OSSO TEMPORAL

Durante a primeira metade do século XX, o exame radiográfico do osso temporal era feito pelo uso de técnicas radiográficas convencionais. Entretanto, desde 1980, a tomografia computadorizada de alta resolução (TCAR) com cortes finos substituiu as outras técnicas em virtude de sua maior resolução intrínseca.

RADIOGRAFIA CONVENCIONAL

Quando a radiografia convencional era o único método disponível para a aquisição de imagens do osso temporal, foram criadas muitas projeções visando reduzir a um mínimo a interferência produzida pelos ossos cranianos adjacentes. Incidências laterais, oblíquas, ântero-posteriores e semiaxiais, assim como modificações dessas incidências foram produzidas pela angulação do feixe de raios X ou da cabeça do paciente. A incidência lateral da mastóide (Fig. 38.1) é a única projeção ainda utilizada em alguns centros de diagnóstico por imagem, principalmente para confirmar o diagnóstico de mastoidite aguda ou mastoidopatia significativa prévia.

TOMOGRAFIA COMPUTADORIZADA DO OSSO TEMPORAL

A tomografia computadorizada (TC) do osso temporal requer cortes muito finos (1 a 2 mm), um campo de visão pequeno (menos de 10 cm) e algoritmos de reconstrução de elevada resolução espacial. É melhor usar baixos níveis de miliampere-segundos (menos de 240 mAs) e pouco tempo (menos de um segundo). Exames de TC axiais e coronais representativos são mostrados nas Figs. 38.2 e 38.3. A TC é, atualmente, o estudo de escolha para a avaliação do osso temporal.[1,4,5]

CONSIDERAÇÕES ANATÔMICAS

O osso temporal consiste em cinco porções: escamosa, mastóide, petrosa, timpânica e processo estilóide. A porção escamosa faz parte do aspecto lateral da abóbada craniana, e a porção petrosa cria a divisão entre as fossas cranianas média e posterior, contendo as estruturas do ouvido interno. A porção timpânica contribui, principalmente, para o canal auditivo externo, e a mastóide consiste basicamente em células aeradas. O processo estilóide serve de ponto de origem para o grupo estilóide de músculos e ligamentos.[1,4,5]

ANORMALIDADES CONGÊNITAS DO OSSO TEMPORAL

Algumas variações anatômicas normais devem ser consideradas na avaliação do osso temporal pela TC. A deiscência do bulbo jugular (anômalo) (Fig. 38.4) é a variação anatômica mais comum.

A artéria carótida interna aberrante é muito menos comum, mas potencialmente tem maior importância. Ambas as variações podem ser confundidas com tumores do *glomus* jugular. É importante que o radiologista faça o diagnóstico correto.

Embora as anormalidades congênitas do osso temporal sejam relativamente incomuns, algumas são passíveis de correção, e a definição exata é importante, antes de considerar a cirurgia. A TCAR é muito importante para o tratamento apropriado dos pacientes com anomalias congênitas.

Essas más-formações consistem em dois grupos, distinguidos com base na derivação embriológica. O primeiro grupo compreende os defeitos do desenvolvimento do ouvido externo e médio, derivando ambos do primeiro e segundo arcos e fendas branquiais. Esse grupo inclui as anormalidades que produzem defeitos da condução que podem ser passíveis de correção cirúrgica. O segundo grupo, que consiste em estruturas que se originam da vesícula auditiva, abrange todas as anomalias do ouvido interno. Tais lesões associam-se à surdez neurossensorial e, embora não sejam passíveis de correção cirúrgica, podem ser tratadas com aparelhos, tais como os implantes cocleares.[1,4,5]

Os defeitos relacionados ao desenvolvimento dos arcos branquiais incluem as deformidades da aurícula, atresia parcial ou completa do

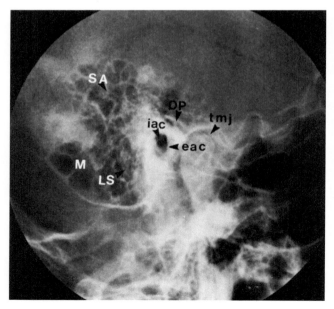

FIG. 38.1 Osso temporal. Projeção lateral (Law). M, células aéreas mastóides; DP, placa dural; LS, área da parede anterior do seio venoso lateral; SA, ângulo sinodural ou ângulo de Citelli (fusão de DP e LS); tmj, articulação temporomandibular; eac, conduto auditivo externo; iac, conduto auditivo interno.

L. R. Gentry, Department of Radiology, University of Wisconsin Hospital and Clinics, Madison, Wisconsin, EUA, 53792-3252.

O Osso Temporal   1099

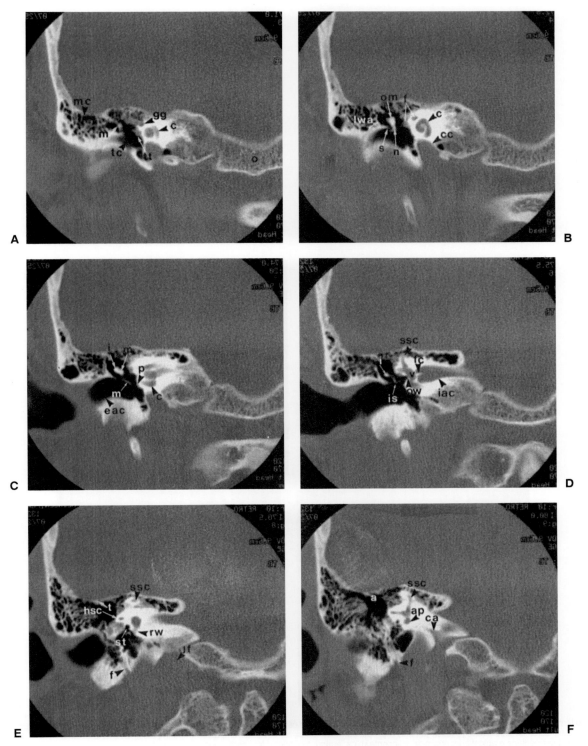

FIG. 38.2 Osso temporal, imagens tomográficas coronais de alta resolução, algoritmo ósseo. A: Plano da cabeça do martelo e gânglio geniculado (plano mais anterior). c, Primeira espira coclear; gg, fossa do gânglio geniculado; m, cabeça do martelo; mc, células da mastóide; o, osso occipital; tc, cavidade timpânica; tt, tendão do músculo tensor do tímpano. B: Plano da massa ossicular e cóclea média (c). cc, Canal carotídeo; f, primeira e segunda partes do canal do nervo facial; lwa, muro lateral do ático; n, colo do martelo; om, massa ossicular (martelo e bigorna); s, esporão ósseo. C: Plano da bigorna. c, Espira basal da cóclea; eac, conduto auditivo externo; i, corpo da bigorna; m preto, cabeça do martelo; m branco, manúbrio do martelo; p, promontório coclear. D: Plano da janela oval. i, Corpo da bigorna; iac, conduto auditivo interno; is, articulação incudoestapedial; ow, janela oval; ssc, canal semicircular superior. E: Plano da janela redonda. f, Porção vertical do canal do nervo facial; hsc, canal semicircular horizontal; jf, fossa jugular; rw, janela redonda; ssc, canal semicircular superior; st, seio timpânico; t, tégmen timpânico. F: Plano do aqueduto coclear (plano mais posterior). a, Antro da mastóide; ap, ampola do canal semicircular posterior; ca, aqueduto coclear; f, área do forame estilomastóide; ssc, canal semicircular superior.

1100   O Osso Temporal

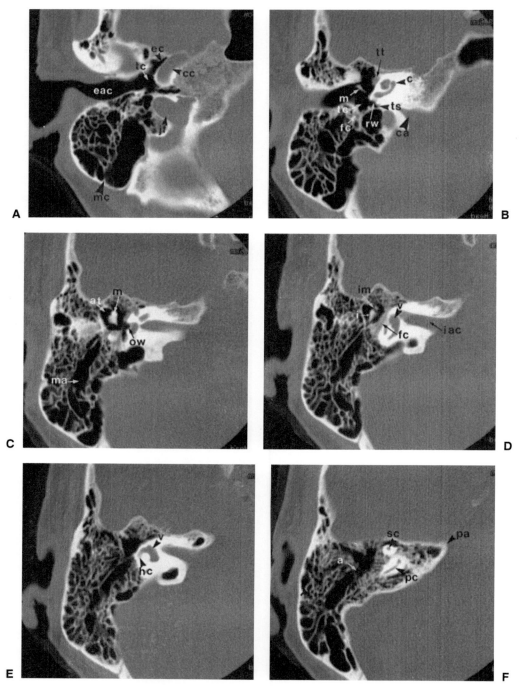

FIG. 38.3 Osso temporal, imagens tomográficas de alta resolução axiais, algoritmo ósseo. **A:** Plano do hipotímpano (plano mais inferior). cc, Canal carotídeo; eac, canal auditivo externo; ec, canal de Eustáquio; jf, fossa jugular; mc, células mastóideas; tc, cavidade timpânica (hipotímpano). **B:** Plano coclear médio. c, Espira basal da cóclea (as espiras intermediária e apical encontram-se adjacentes); ca, aqueduto coclear; fc, porção vertical do canal do nervo facial; m, cabo do martelo; tc, cavidade timpânica; ts, seio timpânico; tt, músculo tensor do tímpano. **C:** Plano da janela oval. at, Ático (recesso epitimpânico); m, cabeça do martelo; ma, antro mastóideo; ow, janela oval. **D:** Plano da articulação incudomaleolar. fc, Canal facial; i, corpo da bigorna; iac, conduto auditivo interno; im, articulação incudomaleolar; v, vestíbulo. **E:** Plano do canal semicircular horizontal (hc). v, Vestíbulo. **F:** Plano do *additus ad antrum* (a). pa, Ápice petroso; pc, canal semicircular posterior; sc, canal semicircular superior.

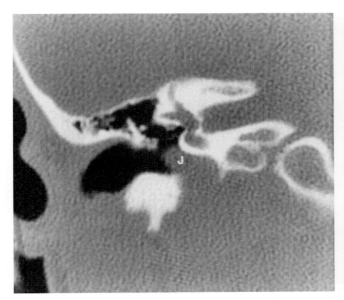

FIG. 38.4 Tomografia computadorizada coronal da fossa jugular deiscente. Verifica-se a ausência da fina placa óssea (placa jugular) entre a veia jugular interna e a cavidade do ouvido médio, o que possibilita que a veia jugular (J) faça saliência na cavidade do ouvido médio.

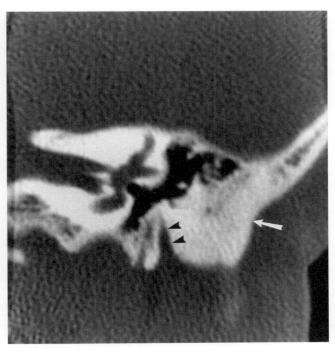

FIG. 38.5 Tomografia computadorizada coronal de atresia do conduto auditivo externo. O conduto externo não é visível devido à atresia óssea (*seta branca*). O segmento mastóide do canal do nervo facial (*pontas de seta*) encontra-se deslocado anteriormente para o mesmo plano do vestíbulo. Normalmente, o canal do nervo facial mastóide fica no nível do canal semicircular posterior. A porção mastóidea do canal do nervo facial, anteriormente posicionada, é muito suscetível a lesões devido à remoção cirúrgica da placa atrésica.

canal auditivo externo, bem como anormalidades ossiculares (Fig. 38.5). Qualquer uma delas pode ser acompanhada de anomalia do trajeto do nervo facial (anterior), cuja localização deve ser identificada no pré-operatório.

As anomalias do ouvido interno vão desde anormalidades que envolvem unicamente os canais semicirculares à aplasia completa da cápsula ótica. Uma anormalidade rara, porém bem-conhecida, a anomalia de Mondini, é causada pela ausência parcial ou total das espiras cocleares (Fig. 38.6).[1,4,5]

INFLAMAÇÕES

Muitas alterações inflamatórias que ocorrem no osso temporal decorrem de infecções não-controladas do ouvido externo ou médio. Os microorganismos causadores mais comuns são os estreptococos β-hemolíticos e pneumococos, exceto em crianças menores de cinco anos de idade, freqüentemente infectadas pelo *Haemophilus influenzae*. A mastoidite aguda é uma complicação freqüente da otite média, sendo vista comumente nos exames de TC (Fig. 38.7A). A petrosite aguda, que pode ocorrer da extensão de uma infecção mastóide às células aeradas petrosas, também se tornou menos freqüente.

As mastoidites subagudas e crônicas são geralmente causadas por uma otite média recorrente. Se o processo for limitado à mucosa e ao espaço aéreo, a doença será potencialmente reversível com o tratamento. Após atingir um estágio denominado *mastoidite coalescente*, a doença não é passível de reversão total (Fig. 38.7B). Tal estágio indica a conversão da patologia da mucosa numa doença óssea. O espessamento da membrana mucosa infectada e as secreções mucopurulentas ocasionam a erosão dos septos ósseos mastóides, eventualmente levando à esclerose óssea.[1,4,5]

A tuberculose e a sífilis também podem produzir alterações inflamatórias no osso temporal, mas são raras. Outra inflamação infreqüente, porém potencialmente letal, é a causada por *Pseudomonas aeruginosa*. Encontrado tipicamente em pacientes idosos diabéticos, esse organismo causa, com freqüência, uma infecção agressiva nos ouvidos externo e médio. Tal destruição óssea avançada recebeu a denominação de *otite externa maligna* (Fig. 38.8).[1,4,5]

Quando o tratamento de uma mastoidite aguda não é bem-sucedido, podem ocorrer algumas complicações inflamatórias locais. Os processos infecciosos podem estender-se do córtex mastóide externo para o espaço subperiosteal, resultando num abscesso subperiosteal (Bezdd) (Fig. 38.9A). A infecção pode estender-se através do córtex mastóide interno e causar tromboflebite e trombose do seio sigmóide (Fig. 38.9A). Ela pode, igualmente, estender-se ao cérebro e produzir um abscesso na fossa craniana média ou posterior do cérebro (Fig. 38.9B). Ocasionalmente, a mastóide é infectada por organismos anaeróbicos, produzindo bolhas de gás na área da infecção (Fig. 38.10). As paredes da cavidade timpânica e o processo mastóide podem sofrer erosão lenta pelo processo infeccioso, formando uma cavidade ampla de automastoidectomia (Fig. 38.10), que se assemelha à mastoidectomia cirúrgica.[1,4,5]

O colesteatoma primário decorre da inclusão de ectoderma no mesoderma, formando a região timpanomastóide. Essas lesões aparecem

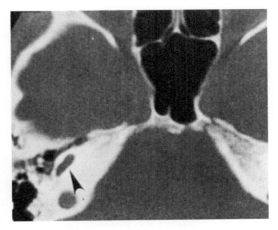

FIG. 38.6 Tomografia computadorizada axial da base do crânio de um paciente com anomalia de Mondini. As espiras cocleares direita estão ausentes, exceto por uma porção da espira basal (*ponta de seta*). A cóclea esquerda encontrava-se normal. (Cortesia de Dexter Johnson, M.D., Seattle, WA, EUA.)

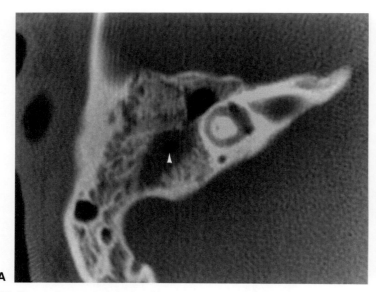
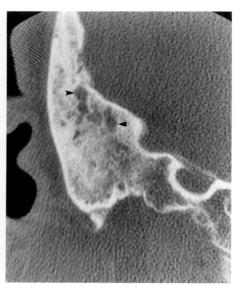

FIG. 38.7 A: Tomografia computadorizada axial de mastoidite aguda. As células mastóideas estão opacificadas com líquido e mucosa hiperemiada. Há um pequeno nível líquido no antro mastóideo (*ponta de seta*). Os septos mastóideos estão bem-mineralizados, e as células aéreas apresentam-se com tamanho normal. A mastoidite é reversível nesse estágio. **B:** Tomografia computadorizada coronal de mastoidite coalescente. Há uma opacificação completa de todas as células mastóideas, com áreas de esclerose. Algumas células são de dimensões muito grandes devido à erosão dos septos adjacentes que ocasiona a coalescência das células (*pontas de seta*), o que indica que a doença se disseminou para o osso adjacente. O tratamento com antibióticos não restaura as células mastóideas ao normal.

como pequenas massas de tecidos moles na região timpanomastóide, com membrana timpânica e cavidade mastóide de aparência normal (Fig. 38.11). Os colesteatomas secundários ou adquiridos são complicações comuns da mastoidite crônica. Decorrem da extensão do epitélio escamoso queratinizante do canal auditivo externo à cavidade do ouvido médio. O mecanismo habitual para a ocorrência de um colesteatoma secundário é a formação de uma bolsa de retração da membrana timpânica e sua extensão ao espaço de Prussak no recesso epitimpânico, onde cresce e encista (Fig. 38.12). Ocasionalmente, perfurações na membrana timpânica possibilitam que o epitélio escamoso venha a passar à cavidade do ouvido médio.[1,4,5]

Com o acúmulo de restos epiteliais, o osso adjacente sofre erosão pela pressão do tecido necrótico ou pela atividade da colagenase na matriz do colesteatoma. A destruição inicial da parede lateral do ático, especialmente na área do esporão ósseo, pode ser seguida de lesões ossiculares e pela ocorrência de um defeito da condução. A erosão da cobertura óssea do aspecto lateral do canal semicircular horizontal pode criar uma fístula perilinfática e causar sintomas vestibulares. A destruição da cobertura óssea do canal do nervo facial ou do teto da cavidade timpânica (tégmen) pode produzir defeitos neurológicos. Os colesteatomas podem causar a erosão do tégmen timpânico, provocando extravasamento de liquor, um abscesso intracraniano ou uma meningoencefalocele (Fig. 38.13).[1,4,5]

A menos que os colesteatomas sejam identificados precocemente, a cirurgia pode não melhorar significativamente. A TC é o procedimento de escolha para a identificação dos colesteatomas no início da evolução. Colesteatomas recorrentes podem ser encontrados, ocasionalmente, no pós-operatório, devendo, então, ser diferenciados do tecido de granulação, o que nem sempre é possível com o uso das técnicas de imagem.

OSTEODISTROFIAS

As osteodistrofias que ocorrem no osso temporal podem ser isoladas (por exemplo, otosclerose) ou constituir manifestação adicional de doenças ósseas, como Paget, histiocitose X, displasia fibrosa (Fig. 38.14) ou displasia craniometafisária.

A otosclerose é uma doença da cápsula do labirinto, sendo um pouco mais comum em mulheres do que em homens, e geralmente só se evidenciando clinicamente antes dos 20 anos de idade. A otosclerose inicial ou ativa consiste em rarefação óssea ou otoespongiose. Eventualmente, ocorre maturação em focos escleróticos ou inativos, constituindo-se no estágio terminal ou estável da doença.[2]

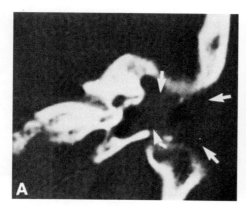
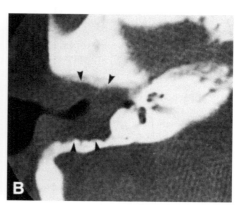

FIG. 38.8 Otite externa maligna. **A:** Tomografia computadorizada coronal, osso temporal esquerdo. A massa inflamatória (*setas*) destruiu os ossículos e as paredes do conduto externo. **B:** Tomografia computadorizada axial, osso temporal direito. É demonstrada a extensão da destruição das paredes anterior e posterior do canal (*setas*).

O OSSO TEMPORAL   1103

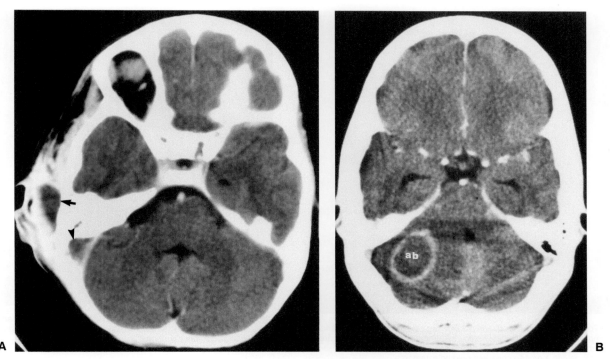

FIG. 38.9 Tomografia computadorizada axial com contraste. **A:** Abscesso de Bezold e trombose do seio sigmóide. Esse paciente, que tinha otite média maltratada e mastoidite aguda, apresentou, subseqüentemente, um abscesso subperiosteal (abscesso de de Bezold) (*seta*) associado ao processo mastóideo direito. O seio sigmóide apresentou realce (*ponta de seta*), indicando uma trombose devido a tromboflebite. **B:** Abscesso cerebral. Abscesso com realce anelar (ab) ocorreu nesse paciente com mastoidite aguda não-tratada.

A primeira alteração patológica ocorre no osso imediatamente anterior à janela oval, na região da fístula antefenestral. O envolvimento subseqüente da janela oval e do estribo do estapédio geralmente resulta em anquilose do estribo na janela oval (anquilose fenestral) (Fig. 38.15*A*), o que causa uma perda auditiva de condução. Os procedimentos cirúrgicos visam à liberação e à restauração da cadeia ossicular. Quando ocorre a progressão da doença, com o envolvimento da janela redonda e da espira basal da cóclea (otosclerose retrofenestral), pode haver uma perda auditiva neurossensorial não-tratável (Fig. 38.15*B*). O objetivo do estudo por imagens na otosclerose é, portanto, avaliar o tipo e o grau de envolvimento da cápsula labiríntica e estabelecer um diagnóstico nos casos duvidosos.[2]

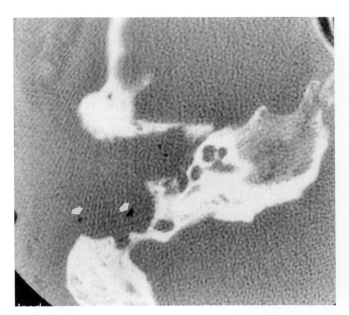

FIG. 38.10 Tomografia computadorizada axial. Otomastoidite crônica por *Bacteroides fragilis* com automastoidectomia. Toda a mastóide e a cavidade do ouvido médio foram destruídos por um processo inflamatório crônico. Os restos celulares inflamatórios na área de destruição são evacuados lentamente, em muitos casos, resultando numa cavidade preenchida de ar. Observe as pequenas bolhas de ar no interior da massa (*setas*), secundária à infecção anaeróbica.

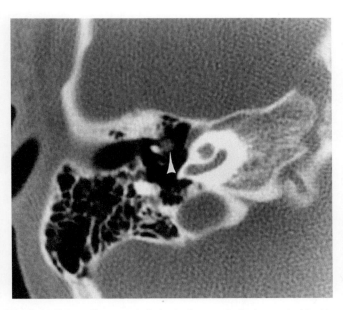

FIG. 38.11 Tomografia computadorizada de um colesteatoma primário. Uma pequena massa de tecido mole arredondada é vista na cavidade do ouvido médio próximo ao martelo, compatível com um colesteatoma primário. A cavidade timpânica, membrana timpânica e células mastóideas mostram-se normais, excluindo um colesteatoma secundário.

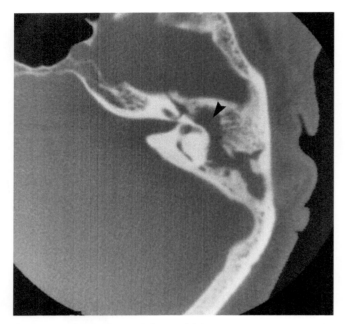

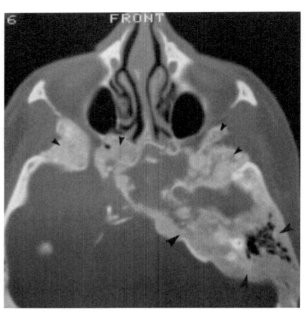

FIG. 38.12 Tomografia computadorizada axial de um colesteatoma secundário. A cavidade timpânica e o antro mastóide estão inteiramente opacificados, com áreas de erosão periférica das paredes dessas cavidades. Os ossículos não são visíveis (ponta de seta) devido à erosão completa pelo colesteatoma.

FIG. 38.14 Tomografia computadorizada axial de displasia fibrosa. Ocorre a expansão e esclerose do osso temporal esquerdo (pontas de seta grandes) e osso esfenóide (pontas de seta pequenas).

As outras osteodistrofias, embora mais raras que a otosclerose, ocasionalmente apresentam características distintas que podem ser diagnósticas. As alterações da doença de Paget, por exemplo, são bastante características. A expansão da base do crânio e do osso temporal pelo osso anormal espessado produz uma aparência escleroticolítica que pode ser demonstrada pela TC.

Nas doenças em que a hiperostose é uma característica proeminente, como a displasia craniometafisária, pode-se ver o osso esclerótico expandindo os ossos temporais, fazendo pressão sobre as estruturas da cápsula ótica e produzindo um estreitamento da luz.[1,2,4,5]

TRAUMATISMOS

As fraturas do osso temporal são as fraturas mais comuns da base do crânio, sendo classificadas, de acordo com o plano predominante da linha de fratura, como longitudinais ou transversas. As fraturas longitudinais acompanham o eixo longo do osso petroso, e as fraturas transversas estendem-se através dele.[3]

Oitenta por cento a 90% das fraturas ósseas temporais são longitudinais (Fig. 38.16), sendo geralmente causadas por um trauma direto na região temporal ou um trauma na mandíbula. As características clínicas incluem sangramento pelo ouvido e perda auditiva de condução secundária ao deslocamento ossicular. O martelo, devido a fixações

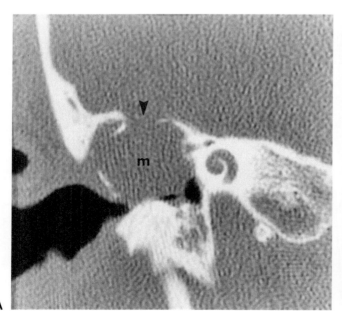
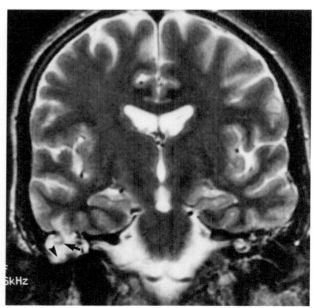

FIG. 38.13 Cavidade timpânica com meningoencefalocele. **A:** Tomografia computadorizada que demonstra um grande defeito no tégmen timpânico (ponta de seta grande), com massa de tecido mole (m) no ouvido médio. **B:** Ressonância magnética ponderada em T2 sem contraste não confirma que a massa seja uma meningoencefalocele, sendo constituída de liquor (ponta de seta pequena) e fragmentos de tecido cerebral (seta).

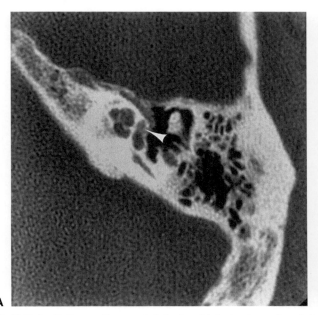
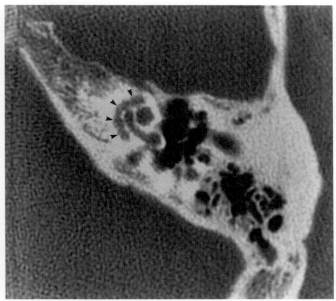

FIG. 38.15 A e B: Tomografia computadorizada axial de otosclerose fenestral e retrofenestral, demonstrando áreas de osso desmineralizado que circundam a espira basal da cóclea (*pontas de seta negras*), constituindo uma otosclerose retrofenestral. Um pequeno foco de desmineralização está presente na área da fístula antefenestral e na região anterior da janela oval (*ponta de seta branca*), constituindo uma otosclerose fenestral.

ligamentares relativamente frouxas, é o ossículo mais freqüentemente deslocado (Fig. 38.16). Embora o nervo facial seja lesado em 20% das fraturas longitudinais, as lesões são transitórias em 75% desses casos (Fig. 38.17). Podem ocorrer rupturas da dura-máter, caso a fratura envolva a cavidade timpânica ou o tégmen timpânico.[3]

A fratura transversa menos comum é geralmente conseqüente a um trauma na região occipital. Essas fraturas podem envolver a cápsula do labirinto, destruindo os sistemas coclear e vestibular (Fig. 38.18). Os sinais e sintomas das fraturas do labirinto incluem um hemotímpano por trás de uma membrana timpânica intacta, vertigens com nistagmo espontâneo, perda auditiva neurossensorial e paralisia facial permanente em 50% dos pacientes. A TC é essencial para demonstrar os detalhes das linhas de fratura, pequenos fragmentos ósseos, lesões de nervos e danos ossiculares. Os danos coexistentes ao conteúdo intracraniano podem ser avaliados ao mesmo tempo.[3]

TUMORES

A ressonância magnética constitui, atualmente, o estudo de escolha para a avaliação das neoplasias benignas e malignas do osso temporal, bem como da cisterna cerebelopontina. A TC tem a capacidade de demonstrar massas de tecido mole, erosões ósseas sutis e a esclerose periférica relacionada ao crescimento dos tumores. Porém, a ressonância

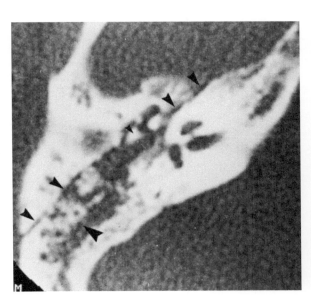

FIG. 38.16 Tomografia computadorizada axial de fratura longitudinal do osso temporal direito. A linha de fratura acompanha o eixo longo do osso temporal (*pontas de seta médias*). A bigorna apresenta subluxação lateral (*ponta de seta pequena*). As células mastóideas estão opacificadas por sangue (*ponta de seta grande*).

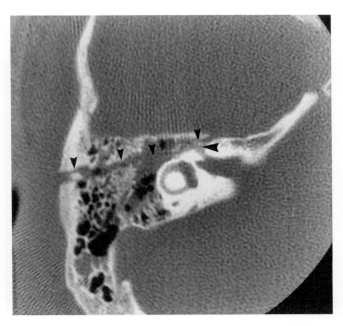

FIG. 38.17 Tomografia computadorizada axial de fratura longitudinal do osso temporal direito. A linha de fratura acompanha o eixo longo do osso temporal (*pontas de seta pequenas*). A linha de fratura é vista cruzando a área do gânglio geniculado do nervo facial (*ponta de seta grande*).

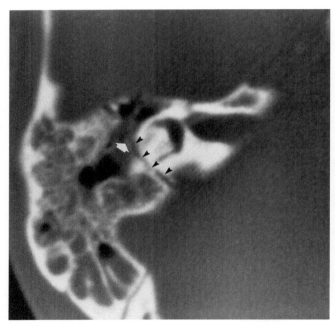

FIG. 38.18 Tomografia computadorizada axial de fratura transversa do osso temporal. Uma linha de fratura (*pontas de seta*) cruza a pirâmide petrosa no nível do canal semicircular posterior e alça posterior do canal do nervo facial (*seta*). Esse paciente apresentou perda auditiva neurossensorial, bem como paralisia do nervo facial.

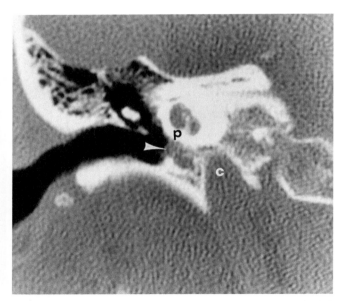

FIG. 38.19 Tomografia computadorizada coronal de tumor do *glomus* timpânico que demonstra massa de tecido mole constituindo um *glomus* timpânico (*ponta de seta*) ao longo do promontório coclear (p) e do hipotímpano. Observe que a artéria carótida (c) se encontra imediatamente ínfero-medial à massa.

magnética é necessária à visibilização direta de muitas neoplasias com menos de 3 a 5 mm de tamanho. As lesões mais comuns são os schwannomas acústicos, meningiomas, cistos epidermóides, cistos aracnóides, schwannomas faciais, carcinomas das células escamosas e carcinomas das células basais.[1,4,5]

Os tumores do *glomus* que se originam das células paraglanglionares são os tumores primários mais comuns que ocorrem no osso temporal, originando-se, mais freqüentemente, no promontório do ouvido médio ou próximo dele, sendo, por isso, designados tumores do *glomus* timpânico (Fig. 38.9). Os tumores do *glomus* jugular, que ocorrem na área do forame jugular, são menos comuns, mas têm maior potencial de invasão local e destruição (Fig. 38.20). Outros tumores benignos do ouvido médio e externo são os osteomas e as exostoses.[1,4,5]

Cerca de 80% dos tumores que envolvem o ângulo cerebelopontino são schwannomas do oitavo par (Figs. 38.21 e 38.22). Quase todas as outras massas do ângulo cerebelopontino são também benignas; tais como o meningioma (Fig. 38.23), o cisto epidermóide (Fig. 38.24), o cisto aracnóide (Fig. 38.25), schwannoma do quinto par, schwannoma do sétimo par (Fig. 38.26) e aneurisma.[1,4,5]

Os tumores malignos que afetam o osso temporal são geralmente conseqüentes à invasão local a partir de estruturas adjacentes, como a pele ou as glândulas salivares; ou podem ser metástases a distância, mais comumente mama, rim ou pulmão. O rabdomiossarcoma maligno primário do ouvido médio ocorre em crianças, enquanto o carcinoma do ouvido médio é mais comum em adultos, disseminando-se geralmente

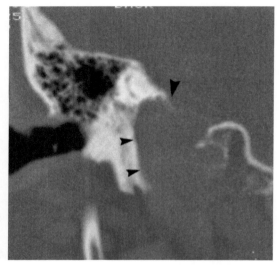

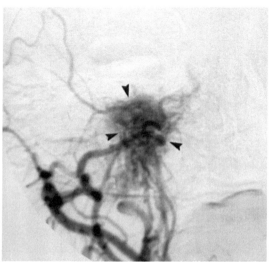

FIG. 38.20 Tumor do *glomus* jugular. **A:** Tomografia computadorizada coronal. Verifica-se a expansão da fossa jugular (*pontas de seta pequenas* indicam a parede lateral) e destruição do ápice petroso (*ponta de seta grande*). **B:** Angiografia digital por subtração, projeção ântero-posterior, injeção da artéria carótida externa. Há uma vascularização tumoral pronunciada (*pontas de seta*). O suprimento arterial do tumor é pela circulação da carótida externa, geralmente do ramo faríngeo ascendente da artéria carótida externa.

O Osso Temporal 1107

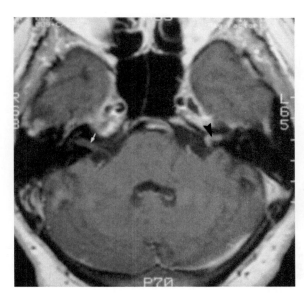

FIG. 38.21 Ressonância magnética axial ponderada em T1 com realce pelo gadolínio de schwannoma vestibuloacústico. Há um realce acentuado de um pequeno tumor que ocupa o conduto auditivo externo (intracanalicular), envolvendo a porção medial da parte intracanalicular do oitavo nervo (*ponta de seta grande*). Encontra-se indicado o oitavo nervo direito normal (*ponta de seta pequena*).

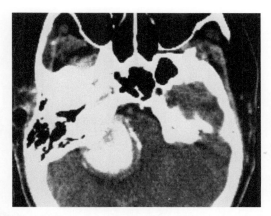

FIG. 38.23 Tomografia computadorizada (TC) axial de uma grande massa com realce à direita, que se estende até a fossa posterior. Ela havia sido demonstrada, anteriormente, como contendo cálcio num exame TC sem contraste. O diagnóstico anatomopatológico foi de meningioma.

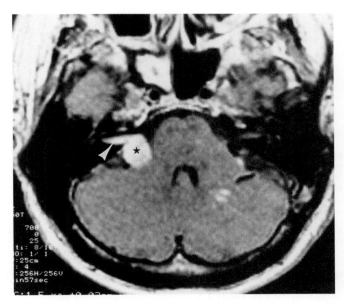

FIG. 38.22 Ressonância magnética axial com contraste de schwannoma vestibuloacústico. O exame demonstra massa com realce heterogêneo no conduto auditivo interno (*ponta de seta*) e na cisterna do ângulo cerebelopontino.

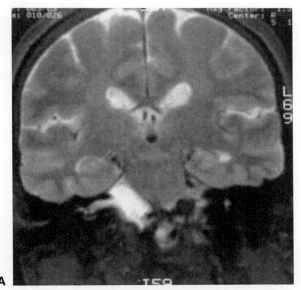

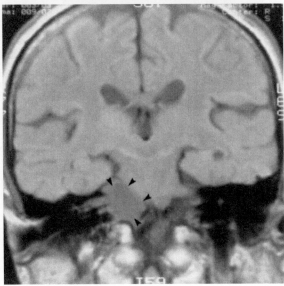

FIG. 38.24 Epidermóide. **A:** Ressonância magnética ponderada em T1 coronal. Uma grande massa homogênea, que tem sinal ligeiramente mais forte que o do liquor, preenche o ângulo cerebelopontino direito. **B:** Numa imagem ponderada em T2, a lesão é novamente observada como sendo hiperintensa em relação ao liquor.

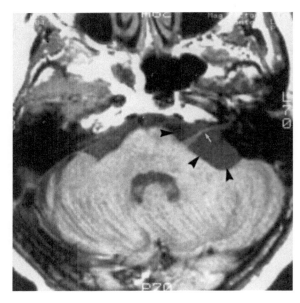

FIG. 38.25 Ressonância magnética ponderada em T1 axial de cisto de aracnóide. A grande estrutura cheia de líquido expande a cisterna do ângulo cerebelopontino esquerdo (*pontas de seta*). Observe o alongamento e adelgaçamento do VII e VIII nervos cranianos (*seta branca*).

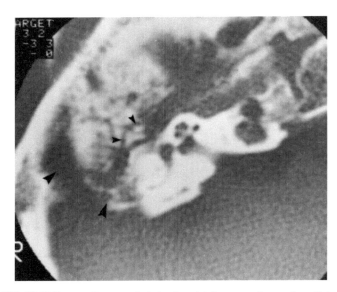

FIG. 38.27 Tomografia computadorizada axial de um carcinoma das células escamosas. Há uma acentuada destruição osteolítica da mastóide (*pontas de seta grandes*). Massa de tecido mole preenche a cavidade timpânica e circunda os ossículos (*pontas de seta pequenas*).

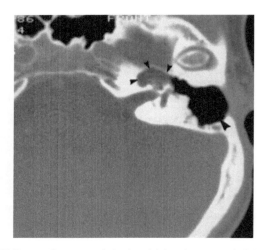

FIG. 38.26 Tomografia computadorizada axial de schwannoma facial, segmento labiríntico. Uma grande área osteolítica circunscrita é vista no segmento labiríntico do canal do nervo facial imediatamente anterior à cápsula coclear (*pontas de seta pequenas*). As alterações ósseas parecem ser mais expansivas do que destrutivas. Está presente uma alteração pós-cirúrgica antiga adjacente (*ponta de seta grande*).

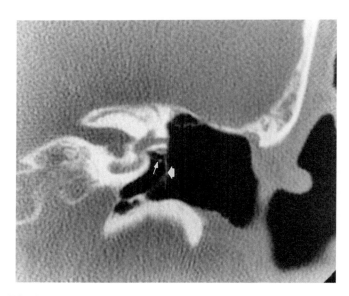

FIG. 38.28 Tomografia computadorizada coronal de uma mastoidectomia radical. Há evidências de ressecção cirúrgica das células mastóideas, antro mastóideo, teto do canal externo, esporão do tímpano e ossículos. Podem ser vistos a membrana timpânica reconstruída (*seta grande*) e o estapédio (*seta pequena*).

a partir do conduto auditivo externo (Fig. 38.27). A erosão óssea pode ser encontrada nos tumores benignos, mas a destruição óssea ocorre unicamente nas lesões malignas.[1,4,5]

ALTERAÇÕES PÓS-OPERATÓRIAS

Para o tratamento dos processos infecciosos crônicos e colesteatomas, geralmente é necessária a entrada no antro da mastóide e na cavidade do ouvido médio, o que é feito geralmente por um dos tipos diferentes de mastoidectomia. Mastoidectomia radical (Fig. 38.28) é um procedimento cirúrgico extenso, que envolve a remoção do córtex mastóide externo, todas as células aéreas mastóides, a parede póstero-superior do canal externo e a maioria dos ossículos. Uma técnica de mastoidectomia radical modificada deixa os ossículos praticamente intactos. Uma mastoidectomia com parede do canal intacta deixa intactos os ossículos e o canal externo.[1,4,5]

REFERÊNCIAS

1. Chakeres DW, Kapila A: Computed tomography of the temporal bone. Med Radiogr Photogr 60:3, 1984
2. Chintapalli K, Unger J, Shaffer K, et al: Otosclerosis: Comparison of computed tomography. AJNR Am J Neuroradiol 6:85, 1983
3. Gentry LR: Temporal bone trauma: Current perspectives for diagnostic evaluation. Neuroimaging Clin North Am 1:319, 1991
4. Shaffer KA: Temporal bone imaging. In Unger JM: Handbook of Head and Neck Imaging. New York, Churchill Livingstone, 1987
5. Shaffer KA, Haughton VM, Wilson CR: High resolution computed tomography of the temporal bone. Radiology 134:409, 1980

CAPÍTULO 39

Os Dentes, Maxilares e Glândulas Salivares

J. Shannon Swan

O exame radiográfico dos dentes é usado pela profissão médica principalmente para determinar a presença ou ausência de infecções envolvendo os dentes e os maxilares. Certas alterações nos alvéolos decorrem de uma doença generalizada, e o exame dos dentes também é útil nessas condições. Os tumores que se originam do sulco alveolar, língua ou outros locais intra-orais podem envolver o alvéolo ósseo. O exame radiográfico é usado para detectar esses tumores, planejar sua terapia e acompanhar sua progressão.

Técnicas específicas para a radiografia dentária incluem o estudo radiográfico dentário intra-oral e a incidência panorâmica. São empregados três métodos de exame intra-oral geral: dentário intra-oral, de mordida e de oclusão. Os filmes radiográficos intra-orais são colocados em posição e mantidos pelo paciente, enquanto é feita a exposição. Essas exposições devem incluir as coroas e raízes de todos os dentes. As radiografias de mordida são usadas para o exame da coroa dentária. Tais radiografias têm uma aba central mantida entre os dentes com a boca fechada. Cada radiografia inclui, assim, as coroas dentárias superiores e inferiores. O filme da radiografia de oclusão é maior, sendo também empregado como uma radiografia intra-oral. Ele é mais usado em pacientes desdentados, na busca de fragmentos radiculares retidos ou de uma infecção local dos alvéolos. É igualmente útil no exame de pequenos cistos ou tumores do sulco alveolar e da arcada dentária.

Os aparelhos panorâmicos poupam tempo e reduzem a exposição à radiação, sendo usados como instrumento para a avaliação dentária e método para o exame dos sulcos alveolares e estruturas adjacentes tanto do maxilar como da mandíbula. Há vários aparelhos panorâmicos disponíveis com diversas características especiais para adequar-se às necessidades dos médicos com interesse no estudo dos dentes e arcadas dentárias, bem como do cirurgião bucomaxilar e do dentista (veja a Fig. 39.11). Esses aparelhos fazem uma rotação em torno de uma posição fixa da cabeça durante a obtenção das radiografias. Pode-se usar uma única exposição para o exame de todos os dentes e das arcadas dentárias. A menor qualidade dos filmes panorâmicos é apropriada para o exame da mandíbula e do maxilar, e como exame para a avaliação dos dentes. Os métodos panorâmicos reduzem consideravelmente a exposição à radiação de uma dose de aproximadamente 15 rad para uma avaliação dentária de toda a boca com duas exposições tipo mordida a cerca de 3 rad para uma exposição panorâmica mais a de mordida. Os cones revestidos de chumbo são eficazes para reduzir a exposição da pele nas radiografias dentárias. A mandíbula é examinada por meio de incidências especiais, nas projeções oblíqua lateral e frontal, em muitas instituições. A incidência de Towne baixa é a preferida em nossa instituição, para complementar um estudo panorâmico. As articulações temporomandibulares (ATMs) também requerem técnicas especiais e são examinadas com a boca aberta e fechada. Geralmente são obtidas radiografias da articulação normal para fins de comparação. A tomografia computadorizada (TC) e a ressonância magnética (RM) têm utilidade considerável no exame das ATMs, sendo a RM geralmente preferida em muitas circunstâncias. A artrografia das ATMs atualmente é usada em raros casos.

OS DENTES NORMAIS

A discussão dos problemas dentários e maxilares é necessariamente limitada neste texto. Os interessados em informações mais detalhadas devem consultar textos, como *Stafne's Oral Radiographic Diagnosis*, editado por Gibilisco,[7] e *Oral Radiology*, de Goaz e White.[9]

Os dentes aparecem em dois grupos, o primeiro dos quais é o dos dentes denominados deciduais ou temporários. Há 20 dentes deciduais, 10 em cada arcada, cinco em cada quadrante, designados, a partir da linha média, da seguinte maneira: incisivo central, incisivo lateral, cúspide, primeiro molar e segundo molar. No maxilar adulto, há normalmente 32 dentes, oito em cada quadrante, designados da seguinte maneira, a partir da linha média: incisivo central, incisivo lateral, cúspide (canino), primeiro bicúspide (pré-molar), segundo bicúspide (pré-molar), primeiro molar, segundo molar e terceiro molar. Exemplos desses dentes são mostrados nas Figs. 39.1 a 39.4.

J. S. Swan: Department of Radiology, University of Wisconsin Clinical Science Center, Madison, Wisconsin, EUA, 53792-3252.

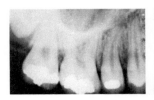
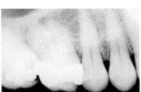
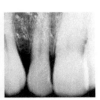

FIG. 39.1 Exemplos de dentes na arcada dentária superior. Da esquerda para a direita: terceiro molar, segundo molar, primeiro molar, segundo bicúspide e primeiro bicúspide parcialmente delimitados e não-irrompidos, segundo molar, primeiro molar, segundo bicúspide e primeiro bicúspide parcialmente visibilizados, cúspide, remanescente do cúspide, incisivo lateral e incisivo central parcialmente visibilizados. Observe a radiotransparência que constitui o soalho do antro maxilar. Há restaurações metálicas (preenchimentos) nos dentes molares e, também, no segundo bicúspide à extrema esquerda.

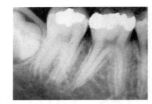
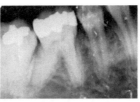
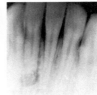

FIG. 39.2 Exemplos de dentes na arcada inferior. Da esquerda para a direita: terceiro molar, segundo molar e primeiro molar parcialmente visibilizados e não-irrompidos, segundo bicúspide parcialmente visibilizado, segundo molar, primeiro molar, segundo bicúspide, primeiro bicúspide, incisivo lateral, incisivo central, incisivo lateral e cúspide parcialmente visibilizados. Observe as restaurações metálicas nos dentes molares.

Cada dente consiste em uma coroa, coberta de esmalte, e uma raiz. A junção entre elas é denominada colo, cérvix ou junção cemento-esmalte. As raízes recobertas de cemento situam-se em bolsas no processo alveolar das arcadas dentárias e se fixam ao osso alveolar pelo ligamento periodontal. Muitas variações da opacidade são notadas nas radiografias dentárias. Por ordem decrescente, elas são (1) coroas e restaurações de metal, (2) esmalte dos dentes, (3) dentina sob o esmalte, (4) cemento, (5) osso cortical, (6) osso esponjoso e (7) espaços medulares, canais, forames e tecidos moles. A coroa dos dentes é, portanto, um pouco mais densa que a raiz, e dentro de cada dente há uma radiotransparência estreita, designada como canal da raiz (polpa). Imediatamente em torno de cada dente, encontra-se um espaço radiotransparente que constitui o periósteo alveolar (membrana periodontal), adjacente ao qual fica uma estrutura fina e densa, constituída de osso compacto, denominada lâmina dura (veja a Fig. 39.4).

A mandíbula é composta de duas metades iguais, unidas anteriormente na sínfise. Cada metade consiste em um corpo estendendo-se a partir da linha média para trás, numa direção mais ou menos horizontal, e um ramo a um ângulo um pouco menor que o ângulo reto. O ramo é praticamente vertical, e se articula com a base do crânio por meio de um processo condilar que se projeta superiormente a partir do aspecto posterior do ramo. A outra projeção superior anteriormente é denominada processo coronóide. Os dentes inferiores assentam no processo alveolar da mandíbula. Os dentes superiores assentam no processo alveolar da maxila. A porção inferior do antro maxilar é visível nas radiografias dentárias dos dentes superiores. O forame mental, que transmite ramos distais da terceira divisão do nervo trigêmeo (V_3), aparece como uma radiotransparência abaixo e entre os bicúspides inferiores. O canal mandibular, que transmite o tronco principal de V_3, estende-se para a frente, paralelamente ao sulco alveolar, sendo uma radiotransparência que não deve ser interpretada como uma doença (Fig. 39.5).

Há algumas estruturas no maxilar que também devem ser mencionadas. A sutura intermaxilar é observada em crianças e freqüentemente em adultos jovens, aparecendo como uma sutura radiotransparente na linha média, estendendo-se da crista alveolar entre a face posterior dos incisivos superiores e a região posterior do palato. Ela pode ser interrompida em algumas áreas, tendo margens corticais que podem ser regulares ou ligeiramente irregulares. Geralmente, não se tem dificuldade em diferenciá-la de uma fratura. O forame incisivo (forame palatino anterior) varia de tamanho de uma fenda próxima ao plano sagital da maxila, aproximadamente no nível dos incisivos centrais, a um forame redondo ou oval bastante grande, geralmente com margens nítidas e, ocasionalmente, bilobulado. Um cisto radicular, granuloma ou abscesso, do qual deve ser diferenciado, mantém sua relação com a raiz dentária, diferente do forame (veja Infecções Dentárias).

INFECÇÕES DENTÁRIAS

Cáries Dentárias

A presença de uma "cavidade" (ou, mais corretamente, cárie dentária) pode não ser detectada por métodos clínicos de exame e, no entanto, ser prontamente visível nas radiografias. Independente de sua causa, as cáries dentárias podem acarretar focos de infecção envolvendo os tecidos periapicais das arcadas dentárias, sendo, portanto, lesões importantes. Nas radiografias, uma área cariada é radiotransparente e aparece como uma área de menor opacidade que, em geral, é discretamente irregular e pode ocorrer em qualquer ponto da coroa de um dente ou em seu colo (Fig. 39.6).

Alterações da Polpa

A polpa dentária contém o suprimento sangüíneo e nervoso do dente. Os elementos celulares incluem odontoblastos e células mesenquimais capazes de se diferenciar em odontoclastos. A irritação causada por vários estímulos externos, incluindo o desgaste de uma oclusão, cáries dentárias e pequenos traumas podem levar à formação de calcificações (cálculos da polpa) ou ao espessamento das paredes da cavidade da polpa. Pode haver a reabsorção, com aumento da cavidade da polpa, em casos de infecção grave, o que é causado por metaplasia, com a formação de odontoclastos.

Infecções Periapicais (Perirradiculares)

Todas as lesões inflamatórias periapicais constituem doenças crônicas avançadas o suficiente para produzir alterações radiográficas. Uma infecção crônica em torno do ápice de uma raiz dentária manifesta-se por diversas alterações que podem ser reconhecidas e classificadas. As lesões podem ocorrer na ausência de sinais clínicos, o que torna duplamente importante o exame radiográfico. Geralmente, a infecção

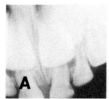
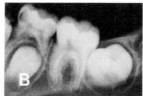

FIG. 39.3 Exemplos de dentes em desenvolvimento. Os dentes permanentes não-irrompidos são vistos nos alvéolos, com alguma reabsorção das raízes dos dentes deciduais. **A:** Incisivos superiores. **B:** Bicúspides e molares inferiores. O molar decidual está cariado.

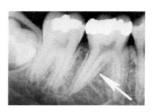

FIG. 39.4 Dentes molares inferiores. A lâmina dura circunda a raiz dentária (*seta*). O alvéolo ósseo estende-se até o colo do dente. A coroa situa-se acima dele, e as raízes estão incrustadas no osso. O canal da raiz dentária é indicado pela fina linha radiotransparente estendendo-se até a raiz dentária. O periósteo alveolodentário (membrana periodontal) forma uma linha radiotransparente entre a lâmina dura e a raiz dentária.

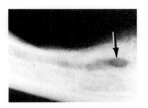

FIG. 39.5 Forame mental. A seta indica o forame. O canal mandibular estende-se posteriormente a partir do forame até o alvéolo mandibular desdentado.

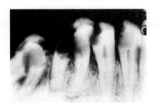

FIG. 39.6 Cáries dentárias. Observe os múltiplos defeitos radiotransparentes na coroa dos dentes. Essas são lesões muito avançadas.

ocorre após a morte da polpa, e as bactérias passam através do canal da raiz para os tecidos periapicais.

Osteíte Condensada. Essa condição pode ser causada por um trauma oclusivo ou uma infecção, mas geralmente está associada com a polpa em processo de degeneração, acarretando algum espessamento do periósteo (membrana periodontal) no ápice da raiz e manifestando-se nas radiografias pelo maior espaço radiotransparente entre a lâmina dura e o ápice dentário. A lâmina dura apresenta-se geralmente intacta, mas pode-se mostrar mais fina e parcialmente reabsorvida (Fig. 39.7A). Há tipicamente uma esclerose em torno da membrana periodontal espessada.[9]

Granuloma Periapical. Constitui o estágio crônico de infecção periapical, em que há a destruição do osso adjacente ao ápice do dente. O espaço resultante encontra-se preenchido por tecido de granulação. Na radiografia há uma zona radiotransparente, geralmente com margens bem-definidas, que se localiza no ápice da raiz do dente. A lâmina dura geralmente encontra-se destruída, mas a margem óssea da zona radiotransparente é delineada claramente (veja a Fig. 39.7B). Deve-se lembrar que um granuloma, um cisto radicular ou um abscesso podem ser semelhantes do ponto de vista radiográfico e, em muitos casos, não podem ser diferenciados. Em geral, o granuloma não tem mais de 1 cm de diâmetro, sendo menor que o cisto radicular habitual.

Abscesso Periapical. Esse é o estágio de doença em que há a supuração efetiva. Uma zona radiotransparente é observada em torno do ápice do dente em tal condição; a margem é algo irregular e indistinta, mas pode apresentar-se esclerótica em casos de doença de longa duração. A lâmina dura apresenta-se destruída na área acometida (veja a Fig. 39.7C).

Cisto Radicular ou da Raiz. A proliferação de células escamosas, encontradas, com freqüência, no tecido de granulação em torno do ápice da raiz de um dente, é estimulada pela inflamação crônica. Tal massa de células epiteliais decompõe-se e forma uma cavidade cística que se expande gradualmente devido à pressão lenta e constante produzida pela proliferação celular. Eventualmente, uma parede cística é formada pelo tecido fibroso denso. Os achados radiográficos são aqueles de uma área radiotransparente, que pode ser bastante grande, em torno do ápice de um ou mais dentes. As margens são claramente definidas, muitas vezes com uma fina camada de osso compacto delineando claramente o cisto. Um cisto volumoso pode expandir o osso e deslocar os dentes adjacentes (Fig. 39.8).

As diversas manifestações das infecções periapicais podem ser difíceis de classificar num dos grupos descritos, mas devem ser reconhecidas como lesões causadas por uma infecção; ou seja, constituem um foco de infecção que deve ser tratado por uma cirurgia dentária. No dente acometido dessa maneira, o suprimento neurovascular à polpa encontra-se necrosado, e o dentista refere-se ao dente como sendo não-vital.

Infecções Alveolares (Periodontais)

A primeira manifestação clínica das infecções que envolvem os tecidos alveolares que circundam os dentes é a gengivite. O processo tem início com o acúmulo de placas bacterianas na superfície dos dentes, o que causa a perda das estruturas de sustentação, por haver a invasão bacteriana das margens gengivais a partir das placas. O acúmulo de cálculos acima e abaixo das margens gengivais pode contribuir para o processo, mas essa correlação com a gengivite não é clara. A infecção progride até o periósteo alveolodentário, onde ocorre uma periostite crônica, o que resulta na absorção e destruição do osso adjacente aos dentes, constituindo a periodontite (recesso alveolar). Quando o processo envolve um único dente e estende-se inferiormente em direção ao ápice ou até o mesmo processo, pode ser designado como o tipo vertical de periodontite alveolar. Se o processo é mais generalizado e resulta na destruição dos septos alveolares entre diversos dentes, ele é designado como o tipo horizontal de periodontite (recesso alveolar).[60]

Achados Radiográficos. As alterações radiográficas acompanham paralelamente o processo destrutivo. Inicialmente, há algum alargamento da radiotransparência entre a raiz e a lâmina dura no colo do dente, associado a alguma perda do processo alveolar. No tipo vertical, há um aumento da radiotransparência em torno de um único dente, o que indica o espessamento do ligamento periodontal (membrana) e o envolvimento precoce do osso, levando à perda da sustentação óssea e da lâmina dura. No tipo horizontal, o sulco alveolar desaparece gradualmente entre os dentes, até haver uma perda da sustentação óssea em diversos dentes. Do ponto de vista radiográfico, a presença de gases nesses bolsões de infecção não pode ser estabelecida com certeza, mas, quando a destruição óssea é acentuada, a septicemia local é considerável. Densas projeções aparecem, com freqüência, no colo dos dentes afetados, indicando um cálculo. Por vezes, há reabsorção de raiz, ocasionando sua perda em algumas áreas, o que se manifesta, nas radiografias, por uma área de radiotransparência irregular, ocasionando uma indentação na superfície normalmente lisa da raiz afetada (Fig. 39.9).

TRAUMAS DENTÁRIOS

Traumas mínimos ocorrem com freqüência e não há alterações radiográficas. Quando lesada, a polpa pode ser estimulada a depo-

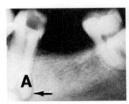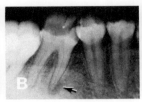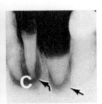

FIG. 39.7 Infecções periapicais. **A:** Osteíte condensante. A seta indica um aumento da transparência no ápice da raiz, circundado por esclerose. Esse dente também se apresenta cariado, com exposição da polpa. **B:** Granuloma periapical. A seta indica a destruição do osso adjacente ao ápice da raiz do primeiro molar. Veja que a coroa está cariada. **C:** Abscesso periapical. Um abscesso acarreta uma considerável destruição do osso em torno do ápice dos dentes envolvidos (*setas*).

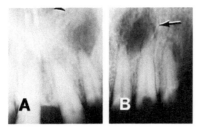

FIG. 39.8 Cisto radicular. **A:** Observe a grande área rarefeita que se estende da raiz do incisivo lateral até o alvéolo. O cisto está parcialmente bem-delimitado, com margens bem-definidas. **B:** Vista ligeiramente diferente, na qual o cisto se superpõe ao ápice da cúspide adjacente (*seta*). Observe o pequeno abscesso ou granuloma envolvendo o primeiro bicúspide. Todas as coroas estão cariadas.

sitar tecido cicatricial calcificado, que pode preencher a câmara da polpa. A reabsorção da raiz pode resultar de traumas menores. Essas alterações podem ser observadas radiograficamente. O trauma em um dente decidual pode lesar e, assim, prejudicar o dente permanente em desenvolvimento.[43] O esmalte pode apresentar hipoplasia em alguns casos; em outros, deixa de haver o estreitamento da câmara da polpa em conseqüência da degeneração da polpa, que não é capaz de formar a dentina. Uma câmara de polpa larga num adulto pode ser conseqüente a um traumatismo de infância. O contrário também pode ocorrer, como, por exemplo, a auto-obliteração da polpa pelo depósito excessivo de dentina.

Vários tipos de trauma significativos em crianças já foram descritos. Fraturas complicadas da coroa ou fraturas de coroa-raiz expõem a polpa, o que torna o prognóstico ruim em relação à salvação do dente. Em fraturas não-complicadas da coroa ou de coroa-raiz, a dentina não é exposta, e o prognóstico é melhor. As fraturas de raiz que geralmente passam despercebidas clinicamente podem ser detectadas radiograficamente, podendo, porém, ser necessária a tomografia. Outras complicações das lesões dentárias em crianças são a união insuficiente, cistos ósseos traumáticos e cistos apicais.

MANIFESTAÇÕES DENTÁRIAS DE DISTÚRBIOS GENERALIZADOS

Além da avaliação dentária, as radiografias intra-orais incluem, também, os processos alveolares da mandíbula, que podem refletir alterações em certas doenças sistêmicas.

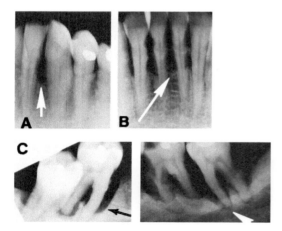

FIG. 39.9 A: Periodontite vertical. Observe a perda do osso que se estende entre as raízes do incisivo lateral e do cúspide na arcada inferior (*seta*). O processo é localizado nesse paciente. **B:** Periodontite horizontal. O alvéolo foi destruído numa extensão comparável por toda a área dos incisivos (*seta*). A densidade que circunda o colo dos dentes constitui um cálculo. **C:** Exemplos de periodontite grave, com bolsões estendendo-se quase até o ápice dos dentes envolvidos (*setas*).

Distúrbios Metabólicos e Endócrinos

Hipopituitarismo. Associado ao retardo do desenvolvimento ósseo, o retardo da dentição é característico do hipopituitarismo; as radiografias dos dentes mostram tanto o retardo do desenvolvimento como a mandíbula pequena e insuficientemente desenvolvida. Há um retardo no desenvolvimento ósseo geral. Ocorre também um atraso na queda dos dentes primários e no desenvolvimento dos dentes permanentes. Os dentes são de tamanho normal.

Hiperpituitarismo. Na acromegalia e no gigantismo, há um crescimento excessivo da mandíbula, de modo que os dentes ficam mais separados do que o normal. A língua é grande e pode protruir além dos dentes anteriores ou dos dentes e lábios. Ela também torna mais estreita a via aérea da faringe e pode obliterar as valéculas. O maior crescimento da mandíbula é na região dos incisivos. Os ramos podem ser normais ou curtos. O estudo radiográfico é útil para diferenciar esse tipo de crescimento excessivo daquele associado a outras condições que produzem o aumento anormal da mandíbula. É comum a hipercementose dos dentes posteriores.

Hipotireoidismo (Cretinismo). O desenvolvimento retardado dos dentes que ocorre nessa condição associa-se ao desenvolvimento insuficiente da mandíbula. Os dentes primários permanecem por vários anos além da época normal de sua queda e há um retardo equivalente no aparecimento dos dentes permanentes. No mixedema (início na idade adulta), não são presentes alterações dentárias evidentes.

Hipoparatireoidismo. Ocorre a hipoplasia do esmalte, quando o início da doença se dá numa etapa precoce da vida, antes de o esmalte encontrar-se completamente formado. A hipoplasia da dentina pode ocorrer também nos casos em que o hipoparatireoidismo surge antes do desenvolvimento das raízes dos dentes, o que se manifesta por raízes curtas e insuficientemente desenvolvidas. No pseudo-hipoparatireoidismo, as alterações dentárias assemelham-se às do hipoparatireoidismo: hipoplasia do esmalte; raízes curtas e pouco desenvolvidas; e retardo da erupção ou não-erupção dos dentes afetados.

Hiperparatireoidismo. Adelgaçamento ou perda da lâmina dura são observados nas radiografias dos dentes, associados à acentuada descalcificação dos alvéolos. As radiografias dos dentes do maxilar superior também demonstram uma perda do contorno claramente definido do assoalho ósseo do antro maxilar, o que também é conseqüente à descalcificação (Fig. 39.10). Em casos graves da doença, podem aparecer também na mandíbula rarefações em forma de cistos. Após a retirada bem-sucedida do tumor que causou a hiperfunção paratireóide, o alvéolo tende a retornar ao normal, e a lâmina dura reaparece. Essa doença é atualmente descoberta em estágios relativamente precoces em muitos casos, de modo que podem não ser observadas alterações radiográficas nos alvéolos.

Síndrome de Cushing. Uma descalcificação moderada dos alvéolos é observada nas radiografias dos dentes nessa condição, associada à perda parcial da lâmina dura. Em conseqüência, por vezes é difícil delinear tal estrutura, mas há geralmente algumas áreas em que ela pode ser observada.

Diabetes *Mellitus*. No diabetes grave, especialmente em crianças, a infecção dos dentes é um problema. Um acometimento tanto periodontal como periapical é presente freqüentemente e pode ser grave. Essas

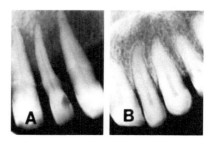

FIG. 39.10 Hiperparatireoidismo. **A:** Observe a ausência da lâmina dura dos dentes. Há também perda da densidade óssea no alvéolo e alguma reabsorção alveolar. **B:** Dentes normais, com lâmina dura e densidade alveolar normais.

alterações evidenciam-se prontamente nas radiografias dos dentes, mas não estão presentes em todos os pacientes e são inespecíficas.

Hipofosfatasia. Há perda do osso alveolar, aumento das câmaras da polpa dos canais radiculares e uma diminuição na espessura do esmalte e da dentina. As raízes ficam, portanto, finas e têm cavidades da polpa alargadas. Os dentes deciduais são perdidos precocemente devido à ausência do cemento, sem que haja a erupção precoce dos dentes permanentes (Fig. 39.11). As formas brandas da doença podem não exibir achados dentários.

Distúrbios do Desenvolvimento

Fendas Faciais na Linha Média. Em casos de lábio leporino e fenda palatina, há anomalias dos dentes que vão da deformidade e posicionamento incorreto de alguns dentes centrais superiores à presença de dentes supranumerários até a ausência de vários dentes. As radiografias mostram tanto a deformidade óssea como as alterações dentárias. Algumas outras anomalias isoladas dos maxilares e dos dentes são definidas de maneira clara nas radiografias em oclusão ou nas radiografias panorâmicas da mandíbula e do maxilar. Elas incluem a hipoplasia ou hiperplasia congênita da mandíbula e a hipoplasia unilateral da face.

Osteogênese Imperfeita. A alteração dentária característica, associada a essa condição (dentinogênese imperfeita tipo I), é a substituição do canal da polpa pela dentina, resultando em dentes uniformemente densos. O achado de ausência dos canais radiculares é observado, inicialmente, no incisivo e no primeiro molar, os primeiros a se desenvolver integralmente. Esse é um traço autossômico dominante. A osteogênese imperfeita produz múltiplas fraturas, escleras azuis, ossos wormianos e uma osteopenia acentuada.

Dentinogênese Imperfeita Tipo II. É um traço autossômico dominante que não tem relação com a osteogênese imperfeita. Os dentes deciduais e permanentes são de tonalidade castanha e podem desgastar-se rapidamente. As raízes dos dentes são pequenas e cônicas; os pequenos molares têm apenas uma raiz. O canal da raiz pode ser muito pequeno e parcialmente obstruído, e a polpa encontra-se diminuída ou ausente.

Amelogênese Imperfeita. É um distúrbio que interfere na formação normal do esmalte dos dentes. Tanto a dentição decidual como a permanente são afetadas. Muitos tipos de amelogênese imperfeita são autossômicos dominantes ou recessivos, mas alguns podem ser ligados ao cromossomo X. Pode haver variantes desse distúrbio, as quais podem variar quanto à aparência. Algumas produzem coroas dentárias quadradas com um esmalte fino, de densidade normal, apresentando cavidades ou um esmalte de espessura normal com a mesma densidade da dentina. Outras produzem esmalte de densidade menor que a dentina nas radiografias.

Osteopetrose. O osso denso como o marfim, característico dessa doença, é observado nos alvéolos; as raízes dos dentes apresentam, muitas vezes, desenvolvimento incompleto.

Acondroplasia. O retardo no desenvolvimento dos dentes, nessa condição, é prontamente observado nas radiografias dos dentes. Muitos dentes permanecem nos alvéolos até a idade adulta.

Displasia Ectodérmica. Doença que se caracteriza pela ausência parcial ou completa de cabelos, glândulas sudoríparas e dos dentes. O grau de anormalidade dos dentes varia da aplasia dentária completa à ausência congênita de alguns dentes.

Displasia Oculodentoóssea. A hipoplasia do esmalte associa-se a microftalmia, esclerose e displasia óssea, malformações dos dedos e, em alguns pacientes, calcificações dos gânglios da base.

Síndrome Tricodentoóssea. As anormalidades dentárias consistem na erupção retardada ou parcial dos dentes, com câmaras das polpas alargadas e alongadas. Estão freqüentemente presentes cáries dentárias, com múltiplos abscessos periapicais e uma osteíte condensante associada. O lactente tem cabelos escuros e crespos, os quais podem-se tornar lisos por volta da segunda década de vida.

Taurodontismo. Essa condição caracteriza-se por raízes dentárias curtas, câmaras de polpa aumentadas e corpo dos dentes alongados. É observada em cerca de 20% dos pacientes portadores da síndrome de Klinefelter.

Displasia Condroectodérmica (Síndrome de Ellis-van Creveld). Distúrbio que se caracteriza pela displasia das unhas, estatura baixa causada pelo encurtamento dos ossos tubulares, polidactilia, fusão do carpo e anormalidades dentárias. Anomalias cardíacas congênitas também podem estar presentes. Há geralmente um menor número de dentes, amplamente espaçados e em forma de tachinha. A maloclusão é comum, e a mandíbula é hipoplásica; a superfície inferior é, com freqüência, acentuadamente côncava (chanfradura antegonial).

Disostose Cleidocraniana. Dentição anormal e anormalidades da mandíbula são muito comuns nessa condição. Há, com freqüência, um retardo no aparecimento dos dentes, com numerosos dentes supranumerários. Os dentes permanentes apresentam-se, muitas vezes, malposicionados e deixam de irromper. Ocorrem ausência ou hipoplasia das clavículas e anomalias dos ossos cranianos, sendo comuns numerosos ossos wormianos.

Hiperplasia Unilateral da Face. Os dentes desenvolvem-se prematuramente do lado hiperplásico da face; radiografias dos maxilares, mostrando a diferença no desenvolvimento dos dentes, podem possibilitar o diagnóstico precoce dessa condição rara. A mandíbula encontra-se desviada para o lado normal e a maloclusão é comum.

Hiperplasia Unilateral do Processo Coronóide. Anomalia rara da mandíbula, podendo haver também a hiperplasia bilateral do processo coronóide.[29,32] O processo coronóide alongado faz pressão sobre o arco

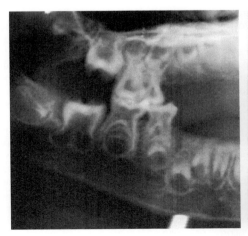
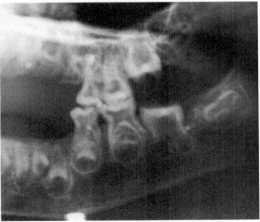

FIG. 39.11 Hipofosfatasia numa criança de dois anos. Radiografia panorâmica dos dentes e maxilares. Todos os dentes deciduais foram perdidos, exceto pelos molares. As raízes são pequenas, as cavidades da polpa grandes, e o esmalte e a dentina estão mais delgados.

zigomático, tornando necessária a ressecção para restaurar o movimento da mandíbula normal.

Hipercementose (Exostose da Raiz Dentária). O cemento, um pouco mais denso que o osso cortical, é produzido e se acumula em torno da raiz de um dente afetado, geralmente um dente permanente, para causar essa anormalidade. Os pré-molares (bicúspides) são mais comumente afetados, seguidos pelo primeiro e segundo molares. Os achados radiográficos revelam uma raiz aumentada e densa, que pode ter forma incomum. A relação da lâmina dura com a raiz não se altera; ela cobre a raiz anormal como no estado normal. A causa não foi esclarecida, e a condição pode constituir uma anomalia dentária.

Disostose Mandibulofacial (Síndrome de Treacher-Collins). Os dentes podem ficar malposicionados, muito separados, hipoplásicos e deslocados; a maloclusão é comum nessa síndrome, em que há hipoplasia dos ossos faciais, especialmente do zigoma e da mandíbula. Fenda palatina, ausência dos ossos palatinos ou palato alto, bem como desenvolvimento insuficiente dos seios paranasais e processos mastóides também podem ser observados nas radiografias dos ossos faciais.[35]

Outras Anomalias. Há vários outros distúrbios do desenvolvimento em que ocorrem anormalidades, porém a maioria deles é muito rara. Esses distúrbios incluem a *síndrome de Rutherford*, em que dentes deciduais não irrompem e são absorvidos, com dentes permanentes visíveis abaixo deles,[20] o que é evidentemente causado por uma hiperplasia gengival de tal extensão que a erupção dos dentes é impedida. A *oculomandibulodiscefalia* (síndrome de Hallerman-Streiff) é outra condição rara em que os dentes são disformes, irrompem precoce e irregularmente, podendo já ter irrompido no nascimento. O palato é alto e estreito, havendo hipoplasia da mandíbula.

Anormalidades dos dentes e das arcadas podem também ocorrer na *disosteosclerose*, em que há hipoplasia dentária, e os dentes permanentes não irrompem. Esclerose óssea é observada na base do crânio, costelas e corpos vertebrais. O *micrognatismo* pode ser congênito e associa-se a várias síndromes; é ocasionalmente adquirido, secundário a traumas ou infecções. Na artrite reumatóide juvenil, a mandíbula é freqüentemente hipodesenvolvida, e uma chanfradura local bastante profunda pode ser observada na superfície inferior do corpo mandibular, imediatamente anterior ao ângulo (gônio). Há também uma forma de chanfradura (antegonial), que é uma concavidade uniforme de toda a superfície inferior do corpo da mandíbula. A *síndrome de Melnick-Needles* causa alterações radiográficas nos ramos mandibulares, com um córtex medial fino, e a ausência do córtex externo produz lesões semelhantes a cistos. Os processos coronóides mostram-se hipoplásicos, e os dentes molares apresentam-se ausentes ou impactados. A *radioterapia* do maxilar na infância pode causar anomalias e hipoplasia dos dentes, dependendo da idade da criança e da dose de radiação.

Outras causas de anormalidades dos dentes e das arcadas incluem as mucopolissacaridoses, condrodistrofia calcificante congênita, hipotelorismo, hipertelorismo, síndrome de Marchesani, síndrome de Marfan e diversas causas de retardo mental, incluindo a trissomia do 21. Encontra-se além do alcance deste livro discutir todas as referidas anormalidades.

Distúrbios Diversos

Granuloma Eosinofílico (Histiocitose X) dos Ossos. Essa lesão envolve, com freqüência, as arcadas dentárias, ocasionando a destruição da área óssea afetada, sem reação visível. Não é raro observar o osso destruído tão completamente que os dentes ficam sem estrutura de sustentação óssea visível: os dentes ditos "flutuantes". As lesões ósseas podem ser solitárias ou múltiplas, na mandíbula, e podem envolver outros ossos. Várias outras doenças podem destruir a mandíbula de maneira semelhante, tais como vários tipos de linfoma não-Hodgkin, neuroblastomas metastáticos e o tumor de Ewing. Os dentes podem parecer "flutuar", mas há, com freqüência, alterações dos tecidos moles e outros sinais que tendem a revelar o diagnóstico. A RM com bobinas de superfície é útil para definir a extensão do acometimento dos ossos e dos tecidos moles nesses pacientes.

Acrosclerose e Esclerodermia. Um aumento na espessura da membrana periodontal acarreta um alargamento uniforme do espaço radiotransparente entre as raízes dentárias e a lâmina dura. O alargamento uniforme desse espaço em todos os dentes diferencia a acrosclerose e a esclerodermia das doenças inflamatórias dos alvéolos, em que o alargamento raramente é uniforme.

Osteomalacia. A descalcificação causada por essa doença é observada nos alvéolos. A lâmina dura também está envolvida; ela é ausente em algumas áreas, mas geralmente pode ser visualizada em outras.

Raquitismo. A deficiência de vitamina D pode causar distúrbios dos dentes, assim como as anormalidades ósseas clássicas. A hipoplasia do esmalte é observada com freqüência, porque a doença ocorre em crianças pequenas e lactentes. Quando o início é tardio, como no raquitismo tardio, o desenvolvimento das raízes dentárias pode ser retardado, o que é causado por uma deficiência da dentina e do cemento, que podem ocasionar a fixação deficiente dos dentes e levar a infecções periodontais. As câmaras da polpa são anormalmente alargadas.

Osteodistrofia Renal. Os achados dentários assemelham-se àqueles do hiperparatireoidismo, com desmineralização do alvéolo e perda da lâmina dura. Em crianças é também observado o retardo do desenvolvimento dos dentes.

Intoxicação Congênita por Chumbo. Essa condição pode causar um retardo no desenvolvimento dos dentes deciduais e típicas linhas de chumbo nos ossos longos, bem como maior densidade da calota craniana.

CISTOS E TUMORES DA MANDÍBULA

Muitas lesões da mandíbula podem causar um defeito radiotransparente local, algumas das quais são definidas claramente por margem de esclerose óssea, enquanto outras podem ter margens indistintas. Os cistos e tumores benignos da mandíbula são tão semelhantes a condições malignas de baixo grau na mandíbula que os achados radiográficos se mostram freqüentemente duvidosos. Nesses casos, deve-se proceder a biópsia. No entanto, vale a pena descrever tais lesões, porque, às vezes, elas podem ser diferenciadas claramente nas radiografias simples.

Cistos Dentários

Cistos Periodontais (Radiculares ou da Raiz dos Dentes). Tais cistos são conseqüentes a uma infecção periapical crônica, descritos anteriormente na seção Infecções Periapicais. A cavidade cística é claramente definida, sendo geralmente uniloculada. A relação da estrutura cística radiotransparente com a raiz dentária é importante no diagnóstico diferencial. Esse é o "cisto" mais comum do maxilar; todos os outros são relativamente raros.

Cistos Foliculares. Tipo de cisto que ocorre em relação a um folículo dentário. Pode haver três formas, dependendo do conteúdo do cisto: cisto dentígero, cisto folicular simples (primordial) e odontoma cístico.

O tipo mais comum de cisto folicular é o *cisto dentígero*, formado em torno da coroa de um dente, ocorrendo em torno de um dente malposicionado e não-irrompido. Produz caracteristicamente uma área rarefeita expansiva com margens nítidas, possuindo um dente formado parcial ou totalmente projetando-se na cavidade de um dos lados. O exame radiográfico mostra a grande rarefação, geralmente na área molar, que causa a expansão da mandíbula. Suas margens são claramente definidas e há um dente ou parte de um dente que se projeta no cisto radiotransparente (Fig. 39.12). Tais cistos podem ocorrer tanto no maxilar como na mandíbula.

O *cisto folicular simples (primordial)* é raro, originando-se do epitélio do esmalte antes do desenvolvimento do dente; assemelha-se radiograficamente ao cisto dentígero, exceto por não haver dente associado a ele. Tais cistos foliculares são geralmente encontrados em pacientes de idade inferior a 15 anos, por estarem relacionados aos dentes em desenvolvimento. Ocasionalmente, esse tipo de cisto pode ocorrer no "broto" de um dente supranumerário, caso em que pode ocorrer num paciente com dentição completa.[48] Os cistos foliculares simples tendem a ocorrer na região do terceiro molar na mandíbula.

O *odontoma cístico* é um cisto folicular que contém massa de dentes rudimentares ou de um material muito denso, que pode ser amorfo.

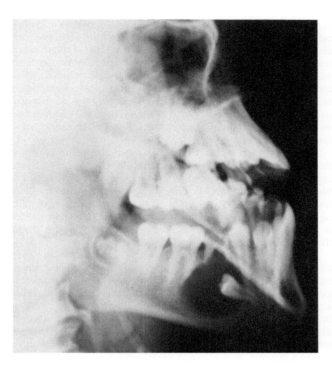

FIG. 39.12 Cisto dentígero. Na mandíbula, observe o cisto radiotransparente bem-definido, que ocasionou a erosão da raiz mesial do primeiro molar. O segundo pré-molar permanente não-irrompido é visto projetando-se no cisto. Acima está presente o segundo molar decidual ainda fixo. Um dente associado a um cisto desses geralmente estabelece o diagnóstico.

Queratocisto Odontogênico. Cisto que pode ocorrer como uma lesão solitária, mas também associar-se à síndrome do *nevus* basocelular. Tais cistos são geralmente encontrados em associação a dentes que não irromperam. Eles são revestidos por células escamosas. Os achados radiográficos consistem em uma radiotransparência cística com tamanho variável, de 1 a 9 cm. O cisto é claramente definido, mas há pouca ou nenhuma esclerose da parede, podendo ele ser uniloculado ou loculado. É rara a reabsorção das raízes dentárias adjacentes. Ocasionalmente, há alguma calcificação no cisto. A freqüência de recidiva é alta, de até 50%, devendo ser diferenciada de um cisto dentígero. Os sintomas consistem em dor, pontos sensíveis e doloridos, edema e eliminação persistente de secreções após a extração dentária.

Cisto Odontogênico Epitelial Calcificado. De acordo com Gorlin e colaboradores,[11] os primeiros a descrevê-lo, o referido cisto ocupa uma posição anômala entre cisto e neoplasia. A maior parte deles ocorre na mandíbula e situa-se centralmente (75%) ou na gengiva, causando a erosão da superfície óssea. Os achados radiográficos são de uma lesão transparente central com focos esparsos e irregulares de calcificação, sendo as margens claramente definidas, mas não havendo área de esclerose que limite o cisto. É aparentemente benigno, mas localmente agressivo e pode recidivar.

Síndrome do *Nevus* Basocelular. Distúrbio hereditário que se manifesta por múltiplos epiteliomas de células basais da pele, cistos mandibulares e anomalias ósseas que incluem um quarto metacarpo curto, anomalias das costelas, anomalias vertebrais e calcificações ectópicas nos tecidos moles.[1] Os cistos mandibulares geralmente apresentam sintomas antes que as alterações cutâneas sejam notadas e aparecem como queratocistos odontogênicos ou cistos foliculares simples ou dentígeros.

Tumores Odontogênicos

Ameloblastoma (Adamantinoma). O adamantinoma, um tumor que cresce lentamente, é maligno, podendo haver a recorrência local e um eventual envolvimento local generalizado. O tumor origina-se dos primórdios do órgão do esmalte, sendo encontrado em crianças e adultos de todas as idades, com idade média de 37 anos. Pode ocorrer em qualquer arcada dentária, sendo, porém, mais comum na mandíbula do que no maxilar superior. O tumor pode ser dividido em numerosos compartimentos por septos ósseos, especialmente na mandíbula. Os achados radiográficos são de um tumor central que acarreta a destruição do osso e das raízes dos dentes, bem como a expansão do córtex, através do qual passam numerosas trabéculas completas ou incompletas, produzindo a aparência de massa multicística (Fig. 39.13). Ocasionalmente, o tumor é uniloculado, sem trabéculas. Esse tipo é encontrado mais freqüentemente na maxila do que na mandíbula. Não há reação periosteal, porém a massa é claramente delimitada por uma parede óssea de aparência lisa. A forma mais agressiva ou recorrente é mais invasiva, e seus limites não são claramente definidos. O adamantinoma uniloculado pode assemelhar-se a um cisto radicular ou a um cisto folicular simples. O tipo policístico pode ser parecido com um tumor de células gigantes, e a diferenciação radiográfica não é absoluta. Em raros casos, esse tumor secreta pseudoparatormônio, ocasionando hipercalcemia. A remoção do tumor faz com que os níveis de cálcio retornem ao normal. A TC ou a RM são úteis para definir os limites do tumor.

Tumor Adenomatóide Odontogênico (Adenoameloblastoma). Tumor benigno, sendo duas vezes mais comum em mulheres do que em homens. Ocorre geralmente antes dos 30 anos de idade e freqüentemente antes dos 20 anos, sendo comum na maxila anterior, relacionado a um dente não-irrompido. Os achados radiográficos são de uma pequena (menor do que 2 cm) área radiotransparente, geralmente bem-delimitada. O tumor contém focos de calcificação raramente extensos.

Tumor Odontogênico Epitelial Calcificante (Tumor de Pindborg). Esse tumor origina-se de células odontogênicas, mas é diferente do ameloblastoma.[37] Um material amilóide que se calcifica subseqüentemente é depositado no tumor, que ocorre geralmente na área pré-molar-molar da mandíbula em associação a um dente impactado ou não-irrompido. Cerca de um terço desses tumores envolve o maxilar e, em raros casos, o antro maxilar, onde um dente ectópico é observado circundado por uma cavidade cística. Por desenvolver-se a um cisto dentígero, mas contém com freqüência numerosas calcificações. Quando ele aumenta de tamanho, porém, a periferia torna-se maldefinida e calcifica-se num padrão irregular, que eventualmente se parece com um osteossarcoma.

Odontoma Complexo (Composto Complexo). Massa solitária constituída de dois ou mais dos tecidos sólidos dentários, incluindo esmalte, dentina, polpa e cemento. Do ponto de vista radiográfico é massa densamente opaca de elementos dentários malformados em qualquer das arcadas dentárias, circundada por uma fina linha radiotransparente semelhante à membrana periodontal. Há a condensação do osso que

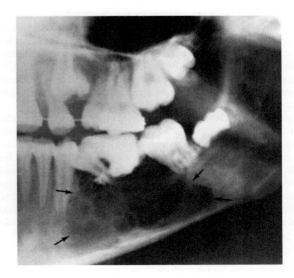

FIG. 39.13 Ameloblastoma. Esse tumor no corpo da mandíbula é razoavelmente bem-definido (*setas*). Ele destruiu o osso e as raízes dentárias nas áreas pré-molares e molares, e tem aspecto multicístico anteriormente.

circunda a massa tumoral, ocasionando uma aparência encapsulada. Os locais mais comuns são as áreas do incisivo central superior e do molar inferior. Os odontomas complexos são geralmente encontrados na segunda e terceira décadas de vida. Eles são assintomáticos, com exceção de que a massa pode-se tornar muito grande.

Odontoma Composto (Composto-Composto). Esse é semelhante ao odontoma complexo, exceto porque a massa densa é composta por um agrupamento de dentes pequenos e malformados identificáveis como dentes. Existe uma linha radiolucente ao redor da massa de dentes, representando o espaço pericoronal usualmente observado ao redor da coroa de um dente não-rompido. É encontrado, com maior freqüência, na área dos cúspides (caninos) e, com igual freqüência, na maxila e mandíbula.

Fibroma Odontogênico (Fibromixoma). Tumor que se origina evidentemente de tecido dentário e pode associar-se a um dente não-irrompido. Não se pode diferenciá-lo de um cisto dentígero, porque a aparência radiográfica é idêntica. Radiograficamente, pode constituir uma rarefação cística com múltiplos compartimentos; as finas trabéculas podem ser anguladas, formando a aparência multilocular. Alguns são uniloculados e não apresentam trabéculas. Os tumores podem ser expansivos, com margens bem-definidas em alguns casos e maldefinidas em outros. Embora geralmente benignos, alguns podem tornar-se localmente invasivos, o que provavelmente explica as margens maldefinidas em algumas lesões. O adelgaçamento do córtex está presente nas lesões grandes. Quando o maxilar posterior é envolvido, o tumor pode estender-se até o antro e ocupar todo o espaço. A RM é melhor do que a TC na avaliação da extensão das lesões do tipo invasivo.[6]

Cementoma (Fibroma Cementificante). O cementoma tem origem mesenquimal. Ocorre geralmente nos incisivos mandibulares, sendo freqüentemente múltiplo e mais comum em mulheres, especialmente negras. Ele se inicia na região periapical pela proliferação de tecido conectivo em seu local de origem, a membrana periodontal de um dente desenvolvido e irrompido. Nesse estágio, assemelha-se a um granuloma periapical, abscesso ou cisto radicular, porque a massa mesenquimal é radiotransparente. No entanto, os cementomas geralmente são assintomáticos e não requerem tratamento, sendo, portanto, inapropriado que o dentista inicie uma terapia de canal da raiz (endodôntica) com base exclusivamente nos achados radiográficos. Os cementomas são diferenciados clinicamente dos abscessos, granulomas e cistos radiculares pela integridade normal do tecido neurovascular da polpa. Após um exame apropriado, esse dente é caracterizado pelo dentista como se encontrando vivo. O segundo estágio no desenvolvimento do cementoma é aquele em que o tecido fibroso é convertido numa substância calcificada semelhante ao cemento. Tal massa densa desenvolve-se então no interior do espaço cístico, e a transparência periapical torna-se uma opacidade. Pode haver alguma hipercementose associada da raiz do dente adjacente.

Cementoma Gigante. Originando-se da membrana periodontal, essa lesão consiste em massa lobulada de cemento calcificado, denso e ligeiramente moteado. Em geral, há massas simultâneas na mandíbula e no maxilar. Tal massa (ou massas) pode tornar-se tão grande e displásica que pode ser difícil a diferenciação com outras lesões, como a doença de Paget e a displasia fibrosa. A lesão pode ser expansível. Algumas parecem densa e uniformemente calcificadas, e em outras há áreas esparsas de radiotransparência.[7]

Concavidade Óssea Mandibular Medial (Cisto ou Defeito de Stafne). Lesão cística assintomática da mandíbula posterior, anterior ao ângulo mandibular.[56] É uma concavidade medial da mandíbula que pode estar relacionada à hipertrofia das glândulas salivares. Tecido glandular salivar ectópico pode-se encontrar presente na concavidade. Radiograficamente, ela aparece como uma pequena (geralmente menor do que 3 cm) transparência cística ovóide, claramente delimitada por uma estreita margem de osso esclerótico. Ao contrário de muitos outros cistos ou lesões císticas, ela situa-se abaixo do canal mandibular. A lesão pode ser bilateral.

Cistos e Tumores Não-odontogênicos

Cisto do Canal Incisivo (Cisto do Forame Palatino Anterior). Conforme indicado anteriormente, o forame incisivo normal pode variar consideravelmente quanto ao seu tamanho. O diagnóstico radiográfico de um cisto nesse canal deve ser feito com base na história clínica de massa lentamente expansiva, seja no palato anterior, seja fazendo protrusão no nariz, em associação a um cisto da linha média que geralmente tem margens claramente definidas de osso condensado. Como os cistos do canal incisivo são benignos, sua evolução poderá ser acompanhada, se houver alguma dúvida quanto ao diagnóstico. Em raros casos, pode haver um cisto mandibular medial; sua aparência é semelhante à do cisto do canal incisivo, exceto pela sua localização.

Cisto Globulomaxilar. Essa lesão constitui cerca de 21% das radiotransparências da linha média do maxilar. Um aspecto diferencial importante é de que ele é sempre visto entre um incisivo lateral e uma cúspide. Os dentes têm vitalidade, e a aparência do cisto foi descrita como uma forma de pêra invertida.[2] O cisto separa as raízes dos dentes adjacentes. As raízes separadas podem constituir a melhor indicação da presença do referido cisto nas radiografias panorâmicas, porque o alvéolo maxilar pode-se mostrar indefinido.

Cisto Ósseo Aneurismático. Um cisto ósseo aneurismático ocorre muito raramente na mandíbula. Como nos cistos ósseos aneurismáticos em outros locais, este tende a ser uma lesão cortical que expande o osso localmente, tendo a aparência de uma cavidade lítica trabeculada que se projeta no osso de maneira semelhante a uma bolha de sabão. Pode haver um grau acentuado de expansão e adelgaçamento do córtex. Sua relação com um traumatismo não foi inteiramente esclarecida, nem a com o granuloma de células gigantes reparativo. A TC pode mostrar uma fina margem de reação periosteal circundando a lesão, que pode não ser detectada nas radiografias da mandíbula.[8]

Granuloma Reparativo de Células Gigantes Benigno (Tumor de Células Gigantes Benigno). Há uma controvérsia quanto à maneira pela qual se deve classificar essa lesão, mas ela é provavelmente um processo reparativo não-tumoral. A origem pode ser central ou periférica; um tumor periférico origina-se de tecidos moles alveolares e pode produzir um defeito por pressão uniforme do osso sobre a crista alveolar, mas não invade o osso. O tumor central pode ser uniloculado e expansivo, podendo assemelhar-se a um grande cisto, exceto pela ausência de condensação do osso formando a parede do defeito. Há, ocasionalmente, calcificações internas. Os dentes adjacentes podem ser deslocados pela massa em expansão, mas raramente há alguma reabsorção dentária. No entanto, a lâmina dura pode sofrer erosão e ser perdida. Poderá haver, também, o adelgaçamento cortical, se a massa aumentar o bastante.[19] A outra forma é multiloculada. Ela pode igualmente expandir o córtex, bem como deformar e deslocar os dentes adjacentes. As margens não são bem-definidas pela condensação óssea. Esse tipo não pode ser diferenciado do ameloblastoma nos exames radiográficos.

Osteoblastoma. Outro tumor benigno raro que pode envolver a mandíbula. Trata-se de um tumor de adultos jovens (com menos de 30 anos de idade) que, quando tem menos de 1 cm de diâmetro, denomina-se *osteoma osteóide*. Quando ocorre na mandíbula, sua aparência radiográfica é de um tumor ossificado esférico, circundado por osso denso e regular. O osteoblastoma ocorre adjacente à raiz de um dente e pode englobá-la. Ele tem o potencial de tornar-se moderadamente grande, ao contrário de um osteoma osteóide. O osteoblastoma é, em geral, relativamente indolor, enquanto o osteoma osteóide é, com freqüência, muito doloroso.

Displasia Fibrosa da Mandíbula. As áreas alveolares de uma ou ambas as arcadas dentárias podem ser envolvidas pela displasia fibrosa localmente ou como parte de um acometimento generalizado. Não é um tumor verdadeiro, mas causa, assim mesmo, a expansão do córtex na área afetada. Consiste numa anormalidade mesenquimal, com a substituição da matriz óssea por tecido fibroso, osso fibroso grosseiro e ilhotas de cartilagem. Há também cavidades esparsas preenchidas por líquido seroso.[25] A condição envolve caracteristicamente uma extensão considerável do osso, podendo ocorrer tanto na mandíbula como no maxilar no mesmo paciente. Os achados radiográficos são o aparecimento de uma lesão óssea expansiva, que pode ser extensa. Por vezes, a lesão é densa, com uma aparência de vidro fosco, em que não são vistas trabeculações normais. Essa aparência esclerótica e expansiva verifica-se mais freqüentemente na maxila. Tais lesões também podem ser radiotransparentes, com trabeculações irregulares que lhes dão uma aparência multicística, a qual é geralmente encontrada na mandíbula. Por vezes, a doença é localizada, com uma área razoavelmente bem-delimitada de expansão mandibular em que há áreas esparsas de densificações e rarefações. Os dentes geralmente não são reabsorvidos, mas ocasionalmente podem estar deslocados. Os ossos cranianos podem ser envolvidos no mesmo paciente. Já foi descrita uma forma familiar (autossômica dominante) de displasia fibrosa, apropriadamente denominada querubismo,[41] caracterizada por um envolvimento mandibular que causa um edema simétrico, notado no início da infância, por volta dos três anos de idade. Pode-se verificar o desenvolvimento insuficiente dos dentes, separação ou ausência de dentes. O envolvimento maxilar é variável.

Outros Tumores Benignos

***Torus Palatinus* e *Torus Mandibularis*.** *Torus palatinus* é uma exostose que se origina das margens dos processos palatinos na sutura palatina mediana, em geral bilateralmente. Os sinais radiográficos são de massa moderadamente achatada de osso cortical que se projeta do palato inferiormente, com aspecto lobulado e com um sulco na linha média (Fig. 39.14). O *torus mandibularis* é uma exostose densa semelhante, que se projeta da região medial da mandíbula anteriormente. É geralmente bilateral e pode acompanhar-se de múltiplas massas que têm aspectos lobulados. O *torus* só é significativo quando se torna suficientemente grande para interferir na função da fala ou na função dentária.

Tumores Benignos Diversos. O *osteoma* da mandíbula pode ocorrer e se assemelha ao osteoma em outras partes do corpo. Múltiplos osteomas não são incomuns. Como em outros ossos, podem ser achatados e com base ampla ou pediculados. São mais comuns na mandíbula do que no maxilar. Osteomas da mandíbula e outros ossos, em associação à polipose múltipla do colo intestinal, múltiplos cistos epidermóides e tumores desmóides, ocorrem na síndrome de Gardner, uma condição familiar rara. Ocasionalmente, o *fibroma ossificante* pode ocorrer na mandíbula ou no maxilar, na região do antro maxilar. Os achados radiográficos são de uma grande lesão expansiva radiotransparente, encontrada geralmente em pacientes entre 10 e 30 anos de idade. No início, as lesões são, em geral, predominantemente destrutivas e, portanto, radiotransparentes. A parede é bem-definida. Posteriormente, observam-se algumas calcificações no tumor. O *hemangioma* da mandíbula apresenta aparência típica dessa lesão em outros ossos chatos.

Tumores Malignos

Osteossarcoma. O osteossarcoma da mandíbula é raro, e sua aparência é semelhante à desse tumor em outros locais. Via de regra, o osteossarcoma da mandíbula ocorre entre 10 e 15 anos mais tarde do que o osteossarcoma periférico. Os locais mais comuns são o corpo da mandíbula e as cristas alveolares do maxilar. Os tumores mandibulares são mais comumente líticos e os do maxilar são escleróticos, mas padrões líticos, escleróticos ou mistos podem ocorrer em qualquer um desses locais. Pode ocorrer, também, uma aparência de raios de sol.[5]

Outras Condições Malignas. O *sarcoma de Ewing* também é, às vezes, encontrado. A aparência desse tumor é semelhante à verificada em outros locais. Um *plasmocitoma* solitário pode ocorrer ocasionalmente na mandíbula, produzindo massa expansiva lítica que, por vezes, é bem-delimitada. O *mieloma múltiplo* desenvolve-se em muitos desses pacientes como lesões solitárias. O *linfoma não-Hodgkin* é infreqüente na mandíbula.

O *carcinoma* das cristas alveolares ou um carcinoma que se origina do antro maxilar pode afetar o alvéolo por extensão direta, que determina a destruição do osso de maneira irregular, sem uma parede bem-definida, freqüentemente evidenciando massa de tecidos moles associada (Fig. 39.15). Em pacientes com um carcinoma que envolve a crista alveolar, há, com freqüência, a ulceração, e a infecção pode envolver o osso. A infecção caracteriza-se pela formação de seqüestros (Fig. 39.16); esses fragmentos de osso desvitalizado separados da área acometida pela doença são muito sugestivos de osteomielite. A diferenciação entre a infecção e a destruição carcinomatosa do osso, por vezes, é difícil; a biópsia é, assim, necessária para fazer o diagnóstico.

A lesão maligna mais comum na mandíbula é um tumor maligno metastático. Tumores do pulmão, mama e rim são os tumores primários de origem mais comum. No mieloma múltiplo generalizado, as lesões causadas por esse tumor podem ser visíveis. As manifestações são de múltiplas áreas líticas, sem reação, nas metástases osteolíticas; essas são bem mais comuns na mandíbula do que as metástases blásticas.

INFECÇÕES DA MANDÍBULA

A *osteomielite* pode ter origem hematogênica, mas ocorre, com maior freqüência, secundária a uma infecção dentária e ao carcinoma do alvéolo. A infecção do osso pode sobrevir após traumas na mandíbula e infecções do seio maxilar. Os achados radiográficos de destruição óssea irregular, formação de seqüestros, reação periosteal e esclerose tardia assemelham-se aos da osteomielite em outros locais. Uma celulite

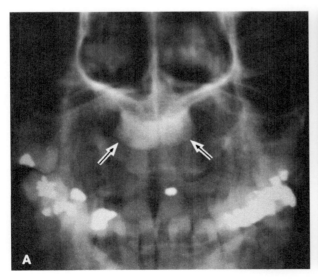
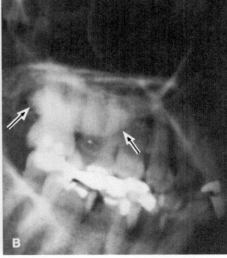

FIG. 39.14 *Torus* palatino. **A:** A projeção frontal mostra o osso denso que forma o *torus* estendendo-se para baixo a partir do palato (*setas*). Há um sulco maldefinido na linha média. **B:** Note a massa óssea alongada no palato duro nessa projeção lateral (*setas*).

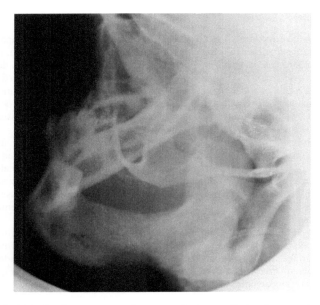

FIG. 39.15 Carcinoma que ocasiona a erosão da mandíbula. Observe a lesão destrutiva irregular na porção inferior do corpo da mandíbula, imediatamente anterior ao ângulo, o que foi causado pela extensão direta de um carcinoma de células escamosas na região submandibular. Não há reação óssea, e o contorno é irregular.

adjacente à mandíbula pode causar reação periosteal sem osteomielite. Inflamações crônicas, como *tuberculose* e *actinomicose*, também podem afetar a mandíbula, causando a destruição do osso. É comum o envolvimento de tecidos moles, especialmente na actinomicose. A sífilis é rara, mas pode causar uma lesão mista liticoesclerótica da mandíbula, bem como anormalidades dos dentes.

A ARTICULAÇÃO TEMPOROMANDIBULAR

Considerações Anatômicas e Patológicas

A disfunção das ATMs ocorre por várias razões, tais como a abertura forçada e prolongada da mandíbula relacionada a anestesia e a procedimentos dentários, bem como a traumatismos. Em alguns casos, não se pode determinar um fator desencadeante.

Um fino menisco fibrocartilaginoso separa a articulação nos espaços superior e inferior (Figs. 39.17 e 39.18). O menisco mede cerca de 1 mm de espessura na parte central e 3 mm na periferia, podendo ser visto entre os espaços articulares superior e inferior. O deslocamento anterior do menisco é a anormalidade mais freqüente, que pode ser persistente ou reduzir espontaneamente durante a abertura da boca, muitas vezes acompanhada de um clique ou uma irregularidade do movimento, quando o côndilo desliza sobre o menisco espessado. O menisco pode reduzir-se em alguns pacientes durante os movimentos mandibulares, mas não se reduz em outros. Uma história de bloqueio da mandíbula pode estar presente em ambas as situações. Pode haver a perfuração do menisco. Em geral, a perfuração ocorre na fixação posterior do menisco.

Em alguns casos, o menisco pode-se desprender posteriormente ou se fragmentar, o que é seguido de alterações degenerativas nas superfícies articulares da mandíbula, a qual tem o processo acelerado, quando ocorrem perfurações, fragmentações ou se desprendem.

Normalmente, as superfícies articulares são lisas, e os côndilos mandibulares movem-se para a frente e para fora das fossas glenóides, ao ser aberta a boca. O limite de movimento no estado normal é semelhante em ambos os lados, e a aparência é similar, mas não necessariamente idêntica (Figs. 39.18 e 39.19). A formação da fossa glenóide varia de uma aparência achatada a uma fossa profundamente côncava. As dores durante o movimento da mandíbula, juntamente com crepitação e limitação dos movimentos, são freqüentemente secundárias às doenças dentárias e à má oclusão dos dentes, que podem não ser evidentes nos estudos radiográficos. O derrame articular manifesta-se pelo aumento do espaço articular. As alterações degenerativas são semelhantes àquelas vistas em outras articulações, com alguma eburnação das superfícies articulares e redução do espaço articular.

A articulação temporomandibular é avaliada mediante radiografias simples com a boca do paciente aberta e fechada, bem como por meio da tomografia. A tomografia hipociclóide é usada apenas ocasionalmente, desde o advento da TC. A RM é usada mais freqüentemente e, quando disponível, constitui o método de escolha em casos em que há a disfunção das ATMs. A artrografia da ATM é reservada aos pacientes em que se torna importante o diagnóstico da perfuração do disco,[16,21] mas tem-se questionado se a perfuração altera o tratamento clínico.[67] Além disso, foi relatada uma freqüência[57] de falso-positivos para perfuração de 20% nas artrografias. A TC continua sendo o exame de escolha em pacientes com um trauma agudo nas ATMs. Ambas as articulações são examinadas, de modo que se possa comparar uma com a outra. A TC também pode ser usada para a avaliação pré-operatória de pacientes que vão ser submetidos a implantes dentários nos tecidos mandibulares. Ela

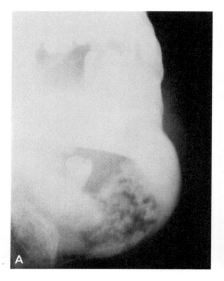
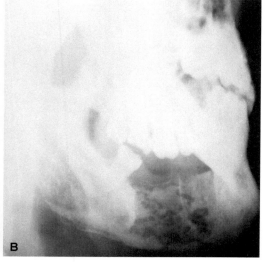

FIG. 39.16 A e B: Osteomielite da mandíbula. Observe a destruição óssea irregular com padrão moteado. Há alguns seqüestros moderadamente densos que formam um padrão em mosaico na área acometida pela doença.

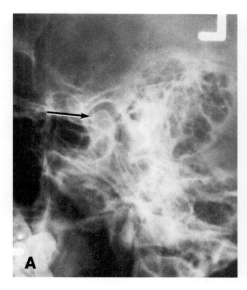
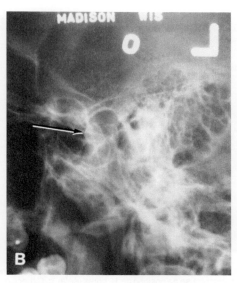

FIG. 39.17 Articulação temporomandibular normal. (**A**) A seta indica o côndilo mandibular em relação normal com a fossa e com um espaço articular normal. (**B**) Radiografia exposta com a boca do paciente aberta. Observe o côndilo, que se moveu para a frente (*seta*), e a diferença em sua relação com a fossa.

também pode ser usada para a avaliação pós-operatória de implantes não-metálicos na ATM.[64]

A *artrite reumatóide* pode envolver as referidas articulações. Num estudo de 36 ATMs em 28 pacientes com artrite reumatóide, Larheim e colaboradores[28] verificaram que a TC não era tão útil quanto a RM, para delinear a extensão das anormalidades ósseas e a presença de anormalidades dos tecidos moles associadas. Em outro estudo, Larheim e Kolbensvedt[27] verificaram que a RM é superior à tomografia hipociclóide. Perda do espaço articular, irregularidade, má definição das superfícies articulares, erosões subcondrais, cistos subcorticais, esclerose subcortical e formação de osteófitos são encontrados nos côndilos mandibulares em pacientes com artrite reumatóide. A espondilite anquilosante freqüentemente é acompanhada de envolvimento das ATMs, com alterações semelhantes às da artrite reumatóide, incluindo a redução do espaço articular, erosões ósseas, diminuição dos movimentos, alterações secundárias à desmineralização, esclerose extensa e, às vezes, alargamento do espaço articular. Essas doenças também podem levar à fibrose e, ocasionalmente, à anquilose óssea. A anquilose fibrosa pode, igualmente, ocorrer em conseqüência a um traumatismo, podendo ser incompleta, de modo que o limite de movimento diminui acentuadamente. Várias lesões da ATM podem ocasionar lesão do menisco, derrame articular, edema de tecidos moles na articulação e em torno dela, fratura do côndilo ou do colo condilar, ou necrose isquêmica do côndilo. Os pacientes com lesões que ocasionam lesões internas da articulação e que não sofreram fraturas previamente, e têm a dentição intacta, podem vir a apresentar osteoartrite secundária e alterações faciais (remodelagem) do côndilo e do osso temporal.[44,45] Ocasionalmente, a anquilose óssea ocorre após artrite séptica.

Condições Mais Raras da Articulação Temporomandibular

Frouxidão Articular. Os pacientes com frouxidão articular generalizada podem ter uma frouxidão associada das ATMs, o que leva, com freqüência, à disfunção articular. Isso é encontrado em pacientes com a síndrome de Ehlers-Danlos, mas também pode sê-lo em outros casos sem uma causa detectável.[13]

Osteocondrite Dissecante e Necrose Avascular. O côndilo mandibular pode estar envolvido por qualquer uma dessas lesões, as quais podem não ter causa conhecida. Num estudo de 40 pacientes com uma ou outra das referidas condições, verificou-se que havia distúrbios internos da ATM em 31 dos 34 pacientes sem cirurgia prévia. Alterações na morfologia condilar foram encontradas também na RM.[46]

Neoplasias. Raramente são encontradas neoplasias nas ATMs, e só algumas condições vão ser discutidas aqui. A *osteocondromatose sinovial* caracteriza-se por metaplasia sinovial, com a formação de focos de cartilagem hialina que freqüentemente contêm calcificações. As radiografias convencionais podem mostrar erosões articulares, deslocamento dos côndilos, edema e calcificações intracapsulares esparsas. A TC é preferida para demonstrar tais anormalidades, especialmente para definir a erosão extensa das estruturas ósseas.[33] A RM tem vantagens para revelar a expansão da cápsula articular e delinear os limites da cápsula, erosões ósseas e líquido articular. Ambos os métodos mostram os típicos corpos livres.[18] Já foi relatado o *condrossarcoma* da ATM. O tumor aparece como massa de tecido mole no interior da articulação, geralmente contendo calcificações, que freqüentemente rompe a cápsula e pode destruir o osso.[62]

Sinovite Vilonodular Pigmentada

Essa condição de sinóvia hipertrófica e preenchida por hemossiderina causa uma erosão uniforme do osso adjacente à articulação, sendo

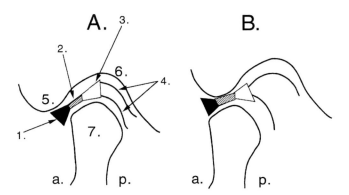

FIG. 39.18 Desenho linear da anatomia da articulação temporomandibular, conforme visto nas imagens de ressonância magnética. a, Anterior; p, posterior. **A:** Vista normal da articulação com a boca fechada. 1, Porção anterior do menisco; 2, zona intermediária; 3, porção posterior; 4, zona bilaminar; 5, eminência articular; 6, fossa glenóide; 7, côndilo mandibular. A porção anterior está localizada imediatamente à frente do côndilo. A porção posterior encontra-se na posição de 12 horas em relação ao côndilo. **B:** Posição normal do menisco durante a abertura da boca. Observe a translação normal do côndilo. (Adaptado de Drace JE, Enzmann DR: Defining the normal temporomandibular joint: Closed-, partially open- and open-mouth MR imaging of asymptomatic subjects. *Radiology* 177:67-71, 1990.)

1120 Os Dentes, Maxilares e Glândulas Salivares

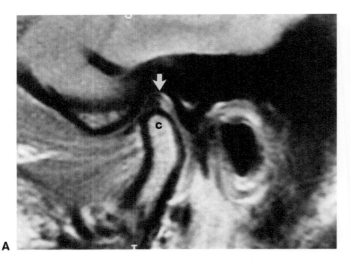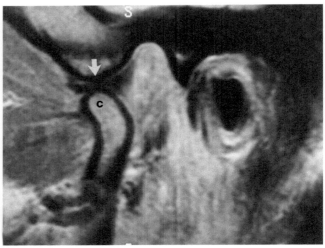

FIG. 39.19 Imagens por ressonância magnética da articulação temporomandibular normal. **A:** Posição de boca fechada. A posição do menisco é como foi mostrada na Fig. 39.18A. A porção posterior encontra-se na posição de 12 horas (seta). c, Cabeça do côndilo. **B:** Posição de boca aberta. Observe a zona intermediária do menisco (seta).

muito rara. Clinicamente, há massa de tecido mole na ATM ou nas suas adjacências, e isso, associado à erosão, deve sugerir lesão.[26] Os achados são semelhantes àqueles observados em outras articulações com essa condição.

RM da Articulação Temporomandibular

Como já referido, a artrografia[16,21,30,31] e a TC[17] são usadas na avaliação das ATMs. Mais recentemente, houve um grande interesse pelas técnicas de RM. A RM é realizada com bobinas de superfície.[42] Muitas instituições usam bobinas duplas, que possibilitam a aquisição de imagens simultâneas de ambas as articulações. A anatomia normal e os processos patológicos são bem demonstrados. A RM não é invasiva e não usa radiação ionizante; podem ser obtidas imagens tanto coronais como sagitais. As possibilidades multiplanares da RM são ressaltadas pelo fato de que deslocamentos por rotação e deslocamentos mediais ou laterais do menisco ocorrem em cerca de 25% dos pacientes com distúrbios internos.[22,47] Por essas razões, muitos autores recomendam que a RM seja o primeiro método de imagens usado em pacientes com suspeita de distúrbios internos da ATM[15,34,39,40,57] (Figs. 39.20 e 39.21). Um protocolo padrão inclui imagens sagitais com densidade de prótons e ponderadas em T2 nas posições de boca aberta e boca fechada, bem como imagens coronais com densidade de prótons e ponderadas em T2 na posição fechada.[64]

AS GLÂNDULAS SALIVARES

Embora a glândula parótida não seja dividida em lobos, é útil pensar nela como consistindo em uma parte superficial, separada da parte profunda pelo nervo facial, o qual sai do crânio pelo forame estilomastóideo

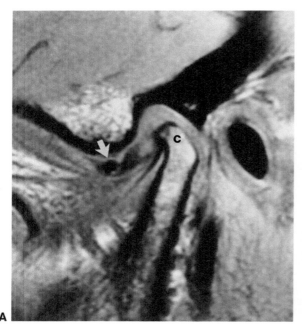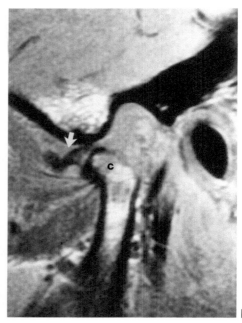

FIG. 39.20 Articulação temporomandibular anormal. As imagens por ressonância magnética demonstram um deslocamento anterior do menisco sem redução. **A:** Observe o deslocamento anterior na posição fechada (seta). c, Cabeça do côndilo. **B:** O deslocamento do menisco persiste na posição aberta (seta).

OS DENTES, MAXILARES E GLÂNDULAS SALIVARES 1121

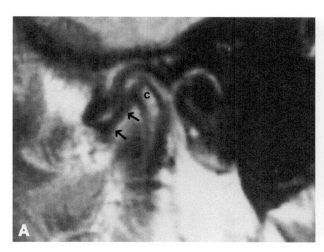 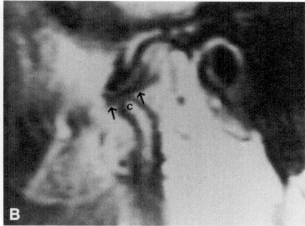

FIG. 39.21 Articulação temporomandibular anormal. As imagens por ressonância magnética demonstram um deslocamento anterior do menisco com redução. **A:** O menisco (*setas*) tem baixa intensidade de sinal e está deslocado para uma posição completamente anterior à cabeça do côndilo (c), com a mandíbula na posição fechada. **B:** A mandíbula encontra-se na posição aberta e além do estalido de abertura. O menisco (*setas*) foi recapturado em relação à cabeça do côndilo (c) com a translação anterior do côndilo. (Cortesia de Richard W. Katzberg, M.D., Sacramento, CA, EUA.)

e penetra na parótida na sua porção posterior, sobre uma linha traçada do processo estilóide até a margem póstero-lateral do ramo mandibular. O trajeto do nervo foi estudado em exames TC por Wiesenfeldt e Ferguson,[65] sendo constituído por um arco com raio de 8,5 mm que se estende em direção lateral e posterior a um ponto, cujo centro fica na parte mais posterior do ramo da mandíbula. Ele fica no nível da massa lateral do atlas e da extremidade mastóide do plano. A parte profunda da glândula situa-se medial ao nervo facial.

A parte superficial da glândula margeia anteriormente o músculo masseter, circunda em torno do músculo esternocleidomastóide posteriormente e faz contato com o ventre posterior do músculo digástrico póstero-medialmente. A parte profunda estende-se posteriormente aos músculos pterigóides anterior à aponeurose estilofaríngea.

As glândulas submandibulares curvam-se em torno da margem livre posterior do músculo miloióideo. Assim, uma parte da glândula fica no soalho da cavidade oral e outra no pescoço. O ducto de Wharton cruza o soalho da boca no espaço sublingual e abre-se numa papila, num ponto imediatamente lateral ao frênulo lingual.

As glândulas sublinguais são as menores das glândulas salivares principais. Cada elemento glandular drena por muitos pequenos ductos para o soalho da boca.

Os métodos radiográficos são usados para o estudo das glândulas salivares em pacientes com suspeita de cálculos, estreitamentos, doenças inflamatórias, tumores, doenças auto-imunes ou sarcoidose. Os cálculos são geralmente muito densos (75% a 80% são radiopacos[63]), e a visibilização é basicamente uma questão de uso de técnica apropriada. A maioria dos cálculos origina-se das glândulas submandibulares.[36]

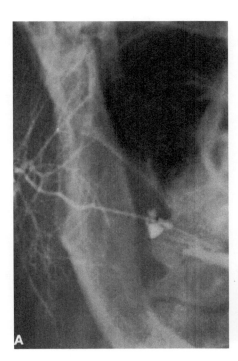 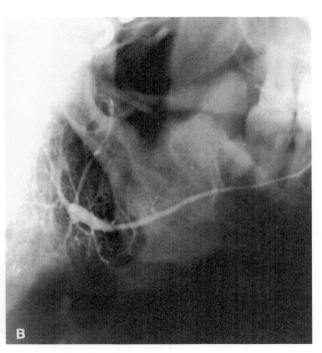

FIG. 39.22 Sialograma parotídeo — achados normais. **A:** A projeção frontal mostra a ramificação arboriforme dos ductos, que têm calibres normais. **B:** A projeção oblíqua mostra achados semelhantes aos de **A**.

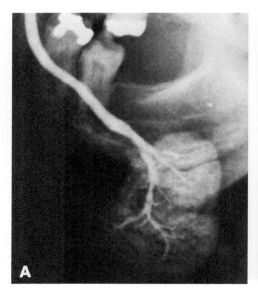 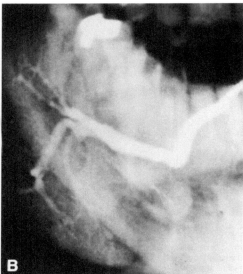

FIG. 39.23 A e B: Sialograma submandibular normal em duas projeções.

Glândulas e ductos submandibulares são examinados colocando um filme com oclusão da boca e usando uma projeção tipo submentovértex. Os cálculos parotídeos podem-se encontrar na glândula ou no ducto. São necessárias radiografias intra-orais, extra-orais laterais e extra-orais ântero-posteriores ou tangenciais. Pode-se usar a sialografia para a localização, se necessário. Essa discussão das glândulas salivares e da sialografia é limitada por problemas de espaço. Para os interessados, recomendam-se os livros de Rabinov e Weber,[38] Som e Bergerson,[50] e Harnsberger,[14] bem como os artigos de Som e colaboradores.[53-55,59] Também são recomendados os artigos de revisão mais recentes de Weissman[63] e Sigal.[49]

Técnicas de Imagens

Sialografia

Esse exame consiste em preencher os ductos salivares das glândulas parótidas ou submandibulares por um meio radiopaco apropriado. Uma radiografia simples é obtida para verificar se há calcificação. O ducto é cateterizado por um tubo delgado e de paredes finas, afilando-se a extremidade gradualmente. Várias agulhas e cânulas foram usadas para esse exame.[52] Geralmente, não é necessário um dilatador. O cateter é introduzido por uma distância de 1 a 3 cm e pode ser mantido no lugar durante a exposição. Pode-se usar um anestésico local (Xylocaine, Astra), se necessário.

Quando se examina a parótida, o ducto de Stensen pode ser cateterizado por uma curta distância sem muita dificuldade, em muitos pacientes. Aproximadamente 1 a 2 ml do meio radiopaco desejado são injetados sob pressão muito baixa ou sob pressão hidrostática, e radiografias da glândula parótida e da área do ducto são obtidas nas projeções lateral e frontal, com o cateter no lugar (Fig. 39.22). O melhor meio de completar o exame é sob controle fluoroscópico, porque as radiografias localizadas podem ser expostas em projeções adequadas. Examinamos a glândula submandibular com menor freqüência, e a injeção no ducto de Wharton é mais difícil (Fig. 39.23). Usam-se um dilatador fino e um cateter fino de polietileno com fio-guia; o cateter pode ser introduzido por uma distância de 2 a 5 cm e são injetados cerca de 1 a 2 ml de um meio radiopaco, sob controle fluoroscópico. Depois disso, as radiografias são verificadas. Dão-se, então, ao paciente algumas gotas de extrato de limão, para estimular a secreção salivar, e obtém-se outro conjunto de radiografias após 10 a 15 minutos, para avaliar a eliminação do meio de contraste. Técnicas de subtração podem ser usadas em casos em que se desejam detalhes mais precisos dos ductos. É importante correlacionar o sialograma com os achados clínicos. Os ductos podem não ser preenchidos totalmente, quando obstruídos por cálculos (Fig. 39.24). Tumores na parótida e adjacências podem deslocar os ductos; um tumor maligno dentro da glândula parótida causa um preenchimento irregular dos ductos. Normalmente, a glândula esvazia-se em 30 minutos. Radiografias tardias podem ser obtidas, se desejado, para estudar o esvaziamento da glândula. Uma anormalidade será detectada, se o meio de contraste permanecer na glândula por mais de 24 horas. A sialografia é contra-indicada durante as infecções ativas.[49]

Tomografia Computadorizada

A TC também é usada para o estudo de doenças das glândulas salivares.[4,23] Ela pode ser útil para diferenciar as massas da glândula parótida e da faringe, bem como para detectar a extensão de um tumor além dos limites da glândula. Mesmo com os avanços da RM, a TC ainda é considerada por alguns autores como método que proporciona informações adequadas à avaliação das neoplasias.[63] A TC é muito útil,

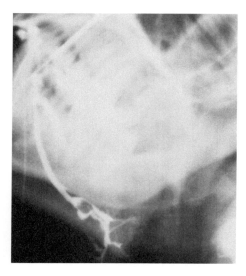

FIG. 39.24 Sialograma que mostra um pequeno defeito intraluminar no ducto submandibular, o qual mostrou ser um cálculo. (Cortesia de June Unger, M.D., Scottsdale, AZ, EUA.)

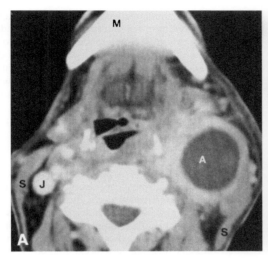
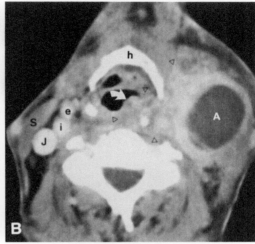

FIG. 39.25 Abscesso parotídeo, tomografia computadorizada com *bolus* de contraste. **A:** O abscesso (A) está bem-definido e tem uma parede moderadamente espessa. A glândula apresenta-se virtualmente obliterada. S, Músculo esternocleidomastóideo; J, veia jugular; M, mandíbula. **B:** Um corte mais abaixo mostra novamente o abscesso (A). O espaço parafaríngeo está envolvido e há a obliteração dos planos de tecido mole e tecido adiposo (*pontas de seta*) e compressão da via aérea (*seta curva*). J, veia jugular; i, artéria carótida interna; e, artéria carótida externa; S, músculo esternocleidomastóideo; h, osso hióide (h). (Cortesia de Richard Logan, M.D., Madison, WI, EUA.)

e preferida, no contexto de infecções agudas, pois pequenos cálculos podem passar despercebidos na RM.[63] Os abscessos são bem demonstrados pela TC (Fig. 39.25).

Ressonância Magnética

Realizada com bobinas de superfície, a RM está sendo usada mais amplamente no estudo das patologias das glândulas salivares. As vantagens incluem imagens multiplanares e ausência de radiação ionizante; além disso, não são necessários meios de contraste (embora eles possam ser úteis), e o amálgama dentário causa menos problemas do que na TC. Além disso, a RM é superior à TC, para demonstrar a extensão do tumor e determinar se massa tumoral se originou na parótida ou no espaço parafaríngeo adjacente.[59] A RM com uso de gadolínio foi relatada como sendo útil para diferenciar a fibrose pós-operatória de um tumor recorrente. A RM também foi apontada como possibilitando a diferenciação histopatológica de certos tumores da parótida.[51,58] Entretanto, outros autores afirmam que condições malignas parotídeas de diversos graus podem não ter achados típicos na RM.[63] Sigal[49] resumiu as vantagens da RM, afirmando que é uma técnica ótima para resolver as seguintes questões clínicas: (1) A massa limita-se à glândula? (2) O nervo facial está envolvido? (3) A massa tem características de imagens benignas ou malignas? e (4) Está presente a disseminação perineural? A RM é geralmente preferida em nossa instituição.

Ultra-sonografia

A ultra-sonografia parotídea pode ser útil no exame da glândula parótida.[10,12] Podem ser detectados cálculos, e sua relação com os ductos pode ser estabelecida. Uma doença inflamatória acarreta um aumento da ecogenicidade e uma textura mais grosseira do parênquima da glândula.[66] Os tumores geralmente são relativamente hipoecóicos, enquanto os abscessos costumam ser anecóicos e podem assemelhar-se a cistos ou sialoceles. Os tumores profundos são estudados melhor pela RM, mas quase 90% dos tumores parotídeos originam-se da parte superficial da glândula, de modo que a ultra-sonografia pode ser útil. Entretanto, a ultra-sonografia não ganhou nos EUA a relatada aceitação na Europa.[63] As principais desvantagens da ultra-sonografia são a dependência do operador, ausência de imagens de referência e incapacidade de avaliar integralmente estruturas profundas.[49]

TUMORES DAS GLÂNDULAS SALIVARES

Aproximadamente 80% dos tumores das glândulas salivares ocorrem nas parótidas, 5% a 10% nas glândulas submandibulares e o restante nas glândulas salivares menores. A incidência de condições malignas nos tumores parotídeos é de cerca de 15% a 20%; em contraste, a incidência de condições malignas é de 40% a 45% em pacientes com tumores submandibulares. A RM ou a TC podem ser úteis, mas nem sempre diferenciam, de maneira definitiva, os tumores benignos dos malignos (Fig. 39.26). Em geral, os tumores benignos são regulares e bem-definidos; as condições malignas são maldefinidas, irregulares e podem invadir o tecido adiposo

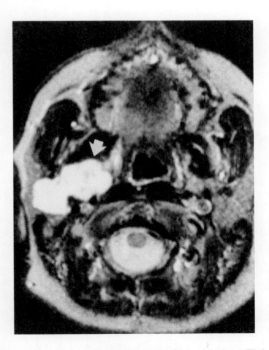

FIG. 39.26 Adenoma pleomórfico. Uma imagem axial ponderada em T2 demonstra uma lesão bem-delimitada de hipersinal (*seta*). A ligeira configuração em halteres é vista em conseqüência do envolvimento da parte mais profunda da parótida, na passagem da glândula através do túnel estilomandibular.

1124 OS DENTES, MAXILARES E GLÂNDULAS SALIVARES

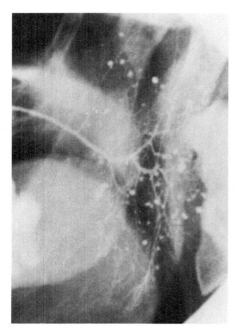

FIG. 39.27 Sialograma parotídeo que demonstra sialectasia pós-inflamatória. Observe as numerosas pequenas dilatações globulares anormais, representadas por coleções do meio de contraste envolvendo os pequenos ductos. (Cortesia de June Unger, M.D., Scottsdale, AZ, EUA.)

adjacente, estendendo-se através dos planos fasciais.[3] Os tumores malignos tendem a ser menos densos e, portanto, menos opacos do que os tumores benignos na TC. Tumores adiposos e vasculares podem ser identificados especificamente na RM ou na TC.[63] O adenoma pleomórfico é o tumor mais comum das glândulas salivares (Fig. 39.26), sendo o tumor benigno mais comum. Os adenomas tendem a ser bem-circunscritos, e a presença de calcificação é característica. O tumor de Warthin é bilateral em 5% a 15% dos casos, ocorre na parótida e é o segundo tumor benigno mais freqüente. O carcinoma mucoepidermóide é a condição maligna parotídea mais comum, e o carcinoma cístico adenóide a condição maligna mais comum na glândula submandibular.[63]

OUTRAS PATOLOGIAS DAS GLÂNDULAS SALIVARES

Condições, como estenose do ducto, sialectasia (Fig. 39.27) e sialadenite podem ser diagnosticadas mais efetivamente pela sialografia. Cálculos podem ser detectados pela ultra-sonografia e nas radiografias simples, podendo geralmente ser relacionados aos ductos na ultra-sonografia. Se necessário, pode-se empregar a sialografia.[28]

As doenças auto-imunes são um grupo clinicamente heterogêneo de distúrbios das glândulas salivares (p. ex., síndrome de Sjögren) que causa o adelgaçamento das paredes dos ductos salivares. Nessa condição, o material de contraste extravasa pela parede dos ductos doentes e forma pequenas coleções esféricas difusas denominadas *pseudo-sialectasia*.[54] As coleções podem ser puntiformes e pequenas (menos de 1 mm de diâmetro) ou globulares e maiores (1 a 2 mm de diâmetro). Em alguns casos, a ultra-sonografia mostra espaços sonotransparentes compatíveis com a pseudo-sialectasia observada na síndrome de Sjögren, sugerindo, assim, o diagnóstico.[3] Coleções maiores são provavelmente causadas por infecções secundárias.

A síndrome de Sjögren consiste em ceratoconjuntivite, uma doença do tecido conectivo (geralmente artrite reumatóide) e xerostomia secundária ao envolvimento das glândulas salivares. A doença de Mikulicz tem achados histológicos semelhantes; alguns investigadores acham que esse termo deve ser abandonado e que os achados descritos para tal doença devem ser incluídos na síndrome de Sjögren ou nas doenças auto-imunes.[38]

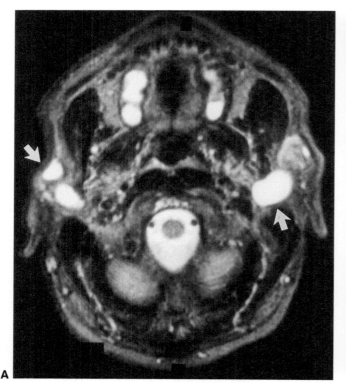
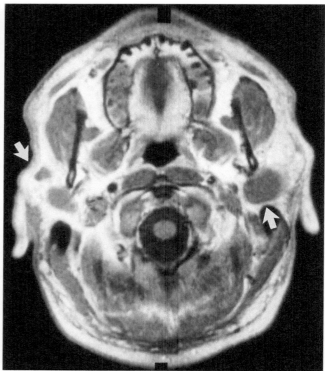

FIG. 39.28 Cistos linfoepiteliais num paciente portador da síndrome de imunodeficiência adquirida. **A:** Uma imagem ponderada em T2 mostra lesões císticas em ambas as glândulas parótidas, derivadas do tecido linfóide (*setas*). **B:** A imagem ponderada em T1 com gadolínio não mostra um realce significativo dos cistos (*setas*).

Na síndrome de Mikulicz, podem-se encontrar sialadenite, sialose e uma glândula multinodular.[54] Na sialadenite, há dilatação do ducto parotídeo (de Stensen), freqüentemente com amputação dos ductos e ácinos distais. Na sialose, a glândula está aumentada e com ductos periféricos esparsos. A glândula multinodular é um problema muito difícil. A sarcoidose parotídea ocasiona nódulos granulomatosos que não são preenchidos na sialografia.[53] Metástases e tumores benignos múltiplos (geralmente tumores de Warthin) podem produzir achados semelhantes. Múltiplos pequenos nódulos também podem ser encontrados na tuberculose, actinomicose e febre por arranhadura de gato. A sarcoidose freqüentemente regride após a terapia esteróide, mas o mesmo não ocorre com as outras condições. Em alguns pacientes com sarcoidose, há aumento difuso da glândula e, em outros, massa solitária. A glândula parótida é envolvida em 10% a 30% dos pacientes com sarcoidose sistêmica.

Os pacientes com a infecção pelo vírus da imunodeficiência adquirida podem apresentar edema da parótida como manifestação inicial. O edema é causado por alterações císticas e nodulares no tecido linfóide situado dentro da glândula (Fig. 39.28). Os achados sugestivos de *tumores linfoepiteliais benignos*[24] incluem o aparecimento de um sinal forte e homogêneo nas imagens ponderadas em T2, múltiplos cistos, ausência de realce dos cistos pelo gadolínio e linfadenopatia cervical adicional, assim como amígdalas aumentadas. O quadro clínico ajuda a distinguir essas lesões dos adenomas, que são solitários e apresentam realce após a administração do gadolínio.

REFERÊNCIAS

1. Becker MH, Kopf AW, Lande A: Basal cell nevus syndrome: Its roentgenologic significance. AJR Am J Roentgenol 99:817, 1967
2. Bhaskar SN: Radiologic Interpretation for the Dentist, 2nd ed, St. Louis, Mosby, 1975, p. 115
3. Bradus RJ, Hybarger P, Gooding GAW: Parotid gland: Ultrasound findings in Sjögren syndrome. Radiology 169:749, 1988
4. Bryan RN, Miller RH, Ferreyro RI, Sessions RB: Computed tomography of the major salivary glands. AJR Am J Roentgenol 139:547, 1982
5. Clark JL, Unni KK, Dahlin DC, et al: Osteosarcoma of the jaws. Cancer 51:2311, 1983
6. Cohen MA, Mendelson DB: CT and MR imaging of myxofibroma of the jaws. J Comput Assist Tomogr 14:281, 1990
7. Gibilisco JA (ed): Stafne's Oral Radiographic Diagnosis. Philadelphia, WB Saunders, 1985
8. Giddings NA, Kenned TL, Knipe KL, et al: Aneurysmal bone cyst of the mandible. Arch Otolaryngol Head Neck Surg 115:865, 1989
9. Goaz PW, White SC: Oral Radiology, 3rd ed. St. Louis, Mosby, 1994.
10. Gooding GAW: Gray scale ultrasound of the parotid gland. AJR Am J Roentgenol 134:469, 1980
11. Gorlin RJ, Pindborg JJ, Clausen FP, et al: The calcifying odontogenic cyst: A possible analog of the cutaneous calcifying epithelioma of Malherbe. An analysis of 15 cases. Oral Surg 15:1235, 1962
12. Gritzmann N: Sonography of the salivary glands. AJR Am J Roentgenol 153:161, 1989
13. Harinstein D, Buckingham RB, Braum T, et al: Systemic joint laxity (the hypermobile joint syndrome) is associated with temporomandibular joint dysfunction. Arthritis Rheum 31:1259, 1988
14. Harnsberger HR: Head and Neck Imaging. St. Louis, Year Book Medical Publishers, 1990
15. Hasso AN, Christiansen EL, Alder ME: The temporomandibular joint. Radiol Clin North Am 27:301, 1989
16. Helms CA, Kaplan P: Diagnostic imaging of the temporomandibular joint: Recommendations for use of the various techniques. AJR Am J Roentgenol 154:319, 1990
17. Helms CA, Morrish RB Jr, Kercos LT, et al: Computed tomography of the temporomandibular joint: Preliminary observations. Radiology 145:719, 1982
18. Herzog S, Mafer M: Synovial chondromatosis of the TMJ: MR and CT findings. AJNR Am J Neuroradiol 11:742, 1990
19. Horner K: Central giant cell granuloma of jaws: A clinico-radiological study. Clin Radiol 40:622, 1989
20. Houston IB, Shotts N: Rutherfurd's syndrome: A familial oculo-dental disorder. Acta Paediatr Scand 55:233, 1966
21. Kaplan PA, Helms CA: Current status of temporomandibular joint imaging for the diagnosis of internal derangements. AJR Am J Roentgenol 152:697, 1989
22. Katzberg RW, Westesson PL, Tallents RH, et al: Temporomandibular joint: MR assessment of rotational and sideways disk displacements. Radiology 169:741, 1988
23. Karentager R, Noyek AM, Chapnik JS, et al: Lipoma and liposarcoma of the parotid gland: High resolution preoperative imaging diagnosis. Laryngoscope 98:967, 1988
24. Kirshenbaum KJ, Nadimpalli SR, Freiedman M, et al: Benign lymphoepithelial parotid tumors in AIDS patients: CT and MR findings in nine patients. AJNR Am J Neuroradiol 12:271–274, 1991
25. Kricun ME: Imaging of Bone Tumors. Philadelphia, WB Saunders, 1993, p 78
26. Lapayowker MS, Miller WT, Levy WM, et al: Pigmental villonodular synovitis of the temporomandibular joint. Radiology 108:313, 1973
27. Larheim TA, Kolbensvedt A: Osseous temporomandibular joint abnormalities in rheumatic disease: Computed tomography versus hypocycloidal tomography. Acta Radiol 31:383, 1990
28. Larheim TA, Smith HJ, Aspestrand F: Rheumatic disease of the temporomandibular joint: MR imaging and tomographic manifestations. Radiology 175:527, 1990
29. Lucaya J, Herrera M, Vera J: Unilateral hyperplasia of the coronoid process in a child: A cause of restricted opening of the mouth. Radiology 144:528, 1982
30. Lynch TP, Chase DC: Arthrography in the evaluation of the temporomandibular joint. Radiology 126:667, 1978
31. Manzione JV, Katzberg RW, Brodsky GT, et al: Internal derangements of the temporomandibular joint: Diagnosis by direct sagittal computed tomography. Radiology 150:111, 1984
32. Munk PL, Helms CA: Coronoid process hyperplasia: CT studies. Radiology 171:783, 1989
33. Munk PL, Helms CA: Temporomandibular joint synovial osteochondromatosis: CT manifestations. J Can Assoc Radiol 40:274, 1989
34. Nance EP, Powers TA: Imaging of the temporomandibular joint. Radiol Clin North Am 28:1019, 1990
35. Pavsek EJ: Mandibulofacial dysostosis (Treacher-Collins syndrome). AJR Am J Roentgenol 79:598, 1958
36. Peel RL, Gnepp DR: Diseases of the salivary glands. In Barnes L (ed): Surgical Pathology of the Head and Neck. New York, Marcel Dekker, 1985, pp 533–645
37. Pindborg JJ: A calcifying epithelial odontogenic tumor. Cancer 11:838, 1958
38. Rabinov K, Weber AL: Radiology of the Salivary Glands. Boston, GK Hall Medical Publishers, 1985
39. Rao VM: Imaging of the temporomandibular joint. Semin Ultrasound CT MRI 16:513–536, 1995
40. Rao VM, Farole A, Karasick D: TM joint dysfunction: Correlation of MR imaging arthrography and arthroscopy. Radiology 174:663, 1990
41. Resnick DR, Niwayama G: Diagnosis of Bone and Joint Disorders, 2nd ed. Philadelphia, WB Saunders, 1988, p 3857
42. Roberts D, Schenck J, Joseph P, et al: Temporomandibular joint: Magnetic resonance imaging. Radiology 155:829, 1985
43. Roland MN, Pearl N: Traumatic injuries to the teeth of children. Ann Radiol (Paris) 18:407, 1975
44. Schellhas KP: Temporomandibular joint injuries. Radiology 173:211, 1989
45. Schellhas KP, Piper MA, Omlie MR: Facial skeleton remodeling due to temporomandibular joint degeneration: Imaging study of 100 patients. AJR Am J Roentgenol 155:373, 1990
46. Schellhas KP, Wilkes CH, Fritts HM, et al: MR of osteochondritis dissecans and avascular necrosis of the mandibular condyle. AJNR Am J Neuroradiol 10:3, 1989
47. Schwaighofer BW, Tanaka TT, Klein MV, et al: MR imaging of the temporomandibular joint: A cadaver study of the value of coronal images. AJR Am J Roentgenol 154:1245, 1990
48. Shafer WG: Cysts, neoplasms, and allied conditions of odontogenic origin. Semin Roentgenol 6:403, 1971
49. Sigal R: Oral cavity, oropharynx, and salivary glands. Neuroimaging Clin North Am 6:379–400, 1996
50. Som PM, Bergerson RT: Head and Neck Imaging, 2nd ed. St. Louis, Mosby–Year Book, 1991
51. Som PM, Biller HF: High-grade malignancies of the parotid gland: Identification with MR imaging. Radiology 173:823, 1989
52. Som PM, Khilnani MT: Modification of the butterfly infusion set for sialography. Radiology 143:791, 1982
53. Som PM, Shugar JMA, Biller HF: Parotid gland sarcoidosis and the CT sialogram. J Comput Assist Tomogr 5:674, 1981
54. Som PM, Shugar JMA, Train JS, Biller JF: Manifestations of parotid gland enlargement: Radiologic, pathologic, and clinical correlations.

Part I: The autoimmune pseudosialectasias. Radiology 141:415, 1981
55. Som PM, Shugar JMA, Train JS, Biller JF: Manifestations of parotid gland enlargement: Radiologic, pathologic, and clinical correlations. Part II: The diseases of the Mikulicz syndrome. Radiology 141:421, 1981
56. Steiner RM, Goldstein BH, Gold L: The medial mandibular bone concavity (Stafne's defect). Radiology 130:344, 1979
57. Stoller DW: The temporomandibular joint. In Stoller DW (ed.): Magnetic Resonance Imaging in Orthopedics and Sports Medicine. Philadelphia, JB Lippincott, 1993, p 811
58. Swartz JN, Rothman MI, Marlowe FJ, et al: MR imaging of parotid mass lesions: Attempts at histopathologic differentiation. J Comput Assist Tomogr 13:789, 1989
59. Tabor EK, Curtin HD: MR of the salivary glands. Radiol Clin North Am 27:379, 1989
60. Via WF Jr: Radiology of the jaws: Diseases involving the teeth. Semin Roentgenol 6:370, 1971
61. Vogl TJ, Dresel SHJ, Spath M, et al: Parotid gland: Plain and gadolinium-enhanced MR imaging. Radiology 177:667, 1990
62. Wasenko JJ, Rosenbloom SA: Temporomandibular joint chondrosarcoma: CT demonstration. J Comput Assist Tomogr 14:1002, 1990
63. Weissman JL: Imaging of the salivary glands. Semin Ultrasound CT MRI. 16:546–568, 1995
64. Westesson PL: Temporomandibular joint and dental imaging. Neuroimaging Clin North Am 6:333–355, 1996
65. Wiesenfeld D, Ferguson MB: The anatomy of the facial nerve in relation to CT/sialography of the parotid gland. Br J Radiol 56:901, 1983
66. Wittich GR, Scheible WF, Hajek PC: Ultrasonography of the salivary glands. Radiol Clin North Am 23:29, 1985
67. Yussen, PS: MRI of the TMJ. Applied Radiology Oct;73–76, 1992

Índice Alfabético

A

Abdome, 415-432
- agudo, 516
- calcificações abdominais, 416
- coleções de líquido no, 466
- do feto, 633
- espaços peritoneais, 424
- - anatomia, 424
- - anomalias congênitas, 426
- - doença iatrogênica, 428
- - inflamação, 426
- - líquido peritoneal, 428
- - neoplasias, 427
- - pneumoperitônio, 427
- fetal, anormalidade do, 636
- gás
- - abdominal normal, 415
- - na parede intestinal, 422
- íleo paralítico, 420
- intervenções
- - não-vasculares no, 465
- - vasculares no, 465
- obstrução mecânica
- - do cólon, 420
- - do intestino delgado, 416
- princípios do exame contrastado do trato gastrintestinal, 428
- radiografia, 492
- - simples do, 13, 442, 512
- tecidos moles do, 290
- tomografia computadorizada do, 546
- trauma fechado grave do, 1010
Abdução do polegar, 49
Aberrações cromossômicas, 272
- síndrome de Turner, 275
- síndromes de trissomia, 272
- trissomia 21, 274
Abetalipoproteinemia, 520
Abóbada
- craniana, 1088
- diafragmática, 969, 1019, 1046
- do hemidiafragma direito, 1005
- hepática, 965
Abortamento, indução de, 628
Aborto, ameaça de, 627
Abscesso(s)
- abdominal, 426, 467, 515
- amebiano, 438
- - pulmonar, 763
- apendicular, 529
- bacteriano, 438
- cerebral, 351
- corticais, 154, 571
- - da porção média da diáfise femoral, 156
- da parede torácica, 751
- da supra-renal, 617
- de Bezold, 1103
- de Brodie, 150, 153
- de tecidos moles, 150
- do músculo psoas, 466, 572
- dos tecidos moles subjacentes, 147
- drenagem percutânea de, 467
- epidural, 406
- equinocócico, 438
- estafilocócicos hematógenos, 742
- fúngicos, 438
- - do baço, 438
- - do fígado, 438
- hepático, 763
- intra-abdominal, 427, 432, 531
- intracranianos, 1080
- intra-ósseos, 150
- intrapulmonares, 970
- mamários, 295
- no baço, 467
- no fígado, 467
- orbitário subperiosteal, 1081
- ósseo, 150
- - cortical, 111, 154
- - crônico, 112, 153
- - subagudo em crianças, 153
- pancreáticos, 456, 467
- - drenagem dos, 467
- paravertebrais, 161
- - calcificação nos, 79
- pélvico, 426, 654
- periapical, 1111
- perirrenal, 572
- piogênico, 437
- pulmonar(es), 471, 719, 732
- - achado radiográfico, 732
- - agudo, 733
- - hematógenos, 732
- renal, 570, 593
- - agudo, 571
- - crônico, 571
- retroesternal, 951
- subdurais, 402
- subfrênico, 970
- subperiosteal, 1101
- tuberculoso, 160
- tuboovariano, 649
Absidia, 763
Absorção
- fotoelétrica, 6
- borramento de, 7
Acalasia, 466, 479, 964
- crônica, 962
Acantose glicogênica, 484
Acesso percutâneo, 468
Acetábulo, 210
- protrusão intrapélvica do, 201
Achado(s)
- broncográficos normais, 666
- característico no sistema ósseo, 263
- oculares de Horner, 999
- radiográficos
- - na broncopneumonia, 721
- - nas fraturas do tipo *blow-out*, 1088
- - torácicos, 934
Acidente(s)
- automobilísticos, 1056
- por desaceleração, 1056
- por veículo automotor, laceração da aorta em decorrência de um, 926
- vascular cerebral, 362, 843
Ácido(s)
- células secretoras de, 512
- gástrico, secreção de, 495
- graxos livres, 851
- sílico, 816
- úrico, 72, 416
- - cálculos de, 547, 569
- - nível sérico de, 97
Ácido-pepsina, refluxo do, do estômago, 479
Acidose
- hiperclorêmica, 569
- tubular renal, 569
Ácino, 669
Acne cística, 198
Acometimento

- de laringe, 745
- do ceco, 745
- do íleo, 745
- do sistema nervoso central, 910
- dos órgãos urogenitais, 745
- em estágio terminal, 912
- intersticial, 895
- - difuso, 903
- - pulmonar, 906
- laringotraqueobrônquico focal, 911
- mitral, 1047
- nodular miliar, 921
- pleural, 893
- pulmonar
- - crônico, fibrose cística do pâncreas com, 735
- - na neurofibromatose, 910
- - por metais pesados, 821
- - reumatóide do pulmão, 905
Acondrogenesia, 636
Acondroplasia, 388, 636, 1113
- achados radiográficos, 248
- displasia da, em lactentes, 252
- num adolescente, 249
- num lactante, 248
- numa criança, 248
Acrocefalossindactilia, 265
- síndrome de, 246
Acromegalia, 194, 257, 955
Acrômio, 53, 159
- apófises do, 231
Acroosteólise, 91
Acropatia tireóidea, 193
Acrosclerose, 1114
ACTH, tumores carcinóides produtores de, 877
Actinomicose, 77, 161, 406, 749, 1118
- infecção da parede torácica por, 751
- torácica, achados tomográficos da, 750
- tratos fistulosos da, 750
Actinomyces
- *bovis*, 749
- *ericksonii*, 749
- *israelli*, 749
- *meyeri*, 749
- *naeslundii*, 749
- *propionicus*, 749
Actinomycetes, 1002
Adamantinoma, 110, 143, 1115
- da mandíbula, 144
Addison, doença de, 955
Adenoameloblastoma, 1115
Adenocarcicoma(s), 497, 593
- acinar, 860
- da junção gastroesofágica, 476
- da vesícula biliar, 454
- do ducto pancreático, 459
- do duodeno, 497, 503
- do esôfago, 476
- do intestino delgado, 520
- gástrico, 502
- mucinosos da tireóide, 882
- papilares, 860, 882
- pequeno, 537
- pleural, 984
- vesicais na bexiga, 604
Adenoma(s), 591
- brônquicos, 877
- da supra-renal, 615
- da tireóide, 956
- duodenal, 500
- gástricos, 499
- hepáticos, 439

Índice Alfabético

- hipofisários, 331
- - classificação dos, 331
- microcístico, 462
- não-hiperfuncionante da supra-renal, 613
- nefrogênico, 608
- paratireóides, 957
- - ectópicos no mediastino, detecção de, 668
- pleomórfico, 1123
- sebáceo da face, tríade clássica de, 263
- secretores
- - de hormônio do crescimento, 331
- - de prolactina, 331
- viloso, 497, 534
- - do colédoco, 454
Adenomiomatose, 448, 455
Adenomiose, 646
Adenopatia, 485, 522
- abdominal, 921
- calcificada, 740
- devido à tuberculose, 777
- hilar, 726, 829, 917
- - bilateral, 918
- mediastinal, 754, 988
- metastática, 647
- paratraqueal direita, 917
- periférica, 952
- tuberculosa, 740
Adenovírus, 708
- doença causada por, 728
- pneumonia por, 730
Aderência
- pleural, 989
- pleuropulmonar, 926
Adolescente
- acondroplasia num, 249
- displasia epifisária múltipla num, 253
- osteogênese imperfeita num, 261
Adrenalites, 780
Adrenoleucodistrofia, 355
Adrenomieloneuropatia, 357
Adulto(s)
- doença policística do, 581
- estenose pilórica no, 488
- exostoses múltiplas num, 256
- fibrose cística em, 736
- infecções da articulação sacroilíaca em, 155
- pneumonia por varicela num, 731
- rim policístico do, 636
- síndrome de dificuldade respiratória do, 721, 934
Aeração pulmonar, 670
Aerossol de Chloraseptic, 712
Afecção brônquica necrosante, 778
α-fetoproteína, 953
Afrouxamento de uma prótese coxofemoral, 107
Afundamento, fraturas do crânio com, 38
Aganglionose do cólon, 527
Agenesia
- da artéria pulmonar, 1039
- da vagina, 644
- do corpo caloso, 636
- do pulmão, 799
- - direito, 694
- do sacro, 376
- dos rins, 554, 636, 694
- uterina completa, 644
- vesical, 604
Agente(s)
- antifúngico, 512
- antiinflamatórios não-esteróides, 492, 512
- de contraste ultra-sônico, 643
- Eaton, 728
- físicos, alterações ósseas causadas por, 223
- - lesões ósseas por radiação, 224
- - queimaduras
- - - elétricas, 223
- - - pelo frio, 223
- - - térmicas, 223
Agiria, 354
Aglutinação
- reações de, 752
- testes de, 725
Agulha(s)
- aspiração, 73
- - percutânea transtorácica com, 877
- calibre
- - 21, uso de, 310
- - 23, uso de, 310
- com bisel afiado, 936
- cortantes mais calibrosas, 465
- fina, 465

- - biópsia de aspiração com, 571
- transbrônquica, biópsia com, 743
Aids, 353, 473, 577, 757, 879, 958
- acometimento pulmonar, 770
- distúrbios linfoproliferativos, 782
- - linfadenopatia, 782
- - pneumonite intersticial linfocitária, 782
- epidemia de, 342
- infecções
- - e inflamações ósseas na, 156
- - pulmonares, 771
- - - angiomatose bacilar, 779
- - - bacterianas, 779
- - - citomegalovírus, 779
- - - envolvimento das vias aéreas, 776
- - - extrapulmonares por *Pneumocystis*, 774
- - - parasitas, 779
- - - pneumonia intersticial inespecífica, 780
- - - pneumotórax espontâneo, 774
- - - por fungos, 778
- - - por *Pneumocystis*, 771
- - - tuberculose, 776
- linfoma relacionado à, 782
- manifestações radiográficas da, 770
- neoplasias do tórax relacionadas, 780
- - linfoma relacionado, 780
- - sarcoma de Kaposi, 780
- pneumonia por *Legionella* num paciente com, 727
Alantóide, 561
ALARA, 13
Alargamento
- da díploe, 202
- do osso, 200
- mediastinal, 867
- - causa de, 925
Albers-Schönberg, doença de, 261
Albright, síndrome de, 24, 257, 1084
Albumina macroagregada a tecnécio 99m, 845
Albuterol, 545
Alça(s)
- cega, síndrome da, 516
- da artéria pulmonar, 703
- de balde, rotura em, 61
- de Lippes, 654
- do intestino, 467, 654, 965, 1010
- - delgado, 416
- - herniação das, 1011
Álcalis, 494
Álcool
- consumo excessivo de, 439
- polivinil, 595
Alcoolismo, 170, 212, 482, 719, 759
Aldosteronismo primário, 613
Alergia grave, 544
Alfa-fetoproteína, 436, 441
Algoritmo ósseo, 1100
Alimentação
- enteral, tubos de, 465
- incorreta posicionada, sonda de, 940
- percutâneo, tubo de, 466
Aloenxerto, 601
Alongamento da aorta, 1018
Alopecia, 522
Alport, síndrome de, 568
Alta(s)
- densidade radiotransparente, polietileno de, 108
- doses, terapia corticosteróide em, 728
- energia, raios X de, 4
- quilovoltagem com grade, técnica de, 932
- resolução, tomografia computadorizada de, 667
Alteração(ões)
- arterioscleróticas na artéria subclávia esquerda, 686
- características na pelve, 271
- cranianas, 275
- degenerativas dos discos intervertebrais lombares, 384
- fibróticas na pneumonite, 823
- inflamatórias
- - no duodeno, 495
- - no estômago, 495
- - no tecido conectivo, 902
- - no calibre das fezes, 526
- ósseas
- - causadas por agentes físicos, 223
- - - lesões ósseas por radiação, 224
- - - queimadura pelo frio, 223
- - - queimaduras elétricas, 223
- - - queimaduras térmicas, 223
- - da osteodistrofia renal, 190
- - raquíticas, 184
- pulmonares

- - após hemoptises, 896
- - progressivas, 1044
- radiológicas da esofagite, 476
Alumínio, óxido de, 820
Alveolite(s), 816
- alérgica extrínseca, 822
- causada pela sarcoidose, 916
- extrínseca, 894
- fibrosante, 894
- - achados tomográficos computadorizados na, 899
- - causada por uma pneumonia intersticial indiferenciada, 898
- - difusa, 897
- - intrínsecas, 894
- química aguda, 709
Alvéolos
- hiperinsuflação dos, 686
- peribrônquicos, 719
Alzheimer, doença de, 344
Ameaça de aborto, 627
Amebíase, 527, 763
- hepática, 763
Ameboma, 763
Ameixa, síndrome do ventre em, 636
Ameloblastoma, 144, 1115
Amelogênese infantil, 1113
Amígdalas, 473
- palatinas, 473
Amiloidose, 102, 207, 555, 603, 798, 813
- achados radiográficos, 910
- nódulos na, 798
- numa mulher de 76 anos, 911
- renal, 599
Amilosidade do ombro, 209
Amiodarona, 829
Âmnio, 637
Amniocentese, 639
Amolecimento ósseo, 200
Amônia, 825
Amosita, 815
Amostras linfonodais, coleta de, 875
Ampola
- de raios X com ânodo de molibdênio, 12
- de Vater, 444
- retal, 539
Amputação, gangrena gasosa da coxa após uma, 290
Anastomose(s)
- arterial pulmonar, 943
- brônquica, deiscência de, após transplante de pulmão bilateral, 944
- cirúrgicas, 539
- da aorta descendente torácica, 1027
- em Y de Roux, 467
- ileoanal, 534
Anatomia, 487
- da vesícula biliar, 442
- do pâncreas, 456
- dos brônquios, 800
- dos espaços peritoneais, 424
- fetal, 639
- renal
- - com radionuclídeos, 552
- - na ressonância magnética, 552
- - na tomografia computadorizada, 552
- - na ultra-sonografia, 552
Ancylostoma duodenale, 765
Androgênios, 308
Anel(is)
- de Schatzki, 508
- de Waldeyer, 952
- de Wimberger, sinal do, 174
- esofagiano inferior, 474
- mitral, calcificação degenerativa do, 1045
- mucoso, hérnia de hiato com, 508
- tubário, 629
- valvar aórtico, 1057
- vasculares, 702, 1037
Anemia(s), 220-223, 755, 1052
- aplásica, 531
- de Cooley, 220
- falciforme, 213, 221
- - da coluna, 222
- - osteomielite na, 159
- ferropriva, 471
- - crônica, 222
- grave, 526
- idiopática, 966
- hemolítica, 444, 966
- - com teste de Coombs, 958
- mastocitose sistêmica, 223

- megaloblástica, 512
- microcítica refratária, 958
- mielofibrose com osteoesclerose, 222
- perniciosa, 497, 966
- talassemia, 220

Anencefalia, 636, 694
Anestesia
- geral, 931
- máquinas de, 728

Aneurisma(s), 266, 474, 997
- aórticos, tratamento dos, 1054
- assintomático da aorta abdominal, 1054
- ateroscleróticos, 1054
- cardíacos, 1049
- congênitos, 1034
- crônicos de origem
- - micótica, 1054
- - traumática, 1054
- da aorta, 1054
- - abdominal, 416
- - ruptura franca de um, 1054
- - torácica, 1055
- da artéria renal, 551, 593
- - ateroscleróticos, 584
- - congênitos, 584
- da veia de Galeno, 636
- de Rasmussen, 742
- dissecante, 1056
- - diagnóstico de um, 1057
- do arco distal, 1055
- do seio de Valsalva, 1033
- gigantes, 365
- - da carótida, 332
- intracranianos, 363
- - grampos ferromagnéticos em, 668
- não-classificados da artéria renal, 584
- roto, 365
- ruptura de, 906
- sifilíticos, 1055
- traumáticos, 1015, 1056
- - da aorta, 1056
- ventricular, 1049
- - esquerdo, 1048
- - - após infarto do miocárdio, 1066
- verdadeiros, 1049

Anfotericina B, 789
Angelchick, prótese de, 509
Angiíte, 907
- alérgica, 910
- pulmonar, 907

Angiocardiografia, 1021
Angiodisplasia, 496
Angiografia(s), 517
- após colocação de cateter, 465
- convencionais, 464
- - com filme, 319
- de artéria mesentérica superior, 464
- de subtração digital, 465, 588
- - uso da, 669
- no estudo do transplante renal, 547
- pulmonar, 669, 845
- - indicações, 669
- - técnica, 669
- renal, 547
- pré-operatória, 546

Angiogramas convencionais, 847
Angiolipomas, 978
Angiomas venosos, 366
Angiomatose
- bacilar, 156, 779, 799
- cística difusa, 123
- encefalotrigeminal, 357
- retiniana, 580

Angiomiolipoma(s), 263, 592, 912
- bilaterais, 591
- renal, 580, 591

Angiopatia amilóide, 363
Angioplastia
- intravascular, 465
- renal, 547

Angiorressonância magnética, 320
- das artérias renais, 590

Angiossarcoma, 144
Ângulo(s)
- cerebelopontino, 1106
- costofrênicos, 682, 935
- de Böhler, 67

Anisaquíase do estômago, 494
Anisosplenia, 1034
Ann Arbor, sistema de estadiamento, 951

Ânodo(s)
- ampola de raios X com, de molibdênio, 12
- de Mo, 12
- de Rh, 12
- rotatório, 3

Anomalia(s)
- atrioventricular comum, 1030
- cardiovasculares, 374
- - associadas à asplenia, 690, 1035
- congênitas, 636
- - da vesícula biliar, 452
- - do cólon, 526
- - - defeitos na tubulação, 526
- - - duplicação colônica, 527
- - - falhas da rotação, 527
- - - megacólon aganglônico, 527
- - do estômago e do duodeno, 487
- - - dextroposição, 487
- - - duplicação, 487
- - - estenose hipertrófica congênita do piloro, 488
- - - falhas da tubulização, 487
- - - microgastria, 488
- - - pâncreas anelar, 488
- - - restos congênitos, 488
- - do intestino delgado, 512
- - - anomalias da rotação, 512
- - - cistos de duplicação e divertículos, 512
- - - defeitos na tubulização, 512
- - do pâncreas, 456
- - dos espaços peritoneais, 426
- - da árvore brônquica, 665
- - da coluna vertebral, 373
- - agenesia sacral, 376
- - anomalias
- - - da fusão vertebral, 374
- - - dos pedículos, 378
- - ausência de fusão dos centros de ossificação secundários, 376
- - disrafismo vertebral, 375
- - embriologia
- - - das vértebras, 373
- - - do disco intervertebral, 373
- - hemivértebras e vértebras em borboleta, 375
- - lesões notocordiais, 373
- - vértebras de transição, 377
- da fusão
- - do útero, 645
- - vertebral, 374
- da valva mitral, 1031
- da veia renal, 587
- das costelas, 266
- de Ebstein, 1024, 1069
- de Mondini, 1101
- de Sprengel, 374
- do ouvido interno, 1101
- do pulmão, 688
- do trato genital, 644
- dos coxins endocárdicos, 1028
- dos pedículos, 378
- fetais, 636
- gastrintestinais, 694
- genitourinárias, 562
- - obstrutivas, 636
- intradurais, 376
- mais graves das costelas, 688
- renais, 694
- traqueobrônquicas congênitas, 799
- uterinas, 644
- vaginais, 644
- vasculares
- - adquiridas, 1013
- - congênitas, 1013
- - venosas do desenvolvimento, 366
- vertebrais, 375, 694, 965, 1115
- viscerais, 275

Anorexia, 198, 487
Anormalidade(s)
- abertas do tubo neural, 636
- articulares, 154
- - sinais radiológicos principais de, 72
- cardiopulmonares, 933
- - aspiração, 934
- - atelectasia, 934
- - coleções aéreas anormais, 935
- - derrames pleurais, 935
- - edema pulmonar, 933
- - embolias pulmonares, 935
- - infartos pulmonares, 935
- - pneumonia, 933
- comum da coluna torácica, 688
- congênitas do cérebro, 354
- cromossômicas, 636
- da coluna cervical, 274
- das vértebras, 246
- do transporte mucociliar, 734
- dos ossos das mãos, 275
- esqueléticas fetais, 636
- faciais, 25
- fetais primárias, 636
- gastrintestinais fetais, 636
- generalizadas do crescimento e desenvolvimento
- - da cartilagem, 247
- - dos ossos, 247
- genitourinárias fetais, 636
- intra-uterinas, 244
- mediastinais, 950
- no número de dedos, 247
- ósseas, 17
- ossiculares, 1101
- plasmocitárias, 910
- primárias da placenta, 636
- pulmonares, 813
- radiológicas da faringe, 469
- - bolsas e divertículos faríngeos, 469
- - compressão extrínseca, 471
- - distúrbios motores e neurossensoriais, 469
- - inflamação, 473
- - membranas faríngeas, 471
- - traumatismo, 471
- - tumores
- - - benignos, 473
- - - malignos, 473
- ureteres, 602
- valvares, 1069
- vasculares, 974
- - renais, 584
- ventriculares, 1069

Anoxia, 853
- aguda, 1050

Anquilose, 74
- completa das articulações apofisárias, 88
- das articulações apofisárias
- - em C2-C3, 86
- - em C3-C4, 86
- do estribo, 1103
- fenestral, 1103
- óssea, 80, 1119
- - completa das articulações sacroilíacas, 86
- - das articulações zigoapofisárias, 86

Antebraço, 240
- distal, hemangioma na superfície volar do, 285
- lipoma do, 293
- perda de sensação no, 867
- proeminências ósseas dos, 289
- tecidos aponeuróticos do, 294

Anterolistese, 384, 390
Antibióticos
- anti-PPC, 785
- empíricos, uso indiscriminado de, 719
- prescrição profilática de, 468
- uso generalizado de, 728

Anticoagulantes, 848
Anticoncepcionais, 843
- uso de, 749

Anticorpos, 894
- monoclonais, 776

Antidepressivos, 829
- tricíclicos, 308, 832

Antígeno(s)
- da tuberculose, 736
- de Aspergillus, 760
- HLA-B27, 86
- leucocitários humanos, 784

Antimônio, pneumoconiose do, 822
Antofilita, 815, 820
Antracose, 812
Antrassilicose, 812
Antraz, 727
Antro
- células do, 487
- do estômago, 509
- - exame contrastado com ar da porção do, 488
- - exame com contraste único do, 492
- - gástrico, 488
- - estenose do, 495
- - exame com duplo contraste do, 492
- - lavagem do, 1078
- - maxilar, 1112
- - nodularidade da mucosa e estenose do, 489

Ânus

Índice Alfabético

- câncer de células escamosas do, 780
- imperfurado, 376
- - síndrome do ânus, 526

Aorta
- abdominal, aneurisma, 416
- - assintomático da, 1054
- - acometimento arteriosclerótico da, 1053
- alargamento da, 1053
- alongamento da, 1018
- aneurisma(s), 1054
- - traumáticos da, 1056
- ascendente, 1018
- - calcificações na, 1054
- coarctação da, 275, 636, 1026, 1032
- descendente
- - cirurgias da, 1061
- - torácica, anastomose da, 1027
- diagnóstico das lesões agudas da, 925
- diâmetro da, 1018
- dilatação, 1018
- - pós-estenótica, 1031
- - - significativa da, 1052
- doenças adquiridas
- - aneurismas, 1054
- - - ateroscleróticos, 1054
- - - traumáticos, 1056
- - aortite sifilítica, 1053
- - arteriosclerose, 1053
- - arterite de Takayasu, 1053
- - enfraquecida, 1057
- - laceração da, 926
- - lesão traumática crônica da, 1057
- - normal, 1018
- - pseudocoarctação da, 1033
- - raiz da, 1033
- - ruptura
- - - franca de um aneurisma da, 1054
- - - traumática da, 925
- - torácica, aneurisma da, 1055

Aortite
- luética, 1053
- sifilítica, 1053

Aortografia, 1015, 1034
- convencional, 925
- translombar, 588

Aparelho(s)
- de ar-condicionado, 728
- de assistência ventricular, 940
- de fibra óptica e biópsia brônquica, broncoscopia com, 921
- de monitoramento, 935
- de sucção, 725
- escaneador a *laser*, 665

Apêndice
- cirurgia do, 749
- não-inflamado com obstrução crônica, 536

Apendicite, 426, 529, 706
Apendicólito, calcificação do, 530
Apert, síndrome de, 246, 265

Ápice
- cardíaco, 1016
- esquerdo, tuberculose mínima no, 739
- orbitário, 1090
- - síndrome do, 1090
- pulmonar, 761, 893, 950
- - direito, tumor de Pancoast do, 1002

Aplasia, 226, 790
- da medula óssea, 790
- eritrocitária, 955
- neutropenia por drogas citotóxicas produtoras de, 759

Apnéia, 702
Apófise(s), 34
- anular periférica, 377
- da base do quinto metatarso, 239
- do acrômio, 231
- do calcâneo, 23
- do coracóide, 231
- do *Os Calcis*, 217
- epicondilar medial, 51

Aponeurose
- estilofaríngea, 1121
- plantar, 207

Aqueduto coclear, 1099
Aquiles, tendão de, 28, 83, 280
- lesão do, 66
- ressonância magnética do, 29

Ar
- condicionado, aparelhos de, 728
- da porção

- - do antro do estômago, exame contrastado com, 488
- - inferior do corpo, exame contrastado com, 488
- falta de, 951
- mediastinal, 934

Aracnodactilia, 177, 266
Aranha, dedos tipo pernas de, 266

Arco(s)
- aórtico, 474, 672
- - anomalias do, e seus grandes ramos, 1035
- - - cervical, 1037
- - - direito, 1036
- - - esquerdo com aorta descendente direita, 1036
- - - que formam anéis vasculares, 1037
- - cervical, 1037
- - direito, 1036
- - - tipo I, 1036
- - - tipo III, 1036
- - dobras do, 1033
- - esquerdo com aorta descendente direita, 1036
- - hipoplásico, 1025
- - transverso, 1016
- ázigos, 672
- branquiais, 1098
- cervical, 1037
- clavículas horizontais em forma de, 1004
- costais, 373
- - fraturas dos, 56, 70
- distal, aneurisma do, 1055
- duodenal, 505
- erosões dos, 267
- fraturas de, 378
- neurais, 43, 131, 373
- torácico dilatado, 474
- vertebral posterior, fraturas do, 390
- zigomático, depressão do, 1091

Argila
- da China, 820
- fratura do escavador de, 44

Arma
- branca, ferimentos por, 1010
- de fogo, ferimentos por, 1010

Arrancamento, fratura por, 31, 67
Arritmias, 1045
Arsênico, 859
Artefatos respiratórios, 667
Artelhos, 91
- úlceras dos tecidos subcutâneos dos, 155

Artéria(s)
- arciformes, 553
- branquial, 51
- braquiocefálica, 634
- - calcificações nas, 686
- carótida, 361, 634
- cerebelares inferiores, 365
- coronária
- - cirurgia de *bypass* da, 1003
- - enxerto de *bypass* da, 944, 960
- - esquerda anômala, 1034
- epifisária, 147
- femoral superficial da coxa, 284
- hepática, 444
- ilíaca, 634
- inominada, 1054
- - lesão da, 1056
- intercostais, dilatação e tortuosidade das, 1032
- interlobares, 587
- menores do pé, calcificação das, 97
- mesentérica, 517
- - êmbolo na, 519
- - superior, 457
- - - angiografia de, 464
- musculares, 908
- nutriente, 147
- pancreatoduodenal, 517
- pélvicas, 567
- periosteal, 147
- poplítea, oclusões da, 61
- pulmonar, 756
- - agenesia da, 1039
- - alça da, 703
- - anomalias congênitas da, e seus ramos, 1039
- - - agenesia, 1039
- - - aumento idiopático, 1043
- - - ausência congênita da valva pulmonar, 1039
- - - coarctações arteriais pulmonares, 1042
- - - conexões vascular aberrante entre a artéria pulmonar direita e o átrio esquerdo, 1040
- - - esquerda aberrante, 1039
- - - hemangiomatose pulmonar difusa, 1042
- - - más-formações arteriovenosas pulmonares, 1040

- - - varizes pulmonares, 1042
- - calcificações na, 854
- - centrais, 850, 1029
- - dilatação, 1043
- - - pós-estenótica da, 1020
- - direita, 850
- - esquerda aberrante, 1039
- - estenose de ramo da, 163
- - periféricas, 1029
- - ruptura da, 938
- - tronco da, 956
- renal(is), 547
- - acessórias, 591
- - aneurisma, 551, 593
- - - não-classificados da, 584
- - angiorressonância das, 590
- - ateroscleróticos, aneurisma da, 584
- - congênitos, 584
- - doença da, 586
- - lesão da, 578
- - oclusão da, 586
- - opacificada, 589
- subclávia, 1037
- - direita aberrante, 1038
- - esquerda, alterações arterioscleróticas na, 686
- testicular, 619

Arterioesclerose
- da íntima, 281
- medial de Mönckeberg, 281

Arteriografia(s)
- brônquica, 669
- coronária, 1015
- espinhal, 410
- renais, 554
- - seletivas, 547
- seletiva da carótida comum, 361
- vertebral esquerda, 367

Arteríolas pulmonares, obliteração das, 851
Arteriorressonância magnética, 320
Arteriosclerose, 1046
- da aorta, 1053

Arterite
- de Takayasu, 1053
- necrosante, 765

Articulação(ões)
- acromioclavicular, 55, 99, 125
- adjacentes do quadril, artrite séptica das, 154
- apofisária, 87
- - anquilose completa das, 88
- - em C2-C3, anquilose das, 86
- - em C3-C4, anquilose das, 86
- artrite degenerativa na, 213
- bacterianas, 77
- cárpicas do punho, 80
- carpometacárpicas, 233
- coxofemoral, 57, 76, 108
- - luxações da, 58
- cristais nas, sinovite aguda causada pela presença de, 99
- das mãos, 72, 286
- de Charcot, 96, 163
- de Luschka, 94
- deformidades
- - angulares da, 225
- - de flexão na, dos joelhos, 253
- discovertebrais, 99
- distúrbios raros da, 101
- do cotovelo, 50, 244
- - luxações da, 52
- do joelho, 236
- do punho, 255
- do quadril, 201
- - doença degenerativa prematura da, 215
- - normal, 241
- do tornozelo, 239
- doenças, 72-108
- - amiloidose, 102
- - artrite associada a doenças do tecido conjuntivo, 89
- - - artropatia de Jaccoud, 91
- - - dermatomiosite, 89
- - - doenças mistas do tecido conjuntivo, 91
- - - esclerodermia, 90
- - - lúpus eritematoso sistêmico, 90
- - - polimiosite, 89
- - artrite infecciosa, 72
- - - anquilose, 74
- - - destruição óssea, 74
- - - edema dos tecidos moles, 73
- - - estreitamento do espaço articular, 73
- - - infecções neonatais, 74

ÍNDICE ALFABÉTICO

- - - piogênica aguda e crônica das articulações periféricas, 72
- - - artrite reumatóide, 80
- - - anquilose óssea, 83
- - - associada a colite, 89
- - - comprometimento da coluna vertebral, 84
- - - destruição articular, 83
- - - edema de tecidos moles, 81
- - - erosões marginais, 83
- - - espondilite anquilosante, 86
- - - estreitamento simétrico do espaço articular, 82
- - - juvenil, 85
- - - manifestações incomuns, 84
- - - mau alinhamento articular, 83
- - - osteoporose periarticular, 81
- - - psoriática, 87
- - - síndrome de Reiter, 87
- - - variantes reumatóides, 86
- - artrografia, 106
- - artropatia
- - - hemofílica, 103
- - - neurotrófica, 96
- - avaliação radiológica das próteses articulares, 107
- - cistos poplíteos, 104
- - condrólise idiopática do quadril, 103
- - degenerativa
- - - cistos subcondrais, 91
- - - corpos livres, 91
- - - do joelho, 236
- - - esclerose subcondral, 91
- - - estreitamento assimétrico do espaço articular, 91
- - - formação de osteófitos, 91
- - - osteoartrite da coluna vertebral, 94
- - - osteoartrite do joelho, 93
- - - osteoartrite do ombro, 94
- - - osteoartrite do quadril, 93
- - - osteoartrite dos dedos, 91
- - - traumática, 95
- - dermatoartrite lipóide, 103
- - espondilite infecciosa, 77
- - espondiloartrite juvenil, 78
- - - fúngica, 80
- - - piogênica, 78
- - - tuberculosa, 79
- - hálux
- - - rígido, 106
- - - valgo, 106
- - hiperostose
- - - esquelética idiopática difusa, 95
- - - esternocostoclavicular, 104
- - metabólica, 97
- - - condrocalcinose, 98
- - - de deposição de pirofosfato de cálcio, 99
- - - de Wilson, 99
- - - gota, 97
- - - hemocromatose, 99
- - - hiperparatireoidismo, 99
- - - ocronose, 99
- - osteíte condensante do ílio, 104
- - osteoartropatia
- - - diabética, 97
- - - hipertrófica, 104
- - policondrite recidivante, 103
- - sinovial primária, 99
- - - condromatose sinovial, 101
- - - corpos livres, 101
- - - sinovioma, 102
- - - sinovite transitória do quadril, 101
- - - sinovite vilonodular pigmentada, 99
- - tuberculose das articulações periféricas, 74
- - - artrite tuberculosa, 74
- - - infecções fúngicas, 77
- dos pés, 286
- dos punhos, 72
- esternoclavicular, 56, 73, 99
- - luxação da, 56, 289
- glenoumeral, 93
- hipermobilidade das, 260, 289
- incudoestapedial, 1099
- incudomaleolar, 1100
- interapofisárias, 19, 44
- - rotura das, 46
- intercárpicas, 91
- - e radiocárpicas do punho, 83
- interfalangiana(s), 72
- - distais, 83
- - - deformidades na flexão da, 47
- - luxações das, 47, 69
- - proximais, 80, 165
- lombrossacra, 243

- metacarpocarpal do polegar, 91
- metacarpofalangianas, 72
- metacarpo-hamato, luxação da, 49
- metatarsofalangianas, luxações das, 69
- metatarsotarsais, 96
- monoarticular, 72
- patelofemoral, 93
- poliarticular, 72
- radiocárpica, 83, 91
- - do cotovelo, 99
- - do ombro, 99
- radioulnar distal, 50, 83
- sacroilíaca, 57, 73
- - anquilose óssea completa das, 86
- - em adultos, infecções da, 155
- - em crianças, infecções da, 155
- sacroilíaca, 201
- sacrolítica, 77
- subluxação das, 251
- subtalar, lesão da, 67
- tarsometatarsais, 155
- - luxações das, 69
- temporomandibular, 1118
- - anormal, 1120
- - tuberculose das, 157
- uncovertebral, 94
- zigoapofisárias, 94
- - anquilose óssea das, 86
- - erosões marginais das, 84
Artrite(s), 17
- adulto, 74
- associada
- - a colite, 90
- - a doenças do tecido conjuntivo, 89
- - - artropatia de Jaccoud, 91
- - - dermatomiosite, 89
- - - doenças mistas do tecido conjuntivo, 91
- - - esclerodermia, 90
- - - lúpus eritematoso sistêmico, 90
- - - polimiosite, 89
- comuns, locais e distribuições das, da mão, 73
- crônica pós-febre, 74
- - reumática, 91
- da colagenose, 74
- de Jaccoud, 90
- degenerativa na articulação, 213
- do joelho, 107
- do quadril, 107
- infecciosa
- - aguda, 74
- - crônica, 74, 180
- - - do joelho, 75
- - diagnóstico de, 73
- manifestação radiológica de, 99
- mutilante, 83
- piogência, 73, 87, 773
- - aguda, 77
- - crônica, 77
- - do joelho, 75
- psoriática, 73, 87, 773
- relacionada a colite, 74
- reumatóide, 25, 58, 74, 186, 814, 968, 1119
- - anquilose óssea, 83
- - associada a colite, 89
- - comprometimento da coluna vertebral, 84
- - da coluna cervical, 84
- - destruição articular, 83
- - do joelho, 82
- - edema de tecidos moles, 81
- - em estágio avançado, 82
- - - com predominância do carpo, 82
- - erosões marginais, 83
- - espondilite anquilosante, 86
- - estreitamento simétrico do espaço articular, 82
- - grave, 83
- - juvenil, 85, 104, 1114
- - manifestações incomuns, 84
- - mau alinhamento articular, 83
- - osteoporose periarticular, 81
- - precoce, 81
- - psoriática, 87
- - robusta, 85
- - síndrome de Reiter, 87
- - subluxação atlantoaxial na, 84
- - unilateral, 87
- - variantes, 86
- sacroileíte associada a, 105
- séptica, 147
- - das articulações adjacentes do quadril, 154

- - em um lactente com duas semanas de vida, 76
- supurativa
- - aguda, 54
- - do quadril em um lactente, osteomielite aguda do fêmur associada a, 151
- - subaguda do ombro, 75
- - tipo juvenil, 74
- - traumática, diagnóstico de, 95
- - tuberculosa, 25, 74
- - do carpo, 76
Artrografia, 34, 106, 1118
- com contraste único, 107
- da prótese articular, 108
- do ombro, 107
- do punho, 107
- do quadril, 243
Artrogripose, 245, 636
Artropatia, 522
- de Jaccoud, 91
- - reumática, 74
- de Reiter, 73
- hemofílica, 102
- - em um homem de 25 anos de idade, 103
- neurotrófica, 96
- - do ombro secundária a siringomielia, 96
- por chumbo, 196
Artroplastia, 34
- do quadril
- - ossificação heterotópica após, 279
- - total, 278
Artrosporos, 753
Árvore
- biliar, 437
- brônquica, 755, 973
- - anomalias da, 665
- - traqueobrônquica, 475, 730, 797, 910
Asa de borboleta, fragmento em, 31
Asbesto(s), 859
- azul, 815
- branco, 815
- doença relacionada ao, 977
- exposição ao, 981
- marrom, 815
Asbestose, 815, 905, 982
- com mesotelioma, 817
- fumantes com, 874
- observações radiográficas, 819
- patogênese, 816
- pulmonar, 815
Ascaridíases, 516
Ascaris lumbricoides, 514, 765
Ascite, 429, 434, 636
- maciça, 1013
Asfixia, 469
- fetal, 706
Askin, tumores de, 714
Asma, 805
- brônquica, 760, 822
- bronquiectasia na, 808
Aspergillus, 778, 1002
- angioinvasivo do pulmão, 352
- antígenos de, 760
- *fumigatus*, 760
- infecção por, 762, 1080
- teste cutâneo a antígenos de, 760
Aspergiloma, 749, 760
- não-invasivo, 760
Aspergilose, 161, 799
- alérgica, 822
- broncopulmonar
- - alérgica, 761, 808, 822
- - complicação da, 762
- - necrosante crônica, 778
- óssea, 161
- pulmonar, 759
- - invasiva, 759, 789
- - - aparência tomográfica da, 759
- - - após transplante de coração, 944
- - micetoma, 760
- - necrosante semi-invasiva ou crônica, 760
- - secundária, 759
Aspiração
- biópsia pulmonar por, 751
- com agulha percutânea, 769
- crônica, pneumonia por, 722
- de mecônio, 707
- de secreções
- - nasais, 933
- - orais, 726, 933
- - traqueais infectadas, 933

- de vômito, 721
- fetal, síndrome de, 722
- laríngea, 469
- percutânea transtorácica
- - biópsia por, 759
- - com agulha, 877
- - pneumonia por, 962
- transbrônquica, 751
- - biópsia por, 872
Aspirador de pó, sinal do, 893
Aspirados brônquicos, 814
- estudo citológico do escarro e dos, 733
Aspirina, 154, 833
Asplenia, 1034
- anomalias cardiovasculares associadas à, 690, 1035
Assistência ventricular
- aparelhos de, 940
- esquerda, dispositivos de, 1004
Astrocitoma(s), 335, 395
- anaplásico, 321
- cerebelar, 337
- - cístico, 338
- da medula cervical, 395
- de baixo grau, 322, 336
- do cerebelo, 321
- do tronco cerebral, 321, 335
- fibrilar, 336
- pilocítico, 338
- - juvenil, 322
Ataques agudos
- contínuos de dor artrítica, 99
- intermitentes de dor artrítica associada a derrame articular, 99
Atelectasia, 720, 808, 888-894, 934
- aderente, 888
- adjacente, 764
- arredondada, 893
- causada por processos expansivos que podem comprimir o pulmão, 888
- cicatricial, 888, 894
- considerações gerais, 888
- considerações radiográficas, 888
- do lobo
- - médio, 890
- - superior
- - - direito, 891
- - - esquerdo, 891
- e torção pulmonar, 894
- em placa, 892
- extensa, 889
- focal, 721, 892
- lobar
- - inferior, 889
- - superior, 890
- obstrutiva, 893
- por reabsorção, 888
- pós-obstrutiva, 797
- redonda, 983
- segmentar, 892
- tuberculoses primárias com, 738
Aterosclerose arterial coronária, 1048
Atividade(s)
- cardíaca fetal, 632
- respiratórias do feto, 637
Atlas, 43
- de Spranger, 247
Atresia
- anal, 636, 694
- anorretal, 563
- biliar, 181
- - congênita, 186
- brônquica congênita, 800
- do jejuno, 636
- duodenal, 275, 487, 639
- esofágica, 636
- parcial da vagina, 644
- pieloinfundibular, 580
- tricúspide, 1023
- - com estenose pulmonar, 1023
- - sem estenose pulmonar, 1023
- ureteral, 563
Átrio
- direito, aumento do, 1020
- esquerdo, 474
- - calcificações no, 1044
- - mixoma do, 853
- - sinais de aumento do, 1044
- ventricular comum, 1029
Atrofia(s)
- das glândulas

- - lacrimais, 906
- - salivares, 906
- de Sudeck, 173
- do hipocampo, 369
- dos músculos das mãos, 867
- dos tecidos moles, 90
- hidronefrótica, 564, 573
- muscular, 280, 995
- - secundária a uma poliomielite de longa duração, 278
- tubular, 600
Atropina, 545
Aumento súbito da dispnéia, 1045
Aurícula, deformidades da, 1098
Ausculta do tórax, 935
Ausência do rádio, síndrome de trombocitopenia com, 636
Auto-esplenectomia, 851
Automastoidectomia, otomastoidite crônica por *Bacteroides fragilis* com, 1103
Autonefrectomia, 576
Autópsia, 757
- de vítimas de traumatismo, 926
Avaliação
- de bronquiectasias, 665
- fetal completa, 633
Avulsão(ões)
- ântero-superiores da espinha ilíaca, 57
- da placa volar, 47
- fraturas por, 47
Áxis, fraturas do, 44
Azatioprina, 773
Azotemia, 125
AZT (*v.* Zidovudina)

B

Bacalhau, vértebras de, 260
Bacillus welchii, 290
Bacilo
- da tuberculose, 736, 933
- - disseminação do, 736
- de Calmette-Guérin (*v.* BCG), 736
- de tuberculose resistente, 776
- Gram-negativo, 725, 933
- - aeróbico, 727
- - fracamente acidófilo, 728
Bacinete
- carcinoma das células escamosas do, 597
- metaplasia escamosa do, 597
- tumor do, 596
Baço, 435
- abscessos, 467
- - fúngicos do, 438
- calcificações no, 725, 776
- metástase para o parênquima do, 651
- nódulos no, 921
Bacteremia, 727
Bactéria(s), 933
- acidófilas, 751
- aeróbica, 751
- aerossolizadas, 726
- colônias de, 725
- encapsuladas, 851
- filamentos, 751
- Gram-negativas, 571, 724, 933
- - infecções por, 146
- Gram-positivas, 749, 933
- não-acidófila, 749
- patogênicas, 721
Bacteroides, 641
- *fragilis*, 726
- - com automastoidectomia, otomastoidite crônica por, 1103
- *melaninogenicus*, 726
- *oralis*, 726
Bagaçose, 823
Bainha
- nervosa, tumores da, 393
- pericordal, 373
- rotatória, tendões da, 280
Baker, cisto de, 104
Balão
- cateter com, 465
- - de dilatação, 466
- dilatação, 465
- - do esôfago, 466
- valvoplastia com, 1046
Balde, rotura em alça de, 61
Banana, fraturas de, 201
Banheiras de hidromassagem, uso de, 726

Baqueta de tambor
- ossos em forma de, 261
- pés em, 1040
Baqueteamento dos dedos, 104
Bário, 87
- enemas de, 844
- estudos, 509, 527
- - gastrintestinais, 651
- exame com, 500
- opacificação do esôfago com, 1015
- pasta de, 469
- perfuração retal associada a enema de, 539
- pesado, 487
- sulfato de, 487, 511
Baritose, 812
Barras ósseas, 229
Barreira
- alveolocapilar, 772
- hematoencefálica, 315
Barrett
- esôfago de, 476, 962
- úlceras de, 476
Bartonella henselae, 779
Base
- do coracóide, fraturas de estresse na, 55
- do metacarpo, fratura oblíqua da, 48
Bastonetes na boca, 749
Batimentos cardíacos, 1062
Batson, pleno venoso de, 400
Bayley e Pinneau, tabelas de, 23
BCG, 157
Beckwith-Wiedemann, síndrome de, 636
Behçet, doença de, 477, 520, 902
Bence Jones, proteína de, 132
Bennett, fraturas de, 47
Berílio, 859
- granulomatose crônica do, 821
- hipersensibilidade ao, 821
- pneumonite aguda pelo, 821
Beriliose, 670, 820
Bertim, coluna de, 592
Beta-lipoproteínas, 520
Bexiga, 604
- adenocarcinomas vesicais na, 604
- anatomia, 549
- anomalias congênitas, 604
- - agenesia vesical, 604
- - bexiga piriforme, 605
- - duplicação da bexiga, 604
- - extrofia, 604
- - orelhas vesicais, 605
- cálculos vesicais, 605
- coágulos sanguíneos no interior da, 606
- corpos estranhos, 610
- distendida, 546
- do feto, 633
- duplicação da, 604
- em ampulheta, 608
- esquistossomose da, 606
- extraperitoneal, ruptura da, 611
- extrofia da, 604
- hérnia vesical, 610
- infecção da, 573
- inflamação, 605
- - candidíase, 606
- - cistite
- - - cística, 606
- - - glandular, 607
- - - por ciclofosfamida, 606
- - - por radiação, 606
- - esquistossomose, 606
- - malacoplaquia, 607
- materna
- - distendida, 638
- - vazia, 638
- medular, 607
- obstrução, 607
- - disfunção da bexiga neurogênica, 608
- - divertículo da bexiga, 607
- pequena, 608
- piriforme, 603
- protrusões laterais da, 605
- refluxo vesicoureteral, 608
- ruptura da, 610
- síndrome megacística-megaureterética, 608
- trabeculada, 608
- traumatismo, 609
- tumores, 523
- - vesicais, 608
- - - benignos, 608

- - - malignos, 608
- - - metástases, 609
- ultra-sonografia *Doppler* da, 559
Bezoar(es), 519
- em paciente com diabete, estômago intacto dilatado pelo, 498
- no estômago, 495
- pós-cirurgia, 942
Bezold, abscesso de, 1103
β-gonadotropina coriônica humana, 953
Bicarbonato de sódio, 547
Bíceps, 291
- rupturas do tendão do, 107
Bifurcação
- aórtica, 1053
- traqueal, 675, 684
Bile, 475
Bilharzíase, 606
Billroth-1, gastroduodenostomia de, 509
Biloma, 438, 441
Binswanger, doença de, 344
Biopróteses valvares, 940
Biópsia
- abdominal percutânea, 465
- broncoscópica com agulhas de Wang, técnicas de, 875
- brônquica, 882
- com agulha de Wang
- - transbrônquica, 877
- - transtraqueal, 877
- com escova, 547, 665
- de aspiração com agulha fina, 571
- de calcificações da mama, 306
- de hepatomas, 465
- de linfonodos periféricos, 922
- de massas tumorais, 1085
- de Ménétrier, 495
- de pele, 780
- de tumores vasculares, 465
- dérmica, 306
- dispositivos automáticos de, 465
- do cérebro, 353
- do intestino delgado, 495, 520
- endometrial, 646
- endomiocárdica, 944
- orientada por TC de massa na supra-renal direita, 465
- percutânea, 465, 665
- por aspiração
- - percutânea transtorácica, 759
- - transbrônquica, 872
- pulmonar, 728, 747, 786, 944
- - aberta, 742, 751
- - percutâneas, 843
- - por aspiração, 751
- - transbrônquica, 769, 975
- - - nódulos causados pela, 786
- renal, 894
- transtorácica percutânea, 871, 1060
Bisel afiado, agulha com, 936
Bismuto, germinato de, 13
Bissexuais masculinos, 771, 776
Bissinose, 822
Bits, uso de, 10
Blastoma
- pleuropulmonar, 879
- pulmonar, 713, 879
Blastomicose, 77, 159, 778, 813
- Norte-americana, 757
- Sul-americana, 759
Blastomyces dermatitidis, 757
Blastomycosis, 1002
Bleomicina, 829, 898
Bloqueio
- atrioventricular congênito, 636
- endobrônquico, 915
Blount
- doença de, 236
- tíbia vara de, 236
Bobina(s)
- de corpo, uso de, 993
- de gradientes, 12
- de radiofreqüência, 12
- de torso, 993
- flexíveis, 993
Boca
- câncer de células escamosas da, 780
- corte mesossagital da, 633
- gosto metálico na, 896
- larga, divertículos de, 531
- ressecamento da, 906

Bochdalek
- hérnia de, 426, 1010
- - congênitas, 1011
- - esquerda, 1009
- forame de, 557, 964, 1005
Bócio, 636
- multinodular intratorácico, 956
Boerhaave, síndrome de, 485, 950
Böhler, ângulo de, 67
Bolas de fungos, 705, 753, 921
Bolhas
- apicais, 776
- enfisematosas, 762, 820
Bolsa(s)
- de um marcapasso, infecção das partes moles da, 1004
- e divertículos faríngeos, 469
- escrotal, 611, 619
- - epididimite, 610
- - espermatocele, 621
- - hidrocele, 620
- - torção testicular, 619
- - traumatismo da, 620
- - tumores testiculares, 620
- - varicocele, 620
- faríngeas, 471
- hipofisária, 373
- pré-patelar do joelho, 283
- retouterina, 426
Bomba *TCI Heartmate LVAD*, 940
Bomba-balão
- intra-aórtica, 938
- para contrapulsação intra-aórtica, 938
BOOP, 903
Borda
- interna da escápula, 23
- sinal da, 53
Bordetella pertussis, 725
Borramento
- de absorção, 7
- de detector, 7
- de movimento, 7
Bosniak, classificação de, 594
Bossa(s)
- do carpo, 233
- frontais, 264
- occipitais, 264
Botão aórtico, 1016
Boxeador, fraturas do, 47
Braço, neuroma de parte superior do, 291
Branhamella catarrhalis, 779
Branqueamento alveolar difuso de ambos os pulmões, 730
Braquicefalia, 265
Braquidactilia, 267
Braquiterapia, 797
Brenner, tumor de, 650
Bridas
- duodenais, 487
- peritoneais, 512
Brodie, abscesso de, 153
Broncodilatador, 760
Broncoespasmo, 545
Broncoestenose, 744
Broncografia, 665, 765, 1012
- por óleo iodado, 800
Broncograma
- aéreo, 670, 720, 841, 880
- de um paciente com tuberculose bem-avançada de longa duração, 743
Broncolitíase, 745, 804
Broncólito, 745
Broncomalacia, 798
Broncoplastia, 943
Broncopneumonia, 719, 805, 933
- achados radiográficos na, 721
- com cavitação, 727
- confluente, 724
- esparsa, 915
- generalizada, 725
- miliar, 725
- necrosante, 724
Broncoscopia, 733, 797
- com aparelhos de fibra óptica, 665, 739, 874
- - e biópsia brônquica, 921
- com lavagem, 832
- - broncoalveolar, 894
- virtual, 665
Broncoscópio, 797
- de fibra óptica, 872

Bronquiectasia, 471, 742, 800, 822, 860
- avaliação de, 665
- central, 762
- cilíndrica, 800
- cística, 800
- em pacientes com tuberculose pulmonar, 742
- na asma, 808
- na tuberculose, 743
- pneumonia crônica associada à, 722
- por tração, 800, 903, 920
- residual, 730
Brônquio(s), 720, 800
- anatomia, 800
- broncolitíase, 804
- bronquiectasia, 800
- - fibrose cística, 803
- - síndrome
- - - da discinesia ciliar, 803
- - - de Swyer-James, 803
- bronquiolite, 804
- cardíaco acessório, 800
- de diâmetro
- - aumentado, 762
- - normal, 762
- dilatação dos, 800
- do lobo
- - inferior, 673
- - - direito, 673
- - médio, 673
- - superior, 673
- epiarterial, 673
- estreitamento de um, 744
- hipoarterial, 673
- impactados, 706
- intermediário, 673
- lesão dos, 928
- lobares, 734, 875
- - distais, 875
- - superiores, dilatação dos, 743
- ponte, 689
- principal direto, 673
- segmentares, 875
- subsegmentares, 875
- supranumerários, 689
- tecido linfóide associado ao, 782
- traqueal, 799
- - direito, 689
Bronquiolectasia, 805, 906
Bronquiolite(s), 804
- agudas com hiperinsuflação, 730
- infecciosa, 760
- necrosante bacteriana, 899
- obliterante, 667, 776, 803, 899, 903
- - com pneumonia organizadora, 784, 898
- - não-bacteriana, 898
- - sinais de, 826
- química, 826
Bronquíolo(s)
- distais dilatados, 739
- necrose dos, 709
- respiratórios, 739, 812
- terminais, 669, 739
Bronquite(s), 471, 760
- brônquicas, 894
- crônica, 798
Brotamento, opacidades tipo árvore em, 760
Brown, tumores de, 187
Brucella suis, 725
Brucelose, 725
β-talassemia falciforme, 221
Budd-Chiari, síndrome de, 435
Bulbo duodenal, 487
- doença de Crohn do, 496
- exame com
- - contraste único do, 490, 493
- - duplo contraste do, 489, 491
Bulla etmoidal, 1078
Burkitt, linfoma de, 781
Bursa
- do olécrano, 98
- omental, 467
- subacromial, 55
- suprapatelar, 61
- - distensão da, 99
- - do joelho, 72
Bursites, 283
Bussulfano, 829
Bypass da artéria coronária
- cirurgia de, 1003, 1061
- enxerto de, 944, 959

C

Cabeça
- câncer da, 474
- do fêmur
- - delizamento da epífise da, 218
- - doença em valgo da, 59
- do feto, ultra-sonografia transaxial da, 633
- do úmero, necrose avascular da, 210
- fraturas da, 51
- hiperextensão da, 45
- tumores das células escamosas da, e pescoço, 882
Cabelo
- fraturas em fio de, 31
- ingestão de, 496
Cadeia simpática, gânglio paraespinhal da, 994
Caffey, doença de, 162, 165
Caixa torácica, nervos intercostais da, 994
Calafrio, 727
Calcâneo, 19, 67, 240, 247
- apófise do, 23
- fratura, 67
- - de estresse, 36
- pseudocisto, 239
- secundário, 239
- sustentáculo talar, 240
- tuberosidade do, 34
Calcificação(ões)
- abdominais, 416
- arteriais, 289
- - coronárias, 1048
- associadas à estase venosa, 282
- benignas, 305
- capsulares, 309
- cardiovasculares, 1043
- condrais, 290
- condróide, 116, 213
- - nódulos de, 116
- curvilínea, 1049
- da extremidade aórtica, 1028
- da foice cerebral, 266
- da mama, 303
- - biópsias de, 306
- da parede da vesícula biliar, 454
- da placenta, 638
- da pleura, 836
- da substância branca, 346
- da valva aórtica, 1031, 1045
- das artérias menores do pé, 97
- das cartilagens costais, 670
- das partes moles metastáticas causadas por hiperparatireoidismo secundário, 1001
- das pequenas artérias dos pés, 281
- das supra-renais, 416
- degenerativa do anel mitral, 1045
- distróficas, 305
- - de um fibroadenoma em degeneração, 297
- do apendicólito, 530
- do parênquima, 737
- do pericárdio, 756
- dos gânglios linfáticos, 605
- dos pequenos vasos, 281
- em casca de ovo, 813
- em forma de barbante, 283
- em trilhos de trem, 357
- extra-ósseas, 168
- flocos de, 98
- globulares, 288
- grosseiras, 305
- intracerebrais difusas, 263
- intracraniana, 164, 319, 912
- - anormal, 319
- - normal, 319
- lineares, 305
- linfonodais, 416, 958
- malignas, 305
- na aorta ascendente, 1054
- na artéria
- - branquicefálica, 686
- - pulmonar, 854
- nas glândulas supra-renais, 776
- no átrio esquerdo, 1044
- no baço, 725, 776
- no fígado, 776
- no infarto ósseo, 115
- no pâncreas, 449
- nodular, 213
- nos abscessos paravertebrais, 79
- nos linfonodos hilares, 686, 731
- nos rins, 776
- nos tecidos moles, 191, 280
- - arteriais, 281
- - articulares e periarticulares, 283
- - - bursites e tendinites calcáreas, 283
- - - doença por depósito de hidroxiapatita cálcica, 283
- - - doença por depósito de pirofosfato de cálcio, 283
- - - calcinose intersticial, 283
- - das veias, 281
- - - associadas à estase venosa, 282
- - - flebólitos, 281
- - de linfonodos, 282
- - ectópicas dos, 1115
- - formas diversas de, 289
- - heterotópicas dos, 279
- - infiltrados, 756
- - parasitárias, 282
- - - cisticercose, 282
- - - doença hidática, 282
- - - dracunculíase, 283
- - - triquinose, 282
- - ovóides, 305
- - periarticular, 99
- - no cotovelo, 223
- - pericárdicas, 1059
- - pineal, 319
- - psamomatosas areniforme finas, 650
- - pulmonares, 912
- - ramificadas, 305
- - residuais, 308
- - significativa dos meniscos, 98
- - subclávica, 686
- - subcutânea num paciente com estase venosa prolongada, 285
- - vasculares, 305, 567
Calcinose, 286
- difusa, 286
- intersticial, 283
- - circunscrita, 286
- - esclerodermia com, 288
- - tumoral, 286
- - universal, 286
- - tumoral, 288
- - em pacientes com insuficiência renal crônica, 289
Cálcio
- deficiência de, 171
- depósitos de, 290
- doença por depósito de pirofosfato de, 283
- fosfato de, cristais de, 283
- gluconato de, perfusão de, 289
- leite de, 305
- líquido, menisco do, 305
- níveis séricos de, 72
- no sistema cardiovascular, 1043
- oxalose de, 192
- pirofosfato, 99
- - cristais de, 99
- - diidrato de, 187
- - doença de deposição do, 98
- renal, leite de, 568
- sérico, 191
- tungstato de, 9
Calcitonina, 200
Cálculo(s)
- biliar(es), 416, 468, 519
- - erosão do, 442
- - hiperecogênico, 467
- - obstrução por, 520
- - pancreatite associada a, 456
- coraliforme, 566, 573
- da próstata, 605
- da vesícula prostática, 605
- de ácido úrico, 547, 569
- de cistina, 565
- de diamônio, 565
- de fosfato
- - amoníaco magnesiano, 565
- - de cálcio, 565
- - de magnésio, 565
- de oxalato de cálcio, 565
- de urato, 565
- de xantina, 565, 569
- do colédoco, 567
- do ducto cístico, 567
- do trato urinário, 186
- não-opaco, 557
- pancreáticos, 445, 567
- parotídeos, 1122
- prostáticos, 605
- radiotransparentes, 566
- renais, 200, 567
- - e ureterais, 546, 564
- - - achados radiológicos, 566
- - - de baixa densidade ou não-opacos, 569
- - - diagnóstico diferencial, 567
- vesicais, 548, 605, 610
Caldwell, incidência de, 1076, 1089
Caldwell-Luc, defeito de, 1086
Calibre das fezes, alteração no, 526
Cálice(s)
- dilatação dos, 553
- extra-renais, 556
- renal solitário, 558
Caliectasia, 558, 583
- não-obstrutiva, 592
Calo
- ósseo, 36, 57
- - velocidade de formação do, 37
- periosteal, 34, 70
Calota craniana, 200, 315
- deformidade da, 344
- fetal, 630
- ossos adjacentes da, 1075
Camada granulosa do ovário, tumor das células da, 24
Câmara(s)
- cardíacas, 1028
- - direitas, aumento das, 1023
- coração com duas, 1069
- hiperbárica, 840
Campylobacter, 514, 529
- colite por, 539
Canal(is)
- arterial
- - persistência do, 853, 1027
- - pérvio, 1028
- atrioventricular comum persistente, 1030
- auditivo, 1098
- - externo, 1100
- - carotídeo, 1100
- de Eustáquio, 1100
- de Havers, 170
- - alargamento dos, 178
- de Kovalevsky, 965
- de Lambert, 670, 888
- do nervo facial, 1099
- endometrial, 641
- espinhal, estreitamento do, 389
- linfáticos, 1013
- - opacificação dos, 551
- neurais, 202
- pilórico, 487, 490
- vertebral
- - estenose do, 378
- - ósseo, 385
Câncer(es), 531, 742, 751
- com hipercoagulação paraneoplásica, 362
- da cabeça, 474
- da mama, 113, 295, 993
- - história familiar de, 295
- - inflamatório, 301
- - primário, 1001
- - recorrente, 1000
- - - que envolve o plexo braquial direito, 1003
- da próstata, 113, 618
- de células escamosas
- - da boca, 780
- - do ânus, 780
- - do pulmão, 869
- do cólon, 526
- - múltiplas metástases cavitárias de, 883
- do esôfago, 963
- do ovário, 1013
- do pâncreas, 456
- do pescoço, 474
- de pulmão, 113, 301, 780, 874, 999
- - achados radiográficos no, 864
- - agrupamento de estágio no, 874
- - estações dos linfonodos regionais para a classificação do estágio do, 875
- - não passível de ressecção, 876
- do testículo, 780
- endometrial, 647
- gástrico, 487
- - incidência de, 497
- gastrintestinal, 815
- pancreático, 449
- primário da tireóide, 957
- quimioterapia do, 742
Candida, 778, 915
- *albicans*, 706, 762
- esofagite por, 477

ÍNDICE ALFABÉTICO

- - faringite por, 473
- - infecções por, 477, 1080
- *torulopsis*, 785
- Candidíase, 606, 762
- - renal, 577
- Caolim, 820
- Capilares pulmonares, disseminação hematógena aos, 882
- Capitato, 23
- - fraturas do, 49
- Caplan, síndrome de, 814, 905
- Cápsula
- - articular, 27, 214
- - do labirinto, doença da, 1102
- Captopril, 590
- Caquexia, 755, 882
- Caracóide, 23
- Caranguejos malcozidos, ingestão de, 764
- Carbol-fucsina, 736
- Carbono
- - dióxido de, 546
- - monóxido de, 773, 827, 839
- - - intoxicação por, 827
- Carbureto
- - de titânio, 821
- - de tungstênio, 812, 821
- Carcinóide
- - brônquico multifocal, 877
- - síndrome, 535
- Carcinoma(s), 127
- - adenoescamoso, 860
- - adenóide cístico, 860
- - ampular, 449
- - anelar, 532
- - antral circunferencial, 488
- - broncogênico, 104, 733, 863, 868
- - - das pequenas células, 862
- - - diagnóstico radiográfico do, 874
- - - estadiamento do, 874
- - - metastático, 988
- - - primário dos pulmões, 131
- - - que simula uma doença inflamatória, 867
- - bronquioalveolar, 860
- - - forma difusa do, 861
- - - mucinoso, 916
- - cicatricial, 860
- - cirrosos, 497, 536
- - císticos adenóides, 877, 1124
- - cortical supra-renal, 173
- - da mama, 297, 400, 501, 882, 984
- - - metastático, 343, 506
- - - num homem, 308
- - da próstata, 132, 224, 400, 607
- - da tireóide, 129, 882, 956
- - - intratorácico, 957
- - da vesícula biliar, 442
- - das células
- - - claras, 650, 860
- - - de transição, 593, 609
- - - embrionárias, 953
- - - escamosas, 130, 473, 860, 962, 1084
- - - - do bacinete, 597
- - - - que se origina no seio etmoidal, 1085
- - - fusiformes, 860
- - - gigantes, 860
- - - renais, 416
- - - transcionais, 132
- - das cristas alveolares, 1117
- - das glândulas brônquicas, 860
- - das pequenas células, 861
- - de ovário, 301, 416, 882
- - de rim, 129, 882
- - de testículos, 882
- - de tireóide, 882
- - do colo uterino, 224, 647
- - do cólon, 512, 536, 882
- - do endométrio, 646
- - do esôfago, 485, 962
- - - sincrônico, 474
- - do pulmão, 154, 400, 506, 859, 984
- - - com metástase, 33
- - do reto, 536
- - do trato genital, 128
- - do útero, 647
- - ductal
- - - *in situ*, 306
- - - infiltrativo, 295
- - - - aspecto mamográfico clássico de um, 300
- - - endometrial, 647
- - - com invasão do miométrio, 647
- - faríngeo, 471, 473

- - fibrolamelar, 439, 441
- - gástrico, 489, 501
- - hepatocelular, 433, 440
- - *in situ*, 647
- - indiferenciados das grandes células, 861
- - infiltrativos, 497
- - inflamatório da mama, 306
- - metastático, 109, 206, 569
- - mucoepidermóides, 860, 877
- - *oat cell*, 860
- - - combinado, 860
- - polipóide multilobulado, 431
- - sincrônicos, 536
- - sólido com formação de muco, 860
- - tímico, 955
- - ureteral, 603
- - varicóide, 484
- Carcinomatose
- - abdominal, 1013
- - leptomeníngea, 343
- - linfangítica, 921
- - meníngea, 397
- Carcinossarcoma, 485
- Cárdia do estômago, divertículos do, 487
- Cardiologia nuclear, 1049
- Cardiomegalia
- - múltipla, 222
- - progressiva, 1027
- Cardiopatia(s), 727, 843
- - acianóticas, 1027
- - - aneurisma do seio de Valsalva, 1033
- - - anomalias da rotação do coração, 1034
- - - artéria coronária esquerda anômala, 1034
- - - canal atrioventricular comum persistente, 1030
- - - coartação da aorta, 1032
- - - comunicação interatrial, 1028
- - - - com estenose mitral, 1029
- - - - com *shunt* direita-esquerda, 1029
- - - comunicação interventricular, 1029
- - - - com *shunt* direita-esquerda, 1030
- - - dobras do arco aórtico, 1033
- - - estenose
- - - - aórtica, 1031
- - - - pulmonar, 1030
- - - fibroelastose endocárdica, 1031
- - - isomerismo pulmonar, 1034
- - - persistência do canal
- - - - arterial, 1027
- - - - com derivação direita-esquerda, 1028
- - - transposição corrigida dos grandes vasos, 1031
- - adquiridas, 1068
- - - ressonância magnética nas, 1065
- - - - isquêmicas, 1065
- - - - miocardiopatias, 1066
- - - - patologias pericárdicas, 1067
- - - - tumores cardíacos, 1068
- - - - valvopatias, 1065
- - cianóticas, 25, 351
- - congênitas, 266, 1068
- - - cianóticas, 1032
- - - derivações paliativas para, 1027
- - - graves, 1022
- - - incidência de, 1037
- - - no período neonatal, 1026
- - - ressonância magnética nas, 1068
- - - - anomalias de rotação, 1069
- - - - anormalidades valvares, 1069
- - - - anormalidades ventriculares, 1069
- - - - defeitos septais, 1069
- - - - identificação das estruturas cardíacas, 1068
- - crônicas, 844
- - mixedematosa crônica, 1052
- Cardioversores-desfibriladores implantáveis, 939
- Cáries dentárias, 261, 1110
- *Caries sicca*, 76
- Carina, 798, 800, 958
- Cariótipo triplóide, 639
- Caroli, doença de, 449, 452, 581
- Carótida, aneurismas gigantes da, 332
- Carpo
- - artrite
- - - reumatóide em estágio avançado com predominância do, 82
- - - tuberculosa do, 76
- - bilateral, túnel do, síndrome do, 103
- - bossa do, 233
- - centros de ossificação do, 22
- - deformidade dos ossos do, 85
- - escafóide do, 37
- - fusões, 240

- - - associadas, 266
- - - - dos ossos acessórios do, 266
- - - ossos do, 247, 253, 266
- Carrapato, mordidas de, 725
- Carregadores de silos, doença dos, 827
- Carroça, nódulo em roda de, 670
- Cartilagem(ns)
- - anormalidades generalizadas do crescimento e desenvolvimento da, 247
- - aritenóides, 711
- - articular, 74
- - - hipertrofia da, 195
- - costais, 997
- - - calcificação das, 670
- - da orelha, 103
- - desenvolvimento desorganizado da, 254
- - do menisco, 101
- - epifisária, 214
- - hialina, 98
- - - células de, 373
- - - dos joelhos, 99
- - - dos punhos, 99
- - na traquéia, 103
- - no nariz, 103
- Casca de bordo, doença da, 824
- Casos novos de tuberculose, 736
- Castleman, doença de, 958
- Cataratas congênitas, 251
- Cateter(es)
- - angiografia após colocação de, 465
- - colocação do, 467
- - com balão, 465
- - de demora de Foley, 611
- - de dilatação com balão, 466
- - de drenagem, 466, 989
- - - biliar, 467
- - - percutânea, 733
- - - - calibroso, 467
- - de Swan-Ganz, 935
- - - incorretamente posicionado, 938
- - embolizados não-retirados, 936
- - enteral, 466
- - flexíveis de pequeno calibre, 989
- - fragmentação e embolização de um, 937
- - Hickman, 790, 1004
- - nós no, 938
- - opaco, 566
- - percutâneo de drenagem biliar, colocação de, 468
- - pulmonar, 936
- - retirada do, 467
- - terapia com, 537
- - ureteral, 545, 548
- - venoso(s)
- - - centrais malposicionados, 932
- - - fixo(s), 785
- - - - por longos períodos, 851
- - - incorretamente posicionado, 936
- - - torácico, 935
- Cateterismo
- - cardíaco, 1027, 1043
- - venoso central, 975
- Cateterização
- - dos vasos umbilicais, 74
- - transcervical direta das trompas de Falópio, 653
- - umbilical, 152
- Cativação pulmonar, 726
- Cátodos, montagem de, 3
- Cauda
- - de cometa, sinal da, 893
- - eqüina, 376, 397
- Cavidade(s)
- - abdominal, 1013
- - acetabulares, aprofundamento das, 181
- - do ouvido médio, 1101
- - endometrial, 628, 641
- - medulares, 1084
- - nasal, 1075, 1084
- - peritoneal, 539
- - - pélvica, 654, 1013
- - pleural, 989
- - pseudo-acetabular, 242
- - timpânica, 1099
- - - com meningoencefalocele, 1104
- - torácica, 1013
- - tuberculosas, 736
- - - crônicas, 749
- - uterina, 625, 643
- Cavitação(ões)
- - broncopneumonia com, 727

- cistiformes, 905
- tuberculosa, 741
Cavografia, 596, 604
CaWO₄, écrans convencionais de, 9
Caxumba, 459
CD4, contagem de, 770
Ceco, 514
- acometimento do, 745
- vólvulo de, 423
Cecostomia, 422
Cefaléia, 727, 961
- espinhal, 379
Céfalo-hematoma calcificado após tocotraumatismo, 41
Cegueira, 270
Célula(s)
- aéreas etmoidais, 1075, 1078, 1089
- alveolares, edema das, 898
- B, 772, 894
- - de baixo grau, linfomas das, 879
- - hiperproliferação de, 781
- - monoclonais, linfoma das, 501
- basais, síndrome do nervo das, 266, 269
- cartilaginosas, 174
- claras, carcinoma das, 650, 860
- da mastóide, 1099
- de cartilagem hialina, 373
- de Haller, 1078
- de Kupffer, 439
- de Langerhans, histiocitoses das, 911
- de Reed-Sternberg, 951
- de revestimento alveolar tipo II, 900
- de Schwann, 396, 995
- de transição, carcinoma das, 593, 609
- do antro, 487
- do duodeno, 487
- do parênquima pineal, 333
- do revestimento septal, 915
- do tecido conjuntivo, 19
- e cartilagem em degeneração, 19
- em repouso, 25
- embrionárias, carcinoma das, 953
- eosinofílicas, 194
- ependimárias, 324
- escamosa(s)
- - carcinoma das, 130, 473, 860, 962, 1084
- - da boca, câncer de, 780
- - da cabeça e pescoço, tumores das, 882
- - do ânus, câncer de, 780
- - do bacinete, carcinoma das, 597
- - neoplasia das, 861
- - que se origina no seio etmoidal, carcinoma de, 1085
- escleromáticas, 373
- etmoidais, 220
- fusiformes, 913
- - carcinoma das, 860
- germinativas, 764
- - das gônadas, tumores das, 953
- tímicas, 955
- - tumores das, 650, 953
- - - neoplasias não-seminomatosas, 954
- - - neoplasias seminomatosas, 953
- gigantes
- - carcinoma das, 860
- - intra-alveolares, 900
- - pneumonia intersticial das, 898, 900
- - tumor, 121, 882, 997
- - - benigno de, 1116
- gliais, 333
- granulares, mioblastomas das, 799, 885
- hipertróficas na placa epifisária, 32
- inflamatórias, 808, 1081
- - crônicas, 834
- intra-alveolares, 917
- leucêmicas, 989
- mesenquimais submesoteliais fusiformes, 982
- mononucleares, 772
- - inflamatórias, 780
- mortas, 772
- musculares lisas, 913
- osteogênicas, 19
- osteoprogenitoras, 278
- paraganglionares, tumores, 961
- - neurogênicos das, 961
- plasmocitóides, 713
- renais, 539
- reticuladas, sarcoma das, 110, 145
- reticuloendoteliais, 713, 912
- secretoras de ácido, 512
- sinoviais, sarcoma de, 294
- T, 894

- - deficiência de, 778
- - depressão das, 743
- - falhas, 776
- - linfoma das, 520
- - periféricos, linfoma das, 882
- - transicionais, carcinomas das, 132
- - tumorais, 860
Celulite, 147, 155
- orbitária, 1081
Cemento, deficiência do, 1114
Cementoma gigante, 1116
Centro(s)
- de ossificação, 22
- - do carpo, 22
- - epifisários, 272
- - na mão, 22
- epifisários de ossificação, 19
- metacarpianos, 22
- metatársicos, 22
- secundários da pelve, 23
Ceratoconjuntivite, 1124
Cerebelo
- astrocitomas do, 321
- hemangioblastomas do, 395
Cerebrites, 351
Cérebro
- anormalidades congênitas do, 354
- biópsia do, 353
- desenvolvimento do, 632
- infecções do, 346
- necropsias de, 315
Cesariana, 19, 641
- sem trabalho de parto anterior, 706
Césio, iodeto de, 13
Cetoconazol, 308
Chagas, doença de, 479, 964
Chamberlain, linhas de, 201
Chance, fraturas de, 46
Chanfradura
- antegonial, 1113
- costal, 994
Chapas
- ântero-posterior, 246
- das mãos, 246
- de fósforos fotoestimuláveis, 665
- do tronco, 246
- extremidades, 246
- pés, 246
Charcot, articulações de, 96, 163
Chiari, má-formação de, 355, 396, 633
Chlamydia
- psittaci, 732
- trachomatis, 708
- - pneumonia por, 732
Chloraseptic, aerossol de, 712
Choque
- anafilático, 438
- cardiogênico, 938
- hipovolêmico, 591
- pulmão de, 839
- séptico, 839, 950
Chumbo
- artropatia por, 196
- intoxicação por, 196
- luva de, 712
Churg-Strauss, síndrome de, 908, 910
Cianose, 702, 765
Cicatriz(es)
- apicais, 682
- cirúrgica da colectomia, 535
- de úlcera gástrica, 494
- dérmicas pós-operatória, 303
- epifisária, 120, 229
- fibrótica, 739, 864
- pleurais, 682
- radiais, 303
- subpleurais, 682
Cicatrização
- induzida pela radioterapia, 1001
- pós-operatória, 1000
- pós-radioterapia, 1000
Ciclo menstrual, 625, 642
Ciclofosfamida, 829
- cistite por, 606
Ciclosporina, 773
Cifoescoliose, 252, 1050
- da coluna, 267
Cifose, 248, 289, 375
- dorsal, 34, 216
- grave na região cervical, 251

- progressiva, 213
Cigarro, 497
- exposição ambiental à fumaça de, 859
- fumantes de, 859
Cimento em pó, 820
Cimetidina, 308, 545
Cimitarra, síndrome da, 697, 1012
Cinerradiografias, 9
Cintigrafia
- com citrato-Ga, 155
- com hemácias marcadas, 464
- óssea, 17, 113, 128, 147
- - trifásica com radiofosfato, 155
Cintilação
- cristal de, 13
- detectores de, 13
Cintilografia
- com citrato de gálio-67, 776
- com enxofre coloidal, 434
- com gálio, 898
- com radioisótopos, 989
- - do iodo metaiodobenzilguanidina, 961
- da medula óssea, 206
- de perfusão imediata, 845
- de ventilação-perfusão, 669, 845
- - anormais, 845
- do fígado-baço, 989
- hepatobiliar, 442, 446, 452
- óssea, 27, 263, 400
- - com tecnécio, 201
- - que mostra a captação anormal do radioisótopo, 998
- renal, 545, 548
Cinto de segurança, fraturas do, 46
Cintura(s)
- chata, sinal da, 890
- escapulares, 280
Circulação capilar pulmonar, 1041
Circunferência
- abdominal, 630
- cefálica, 630
Cirrose, 433, 967
- alcoólica, 308
- com varizes esofágicas, 435
Cirurgia(s)
- abdominal, 532
- cardíacas, aquisição de imagens após, 944
- cardiovascular, 1060
- da aorta descendente, 1061
- de bypass
- - da artéria coronária, 1003, 1061
- do intestino delgado, 186
- de esôfago, 942
- de redução do volume pulmonar, 942
- discal, 382
- do apêndice, 749
- do trato respiratório, 732
- funcional endoscópica dos seios paranasais, 1078
- gástricas, 171, 509
- pulmonares, 943, 968
- retroperitoneal, 587, 615
- torácicas, 750, 970
Cisne, pescoço de, deformidade do tipo, 90
Cistadenocarcinoma(s)
- mucinosos, 650
- papilar(es), 650
- - do ovário, 650
Cistadenomas papilares, 650
Cisterna(s)
- cerebelopontina, 1105
- do ângulo cerebelopontino, 344
- interpeduncular, 318
- quadrigêmea, 318, 335
Cisticercose, 282, 286, 321, 764
Cistina, cálculos de, 565, 569
Cistite, 605
- cística, 606, 608
- crônica, 605
- enfisematosa, 605
- glandular, 607
- por ciclofosfamida, 606
- por radiação, 606
Cisto(s), 636
- anecóicos, 581
- ao redor do joelho, 85
- aracnóides, 106, 344, 636
- - intracranianos, 344
- - traumáticos, 402
- broncogênicos, 636, 690, 958, 1060
- - numa criança de 3 meses, 699
- - mediastinais, 699

- brônquicos intrapericárdicos, 1053
- bursais, 291
- calicínios, 584
- colabado, 764
- coledocociano, 636
- colóide, 335
- condroma, 608
- da glândula supra-renal esquerda, 612
- da medula renal, 580
- da vesícula seminal, 560
- de Baker, 104
- de duplicação, 490
- - do esôfago, 963, 1013
- - duodenais, 488
- - gástricos, 488
- de *Entamoeba histolytica*, 763
- de inclusão epidermóide, 123
- de retenção, 712, 1080
- decidual, 628
- dentígeno, 1114
- dermóides, 122, 393, 608, 650
- - do ovário, 419
- diafragmático, 1013
- do colédoco, 449, 455
- do corpo lúteo, 639
- do diafragma, 1013
- do fígado, 1007
- do forame palatino anterior, 1116
- do intestino, 965
- - de duplicação do esôfago, 965
- - neuroentéricos, 965
- do plexo coróide, 636
- do úraco, 562
- e tumores da mandíbula, 1114
- - cistos dentários, 1114
- - - foliculares, 1114
- - - odontogênico epitelial calcificado, 1115
- - - periodontais, 1114
- - - queratocisto odontogênico, 1115
- - - síndrome do *nevus* basocelular, 1115
- - cistos e tumores não-odontogênicos, 1116
- - tumores malignos, 1117
- - tumores odontogênicos, 1115
- - - adenomatóide odontogênico, 1115
- - - ameloblastoma, 1115
- - - cementoma, 1116
- - - fibroma odontogênico, 1116
- - - odontogênico epitelial calcificante, 1115
- - - odontoma complexo, 1115
- - - odontoma composto, 1116
- epidermóide, 110, 535, 1106
- - do crânio, 125
- epiteliais, 473
- filhotes, 764
- folicular, 1115
- - simples, 1114
- frênicos, 697
- gasosos no cólon, 537
- globulomaxilares, 1084, 1116
- hemorrágicos, 648
- - do corpo lúteo, 629
- hepáticos, 436
- hidátidos, 162
- infartado, 650
- intra-abdominais, 416
- leptomeníngeo, 42
- luteínicos da teca, 650
- mediastinais, 958
- - boncogênicos, 958
- - pericárdicos, 959
- medulares, 581
- meníngeos
- - espinhais, 408
- - extradurais, 408
- - intradurais, 408
- neuroentéricos, 695, 965
- no miométrio, 646
- odontogênicos, 1084
- - do maxilar e da mandíbula, 266
- oleosos, 296
- ósseo(s), 33, 239
- - aneurismático, 110, 121, 997
- - - da coluna vertebral, 125
- - gigantes, 84
- - pós-traumático, 122
- - subarticulares, 84
- - unicameral, 110, 120
- ovariano, 636
- - funcional, 650
- paraovariano, 649

- parapélvico, 583, 600
- pericárdicos, 958, 1060
- perineural(is)
- - ou de Tarlov, 408
- - sacral, 409
- periodontais, 1114
- pielogênicos, 584
- pilogênico, 568
- poplíteos, 85, 104, 280
- - verdadeiro, 104
- pulmonares, 764, 926
- - infectados, 733
- - inflamatórios ativos, 774
- rabdomioma, 608
- radicular, 1111, 1115
- renal(is)
- - classificação dos, 580
- - extraparenquimatosos, 583
- - - divertículo calicial, 584
- - - parapiélicos, 583
- - - pseudocisto pararrenal, 584
- - hiperdenso, 594
- - simples, 579, 594
- sebáceos, 296
- septais, 638
- seroso, 1080
- simples ducto timofaríngeo, 955
- sinovais, 104, 122, 387
- - reumatóides, 84
- subcondrais, 91
- - no colo do fêmur, 103
- subendometriais, 647
- subpleurais, 899
- supra-renal, 618
- tímicos, 955
Cistografia, 549, 605
- miccional, 547
- normal, 551
Cistoscopia, 545
Cistouretrografia, 611
- miccional, 608
Citologia peritoneal positiva, 651
Citomegalovírus, 529, 731, 958
- esofagite por, 478
- infecção por, 477, 731
- traqueíte por, 799
Citrato de gálio-67, 147
- cintilografia com, 776
Clareamento mucociliar, 803
Classificação
- de DeBakey, 1056
- de Jackson e Hubet, 679
- de Le Fort, 1092
- de McCormick, 366
- de Meyerding, 390
- de Rosenbaum, 1034
- de Salter-Harris, 32
- Stanford, 1057
Claustrofobia, 668
Clavícula(s), 55
- esquerda, fratura da, 34
- extremidade medial da, 23
- fraturas-luxações da, 932
- horizontais em forma de arco, 1004
- lesões significativas da, 930
- reabsorção da extremidade distal da, 83
Clinodactilia, 226, 233
Clister opaco, 415, 511
Clonorchis sinensis, 455
Clorambucil, 832
Cloreto
- de polivinil, 825, 828
- de potássio, 476
- de vinil, 859
Cloridrato de quinino, 906
Cloroma, 989
- intra-renal, 598
Clostridium, 641
- *difficile*, 529
- *perfringens*, 528
- *septicum*, 528
- *welchii*, 641
Coágulo sangüíneo, 557
- no interior da bexiga, 606
Coagulopatia, 974
- intravascular, 727
Coarctação(ões)
- arteriais pulmonares, 1042
- da aorta, 275, 636, 1026
- pós-canal arterial, 1035

- pulmonar, diagnóstico de, 1042
- síndrome da, 1027, 1032
Cobalto, 821
- pulmão de, 821
Cobra, veneno de, 839
Cocaína, 830
- tomografia computadorizada axial num paciente que faz uso de, 1083
- uso de, 1082
Coccidioides immitis, 752, 778
Coccidioidina
- reação ao teste cutâneo à, 752
- testes cutâneos com, 753
Coccidioidomicose, 80, 159, 406, 753, 770, 804
- disseminada, 753
- no ílio, 160
- pulmonar
- - persistente, 752
- - primária, 752
- - residual, tipo benigno de, 752
Coccidiomicose, 77
- resíduos nodulares da, 753
Cóccix, 58
- fraturas transversas do, 57
Cockayne, doença de, 321
Cocos Gram-positivos, 726, 933
Codeína, 829
Codman, triângulo de, 112, 121, 137
Colabamento
- lobar, 893
- parcial, 965
- pulmonar, 666, 935, 965
- - justapleural, 983
Colágeno
- distúrbios do, 260
- doenças vasculares do, 210, 894, 902
- - acometimento reumatóide do pulmão, 905
- - angeíte pulmonar, 907
- - dermatomiosite, 906
- - doença mista do tecido conectivo, 905
- - esclerose sistêmica progressiva, 903
- - espondilite anquilosante, 906
- - granuloma hialinizante pulmonar, 910
- - granulomatose, 907
- - - de Wegener, 908
- - - e angeíte alérgicas, 910
- - - linfomatóide, 909
- - linfadenopatia imunoblástica, 907
- - lúpus eritematoso sistêmico, 902
- - pneumonia reumática, 902
- - poliarterite nodosa, 902
- - polimiosite, 906
- - síndrome
- - - de Behçet, 906
- - - de Sjögren, 906
- fibras, 383
- - elásticas de, 1053
Colagenose, artrite da, 74
Colangiocarcinoma, 449, 455
Colangioepatite oriental, 451
Colangiografia, 442
- cirúrgica, 442
- com tubo T, 442
- intra-operatória, 445
- percutânea, 451
- transepática, 452
- - percutânea, 442
Colangiopancreatografia
- com ressonância magnética, 456
- retrógrada endoscópica, 442
Colangite
- ascendente, 451
- esclerosante, 456
- - primária, 451
- obstrução biliar associada a, 467
- piogênica recorrente, 451
Colapinto, 465
Colarinho, sinal do, 930
Coleção(ões)
- aéreas anormais, 935
- de líquido
- - hepático, 467
- - no abdome, 466
- - pélvico, 467
- - peridiafragmática, 970
- linfocitárias
- - monoclonais, 880
- - monótonas, 880
- líquidas retroesternais, 1004
- pélvicas por via

- - - transretal, drenagem das, 467
- - - transvaginal, drenagem das, 467
- perivasculares
- - de linfócitos, 910
- - de plasmócitos, 910
Colecistectomia, 455, 468
Colecistite, 444
- acalculosa, 446, 467
- aguda, 467
- enfisematosa, 442, 446
- gangrenosa, 446
- hemorrágica, 446
Colecistografia oral, 442
Colecistograma, 13
Colecistoquinina, 487
Colecistose hiperplásica, 455
Colecistostomia, 467
- percutânea, 467
Colectomia
- cicatriz cirúrgica da, 535
- total, 534
Colédoco, 442, 467
- adenoma viloso do, 454
- cálculos do, 567
- cisto do, 449, 452
- dilatação do, 452
- fibrose do, 603
Coledococele, 452
Coledocoenterostomia, 444
Colelitíase, 222, 444, 636
Colescintilografia, 442
Colesteatoma(s), 122
- primário, 1101
- - no osso temporal, 122
- tomografia computadorizada de um, 1103
Colesterol, 180
- pneumonite por, 915
- pólipos de, 444
- sérico, 171
Colesterolose, 455
Coleta
- broncoscópica de amostras pulmonares, 769
- de amostras linfonodais, 875
Cólica
- dor pélvica em, 655
- ureteral, 568
Coliformes Gram-positivos, 641
Colite(s), 780
- artrite associada a, 74, 90
- cística profunda, 531
- crônica, 531
- de Crohn, 531, 539
- de derivação, 531
- granulomatosa, características radiológicas da, 531
- idiopáticas, 531
- infecciosa aguda, 527
- isquêmica, 532
- neutropênica, 531
- por *Campylobacter*, 539
- pseudomembranosa, 529, 539
- relacionada a doenças venéreas, 529
- ulcerativa aguda em fase inicial, 529
- ulcerativa, 104, 528, 798
- - características radiológicas da, 531
- - crônica, 520
- - difusa, 528
Colles, fraturas de, 47
- da porção distal do rádio, 32
- no punho, 30
Colo
- do fêmur, 257, 272
- - cistos subcondrais no, 103
- - fossa herniária do, 236
- - fratura(s)
- - - ocultas do, 28
- - - subcapital do, 32
- do rádio, fraturas do, 51
- do útero, lesão obstrutiva no, 644
- fratura do, do tálus, 211
- umeral, 272
- uterino, 639, 882
- - carcinoma do, 224, 647
- - região do, 642
- vesical, espasmo do, 608
Colocação
- de cateter, angiografia após, 465
- de endoprótese, 943
- de *stent*, 465
Colóide sulfuroso de tecnécio-99m, 206
Cólon, 511, 526-540

- aganglionose do, 527
- anatomia, 526
- anomalias congênitas, 526
- ascendente, 549
- - hiperplasia linfóide nodular benigna no, 536
- câncer do, 526
- - múltiplas metástases cavitárias de, 883
- - carcinomas de, 512, 536, 882
- catártico, 528
- cistos gasosos no, 537
- condições iatrogênicas, 537
- - anastomoses cirúrgicas, 539
- - perfuração retal associada a enema de bário, 539
- - reservatórios ileoanais, 539
- - terapia com cateter, 537
- corpos estranhos, 532
- descendente, 549
- dilatação progressiva do, 527
- dilatado, 526
- direito
- - infarto do, 425
- - neoplasias do, 526
- distúrbios da motilidade, 531
- diverticulose e diverticulite, 532
- doença(s)
- - inflamatórias, 527
- - - agentes extrínsecos, 527
- - - apendicite, 529
- - - colites idiopáticas, 531
- - - microrganismos específicos, 527
- - - vascular, 531
- - - colite isquêmica, 532
- - - enterocolite necrotizante, 531
- duplicação do, 527
- espástico, diagnóstico do, 531
- estudo microscópico do, 531
- fisiologia, 526
- fístula do, 532
- flexura esplênica do, 415, 1007
- hérnias, 537
- isquemia do, 532
- lesão do sistema nervoso autônomo do, 527
- limpeza do, 526
- má perfusão do, 532
- métodos
- - de exame, 526
- - não-radiológicos alternativos, 526
- neoplasias, 533
- - tumores benignos, 533
- - - carcinóides, 535
- - - hiperplasia linfóide, 535
- - - intramurais, 536
- - - pólipos benignos, 533
- - - pólipos juvenis, 535
- - - síndromes de polipose, 533
- - tumores malignos, 536
- - - adenocarcinoma, 536
- - - apendiculares, 536
- - - linfoma não-Hodgkin, 536
- parede do, 536
- pneumatose colônica, 537
- porções do, 534
- rotação incompleta do, 527
- sigmóide, 526
- - lesão do, 527
- - obstrução do, 422
- transverso, 466, 537
- - hiperplasia linfóide nodular benigna no, 536
- - traumatismo, 537
- - tumores do, 342, 523
Colônias de bactérias, 725
Colonização saprofítica assintomática das vias aéreas, 759
Colonoscopia, 422, 534
Coloração
- de Gram, 467
- imunofluorescente com anticorpos monoclonais, 773
- Warthin-Starry, 779
- Wright-Giemsa, 773
Coluna
- anemia falciforme da, 222
- cervical, 13
- - anormalidades da, 274
- - artrite reumatóide da, 84
- - doença de Still da, 85
- - fraturas da, 931
- - lesão em chicote da, 45
- - massas retrofaríngeas e paravertebrais na, 40
- - osteartrite da, 95
- - osteófitos da, 471
- - superior, tecidos retrofaríngeos da, 283

- cifoescoliose da, 267
- de Bertim, 592
- defeitos do crescimento
- - identificáveis ao nascimento, 248
- - identificáveis em etapas posteriores da vida, 253
- - doença de Paget da, 205
- - lesões, 255
- - significativas, 930
- lombar, 13, 249
- - doença degenerativa do disco na, 94
- - ossos da, 18
- - póstero-anterior, 168
- - superior, radiografia da, 378
- mesodorsal, 95
- mesolombar, 548
- na doença de Paget, 201
- na histiocitose X, 203
- osteomielite da, 970
- osteopetrose da, 263
- torácica, 13
- - anormalidade comum da, 688
- - fraturas da, 45, 930
- - inferior, escoliose aguda da, 269
- - massas paravertebrais, 40
- toracolombar, 18
- - fraturas da, 46
- vertebral, 248
- - cisto ósseo aneurismático da, 125
- - comprometimento da, 84
- - distúrbio da, 378
- - do feto, 634
- - doença articular degenerativa da, 94
- - e a medula espinhal, 373-411
- - - anomalias da coluna, 373
- - - diagnóstico por imagem intervencionista da coluna, 392
- - - doenças degenerativas, 378
- - - espondilolistese e espondilólise, 390
- - - infecção, 402
- - - traumatismo, 400
- - - tumores espinhais, 393
- - fraturas, 400
- - hiperextensão, 392
- - infecções, 77
- - lesões císticas extramedulares não-neoplásicas da, 408
- - neoplasias da, 394
- - osteoartrite da, 94
- - osteoblastomas da, 119
- - osteófilos na, 91
- - radiografias da, 131, 376
- - tuberculose da, 79, 157
- - tumores primários da, 394
Compensação cardíaca, uso da, 1062
Complacência pulmonar, 844
Complexo
- de Eisenmenger, 1026, 1030
- de *Mycobacterium avium*, 748, 770
- de Ranke, 737
- epifisário, 247
- parede corporal-membro, 636
- trimetoprim-sulfametoxazol, 773
Compressão
- abdominal, 546
- da medula
- - cervical alta, 84
- - espinhal, 78, 255
- - óssea, 202
- de nervos, 255
- do mediastino, 955
- do osso medular, 34
- do tofo ungueal, 47
- fraturas por, 32
- gástrica, 512
- lateral da porção descendente do duodeno, pâncreas anelar que provoca a, 490
- neural, 406
- vertebral, 123
Comprimento(s)
- craniocaudal, 630
- - idade menstrual baseada no, 630
- do fêmur, 630
- - idade menstrual baseada no, 631
- ultra-sonográficos
- - da tíbia, 632
- - da ulna, 632
- - do úmero, 632
Comprimidos de sulfato ferroso, ingestão de, 494
Comprometimento
- mental, 465
- piloroantral, 494

Compton, dispersão de, 6
Comunicação(ões)
- broncoesofágicas, 695
- broncogástricas, 695
- interatrial, 853, 1020
- - com estenose mitral, 1029
- - com *shunt*, 1020
- - - direita-esquerda, 1028
- - do tipo *ostium secundum*, 1035
- - na projeção frontal, 1029
- interventricular, 853, 1029
- - com *shunt* direita-esquerda, 1030
Côndilo
- femoral, 218
- - lateral, 93
- - medial, 93, 213
- - - osteocondrite dissecante do, 218
- lateral do úmero, fratura oculta do, 30
Condiloma acuminado, 611, 712
Condroblastoma, 110, 116, 121
Condrocalcinose, 98, 186, 187
- do joelho, 98
- idiopática, 99
Condrodisplasia
- deformante hereditária, 254
- metafisária, 181
- - tipo Schmid, 254
- puntiforme, 251
Condrólise idiopática, 74
- do quadril, 103
Condroma, 110, 885
- paraosteal, 110, 116
Condromatose sinovial, 101
Condrometaplasia do tecido conjuntivo subsinovial, 101
Condrossarcoma, 109, 139, 255, 879
- central, 140
- periférico, 140
Condução
- distúrbios da, 906
- secundária ao deslocamento ossicular, perda auditiva de, 1104
Conduto auditivo externo, 1099
Cone medular, compressão do, 376
Conexões venosas pulmonares anômalas, 690, 1034
Confiança, intervalo de, 630
Congestão
- capilar pulmonar, 934
- das vísceras abdominais, 1050
- pulmonar, 902
- - intensa, 1035
Conjuntivite, 732
- em neonatos, 722
Conn, síndrome de, 613
Consciência
- estados de rebaixamento da, 935
- perda da, 732
Consolidação
- alveolar progressiva, 762
- do parênquima, 763
- fraturas em fase de, 36
- peribrônquica, 760
- pneumônica, 752
- - bilateral, 725
- - circundante, 732
- pulmonar, 720, 896
Constipação
- crônica, 532
- diagnóstico da, 531
Constrição anelar, 962
Consumo de oxigênio corporal total, 936
Contador Geiger-Müller, 13
Contagem de leucócitos, 765, 933
Contaminação
- dos equipamentos de terapia respiratória, 728
- intra-operatória, 941
Conteúdo
- abdominal, 670
- duodenal, 734
Contração
- da orofaringe, 469
- diafragmática simples, 1006
- do hemitórax ipsilateral, 984
- tônica do diafragma, 1006
Contrapulsação intra-aórtica, bomba-balão para, 938
Contraste(s)
- duplo, técnica com, 487
- endovenoso
- - no tórax, 668
- - uso do, 995
- estudos com, 487, 531

- hidrossolúvel, 318, 487
- - iônico, 475
- - uso de, 537
- - - isolado de, 107
- individual, 7
- injeção, 465
- intra-articular de meio de, 55
- intratecal, 318, 379
- intravenosos, 467
- iodado
- - endovenoso, meios de, 839
- - orgânico, meio de, 547
- iônicos, 543
- oral, material de, 932
- paramagnético, 329
- - material de, 1065
- resolução de, 10
- ultra-sônico, agentes de, 643
- único
- - artrografia com, 107
- - da varredura duodenal, exame com, 490
- - do antro, exame com, 492
- - do bulbo duodenal, exame com, 490, 493
- - do duodeno, exame com, 505
- - técnica com, 487, 490
Contratilidade cardíaca, 1051
Contusão(ões)
- abdominal, 578
- hematoma
- - duodenal na, 507
- - intramural nos casos de, 507
- lesão por, 501
- miocárdicas, 56
- musculares, 278
- ósseas, 30
- pulmonares, 926, 1011
- raquimedular, 42, 401
Conversores analógicos-digitais, 10
Cooley, anemia de, 220
Coombs, anemia hemolítica com teste de, 958
Coqueluche, 709, 725
- estágio paroxístico da, 725
Cor
- *bovinum*, 1046
- *pulmonale*, 735, 821, 904, 1050
- - agudo, 850, 1050
- - crônico, 1050
- - em pacientes com doença falciforme, 851
- *triatriatum*, 701
COR, testes de, 7
Coração
- à direita, *situs inversus* com, 1036
- à esquerda, *situs inversus* com, 1036
- anomalias da rotação do, 1034
- aumento do, 843, 1019
- - átrio
- - - direito, 1020
- - - esquerdo, 1020
- - - geral, 1019
- - ventrículo
- - - direito, 1019
- - - esquerdo, 1019
- biloculado, 1027
- cirurgia do, aquisição de imagens após, 944
- com duas câmaras, 1069
- deformação acentuada do, 1051
- deslocamento retrógrado do, 1051
- determinação do tamanho do, 1016
- dilatação do, 1058
- direito hipoplásico, 636
- do beribéri, 1052
- do feto, 633
- em forma de bota, 1035
- felpudo, padrão do, 725
- fetal, anormalidade do, 636
- fluroscopia do, 1059
- hipertrofia idiopática congênita do, 1031
- investigação ultra-sonográfica do, 1015
- mixedematoso, 1052
- movimento do, 637
- nas deformidades torácicas
- - cifoescoliose, 1050
- - tórax em funil, 1051
- normal, 1017
- - na projeção lateral, 1018
- rejeição hiperaguda, transplante de, 944
- tamanho do, 1016
- transplante, 787, 940
- - ortotópico, 944
- triloculado, 1027

- tumores do, 1053
Coração-pulmão, transplantes de, 942
Coracóide
- apófises do, 231
- fraturas de estresse na base do, 55
Corante ácido periódico-Schiff, 915
Corcova
- de dromedário, 548
- de Hampton, 848
Cordão
- espermático, 609, 619
- umbilical, 512
Cordas
- tendíneas, ruptura das, 1045, 1052
- vocais, 710
Cordoma, 110, 143, 341, 373
- do sacro, 144
Cores, *Doppler* em, 625, 637
Coriocarcinoma, 620, 953
Coriomeningite linfocitária, 731
Coriorretinites, 780
Córnea, opacidades da, 270
Corno
- occipital, 633
- temporal, 633
Coronariopatia, 944, 1048
- aterosclerótica, 1048
Corpo(s)
- caloso
- - agenesia do, 636
- - disgenesia do, 355
- do estômago, exame com duplo contraste do fundo e da porção superior do, 491
- estranho(s)
- - aspirado, 713
- - endobrônquico, 712
- - irritação por, 712
- - na bexiga, 610
- - no cólon, 532
- - no esôfago, 483
- - no intestino delgado, 519
- - - bezoares, 519
- - - cálculos biliares, 519
- - - drogas, 519
- - - enterólitos, 519
- - pontiagudos, deglutição de, 471
- exame
- - com duplo contraste do, 488
- - contrastado com ar da porção inferior do, 488
- lúteo, cisto do, 639
- hemorrágicos, 629
- uterino do carcinoma, estadiamento cirúrgico do, 648
- vertebral(is)
- - cervicais, 670
- - erosões dos, 267
- - granuloma eosinofílico de um, 207
- - hemangioma, 126
- - lesões dos, 393
- - ossificação dos, em forma de bolachas extremamente finas, 250
- - torácicos, 670
- - trabéculas no, 201
Corpúsculos de Pacchioni, 321
Correção cirúrgica torácica, 1004
Corrente sangüínea, 746
Corte mesossagital
- da boca, 633
- da face, 633
- do queixo, 633
Córtex
- cerebral, 40
- laminado, 354
- da supra-renal
- - hiperplasia da, 613
- - na infância, hiperfunção do, 24
- - tumores do, 613
- dos ossos, 260
- mastóide, 1101
- externo, 1108
- renal, necrose do, 568
- - aguda bilateral do, 575
Corticosteróides, 742
- uso de, 832
Costas
- dor nas, 378
- músculos das, 280
Costela(s), 120
- adjacentes, fratura de, 932
- anomalias, 266
- - e variantes normais, 229

- - mais graves das, 688
- bífidas, 229
- cervicais, 230, 688
- curtas, 250
- curtas-polidactilia, síndrome das, 250
- desnutrição de, massa pleural com ou sem, 873
- destruição das, 1000
- displasia fibrosa de uma, 258
- erosões das, 267, 994
- esclerose de, 994
- fraturas das, 260, 1010
- hipoplasia das, 230
- inferiores, fraturas das, 928
- intratorácica, 688
- lesão(ões)
- - marginais solitárias das, 159
- - osteolítica de uma, 882
- - significativas das, 930
- - posterior esquerda, 998
- - radiação das, osteíte por, 225
Coto brônquico, 941
Cotovelo, 72
- anomalia e variantes normais, 230
- articulação(ões), 50, 244
- - radiocárpicas do, 99
- - calcificação periarticular no, 223
- coxins gordurosos do, 50
- epicôndilo medial do, 34
- lesão em valgo do, 52
Coxa(s)
- artéria femoral superficial da, 284
- lipossarcoma da, 383
- músculos das, 236
- trombos nas veias profundas da, 843
- valga, 270
- - nos quadris, deformidade de, 272
Coxiella burnetii, 732
Coxim(ns)
- adiposo epicárdico, 959
- endocárdico(s)
- - anomalias dos, 1028
- - defeito do, 1069
- gordurosos do cotovelo, 50
- infrapatelar, 20
Crânio, 13
- bossas frontais no, 248
- braquicefálico, 266
- cisto epidermóide do, 125
- com afundamento, fraturas do, 38
- deformado, 637
- deformidades progressivas do, 173
- displasia fibrosa do, 259
- do feto, ossos do, 637
- em forma de trevo, 250
- fraturas do, 347
- lesões, 203
- - destrutivas localizadas da tábua externa do, 159
- metástase de neuroblastoma, 133
- na histiocitose X, 203
- ossos do, 335
- pós-traumatismo, exames de, 38
- tábuas internas do, 630
Craniofaringioma, 332
- supra-selar, 334
Cratera ulcerosa, 492
Cremes para a pele, uso de, 305
Crescimento
- aceleração do, 257
- distúrbios do, 32
- esquelético rápido, 24
- fetal, velocidade do, 637
- intra-uterino
- - assimétrico, retardo do, 636
- - simétrico, retardo do, 636
- ósseo ativo, 261
- ósseo, radiologia óssea e, 17-26
- - cintigrafia óssea, 17
- - maturação e crescimento do esqueleto, 17
- - - distúrbios, 23
- - - maturação esquelética, 21
- - - ossificação do esqueleto, 17
- - - previsão da altura do adulto, 23
- - ressonância magnética, 17
- - tomografia computadorizada, 17
- retardado, fetos com, 636
- retardo do, 163
CREST, síndrome, 286
Cretinismo, 192, 1112
- disgenesia epifisária do, 254
Criadores de pombos, pulmão dos, 824

Criança(s)
- abscesso ósseo subagudo em, 153
- acondroplasia, 248
- dactilite tuberculosa em uma, 159
- desnutridas, 737
- espancada, síndrome da, 27
- expostas *in utero* a radiografias diagnósticas, 641
- fibrose renal em, 548
- hipofosfatasia na, 185
- infecções
- - da articulação sacroilíaca em, 155
- - dentárias nos seios maxilares de, 1080
- - lesões dentárias em, 1112
- osteomielite aguda do calcâneo esquerdo de uma, 148
- pequenas, lesão gástrica grave em, 494
- pseudo-artrose da tíbia numa, sem evidências de neurofibromatose, 270
- separações epifisárias nas, 32
Crioaglutininas, 728
Criptococose, 77, 161, 757, 804
Criptosporidiose do trato gastrintestinal, 514
Crises convulsivas, 912
Crisotila, 815
Crista(s)
- alveolares, carcinoma das, 1117
- ilíaca, 95
Cristal(is)
- de cintilação, 13
- de fosfato de cálcio, 283
- de hidroxiapatita cálcica, 283
- de monoidrato de urato monossódico, 97
- de pirofosfato de cálcio, 99
- de prata halóide, 8
- fluorescentes, 9
- nas articulações, sinovite aguda causada pela presença de, 99
Critérios PIOPED, 845
Crocidolita, 815
Crohn, doença de, 104, 494, 515, 910
- colite de, 531
- do bulbo duodenal, 496
- em estágio avançado, 530
- estômago de um paciente com, 496
- na fase inicial, 530
- pequena estenose, 530
- úlceras aftosas de, 496
Cromato, 859
Cronkhite-Canada, síndrome de, 497, 522, 534
Crupe, 710
- membranoso, 711
- pseudomembranoso, 711
- virótico, 711
Cryptococcus, 915
- *neoformans*, 757, 778
Cryptosporidium, 451
Cryptostroma corticale, 824
Cubóide, 23, 245
Culturas
- de escarro, 759, 851
- - negativas, 740
- do líquido pleural, 737
Cúpula diafragmática, 1060
Curetagem, 628, 641
Curva COR, 8
Cushing, síndrome de, 173, 861, 877
Cysticercus cellulosae, 282

D

Dactilite tuberculosa, 157
- em uma criança, 159
Dandy-Walker, malformação de, 355, 636
Danos alveolares difusos, 899
- BIP, 915
DeBakey, classificação de, 1056
Decúbito
- dorsal, posição de, 492, 516, 546, 665, 732
- ventral, posição de, 546
Dedo(s)
- acentuado encurtamento dos, 85
- anormalidades no número de, 247
- ausência de, 247
- baqueteamento dos, 104
- das mãos, lesões pelo esmagamento das pontas dos, 47
- de luva, opacidades em, 762
- em martelo, 47
- grande do pé, sesamóides do, 239
- osteoartrite dos, 91
- tecidos moles das extremidades dos, 104

- tipo pernas de aranha, 266
Defeito(s)
- cardíaco, 636
- - congênito, 1035
- - cianóticos, 1020
- - anomalia de Ebstein, 1024
- - atresia tricúspide, 1023
- - cardiopatias congênitas no período neonatal, 1026
- - derivações paliativas para cardiopatias congênitas cianóticas, 1027
- - estenose tricúspide, 1023
- - persistência do tronco arterial, 1023
- - retorno venoso
- - - anômalo parcial, 1025
- - - pulmonar anômalo total, 1024
- - síndrome da hipoplasia cardíaca esquerda, 1027
- - tetralogia de Fallot, 1020
- - transposição
- - - completa dos grandes vasos, 1022
- - - do tipo Taussig-Bing, 1025
- congênito na fáscia costovertebral, 690
- cortical fibroso benigno da tíbia, 119
- da íntima, 1057
- de Caldwell-Luc, 1086
- de enchimento da vesícula biliar, 448
- de Hill-Sachs, 52
- de Stafne, 1116
- diafragmáticos, 965, 1011
- do coxin endocárdico, 1069
- do enchimento traqueal, 799
- do fechamento do tubo neural, 375
- do tubo neural, 633
- dos dentes, 193
- na fáscia do músculo reto, 537
- notocordiais, 373
- obstrutivos do trato gastrintestinal proximais, 636
- oculares, 163
- ósseos, 34
- pericárdicos, 1060
- polipóides, 499
- sacral, 376
- septais, 636, 1019, 1069
Defesas do hospedeiro, 736
Deficiência(s)
- da dentina, 1114
- da reabsorção de potássio, 180
- da tireóide, 193
- de cálcio, 171
- de células T, 778
- de estrógeno, 170
- de glucuronidase, 268
- de hormônio
- - do crescimento, 21
- - tireóideos, 21
- de imunoglobulinas, 520, 915
- de potássio pós-operatória, 516
- de surfactante, 706
- de tiamina, 1052
- de vitamina
- - B tiamina, 1052
- - C, 173
- - D, 171
- de α_1-antitripsina, 783
- do cemento, 1114
- do desenvolvimento muscular, 1006
- dos osteoblastos, 177
- mental, 25, 263, 912
- no início da gestação, 627
- nutricionais, 25
Deficientes mentais, 496
Déficits neurológicos
- graves, 347, 353
- inexplicados, 347
Deformidade(s)
- acentuada do coração, 1051
- angulares da articulação, 225
- articulares, 33
- cartilaginosa, 799
- congênitas da parede torácica, 1004
- da aurícula, 1098
- da bainha de sabre, 798
- da calota craniana, 344
- da fratura sacral, 57
- da mão no punho, 233
- da pelve em orelhas do camundongo Mickey, 274
- de coxa valga nos quadris, 272
- de flexão na articulação dos joelhos, 253
- de Klippel-Feil, 232
- de Madelung, 233, 235, 275
- de Sprengel, 230

ÍNDICE ALFABÉTICO

- do eletrodo, 939
- do fêmur distal, 208
- do hálux, 106
- do lápis na xícara, 83
- do peito
  - - de pombo, 688
  - - em funil, 688
- do polegar do carona, 83
- do tipo pescoço de cisne, 90
- do tórax em funil, 1051
- dos corpos vertebrais torácicos, 171
- dos ossos do carpo, 85
- em folha de trevo, 494
- em garfo de prata, 47
- eqüinovara, 251
- - dos pés, 376
- escoliótica, 375
- extrínseca do estômago, 499
- facial, 265
- - permanente, 1091
- na flexão da articulação interfalangiana distal, 47
- por protrusão anterior do esterno, 688
- progressivas do crânio, 173
- tipo *genu valgum*, 184
- torácicas, 1016

Degeneração
- células e cartilagem em, 19
- hepatolenticular, 99
- sarcomatosa, 200

Deglutição
- anormal, 469
- ato de, 934
- de corpos estranhos pontiagudos, 471
- distúrbios, 469
- - estruturais do mecanismo de, 935
- incapacidade de, 465

Delírio, 345

Demência, 316, 344
- doença de Alzheimer, 344
- isquêmica, 344
- por múltiplos infartos, 344
- pré-senil, 344
- senil, 344

Densidade
- dos prótons, 13
- mineral óssea, 167, 172
- óptica, unidades de, 8

Densitometria óssea, 167

Dentes
- hipercementose dos, 1112
- infecção, 261, 1110
- - alterações da polpa, 1110
- - cáries dentárias, 1110
- - infecções
  - - - alveolares, 1111
  - - - periapicais, 1110
- normais, 1109
- placas bacterianas na superfície dos, 1111
- ruins, 260

Dentina, 1112
- deficiência da, 1114
- hipoplasia da, 1112

Dentinogênese imperfeita tipo I, 1113

Depósito(s)
- amilóide pulmonar, 910
- de fibrina, 1031
- de pigmentos sangüíneos nos tecidos intersticiais, 1045
- pleurais, 910

Depressão
- da raiz nasal, 250
- das células T, 743
- do arco zigomático, 1091
- do diafragma ipsilateral, 701
- do esterno, 1051

Derivação(ões)
- cardíacas direita-esquerda, 688
- gástrica, 509
- Glenn, 1027
- portossistêmica intra-hepática transepática, 464
- sistemicopulmonar, 1027
- Waterston-Cooley, 1027

Dermatan sulfato, 272
Dermatoartrite lipóide, 74, 103
Dermatomiosite, 74, 286, 516, 902
Dermatoses hipercretóticas, 251

Dermóide
- maligno de baixo grau, 650
- supra-selar, 337

Derrame(s)
- articular(es), 74, 80, 119, 1118

- - dor artrítica associada a, 99
- exsudativo, 967
- loculados, 668
- nefrogênico, 967
- parapneumônico, 970
- pericárdico(s), 636, 903, 1057
- - crônicos, 1058
- - loculado, 1067
- - maciços, 1052
- - subagudos, 1058
- pleural, 485, 636, 762, 815, 864, 925
- - assintomáticos, 968
- - associados, 988
- - características radiográficas, 968
- - causados por infecção, 970
- - exsudativo, 970
- - fístula bronco-pleural, 973
- - hemotórax, 974
- - ipsilateral, 984
- - loculados, 968, 972
- - maciços, 1007
- - maligno, 651, 985
- - - maciço, 987
- - na tuberculose primária, 737
- - não-loculados, 935
- - pneumotórax, 975
- - pós-operatórios, 989
- - quilosos, 914
- - quilotórax, 974
- - sanguinolento, 1042
- - sintomáticos, 968
- - tomografia computadorizada, 968
- - transudativo, 967
- - tuberculose pulmonar que mostra o desenvolvimento de, 746
- - ultra-sonografia, 970
- - unilateral, 844
- - *versus* ascite, 972
- quiloso, 945
- subpulmonares, 968

Desaceleração, acidentes por, 1056
Descompressão biliar
- e retirada de cálculos, 467
- principais complicações da, 468

Desconforto
- esternal, 959
- torácico, 474

Desenvolvimento
- mental e físico, insuficiência do, 251
- muscular, deficiência do, 1006
- sexual precoce, 24
- técnicas de imagem não-ionizante com menor potencial de risco para o feto em, 625

Desequilíbrio
- da ventilação-perfusão, 977
- eletrolítico, 516

Desfibriladores, 938
- cardíacos automáticos implantáveis, 1004
- implantados, 939

Desfiladeiro torácico, 474
Desidratação, 435, 719
Desidrogenase lática, 773

Deslizamento
- da epífise da cabeça do fêmur, 218
- hérnia de hiato por, 508

Deslocamento
- da traquéia, 1037
- do escafóide, 49
- do estômago, 928
- do pedúnculo, 331
- do zigoma, 1092
- hilar, 890, 894
- mediastinal, 889
- ossicular, perda auditiva de condução secundária ao, 1104

Desmielinização tóxica, 346
Desmineralização, 167
Desmóide cortical, 237
Desnutrição, 170, 522, 760
- articular, 83
- cortical, 206
- de costelas, 751
- - massa pleural com ou sem, 873
- óssea, 17, 123, 751

Desodorantes, uso de, 305
Desossificação, 167
Destilados de petróleo, 709

Destruição
- articular, 83
- costal, 997

- - massas extrapulmonares na parede torácica com, 97
- das costelas, 1000
- das hemácias, 938
- óssea, 74, 147
- - focos de, 155

Desvio
- do mediastino, 694, 756, 891
- - contralateral, 941
- excessivo ou abrupto do mediastino, 941

Detector(es)
- borramento de, 7
- de cintilação, 13
- de radiação, 13

Dextrocardia com *situs solitus*, 1034
Dextroposição do estômago, 487
Diabete, 727
- estômago intacto dilatado pelo bezoar em paciente com, 498
- fasciíte necrotizante num paciente portador de, 1003
- grave, 636
- insípido, 203
- - nefrogênico, 562
- insulino-dependente, 572
- materno, 636, 706
- melito, 170, 639, 751, 760, 1112
- - insulino-dependente, 543

Diabéticos, 495
- neuroartropatia em, 69

Diáfise(s), 19, 247
- anormalidades da estrutura da, 260
- da tíbia, 34
- dos ossos longos, 162
- esclerose progressiva da, 264
- femoral, 36, 60, 229
- - abscesso cortical da porção média da, 156
- - fraturas da, 60
- infartos, 213
- - ósseos na, 212
- radial, 168
- radioulnar distal, 50

Diafragma, 426, 474, 1005-1014
- acessório, 699, 1012
- alterações do, com a idade, 1006
- antral, 487
- cistos do, 1013
- como barreira à disseminação de doenças, 1013
- contínuo, sinal do, 931
- contração tônica do, 1006
- deslocamentos do, 1007
- diagnóstico, 1006
- disfunção do, 902
- distúrbios funcionais do, 1006
- duplicação do, 1012
- elevação, 873
- - assimétrica ou irregular do, 1011
- eventração, 697, 1006
- - localizada, 1007
- fraqueza local, 1007
- hérnias, 1009
- - coxins adiposos epicárdicos, 1011
- - de Bochdalek, 1010
- - de Morgagni, 1010
- - hiatal esofágica, 1009
- - traumática, 1010
- ipsilateral, depressão do, 701
- irritação do, 1006
- laceração traumática do, 507
- movimento do, 1006
- não-invertido, 969
- paralisia e paresia do, 1006
- roto, 1011
- ruptura, 507, 928
- - aguda do, 1010
- - traumática do, 1010
- tumores do, 1007

Diagnóstico
- da esplenose torácica, 989
- das embolias pulmonares, 848
- das lesões agudas da aorta, 925
- de artrite
- - infecciosa, 73
- - traumática, 95
- de diverticulite, 532
- de embolias pulmonares proximais, 669
- de estenose aórtica, 1046
- de pneumonia, 933
- de um pneumotórax, 975
- dos micetomas, 760
- errôneo de tuberculose, 724

Diâmetro(s)

1142 ÍNDICE ALFABÉTICO

- aumentado, brônquios de, 762
- biparietal
- - fetal, 630
- - idade menstrual baseada no, 631
- da aorta, 1018
- normal, brônquios de, 762
- transcerebelar, 630

Diamônio, cálculos de, 565
Diarréia, 72, 438, 512
- diabética, diagnóstico da, 531
Diástase dos ossos do púbis, 235
Diastematomielia, 375, 636
Diásteses
- acromioclaviculares, 55
- hemorrágicas, 669, 693, 895
Diatomita, 820
Diatrizoato, 543
Diazepam, 545
Dieta, 497
Difenidramina, 545
Difenilidantoína, 186
Difenilmetano diisocianato, 825
Dificuldade respiratória do adulto, síndrome de, 721, 839, 934
Difosfonatos, 200
Digitálicos, 308
Digitalização, erros de, 11
Dilatação
- biliar, 446, 449
- - causas de, 450
- cardíaca, 1051
- com balão, 465
- - cateter de, 466
- com velas, 465
- da aorta, 1018
- da artéria pulmonar, 1043
- da raiz aórtica, 1053
- das veias pulmonares, 1049
- do colédoco, 452
- do coração, 1058
- do esôfago, 488
- - com balão, 466
- do sistema coletor renal, 544
- do ventrículo esquerdo, 1045
- dos brônquios, 800
- - lobares superiores, 743
- dos cálices, 553
- dos seios da Valsalva, 1031
- e tortuosidade das artérias intercostais, 1032
- esofágica, 964
- intestinal, 428
- pós-estenótica
- - da aorta, 1031
- - da artéria pulmonar, 1020
- - significativa da aorta, 1052
- progressiva do cólon, 527
- sacular, 608
- traqueal difusa, 798
- ureteral superior, 603
Dilatadores, 465
Dióxido
- de carbono, 546
- de nitrogênio, 827
- de silício, 812
Dipiridamol, 1065
Díploe, 220
- alargamento da, 202
Dirofilaria immitis, 765
Disautonomia familiar, 915
Discinesia biliar, 446
Discite, 404
- infecciosa, 388
Disco(s)
- C5-C6, herniação de, 380
- fantasma, 94
- hérnia de, 248, 378
- intervertebral(is), 46, 373
- - abaulamento de, 385
- - cervicais, 387
- - embriologia do, 373
- - herniação dos, 384
- - lombares, alterações degenerativas dos, 384
- lombar, protrusão de, 385, 392
Discografia, 392
Discrasias sangüíneas, 577
Disfagia, 56, 469, 950, 964
Disfunção
- cardíaca, 544
- da bexiga neurogênica, 608
- do diafragma, 902

- do esfíncter esofágico inferior, 477
- do(s) músculo(s)
- - cricofaríngeo, 469
- - respiratórios, 902
- - neurológica
- - persistente, 360
- - síndrome de, 406
- respiratória, 882
- vesical neurogênica, 605
Disgamaglobulinemia, 520
Disgenesia
- do corpo caloso, 355
- epifisária do cretinismo, 254
Disgerminoma, 650
Disjunção
- craniofacial, 1092
- palatina mediana cominutiva, 1092
Dismotilidade esofágica, 482
Disosteosclerose, 1114
Disostose(s), 265
- acrocefalossindactilia, 265
- braquidactilia, 265
- cleidocraniana, 235, 254, 1113
- com envolvimento craniano e facial, 265
- com envolvimento predominante das extremidades, 265
- espondilocostal, 252, 265
- mandibulofacial, 1114
- síndrome cardiomélica, 266
Dispersão de Compton, 6
Displasia(s), 369
- acetabular, 241
- broncopulmonar, 707
- - seqüela de uma, 701
- camptomélica, 247, 636
- caudal, síndrome da, 376
- condroectodérmica, 247, 251, 636, 1113
- cortical, 369
- craniometafisária, 1084, 1104
- da acondroplasia em lactentes, 252
- diafisária, 264
- diastrófica, 247, 250
- do esqueleto fetal, 632
- do osso esfenóide, 359
- do septo óptico, 355
- ectodérmica, 1113
- endocárdica, 1031
- epifisária múltipla, 222, 253
- - num adolescente, 253
- espondiloepifisárias, 270
- esquelética, 388
- facial, tomografia computadorizada axial num paciente com, 1086
- fibromuscular, 589, 591
- fibrosa, 34, 120, 257, 1116
- - da mandíbula, 1116
- - de uma costela, 258
- - do crânio, 259
- - do esfenoidal, 259
- - do etmoidal, 259
- - do fêmur proximal, 258
- - dos ossos frontal, 259
- - poliostótica, 258, 1002
- - metatrófica, 252
- oculodentoóssea, 1113
- ósseas, 237
- renal, 582, 636
- - multicística, 583
- tanatofórica, 247, 250
- torácica asfixiante, 1005
- ventricular direito arritmogênica, 1067
Dispnéia, 56, 731, 843, 959, 984
- aguda, 846
- aumento súbito da, 1045
- com roncos, 896
- crônica, 900
- de esforço, 951
- progressiva, 804, 943
Dispositivo(s)
- automáticos de biópsia, 465
- de assistência ventricular esquerda, 1004
- intra-uterino (v. tb. DIU), 654
- - localização dos, 654
Disproteinemia, 833
Disrafismo vertebral, 375, 397
Dissecção
- aórtica, 938, 1034
- - tipo A, 1061
- linfonodal, 942
- pleural, 942
Disseminação

- broncogênica, 736
- endobrônquica da tuberculose, 739
- extrapulmonar ao sistema nervoso, 751
- hematógena, 736, 745
- - aos capilares pulmonares, 882
- - do organismo, 724
- leptomeníngea, meduloblastoma com, 340
- linfangítica, 736, 745, 873
- - difusa, 879
- metastática, 303
- miliar pulmonar crônica, 746
- miliar pulmonar subaguda, 746
- pulmonar, 724
Distensão(ões)
- abdominal, 420
- articular, 74
- da bursa suprapatelar, 99
- dos vasos lobares superiores, 1044
- gasosa do íleo, 530
- muscular, 282
- por hiperflexão, 44
Distorção
- brônquica, 910
- traqueobrônquica, 740
Distrofia
- muscular, 280
- - pseudo-hipertrófica, 280
- simpática reflexa, síndrome da, 178
- torácica asfixiante, 250
Distúrbio(s)
- autossômico recessivo, 1004
- circulatórios, 839-858
- - edema
- - - alveolar, 841
- - - intersticial, 840
- - - pulmonar, 839
- - embolia(s)
- - - gordurosa pós-traumática, 851
- - - pulmonar séptica, 850
- - - sem infarto, 848
- - hipertensão pulmonar, 853
- - - arterial, 854
- - - pré-capilar e pós-capilar combinada, 856
- - - venosa, 855
- - infarto(s)
- - - pulmonares, 844
- - - séptico, 850
- - síndrome torácica aguda da doença falciforme, 851
- - tromboembolias pulmonares, 843
- císticos, 555
- congênitos com envolvimento ósseo, 266
- - fibromatose congênita, 268
- - neurofibromatose, 266
- - síndrome
- - - de Marfan, 266
- - - do nevo das células basais, 266
- cromossômico, 274
- da coluna vertebral, 378
- da condução, 906
- da eliminação mucociliar, 1086
- da marcha, 154, 359
- da motilidade, 446, 495, 516
- - do cólon, 531
- - do esôfago, 477
- - do intestino delgado, 515
- - - esclerodermia, 515
- - - íleo paralítico, 516
- - - mixedema, 516
- - - pseudo-obstrução intestinal, 516
- - - tempo de trânsito, 516
- da ventilação do pulmão transplantado, 943
- de deglutição, 469
- digestivos, 174
- do colágeno, 260
- do crescimento, 32
- - e da maturação do esqueleto, 23
- do sistema nervoso central, 544
- estruturais do mecanismo
- - da laringe, 935
- - de deglutição, 935
- funcionais do diafragma, 1006
- gonadais, 24
- hematológicos, 24
- hemorrágicos, 519, 894
- hipofisários, 24
- inespecíficos da motilidade esofágica, 477
- inflamatório não-infeccioso mais comum da medula espinhal, 406
- linfoproliferativo, 898, 921
- - angiocêntrico, 909

- - após transplante de coração, 944
- - atípico, 780
- - pós-transplante, 879
- maternos, 639
- metabólicos, 247, 355
- motores
- - e neurossensoriais da faringe, 469
- - inespecíficos, 479
- neurológicos, 935
- ósseos associados à osteoporose, 169
- psiquiátricos graves, 783
- que causam
- - dilatação traqueal, 797
- - estreitamento traqueal, 798
- raro
- - da articulação, 101
- - do metabolismo, 99
- tireoideanos, 24
- tubulares renais, 181
- vasculares, 210
- - do estômago e do duodeno, 496
- - - angiodisplasia, 496
- - - varizes duodenais, 496
- - - varizes gástricas, 496
Distúrbios endócrinos, 192
- hiperfunção
- - da glândula tireóide, 193
- - da hipófise, 194
- - - acromegalia, 194
- - - gigantismo, 195
- hipofunção
- - da glândula hipofisária, 194
- - da glândula tireóide, 192
- - - cretinismo, 192
- - - hipotireoidismo juvenil, 193
- hipogonadismo, 195
Disúria, 573, 608
DIU (v.t. Dispositivo intra-uterino), 654
- implantado
- - parcialmente, 655
- - total, 655
- ecogenicidade do, 655
- gravidez com, 655
Diurético, renografia com, 548
Diverticulite, 426, 437
- diagnóstico de, 532
- tratamento da, 532
Divertículo(s)
- aórtico, 1036
- calicial, 584
- colônicos, 464
- da bexiga, 607
- de boca larga, 531
- de Meckel, 416, 512
- de pulsão, 963
- de Zenker, 469, 963
- do cárdia do estômago, 487
- do esôfago, 1009
- do trato digestivo anterior, 697
- do úraco, 562
- do ventrículo esquerdo, 1049
- duodenais, 488
- epifrênico, 480
- esofágicos, 479, 963
- faríngeos laterais, 471
- gástricos, 487
- gigante do sigmóide, 532
- ileais, 512
- interaorticobrônquicos, 963
- interbrônquicos, 963
- intraduodenal, 453
- intraluminal, 487
- jejunais, 512
- ureterais, 560
- vesical, 605
Diverticulose
- colônia nos idosos, 532
- do intestino delgado, 514
- e diverticulite, 532
- traqueal, 798
DNA, técnicas de amplificação do, 773
Doadores de órgãos, 940
Dobras ureterais transversas, 560
Doença(s)
- anal, 531
- arteriais, 669
- arteriosclerótica avançada, 1054
- articular, 74
- - degenerativa da coluna vertebral, 94
- - neuropática, 74

- - sacroilíaca, 89
- - sinais radiológicos principais de, 72
- - aterosclerótica assintomática, 360
- - atlantoaxial precoce e grave, 103
- - auto-imunes, 894, 1124
- bacteriana multissistêmica, 156
- causadas
- - por adenovírus, 728
- - por espiroquetas, 763
- - - leptospirose, 763
- - - sífilis, 763
- celíaca, 25, 174, 494, 520
- - homocistinúria, 173
- cística
- - medular, 582
- - medular do rim, 582
- - pulmonar, 667
- congênita, transmitida como um traço autossômico recessivo, 734
- crônica do parênquima renal, 544
- da artéria renal, 586
- da cápsula do labirinto, 1102
- da casca de bordo, 824
- da membrana hialina, 706, 722
- da paratireóide, 186
- - hiperfosfatasia, 192
- - hiperparatireoidismo, 186
- - - em lactentes e crianças, 188
- - - secundário, 189
- - hipoparatireoidismo, 191
- - osteodistrofia renal, 189
- - oxalose de cálcio, 192
- - pseudo-hipoparatireoidismo, 191
- - pseudopseudo-hipoparatireoidismo, 191
- da parede torácica, 993-1005
- - câncer de mama recorrente, 1000
- - condições malignas dos tecidos moles, 997
- - deformidades congênitas, 1004
- - hemangiomas, 995
- - infecções, 1002
- - invasão por tumores, 999
- - linfangiomas, 995
- - linfoma, 1000
- - lipomas, 994
- - massas, 994
- - - que se originam das costelas e causam destruição costal, 997
- - patologias relacionadas a vasos, 997
- - técnicas
- - - de aquisição de imagens por ressonância magnética, 993
- - - tomográficas computadorizadas, 993
- - tumores neurogênicos, 994
- da pleura, 967-992
- - derrame pleural, 967
- - - características radiográficas, 968
- - - causados por infecção, 970
- - - fístula broncopleural, 973
- - - hemotórax, 974
- - - pneumotórax, 975
- - - quilotórax, 974
- - - tomografia computadorizada, 968
- - - ultra-sonografia, 970
- - novas abordagens a, e procedimentos orientados por imagens, 989
- - patologias raras do espaço pleural, 989
- - processos
- - - benignos, 977
- - - malignos, 984
- das articulações, 72-108
- - amiloidose, 102
- - artrite associada a doenças do tecido conjuntivo, 89
- - - artropatia de Jaccoud, 91
- - - dermatomiosite, 89
- - - doenças mistas do tecido conjuntivo, 91
- - - esclerodermia, 90
- - - lúpus eritematoso sistêmico, 90
- - - polimiosite, 89
- - artrite infecciosa, 72
- - - anquilose, 74
- - - destruição óssea, 74
- - - edema dos tecidos moles, 73
- - - estreitamento do espaço articular, 73
- - - infecções neonatais, 74
- - - piogênica aguda e crônica - periféricas, 72
- - artrite reumatóide, 80
- - - anquilose óssea, 83
- - - associada a colite, 89
- - - comprometimento da coluna vertebral, 84
- - - destruição articular, 83

- - - edema de tecidos moles, 81
- - - erosões marginais, 83
- - - espondilite anquilosante, 86
- - - estreitamento simétrico do espaço articular, 82
- - - juvenil, 85
- - - manifestações incomuns, 84
- - - mau alinhamento articular, 83
- - - osteoporose periarticular, 81
- - - psoriática, 87
- - - síndrome de Reiter, 87
- - - variantes reumatóides, 86
- - artrografia, 106
- - artropatia
- - - hemofílica, 103
- - - neurotrófica, 96
- - avaliação radiológica das próteses articulares, 107
- - cistos poplíteos, 104
- - condrólise idiopática do quadril, 103
- - degenerativa, 91
- - - cistos subcondrais, 91
- - - corpos livres, 91
- - - esclerose subcondral, 91
- - - estreitamento assimétrico do espaço articular, 91
- - - formação de osteófitos, 91
- - - osteoartrite da coluna vertebral, 94
- - - osteoartrite do joelho, 93
- - - osteoartrite do ombro, 94
- - - osteoartrite do quadril, 93
- - - osteoartrite dos dedos, 91
- - - traumática, 95
- - dermatoartrite lipóide, 103
- - espondilite infecciosa, 77
- - - espondiloartrite juvenil, 78
- - - fúngica, 80
- - - piogênica, 78
- - - tuberculosa, 79
- - hálux
- - - rígido, 106
- - - valgo, 106
- - hiperostose
- - - esquelética idiopática difusa, 95
- - - esternocostoclavicular, 104
- - metabólica, 97
- - - condrocalcinose, 98
- - - de deposição de pirofosfato de cálcio, 99
- - - de Wilson, 99
- - - gota, 97
- - - hemocromatose, 99
- - - hiperparatireoidismo, 99
- - - ocronose, 99
- - osteíte condensante do ílio, 104
- - osteoartropatia
- - - diabética, 97
- - - hipertrófica, 104
- - policondrite recidivante, 103
- - sinovial primária, 99
- - - condromatose sinovial, 101
- - - corpos livres, 101
- - - sinovioma, 102
- - - sinovite transitória do quadril, 101
- - - sinovite vilonodular pigmentada, 99
- - tuberculose, 74
- - - artrite tuberculosa, 74
- - - infecções fúngicas, 77
- das glândulas salivares, 1122
- das vias aéreas, 797-811
- - asma, 808
- - brônquios, 800
- - - anatomia, 800
- - - broncolitíase, 804
- - - bronquiectasia, 800
- - - bronquiolite, 804
- - enfisema, 805
- - traquéia, 797
- - - anomalias traqueobrônquicas congênitas, 799
- - - defeitos do enchimento traqueal, 799
- - - distúrbios que causam dilatação traqueal, 797
- - - distúrbios que causam estreitamento traqueal, 798
- - - fístulas traqueoesofágicas, 799
- de Addison, 955
- de Albers-Schönberg, 261
- de Alzheimer, 344
- de Behçet, 902
- de Binswanger, 344
- de Blount, 236
- de Caffey, 162, 165
- de Caroli, 452, 581
- de Castleman, 958
- de Chagas, 479, 964
- de Cockayne, 321

- de Crohn, 494, 512, 523, 910
- - do bulbo duodenal, 496
- - em estágio avançado, 530
- - estômago de um paciente com, 496
- - na fase inicial, 530
- - pequena estenose, 530
- de Cushing, 173
- de deposição do pirofosfato de cálcio, 98
- de depósito de glicogênio, 439
- de Ellis-van Creveld, 252
- de Engelmann, 264
- de Fahr, 321
- de Forestier, 74, 95
- de Freiberg, 217
- de Gaucher, 204, 206, 912
- de Hand-Schüller-Christian, 203, 911
- de Hodgkin, 132, 305, 343, 757, 907, 988
- - e linfoma não-Hodgkin, 879
- - pulmonar com múltiplos nódulos cavitários, 880
- - tipos mais benignos da, 922
- de Huntington, 345
- de Hurler, 270, 273
- de inclusão
- - citomegálica, 164, 321
- - citoplasmática, 731
- de Kienböck, 49, 211
- de Köhler, 215
- de Kümmell, 213
- de Legg-Calvés-Perthes, 214
- de Legg-Perthes, 91, 193
- de Letterer-Siwe, 202, 911
- de Mikulicz, 1124
- de Morquio, 268
- de Niemann-Pick, 206, 912
- de Ollier, 115, 255
- de origem ocupacional, química e física, 812-838
- - acometimento pulmonar por metais pesados, 821
- - alterações do pulmão por radiação, 834
- - asbestose, 815
- - - observações radiográficas, 819
- - - patogênese, 816
- - beriliose, 820
- - doenças pulmonares induzidas por drogas, 828
- - - amiodarona, 832
- - - antidepressivos tricíclicos, 832
- - - bleomicina, 831
- - - cocaína, 830
- - - heroína, 830
- - - L-triptofano, 832
- - - metotrexato, 833
- - - reações incomuns e diversas, 833
- - - tocainamida, 832
- - gases industriais e bélicos, 825
- - pneumoconioses, 812
- - - dos operários de indústrias de carvão, 814
- - - por pós radiopacos, 821
- - - por silicatos raros, 820
- - pneumonite por hidrocarbonetos, 825
- - relacionadas à hipersensibilidade pulmonar, 822
- - - alveolar, 822
- - - bagaçose, 823
- - - bissinose, 822
- - - doença da casca de bordo, 824
- - - granulomatose broncocêntrica, 822
- - - pulmão de fazendeiro, 823
- - - pulmão dos criadores de pombos, 824
- - - traqueobrônquica, 822
- - silicone, 812
- - silicotuberculose, 814
- - sinais de bronquiolite obliterante, 826
- - talcose, 820
- de Osgood-Schlatter, 215, 216
- de Paget, 34, 132, 200-202, 389, 1102
- - características radiográficas, 200
- - complicações, 202
- - crânio, 200
- - da coluna, 201, 205
- - do úmero, 206
- - lítica da tíbia, 203
- - ossos
- - - chatos, 202
- - - longos, 200
- - - pequenos, 202
- - pelve, 201
- de Parkinson, 345
- de pássaros, 732
- de Pellegrini-Stieda, 237
- de Perthes, 214
- - bilateral, 254
- de Pick, 345

- de Scheuermann, 216, 275
- de Sever, 217
- de Still, 74, 85, 222
- - da coluna cervical, 85
- de úlcera péptica, 171
- de von Hippel-Lindau, 338, 395, 580
- de von Recklinghausen, 127, 266, 357
- de Whipple, 521
- de Wilson, 74, 99
- debilitante crônica, 759
- - pneumonia por pseudomonas num paciente com uma, 726
- desmielinizante, 346, 355
- discal degenerativa, 388
- - grave, 384
- do espaço pleural, 989
- do esqueleto axial, 89
- do mergulhador, 210
- do miocárdio, 1051
- do pericárdio, 1052, 1057
- - defeitos pericárdicos, 1060
- - derrame pericárdico, 1057
- - pericardite adesiva e constritiva, 1059
- - pneumopericárdio espontâneo, 1060
- - tumores pericárdicos, 1060
- do tecido conectivo, 1052
- do tecido conjuntivo, 74
- - artrite associada a
- - - artropatia de Jaccoud, 91
- - - dermatomiosite, 89
- - - esclerodermia, 90
- - - lúpus eritematoso sistêmico, 90
- - - mista, 91
- - - polimiosite, 89
- do tórax, 728, 770
- do trato alimentar, 487
- dos alcoólatras, 346
- dos carregadores de silos, 826
- dos legionários, 727
- dos músculos, 278
- - atrofias musculares, 280
- - distrofias musculares, 280
- - lesões musculares, 280
- - miosite ossificante e formação óssea heteróloga, 278
- - - cirurgias, 278
- - - lesões cranioencefálicas, 280
- - - lesões da medula espinhal, 279
- - - queimaduras, 279
- - miosite ossificante progressiva, 280
- dos plasmócitos, 882
- em valgo da cabeça do fêmur, 59
- enxerto versus hospedeiro, 525, 773
- - crônica, 805
- equinocócica, 438, 764, 1013
- esquelética, 161
- estafilocócica aguda, 742
- extraprostática, 619
- falciforme, 26, 769, 966
- - *cor pulmonale* em pacientes com, 851
- - osteomielite na, 156
- - prolongada, alterações crônicas na, 853
- - pulmonar em estágio terminal, 851
- febril aguda, 747, 752
- fibrocística do pâncreas, 733
- fúngica invasiva, 789
- granulomatosa
- - crônica, 417, 735
- - - da infância, 156, 706, 769
- - dos seios paranasais, 1081
- hepática, 482, 544
- hereditária, 207
- hidática, 282, 764
- - cística, 438
- inflamatória(s)
- - basal, 722
- - carcinoma broncogênico que simula uma, 867
- - do cólon, 527
- - - agentes extrínsecos, 527
- - - apendicite, 529
- - - colites idiopáticas, 531
- - - microrganismos específicos, 527
- - do estômago e do duodeno, 494
- - do intestino, 526
- - do mediastino, 950
- - dos seios paranasais, 1078
- - - complicações das, 1080
- - intra-abdominal, 562
- - pélvica, 653
- - pulmonares crônicas, 1050
- intersticiais

- - crônicas, 912
- - difusas, 853
- - pulmonares, 667
- intestinal
- - inflamatória, 89, 428
- - isquêmica, 426
- intraprostática, 619
- linfoproliferativa, 988
- - pós-transplante, 787, 942
- - metabólica, 74
- - metastática, 441
- - intracortical, 154
- micóticas do pulmão, 752
- - aspergilose pulmonar, 759
- - - broncopulmonar alérgica, 760
- - - invasiva, 759
- - - micetoma, 760
- - - necrosante semi-invasiva ou crônica, 760
- - - secundária, 759
- - blastomicose
- - - Norte-americana, 757
- - - Sul-americana, 759
- - coccidioidomicose, 752
- - criptocoose, 757
- - esporotricose, 762
- - geotricose, 762
- - histoplasmose, 753
- - monilíase, 762
- - mucormicose, 763
- - peniciliose, 763
- mista do tecido
- - conectivo, 902, 905
- - conjuntivo, 74
- multissistêmica agressiva, 909
- neurológica primária, 74
- oclusiva
- - extracraniana, 360
- - mesentérica, 424
- ocupacionais relacionadas à hipersensibilidade, 822
- orgânica no intestino, 526
- óssea, 247
- - tuberculosa disseminada, 157
- perianal, 531
- pericárdicas, 668
- pleurais, 970
- - complexas, 990
- - metastáticas, 984
- - raras, 989
- pneumônica localizada, 754
- policística, 555, 580
- - da infância, 581
- - do adulto, 581
- - do recém-nascido, 581
- por depósito
- - de hidroxiapatita cálcica, 283
- - de pirofosfato de cálcio, 283
- por fungos, 901
- por protozoários, 763
- - amebíase, 763
- - toxoplasmose, 764
- por reativação, 736
- por riquétsias, 732
- relacionada ao asbesto, 977
- renal(is), 25, 636
- - edema por, 839
- - grave, 544
- - policística autossômica
- - - dominante, 581
- - - recessiva, 580
- - renovascular, 587
- reumatóide do pulmão, 905
- sem pulso, 1053
- sexualmente transmissíveis, 653
- sinovial primária, 74
- supurativas, 1050
- trofoblástica gestacional, 627, 651
- - metastática, 651
- tromboembólica
- - crônica, 855
- - dos pulmões, 669
- tuberculosa efetiva, 738
- uretrais, 611
- venéreas, colite relacionada a, 529
- venoobstrutiva idiopática, 853
- venoclusiva, 839
- venosas pulmonares, 669
- virais crônicas, 345
- viróticas, 730
Doença(s) cardiovascular(es)
- adquiridas, 1043

- - arteriosclerótica, 1048
- - - aneurismas ventriculares, 1049
- - - complicações do infarto do miocárdio, 1048
- - - coronariopatias, 1048
- - calcificações cardiovasculares, 1043
- - condições cardíacas adquiridas diversas, 1047
- - - cardiovascular hipertensiva, 1047
- - coração
- - - e pulmões na insuficiência cardíaca congestiva, 1049
- - - nas deformidades torácicas, 1050
- - - nas doenças da tireóide, 1052
- - - no beribéri, 1052
- - do miocárdio, 1051
- - lesões cardíacas, 1052
- - patologias valvares cardíacas, 1043
- - - estenose aórtica, 1045
- - - estenose e insuficiência mitral combinadas, 1045
- - - estenose mitral, 1043
- - - insuficiência aórtica, 1046
- - - insuficiência mitral, 1045
- - - valvopatia pulmonar, 1046
- - - valvopatia tricúspide, 1047
- - tumores do coração, 1053
- arteriosclerótica, 856
- hipertensiva, 1047
Doença cística renal, 577
- anomalias da veia renal, 587
- anormalidades vasculares renais, 584
- associada a múltiplas neoplasias renais, 580
- cistos
- - medulares, 581
- - renais extraparenquimatosos
- - - divertículo calicial, 584
- - - parapiélicos, 583
- - - pseudocisto pararrenal, 584
- - - rim displásico multicístico, 582
- - renais simples, 579
- fístula arteriovenosa renal, 585
- hipertensão renovascular, 587
- - angiografia de subtração digital intravenosa, 590
- - angiorressonância, 590
- - arteriografia, 588
- - exames diagnósticos atuais, 588
- - manifestações clínicas, 587
- - renografia com radionuclídeos, 590
- - ultra-sonografia, 590
- oclusão da artéria renal, 586
- poliarterite nodosa, 585
- policística, 580
- trombose da veia renal, 587
Doença degenerativa, 389
- articular, 248
- da articulação do joelho, 236
- da coluna vertebral, 378
- - doença discal, 383
- - - degeneração, 383
- - - herniação dos discos intervertebrais, 384
- - estenose espinhal, 388
- - - central, 388
- - - do recesso lateral, 389
- - - dos forames neurais, 389
- - métodos de exame, 378
- - - mielografia, 378
- - - radiografia de rotina, 378
- - - ressonância magnética, 379
- - - tomografia computadorizada, 379
- do disco na coluna lombar, 94
- prematura da articulação do quadril, 215
Doença do tórax em pacientes imunologicamente comprometidos, 769-796
- pacientes com Aids, 769
- - acometimento pulmonar, 770
- - distúrbios linfoproliferativos, 782
- - infecções pulmonares, 771
- - - angiomatose bacilar, 779
- - - bacterianas, 779
- - - citomegalovírus, 779
- - - envolvimento das vias aéreas, 776
- - - extrapulmonares por *Pneumocystis*, 774
- - - parasitas, 779
- - - pneumonite intersticial inespecífica, 780
- - - pneumotórax espontâneo, 774
- - - por fungos, 778
- - - por *Pneumocystis*, 771
- - - tuberculose, 776
- - neoplasias relacionadas à Aids, 780
- pacientes em neutropenia, 789
- perspectiva geral das complicações infecciosas, 769
- receptores de transplantes, 783
- - de medula óssea, 788

- - de pulmão e de coração-pulmão, 783
Doença(s) vascular(es), 531, 554
- assintomática, 360
- aterosclerótica, 587
- cerebral aterosclerótica, 344
- do colágeno, 210, 894, 902
- - acometimento reumatóide do pulmão, 905
- - angiíte pulmonar, 907
- - dermatomiosite, 906
- - doença mista do tecido conectivo, 905
- - esclerose sistêmica progressiva, 903
- - espondilite anquilosante, 906
- - granuloma hialinizante pulmonar, 910
- - granulomatose, 907
- - - de Wegener, 908
- - - e angiíte alérgicas, 910
- - - linfomatóide, 909
- - linfadenopatia imunoblástica, 907
- - lúpus eritematoso sistêmico, 902
- - pneumonia reumática, 902
- - poliarterite nodosa, 902
- - polimiosite, 906
- - síndrome
- - - de Behçet, 906
- - - de Sjögren, 906
- do intestino, 517
- - edema e hemorragia da parede intestinal, 517
- - isquemia intestinal, 517
- extracraniana
- - assintomática, 360
- - sintomática, 360
- sintomática, 360
Doenças intracranianas, 315-372
- abordagem do estudo neurorradiológico, 319
- - calcificação e ossificação intracraniana, 319
- - edema, 319
- cisto(s)
- - aracnóides, 344
- - colóide, 335
- - cordoma, 341
- - demência, 344
- - doença de Alzheimer, 344
- - isquêmica, 344
- - doença vascular, 360
- - aneurismas intracranianos, 363
- - angiomas venosos, 366
- - assintomática, 360
- - doença oclusiva extracraniana, 360
- - fístulas arteriovenosas durais, 368
- - hemorragia
- - - hipertensivas, 363
- - - intracraniana não-traumática, 363
- - - infarto cerebral, 361
- - malformações
- - - arteriovenosas, 366
- - - da veia de Galeno, 368
- - - vasculares, 366
- - - sintomática, 360
- - doenças infecciosas, 350
- epilepsia, 369
- estados mórbidos específicos, 321
- lipoma, 335
- malformações congênitas, 354
- - anomalias da migração, 354
- - hidrocefalia, 357
- - lesão hipoxicoisquêmica, 354
- - síndromes neurocutâneas, 357
- neoplasias, 321
- papiloma do plexo coróide, 341
- patologias da substância branca, 345
- - desmielinização tóxica, 346
- - esclerose múltipla, 345
- - leucoencefalopatia necrotizante, 346
- traumatismo, 347
- - fístula cavernosa carotídea, 349
- - hematoma
- - - epidural, 349
- - - subdural, 347
- - higroma subdural, 349
- - maus-tratos na infância, 350
- tumores
- - da glândula pineal, 333
- - dermóide, 335
- - epidermóide, 335
- - infratentoriais, 335
- - - astrocitoma, 335
- - - ependimoma, 339
- - - hemangioblastoma, 337
- - - neuroectodérmicos primitivos, 338
- - - schwannoma, 339

- - justasselares, 331
- - - adenoma hipofisário, 331
- - - craniofaringioma, 332
- - - glioma óptico, 332
- - metastáticos, 341
- - - leucemia, 343
- - - linfoma, 342
- - supratentoriais, 321
- - - astrocitoma de baixo grau, 322
- - - ependimoma, 324
- - - glioblastoma multiforme e astrocitoma anaplásico, 321
- - - gliomas, 321
- - - meningiomas, 327
- - - oligodendroglioma, 322
- técnicas diagnósticas, 315
- - angiografia, 319
- - radiografias, 319
- - ressonância magnética e tomografia computadorizada, 315
- - ultra-sonografia, 318
Doenças metabólicas, endócrinas e relacionadas ao osso, 167
- distúrbios endócrinos, 192
- - hiperfunção
- - - da glândula tireóide, 193
- - - da hipófise, 194
- - hipofunção da glândula
- - - hipofisária, 194
- - - tireóide, 192
- - hipogonadismo, 195
- doenças da paratireóide, 186
- - hiperfosfatasia, 192
- - hiperparatireoidismo, 186
- - - em lactentes e crianças, 188
- - - secundário, 189
- - hipoparatireoidismo, 191
- - osteodistrofia renal, 189
- - oxalose de cálcio, 192
- - pseudo-hipoparatireoidismo, 191
- - pseudopseudo-hipoparatireoidismo, 191
- - formas primárias de osteomalacia e raquitismo, 180
- - alterações patológicas, 180
- - hipofosfatasia, 184
- - metabolismo da vitamina D, 180
- - osteomalacia
- - - axial atípica, 181
- - - em adultos, 181
- - raquitismo
- - - dependente da vitamina D hereditário, 184
- - - neonatal, 183
- - - por deficiência de vitamina D, 181
- - - resistente à vitamina D, 183
- - formas secundárias de osteomalacia e raquitismo, 186
- - - associados a tumores, 186
- - - hepatopatia, 186
- - - má-absorção gastrintestinal, 186
- - - relacionados a drogas anticonvulsivantes, 186
- - intoxicações químicas, 195
- - hipercalcemia idiopática, 198
- - hiperostose dos retinóides, 198
- - hipervitaminose
- - - A, 198
- - - D, 197
- - por chumbo, 195
- - por flúor, 196
- medidas da densidade mineral óssea, 167
- - radiogrametria, 167
- - técnica de medição de absorção
- - - de fótons de dupla energia, 168
- - - de fótons de energia única, 168
- - - de raios X de dupla energia, 168
- - - radiográfica, 168
- - tomografia computadorizada quantitativa, 168
- osteoporose, 169
- - desnutrição e causas relacionadas, 174
- - escorbuto, 174
- - generalizada, 170
- - idiopática dos homens, 171
- - juvenil idiopática, 173
- - osteogênese imperfeita, 177
- - regional, 177
- - - atrofia de Sudeck, 178
- - - periarticular, 180
- - - por desuso, 177
- - - transitória, 178
- - síndrome de Cushing e esteróides endógenos, 173
Doenças pulmonares, 1050
- alterações anatômicas macroscópicas nas, 752
- com pneumomediastino, 424

- crônica, 104, 719
- eosinofílica, 896
- - achados radiográficos, 896
- focais e difusa, caracterização das, 666
- induzidas por drogas
- - amiodarona, 832
- - antidepressivos tricíclicos, 832
- - bleomicina, 831
- - cocaína, 830
- - heroína, 830
- - L-triptofano, 832
- - metotrexato, 833
- - reações incomuns e diversas, 833
- - - pneumonia lipídica exógena, 833
- - - - síndrome da linfadenopatia angioimunoblástica, 833
- - tocainamida, 832
- inflamatórias crônicas, 823
- obstrutivas crônicas, 735, 783, 808
- ocultas, detecção de, 667
Doppler
- em cores, 625, 637
- ultra-sonografia, conceito, 12
Dor(es)
- abdominal(is), 416, 435, 727, 1054
- artrítica
- - associada a derrame articular, ataques agudos intermitentes de, 99
- - ataques agudos contínuos de, 99
- - crônica progressiva, 99
- epigástrica, 490
- - sintomas de, 487
- incisionais, 1004
- indiferença congênita à, 70
- musculares, 727
- nas costas, 378
- no flanco, 573
- no hipocôndrio direito, 433
- no quadril, 154
- nos membros inferiores, 392
- nos tornozelos, 173
- pélvica, 645
- - em cólica, 655
- - pós-parto, 641
- pós-prandial, 517
- torácica(s), 727, 832, 894, 950, 984
- - aguda, 728, 851
- - pleurítica, 752, 790, 849, 975
- - subesternais, 962
Dorsalgia, 378, 388, 405
Dorso, ossificações externas e progressivas dos músculos do, 281
Dose excessiva de narcóticos, intoxicação por, 839
Down, síndrome de, 233, 274, 636
Doxiciclina, 476
Dracon, enxerto de, 940
Dracunculíase, 283
Drenagem(ns)
- biliar
- - cateter de, 467
- - colocação de cateter percutâneo de, 468
- - transepática percutânea, 467
- cateteres de, 466, 989
- das coleções pélvicas
- - por via transretal, 467
- - por via transvaginal, 467
- dos abscessos pancreáticos, 467
- endoscópica, 467
- esplênica, 496
- linfática, 842, 942
- pleural, 967
- percutânea, 563
- - calibroso, cateter de, 467
- - de abscesso, 466
- - por cateter, 733
- supracardíaca, retorno venoso pulmonar anômalo total com, 1035
- tubos de, 467
- venosa lobar, 1012
- vesical, transplante de pâncreas com, 552
Dreno(s)
- pleurais, 973
- torácico, 864, 871, 970
Droga(s)
- abuso de, 636
- antiarrítmicas, 829
- antibacterianas, 746
- antiinflamatórias, 829
- antimicrobianas, 736
- - uso de, 732

- antineoplásicas, 829
- antituberculose, 738
- citotóxicas, 725, 742, 773
- - produtoras, neutropenia por, de aplasia, 759
- dependência a, 769
- doenças pulmonares induzidas por, 828
- - amiodarona, 832
- - antidepressivos tricíclicos, 832
- - bleomicina, 831
- - cocaína, 830
- - heroína, 830
- - L-triptofano, 832
- - metotrexato, 833
- - reações incomuns e diversas, 833
- - - pneumonia lipídica exógena, 833
- - - síndrome da linfadenopatia angioimunoblástica, 833
- - tocainamida, 832
- endovenosas, 771
- - usuários, 724
- - - abusivos de, 1046
- - imunossupressoras, 742
- reações a, 894
- toxicidade pulmonar de, 667, 906
Dromedário, corcova de, 548
Duchenne, síndrome de, 280
Ducto(s)
- alantóide, 561
- alveolares, 706, 739
- biliar, 442
- - atresia de, 452
- - extra-hepático, 448
- - intra-hepático, 467
- - necrose do, 456
- cístico, 442
- - cálculos do, 567
- de Müller, 644
- de Santorini, 456
- de Stensen, 1122
- de Wharton, 1122
- de Wirsung, 456
- de Wolff, 553, 609
- ejaculatório, hímen, 559
- hepático
- - direito, 446
- - esquerdo, 446
- intra-hepáticos, 448
- onfalomesentérico, 512
- pancreático
- - adenocarcinoma do, 459
- - fibrose do, 603
- - torácico, 746
- - lesões do, 936
- - ruptura do, 974
Duende, fácies de, 1031
Dulcolax, 543
Duodenite, 489
- grave com pregas mucosas acentuadamente edemaciadas, 495
- péptica, 491
Duodeno, 446, 466, 512
- adenocarcinomas do, 497
- alterações inflamatórias no, 495
- células do, 487
- e estômago, 487-510
- - anatomia, 487
- - anomalias congênitas, 487
- - condições iatrogênicas, 503
- - corpos estranhos, 496
- - deformidade extrínseca, 496
- - distúrbios
- - - da motilidade, 495
- - - vasculares, 496
- - doenças inflamatórias, 494
- - duodenite, 489
- - fisiologia, 487
- - gastrite, 489
- - hérnia de hiato, 503
- - métodos de exame, 487
- - neoplasias, 497
- - traumatismo, 501
- - úlcera péptica, 489
- evaginação na porção medial da parede do, 490
- exame, 487
- - com contraste único do, 505
- fibrose, 603
- - cística no, 497
- hematomas do, 503
- mucosa do, 487
- níveis hidroaéreos no, 487
- normal, 489

- pâncreas anelar que provoca a compressão lateral da porção descendente do, 490
- perfuração do, 487
- pólipo hiperplásico no, 500
- porção proximal do, 488, 492
- pregas mucosas do, 487
- úlcera na parede posterior do, 495
Duplicação
- cisto de, 490
- do cólon, 527
- do diafragma, 1012
- do esôfago, cisto de, 965, 1013
- duodenais, cistos de, 488
- gástricos, cistos de, 488
- ureteral, 559
Duplo
- arco aórtico, 1037
- contraste
- - da porção proximal do estômago, exame com, 489
- - do antro gástrico, exame com, 492
- - do bulbo duodenal, exame com, 489
- - do corpo, exame com, 488
- - do esôfago, exame com, 508
- - do estômago, exame com, 492, 506
- - do fundo
- - - do estômago, exame com, 488
- - - e da porção superior do corpo do estômago, exame com, 491
- - enema com, 538
- - esofagografia com, 473, 484
- - que mostra as varizes de perfil, exame com, 498
- sensor, marcapassos de, 939
- ureter, 558
Dura-máter, 38, 319, 394
- rupturas da, 1105

E

Eaton, agente, 728
Ebstein
- anomalias de, 1024, 1069
- má-formação de, 1026
Eburnação óssea, 92
Echinococcus granulosis, 438, 764
Ecocardiografia, 636
- transesofágica, 1061
Ecogenicidade do fígado, 435
Ecos endometriais, 646
Écran
- convencionais de $CaWO_4$, 9
- de terras raras, 9
- espesso, 9
- velocidade do, 9
Ectoderma, lesões congênitas derivadas do, 335
Ectopia cardíaca, 636
Edema(s)
- alveolar, 826, 933, 1035
- angioneurótico, 712
- - hereditário, 517
- azotêmico, 843
- basal, 843
- cardiogênico, 933
- cerebral, 348
- citotóxico, 320
- da medula óssea, 149
- da mucosa, 561
- da parede intestinal, 517
- das células alveolares, 898
- de lesão, 843
- de origem desconhecida, 839
- de permeabilidade, 843
- - pulmonar, 839
- de reimplante de um pulmão recém-transplantado, 783
- de reperfusão, 942
- do brônquico, 738
- do intestino delgado, 514
- dos hepatócitos, 434
- dos ombros, 103
- dos tecidos
- - fibroglandulares, 308
- - moles, 81, 73, 147
- endotelial, 934
- hemodinâmico e de permeabilidade combinado, 839
- hidrostático pulmonar, 843
- intersticial, 840, 1035
- - bilateral, 731
- - por obstrução linfática, 882
- - pulmonar, 764
- intraductal, 468

ÍNDICE ALFABÉTICO 1147

- maciço dos tecidos moles, 151
- medular, 600
- periarticular, 178
- perivascular, 856
- por doença renal, 839
- por obstrução linfática, 839
- pulmonar, 721, 770, 839, 933
- - alveolar, 841
- - basal, 722
- - características radiográficas do, 843
- - cardiogênico, 784
- - causado pela uremia, 843
- - grave, 1024
- - hemorrágico
- - - grave, 825
- - - intenso, 709
- - hidrodinâmico, 839
- - não-cardiogênico, 732, 783
- - neurogênico, 843
- - sintomas clínicos do, 840
- raquimedular focal, 401
- sobre os ossos longos, 198
- transitório da medula óssea, 179
- vasogênico, 320
Edenomas sebáceos, 912
Efeito
- Compton, 6
- de favo de mel, 912
- fotoelétrico, 6
Ehlers-Danlos, síndrome de, 798
Eisenmenger
- complexo de, 1030
- síndrome de, 783
Elastases proteolíticas, 774
Eletrodo(s)
- deformidade do, 939
- deslocamento do, 939
- epicárdicos, 1060
- focalizadores, 10
Elétrons
- feixe de, 3
- orbitais, 6
Eliminação mucociliar, distúrbio da, 1086
Ellis-van Creveld, síndrome de, 252, 1113
Embolia(s)
- aérea venosa, 843
- arterial, 532
- gordurosa, 212
- - pós-traumática, 839, 851
- - síndrome da, 851
- pulmonar, 846, 935, 967
- - aguda, 879
- - diagnóstico, 848
- - infarto por, 943
- - maciças, 1050
- - proximais, diagnóstico de, 669
- - recorrentes crônicas, 1050
- - secundária, 835
- - séptica, 850
- - sinais angiográficos das, 850
- - sem infarto, 848
- séptica, 830, 938
- - pulmonar, características tomográficas computadorizadas da, 851
Embolização(ões), 464
- arterial brônquica, 669
- bacteriana, 147
- renal, 547
- sépticas, 361
- transcateter, 532
- vascular, 883
Êmbolo(s)
- na artéria mesentérica, 519
- sépticos, 724
Eminência tibial, fraturas da, 64
Emissão de pósitrons, tomografia por, 875
Empiema(s), 719, 732, 744, 973
- amebiano, 763
- bacteriano, 770
- características tomográficas de um, 970
- clássico com tratos fistulosos na parede torácica, 750
- pleural, 989
- tuberculoso, 744
Encefalite(s), 1006
- debilitantes, 780
- herpética, 353
Encéfalo, 366, 406
Encefalocele, 636, 1084
Encefalomielite disseminada aguda, 353
Encefalopatia hepática, 465

Enchimentos filamentares, vermes defeitos de, 494
Encondroma(s), 115, 213, 255
- da falange, 33
- - proximal do quinto dedo, 114
- benignos dos ossos longos, 140
Encondromatose, 255
- múltipla que envolve a mão, 257
Encurtamento dos ossos tubulares longos, 251
Endarterectomia, 360
Endarterite obliterante, 224
Endocárdio, lesões infiltrativas do, 1052
Endocardite(s)
- bacteriana, 1045
- - subaguda, 850
- de Löffler, 1064
- fetal, 1031
- reumática, 1043
Endocisto, 764
Endométrio, carcinoma do, 646
Endometrioma, 648, 885
Endometriose, 536, 1013
- pleural, 989
- pleurodiafragmática, 989
Endometrite após cesariana, 653
Endoprótese(s)
- brônquicas, 797
- colocação de, 943
Endoscopia, 464, 799, 950, 964
- com fibra óptica, 487
- pneumoperitônio após, 509
Endoscópio, 512
Endotélio
- alveolar, 839
- capilar, 839
Endotelioma pleural, 978
Enema(s)
- baritado, 13, 415, 534, 959
- com duplo contraste, 538
- de bário, 539, 844
- - perfuração retal associada a, 539
- do intestino delgado, 511
Energia
- do fotoelétron, 6
- dos raios X, 4
- fotônica, 6
Enfisema(s), 721, 798, 805, 1006
- basal, 820
- bolhoso, 808, 920
- centrilobular, 805, 942
- cervical, 474
- grave, 942
- homogeneamente grave, 942
- intersticial pulmonar, 563
- lobar
- - dos lactentes, 701
- - - infantil, 690
- - - do lobo superior esquerdo, 701
- mediastinal, 290, 485, 928
- obstrutivo, 689
- panlobular, 806
- parasseptal, 806
- pericicatricial, 740
- pulmonar, 853, 1007, 1050
- senil, 686
- subcutâneo, 290, 928
Enforcado, fratura do, 44
Engelmann, doença de, 264
Entamoeba, 529
- *histolytica*, 438
- - cistos de, 763
Enterite aguda, 587
Enterobacter, 724
Enteróclise, 511
Enterocolite
- necrotizante, 183, 531
- ulcerativa, 512
Enterólitos, 519
Enteropatia, 72
- actínica do intestino delgado, 512
- do glúten, 494
Enteroscopia, 512
Entorses tibiotarsais, 31
Envelhecimento, 91, 742
Enxerto(s)
- arteriais mamários, 1004
- axilar, 997
- de *bypass* da artéria coronária, 944, 960
- de Dracon, 940
- ósseos, 29, 120
- rejeição de, 894

Enxofre
- coloidal, 433, 989
- - cintilografia com, 434
- grânulos de, 750
- óxidos de, 839
Enzimas
- pancreáticas, 734
- proteolíticas, 74
Eosinofilia, 760, 896
- infiltração pulmonar transitória com, 896
- infiltrados pulmonares com, 896
- opacificidades pulmonares transitórias associadas a, 896
- periférica, 520
- tecidual, 910
- tropical, 765
Eosinófilos, infiltração celular de, 900
Ependimoma(s), 324, 339, 395
- da porção distal da medula espinhal, 394
- extramedulares, 393
- infratentoriais, 324
- supratentoriais, 324
Epicárdio, 1058
- acúmulo de gordura no, 173
Epicôndilo
- lateral, 23
- medial, 52
- - do cotovelo, 34
- - do úmero, 23
Epidemia de Aids, 342
Epidermólise bolhosa, 476
Epididimite, 610, 620
Epidídimo, 619
- infecção do, 620
Epífise(s), 19
- anulares vertebrais, 216
- cartilaginosas, 19
- centros de ossificação das, 252
- cônicas, 251
- da cabeça do fêmur, 214
- - características radiográficas, 214
- - deslizamento da, 218
- - imagem por ressonância magnética, 215
- da porção
- - distal do fêmur, 19
- - proximal da tíbia, 19
- deslizamento da, da cabeça do fêmur, 218
- distal da tíbia, lesões da, 67
- fantasma, 177
- fechamento precoce das, 24
- femoral(is), 209
- - distais, 632
- - - ossificação irregular das, 237
- - - ossificação retardada da, 242
- fibular distal, 67
- fraturas da, 33
- função precoce das, 24
- irregulares e bífidas, 228
- pontilhadas, 251
- supranumerárias, pseudo-epífises, 234
- tibial proximal, 632
- umeral proximal, 233
Epifisiólise, 91, 218
Epiglote, 469, 473, 711, 839
- aguda, 712
- enfisematosa, 712
- flácida, 712
- na infância, causas de aumento da, 712
Epilepsia, 263, 520
- crônica, 316, 369
- lesional, 369
Epilunato, 234
Epinefrina, 545, 595, 851
Epiospadia, 604
Epipirâmide, 234
Epitélio colunar
- metaplásico, 476
- respiratório, 958
Época de ossificação
- homens, 24
- mulheres, 23
Epstein-Barr, vírus, 780, 944
Equinococose, 162, 321, 764
Equipamento(s)
- angiográfico, 319
- de terapia respiratória, contaminação dos, 728
- de ultra-sonografia transvaginal, 626
Eritema
- cutâneo, 1002
- nodoso, 906
- tóxico, 752

Eritroblastose fetal, 966
Erlenmeyer, frasco de, 208
Erosão(ões)
- das cabeças dos metacarpos, 85
- das costelas, 267, 994
- de um ramo arterial pulmonar periférico, 742
- do cálculo biliar, 442
- do tégmen timpânico, 1102
- dos arcos, 267
- dos corpos vertebrais, 267
- dos pedículos vertebrais adjacentes, 267
- dos septos ósseos mastóides, 1101
- duodenais, 490
- endosteal, 33
- gástricas, 490
- justaarticulares, 178
- marginais, 83
- - das articulações zigoapofisárias, 84
- - na artrite reumatóide, 81
- - no joelho, 83
- - no quadril, 83
- - periarticulares, 98
- ósseas, 83, 397
- subcondrais, 178
- sutis, 1105
Erradicação do *H. pylori*, 501
Erupção(ões)
- acneiformes, 912
- cutânea do sarampo, 731
Escafocapitato, síndrome do, 49
Escafóide, 23, 211, 238
- acessório, 239
- deslocamento do, 49
- do carpo, 37
- fraturas do, 29, 47
Escala de cinza, imagem em, 625
Escape intermenstrual, sangramento de, 646
Escápula, 23, 55, 119, 250
- borda interna da, 23
- lesões, 166
- - significativas das, 930
- plasmocitoma da, 136
- processo coracóide da, 52
Escarro
- culturas do, 759, 851
- - negativas, 740
- e dos aspirados brônquicos, estudo citológico do, 733
- exames de, 733, 814
- mucopurulento, 760
- purulento, 779
Escavador de argila, fratura do, 44
Escherichia coli, 146, 451, 571, 641, 706, 788
Escleras azuis, 1113
Esclerodactilia, 286
Escleroderma, 773, 813, 898, 903
- com calcinose intersticial associada, 288
- pulmão do, 667
- renal, 599
Esclerodermia, 91, 163, 479, 515, 531, 964
- manifestações gástricas de, 495
Escleroma, 798
Esclerose
- blástica, 400
- de costelas, 994
- densa do osso, 163
- difusa, 34
- focos solitários de, 263
- marginal, 157
- múltipla, 345, 406
- nas extremidades ósseas, 261
- óssea, 210, 1101
- - intramedular, 200
- progressiva da diáfise, 264
- sistêmica progressiva, 903
- subcondral, 91
- - do osso, 83
- temporal
- - hipocampal, 369
- - mesial, 369
- tuberosa, 263, 358, 580, 912
- - pulmonar, 975
Escleroterapia endoscópica, 464
Escleróticas azuladas, 260
Esclerotomas, 373
Escoliose, 94, 267, 375, 530, 688
- aguda da coluna torácica inferior, 269
- dolorosa, 119
- lombar, 572
Escorbuto, 170
- infantil, 177

Escova, biópsia com, 547, 665
Esfenoidal, displasia fibrosa dos, 259
Esferocitose, 966
Esférulas, 753
Esfíncter
- de Oddi, 442
- esofagiano
- - inferior, 475
- - - disfunção do, 477
- - - obstrução no, 479
- - superior, 469, 474
- urinário, 559
Esfincterotomia, 442
- endoscópica, 455
Esfingomielina, 207
Esforço, dispnéia de, 951
Esmagamento
- das pontas dos dedos das mãos, lesões pelo, 47
- sopro apical sistólico de, 950
Esofagite, 475, 788
- alterações radiológicas da, 476
- de refluxo, 964
- herpética, 478
- pépticas, 479
- por *Candida*, 477
- por citomegalovírus, 478
- tuberculosa, 477
Esôfago, 474, 956
- adenocarcinoma do, 476
- anatomia, 474
- câncer do, 963
- carcinoma do, 962
- cervical, 474
- cirurgia de, 942
- cistos de duplicação do, 963, 1013
- compressão do, 1039
- corpos estranhos, 483
- de Barrett, 476, 962
- deslocamento do, 1057
- desvio do, 1056
- dilatação do, 488, 722
- - com balão, 466
- dismotilidade do, 706
- distúrbios da motilidade, 477
- divertículos do, 1009
- espasmo difuso do, 479, 964
- estenose do, 474
- exame com duplo contraste do, 508
- fisiologia, 474
- infecção, 477
- inflamação, 475
- - refluxo gastroesofágico, 475
- - substâncias cáusticas, irradiação e outros
   medicamentos, 476
- leiomiomas do, 483
- lesões do, 721, 961
- - carcinoma do esôfago, 962
- - cistos de duplicação do esôfago, 963
- - dilatação esofágica, 964
- - divertículos esofágicos, 963
- - linfoma primário do, 485
- - melanoma metastático do, 484
- - métodos de exame, 474
- - não-radiológicos alternativos, 475
- neoplasias, 483
- - tumores benignos, 483
- - tumores malignos, 484
- obstrução parcial do, 722
- pólipos epiteliais do, 483
- porção distal do, 466
- pós-operatório, 485
- rompido, 932
- ruptura do, 474, 974
- torácico, 474, 477
- traumatismo esofágico, 485
- varizes, 1013
- - esofágicas, 482
Esofagogastrectomia transiatal, 942
Esofagografia, 478, 480
- com duplo contraste, 473, 484
Esofagograma, 466, 950, 1057
Esofagomiotomia, 479
Espaço(s)
- alveolar do pulmão, 894
- articular
- - medial, 52
- - alargamento, 54
- - estreitamento, 73
- - - simétrico, 82
- de Larrey, 959, 1010

- de Prussak, 1102
- discal, 384
- - intervertebral, 374
- - extrapleural, 951
- - hepatorrenal, 629
- intersticiais
- - alveolares, 841
- - interlobulares, 670, 841
- - parenquimatosos, 670
- - peribrônquicos, 841
- - perivasculares, 670, 841
- intervertebrais, 250
- - torácicos, 664, 950
- - estreitamento dos, 376
- justa-alveolares, 839
- pararrenal(is), 467
- - anterior, 549
- - ipsolaterais, 549
- - posterior, 549
- peribronquiolares, 900
- perirrenal, 548
- peritoneal(is), 424, 511
- - anatomia, 424
- - anomalias congênitas, 426
- - doença iatrogênica, 428
- - inflamação, 426
- - líquido peritoneal, 428
- - neoplasias, 427
- - pneumoperitônio, 427
- perivenosos, 900
- pleural, 467, 485, 732, 968
- - doença do, 989
- pós-vascular, 672
- pré-vascular, 672
- retrorrenal, 549
- subaracnóide, 376
- - herniado, 966
- subperiosteal, 220
Espasmo, 240
- da musculatura cervical, 45
- difuso do esôfago, 479, 964
- do colo vesical, 608
- muscular, 78
Espectrometria, 601
Espermatocele, 621
Espessamento(s)
- da parede
- - brônquica, 808
- - intestinal, 512, 526
- peribrônquicos, 843
- pleural, 821
Espinha
- bífida, 226, 604, 636
- - cística, 375
- - oculta, 226, 375
- ilíaca, avulsões ântero-superiores da, 57
Espiroquetas, doenças causadas por, 763
- leptospirose, 763
- sífilis, 763
Esplenomegalia, 198, 222, 434, 598, 921
- acentuada, 499
Esplenose torácica, 989
- diagnóstico da, 989
Espondilite
- anquilosante, 86, 906
- - de início juvenil, 86
- bacteriana, 73
- infecciosa, 77, 402
- - espondiloartrite juvenil, 78
- - fúngica, 80
- - piogênica, 78
- - tuberculosa, 79
- piogênica infecciosa, 402
- supurativa, 146
- tuberculosa, 402
Espondiloartrite juvenil, 78
Espondiloartropatias, 74, 189
- soronegativas, 86
Espondilólise, 378
Espondilolistese, 94, 389
- e espondilólise, 390
- lombar, 390
Esponjas de gelatina, 464
Esporão(ões), 91
- de osso, 91, 1099
- - cortical, 98
- hipertrófica de, 94
- marginais, 92
- metafisários, 228
- osteofíticos, 94

ÍNDICE ALFABÉTICO 1149

- subperiosteal, 112, 117, 121
Esporos, inalação de, 762
Esporotricose, 762
Espru, 521
- não-tropical, 520
Esqueleto
- axial, doença do, 89
- desenvolvimento desorganizado dos componentes fibrosos do, 254
- em crescimento, exames radiológicos do, 23
- fetal
- - displasias do, 632
- - fraturas do, 34
- - maturação e crescimento do, 17
- - distúrbios, 23
- - maturação esquelética, 21
- - ossificação do esqueleto, 17
- - previsão da altura do adulto, 23
- ossos do, fraturas e deformidades de todos os, 260
Esquistossomose, 603, 747, 765
- da bexiga, 606
- pulmonar, 853
Esquizencefalia, 354, 636
Estadiamento
- Ann Arbor, sistema de, 951
- cirúrgico do carcinoma do corpo uterino, 648
Estados
- alérgicos, 1079
- de rebaixamento da consciência, 935
Estagiamento tumoral, 501
Estágio
- avançado, doença de Crohn em, 530
- terminal
- - acometimento em, 912
- - doença falciforme pulmonar em, 851
- - insuficiência cardíaca em, 940
- - miocardiopatias em, 944
- - sarcoidose em, 920
Estanho, óxido de, 822
Estanose, 812, 822
Estapédio, estribo do, 1103
Estase
- urinária, 562
- venosa
- - calcificações associadas à, 282
- - prolongada, calcificação subcutânea num paciente com, 285
Esteatorréia, 512, 520
Esteatose
- focal, 437
- hepática, 440
Estenose(s)
- aórtica, 1031, 1045
- - diagnóstico de, 1046
- - supravalvar, 1042
- benignas, 465
- biliar, 468
- brônquica, 689, 752
- carotídea, 361
- da valva pulmonar num homem de 23 anos, 1030
- de ramo da artéria pulmonar, 163
- do antro gástrico, 495
- do canal vertebral, 378
- do esôfago, 474
- do intestino delgado, 512
- espinhal, 388
- - central, 388
- - degenerativa, 400
- - do recesso lateral, 389
- - dos forames neurais, 389
- - lombar central, 389
- hipertrófica
- - congênita do piloro, 488
- - do piloro em um lactente, 490
- malignas, 465
- mitral, 1042
- - comunicação interatrial com, 1029
- - vasos pulmonares na, 1043
- pilórica, 488
- - no adulto, 488
- pulmonar, 1030
- - atresia tricúspide com, 1023
- - atresia tricúspide sem, 1023
- - com septo ventricular intacto e derivação atrial direita-esquerda, 1021
- - periférica, 1041
- - significativa, 1053
- - subaórtica, 1031
- - hipertrófica idiopática, 1052, 1066
- - subglótica, 712

- supravalvar aórtica, 1041
- traqueal, 909
- - congênita, 798
- - traqueobrônquicas, 799
- tricúspide, 1023
- ureteral, 574
- uretrais, 611, 636
Esterno, 250
- deformidades por protrusão anterior do, 688
- depressão do, 1051
- fraturas do, 56, 930, 1056
- - de insuficiência do, 34
- hipersegmentação do, 688
- lesões significativas das, 930
- osteomielite do, 945
Esternotomia
- mediana, 942, 951, 1061
- mediastinite após uma, 1003
- rompidos, fios de, 1004
Esteróides, 90, 725
- anabólicos, 308
- exógenos, 212
- injeção intra-articular de, 73
- osteoporose complicada pelo uso de, 58
Estômago, 466
- alterações inflamatórias no, 495
- anisaquíase do, 494
- antro do, 509
- bezoares no, 495
- conteúdo do, 487
- de um paciente com doença de Crohn, 496
- deformidade extrínseca do, 499
- deslocamento do, 928
- dextroposição do, 487
- divertículos do cárdia do, 487
- e duodeno, 487-510
- - anatomia, 487
- - anomalias congênitas, 487
- - condições iatrogênicas, 503
- - corpos estranhos, 496
- - deformidade extrínseca, 496
- - distúrbios
- - - da motilidade, 495
- - - vasculares, 496
- - doenças inflamatórias, 494
- - duodenite, 489
- - fisiologia, 487
- - gastrite, 489
- - hérnia de hiato, 503
- - métodos de exame, 487
- - neoplasias, 497
- - traumatismo, 501
- - úlcera péptica, 489
- exame, 487
- - com contraste único, 493
- - com duplo contraste, 492, 506
- - - da porção proximal do, 489
- - - do fundo do, 488
- - contrastado com ar da porção do antro do, 488
- herniação do, 507, 964
- incidência póstero-anterior do, cheio de bário, 488
- intacto dilatado pelo bezoar em paciente com diabete, 498
- intratorácico em decorrência de uma enorme hérnia hiatal, 1009
- intubação do, 503
- lesões metastáticas no, 506
- mucosa do, 487
- níveis hidroaéreos no, 487
- parede do, 501
- perfuração do, 487
- porção
- - distal do, 490, 497
- - intramural do, 501
- - proximal do, 497
- refluxo de ácido-pepsina do, 479
- ressecção da porção distal do, 459
- rigidez do, 501
- sífilis do, 494
- tumores, 882, 1007
- - carcinóides do, 501
- - primários do, 882
Estomatite, 788
Estrangulamento
- da pleura, 860
- intestinal, 1010
Estreitamento
- do canal espinhal, 389
- do tipo ponta de lápis, 97
- dos espaços intervertebrais, 376

Estreptococos
- aeróbicos, 641
- anaeróbicos, 641
- B, pneumonia por, 722
- hemolítico do grupo A de Lancefield, 725
Estreptoquinase, 989
Estresse, 708
- cardiorrespiratório significativo, 354
- do calcâneo, fratura de, 36
- fraturas de, 27, 111
- grave, 347
- intra-uterino, 693
- na base do coracóide, fraturas de, 55
Estria mucóide, 373
Estriações ureteropélvicas verticais, 561
Estrias no parênquima, 740
Estribo
- anquilose do, 1103
- do estapédio, 1103
Estridor, 702
Estrógeno, deficiência de, 170
Estroma da supra-renal, 616
Estrongiloidíase, 517
Estudo(s)
- bacteriológicos, 725
- citológico do escarro e dos aspirados brônquicos, 733
- com bário, 509, 527
- com contraste, 487, 531
- com radioisótopos, 464
- das massas cavitárias, 666
- do transplante renal, angiografia no, 547
- gastrintestinais com bário, 651
- microscópico do cólon, 531
- venosos *Doppler*, 669
Esvaziamento gástrico, 475, 511
- obstrução do, 706
- retardo do, 488
Etanol, 539
- infarto por, 532
Etcorinol, 829
Etmoidal, displasia fibrosa do, 259
Etmóide, 117
Etmoidectomia, 1086
Eubacterium, 726
Eustáquio, canal de, 1100
Evaginação(ões)
- na porção medial da parede do duodeno, 490
- ureterais, 560
Eventração
- do diafragma, 697, 1006
- focal, 1006
Evolução
- da tuberculose, 737
- habitual da tuberculose primária, 738
- prolongada, ingurgitamento venoso de, 1032
Ewing
- sarcoma de, 997, 1117
- tumor de, 109, 206, 400, 1114
Exame(s)
- ântero-posterior da pelve, 243
- baritado, 496, 1009
- broncográfico, 689
- cintilográficos V-Q pulmonares, 845
- com bário, 500
- com contraste único
- - da varredura duodenal, 490
- - do antro, 492
- - do bulbo duodenal, 490
- - do duodeno, 505
- - que revela úlcera plana na pequena curvatura do estômago, 493
- com duplo contraste
- - da porção proximal do estômago, 489
- - do antro gástrico, 492
- - do bulbo duodenal, 489
- - do corpo, 488
- - do esôfago, 508
- - do estômago, 492, 506
- - - do fundo, 488
- - que mostra as varizes de perfil, 498
- - com radioisótopos, 433
- contrastado
- - com ar da porção
- - - do antro do estômago, 488
- - - inferior do corpo, 488
- - do trato gastrintestinal, 428
- convencional dos seios paranasais, 1075
- da pleura parietal, 988
- de crânio pós-traumatismo, 38
- de escarro, 814

- de tomografia computarizada, 512
- - axial dos seios esfenoidais, 1078
- - dinâmicos espirais contrastados, 935
- - helicoidal, 882
- do duodeno, 487
- do escarro, 733
- do estômago, 487
- fluroscópico-radiológico, 487
- helicoidal, técnica de, 1011
- hiliar superior, 677
- mamográfico, 295, 309
- radiográficos de rotina do tórax, 879
- radiológicos
- - da pelve óssea materna, 639
- - de um osso longo, 27
- - do esqueleto em crescimento, 23
- tórax de recém-nascidos, 664
- transabdominal, 626
Excessiva excreção urinária, 272
Excesso de peso do tipo Fröhlich, 218
Excrescência óssea de base ampla, 255
Exocisto, 764
Exoftalmia, 194, 203, 911, 999
Exostose(s), 110, 116, 139, 191
- cartilaginosas benignas, 225
- da raiz dentária, 1114
- hereditária múltipla, 192
- múltiplas, 256
- - num adulto, 256
Exostrofia vesical, 235
Expectoração de tampões mucosos, 760
Experimento de Müller, 665
Expiração forçada com a glote fechada, 665
Exposição
- a radiação, 497
- ambiental à fumaça de cigarro, 859
- ao asbesto, 981
- ao vinil, 828
- aos raios X, 3
Exsudato(s)
- alveolar, 709
- eosinofílico espumoso, 772
- inflamatório, 728
- proteináceos, 898
Extremidade(s)
- alargada de um osso, 19
- aórtica, calcificação da, 1028
- distal, reabsorção da, da clavícula, 83
- medial da clavícula, 23
- umbilical do, 562
- articulares, 74
- dos ossos
- - esclerose nas, 261
- - lesões nas, 27
- - longos das, 257
- traumatismos nos tecidos moles das, 278
Extrofia
- da bexiga, 604
- vesical, 604

F

Fabela, 236
Face
- achatada, 265
- corte mesossagital da, 633
- do feto, 633
- ossos, 120, 161
- - adjacentes da, 1075
- tecidos moles da, 290
- traumatismo da, 1088-1097
- - da mandíbula, 1094
- - da região média, 1090
- - do seio frontal, 1088
- - dos ossos nasais, 1093
- - Le Fort, 1091
- - orbitais, 1088
- - - complexas, 1088
- - - simples, 1088
- - zigomaticomaxilares, 1092
- tríade clássica de adenoma sebáceo da, 263
Facetas articulares
- cavalgamento bilateral das, 44
- cavalgamento unilateral das, 44
Fácies de duende, 1031
Facomatoses, 357
Fadiga, 760
Fahr, doença de, 321
Faixa amniótica, síndrome da, 244

Falange(s), 202
- distal, 23
- - do polegar, 83
- encondroma nas, 33
- fraturas das, 37
- médias, 23, 274
- proximal, 18, 168
- - do quinto dedo, encondroma da, 114
- terminais, reabsorção dos tufos das, 87
Fallot, tetralogia de, 636, 1020, 1069
- grave, 1024
Falópio, trompas de, 643
- cateterização transcervical direta das, 653
Falsos aneurismas, 938, 997, 1049
- rupturas de, 1049
Falta de ar, 951
Fanconi, síndrome de, 184
Faringe, 469-474
- anatomia, 469
- anormalidades radiológicas, 469
- - bolsas e divertículos faríngeos, 469
- - compressão extrínseca, 471
- - distúrbios motores e neurossensoriais, 469
- - inflamação, 473
- - membranas faríngeas, 471
- - traumatismo, 471
- - tumores
- - - benignos, 473
- - - malignos, 473
- compressão extrínseca da, 471
- fisiologia, 469
- laceração subjacente da, 931
- métodos de exame, 469
- opressão na, 469
- paralisia dos músculos da, 721
- paresia da, 470
- traumatismo da, 471
Faringite
- herpética, úlceras na, 473
- por *Candida*, 473
Farinha de sílica, 812
Farmacoterapia antituberculose, 742
Fáscia, 207
- costovertebral, defeito congênito na, 690
- de Gerota, 548
- do músculo reto, defeito na, 537
- endotorácica, 940, 967
- perirrenal, 572
- renal, 549
- retroperitoneal, 560
Fasciíte
- necrotizante num paciente portador de diabete, 1003
- nodular, 294
Fase
- de consolidação, fraturas em, 36
- inicial
- - colite ulcerativa aguda em, 529
- - doença de Crohn na, 530
Favo de mel, pulmão em, 905
Fazendeiros, pulmão dos, 823
Febre, 402, 728, 760
- alta, 727
- das fábricas de algodão, 822
- das montanhas rochosas, 732
- do vale, 752
- Ebola, 730
- mediterrânea familiar, 910
- persistente, 752
- Q, 732, 747
- reumática
- - artrite crônica pós, 91
- - seqüela de, 1043
- - sintomas sistêmicos de, 882
- tifóide, 727
Fecalitos, 418
- do sigmóide, 605
Fechamento
- da glote, 934, 1006
- do tubo neural, defeitos do, 375
- precoce das epífises, 24
Feixe(s)
- broncovasculares, 740, 883, 899, 951
- de elétrons, 3
- de raios X, 3
- ósseos, 1090
Fêmur, 248
- cistos subcondrais no colo do, 103
- colo do, 257, 272
- comprimento do, 630
- deslocamento lateral do, 241

- diáfise do, 36, 60
- distal, deformidade do, 208
- doença em valgo da cabeça do, 59
- em receptor de telefone francês, 250
- epífise(s)
- - da cabeça do, 214, 253
- - - características radiográficas, 214
- - - deslizamento da, 218
- - - imagem por ressonância magnética, 215
- - da porção distal do, 19
- - fossa herniária do colo do, 236
- fratura(s)
- - da porção proximal do, 58
- - em espiral do, 28
- - intertrocantéricas do, 211
- - ocultas do colo do, 28
- - subcapital do colo do, 32
- idade menstrual baseada no comprimento do, 631
- luxação lateral do, 151
- metáfise do, 157
- necrose isquêmica da cabeça do, 173
- ossos das porções proximais dos, 18
- osteomielite
- - aguda
- - - associada a artrite supurativa do quadril em um lactente, 151
- - - da metáfise proximal do, 76
- - crônica do, 155
- porção
- - distal do, 19
- - proximal do, 23, 168
- - - displasia fibrosa do, 258
Fenda(s)
- branquiais, 1098
- labial, 604
- óssea, 390
Fenilbutazona, 829
Fenitoína, 833
Fenobarbital, 186
Fenômeno(s)
- de Raynaud, 286
- do jato ureteral, 559
- do vácuo, 94, 99
Fentolamina, 615
Feocromocitomas, 960
- extra-supra-renais funcionantes, 961
Ferida esternal
- com deiscência, infecção da, 1003
- em pacientes com obesidade, infecções da, 1004
- infecções da, 1004
Ferimentos por arma
- branca, 1010
- de fogo, 1010
Ferradura, rins em, 275
Ferro, silicato de, 815
Fertilização, 625
- *in vitro*, 653
Feto
- abdome do, 633
- atividades respiratórias do, 637
- avaliação do, 632
- bexiga do, 633
- coluna vertebral do, 634
- com crescimento retardado, 636
- coração do, 633
- em desenvolvimento, 625
- face do, 633
- intestino do, 633
- mãos, 634
- morto, ultra-sonografia de um, 637
- ossos do crânio do, 637
- pés do, 634
- pulmões do, 633
- rim do, 633
- ultra-sonografia transaxial da cabeça do, 633
- vivo coexistente, mola hidatiforme com, 651
Fezes
- alteração no calibre das, 526
- sangue oculto nas, 1054
Fibra(s)
- de colágeno, 383
- elásticas de colágeno, 1053
- miocárdicas, 1049
- musculares, 1019
- óptica
- - broncoscopia com aparelhos de, 665, 739, 874
- - broncoscópio de, 872
- - endoscopia com, 487
Fibrina, 760
- depósitos de, 1031

- líquidos ricos em, 974
- massas de, 974
- perivilosa, 638
- subcoriônica, 638
Fibroadenoma em degeneração, calcificações distróficas de um, 297
Fibroangioendotelioma, 1008
Fibroelastose
- endocárdica, 1026, 1031, 1052
- pré-natal, 1031
Fibrolipomas, 601
- neurais, 293
Fibroma(s), 294, 591, 885
- aponeurótica juvenil, 293
- benigno, 293
- condromixóide, 110, 117, 121, 145
- desmoplásico, 119, 140
- do ovário, 1013
- fascial, 293
- não-ossificante, 109
- nos tecidos moles, 535
- odontogênico, 1116
- ossificante, 120, 1117
- ovariano, 649
- pleural(is)
- - benigno, 978
- - localizado, 978, 980
- - solitários, 978
Fibromatose, 294
- congênita, 268
Fibromioma, 608
- pleural, 978
Fibromixoma, 1116
Fibromixossarcoma, 1008
Fibrose, 492, 724
- basal pulmonar, 1007
- cística, 495, 520, 636, 769, 798, 803
- - do pâncreas, 705
- - com acometimento pulmonar crônico, 735
- - em adulto, 705, 736
- - em estágio terminal, 735
- - no duodeno, 497
- - pulmonar, 704, 733
- difusa, 860
- do colédoco, 603
- do ducto pancreático, 603
- do duodeno, 603
- do retossigmóide, 603
- endocárdica, 1052
- endomiocárdica, 1051
- focal, 296, 860
- hepática periportal progressiva, 581
- intersticial, 763, 860
- - desmoplásica secundária, 882
- - difusa aguda, 747
- - pulmonar, 913
- linear, 776
- maciça progressiva, 813
- mediastinal, 839, 853
- periglomerular, 582
- periportal, 581
- periureteral, 603
- pleural, 970
- por bauxita, 820
- pós-operatória, 382
- pulmonar, 520, 851
- - difusa, 798
- - - de origem desconhecida, 901
- - edema por reperfusão após o transplante do pulmão esquerdo devido a, 943
- - em estágio terminal, 905
- - idiopática, 667, 898
- - - achados tomográficos computadorizados na, 899
- - renal, 600
- - em crianças, 548
- - retroperitoneal, 603, 951
Fibrossarcoma, 110, 140, 145
Fibrotórax, 744, 974
- sólido, 941
Fibroxantoma, 119, 713
Fíbula, 34, 66
- porção
- - distal da, 23
- - proximal da, 23
- pseudo-artrose da, em paciente com neurofibromatose, 270
Ficomicetos, 1080
Ficomicose, 763
Fígado, 433-441
- abscessos, 467

- - fúngicos do, 438
- anatomia, 433
- calcificações no, 776
- cirrótico, 433
- cistos, 1007
- corcova ântero-medial do, 1007
- doença hepática difusa, 433
- - cirrose, 433
- - deposição de ferro, 436
- - hepatite, 434
- - infiltração gordurosa, 435
- - síndrome de Budd-Chiari, 435
- ecogenicidade do, 435
- infiltração gordurosa do, 440
- lesões hepáticas focais, 436
- - abscesso(s)
- - - amebiano, 438
- - - fúngicos, 438
- - - piogênico, 437
- - adenoma hepático, 439
- - carcinoma
- - - fibrolamelar, 441
- - - hepatocelular, 440
- - cisto hepático, 437
- - doença
- - - equinocócica, 438
- - - metastática, 441
- - hemangioma, 436
- - hiperplasia nodular focal, 439
- - infiltração gordurosa focal, 439
- - traumatismo hepático, 441
- metástase para o parênquima do, 651
- nódulos no, 921
- protrusão ascendente do, 1007
- ressonância magnética do, 433
- técnicas de imagem, 433
- tomografia computadorizada do, 433
- transplante de, 787
Fígado-baço, cintilografias do, 989
Filarias, 765
- infestação por, 765
Filme radiológico, 8
- dispersão, 9
- telas intensificadoras, 8
Filme-écram, sistemas modernos de, 8
Filtração glomerular, 548
- taxa de, 590
Filtrado microvascular, 839
Fio de cabelo, fraturas em, 31
Fio-guia, 465
Fios de esternotomia rompidos, 1004
Física, 1-14
- exibição e detecção de imagens, 6
- - estatística da formação de imagens, 6
- - qualidade da imagem, 7
- - testes de avaliação das características de operação do receptor, 7
- filme radiológico, 8
- - dispersão, 9
- - telas intensificadoras, 8
- fluoroscopia, 9
- gerador de raio X, 1
- - interrupção automática da exposição, 3
- - transformador
- - - de alta voltagem, 1
- - - do filamento, 2
- imagem digital, 10
- - compressão de dados, 11
- - resolução, 10
- interações dos raios X no interior do corpo, 5
- - absorção fotoelétrica, 6
- - efeito Compton, 6
- mamografia, 12
- produção de raio X, 3
- - alterações nos espectros de raio X com alterações da filtração, 4
- - camada da metade do valor, 5
- - variação, 4
- - - de intensidade com alterações na kVp, 4
- propriedades dos raios X, 1
- proteção contra radiação, 13
- - detectores
- - - de cintilação, 13
- - - de radiação, 13
- - dosímetros termoluminescentes, 13
- - fatores de risco em radiologia diagnóstica, 13
- - ressonância magnética, 12
- - tomografia computadorizada, 11
- - tubos de raio X, 3
- - ultra-sonografia

- - diagnóstica, 12
- - Doppler, 12
- unidades de radiação, 1
Fissura(s)
- de Sylvius, 318, 354
- inter-hemisférica, 318, 344, 351
- interlobares, 720, 758, 879, 967
- interlombar, 678
- orbitária, 1090
- - superior, síndrome da, 1090
- pleurais, 984
- pulmonares acessórias, 688
Fístula(s), 228
- arteriovenosa, 410, 742
- - durais, 368
- - renal, 585
- broncoesofágicas, 738
- broncopleural, 722, 738, 873, 905, 973
- broncopleurocutâneas, 744
- cavernosa carotídea, 350
- colecistoduodenal, 519
- coledocoentérica, 444
- cutâneas, 1002
- do cólon, 532
- entéricas, 467
- esofagopleurais, 942
- gastroduodenal, 494
- intramurais, 532
- perilinfática, 1102
- pleurocutâneas, 744
- subaracnoidepleural traumática, 974
- subcutâneas, 147
- traqueobrônquica, 475, 721
- traqueoesofágicas, 485, 694, 799
- ureterointestinais, 563
Fitobezoar gástrico, 496
- após vagotomia, 498
Fitz-Hugh-Curtis, síndrome de, 654
Fixação
- do tendão patelar, 216
- interna com placas metálicas, 29
Flanco, dor no, 573
Flap intraluminar, 925
Flebólitos, 123, 543, 567
- calcificados, 995
- na pelve, 285
Flexão
- da articulação interfalangiana distal, deformidades na, 47
- deformidades de, na articulação dos joelhos, 253
- lesões por, 44
Flexores, tração do tendão dos, 52
Flexura
- esplênica do cólon, 415, 1007
- hepática, 464
Flocos de calcificação, 98
Floxuridina, 512
Flucitosina, 512
Flúor, intoxicações por, 196
Fluorocarbonetos, 825
Fluoroscopia, 9, 474, 511, 567, 665, 764, 844
- do coração, 1059
- do tórax, 665
- mesa de, 469
Fluxo
- fecal, 531
- pulmonar
- - obstrução do, 1027
- - possíveis trajetos do, átrio direito, 1034
- - pulmonar, 856, 1022
- venoso hepático, obstrução do, 435
Foam cells, infiltração de, 573
Foco(s)
- caseoso subpleural, 745
- contíguo de infecção dos tecidos moles, 146
- de calcificação no parênquima pulmonar, 686
- de destruição óssea, 155
- extrapulmonares crônicos, 736
- primário no parênquima pulmonar, 737
- solitários de esclerose, 263
- subpleurais de infecção, 737
Fogo, ferimentos por arma de, 1010
Foice cerebral, calcificação da, 266
Foley, cateter de, 546
- demora de, 611
Folha de trevo, deformidade em, 494
Folhetos mitrais, 1067
Folículos linfóides, 520, 535
Forame(s)
- de Bochdaleck, 557, 1005
- - hérnia do, 960, 964

1152 ÍNDICE ALFABÉTICO

- de Luschka, 319
- de Monro, 357
- de Morgagni, 1005
- - hérnia do, 959, 1008
- de Winslow, 426
- do nervo supraclavicular, 231
- estilomastóide, 1099
- intervertebrais, 94, 376, 387
- magno, 318
- neural, 202, 389
- - intervertebral, 961
- nutrientes, 228
- obturador, 58, 236
- óptico intacto, 1090
- palatino anterior, cisto do, 1116
- pleuroperitoneal, 1010
- vasculares, 146
Força muscular nos membros inferiores, perda de, 388
Fórceps, 39
Forestier, doença de, 74, 95
Forma
- cardíaca, 1021
- de trevo, crânio em, 250
- epidêmica aguda da histoplasmose, 755
Formação óssea
- endocondral inadequada, 248
- membranosa, 19
Fórnix
- calicial, 563
- ruptura do, 567
Fosfatase alcalina, 72, 173, 184
- elevação da, 727
Fosfato
- amoníaco magnesiano, cálculos de, 565
- de cálcio
- - cálculos de, 565
- - cristais de, 283
- de magnésio, cálculos de, 565
Fosfolipoproteínas, 916
Fósforo
- aferente, 8, 10
- eferente, 8, 10
- fotoestimuláveis, chapas de, 665
- níveis séricos de, 72
- sérico, 191
Fossa(s)
- acetabular, 242
- da vesícula biliar, 440
- - sangramento da, 455
- herniária do colo do fêmur, 236
- infratemporal, 1084
- jugular, 1100
- pterigomaxilar, 1084
- rombóide, 231, 671
Fotocátodo, 10
Fotoelétron, energia do, 6
Fótons de raios X, 4
Fragilidade óssea, 260
Fragmento(s)
- caído, sinal do, 120
- de vidro, 301
- em asa de borboleta, 31
- metálicos no olho, 668
- ósseos nasais, 1094
- seqüestrados, 385
Francisella tularensis, 725
Fraqueza
- diafragmática, 1006
- dos músculos respiratórios, 888
Frasco de Erlenmeyer, 208
Fratura(s)
- ausência de consolidação, 37
- cominutiva
- - da porção distal da tíbia, 31
- - na junção toracolombar, 45
- cominutivas dos ossos nasais, 1094
- complexo do seio frontal, 1089
- compressivas vertebrais, 168
- costais, 997
- da cabeça, 51
- da clavícula esquerda, 34
- da coluna
- - cervical, 931
- - torácica, 45, 930
- - toracolombar, 46
- - vertebral, 400
- da eminência tibial, 64
- da epífise, 33
- da mandíbula, 1094
- da marcha, 34

- da patela, 60
- da pelve por insuficiência, 58
- da tosse, 57
- das costelas, 260, 1010
- - adjacentes, 932
- - inferiores, 928
- das falanges, 37
- de arco, 378
- de banana, 201
- de Bennett, 47
- de Chance, 46
- de Colles
- - da porção distal do rádio, 32
- - no punho, 30
- de estresse, 27, 111
- - do calcâneo, 36
- - na base do coracóide, 55
- de Galeazzi, 50
- de Guérin, 1091
- de insuficiência, 28
- - do esterno, 34
- de Jefferson, 43
- de maléolo lateral, 28
- de Malgaigne da pelve, 57
- de Monteggia, 50
- de Segond, 62
- de Smith, 47
- diafisárias, 27, 70
- do(s) arco(s)
- - costais, 70
- - vertebral posterior, 390
- - zigomático, 1091
- do áxis, 44
- do boxeador, 47
- do capitato, 49
- do cinto de segurança, 46
- do colo
- - do rádio, 51
- - do tálus, 211
- do crânio, 347
- - com afundamento, 38
- do enforcado, 44
- do escafóide, 29, 47
- do escavador de argila, 44
- do esqueleto fetal, 34
- do esterno, 930, 1056
- do labirinto, 1105
- do quadril, 171
- do rádio distal, 171
- do tipo blow-out, 1088
- - achados radiográficos nas, 1088
- do tripé, 1092
- dos ossos
- - curtos, 260
- - longos, 260
- - nasais, 1093
- - piramidal, 49
- - temporal, 1104
- e deformidades de todos os ossos do esqueleto, 260
- em espiral do fêmur, 28
- em fase de consolidação, 36
- em fio de cabelo, 31
- em galho verde, 1094
- em lágrima, 44
- escapulares, 930
- expostas, 29
- incompleta, 30
- intertrocantéricas, 59, 61
- - do fêmur, 211
- intra-ósseas ocultas, 30
- Le Fort, 1091
- - II, 1090
- - III, 1090
- lineares do osso frontal, 1090
- mandibulares
- - deslocamento das, 1095
- - tipos de, 1095
- nasofrontoetmoidal, 1091
- oblíqua da base do metacarpo, 48
- oculta(s)
- - do colo do fêmur, 28
- - do côndilo lateral do úmero, 30
- orbitárias, 1088
- osteocondrais, 64
- osteoporóticas, 168
- parassinfisárias bilaterais, 1095, 1097
- pélvicas, 610, 1010
- por arrancamento, 31, 67
- por avulsão, 47
- por compressão, 32

- repetidas durante a infância, 261
- sacral, deformidade da, 57
- sem luxação da patela, 65
- subcapital, 60
- - do colo do fêmur, 32
- supracondilar do úmero, 51
- transversas
- - do cóccix, 57
- - do sacro, 57
- vertebrais, 1010
- zigomaticomaxilares, 1092
Fraturas dos ossos e das articulações, 29
- consolidação das, 34
- - tardia, 37
- - união, 34
- - - evidências radiológicas, 36
- - fraturas do crânio, 37
- - - com afundamento, 38
- - - com diástase, 38
- - - complicações, 40
- - - da base, 38
- - - interpretação das radiografias, 39
- - - - céfalo-hematoma, 39
- - - - pneumocéfalo, 39
- - - lineares, 38
- - fraturas e luxações em locais especiais, 47
- - - antebraço e cotovelo, 50
- - - - coxins gordurosos do cotovelo, 50
- - - - luxações da articulação do cotovelo, 52
- - - - porção média da diáfise, 50
- - - diáfise femoral, 60
- - - esterno e arcos costais, 56
- - - joelho, 60
- - - - fraturas da eminência tibial, 64
- - - - fraturas da patela, 64
- - - - fraturas do platô tibial, 62
- - - - fraturas osteocondrais, 64
- - - - lipoemartrose, 61
- - - - ressonância magnética, 61
- - - luxações da articulação coxofemoral, 58
- - - mão, 47
- - - - falanges, 47
- - - - metacarpos, 47
- - - ombro, 52
- - - - articulação acromioclavicular, 55
- - - - articulações esternoclaviculares, 56
- - - - clavícula, 55
- - - - escápula, 55
- - - - luxações, 52
- - - - úmero, 55
- - - pelve, 57
- - - porção proximal do fêmur, 58
- - - punho, 47
- - - - carpo, 49
- - - - fratura de Colles, 47
- - - - luxações, 49
- - - tornozelo e pé, 66
- - - - fratura do navicular, 69
- - - - fratura do tálus, 67
- - - - fraturas do arrancamento, 66
- - - - fraturas do calcâneo, 67
- - - - lesões do tendão de Aquiles, 66
- - lesões da coluna vertebral, 40
- - exame radiológico no traumatismo raquimedular, 40
- - fraturas
- - - da coluna toracolombar, 45
- - - vertebrais, 40
- - lesões da coluna cervical, 41
- tipos, 29
- - cominutivas, 31
- - completas e incompletas, 30
- - contusão óssea, 30
- - de estresse, 34
- - de insuficiência, 34
- - em fio de cabelo, 31
- - em galho verde, 32
- - epifisárias, 32
- - impactadas, 31
- - lesões apofisárias, 34
- - ocultas, 30
- - patológicas, 33
- - por avulsão e fragmentadas, 31
- - pseudofraturas, 33
- - segmentares, 31
- - tocotraumatismos, 34
Fraturas-luxações, 46
- da clavícula, 932
- de Lisfranc, 69
- dos ossos
- - do metatarso, 97

- - do tarso, 97
Freiberg, osteocondrite de, 211, 217
Frêmitos abdominais, 588
Frenagem, radiação de, 3
Frênulo lingual, 1121
Freqüência cardíaca fetal, 637
Friedländer, pneumonia de, 722
Frio, queimadura pelo, 223
Fröhlich, excesso de peso do tipo, 218
Frouxidão articular, 1119
Fumaça, inalação de, 828, 839
Fumantes, 733
- com asbestose, 874
- de cigarro, 859
- invertebrados, 864
Fumo, 727
Função
- de transferência de modulação de sistema intensificador de imagem, 8
- pulmonar
- - diminuição da, 812
- - testes de, na silicose, 813
Fundo
- do estômago, exame com duplo contraste do, 488
- do útero, 641
- exame com duplo contraste do, e da porção superior do corpo do estômago, 491
- gástrico, pólipos glandulares do, 534
Fungo(s), 933
- *Aspergillus*, 753
- bolas de, 705, 753, 921
- doenças por, 901
- infecção(ões), 733, 1080
- - crônicas por, 750
- - do tórax por, 735
- - invasiva por, 760
Funil, deformidade do peito em, 688
Furosemida, 548
Fusão(ões)
- anormal das lâminas, 376
- associadas
- - do carpo, 266
- - - dos ossos acessórios, 266
- atlantooccipital, 374
- de ossos do tarso proximais, 247
- lunatotriquetral, 233, 240
- óssea sólida, 83
- precoce das epífises, 24
- talocalcânea, 240
- vertebral, 374
- anomalias da, 374
Fusobacterium, 726

G

Gadolínio, 400, 1001, 1125
- intravenoso, 383
Gadolínio-ácido dietilaminopentaacético, 1065
Gadolínio-ácido dietilenotriaminopentaacético, 712
Galeazzi, fratura de, 50
Galeno, veia de, 368
- - aneurisma, 636
Galho verde, fraturas em, 1094
Gálio, cintilografias com, 898
Gálio-67, citrato de, 147
Gama, 1
Gânglio(s)
- basais, 343
- císticos, 291
- linfáticos, 620
- - calcificação dos, 605
- paraaórticos, 551
- paraespinhal da cadeia simpática, 994
- simpáticos, 994
- tumores, 961
- - - neurogênicos dos, 961
Ganglioglioma, 322, 369
- exofítico de lobo temporal, 327
Gânglion intra-ósseo, 122
Ganglioneuroblastomas, 960, 994
Ganglioneuroma, 397, 616, 960, 994
Gangrena
- diabética, 291
- gasosa, 290
- - da coxa após uma amputação, 290
- - pulmonar conseqüente à tuberculose, 742
Gardner, síndrome de, 117, 497, 533
Garfo de prata, deformidade em, 47
Garré, osteíte esclerosante de, 157

Gás(es)
- abdominal normal, 415
- industriais, 825
- intestinal, 415, 526, 546
- intra-abdominal, 47
- intramural, 422
- na parede intestinal, 422
- na veia porta, 425
- nos tecidos moles, 290
- - enfisema subcutâneo, 290
- - gangrena gasosa, 290
- radônio, 859
Gastrectomia, 485
- parcial, 186, 497
Gastrina, 487
- níveis séricos de, 494
Gastrinomas, 494
Gastrite, 464, 491
- atrófica crônica, 501
- crônica, agente causal da, 489
- hemorrágica, 964
- por *H. pylori*, 501
Gastrocnêmio, 237
Gastroduodenos, 509
Gastroduodenostomia de Billroth-1, 509
Gastroenterite eosinofílica, 495, 520
Gastrografina, 950
Gastrojejunostomia, 498, 519
Gastroparesia, 495
Gastrosquise, 636
Gastrostomia, 465
Gaucher, doença de, 204, 912
Gd-dtpa, injeção endovenosa de, 1065
Gel de proteoglicanos, 383
Gelatina, esponjas de, 464
Gelfoam, 464
Gematoma dissecante, 1057
Gêmeos dicoriônicos diamnióticos, 639
Gengivite, 1111
Geotrichum candidum, 762
Geotricose, 762
Gerador de pulsos, 939
Germinato de bismuto, 13
Germinomas sincrônicos, 336
Gerota, fáscia de, 548
Gestação
- de 12 semanas, 627
- de nove semanas, 627
- de quatro semanas e meia, 626
- de seis semanas, 626
- deficiência no início da, 627
- ectópica
- - rota, 629
- - ruptura da, 629
- estágios da, 637
- gamelar, 639
- hidronefrose na, 575
- interrupção inicial da, 627
- intra-uterina, 625
- múltiplas, 636
- pielite da, 574
Gestantes, sínfise púbica das, 94
Ghon, tubérculo de, 737
Giardia lamblia, 514
Giardíase, 514
Giba, 80, 402
Gigantismo, 195
Ginástica aeróbica, 392
Ginecologia, diagnóstico por imagem, 641-655
- anatomia normal, 641
- anomalias congênitas, 644
- doença
- - inflamatória pélvica, 653
- - trofoblástica gestacional, 651
- infertilidade, 652
- localização dos dispositivos intra-uterinos, 654
- massas
- - ovarianas, 648
- - uterinas, 645
Ginecomastia, 308
- aspecto mamográfico da, 308
Giro paraipocampal do lobo temporal medial, 321
Glande do pênis, lesões mucocutâneas na, 87
Glândula(s)
- brônquicas, carcinoma das, 860
- endócrinas, 23
- endometriais, 646
- - dilatadas, 646
- hiperplásica, 613, 955
- hipofisária, hipofunção da, 194

- hipófise, 1082
- lacrimais, atrofia das, 906
- mamária masculina, desenvolvimento excessivo da, 308
- mucosa(s), 734, 808
- - obstruída, 1080
- - tumores das, 877
- multinodular, 1125
- paratireóide, 180
- - ectópica, 958
- - hiperplasia das, 189
- parótida, 1120, 1122
- pineal, 321
- - tumores da, 333
- salivares, 734, 1120
- - atrofia das, 906
- - doenças das, 1122
- - mistos, tumores das, 877
- - ressonância magnética, 1123
- - sialografia, 1122
- - tomografia computadorizada, 1122
- - tumores, 1123
- - ultra-sonografia, 1122
- sublingual, 1121
- submandibulares, 1121
- submucosas, 520
- sudorípara, 734
- - apócrina, 295
- supra-renal(is), 132, 548, 612, 910, 961
- - abscesso, 617
- - calcificações nas, 776
- - direita, 612
- - esquerda, 612
- - - cisto da, 612
- - neuroblastoma, 616
- - tumores, 616
- - - da medula supra-renal, 614
- - - do córtex da supra-renal, 613
- tímica, 955
- tireóide, 684, 832
- - cervical, 956
- - hiperfunção, 193
- - hipofunção, 192, 1052
- - - cretinismo, 192
- - - hipotireoidismo juvenil, 193
Glenóide, 52
- *labrum* da, 28
- lacerações, 55
- lacerações do lábio da, 55
Gliceptato-Tc99m, 548
Glicogênio, doença de depósito de, 439
Glicosilceramida, 912
Glioblastoma multiforme, 321, 397
Glioma(s), 321, 395
- de nervo óptico, 333
- do tronco cerebral, 337
- intracerebrais, 534
- nasais, 1084
- ópticos, 332
Gliose isomorfa, 40
Globulina antilinfocitária, 773
Glomerulonefrite, 544
- aguda, 555
- crônica, 600
- lobular, 555
Glomus
- jugular, tumores do, 1098, 1106
- timpânico, tumores do, 1106
Glote
- fechada
- - expiração forçada com a, 665
- - inspiração forçada com a, 665
- fechamento da, 934, 1006
Glucagon, 487
Gluconato de cálcio, perfusão de, 289
Glucuronidase, deficiência de, 268
Glúten, 520
- enteropatia do, 494
- hipersensibilidade ao, 520
Golden, sinal de, 864
Gônadas, hipofunção das, 25
Gonadotropina coriônica humana, 628
Goodpasture, síndrome de, 894
Gordon, síndome de, 245
Gordura
- de Kager, 29, 66
- epidural, 400
- má-absorção de, 520
- medular, 17
- na medula óssea, 147

- parapélvica, 592
- pericólica, 415
- perirrenal, 552, 571
- subcutânea, 20, 73, 148
Gorham, osteólise maciça de, 125
Gorlin, síndrome de, 266
Gorro ventricular esquerdo, 1021
Gota, 73, 97, 291
- características radiológicas da, 98
Gotículas de saliva, 719
Grades *bucky*, 9
Gradiente(s)
- alveoloarterial, 773
- bobinas de, 12
Gram, coloração de, 467
Gram-negativos, 721
Grampos
- anastomóticos, linhas de, 942
- ferromagnéticos em aneurismas intracranianos, 668
Grandes
- artérias, transposição das, 1068
- brônquios, lesões dos, 928
- células, carcinomas indiferenciados das, 861
- vasos
- - lesões dos, 1056
- - transposição completa dos, 1022
- - transposição corrigida dos, 1031
Granulação, tecido de, 740
- inflamatório, 74
Granuloma(s)
- aglomerados, necrose isquêmica de, 920
- brônquicos, 921
- de silicone calcificados, 303
- eosinofílico, 110, 112, 202, 1114
- - de um corpo vertebral, 207
- extravasculares, 910
- hialinizante pulmonar, 910
- inflamatórios, 870
- - crônico, 743
- intra-artérias, 765
- intra- e periarteriais, 765
- letal da linha média, 908
- mediastinal, 756
- não-tuberculosos, 321
- nos ossos, 156
- oleoso, 834
- periapical, 1111
- plasmocitários, 713
- pulmonares crônicos, 757
- regenerativo das células gigantes, 121
Granulomatose, 907
- alérgica, 908
- broncocêntrica, 762, 822, 908
- crônica do berílio, 821
- de Wegener, 798, 902, 1083
- do berílio, 821
- e angeíte alérgicas, 910
- linfomatóide, 880, 909
- - em homem de 49 anos, 909
- necrosante, 908
- sarcoidal necrosante, 922
Grânulos
- de enxofre, 750
- neurossecretores, 861
Gravidade variável, pneumonia intersticial de, 897
Gravidez, 742
- com DIU, 655
- ectópica, 627
- - sangramento proveniente de, 629
- intra-uterina
- - anormal, 627
- - normal, 627
Greulich e Pyle, método de, 21
Gripe epidêmica, 730
Griseofulvina, 829, 833
Grupo A de Lancefield, estreptococo hemolítico do, 725
Guanoxano, 829
Guérin, fratura de, 1091
Guiné, tênia da, infestação pela, 283

H

Haemophilus influenzae, 146, 770
- tipo B, 727
Haller, células de, 1078
Hallerman-Streiff, síndrome de, 1114
Halo, sinal do, 619
Halotano, 833

Hálux
- deformidade do, 106
- rígido, 106
- subluxação do, 91
- tufo ungueal do, 158
- valgo, 106
Hamartomas, 522, 534, 883
Hamato, 23, 49
Hamman, sinal de, 950
Hamman-Rich, síndrome de, 901
Hampton
- corcova de, 848
- linha de, 492
Hand-Schüller-Christian, doença de, 203, 911
Hanseníase, 96, 163
- neural, 163
- - lesões da, 163
Hantavírus, 731
- síndrome pulmonar por, 730
Hartman, classificação de, 578
Havers, canais de, 170
Heberden, nódulos de, 92
Heister, válvulas espirais de, 442
Helicobacter pylori, 489
- erradicação do, 501
- gastrite por, 501
- infecção por, 497
Helminto pulmonar *Paragonimus westermani*, 764
Hemácias
- destruição das, 938
- marcadas, cintigrafia com, 464
Hemangioblastoma(s), 337, 395, 580
- cerebelar cístico, 338
- do cerebelo, 395
- retinianos, 357
- solitário, 339
Hemangioendotelioma, 1008
- ósseo maligno, 144
Hemangioma(s), 110, 393, 436, 591, 608
- cavernosos, 115, 410
- - múltiplos, 255
- cranianos, 123
- da mandíbula, 1117
- de um corpo vertebral, 126
- gigante, 437
- hepático, 437
- na superfície volar do antebraço distal, 285
- ósseo, 123
- parede torácica, 995
- subglótico, 712
- vertebrais, 123
Hemangiomatose, 123
- pulmonar difusa, 1042
Hemangiopericitomas, 885, 1008
Hemangiossarcomas, 110, 123, 879
Hemartrose, 54
- pós-trauma, 62
Hematêmese, 487
Hematocolpo, 644
Hematoma(s), 896
- calcificados, 877
- dissecantes, 1015, 1056
- duodenal, 503
- - na contusão, 507
- epidurais, 349, 400
- - espinhais, 202
- extrapleural, 1056
- gástrico, 507
- hepáticos, 441
- intracranianos, 38
- intramural nos casos de contusão, 507
- intraparenquimatosos traumáticos, 347
- intrapericárdicos focais, 945
- maciços da mama, 931
- mediastinal, 1056
- pararrenal, 578
- parenquimatosos traumáticos, 347
- pélvico, 605
- perivesical, 610
- perirreneal, 578
- pós-operatório, 641
- - da parede torácica, 997
- pulmonares, 926
- retrofaríngeos, 41
- subcapsular, 578
- subdurais, 70, 347
- - isodensos, 348
- testicular, 620
Hematometria, 644
Hematopoiese extramedular, 202, 966

Hematúria, 578, 585, 603
- microscópica, 581
Hemidiafragma, 428, 960
- direito, 1005
- - abóbada do, 1005
- - ruptura, 928
- - - traumática do, 1012
- elevado, 968
- esquerdo, 928
- - ruptura, 928
- - - traumática do, 1011
- ipsilateral, 968
Hemipelve, 57
Hemisférios cerebelares, 633
Hemitórax, 744
- direito, 509, 964
- esquerdo, 474
Hemivértebras, 375, 688
- e vértebras em borboleta, 375
Hemocromatose, 74, 98
- primária, 436
- secundária, 436
Hemodiálise crônica, 951
Hemofilia, 25, 222, 519, 555, 600
- pseudomotor da, 104
Hemoglobina
- heterozigótica, 575
- S, 221, 851
Hemoglobinopatia falciforme, 600
Hemopericárdio, 1053
Hemoperitônio, 428
Hemoptise(s), 765, 804, 951
- alterações pulmonares após, 896
- maciça, 906
- recente, 669
- repetidas, 895
- ruptura com, 742
Hemorragia(s)
- da parede intestinal, 517
- gastrintestinal, avaliação da, 464
- hipertensivas, 363
- intracraniana, 636
- - ao nascimento, 260
- - não-traumática, 363
- intramurais, 532
- intraparenquimatosa espontânea, 365
- intraperitoneal, 578
- intrapulmonares, 727
- intraventricular, 365
- mediastinais, 925, 951
- miliares, 747
- perirrenal, 548, 578
- pré-vertebrais, 42
- pulmonar(es), 707, 759, 894
- - difusas, 894
- - focal, 894
- raquimedular aguda, 401
- renal, 585
- retroperitoneal, 580
- subaracnóide aguda, 410, 843
- subcoriônica, 627
- subperióstea calcificada, 177
- supra-renal neonatal, 612
Hemossiderose pulmonar, 1045
- idiopática, 894
- - alterações pulmonares após hemoptises, 896
Hemotímpano, 1105
Hemotórax, 974, 1011
- catamenial, 989
- iatrogênico, 937
- traumático, 931
Heparan sulfato, 272
Hepatite, 434
Hepatócitos, edema dos, 434
Hepatoesplenomegalia, 261, 778, 882
Hepatoma, 437
- biópsias de, 465
Hepatomegalia, 203, 415
Hepatopatia crônica, 751
Herbicida paraquat, 828
Hérnia(s)
- de Bochdalek, 426
- congênitas, 1011
- esquerda, 1009
- de disco, 248, 378
- de hiato, 469, 503, 964
- - clinicamente significativas, 503
- - com anel mucoso, 508
- - de tamanho moderado, 1009
- - por deslizamento, 474, 508

- de Morgani, 537
- de Schmorl, 373
- de Spiegel, 537
- diafragmática, 636, 683, 959, 1009
- - coxins adiposos epicárdicos, 1011
- - esquerda, 427
- - hiatal esofágica, 1009
- - traumática, 1010
- do cólon, 537
- do hiato pleuroperitoneal, 1010
- fígado, 959
- incisionais, 537
- inguinais, 426, 538, 605
- paraduodenal, 523
- - esquerda, 524
- paraesofágica, 503
- vesical, 610
Herniação
- apical do pulmão, 690
- cardíaca aguda, 1060
- cerebral, 321
- das alças intestinais, 1011
- de disco, 384
- - C5-C6, 380
- - intervertebrais, 384
- de tecidos moles capsulares, 236
- do estômago, 507, 964
- do intestino, 509
- do omento, 1010
- pós-traumática, 1011
- sinovial, 122
- transtentorial do *uncus*, 321
Herniorrafia inguinal, 605
Heroína, 829
Herpes
- simples, 477, 529
- - pneumonia por, 730
- vírus, 494
Herpesvírus, 788
- pneumonite causada por, 780
Hexametônio, 832
Hiato
- aórtico, 1005
- clinicamente significativas, hérnias de, 503
- com anel mucoso, hérnia de, 508
- da veia cava, 1005
- de tamanho moderado, hérnia de, 1009
- esofágico, 509, 966, 1005
- hérnia de, 469, 503, 964
- - por deslizamento, 474, 508
- pleuroperitoneal, hérnias do, 1010
Hibernomas, 293
Hickman, cateteres, 790, 1004
Hidralazina, 829
Hidranencefalia, 354, 636
Hidrocarboneto(s), 859
- aspirados, 839
- ingestão de, 710
- pneumonia por, 709
- pneumonite por, 825
Hidrocefalia, 316, 636
- adquirida, 358
- aguda, 365
- branda, 343
- comunicante, 357
- crônica, 365
- *ex vacuo*, 357
- não-comunicante, 357
- normopressórica, 359
- precoce, 357
Hidrocele, 620
Hidrocolpos, 563, 644
Hidrogênio, sulfeto de, 827
Hidromassagem, uso de banheiras de, 726
Hidrometrocolpos, 560, 563
Hidronefrose, 376, 546, 564, 636
- adquirida, 563
- aguda, 544
- bilateral mínima, 563
- branda, 574
- congênita, 562
- crônica, 544
- em um transplante renal, 565
- maciça, 564
- na gestação, 575
- não-obstrutiva, 562
- neonatal, 558, 603
- sinal do crescente da, 563
Hidropisia fetal, 636, 697
Hidropneumotórax, 974

Hidrossalpinge, 650, 653
Hidrotórax, 1011
Hidroureter, 562
Hidroxiapatita cálcica
- cristais de, 283
- doença por depósito de, 283
Hifas, 763
Higroma
- cístico, 636, 701
- - da nuca pré-natais, 275
- subdural, 349
Hill-Sachs, defeito de, 52
Hilo(s)
- esplênico, 434
- pulmonares, 677, 967
- - direito, 677
- - esquerdo, 678
- renal, 551, 583
Hímen imperfurado, 644
Hiperalimentação, 435
Hipercalcemia, 566, 1042
- idiopática, 197, 321
Hipercalciúria, 200, 569
Hipercaliúria, 613
Hipercementose, 1114
- dos dentes, 1112
Hipercoagulabilidade, 435
Hipercolesterolemia, 186
Hipercorticismo, 170
Hiperêmese gestacional, 651
Hiperemia local, 25
Hiperesteroidismo, 173
Hiperextensão da cabeça, 45
Hiperflexão, distensões por, 44
Hiperfosfatasia, 192
Hiperfunção
- da glândula tireóide, 193
- da hipófise, 194
- - acromegalia, 194
- - gigantismo, 195
- do córtex supra-renal na infância, 24
Hipergamaglobulinemia, 769, 955
Hipergastrinemia, 494
Hiperinsuflação
- bronquiolites agudas com, 730
- dos alvéolos, 686
- dos pulmões, 722
- obstrutiva lobar, 877
- pulmonar, graus variáveis de, 762
Hiperlipoproteinemia, 207
- tipo II, 209
Hipermobilidade das articulações, 260, 289
Hipermotilidade gástrica, 495
Hipernefroma, 574, 583, 595
- hiperecóico, 595
- hipoecóico, 595
- isoecóico, 595
Hiperostose, 111
- cortical infantil, 162, 165
- dos retinóides, 198
- esquelética idiopática difusa, 74, 95
- esternocostoclavicular, 104
- frontal, 194
- óssea idiopática difusa, 191
Hiperoxalúria, 566, 569
Hiperparatireoidismo, 58, 74, 120, 170, 186, 565
- em lactentes e crianças, 188
- primário, 187, 568
- secundário, 187, 261
- - calcificações das partes moles metastáticas causadas por, 1001
- tumor marrom do, 122
Hiperpituitarismo, 1112
Hiperplasia, 592
- cortical supra-renal bilateral, 173
- da medula
- - hematopoética, 221
- - óssea vermelha, 915
- da paratireóide, 257
- da supra-renal, 613
- das glândulas paratireóides, 189
- do córtex da supra-renal, 613
- fibromuscular, 361
- gengival, 1114
- linfóide, 501, 535
- nodular, 520
- - benigna no cólon ascendente, 536
- - benigna no cólon transverso, 536
- - policlonal leve, 944
- muscular, 912

- nodular, 614
- - focal, 436
- prostática benigna, 607, 618
- *rebote*, 955
- renal, 555
- tímica, 955
- unilateral
- - da face, 1113
- - do processo coronóide, 1113
Hiperproliferação
- aguda de linfócitos, 784
- de células B, 781
Hipersecreção gástrica, 495
Hipersegmentação do esterno, 688
Hipersensibilidade
- a drogas, 830
- ao berílio, 821
- ao glúten, 520
- ao gorgulho, 825
- no pulmão, reação de, 766
- pélvica, 654
- pneumonia por, 667
- pneumonite por, 766
- pulmonar, doenças ocupacionais relacionadas à, 822
- - alveolar, 822
- - bagaçose, 823
- - bissinose, 822
- - doença da casca de bordo, 824
- - granulomatose broncocêntrica, 822
- - pulmão
- - - de fazendeiro, 823
- - - dos criadores de pombos, 824
- - traqueobrônquica, 822
- reação de, 908
- tecidual, 736
- uterina, 646
Hipersinal da medula óssea fibrovascular, 200
Hipertelorismo, 265
Hipertensão, 636
- arterial pulmonar, 851
- - acentuada, 855
- paroxística, 961
- porta, 482, 581
- - intervenção radiológica na, 464
- - tratamento da, 464
- pós-capilar crônica, 856
- pulmonar, 821, 853
- - arterial, 854
- - idiopática, 853
- - pré-capilar e pós-capilar combinada, 856
- - venosa, 855
- renovascular, 587, 590
- - angiografia de subtração digital intravenosa, 590
- - angiorressonância, 590
- - arteriografia, 588
- - exames diagnósticos atuais, 588
- - manifestações clínicas, 587
- - renografia com radionuclídeos, 590
- - ultra-sonografia, 590
- venosa, 369
- - portal, 452
Hipertireoidismo, 170, 693, 955, 1052
Hipertricose, 376
Hipertrigliceridemia, 459
Hipertrofia, 592
- compensatória, 555
- da cartilagem articular, 195
- da pulvinar, 243
- de esporão, 94
- do músculo
- - cardíaco, 1019
- - vesical, 607
- do pedículo lombar, 378
- idiopática congênita do coração, 1031
- mucosa polipóide, 1082
- óssea, 94, 168
Hipervasculação pulmonar, 1023
Hipervitaminose
- A, 166, 198
- D, 197, 321, 569
Hipervolemia, 839
Hipoalbuminemia, 452, 967
Hipocalcemia, 191
Hipocampo, 344
- atrofia do, 369
Hipocôndrio direito, dor no, 433
Hipofaringe, distensão excessiva da, 710
Hipófise
- hiperfunção da, 194
- - acromegalia, 194

- - gigantismo, 195
- hipofunção da, 25
Hipofosfatasia, 181
- em criança, 185
- familiar, 192
Hipofosfatemia, 186
Hipofunção
- da glândula
- - hipofisária, 194
- - tireóide, 192, 1052
- - - cretinismo, 192
- - - hipotireoidismo juvenil, 193
- da hipófise, 25
- das gônadas, 25
Hipogamaglobulinemia, 800
Hipoglicemia, 978
Hipogonadismo, 170, 195
Hipomotilidade esofágica, 286
Hiponatremia, 727
Hipoparatireoidismo, 191, 321
Hipopituitarismo, 1112
Hipoplasia, 226, 554, 799
- cardíaca esquerda, síndrome da, 1015
- congênita de músculos abdominais, 604
- da dentina, 1112
- da mandíbula, 1114
- da valva pulmonar, 1020
- das costelas, 230
- dentária, 1114
- do osso ilíaco, 225
- do rim direito, 556
- dos ramos mandibulares, 263
- familiar, 227
- lobar, 1012
- pulmonar, 563
Hipopotassemia, 420, 613
Hipoproteinemia, 517, 839
Hipossinal, 30
Hipotelorismo, 275
Hipotermia, 25
Hipotímpano, 1100
Hipotireoidismo, 420, 693, 1052, 1112
- congênito, 192
- crônico, 516
- juvenil, 193
Hipotonia difusa, 495
Hipoxemia, 846, 943
- aguda reversível, síndrome de, 903
Hipoxia aguda, 1050
Hipuran-I[131], 553
Histerectomia, 646
Histerossalpingografia, 643
- normal, 644
Histerossonografia salina, 646
Histerotomia, 641
Histiocitoma, 713
- fibroso maligno, 110, 143, 294
- - imagens por ressonância magnética de um, 294
Histiócitos, 880
Histiocitose, 204
- das células de Langerhans, 911
- maligna, 882
- X, 202-206, 667
- - características radiográficas, 203
- - coluna, 203
- - crânio, 203
- - da tíbia, 208
- - ossos
- - - chatos, 203
- - - longos, 203
- - pulmonar, 911
- - - manifestações radiográficas da, 911
Histologia do pólipo juvenil, 534
Histoplasma capsulatum, 778
- fungos, 753
Histoplasmina, sensibilidade cutânea à, 754
Histoplasmoma, 756
Histoplasmose, 77, 754, 813, 915, 951
- disseminada, 755
- envolvimento mediastinal pela, 756
- forma
- - epidêmica aguda da, 755
- - intermediária de, 756
- - primária da, 754
- - infecção por, 754
- - primária sintomática da, 755
- - lesões calcificadas da, 1045
- pulmonar
- - ativa crônica, 756
- - disseminada, 754

- - - manifestações radiográficas da, 755
HIV, 156, 353, 477, 719, 769
- testes do, 777
HIV-positivo, 773
HIV-soronegativos, 777
Hodgkin, doença de, 132, 305, 757, 835, 907, 988
- com múltiplos nódulos cavitários, 880
- tipos mais benignos da, 922
Holoacardia, 636
Holoprosencefalia, 355, 636
Holt-Oram, síndrome de, 266
Homocistinúria, 170, 177
Homossexuais, 771
Honda, sinal de, 58
Hormônio(s)
- adrenocorticotrópico ectópico, 877
- antidiurético, secreção inadequada do, 861
- do crescimento
- - adenomas secretores de, 331
- - deficiência do, 21
- ectópicos, 861
- paratireóide, 186, 191
- tireóideos, deficiência de, 21
Horner
- achados oculares de, 999
- síndrome de, 867
Hospedeiro(s)
- defesas do, 736
- imunologicamente comprometido, 669
- - pneumonias com risco de vida em, 752
Hounsfield, unidades, 147, 978
Hunter, síndrome de, 268
Huntington, doença de, 345
Hurler, doença de, 270, 273

I

Iceberg, sinal do, 764
Icronose, 74
Icterícia, 261, 442
- obstrutiva
- - decorrente de um biloma, 441
- - progressiva, 186
Ictiose, 198
Idade
- gestacional, 625
- - cálculo da, 630
- menstrual
- - baseada no comprimento
- - - craniocaudal, 630
- - - do fêmur, 631
- - baseada no diâmetro biparietal, 631
- óssea, determinação radiológica da, 21
Idosos, diverticulose colônica nos, 532
IgA, 894
IgD, 894
IgE, 894
IgG, 772, 894
IgM, 894
Íleo, 511
- acometimento do, 745
- adinâmico, 424, 516
- biliar, 519
- colônico, 539
- distensão gasosa do, 530
- meconial, 636
- paralítico, 420, 516
- terminal, *spots* fluoroscópicos do, 511
Ileostomias, 524
Ilhotas ósseas, 109, 117, 263
Imageamento
- cerebral em múltiplas projeções, 329
- digital, 10
- técnicas de, 529
Imagem(ns)
- de contraste, técnicas de, 12
- de modo duplo, intensificadores de, 9
- de subtração digital, 464
- digital
- - diferença apenas perceptível de contraste, 10
- - dose aplicada ao paciente e número de tons de cinza, 11
- - média temporal, 11
- - resolução
- - - de contraste, 10
- - - espacial, 10
- - - ruído, 11
- - - do sistema, 10
- - sistema de, 7

- Doppler modo energia, 637
- em escala de cinza, 625
- exibição e detecção de, 6
- - estatística da formação de imagens, 6
- - qualidade da imagem, 7
- - testes de avaliação das características de operação do receptor, 7
- fluoroscópica, registro da, 9
- função de transferência de modulação de sistema intensificador de, 8
- intensificador de, 10
- não-invasivas, técnicas de, 1011
- não-ionizante, técnicas de, 625
- ponderadas
- - em T1, 13, 152, 645
- - em T2, 13, 152, 645
- por ressonância magnética
- - de neurofibroma plexiforme que infiltra a parede torácica, 996
- - de um linfangioma da parede torácica, 996
- - de uma má-formação arteriovenosa da parede torácica, 996
- radiológica, 7
- - sistemas de, 7
- sistema intensificador de, 7
- *spin-eco*, 993, 1063
- turbo *spin-eco* ponderadas em T2, 993
Imipramina, 832
Impactação mucóide, 864
Implante(s)
- cocleares, 668, 1098
- de mama, 309
- de silicone, 309
- dentários nos tecidos mandibulares, 1118
- endometriais necrosados, 989
- epicárdicos, 938
- esplênicos, 989
- peritoneais, 651, 1013
- subxifóides, 938
- transvenosos, 938
- tumorais pleurais sólidos, 987
Imunidade alterada e o pulmão, 894
- hemorragias pulmonares, 894
- síndrome de Goodpasture, 894
Imunoglobulina(s), 894
- deficiência de, 520, 915
- G, 760
- plasmáticas, 156
- policlonais, 776
- séricas, 732
Imunossupressão, 727
- pacientes em, 724
Imunossupressores, 459
Inadequação motora, 25
Inalação
- de esporos, 762
- de fumaça, 828, 839
- de vapores químicos, 839
Inanição, 742
Incidência
- de Caldwell, 1076, 1089
- de cardiopatias congênitas, 1037
- de Waters, 1076, 1089
Incisão
- sublabial na mucosa gengival bucal ântero-lateral, 1085
- subxifóide, 938
- transxifóide, 938
Incisura(s)
- ciática, 467
- condilar, 218
- intercondilar do joelho, 228
- metafisária, 250
- profunda, sinal da, 62
- sacroilíacas, 252
Inclusão
- citomegálica, doença de, 164
- citoplasmática, doença de, 731
Incompatibilidade de Rh, 636
Incontinência
- diagnóstico da, 531
- urinária, 359, 559
Incoordenação motora, 915
Índice
- de pulsatilidade, 637
- de resistência, 637
- mecânico, 625
- térmico, 625
Índio-111, leucócitos marcados com, 147
Indução do trabalho de parto, 19

Infância
- doença
- - granulomatosa crônica da, 156, 752
- - policística da, 581
- - fraturas repetidas durante a, 261
- - hiperfunção do córtex supra-renal na, 24
- - osteomielite subaguda da, 150
Infarto(s)
- cerebral, 361
- da diáfise, 213
- das papilas, 575
- do cólon direito, 425
- do miocárdio, 1045
- - calcificado, 1049
- - complicações do, 1048, 1065
- gástrico, 503
- intestinal, 464, 512, 524
- ósseo, 114, 156, 209, 223
- - calcificação no, 115
- - diafisário, 213
- placentários, 638
- por embolia pulmonar, 943
- por etanol, 532
- pulmonar, 732, 832, 935
- - características tomográficas computadorizadas do, 847
- - em resolução, 790
- - não-suspeitados, 848
- renal, 587
- septal, 1065
Infecção(ões)
- amebiana do tórax, 763
- angioinvasivas, 790
- articular piogênica aguda, 73
- aspergilosa, 760
- ativa do trato genital, 643
- bacterianas, 77
- - mista, 721
- broncopulmonares crônicas, 859
- congênita, 636
- crônica
- - da parede torácica, 1002
- - do pé, 161
- - indolente, 751
- - por fungos, 750
- da articulação sacroilíaca
- - em adultos, 155
- - em crianças, 155
- da bexiga, 573
- da coluna cervical, 402
- - abscesso epidural, 406
- - espondilite
- - - piogênica infecciosa, 402
- - - tuberculosa, 402
- - meningite, 406
- da coluna vertebral, 77
- da ferida esternal, 1004
- - com deiscência, 1003
- - em pacientes com obesidade, 1004
- da mandíbula, 261, 1117
- da parede torácica, 1002
- - por actinomicose, 751
- das órbitas, 1080
- das partes moles da bolsa de um marcapasso, 1004
- das vias aéreas, 722
- dentárias, 261, 1110
- - alterações da polpa, 1110
- - cáries dentárias, 1110
- - infecções
- - - alveolares, 1111
- - - periapicais, 1110
- - nos seios maxilares de crianças, 1080
- do cérebro, 346
- do tórax, 719-768
- - actinomicose, 749
- - doenças
- - - causadas por espiroquetas, 763
- - - micóticas do pulmão, 752
- - - por protozoários, 763
- - eosinofilia tropical, 765
- - infestação
- - - por nematelmintos, 765
- - - por platelmintos, 764
- - - nocardiose, 751
- - - por fungos, 735
- - - tuberculose pulmonar, 735
- do trato
- - respiratório superior, 1078
- - urinário, 73
- dos tecidos moles, 147

- - foco contíguo de, 146
- - paciente diabético com, 158
- esofagiana, 477
- estafilocócica, 724
- - do pulmão, 719
- - recorrentes, 771
- focos subpleurais de, 737
- fúngicas, 77
- grave do sistema nervoso central, 757
- intracraniana, 1080
- invasiva por fungos, 760
- liquórica, 351
- mediastinal, 945
- micobacteriana(s)
- - atípica causada
- - - por *Mycobacterium avium-intracellulare*, 748
- - - por *Mycobacterium xenopi*, 749
- - não-tuberculosas, 777
- micóticas, 747
- neonatais, 74
- no pé diabético, 157
- oportunistas, 757, 770
- pelo citomegalovírus, 731
- pélvicas, 653
- periapicais, 1111
- pleural, 467, 744
- - pré-operatória, 941
- pleuropulmonares, 967
- por *Aspergillus*, 759, 1080
- por bactérias Gram-negativas, 146
- por *Bartonella henselae*, 779
- por *Candida*, 477, 1080
- por citomegalovírus, 477, 942
- por fungos, 733, 770, 1080
- por histoplasmose, 754
- por micobactérias, 667
- por mucormicose num paciente diabético, 763
- por *Mycobacterium avium-intracellulare*, 514
- por *Pneumocystis*, 772
- - disseminada, 775
- por *Proteus vulgaris*, 727
- por varicela, 974
- por vírus, 933
- por *Yersinia*, 528
- primária sintomática da histoplasmose, 755
- puerperal, 641
- pulmonares, 708
- - oportunistas, 906
- - recorrentes, 951
- - repetidas, 734
- purulenta, 73, 1060
- respiratórias, 719
- - com e sem septicemia, 942
- - recorrentes nos dois primeiros anos de vida, 260
- sacrolíticas, 77
- supurativas crônicas, 749
- tuberculosas, 477
- urinárias, 562
- virais intra-uterinas, 164
- virótica(s)
- - agudas do trato respiratório superior, 1079
- - do parênquima pulmonar, 730
- - do pulmão, 728
- - gripais, 759
Infecções do tórax, infecções pulmonares agudas, 719
- doença granulomatosa crônica, 735
- fibrose cística pulmonar, 733
- pneumonias bacterianas, 719
- - broncopneumonia, 721
- - da brucelose, 725
- - doença dos legionários, 727
- - em crianças, 722
- - estafilocócica, 724
- - pneumocócica, 719
- - por aspiração, 721
- - por bactérias anaeróbicas, 726
- - por *Klebsiella*, 722
- - por *Pertussis*, 725
- - por *Pseudomonas*, 725
- - por *Streptococcus pyogenes*, 725
- - tularêmica, 725
- pneumonias por vírus, micoplasmas e riquétsias, 728
- - por adenovírus, 730
- - por *Chlamydia trachomatis*, 732
- - por micoplasmas, 728
- - por Riquétsias, 732
- - por vírus, 730
- - psitacose, 732
- síndrome do lobo médio, 733
Infecções e inflamações ósseas, 146-166

- equinococose, 162
- hanseníase, 163
- hiperostose cortical infantil, 164
- osteíte púbica, 164
- osteomielite, 146
- - aguda, achados radiológicos na, 147
- - - cintigrafia óssea, 147
- - - ressonância magnética, 149
- - - tomografia computadorizada, 147
- - - ultra-sonografia, 149
- - dos ossos chatos, 154
- - fúngica, 159
- - - actinomicose, 161
- - - aspergilose, 161
- - - blastomicose, 161
- - - coccidioidomicose, 159
- - - criptococose, 161
- - - maduromicose, 161
- - hematogênica, 146
- - na doença falciforme, 156
- - neonatal, 152
- - no pé diabético, 155
- - nos toxicômanos, 155
- - patogenia, 146
- - por implantação, 146
- - secundária, 146
- - simétrica crônica, 157
- - situações especiais, 152
- - subaguda e crônica, 147
- - - abscesso ósseo, 150
- - - formação de invólucro e seqüestro, 150
- - sarcoidose, 164
- - sífilis, 162
- - - adquirida, 163
- - - congênita, 162
- - síndrome da rubéola, 163
- - situações especiais
- - - abscesso ósseo cortical, 154
- - - AIDS, 156
- - - doença granulomatosa crônica da infância, 156
- - - osteíte esclerosante de Garré, 157
- - - tuberculose, 157
Infertilidade, 652
Infestação(ões)
- parasitárias, 747
- por filárias, 765
- por nematelmintos, 765
- por platelmintos, 764
- - cisticercose, 764
- - equinococose, 764
- - esquistossomose, 765
- - paragonimíase, 764
Infiltração(ões)
- celular, 693
- - de eosinófilos, 900
- - de linfócitos, 900
- - de plasmócitos, 900
- da medula óssea, 206, 999
- de *foam cells*, 573
- de linfócitos, 784, 901
- de plasmócitos, 784
- difusa
- - de linfócitos, 916
- - de macrófagos, 916
- - de monócitos, 916
- gordurosa
- - causas de, 436
- - do fígado, 440
- - focal, 439
- leucêmica
- - da pleura, 988
- - do pulmão, 790, 988
- linfocitária, 851
- - benigna, 906
- - extraglandular, 906
- maciça e generalizada de ambos os pulmões, 900
- maligna do miocárdio, 1051
- pulmonar transitória com eosinofilia, 896
- traqueobrônquica difusa, 910
- tumoral das partes moles, 984
Infiltrado(s)
- alveolares bilaterais esparsos leves, 895
- celular peribronquiolar, 805
- intersticial, 898
- linfocitários do timo, 787
- linfocítico benigno, 880
- lobares, 776
- pulmonares
- - bilaterais difusos, 906
- - com eosinofilia, 896

1158 ÍNDICE ALFABÉTICO

- reticulonodulares, 778
Inflamação(ões)
- crônica grave do rim, 573
- da faringe, 473
- da sinóvia, 80
- do pulmão, 897
- dos espaços peritoneais, 426
- esofágica, 475
- - refluxo gastroesofágico, 475
- - substâncias cáusticas, irradiação e outros medicamentos, 476
- ósseas, infecções e, 146-166
- - equinococose, 162
- - hanseníase, 163
- - hiperostose cortical infantil, 164
- - osteíte púbica, 164
- - osteomielite, 146
- - - dos ossos chatos, 154
- - - hematogênica, 146
- - - na doença falciforme, 156
- - - neonatal, 152
- - - no pé diabético, 155
- - - nos toxicômanos, 155
- - - patogenia, 146
- - - por implantação, 146
- - - secundária, 146
- - - simétrica crônica, 157
- - - situações especiais, 152
- - osteomielite aguda, achados radiológicos na, 147
- - - cintigrafia óssea, 147
- - - ressonância magnética, 149
- - - tomografia computadorizada, 147
- - - ultra-sonografia, 149
- - osteomielite subaguda e crônica, 147
- - - abscesso ósseo, 150
- - - formação de invólucro e seqüestro, 150
- - osteomielite fúngica, 159
- - - actinomicose, 161
- - - aspergilose, 161
- - - blastomicose, 161
- - - coccidioidomicose, 159
- - - criptococose, 161
- - - maduromicose, 161
- - sarcoidose, 164
- - sífilis, 162
- - - adquirida, 163
- - - congênita, 162
- - síndrome da rubéola, 163
- - situações especiais
- - - abscesso ósseo cortical, 154
- - - AIDS, 156
- - - doença granulomatosa crônica da infância, 156
- - - osteíte esclerosante de Garré, 157
- - - tuberculose, 157
Ingestão
- de cabelo, 496
- de caranguejos malcozidos, 764
- de comprimidos de sulfato ferroso, 494
- de siris, 764
- de substâncias cáusticas, 477, 495
Ingurgitamento venoso de evolução prolongada, 1032
Inibidores das proteases, 769
Injeção(ões)
- da veia cava, 1022
- de contraste, 465
- de ouro, 906
- de silicone livre, 301
- do ventrículo direito seletiva, 1022
- endovenosa
- - de Gd-DTPA, 1065
- - de mercúrio metálico, 844
- epidurais e bloqueios de raízes nervosas, 393
- intra-articular
- - de esteróides, 73
- - de meio de contraste, 55
Inserção
- de tendão, 31
- dos marcapassos, 939
- ureteral ectópica, 559
Inspiração forçada com a glote fechada, 665
Instabilidade(s)
- atlantoaxiais, 274
- atlantooccipitais, 274
- emocional, 915
Insuficiência(s)
- aórtica, 1046
- - aguda, 1046
- cardíaca, 721
- - congestiva, 452, 636, 840, 1015

- - - características tomográficas computadorizadas da, 844
- - de alto débito, 697
- - em estágio terminal, 940
- - esquerda, 839
- - da supra-renal, 612
- - do desenvolvimento mental e físico, 251
- - do esterno, fraturas de, 34
- - do ventrículo esquerdo, 856
- - fraturas, 28
- - - da pelve por, 58
- - hepática, 783
- - mitral, 1045
- - - aguda, 1045
- - placentária, 636
- - pulmonar, 883
- - - fulminante, 731
- - renal, 544
- - - crônica, calcinose tumoral em pacientes com, 289
- - - progressiva, 587
- - respiratória, 250, 834, 900
- - - aguda, 753
- - - não-infecciosa, 896
- - tricúspide, 1066
- - valvares congênitas, 169
- - vascular
- - - no membro cateterizado, 938
- - - osteomielite associada a, 146
Insulina, 833
Intensificador de imagem, 10
Interface paraespinhal, 672
Intervalo(s)
- de amostragem, 10
- de confiança, 630
Intervenção(ões)
- não-vasculares no abdome, 465
- radiológica na hipertensão porta, 464
- vasculares no abdome, 465
Intestino
- cistos do, 965
- - de duplicação do esôfago, 965
- - neuroentéricos, 965
- do feto, 633
- doença
- - inflamatória do, 526
- - orgânica no, 526
- enchimento do, 511
- herniação do, 509, 512
- marcapasso do, 511
- médio, vólvulo do, 512
- movimento peristáltico do, 464
Intestino delgado, 466, 511-525
- adenocarcinoma do, 520
- alças do, 416
- anatomia, 511
- anomalias congênitas, 512
- - cistos de duplicação e divertículos, 512
- - da rotação, 512
- - defeitos na tubulização, 512
- - ausência de transporte no, 515
- biópsia, 495, 520
- cirurgia de *bypass* do, 186
- condições
- - iatrogênicas, 524
- - - aderências, 524
- - - doença enxerto *versus* hospedeiro, 525
- - - ileostomias, 524
- - - pneumatose benigna intestinal, 524
- - inflamatórias, infestações e doenças infecciosas, 512
- - - agentes extrínsecos, 512
- - - doença de Crohn, 515
- - - microrganismos específicos, 514
- corpos estranhos, 519
- - bezoares, 519
- - cálculos biliares, 519
- - drogas, 519
- - enterólitos, 519
- - distúrbios da motilidade, 515
- - esclerodermia, 515
- - íleo paralítico, 516
- - mixedema, 516
- - pseudo-obstrução intestinal, 516
- - tempo de trânsito, 516
- - diverticulose do, 514
- doenças
- - metabólicas, alérgicas e outras doenças idiopáticas, 520
- - - abetalipoproteinemia, 520
- - - amiloidose, 520
- - - disgamaglobulinemia, 520
- - - doença celíaca, 520

- - - doença de Whipple, 522
- - - fibrose cística, 520
- - - gastroenterite eosinofílica, 520
- - - linfangiectasia, 522
- - - síndrome ganglionar cavitária, 520
- - - síndrome de Behçet, 520
- - - vasculares, 517
- - - edema e hemorragia da parede intestinal, 517
- - - isquemia intestinal, 517
- - edema do, 514
- - enema do, 511
- - enteropatia actínica do, 512
- - estenose do, 512
- - fisiologia, 511
- - hérnias, 523
- - lipomatose do, 522
- - massa intraluminal no, 515
- - mesentérico, 511
- - métodos
- - - de exame, 511
- - - não-radiológicos, 512
- - motilidade do, 511
- - múltiplos divertículos do, 512
- - neoplasias, 522
- - - tumores benignos, 522
- - - - múltiplos, 522
- - - - solitários, 522
- - - tumores malignos, 522
- - - - metastáticos, 523
- - - - primários, 522
- - obstrução do, 420, 512, 535
- - - mecânica do, 516
- - - parcial do, 511
- - - ou completa do, 530
- - pólipos adenomatosos no, 522
- - pregas da mucosa no, 511
- - radiografias panorâmicas do, 511
- - traumatismo, 523
- - tuberculose do, 514
- - vólvulo do, 487
Íntima
- arteriosclerose da, 281
- defeitos da, 1057
- ruptura da, 1056
Intoxicação(ões)
- acidental por hidrocarbonetos, 825
- por chumbo, 196, 321
- por dose excessiva de narcóticos, 839
- por monóxido de carbono, 827
- por salicilatos, 839
- químicas, 195
- - hipercalcemia idiopática, 198
- - hiperostose dos retinóides, 198
- - hipervitaminose
- - - A, 198
- - - D, 197
- - por flúor, 196
Intróito torácico, 950
Intubação
- do estômago, 503
- nasogástrica, 476
Intussuscepção ureteral, 601
Invaginação basilar, 200
Iodeto
- de césio, 13
- de sódio, 13
Iodixanol, 543
Iodo, 543
- metaiodobenzilguanidina, cintilografia com radioisótopos do, 961
Iodo-131 ortoiodoipuran, 548
Iotalamato, 543
Irradiação, 839
- mediastinal, 1058
Irregularidade traqueal, 910
Irrigação sangüínea, 554
Irritação
- do diafragma, 1006
- meníngea, 757
- por corpo estranho, 712
Isomerismo pulmonar, 690, 1034
Isoniazida, 459, 829
Isquemia
- do cólon, 532
- intestinal, 517, 524
- miocárdica, 479, 1065
- renal, 544, 600
- sem infarto, 517
Ísquio, ossos do, 248
Ivemark, síndrome de, 690

J

Jaccoud, artropatia de, 91
Jackson e Hubet, classificação de, 679
Janela
- aórtico-pulmonar, 672
- - linfonodos da, 673
- aortopulmonar, 875, 916
- óssea, 19, 1000
Jato ureteral, fenômeno do, 559
Jefferson, fratura de, 43
Jejuno, 466, 511
- atresia do, 636
- proximal, obstrução do, 420
Jejunostomia, 465
Jeune, síndrome de, 636, 1004
Joelho(s)
- anomalia e variantes normais, 236
- articulação do, 236
- artrite, 107
- - infecciosa crônica do, 75
- - piogênica do, 75
- - reumatóide do, 82
- bolsa pré-patelar do, 283
- bursa suprapatelar do, 72
- cartilagem hialina dos, 99
- cistos ao redor do, 85
- condrocalcinose do, 98
- deformidades de flexão na articulação dos, 253
- doença degenerativa da articulação do, 236
- erosões marginais no, 83
- fraturas e luxações do, 60
- - da eminência tibial, 64
- - da patela, 64
- - do platô tibial, 62
- - lipoemartrose, 61
- - osteocondrais, 64
- - ressonância magnética, 61
- incisura intercondilar do, 228
- osteoartrite do, 93
- osteocondromatose do, 101
- recurvado, 266
- ressonância magnética do, 20
- seqüência de ossificação normal do, 21
- tuberculose do, 77
Junção(ões)
- cervicotorácica, 41
- corticomedular, 347, 553, 601
- costocondrais, 181, 688
- craniovertebral, 40, 200
- da mucosa escamocolunar, 503
- duodenojejunal, 511
- endomiometrial, 628
- escamocolunar, 474
- esofagogástrica, 940
- espinolaminar, 44
- esternoclavicular, 675
- faringoesofágica, 471, 963
- gastroesofágica, 476, 501, 950
- - adenocarcinoma da, 476
- osteóides, 181
- toracolombar, 40, 248, 272
- - fraturas cominutivas na, 45
- ureteropélvica, 549, 576
- - anomalias da, 558
- - esquerda, 573
- - obstrução da, 558
- ureterovesical, 549
Juntas
- acromioclavicular, 186
- metacarpofalangianas, 195
- sacroilíacas, 184
Justaposição das aurículas, 1023

K

Kager, gordura de, 29, 66
Kaposi, sarcoma de, 156, 353, 485, 524, 770, 921
Kartagener, síndrome de, 800
Keinböck, doença de, 211
Kerley, linhas de
- B de, 701, 900, 1043
- septais A de, 840
Kienböck, doença de, 49
Killian, triângulo de, 963
Klatskin, tumor de, 455
Klebsiella, 728, 1002
- pneumonia por, 742
- *pneumoniae*, 722

Kleeblattschädel, 250
Klinefelter, síndrome de, 1113
Klippel-Feil, síndrome de, 265, 374
Köhler, doença de, 215, 216
Kohn, poros de, 670
Kovalevsky, canal de, 965
Kuhns e Finnstrom, métodos de, 23
Kümmell, doença de, 213
Kupffer, células de, 439

L

Lábio, 469
- da glenóide, lacerações do, 55
- hilar, 558
Labirinto
- doença da cápsula do, 1102
- fraturas do, 1105
Labrum da glenóide, 28
- lacerações do, 55
Laceração(ões)
- aórtica, 925
- - em decorrência de um acidente por veículo automotor, 926
- da traquéia, 928
- do diafragma, 501
- do lábio da glenóide, 55
- do *labrum* da glenóide, 55
- do manguito rotatório, 94, 107
- do retináculo medial da patela, 64
- hepática, 442
- ligamentares, 32
- pulmonar, 926
- subjacente da faringe, 931
- traqueal, 929
- traumática
- - da membrana aracnóide, 349
- - do diafragma, 507
Lacrimação deficiente, 915
Lactente(s)
- acondroplasia num, 248
- artrite supurativa do quadril de um, 151
- cianótico, 1022
- com duas semanas de vida, artrite séptica em um, 76
- com patologias não-cardíacas graves, 1022
- displasia da acondroplasia em, 252
- enfisema lobar dos, 701
- estenose hipertrófica do piloro em um, 490
- lesão gástrica grave em, 494
Lágrima, fraturas em, 44
Lama biliar, 444
Lambert, canais de, 670, 888
Lamelas
- hialínicas concêntricas, 910
- ósseas, 180
Lâmina(s)
- fusão anormal das, 376
- papirácea, 1088
Laminectomia prévia, 390
Lancefield, estreptococo hemolítico do grupo A de, 725
Langerhans, células de
- gigantes de, 736
- histiocitoses das, 911
Laparotomia, 420, 524, 651
- exploradora, 512
Lápis, estreitamento tipo ponta de, 97
Laringe, 882
- acometimento de, 745
- distúrbios estruturais do mecanismo da, 935
Laringotraqueíte aguda, 710
Larrey, espaço de, 959, 1010
Larsen, síndrome de, 247
Larva(s)
- cística, 352
- da tênia, 282
- de *Trichinella spiralis*, 765
Laser, aparelho escaneador a, 665
Lavado brônquico, 751
Lavagem
- broncoalveolar, 773, 898
- - broncoscopia com, 894
- do antro, 1078
Laxantes, 543
Le Fort
- classificação de, 1092
- fraturas, 1091
Legg-Calvés-Perthes, doença de, 214
Legg-Perthes, doença de, 91, 193
Legionella

- *micdadei*, 728
- pneumonia por, em paciente com AIDS, 727
- *pneumophila*, 727
Leiomioma(s), 497, 522, 591, 885
- do esôfago, 481
- gástrico, 500
- subserosos, 645
- uterino, 416, 605, 645
- - calcificado, 420
Leiomiossarcoma, 438, 523, 647, 879
- uterino, 885
Leite de cálcio, 305
- renal, 568
Leite-álcali, síndrome do, 569
Lentes de aumento, uso de, 83
Leontíase óssea, 257
Lepleurite basal, 1006
Lepra, 910
Leptospira, 763
Leptospirose, 763
Lesão(ões)
- acromioclaviculares, 55
- agudas da aorta, diagnóstico das, 925
- amilóides, 207
- aórtica, 925
- - sinais radiográficos torácicos de, 925
- brônquica, manifestação tardia de, 929
- bronquiolares, 826
- calcificadas da histoplasmose, 1045
- cardíacas, 1052
- - congênitas, 1026
- - não-penetrantes, 1052
- cerebrais assintomáticas, 345
- císticas
- - do pâncreas, 462
- - dos ossos, 189
- - - longos e curtos, 266
- - extramedulares não-neoplásicas da coluna vertebral, 408
- congênitas derivadas do ectoderma, 335
- cortical, 17
- cranioencefálicas, 280
- da artéria inominada, 1056
- da articulação subtalar, 67
- da epífise distal da tíbia, 67
- da escápula, 166
- da hanseníase neural, 163
- da medula espinhal, 87, 279, 608
- da musculatura infra-hióide, 928
- da pele, 296
- da placa epifisária, 32
- da porção distal da ulna, 125
- da tíbia, 162
- da traquéia
- - mediastinal, 928
- - torácica, 928
- de Salter-Harris
- - do tipo II, 66
- - do tipo IV, 52
- dentárias em crianças, 1112
- derivadas do mesoderma, 335
- desnutritivas das superfícies articulares
- - da ulna, 83
- - do rádio, 83
- destrutivas
- - focais das vértebras, 159
- - localizadas da tábua externa do crânio, 159
- diafragmática, 1006
- do cólon sigmóide, 527
- do crânio, 203
- do ducto torácico, 936
- do esôfago, 721, 961
- - carcinoma do esôfago, 962
- - cistos de duplicação do esôfago, 963
- - dilatação esofágica, 964
- - divertículos esofágicos, 963
- do nervo óptico, 1090
- do osteoma osteóide, 154
- do parênquima pulmonar, 916, 925
- do plexo braquial, 936
- do reto, 527
- do sistema nervoso autônomo do cólon, 527
- do tendão de Aquiles, 66
- do timo, 955
- - cistos tímicos, 955
- - hiperplasia tímica, 955
- - timolipoma, 955
- - timoma, 955
- do tórax por traumatismos
- - não-penetrantes, 932

- - penetrantes, 932
- do varal de roupas, 926
- dos brônquios, 928
- dos corpos vertebrais, 393
- dos grandes
- - brônquios, 928
- - vasos, 1056
- dos nervos periféricos, 96
- dos tecidos moles da parede torácica, 931
- em chicote da coluna cervical, 45
- em valgo do cotovelo, 52
- endobrônquica em placa, 861
- escleróticas do púbis, 164
- esofágicas, 931
- extrapulmonares, 736
- gástrica, 487
- - grave
- - - em crianças pequenas, 494
- - - em lactentes, 494
- - leve, 494
- gastroduodenais, 487
- granulomatosas
- - do pulmão, 908
- - nas mãos, 163
- - nos pés, 163
- hepáticas, 764
- - cálcicas, 441
- - císticas, 438
- - ecogênicas na ultra-sonografia, 437
- - focais, 436
- - - abscesso amebiano, 438
- - - abscesso piogênico, 437
- - - abscessos fúngicos, 438
- - - adenoma hepático, 439
- - - carcinoma fibrolamelar, 441
- - - carcinoma hepatocelular, 440
- - - cisto hepático, 437
- - - doença equinocócica, 438
- - - doença metastática, 441
- - - hemangioma, 436
- - - hiperplasia nodular focal, 439
- - - infiltração gordurosa focal, 439
- - - traumatismo hepático, 441
- - sólidas, 437
- hipoxicoisquêmica, 354
- - disgenesia do corpo caloso, 355
- - fechamento do tubo neural, 355
- - holoprosencefalia, 355
- - leucodistrofias, 355
- - malformação de Dandy-Walker, 355
- infecciosas crônicas dos pulmões, 752
- infiltrativas do endocárdio, 1052
- intratorácica não-contígua, 670
- isquêmica subcortical difusa, 344
- Le Fort
- - II, 1090
- - III, 1090
- leucêmicas locais, 879
- ligamentar, 401
- mamárias, 296
- marginais solitárias das costelas, 159
- metastáticas no estômago, 506
- miliares agudas difusas no pulmão, 747
- mucocutâneas
- - na glande do pênis, 87
- - na língua, 87
- - na orofaringe, 87
- - na pele, 87
- musculares, 280
- - pós-traumática, avaliação das, 280
- na artéria renal, 578
- na coluna, 255
- não-neoplásicas dos seios paranasais, 1084
- nas extremidades dos ossos, 27
- nas mãos, 255
- neurológica da medula espinhal, 45
- nodulares
- - do parênquima, 813
- - maldefinidas, 754
- - pequenas e solitárias, 664
- nos pés, 255
- notocordiais, 373
- obstrutiva, 487
- - no colo do útero, 644
- oculares, 906
- ósseas, 911
- - fibrosa, 119
- - generalizadas, 24
- - líticas, 156
- - local crônica indolente, 159

- - mielopoéticas, 132
- - - doença de Hodgkin, 135
- - - leucemia aguda, 135
- - - leucemia mielogênica crônica, 135
- - - linfoma ósseo, 135
- - - mieloma múltiplo, 132
- - - mieloma solitário, 134
- - nos pacientes com sarcoidose cutânea, 164
- - por radiação, 224
- osteolítica, 17
- - de uma costela, 882
- papilares ulcerativas, 576
- parasitárias, 321
- pelo esmagamento das pontas dos dedos das mãos, 47
- pleurais, 989
- - circunscritas, 982
- - esféricas, 982
- - ovais, 982
- polipóides, 487, 502
- por cisalhamento, 347
- por contusão, 501
- por flexão, 44
- por fungos, 790
- pós-traumáticas ocultas, 27
- pulmonares, 845, 905
- - disseminadas, 921
- - não-penetrantes, 973
- - penetrantes, 973
- - persistentes, 728
- raquimedular, 395, 401
- renal, 577
- significativas
- - da coluna, 930
- - da escápula, 930
- - das clavículas, 930
- - das costelas, 930
- - do esterno, 930
- térmicas, 712
- torácicas penetrantes, 931
- traqueobrônquicas, 926
- traumáticas dos ossos e das articulações, 27-71
- - consolidação das fraturas, 34
- - - tardia, 37
- - - união, 34
- - fraturas do crânio, 37
- - - com afundamento, 38
- - - com diástase, 38
- - - complicações, 40
- - - da base, 38
- - - interpretação das radiografias, 39
- - - lineares, 38
- - fraturas e luxações em locais especiais, 47
- - - antebraço e cotovelo, 50
- - - diáfise femoral, 60
- - - esterno e arcos costais, 56
- - - joelho, 60
- - - luxações da articulação coxofemoral, 58
- - - mão, 47
- - - ombro, 52
- - - pelve, 57
- - - porção proximal do fêmur, 58
- - - punho, 47
- - - tornozelo e pé, 66
- - - indiferença congênita à dor, 70
- - - lesões da coluna vertebral, 40
- - - exame radiológico no traumatismo raquimedular, 40
- - - fraturas da coluna toracolombar, 45
- - - fraturas vertebrais, 40
- - - lesões da coluna cervical, 41
- - métodos de exame, 27
- - - cintilografia óssea, 27
- - - radiografias, 27
- - - ressonância magnética, 27
- - - tomografia computadorizada, 27
- - síndrome da criança espancada, 69
- - tipos de fraturas, 29
- - - cominutivas, 31
- - - completas e incompletas, 30
- - - contusão óssea, 30
- - - de estresse, 34
- - - de insuficiência, 34
- - - em fio de cabelo, 31
- - - em galho verde, 32
- - - epifisárias, 32
- - - impactadas, 31
- - - lesões apofisárias, 34
- - - ocultas, 30
- - - patológicas, 33
- - - por avulsão e fragmentadas, 31
- - - pseudofraturas, 33

- - - segmentares, 31
- - - tocotraumatismos, 34
- - tuberculosa focal arredondada, 743
- valvar obstrutiva, 1051
- vasculares, 321, 960
- - do miométrio, 652
- - pós-traumáticas, 319
- vertebrais, 966
- - hematopoiese extramedular, 966
- xantomatosas de pele, 289
Letterer-Siwe, doença de, 202, 911
Leucapterese, 790
Leucemia, 343, 598, 641, 989
- aguda, 135, 531, 789
- e linfoma de pulmão, 879
- linfocítica, 879
- - crônica, 769
- mielocítica
- - aguda, 769
- - crônica, 769, 879
- monocítica, 879
Leucoaglutinina, reações transfusionais a, 790
Leucócitos
- contagem de, 765, 933
- marcados com índio-111, 147
- polimorfonucleares, 156
Leucocitose, 140, 402, 562, 728
Leucodistrofia, 355
Leucoencefalopatia
- multifocal progressiva, 346
- necrotizante, 346
Leucomalacia periventricular, 354
Leucopenia, 727
Leucoplasia, 596, 608
Licoperdonose, 825
Liga metálica não-ferrosa, 108
Ligadura de trompas, 989
Ligamento(s)
- coracoclaviculares, 55
- - rotura dos, 55
- de Treitz, 512
- e tendões, relaxamento de, 251
- gastroepático, 963
- iliolombares, 95
- interespinhosos, 41, 86
- paraespinhos, 87
- paravertebral, 77
- petroclinóides, 319
- pulmonar, 679
- - linfonodos do, 875
- sacrotuberosos, 95
- umbilical, 561
Limbo, vértebra em, 377
Limpeza do cólon, 526
Linfadenopatia, 431, 501, 782, 958
- angioimunoblástica, 833, 907, 958
- doença de Castleman, 958
- generalizada, 203
- hilar, 953
- imunoblástica, 902
- maciça, 505
- mediastinal, 951, 953
- periilar, 595
- retrocrural, 596
Linfangiectasia, 521, 975
- intestinal, 701
- pulmonar, 701
- - congênita, 690
Linfangiografia, 604, 844
- podálica, 522
Linfangioleiomiomatose, 803, 912, 975
- pulmonar em mulher de 43 anos, 914
Linfangioma
- da parede torácica, 997
- - imagem por ressonância magnética de um, 996
- duodenal, 500
Linfangiomatose, 123, 912
- generalizada, 702
- pulmonar difusa, 975
Linfangiomiomatose, 667
- pulmonar, 912
Linfangite carcinomatosa, 988
Linfocele, 605
Linfócitos
- coleções perivasculares de, 910
- hiperproliferação aguda de, 784
- infiltração, 784, 901
- - celular de, 900
- - difusa de, 916
- maduros, 880

- policlonais, 782
- T, 880, 894
- - auxiliares CD4-positivos, 770
- - CD4+, 772
Linfogranuloma venéreo, 529
Linfoma(s), 342, 951
- angiocêntricos, 880
- da parede torácica, 1000
- das células
- - B
- - - de baixo grau, 879
- - - monoclonais, 501
- - T, 250
- - - periférico, 882
- de Burkitt, 781
- de Hodgkin, 880
- - determinação do estágio do, 952
- - subtipos de, 951
- gástrico primário, 489, 501
- hepático, 441
- intracraniano primário, 344
- maligno, 110
- massas hepáticas causadas por, 439
- não-Hodgkin, 343, 536, 988, 1117
- - mediastinal, 880
- - ósseo, 135
- - - primário, 137
- pleurais sólidos, 988
- pós-transplante, 787
- primário
- - do esôfago, 485
- - do pulmão, 879
- relacionado à Aids, 782
- renal, 598
Linfonodo(s), 672
- ázigos, 672
- calcificados, 745
- cavitários, 755
- cervicais calcificados, 286
- da janela aorticopulmonar, 673
- diafragmáticos, 673
- do ligamento pulmonar, 875
- escalenos, 921
- hilares, 672, 813, 898, 915
- - calcificados, 686, 755
- - - tipo framboesa, 755
- interlobares, 875
- interpeitorais, 1000
- intra-abdominais, 520
- intramamários, 301
- liquefação de, 755
- lobares, 875
- mamários, 1002
- - internos, 673
- mediastinais, 667, 736, 911
- - anteriores, 672
- - aumentados, 904
- - mais altos, 875
- - ruptura de um, 738
- mesentéricos calcificados, 416
- paraesofágicos, 875
- paraórticos, 875
- paratraqueais, 673, 873, 911
- - direitos, 672
- - esquerdos, 672
- - inferiores, 875
- - superiores, 875
- paratraqueobrônquicos, 672
- periféricos, biópsia de, 922
- pré-vasculares, 875
- regionais, 963
- retrotraqueais, 875
- segmentares, 875
- subcarinais, 672, 875
- subsegmentares, 875
- supraclaviculares, metástase para os, 651
- tuberculosos, 736, 777
Língua, 469
- lesões mucocutâneas na, 87
Linguine, sinal do, 310
Linha
- B de Kerley, 900, 1043
- - basais, 912
- de Chamberlain, 201
- de grampos anastomóticos, 942
- de Hampton, 492
- de MacGregor, 201
- de Perkin, 242
- de Shenton, ruptura da, 242
- epifisária

- - largura da, 32
- - umeral, 231
- - média, granuloma letal da, 908
- solear, 238
Linite plástica, 494
Lípides, 859
Lipodistrofia total, 555
Lipoemartrose, 61
Lipoma(s), 110, 239, 335, 473, 591, 979
- do antebraço, 293
- intradurais, 375
- intratorácico da parede torácica, 995
- parede torácica, 994
- parenquimatoso, 884
- subcutâneo, 376
Lipomatose, 400
- do intestino delgado, 522
- do seio renal, 583, 592
- infiltrativa, 994
- mediastinal, 951
- pélvica, 605
Lipomeningomieloceles, 397
Lipoproteínas plasmáticas, 207
Lipossarcoma(s), 298, 879
- da coxa, 383
- de baixo grau, 978
Lippes, alça de, 654
Liquefação de linfonodos, 755
Líquido(s)
- amniótico, 633, 707
- - redução acentuada do, 636
- - volume aumentado de, 636
- articular, 196
- ascítico, 654, 964
- cefalorraquidiano, 362, 378, 397
- - acúmulo de, 40
- ecogênico livre, 629
- extravascular pulmonar, 839
- hepático, coleções de, 467
- intramural, 519
- intraperitoneal, 462
- mediastinal, 945
- na pelve, coleções de, 466
- no abdome, coleções de, 466
- pancreático, 42, 467
- pélvico, coleções de, 467
- periapendicular, 466
- pericárdico, 1051
- pericolecístico, 446
- peritoneal, 428
- - passagem transdiafragmática de, 967
- pleural, 720, 732
- - análise do, 967
- - culturas do, 737
- - livre, 664
- pulmonar, 690
- - fetal, 700
- ricos em fibrina, 974
- sinovial, 99
- subepático, 466
- subfrênico, 466
Lírio, sinal do
- aquático, 764
- caído, 559
Lise óssea, 209
Lisfranc, fraturas-luxações de, 69
Lissencefalia, 354
Litoptise, 804
Litotriptor ultra-sônico, 547
Loa loa, 765
Lobectomia, 942
Lobo
- inferior, brônquio do, 673
- médio
- - brônquio do, 673
- - síndrome do, 756, 893
- superior
- - brônquio do, 673
- - direito, 893
- - - atelectasia do, 891
- - - pneumonia pneumocócica no, 720
- - - tuberculose pulmonar mínima no, 739
- - esquerdo, 893
- - - atelectasia do, 891
- temporal, ganglioglioma exofítico de, 327
Locais e distribuições das artrites comuns
- da mão, 73
- do pé, 73
Löffler, síndrome de, 896
Lombalgia aguda, 378

Looser, zonas de, 34, 181
Lordose, 230, 663, 733
- lombar, 248
L-triptofano, 832
Lucite, plombagem com bolas de, 750
Lukes-Butler, sistema, 951
Lunato, 227, 233
Lunatomalacia, 49
Lúpus eritematoso sistêmico, 90, 189, 212, 482, 516, 902, 968
- disseminado, 902
- manifestações torácicas primárias do, 902
- pneumonia
- - aguda por, 903
- - crônica por, 903
Luschka
- articulação de, 94
- forame de, 319
Lutembacher, síndrome de, 1026
Luva de chumbo, 712
Luxação(ões), 32, 41
- anterior do semilunar, 49
- congênitas, 243
- da(s) articulação(ões)
- - do cotovelo, 52
- - do quadril, 242
- - interfalangianas, 47, 69
- - metacarpo-hamato, 49
- - metatarsofalangianas, 69
- - tarsometatársicas, 69
- da cabeça do rádio, 243
- da medula espinhal, 87
- da patela, fratura sem, 65
- da prótese articular, 108
- do desenvolvimento do quadril, 243
- dos quadris, 266, 376
- esternoclaviculares, 930
- lateral do fêmur, 151
- patelar, 266
- perissemilunar, 50
- posterior, 49
- subcoracóide, 52
- transitória da patela, 66
Luz
- da traquéia, 713
- esofágica, 965
- gastrintestinal, 965
- intestinal, 512, 528
- - estreitamento da, 430
- - evaginação da, 430
Lynch, procedimento de, 1086

M

Má perfusão do cólon, 532
Má-absorção
- de gordura, 520
- gastrintestinal, 186
MacGregor, linhas de, 201
Macroadenoma hipofisário hemorrágico, 331
Macrocisto, 700
Macrófagos
- alveolares, 812
- infiltração difusa de, 916
Macroglobulinemia, 544
- de Waldenström, 520, 882
Macroglossia, 633
Madelung, deformidade de, 235, 275
Maduromicose, 161
Maffucci, síndrome de, 115, 255
Má-formação
- adenomatóide cística, 636
- - congênita, 699
- arteriovenosa, 365, 409
- - da parede torácica, imagem por ressonância magnética de uma, 996
- cerebral global, 369
- cística adenomatóide do pulmão, 690
- congênita, síndromes de, 240, 246-276
- - aberrações cromossômicas, 272
- - - síndrome de Turner, 275
- - - síndromes de trissomia, 272
- - - trissomia 21, 274
- - características radiográficas, 246
- - disostoses, 265
- - - acrocefalossindactilia, 265
- - - braquidactilia, 265
- - - síndrome cardiomélica, 266
- - distúrbios congênitos com envolvimento ósseo, 266

1162 ÍNDICE Alfabético

- - - fibromatose congênita, 268
- - - neurofibromatose, 266
- - - síndrome de Marfan, 266
- - - síndrome do nevo das células basais, 266
- - - mucopolissacaridoses, 268
- - - doença de Hurler, 270
- - - doença de Morquio, 268
- - nomenclatura, 247
- - osteocondrodisplasias, 247
- - - acondroplastia, 248
- - - condrodisplasia metafisária tipo Schmid, 254
- - - condrodisplasia puntiforme, 251
- - - disostose cleidocraniana, 254
- - - disostose espondilocostal, 252
- - - displasia diastrófica, 250
- - - displasia epifisária múltipla, 253
- - - displasia fibrosa, 257
- - - displasia metatrófica, 252
- - - displasia tanatofórica, 250
- - - distrofia torácica asfixiante, 250
- - - doença de Engelmann, 264
- - - encondromatose, 255
- - - esclerose tuberosa, 263
- - - exostoses hereditárias múltiplas, 254
- - - melorreostose, 263
- - - osteogênese imperfeita, 260
- - - osteopatia estriada, 263
- - - osteopetrose, 261
- - - osteopoiquilose, 261
- - - picnodisostose, 261
- da veia de Galeno, 368
- de Chiari, 355, 396
- - II, 633
- de Dandy-Walker, 355
- de Ebstein, 1026
- síndromes de, 226
- vascular, 366
- - leptomeníngea, 357
- - venosas, 366
Magnésio, silicato de, 815
Malacoplaquia, 607
Maléolo
- lateral, fratura de, 28
- medial, 239
Mal-estar, 727
Malgaigne da pelve, fratura de, 57
Mama, 882
- biópsias de calcificações da, 306
- calcificações da, 303
- câncer, 113, 295, 993
- - história familiar de, 295
- - inflamatório da, 301
- - recorrente, 1000
- carcinoma da, 297, 397, 400, 501, 882
- - em um homem, 308
- - inflamatório da, 306
- feminina, traumas à, 931
- hematomas maciços da, 931
- implantes de, 309
- - colocação de, 309
- masculina, 308
- massas, 296
- - arredondadas na, 297
- - tumorais na, 296
- metástase de carcinoma da, 130
- nódulo da, 308
- pele da, 306
- pós-cirúrgica e irradiada, 308
- primário, câncer da, 1001
- recorrente que envolve o plexo braquial direito, câncer da, 1003
- tecido fibroglandular da, 306
- terapia para a conservação da, 309
- traumatismo da, 298
- tumor da, 485
- unilateralmente densa, 306
Mamilo(s)
- aórtico, 673
- sombras dos, 671
Mamografia, 12, 294, 997
- aparências mamográficas anormais diversas, 306
- calcificações da mama, 303
- de triagem, 295
- implantes de mama, 309
- mama
- - masculina, 308
- - pós-cirúrgica e irradiada, 308
- - massas tumorais na mama, 296
- nos EUA, 295
- pós-operatórias, 308
- procedimentos de intervenção, 309
Mamometria, 475
Mamoplastia de redução, 304
Manchas café-com-leite na pele, 24, 257
Mandíbula, 120, 161, 749
- adamantinoma da, 144
- cistos e tumores da, 1114
- - cistos dentários, 1114
- - - cisto odontogênico epitelial calcificado, 1115
- - - foliculares, 1114
- - - periodontais, 1114
- - - queratocisto odontogênico, 1115
- - - síndrome do *nevus* basocelular, 1115
- - não-odontogênicos, 1116
- - tumores malignos, 1117
- - tumores odontogênicos, 1115
- - - adenomatóide odontogênico, 1115
- - - ameloblastoma, 1115
- - - cementoma, 1116
- - - fibroma odontogênico, 1116
- - - odontogênico epitelial calcificante, 1115
- - - odontoma complexo, 1115
- - - odontoma composto, 1116
- displasia fibrosa da, 1116
- fraturas da, 1094
- hemangioma, 1117
- hipoplasia, 1114
- infecções, 261, 1117
- osteoma, 1117
- osteomielite, 261
- osteossarcoma, 1117
- radiografias panorâmicas da, 1113
- trauma na, 1104
Manganês, óxido de, 825
Manguito
- de Hickman, 301
- rotador, 55
- - do ombro, 28
- - lacerações do, 107
Manifestações
- dentárias de distúrbios generalizados, 1112
- torácicas primárias do lúpus eritematoso sistêmico, 902
Manobra
- de Ortolani, 241
- de Valsalva, 621, 665
- torácica expiratória assistida, 712
Manúbrio, 684
- do martelo, 1099
- esternal, 274
Mão(s)
- anomalia e variantes normais, 233
- anormalidades dos ossos da, 275
- articulações das, 72, 286
- atrofia dos músculos das, 867
- centros de ossificação na, 22
- chapas das, 246
- desnutrição significativa das extremidades articulares dos ossos nas, 83
- do feto, 634
- encondromatose múltipla que envolve a, 257
- fraturas e luxações da, 47
- - falanges, 47
- - metacarpos, 47
- imagens por ressonância magnética de sarcoma pouco diferenciado da, 292
- lesões, 255
- - granulomatosas nas, 163
- - pelo esmagamento das pontas dos dedos das, 47
- locais e distribuições das artrites comuns da, 73
- músculos da, 999
- no punho, deformidade da, 233
- osso(s), 18, 254
- - vesaliano da, 234
- osteartrite das, 92
- palma da, tendões da, 207
- radiografia das, 104
- tecidos aponeuróticos da, 294
Máquinas
- de anestesia, 728
- de ventilação, 898
Marcador(es)
- metálicos, 671
- radiopaco, 511
Marcapasso(s)
- cardíaco, 668, 938, 1060
- - artificiais, 938
- de duplo sensor, 939
- do intestino, 511
- infecção das partes moles da bolsa de um, 1004
- inserção dos, 939
- pseudofratura de um fio do sensor do, 939
Marcha
- anserina, 254
- distúrbio da, 154
- fraturas da, 34
Marfan, síndrome de, 177, 268, 1034, 1054
Maroteaux-Lamy, síndrome de, 268
Martelo
- dedos em, 47
- manúbrio do, 1099
Massa(s), 511, 644
- abdominal(is)
- - não-palpáveis, 526
- - não-vascular, 465
- aórtica, 1037
- arredondadas na mama, 297
- benignas da tireóide, 957
- cálcicas para-articulares multiglobulares, 287
- cardíaca, 1053
- cavitárias, estudos das, 666
- cística, 650, 997
- - tubular, 654
- da mama, 296
- da parede torácica, 994
- - extrapulmonar, 994
- de fibrina, 974
- de tecido mole, 645
- nodulares, 99
- - paravertebrado, 77
- diafragmática, 1013
- endobrônquicas, 881, 894
- escleróticas, 1084
- espinhal extradural, 400
- extrapulmonares na parede torácica com destruição costal, 997
- fibrolipomatosas, 263
- hepáticas causadas por linfomas, 439
- hilar lobulada, 879
- inflamatória(s)
- - amebiana, 528
- - da parede torácica, 750
- intra-axial, 341
- intracavitária, 760
- - de tecidos necrosados, 742
- intragástricas irregulares, 496
- intraluminal, 485
- intramural, 488
- intra-ovarianas ecogênicas, 650
- intra-sinusais, 1085
- intratorácicas congênitas, 695
- justa-aórtica, 1054
- justavascular, 1054
- mediastinal, 864, 881
- - posterior intratorácica, 375
- musculares, 37
- na supra-renal direita, biópsia orientada por TC de, 465
- ossicular, 1099
- ovarianas, 639, 648
- - benignas, 650
- - malignas, 650
- paraespinhal, 267, 714, 889
- parenquimatosa, 864, 988
- pélvica, 376, 639
- pericolônica, 532
- pleural(is), 864, 873, 970
- - com ou sem desnutrição de costelas, 873
- - focal sem derrame pleural, 984
- - malignas, 984
- polipóide(s), 537
- - endobrônquica, 885
- - hipervascularizadas, 1081
- retrocardíaca, 697
- sinusal renal, 551
- tumoral(is), 726, 865, 1060
- - benignas da pleura, 977
- - biópsia de, 1085
- - da tireóide, 956
- - - bócio multinodular intratorácico, 956
- - - carcinoma da tireóide intratorácico, 957
- - intrapulmonar, 679
- - na mama, 296
- - pulmonar benigna que simula um tumor maligno, 872
- - retroperitoneais, 556
- - tumoriforme, 893
- - uterinas, 639, 645
Mastectomia, 1000
- radical, 277
Mastite química com infiltração de plasmócitos, 304
Mastocitose sistêmica, 223, 520
Mastóide, células da, 1099

ÍNDICE ALFABÉTICO 1163

Mastoidectomia
- cirúrgica, 1101
- radical, 1108
Mastoidite(s)
- aguda, tomografia computadorizada axial de, 1102
- coalescente, 1101
- crônica, 1102
- subagudas, 1101
Material(is)
- amilóide, 910
- cáusticos, ingestão de, 712
- de contraste
- - oral, 932
- - paramagnético, 1065
- hemorrágico, 644
- mucopurulento, 711
- necrosado denso, 723
- necrose, 722
- protéico, 910
Matriz óssea, 167
Maturação
- dos ossos, 257
- esquelética, 21
- - avançada, 23
- - retardada, 23
- óssea, 247
- - avançada, 247
Maturidade fetal, 19
Maxilar
- e da mandíbula, cistos odontogênicos do, 266
- radiografias panorâmicas da, 1113
- radioterapia do, 1114
Maxilectomia
- parcial, 1087
- radical direita, tomografia computadorizada axial após uma, 1087
McCormick, classificação de, 366
Mecanismo
- da laringe, distúrbios estruturais do, 935
- de deglutição, distúrbios estruturais do, 935
Meckel, divertículo de, 416, 512
Meckel-Gruber, síndrome de, 636
Mecônio, 707
- aspiração de, 707
Mediastinite, 752
- aguda, 950
- após uma esternotomia, 1003
- crônica, 950
- fibrosante, 756, 951
- - avaliação da, pela ressonância magnética, 757
Mediastino, 671, 950-966
- alargamento, 173, 925
- - rápido e agudo do, 945
- anatomia, 950
- anterior, 672, 951
- - adenoma paratireóide, 957
- - lesões do timo, 955
- - - cistos tímicos, 955
- - - hiperplasia tímica, 955
- - - timolipoma, 955
- - - timoma, 955
- - linfoma, 951
- - massas tumorais da tireóide, 956
- - - bócio multinodular intratorácico, 956
- - - carcinoma da tireóide intratorácico, 957
- - tumores das células germinativas, 953
- - - neoplasias não-seminomatosas, 954
- - - neoplasias seminomatosas, 953
- compressão do, 955
- congelado, 984
- desvio, 694, 756, 1012
- - excessivo ou abrupto do, 941
- divisões anatômicas, 674
- - e conteúdo, 671
- doenças inflamatórias, 950
- hemorragias mediastinais, 951
- linfonodos, 672
- lipomatose mediastinal, 951
- mediastinite
- - aguda, 950
- - crônica, 950
- médio, 672, 958
- - cistos mediastinais, 958
- - - broncogênicos, 958
- - - pericárdicos, 959
- - - hérnia do forame de Morgagni, 959
- - lesões vasculares, 960
- - linfadenopatia, 958
- - - angioimunoblástica, 958
- - - doença de Castleman, 958
- - posterior, 672, 960
- - cistos do intestino anterior, 965
- - - de duplicação do esôfago, 965
- - - neuroentéricos, 965
- - hérnia
- - - de hiato, 964
- - - do forame de Bochdalek, 964
- - lesões do esôfago, 961
- - - carcinoma do esôfago, 962
- - - cistos de duplicação do esôfago, 963
- - - dilatação esofágica, 964
- - - divertículos esofágicos, 963
- - lesões vertebrais, 966
- - - hematopoiese extramedular, 966
- - - meningoceles torácicas laterais, 966
- - - pseudocistos pancreáticos, 966
- - - tumores neurogênicos, 960
- - - das células paraganglionares, 961
- - - dos gânglios simpáticos, 961
- - - dos nervos intercostais, 960
- - - varizes paraesofágicas, 964
- - reflexos da pleura mediastinal, 672
- - tomografia computadorizada, 675
Mediastinoscopia, 672, 875
Mediastinotomia, 875
Medição da aorta, métodos de, 1018
Medicina nuclear, 588
Medidas
- cranianas fetais, 630
- da densidade mineral óssea, 167
- - radiogrametria, 167
- - técnica de medição de absorção
- - - de fótons de dupla energia, 168
- - - de fótons de energia única, 168
- - - de raios X de dupla energia, 168
- - - radiográfica, 168
- - tomografia computadorizada quantitativa, 168
Medula
- cervical
- - alta, 84
- - astrocitoma da, 395
- - hematopoética, hiperplasia da, 221
- óssea
- - aplasia da, 790
- - cintilografia da, 206
- - compressão da, 202
- - edema, 149
- - - transitório da, 179
- - fibrovascular, hipersinal da, 200
- - gordura na, 147
- - infiltração da, 206, 999
- - transplante de, 261, 525, 787, 826
- - vermelha, hiperplasia da, 915
- renal, cistos da, 580
- supra-renal, tumores da, 614
Medula espinhal
- compressão da, 78, 255, 379
- distúrbio inflamatório não-infeccioso mais comum da, 406
- e a coluna vertebral, 373-411
- - anomalias da coluna vertebral, 373
- - - agenesia sacral, 376
- - - anomalias da fusão vertebral, 374
- - - anomalias dos pedículos, 378
- - - ausência de fusão dos centros de ossificação secundários, 376
- - - disrafismo vertebral, 375
- - - embriologia das vértebras, 373
- - - embriologia do disco intervertebral, 373
- - - hemivértebras e vértebras em borboleta, 375
- - - lesões notocordiais, 373
- - - vértebras de transição, 377
- - cistos meníngeos espinhais, 408
- - diagnóstico por imagem intervencionista da coluna vertebral, 392
- - discografia, 392
- - injeções epidurais e bloqueios de raízes nervosas, 393
- - doenças degenerativas, 378
- - doença discal, 383
- - - estenose espinhal, 388
- - - métodos de exame, 378
- - esclerose múltipla, 406
- - espondilolistese e espondilólise, 390
- - infecção, 402
- - - abscesso epidural, 406
- - - espondilite piogênica infecciosa, 402
- - - espondilite tuberculosa, 402
- - - meningite, 406
- - mielite
- - - da Aids/Sida, 408
- - - por radiação, 406
- - - transversa, 406
- - - traumatismo, 400
- - - avulsão da raiz nervosa, 402
- - - hematoma epidural, 401
- - - lesão ligamentar, 401
- - - lesão raquimedular, 400
- - tumores espinhais, 393
- - - extradurais, 400
- - - extramedulares intradurais, 296
- - - intramedulares, 395
- - ependimoma da porção distal da, 394
- lesão, 87, 279, 608
- - neurológica da, 45
- luxações da, 87
- pinçamento da, 45
- transecção da, 96
- tumor intramedular da, 393
Meduloblastoma, 338, 397
- com disseminação leptomeníngea, 340
- da infância, 339
Mefenitoína, 829
Megacálices, 557
Megacólon, 562
- agangliônico, 527
- síndrome do, 526
- tóxico, 531, 539
Megaduodeno, 495
Megaureter primário, 603, 636
Meigs, síndrome de, 1013
Meio de contraste iodado orgânico, 547
Melancias, 496
Melanina, 522
Melanoma
- metastático do esôfago, 484
- maligno, 882
Melena, 487
Melnick-Needles, síndrome de, 1114
Melorreostose, 263
Membrana(s)
- alveolocapilar, 826, 894
- aracnóide, laceração traumática da, 349
- cervicoesofagianas, 471
- faríngeas, 471
- hialina, doença da, 722
- interósseas, ossificação da, 228
- perineal, 644
- periodontal, 1110, 1115
- - espessada, 1111
- pleuroperitoneal, 1010
- timpânica, 1102
Membro(s)
- cateterizado, insuficiência vascular no, 938
- curtos, ultra-sonografia intra-útero de, 247
- encurtamento dos, 250
- inferiores
- - dor nos, 392
- - perda de força muscular nos, 388
- - mais curtos, ossos dos, 250
Memória, perda da, 345
Mendelson, síndrome de, 722
Meningioma, 327, 393
- de convexidade, 328
- - que surge do ptério, 330
- do plano esfenóide, 328
- em placa, 327
- justasselar, 332
- parassagital com invasão do seio sagital, 329
- tentorial, 329
Meningite(s), 402, 406
- criptocócica, 353, 512
- silenciosa, 757
- fúngica crônica, 351
- piogênica, 351
- virais inespecíficas brandas, 353
Meningocele(s), 127, 375, 1084
- intratorácica, 376
- - lateral, 267
- sacral anterior, 376
- torácicas laterais, 966
Meningoencefalite, 351
Meningoencefalocele
- cavidade timpânica com, 1104
- intranasal, tomografia computadorizada axial num paciente com uma, 1086
Menisco(s), 27, 61, 1118
- calcificação significativa dos, 98
- cartilagem do, 101
- do cálcio líquido, 305
Menopausa, 170, 300, 643

Menorragia, 646
Menstruação, 536, 989
Mercedes-Benz, sinal de, 442
Mercúrio metálico, injeção endovenosa de, 844
Mergulhador, doença do, 210
Mesa de fluoroscopia, 469
Mesencéfalo, 318
Mesênquima embrionário, 713
Mesenquimoma, 1008
Mesocólon transverso, 426
Mesoderma, lesões derivadas do, 335
Mesotelioma(s), 815
- da pleura, 104
- fibroso, 978
- maligno, 984, 1013
Metabolismo
- da vitamina D, 180
- distúrbio raro do, 99
Metacarpo(s), 18, 194, 248
- erosão das cabeças dos, 85
- fratura oblíqua da base do, 48
- pseudo-epífises dos, 233
- segundo, 233
- sinal do, 275
Metacolina, 808
Metacrilato, 108
Metadona, 829
Metáfise, 19
- anormalidades da modelagem da, 260
- da tíbia, 157
- - distais, 157
- do fêmur, 157
- do rádio e da ulna, 254
- proximal do fêmur, osteomielite aguda da, 76
Metais pesados
- acometimento pulmonar por, 821
- pneumoconiose por, 898
Metaplasia
- escamosa do bacinete, 597
- mielóide agnogênica, 600
- sinovial, 1119
Metaproterenol, 545
Metástase(s)
- da supra-renal, 615
- de carcinoma
- - da mama, 130
- - do pulmão com, 33
- de neuroblastoma para o crânio, 133
- do sarcoma ósseo, 882
- em vértebra torácica, 383
- endobrônquicas, 882
- esternais, 999
- hematógenas, 902
- - pulmonares, 920
- hepática, 485, 501
- - hiperecólicas, 462
- intrapulmonares hematogênicas, 864
- linfagísticas, 873
- linfonodais mediastinais, 875
- óssea, 339
- - lítica, 882
- - - solitária, 882
- osteolíticas, 129
- para o parênquima
- - do baço, 651
- - do fígado, 651
- - pulmonar, 651
- para os linfonodos supraclaviculares, 651
- pleurais, 985
- pulmonares, 765, 882
- - contralaterais, achados tomográficos de, 876
- - hematogênicas, 873
- - nodulares, 910
- subaracnóides, 399
- subependimárias, 339
- supra-renais, 617
- ureteral, 603
- vaginais, 648
- vertebrais
- - ósseas, 400
- - radiografias das, 400
Metatarso(s), 23, 202, 247
- apófise da base do quinto, 239
- cabeça do, 217
- pseudo-epífises dos, 233
Metatarsofalangianas
- artrite reumatóide da quinta articulação, 82
- edema capsular nas articulações, 82
Metemoglobulina extracelular, 400
Metenamina prata, 773

Metformina, 544
Metilcelulose, 511
Metildifosfato, 113
Metildifosfonato de tecnécio-99m, 211
Metildopa, 833
Metisergida, 503, 829, 951
Método(s)
- de exame
- - da faringe, 469
- - de lesões, 27
- - - cintilografia óssea, 27
- - - radiografias, 27
- - - ressonância magnética, 27
- - - tomografia computadorizada, 27
- - do cólon, 526
- - do esôfago, 474
- - do estômago e do duodeno, 487
- - do intestino delgado, 511
- de Grelich e Pyle, 21
- de Kuhns e Finnstrom, 23
- de Tong, 275
Metotrexato, 829, 906
- toxicidade do, 830
Metronidazol, 438
Meyerding, classificação de, 390
Miastenia grave, 955
Mica, 820
Micetoma, 753, 760, 921
- diagnósticos dos, 760
Micobactérias
- de crescimento rápido, 748
- escotocromógenos, 748
- fotocromógenos, 748
- infecção por, 667
Micobacterium
- *avium-intracellulare*, 748
- - infecção micobacteriana atípica causada por, 748
- *fortuitum*, 748
- *gordonae*, 748
- *kansaii*, 748
- *malmoense*, 748
- *marinum*, 748
- *nonchromogenicum*, 748
- *novum*, 748
- *scrofulaceum*, 748
- *simiae*, 748
- *szulgai*, 748
- *terrae*, 748
- *triviale*, 748
- *ulcerans*, 748
- *xenopi*, 748
Micoplasmas, pneumonia por, 728
Microabscessos no parênquima renal, 577
Microadenoma hipofisário secretor de prolactina, 331
Microatelectasia, 934
Microcalcificações, 12, 306
Microcefalia, 636
- braquicefálica, 275
Microfraturas ósseas, 388
Microgastria, 488
Micrognatia, 633
Micrognatismo, 1114
Microlitíase alveolar, 915
- pulmonar, 914
- - achados radiográficos, 914
Micronódulos, 822, 906
- subpleurais, 921
Micropolyspora faeni, 823
Microrganismo(s)
- catalase-positivos, 706
- Gram-negativos, 73, 146
- Gram-positivos, 146
- oportunistas, 494
Mielinólise pontina central, 346
Mielite
- da Aids/Sida, 408
- por radiação, 406
- transversa, 406
Mielofibrose, 135
- com osteoesclerose, 222
Mielografia, 966
- lombar, 387
Mielolipoma, 614, 617
- da supra-renal, 614
Mieloma(s)
- múltiplo, 109, 204, 400, 544, 600, 882, 1117
- plasmocitário, 882
- solitário, 110, 129, 134
Mielomalacia, 406
Mielomeningocele, 127, 562

Migração placentária, 639
Mikulicz, doença de, 1124
Milkman, síndrome de, 34, 181
Mioblastoma das células granulares, 799, 885
Miocárdio
- aneurisma ventricular esquerdo após infarto do, 1066
- calcificado, infarto do, 1049
- doenças do, 1051
- efeitos tóxicos sobre o, 1019
- infarto do, 1045
- - complicações do, 1048, 1065
- infiltração maligna do, 1051
- isquemia do, 479
- não-complacente, 1059
Miocardiopatia(s), 1066
- alcoólica, 1052
- constritivas, 1051
- em estágio terminal, 944
- obstrutiva, 1052
- - hipertrófica, 1051
- pós-parto, 1052
Miocardite
- hidática, 1052
- infecciosa, 1051
Miofibrose subendotelial congênita, 1031
Mioma(s), 639
- intramurais, 645
- não-degenerado, 645
Miomatose, 912
Miométrio, 641
- carcinoma endometrial com invasão do, 647
- cistos no, 646
- lesões vasculares do, 652
Miopatia neuromuscular, 1051
Miosite ossificante, 281
- e formação óssea heteróloga, 278
- - cirurgias, 278
- - lesões
- - - cranioencefálicas, 280
- - - da medula espinhal, 279
- - - queimaduras, 279
- - pós-traumática, 52
- - progressiva, 280
- - traumática, 279
Mirizzi, síndrome de, 448
Mitomicina, 829
Mixedema, 516, 967, 1112
- pré-tibial, 194
Mixoglobulose, 536
Mixoma(s), 608, 839
- do átrio, 1053
- - esquerdo, 853
Modulação, função de transferência de, de sistema intensificador de imagem, 8
Mola(s)
- Gianturco radiopacas, 1040
- hidatiforme, 639
- - com feto vivo coexistente, 651
- - completa ou clássica, 651
- - parcial, 651
Molibdênio, ampola de raios X com ânodo de, 12
Molina, 762
Mönckeberg, arterioesclerose medial de, 281
Moniliáse, 762
Monitoramento, aparelhos de, 935
Monócitos, infiltração difusa de, 916
Monod, sinal de, 760
Monoidrato de urato monossódico, cristais de, 97
Monosporium, 760
Monóxido de carbono, 773, 839
- intoxicação por, 827
Monro, forame de, 357
Montanhas rochosas, febre das, 732
Monteggia, fratura de, 50
Mordedura humana com osteomielite, 151
Mordidas de carrapato, 725
Morgagni, forame de, 959, 1005
Morquio, doença de, 268
Mortalidade do esôfago, distúrbios da, 469
Morte
- fetal, 637
- - intra-uterina, 637
- por pneumotórax espontâneo hipertensivo pós-transplante de pulmão, 943
Motilidade
- distúrbio do, 516
- do intestino delgado, 511
- esofagiana, 474
- - distúrbios inespecíficos da, 477
- gástrica, 487

- intestinal, 420
Mounier-Kuhn, síndrome de, 797
Movimento(s)
- borramento de, 7
- diafragmático, 665
- do coração, 637
- do diafragma, 1006
- motores
- - finos, 632
- - grosseiros, 632
- respiratório
- - da região pulmonar periférica, 842
- - do tórax, 668
Muco, carcinoma sólido com formação de, 860
Mucocele(s)
- esfenoidais, 1080
- infectada, 1080
Mucopolissacarídeo queratan sulfato, 268
Mucopolissacaridoses, 268
- doença de Hurler, 270
- doença de Morquio, 268
- tipo IV, 268
Mucor, 763, 915
Mucormicose, 759, 769
- em paciente diabético, infecção por, 763
- rinocerebral, tratamento da, 1087
Mucormycosis, 790
Mucosa(s)
- agregados linfóides associados à, 782
- colunar metaplásica, 476
- do duodeno, 487
- do estômago, 487
- edema da, 561
- escamocolunar, junção da, 503
- esfoliação da, 442
- gástrica, 501
- gengival bucal ântero-lateral, incisão sublabial na, 1085
- no intestino, 648
- - delgado, pregas da, 511
- oral, 906
- técnica de alívio da, 474
- ureteral, 561
Mucoviscidose, 704, 733
Müller
- ductos de, 644
- experimento de, 665
Múltiplos
- feixes, radiografia avançada com, 665
- nódulos cavitários, doença de Hodgkin pulmonar com, 880
Murphy, sinal de, 446
Musculatura
- cervical, espasmo da, 45
- da parede torácica, 955
- infra-hióide, lesão da, 928
- lisa, relaxamento da, 574
- pélvica, 643
Músculo(s)
- abdominais, 57
- - hipoplasia congênita de, 604
- abdutores, 58, 229, 236
- bíceps, 291
- braquial, 291
- cardíaco, hipertrofia do, 1019
- cricofaríngeo, 469, 963
- - disfunção do, 469
- da faringe, paralisia dos, 721
- da mão, 999
- da panturrilha, 282
- da respiração, 1005
- das costas, 280
- das coxas, 236
- deltóide, 55, 231
- diafragmático, 906
- digástrico, 1095
- do pescoço, 280
- doenças dos, 278
- - atrofias musculares, 280
- - distrofias musculares, 280
- - lesões musculares, 280
- - miosite ossificante e formação óssea heteróloga, 278
- - - cirurgias, 278
- - - lesões da medula espinhal, 279
- - - lesões cranioencefálicas, 280
- - - queimaduras, 279
- - miosite ossificante progressiva, 280
- esternocleidomastóide, 681
- estriado, 474
- extensores, 236
- faríngeo, 469

- gastrocnêmio, 105, 236
- genioglosso, 1095
- ilíaco, 644
- iliopsoas, 58, 643
- - grande, 605
- intercostal íntimo, 967
- obturador, 644
- papilares, ruptura dos, 1052
- paravertebrais, 19
- peitoral, 939, 1000
- pilórico hipertrofiado, 488
- pronador quadrado, 47
- psoas, 402, 560, 644
- - abscesso do, 466, 572
- pterigóides, 1121
- quadríceps, tração do, 64
- respiratórios
- - disfunção dos, 902
- - fraqueza dos, 888
- reto
- - defeito na fáscia do, 537
- - medial, 1088
- sartório, 57
- solear na tíbia proximal, 238
- supra-espinhoso, tendinite calcárea do, 286
- temporal, 1091
- tensor do tímpano, 1100
- - tendão do, 1099
- tireofaríngeo, 963
- tríceps, 291
- vesical, hipertrofia do, 607
Mycobacterium, 1002
- *avium*, complexo de, 770
- *avium-intracellulare*, 777
- - infecção por, 514
- *kansasii*, 777
- *tuberculosis*, 736
- - tuberculose produzida pelo, 748
- *xenopi*, 777
- - infecção micobacteriana atípica causada por, 749
Mycoplasma, 529
- pneumonia por, 728
- *pneumoniae*, 708

N

Nanismo, 24, 248, 636
- diastrófico, 636
- raquítico, 181
Narcóticos, intoxicação por dose excessiva de, 839
Nariz
- cartilagem, 103
- em sela, 248, 251
- neoplasias malignas do, 1084
Nascimento, hemorragias intracranianas ao, 260
Náuseas
- crônicas, 487
- subagudas, 487
Navicular, 227, 239, 240, 247
- do tarso, 215, 238
- fratura do, 69
Nebulização, 725
Necator americanus, 765
Necropsia de cérebro, 315
Necrose
- adiposa, 978
- asséptica pós-traumática do osso semilunar, 49
- avascular, 206, 1119
- - da cabeça do úmero, 210
- - das extremidades dos ossos, 209
- - do osso, 90
- - e isquêmica, 209-213
- - - alcoolismo, 212
- - - características radiográficas, 210
- - - doença de Kümmell, 213
- - - doença do mergulhador, 212
- - - esteróides exógenos, 212
- - - pancreatite, 212
- - - traumatismo, 211
- - brônquica, 762
- - caseosa, 736
- - celular, 1053
- - cística medial, 1034
- da parede
- - intestinal, 428
- - torácica, 790
- das papilas renais, 575
- do córtex renal, 568
- do ducto biliar, 456

- dos bronquíolos, 709, 825
- em nódulos ósseos, 882
- gordurosa metastática, 212
- hepática, 433
- isquêmica, 210
- - da cabeça do fêmur, 173
- - de granulomas aglomerados, 920
- - osteocondrose e, 214-220
- - - apófise do *os calcis*, 217
- - - cabeça do metatarso, 217
- - - epífise da cabeça do fêmur, 214
- - - epífises anulares vertebrais, 216
- - - epifisiólise, 218
- - - navicular do tarso, 215
- - - osteocondrite dissecante, 217
- - - tuberosidade tibial, 215
- - pulmonar, 774
- - transmural, 532
- - tubular aguda, 545
Nefrite
- bacteriana aguda, 572
- glomerular, 189
- hereditária crônica, 568
- por radiação, 600
Nefroblastomatose, 595
Nefrocalcinose(s), 186, 200, 568, 577, 600
- cortical, 568
- medular, 568
Nefrograma, 546, 566, 574, 581, 599
Nefrolitíase, 600
Nefroma cístico multilocular, 592
Nefronoftise juvenil familiar, 582
Nefropatia, osteólise idiopática com, 125
Nefroptose, 557
Nefrosclerose, 600
Nefrose, 174
- lipóide, 555
Nefrostomia percutânea, 547
Nefrotomografia, 583, 592
Neisseria gonorrhoeae, 653
Nematelmintos, infestação por, 765
Neonato(s)
- com tetralogia de Fallot, 1021
- conjuntivite em, 722
Neoplasia(s)
- benignas
- - do sistema biliar, 454
- - pleurais, 978
- cervical, 647
- da coluna vertebral, 394
- da vesícula biliar, 454
- das células escamosas, 861
- do cérebro, 369
- do cólon, 533
- direito, 526
- do esôfago, 483
- do estômago e do duodeno, 497
- - tumores benignos primários, 497
- - tumores malignos primários, 497
- - - adenocarcinoma, 497
- - - leiomiossarcoma, 501
- - - linfoma, 501
- - tumores metastáticos, 501
- do intestino delgado, 522
- - tumores benignos, 522
- - - múltiplos, 522
- - - solitários, 522
- - tumores malignos, 522
- - - metastáticos, 523
- - - primários, 522
- do nariz, 1084
- do ovário, estadiamento da *International Federation of Gynecologic and Obstetrics* das, 651
- do pâncreas, 459
- do pulmão, avaliação e classificação do estágio das, 666
- do rim, doença cística renal associada a múltiplas, 580
- do sistema biliar, 454
- do útero, 647
- dos espaços peritoneais, 427
- epidermóide, 861
- extrínseca, 536
- intracranianas, 1084
- - primárias, 397
- intratorácicas, 104, 1007
- malignas
- - do nariz, 1084
- - do útero, 647
- - intracranianas, 1084
- não-seminomatosas, 954
- pleurais, 985

1166 ÍNDICE ALFABÉTICO

- - benignas, 978
- seminomatosas, 953
Neosteogênese, 112
- óssea, 147
- periosteal, 33, 113, 147, 150
- subperiosteal, 150
Neostose perióstea, 189
Nervo(s)
- acústico, 127
- ciático, 467
- compressão de, 255
- cranianos, 321
- - paralisia dos, 261
- das células basais, síndrome do, 269
- facial, 1120
- - canal do, 1099
- - vinho-do-Porto, 357
- frênico, 672, 864
- - paralisia do, 934, 1011
- intercostal(is), 994
- - da caixa torácica, 994
- - neurofibroma de um, 127
- - tumores dos, 960
- - - neurogênicos, 960
- laríngeo, 956
- mediastinais, 930
- óptico, 345
- - lesão do, 1090
- parapancreáticos, 459
- periféricos
- - da parede torácica, 994
- - lesão dos, 96
- supraclavicular, 234
- - forame do, 231
- vago, 961
- vinho-do-Porto facial, 357
Neurilemoma, 960
- intra-ósseo, 267
Neurite retrobulbar, 1081
Neuroartropatia, 74
- diabética, 69, 73, 96
Neuroblastoma(s), 224, 416, 960
- malignos, 961
- metastático, 132, 140, 145, 997
- pré-sacral, 563
Neuroestimuladores, 668
Neurofibroma(s), 127, 294, 300, 396, 497, 535, 885
- atípicos que se originam dos primeiros nervos intercostais bilateralmente, 995
- de um nervo intercostal, 127
- de uma raiz nervosa espinhal, 267
- extramedular intradural, 399
- plexiforme(s), 994
- - que infiltra a parede torácica, imagem por ressonância magnética de, 996
- solitários, 294
Neurofibromatose, 127, 266, 375, 378
- acometimento pulmonar na, 910
- de von Recklinghausen, 294
- do tipo
- - I, 359, 397, 960
- - II, 397
- pseudo-artrose
- - da fíbula num paciente com, 270
- - da tíbia numa criança de 5 anos de idade sem evidências de, 270
Neuroma(s)
- acústicos bilaterais, 267
- de parte superior do braço, imagens de ressonância magnética de um, 291
Neuropatia
- diabética, 96
- óptica traumática, 1090
Neutropenia
- cíclica, 531
- grave, 759
- por drogas citotóxicas produtoras de aplasia, 759
- prolongada, 789
Nevo das células basais, síndrome do, 266
Nevus basocelular, síndrome do, 1115
Niemann-Pick, doença de, 206, 912
Níquel, 859
Nistagmo espontâneo, vertigens com, 1105
Nitrofurantoína, 829
Nitrogênio, dióxido de, 827
Níveis
- hidroadiposos, 147
- hidroaéreos
- - no duodeno, 487
- - no estômago, 487

- séricos
- - de ácido úrico, 97
- - de cálcio, 72
- - de fósforo, 72
- - de gastrina, 494
Nocardia, 735, 770, 787, 915, 1002
- asteróides, 751
- pneumonia cavitária necrosante causada por infecção por, 752
Nocardiose pulmonar, 751
Nodos de Schmorl, 373
Nódulo(s)
- acinar, 670
- calcificados, 740, 743
- carcinomatosos, 482
- causados pela biópsia transbrônquica, 786
- centrilobulares, 760
- cortical, 558
- - benigno, 558
- cutâneos, 294
- de calcificação condróide, 116
- de Heberden, 92
- de regeneração, 437
- de Schmorl, 217
- de tecidos moles, 671
- - na pele, 103
- em roda de carroça, 670
- extrapulmonares, 671
- finos, 746
- gástricos, 501
- hipoecóico, 619
- maldefinidos, 744
- malignos, 870
- metastáticos, 909
- miliares generalizados, 747
- mural, 338
- na amiloidose, 798
- na mama, 308
- necrobióticos do pulmão, 906
- - reumatóides, 905
- no baço, 921
- no fígado, 921
- ósseo, necrose em, 882
- peribroncovasculares, 770
- peribronquiolares, 805
- pós-biópsia, 786
- pulmonar(es), 664, 781, 812, 952, 958, 997
- - assintomático, 884
- - benignos versus malignos, 871
- - bilaterais, 742
- - solitários, 725, 753, 763, 869, 877
- - - avaliação tomográfica computadorizada de um, 870
- - - cateterização dos, 666
- - - causado por um adenocarcinoma, 872
- - - identificado na radiografia do tórax de uma mulher de 44 anos, 871
- reumatóides
- - necrobióticos, 906
- - numa mulher de 60 anos com artrite reumatóide, 905
- - subcutâneos, 815
- satélites, 870
- silicóticos, 814
- solitário
- - calcificado, 755
- - pulmonar, 725, 753, 763, 869, 877
- - tumorais, 598
- subacinar, 670
- subpleurais, 770, 814, 906
- tumoral(is), 874
- - solitários, 598
Nós no cateter, 938
Notocórdio fetal, 373
Nuca pré-natal, higromas císticos da, 275
Números de Hounsfield, 870

O

Obesidade, 378, 439, 1006
- infecções da ferida esternal em pacientes com, 1004
- mórbida, 524
- tratamento da, 509
Obliteração das arteríolas pulmonares, 851
Obstetrícia, diagnóstico por imagem em, 625-641
- avaliação do feto, 632
- complicações do início da gravidez, 626
- estimativa da idade gestacional, 630
- gravidez ectópica, 628
- morte fetal, 637
- pelvimetria, 639

- placenta, 637
- primeiro trimestre, 625
- ultra-sonografia pós-parto, 641
Obstrução(ões)
- arterial, 756
- biliar, 437, 468
- - associada
- - - a colangite, 467
- - - a sepse, 467
- - crônica, 467
- - maligna, 468
- brônquica, 741, 885, 888, 951
- - neoplásicas, 989
- - progressiva, 877
- da junção ureteropélvica, 558
- da veia cava superior, 752, 1032
- das vias aéreas, 710
- - superiores, agudas, 839
- do apêndice, 529
- - não-inflamado com, crônica, 536
- do cólon
- - mecânica, 420
- - sigmóide, 422
- do esôfago, parcial, 722
- do esvaziamento gástrico, 706
- do fluxo
- - pulmonar, 1027
- - venoso hepático, 435
- do intestino, 519
- - delgado, 420, 512, 535
- - - completa, 530
- - - mecânica, 416, 516
- - - parcial, 511, 530
- do jejuno proximal, 420
- do retorno
- - sanguíneo dos testículos, 620
- - venoso, 707
- do trato urinário, 582
- do ventrículo direito, 1023
- dos seios maxilares, 1078
- dos vasos linfáticos, 988
- duodenal, 275
- endobrônquicas, 732
- intratubárias, 653
- linfática, 583, 873
- - central, 756
- - edema por, 839
- - intersticial, 882
- no esfíncter esofágico inferior, 479
- por cálculo biliar, 520
- tipo válvula, 724, 728
- tubária, 653
- ureteral, 559
- - aguda, 546
- - parcial, 576
- ureteropélvica, 558
- uretral, 607
- venosa pulmonar, 756, 839
Oclusão(ões)
- da artéria
- - poplítea, 61
- - renal, 586
- dos seios durais, 362
- microvascular, 851
- trombótica, 725, 909
Ocronose, 99, 170
Oculomandibulodiscefalia, 1114
Oddi, esfíncter de, 442
Odinofagia, 474
Odontoclastos, 1110
Odontoma
- cístico, 1114
- complexo, 1115, 1116
Ogilvie, síndrome de, 539
Olécrano, 23, 98, 159
- bursa de, 98
- ulnar, 291
Óleo
- de rícino, 543
- iodado, broncografia por, 800
Olho, fragmentos metálicos no, 668
Oligodendróglias, 353
Oligodendroglioma, 322
- anaplásico, 326
Oligoemia, 850
- pulmonar unilateral, 951
Oligoidrâmnio, 244, 636
- graus variados de, 636
Olegúria, 544
Ollier, doença de, 115, 255

ÍNDICE ALFABÉTICO 1167

Ombro(s)
- amilosidade do, 209
- anomalia e variantes normais, 230
- articulações radiocárpicas do, 99
- artrite supurativa subaguda do, 75
- artropatia neurotrófica do, secundária a siringomielia, 96
- edema dos, 103
- fraturas e luxações, 52
- - articulação(ões)
- - - acromioclavicular, 55
- - - esternoclaviculares, 56
- - clavícula, 55
- - escápula, 55
- - úmero, 55
- manguito rotador do, 28
- ossificações externas e progressivas dos músculos do, 281
- osteoartrite do, 93, 94
- osteocondromatose sinovial do, 101
Omento, herniação do, 1010
Omentopexia, 785
Onda(s)
- de voltagem
- - monofásica, não ramificada, 2
- - retificada com onda plena, 2
- - trifásica, 3
- peristálticas, 475
- R, 1062
Onfalocele, 512, 636
Opacidade(s)
- alveolares, 894
- - bilaterais, 906
- - - maldelimitadas, 919
- basal linear, 722
- da córnea, 270
- de vidro fosco, 920
- do parênquima, 738
- em dedos de luva, 762
- intrabrônquica, 894
- lineares não-septais, 906
- nodulares, 425, 739
- - arredondadas moles, 731
- - múltiplas, 880
- peribrônquicas, 709
- pleurais periféricas, 984
- pleuroparenquimatosas complexas, 931
- pulmonar(es), 753, 879
- - apical, 864
- - de configuração variável, 900
- - transitórias associadas a eosinofilia, 896
- tipo árvore em brotamento, 760
Opacificação
- do esôfago com bário, 1015
- do intestino, 467, 643
- do parênquima pulmonar, anormal, 925
- do seio
- - frontal, 1089
- - maxilar, 1089
- do sistema ductal, 467
- dos canais linfáticos, 551
- dos pulmões, 707
- etmoidal, 1078
Operações
- cardíacas, 1061
- dentárias, 732
Opisthorchis viverrini, 455
Opressão na faringe, 469
Órbita(s)
- rasas, 265
- tumores da, 1084
Orelha(s)
- cartilagem da, 103
- do camundongo Mickey, deformidade da pelve em, 274
Organismo(s)
- anaeróbicos, 749, 726
- Aspergillus angioinvasivos, 760
- causadores da pneumocócica, 719
- disseminação hematógena do, 724
- Histoplasma, pericardite por, 756
- Tatlock, 728
Órgão(s)
- abdominais, 105
- de Zuckerkandl, 615
- doadores de, 940
- pélvicos, 105
- transplantes de, 751
- urogenitais, acometimentos dos, 745
Orifício ureteral, anomalias de posição do, 559
Ornitose, 732
Orofaringe, 469

- contração da, 469
- lesões mucocutâneas na, 87
Ortolani
- manobra de, 241
- posição de, 243
Osgood-Schlatter, doença de, 215, 216
Ossificação(ões)
- centros de, 22
- - acessórios de, 233
- - do carpo, 22
- - epifisários, 19
- - valores preditivos de vários, 25
- da membrana interóssea, 228, 238
- do carpo, 22
- do esqueleto, 17
- dos corpos vertebrais em forma de bolachas extremamente finas, 250
- dos músculos
- - do dorso, 281
- - do ombro, 281
- endocondral, 17
- epifisárias, 272
- - femorais distais
- - - irregular, 237
- - - retardada, 242
- época de
- - homens, 24
- - mulheres, 23
- heterotópica após uma artroplastia do quadril, 279
- intracraniana, 319
- paraarticular heterotópica num paciente paraplégico, 280
- periarticular, 52
Osso(s)
- acessórios do carpo, fusões associadas dos, 266
- acetabular, 228, 235
- adjacentes
- - da calota craniana, 1075
- - da face, 1075
- alargamento do, 200
- anormalidades generalizadas do crescimento e desenvolvimento dos, 247
- capitato, 233
- chatos, 123, 260, 272
- - na doença de Paget, 202
- - na histiocitose X, 203
- - osteomielite dos, 154
- córtex dos, 260
- cortical, 168
- - anormalidades da densidade dos, 260
- - compacto, 167
- - esporão de, 98
- curtos, 248
- - fraturas dos, 260
- - lesões císticas nos, 266
- da coluna lombar, 18
- da face, 120, 161, 257
- - adjacentes, 1075
- da pelve, 18, 19
- das mãos, 18, 254
- - anormalidades dos, 275
- - curta e largo, 248
- - vesaliano, 234
- das porções proximais dos fêmures, 18
- de mármore, 261
- desmineralização local do, 81
- distais das extremidades, 248
- divisões anatômicas normais da extremidade de um típico, em crescimento, 21
- do carpo, 19, 247, 250, 253, 270
- - deformidade dos, 85
- do crânio, 19, 335
- - do feto, 637
- do esqueleto, fraturas e deformidades de todos os, 260
- do ísquio, 248
- do púbis, 248
- - diástase dos, 235
- do tarso, 19, 250, 253, 270
- - fraturas e luxações dos, 97
- dos membros mais curtos, 250
- dos pés, 250
- e costelas, desnutrição de, 751
- em forma de baqueta de tambor, 261
- epiesternais, 688
- escafóide, 27, 49
- esclerosado, 261
- esclerose
- - densa do, 163
- - subcondral do, 83
- esclerótico, 110, 1104
- - do tarso, 155

- - e espessado, 157
- esfenóide, 1075, 1092
- - displasia do, 359
- esponjoso, 17, 159
- estilóide, 233-235
- etmóide, 1075
- extremidade alargada de um, 19
- fibular, 239
- frágeis, 260
- frontal(is)
- - displasia fibrosa dos, 259
- - fraturas lineares do, 1090
- - salientes, 250
- fusão de, 246
- - do tarso proximais, 247
- granuloma nos, 156
- heterotópico, 278
- ilíaco(s), 58, 201, 248, 270, 531, 632
- - curtos e quadrados, 249
- - hipoplasia do, 225
- - individuais, más-formações de, 265
- - intramedular, 110
- - trabeculado, 167
- lesões
- - císticas, 266
- - nas extremidades dos, 27
- - longos, 19, 248
- - das extremidades, 257
- - diáfise dos, 162
- - edema sobre os, 198
- - encondromas benignos dos, 140
- - exame radiológico de um, 27
- - fraturas dos, 260
- - lesões císticas nos, 266
- - na doença de Paget, 200
- - na histiocitose X, 203
- manchados, 261
- maturação dos, 257
- maxilar, 1075
- medular, compressão do, 34
- metatarsos, fraturas e luxações dos, 97
- nasais, 1091
- - normais, 1094
- - fraturas dos, 1093
- - - cominutivas, 1094
- necrose avascular do, 90
- - das extremidades, 209
- - necrótico, 214
- occipital, 1099
- omovertebral, 231, 232
- ossificados de, 91
- periosteal, 111
- piramidal, fratura do, 49
- porção média tubular do, 19
- proliferação de massas cartilaginosas nos, 255
- púbicos, 604
- radial externo, 234
- semilunar, 49
- - necrose asséptica pós-traumática do, 49
- sesamóides, 226, 229
- subfibular, 239
- subtibial, 239
- supra-esternais, 688
- suprimento vascular do, 147
- temporal, 1098-1108
- - alterações pós-operatórias, 1108
- - anormalidades congênitas, 1098
- - colesteatomas primários no, 122
- - considerações anatômicas, 1098
- - fraturas do, 1104
- - inflamações, 1101
- - osteodistrofias, 1102
- - radiografia convencional, 1098
- - tomografia computadorizada, 1098
- - traumatismos, 1104
- - tumores, 1105
- tibial externo, 238
- trabecular, 119
- trapezóide, 49, 233
- triangular, 234
- trígono, 238
- tubulares, 123, 197, 260, 270
- - curtos, 19, 213, 248, 263, 270, 272
- - - encurtamento dos, 251
- - defeitos do crescimento dos
- - - identificáveis ao nascimento, 248
- - - identificáveis em etapas posteriores da vida, 253
- - longos, 263, 248, 250, 272
- - wormianos, 261, 1113
- zigomático, 1075

1168 ÍNDICE ALFABÉTICO

Osteartropatia pulmonar hipertrófica, 104
Osteíte
- condensada, 1111
- condensante, 1111
- - do ílio, 104
- - ilíaca, 164
- esclerosante
- - crônica, 157
- - de Garré, 157
- por radiação, 58, 224
- - das costelas, 225
- púbica, 105, 164
- - após ressecção prostática suprapúbica, 164
- - causa da, 164
Osteoartrite, 34, 74, 91, 201
- da coluna
- - cervical, 95
- - vertebral, 94
- das mãos, 92
- do joelho, 93
- do ombro, 93, 94
- do quadril, 92, 93
- do quadril, sinais iniciais e clássicos da, 93
- dos dedos, 91
- erosiva, 92
- primária, 73, 91
- principais características radiológicas da, 91
- secundária, 74
Osteoartropatia
- diabética, 97, 155
- hipertrófica, 74, 104, 706
- pulmonar, 110, 978
- - hipertrófica, 706
Osteoartrose, 74
Osteoblastoma(s), 109, 110, 119, 1116
- benigno, 118
- da coluna vertebral, 119
Osteoblastos, 19, 167, 224
- deficiência dos, 177
Osteoclastos, 167, 224
Osteocondrite
- de Freiberg, 211, 214, 217
- deformante, 214
- dissecante, 101, 213, 217, 237, 1119
- - do côndilo femoral medial, 218
- - do tálus, 218
Osteocondrodisplasias, 247
- acondroplasia, 248
- condrodisplasia
- - metafisária tipo Schmid, 254
- - puntiforme, 251
- disostose
- - cleidocraniana, 254
- - espondilocostal, 252
- displasia
- - diastrófica, 250
- - epifisária múltipla, 253
- - fibrosa, 257
- - metatrófica, 252
- - tanatofórica, 250
- - torácica asfixiante, 250
- doença de Engelmann, 264
- encondromatose, 255
- esclerose tuberosa, 263
- exostoses hereditárias múltiplas, 254
- melorreostose, 263
- osteogênese imperfeita, 260
- osteopatia estriada, 263
- osteopetrose, 261
- osteopoiquilose, 261
- picnodisostose, 261
Osteocondroma, 110, 115, 116, 140, 225, 231
- solitário, 255
- tomografia computadorizada do, 115
Osteocondromatose, 101, 254
- do joelho, 101
- do ombro, 101
- - sinovial, 74, 1119
Osteocondrose
- deformante da tíbia, 236
- e necrose isquêmica, 214-220
- - apófise do os calcis, 217
- - cabeça do metatarso, 217
- - epífise da cabeça do fêmur, 214
- - - características radiográficas, 214
- - - imagem por ressonância magnética, 215
- - epífises anulares vertebrais, 216
- - epifisiólise, 218
- - navicular do tarso, 215
- - osteocondrite dissecante, 217
- - tuberosidade tibial, 215
Osteodistrofia, 1102
- renal, 34, 186, 189, 261
- - alterações ósseas da, 190
- - no quadril, 218
Osteoesclerose, 222
- frágil, 261
- mielofibrose com, 222, 223
Osteófito(s), 378
- cervical, 103, 471, 472
- formação de, 91
- vertebral, 91
Osteogênese
- imperfeita, 247, 260, 636
- - num adolescente, 261
- - num recém-nascido, 260
- - tardia, 262
- periosteal, 154
Osteóide, 19, 167
- não-calcificado, 36
- - subperióstec, 182
Osteólise, 167
- espontânea, 123
- idiopática com nefropatia, 125
- maciça de Gorham, 125
- pós-traumática, 83, 125
Osteoma(s), 109, 617
- craniofaciais, 535
- da mandíbula, 1117
- osteóide, 110, 111, 117, 1116
- - cortical, 118
- - intra-articulares, 101, 119
- - lesão do, 154
- - subperiosteais, 119
Osteomalacia, 33, 167, 174, 569
- forma de
- - primária, 180
- - - axial atípica, 181
- - - em adultos, 181
- - secundária, 186
- - - associados a tumores, 186
- - - hepatopatia, 186
- - - má-absorção gastrintestinal, 186
- - - relacionados a drogas anticonvulsivantes, 186
Osteomielite, 140, 146, 1117
- aguda, 110, 111
- - achados radiológicos na, 147
- - - cintigrafia óssea, 147
- - - ressonância magnética, 149
- - - tomografia computadorizada, 147
- - - ultra-sonografia, 149
- - calcâneo esquerdo de uma criança, 148
- - da metáfise proximal do fêmur, 76
- - da porção distal do rádio, 149
- - da ulna, 150
- - do fêmur associada a artrite supurativa do quadril em um lactente, 151
- - na porção distal da tíbia, 148
- - associada a insuficiência vascular, 146
- crônica, 111, 154, 910
- - avaliação da, 152
- - do fêmur, 155
- - da coluna, 970
- - da mandíbula, 261
- - do esterno, 945
- - dos ossos, 152
- - chatos, 154
- - fúngica, 159
- - - actinomicose, 161
- - - aspergilose, 161
- - - blastomicose, 161
- - - coccidioidomicose, 159
- - - criptocócose, 161
- - - maduromicose, 161
- - hematogênica, 146
- - fisiopatogenia da, 147
- - mordedura humana com, 151
- - na anemia falciforme, 159
- - na doença falciforme, 156
- - neonatal, 76, 152
- - no pé diabético, 155
- - nos toxicômanos, 155
- - patogenia, 146
- - piogênica, 157, 402
- - por implantação, 146
- - por *Salmonella*, 222
- - secundária, 146
- - simétrica crônica, 157
- situações especiais, 152
- subaguda
- - da infância, 150
- - e crônica, 147
- - - abscesso ósseo, 150
- - - formação de invólucro e seqüestro, 150
- torácica, 404
- tuberculosa, 157
- vertebral, 146
Osteonecrose, 173, 179, 210
Osteopatia, 30, 167
- acentuada, 1113
- difusa, 186
- estriada, 263
- generalizada, 99, 192
- global, 197
- por desuso, 177
Osteoperiostite sifilítica crônica da tíbia, 163
Osteopetrose, 132, 223, 261, 1113
- da coluna num homem de 34 anos de idade, 263
- num lactente, 262
Osteoplasia frontal, 1085
Osteopoiquilose, 117, 261, 264
Osteoporose, 34, 49, 74, 99, 167, 169, 229, 260, 261
- circunscrita, 200
- classificação da, 173
- complicada pelo uso de esteróides, 58
- desnutrição e causas relacionadas, 174
- distúrbios ósseos associados à, 169
- escorbuto, 174
- generalizada, 81, 170
- idiopática dos homens, 171, 173
- justa-articular, 103
- juvenil idiopática, 173
- migratória regional, 173
- osteogênese imperfeita, 177
- periarticular, 81, 119, 173
- - associada à artrite, 173
- por desuso, 173
- pós-menopausa, 174, 177
- regional, 169, 177
- - atrofia de Sudeck, 178
- - migratória, 178, 179
- - periarticular, 180
- - por desuso, 177
- - transitória, 178
- - secundária, 177
- senil, 134
- síndrome de Cushing e esteróides endógenos, 173
- transitória do quadril, 173, 178
Osteosclerose, placas de, 140
Osteossarcoma, 110, 111, 121, 136
- condroblástico, 136
- da mandíbula, 1117
- fibroblástico, 136
- metastático, 870
- osteoblástico, 136
- osteolítico, 135, 143
- paraosteal, 138, 141
- periosteal, 110, 138, 139
- telangiectásico, 121, 136
Osteossarcomatose, 110
Óstio(s)
- arteriais mesentéricos, 938
- do seio maxilar, 1078
- infundibular, 1020
Ostium
- *primum*, 1028
- *secundum*, 1028
- - comunicação interatrial do tipo, 1035
Otite externa maligna, 1101, 1102
Otoesclerose, surdez decorrente da, 260
Otoespongiose, 1102
Otomastoidite crônica por *Bacteroides fragilis* com automastoidectomia, 1103
Otosclerose, 1102
- retrofenestral, 1103
Ouro, injeções de, 906
Ouvido
- interno, anomalias do, 1101
- médio
- - cavidade do, 1101
- - rabdomiossarcoma maligno primário do, 1106
Ovário, 643
- câncer do, 1013
- carcinoma de, 301, 882
- cistadenocarcinoma papilar do, 650
- cisto dermóide do, 419
- estimulado, 653

- fibroma do, 1013
- normal, ultra-sonografia transvaginal do, 643
- teratomas císticos do, 1008
- tumores do, 523, 882
- - das células da camada granulosa do, 24
Ovo fertilizado, 652
Ovulação, 653
- supressão hormonal da, 989
Oxalato de cálcio, cálculos de, 565
Oxalose, 568
- de cálcio, 192
Oxidantes antimicrobianos, 706
Óxido(s)
- de alumínio, 820
- de enxofre, 839
- de estanho, 822
- de ferro, 812
- de manganês, 825
- de nitrogênio, 839
- de titânio, 812
Oxigênio corporal total, consumo de, 936

P

Pacchioni, corpúsculos de, 321
Paciente(s)
- aidéticos, pneumonia por *Legionella* num, 727
- alcoólatras, 727
- cirrótico, 496
- com displasia facial, tomografia computadorizada axial num, 1086
- com doença
- - de Crohn, estômago de um, 496
- - debilitante crônica, pneumonia por *Pseudomonas* num, 726
- - falciforme, *cor pulmonale* em, 851
- com meningoencefalocele intranasal, tomografia computadorizada axial num, 1086
- com neurofibromatose, pseudo-artrose da fíbula num, 270
- com pólipo antrocoanal, tomografia computadorizada axial num, 1084
- com polipose familiar, polipose gástrica em um, 501
- com sarcoidose cutânea, lesões ósseas nos, 164
- com sinusite crônica, tomografia computadorizada axial dos seios maxilares de um, 1080
- debilitados
- - e imunossuprimidos, 494
- - ou hospitalizados, 726
- diabéticos, 726
- - com infecção dos tecidos moles, 158
- - estômago intacto dilatado pelo bezoar em, 498
- - fasciíte necrotizante num, 1003
- - infecção por mucormicose num, 763
- em imunossupressão, 724, 726
- HIV-positivos, 727
- hospitalizados debilitados, 724, 726
- imunologicamente comprometidos, 727
- - doenças do tórax em, 769-796, 789
- - - perspectiva geral das complicações infecciosas, 769
- - - receptores de transplantes, 783
- - não-imunizados, 731
- obesos, infecções da ferida esternal em, 1004
- paraplégico, ossificação paraarticular heterotópica num, 280
- pediátricos, problemas pulmonares e das vias aéreas em, 693-718
- - anomalias congênitas, 693
- - - agenesia, 693
- - - alça da artéria pulmonar, 703
- - - anéis vasculares, 702
- - - cistos broncogênicos, 699
- - - doença granulomatosa crônica da infância, 706
- - - enfisema lobar dos lactentes, 701
- - - fibrose cística pulmonar, 704
- - - higroma cístico, 701
- - - hipoplasia, 693
- - - linfangiectasia pulmonar, 701
- - - má-formação adenomatóide cística congênita, 699
- - - seqüestro broncopulmonar, 695
- - - síndrome venolobar pulmonar congênita, 697
- - em neonatos, 706
- - - aspiração de mecônio, 707
- - - displasia broncopulmonar, 707
- - - síndrome da dificuldade respiratória, 706
- - - taquipnéia transitória, 707
- - obstrução das vias aéreas, 710
- - - corpos estranhos, 712
- - - epiglotite, 711

- - - hemangioma subglótico, 712
- - - laringotraqueíte aguda, 710
- - - papilomatose respiratória recorrente, 712
- - - traqueobronquite membranosa, 711
- - pneumonias, 708
- - - infecções pulmonares, 708
- - - por hidrocarbonetos, 709
- - tórax em lactentes e crianças, 693
- - tumores pulmonares primários, 713
- que faz uso de cocaína, tomografia computadorizada axial num, 1083
- submetendo à quimioterapia, 727
Padrão do coração felpudo, 725
Paget, doença de, 34, 59, 132, 143, 200-202, 389, 1102
- características radiográficas, 200
- complicações, 202
- da coluna, 201, 205
- da pelve, 201
- da tíbia, 203
- do crânio, 200
- do úmero, 206
- dos ossos chatos, 202
- dos ossos longos, 200
- dos ossos pequenos, 202
Palato, 1082
- fendido, 245
- mole, 469, 470, 712
Palidez, 1002
Palma da mão, tendões da, 207
Palpitações, 961
Pambronquiolite, 805
- difusa, 739
Pancoast
- síndrome de, 867, 999
- tumor de, 668, 864, 867, 877, 1002
Pâncreas, 442, 456-462, 882
- anatomia, 456
- anelar, 488, 636
- - que provoca a compressão lateral da porção descendente do duodeno, 490
- - anomalias congênitas, 456
- - anular, 275, 456, 458
- - bífido, 456
- - calcificações no, 449
- - câncer do, 456
- - doença fibrocística do, 733
- - fibrose cística do, 705
- - com acometimento pulmonar crônico, 735
- - lesões
- - - císticas, 462
- - - traumáticas, 462
- - neoplasia, 459
- - pancreatite, 456
- - porções
- - - dorsal do, 488
- - - ventral, 488
- - técnicas de imagem, 456
- - transplante do, 548, 787
- - - com drenagem vesical, 552
Pancreatite, 210, 212, 456, 495, 497, 851
- aguda, 212, 459
- associada a cálculos biliares, 456
- crônica, 212, 418, 459
- familiar, 459
- focal, 459
- hemorrágica, 426
Pannus, 74, 84, 104
Panturrilha, 85, 843
- músculo da, 282
Papila(s)
- aberrante, 557
- de Vater, 444
- infarto das, 575
- renais, 564, 576
- - necrose das, 575
Papiloma(s), 601, 885
- das vias aéreas, 712
- do plexo coróide, 341
- epitelial, 1083
- escamoso, 1083
- invertido, 1083
Papilomatose respiratória recorrente, 712
Papovavírus, 353
Pápulas endobrônquicas, 780
Paquidermoperiostose, 104
Paquigiria, 354
Paracoccidioidomicose, 759
Parada cardíaca, 544
Paragonimíase, 764
Paragonimus westermani, helminto pulmonar, 764

Paralisia(s)
- cerebral, 469
- - clássica, 355
- do diafragma, 1006
- do nervo frênico, 1011
- dos músculos da faringe, 721
- dos nervos cranianos, 261
- facial, 1105
Parâmetros de Greulich e Pyle Hand, 23
Paraplegia, 410
Paraplégico, ossificação paraarticular heterotópica num paciente, 280
Paraquat, pulmão do, 828
Parasita(s)
- intestinais, 514
- intracelular, 732
Paratireóide, doenças da, 186
- hiperfosfatasia, 192
- hiperparatireoidismo, 186
- - em lactentes e crianças, 188
- - secundário, 189
- hipoparatireoidismo, 191
- osteodistrofia renal, 189
- oxalose de cálcio, 192
- pseudo-hipoparatireoidismo, 191
Paratireoidectomia, 958
Parede(s)
- alveolares, 888
- brônquicas, 735
- da vesícula biliar
- - calcificação da, 454
- - espessamento da, 452
- do cólon, 536
- do duodeno
- - porção medial da, 490
- - posterior, 495
- do estômago, 501
- gástrica, 492
- - tecido pancreático ectópico na, 490
- gastroduodenal, 497
- intestinal, 531
- - edema da, 517
- - espessamento da, 512, 526
- - hemorragia da, 517
- - necrose da, 428
- torácica
- - abscesso da, 751
- - com destruição costal, massas extrapulmonares na, 997
- - doenças da, 993-1005
- - - câncer de mama recorrente, 1000
- - - condições malignas dos tecidos moles, 997
- - - deformidades congênitas, 1004
- - - hemangiomas, 995
- - - infecções, 1002
- - - invasão por tumores, 999
- - - linfangiomas, 995, 997
- - - linfoma, 1000
- - - lipomas, 994, 995
- - - massas, 994
- - - massas inflamatórias da, 750
- - - massas que se originam das costelas e causam destruição costal, 997
- - - patologias relacionadas a vasos, 997
- - - perspectiva geral, 993
- - - técnicas de aquisição de imagens por ressonância magnética para a avaliação das patologias, 993
- - - técnicas tomográficas computadorizadas para a avaliação das patologias, 993
- - - tumores neurogênicos, 994
- - empiema clássico com tratos fistulosos na, 750
- - extrapulmonar, massa da, 994
- - hematoma pós-operatório da, 997
- - imagem por ressonância magnética
- - - de neurofibroma plexiforme que infiltra a, 996
- - - de um linfangioma da, 996
- - - de uma má-formação arteriovenosa da, 996
- - infecções crônicas da, 1002
- - lesões dos tecidos moles da, 931
- - musculatura da, 955
- - necrose da, 790
- - nervos periféricos da, 994
Parênquima
- calcificação do, 737
- consolidação do, 763
- estrias no, 740
- grande massa no, 869
- hepático, 442, 465, 467, 581
- lesões nodulares do, 813
- mamário, 298
- neural, 366

1170 ÍNDICE ALFABÉTICO

- nódulo solitário calcificado no, 755
- opacidade do, 738
- pancreático, 462
- pineal, células do, 333
- pulmonar, 734, 955, 958
- - acometimento do, 750
- - - na UTI, 933
- - consolidação, 844
- - focos no
- - - de calcificação, 686
- - - primário, 737
- - infecção virótica do, 730
- - lesões do, 916, 925
- - metástase para o, 651
- - opacificação anormal do, 925
- - periférico, nódulo solitário no, 869
- - renal, 546, 562, 581
- - doença crônica do, 544
- - microabscessos no, 577
Paresia, 469
- da faringe, 470
- do nervo frênico, 934
- espástica, 394
- flácida, 394
Parestesia, 388
Parkinson, doença de, 345
Partes moles
- da bolsa de um marcapasso, infecção das, 1004
- infiltração tumoral das, 984
- metastáticas causadas por hiperparatireoidismo secundário, calcificações das, 1001
Parto
- trabalho de
- - indução do, 19
- - normal, 627
- - trauma do, 693
Pássaros, doença de, 732
Pasta de bário, 469
Patela, 23
- bipartida, 236
- fraturas da, 60, 64
- - sem luxação, 65
- laceração do retináculo medial da, 64
- luxação transitória da, 66
Patógeno(s)
- anaeróbicos, 935
- oportunista, 724
Patologias
- não-cardíacas graves, lactentes com, 1022
- valvares cardíacas, 1043
Patterson-Kelly, síndrome de, 471
Pé(s)
- anomalia e variantes normais, 238
- articulações dos, 286
- calçado de meia, 266
- calcificações das pequenas artérias dos, 97, 281
- chato, 266
- desnutrição significativa das extremidades articulares dos ossos, 83
- diabético
- - infecções no, 157
- - osteomielite no, 155
- do feto, 634
- em baqueta de tambor, 1040
- equinovaro, 244, 245, 376
- flexível, 245
- infecção crônica do, 161
- lesões nos, 255
- - granulomatosas, 163
- locais e distribuições das artrites comuns do, 73
- ossos dos, 250
- radiografias dos, 104
- - laterais, 239
- - oblíquas, 239
- sesamóides do dedo grande do, 239
- tecidos aponeuróticos do, 294
- torto, 244, 604
- - bilateral, 250
- - rígido, 245
Pectus
- *carinatum*, 688
- *excavatum*, 688
Pedículo(s)
- anomalias dos, 378
- lombar, hipertrofia do, 378
- sinal do, 131
- vertebrais adjacentes, erosão dos, 267
Pedra nefelina, 820
Pedúnculo, deslocamento do, 331
Peito

- de pombo, 1004
- - deformidade do, 688
- em funil, deformidade do, 688
- escavado, 289, 1004
Pele
- biópsia de, 780
- da mama, 306
- facial, 1084
- fina, 260
- fragilidade da, 289
- lesões da, 296
- - mucocutâneas, 87
- - xantomatosas, 289
- manchada, 915
- manchas café-com-leite na, 257
- nódulos de tecidos moles na, 103
- pigmentação acastanhada da, 99
- úlcera da, 155
- - penetrante profunda, 146
Pellegrini-Stieda, doença de, 237, 238
Pelo platô tibial lateral, 93
Pelve, 120, 121, 200, 270
- alterações características na, 271
- anomalia e variantes normais, 235
- centros secundários da, 23
- em orelhas do camundongo Mickey, deformidade da, 274
- exame ântero-posterior da, 243
- flebólitos na, 285
- fraturas da, 57
- - de Malgaigne da, 57
- - por insuficiência, 58
- - na doença de Paget, 201
- - óssea, 57
- - materna, exame radiológico da, 639
- ossos da, 18, 19
- radiografia da, 242, 376
- - ântero-posterior, 241
- - simples, 655
- renal, tomografia computadorizada da, 546
Pelvimetria, 639
- radiológica, 641
Pênfigo, 476
Penicilamina, 906
Penicilina, 719, 829, 833
Peniciliose, 763
Penicillium, 763
Pênis, lesões mucocutâneas na glande do, 87
Pentamidina endovenosa, 773
Pentetato de tecnécio-99m, 548
Pepsina, 487
Peptococcus, 726
Peptostreptococcus, 726
Pequenas células, carcinoma de, 861
- broncogênico, 862
Perda
- auditiva
- - de condução secundária ao deslocamento ossicular, 1104
- - neurossensorial não-tratável, 1103
- da consciência, 732
- da força muscular nos membros inferiores, 388
- da memória, 345
- de peso, 900, 984
- de reflexos, 394
- de sensação no antebraço, 867
- de volume pulmonar, 740
- ponderal, 487
Perfil
- exame com duplo contraste que mostra as varizes de, 498
- gástrico liso, 495
Perfuração
- cardiopleural, 938
- da vesícula biliar, 446
- do duodeno, 487
- do estômago, 487
- do intestino, 532
- gastrintestinal, 465
- miocárdica, 939
- retal associada a enema de bário, 539
Perfusão
- de gluconato de cálcio, 289
- imediata, cintilografia de, 845
- miocárdica regional, 1065
- renal, 548, 588
Pericárdio, 1018
- calcificação do, 756
- doenças do, 1052, 1057
- - defeitos pericárdicos, 1060

- - derrame pericárdico, 1057
- - pericardite adesiva e constritiva, 1059
- - pneumopericárdio espontâneo, 1060
- - tumores pericárdicos, 1060
- parietal, 1059
- visceral, 1059
Pericardiocentese imediata, 738
Pericardite
- adesiva e constritiva, 1059
- amebiana, 764
- calcificada, 1049
- constritiva
- - cálcica, 738
- - causa da, 1059
- por organismo *Histoplasma*, 756
- tuberculosa, 738
Pericôndrio, 146
Períneo, 644
Período menstrual, 625
Periodontite, 1111
Periósteo, 19, 36, 146, 297
- elevado, 147
Periostite, 17, 228, 751
- crônica, 163
- exuberante, 89
Peristalse, 474
- esofágica, 477, 483
- ureteral, 550, 559
Peritendinite calcárea, 283
Peritônio, 424
- formação de granuloma no, 475
Peritonite, 562
- meconial, 416, 420, 636
Perkin, linha de, 242
Permeabilidade
- capilar nos pulmões, 732
- da veia porta, 464
- edema de, 843
- - hemodinâmico, 839
- - pulmonar, 839
- microvascular, 967
- tubária, 653
Perna(s)
- arqueamento das, 236, 253
- - fisiológico, nos lactentes, 236
- encurtamento unilateral de uma das, 255
- proeminências ósseas das, 289
- tecidos aponeuróticos da, 294
Persistência do canal arterial, 1028
Perthes, doença de, 214, 254
Pertussis, pneumonia por, 725
Pescoço
- câncer do, 474
- de cisne, deformidade do tipo, 90
- fetal, anormalidade do, 636
- músculos do, 280
- tecidos moles do, 290, 669
- tumores das células escamosas da cabeça e, 882
Peso, perda de, 747, 751, 900, 984
Peste
- bubônica, 727
- pneumônica secundária, 727
Petróleo, destilados de, 709
Peutz-Jeghers, síndrome de, 497, 522, 534
Phycomycetes, 763
Pick, doença de, 345
Picnodisostose, 261, 263
Pico
- de quilovolt, 1
- justadiafragmático, 891
- justafrênico, 891
Pielite, 574
- cística, 576
- da gestação, 574
Pieloectasia, 558, 562
Pielografia
- anterógrada percutânea, 547
- intravenosa, 543
- retrógrada, 545, 546, 556, 560
Pielonefrite
- aguda, 570, 577
- - focal, 570
- - não-complicada, 570
- atrófica, 573
- crônica, 573
- - no rim esquerdo, 574
- - enfisematosa, 571
- xantogranulomatosa, 573, 607
Pielonefrose, 573
Pielostomia percutânea, 572

ÍNDICE ALFABÉTICO

Pieloureterite cística, 576
Pierre Robin, síndrome de, 245
Pigmentação acastanhada da pele, 99
Pigmento(s)
- intra-ocular, 260
- sangüíneos nos tecidos intersticiais, depósito de, 1045
Pilares diafragmáticos, 1006
Pilastra femoral, 236
Piloro
- duplo, 495
- estenose hipertrófica do
- - congênita, 488
- - em um lactente, 490
Pinçamento, síndrome do, 936
Pindborg, tumor de, 1115
Pineoblastoma, 333
Pineocitoma, 319, 333
Pintas, 300
Pioartrose, 73
Piocele, 1080
Piopneumotórax, 709, 722, 753, 873
Piossalpinge, 653
Pirimidina, 512
Pirofosfato de cálcio, 99
- cristais de, 99
- doença por depósito de, 98, 283
Piroloplastia, 509
Pirose, 474
Placa(s)
- arteriais, 543
- bacterianas na superfície dos dentes, 1111
- coriônica, 637
- de osteosclerose, 140
- de Randall, 564
- epifisária, 19, 120, 254
- - células hipertróficas na, 32
- - lesões da, 32
- fibrosas ateromatosas, 1053
- lesão endobrônquica em, 862
- metálicas, fixação interna com, 29
- neurais, 815
- óssea sólida, 750
- pleurais, 981
- - calcificadas, 817, 988
- - linfomatosas, 988
- - solitárias, 988
- pterigóide, 1092
- tectal mesencefálica, 333
- terminais vertebrais, 374, 384
- - adjacentes, 77, 383
- volar, avulsões da, 47
Placenta, 637
- a termo, 638
- anormalidades primárias da, 636
- calcificação da, 638
- deslocamento da, 637
- prévia, 638
- volume da, 638
Plaquetas radioativas, 360
Plasmocitoma(s), 134, 882, 1082
- da escápula, 136
- do sacro, 135
- extramedulares, 1083
- solitário, 1117
Plasmócitos, 880
- coleções perivasculares de, 910
- doenças dos, 882
- infiltração de, 784
- celular, 900
- - mastite química com, 304
Platelmintos, infestação por, 764
- cisticercose, 764
- equinococose, 764
- esquistossomose, 765
- paragonimíase, 764
Platibasia, 181
Platiespondilia, 252
- grave, 250
- universal, 269
Platô tibial, 30
- fraturas do, 62
- medial, 93
Pleura, 955
- anatomia, 967
- basal, 891
- calcificação da, 836
- características
- - radiográficas, 967
- - tomográficas, 967
- doença da, 967-992

- - derrame pleural, 967
- - - características radiográficas, 968
- - - causados por infecção, 970
- - - fístula broncopleural, 973
- - - hemotórax, 974
- - - pneumotórax, 975
- - - quilotórax, 974
- - - tomografia computadorizada, 968
- - - ultra-sonografia, 970
- - novas abordagens e procedimentos orientados por imagens, 989
- - patologias raras do espaço pleural, 989
- - processos
- - - benignos, 977
- - - malignos, 984
- - estrangulamento da, 860
- - infiltração leucêmica da, 988
- - massas tumorais benignas da, 977
- - mediastinal, 875, 956, 988
- - reflexos da, 672
- - mesoteliomas da, 104
- - parietal, 950, 975
- - exame da, 988
- - suprimento sangüíneo da, 967
- - visceral, 844, 975
Pleurite, 903
- tuberculosa, 737
Pleurodese, 774
Pleuroma, 983
Plexo
- braquial, 867
- - direito, câncer da mama recorrente que envolve o, 1003
- - lesões do, 936
- coróide
- - cisto do, 636
- - papiloma do, 341
- venoso paravertebral, 77
Plexopatia braquial, 993, 1001
- avaliação de, 668
Plombagem, 749
- com bolas de Lucite, 750
Plummer-Vinson, síndrome de, 471
Pneumatocele(s), 722, 926
- patogênese das, 724
- pneumonia estafilocócica no lobo inferior esquerdo que ocasiona a formação de uma, 724
Pneumatose
- colônica, 532, 537, 539
- intestinal, 426, 934
- - benigna, 422, 524
- - cistóide, 424, 525
Pneumectomia, 940
- direita, síndrome da, 942
- extrapleural, 940
- intrapericárdica, 942
- recorrência de um tumor após, 941
- taxa de mortalidade da, 941
- vazamento do coto de, 941
Pneumocéfalo, 39, 41
- pós-traumático, 39
Pneumócitos granulares, 899
Pneumocócica, organismos causadores da, 719
Pneumococos, 146
Pneumoconiose(s), 812, 901, 1050
- das resinas acrílicas, 822
- do antimônio, 822
- dos operários de indústrias de carvão, 814
- nodular, 814
- por metais pesados, 898
- por pós radiopacos, 821
- por silicatos raros, 820
Pneumocystis, 833
- *carinii*, 775, 915
- - pneumonia por, 958
- - traqueobronquite por, 799
- - infecção por, 772
- - pneumonia por, 667, 906, 916
Pneumomediastino, 695, 830, 931, 950
- doença pulmonar com, 424
- maciço, 290
Pneumonectomia extrapleural, 984
Pneumonia(s), 933
- alveolar, 719
- associada à varicela, 730
- atípica do sarampo, 731
- bacterianas, 719, 728
- basais inespecíficas, 722
- bilateral coalescente, 725
- broncopneumonia, 721
- brucelose, 725

- cavitária necrosante causada por infecção por *Nocardia*, 752
- coccidióide, 752
- com risco de vida em hospedeiros imunologicamente comprometido, 752
- criptogênica organizada, 804
- crônica
- - associada à bronquiectasia, 722
- - por lúpus, 903
- de Löffler, 765
- de origem desconhecida, 719
- diagnóstico, 933
- doença dos legionários, 727
- em crianças, 722
- encapsulada, 735
- eosinofílica, 832, 896
- - aguda, 896
- - crônica, 897
- estafilocócicas, 722, 724
- - no lobo inferior esquerdo que ocasiona a formação de uma pneumatocele, 724
- - recorrentes, 779
- fatal, 731
- focal, 724
- Gram-negativas, 723, 779
- hemorrágica necrosante, 730
- intersticial(is), 722, 933
- - aguda, 719
- - clássica, 898
- - crônicas, 897
- - das células gigantes, 898, 900
- - de gravidade variável, 897
- - descamativa, 667, 898, 899, 901
- - indiferenciada
- - - alveolite fibrosante causada por uma, 898
- - - ou clássica, 898
- - linfóide, 898, 900
- lipídica
- - endógena, 915
- - exógena, 833, 915
- lobares, 719, 735
- lobulares, 719, 735
- necrosante, 727
- nosocomial, 728
- organizadora, bronquiolite obliterante com, 898
- Pittsburgh, agente da, 728
- pneumocócica, 719
- - no lobo superior direito, 720
- por adenovírus, 730
- por aspiração, 721, 771, 962
- - crônica, 722
- por bactérias anaeróbicas, 726
- por *Chlamydia trachomatis*, 732
- por estreptococos B, 722
- por herpes simples, 730
- por hidrocarbonetos, 709, 710
- por hipersensibilidade, 667
- por *Klebsiella*, 722
- por *Legionella* num paciente com AIDS, 727
- por *Mycoplasma*, 728, 730
- por *Pertussis*, 725
- por *Pneumocystis*, 667, 771, 906, 916, 958
- por *Pseudomonas*, 725
- - graves, 726
- - num paciente com uma doença debilitante crônica, 726
- por riquétsias, 732
- por *Staphylococcus*, surtos de, 728
- por *Streptococcus*
- - *pneumoniae*, 670, 719
- - *pyogenes*, 725
- por varicela em adultos, 731, 915
- por vírus, 670, 730
- pós-obstrução, 910
- primárias atípicas, 728
- química, 708
- recorrente, 702
- redonda, 709, 720, 731, 759
- reumática, 902
- tuberculosa, 736
- tularêmica, 725
Pneumonite, 864
- aguda
- - pelo berílio, 821
- - por lúpus, 903
- alterações fibróticas na, 823
- basal crônica, 722
- crônica, 733
- hemorrágica, 763
- intersticial
- - inespecífica, 780

- - linfocitária, 782
- obstrutiva, 906
- por colesterol, 915
- por herpesvírus, 780
- por hidrocarbonetos, 825
- por hipersensibilidade, 766, 822
- por radiação aguda, 835
- pós-radiação, 836
- química, 722, 935
Pneumopericárdio, 707
- espontâneo, 1060
Pneumoperitônio, 427
- após endoscopia, 509
Pneumotórax, 724, 742, 831, 975, 977
- catamenial, 989, 1013
- complicações, 935
- de tensão, 786
- diagnóstico, 975
- distribuição, 935
- espontâneo, 821
- - hipertensivo pós-transplante de pulmão, morte por, 943
- - recorrente, 913
- hipertensivo, 977
- incidência, 936
- irregular ou loculado, 745
- pós-biópsia, 944
- recorrentes, 989
- refratários, 774
- tamanho do, 935
- traumático, 894, 975
- tuberculoso, 745
Pododáctilos, 23, 69
Polaciúria, 573, 608
Polegar
- abdução do, 49
- articulações metacarpocarpais do, 91
- do carona, 250
- - deformidade do, 83
- falange distal do, 83
- tendinite calcáreo que envolve os tendões flexores do, 287
- trifalangiano, 266
Poliarterite, 603, 896
- nodosa, 585, 590, 773, 902
Poliartrite migratória, 91
Policitemia, 915
Policondrite recidivante, 74, 103, 798
Polidactilia, 226, 247
Polidipsia, 582
Polidrâmnio, 694
Poliesplenia, 1034
Polietileno de alta densidade radiotransparente, 108
Polifosfatos, 17
Polígono de Willis, 320
Polimialgia reumática, 773
Polimicrogiria, 354
Polimiosite, 89, 773, 906
Poliomielite, 888
- de longa duração, atrofia muscular secundária a uma, 278
Poliomiosite, 74
Polipectomia, 512
Pólipo(s)
- adenomatosos, 531, 533
- - benignos, 497
- - endometrial, 647
- - no intestino delgado, 522
- antrocoanal, 1082, 1083
- - tomografia computadorizada axial num paciente com um, 1084
- arredondados pequenos, 501
- benignos, 497, 533
- de colesterol, 444
- endometriais, 647
- - adenomatosos, 646
- epiteliais do esôfago, 483
- fibroepitelial, 601
- fibrosos, 885
- glandulares do fundo gástrico, 534
- hiperplásicos, 497
- - gástricos, 499
- - no duodeno, 500
- inflamatórios, 533
- intestinais, 117
- intraluminal benigno, 885
- juvenil, 535
- - histologia do, 534
Polipose
- adenomatosa familiar, síndrome de, 533
- familiar, 455, 497, 533

- - colônica, 455
- - gástrica em um paciente com, 501
- gastrintestinal, 522
- síndromes de, 497
Politomografia, 78
Poliúria, 582
Polivinil, cloreto de, 828
Pombo, peito de, 1004
- - deformidade, 688
Pontes de safena, 1061
Porção(ões)
- descendente do duodeno, pâncreas anelar que provoca a compressão lateral da, 490
- distal
- - da fíbula, 23
- - da medula espinhal, ependimoma da, 394
- - da tíbia, 23
- - - fratura cominutiva da, 31
- - - osteomielite aguda na, 148
- - da ulna, 23
- - do esôfago, 466
- - do estômago, 490, 497
- - do fêmur, 19
- - - epífises da, 19
- - do rádio, 23
- - - fratura de Colles da, 32
- - - osteomielite aguda da, 149
- - do úmero, 19
- inferior do corpo, exame contrastado com ar da, 488
- intra-hepática da veia umbilical, 632
- intramural do estômago, 501
- medial da parede do duodeno, evaginação na, 490
- proximal(is)
- - da fíbula, 23
- - da tíbia, 23
- - - epífises da, 19
- - do duodeno, 488, 492
- - do estômago, 497
- - - exame com duplo contraste da, 489
- - do fêmur, 23
- - do rádio, 23
- - do úmero, 23
- superior do corpo do estômago, exame com duplo contraste do fundo e da, 491
- ventral e dorsal do pâncreas, 488
Porencefalia, 354, 636
Poros de Kohn, 670, 888
Portografia, 433
Pós radiopacos, pneumoconioses por, 821
Posição
- de decúbito
- - dorsal, 516, 546, 665
- - ventral, 546
- de Ortolani, 243
- ortostática, 459, 487, 516, 552
- pós-miccional, 552
- subcarinal, 703
Pósitrons, tomografia por emissão de, 296
Pós-operatório de seios paranasais, 1085
Potássio
- cloreto de, 476
- deficiência
- - da reabsorção de, 180
- - pós-operatória, 516
Pott, tumor gelatinoso de, 1081
Prata
- cristais de, halóide, 8
- deformidade em garfo de, 47
Prednisona, 773
Pré-eclâmpsia, 637
Pregas
- ariepiglóticas, 712
- gástricas, 487, 508
- - aumento das, 489
- - rugosas, 491
- mucosas
- - acentuadamente edemaciadas, duodenite grave com, 495
- - do duodeno, 487
- - no intestino delgado, 511
- - pleuroperitoneais, 964
Prematuros, 23
Presbioesôfago, 480
Pressão
- coloidosmótica, 967
- expiratória terminal positiva, 973
- - ventilação mecânica com, 934
- hidrostática capilar, 839
- intra-abdominal, aumento da, 959
- intrapélvica, aumento da, 550

- intrapleural positiva persistente, 977
- na superfície pleural, 967
- osmótica hidrostática
- - capilar, 967
- - microvascular, 967
- pulsátil dos vasos sangüíneos, 40
Problemas
- obstétricos e ginecológicos, uso da ultra-sonografia diagnóstica na avaliação dos, 625
- pulmonares e das vias aéreas em pacientes pediátricos, 693-718
- - anomalias congênitas, 693
- - - agenesia, 693
- - - alça da artéria pulmonar, 703
- - - anéis vasculares, 702
- - - cistos broncogênicos, 699
- - - doença granulomatosa crônica da infância, 706
- - - enfisema lobar dos lactentes, 701
- - - fibrose cística pulmonar, 704
- - - higroma cístico, 701
- - - hipoplasia, 693
- - - linfangiectasia pulmonar, 701
- - - má-formação adenomatóide cística congênita, 699
- - - seqüestro broncopulmonar, 695
- - - síndrome venolobar pulmonar congênita, 697
- - em neonatos, 706
- - - aspiração de mecônio, 707
- - - displasia broncopulmonar, 707
- - - síndrome da dificuldade respiratória, 706
- - - taquipnéia transitória, 707
- - obstrução das vias aéreas, 710
- - - corpos estranhos, 712
- - - epiglotite, 711
- - - hemangioma subglótico, 712
- - - laringotraqueíte aguda, 710
- - - papilomatose respiratória recorrente, 712
- - - traqueobronquite membranosa, 711
- - pneumonias, 708
- - - infecções pulmonares, 708
- - - por hidrocarbonetos, 709
- - tórax em lactentes e crianças, 693
- - tumores pulmonares primários, 713
Probst, substância branca de, 355
Procainamida, 829
Procedimento(s)
- de Blalock-Taussig, 1027
- de Lynch, 1086
- de Whipple, 459
Proclorperazina, 545
Proctite, 529
Prolactina
- adenomas secretores de, 331
- microadenoma hipofisário secretor de, 331
Proliferação
- de vilosidades sinoviais, 101
- fibroóssea, 1084
- linforreticular, 909
Promontório coclear, 1099
Próstata, 618
- cálculos da, 605
- câncer da, 113, 618
- carcinoma da, 132, 224, 400, 607
- ultra-sonografia transretal axial normal da, 618
Prostração, 724, 752
Proteína
- de Bence Jones, 132
- síndrome de enteropatia perdedora de, associada a enormes pregas gástricas, 495
Proteinose alveolar, 667, 916
- pulmonar, 915
Proteoglicanos, gel de, 383
Prótese(s)
- articular(es), 108
- - avaliação radiológica das, 107
- - luxações da, 108
- coxofemoral, afrouxamento de uma, 107
- de Angelchick, 509
- de silicone, ruptura de, 931
- mamárias, 295
- valvar, 1061
Proteus, 728
- infecção por, 565
- *vulgaris*, 571
- - infecção por, 727
Prótons, densidade dos, 13
Protozoários, 933
- doenças por, 763
- - amebíase, 763
- - toxoplasmose, 764
Protrusão, 384

- acetabular, 201, 260
- anterior do esterno, deformidades por, 688
- endobrônquica, 862
Prurido, 198, 467
Prussak, espaço de, 1102
Pseudo-aneurisma, 310, 441, 925, 959
Pseudo-artrose, 37, 87
- da fíbula num paciente com neurofibromatose, 270
- da tíbia numa criança de 5 anos de idade sem evidências de neurofibromatose, 270
Pseudocisto(s)
- da cabeça do úmero, 231, 233
- do calcâneo, 239
- meconial, 636
- pancreático, 456, 459, 467, 960, 966
- pararrenal, 584
- pulmonares, 707
Pseudocoarctação da aorta, 1033
Pseudo-epífises
- dos metacarpos, 233
- dos metatarsos, 233
Pseudofraturas, 34, 182
Pseudogota, 99
Pseudo-hipoparatireoidismo, 191, 275
Pseudolinfoma, 880, 903
- síndrome de Sjögren complicada por, 907
Pseudoluxação, 34, 54
Pseudomonas, 726
- *aeruginosa*, 725, 933
- angioinvasivas, 725
- *cepacia*, 706
- pneumonia por, 725
- - em um paciente com uma doença debilitante crônica, 726
- - grave, 726
Pseudomotor
- da hemofilia, 104
- hemofílico, 103
Pseudo-obstrução intestinal, 516
Pseudopancreáticos, 966
Pseudoparalisia, 152
Pseudoplacas subpleurais, 906
Pseudopólipos, 477
Pseudo-sarcoma, 485
Pseudotronco, 1021
Pseudotumor, 551, 593
- atelectástico, 983
- inflamatório, 915
- renal, 592
Pseudoureterocele, 560
Ptério, meningioma de convexidade que surge do, 330
Puberdade precoce, 21, 24
Púbis
- lesões escleróticas do, 164
- ossos do, 248
- - diástase dos, 235
- sincondrose do, 236
- tumor do, 188
Pulmão(ões), 882
- acometimento reumatóide do, 905
- aerado, 682
- agenesia do, 694
- alterações do, por radiação, 834
- anomalias do, 688
- aparência de vidro fosco do, 1025
- *Aspergillus* angioinvasivo do, 352
- atelectasia causada por processos expansivos que podem comprimir o, 888
- bilobados, 690
- branqueamento alveolar difuso de ambos os, 730
- caído, sinal do, 928
- câncer de, 113, 301, 859, 874, 906, 993, 999
- - de células escamosas, 869
- carcinoma do, 400, 859
- - broncogênicos primários, 131
- colabamento do, 965
- com metástase, 33
- contração do, 891
- de choque, 839
- de cobalto, 821
- de esclerodema de evolução prolongada, 904
- de estrume, 827
- do esclerodema, 667
- do fazendeiro, 823
- do feto, 633
- do Labrador, 820
- do Paraquat, 828
- dobrado, 893, 983
- doenças do
- - reumatóide, 905

- - tromboembólicas dos, 669
- doenças micóticas do, 752
- - aspergilose pulmonar, 759
- - - broncopulmonar alérgica, 760
- - - invasiva, 759
- - - micetoma, 760
- - - necrosante semi-invasiva ou crônica, 760
- - - secundária, 759
- - blastomicose
- - - Norte-americana, 757
- - - Sul-americana, 759
- - coccidioidomicose, 752
- - criptococose, 757
- - esporotricose, 762
- - geotricose, 762
- - histoplasmose, 753
- - monilíase, 762
- - mucormicose, 763
- - peniciliose, 763
- dos criadores de pombos, 824
- dos trabalhadores
- - com café, 825
- - com cogumelos, 825
- - com malte, 825
- - com queijo, 825
- - em peixarias, 825
- edema de reimplante de, 783
- em favo de mel, 905
- em ferradura, 697
- encarcerado, 989
- esofágico, 699
- espaço alveolar do, 894
- esquerdo, 683
- estado de distensão dos, 734
- gástrico, 699
- herniação apical do, 690
- hiperinsuflação dos, 722
- hipertransparente unilateral, 730
- hipogenético, 697
- imunidade alterada e o, 894
- - hemorragias pulmonares, 894
- - síndrome de Goodpasture, 894
- infecções do
- - estafilocócica, 719
- - viróticas, 728
- infiltração dos
- - leucêmica, 988
- - maciça e generalizada de ambos os, 900
- inflamação do, 897
- lesões dos
- - granulomatosa, 908
- - infecciosas crônicas, 752
- - miliares agudas difusas, 747
- linfoma primário do, 879
- má-formação cística adenomatóide do, 690
- nódulos necrobióticos reumatóides do, 905
- normal, ressecção de um, 1042
- opacificação dos, 707
- problemas dos, e das vias aéreas em pacientes pediátricos, 693-718
- - anomalias congênitas, 693
- - - agenesia, 693
- - - alça da artéria pulmonar, 703
- - - anéis vasculares, 702
- - - cistos broncogênicos, 699
- - - doença granulomatosa crônica da infância, 706
- - - enfisema lobar dos lactentes, 701
- - - fibrose cística pulmonar, 704
- - - higroma cístico, 701
- - - hipoplasia, 693
- - - linfangiectasia pulmonar, 701
- - - má-formação adenomatóide cística congênita, 699
- - - seqüestro broncopulmonar, 695
- - - síndrome venolobar pulmonar congênita, 697
- - em neonatos, 706
- - - aspiração de mecônio, 707
- - - displasia broncopulmonar, 707
- - - síndrome da dificuldade respiratória, 706
- - - taquipnéia transitória, 707
- - obstrução das vias aéreas, 710
- - - corpos estranhos, 712
- - - epiglotite, 711
- - - hemangioma subglótico, 712
- - - laringotraqueíte aguda, 710
- - - papilomatose respiratória recorrente, 712
- - - traqueobronquite membranosa, 711
- - - pneumonias, 708
- - - infecções pulmonares, 708
- - - pneumonia por hidrocarbonetos, 709
- - tórax em lactentes e crianças, 693

- - tumores pulmonares primários, 713
- reação de hipersensibilidade no, 766
- reexpansão rápida do, 839
- retração do, 741
- reumatóide, 667
- sarcoma do, 879
- suprimento arterial sistêmico aberrante ao, 695
- tecido intersticial do, 765
- transplantado, distúrbio da ventilação do, 943
- transplante de, 805, 942
- - bilateral, 735
- - - bilobados, 690
- - - rejeição aguda, 943
- - - trilobados, 690
- - edema por reperfusão após, 943
- - morte por pneumotórax espontâneo hipertensivo pós, 943
- trilobados, 1034
- tumores do, 673
- - esquerdo, 673
- vasoconstrição hipóxica no, 826
Pulsatilidade, índice de, 637
Pulsos, gerador de, 939
Pulvinar, hipertrofia da, 243
Punção lombar, 406
Punho(s)
- anomalia e variantes normais, 233
- articulações dos, 72
- - cárpicas, 80
- - intercárpicas, 83
- - radiocárpicas do, 83
- artrografia do, 107
- cartilagem hialina dos, 99
- fraturas do
- - de Colles, 30, 47
- - e luxações, 47
- radiografia do, 49
Purgativo, uso de, 526
Púrpura
- não-trombocítica, 519
- trombocítica, 519
- trombocitopênica, 163

Q

Quadríceps, 28
- ruptura do, 283
- tendão do, 20, 189
Quadril(is)
- anomalias e variantes normais, 235
- articulação do, 154, 201
- - doença degenerativa prematura da, 215
- - normal, 241
- artrite do, 107
- - séptica das articulações adjacentes do, 154
- artrografia do, 243
- artroplastia do
- - ossificação heterotópica após uma, 279
- - total do, 278
- condrólise idiopática do, 103
- deformidade de coxa valga nos, 272
- dor no, 154
- erosões marginais no, 83
- fratura do, 171
- luxação do, 241, 243, 266, 376
- osteoartrite do, 92, 93
- osteodistrofia renal no, 218
- osteomielite aguda do fêmur associada a artrite supurativa do, em um lactente, 151
- osteoporose transitória do, 178
- sinovite transitória do, 214
- subluxação do, 270
Quase afogamento, 839
Queimadura(s), 279, 851
- elétricas, 223
- pelo frio, 223
- térmicas, 223
Queixo
- corte mesossagital do, 633
- prognata, 248
Quemodectomas, 885, 960, 961
- mediastinais, 961
Queratocisto odontogênico, 1115
Quiasma óptico, tratos anteriores do, 318
Quilotórax, 636, 974, 976
- recorrentes, 989
Quilovolt, pico de, 1
Quimioterapia, 867
- do câncer, 742

- pacientes submetendo à, 727
- pós-cirúrgicas, 984
- produtora de aplasia, 790
Quinidina, 476, 829
Quinino, cloridato de, 906

R

Rabdomiossarcoma, 609, 879
- maligno primário do ouvido médio, 1106
Rachitis tarda, 183
Radiação, 742
- alterações do pulmão por, 834
- cistite por, 606
- das costelas, osteíte por, 225
- de frenagem, 3
- detectores de, 13
- doses máximas permissíveis para profissionais que lidam com, 13
- e bis-clorometil éter, 859
- exposição a, 497
- ionizante, 19
- - uso de, 625
- lesões ósseas por, 224
- nefrite por, 600
- osteíte por, 58, 224
- proteção contra, 13
- - detectores, 13
- - - de cintilação, 13
- - dosímetros termoluminescentes, 13
- - fatores de risco em radiologia diagnóstica, 13
- seios paranasais, 1087
- unidades de, 1
- vasculite por, 951
Radiculomielopatia espástica progressiva, 410
Rádio, 18, 228
- fratura(s)
- - de Colles da porção distal do, 32
- - distal, 171
- - do colo do, 51
- lesões desnutritivas das superfícies articulares do, 83
- luxação da cabeça do, 243
- porção
- - distal do, 23
- - - fraturas da, 171
- - - osteomielite aguda da, 149
- - proximal do, 23
- síndrome de trombocitopenia com ausência do, 636
Radiofosfato
- cintigrafia óssea trifásica com, 155
- de tecnécio-99m, 147
Radiofreqüência, bobina de, 12
Radiografia(s), 27
- avançada com múltiplos feixes, 665
- da coluna
- - lombar superior, 378
- - vertebral, 131, 376
- da pelve, 242, 376
- - ântero-posterior da pelve, 241
- - simples, 655
- das mãos, 104
- das metástases vertebrais, 400
- de rotina
- - esteroscópicas, 664
- - matinal *versus* pós-procedimento, 932
- diagnósticas, 641
- do abdome, 13, 442, 492, 512
- do punho, 49
- do tórax, 469, 955
- - de rotina, 921
- - de uma mulher de 44 anos, nódulo pulmonar solitário identificado na, 871
- - frontal, 1022
- - lateral, 877, 959
- - portátil, técnica de, 932
- - póstero-anterior, 877
- dos pés, 104
- - lateral, 239
- - oblíquas, 239
- dos seios frontais, 1080
- panorâmicas
- - da mandíbula, 1113
- - do intestino delgado, 511
- - do maxilar, 1113
- portáteis
- - em UTI, precisão e eficácia das, 932
- - uso de, 932
- - simples, 113
Radiogrametria, 167

Radioimunoensaio, 629
Radioisótopo(s), 475, 625
- cintilografia com, 989
- - do iodo metaiodobenzilguanidina, 961
- - envolvendo a costela posterior esquerda, 998
- estudos com, 464
Radiologia
- diagnóstica, fatores de risco em, 13
- falta de nitidez em, 7
- gastrintestinal intervencionista, 464-468
- - biópsia abdominal percutânea, 465
- - colecistostomia, 467
- - descompressão biliar e retirada de cálculos, 467
- - drenagem percutânea de abscesso, 466
- - gastrostomia, 465
- - jejunostomia, 465
- - sangramento, 464
- - tratamento
- - - da hipertensão porta, 464
- - - das estruturas entéricas, 465
- óssea e crescimento ósseo, 17-26
- - cintigrafia óssea, 17
- - maturação e crescimento do esqueleto, 17
- - distúrbios, 23
- - - maturação esquelética, 21
- - - ossificação do esqueleto, 17
- - - previsão da altura do adulto, 23
- - ressonância magnética, 17
- - tomografia computadorizada, 17
Radionuclídeo, 17
Radioterapia, 647, 867
- cicatrização induzida pela, 1001
- do maxilar, 1114
Radiotransparências císticas, 164
- em saca-bocado, 165
Raio X
- ampola de, com ânodo de molibdênio, 12
- de alta energia, 4
- distribuição aleatória dos, 7
- em leque, 11
- energia dos, 4
- exposição aos, 3
- feixe de, 3
- fótons de, 4
- gerador de, 1
- - interrupção automática da exposição, 3
- - transformador
- - - de alta voltagem, 1
- - - do filamento, 2
- interações dos, no interior do corpo, 5
- - absorção fotoelétrica, 6
- - efeito Compton, 6
- - produção de, 3
- - alterações nos espectros de, com alterações da filtração, 4
- - camada da metade do valor, 5
- - variação na, 4
- - - de intensidade com alterações na kVp, 4
- propriedades dos, 1
- transmissão dos, 7
- tubos de, 3
Raiz(es)
- aórtica, 1033
- - dilatação da, 1053
- dentária, exostose da, 1114
- nasal, depressão da, 250
- nervosa(s)
- - espinhal(is)
- - - neurofibroma de, 267
- - - torácicas, 994
- - lombossacras, 408
Ramo(s)
- arterial pulmonar
- - estenose de, 153
- - periférico, erosão de um, 742
- - branquicefálicos, 1056
- - mandibulares, hipoplasia dos, 263
Randall, placas de, 564
Ranitidina, 545
Ranke, complexo de, 737
Raquitismo, 180, 136, 254
- dependente da vitamina D hereditário, 181
- forma de
- - primária, 180
- - - neonatal, 181, 183
- - por deficiência de vitamina D, 181, 184
- - secundária de, 186
- - - associados a tumores, 186
- - - hepatopatia, 186
- - - má-absorção gastrintestinal, 186

- - - relacionados a drogas anticonvulsivantes, 186
- grave, 182
- hipofosfatêmico, 184
- nutricional, 181, 183
- tardio, 183
Rasmussen, aneurisma de, 742
Raynaud, fenômenos de, 286
Reabilitação pulmonar, 942
Reabsorção
- atelectasia por, 888
- da extremidade distal da clavícula, 83
- dos sais biliares, 511
- dos tufos das falanges terminais, 87
- óssea, 163
- trabecular, 187
- tubular, 544
Reação(ões)
- a droga, 894
- ao teste cutâneo à coccidioidina, 752
- de aglutinação, 752
- de hipersensibilidade, 908
- - no pulmão, 766
- - tipo I, 760
- - tipo III, 760
- desmoplásicas, 873
- eritematosa macular, 752
- fibrótica, 712
- granulomatosa, 774
- periosteal, 17, 155, 157, 206
- - difusa, 162
- reticular disseminada, 731
- transfusionais a leucoaglutinina, 790
Reativação, doença por, 736
Recém-nascido, 23
- doença policística do, 581
- exame de tórax de, 664
- osteogênese imperfeita num, 260
Receptor(es) de transplantes, 783
- de medula óssea, 788
- de órgãos, 773
- de pulmão e de coração-pulmão, 783
- - complicações das vias aéreas, 785
- - derrames pleurais, 784
- - doença linfoproliferativa pós-transplante, 787
- - infecções, 785
- - nódulos causados pela biópsia transbrônquica, 786
- - pneumotórax de tensão, 786
- - rejeição
- - - aguda, 784
- - - crônica, 784
- - resposta do reimplante, 783
Recesso azigoesofágico, 672, 674
Reed-Sternberg, célula de, 951
Reflexão do pericárdio parietal, 1019
Reflexo(s)
- perda de, 394
- pleural, 672
- - mediastinal, 672
Refluxo
- de ácido-pepsina do estômago, 479
- esofágico, 476
- esofagite de, 964
- gastroesofágico, 469, 475, 488, 508, 721, 962
- - anormal, 503
- nasofaríngeo, 469
- pielolinfático, 551
- renal, 550
- - pielointersticial, 550
- - pielotubular, 550
- vesicoureteral, 376, 547, 559, 562, 608
- - bilateral, 552
Região
- anorretal, 529
- cervical, cifose grave na, 251
- do colo uterino, 642
- lombossacra, 375
- parabrônquica, 725
- pulmonar periférica, movimento respiratório da, 842
- retossigmóide, 538
- subglótica, 712
- suprapúbica, 641
- timpanomastóide, 1101
Regra de Weigert-Meyer, 559
Regressão caudal, 554
- síndrome da, 376
Regurgitação, 964
Reimplante
- de pulmão, 783
- tubário, técnicas modernas de, 653
Reiter

- artropatia de, 73
- síndrome de, 87, 90, 180
Rejeição
- de transplante de pulmão, 943
- do enxerto, 894
- hormonal hiperaguda, 784
Relaxamento
- da musculatura lisa, 574
- de ligamentos e tendões, 251
Remodelagem óssea, 995
Renina, 613
Renografia, 555
- com diurético, 548
- com hipuran-I, 548
- com radionuclídeos, 590
Repercussão, obstrução tipo válvula de, 728
Reperfusão, edema de, 942, 943
Reposição
- hormonal, 516
- valvar, 944
Repouso, células em, 25
Reservatório
- gástrico, 509
- ileoanal-ileorretal, 539
Resíduos
- de tuberculose, 744
- fibróticos, 753
- inflamatórios pleurais, 686
- pulmonares, 754
Resinas acrílicas, pneumoconiose das, 822
Resistência
- índice de, 637
- vascular pulmonar, 854
Resolução
- de contraste, 10, 11
- espacial, 10
Respiração, músculo da, 1005
Ressecamento da boca, 906
Ressecção
- câncer do pulmão não passível de, 876
- cirúrgica do tumor, 955
- da porção distal do estômago, 459
- de um pulmão normal, 1042
- em bloco do tumor, 1000
- em cunha, 942
- gástrica, 509
- prostática suprapúbica, osteíte púbica após, 164
- transuretral, 560
Ressonância magnética, 17, 27, 376
- colangiopancreatografia com, 456
- conceito, 12
- da parede torácica
- - linfangioma, 996
- - neurofibroma plexiforme, 996
- - uma má-formação arteriovenosa, 996
- da vesícula biliar, 442
- das glândulas salivares, 1123
- do fígado, 433
- do joelho, 20
- do tendão de Aquiles, 29
- nuclear, 109
- ultra-rápidas, técnicas de, 1062
Restos
- celulares, 760
- - caseosos, 743
- epiteliais, 1102
Restrição pulmonar, 821
Resultados
- falso-negativos, 925
- falso-positivos, 925
Retardo
- do crescimento, 163
- - intra-uterino, 636
- - - assimétrico, 636
- - - simétrico, 636
- do esvaziamento gástrico, 488
- mental, 265, 1042
Retenção, cistos de, 712, 1080
Reticuloendoteliose, 202
Retículo-histiocitose multicêntrica, 103
Retina, vasculite da, 906
Retináculo medial da patela, laceração do, 64
Reto
- carcinomas do, 536
- femoral, 278
- lesão do, 527
Retorno venoso
- anômalo parcial, 1025
- obstrução do, 707
- pulmonar anômalo, 853

- - total, 1024, 1025
- - - com drenagem supracardíaca, 1035
Retossigmóide, fibrose do, 603
Retração do pulmão, 741
Retrolistese, 94, 384
Retroperitônio, 434, 512, 535, 958, 966
Revestimento septal, células do, 915
Rh
- ânodos de, 12
- incompatibilidade de, 636
Rhizopus, 763
Rhodococcus equi, 770, 779
Rícino, óleo de, 543
Rigidez do estômago, 501
Riley-Day, síndrome de, 915
Rim(ns)
- agenesia dos, 636
- anatomia, 548
- betuminoso, 576
- calcificações no, 776
- carcinomas de, 882
- displásico multicístico, 582
- do feto, 633
- doença cística medular do, 582
- em ferradura, 273, 555
- esponjoso medular, 569, 581
- fístulas arteriovenosas nos, 585
- glomerulocístico, 580
- hidronefrótico, 576
- hilo do, 551
- hipoplasia do, direito, 556
- inflamação crônica grave do, 573
- intratorácico, 557
- metástases, 599
- multicístico hidronefrótico, 580
- pielonefrite crônica no, esquerdo, 574
- pleuricístico, 580
- policístico, 437, 580
- - autossômico
- - - dominante, 580
- - - recessivo, 580
- - do adulto, 636
- sacral, 556
- supranumerário, 554
- transplante de, 787
- tumores do, 342, 591, 882, 1007
- - angiomiolipoma, 591
- - benignos, 591
- - de Wilms, 595
- - do bacinete, 596
- - epiteliais, 609
- - hipernefroma, 593
- - leucemia, 598
- - linfoma, 598
- - lipomatose do seio renal, 592
- - malignos, 593
- - metástases, 599
- - nefroma cístico multilocular, 592
- - pseudotumor, 592
- - ultra-sonografia dos, 564
- - único, 554
Ringer, solução de, 545
Rinólitos, 1084
Rinorréia liquórica, 1088
Rinossinusite polipóide, 1081, 1082
Rinovírus, 708, 730
Riquétsias
- doenças por, 732
- pneumonia por, 732
RNA ribossômico, 772
Rochalimaea
- *henselae*, 779
- *quintana*, 780
Roedores, 731
Rokitansky-Aschoff, seios de, 455
Roncos, 702, 760
- dispnéia com, 896
Rosenbaum, classificação de, 1034
Rotação
- do cólon, 527
- do coração, anomalias da, 1034
Rótula, 119
Rotura(s)
- cortical, 139
- das trabéculas ósseas, 31
- de articulações, 46
- dos ligamentos coracoclaviculares, 55
- em alça de balde, 61
Roupas, lesão do varal de, 926
Roux, anastomose em Y de, 467

Rubéola, 731
- síndrome da, 163, 164
- virulenta, 163
Rubor tumoral, 961
Ruídos respiratórios, 935
Ruptura(s)
- brônquica, 928
- com hemoptise, 742
- da aorta, 1054
- - traumática, 925
- da artéria pulmonar, 938
- da bexiga, 610
- da dura-máter, 1105
- da gestação ectópica, 629
- da íntima, 1056
- da linha de Shenton, 242
- da traquéia cervical, 926
- das cordas tendíneas, 1045, 1052
- de aneurismas, 906
- - da aorta, 1054
- de falsos aneurismas, 1049
- de linfonodo mediastinal, 738
- de próteses de silicone, 931
- do diafragma, 507, 928
- - aguda, 928
- - traumática, 1010
- do ducto torácico, 974
- do esôfago, 474, 974
- do fórnix, 567
- do hemidiafragma
- - direito, 928
- - - traumática, 1012
- - esquerdo, 928
- - - traumática, 1011
- do implante de silicone, 309
- do quadríceps, 283
- do tendão
- - do bíceps, 107
- - intrapatelar, 190
- dos músculos papilares, 1052
- duodenal, 503
- pericárdica, 931
- vesical, 548
Rutherford, síndrome de, 1114

S

Saca-bocado, radiotransparências císticas em, 165
Saco
- dural, 19
- gestacional, 626
- - identificação do, 626
- - irregular, 627
- - precoce, 629
- - tardio, 627
- herniário, 965
- pericárdico, 1060
- tecal, 378, 387, 389
- - lombar, 379
- vitelino, 626
Sacro, 57, 58, 121, 201, 248
- agenesia do, 376
- cordoma do, 144
- fraturas transversas do, 57
- plasmocitoma do, 135
Sacroileíte associada a artrite, 105
Safena, pontes de, 1061
Sais
- biliares, 512
- - reabsorção dos, 511
- metálicos, uso de, 305
- minerais, 19
Salicilatos, intoxicação por, 839
Saliência óssea irregular, 255
Saliva, gotículas de, 719
Salmonella, 156, 221, 727
- osteomielite por, 222
- *typhosa*, 727
Salpingografia seletiva, 653
Salter-Harris, lesões de
- classificação, 32
- do tipo II, 66
- do tipo IV, 52
Sanfilippo, síndrome de, 268
Sangramento(s)
- das varizes esofágicas, 483
- de escape intermenstrual, 646
- gastrintestinal, 464
- intestinal, 464, 511

- intracraniano, 707
- mediastinais, 783
- na fossa da vesícula biliar, 455
- pleurais, 783, 942
- proveniente de gravidez ectópica, 629
- retal
- - sincrônico, 536
- - vivo, 526
- retroperitoneal, 563
- uterino anormal, 645
- vaginal, 628, 638
- - - doloroso, 639
Sangue
- oculto nas fezes, 1054
- pleural, 974
- retal, 532
- *shunt* de, 1020
- transfusões de, 436
Santorini, ducto de, 456
Sarampo, 731
- erupção cutânea do, 731
- pneumonia atípica do, 731
- vírus do, 731
Sarcoidose, 164, 395, 555, 569, 600, 742, 783, 916, 917
- achados
- - radiográficos, 916
- - tomográficos computadorizados na, 918
- alveolar, em homem de 24 anos com tosse mínima, 919
- alveolite causada pela, 916
- cutânea, lesões ósseas nos pacientes com, 164
- diagnóstico
- - definitivo, 916
- - radiográfico, 921
- em estágio terminal, 920
- fibrocavitária pulmonar avançada, 921
- pulmonar, formas incomuns de, 920
Sarcoma(s), 127, 393, 954
- arterial pulmonar obstrutivo, 879
- botrióide, 609
- da mão, 292
- de células
- - reticuladas, 110
- - reticulares, 145
- - sinoviais, 294
- de Ewing, 997, 1117
- - imagens por ressonância magnética de um, 292
- - primário do tecido mole, 292
- de Kaposi, 156, 353, 438, 485, 501, 523, 770, 799, 879, 921
- dos tecidos moles, 882
- mesenquimais, 713
- ósseo(s), 112, 882
- - metástase do, 882
- osteogênico, 139
- - justacortical, 110
- - primário, 132
- pulmonar, 879
- renal, 597, 598
- retroperitoneal, 597, 598
- sinovial, 102, 110, 143
- - imagem por ressonância magnética de um, 295
Saunas domésticas, 726
Scanner(s)
- de tomografia computadorizada, 6, 11
- de ultra-som, 625
Schatzki, anel de, 508
Scheie, síndrome de, 268
Scheuermann, doença de, 216, 217, 275
Schistosoma, 765
- *haematobium*, 606, 765
- *japonicum*, 606, 765
- *mansoni*, 606, 765
Schmid, condrodisplasia metafisária tipo, 254
Schmorl
- hérnias de, 373
- nódulos de, 217, 373
Schwann, célula de, 396, 995
Schwannoma(s), 294, 339, 396, 960, 994
- acústicos, 1106
- do oitavo nervo craniano, 340
- faciais, 1106
- vestibuloacústico, 1107
Secreção(ões)
- brônquicas, 752
- de ácido gástrico, 495
- esternais, 1004
- gástrica excessiva, 494
- inadequada do hormônio antidiurético, 861
- nasais, aspiração de, 933
- orais, aspiração de, 726, 933

- traqueais infectadas, aspiração de, 933
- vagina, 654
- viscosas e espessas, 495
Segmentectomia, 942
- indicações da, 942
Segmento ureteral distal adinâmico, 603
Segond, fratura de, 62
Seio(s)
- aórticos, 1033
- cavernoso, tromboflebite do, 1080
- costofrênicos, 1061
- de Rokitansky-Aschoff, 455
- de Valsalva, 1057
- - aneurisma do, 1033
- - dilatação dos, 1031
- durais, oclusão dos, 362
- endodérmico, tumor do, 650, 953, 954
- esfenoidal, exame de tomografia computadorizada axial dos, 1078
- etmoidal, 1075
- - carcinoma de células escamosas que se origina no, 1085
- faciais, 261
- frontal(is), 1075
- - direito, 1079
- - esquerdo, 1079
- - fraturas do, 1088, 1089
- - opacificação do, 1089
- - radiografias simples dos, 1080
- maxilar(es), 1075
- - de crianças, infecções dentárias nos, 1080
- - de um paciente com sinusite crônica, 1080
- - obstrução dos, 1078
- - opacificação do, 1089
- - óstio do, 1078
- - maxiloetmoidal, 1085
- paranasal(is), 120, 1075-1087
- - anatomia, 1075
- - aparência pós-operatória, 1085
- - cirurgia funcional endoscópica, 1078
- - degeneração polipóide da mucosa, 1081
- - doenças
- - - granulomatosas, 1081
- - - inflamatórias, 1078, 1080
- - embriologia, 1075
- - exame convencional, 1075
- - hipoplásicos, 275
- - lesões não-neoplásicas, 1084
- - pós-operatório, 1085
- - radiação, 1087
- - radiografia convencional, 1075
- - rinossinusite polipóide, 1081
- - tomografia computadorizada, 1075
- - tumores dos
- - - benignos, 1082
- - - malignos, 1084
- - - metastáticos e invasivos, 1084
- piriformes, 469
- renal, lipomatose do, 583, 592
- sigmóide, trombose do, 1101, 1103
- timpânico, 1099
Seldinger, técnica de, 319, 467, 547
Selênio, tambor detector de, 665
Seminomas, 953
Sensibilidade cutânea à histoplasmina, 754
Sepse, 435, 562
- obstrução biliar associada a, 467
- sistêmica, 468
Septicemia, 851
- infecções respiratórias com e sem, 942
- por cateteres venosos fixos infectados, 785
Septo(s)
- atrioventricular, 1064
- cardíacos, 1068
- de Bertin, 558
- fibrosos, 978
- interatrial, 1064
- interlobulares, 719, 819, 883, 894
- interventricular, 1064
- muscular, 1069
- ósseos mastóides, erosão dos, 1101
- pelúcido, 630
- uterino, 645
- ventricular, 1019
Seqüela
- de febre reumática, 1043
- de uma displasia broncopulmonar, 701
Seqüência(s)
- *fast spin echo*, 315
- *flair*, 345

- *spin echo*, 315, 1062
Seqüestro, 636
- broncopulmonar, 695, 942
- extralobar, 695
- intralobar, 695
- - em uma criança de 5 anos, 696
- pulmonar, 958, 1060
- subclávio, síndrome de, 1037
Sequoiose, 825
Seriografia esôfago-estômago-duodeno, 13
Serratia marcescens, 706, 724, 933
Sesamóide(s)
- bífidos, 239
- do dedo grande do pé, 239
- fibular, 239
Sever, doença de, 217
Shenton, ruptura da linha de, 242
Shunt
- arteriovenoso, 1039
- capilar, 1042
- comunicação interatrial com, 1020
- de sangue, 1020
- direita-esquerda, 1028
- esquerda-direita, 1015
- Potts, 1027
- sistemicopulmonar, 1021
Sialografia das glândulas salivares, 1122
Sibilos, 545, 702, 760
- ocasionais, 896
SIDA (*v*. AIDS)
Siderose, 812, 822
Siderossilicose, 812
Sífilis, 162, 763, 951, 1046
- adquirida, 162, 163
- congênita, 162
- - latente, 162, 163
- - tardia, 162
- do estômago, 494
- óssea, 162
- terciária, 162
- vascular, 1054
Sífise púbica, 58
Sigmóide
- divertículo gigante do, 532
- fecalitos do, 605
- vólvulo do, 424
Silhueta
- cardíaca, 250, 939, 1016
- - aumento generalizado da, 1052
- mitral, 1020
Sílica, 859
Silicato(s)
- de ferro, 815
- de magnésio, 815, 820
- raros, pneumoconioses por, 820
Silicone, 812
- calcificados, granulomas de, 303
- de alta densidade, 301
- extravasamento do, 931
- ferromagnético, 595
- implante de, 309
- - ruptura do, 309
- injeções de, 301
- próteses de, 931
Silicose, 905
- complicada, 812
- testes de função pulmonar na, 813
- tuberculose em pacientes com, 742
Silicotuberculose, 814, 817
Siliose, 742
Silos, doença dos carregadores de, 827
Sinal(is)
- da cauda de cometa, 893
- da cintura chata, 890
- da escada de degraus, 309
- da incisura profunda, 62
- da onda, no lobo esquerdo do timo, 694
- da roca numa criança de 2 dias, 695
- da silhueta, 670
- da vela, no lobo direito do timo, 694
- de garra, 594
- de Golden, 864
- de Hamman, 950
- de Honda, 58
- de Mercedes-Benz, 442
- de Monod, 760
- de Murphy, 446
- de Spalding, 637
- de Westermark, 850
- de Wimberger, 162, 174

- do aspirador de pó, 893
- do camalote, 764
- do colarinho, 930
- do coração peludo, 709
- do crescente da hidronefrose, 563
- do diafragma contínuo, 931
- do fragmento caído, 120
- do halo, 619
- do *iceberg*, 764
- do *linguine*, 310
- do lírio
- - aquático, 764
- - caído, 559
- do metacarpo, 275
- do pedículo, 131
- do pulmão caído, 928
- do triângulo superior, 889
- do trilho, 236
- extrapleural, 131
- iniciais e clássicos da osteartrite do quadril, 93
- radiográficos torácicos de lesão aórtica, 925
Sincondrose do púbis, 236
Síncope, 1045
Sincronismo cardíaco, 668
Sindactilia
- cutânea, 265
- do tecido mole, 266
- óssea, 265
Sindesmófitos, 87
Sindesmose, rotura da, 66
Síndrome(s)
- broncovascular da veia cava, 697
- carcinóide, 535
- cardiomélica, 266
- cerebroepatorrenal, 251
- CREST, 286, 903
- da alça cega, 516
- da artéria pulmonar direita epibrônquica, 697
- da cimitarra, 697, 1012
- da coarctação, 1032
- da criança espancada, 27, 69
- da demência, 359
- da dificuldade respiratória, 706, 721
- - do adulto, 832, 839, 934
- da discinesia ciliar, 800, 803
- da displasia caudal, 376
- da distrofia simpática reflexa, 178
- da embolia gordurosa, 851
- da faixa amniótica, 244
- da fissura orbitária superior, 1090
- da hipoplasia cardíaca esquerda, 1015, 1027
- da imagem especular, 697
- da leucoestase pulmonar, 790
- da linfadenopatia
- - angioimunoblástica, 833
- - relacionadas à AIDS, 780
- da morte súbita em lactentes, 782
- da pneumectomia direita, 942
- da regressão caudal, 376
- da rubéola, 163, 164
- da úlcera retal solitária, 531
- da via de saída torácica, 230, 688
- das costelas curtas-polidactilia, 250
- de acrocefalossindactilia, 246
- de Albright, 24, 257, 1084
- de Alport, 568
- de Apert, 246, 265
- de aspiração fetal, 722
- de Beckwith-Wiedemann, 636
- de Behçet, 477, 520, 531, 906
- de Boerhaave, 485, 950
- de Budd-Chiari, 435, 436
- de Caplan, 814, 905
- de Castleman, 958
- de Churg-Strauss, 908, 910
- de coarctação, 1027
- de Conn, 613
- de Cronkhite-Canada, 497, 522, 534
- de Cushing, 861, 877
- de Dandy-Walker, 636
- de disfunção neurológica, 406
- de Down, 233, 246, 274, 636
- de Duchenne, 280
- de Ehlers-Danlos, 798
- de Eisenmenger, 783
- de Ellis-van Creveld, 247, 251, 1113
- de embolia gordurosa, diagnóstico da, 853
- de enteropatia perdedora de proteína associada a enormes pregas gástricas, 495
- de eosinofilia-mialgia, 832

- de Fanconi, 184
- de Fitz-Hugh-Curtis, 654
- de Gardner, 117, 497, 533
- de Goodpasture, 894
- de Gordon, 245
- de Gorlin, 266
- de Hallerman-Streiff, 1114
- de Hamman-Rich, 901, 902
- - achados radiográficos, 902
- de hipoxemia aguda reversível, 903
- de Holt-Oram, 266, 268
- de Horner, 867
- de Hunler, 246
- de Hunter, 268
- de Hurler, 268
- de Ivemark, 690
- de Jeune, 636, 1004
- de Kartagener, 800
- de Klinefelter, 1113
- de Klippel-Feil, 231, 265, 374
- de Larsen, 247
- de Löffler, 896
- de Lutembacher, 1026, 1029
- de má-absorção, 181
- de Maffucci, 115, 255
- de má-formação, 226
- de má-formação congênita, 240, 246-276
- - aberrações cromossômicas, 272
- - - síndrome de trissomia, 21, 272, 274
- - - síndrome de Turner, 275
- - características radiográficas, 246
- - disostoses, 265
- - - acrocefalossindactilia, 265
- - - braquidactilia, 265
- - - síndrome cardiomélica, 266
- - distúrbios congênitos com envolvimento ósseo, 266
- - - fibromatose congênita, 268
- - - neurofibromatose, 266
- - - síndrome de Marfan, 266
- - - síndrome do nevo das células basais, 266
- - - mucopolissacaridoses, 268
- - - doença de Hurler, 270
- - - doença de Morquio, 268
- - nomenclatura, 247
- - osteocondrodisplasias, 247
- - - acondroplastia, 248
- - - condrodisplasia metafisária tipo Schmid, 254
- - - condrodisplasia puntiforme, 251
- - - disostose cleidocraniana, 254
- - - disostose espondilocostal, 252
- - - displasia condroectodérmica, 251
- - - displasia diastrófica, 250
- - - displasia epifisária múltipla, 253
- - - displasia fibrosa, 257
- - - displasia metatrófica, 252
- - - displasia tanatofórica, 250
- - - distrofia torácica asfixiante, 250
- - - doença de Engelmann, 264
- - - encondromatose, 255
- - - esclerose tuberosa, 263
- - - exostoses hereditárias múltiplas, 254
- - - melorreostose, 263
- - - osteogênese imperfeita, 260
- - - osteopatia estriada, 263
- - - osteopetrose, 261
- - - osteopoiquilose, 261
- - - picnodisostose, 261
- de Marfan, 177, 266, 268, 1034, 1054
- de Maroteaux-Lamy, 268
- de Meckel-Gruber, 636
- de Meigs, 1013
- de Melnick-Needles, 1114
- de Mendelson, 722
- de Milkman, 34, 181
- de Mirizzi, 448
- de Morquio, 268
- de Mounier-Kuhn, 797
- de Ogilvie, 539
- de Pancoast, 867, 999
- de Patterson-Kelly, 471
- de Peutz-Jeghers, 497, 522, 534
- de Pierre Robin, 245
- de Plummer-Vinson, 471
- de polipose, 497
- - adenomatosa familiar, 533
- de Reiter, 87, 90, 180
- de Riley-Day, 915
- de Rutherford, 1114
- de Sanfilippo, 268
- de Scheie, 268

- de seqüestro subclávio, 1037
- de Sjögren, 902, 906, 1124
- - complicada por pseudolinfoma, 907
- de Stevens-Johnson, 712
- de Sturge-Weber, 321, 357
- de Swyer-James, 708, 730, 800, 803
- de Thibierge-Weissenbach, 286
- de Treacher-Collins, 1114
- de trissomia, 272
- de trombocitopenia com ausência do rádio, 636
- de Turcot, 533
- de Turner, 191, 275, 636, 1034
- de Wegener, 908
- - limitada, 908
- de Williams, 1031, 1041
- de Williams-Campbell, 798, 800
- de Zellweger, 251
- de Zollinger-Ellison, 462
- do ânus imperfurado, 526
- do ápice orbitário, 1090
- do bebê sacudido, 350
- do desconforto respiratório neonatal, 183
- do escafocapitato, 49
- do leite-álcali, 569
- do lobo médio, 733, 756, 893
- do megacólon, 526
- do nevo das células basais, 266, 269, 1115
- do pinçamento, 936
- do túnel do carpo bilateral, 103
- do ventre em ameixa, 636
- dos cílios imóveis, 803
- enfisema-comunicação, 854
- ganglionar cavitária, 520
- hemorrágica, 903
- hipogenética pulmonar, 697
- IPE, 896
- mão-pé, 213, 221
- megacística-megauretérica, 608
- neurocutâneas, 357
- pós-pericardiotomia, 945
- pós-vagotomia, 964
- pulmonar
- - crônica, 707
- - por hantavírus, 730
- - radiológicas, 247
- - torácica aguda, 851
- - - da doença falciforme, 851
- - tricodentoóssea, 1113
- - venolar, 1012
- - venolobar pulmonar congênita, 697, 1025
Sínfise(s)
- mandibulares, 1095
- púbica, 254, 549
- - das gestantes, 94
- - subluxação da, 57
Sinostose
- congênita, 240
- coronal, 266
- radioulnar congênita, 240
Sinóvia
- hipertrofiada, 91
- inflamação da, 80
Sinovioma, 102, 110, 127
Sinovite, 51, 80
- aguda, 99
- causada pela presença de cristais nas articulações, 99
- idiopática, 74
- transitória, 89
- - do quadril, 101, 214
- vilonodular pigmentada, 99, 1119
Sinusite
- aguda, 1078
- crônica, 1078, 1080
- esfenoidal, 1079
- etmoidal crônica, 1086
- frontal, 1080
- fúngica, 1079
- paranasal, 803
Sirenomelia, 376
Sirenômelo, 636
Siringe torácica, 396
Siringoidromielia, 396
Siringomielia, 96, 163, 395, 608
- artropatia neurotrófica do ombro secundária a, 96
Siris, ingestão de, 764
Sistema(s)
- ázigos-hemiázigos, 1005
- biliar, 467
- - e vesícula biliar, 442-456
- - - anatomia, 442

- - - anomalias congênitas, 452
- - - colecistite, 444
- - - colelitíase, 444
- - - dilatação biliar, 446
- - - distúrbios da motilidade, 446
- - - doença iatrogênica, 455
- - - espessamento da parede da vesícula biliar, 452
- - - neoplasias, 454
- - - técnicas de imagem, 442
- - cardiovascular, 1015-1071
- - - alterações após uma cirurgia cardiovascular, 1060
- - - anomalias congênitas da artéria pulmonar e seus ramos, 1039
- - - - agenesia, 1039
- - - - aumento idiopático, 1043
- - - - ausência congênita da valva pulmonar, 1039
- - - - coarctações arteriais pulmonares, 1042
- - - - conexões vascular aberrante entre a artéria pulmonar direita e o átrio esquerdo, 1040
- - - - esquerda aberrante, 1039
- - - - hemangiomatose pulmonar difusa, 1042
- - - - más-formações arteriovenosas pulmonares, 1040
- - - - varizes pulmonares, 1042
- - - anomalias do arco aórtico e seus grandes ramos, 1035
- - - - arco aórtico cervical, 1037
- - - - arco aórtico direito, 1036
- - - - arco aórtico esquerdo com aorta descendente direita, 1036
- - - - que formam anéis vasculares, 1037
- - - aorta normal, 1018
- - - aumento do coração, 1019
- - - - alterações, 1019
- - - - átrio direito, 1020
- - - - átrio esquerdo, 1020
- - - - geral, 1019
- - - - ventrículo direito, 1019
- - - - ventrículo esquerdo, 1019
- - - cálcio no, 1043
- - - cardiopatias acianóticas, 1027
- - - - aneurisma do seio de Valsalva, 1033
- - - - anomalias da rotação do coração, 1034
- - - - artéria coronária esquerda anômala, 1034
- - - - canal atrioventricular comum persistente, 1030
- - - - coartação da aorta, 1032
- - - - comunicação interatrial, 1028
- - - - comunicação interatrial com estenose mitral, 1029
- - - - comunicação interatrial com *shunt* direita-esquerda, 1029
- - - - comunicação interventricular, 1029
- - - - comunicação interventricular com *shunt* direita-esquerda, 1030
- - - - dobras do arco aórtico, 1033
- - - - estenose aórtica, 1031
- - - - estenose pulmonar, 1030
- - - - fibroelastose endocárdica, 1031
- - - - isomerismo pulmonar, 1034
- - - - persistência do canal arterial, 1027
- - - - persistência do canal com derivação direita-esquerda, 1028
- - - - transposição corrigida dos grandes vasos, 1031
- - - cardiopatias adquiridas, 1065
- - - - isquêmicas, 1065
- - - - miocardiopatias, 1066
- - - - patologias pericárdicas, 1067
- - - - tumores cardíacos, 1068
- - - - valvopatias, 1065
- - - cardiopatias congênitas, 1020, 1068
- - - - anomalias de rotação, 1069
- - - - anormalidades valvares, 1069
- - - - anormalidades ventriculares, 1069
- - - - conceitos-chave nas, 1035
- - - - defeitos septais, 1069
- - - - identificação das estruturas cardíacas, 1068
- - - coração normal, 1016
- - - - adulto, 1016
- - - - lactentes e crianças, 1016
- - - defeitos cianóticos, 1020
- - - - anomalia de Ebstein, 1024
- - - - atresia tricúspide, 1023
- - - - cardiopatias congênitas no período neonatal, 1026
- - - - derivações paliativas para cardiopatias congênitas cianóticas, 1027
- - - - estenose tricúspide, 1023
- - - - persistência do tronco arterial, 1023
- - - - retorno venoso anômalo parcial, 1024
- - - - retorno venoso pulmonar anômalo total, 1024
- - - - síndrome da hipoplasia cardíaca esquerda, 1027
- - - - tetralogia de Fallot, 1020
- - - - transposição completa dos grandes vasos, 1022
- - - - transposição do tipo Taussig-Bing, 1025
- - - doenças adquiridas da aorta, 1053
- - doenças cardiovasculares adquiridas, 1043
- - - arteriosclerótica, 1048
- - - calcificações cardiovasculares, 1043
- - - condições cardíacas adquiridas diversas, 1047
- - - do miocárdio, 1051
- - - lesões cardíacas, 1052
- - - o coração e os pulmões na insuficiência cardíaca congestiva, 1049
- - - o coração nas deformidades torácicas, 1050
- - - o coração nas doenças da tireóide, 1052
- - - o coração no beribéri, 1052
- - - patologias valvares cardíacas, 1043
- - - tumores do coração, 1053
- - doenças do pericárdio, 1057
- - marcapassos cardíacos, 1060
- - métodos de exame, 1015
- - - angiocardiografia, 1015
- - - aortografia, 1015
- - - arteriografia coronária, 1015
- - - determinação do tamanho do coração, 1016
- - - investigação ultra-sonográfica do coração, 1015
- - - pericárdio, 1018
- - - ressonância magnética do coração, 1061
- - - compensação cardíaca, 1062
- - - estudos pré-cateterismo e pós-operatórios, 1069
- - - planos de imagem, 1063
- - - técnicas de imagem, 1062
- coletor renal, 548
- - dilatação do, 544
- de estadiamento Ann Arbor, 951
- de Havers, 180
- de imagem
- - digital, 7
- - radiológica, 7
- ductal, opacificação do, 467
- imune, 894
- intensificador de imagem, 7
- - função de transferência de modulação de, 8
- linfático, más-formações congênitas do, 995
- Lukes-Butler, 951
- mamográficos, 12
- nervoso
- - autônomo do cólon, lesão do, 527
- - central
- - - acometimento do, 910
- - - distúrbios do, 544
- - - fetal, anormalidade do, 636
- - - infecção grave do, 757
- - - tumores do, 321, 397
- - - disseminação extrapulmonar ao, 751
- - ósseo, achado característico no, 263
- pielocalicial, 552
- - não-obstruído, 548
- *plumbicon*, 10
Situs inversus
- com coração
- - à direita, 1036
- - à esquerda, 1036
- das vísceras abdominais, 487
- total, 487
Sjögren, síndrome de, 902, 906, 1124
- complicada por pseudolinfoma, 907
Smith, fratura de, 47
Soalho orbital, 1075
- direito deprimido, 1089
Sódio
- iodeto de, 13
- urato de, 97
Sofrimento fetal, 707
Solução
- de Ringer, 545
- salina, 653
Soluço, 1006
Sombras
- dos mamilos, 671
- vasculares, 677
Sonda(s)
- de alimentação incorreta posicionada, 940
- de toracotomia, 940-942
- Doppler transcranianas, 318
- endotraqueal(is), 798, 939
- - incorretamente posicionada, 932, 939
- nasogástrica, 940, 1011, 1016
- - intragástrica, 928
- vaginal, 628
Sopro
- apical sistólico de esmagamento, 950
- cardíaco, 1028
- carotídeo, 360

Soro fisiológico, 545
Spalding, sinal de, 637
Spiegel, hérnia de, 537
Spina ventosa, 157
Spins
- magnéticos, 1062
- nucleares, 12, 1067
Sporotrichum, 760
- *schenckii*, 762
Spots fluoroscópicos, 511
- do íleo terminal, 511
Spranger, Atlas de, 247
Sprengel, anomalia de, 230, 374
Staphylococcus, 1002
- *aureus*, 407, 724, 770
- *epidermidis*, 788
- surtos de pneumonias por, 728
Stensen, ducto de, 1122
Stent(s)
- colocação de, 465, 467
- metálico, 465
- ureterais, 547, 574
Stevens-Johnson, síndrome de, 712
Still, doença de, 74, 85, 222
- da coluna cervical, 85
Streptococcus, 146
- *pneumoniae*, 709, 770
- - pneumonia por, 670, 719
- *pyogenes*, pneumonia por, 725
Strongyloides stercoralis, 514, 765
Sturge-Weber, síndrome de, 321, 357
Suberose, 825
Subluxação, 41
- articulação do quadril, 242
- atlantoaxial, 270
- - na artrite reumatóide, 84
- da sínfise púbica, 57
- das articulações, 251
- do hálux, 91
- do quadril, 270
Substância(s)
- branca, 342
- - calcificações da, 346
- - de Probst, 355
- - patologias da, 345
- - - desmielinização tóxica, 346
- - - esclerose múltipla, 345
- - - leucoencefalopatia necrotizante, 346
- cáustica, 476
- - ingestão de, 477, 495
- cinzenta, 329
Subtração digital
- angiografia de, 465, 547, 588
- imagens de, 464
Sucção, aparelhos de, 725
Sudeck, atrofia de, 173, 178
Sulco(s)
- alveolar, 1111
- costofrênico, 720, 844
- esfenoidal, 327
- neural, 122
- pulmonar, 864
- - superior, tumor do, 682, 866
- septal, 676
- troclear, 52
- vasculares, 38
Sulfametoxazol-trimetoprim, 908
Sulfato
- de bário, 487, 488, 511, 812
- ferroso
- - ingestão de comprimidos de, 494
- - oral, 476
Sulfeto de hidrogênio, 827
Sulfonamidas, 833
Suor, teste do, 734
Suporte nutricional a longo prazo, 465
Supranavicular, 239
Supra-renal
- abscesso da, 617
- adenoma da, 615
- - não-hiperfuncionante da, 613
- biópsia orientada por TC de massa na, 465
- carcinoma da, 173
- córtex da, 613
- - hiperplasia da, 613
- - tumores do, 613
- estroma da, 616
- insuficiência da, 612
- metástase da, 615
- mielolipoma da, 614

- venografia da, 616
Suprimento
- arterial anômalo, 1012
- sangüíneo
- - da pleura parietal, 967
- - pulmonar, 1021
- vascular pulmonar anômalo, 1012
Surdez, 163
- decorrente da otoesclerose, 260
Surfactante, 844
- deficiência de, 706
Surtos de pneumonias por *Staphylococcus*, 728
Sutura(s)
- cranianas, 261
- de tecidos fibrosos, 19
- frontoetmoidal, 1082
- intermaxilar, 1110
- lambdóide, 38
- metópica, 272
- sagital, 38, 272
- supranumerárias, 1093
- zigomáticas, 1093
- zigomaticofrontal, 1092
Swan-Ganz, cateter de, 935, 937
- incorretamente posicionado, 938
Swyer-James, síndrome de, 708, 730, 800, 803
Sylvius, fissura de, 318, 354

T

Tabagismo, 360, 497, 867
Tabelas de Bayley-Pinneau, 23
Tabes dorsalis, 96, 163, 608
Tábua externa do crânio, lesões destrutivas localizadas da, 159
Taenia
- *saginata*, 516
- *solium*, 282, 352, 764
Takayasu, arterite de, 1053
Tálamo, 630
Talassemia, 220, 966
- *minor*, 220
Talcose, 820
Talo de aipo, 163
Tálus, 23, 67, 238-240
- fratura do, 67
- - do colo, 211
- osteocondrite dissecante do, 218
- secundário, 239
Tamanho cardíaco, 1021
Tambor detector de selênio, 665
Tampões
- endobrônquicos, 778
- mucosos, 894
- - expectoração de, 760
Tamponamento cardíaco, 939
Tantálio, 821
Taquicardia supraventricular, 636
Taquipnéia, 702
- transitória, 707, 708
Tarlov, cistos de, 408
Tarso, 19
- coalizão do, 241
- fusão do, 240
- - congênitas, 240
- navicular do, 215, 238
- ossos do, 19, 250, 253, 270
- - escleróticos, 155
- - fraturas, 97
- - fusão, 247
- - luxações, 97
Tatuagem, 305
Taurodontismo, 1113
Taussig-Bing, transposição do tipo, 1025
Taxa de filtração glomerular, 590
Teca, cistos luteínicos da, 650
Tecido(s)
- adiposo, 884
- epicárdico, 1058
- - extrapleural, 967, 1000
- - mediastinal, 925
- - normal, 984
- - omental, 964
- - subcutâneo, 277
- - subpleural, 699
- aponeuróticos
- - da mão, 294
- - da perna, 294
- - do antebraço, 294

- - do pé, 294
- cerebral, 319, 632
- - infartado, 362
- citotrofoblástico, 626
- conectivo(s), 902
- - alterações inflamatórias no, 902
- - doenças do, 1052
- - - mista, 902
- - fibroso, 883
- - peribrônquicos, 879
- - perivasculares, 879
- conjuntivo
- - artrite associada a doenças do, 89
- - - artropatia de Jaccoud, 91
- - - dermatomiosite, 89
- - - esclerodermia, 90
- - - lúpus eritematoso sistêmico, 90
- - - polimiosite, 89
- - células do, 19
- - doença do, 74
- - - mista, 74, 91, 905
- - subsinovial, condrometaplasia do, 101
- de granulação, 740
- - inflamatório, 74
- esplênico, 989
- extravasculares pulmonares, 839
- fetal, 651
- fibroadiposo, 243
- fibroglandular(es), 296
- - da mama, 306
- - edema dos, 308
- fibroso(s)
- - pericárdico, 1059
- - proliferação anormal de, 257
- - suturas de, 19
- gangrenoso, 291
- glandular mamário, 308
- intersticial(is)
- - depósitos de pigmentos sangüíneos nos, 1045
- - do pulmão, 765
- linfóide, 501, 900
- - associado ao brônquio, 782
- linfonodal, restos de, 755
- mamário, 295, 671
- mandibulares, implantes dentários nos, 1118
- necrosados, massa intracavitária de, 742
- pancreático, 488
- - ectópico na parede gástrica, 490
- - necrótico, 467
- periarticulares, 99
- perivasculares, 1044
- placentário, 641
- pulmonar, 891
- - necrosado, 732
- retrofaríngeos da coluna cervical superior, 283
- sinciciotrofoblástico, 626
- subcutâneos dos artelhos, úlceras dos, 155
- tímico, 890, 1017
Tecido(s) mole(s), 17, 750
- abscesso de, 150
- - subjacentes, 147
- - calcificações dos, 280, 289
- - arteriais, 281
- - articulares e periarticulares, 283
- - - bursites, 283
- - - doença por depósito de hidroxiapatita cálcica, 283
- - - doença por depósito de pirofosfato de cálcio, 283
- - - tendinites calcáreas, 283
- - - calcinose intersticial, 283
- - - circunscrita, 286
- - - tumoral, 286
- - - universal, 286
- - das veias, 281
- - - associadas à estase venosa, 282
- - - flebólitos, 281
- - de linfonodos, 282
- - ectópicas nos, 1115
- - heterotópicas dos, 279
- - infiltrados, 756
- - parasitárias, 282
- - - cisticercose, 282
- - - doença hidática, 282
- - - dracunculíase, 283
- - - triquinose, 282
- - capsulares, herniação de, 236
- - cervicais, 867
- - da face, 290
- - da parede torácica
- - - condições malignas dos, 997
- - - lesões dos, 931

- das extremidades dos dedos, 104
- de pele, nódulos de, 103
- do abdome, 290
- do pescoço, 290, 669
- do tórax, 290, 669
- doenças dos músculos, 278
- - atrofias, 280
- - distrofias, 280
- - lesões, 280
- - miosite ossificante e formação óssea heteróloga, 278
- - - cirurgias, 278
- - - lesões cranioencefálicas, 280
- - - lesões da medula espinhal, 279
- - - queimaduras, 279
- - miosite ossificante progressiva, 280
- edema dos, 73, 81, 147
- - maciço, 151
- extrapleurais, 984
- fibromas nos, 535
- gases nos, 290
- - enfisema subcutâneo, 290
- - gangrena gasosa, 290
- homogêneo, 642
- infecção dos, 147
- - foco contíguo de, 146
- mamografia, 294
- - aparências mamográficas anormais diversas, 306
- - calcificações da mama, 303
- - implantes de mama, 309
- - mama masculina, 308
- - mama pós-cirúrgica e irradiada, 308
- - massas tumorais na mama, 296
- - procedimentos de intervenção, 309
- massa de, 296, 645
- - nodulares, 99
- - nódulos de, 671
- - normais, 277
- paciente diabético com infecção dos, 158
- paraespinhais, 968
- paravertebrais, 79
- perivesicais, 610
- pré-vertebrais, 712
- processo infeccioso nos, 149
- sarcomas dos, 882
- sindactilia do, 266
- superficiais, 277-312
- torácicos, 867
- tumefação nos, 148
- tumores, 291
- - cistos *Bursais* e gânglios císticos, 291
- - fibromas, 294
- - fibromatose, 294
- - histiocitoma fibroso maligno, 294
- - lipomas, 292
- - lipossarcomas, 292
- - neurofibromas, 294
- - ressonância magnética, 291
- - sarcoma de células sinoviais, 294
- - schwannomas, 294
- - úlceras dos, 155
Tecnécio 99m sestambi, 17, 27, 296, 989
- albumina macroagregada a, 845
- cintilografia óssea com, 201
- colóide sulfuroso de, 206
- metildifosfonato de, 211
- pentetato de, 548
Técnica(s)
- com contraste
- - duplo, 487
- - único, 487, 490
- de alta quilovoltagem, 932
- de amplificação do DNA, 773
- de biópsia broncoscópica com agulhas de Wang, 875
- de exame helicoidal, 1011
- de filme-écran, 360
- de imageamento, 529
- de imagem
- - da vesícula biliar, 442
- - de contraste, 12
- - do pâncreas, 456
- - não-invasivas, 1011
- - não-ionizante, 625
- - nos tumores ósseos, 112
- - - angiografia, 113
- - - biópsia por agulha, 113
- - - cintigrafia, 113
- - - planigrafia, 112
- - - ressonância magnética, 112
- - - tomografia computadorizada, 112
- de medição de absorção

Índice Alfabético

- - de fótons de energia
- - - dupla, 167, 168
- - - única, 167, 168
- - de raios X de dupla energia, 168
- - radiográfica, 167, 168
- de radiografia do tórax portátil, 932
- de ressonância magnética ultra-rápidas, 1062
- de Seldinger, 319, 467, 547
- de subtração digital, 319, 360
- de telescópio, 785
- *gradient-echo*, 369
- modernas de reimplante tubário, 652
- radiográfica portátil, 932
- seletivas de supressão adiposa, 291
- *sliding thin-slab minimum-intensity projection*, 806

Tecomas ovarianos, 650
Tégmen timpânico, 1099
- erosão do, 1102
Telangiectasias, 286, 366
- capilares, 410
Tendão(ões), 27
- calcâneo, 207
- central, 682
- da bainha rotatória, 280
- da palma da mão, 207
- de Aquiles, 28, 83, 280
- - lesão do, 66
- - ressonância magnética do, 29
- do músculo tensor do tímpano, 1099
- do quadríceps, 20, 189
- dos flexores, tração do, 52
- fibulares, 207
- flexores
- - do polegar, tendinite calcáreo que envolve os, 287
- - tração do, 52
- inserção de, 31
- intrapatelar, ruptura do, 190
- patelar, 207
- - fixação do, 216
- relaxamento de ligamentos e, 251
Tendinites calcáreas, 283
- do músculo supra-espinhoso, 286
- que envolve os tendões flexores do polegar, 287
Tênia, 764
- da Guiné, infestação pela, 283
- fêmea morta, 283
- larvas da, 282
Teníases, 514
Terapia
- com cateter, 537
- com corticosteróide em altas doses, 728
- respiratória, contaminação dos equipamentos de, 728
- trobolítica, 848
Teratocarcinoma, 953, 954
Teratoma(s), 127, 636, 978
- cístico(s)
- - benigno, 1008
- - do ovário, 1008
- - maduro, 954
- ovarianos, 416
- sarcrococcígeo, 128
Terbutalina, 545
Terceira vértebra
- lombar, tomografia computadorizada da, 19
- torácica, 684
Teste(s)
- cutâneo, 725
- - a antígenos de *Aspergillus*, 760
- - à tuberculina, 736, 737
- - com coccidioidina, 753
- - positivo, 762
- de aglutinação, 725
- de Coombs, anemia hemolítica com, 958
- de COR, 7
- de função pulmonar, 776
- - na silicose, 813
- de gravidez positivo, 629
- do HIV, 777
- do suor positivo, 734
Testículo(s), 619
- câncer do, 780
- carcinomas de, 882
- obstrução do retorno sangüíneo dos, 620
- tumores de, 882
- túnica vaginal do, 620
Tetania
- hipocalcêmica, 582
- paratireóidea, 191
Tetraciclina, 476, 829
Tetralogia de Fallot, 636, 1020, 1069

- grave, 1024
- intervenções cirúrgicas na, 1022
- neonato com, 1021
- tratamento paliativo de, 1021
Tetraparesia, 388
Thermoactinomyces sacchari, 823
Thibierge-Weissenbach, síndrome de, 286
Tiamina, deficiência de, 1052
Tiazídicos, 829
Tíbia(s), 228, 248
- comprimentos ultra-sonográficos da, 632
- defeito cortical fibroso benigno da, 119
- diáfises da, 34
- doença de Paget lítica da, 203
- extremidade proximal da, 252
- fratura cominutiva da porção distal da, 31
- histiocitose X da, 208
- lesões da, 162
- - distal, 67
- - metáfises da, 157
- - distais, 157
- osteocondrose deformante da, 236
- osteomielite aguda na porção distal da, 148
- osteoperiostite sifilítica crônica da, 163
- porção
- - distal da, 23
- - proximal da, 19
- - - epífises da, 19
- - - músculo solear na, 238
- pseudo-artrose da, 270
- tuberosidades da, 23, 159
- tumor das células gigantes da, 123
- vara de Blount, 236
Tiflite, 531
Tifo, 732
Timo, 693, 955, 1022
- infiltrados linfocitários do, 787
- lesões do, 955
- - cistos tímicos, 955
- - hiperplasia tímica, 955
- - timolipoma, 955
- - timoma, 955
- sinal
- - da onda, 694
- - da vela, 694
Timolipoma, 955, 978
Timoma, 955, 987
- invasivo, 1013
Tímpano
- esporão do, 1108
- músculo tensor do, 1100
- - tendão do, 1099
Tipóia(s)
- musculares, 1095
- pulmonar, 1039
Tireóide, 882
- adenocarcinomas mucinosos da, 882
- adenoma da, 956
- câncer primário da, 957
- carcinoma da, 882, 956
- deficiência da, 193
- ectópica, 712, 799
- hipofunção da, 25
- intratorácico, carcinoma da, 957
- massas tumorais da, 956
- - bócio multinodular intratorácico, 956
- - carcinoma da tireóide intratorácico, 957
Tireoidectomia, 191
- parcial, 193
Tireotoxicoses, 21
Tirosinemia hereditária, 555
Titânio, carbureto de, 821
Tocotraumatismo, 37, 402
- céfalo-hematoma calcificado após, 41
Tofo, 98
- ungueal, compressão do, 47
Tolueno dissocianato, 825
Tomografia computadorizada, 17, 27, 666
- axial
- - após uma maxilectomia radical direita, 1087
- - de mastoidite aguda, 1102
- - dos seios
- - - esfenoidal, 1078
- - - maxilares de um paciente com sinusite crônica, 1080
- - em paciente
- - - com displasia facial, 1086
- - - com um pólipo antrocoanal, 1084
- - - com uma meningoencefalocele intranasal, 1086
- - - que faz uso de cocaína, 1083
- - conceito, 11

- contrastada, 318
- da pelve renal, 546
- da terceira vértebra lombar, 19
- das glândulas salivares, 1122
- de alta resolução, 667, 798
- de um colesteatoma, 1103
- do abdome, 546
- do fígado, 433
- do mediastino, 675
- do osteocondroma, 115
- exame de, 512
- não-contrastada, 318, 974
- no traumatismo torácico, 932
- peripancreática, 459
- quantitativa, 168
- renal, 546
- *scanner* de, 6, 11
- urografia com, 546
Tong, método de, 275
Tonsila cerebelar, 318
Toracocentese, 843, 970
Toracoplastia, 749, 750
Toracoscopia, 877
Toracotomia, 870
- aberta, 938
- sonda de, 940-942
Tórax, 113, 663-692
- adulto, 670
- - diafragma, 682
- - hilos pulmonares, 677
- - - direito, 677
- - - esquerdo, 678
- - mediastino, 671
- - - características radiográficas, 673
- - - divisão anatômica e conteúdo, 671
- - - linfonodos, 672
- - - reflexo da pleura mediastinal, 672
- - - tomografia computadorizada, 675
- - ósseo, 670
- - pleura, 683
- - pulmões, 678
- - - anatomia lobar e segmentar, 678
- - - ápice pulmonar, 681
- - - características radiográficas, 680
- - tecidos moles, 671
- alterações no tamanho do, 756
- angiografia pulmonar, 669
- anomalias do pulmão, 688
- - atresia, 689
- - brônquios supranumerários, 689
- - congênitas, 690
- - estenose brônquica, 689
- - fissuras
- - - acessórias, 688
- - - ausência de, 690
- - - lobos ázigos, 688
- aquisição de imagens por ressonância magnética, 668
- arteriografia brônquica, 669
- ausculta do, 935
- biópsia transtorácica percutânea com agulha, 669
- broncografia, 665
- com a idade crescente, 684
- considerações gerais na interpretação do, 669
- deformidade do, 688
- doenças do, 728
- em crianças, 683
- em forma de sino, 1004
- em funil, 1051
- - deformidade do, 1051
- em lactentes, 683
- em pessoas de idade, 687
- esmagamento do, 55
- estreito, 250
- exames radiográficos de rotina do, 879, 921
- fetal, anormalidade do, 636
- fluoroscopia, 665
- herniação apical do pulmão, 690
- infecção(ões) do, 719-768
- - actinomicose, 749
- - amebiana, 763
- - doenças
- - - causadas por espiroquetas, 763
- - - micóticas do pulmão, 752
- - - por protozoários, 763
- - eosinofilia tropical, 765
- - infestação
- - - de nematelmintos, 765
- - - por platelmintos, 764
- - nocardiose, 751
- - por fungos, 735

- - tuberculose pulmonar, 735
- infecção(ões) do, pulmonares agudas, 719
- - doença granulomatosa crônica, 735
- - fibrose cística pulmonar, 733
- - pneumonias bacterianas, 719
- - - broncopneumonia, 721
- - - da brucelose, 725
- - - doença dos legionários, 727
- - - em crianças, 722
- - - estafilocócica, 724
- - - pneumocócica, 719
- - - por aspiração, 721
- - - por bactérias anaeróbicas, 726
- - - por *Klebsiella*, 722
- - - por *Pertussis*, 725
- - - por *Pseudomonas*, 725
- - - por *Streptococcus pyogenes*, 725
- - - tularêmica, 725
- - pneumonias por vírus, 728, 730
- - - adenovírus, 730
- - - *Chlamydia trachomatis*, 732
- - - micoplasmas, 728
- - - psitacose, 732
- - - Riquétsias, 732
- - síndrome do lobo médio, 733
- isomerismo pulmonar, 690
- más-formações congênitas do, 688
- métodos de exame, 663
- movimentos respiratórios do, 668
- normal, 664
- ósseo, 671
- pequeno, 250
- por traumatismo, 925-949
- - agudos, 925
- - - cardíacos, 931
- - - lesões aórticas, 925
- - - lesões do tórax ósseo, 930
- - - lesões do parênquima pulmonar, 925
- - - lesões dos tecidos moles da parede torácica, 931
- - - lesões esofágicas, 931
- - - lesões traqueobrônquicas, 926
- - - manifestações pleurais, 931
- - - papel da tomografia computadorizada, 932
- - - ruptura do diafragma, 928
- - não-penetrantes, lesões do, 932
- - pacientes em UTI e considerações radiográficas, 932
- - - anormalidades cardiopulmonares, 933
- - - aparelhos de assistência ventricular, 940
- - - aspiração, 934
- - - atelectasia, 934
- - - bomba-balão para comtrapulsação intra-aórtica, 938
- - - cateter de Swan-Ganz, 935
- - - cateter venoso torácico, 935
- - - coleções aéreas anormais, 935
- - - derrames pleurais, 935
- - - edema pulmonar, 933
- - - embolias pulmonares, 935
- - - infartos pulmonares, 935
- - - marcapassos cardíacos, 938
- - - pneumonia, 933
- - - precisão e eficácia das radiografias portáteis em UTI, 932
- - - sondas de toracostomia, 940
- - - sondas endotraqueais, 939
- - - sondas nasogástricas, 940
- - - técnica radiográfica portátil, 932
- - penetrantes, lesões do, 932
- - pós-operatório, 940
- - - aquisição de imagens após cirurgias cardíacas, 944
- - - cirurgia de esôfago, 942
- - - cirurgia de redução do volume pulmonar, 942
- - - lobectomia, 942
- - - pneumectomia, 940
- - - ressecção em cunha, 942
- - - segmentectomia, 942
- - - transplante de coração ortotópico, 944
- - - transplante de pulmão, 942
- radiografia do, 469, 663, 955
- - frontal, 1022
- - laterais do, 877, 959
- - póstero-anterior, 877
- - técnica de, portátil, 932
- - tecidos moles do, 290
- - tomada lateral do, 674
- - tomografia, 665, 666
- - ultra-sonografia, 668
- - uso de contrastes endovenosos no, 668
Torção
- lobar, 942
- pulmonar, 943

- testicular, 619
Tornozelo
- anomalia e variantes normais, 238
- articulação do, 239
- e pé, fraturas e luxações, 66
- - do arrancamento, 66
- - do calcâneo, 67
- - do navicular, 69
- - do tálus, 67
- - lesões do tendão de Aquiles, 66
Torso, bobinas de, 993
Torulopsis glabrata, 706
Torulose, 321
Torus
- *mandibularis*, 1117
- *palatinus*, 1117
Tosse, 469, 722, 728, 732, 752, 760, 955, 975, 984
- achados clínicos de, com escarro de odor fétido, 733
- fraturas da, 57
- não-produtiva, 727
- produtiva, 752
- seca, 901
Toxemia pré-eclâmptica, 651
Toxicidade
- do metotrexato, 830
- pulmonar de drogas, 667, 906
Toxicômanos, osteomielite nos, 155
Toxoplasma gondii, 352, 764
Toxoplasmose, 321, 764
Trabalho
- de parto normal, 627
- ventricular, 1030
Trabéculas
- intramedulares, destruição das, 147
- miocárdicas, 938
- no corpo vertebral, 201
- ósseas, rotura das, 31
- subarticulares subjacentes, 83
Traçado Doppler, análise do, 637
Tração
- bronquiectasia de, 903, 920
- do músculo quadríceps, 64
- do tendão, 52
Traço autossômico
- dominante, 265
- recessivo, 915
- - doença congênita, 734
Trama
- intersticial, 681, 896
- vascular ramificada, 681
Transdutor(es)
- abdominal, 644
- de ultra-sonografia, 12, 625, 1015
- transretais, 546
- transvaginal, 625
Transecção
- da medula espinhal, 96
- raquimedular, 401
Transformador de alta voltagem, 1
Transfusões de sangue, 436
Trânsito intestinal, 511
Transmissão genética autossômica recessiva, 272
Transparência retroplacentária, 639
Transpiração excessiva, 915
Transplante(s)
- de coração, 787, 940
- - aspergilose pulmonar invasiva após, 944
- - distúrbio linfoproliferativo após, 944
- - ortotópico, 944
- - rejeição hiperaguda, 944
- de coração-pulmão, 942
- de fígado, 787
- de medula
- - alogênicos, 788
- - autólogos, 788
- - óssea, 261, 525, 787, 805, 826
- - singênicos, 788
- de órgãos, 751
- - receptores de, 773
- de pâncreas, 548, 787
- - com drenagem vesical, 552
- de pulmão, 786, 805, 942
- - bilateral, 735
- - devido a fibrose pulmonar, edema por reperfusão após o, 943
- de rim, 467, 547, 728, 769, 787
- - angiografia no estudo do, 547
- - hidronefrose em um, 565
- - radiologia nos pacientes submetidos a, 600
- - rejeição de, 601

- receptores de, 783
- - de coração-pulmão, 783
- - de medula óssea, 788
- - de órgãos, 773
- - de pulmão, 783
Transporte mucociliar, anormalidades do, 734
Transposição
- das grandes artérias, 1068
- dos grandes vasos corrigida, 1031
Transudação alveolar, 719
Trapézio, 23
Trapezóide, 23
Traquéia, 56, 797
- anomalias traqueobrônquicas congênitas, 799
- cartilagem na, 103
- cervical, ruptura da, 926
- compressão da, 699, 1039
- defeitos do enchimento traqueal, 799
- deslocamento da, 1037
- distal, 677
- distúrbios da
- - que causam dilatação traqueal, 797
- - que causam estreitamento traqueal, 798
- fístulas traqueoesofágicas, 799
- lacerações da, 928
- lesões da
- - mediastinal, 928
- - torácica, 928
- luz da, 713
- mediastinal, 928
- torácica, 928
- trifurcação da, 697
Traqueíte
- bacteriana, 711
- por citomegalovírus, 799
Traqueobroncomalacia, 799
Traqueobroncopatia osteocondroplástica, 798
Traqueobronquiomegalia adquirida, 798
Traqueobronquite(s)
- aspergilosa necrosante, 760
- bacterianas, 799
- membranosa, 711
- por *Pneumocystis carinii*, 799
Traqueomegalia, 798
Traqueostomia, 725, 798
Trato(s)
- alimentar, doenças do, 487
- fistulosos purulentos, 750
- genitourinário, anomalias do, 699
- intestinal de cães, 764
Trato digestivo, 1011
- anterior, divertículos do, 697
Trato gastrintestinal, 487, 1011
- criptosporidiose do, 514
- desenvolvimento do, 632
- proximais, defeitos obstrutivos do, 636
Trato genital, 989
- anomalias do, 644
- carcinomas do, 128
- feminino, más-formações congênitas do, 644
- infecção ativa do, 643
- tumores do, 882
Trato respiratório, 757
- cirurgias do, 732
- e próstata, 882
- superior, infecções do, 1078
- - viróticas agudas, 1079
Trato urinário, 543-624
- amiloidose renal, 599
- anatomia radiológica, 548
- - bexiga, 549
- - cistografia normal, 551
- - rim, 548
- - - com radionuclídeos, 552
- - - na ressonância magnética, 552
- - - na tomografia computadorizada, 552
- - - na ultra-sonografia, 552
- - ureteres, 549
- - urografia normal, 549
- - anomalias renais, 553
- - cálice renal solitário, 558
- - de fusão, 555
- - de números, 554
- - de posição, 556
- - do tamanho e da forma, 554
- - dos bacinetes e dos ureteres, 558
- - - cisto do úraco, 561
- - - da junção ureteropélvica, 558
- - - de posição do orifício ureteral, 559
- - - divertículos ureterais, 560

- - - dobras ureterais transversas, 560
- - - duplicação, 558
- - - estriações ureteropélvicas verticais, 561
- - - fenômeno do jato ureteral, 559
- - - úraco permeável, 561
- - - ureter retrocava, 560
- - - ureterocele, 560
- - - válvulas ureterais, 561
- - megacálices, 557
- - nódulo cortical benigno, 558
- - papila aberrante, 557
- bexiga, 604
- - anomalias congênitas, 604
- - - agenesia vesical, 604
- - - bexiga piriforme, 605
- - - duplicação da bexiga, 604
- - - extrofia, 604
- - - orelhas vesicais, 605
- - cálculos vesicais, 605
- - corpos estranhos, 610
- - hérnia vesical, 610
- - inflamação, 605
- - - candidíase, 606
- - - cistite cística, 606
- - - cistite glandular, 607
- - - cistite por ciclofosfamida, 606
- - - cistite por radiação, 606
- - - esquistossomose, 606
- - - malacoplaquia, 607
- - obstrução, 607
- - disfunção da bexiga neurogênica, 608
- - divertículo da bexiga, 607
- - refluxo vesicoureteral, 608
- - síndrome megacística-megauretérica, 608
- - traumatismo, 609
- - tumores vesicais, 608
- - - benignos, 608
- - - malignos, 608
- - - metástases, 609
- bolsa escrotal, 619
- - epididimite, 610
- - espermatocele, 621
- - hidrocele, 620
- - torção testicular, 619
- - tumores testiculares, 620
- - varicocele, 620
- cálculos renais e ureterais, 564
- achados radiológicos, 566
- - de baixa densidade ou não-opacos, 569
- - diagnóstico diferencial, 56
- - leite de cálcio renal, 568
- - nefrocalcinose, 568
- doença cística renal, 577
- - anomalias da veia renal, 587
- - anormalidades vasculares renais, 584
- - associada a múltiplas neoplasias renais, 580
- - cistos
- - - medulares, 581
- - - renais extraparenquimatosos, 583
- - - renais simples, 579
- - fístula arteriovenosa renal, 585
- - hipertensão renovascular, 587
- - oclusão da artéria renal, 586
- - poliarterite nodosa, 585
- - policística, 580
- - - autossômica dominante, 581
- - - autossômica recessiva, 580
- - rim displásico multicístico, 582
- - trombose da veia renal, 587
- esclerodermia renal, 599
- glândulas supra-renais, 612
- - abscesso, 617
- - neuroblastoma, 616
- - tumores, 616
- - - da medula supra-renal, 614
- - - do córtex da supra-renal, 613
- glomerulonefrite crônica, 600
- hemofilia, 600
- hemoglobinopatia falciforme, 600
- hidronefrose, 562
- - adquirida, 563
- - congênita, 562
- - não-obstrutiva, 562
- infecção do, 73
- infecções do e condições afins, 570
- - abscesso
- - - perirrenal, 572
- - - renal, 571
- - - renal crônico, 571
- - aguda dos espaços renais preexistentes, 572

- - candidíase renal, 577
- - necrose
- - - aguda bilateral do córtex renal, 575
- - - das papilas renais, 575
- - pielite
- - - cística, 576
- - - da gestação, 574
- - pielonefrite
- - - aguda, 570
- - - crônica, 573
- - - difusa grave, 572
- - - xantogranulomatosa, 573
- - pieloureterite cística, 576
- - tuberculose, 576
- - - achados radiológicos, 576
- - - anatomopatologia, 576
- - - diagnóstico diferencial, 577
- - - ureterite cística, 576
- metaplasia mielóide agnogênica, 600
- métodos de exame, 543
- - angiografia renal, 547
- - cintilografia renal, 548
- - cistografia, 548
- - - miccional, 547
- - pielografia
- - - anterógrada percutânea, 547
- - - retrógrada, 546
- - radiografia simples, 543
- - tomografia computadorizada, 546
- - ultra-sonografia, 546
- - urografia excretora, 543
- - - meios de contraste, 543
- - - preparo do paciente, 543
- - - reações adversas ao meio de contraste, 544
- - - técnica, 545
- mieloma múltiplo, 600
- nefrite por radiação, 600
- nefrosclerose, 600
- obstrução do, 582
- próstata, 618
- radiologia nos pacientes submetidos a transplante renal, 600
- sarcoidose, 600
- traumatismo renal, 577
- tumores renais, 591
- - angiomiolipoma renal, 591
- - benignos, 591
- - de Wilms, 595
- - do bacinete, 596
- - hipernefroma, 593
- - leucemia, 598
- - linfoma, 598
- - lipomatose do seio renal, 592
- - malignos, 593
- - metástases para o rim, 599
- - nefroma cístico multilocular, 592
- - pseudotumor, 592
- ureter, 601
- - anormalidades, 602
- - - amiloidose, 603
- - - deslocamento do ureter, 602
- - - esquistossomose, 603
- - - fibrose retroperitoneal, 603
- - - megaureter primário, 603
- - - poliarterite, 603
- - tumores do, 601
- uretra, 611
- - anomalias, 611
- - - divertículos uretrais, 611
- - - válvulas uretrais posteriores, 611
- - calcificação do canal deferente, 612
- - doenças, 611
Traumatismo(s)
- autópsia de vítimas de, 926
- cardíacos, 931
- da bexiga, 609
- da bolsa escrotal, 620
- da faringe, 471
- da mama, 298, 931
- da mandíbula, 1104
- dentários, 1111
- do abdome, 1010
- do cólon, 537
- do esôfago, 485
- do estômago e do duodeno, 501
- do intestino delgado, 523
- do parto, 693
- hepático, 441
- intra-articular prévio, 91
- não-penetrantes, 975

- nos tecidos moles das extremidades, 278
- pélvico, 610
- penetrantes, 975
- raquimedular, 40
- renal, 546, 577
Traumatismo craniano, 347, 469
- fístula cavernosa carotídea, 349
- hematoma
- - epidural, 349
- - subdural, 347
- higroma subdural, 349
- maus-tratos na infância, 350
Traumatismo cranioencefálico, 39
- grave, 347
- significativo, 347
Traumatismo da coluna cervical, 400
- avulsão da raiz nervosa, 402
- hematoma epidural, 401
- lesão
- - ligamentar, 401
- - raquimedular, 400
Traumatismo facial, 1080, 1088-1097
- fraturas
- - da mandíbula, 1094
- - da região média, 1090
- - do seio frontal, 1088
- - dos ossos nasais, 1093
- - Le Fort, 1091
- - orbitais, 1088
- - - complexas, 1088
- - - simples, 1088
- - zigomaticomaxilares, 1092
Traumatismo(s) torácico(s), 925-949, 1056
- agudos, 925
- cardíacos, 931
- lesões
- - - aórticas, 925
- - - do parênquima pulmonar, 925
- - - do tórax ósseo, 930
- - - dos tecidos moles da parede torácica, 931
- - - esofágicas, 931
- - - traqueobrônquicas, 926
- - manifestações pleurais, 931
- - papel da tomografia computadorizada, 932
- - ruptura do diafragma, 928
- não-penetrantes, 931, 932, 997
- pacientes em UTI e considerações radiográficas, 932
- - anormalidades cardiopulmonares, 933
- - - aspiração, 934
- - - atelectasia, 934
- - - coleções aéreas anormais, 935
- - - derrames pleurais, 935
- - - edema pulmonar, 933
- - - embolias pulmonares, 935
- - - infartos pulmonares, 935
- - - pneumonia, 933
- - aparelhos de assistência ventricular, 940
- - bomba-balão para contrapulsação intra-aórtica, 938
- - cateter
- - - de Swan-Ganz, 935
- - - venoso torácico, 935
- - marcapassos cardíacos, 938
- - precisão e eficácia das radiografias portáteis em UTI, 932
- - sondas
- - - de toracostomia, 940
- - - endotraqueais, 939
- - - nasogástricas, 940
- - técnica radiográfica portátil, 932
- penetrantes, 932
- pós-operatório, 940
- - cirurgia
- - - cardíaca, 944
- - - de esôfago, 942
- - - de redução do volume pulmonar, 942
- - lobectomia, 942
- - pneumectomia, 940
- - ressecção em cunha, 942
- - segmentectomia, 942
- - transplante
- - - de coração ortotópico, 944
- - - de pulmão, 942
Treacher-Collins, síndrome de, 1114
Treitz, ligamento de, 512
Tríade clássica de adenoma sebáceo da face, 263
Triângulo
- de Codman, 112, 121, 137
- de Killian, 963
Tríceps, 291
Trichinella spiralis, 282

ÍNDICE ALFABÉTICO

Trichophyton, 760
Tricobezoar, 496
Trilho, sinal do, 236
Trimetoprim-sulfametoxazol, complexo, 773
Tripé, fraturas do, 1092
Triploidia, 636
Triquinose, 282, 321
Trissomia
- do 13, 636
- do 18, 636
- do 19, 636
- do 21, 246, 274
- síndrome de, 272
Trocânter
- maior, 23
- menor, 23
Trocarte, 467
Tróclea do úmero, 23
Trofoblasto, 626
Trombo(s)
- calcificado numa veia, 281
- crônicos, 847
- intraluminares, 847
- intramurais, 847
- nas veias profundas da coxa, 843
Trombocitopenia, 1042
- com ausência do rádio, síndrome de, 636
Tromboembolias, 587
- crônicas, 847
- pulmonares, 843, 915
Tromboêmbolos, 847
Tromboendarterectomia arterial pulmonar, 847
Tromboflebite
- do seio cavernoso, 1080
- migratória, 906
Trombose
- coronária, 1049
- do seio sigmóide, 1101, 1103
- do tronco esplenoporta, 482
- intervilosa, 638
- mural, 1053
- venosa, 433, 532
- - cava superior, 483
- - esplênica, 496
- - mesentérica, 519
- - porta, 440
- - profunda, 85
- - renal, 555, 587
- - - bilateral, 555
Trompas de Falópio, 643
- ligadura de, 989
- permeabilidade das, 643
Tronco
- arterial, persistência do, 1023
- - pulmonar, 956
- cerebral
- - astrocitomas do, 321, 335
- - glioma do, 337
- - de um feto, 635
- - esplenoporta, trombose do, 482
Tropheryma whippelli, 522
Tuberculina, 738
- teste cutâneo à, 736, 737
Tubérculo(s)
- de Ghon, 737
- deltóide, 231
- miliares, 746
- tibial, 238
Tuberculoma, 743
Tuberculoproteína, 736
Tuberculose(s), 494, 527, 528, 576, 951
- adenopatia devido à, 777
- anatomopatologia, 576
- antígenos da, 736
- bacilos da, 736, 737, 933
- bem-avançada, broncograma de um paciente com, 743
- bronquiectasia na, 743
- casos novos de, 736
- cavitária, 733
- crônica, 724, 860
- da coluna vertebral, 79, 157
- das articulações, 157
- diagnóstico errôneo de, 724
- disseminação
- - do bacilo da, 736
- - endobrônquica da, 739
- - hematógena generalizada da, 738
- do intestino delgado, 514
- do joelho, 77
- em pacientes com silicose, 742

- envolvimento endobrônquico na, 742
- epidemia de, 736
- evolução da, 737
- exame bacteriológico da, 750
- gangrena pulmonar conseqüente à, 742
- ileocecal, 517
- infecções e inflamações ósseas na, 157
- manifestações pulmonares incomuns da, 738
- miliar, 736
- - aguda, 827
- - complicação da, 738
- - diagnóstico diferencial da, 746
- - tipo agudo de, 748
- mínima
- - no ápice pulmonar esquerdo, 739
- - pneumonia viral que simula uma, 731
- pós-primária, 736
- - achados da, 739
- primária, 736, 737
- - achados tomográficos da, 740
- - com atelectasia, 738
- - derrames pleurais na, 737
- - evolução habitual da, 738
- - progressiva, 738
- - primeiras manifestações da, 737
- produzida pelo *Mycobacterium tuberculosis*, 748
- pulmonar, 726, 735, 859
- - aspergilomas, 749
- - bem-avançada, 748
- - bilateral
- - - avançada, 742
- - - bem-avançada, 744
- - bronquiectasia, 742
- - complicações por reinfecção, 744
- - - broncoestenose, 744
- - - broncolitíase, 745
- - - derrame pleural e empiema, 744
- - - disseminação a outros órgãos, 745
- - - pneumotórax tuberculoso, 745
- - crônica, 906
- - cura, 743
- - diagnóstico hipotético de, 739
- - disseminação pulmonar hematógena subaguda e crônica, 747
- - em pacientes em imunosupressão, 742
- - hematógena, 746
- - incidência da, nos EUA, 735
- - manifestações radiográficas incomuns, 742
- - medidas cirúrgicas, 749
- - micobactérias atípicas, 748
- - miliar pulmonar, 746
- - mínima no lobo superior direito, 739
- - pós-primária, 738
- - - cavitação, 741
- - - disseminação broncogênica, 740
- - - por reinfecção, 739
- - - primária, 737
- - - atelectasia, 737
- - - derrame pleural tuberculoso, 737
- - - disseminação hematógena, 738
- - - em adultos, 738
- - - pericardite tuberculosa, 738
- - - progressão, 738
- - - purulenta, 763
- - - que mostra o desenvolvimento de derrame pleural, 746
- - - reativada, 739
- - - tuberculoma, 743
- - renal, 576
- - resíduos de, 744
Tuberculosis, 1002
Tuberosidade(s)
- do calcâneo, 34
- isquiáticas, 95
- tibial, 23, 159, 215
Tubo(s)
- de alimentação
- - enteral, 465
- - percutâneo, 466
- - de drenagem, 467
- - de raio X, 3
- gastronomia, 466
- nasointestinal, 511
- nasojejunais, 512
- neural
- - anormalidades do, 636
- - fechamento do, 355
- - - defeitos do, 375, 633
- T, 468
Túbulos renais, 547
Tufos ungueais, 158, 223

Tularemia, 725
Tumefação
- dos tecidos moles, 148
- raquimedular, 401, 406
Tumor(es)
- adiposos, 1124
- apendiculares, 536
- atrial esquerdo, 839
- benignos
- - da faringe, 473
- - do cólon, 533
- - - carcinóides, 535
- - - hiperplasia linfóide, 535
- - - intramurais, 536
- - - pólipos benignos, 533
- - - pólipos juvenis, 535
- - - síndromes de polipose, 533
- - do esôfago, 483
- - do intestino delgado, 522
- - - múltiplos, 522
- - - solitários, 522
- - dos seios paranasais, 1082
- - primários, 497
- carcinóides, 535
- - do estômago, 501
- - produtores de ACTH, 877
- cardíacos, 1053, 1060, 1068
- - benignos, 1053
- - primários, 1053
- cerebrais, 1006
- - metastáticos não-tratados, 342
- cístico mucinoso, 462
- condróide, 112
- da bainha nervosa, 393
- da bexiga, 523
- da glândula pineal, 333
- da mama, 342, 485
- da medula supra-renal, 614
- da órbita, 1084
- das células
- - da camada granulosa do ovário, 24
- - das ilhotas, 462
- - escamosas da cabeça e pescoço, 882
- - germinativas, 650, 953
- - - das gônadas, 953
- - - neoplasias não-seminomatosas, 954
- - - neoplasias seminomatosas, 953
- - gigantes, 109, 121, 882, 997
- - - benigno, 1116
- - - da tíbia, 123
- - granulosas, 650
- - paraganglionares, 961
- - reticuladas, 110
- das glândulas
- - mucosas, 877
- - salivares, 1123
- - - mistas, 877
- de Askin, 714
- de Brenner, 650
- de Brown, 187
- de Ewing, 109, 132, 140, 206, 400
- de Klatskin, 455
- de órgãos sólidos, 771
- de Pancoast, 668, 864, 867, 877
- - do ápice pulmonar direito, 1002
- de Pindborg, 1115
- de Pott, 1081
- de Whartin, 1124
- de Wilms, 595
- dermóides, 294, 535
- diafragmáticos, 1007
- disseminação linfangítica de um, 884
- do cólon, 342, 523
- do córtex da supra-renal, 613
- do estômago, 882, 1007
- do estômago e do duodeno
- - benignos, 497
- - malignos primários, 497
- - - adenocarcinoma, 497
- - - leiomiossarcoma, 501
- - - linfoma, 501
- - metastáticos, 501
- do estudante, 229
- do *glomus*
- - jugular, 1098, 1106
- - timpânico, 1106
- do púbis, 188
- do sistema nervoso central, 321, 397
- do sulco pulmonar superior, 682, 866
- do trato genital, 882

- do ureter, 601
- dos bacinetes, 593
- dos gânglios simpáticos, 961
- dos nervos intercostais, 960
- dos ovários, 523, 882
- dos pulmões, 342
- dos pulmões e brônquios, 859-887
- - benignos, 883
- - - fibroma, 885
- - - hamartomas, 883
- - - leiomioma, 885
- - - lipoma, 884
- - malignos, 859
- - - achados radiográficos no câncer do pulmão, 864
- - - alargamento mediastinal, 867
- - - blastoma pulmonar, 879
- - - carcinoma broncogênico, 859, 877
- - - cavidade solitária, 867
- - - classificação dos estágios de, 874
- - - densidade apical, 867
- - - disseminação hematogênica, 873
- - - doença de Hodgkin, 879
- - - doenças dos plasmócitos, 882
- - - elevação do diafragma, 873
- - - grande massa no parênquima, 869
- - - hiperinsuflação local, 864
- - - histiocitose, 882
- - - leucemia, 879
- - - massa pleural, 873
- - - nódulo pulmonar solitário, 869
- - - pneumonias que não se resolvem, 867
- - - sarcoma de Kaposi, 879
- - - sarcoma pulmonar, 879
- - malignos metastáticos, 882
- - - cavitação, 882
- - - hematógenas, 882
- - - linfangíticas, 882
- dos rins, 342, 882, 1007
- - epiteliais, 609
- dos seios
- - endodérmico, 650, 953, 954
- - paranasais
- - - benignos, 1082
- - - malignos, 1084
- - - metastáticos e invasivos, 1084
- dos tecidos moles, 291
- - cistos Bursais e gânglions císticos, 291
- - fibromas, 294
- - fibromatose, 294
- - histiocitoma fibroso maligno, 294
- - lipomas, 292
- - lipossarcomas, 292
- - neurofibromas, 294
- - ressonância magnética, 291
- - sarcoma de células sinoviais, 294
- - schwannomas, 294
- dos testículos, 882
- dos vasos sangüíneos, 321
- endobrônquicos, 893
- - centrais, 861
- endolinfáticos, 882
- epidermóide, 335, 954
- espinhais, 393
- - extradurais, 400
- - - metástases, 400
- - - mieloma múltiplo, 400
- - extramedulares intradurais, 296
- - - de bainha nervosa, 396
- - - do desenvolvimento, 397
- - - meningiomas, 397
- - - metástases intradurais, 397
- - intramedulares, 395
- - - gliomas, 395
- - - hemangioblastomas, 395
- - - siringoidromielia, 396
- espinocelular, 485
- extra-axiais, 327
- extratorácicos primários, 985
- faríngeos, 473
- filodes, 300
- gástricos, 536
- - intramural, 496
- gelatinoso, 1081
- gliais intramedulares, 393
- infratentoriais, 335
- - astrocitoma, 335
- - ependimoma, 339
- - hemangioblastoma, 337
- - neuroectodérmicos primitivos, 338
- - schwannoma, 339

- intracardíaco, 636
- intramedulares, 394
- intramurais, 522, 536
- - benignos, 497
- justasselares, 322, 331
- - adenoma hipofisário, 331
- - craniofaringioma, 332
- - glioma óptico, 332
- linfoepiteliais benignos, 1125
- lipomatosos, 397
- malignos
- - da faringe, 473
- - do cólon, 536
- - - adenocarcinoma, 536
- - - apendiculares, 536
- - - linfoma não-Hodgkin, 536
- - do esôfago, 484
- - do intestino delgado, 522
- - - metastáticos, 523
- - - primários, 522
- - massa tumoral pulmonar benigna que simula um, 872
- - primários, 497
- - marrom do hiperparatireoidismo, 122
- - mediastinais, 839
- - - primários, 950
- - mesenquimal, 877
- - mesenquimatosos, 536, 593
- - metastáticos, 341, 650
- - leucemia, 343
- - linfoma, 342
- multicístico, 879
- neurais, 964
- neuroectodérmicos primitivos, 397
- neuroendócrinos, 877
- neuroepiteliais disembrioplásicos, 324, 327
- neurogênicos, 960
- - da parede torácica, 994
- - das células paraganglionares, 961
- - dos gânglios simpáticos, 961
- - dos nervos intercostais, 960
- odontogênicos, 1115
- - adenomatóide, 1115
- - ameloblastoma, 1115
- - cementoma, 1116
- - epitelial calcificante, 1115
- - fibroma odontogênico, 1116
- - odontoma complexo, 1115
- ósseos, 109-145, 999
- - análise radiológica dos, 109
- - benignos, 113, 116
- - - ilhotas ósseas, 117
- - - osteoblastoma, 119
- - - osteoma osteóide, 117
- - benignos cartilaginosos, 113
- - - condroblastoma, 116
- - - condroma paraosteal, 116
- - - encondroma, 113
- - - fibroma condromixóide, 116
- - - osteocondroma, 116
- - benignos císticos, 120
- - - aneurismático, 121
- - - angiomatose cística difusa, 123
- - - das células gigantes, 120
- - - epidermóide, 122, 123
- - - gânglio intra-ósseo, 122
- - - granuloma regenerativo das células gigantes, 121
- - - hemangioma, 123
- - - lipoma, 125
- - - neurofibroma, 127
- - - osteólise espontânea, 123
- - - pós-traumático, 122
- - - sinovioma, 127
- - - teratoma, 127
- - - unicameral, 120
- - benignos fibrosos, 119
- - - desmoplásico, 119
- - - não ossificantes, 119
- - - ossificante, 120
- - critérios diagnósticos, 109
- - - idade, 109
- - - localização, 109
- - - margens internas, 110
- - - neosteogênese periosteal, 110
- - - osso específico, 109
- - - osteogênese, 112
- - diagnóstico diferencial das lesões ósseas solitárias, 144
- - malignos, 112, 127
- - - adamantinoma, 143
- - - carcinoma metastático, 127
- - - condrossarcoma, 139

- - - cordoma, 143
- - - doença de Hodgkin, 135
- - - fibrossarcoma, 140
- - - hemangioendotelioma ósseo maligno, 144
- - - histiocitoma fibroso maligno, 143
- - - lesões ósseas mielopoéticas, 132
- - - leucemia aguda, 135
- - - leucemia mielogênica crônica, 135
- - - linfoma ósseo, 135
- - - mieloma múltiplo, 132
- - - mieloma solitário, 134
- - - osteossarcoma, 136
- - - processos primários, 136, 140
- - - sarcoma sinovial, 143
- - primários, classificação dos, 109
- - técnicas de imagem, 112
- - - angiografia, 113
- - - biópsia por agulha, 113
- - - cintigrafia, 113
- - - planigrafia, 112
- - - ressonância magnética, 112
- - - tomografia computadorizada, 112
- osteóide, 112
- pancreáticos, 536
- papilares, 602
- parotídeos, 1123
- pericárdicos, 1053, 1060
- - metastáticos, 1053
- primários, 378
- - da coluna vertebral, 394
- - do estômago, 882
- - do útero, 523
- - não-pulmonares, 666
- recorrência de um, após pneumectomia, 941
- ressecção
- - cirúrgica do, 955
- - em bloco, 1000
- - retroperitoneais, 431
- secretores de acetilcolina, 331
- sólido, 879
- submandibulares, 1123
- supratentoriais, 321
- - astrocitoma
- - - de baixo grau, 322
- - - anaplásico, 321
- - ependimoma, 324
- - glioblastoma multiforme, 321
- - gliomas, 321
- - meningiomas, 327
- - oligodendroglioma, 322
- teratóide, 879
- uretrais, 612
- uroepiteliais, 132
- vasculares, biópsias de, 465
- vesicais, 608
- - benignos, 608
- - malignos, 608
- - metástases, 609
- volumosos, 501
Túnel do carpo bilateral, síndrome do, 103
Tungstato de cálcio, 9
Tungstênio, carbureto de, 821
Túnica vaginal do testículo, 620
Turcot, síndrome de, 533
Turner, síndrome de, 191, 275, 533, 636, 1034

U

Úlcera(s)
- aftosas, 477, 529
- - de Crohn, 496
- benignas, 492
- cicatrizada, 492
- colônicas solitárias, 531
- da pele, 155
- de Barrett, 476
- dos tecidos
- - moles, 155
- - subcutâneos dos artelhos, 155
- duodenal
- - crônica, 495
- - no trato hilar, 442
- esofagiana, 476
- gástrica, 964
- - cicatriz de, 494
- genitais recorrentes, 906
- na faringite herpética, 473
- penetrante profunda da pele, 146
- péptica, 456, 464, 487

- - benigna, 493
- - doença de, 171
- - duodenal, 489
- - gástrica, 489
- perfuradas, 428, 492
- rasas, 531
- retal solitária, síndrome da, 531
- superficiais, 529
- superfície plantar, 155
Ulceração(ões)
- aftosas, 515
- do tipo rosa despetalada, 530
- recidivante, 509
Ulna, 18, 47, 228
- comprimentos ultra-sonográficos da, 632
- lesão(ões)
- - da porção distal da, 125
- - desnutritivas das superfícies articulares do, 83
- - metáfise do rádio e da, 254
- osteomielite aguda da, 150
- porção distal da, 23
Ultra-sonografia
- da vesícula biliar, 442
- das glândulas salivares, 1122
- de um feto morto, 637
- diagnóstica
- - na avaliação dos problemas obstétricos e ginecológicos, 625
- - conceito, 12
- do tórax, 668
- Doppler, 465, 619
- - conceito, 12
- - da bexiga, 559
- - dúplex, 546
- dos rins, 564
- endoscópica, 475
- intra-útero de membros curtos, 247
- pós-parto, 641
- *scanners* de, 625
- transabdominal, 628
- transaxial da cabeça do feto, 633
- transdutores de, 12, 625
- transesofágica, uso da, 1056
- translabial, 639
- transvaginal
- - do ovário normal, 643
- - equipamentos de, 626
Ultra-sonoisterografia, 653
Umbauzonen, 34
Úmero, 18, 55, 248
- comprimentos ultra-sonográficos do, 632
- distal, 229
- doença de Paget do, 206
- epicôndilo medial do, 23
- fratura
- - oculta do côndilo lateral do, 30
- - supracondilar do, 51
- necrose avascular da cabeça do, 210
- porção
- - distal do, 19
- - proximal do, 23
- processo supracondilar do, 231, 234
- pseudocisto da cabeça do, 231, 233
- tróclea do, 23
Uncus, herniação transtentorial do, 321
Unidade(s)
- de densidade óptica, 8
- ductal terminal lobular, 295
- Hounsfield, 11, 147, 978
- ostiomeatal, 1078
Úraco
- anomalia do, 562
- cisto do, 561
- divertículo do, 562
- permeável, 561
Urânio, 859
Urato
- cálculos de, 565
- de sódio, 97
- monossódico, cristais de, de monoidrato, 97
Ureaplasma urealyticum, 707
Uremia, 1006
- edema pulmonar causado pela, 843
Ureter, 559
- anatomia, 549
- anormalidades
- - amiloidose, 603
- - deslocamento, 602
- - esquistossomose, 603
- - fibrose retroperitoneal, 603

- - megaureter primário, 603
- - poliarterite, 603
- duplicação dos bacinetes e dos, 558
- normal, 553
- retrocava, 560
- tumores do, 601
Ureterectasia, 562, 608
Ureterite cística, 576, 606
Ureterocele, 559, 560
Uretra, 611
- anomalias, 611
- - divertículos uretrais, 611
- - válvulas uretrais posteriores, 611
- - calcificação do canal deferente, 612
- doenças, 611
- posterior, válvulas da, 636
- prostática, 611
Uretrite, 72
Uretrocistografia, 547
Uretrografia, 612
- miccional, 611
Urina
- eliminação da, 550
- hipotônica, 562
- opacificada, 566
Urinoma, 567, 584
Urografia, 544, 549
- com tomografia computadorizada, 546
- endovenosa, 1007
- excretora, 13, 543, 545
- - prévia, 419
- hipertensiva, 546
- normal, 549
Uropatia obstrutiva, 562, 575, 598
Uroquinase, 989
Urticária, 545
Útero, 559, 641
- anomalias da fusão do, 645
- antevertido, 643
- bicórneo, 645
- carcinoma do, 647
- didélfico, 645
- fundo do, 641
- lesão obstrutiva no colo do, 644
- normal, 642
- tumores primários do, 523
- unicórneo, 644
UTI, acontecimento do parênquima pulmonar na, 933
Uveíte, 72, 906
Úvula, 712

V

Vacina
- BCG, 736
- pneumocócica, 719
Vácuo, fenômeno do, 94, 99
Vagina
- agenesia da, 644
- atresia parcial da, 644
Vagotomia, 509
- fitobezoar gástrico após, 498
- troncular, 495
Vale, febre do, 752
Valéculas, 469
Valgo
- da cabeça do fêmur, doença em, 59
- do cotovelo, lesão em, 52
Valsalva
- manobra de, 621, 665
- seios de, 1057
- - aneurisma do, 1033
Valva(s)
- aórtica, 1019
- - bicúspide, 1035
- - - congênita, 1045
- - calcificação da, 1031, 1045
- - atrioventriculares, 1031
- distal, 1046
- mitral, 1019
- - anomalias da, 1031
- - patologias da, 839
- proximal, 1046
- pulmonar
- - ausência congênita da, 1039
- - em homem de 23 anos, estenose da, 1030
- - hipoplasia da, 1020
Valvopatia, 1065
- cardíaca, 1043

- pulmonar, 1046
- tricúspide, 1047
Valvoplastia com balão, 1046
Válvula(s)
- cardíacas, 633
- da uretra posterior, 636
- espirais de Heister, 442
- ileocecal, 420, 511, 519
- ureterais, 561
- - posteriores, 562, 611
Valvulite reumática, 1046
Valvulopatia, 646
- cardíaca de origem reumática, 91
Vanádio, 821
Vãos linfáticos, 746
Vapores
- de cloreto, 825
- químicos
- - inalação de, 839
- - orgânicos, 839
Variantes anatômicas normais e anomalias ósseas diversas, 226-245
- anomalias e variantes normais específicas, 229
- - costelas, 229
- - cotovelo, 231
- - joelho, 236
- - mão, 233
- - ombro, 230
- - pé, 238
- - pelve, 235
- - punho, 233
- - quadril, 235
- - tornozelo, 238
- diferenciação entre os ossos anômalos e as fraturas, 226
- - achados radiográficos normais tomados por patologias, 228
- luxações
- - congênitas, 243
- - do desenvolvimento do quadril, 241
- - pé torto, 244
- sinostose congênita, 240
Varicela, 747
- em adulto, pneumonia por, 731, 915
- grave, 730
- infecções por, 974
- pneumonia associada à, 730
Varicocele, 620
Varíola, 731
Varizes
- de perfil, exame com duplo contraste que mostra as, 498
- duodenais, 496
- esofágicas, 464, 482, 581, 1013
- - cirrose com, 435
- - sangramento das, 483
- - tratamento das, 940
- gástricas, 464, 496, 581
- - vistas de frente, 498
- paraesofágicas, 964
- pulmonares, 1042
Varredura duodenal, 505
- exame com contraste único da, 490
Vascularização
- hilar, 1029
- pulmonar, 1021
- - balanceada, 843
- - periférica normal, 1030
Vasculatura renal, 546, 590
Vasculite, 725
- da retina, 906
- necrosante sistêmica, 902
- obliterante, 835
- por radiação, 951
Vasculopatia, 73
Vasopressina, 532
- administração intra-arterial de, 464
- infusão de, por cateter, 537
Vasos
- axilares, 1001
- fetais, 637
- grandes, corrigida, transposição dos, 1031
- hilares, 1030
- - pulmonares, 877
- ilíacos, 549
- labores
- - inferiores, 1044
- - superiores, distensão dos, 1044
- linfáticos, 812, 1044
- - peribrônquicos, 780
- - perivasculares, 780
- - pleurais, 967

- - pulmonares, 839
- mesentéricos, 517
- pulmonares
- - calibre dos, 1023
- - na estenose mitral, 1043
- renais, 547
- sangüíneos, 19
- - fragilidade dos, 289
- - pressão pulsátil dos, 40
- - pulmonares, 725
- - tumores dos, 321
- subclávios, 378, 1000
- umbilicais, cateterização dos, 74
Vater, papila de, 444
Vazamentos
- anastomóticos, 942
- capilares, 937
Veia(s)
- antecubital, 937
- apical, 677
- ázigos, 999
- braquiocefálicas, 672
- calcificação das, 281
- - associadas à estase venosa, 282
- - flebólitos, 281
- cava, 19
- - hiato da, 1005
- - inferior, 433
- - injeção da, 1022
- - síndrome broncovascular da, 697
- - superior, 756
- - - anômala, 697
- - - obstrução da, 752, 1032
- - - trombose da, 483
- cefálica, 938
- coronária, 465
- de Galeno, 368
- - aneurisma da, 636
- espermática, 620
- esplênica, 462
- - trombose da, 496
- gástricas curtas, 496
- hepática, 433
- intercostal, 673
- mamárias, 672
- mesentérica superior, 457
- oftálmicas, 350
- ovariana, 574
- porta, 437
- - gás na, 425
- - permeabilidade da, 464
- - trombose da, 440
- profundas da coxa, trombos nas, 843
- pulmonares, 672, 756
- - dilatação das, 1049
- - direitas, 685
- renal
- - anomalias da, 587
- - esquerda retroaórtica, 587
- - trombose, 587
- - - bilateral da, 555
- supracardinal, 560
- trombo calcificado numa, 281
- trombosadas, 483
- umbilical, 633
- - porção intra-hepática da, 632
- varicosas, 843
Velamento apical, 936
Velas, dilatação com, 465
Velocidade do écran, 9
Veneno de cobra, 839
Venocavografia inferior, 587
Venografia, 551, 614
- cava, 1010
- da supra-renal, 616
- portal, 964
- renal, 554
- - seletivas, 587
Venorressonância magnética, 320
Ventilação
- do pulmão transplantado, distúrbio da, 943
- máquinas de, 898
- mecânica com pressão expiratória terminal positiva, 934
Ventilação-perfusão
- cintilografia de, 669, 845
- desequilíbrio da, 977
Ventre em ameixa, síndrome do, 636
Ventrículo
- direito
- - aumento do, 1019

- - obstrução do, 1023
- - seletiva, injeção do, 1022
- esquerdo
- - aumento do, 1019
- - dilatação do, 1045
- - divertículo do, 1049
- - insuficiência do, 856
- único, 636
Ventriculografia direita seletiva, 1023
Ventriculomegalia, 633
Ventriculostomia, 366
Vênulas pós-capilares, proliferação excessiva de, 907
Vermes
- chatos, 764
- cilíndricos, 765
- defeitos de enchimento filamentares, 494
Vérmis cerebelar, 318
Verrugas, 300
- venéreas, 611
Vértebra(s)
- achatamento das, 252
- anormalidades das, 246
- de bacalhau, 260
- de transição, 377
- em limbo, 377
- embriologia das, 373
- lesões destrutivas focais das, 159
- odontóide, 44, 375
- plana, 204
- torácica(s)
- - metástase em, 383
- - superiores, 374
Vertigens com nistagmo espontâneo, 1105
Vesícula
- auditiva, 1098
- biliar, 442, 467
- - adenocarcinoma da, 454
- - calcificação da parede da, 454
- - carcinoma da, 442
- - defeito de enchimento da, 448
- - e sistema biliar, 442-456
- - - anatomia, 442
- - - anomalias congênitas, 452
- - - colecistite, 444
- - - colelitíase, 444
- - - dilatação biliar, 446
- - - distúrbios da motilidade, 446
- - - doença iatrogênica, 455
- - - espessamento da parede da vesícula biliar, 452
- - - neoplasias, 454
- - - técnicas de imagem, 442
- - fetal, 633
- - fossa da, 440
- - perfuração da, 446
- - ressonância magnética da, 442
- - sangramento da fossa da, 455
- - ultra-sonografia da, 442
- prostática, cálculo da, 605
- seminal, 577
- - cisto da, 560
Via(s)
- aéreas
- - aspergilose invasiva das, 760
- - brônquicas, 721
- - centrais, 756
- - colonização saprofítica assintomática das, 759
- - infecções das, 722
- - obstrução das, 710
- - papilomas das, 712
- - superiores, obstrução aguda das, 839
- - traqueobrônquicas, 931
- - de saída torácica, síndrome de, 688
- - endobrônquica, 736
- - intranasal, 1086
- - linfáticas, 860
- - transabdominal, 650
- - transdiafragmática, 1013
- - transmaxilar, 1086
- - transretral, drenagem das coleções pélvicas por, 467
- - transvaginal, 643, 650
- - drenagem das coleções pélvicas por, 467
Vias aéreas, doenças das, 797-811
- asma, 808
- brônquios, 800
- - anatomia, 800
- - broncolitíase, 804
- - bronquiectasia, 800
- - bronquiolite, 804
- - enfisema, 805
- traquéia, 797

- - anomalias traqueobrônquicas congênitas, 799
- - defeitos do enchimento traqueal, 799
- - distúrbios que causam
- - - dilatação traqueal, 797
- - - estreitamento traqueal, 798
- - fístulas traqueoesofágicas, 799
Vias aéreas, problemas pulmonares e das, em pacientes pediátricos, 693-718
- anomalias congênitas, 693
- - agenesia, 693
- - alça da artéria pulmonar, 703
- - anéis vasculares, 702
- - cistos broncogênicos, 699
- - doença granulomatosa crônica da infância, 706
- - enfisema lobar dos lactentes, 701
- - fibrose cística pulmonar, 704
- - higroma cístico, 701
- - hipoplasia, 693
- - linfangiectasia pulmonar, 701
- - má-formação adenomatóide cística congênita, 699
- - seqüestro broncopulmonar, 695
- - síndrome venolobar pulmonar congênita, 697
- em neonatos, 706
- - aspiração de mecônio, 707
- - displasia broncopulmonar, 707
- - síndrome da dificuldade respiratória, 706
- - taquipnéia transitória, 707
- obstrução, 710
- - corpos estranhos, 712
- - epiglotite, 711
- - hemangioma subglótico, 712
- - laringotraqueíte aguda, 711
- - papilomatose respiratória recorrente, 712
- - traqueobronquite membranosa, 711
- pneumonias, 708
- - infecções pulmonares, 708
- - pneumonia por hidrocarbonetos, 709
- tórax em lactentes e crianças, 693
- tumores pulmonares primários, 713
Videofluoroscopia, 469
Vidro
- fosco
- - do pulmão, aparência de, 1025
- - opacidades de, 920
- fragmentos de, 301
Vilosidades
- duodenais, 489
- sinoviais, proliferação de, 101
Vimblastina, 829
Vinil
- cloreto de, 859
- exposição ao, 828
Virilismo, 25
Vírus
- coxsackie, 459
- do sarampo, 731
- Epstein-Barr, 780, 944
- herpes simples, 769
- infecções por, 933
- influenza, 730
- parainfluenza, 728, 730
- - tipo 3, 708
- - tipo I, 708
- sincicial respiratório, 728, 730
Vísceras abdominais, 610, 753, 1010
- congestão das, 1050
- herniadas, 928
- *situs inversus* das, 487
Vitamina
- A, 198
- B tiamina, deficiência de, 1052
- B_{12}, 512
- C, 476
- - deficiência de, 173
- D, 254
- - deficiência de, 171
- - metabolismo da, 180
- - raquitismo resistente à, 181
- D_2, 180
- D_3, 180
Vítimas de traumatismo, autópsia de, 926
Voltagem
- monofásica, onda de, não ramificada, 2
- retificada, onda de, com onda plena, 2
- trifásica, onda de, 3
Volume
- aumentado de líquido amniótico, 636
- da placenta, 638
- pulmonar, 732

- - basal, 903
- - cirurgia de redução do, 942
- - perda de, 740
Volvo gástrico, 964
Vólvulo, 636
- de ceco, 423
- do intestino
- - delgado, 487
- - médio, 512
- do sigmóide, 423
Vômitos
- aspiração de, 721
- persistentes, 488
Von Hippel-Lindau, doença de, 338, 395, 580
Von Recklinghausen, doença de, 127, 266, 357

W

Waldenström, macroglobulinemia de, 520, 555, 882
Waldeyer, anel de, 952
Wang, agulha de
- técnicas de biópsia broncoscópica, 875
- - transbrônquica, 877
- - transtraqueal, 877
Warthin-Starry, coloração, 779
Waters, incidência de, 1076, 1089
Wegener, granulomatose de, 798, 908, 1083
- causa da, 908
- limitada, 908
Weigert-Meyer, regra de, 559
Westermark, sinal de, 850
Whartin, tumor de, 1124
Wharton, ducto de, 1122
Whipple
- doença de, 521
- procedimentos de, 459
Williams, síndrome de, 1031, 1041
Williams-Campbell, síndrome de, 798, 800
Willis, polígono de, 320
Wilms, tumor de, 595
Wilson, doença de, 74, 99
Wimberger, sinal de, 162, 174
Winslow, forame de, 426
Wirsung, ducto de, 456
Wolff, ductos de, 553, 609
Wright-Giemsa, coloração, 773
Wuchereria
- *bancrofti*, 765
- *malayi*, 765

X

Xantina, 416
- cálculos de, 565

Xantoastrocitoma pleomórfico, 324
Xantofibromas, 119
Xantomas, 119, 207, 713
- subperiosteais, 207
- tendinosos, 207

Y

Y de Roux, anastomose em, 467
Yersinia
- enterocolitica, 514
- infecção por, 528

Z

Zellweger, síndrome de, 251
Zenker, divertículos de, 469, 963
Zidovudina, uso de, 769
Zigoma, 1091
- deslocamento do, 1092
Zollinger-Ellison, 494
- síndrome de, 462, 494
Zonas de Looser, 34, 181
Zonografia, 666
Zuckerkandl, órgão de, 615